C Diagnosefindung, Grundlagen- und Querschnittsfächer

24	Leitsymptome	25	LS
25	Anamneseerhebung und allgemeine Krankenuntersuchung	183	Anamnese
26	Grundzüge der Allgemeinmedizin	201	Allg.-med.
27	Arbeits- und Sozialmedizin	221	Arb./Soz.
28	Rechtsmedizin	255	Recht
29	Pathologie	299	Patho
30	Pharmakologie	349	Pharma
31	Radiologie	493	Radio
32	Klinische Chemie	521	Kl. Chem.
33	Mikrobiologie	597	Mikrobio
34	Medizin des Alterns und des alten Menschen	687	Altern
35	Palliativmedizin	703	Palliativ
36	Gesundheitsökonomie, Gesundheitssystem, öffentliche Gesundheitspflege	725	Ges.-ökon.
37	Prävention und Gesundheitsförderung	759	Präv.
38	Rehabilitation, physikalische Medizin, Naturheilverfahren	773	Reha
39	Krankenhaushygiene	795	Hygiene
40	Klinische Umweltmedizin und Toxikologie	815	Umw./Tox.
41	Epidemiologie, Biometrie und medizinische Informatik	863	Epidem.
42	Geschichte, Theorie und Ethik der Medizin	893	GTE

AllEx

Alles fürs Examen

Das Kompendium für die 2. ÄP
Band C

2., überarbeitete und erweiterte Auflage
246 Abbildungen

Georg Thieme Verlag
Stuttgart • New York

Bibliografische Information
der Deutschen Nationalbibliothek
Die Deutsche Nationalbibliothek verzeichnet diese Publikation in der Deutschen Nationalbibliografie; detaillierte bibliografische Daten sind im Internet über http://dnb.d-nb.de abrufbar.

Ihre Meinung ist uns wichtig! Bitte schreiben Sie uns unter
www.thieme.de/service/feedback.html

© 2014, 2012 Georg Thieme Verlag KG
Rüdigerstraße 14
D-70469 Stuttgart
Unsere Homepage: http://www.thieme.de

Printed in Germany

Satz: medionet Publishing Services Ltd., Berlin
Layout: designdealer, Stuttgart
Umschlaggestaltung: Thieme Verlagsgruppe
Umschlagfoto: Peter Burnett - Fotolia.com
Druck: Firmengruppe APPL, aprinta Druck, Wemding

ISBN 978-3-13-146952-6   1 2 3 4 5 6

Auch erhältlich als E-Book:
eISBN (PDF) 978-3-13-175361-8
eISBN (epub) 978-3-13-175371-7

Wichtiger Hinweis: Wie jede andere Wissenschaft ist die Medizin ständigen Entwicklungen unterworfen. Forschung und klinische Erfahrung erweitern unsere Erkenntnisse, insbesondere was Behandlung und medikamentöse Therapie anbelangt. Soweit in diesem Werk eine Dosierung oder eine Applikation erwähnt wird, darf der Leser zwar darauf vertrauen, dass Autoren, Herausgeber und Verlag große Sorgfalt darauf verwandt haben, dass diese Angabe **dem Wissensstand bei Fertigstellung des Werkes** entspricht.
Für Angaben über Dosierungsanweisungen und Applikationsformen kann vom Verlag jedoch keine Gewähr übernommen werden. **Jeder Benutzer ist angehalten,** durch sorgfältige Prüfung der Beipackzettel der verwendeten Präparate und gegebenenfalls nach Konsultation eines Spezialisten festzustellen, ob die dort gegebene Empfehlung für Dosierungen oder die Beachtung von Kontraindikationen gegenüber der Angabe in diesem Buch abweicht. Eine solche Prüfung ist besonders wichtig bei selten verwendeten Präparaten oder solchen, die neu auf den Markt gebracht worden sind. Jede Dosierung oder Applikation erfolgt auf eigene Gefahr des Benutzers. Autoren und Verlag appellieren an jeden Benutzer, ihm etwa auffallende Ungenauigkeiten dem Verlag mitzuteilen.
Geschützte Warennamen (Warenzeichen) werden **nicht** besonders kenntlich gemacht. Aus dem Fehlen eines solchen Hinweises kann also nicht geschlossen werden, dass es sich um einen freien Warennamen handele.
Das Werk, einschließlich aller seiner Teile, ist urheberrechtlich geschützt. Jede Verwertung außerhalb der engen Grenzen des Urheberrechtsgesetzes ist ohne Zustimmung des Verlages unzulässig und strafbar. Das gilt insbesondere für Vervielfältigungen, Übersetzungen, Mikroverfilmungen und die Einspeicherung und Verarbeitung in elektronischen Systemen.
Wir haben uns bemüht, sämtliche Rechteinhaber von Abbildungen zu ermitteln. Sollte dem Verlag gegenüber dennoch der Nachweis der Rechtsinhaberschaft geführt werden, wird das branchenübliche Honorar nachträglich gezahlt.

Vorwort

Zeitdruck, Stress und Unsicherheit – diese Gefühle kennt man als Student kurz vor einer bevorstehenden Prüfung und vor allem vor der 2. ÄP leider nur zu gut. Wie soll man bloß diese riesengroße Stoffmenge bewältigen? Noch dazu in der kurzen Zeit? Und lernt man überhaupt das Wesentliche?

Dafür gibt es AllEx, das **Kompendium der klinischen Medizin** – und zwar jetzt schon in der 2. Auflage!

Wir haben in dieser Auflage die Prüfungsfragen aktualisiert (bis einschließlich Herbst 2013) und die „Kinderkrankheiten" kuriert. An dieser Stelle möchten wir uns ganz herzlich bei unseren aufmerksamen Lesern bedanken, die uns geduldig auf so manchen Mangel der 1. Auflage hingewiesen haben. Nicht zuletzt durch ihre Hilfe kommt AllEx jetzt deutlich korrekter daher als in der Vergangenheit!

Bewährt hat sich unser Konzept, daher haben wir auch weiterhin daran festgehalten:

▶ **Das AllEx-ABC:** AllEx enthält das gesamte Prüfungswissen und besteht aus 3 Bänden, die übersichtlich nach Fächern gegliedert sind:
- **Band A** enthält die Innere Medizin.
- In **Band B** finden Sie die weiteren klinischen Fächer, u.a. Chirurgie, Päd, Gyn, Derma oder Neuro.
- **Band C** leitet Sie vom Symptom zur Diagnose, enthält Grundlagenfächer und Fächer wie Allgemein- oder Rechtsmedizin sowie die Querschnittsbereiche.

Jeder Band ist in einer eigenen Farbe gehalten, „Griffmarken" am Rand ermöglichen die schnelle Orientierung.

▶ **Höchste Prüfungsrelevanz!** AllEx ist einfach und verständlich geschrieben. Ein **intensiver Prüfungsfragencheck** garantiert, dass AllEx die Antworten auf **alle Fragen** enthält, die **seit Herbst 2006** vom IMPP gestellt wurden. Diese prüfungsrelevanten Aussagen sind durch die gelbe Hinterlegung sofort zu erkennen. Dies hilft Ihnen bei der Entscheidung, wie detailliert Sie die verschiedenen Themengebiete lernen sollten, und macht auf IMPP-Eigenheiten aufmerksam.

Inhalte, die unabhängig vom IMPP und v.a. in der Praxis wichtig sind, sind als Merke hervorgehoben, weniger Wichtiges, aber trotzdem Interessantes, steht im Kleindruck. Das integrierte Grundlagenwissen ermöglicht Ihnen, eventuell vergessene Fakten und Zusammenhänge schnell noch mal aufzufrischen.

▶ **Kein unnötiges Doppelt- und Dreifachlernen mehr!** Das Besondere an AllEx ist die **intensive Vernetzung der Kapitel** untereinander und das **integrative Konzept**. Das bedeutet, dass jedes Krankheitsbild vornehmlich nur an einer einzigen Stelle im Buch ausführlich besprochen und dabei gleichzeitig von mehreren Fachrichtungen beleuchtet wird. Speziell die übergreifenden Fächer **Klinische Patho, Pharma** und **Radio** sind direkt bei dem jeweiligen Krankheitsbild **integriert** und zusätzlich mit einem bunten Strich am Rand gekennzeichnet (**grün:** Patho, **blau:** Radio, **rot:** Pharma), sodass Sie sie trotzdem auch gezielt ansteuern können, wenn Sie das möchten.

Zahlreiche Verweise verbinden darüber hinaus diejenigen Inhalte, die in anderen Kapiteln oder einem anderen Band aufgehoben sind.

Dadurch lernen Sie **effizient**, sparen Zeit und sind insbesondere auch für die Fallstudien bestens vorbereitet!

▶ **100 Tage Countdown ...** Mit dem **AllEx-Lernplaner** können Sie sich in 100 Lerntagen auf das Examen vorbereiten. Auf www.examenonline.thieme.de haben wir für Sie individuelle Prüfungssitzungen zusammengestellt, die exakt auf unsere Lerntage zugeschnitten sind. So können Sie nach dem Lernen auf examen online die passenden Fragen kreuzen und Ihr Wissen sofort überprüfen.

Im Lernplaner sind alle Fächer der Gegenstandskataloge berücksichtigt. Die Lerntage pro Fach sind nach dem Stoffumfang und der Prüfungsrelevanz berechnet. Daher sind manche Lerntage umfangreicher als andere, die wiederum als Puffer dienen sollen, falls Sie mit dem Stoff vom Vortag noch nicht ganz fertig geworden sind.

▶ **Fehlerteufel:** Alle Texte wurden von ausgewiesenen Fachleuten gegengelesen. Aber: Viele Augen sehen mehr! Sollten Sie über etwas stolpern, das so nicht richtig ist, freuen wir uns über jeden Fehlerhinweis. Schicken Sie die Fehlermeldung bitte an studenten@thieme.de oder folgen Sie dem Link: www.thieme.de/allex. Wir werden dann die Errata sammeln, prüfen und Ihnen die Korrekturen unter www.thieme.de/allex zur Verfügung stellen. Und für den Fall, dass Ihnen AllEx gefällt, dürfen Sie uns das selbstverständlich auch gerne wissen lassen ☺!

Viel Freude mit **AllEx** und viel Erfolg für das bevorstehende Examen!

Ihr **AllEx**-Team

Autoren

Dr. Hanns Ackermann
Goethe Universität Frankfurt
Institut für Biostatistik und
mathematische Modellierung
Theodor-Stern-Kai 7
60596 Frankfurt

Dr. med. Konrad Aden
Institut für Klinische Molekularbiologie
ZMB, UK-SH Campus Kiel
Am Botanischen Garten 11
24118 Kiel

Dr. med. Matthias Aurich
Medizinische Universitätsklinik
Abteilung Innere Medizin III
Kardiologie, Angiologie und
Pneumologie
Im Neuenheimer Feld 410
69120 Heidelberg

Prof. Dr. med. Dipl.-Theol.
Dipl.-Caritaswiss.
Gerhild Becker
MSc Palliative Care
(King's College London)
Universitätsklinikum Freiburg
Klinik für Palliativmedizin
Robert-Koch-Str. 3
79106 Freiburg

Claus-Henning Bley
Kliniken des MTK
Krankenhaus Bad Soden
Klinik für Anästhesiologie,
Intensivmedizin und
Schmerztherapie
Kronberger Str. 36
65812 Bad Soden

Maik Centgraf
Mainzerhofplatz 1
99084 Erfurt

Prof. Dr. med. Markus Dettenkofer
Universitätsklinikum Freiburg
Institut für Umweltmedizin und
Krankenhaushygiene
Breisacher Str. 115b
79106 Freiburg

Simon Dörges
Universitätsklinikum Düsseldorf
Moorenstr. 5
40225 Düsseldorf

Dr. med. Winfried Ebner
Universitätsklinikum Freiburg
Institut für Umweltmedizin und
Krankenhaushygiene
Breisacher Str. 115b
79106 Freiburg

Dr. med. Christine Eichbaum
Universitätsmedizin Mainz
Klinik und Poliklinik für Geburtshilfe
und Frauenkrankheiten
Langenbeckstr. 1
55131 Mainz

Dr. med. Andrea von Figura
Hainholzweg 30
37085 Göttingen

Prof. Dr. med. Uwe Frank
Universitätsklinikum Heidelberg
Department für Infektiologie
Im Neuenheimer Feld 324
69120 Heidelberg

Dr. med. Matti Förster
Städtisches Klinikum
München-Bogenhausen
Klinik für Neurologie und
Neurophysiologie
Englschalkinger Str. 77
81925 München

PD Dr. med. Harald Genzwürker
Neckar-Odenwald-Kliniken gGmbH
Klinik für Anästhesiologie und
Intensivmedizin
Dr.-Konrad-Adenauer-Str. 37
74722 Buchen

Dr. rer. nat. Richard Gminski
Universitätsklinikum Freiburg
Institut für Umweltmedizin und
Krankenhaushygiene
Breisacher Str. 115b
79106 Freiburg

Hanna Graze
Marienhospital Stuttgart
Abteilung Neurologie
Böheimstr. 37
70199 Stuttgart

Dr. rer. nat. Jürgen Hallbach
Städtisches Klinikum München GmbH
Department für Klinische Chemie
Kölner Platz 1
80804 München

Dr. rer. nat. Karin Hauser
Kaindlstr. 13
70569 Stuttgart

Dr. med. Matthias Hepprich
Universitätsspital Basel
Departement Medizin
Petersgraben 4
4031 Basel
Schweiz

Guido Hermanns
HELIOS Spital Überlingen GmbH
Abteilung für Anästhesie, Intensiv- und
Notfallmedizin, Schmerztherapie,
Tauchmedizin
Härlenweg 1
88662 Überlingen

Dr. med. Christian Herren
Medizinisches Zentrum
StädteRegion Aachen GmbH
Klinik für Unfall-, Hand- und
Wiederherstellungschirurgie
Mauerfeldchen 25
52146 Würselen

Prof. Dr. rer. nat. Eva Herrmann
Goethe Universität Frankfurt
Institut für Biostatistik und
mathematische Modellierung
Theodor-Stern-Kai 7
60596 Frankfurt

PD Dr. med. Jochen Hinkelbein
Universitätsklinikum Köln (AöR)
Klinik für Anästhesiologie und
Operative Intensivmedizin
Kerpener Str. 62
50937 Köln

Dr. med. Melanie Hohner
Klinikum Magdeburg
Klinik für Psychiatrie und
Psychotherapie
Birkenallee 34
39130 Magdeburg

Henrike Horn
Große Ulrichstr. 19
06108 Halle

Prof. Dr. Dr. Peter Hucklenbroich
Universität Münster
Institut für Ethik, Geschichte und
Theorie der Medizin
Von-Esmarch-Str. 62
48149 Münster

Prof. Dr. med. Eckart Jacobi
ehem. Forschungsinstitut für
Rehabilitationsmedizin
Moorsanatorium Reischberg
Praxis Prof. Jacobi
Karl-Wilhelm-Heck-Str. 12
88410 Bad Wurzach

Dr. med. Karin Jaroslawski
Universitätsklinikum Freiburg
Klinik für Palliativmedizin
Robert-Koch-Str. 3
79106 Freiburg

Dr. med. Pascal-David Johann
Deutsches Krebsforschungszentrum
Pädiatrische Neuroonkologie
Im Neuenheimer Feld 280
69120 Heidelberg

Dr. med. Jürgen Keil
Krankenhaus der Barmherzigen
Brüder Trier
Klinik für Urologie und Kinderurologie
Nordallee 1
54292 Trier

Eric Klingelhöfer
Mosenstr. 35
01309 Dresden

Jessica Kraatz
Vivantes Auguste-Viktoria-Klinikum
Institut für Radiologie und
interventionelle Therapie
Rubensstr. 125
12157 Berlin

Prof. Dr. med. Gert Krischak
Institut für Rehabilitationsmedizinische
Forschung an der Universität Ulm
Federseeklinik
Wuhrstr. 2/1
88422 Bad Buchau

Prof. Dr. Hans-Peter Kröner
Universität Münster
Institut für Ethik, Geschichte und
Theorie der Medizin
Von-Esmarch-Str. 62
48149 Münster

Philipp Latz
Universitätsklinikum Schleswig-Holstein
Campus Lübeck
Klinik für Urologie
Ratzeburger Allee 160
23562 Lübeck

Dr. med. Heinrich Lautenbacher
Universitätsklinikum Tübingen
Geschäftsbereich
Informationstechnologie
Geissweg 11
72076 Tübingen

Dr. med. Thomas Ledig
Universitätsklinikum Heidelberg
Abteilung Allgemeinmedizin und
Versorgungsforschung
Voßstr. 2, Geb. 37
69115 Heidelberg

PD Dr. med. Michael Marx
Universitätsklinikum Heidelberg
Institut für Public Health
Im Neuenheimer Feld 324
69120 Heidelberg

Dr. med. Michael Merker
Universitätsklinikum Frankfurt
Klinik für Kinder- und Jugendmedizin
Theodor-Stern-Kai 7
60596 Frankfurt

PD Dr. med. Antje Miksch
Universitätsklinikum Heidelberg
Abteilung Allgemeinmedizin und
Versorgungsforschung
Voßstr. 2, Geb. 37
69115 Heidelberg

Prof. Dr. med. Dr. rer. pol.
Konrad Obermann
Mannheimer Institut für Public Health,
Sozial- und Präventivmedizin
Ludolf-Krehl-Str. 7-11
68167 Mannheim

Roland Panea
Im Sauern 2
60437 Frankfurt

Claudia Pfleger
Bürgerspital Solothurn
Schöngrünstrasse 38
4500 Solothurn
Schweiz

Julia Rehme
Paul-Heyse-Str. 34
80336 München

Katrin Rehme
Robert-Schumann-Str. 17
86633 Neuburg

Dr. med. Gabriele Röhrig, MPH
Fachärztin für Innere Medizin –
Hämato-Onkologie-Geriatrie
Lehrstuhl für Geriatrie der
Universität zu Köln
Klinik für Geriatrie am
St. Marien-Hospital
Kerpener Str. 62
50937 Köln

Dr. med. Saskia von Sanden
Waldschloßstr. 3
76530 Baden-Baden

Dr. med. Friederike Schlingloff
Asklepios Klinik St. Georg
Abteilung für Herzchirurgie
Lohmühlenstr. 5
20099 Hamburg

Jessica Schneider
Sommerstr. 9
81543 München

Dr. med. Annika Schnurbus-Duhs
Vivantes Auguste-Viktoria-Klinikum
Klinik für Neurologie
Rubensstr. 125
12157 Berlin

Prof. Dr. med. Bettina Schöne-Seifert
Universität Münster
Institut für Ethik, Geschichte und
Theorie der Medizin
Von-Esmarch-Str. 62
48149 Münster

Juliane Schulze
Klinikum in den Pfeifferschen Stiftungen
Klinik für Geriatrie
Pfeifferstr. 10
39114 Magdeburg

Hubert Seiter
Erster Direktor der
Deutschen Rentenversicherung BW
Adalbert-Stifter-Str. 105
70437 Stuttgart

Hans-Christian Stahl
Universitätsklinikum Heidelberg
Institute of Public Health
Im Neuenheimer Feld 324
69120 Heidelberg

Dr. med. Eva Stangler-Alpers
Rosenau 3
73730 Esslingen

Cajus Wacker
Hauptstr. 34
91227 Leinburg

Carola Xander
Universitätsklinikum Freiburg
Klinik für Palliativmedizin
Robert-Koch-Str. 3
79106 Freiburg

Dr. med. Victoria Ziesenitz
Zentrum für Kinder- und Jugendmedizin
Klinik für Pädiatrische Kardiologie und
Angeborene Herzfehler
Im Neuenheimer Feld 430
69120 Heidelberg

Dr. med. Gisela Zimmer
Universitätsklinikum Ulm
Institut für Rechtsmedizin
Prittwitzstr. 6
89075 Ulm

Dr. med. Anna Maria Zobel
Wigandstr. 21
70439 Stuttgart

Fachbeiräte

Dr. med. Berthold Block
Facharzt für Innere Medizin
Fallersleber-Tor-Wall 5
38100 Braunschweig

Prof. Dr. rer. nat. Heinz Bönisch
ehem. Biomedizinisches Zentrum
Institut für Pharmakologie und
Toxikologie
Sigmund-Freud-Str. 25
53127 Bonn

Dr. med. Stefan Fischli
Luzerner Kantonsspital
Endokrinologie/Diabetologie
Spitalstraße
6000 Luzern 16
Schweiz

Prof. Dr. med. Franz Fobbe
Vivantes Auguste-Viktoria-Klinikum
Institut für Radiologie und
interventionelle Therapie
Rubensstr. 125
12157 Berlin

Dr. med. Annette Gäßler
für den Verband Deutscher Betriebs-
und Werksärzte e.V. (VDBW e.V.)
Friedrich-Eberle-Str. 4a
76227 Karlsruhe

Dr. med. Eray Gökkurt
Hämatologisch-Onkologische
Praxis Eppendorf (HOPE)
Eppendorfer Landstr. 42
20249 Hamburg

Prof. Dr. med. Tiemo Grimm
Biozentrum - Institut für Humangenetik
Abt. für Medizinische Genetik
Am Hubland
97074 Würzburg

Dr. med. Horst Gross
Elisabeth-Klinik
Lützowstr. 24-26
10785 Berlin

Dr. med. Christoph Haller
Universitätsklinikum Tübingen
Klinik für Thorax-, Herz- und
Gefäßchirurgie
Hoppe-Seyler-Str. 3
72076 Tübingen

Prof. Dr. med. Bernhard Hellmich
Kreiskliniken Esslingen gGmbH
Klinik Kirchheim
Klinik für Innere Medizin,
Rheumatologie und Immunologie
Eugenstr. 3
73230 Kirchheim

Dr. med. Silke Hellmich
Internistin und Fachärztin
für Lungenheilkunde
Schelztorstr. 6
73728 Esslingen

Prof. Dr. med. Nikolai Hopf
Klinikum Stuttgart – Katharinenhospital
Neurochirurgische Klinik
Kriegsbergstr. 60
70174 Stuttgart

Prof. Dr. med. Karsten Junge
Universitätsklinikum Aachen
Klinik für Allgemein-, Viszeral-
und Transplantationschirurgie
Pauwelsstr. 30
52074 Aachen

PD Dr. med. Udo Kellner
Johannes Wesling Klinikum Minden
Institut für Pathologie
Hans-Nolte-Str. 1
32429 Minden

Dr. med. Felix Kiecker
Charité - Universitätsmedizin Berlin
Kinik für Dermatologie, Venerologie und
Allergologie
Charitéplatz 1
10117 Berlin

Dr. med. Michael Lafrenz
ehem. Universität Rostock
Klinik und Poliklinik für Innere Medizin
Ernst-Heydemann-Str. 6
18055 Rostock

Dr. med. Stephan Mirisch
Bayerisches Rotes Kreuz
Tagklinik für psychisch Kranke
Lindwurmstr. 12 Rgb.
80337 München

Dr. med. Renate Mürtz-Weiss
Fachärztin für Allgemeinmedizin
69198 Schriesheim

Prof. Dr. med. Hans-Oliver Rennekampff
Universitätsklinikum der RWTH Aachen
Klinik für Plastische Chirurgie, Hand-
und Verbrennungschirurgie
Pauwelsstr. 30
52074 Aachen

Prof. Dr. med. Gerd Rettig-Stürmer
Schlehenweg 18
66424 Homburg

Dr. med. Alexander M. Sattler
Internistische Gemeinschaftspraxis
Obermühlsweg 1
35216 Biedenkopf

Prof. Dr. med. Hartmut H.-J. Schmidt
Universitätsklinikum Münster
Klinik für Transplantationsmedizin
Albert-Schweitzer-Campus 1, Geb. A14
48149 Münster

Ralf Schnurbus
Facharzt für Neurologie und Psychiatrie
Oberhofer Weg 2
12209 Berlin

PD Dr. med. Christoph Scholz
Universitätsklinikum Ulm
Klinik für Frauenheilkunde und
Geburtshilfe
Prittwitzstr. 43
89075 Ulm

Dr. med. Claus Schott
Caritas Krankenhaus Bad Mergentheim
Klinik für Kinder- und Jugendmedizin
Uhlandstr. 7
97980 Bad Mergentheim

Prof. Dr. med. Christian Sittel
Klinik für Hals-, Nasen- und Ohren-
krankheiten, Plastische Operationen
Standort Katharinenhospital:
Allgemeine HNO-Heilkunde
Standort Olgahospital: Pädiatrische
HNO-Heilkunde, Otologie
Kriegsbergstr. 60
70174 Stuttgart

Prof. Dr. med.
Elfriede Stangler-Zuschrott
Praxis für Augenheilkunde und
Optometrie
Hintzerstraße 2/1
1030 Wien
Österreich

Dr. med. Thomas Stolte
Zentrum für Chirurgie und Orthopädie
Praxisklinik Mannheim
Mannheimer Str. 102
68309 Mannheim

Prof. Dr. med. Federico Tatò
Gefäßpraxis im Tal
Tal 13
80331 München

Prof. Dr. med. Martin Wolff
Chefarzt Klinik für Allgemein-
und Viszeralchirurgie
Gemeinschaftsklinikum Koblenz-Mayen
St. Elisabeth Mayen
Siegfriedstr. 20-22
56727 Mayen

Prof. Dr. med. Walter Zidek
Charité - Universitätsmedizin Berlin
CC 13 - Schwerpunkt Nephrologie CBF
Hindenburgdamm 30
12203 Berlin

Dr. med. Veronika Zobel
Fachärztin für Kinder- und
Jugenheilkunde
Amt für Jugend und Familie
Leiterin Ärztlicher Dienst
Keesgasse 6/II
8010 Graz
Österreich

Inhalt

24 Leitsymptome

1 Allgemeine Symptome und Befunde 26
- 1.1 Abnorme Gewichtsabnahme — 26
- 1.2 Abnorme Gewichtszunahme und Adipositas — 27
- 1.3 Abnormer Körpergeruch — 27
- 1.4 Adynamie und Leistungsminderung — 28
- 1.5 Blutungsneigung/Blutungen — 29
- 1.6 B-Symptomatik — 29
- 1.7 Dysmorphiezeichen — 31
- 1.8 Exsikkose — 31
- 1.9 Fieber — 31
- 1.10 Hyperhydratation — 33
- 1.11 Hypothermie — 35
- 1.12 Ikterus — 36
- 1.13 Lymphknotenschwellung — 38
- 1.14 Schwitzen — 39
- 1.15 Ödeme — 40
- 1.16 Schüttelfrost — 41
- 1.17 Schwellung bzw. Verfärbung von Gliedmaßen — 41
- 1.18 Umschriebene Gewebeschwellung — 42
- 1.19 Vielzahl und Wechsel von Beschwerden — 42
- 1.20 Wärmeintoleranz — 42

2 Haut, Unterhaut, Haare und Schleimhaut 42
- 2.1 Atrophie der Haut — 42
- 2.2 Blasen — 42
- 2.3 Blässe — 43
- 2.4 Ekzem — 44
- 2.5 Erythem — 44
- 2.6 Exanthem — 44
- 2.7 Haarausfall — 44
- 2.8 Hautblutungen und Hämatom — 44
- 2.9 Hautemphysem — 45
- 2.10 Hautschuppung — 45
- 2.11 Hyperkeratose — 46
- 2.12 Hyperhidrose — 46
- 2.13 Hypertrichose — 46
- 2.14 Hypohidrose — 47
- 2.15 Juckreiz — 47
- 2.16 Knoten — 48
- 2.17 Makula — 48
- 2.18 Mamilläre Hautveränderungen — 49
- 2.19 Nagelveränderungen — 49
- 2.20 Papelbildung — 50
- 2.21 Photosensibilität der Haut — 50
- 2.22 Pigmentveränderungen — 50
- 2.23 Pusteln — 53
- 2.24 Teleangiektasien — 53
- 2.25 Trockene Haut — 54
- 2.26 Ulkus der Haut bzw. Schleimhaut — 54
- 2.27 Urtikaria — 54
- 2.28 Wundheilungsstörung — 55

3 Kreislaufsystem 55
- 3.1 Angina pectoris — 55
- 3.2 Claudicatio intermittens — 55
- 3.3 Einflussstauung — 56
- 3.4 Herzinsuffizienz — 57
- 3.5 Herztöne und -geräusche — 58
- 3.6 Kreislaufstillstand — 58
- 3.7 Pulslose Extremität — 58
- 3.8 Schock — 60
- 3.9 Störungen des Herzrhythmus — 60
- 3.10 Synkope und Kollaps — 60
- 3.11 Veränderungen des Blutdrucks — 62
- 3.12 Zyanose — 62

4 Atmungssystem 66
- 4.1 Abnormes Sputum — 66
- 4.2 Aspiration — 66
- 4.3 Atemnot — 66
- 4.4 Atemrhythmusstörungen — 69
- 4.5 Atemstillstand — 69
- 4.6 Behinderte Nasenatmung — 70
- 4.7 Fassthorax — 70
- 4.8 Hämoptoe und Hämoptysen — 70
- 4.9 Husten — 72
- 4.10 Hyperventilation — 74
- 4.11 Inverse Atmung — 74
- 4.12 Paradoxe Atmung — 74
- 4.13 Schlafapnoe — 74
- 4.14 Schluckauf — 74
- 4.15 Schnarchen und Tagesschläfrigkeit — 74
- 4.16 Stöhnende Atmung — 76
- 4.17 Stridor — 76

4.18	Trichterbrust	76
4.19	Trommelschlägelfinger und Uhrglasnägel	76
4.20	Veränderung der Atemfrequenz	77

5 Verdauungssystem 77

5.1	Aufstoßen	77
5.2	Belegte Zunge	77
5.3	Blut im Stuhl	77
5.4	Defäkationsschmerzen	79
5.5	Diarrhö	79
5.6	Dyspepsie	82
5.7	Erbrechen	82
5.8	Foetor ex ore	84
5.9	Globusgefühl	84
5.10	Hämatemesis	85
5.11	Miserere	86
5.12	Obstipation	86
5.13	Peranale Blutung	86
5.14	Regurgitation von Speisebrei	86
5.15	Schluckstörungen	88
5.16	Sodbrennen	88
5.17	Störungen des Mundspeichelflusses	90
5.18	Störungen der Peristaltik	91
5.19	Stuhlinkontinenz	91
5.20	Teerstuhl	92
5.21	Veränderungen der Stuhlgewohnheiten und Stuhlbeschaffenheit	92
5.22	Zungenbrennen	92
5.23	Veränderungen der Zungenoberfläche	92

6 Abdomen 94

6.1	Akutes Abdomen	94
6.2	Aszites	97
6.3	Hepatomegalie	98
6.4	Leistenschwellung	98
6.5	Meteorismus	99
6.6	Resistenz im Abdomen	100
6.7	Splenomegalie	100

7 Ernährungsstörungen 103

7.1	Abneigung gegenüber bestimmten Speisen	103
7.2	Anorexie und Untergewicht	103
7.3	Appetitlosigkeit	103
7.4	Fehlernährung	103
7.5	Gedeihstörung	104
7.6	Nahrungsverweigerung	104
7.7	Polydipsie	104
7.8	Polyphagie bzw. Essattacken	104
7.9	Übergewicht	104
7.10	Unverträglichkeit gegenüber bestimmten Nahrungsmitteln	104

8 Skelett, Bewegungssystem 105

8.1	Abnorme Beweglichkeit	105
8.2	Frakturneigung	105
8.3	Gangstörung	105
8.4	Gelenkinstabilität	105
8.5	Gelenkschwellung	105
8.6	Gelenksteife	105
8.7	Haltungsfehler	105
8.8	Kieferklemme und Kiefersperre	106
8.9	Morgensteifigkeit	106
8.10	Muskelatrophie	106
8.11	Muskelhypertrophie	106
8.12	Muskelkontraktur	106
8.13	Skelettdeformitäten	106

9 Niere 107

9.1	Abnormer Harngeruch	107
9.2	Algurie und Dysurie	107
9.3	Anurie/Oligurie	107
9.4	Ausfluss aus der Harnröhre	108
9.5	Bakteriurie	109
9.6	Glukosurie	109
9.7	Hämaturie	109
9.8	Harnabflussstörungen	111
9.9	Harninkontinenz	111
9.10	Harnverfärbung und Harntrübung	113
9.11	Harnverhalt	114
9.12	Leukozyturie	114
9.13	Nykturie	114
9.14	Pollakisurie	114
9.15	Polyurie	115
9.16	Proteinurie und schäumender Harn	115

10 Genitalorgane allgemein 116

10.1	Infertilität und Sterilität	116

11 Weibliche Genitalorgane 117

11.1	Abnorme Genitalblutungen	117
11.2	Abnorme Sekretion aus der Mamille	117
11.3	Amenorrhö	117
11.4	Beschwerden im Klimakterium	117
11.5	Dysmenorrhö	118
11.6	Dyspareunie	118
11.7	Fluor genitalis	118
11.8	Knoten in der Brust	120
11.9	Mastodynie	120
11.10	Prämenstruelles Syndrom	120
11.11	Schmerzen im Unterbauch	120
11.12	Vorzeitige Menopause	120

12 Schwangerschaft und Wochenbett — *121*

- 12.1 Frühgeburtlichkeit — *121*
- 12.2 Genitalblutungen — *121*
- 12.3 Habitueller Abort — *121*
- 12.4 Postpartale Blutung — *122*
- 12.5 Schmerzen im Unterbauch — *122*
- 12.6 Schwangerschaftsbedingte Beschwerden — *123*
- 12.7 Stillschwierigkeiten — *123*
- 12.8 Vaginaler Abgang von Flüssigkeit — *123*
- 12.9 Verminderte Kindsbewegungen — *123*
- 12.10 Vorzeitige Wehen — *123*

13 Männliche Genitalorgane — *124*

- 13.1 Erektile Dysfunktion — *124*
- 13.2 Hämospermie — *124*
- 13.3 Hodenfehllage — *124*
- 13.4 Schwellung im Skrotalbereich — *124*

14 Endokrinium, Immunsystem — *125*

- 14.1 Allergische Reaktion — *125*
- 14.2 Androgenmangel und männlicher Hypogonadismus — *125*
- 14.3 Galaktorrhö — *127*
- 14.4 Gynäkomastie — *127*
- 14.5 Hirsutismus und Virilisierung — *128*
- 14.6 Infektneigung — *129*
- 14.7 Libidoverlust — *129*
- 14.8 Schilddrüsenvergrößerung — *130*
- 14.9 Vergrößerung der Akren — *130*
- 14.10 Weiblicher Hypogonadismus — *130*

15 Kindesalter, Wachstum und Entwicklung — *131*

- 15.1 Abnormer Fontanellentastbefund — *131*
- 15.2 Atemnot des Neugeborenen — *131*
- 15.3 Neugeborenenhyperexzitabilität — *131*
- 15.4 Perinatale Asphyxie — *131*
- 15.5 Säuglingskolik — *131*
- 15.6 Enkopresis — *131*
- 15.7 Enuresis — *131*
- 15.8 Wachstumsstörungen — *131*
- 15.9 Makrozephalie — *132*
- 15.10 Mikrozephalie — *132*

16 Ohren — *134*

- 16.1 Ausfluss bzw. Blutung aus dem Gehörgang — *134*
- 16.2 Fremdkörper im Gehörgang — *134*
- 16.3 Störungen des Hörvermögens und Taubheit — *134*
- 16.4 Tinnitus — *135*

17 Nase, Geruchs- und Geschmackssinn — *136*

- 17.1 Abnorme Nasensekretion — *136*
- 17.2 Borkenbildung in der Nase — *136*
- 17.3 Nasenbluten — *136*
- 17.4 Nasenfremdkörper — *138*
- 17.5 Störung des Geruchs- und Geschmackssinns — *138*

18 Sprache, Sprechen, Stimme — *139*

- 18.1 Aphasie — *139*
- 18.2 Dysarthrophonie und Dysglossie — *139*
- 18.3 Heiserkeit — *140*
- 18.4 Mutismus — *140*
- 18.5 Stottern und Poltern — *140*

19 Neurologische Störungen — *142*

- 19.1 Anfallserkrankungen — *142*
- 19.2 Apraxie — *142*
- 19.3 Ataxie — *142*
- 19.4 Dystonie — *144*
- 19.5 Faszikulationen — *144*
- 19.6 Hypokinesie und Hypomimie — *144*
- 19.7 Hyperkinesie — *145*
- 19.8 Lähmungen — *145*
- 19.9 Liquorrhö — *146*
- 19.10 Meningismus — *146*
- 19.11 Muskelkrämpfe — *147*
- 19.12 Myoklonien — *148*
- 19.13 Opisthotonus — *148*
- 19.14 Reflexanomalien — *149*
- 19.15 Rigor — *149*
- 19.16 Schwindel bzw. Gleichgewichtsstörungen — *149*
- 19.17 Sensibilitätsstörungen — *151*
- 19.18 Spastik — *152*
- 19.19 Stand- und Gangstörungen — *153*
- 19.20 Tremor — *153*
- 19.21 Veränderungen des Muskeltonus — *154*

20 Augen — *155*

- 20.1 Abnorme Bindehautsekretion — *155*
- 20.2 Blendung — *155*
- 20.3 Blepharospasmus — *155*
- 20.4 Doppelbilder — *155*
- 20.5 Exophthalmus — *156*
- 20.6 Fremdkörpergefühl im Auge — *156*
- 20.7 Gesichtsfeldausfälle — *156*
- 20.8 Hornhauttrübung — *158*
- 20.9 Lichtblitze, Flimmern und schwarze Punkte — *158*
- 20.10 Lidschwellung — *159*
- 20.11 Linsentrübung — *159*
- 20.12 Papillenschwellung — *159*
- 20.13 Photophobie — *159*

20.14	Ptosis	159
20.15	Pupillenveränderungen	160
20.16	Rotes Auge	163
20.17	Schielen	163
20.18	Sonnenuntergangsphänomen	163
20.19	Störungen des Sehvermögens bzw. Erblindung	164
20.20	Störungen von Bewegungen bzw. der Beweglichkeit des Auges	165
20.21	Tränenträufeln	165
20.22	Trockenes Auge	165
20.23	Verzerrtsehen	166

21 Schmerzen 166

21.1	Augenschmerzen	166
21.2	Bauchschmerzen	166
21.3	Brustschmerzen	168
21.4	Flankenschmerzen	170
21.5	Gelenkschmerzen	170
21.6	Gesichtsschmerz	171
21.7	Halsschmerzen	171
21.8	Hodenschmerzen	171
21.9	Knochenschmerzen	171
21.10	Kolikartige Schmerzen	171
21.11	Kopfschmerzen	173
21.12	Leistenschmerzen	174
21.13	Lumboischialgie	175
21.14	Muskelschmerzen	175
21.15	Nackenschmerzen	175
21.16	Neuralgiforme Schmerzen	175
21.17	Ohrenschmerzen	175
21.18	Phantomschmerzen	175
21.19	Radikuläre Schmerzen	175
21.20	Rücken- und Kreuzschmerzen	176
21.21	Schmerzen bei der Atmung	177
21.22	Schmerzen im Zusammenhang mit der Nahrungsaufnahme	178
21.23	Tenesmen	178

22 Psychiatrische Störungen 178

22.1	Antriebsstörungen	178
22.2	Aufmerksamkeits- und Konzentrationsstörungen	178
22.3	Bewusstseinsstörungen	178
22.4	Bindungs- und Beziehungsstörungen	179
22.5	Denkstörungen	179
22.6	Depressivität	179
22.7	Dissoziales Verhalten	179
22.8	Dissoziation (Bewusstsein)	179
22.9	Ermüdungssyndrom	179
22.10	Flashbacks	180
22.11	Gedächtnisstörungen	180
22.12	Ich-Störungen	180
22.13	Innere Anspannung bzw. Unruhe	180
22.14	Interessensverarmung	180
22.15	Katatonie	180
22.16	Konfabulation	180
22.17	Körperschemastörung	180
22.18	Motorische Unruhe und Bewegungsdrang	180
22.19	Orientierungsstörungen	180
22.20	Parathymie	180
22.21	Psychische Verstimmung	180
22.22	Schlafstörungen	181
22.23	Stimmungsschwankungen	181
22.24	Störungen der Sexualität	181
22.25	Stupor	181
22.26	Suizidalität	181
22.27	Tagesschläfrigkeit	182
22.28	Tics und Stereotypien	182
22.29	Verlangsamung und herabgesetztes Reaktionsvermögen	182
22.30	Verwirrtheit	182
22.31	Wahnsymptome	182
22.32	Wahrnehmungsstörungen und Halluzinationen	182
22.33	Zwangsgedanken und Zwangshandlungen	182

25 Anamneseerhebung und allgemeine Krankenuntersuchung

1 Grundlagen der Arzt-Patienten-Beziehung 184

1.1	Ärztliche Gesprächsführung	184
1.2	Interaktion zwischen Arzt und Patient	184
1.3	Dokumentation und Interpretation	184

2 Anamnese 185

2.1	Grundlagen	185
2.2	Erhebung der Eigenanamnese	185
2.3	Erhebung der Fremdanamnese	186

3 Körperliche Untersuchung 187

3.1	Voraussetzungen	187
3.2	Allgemeinbefunde	187
3.3	Untersuchung von Kopf und Hals	189
3.4	Untersuchung des Thorax	191
3.5	Untersuchung des Kreislaufsystems	196
3.6	Untersuchung von Abdomen, Niere und Genitalorganen	198
3.7	Untersuchung der Wirbelsäule und der Extremitäten	200
3.8	Untersuchung des Kindes	200

26 Grundzüge der Allgemeinmedizin

1 Allgemeinmedizinische Funktionen und Besonderheiten — 202
1.1 Hinweis — 202
1.2 Spezielle allgemeinärztliche Funktionen — 202
1.3 Spezielle allgemeinärztliche Anamnese und Untersuchung — 203
1.4 Diagnostische und therapeutische Besonderheiten — 204
1.5 Dokumentation — 205
1.6 Allgemeinmedizinischer Notfall — 206
1.7 Psychosomatik in der Allgemeinmedizin — 206
1.8 Suchterkrankungen in der Allgemeinmedizin — 207
1.9 Hausbesuch — 208
1.10 Telefonische Beratung — 209
1.11 Behandlung von Kindern und Jugendlichen — 209
1.12 Behandlung chronisch kranker und alter Patienten — 210
1.13 Betreuung Sterbender und ihrer Angehörigen — 213

2 Prävention — 214
2.1 Hinweis — 214
2.2 Gesundheitsbildung und Früherkennungsmaßnahmen — 214
2.3 Impfungen — 214
2.4 Meldepflicht und Quarantäne — 215

3 Alternative Behandlungsmethoden — 215
3.1 Hausmittel und Selbstmedikation — 215
3.2 Naturheilverfahren — 215
3.3 Physikalische Therapie — 216

4 Aufgaben im sozialen Bereich — 217
4.1 Sozial- und arbeitsrechtliche Fragen — 217
4.2 Soziale Hilfen — 218

27 Arbeits- und Sozialmedizin

1 Wichtige Arbeitsschutzvorschriften — 222
1.1 Bedeutsame medizinische Sachverhalte in Gesetzen — 222
1.2 Bedeutende medizinische Sachverhalte in Verordnungen — 226
1.3 Arbeitsmedizinische Richtlinien der EU — 227

2 Organisationen und Aufgaben des Arbeitsschutzes — 228
2.1 Staatlicher Arbeitsschutz — 228
2.2 Berufsgenossenschaften — 228

3 Verhütung und Früherkennung beruflich bedingter Schäden — 229
3.1 Arbeitsmedizinische Vorsorge — 229
3.2 Arbeitsschutz — 230

4 Arbeitsplatz- und Berufsbelastungen — 231
4.1 Arbeitsphysiologie — 231
4.2 Besondere Arbeitsformen — 231
4.3 Arbeitspsychologie — 232

5 Arbeitsplatz und Umgebungseinflüsse — 234
5.1 Ergonomie — 234
5.2 Klima — 234
5.3 Licht und Beleuchtung — 235
5.4 Lärm, Vibrationen, Über- und Unterdruck — 235
5.5 Nicht ionisierende Strahlen und Elektrizität — 235
5.6 Ionisierende Strahlen und Radionuklide — 235

6 Berufskrankheiten — 236
6.1 Allgemeines — 236
6.2 Erkrankungen und BK-Nummern — 236

7 Arbeitsunfälle — 243
7.1 Allgemeines — 243
7.2 Verletzungsarten und Erste-Hilfe-Maßnahmen — 243
7.3 Arbeitsunfälle und chronische Erkrankungen — 243

8 Begutachtungskunde — 244
8.1 Arbeitsunfähigkeit, Berufsunfähigkeit, Erwerbsminderung und Erwerbsunfähigkeit — 244
8.2 Arbeitsbezogene Krankheit, adverse Effekte — 245
8.3 Behinderung und Pflegebedürftigkeit — 245

9 Soziale Umwelt und Krankheit — 246
9.1 Sozialdemografische Variablen und sozialer Wandel — 246
9.2 Sozialmedizinische Bedeutung der Arbeitswelt — 246

9.3	Sozialanamnese	247
9.4	Sozialmedizinische Aspekte einiger epidemiologisch wichtiger Krankheiten	247

10 Gesundheitsrelevante Verhaltensweisen — 249

10.1	Rauchen	249
10.2	Alkohol und Alkoholmissbrauch	250
10.3	Ernährung	252
10.4	Körperliche Aktivität	253

11 Sozialmedizinische Aspekte von Unfällen — 253

11.1	Unfallarten	253
11.2	Risikofaktoren	253

28 Rechtsmedizin

Gisela Zimmer

1 Thanatologie — 256

1.1	Tod: Begriffsdefinitionen	256
1.2	Leichenveränderungen	257
1.3	Leichenschau	259
1.4	Obduktion	262
1.5	Untersuchung toter Neugeborener	262
1.6	Plötzliche und unerwartete Todesfälle	263

2 Forensische Traumatologie — 264

2.1	Rechtliche Grundlagen	264
2.2	Vitale Reaktionen	264
2.3	Wundalterbestimmung	265
2.4	Stumpfe Gewalteinwirkung	265
2.5	Scharfe und halbscharfe Gewalteinwirkung	267
2.6	Täterschaft, Selbstbeschädigung	267
2.7	Verkehrsunfall	268
2.8	Schussverletzung	268
2.9	Ersticken	269
2.10	Hitze	272
2.11	Kälte	273
2.12	Strahlung	273
2.13	Elektrischer Strom	273

3 Forensische Serologie — 274

3.1	Spurenkunde	274
3.2	Forensische Genetik	275

4 Forensische Toxikologie — 277

4.1	Rechtsgrundlagen	277
4.2	Giftaufnahme, Giftbeibringung und Giftnachweis	277
4.3	Akute Vergiftungen	277
4.4	Chronische Vergiftungen und Latenzgifte	279
4.5	Rauschgifte	279

5 Klinische Rechtsmedizin — 280

5.1	Rechtliche Grundlagen der Untersuchung	280
5.2	Sexualdelikte	280
5.3	Kindesmisshandlung	282

6 Verkehrsmedizin — 283

6.1	Fahreignung und Fahrtüchtigkeit	283
6.2	Alkohol und Drogen im Straßenverkehr	284

7 Forensische Psychopathologie — 287

7.1	Grundlagen	287
7.2	Schuldfähigkeit	288
7.3	Haft- und Verhandlungsfähigkeit	288

8 Medizinrecht — 289

8.1	Grundlagen	289
8.2	Ausübung der Heilkunde	289
8.3	Schweigepflicht	290
8.4	Rechtsverhältnis zwischen Arzt und Patient	292
8.5	Der ärztliche Eingriff	293
8.6	Unterbringung	296
8.7	Schwangerschaftsabbruch	296
8.8	Klinische Prüfungen und wissenschaftliche Versuche	297

9 Der Arzt als Sachverständiger und Zeuge — 297

9.1	Grundlagen	297

29 Pathologie

1 Grundlagen — 300

1.1	Hinweis	300
1.2	Grundbegriffe der Pathologie	300
1.3	Diagnostische Methoden in der Pathologie	301
1.4	Der pathologische Befund	304

2	**Zell- und Gewebspathologie**	**304**
2.1	Anpassungsreaktionen	304
2.2	Zelluläre Veränderungen	306
2.3	Extrazelluläre Veränderungen	313
3	**Exogene Noxen**	**316**
3.1	Chemische Noxen	316
3.2	Physikalische Noxen	317
3.3	Fremdkörper und inertes Fremdmaterial	318
3.4	Hypoxidosen	318
3.5	Biologische Noxen	319
4	**Störungen der Individualitätswahrung/ Immunpathologie**	**320**
4.1	Allgemeines	320
5	**Entzündung**	**320**
5.1	Definition, Ursachen, Einteilung	320
5.2	Entzündungsverlauf	320
5.3	Entzündungsausbreitung	321
5.4	Entzündungssymptome und -zeichen	322
5.5	Zelluläre Effektoren der Entzündung	322
5.6	Akut exsudative Entzündungsreaktion	323
5.7	Entzündungsformen	324
5.8	Folgereaktionen und Residuen	328
6	**Zellersatz**	**329**
6.1	Regeneration und Fehlregeneration	329
7	**Tumoren**	**331**
7.1	Ätiologie und Pathogenese von Krebserkrankungen	331
7.2	Tumorstoffwechsel	334
7.3	Tumorimmunologie (Immunescape)	335
7.4	Dignität von Tumoren	335
7.5	Stadien der Tumorentwicklung	336
7.6	Tumorwachstum	338
7.7	Rückbildung von Tumoren	341
7.8	Stadieneinteilung und Graduierung von Tumoren	341
7.9	Tumorsystematik	342

30 Pharmakologie

1	**Pharmakodynamik und Pharmakokinetik**	**350**
1.1	Pharmakodynamik	350
1.2	Pharmakokinetik	353
1.3	Pharmakogenetik	355
2	**Beeinflussung des sympathischen Nervensystems**	**355**
2.1	Funktion des Sympathikus	355
2.2	Katecholamine und Sympathomimetika	355
2.3	Sympatholytika	359
2.4	Antisympathotonika	361
3	**Beeinflussung des parasympathischen Nervensystems**	**362**
3.1	Funktion des Parasympathikus	362
3.2	Parasympathomimetika	364
3.3	Parasympatholytika (M-Cholinozeptor-Antagonisten)	364
4	**Beeinflussung des motorischen Nervensystems**	**366**
4.1	Erregungsübertragung am Skelettmuskel	366
4.2	Periphere Muskelrelaxanzien	366
5	**Beeinflussung der Übertragung an vegetativen Ganglien**	**368**
5.1	Grundlagen	368
5.2	Nikotin	368
6	**Beeinflussung des sensiblen Nervensystems**	**368**
6.1	Lokalanästhetika	368
7	**Beeinflussung des Renin-Angiotensin-Aldosteron-Systems**	**370**
7.1	Funktion des RAAS	370
7.2	Reninhemmer	370
7.3	ACE-Hemmer	370
7.4	Angiotensin-II-Rezeptor-Antagonisten (AT_1-Blocker, Sartane)	371
8	**Antiarrhythmika**	**372**
8.1	Allgemeines	372
8.2	Natriumkanalblocker (Klasse I)	373
8.3	β-Adrenozeptor-Antagonisten (Klasse II)	374
8.4	Kaliumkanalblocker (Klasse III)	374
8.5	Kalziumkanalblocker (Klasse IV)	375
8.6	Nicht klassifizierte Antiarrhythmika	375
9	**Positiv inotrope Substanzen**	**376**
9.1	Sympathomimetika	376
9.2	Herzwirksame Glykoside	376
9.3	Phosphodiesterase-3-Hemmstoffe	377

10	**Bronchodilatatoren**	*378*	**17**	**Beeinflussung der Magen-Darm-Funktion**	*400*
10.1	β₂-Sympathomimetika	*378*			
10.2	Methylxanthine	*378*	17.1	Hemmung der Magensäuresekretion	*400*
10.3	Anticholinergika	*379*	17.2	Laxanzien	*401*
			17.3	Motilitätshemmer	*402*
11	**Relaxanzien der Gefäßmuskulatur**	*379*	**18**	**Beeinflussung des zentralen Nervensystems**	*403*
11.1	Regulation des Gefäßtonus	*379*	18.1	Anästhetika	*403*
11.2	NO-Donatoren	*380*	18.2	Hypnotika, Sedativa und Tranquillanzien	*406*
11.3	Dihydralazin	*381*	18.3	Neuroleptika	*409*
11.4	Kalziumkanalblocker (Kalziumantagonisten)	*382*	18.4	Antidepressiva	*412*
11.5	Kaliumkanalöffner	*383*	18.5	Lithium	*415*
11.6	Phosphodiesterase-5-Hemmstoffe	*383*	18.6	Anti-Parkinson-Mittel	*416*
11.7	Endothelinrezeptor-Antagonisten	*384*	18.7	Antiepileptika (Antikonvulsiva)	*419*
			18.8	Zentral wirkende Substanzen mit Abhängigkeitspotenzial	*423*
12	**Diuretika und Antidiuretika**	*384*			
12.1	Grundlagen	*384*	**19**	**Opioide**	*424*
12.2	Diuretika	*384*	19.1	Opioidrezeptoren und ihre endogenen Liganden	*424*
12.3	Antidiuretika	*388*	19.2	Opioid-Analgetika	*425*
13	**Volumensubstitution**	*388*			
13.1	Grundlagen	*388*	**20**	**Cyclooxygenase-Hemmstoffe**	*428*
13.2	Künstliche Volumenersatzmittel	*389*	20.1	Überblick	*428*
13.3	Blutkomponenten	*389*	20.2	Nicht selektive COX-Hemmstoffe	*430*
			20.3	Selektive COX-Hemmstoffe (Coxibe)	*431*
14	**Beeinflussung des blutbildenden Systems**	*390*			
14.1	Eisensalze	*390*	**21**	**Beeinflussung des Harnsäurestoffwechsels**	*432*
14.2	Corrinoide und Folsäure	*390*	21.1	Urikostatika	*432*
14.3	Erythropoetin	*390*	21.2	Urikosurika	*432*
15	**Beeinflussung des Gerinnungssystems**	*391*	**22**	**Beeinflussung des Fettstoffwechsels**	*433*
15.1	Grundlagen	*391*	22.1	Grundlagen	*433*
15.2	Heparine	*391*	22.2	Cholesterinsenker	*433*
15.3	Cumarine	*393*	22.3	Triglyzerid-Senker	*434*
15.4	Hirudine	*394*			
15.5	Oral anwendbare Antikoagulanzien	*394*	**23**	**Beeinflussung des hormonellen Systems**	*435*
15.6	Hemmstoffe der Thrombozytenaggregation	*394*	23.1	Schilddrüse	*435*
15.7	Fibrinolytika	*396*	23.2	Nebennierenrinde (Kortikosteroide)	*437*
			23.3	Insulin und orale Antidiabetika	*438*
16	**Gewebshormone und ihre Antagonisten**	*397*	23.4	Sexualhormone	*442*
16.1	Grundlagen	*397*	**24**	**Beeinflussung des Knochenstoffwechsels**	*445*
16.2	Histamin	*397*	24.1	Mineralstoffe	*445*
16.3	5-Hydroxytryptamin (5-HT, Serotonin)	*398*	24.2	Hormone und Vitamine	*446*
16.4	Eicosanoide	*399*			

25	**Antibiotika**	**447**	**32**	**Retinoide**	**490**
25.1	Grundlagen	447	32.1	Grundlagen	490
25.2	β-Laktam-Antibiotika	449	32.2	Systemisch anwendbare Retinoide	490
25.3	Aminoglykosid-Antibiotika	453	32.3	Topisch anwendbare Retinoide	491
25.4	Tetrazykline und Glyzylzykline	455			
25.5	Makrolid-Antibiotika	455			
25.6	Fluorchinolone (Gyrasehemmstoffe)	456			
25.7	Nitroimidazole	457			

25 Antibiotika — 447
- 25.1 Grundlagen — 447
- 25.2 β-Laktam-Antibiotika — 449
- 25.3 Aminoglykosid-Antibiotika — 453
- 25.4 Tetrazykline und Glyzylzykline — 455
- 25.5 Makrolid-Antibiotika — 455
- 25.6 Fluorchinolone (Gyrasehemmstoffe) — 456
- 25.7 Nitroimidazole — 457
- 25.8 Sulfonamide und Diaminopyrimidine — 458
- 25.9 Weitere antibakteriell wirkende Substanzen — 458
- 25.10 Antituberkulotika — 461

26 Antimykotika — 463
- 26.1 Grundlagen — 463
- 26.2 Azole — 463
- 26.3 Allylamine und Morpholine — 465
- 26.4 Polyene — 465
- 26.5 Echinocandine und Ciclopirox — 466
- 26.6 Antimykotika von geringerer Bedeutung — 467

27 Antiprotozoika — 468
- 27.1 Wirkstoffe gegen Flagellaten und Amöben — 468
- 27.2 Wirkstoffe gegen Plasmodien — 469

28 Anthelminthika — 471
- 28.1 Mittel gegen Nematoden und Trematoden — 471
- 28.2 Wirkstoffe gegen Nematoden — 472

29 Virostatika — 473
- 29.1 Grundlagen — 473
- 29.2 Wirkstoffe gegen Herpes-simplex- und Varicellaviren — 473
- 29.3 Wirkstoffe gegen Zytomegalieviren — 473
- 29.4 Wirkstoffe gegen Influenzaviren — 474
- 29.5 Wirkstoffe gegen Hepatitis-Viren — 475
- 29.6 Wirkstoffe gegen HIV — 476

30 Beeinflussung des Tumorwachstums — 479
- 30.1 Grundlagen — 479
- 30.2 Konventionelle Zytostatika — 480
- 30.3 Zielgerichtete Tumortherapeutika — 485

31 Beeinflussung des Immunsystems — 487
- 31.1 Zytostatika — 487
- 31.2 Immunophiline — 488
- 31.3 Monoklonale Antikörper — 489
- 31.4 Glukokortikoide — 490
- 31.5 Weitere Immunsuppressiva — 490

32 Retinoide — 490
- 32.1 Grundlagen — 490
- 32.2 Systemisch anwendbare Retinoide — 490
- 32.3 Topisch anwendbare Retinoide — 491

31 Radiologie

1 Grundlagen — 494
- 1.1 Hinweis — 494
- 1.2 Entstehung und Eigenschaften ionisierender Strahlung — 494
- 1.3 Wechselwirkung ionisierender Strahlen mit Materie — 495
- 1.4 Messgrößen ionisierender Strahlung — 496
- 1.5 Aufbau und Prinzip einer Röntgenanlage — 498

2 Biologische Grundlagen — 500
- 2.1 Strahlenbiologische Phänomene — 500
- 2.2 Zelluläre Antwort auf Bestrahlung — 501
- 2.3 Strahlenkrankheit — 505
- 2.4 Strahleninduzierte Spätwirkungen beim Menschen — 505

3 Grundlagen des Strahlenschutzes — 506
- 3.1 Strahlenexposition — 506
- 3.2 Röntgen- und Strahlenschutzverordnung — 507

4 Radiologische Verfahren — 508
- 4.1 Röntgendiagnostik — 508
- 4.2 Schnittbildaufnahmen — 508
- 4.3 Kontrastmittel — 512

5 Strahlentherapie — 514
- 5.1 Einführung und rechtliche Grundlagen — 514
- 5.2 Technische und methodische Grundlagen der Strahlentherapie und Radioonkologie — 514

6 Nuklearmedizin — 516
- 6.1 Radionuklide — 516
- 6.2 Nuklearmedizinische Diagnostik — 517
- 6.3 Nuklearmedizinische Therapie — 518

7 Bildgebende Verfahren bei interventionellen Maßnahmen — 519
- 7.1 Grundlagen — 519
- 7.2 Apparative und technische Voraussetzungen — 519

7.3	Therapeutische Maßnahmen unter Einsatz bildgebender Verfahren	519

32 Klinische Chemie

Jürgen Hallbach

1	**Grundlagen**	**522**
1.1	Der klinisch-chemische Befund	522
1.2	Klinisch-chemische Analytik	526
2	**Wichtige Stoffgruppen**	**537**
2.1	Aminosäuren, Proteine, Enzyme	537
2.2	Nukleinsäuren	542
2.3	Kohlenhydrate	544
2.4	Lipide	544
3	**Herz- und Kreislauf-System**	**546**
3.1	Enzyme und Proteine	546
3.2	Natriuretische Peptide	547
4	**Hämatologie und Hämostaseologie**	**548**
4.1	Blutzellsystem	548
4.2	Blutgruppenserologie	554
4.3	Hämostase	557
5	**Atmungssystem**	**562**
5.1	Blutgasanalyse	562
6	**Verdauungssystem**	**564**
6.1	Magen	564
6.2	Darm	564
6.3	Pankreas	564
6.4	Leber	565
7	**Endokrines System und Stoffwechsel**	**569**
7.1	Endokrines System	569
7.2	Stoffwechsel	577
8	**Niere, Elektrolyt- und Wasserhaushalt**	**580**
8.1	Urinstatus	580
8.2	Nierenfunktionsdiagnostik	582
8.3	Wasser- und Elektrolythaushalt	584

9	**Immunsystem**	**584**
9.1	Entzündungsparameter	584
9.2	Antikörper bei entzündlichen Erkrankungen	585
9.3	Auto-Antikörper	587
10	**Tumoren**	**588**
10.1	Nukleinsäurediagnostik	588
10.2	Tumormarker	588
10.3	Hormonrezeptoren bei hormonabhängigen Tumoren	589
11	**Bewegungsapparat**	**590**
11.1	Knorpel und Knochen	590
11.2	Skelettmuskelmarker	590
12	**Nervensystem**	**591**
12.1	Liquorgewinnung	591
12.2	Liquoruntersuchung	591
13	**Therapeutisches Drug Monitoring (TDM)**	**593**
13.1	Grundlagen	593
13.2	Präanalytik	593
13.3	Befundinterpretation	593
13.4	Vergiftungs- und Drogennachweis	594

33 Mikrobiologie

1	**Allgemeine Infektionslehre und Epidemiologie der Infektionskrankheiten**	**598**
1.1	Allgemeine Infektionslehre	598
1.2	Allgemeine Epidemiologie der Infektionskrankheiten	598
1.3	Diagnostik von Infektionskrankheiten	599
2	**Allgemeine Bakteriologie**	**603**
2.1	Aufbau und Morphologie der Bakterienzelle	603
2.2	Diagnostisch wichtige Eigenschaften von Bakterien	604
2.3	Bakteriengenetik	605
3	**Normalflora (Standortflora)**	**606**
3.1	Residente und transiente Flora	606
3.2	Zusammensetzung der Normalflora	606
4	**Bakteriologie**	**608**
4.1	Grampositive Kokken	608
4.2	Gramnegative Kokken	612

4.3	Gramnegative Stäbchen	614
4.4	Sporenlose grampositive Stäbchen	625
4.5	Sporenbildende Stäbchen	626
4.6	Mykobakterien	629
4.7	Aktinomyzeten	631
4.8	Spirochäten	632
4.9	Mykoplasmen	634
4.10	Obligate Zellparasiten	635

5	**Pilze**	**638**
5.1	Allgemeine Mykologie	638
5.2	Spezielle Mykologie	639

6	**Parasitologie**	**642**
6.1	Protozoen	642
6.2	Helminthen	651
6.3	Arthropoden	662

7	**Allgemeine Virologie**	**665**
7.1	Virus und Virion	665
7.2	Struktur	665
7.3	Klassifikation und Virusfamilien	665
7.4	Replikation	667
7.5	Genetik von Viren	668
7.6	Pathogenese	668
7.7	Diagnostik	669

8	**Spezielle Virologie**	**669**
8.1	Überblick	669
8.2	RNA-Viren	670
8.3	DNA-Viren	680

9	**Prionen**	**686**
9.1	Grundlagen	686
9.2	Creutzfeldt-Jacob-Krankheit (CJK)	686
9.3	Kuru	686

34 Medizin des Alterns und des alten Menschen

Gabriele Röhrig

1	**Einleitung**	**688**
1.1	Aufgaben und Ziele der Geriatrie im demografischen Wandel	688
1.2	Altersphysiologische Veränderungen mit klinischem Bezug	688
1.3	Abgrenzung zur Palliativmedizin	688
1.4	Der geriatrische Patient	689

2	**Das multidimensionale geriatrische Assessment**	**689**
2.1	Das therapeutische Team und die Assessmentkonferenz	689
2.2	Erfassung der Mobilität	690
2.3	Erfassung der Kognition	690
2.4	Erfassung einer Dysphagie	691
2.5	Erfassung psychischer Faktoren	691
2.6	Erfassung des sozialen Hintergrundes	691
2.7	Erfassung des Ernährungsstatus	692
2.8	Erfassung des Dekubitusrisikos	692

3	**Geriatrische Syndrome: die 6 großen „I" in der Geriatrie**	**692**
3.1	Inkontinenz	692
3.2	Instabilität/Frailty	692
3.3	Immobilität	694
3.4	Intellektueller Abbau	695
3.5	Insomnie	695
3.6	Iatrogene Erkrankungen im Alter	696

4	**Häufige Erkrankungen im Alter**	**696**
4.1	Diabetes mellitus	696
4.2	Periphere arterielle Verschlusskrankheit (pAVK)	697
4.3	Herzinsuffizienz	697
4.4	Schlaganfall (Apoplex cerebri)	697
4.5	Morbus Parkinson	697
4.6	Normaldruckhydrozephalus	698
4.7	Osteoporose	698
4.8	Zahnmedizinische Probleme	698
4.9	Anämien, Koagulopathien und Tumorerkrankungen	698
4.10	Infektionen	699
4.11	Polyarthrose	699
4.12	Hüftfraktur	700

5	**Sozialmedizinisches Management im Alter**	**700**
5.1	Versorgungsstrukturen	700
5.2	Geriatrische Rehabilitation	700
5.3	Pflegebedürftigkeit	701

35 Palliativmedizin

Gerhild Becker, Karin Jaroslawski, Carola Xander

1	**Grundlagen der Palliativmedizin**	**704**
1.1	Bedeutung und Entwicklung der Palliativmedizin	704
1.2	Aufgaben und Ziele der Palliativmedizin	704
1.3	Das palliativmedizinische Setting – Besonderheiten und Herausforderungen	706
2	**Zentrale Handlungsdomänen in der Palliativmedizin**	**708**
2.1	Schmerztherapie	708
2.2	Symptommanagement	709
2.3	Psychosoziale Aspekte und Kommunikation	719
2.4	Spirituelle Aspekte	721
2.5	Interdisziplinäre Schnittstellen und Kooperationen	723

36 Gesundheitsökonomie, öffentliche Gesundheitspflege und Gesundheitssystem

Michael Marx, Roland Panea, Hans-Christian Stahl, Konrad Obermann

1	**Einleitung**	**726**
1.1	Allgemeines	726
2	**Gesundheitssysteme**	**727**
2.1	Elemente und Merkmale	727
2.2	Das deutsche Gesundheitssystem	728
2.3	Internationaler Vergleich von Gesundheitssystemen	732
3	**Nationale und globale Herausforderungen**	**734**
3.1	Demografie und Sozialleistungen	734
3.2	Technologie und Globalisierung	735
3.3	Gesundheit als Menschenrecht	736
4	**Gesundheitsökonomie**	**737**
4.1	Grundlagen der Gesundheitsökonomie	737
4.2	Finanzierung	740
5	**Evidenzbasierte Medizin**	**757**
5.1	Allgemeines	757

37 Prävention und Gesundheitsförderung

Antje Miksch, Thomas Ledig

1	**Grundlagen**	**760**
1.1	Gesundheitsförderung und Prävention als politische Herausforderungen	760
1.2	Modelle und Konzepte der Gesundheitsförderung	761
1.3	Grundformen der Prävention	762
1.4	Strategien der Prävention	762
2	**Spezielle Präventionsprogramme**	**765**
2.1	Prävention und Gesundheitsförderung bei Kindern	765
2.2	Prävention im Erwachsenenalter	766
2.3	Prävention im Alter	767
2.4	Prävention von onkologischen Erkrankungen, Krebsfrüherkennung	767
2.5	Prävention von Infektionserkrankungen	769
2.6	Frauenspezifische Prävention	769
2.7	Prävention von Zivilisationskrankheiten	770
2.8	Prävention iatrogener Gesundheitsschäden, Qualitätsmanagement	772

38 Rehabilitation, physikalische Medizin, Naturheilverfahren

Gert Krischak, Hubert Seiter, Eckart Jacobi

1	**Rehabilitation**	**774**
1.1	Grundlagen der Rehabilitation	774
1.2	Diagnostik in der Rehabilitation	777
1.3	Rehabilitationsziele	778
1.4	Einleitung und Steuerung des Rehabilitationsprozesses	778
1.5	Rehabilitationsformen	779
1.6	Psychologische Diagnostik und Interventionen in der Rehabilitation	780
1.7	Qualitätsmanagement, Qualitätssicherung und Wirksamkeit	781

2	**Physikalische Medizin**	**782**
2.1	Begriffe der physikalischen Medizin	782
2.2	Wirkprinzipien	783
2.3	Diagnostik in der physikalischen Medizin	783
2.4	Methoden und Therapiemittel in der physikalischen Medizin	784
3	**Naturheilverfahren**	**790**
3.1	Definition, Klassifizierung und Abgrenzung	790
3.2	Wirkprinzipen der klassischen Naturheilverfahren	791
3.3	Spezielle Verfahren	791

39 Krankenhaushygiene

Uwe Frank, Markus Dettenkofer

1	**Einleitung**	**796**
1.1	Gesetzliche Rahmenbedingungen und Leitlinien	796
1.2	Nosokomiale Infektionen	796
2	**Standardhygienemaßnahmen**	**796**
2.1	Überblick	796
2.2	Händehygiene	796
2.3	Verwendung von Schutzkleidung	797
2.4	Aufbereitung von Medizinprodukten	797
2.5	Reinigung/Desinfektion von Flächen, Betten, Wäsche	798
2.6	Personalschutz	798
2.7	Isolierung	798
3	**Methoden zur Reinigung, Desinfektion, Sterilisation**	**799**
3.1	Überblick	799
3.2	Reinigung	799
3.3	Desinfektion	799
3.4	Sterilisation	800
4	**Nosokomiale Infektionen**	**801**
4.1	Allgemeines	801
4.2	Surveillance nosokomialer Infektionen	802
4.3	Häufige nosokomiale Infektionen und ihre Prävention	802

5	**Multiresistente Erreger und Legionellen**	**808**
5.1	Allgemeines	808
5.2	Häufige multiresistente Erreger	808
5.3	Legionellen	812
6	**Trink- und Badewasserhygiene**	**813**
6.1	Trinkwasser	813
6.2	Badewasser	813

40 Klinische Umweltmedizin und Toxikologie

Richard Gminski und Winfried Ebner

1	**Klinische Umweltmedizin**	**816**
1.1	Grundlagen	816
1.2	Umweltmedizinische Diagnostik	818
1.3	Umweltmedizinische Krankheitsbilder	823
1.4	Die Rolle der Medien	825
2	**Auswahl spezieller Umweltnoxen und ihre Toxikologie**	**825**
2.1	Noxen und ihre Toxizität	825
2.2	Physikalische Noxen	826
2.3	Schadstoffe in der Luft	832
2.4	Duft- und Geruchsstoffe	838
2.5	Lösemittel	839
2.6	Weichmacher und Ausgangsstoffe der Kunststoffindustrie	843
2.7	Leime und Klebstoffe	846
2.8	Holzschutzmittel	846
2.9	Herbi-, Pesti-, Rodenti- und Insektizide	848
2.10	Schadstoffe in Lebensmitteln	849
2.11	Metalle und Halbmetalle	851
2.12	Pharmazeutische Wirkstoffe und Drogen	857
2.13	Pflanzliche und tierische Giftstoffe	858
2.14	Säuren und Laugen	859
2.15	Weitere arbeits- und umweltmedizinisch relevante Verbindungen	860

41 Epidemiologie, Biometrie und medizinische Informatik

1 Epidemiologie — 864
Hanns Ackermann, Eva Herrmann

1.1 Aufgaben der Epidemiologie — 864
1.2 Studientypen in der Epidemiologie — 864
1.3 Epidemiologische Maßzahlen — 866
1.4 Statistische Testverfahren in der Epidemiologie — 870

2 Medizinische Biometrie — 871
Eva Herrmann, Hanns Ackermann

2.1 Überblick — 871
2.2 Studiendesign — 871
2.3 Datenerfassung und deskriptive Auswertung — 872
2.4 Grundlagen zum Testen von Vergleichshypothesen — 876
2.5 Grundlage zum Testen auf Zusammenhangshypothesen — 880

3 Medizinische Informatik — 882
Heinrich Lautenbacher

3.1 Medizinische Informatik und Ärzte — 882
3.2 Unterstützung der Informationslogistik — 882
3.3 Themen der Medizinischen Dokumentation — 883
3.4 Gütemaße der Medizinischen Dokumentation — 888
3.5 Krankenhausinformationssysteme — 889
3.6 Telemedizin — 890

42 Geschichte, Theorie und Ethik der Medizin

1 Medizingeschichte — 894
Hans-Peter Kröner

1.1 Konzepte der Medizin — 894
1.2 Medizin und Nationalsozialismus — 899

2 Theorie der Medizin — 908
Peter Hucklenbroich

2.1 Geistige Grundlagen der Medizin — 908
2.2 Der Wissenschaftsbegriff und die Wissenschaftlichkeit der Medizin — 909
2.3 Krankheitsbegriff und Gesundheitsbegriff — 913

3 Einführung in die Medizinethik — 919
Bettina Schöne-Seifert

3.1 Grundbegriffe und Grundfragen — 919
3.2 Arzt-Patienten-Verhältnis — 920
3.3 Ethische Fragen in der heutigen Medizin — 922
3.4 Ethikberatung und Forschungsethik — 929

Anhang

Abkürzungen — 932

Sachverzeichnis — 939

Lernplaner — 1000

C 24 Leitsymptome

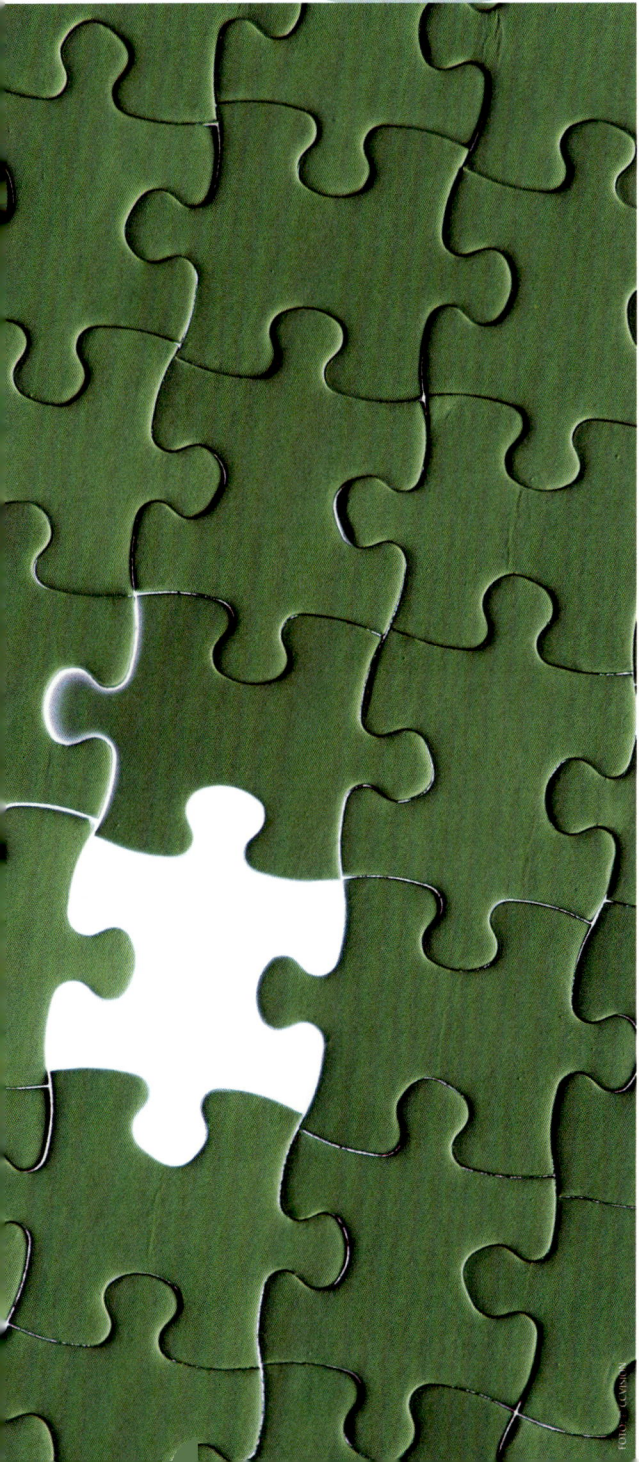

1	Allgemeine Symptome und Befunde	26
2	Haut, Unterhaut, Haare und Schleimhaut	42
3	Kreislaufsystem	55
4	Atmungssystem	66
5	Verdauungssystem	77
6	Abdomen	94
7	Ernährungsstörungen	103
8	Skelett, Bewegungssystem	105
9	Niere	107
10	Genitalorgane allgemein	116
11	Weibliche Genitalorgane	117
12	Schwangerschaft und Wochenbett	121
13	Männliche Genitalorgane	124
14	Endokrinium, Immunsystem	125
15	Kindesalter, Wachstum und Entwicklung	131
16	Ohren	134
17	Nase, Geruchs- und Geschmackssinn	136
18	Sprache, Sprechen, Stimme	139
19	Neurologische Störungen	142
20	Augen	155
21	Schmerzen	166
22	Psychiatrische Störungen	178

1 Allgemeine Symptome und Befunde

1.1 Abnorme Gewichtsabnahme

DEFINITION Unbewusster und unbeabsichtigter Gewichtsverlust. Hiervon unterscheidet man:
- **Untergewicht**: Körpergewicht <80–95 % des Sollgewichts
- **Kachexie**: Auszehrung, die im Rahmen stark konsumierender Erkrankungen auftritt. Körpergewicht <80 % des Sollgewichts.

Ätiologie: Eine abnorme Gewichtsabnahme ist ein **häufiges Begleitsymptom** bei vielen schweren Allgemeinerkrankungen und kann viele verschiedene Ursachen haben. Die Gewichtsabnahme kann entweder auf dem Verlust von Wasser oder auf dem Abbau von Körpersubstanz beruhen. Für Ersteres spricht ein rascher Gewichtsverlust von >500 g/d (z. B. bei Diuretikaeinnahme, Diabetes mellitus oder Diabetes insipidus). Möglich ist auch, dass die Patienten zwar an Körpersubstanz verlieren, dies allerdings durch die Zunahme an extrazellulärer Flüssigkeit kompensiert wird (z. B. nephrotisches Syndrom und deutlicher Katabolismus).

Diagnostik: Prinzipiell muss jede ungewollte und unklare Gewichtsabnahme – insbesondere aber ein unklarer Gewichtsverlust von mehr als 5 % des Ausgangsgewichts innerhalb von 6 Monaten – weiter abgeklärt werden.

Berechnung des individuellen Soll- bzw. Normalgewichts:
- **Normalgewicht** nach Broca in kg: Körpergröße (cm) − 100 (bei Frauen: −10 %)
- **Body-Mass-Index** (BMI): Körpergewicht in kg/(Körperlänge in m)^2; BMI-Norm bei Männern: 20–25 kg/m^2, bei Frauen 19–24 kg/m^2.

Die **Anamnese** sollte vordergründig Fragen nach Ausmaß und Zeitraum des Gewichtsverlustes sowie nach dem **Appetit** beinhalten. Ein schneller Gewichtsverlust spricht für eine organische Ursache. Ein gesteigerter Appetit findet sich z. B. eher bei Hyperthyreose, ein verminderter u. a. eher bei neoplastischen Erkrankungen (Appetitmangel [S. C103]). Sichergestellt werden sollte zudem, dass der Gewichtsverlust wirklich ungewollt war (z. B. Diät ausschließen). Darüber hinaus sollte nach Nahrungsmittelunverträglichkeiten, Änderungen der Essgewohnheiten bzw. Lebensumstände, anderen Beschwerden (z. B. vermehrtes Durstgefühl, Erbrechen, Durchfall, erhöhte Infektneigung, B-Symptomatik [S. C29], Blut im Stuhl), bekannten Grund-/Vorerkrankungen (z. B. psychische Erkrankungen wie Depression oder Anorexia nervosa, Alkoholismus) oder einer Medikamenteneinnahme gefragt werden. Auch die Sozialanamnese muss erhoben werden.

Im Rahmen der **körperlichen Untersuchung** gilt es v. a. auf Mangelerscheinungen, Zahnstatus (v. a. bei geriatrischen Patienten), Hautturgor (Exsikkose? Ödeme?) und die Hautfarbe (Blässe?) zu achten. Bei Kachexie sind die

Tab. 1.1 Übersicht der Differenzialdiagnosen der unklaren Gewichtsabnahme

Ursachen	Begleitsymptome und Diagnostik
Appetit normal oder gesteigert	
ungenügende Nährstoffverwertung	
• Malassimilation	• Anamnese (voluminöse Durchfälle)
• Diabetes mellitus	• Labor (Blutzucker, HBA$_{1C}$)
• Darmparasiten	• Stuhluntersuchungen (Wurmnachweis), Klinik (Lungeninfiltrate bei Askariden, Muskelschmerzen bei Trichinen), Labor (Eosinophilie)
erhöhter Nährstoffbedarf	
• Hyperthyreose	• Klinik (Zittern, Schwitzen, warme, feuchte Haut), Labor (fT$_3$, fT$_4$ ↑, TSH basal bestimmen)
• Cushing-Syndrom	• Klinik (z. B. Vollmondgesicht), Labor (Kortisol ↑, Dexamethasonkurztest), Bildgebung
• Phäochromozytom	• Klinik (Hypertonie), Labor (Katecholamine im 24-h-Urin ↑)
Appetit vermindert	
konsumierende Erkrankungen	
• Tumorerkrankungen	• Klinik (B-Symptomatik), Bildgebung (Tumorsuche)
• chronische Infektionen	• Klinik, Labor (BSG)
psychogen	
• Anorexia nervosa, Bulimie	• Anamnese
• Alkohol-, Nikotin-, Drogenabusus	
• Depression, Demenz, Angstzustände	
Medikamente	• Anamnese
andere Ursachen	
• Leberzirrhose	• Labor (Transaminasen, Quick-/INR-Wert), Sonografie
• Niereninsuffizienz	• Klinik (Oligurie/Anurie), Labor (Kreatinin)
• HNO- und Zahnerkrankungen	• HNO-, zahnärztliches Konsil
• Morbus Addison	• Klinik (Hautpigmentierung, Adynamie), Labor (Na$^+$ ↓, K$^+$ ↑, ACTH-Kurztest)
• Herzinsuffizienz	• Klinik (Ödeme, Dyspnoe), Röntgen-Thorax, Echokardiografie
• Hypophysenvorderlappeninsuffizienz*	• Klinik (Adynamie, Blässe), Labor (z. B. TRH- und CRH-Test)
• Schluckstörungen	• Klinik (neurologische Symptomatik?), Bildgebung
• Kollagenosen	• Klinik, Labor (Autoantikörper-Nachweis)
• Hyperkalzämie	• Klinik (Nephrolithiasis), Labor (PTH-Spiegel), Röntgen-Thorax

* Überwiegt die hypothyreote Stoffwechsellage, auch Gewichtszunahme.

Patienten meist exsikkiert, häufig bestehen bakterielle Hautinfektionen und Mangelerscheinungen (z. B. Mundwinkelrhagaden). Ödeme sind oft Zeichen einer Hypalbuminämie. Weitere Maßnahmen: Lymphknoten palpieren, rektale Untersuchung und Stuhlvisite.

Neben Laborkontrollen (Blutbild, Differenzialblutbild, BSG, Schilddrüsenwerte, Leberwerte, Eiweiß, Elektrolyte, Glukose, Kreatinin, Harnstoff, Quick-Wert) und Urinstatus werden folgende Untersuchungen routinemäßig durchgeführt: Haemoccult-Test, Abdomensonografie sowie Röntgen-Thorax in 2 Ebenen. Besteht weiterhin Unklarkeit ist – je nach Verdachtsdiagnose – ein weiterführendes Vorgehen mit spezieller Labordiagnostik (z. B. Pankreasenzyme, Pankreaselastase im Stuhl sowie mikrobiologische Stuhldiagnostik), Gastro- und Koloskopie, CT, gynäkologischem, urologischem oder HNO-Konsil etc. angezeigt.

Differenzialdiagnosen: Tab. 1.1 gibt eine Übersicht über Erkrankungen oder Situationen, an die differenzialdiagnostisch gedacht werden sollte.

1.2 Abnorme Gewichtszunahme und Adipositas

DEFINITION
- **abnorme Gewichtszunahme:** ungewollte und unbeabsichtigte Gewichtszunahme
- **Adipositas:** Übersteigt der Fettanteil das Körpergewicht um > 30 % bei Frauen bzw. > 20 % bei Männern, spricht man von Adipositas. Übergewicht (Präadipositas): BMI > 25 kg/m², Grad 1: BMI > 30 kg/m², Grad 2: BMI > 35 kg/m², Grad 3: BMI > 40 kg/m².

Ätiologie: Die abnorme Gewichtszunahme kann – ebenso wie der Gewichtsverlust – entweder auf einer Zunahme der Körpermasse oder einer Flüssigkeitsretention beruhen. Möglich sind
- idiopathische
- neurologische oder psychiatrische
- medikamentöse oder
- hormonelle Ursachen.

Diagnostik:
- **Anamnese:** Seit wann besteht die Symptomatik (erst kürzlich oder Übergewicht seit der Kindheit)? Wie sehen Ernährungsverhalten und die Lebensumstände aus? Werden Medikamente eingenommen? Bestehen Begleitsymptome (z. B. Müdigkeit, Kältegefühl)?
- **körperliche Untersuchung:** Auf die Körperproportionen und die Fettverteilung achten (androider oder gynoider Typ). Beispielsweise spricht eine Stammfettsucht mit dünnen Extremitäten für ein Cushing-Syndrom und eine proportionierte Fettverteilung an Stamm und Extremitäten für eine idiopathische exogene Adipositas. Eine gynoide Fettverteilung geht mit einer verminderten kardiovaskulären Morbidität und Mortalität einher.

Tab. 1.2 Ursachen einer abnormen Gewichtszunahme/Adipositas

Ursachen	Begleitsymptome und Befunde	Diagnostik
idiopathische Adipositas	proportionierte Fettverteilung, i. d. R. seit Kindheit	Ausschlussdiagnose
Cushing-Syndrom	Stammfettsucht, Vollmondgesicht, Büffelnacken, Striae distensae, Osteoporose, Diabetes mellitus	Labor (Kortisol ↑, Dexamethasonkurztest, ACTH), Hypophysen-MRT, Nebennieren-CT
Hypothyreose	Kälteempfinden, Obstipation, brüchige Haare, Adynamie, trockene Haut	Labor (fT_3, fT_4 ↓, TSH basal bestimmen)
Prader-Willi-Syndrom	Muskelhypotonie, Polyphagie, progrediente Adipositas, hypothalamischer Minderwuchs und Hypogonadismus, Kryptorchismus, psychomotorische Retardierung	Klinik, genetische Untersuchung
Klinefelter-Syndrom	eunuchoider Hochwuchs, lange Extremitäten, infantiles Genitale mit kleinem Hodenvolumen, Gynäkomastie, hypergonadotroper Hypogonadismus	Chromosomenanalyse (47, XXY)
Insulinom	Hypoglykämie mit Verwirrtheit, Bewusstlosigkeit	Hungerversuch (Bestimmung von Glukose und C-Peptid)
erworbene hypothalamische Adipositas	Kleinwuchs, hypogonadotroper Hypogonadismus, evtl. weitere hormonelle Ausfälle	CT, MRT (Schädigung des Hypothalamus z. B. durch Tumoren, postoperativ), Besserung nach kausaler Therapie
polyzystische Ovarien	Amenorrhö, Hirsutismus	Labor (Androgenspiegel ↑, LH/FSH-Quotient > 2), gynäkologische Sonografie
ZNS-Erkrankung (z. B. Enzephalitis, Trauma)	mentale Retardierung	neurologische Diagnostik, Bildgebung
Bulimia nervosa	willentliches Erbrechen nach Fressattacken	Anamnese, Ausschlussdiagnose

- **Labor:** Bestimmung des Plasma-Glukose-Spiegels und von TSH basal, ggf. Dexamethasonsuppressionstest, Funktion der Hypophyse (z. B. TRH-Test)
- **Bildgebung** bei entsprechender Verdachtsdiagnose: z. B. MRT der Hypophyse bei V. a. Morbus Cushing.

Differenzialdiagnosen: Siehe Tab. 1.2.

1.3 Abnormer Körpergeruch

Mangelnde Hygiene, Stoffwechselerkrankungen, Infektionen oder Intoxikationen können zu einem abnormen Körpergeruch führen. Abhängig von den verschiedenen Erkrankungen entstehen jeweils typische Gerüche von Haut und Schweiß (**Tab. 1.3**). Abnormer Uringeruch [S. C107], Foetor ex ore [S. C84].

Tab. 1.3 Charakteristischer Körpergeruch

Erkrankung	Geruch
Stoffwechselerkrankungen	
Biotinidasemangel	Katzenurin
Ahornsirupkrankheit	Ahornsirup/Maggi-Würze
Phenylketonurie	mäuseartig
Isovalerianazidämie	schweißiger Geruch
Zystinurie	Schwefel
Infektionen	
Pseudomonasinfektion	erdig-fruchtig
Gasbrand	süßlich-faul
Infektionen mit Anaerobiern	faulig
Trichobacteriosis palmellina	übel ranziger Achselgeruch
weitere	
Pemphigus vulgaris	faulig
intestinale Obstruktion	stuhlartig

1.4 Adynamie und Leistungsminderung

DEFINITION Adynamie ist ein unspezifisches Symptom, das gekennzeichnet ist durch Schwäche, rasche Ermüdbarkeit, Antriebsarmut und Kraftlosigkeit, sodass es dem Patienten nicht möglich ist, körperliche oder geistige Tätigkeiten wie gewohnt auszuüben.

Diagnostik:
- **Anamnese:** Besteht ein Leistungsknick (z. B. kein Leistungsknick bei Anorexie)? Sind die Beschwerden von der Stimmung abhängig? Wie leistungsfähig war der Patient bisher? Ist das Schwächegefühl allgemeiner Natur oder näher definierbar (z. B. Muskelschwäche)? Besteht eine permanente Müdigkeit oder bessert sich die Symptomatik? Ist die Müdigkeit akut oder chronisch? Außerdem nach Grund- oder Begleiterkrankungen und Medikamenteneinnahme erkundigen sowie die Sozial- und Familienanamnese erheben.
- **körperliche Untersuchung:** Neben der allgemeinen körperlichen Untersuchung auch den neurologischen Status erheben und den Patienten auf psychiatrische Veränderungen abklären.
- **weiterführende Diagnostik:** Bei weiterhin bestehender Unklarheit Laboruntersuchung (mit Blutbild, Differenzialblutbild, BSG und CRP, Schilddrüsenwerte, Elektrolyte, Glukose, Kreatinin, γ-GT, LDH, Urinstatus und Haemoccult-Test) sowie Röntgen-Thorax und Abdomensonografie.

Differenzialdiagnosen: Siehe Tab. 1.4.

Tab. 1.4 Ursachen von Adynamie

Ursachen		Diagnostik
kardiovaskuläre/respiratorische Erkrankungen	• Hypotonie	• Anamnese (Medikamente?), Klinik, Blutdruckmessung
	• Herzinsuffizienz	• Klinik, Röntgen-Thorax, Echokardiografie
	• respiratorische Insuffizienz	• Klinik, BGA
endokrine Ursachen	• Hyperparathyreoidismus	• Klinik (Hyperkalzämie), Labor (PTH-Spiegel)
	• Diabetes mellitus	• bekannte Grunderkrankung, Labor
	• Schilddrüsenhormonstörung	• Klinik (Muskelschwäche im Schultergürtel- und Beckenbereich bei Hyperthyreose, allgemeine Antriebsminderung bei Hypothyreose)
	• Cushing-Syndrom/Steroidtherapie	• Anamnese (Steroideinnahme), Klinik (Symptome des Cushing-Syndroms, proximale Schwäche der Beckengürtel- und Beinmuskulatur)
	• Morbus Addison	• Klinik (allgemeine Adynamie, Muskelschwäche und Krämpfe), Labor (Na$^+$↓, K$^+$↑, ACTH-Kurztest)
	• Morbus Conn	• Klinik (Hypertonie), Labor (Na$^+$↑, K$^+$↓, Renin↓)
hämatologische Erkrankungen	• Eisenmangelanämie	• Klinik, Labor (Serum-Fe↓, Serumferritin↓, Hb↓)
	• Vitamin-B$_{12}$-Mangel-Anämie	• Klinik, Labor (Vitamin B$_{12}$↓, Hb↓, MCV↑, MCH↑), Megalozyten im Blutausstrich
	• Leukämie	• Labor (Blutbild)
entzündliche Muskelerkrankungen	• Viren (Influenzavirus: allgemeine Myalgie; Coxsackie-B-Virus: Myositis bei Bornholm-Erkrankung)	• Klinik, mikrobiologische Diagnostik
	• Bakterien (Clostridium perfringens)	
	• Parasiten (Schweinebandwurm, Trichine)	
Systemerkrankungen	• Erkrankungen des rheumatischen Formenkreises	• Klinik, Labor (Antikörper-Nachweis)
	• Kollagenosen (z. B. Lupus erythematodes disseminatus, Sklerodermie, Dermatomyositis)	
	• Sarkoidose	• Röntgen-Thorax, ACE-Plasmaspiegel
Elektrolytstörungen	• Hyperkalzämie • Hypokalzämie • Hyperkaliämie • Hypokaliämie	• Klinik (Muskelschwäche, Paresen, Herzrhythmusstörungen etc.), Labor

Tab. 1.4 Fortsetzung

Ursachen		Diagnostik
psychiatrische Ursachen	• Dysthymie • Depression • Persönlichkeitsstörungen • Schizophrenie • Demenzerkrankungen • chronische Sucht • organisches Psycho-Syndrom • Autismus • Anorexie	• Anamnese, Klinik
konsumierende Erkrankungen	• maligne Tumorerkrankung	• Klinik (B-Symptomatik), Bildgebung, Gastro-/Koloskopie
Myasthenia gravis		• Klinik (Zunehmen der Beschwerden im Tagesverlauf)
andere Muskelerkrankungen	• Muskeldystrophien, neurale und spinale Muskelatrophien • Myotonien • metabolische Myopathien (Glykogenspeicherkrankheiten)	• bekannte Grunderkrankung, Klinik
sonstige	• Schlaf-Apnoe-Syndrom	• Klinik (Einschlafneigung tagsüber), BGA (alveoläre Hypoventilation, Hyperkapnie), Polysomnografie
	• Polyneuritis, Polyneuropathie	• neurologische Untersuchung
	• Chronic-fatigue-Syndrom	• persistierende Müdigkeit seit > 6 Monaten ohne Belastung, ohne Besserung bei Ruhe, neu aufgetretenes leichtes Fieber und Halsschmerzen, Schlafstörungen, aber kein charakteristischer Laborbefund
	• mangelndes körperliches Training	• Anamnese
	• Malassimilation (z. B. Zöliakie, Morbus Whipple, chronische Pankreatitis, Gallensäureverlust-Syndrom)	• Anamnese, Klinik, Labor, Funktionstests, Biopsie entsprechend Verdachtsdiagnose
	• Bleivergiftung	• Umgebungsanamnese, Abdominalkrämpfe, Neuropathie, Anämie
	• Medikamenteneinnahme (Laxanzienabusus, Antidepressiva, Antihypertensiva, Opiate, Schlafmittel mit Langzeitwirkung)	• Anamnese

1.5 Blutungsneigung/Blutungen

Synonym: hämorrhagische Diathese

DEFINITION Auftreten von Spontanblutungen oder Blutungen, die zu stark sind, zu lange dauern oder sich inadäquat nach Bagatelltraumen ereignen.

Ausführlich wird die hämorrhagische Diathese besprochen in Blut und Blutbildung [S. A155].

Ätiologie: Ursächlich sind entweder
- Störungen der Thrombozyten (Thrombozytopenie, Thrombozytopathie, 70 %)
- Störungen der Gerinnungsfaktoren (Koagulopathie, 20 %) oder
- vaskuläre Störungen (10 %).

Klinik:
- **Thrombozytopenien und -pathien:** Sie äußern sich mit Haut- und Schleimhautblutungen in Form von **Petechien**, Purpura und Ekchymosen (= kleinere bis mittlere Blutungen).
- **Koagulopathien:** Typisch sind **Sugillationen** (= flächenhafte Haut- und Schleimhautblutungen), Einblutungen in Gelenk (Hämarthros) und Muskel.
- **vaskuläre Störungen:** Petechien.

Darüber hinaus können kombinierte Störungen auftreten, die aus petechialen und großflächigeren Blutungen bestehen (z. B. bei Verbrauchskoagulopathie).

Diagnostik:
- **Anamnese** (Medikamenteneinnahme, Antikoagulation)
- **körperliche Untersuchung:** Inspektion der Hautblutungen (Petechien? Purpura? Großflächige Blutungen?), Rumpel-Leede-Test (zum Nachweis einer Thrombozytenfunktionsstörung bzw. einer erhöhten Kapillarfragilität)
- **Labordiagnostik** mit Bestimmung der Thrombozytenzahl, Blutungszeit nach Duke, Thromboplastinzeit nach Quick (= Prothrombinzeit), INR, aktivierte (partielle) Thromboplastinzeit, Plasmathrombinzeit, Fibrinogenwert, Reptilasezeit
- weitere **spezifische Tests:** Bestimmung von Fibrin-/Fibrinogenspaltprodukten, einzelnen Gerinnungsfaktoren, Plättchenaktivität, Risocetin-Kofaktor-Aktivität.

Ausführliches zur Diagnostik hämorrhagischer Diathesen s. Blut und Blutbildung [S. A156].

Differenzialdiagnosen: Siehe Tab. 1.5.

1.6 B-Symptomatik

DEFINITION Die B-Symptomatik besteht aus einem oder mehreren der folgenden Symptome:
- **Fieber** > 38 °C
- **Nachtschweiß** (nasse Haare, durchgeschwitzte Kleidung/Bettwäsche)
- **Gewichtsverlust** von > 10 % des Körpergewichts innerhalb der letzten 6 Monate.

Sie tritt typischerweise im Rahmen maligner Lymphome auf (v. a. bei Hodgkin-Lymphom) und ist ein wichtiger Parameter für deren Stadieneinteilung. Auch infektiöse Erkrankungen wie Tuberkulose oder AIDS können mit einer B-Symptomatik einhergehen.

1 Allgemeine Symptome und Befunde

Tab. 1.5 Ursachen und Differenzialdiagnosen hämorrhagischer Diathesen

Ursache	Begleitsymptome und Diagnostik
Thrombozytopenie	
Wiskott-Aldrich-Syndrom	Anamnese (Beginn im Kindesalter), Klinik (Immundefekte, Ekzeme)
Fanconi-Anämie	Klinik (Kleinwuchs, Mikrozephalie, -ophthalmie, Fehlbildungen der inneren Organe, hyperpigmentierte Haut), Labor (persistierend erhöhtes HbF, Panzytopenie), Diperoxybutantest (Test der Chromosomenbrüchigkeit)
medikamentös-induzierte Knochenmarkschädigung (z. B. Sulfonylharnstoffe, Zytostatika)	Anamnese, Knochenmarkbiopsie
Knochenmarkschädigung durch Strahlen	Anamnese (vorausgegangene Bestrahlung)
Panzytopenie (Leukämie, aplastische Anämie, Hypersplenismus etc.)	Labor, Knochenmarkuntersuchung
hereditäre Thrombozytopenie	Familienanamnese, molekulare Diagnostik
Immunthrombozytopenien: • medikamentös induzierte Thrombozytopenie (z. B. Chinidin, Rifampicin, Diclofenac) • heparininduzierte Thrombozytopenie (HIT) • postinfektiöse Thrombozytopenie • sekundäre Thrombozytopenie (z. B. bei SLE, HIV, Lymphomen)	Anamnese, spezielle Labordiagnostik
Verbrauchskoagulopathie (u. a. bei Sepsis, Schock)	Labor (D-Dimer ↑, Verbrauch aller Gerinnungsfaktoren)
HELLP-Syndrom	Schwangerschaft, Labor (Hämolyse, Leberenzyme ↑)
Kasabach-Merritt-Syndrom	Klinik (Riesenhämangiome)
thrombotisch-thrombozytopenische Purpura (TTP)	Klinik (Oligurie/Anurie, zerebrale Ausfälle, paralytischer Ileus), Labor (LDH ↑, Fibrinogen ↓)
hämolytisch-urämisches Syndrom (HUS)	wie TTP, bei HUS im Kindesalter Verotoxin nachweisbar
Splenomegalie (z. B. Leberzirrhose, Pfortaderthrombose, Hypersplenismus)	Klinik, Bildgebung
Thrombozytopathie	
kongenitale Störungen (z. B. Thrombasthenia Glanzmann-Nägeli, Bernard-Soulier-Syndrom)	Labor (normale Thrombozytenzahl, Plättchenfunktionsdiagnostik, Riesenthrombozyten bei Bernard-Soulier-Syndrom)
erworben: • medikamentös (Einnahme von NSAR) • Urämie • Morbus Waldenström	• Anamnese • Klinik (chronische Niereninsuffizienz) • Labor (IgM-Paraprotein), Knochenmarkpunktion
Koagulopathie	
angeborene Störungen: • Von-Willebrand-Jürgens-Syndrom • Hämophilie A und B • Mangel anderer Gerinnungsfaktoren	• Labor (Gerinnungsdiagnostik, Ristocetin-Test) • Klinik (Hämarthros), Labor (Faktor-VIII- und -IX-Bestimmung) • Labor (Gerinnungsfaktorbestimmung)
erworbene Störungen:	
• medikamentös	• Anamnese (Einnahme von Vitamin-K-Antagonisten, Heparinen, Breitband-Antibiotika)
• Lebererkrankung	• Klinik (z. B. Aszites, Ösophagusvarizen, Leberhautzeichen), Labor (Einschränkung der Syntheseleistung)
• Vitamin-K-Mangel	• Labor (Vitamin-K-abhängige Faktoren ↓, Quick-Wert ↓)
• Hemmkörperhämophilie	• Labor (Antikörper-Nachweis)
• Lupusantikoagulans	• Labor (aPTT ↑, Nachweis des Antikoagulans)
vaskuläre Störung	
Purpura Schönlein-Henoch	Klinik (Bauchschmerzen, blutige Diarrhö), Hautbiopsie
Purpura fulminans	Klinik (Gangrän), Labor (Gerinnung normal, Thrombozytenzahl normal)
Morbus Osler	Klinik (wegdrückbare Teleangiektasien), Biopsie der Nasenschleimhaut
medikamentös (Kortikosteroide)	Anamnese
Vitamin-C-Mangel	Anamnese (Zahnfleischbluten)

1.7 Dysmorphiezeichen

Man unterscheidet eine Vielzahl an Dysmorphiezeichen, die – bei isoliertem Auftreten – durchaus auch bei völlig gesunden Erwachsenen als „Abweichung der Norm" vorkommen können. Die charakteristische Kombination von unterschiedlichen Dysmorphiezeichen (oft verbunden mit geistigem Entwicklungsrückstand) ist wegweisend für bestimmte Chromosomenaberrationen und **Syndrome**.

Beispiele für Dysmorphiezeichen sind eine abweichende Schädelform und -größe, breite oder schmale Nasenwurzel, zu großer oder zu enger Augenabstand, fliehende, prominente, zu schmale oder zu breite Stirn, Lippen-Kiefer-Gaumen-Spalte, zu hoher oder zu flacher Gaumen, Makroglossie, Epikanthus, mongoloide Lidachse, verändertes Philtrum, Zahnanomalien, Kieferabnormitäten (z. B. Pro-, Retro-, Mikrognathie), Ohrenveränderungen (tief sitzend, abstehend, zu groß, zu klein, Anhängsel), Pterygium, veränderte Finger- oder Zehenanzahl, Klinodaktylie, 4-Finger-Furche, veränderter Haaransatz (z. B. zu tief), zu großer Mamillenabstand. Die unterschiedlichen Syndrome werden in der Pädiatrie besprochen.

1.8 Exsikkose

> **DEFINITION** Flüssigkeitsmangel. Exsikkose ist das Resultat einer Dehydratation, also des Wasserentzugs aus dem Gewebe.

Einteilung: Man unterscheidet zwischen
- **isotoner** Dehydratation (Serum-Na^+ normal)
- **hypotoner** Dehydratation (Serum-Na^+ ↓)
- **hypertoner** Dehydratation (Serum-Na^+ ↑).

Ätiologie: Die Flüssigkeit kann verloren gehen:
- über den Darm: z. B. Erbrechen, Diarrhö, Fistel
- über die Nieren: z. B. akute oder chronische Nierenerkrankungen (eingeschränkte Konzentrationsfähigkeit), Morbus Addison, Diurese (z. B. osmotisch bedingt, Diuretika)
- über die Haut: z. B. Fieber, Verbrennungen
- in den 3. Raum (z. B. bei Peritonitis, Pankreatitis).

Eine **hypotone Dehydratation** entwickelt sich, wenn der Wasserverlust geringer ist als der Salzverlust (z. B. bei gastrointestinalen Flüssigkeitsverlusten, Salzverlustsyndrom oder Diuretikatherapie). Ursächlich für eine **hypertone Dehydratation** ist eine verminderte Flüssigkeitszufuhr (z. B. eingeschränktes Durstempfinden bei alten Patienten oder Säuglingen).

Klinik: Die Patienten sind hypoton und tachykard. Der Hautturgor ist vermindert, die Hautfalten bleiben stehen und die Halsvenen sind kollabiert. Die Schleimhäute sind trocken. Zudem finden sich unspezifische Beschwerden wie Müdigkeit, Schwäche und Durstgefühl. Bei der hypotonen Dehydratation treten zusätzlich zentralnervöse Symptome wie Verwirrtheit (häufig bei älteren Patienten), Erbrechen und Krämpfe auf (→ Flüssigkeit strömt in die Zellen ein → Hirnödem). Bei der hypertonen Dehydratation strömt das Wasser aus den Zellen aus, was sich mit einer Oligurie, Durstgefühl, trockenen Schleimhäuten und Fieber äußert.

Diagnostik: Neben der Anamnese (Fragen nach Symptomen, Gewichtsverlust) ist v. a. die körperliche Untersuchung entscheidend. Insbesondere beim alten Patienten kann es schwierig sein, eine Exsikkose zu erkennen. Den Hautturgor sollte man dann am ehesten an der Stirn prüfen, die Halsvenenfüllung im Liegen. Im Labor zeigen sich erhöhte Hämoglobin- und Hämatokritwerte, zudem sind Eiweiß und Harnstoff i. S. erhöht.

Therapie: Zusätzlich zur kausalen Behandlung steht die symptomatische Therapie im Vordergrund. Diese besteht aus Flüssigkeitsbilanzierung, Elektrolytkontrolle, Wassersubstitution (**Cave** bei Herz- und Niereninsuffizienz!) und Korrektur des Natriumhaushalts:
- **isotone Dehydratation:** Zufuhr einer isotonen Lösung (z. B. Ringer-Lösung)
- **hypotone Dehydratation:** langsam (= über Tage!) Na^+ infundieren (**Cave**: ansonsten kann der Liquordruck rasch sinken → Gefahr der pontinen Myelinolyse!)
- **hypertone Dehydratation:** langsam freies Wasser in 5 %iger Glukoselösung infundieren, ⅓ der Flüssigkeit mit isotoner Lösung ausgleichen.

1.9 Fieber

> **DEFINITION** Unter **Fieber** versteht man eine Erhöhung der Körperkerntemperatur, die durch eine veränderte hypothalamische Wärmeregulation hervorgerufen wird (Sollwertverstellung). Im klinischen Alltag spricht man üblicherweise von subfebrilen Temperaturen bei einer Temperatur von 37,5–38 °C und von Fieber ab einer Temperaturerhöhung > 38 °C. Als **Fieber unklarer Genese** („fever of unknown origin", FUO) wird eine wiederholt gemessene Körpertemperatur > 38,5 °C bezeichnet, die mindestens 3 Wochen andauert und bei der auch nach einer Woche stationärer Untersuchung noch keine Diagnose gestellt werden konnte.

Eine **Hyperthermie** geht ebenfalls mit einer erhöhten Körpertemperatur einher. Sie wird allerdings nicht durch eine Sollwertverstellung im Hypothalamus ausgelöst, sondern entsteht, wenn die Wärmeregulationsmechanismen in der Peripherie versagen.

Die Körpertemperatur wird physiologischerweise von 2 Faktoren beeinflusst. Zum einen von der **Tagesrhythmik**, wobei sich in der 2. Nachthälfte Minimal- und am Nachmittag Maximalwerte finden, und bei der Frau auch vom **Menstruationszyklus** (mittlerer Temperaturanstieg um 0,5 °C nach der Ovulation).

Die **Normwerte** betragen frühmorgens 36,5 °C rektal, 36,2 °C oral und 36,0 °C axillär. Nachmittags steigt die Temperatur um etwa 0,7–1 °C. Die genaueste Messung gelingt rektal.

Ätiopathogenese: Dem Fieber liegt eine **Sollwertverstellung** im Hypothalamus zugrunde. Diese kann entweder

durch endogene Faktoren, also z. B. durch Zytokinfreisetzung im Rahmen von Entzündungen oder Tumorerkrankungen, oder durch exogene Faktoren (z. B. Medikamente, Bakterien, Viren oder Pilze) ausgelöst werden. Auch eine direkte Einwirkung auf den Hypothalamus (z. B. Tumoren, Blutungen) ist möglich. Zu den häufigsten Fieberursachen zählen:
- Infektionen (30–40 %)
- Malignome (20–30 %)
- Kollagenosen, Vaskulitiden (10–15 %).

Fieberformen: Anhand der Fieberform (Abb. 1.1) kann bereits häufig auf die zugrunde liegende Erkrankung geschlossen werden. Man unterscheidet folgende Formen:
- **Kontinua:** sehr hohe Temperaturen mit geringen Schwankungen im Tagesverlauf (ca. 1 °C), z. B. bakterielle und virale Infekte
- **intermittierendes Fieber:** oft hohe Fieberschübe mit starken Tagesschwankungen > 2 °C und Schüttelfrösten, z. B. Sepsis, Pyelonephritis, Malaria tropica
- **remittierendes Fieber:** Tagesschwankungen > 1 °C, morgendlicher Temperaturabfall ohne Entfieberung, z. B. Tuberkulose
- **undulierendes Fieber:** unregelmäßiges, wellenförmiges Fieber, z. B. Brucellose, Morbus Hodgkin
- **Wechselfieber:** rhythmische Temperaturänderungen mit zwischenzeitlichen Fieberpausen, z. B. Malaria (Malaria quartana: 2 Tage kein Fieber, Malaria tertiana: 1 Tag kein Fieber)
- **doppelgipfliges Fieber:** Normaltemperatur nach einer Fieberphase, dann neuerlicher Fieberanstieg, z. B. Virusgrippe

Klinik: Fieber tritt häufig mit verschiedenen Begleitsymptomen in Erscheinung, sodass man die Differenzialdiagnosen anhand der klinischen Symptomatik oft eingrenzen kann:
- **allgemeine Symptomatik:** Abgeschlagenheit, Nachtschweiß, Muskel-/Gelenkschmerzen, Kopfschmerzen, Gewichtsverlust
- **respiratorische Beschwerden** (am häufigsten): Schnupfen, Husten, Halsschmerzen, Dyspnoe, Thoraxschmerzen
- **gastrointestinale Symptome:** Übelkeit, Erbrechen, Diarrhö, Schmerzen, Ikterus
- **urogenitale Symptome:** Dysurie, Pollakisurie, Hämaturie, Flankenschmerzen
- **kardiovaskuläre Symptome:** retrosternale Schmerzen, Tachykardie, Herzrhythmusstörungen
- **neurologische Beschwerden:** Kopf-/Nackenschmerzen, neurologische Ausfälle, Krampfanfälle
- Symptome am **Bewegungsapparat:** Gelenkschmerzen/-schwellungen
- Symptome an **Haut bzw. Schleimhaut:** Exantheme, Enantheme, Erytheme, Petechien, Purpura, Bläschen, Pusteln u. a.
- **Sepsis:** schweres Krankheitsgefühl mit Tachykardie, Hypotension und Bewusstseinseintrübung.

Diagnostik:
- wiederholtes **Messen der Körpertemperatur**
- **Anamnese:** Abgefragt werden sollten insbesondere
  - Erkrankungsbeginn: plötzlich, schleichend, remittierend etc.
  - Fieberverlauf
  - Begleitsymptomatik
  - Exposition: Kontakt zu Erkrankten, Tieren, Sexualkontakte, Auslandsreisen, Beruf, Freizeit (z. B. Spaziergänge im Wald?), Lebensmittel
  - Medikamenteneinnahme (sog. drug fever) in den letzten 2 Wochen (Schmerz-, Abführmittel, Antibiotika)
- **körperliche Untersuchung:** Im Rahmen der körperlichen Untersuchung sollten neben dem Allgemeinzustand, besonders auch die Haut und Schleimhäute inspiziert werden (Exanthem/Enanthem? Abszess? Zyanose? Blasse oder kühle Haut?). Daneben sollten die Nasennebenhöhlen auf Klopfschmerzhaftigkeit geprüft, die Atemfrequenz beurteilt, eventuelle pathologische Herzgeräusche auskultiert und nach vergrößerten Lymphknoten gefahndet werden. Des Weiteren gilt es, eine Hepato-/Splenomegalie, klopfschmerzhafte Nierenlager und einen Meningismus abzuklären sowie den Bewusstseinsgrad zu beurteilen (Somnolenz?).

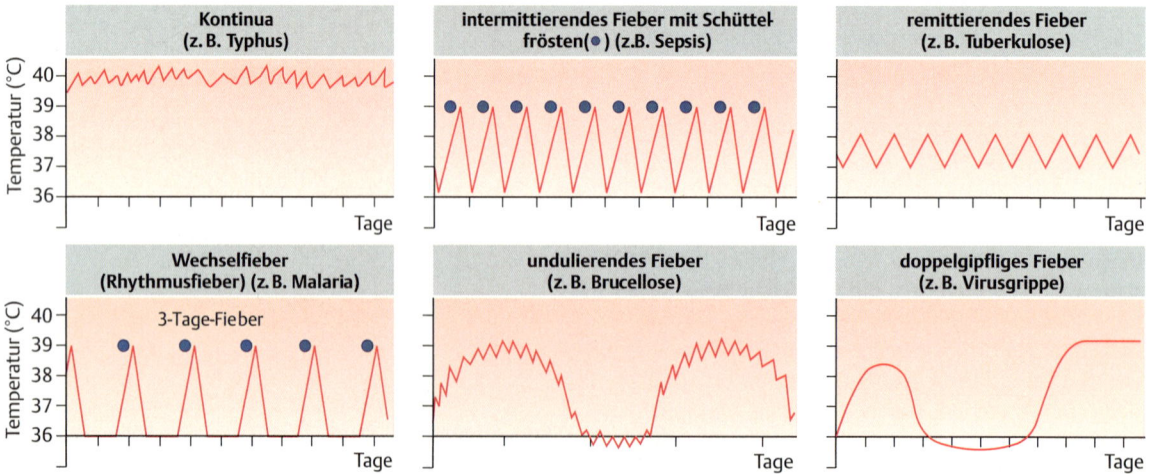

Abb. 1.1 Fieberformen. (aus: Baenkler et al., Duale Reihe Innere Medizin, Thieme 2009)

- **Labor:** BSG, CRP, Blutbild und Differenzialblutbild als Basislaborwerte, gezielte serologische und kulturelle Diagnostik bei V. a. Infektion. Zudem Urinstatus/-sediment, Transaminasen, Kreatinin, CK, Amylase, Gesamteiweiß und Elektrophorese, Rheumaserologie, TSH basal
- **apparative Diagnostik:** Abdomensonografie, Röntgen-Thorax, Echokardiografie, Schilddrüsensonografie etc. bei begründetem Verdacht.

Das diagnostische Vorgehen bei Fieber unklarer Genese ist in **Abb. 1.2** dargestellt.

Differenzialdiagnosen: Tab. 1.6 zeigt eine Auswahl an Differenzialdiagnosen von Fieber in Verbindung mit einem Begleitsymptom.

1.10 Hyperhydratation

Synonym: Wasserüberschuss, Überwässerung

> **DEFINITION** Unter Hyperhydratation versteht man einen Überschuss an Körperwasser.

Ätiologie: Eine Hyperhydratation entsteht aufgrund
- vermehrter Natriumretention
- erhöhter Wasserretention
- erhöhter Flüssigkeitszufuhr.

Ein Wasserüberschuss kann beispielsweise auftreten bei **Herz- oder Niereninsuffizienz**, **Hypoproteinämie** (z. B. nephrotisches Syndrom, Hungerödem, Leberzirrhose) oder **hormonellen Regulationsstörungen** (sekundärer Hyperaldosteronismus, Therapie mit Gluko- oder Mineralokortikoiden, SIADH).

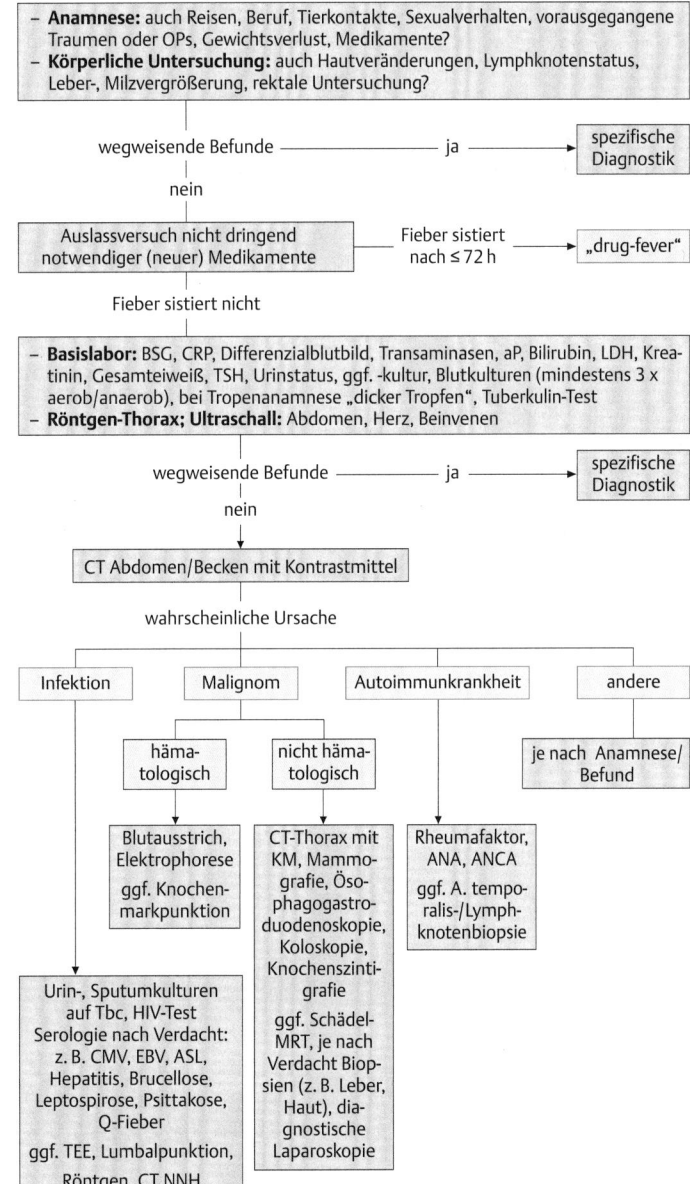

Abb. 1.2 **Diagnostisches Vorgehen bei Fieber unklarer Genese.** (aus: Hahn, Checkliste Innere Medizin, Thieme)

1 Allgemeine Symptome und Befunde

Tab. 1.6 Ursachen und Differenzialdiagnosen von Fieber

Begleitsymptom bzw. -umstand	Ursache	Klinik und Diagnostik
Exanthem	infektiöses Exanthem:	
	• Röteln	makulopapulöses, mittelfleckiges und nicht konfluierendes Exanthem, okzipitale und retroaurikale Lymphknotenschwellung; IgM-Titer
	• Scharlach	plötzliche Halsschmerzen und Tonsillopharyngitis, Erdbeerzunge, hohes Fieber, zervikale Lymphknotenschwellung, papulös-feinfleckiges, sandpapierartiges Exanthem, periorale Blässe; Rachenabstrich
	• Masern	2-gipfelige Fieberkurve mit Exanthemausbruch (großfleckig, konfluierend) erst beim 2. Fieberanstieg, Koplick-Flecken (weiße, kalkspritzerartige Stippchen auf gerötetem Grund)
	• Varizellen	makulöses Exanthem mit Vesikeln, Pusteln und Krusten (Sternenhimmelphänomen), Aphthen, Juckreiz; IgM-Titer
	• Borreliose	Erythema migrans, später chronische Dermatitis; IgM-Titer, PCR-Nachweis
	nicht infektiöses Exanthem:	
	• Arzneimittelexanthem	Abklingen nach Absetzen des Medikaments
	• Kollagenosen/Vaskulitiden	Klinik, Autoantikörper
	• akute Graft-versus-Host-Reaktion	Auftreten nach Knochenmarktransplantation, Fieber, Arthritis
Kopfschmerzen	Sinusitis	Nasen-/Nebenhöhlendruckschmerz; CT
	Meningitis	Nackensteifigkeit, Purpura bei Sepsis; Liquordiagnostik
Ikterus, Hepatomegalie	Virushepatitis	Serologie
	infektiöse Mononukleose	Pharyngitis, Tonsillitis, LK-Schwellung; IgM-Titer
	Gelbfieber	Auslandsreise; IgM-Titer
	Leptospirose	Anurie/Oligurie, Kopf- und Muskelschmerzen, Organmanifestationen
	Cholezystitis	Schmerzen im rechten Oberbauch; Sonografie
Splenomegalie	Typhus	typischer Fieberverlauf über 4 Wochen, erbsbreiartige Diarrhö ab 2. Woche, Benommenheit, Kopfschmerzen; Erregernachweis
	Brucellose	Gelenk-/Muskelschmerzen, Erregernachweis in Blutkultur
	viszerale Leishmaniose	Auslandsreise, LK-Schwellung, Panzytopenie
	Morbus Hodgkin	B-Symptomatik, LK-Schwellung
	infektiöse Mononukleose	Pharyngitis, Tonsillitis, Ikterus, LK-Schwellung; IgM-Titer
Diarrhö	Salmonellenenteritis	Brechdurchfall, Kopfschmerzen; Stuhlkultur
	Amöbenruhr	Bauchschmerzen, blutige Stühle (himbeergeleeartig); Erregernachweis
	Shigellenruhr	wässrige Diarrhö, bei schwerem Verlauf schleimige Durchfälle mit Tenesmen; Stuhlkultur
	Virusenteritis	Virusserologie
Abdominalschmerzen	Peritonitis	harter Bauch, Abwehrspannung, Leukozytose
	Appendizitis	Schmerz im rechten Unterbauch, Leukozytose; Sonografie
	Adnexitis	Portioschiebeschmerz; Sonografie
	familiäres Mittelmeerfieber	periodische Fieberschübe, die 1–3 Tage andauern, Arthralgien, erysipelähnliches Exanthem v. a. an den Beinen, akutes Abdomen, Brustschmerzen, evtl. Hepatosplenomegalie, betroffen sind v. a. Personen in der östlichen Mittelmeergegend
Thoraxschmerzen, Husten, Dyspnoe	Pneumonie	Auskultation, Röntgen-Thorax
	Tuberkulose	Nachtschweiß; Röntgen-Thorax, PCR
	Perikarditis	Auskultation (Perikardreiben); Echokardiografie
	Sarkoidose	weitere Organbeteiligung, hiläre LK-Schwellung; Röntgen-Thorax, BAL

Tab. 1.6 Fortsetzung

Begleitsymptom bzw. -umstand	Ursache	Klinik und Diagnostik
Lymphknotenschwellung	Morbus Hodgkin	B-Symptomatik, Splenomegalie
	infektiöse Mononukleose	Pharyngitis, Tonsillitis, Ikterus, Splenomegalie; IgM-Titer
	Brucellose	Gelenk-/Muskelschmerzen; Erregernachweis in Blutkultur
	Sarkoidose	Husten, Dyspnoe, weitere Organbeteiligung, hiläre LK-Schwellung; Röntgen-Thorax, BAL
Dysurie	Harnwegsinfekt	urethraler Ausfluss, Juckreiz; Erregernachweis
	Zystitis	Pollakisurie, Hämaturie; Erregernachweis
	Pyelonephritis	Flankenschmerz; Erregernachweis, Sonografie
Erkältungssymptome	virale und bakterielle Erkrankungen (Tonsillitis, Pharyngitis, Influenza)	Klinik, Erregernachweis bei bakterieller Infektion, Serologie bei viraler Infektion
Auslandsaufenthalt	Malaria	typischer Fieberverlauf; Blutausstrich
	Reisediarrhö	Durchfall; Stuhlkultur, Serologie
	Typhus	s. o.
	Amöbenruhr	s. o.
	Bilharziose	initial Fieber, Juckreiz, evtl. ZNS-Symptome, Husten, Bauchschmerzen, Eosinophilie; Antikörper-Nachweis

LK-Schwellung = Lymphknotenschwellung, BAL = broncho-alveoläre Lavage

Das Verhältnis von Serumosmolalität (Na$^+$) zum Volumen der extra- und intrazellulären Flüssigkeit bestimmt die Art der Hyperhydratation (**Tab. 1.7**):
- **isotone** Hyperhydratation (Serum-Na$^+$ normal)
- **hypertone** Hyperhydratation (Serum-Na$^+$ ↑)
- **hypotone** Hyperhydratation (Serum-Na$^+$ ↓).

Klinik: Durch die vermehrte Wassereinlagerung kommt es typischerweise zu peripheren **Ödemen**, einer verstärkten Venenfüllung und in schweren Fällen auch zum Lungen- oder Hirnödem mit Kopfschmerzen, Übelkeit, Erbrechen sowie Bewusstseinsstörungen. Beim SIADH entwickeln sich keine peripheren Ödeme.

Diagnostik:
- Anamnese
- körperliche Untersuchung: Gewichtszunahme, Blutdruckanstieg, evtl. feuchte Rasselgeräusche
- Labordiagnostik: Elektrolyte, Blutbild, Kreatinin, Harnstoff, Glukose.

1.11 Hypothermie

DEFINITION Als Hypothermie bezeichnet man das Absinken der Körperkerntemperatur unter 36 °C.

Einteilung:
- **akzidentelle Hypothermie** (z. B. Sturz ins kalte Wasser)
- **induzierte Hypothermie:** Durch die niedrigere Körpertemperatur verlangsamt sich der Stoffwechsel. Dieser Effekt wird z. B. in der Herzchirurgie oder zur Organkonservierung genutzt.
- Eine erniedrigte Körpertemperatur findet sich zudem bei kollaptischen oder kachektischen Zuständen bzw. bei Hypothyreose.

MERKE Früh- und Neugeborene können durch ihre noch nicht ausreichend funktionierende Wärmeregulation schon unbekleidet bei normaler Raumtemperatur eine Hypothermie entwickeln.

Klinik: Sinkt die Körperkerntemperatur auf 36 °C, entsteht ein Kältegefühl verbunden mit Kältezittern, ab 30 °C kommt es zum Bewusstseinsverlust mit Pupillenerweiterung. Ein weiteres Absinken auf < 28 °C führt zu Muskelerschlaffung, Kammerflimmern und Asystolie.

Tab. 1.7 Einteilung der Hyperhydratation

	isotone Hyperhydratation	hypotone Hyperhydratation	hypertone Hyperhydratation
Serumnatriumkonzentration	normal	↓	↑
Hämatokrit		↓	
MCV	normal	↑	↓
Serumproteinkonzentration		↓	
spezifisches Uringewicht	↓	normal	↑

1.12 Ikterus

Synonym: Gelbsucht

> **DEFINITION** Als Ikterus bezeichnet man eine Gelbfärbung der Skleren, Haut und Schleimhäute infolge einer erhöhten Gewebeeinlagerung von Bilirubin. Ab einer Serumkonzentration > 2,5 mg/dl verfärben sich Skleren und Schleimhäute, ab > 3–4 mg/dl die Haut.

Ätiopathogenese: Ursächlich ist ein vermehrter Anfall von **Bilirubin**. Bilirubin entsteht beim Abbau von Hämoglobin. Normalerweise wird es an Albumin gebunden zur Leber transportiert und dort konjugiert, damit es über die Galle ausgeschieden werden kann. Das für die Konjugation verantwortliche Enzym ist die UDP-Glukuronyltransferase. Im Darm wird Bilirubin durch bakterielle Enzyme in Urobilinogen umgewandelt und größtenteils über den Stuhl als Stercobilin ausgeschieden, der Rest des Urobilinogens wird resorbiert und gelangt zurück zur Leber (enterohepatischer Kreislauf). Zum Teil wird Urobilinogen auch über den Harn ausgeschieden.

Abhängig von der Ursache unterscheidet man verschiedene Ikterusformen (**Tab. 1.8**):
- **prähepatischer (hämolytischer) Ikterus:** Er kann entweder durch einen gesteigerten Blutabbau (Hämolyse) oder eine ineffektive Hämatopoese bedingt sein.
- **hepatischer (hepatozellulärer) Ikterus:** Hierzu kommt es aufgrund einer verminderten Bilirubinaufnahme in die Leberzelle (z. B. Hyperbilirubinämie des Neugeborenen), einer verminderten Konjugation in der Leberzelle (z. B. infektiöse oder medikamentöse Hepatitis, Morbus Gilbert Meulengracht, Leberzirrhose) oder einer verminderten Exkretion von Bilirubin in die Gallenwege (= intrahepatische Cholestase).
- **posthepatischer Ikterus:** Behinderung des Galleabflusses in den Gallenwegen.

Zu den **häufigsten Ursachen** zählen:
- akute Hepatitis
- Verschlussikterus mit Cholestase: Der Gallenwegsverschluss wird meist durch Steine oder Tumoren ausgelöst.
- Icterus intermittens juvenilis (**Morbus Gilbert-Meulengracht**): häufigste Ikterusursache bei jungen Erwachsenen. Meist sind keine wesentlichen Beschwerden vorhanden, die Prognose ist gut. Ursächlich ist eine autosomal-rezessiv vererbte Konjugationsstörung von Bilirubin. Das indirekte Bilirubin ist meist < 5 mg/dl erhöht und steigt nach Fasten an. Die übrigen Leberwerte sind normal.

Diagnostik:
- **Anamnese:** Wichtig sind v. a. Fragen bezüglich der zeitlichen Entwicklung des Ikterus (akut – schleichend), möglichen Begleitsymptomen (**Tab. 1.9**), Farbveränderungen in Stuhl und Urin, Gewichtsverlust (maligne Ursache?), nach früheren Erkrankungen bzw. Grunderkrankungen, Sexualkontakten, früheren Bluttransfusionen (Hepatitis B, C?), Auslandsreisen (Hepatitis A?), Alkohol-, Medikamentenkonsum oder Lösungsmittelkontakt.
- **körperliche Untersuchung:** Bei der Inspektion muss auf Leberhautzeichen, eine Feminisierung, Kollateralenbildung (Caput medusae), Hautfarbe (Blässe bei Anämie) oder Kratzspuren als Zeichen des Pruritus geachtet werden. Die Palpation gibt Auskunft über eine Vergrößerung der Leber oder Milz; möglicherweise ist die Gallenblase tastbar (Courvoisier-Zeichen). ==Wird im Urin vermehrt direktes Bilirubin ausgeschieden, erscheint der Harn bierbraun.== Der Stuhl ist hell, wenn das Bilirubin in der Galle fehlt (acholischer Stuhl).
- **Basisdiagnostik:** Neben den Laboruntersuchungen (BSG, Blutbild, Retikulozyten, Leberwerte, direktes und indirektes Bilirubin, Serumelektrophorese, Quick/INR) steht die Abdomensonografie im Mittelpunkt.
- Das **weitere Vorgehen** orientiert sich an der wahrscheinlichen Ursache (**Abb. 1.3**).

Tab. 1.8 Ikterusformen

	prähepatisch	hepatisch	posthepatisch
Serum			
direktes Bilirubin	normal	+	+
indirektes Bilirubin	+	+	normal
Urin			
Bilirubin	normal	+	+
Urobilinogen	+	+	normal
Stuhlfarbe	dunkel	hell	hell

Tab. 1.9 Mögliche Begleitsymptome und wahrscheinliche Ursache des Ikterus

Begleitsymptome	wahrscheinliche Ursache
subfebrile Temperaturen, Abgeschlagenheit	Virushepatitis
Oberbauchkoliken, Übelkeit, Erbrechen	Choledocholithiasis
Fieber, Sepsis	eitrige Cholangitis
schmerzloser Ikterus	maligne Obstruktion
Leberhautzeichen, Kollateralenbildung, Feminisierung	Leberzirrhose
Pruritus, Xanthome	primäre biliäre Zirrhose
Splenomegalie	hämolytischer, entzündlicher oder stauungsbedingter Ikterus
druckdolente Leber	Hepatitis, Leberabszess, Stauungsleber
vergrößerte, knotig-derbe Leber	Tumor, Metastasen
Appetitlosigkeit, Belastungsdyspnoe	Rechtsherzinsuffizienz
Gewichtsverlust	malignes Geschehen

1.12 Ikterus

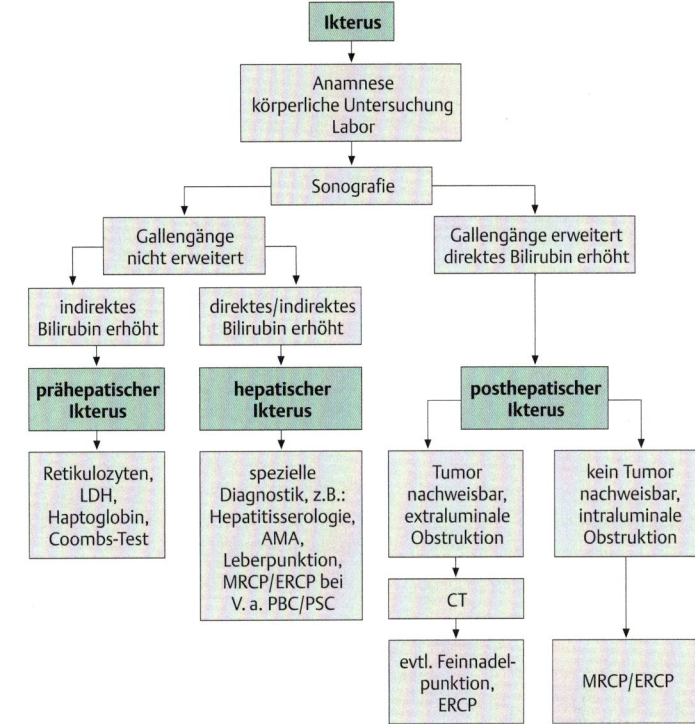

Abb. 1.3 Diagnostisches Vorgehen bei V. a. Ikterus.
(aus: Hahn, Checkliste Innere Medizin, Thieme, 2010)

Tab. 1.10 Differenzialdiagnosen von Ikterus

Ursache	Begleitsymptome und Befunde	Diagnostik
prähepatischer Ikterus		
Hämolyse	Anämie, Hepatosplenomegalie, bei hämolytischen Krisen Fieber, Oberbauchschmerzen, Ikterus	Retikulozyten ↑, LDH ↑, Haptoglobin ↓, Bilirubin (indirekt > direkt), Hämoglobinämie, Hämoglobinurie
ineffektive Hämatopoese (oft megaloblastäre Anämie)	keine Hämolysezeichen	makrozytäre Anämie, Retikulozyten ↓, LDH ↑, Haptoglobin normal
hepatischer Ikterus		
akute infektiöse Hepatitis (meist Virushepatitis)	anfangs allgemeines Krankheitsgefühl, subfebrile Temperatur, Hepatomegalie, oft auch asymptomatisch	direktes und indirektes Bilirubin ↑, GPT > GOT, bei Cholestase γ-GT und AP ↑, Hepatitisserologie
chronische Hepatitis	Allgemeinsymptome, Hepatomegalie, Druckgefühl im rechten Oberbauch, u. U. Leberzirrhose	direktes und indirektes Bilirubin ↑, Transaminasen ↑, Hepatitisserologie
Leberzirrhose	Leberhautzeichen, Aszites	direktes und indirektes Bilirubin ↑, Syntheseparameter ↓ (z. B. CHE, Quick, Albumin), Elektrophorese (γ-Globuline ↑), Sonografie, Biopsie
toxische Leberzellschädigung (alkoholtoxische Fettleberhepatitis, Medikamente, Chemikalien)	Anamnese (chronischer Alkoholkonsum)	direktes und indirektes Bilirubin ↑, Alkoholhepatitis: GOT > GPT (beide ↑ ↑), γ-GT ↑
intrahepatische Cholestase:	Juckreiz, Maldigestion	direktes und indirektes Bilirubin ↑, γ-GT und AP ↑
• parenterale Ernährung		
• postoperativ		
• Schwangerschaft: 3. Trimenon		
Stauungsleber bei Rechtsherzinsuffizienz	druckschmerzhafte Leber, Zeichen der Rechtsherzinsuffizienz [S. C57]	direktes und indirektes Bilirubin ↑, Transaminasen ↑
Konjugationsstörungen:		
• Morbus Gilbert-Meulengracht	oft zufällig bei Jugendlichen oder Stress	v. a. indirektes Bilirubin leicht ↑, Abfall nach Phenobarbital
• Crigler-Najjar-Syndrom	Manifestation nach der Geburt (Typ 1) oder zwischen 1 und 10 Jahren (Typ 2)	indirektes Bilirubin ↑ ↑

1 Allgemeine Symptome und Befunde

Tab. 1.10 Fortsetzung

Ursache	Begleitsymptome und Befunde	Diagnostik
Ausscheidungsstörungen (selten):		
• Dubin-Johnson-Syndrom	Pigmentation der Leber, variabler Manifestationszeitpunkt	v. a. direktes Bilirubin leicht ↑
• Rotor-Syndrom	Ikterus oft im Kindesalter	
weitere Ursachen (selten):		
• Sarkoidose	Hiluslymphknotenschwellung	Klinik, Leberbiopsie
• maligne Lymphome	B-Symptomatik, Splenomegalie	
• Amyloidose	Hepatosplenomegalie, Hypotonie, Herzinsuffizienz, Polyneuropathie	
• Hämosiderose	Hautpigmentierung, Bronzediabetes, Hepatomegalie, verminderte Behaarung	
posthepatischer Ikterus		
• Steine	Gallenkoliken	Sonografie, ERCP
• Gallengangskarzinom	Frühsymptome selten, später evtl. Druckschmerz, evtl. Courvoisier-Zeichen	ERCP (MRCP)
• primär sklerosierende Cholangitis	Assoziation mit Colitis ulcerosa	pANCA, γ-GT und aP ↑, ERCP
• primär biliäre Zirrhose	Juckreiz, Xanthome	γ-GT und aP ↑, AMA, Histologie

Differenzialdiagnosen: Neben den in **Tab. 1.10** dargestellten Ursachen sollte auch an einen falschen Ikterus (**Pseudoikterus**) gedacht werden. Dabei handelt es sich um eine Gelbfärbung der Haut ohne Beteiligung von Skleren und Schleimhäuten bei normalen Serumbilirubinkonzentrationen. Auftreten kann er z. B. nach monatelangem exzessivem Karottengenuss.

1.13 Lymphknotenschwellung

Synonym: Lymphadenopathie

> **DEFINITION** Vergrößerung eines oder mehrerer Lymphknoten. Von einer generalisierten Lymphadenopathie spricht man, wenn 2 oder mehrere nicht benachbarte Lymphknotenstationen vergrößert sind.

Ätiologie: Zahlreiche fieberhafte Infekte verursachen geschwollene Lymphknoten. Die Lymphadenopathie kann lokalisiert oder generalisiert auftreten, wobei anfangs lokalisierte Schwellungen im Verlauf oft auch generalisieren können. Zur **lokalisierten Lymphadenopathie** führen:
- bakterielle Infektionen: z. B. Abszess, Scharlach, Erysipel, Furunkel, Primärstadium bei Lues oder Tuberkulose, Lymphogranuloma inguinale, Yersiniose, Tularämie, Katzenkratzkrankheit
- virale Infekte: z. B. Röteln, Masern, infektiöse Mononukleose
- Metastasen.

Insbesondere virale Infekte beginnen mit einer lokalen Lymphknotenschwellung, die sich im weiteren Verlauf auf andere Lymphknotenstationen ausbreitet. Ebenso möglich ist dies bei Sarkoidose, Tuberkulose, Brucellose, Listeriose, Hodgkin-Lymphomen und Metastasen.

Eine vorwiegend **generalisierte Lymphknotenschwellung** findet sich bei:
- viralen Infektionen wie Masern, Mumps, Röteln, Varizellen, Influenza, infektiöser Mononukleose, Zytomegalie, HIV-Infektion
- bakteriellen Infektionen wie Tuberkulose, Lues, Brucellose, Listeriose
- parasitären Infektionen: Toxoplasmose, Malaria, Schistosomiasis
- Speicherkrankheiten: Morbus Gaucher, Morbus Niemann-Pick
- neoplastischen Erkrankungen: maligne Lymphome, chronisch-lymphatische Leukämie, Karzinommetastasen
- weiteren Erkrankungen: Sarkoidose, Morbus Still, Morbus Felty.

Diagnostik: Eine sorgfältige **Anamnese** und **klinische Untersuchung** sind entscheidend. Von besonderem Interesse sind dabei:
- die Lokalisation der Lymphadenopathie: lokalisiert (**Tab. 1.11**) oder generalisiert?
- Dauer, Verlauf und Veränderungen der Lymphknotenschwellung
- allgemeine Begleitsymptome: Fieber (bei Infektionen), Schmerzhaftigkeit (bakterielle oder virale Infektionen), B-Symptomatik (bei maligner Ursache)
- Begleitsymptome in Abhängigkeit von den erhobenen Befunden:
  - bei Lymphknotenschwellung im Bereich des Kopfes und Halses: Fragen nach Schnupfen, Husten, Heiserkeit, Hals-, Ohren- oder Zahnschmerzen, Insektenstichen oder Verletzungen
  - axilläre Lymphknotenschwellung: Verletzungen, Mammaveränderungen, Impfungen

Tab. 1.11 Ursachen lokalisierter Lymphknotenschwellungen

Lokalisation	Ursache
zervikal	Tonsillitis, Pharyngitis, infektiöse Mononukleose, Zytomegalie, Aktinomykose, maligne Lymphome
submandibulär oder submental	Erkrankungen der Zähne, Speicheldrüsen, Prozesse am Mundboden oder der Zunge
retroaurikulär	Mastoiditis
okzipital	Röteln, Pyodermie der Kopfhaut (z. B. bei Pediculosis capitis)
supraklavikulär	maligne Lymphome, Metastasen von Tumoren
axillär	maligne Lymphome, Metastasen, Mammakarzinom, Brucellose (häufig einseitig), Katzenkratzkrankheit (einseitig)
hilär/mediastinal	Sarkoidose, maligne Lymphome, Metastasen, Histoplasmose, Aktinomykose
inguinal	Yersiniose, Lues, Verletzungen im Bereich der Füße, Erkrankungen der Genitalien

- inguinale Lymphknotenschwellung: Verletzungen oder Wunden am Fuß, begleitender Diabetes mellitus, Erkrankungen oder Läsionen im Anogenitalbereich.
- Grunderkrankungen: z. B. Diabetes mellitus, HIV-Infektion, maligne Erkrankung
- Kontakt zu Tieren
- Medikamenteneinnahme: z. B. Penicilline, Cephalosporine, Allopurinol, Sulfonamide, Captopril
- Auslandsreisen.

In der körperlichen Untersuchung müssen neben der allgemeinen internistischen Statuserhebung insbesondere der/die geschwollenen Lymphknoten, deren Abflussgebiet und die Milz palpiert werden.

MERKE Unbedingt immer alle Lymphknotenstationen abtasten.

Besonders wichtig ist es, ein infektiöses von einem malignen Geschehen abzugrenzen. Für eine **maligne Ursache** sprechen u. a.:
- axilläre oder supraklavikuläre Lymphknotenschwellung
- rasches Wachstum, fehlende Rückbildung
- > 2 cm Größe
- derbe Konsistenz
- schlechte Verschieblichkeit
- fehlende Schmerzhaftigkeit
- B-Symptomatik, bekannte Tumorerkrankung, fehlende Infektionszeichen oder Hautwunden, schleichende Beschwerden, höheres Alter.

MERKE Auch chronische Entzündungen können mit den Symptomen einer malignen Erkrankung einhergehen (z. B. B-Symptomatik).

Zudem sollten folgende weitergehende Untersuchungen angeordnet werden:

- **Laboruntersuchung**: Blutbild mit Differenzialblutbild, Transaminasen, LDH, BSG, Kreatinin, Harnsäure, Cholesterin, Triglyzeride, Glukose, Immunelektrophorese, evtl. ergänzend Serologie (z. B. EBV, Toxoplasmose, Lues)
- **bildgebende Verfahren**: Röntgen-Thorax, Sonografie des Halses und Abdomens, CT/MRT von Thorax, Abdomen, Becken, Endoskopie
- **Lymphknotenbiopsie**, evtl. Knochenmarkbiopsie.

1.14 Schwitzen

DEFINITION
- **Hyperhidrosis**: abnorm gesteigertes Schwitzen
- **Nachtschweiß**: abnorm gesteigertes Schwitzen in der Nacht
- **Hypohidrosis**: vermindertes Schwitzen.

Gesteigertes Schwitzen kann physiologisch oder pathologisch sein. **Hypo-** und **Anhidrosen** treten oft sekundär im Rahmen anderer Erkrankungen auf (z. B. Sympathikusschädigung).

Formen:
Physiologisches Schwitzen:
- Menopause (ältere Frauen, Hitzewallungen, Nachtschweiß)
- psychische Aufregung (Schwitzen an Handflächen, unter den Achseln)
- vegetatives Schwitzen (Schwindel, Ohrensausen, Hitzewallung, Flush, Migräne)
- Adipositas
- bestimmte Nahrungsmittel (gustatorisches Schwitzen im Gesicht)
- körperliche und geistige Anstrengung.

Pathologisches Schwitzen:
- Fieber (Schüttelfrost, Temperatur messen)
- Entzündungen
- neoplastische Erkrankungen (B-Symptomatik, evtl. Schmerzen, Müdigkeit)
- hormonelle Störungen wie Hyperthyreose (Durchfall, Nervosität etc.), Phäochromozytom (Hypertonie), Karzinoid-Syndrom (Flush-Symptomatik, rotes Gesicht)
- kardiovaskuläre Erkrankungen
- Entzugssyndrom.

Nachtschweiß kann durch folgende Erkrankungen bedingt sein:
- maligne Erkrankungen: Karzinome, Leukämien, Lymphome (B-Symptomatik [S. C29])
- Infektionskrankheiten: akute Infektionskrankheiten (Influenza, Malaria, Osteomyelitis), chronische Infektionskrankheiten (Tuberkulose, AIDS)
- Autoimmunerkrankungen
- hormonelle Störungen: Hyperthyreose, Menopause
- Stoffwechselerkrankungen: Diabetes mellitus
- sonstige Ursachen: hohe Umgebungstemperatur, Albträume, Medikamente, Ernährung, Schlafapnoesyndrom.

1 Allgemeine Symptome und Befunde

Hypo- bzw. Anhidrose:
- Sympathikusschädigung
- Sklerodermie
- Hautatrophie
- Polyneuropathien
- Medikamente (z. B. Antidepressiva).

Diagnostik:
- **Anamnese:** Auslöser und Zeitpunkt des Schwitzens (z. B. nachts, nach Belastung, in Zusammenhang mit Essen?), Lokalisation (Schwitzen an Handflächen, Achseln, Gesicht etc.), Begleitsymptome (Gewichtsverlust, Schmerzen, Schüttelfrost, Hyperthyreosezeichen), Menstruationsanamnese, Medikamenteneinnahme
- **körperliche Untersuchung:** Lymphknoten palpieren, Blutdruck, Puls messen, Zeichen einer konsumierenden Erkrankung
- **Labor:** Blutbild, Entzündungswerte, TSH-basal, Blutzucker
- weitere Diagnostik nach Verdachtsdiagnose.

1.15 Ödeme

DEFINITION Pathologische Flüssigkeitsansammlung im interstitiellen Raum.

Ätiopathogenese: Für die Ödementstehung können verschiedene Faktoren verantwortlich sein:
- Erhöhung des hydrostatischen Druckes (z. B. Herzinsuffizienz)
- Erniedrigung des kolloidosmotischen Drucks (z. B. nephrotisches Syndrom, Lebererkrankungen, Hungerödeme)
- Störung des Elektrolyt- bzw. Hormonhaushaltes (z. B. Herzinsuffizienz, Schwangerschaft)
- Verlegung der Lymphgefäße (z. B. Tumor)
- Schädigung der Kapillarwände (z. B. entzündliche, allergische, ischämische Ödeme).

Einteilung: Die Ödeme können **lokalisiert oder generalisiert** auftreten (Tab. 1.12).

MERKE Die Phlebothrombose ist die häufigste Ursache eines einseitigen Ödems der Extremitäten, die Rechtsherzinsuffizienz die häufigste von beidseitigen Ödemen.

Klinik: Typischerweise entsteht bei **venösen Ödemen** eine **Dellenbildung**, wenn man sie mit dem Finger eindrückt – die Ödeme sind „wegdrückbar" (Abb. 1.4). **Lymphödeme hingegen fühlen sich teigig an und können mit zunehmendem Bestehen nur mehr wenig eingedrückt werden. Ein venöses Ödem an den Beinen (Phlebödem) spart meist die Zehen aus, ein Lymphödem schließt sie mit ein. Generalisierte Ödeme werden zuerst an den abhängigen Körperpartien manifest (Unterschenkel/Fuß im Stehen, sakral im Liegen). Die Patienten nehmen an Gewicht zu.**

Differenzialdiagnosen: Das **Myxödem** ist eine pathologische Einlagerung von Mukopolysacchariden im Interzellularraum, also kein Ödem im engeren Sinn. Man unterscheidet zwischen einem generalisierten Myxödem bei Hypothyreose und einem lokalisierten prätibialen Myxödem bei Hyperthyreose.

Tab. 1.12 Ursachen, Differenzialdiagnosen und wegweisende Befunde von Ödemen

Auftreten und Ursache	Diagnostik
lokalisiert	
Thrombose	Anamnese (akut einsetzend, oft nach vorangegangener Immobilisierung des Beines), Inspektion (livide Hautfarbe, verstärkte Venenzeichnung), Labor (D-Dimer ↑), Duplexsonografie (Thrombosenachweis)
chronisch-venöse Insuffizienz	Anamnese (langsam zunehmende Unterschenkelschwellung, vorausgegangene Thrombophlebitiden), Inspektion (Varikosis), Duplexsonografie (Z. n. Thrombose)
Tumor	B-Symptomatik, Bildgebung (Tumornachweis)
entzündliches Ödem	Anamnese, Labor (CRP↑, Leukozyten↑)
allergisches Ödem	Besserung auf Allergenkarenz, Allergentest
statisches Ödem	Auftreten nach langem Stehen, Hitze, enges Schuhwerk, Besserung durch Beinhochlagerung
ischämisches Ödem	Pulslosigkeit, Zyanose
primäres Lymphödem	Verlauf von distal nach proximal, Ausschlussdiagnose
sekundäres Lymphödem	Verlauf von proximal nach distal; Suche nach Infektion, Tumor, etc.
Angioödem	anfallsartige Schwellung, v. a. Gesicht, Lippen, Schleimhäute (**Cave:** Pharynx-, Larynxödem!)
histaminvermittelt	allergische Reaktion (z. B. Urtikaria)
physikalisch	Auftreten nach mechanischer Belastung, z. B. Joggen
bradykininvermittelt	hereditärer oder erworbener C 1-Esterase-Inhibitor-Mangel oder Einnahme von ACE-Hemmern
generalisiert	
Herzinsuffizienz	Auskultation: 3./4. Herzton, Herzgeräusch, pulmonale Stauung, Echokardiografie
Niereninsuffizienz	Labor (Serumkreatinin ↑, pathologische Kreatinin-Clearance)
nephrotisches Syndrom	Proteinurie
Lebererkrankungen	Labor (Transaminasen ↑, Quick-Wert ↓), Sonografie (Zirrhose)
Enteropathien	Antitrypsin, Albumin im Stuhl
medikamentöses Ödem	Anamnese (Einnahme von Antihypertensiva, NSAR, Steroidhormonen, Kalziumantagonisten)
Hungerödeme	Alkoholismus, Kachexie, Kwashiorkor (Proteinmangelernährung)
Cushing-Syndrom	Inspektion (Büffelnacken, Stammfettsucht), Labor (pathologischer Dexamethasontest)
Präklampsie	letztes SS-Trimenon, Proteinurie und Hypertonie
idiopathisch	Ausschlussdiagnose, meist Frauen, periodische starke Gewichtsveränderungen

1.17 Schwellung bzw. Verfärbung von Gliedmaßen

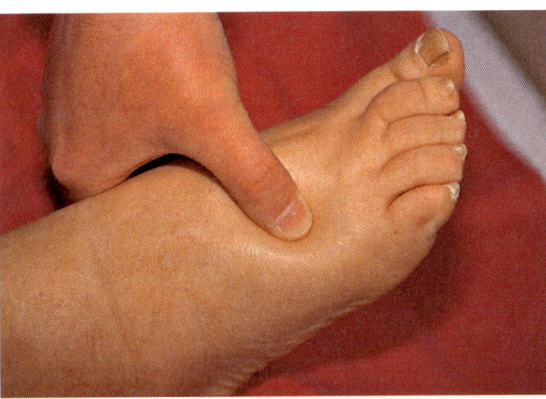
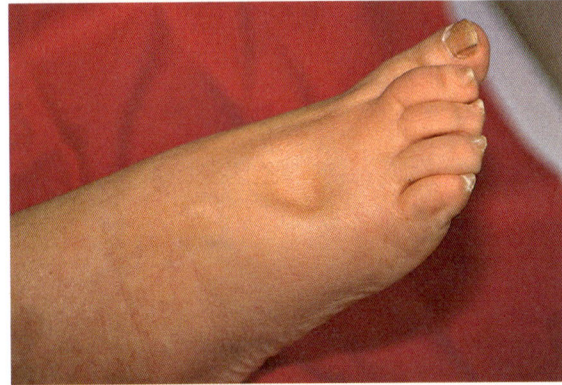

Abb. 1.4 **Eindrückbares Ödem am Fußrücken.** (aus: Frey, Lübke-Schmid, Wenzel, Krankenpflegehilfe, Thieme, 2002)

Tab. 1.13 Diagnostisches Vorgehen bei Ödemen

	lokalisiert, meist einseitig	generalisiert, beidseitig
Basisdiagnostik		
Anamnese	Trauma, Operationen, Tumorerkrankungen, frühere Thrombosen oder Gerinnungsstörungen	B-Symtome, Diarrhö, Nieren- bzw. Lebererkrankungen, Alkohol, Medikamente
Inspektion	Farbe und Temperatur der Extremitäten, Hautveränderungen, Unterschenkelumfang	Lidödeme
Palpation	Ödemkonsistenz (weich bei Herz-, Niereninsuffizienz, Eiweißmangel, derb bei Lipödemen) Pulsstatus, proximale Lymphknoten	Untersuchung auf Raumforderungen, Aszites
Perkussion		Pleuraergüsse, Aszites
Labor	Elektrolyte, CRP, Blutbild, Transaminasen, Gerinnung, Urin	Kreatinin, Elektrolyte, Eiweiß, CRP, Blutbild, Transaminasen, Gerinnung, Urin
erweiterte Diagnostik	Röntgen-Thorax, Duplexsonografie, ggf. Tumorsuche	EKG, transthorakale Echokardiografie, Röntgen-Thorax, Duplexsonografie, ggf. Tumorsuche

Das **Lipödem** ist eine Variante der Fettsucht und tritt v. a. bei Frauen als symmetrische subkutane Fettansammlung der unteren Körperhälfte auf. Oft ist es druckschmerzhaft.

Beide Formen sind nicht wegdrückbar. Weitere Differenzialdiagnosen sind in **Tab. 1.12** zusammengefasst.

Diagnostik: Das diagnostische Vorgehen ist in **Tab. 1.13** dargestellt.

1.16 Schüttelfrost

DEFINITION Schüttelfrost ist ein durch ein Kältegefühl bedingtes Zittern der Skelettmuskulatur, das im Rahmen von fieberhaften Erkrankungen – v. a. bei bakteriellen Infektionen – auftritt. Mit Schüttelfrost ist ein Temperaturanstieg auf 39–40 °C verbunden.

Ätiopathogenese: Durch eine **Sollwertverstellung** im hypothalamischen Regelzentrum wird die normale Körperkerntemperatur als zu kalt empfunden. **Periphere Vasokonstriktion** (kalte Finger und Füße) sowie **Kältezittern** (Schüttelfrost) dienen dazu, die Wärmeproduktion zu steigern und somit den Istwert dem Sollwert anzupassen. Zu den möglichen Ursachen s. auch Fieber [S. C31].

1.17 Schwellung bzw. Verfärbung von Gliedmaßen

Schwellung von Gliedmaßen: Ursächlich für geschwollene Gliedmaßen sind oft Ödeme im Rahmen einer Herzinsuffizienz (Knöchelödeme), warme Temperaturen, längeres Stehen und enges Schuhwerk oder Lymphödeme.

Verfärbung und Schwellung von Gliedmaßen: Eine Rötung und Schwellung tritt bei entzündlichen Veränderungen (z. B. bei Erysipel, Lymphangitis, Thrombophlebitis) oder allergischen Reaktionen auf. Bei der Erythromelalgie kommt es nach Wärmekontakt zu einer anfallsartigen, rötlichen Schwellung der Hände, Füße und Akren. Eine livide Verfärbung ist oft bei Phlebothrombose oder chronisch-venöser Insuffizienz zu finden.

Verfärbung von Gliedmaßen: Blasse Gliedmaßen finden sich bei peripheren Durchblutungsstörungen (z. B. pAVK). Beim Raynaud-Syndrom werden die Finger nach Kältekontakt infolge des Vasospasmus anfallsartig weiß, bei der Akrozyanose kommt es ebenfalls aufgrund eines funktionellen Vasospasmus zu einer oftmals länger peristierenden Blaufärbung der Unterarme, Unterschenkel und Akren.

1.18 Umschriebene Gewebeschwellung

Hierunter fallen z. B. Schwellungen im Rahmen von Entzündungen (z. B. Abszess, Furunkel), Hämatome, Lymphknotenschwellungen, Lipome oder lokalisierte Ödeme (z. B. Angioödem).

1.19 Vielzahl und Wechsel von Beschwerden

DEFINITION Unterschiedliche Beschwerden, die häufig wechseln.

Das komplexe Beschwerdebild lässt sich zumeist auf psychosomatische und psychiatrische Ursachen zurückführen. Zu den vom Patienten geäußerten Symptomen zählen u. a. Schlafstörungen, Schwächegefühl, Kopfschmerzen, Schwindel, Magenschmerzen, Engegefühl in der Brust, Herzstolpern, Atemschwierigkeiten, Bauch- und Rückenschmerzen. Die Beschwerden sind meist uncharakteristisch. Deshalb sind eine ausführliche Anamnese und eine sorgfältige körperliche Untersuchung zum Ausschluss einer organischen Ursache erforderlich.

1.20 Wärmeintoleranz

Als Wärmeintoleranz bezeichnet man eine Überempfindlichkeit gegenüber normalen Umgebungstemperaturen mit verstärktem Schwitzen. Sie ist typisch für Patienten mit Hyperthyreose. Weitere Ursachen sind Fieber, Klimakterium oder psychische Aufregung.

2 Haut, Unterhaut, Haare und Schleimhaut

2.1 Atrophie der Haut

DEFINITION Verlust von Gewebe, der alle Hautschichten betreffen kann. Die Atrophie der Epidermis entspricht einer gleichmäßigen Verdünnung der Epidermis.

Ätiologie: Ursachen einer Hautatrophie sind:
- **höheres Alter:** Verminderung von kollagenen und elastischen Fasern v. a. an lichtexponierten Hautstellen. Die Haut ist trocken, leichter verletzlich und schuppt fein, es bestehen Falten und weitere Merkmale langjähriger UV-Belastung (z. B. Lentigo senilis, aktinische Keratose)
- Lichen sclerosus et atrophicans: Atrophie der Epidermis mit degenerativer Hautschrumpfung v. a. im Genitalbereich
- Atrophie blanche: schmerzhafte oberflächliche Ulzera im Rahmen der chronisch-venösen Insuffizienz
- lang dauernde Kortisontherapie
- lokale Strahlenschäden
- entzündliche Erkrankungen: z. B. Acrodermatitis chronica atrophicans bei Borreliose
- Kollagenosen (SLE, CDLE, Sklerodermie, Dermatomyositis)
- Mycosis fungoides: erythematöse, atrophe, scharf begrenzte Herde (Ekzemstadium), danach Plaquestadium
- genetische Syndrome (z. B. Xeroderma pigmentosum).

2.2 Blasen

DEFINITION
- **Vesikel** (Bläschen): umschriebene Hohlraumbildung < 5 mm Größe
- **Bulla** (Blase): umschriebene Hohlraumbildung ≥ 5 mm Größe.

Sowohl Vesikel als auch Bullae sind mit seröser Flüssigkeit oder Blut gefüllt.

Ätiopathogenese: Blasen entstehen, wenn Zellverbände innerhalb der Epidermis (**intraepidermale Spaltbildung**) oder die Grenze zwischen Epidermis und Dermis (**subepidermale Spaltbildung**) auseinanderweichen. Dies kann verschiedene Ursachen haben:
- physikalisch (z. B. Verbrennungen, Erfrierungen, Verätzungen, Sonnenbrand, mechanisches Reiben)
- allergisch (z. B. Ekzem, Urtikaria)
- medikamentös (z. B. bullöses Arzneimittelexanthem)
- infektiös (z. B. Herpesinfektionen, Windpocken, Impetigo contagiosa/bullosa, Erysipel)
- autoimmun (z. B. Pemphigusgruppe, Pemphigoidgruppe, Dermatitis herpetiformis Duhring)
- sonstige (z. B. hereditäre Epidermolysen, Porphyrie, Diabetes mellitus).

Diagnostik: In der Anamnese sollte insbesondere nach Begleitsymptomen (z. B. Juckreiz, Schmerzen, Fieber), nach ähnlichen Erkrankungen in der Familie (hereditäre Epidermolysen), nach Grunderkrankungen (z. B. Diabetes mellitus oder Zöliakie) und nach einer Einnahme von Medikamenten gefragt werden. Die meisten Patienten mit Dermatitis herpetiformis Duhring leiden auch an Zöliakie.

In der klinischen Untersuchung gilt es v. a. zu achten auf:
- bevorzugte **Lokalisation** der Blasen
  - lichtexponierte Stellen: Sonnenbrand, Porphyrie
  - dermatombegrenzt: Herpes zoster
  - Lippen, Mundschleimhaut: Herpes labialis
  - peroral: Impetigo contagiosa
  - Genitalbereich: Herpes genitalis
  - Streckseiten der Extremitäten: Dermatitis herpetiformis Duhring (auch an Rücken, Schultern)
  - Finger, Hände, Füße: dyshidrotisches Ekzem
  - Kontaktstellen: toxisches Ekzem
  - überall: Verbrennungen, Varizellen, fixes Arzneimittelexanthem
- **Größe** und **Konsistenz** der Blasen (Abb. 2.1):
  - schlaff (z. B. Pemphigusgruppe, fixes Arzneimittelexanthem)
  - prall (z. B. Epidermolysis-bullosa-Gruppe, bullöses Pemphigoid, Verbrennungen, dyshidrotisches Ekzem)
  - schnell platzende Blasen (z. B. Pemphiguserkrankungen, Stevens-Johnson-Syndrom, Varizellen, Dermatitis herpetiformis Duhring)
  - klein (z. B. Dermatitis herpetiformis Duhring, Herpesinfektion, Varizellen)
  - klein und groß (z. B. Verbrennungen, Impetigo contagiosa)
  - groß (z. B. bullöses Pemphigoid)

- zusätzlicher **Hautbefund**: Erythem, Kratzspuren, Krusten, narbige Abheilung
- **Nikolski-Phänomene:**
  - **Nikolski I** (durch Schiebedruck sind auf der gesunden Haut Blasen auslösbar): positiv z. B. bei Verbrennungen, Pemphigusgruppe, Staphylococcal Scalded Skin Syndrome (SSSS), Stevens-Johnson-Syndrom und toxischer epidermaler Nekrose (TEN) und negativ z. B. bei bullösem Pemphigoid.
  - **Nikolski II** (Blasen können durch Druck seitlich verschoben werden): positiv z. B. bei Pemphigus vulgaris, bullösem Pemphigoid.

Diagnostisch wegweisend ist auch ein zytologischer Abstrich aus dem Blasengrund (**Tzanck-Test**). Hiermit lassen sich beispielsweise schnell ein Pemphigus vulgaris, bei dem die Spaltbildung intraepidermal liegt (positiver Tzanck-Test mit ballonierten Keratinozyten infolge der Akantholyse), vom bullösen Pemphigoid und der Dermatitis herpetiformis Duhring (beide negativ, subepidermale Spaltbildung) unterscheiden. Auch beim SSSS finden sich aufgrund der intraepidermalen Spaltbildung akantholytische Zellen. Die TEN hingegen ist durch eine subepidermale Spaltbildung gekennzeichnet. Bei einer Virusinfektion erkennt man vielkernige Riesenzellen.

2.3 Blässe

Blässe der Haut kann konstitutionell bedingt sein, Zeichen einer Vasokonstriktion oder unspezifisches Leitsymptom einer **Anämie**.

Die Vasokonstriktion kann entweder eine lokalisierte (z. B. Raynaud-Phänomen) oder generalisierte (z. B. Schock) Blässe verursachen. Bei einer Anämie stehen neben der blassen Haut und Schleimhäute (v. a. Konjunktiven) allgemeine Beschwerden wie Schwindelgefühl, Ohrensausen, Müdigkeit, Dyspnoe, Tachykardie und orthostatische Dysfunktion im Vordergrund. Abhängig von der Anämieform klagen die Patienten über weitere **Symptome** wie
- Mundwinkelrhagaden, spröde Haare, brüchige Nägel, Zungenbrennen, bei Frauen oft Hypermenorrhö (bei Eisenmangel)
- Ikterus und Splenomegalie (bei hämolytischer Anämie)
- neurologische Symptome (bei Vitamin-B_{12}-Mangel)
- chronische Nierenerkrankung (renale Anämie)
- schwere Allgemeinerkrankungen (Tumor- oder Infektanämie)
- akute Blutungen → gehen oft mit Schocksymptomatik einher (Blutungsanämie).

Diagnostik: Eine blasse Haut resultiert oft aus einer Anämie. Daher sollte im Rahmen der Diagnosefindung stets danach gefragt werden:
- **Anamnese:** Fragen nach Ernährungsgewohnheiten (streng vegetarisch?), abnorm starker Menstruationsblutung bei Frauen, Begleiterkrankungen (z. B. Gallensteine, hämorrhagische Diathese, maligne Erkrankungen)

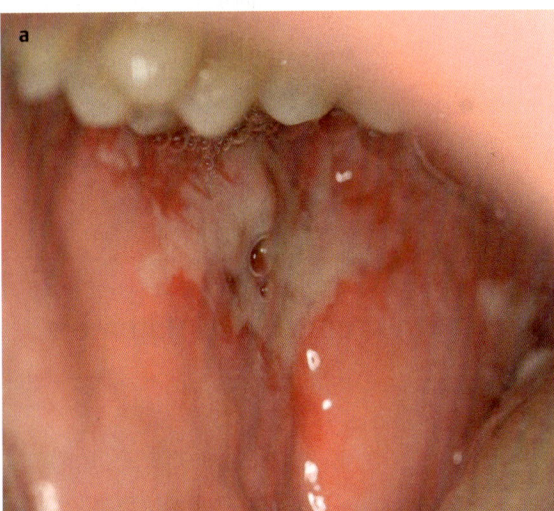
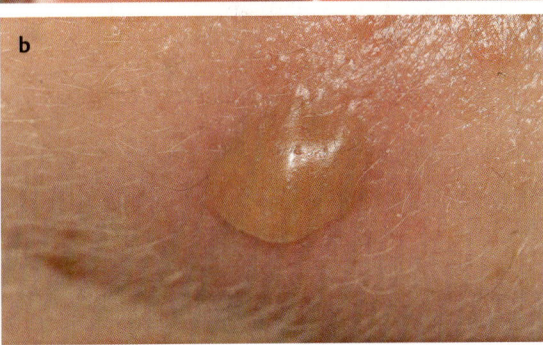

Abb. 2.1 **Blasen. a** Schlaffe Blasen und Erosionen an der Schleimhaut bei Pemphigus vulgaris. **b** Pralle Blase bei bullösem Pemphigoid. (aus: Sterry, Kurzlehrbuch Dermatologie, Thieme, 2011)

- **klinische Untersuchung:** Inspektion (z. B. Zeichen des Eisenmangels? Zeichen von Ikterus? Zeichen einer chronischen Niereninsuffizienz?), Palpation (Splenomegalie? Geschwollene Lymphknoten?)
- **Labor:** Blutbild mit Differenzialblutbild, LDH, Bilirubin, Serumeisen, Serumferritin, Blutausstrich
- evtl. weiterführende Diagnostik: Knochenmarkuntersuchung, weitere gezielte Labordiagnostik.

Näheres zu den Anämieformen sowie zu deren Diagnostik s. Blut und Blutbildung [S. A155].

2.4 Ekzem

> **DEFINITION** Oberbegriff für Entzündungen der Haut mit typischer Morphologie und Histologie, wobei die Begriffe „Ekzem" und „Dermatitis" häufig synonym verwendet werden.

Ekzeme können akut – mit Erythem, Ödem, anfangs Bläschen- und anschließender Krustenbildung – oder chronisch (Schuppen, Krusten, Lichenifikation) auftreten. Man unterscheidet folgende Formen:
- atopisches Ekzem
- Kontaktekzeme (allergisch, toxisch, subtoxisch-kumulativ)
- Exsikkationsekzem
- nummuläres Ekzem
- dyshidrotiformes Ekzem
- seborrhoisches Ekzem.

Ausführlicheres s. Dermatologie [S. B703].

2.5 Erythem

> **DEFINITION** Unter einem Erythem versteht man eine gerötete Haut, die auf einer Gefäßerweiterung beruht. Wenn mehr als 90 % der Hautoberfläche betroffen sind, spricht man von einer Erythrodermie.

Ursachen von **Erythemen** [S. C48] sind vielfältig:
- vasomotorische Erytheme: z. B. Flush
- entzündliche Erytheme: z. B. Exanthem nach viraler (z. B. Masern-, Röteln-, Varizelleninfektion) oder auch bakterieller Infektion (z. B. Lues, Borreliose, Erysipel), Arzneimittelexanthem, Sonnenbrand
- nicht entzündliche Erytheme: Naevus flammeus.

Erythrodermien (s. Dermatologie [S. B695]) sind oft mit starkem Juckreiz, Schüttelfrost, einer generalisierten Lymphadenopathie oder Schuppenbildung verbunden. Durch die erweiterten Gefäße kommt es zum Flüssigkeitsverlust, der u. U. lebensbedrohlich sein kann. Man unterscheidet zwischen:
- primärer Erythrodermie: Sonnenbrand, Verbrühung, Staphylococcal Scalded Skin Syndrome, Stevens-Johnson-Syndrom und toxische epidermale Nekrose, Flush, psychische Reaktion, angeborene Erkrankungen (z. B. kongenitale ichthyosiforme Erythrodermie), Lymphome, Sézary-Syndrom, Alterserythrodermie
- sekundärer Erythrodermie: Dermatosen (atopische Dermatitis, Psoriasis, Pityriasis rubra pilaris, Lichen ruber, Pemphigus foeliaceus), Kollagenosen.

2.6 Exanthem

> **DEFINITION** Plötzliches und gleichzeitiges Auftreten von gleichartigen Veränderungen auf der Haut, die sich rasch über den Körper ausbreiten. Bei Schleimhautbeteiligung spricht man vom Enanthem.

Exantheme können je nach Leiteffloreszenz
- makulös (z. B. Arzneimittel-, Virusexanthem)
- makulopapulös (z. B. Arzneimittelexanthem, Pityriasis rosea, Pityriasis lichenoides, Parapsoriasis en plaque, nummuläres Ekzem)
- papulös (z. B. Pityriasis lichenoides, Sarkoidose, Mollusca contagiosa, Follikulitiden)
- urtikariell (z. B. Urtikaria)
- oder vesikulös bzw. bullös sein (z. B. Varizellen, generalisierter Herpes zoster, Dermatitis herpetiformis Duhring, Pemphigus vulgaris, bullöses Pemphigoid).

Man unterscheidet infektiöse von allergischen, pseudoallergischen, autoimmunologischen und idiopathischen Exanthemen. Näheres s. Dermatologie [S. B684].

2.7 Haarausfall

Synonym: Effluvium

> **DEFINITION** Diffuser oder umschriebener Verlust der Haare, dessen Endzustand die Alopezie (Haarlosigkeit) darstellt.

Alopezien können angeboren oder erworben sein sowie vernarben oder nicht vernarben. **Tab. 2.1** zeigt die verschiedenen Ursachen für einen Haarausfall.

2.8 Hautblutungen und Hämatom

> **DEFINITION**
> - **Purpura:** Einblutungen in die Haut
> - **Hämatom:** i. d. R. traumatische Hauteinblutung auch in die Subkutis.

Purpura: Man unterscheidet zwischen
- Petechien: flohstichartige Einblutungen
- Sugillationen: kleinere, etwa zentimetergroße Blutungen
- Ekchymosen: größere flächige Blutungen.

Ursächlich ist eine erhöhte Blutungsneigung, die auf einer Störung der Thrombozytenfunktion, auf einer verminderten Anzahl an Thrombozyten, einer plasmatischen Gerinnungsstörung oder auf einer Dysfunktion der Gefäßwand beruht. Näheres dazu bei Blutungsneigung/Blutungen [S. C29].

Tab. 2.1 Ursachen von Haarausfall

Ursache	Begleitsymptome und Befunde
diffuser Haarverlust	
Frühtyp (anagen-dystrophisches Haarwurzelmuster): • medikamentös: nach Chemotherapie, Einnahme von Antikoagulanzien, Antidepressiva, ACE-Hemmern, Antikonvulsiva, Thyreostatika, Anabolika etc. • Röntgenstrahlen • Menopause • psychogen bedingt	wachsende Haare fallen aus, immer pathologisch, nach Wegfall der Noxen reversibel
Spättyp (telogenes Haarwurzelmuster): • medikamentös (z. B. Kontrazeptiva, Ibuprofen) • hormonell (z. B. Menopause, Androgene, Schilddrüsenfunktionsstörung) • Eisenmangel • metabolische Störungen • neoplastische Erkrankungen • postinfektiös • Stress • Haarbodenerkrankungen • Intoxikationen (selten)	gesteigerter Ausfall von Haaren in der Ruhephase (Telogenhaare)
androgenetische Alopezie des Mannes	stufenweise reduzierte Haardichte: Grad I (Geheimratsecken), Grad II (Tonsur am Hinterkopf), Grad III (Haarverlust am Scheitel, konfluierend), Grad IV (hufeisenförmiges Haarband bleibt bestehen)
androgenetische Alopezie der Frau	Grad I (frontaler Haarverlust), Grad II (frontoparietaler Haarverlust), Grad III (weitere Ausdehnung) evtl. weitere Virilisierungsanzeichen (Hirsutismus etc.)
chronische Erkrankungen	Kachexie
zirkumskripte Alopezie	
Alopecia areata	plötzlicher kreisrunder Haarausfall, bevorzugt okzipital oder temporal, meist bei jungen Erwachsenen, Haare können leicht epiliert werden (Kolben- oder Kadaverhaare), nicht vernarbend, evtl. Nagelveränderungen
vernarbende Alopezie	Haarbüschel im Randbereich, Anamnese (Entzündungen z. B. Herpes zoster, tiefe Mykosen, Follikulitis, Tbc oder Lues), posttraumatisch, diskoider Lupus erythematodes, Tumoren, Verbrennungen, Verätzungen, Röntgenschäden etc.), Pseudopelade Brocq
Tinea capitis	kurz abgebrochene Haare, leicht epilierbar, runde schuppige Plaques; Kerion Celsi: tiefe eitrige, follikelgebundene Entzündung
seborrhoisches Ekzem	fettige Schuppung
Trichotillomanie	Patient reißt sich die Haare aus, Alopezie unscharf begrenzt, Haare unterschiedlich lang

Hämatom: Ein Hämatom („blauer Fleck") entsteht häufig nach Verletzungen. Bei plasmatischen Gerinnungsstörungen (z. B. bei Hämophilie) können Hämatome auch nach Bagatellverletzungen oder spontan auftreten und massiv ausgeprägt sein. Dabei kann es zudem zu Blutungen in den Muskel, in Gelenke oder (zu u. U. lebensbedrohlichen Blutungen) in innere Organe kommen. Ausgeprägte Ausmaße können Hämatome auch bei Patienten unter Antikoagulation annehmen; häufig sind keine Traumen erinnerlich. Im Rahmen der Heilungsphase ändert das Hämatom seine Farbe von Rotblau über Grünviolett zu Gelb, bis es schließlich abblasst.

2.9 Hautemphysem

DEFINITION Luftansammlung in der Unterhaut.

Ätiologie: Ein Hautemphysem entsteht, wenn Luft aus lufthaltigen Organen in die Unterhaut eindringt. Diese kann sich dort relativ rasch weiter ausbreiten. Ein Hautemphysem kann nach **iatrogenen** Eingriffen (z. B. zahnärztlichen Eingriffen, PEG-Sondenanlage, Pleurapunktion) oder **posttraumatisch** entstehen (z. B. nach Rippenfrakturen, Ösophagus-, Bronchialruptur). Außerdem kann ein Mediastinalemphysem auf die Haut übergreifen. Auch gasbildende **Clostridien** (z. B. Clostridium perfringens) können ein Hautemphysem auslösen.

Klinik: Charakteristisch ist ein **subkutanes Knistern**, wenn man die betroffene Haut eindrückt, die dann ähnlich einem Schneeball knirscht. Die Haut scheint zudem aufgetrieben. Besonders ausgeprägt sind Hautemphyseme am Skrotum oder an den Lidern. Schmerzen bestehen nicht. Ein Hautemphysem am Jugulum ist Zeichen eines Mediastinalemphysems (s. Chirurgie [S. B127]).

Diagnostik: Neben der Anamnese (Trauma, operativer Eingriff etc.) und dem typischen Palpationsbefund ist auch der Röntgenbefund wegweisend (streifenförmige Aufhellung).

Therapie: Da sich das Emphysem innerhalb einiger Tage von selbst wieder zurückbildet, ist keine Therapie erforderlich. Die Ursache (z. B. ein Pneumothorax) muss behandelt werden.

2.10 Hautschuppung

Synonym: Desquamation (Squama = Schuppe)

DEFINITION Hautschuppen sind häufige Sekundäreffloreszenzen, die entweder Resultat einer gestörten Hornbildung der Haut [S. C46] sind oder bei zu trockener Haut oder reduzierter Lipidproduktion auftreten.

Eine Hautschuppung tritt i. d. R. sekundär im Rahmen verschiedenster Ursachen auf. Insbesondere in der Abheilungsphase von lokalen Entzündungen schuppt die Haut. Dabei proliferiert die Epidermis verstärkt und stößt die übermäßig gebildete Hornschicht als Schuppen ab. Eine primäre Hautschuppung findet sich bei Erkrankungen, die mit einer Retentionshyperkeratose (normale Epidermisproliferation, aber fest haftendes Stratum corneum, das dadurch an Dicke zunimmt) einhergehen (z. B. bei Ichthyosis).

Diagnostik: Neben der Anamnese (v. a. Verhornungsstörungen in der Familie? Medikamenteneinnahme?) ist die klinische Inspektion wegweisend. Im Vordergrund stehen dabei die Beurteilung der Schuppenform und ihrer Lokalisation. Man unterscheidet folgende **Formen:**
- **großlamellär:** typisch bei Ichthyosis („fischschuppenartig") oder Psoriasis vulgaris
- **kleinlamellär** („konfettiartig"): z. B. bei Pityriasis lichenoides oder rosea, Tinea, Ekzemen
- **pityriasiform** („kleieartig"): z. B. an der Kopfhaut, seborrhoisches Ekzem, Pityriasis versicolor
- **exfoliativ** („folienartig"): z. B. nach Entzündungen
- **colleretteartig** („halskrausenartig"): z. B. bei Pityriasis rosea.

Auch die **Lokalisation** der Schuppen und begleitende Effloreszenzen bzw. Symptome sind differenzialdiagnostisch hilfreich:
- Schuppen im **Gesicht:**
  - seborrhoisches Ekzem: erythematöse Plaque, v. a. an Augenbrauen, Glabella, Nasolabialfalte, auch am Kapillitium, evtl. Juckreiz
- Schuppen am **Kapillitium:**
  - Psoriasis vulgaris: Auftreten u. a. auch an den Streckseiten der Extremitäten und sakral, scharf begrenzte erythematosquamöse Plaques mit silbrig-weißen groblamellären Schuppen, die fest haften, Juckreiz
  - atopisches Ekzem: Auftreten u. a. auch an den Extremitätenbeugen, Papeln und Lichenifikation, Juckreiz
  - Pediculosis capitis: am Haaransatz fest haftende Nissen, starker Juckreiz, häufig Ekzem im Nacken
- Schuppung am **Stamm:**
  - Pityriasis rosea: erythematöser Plaque mit kleieförmiger Schuppung am Rand (Schuppenkrause), danach meist Exanthem mit feinlamellärer Schuppung
  - Pityriasis lichenoides: ovale bis runde, scharf begrenzte exanthemische Papeln, auch an den proximalen Extremitäten, selten Juckreiz
  - abheilende Exantheme
  - Dermatomykosen: z. B. Pityriasis versicolor (rotbräunliche, feinlamellär schuppende Maculae bzw. Depigmentierungen)
- Schuppung an **Handflächen und Fußsohlen:**
  - Psoriasis palmoplantaris
  - allergisches oder toxisches Kontaktekzem
  - abheilende Exantheme.

Darüber hinaus können sich die Schuppen locker lösen oder wie bei der Ichthyosis fest anhaften. Bei einigen Erkrankungen können zudem typische Phänomene an den Schuppen ausgelöst werden. Bei Pityriasis versicolor und bei Pityriasis lichenoides kann man den Schuppendeckel von der Seite anheben (**Hobelspanphänomen**). Bei der Psoriasis vulgaris lassen sich die Schuppen im Ganzen ablösen und erinnern morphologisch an Kerzenwachs (**Kerzenwachsphänomen**). Nach Ablösen der Schuppen verbleibt ein letztes dünnes Häutchen über den dermalen Papillarkörpern. Zieht man dieses ab, tritt punktförmig Blut aus den Kapillaren der dermalen Papillarkörperspitzen aus (**Auspitz-Phänomen, „blutiger Tau"**).

2.11 Hyperkeratose

Synonym: vermehrte Hornbildung

> **DEFINITION** Verdickung der Hornschicht.

Ätiopathogenese: Man unterscheidet eine Proliferationshyperkeratose (z. B. bei Psoriasis), bei der die Epidermis gesteigert proliferiert und übermäßig verhornt, sodass anschließend Schuppen abgestoßen werden, von der Retentionshyperkeratose (z. B. bei Ichtyosis). Letztere ist gekennzeichnet durch eine normale Epidermisproliferation, jedoch bleibt das Stratum corneum länger haften und nimmt somit an Dicke zu.

Ursachen für Hyperkeratosen sind beispielsweise **mechanische** Belastungen (z. B. Schwielenbildung, Hühnerauge), Infektionen (z. B. Verrucae plantares; ebenfalls an druckbeanspruchten Stellen der Fußsohle), **UV-Licht** (Lichtschwiele, aktinische Keratose), Röntgenstrahlung, Arsen (v. a. an Handflächen und Fußsohlen), Teer (v. a. in Kombination mit UV-Licht), eine Kontaktdermatitis oder hereditäre Verhornungsstörungen (z. B. **Ichthyosis**). Hyperkeratosen an den Handflächen und Fußsohlen können außerdem hereditär (**hereditäre Palmoplantarkeratosen**) oder **paraneoplastisch** bedingt sein. Eine **Psoriasis** führt auch zur Hyperkeratose, wobei die Keratinozyten der Epidermis so schnell proliferieren, dass sie nicht richtig ausreifen können und somit noch Kerne enthalten, wenn sie das Stratum corneum erreichen (Parakeratose). Bei psoriatischem Nagelbefall treten die Verhornungsstörungen subungual auf. Darüber hinaus verursacht der Abheilungsprozess **entzündlicher Erkrankungen** eine gesteigerte Epidermisproliferation und Abstoßung der Schuppen. Eine **follikuläre Verhornungsstörung** (erhöhte Proliferation von Keratinozyten in den Follikeln → Verstopfung der Follikelostien) begünstigt das Auftreten einer Acne vulgaris.

2.12 Hyperhidrose

Siehe Gesteigertes Schwitzen [S. C39].

2.13 Hypertrichose

> **DEFINITION** Nicht androgenabhängige vermehrte Körperbehaarung mit Umwandlung nicht pigmentierter Vellushaare in die dicken, pigmentierten Terminalhaare.

Die Hypertrichose kann angeboren oder erworben sowie umschrieben oder diffus sein. Eine **isolierte Hypertrichose** findet sich z. B. auf melanozytären Nävi. Derartige umschriebene Hypertrichosen können auch erworben sein und dann z. B. an Stellen mit vermehrter Belastung, bei chronischen Entzündungen oder im Rahmen einer länger dauernden topischen Glukokortikoidtherapie auftreten. **Diffuse Hypertrichosen** sind meist **ethnisch** bedingt und insbesondere bei dunkelhaarigen Frauen aus der Mittelmeerregion an den Beinen, Unterarmen und Wangen ausgeprägt. Eine **symptomatische** Hypertrichose wird bei Medikamenteneinnahme (z. B. Glukokortikoide, Minoxidil, Penicillamin), bei hormonellen Störungen (z. B. Schilddrüsen- oder Hypophysenfunktionsstörungen), bei Mangelernährung, Alkoholfetopathie sowie bei Porphyrie beobachtet. Die Behaarung ist dann v. a. an Stirn und Schläfen vermehrt. Eine Hypertrichose kann auch Zeichen einer Tumorerkrankung sein (**paraneoplastisches Syndrom**). Sehr selten ist eine Persistenz der Lanugohaare nach der Geburt (Hypertrichose lanuginosa congenita).

2.14 Hypohidrose

Siehe Schwitzen [S. C39].

2.15 Juckreiz

Synonym: Pruritus

> **DEFINITION** Von Haut- oder Schleimhaut ausgehende subjektive Missempfindung, die lokalisiert oder generalisiert sowie mit oder ohne Hautveränderungen einhergehen kann.

Ätiologie: Pruritus kann ein Symptom verschiedenster Erkrankungen sein.
- **dermatologische Ursachen:** atopisches Ekzem, Epizoonosen, Dermatitis herpetiformis, Prurigo simplex subacuta, Urtikaria
- **Stoffwechselerkrankungen** und endokrine Ursachen: Diabetes mellitus (häufiger lokalisiert), Hyperthyreose, Hypothyreose, Hyper- oder Hypoparathyreoidismus, Hyperurikämie, Hämochromatose, Porphyria cutanea tarda
- **Infektionen:** Mykosen, Viruserkrankungen mit Exanthem (z. B. Masern, Windpocken), HIV-Infektion, Parasiten (z. B. Oxyuren: Pruritus analis v. a. bei Kindern, Echinokokkose, Schistosomiasis, Askariden, Trichinose)
- **hämatologische und onkologische Erkrankungen:** Eisenmangelanämie, Leukämien, Morbus Hodgkin, Plasmozytom, Mastozytose, Polyzythämia vera, Tumoren (z. B. Magen-, Mamma-, Prostatakarzinom), Karzinoide
- **Cholestase:** primär biliäre Zirrhose, sklerosierende Cholangitis, extrahepatische Stenose, medikamentös (z. B. orale Kontrazeptiva, ACE-Hemmer, Chlorpromazin)
- **renale Erkrankungen:** chronische Niereninsuffizienz und Urämie
- **neurologische und psychiatrische Erkrankungen:** Tumoren, Ischämien, Polyneuropathie, Tabes dorsalis, Zwangsneurosen (z. B. Waschzwang), taktile Halluzinationen, Dermatozoenwahn
- **psychogene Ursachen:** Angst, Stress, Übermüdung
- **Medikamente:** z. B. ACE-Hemmer, Acetylsalicylsäure, Antibiotika, Bleomycin, Chinidin, Cimetidin, Hydroxyäthylstärke (HAES), Kokain, Morphin, Nikotinsäurederivate, Opiate, orale Kontrazeptiva, Retinoide
- **sonstige:** Pruritus senilis, trockene Haut, Genussgifte (Alkohol, Nikotin), Mangelernährung, Malassimilation, berufliche Noxen (z. B. Stäube), Insektenstiche.

Klinik: Der Juckreiz kann entweder generalisiert oder lokalisiert auftreten. Dabei lässt die **Lokalisation** bereits auf bestimmte Erkrankungen rückschließen:
- Juckreiz an der **Kopfhaut**: z. B. Kopfläuse (Pediculosis capitis), seborrhoisches Ekzem, Psoriasis capitis, Tinea capitis
- Juckreiz an den **Beugen**: z. B. atopisches Ekzem
- Juckreiz in den **Fingerzwischenräumen**: z. B. dyshidrosiformes Ekzem, Skabies
- Juckreiz im **Anogenitalbereich**: z. B. Mykosen, Lichen ruber, Pediculosis pubis, Kontaktekzem, Hämorrhoiden und Oxyuren. Ein Pruritus vulvae kann z. B. im Klimakterium, bei Fluor genitalis, Craurosis vulvae oder übermäßiger Hygiene auftreten.

Ein **generalisierter** Pruritus ist typisch bei internistischen (z. B. Leber-, Nierenerkrankungen, Tumorerkrankungen, Diabetes mellitus) sowie psychogenen Erkrankungen (z. B. Neurosen, Dermatozoenwahn) oder bei Medikamenteneinnahme.

Bestimmte **äußere Faktoren** können den Juckreiz verschlimmern: z. B. verschlechtern Wärme und Anstrengung ein atopisches Ekzem und eine cholinerge Urtikaria; mechanische Reizung verstärkt eine Mastozytose, Wasserkontakt einen aquagenen Pruritus. Skabies und ein atopisches Ekzem jucken insbesondere in der Nacht durch die Wärme der Bettdecke.

Diagnostik: Wichtig ist die Beurteilung des Hautbefundes. Bestehen **sichtbare Veränderungen**? Zudem sollte man den Patienten nach der Lokalisation des Juckreizes, nach Verschlimmerungsfaktoren und nach dem zeitlichen Auftreten fragen. Fehlen sichtbare Hauterscheinungen, handelt es sich um einen Pruritus sine materia (z. B. Medikamente, systemische Erkrankung, psychische Ursachen). Ebenfalls richtungsweisend kann das Kratzverhalten des Patienten sein: Kratzen mit dem Fingernagel z. B. bei atopischem Ekzem, eher Reiben der Haut z. B. bei Urtikaria.

Therapie: Der Juckreiz kann lokal mit antipruriginosen Substanzen wie Polidocanol, Teer oder Capsaicin behandelt werden. Ebenso helfen Antihistaminika und Sedativa. Neuere Ansätze stellen Morphin-Rezeptor-Antagonisten und Substanz-P-Antagonisten dar (**Abb. 2.2**).

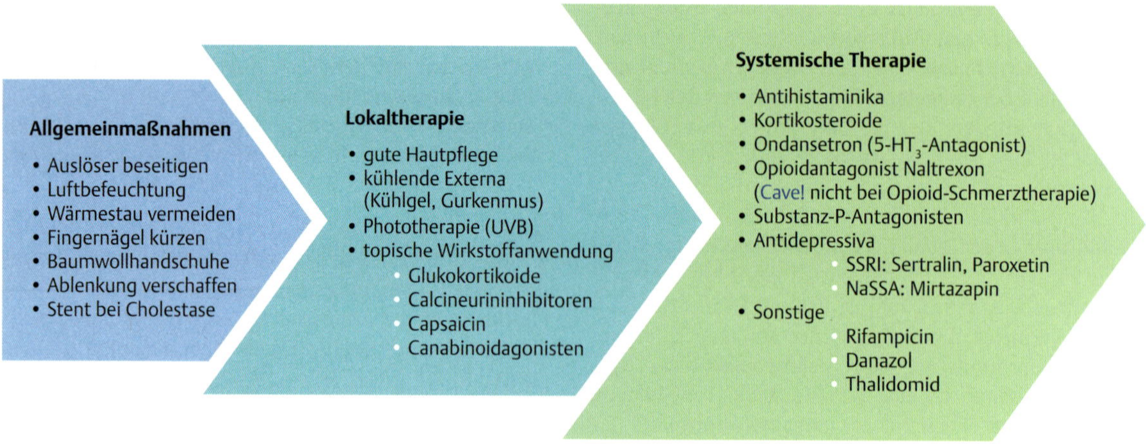

Allgemeinmaßnahmen
- Auslöser beseitigen
- Luftbefeuchtung
- Wärmestau vermeiden
- Fingernägel kürzen
- Baumwollhandschuhe
- Ablenkung verschaffen
- Stent bei Cholestase

Lokaltherapie
- gute Hautpflege
- kühlende Externa (Kühlgel, Gurkenmus)
- Phototherapie (UVB)
- topische Wirkstoffanwendung
  - Glukokortikoide
  - Calcineurininhibitoren
  - Capsaicin
  - Canabinoidagonisten

Systemische Therapie
- Antihistaminika
- Kortikosteroide
- Ondansetron (5-HT$_3$-Antagonist)
- Opioidantagonist Naltrexon (Cave! nicht bei Opioid-Schmerztherapie)
- Substanz-P-Antagonisten
- Antidepressiva
  - SSRI: Sertralin, Paroxetin
  - NaSSA: Mirtazapin
- Sonstige
  - Rifampicin
  - Danazol
  - Thalidomid

Abb. 2.2 Therapie des Pruritus.

2.16 Knoten

Synonym: Nodus

> **DEFINITION** Hauterhabenheit (>0,5 cm) infolge Substanzvermehrung in der Epidermis (z. B. Follikulitis), Dermis (z. B. Histiozytom) oder Subkutis (z. B. Erythema nodosum).

Ätiologie: Zur Knotenbildung führen klassischerweise Entzündungen, neoplastische Erkrankungen, Einlagerung von Fremdmaterial oder hypertrophes Narbengewebe (Keloide).

Diagnostik: Für die Diagnose entscheidend sind die Anamnese (Zeitpunkt des Auftretens, Zunehmen der Veränderung, Begleitsymptome, Grunderkrankungen etc.), das Abtasten des Knotens (verschieblich oder nicht?) und die Entnahme einer Biopsie mit anschließender histologischer Untersuchung. Besonders wichtig ist es, maligne Veränderungen festzustellen. Maligne Knoten sind i. d. R. derb zu tasten und gegen die Unterlage nicht verschieblich. Oslerknötchen (schmerzhaft, rötlich) können bei akuter Endokarditis an den Akren auftreten. Die Differenzialdiagnosen können anhand der **Lokalisation** des Knotens häufig eingegrenzt werden:
- an lichtexponierten Stellen (v. a. Gesicht und Kopf): Basaliom, Plattenepithelkarzinom, malignes Melanom, Nävi
- im Gesicht: Acne conglobata, Gichttophus (am Ohr), Lupus pernio (Sarkoidose)
- an den Extremitäten: malignes Melanom, Nävi, Pannikulitis
  - an den Händen: Melkerknoten,
  - an den Unterschenkeln: Erythema nodosum
  - an den Gelenken: Rheumaknoten
  - an den Nägeln: Glomustumor, akrolentiginöses Melanom, Fibrokeratom
- im Analbereich: Hämorrhoiden, Marisken, Kondylome, Rektumprolaps, Analvenenthrombose.

2.17 Makula

Synonym: Fleck

> **DEFINITION** Umschriebene, nicht erhabene Farbveränderung der Haut.

Ätiologie: Eine Makula kann unterschiedliche Farben haben:
- **rot:** erweiterte Gefäße (Erythem, Teleangiektasien) oder Einblutungen in die Haut (Petechien, Purpura, Ekchymose etc.)
- **braun:** Pigmenteinlagerungen, die entweder auf einer Vermehrung bzw. Überfunktion der Melanozyten beruhen oder unabhängig von den Melanozyten sind (z. B. Einlagerungen von Hämosiderin oder von Fremdpigmenten)
- **hell/weiß:** Pigmentverlust, wobei die Melanozyten entweder fehlen (z. B. Vitiligo) oder in ihrer Funktion gestört sind (z. B. Pityriasis versicolor alba → der Hefepilz Malassezia furfur bildet Azelainsäure, wodurch die Hautpigmentierung vermindert wird). Außerdem können eine Hautsklerose (z. B. Lichen sclerosus et atrophicans) oder die Blutgefäßdynamik (z. B. weißer Dermografismus) ursächlich sein.
- **grau/schwarz:** Einlagerung von Schmutz, Tätowierungen, Silber, Arsen
- **gelb:** Ikterus, Elastose, Karotinoide
- **blau:** frisches Hämatom, Zyanose, dermal liegendes Melanin (Naevus bleu).

Diagnostik:
Roter Fleck: Die **Glasspateluntersuchung** hilft, um ein Erythem von Hauteinblutungen zu unterscheiden: Das Erythem kann weggedrückt werden, die Einblutungen nicht. Erytheme können sowohl entzündliche (z. B. Erysipel) als auch nicht entzündliche (z. B. Naevus flammeus) sowie vasomotorische Ursachen (z. B. Flush) haben. Diagnostisch wegweisend sind oft die **Lokalisation** der Hautrötung (z. B. Erysipel häufig am Unterschenkel), **Begleitbeschwerden** (z. B. Fieber, Schüttelfrost bei bakterieller Entzündung), die **Dynamik** der Rötung (ein entzündliches

Erythem breitet sich meist aus) sowie das **Auftreten** (z. B. generalisiertes Exanthem). Außerdem immer nach einer Medikamenteneinnahme fragen! Differenzialdiagnosen sind in **Tab. 2.2** dargestellt.

Brauner Fleck: Differenziert werden muss zwischen melanozytären und nicht melanozytären Pigmentierungen. Letztere entstehen vorwiegend durch Einlagerungen von Hämosiderin infolge Einblutungen in die Haut. Typische melanozytäre Veränderungen sind:

- **Sommersprossen** (kleinfleckige und symmetrische Makulae an lichtexponierten Hautarealen, i. d. R. heller Hauttyp)

Tab. 2.2 Roter Fleck: Differenzialdiagnosen

Ursache	Begleitbefund
Erythem	Rötung verschwindet unter Glasspateldruck
Erysipel	leuchtende, scharf begrenzte Rötung mit zungenförmigen Ausläufern, die sich zunehmend ausbreitet, i. d. R. an den Beinen oder im Gesicht, überwärmte Haut, schwere Allgemeinsymptomatik (Fieber, Schüttelfrost, Lymphknotenschwellung)
Erythema chronicum migrans (Borreliose)	rötliches, rundes, manchmal juckendes Erythem, das sich von der Zeckenstichstelle zentrifugal ausbreitet
Naevus flammeus	angeborene, scharf begrenzte Rötung (hell- bis dunkelrot), variable Größe (Ausdehnung über große Hautareale möglich)
Verbrennung I. Grades	gerötete und geschwollene Haut, Schmerzen, Verbrennungsanamnese
Dermatitis solaris	Rötung, Schwellung, evtl. Blasen nach Sonnenexposition, Jucken, Schmerzen
fixes Arzneimittelexanthem	scharf begrenzte erythematöse Herde (teilweise mit zentraler Erosion) nach Medikamenteneinnahme (z. B. Sulfonamide, NSAR, Barbiturate)
Flush	anfallartiges Auftreten z. B. bei • Karzinoid-Syndrom: meist geröteter Kopf, Oberkörper und Extremitäten, mit Diarrhö, Hitzewallung • Menopause: Hitzewallung • Phäochromozytom: arterielle Hypertonie
Purpura	Rötung verschwindet nicht unter Glasspateldruck
Thrombozytopenie/ Thrombozytopathie	Petechien (flohstichartige, rötliche Einblutungen), bevorzugt an den Schleimhäuten, im Gesicht und an den abhängigen Körperpartien (z. B. Unterschenkel), verlängerte Nachblutungszeit
Koagulopathie	großflächige Blutungen (Sugillationen), bereits nach Bagatellverletzungen oder auch spontan, Einblutungen in Gelenke und Muskeln
Vasopathie: z. B.	
• Vasculitis allergica (Purpura Schönlein-Henoch)	• disseminierte Petechien an den Unterschenkeln, z. T. Nekrosen, Anamnese (Infekte? Medikamenteneinnahme? Grunderkrankung?)
• Purpura senilis	• Ekchymosen im Alter, an sonnenexponierter Haut, atrophische Haut

- **melanozytärer Nävus** (solitär, scharf begrenzt, unterschiedlich pigmentiert)
- **Cafe-au-Lait-Fleck** (solitärer, hellbrauner Fleck)
- **Lentigo senilis** (solitäre, scharf begrenzte Flecken an lichtexponierter Haut, zunehmendes Auftreten im Alter)
- **Melasma** (flächig, Einnahme von Kontrazeptiva oder Schwangerschaft)
- **malignes Melanom** (asymmetrisch, unscharf begrenzt, inhomogen pigmentiert, > 5 mm Größe, knotig).

Siehe auch Hyperpigmentierung der Haut [S. C52].

Heller Fleck: Hilfreich ist die Beurteilung der Flecken hinsichtlich ihres **Auftretens** (z. B. umschrieben symmetrisch oder generalisiert bei Vitiligo, spritzerartig bei Pityriasis versicolor alba, Auslösbarkeit auf Druck bei weißem Dermografismus) sowie der **Progredienz** (Zunahme bei Vitiligo, Schrumpfung der Genitalschleimhaut bei Lichen sclerosus et atrophicans, während Narben i. d. R. gleich bleiben). Zudem sollte man nach Grunderkrankungen (z. B. atopisches Ekzem) fragen.

Siehe auch Hypopigmentierung der Haut [S. C52].

2.18 Mamilläre Hautveränderungen

DEFINITION Hautveränderung im Bereich der Brustwarze und des Warzenvorhofs.

Differenzialdiagnostisch wichtige Veränderungen sind:

Ekzem der Mamille: Ursächlich sein können eine atopische Dermatitis, mechanische Irritationen, Psoriasis, ein allergisches Kontaktekzem, evtl. Skabies. Klinisch imponiert das Ekzem als (mehr oder weniger) stark juckende, erythematöse Plaque, die nässen und von Krusten bedeckt sein kann. Abhängig von der Ursache sind weitere Effloreszenzen vorhanden (z. B. Beugeekzem bei atopischer Dermatitis). Ekzeme treten meist beidseitig und meist bei jüngeren Patientinnen auf. Auch während der Schwangerschaft bzw. der Stillzeit können Ekzeme vorkommen.

Morbus Paget der Mamille: Sonderform des duktalen Karzinoms. Langsame ekzemartige Ausbreitung, meist einseitig und teils mit Verkrustungen oder Erosionen, von der Mamille in die Peripherie. Später zeigen sich Einziehungen der Mamille oder knotige Veränderungen. Histologisch erkennt man innerhalb der Epidermis typische ballonartige Tumorzellen.

Morbus Bowen: Scharf und unregelmäßig begrenzte, polyzyklische Läsionen, hellrot bis bräunlich mit samtiger Oberfläche, variable Schuppung. Histologie: Hyperkeratose, Akanthose, atypische Keratinozyten mit Riesenkernen, viele Mitosen.

2.19 Nagelveränderungen

Nagelveränderungen können **angeboren** oder **erworben** sein und mit oder ohne Beteiligung der **Nagelmatrix** einhergehen. Ist die Nagelmatrix über längere Zeit gestört,

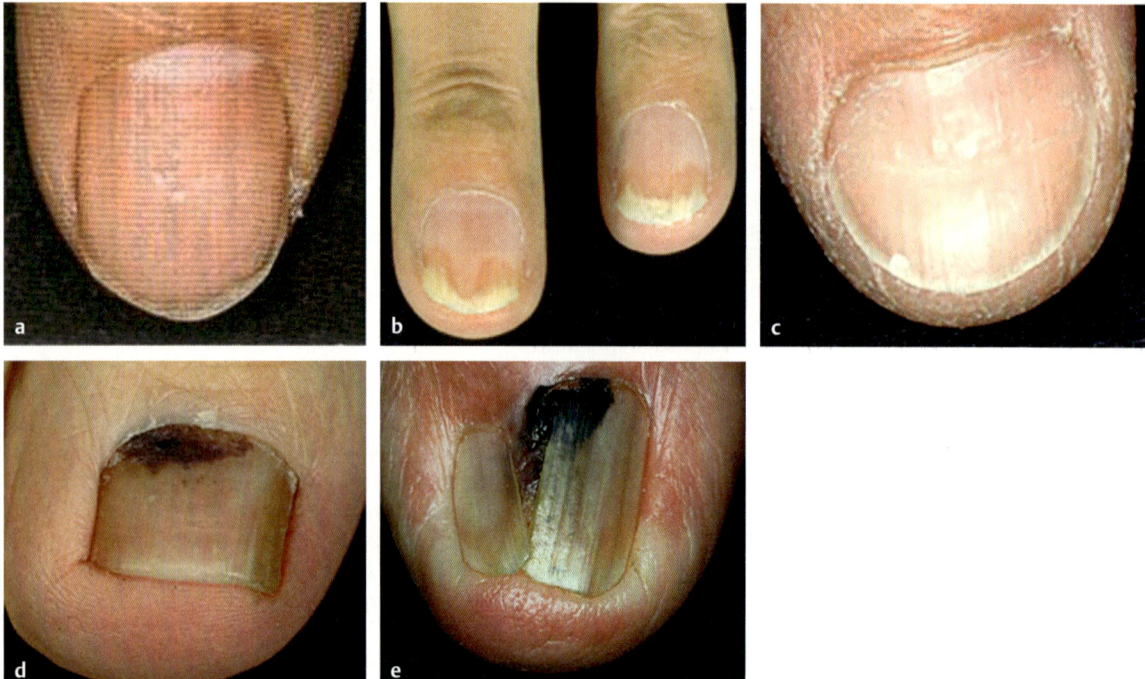

Abb. 2.3 **Nagelveränderungen. a** Tüpfelnagel. **b** Ölflecke. **c** Beau-Querrillen. **d** Subunguales Hämatom. **e** Akrolentiginöses Melanom. (aus: Sterry, Kurzlehrbuch Dermatologie, Thieme, 2011)

kommt es zum Bild der **Onychodystrophie**. Der Nagel ist rillig und eingedellt, glanzlos und entweder dicker oder dünner als üblich. Ist die Nagelmatrix komplett zerstört, kommt es zur Anonychie. **Tab. 2.3** gibt eine Übersicht über häufige Nagelerkrankungen und deren Morphologie. Siehe auch **Abb. 2.3**.

2.20 Papelbildung

Synonym: Knötchen

> **DEFINITION** Umschriebene Gewebevermehrung < 0,5 cm in der Epidermis oder Dermis.

Die Papel ist eine häufige Primäreffloreszenz. Ursächlich sein kann z. B. eine Akanthose (epidermale Papelbildung) oder eine Ansammlung von entzündlichem, neoplastischem oder Fremdkörpermaterial in der Dermis (dermale Papelbildung).

Erkrankungen, die mit Papelbildung einhergehen, sind z. B. Lichen ruber planus (flache, polygonale Papeln), Pityriasis rubra pilaris (hyperkeratotische Papel), Mollusca contagiosa (Papeln mit zentraler Eindellung), Prurigoerkrankungen (urtikarielle Papeln mit zentralem Bläschen). Darüber hinaus können auch Ekzeme, Infektionen oder maligne Erkrankungen mit einer Papelbildung einhergehen.

2.21 Photosensibilität der Haut

> **DEFINITION** Erkrankungen und Veränderungen der Haut, die nach Exposition mit UV-Licht auftreten.

Dabei kann entweder das UV-Licht **direkt toxisch** wirken (z. B. Sonnenbrand) oder die Hautreaktionen erst in Verbindung mit bestimmten anderen Stoffen ausgelöst werden – wie bei der **photoallergischen** (vorhergehende Sensibilisierung notwendig) oder **phototoxischen** (keine Sensibilisierung notwendig) Reaktion. Zu den photosensibilisierenden Stoffen zählen Duftstoffe, Konservierungsstoffe, systemische Medikamente (z. B. Hydrochlorthiazid) und chemische Filter in Sonnenschutzpräparaten. Phototoxische Reaktionen können durch Duftstoffe, Kosmetika, Teerstoffe, pflanzliche Inhaltsstoffe (sog. Fukomarine) wie z. B. Johanniskraut, Pastinake, Sellerie, Meisterwurz („Wiesengräserdermatitis") und Medikamente (Psoralen, Tetrazykline, Phenothiazine, NSAR) hervorgerufen werden. **Tab. 2.4** gibt eine Übersicht über verschiedene Ursachen.

2.22 Pigmentveränderungen

Die Haut kann durch verschiedenste Einflüsse entweder stärker oder schwächer pigmentiert sein. Von Pigmentierungsveränderungen kann auch die Schleimhaut betroffen sein. **Tab. 2.5** und **Tab. 2.6** geben eine Übersicht über mögliche Ursachen.

2.22 Pigmentveränderungen

Tab. 2.3 Morphologie und Ursachen verschiedener Nagelerkrankungen

Nagelveränderung	Aussehen	Bemerkung
Tüpfelnägel	kleine punktförmige Einziehungen der Nageloberfläche	z. B. Psoriasis, Lichen ruber, atopisches Ekzem, Alopecia areata
Ölflecken	gelblich bis bräunlich verfärbte, rundliche Veränderungen in der Mitte oder am Rand der Nagelplatte	z. B. Psoriasis
Trachyonychie	aufgeraute Nageloberfläche, Verlust der Durchsichtigkeit der Nägel	rezidivierende Traumen, Psoriasis, Lichen ruber
Beau-Querfurchen	quer verlaufende Rillen	traumatische Schädigung der Nagelmatrix, Medikamente, Allgemeinerkrankungen, Mangelernährung; Auswachsen bei Erkrankungsende
Dystrophia canaliformis mediana	Längsrille in der Mitte des Nagels	z. B. infolge unsachgemäßer Maniküre
Koilonychie	konkave Form der (Finger-)Nägel	bei hypochromer Anämie, Zystinmangel
Uhrglasnägel	verstärkt konvexe Nägel	bei zyanotischen Herz- und Lungenerkrankungen, Bronchialkarzinom, selten: Darmerkrankungen; begleitend Trommelschlägelfinger [S. C76]
Onychogrypose	klauenartige und stark verdickte Nägel	Druckstellen im Schuh, mangelnde Hygiene
Onycholyse	Nagel löst sich ab	idiopathisch (bei Frauen); bei Psoriasis, Mykosen, Durchblutungsstörungen, Tumoren, posttraumatisch, medikamentös
Onychoschisis	Brüchigkeit des Nagels, schichtartige Aufspaltung der distalen Nagelplatte	Schädigung der Nagelmatrix, Psoriasis, Onychomykose
Unguis incarnatus	Nagelplatte ist in den lateralen Nagelfalz eingewachsen	v. a. an der Großzehe, Entzündungszeichen, Druckschmerz, Eiterentleerung
Farbveränderung	weiß verfärbte Nägel • weiße Punkte • ganzer Nagel • trüb • Querstreifen • Längsstreifen	• meist traumatisch, sehr häufig • genetisch, Verätzung (Salpetersäure) • Leberzirrhose, Colitis ulcerosa • Schwermetallvergiftung, Pellagra • idiopathisch, Dyskeratosis follicularis
	gelbe Nägel	Trias: primäres Lymphödem, gelbe verdickte Nägel (yellow nails), bronchopulmonale Erkrankungen
	Ölflecken	s. o.
	braun-schwarze Längsstreifen	Hämatom, subunguale Nävi, malignes Melanom
	grün/braun/schwarz (vom Rand einwachsend)	bakterielle Infektion (Pilze, Pseudomonas)

Tab. 2.4 Ursachen von Photosensibilität der Haut

Ursache	Begleitsymptome und Befunde
photoallergische Reaktion	Beginn ca. 24–48 h nach Allergenkontakt und UV-Exposition mit Erythem, Papeln und Papulovesikeln an lichtexponierten Hautstellen, Maximum nach 48 h, erstmalige Sensibilisierung erforderlich, bei chronischem Einfluss persistierende Lichtreaktion
phototoxische Reaktion	Beginn Minuten bis Stunden nach Allergenexposition, ohne vorhergehende Sensibilisierung, scharf begrenztes Erythem mit Juckreiz und Brennen, keine Chronifizierung
Sonnenbrand	akute Rötung und Schwellung der UV-Licht-exponierten Haut mit Juckreiz, Brennen und evtl. Blasenbildung
polymorphe Lichtreaktion	An lichtexponierten Hautstellen entwickeln sich Papeln, Vesikel und lichenoide Veränderungen, die von ausgeprägtem Juckreiz begleitet werden, Auftreten meist nach erstem Sonnenlichtkontakt im Jahr (Urlaub), auch akneartiges Auftreten möglich (sog. „Mallorcaakne").
Porphyria cutanea tarda	Bläschen mit leichtem Erythem und anschließenden Erosionen nach Lichtexposition, erhöhte Verletzlichkeit der Haut, fleckige Hyperpigmentierung, Hypertrichose, Leberschaden
erythropoetische Protoporphyrie	selten, ab Kindheit Erytheme mit Brennen und Juckreiz an lichtexponierten Stellen, urtikarielles Infiltrat über Tage, mit der Zeit Narbenbildung und Verdickung der Haut
systemischer Lupus erythematodes	photoinduziertes Schmetterlingserythem über die Nase und Wangen, makulopapulöses Exanthem am Rumpf, streifige Rötung und Plaques an den Fingern (seitlich), weitere Organbeteiligung
Xeroderma pigmentosum	sehr selten, Erytheme an lichtexponierter Haut, Photophobie, Poikilodermie, Neigung zu malignen Tumoren

2 Haut, Unterhaut, Haare und Schleimhaut

Tab. 2.5 Differenzialdiagnosen von Hypopigmentierung

Ursache	Begleitsymptome und Befunde	Diagnostik
angeborene Hypopigmentierung		
Albinismus	abhängig vom Typ, bei maximaler Ausprägung weiße Haut und Haare (Melanin fehlt komplett), Augensymptomatik (Nystagmus, Photophobie, Sehschwäche, Strabismus)	Klinik, Genanalyse
Hypomelanosis Ito	Hypopigmentierung entlang Blaschko-Linien, Anomalien auch extrakutan (z. B. ZNS, Zähne, Augen)	Klinik, Schweißtest
Naevus de-/hypopigmentosus	depigmentierter Fleck oder über mehrere Dermatome ausgebreitet	Klinik, verminderte Melanozytenzahl
Chediak-Higashi-Syndrom	blauviolette Iris, hellgraues Haar, rezidivierende bakterielle Infektionen	Blutausstrich
tuberöse Sklerose	Maculae wie Eschenblatt, Angiofibrome, mentale Retardierung, Epilepsie	Klinik, Woodlicht
Piebaldismus	fokale Depigmentierung von Haut und Haaren	Gendefekt (KIT-Gen)
erworbene Hypopigmentierung		
Vitiligo	unregelmäßige, aber scharf begrenzte, mehrere cm große und fleckförmige, depigmentierte Areale, v. a. an Händen und Füßen	Klinik, Woodlicht (weiß-gelbe Autofluoreszenz)
postinflammatorisch	verminderte Pigmentierung im Bereich der Läsion	Anamnese, Klinik
Pityriasis versicolor alba	Schuppung, manchmal Juckreiz	Klinik, Histologie (Hyphen und runde Hefezellen zwischen Korneozyten: „Spaghetti mit Fleischbällchen")
Sheehan-Nekrose	postpartale Hypophysenvorderlappeninsuffizienz	endokrinologische Diagnostik
Sklerodermie	Hautatrophie	Klinik, Autoantikörper-Nachweis
Hypomelanosis guttata idiopathica	UV-Licht-Exposition, multiple, kleine, depigmentierte Maculae	Anamnese (chronische UV-Licht-Expostion)
toxisch	z. B. Anwendung von Bleichcremes, topischen Steroiden, Retinoiden	Anamnese

Tab. 2.6 Differenzialdiagnosen von Hyperpigmentierung

Ursache	Begleitsymptome und Befunde
generalisierte Hyperpigmentierung	
UV-Exposition (Bräune)	Hyperpigmentierung an lichtexponierten Stellen
Morbus Addison	bräunlich hyperpigmentierte Handlinien, Adynamie, Gewichtsverlust, Dehydratation, arterielle Hypotonie
Leberzirrhose	schmutziggraues Kolorit, eingeschränkte Leberfunktion
Hämochromatose	u. a. braun verfärbte Axillen, Bronzediabetes, Leberzirrhose
Morbus Wilson	u. a. Kayser-Fleischer-Kornealring, Leberzirrhose, neurologische Störungen (parkinsonähnliches Syndrom), Nierenbeteiligung
Sézary-Syndrom	ekzematöse Hautveränderungen, dann Generalisation und juckende Erythrodermie, palmoplantare Hyperkeratosen, Onychodystrophie atypische T-Zellen (Sézary-Zellen)
Peutz-Jeghers-Syndrom	Pigmentierung v. a. der Lippen und Konjunktiven, intestinale Polyposis
Erythrodermie	generalisierte Rötung der Körperoberfläche (>90%)
phototoxische bzw. photoallergische Ekzeme	UV-Exposition, bei photoallergischer Reaktion zuerst Allergenexposition, Erythem, Blasenbildung, Jucken
medikamentös	z. B. Einnahme von Zytostatika, Hydroxychloroquin, Arsen, Amiodaron, Hydantoin
lokalisierte Hyperpigmentierung	
Mongolenfleck	sakrale bläuliche Pigmentierung, v. a. bei Neugeborenen mongolischer Ethnologie
Café-au-Lait-Fleck	milchkaffeefarbene, unregelmäßige Maculae, bei multiplen Maculae V. a. Neurofibromatose
Leopard-Syndrom	Lentigines, EKG-Abnormitäten, okulärer Telorismus, Pulmonalstenose, abnormes Genitale, retardiertes Wachstum, Taubheit (Deafness)
Nävus Ito Nävus Ota	dermaler melanozytärer Nävus an der Schulter dermaler melanozytärer Nävus im Versorgungsgebiet von Nn. V_I und V_{II}, Augenbeteiligung

Tab. 2.6 Fortsetzung

Ursache	Begleitsymptome und Befunde
Sommersprossen	disseminierte kleine braune Maculae an lichtexponierten Stellen, heller Hauttyp
Chloasma	Auftreten im Bereich der Stirn und Schläfen, im Rahmen einer Schwangerschaft sowie Einnahme von Kontrazeptiva
Lentigo senilis	lichtexponierte Altershaut
medikamentös	Therapie mit Minocyclin (Hyperpigmentierung in Aknenarben oder lichtexponierter Haut), Zytostatika (Pigmentierung entlang des Venenverlaufs), Hydroxychloroquin (goldbraun)
Argyrose	graubraune Hyperpigmentierung, Kontakt mit silberhaltigen Externa oder Metallen
vaskuläre Einblutungen	dunkle Verfärbung, Gefäßveränderungen

2.23 Pusteln

Synonym: Pustula

DEFINITION Oberflächliche, intra- oder subepidermal gelegene Hohlräume, die mit Eiter gefüllt sind.

Ätiopathogenese: Die Pustel kann eine Primäreffloreszenz sein (z. B. bei Acne vulgaris) oder sekundär aus einer Vesikel hervorgehen (z. B. bei Superinfektion einer Herpesinfektion). Zudem unterscheidet man zwischen follikulären (punktförmig, bakterielle Ursache) und nicht follikulären Pusteln:
- **follikuläre Pusteln:** z. B. Acne vulgaris, Acne inversa, Rosazea, Follikulitis, Furunkel, Karbunkel
- **nicht follikuläre Pusteln:** z. B. Pusteln an Hand- oder Fußsohlen, Impetigo contagiosa, Psoriasis pustulosa, exanthemische Pusteln nach Antibiotikaeinnahme, Herpes simplex und zoster.

Diagnostik: Anamnese mit Fragen nach Begleitsymptomen (z. B. Fieber, reduzierter Allgemeinzustand, Schmerzen), Grunderkrankungen (z. B. rezidivierende Follikulitis häufig bei Diabetikern) und Medikamenteneinnahme (v. a. Antibitotika).

Im Rahmen der klinischen Untersuchung sollte insbesondere auf die Lokalisation der Pustel geachtet werden:
- **an Follikel gebunden?** Ja → V. a. bakterielle Infektion
- **Ausbreitung:**
  - lokalisiert (z. B. Follikulitis, Furunkel, Karbunkel, Acne vulgaris)
  - disseminiert (z. B. Antibiotikanebenwirkung, septisch)
- vorrangiges **Auftreten:**
  - im Gesicht: z. B. bei Acne vulgaris (auch am Rücken und seborrhoischen Arealen), Rosazea (v. a. zentrofazial, hinter Ohren und Stirn), gramnegative Follikulitis, (zentrofazial, Kinn, Nase), Impetigo contagiosa (perioral)
  - am Stamm (z. B. Acne conglobata)
  - in den Leisten und Axillen (z. B. Acne inversa)
  - an Händen und Füßen (z. B. Psoriasis palmoplantaris).

Pusteln sind häufig von einem erythematösen Hof umgeben.

2.24 Teleangiektasien

Teleangiektasien sind dauerhaft und irreversibel erweiterte Kapillaren. Sie können primär oder sekundär im Rahmen von verschiedenen Erkrankungen auftreten. Zu den **primären Teleangiektasien** zählen u. a.:
- **essenzielle generalisierte Teleangiektasien:** insbesondere bei Frauen mit progredienter Ausbreitung von den Oberschenkeln auf den Rumpf und auch auf die Schleimhäute
- **Morbus Osler:** v. a. an Mund- und Nasenschleimhaut (→ Nasenbluten), auch an inneren Organen
- **Ataxia teleangiectatica** Louis-Barr: v. a. im Gesicht und an den Konjunktiven, zudem: zerebelläre Ataxie, psychomotorische Retardierung, Athetose, Immunschwäche
- **Xeroderma pigmentosum:** an lichtexponierter Haut, extreme Überempfindlichkeit gegenüber UV-Licht, Poikilodermie.

Sekundäre Teleangiektasien finden sich z. B. bei:
- **Basaliom:** v. a. im Gesicht; die Teleangiektasien befinden sich bevorzugt im Randwall, der den halbkugeligen glasigen Tumor umgibt.
- **Rosazea:** Erytheme und Teleangiektasien im Gesicht (v. a. zentrofazial), durch verschiedene Faktoren wie z. B. Kälte, Stress, UV-Licht, Alkohol provozierbar
- **Spidernävi:** im Gesicht und am Dekolleté
- **Besenreiservarizen:** v. a. an Unter- und Oberschenkeln
- **chronische Bestrahlung:** zusätzlich Atrophie und Pigmentveränderungen
- **Sklerodermie:** im Gesicht, am proximalen Nagelfalz
- **Lupus erythematodes:** im Bereich des Nagelfalzes
- **Leberzirrhose:** Spidernävi, weitere Leberhautzeichen (z. B. Lackzunge, Gynäkomastie, Dupuytren-Kontraktur, Weißnägel, Palmarerythem, Bauchglatze), portale Hypertonie (Aszites, Ösophagusvarizen)
- **Karzinoid-Syndrom:** Flush-Symptomatik
- **Necrobiosis lipoidica:** an den Streckseiten der Unterschenkel mit unregelmäßig begrenzten, gelblichen und atrophischen Herden
- Therapie mit **Glukokortikoiden.**

Als **Poikilodermie** bezeichnet man das gleichzeitige Vorhandensein von Atrophie, Teleangiektasien und Pigmentveränderungen.

2.25 Trockene Haut

Synonym: Xerosis cutis

> **DEFINITION** Gestörte Barrierefunktion der Haut infolge Wasser- oder Lipidmangel, die klinisch mit Vergröberung des Hautreliefs, feinen Rissen und Schuppung einhergeht.

Bei ausgeprägter Trockenheit klagen die Patienten über Spannungsgefühl, Juckreiz und Ekzeme. Das Risiko einer mikrobiellen Besiedelung ist deutlich erhöht. Ursachen für trockene Haut sind:
- erhöhtes Alter
- atopisches Ekzem und andere Ekzeme
- Ichtyosis
- Psoriasis vulgaris
- chronischer Zink- und Vitaminmangel
- übertriebenes Waschen
- Hypothyreose
- Medikamente.

2.26 Ulkus der Haut bzw. Schleimhaut

> **DEFINITION** Chronische Substanzdefekte der Haut, die bis in die Dermis oder Subkutis reichen, oft mit Wundheilungsstörungen [S. C55] einhergehen und obligat unter Narbenbildung abheilen. Erosionen sind hingegen oberflächliche Epitheldefekte.

Ätiologie: Man unterscheidet zwischen **vaskulären** (arteriell, venös), **neuropathischen** (z. B. Polyneuropathie bei Diabetes mellitus), **autoimmun-entzündlichen** (z. B. Vaskulitiden), **infektiösen** (z. B. Leishmaniose, Tuberkulose, Lues), **iatrogenen** (nach Sklerosierung), **traumatischen** (z. B. Verbrennungen), **hämatologischen** (z. B. Kryoglobulinämie, Thrombozytose), **genetischen** (z. B. Epidermolysis bullosa hereditaria) und **malignen** Ulzera.

Diagnostik: Initial muss festgestellt werden, ob es sich bei der vorliegenden Läsion um eine oberflächliche Erosion oder um ein Ulkus handelt. Bei einem Ulkus erkennt man tiefer liegende Strukturen wie Dermis, subkutanes Gewebe oder Muskulatur, da das **Epithel fehlt**. Außerdem **blutet** es **leicht**. Anschließend gilt es, den Substanzdefekt hinsichtlich Größe und Form zu beurteilen, wobei auch auf den Randbereich (z. B. ist ein Randwall bei Vaskulitiden häufig) und die umliegende Haut (z. B. Hämosiderineinlagerungen?) geachtet werden sollte. Auch die **Lokalisation** (z. B. neuropathisches Ulkus an Druckstellen, venöses Ulkus am Unterschenkel/Knöchel) und **Begleitsymptomatik** (z. B. starke Schmerzen bei arteriellem Ulkus, häufig keine Schmerzen bei neuropathischem, venösem oder neoplastischem Ulkus) sind differenzialdiagnostisch wegweisend (Tab. 2.7).

Für Näheres zu Magen- und Duodenalulzera s. Verdauungssystem [S. A240].

Tab. 2.7 Differenzialdiagnosen von Hautulzera

Ursache	Begleitsymptome und Befunde
Ulcus cruris venosum	häufig an Unterschenkel oder Innenknöchel, meist wenig schmerzhaft (Ausnahme bei Atrophie blanche), bizarr konfiguriertes Ulkus, Zeichen einer chronisch-venösen Insuffizienz
Ulcus cruris arteriosum	an Unterschenkel (prätibial), Knöchel, Zehen, häufig mit Nekrose, kalte Haut, fehlende Fußpulse und starke Schmerzen, Claudicatio intermittens
neuropathisches Ulkus	wie ausgestanztes Ulkus (Malum perforans) an druckbelasteten Stellen (Ballen, Fersen, Zehen) bei Diabetes mellitus, meist schmerzlos, weitere Diabeteskomplikationen (z. B. Mikroangiopathien)
Vaskulitiden	
• Morbus Wegener	• livide Entzündung am Ulkusrand, außerdem: Hämoptoe, Epistaxis, Sattelnase, Perikarditis, cANCA-Nachweis
• Panarteriitis nodosa	• unregelmäßiges, scharf begrenztes Ulkus, Nierenbeteiligung, Hämoptoe, pANCA-Nachweis
• Livedovaskulitis	• kleine, multiple Ulzera mit Nekrose am Knöchel, netzförmige livide Zeichnung
• Pyoderma gangraenosum	• solitäre große Ulzera, insbesondere an der unteren Extremität und am Stamm
traumatische Ulzera	
• Verbrennung	• Anamnese, Erythem, Blasenbildung, starke Schmerzen
maligne Ulzera	exulzerierende Tumoren, meist schmerzlos und schlecht heilend, Biopsie
infektiöse Ulzera	
• syphilitischer Primäraffekt (Ulcus durum)	• meist im Genitalbereich, meist schmerzlos, Serologie
• Ecthyma terebrans	• ulzerierende Pyodermie an den Unterschenkeln (einzelne oder multiple wie ausgestanzt wirkende, kreisrunde Ulzera mit gerötetem Rand)
• Ulcus molle	• multiple, schmerzhafte, weiche Ulzerationen, Lymphadenopathie, Erregernachweis
• Leishmaniose	• anfangs flache, dann weiche Ulzera inmitten intakter Haut, mikroskopischer Erregernachweis
• Tuberkulose	• positives Sondenphänomen, Histologie (tuberkoide Granulome)
iatrogen	Anamnese (Z. n. Sklerosierungstherapie)

2.27 Urtikaria

Synonym: Nesselsucht (Urtika = Quaddel)

> **DEFINITION** Auftreten von scharf begrenzten, rötlich erhabenen Quaddeln, die meist flüchtig (< 24 h) und von teigiger Konsistenz sind. Zudem besteht ein ausgeprägter Juckreiz.

Die Quaddeln können **akut** (< 6 Wochen) oder **chronisch-rezidivierend** (> 6 Wochen) sowie einzeln oder exanthemisch auftreten. Ursächlich ist ein Ödem in der Dermis. Man unterscheidet zwischen immunologischen (z. B. Allergie) und nicht immunologischen Auslösern (z. B. physikalisch ausgelöste Quaddel). Klinisch besteht meist ein starker Juckreiz (→ die Patienten reiben über die Haut) und ein reflektorisches Erythem, begleitend kann ein Angioödem (Quincke-Ödem) hinzukommen. Für Näheres s. Dermatologie [S. B700].

MERKE Bei generalisierter Urtikaria kann es zu Blutdruckabfall und anaphylaktischem Schock kommen, bei Angioödem im Pharynx- und Larynxbereich besteht Erstickungsgefahr.

2.28 Wundheilungsstörung

Die Wundheilung kann durch folgende Faktoren beeinträchtigt werden:
- Grunderkrankungen, z. B. Diabetes mellitus, maligne Tumoren, Arteriosklerose
- erhöhtes Alter
- Immunschwäche
- Unterernährung sowie Vitamin- und Eiweißmangel
- Infektionen
- Allergien
- Medikamente wie Kortikosteroide
- Nikotinabusus
- körperliche Immobilität
- lokale Faktoren: Nekrose, nicht spannungsfreie Wundnaht, keimhaltige Wundränder, fehlende Ruhigstellung der Wunde, Infektion, Fremdkörper, Hämatom, Ödem, beeinträchtigte Durchblutung.

Näheres s. Chirurgie [S. B112].

3 Kreislaufsystem

3.1 Angina pectoris

Synonym: Stenokardie

DEFINITION Durch Myokardischämie ausgelöstes, typischerweise retrosternal oder linksthorakal lokalisiertes Druck- bzw. Engegefühl mit Brennen und Schmerzen. Die Schmerzen können in die linke (rechte) Schulter, den linken (rechten) Arm, Unterkiefer, Zähne oder in den Oberbauch ausstrahlen. Typisches Leitsymptom der Koronarinsuffizienz.

Einteilung: Man unterscheidet eine stabile von einer instabilen Angina pectoris. Zu den Sonderformen siehe Herz-Kreislauf-System [S. A50].
- **stabile Angina pectoris:** anfallartige, durch Belastung auslösbare Schmerzen gleichbleibender Intensität, die sich typischerweise in Ruhe und nach Gabe von Nitroglyzerin rasch wieder bessern.
- **instabile Angina pectoris:** umfasst definitionsgemäß jede erstmalig auftretende Angina pectoris, die Angina pectoris in Ruhe (auch nachts) sowie jede neue Angina pectoris, die innerhalb von 6 Wochen nach einem Myokardinfarkt auftritt. Die instabile Angina pectoris ist durch zunehmende Anfallsdauer, -häufigkeit und Schmerzintensität charakterisiert (= Präinfarktsyndrom oder Crescendoangina). Es besteht ein hohes akutes Infarktrisiko. Die instabile Angina pectoris zählt zum akuten Koronarsyndrom (s. Herz-Kreislauf-System [S. A54]).

Für das genaue diagnostische Vorgehen und die Behandlung einer Angina pectoris s. Herz-Kreislauf-System [S. A50]. Näheres zu den Differenzialdiagnosen des Thoraxschmerzes findet man in **Tab. 21.3**.

3.2 Claudicatio intermittens

DEFINITION Als Claudicatio intermittens werden ischämisch bedingte, stark belastungsabhängige Schmerzen der Muskulatur bezeichnet, die in Ruhe vollkommen verschwinden. Die Claudicatio intermittens ist das Leitsymptom des Stadiums II nach Fontaine (Kategorien 1–3 nach Rutherford) der peripheren arteriellen Verschlusskrankheit (pAVK, s. Gefäße [S. A100]).

Klinik: Die Symptome treten eine Etage unterhalb des stenosierten Gefäßes auf. Typische Beschwerden sind Schmerzen, rasche Ermüdbarkeit und Steifigkeit der Muskulatur. Am häufigsten treten die Claudicatiobeschwerden an den unteren Extremitäten, v. a. in der Wade, aber auch an Oberschenkel, Gesäß und Fuß auf; seltener ist sie am Arm. Die Schmerzen nehmen bergauf bzw. bei gesteigertem Schritttempo zu, in Ruhe sistieren sie (sog. „Schaufensterkrankheit"). Schonhaltungen verschaffen dem Patienten – im Unterschied zu orthopädischen Schmerzen – keine Linderung.

Claudicatioschmerzen können auch im Abdomen auftreten, wenn die Viszeralgefäße verengt sind (sog. **Claudicatio abdominalis**). Klassisch sind die Beschwerden nach dem Essen.
Als **Claudicatio masseterica** bezeichnet man Schmerzen beim Kauen. Sie deuten auf eine Arteriitis temporalis hin (s. Immunsystem und rheumatologische Erkrankungen [S. A494]).

3 Kreislaufsystem

Tab. 3.1 Differenzialdiagnosen von Beinschmerzen

Differenzialdiagnose	Begleitsymptome und Befunde
Gefäßerkrankungen	
periphere arterielle Verschlusskrankheit	Initialsymptom: Claudicatio intermittens, Kälte-, Schwächegefühl der Muskulatur, im Verlauf kann es zu ischämischen Ruheschmerzen und trophischen Störungen (v. a. an druckexponierten Stellen) kommen
akuter arterieller Verschluss	blasse Extremität, fehlende Pulse, plötzlicher Schmerz, Sensibilitätsstörungen und Paresen
Tibialis-anterior-Syndrom	Schmerzen, Schwellung, Hypoxie, ggf. Nekrose und Gangrän
Gefäßdissektion Aneurysma Entzündung	spontaner, lokaler und belastungsunabhängiger Schmerz
Claudicatio venosa	insbesondere bei jüngeren Patienten nach einer Beckenvenenthrombose; die Beschwerden treten unter starker körperlicher Belastung auf, „Berstungsschmerz", Linderung bei Hochlagern des Beines
neurologische Erkrankungen	
Claudicatio spinalis (Spinalkanalstenose)	Schmerzen beim Gehen (v. a. bergab), Besserung im Sitzen (→ durch die Kyphose), aber nicht im Stehen, Parästhesien, Beinschwäche, Abnahme der Gehstrecke im Tagesverlauf
Nervenwurzelreiz-Syndrom	Lumbosakralschmerzen, die ins Bein ausstrahlen, positives Lasègue-Zeichen, ggf. Paresen und Sensibilitätsausfälle
Polyneuropathie	distale, strumpfförmig-symmetrische und brennende Schmerzen, v. a. nachts, fehlender Achillessehnenreflex
Erkrankungen des Bewegungsapparats	
Arthrosen	belastungsabhängige Schmerzen, lokale Druckempfindlichkeit und Schwellung, eingeschränkte Beweglichkeit, typischer Röntgenbefund (z. B. Osteophyten)
Arthritiden	schmerzhaft gerötetes, geschwollenes und überwärmtes Gelenk, Entzündungsparameter ↑
muskuläre Überbeanspruchung	Anamnese, nachts Wadenkrämpfe
Knochentumoren	zunehmende Ruheschmerzen, Schwellung
posttraumatisch	Trauma in der Anamnese

Differenzialdiagnosen: Mögliche Differenzialdiagnosen von Beinschmerzen finden sich in **Tab. 3.1**.

3.3 Einflussstauung

> **DEFINITION** Behinderung des venösen Blutflusses ins rechte Herz mit konsekutivem Rückstau in Kopf, Hals und die obere Extremität (obere Einflussstauung) bzw. in die untere Körperhälfte (untere Einflussstauung).

Ätiopathogenese: Ursächlich können kardiale (z. B. Rechtsherzinsuffizienz) oder extrakardiale (z. B. Tumoren, Pneumothorax) Erkrankungen sein. Die Stauung entsteht also entweder infolge einer mangelhaften Leistung des rechten Herzens oder aufgrund einer mechanischen Behinderung im Bereich der venösen Gefäße (z. B. V. cava inferior). Siehe auch **Tab. 3.2**.

Klinik: Klinisch präsentieren sich die Patienten mit bereits **sichtbar erweiterten Venen** v. a. im Halsbereich sowie **Ödemen** und einer lividen Hautfarbe. Die Symptome sind insbesondere im Bereich der oberen Extremität ausgeprägt. Weiterhin können **Dyspnoe**, Tachykardie, Palpitationen, systemische Hypotonie, Muskelschwäche und Blässe vorhanden sein.

Diagnostik:
Anamnese: Wichtig sind v. a. Fragen nach dem Beginn der Beschwerden – eine Einflussstauung entwickelt sich, mit

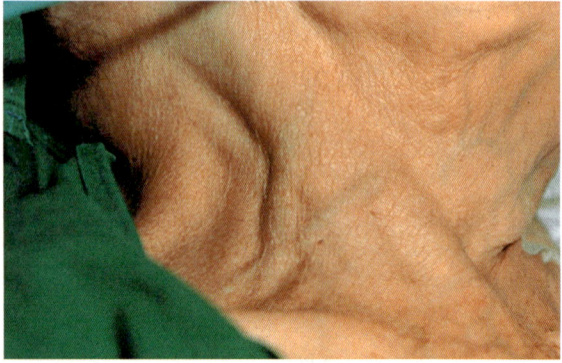

Abb. 3.1 **Gestaute Halsvenen.** (aus: Neurath, Checkliste Anamnese und klinische Untersuchung, Thieme, 2010)

Ausnahme der Perikardtamponade, langsam progredient –, Vorerkrankungen (insbesondere kardial und pulmonal), Malignomerkrankungen oder Z. n. Radiatio, Operationen, Thoraxtrauma, Medikamenteneinnahme (Antikoagulation?), begleitenden Beschwerden (z. B. Husten, B-Symptomatik, Schmerzen).

Klinische Untersuchung:
- Inspektion: Auffallend sind die **gestauten Halsvenen** (**Abb. 3.1**). Die oberflächlichen Venen sind häufig erweitert, Arm und Hals livide verfärbt und geschwollen. Die Patienten sind blass, klagen über Druckschmerzhaftigkeit und weisen Venenpulsationen auf.

3.4 Herzinsuffizienz

Tab. 3.2 Differenzialdiagnosen der Einflussstauung

Ursache	Begleitsymptome und Befunde	Diagnostik
kardiale Ursachen		
Rechtsherzinsuffizienz	Dyspnoe, Ödeme, Aszites, Stauungsgastritis	Klinik, Echokardiografie
Pericarditis exsudativa	plötzlicher Brustschmerz, schwere Dyspnoe	Klinik, Röntgen-Thorax, Echokardiografie
Perikardtamponade	systemische Hypotonie, Pulsus paradoxus, leise Herztöne	Klinik, Röntgen-Thorax (zeltförmige Herzsilhouette), Echokardiografie
Pericarditis constrictiva	Low-output-Syndrom, Ödeme, Aszites, Stauungsproteinurie	Klinik, Echokardiografie, Rechtsherzkatheter
Trikuspidalstenose	Dyspnoe, periphere Zyanose	Auskultation, Echokardiografie
extrakardiale Ursachen		
Bronchialkarzinom	Gewichtsverlust, Husten, Hämoptysen	Anamnese (Raucher), Röntgen-Thorax, Bronchoskopie, Thorax-CT, Tumormarker
mediastinale Lymphome (Hodgkin- und Non-Hodgkin-Lymphome)	B-Symptomatik, Lymphknotenvergrößerung	Lymphknotenbiopsie
Struma	Druckgefühl, Dysphagie, Globusgefühl	Klinik, Schilddrüsenszintigrafie, CT
Pancoast-Tumor	Horner-Syndrom, Schmerzen	Klinik, Röntgen-Thorax, Thorax-CT
Paget-von-Schroetter-Syndrom	Schmerzen, livide Schwellung am Arm, venöse Kollateralgefäße	Phlebografie
Mediastinalemphysem	Kinder- und Jugendliche, pulssynchrones Knistern, Hautemphysem, Dysphagie, Näseln	Klinik, Röntgen-Thorax
Spannungspneumothorax	plötzliche Dyspnoe und Schmerzen, einseitig aufgehobene Atemgeräusche, asymmetrische Thoraxbewegungen	Klinik, Röntgen-Thorax (in Exspiration)
thorakales Aortenaneurysma	retrosternaler Schmerz, Dyspnoe, Stridor, Heiserkeit	Röntgen-Thorax, Thorax-CT, transösophageale Echokardiografie
Vena-cava-superior-Thrombose	Anamnese (Venenkatheter!), livide Haut und Weichteilschwellung, gesteigerte Venenzeichnung	Klinik, Kavografie

- Palpation: Festgestellt werden kann neben einem **Pulsus paradoxus** (hier fällt inspiratorisch der Blutdruck paradoxerweise um > 10 mmHg ab und der Puls ist u. U. nicht mehr tastbar) auch ein **positiver hepatojugulärer Reflux**, also ein zusätzliches Füllen der Halsvenen bei Leberpalpation.
- Auskultation: Geachtet wird insbesondere auf die Lautstärke des 1. und 2. Herztons (meist abgeschwächt). Gegebenenfalls finden sich ein 3. und 4. Herzton sowie Herzgeräusche.

EKG: Im EKG zeigen sich keine typischen Veränderungen. Auftreten können eine Tachykardie, ein elektrischer Alternans (bei Perikardtamponade), eine Niedervoltage (Perikarderguss), ein veränderter Lagetyp und Zeichen einer Rechtsherzbelastung.

Röntgen-Thorax: Die Einflussstauung kann selbst nicht nachgewiesen werden, wohl aber mögliche Ursachen. Beispielsweise zeigt das Herz eine Bocksbeutelform bei Perikarderguss, der Hilus ist einseitig vergrößert bei mediastinalen Lymphomen oder das Herz aortal konfiguriert bei thorakalem Aortenaneurysma.

Weitere Maßnahmen:
- Echokardiografie: Sie dient der Beurteilung von Funktion und Morphologie der Ventrikel und Herzklappen sowie dem Nachweis von Flüssigkeit im Perikard und intrakardialen Thromben.
- Laboruntersuchung (Blutbild, Herzenzyme, Entzündungsparameter, evtl. TSH)
- Messung des Venendrucks
- CT, MRT
- Phlebografie
- Endoskopie.

Differenzialdiagnosen: Siehe Tab. 3.2.

3.4 Herzinsuffizienz

Das Krankheitsbild „Herzinsuffizienz" wird im Kap. Herz-Kreislauf-System [S. A25] näher besprochen. Hier werden die unterschiedlichen Symptome und Befunde bei **Links-** bzw. **Rechtsherzinsuffizienz** der Vollständigkeit halber noch einmal gegenübergestellt (**Tab. 3.3**). Eine Rechtsherzinsuffizienz entsteht häufig als Folge einer eingeschränkten Funktion des linken Ventrikels, sodass die aufgeführten Symptome und Befunde häufig also auch in Kombination auftreten. Versagen beide Herzhälften, spricht man von einer **globalen Herzinsuffizienz**. Diese ist durch eine sehr starke Dyspnoe, starke Ödembildung und deutlich eingeschränkte Belastbarkeit gekennzeichnet.

Tab. 3.3 Befunde bei Rechts- und Linksherzinsuffizienz

	akut	chronisch
Rechtsherzinsuffzienz	Ruhedyspnoe, Tachypnoe	Belastungs- und später Ruhedyspnoe
	Schockzeichen (Tachykardie, Hypotonie, Kaltschweißigkeit)	periphere Ödeme (in den abhängigen Körperpartien) und Nykturie
	zentrale Zyanose	Aszites, Pleuraerguss
	Thoraxschmerzen	Gastrointestinaltrakt (Inappetenz, Übelkeit, Meteorismus, Völlegefühl)
	obere Einflussstauung (gestaute Halsvenen)	periphere oder zentrale Zyanose
	sekundär auch Versagen des linken Ventrikels (Vorwärtsversagen)	Stauungsleber (Druckschmerzhaftigkeit, Ikterus), Stauungsnieren (Proteinurie)
		gestaute Halsvenen, positiver hepatojugulärer Reflux, Kußmaul-Zeichen (inspiratorischer Anstieg des Venendrucks)
		Tachykardie, Hypotonie und Pulsus paradoxus
		gespaltener 2. Herzton, systolische und diastolische Herzgeräusche
Linksherzinsuffizienz	starke Ruhedyspnoe, Orthopnoe, Tachypnoe	Belastungs- und später Ruhedyspnoe, Orthopnoe (nachts Schlafen mit erhobenem Oberkörper), Asthma cardiale
	Vorwärtsversagen mit kardiogenem Schock (Blässe, Kaltschweißigkeit, Brady- oder Tachykardie, Hypotonie, Bewusstseinsstörung)	trockener Husten (v. a. nachts)
	periphere Zyanose	eingeschränkte Leistungsfähigkeit, Müdigkeit, Abgeschlagenheit
	starke Thoraxschmerzen, Angina pectoris	Schwindel, Schwitzen, Blässe, Kaltschweißigkeit
	Rückwärtsversagen mit Lungenödem (schaumiger Auswurf)	Lungenödem (schaumiger Auswurf)
		periphere Zyanose
		Tachykardie, Hypotonie und Pulsus alternans
		Herzspitzenstoß verlagert nach kaudal
		3. und 4. Herzton mit Galopprhythmus, ggf. systolisches Schwirren, systolische und diastolische Geräusche

3.5 Herztöne und -geräusche

Pathologische Herztöne und Extratöne sind in **Tab. 3.4** dargestellt. **Tab. 3.5** zeigt die verschiedenen Differenzialdiagnosen von Herzgeräuschen. Die einzelnen Krankheitsbilder und deren detaillierte Diagnostik sowie die entsprechende Behandlung wird in den Kapiteln Herz-Kreislauf-System [S. A61], Pädiatrie [S. B566] und Chirurgie [S. B193] besprochen.

3.6 Kreislaufstillstand

> **DEFINITION** Der Kreislaufstillstand ist gekennzeichnet durch Bewusstseinsverlust (mit oder ohne Krampfanfall), fehlende zentrale Pulse (fehlende Herztöne) sowie fehlende Atmung.

Für mögliche Ursachen s. Herz-Kreislauf-System [S. A18], Notfallmaßnahmen s. Notfallmedizin [S. B30].

3.7 Pulslose Extremität

> **DEFINITION** Die Pulse einer Extremität sind nicht tastbar.

Ätiologie: Tab. 3.6 zeigt mögliche Ursachen.

Diagnostik: Im Vordergrund steht die Anamnese, die Fragen nach dem Ausmaß der Beschwerden, der möglichen **Gehstrecke** (Wie weit können Sie gehen, bis Sie stehenbleiben müssen?) und eventuellen Risikofaktoren (z. B. Rauchen, Hypertonie, Diabetes mellitus) beinhalten soll. Im Rahmen der **Inspektion** gilt es auf Hautfarbe (blass? schwärzlich verfärbt?) und -temperatur (i. d. R. kalt) zu achten. Ist die Extremität abgestorben (Gangrän), ist sie schwärzlich verfärbt und kalt, feucht oder trocken und schmerzfrei. Bei V. a. einen Gefäßverschluss sollte man den Puls an verschiedenen Stellen tasten, um so die Verschlusshöhe eingrenzen zu können. Der Rhythmus kann Auskunft über die Ursache geben; z. B. ist eine Embolie oft mit Vorhofflimmern vergesellschaftet. Auskultiert werden müssen die Leistengegend, A. femoralis, A. ulnaris und A. carotis. Ein Ruhegeräusch legt eine arterielle Stenose nahe.

Funktionsprüfungen und weitere Diagnostik: Näheres zu den einzelnen Untersuchungsmethoden s. Gefäße [S. A90].
- Allen-Test (Verschluss der A. ulnaris oder A. radialis?)
- Ratschow-Probe (bei Claudicatio intermittens)
- Faustschlussprobe (bei Schmerzen der oberen Extremität
- Messen der (schmerzfreien) Gehstrecke

Tab. 3.4 Pathologische Herztöne und Extratöne

Auskultationsbefund		Ursache
1. Herzton		
	laut	geringe Ventrikelfüllung: Mitralstenose, Hyperthyreose, Anämie, Tachykardie
	leise	übermäßige diastolische Ventrikelfüllung: Aortenvitien, kardiale Dekompensation, AV-Überleitungsstörung, Bradykardie
	gespalten	asynchrone Ventrikelkontraktion: Schenkelblock, vegetative Labilität, bei Jugendlichen
2. Herzton		
	laut	heftiges Zuschlagen der Taschenklappen infolge großer diastolischer Druckdifferenzen zwischen • Aorta und linkem Ventrikel: arterielle Hypertonie, Aorteninsuffizienz, Aortenisthmusstenose • A. pulmonalis und rechtem Ventrikel: pulmonale Hypertonie
	leise	arterielle oder pulmonale Hypotonie, kardiale Hypotonie, Linksherzinsuffizienz, Pulmonalstenose
	gespalten[1]	• atemabhängig gespalten (inspiratorisch hörbar): bei Jugendlichen (physiologisch) • atemunabhängig gespalten (fixiert): Rechtsschenkelblock, Pulmonalstenose, Mitralinsuffizienz, Vorhofseptumdefekt, Rechtsherzinsuffizienz • paradoxe Spaltung (Aortenklappe schließt nach Pulmonalklappe): Linksschenkelblock, Aortenstenose, offener Ductus arteriosus Botalli
3. Herzton („Ventrikeldehnungston")[2]		physiologisch bei Kindern pathologisch bei rascher Ventrikelfüllung (Anämie, Hyperthyreose), erhöhtem Füllungsdruck (Herzinsuffizienz)
4. Herzton („Vorhofton")[2]		physiologisch bei Kindern pathologisch bei verminderter Ventrikeldehnbarkeit (z. B. Aortenstenose)
Klick	• frühsystolisch • mesosystolisch • spätsystolisch	• Aortenstenose, Aortenaneurysma, Pulmonalstenose, pulmonale Hypertonie • Mitralklappenprolaps • Mitralklappenprolaps, hypertrophische Aortenstenose
Mitralöffnungston (MÖT)[3]		Mitralstenose
Trikuspidalöffnungston (TÖT)		Trikuspidalstenose

[1] Normalerweise schließt die Pulmonalklappe nach der Aortenklappe.
[2] Summationsgalopp: Zusammenfallen von 3. und 4. Herzton.
[3] Der Mitralöffnungston kann fehlen, obwohl eine Mitralstenose vorhanden ist. Ursächlich ist dabei eine Verkalkung der Mitralsegel (der MÖT entsteht durch das plötzliche Abstoppen beim Vorschwingen der Klappe durch die Stenose, bei einer Verkalkung können die Klappen nicht mehr schwingen).

Tab. 3.5 Differenzialdiagnosen der Herzgeräusche

	Ursache	Befunde
systolisch	Aortenstenose	spindelförmiges Systolikum mit P.m. über der Aortenklappe, Fortleitung in die Karotiden, abgeschwächter und gespaltener 2. Herzton, bei höhergradigen Stenosen häufig 4. Herzton
	Aortenisthmusstenose	frühsystolischer Klick und mesosystolisches Geräusch mit P.m. über dem 3.–4. ICR links parasternal, gespaltener 2. Herzton, Blutdruckdifferenz obere/untere Extremität
	Pulmonalstenose	spindelförmiges Systolikum mit P.m. 2. ICR links parasternal, gespaltener 2. Herzton
	Mitralinsuffizienz	bandförmiges Systolikum mit P. m. über der Herzspitze, Fortleitung in die Axilla, leiser 1. Herzton, weit gespaltener 2. Herzton, evtl. 3. oder 4. Herzton
	Mitralprolaps	systolischer Klick mit nachfolgendem Spätsystolikum (→ Mitralinsuffizienz) mit P. m. über der Herzspitze
	Trikuspidalinsuffizienz	leiser 1. Herzton, betonter 2. Herzton, hochfrequentes Systolikum mit P. m. im 4. ICR rechts parasternal
	ASD	raues, spindelförmiges Systolikum mit P.m. im 2. ICR links parasternal, fixiert gespaltener 2. Herzton
	VSD	holosystolisches Geräusch („Pressstrahl") mit P.m. über Erb, „Graham-Steel"-Geräusch (Diastolikum im 2. ICR links parasternal) bei großem VSD (Pulmonalinsuffizienz)
	HOCM	lautes und belastungsabhängiges spindelförmiges Geräusch mit P.m. im 2.–3. ICR links parasternal
	Aortenklappenprothese	deutliches Systolikum mit P.m. über der Aortenklappe (aber überall auskultierbar → kann andere Vitien überlagern), betonter 1. Herzton, dumpf: Kugelklappen, metallisch: Flügelklappen
diastolisch	Aorteninsuffizienz	gießend-fließendes („hauchendes"), häufig holodiastolisches Decrescendogeräusch mit P.m. über Erb bzw. der Aortenklappe, ggf. Systolikum bzw. rumpelndes, spätdiastolisches Geräusch mit P.m. über der Mitralklappe (Austin-Flint-Geräusch). Abgeschwächter 2. Herzton. Isolierte systolische Hypertonie mit großer Blutdruckamplitude.
	Pulmonalinsuffizienz	leises Diastolikum mit P.m. über dem 2. ICR links parasternal
	Mitralstenose	diastolisches Decrescendogeräusch mit P. m. über der Herzspitze, paukender 1. Herzton und gespaltener 2. Herzton, Mitralöffnungston, präsystolisches Crescendogeräusch bei erhaltenem Sinusrhythmus, Graham-Steel-Geräusch bei Pulmonalinsuffizienz, ggf. auch bandförmiges, holosystolisches Geräusch bei Trikuspidalinsuffizienz
	Trikuspidalstenose	P.m. 4. ICR parasternal rechts, lauter 1. Herzton, Trikuspidalöffnungston
systolisch-diastolisch	Perikarditis	laute, ohrnahe Geräusche über dem gesamten Herzen
	persistierender Ductus arteriosus Botalli	systolisch-diastolisches Crescendo-Decrescendo-Geräusch („Maschinengeräusch") mit P.m. 2. ICR links infraklavikulär
	AV-Fisteln	Geräusch über der Lunge

Tab. 3.6 Ursachen einer pulslosen Extremität

Ursache	Begleitsymptome und Befunde	Diagnostik
akuter arterieller Verschluss	blasse Extremität, fehlende Pulse, plötzlicher Schmerz, Sensibilitätsstörungen und Paresen	Klinik, Doppler-Sonografie, DSA
chronisch-arterieller Verschluss	Claudicatio intermittens [S.C55]	Anamnese, Klinik, Gehstrecke, Lagerungsprobe nach Ratschow, Allen-Test
Schock	Kreislaufzentralisierung, Blässe, Bewusstseinsstörung, Hypotonie	Klinik
exogene Ursachen	Adipositas Ödeme Frakturen	Anamnese, Klinik

- Messen des arteriellen Verschlussdrucks: Blutdruckmessung an Knöchel und der oberen Extremität (sog. Knöchel-Arm-Index, normalerweise beträgt dieser 0,9–1,2; kritische Ischämie ab < 0,5).
- Doppler-/Duplexsonografie
- digitale Subtraktionsangiografie (DSA)
- MRT-Angio.

3.8 Schock

> **DEFINITION** Kreislaufversagen unterschiedlicher Ursache mit kritischer Minderperfusion der Organe.

Der Schock und seine verschiedenen Formen werden detailliert im Kap. Notfallmedizin [S.B45] besprochen. **Tab. 3.7** gibt eine kurze Übersicht. Typische Symptome, die bei allen Schockformen auftreten, sind:
- Hypotonie (systolisch < 100 mgHg)
- Tachykardie (> 100/min): **Cave:** Bei bradykarden Herzrhythmusstörungen sowie unter β-Blocker-Therapie fehlt die Tachykardie.
- Anurie.

3.9 Störungen des Herzrhythmus

Herzrhythmusstörungen werden eingeteilt nach:
- Lokalisation: supraventrikuläre Rhythmusstörung oder ventrikuläre Rhythmusstörung
- Frequenz: bradykarde Rhythmusstörung (< 60/min) oder tachykarde Rhythmusstörung (> 100/min)
- Regelmäßigkeit: Arrhythmie?

Die Herzrhythmusstörungen werden ausführlich im Kapitel Herz-Kreislauf-System [S.A31] beschrieben.

Tab. 3.7 Differenzialdiagnosen verschiedener Schockformen

Ursache	Begleitsymptome und Befunde	Diagnostik und spezifische Therapie
kardiogener Schock	Dyspnoe, Angina pectoris, Palpitationen, Rasselgeräusche, Zeichen des Lungenödems, ggf. Halsvenenstauung, kalte Haut	Flachlagerung (initial Gefahr der Gehirn-Minderperfusion), Intensivüberwachung, ggf. kardiopulmonale Reanimation, RR-Stabilisierung (Katecholamine: Dobutamin, Dopamin) und Oberkörperhochlagerung, Analgesie, ggf. Fibrinolyse
hypovolämischer Schock	Blutungen, kollabierte Halsvenen, kalte Haut	Volumenersatz, Katecholamine (Adrenalin, Noradrenalin), ggf. Blutstillung
septischer Schock	initial: Schüttelfrost, Fieber, warme Haut, dann: allgemeine Schockzeichen	Blutkultur, Katecholamine (Adrenalin, Noradrenalin), Herdsanierung, Antibiotika
anaphylaktischer Schock	Ödeme, Juckreiz, Urtikaria, Übelkeit, inspiratorischer Stridor	Antihistaminika, Glukokortikoide, Katecholamine (Adrenalin, Noradrenalin)
neurogener Schock	ausgeprägte Hypotension, schlaffe Muskellähmung	Volumengabe, Katecholamine (Adrenalin, Noradrenalin), Glukokortikoide

3.10 Synkope und Kollaps

> **DEFINITION** Als **Synkope** wird ein durch eine vorübergehende zerebrale Minderperfusion ausgelöster, plötzlicher Bewusstseinsverlust bezeichnet, der mit einem Tonusverlust der Skelettmuskulatur einhergeht.
> Der **Kollaps** (= plötzliches Zusammensinken) bezeichnet eine akute Kreislaufinsuffizienz infolge vermindertem venösem Blutrückstrom zum Herzen. Es kommt plötzlich zum vorübergehenden Blutdruckabfall mit Bewusstseinsstörungen (z. B. Schwarzwerden vor den Augen) oder Bewusstseinsverlust (vaskuläre Synkope).
> Die **orthostatische Dysregulation** ist durch eine gestörte Blutdrucksteuerung gekennzeichnet und geht mit einem symptomatischen Blutdruckabfall (systolisch > 20 mmHg, diastolisch > 10 mmHg) beim Stehen bzw. Aufstehen einher, wenn das Blut in die abhängigen Körperpartien versackt.

Ätiologie: Synkopen sind häufig. Sie können kardiogen, vaskulär, zerebral, psychogen oder durch andere Ursachen wie z. B. durch Hitze, Hypoglykämie oder Medikamente ausgelöst werden (**Tab. 3.8**). Häufig ist aber keine Ursache nachweisbar.

Klinik: Typisch sind der **Bewusstseinsverlust** und ein **Tonusverlust** der Muskulatur, wodurch die Patienten stürzen und sich u. U. dabei sogar verletzen. Die Synkope dauert i. d. R. einige Sekunden. Oft treten typische **Prodromi** auf wie beispielsweise Schwitzen, Übelkeit, „Schwarzwerden" vor den Augen, Ohrensausen, „weiche Knie" oder Angina-pectoris-Beschwerden. Synkopen können sich auch mit Zungenbiss, Myoklonien und Einnässen präsentieren (konvulsive Synkope). Nach dem Ereignis kann eine retrograde Amnesie bestehen.

3.10 Synkope und Kollaps

Tab. 3.8 Ursachen von Synkopen

Ursache	Begleitsymptome und Befunde	Diagnostik
kardiogene Synkopen		
Herzrhythmusstörungen (Adams-Stokes-Anfall):	kurzzeitige Synkope, ohne Prodromi, oft mit Verletzung	Langzeit-EKG
• bradykarde Rhythmusstörung		
• tachykarde Rhythmusstörung		
Karotis-Sinus-Syndrom (kardioinhibitorischer Typ)	Synkope nach starker Kopfdrehung oder Manipulationen am Hals	Karotissinusmassage positiv (**Cave:** vorher Doppler-Sonografie zum Ausschluss von ausgeprägten Plaques)
Entleerungsstörungen des linken Ventrikels:		
• Aortenstenose	Auskultation, Synkopen bei Belastung	Klinik, Echokardiografie, EKG
• hypertrophisch obstruktive Kardiomyopathie		
• Myokardinfarkt	sehr starke retrosternale Schmerzen mit Ausstrahlung, Dyspnoe, Herzenzyme ↑	
• Herzinsuffizienz	Orthopnoe, Ödeme	
• Perikardtamponade	Einflussstauung	
reflektorisch-kardiovaskuläre Synkopen		
• neurokardiogene (vasovagale) Synkope	Blässe, Schwitzen, Übelkeit, häufig nach langem Stehen, schlecht gelüfteter Raum etc. oder nach plötzlichem Schmerz, Angst, Anblick etc.	Anamnese, Besserung im Liegen
• Orthostasereaktion (autonome Dysregulation, primär z. B. Parkinson-Syndrom, sekundär z. B. diabetische Neuropathie, Volumenmangel, medikamentös induziert)	Synkope nach Lagewechsel, Blutdruck ↓	Hypotonie, Besserung im Liegen
• situationsbedingte Synkope	nach Husten, Niesen, Lachen, Heben, Defäkation, Miktion	Anamnese
• Karotis-Sinus-Syndrom (vasodepressorischer Typ)	Synkope nach starker Kopfdrehung oder Manipulationen am Hals	Karotissinusmassage positiv (**Cave:** vorher Doppler-Sonografie zum Ausschluss von ausgeprägten Plaques)
psychogene Synkope		
• Hyperventilations-Syndrom	Parästhesien, Zittern, Pfötchenstellung, Krämpfe	BGA (Hypokapnie, respiratorische Alkalose)
Synkopen ohne nachweisbare Ursache		Ausschlussdiagnose

Diagnostik: Wegweisend ist die **Anamnese** (Fremd- und Eigenanamnese). Vor allem muss nach auslösenden Ereignissen gefragt werden, z. B. große Hitze, langes Stehen oder plötzliches Aufstehen, Intoxikationen, Synkope nach dem Essen, Kopfdrehung etc. Ist der Patient wieder bei Bewusstsein, kann er Auskunft über Vorerkrankungen (v. a. kardiopulmonale und neurologische Erkrankungen), frühere Synkopen, eine eventuelle Medikamenteneinnahme oder Alkoholkonsum geben.

Bei der **Inspektion** muss auf Verletzungszeichen geachtet werden. Überprüft werden müssen auch der Bewusstseins- und Hydratationszustand, Blutdruck, Temperatur sowie Herz- und Atemfrequenz des Patienten. Eine verminderte Venenfüllung und verminderter Hautturgor sowie trockene Schleimhäute deuten auf eine Exsikkose hin.

Die **Karotis-Sinus-Massage** dient der Abklärung eines Karotis-Sinus-Syndroms (s. Herz-Kreislauf-System [S. A35]). Dabei wird der Hals am vorderen Rand des M. sternocleidomastoideus sowohl im Liegen als auch im Stehen für rund 5–10 s massiert. Gleichzeitig wird der Patient mittels EKG überwacht. Eine Asystolie > 3 s (kardioinhibitorischer Typ) bzw. ein Blutdruckabfall > 50 mmHg (vasodepressorischer Typ) sind pathologisch.

Im **Labor** werden Blutbild, Differenzialblutbild, Gerinnungsstatus, Elektrolyte, Herzenzyme, Kreatinin und Urinstatus, Gesamteiweiß und CRP geprüft.

Abhängig von der vermuteten Ursache schließen sich **apparative** und **bildgebende** Verfahren an:
- **Kipptischuntersuchung** (bei V. a. vasovagale Synkope)
- **Schellong-Test** (bei V. a. orthostatische Synkope): Der Patient bleibt dabei für ungefähr 5 min ruhig liegen. Blutdruck und Puls werden bestimmt. Anschließend steht er auf und man bestimmt nach 1 und 3 min erneut Blutdruck und Puls. Danach werden für weitere 10 min im Liegen Puls und Blutdruck registriert. Kennzeichen einer orthostatischen Hypotension ist ein systolischer Blutdruckabfall > 20 mmHg oder ein systolischer Wert < 90 mmHg. Klinische Symptome müssen dabei keine auftreten. Steigt die Herzfrequenz über-

Tab. 3.9 Differenzialdiagnosen synkopaler Zustände

Ursache	Begleitsymptome und Befunde	Diagnostik
epileptische Anfälle	Bewusstseinsverlust > 5 min, Verwirrtheit	EEG, Schädel-MRT
transitorisch-ischämische Attacken (TIA):		
• Stenose bzw. Verschluss der A. vertebralis, A. basilaris	Schwindel, Gleichgewichtsstörungen (drop attack), akute Paresen	Klinik, CT-Angio
• Aortenbogen-Syndrom: Stenosierung der Abgänge der großen Gefäße	meist arteriosklerotisch, selten Lues oder Takayasu-Arteriitis, verminderter Blutdruck an der oberen Extremität	Klinik, Doppler-Sonografie, CT-Angio
• disseziertes thorakales Aortenaneurysma	heftige Thoraxschmerzen mit Ausstrahlung in den Rücken und die Schulterblätter	Klinik, Angio-CT
• Embolien aus dem Herzen	Vitien, Herzwandaneurysmen, Kardiomyopathien, Vorhofflimmern	EKG, Echokardiografie
Subclavian-Steal-Syndrom	zerebrale Ausfallserscheinungen (auch Drehschwindel und Gesichtsfeldausfälle) besonders unter Armarbeit, meist kein vollständiger Bewusstseinsverlust	Puls und RR im Seitenvergleich, Doppler-Sonografie
Drop Attacks	unerklärbare Stürze, höheres Alter, kein Bewusstseinsverlust	Ausschluss einer zerebrovaskulären Ursache und Epilepsie
dissoziativer Anfall	Stress, psychopathologische Auffälligkeiten, Somatisierung	Anamnese, Ausschlussdiagnose
Hypoglykämie	Zittern, Schwindel, Hunger	Blutzuckermessung
Hypovolämie	Dehydratation, Blutung	Klinik
Kinetosen	Schwindel, Kopfschmerz	Anamnese, Klinik
Hypoxie	Dyspnoe, Zyanose	Klinik, p_aO_2 ↓
Dumping-Syndrom	Z. n. Magen-OP	Anamnese
Anämie	Dyspnoe, Blässe	Blutbild

mäßig an, spricht man vom sog. **POTS** (posturales orthostatisches Tachykardie-Syndrom).
- EKG, Ergometrie, Echokardiografie, Event Recorder (bei V. a. kardiogene Synkope)
- Doppler-Sonografie der A. carotis, CT/MRT, ggf. EEG (bei V. a. zerebrale Ursachen).

Differenzialdiagnosen: Siehe Tab. 3.9.

3.11 Veränderungen des Blutdrucks

3.11.1 Erhöhter Blutdruck

DEFINITION Eine Blutdruckerhöhung über 139/89 mmHg in Ruhe wird als arterielle Hypertonie bezeichnet.

Tab. 3.10 zeigt mögliche Differenzialdiagnosen einer Hypertonie. Für Näheres zu Klinik, Diagnostik und Therapie s. Herz-Kreislauf-System [S. A81].

3.11.2 Erniedrigter Blutdruck

DEFINITION Von einer arteriellen Hypotonie spricht man bei einer Verminderung des systolischen Blutdrucks auf < 100 mmHg, die mit einer entsprechenden klinischen Symptomatik verbunden ist.

In Tab. 3.11 sind mögliche Differenzialdiagnosen der Hypotonie dargestellt. Näheres zum Krankheitsbild s. Herz-Kreislauf-System [S. A85].

3.12 Zyanose

DEFINITION Unter einer Zyanose versteht man eine bläuliche Verfärbung der Haut und Schleimhäute. Man unterscheidet die **Hämoglobinzyanose** (erhöhte Konzentration von nicht oxygeniertem Hämoglobin) von der **Hämiglobinzyanose** (erhöhte Konzentration abnormer Hämoglobine).

Einteilung und Ätiopathogenese: Bei der **Hämoglobinzyanose** ist das nicht oxygenierte Hämoglobin im Kapillarblut auf über 5 g/dl vermehrt. Sie kann entweder zentral entstehen, wenn das arterielle Blut primär zu wenig oxygeniert wird, oder peripher, wenn in der Peripherie der Sauerstoff vermehrt verbraucht wird.
- **zentrale Zyanose:** Sie entsteht bei einer primär verminderten Oxygenierung des arteriellen Blutes. Zentrale Zyanosen können kardial (z. B. Rechts-links-Shunt) oder pulmonal (z. B. Lungenemphysem, COPD, Lungenembolie, Pneumonie, Bronchiektasen) bedingt sein. **Haut und Schleimhäute** sind zyanotisch.
- **periphere Zyanose:** Die O_2-Sättigung des arteriellen Blutes ist normal, die periphere O_2-Ausschöpfung erhöht. Periphere Zyanosen können lokalisiert (z. B.

3.12 Zyanose

Tab. 3.10 Differenzialdiagnosen der Hypertonie

Ursache	Begleitsymptome und Befunde	Diagnostik
primäre Hypertonie	evtl. familiär gehäuftes Auftreten	Ausschluss einer sekundären Hypertonie
sekundäre Hypertonie		
renale Hypertonie		
• renoparenchymatös	mögliche Ursachen: Nierenzysten, Schädigung des Nierenparenchyms, reninproduzierender Tumor	nephrologische Untersuchung, Nierensonografie, Reninbestimmung
• renovaskulär	kurze Hypertonieanamnese, Niereninfarkt	Doppler-Sonografie der Nierenarterie, Angiografie, Captopriltest
endokrine Hypertonie		
• Phäochromozytom	konstant erhöhter Blutdruck oder hypertensive Krisen	Katecholamine im Urin
• Conn-Syndrom	Hypertonie, Hypokaliämie, metabolische Alkalose	Hormonanalyse
• Cushing-Syndrom	Stammfettsucht, Vollmondgesicht, Büffelnacken, Osteoporose, Hautatrophie	
• Akromegalie	Vergrößerung der Akren, evtl. Hyperhidrosis, Diabetes mellitus	
• Hyperthyreose	Diarrhö, Schwitzen, Nervosität, Tachykardie	
kardiovaskulär		
• Aortenisthmusstenose	Blutdruckdifferenz obere/untere Körperhälfte	Auskultation, Echokardiografie, Doppler, MRT
• AV-Fistel	systolisch-diastolisches Geräusch über der Lunge	Röntgen (Darstellung der Fistel)
• Bradykardie	Schwindel, Synkopen	Besserung bei Frequenzanstieg
• Aorteninsuffizienz	große Blutdruckamplitude, isolierte systolische Hypertonie, pulsierende Gefäße	Auskultation, Echokardiografie
medikamentöse Hypertonie	z. B. orale Kontrazeptiva, Immunsuppressiva, NSAR, β₂-Sympathomimetika, Mineralokortikoide, Antidepressiva	Anamnese
neurogene Hypertonie		
• Angst, Stress	Besserung bei Entspannung	Anamnese
• Tumoren	schleichende Symptomatik, Lähmungserscheinungen, Epilepsie, organisches Psycho-Syndrom	CT, MRT
• gesteigerter Hirndruck	Kopfschmerz, Erbrechen, Stauungspapille, Bewusstseinstrübung	Fundoskopie, Hirndruckmessung
Hypertonie in der Schwangerschaft		
• transitorische Hypertonie	im 3. Trimenon, ohne Proteinurie, Abklingen bis 10. Tag nach der Geburt	Anamnese, Klinik, Blutdruckmessung
• primäre Gestose	Erstgebärende, 20. SSW, Ödeme, Proteinurie, Hypertonie	
• Pfropfgestose	häufig bei Mehrgebärenden mit bestehender Hypertonie oder Diabetes mellitus, <20. SSW	
• schwangerschaftsunabhängige Hypertonie	essenzielle oder sekundäre Hypertonie	

Akrozyanose, Varikosis, Morbus Raynaud) oder generalisiert (z. B. Herzinsuffizienz) auftreten. Die **Akren sind zyanotisch** (z. B. Lippen), die Schleimhäute rosig (Abb. 3.2).

Ursache für die **Hämiglobinzyanose** ist eine erhöhte Konzentration abnormer Hämoglobine (Methämoglobin), an die der Sauerstoff nur mehr unzureichend binden kann. Eine Methämoglobinämie kann entweder angeboren (selten) oder häufiger z. B. durch Toxine oder Medikamente erworben sein.

Klinik: Zusätzlich zur Blaufärbung von Haut und/oder Schleimhäuten (beides: zentrale Zyanose; nur Haut: periphere Zyanose) treten folgende Beschwerden auf:

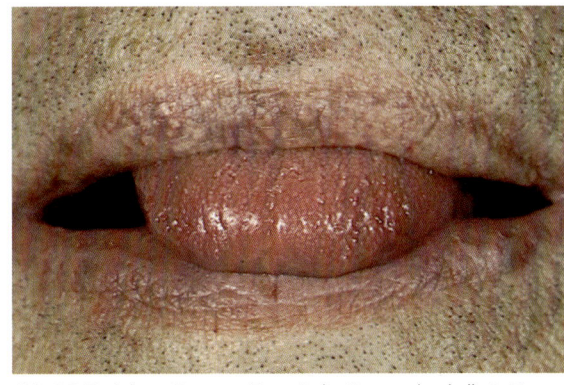

Abb. 3.2 **Periphere Zyanose.** Zyanotische Lippen, aber hellrote Zunge. (aus: Siegenthaler, Siegenthalers Differenzialdiagnose, Thieme, 2005)

Tab. 3.11 Differenzialdiagnosen der Hypotonie

Ursache	Begleitsymptome und Befunde	Diagnostik
akute Hypotonie		
kardiogene Synkopen/Schock	Pumpversagen bei Myokardinfarkt, Kardiomyopathie, Vitien, Perikardtamponade oder Herzrhythmusstörungen	EKG, Echokardiografie
vasovagale Synkope/Schock	Blässe, Schwarzsehen, Übelkeit	rasche Besserung im Liegen
situationsbedingte Synkope	nach Husten, Pressen, Niesen etc.	Anamnese
hypovolämischer Schock	Blutungen, Plasmaverluste (z. B. Verbrennung)	Klinik
Hitzekollaps	Anamnese, keine neurologischen Auffälligkeiten	Besserung im Kühlen
Sonnenstich	akute Bewusstseinsstörung, epileptischer Anfall	Anamnese, erhöhter Hirndruck, Liquorpunktion (Zellvermehrung)
chronische Hypotonie		
essenzielle Hypotonie	eher bei Jugendlichen und Frauen	Ausschlussdiagnose
kardiovaskuläre Hypotonie	bekannte Grunderkrankung (z. B. Herzinsuffizienz, Herzrhythmusstörungen, Aortenstenose)	Klinik, EKG, Echokardiografie
endokrine Hypotonie		
• HVL-Insuffizienz	verschiedene Hormonausfälle	Klinik, Hormonbestimmungen, Stimulations- und Suppressionstests
• Morbus Addison und sekundäre NNR-Insuffizienz	Adynamie, Hautpigmentierung bei Morbus Addison	
• Diabetes insipidus	Polyurie, Polydipsie	
• Hypothyreose	Müdigkeit, Kälteintoleranz	
chronischer Volumenmangel	Diarrhö, Erbrechen, endokrine Ursachen (z. B. NNR-Insuffizienz, Diabetes insipidus)	Klinik
Elektrolytstörungen	Hypokaliämie, Hypokalzämie	Elektrolytbestimmung
medikamentös induzierte Hypotonie	Einnahme von z. B. Antihypertensiva, Diuretika, Kalziumantagonisten, vasodilatierenden Substanzen, Sedativa, Analgetika	Anamnese
neurogene Hypotonie		
• Shy-Drager-Syndrom	Orthostasereaktion, Impotenz, Miktionsstörungen, Parkinson-Syndrom	Katecholaminausscheidung ↓
• Diabetes mellitus	bekannte Grunderkrankung, Polyneuropathie	Blutzuckermessung
• Alkoholismus	Anamnese	Anamnese, Labor (γGT ↑)
• Multiple Sklerose	typische neurologische Schübe	neurologische Untersuchung
• Querschnittslähmung	Klinik	neurologische Untersuchung

- Dyspnoe
- Müdigkeit und Abgeschlagenheit
- nicht produktiver Reizhusten
- Trommelschlägelfinger und Uhrglasnägel
- körperliche Mangelentwicklung bei Kindern und Jugendlichen
- periphere Zyanose an den Akren und/oder bei Kälteexposition.

Diagnostik: Das diagnostische Vorgehen ist abhängig von der **Dringlichkeit** der Beschwerden. Geklärt werden muss, ob eine akute Gefährdung besteht oder nicht, z. B. ob Beschwerden vorliegen wie eine Schocksymptomatik mit Thoraxschmerz, Dyspnoe und Bewusstseinsverlust (akute Linksherzdekompensation). Bei akuter Gefährdung steht die umgehende Therapieeinleitung im Vordergrund, daher sollten die diagnostischen Maßnahmen möglichst rasch durchgeführt werden.

Anamnese: Häufig gelingt es hiermit bereits, die Herkunft der Zyanose zu klären. Besonders wichtig ist die Frage nach pulmonalen oder kardialen Vorerkrankungen. Des Weiteren müssen bestehende Begleitsymptome (z. B. Schmerzen, Dyspnoe) oder ein auslösendes Ereignis (z. B. Kälte) eruiert werden.

Klinische Untersuchung: Bei der klinischen Untersuchung wird v. a. nach Herz- oder Lungenerkrankungen gesucht. Relativ einfach kann eine zentrale von einer peripheren Zyanose unterschieden werden, indem man am Ohrläppchen reibt: Bei einer zentralen Zyanose bleibt das Ohrläppchen blau, bei der peripheren Zyanose wird es rosig.
- **Inspektion:** Blaufärbung von Haut und Schleimhäuten oder lokalisierte Verfärbung? Uhrglasnägel und Trommelschlägelfinger? Zeichen einer Herzinsuffizienz (z. B. Halsvenenstauung, Ödeme, Dyspnoe)? Atmung (Dys-

Tab. 3.12 Differenzialdiagnosen der Zyanose

Ursache	Begleitsymptome und Befunde	Diagnostik
zentrale Zyanose		
pulmonale Ursachen		
Lungenembolie	akute Dyspnoe, atemabhängiger Thoraxschmerz, ggf. Zeichen einer TVT	D-Dimer, Ventilations-/Perfusionsszintigrafie, CT
Pneumothorax	plötzliche Dyspnoe und Zyanose, einseitig aufgehobenes Atemgeräusch	Klinik (einseitig abgeschwächtes Atemgeräusch, hypersonorer Klopfschall), Röntgen-Thorax
obstruktive Atemwegserkrankung	verlängertes Exspirium, Giemen, ggf. Empyhsemzeichen (leise HT, Fassthorax [S. C70]), Husten- und Raucheranamnese bei COPD, Allergie bei Asthma bronchiale	Lungenfunktionsdiagnostik, Röntgen-Thorax
Pneumonie	Fieber, Husten mit Auswurf, Rasselgeräusche	Auskultation, Röntgen-Thorax
pulmonale Hypertonie	Rechtsherzbelastung	EKG, Röntgen-Thorax, Rechtsherzkatheter
arteriovenöse Fisteln	Hämoptoe	Angiografie
zentrale Atemregulationsstörungen	pathologische Atemmuster	Anamnese, BGA, Schädel-CT
kardiale Ursachen		
Vitien mit Rechts-links-Shunt z. B. Fallot-Tetralogie, Transposition der großen Gefäße	Dyspnoe, Tachypnoe, Dystrophie, Herzinsuffizienz	Echokardiografie, Herzkatheter
Vitien mit Links-rechts-Shunt nach Shuntumkehr (z. B. ASD, VSD, Ductus arteriosus botalli)		Echokardiografie, Herzkatheter
periphere Zyanose		
• generalisiert		
Herzinsuffizienz	Dyspnoe, Ödeme	Klinik, Echokardiografie, Röntgen-Thorax
• lokalisiert		
Akrozyanose	kälteinduziert, kalte Haut mit Hyperhidrosis	Klinik
Raynaud-Syndrom	Tricolore-Phänomen, kälteinduzierte, symmetrische Vasospasmen an den Fingern (primäres Raynaud-Syndrom)	Klinik
Phlebothrombose	einseitig: Ödem, Umfangszunahme, Schmerzen	Klinik, Doppler-Sonografie, ggf. Phlebografie
Hämiglobinzyanose		
Methämoglobinämie • angeboren (selten) • Medikamente (Sulfonamide, Chloroquin, Phenacetin) • Nahrungsmittel (z. B. nitrathaltiges Pökelsalz, Bittermandelprodukte) • Industriegifte (z. B. Nitrosegase, Anilinderivate)	Anamnese	spektroskopische Met-Hb-Bestimmung
Sulfhämoglobinämie (sehr selten)	Anamnese (Sulfonamideinnahme)	Spektroskopie

pnoe? Stridor?) Zeichen einer tiefen Beinvenenthrombose oder Varikosis?
- **Palpation:** Herzfrequenz? Schwirren? Blutdruck? Fieber?
- **Auskultation:** Herz- oder Atemgeräusche (z. B. grobe Rasselgeräusche, Giemen, aufgehobenes Atemgeräusch)?

Weitere Diagnostik:
- Röntgen-Thorax: Zeichen eines Lungenödems? Emphysem? Pneumonie? Pneumothorax? Herzgröße? Lungenstauung?
- EKG: Frequenz, Rhythmus und Lagetyp? Zeichen einer Rechts- oder Linksherzbelastung?
- Blutgasanalyse: respiratorische Insuffizienz?
- Labor: Blutbild? Herzenzyme (Myokardinfarkt)? D-Dimere (Lungenembolie)?
- Sonstige: Echokardiografie, Doppler-Sonografie, Lungenfunktionsdiagnostik, Ventilations-/Perfusionsszintigrafie, CT-Thorax, Herzkatheter oder spezielle Laboruntersuchungen (z. B. Kälteagglutinintiter, Hämoglobinelektrophorese).

Differenzialdiagnosen: Von den echten Zyanosen ist die sog. Pseudozyanose abzugrenzen. Diese beruht auf einer gesteigerten Pigmenteinlagerung durch körperfremde Substanzen. Die Differenzialdiagnosen finden sich in Tab. 3.12.

4 Atmungssystem

4.1 Abnormes Sputum

Synonym: Auswurf

DEFINITION Beim Husten ausgeworfenes, pathologisch vermehrtes und z. T. in seiner Farbe und Konsistenz verändertes Bronchialsekret.

Normalerweise ist das Bronchialsekret farblos und glasig; es wird zudem nicht ausgehustet, sondern i. d. R. verschluckt.

Ätiopathogenese und Klinik: Wird die Bronchialschleimhaut gereizt, bildet sich vermehrt Schleim. Ursächlich können beispielsweise Verschmutzungen der Luft, Fremdkörper, Infektionen oder chronisch-obstruktive Atemwegserkrankungen sein. Kann der Schleim nicht richtig abtransportiert werden (z. B. bei Bronchiektasen), begünstigt dies die Besiedelung mit mikrobiologischen Erregern. Ein eitriges Sputum findet sich bei vermehrtem Gehalt an neutrophilen Granulozyten. Blutig verfärbtes Sputum kann bei Pneumonien, einer Lungenembolie, Bronchiektasen oder Bronchialkarzinom auftreten. Ein muköser, zähflüssiger Schleim ist typisch für eine Mukoviszidose.

Diagnostik und Differenzialdiagnosen: Beurteilt werden sollten **Farbe**, **Menge** und **Konsistenz** des Auswurfs. Zudem muss das Sputum immer auf Blutbeimengungen untersucht werden. Lässt sich keine eindeutige Diagnose stellen, können CT- oder Röntgen-Thorax-Untersuchung sowie die Bronchoskopie mit mikrobiologischer und histologischer Aufarbeitung der Probe weiterhelfen. Mögliche Differenzialdiagnosen sind in **Tab. 4.1** dargestellt.

4.2 Aspiration

DEFINITION Eindringen von flüssigen (z. B. Magensäure, Erbrochenes) oder festen (z. B. Fremdkörper) Stoffen in die Atemwege infolge fehlender Schutzmechanismen.

Besondere Aspirationsgefahr besteht z. B. bei:
- bewusstlosen Patienten
- Narkoseeinleitung beim nicht nüchternen Patienten
- Ileus
- Kleinkindern (Aspiration von kleinen Fremdkörpern).

Häufige Komplikationen sind verlegte Atemwege (Fremdkörperaspiration), eine Aspirationspneumonie (s. Atmungssystem [S. A198]), eine Hypoxie sowie ein ARDS (s. Atmungssystem [S. A178]).

Tab. 4.1 Differenzialdiagnosen des abnormen Sputums

Art des Sputums	Ursache
gelblich-grün	bakterielle Infektionen, COPD*
weißlich-mukös	virale Bronchitis, chronische Bronchitis
blutig**	häufig: • Pneumonie • Lungenembolie • Bronchiektasen • Bronchialkarzinom • chronische Bronchitis • Tuberkulose* • Fremdkörperaspiration seltener: • Gerinnungsstörung • Linksherzinsuffizienz • Aspergillom • Lungenabszess • arteriovenöse Fistel • Vaskulitiden • Trauma
rötlich und schaumig	Lungenödem
3-schichtig (schaumig, viskös, gelblich-grün)	Bronchiektasen
zähflüssig, voluminös-schaumig	Mukoviszidose
zähflüssig	Asthma bronchiale
wässrig	Aspiration, Fistel
fötid	abszedierende Pneumonien, bakteriell infizierte Bronchiektasen, zerfallene Tumoren

* Bei COPD und Tuberkulose können sehr große Mengen unterschiedlicher Farbe und Konsistenz ausgehustet werden.
** Altes Blut erscheint rostbraun (v. a. bei Pneumokokkenpneumonie).

4.3 Atemnot

Synonym: Dyspnoe

DEFINITION
- **Dyspnoe:** Subjektives Gefühl, das mit einer erschwerten Atemtätigkeit verbunden ist und vom Patienten als unangenehm oder bedrohlich wahrgenommen wird.
- Erfordert die Atemnot den zusätzlichen Einsatz der Atemhilfsmuskulatur, spricht man von **Orthopnoe** (schwere Dyspnoe mit Atmen in aufrechter Körperposition). Die Orthopnoe ist das Leitsymptom der Herzinsuffizienz.

Formen: Die Atemnot kann **akut** innerhalb weniger Stunden auftreten oder **chronisch** über Wochen bis Monate bestehen. Die akute Form ist eine Notfallsituation. Abhängig vom Belastungsgrad unterscheidet man:
- **Belastungsdyspnoe:** Ausmaß der Atemnot ist abhängig vom Grad der körperlichen Belastung (z. B. gemessen in

Watt) und von der Art der Belastung (z. B. Intervall- oder Dauerbelastung).
- **Ruhedyspnoe:** bereits in Ruhe auftretende Atemnot, Zeichen für fortgeschrittene bzw. schwere Krankheitsbilder.

Ätiologie: Verschiedene Erkrankungen und Störungen können mit dem Gefühl der Atemnot einhergehen. Die Ursachen sind dementsprechend vielfältig (**Tab. 4.2**):
- Erkrankungen der **Halsorgane** (z. B. Struma)
- Erkrankungen der **Atemwege** (z. B. Asthma bronchiale, Trachealstenose) und der Lunge (z. B. COPD, Lungenemphysem, Pneumonie, Lungenfibrose, ARDS, Lungenembolie)
- Erkrankungen der **Pleura** (z. B. Pleuraerguss, Pneumothorax)
- **Herz-Kreislauf-Erkrankungen** (z. B. Linksherzinsuffizienz mit Lungenödem, Cor pulmonale)
- Erkrankungen des **Bewegungsapparats** (z. B. Thoraxdeformitäten, Morbus Bechterew)
- **psychische Ursachen** (z. B. Hyperventilationssyndrom)
- **Stoffwechselerkrankungen** (z. B. diabetische Ketoazidose, Urämie, Hyperthyreose)
- **zentrale Störung des Atemantriebs** (z. B. Medikamente wie Opiate oder Salizylate, Intoxikationen, Hirninfarkt, Enzephalitis oder Tumorerkrankungen)
- **nervale Ursachen** (z. B. Rückenmarksschädigung, Läsion des N. phrenicus)
- **hämatologische Erkrankungen** (z. B. Anämie)
- **weitere Ursachen:**
  - andere Ursachen eines Zwerchfellhochstandes (z. B. Schwangerschaft, Adipositas)
  - Kollagenosen und Vaskulitiden
  - Sarkoidose
  - erhöhter Sauerstoffbedarf: z. B. körperliche Belastung, Fieber
  - erniedrigtes Sauerstoffangebot: z. B. Aufenthalt in großer Höhe.

Abhängig von der zeitlichen Entwicklung der Atemnot und vom Lebensalter der betroffenen Patienten lassen sich bestimmte Ursachen gehäuft feststellen (**Tab. 4.2**).

Klinik: Die Patienten atmen mit einer erhöhten Frequenz (**Tachypnoe**) und sichtbar angestrengt. Das Sprechen fällt schwer. Häufig sitzen sie mit senkrechtem Oberkörper und setzen die Atemhilfsmuskeln unterstützend ein, indem sie die Arme abstützen. Abhängig von der jeweiligen Ursache können verschiedene Begleitsymptome bestehen:
- Fieber
- Husten, ggf. Auswurf
- Schmerzen (atemabhängig und -unabhängig)
- ungewollter Gewichtsverlust
- Parästhesien und Pfötchenstellung
- Atemnebengeräusche (z. B. „Brodeln", Giemen)
- sichtbare Atemanstrengung
- Einsatz der Atemhilfsmuskeln
- interkostale Einziehungen
- Zyanose
- Atemnot beim Sprechen.

Tab. 4.2 Häufige Ursachen der Atemnot

Kriterium	häufige Ursachen
nach der zeitlichen Entwicklung	
• akute Dyspnoe	Lungenödem, Asthma bronchiale, Lungenembolie, Spannungspneumothorax, Fremdkörperaspiration, Larynxödem, Hyperventilations-Syndrom
• chronische Dyspnoe	Linksherzinsuffizienz, COPD, Lungenemphysem
nach dem Lebensalter	
• Früh- und Neugeborene (s. Pädiatrie [S. B496])	Surfactantmangel-Syndrom, konnatale Pneumonie, Aspirationspneumonie, Flüssigkeitslunge, Fehlbildungen, Pneumothorax
• Säuglinge und Kleinkinder	Krupp-Syndrom, Bronchiolitis, Bronchopneumonie, Epiglottitis, Fremdkörperaspiration
• ältere Kinder, Jugendliche, jüngere Erwachsene	Asthma bronchiale, Pneumothorax, Pneumonie
• ältere Patienten	COPD, Herz-Kreislauf-Erkrankungen, maligne Tumoren, Anämie

Diagnostik: Die **akute Dyspnoe** ist häufig eine Notfallsituation, die eine ausführliche Diagnostik aus Zeitgründen unmöglich macht. Im Vordergrund stehen hier die orientierende Anamnese und die klinische Untersuchung, wobei vorrangig auf **Begleitsymptome** und die **Auskultationsbefunde** geachtet werden muss:
- einseitig aufgehobenes Atemgeräusch, hypersonorer Klopfschall, evtl. mit Schmerzen → V. a. Pneumothorax
- „Brodeln" und schaumiger Auswurf → V. a. Lungenödem
- exspiratorisches Giemen mit verlängertem Exspirium, anamnestisch bekanntes anfallsartiges Auftreten, jüngerer Patient → V. a. Asthma bronchiale
- sehr leises Atemgeräusch und Giemen → V. a. Status asthmaticus („silent lung").

Chronische Dyspnoe: Häufig lässt sich eine erste Verdachtsdiagnose schon anhand der **Anamnese** stellen. Gefragt werden sollte insbesondere nach
- Dauer und Intensität der Atemnot
- Zeitpunkt des Auftretens
  - erstmalig → prinzipiell sind alle Ursachen möglich (Fremdkörperaspiration, Asthma bronchiale, Pneumonie, Pneumothorax)
  - anfallsartig → Asthma bronchiale, Hyperventilations-Syndrom
  - chronisch → COPD, Herz-Kreislauf-Erkrankung
  - progredient → Anämie, maligne Erkrankung, Lungenfibrose, neurologische Erkrankung
- Vorerkrankungen (z. B. Herz-Kreislauf-Erkrankung, chronische Bronchitis, Stoffwechselerkrankung)
- Auslöse- und Risikofaktoren
  - körperliche Anstrengung: Asthma bronchiale, Herz-Kreislauf-Erkrankung
  - Exposition gegenüber Allergenen (z. B. Tierhaare, Hausstaub, Pollen): Asthma bronchiale

- Exposition gegenüber Stäuben (v. a. beruflich): interstitielle Lungenerkrankungen
- Infektion: Asthma bronchiale, exazerbierte COPD, Pneumonie
- Stress: psychische Ursachen
- Liegen: Linksherzinsuffizienz
- Nikotinabusus: COPD, Bronchialkarzinom
* Alter des Patienten
* Begleitsymptome
* Medikamenteneinnahme.

Klinische Untersuchung:
* Inspektion mit Beurteilung von Allgemeinzustand, Atemfrequenz und -muster, Thoraxform sowie von Zyanose- und Herzinsuffizienzzeichen
* Perkussion: Lungendämpfung
* Auskultation: Beurteilung von Atem- und Atemnebengeräuschen (trockene bzw. feuchte Rasselgeräusche) sowie Herzgeräuschen.

Weiterführende Diagnostik: Um die Diagnose endgültig zu sichern und die verschiedenen Differenzialdiagnosen auszuschließen, dienen
* Röntgen-Thorax-Aufnahme (Infiltrat? Lungenstauung? Pleuraveränderungen? Zeichnungsvermehrung? Lungenemphysem? Raumforderungen? Herzinsuffizienzzeichen?)
* EKG (Infarkt? Zeichen einer Rechts- oder Linksherzbelastung? Rhythmusstörungen?)
* Labor (Entzündungswerte? Herzenzyme? D-Dimer? Anämie? Kreatinin und Harnstoff? Blutzucker?)
* Blutgasanalyse (Azidose oder Alkalose? Respiratorische Insuffizienz?)
* Echokardiografie (Größe der Herzhöhlen? Hypertrophie? Funktion der Ventrikel und Herzklappen?)
* Lungenfunktionsprüfung (Restriktive oder obstruktive Ventilationsstörung? Diffusionsstörung?)
* sonstiges: Sputumdiagnostik (z. B. mit Zytologie bei V. a. Bronchialkarzinom, mikrobiologische Untersuchung), Belastungs-EKG, CT oder MRT des Thorax, Herzkatheter, Serologie, Bronchoskopie, Pleurapunktion etc.

Differenzialdiagnosen: Siehe Tab. 4.3.

Therapie: Die Behandlung richtet sich nach der jeweiligen Ursache. Näheres hierzu s. entsprechendes Krankheitsbild. **Allgemeinmaßnahmen** umfassen: Frischluftzufuhr, Patienten beruhigen, Lagerung mit erhöhtem Oberkörper, Luftbefeuchtung und physikalische Atemtherapie.

Tab. 4.3 Differenzialdiagnosen einer Dyspnoe

Ursache	Begleitsymptome und Befunde	Diagnostik
obere Atemwege		
Trachealstenose, Laryngospasmus, Larynxödem	inspiratorischer Stridor	Thorax-CT, Endoskopie
untere Atemwege und Lunge		
Asthma bronchiale	anfallsartige Luftnot mit exspiratorischem Giemen	Anamnese, Auskultation (Giemen, Pfeifen, Brummen), Lungenfunktionstests (obstruktive Ventilationsstörung), Allergietestung
COPD	exspiratorische Belastungsdyspnoe	Anamnese (Raucher!), Auskultation (Giemen, Pfeifen, Brummen), abgeschwächtes Atemgeräusch bei Emphysem, Lungenfunktionstests (obstruktive Ventilationsstörung), Röntgen-Thorax (Emphysem, beidseitiger Zwerchfelltiefstand)
Pneumonie	Husten, Fieber, Ruhedyspnoe	Auskultation (feinblasige Rasselgeräusche, Bronchialatmen, Bronchophonie, evtl. Pleurareiben), Labor (Leukozyten und CRP↑), Röntgen-Thorax (frisches Infiltrat)
interstitielle Lungenerkrankung	Belastungsdyspnoe, trockener Husten	Auskultation (Knisterrasseln), Lungenfunktionsprüfung (restriktive Ventilations- und Diffusionsstörung), Belastungsuntersuchungen (verminderte O_2-Aufnahme), HR-CT (Milchglastrübung, streifige und noduläre Strukturvermehrung), Serologie, Lungenbiopsie
zentraler endobronchialer Tumor	in- und exspiratorische Belastungsdyspnoe, Husten, Gewichtsverlust	Thorax-CT, Bronchoskopie
Lungenembolie	akute Ruhedyspnoe, evtl. atemabhängiger Thoraxschmerz	Anamnese (z. B. Operation? Thrombophilie?), Zeichen einer tiefen Beinvenenthrombose, Labor (D-Dimere), Ventilations-/Perfusionsszintigrafie, Thorax-CT
chronisch-pulmonale Hypertonie	Belastungsdyspnoe, Zeichen einer Rechtsherzinsuffizienz	Echokardiografie, Rechtsherzkatheter
Pleura		
Pleuraerguss	Belastungsdyspnoe, vermindertes Atemgeräusch, Dämpfung	klinische Untersuchung, Röntgen-Thorax/Sonografie
Pneumothorax	Belastungsdyspnoe, Schmerzen, aufgehobenes Atemgeräusch, obere Einflussstauung und Schock bei Spannungspneumothorax	klinische Untersuchung, Röntgen-Thorax

Tab. 4.3 Fortsetzung

Ursache	Begleitsymptome und Befunde	Diagnostik
Herz-Kreislauf-Erkrankungen		
Linksherzinsuffizienz	weißlich-schaumiges Sputum	Echokardiografie
Herzinfarkt	plötzliche vernichtende Schmerzen	EKG, Labor (Herzenzyme)
Herzrhythmusstörungen	Schwindel, Synkopen, „Herzstolpern"	(Langzeit-)EKG
Kardiomyopathie	Anamnese (grippaler Infekt)	Echokardiografie
Zwerchfellhochstand, -lähmung		
einseitig: z. B. Phrenikusparese, Hepatomegalie	Belastungsdyspnoe oft ohne wesentliche Symptome	Thoraxsonografie (Zwerchfellbewegung)
beidseitig: z. B. Adipositas, Schwangerschaft, Aszites, Hepatosplenomegalie	beidseitig: schwere Ruhedyspnoe	Thoraxsonografie (Zwerchfellbewegung)
andere		
metabolische Azidose (z. B. ketoazidotisches Koma)	schwere Ruhedyspnoe mit max. Hyperventilation	Azidose trotz Hyperventilation ($p_aCO_2 \downarrow$, $p_aO_2 \uparrow$), Hyperglykämie
Hyperventilations-Syndrom	Ruhedyspnoe mit neurologischen (z. B. Pfötchenstellung), kardialen und gastroenteralen Symptomen	$p_aCO_2 \downarrow$
Veränderungen am Bewegungsapparat	Deformitäten von Thorax- oder Wirbelsäule	Inspektion, Röntgen-Thorax, Lungenfunktionstest (restriktive Ventilationsstörung)
Aufenthalt in großer Höhe	Belastungsdyspnoe, auch bei gut trainierten Personen, nächtliche Hypoxie, Lungen- und Hirnödem	Belastungsdyspnoe $\uparrow$, Leistungsfähigkeit $\downarrow$
Atemnot in der Schwangerschaft (physiologisch)	1. Trimenon: hormonell bedingte Hyperventilation, 3. Trimenon: Zwerchfellbehinderung	1. Trimenon: $p_aCO_2 \downarrow$, 3. Trimenon: Vitalkapazität $\downarrow$
CO-Vergiftung	Kopfschmerzen, Müdigkeit, Ruhedyspnoe, Angina pectoris, etc.	Hb-CO $\uparrow$, **Cave:** Pulsoxymeter zeigt normale O_2-Sättigung, selten: kirschrote Hautfarbe
Blausäurevergiftung	bei schwerer Vergiftung: Atemlähmung	Kopfschmerzen, Schwindel, Ohrgeräusche, Bittermandelgeruch (Marzipan) der Atemluft, Krampfanfälle, Bewusstlosigkeit
Opioidvergiftung	Atemlähmung	$p_aCO_2 \uparrow$

4.4 Atemrhythmusstörungen

DEFINITION Atemrhythmusstörungen sind durch eine pathologische Atmung (Änderungen von Atemtiefe und Atemfrequenz) und/oder durch kurzfristige Atempausen gekennzeichnet (**Abb. 4.1**).

Formen:
- **Cheyne-Stokes-Atmung:** periodisch an- und wieder abschwellende Atemtätigkeit mit dazwischenliegenden Pausen, z. B. bei Enzephalitis, zerebralen Durchblutungsstörungen, Linksherzinsuffizienz. Das zentrale Atemzentrum ist gestört.
- **Biot-Atmung:** periodische Atmungsform mit gleichbleibender Atemtiefe unterbrochen durch Apnoepausen, z. B. bei Erhöhung des intrakranialen Drucks. Das zentrale Atemzentrum ist schwer beeinträchtigt.
- **Kußmaul-Atmung:** rhythmische, tiefe und normal- oder hochfrequente Atmung zur Kompensation metabolischer Azidosen, z. B. bei ketoazidotischem Koma.
- **Schnappatmung:** kurze, kräftige Atemzüge mit langen Apnoephasen, z. B. bei hypoxischer Hirnschädigung (während des Sterbeprozesses).
- **Seufzer-Atmung:** anfangs tiefer Atemzug und regelmäßige Atempausen, periodische Atmung, z. B. bei obstruktivem Schlafapnoe-Syndrom [S.C74] und Obesitashypoventilation (früher Pickwick-Syndrom).

Beispiele für Abweichungen von der normalen Atmung sind außerdem:
- **Lippenbremse:** Patienten mit Lungenemphysem atmen durch die fast geschlossenen Lippen aus, um dadurch den exspiratorischen Kollaps der kleinen Atemwege zu verhindern.
- **verlängertes Exspirium:** z. B. bei Asthma bronchiale oder COPD
- **Hyperventilation** [S.C74]
- **Brady-** und **Tachypnoe** [S.C77].

4.5 Atemstillstand

Synonym: Apnoe

Zu den Ursachen des Atemstillstands zählen:
- **zentraler Atemstillstand:** verursacht durch einen Ausfall des zentralen Atemzentrums, z. B. durch zerebrale Hypoxie, Intoxikationen, Sudden-Infant-Death-Syndrom (SIDS), Koma

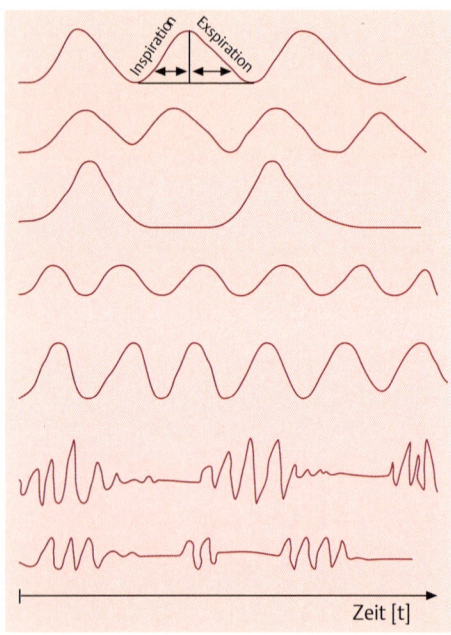

Normale Atmung (Inspiration etwas kürzer als Exspiration I/E <1) Atemfrequenz ca. 14–20/min beim gesunden Erwachsenen.

Obstruktive Atmung (verlängertes Exspirium I/E deutlich <1): Bei Asthma, COPD (die verengten Luftwege erhöhen den Widerstand gegen die Luftströmung, Tachypnoe).

Bradypnoe: verlangsamte Atemfrequenz, z.B. bei diabetischem Koma, Arzneimittel induzierter Atemdepression, intrakranieller Druckerhöhung, Schädel-Hirn-Trauma.

Tachypnoe: rasche flache Atmung, z.B. bei Zwerchfellhochstand, Adipositas, als „Schonatmung" bei Thoraxschmerzen, Pleuritis.

Hyperpnoe, Hyperventilation (rasche, tiefe Atmung)
- normal beim Sport
- pathologisch: metabolische Azidose (sog. Kußmaul-Atmung), bei Pneumonie, Angst, Hypoxie.

Cheyne-Stokes-Atmung (rhythmisch wechselnde zu- und abnehmende Atemfrequenz mit Atempausen): bei Hirnschäden, Apoplex, Meningitis, Barbiturat-, Morphinüberdosierung.

Biot-Atmung: nomale Atemzüge von gleicher Tiefe werden durch kurzdauernde Atemstillstände unterbrochen, bei Störungen des Atemzentrums in der Medulla oblongata (z. B. durch erhöhten intrakraniellen Druck), Zeichen des bevorstehenden Todes.

Abb. 4.1 **Atemtypen.** (aus: Füeßl, Duale Reihe Anamnese und Klinische Untersuchung, Thieme, 2010)

- **peripherer Atemstillstand:** z. B. durch hohe Querschnittslähmung, Pneumothorax, Muskelrelaxanzien
- **Atemwegsverlegung:** z. B. durch Fremdkörperaspiration, Epiglottitis, Asthma bronchiale, Zurückfallen der Zunge.

Zum Atemwegsmanagement und zur kardiopulmonalen Reanimation s. Notfallmedizin [S. B30].

4.6 Behinderte Nasenatmung

In **Tab. 4.4** sind mögliche Ursachen einer behinderten Nasenatmung dargestellt. Es handelt sich häufig um ein subjektives Gefühl, das mithilfe der sog. Computerrhinomanometrie objektiviert werden kann. Dabei misst man den Druckunterschied zwischen Naseneingang und der Nasenmuschel sowie den Atemstrom. Um manifeste Verengungen (z. B. Septumdeviation) von dynamischen (z. B. Erkrankungen der Schleimhaut) oder pseudostenotischen (z. B. Rhinitis sicca) Veränderungen unterscheiden zu können, appliziert man zusätzlich abschwellende Nasentropfen.

4.7 Fassthorax

> **DEFINITION** Hierunter versteht man einen fassförmigen Brustkorb mit vergrößertem Tiefendurchmesser und erweiterter unterer Thoraxapertur (epigastrischer Winkel >90°). Der Brustkorb ist in Inspirationsstellung fixiert.

Ätiopathogenese: Typischerweise tritt der Fassthorax im Rahmen eines **Lungenemphysems** als Folge der chronisch überblähten Lunge auf. Häufigste Ursache des Emphysems ist die COPD, in Betracht kommen des Weiteren ein α_1-Antitrypsin-Mangel oder bei Kindern ein schwer verlaufendes Asthma bronchiale oder eine zystische Fibrose. Ausführliches zum Lungenemphysem s. Atmungssystem [S. A192].

Klinik und Diagnostik: Zusätzlich zur **Dyspnoe** besteht eine **eingeschränkte Thoraxbeweglichkeit**. Das Atmen strengt den Patienten an und er setzt die Atemhilfsmuskulatur sowie die Lippenbremse ein.

Bei der körperlichen Untersuchung lassen sich ein beidseitiger Zwerchfelltiefstand, eine verminderte Verschieblichkeit der Atemgrenzen, horizontal verlaufende Rippen und geblähte Supraklavikulargruben feststellen.

4.8 Hämoptoe und Hämoptysen

> **DEFINITION**
> - **Hämoptoe:** Aushusten größerer Blutmengen (Blut hell und schaumig)
> - **Hämoptyse:** Ausspucken bzw. Aushusten von kleineren Blutmengen bzw. von blutig tingiertem Sputum.
>
> Beide Begriffe werden häufig synonym verwendet.

Ätiologie: Blutungsquelle sind meist die Aa. bronchiales. Tab. 4.5 zeigt mögliche Ursachen der Hämoptoe mitsamt ihren Begleitsymptomen und Befunden.

Diagnostik: Diagnostisch stehen folgende Schritte im Vordergrund:
- **Anamnese:** Fragen nach Begleitsymptomen wie Fieber, Dyspnoe, Thoraxschmerzen, Gewichtsverlust, Leistungsknick, einem Nikotingenuss, vorausgegangenen Traumen und Grunderkrankungen sowie der Einnahme von Medikamenten (z. B. Antikoagulanzien, ASS, Kortikosteroiden)

4.8 Hämoptoe und Hämoptysen

Tab. 4.4 Differenzialdiagnosen der behinderten Nasenatmung

Ursache	Begleitsymptome und Befunde	Diagnostik
Septumdeviation	meist einseitig verstärkte Behinderung, ggf. gestörte Riechfunktion, Sinusitis	vordere Rhinoskopie, Palpation, Nasenendoskopie
Septumperforation	pfeifendes Atemgeräusch, Verborkung, Fötor, Hyposmie, keine Schmerzen	Anamnese (Trauma? Wegener-Granulomatose? Kokain?), vordere Rhinoskopie, Nasenendoskopie
allergische Rhinitis	Juck- und Niesreiz, wässrige Sekretion	Anamnese, Allergietestung
chronisch-hyperplastische Rhinitis	posteriore Rhinorrhö, Pharyngitis, Kopfschmerzen	Nasenendoskopie (Schleimhauthyperplasie)
chronisch-atrophische Rhinitis	trockene und leicht verletzliche Schleimhaut (Blutungen), Hyposmie; Borkenbildung und fötider Geruch bei Rhinitis atrophicans	Klinik, vordere Rhinoskopie, Nasenendoskopie
Sinusitis maxillaris	Oberkiefer-, Zahn- und Stirnschmerzen, Verstärkung beim Vorbeugen des Kopfes, schmerzhafte Trigeminusaustrittspunkte	vordere Rhinoskopie (Eiterstraße im mittleren Nasengang), Sonografie, CT
Polyposis nasi	Hyp-, Anosmie, Kopfschmerzen, eingedicktes Sekret	Nasenendoskopie
Verletzungen der Nase	Krepitation, anatomische Deformierung, Epistaxis, Hämatome, Schwellung	Anamnese (Trauma?), Klinik, Röntgenaufnahme
Fremdkörper	einseitiger chronischer Schnupfen	vordere Rhinoskopie
Tumoren der Nase	Kopfschmerzen, ggf. Gesichtsfeldausfälle, blutige Sekretion, Hyposmie, nasale Obstruktion	Nasenendoskopie, CT, MRT
Hyperplasie der Rachenmandel	vorwiegend bei Kindern, Mundatmung, Schniefen, Schnarchen, kloßige und nasale Sprache, Nasenflügeln	posteriore Rhinoskopie

Tab. 4.5 Differenzialdiagnosen der Hämoptoe und Hämoptyse

Ursache		Begleitsymptome und Befunde	Diagnostik
entzündliche Ursachen	akute und chronische Bronchitis	i. d. R. Hämoptyse, Auskulation (trockene RG)	Anamnese, Auskultation, Ausschlussdiagnose
	Pneumonie	Fieber, Husten	Röntgen-Thorax, Keimnachweis im Sputum, Blutkultur, Antigen-Nachweis
	Bronchiektasen	langjährige morgendliche Expektoration, chronischer Husten	HR-CT
	Lungenabszess	eitriges Sputum	CT
	Tuberkulose	B-Symptomatik und allgemeines Krankheitsgefühl	Erregernachweis (z. B. Sputum), Histologie (verkäsende Granulome)
Tumoren	Bronchialkarzinom	Gewichtsverlust, Anamnese (Raucher!)	CT (mit Punktion), Bronchoskopie mit Histologie/Zytologie
	Bronchialkarzinoid	Flush, Asthmabeschwerden	CT (mit Punktion), Bronchoskopie mit Histologie/Zytologie
	Tracheal- oder Kehlkopftumoren	Stridor oder Heiserkeit (bei Kehlkopfbeteiligung)	Laryngo-/Bronchoskopie
	Metastasen	Gewichtsverlust, Symptome des Primärtumors	CT (mit Punktion), Bronchoskopie mit Histologie/Zytologie
kardial/vaskulär	Lungenembolie	plötzliche Dyspnoe, evtl. atemabhängige Schmerzen	Zeichen einer tiefen Beinvenenthrombose, D-Dimere, Ventilations-/Perfusionsszintigrafie oder Thorax-CT
	Linksherzinsuffizienz	Dyspnoe, weißlich-schaumiges Sputum	Röntgen-Thorax, EKG
Trauma	Fremdkörperaspiration	Aspirationsereignis	Anamnese, Röntgen-Thorax, Bronchoskopie
	stumpfes Thoraxtrauma (auch zweizeitige Blutung möglich)	Ruptur von Lungengefäßen	Anamnese, CT
hämorrhagische Diathese		Blutungen an Haut- und Schleimhäuten, u. U. ausgedehnte Blutungen	Gerinnungsdiagnostik (Quick/INR, aPTT, Thrombozytenzahl, Blutungszeit)
iatrogen	nach Bronchoskopie, Biopsien, Punktionen		Anamnese

4 Atmungssystem

Tab. 4.5 Fortsetzung

Ursache		Begleitsymptome und Befunde	Diagnostik
seltene Ursachen	parasitäre Erkrankungen	Auslandsaufenthalt	Parasitennachweis in Stuhl/Blut
	Churg-Strauss-Vaskulitis	Asthma bronchiale, Eosinophilie, IgE-Erhöhung, weitere Organmanifestationen (Haut, Herz, GI-Trakt)	Anamnese (Allergie), Nachweis von pANCA (**Cave:** nicht obligat vorhanden)
	Goodpasture-Syndrom	meist Männer < 40 Jahren, rapid-progressive Glomerulonephritis, Lungenblutungen (pulmorenales Syndrom)	Nachweis von Antibasalmembran-Antikörpern, Nierenbiopsie
	Wegener-Granulomatose	Fieber, Beteiligung von Nieren und HNO-Trakt	cANCA, Nierenbiopsie
	pulmonale Endometriose	Beschwerden zyklusabhängig während der Menstruation	Anamnese
	idiopathische Lungenhämosiderose (meist Kinder)	Teleangiektasien, meist bei Kindern	BAL (Siderophagen)

- **körperliche Untersuchung:** Allgemeinzustand, Zeichen von Dyspnoe, Zyanose und chronischer Hypoxie (Uhrglasnägel, Trommelschlägelfinger), Thoraxform (Fassthorax?), Zeichen erhöhter Blutungsneigung (z. B. Petechien), Leberhautzeichen, andere Blutungsquellen im Mund-/Rachenraum. Perkussion und Auskultation der Lungen.
- **Labor:** Blutbild, Gerinnung, Blutgase, BSG, Sputumuntersuchung auf Tuberkulose, Kultur
- **apparative Diagnostik:** EKG, Röntgen-Thorax, evtl. Bronchoskopie (auch zur primären Blutstillung).

Differenzialdiagnosen: Blutungen aus **anderen Blutungsquellen** (Mund, HNO-Bereich, bzw. Gastrointestinaltrakt) müssen ausgeschlossen werden. Beim Bluterbrechen (Hämatemesis [S. C85]) ist das Blut dunkel oder durch Kontakt mit Magensaft kaffeesatzfarben, aber nicht schaumig.

Weitere differenzialdiagnostische Gegenüberstellungen finden sich in **Tab. 4.5**.

4.9 Husten

DEFINITION Husten tritt reflektorisch auf, wenn das tracheobronchiale System gereizt wird. Er ist häufiges Symptom von akuten Infekten bzw. bei Rauchern.
Abhängig von der Dauer unterscheidet man **akuten** (< 3 Wochen) und **chronischen Husten** (> 3 Wochen). Dauert der Husten länger als 3 Wochen, muss er abgeklärt werden.

Ätiologie: Die häufigsten Ursachen des akuten Hustens sind virale Infekte der oberen Luftwege. Zum chronischen Husten führen typischerweise die chronische Bronchitis (Raucherhusten), COPD oder ein Asthma bronchiale.

Diagnostik:
Allgemeine Anamnese: Fragen nach zusätzlichen Symptomen wie Dyspnoe, Fieber, Gewichtsverlust, Gliederschmerzen, Leistungsknick bzw. auslösenden Faktoren. Dabei sind insbesondere Reizstoffe und die zeitliche bzw. örtliche Abhängigkeit von Husten relevant. Außerdem müssen ein Nikotingenuss (pack years?) und Medikamenteneinnahme (ACE-Hemmer?) abgeklärt sowie die Berufsanamnese erhoben werden.

Spezielle Hustenanamnese: Hierbei geht es v. a. um die Art des Hustens, die oftmals Hinweise auf die Ursache geben kann:
- **nicht produktiver Reizhusten:** z. B. bei akuter Tracheitis, Inhalation von chemischen und physikalischen Noxen, ACE-Hemmer, atypische Pneumonien, Linksherzinsuffizienz, Pneumothorax, Lungenembolie, Bronchialkarzinom, Sarkoidose
- **produktiver Husten** [S. C66]:
  - gelb-grünes eitriges Sputum: z. B. bei chronischer Bronchitis, bakterieller Pneumonie, fortgeschrittener Tuberkulose, Bronchialkarzinom
  - bräunliches Sputum: z. B. bei Pneumokokkenpneumonie, chronischer Linksherzinsuffizienz
  - weißlich flüssiges oder zähes Sekret, am Morgen auch eitrige Beimengungen: COPD
  - blutiges Sputum: z. B. Bronchialkarzinom, Lungenembolie
  - morgendliche maulvolle Expektoration mit Schleim, Eiter und Blut: Bronchiektasen
  - zähes, glasiges Sputum: Asthma bronchiale
  - schaumig-rötliches Sputum: kardiales Lungenödem
  - faulig riechendes Sputum (Anaerobier): abszedierende Pneumonien, bakteriell infizierte Bronchiektasen, zerfallene Tumoren
- **morgendlicher** Husten: z. B. Bronchiektasien, chronische Bronchitis
- **anfallsartiger** Husten: z. B. Pertussis (Keuchhusten), spasmodischer Krupp (spastische Laryngitis)
- **bellender** Husten (Krupp-Husten): Mitbeteiligung von Epiglottis oder Larynx
- **Räuspern**/Reizhusten: Reizung des Rachens (z. B. Pharyngitis)
- **Hüsteln:** z. B. bei Extrasystolen
- **postprandialer** Husten: Ösophagusdivertikel, neurogene Schluckstörung, tracheoösophageale Fistel
- **nächtlicher** Husten: Linksherzinsuffizienz, gastroösophagealer Reflux, bei Kindern: Laryngitis acuta (Pseudokrupp), spasmodischer Krupp

Tab. 4.6 Differenzialdiagnosen des Hustens

mögliche Ursachen	Begleitsymptome und Befunde	Diagnostik
akuter Husten		
akute Bronchitis (meist viral)	Schnupfen, Halsschmerzen, Auswurf, Husten zuerst trocken, dann produktiv	klinische Diagnose
typische Pneumonie	Fieber, schweres Krankheitsgefühl, Husten trocken oder produktiv	Auskultation, Leukozyten ↑, CRP ↑, frisches Infiltrat im Röntgen-Thorax
Lungenembolie	plötzliche Dyspnoe, atemabhängiger Thoraxschmerz, plötzlicher Reizhusten	D-Dimere, Perfusions-Ventilations-Szintigrafie (Mismatch), Thorax-CT, Pulmonalisangiografie
Pleuritis	Reizhusten, atemabhängige Schmerzen; bei Pleuraerguss: Verschwinden der Symptomatik und Dyspnoe	Auskultation (Pleurareiben), Röntgen-Thorax/Sonografie
Pneumothorax	Dyspnoe, Zyanose, trockener Husten	Röntgen-Thorax
Aspiration/Inhalation von Reizstoffen	trockener Reizhusten	Anamnese
Fremdkörper	plötzlicher Husten, Stridor, Giemen, abgeschwächtes Atemgeräusch, häufiger bei Kindern	Röntgen-Thorax, Bronchoskopie
Laryngitis acuta (Pseudokrupp)	bellender Husten in der Nacht, Stridor (inspiratorisch und exspiratorisch), Dyspnoe, Heiserkeit, Auftreten bei Kleinkindern	Inspektion
Pertussis	anfallsartig stakkatoartiger Husten	Labor (Leuko-, Lymphozytose), Pertussis-Antikörper
chronischer Husten		
Asthma bronchiale	anfallsweise Dyspnoe, trockener Husten (auch nachts), exspiratorisches Giemen	Anamnese, Auskultation (trockene Rasselgeräusche, verlängertes Exspirium), Lungenfunktionsprüfung, Allergiediagnostik
chronische Bronchitis, COPD	Dyspnoe, produktiver Husten, häufige Exazerbationen	Anamnese (Nikotin), Auskultation (trockene und evtl. feuchte Rasselgeräusche, verlängertes Exspirium), Blutgasanalyse, Lungenfunktionsprüfung (obstruktive Ventilationsstörung)
interstitielle Lungenkrankheiten	Belastungsdyspnoe, trockener Husten	Berufsanamnese, Auskultation (Knisterrasseln), Lungenfunktionsprüfung (restriktive Ventilationsstörung); Diffusionsstörung, Belastungsuntersuchungen, Thorax-CT (milchglasartige Infiltrate oder Fleckschatten)
Linksherzinsuffizienz	Dyspnoe, Orthopnoe, nächtlicher Husten	EKG, Röntgen-Thorax
Lungentuberkulose	subfebrile Temperatur, Müdigkeit, Nachtschweiß, hartnäckiger Husten (trocken oder produktiv)	Sputumdiagnostik, Tuberkulinhauttest, Röntgen-Thorax
Bronchiektasen	Husten mit morgendlichem maulvollem Auswurf, Hämoptysen	typisches Sputum (eitrig, fötid), Thorax-CT
Mukoviszidose	produktiver Husten, Diarrhö, Dystrophie bei Kindern	Röntgen-Thorax, Schweißtest
gastroösophagealer Reflux	trockener Husten, Sodbrennen, Verstärkung im Liegen	Gastroskopie, 24-h-pH-Metrie
chronische Rhinitis/Sinusitis	meist trockener Husten	Nasennebenhöhlenröntgen, -CT
medikamentös bedingt	oft attackenweise trockener Husten	Absetzen der Medikamente

- Husten mit begleitendem **Stridor**: inspiratorisch z. B. bei Krupp-Husten, exspiratorisch z. B. bei COPD.

Körperliche Untersuchung: Allgemeinzustand, Zeichen von Dyspnoe, Zyanose, Hypoxie (Uhrglasnägel, Trommelschlägelfinger) oder Emphysem, Auskultation und Perkussion der Lungen.

Basisdiagnostik: Jeder unklare akute Husten mit schwerem Krankheitsbild und jeder Husten, der länger als 3 Wochen dauert, sollte weiter abgeklärt werden:
- Röntgen-Thorax
- Lungenfunktionsprüfung und Blutgasanalyse
- bakterielle Diagnostik bei eitrigem Sputum

- bei V. a. Tuberkulose: Mikroskopie und Kultur von Sputum und Magensaft.

Besteht weiterhin Unklarheit, können Bronchoskopie oder weiterführende diagnostische Maßnahmen (abhängig vom Verdacht) Aufschluss bringen.

Differenzialdiagnosen: Tab. 4.6 gibt eine differenzialdiagnostische Übersicht.

4.10 Hyperventilation

DEFINITION Unter Hyperventilation versteht man eine unphysiologisch gesteigerte alveoläre Ventilation, die über den normalen Bedarf hinausgeht und dem Patienten selbst meist nicht bewusst ist. Der p_aO_2 ist normal oder erhöht, der p_aCO_2 erniedrigt.

Ätiologie:
- **Psychosomatische Ursachen** (z. B. Angst-, Panikstörung) sind am häufigsten. In erster Linie sind Frauen betroffen.
- **organische Ursachen:** Beispiele sind eine Schwangerschaft, nicht respiratorische Azidosen (Urämie, Ketoazidose), Herzinsuffizienz, Lungenembolie, pulmonale Hypertonie, interstitielle Lungenerkrankungen, Asthma bronchiale, Fieber, Hyperthyreose, Erkrankungen des ZNS (neurologische Stimulierung des Atemzentrums, Intoxikationen).

Klinik: Eine Hyperventilation führt – abhängig von ihrer Dauer und Stärke – zu folgenden Symptomen: Zittern, Parästhesien, Krämpfe, Pfötchenstellung der Hände, vorübergehende Bewusstlosigkeit (akutes Hyperventilations-Syndrom), Angina-pectoris-Symptomatik, Dyspnoe, kalte Hände und Füße, gesteigerter Harndrang, Nervosität, Schwindel, Kopfschmerzen, Gähnen, Kloßgefühl im Hals, trockener Mund und Meteorismus (Aerophagie).

Siehe auch Atmungssystem [S. A179].

4.11 Inverse Atmung

Die inverse Atmung ist gekennzeichnet durch ein ruckartiges Heben des Brustkorbes bei Exspiration und Einziehen bei Inspiration. Ursächlich sind vollständig verlegte obere Luftwege, z. B. bei Bolusaspiration, Larynxödem, Laryngospasmus. Es erfolgt kein Gasaustausch, d. h., es handelt sich um einen funktionellen Atemstillstand.

4.12 Paradoxe Atmung

Zur paradoxen Atmung kommt es nach **Rippenserienfrakturen**. Über der Fraktur entstehen inspiratorische Einziehungen, d. h., während des Einatmens bewegt sich der Thorax im Bereich der beweglichen Rippenstücke einwärts, während des Ausatmens auswärts. Differenzialdiagnostisch müssen eine inverse Atmung und eine beidseitige Phrenikusparese abgegrenzt werden.

4.13 Schlafapnoe

Man spricht von einer Schlafapnoe, wenn während des Schlafes Atempausen von > 10 s auftreten. Bei einer Hypopnoe ist der Atemstrom um mehr als 50 % oder die O_2-Sättigung um mehr als 4 % vermindert. Unterschieden wird die **obstruktive Schlafapnoe**, bei der es infolge einer nahezu kompletten Verengung der Atemwege zu einer vermehrten Atemarbeit kommt, von der zentralen **Schlafapnoe**. Letzterer liegt eine Störung des zentralen Atemantriebs zugrunde. Ursächlich ist eine mangelhafte Stimulierbarkeit von Chemorezeptoren.

Der Apnoeindex (AI) entspricht der Anzahl der Apnoen pro Stunde (AI ≥ 10 ist pathologisch).

Näheres zur obstruktiven Schlafapnoe s. HNO [S. B774].

4.14 Schluckauf

Synonym: Singultus

DEFINITION Schluckauf entsteht durch unwillkürliche Zwerchfellkontraktionen, die durch eine Reizung des N. phrenicus oder N. vagus ausgelöst und primär nicht unterdrückt werden können.

Ätiologie: Zahlreiche Ursachen können zur Reizung des N. vagus oder N. phrenicus führen. In den allermeisten Fällen ist der Schluckauf **funktioneller** Natur. Ursächlich sind starke psychische Erregungszustände, plötzliche Temperaturänderungen in der Speiseröhre (z. B. Eis essen) oder eine starke Magendehnung (z. B. Essen, Trinken). Weitere Ursachen sind:
- Nebenwirkung von Medikamenten (z. B. Barbiturate)
- Alkoholabusus
- metabolische Ursachen: Nieren- und Leberversagen, Elektrolytstörungen
- zentralnervöse Ursachen: Schädel-Hirn-Trauma, Meningitis, Enzephalitis, Tumoren, Hirninfarkt
- psychiatrische Ursachen: Anorexia nervosa.

Zudem können auch Erkrankungen im Bereich des Halses (z. B. Struma), des Thorax (z. B. Entzündungen von Pleura, Perikard oder Lunge, Aneurysmen) oder des Abdomens (z. B. Hepatomegalie, Leberabszess, Pankreas- oder Gallenaffektionen) einen Schluckauf auslösen.

Therapie: Schluckauf ist meist selbstlimitierend. Die Indikation zur Behandlung besteht v. a. dann, wenn der Schluckauf anhaltend ist und für den Patienten belastende Folgesymptome auftreten (z. B. mangelnde Nahrungsaufnahme, Depression), wie beispielsweise bei fortgeschrittenen Tumorerkrankungen. Allgemeine Maßnahmen umfassen u. a. das Trinken von Pfefferminztee bzw. das Rückatmen in eine Tüte oder Luftanhalten zur CO_2-Erhöhung.

Medikamentös kann versucht werden, die Magen- und Darmüberblähung mit Prokinetika oder blähungstreibenden Medikamenten zu verringern. Zur zentralen Reflexunterdrückung eignen sich Neuroleptika oder Benzodiazepine. Weitere Möglichkeiten sind Muskelrelaxanzien (Baclofen) oder Membranstabilisatoren (z. B. Carbamazepin, Nifedipin).

4.15 Schnarchen und Tagesschläfrigkeit

Physiologisch sinken Gaumensegel und Zungengrund während des Schlafes zurück, sodass es in diesem Bereich zu einer teilweisen Verengung und somit Erhöhung des

4.15 Schnarchen und Tagesschläfrigkeit

Atemwiderstandes kommt. Das schlaffe Gaumensegel beginnt zu flattern und verursacht so das typische Schnarchgeräusch.

Ätiopathogenese:

Schnarchen ist oft harmlos (sog. primäres oder habituelles Schnarchen), kann allerdings auch auf eine Grunderkrankung hinweisen. Begünstigt wird es durch verschiedene Erkrankungen, die die Obstruktion im Pharynx fördern, wie z. B. große Tonsillen, eine Septumdeviation oder Tumoren im Pharynxbereich. Schnarchen allein führt normalerweise zu keinen Beschwerden tagsüber. Beim obstruktiven Schlafapnoe-Syndrom (s. HNO [S. B774]) kommt es u. U. zu einer vollständigen Obstruktion der oberen Atemwege und in weiterer Folge zu Hypo- oder Apnoephasen. Dadurch sinkt die O_2-Sättigung und der p_aCO_2 steigt. Reaktiv wird die Atemarbeit gesteigert, wodurch der Patient aus dem Schlaf erwacht (sog. Arousal mit erneutem Schnarchen). Diese „Weckreaktionen" stören den normalen Tiefschlaf und verursachen die zusätzlichen Beschwerden (Einschlafneigung tagsüber, Sekundenschlaf, Konzentrationsschwäche etc.).

Tagesschläfrigkeit: Die meisten Patienten, die tagsüber über vermehrte Schläfrigkeit klagen, schlafen nachts unruhig (z. B. durch Lärm, Stress, Schlafapnoephasen) oder zu kurz. Weitere Ursachen sind Hypotonie (orthostatische Dysregulation), Anämie, Hypothyreose oder eine Narkolepsie (s. Neurologie [S. B962]).

Diagnostik:

- Anamnese (meist Partneranamnese): **Schlafstörungen** (z. B. Lärm, Stress?), Art des Schnarchens (stark? unregelmäßig?), weitere Beschwerden (Einschlafneigung? Konzentrationsschwierigkeiten? Libidoverlust?), Risikofaktoren (Hohes Alter? Nikotin? Alkohol? Medikamenteneinnahme? Übergewicht? Familiäre Vorbelastung? Behinderung der Nasenatmung? Schlafen in Rückenlage?)
- **klinische Untersuchung**: HNO-ärztliche Untersuchung (Inspektion von Nase, Rachen und Gaumen), Blutdruckmessung (Hypertonie durch die Katecholaminausschüttung bei den Weckreaktionen), EKG
- Schlafmonitoring: ambulant und stationär als Polysomnografie.

Differenzialdiagnosen: Ätiologie und Differenzialdiagnosen von Schnarchen und Tagesschläfrigkeit sind in **Tab. 4.7** sowie **Tab. 4.8** dargestellt.

Tab. 4.7 Differenzialdiagnosen von Schnarchen

Ursache	Begleitsymptome und Befunde	Diagnostik
habituelles Schnarchen	Schnarchen ohne zusätzliche Beschwerden tagsüber	Anamnese, Polysomnografie (normales Schlafmuster ohne Wachphasen oder Veränderungen der O_2-Sättigung)
obstruktives Schlafapnoe-Syndrom	starkes Schnarchen mit nächtlichen Apnoephasen, Aufwachen nach der Apnoe (durch die vermehrte Atemarbeit), gesteigerte Einschlafneigung tagsüber, Leistungsfähigkeit ↓	Anamnese, Polysomnografie (Dauer und Anzahl der Apnoephasen, O_2-Sättigung ↓, Aufwachphasen), HNO-ärztliche Untersuchung (Behinderung der Nasenatmung z. B. durch große Tonsillen)
obstruktives Schnarchen (Upper-Airway-Resistance-Syndrom)	starkes Schnarchen, vermehrte Schläfrigkeit tagsüber, Leistungsfähigkeit ↓, Kopfschmerzen	Polysomnografie (O_2-Sättigung normal, keine Apnoephasen, viele Arousals)
Behinderung der Nasenatmung	Nasenpolypen, Septumdeviation, Tonsillenhyperplasie, nasale Sprache, Schnupfen	HNO-ärztliche Untersuchung
Tumoren im Pharynxbereich	Dysphagie, ggf. Gewichtsverlust	HNO-ärztliche Untersuchung, CT

Tab. 4.8 Differenzialdiagnosen von Tagesschläfrigkeit

Ursache	Begleitsymptome und Befunde	Diagnostik
obstruktives Schlafapnoe-Syndrom	starkes Schnarchen mit nächtlichen Apnoephasen, Aufwachen nach der Apnoe (durch die vermehrte Atemarbeit), gesteigerte Einschlafneigung tagsüber, Leistungsfähigkeit ↓	Anamnese, Polysomnografie (Dauer und Anzahl der Apnoephasen, O_2-Sättigung ↓, Aufwachphasen), HNO-ärztliche Untersuchung (Behinderung der Nasenatmung z. B. durch große Tonsillen)
zentrales Schlafapnoe-Syndrom	Schlaflosigkeit, Erstickungsanfälle und alveoläre Hypoventilation), Libidoverlust	Polysomnografie (Apnoephasen und fehlende Atemsteigerung)
alveoläre Hypoventilation und Pickwick-Syndrom	Befunde der Grunderkrankung (chronische Lungenerkrankungen, neuromuskuläre Erkrankung), massive Adipositas mit alternierenden Phasen von Hyper-, Hypoventilation und Apnoe bei Pickwick-Syndrom	Klinik, Polysomnografie (reduzierte Atemanstrengung)
Narkolepsie	imperative Schlafattacken, Kataplexie (kurzfristiger Muskeltonusverlust), Pseudohallzinationen, Schlaflähmung	Polysomnografie
Chronic-Fatigue-Syndrom	chronische Müdigkeit trotz erholsamen Nachtschlafs, Myalgie, Arthralgie, Kopfschmerzen, gestörte Konzentration und Merkfähigkeit, subfebrile Temperatur	Ausschlussdiagnose

4.16 Stöhnende Atmung

Synonym: Knorksen

> **DEFINITION** Postnatale Atemnot infolge Ausatmung durch die geschlossene Stimmritze.

Dadurch wird der exspiratorische Kollaps der Alveolen verhindert. Zusätzlich finden sich bei den Neugeborenen Nasenflügeln, Zyanose, ein exspiratorisches Stöhnen und interkostale Einziehungen.

4.17 Stridor

> **DEFINITION** Inspiratorisches oder exspiratorisches Pfeifen oder Giemen, das schon auf Entfernung wahrgenommen werden kann.

Ein **inspiratorischer Stridor** entsteht bei Verengungen im Bereich von **Larynx** und Trachea, der **exspiratorische Stridor** bei Verengungen in den **tiefen Atemwegen**.

> **MERKE** Die Stärke des Stridors geht mit der Dringlichkeit der Erkrankung einher.

Tab. 4.9 zeigt mögliche Differenzialdiagnosen. Beim Neugeborenen ist eine Laryngo- oder Tracheomalazie aufgrund des noch unreifen Knorpelgewebes die häufigste Ursache eines inspiratorischen Stridors. Die Erkrankung ist meist harmlos. Die wichtigsten Differenzialdiagnosen für Stridor und Dyspnoe beim Kleinkind sind eine Fremdkörperaspiration, Krupp-Syndrom und die Epiglottitis.

4.18 Trichterbrust

Siehe Orthopädie [S. B266].

4.19 Trommelschlägelfinger und Uhrglasnägel

Synonym:
- Trommelschlägelfinger: Digitus hippocraticus, Kolbenfinger
- Uhrglasnägel: Unguis hippocraticus

> **DEFINITION** Auftreibung der Fingerendglieder infolge Vermehrung des Periosts; häufig in Kombination mit in Längsrichtung verstärkt gekrümmten Nägeln (Uhrglasnägel, Abb. 4.2).

Trommelschlägelfinger und Uhrglasnägel sind Zeichen von Erkrankungen, die mit einer **chronischen Hypoxie** einhergehen, und können auftreten bei:
- Lungenerkrankungen: Bronchialkarzinom, idiopathische Lungenfibrose, Lungenemphysem, Mukoviszidose, Bronchiektasen, Pleuratumoren
- Herzerkrankungen: Vitien mit Rechts-links-Shunt, chronische Herzinsuffizienz

Tab. 4.9 Differenzialdiagnosen bei Stridor

Ursache	Begleitsymptome und Befunde	Diagnostik
inspiratorischer Stridor		
Struma	Dysphagie, Dyspnoe, ggf. Zeichen einer Hypo- oder Hyperthyreose	Klinik, Sonografie
Fremdkörperaspiration	akute Dyspnoe, Aspirationsereignis	Anamnese, Klinik, Endoskopie
Trachealstenosen	Angst, Unruhe, Hustenattacken, Zyanose, Schock	starre Endoskopie
Quincke-Ödem	Dyspnoe, Schwellungen, Urtikaria, u. U. Ersticken	Anamnese, Klinik, ggf. Labor (C1-Esterase-Inhibitor-Mangel)
Krupp (heute selten)	akute obstruktive Laryngitis, Heiserkeit (bis Stimmlosigkeit), bellender Husten mit schwerer Dyspnoe	Klinik, Diphterienachweis
Pseudokrupp (Krupp-Syndrom)	Laryngitis subglottica, bellender Husten, Heiserkeit, akute schwere Dyspnoe, meist Säuglinge und Kleinkinder	Anamnese (Auftreten meist nachts), Klinik (zusätzlich ggf. Fieber, Tachykardie, Zyanose, Angst)
Epiglottitis	Laryngitis supraglottica, hohes Fieber (40 °C), Dysphagie, gesteigerter Speichelfluss (>Schluckstörung), schwere Dyspnoe bis zur Erstickung, Kinder meist älter als bei Pseudokrupp (am häufigsten 2–6 Jahre)	Klinik, Nachweis von Hämophilus influenzae
Keuchhusten	stadienhafter Verlauf, grippeähnlich, plötzliche Hustenattacken (stakkatoartig, unproduktiv, v. a. nachts) mit Jauchzen bei Inspiration	Klinik, Erregernachweis
Tumoren	lokale Beschwerden, ggf. Gewichtsverlust	Endoskopie, CT
exspiratorischer Stridor		
Asthma bronchiale	Allergieanamnese, Triggerfaktoren	Anamnese
COPD	Raucher, chronischer Husten, Emphysem	Anamnese, Klinik
Tumoren	lokale Beschwerden, ggf. Gewichtsverlust	Endoskopie, CT

4.20 Veränderung der Atemfrequenz

4.20.1 Bradypnoe

DEFINITION Als Bradypnoe wird eine verlangsamte Atmung bezeichnet (4–8 Züge/min).

Ätiologie:
- physiologisch: Schlaf
- pathologisch: Schädigung des ZNS (z. B. Schädel-Hirn-Trauma), Intoxikationen (z. B. Opiate), extreme Hypotonie.

4.20.2 Tachypnoe

DEFINITION Gesteigerte Atemfrequenz > 25 Züge/min.

Ätiologie: Ursachen der Tachypnoe sind:
- Dyspnoe
- erhöhter Sauerstoffbedarf:
  - Fieber
  - Anstrengung
- erniedrigtes Sauerstoffangebot/verminderte Sauerstoffaufnahme:
  - Pneumonie
  - Lungenembolie
  - restriktive Lungenerkrankungen
  - Anämie
- psychische Erregung und Hyperventilation
- Störungen des Säure-Basen-Haushaltes.

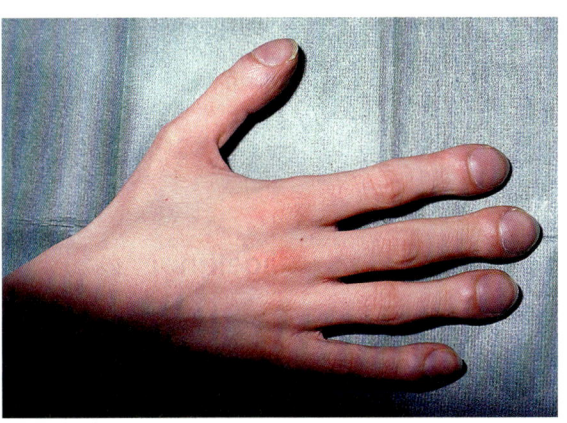

Abb. 4.2 **Trommelschlägelfinger und Uhrglasnägel.** (aus: Sitzmann, Duale Reihe Pädiatrie, Thieme, 2006)

- chronische Erkrankungen des Gastrointestinaltrakts: Colitis ulcerosa, Morbus Crohn, Polyposis coli, Sprue, Askaridenbefall, Kolontumoren

Selten sind Trommelschlägelfinger idiopathisch und familiär gehäuft, ohne dass eine organische Erkrankung vorliegt. Sie können außerdem ein paraneoplastisches Syndrom verschiedener Karzinome sein. Pathogenetisch nimmt man an, dass der Tumor fibroblastenstimulierende Faktoren freisetzt, welche wiederum das Periostwachstum anregen. Trommelschlägelfinger können auch mit einer hypertrophischen Osteoarthropathie assoziiert sein. Dann bestehen folgende Symptome: Periostneubildung langer Röhrenknochen, Arthralgie, Flush, Hyperhidrosis.

5 Verdauungssystem

5.1 Aufstoßen

DEFINITION Rückläufiges Entweichen von in den Magen gelangter Luft.

Ursachen sind in **Tab. 5.1** dargestellt.

5.2 Belegte Zunge

Näheres dazu siehe Veränderungen der Zungenoberfläche [S. C92].

5.3 Blut im Stuhl

DEFINITION Blut im Stuhl kann sich entweder als frische rote Blutung (**Hämatochezie**) oder als Teerstuhl (**Melaena** [S. C92]) äußern oder aber makroskopisch gar nicht sichtbar sein (**okkultes Blut**, bei Blutmengen < 10 ml/d).

Ätiologie und Klinik: Teerstuhl imponiert als schwarz gefärbter Stuhl. Verantwortlich für die Verfärbung ist Hämatin, das durch den Kontakt mit Magensäure aus Hämoglobin entsteht. Teerstuhl ist ein typisches Symptom der oberen GI-Blutung, kann aber – bei ausreichend langer Darmpassage (> 8 h) – auch bei weiter aboral gelegenen Blutungsquellen nachweisbar sein, da Darmbakterien das Hämoglobin ebenfalls zu Hämatin zersetzen. Eine **frische Darmblutung** mit dunkel- bis hellrotem Blutabgang tritt meist als Folge einer unteren GI-Blutung auf (Blutungsquelle distal des Treitz-Bandes). Massive Blutungen im oberen GI-Trakt gehen jedoch auch mit Blutstuhl (Hämatochezie) einher. Blutauflagerungen auf den Stuhl sind typisch für tief sitzende Blutungsquellen (Rektum, Anus). **Okkultes Blut** kann praktisch aus dem gesamten GI-Trakt stammen – also beispielsweise auch bei Zahnfleischbluten (**Cave:** auch Nasenbluten) oder nach iatrogenen Eingriffen auftreten. Die häufigste Ursache sind gastrointestinale Karzinome.

5 Verdauungssystem

Tab. 5.1 Ursachen von Aufstoßen

Ursachen	Begleitsymptome und Befunde	Diagnose
nicht organische Ursachen		
zu schnelles Essen, Luftschlucken	postprandiales Auftreten	Anamnese
kohlensäurehaltige Getränke	Aufstoßen nach Trinken kohlensäurehaltiger Getränke	Anamnese
Medikamenteneinnahme	evtl. Medikamente mit zu wenig Flüssigkeit eingenommen	Anamnese
Reizmagen (funktionelle Dyspepsie)	Druck-, Völlegefühl, epigastrische Schmerzen, Globusgefühl, Übelkeit	Anamnese (Stress), ÖGD (Ausschluss einer organischen Ursache)
organische Ursachen		
gastroösophageale Refluxkrankheit	saures Aufstoßen, retrosternales Brennen, Dysphagie	24-h-pH-Metrie, ÖGD
akute Gastritis	epigastrische Schmerzen, Übelkeit, Appetitlosigkeit	ÖGD
Gallenkolik	kolikartige Schmerzen im rechten Oberbauch, Erbrechen, Völlegefühl, Fieber und Ikterus bei schweren Verläufen	Anamnese (üppige Mahlzeit, orale Kontrazeptiva etc.), Sono, ERCP
akute Pankreatitis	äußerst starke gürtelförmige Schmerzen, Fettstühle, Erbrechen	Anamnese (Alkohol), Labor, Sono, ERCP

> **MERKE** Die Art des Blutes allein lässt folglich noch keinen definitiven Rückschluss auf die Blutungslokalisation zu.

Tab. 5.2 zeigt Ursachen von Blut im Stuhl (Auswahl). Nach Genuss von Roter Bete kann der Stuhl ebenfalls rot eingefärbt sein. Eine Schwarzfärbung kann auch auf die Einnahme gewisser Medikamente (z. B. eisenhaltige Präparate) oder Lebensmittel (z. B. Heidelbeeren) zurückzuführen sein.

> **MERKE** Hellrotes, dem Stuhl aufgelagertes Blut spricht für einen peranalen Blutabgang, ein homogen dunkelroter Stuhl für eine Blutungsquelle im Kolon. Bei langer Darmpassage ist der Stuhl schwarz verfärbt.

Diagnostik: Basisdiagnostik mit
- **Anamnese**: v. a. Fragen nach Stuhlgewohnheiten, Grund- oder Vorerkrankungen, Medikamenteneinnahme
- **klinischer Untersuchung**: Inspektion, digital-rektale Austastung
- **Laboruntersuchungen**: Hb, Serumeisen, Ferritin, Transferrin, Gerinnungsparameter
- Screening auf okkultes Blut (**Haemoccult-Test**, s. Klinische Chemie [S. C564]): **Cave**: Bei reichlichem Genuss von Fleisch kann er falsch positiv sein).

Tab. 5.2 Ursachen und Differenzialdiagnosen von Blut im Stuhl

Ursachen	Begleitsymptome und Befunde	Diagnostik
Teerstuhl		
Ulcus ventriculi	epigastrische Schmerzen nach Nahrungsaufnahme, Einnahme von NSAR, Infektion mit Helicobacter pylori	ÖGD
Ulcus duodeni	Nüchternschmerz, Einnahme von NSAR, Infektion mit Helicobacter pylori	ÖGD
Ösophagusvarizen	Zeichen einer portalen Hypertension (Leberhautzeichen, Aszites, Kollateralgefäße), bekannte Leberzirrhose	Klinik, ÖGD
Refluxösophagitis	Sodbrennen, Dysphagie	ÖGD, 24-h-pH-Metrie
Mallory-Weiss-Syndrom	Alkoholabusus, Übelkeit und massives Erbrechen	Anamnese, Klinik, ÖGD
Magen-/Ösophaguskarzinom	Gewichtsabnahme, Dysphagie, Abneigung gegenüber bestimmten Speisen	ÖGD, CT
Angiodysplasien (Morbus Osler-Weber-Rendu, Hippel-Lindau-Syndrom)	Hämangiome, Teleangiektasien	Klinik, ÖGD
Hämatochezie		
kolorektales Karzinom	Gewichtsabnahme, Schleimabgang (distales Kolonkarzinom), paradoxe Diarrhö	Koloskopie, CT
infektiöse Kolitiden	Fieber, Schmerzen, Diarrhö	Klinik, Erregernachweis
ischämische Kolitis	vorwiegend ältere Patienten, Schmerzen im Bereich der linken Kolonflexur	Koloskopie
Blutauflagerungen		
Hämorrhoiden	Ekzem, weiche Vorwölbung, Juckreiz	Inspektion, Palpation, Proktoskopie
Analfissur	akuter Defäkationsschmerz	Inspektion
okkultes Blut		
kolorektales Karzinom	Gewichtsverlust, Leistungsknick	Koloskopie, CT
erosive Gastritis	epigastrische Schmerzen, Übelkeit, Appetitlosigkeit	ÖGD
Ulkus	epigastrische Schmerzen	ÖGD
Einnahme von NSAR	u. U. auch Blutungserscheinungen an anderer Lokalisation, chronische Schmerzen	Anamnese
Divertikulose	meist symptomlos, Blutung durch Gefäßarrosion	Sonografie, CT
chronisch-entzündliche Darmerkrankungen	Diarrhö, Tenesmen	Endoskopie mit Biopsie

- **Endoskopie**: ÖGD bei V. a. auf Ursache im oberen GI-Trakt, hoher Einlauf mit anschließender Rektosigmoido- oder Koloskopie bei V. a. untere GI-Blutung.

Tab. 5.3 Mögliche Ursachen und Differenzialdiagnosen von Defäkationsschmerzen

Ursachen	Begleitsymptome und Befunde	Diagnostik
Analfissur	frische rote Blutbeimengungen, akuter Defäkationsschmerz, ggf. vorangegangene Durchfallepisode	Inspektion
Analekzem	Hämorrhoiden, Marisken, Juckreiz, länger bestehende mäßige Schmerzen	Inspektion
Perianalthrombose	schmerzhafte Schwellung, Fremdkörpergefühl	Anamnese (häufig nach Obstipation, post partum), Inspektion
Proctalgia fugax	anfallsartig stärkste Schmerzen ohne organisches Korrelat	Anamnese, Ausschlussdiagnose
Hämorrhoiden	Ekzem, weiche Vorwölbung, rote Blutbeimengung, Juckreiz	Inspektion, Palpation, Proktoskopie
Analabszess	progrediente schmerzhafte Schwellung	Inspektion, Palpation
Trauma	ggf. harte Kotballen (Skybala)	Anamnese (harter Stuhlgang, Fremdkörper, Analverkehr)
Analprolaps	Prolaps beim Pressen	Inspektion
Mykosen	Juckreiz	Erregernachweis
gynäkologische Erkrankungen	Endometriose, Bartholinitis, Erkrankungen an Ovar, Uterus oder Douglas-Raum	Inspektion, Palpation, Sonografie
Proktitis (Morbus Crohn, Colitis ulcerosa)	Blut-/Schleimabgänge	Histologie
sexuell übertragbare Erkrankungen	Prostatitis, Urethritis, Zervizitis, Hautveränderungen (z. B. Kondylome oder bei Lues), Ausfluss (Gonorrhö), Juckreiz (Condyloma acuminata)	Serologie (Lues), Erregernachweis
Tumoren	Blutung (Rektumkarzinom) tastbarer Tumor, Schmerzen, Juckreiz, Blutung (Analkarzinom)	Inspektion, Palpation, Prokto- bzw. Koloskopie

Kann die Blutungsursache nicht festgestellt werden, sind weiterführende Maßnahmen angezeigt (z. B. Abdomenübersichtsaufnahme, Mesenterikografie, Dünndarmkontrastdarstellung).

5.4 Defäkationsschmerzen

> **DEFINITION** Akute oder chronische Schmerzen im Rahmen des Stuhlgangs.

Die verschiedenen Differenzialdiagnosen sind in **Tab. 5.3** gegenübergestellt. Die Diagnostik stützt sich v. a. auf die Inspektion und rektale Austastung. Dabei werden Analkanal und distales Rektum ausgetastet und der Sphinktertonus in Ruhe und bei Anspannung beurteilt, auf Schmerzhaftigkeit geprüft sowie eventuelle Verengungen oder Raumforderungen nachgewiesen. Der weiterführenden Diagnostik dienen Prokto- und Koloskopie.

5.5 Diarrhö

> **DEFINITION Diarrhö:** häufige Stuhlgänge (> 3 × /d) zu großer Menge (> 250 ml/d) und mit zu großem Flüssigkeitsanteil (> 75 % Wasser), die zudem ungeformt sind.
> Hiervon müssen falsche oder **paradoxe Diarrhöen** (ebenfalls häufige und flüssige Stuhlgänge, jedoch keine Vermehrung der Gesamtmenge) sowie eine **Pseudodiarrhö** (erhöhte Stuhlgänge normaler Konsistenz) abgegrenzt werden.
> Die **Steatorrhö** bezeichnet eine erhöhte Ausscheidung von Fett mit dem Stuhl (> 7 g/d).

Einteilung und Ätiopathogenese: Klinisch unterscheidet man die **akute** (Tage bis 3 Wochen) von der **chronischen Diarrhö** (> 3 Wochen). **Tab. 5.4** zeigt mögliche Ursachen der akuten Diarrhö, **Tab. 5.5** der chronischen Diarrhö.

Die Diarrhö lässt sich des Weiteren auch nach pathogenetischen Gesichtspunkten einteilen, wobei die unterschiedlichen Formen auch in Kombination auftreten können. Man unterscheidet:
- **osmotische Diarrhö:** Hypertone Substanzen im Darmlumen ziehen vermehrt Flüssigkeit über die Darmwand an. Beispiele sind die Fruktose- oder Laktoseintoleranz, die chronische Pankreasinsuffizienz, ein Morbus Whipple oder größere Mengen nicht resorbierbarer Zuckeraustauschstoffe (z. B. Sorbit).
- **sekretorische Diarrhö**: vermehrte Elektrolyt- und Flüssigkeitssekretion in das Darmlumen (z. B. bei Infektionen und Enterotoxinen, chologener Diarrhö, Laxanzienabusus, neuroendokrinen Tumoren).
- Bei der **entzündlich-exsudativen Form** kommt es infolge Mukosaschäden zur gesteigerten Exsudation von Blut und Schleim, die unabhängig vom Stuhlgang sind.
- **Motilitätsstörungen:** Bei der hypermotilen Diarrhö kommt es zur gesteigerten Darmmotilität (z. B. bei Reizdarmsyndrom, Hyperthyreose, Karzinoid), bei der hypomotilen Diarrhö ist die bakterielle Besiedelung ursächlich.

Diagnostik: Im Vordergrund steht die **Anamnese**, da hierdurch bereits häufig Rückschlüsse auf die Erkrankungsursache getroffen werden können. Wichtig sind v. a. Fragen nach
- Krankheitsbeginn

Tab. 5.4 Ursachen und Differenzialdiagnosen der akuten Diarrhö

Ursachen	Begleitsymptome und Befunde	Diagnostik
infektiöse Gastroenteritis		
Viren (v. a. Noro-, Rotaviren, Adenoviren)	plötzlicher Beginn meist ohne Fieber, Erbrechen, wässriger Stuhl, ggf. Atemwegsinfektionen	Erregernachweis im Stuhl
Bakterien bzw. bakterielle Toxine:		
• Salmonellen	Erbrechen, fötider, grüner Stuhl, ggf. blutig, **Cave:** lebenslange Dauerausscheider möglich	Erregernachweis im Stuhl oder Blutkultur, starker Titeranstieg
• Shigellose	blutig-schleimiger Stuhl mit starken Tenesmen, Fieber, selten Erbrechen	Erregernachweis im Stuhl
• Campylobacter jejuni		Erregernachweis im Stuhl
• Staphylococcus-aureus-Toxin (Lebensmittelvergiftung)	kein Fieber, aber starkes Erbrechen	Toxinnachweis
• Staphylococcus-aureus-Enterokolitis	plötzlicher Beginn nach Antibiotikaeinnahme, Erbrechen, meist bei Kleinkindern	Erregernachweis im Stuhl
• E.-coli-Enteritis	plötzlicher Beginn, Reisediarrhö, Erbrechen, Dauer 2–3 Tage	Erregernachweis im Stuhl
• Cholera	plötzlicher Beginn, starke wässrige Diarrhö, Erbrechen, Exsikkose, kann lebensbedrohlich sein	Erregernachweis im Stuhl
• Clostridium-difficile-Infektion	Diarrhö nach Antibiotikaeinnahme	Toxinnachweis
• Amöbenruhr	blutig-schleimige Diarrhö mit Tenesmen, Fieber	Erregernachweis im Stuhl (Magnaform)
toxische Ursachen		
Genussmittel (z. B. Alkohol, Nikotin, Kaffee)	Anamnese	Anamnese
Pilzvergiftung	Einnahme verdorbener Pilze, seltener Knollenblätterpilzvergiftung mit abdominellen Koliken und Leberversagen	Anamnese, Klinik
Intoxikationen mit		
• Schwermetallen	• Hämolyse, neurologische Symptome	Anamnese, Klinik
• Herzglykosiden	• Arrhythmien, Erbrechen	
weitere Ursachen		
ischämische Kolitis	kolikartige Bauchschmerzen meist im Bereich der linken Kolonflexur, Übelkeit, Erbrechen, blutige Diarrhö	Abdomensonografie, Röntgen, ggf. Angio-MRT
psychische Ursachen (z. B. Angst, Stress)	Anamnese	Anamnese
Medikamente (z. B. Antibiotika, Laxanzien, Eisenpräparate, Zytostatika)	pseudomembranöse Kolitis bei Antibiotikaeinnahme	Anamnese
Nahrungsmittelallergie	Diarrhö nach Verzehr bestimmter Nahrungsmittel (z. B. Meeresfrüchte)	Anamnese

- Begleitsymptomen (Fieber, Erbrechen, Abdominalschmerzen, Gewichtsverlust)
- Erkrankungen in der Umgebung, Auslandsreisen, Art der Symptomatik, Zusammenhang mit der Nahrungsaufnahme
- Stuhlanamnese zur Einschätzung von Stuhlfrequenz, Stuhlmenge, und -beschaffenheit (flüssig, eitrig, blutig, voluminös, fettglänzend, breiig)
- Medikamentenanamnese und Vorerkrankungen.

Die **körperliche Untersuchung** dient v. a. der Einschätzung des Allgemeinzustandes (Exsikkose?). Untersucht wird auch das Abdomen (Resistenzen? Druckschmerzhaftigkeit?). Weitere Maßnahmen umfassen die **mikrobiologische** Untersuchung des Stuhls. Diese ist indiziert bei hohem Fieber, blutiger Diarrhö sowie Antibiotikaeinnahme. Gesucht wird nach bakteriellen, viralen, parasitären und Pilzerregern. Relevante Laborparameter sind aP, γ-GT, Bilirubin, Serumeisen, Cholesterin, Gesamteiweiß, Quick-Wert, TSH-basal. Blutkulturen sollten ebenfalls bei höherem Fieber (> 38,5 °C) abgenommen werden. Mit Resorptionstests wie dem H_2-Atemtest oder D-Xylose kann eine Malabsorption nachgewiesen werden. Bildgebende Verfahren sind die Abdomensonografie (indiziert bei Fieber, starken Schmerzen und blutiger Diarrhö) und die Koloskopie.

Akute und chronische Diarrhö erfordern ein unterschiedliches diagnostisches Vorgehen:
- **akute Diarrhö:** Leichte Formen müssen nicht weiter abgeklärt werden. Bei schwereren Verlaufsformen mit Fieber, blutiger Diarrhö und starken Bauchschmerzen wird ein Basislabor angefertigt und der Stuhl mikrobiologisch untersucht (**Abb. 5.1**).

Tab. 5.5 Ursachen und Differenzialdiagnosen der chronischen Diarrhö

Ursachen	Begleitsymptome und Befunde	Verdachtsdiagnose
Erkrankungen des Kolons		
chronisch-entzündliche Darmerkrankungen	schubhafter Verlauf, chronisch-rezidivierende blutige und schleimige Durchfälle, Gewichtsverlust, Aphthen im Mund bei Morbus Crohn, weitere extraintestinale Manifestationen	Rektosigmoidoskopie (im akuten Schub), Koloskopie (im Intervall)
ischämische Kolitis, Strahlenkolitis	Tenesmen, Erbrechen, Blut- und Schleimabgang	Anamnese (Z. n. Radiatio), Angiografie
Kolonkarzinom	B-Symptomatik, Blut im Stuhl, Obstipation, wechselnde Stühle	Koloskopie
chronische Darminfektionen	bakterielle, parasitäre Infektionen, Infektionen mit opportunistischen Erregern	Erregernachweis im Stuhl, Serologie
Erkrankungen mit Maldigestion		
chronische Pankreatitis	gürtelförmige, äußerst starke Schmerzen, Steatorrhö, Alkoholanamnese	Sonografie, CT; Elastase-1-Bestimmung im Stuhl
Gallensäureverlust-Syndrom	nach Ileumresektionen, Blindsack-Syndrom mit bakterieller Fehlbesiedelung	Anamnese, MR-Enteroklysma, H_2-Atemtest, SEHCAT-Test
Laktasemangel/Laktoseintoleranz	Meteorismus nach Milchgenuss	Anamnese, H_2-Atemtest, Laktosetoleranztest
Cholestase	Verschlussikterus, intrahepatische Cholestase, primär biliäre Zirrhose	aP↑, Bilirubin↑, γ-GT↑, Sonografie
Erkrankungen mit Malabsorption		
Kurzdarm-Syndrom	Darmresektionen oder intesintaler Bypass	Anamnese
einheimische Sprue (Zöliakie)	Glutenunverträglichkeit, Tenesmen, Flatulenz, Steatorrhö, pathologischer D-Xylose-Test	tiefe Dünndarmbiopsie (Zottenatrophie, Lymphozyten), Antikörper (Gliadin, Endomysium, Transglutaminase)
Amyloidose	weitere Organmanifestationen, Grunderkrankung	Rektumbiopsie
Morbus Whipple	Durchfälle, Fieber, Gelenkschmerzen, vergrößerte abdominelle Lymphknoten	Dünndarmbiopsie (PAS-positive Einschlüsse in Makrophagen)
endokrine Erkrankungen		
primäre Hyperthyreose	Nervosität, Gewichtsverlust, Schwitzen	TSH basal↓, fT_3↑, fT_4↑
diabetische Polyneuropathie	bekannter Diabetes mellitus	Anamnese
neuroendokrine Tumoren	wässrige Diarrhö, Bronchospastik und Flush-Symptomatik bei Karzinoid-Syndrom; starke wässrige Durchfälle und Elektrolytentgleisungen, Exsikkose bei VIPom	Histologie
weitere Ursachen		
Reizdarmsyndrom	jahrelange unspezifische Bauchschmerzen, Diarrhö und Obstipation	Anamnese, Ausschlussdiagnose
Medikamente	Einnahme von Magnesium, Laxanzien, Eisen, Digitalis, NSAR-Dauertherapie	Anamnese
primär intestinale Lymphangiektasie	Steatorrhö, Ödeme, chylöse Ergüsse, Hypoproteinämie	Dünndarmbiopsie
intestinale Pseudoobstruktion (Ogilvie-Syndrom)	Hypomotilität des Darms (iatrogene Schädigung des Nervenplexus)	Anamnese (Operationen), Ausschluss anderer Ursachen
Antikörper-Mangel-Syndrom	Durchfälle und häufige Infekte	Hypo- oder Agammaglobulinämie

- **chronische Diarrhö:** Angezeigt sind eine umfassende Anamnese, Abklärung einer Malabsorption, mikrobiologische Stuhluntersuchung sowie bei V. a. chronisch-entzündliche Darmerkrankungen oder andere organische Ursachen eine Koloskopie mit Biopsieentnahme sowie eine Röntgenaufnahme nach Sellink. Um ein Karzinoid auszuschließen, wird Serotonin im Serum bestimmt.

MERKE Die häufigsten Erreger einer akuten Diarrhö sind Campylobacter jejuni und Salmonellen, darauf sollte zuerst getestet werden.

Differenzialdiagnosen: Eine Auswahl an möglichen Ursachen und Differenzialdiagnosen der akuten und chronischen Diarrhö sind in **Tab. 5.4**. bzw. **Tab. 5.5**. dargestellt.

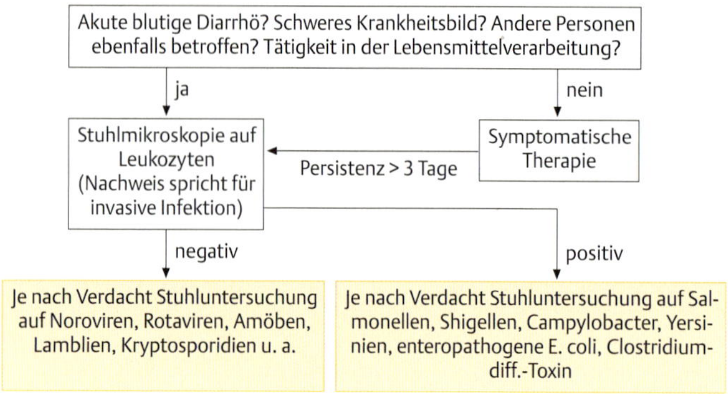

Abb. 5.1 Diagnostisches Vorgehen bei akuter Diarrhö.
(aus: Baenkler, Kurzlehrbuch Innere Medizin, Thieme, 2010)

Differenzialdiagnosen im Kindesalter:
- **akute Diarrhö:**
  - Neugeborenes: Invagination, unerwünschte Arzneimittelwirkung
  - Säugling und Kleinkind: Gastroenteritis, HUS, Intoxikation, unerwünschte Arzneimittelwirkung
  - Schulkind: Gastroenteritis, Intoxikation, unerwünschte Arzneimittelwirkung
- **chronische Diarrhö:**
  - Neugeborenes und junger Säugling: Ernährung mit Muttermilch (weicher Stuhl), Enzymdefekte, Stoffwechselerkrankung, Immunschwäche, Kurzdarm-Syndrom
  - älterer Säugling und Kleinkind: Zöliakie, Enzymdefekte, protrahierte Gastroenteritis, Nahrungsmittelunverträglichkeit oder -allergie, Fehlernährung, Immunschwäche, Hyperthyreose
  - Schulkind: Enzymdefekte, chronisch-entzündliche Darmerkrankungen, Postenteritis-Syndrom, Nahrungsmittelunverträglichkeit, -allergie, Hyperthyreose

Therapie: Die Behandlung ist abhängig von der Ursache. Meist verlaufen Durchfallerkrankungen jedoch selbstlimitierend. Im Vordergrund stehen allgemeine Maßnahmen wie Flüssigkeits- und Elektrolytsubstitution zur **oralen Rehydratation** (zur WHO-Empfehlung s. Infektionserkrankungen [S. A256]). Ebenso kann vorübergehend das Antidiarrhoikum **Loperamid** zur symptomatischen Behandlung eingesetzt werden. Bei cholagener Diarrhö können Gallesäurebinder (z. B. Cholestyramin), bei pankreatogenem Durchfall Pankreasenzyme, bei strahleninduzierter Ursache Glukokortikoide verabreicht werden.

Antibiotika finden vorwiegend bei schweren Formen der Reisediarrhö (z. B. Cotrimoxazol) oder pseudomembranöser Enterokolitis (z. B. Metronidazol oder Vancomycin) Anwendung. Das Somatostatinanalogon Octreotid ist bei karzinoidinduzierter Diarrhö hilfreich.

5.6 Dyspepsie

Unter dem Begriff „Dyspepsie" werden unspezifische Beschwerden zusammengefasst, die häufig in Zusammenhang mit der Nahrungsaufnahme auftreten. Typisch sind ein unangenehmes Völlegefühl, epigastrische oder abdominelle Schmerzen, Nahrungsmittelunverträglichkeiten, Übelkeit und Aufstoßen. Circa in der Hälfte aller Fälle ist eine Dyspepsie funktioneller Natur und bleibt also ohne organisches Korrelat (sog. Reizmagen). Für Näheres s. Verdauungssystem [S. A226].

5.7 Erbrechen

Synonym: Emesis

> **DEFINITION** Retrograde Entleerung von Magen-Darm-Inhalt durch den Mund.

Ätiopathogenese: Ursache für das Erbrechen ist eine Reizung der Area postrema (Brechzentrum). Diese kann entweder über den N. vagus (z. B. Dehnung eines Hohlorgans, peritoneale Reizung), über endokrine und hormonelle Reize (z. B. auch Medikamente) oder zentralnervös (z. B. erhöhter Hirndruck, optische/olfaktorische Reize) ausgelöst werden. Ursächlich können in **Tab. 5.6** dargestellte Erkrankungen/Situationen sein.

Diagnostik: In der Anamnese muss nach dem Zeitpunkt des Auftretens und der Art des Erbrechens gefragt werden:
- Erbricht der Patient **akut oder chronisch**?
- **Wann** erbricht der Patient? Erbrechen unmittelbar im Zusammenhang mit der Nahrungsaufnahme spricht z. B. für eine Nahrungsmittelunverträglichkeit, ein Magenulkus oder eine Gastritis. Morgendliches Erbrechen ist typisch für eine Schwangerschaft, chronische Niereninsuffizienz (Urämie) oder Alkoholabusus.
- **Wie** sieht das Erbrochene aus?
  - kaffeesatzartig: obere Gastrointestinalblutung (z. B. blutendes Magenulkus, erosive Gastritis)
  - blutig (hellrot): frische Ösophagusvarizenblutung
  - gallig: Stenose aboral der Papilla Vateri (z. B. Afferent-Loop-Syndrom)
  - fäkulent: mechanischer Ileus
  - unverdaute Nahrung ohne bitteren Geschmack: Regurgitation [S. C86].
- Bestehen **Begleitsymptome** wie Übelkeit, Fieber, Schwindel, Diarrhö, Bauchschmerzen, Gewichtsverlust etc.? Fehlt die **Übelkeit** und ist das Erbrechen schwall-

Tab. 5.6 Differenzialdiagnosen des Erbrechens

Ursachen		Begleitsymptome und Befunde	Diagnostik
gastrointestinale entzündliche Erkrankungen	Gastroenteritis	Fieber, Diarrhö	Klinik, Erregernachweis im Stuhl
	Appendizitis	Druckschmerzhaftigkeit des Abdomens, typische Druckpunkte, Leukozytose, Target-Zeichen (Sonografie)	Klinik, Labor, Sonografie
	Gallenkolik	kolikartige Schmerzen im rechten Oberbauch mit Ausstrahlung in die rechte Schulter, evtl. Fieber, Cholestase	Klinik, Sonografie (Cholelithiasis), ERCP
	Pankreatitis	gürtelförmige Schmerzen	Klinik, Labor (Amylase ↑, Lipase ↑), Sonografie, ERCP
	Ulcus ventriculi	postprandiales Erbrechen, kaffeesatzartiges Erbrechen (bei Blutung)	Gastroskopie
gastrointestinale Passagestörung	Magenausgangsstenose	postprandiales oder schwallartiges Erbrechen	Klinik, Gastroskopie
	tief sitzender Ileus	fäkulentes Erbrechen (Miserere)	Klinik, Sonografie, Abdomenübersichtsaufnahme
	Afferent-Loop-Syndrom	postprandiales, schwallartiges Erbrechen	Anamnese (Z. n. Billroth-II-OP), ÖGD
	Zenker-Divertikel, Achalasie	Dysphagie, unverdaute Speisereste	Ösophagusbreischluck
metabolische Ursachen	Urämie	gelbgräuliches Hautkolorit, Foetor uraemicus, Olig-/Anurie,	Anamnese (chronische Niereninsuffizienz), Labor (Kreatinin ↑), GFR ↓↓
	diabetische Ketoazidose	Pseudoperitonitis, Bewusstseinstrübung, Acetongeruch	Labor (Glukose ↑, Ketonurie)
vestibuläre Ursachen	Morbus Menière	Drehschwindel, Ohrensausen, Tinnitus, Ohrensausen, Hypakusis	Klinik
medikamentöse Ursachen und Intoxikationen	z. B. Zytostatika, Antibiotika, Theophyllin, Kontrazeptiva, Opiate	Besserung bei Einnahmeende	Anamnese
	Lebensmittelintoxikation	Anamnese, Diarrhö	Anamnese, evtl. Toxinnachweis im Stuhl
	Alkoholabusus	morgendliches Erbrechen	Anamnese
	Intoxikationen	Bewusstseinsverlust	Anamnese
zentralnervöse Ursachen	Meningitis	Kopfschmerzen, Fieber, Meningismus, neurologische Störungen	Liquorpunktion
	intrakranielle Raumforderung	schwallartiges Erbrechen	CCT
	Migräne	einseitige, stechende und pulsierende Kopfschmerzen mit oder ohne Aura	Klinik, MRT (ohne Befund)
sehr starke Schmerzen	Myokardinfarkt	plötzlicher Thoraxschmerz, kein Ansprechen auf Nitroglyzeringabe, Ausstrahlung	Labor (Herzenzyme ↑), EKG
	Glaukomanfall	rotes Auge, Augenschmerzen, Sehstörungen	Klinik, augenärztliche Untersuchung
weitere Ursachen	Schwangerschaft	Amenorrhö, β-HCG	gynäkologische Untersuchung
	Karzinom	B-Symptomatik	CT
	vorausgegangene Magenoperationen (z. B. Magenbypass, Magenteilresektionen)	Gewichtsabnahme, galliges Erbrechen	Anamnese
	Essstörungen (Bulimie)	absichtliches Erbrechen nach Nahrungszufuhr	Anamnese

artig, kann dies für eine GI-Blutung, Magenausgangsstenose oder intrakranielle Drucksteigerung sprechen.

Darüber hinaus muss nach bestehenden Vor- oder Grunderkrankungen, einer Schwangerschaft, Alkoholabusus, Erkrankungen im näheren Umfeld oder Auslandsreisen sowie nach einer Medikamenteneinnahme (z. B. Antibiotika, Theophyllin, Digoxin, Kontrazeptiva, Opiate) gefragt werden.

In der **körperlichen Untersuchung** sollte das Abdomen untersucht und auf Resistenzen, Druckschmerzhaftigkeit, Bruchpforten etc. geprüft sowie die Darmgeräusche auskultiert werden. Weitere Maßnahmen beinhalten die rektale Untersuchung, Auskultation von Herz und Lunge sowie eine orientierende neurologische Untersuchung mit Augenhintergrundspiegelung.

Tab. 5.7 Differenzialdiagnosen von Erbrechen bei Kindern

	Neugeborene	ältere Säuglinge und Kleinkinder	Schulkinder
akutes Erbrechen	Ösophagusatresie (schleimiges Erbrechen), Volvulus, Obstruktion von Dünn- oder Dickdarm, Mekonium-Ileus, Morbus Hirschsprung (alle gallig), Pylorusstenose, Duodenalatresie (schwallartig), Gastroenteritis, Enterokolitis, Sepsis, Harnwegsinfekt (Erbrechen von Nahrung), erhöhter Hirndruck, Kernikterus (atones Nüchternbrechen)	Fremdkörper (schleimig), Appendizitis, Invagination (evtl. gallig), Gastroenteritis, Otitis media, Harnwegsinfekt, Meningitis, Intoxikation (Erbrechen von Nahrung), erhöhter Hirndruck (atones Nüchternbrechen)	Fremdkörper (schleimig), Appendizitis (gallig), Gastroenteritis, Otitis media, Pneumonie, Meningitis, inkarzerierte Leistenhernie, Hoden-, Ovarialtorsion, diabetische Ketoazidose (Erbrechen von Nahrung), erhöhter Hirndruck (atones Nüchternbrechen)
chronisches Erbrechen	adrenogenitales Syndrom (gallig und aton), Stoffwechselerkrankungen, Nahrungsmittelallergie und -unverträglichkeit	Achalasie, Postenteritis-Syndrom, Nahrungsmittelallergie	Achalasie, Zöliakie, Bulimie

Die **weiterführende Diagnostik** umfasst Laboruntersuchungen (BSG, Blutbild, Amylase, Lipase, Elektrolyte, Transaminasen, Bilirubin, Kreatinin), EKG, Abdomensonografie, Röntgenaufnahme (Spiegelbildung?), Gastroskopie sowie ggf. ein Schädel-CT.

Differenzialdiagnosen: Mögliche Ursachen und Differenzialdiagnosen des Erbrechens sind in **Tab. 5.6** zusammengefasst, typische Differenzialdiagnosen im Kindesalter finden sich in **Tab. 5.7**.

Therapie: Im Vordergrund stehen die Behandlung der Grunderkrankung und – falls erforderlich – der Ausgleich des Wasser- und Elektrolytverlusts. Symptomatisch können Antiemetika verabreicht werden:

Prokinetika wie Metoclopramid und Domperidon wirken sowohl antiemetisch, indem sie Dopamin-D_2-Rezeptoren in der Area postrema blockieren, als auch prokinetisch über eine Blockade von D_2-Rezeptoren im Magen-Darm-Trakt (→ Steigerung der Peristaltik und Verminderung des Pylorustonus). Zur antiemetischen Wirkung tragen zudem der Antagonismus am 5-HT_3-Rezeptor (v. a. Metoclopramid) und die Aktivierung des 5-HT_4-Rezeptors (v. a. Domperidon) bei. Indiziert sind sie bei Gastroparese, Übelkeit, Erbrechen und Migräne. **Cave:** extrapyramidale Nebenwirkungen, Kontraindikation: intestinale Obstruktion!

Neuroleptika (z. B. Promethazin oder Olanzapin) blockieren Dopamin-D_2-Rezeptoren in der Area postrema. Sie sind indiziert bei metabolisch-toxischen Ursachen. Nebenwirkungen sind Müdigkeit und extrapyramidalmotorische Störungen. Die Dosis ist geringer als bei der Therapie antipsychotischer Störungen.

Antihistaminika (z. B. Dimenhydrinat) besitzen insgesamt eine schwach antiemetische Wirkung. Sie sind sinnvoll bei Kinetosen, da sie die histaminergen Rezeptoren im Vestibularorgan blockieren. **Cave:** Müdigkeit.

Ebenfalls wirksam bei Kinetosen sind **Anticholinergika** (z. B. Scopolamin). Sie blockieren die muskarinergen Rezeptoren im Vestibularorgan. Kontraindikationen: Glaukom, Prostatahyperplasie.

Ist das Erbrechen Folge einer Zytostatikaeinnahme, helfen **Serotoninantagonisten** wie z. B. Ondansetron (Blockade von 5-HT_3-Rezeptoren) und selektive **Neurokinin-NK_1-Rezeptor-Antagonisten** (Aprepitant), welche die Wirkung von Substanz P am NK_1-Rezeptor antagonisieren. **Glukokortikoide** können als Adjuvans bei zytostatikainduziertem Erbrechen oder auch bei erhöhtem Hirndruck (auch in Kombination mit Antihistaminika) eingesetzt werden. Ihr antiemetischer Wirkmechanismus ist unklar.

5.8 Foetor ex ore

DEFINITION Als **Foetor ex ore** wird ein übler Mundgeruch bezeichnet, dessen Ursachen im Bereich von Mund- oder Rachenraum liegen.
Davon zu unterscheiden ist ein übler Geruch der Atemluft (sog. **Halitosis**) bei bestimmten Stoffwechselstörungen und Erkrankungen des Magen-Darm- oder Atmungstraktes.

Tab. 5.8. stellt eine Auswahl der möglichen Ursachen dar. Allerdings können verschiedenste Erkrankungen von Atmungs- bzw. Magen-/Darmtrakt sowie Intoxikationen zu üblen Gerüchen führen.

5.9 Globusgefühl

DEFINITION Enge-, Fremdkörper- oder Kloßgefühl im Hals. Beim Globusgefühl im engeren Sinn ist kein organisches Korrelat vorhanden (Globus hystericus).

Das **funktionelle Globusgefühl** (**Globus hystericus**) ist häufig und harmlos. Es tritt bei den meisten Menschen episodisch zwischen den Mahlzeiten auf und bessert sich typischerweise durch wiederholtes Schlucken. Die Patienten geben an, dass sie die Beschwerden etwa in der Mitte des Halses spüren. Schmerzen oder Schluckstörungen bestehen nicht. Die Diagnose kann erst nach Ausschluss einer organischen Erkrankung, eines gastroösophagealen Refluxes oder von Motilitätsstörungen gestellt werden.

Für **organische Ursachen** sprechen Beschwerden, die v. a. beim Schlucken bestehen oder durch das Schlucken verstärkt werden (Dysphagie [S. C88]). Insbesondere neu aufgetretene Symptome sind stets verdächtig. Organische Beschwerden sind meist kontinuierlich vorhanden und nehmen mit der Zeit an Intensität zu.

Tab. 5.8 Ursachen und Differenzialdiagnosen von Mundgeruch

Ursachen	Begleitsymptome und Befunde	Diagnostik
Foetor ex ore		
Erkrankungen der Zähne oder des Zahnfleisches (z. B. Gingivitis, Parodontose)	schlechte Mundhygiene, Karies, Zahnfleischbluten	zahnärztliche Untersuchung
Genuss von z. B. Knoblauch, Zwiebel	Anamnese	Anamnese
Angina Plaut-Vincent	fauliger Geruch, einseitiges Geschwür mit Fibrinbelägen an der Tonsille	Inspektion, Abstrich und bakterieller Nachweis
Diphtherie	süßlicher Geruch, Allgemeinsymptome, Fieber, ggf. Epiglottitis (echter Krupp), graue Membranen im Nasen-/Rachenraum	Abstrich und bakterieller Nachweis
Rhinitis atrophicans	starkes Niesen, ggf. Destruktion der Conchae bzw. des Gesichtsschädels	hellgelber Schleim der Nasenschleimhaut, bakteriologischer Nachweis
nekrotische Tumoren	fötider Geruch	CT
verminderter Speichelfluss (Xerostomie), trockener Mund	Mundatmung, Schnarchen, ältere Menschen, Fasten, Einnahme von Anticholinergika	Antikörper-Nachweis (Sjögren-Syndrom), Anamnese
Halitosis		
Bronchiektasen	morgendliche maulvolle Expektoration	Röntgen-Thorax, CT
Lungenabszess	fötider Geruch, subfebrile Temperaturen, Gewichtsverlust	Röntgen-Thorax, Bronchoskopie, CT
Ösophagusdivertikel	Dysphagie, Regurgitation	Ösophagusbreischluck, ÖGD
diabetische Ketoazidose	acetonartiger Geruch, Polyurie, Polydipsie, Kußmaul-Atmung, Bewusstseinsstörung	Anamnese (bekannter Typ-1-Diabetes), BZ und HbA_{1c} erhöht, Ketonkörper
Urämie	urämischer Geruch (Harnstoff, Ammoniak), Anämie, Blutungsneigung, renale Osteopathie, Enzephalopathie	Anamnese (bekannte chronische Nierenerkrankung), Kreatinin > 10 mg/dl, GFR < 5–10 %
akutes Leberversagen	Foetor hepaticus (süßlich), Ikterus, Bewusstseinstrübung	Labor (Transaminasen deutlich erhöht, Gerinnungsfaktoren niedrig, Hyperbilirubinämie)
Phenylketonurie	mäuseartiger Geruch, geistige Retardierung und Epilepsie (bei fehlender Behandlung)	Familienanamnese, Neugeborenen-Screening (Phenylketone im Urin)
Zyankalivergiftung	bittermandelartiger Geruch, Krämpfe, Bewusstseinsstörung, Erbechen, hellrote Haut und Schleimhaut	Fremdanamnese, BGA
essenzielle Halitosis		keine Ursache nachweisbar

5.10 Hämatemesis

DEFINITION Bluterbrechen. Das Blut kann entweder frisch (rot) oder durch den Kontakt mit Magensäure schwarz verfärbt sein (kaffeesatzartig).

Ätiologie und Klinik: Die Blutungsquelle ist meist im Ösophagus, Magen oder Duodenum lokalisiert (obere GI-Blutung), kann aber auch aus dem Nasen-Rachen-Raum stammen (**Tab. 5.9**). Dabei sind v. a. Nachblutungen nach chirurgischen Eingriffen am lymphatischen Rachenring oder Nebenhöhlenoperationen, Blutungen aus Tumoren im Pharynx oder eine ulzerierte Mundschleimhaut relevant. Nicht jede obere GI-Blutung führt zu Hämatemesis. In der Regel findet sich zusätzlich Teerstuhl [S. C92]) als weiterer Befund.

Diagnostik: Die gastrointestinale Blutung ist eine **Notfallsituation**, die einer umgehenden genauen Diagnostik und therapeutischen Intervention bedarf (sofortige ÖGD!). Näheres s. Verdauungssystem [S. A226].

Tab. 5.9 Ursachen und Differenzialdiagnosen von Bluterbrechen

Ursachen	Begleitsymptome und Befunde
Ulcus ventriculi	epigastrische Schmerzen nach Nahrungsaufnahme, Einnahme von NSAR, Infektion mit Helicobacter pylori
Ulcus duodeni	Nüchternschmerz, Einnahme von NSAR, Infektion mit Helicobacter pylori
Ösophagusvarizen	Zeichen einer portalen Hypertension, bekannte Leberzirrhose
Refluxösophagitis	Sodbrennen, Dysphagie
Mallory-Weiss-Syndrom	Alkoholabusus, Übelkeit und massives Erbrechen
Magen-/Ösophaguskarzinom	B-Symptomatik, Abneigung gegenüber bestimmten Speisen (Magenkarzinom), Dysphagie (Ösophaguskarzinom)
Angiodysplasien (Morbus Osler-Weber-Rendu, Hippel-Lindau-Syndrom)	Hämangiome, Teleangiektasien

Differenzialdiagnostisch abgegrenzt werden muss das Aushusten von Blut (**Hämoptoe**, **Hämoptysen** [S. C70]).

5.11 Miserere

> **DEFINITION** Koterbrechen.

Ursächlich ist meist ein tief sitzender Ileus (s. Chirurgie [S. B139]). Weitere Ursachen: gastrokolische Fistel (z. B. Komplikation bei Morbus Crohn), Darmatresie oder Morbus Hirschsprung (bei Neugeborenen).

5.12 Obstipation

Synonym: Verstopfung

> **DEFINITION** Zu seltene (<3-mal/Woche) Stuhlentleerung, die meist zusätzlich erschwert ist (harte Stühle, Defäktionsschwierigkeiten).

Ätiologie: Die Ursachen einer Verstopfung sind vielfältig (Tab. 5.10). Als **chronische (habituelle) Obstipation** bezeichnet man eine jahrelange idiopathische oder funktionelle Obstipation, z. B. bei Reizdarmsyndrom, bei primär verlangsamter Kolonmotilität oder gestörtem Defäkationsablauf. Es handelt sich um eine Ausschlussdiagnose. Zur Obstipation im Kindesalter s. Pädiatrie [S. B585].

Diagnostik: Wegweisend ist eine gründliche **Anamnese** mit detaillierter Befragung bezüglich Stuhlfrequenz, Stuhlbeschaffenheit (Farbe, Blutbeimengungen, Konsistenz) sowie Schmerzen oder übermäßiger Anstrengung bei der Defäkation (starkes Pressen?). Wichtig sind zudem die Beurteilung der Ernährungsgewohnheiten (ballaststoffreiche Ernährung, ausreichende Trinkmenge?) und der körperlichen Betätigung (Bewegungsmangel?). Des Weiteren gilt es, auf eine Einnahme von Medikamenten zu achten. Dabei sollte nicht nur an die „stopfende" Nebenwirkung vieler Präparate (s. o.), sondern auch an die Einnahme von Laxanzien in der Vergangenheit gedacht werden (durch regelmäßige Laxanzieneinnahme ist der Patient evtl. an einen häufigeren Stuhlgang gewöhnt). Ebenfalls nach Nikotin- oder Alkoholgenuss fragen.

Die **körperliche Untersuchung** umfasst die Palpation des Abdomens und Prüfung eventueller Resistenzen, die „Stuhlvisite" sowie die Inspektion des Anus und die digital-rektale Austastung.

Laborchemisch werden folgende Parameter untersucht: BSG, Blutbild, Blutzucker, Kreatinin, Na^+, K^+, Ca^{2+} und TSH-basal. Zudem Urinstatus und Haemoccult-Test.

Weitere Maßnahmen sind die Abdomensonografie, Prokto- bzw. Koloskopie, gynäkologische Untersuchung und die Funktionsdiagnostik (Bestimmung der Kolontransitzeit, Defäkografie). Letztere sind v. a. dann indiziert, wenn konservative Therapiemaßnahmen keine Verbesserung bringen.

Therapie: Initial versucht man, die Stuhlfrequenz mit einer regelmäßigen ballaststoffreichen Kost (Gemüse, Vollkornprodukte), ausreichender Flüssigkeitszufuhr (> 2 l/d) und regelmäßiger körperlicher Bewegung (**Cave:** Herzinsuffizienz) zu regulieren. Gegebenenfalls physiotherapeutische Kolonmassage.

Bessert sich die Obstipation nicht (häufig), kann ein medikamentöser Behandlungsversuch unternommen werden. Folgende Substanzen stehen dazu zur Verfügung:
- **Pflanzliche Ballaststoffe** (z. B. Leinsamen, Flohsamen) vergrößern das Stuhlvolumen, sind allerdings bei längerer Kolonpassage oft nicht wirksam.
- **Osmotisch wirksame Substanzen** (z. B. Laktulose, Macrogol) vergrößern ebenfalls das Stuhlvolumen, indem sie Wasser binden, zudem wird der Stuhl weicher. Laktulose führt häufig zu Meteorismus.
- **Stimulierende Laxanzien** (z. B. Bisacodyl) wirken auf die Darmschleimhaut. Sie verhindern die Resorption und fördern die Sekretion. Laxanzien sollten nur kurzfristig und möglichst mit genügend Flüssigkeit eingenommen werden. Bei langfristigem Gebrauch oder Abusus besteht die Gefahr von Elektrolytstörungen (v. a. Hypokaliämie), die die Obstipation weiter verstärken. Bei schwerem Abusus findet sich typischerweise eine Schwarzpigmentierung der Kolonschleimhaut (Pseudomelanosis coli).
- **Gleitmittel** (z. B. Paraffin, Glyzerin) weichen den Darminhalt auf und machen ihn gleitfähig.
- **salinische Laxanzien** (z. B. Natriumsulfat [Glaubersalz])
- **Prokinetika** (z. B. Domperidon) regen die Peristaltik an, wirken allerdings oft nur schlecht.
- **Stimulation der Entleerung**: rektale Applikation von Klysmen oder Lezicarbonsuppositorien (Gasbildung im Rektum).

Die opioidinduzierte Obstipation sollte in erster Linie mit osmotischen und stimulierenden Laxanzien behandelt werden.

> **MERKE** Vor dem Einsatz von oralen bzw. die Peristaltik stimulierenden Laxanzien eine intestinale Obstruktion ausschließen!

5.13 Peranale Blutung

Blut im Stuhl [S. C77].

5.14 Regurgitation von Speisebrei

> **DEFINITION** Retrograder Transport von Ösophagus- oder Mageninhalt. Die Regurgitation erfolgt im Unterschied zum Erbrechen passiv ohne Aktivierung des Brechzentrums und geht mit Schluckstörungen (Dysphagie) einher.

> **MERKE** Es besteht die Gefahr einer Aspiration von Mageninhalt.

Tab. 5.10 Ursachen und Differenzialdiagnosen von Obstipation

Ursachen	Begleitsymptome und Befunde	Diagnostik
neurogen		
Morbus Parkinson	Rigor, Tremor, Hypokinesie/Akinesie, posturale Instabilität	neurologische Diagnostik
Multiple Sklerose	schubhafter Verlauf, Par-/Dysästhesien, Sensibilitätsausfälle, Ataxie, Paresen, Doppelbilder, Retrobulbärneuritis	MRT, Liquordiagnostik
Polyneuropathie	Sensibilitäts-, motorische, trophische und vegetative Störungen, i. d. R. symmetrisches Auftreten, evtl. Diabetes mellitus	Labor, Liquordiagnostik, neurologische Untersuchung
Trauma	Anamnese	Anamnese
Schlaganfall	kontralaterale Hemiparese und Sensibilitätsstörungen, Sprachstörungen	CCT, MRT
hormonell		
primäre Hypothyreose	gesteigertes Kälteempfinden, Müdigkeit, generalisiertes Myxödem, Bradykardie	Labor (TSH-basal ↑, fT_3 ↓, fT_4 ↓, evtl. Antikörper-Nachweis)
primärer Hyperparathyreoidismus	Übelkeit, Erbrechen, Magenulzera, Pankreatitis, Polyurie, Polydipsie, Arrhythmien, Muskelschwäche, Areflexie, Psychosen	Labor (Kalzium i. S. ↑, PTH ↑, aP ↑, Phosphat ↓)
Conn-Syndrom	arterielle Hypertonie, Hypokaliämie	Labor (Kalium i. S., Aldosteron-Renin-Quotient: Aldosteron ↑, Renin ↓)
Gravidität	Amenorrhö, evtl. Übelkeit, Erbrechen, auch Ursache einer mechanischen Obstipation	gynäkologische Untersuchung
psychogen		
situationsabhängig (z. B. Reiseobstipation)	Anamnese	Anamnese
Depression	Gefühl der Gefühllosigkeit, Denkstörungen, Antriebshemmung, weitere vegetative Störungen wie Schlafstörungen oder Libidoverlust	Klinik
Anorexia nervosa	Amenorrhö, starkes Untergewicht, psychische Auffälligkeiten	Anamnese, Klinik
medikamentös	Einnahme von Analgetika, (aluminiumhaltige) Antazida, Antiarrhythmika, Anticholinergika, Antikonvulsiva, Sedativa, Opiate, Eisenpräparate, Diuretika, Neuroleptika, Spasmolytika, Gestagene, Laxanzien (bei chronischem Abusus: K^+ im Serum ↓)	Anamnese
funktionell (z. B. Rektumprolaps, Rektozele)	Defäkationsbeschwerden	proktologische Untersuchung
mechanisch		
kolorektale Tumoren	Blut im Stuhl, Gewichtsverlust, Schmerzen	Koloskopie
gynäkologische Tumoren	Zyklusunregelmäßigkeiten, Leibesumfangszunahme, B-Symptomatik	Sonografie
Divertikulose	chronische Obstipation, schafskotähnliche Stühle, Schleimbeimengungen	Koloskopie (i. d. R. Zufallsbefund)
Hernien, Volvulus, Briden oder Strikturen	u. U. Ileussymptomatik mit Erbrechen, kolikartigen Schmerzen, Stuhl- und Windverhalt	Auskultation (hochgestellte, metallische Darmgeräusche), Abdomenübersichtsaufnahme, Sonografie
Schmerzen		
Analfissuren	heller Schmerz nach dem Stuhlgang, perianaler Blutabgang	Inspektion
perianale Abszesse	Schmerzen v. a. beim Sitzen, Fieber, gerötete und vorgewölbte Haut	Inspektion
Perianalthrombose	bläulich-roter, schmerzhafter Knoten am Analrand	Inspektion
weitere		
unbekannte Ursache, Lebensgewohnheiten, Bewegungsmangel, Ernährung, geringe Flüssigkeitszufuhr	Anamnese	Anamnese

Tab. 5.11 Ursachen und Differenzialdiagnosen der Regurgitation

Ursachen	Begleitsymptome und Befunde	Diagnostik
gastroösophageale Refluxerkrankung	Sodbrennen	ÖGD, 24-h-pH-Metrie
Achalasie	progrediente Dysphagie (bei fester und flüssiger Nahrung), bronchopulmonale Beschwerden (bei Aspiration), nachts Auslaufen von Speiseresten, Gewichtsverlust	Röntgenbreischluck, Manometrie
Ösophagus-/Kardiakarzinom	Gewichtsverlust, Dysphagie, evtl. Blutung	ÖGD, CT
peptische Stenose	Sodbrennen	ÖGD
Ringbildungen	Steckenbleiben von Speisen	ÖGD
Zenker-Divertikel	Regurgitation von Unverdautem	Röntgenbreischluck
diffuser Ösophagusspasmus/hyperkontraktiler Ösophagus	retrosternaler Schmerz	Manometrie
medikamentös (Senkung des Sphinkterdruckes, z. B. Morphin, Atropin)	Anamnese	Anamnese, Manometrie
rheumatische Erkrankungen (z. B. Sklerodermie)	klinisches Bild	Autoantikörper-Diagnostik
Muskelerkrankungen (z. B. Myasthenia gravis, Muskeldystrophie)	klinisches Bild (Muskelschwäche)	neurologische Untersuchung
Erkrankungen des peripheren Nervensystems (z. B. Guillain-Barré-Syndrom)	klinisches Bild	neurologische Untersuchung
Diabetes mellitus	bekannte Grunderkrankung	Blutzucker, HbA_{1c}

Ätiologie: Ursache sind **Passagehindernisse** oder eine ineffektive Peristaltik, sodass die Nahrung nicht adäquat weitertransportiert werden kann (**Tab. 5.11.**).

5.15 Schluckstörungen

Synonym: Dysphagie

> **DEFINITION** Störung des Schluckakts, des Transports durch den Ösophagus oder des Übertritts von Speisebrei in den Magen. Schmerzen beim Schlucken oder während der Nahrungspassage durch den Ösophagus werden als Odynophagie bezeichnet.

Ätiologie: Schluckstörungen können den oropharyngealen Bereich betreffen oder im Bereich der Speiseröhre verursacht werden. Man unterscheidet zudem zwischen **mechanisch-obstruktiver** und **neuromuskulärer Dysphagie** (Tab. 5.12).

Diagnostik:
Anamnese:
- **Auftreten** (bei fester Nahrung → eher mechanische Obstruktion; auch bei flüssiger Nahrung → eher neuromuskuläre Motilitätsstörungen; zunehmende Beschwerden während der Nahrungsaufnahme → V. a. Zenker-Divertikel)
- **zeitlicher Verlauf** (z. B. eher rasche Entwicklung bei Karzinom, über Jahre bei Achalasie): Tritt eine plötzliche Schluckbehinderung auf, ist ein Fremdkörper die wahrscheinlichste Diagnose.
- **Begleitsymptome:** Akute Schluckschmerzen mit Schluckbehinderung finden sich bei Entzündungen oder einer Achalasie, akute Schluckschmerzen ohne Schluckbehinderung bei Aphten oder kleinen Fremdkörpern. Bei neurogenen Ursachen kommt es häufig zum Verschlucken und Aspirieren. Auch maligne Tumoren können mit Verschlucken und Aspiration manifest werden.

Körperliche Untersuchung: Inspektion von Mundhöhle und Rachen (unverdaute Speisereste? Passagehindernisse?), Hals (Struma?), neurologische Untersuchung bei V. a. neuromuskuläre Ursache (Überprüfen der Hirnnerven IX, X und XII).

Endoskopie und Funktionsdiagnostik: Im Rahmen der Endoskopie werden die Schleimhaut beurteilt (Entzündung? Tumor? Stenose?) und histologische Proben entnommen. Zur Funktionsdiagnostik zählen der Röntgenbreischluck (Beurteilung der Peristaltik), die Ösophagusmanometrie (bei Motilitätsstörungen) und die 24-h-pH-Metrie (bei Säurebelastung).

5.16 Sodbrennen

> **DEFINITION** Retrosternales oder epigastrisches Brennen als Ausdruck einer gastroösophagealen Refluxerkrankung (s. Verdauungssystem [S. A232]).

Ätiologie: Mögliche Ursachen sind in **Tab. 5.13** dargestellt.

Klinik und Diagnostik: Verschiedene Genussmittel wie Alkohol, Kaffee, Süßspeisen oder fetthaltige Speisen fördern Sodbrennen. Nahrungsaufnahme und Milch mildern die Beschwerden, da hierdurch die Magensäure neutralisiert wird. Sind die Beschwerden durch den Reflux der Magensäure bedingt, tritt typischerweise eine Besserung nach Einnahme von Protonenpumpeninhibitoren (z. B. Omeprazol) ein.

Tab. 5.12 Ursachen und Differenzialdiagnosen von Schluckstörungen

Ursache		Begleitsymptome und Diagnostik
oropharyngeal		
mechanisch-obstruktiv	Tonsillitis	Fieber, geschwollene und gerötete Mandeln, typische Beläge, LKS, positiver Abstrich
	Struma	Inspektion und Palpation, Sonografie, ggf. veränderte Stoffwechsellage
	Tumoren	sichtbarer/palpabler Tumor, B-Symptomatik und rasche Verschlechterung der Beschwerden bei malignem Geschehen, CT
	Abszesse	Fieber, Schmerzen, HNO-ärztliche Untersuchung
neuromuskulär	Schlaganfall	CT/MRT
	Morbus Parkinson	Rigor, Tremor, Akinesie
	Myasthenia gravis	Muskelerschlaffung im Verlauf des Tages, Acetylcholinrezeptor-Antikörper, neurologische Untersuchung
	Multiple Sklerose	Neuritis n. optici, neurologische Symptomatik, Lumbalpunktion, MRT
ösophageal		
mechanisch-obstruktiv	Ösophaguskarzinom	Schmerzen, B-Symptomatik, ÖGD mit Biopsie, CT
	peptische Stenose	Sodbrennen
	postoperativ (nach Fundoplicatio)	Anamnese
	Zenker-Divertikel	Regurgitation unverdauter Speisen, Zunahme der Beschwerden beim Essen, Röntgenbreischluck
	Ringbildung	Steckenbleiben von Speisen, Endoskopie
	Fremdkörper	Anamnese, Endoskopie
	Aortenaneurysma	CT
	Dilatation des linken Vorhofs	ggf. Zeichen einer Herzinsuffizienz, Echokardiografie
Schleimhautläsionen	Ösophagusulkus (z. B. bei Morbus Crohn, medikamentös, Barrett-Ulkus)	Schmerzen, Anamnese, Endoskopie
	Ösophagitis	Sodbrennen, 24-h-pH-Metrie, Endoskopie
	Kandidamykose	Endoskopie (weißliche Beläge), Histologie
kein organischer Befund	Pseudodysphagie (Globusgefühl)	Ausschlussdiagnose, Anamnese (Beschwerden zwischen den Mahlzeiten mit Besserung durch wiederholtes Schlucken)
neuromuskulär	Achalasie	Regurgitation unverdauter Speisen, Manometrie, Röntgenbreischluck, Endoskopie
	rheumatische Erkrankungen (z. B. Sklerodermie)	klinisches Bild (Hypomimie bei Sklerodermie), typische Antikörper
	Ösophagusspasmus	Schmerzen im Thoraxbereich, Manometrie
	hyperkontraktiler Ösophagus	Schmerzen im Thoraxbereich, Manometrie

Tab. 5.13 Differenzialdiagnosen bei Sodbrennen

Ursache	Begleitsymptome und Diagnostik	Therapie
Kardiainsuffizienz	Endoskopie	
Refluxerkrankung	Beschwerden v. a. postprandial und im Liegen, Regurgitation, Besserung auf PPI, Endoskopie	bei leichten Beschwerden: Diät (Alkohol, Kaffee, Süßes meiden, fettarme Mahlzeiten, keine Spätmahlzeiten), medikamentös (Antazida, H_2-Rezeptor-Blocker), bei stärkeren Beschwerden PPI (1. Wahl bei erosiver Refluxerkrankung), Ultima Ratio: Fundoplicatio nach Nissen
Hiatushernie	Röntgenbreischluck (Kopftieflage)	axiale Gleithernie: Behandlung der Refluxerkrankung paraösophageale Hernie: Operation
Ösophaguskarzinom	Dysphagie, Gewichtsverlust, CT, Endoskopie	nach Möglichkeit radikale Operation
Infektion des Ösophagus	Endoskopie mit Histologie	Antimykotika bei Candida, evtl. antivirale Therapie bei Zytomegalie
Sklerodermie	typischer klinischer Aspekt, Röntgenbreischluck, Endoskopie	PPI

PPI = Protonenpumpeninhibitoren

Diagnostische Methode der Wahl ist die **Endoskopie**, mit der der gastroösophageale Übergang beurteilt und Proben zur histologischen Aufarbeitung entnommen werden können. Zur Diagnostik einer Hiatushernie empfiehlt sich die Durchführung eines Ösophagusbreischlucks. Der Reflux kann am besten mittels 24-h-pH-Metrie quantifiziert werden (Dauer, Häufigkeit); die Manometrie erlaubt Aussagen über evtl. Motilitätsstörungen.

5.17 Störungen des Mundspeichelflusses

5.17.1 Sialorrhö

Synonym: Hypersalivation, Hypersialie, Ptyalismus

> **DEFINITION** Verstärkter Speichelfluss infolge gesteigerter Produktion oder gestörtem Abfluss von Speichel.

Physiologisch ist eine Sialorrhö bei wachen Kindern bis zum 4. Lebensjahr, beim Genuss saurer Speisen, bei appetitanregenden Speisen bzw. dem bloßen Gedanken daran sowie bei psychischer Erregung. Ursachen eines **pathologisch** erhöhten Speichelflusses finden sich in Tab. 5.14. Der verstärkte Speichelfluss ist für die Patienten häufig belastend und kann zu Problemen im Sozialleben führen.

5.17.2 Mundtrockenheit

Synonym: Xerostomie

> **DEFINITION** Subjektives Gefühl, der Mund sei zu trocken und zu wenig Speichel vorhanden.

Die **Ursachen** von Mundtrockenheit sind vielfältig (Tab. 5.15). Häufige Symptome sind Brennen in der Mundhöhle, Schluck- und Geschmacksstörungen, allgemein trockene Schleimhäute (Augen, Nase, Lippen, Hals) sowie ein gesteigertes Durstgefühl. Die Folge des verminderten Speichelflusses ist eine erhöhte Neigung zu Karies und Infektionen (z. B. Pilzinfektionen der Mundschleimhaut), da die Schutzfunktion des Speichels fehlt.

Das **diagnostische Vorgehen** basiert auf Anamnese, körperlicher Untersuchung, Quantifizierung der Speichelmenge (Basalsekretion und nach Stimulation) und je nach Verdacht auf weiterführenden Untersuchungen wie z. B. der Biopsie der kleinen Speicheldrüsen und Bestimmung der Autoantikörper bei V. a. Sjögren-Syndrom. Bedenken

Tab. 5.14 Ursachen und Differenzialdiagnosen der Sialorrhö

Ursachen	Begleitsymptome und Diagnostik
Morbus Parkinson	Klinik (Rigor, Tremor, Akinese, posturale Instabilität), L-Dopa-Test
Fazialisparese	Klinik, neurologische Untersuchung
Tollwut	Klinik, Virusnachweis (Korneaabklatsch, Hautbiopsie)
Epilepsie	Anamnese, Klinik, EEG
Gingivostomatitis herpetica	Klinik (Fieber, Bläschen und linsenförmige Effloreszenzen meist in der Mundhöhle, regionale Lymphknotenschwellung, Dysphagie, Foetor ex ore)
Erythema exsudativum multiforme	Klinik (Befall der Mund-, Wangenschleimhaut)
Verätzung der Mundschleimhaut	Anamnese, Klinik
Ösophaguskarzinom (Frühsymptom)	Klinik (Dysphagie, Gewichtsverlust), CT
Schwangerschaft	Anamnese, Sonografie
Down-Syndrom	Klinik, Chromosomenanalyse
idiopathisch	Anamnese (ca. 5-minütige Sialorrhö 1- bis 2-mal/Woche)
medikamentös (z. B. Parasympathomimetika)	Anamnese
lokale Irritationen (z. B. Karies, Zahnfehlstellung, Fremdkörper)	Inspektion

Tab. 5.15 Ursachen und Differenzialdiagnosen der Xerostomie

Ursachen	Begleitsymptome und Diagnostik
permanente Xerostomie	
physiologisch (Alter, Postmenopause)	Anamnese
Aplasie/Hypoplasie der Speicheldrüsen	Sonografie
Z. n. Radiatio	Anamnese
endokrine und Stoffwechselerkrankungen (z. B. Diabetes mellitus, Diabetes insipidus, Hyperthyreose)	Anamnese, klinische Symptomatik
Sjögren-Syndrom	Sicca-Syndrom [S. C165], augenärztliche Untersuchung, evtl. Biopsie
Tumoren	Klinik (z. B. B-Symptomatik), CT
progressive Sklerodermie	Klinik, Antikörper-Nachweis
Heerfordt-Syndrom	Klinik (Trias: Parotitis, Uveitis und Fazialisparese), Sarkoidosenachweis (Röntgen-Thorax, ACE-Aktivität)
Vergiftungen (z. B. Botulismus)	Anamnese, Klinik, Labor
Mangelerscheinungen (z. B. Eisenmangelanämie)	Klinik, Labor
passagere Xerostomie	
Medikamente (z. B. Psychopharmaka, Phenothiazin, Atropin, Antihistaminika, Diuretika)	Anamnese
psychische Erregung	Anamnese
Sialadenitis	Klinik (Schwellung, Rötung: „Blickdiagnose"), ggf. Sonografie
Sialolithiasis	Palpation, Massage der betroffenen Drüse, Sonografie
Exsikkose	Klinik (verminderter Hautturgor, stehende Hautfalten)

sollte man außerdem, dass sich die Speichelmenge im Tagesverlauf ändert.

5.18 Störungen der Peristaltik

Die Darmperistaltik ist gestört bei:
- Diarrhö [S. C79]: gesteigerte Peristaltik
- Obstipation [S. C86]: verminderte Peristaltik
- Erbrechen [S. C82]: retrograde Peristaltik
- Ileus:
  - mechanischer Ileus: anfangs Hyperperistaltik (hochgestellte, metallische Darmgeräusche), danach Übergang in paralytischen Ileus (Grabesstille)
  - paralytischer Ileus: fehlende Peristaltik („Grabesstille" in der Auskultation)
- Medikamenteneinnahme: gesteigerte Peristaltik durch Parasympathomimetika, Sympatholytika; verringerte Peristaltik durch Sympathomimetika, Parasympatholytika, Opiate.

Auch bei Erkrankungen des Ösophagus kommt es zu Peristaltikstörungen: Achalasie (herabgesetzte bis fehlende propulsive Peristaltik).

5.19 Stuhlinkontinenz

Synonym: fäkale Inkontinenz

> **DEFINITION** Unvermögen, den Stuhlabgang oder Winde willentlich zu kontrollieren.

Ein **imperativer Stuhldrang** (Stuhl kann willentlich nicht mehr zurückgehalten werden) ist ein Hinweis auf eine Störung des M. sphincter ani externus. Weitere Ursachen sind die Schädigung des N. pudendus, ein verkleinertes Reservoir (nach Rektumresektionen), Diarrhö (vorübergehende Inkontinenz) oder funktionelle Störungen (Reizdarmsyndrom).

Bei sensorischen Störungen bzw. Störungen des M. sphincter ani internus gehen Stuhl und Winde **unbewusst** ab.

Differenzialdiagnosen einer Inkontinenz sind in Tab. 5.16 dargestellt.

Diagnostik: Das diagnostische Vorgehen bei analer Inkontinenz umfasst:
- Anamnese
- klinisch Untersuchung (Inspektion, rektale Austastung)
- Proktoskopie
- Rektummanometrie
- Endosonografie

Tab. 5.16 Ursachen und Differenzialdiagnosen von Inkontinenz

Ursachen	Begleitsymptome und Befunde	Diagnostik
Störung der Sphinkterfunktion		
Beckenbodenschwäche (altersbedingt)	ältere Patienten, ggf. Harninkontinenz	Manometrie
Diabetes mellitus	oft bekannte Erkrankung	Manometrie bei bekannter Erkrankung
Rektum-/Analkarzinom	imperativer Stuhldrang	Inspektion, Koloskopie
Trauma	Anamnese (Operation, Geburt mit Dammriss IV. Grades, Pfählungsverletzung)	Endosonografie
Dermatomyositis/Polymyositis	Muskelschwäche (v. a. proximal)	Manometrie bei bekannter Erkrankung
chronisch-entzündliche Darmerkrankung	blutige Diarrhö	Endoskopie mit Biopsie
medikamentös	z. B. Einnahme von Spasmolytika, Anticholinergika, Kalziumantagonisten, Nitraten, Benzodiazepinen	Anamnese
Störung der anorektalen Sensorik		
Diabetes mellitus	s. o.	s. o.
Irritationen	Hämorrhoiden, Proktitis	Inspektion, Endoskopie
Kauda-Syndrom	radikuläre Schmerzen, Reiterhosenanästhesie, motorische Ausfälle an Beinen und Füßen	fehlender Patellarsehnenreflex, MRT
Querschnitts-Syndrom	schlaffe Paresen in Abhängigkeit von der Läsion, Sensibilitätsstörungen	Klinik
Störung der Reservoirfunktion		
	Rektumresektion (z. B. Colitis ulcerosa, Karzinom)	Anamnese
	Z. n. Radiatio	
neurogene Inkontinenz		
Hirninfarkt	Amaurosis fugax, kontralaterale Hemiparese	Klinik, CT/MRT
Multiple Sklerose	z. B. Retrobulbärneuritis, Sensibilitätsstörungen	MRT
funktionelle Inkontinenz	imperativer Stuhldrang	Anamnese, Ausschlussdiagnose

- elektrophysiologische Untersuchung (z. B. Latenz des N. pudendus)
- Defäkogramm (Beurteilung von Kontrastmittelabgang, Position des Beckenbodens, Entleerungsfunktion etc).

Therapie: Die therapeutischen Möglichkeiten sind – insbesondere bei neurogenen Ursachen oder Verletzungen – häufig begrenzt.

An erster Stelle stehen die Behandlung der Grunderkrankung und hygienische Maßnahmen (z. B. Vorlagen), um perianale Reizungen zu vermeiden. Medikamente, die die Stuhlinkontinenz verschlimmern können, sollten nach Möglichkeit abgesetzt werden (z. B. Spasmolytika, Anticholinergika). Der Sphinktermuskel lässt sich bis zu einem gewissen Grad trainieren. Krankengymnastische Übungen helfen, die Beckenbodenmuskulatur zu stärken (insbesondere nach einer Geburt) und ungewollten Stuhlabgang beispielsweise bei plötzlichen intraabdominellen Druckerhöhungen (Husten, Niesen etc.) zu verhindern. Medikamentös kann die Stuhlregulierung mit Loperamid versucht werden. Loperamid verlangsamt u. a. die Darmpassage und erhöht damit die Flüssigkeitsretention, wodurch der Stuhl stärker eingedickt wird.

Weitere konservative Maßnahmen sind das Biofeedback-Training (Training einer willkürlichen Beeinflussung normalerweise unwillkürlicher Funktionen) und die Elektrostimulation (z. B. Stimulation der Sakralnerven). Bei fehlendem Ansprechen ist eine chirurgische Behandlung angezeigt. Dabei kann der Sphinkter entweder wiederhergestellt (z. B. Defektnaht, anteriore Levatorplastik) oder ersetzt werden (z. B. dynamische Gracilisplastik, artefizieller Sphinkter).

5.20 Teerstuhl

Synonym: Melaena

> **DEFINITION** Schwarzer, glänzender Stuhl mit übel riechendem und stechendem Geruch, meist infolge einer Blutung im oberen Gastrointestinaltrakt (> 100–200 ml). Siehe Abschnitt Blut im Stuhl [S. C77].

Pathogenese: Die Schwarzfärbung des Stuhls tritt durch die Zersetzung des Blutes durch Magensäure und Darmbakterien auf, die das Hämoglobin in Hämatin umwandeln. Dafür muss das Blut für mindestens 8 h im Darmtrakt verbleiben. Teerstuhl ist somit ein typisches Symptom der oberen GI-Blutung (s. Verdauungssystem [S. A226]). Bei sehr langsamer Darmpassage kann allerdings auch eine weiter aboral gelegene Blutung mit Teerstuhl imponieren.

Differenzialdiagnosen: Ausgeschlossen werden muss eine Stuhlverfärbung durch den Genuss von Heidelbeeren oder Lakritze (Anamnese) sowie durch bestimmte Medikamente (z. B. Kohle, Eisen).

5.21 Veränderungen der Stuhlgewohnheiten und Stuhlbeschaffenheit

Stuhlgewohnheit und -beschaffenheit unterliegen starken interindividuellen Schwankungen. Jeder Mensch verfügt über einen eigenen Rhythmus, sodass sowohl tägliche Stuhlgänge sowie ein Stuhlgang alle 3 Tage als normal anzusehen sind. Bei häufigen Stuhlgängen > 3-mal/Tag spricht man von Diarrhö [S. C79], bei zu seltenen (< 3-mal/Woche) von Obstipation [S. C86].

Ebenso kann die Stuhlbeschaffenheit stark variieren:
- geformt/nicht geformt:
  - hart (evtl. schafskotartig): Obstipation
  - weich (breiig, wässrig): Diarrhö
  - fettig-glänzend: Steathorrö
  - hell-acholisch: Erkrankungen der Leber oder Gallenwege
- Farbe:
  - schwarz: Teerstuhl [S. C92]
  - entfärbt: Ikterus [S. C36]
  - blutig: Hämatochezie [S. C77]
- Beimengungen z. B.
  - Blut
  - Schleim: z. B. Amöbenruhr („Himbeergelee"), Shigellose, Reizdarmsyndrom, Kolonkarzinom, Divertikulitis, Colitis ulcerosa
  - Fettauflagerungen: Malabsorptions-Syndrom
  - Eiter: z. B. Colitis ulcerosa, Shigellose
- Geruch (übel riechend, faulig z. B. bei Malabsorptions-Syndromen)
- Menge (voluminös z. B. bei Malabsorptions-Syndromen).

5.22 Zungenbrennen

Synonym: Glossodynie

> **DEFINITION** Schmerzhafte Empfindungen an der Zungenoberfläche.

Ursächlich kommen u. a. lokale, internistische und dermatologische Erkrankungen in Betracht (**Tab. 5.17**).

5.23 Veränderungen der Zungenoberfläche

Verschiedene Veränderungen der Zungenoberfläche sind in **Tab. 5.18** zusammengefasst und auch in **Abb. 5.2** dargestellt.

5.23 Veränderungen der Zungenoberfläche

Tab. 5.17 Ursachen und Differenzialdiagnosen von Zungenbrennen

Ursachen		Diagnostik
lokale Ursachen	Stomatitis allergica (z. B. Piercing, Zahnprothesen, Insektenstich)	Klinik
	lokale Infektionen	Klinik
	Z. n. Radiatio	Anamnese
	Tumoren	CT
	Neuritiden	neurologische Untersuchung
internistische Erkrankungen	Plummer-Vinson-Syndrom	Klinik (Schleimhautatrophie von Mund, Zunge, Ösophagus), Labor (Eisenmangelanämie)
	Hunter-Glossitis bei Vitamin-B_{12}-Mangel	Klinik (rote, glatte Zunge, Polyneuropathie), Labor
	Diabetes mellitus	Anamnese, Labor
	Sjögren-Syndrom	Klinik (Sicca-Syndrom)
	gastroösophageale Refluxerkrankung	Klinik (Sodbrennen, Dysphagie), 24-h-pH-Metrie
dermatologische Erkrankungen	Lichen ruber	Klinik
	Lupus erythematodes	Klinik, Antikörper-Nachweis
sonstige	Klimakterium	Anamnese
	Medikamentennebenwirkung (z. B. Neuroleptika, trizyklische Antidepressiva, Atropin, Scopolamin, Antihistaminika, Diuretika, Antiepileptika)	Anamnese
	psychogen	Ausschlussdiagnose

Tab. 5.18 Veränderungen der Zungenoberfläche

Ursachen	Begleitsymptome und Befunde	Diagnostik
gerötete Zunge		
Scharlach	Erdbeer- oder Himbeerzunge, Halsschmerzen, Tonsillopharyngitis, feinfleckiges Exanthem	Klinik
Hunter-Glossitis	Zungenbrennen, verstrichene Zungenfurchung	Klinik, Labor (Vitamin-B_{12}-Mangel)
Leberzirrhose	rote Lackzunge, weitere Leberhautzeichen, Ösophagusvarizen, Aszites	Inspektion
venöse Stauung	sublinguale Gefäßstauung, blaurot geschwollene Zunge	Klinik (portale Hypertonie, Rechtsherzinsuffizienz)
Allergie	erdbeerrot, Schwellung	bei allergischen Reaktionen, Klinik
belegte Zunge		
Soor	weißliche Beläge, die schwer abstreifbar sind, mit rötlichem Rand	Abstrich, Nachweis von Candida albicans
Diphtherie	fest haftende grauweiße, membranartige Beläge, die bei Entfernung bluten und von den Tonsillen auf die Gaumenschleimhaut übergreifen können, süßlicher Mundgeruch	Klinik, Abstrich, Nachweis von Corynebacterium diphteriae
Haarleukoplakie	weiße streifige Beläge an den Zungenrändern, nicht abwischbar	Klinik, häufig bei HIV-Infektion
Urämie	bräunlicher Belag, Foetor ex ore, Niereninsuffizienz	Nierenfunktion
andere Veränderungen		
Lichen ruber planus	violett-rötliche Papeln, nicht wegwischbare netzförmige Streifung, auch an der Mundschleimhaut, Juckreiz	Klinik, Biopsie
Sklerodermie	graue, trockene, eingeschränkt bewegliche Zunge, systemische Symptome	Klinik, Labor (Autoantikörper)
Lingua geografica	harmlose Variante, flächenhafte, landkartenartige, rötlichweiße Bezirke	Klinik
Melkersson-Rosenthal-Syndrom	Lingua plicata, rezidivierende Schwellungen der Lippen, Mundhöhle und im Gesicht, Fazialisparese, Makroglossie	Klinik
Lingua pilosa (Haarzunge)	Papillen imponieren als helle oder dunkle Büschel (wie Haare)	Anamnese (Antibiotika, Kortikosteroide, Nikotin, Niacinmangel, Stoffwechseldefekte)
Lingua plicata (Faltenzunge)	verstärkte Faltenbildung (längs oder quer), harmlos und häufig	Klinik

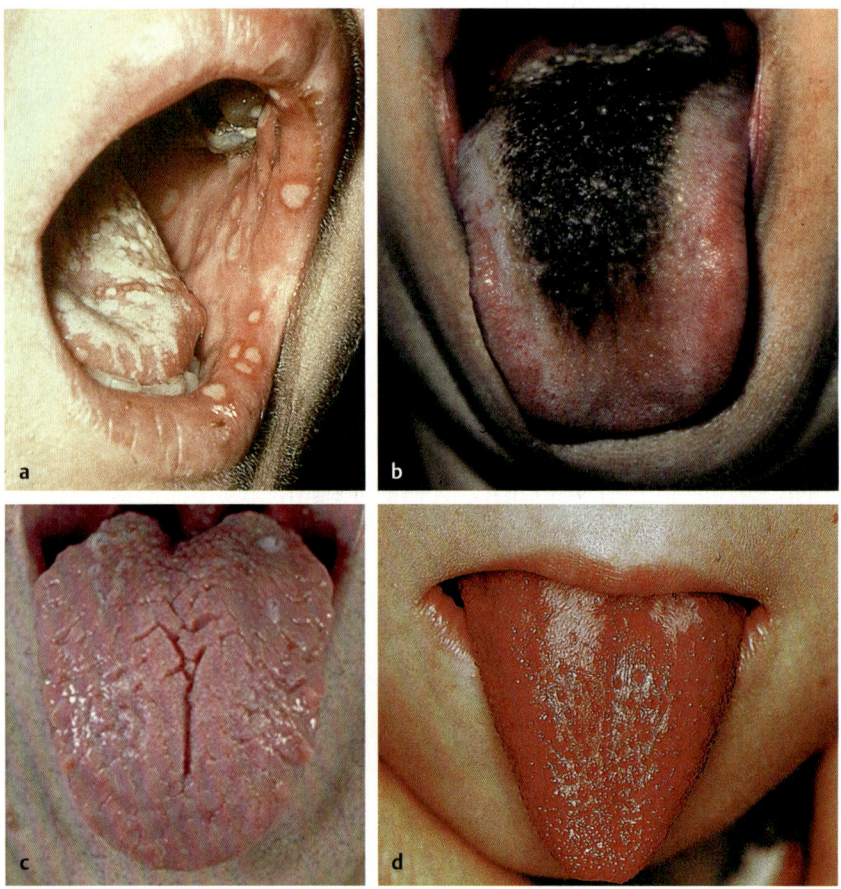

Abb. 5.2 **Veränderungen der Zungenoberfläche. a** Soorinfektion. **b** Schwarze Haarzunge. **c** Lingua plicata. **d** Erdbeerzunge bei Scharlach. (a, b: aus Arnold, Checkliste HNO-Heilkunde, Thieme 2011; c: aus Sterry, Kurzlehrbuch Dermatologie, Thieme 2011; d: aus Sitzmann, Duale Reihe Pädiatrie, Thieme 2006)

6 Abdomen

6.1 Akutes Abdomen

DEFINITION Potenziell lebensbedrohliches Krankheitsbild mit plötzlichem Auftreten von starken Bauchschmerzen, abdomineller Abwehrspannung und Schock. Fehlt die vital bedrohliche Komponente, spricht man auch vom unklaren Abdomen. Siehe auch Chirurgie [S. B116].

Ätiologie: Vielfältig. Man unterscheidet abdominelle von extraabdominellen Ursachen (s. auch **Tab. 6.1**):
- **abdominelle Ursachen** (vorrangig): v. a. Organentzündungen, -perforationen, Ileus, Peritonitis, Störungen der Durchblutung sowie Blutungen, Bauchtraumen
- extraabdominelle Ursachen (seltener): Myokardinfarkt, disseziertes Aortenaneurysma, Pneumonie, Lungenembolie, Pleuritis, Pleurodynie (Morbus Bornholm), hämolytische Krisen, Malaria, Infektion mit Herpes zoster, Blei- bzw. Arsen-Vergiftungen, diabetische Ketoazidose, Urämie, Hyperparathyreoidismus, Porphyria acuta intermittens, Diskusprolaps, akuter Harnverhalt, familiäres Mittelmeerfieber etc.

Klinik: Die Patienten sind in **schlechtem Allgemeinzustand** und leiden typischerweise an starken **Bauchschmerzen**, die akut beginnen und sich rasch verschlechtern. Zudem besteht eine **abdominelle Abwehrspannung** infolge der peritonealen Reizung. Zusätzlich können **vegetative Reaktionen** wie Fieber, Übelkeit und Erbrechen bestehen. Schwere Kreislaufreaktionen bis hin zur Schocksymptomatik bilden sich aus.

Schmerzcharakter:
- **viszerale Schmerzen** (Beteiligung des Peritoneum viszerale): dumpfer brennender Schmerz, der in Wellen kommt und schlecht zu lokalisieren ist. Ausstrahlung in bestimmte Hautareale (sog. Head-Zonen) und vegetative Begleitsymptomatik mit z. B. Übelkeit, Erbrechen, Kaltschweißigkeit, Unruhe, Tachykardie, Blässe (sog. Facies abdominalis).
- **somatische Schmerzen** (Beteiligung des Peritoneum parietale): Sie verstärken sich durch Berührung der

6.1 Akutes Abdomen

Bauchdecke (z. B. Druckschmerz, Loslassschmerz) und sind gut lokalisierbar.

MERKE Insbesondere bei älteren Menschen fehlen die typischen Symptome häufig.

Diagnostik:

Anamnese: Fragen nach Art, Lokalisation, Zeitpunkt des Auftretens und Verlauf des Schmerzes (**Abb. 6.1**) sowie möglicherweise auslösenden Faktoren (z. B. Alkoholkonsum, Trauma?) und der begleitenden Symptomatik (Dyspnoe z. B. bei Myokardinfarkt oder Lungenembolie). Der Schmerzverlauf ist häufig bereits wegweisend: Beispielsweise geht eine Appendizitis initial mit viszeralen Schmerzen einher, die die Patienten im Nabelbereich verspüren. Mit Übergreifen der Entzündung kommt es zur Beteiligung des Peritoneum parietale und der Schmerz wandert in den rechten Unterbauch.

Klinische Untersuchung: Abgeklärt werden sollten vor allem:
- Meteorismus
- Abwehrspannung: lokal oder diffus?
- Bruchpforten
- Darmgeräusche: hochgestellt bei mechanischem Ileus, fehlend bei paralytischem Ileus
- gynäkologische, urologische und rektale Ursachen: Resistenz? Blut? Schmerzhafter Douglas-Raum?)
- Aspekt (Facies abdominalis?) und Verhalten des Patienten (Schonhaltung?): Eine Schonhaltung mit angezogenen Beinen und flacher Atmung spricht für einen somatischen Schmerz (Peritonitis), eine unruhige Haltung für viszerale Schmerzen aus Hohlorganen (Kolik).

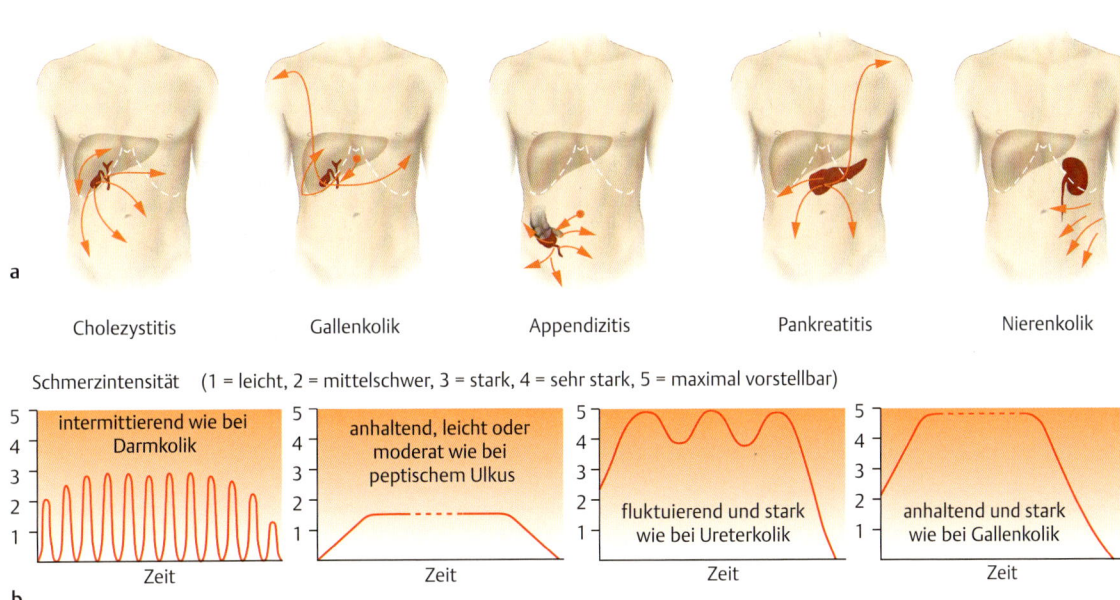

Abb. 6.1 Schmerzen im Abdomen. **a** Schmerzausstrahlung unterschiedlicher abdomineller Erkrankungen. **b** Periodik der Schmerzen. (aus: Füeßl, Duale Reihe Anamnese und Klinische Untersuchung, Thieme, 2010)

Tab. 6.1 Differenzialdiagnosen des akuten Abdomens

Ursache	Begleitsymptome und Befunde	Diagnostik
Schmerzen im rechten Oberbauch		
perforiertes Duodenalulkus	plötzlicher epigastrischer Schmerz, anfangs lokalisiert, dann diffuser, brettharter Bauch (Peritonitis)	Anamnese (Ulkusanamnese, NSAR-Einnahme), Abdomenübersichtsaufnahme (freie Luft)
akute Cholezystitis	rasch zunehmender, lokalisierter Dauerschmerz, Ausstrahlung in rechte Schulter, Fieber	Sonografie, ERCP
Cholelithiasis	rasch zunehmender Kolikschmerz, Ausstrahlung in rechte Schulter	Sonografie, ERCP
akute Pankreatitis	Ausstrahlung in Rücken (gürtelförmig), schnell zunehmender vernichtender Dauerschmerz, federnde Abwehrspannung	Klinik, Labor (Amylase↑, Lipase↑), Sonografie, ERCP
akute Pyelonephritis	Flankenschmerz, klopfschmerzhaftes Nierenlager, Fieber	Leukozyt- und Erythrozyturie, Sonografie
akute Appendizitis (retrozäkale Lage)	Fieber, Übelkeit, Erbrechen, Druck-, Loslassschmerz	Klinik, Temperaturdifferenz (rektal-axillär), Leukozytose, Sonografie
Kolontumor	Gewichtsabnahme, Blut im Stuhl, paradoxe Diarrhö	Koloskopie, CT

Tab. 6.1 Fortsetzung

Ursache	Begleitsymptome und Befunde	Diagnostik
Schmerzen im linken Oberbauch		
perforiertes Magenulkus	plötzliche epigastrische Schmerzen, anfangs lokalisiert dann diffuser, brettharter Bauch (Peritonitis)	Anamnese (Ulkusanamnese, NSAR-Einnahme), Abdomenübersichtsaufnahme (freie Luft)
Pankreatitis (Kaudabereich)	Ausstrahlung in Rücken (gürtelförmig), schnell zunehmender vernichtender Dauerschmerz, federnde Abwehrspannung	Klinik, Labor (Amylase ↑, Lipase ↑), Sonografie, ERCP
Milzruptur	plötzlicher Schmerz, Volumenmangel, evtl. zweizeitige Ruptur mit freiem Intervall	Sonografie, CT
Milzinfarkt	atemabhängige Schmerzen, Ausstrahlung linke Schulter, i. d. R. weiches Abdomen	CT, Angiografie
akute Pyelitis	Flankenschmerz, klopfschmerzhaftes Nierenlager, Fieber	Leukozyt- und Erythrozyturie, Sonografie
subphrenischer Abszess	Fieber, einseitiger Zwerchfellhochstand, Pleuraerguss	Röntgen-Thorax
Myokardinfarkt	vernichtende retrosternale Schmerzen, keine Besserung auf Nitroglyzerin, Dyspnoe, Angst, bekannte KHK	Klinik, Labor, EKG
Pleuritis	atemabhängiger Thoraxschmerz mit Pleurareiben	Auskultation, Röntgen-Thorax
Perikarditis	stechender linksthorakaler Schmerz mit Perikardreiben	Auskultation, EKG, Röntgen-Thorax, Echokardiografie
Schmerzen im rechten Unterbauch		
Appendizitis	Übelkeit, Erbrechen, Fieber, initial diffuse Schmerzen periumbilikal, dann lokalisiert im rechten Unterbauch	Klinik (Druckschmerz McBurney-, Lanz-Punkt, Loslassschmerz, rektal-axilläre Temperaturdifferenz), Leukozytose, Sonografie
Entzündungen des terminalen Ileums	Morbus Crohn, schubweise, blutige Diarrhö, Darmfisteln, Aphthen im Mund	Rektosigmoidoskopie im akuten Schub, Koloskopie im Intervall
Ureterstein	kolikartige Schmerzen, Ausstrahlung in Leiste, Pollakisurie, Dysurie, Hämaturie	Sonografie, Röntgen
Adnexitis	Fieber, Erbrechen, druckschmerzhafte Adnexe, Portioschiebeschmerz	gynäkologische Untersuchung, Sonografie
stielgedrehtes Ovar	plötzlicher Schmerz (nach Lagewechsel), Erbrechen, Peritonitis, Schock	Sonografie, CT
Extrauteringravidität	Amenorrhö, bekannte Schwangerschaft	β-hCG, Sonografie
inkarzerierte Leistenhernie	krampfartige Schmerzen, Ileus	klinische Untersuchung, Sonografie
Hodentorsion	schmerzhafter Hoden, Rötung und Schwellung	klinische Untersuchung, Sonografie
Schmerzen im linken Unterbauch		
Sigmadivertikulitis (sog. Linksappendizitis)	Fieber, Blut im Stuhl, palpable Walze im linken Unterbauch	Sonografie, CT, Laparotomie
Schmerzen im Mittelbauch		
mechanischer Ileus	Erbrechen, anfangs Hyperperistaltik (hochgestellte Darmgeräusche), kolikartige Schmerzen, dann Paralyse (keine Darmgeräusche), Stuhl- und Windverhalt	Sonografie, Abdomenübersichtsaufnahme (Spiegelbildungen)
kompliziertes Meckel-Divertikel	Blut im Stuhl, Peritonitis	Szintigrafie
disseziierendes Aortenaneurysma	plötzliche Schmerzen mit Ausstrahlung in Rücken	CT, Angiografie
Volvulus, Invagination	v. a. Kinder, Ileussymptomatik, Erbrechen	Abdomenleeraufnahme und Kontrastmitteldarstellung, Sonografie
Ösophagusperforation	starke retrosternale Schmerzen nach explosionsartigem Erbrechen, Mediastinal-, Hautemphysem, Hämatemesis	Röntgenaufnahme (freie Luft), ÖGD
Inkarzeration einer Leistenhernie	krampfartige Schmerzen, Ileus	Sonografie
Mesenterialinfarkt	krampfartige diffuse Schmerzen mit häufig anschließendem freiem Intervall, heftiger Akutschmerz, anfangs mit weichem Abdomen, Diarrhö, paralytischer Ileus, Blut im Stuhl, Peritonitis	Angiografie, CT, Endoskopie
intermittierende Porphyrie	Fieber, Übelkeit und Erbrechen, Leukozytose, neurologisch-psychiatrische Symptome, Rotfärbung des Urins	δ-Aminolävulinsäure und Porphobilinogen im Urin

Kolontumoren können in allen Quadranten Schmerzen verursachen. Gynäkologische und urologische Ursachen (z. B. Adnexitis, stielgedrehtes Ovar, Ureterstein) können rechts und links zu Unterbauchschmerzen führen.

Weitere Abklärung:
- Labor: basisdiagnostisch und organspezifisch (Leberwerte, Herzenzyme, α-Amylase, D-Dimere, Urinstatus, Kreatinin, Harnstoff, Laktat, Stuhluntersuchung auf Bakterien/Parasiten und Blut, β-hCG, endokrine Diagnostik)
- EKG (Myokardinfarkt?)
- Röntgen-Thorax (Veränderungen an Herz oder Lunge? Pleurainfiltrate?) und Abdomenübersichtsaufnahme (Flüssigkeitsspiegel? Freie Luft? Verkalkungen? Konkremente?)
- Sonografie
- Endoskopie
- CT, MRT.

Differenzialdiagnosen: In **Tab. 6.1** sind mögliche Differenzialdiagnosen mit ihren häufigen Schmerzlokalisationen gegenübergestellt.

6.2 Aszites

DEFINITION Ansammlung von freier Flüssigkeit in der Bauchhöhle, entweder als Trans- oder Exsudat (**Tab. 6.2**).

Ätiologie: Siehe **Tab. 6.3**.

Diagnostik: Im Rahmen der Anamnese sollte v. a. nach Vorerkrankungen (Leber-, Nieren-, Herz- sowie maligne Erkrankung), einem Alkoholabusus, Bluttransfusionen in der Vergangenheit (Hepatitis C) sowie einem i. v. Drogenabusus gefragt werden. In der klinischen Untersuchung fallen bei Aszites folgende Befunde auf:

Tab. 6.2 Unterscheidung zwischen Trans- und Exsudat

	Exsudat	Transsudat
Gesamteiweiß	> 30 g/dl	< 30 g/dl
Serumalbumin/Aszites-albumingradient	< 1,1 g/dl	> 1,1 g/dl
spezifisches Gewicht	> 1,016	< 1,016

- **Inspektion** (Abb. 6.2 a):
  - ausladende Flanken
  - evtl. Zeichen der Grunderkrankung:
    - gestaute Halsvenen, generalisierte Ödeme bei Rechtsherzinsuffizienz
    - vergrößerte Leber, Ikterus und Leberhautzeichen (z. B. Spidernävi, Palmarerythem, Dupuytren-Kontraktur, Lackzunge, Bauchglatze), ggf. auch Kollateralkreisläufe (Caput medusae) bei Leberzirrhose und portaler Hypertonie
- **Palpation: Fluktuationswelle** (→ nach leichtem Stoß in die Flanke des liegenden Patienten ist ein Ballotement auslösbar).
- **Perkussion: Flankendämpfung** und typische Änderung der Dämpfung bei Lagewechsel.

Ein Aszites lässt sich am besten **sonografisch** darstellen (bereits ab 50 ml, **Abb. 6.2 b**). Zu den Laborparametern im Rahmen der Aszitesdiagnostik zählen: Blutbild, Gerinnungsstatus, Leberwerte (GOT, GPT, γGT, CHE, Bilirubin), Elektrophorese und Gesamteiweiß, Triglyzeride und Cholesterin (nephrotisches Syndrom?), Lipase, Kreatinin, Na^+, K^+ und CRP. Bei jedem unklaren Aszites ist außerdem eine diagnostische Punktion erforderlich. Dabei wird das Punktat u. a. auf Farbe, spezifisches Gewicht, Protein- und Albumingehalt, Laktat und Leukozytengehalt (Lymphozytose bei Tuberkulose, > 250/μl neutrophile Granulozyten bei bakterieller Infektion) untersucht. Darüber hinaus Zytologie, Gramfärbung und kulturelle Anzucht.

Aszitesformen:
- **portaler** Aszites: Transsudat (Serumalbumin-Aszites-Gradient ≥ 1,1 g/l)
- **infektiöser** Aszites: neutrophile Granulozyten ↑, Gram-Färbung, bakterielle Anzucht
- **maligner** Aszites: Tumorzellen sind beweisend, aber aufpassen: Fehlen diese, kann ein maligner Azites nicht ausgeschlossen werden! Für einen malignen Aszites sprechen: Fibronektin > 75 mg/dl, LDH > 200 IE/l, Cholesterin > 45 mg/dl, Albumingradient < 1,1 g/dl.
- **chylöser** Aszites: Hoher Gehalt an Triglyzeriden und Cholesterin. Ursächlich ist eine Abflussbehinderung des

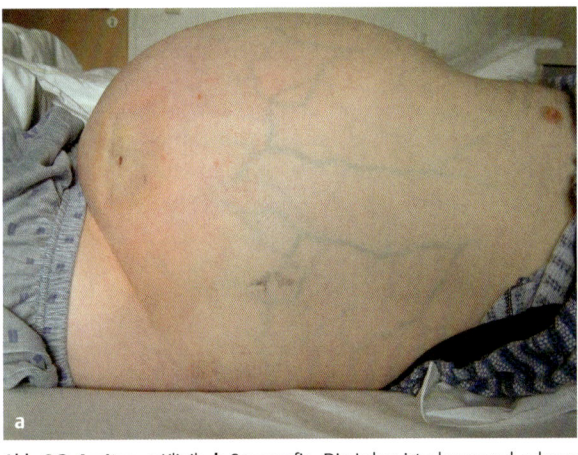
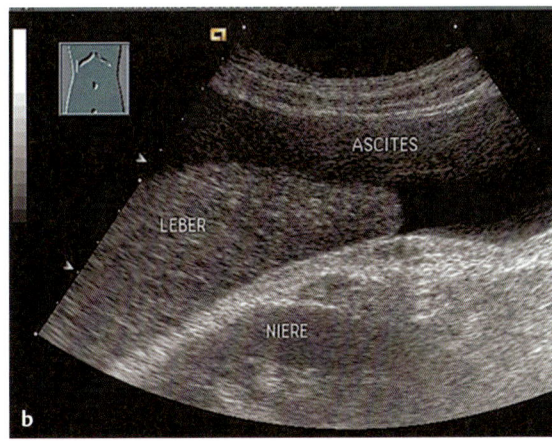

Abb. 6.2 **Aszites. a** Klinik. **b** Sonografie. Die Leber ist plump und echoarm, im Bauchraum befindet sich freie Flüssigkeit. (a: aus Baenkler, Kurzlehrbuch Innere Medizin, Thieme 2010; b: aus Schmidt, Checkliste Sonografie, Thieme 2004)

Tab. 6.3 Ursachen des Aszites

Ursache		Aszitesflüssigkeit
portale Hypertension (häufigste Ursache)	Leberzirrhose alkoholische Hepatitis Budd-Chiari-Syndrom (Lebervenenthrombose) Pfortaderthrombose (selten)	klar bis bernsteinfarben, immer Transsudat
kardiale Ursachen	schwere Rechtsherzinsuffizienz Pericarditis constrictiva	bernsteinfarben, Transsudat
Neoplasien	Peritonealkarzinose, Ovarialtumoren (Meigs-Syndrom), Pseudomyxom, Lymphome, hepatozelluläres Karzinom, Pankreaskarzinom, Metastasenleber	bernsteinfarben, chylös (v. a. bei Lymphabflussstörungen), schleimig oder hämorrhagisch, Aszitesamylase ↑ bei pankreatogenem Aszites, Transsudat oder Exsudat
Entzündungen	Peritonitis, Pankreatitis, Vaskulitis, eosinophile Gastroenteritis, Tuberkulose	oft trüb bei Peritonitis, chylös oder hämorrhagisch bei Pankreatitis, hämorrhagisch bei Tuberkulose, Exsudat
weitere Ursachen	Hypoproteinämie bei nephrotischem Syndrom oder exsudativer Enteropathie	bernsteinfarben oder chylös, Transsudat
	Morbus Whipple Amyloidose Hypothyreose Bauchtrauma	meist Exsudat

Ductus thoracicus infolge Tumor, Entzündung, Tuberkulose, Trauma. Pseudochylöser Aszites: niedriger Triglyzeridgehalt.
- **hämorrhagischer** Aszites: Neoplasie, Trauma, Pankreatitis, Tuberkulose.
- **pankreatogener** Aszites: Aszitesamylase > Serumamylase.

Therapie: Im Vordergrund steht die **Behandlung der Ursache**. Patienten mit **leichtem Aszites** wird zur besseren Nierendurchblutung und Diurese Bettruhe verordnet. Weitere Maßnahmen sind Natriumrestriktion, Wasserrestriktion bei Hyponatriämie, ggf. Albuminzufuhr und Kaliumsubstitution. Kommt es nach 4 Tagen trotzdem nur zu einem unzureichenden Gewichtsverlust (< 500 g) bzw. besteht ein **mäßig ausgeprägter Aszites**, werden Furosemid (40 mg) und Spironolacton (100 mg/d) verabreicht (ständige Kontrolle der Elektrolyte notwendig!). Bei **therapierefraktärem Aszites** erfolgt eine Punktion (**Parazentese**) und gleichzeitige Substitution mit Albumin (6–8 g/l Aszites). Eventuell Anlage eines TIPS (s. Verdauungssystem [S. A283]).

6.3 Hepatomegalie

DEFINITION Vergrößerung der Leber; häufig in Kombination mit Milzvergrößerung (Hepatosplenomegalie).

Ursachen einer Lebervergrößerung sowie die entsprechende klinische Symptomatik mit der wegweisenden Diagnostik sind in **Tab. 6.4** dargestellt.

Diagnostik:
- **Anamnese:** Vorerkrankungen (z. B. Hepatitis oder Tumorerkrankung), bekannte Grunderkrankung (z. B. Diabetes mellitus, andere Stoffwechselstörung), Alkoholkonsum, Medikamenteneinnahme, Berufs- und Reiseanamnese
- **körperliche Untersuchung:** Die Lebergröße kann perkutorisch oder – noch genauer – sonografisch bestimmt werden.
  - **Inspektion:** achten auf Leberhautzeichen (s. Verdauungssystem [S. A266]), Zeichen einer Rechtsherzinsuffizienz wie u. a. Beinödeme oder gestaute Halsvenen, Hyperpigmentierung (bei Hämochromatose)
  - **Palpation:** Eine **weiche** und **glatte** Leber, die ggf. auch druckschmerzhaft sein kann, wird beispielsweise bei einer Hepatitiserkrankung oder Stauungsleber getastet. Ist die Leberoberfläche **hart** und **unregelmäßig**, spricht der Palpationsbefund eher für eine Leberzirrhose oder eine Tumorerkrankung. Neben der Leber gilt es auch die Milz (häufig gleichzeitige Splenomegalie) und die Lymphknoten abzutasten.
- **Labor:** Blutbild, Differenzialblutbild, BSG, Retikulozyten, Transaminasen, alkalische Phosphatase, CHE, Bilirubin, LDH, Blutzucker, Triglyzeride, Cholesterin, Eisen, Ferritin, Serumelektrophorese, Quick-Wert, Serologie (z. B. Hepatitis)
- **Röntgen-Thorax:** Herzvergrößerung? Lymphome?
- **Sonografie** des Abdomens.

6.4 Leistenschwellung

Ätiologie: Ursächlich für eine Schwellung in der Leistenregion sind
- **Hernien**
  - Inguinalhernie (häufigste Ursache) s. Chirurgie [S. B178]
  - Femoralhernie s. Chirurgie [S. B181]
- **Schwellung der Lymphknoten**
  - Entzündung (infektiöse Mononukleose, Toxoplasmose, Yersiniose)
  - Systemerkrankungen (Sarkoidose)
  - malignes Geschehen (Lymphom, lymphatische Leukämie)
- **andere**
  - Tumoren der Leiste (Lipom, Sarkom)
  - Abszess (z. B. bei urogenitalen Infektionen oder Morbus Crohn)
  - Ektasie der V. saphena magna
  - Aneurysma der A. femoralis.

Tab. 6.4 Ursachen der Hepatomegalie

Ursachen		Begleitsymptome und Diagnostik
venöser Leberstau	Rechtsherzinsuffizienz	Dyspnoe, Ödeme, gastrointestinale Symptome, obere Einflussstauung, EKG (Rechtstyp, Rechtsschenkelblock), Röntgen-Thorax (verbreiteter Herzschatten)
	Pericarditis constrictiva	Dyspnoe, kleine Blutdruckamplitude, Röntgen-Thorax (kleines Herz)
	Budd-Chiari-Syndrom	Erbrechen, Ikterus, Aszites, Einschränkung der Leberfunktion
Stauung der Gallenwege	Choledocholithiasis, Tumoren; inflammatorisch	Ikterus, Labor (γ-GT und alkalische Phosphatase erhöht, Leukozytose), Sonografie (Konkrementnachweis)
Fettleber	Adipositas, Diabetes mellitus, alkoholtoxisch	Druck- und Völlegefühl, Meteorismus, Palpation (weiche Leber mit abgerundetem Rand), Labor (Serumlipide erhöht), Anamnese (Alkoholkonsum? Bekannter Diabetes?)
Leberzirrhose		Leberhautzeichen, portale Hypertension, Sonografie
Lebertumoren		B-Symptomatik, maligner Aszites, Sonografie, MRT, Tumormarker
Leberzysten		Sonografie
Entzündungen	Virushepatitis	Inappetenz, Erbrechen, Schmerzen im rechten Oberbauch, dunkler Urin, Labor (direktes Bilirubin und Transaminasen erhöht, positiver Virusnachweis)
	alkoholtoxische Hepatitis	Anamnese, Labor (GOT > GPT)
	Autoimmunhepatitis	Ausschluss anderer Ursache
	Mononucleosis infectiosa	Fieber, Splenomegalie, Lymphknotenschwellung, Angina mit grau-weißlichen Belägen
	Morbus Weil	plötzlich hohes Fieber, Muskelschmerzen, Ikterus, Labor (Transaminasen erhöht, Nachweis von Leptospiren, Serologie)
	Brucellose	wellenförmiges Fieber, Splenomegalie, Anamnese (Beruf), Labor (Nachweis von Brucellen, Serologie)
	Zytomegalie	Ikterus, Petechien, Labor (Nachweis spezifischer Zytomegalie-Antikörper)
	Echinokkokose	Labor (Eosinophilie), Sonografie und CT (Zystennachweis)
	Protozoenerkrankungen (z. B. Malaria, Leishmaniose)	Anamnese (Auslandsaufenthalt), Labor (Blutbild, Blutausstrich bei Malaria)
toxischer Leberschaden	z. B. medikamentös, Pilzgifte, Tetrachlorkohlenstoff	akuter Ikterus und Cholestase, akutes Leberversagen bzw. Zirrhose, Leberbiopsie
Stoffwechselstörungen	Hämochromatose	bräunliche Hautfarbe, Labor (Transferrin niedrig, Serumeisen erhöht), Leberbiopsie
	Morbus Wilson	Kayser-Fleischer-Kornealring, Labor (Coeruloplasmin und Kupfer im Serum niedrig, Kupfer im Urin erhöht), Biopsie
	Porphyria cutanea tarda	hohe Photosensibilität, Biopsie (Hämosiderose)
	Morbus Gaucher	Splenomegalie, Labor (Anämie, Thrombozytopenie), Lymphknotenbiopsie (Zerebroside erhöht)
	Glykogenosen	Hypoglykämie, rasche Muskelermüdbarkeit, spezifische Enzymmängel, Leberbiopsie
Systemerkrankungen	Amyloidose	tiefe Rektumbiopsie
	Sarkoidose	Röntgen-Thorax (Hilusvergrößerung), Labor (Ca^{2+} erhöht), Muskel- oder Lymphknotenbiopsie
hämatologische Erkrankungen	maligne Lymphome	B-Symptomatik, Lymphknotenschwellung, Lymphknotenbiopsie
	Polycythaemia vera	Kopfschmerzen, Schwindel, Labor (Hb und Erythrozyten erhöht)
	chronische Leukämie	B-Symptomatik, Splenomegalie, Labor (Leukozytose, Philadelphia-Chromosom bei CML), Knochenmarkhistologie und Lymphknotenbiopsie bei CLL

6.5 Meteorismus

Synonym: Blähungen

DEFINITION Übermäßige Gasansammlung im Gastrointestinaltrakt mit Luftaufstoßen, Blähbauch, Schmerzen und Flatulenz.

Ätiologie: Ursächlich für Meteorismus sind
- Luftschlucken bei zu schnellem Essen und Trinken
- blähende Speisen
- bakterielle Fehlbesiedelung des Dünndarms (Normalisierung des Schilling-Tests nach Antibiotikagabe)
- Laktoseintoleranz (Beschwerden nach Genuss von Milch oder Milchprodukten, Laktosetoleranztest, H_2-Atemtest)

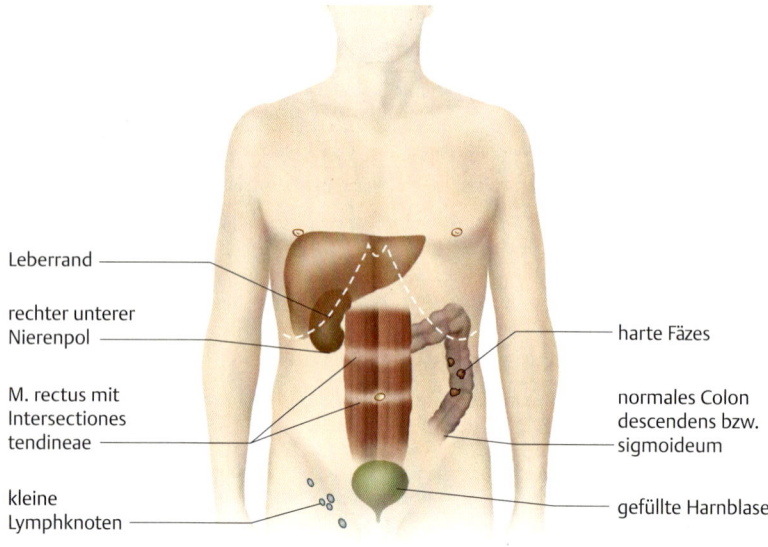

Abb. 6.3 Physiologische „Resistenzen" im Abdomen. (aus: Füeßl, Duale Reihe Anamnese und Klinische Untersuchung, Thieme, 2010)

- Sprue (Steatorrhö, D-Xylose-Test, Antikörper-Diagnostik, Dünndarmbiopsie)
- Morbus Whipple (Dünndarmbiopsie)
- exokrine Pankreasinsuffizienz (chronische Diarrhö und Steatorrhö, Pankreasfunktionsdiagnostik)
- Colon irritabile (wechselnd Diarrhöen und Obstipation, psychosomatische Erkrankungen)
- Rechtsherzinsuffizienz (Klinik, Echokardiografie), Ileus (Klinik, Sonografie), postoperativ nach abdominellen Eingriffen (Anamnese).

Klinik: Die vergrößerte Magenblase führt zu Schmerzen am linken Rippenbogen und in der Herzgegend (Roemheld-Symptomenkomplex). Häufig sind die Beschwerden jedoch nicht auf die verstärkte Gasbildung, sondern dessen verlangsamte Passage zurückzuführen. Gasansammlungen proximal von Stenosen können zur Überdehnung führen und damit die Darmwand schädigen.

6.6 Resistenz im Abdomen

Differenzialdiagnosen pathologischer Resistenzen sind in Tab. 6.5 dargestellt, „Normalbefunde" in Abb. 6.3.

6.7 Splenomegalie

DEFINITION Vergrößerung der Milz über die Norm (Dicke > 4 cm, Breite > 7 cm, Länge > 11 cm), sodass diese am linken Rippenbogen getastet werden kann.
Unter **Hypersplenismus** versteht man eine gesteigerte Milzfunktion, die eine Komplikation der Splenomegalie darstellt. Durch den gesteigerten Abbau von Blutzellen kommt es zur Panzytopenie.

Die normale Milzgröße kann man sich einfach anhand der 4-7-11-Regel („Kölnisch Wasser") merken.

Tab. 6.5 Ursachen von pathologischen abdominellen Resistenzen

Lokalisation	Ursachen und Begleitsymptome
rechter Oberbauch	• prall-elastische, nicht schmerzhafte Gallenblase (Courvoisier-Zeichen bei Stenose des Ductus choledochus, häufig infolge eines Pankreas- oder Gallengangkarzinoms) • Leberzysten, Leberabszess, Lebertumor, Leberzirrhose • Nierentumor (schmerzlose Hämaturie), Nierenzysten • Tumor der rechten Kolonflexur
mittlerer bis rechter Oberbauch	• Duodenalstenose bei Pankreas anulare, Pankreaskopfkarzinom, Pankreatitis, Narbenstriktur • Pylorusspasmus (schwallartiges Erbrechen bei Säuglingen)
mittlerer bis linker Oberbauch	• Magentumoren (Abneigung gegenüber Fleisch? Blut im Stuhl?)
linker Oberbauch	• Splenomegalie • Tumor der linken Kolonflexur • Nierentumor (schmerzlose Hämaturie), Nierenzysten
Mittelbauch	• Pankreastumor, -zyste • Dünndarmtumoren • chronisch-entzündliche Darmerkrankungen (schubweise, hämorrhagische Diarrhö) • Kolontumor (Gewichtsverlust, Veränderungen des Stuhlverhaltens, Blut im Stuhl, Schmerzen) • Ileus (krampfartige Schmerzen, Erbrechen, Stuhl- und Windverhalt, akutes Abdomen)
Unterbauch	• Ovar: Zysten, Tumor (Gewichtsverlust, Blutungsanomalien?) • Extrauteringravidität (Schwangerschaftstest) • Endometriose (zyklusabhängige Schmerzen) • Uterustumor (Blutungsanomalien? Pathologischer Fluor?) • Perityphlitis (nach einer Appendizitis, umschriebene, nicht stark schmerzhafte Resistenz) • Divertikulitis (tastbare Walze im linken Unterbauch, Fieber, Blut im Stuhl), Divertikulose (häufig asymptomatisch)

6.7 Splenomegalie

Ätiologie: Die Ursachen einer Milzvergrößerung sind vielfältig (Tab. 6.6). Am häufigsten sind virale Infektionen oder eine portale Hypertonie. Begleitend kann auch die Leber vergrößert sein (Hepatosplenomegalie). Die Milz kann entweder allein betroffen sein (selten, z. B. bei Milzabszess) oder im Rahmen von Systemerkrankungen „mitreagieren".

Diagnostik: In der **Anamnese** müssen insbesondere Vor- (z. B. Infekte) und Grunderkrankungen (z. B. Tumorerkrankungen, Leberzirrhose) abgeklärt, Begleitsymptome wie z. B. Fieber, Nachtschweiß und ungewollter Gewichtsverlust erfragt sowie Auslandsaufenthalte ausgeschlossen werden. In der **körperlichen Untersuchung** palpiert man das Abdomen (am besten in Rechtsseitenlage) und prüft eine zusätzliche Vergrößerung der Leber; zudem müssen auch die verschiedenen Lymphknotenstationen getastet werden. Besonders ausgeprägt kann die Milzvergrößerung im Rahmen hämatologischer Erkrankungen oder Lipidspeicherkrankheiten werden. Inspektorisch gilt es, auf Zeichen einer portalen Hypertension zu achten (z. B. Aszites, Leberhautzeichen?). Zu den Laborparametern, die beurteilt werden sollten, zählen:

- Blutbild und Differenzialblutbild (z. B. erhöhte Retikulozytenzahl? Anämie? Leukopenie? Thrombozytopenie?)
- BSG
- Transaminasen, CHE, Bilirubin, LDH
- Serumelektrophorese
- Quick-Wert/INR
- Virusserologie (HBV, HBC)
- direkter Coombs-Test
- Rheumafaktor
- antinukleäre Antikörper.

Tab. 6.6 Ursachen der Splenomegalie

Ursachen		Begleitsymptome und Diagnostik
Infektionen (s. auch Hepatomegalie [S. C98])	Virusinfektionen, z. B.:	
	• EBV	• u. a. Pharyngitis, Lymphadenopathie, Hepatitis, Meningitis, Virusserologie
	• Hepatitis	• Ikterus, Erhöhung der Transaminasen, Hepatitisserologie
	• HIV	• Gewichtsverlust, Lymphknotenschwellung, rezidivierende Infekte, Virusserologie
	bakterielle Infektionen, z. B.:	
	• Endokarditis lenta	• Fieber, Abgeschlagenheit, Auskultation (neue Herzgeräusche), Echokardiografie
	• Tuberkulose	• subfebrile Temperaturen, Husten und evtl. blutiger Auswurf, Erregernachweis
	• Sepsis	• Fieber, Tachypnoe, Tachykardie, weiche Milz, Bakteriämie
	Parasitosen, z. B.:	
	• Malaria	• typischer Fieberverlauf bei Malaria tertiana und quartana, bei Malaria tropica auch ZNS-Symptomatik, Leber-/Niereninsuffizienz, akute intravasale Hämolyse, Blutausstrich/dicker Tropfen
	• Toxoplasmose	• Serologie
	• Bilharziose	• Tropenaufenthalt, Nachweis der Wurmeier (Stuhl, Urin)
	Mykosen, z. B.:	
	• Histoplasmose	• Pilznachweis im Sputum
Lymphome	Morbus Hodgkin	initiale Schwellung v. a. der Halslymphknoten, Fieber, B-Symptomatik, Labor (u. a. BSG stark erhöht, Akute-Phase-Proteine erhöht, Eosinophilie), Lymphknotenbiopsie
	Non-Hodgkin-Lymphome	indolente oder aggressive Lymphadenopathie, B-Symptomatik, Lymphknotenbiopsie
rheumatische Erkrankungen	Lupus erythematodes	schubweise, unterschiedliche Organmanifestationen (Haut, Lunge, Polyarthritis, Niere, Herz, Pleura u. a.), Autoantikörper-Nachweis (ANA, Antikörper gegen doppelsträngige DNA)
	Still-Syndrom	v. a. Kinder und Jugendliche, Oligo- oder Polyarthritis, evtl. Exanthem, Fieber, Lymphknotenschwellung, keine Rheumafaktoren oder ANAs
	Felty-Syndrom	Trias: Splenomegalie, Arthralgie, Leukopenie, Rheumafaktoren, glg. ANAs
portale Hypertension	Leberzirrhose	portale Hypertension: Aszites, Leberhautzeichen, Ösophagusvarizen, Abdomensonografie und -CT
	Pfortader-/Milzvenenthrombose	portale Hypertension, Abdomensonografie, farbcodierte Duplexsonografie
	Budd-Chiari-Syndrom	farbcodierte Duplexsonografie
	Rechtsherzinsuffizienz	Klinik (Stauungssymptome), Röntgen-Thorax, Echokardiografie

6 Abdomen

Tab. 6.6 Fortsetzung

Ursachen		Begleitsymptome und Diagnostik
Speichererkrankungen	Amyloidose	tiefe Rektumbiopsie
	Morbus Gaucher	Manifestation meist im Kindesalter, Hepatomegalie, Labor (Anämie, Thrombozytopenie), Lymphknotenbiopsie (Zerebroside erhöht)
hämatologische Erkrankungen	hämolytische Anämien	Blutbild, indirektes Bilirubin erhöht, Hämoglobinämie, Hämoglobinurie, Serumeisen und Retikulozyten erhöht, Coombs-Test, Erythrozytenmorphologie
	akute Leukämie	lymphatische oder myeloische Zellreihe betroffen, Knochenmarkuntersuchung
	chronische Leukämien	lymphatische oder myeloische Zellreihe betroffen, B-Symptomatik, Hepatomegalie, Labor (Leukozytose, Philadelphia-Chromosom bei CML), Knochenmarkhistologie und Lymphknotenbiopsie bei CLL
	Osteomyelofibrose	Knochenmarkpunktion (Punctio sicca)
	Polyzythaemia vera	Kopfschmerzen, Schwindel, Labor (Hb und Erythrozyten erhöht)
	Haarzellleukämie	Knochenmarkhistologie und Haarzellen im peripheren Blut
Milztumoren	z. B. Hämatom, Abszess, Zysten, kavernöses Hämangiom	Sonografie, CT
	Echinokokkose der Milz	Eosinophilie, Serologie, Sonografie, CT
weitere	Sarkoidose	Röntgen-Thorax (Hilusvergrößerung), Labor (Ca^{2+} erhöht), Muskel- oder Lymphknotenbiopsie
	Eisenmangel-, Vitamin-B_{12}-Mangel-Anämie	Klinik, Labor

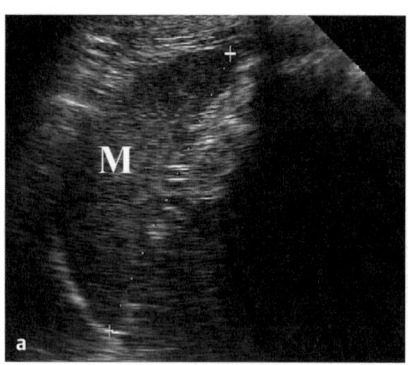 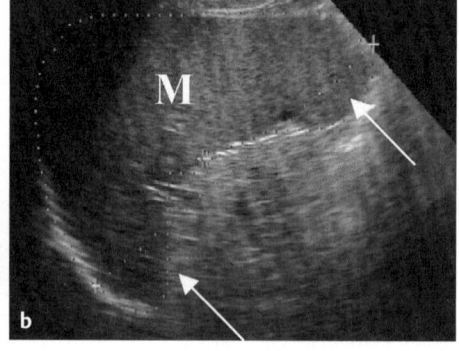

Abb. 6.4 **Sonografie der Milz.** **a** Normalbefund. **b** Splenomegalie. Die Milz ist vergrößert, die Pole abgerundet (Pfeile). Die Echostruktur ist homogen. (aus: Reiser, Duale Reihe Radiologie, Thieme 2011)

Am besten lässt sich die Milzvergrößerung in der **Sonografie** des Abdomens nachweisen (**Abb. 6.4**). Zudem können z. B. auch die Leber, das Pfortadersystem und evtl. Lymphome beurteilt werden. In der Röntgen-Thorax-Aufnahme sollte v. a. auf die Lymphknoten des Lungenhilus und Mediastinums (Sarkoidose?) sowie die Herzgröße geachtet werden. Abhängig von der jeweiligen Verdachtsdiagnose unterscheidet sich das weitere diagnostische Vorgehen: z. B. Knochenmarkpunktion oder Lymphknotenbiopsie bei V. a. eine hämatologische Erkrankung, farbcodierte Doppler-Sonografie bei V. a. eine vaskuläre Ursache; außerdem Echokardiografie, CT oder MRT.

7 Ernährungsstörungen

7.1 Abneigung gegenüber bestimmten Speisen

Ätiologie: Abneigungen gegenüber bestimmten Speisen können im Rahmen verschiedenster Erkrankungen auftreten. Eine Abneigung gegenüber Fleisch ist stets verdächtig auf ein Magenkarzinom. Eine Maldigestion bei Pankreatitis, Gallenaffektionen oder Lebererkrankungen ist beispielsweise mit einer Abneigung gegenüber fettigen Speisen vergesellschaftet. Patienten, die an einer Fruktoseintoleranz leiden, meiden i. d. R. Süßspeisen und Früchte; Patienten mit Laktoseintoleranz Milchprodukte. Auch in der Schwangerschaft können unterschiedlichste Abneigungen deutlich ausgeprägt sein. Negative Kindheitserfahrungen können außerdem für eine Aversion gegen bestimmte Nahrungsmittel oder Speisen verantwortlich sein.

7.2 Anorexie und Untergewicht

Näheres zum Untergewicht s. Kap. Abnorme Gewichtsabnahme [S. C26]. Das Krankheitsbild Anorexia nervosa wird im Kapitel Psychiatrie [S. B1061] beschrieben.

7.3 Appetitlosigkeit

Ätiologie: Appetitlosigkeit ist ein sehr unspezifisches Symptom, das im Rahmen unterschiedlichster Erkrankungen vorkommen kann. Oft tritt es initial vor Übelkeit und Erbrechen auf. Mögliche Ursachen sind z. B.:
- Erkrankungen des Verdauungssystems: insbesondere bei Magenkarzinom, chronischer Gastritis, Hepatitis, außerdem Erkrankungen der Bauchspeicheldrüse (Pankreatitis, Karzinom), des Darms (z. B. chronisch-entzündliche Darmerkrankung, Gastroenteritiden) oder der Leber und Gallenwege (z. B. Cholestase)
- psychische Ursachen: Anorexia nervosa, Bulimia nervosa, Depression, Angststörungen
- endokrine Ursachen und Stoffwechselstörungen: Morbus Addison, Hyperparathyreoidismus, HVL-Insuffizienz
- Medikamente und Intoxikationen: Einnahme von Zytostatika, Appetitzüglern, Digitalisintoxikation, chronische Blei- oder Arsenvergiftung, Alkohol- und Drogenabusus
- Allgemeinerkrankungen: fieberhafte Infekte, konsumierende Erkrankungen
- Herz-Kreislauf-Erkrankungen: Hypertonie, Herzinsuffizienz
- hämatologische Ursachen: Eisenmangel, Vitamin-B_{12}-Mangel
- chronische Infektionen.

Klinik und Diagnostik: In der Anamnese sollte man v. a. fragen nach
- der Dauer der Appetitlosigkeit
- Abneigung gegenüber bestimmten Speisen [S. C103]
- Alkohol- und Drogenkonsum
- Grunderkrankungen: z. B. Hypertonie, Diabetes mellitus, Cholelithiasis, Hepatitis, Gastritis, maligne Erkrankungen
- weiteren Begleitsymptomen: z. B. Gewichtsverlust, Fieber, anämische Symptome, Polyurie, Polydipsie, Bauchschmerzen, Erbrechen, Maldigestion mit Fettstühlen, depressive Symptome oder andere psychische Auffälligkeiten, Leistungsknick
- Essverhalten
- Medikamenteneinnahme.

Die weitere Diagnostik umfasst eine sorgfältige körperliche sowie Laboruntersuchung (u. a. Blutbild, Elektrolyte, Glukose, Entzündungswerte, Pankreasenzyme, Leberwerte) und je nach Verdachtsdiagnose weitere bildgebende Verfahren (z. B. Röntgen-Thorax, Abdomensonografie).

Differenzialdiagnosen: Abgegrenzt werden muss eine verminderte Nahrungsaufnahme bei mit dem Essen assoziierten Schmerzen (z. B. bei Magenulkus, Angina abdominalis).

7.4 Fehlernährung

Eine Fehl- oder Mangelernährung kann einerseits durch ein zu geringes Nahrungsmittelangebot (verminderte Nahrungsaufnahme) oder durch eine rein einseitige Ernährung (z. B. bei strengen Vegetariern, Alkoholabusus) auftreten. Auch eine Malassimilation (s. Verdauungssystem [S. A245]) führt zu einer Fehlernährung.

Ein genereller Mangel an Kohlenhydraten, Fetten und Proteinen führt zum **Marasmus**. Klinisch im Vordergrund stehen ein starkes Untergewicht, Blähbauch, erhöhte Infektanfälligkeit sowie psychomotorische Retardierung.

Als **Kwashiorkor** bezeichnet man eine Protein- und Energiemangelerkrankung, die heutzutage vornehmlich noch bei Kindern in Entwicklungsländern auftritt. Die Erkrankung äußert sich mit Proteinmangelödemen v. a. im Gesicht und an der unteren Extremität (durch die Ödeme ist das Gewicht oft nicht vermindert), Aszites („Hungerbauch"), Abgeschlagenheit, Hepatomegalie, muskulärer Hypotonie und Wachstumsverzögerungen. Das Immunsystem ist deutlich geschwächt (Infektanfälligkeit).

Für Näheres zu den Vitaminmangelsymptomen s. Endokrines System und Stoffwechsel [S. A370].

7.5 Gedeihstörung

Synonym: Dystrophie

Eine Gedeihstörung liegt vor, wenn das kindliche Gewicht plötzlich vom bisherigen Perzentilenverlauf nach unten abweicht oder unter der 3. Perzentile liegt und auch nach entsprechender Nahrungszufuhr nicht perzentilengerecht ansteigt. Ein Kind mit einer Gedeihstörung muss also nicht zwangsläufig untergewichtig sein. In weiterer Folge ist auch das Längenwachstum verzögert, selten das Kopfwachstum. Ursächlich sein kann eine Mangelernährung, aber auch Erkrankungen, die zur Malassimilation führen (z. B. Mukoviszidose, Kuhmilchproteinallergie, -intoleranz, andere Ursachen für Diarrhö) oder psychiatrische Störungen im Umfeld (z. B. Münchhausen-by-proxy-Syndrom, Vernachlässigung).

7.6 Nahrungsverweigerung

Die Nahrungsaufnahme kann entweder freiwillig oder unfreiwillig im Rahmen verschiedenster Erkrankungen, z. B. weil die Nahrungsaufnahme mit Schmerzen verbunden ist, verweigert werden. Beispiele sind Entzündungen im HNO-Bereich, Gastroenteritis, Hepatitis, Pankreatitis, Enzymmangel, Fehlbildungen (v. a. bei Säuglingen), Stoffwechselerkrankungen, ein beeinträchtigter Kauapparat oder reduziertes Geschmacksempfinden sowie ein erschwerter Schluckvorgang (v. a. bei älteren Patienten). Demente Patienten verweigern oft die Nahrungsaufnahme.

7.7 Polydipsie

DEFINITION Pathologisch gesteigerter Durst auf > 4 l/d (normal: ca 1,5–2 l). Häufig mit Polyurie [S. C115] vergesellschaftet.

Ätiologie: Ursächlich sind
- **Diabetes mellitus**
- **Diabetes insipidus**
- Conn-Syndrom
- Elektrolytstörungen (Hyperkalzämie, Hypokaliämie)
- psychogene Polydipsie
- polyurische Phase der akuten Niereninsuffizienz, chronische Niereninsuffizienz
- extrarenale Flüssigkeitsverluste (z. B. Erbrechen, Schwitzen, Blutung, Verbrennung)
- Medikamente (z. B. Diuretika, Salizylate, Laxanzien, Glukokortikoide, Lithium)
- Alkoholabusus.

Diagnostik: Die Diagnostik basiert auf:
- Anamnese mit Fragen nach der Trink- und Urinmenge am Tag, Trinkverhalten (Durst auch nachts deutlich gesteigert?), Begleitsymptomen (Polyurie, anderweitige Flüssigkeitsverluste), Medikamenteneinnahme und Alkoholkonsum
- körperlicher Untersuchung mit Beurteilung des Hydratationszustandes (Hautturgor, Zungenoberfläche etc.) und des Bewusstseins
- Labor (v. a. Hämatokrit, Glukose, Kreatinin, Harnstoff, Elektrolyte, oGTT, Urinstatus, Urinosmolalität, BGA)
- Durstversuch.

MERKE Bei psychogener Ursache ist das Durstgefühl nachts meist schwächer.

7.8 Polyphagie bzw. Essattacken

Essattacken und ein gesteigerter Drang zur Nahrungsaufnahme treten z. B. auf bei Bulimie, Schwangerschaft, endokrinen Erkrankungen wie Hyperthyreose oder Hyperinsulinämie, Erkrankungen des Verdauungssystems wie Infektion mit Bandwürmern oder infolge von Medikamentennebenwirkungen (z. B. Insulin, orale Kontrazeptiva).

7.9 Übergewicht

Zur abnormen Gewichtszunahme und Adipositas [S. C27]. Das Krankheitsbild Adipositas wird ebenfalls im Kapitel Endokrines System und Stoffwechsel [S. A356] behandelt.

7.10 Unverträglichkeit gegenüber bestimmten Nahrungsmitteln

Synonym: Nahrungsmittelintoleranz

Unverträglichkeiten können prinzipiell gegen jedes Nahrungsmittel bestehen und äußern sich mit akuten gastrointestinalen Beschwerden.
- Fette können z. B. das sog. „Fettunverträglichkeits-Syndrom" mit Sodbrennen (→ erschlaffter Sphinkter), Aufstoßen (→ zu langsame Magenentleerung), Schmerzen im rechten Oberbauch (→ Cholelithiasis) oder einer Diarrhö verursachen.
- Kohlenhydrate können zu Meteorismus, Flatulenz und Diarrhö führen.

Nahrungsmittelintoleranzen können funktionell oder organisch bedingt sein. Man unterscheidet eine spezifische Intoleranz (also Intoleranz gegenüber einem Nahrungsmittel) wie die Laktoseintoleranz oder bei Zöliakie von der unspezifischen Intoleranz (Malassimilations-Syndrom).

MERKE Die Nahrungsmittelintoleranz ist keine Allergie.

8 Skelett, Bewegungssystem

8.1 Abnorme Beweglichkeit

Eine abnorme Beweglichkeit findet sich bei Frakturen, Luxationen oder Rupturen des Band-Kapsel-Apparats. Darüber hinaus ist das Bewegungsausmaß vermindert, z. B. bei entzündlichen und degenerativen Gelenkerkrankungen, bei verkürzten Muskeln und Sehnen sowie bei Kapselschrumpfung. Bewegungseinschränkungen führen mit der Zeit zur Muskelatrophie.

Abnorm überstreckbare Gelenke sind typisch für das Marfan- und Ehlers-Danlos-Syndrom.

8.2 Frakturneigung

Von einer Frakturneigung spricht man, wenn Frakturen nach inadäquaten Traumen oder bereits spontan auftreten. Ursächlich sind dabei Veränderungen im Knochengewebe. Erkrankungen, die mit einer erhöhten Frakturneigung einhergehen, sind:
- Osteoporose
- Osteomalazie
- Hyperparathyreoidismus
- Morbus Paget
- Knochentumoren und -metastasen
- Osteomyelitis
- Osteogenesis imperfecta (bei Kindern).

Siehe auch Knochenschmerzen [S. C171].

8.3 Gangstörung

Siehe Kap. Stand- und Gangstörungen [S. C153].

8.4 Gelenkinstabilität

Eine pathologische Beweglichkeit und damit ein instabiles Gelenk finden sich bei Verletzungen des Kapsel-Band-Apparats oder Frakturen. Ein Beispiel ist das Schubladenphänomen bei Kreuzbandrissen im Knie (s. Orthopädie [S. B304]). Typisch für eine Luxation sind die leere Gelenkpfanne, die fehlende Fixierung der Gelenkteile sowie eine Fehlstellung.

8.5 Gelenkschwellung

Tab. 8.1 gibt eine Übersicht über Ursachen von Gelenkschwellungen. Gelenkschmerzen [S. C170] und -schwellungen treten häufig gemeinsam auf.

8.6 Gelenksteife

Synonym: Ankylose

Unter einer Ankylose versteht man einen vollkommenen Funktionsverlust von Gelenken aufgrund von knöchernen

Tab. 8.1 Ursachen von Gelenkschwellungen

Art der Schwellung	Ursache	Befund
Knochenvorwölbungen	degenerative Veränderungen bei Arthrose z. B. Osteophyten, Exostosen	harte Veränderung, nicht druckschmerzhaft, nicht verschieblich gegen die Unterlage, v. a. an Knie und den Fingerendgelenken
Ergüsse	bakterielle Infektion, Reizarthrose, Trauma	Fluktuation, weiche Schwellung, Punktat je nach Ursache: • serös (Reizarthrose) • eitrig (bakterielle Infektion) • blutig (Trauma)
Weichteilschwellung	periartikuläres Ödem, subkutane Entzündungszeichen	weiche Schwellung, keine Fluktuation
Zysten	paraartikuläre Zyste: z. B. Baker-Zyste, Synovialiszysten; kommunizierende Zyste	weiche Schwellung ähnlich Ergüssen, bei kommunizierenden Zysten auch Fluktuationen

oder bindegewebigen Veränderungen. Bei Letzteren sind noch Wackelbewegungen möglich. Folgende Erkrankungen können zu einer Ankylose führen:
- Osteomyelitis
- rheumatoide Arthritis
- Morbus Bechterew
- Traumen
- chronische Synoviden
- iatrogen (Arthrodese).

8.7 Haltungsfehler

DEFINITION Gewohnheitsmäßige Abweichungen von der normalen Körperhaltung, die aktiv durch Muskelkontraktion korrigiert werden können.

Eine **Haltungsschwäche** beruht auf einer verminderten – aber ebenso korrigierbaren – Leistungsfähigkeit der Bauch- oder Rückenmuskeln. Klassische **Haltungsfehler** sind der Rundrücken (verstärkte Kyphose der Brustwirbelsäule), der Hohlrücken (verstärkte Lordose der Lendenwirbelsäule) und der Flachrücken (reduzierte Schwingfähigkeit der Wirbelsäule). Kann der Haltungsfehler aktiv nicht mehr ausgeglichen werden, spricht man vom Haltungsschaden.

Mit dem **Haltungstest** nach Matthias prüft man, ob die Haltung aktiv korrigiert werden kann. Dazu muss der Patient aufrecht stehen und beide Arme gerade nach vorn strecken. Kann er die aufrechte Position nur kürzer als 30 s halten, besteht eine Haltungsschwäche.

Eine schlechte Haltung kann im Jugendalter zum Morbus Scheuermann, einer wachstumsbedingten verstärkten Kyphosierung der Brustwirbelsäule, führen (s. Orthopädie [S.B260]). Im Röntgen lassen sich typischerweise Wachstumsstörungen an den Deck- und Grundplatten der Wirbelsäule nachweisen. Im Haltungstest kann die Fehlhaltung muskulär nicht korrigiert werden.

Die Skoliose ist eine seitliche, fixierte Verkrümmung der Wirbelsäule.

8.8 Kieferklemme und Kiefersperre

DEFINITION
- Kieferklemme: behinderte Mundöffnung
- Kiefersperre: Okklusionsstörung, der Mund kann nicht geschlossen werden.

Ursächlich sind:
- entzündliche, reflektorische Kieferklemme (am häufigsten): meist einseitig, z.B. bei Parotitis epidemica, Tetanus (Risus sardonicus), Tetanie
- Kiefergelenksluxationen oder Frakturen
- Narben
- Tumoren.

8.9 Morgensteifigkeit

Besonders am Morgen ausgeprägte Steife der Gelenke, die im Tagesverlauf nachlässt. Sie ist charakteristisch für Erkrankungen des rheumatischen Formenkreises und hält dann i.d.R. länger als 60 min an. Morgensteifigkeit kann auch bei einer Arthrose oder Polymyalgia rheumatica auftreten.

8.10 Muskelatrophie

DEFINITION Verringerung der Muskelmasse, die sowohl auf einer verminderten Anzahl an Muskelzellen als auch auf einer Vekleinerung von Muskelfasern beruhen kann.

Zur Muskelatrophie kommt es bei:
- peripheren Paresen
- muskulären Paresen
- Inaktivität der Muskulatur
- spinaler Muskelatrophie
- amyotropher Lateralsklerose
- Muskeldystrophie
- Polyneuropathie.

8.11 Muskelhypertrophie

DEFINITION Zunahme der Muskelfibrillen und des Querschnitts der einzelnen Muskelfasern.

Physiologisch ist die Muskelhypertrophie bei vermehrter Beanspruchung (z.B. körperliches Training). Fehlt die Belastung, bildet sich die Hypertrophie wieder zurück. Auch unter hormonellem Einfluss (z.B. Androgene) hypertrophiert die Muskulatur.

Eine pathologische Muskelhypertrophie findet sich hingegen bei der kongenitalen Myotonie. Diese entsteht infolge der dauerhaften Muskelaktivität.

Von der echten Hypertrophie muss eine sog. Pseudohypertrophie, die auf Fett- und Bindegewebeeinlagerungen in die Muskeln beruht, abgegrenzt werden. Ein Beispiel sind die Gnomenwaden bei der Muskeldystrophie Duchenne.

8.12 Muskelkontraktur

DEFINITION Bleibende Verkürzung der Muskulatur mit daraus resultierender Bewegungseinschränkung.

Ursachen einer Muskelkontraktur sind
- neurogene Erkrankungen (z.B. bei Spastik)
- myogene Erkrankungen
- Gelenkschaden
- Ischämie und anschließende fibröse Umwandlung bei Kompartment-Syndrom.

8.13 Skelettdeformitäten

Skelettdeformitäten können zurückzuführen sein auf:
- Fehlbildungen von Skelett und Bindegewebe (s. Orthopädie [S.B232]): Diese können sowohl die Wirbelsäule (und auch das Neuralrohr) als auch die Extremitäten betreffen (z.B. angeborener Femurdefekt, Tibiahypoplasie, Spalthand, amniotische Anschnürungen).
- angeborene Entwicklungsstörungen von Skelett und Bindegewebe:
  - Skelettdysplasien (z.B. Achondroplasie, fibröse Dysplasie, Osteogenesis imperfecta, Neurofibromatose, Osteopetrose)
  - Dysostosen
  - primäre Stoffwechselstörungen (v.a. Mukopolysaccharidosen)
  - Entwicklungsstörungen des Bindegewebes wie Ehlers-Danlos- oder Marfan-Syndrom.

9 Niere

9.1 Abnormer Harngeruch

Bei verschiedenen Stoffwechselerkrankungen oder Intoxikationen kann der normale Harngeruch verändert sein. Beispiele sind:
- ammoniakartig bei Harnwegsinfekt infolge bakterieller Abbauprodukte oder Vitamin-D-Mangel
- azetonartig bei Diabetes mellitus
- urämisch bei Urämie
- mäuseartig bei Phenylketonurie
- ahornsirup- oder lakritze-/maggiartig bei Ahornsirupkrankheit
- „schimmelig" bei Penicillineinnahme
- wie „fauliger Kohl" nach Spargelgenuss
- faulig bei nekrotischem Tumorzerfall.

9.2 Algurie und Dysurie

> **DEFINITION**
> - Algurie: Schmerzen beim Wasserlassen.
> - Dysurie: erschwertes Wasserlassen, das auch schmerzhaft sein kann.

Ätiologie: Zu einer Algurie führen beispielsweise Entzündungen der Harnblase und Harnröhre. Ursachen einer Dysurie sind
- **Harnwegsinfekte** (Urethritis, Zystitis), Entzündungen der Prostata
- **mechanische Hindernisse** wie eine vergrößerte Prostata (benigne Hyperplasie, Adenom, Karzinom), Strikturen der Harnröhre (z. B. Verletzungen nach Katheterisierung), Tumoren der Blase oder Harnröhre, Endometriose oder Konkremente
- **neurogene** oder **psychogene Störungen**.

9.3 Anurie/Oligurie

> **DEFINITION**
> - Oligurie: Reduktion des Urinvolumens auf < 500 ml/d.
> - Anurie: Reduktion des Urinvolumens auf < 100 ml/d.

Ätiologie: Beides sind Leitsymptome des **akuten Nierenversagens** (ANV; oligoanurisches Stadium s. Niere [S. A382]), müssen allerdings nicht zwingend vorhanden sein (sog. nonoligurisches Nierenversagen).
- **prärenales Nierenversagen:** Ursächlich ist eine Minderperfusion der Niere, die entweder auf einen Volumenmangel (z. B. Dehydratation) bzw. eine arterielle Hypotension (z. B. Schock) zurückzuführen oder vaskulär bedingt (z. B. Nierenarterienstenose) ist. Die Nierenfunktion ist folglich normal, die glomeruläre Filtrationsrate durch die reduzierte Nierendurchblutung aber vermindert. Im Blut sind die harnpflichtigen Substanzen erhöht.
- **renales Nierenversagen:** Erkrankungen des Nierenparenchyms (z. B. entzündliche Nierenerkrankungen, medikamentös-toxisch, Blockade der Tubuli, hämolytisch-urämisches Syndrom)
- **postrenales Nierenversagen:** Obstruktion der ableitenden Harnwege (z. B. Konkremente, Tumoren). In der Regel liegt eine einseitige Abflussstörung vor.

Weitere Ursachen sind die chronische Niereninsuffizienz oder eine Dehydratation (sog. funktionelle Oligurie). Der akute Harnverhalt ist eine Sonderform.

Komplikationen: Durch die eingeschränkte Flüssigkeitsausscheidung kommt es zur Überwässerung des Körpers, die sich klinisch mit peripheren **Ödemen**, Lungen- (fluid lung) sowie einem Hirnödem äußert. Im Blut steigen die **harnpflichtigen Substanzen** an; durch die eingeschränkte H^+-Ausscheidung entwickelt sich eine **Azidose**. Zudem ist die Kaliumausscheidung beeinträchtigt, wodurch die Gefahr von Herzrhythmusstörungen und des Herzstillstandes stark erhöht ist (Serumkalium bestimmen und EKG ableiten!). Urämiesymptome können ebenso auftreten: z. B. gastrointestinale Blutung infolge urämischer Gastritis mit Übelkeit und Erbrechen, urämisches Koma, urämische Blutungsneigung.

Diagnostik: Wichtig ist es, die **funktionelle Oligurie frühzeitig festzustellen**, da diese mit einer Flüssigkeitssubstitution gut zu behandeln ist. Unbedingt muss auch ein akuter Harnverhalt ausgeschlossen werden.

Anamnese: Fragen nach dem zeitlichen Verlauf (akutes oder chronisches Nierenversagen?), Grunderkrankungen (z. B. Diabetes mellitus, chronische Nierenerkrankung) und auslösenden Faktoren wie z. B. Hypotonie, Flüssigkeitsverluste, Blutungen, hohes Fieber oder Medikamenteneinnahme (hier: denken an ACE-Hemmer-Gabe bei beidseitiger Nierenarterienstenose sowie nephrotoxische Wirkung von Medikamenten wie Aminoglykoside, NSAR oder Röntgenkontrastmittel).

Klinische Untersuchung:
- Beurteilen des Volumenstatus (Exsikkose? Ödeme? Zentralvenöser Druck?)
- tägliches Messen des Körpergewichts
- Beurteilen des Blutdrucks (arterielle Hypotonie als Hinweis auf ein prärenales ANV)
- Beurteilen der Diuresemenge
- Bestehen Herzinsuffizienzzeichen (ebenso Hinweis auf ein prärenales ANV)?
- Palpation der Harnblase: Ist sie gefüllt? Besteht Harnträufeln? (Hinweis auf Harnverhalt)
- Bestehen Infektzeichen?
- Ist ein Tumor der Harnwege/Prostata palpabel?

- Auskultation: Besteht eine Lungenstauung?

Labor und Urinstatus:
- Blutuntersuchung: großes Blutbild, Harnstoff, Stickstoff, Kreatinin, Elektrolyte (Hyperkaliämie?), Blutgase, Säure-Basen-Status (metabolische Azidose?), Gesamteiweiß, Albumin und Elektrophorese (evtl. Plasmozytom), Kalzium (evtl. Hyperkalzämie), Erythrozytenmorphologie (Schistozyten) und LDH bei V. a. hämolytisch-urämisches Syndrom (HUS).
- Serologisch lässt sich eine Hantavirusinfektion, Leptospirose oder Systemerkrankung (z. B. ANA) feststellen.
- Urin: Hämaturie? Erythrozyturie? Proteinurie? (alle Hinweis auf renale Ursache); Bestimmung des Harnvolumens (v. a. in Akutphase); evtl. Urinkultur bei V. a. Infektion.

Bildgebung:
- Sonografie zur Beurteilung der Nierengröße (Schrumpfnieren bei chronischer Niereninsuffizienz, große Nieren bei akutem Nierenversagen), der Nierendurchblutung sowie des Nierenparenchyms; Nachweis eines Harnrückstaus?
- Röntgen-Thorax zur Beurteilung der Herzgröße bzw. Stauungszeichen.

Differenzialdiagnosen: Vorrangig ist die Abgrenzung eines **akuten Harnverhalts** [S. C114], der einen urologischen Notfall darstellt. Die Patienten verspüren meist einen Harndrang und Schmerzen im Unterbauch. Die Blase lässt sich als pralle Resistenz über der Symphyse tasten; in der Perkussion hört man eine Dämpfung. Am sichersten gelingt die Diagnosestellung in der Sonografie.

Eine **funktionelle Oligurie** entsteht nach langem Dursten. Wie beim akuten Nierenversagen finden sich im Serum erhöhte Harnstoffwerte, Kreatinin ist hingegen nur leicht erhöht. Der Urin ist dunkel und stark konzentriert (spezifisches Gewicht > 1015 g/l, Osmolalität > 1000 mosm/kg, Urin-Na^+-Konzentration < 30 mmol/l).

Darüber hinaus muss ein akutes (Tab. 9.1) vom **chronischen Nierenversagen** unterschieden werden. Beim chronischen Nierenversagen finden sich eine anamnestisch bekannte chronische Nierenerkrankung (am häufigsten eine diabetische Nephropathie), evtl. eine langjährige Hypertonie, Zeichen der Urämie (Café-au-Lait-Hautkolorit, Blutungsneigung, Perikarditis). Im Labor sind u. a. Phosphat und Parathormon erhöht, Kalzium erniedrigt. Infolge der Urämietoxine und des EPO-Mangels entwickelt sich eine renale Anämie. Sonografisch zeigen sich kleine Nieren oder Zystennieren.

9.4 Ausfluss aus der Harnröhre

Synonym: Urethralfluor

Ätiologie: Ausfluss aus der Harnröhre ist Zeichen einer **Urethritis**. Diese kann infektiös (sexuell übertragbare Erkrankungen) oder mechanisch bedingt sein (z. B. Harnröhrenkatheter) sowie im Rahmen anderer Erkrankungen (z. B. Morbus Reiter) auftreten.

Tab. 9.1 Ursachen der Olig- und Anurie bei akutem Nierenversagen

Ursachen und Pathophysiologie	Erkrankungen
prärenales Nierenversagen	
Flüssigkeitsverluste	• hypovolämischer bzw. hämorrhagischer Schock • Diarrhö • akute Pankreatitis • Peritonitis • Ileus
arterielle Hypotonie	• Herzinsuffizienz • kardiogener Schock • anaphylaktischer Schock • septischer Schock
vaskulär	beidseitige Nierenarterienstenose
renales Nierenversagen	
entzündliche Nierenerkrankungen	• Glomerulonephritiden • interstitielle Nephritis (z. B. Hantavirusinfektion, bakterielle Infektionen, medikamentös-toxisch)
medikamentös-toxisch	• Antibiotika (z. B, Aminoglykoside, Cephalosporine) • Röntgenkontrastmittel • NSAR • Zytostatika • Schwermetalle (z. B. Quecksilber) • Pilztoxine (z. B. Knollenblätterpilzgift) • organische Verbindungen (z. B. Tetrachlorkohlenwasserstoff, Phenol)
Blockade des Tubulussystems	• Hämolyse (z. B. HUS) • Rhabdomyolyse (bei Trauma, Verbrennungen, Drogen, Alkohol) • Plasmozytom (Bence-Jones-Proteine)
postrenales Nierenversagen	
Obstruktion der ableitenden Harnwege	• Blasen- und Nierensteine • Strikturen der Urethra oder Blase • Tumoren der Urethra oder Blase • Vergrößerung der Prostata • gynäkologische Tumoren (z. B. Zervixkarzinom) • Ureterstenose (Morbus Ormond, kongenital)

Die häufigsten Erreger der infektiösen Urethritis sind Gonokokken, Chlamydien und Trichomonaden; weitere sind Mykoplasmen, Ureaplasma, Herpes-simplex-Viren oder Candida.

Klinik: Neben dem Ausfluss bestehen Dysurie und ein Brennen beim Harnlassen.

Diagnostik: Die Diagnostik umfasst neben Anamnese (einschließlich Sexualanamnese) und klinischer Untersuchung (z. B. geröteter Meatus) auch Urinkultur und Entnahme eines Urethralabstrichs mit anschließender zytologischer Untersuchung. Die Art des Ausflusses lässt bereits Rückschlüsse auf den Erreger zu:
- schleimig eitriger Fluor: Gonorrhö, Chlamydienurethritis
- eitriger, übel riechender und schaumiger Fluor: Trichomonaden
- dünnflüssig, weißlicher Fluor: Mykoplasmen.

9.5 Bakteriurie

DEFINITION Von einer signifikanten Bakteriurie spricht man, wenn im Mittelstrahlurin ≥ 10^5 Keime/ml enthalten sind.

Normalerweise sind die Harnblase, die Ureteren und die Niere steril, während Urethra und äußeres Genitale i. d. R. mit Bakterien der Haut (grampositiv) und Darmflora (gramnegativ) besiedelt sind. Zu Harnwegsinfektionen führen v. a.
- gramnegative Bakterien wie E. coli, Klebsiella, Proteus oder Pseudomonas
- grampositive Erreger wie Staphylococcus saprophyticus (junge Frauen) oder Enterokokken sowie
- atypische Erreger wie Chlamydien, Mykoplasmen und Pilze.

Allgemeininfekte oder mechanische Irritationen („honeymoon cystitis") begünstigen die Keimaszension.

Diagnostik: Der Nachweis erfolgt im **Mittelstrahlurin** (die zweiten 10 ml entsprechen dem Mittelstrahlurin; die ersten 10 ml sind Urethralurin). Im Einzelfall kann eine Uringewinnung mittels Katheterisierung der Blase notwendig werden.
  Befundinterpretation:
- < 10^4 Keime/ml Mittelstrahlurin: natürliche Besiedelung beim asymptomatischen Patienten (Cave: nicht bei Antibiotikatherapie!)
- < 10^5 Keime/ml Mittelstrahlurin: wiederholte Abklärung erforderlich
- ≥ 10^5 Keime/ml Mittelstrahlurin: **signifikante Bakteriurie (= Diagnose HWI)**.

Bei akut symptomatischen Patienten und Keimen, wie z. B. Pseudomonas aeruginosa, kann eine signifikante Bakteriurie schon bei niedrigeren Keimzahlen vorliegen.
  Wurde der Urin mittels Katheter gewonnen, liegt die Grenze der signifikanten Bakteriurie bei 10^3–10^4 Keimen/ml Urin, **bei suprapubischer Punktion** ist **jeder Keimnachweis pathologisch**.

MERKE Eher für eine Kontamination des Untersuchungsmaterials und gegen einen Harnwegsinfekt spricht eine Bakteriurie ohne Leukozyturie.

9.6 Glukosurie

DEFINITION Auftreten von Glukose im Urin.

Eine Glukosurie kann bei normaler Nierenfunktion auftreten (Zeichen eines Diabetes mellitus) oder renal bedingt sein. **Bei normaler Nierenfunktion** lässt sich Glukose im Urin erst nachweisen, wenn die glomerulär filtrierte Menge die tubulären Resorptionsmechanismen übersteigt. Dies ist ab einer Erhöhung der **Glukosekonzentration im Blut von > 180 mg/dl** der Fall. Die Glukosurie eignet sich damit zur **Primärdiagnose** eines **Diabetes mellitus** (**Cave:** Nicht jedoch zur Verlaufskontrolle und Therapieeinstellung).

Die **renale Glukosurie** ist auf einen **Defekt im proximalen Tubulus** zurückzuführen, der die tubuläre Rückresorption von Glukose beeinträchtigt (z. B. Fanconi-Syndrom). Die Glukosekonzentration im Blut ist dabei normal.

9.7 Hämaturie

DEFINITION Erhöhung der Erythrozytenausscheidung im Harn über die Norm (ca. 5 Erythrozyten/Gesichtsfeld bei 400-facher Vergrößerung). Diese kann entweder mikroskopisch (**Mikrohämaturie**) oder bereits mit bloßem Auge erkennbar sein (**Makrohämaturie**).

Ätiopathogenese: Die Hämaturie kann auf Erkrankungen des Nierenparenchyms oder Nierenbeckens zurückzuführen sein (renale Hämaturie) oder aber auch infolge Veränderungen des harnableitenden Systems auftreten (z. B. Harnsteine, Trauma, Blasen- oder Prostataerkrankungen). Ebenso können extrarenale Ursachen wie z. B. eine generalisierte Blutungsneigung zu Blut im Urin führen. Charakteristisch für eine Hämaturie **renaler Ursache** sind **dysmorphe Erythrozyten** und Akanthozyten. Diese entstehen durch mechanische Schädigung beim Durchtritt durch die glomeruläre Basalmembran in das Tubuluslumen sowie durch osmotische Einflüsse im Rahmen der weiteren Passage durch das Tubulussystem. **Postrenale Hämaturien** zeigen normale, **eumorphe** Erythrozyten.
  Zu den häufigsten Ursachen einer Hämaturie zählen
- Harnwegsinfekte
- Nierensteine
- Nierentumoren sowie Tumoren der ableitenden Harnwege
- Glomerulonephritiden.

Diagnostik:
Anamnese:
- **Menstruationsanamnese** erheben bei Frauen (Ausschließen einer Kontamination mit Menstruationsblut)
- Ausschließen **anderer Einflussfaktoren** auf die Urinfarbe: Rotfärbung des Urins auch bei Genuss Roter Bete sowie bei Hämoglobin-, Myoglobinurie oder Porphyrie, s. u.
- Fragen nach dem **zeitlichen Auftreten der Hämaturie**: Liegt die Ursache in der Urethra oder Prostata, kommt es zur initialen Hämaturie, bei Entzündungen oder Tumoren im Bereich des Blasenhalses zur terminalen Hämaturie. Eine totale Hämaturie findet sich bei Gerinnungsstörungen, Nieren-, Ureter- oder Blasenaffektionen oder einer Marschhämaturie.
- Fragen nach den vorherrschenden **Beschwerden** (Flankenschmerzen, Schmerzen beim Harnlassen) sowie Vor- (z. B. rezidivierende Infekte) oder Grunderkrankungen (z. B. Diabetes mellitus, hämorrhagische Diathese) und Medikamenteneinnahme.

MERKE Eine schmerzlose Hämaturie ist Leitsymptom des Nierenzellkarzinoms und damit stets tumorverdächtig.

Körperliche Untersuchung:
- Prüfen der Nierenlager (Klopfschmerz?)
- Besteht Fieber? Besteht eine generalisierte Blutungsneigung?
- Palpation des Abdomens; sind evtl. auch Zystennieren palpabel?
- Tasten des Pulses: Besteht eine Arrhythmie (evtl. Niereninfarkt)?

Teststreifen: Screening-Methode. Aber Achtung: Teststreifen können falsch positiv sein und lassen die Differenzierung zwischen einer Hämaturie und einer Hämoglobinurie (Ausscheidung von freiem Hämoglobin) nicht zu. Weitere Abklärung des Urinsediments erforderlich (**Abb. 9.1**).

Basisdiagnostik:
- **Mikroskopie** des Urinsediments (einfache Mikroskopie und Phasenkontrastmikroskopie): Um die Differenzialdiagnosen auszuschließen, sollte immer eine Mikroskopie durchgeführt werden. Bei renaler Ursache finden sich Erythrozytenzylinder (s. Niere [S.A379]), dysmorphe Erythrozyten und Akantozyten. Bei postrenaler Ursache eumorphe Erythrozyten. **Cave:** Fehlen Erythrozytenzylinder, kann eine Glomerulonephritis jedoch nicht ausgeschlossen werden!
- **quantitative Proteinbestimmung** im 24-h-Sammelurin oder Protein-Kreatinin-Quotient (s. Niere [S.A379]) bei Proteinurie
- **Laboruntersuchungen**: Blutbild, BSG, Kreatinin, Elektrolyte, Gerinnungsparameter
- **Sonografie** der Nieren bei gefüllter Harnblase (Zystennieren? Konkremente? Interstitielle Nephritiden? Tumoren? Restharnbestimmung, Abflusshindernis).

Weiterführende Diagnostik:
- bei V. a. renale Ursachen: i. v. Pyelografie, CT, Angiografie, Nierenbiopsie
- bei V. a. postrenale Ursachen: Zystoskopie, retrograde Pyelografie.

> **MERKE** Die Makrohämaturie ist ein urologischer Notfall.

Differenzialdiagnosen: Tab. 9.2. zeigt Ursachen der Hämaturie. Darüber hinaus müssen eine starke körperliche Belastung (Hämaturie bei sonst Gesunden) sowie eine Kontamination mit Menstruationsblut bei Frauen ausgeschlosssen werden. Verletzungen der Urethra können zum Blutabgang aus der Harnröhre führen, der unabhängig von der Miktion ist. Darüber hinaus sollte man auch an andere Ursachen einer **Rotfärbung des Urins** denken (keine Hämaturie):
- **Hämoglobinurie** infolge starker Hämolyse: auf Hämolyseparameter (Bilirubin, LDH, Retikulozyten erhöht, Haptoglobin erniedrigt) und die Serumfarbe achten (ebenfalls rötlich verfärbt)
- **Myoglobinurie** bei Rhabdomyolyse (CK, LDH, GOT, GPT erhöht, klares Serum)
- **Porphyrie** (Urin dunkelt bei Lichtexposition nach)
- Genuss bestimmter **Nahrungsmittel** (z. B. Rote Bete).

Bei der Hämoglobin- und Myoglobinurie zeigen die Teststreifen ein positives Ergebnis, mikroskopisch können allerdings keine Erythrozyten nachgewiesen werden.

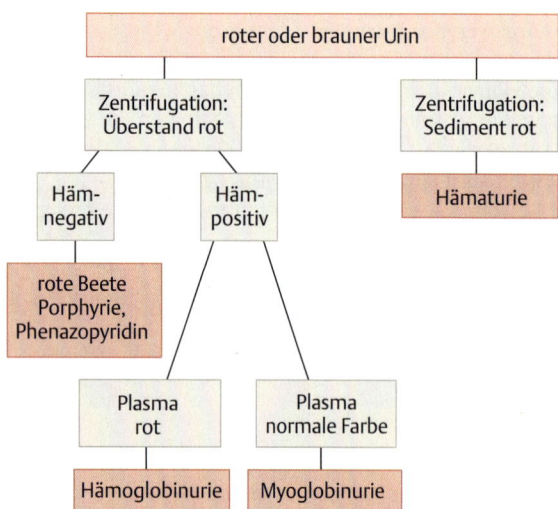

Abb. 9.1 **Diagnostisches Vorgehen bei rot verfärbtem Urin.** (aus: Baenkler et al., Duale Reihe Innere Medizin, Thieme, 2009)

Tab. 9.2 Ursachen der Hämaturie

Ursachen	Begleitsymptome und Befunde	Diagnostik
renale Ursachen		
glomeruläre Erkrankungen		
• Glomerulonephritis	Vollbild: Makrohämaturie, Ödeme, Hypertonie	dysmorphe Erythrozyten, Erythrozytenzylinder, glomeruläre Proteinurie, Nierenbiopsie
• diabetische Nephropathie	i. d. R. langjähriger Diabetes mellitus	Anamnese, Fundoskopie
• hypertensive Nephropathie	langjährige Hypertonie	Anamnese, Fundoskopie
• Amyloidose	s. Niere [S.A399]	Biopsie (Rektum, Nieren)
Analgetikanephropathie	Papillennekrose (sonografisch Einziehungen an der Nierenoberfläche)	Analgetikaabusus, eumorphe Erythrozyten, Sonografie
Zystennieren	beidseits derb höckrige Resistenzen palpabel	Sonografie (Nierenzysten, evtl. begleitende Zysten in Leber und Pankreas)

Tab. 9.2 Fortsetzung

Ursachen	Begleitsymptome und Befunde	Diagnostik
Gefäßerkrankungen		
• Niereninfarkt	akuter Flankenschmerz, Hämaturie	Doppler-Sonografie, evtl. Angiografie
• Nierenvenenthrombose	Flankenschmerz, Fieber, evtl. Varikozele	Sonografie, CT
• Hämangiome	isolierte Hämaturie	Angio-CT
• Nierenzellkarzinom	schmerzlose Hämaturie (Initialsymptom), evtl. Flankenschmerzen, Koliken, Varikozele, untere Einflussstauung	CT
extrarenale Ursachen		
Nephrolithiasis	kolikartige, meist einseitige Flankenschmerzen, die in die Leiste ausstrahlen können, Makrohämaturie	Klinik, Sonografie
Traumen	Hämaturie nach Trauma	Anamnese
Tumoren der ableitenden Harnwege	Makro- oder Mikrohämaturie, Koliken durch Blutkoagel	i. v. Pyelogramm, Urinzytologie, CT
Prostatakarzinom	evtl. Dysurie, vergrößerte Prostata	Labor (PSA erhöht, saure Phosphatase erhöht), Biopsie
bakterieller Harnwegsinfekt	Dysurie, Pollakisurie, meist auch Leukozyturie	Urinkultur; Urethralabstich bzw. -kultur zum Nachweis von Chlamydien und Gonokokken
Tuberkulose	sterile Leukozyturie, saurer Urin-pH	Nachweis säurefester Stäbchen im Urin
parasitäre Erkrankungen der Blase (Schistosomiasis)	Tropenaufenthalt, Hautkontakt von verseuchtem Gewässer	Anamnese, Nachweis von Schistosomeneiern im Urin
Gerinnungsstörungen	generalisierte Blutungsneigung, Thrombozytopenie bzw. -pathie oder Koagulopathie	Anamnese, Gerinnungsparameter

9.8 Harnabflussstörungen

Abflusshindernisse verhindern den normalen Harnabfluss, sodass der Harn aufgestaut wird und in der Folge die Harnwege durch den erhöhten Druck dilatieren: dilatierter Ureter (**Hydroureter**), dilatiertes Nierenbeckenkelchsystem (**Hydronephrose**). Im schlimmsten Fall entwickelt sich eine Niereninsuffizienz.

Häufige Ursachen sind in **Abb. 9.2** zusammengefasst. Abhängig von der Höhe des Abflusshindernisses kann die Stauung ein- oder beidseitig auftreten. Man unterscheidet darüber hinaus eine **akute** (prinzipiell reversibel) von einer **chronischen** Harnstauung, welche druckbedingt zur **Parenchymatrophie** und im Endzustand zur sackförmig erweiterten Hydronephrose führt. Klinisch kann sich die akute Harnstauung als Nierenkolik (s. Urologie [S.B675]) äußern, die chronische Form bleibt meist lange symptomlos. Komplikationen des gestörten Harnabflusses sind Infektionen, die u. U. bis zur Urosepsis führen können.

Diagnostisches Vorgehen:
- **Sonografie** (Abb. 9.3): Die dilatierten Nierenkelche erscheinen **echofrei**, bei chronischer Stauung ist der Parenchymsaum verschmälert. Man unterscheidet 5 Schweregrade (s. Urologie [S.B632]).
- Ausscheidungsurografie: verzögerte Kontrastierung, erweitertes Nierenbecken und verplumpte Kelche, der Ureter ist mit Chronifizierung zunehmend geschlängelt, im Endstadium ist die Niere stumm.
- CT mit Kontrastmittel: hypodense erweiterte Nierenkelche
- Szintigrafie: verzögerte Radionuklidausscheidung
- Laboruntersuchungen: Urinstatus, Retentionswerte im Serum. Auffälligkeiten müssen weiter abgeklärt werden, Normalwerte erfordern dennoch eine radiologische Abklärung.

9.9 Harninkontinenz

DEFINITION Ungewollter Abgang von Urin.

Formen: Es gibt verschiedene Formen der Harninkontinenz (**Tab. 9.3**):
- **Belastungsinkontinenz (Stressinkontinenz):** belastungsinduzierte Inkontinenz bei Beckenbodeninsuffizienz (z. B. bei Husten, Lachen, Niesen, Bergabgehen)
- **Dranginkontinenz** (sog. Urge-Inkontinenz): Inkontinenz mit Harndrang. Man unterscheidet die motorische (unwillkürliche Kontraktionen der Blase in der Füllungsphase) von der sensorischen Dranginkontinenz (unwillkürliche Relaxation der Urethra, keine verfrühte Kontraktion des M. detrusor vesicae, verkleinerte Blasenkapazität).
- **Überlaufinkontinenz (Ischuria paradoxa):** Inkontinenz infolge passiver Überdehnung der Blase (z. B. Prostatahypertrophie oder Polyneuropathie); häufiger bei Männern
- **Reflexinkontinenz:** ungewollter Urinabgang infolge gesteigerter Aktivität des M. detrusor vesicae aufgrund einer Störung des spinalen Miktionsreflexes (keine Sensibilität für die Blasenfüllung)

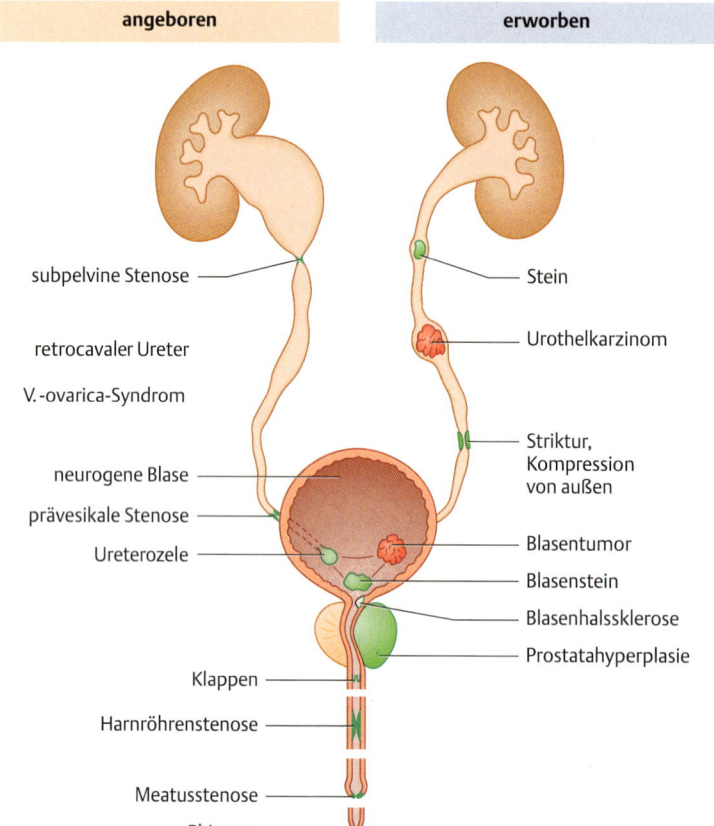

Abb. 9.2 Ursachen von Harnabflussstörungen. (aus: Sökeland, Rübben, Taschenlehrbuch Urologie, Thieme, 2008)

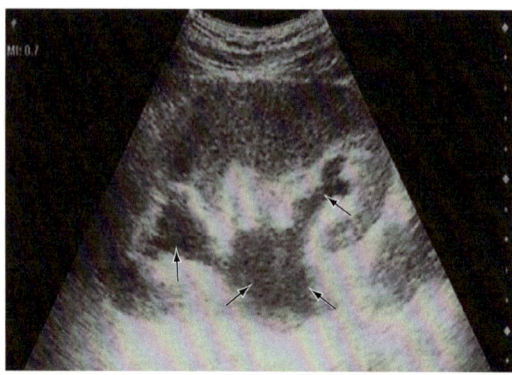

Abb. 9.3 **Sonografie bei Harnstauungsniere.** Die erweiterten Nierenkelche sind echofrei (Pfeile). Das Parenchym ist nicht atrophisch. (aus: Reiser, Kuhn, Debus, Duale Reihe Radiologie, Thieme, 2011)

- **extraurethrale Inkontinenz:** ungewollter Urinabgang z. B. bei ektop mündenden Urethern oder Urinfisteln nach einer Strahlentherapie.

Zur **Enuresis** (nächtliches Einnässen) s. Psychiatrie [S. B1069]. Zu den neurogenen Blasenentleerungsstörungen s. auch Urologie [S. B667].

Klinik: Patienten, die unter **Belastungsinkontinenz** leiden, klagen über ungewollten, tröpfchenweise, manchmal auch „spritzartig" abgehenden Harn beim Lachen, Niesen, Pressen (Grad I) oder anderen Belastungen (z. B. Aufstehen, Hinsetzen, Grad II), ohne dass ein Harndrang ver-

Tab. 9.3 Ursachen der Harninkontinenz

Form	Ursachen
Belastungsinkontinenz	• insuffizienter Blasen- und Harnröhrenverschluss (postpartal, nach Traumen) • Verlagerung der Blase und der Harnröhre (z. B. bei Descensus uteri, Zysto- oder Rektozele • Östrogenmangel (Schleimhautschwund)
Dranginkontinenz (Urge-Inkontinenz)	• motorische Dranginkontinenz: Schlaganfall, Morbus Parkinson, Demenz • sensorische Dranginkontinenz: Harnwegsinfektion, Konkremente oder Tumoren des harnableitenden Systems
Überlaufinkontinenz	• mechanische Abflussbehinderung (z. B. Tumoren, Prostatahyperplasie) • areflexive Blase (neurogene Detrusorhyporeflexie): Läsion im Bereich des motorischen Neurons unterhalb S_2
neurogene Detrusorhyperaktivität (Reflexinkontinenz)	• Läsion des motorischen Neurons oberhalb von S_2
extraurethrale Inkontinenz	• ektop mündende Uretheren • Urinfisteln

spürt wird. Geht Urin auch im Liegen ab, spricht man von einer Belastungsinkontinenz III. Grades.

Bei der **Überlaufinkontinenz** kommt es zu Harnträufeln mit Restharnbildung. Übersteigt der Druck in der Blase den Druck über der Stenose, gehen einige Tropfen Urin ab, z. B. bei der Palpation des Abdomens. Sie kann Ursache eines Harnverhalts [S.C114] sein, wenn die Blasenwand maximal überdehnt wird. Die **Dranginkontinenz** ist durch starken Harndrang gekennzeichnet, wobei der Urin entweder strahlartig in größeren Mengen verloren geht (mechanische Dranginkontinenz) oder eine ausgeprägte Pollakisurie mit Dysurie besteht (sensorische Dranginkontinenz). Dann besteht zwar ein starker Harndrang, aber nur eine gering gefüllte Blase.

Diagnostik:
- Anamnese: zeitlicher Verlauf, Vor- und Grunderkrankungen, Medikamenteneinnahme (Medikamente wie Diuretika, Cholinergika, Antidepressiva, Neuroleptika, Sedativa oder Alkohol verstärken die Inkontinenz), Begleitsymptome (z. B. Flankenschmerzen, Dysurie, Hämaturie), Stuhlgewohnheiten und gynäkologische Anamnese (z. B. Geburten). Miktionsprotokoll (z. B. Zeitpunkt und Volumen der Miktion und des ungewollten Harnabgangs, äußere Einflussfaktoren)
- körperliche Untersuchung: auch rektale und gynäkologische Untersuchung
- Labor: Urinstatus, Urinsediment, Blutbild, Kreatinin, Elektrolyte
- Sonografie
- Urinkultur bei V. a. Harnwegsinfekt
- evtl. urologische Spezialdiagnostik, wenn die Diagnose unklar bleibt: z. B. **urodynamische Untersuchungen** zur Bestimmung des abdominellen und intravesikalen Drucks in Abhängigkeit von Füllungsvolumen und Stressbelastung.

Differenzialdiagnosen: Von der sensorischen Dranginkontinenz muss die Reizblase unterschieden werden, die ebenso mit gesteigertem Harndrang und Pollakisurie einhergeht; die Patienten sind jedoch kontinent.

Therapie: Die **Belastungsinkontinenz** wird stadiengerecht behandelt:
- Grad I:
  - **Allgemeinmaßnahmen**: evtl. Gewichtsreduktion, Ernährungsberatung, Beckenbodentraining und Elektrostimulation des Beckenbodens
  - **medikamentös**: Serotonin-Noradrenalin-Wiederaufnahmehemmer zur Erhöhung des Tonus des Blasenschließmuskels (z. B. Duloxetin), lokale Östrogensubstitution in der Postmenopause
- Grad II und III: Nach Ausschöpfen der konservativen Maßnahmen und sicherem Ausschluss einer Drang- oder Mischinkontinenz besteht die Indikation zur **OP**:
  - von vaginal: minimalinvasive Verfahren wie Tension free vaginal Tape (TVT) und Transobturator Tape (TOT) und anteriore Kolporrhaphie (vordere Scheidenplastik; v. a. bei Kombination mit Deszensus)
  - von abdominal: Kolposuspension nach Burch (v. a. bei positivem Bonney-Test → keine Inkontinenz beim Husten nach manueller paraurethraler Elevation der Vaginalwand), abdominale Schlingenplastik (Faszienzügelung)
  - transurethrale Sphinkterunterspritzung (bei multimorbiden Patienten)
  - Sphinkterprothese als Ultima Ratio.

Bei der **Dranginkontinenz** oder **neurogener Detrusorhyperaktivität** kann konservativ mittels Anticholinergika (z. B. Oxybutinin, Darifenacin, Tolterodin) behandelt werden. Bei nicht beherrschbarer Sphinkterhyperreflexie kann eine Sphinkterotomie durchgeführt werden, eine Alternative (auch bei Detrusorhyporeflexie) ist der Einsatz eines Blasenschrittmachers. Bei der **extraurethralen Inkontinenz** muss die Ursache behoben werden.

9.10 Harnverfärbung und Harntrübung

Normalerweise ist der Urin klar. Je nach Konzentration kann sich seine Farbe von farblos/hell (nach verstärkter Flüssigkeitsaufnahme) bis Dunkelgelb (nach Dursten) ändern. Ursachen einer Farbänderung des Urins sind in **Tab. 9.4** dargestellt. Ein trüber Urin ist ein unspezifisches Zeichen eines Harnwegsinfekts.

Tab. 9.4 Ursachen der Harnverfärbung und -trübung

Urinfarbe	Begleitbefund	Ursachen
hell, farblos	spezifisches Gewicht (<1001) und Osmolalität (<50 mosm/kg) ↓	verstärkte Flüssigkeitsaufnahme
	Polyurie, Polydipsie, Glukosurie, spezifisches Gewicht ↑, Abgeschlagenheit, Appetitlosigkeit	Diabetes mellitus
dunkelgelb, bernsteinfarben	spezifisches Gewicht (<1035) und Osmolalität (<1200 mosm/kg) ↑	nach Dursten
dunkelgelb, orange	Oligurie, Anurie, Retentionsparameter (Harnstoff und Kreatinin ↑)	akutes Nierenversagen
dunkelbraun	Gelbfärbung von Haut und Schleimhäuten, heller Stuhl, Bilirubin i. S. ↑	Ikterus
rot	Erythrozyten im Harn, evtl. Erythrozytenzylinder, trüber Harn	Hämaturie
	Bilirubin, LDH, Retikulozyten ↑, Haptoglobin ↓, rötliches Serum	Hämoglobinurie
	CK, LDH, GOT, GPT ↑, klares Serum	Myoglobinurie
	Urin dunkelt bei Lichtexposition nach	Porphyrie
	Rotfärbung des Stuhls	Genuss bestimmter Nahrungsmittel (z. B. Rote Bete)
schwarz	Schwarzfärbung des Knorpels (z. B. am Ohr), der Haut- und Schleimhaut, Arthropathie	Alkaptonurie (Ochronose)
blaugrün	Medikamenteneinnahme bei Methämoglobinämie	Methylenblau
	Tryptophanmalabsorption	Blue-Diaper-Syndrom
	komplizierter Harnwegsinfekt	Infektion mit Pseudomonas aeruginosa

Tab. 9.4 Fortsetzung

Urinfarbe	Begleitbefund	Ursachen
trüber Urin	Dysurie, Pollakisurie, Bakteriurie	Harnwegsinfekt
	Urolithiasis, helle Trübung	Zystinurie
	Nachweis von Sperma	retrograde Ejakulation

Auch Medikamente und Nahrungsmittel können den Urin unterschiedlich einfärben (z. B. Malariamittel gelb-orange, Bärentraubenblätter bräunlich, Karotten gelblich).

9.11 Harnverhalt

DEFINITION Fehlende Harnausscheidung infolge gestörter Blasenfunktion bei normaler Urinproduktion. Man unterscheidet einen akuten vom chronischen Harnverhalt.

Ätiopathogenese: Ursächlich sind meist **mechanische Hindernisse** wie z. B. eine vergrößerte Prostata, Strikturen oder Tumoren der Harnröhre sowie **neurogene Störungen** (z. B. Diabetes mellitus, Porphyrie, Querschnittslähmung, Diskusprolaps, postoperativ). Auch Medikamente (z. B. Antidepressiva oder Anticholinergika) können – wie auch übermäßiger Alkoholgenuss oder Koliken (schmerzreflektorisch) – einen Harnverhalt bewirken. Weitere Ursachen sind ein Harnverhalt nach Spinalanästhesie, Blasentamponade (Tamponade aufgrund von Blutkoageln), Verletzungen oder eine Blasenruptur.

Durch die zunehmende Blasenfüllung wird die Blase passiv gedehnt. Wird die Kapazität der Blase überstiegen, entwickelt sich eine **Überlaufinkontinenz** mit Harnträufeln [S.C111]. Dies ist insbesondere bei chronischem Harnverhalt der Fall, wenn große Restharnmengen (bis zu 5 l) bestehen. Diese führen zum Harnrückstau und sekundär zur Dilatation der Harnwege bzw. des Nierenbeckens. In weiterer Folge wird die Niere insuffizient und die Retentionsparameter steigen an.

Klinik und Diagnostik: Die Patienten mit **akutem Harnverhalt** verspüren meist einen Harndrang und klagen über starke Schmerzen im Unterbauch. Zudem besteht eine vegetative Symptomatik mit Kaltschweißigkeit, Unruhe und Blässe. Der **chronische Harnverhalt** entwickelt sich langsamer und ist schmerzlos. Auch bei neurogenen Ursachen können die Sensibilität und damit die Schmerzwahrnehmung beeinträchtigt sein. In der körperlichen Untersuchung lässt sich die Blase als pralle Resistenz über der Symphyse tasten; in der Perkussion hört man eine Dämpfung. Am sichersten gelingt die Diagnosestellung mit der Sonografie.

Therapie: Beim akuten Harnverhalt ist die **sofortige Katheterisierung** (transurethral oder suprapubisch) erforderlich (urologischer **Notfall**).

9.12 Leukozyturie

DEFINITION Pathologische Vermehrung der Leukozyten im Urin (>10 Leukozyten/Gesichtsfeld bzw. >5 000 Leukozyten/ml im unzentrifugierten Urin).

Eine Leukozyturie gibt Hinweis auf eine **Entzündung** in den Nieren bzw. im harnableitenden System. Bei Frauen können auch gynäkologische Erkrankungen und bei Männern eine Prostatitis bzw. Epididymitis ursächlich sein. Bei bakteriellen Infektionen findet sich i. d. R. eine massive Leukozyturie.

Treten Leukozytenzylinder auf, ist dies ein Hinweis auf eine renale Ursache der Infektion.

Cave: Eine Leukozyturie ist kein obligates Zeichen einer bakteriellen Infektion, sondern kann auch bei sterilen Entzündungen, z. B. bei Lupusnephritis oder Analgetikaabusus, auftreten (**sterile Leukozyturie**). Sie ist dann meist mäßig ausgeprägt. Eine sterile Leukozyturie findet sich aber auch bei der **Urogenitaltuberkulose** (s. Urologie [S.B647]).

9.13 Nykturie

DEFINITION Vermehrtes Wasserlassen in der Nacht.

Ätiologie:
- Herzinsuffizienz (Ausscheiden der tagsüber in den Ödemen angesammelten Flüssigkeit)
- Niereninsuffizienz
- Ödeme anderer Ursache
- hohe Flüssigkeitszufuhr abends (insbesondere Alkohol oder Kaffee)
- Medikamenteneinnahme (insbesondere Diuretikatherapie)
- Polyurie [S.C115]
- Prostatahyperplasie mit erhöhtem Restharn
- Harnwegsinfekte (Pollakisurie [S.C114], Dysurie [S. C107]).

9.14 Pollakisurie

DEFINITION Häufiger Harndrang mit Entleeren nur geringer Harnmengen.

Ursächlich sein können Harnwegsinfekte, eine Vergrößerung der Prostata (benigne Hyperplasie, Adenom oder Karzinom), Strikturen oder Verletzungen der Harnröhre, Tumoren oder Konkremente der Harnblase oder Harnröhre oder neurogene bzw. psychogene Störungen. Außerdem können eine zu geringe Blasenkapazität bei länger liegendem Blasenkatheter, eine Reizblase, Stress sowie gynäkologische Erkrankungen (Myome, Descensus uteri) eine Pollakisurie bedingen.

Differenzialdiagnostisch abgegrenzt werden muss die sog. Überlaufinkontinenz [S.C111].

9.15 Polyurie

DEFINITION Gesteigerte Harnausscheidung auf > 3 l/24 h. Eine Polyurie geht mit einem gesteigerten Durstgefühl und vermehrtem Trinken (Polydipsie [S. C104]) einher.

Ätiopathogenese: Mögliche Auslöser sind:
- renale Erkrankungen (Beeinträchtigung der Harnkonzentrierung)
- metabolische Erkrankungen (Ausscheidung osmotisch aktiver Substanzen, z. B. Glukose)
- hormonelle Störungen (ADH-Mangel, gesteigerte Produktion von Kortisol oder Hypothalamusstörungen)
- psychische oder zerebrale Ursachen (z. B. Schädel-Hirn-Tauma).

Diagnostik: Wegweisend sind neben der Anamnese (z. B. Fragen nach Trinkmenge, Durstgefühl, Trauma, bekannten Nierenerkrankungen oder einem Diabetes mellitus, Medikamenteneinnahme), die klinische Untersuchung (Flüssigkeitsstatus? Exsikkose?), Laboruntersuchungen (Serumosmolarität, Na^+ und ADH im Serum) und der sog. Durstversuch (s. Endokrines System und Stoffwechsel [S. A315]).

Differenzialdiagnosen: Siehe Tab. 9.5.

9.16 Proteinurie und schäumender Harn

DEFINITION Vermehrte Ausscheidung von Eiweiß im Harn mit oder ohne Krankheitswert. Proteinreicher Harn imponiert schäumend.
- **Albuminurie:** Albuminausscheidung > 30 mg/d bzw. > 20 mg/l
- **Proteinurie:** Proteinausscheidung > 150 mg/d.

Formen:

Physiologische Proteinurie: Ohne renalen Krankheitswert bleiben
- die **orthostatische Proteinurie**, die bei ca. 70 % der Kinder und Jugendlichen gefunden wird. Die Proteinurie beträgt < 2 g/24 h, wobei die Werte tagsüber erhöht, nachts allerdings i. d. R. im Normbereich liegen (→ Urin tagsüber und nachts sammeln und untersuchen!);
- die Proteinurie (evtl. mit Hämaturie) nach starker **körperlicher Belastung** sowie die transiente Proteinurie bei **Fieber**. Die Befunde normalisieren sich innerhalb weniger Tage.

Pathologische Proteinurie:
- **prärenale Proteinurie** (Überlaufproteinurie): Übersteigen der Reabsorptionskapazität im proximalen Tubulus infolge gesteigerter Proteinproduktion und glomerulärer Filtration; z. B. bei Bence-Jones-Proteinen.
- **glomeruläre Proteinurie:** Ursächlich ist eine erhöhte glomeruläre Permeabilität, die selektiv (ausschließlich kleine Proteine wie Albumin) oder nicht selektiv sein kann (Albumin und höhermolekulares IgG). Proteinausscheidung zwischen < 1 g/d und > 30 g/d.
- **tubuläre Proteinurie:** gestörte Rückresorption von niedermolekularen Proteinen, die glomerulär filtriert wurden. Ursächlich sind u. a. Tubulusschädigungen, eine renal-tubuläre Azidose, bakterielle bzw. medikamentös-toxische interstitielle Nephritis oder akutes Nierenversagen. Die Proteinausscheidung beträgt < 1,5 g/d, Ödeme bestehen nicht. Als Marker dient α_1-Mikroglobulin.
- **glomerulär-tubuläre Mischproteinurie:** Ursächlich ist eine primär glomeruläre Erkrankung, die sekundär immer auch zu einer Tubulusschädigung führt, z. B. Pyelonephritis, diabetische Nephropathie und Glomerulonephritis.

Tab. 9.5 Differenzialdiagnosen der Polyurie

Ursache	Begleitsymptome und Befunde	Diagnostik
akutes Nierenversagen (polyurische Phase)	Anamnese (Intoxikation? Entzündung? Ischämie?)	Urinosmolarität nach Durstversuch ↓, Plasmaosmolarität normal oder ↑, ADH ↑, kein Ansprechen auf ADH
verstärkte Diurese nach Harnwegsobstruktion	Anamnese (erfolgreiche Behandlung der Obstruktion)	
renaler Diabetes insipidus	nächtliche Polyurie, Polydipsie, Asthenurie	
osmotische Substanzen	Anamnese (Behandlung mit Osmodiuretika, hyperkalorische Ernährung → mit Besserung bei Therapieende)	
zentraler Diabetes insipidus	nächtliche Polyurie, Polydipsie, Asthenurie	Urinosmolarität nach Durstversuch ↓, Plasmaosmolarität normal oder ↑, ADH ↓, aber Ansprechen auf ADH
psychogen	nachts kein Durstgefühl, zusätzliche psychiatrische Auffälligkeiten	Urinosmolarität nach Durstversuch z. T. normal, Plasmaosmolarität normal oder ↓, ADH ↓, Ansprechen auf ADH
Diabetes mellitus	Infektneigung, Blutzucker ↑, Symptome der Hyperglykämie	Urinosmolarität nach Durstversuch normal, Plasmaosmolarität ↑, ADH ↑, z. T. Ansprechen auf ADH
Conn-Syndrom	Hypertonie, Hypokaliämie, Muskelschwäche, Parästhesien	Renin ↓, Aldosteron ↑, Na^+ ↑, K^+ ↓, Orthostasetest
Hyperkalzämie	Übelkeit, Erbrechen, Parästhesien, Müdigkeit	Ca^{2+} ↑, Bestimmung von PTH, Phosphat, alkalischer Phosphatase, Vitamin D

- **postrenale Proteinurie:** Erhöhung der tubulär (z. B. Tamm-Horsfall-Proteine) oder von der Blase sezernierten Proteine (z. B. IgA). Vorkommen im Rahmen von Harnwegsinfekten oder einer postrenalen Hämaturie.

Schweregrad:
- **Mikroalbuminurie:** Albuminausscheidung > 30 mg/d (Zeichen einer beginnenden diabetischen Nephropathie)
- **„leichte"** Proteinurie: Proteinausscheidung 150–500 mg/d
- **„mäßige"** Proteinurie: Proteinausscheidung 0,5–3,0 g/d
- **„große"** Proteinurie: Proteinausscheidung > 3 g/d.

10 Genitalorgane allgemein

10.1 Infertilität und Sterilität

DEFINITION
- **Sterilität:** ungewollte Kinderlosigkeit eines Paares mit Kinderwunsch und ungeschütztem Geschlechtsverkehr über einen Zeitraum von 12 Monaten (sog. Impotentia generandi)
- **Infertilität** (Unfruchtbarkeit): Unfruchtbarkeit der Frau bedeutet die Unfähigkeit, ein lebensfähiges Kind auszutragen (erhöhte Abortrate). Die Infertilität des Mannes wird anhand des Spermiogrammes bestimmt.

Tab. 10.1. gibt eine Übersicht über Ursachen ungewollter Kinderlosigkeit. Für Näheres s. Gynäkologie [S. B390] sowie Urologie [S. B669].

Tab. 10.1 Ursachen der Sterilität

Lokalisation	Ursache
gynäkologische Ursachen	
ovarielle Störungen	anatomische Fehlbildungen, ovarielle Dysfunktion infolge Erkrankungen des Hypothalamus oder der Hypophyse (z. B. HVL-Insuffizienz, Tumoren, idiopathisch, Essstörungen, Stress, Hochleistungssport), Ovarialzysten, -tumoren, PCO-Syndrom, Endometriose, vorzeitige Menopause
tubäre Ursachen	behinderte Tubendurchgängigkeit oder verminderte Fimbrienbeweglichkeit infolge Infektionen oder Endometriose, funktionelle Spasmen
uterine und zervikale Ursachen	anatomische Fehlbildungen und Veränderungen (z. B. nach iatrogenen Eingriffen), Tumoren (Myome), postentzündliche oder -traumatische Veränderungen, Veränderungen des Zervixschleims (Infektionen, Östrogenmangel)
vaginale Ursachen	Fehlbildungen, postentzündliche oder -traumatische Veränderungen sowie psychische Hindernisse (Vaginismus)
andrologische Ursachen	
Erektions- oder Ejakulationsstörungen	Rückenmarksläsionen, diabetische Neuropathie, vaskuläre sowie psychische Ursachen
urologische Erkrankungen	anatomische Fehlbildungen, Maldescensus testes, Varikozele, posttraumatische oder -entzündliche Veränderungen (z. B. Mumpsinfektion), Okklusion der Samenwege
gestörte Spermatogenese	Hypogonadismus [S. C125], idiopathische Oligoasthenoteratozoospermie (häufigste Ursache für Infertilität des Mannes), Z. n. Radiatio oder Chemotherapie
immunologische Ursachen	Sterilität bei Normospermie (z. B. Spermien-Antikörper)
nicht genitale Ursachen	endokrine Erkrankungen (Cushing-Syndrom, Hypo-, Hyperthyreose), Diabetes mellitus, Atherosklerose, Medikamenteneinnahme, Alkoholabusus, schwere Allgemeinerkrankungen, psychische Ursachen, immunologische Ursachen

11 Weibliche Genitalorgane

11.1 Abnorme Genitalblutungen

DEFINITION Blutungen, die von der normalen Regelblutung in Bezug auf Dauer, Stärke und Intervall abweichen.

Abnorm sind außerdem alle genitalen Blutungen, die vor der Menarche (Ausnahme: östrogenbedingte Blutung beim weiblichen Neugeborenen) und nach der Menopause auftreten. Zu Genitalblutungen bei Schwangeren s. Kap. Genitalblutungen [S. C121].

Ätiologie: Man unterscheidet zwischen dysfunktionellen und organischen Blutungen (Abb. 11.1). **Dysfunktionelle Blutungen** entstehen bei gestörter hormoneller Regulation (gestörte Ovarialfunktion und gestörte Endometriumfunktion). Hierzu zählen z. B.
- Blutungen vor (Corpus-luteum-Insuffizienz) und nach (verzögerte Endometriumabstoßung, verzögerter Östrogenanstieg) der Menstruation
- Ovulationsblutung (Östrogenspiegel ↓)
- Polymenorrhö (zu häufige Regelblutung, Zyklusdauer < 25 Tage) → Follikel- bzw. Corpus-luteum-Phase zu kurz
- Metrorrhagie (unregelmäßige, azyklische Regelblutung) → häufig Durchbruchblutung aufgrund gestörter Follikelreifung (auch organische Ursache möglich, aber seltener)
- Hypermenorrhö (zu starke Regelblutung) und Menorrhagie (zu starke und zu lange Regelblutung > 6 Tage) → Gestagendefizit in der 2. Zyklushälfte (allerdings sind organische Ursachen wesentlich häufiger)
- Hypomenorrhö (zu schwache Regelblutung) → zu schwacher Endometriumaufbau
- Oligomenorrhö (zu seltene Regelblutung, Zyklusdauer 6–12 Wochen) → verlängerte Follikelreifung mit Follikelpersistenz (v. a. nach der Menarche und vor der Menopause).

Organische Ursachen sind gutartige (z. B. Myome) oder bösartige (z. B. Karzinome) genitale Tumoren, Infektionen, Verletzungen (z. B. Scheidenverletzung durch Geschlechtsverkehr), ein Intrauterinpessar, Gerinnungsstörungen, Herz-Kreislauf-Erkrankungen (z. B. Hypertonie) oder eine Medikamenteneinnahme.

Diagnostik: Bevor die Diagnose einer dysfunktionellen Blutung gestellt werden darf, müssen organische Ursachen ausgeschlossen werden. Außerdem gilt es immer, die Möglichkeit einer Schwangerschaft zu klären.
- Anamnese
- gynäkologische Untersuchung
- Sonografie
- Hysteroskopie: ggf. mit Abtragung von Myomen und Polypen
- fraktionierte Abrasio: dient der Blutstillung des Endometriums und dem Ausschluss einer malignen Ursache (→ pathologische Endometriumveränderungen können nur durch eine Abrasio und anschließende histologische Beurteilung festgestellt werden!).

MERKE Bei abnormen Genitalblutungen immer eine mögliche Schwangerschaft abklären.

11.2 Abnorme Sekretion aus der Mamille

DEFINITION Sekretion aus der Mamille unabhängig von Schwangerschaft und Stillzeit.

Dabei kann es sich entweder um eine Absonderung von Milch oder anderer Sekrete handeln. Eine schwangerschafts- und stillunabhängige Laktation kann im Rahmen einer Hyperprolaktinämie auftreten (Galaktorrhö [S. C127]). Ursachen einer abnormen Sekretion sind:
- Mastopathie (meist provozierbare Sekretion, selten spontan)
- Mastitis nonpuerperalis (putrides oder blutiges Sekret)
- laktierendes Adenom
- Papillom der Milchgänge (oft blutig)
- Mammakarzinom (v. a. bei intraduktalen Karzinomen, oft blutig), Morbus Paget der Mamille (meist Pseudosekretion aus dem Ekzem)
- Prolaktinom.

Physiologisch ist die Sekretion außer in der Laktationszeit auch nach taktiler Manipulation der Mamille, im Schlaf, bei Stress, starker körperlicher Belastung oder Koitus.

11.3 Amenorrhö

DEFINITION Ausbleiben der Regelblutung.

Es gibt 2 Formen:
- primäre Amenorrhö: Ausbleiben der Menarche bis zum 15. Lebensjahr
- sekundäre Amenorrhö: Ausbleiben der Menstruation für > 6 Monate bei Frauen mit Menstruationen in der Anamnese.

Ausführliches s. Gynäkologie [S. B345].

11.4 Beschwerden im Klimakterium

Auf die hormonelle Umstellung im Klimakterium, insbesondere den Östrogenmangel, sind folgende Symptome zurückzuführen:

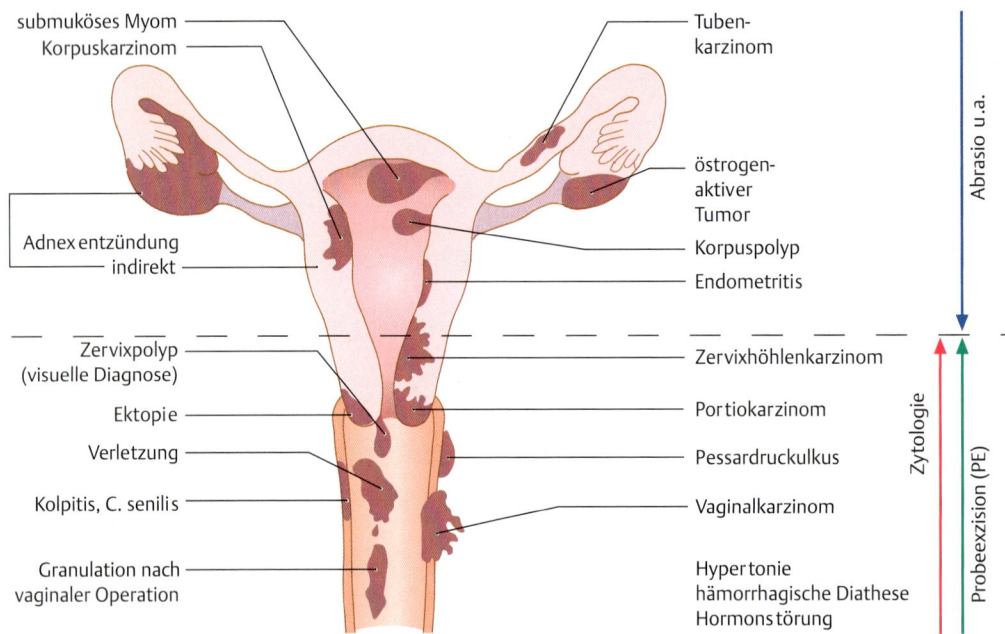

Abb. 11.1 **Ursachen abnormer Genitalblutungen.** (aus: Gätje, et. al., Kurzlehrbuch Gynäkologie und Geburtshilfe, Thieme, 2011)

- Atrophie der Mammae, des Uterus, der Vulva und der Vagina
- Trockenheit der Vagina mit Brennen und Juckreiz, gesteigertes Infektionsrisiko (auch im Harntrakt) und Kohabitationsschwierigkeiten
- Blutungsunregelmäßigkeiten
- Harninkontinenz
- Osteoporose
- erhöhtes Risiko für Hypertonie, Arteriosklerose, Hypercholesterinämie, Myokardinfarkt
- Hitzewallungen, vermehrtes Schwitzen, Schlaflosigkeit, verminderte Leistungsfähigkeit, Palpitationen, fleckige Hautrötungen
- Stimmungsschwankungen, Reizbarkeit, Depression, Aggressivität, Nervosität, verminderte Libido.

Siehe Gynäkologie [S. B348].

11.5 Dysmenorrhö

DEFINITION Schmerzhafte Regelblutung, die funktionell, psychisch oder organisch bedingt sein kann.

Näheres s. Gynäkologie [S. B344].

11.6 Dyspareunie

Funktionelle Sexualstörung mit Missempfindung und Schmerzen im Bereich des Introitus und der Vagina, die mit Kohabitationsschwierigkeiten einhergeht. Dabei müssen sowohl organische Ursachen (z. B. Endometriose, Infektionen) sowie andere Sexualstörungen (z. B. Vaginismus oder Lubrikationsstörungen) ausgeschlossen werden. Die Beschwerden werden von den Betroffenen meist unterschiedlich in ihrer Art und Lokalisation geschildert (z. B. Brennen, Stechen, auch Unterleibsschmerzen). Angstgefühle sowie Partnerkonflikte können anamnestisch oft erfragt werden.

11.7 Fluor genitalis

DEFINITION Vermehrter Ausfluss aus der Vagina.

Ätiologie und Formen: Genitaler Ausfluss ist sehr häufig und kann verschiedene Ursachen haben. Physiologisch wird täglich Ausfluss aus der Scheide abgesondert (Fluor albus). Dieser Ausfluss variiert abhängig vom hormonellen Einfluss in seiner Menge und Konsistenz und wird insbesondere vor der Menstruation verstärkt wahrgenommen. Man unterscheidet folgende Formen von Fluor genitalis (**Abb. 11.2**):

- **vulvärer Fluor:**
  - Ausfluss aus Duft- und Schweißdrüsen bei sexueller Erregung
- **vaginaler Fluor:**
  - Infektionen: Trichomonadenkolpitis, bakterielle Kolpitis (z. B. mit Staphylo- oder Streptokokken), Gardnerellakolpitis, Soorkolpitis
  - Östrogenmangel: v. a. bei Kindern und nach der Menopause
  - Fremdkörper: v. a. bei Kindern
  - übertriebene Vaginalhygiene
  - Transsudation: bei sexueller Erregung und in der Schwangerschaft
  - Desquamation: z. B. in der Schwangerschaft, wenn vermehrt Östrogene und Gestagene produziert werden
  - psychosomatisch

11.7 Fluor genitalis

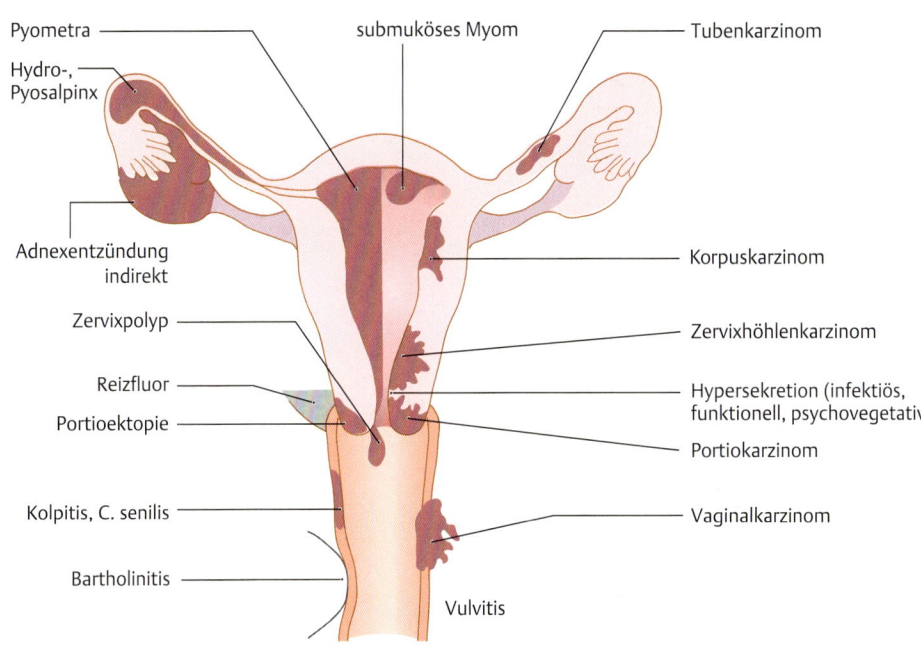

Abb. 11.2 **Ursachen eines Fluor genitalis.** (aus: Gätje, et. al., Kurzlehrbuch Gynäkologie und Geburtshilfe, Thieme, 2011)

- **zervikaler Fluor:**
  - Infektionen: Gonorrhö, Chlamydieninfektion
  - funktionell-hormonell: gesteigerter Ausfluss vor dem Eisprung (Mittelfluss) und vor der Menstruation
  - psychische Erregung
  - Ektopie
  - Zervixpolypen
  - Zervixkarzinom
- **Fluor aus dem Corpus uteri:**
  - Endometritis
  - Polypen, Myome
  - Korpuskarzinom
- **Fluor aus den Tuben:**
  - Adnexitis
  - organische Ursachen, z. B. Tumoren.

Diagnostik: Wichtig ist es, den Ursprung des Fluors festzustellen und eine maligne Ursache auszuschließen. In der Anamnese sollte speziell nach Art, Menge, Farbe, Geruch des Ausflusses sowie dessen Auftreten (prämenstruell?) gefragt werden. Zudem müssen Begleitsymptome (z. B. Brennen und Juckreiz → typisch bei Infektionen, v. a. mit Trichomonaden), eine Medikamenteneinnahme, Intimhygiene (z. B. spezielle Intimsprays, Benutzung von Tampons) erfragt sowie eine Sexualanamnese erhoben werden. Außerdem sollte man auch immer nach Symptomen wie Juckreiz beim Sexualpartner fragen.

Im Rahmen der gynäkologischen Inspektion sollte man das äußere Genitale sowie nach Spekulumeinstellung Vagina und Zervix auf entzündliche Veränderungen, Schmerzhaftigkeit und weitere Auffälligkeiten untersuchen. Der Ausfluss muss bezüglich **Geruch**, **Konsistenz** und **Farbe** geprüft werden:

- vermehrter weißlicher Ausfluss, der geruchlos ist und physiologisch gehäuft vor der Menstruation auftritt (Fluor albus)
- weißlich gelber und leicht klumpiger Ausfluss („buttermilchähnlich"): Soorkolpitis
- wässriger Ausfluss mit Fischgeruch: Gardnerellakolpitis
- gelbgrünlicher, stark riechender Ausfluss, evtl. schäumend: Trichomonaden
- fleischiger Ausfluss, oft auch dunkel oder blutig, mit fötidem Geruch: Malignom
- dünnflüssiger Ausfluss im Schwall, evtl. blutig: Fluor aus dem Corpus uteri (→ Sekretstau infolge Zervixverschluss).

Liegt eine Infektion nahe, sollte ein **Nativpräparat** angefertigt werden (mit und ohne Zusatz von Kalilauge und Methylenblau) und ein **Keimnachweis** erfolgen. Durch den Zusatz von Kalilauge lassen sich eine Soorinfektion im Mikroskop (Zytolyse der Vaginalepithelien und Leukozyten) und eine Gardnerella-Kolpitis (Verstärkung des Fischgeruchs) nachweisen; bei Trichomonadeninfektion sieht man die beweglichen Flagellaten im Nativpräparat.
Cave: Bei Trichomonadeninfektion kein Methylenblau verwenden, da dadurch die Geißeltiere unbeweglich werden. Bei V. a. Zervizitis müssen spezielle Abstriche auf Chlamydien und Gonokokken entnommen werden. Bleibt die Ursache weiter unklar, muss eine Kultur angefertigt werden.

Um eine maligne Ursache auszuschließen, sollte – insbesondere wenn keine Anhaltspunkte für eine Infektion vorliegen – ein zytologischer Abstrich entnommen werden. Bei suspektem Befund und V. a. einen korporalen Fluor sind eine Biopsie und Abrasio indiziert.

Kann keine Ursache für den Ausfluss festgestellt werden, sollte man an einen psychogenen Fluor denken.

Differenzialdiagnosen: Abgegrenzt werden muss ein **Ausfluss/Flüssigkeitsabgang aus der Urethra** im Rahmen von Infektionen (z. B. Gonorrhö, Chlamydien) oder bei Harninkontinenz. Insbesondere in der Schwangerschaft ist es schwierig, den physiologisch vermehrten Ausfluss gegenüber einem vorzeitigen Blasensprung oder einem unwillkürlichen Harnverlust abzugrenzen. Näheres hierzu im Kap. Harnabflussstörungen [S. C111].

11.8 Knoten in der Brust

Verschiedene Ursachen können zu tastbaren Verhärtungen und Knoten in der Brust führen. Hierzu zählen z. B.:
- Entzündungen: Mastitis nonpuerperalis, Mastitis puerperalis
- gutartige Veränderungen: einfache Zysten, Mastopathie, Fibroadenom, Papillom der Milchgänge, Lipom, Hamartom, Phylloidestumor
- bösartige Veränderungen: Mammakarzinom (Carcinoma in situ, invasives Kazinom).

Prinzipiell sollte jeder Knoten, der neu aufgetreten ist oder neu bemerkt wurde, weiter abgeklärt werden. Als **karzinomverdächtig** gelten:
- einseitige Veränderungen
- derbe, schlecht abgrenzbare und nicht verschiebliche Knoten
- unterschiedlich große Brüste mit unterschiedlichem Höhenstand der Mamillen
- Orangenhaut
- Hauteinziehungen, Plateaubildung und Hautdefekte
- Sekretabsonderung (v. a. blutig) aus der Mamille
- Erosionen der Haut und ekzematöse Veränderungen der Mamille
- Lymphknotenschwellung (v. a. axillär, infra- und supraklavikulär).

Die weitere Diagnostik basiert auf bildgebenden Verfahren wie Sonografie, Mammografie, Galaktografie (bei pathologischer Mamillensekretion) und MRT sowie der histologischen Beurteilung.

11.9 Mastodynie

> **DEFINITION** Meist zyklusabhängiger Schmerz mit Spannungsgefühl und Ziehen beider Brüste vor der Menstruation. Nicht zyklusabhängige Schmerzen werden als Mastalgie bezeichnet.

Ursache der prämenstruellen Brustschmerzen ist ein Ungleichgewicht zwischen Östrogenen und Gestagenen (Östrogene überwiegen). Die Beschwerden treten gehäuft bei Frauen nach dem 30. Lebensjahr auf und finden sich auch bei Mastopathien. Als Ursache für Mastalgien kommen verschiedene Differenzialdiagnosen in Betracht (z. B. Mastitis, Mammakarzinom, neuralgische Schmerzen, Tietze-Syndrom, Trauma). Siehe auch Gynäkologie [S. B376].

11.10 Prämenstruelles Syndrom

> **DEFINITION** Während der 2. Zyklushälfte, insbesondere kurz vor der Menstruation, auftretende psychische (z. B. Reizbarkeit, Depression, Aggression) und körperliche (z. B. Ödeme, Mastodynie, Unterbauch-/Rückenschmerzen, Migräne) Beschwerden.

Prämenstruelle Beschwerden sind sehr häufig. Als ursächlich nimmt man eine Störung des hormonellen Gleichgewichts und eine nachlassende Funktion des Corpus luteum mit konsekutivem Gestagenmangel an. Siehe auch Gynäkologie [S. B344].

11.11 Schmerzen im Unterbauch

Unterbauchschmerzen sind häufige Beschwerden, die zahlreiche Differenzialdiagnosen umfassen. Relevant ist insbesondere die Unterscheidung zwischen **akuten** und **chronischen** Schmerzen. Bei akuten Bauchschmerzen muss aufgrund der Gefahr eines akuten Abdomens möglichst schnell die Ursache gefunden und eine entsprechende Therapie eingeleitet werden (s. Chirurgie [S. B116]).

An dieser Stelle werden nur die gynäkologischen Schmerzen besprochen (**Tab. 11.1**). Die Ursachen von Unterbauchschmerzen im Rahmen einer Schwangerschaft sind in **Tab. 12.2** gegenübergestellt. Die wichtigsten Differenzialdiagnosen des akuten Abdomens sind in **Tab. 11.1** zusammengefasst. Eine Appendizitis muss bei akuten Unterbauchschmerzen immer ausgeschlossen werden (schmerzhafte Druckpunkte, rektoaxilläre Temperaturdifferenz, unauffällige Regelanamnese)!

Eine Sonderstellung nimmt der **tiefe Kreuzschmerz** ein, der häufig gynäkologische bzw. geburtshilfliche Ursachen haben kann:
- Endometriose
- Wehen
- Gewebeauflockerung in der Schwangerschaft
- Adhäsionen
- Descensus uteri
- Metastasen in der Wirbelsäule
- andere gynäkologische Malignome.

11.12 Vorzeitige Menopause

Synonym: Climacterium praecox

> **DEFINITION** Eintreten des Klimakteriums vor dem 40. Lebensjahr, meist infolge einer vorzeitigen ovariellen Erschöpfung (s. Gynäkologie [S. B348]).

Tab. 11.1 Gynäkologische Ursachen von Unterbauchschmerzen

Ursache	Begleitsymptome und Befunde	Diagnostik
akute Unterbauchschmerzen		
Adnexitis	Fieber, Erbrechen, druckschmerzhafte Adnexe, ziehender Schmerz, Fluor genitalis, Portioschiebeschmerz	gynäkologische Untersuchung, Labor (CRP↑, Leukozytose), Sonografie (freie Flüssigkeit)
Extrauteringravidität	sekundäre Amenorrhö, positiver Schwangerschaftstest, Schmierblutung, Portioschiebeschmerz	β-hCG, Sonografie (leerer Uterus, Fruchtblase außerhalb des Uterus, freie Flüssigkeit im Abdomen nach Ruptur)
stielgedrehtes Ovar	plötzlicher Schmerz (nach Lagewechsel), Erbrechen, Peritonitis	Sonografie (Zyste), CT
Mittelschmerz	Eisprung, einseitiger Schmerz in der Mitte des Zyklus	Anamnese, Sonografie (wenig freie Flüssigkeit)
ovarielles Überstimulations-Syndrom	Aszites, Übelkeit, Erbrechen, Diarrhö, Abwehrspannung, bei schwereren Formen: Dyspnoe, Hydrothorax	Anamnese (assistierte Reproduktion, Medikamente), Palpation, Sonografie (multiple Ovarialzysten und Aszites)
Zystenruptur	plötzlicher Schmerz	negativer Schwangerschaftstest, Anamnese (Bekannte Zyste?), Sonografie (freie Flüssigkeit)
chronische Unterbauchschmerzen		
Endometriose	zyklusabhängige Schmerzen, Blutungsstörungen, Dyspareunie, evtl. unerfüllter Kinderwunsch	Laparoskopie
Adhäsionen	Adnexitis, Operationen in der Vergangenheit	Anamnese, Laparoskopie
Malignome	evtl. Blutungsauffälligkeiten, Fluor genitalis	Palpation, Kolposkopie, Sonografie, CT, Laparoskopie
psychosomatisch	häufig multiple Beschwerden	Ausschlussdiagnose

12 Schwangerschaft und Wochenbett

12.1 Frühgeburtlichkeit

DEFINITION Von einem frühgeborenen Kind spricht man bei einer Geburt vor der vollendeten 37. Schwangerschaftswoche (Gestationsalter < 259 Tage).

Ätiologie: Die Ursachen einer Frühgeburt können sowohl bei der **Mutter** (z. B. Infektionen, vorzeitiger Blasensprung, Amnioninfektions-Syndrom, Myome, Uterusfehlbildungen, Zervixinsuffizienz, chronische Erkrankungen, Präeklampsie) als auch beim **Kind** (z. B. Fehlbildungen, Chromosomenaberrationen) liegen. Eine Mehrlingsschwangerschaft, Multiparität, Alter der Mutter < 18 bzw. > 35 Jahre, Alkohol- oder Nikotinkonsum sind mit einem erhöhten Risiko behaftet. Auch soziale Faktoren (z. B. niedriger Bildungsstand) und psychische Belastungen (z. B. Partnerkonflikte, berufliche Probleme) beeinflussen die Frühgeburtlichkeitsrate.

Klinik: Lageanomalien (z. B. Beckenend-, Querlage) sind bei Frühgeborenen häufiger. Zeichen einer Frühgeburt sind eine zu früh einsetzende Wehentätigkeit, eine vaginale Blutung, zervikaler Fluor, Schmerzen im Becken und Rücken und eine Verkürzung der Zervix. Bei schweren Infektionen der Zervix kann sich der Muttermund auch ohne Schmerzen eröffnen.

Zu früh geborene Kinder haben ein erhöhtes Risiko für zahlreiche Erkrankungen (z. B. Infektionen, Atemnot-Syndrom). Näheres s. Pädiatrie [S. B466].

12.2 Genitalblutungen

Tab. 12.1 gibt eine Übersicht über die Ätiologie von Blutungen in der Schwangerschaft und im Wochenbett. Zu jeder Zeit können Blutungen aufgrund organischer Veränderungen (z. B. Ektopie, Polypen, Malignome) auftreten.

12.3 Habitueller Abort

Synonym: Abortus habitualis

DEFINITION Mehr als 3 Aborte vor der 20. Schwangerschaftswoche in Folge.

Ätiologie: Meist sind verschiedene Faktoren ursächlich. Bei Aborten < 12. SSW kommen v. a. in Betracht:
- Chromosomenaberrationen
- gestörte Nidation
- Störungen des Trophoblasten (z. B. Blasenmole).

Weitere Ursachen habitueller Aborte sind:
- Zervixinsuffizienz
- Fehlbildungen des Uterus oder Myome

12 Schwangerschaft und Wochenbett

Tab. 12.1 Blutungen in der Schwangerschaft und im Wochenbett

Ursache	Begleitsymptome und Befunde	Diagnostik
Blutungen in der Frühschwangerschaft		
Abort	Unterleibs- und Rückenschmerzen	gynäkologische Untersuchung, Sonografie
Extrauteringravidität	Portioschiebeschmerz, Schmerzen im Unterbauch	Sonografie (leerer Uterus, Fruchtblase außerhalb des Uterus, freie Flüssigkeit im Abdomen nach Ruptur)
Blasenmole	Abgang klarer Bläschen, Übelkeit, Erbrechen	Palpation (zu großer Uterus), Sonografie (zystische und solide Strukturen im Uterus, fehlende Embryonalanlage), Labor (β-hCG ↑↑)
Blutungen in der Spätschwangerschaft		
Placenta praevia	schmerzlose Blutung	transabdominale Sonografie (**Cave:** keine vaginale Manipulation!)
vorzeitige Plazentalösung	Schmerzen, brettharter Uterus, Schweregrad 0 (keine Klinik) bis 3 (starke Blutung, Schock, evtl. intrauteriner Fruchttod)	Sonografie → je nach Schweregrad Zuwarten und baldige Entbindung (0–1), manuelle Fruchtblasensprengung und umgehende Sectio bei lebendem Kind (2–3), bei intrauterinem Fruchttod auch vaginale Geburt
Blutung unter der Geburt		
Zeichnungsblutung	Blutung in der Eröffnungsphase	Klinik
Uterusruptur	akutes Abdomen, Schock, Sistieren der Wehentätigkeit, fehlende Kindsbewegungen und Herztöne	Klinik, CTG → sofort Tokolyse, Volumengabe und Notsectio
Gerinnungsstörungen	starker Blutverlust unter der Geburt, postpartale Blutungen, HELLP-Syndrom, Fruchtwasserabgang, Plazentalösung	Anamnese (vorbestehende Blutungsneigung), Klinik
Blutung kurz nach der Geburt oder im Wochenbett		
Plazentaretention	Ausbleiben der Nachgeburtsperiode > 30 min, vergrößerter und weicher Uterus	Klinik, Sonografie
atonische Nachblutung	Blutverlust nach der Geburt (> 500 ml nach Spontangeburt, > 1 l nach Sectio)	Klinik, → sofortige Blutstillung (manuelle Kompression, medikamentös, chirurgisch!)
Geburtsverletzungen	z. B. Risse von Damm, Vagina, Zervix	Inspektion
Endomyometritis puerperalis	Uteruskantenschmerz, evtl. Lochialstau, Fieber, u. U. Sepsis	Klinik, Labor (Entzündungswerte, Gerinnungsstatus), Sonografie (Plazentaretention?)
Blutungen zu jedem Zeitpunkt: z. B. Ektopie, Polypen, Malignome		

- hormonelle Störungen (z. B. Corpus-luteum-Insuffizienz, aber auch Diabetes mellitus oder Schilddrüsenfunktionsstörungen)
- Infektionen (z. B. Amnioninfektions-Syndrom, Toxoplasmose, Lues)
- Antikörper-Bildung
- Antiphospholipid-Syndrom.

12.4 Postpartale Blutung

Siehe Tab. 12.1.

12.5 Schmerzen im Unterbauch

Tab. 12.2 zeigt Ursachen häufiger Unterbauchschmerzen während der Schwangerschaft. Zu bedenken gilt es auch, dass akute Bauchschmerzen während der Schwangerschaft häufig nicht gynäkologische Ursachen haben (z. B. Gallen-, Nierenkolik).

Tab. 12.2 Schmerzen im Unterbauch während der Schwangerschaft

Zeitpunkt	Ursachen
Schmerzen zu jedem Zeitpunkt	• Uterusdehnungsschmerz, -wachstumsschmerz • Extrauteringravidität (v. a. im 1. Trimenon) • Uterusmyome • Ovarialtumor • Amnioninfektions-Syndrom • extragenitale Ursachen: Appendizitis, entzündliche Darmerkrankungen, Erkrankungen der ableitenden Harnwege
Schmerzen im 1. Trimenon	• Abort • rupturierte Tubargravidität • retroflektierter Uterus • extragenitale Ursachen (z. B. Ileus)
Schmerzen im 2. Trimenon	• Hydramnion • vorzeitige Plazentalösung • Placenta percreta • Chorionkarzinom • extragenitale Ursachen (z. B. Ileus)
Schmerzen im 3. Trimenon	• vorzeitige Plazentalösung • Uterusruptur • Hydramnion • Placenta percreta • extragenitale Ursachen (z. B. HELLP-Syndrom, Symphysenlockerung)

12.6 Schwangerschaftsbedingte Beschwerden

Siehe Gynäkologie [S. B392].

12.7 Stillschwierigkeiten

Stillschwierigkeiten können durch eine falsche Technik oder psychisch bedingt sein. Meist sind Flach- oder Hohlwarzen der Mutter ursächlich. Stillhütchen können bei Flachwarzen helfen, ansonsten kann die Milch abgepumpt und dem Säugling über ein Fläschchen gefüttert werden. Trinkhindernisse beim Kind treten bei Lippen-Kiefer-Gaumenspalten auf. Frühgeborene können oft noch zu schwach sein, um die Milch richtig anzusaugen.

12.8 Vaginaler Abgang von Flüssigkeit

Ätiologie: Veränderungen an Vagina, Zervix, Uterus und Tuben, die bei Nichtschwangeren klinisch mit Fluor einhergehen, können auch in der Schwangerschaft zu Ausfluss führen (Fluor genitalis [S. C118]). Während der Schwangerschaft ist der Flüssigkeitsabgang jedoch häufig auf die gesteigerte Transsudation und Desquamation (physiologisch) zurückzuführen. Vor allem im 3. Trimenon muss an einen vorzeitigen **Blasensprung** gedacht werden. Auch **Infektionen** (**Cave:** Amnioninfektions-Syndrom) und ein ungewollter **Harnverlust** (Inkontinenz) können ursächlich sein.

Diagnostik: Aufgrund der zahlreichen Ursachen ist die Diagnosestellung oft erschwert. In der **Anamnese** sollte insbesondere nach dem Auftreten (Seit wann? Wann verstärkt, z. B. in der Früh? Plötzlicher Beginn? Permanenter Abgang?), Menge, Aussehen und Geruch sowie Begleitsymptomen (Wehen? Juckreiz?) und möglichen Auslösern (Abgang bei Niesen, Husten? Auftreten nach Amniozentese? Nach Geschlechtsverkehr?) gefragt werden.

Anamnestische Hinweise auf einen **Blasensprung** sind ein plötzlicher schwallartiger oder permanenter Abgang von klarer, nicht riechender Flüssigkeit, ein Auftreten nach Amniozentese und das Vorhandensein von Wehen. Juckreiz, Brennen, Farb- bzw. Geruchsveränderungen des Ausflusses und ein Auftreten nach Geschlechtsverkehr sprechen für eine Infektion, ein Abgang nach Pressen, Niesen oder Husten für eine Harninkontinenz.

In der **gynäkologischen Untersuchung** werden Vagina und Portio (Rötung? Weitere entzündliche Veränderungen?) sowie der Fluor beurteilt, Abstriche entnommen bzw. eine Kultur angefertigt (Fluor genitalis [S. C119]). Der Abgang von Fruchtwasser kann mittels Fruchtwassernachweis durch IGF_1-Tests (z. B. Amni-Check, Actim-PROM-Test) oder pH-Messung mit Lackmuspapier (blau) oder sonografisch (Beurteilung der Fruchtwassermenge) verifiziert werden. Um die Diagnose Harninkontinenz stellen zu können, muss ein Fruchtwasserabgang ausgeschlossen werden.

> **MERKE** Bei vorzeitigem Blasensprung besteht die Gefahr eines Amnioninfektions-Syndroms durch eine aufsteigende Infektion.

12.9 Verminderte Kindsbewegungen

Verminderte Kindsbewegungen können auftreten, wenn das Kind **schläft** (Dauer ca. 30 min). Setzt man einen äußeren Reiz, können wieder normale Bewegungen festgestellt werden.

Das Kind kann in seiner Beweglichkeit auch aufgrund von **Platzmangel** eingeschränkt sein (z. B. bei zu großem Kind, bei Oligohydramnion oder Mehrlingen). Pathologisch sind in jedem Fall anhaltend verminderte Kindsbewegungen bei **Hypoxie** (z. B. Plazentainsuffizienz oder Nabelschnurkomplikationen). Bei intrauterinem Fruchttod können keine Kindsbewegungen und keine Herzaktion mehr nachgewiesen werden.

12.10 Vorzeitige Wehen

> **DEFINITION** Muttermundwirksame Wehentätigkeit vor der 37 + 0 Schwangerschaftswoche.

Am häufigsten werden sie durch eine aszendierende genitale Infektion der Mutter verursacht. Weitere Ursachen sind uteroplazentare Störungen, Fehlbildungen des Fetus, systemische Infektionen oder chronischer Stress. Siehe auch Gynäkologie [S. B412].

13 Männliche Genitalorgane

13.1 Erektile Dysfunktion

Synonym: Impotentia coeundi

DEFINITION Fehlende oder nicht ausreichende Erektion mit Unfähigkeit zur Vollziehung des Geschlechtsverkehrs.

Ätiologie: Die Ursachen der erektilen Dysfunktion können sein (Näheres s. Urologie [S. B668]):
- vaskulär (z. B. Arteriosklerose, KHK, kavernovenöse Dysfunktion)
- anatomisch (z. B. Prostatahyperplasie)
- endokrin (z. B. Diabetes mellitus, Hypogonadismus, Hypo- oder Hyperthyreose, Prolaktinom, Testosteronmangel)
- neurogen (z. B. Verletzungen des Rückenmarks, Bandscheibenvorfälle)
- iatrogen (Eingriffe im kleinen Becken, ausgedehnte Prostatektomie, Medikamente wie β-Blocker, ACE-Hemmer)
- psychogen (v. a. bei jüngeren Patienten): In der Regel ist die morgendliche Erektion erhalten.
- Nikotin-, Alkohol- oder Drogenabusus.

13.2 Hämospermie

DEFINITION Sichtbares Blut im Ejakulat.

Ursächlich sind häufig Entzündungen der Prostata oder der Samenblase. Außerdem kann es bei einer Urogenitaltuberkulose, benigner Prostatahyperplasie, zystischen Veränderungen, nach iatrogenen Eingriffen (z. B. Biopsie) oder einer hämorrhagischen Diathese zu Blut im Ejakulat kommen. Sehr selten gehen Tumoren (z. B. der Prostata) mit einer Hämospermie einher.

13.3 Hodenfehllage

Synonym: Maldescensus testis, Kryptorchismus

Der Hoden kann entweder im Abdomen, tastbar im Leistenkanal (**echter Kryptorchismus**) oder **ektop** vorhanden sein sowie als Gleithoden vor dem äußeren Leistenring liegen. Ein Gleithoden kann unter Spannung ins Skrotum verlagert werden, gleitet allerdings wieder an seine ursprüngliche Position zurück. Ein Pendelhoden ist im Gegensatz dazu physiologisch dezendiert und wird durch die Kontraktion des M. cremaster wieder hochgezogen. Siehe auch Urologie [S. B638].

13.4 Schwellung im Skrotalbereich

Ursachen einer Schwellung im Skrotalbereich sind in **Tab. 13.1** bzw **Abb. 13.1** dargestellt. Hoden- bzw. Hydatidentorsion und die akute Epididymitis äußern sich klinisch meist mit einem akuten Skrotum (s. Urologie [S. B676]).

Tab. 13.1 Ursachen einer Schwellung im Skrotalbereich

Ursache	Begleitsymptome und Befunde	Diagnostik
Hodentorsion	plötzlicher einseitiger sehr starker Schmerz im Bereich des Hodens, Hodenhochstand, evtl. Verstärkung der Schmerzen bei Anheben des Hodens (negatives Prehn-Zeichen), meist im Kindesalter	Klinik, Sonografie (verminderte oder keine Hodendurchblutung)
Hydatidentorsion	plötzlicher einseitiger sehr starker Schmerz im Bereich des Hodens, Hodenhochstand, evtl. Durchscheinen der hämorrhagischen Hydatide durch die Skrotalhaut, häufig im Kindesalter	Klinik, Sonografie
Epididymitis	Abnehmen des Schmerzes bei Anheben des Hodens (positives Prehn-Zeichen), häufiger im Erwachsenenalter	Klinik, Sonografie (Hyperperfusion)
Orchitis	sehr schmerzhaft, Rötung, Fieber	Klinik, Sonografie
Hydrozele	prallelastische, meist schmerzlose Schwellung, langsam progredient, im Verlauf Druckgefühl	Klinik, Diaphanoskopie, Sonografie
Spermatozele	klinisch wie Hydrozele	Sonografie
Varikozele	zunehmende schmerzlose Schwellung, evtl. ziehende Schmerzen im Verlauf	Palpation (im Stehen, Liegen und unter Valsalva-Manöver), Doppler-Sonografie
Hodentumor	schmerzlose Schwellung, knotig harter Hoden, evtl. Zeichen von Metastasen (z. B. Dyspnoe)	Palpation, CT

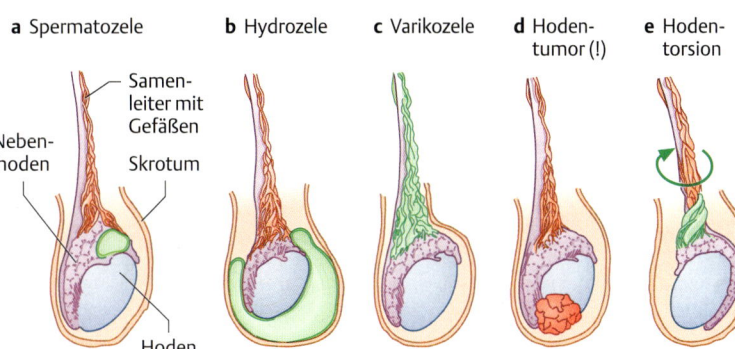

Abb. 13.1 **Differenzialdiagnosen von Schwellungen im Skrotalbereich.**
(aus: Sökeland, Rübben, Taschenlehrbuch Urologie, Thieme, 2008)

14 Endokrinium, Immunsystem

14.1 Allergische Reaktion

Synonym: Überempfindlichkeitsreaktion

DEFINITION Überschießende, spezifische Immunantwort gegen körperfremde Antigene, die eigentlich apathogen sind (Allergene), und Auslösung einer akuten Entzündungsreaktion, die u. U. chronifizieren kann. Eine erstmalige Sensibilisierung ist erforderlich.

Man unterscheidet 4 Reaktionstypen:
- **Typ-I-Allergie**:
  - Ursache: Pollen, Milbenantigene, Medikamente, Nahrungsmittel
  - Klinik: Juckreiz, Rötung, Urtikaria, Angioödem, Rhinokonjunktivitis, Bronchokonstriktion, Diarrhö, u. U. anaphylaktischer Schock
- **Typ-II-Allergie:**
  - Ursache: Medikamente
  - Klinik: immunhämolytische Anämie, Thrombozytopenie, Neutropenie
- **Typ-III-Allergie:**
  - Ursache: Medikamente, Nahrungsmittel, organische Stäube, Schlangengifte
  - Klinik: lokale (z. B. exogen allergische Alveolitis, Farmerlunge) oder generalisierte Immunkomplexreaktion (z. B. Hypersensivitätsvaskulitis, Serumkrankheit)
- **Typ-IV-Allergie:**
  - Ursache: Kontaktallergene
  - Klinik: Kontaktdermatitis, Tuberkulinreaktion, Granulombildung.

Ausführliches s. Immunsystem und rheumatologische Erkrankungen [S. A445].

14.2 Androgenmangel und männlicher Hypogonadismus

Testosteron ist verantwortlich für die Differenzierung der männlichen Geschlechtsorgane, den Aufbau von Knochen- und Muskelmasse sowie für die Reproduktion und Sexualität des Mannes. Ein Androgenmangel kann auf verschiedene angeborene oder erworbene Störungen zurückzuführen sein (**Tab. 14.1**). Je nachdem, wann der Androgenmangel in Erscheinung tritt, finden sich unterschiedliche klinische Symptome:
- **intrauterin:** fehlende sexuelle Differenzierung (Intersexualität)
- **vor der Pubertät:** Ausbleibende Pubertät und eunuchoider Hochwuchs (= dysproportionierter Hochwuchs mit zu langen Extremitäten in Relation zum Rumpf). Der Penis ist kindlich, die Hoden klein (ggf. Hodenhochstand); die Spermatogenese kommt nicht in Gang. Stimmbruch und Bartwuchs bleiben aus. Die Grenze von Pubes-Behaarung und Haaransatz in der Stirn verläuft horizontal; die Muskulatur bleibt – ebenso wie die Prostata – unterentwickelt. Die Haut ist nicht fettig, aber blass und gefältelt, keine Akne. Die Libido fehlt.
- **nach der Pubertät:** keine Veränderung der Stimme, allerdings Nachlassen der sekundären Geschlechtsbehaarung, Potenz und Libido. Ebenso nimmt das Hodenvolumen ab. Die Penisgröße ändert sich nicht, die Spermatogenese sistiert jedoch. Außerdem: Atrophie von Muskulatur und Prostata, fehlende Talkproduktion der Haut mit Blässe (Anämie) und Fältelung, Osteoporoseneigung, Übergewicht und erhöhte Insulinresistenz, ggf. auch depressive Verstimmung und Schlafstörungen.

Androgenmangel bei der Frau: Bei der Frau werden Androgene in der Nebennierenrinde und in den Thekazellen des Ovars produziert. Dihydrotestosteron ist das wirksamste Androgen. Ursächlich für einen Androgenmangel sind demnach **Störungen der Nebennierenrinde** (primäre Nebennierenrindeninsuffizienz), Störungen der Hypophyse (ACTH-Mangel mit sekundärer Nebennierenrindeninsuffizienz) oder des Ovars (z. B. Ovarektomie). Die Frauen klagen über Adynamie, ge-

Tab. 14.1 Differenzialdiagnosen des Androgenmangels bei Männern

Ursache		Diagnostik
hypergonadotroper (= primärer) Hypogonadismus		Testosteron ↓, LH ↑, FSH ↑ (meist FSH > LH)
	Klinefelter-Syndrom	Klinik (Hodenhypoplasie, Azoospermie, eunuchoider Hochwuchs, Gynäkomastie), Chromosomenanalyse (47 XXY-Karyotyp)
	Anorchie	Klinik, Hodenpalpation, Hodensonografie
	weitere primäre Hodenläsionen: Maldescensus testes, Hodentorsion, -entzündung, Orchiektomie, Z. n. Radiatio oder Chemotherapie	Anamnese, Klinik, Labor
hypogonadotroper (= sekundärer und tertiärer) Hypogonadismus		Testosteron ↓, FSH ↓, LH ↓; GnRH ↓ bei Ursache im Hypothalamus
	idiopathisch	Labor (GnRH ↓)
	Kallmann-Syndrom	Klinik (Riechstörung), Labor (GnRH ↓)
	fertiler Eunuch (Pasqualini-Syndrom)	Labor (FSH normal, LH ↓), Klinik (eunuchoide Symptome, aber normale Hodengröße und Spermatogenese)
	kongenitale Syndrome (z. B. Prader-Willy-Syndrom)	Klinik (Adipositas, geistige Retardierung), Mutation im Leptinrezeptor
	Hypophysenvorderlappen-(HVL)Insuffizienz	Labor (HVL-Hormone ↓)
	Pubertas tarda	Klinik (Körperlänge ↓, fehlende Pubertät, retardiertes Knochenalter), Labor (verspätete pulsatile GnRH-Freisetzung)
	Hyperprolaktinämie	Labor (Prolaktinspiegel, primäre Hypothyreose?), Anamnese (Medikamenteneinnahme), MRT (Prolaktinom, Entzügelungsprolaktinämie)
	extreme Mangelernährung, Adipositas oder körperliches Training	Anamnese
Androgenresistenz		Testosteron ↑, FSH ↑, LH ↑
	komplettes Androgeninsensitivitätssyndrom (testikuläre Feminisierung)	Klinik (weiblicher Phänotyp mit fehlender Sekundärbehaarung, „hairless women", Ovarien und Uterus fehlen, Vagina endet blind)
	partielles Androgeninsensitivitätssyndrom	Klinik (weibliches, zwittriges [sog. Reifenstein-Syndrom] oder männliches Genitale, Entwicklung der Mamma, fehlende Spermatogenese)
	5α-Reduktase-Mangel	Klinik (Virilisierungsstörungen des äußeren Genitales, männliche Brust, Infertilität), Biopsie (Bestimmung der 5α-Reduktase in Fibroblasten)
metabolische Ursachen	Leberzirrhose	Klinik (Leberhautzeichen, Aszites), Labor (Einschränkung der Lebersyntheseleisungen)
	chronische Niereninsuffizienz	GFR ↓↓, Urämie
neurologische Ursachen	Paraplegie	Klinik (Lähmungen, Sensibilitätsstörungen, vegetative Störungen)
	Myotonia dystrophica	Klinik (Muskelschwäche der Beine/im Gesicht), Linsentrübung, Herzrhythmusstörungen), EMG, Gendiagnostik
medikamentös induziert	Spironolacton, Cimetidin, Antiandrogene (z. B. Cyproteronacetat), Digitalis	Anamnese
weitere	Alkoholabusus, Marihuanakonsum	Anamnese

steigerte Müdigkeit, Kraftlosigkeit, depressive Verstimmungen und Libidoverlust. Die Muskelmasse nimmt ab, das Fettgewebe zu.

Diagnostik: Im Vordergrund stehen die **klinische Untersuchung** des männlichen Genitales und die Bestimmung der Gonadotropin- und Testosteronkonzentrationen im Plasma. Das **Hodenvolumen** kann entweder sonografisch oder palpatorisch mittels Prader-Orchidometer bestimmt werden. Bei Patienten mit Hypogonadismus ist es verkleinert. Lageanomalien des Hodens müssen ebenfalls festgestellt werden. Inspektorisch muss auf das **Behaarungsmuster** und die Körperproportionen geachtet werden. Die **Testosteronkonzentration im Plasma** ist – mit Ausnahme der Androgenresistenz – deutlich vermindert. Beim primären Hypogonadismus sind LH und FSH erhöht, beim sekundären Hypogonadismus sind beide Werte erniedrigt. Liegt die Ursache in der Hypophyse, können FSH und LH auch durch den GnRH-Test nicht stimuliert werden. **Cave:** Besteht der GnRH-Mangel über einen längeren Zeitraum, muss häufig eine pulsatile Vorbehandlung mit GnRH erfolgen, damit der HVL richtig stimuliert werden kann.

Therapie: Beim primären und sekundären Hypogonadismus ist die **Substitution von Testosteron** Therapie der Wahl. Möglich ist die Applikation als Gel, Tablette, Pflaster oder i. m.-Depot-Injektion (z. B. 1000 mg Testosteronundecanoat alle 3 Monate oder 250 mg Testosteronenanthat alle 3 Wochen). Um die Spermatogenese und Hodenreifung zu fördern, erhalten Patienten mit sekundärem Hypogonadismus zusätzlich rekombinantes FSH oder hCG (LH-Aktivität). Bleibt der Deszensus der Hoden auch nach

Pharmakotherapie mit hCG oder GnRH aus, ist eine chirurgische Orchidopexie angezeigt, um das Malignomrisiko zu minimieren.

Bei Kindern mit **verzögert einsetzender Pubertät** kann diese mittels i. m.-Injektionen von Testosteron eingeleitet werden. Bei Patienten mit **Androgeninsensitivitätssyndrom** muss der Hoden noch vor der Pubertät entfernt werden (Malignomrisiko!). Anschließend erfolgt eine Östrogensubstitution, bei schweren Formen ist eine chirurgische Korrektur des Genitales notwendig.

14.3 Galaktorrhö

DEFINITION Milchige Sekretion aus der Mamille unabhängig von der Laktationsperiode.

Ätiologie: Ursächlich infrage kommen Zustände einer **Hyperprolaktinämie**. **Physiologisch** ist eine Hyperprolaktinämie z. B. durch die Östrogenwirkung in der Schwangerschaft, beim Stillen, bei taktiler Manipulation an der Brust, im Schlaf, beim Koitus oder bei Stress. Eine Galaktorrhö lässt sich bei ca. 50 % der Frauen durch Druck auf die Brustwarze provozieren.

Pathologische Zustände einer **Hyperprolaktinämie** finden sich bei:
- Prolaktinom
- Mischtumoren (z. B. GH- und prolaktinproduzierende Tumoren)
- Entzügelungshyperprolaktinämie: Hierzu kann es bei Erkrankungen des Hypothalamus bzw. des Hypophysenstiels und der Hypophyse kommen – wie bei einem Kraniopharyngeom oder bei endokrin inaktiven Adenomen. Da das im Hypothalamus gebildete Dopamin, das normalerweise Prolaktin hemmt, nicht zu den HVL-Zellen gelangen kann, wird die Prolaktinausschüttung nicht unterdrückt.
- Medikamente: z. B. α-Methyldopa, trizyklische Antidepressiva, Neuroleptika, Opiate, H_2-Blocker (z. B. Cimetidin), Dopaminantagonisten (z. B. Metoclopramid), Östrogene, Reserpin.
- Hypothyreose: Bei einer Hypothyreose ist TRH erhöht, da die negative Rückkopplung über die Schilddrüsenhormone fehlt. Durch TRH wird die Prolaktinausschüttung stimuliert.
- chronische Niereninsuffizienz.

Weitere Ursachen einer Mamillensekretion sind Entzündungen der Brust, eine Mastopathie sowie Tumoren (s. auch abnorme Mamillensekretion [S. C117]).

MERKE Muss im Rahmen einer gynäkologischen Untersuchung der Prolaktinwert bestimmt werden, sollte man das Blut vor der Brustuntersuchung abnehmen, da die Palpation die Prolaktinausschüttung fördert.

Auch das Neugeborene kann durch den Übertritt mütterlicher Hormone eine prolaktinbedingte Sekretion weißlich-gelber Flüssigkeit aus den Brustdrüsen zeigen (sog. **Hexenmilch**).

Klinik: Das Ausmaß der Galaktorrhö kann von einem Tropfen über den Abgang mehrerer Tropfen bis zum spontanen Milchfluss variieren. Beim **Mann** ist eine Galaktorrhö selten; viel eher kommt es bei Hyperprolaktinämie zu Libidostörung und Potenzverlust. Bei einer gonadotropen HVL-Insuffizienz ist auch die Spermiogenese beeinträchtigt. Es können zudem Gesichtsfeldausfälle bestehen (bei Makroprolaktinom).

MERKE Eine physiologische und hormonell bedingte Galaktorrhö tritt **beidseitig** auf. Eine abnorme Sekretion aus den Mamillen bei Erkrankungen der Brust selbst ist vorwiegend **einseitig** und enthält oft blutiges Sekret.

Diagnostik: Die Diagnostik basiert auf:
- Anamnese: Medikamenten- und Zyklusanamnese (**Amenorrhö**), Begleitsymptomen wie Gesichtsfeldausfällen, Libidostörung oder Hypothyreosebeschwerden (z. B. Obstipation, Bradykardie, Müdigkeit)
- klinische Untersuchung und Labor (Prolaktin, TSH)
- evtl. zytologischer Untersuchung des Sekrets (bei nicht eindeutigem Befund)
- Galaktografie: bei einseitiger spontaner Sekretion aus nur einem Milchgang.

14.4 Gynäkomastie

DEFINITION Ein- oder beidseitige Vergrößerung des Brustdrüsengewebes beim Mann (**Abb. 14.1**). Bei einer reinen Vermehrung von Fettgewebe spricht man von Lipomastie.

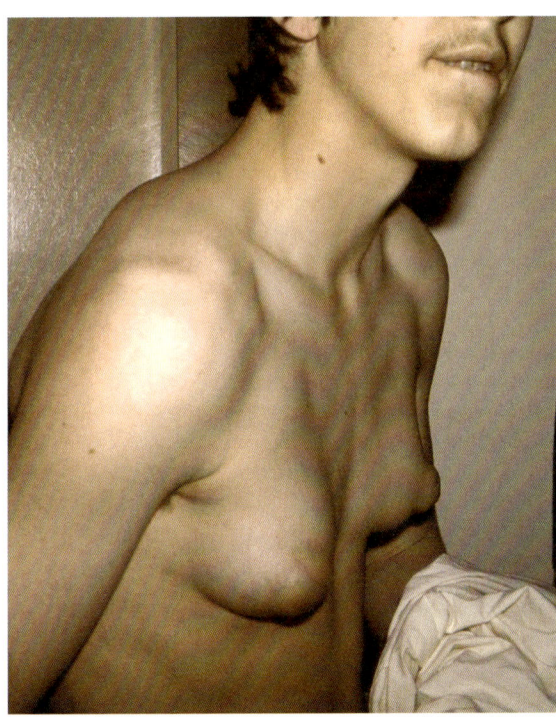

Abb. 14.1 Gynäkomastie. (aus: Baenkler, et. al., Kurzlehrbuch Innere Medizin, Thieme, 2010)

Tab. 14.2 Differenzialdiagnose der Gynäkomastie

Ursache		Diagnostik
gesteigerte Östrogensekretion	Östrogen- oder HCG-produzierende Hoden- oder Nebennierentumoren	Hodenpalpation, Hoden-Sonografie, Nebennieren-Sono, CT, Labor, Thorax-CT
	paraneoplastische Östrogensekretion (z. B. bei kleinzelligem Bronchialkarzinom)	
	Hermaphroditismus verus	Klinik
	Östrogentherapie	Anamnese
gesteigerte Aromatisierung aus Androgenen	Leberzirrhose	Klinik (Leberhautzeichen, Aszites), Labor, Sonografie
	Hyperthyreose	Klinik (Schwitzen, Nervosität), Labor (fT_4 und fT_3 ↑)
	adrenogenitales Syndrom	Klinik, Labor (Kortisol ↓, ACTH ↑, Nachweis des Enzymdefekts)
Androgenmangel		
• kongenital	Klinefelter-Syndrom	Klinik, Chromosomenanalyse (XXY)
	primärer (hypogonadotroper) Hypogonadismus	Anamnese, Labor (LH, FSH, Testosteron ↓, nicht stimulierbar im GnRH-Test)
	Anorchie	Klinik, Sonografie
	Störungen des Androgenrezeptors	Labor, Genitalfehlbildung, mangelhafte Virilisierung
	5α-Reduktase-Mangel	Klinik, Labor, Bestimmung der 5α-Reduktase in Fibroblasten
• erworben	Hyperprolaktinämie	Labor, Hypophysen MRT (Prolaktinom?)
	Orchitis	Klinik (Schwellung, Entzündung), Sonografie
	Trauma, Kastration	Anamnese
medikamentös induziert	Östrogene, Antiandrogene, Phytoöstrogene, Digitalis, Kosmetika, die die Östrogensynthese fördern, Gonadotropine, Clomifen, Methyldopa, trizyklische Antidepressiva, Spironolacton, ACE-Hemmer, β-Blocker, Kalziumantagonisten, Ketoconazol, Penicillamin, Methotrexat, Marihuana etc.	Anamnese

Eine Gynäkomastie kann beim Neugeborenen, in der Pubertät oder im Alter physiologisch sein. In der Hälfte aller Fälle tritt sie idiopathisch auf. Die pathologischen Formen sind in **Tab. 14.2** dargestellt.

Diagnostik: In der **Anamnese** gilt es, gezielt nach einer Einnahme von Medikamenten, einer Zunahme des Körpergewichts sowie Grunderkrankungen (z. B. Hypogonadismus, Leberzirrhose) zu fragen. Wichtig ist außerdem, das Alter des Patienten zu berücksichtigen, um zwischen den physiologischen und pathologischen Gynäkomastieformen zu unterscheiden. Anschließend müssen beide Brüste und die Hoden **abgetastet** und mittels **bildgebenden Verfahren** (Sonografie, Mammografie) weiter untersucht werden. Außerdem müssen die Leber- und Schilddrüsenfunktion laborchemisch überprüft sowie eine **Hormonanalyse** (Östradiol, Testosteron, LH, FSH, β-hCG und Prolaktin) durchgeführt werden. Tumorsuche mittels MRT oder CT (Nebennieren, Lunge, Hypophyse) und Chromosomenanalyse schließen sich bei entsprechendem Verdacht an.

Differenzialdiagnosen: Differenzialdiagnostisch ausgeschlossen werden müssen das **Mammakarzinom beim Mann** sowie eine **Pseudogynäkomastie** infolge Fettgewebezunahme (sog. Lipomastie). Das Mammakarzinom präsentiert sich mit eher einseitigem Befund, der lange schmerzlos bleibt, derbem Knoten, Sekretion aus der Mammille und axillärer Lymphknotenschwellung. Des Weiteren muss an Zysten, Fibrosen, Hämatome oder eine lymphatische Abflussbehinderung gedacht werden.

Therapie: Die idiopathische und physiologische Gynäkomastie werden i. d. R. nicht behandelt. Ansonsten ist immer die **kausale Therapie** anzustreben, d. h. nach Möglichkeit auslösende Medikamente absetzen bzw. einen eventuellen Tumor entfernen. Bei starker psychischer Belastung kann in Einzelfällen ein kurzfristiger Behandlungsversuch mit Tamoxifen (**Antiöstrogen**) versucht werden. Operiert werden sollte bei Karzinomverdacht oder aus kosmetischen bzw. psychischen Gründen. Chirurgische Therapie der Wahl ist die **subkutane Mastektomie**.

14.5 Hirsutismus und Virilisierung

> **DEFINITION**
> - Unter **Hirsutismus** versteht man eine vermehrte Körperbehaarung vom männlichen Typ (an Bauch, Brust, Innenseite Oberschenkel und Gesicht) bei der Frau infolge gesteigerter Androgenproduktion oder -wirkung.
> - Von **Virilisierung** spricht man, wenn zusätzlich zum Behaarungsmuster weitere androgenabhängige Symptome vorhanden sind: Klitorishypertrophie, Akne, Seborrhö, androgenabhängiger Haarausfall, tiefe Stimme, männlicher Habitus, Libidosteigerung und Zyklusunregelmäßigkeiten.

Tab. 14.3 Ursachen des Hirsutismus

Ursache	Begleitsymptome und Befunde	Diagnostik
ovarielle Ursachen		
PCO-Syndrom (= Stein-Leventhal-Syndrom)	Haarausfall, meist adipöse Patientinnen	Labor (LH↑, FSH↓ bis normal, Testosteron↑), Sonografie (polyzystische Ovarien)
testosteronproduzierender Ovarialtumor	Symptome des Tumors (z. B. Schmerzen, Gewichtsverlust)	Labor (Testosteron↑↑, oft AFP↑), gynäkologische Untersuchung, Bildgebung, ggf. Beckenvenen-Katheterisierung
Virilisierungserscheinung in der Schwangerschaft	Schwangerschaft	Anamnese, Schwangerschaftsnachweis, gynäkologische Untersuchung
adrenale Ursachen		
AGS (= adrenogenitales Syndrom)	vorwiegend Kinder, Hypokortisolismus, ggf. zusätzlich Salzverlust-Syndrom	Testosteron↑, DHEAS↑, Dexamethason-Hemmtest (vollständige Suppression des DHEAS und 17-Ketosteroide), Nachweis des spezifischen Enzymdefektes
androgenproduzierender Tumor der NNR	Symptome des Tumors (z. B. Schmerzen, Gewichtsverlust)	17-Ketosteroide im Urin und DHEAS im Plasma↑, Testosteron↑↑, CT, MRT
andere Ursachen		
idiopathisch	keine weiteren Auffälligkeiten	Ausschlussdiagnose
Akromegalie	Vergrößerung der Akren, Hyperhidrosis, prominente Gesichtszüge, ggf. hypophysärer Riesenwuchs (bei Erkrankungsbeginn vor Pubertät)	Labor (STH↑), fehlende Suppression von STH im oGTT-Belastungstest, MRT
Hyperprolaktinämie/Prolaktinom	Amenorrhö und Galaktorrhö, nicht endokrine Zeichen eines Hypophysenadenoms (z. B. Gesichtsfeldausfall)	Klinik, MRT
Morbus Cushing	Zeichen des Hyperkortisolismus (Vollmondgesicht, Büffelnacken, Stammfettsucht, Striae distensae etc.), Hyperpigmentierung der Haut	Testosteron↑, Dexamethason-Hemmtest (Suppression), Stimulierbarkeit durch CRH, Bildgebung, ggf. Hypophysenvenen-Katheterisierung
medikamentös induziert	Androgene, anabole Steroide, Danazol, Progesteronderivate	Anamnese

Vom Hirsutismus abgegrenzt werden muss die **Hypertrichose** [S. C46]. Sie entspricht einer gesteigerten Behaarung am gesamten Körper, die androgenunabhängig ist.

Ätiologie: Siehe Tab. 14.3.

14.6 Infektneigung

DEFINITION Erhöhte Anfälligkeit gegenüber bakteriellen, viralen, mykotischen und opportunistischen Infektionen.

Typischerweise liegt der Infektneigung eine Immunschwäche zugrunde. Die häufigsten Ursachen sind sekundäre Immundefekte:
- **Mangelernährung** (weltweit häufigste Ursache!)
- Malignome: v. a. T- und B-Zell-Leukämien, Lymphome, Karzinome
- Medikamente (v. a. Zytostatika, Glukokortikoide und Immunsuppressiva, einige Antibiotika)
- Infektionen: z. B. **HIV** und andere lymphotrope Viren (EBV, CMV, Masern), Tuberkulose, Lepra oder Leishmaniose
- Diabetes mellitus
- Morbus Cushing
- chronische Leber- und Niereninsuffizienz.

Für Weiteres zu Immundefekten s. Immunsystem und rheumatologische Erkrankungen [S. A439].

Erkrankungen der B-Zellen gehen mit einer erhöhten Neigung zu rezidivierenden bakteriellen Infektionen einher, Erkrankungen der T-Zellen mit viralen, intrazellulären (z. B. Listerien, Mykobakterien) und opportunistischen Infektionen.

14.7 Libidoverlust

DEFINITION Verlust an sexueller Lust, sexuelle Inappetenz.

Ätiologie: Eine gestörte Libido kann **organische** oder auch **psychische Ursachen** haben, wobei oftmals Versagensängste, Partnerkonflikte oder falsche Partnerwahl eine Rolle spielen. Häufige Ursachen von Libidoverlust sind
- schwere Allgemeinerkrankungen
- endokrine Störungen wie
  - Hypophysenvorderlappeninsuffizienz
  - Morbus Addison
  - Cushing-Syndrom
  - Hypothyreose
  - polyzystisches Ovarsyndrom
  - Tumor der Hoden oder Ovarien
- Stoffwechselerkrankungen: Diabetes mellitus, Hämochromatose
- psychische Erkrankungen: Anorexia nervosa, endogene Depression
- Adipositas
- Leberzirrhose

- Medikamente (z. B. orale Kontrazeptiva, β-Blocker, Methyldopa, Reserpin, Antiepileptika, Morphin)
- gynäkologische Erkrankungen: z. B. Endometriose, Myome, Infektionen, Hysterektomie, Ovarektomie
- Schwangerschaft
- Klimakterium (hormonelle und psychische Veränderungen).

Differenzialdiagnosen: Beim Mann muss die **erektile Dysfunktion** von einem Libidoverlust abgegrenzt werden. Bei erektiler Dysfunktion kann der Geschlechtsakt aufgrund unzureichender Erektion nicht vollzogen werden, die Lust darauf ist jedoch vorhanden.

14.8 Schilddrüsenvergrößerung

Synonym: Struma

Siehe Endokrines System und Stoffwechsel [S. A319].

14.9 Vergrößerung der Akren

Synonym: Akromegalie

Ursächlich ist ein Überschuss von Wachstumshormon, i. d. R. infolge eines GH-produzierenden Hypophysenadenoms. Tritt der Hormoneinfluss nach Schluss der Epiphysenfugen auf, kommt es zur Vergrößerung der Akren (Akromegalie) und auch der inneren Organe (Viszeromegalie). Typisch sind u. a. die schleichende Vergrößerung von Händen, Füßen sowie des Gesichtsschädels, vergröberte Gesichtszüge und erweiterte Interdentalspalten. Näheres zur Akromegalie s. Endokrines System und Stoffwechsel [S. A313].

14.10 Weiblicher Hypogonadismus

Tab. 14.4 zeigt Ursachen eines Hypogonadismus der Frau. Näheres zur Entwicklung der weiblichen Geschlechtsorgane, Klinik und Diagnostik s. Gynäkologie [S. B330].

Tab. 14.4 Differenzialdiagnosen des weiblichen Hypogonadismus

Ursache		Diagnostik
hypergonadotroper (= primärer) Hypogonadismus		Östradiol und Progesteron ↓, LH ↑, FSH ↑ (Gonadotropinanstieg erst > 10. Lebensjahr)
	Ovarektomie	Anamnese
	vorzeitige Menopause	Anamnese
	Ulrich-Turner-Syndrom	Klinik, Chromosomenanalyse (X0)
hypogonadotroper (= sekundärer und tertiärer) Hypogonadismus		Östradiol und Progesteron ↓, FSH ↓, LH ↓, GnRH ↓ bei Ursache im Hypothalamus
	HVL-Insuffizienz	Labor (HVL-Hormone ↓)
	idiopathisch	Klinik (primäre Amenorrhö), Labor (GnRH ↓)
	Kallmann-Syndrom	Klinik (primäre Amenorrhö, Riechstörung), Labor (GnRH ↓)
	funktionelle Störung des Hypothalamus (z. B. Stress, Untergewicht)	Anamnese, Klinik
	Prolaktinom	Labor (Makroprolaktinämie), MRT
	andere endokrine Ursachen (z. B. Hypothyreose, Morbus Cushing, Morbus Addison)	Labor
	Pubertas tarda	Klinik (Körperlänge ↓, fehlende Pubertät, retardiertes Knochenalter), Labor (verspätete pulsatile GnRH-Freisetzung)

15 Kindesalter, Wachstum und Entwicklung

15.1 Abnormer Fontanellentastbefund

Beim Neugeborenen sind 2 Fontanellen tastbar. Eine vordere, große, und eine hintere, kleine Fontanelle. Die große Fontanelle ist rautenförmig und verschließt sich normalerweise bis zum 2. Lebensjahr. Die kleine Fontanelle ist dreieckig und kann bereits bei der Geburt verschlossen sein, i. d. R. schließt sie sich nach 3 Monaten.

Die Fontanellen können sich jedoch pathologischerweise auch zu früh oder zu spät schließen. Ursächlich für einen **verfrühten Fontanellenschluss** sind Kraniosynostosen oder ein Mikrozephalus; ein **verzögerter Fontanellenschluss** tritt auf bei erhöhtem Hirndruck, Hydrozephalus, Subduralhämatom, Rachitis, Hypothyreose oder Knochenerkrankungen.

Bei Säuglingen lässt sich außerdem der **Hydratationszustand** anhand der Fontallen beurteilen: Abhängig vom Ausmaß der Dehydratation ist die Fontanelle mehr oder weniger eingesunken.

Eine vorgewölbte und gespannte Fontanelle kann sich bei einer Sepsis, Meningitis oder einer intrakraniellen Druckerhöhung (z. B. Hydrozephalus, Hirnödem, Tumor, Subarachnoidalblutung) finden.

15.2 Atemnot des Neugeborenen

Siehe Pädiatrie [S. B496].

15.3 Neugeborenenhyperexzitabilität

DEFINITION Gesteigerte Auslösbarkeit von Muskeleigen- und Fremdreflexen beim Neugeborenen.

Die Neugeborenen schreien viel, sind unruhig, zittern und schlafen schwer. Mögliche Ursachen sind in **Tab. 15.1** zusammengefasst.

15.4 Perinatale Asphyxie

Siehe Pädiatrie [S. B494].

15.5 Säuglingskolik

Synonym: 3-Monats-Kolik

Regulatonsstörung des Säuglings mit intensiven, anhaltenden Schreiattacken, die meist zwischen der 2. Lebenswoche und dem 2. Lebensmonat auftritt. Typisch ist ein Schreien, das länger als 3 h anhält und 3-mal die Woche auftritt. Näheres s. Pädiatrie [S. B584].

Tab. 15.1 Ursachen von Neugeborenenhyperexzitabilität

Ursache	Begleitsymptome und Befunde
perinatale Asphyxie	Hypoxie, Hyperkapnie und Azidose
Neugeborenensepsis	Tachykardie, Tachy-/Dyspnoe, Temperaturregulationsstörungen, muskuläre Hyper- oder Hypotonie, Zyanose, Hypo- oder Hyperglykämie, gastrointestinale Symptome
Hypoglykämie	initial oft asymptomatisch, Zittrigkeit, Schwitzen, Trinkschwäche, schrilles Schreien, Apnoen, Krampfanfälle
Hypokalzämie	Apnoe, Tachykardie, Arrhythmie, Krampfanfälle, Laryngospasmus, Tremor
Alkoholabusus der Mutter	fetales Alkoholsyndrom (faziale Dysmorphie, Minderwuchs, Mikrozephalie)
Drogenabusus der Mutter	Irritabilität, Zittrigkeit, Tremor, gastrointestinale Symptome, muskuläre Hypertonie, übermäßiges nonnutritives Saugen
Hydrozephalus	Makrozephalus, vorgewölbte Fontanelle

Differenzialdiagnostisch muss gedacht werden an:
- **gastrointestinale Ursachen** wie eine Kuhmilchintoleranz, Obstipation, Hunger, Laktasemangel, Invagination, gastroösophagealer Reflux, Luftschlucken
- **Infektionen**: respiratorische Infekte, Harnwegsinfekte, Meningitis
- **weitere Ursachen**: erhöhter Hirndruck, Kindesmisshandlung.

15.6 Enkopresis

Siehe Psychiatrie [S. B1069].

15.7 Enuresis

Siehe Psychiatrie [S. B1069].

15.8 Wachstumsstörungen

15.8.1 Hochwuchs

DEFINITION Gesteigertes Längenwachstum mit Körperlänge > 97. Perzentile bzw. Wachstumsgeschwindigkeit > 75. Perzentile im Vergleich zu gleichaltrigen gesunden Kindern.

Man unterscheidet zwischen **permanentem** und **transientem Hochwuchs**, wobei Ersterer i. d. R. familiär gehäuft auftritt und dann keinen Krankheitswert hat (**Tab. 15.2**). Zu Diagnostik und Therapie von Wachstumsstörungen s. Pädiatrie [S. B479].

Tab. 15.2 Ursachen für Hochwuchs

Ursache	Begleitsymptome und Befunde	Diagnostik
permanenter Hochwuchs		
familiärer Hochwuchs	Geburtsgröße und -gewicht > 97. Perzentile, normale Wachstumsgeschwindigkeit, Knochenalter altersentsprechend, große Eltern	Anamnese, Knochenalter bestimmen
Klinefelter-Syndrom	eunuchoider Hochwuchs, lange Extremitäten, infantiles Genitale mit kleinem Hodenvolumen, Gynäkomastie, hypergonadotroper Hypogonadismus	Chromosomenanalyse (47, XXY)
Fragiles-X-Syndrom	Hochwuchs im Kleinkindalter, ab der Pubertät große Hoden, mentale Retardierung, Verhaltensauffälligkeit, Makrozephalie, langes Gesicht, große dysplastische Ohren	Klinik, genetische Untersuchung
Marfan-Syndrom	überstreckbare Gelenke, Arachnodaktylie, Aorten-, Mitralinsuffizienz, Aortenaneurysma, Linsenektopie	Klinik, genetische Untersuchung
Homozystinurie	Linsenektopie, frühzeitige Arteriosklerose, Thrombembolien, helle Haare, ZNS-Symptome	Labor (Homozystein und Methionin i. Plasma ↑, Homozystinnachweis im Urin)
Beckwith-Wiedemann-Syndrom	Viszeromegalie, Makroglossie, Fehlbildungen der Bauchwand, Neigung zu Tumorerkrankung (z. B. Neuro-, Hepatoblastom)	Klinik, genetische Untersuchung
hypophysärer Gigantismus	nach Schluss der Epiphysenfugen: Akromegalie	Labor (GH ↑, fehlende GH-Supression im oGTT)
temporärer Hochwuchs		
konstitutionelle Entwicklungsbeschleunigung	verfrühter Pubertätswachstumsschub und -beginn, akzeleriertes Knochenalter	Anamnese, Knochenalter bestimmen
Hyperthyreose	meist Struma, Nervosität, Schwitzen, Tachykardie etc.	Labor (fT₃, fT₄ ↑, TSH)
Pubertas praecox	Wachstum und Sexualreife vor Pubertätseintritt beschleunigt, vorzeitiger Schluss der Epiphysenfugen mit Kleinwuchs	Östradiol ↑ bzw. Testosteron/Dihydrotestosteron ↑, Pubertas praecox vera: pulsatile LH- und FSH-Ausschüttung
adrenogenitales Syndrom	prämature Pub-/Adrenarche, Hochwuchs im Kindesalter, Kleinwuchs im Erwachsenenalter; bei Mädchen und Jungen Virilisierung (beginnt bereits in utero); beim Jungen großer Penis mit kleinen Hoden	Labor (ACTH ↑, Androgene ↑), Knochenalter beschleunigt
Adiposogigantismus	übermäßige Kalorienzufuhr und Bewegungsmangel	Adipositas

15.8.2 Kleinwuchs

DEFINITION Körperlänge < 3. Perzentile der altersentsprechenden Wachstumskurve.

Tab. 15.3 gibt eine Übersicht über die Differenzialdiagnosen des Kleinwuchses. Der familiäre Kleinwuchs und die konstitutionelle Entwicklungsverzögerung sind häufig und besitzen keinen Krankheitswert. Zur Diagnostik und Therapie s. Pädiatrie [S. B479].

15.9 Makrozephalie

DEFINITION Kopfumfang > 97. Perzentile.

Ein zu großer Kopf hat nicht ausschließlich pathologische Ursachen, sondern kann familiär gehäuft auftreten und physiologisch sein (familiärer Makrozephalus). Bei den pathologischen Formen unterscheidet man einen Makrozephalus, der mit, und einen, der ohne Vermehrung von Hirnsubstanz einhergeht (Makrozephalus mit und ohne Megalenzephalie Tab. 15.4).

15.10 Mikrozephalie

DEFINITION Kopfumfang < 3. Perzentile.

Ursächlich für einen Mikrozephalus können sein
- ein vermindertes Wachstum an Hirnsubstanz oder
- ein vorzeitiger Verschluss der Schädelnähte (Kraniosynostosen).

Außerdem kann ein zu kleiner Kopf auch familiär gehäuft bei proportioniertem Kleinwuchs auftreten und damit physiologisch sein.

Das **verminderte Hirnwachstum** kann beruhen auf
- chromosomalen Störungen: z. B. Trisomie
- pränatalen Ursachen: z. B. intrauterine Infektionen (TORCHLL, s. Gynäkologie und Geburtshilfe [S. B410]), alkoholische Embryopathie, intrauterine Dystrophie, Phenylketonurie der Mutter, Medikamente (z. B. Valproat, Cumarine)
- perinatalen Ursachen: z. B. Hirnblutung oder peripartale Asphyxie
- postnatalen Ursachen: z. B. Stoffwechselstörungen, Traumen, Entzündungen.

Kraniosynostosen können isoliert vorkommen oder mit weiteren Fehlbildungen assoziiert sein und imponieren mit auffälligen Kopfformen (s. Pädiatrie [S. B601]). Klinisch findet sich außerdem ein vorzeitiger Fontanellenschluss [S. C131].

MERKE In etwa 90 % d. F. ist ein Mikrozephalus mit einer mentalen Retardierung vergesellschaftet.

15.10 Mikrozephalie

Tab. 15.3 Ursachen für Kleinwuchs

Ursache	Begleitsymptome und Befunde	Diagnostik
primärer Kleinwuchs		
familiärer Kleinwuchs	kleine Eltern, Geburtsgewicht < 3. Perzentile, normale Wachstumsgeschwindigkeit, altersentsprechendes Knochenalter	Anamnese, Knochenalter bestimmen
Small for gestational Age (SGA)	Schwangerschafts- und Geburtsanamnese	Anamnese
Störungen des Skelettwachstums:		
• Achondroplasie	dysproportionierter Minderwuchs (großer Rumpf, kleine Extremitäten), großer Hirnschädel, normale Intelligenz	Klinik
• Osteogenesis imperfecta	erhöhte Knochenbrüchigkeit mit dysproportioniertem Minderwuchs, z. T. blaue Skleren, gestörte Zahnentwicklung, Schmerzen	Klinik, Röntgenaufnahme
sekundärer Kleinwuchs		
konstitutionelle Entwicklungsverzögerung	temporärer Kleinwuchs → Verzögerung des Pubertätswachstumsschubs und der Pubertät, retardiertes Knochenalter	Anamnese, Knochenalter bestimmen
Down-Syndrom	Brachyzephalus, Epikanthus, kleine dysplastische Ohren, 4-Finger-Furche, kurze, breite Hände; gehäuft: Herzfehler, Analatresie, Duodenalstenose	Chromosomenanalyse (Trisomie 21)
Ullrich-Turner-Syndrom	proportionierter Minderwuchs, Epikanthus, Hypertelorismus, tiefer Haaransatz, kurzer Hals, Pterygium colli, Fehlbildungen der inneren Organe, Streak-Gonaden	Chromosomenanalyse (45,X0)
Fanconi-Anämie	intrauteriner und postnataler Kleinwuchs, persistierend erhöhtes HbF, Panzytopenie, Mikrozephalie, Mikrophthalmie, Fehlbildungen der inneren Organe, hyperpigmentierte Haut	Diperoxybutantest (Test der Chromosomenbrüchigkeit)
Smith-Lemli-Opitz-Syndrom	Mikrozepahlie, Ptosis, „Steckdosennase", 4-Finger-Furche, Zehensyndaktilie, Fehlbildungen der inneren Organe, Mittelliniendefekte, Hypospadie	7- und 8-Dehydrocholesterol ↑
Prader-Willi-Syndrom	Muskelhypotonie, Polyphagie, progrediente Adipositas, hypothalamischer Minderwuchs und Hypogonadismus, Kryptorchismus, psychomotorische Retardierung	Klinik, genetische Untersuchung
Alkoholembryopathie	faziale Dysmorphie, Mikrozephalus, Störung der Sprachentwicklung und Konzentration, Herzfehler (v. a. VSD), urogenitale Fehlbildungen	Anamnese (mütterlicher Alkoholkonsum in der Schwangerschaft), Klinik
Malnutrition	primäre Mangelernährung oder infolge chronischer Erkrankungen	Hautfaltendicke messen, Labor (Blutbild, Eiweißbestimmung)
Hypothyreose	Myxödem, grobe Gesichtszüge, brüchige Haare, Obstipation, Bradykardie etc.	Labor (fT_3 und fT_4 ↓, TSH, evtl. TRH-Test)
Wachstumshormonmangel (hypophysärer Minderwuchs)	proportionierter Kleinwuchs, Puppengesicht, normale Intelligenz, Neigung zu Hypoglykämie	GH ↓, Hypophysenfunktionstests, CT/MRT
Pubertas praecox	beschleunigte Sexualreifung mit vorzeitigem Schluss der Epiphysenfugen und Kleinwuchs im Erwachsenenalter	Östradiol ↑ bzw. Testosteron/Dihydrotestosteron ↑, Pubertas praecox vera: pulsatile LH- und FSH-Ausschüttung
chronische Erkrankungen	angeborene Herzfehler Lungenerkrankungen, zystische Fibrose, Zöliakie, chronisch-entzündliche Darmerkrankungen, Niereninsuffizienz, Stoffwechselerkrankungen, Rachitis	je nach Grunderkrankung
psychosozialer Kleinwuchs	Vernachlässigung	Anamnese
iatrogener Kleinwuchs	Cushing-Syndrom, Zytostatikatherapie	Anamnese

Tab. 15.4 Ursachen eines Makrozephalus

Form	Ursachen
ohne Megalenzephalie	Hydrozephalus (häufigste Ursache)
	intrakranielle Raumforderungen: Tumor, Subduralhämatom, Gefäßmalformation (Aneurysma), Hirnabszess
mit Megalenzephalie	Speicherkrankheiten wie Mukopolysaccharidosen
	Phakomatosen wie Morbus Recklinghausen, tuberöse Sklerose
	Pseudotumor cerebri
	genetische Syndrome (z. B. Wiedemann-Beckwith-Syndrom, Fragiles-X-Syndrom)

16 Ohren

16.1 Ausfluss bzw. Blutung aus dem Gehörgang

Synonym: Otorrhö

Die häufigste Ursache für „Ohrenlaufen" ist **Zerumen**, das sich im äußeren Gehörgang befindet. Des Weiteren können Traumen, Entzündungen oder Tumoren im Gehörgang oder Mittelohr zur Otorrhö führen. Die austretende Flüssigkeit kann serös, eitrig, klar (Liquor) oder blutig sein, die Farbe ist jedoch sehr unspezifisch:
- bräunlich/dunkelgelb: Zerumen
- serös: chronische Mittelohrentzündung, Entzündung des äußeren Gehörgangs (Otitis externa)
- eitrig: Trommelfellperforation bei akuter Mittelohrentzündung (anfangs auch blutig), chronische mesotympanale Mittelohrentzündung (Sekret meist geruchlos), Cholesteatom (Sekret eitrig-fötide)
- klar: Liquoraustritt nach Verletzung der Dura mater
- blutig: Verletzungen (z. B. Felsenbeinfraktur) oder Tumoren (z. B. Mittelohrkarzinom).

16.2 Fremdkörper im Gehörgang

Fremdkörper im Gehörgang können bei Kindern (häufiger) oder gelegentlich auch bei Erwachsenen auftreten. Meist handelt es sich um kleine Spielzeugteile, Teile von Wattestäbchen oder Insekten. Die Patienten klagen über ein Fremdkörpergefühl sowie auch Schmerzen oder eine Einschränkung des Hörvermögens. Es kann aus dem Gehörgang bluten. Therapie der Wahl ist die fachgerechte Entfernung des Fremdkörpers. Näheres s. HNO [S. B806].

16.3 Störungen des Hörvermögens und Taubheit

Einteilung und Ätiologie: Ursächlich für einen **Hörverlust** können sein:
- **Schallleitungsschwerhörigkeit**: Die Ursache liegt zwischen Ohrmuschel und Steigbügel.
- **Schallempfindungsschwerhörigkeit** (sensorineurale Schwerhörigkeit): i. d. R. persistierend mit Ursache im Innenohr (kochleär) oder zentral (retrokochleär)
- **gemischte** Formen.

Davon muss man psychogene Ursachen oder eine Simulation abgrenzen.

Diagnostik:
- Anamnese und spezielle Ohrenanamnese mit Fragen nach dem Auftreten (akut, subakut, ein- oder beidseitig?), Trauma, Operation, Medikamenten und Begleitsymptomen wie Schwindel, Ohrenschmerzen oder Tinnitus
- HNO-ärztlicher Status
- Stimmgabelversuch nach Rinne und Weber
- audiologische Diagnostik (s. HNO [S. B801]).

Differenzialdiagnosen: Siehe Tab. 16.1.

Tab. 16.1 Ursachen von Schwerhörigkeit

Ursache	Begleitsymptome und Befunde	Bemerkungen
Schallleitungsschwerhörigkeit		
Verlegung des äußeren Gehörgangs		
• Cerumen obturans	akute Hörminderung, dumpfer Druck, evtl. Tinnitus	Otoskopie, vorsichtiges Ausspülen
• Fremdkörper	Schmerz, einseitige Otorrhö	keine blinde Extraktion, Ausspülen nur bei intaktem Trommelfell
• Otitis externa diffusa	starke Schmerzen, Ekzem, Schmerz beim Ziehen an der Ohrmuschel und Tragusdruckschmerz	
akute Otitis media	plötzlicher Beginn, pulsierender Ohrenschmerz, evtl. Schmerzen am Mastoid, Fieber, bei Perforation Entleerung eines eitrigen, evtl. hämorrhagischen Exsudats	leichter Verlauf (viral), schwerer Verlauf (bakteriell)
Trommelfellperforation	Ohrenschmerzen, evtl. Blutung	z. B. nach Stichverletzungen (beim Ohrenreinigen)
Cholesteatom	fötide Otorrhö, randständige Trommelfellperforation	unbehandelt schwere Komplikationen (z. B. Zerstörung der Gehörknöchelchen, Labyrinthfistel mit Labyrinthitis, Meningitis) mit kombinierter Schwerhörigkeit
Felsenbeinfraktur	Blutung aus dem Gehörgang, Rhinoliquorrhö, evtl. Fazialisparese, Labyrinthausfall bei Querfraktur	Otoskopie: Frakturspalt mit Stufenbildung im Trommelfellrahmen (Längsfraktur); die Längsfraktur ist häufiger als die Querfraktur
Tubenbelüftungsstörung	Druck im Ohr, Tinnitus mit tiefer Frequenz, eigene Stimme wird lauter gehört	retrahiertes Trommelfell

Tab. 16.1 Fortsetzung

Ursache	Begleitsymptome und Befunde	Bemerkungen
Schallempfindungsstörung (sensorineurale Schwerhörigkeit)		
Altersschwerhörigkeit	beidseitig, meist symmetrisch, Verlust im Hochtonbereich, ausgeprägt v. a. bei Störgeräuschen in der Umgebung, Diskriminationsverlust, Tinnitus	möglichst rasche Versorgung mit Hörgeräten
akustisches Trauma	Hochtonverlust, Tinnitus, Audiometrie: Senke der Hörschwellenkurve bei 4000 Hz (c^5-Senke)	Knall oder Explosion mit direkter Schädigung der Haarzellen
Barotrauma	plötzliche Schwerhörigkeit, Tinnitus, Erbrechen, Schwindel	zu schneller Druckwechsel (z. B. Tauchen)
Labyrinthitis	Tinnitus, Drehschwindel, Übelkeit, Schmerzen, evtl. Fazialisparese (v. a. bei Zoster oticus)	virale (z. B. Zoster oticus, Mumps) oder bakterielle Infektionen (z. B. Borreliose, Lues)
Intoxikationen	beideitige Schwerhörigkeit, u. U. Taubheit, Tinnitus	Ursache: ototoxische Medikamente (z. B. Aminoglykosid-Antibiotika, Salizylsäure, Furosemid, Etacrynsäure, Cisplatin), Stoffwechselstörungen, gewerbliche Gifte (z. B. Blei, Quecksilber)
Morbus Menière	plötzlicher Drehschwindel (Attacken), Fallneigung zur kranken Seite, Spontannystagmus (horizontal, richtungsbestimmt), vegetative Beschwerden, fluktuierende Tieftonschwerhörigkeit	anfallsweises Auftreten
Hörsturz	einseitiger, plötzlicher Hörverlust, Tinnitus, Schwindel	Ursache: Durchblutungsstörungen oder Neuritis n. vestibulocochlearis, Ausschlussdiagnose!
Herz-Kreislauf-Erkrankungen	Hypotonie: Tinnitus und Hörverlust im Hochtonbereich; Hypertonie: pulsierender Tinnitus	Hörstörung oft Frühsymptom (→ beeinträchtige O_2-Versorgung)
Akustikusneurinom	einseitiger, langsam progredienter Verlust im Hochtonbereich, Tinnitus, Nystagmus, evtl. Schwindel, im Verlauf: Hirnnervenausfälle, Kleinhirnsymptome	Fast immer einseitig! bei Neurofibromatose Typ II hingegen oft beidseitig
kombinierte Schwerhörigkeit		
Otosklerose	langsame Progredienz, beidseitige Schwerhörigkeit, oft Tinnitus, Schwindel, Otoskopie o. B.	v. a. Frauen zwischen 20 und 40 Jahren betroffen

16.4 Tinnitus

Synonym: Ohrgeräusch

DEFINITION Auditorische Empfindungsstörung, die Ausdruck einer veränderten Hörwahrnehmung ist und in unterschiedlichen Formen (reine Töne, unterschiedliche Frequenzen, Geräusche) auftreten kann.

Formen: In der Regel besteht ein **subjektiver Tinnitus**, bei dem nur der Patient selbst das Geräusch hört, ohne dass dieses messbar ist. Ein **objektiver Tinnitus**, der auch vom Arzt wahrgenommen werden kann, ist sehr selten. Abhängig von der Dauer der Beschwerden unterscheidet man einen akuten (< 3 Monate) vom chronischen (> 3 Monate) Tinnitus. Objektiviert werden kann der Tinnitus in Bezug auf die subjektive Frequenz und Lautstärke mittels Tonaudiometer.

Epidemiologie: Circa 4 % der Erwachsenen sind in Deutschland von einem Tinnitus betroffen. Vor allem Jugendliche erkranken zunehmend (Lärmbelastung über MP3-Player, in Diskotheken etc.).

Ätiologie und Klinik: Man unterscheidet verschiedene **Tinnitusqualitäten**:
- Sausen oder Rauschen: verlegter Gehörgang, Mittelohrerkrankungen, Hörsturz, Morbus Menière, Otosklerose
- Pfeifen: Innenohrerkrankungen und Erkrankungen des N. vestibulocochlearis, akustisches Trauma, vaskuläre Störungen, Intoxikationen
- Pulsieren: arterielle Hypertonie, Gefäßerkrankungen (z. B. Angiom, AV-Fistel, Aneurysma, Glomustumor, Karotisstenose), Anämie, akute Otitis media, akute Mastoiditis („Klopfen").

Ein Tinnitus kann auch verursacht werden durch:
- Kiefermalokklusion
- HWS-Syndrom
- Myoklonie des weichen Gaumens
- psychogen.

Mögliche Ursachen sind auch in **Tab. 16.2** zusammengefasst.

Diagnostik:
- **Anamnese** (!):
  - Qualität des Tinnitus
  - Auftreten (Kontinuierlich? Bestimmte Tageszeit? Nur unter der Woche?)
  - Beeinflussbarkeit (Belastung, Kopfhaltung, Essen, Stress, Lärm)
  - Begleitsymptome (Schlafstörungen, Depression etc.)
  - Leidensdruck
- HNO-Status
- Hörprüfungen
- Impedanzaudiometrie
- Hirnstammaudiometrie (Retrokochleäre Ursache?)

- Gleichgewichtsprüfungen
- Tinnitusanalyse: z. B. Vergleich zum anderen Ohr, Maskierung des Tinnitus mit Geräuschen
- zusätzlich eventuell: internistisches, neurologisches oder (kiefer-)orthopädisches Konsil, Laboruntersuchung, Liquorpunktion, bildgebende Diagnostik (Duplexsonografie, Felsenbein-CT, MRT).

> **MERKE** Ein pulsierender Tinnitus spricht für eine vaskuläre Ursache.

Therapie: Der akute Tinnitus wird wie ein Hörsturz behandelt (s. HNO [S. B816]). Patienten, die an einem chronischen Tinnitus leiden, sollten bei hohem subjektivem Leidensdruck und Auftreten von Begleiterscheinungen therapiert werden. Bewährte Maßnahmen sind Habituationstherapien (z. B. Entspannungsverfahren), Psychotherapie und autogenes Training, evtl. auch Einsatz eines sog. Tinnitusmaskers, einem Hörgerät, das das Geräusch verdeckt. Außerdem Meiden von Risikofaktoren (z. B. ototoxische Medikamente, Lärm).

Tab. 16.2 Ursachen eines Tinnitus

Form	mögliche Ursachen
subjektiver Tinnitus	Schallleitungsschwerhörigkeit (selten): z. B. bei Zerumen, Fremdkörper im Ohr, Trommelfellperforation, Otitis media, Mastoiditis, Paukenerguss, Otosklerose
	sensoneurinale Schwerhörigkeit (häufig): z. B. bei akustischem Trauma, Hörsturz, Ruptur des runden Fensters, Morbus Menière, Presbyakusis, Akustikusneurinom, Barotrauma, Felsenbeinfraktur, toxischem Innenohrschaden
	Schädigung der zentralen Hörbahn: z. B. Enzephalitis, Tumor
	weitere Ursachen: hypertensive Krise, HWS-Syndrom, Kiefermalokklusion, Anämie, psychogene Störung, psychiatrische Erkrankung
objektiver Tinnitus	vaskuläre Erkrankungen: Glomustumor, arteriovenöse Fisteln, Stenose der A. carotis, vaskuläre Fehlbildungen
	myogene Ursachen: Myoklonus von Gaumensegel oder Ohrenbinnenmuskeln

17 Nase, Geruchs- und Geschmackssinn

17.1 Abnorme Nasensekretion

Synonym: Rhinorrhö

> **DEFINITION** Abweichen vom physiologischen Nasensekret in Menge, Konsistenz, Farbe oder Geruch.

Ätiologie: Siehe Tab. 17.1.

17.2 Borkenbildung in der Nase

Ätiologie: Siehe Tab. 17.2.

17.3 Nasenbluten

Synonym: Epistaxis

Ätiopathogenese: Man unterscheidet zwischen lokalem und symptomatischem Nasenbluten im Rahmen von Allgemeinerkrankungen. Die häufigste Blutungsquelle ist der Locus Kieselbach (kapillärer Plexus in der Nasenschleimhaut), der sich im vorderen unteren Dreieck des Septums befindet. Die häufigste Blutungsursache sind arteriosklerotisch veränderte oder durch den arteriellen Hypertonus vorgeschädigte Blutgefäße, gefolgt von (meist viralen) Infektionen und lokalen Verletzungen. Eine trockene Nasenschleimhaut begünstigt Blutungen.

Zu den **lokalen Ursachen** zählen:
- vordere Septumdeviation (behinderte Nasenatmung mit verstärktem Austrocknen der Schleimhaut)
- Rhinitis sicca
- Verletzung des Locus Kieselbach
- Trauma
- Fremdkörper
- Nasenpolyp
- Tumoren (**Cave:** Bei jungen Männern mit Nasenbluten immer an das juvenile Angiofibrom denken!)
- idiopathisch (rezidivierende und leichte Blutungen).

Symptomatisches Nasenbluten kann auftreten bei:
- Arteriosklerose
- arterieller Hypertonie
- Gerinnungsstörungen
- gestörter Knochenmarkfunktion (z. B. Agranulozytose, akute Leukämie)
- Einnahme von Thrombozytenaggregationshemmern oder oralen Antikoagulanzien
- Morbus Osler-Rendu
- Urämie
- Schwangerschaft.

Klinik: Bei älteren Patienten, die an arteriellem Hypertonus oder einer Arteriosklerose leiden, tritt die Epistaxis häufig mit hellrot spritzender Blutung auf. Dagegen imponieren Blutungen infolge Gerinnungsstörungen oder unter Antikoagulationstherapie eher mit konstantem und dunklem Blutabgang. Fieber und eine nekrotisierende Entzündung des Oropharynx in Kombination mit Nasenbluten sollten an eine Knochenmarkfunktionsstörung denken lassen.

17.3 Nasenbluten

Tab. 17.1 Ursachen einer abnormen Nasensekretion

Sekret	Begleitsymptome und Befunde	Ursachen
wässrig	behinderte Nasenatmung, Hyposmie, veränderter Stimmklang, reduzierter Allgemeinzustand, gerötete und geschwollene Nase	akute Rhinitis (katarrhalisches Stadium)
	Juck- und Niesreiz, Augenbrennen, behinderte Nasenatmung mit Hyposmie, Allergienachweis anhand von Hauttests	Rhinitis allergica
	täglicher Niesreiz, Fließschnupfen, Juckreiz und Obstruktion der Nase	idiopathische Rhinitis
	Trauma mit Schädelverletzung, Liquornachweis mittels β_2-Transferrin-Test	Rhinoliquorrhö
schleimig-eitrig	allmähliche Besserung des Geruchsinns und der weiteren Symptome, bei bakterieller Superinfektion gelbgrünes Sekret mit Symptomenpersistenz	akute Rhinitis (schleimig-eitriges Stadium)
	behinderte Nasenatmung, Kopfschmerzen, posteriore Rhinorrhö, hyperplastische Schleimhaut; fötide stinkend bei Ozaena	chronische Rhinitis
	Schmerzen und Klopfschmerzhaftigkeit im Bereich der betroffenen Nasennebenhöhle, Kopfschmerzen, Zunahme beim Nachvornbeugen, behinderte Nasenatmung	Sinusitis
zäh	behinderte Nasenatmung, Hyposmie, evtl. Kopfschmerzen	Polyposis nasi
	Polyposis nasi, chronischer Husten, Bronchiektasien, rezidivierende Pneumonie, Gallensteine, Maldigestion, Infertilität v. a. bei Männern	Mukoviszidose
blutig	Epistaxis, sichtbare Hämatome, Druckschmerzhaftigkeit, Deformierung der Nase, Krepitationen	Trauma
	einseitige Symptomatik	Fremdkörper
	u. U. sehr starke Blutung, jüngere Männer	Angiofibrom
	blutig tingiertes, evtl. fötides Sekret bis Epistaxis, Hyposmie, Kopfschmerzen	maligne Tumoren
	blutig-borkiges Sekret, chronische Rhinosinusitis, Otitis, Ulzera-Rundherde in der Lunge; später: generalisierte Vaskulitis mit rapid-progressiver Glomerulonephritis, alveoläre Hämorrhagie und Hämoptoe	Wegener-Granulomatose

Tab. 17.2 Ursachen einer Borkenbildung in der Nase

Ursachen	Begleitsymptome und Befunde	Diagnostik
Rhinitis atrophicans (Ozaena)	grüngelbe Borken, fötide Sekretion, die der Patient nicht riecht	Rhinoskopie, Endoskopie
Rhinitis sicca anterior	trockene Schleimhaut, Ulzera- und Krustenbildung, evtl. Nasenbluten, Septumperforation	Rhinoskopie
Wegener-Granulomatose	Blutig-borkiges Sekret, chronische Rhinosinusitis, Otitis, Ulzera-Rundherde in der Lunge; später: generalisierte Vaskulitis mit rapid-progressiver Glomerulonephritis, alveoläre Hämorrhagie und Hämoptoe	Biopsie der Nasenschleimhaut
spezifische Rhinitis		
• Tuberkulose der Nase	Granulationen im Nasenvorhof, Ulzera und Krustenbildung	Probeexzision
• Sarkoidose	Knoten am Nasenseptum oder der Nasenmuschel, Granulome auch in Lymphknoten, Haut etc.	Probeexzision
• Lues	solides Gumma oder diffuse Infiltration, im Verlauf nekrotischer Zerfall mit fötider Sekretion; Endstadium: Sattelnase, Septumperforation	Rhinoskopsie, Endoskopie, Luesnachweis
• Tropenkrankheiten		
• Rhinosklerom	Rhinitis mit Borkenbildung, im Verlauf Nasengranulome, die auch in den Pharynx, Larynx übergreifen, Narbenbildung	Erregernachweis im Sekret, Biopsie
• Lepra	seröse, blutige Rhinitis, Knotenbildung („Leprome"), die später nekrotisch zerfallen, Narbenbildung, Nervenaffektion	Erregernachweis im Sekret, Biopsie

Diagnostik:
- Anamnese (Rezidivierendes Ereignis? Medikamenteneinnahme? Bekannter Bluthochdruck?)
- körperliche Untersuchung mit Blutdruckmessung
- **Rhinoskopie** oder Nasenendoskopie zur Lokalisation der Blutungsquelle
- Laboruntersuchung (Hb, Hkt, Erythrozyten, Thrombozyten und Gerinnungsparameter) bei massiver Blutung.

Therapie: Der Patient sollte beruhigt werden und sich bei **erhöhtem Oberkörper** leicht nach vorn beugen, damit er das Blut ausspucken kann. Ist die Blutung im vorderen Nasenabschnitt lokalisiert, kann sie evtl. gestoppt werden, indem man die vorderen Nasenflügel zusammendrückt. Um die Vasokonstriktion zu fördern, sollte Eis auf die Stirn und in den Nacken gelegt werden. Ist eine hypertensive Krise für die Blutung verantwortlich, muss diese behandelt werden (z. B. mit 2 Hüben Nitroglyzerinspray). Bei massiven Blutungen muss Volumen substituiert werden.

Maßnahmen, um die Blutung zu stoppen, sind:
- Einlage von **adrenalingetränkten Spitztupfern**
- gezielte bipolare **Koagulation** des blutenden Gefäßes
- vordere oder hintere (nach Bellocq) **Nasentamponade**
- **Ballonkatheter** nach Masing.

17.4 Nasenfremdkörper

Nasenfremdkörper finden sich in erster Linie bei Kleinkindern, die sich kleines Spielzeug oder ähnliche Fremdkörper absichtlich in die Nase stecken oder akzidentiell durch die Nase einatmen. Anfangs kommt es zu einer einseitigen **Behinderung der Nasenatmung**, die evtl. mit Schmerzen verbunden ist. Später entwickelt sich eine ebenfalls einseitige **gesteigerte Sekretion** der Nasenschleimhaut mit chronischem Schnupfen und blutigem, z. T. auch fötidem Sekret. Wird der Fremdkörper übersehen, kommt es zu **rezidivierenden Sinusitiden**. Die Kinder leiden an Kopfschmerzen. Therapie der Wahl ist die Fremdkörperentfernung (evtl. in Narkose).

17.5 Störung des Geruchs- und Geschmackssinns

Synonym: Schmeckstörung: Dysgeusie; Riechstörung: Dysosmie

> **DEFINITION** Beeinträchtigung des Riech- und Schmeckvermögens.

Epidemiologie: Störungen des Geschmackssinns sind wesentlich seltener als solche des Geruchsinns.

Formen: Man unterscheidet zwischen qualitativen und quantitativen Störungen:
- **quantitative Riechstörung:**
  - Anosmie: kein Riechvermögen
  - Hyposmie: reduziertes Riechvermögen
  - Hyperosmie: gesteigertes Riechvermögen
- **qualitative Riechstörung:**
  - Parosmie: veränderte Wahrnehmung von Gerüchen (unangenehm empfundene Gerüche: Kakosmie)
  - Phantosmie: veränderte oder abweichende Riechwahrnehmung, ohne dass eine entsprechende Duftquelle vorhanden ist.

Die **Geschmacksstörungen** werden analog zu den Riechstörungen eingeteilt und als Ageusie, Hypogeusie, Hypergeusie, Pargeusie und Phantogeusie bezeichnet.

Ätiologie: Ursächlich für eine Beeinträchtigung des Riech- und Schmeckvermögens können sein:

Hyp-/Anosmie:
- lokale Faktoren (z. B. Rhinitis, Schleimhautatrophie, Verletzungen, postoperativ, Septumdeviation, Tonsillenhyperplasie)
- Schädel-Hirn-Trauma
- periphere Nervenläsionen: N. olfactorius, N. facialis und Chorda tympani, N. glossopharyngeus
- Polyneuropathie
- neurologische Erkrankungen, z. B. Multiple Sklerose, Morbus Alzheimer, Morbus Parkinson
- weitere zentralnervöse Ursachen im Bereich des Tractus olfactorius und der Schmeckbahn in Kortex, Thalamus oder Hirnstamm (z. B. basale Meningitis, Enzephalitis, Tumoren, Ischämie, Hämorrhagie, Epilepsie)
- internistische Erkrankungen: Diabetes mellitus, Hypothyreose, Leber- oder Nierenerkrankung, Sklerodermie, Sheehan-Nekrose, Vitamin-B_{12}-Mangel
- Medikamenteneinnahme: Antibiotika (z. B. Ampicillin, Streptomycin, Tetrazykline), Antiepileptika, Diuretika, Opiate, Sympathomimetika, Thyreostatika, Zytostatika
- psychische Erkrankungen: Depression, Schizophrenie
- genetisch: Kallmann-Syndrom (angeborene Hypo-/Anosmie und hypogonadotroper Hypogonadismus)
- weitere: altersbedingt, idiopathisch, Drogenabusus.

Hyperosmie:
- Gravidität
- Migräne mit Aura
- epileptische Aura
- Morbus Addison.

Parosmie:
- epileptische Aura
- Affektionen des Temporallappens (z. B. Tumor, Abszess, Durchblutungsstörung)
- Schizophrenie.

Schmeckstörungen:
- lokale Ursachen wie Tonsillitis, Glossitis, Stomatitis, Sicca-Syndrom
- Läsion des N. facialis und/oder der Chorda tympani (Geschmacksstörung in den vorderen ⅔ der Zunge), Läsion des N. glossopharyngeus (Geschmacksstörung im hinteren Zungendrittel)
- zentralnervöse Ursachen, z. B. Trauma, Tumor, Intoxikationen
- Medikamente (v. a. ACE-Hemmer)
- internistische Erkrankungen: wie bei Riechstörungen, außerdem: Gastritis.

Diagnostik: Neben der Anamnese, der klinischen und HNO-ärztlichen Untersuchung steht die Prüfung des Riech- und Schmeckvermögens im Vordergrund. Diese können sowohl subjektiv mittels Geruchsproben (Aromastoffe) als auch objektiv durch die Erfassung der evozierten Potenziale erfasst werden (s. Neurologie [S. B918]). Gibt der Patient an, die Aromastoffe nicht wahrnehmen zu können, wird eine Gegenprobe mit einem Trigeminusreizstoff (Salmiak) durchgeführt. Erkennt der Patient diesen, besteht eine echte Anosmie. Erkennt er diesen auch nicht, handelt es sich um eine psychogene Störung oder eine Beteiligung der Nasenschleimhaut. Um die Ursache feststellen zu können, werden bildgebende Verfahren wie die CT, MRT, Sonografie oder Nasennebenhöhlenübersichtsaufnahme angefertigt.

18 Sprache, Sprechen, Stimme

18.1 Aphasie

DEFINITION Störungen der erworbenen Sprache.

Einteilung: Man unterscheidet 4 Aphasietypen (Tab. 18.1):
- **motorische** Aphasie (Broca-Aphasie): gestörte Sprachproduktion
- **sensorische** Aphasie (Wernicke-Aphasie): gestörtes Sprachverständnis
- **globale** Aphasie: gleichzeitige Störung von Sprachproduktion und Sprachverständnis
- **amnestische** Aphasie: Sprachstörung, die in erster Linie auf Wortfindungsstörungen beruht.

Diagnostik: Im **Aachener Aphasie Test** (AAT) werden Spontansprache, Kopf-, Blick- (Kopf schütteln lassen) sowie Mundbewegungen (Mund öffnen lassen) geprüft. Darüber hinaus soll der Patient singen und Floskeln sprechen, Objekte benennen und einfache Bewegungen durchführen (z. B. Zuwinken). Ebenfalls geprüft wird das Lese- und Schreibvermögen und Nachsprechen vorgesagter Sätze. Der **Token-Test** testet das Sprachverständnis und die kognitiven Leistungen (s. Neurologie [S. B913]).

Differenzialdiagnose: Die Aphasie muss differenzialdiagnostisch von Störungen des Sprechens (**Dysarthrie** s. u.) abgegrenzt werden.

18.2 Dysarthrophonie und Dysglossie

DEFINITION
- **Dysarthrophonie** (= Dysarthrie): zentrale Sprechstörung infolge zentraler Läsion (z. B. Hirnnervenkerne) mit komplexer Störung der Sprechkoordination.
- **Dysglossie** (= organische Dyslalie): periphere Sprechstörung aufgrund von Läsionen einzelner Hirnnerven oder der Stimm- und Sprechorgane (z. B. Zunge).

Differenzialdiagnosen: Eine Übersicht liefert Tab. 18.2. Die Lähmungen bei Dysarthrie sind meist beidseitig und

Tab. 18.1 Übersicht über verschiedene Aphasieformen

	Broca-Aphasie	**Wernicke-Aphasie**	**globale Aphasie**	**amnestische Aphasie**
Spontansprache	stark verlangsamte Sprachproduktion	flüssig und gesteigert, aber inhaltsleer (Logorrhö)	kaum Spontansprache	meist flüssig
Artikulation	mühsam und angestrengt, oft dysarthrisch	meist nicht beeinträchtigt	stark angestrengt und meist dysarthrisch	meist nicht beeinträchtigt
Sprachrhythmus	skandierend	meist nicht beeinträchtigt	bei Automatismen gut, sonst nivellierend	meist nicht beeinträchtigt
Satzbau	einfach, Telegrammstil, Agrammatismus	Paragrammatismus	Sprachautomatismen, einzelne Wörter	meist nicht beeinträchtigt
Wortwahl	begrenztes Vokabular, phonematische Paraphasien („z. B. Apfel")	phonematische und semantische Paraphasien (Wortverwechslungen), Neologismen (bis hin zum semantischen Jargon → Aneinanderreihung unsinniger Worte)	stark limitiertes Vokabular, semantische Paraphrasien	Wortfindungsstörungen, Paraphasien
Verständnis	weitgehend normal	stark gestört	sehr stark beeinträchtigt	leicht gestört
Lesen und Schreiben	Fehler wie in Spontansprache	ähnlich gestört wie Sprache und Sprachverständnis	sehr stark beeinträchtigt	Schriftsprache beeinträchtigt wie Spontansprache, Leseverständnis meist normal
Schädigungsort	A. praerolandica (Gyrus frontalis inferior)[*]	A. temporalis posterior[*]	A. cerebri media[*]	Temporal- bzw. Parietallappen

[*] Läsion jeweils in der dominanten Hemisphäre

Tab. 18.2 Ursachen von Dysarthrie

Ursache	Symptome und Befunde
Ischämie im motorischen Kortex	spastische Dysarthrie; die Sprache ist angestrengt, monoton und unpräzise
Bulbärparalyse	verwaschene, schlecht artikulierte Sprache („wie eine Kartoffel im Mund"), mühsames Sprechen, bei Gaumensegelparese näselnd, bei Stimmbandparese heiser, außerdem: Schluckstörungen mit Pseudohypersalivation und Aspirationen, Faszikulationen der Zunge
Pseudobulbärparalyse	verwaschene, schlecht artikulierte Sprache (supranukleäre Dysarthrie), gesteigerte Reflexe (perioral, Pyramidenbahnzeichen)
Kleinhirnerkrankung	ataktische Dysarthrie; variable Fehler in der Artikulation, schneller Wechsel von Sprechtempo, -lautstärke und Stimmlage (skandierende Sprache); außerdem: Ataxie, Gleichgewichtsstörungen, Schwindel, Adiadochokinese
Morbus Parkinson	monoton, leise Sprache mit reduzierter Sprachmelodie; außerdem: Rigor, Tremor, Akinese, posturale Instabilität

symmetrisch, bei Dysglossie einseitig. Des Weiteren müssen folgende Störungen abgegrenzt werden:
- Dyslalie (Stammeln): Störung der Artikulation s. HNO [S.B788]
- Stottern und Poltern [S.C140]
- Aphasie [S.C139]: Störung der Sprache (nicht des Sprechens)
- Sprechstörungen bei Muskelerkrankungen:
  - Myasthenia gravis: fluktuierendes, belastungsabhängiges Näseln
  - Myotonie: Näseln, schwache Stimme.

18.3 Heiserkeit

Synonym: Dysphonie

DEFINITION Raue (dysphonische) Stimme, gelegentlich verbunden mit Stimmlosigkeit (Aphonie).

Ätiologie: Die Heiserkeit kann verschiedene Ursachen haben (**Tab. 18.3**). Meistens tritt sie nur vorübergehend im Rahmen entzündlicher Prozesse im Kehlkopfbereich auf.

Funktionelle Stimmstörungen (**funktionelle Dysphonie**) sind besonders häufig. Sie entstehen durch falschen Gebrauch der Stimme mit entweder zu hohem (hyperfunktionell) oder zu niedrigem (hypofunktionell) Muskeltonus, ohne dass es zu pathologischen organischen Veränderungen am Stimmapparat kommt. Singstimme oder Sprechstimme können betroffen sein.

Klinik:
- **hyperfunktionelle Dysphonie:** Die Stimme ist rau und belegt, häufig entstehen gleichzeitig 2 unterschiedliche Frequenzen. Die Patienten klagen über Heiserkeit und ein Kloßgefühl beim Leerschlucken (DD Globusgefühl). Weitere Beschwerden sind Räusperzwang, Hustenreiz, Trockenheitsgefühl im Rachen (Wasser trinken), Gefühl der vermehrten Schleimproduktion sowie Kehlkopf- und Halsschmerzen.
- **hypofunktionelle Dysphonie:** Die Stimme klingt matt und schwach und ermüdet rasch. Halsschmerzen sowie ein Trockenheitsgefühl können bestehen.

Diagnostik: Die Basisdiagnostik besteht aus Anamnese (Art und Auftreten der Beschwerden? Nikotin- oder Alkoholabusus, Berufsanamnese), HNO-ärztlicher Untersuchung, Laryngoskopie, Stroboskopie und (Sprach-)Audiogramm. Näheres zu den Untersuchungstechniken s. HNO [S.B788].

Das weiterführende diagnostische Vorgehen ist abhängig von der Verdachtsdiagnose:
- Entzündung: CT der Nasennebenhöhlen
- Tumor: Mikrolaryngoskopie, Biopsieentnahme
- funktionelle Störung: phoniatrische und logopädische Untersuchung
- Rekurrensparese: Prüfung von Nn. facialis, vestibulochochlearis, glossopharyngeus, vagus und hypoglossus, Schädel- und Thorax-CT.

18.4 Mutismus

Verstummen bei intaktem Sprechvermögen. Man unterscheidet folgende Formen:
- **elektiver Mutismus:** Verstummen gegenüber bestimmten Personen oder in bestimmten Situationen (s. Psychiatrie [S.B1070])
- **akinetischer Mutismus:** schwere Antriebsstörung, wobei der Patient wach ist und keine Lähmungserscheinungen aufweist. Ursächlich sind Läsionen des Frontalhirns, des Gyrus cinguli, von Striatum, Pallidum, Thalamus oder Formatio reticularis (z.B. bei schwerem Schädel-Hirn-Trauma, Ischämie).

18.5 Stottern und Poltern

Beim **Stottern** wird der Redefluss unwillkürlich gestört, da der Sprechvorgang häufig unterbrochen wird (z.B. durch Wiederholungen von Lauten oder Wortteilen). Häufig in Kombination mit Poltern.

Das **Poltern** ist gekennzeichnet durch überstürztes Reden, Verschlucken von Lauten, Silben oder Wörtern. Physiologisch ist es zwischen dem 1. und 3. Lebensjahr. Durch bewusste Anstrengung kann dem Poltern (im Unterschied zum Stottern) entgegengewirkt werden.

Näheres s. HNO [S.B790].

Tab. 18.3 Differenzialdiagnosen der Heiserkeit

	Ursachen	Begleitsymptome und Befunde	Diagnostik
Erkrankungen des Kehlkopfs und Rachens	Laryngitis acuta	Aphonie, Räusperzwang, Halskratzen, Husten, Schmerzen beim Sprechen und Schlucken	Laryngoskopie (indirekt, Lupenlaryngoskopie, Videolaryngoskopie)
	chronische Laryngitis	chronische Heiserkeit	Laryngoskopie
	Pharyngitis	Halskratzen, Schluckschmerzen	Klinik
	Larynxkarzinom	B-Symptomatik, Dyspnoe	Mikrolaryngoskopie, Biopsie, CT, MRT
	Laryngozele	Dyspnoe	Laryngoskopie
	Stimmbänder • Polypen	häufig infolge Überbelastung	Anamnese, Laryngoskopie
	• Lähmung (→ Rekurrensparese)	einseitige Lähmung: Heiserkeit; beidseitige Lähmung: Heiserkeit (in Paramedianstellung), Dyspnoe und inspiratorischer Stridor (in Medianstellung)	
	• Karzinom	B-Symptomatik, Dyspnoe	
	Fremdkörper	Aspirationsereignis, Dyspnoe	Laryngoskopie
Muskelerkrankung	Muskelschwäche	Anamnese (Angeboren? Belastungsabhängig?)	Laryngostroboskopie
Rekurrensparese	Struma	Dysphagie, Dyspnoe	Klinik, Sonografie
	Z. n. Strumektomie	Anamnese	Anamnese, Inspektion
	Bronchialkarzinom	B-Symptomatik, Hämoptysen	Röntgen-Thorax, HR-CT, Biopsie
	Aortenaneurysma	Schmerzen, Schwindel, ggf. Schock	Thorax-CT, MRT
neurologische Erkrankungen	Bulbärparalyse	Dysphagie, Dysarthrie, Aspirationen	Klinik, kein Würgereflex
	Multiple Sklerose	Retrobulbärneuritis, Parästhesien, Paresen	neurologischer Status, MRT (Entmarkungsherde)
medikamentös bedingt	Diuretika, Neuroleptika, Antihistaminika, Östrogene, Kontrazeptiva	Anamnese	Anamnese
hormonelle Störungen	Myxödem	Zeichen der Hypothyreose	TSH basal ↑, T_4 erniedrigt
	Morbus Addison	Adynamie, Pigmentierung der Handlinien	NNR-Hormone ↓, ACTH ↑, ACTH-Stimulationstest
	primärer Hyperparathyreoidismus	Hyperkalzämie, Nephrolithiasis, pathologische Faktoren, Magenulkus	Ca^{2+} und PTH ↑
	HVL-Insuffizienz	Ausfall weiterer Hormone	Hormonstatus
funktionelle Dysphonie	psychogene Ursache	Patient flüstert nur mehr, Aphonie	Laryngoskopie (Diskrepanz zwischen Kehlkopfbefund und Stimmstörung; bei Phonation: vorgetäuschte Lähmung der Glottisschließmuskulatur)
	falscher Stimmgebrauch und übermäßige Stimmbeanspruchung	zu lautes Sprechen, Sprechen bei lauter Umgebung	Laryngoskopie, logopädische Untersuchung, Stimmuntersuchung
	anlagebedingte Schwäche des Stimmapparates	oft fehlende Musikalität	
	Z. n. Intubation, mikrochirurgischen Eingriffen an den Stimmbändern	Anamnese	
andere	chronische Bronchitis	Husten, Auswurf, Dyspnoe	Röntgen-Thorax, Lungenfunktionsprüfung
	Laryngopathia gravidarum	Schwangerschaft	Anamnese
	Stimmbruch	Pubertät	Anamnese
	Alkohol-/Nikotinabusus	raue Stimme	Anamnese

19 Neurologische Störungen

19.1 Anfallserkrankungen

Unterschieden werden epileptische Anfälle von nicht epileptischen anfallsartigen Störungen. **Epileptische Anfälle** können idiopathisch (ohne morphologisches Korrelat, genetische Veranlagung) oder symptomatisch auftreten. Symptomatische Ursachen können angeboren (z. B. Stoffwechselerkrankungen, Angiome) oder erworben (z. B. Infektionen, Traumen, Hirntumoren, Alkoholabusus, Entzündungen, vaskuläre Störungen) sein und unterscheiden sich in Abhängigkeit vom Alter der Patienten. So ist beispielsweise Fieber ein häufiger Auslöser bei Kleinkindern, während ein frühkindlicher Hirnschaden bei Kindern und Jugendlichen Anfälle auslöst und Hirntumoren und -metastasen häufiger bei Erwachsenen ursächlich sind.

> **MERKE** Jedes Gehirn reagiert oberhalb einer individuellen Reizschwelle mit epileptischen Anfällen.

Man unterscheidet zwischen partiellen (fokalen) und primär generalisierten Anfällen. Alle Formen werden ausführlich im Kapitel Neurologie (s. Neurologie [S. B959]) besprochen.

Hiervon müssen andere anfallsartige Störungen unterschieden werden:
- **Anfallserkrankungen mit Sturz und Bewusstseinsverlust:**
  - Synkopen [S. C60]: typische Auslösesituationen (Schreck, Angst, Hitze, Aufstehen) oder kardiale Vorerkrankungen, nur kurze Bewusstlosigkeit, kein postiktaler Dämmerungszustand, rasche Reorientierung, evtl. Myoklonien und Einnässen
  - Adams-Stokes-Anfälle: plötzliche Ohnmacht durch Herzrhythmusstörungen mit Schwindel, Bewusstlosigkeit
- **Sturzattacken** (drop attacks) **ohne Bewusstseinsverlust:**
  - kryptogene Sturzattacken bei Frauen im Klimakterium
  - Missbildungen am kraniozervikalen Übergang
  - basiläre Durchblutungsstörungen
  - Narkolepsie: Hypersomnie, Kataplexie (plötzlicher Tonusverlust ausgelöst durch starke Emotionen); die Patienten haben das Gefühl, sie könnten sich nicht bewegen, und sind erweckbar.
  - vestibuläre Erkrankungen: z. B. Morbus Menière, paroxysmaler Lagerungsschwindel
- **Anfallserkrankungen ohne Sturz:**
  - Tetanie: z. B. bei Hyperventilation; evtl. Bewusstseinsverlust, Pfötchenstellung, Chvostek-Phänomen, Hypokalzämie
  - Migräne: typische Kopfschmerzen, Aura, kein Bewusstseinsverlust, Anamnese und EEG (Herdnachweis)
  - Stoffwechsel- (z. B. Hypoglykämie) und Elektrolytstörungen (z. B. Hyponatriämie, Hypokalzämie)
  - endokrine Erkrankungen (z. B. Hypoparathyreoidismus, Hypothyreose)
  - **psychogene Anfälle:** oft vor Zuschauern (Simulation) oder hysterische Anfälle, negatives EEG, unsystematischer Anfallsverlauf mit reagierenden Pupillen.

19.2 Apraxie

> **DEFINITION** Störung der Ausführung willkürlicher Einzelbewegungen oder von ganzen Bewegungs- bzw. Handlungsfolgen bei erhaltener motorischer Funktion.

Einteilung: Man unterscheidet folgende Formen:
- **ideomotorische Apraxie** („how to do"): Einzelne Komponenten können nicht zu einer Bewegung zusammengesetzt werden (z. B. Zungeschnalzen, Naserümpfen, Winken). Die Apraxie tritt erst bei gezielter Untersuchung auf, die spontane Motorik ist nicht beeinträchtigt. **Parapraxien** (fehlerhafte Elemente in der Bewegungsabfolge) sichern die Diagnose: beispielsweise brechen die Patienten die Bewegung plötzlich ab bzw. lassen Teilbewegungen aus, machen zusätzliche Bewegungen/Geräusche oder übernehmen vorangegangene Bewegungen. Man unterscheidet die Gliedmaßenapraxie, die die Arme (z. B. Patient kann nicht Winken) oder die Beine (z. B. Patient kann keinen imaginären Fußball kicken) betrifft, von der bukkofazialen Apraxie (Gesichtsapraxie, z. B. Patient kann nicht mit der Zunge schnalzen).
- **ideatorische Apraxie** („what to do"): Komplexe Handlungsabläufe können nicht sinnvoll ausgeführt werden (z. B. Telefonnummer suchen, Hörer abnehmen, Nummer wählen, Hörer zum Ohr halten). Die ideatorische Apraxie tritt bereits spontan auf.

Apraxien sind auf Läsionen der sprachdominanten Hemisphäre zurückzuführen, z. B. infolge Ischämien, Blutungen, Entzündungen, Tumoren.

19.3 Ataxie

> **DEFINITION** Unkoordinierte und unharmonische Bewegungsabläufe.

Ätiopathogenese: Man unterscheidet zwischen Ataxien, die vom Kleinhirn ausgehen (**zerebelläre Ataxie**) und **spinalen**/peripheren Ataxien (sog. **sensible Ataxie**), die die epikritische Sensibilität und das Hinterstrangsystem betreffen. Beide Formen können im Rahmen verschiedener Erkrankungen auftreten (Tab. 19.1), wobei sich manche degenerative Systemerkrankungen oder die Multiple

19.3 Ataxie

Tab. 19.1 Differenzialdiagnosen der Ataxie

Ursache	Begleitsymptome und Befunde	Diagnostik
zerebelläre Ataxie		
• hereditäre Formen:		
autosomal-dominante Ataxie	Formen mit rein zerebellärer, episodischer oder spinozerebellärer Ataxie (Letztere z. B. mit progressiver Ataxie, Ophthalmoplegie, Pyramidenbahnläsionen, Störungen der Extrapyramidalmotorik, sensibler Neuropathie)	Molekulardiagnostik zur Differenzierung der Unterformen
Morbus Friedreich	zerebelläre und spinale Ataxie, Reflexverluste der Beine, Pyramidenbahnzeichen, Friedreich-Fuß	Klinik, Molekulargenetik (Chromosom 9)
Ataxia teleangiectasia (Louis-Bar-Syndrom)	Ataxie, Choreathetose, Demenz, Entwicklungsstörungen, Teleangiektasien	Klinik, Labor (α-Fetoprotein ↑), Molekulargenetik
Morbus Refsum	Retinopathia pigmentosa, Taubheit, Polyneuropathie	Labor (Phytansäure)
• erworbene Formen:		
Multiple Sklerose	schubförmiger Verlauf, junge Patienten, Retrobulbärneuritis, Beteiligung des Rückenmarks, gesteigerte Muskelreflexe	evozierte Potenziale, Liquorpunktion, MRT (Entmarkungsherde)
Creutzfeldt-Jakob-Erkrankung	Demenz, Halluzinationen, Myoklonien	Klinik, EEG, CCT, Liquorpunktion
Kleinhirninfarkt	akute Ataxie (ipsilateral), Rumpf-, Stand-, Gangataxie, Schwindel und Fallneigung nach hinten, Nystagmus, Beteiligung des Hirnstamms (Dysarthrie, Dysphagie)	Klinik, MRT (auch MR-Angiografie), Doppler-Sonografie
Kleinhirnblutung	akute Beschwerden, Bewusstseinsstörung	CCT
Hirnstamminfarkt	Hirnnervenausfälle (Doppelbilder, Schluckstörungen, Schwindel), Syndrome (z. B. Wallenberg-Syndrom)	Klinik, MRT (auch MR-Angiografie), Doppler-Sonografie
Intoxikationen	Alkoholabusus, Einnahme von Antikonvulsiva, Lithium etc.	Anamnese
spinale/periphere Ataxie		
Polyneuropathie	Grunderkrankung (z. B. Diabetes mellitus), Parästhesien, Brennen, Sensibilitätsstörungen, ggf. trophische Störungen und Paresen	EMG, ENG
Guillain-Barré-Syndrom	aufsteigende Lähmungserscheinungen	EMG, ENG, Liquorpunktion
funikuläre Myelose	Störung der Tiefen- und Oberflächensensibilität, Schwäche, pathologische Reflexe, Reflexsteigerung	Labor (Vitamin B_{12}), Gastroskopie

Sklerose sowohl mit spinalen als auch zerebellären Symptomen manifestieren. Die häufigste Ursache einer zerebellären Ataxie ist die akute Alkoholintoxikation. Sensible Ataxien sind Folge eines gestörten Lage-, Vibrations- und Tastempfindens.

Klinik: Typische Ataxieformen sind:
- **Extremitätenataxie** (Patient weist einen Intentionstremor, überschießende und abgehackte Bewegungen auf)
- **Gangataxie** (Patient steht breitbeinig und kann nicht an einer Linie entlang gehen)
- **Rumpfataxie** (Patient kann nicht aufrecht sitzen/stehen)
- **Standataxie** (Patient kann nicht sicher stehen).

Die **zerebelläre Ataxie** tritt – im Unterschied zur sensiblen Ataxie – mit offenen und geschlossenen Augen gleichermaßen auf (negativer Romberg-Versuch). Sie ist gekennzeichnet durch eine skandierende Sprache und einen Nystagmus (Charcot-Trias). Bei Ursache im Hirnstamm können Hirnnerven ausfallen (z. B. Dysarthrie, Dysphagie) sowie eine Hemiparese oder Sensibilitätsstörungen auftreten. Sind die Patienten zugleich dement, ist eine degenerative Erkrankung naheliegend (z. B. Creutzfeldt-Jakob-Erkrankung, vaskuläres Multiinfarkt-Syndrom).

Patienten mit **sensibler Ataxie** fallen hingegen durch ihr eher breitbeiniges Stehen auf. Werden sie aufgefordert, die Augen zu schließen, verstärkt sich die Ataxie deutlich (positiver Romberg-Versuch).

Diagnostik:
Zerebelläre Ataxie: Im Zuge der Anamnese gilt es, nach Art und Verlauf der Beschwerden zu fragen (akut → eher bei Intoxikationen oder vaskulären Ursachen; langsam → eher bei degenerativen Erkrankungen oder chronischen Intoxikationen; schubweise → z. B. bei Multipler Sklerose). Des Weiteren müssen andere Beschwerden (z. B. Schwindel, Sprach- oder Schluckstörungen, Kopfschmerzen, Doppelbilder) erfragt sowie eine genaue Medikamentenanamnese erhoben werden. In der klinischen Untersuchung wird der neurologische Status (u. a. Dysdiadochokinese? Nystagmus? Hirnnervenbeteiligung? Reflexe?) erhoben. Die weiterführende Untersuchung umfasst die Labor- und Liquoruntersuchung, Sonografie, CT/MRT sowie CT/MR-Angiografie.

Spinale/periphere Ataxie: Grunderkrankungen (z. B. Diabetes mellitus, Alkoholabusus oder Magen-Darmerkrankungen) sowie eine Medikamenteneinnahme (z. B. Zytostatika oder Hydantoine → Vitamin-B_{12}-Mangel) müssen

festgestellt werden. Wichtig bei der körperlichen Untersuchung sind:
- Symmetrie der Sensibilitätsstörungen
- Prüfen des Lagesinns
- Koordinationsprüfungen (z. B. Finger-Nase-Versuch)
- Beurteilung der Beschwerden beim Schließen der Augen (sog. Romberg-Versuch)
- Prüfen des Vibrationsempfindens und der Muskeleigenreflexe.

Im Labor kann z. B. ein Vitamin-B_{12}-Mangel aufgedeckt werden. Weitere Maßnahmen sind die Gastroskopie, Elektrophysiologie oder spinale MRT.

Differenzialdiagnosen: Tab. 19.1 zeigt mögliche Ursachen einer Ataxie. Daneben müssen Gleichgewichts- und Koordinationsstörungen infolge einer Läsion des Vestibularisapparats ausgeschlossen werden, die sich mit einer gerichteten Fallneigung und einem pathologischen Unterberger-Tretversuch (Drehung > 45°) äußern. Ebenso abgegrenzt werden müssen motorische Paresen (Bewegungsstörung und Paresen) oder eine psychogene Ursache (keine Stürze, bei Ablenkung keine Ataxie).

19.4 Dystonie

DEFINITION Langsame Fehlbewegungen und Fehlstellungen, die willkürlich nicht beeinflussbar sind und durch Muskelkontraktionen entstehen.

Einteilung:
- **generalisierte Dystonien:** Drehbewegungen des Rumpfes (teilweise gegensinnig zueinander) und der proximalen Extremitäten. Grimassieren des Gesichts, an Händen und Füßen athetotische Hyperkinesen.
- **fokale Dystonien:**
  - **Blepharospasmus:** intermittierendes oder dauerhaftes Schließen der Augen
  - **laryngeale (spasmodische) Dystonie:** angestrengtes Sprechen (wie „erstickt"), ggf. mit Tremor, oder leise, tonlose Stimme
  - **oromandibuläre Dystonie:** tonische Hyperkinesien von Kiefer, Zunge und Gesichtsmuskulatur. Meige-Syndrom: Kombination mit Blepharospasmus oder laryngealer Dystonie
  - **zervikale Dystonie:** anfang seltenes, später häufigeres langsames Zurseitedrehen des Kopfes. Zeitgleiches Neigen zur Gegenseite und Heben der ipsilateralen Schuler. Verharren für einige Sekunden
  - **Beschäftigungskrämpfe:** durch spezielle Willkürbewegungen provozierte Krämpfe (z. B. Musikerkrampf bei Pianisten, Flötisten).

Differenzialdiagnosen:
- **generalisierte oder fokale Dystonien:**
  - Morbus Wilson: insbesondere bei Patienten < 50 Jahre, Labor, Spaltlampenuntersuchung
  - vaskuläre, entzündliche, degenerative oder neoplastische ZNS-Erkrankungen: Klinik, Verlauf, CT/MRT, Liquor
  - Speicherkrankheiten: MRT, Stoffwechseluntersuchungen, Elektroneurografie
  - mitochondriale Enzephalopathie: CT/MRT, Labor (Laktat, Pyruvat)
  - Traumen, radikuläre oder periphere Nervenläsionen, sympathische Reflexdystrophie: Anamnese, Klinik, Elektroneurografie
- tonischer bzw. klonischer **Blepharospasmus:**
  - Tic-Erkrankungen (Anamnese, Klinik)
  - Absencen
  - Erkrankungen des Auges (Konjunktivitis, Iritis): augenärztliche Untersuchung
  - Spasmus hemifacialis (Neurografie)
- **oromandibuläre Dystonie:**
  - Therapie mit Neuroleptika (Anamnese)
  - epileptische Anfälle (Klinik, EEG)
  - temporomandibuläres Gelenk-Syndrom (MRT)
- **zervikale Dystonie:**
  - muskulärer Tortikollis (fixiert in Schonhaltung, Bewegung in Gegenrichtung schmerzhaft und eingeschränkt), Veränderungen der HWS, essenzieller Kopftremor (Klinik, Bildgebung)
  - Trochlearisparese mit konsekutivem Tortikollis (augenärztliche Untersuchung).

Näheres s. Neurologie [S. B935].

19.5 Faszikulationen

Unregelmäßige und kurze Muskelkontraktionen unter der Haut ohne Bewegungseffekt. Faszikulationen sind in jedem Fall pathologisch. Sie treten typischerweise bei Erkrankungen des 2. motorischen Neurons auf. Faszikulationen finden sich beispielsweise bei:
- amyotropher Lateralsklerose (Frühsymptom)
- progressiver spinaler Muskelatrophie
- A.-spinalis-anterior-Syndrom
- radikulären Läsionen, Plexusläsionen, Läsion peripherer Nerven
- Thyreotoxikose.

19.6 Hypokinesie und Hypomimie

DEFINITION Bewegungsarmut.

Verminderte motorische Bewegungen und eine verminderte Gesichtsmimik (maskenhaftes Gesicht, seltener Lidschlag) finden sich beim **Parkinson-Syndrom**. Hiervon unterschieden werden muss eine **Gangapraxie** (→ gute Beweglichkeit im Liegen) sowie eine **psychomotorische Verlangsamung** (z. B. bei Depression). Bei **Sklerodermie** findet sich eine „Gesichtsstarre" mit einer Verkleinerung der Mundöffnung (Mikrostomie) und einer radiären Fältelung um den Mund (Tabaksbeutelmund).

19.7 Hyperkinesie

DEFINITION Bewegungsüberschuss mit plötzlichen, unwillkürlichen Bewegungen.

Hierzu zählen folgende Störungen:
- choreatische Bewegungsstörungen
- Dystonie [S. C144]
- Ballismus
- Athetose
- Tremor [S. C153]
- Restless-Legs-Syndrom
- Myoklonien [S. C148]
- Tics und Tic-Krankheit.

Näheres s. Neurologie [S. B934].

19.8 Lähmungen

DEFINITION Unfähigkeit (= Plegie, Paralyse) oder herabgesetzte Fähigkeit (= Parese), den Muskel willentlich zu kontrahieren.

Einteilung und Ätiologie: Man unterscheidet folgende Formen:
- **zentrale Lähmung** (Läsion des 1. Motoneurons und seiner Axone): spastische Lähmung, die global verteilt ist (Spastik [S. C152]).
- **periphere Lähmung** (Läsion des 2. Motoneurons und seiner Axone): Typisch sind schlaffe Lähmungen mit vermindertem Muskeltonus [S. C154], herabgesetzten Muskeleigen- und Fremdreflexen [S. C149], Muskelatrophien und Sensibilitätsstörungen im Bereich des betroffenen Nervs. Läsionen des motorischen Neurons im Vorderhorn führen zu Paresen, deren Auftreten keiner Regel folgt; Läsionen der Nervenwurzel oder des peripheren Nervs führen zu Paresen, die dem entsprechenden Versorgungsgebiet entsprechen.
- **muskuläre Lähmung** (Läsion der Muskulatur): Es kommt zu schlaffen Paresen mit herabgesetzter Muskelkraft und Muskelatrophie. Bei ausgeprägter Atrophie sind die Muskeleigenreflexe vermindert. Sensibilitätsstörungen treten nicht auf.

Diagnostik: In der **Anamnese** sollte insbesondere gefragt werden nach
- dem Verlauf der Erkrankung (akut → z. B. Nervenläsion, Blutung, Ischämie, epileptischer Anfall; rezidivierend → Multiple Sklerose; schleichend → chronische Erkrankung),
- Begleitsymptomen (z. B. Kopfschmerzen? Epileptische Anfälle?),
- Vorerkrankungen (z. B. Herz-Kreislauf-Erkrankungen, Diabetes mellitus) sowie nach
- Medikamenten.

Wichtigste Maßnahme ist die sorgfältige **neurologische Untersuchung**. Dabei gilt es, auf die Art der Parese (schlaff/spastisch), ihre Lokalisation (z. B. unifokal? symmetrisch? halbseitig?), den Muskeltonus und Reflexstatus, Atrophien und Sensibilitätsstörungen zu achten.

Die weiterführende Diagnostik ist abhängig von der Verdachtsdiagnose. Zum Einsatz kommen bildgebende Verfahren (Röntgen, CT/MRT, Doppler-/Duplexsonografie, Angiografie), Lumbalpunktion, EMG oder eine Muskelbiopsie.

Differenzialdiagnosen: Abzugrenzen sind **psychogene Paresen** (z. B. bei Depression), die unterschiedlich ausgeprägt sind und mit nicht objektivierbaren Symptomen einhergehen, sowie allgemeine Schwächezustände (z. B. bei Kachexie, Hypothyreose). Tab. 19.2 und Tab. 19.3 geben eine Übersicht über mögliche Differenzialdiagnosen.

Tab. 19.2 Differenzialdiagnosen von schlaffen und gemischten Lähmungen

Ursache	Befunde
schlaffe Lähmung	
Vorderhornläsion (z. B. bei Poliomyelitis, spastischer Muskelatrophie)	rein motorische, schlaffe Lähmung, asymmetrische Verteilung
Wurzelläsion (z. B. bei Diskusprolaps, Neurinom, Neuroborreliose)	Paresen, Reflexausfälle und Sensibilitätsstörung im betroffenen Dermatom, Schmerzen
Plexusläsion (z. B. Trauma, Kompression)	wie Wurzelläsion, jedoch mehrere Wurzeln betroffen (multisegmentaler Ausfall)
Läsion eines peripheren Nervs (z. B. Druck, Trauma, Neurinom)	im Versorgungsgebiet des betroffenen Nervs ausgeprägte Paresen (bei rein motorischem Nerv), Sensibilitäts- und vegetative Störungen (bei gemischten Nerven)
Läsion mehrerer peripherer Nerven (v. a. im distalen Abschnitt): z. B. Polyneuropathie	symmetrische Schwäche, distal betont, Paresen und sensible Reizerscheinungen (strumpfförmige Parästhesien)
Läsion mehrerer Nervenwurzeln (z. B. Guillain-Barré-Syndrom)	von distal aufsteigende motorische Paresen und Sensibilitätsstörungen
Myopathie	je nach Krankheitsstadium von proximal betonten symmetrischen Paresen bis zur vollständigen schlaffen Tetraparese (z. B. bei fortgeschrittener Muskeldystrophie, generalisierter Myasthenie)
gemischte Lähmungen (schlaff/spastisch)	
amyotrophe Lateralsklerose	progrediente spastische Paresen, Muskelkrämpfe, Reflexsteigerungen, Pseudobulbärparalyse, Pyramidenbahnzeichen, von distal aufsteigende Muskelatrophien, generalisierte Faszikulationen (v. a. der Zunge), echte Bulbärparalyse

Tab. 19.3 Differenzialdiagnosen von spastischen Lähmungen

Lähmungstyp	Ursache	Begleitsymptome und Befunde
Halbseitenlähmung (Hemiparese)	Läsion einer Hemisphäre (z. B. ischämischer Infarkt, Blutung, Sinusthrombose, Herpesenzephalitis, Hirnabszess, Multiple Sklerose, Tumoren, Epilepsie, Migräne, SHT)	kontralaterale Hemiparese, distal betont (v. a. Hand), Sensibilitätsstörungen, Beeinträchtigung der Feinmotorik, neuropsychologische Auffälligkeiten
	Läsion des Tractus corticospinalis	abhängig von der Läsionshöhe auch Para- oder Tetraparese, spinale Automatismen, Blasenfunktionsstörung
	Hirnstammläsion	gekreuzte Halbseitensymptomatik (ipsilateraler Hirnnervenausfall, kontralaterale Hemiparese), Läsion eines motorischen Hirnnervenkerns: schlaffe Parese
	Brown-Séquard-Syndrom	ipsilateral auf Höhe der Läsion schlaffe Parese (durch Vorderhornläsion) und spastische Paraparese, ipsilateral gestörtes Vibrations- und Lageempfinden, kontralateral Störung von Schmerz- und Temperaturempfinden
	psychogen	keine objektivierbaren und „passenden" Befunde
Paraparese	komplette Querschnittläsion (im Thorakalmark)	spastische Parese unterhalb der Läsion (im spinalen Schock: schlaffe Parese), evtl. schlaffe Parese auf Höhe der Läsion, sensibles Niveau, Blasenfunktionsstörung
	Mantelkantenläsion	sensible Ausfälle an den Beinen, Blasenstörungen, neuropsychologische Auffälligkeiten
	A.-spinalis-anterior-Syndrom	Paraspastik (schlaffe Lähmung auf Höhe der Läsion), dissoziierte Sensibilitätsstörung (ungestörte Tiefensensibilität: Hinterstränge nicht betroffen), Blasen- und Mastdarmlähmung
Tetraparese	komplette Querschnittsläsion (im Halsmark)	s. o.
	infantile Zerebralparese*	beinbetonte Tetraparese, oft Mischformen mit Dystonie, Dyskinesie, mentaler Retardierung und Krampfanfällen
	Locked-in-Syndrom	spastische Tetraplegie, Hirnnervenausfälle (Sprechen und Schlucken unmöglich), Erlöschen der Hirnstammreflexe; Bewusstsein, vertikale Augen- bzw. Lidbewegungen und die Atemregulation erhalten

* auch als spastische Hemiparese

19.9 Liquorrhö

DEFINITION Austritt von Liquor aus der Nase (**Rhinoliquorrhö**) oder den Ohren (**Otoliquorrhö**).

Ursächlich für den Liquoraustritt sind in erster Linie **Verletzungen mit Eröffnung des Subarachnoidalraums**: Schädelbasisfraktur, frontobasale Fraktur, Felsenbeinquerfraktur. Es tritt auf einmal klare Flüssigkeit, vornehmlich durch die Nase, aus. Begleitend kann es zu Kopfschmerzen kommen (intrakranieller Druck ↓). Insbesondere bei der nasalen Liquorfistel besteht die Gefahr einer aszendierenden Infektion mit Entwicklung einer Meningitis (v. a. Pneumokokken) oder eines Hirnabszesses. Dabei können u. U. Jahre vergehen, bis es zu diesen Komplikationen kommt.

Die klinische Diagnose wird durch den Nachweis von Liquor im β2-Transferrin-Test gesichert. Evtl. kann eine Liquorszintigrafie oder eine Lokalisationsdiagnostik mit Fluorescin erforderlich sein.

MERKE Aufgrund der hohen Infektionsgefahr müssen frontobasale Frakturen mit Liquoraustritt immer operativ versorgt werden.

19.10 Meningismus

DEFINITION Schmerzen bei Dehnung der Meningen und Nackensteifigkeit infolge Reizung der Hirnhäute. Die Schmerzen treten auf, wenn der Patient auf dem Rücken liegt und sein Kopf vom Untersucher nach vorn gebeugt wird (→ die Muskeln spannen sich reflektorisch an und verhindern so die weitere Kopfbeugung).

Ätiologie: Ein Meningismus tritt auf bei:
- Entzündungen der Hirnhäute (Meningitis)
- intrakranieller Blutung (Subarachnoidalblutung, Epi- oder Subduralhämatom)
- Tumoren, Meningeosis carcinomatosa, Leukämie
- erhöhtem Hirndruck
- zerebralem Insult
- Hirnabszess
- Kollagenosen und Vaskulitiden mit Manifestation im ZNS (z. B. Lupus erythematodes, Kawasaki-Syndrom, Periarteriitis nodosa)
- Sarkoidose
- Sonnenstich
- Medikamenteneinnahme (z. B. als Nebenwirkung von Antirheumatika, Cotrimoxazol).

Tab. 19.4 Differenzialdiagnosen bei Meningismus

Ursache	Begleitsymptome und Befunde	Diagnostik
Meningitis		
akute bakterielle Meningitis	perakutes meningitisches Syndrom, hohes Fieber, fokale Anfälle, Hörstörungen, bei Meningokokkeninfektion: DIC, Hautblutungen, Nebennierenblutungen, Miktionsstörungen	Liquorpunktion (Granulozyten ↑↑, Erregernachweis)
tuberkulöse Meningitis	subakuter Verlauf, langsamer Fieberanstieg, kaudale Hirnnervenausfälle („basale Meningitis")	Liquorpunktion (initial: Granulozyten ↑, später lymphozytäre Pleozytose)
Neuroborreliose	Müdigkeit, Gelenkschmerzen, Meningopolyneuritis, Hirnnervenausfälle (v. a. N. facialis), anamnestisch Erythema migrans, im Stadium 3: Acrodermatitis chronica atrophicans, Enzephalomyelitis	Borrelien-Antikörper in Serum und Liquor, intrathekale Antikörper
virale Meningitis	geringere Beschwerden als bei bakterieller Meningitis, erregerspezifische Begleitsymptome (z. B. Herpangina bei Coxsackie-A-Infektion, Grippe, Masern, Mumps)	Liquorpunktion (mäßige lymphozytäre Pleozytose und Plasmazellen)
Blutungen		
Subarachnoidalblutung	massive Kopfschmerzen, Übelkeit, Erbrechen, Hypertonie und intrakranielle Aneurysmaruptur, evtl. Warnblutungen, oft Bewusstseinstrübung	CCT (Hyperdensität in basalen Zisternen und äußeren Liquorräumen), bei negativer Bildgebung Liquorpunktion (xanthochromer Liquor → Eiweiß ↑↑)
Subduralhämatom	Trauma in Anamnese, fokalneurologische Ausfälle, Kopfschmerzen	CCT (hyperdense, halbmondförmige Struktur in Kalottennähe)
neoplastische Erkrankungen		
Tumoren, Leukämie	progrediente Symptomatik, u. a. fokale Ausfälle, Hirndrucksymptome, epileptische Anfälle	CCT, Liquorpunktion (Tumorzellen)
weitere		
Sonnenstich	hochroter, heißer Kopf, Unruhe, Kopfschmerzen, Schwindel, Übelkeit nach länger andauernder direkter Sonneneinstrahlung auf den ungeschützten Kopf	Anamnese, Klinik
Pseudomeningismus: muskulärer Hartspann, HWS-Bandscheibenvorfall, Rigor	steifer Nacken, stark eingeschränkte Beweglichkeit, Kopfbeugung bei voller Ausprägung unmöglich	bekannte Grunderkrankung (Parkinson-Syndrom), Klinik, HWS-Röntgen

Klinik: Die **Stärke** der meningealen Reizerscheinungen ist abhängig von der Ursache und vom Alter der Patienten:
- Bakterielle Meningitiden verursachen i. d. R. eine starke Nackensteifigkeit und gehen zudem mit Übelkeit und Erbrechen, Photophobie, starken Kopfschmerzen und evtl. einem enzephalitischen Syndrom (z. B. Bewusstseinstrübung, epileptische Anfälle) einher.
- Bei viralen Meningitiden sind Kopfschmerzen und Meningismus schwächer ausgeprägt.

Cave: Bei Säuglingen kann der Meningismus fehlen. Hinweise auf eine Meningitis sind schrilles Schreien oder Apathie, Berührungsempfindlichkeit, Trinkfaulheit und Apnoe.

Diagnostik: Bei gereizten Hirnhäuten finden sich neben dem Meningismus folgende klinische Zeichen (**Nackendehnungszeichen**):
- **Lasègue-Zeichen**: Schmerzen beim passiven Anheben des gestreckten Beins
- **Brudzinski-Zeichen**: zusätzlich zum Meningismus Beugung in Bein und Hüftgelenken (Entlastung der Spannung)
- **Kernig-Zeichen**: starke Schmerzen, wenn das Kniegelenk bei gebeugter Hüfte passiv gestreckt wird
- **Lhermitte-Zeichen**: Zusätzlich zum Meningismus Kribbeln und elektrisches Gefühl paravertebral mit Ausstrahlung in die Extremitäten. Typischerweise positiv bei Multipler Sklerose oder Raumforderungen im HWS-Bereich
- Bei Kindern lassen sich außerdem das „**Dreifuß-Zeichen**" (Abstützen beider Arme hinter dem Rücken während der Knie- und Hüftbeugung) und das „**Kniekuss-Zeichen**" (Kopf kann nicht zu den Knien gebeugt werden) nachweisen.

Die wichtigste diagnostische Maßnahme bei V. a. Meningitis ist die **Liquoruntersuchung**.

MERKE Nicht jede Meningitis geht tatsächlich mit meningealen Reizerscheinungen einher. Ein Meningismus fehlt zudem bei starker Analgesie, tiefem Koma und Muskelrelaxanzien.

Differenzialdiagnosen: Siehe Tab. 19.4.

19.11 Muskelkrämpfe

Synonym: Krampi

DEFINITION Meist lang dauernde und tonische Kontraktion von Muskel(-gruppe)n, die zu einer fixierten Gelenkstellung führt.

Die häufigste Ursache ist eine übermäßige **muskuläre Beanspruchung**. Die Krämpfe sind schmerzhaft und können durch passive Muskeldehnung wieder gelöst werden. Am häufigsten ist die Wade betroffen, daneben auch die Beuger und Strecker der Finger und Zehen sowie des Oberarms. Weitere Ursachen sind **Elektrolytstörungen** (v. a. Hypomagnesiämie, Hypokalzämie, Hypokaliämie), **Dehydratation**, Intoxikationen (z. B. mit Blei oder Alkohol), **metabolische Azidose** oder lokale **Durchblutungsstörungen** (pAVK, Phlebothrombose). Im Alter treten Muskelkrämpfe auch gehäuft nachts auf.

Daneben finden sich **neurogene Krämpfe** bei amyotropher Lateralsklerose (schmerzhafte Krämpfe der Extremitätenmuskulatur), radikulären Läsionen, myogene Krämpfe bei Myopathie, zentralnervöse Krämpfe bei Tetanus, Dystonie (Schreibkrampf), Strychninvergiftung oder Stiff-Man-Syndrom, metabolische oder endokrine Krämpfe (Erbrechen, Diarrhö, Hypothyreose, Urämie, Morbus Addison) sowie Krämpfe als Nebenwirkung von Medikamenten, z. B. bei Einnahme von β-Blockern, Chinidin, oralen Kontrazeptiva, Glukokortikoiden oder Opioiden.

19.12 Myoklonien

> **DEFINITION** Kurze, plötzlich einschießende Kontraktionen der Muskulatur (u. U. des ganzen Körpers) mit Bewegungseffekt.

Klinik: Myoklonien können selten und kaum merkbar sein oder kontinuierlich über Tage bis Monate auftreten. Sie treten **spontan**, bei Bewegung (**Aktionsmyoklonus**) oder als Reaktion auf äußere Reize auf (**Reflexmyoklonus**). Man unterscheidet kortikale von retikulären und spinalen Myoklonien. Myoklonien können rhythmisch, arrhythmisch oder oszillierend auftreten und lokal begrenzt sein oder sich ausbreiten. Als **Asterixis** (flapping tremor) wird eine negative Myoklonie bezeichnet. Dabei handelt es sich um ruckartige Unterbrechungen einer Haltefunktion oder Bewegung (z. B. bei hepatischer Enzephalopathie).

Einteilung:
- **physiologische Myoklonien**: in Einschlaf-, Traum- oder Aufwachphase, bei starker Muskelbeanspruchung, „Schreckreaktionen"
- **essenzielle Myoklonien**: Myoklonien, die nicht Folge einer ZNS-Erkrankung sind, oft Besserung nach Alkoholgenuss
- **epileptische Myoklonien** bei epileptischen Erkrankungen
- **symptomatische Myoklonien**: aufgrund metabolischer Störungen, Intoxikationen (z. B. Medikamente, Kannabis, Schwermetalle), nach hypoxischer Hirnschädigung, bei infektiösen Erkrankungen (z. B. Enzephalitis) degenerativen Hirnerkrankungen (z. B. Creutzfeldt-Jakob-Krankheit, Morbus Alzheimer, Morbus Wilson, Parkinson-Syndrom, Chorea Huntington, Multisystematrophie), paraneoplastisch sowie fokal bei vaskulären Störungen, Tumoren oder Traumen.

Differenzialdiagnosen: Abzugrenzen sind **andere Muskelzuckungen**, z. B.:
- **Tics** (unregelmäßige, rasche und begrenzte Kontraktionen, unwillkürliche, affektive Verstärkung → psychisch bedingt oder bei Tic-Krankheit)
- **Tremor** [S. C153]
- **choreatische Bewegungsstörungen** (kurze, rasch einschießende und regellose Kontraktionen, meist distal)
- Muskelzuckungen **ohne Bewegungseffekt**:
  - Faszikulationen [S. C144]
  - Myokymien (Kontraktionswellen von Muskelgruppen).

19.13 Opisthotonus

> **DEFINITION** Reklination des Kopfes infolge einer verkrampften Nacken- und Rückenmuskulatur.

Ursachen sind in **Tab. 19.5** zusammengefasst.

Tab. 19.5 Differenzialdiagnosen bei Opisthotonus

Ursache	Begleitsymptome und Befunde	Diagnostik
Tetanus	Trismus, Risus sardonicus	Anamnese → Verletzung, fehlende Impfung, Klinik
bakterielle Meningitis	hohes Fieber, starke Kopfschmerzen, meningitisches Syndrom	Liquorpunktion (Granulozytose, Erregernachweis)
akute Subarachnoidalblutung	massive Kopfschmerzen, Meningismus, Hypertonie	CCT (Hyperdensität in basalen Zisternen und äußeren Liquorräumen), Liquorpunktion (xanthochromer Liquor → Eiweiß ↑ ↑)
Tumor der hinteren Schädelgrube	intrakranielle Drucksteigerung, Übelkeit, Erbrechen, Ataxie, Schwindel	CCT/MRT
Intoxikationen (z. B. Strychnin, Insektizide, Herbizide)	häufig Übelkeit und Erbrechen	Anamnese
epileptische Anfälle	weitere Anfallssymptome (z. B. Initialschrei, Sturz, Bewusstseinsverlust, Zungenbiss)	Klinik, EEG
Hypokalzämiesyndrom	Hyperventilation, Hypoparathyreoidismus, Pfötchenstellung, Parästhesien	Labor (Kalzium i. S. ↓)
Dystonien	unwillkürliche Bewegungen, entweder tonisch-klonisch oder choreatisch; jahrelange Entwicklung	Klinik

19.14 Reflexanomalien

Für Allgemeines zur Anatomie des motorischen Systems (s. Neurologie [S. B900]) sowie zu den unterschiedlichen Muskeleigen-, Fremd-, Hirnstamm- und pathologischen Reflexen bzw. deren Prüfung s. Neurologie [S. B902].

19.14.1 Verminderte Reflexe

DEFINITION
- **Hyporeflexie**: abgeschwächte Reflexe
- **Areflexie**: fehlende Reflexe.

Sehr schwache Reflexe müssen keine pathologische Bedeutung haben, sie sind oft bei **älteren Patienten** zu finden.

Ein **Fehlen einzelner Reflexe** beruht zumeist auf einer Läsion eines peripheren Nervs oder einer Läsion der Nervenwurzel.

Ein **generalisiertes Fehlen** findet man bei Polyneuro- und -radikulopathie, bei Erkankungen des Vorderhorns, bei Myopathien, bei Tabes dorsalis, beim Adie-Syndrom oder bei einer kongenitalen Areflexie. Läsionen des motorischen Neurons im Vorderhorn, der peripheren Nerven und der Muskulatur gehen zudem mit einer **schlaffen Lähmung** und **Muskelatrophie** einher.

Auch bei akuten zentralen Lähmungen findet man vorübergehend abgeschwächte oder völlig erloschene Reflexe. Verminderte Reflexe treten zudem bei Hypothyreose, Elektrolytstörungen (z. B. Hyponatriämie, Hypokaliämie) oder bei Alkoholabusus auf.

Cave: Die Reflexe können scheinbar fehlen, wenn der Patient nicht ordnungsgemäß untersucht wird (→ Tipp: Der Patient soll seine Hände ineinanderhaken und kräftig ziehen, während man die Reflexe der unteren Extremität prüft).

19.14.2 Gesteigerte Reflexe

Synonym: Hyperreflexie

Eine generalisierte Hyperreflexie hat **meistens keinen Krankheitswert** (oft bei jüngeren Personen oder Aufregung). Auch eine Hyperthyreose führt zu generalisiert gesteigerten Reflexen.

Hinweise auf eine **Läsion des 1. Motoneurons** und seiner Axone (Gehirn, Rückenmark) sind die sog. **Pyramidenbahnzeichen** (→ pathologische Reflexe: z. B. Babinski-, Oppenheim-, Gordon-Zeichen), eine **abnorme Lebhaftigkeit** und **leichte Auslösbarkeit** von Muskeleigenreflexen, die **einseitig gesteigert** sind, verbreiterte Reflexzonen sowie spastische Lähmungen. Die Fremdreflexe (z. B. Bauchhautreflex) sind hingegen – ebenso wie die Muskelkraft – vermindert, eine Atrophie tritt nicht auf.

19.15 Rigor

DEFINITION Erhöhter Muskeltonus der axialen Muskulatur und der Extremitäten infolge einer Störung des extrapyramidal-motorischen Systems.

Typisch ist der gleichbleibende, zähflüssige und wächserne Widerstand der Flexoren und Extensoren. Am häufigsten findet sich ein Rigor im Rahmen des **Parkinson-Syndroms**. Durch den erhöhten Muskeltonus kommt es zu einer fixierten Haltung des Kopfes und der Extremitäten. Beim Parkinson-Syndrom liegt begleitend häufig das sog. Zahnradphänomen vor, d. h., der Rigor lässt sich bei passiver Bewegung unregelmäßig unterbrechen. Zu den Differenzialdiagnosen des Parkinson-Syndroms s. Neurologie [S. B931].

19.16 Schwindel bzw. Gleichgewichtsstörungen

Synonym: Vertigo

Einteilung: Das Symptom „Schwindel" lässt sich unterschiedlich einteilen:
- nach dem **Ort der Läsion**: vestibulärer (peripher/zentral) und nicht vestibulärer Schwindel
- nach der **Qualität**: systematischer (Dreh-, Schwank-, Liftschwindel) und nicht systematischer (diffuser Schwindel, Benommenheitsschwindel) Schwindel
- nach dem **Auftreten**: attackenartiger Schwindel oder Dauerschwindel
- nach dem **Auslösemechanismus**: Lage-/Lagerungsschwindel, orthostatischer Schwindel, psychogener Schwindel oder Reizschwindel (z. B. Kinetosen).

Ätiologie und Klinik: Der **vestibuläre Schwindel** entsteht durch eine Läsion des Vestibularapparats, d. h. des Vestibularorgans oder des N. vestibulocochlearis (**peripher-vestibulärer Schwindel**) oder des Ncl. vestibularis im Hirnstamm (**zentral-vestibulärer Schwindel**). Typisch ist ein richtungsbestimmter Drehschwindel, der von vegetativen Symptomen (wie Übelkeit, Erbrechen, Schwitzen) begleitet wird. Die Patienten beschreiben subjektive Scheinbewegung zwischen sich selbst und der Umgebung (Oszillopsien). Häufig besteht auch ein Nystagmus. Beim zentralvestibulären Schwindel sind Schwindelgefühl und die vegetative Symptomatik meist schwächer ausgeprägt. Hörstörungen bestehen – im Vergleich zur peripheren Läsion – nicht, dafür aber zusätzliche neurologische Ausfälle.

Im Vergleich dazu ist der **nicht vestibuläre Schwindel** oft uncharakteristisch (Taumeln, Schwarzwerden vor den Augen, keine Scheinbewegungen, geringere vegetative Beschwerden). Die Ursachen sind vielfältig (**Tab. 19.6**).

Diagnostik:
- **Anamnese** (Abb. 19.1): Art des Schwindels, attackenartig/dauerhaft, bestimmte Auslösemechanismen (La-

19 Neurologische Störungen

Tab. 19.6 Differenzialdiagnosen von Schwindel

Ursache	Begleitsymptome und Befunde	Diagnostik
peripher-vestibulärer Schwindel (Drehschwindel)		
Morbus Menière	plötzlicher Drehschwindel (Attacken), Fallneigung zur kranken Seite, Spontannystagmus (horizontal, richtungsbestimmt), Hörminderung, vegetative Beschwerden	Anamnese und Klinik, ENG, AEP, Audiometrie
benigner paroxysmaler Lagerungsschwindel	akuter Drehschwindel mit Übelkeit, Erbrechen und Sehstörungen, ausgelöst durch Kopfbewegungen, Hinlegen, Umdrehen, Bücken	Lagerungsprobe
akuter Vestibularisausfall	Drehschwindel (tagelang), Fallneigung zur Seite der Läsion, Spontannystagmus mit rotatorischer Komponente zur gesunden Seite, Lage- und Lagerungsnystagmus, vestibulookulärer Reflex (VOR) auf der betroffenen Seite gestört, vegetative Symptome	ENG, kalorische Prüfung (verminderte Erregbarkeit)
bilaterale Vestibulopathie	ausgeprägte Unsicherheit im Dunkeln und auf unebenem Boden (breitbeiniges Stehen), bei Kopfbewegung Oszillopsien (Ausfall des vestibulookulären Reflexes)	Vestibularisprüfung, MRT
Vestibularisparoxysmie	Dreh-/Schwankschwindel-Attacken (s bis min), unsicheres Stehen und Gehen, Nystagmus, abhängig von Körperposition, Tinnitus	ENG, AEP, Audiogramm, MRT
Labyrinthitis	Otalgie, Übelkeit, Nystagmus zur Seite der Läsion, Symptome eines Herpes zoster, von Borreliose oder Lues	CCT, HNO-Konsil
toxischer Labyrinthschaden	Tinnitus und Hypakusis, Medikamenteneinnahme	Anamnese, Klinik
zentral-vestibulärer Schwindel (Drehschwindel)		
Durchblutungsstörung im Hirnstamm	schwacher Dauerschwindel über Tage, weitere neurologische Symptomatik (Schluck-, Sprechstörung), Drop Attacks, vaskuläre Risikofaktoren	neurologische Untersuchung, CCT/MRT
Basilarismigräne	Kopfschmerzen (nicht obligat!), spontaner Drehschwindel oder Lagerungsschwindel, Attacke meist Stunden bis Tage	EEG
Akustikusneurinom	schwacher Dauerschwindel über Tage, Provokation durch Lageänderung, Hörstörung, Tinnitus, weitere neurologische Symptomatik	neurologische Untersuchung, CCT/MRT
zerebellärer Schwindel	persistierender lageabhängiger Drehschwindel, weitere neurologische Ausfälle (Ataxie, Intentionstremor, Dysdiadochokinese etc.)	neurologische Untersuchung, CCT/MRT
nicht vestibulärer Schwindel (Schwank- und Benommenheitsschwindel)		
visuell induzierter Schwindel	Höhenschwindel, Schwindel auf schwankendem Schiff, Refraktionsanomalien	Anamnese, Klinik
Hinterstrangaffektion	gestörte Propriozeption mit spinaler Ataxie, provozierbar beim Gehen oder Stehen	Klinik, neurologische Untersuchung
Polyneuropathie	strumpfförmige Parästhesien v. a. an den Beinen, evtl. Paresen	Klinik, neurologische Untersuchung, EMG
kardiovaskuläre Ursachen	Vitien (z. B. Aorten-, Mitralstenose, Rechts-links-Shunt), Kardiomyopathie, Arrhythmie	Klinik der Grunderkrankung, Auskultation, EKG, Echokardiografie
	Hypertonie, Hypotonie (Orthostasereaktion), Subclavian-steal-Syndrom	Klinik, Blutdruckmessung
endokrine Ursachen/Stoffwechsel	Hypo-, Hyperglykämie, Urämie, Leberinsuffizienz, Hypothyreose	Klinik, Labor
psychogener/phobischer Schwindel	attackenartig, Verschlimmerung durch bestimmte Situationen, vegetative Symptomatik, Vermeidungsverhalten, evtl. Besserung nach Alkoholgenuss	Anamnese
motorische Läsionen	Lähmungen, extrapyramidal-motorische Störung	Klinik
Epilepsie	Krampfanfälle (v. a. Temporallappen-Epilepsie und Absencen)	Anamnese, EEG

gerung? Dunkelheit? Anstrengung? Auch in Ruhe?), Begleitsymptome (Oszillopsien? Vegetative Beschwerden? Tinnitus? Unsicheres Stehen? Kreislaufbeschwerden? Doppelbilder?), Vorerkrankungen und Medikamenteneinnahme (→ Daran denken! Viele Medikamente sind „Schwindelauslöser").
- **neurologische Untersuchung** (u. a. mit Frenzel-Brille zur Lagerungsprobe und Nystagmusprüfung, Kopfdrehtest, Romberg-Versuch, Unterberger-Tretversuch)
- **internistische**, HNO-ärztliche, psychiatrische und ophthalmologische Untersuchung
- **weiterführende Diagnostik**: Elektronystagmografie (ENG), Doppler-/Duplexsonografie, CCT/MRT, akustisch evozierte Potenziale (AEP), EEG, Liquorpunktion.

Differenzialdiagnosen: Siehe Tab. 19.6; Abb. 19.2 zeigt differenzialdiagnostische Überlegungen anhand der Schwindeldauer.

19.17 Sensibilitätsstörungen

Man unterscheidet zwischen **Sensibilitätsausfällen** und **sensiblen Reizerscheinungen**. **Hypästhesie** bezeichnet eine verminderte Wahrnehmung für sensible Qualitäten, **Anästhesie** keine Wahrnehmung mehr. Zu den verschiedenen Empfindungsqualitäten und den anatomischen Grundlagen des sensiblen Systems s. Neurologie [S. B900].

Klinik und Ätiologie: Die Sensibilitätsstörungen können unterschiedlich verteilt sein (**Tab. 19.7**). Sind sensible Qualitäten z. T. gestört, z. T. unverändert, spricht man von einer **dissoziierten Sensibilitätsstörung**:
- **Ausfall von Temperatur- und Schmerzwahrnehmung:** z. B. bei Thalamusläsion, Brown-Séquard-Syndrom, A.-spinalis-anterior-Syndrom, Wallenberg-Syndrom, Polyneuropathie
- **Ausfall der Tiefensensibilität:** funikuläre Myelose, Tabes dorsalis, spinozerebelläre Ataxie.

> **MERKE** Sensibilitätsstörungen können auch psychisch bedingt sein. Auffällig ist dabei, dass die Patienten häufig keine anatomisch sinnvollen Bereiche für die Störungen angeben.

Sensible Reizerscheinungen sind z. B.
- **Parästhesien**: Kribbeln, Taubheitsgefühl
- **Dysästhesien**: schmerzhafte Missempfindungen
- **Hyperpathien**: unangenehme, brennende Empfindungen nach sensibler Reizung
- **Neuralgien**: attackenartige Schmerzen im betroffenen Versorgungsgebiet

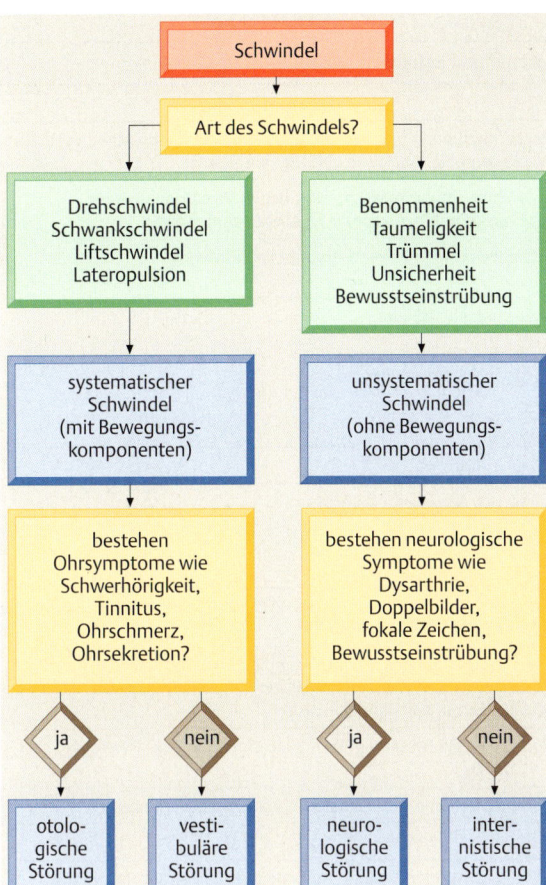

Abb. 19.1 **Anamnese bei Schwindel.** (aus: Probst, Grevers, Iro, HNO-Heilkunde, Thieme, 2008)

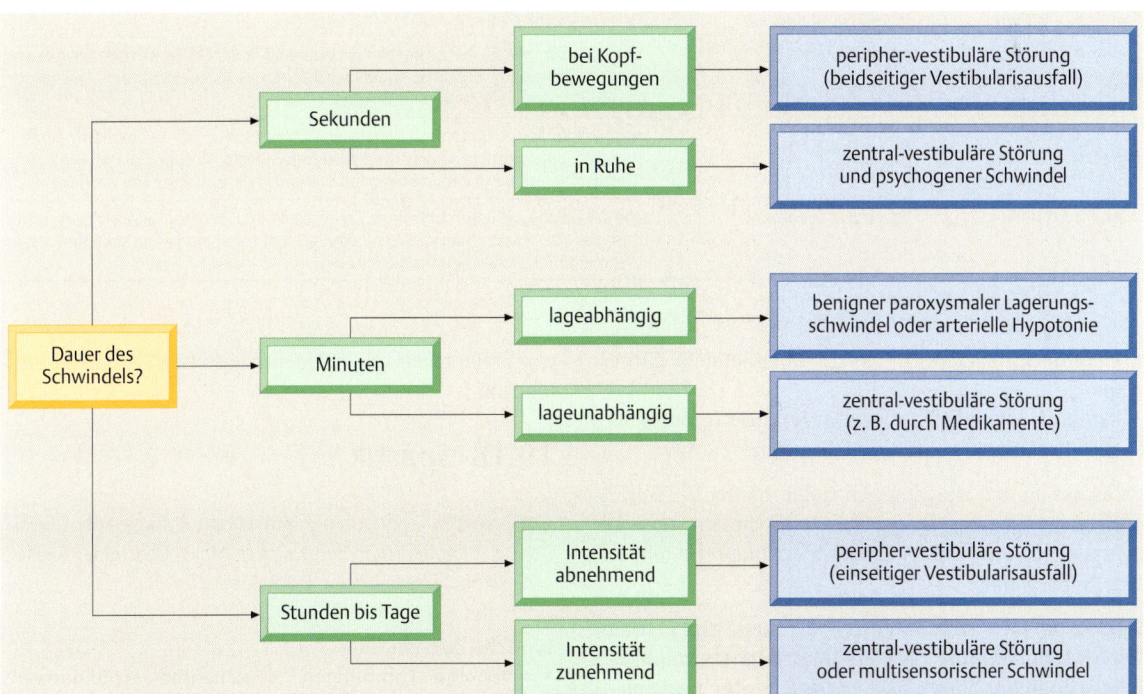

Abb. 19.2 **Differenzialdiagnose des vestibulären Schwindels.** (aus: Probst, Grevers, Iro, HNO-Heilkunde, Thieme, 2008)

Tab. 19.7 Sensibilitätsstörungen

Sensibilitätsstörung	Ursache	Begleitsymptome und Befund
einseitig fokale Sensibilitätsstörungen		
scharf begrenzt und fokal	Läsion peripherer Nerven	keine sensible Wahrnehmung mehr im betroffenen Versorgungsgebiet, vegetative Störungen, Muskelatrophie, Analgesie geringer ausgeprägt
asymmetrisch und segmental	Läsion der Nervenwurzel	keine sensible Wahrnehmung mehr im betroffenen Versorgungsgebiet (Dermatom), Muskelatrophie, Analgesie deutlicher ausgeprägt
multisegmental (mehrere Segmente betroffen)	Plexusläsionen	auch segmentale motorische Paresen, trophische Störungen
variable Lokalisation	• TIA • Migräne mit Aura • fokale Anfälle • Multiple Sklerose • Enzephalitiden • Vaskulitiden	s. entsprechende Krankheitsbilder
halbseitige Sensibilitätsstörungen		
alle sensiblen Qualitäten betroffen	Läsion der kontralateralen Capsula interna (z. B. ischämischer oder hämorrhagischer Hirninfarkt, Tumoren)	Beeinträchtigung aller sensiblen Qualitäten
kontralateral verstärkte Schmerzwahrnehmung	Thalamusläsion (z. B. lakunärer Infarkt, Blutung, Tumor)	Beeinträchtigung der Sensibilitätswahrnehmung kontralateral, ipsilateral verstärkte Schmerzwahrnehmung mit Hyperpathie
Ausfälle verschiedener Sensibilitäten in Kombination mit Muskelparesen	Läsion des Tractus spinothalamicus lateralis (Brown-Séquard-Syndrom)	ipsilateraler Ausfall von Lage- und Vibrationsempfinden, kontralateraler Ausfall von Temperatur und Schmerzwahrnehmung, ipsilaterale spastische Parese kaudal der Läsion und schlaffe Parese auf Höhe der Läsion
weitere	Hyperventilation	Pfötchenstellung, schnelle Besserung nach Rückatmung in eine Plastiktüte, paO_2 normal oder ↑, $paCO_2$ ↓
	psychogen	vielgestaltige Manifestation ohne „Einhalten" anatomischer Grenzen
beidseitige Sensibilitätsstörungen		
strumpfförmig und symmetrisch	Polyneuropathie	anfangs sind v. a. Lage- und Vibrationsempfinden beeinträchtigt, frühzeitiger Ausfall des ASR
symmetrisch an der unteren Extremität und nach kranial aufsteigend	Polyradikulitis (Guillain-Barré-Syndrom)	motorische und sensible Ausfälle, Muskelatrophie
Claudicatio spinalis	Spinalkanalstenose	belastungsabhängige radikuläre Beschwerden
„reithosenartig", symmetrisch	Konus-Syndrom	bilaterale symmetrische Schmerzen perineal und in der Hüfte, schlaffe Blasen- und Mastdarmlähmung, deutliche Funktionsstörung des M. sphincter ani, Analreflex und Bulbocavernosusreflex vermindert
„reithosenartig", asymmetrisch	Kauda-Syndrom	segmentale Sensibilitätsstörungen, asymmetrisch starke Schmerzen radikulärer Ausstrahlung, segmentale schlaffe Paresen der Beine, Atrophie; Blasen- und Mastdarmlähmung, leichte Funktionsstörung des M. sphincter ani, Areflexie
querschnittförmig	Querschnitt-Syndrom	alle sensiblen Qualitäten betroffen, Dysästhesie im Übergangsbereich zum nicht geschädigten Rückenmarksbereich, regelhaft auf Höhe der Läsion schlaffe Paresen (segmental), darunter spastische Paresen

- **Phantomschmerzen**: Schmerzen in fehlendem Körperteil
- **Kausalgie**: dumpfer, brennender Schmerz insbesondere nach Berührung, trophische Störungen.

Parästhesien und Dysästhesien treten häufig bei Schädigungen peripherer Nerven auf, Dysästhesien auch bei zentraler Läsion. Bei Thalamusaffektionen besteht oft eine Hyperpathie.

Diagnostik: Im Vordergrund steht die sorgfältige neurologische Untersuchung. Weitere Maßnahmen beinhalten bildgebende Verfahren, EMG, Erfassung der Nervenleitgeschwindigkeit sowie der somatosensibel evozierten Potenziale.

19.18 Spastik

DEFINITION Erhöhung des Muskeltonus infolge einer Läsion des 1. Motoneurons (Gyrus praecentralis) und seiner Axone (kortikobulbäre Bahn und Pyramidenbahn).

Typische Zeichen sind:
- spastische Lähmungen („Taschenmesserphänomen": anfangs starker Widerstand bei der passiven Bewegung der Extremität, der dann schlagartig nachlässt)

- im akuten Stadium jedoch: schlaffe Paresen
- stark gesteigerte Muskeleigenreflexe, verminderte Fremdreflexe (z. B. Bauchhautreflex), verbreiterte Reflexzonen
- Wernicke-Mann-Gang (s. u.)
- pathologische Reflexe: Babinski positiv
- keine Hautatrophie
- verminderte Muskelkraft
- fehlende Feinmotorik.

19.19 Stand- und Gangstörungen

Ursache von Stand- und Gangstörungen können sein:
- **Spastik** (s. o.): Beim Gehen schleifen die Zehenspitzen am Boden, das spastische Bein wird zirkumduziert (Wernicke-Mann-Gang); außerdem: Verschlechterung beim Laufen, X-Bein-Stellung, Beugung in Ellbogen-, Hand- und Fingergelenken, gesteigerte Reflexe sowie Pyramidenbahnzeichen. Ursächlich ist eine Läsion des 1. Motoneurons oder seiner Axone (z. B. Pyramidenbahnläsion).
- **zerebelläre Ataxie**: Gangunsicherheit, Fallneigung, Intentionstremor, Nystagmus, skandierende Sprache
- **sensible Ataxie**: Ursächlich ist eine Störung der sensiblen afferenten Bahnen, insbesondere der Hinterstränge. Klinisch imponieren ein positiver Rombergversuch sowie ein gestörter Lage- und Vibrationssinn.
- **hypokinetische rigide Gangstörung**: Bei Erkrankung der Basalganglien. Kleine Schritte (Trippeln), vornübergebeugte Haltung, vermindertes Mitschwingen der Arme, Drehen des gesamten Körpers beim Umdrehen, evtl. Start- oder Stopphemmung und Rigor.
- **Gangapraxie** (= frontale Gangstörung): Auftreten bei Normaldruckhydrozephalus bzw. Prozessen im Frontalhirn. Beine kleben am Boden, Stolpern bei Drehung im Stehen, im Liegen jedoch gute Beweglichkeit der unteren Extremität, fehlende Spastik, evtl. Kombination mit Demenz und Inkontinenz.
- **hyperkinetische oder dystone Syndrome**: Das Gehen wird durch unwillkürliche tonische oder plötzlich einschießende Bewegungen erschwert.
- **Steppergang**: Die Fußspitze hängt nach unten und schleift beim Gehen. Um dies zu vermeiden, heben die Patienten die Knie stark an. Ein einseitiger Steppergang findet sich bei Läsion des N. peronaeus oder Poliomyelitis, ein beidseitiger z. B. bei spinaler Muskelatrophie.
- **Trendelenburg-Watschelgang**: Er tritt auf bei Schwäche der Mm. glutaei medius et minimus. Das Becken kippt in Richtung Spielbein, der Oberkörper wird zum Standbein geneigt. Ursachen sind z. B. eine Hüftdysplasie oder eine Wurzelläsion auf Höhe von L 5.
- **psychogene Gangstörung**: Imitieren verschiedener Gangstörungen, z. B. Nachschleifen des Beins, Zirkumduktion, Stelzengang
- **weitere Ursachen**:
  - Verkürzungshinken: Auftreten bei einer Beinlängendifferenz von mehr als 3 cm
  - Hinken infolge von Schmerzen, mangelhafter Muskulatur oder Kontrakturen (z. B. bei Hüftgelenkserkrankungen → die Hüfte kann nicht mehr abgespreizt werden).

19.20 Tremor

DEFINITION Unwillkürliche Bewegung, rhythmische Kontraktionen entgegengesetzt wirkender Muskeln.

Man unterscheidet niedrig- (2–4 Hz), mittel- (4–7 Hz) und hochfrequente (> 7 Hz) Tremortypen. Der Tremor kann grob- oder feinschlägig sein und an unterschiedlichen Körperstellen auftreten. Abhängig von den Aktivierungsbedingungen spricht man von:
- **Ruhetremor**: besteht in Ruhe, wird durch emotionale Anspannung und mentale Aktivität verstärkt und durch Bewegungen unterdrückt
- **Haltetremor**: besteht bei aktiver Haltung, z. B. bei nach vorne gestreckten Armen
- **Bewegungstremor**:
  - Intentionstremor (zerebellärer Tremor): Auftreten bei zielgerichteter Bewegung. Der Intentionstremor nimmt gegen Ende der Bewegung zu.
  - Tremor bei nicht zielgerichteter Bewegung
  - aufgabenspezifischer Tremor: z. B. beim Schreiben oder Singen.

Tremorsyndrome:
- **physiologischer Tremor:** Er tritt bei allen gesunden Menschen unter Haltebedingungen auf und ist hochfrequent mit niedriger Amplitude. Ein verstärkter physiologischer Tremor wird mit β-Blockern behandelt.
- **essenzieller Tremor:** häufig genetisch bedingt, wobei mehr als die Hälfte der Patienten vor dem 25. Lebensjahr erkrankt. Der Tremor ist meist symmetrisch und tritt bevorzugt an Händen, Kopf, Stimmbändern und Beinen vorwiegend als Halte- und Aktionstremor auf. Typischerweise bessert er sich nach Alkoholgenuss.
- **orthostatischer Tremor:** Der Tremor ist selten und tritt nur an den Beinen und nur im Stehen auf. Es besteht eine Unsicherheit beim Gehen und eine erhöhte Sturzgefahr. Die Beinmuskeln „vibrieren" im Stehen.
- **aufgabenspezifischer Tremor:** bei hoch spezialisierten Tätigkeiten, z. B. Schreibtremor, Stimmtremor
- **dystoner Tremor:** auf die dystone Region begrenzt
- **Tremor bei idiopathischem Parkinson-Syndrom:** unterschiedliche Manifestationsformen. Typisch ist ein distaler Ruhetremor an den Händen („Pillendrehen"), der durch emotionale Anspannung verstärkt wird.
- **klassischer zerebellärer Tremor:** Ursächlich ist eine Läsion des ipsilateralen Kleinhirns. Klinisch bestehen neben dem Intentionstremor weitere Symptome wie Ataxie oder Nystagmus.
- **Holmes-Tremor** (Ruber-/Mittelhirntremor): Ursächlich ist eine Läsion zerebellothalamischer und nigrostriataler Bahnen, v. a. die proximale Armmuskulatur ist betroffen.

- **Gaumensegeltremor:** kann symptomatisch (Läsion im Kleinhirn oder Hirnstamm) oder essenziell auftreten.
- **medikamenteninduzierter Tremor:** z. B. nach Lithiumgabe oder langfristiger Neuroleptikatherapie
- **psychogener Tremor:** plötzliches Auftreten mit vollständiger Erholung. Der Tremor besteht in Ruhe und bei Bewegung. Bei wiederholten Untersuchungen ist er unterschiedlich ausgeprägt. Zudem ist die Muskulatur an der Extremität verspannt.

Diagnostik: Neben der Anamnese (unbedingt nach Medikamenten fragen!) ist insbesondere die klinische Untersuchung wegweisend. Zur weiteren Abklärung werden zusätzlich neurophysiologische Diagnostik zur Bestimmung der Tremorfrequenz und nervalen Innervation (EMG) sowie laborchemische (Elektrolyte, Drogen-Screening etc.) und radiologische Untersuchungen durchgeführt.

Differenzialdiagnosen:
- rhythmischer Myoklonus: Muskelzuckungen sind auf eine Körperregion begrenzt.
- Asterixis (negativer Myoklonus): ruckartige Unterbrechungen einer Haltefunktion oder Bewegung (z. B. bei hepatischer Enzephalopathie), v. a. an den Armen (Innervationspausen einer Haltefunktion)
- Klonus: sich wiederholende Muskelbewegungen (v. a. bei rascher Muskeldehnung)
- Epilepsia partialis continua: Anamnese, EEG.

19.21 Veränderungen des Muskeltonus

19.21.1 Muskuläre Hypertonie

Erhöhter Ruhetonus der Muskulatur. Eine muskuläre Hypertonie findet sich bei Spastik [S. C152] und Rigor [S. C149]. Auch bei anderen Erkrankungen, z. B. muskulärem Hartspann, Tetanus, Tetanie, infantiler Zerebralparese, Morbus Wilson oder Meningismus, ist der Muskelruhetonus erhöht. **Cave:** Bei einer Schädigung des 1. Motoneurons entwickelt sich erst im Verlauf eine Spastik, initial liegt eine schlaffe Parese (muskuläre Hypotonie) vor.

19.21.2 Muskuläre Hypotonie

DEFINITION Verminderter Ruhetonus der Muskulatur. Neugeborene und Säuglinge mit muskulärer Hypotonie werden als „floppy infant" bezeichnet.

Ätiologie: Eine **physiologische Muskelhypotonie** findet sich im **Schlaf** und bei Entspannung, auch Frühgeborene weisen häufig noch eine Muskelschwäche auf. Zu den **pathologischen Ursachen** zählen:
- genetische Erkrankungen (z. B. Down-Syndrom, Prader-Willi-Syndrom, Angelman-Syndrom)
- endokrine und Stoffwechselerkrankungen (z. B. Hypothyreose, Ahornsirupkrankheit, Phenylketonurie, Glykogenose Typ II)
- Elektrolytstörungen (z. B. Hypokaliämie, Hyperkalzämie)
- Erkrankungen des Kleinhirns (homolaterale Kleinhirnläsion)
- Erkrankungen des Hirnstamms
- hypoxische Enzephalopathie
- Schädel-Hirn-Trauma
- hyperkinetische extrapyramidal-motorische Störungen (z. B. Ballismus, Chorea)
- Rückenmarkserkrankungen (z. B. Entzündungen, Fehlbildungen, Tumor, Querschnitt-Syndrom)
- Läsion peripherer Nerven oder des Vorderhorns (periphere, schlaffe Paresen)
- Muskelerkrankungen und Überleitungsstörungen
  - Myositiden
  - metabolische Myopathie
  - Muskeldystrophien
  - Myasthenia gravis.

Bei einem **Floppy Infant** ist zusätzlich an folgende Ursachen zu denken:
- Frühgeburt (physiologisch)
- schwere Allgemeinerkrankungen: z. B. Herzinsuffizienz, Sepsis
- Geburtstrauma
- Medikamentengabe an die Mutter vor der Geburt: Magnesium z. B. zur Behandlung einer Eklampsie, Benzodiazepine, Opiate, Narkoseüberhang bei Sectio.

Klinik: Neben der schlaffen Muskulatur (schlaffes Herabhängen, Herabfallen nach Anheben) sind evtl. auch die Gelenke überstreckbar. Ein „floppy infant" zeigt bereits in utero verminderte Kindsbewegungen, post partum sind Spontanbewegungen vermindert. Der Säugling kann außerdem seinen Kopf nur schwer halten und ist kraftlos und ohne Körperspannung, wenn er hochgehoben wird. Außerdem schreit er schwach und trinkt schwer.

20 Augen

20.1 Abnorme Bindehautsekretion

Ein- oder beidseitige gesteigerte Sekretion der Bindehaut. Neben einer Konjunktivitis kommen v. a. Fremdkörperverletzungen als Ursache infrage. Näheres s. Augenheilkunde [S. B838].

20.2 Blendung

Zur erhöhten Blendung (Blendempfindlichkeit) kommt es bei folgenden Krankheitsbildern:
- Katarakt
- Albinismus
- Irisdefekten (z. B. Irisabriss)
- Mydriasis: Lähmung des M. sphincter pupillae (traumatisch oder medikamentös)
- Hornhauttrübungen bzw. -fremdkörper
- nach refraktionschirurgischen Eingriffen.

20.3 Blepharospasmus

Krampfartige, tonisch-klonische Kontraktion des M. orbicularis oculi oder Unfähigkeit, die Augen zu öffnen (Lidheber-Apraxie). Helles Licht, Berührungen oder Luftzug sind Triggerfaktoren. Abgegrenzt werden müssen Dyskinesien (Medikamentennebenwirkung, v. a. Neuroleptika) oder eine Myasthenie sowie Augenmuskelparesen (Letztere v. a. bei Lidheber-Apraxie). Siehe auch Augenheilkunde [S. B822] und Neurologie [S. B900].

20.4 Doppelbilder

Synonym: Diplopie

Ätiologie: Siehe Tab. 20.1.

Tab. 20.1 Ursachen von Doppelbildern

Ursache	Begleitsymptome und Befunde
beidseitige Doppelbilder	
Lähmungsschielen	
• Okulomotoriusparese	
• komplette Parese (z. B. basale Aneurysmen, Schädelbasisfraktur, Diabetes mellitus, Tumor)	Bulbus steht nach außen und unten, Ptosis (→ bei kompletter Ptosis stören die Doppelbilder nicht), Akkomodationsstörung, Mydriasis
• äußere Okulomotoriusparese (Diabetes mellitus)	nur Augenmuskeln betroffen, unvollständige Ptosis
• innere Okulomotoriusparese (mesenzephale Einklemmung)	Akkomodationslähmung, Mydriasis
• Trochlearisparese (z. B. Orbitaverletzung, Schädelbasisfraktur, Multiple Sklerose)	Bulbus steht nach oben und etwas innen; die Doppelbilder sind vertikal übereinandergelagert und verkippt; der Abstand zwischen den Bildern ist beim Blick nach unten innen am größten; besonders stören die Doppelbilder beim Treppensteigen oder Lesen; Kopfzwangshaltung und Bielschowsky-Phänomen.
• Abduzensparese (z. B. Multiple Sklerose, Tumor)	eingeschränkter Blick zur Seite, ungekreuztes Doppelbild
endokrine Orbitopathie	Exophthalmus, konjunktivale Reizung, Lidschwellung, oft Morbus Basedow mit Hyperthyreose
Myositis	Exophthalmus, Schmerzen, Lidschwellung, Ptosis
Myasthenie	Ptosis (Zunahme bei längerem Blick nach oben → Simpson-Test), zunehmende Muskelschwäche im Tagesverlauf, je nach Schweregrad: Dysarthrie bis respiratorische Insuffizienz und generalisierte Paresen
Blow-out-Fraktur	behinderte Blickhebung, eingeschränkte passive Bulbusmotilität, Enophthalmus, Protusio bulbi, Hypästhesie im Gesicht, Lidemphysem
Orbitatumor	einseitger Exophthalmus, Lidschwellung
Orbitaphlegmone	Exophthalmus, gerötetes und geschwollenes Lid, Chemosis, Fieber
Karotis-Kavernosus-Fistel	Stauung der Bindehautgefäße, pulsierender Exophthalmus
Orbitaspitzen-Syndrom	Visus ↓, Hornhautsensibilität ↓, einseitiger Exophthalmus
einseitige Doppelbilder	
unkorrigierter Astigmatismus (am häufigsten)	Verzerrtsehen, Augenbrennen und Kopfschmerzen infolge kompensatorischer Akkomodation
Katarakt	Visusveränderungen, Farb- und Kontrastsehen ↓
Linsenluxation	Trauma, Flüssigkeitsspalten, kongenitale Lockerung des Halteapparats (z. B. bei Marfan-Syndrom); Linsenschlottern
Keratokonus	kegelförmig vorgewölbte Hornhaut, irregulärer Astigmatismus

Diagnostik: Neben der Anamnese steht die klinische Untersuchung im Vordergrund. Dabei sollten das **Fixationsvermögen** und die **Bulbusbewegungen** in die 9 Hauptblickrichtungen getestet werden. An der Tangentenwand nach Harms lässt sich das **Ausmaß des Schielwinkels** in den verschiedenen Blickrichtungen messen (in Grad). Um den Abstand und die Lageverhältnisse der Doppelbilder (d. h. horizontale oder vertikale Doppelbilder) zu prüfen, hält man dem Patienten ein Rotglas vor das rechte Auge (alternativ Rot-Grün-Brille im abgedunkelten Raum mit Leuchtstab als Lichtquelle). Beim Lähmungsschielen stehen die Doppelbilder beim Blick in die Zugrichtung des gelähmten Muskels am weitesten auseinander; das „falsche" Bild liegt dabei weiter peripher.

Daneben muss auf **begleitende Symptome** (z. B. Nystagmus, Kopfzwangshaltung) geachtet werden. Bei einer Trochlearisparese nimmt der Patient beispielsweise eine typische Kopfhaltung ein, indem er den Kopf zur gesunden Seite neigt, da die Doppelbilder so zumeist unterdrückt werden können. Neigt er ihn zur paretischen Seite, weicht das gelähmte Auge nach oben ab (Bielschowsky-Kopfneigetest).

Bei Patienten, die keine subjektiven Angaben machen können, liefert der **alternierende Cover-Test** Hinweise auf den Sitz der Parese (s. Augenheilkunde [S. B830]).

Ergänzend oder bei entsprechendem Verdacht sollten ein Tensilon-Test (Ausschluss Myasthenie), MRT (Raumforderung in Orbita oder Hirnstamm) oder Laboruntersuchungen (Ausschluss Diabetes mellitus) durchgeführt werden.

> **MERKE** Beim kongenitalen Lähmungsschielen treten keine Doppelbilder auf, da die Kinder den Seheindruck des schielenden Auges – wie beim Begleitschielen – rasch unterdrücken.

20.5 Exophthalmus

Synonym: Protrusio bulbi

> **DEFINITION** Ein- oder beidseitiges Hervortreten des Augapfels aus der Orbita mit erweiterter Lidspalte.

Die Ursachen sind in **Tab. 20.2** zusammengefasst. Ein Exophthalmus lässt sich mittels Exophthalmometer nach Hertel vermessen (s. Augenheilkunde [S. B827]). Entscheidend ist die Verlaufskontrolle.

20.6 Fremdkörpergefühl im Auge

Ein Fremdkörpergefühl tritt auf bei trockenem Auge [S. C165], bei Verletzungen der Hornhautoberfläche (Erosio corneae), bei Entzündungen (z. B. Blepharitis) sowie einem Fremdkörper im Auge oder einer Trichiasis. Bei einem okulären Fremdkörper besteht das Fremdkörpergefühl in erster Linie beim Lidschlag und bei Augenbewegungen. Daneben bestehen außerdem Schmerzen, ein rotes Auge, Tränenträufeln, Photophobie und ein Blepharospasmus.

20.7 Gesichtsfeldausfälle

Ätiologie und Einteilung: Ursächlich für Gesichtsfeldausfälle sind Trübungen im Bereich der brechenden Medien, Veränderungen der Netzhaut oder Läsionen im weiteren Verlauf der Sehbahn wie z. B. intrakranielle Raumforderungen (Tab. 20.3). Man unterscheidet verschiedene Formen:

- **Skotome** (Abb. 20.1): inselförmige Schatten oder Sehdefekte, die sowohl ein- als auch beidseitig vorhanden sein können. Unterschieden werden **subjektive, positive Skotome** (z. B. bei Glaskörpertrübungen), die vom

Tab. 20.2 Ursachen eines Exophthalmus

Ursache	Begleitsymptome und Befunde	Diagnostik
endokrine Orbitopathie	meist beidseitiger Exophthalmus; seltener Lidschlag, sichtbarer Sklerastreifen oberhalb der Hornhaut, Zurückbleiben des oberen Augenlides bei Blicksenkung, Konvergenzschwäche, Lichtscheu, retrookuläres Druckgefühl, Schmerzen und Doppelbilder; außerdem: oft in Kombination mit Morbus Basedow (Hyperthyreose, evtl. Struma, prätibiales Myxödem)	Klinik, Labor (Schilddrüsenhormone, Autoantikörper), Sonografie und MRT der Augenmuskeln
retrobulbärer Tumor	einseitiger und progredienter Exophthalmus, Lidschwellung, eingeschränkte Bulbusbeweglichkeit, evtl. Atrophie des N. opticus, Doppelbilder	MRT
Orbitaphlegmone	gerötetes und geschwollenes Lid, Chemosis, Doppelbilder, Fieber	Klinik, Labor (BSG↑, Leukozytose)
Karotis-Kavernosus-Fistel	einseitig pulsierender Exophthalmus; konjunktivale Injektion, Stauungspapille	Auskultation, Doppler-Sonografie, Angiografie
hochgradige Kurzsichtigkeit (Pseudoexophthalmus)	Skleraverdünnung, Makulopathie, Netzhautdegeneration	Visusprüfung, Sonografie
Myositis	Schmerzen, Lidschwellung, Ptosis, Doppelbilder	Sonografie, CT
intermittierender Exophthalmus	Orbitavarizen, Auftreten beim Bücken oder Pressen, evtl. Schmerzen oder Doppelbilder	Sonografie beim Pressen
Orbitahämatom	Brillenhämatom, Schmerzen, Schwellung, Hyposphagma	Klinik

20.7 Gesichtsfeldausfälle

Tab. 20.3 Ursachen von Gesichtsfeldausfällen

Gesichtsfeldausfall	mögliche Ursachen	Begleitsymptome und Befunde
Zentralskotom	Makuladegeneration	langsame Progredienz, Makulaödem, Metamorphopsie, Neovaskularisationen, Blutungen
	Optikusatrophie	auch Zentrozökalskotom, große Gesichtsfeldausfälle bis Amaurose möglich, blasse Papille
	Retrobulbärneuritis	plötzliche einseitige Visusminderung, retrobulbär Schmerz bei Augenbewegung, Verstärkung der Symptome bei Wärme, Fundoskopie o. B.
Amaurose	ein- oder beidseitige Läsion des N. opticus	amaurotische Pupillenstarre
	vollständiger Zentralarterienverschluss	
Ringskotom	Retinopathia pigmentosa	s. u.
	Netzhaut-Aderhaut-Narbe	ringförmige Narbe
Flimmerskotom	ophthalmische Migräne (Läsion der Sehrinde oder der A. basilaris)	Lichtblitze, Kopfschmerzen, Schwindel, Erbrechen, Photophobie und evtl. kurzfristige Augenmuskelparesen
Vergrößerung des blinden Flecks	Stauungspapille	Sehen anfangs nur unwesentlich beeinträchtigt, Papillenödem, erhöhter intrakranieller Druck
unregelmäßiger Gesichtsfeldausfall	Netzhautablösung	„Blitze", wie Vorhang bei Ablösung von unten, wie Mauer bei Ablösung von oben, fehlender Fundusreflex, bei Makulabeteiligung, Visusverlust, Metamorphopsien
sektorförmiges Skotom	Astverschluss einer Zentralarterie	kirschroter Fleck der Makula, ödematöse und weiße Netzhaut
	Anfangsphase Glaukom; Drusenpapille	Bjerrum-Skotom (vom blinden Fleck ausgehendes, bogenförmiges Skotom um den Fixierpunkt)
	Spätphase Glaukom; Drusenpapille	Rönne-Skotom (nasale Gesichtsfeldausfälle)
	Chorioretinitis juxtapapillaris	kometenschweifartiger Ausfall, vom blinden Fleck ausgehend
isolierter temporaler Halbmond	Läsion der vorderen Sehrinde	
konzentrische Gesichtsfeldeinschränkung	Retinopathia pigmentosa	fortschreitende Nachtblindheit, blasse Papille, enge Netzhautgefäße, Blendungsempfindlichkeit, anfangs Ringskotom, im Spätstadium Flintenrohr-Gesichtsfeld
	Hysterie, Simulation	keine objektivierbaren Befunde
	Kompression des N. opticus	Optikusatrophie
Quadrantenanopsie	Läsion der Sehstrahlung (inkomplette Hemianopsie) Prozesse des N. opticus, ausgedehnte Netzhaut-Aderhaut-Narben	
homonyme Hemianopsie	Läsion im Tractus opticus, Corpus geniculatum laterale, Sehstrahlung, Sehrinde	bei Läsion im Okzipitallappen Aussparung der Makula
bitemporale Hemianopsie (Scheuklappenphänomen)	Chiasma-Syndrom	Optikusatrophie, Visusreduktion, evtl. endokrine Störungen
binasale Hemianopsie	seitliche Chiasmaläsion	z. B. beidseitiges Aneurysma der A. carotis interna

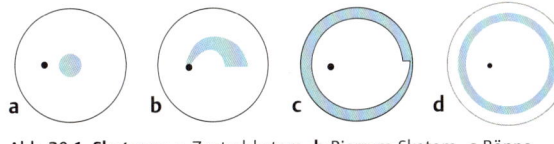

Abb. 20.1 **Skotome. a** Zentralskotom. **b** Bjerrum-Skotom. **c** Rönne-Sprung. **d** Ringskotom. (aus: Burk, Checkliste Augenheilkunde, Thieme, 2010)

Patienten als störend dunkel wahrgenommen werden, von **objektiven, negativen Skotomen**, die auf Schädigungen von Netzhaut und Sehbahn beruhen und nur bei zentraler Lokalisation bemerkt werden. **Zentrale Skotome** gehen mit einer verminderten Sehschärfe und Farberkennung einher (z. B. Retrobulbärneuritis, Makuladegeneration); die Patienten erkennen Gegenstände schärfer, wenn sie diese nicht direkt fixieren, sondern daran vorbeischauen. **Flimmerskotome** treten vorübergehend als helle Zackenlinien bei ophthalmischer Migräne auf. Skotome können absolut (Wahrnehmung aufgehoben) oder relativ (Wahrnehmung reduziert) sein.

- Metamorphopsien (Verzerrtsehen [S. C166])
- **konzentrische Einengung:** Bei der Maximalvariante ist das Gesichtsfeld wie ein Flintenrohr eingeengt. Auftreten z. B. bei Retinopathie oder Kompression des N. opticus, aber auch bei Simulation und Hysterie (der Durch-

messer des „Tunnels“ bleibt immer gleich). Bei Simulation ist die Einengung spiralenförmig.

- **Quadrantenanopsie:** Ein Viertel des Gesichtsfelds ist ausgefallen. Eine homonyme Quadrantenanopsie nach oben tritt bei Läsion der Sehbahn im Bereich des vorderen Temporallappens auf, ein gleichartiger Ausfall nach unten bei Schädigung im Bereich des Parietallappens und der inneren Sehstrahlung. Eine binasale Quadrantenanopsie findet sich bei Erkrankung beider Sehnerven und nur äußerst selten bei beidseitiger temporaler Kompression des Chiasma opticum.
- **Hemianopsie:** halbseitiger Gesichtsfeldausfall, wobei die beiden Ausfälle auf derselben Seite (homonyme Hemianopsie) oder entgegengesetzt (heteronyme Hemianopsie) lokalisiert sein können. Von einer Hemianopsie muss ein Hemineglect, der ein unbewusstes Nichtbeachten einer Körperhälfte darstellt, unterschieden werden.

Je nach Läsionsort im Sehbahnverlauf findet sich ein charakteristischer Gesichtsfelddefekt (**Abb. 20.2**).

20.8 Hornhauttrübung

Die Hornhautspiegelung fehlt, u. U. ist die Hornhaut gänzlich weiß. Hornhauttrübungen können lokalisiert oder diffus auftreten und führen abhängig von ihrem Ausmaß zur Visusreduktion. Ursachen sind z. B. Hornhautnarben, Keratitis, Ulcus corneae, Hornhautdegeneration, Arcus senilis, kongenitales Glaukom, Pigmentein- oder -auflagerungen, Hornhautdystrophie (z. B. Keratokonus), Röteln-Embryopathie, Aniridie, Stoffwechselstörungen (z. B. Mukopolysaccharidosen), Amyloidose, Kollagenosen, topische Medikamente.

20.9 Lichtblitze, Flimmern und schwarze Punkte

Als **Photopsie** bezeichnet man das Sehen von Lichtblitzen und Funken vor den Augen. Diese können z. B. auftreten bei:

- Netzhautablösung (initiale „Warnsymptomatik“, dann Schattensehen)
- hintere Glaskörperabhebung (meist sind die Patienten älter und sehen – auch in Dunklen – „Schwaden“, wenn sie die Augen bewegen)
- Netzhautloch (meist keine weiteren Symptome)
- Glaukom (Schmerzen).

Weitere Ursachen sind eine Retinitis, Migräne (Flimmerskotom), Epilepsie, schnelle Augenbewegungen oder vertebrobasiliäre Durchblutungsstörungen.

„Mouches volantes“ sind harmlose Glaskörpertrübungen, die bei Blickbewegungen „mitschwimmen“ und von

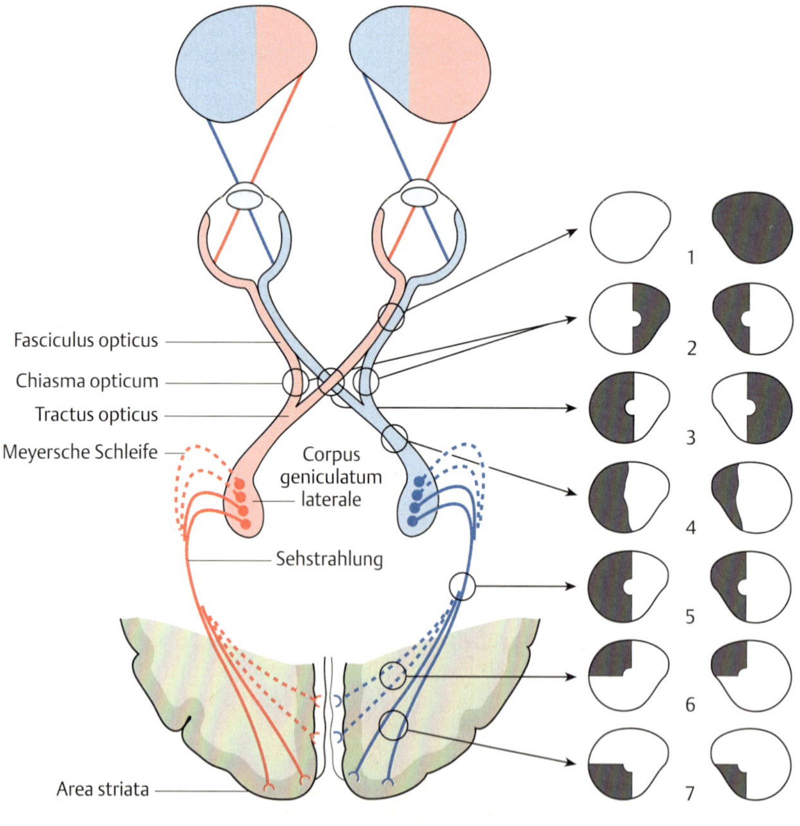

1. **Monokularer Gesichtsfeldausfall** (Amaurose) infolge Durchtrennung oder kompletter Kompression des Fasciculus opticus.

2. **Heteronyme binasale Hemianopsie** bei beiderseitiger Kompression des Chiasma opticum (z.B. suprasellärer Tumor).

3. **Heteronyme bitemporale Hemianopsie** bei medialer Kompression des Chiasma opticum (z.B. Hypophysenadenom).

4. **Homonyme Hemianopsie**, die bei chiasmanahen Läsionen (Tractus opticus oder Corpus geniculatum laterale) häufig inkongruent ist, d.h. der Gesichtsfeldausfall für das rechte und linke Auge unterscheidet sich in Form und Größe.

5. **Homonyme Hemianopsie** bei Läsion der gesamten Sehstrahlung in ihrem gebündelten Verlauf durch die Capsula interna (z.B. A.-cerebri-media-Infarkt).

6. **Quadrantenanopsie nach oben** bei rindennaher Läsion der Sehstrahlung unterhalb des Sulcus calcarinus oder durch Läsion der Meyerschen Schleife im Temporalpol (z.B. A.-cerebri-posterior-Infarkt).

7. **Qudrantenanopsie nach unten** bei rindennaher Läsion der Sehstrahlung oberhalb des Sulcus calcarinus z.B. durch einen parietalen Tumor.

Verlauf der Sehbahn (Aufsicht) und Projektion der jeweiligen Gesichtsfeldhälften. Je nach Läsionsort im Verlauf der Sehbahn sind unterschiedliche Ausfälle zu erwarten.

Abb. 20.2 **Typische Gesichtsfeldausfälle.** (aus: Masuhr, Neumann, Duale Reihe Neurologie, Thieme, 2007)

den Patienten insbesondere beim Blick auf einen hellen Hintergrund (z. B. Nebel) als störend und beunruhigend empfunden werden. Sie sind bei Myopie häufig.

Durch eine hintere Glaskörperabhebung entstehen Netzhautrisse und damit Einblutungen in den Glaskörper. Dadurch kommt es plötzlich zu **rußartigen Trübungen** (wie ein Fliegenschwarm), die so ausgeprägt sein können, dass der Einblick auf den Fundus nicht mehr möglich ist.

Weitere Ursachen für schwebende schwarze Teilchen sind eine hintere Uveitis, intraokuläre Entzündungen oder Fremdkörper oder eine Reflexion eines Hornhautfremdkörpers.

20.10 Lidschwellung

Synonym: Lidödem

> **DEFINITION** Flüssigkeitsansammlung in der Subkutis des Augenlids.

Man unterscheidet die entzündliche Lidschwellung mit gespanntem, glänzendem und überwärmtem Lid von der nicht entzündlichen Schwellung mit blassem und kaltem Lid. Mögliche Ursachen sind:
- **entzündliche** oder **allergische Lidschwellung:** Hordeulum, Chalazion, Insektenstich, Herpes-simplex-Infektion, Zoster ophthalmicus, Konjunktivitis, Lidabszess oder -phlegmone, Dakryoadenitis oder -zystitis, Quincke-Ödem
- **nicht entzündliche Lidschwellung:** Chalazion, Fremdkörper, Cutis laxa, Tumoren des Lides oder der Tränendrüse, Schwangerschaft, Orbitabodenfraktur, Ödeme bei Herz- oder Nierenerkrankungen, Myxödem.

20.11 Linsentrübung

Die Katarakt wird im Kapitel Augenheilkunde [S. B856] besprochen.

20.12 Papillenschwellung

Synonym: Papillenödem

> **DEFINITION** Ein- oder beidseitige Schwellung der Papilla nervi optici.

In der Fundoskopie erkennt man eine ödematöse Papille, die prominent und unscharf begrenzt ist. Ursachen sind:
- **Stauungspapille:** Die Papille ist hyperämisch und deutlich prominent; sie zeigt außerdem Einblutungen. Anfangs ist der Visus normal, dann Vergrößerung des blinden Flecks und Optikusatrophie.
- **Papillitis:** Die Papille ist hyperämisch mit Einblutungen. Weitere Befunde: Zentralskotom, Orbitaschmerz, später Optikusatrophie).
- **anteriore ischämische Optikusneuropathie:** Die Papille ist blass mit Blutungen.

- **Morbus Horton:** Die Papille ist blass. Die dünnen Netzhautarterien zeigen unregelmäßige Reflexe.

Beim **Pseudopapillenödem** besteht zwar eine prominente und unscharfe Papille, jedoch fehlen sowohl Ödeme als auch Einblutungen. Auch der Visus ist normal. Auftreten bei Hyperopie.

20.13 Photophobie

Synonym: Lichtscheu

Zu Lichtscheu kann es bei folgenden Erkrankungen kommen:
- **okuläre Ursachen:** Entzündungen des vorderen Augenabschnitts (z. B. Konjunktivitis, Keratitis, Uveitis), Trübung der brechenden Medien, Erosio corneae, Farbsinnstörungen, nach refraktiver Chirurgie, Mydriasis (traumatisch, medikamentös)
- **neurologische Ursachen:** Retrobulbärneuritis, Migräne, Trigeminusneuralgie, Subduralhämatom, Subarachnoidalblutung, erhöhter intrakranieller Druck, Schädel-Hirn-Trauma, Tumoren des ZNS
- **dermatologische Ursachen:** Sonnenbrand, Xeroderma pigmentosum
- **weitere Ursachen:** Infektionen (z. B. Schistosomiasis, Tollwut, Pocken, Botulismus), okulokutaner Albinismus, erythropoetische Porphyrie, Phenylketonurie, Pellagra, Morbus Reiter, Medikamenteneinnahme.

20.14 Ptosis

> **DEFINITION** Das Oberlid hängt > 2 mm über den oberen Limbus herab (**Abb. 20.3**).

Ätiologie und Klinik: Siehe Tab. 20.4. Bei **muskulären** Störungen sind im Allgemeinen beide Augen betroffen, bei **neurogenen** nur eine Seite.

Diagnostik:
- **Anamnese:** Seit wann bestehen die Symptome? Doppelbilder? Grund- oder Vorerkrankungen? Medikamente?
- **klinische Untersuchung** (s. Augenheilkunde [S. B827]):
  - Inspektion des Lides (Verstrichene Deckfalte?), Beurteilung der Kopfhaltung

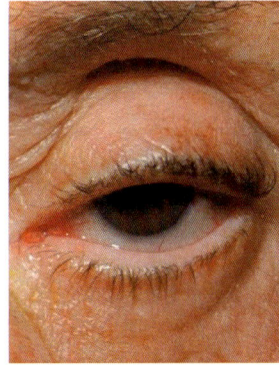

Abb. 20.3 Ptosis. (aus: Schlote, Taschenatlas Augenheilkunde, Thieme, 2004)

Tab. 20.4 Ursachen einer Ptosis

Ursache	Begleitsymptome und Befunde
kongenitale Ptosis	isolierte Ptosis, ein- oder beidseitig, konstanter Verlauf
Horner-Syndrom	Trias: Ptosis, Miosis, Enophthalmus, evtl. Schweißsekretionsstörung
komplette Okulomotoriusparese	Bulbus steht nach außen und unten, Akkomodationslähmung, Mydriasis, bei kompletter Ptosis keine Doppelbilder
Läsion im Kerngebiet des N. oculomotorius	beidseitige schwache Ptosis, einseitige Okulomotoriusparese, kontralaterale Lähmung des M. rectus superior
Myasthenia gravis	beidseitige Ptosis mit Zunahme bei längerem Blick nach oben (→ Simpson-Test), zunehmende Muskelschwäche im Tagesverlauf, je nach Schweregrad: Dysarthrie bis respiratorische Insuffizienz und generalisierte Paresen
Orbitatumor	Doppelbilder, Lidschwellung, Exophthalmus, Schmerzen
myotonische Dystrophie	beidseitige Ptosis, Maskengesicht
Medikamente	z. B. Einnahme von Antibiotika, Chloroquin, Inhalationsnarkotika, Curare, Zytostatika, β-Blockern, Phenytoin, Kortikosteroiden
Botulismus	Ophthalmoparese, Pupillen reagieren schlecht
Pseudoptosis	
• senile Ptosis	Atrophie des M. levator palpeprae superioris, verstrichene Deckfalte, Lidkante kann nicht genügend angehoben werden; ursächlich ist eine Desinsertion der Levator-Aponeurose
• Tumor oder Ödem am Oberlid	Schwellung am Oberlid (z. B. durch Tragen weicher Kontaktlinsen)
• Volumenverlust der Orbita	z. B. nach Blow-out-Fraktur, Enophthalmus, Z. n. Enukleation
• Höhenschielen	Abweichen des schielenden Auges nach unten

- Beurteilung der Funktion des M. levator palpebrae superior und des Ausmaßes der Ptosis: Zur Objektivierung des Ausmaßes sollte die Lidspaltenweite gemessen werden: Normal sind etwa 9 mm, bei < 7 mm spricht man von einer leichten, bei < 5 mm von einer schweren Ptosis. Die Ptosis bei Myasthenia gravis nimmt im Laufe des Tages zu und lässt sich durch schnelle Blickwechsel oder das Halten einer extremen Blickposition nach oben (Simpson-Test) provozieren.

MERKE Ist die Ursache unklar, immer eine Myasthenie ausschließen. Kinder können auf dem betroffenen Auge amblyop werden, wenn die Pupille durch das Oberlid verdeckt wird.

Therapie: Die angeborene Ptosis sollte wegen der Amblyopie-Gefahr frühzeitig operiert, d. h. der M. levator palpebrae superioris verkürzt werden. Eine Überkorrektur ist dabei unbedingt zu vermeiden, da sie zu einem inkompletten Lidschluss mit Keratitis e lagophthalmo (s. Augenheilkunde [S. B850]) führt. Die „senile" und die traumatische Ptose können ebenfalls operativ behandelt werden. Im Kap. Neurologie wird die Therapie der Myasthenia gravis [S. B998] bzw. der Okulomotoriusparese [S. B964] besprochen.

20.15 Pupillenveränderungen

Hierzu zählt man
- eine **Anisokorie** (ungleich große Pupillen, immer Zeichen einer gestörten Efferenz)
- die **Mydriasis** (weite Pupille, > 5 mm)
- die **Miosis** (enge Pupille, < 2 mm)
- eine **Leukokorie** (weiße Reflexe in der Pupille, Tab. 20.6) und
- eine **gestörte Pupillenbewegung**.

Eine Anisokorie kann physiologisch sein. Bei rund 30 % der Bevölkerung lässt sich eine Pupillendifferenz von < 0,3 mm nachweisen. Diese ist jedoch nicht sichtbar. Eine physiologische Differenz > 1 mm ist sehr selten.

Ursachen von Pupillenveränderungen sind in Tab. 20.5. dargestellt. Abb. 20.4 zeigt Störungen der Pupillenreaktion und -größe.

Diagnostik: Neben der internistischen und neurologischen Abklärung steht die **ophthalmologische Untersuchung** im Mittelpunkt:
- Untersuchung der Pupillenweite (Pupillometer) und Erfassung der Pupillenbewegung (Pupillografie)
- Spaltlampenuntersuchung (→ Ausschluss einer Iriserkrankung)
- Prüfung des efferenten Schenkels:
  - Lichtreaktion (direkte und indirekte Reaktion prüfen)
  - Naheinstellung
- Prüfung des afferenten Schenkels:
  - Swinging-Flashlight-Test (s. Augenheilkunde [S. B831])
  - Kokain-Pilocarpin-Test: zur Diagnostik von Pupillenbewegungsstörungen (z. B. überschießende Reaktion auf Kokain [Mydriasis] und Pilocarpin [Miosis] bei Pupillotonie).

Weiterführende Untersuchungen (z. B. Labordiagnostik, CT, MRT, Doppler-Sonografie) sind i. d. R. nur angezeigt, wenn ein entsprechender Verdacht besteht.

Bei Kindern kann eine **Leukokorie** erstmalig auch auf einem Foto mit Blitz durch den ungewöhnlichen weißen Pupillenreflex auffällig werden.

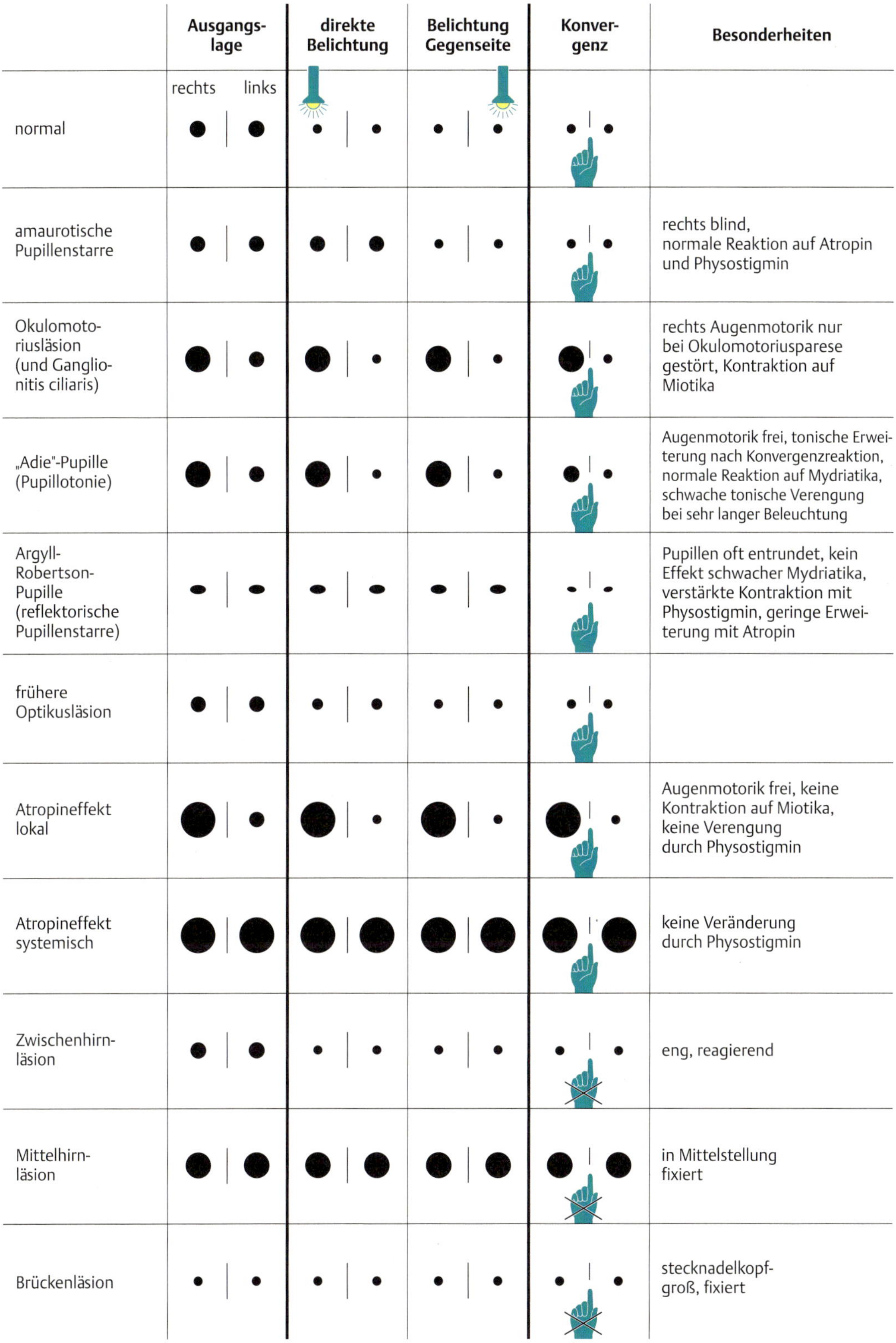

20.15 Pupillenveränderungen

	Ausgangslage		direkte Belichtung		Belichtung Gegenseite		Konvergenz		Besonderheiten
	rechts	links							
normal	●	●	•	•	•	•	•	•	
amaurotische Pupillenstarre	●	●	●	●	•	•	•	•	rechts blind, normale Reaktion auf Atropin und Physostigmin
Okulomotoriusläsion (und Ganglionitis ciliaris)	●	•	●	•	●	•	●	•	rechts Augenmotorik nur bei Okulomotoriusparese gestört, Kontraktion auf Miotika
„Adie"-Pupille (Pupillotonie)	●	•	●	•	●	•	•	•	Augenmotorik frei, tonische Erweiterung nach Konvergenzreaktion, normale Reaktion auf Mydriatika, schwache tonische Verengung bei sehr langer Beleuchtung
Argyll-Robertson-Pupille (reflektorische Pupillenstarre)	⬬	⬬	⬬	⬬	⬬	⬬	⬬	⬬	Pupillen oft entrundet, kein Effekt schwacher Mydriatika, verstärkte Kontraktion mit Physostigmin, geringe Erweiterung mit Atropin
frühere Optikusläsion	•	•	•	•	•	•	•	•	
Atropineffekt lokal	●	•	●	•	●	•	●	•	Augenmotorik frei, keine Kontraktion auf Miotika, keine Verengung durch Physostigmin
Atropineffekt systemisch	●	●	●	●	●	●	●	●	keine Veränderung durch Physostigmin
Zwischenhirnläsion	•	•	·	·	·	·	•	•	eng, reagierend
Mittelhirnläsion	●	●	●	●	●	●	●	●	in Mittelstellung fixiert
Brückenläsion	·	·	·	·	·	·	·	·	stecknadelkopfgroß, fixiert

Abb. 20.4 Störungen der Pupillengröße und Pupillenreaktion. (aus: Mumenthaler, Mattle, Kurzlehrbuch Neurologie, Thieme, 2010)

Tab. 20.5 Ursachen von Pupillenveränderungen

Ursache		Symptome und Befunde
Störungen der Pupillenbewegung		
amaurotische Pupillenstarre	Amaurose, Störung im afferenten Schenkel	normal weite Pupille, fehlende direkte Pupillenreaktion, erhaltene indirekte Reaktion (bei einseitiger Amaurose) und Konvergenzreaktion
absolute Pupillenstarre	Störung im efferenten Schenkel, Läsion des Edinger-Westphal-Kerns, des N. III oder der Iris	weite Pupille, fehlende direkte und indirekte Lichtreaktion, fehlende Akkomodation, evtl. Augenmuskellähmung mit Doppelbildern
reflektorische Pupillenstarre (Argyll-Robertson-Phänomen)	Neurolues	enge, entrundete Pupille (meist beidseits), fehlende direkte und indirekte Lichtreaktion, vorhandene Akkomodation, medikamentöse Beeinflussung nicht möglich
Pupillotonie (Adie-Pupille)	vegetative Funktionsstörung ohne Krankheitswert	übermittelweite, leicht entrundete Pupille Licht- und Konvergenzreaktion erhalten, aber treten erst nach längerem Reiz auf; prompte Miosis auf Pilocarpin-Testung; meist einseitig, erhöhte Blendung
Störung der Pupillengröße		
Miosis	physiologisch	Reaktion auf Licht, im Schlaf und unter Narkose, Säuglinge und ältere Menschen, Medikamente (Parasympathomimetika, z. B. Pilocarpin; Sympatholytika, z. B. Ergotamin, Morphin)
	kongenital	
	Horner-Syndrom	Miosis, Ptosis, Enophthalmus, evtl. Schweißsekretionsstörung
	Raeder-Syndrom	Miosis, Ptosis, Enophthalmus, Sensibilitätsstörungen im Trigeminusgebiet
	Argyll-Robertson-Pupille	beidseitige Miosis, gestörte Lichtreaktion, erhaltene Akkomodation
	Reizmiosis	Keratitis, Iritis, Subduralhämatom
	Hypoxie	
Mydriasis	physiologisch	bei Dunkelheit, Jugendliche, Schmerz, Medikamente (Parasympatholytika, z. B. Atropin; Sympathomimetika, z. B. Adrenalin)
	kongenital	
	Okulomotoriusparese	Akkomodationslähmung, gestörte Lichtreaktion, Naheinstellungsmiosis
	Winkelblockglaukom	rotes Auge, Augenschmerzen, Visusreduktion
	Pflanzengifte	z. B. Tollkirsche, Alraune, Engelstrompete
	Intoxikationen	z. B. Blei, CO, Spasmolytika, Antidepressiva
	Infektionen	Zoster ophthalmicus, Varizellen, Tetanus, Botulismus
	Verletzungen	z. B. Contusio bulbi, Irisabriss
	absolute Pupillenstarre	vorausgegangene plötzliche Erblindung
	Pupillotonie	verlangsamte Lichtreaktion, verzögerte und überschießende Naheinstellungsmiosis, häufig Akkomodationsstörung
	zunehmende Hypoxie	

Tab. 20.6 Ursachen einer Leukokorie

Ursache	Symptome und Befunde
kongenitale Katarakt	ab Geburt sichtbar, ein- oder beidseitiges Auftreten, normale Bulbusgröße
Retinoblastom	Auftreten bei Säuglingen oder Kleinkindern, in ⅔ d.F. einseitig, normale Bulbusgröße, weißer Tumor am hinteren Augenpol mit Verkalkungen, plötzliches Innenschielen
Retinopathia praematurorum Grad V	Auftreten bei Frühgeborenen mit O_2-Therapie, meist beidseitig, Bulbus meist normal
Morbus Coats	Auftreten bei Kindern oder Jugendlichen, fast immer einseitig, Bulbus normal, 90 % Jungen
persistierender hyperplastischer primärer Glaskörper (PHPV)	ab Geburt sichtbar, meist einseitig, meist Mikrophthalmus, weiße Bindegewebsplatte hinter der Linse
myelinisierte Nervenfasern	harmlose Normvariante
Funduskolobom	Gesichtsfelddefekte, Visusminderung

20.16 Rotes Auge

Das rote Auge ist ein unspezifisches Symptom, das im Rahmen verschiedener Erkrankungen/Umstände auftreten kann (**Tab. 20.7**). Es kann sich akut (Minuten bis Stunden) oder chronisch (Wochen bis Monate) entwickeln. Die Rötung ist Ausdruck einer gesteigerten Durchblutung. In **Abb. 20.5** sind die Injektionsmöglichkeiten und die Vaskularisation der Hornhaut dargestellt.

Tab. 20.7 Ursachen eines roten Auges

Ursachen	Symptome und Befunde
Konjunktivitis	konjunktivale Injektionen, Chemosis, Follikelbildung, Sekretabsonderung (oft eitrig bei bakterieller Ursache, oft serös bei viraler Ursache), Brennen, Fremdkörpergefühl, Epiphora, Photophobie, fibrinöse Membran → morgens verklebte Augen
Iritis, Iridozyklitis, Uveitis	ziliare oder gemischte Injektion, Miosis, Sehverschlechterung insbesondere in der Nähe, Hypopyon, Tyndall-Phänomen
Keratitis	meist gemischte Injektion, Läsionen im Hornhautepithel (mit Fluoreszin punktförmig anfärbbar)
trockenes Auge	Brennen, Fremdkörpergefühl, Photophobie
Skleritis	bläulich-rote gemischte Injektion, Chemosis, Lidschwellung, Druckschmerz, prominente Bindehaut, reduzierter Einblick ins Auge, Visusverlust
Episkleritis	umschriebene, hellrote ziliare Injektion (sektorförmig), meist wenig Beschwerden
Karotis-cavernosus-Fistel	gestaute Bindehautgefäße, einseitig pulsierender Exophthalmus, Stauungspapille
Glaukomanfall	gemischte Injektion, weite und lichtstarre Pupille, Tyndall-Phänomen, Hornhautödem, starke Kopf- und Augenschmerzen, Erbrechen, meist einseitige Sehstörungen (Nebelsehen); **Erblindungsgefahr!**
Hyposphagma	intensiv gerötete Bindehaut (scharf begrenzt) ohne weitere Beschwerden, Auftreten möglich nach intraabdomineller Druckerhöhung, bei arterieller Hypertonie, Antikoagulation, Trauma oder spontan (Föhnwetter)
Pterygium	meist nasale Rötung, Astigmatismus und beeinträchtigte Bulbusmotilität bei Einwachsen in das Hornhautzentrum, dann auch Visus ↓
Fremdkörper im Auge	Fremdkörpergefühl beim Lidschlag, Photophobie, Epiphora, krampfartig geschlossene Lider
Keratoconjunctivitis photoelectrica	ausgeprägtes Fremdkörpergeühl, Epiphora, Photophobie, krampfartig geschlossene Lider, Schmerzen, matte Hornhautoberfläche
Blepharitis	geschwollene Lidränder, Verkrustungen, verklebte Wimpern
Bindehautreizung	• allergische Reaktion • Rauch • Trichiasis • trockene Luft/Wind
sonstige Irritationen	• Weinen • Refraktionsfehler • Trübung der brechenden Medien • Strabismus

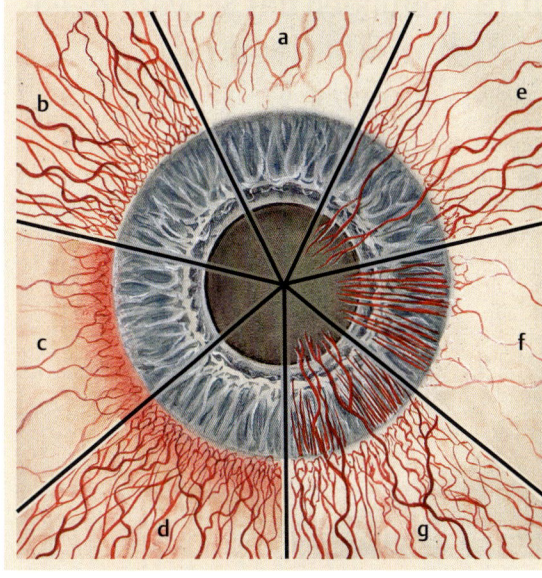

Abb. 20.5 **Injektionen und Vaskularisation der Hornhaut. a** Normale Verhältnisse. **b** Konjunktivale Injektion. **c** Ziliäre Injektion. **d** Gemischte Injektion (ziliär und konjunktival). **e** Oberflächliche Vaskularisation der Hornhaut. **f** Tiefe Vaskularisation der Hornhaut. **g** Gemischte Vaskularisation der Hornhaut (oberflächlich und tief). (aus: Sachsenweger, Duale Reihe Augenheilkunde, Thieme, 2002)

20.17 Schielen

Synonym: Strabismus

Abweichen einer Augenachse von der Parallelstellung, sodass das Fixieren eines Punktes mit beiden Augen unmöglich ist. Man unterscheidet folgende Formen:
- **latentes Schielen** (Heterophorie)
- **Begleitschielen** (Strabismus concomitans, Heterotropie)
- **Lähmungsschielen** (Strabismus paralyticus).

Das latente Schielen und das Begleitschielen werden im Kapitel Augenheilkunde [S. B893]) eingehend besprochen, das Lähmungsschielen in der Neurologie [S. B964].

Ein Pseudostrabismus (scheinbares Schielen) wird durch einen Epikanthus (mediane Augenfalte), eine enge Pupillendistanz oder einen Hypertelorismus (zu großer Augenabstand) vorgetäuscht.

20.18 Sonnenuntergangsphänomen

Die Augen sind nach unten gedreht und die untere Hornhaut wird vom Unterlid verdeckt. Oben sieht man über der Iris die weiße Sklera, wodurch man den Eindruck einer untergehenden Sonne bekommt. Das Sonnenuntergangsphänomen tritt bei Kindern auf, bevor die Schädelnähte geschlossen sind. Es ist ein frühes Zeichen eines Hydrozephalus (s. Neurologie [S. B925]).

20.19 Störungen des Sehvermögens bzw. Erblindung

Ätiologie: Siehe Tab. 20.8.

Diagnostik:
- **Anamnese:** Fragen nach Beginn der Sehstörung, Schmerzen, visuellen Phänomenen (Blitze, Schatten, Verzerrungen etc.), Farb- und Kontrastsehen, Traumen oder Verletzungen, Fremdkörpergefühl, internistischen Grunderkrankungen (v. a. Diabetes mellitus, Arteriosklerose, Blutdruckschwankungen, Herzinsuffizienz, Arteriitis temporalis), neurologischen Erkrankungen (TIA, Multiple Sklerose)
- **ophthalmologische Untersuchung:** Visusprüfung (Refraktionsfehler?), Prüfung der Pupillenreaktion und Bulbusmotilität, Spaltlampenuntersuchung (z. B. Verletzungen? Hornhauttrübungen? Entzündungen?), Fundoskopie

Tab. 20.8 Ursachen von Visusstörungen

Ursache	Befunde	Bemerkungen
plötzliche schmerzlose Störung des Sehvermögens		
Zentralarterienverschluss	grau-weiße Netzhaut mit kirschrotem Fleck	einseitiges Auftreten, meist ältere Patienten mit atherosklerotischen Risikofaktoren
atherosklerotische AION	blasse und geschwollene Papille	einseitiger, hochgradiger Visusverlust (→ **Erblindungsgefahr**), der von älteren Patienten bei gesundem 2. Auge oft nicht bemerkt wird
arteriitische AION	randunscharfe, hyperämische Papille mit Randblutungen, Symptome der Arteriitis temporalis (z. B. Kopf-, Kau- oder Schulterschmerzen, verhärtete, pulslose A. temporalis)	Beginn einseitig, 2. Auge folgt häufig innerhalb von Stunden bis Tagen (→ **Erblindungsgefahr**); umgehend hochdosierte Kortisongabe!
Zentralvenenverschluss	„düsterrote", streifige, retinale Blutungen	einseitig, meist ältere Patienten, Visusverlust häufig unbemerkt
Amaurosis fugax	kleine Embolien in der Netzhaut	vorübergehende kurze Sehstörung, TIA
Ablatio retinae (Netzhautablösung)	Netzhaut hebt sich von der Aderhaut ab	Patient sieht „Blitze" und einen „Vorhang" bei Ablösung von unten/ eine „Mauer" bei Ablösung von oben; bei Makulabeteiligung starker Visusverlust, Metamorphopsien; **Erblindungsgefahr**!
Glaskörperblutung	schlechter Einblick ins Auge, hämorrhagische Spiegel im Glaskörper	schwarze Trübungen („Rußregen", „Schwarm von schwarzen Mücken"), bei starken Blutungen Visusminderung
transitorische Refraktionsänderungen	schwankende Refraktion, unterschiedlich aufgequollene Linse	Verschwommensehen, schlecht eingestellter Diabetes mellitus, Einnahme von Sulfonylharnstoffen (orale Antidiabetika); **Erblindungsgefahr** bei Hypoglykämie (→ Glukosegabe)!
plötzliche schmerzhafte Störung des Sehvermögens		
Retrobulbärneuritis	Fundoskopie o. B. („Der Arzt sieht nichts und der Patient auch nicht.")	einseitige Visusminderung mit Zentralskotom, retrobulbärer Schmerz bei Augenbewegung, Verstärkung der Symptome bei Wärme (Uthoff-Phänomen)
Glaukomanfall	rotes Auge (gemischte Injektion), weite und lichtstarre Pupille, Tyndall-Phänomen, Hornhautödem	starke Kopf- und Augenschmerzen, Erbrechen, meist einseitige Sehstörungen (Nebelsehen); **Erblindungsgefahr**!
Iritis, Iridozyklitis, Uveitis	rotes Auge (ziliäre oder gemischte Injektion), Miosis, Hypopyon, Tyndall-Phänomen, Endothelpräzipitate	Sehverschlechterung insbesondere in der Nähe
Migräne	Ophthalmoplegie, Netzhaut- bzw. Sehnervischämie	einseitig pulsierender Kopfschmerz (**Cave:** kann fehlen), Flimmerskotom, weitere Auraphänomene, Photophobie, Übelkeit
langsame Störung des Sehvermögens		
altersbedingte Makuladegeneration	Makulaödem, trockene oder feuchte Degeneration	Zentralskotom, Metamorphopsie
Katarakt	grauweißliche, gelbliche oder bräunliche Linsentrübung, grauer oder weißer Pupillenreflex	unscharfes Sehen, Nebelsehen, Metamorphopsien, Farb- und Kontrastsehen ↓, erhöhte Blendung
chronisches Offenwinkelglaukom	glaukomatöse Optikusatrophie	lange keine Beschwerden, später Gesichtsfeldausfälle
chronisches Engwinkelglaukom	Beschwerden wie beim Glaukomanfall, aber schwächer; erhöhter Augeninnendruck	**Erblindungsgefahr**!
Hornhautdystrophie	Hornhauttrübung, Ablagerungen in der Hornhaut	
Kompression des N. opticus	Atrophie des N. opticus	Visusverlust, Gesichtsfeldausfälle
Refraktionsfehler	Myopie, Hyperopie, Astigmatismus, Presbyopie	

AION = anteriore ischämische Optikusneuropathie

- **weiterführende Diagnostik**: Perimetrie, Prüfung des Farb- und Kontrastsehvermögens sowie der Adaptationsfähigkeit, Elektroretinogramm, visuell evozierte Potenziale, Fluoreszenzangiografie.

20.20 Störungen von Bewegungen bzw. der Beweglichkeit des Auges

Ursachen sind in **Tab. 20.9** zusammengefasst.

20.21 Tränenträufeln

Synonym: Epiphora

> **DEFINITION** Auslaufen der Tränenflüssigkeit über den Lidrand.

Ätiologie: Die Tränendrüse sezerniert übermäßig (Dakryrrhö) oder der Abfluss über die Tränenwege ist reduziert:

- **Hypersekretion** der Tränendrüse (Dakryrrhö)
  - Affektionen der Tränendrüse
  - Reizungen des vorderen Augenabschnitts: z. B. Fremdkörper, Konjunktivitis, Keratitis, Rauch
  - Lachen, Weinen
  - Erkrankungen der Nasennebenhöhlen
  - Trigeminusneuralgie
  - angeborene Fehlinnervation der Tränendrüse (Tränenfluss bei Speichelbildung)
- **reduzierter Abfluss** über die Tränenwege
  - Atresie des Tränenpünktchens
  - Verlegung des Tränenpünktchens u. a. durch Entropium, Ektropium, Lidschwellung (z. B. Blepharitis)
  - Verlegung der ableitenden Tränenwege oder des unteren Nasengangs (z. B. Tumoren, Entzündungen)
  - funktionelle Störungen.

20.22 Trockenes Auge

Synonym: Sicca-Syndrom

Ursächlich für ein trockenes Auge ist ein gestörter Tränenfilm. Dieser tritt u. a. auf bei verminderter Tränensekretion (z. B. altersbedingte Atrophie der Tränendrüse, Sjögren-Syndrom), gestörter Muzinschicht (z. B. Vitamin-A-Mangel, chronische Konjunktivitis), gestörter Lipidschicht (z. B. chronische Blepharitis), veränderter Zusammensetzung der Tränenflüssigkeit (z. B. Östrogenmangel, Medikamente), gestörtem Lidschluss (z. B. Fazialisparese) oder infolge äußerer Einflüsse (z. B. klimatisierte Räume, trockene Luft, Bildschirmarbeit).

Klinisch klagen die Patienten über Augenbrennen sowie ein Fremdkörper- („Sand im Auge") und Druckgefühl im Auge. Zu Diagnostik und Therapie s. Augenheilkunde [S. B836].

Tab. 20.9 Störungen von Bewegungen bzw. der Beweglichkeit des Auges

Ursache		Symptome und Befunde
Schielen [S. C163]		
Strabismus concomitans	s. Augenheilkunde [S. B893]	
Strabismus paralyticus	s. Neurologie [S. B964]	
Blicklähmungen		
horizontale Blickparese („Déviation conjugée")	Läsion im kontralateralen frontalen Augenfeld	Patient sieht zur Läsion
	Läsion im Pons (ipsilaterale paramediane pontine retikuläre Formation)	Patient sieht von der Läsion weg
vertikale Blickparese	Läsion der oberen Vierhügel	meist Parese nach oben, evtl. Augenmuskelparesen
internukleäre Ophthalmoplegie	Läsion des medialen longitudinalen Faszikels	Adduktionsschwäche auf der Seite der Läsion beim Blick zur Gegenseite, dissoziierter Nystagmus bei Sakkaden zur Gegenseite der Läsion, bei Konvergenz erhaltene Adduktion
Nystagmus	s. Neurologie [S. B966]	
Myopathien	endokrine Orbitopathie	verdickte äußere Augenmuskeln, Exophthalmus, Lidödem, Doppelbilder
	okulare Myasthenie	zunehmende Muskelermüdung im Tagesverlauf, Ptosis (Zunahme beim Blick nach oben)
	okuläre Myositis	Lidschwellung, konjunktivale Reizung, Exopthalmus, Schmerzen, Einschränkung der Bulbusmotilität
	hereditäre Myotonie	beidseitige Katarakt, Augenmuskelparesen
	starke Kurzsichtigkeit (→ Bulbus zu lang)	Einschränkung der Abduktion, Abweichen des Bulbus nach unten
Verletzungen	Blow-out-Fraktur	Heberparese, Enophthalmus, Hypästhesie der Gesichtshaut

20.23 Verzerrtsehen

Synonym: Metamorphopsien

> **DEFINITION** Verlagerte Sinnesepithelien oder zentrale Verzerrungen im zentralen Gesichtsfeld. Das Verzerrtsehen ist häufig auch mit einer Makro- (vergrößertes Sehen) oder Mikropsie (verkleinertes Sehen) kombiniert.

Ätiologie: Ursächlich für Verzerrtsehen sind v. a. **Erkrankungen der Makula**:
- myopische Makulopathie (s. Augenheilkunde [S. B879])
- altersbedingte Makuladegeneration (s. Augenheilkunde [S. B877]): Patient > 65 Jahre, langsam progrediente Sehverschlechterung
- Makulaloch (s. Augenheilkunde [S. B876])
- Retinopathia centralis serosa (s. Augenheilkunde [S. B879]): meist stressbelastete Männer um das 30. Lebensjahr, Makro- bzw. Mikropsie, zentrale relative Skotome
- epiretinale Gliose (s. Augenheilkunde [S. B872])
- Pigmentepithelabhebungen.

Weitere Ursachen für Verzerrt- oder Unscharfsehen:
- Migräne mit Aura (Kopfschmerzen, Übelkeit, Flimmerskotome)
- Katarakt (grauer oder weißer Pupillenreflex, evtl. monookuläre Doppelbilder, reduziertes Farb- und Kontrastsehen, erhöhte Blendung)
- Augentropfen (Mydriatika, Miotika)
- Netzhautablösung (Schattensehen)
- erhöhter Hirndruck (Stauungspapille, Kopfschmerzen, Gesichtsfeldausfall, Doppelbilder, Augenmuskelparesen).

21 Schmerzen

21.1 Augenschmerzen

Tab. 21.1 gibt eine Übersicht über Erkrankungen, die zu Schmerzen in und um das Auge führen können.

21.2 Bauchschmerzen

Bauchschmerzen sind, v. a. im Kindesalter, ein sehr häufiges Symptom. Sie können akut oder chronisch sein, und im schlimmsten Fall bis zum akuten Abdomen fortschreiten. Die Diagnostik wird im Rahmen des Symptoms „Akutes Abdomen" [S. C95] besprochen.

Ätiologie und Klinik: Häufige Ursachen von **akuten Bauchschmerzen** sind (s. auch **Tab. 21.1**):
- akute Gastroenteritis (diffuse, kolikartige Schmerzen, Erbrechen, Diarrhö)
- Appendizitis (Schmerzen im rechten Unterbauch, typische Druckpunkte)
- akute Pankreatitis (heftigste gürtelförmige Schmerzen)

Tab. 21.1 Ursachen von Augenschmerzen

Ursache	Begleitsymptome und Befunde
Glaukomanfall	starke Augen- und Kopfschmerzen mit Ausstrahlung in Gesicht, Kiefer, Zähne, gastrointestinale Symptomatik (Bauchschmerzen, Übelkeit, Erbrechen), hochgradiger Visusverlust, hochrotes Auge, harter Bulbus, Pupille übermittelweit und lichtstarr, **Erblindungsgefahr**
Infektionen	
• akute Iritis	langsamer Beginn, geringe Schmerzen, Photophobie, ziliare oder gemischte Injektion, Reizmiosis, leicht reduzierter Visus
• akute Konjunktivitis	langsamer Beginn, geringe Schmerzen, Photophobie, konjunktivale Injektion, normale Pupille, normaler Visus
• Zoster ophthalmicus	möglich sind: Konjunktivitis, Keratitis, Uveitis mit Sekundärglaukom, Skleritis, Retinitis, Augenmuskelparesen, Entzündung des N. opticus, Bläschen der Gesichtshaut
• Hordeolum	umschriebene, sehr schmerzhafte Rötung und Vorwölbung des Lidrandes, konjunktivale Reizung
trockenes Auge	Fremdkörper- und Druckgefühl im Auge, Augenbrennen, rotes Auge
Migräne	einseitig pulsierender Kopfschmerz (**Cave:** kann fehlen), Flimmerskotom, weitere Auraphänomene, Photophobie, Übelkeit, Ophthalmoplegie
Clusterkopfschmerz	plötzlicher einseitiger, heftiger Kopfschmerz, ipsilaterales Augentränen, Rhinorrhö, Miosis, Ptosis, Photophobie, Anfälle meist nachts
Trigeminusneuralgie	plötzlich einschießende Schmerzen, meist einseitig im Trigeminusversorgungsgebiet, hohe Intensität, Dauer wenige Sekunden oder Minuten, Triggerfaktoren (Luftzug, Berührung, Kauen), Gesichtsrötung, Lakrimation
Arteriitis temporalis	einseitiger, plötzlicher, hochgradiger Visusverlust, kurz darauf auch 2. Auge betroffen, außerdem: Kopf-, Kau- oder Schulterschmerzen, verhärtete, pulslose A. temporalis, **Erblindungsgefahr**!

21.2 Bauchschmerzen

- akute Cholezystitis oder Cholelithiasis (kolikartige Schmerzen im rechten Oberbauch)
- mechanischer Ileus (anfangs kolikartige Schmerzen mit Hyperperistaltik)
- Divertikulitis (Schmerzen im linken Unterbauch, „Linksappendizitis")
- Urolithiasis (Harnleiterkolik mit heftigsten Flankenschmerzen)
- Ulkusperforation (epigastrische Schmerzen, Peritonitis)
- Aortendissektion (plötzliche Schmerzen mit Ausstrahlung in den Rücken).

Chronische Schmerzen können u. a. verursacht werden durch:
- Colon irritabile (Krämpfe oder stechende Schmerzen, Völlegefühl, Diarrhö und Obstipation im Wechsel): häufige Ursache!
- chronisch-entzündliche Darmerkrankungen (v. a. Morbus Crohn, kolikartiger Schmerz oder Dauerschmerz, oft im rechten Unterbauch „Ileitis terminalis")
- Angina abdominalis (Schmerzen oft nach dem Essen)
- Ulcus ventriculi/duodeni (Schmerzen im Oberbauch).

Abb. 21.1 zeigt die verschiedenen Schmerzformen.

Bauchschmerzen bei Kindern sind sehr häufig, da Kinder viele Schmerzen in den Bauch projizieren. Die Ursachen sind dabei oft altersabhängig unterschiedlich. Tab. 21.2 zeigt Ursachen von akuten Bauchschmerzen. Chronische Bauchschmerzen haben speziell bei Schulkindern meistens keine organische Ursache; kleinere Kinder somatisieren hingegen seltener. Die Kinder sind oft sehr sensibel und gestresst.

Therapie: Nach Möglichkeit sollte die Ursache der Bauchschmerzen behandelt werden (z. B. Operation bei Appendizitis, Antibiose bei Adnexitis) und auslösende Noxen (z. B. Alkohol) gemieden werden. Zur symptomatischen Behandlung der Schmerzen stehen folgende Substanzen zur Verfügung:
- Spasmolytika (z. B. Butylscopolamin)
- periphere Analgetika (z. B. Ibuprofen, Paracetamol)
- zentrale Analgetika (z. B. Opiate).

Auch bei Kindern steht die Behandlung der Ursache im Vordergrund. Bei einer akuten Obstipation hilft ein rek-

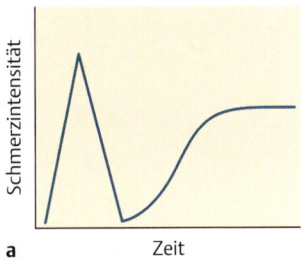 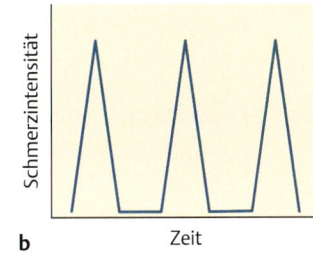 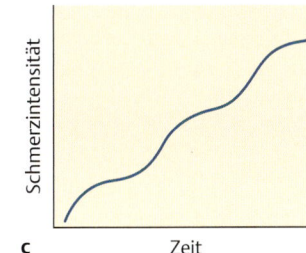

Abb. 21.1 **Schmerzformen. a** Perforationsschmerz: plötzlich einsetzend und heftig. **b** Kolikschmerz: krampfartig, wellenförmig. **c** Entzündungsschmerz: dumpf-gleichbleibend oder nimmt kontinuierlich zu. (aus: Sökeland, Rübben, Taschenlehrbuch Urologie, Thieme, 2008)

Tab. 21.2 Akute Bauchschmerzen im Kindesalter

Alter	Ursache	Symptome und Befunde
Neugeborene und Säuglinge	3-Monats-Kolik	Schreien ca. 1½ h nach Nahrungsaufnahme
	nekrotisierende Enterokolitis	gebläktes Abdomen, galliges Erbrechen und Ileus, blutige Stühle, gespannte, livide Bauchhaut mit sichtbaren Darmschlingen
	hypertrophe Pylorusstenose	schwallartiges, nicht galliges Erbrechen nach Nahrungsaufnahme, ca. ab 3.–6. LW
	Duodenalstenose, -atresie	galliges oder nicht galliges Erbrechen, Polyhydramnion, Double-Bubble-Zeichen im Röntgen
	Dünn- und Dickdarmatresie	wie Duodenalstenose; Triple-Bubble-Sign bei Jejunalatresie, bei tiefer gelegenen Atresien multiple Bubbles
	Analatresie	evtl. Fistel, inspektorisch kein Anus
	Volvulus	stärkste Bauchschmerzen, galliges Erbrechen, Schock
	Morbus Hirschsprung	Erbrechen, chronische Obstipation, Gedeihstörung
	Mekoniumileus	aufgetriebenes Abdomen, Erbrechen, Mekoniumabgang verzögert oder fehlt, dilatierte luftgefüllte Darmschlingen
in jedem Alter (selten aber bei Neugeborenen und Säuglingen)	akute Obstipation (häufig)	atypischer Schmerz, Ampulle voll mit Stuhl
	Invagination	plötzliches Schreien, danach stilles Kind, blutiger Stuhl, Kokardenphänomen (Sonografie)
	inkarzerierte Hernie	Schreien, Erbrechen, Leistenschwellung
	weitere Ursachen: akute Gastroenteritis, Appendizitis, Peritonitis, Angina tonsillaris, Hepatitis, Urolithiasis, akuter Harnverhalt, Hodentorsion (bei männlichen Jugendlichen)	

taler Einlauf. Bei funktionellen Beschwerden können Streicheln und Massagen (im Uhrzeigersinn) sowie lokale Wärmeapplikation Linderung schaffen.

21.3 Brustschmerzen

Ätiologie: Sowohl **kardiale** (v. a. KHK, Herzinfarkt) als auch **nicht kardiale Erkrankungen** (z. B. Pneumothorax, Pleuritis oder gastroösophagealer Reflux) gehen mit Brustschmerzen als Leitsymptom einher. Auch Erkrankungen der Wirbelsäule können sich mit Schmerzen im Bereich des Thorax manifestieren. Relativ häufig finden sich auch Schmerzen funktioneller Natur (z. B. im Rahmen von Depressionen). **Tab. 21.3** gibt eine Übersicht über die verschiedenen Ursachen des Brustschmerzes.

Diagnostik: Wegweisend für die Diagnostik ist die exakte **Schmerzanamnese**. Sie gibt einen ersten Eindruck bezüglich der Dringlichkeit der Beschwerden und liefert wichtige Hinweise für die mögliche Ursache. Konkret sollte gefragt werden nach:
- Schmerzcharakter (dumpf, stechend, schneidend, anfallsartig, belastungsinduziert etc.)
- Schmerzintensität (Vernichtungsschmerz, Änderung des Schmerzes im Verlauf)
- Lokalisation des Schmerzes (retrosternal, linksthorakal, epigastrisch etc.)
- Ausstrahlung (in Kiefer, Schulter, Oberbauch, Rücken etc.)
- auslösenden Faktoren (körperliche Belastung, Stress, Kälte, Bewegungen, üppige Mahlzeiten)
- Besserung auf Nitroglyzerin?

Im Rahmen der **allgemeinen Anamneseerhebung** sollte u. a. nach dem Beschwerdebeginn, Vor- oder Grunderkrankungen, eventuellen Traumen, zurückliegenden diagnostischen Eingriffen (z. B. Herzkatheter), kardiovaskulären Risikofaktoren (s. Herz-Kreislauf-System [S. A27]) und einer Medikamenteneinnahme gefragt werden. Die **klinische Untersuchung** umfasst:
- Inspektion: Blässe? Zyanose? Halsvenenstauung? Frakturen? Schwellungen? Xanthelasmen? Varikosis? Lymphknotenschwellung? Hauteffloreszenzen?
- Palpation: Pulsstatus, Wadenschmerz? Lokale Druckschmerzhaftigkeit?
- Auskultation von Herz, Lunge und Gefäßen.

Wichtig ist die Ableitung eines 12-Kanal-Oberflächen-EKGs, um einen möglichen Herzinfarkt auszuschließen (**Cave:** Das Ruhe-EKG kann bei einem Infarkt in den ersten 24 h noch unauffällig sein!). Die Röntgen-Thorax-Aufnahme gibt weiteren Aufschluss über die mögliche Ursache (Herzverbreiterung, Pneumothorax, Pleuraerguss, knöcherne Veränderungen und Frakturen etc.). Um die Wahrscheinlichkeit einer Lungenembolie einschätzen zu können, eignet sich der sog. Wells-Score (s. Atmungssystem [S. A122]). Weitere diagnostische Maßnahmen sind:
- Echokardiografie
- Thorax-CT
- Perfusions-Ventilations-Szintigrafie
- Abdomensonografie

Tab. 21.3 Ursachen des Brustschmerzes

Ursache	Begleitsymptome und Befunde	Diagnostik
kardiale Ursachen		
Angina pectoris	anfallartiger, belastungsabhängiger retrosternaler/linksthorakaler Schmerz mit Ausstrahlung, Ansprechen auf Nitroglyzerin, Besserung in Ruhe	Anamnese, (Belastungs-)EKG, Echokardiografie, Koronarangiografie
akutes Koronar-Syndrom, akuter Myokardinfarkt	akuter Vernichtungsschmerz, lang anhaltend, retrosternal/linksthorakal, Angst, Übelkeit, keine Besserung auf Nitroglyzerin, Herzenzyme ↑	Klinik, Labor (Troponin I oder T, CK und CK-MB ↑), EKG, Echokardiografie, Linksherzkatheter
Aortenstenose	retrosternaler/linksthorakaler Schmerz, spindelförmiges Systolikum mit P.m. über der Aortenklappe, Fortleitung in die Karotiden	Auskultation, Echokardiografie
Aortendissektion	akuter, schneidender Vernichtungsschmerz, Ausstrahlung in die Schulterblätter, neu aufgetretenes Aorteninsuffizienzgeräusch, ggf. Schmerzen in Nierengegend und Beinen, Schock	Anamnese (Hypertonie!), Echokardiografie (TEE), Röntgen-Thorax, CT
Mitralklappenprolaps	Angina-pectoris-Beschwerden, mesosystolischer Klick, ventrikuläre Arrhythmie	Klinik, Auskultation, Echokardiografie
hypertrophe Kardiomyopathie (HCM, HOCM)	Synkope, Schwindel, Leistungsabfall, bei HOCM: Schmerzen werden stärker nach Nitroglyzeringabe, spätsystolisches Geräusch mit P.m. über Erb, 4. HT	Auskultation (unter Valsalva-Manöver), EKG; Echokardiografie
Myokarditis	vorausgegangener Infekt, neu aufgetretene supra-/ventrikuläre Arrhythmien	Anamnese, Labor (Entzündungszeichen, CK/CK-MB ↑, ggf. Virustiter), EKG, u. U. Myokardbiopsie
Perikarditis	stechender linksthorakaler Schmerz mit Perikardreiben (bei Pericarditis sicca), der sich im Liegen, bei Inspiration und beim Husten verstärkt; bei zunehmendem Erguss: Halsvenenstauung, abnehmende Schmerzen, Tachykardie, Dyspnoe, konkav-bogige ST-Hebungen	Klinik, EKG, Echokardiografie, Röntgen-Thorax, Perikardpunktion

21.3 Brustschmerzen

Tab. 21.3 Fortsetzung

Ursache	Begleitsymptome und Befunde	Diagnostik
nicht kardiale Ursachen		
Lungenembolie	plötzliche Dyspnoe, Tachypnoe, Hämoptysen, atemabhängiger Thoraxschmerz, zentrale Zyanose, Rechtsherzbelastung	Klinik, Auskultation (Pleurareiben, Atelektasen, gespaltener 2. HT), CT, Ventilations-/Perfusionsszintigrafie
Bronchialkarzinom	B-Symptomatik, Hämoptysen	CT
Pneumothorax	plötzlicher Schmerz mit Dyspnoe, ggf. kurzer Husten, asymmetrische Atemexkursionen	Auskultation (einseitig abgeschwächtes oder fehlendes Atemgeräusch), Perkussion (hypersonorer Klopfschall), Röntgen-Thorax (in Exspiration)
Pleuritis sicca	atemabhängiger Thoraxschmerz mit Pleurareiben	Klinik, Röntgen-Thorax
epidemische Pleurodynie (Bornholm-Krankheit)	Infektion mit Coxsackie B, atemabhängige Schmerzen, Fieber, Myalgie	Klinik, Virusnachweis
Mediastinalemphysem	meist Kinder oder Jugendliche, Hautemphysem	Klinik, Palpation (Jugulum), Röntgen-Thorax
Mediastinitis	starker Thoraxschmerz, Dyspnoe, akute Symptomatik bei Ösophagusperforation, Fieber	Anamnese, Klinik, Röntgen-Thorax
Tracheitis	retrosternale Schmerzen, Infektzeichen, Husten, Heiserkeit	Klinik, Endoskopie
hypertensive Krise	Kopfschmerzen, Angst, Sehstörungen, Bewusstseinsstörungen	Blutdruck > 210/110 mmHg
gastroösophageale Refluxkrankheit	retrosternales Brennen, insbesondere nach dem Essen und im Liegen, keine Ausstrahlung, epigastrische Schmerzen	Anamnese, ÖGD (mit Biopsie), 24-h-pH-Metrie, Manometrie
hyperkontraktiler Ösophagus und diffuser Ösophagusspasmus	retrosternaler Schmerz unabhängig von der Nahrungsaufnahme, kein Nachlassen der Schmerzen im Verlauf	Manometrie
Mallory-Weiss-Syndrom	chronischer Alkoholabusus, gastroösophagealer Reflux, vorausgegangenes heftiges Erbrechen, Blutungen	Anamnese, ÖGD
Boerhaave-Syndrom	spontane Ösophagusperforation nach massivem Erbrechen, Alkoholabusus, Hautemphysem	Anamnese, Klinik, ÖGD, Röntgen-Thorax
Ösophaguskarzinom	retrosternale/epigastrische Schmerzen, Dysphagie, Übelkeit, Appetitlosigkeit, Gewichtsverlust	Anamnese, Klinik, ÖGD (mit Biopsie), CT
Achalasie	retrosternaler Schmerz, Dysphagie, Regurgitation	Manometrie, Ösophagusbreischluck
vertebragene Ursachen	Schmerzen sind bewegungs- und atemabhängig	Anamnese, Röntgen der HWS und BWS
Trauma	heftige Thoraxschmerzen bei Rippenfraktur, Verstärkung bei Husten, Lachen etc.	Anamnese, Röntgen-Thorax
Tietze-Syndrom	Schmerzen und Schwellung an der Knochen-Knorpel-Grenze der oberen Rippen	Klinik
Interkostalneuralgie	lokaler Druckschmerz, nicht belastungsabhängig oder bewegungsinduziert	Anamnese, Ausschlussdiagnose
Herpes zoster	sehr starker Schmerz, dermatombezogener Befall und gruppenförmig angeordnete Bläschen, Schmerzen gehen den Effloreszenzen häufig voraus	Klinik
funktionelle Thoraxschmerzen (Da-Costa-Syndrom)	Ruheschmerzen mit Besserung bei Belastung, oft umschrieben	Anamnese, Ausschlussdiagnose
Gallenkolik	krampfhafte Schmerzen im rechten Oberbauch mit Ausstrahlung in Schulter und Rücken, Übelkeit und Erbrechen, Auftreten der Symptome typischerweise nach Genuss fettreicher Mahlzeiten	Sonografie
akute Pankreatitis	gürtelförmige Vernichtungsschmerzen im mittleren Oberbauch, Übelkeit, Erbrechen, elastische Bauchdeckenspannung	Anamnese (Alkoholismus), Labor (Pankreasenzyme erhöht), Sonografie, CT, ERCP (bei V. a. biliäre Pankreatitis)
peptisches Ulkus	Ruheschmerz und/oder epigastrischer Schmerz unmittelbar (Ulcus ventriculi) oder 1–4 h (Ulcus duodeni) nach Nahrungsaufnahme, Hämatemesis, Teerstuhl	Anamnese (NSAR-Einnahme, Helicobacter-pylori-Infektion), Gastroskopie
Morbus Bechterew	frühmorgendliche Rückenschmerzen, Sakroiliitis, Versteifung der Wirbelsäule, Enthesiopathien, extraartikuläre Manifestationen (z. B. Iridozyklitis, Lungenfibrose)	Klinik, HLA-B27 positiv, Röntgen-Thorax
Osteoporose	Rückenschmerz v. a. nachts, Zerviko-Brachial-Syndrom, akuter Schmerz bei frischer Wirbelkörperkompression, Abnahme der Körpergröße	Röntgen (BWS und LWS, Achsenskelett, Thorax), Labor, Osteodensitometrie
Roemheld-Syndrom	Angina-pectoris-Beschwerden ausgelöst durch einen vollen Magen	Anamnese, Ausschlussdiagnose (keine KHK)

- Labor (Herzenzyme, Blutbild, Elektrolyte, BSG, CRP, Glukose, Leberwerte, Lipase, Amylase, Blutgasanalyse, Urinstatus)
- Herzkatheteruntersuchung.

Je nach Verdachtsdiagnose stehen folgende Verfahren zur weiterführenden Abklärung zur Verfügung: Belastungs-EKG, Stressechokardiografie, ^{201}Thallium-Myokardszintigrafie, ÖGD, 24-h-pH-Metrie, Manometrie des Ösophagussphinkters, Röntgenaufnahmen der Wirbelsäule sowie spezielle Labordiagnostik.

Differenzialdiagnosen: Siehe Tab. 21.3.

21.4 Flankenschmerzen

Verschiedenste Erkrankungen können zu Flankenschmerzen führen. In **Tab. 21.4** sind **urologische/nephrologische Krankheitsbilder** gegenübergestellt, die mit Flankenschmerzen einhergehen. Differenzialdiagnostisch muss man allerdings insbesondere auch an Schmerzen, die **von der Wirbelsäule ausgehen** (am häufigsten!), sowie an weitere Ursachen für (Unter-)Bauchschmerzen [S. C97] denken: z. B. Gallenkoliken, Appendizitis, Pankreatitis, mechanischer Ileus, Mesenterialinfarkt, Magenulkus sowie bei Frauen auch gynäkologische Ursachen (stielgedrehte Ovarialzyste, Extrauteringravidität, Adnexitis etc.).

21.5 Gelenkschmerzen

Synonym: Arthralgien

Einteilung und Ätiologie: Gelenkschmerzen können **akut oder chronisch** auftreten. Oft sind nur die Gelenke allein betroffen, ohne dass die Patienten über weitere Beschwerden klagen. Die häufigsten Ursachen sind **degenerative Veränderungen** (**Arthrosen**) sowie eine **mechanische Überlastung**; seltener sind entzündliche rheumatische Erkrankungen.

Diagnostik:
Anamnese: Im Rahmen der Anamnese muss v. a. auf die zeitliche Entwicklung der Symptomatik (akut oder chronisch?) und die Lokalisation der Schmerzen eingegangen werden. Des Weiteren gilt es, nach einer Morgensteifigkeit zu fragen und zu klären, ob die Schmerzen bewegungsabhängig sind. Darüber hinaus Abklärung von: Begleitsymptomen (z. B. Fieber? Nachtschweiß?), Grund-, Vorerkrankungen (v. a. Infektionen), Familienanamnese, Traumen/Operationen und Medikamenteneinnahme.

Körperliche Untersuchung mit Beurteilung von:
- Befallsmuster: Ein Gelenk oder mehrere betroffen? Symmetrie des Befalls
- Inspektion und Palpation der Gelenke: Rötung? Überwärmung? Gelenkschwellung [S. C105] und Erguss? Bewegungsausmaß? Klopfschmerzhaftigkeit der Iliosakralgelenke? Muskelatrophie?
- sonstige Inspektion und Palpation: Splenomegalie? Exantheme? Tonsillitis? Lymphadenopathie?
- Auskultation von Herz und Lunge.

Labor: Blutbild, Differenzialblutbild, Entzündungswerte, Glukose, Elektrolyte, Kreatinin, Harnsäure, Cholesterin und Triglyzeride, Rheumafaktor, antinukleäre Antikörper, Serumelektrophorese, bei V. a. Infektion Erregerdiagnostik.

Punktion: zur Erregerdiagnostik bei eitrigen Ergüssen; bei rheumatologischem Labor mit Synovialbiopsie; Untersuchung auf Harnsäurekalziumphosphat-Kristalle.

Bildgebung: Routinemäßig werden eine Röntgen-Thorax-Aufnahme sowie ein Röntgenbild der betroffenen Gelenke angefertigt. Je nach Verdacht weiterführende Bildgebung mit CT/MRT, Sonografie (Gelenke, aber auch Abdomen), Szintigrafie, Arthroskopie (mit Synovialbiopsie).

Differenzialdiagnosen: Siehe Tab. 21.5.

Tab. 21.4 Urologische/nephrologische Ursachen für Flankenschmerzen

Ursache	Symptome und Befunde	Diagnostik
akute Pyelonephritis	Fieber, Schüttelfrost, oft zuvor Zeichen einer Zystitis (z. B. Pollakisurie, Dysurie), klopf- und druckschmerzhafte Nierenlager	Klinik, Urin (Leukozyturie, Mikrohämaturie, Bakteriurie, Erregernachweis in der Kultur), Blut (Leukozytose, CRP↑), Sonografie (geschwollene Nieren)
Nephrolithiasis	Harnleiterkolik (wehenartige, massive Schmerzen) mit Ausstrahlung (z. B. Leiste, Labien, Hoden)	Klinik, Urin (Hämaturie), zum Steinnachweis: Sonografie, Urografie/Röntgen, Spiral-CT
Blutkoagel in den ableitenden Harnwegen	Harnleiterkolik bei Lumenverlegung, Makrohämaturie	Sonografie (fehlender Steinnachweis, evtl. Tumornachweis)
Hydronephrose	kolikartige Schmerzen, Fieber	Sonografie
Niereninfarkt	akuter Flankenschmerz, Erbrechen, im Verlauf ausgeprägte Makrohämaturie, arterielle Hypertonie, paralytischer Ileus	Doppler-/Duplexsonografie, Angio-CT
Nierenvenenthrombose	Nierenversagen, Proteinurie, Hämaturie, hämorrhagischer Niereninfarkt	Doppler-/Duplexsonografie, Angio-CT

Tab. 21.5 Ursachen von Gelenkschmerzen

Ursache	Begleitsymptome und Befunde	Diagnostik
Arthrose	schubweiser Verlauf, Anlauf- und Belastungsschmerz, betroffen sind v. a. stark beanspruchte Gelenke (z. B. Knie, Hüfte)	Labor (Entzündungsparameter normal), Röntgen (verschmälerter Gelenkspalt, Osteophyten, unregelmäßige Gelenkflächen, Fehlstellung)
rheumatoide Arthritis	symmetrischer Befall der kleinen Gelenke an Hand und Fuß, v. a. Fingergrundgelenke, Morgensteifigkeit, im Verlauf Gelenkfehlstellungen, extraartikuläre Symptome	Labor (Entzündungswerte ↑, Rheumafaktor meist positiv), Bildgebung (Arthrosonografie, Röntgen)
Spondylarthritiden		
• Morbus Bechterew	tief sitzender Kreuzschmerz (v. a. nachts in Ruhe, Besserung durch Bewegung), Spondylitis, eingeschränkte Wirbelsäulenbeweglichkeit, extraartikuläre Symptome	Klinik, Labor (HLA-B27), Röntgen (Sakroileitis)
• reaktive Arthritis	wandernde Oligo- oder Polyarthritis, vorausgegangener Infekt (gastrointestinal, urogenital)	Anamnese, Klinik, Labor (HLA-B27 oft positiv), Nachweis der Infektion (Erregernachweis im Stuhl, Urethralabstich, Serologie)
• Psoriasis-Arthritis	verschiedene Verlaufsformen: asymmetrisch (v. a. Interphalangealgelenke), symmetrisch oder Sakroileitis, psoriatischer Haut- und Nagelbefall	Klinik, Labor (HLA-B27 oft positiv bei axialem Befall)
akute bakterielle Arthritis	starke Rötung und Schwellung eines Gelenks (meist große Gelenke betroffen)	Anamnese (vorangegangene Punktion oder Sepsis mit hämatogener Streuung) Klinik, Labor (Entzündungswerte ↑↑), Erregernachweis (Punktat, Blutkultur)
rheumatisches Fieber	Herzbeteiligung (Karditis), sprunghafter Befall großer Gelenke	Anamnese (Streptokokkeninfekt), Klinik, Auskultation
Lyme-Arthritis (Borreliose)	Oligoarthritis großer Gelenke (Knie!); außerdem: Erythema migrans, Myalgie, Abgeschlagenheit, Meningoradikulitis, Acrodermatitis atrophicans Herxheimer, Neuroborreliose	Borrelien-Antikörper-Nachweis
Traumen		Anamnese
Stoffwechselkrankheiten		
• Gicht	oft Großzehengrundgelenk betroffen (Podagra), starke Schmerzen, Schonhaltung	Klinik, Labor (Hyperurikämie)
• Chondrokalzinose	Knieschmerzen	typische Kristalle im Punktat
• Hämochromatose	meist Metacarpophalangealgelenke und distale Interphalangealgelenke II–III betroffen	Labor (Eisen, Ferritin und Transferrinsättigung ↑)
weitere		
• Kollagenosen und Vaskulitiden	s. Immunsystem und rheumatolgische Erkrankungen [S. A477]	Labor, Histologie
• Fibromyalgie-Syndrom	Weichteilschmerzen mit typischen Triggerpunkten	Klinik

21.6 Gesichtsschmerz

Ausführliches zum Gesichtsschmerz s. Neurologie [S. B1005].

21.7 Halsschmerzen

Tab. 21.6 zeigt Ursachen von Halsschmerzen.

21.8 Hodenschmerzen

Ursachen von plötzlichen und i. d. R. sehr starken Hodenschmerzen sind in **Tab. 21.7** zusammengefasst (urologische Notfälle!). Eher mit leichten Beschwerden gehen eine Varikozele, ein Tumor oder eine Leistenhernie einher. Zum akuten Skrotum s. Urologie [S. B676].

21.9 Knochenschmerzen

Knochenschmerzen treten im Rahmen von Verletzungen, Umbauprozessen im Knochen, Entzündungen, neoplastischen Erkrankungen oder hormonellen Störungen auf (**Tab. 21.8**).

21.10 Kolikartige Schmerzen

Koliken sind heftigste, krampfartige und **wellenförmige** (wehenartige) Schmerzen, die durch die Muskelkontraktion eines Hohlorganes entstehen (Viszeralschmerz). Zwischen den Krämpfen kann ein schmerzfreies Intervall bestehen (**Abb. 21.1b**). Begleitsymptome wie Übelkeit, Erbrechen, Unruhe oder Schwitzen sind häufig. Erkrankungen, die mit kolikartigen Schmerzen einhergehen, sind u. a.:

- Urolithiasis: Harnleiterkolik
- Cholezystolithiasis, Choledocholithiasis, akute Cholezystitis: Gallenkolik

Tab. 21.6 Ursachen von Halsschmerzen

Ursache	Begleitsymptome und Befunde	Diagnostik
entzündliche Halsschmerzen		
akute Pharyngitis	Halskratzen, Schmerzen beim Schlucken, Entzündung auch der Nase, Nasennebenhöhlen, Larynx, Trachea, Mittelohr, evtl. Fieber	Inspektion (gerötete und trockene Schleimhaut, prominente lymphatische Plaques)
chronische Pharyngitis	Brennen, Globusgefühl, Husten, kein Fieber	Inspektion (subjektiv oft stärkere Beschwerden als der Befund zeigt)
Angina tonsillaris	ausgeprägtes Krankheitsgefühl mit Fieber, Schmerzen beim Schlucken, die in die Ohren ausstrahlen, geschwollene Lymphknoten, kloßige Sprache, stark gerötete und geschwollene Mandeln mit Stippchen, geröteter Gaumenbogen	Inspektion
Peritonsillarabszess	hohes Fieber, zunehmende Schluckschmerzen, Otalgie, Kieferklemme, Foetor ex ore, Lymphknotenschwellung	Inspektion, evtl. Sonografie, CT
Stomatogingivitis herpetica	ausgeprägtes Krankheitsgefühl, Schmerzen beim Schlucken, Foetor ex ore, Sialorrhö, geschwollene Lymphknoten, Bläschen und Schleimhautulzera mit Fibrinbelag	Inspektion
Soor	Brennen, Schluckschmerzen, weißliche, abwischbare Beläge auf geröteter Schleimhaut	Inspektion, Nachweis von Candida albicans
Scharlachangina	ausgeprägtes Krankheitsgefühl, Fieber, hochrote Tonsillen, vergrößerte Lymphknoten, Enanthem und Exanthem, Erdbeer- bzw. Himbeerzunge	Abstrich, Antistreptolysintiter, Streptokokkenschnelltest
Herpangina	hohes Fieber, ausgeprägtes Krankheitsgefühl, Bläschen am vorderen Gaumenbogen und den Tonsillen	Inspektion
Angina Plaut-Vincent	häufig einseitig, Tonsillenulkus, Foetor ex ore, kein Fieber	Inspektion, Abstrich
infektiöse Mononukleose	ausgeprägtes Krankheitsgefühl, hohes Fieber, generalisierte Lymphknotenschwellung, weißlich-graue Beläge auf den Tonsillen mit Ulzera und Nekrose	Inspektion, Labor (Lymphozytose, BSG und CRP ↑), Serologie
Diphtherie	Fieber (ca. 38 °C), Kopfschmerzen, trockener schmerzender Husten, gerötete Tonsillen mit pseudomembranösen Belägen, die beim Abstreifen bluten, Lymphknotenschwellung, Foetor ex ore (acetonartig)	Inspektion, Abstrich
Angina agranulocytotica	ausgeprägtes Krankheitsgefühl, Fieber, nekrotisch-ulzeröse Tonsillen mit dunklen Belägen, Foetor ex ore, Dysphagie, fehlende Lymphknotenschwellung	Klinik, Labor (Leukopenie)
nicht entzündliche Halsschmerzen		
Verätzung und Verbrühung	starke Schmerzen, die evtl. ausstrahlen (retrosternal, Rücken), Dysphagie, Sialorrhö, evtl. Erbrechen, ödematöse gerötete Schleimhaut, „Ätzschorf"	Anamnese, HNO-ärztliche Untersuchung, Endoskopie, CT
Fremdkörper	Stechen beim Schlucken, Fremdkörpergefühl	Inspektion, Palpation, Röntgen
Zungen- oder Mundbodenkarzinom	schmerzloses Ulkus, Brennen und Schmerzen v. a. beim Schlucken, Foetor ex ore, Lymphknotenschwellung beidseits	CT/MRT, Biopsie
Hypopharynxkarzinom	Dysphagie, Odynophagie, Ausstrahlung ins Ohr, schmerzlose Lymphknotenschwellung im Kieferwinkel, u. U. Heiserkeit und Dyspnoe	Endoskopie, Biopsie, CT/MRT

Tab. 21.7 Ursachen von sehr starken Hodenschmerzen (akutes Skrotum)

Ursache	Begleitsymptome und Befunde	Diagnostik
Hodentorsion	plötzlicher einseitiger sehr starker Schmerz im Bereich des Hodens, Hodenhochstand, evtl. Verstärkung der Schmerzen bei Anheben des Hodens (negatives Prehn-Zeichen), meist im Kindesalter	Klinik, Sonografie (verminderte oder keine Hodendurchblutung)
Hydatidentorsion	plötzlicher einseitiger sehr starker Schmerz im Bereich des Hodens, Hodenhochstand, evtl. Durchscheinen der hämorrhagischen Hydatide durch die Skrotalhaut, häufig im Kindesalter	Klinik, Sonografie
Epididymitis	plötzliche Schmerzen mit Ausstrahlung nach inguinal, hohes Fieber, Abnehmen des Schmerzes bei Anheben des Hodens (positives Prehn-Zeichen), häufiger im Erwachsenenalter	Klinik, Sonografie (Hyperperfusion)
Orchitis	sehr schmerzhaft, Rötung, Fieber	Klinik, Sonografie
Hodentrauma	sehr schmerzhaft, Skrotalhämatom, u. U. Schock	Klinik, Sonografie (Hodenkontusion: Tunica albuginea intakt; Hodenruptur: Tunica albuginea eingerissen)

Tab. 21.8 Ursachen von Knochenschmerzen

Ursache	Begleitsymptome und Befunde	Diagnostik
Osteoporose	akute oder chronische, diffuse Rückenschmerzen (→ Wirbelfrakturen), Wirbeldeformierungen und Fehlstellungen, Abnahme der Körpergröße, periphere Frakturen	Röntgen BWS, LWS (z. B. Strahlentransparenz ↑, Keil-/Plattwirbel), Osteodensitometrie, Labor, evtl. Biopsie
Osteomalazie	diffuse Knochenschmerzen an den unteren Extremitäten, Hüfte und LWS, proximale Myopathie, Gangstörungen und Stürze	Röntgen (u. a. Looser-Umbauzonen, ausgefranste Metaphysen, Kartenherzbecken), evtl. Szintigrafie, Labor (oft AP ↑)
Morbus Paget	lokalisierte Schmerzen (v. a. Becken), Schädelumfang ↑, pathologische Frakturen, oft Zufallsbefund	Labor (AP ↑), Röntgen, Skelettszintigrafie
multiples Myelom	diffuse oder lokale Knochenschmerzen, pathologische Frakturen, Leistungseinschränkung	Eiweißelektrophorese (M-Gradient), Röntgen (Osteolysen), Urin (Ig-Leichtketten)
Knochentumoren	pathologische Frakturen, lokalisierte Schmerzen und Schwellung	Röntgen, CT, MRT
Osteomyelitis	lokalisierte Rötung, Schmerzen und Überwärmung, vorausgegangenes Trauma oder bei Sepsis	Röntgen (Osteolysen und Sklerosen)
aseptische Knochennekrosen	charakteristische Lokalisation an Os hamatum, Os naviculare, Tuberculum tibiae oder Hüftkopf, Auftreten in der Wachstumsphase	Röntgen
Hyperparathyreoidismus		
• primär	Nierensteine, Magenulzera, pathologische Frakturen	Labor (Hyperkalzämie, Hypophosphatämie, PTH ↑, AP ↑)
• sekundär	Spontanfrakturen, Muskelschwäche, eingeschränkte Nierenfunktion (renale Form), verminderte Kalziumabsorption, Leberfunktionsstörung, Cholestase (intestinale Form)	Labor (Hypokalzämie, PTH ↑, AP ↑, Phosphat bei renaler Form ↑, bei intestinaler Form ↓ oder normal)
• tertiär	langjähriger sekundärer Hyperparathyreoidismus	Anamnese (chronische Niereninsuffizienz), Labor (anfangs wie bei sekundären HPT, dann Kalzium ↑ und PTH ↑)
Frakturen	akute Schmerzen, Hämatom, Einschränkung des Bewegungsausmaßes	Röntgen (Kontinuitätsunterbrechung)
Osteogenesis imperfecta	Manifestation im Kindesalter mit erhöhter Knochenbrüchigkeit und dysproportioniertem Minderwuchs, z. T. blaue Skleren, gestörte Zahnentwicklung, starke Schmerzen und Deformität bei Frakturen	Klinik, Röntgen

- mechanischer Dünndarmileus, akute Gastroenteritis: Abdominalkolik.

Bei Frauen sollte auch an die Möglichkeit einer bislang unbekannten Schwangerschaft gedacht werden. Zur Säuglingskolik [S. C131].

21.11 Kopfschmerzen

DEFINITION Schmerzen infolge Reizung der großen Gefäße der Schädelbasis, der basalen Dura und Pia mater sowie der Hirnvenen und Sinus.

Ätiologie und Differenzialdiagnosen: Kopfschmerzen sind die häufigsten Gesundheitsstörungen in der Bevölkerung. Sie sind äußerst vielgestaltig und unterschiedlichster Ätiologie (Tab. 21.9). Sie können entweder **primär** auftreten, also ohne dass eine Ursache bekannt ist (z. B. Migräne), oder **sekundär** als Begleit- oder Leitsymptom verschiedenster Erkrankungen (z. B. Ausdruck harmloser Stresssituationen oder Hinweis auf eine lebensbedrohliche Erkrankung).

Zusätzlich zu den in Tab. 21.9 genannten Erkrankungen gibt es noch viele andere Ursachen von Kopfschmerzen, wie z. B.:

- **arterielle Hypertonie** → Kopfschmerzen im Rahmen hypertensiver Krisen, hypertensive Retinopathie
- Kopfschmerzen durch **Liquordrucksteigerung** → Stauungspapillen
- Kopfschmerzen mit **spezifischen Auslösern** → z. B. äußerer Druck, Kälte, Husten, körperliche Anstrengung
- **idiopathischer** Kopfschmerz → stechender Schmerz, der mehrfach in der Stunde eng lokalisiert in einem Versorgungsgebiet des N. trigeminus auftritt
- Kopfschmerz **im Schlaf** → beidseitiger Schmerz, ältere Patienten (Tipp: Kaffee hat positive Wirkung)
- **Tolosa-Hunt-Syndrom** (granulomatöse Entzündung im Bereich der Fissura orbitalis superior und des Sinus cavernosus) → bohrender Schmerz mit Störungen der Augenmotorik und Pupille, Hirnnervenausfälle, Ausschlussdiagnose
- Kopfschmerz **nach Liquorpunktion** → Anamnese
- Kopfschmerzen im Rahmen von **allgemeinen Infekten**
- Kopfschmerzen bei **Erkrankungen des Kiefers** → Schmerzen bei Kieferbewegungen, Schmerzen und Geräusch im temporomandibulären Gelenk, Schläfenklopfschmerz
- Kopfschmerz bei **Gefäßanomalien** (z. B. AV-Angiome, Aneurysmen) → stark unifokaler, attackenartiger Schmerz, Hirnnervenausfälle

Tab. 21.9 Differenzialdiagnosen des Kopfschmerzes

Art des Kopfschmerzes	Ursache	Begleitsymptome und Befunde	Diagnostik
einseitig pulsierender, periodischer Schmerz, der unbehandelt ca. 4–72 h dauert, deutliche Verschlechterung bei körperlicher Aktivität	Migräne ohne Aura	Übelkeit, Erbrechen, Licht- oder Lärmempfindlichkeit	Anamnese, MRT
	Migräne mit Aura	zusätzlich noch: Flimmerskotom, Lichtblitze, Parästhesien, Dysphasie	
bilateraler drückender Kopfschmerz („über den ganzen Kopf"), nicht pulsierend, keine Verschlechterung bei körperlicher Aktivität, Dauer 30 min bis 1 Woche	Spannungskopfschmerz	Licht- oder Lärmempfindlichkeit, keine Übelkeit, mildere Symptomatik bei chronischem Verlauf, erhöhter Tonus und Schmerzempfindlichkeit der perikraniellen Muskulatur	Anamnese (häufig Stress), MRT
unilateraler, sehr starker, bohrender Schmerz (frontal, temporal, orbital), Dauer 5 min bis 3 h, freie Intervalle zwischen den Attacken	Cluster-Kopfschmerz	einseitige konjunktivale Injektion, Lakrimation, Lidödem, Horner-Syndrom, Rhinorrhö, Schwitzen, Bewegungsdrang	Anamnese, neurologische Untersuchung, MRT
hochakuter, sehr starker Schmerz	Subarachnoidalblutung	Übelkeit, Erbrechen, Meningismus, ggf. Bewusstseinsstörungen	native CCT, MRT
Schmerz kommt aus dem Nacken, Schmerzzunahme bei Kopfbewegungen, ggf. Schwindel	zervikogener Kopfschmerz	HWS-Syndrom, Muskelverspannungen	HWS-Röntgen, MRT
ein- oder beidseitiger, dumpfer Schmerz, ggf. auch pulsierend	medikamenteninduzierter Kopfschmerz	ggf. vegetative Symptome, tägliche Analgetikaeinnahme in den letzten 3 Monaten	Anamnese
ein- oder beidseitiger, stark stechender Dauerkopfschmerz	Arteriitis temporalis	druckschmerzhafte A. temporalis, Amaurosis fugax, allgemeines Krankheitsgefühl	Anamnese, Labor (BSG↑↑), Sonografie und Biopsie der A. temporalis
einseitiger Kopfschmerz, von vorn bis hinten ziehend	Glaukom	ziliäre Injektion, starke Augenschmerzen, Bulbusdruckschmerz, Visusstörung, Mydriasis	Augendruckmessung
holozephaler, dumpfer und drückender Schmerz	Meningitis	Fieber, Meningismus	CCT, Liquorpunktion
einseitige, sehr starke Schmerzen (seitenkonstant), Dauer 2–30 min	paroxysmale Hemikranie	konjunktivale Injektion, Lakrimation, Schwitzen, Rhinorrhö	Anamnese, Therapie: Indometacin
diffuser, fluktuierender Kopfschmerz	Sinusthrombose	erhöhter intrakranieller Druck, fokale Ausfälle, epileptische Anfälle	CCT, MRT, MR-Angio
langsam progredienter, bewegungssensitiver Schmerz	intrakranieller Tumor	fokalneurologische Ausfälle	neurologische Untersuchung, CCT, MRT

- Kopfschmerz bei **Karotis- oder Vertebralisdissektion** → tagelanger einseitiger Kopfschmerz, auch plötzlicher Schmerz in der Halsseite/im Nacken, Dysarthrie, oft nach Bagatellverletzungen (z. B. ruckartige Bewegungen)
- Kopfschmerz bei Affektionen im **Zahn- oder HNO-Bereich** → Schmerzen beim Nachvornbeugen bei Sinusitis.

Diagnostik: Im Vordergrund steht die **Schmerzanamnese** mit Abklärung der Art des Kopfschmerzes. Diese umfasst Fragen nach
- typischen Auslösern (z. B. körperliche Anstrengungen, besondere Situationen, Stress)
- dem Schmerzverlauf (akut, langsam etc.)
- der Art des Schmerzes (bohrend, dumpf, stechend, pulsierend, kontinuierlich etc.)
- der Lokalisation (einseitig, beidseitig, frontal etc.)
- den Begleitsymptomen (Fieber, Meningismus, Sehstörungen, Übelkeit etc.)
- der Häufigkeit des Auftretens.

Besonders wichtig ist es, schnell festzustellen, ob es sich um einen lebensbedrohlichen Schmerz (wie z. B. bei Subarachnoidalblutung) handelt, damit umgehend eine entsprechende Therapie begonnen werden kann.

Die **allgemeine Anamnese** sollte u. a. Fragen nach Medikamenteneinnahme, Grunderkrankungen und bekannten Erkrankungen in der Familienanamnese beinhalten.

Weitere diagnostische Maßnahmen:
- körperliche Untersuchung: Beurteilung von fokalen Ausfällen, Hirnnervenausfällen, druckschmerzhaften Nervenaustrittspunkten, Nackensteifigkeit
- Bildgebung (z. B. Sonografie der hirnzuführenden Gefäße, CCT, MRT)
- Labor: bei V. a. Arteriitis temporalis BSG bestimmen
- Liquordiagnostik
- EEG: Herdbefund z. B. bei Tumoren, Ischämie oder im Migräneanfall
- Angiografie
- Biopsie der A. temporalis bei V. a. Arteriitis temporalis.

21.12 Leistenschmerzen

Schmerzen in der Leistengegend können lokal verursacht sein (z. B. Leistenbruch, Muskelzerrung) oder sekundär in die Leiste ausstrahlen. Häufige Ursachen sind Erkrankun-

Tab. 21.10 Ursachen von Leistenschmerzen

Ursache	Begleitsymptome und Befunde
primäre Schmerzen in der Leistenregion	
Inguinalhernie	ziehender Schmerz, Zunahme bei Belastung, tastbare Vorwölbung bei Erhöhung des intraabdominellen Drucks
Muskelzerrung	belastungsabhängiger Schmerz, Druckschmerz, nach intensiver Muskelbelastung
Lymphadenitis der Leiste	entzündliche Lymphknotenschwellung mit Rötung, Druckdolenz und eingeschränkter Bewegung
Schmerzen vom Bewegungsapparat	
Erkrankungen des Hüftgelenks	
• Arthritis	Schmerz in Ruhe, Zunahme beim Gehen, eingeschränkte Beweglichkeit der Hüfte
• Arthrose	Anlaufschmerz, Besserung beim Gehen, eingeschränkte Beweglichkeit der Hüfte
Degeneration der Wirbelsäule	LWS-Syndrom, degenerative Veränderungen der kleinen Wirbelgelenke in der unteren LWS im Röntgen
Spinalkanalstenose	Parästhesien, Schmerzen und Paresen der Beine; Symptome nur im Gehen und Stehen, Besserung beim Bergaufgehen
Erkrankungen des Femurs	Osteolysen, pathologische Frakturen, Zunahme der Beschwerden unter Belastung
urologische Ursachen	
Entzündungen (z. B. Prostatitis, Epididymitis, HWI)	Lymphknotenschwellung, Fieber, Dysurie, Pollakisurie
Ureterkolik	wehenartige, massive Flankenschmerzen mit Ausstrahlung
Varikozele	ziehende Schmerzen
gynäkologische Ursachen [S. C120]	

gen des Hüftgelenks, Uretersteine oder gynäkologische Ursachen. **Tab. 21.10** gibt eine Übersicht.

21.13 Lumboischialgie

Synonym: radikuläres Lumbal-Syndrom

Stechende Schmerzen im Bereich der Lendenwirbelsäule mit Ausstrahlung entlang des N. ischiadicus in Gesäß und Bein. Ursächlich ist zumeist ein **Bandscheibenvorfall** im Bereich L5–S1. Außerdem bestehen Sensibilitätsstörungen und – je nach Schwere der Symptomatik – Lähmungen, Reflexabschwächung und Muskelatrophie. Zu einer Lumboischialgie kann es nicht nur bei einer Wurzelbeteiligung, sondern auch bei **Affektion des N. ischiadicus** selbst kommen.

21.14 Muskelschmerzen

Synonym: Myalgie

Als Ursache von Muskelschmerzen kommen verschiedenste Erkrankungen und Störungen infrage. Hierzu zählen z. B.

- **Muskelkrämpfe** aufgrund von muskulärer Überanstrengung
- **neurologische Ursachen:** Myopathie (z. B. Carnitinmangel), amyotrophe Lateralsklerose, durchgemachte Poliomyelitis, radikuläre Syndrome, Restless-Legs-Syndrom
- **Infektionen** (Myositiden): Trichinose, Borreliose, Virusinfektionen (v. a. Coxsackie)
- **endokrine Ursachen:** Hypothyreose, Morbus Addison
- **Elektrolytstörungen:** v. a. Hypomagnesiämie, Hypokalzämie
- **sonstige Ursachen:** Niereninsuffizienz, Kollagenosen, Muskelischämie, Fibromyalgie-Syndrom, Medikamente, Depression.

21.15 Nackenschmerzen

Nackenschmerzen treten häufig auf infolge von Veränderungen der **Halswirbelsäule** (HWS-Syndrom, arthrotische Veränderungen, Trauma, muskuläre Verspannungen). Sie können auch auf einer **Reizung der Meningen** beruhen (Meningismus [S.C146]). Zum HWS-Syndrom s. Orthopädie [S.B262].

21.16 Neuralgiforme Schmerzen

Hierunter versteht man chronische Schmerzerkrankungen, die durch blitzartig auftretende Schmerzattacken charakterisiert sind. Die Schmerzen sind streng unilateral im Versorgungsgebiet einzelner Nerven lokalisiert und werden als brennend und elektrisierend beschrieben. Beispiel für neuralgiforme Schmerzen ist die Gesichtsneuralgie (u. a. Trigeminusneuralgie) oder die Post-Zoster-Neuralgie. Näheres hierzu auch bei Gesichtsneuralgie [S. B1005] bzw. Post-Zoster-Neuralgie [S.B1006].

21.17 Ohrenschmerzen

Synonym: Otalgie

Ohrenschmerzen treten bei **Erkrankungen des Ohres** selbst auf, können aber auch **sekundär** durch fortgeleitete Schmerzen anderer Körperregionen vorkommen (Tab. 21.11). Für die Diagnose wichtig ist es, eine begleitende Schwerhörigkeit (z. B. bei Otitis media) und eine Sekretion aus dem Ohr (z. B. bei perforiertem Trommelfell) festzustellen.

21.18 Phantomschmerzen

Schmerzen in einem meist amputierten Körperteil. Die Schmerzen sind krampfartig und stechend und meist schwer zu lokalisieren. Schmerzbeginn oft erst einige Zeit nach der Amputation (Tage, Wochen). Siehe auch Neurologie [S.B1007].

21.19 Radikuläre Schmerzen

Schmerzen aufgrund von Erkrankungen einer Nervenwurzel, die in das entsprechende Dermatom ausstrahlen. Die Ursache kann z. B. **mechanisch** (bei Wurzel-

Tab. 21.11 Ursachen von Ohrenschmerzen

Ursache	Begleitsymptome und Befunde
Schmerzen bei Erkrankungen des Ohres:	
Entzündungen des äußeren Gehörgangs	Schmerz bei Zug an der Ohrmuschel, Tragusdruckschmerz
Fremdkörper im äußeren Gehörgang	Entzündung, Schallleitungsschwerhörigkeit, Otorrhö
Trommelfellverletzungen	oft Stichverletzungen (beim Ohrenreinigen), evtl. Blutung, Schallleitungsschwerhörigkeit (10–20 db)
akute Otitis media	plötzlicher Beginn, pulsierender Ohrenschmerz, evtl. Schmerzen am Mastoid, Fieber, Hörstörungen, bei Perforation Entleerung eines eitrigen, evtl. hämorrhagischen Exsudats
Mastoiditis	Fieber, beeinträchtigter Allgemeinzustand, evtl. eitrige Otorrhö, eitrige Einschmelzung mit Durchbruch, klopf- und druckschmerzhaftes Mastoid, retroaurikuläre Schwellung
Barotrauma	starke Schmerzen, die durch das Valsalva-Manöver nicht beeinflusst werden, Schwindel, Nystagmus, Innenohrschwerhörigkeit, Paukenerguss, u. U. Trommelfellruptur
ins Ohr einstrahlende Schmerzen:	
z. B. Parotis, Zähne, Pharynx, Larynx, HWS, Herpes zoster, Migräne, Sinusitis, Neuralgien	unbeeinträchtigtes Hörvermögen, kein pathologischer Befund am Ohr

kompressions-Syndrom) oder **entzündlich** (bei Herpes zoster) sein. Die Schmerzen nehmen beim Husten, Pressen, Lachen oft zu. Begleitet werden sie von Sensibilitätsausfällen – und bei stärkerer Wurzelkompression auch von motorischen Ausfällen, abgeschwächten Reflexen und Muskelatrophie.

Abgegrenzt werden müssen **pseudoradikuläre Schmerzen**, die nicht streng an eine Nervenwurzel gebunden sind. Diese können z. B. durch reflektorische Muskelverspannungen im Rahmen von Gelenkdistorsionen auftreten (sog. Facetten-Syndrom). Näheres zum Wurzelkompressions-Syndrom s. Neurologie [S. B980], zur Radikulitis s. Neurologie [S. B983].

21.20 Rücken- und Kreuzschmerzen

Rückenschmerzen treten entlang der gesamten Wirbelsäule sowie paravertebral auf und können entweder auf Erkrankungen der Wirbelsäule selbst, Veränderungen von Bindegewebe und Muskulatur oder auf extravertebrale Ursachen (z. B. Herzinfarkt, Erkrankungen im kleinen Becken, Abdomen) zurückzuführen sein.

Als **Kreuzschmerzen** (**Lumbago**, „Hexenschuss") bezeichnet man Schmerzen, die im Bereich der unteren LWS und der Sakralregion akut auftreten. Chronische Schmerzen der LWS werden **Lumbalgie** genannt.

An Rückenschmerzen erkranken die meisten Menschen im Laufe ihres Lebens einmal, sodass diese auch sozialmedizinisch von großer Bedeutung sind. Am häufigsten sind **degenerative Veränderungen** im Bereich der Wirbelsäule und **chronische Fehlbelastungen** die Ursache.

Klinik: Schmerzen im Bereich der Lendenwirbelsäule können **akut oder chronisch** auftreten. Die Muskulatur ist schmerzreflektorisch **verspannt** und die Beweglichkeit deutlich eingeschränkt. Darüber hinaus können die Schmerzen bei Nervenwurzelaffektion radikulär und bei degenerativen Veränderungen oder Gelenkfehlstellungen pseudoradikulär an der dorsalen Oberschenkelseite **ausstrahlen**. Typisch für den durch einen lumbalen Bandscheibenvorfall ausgelösten Kreuzschmerz ist meist ein plötzlicher Beginn (oft bei abrupten Bewegungen z. B. Heben von Gegenständen), eine Verstärkung beim Niesen oder Pressen, eine muskuläre Schonhaltung, eine eingeschränkte Beweglichkeit und evtl. das Nachlassen der Beschwerden nach einigen Tagen. Daneben treten neurologische Ausfallserscheinungen auf (s. Neurologie [S. B980]). Degenerativ bedingte Rückenschmerzen sind meist morgens stärker ausgeprägt und bessern sich im Tagesverlauf bei körperlicher Bewegung leicht. Im Verlauf finden sich auch schmerzhafte Bewegungseinschränkungen.

Diagnostik:
Akutdiagnostik: Bei **akuten Rückenschmerzen** muss an folgende **Ursachen** gedacht werden:
- akuter Bandscheibenvorfall (neurologischer Status, CT/MRT)
- spinale Blutungen (CT/MRT, Liquordiagnostik)
- Frakturen (Röntgen, CT/MRT) oder
- extravertebrale Ursachen, die in den Rücken ausstrahlen, wie
  - Herzinfarkt (Vernichtungsschmerzen, Ausstrahlung v. a. in die linke Schulter, EKG, Herzenzyme)
  - disseziertes Aortenaneurysma (Vernichtungsschmerzen, Ausstrahlung in die Schulterblätter, neu aufgetretenes Aorteninsuffizienzgeräusch, Schock)
  - Lungenembolie (Dys-, Tachypnoe, Hämoptysen, atemabhängiger Thoraxschmerz)
  - Pneumothorax (plötzlicher Schmerz mit Dyspnoe, ggf. kurzer Husten, asymmetrische Atemexkursionen, aufgehobenes Atemgeräusch)
  - Nephrolithiasis (Harnleiterkolik, Hämaturie, Steinnachweis).

Basisdiagnostik:
- **Schmerzanamnese** mit Fragen nach
  - Schmerzcharakter (z. B. stechend → eher radikulärer Schmerz; einseitig-dumpf, bohrend → eher Knochenschmerz, Degeneration)
  - Intensität, Auftreten und Dauer (z. B. Anlaufschmerz? Belastungs- oder Haltungsabhängigkeit? Rezidivierender Schmerz? Ruheschmerz nachts? Kolikartig?)
  - Ausstrahlung (Segmental? Wechselnd?)
  - Lokalisation
- **allgemeine Anamnese:**
  - Begleitsymptome (z. B. Dyspnoe, Husten, Fieber, neurologische Ausfälle)
  - Medikamenteneinnahme

- Sozialanamnese (z. B. chronische Fehlbelastungen am Arbeitsplatz)
- **klinische Untersuchung**: Neben der allgemeinen körperlichen Untersuchung muss der Bewegungsapparat genau geprüft werden (z. B. Beckenschiefstand, Beinlängenverkürzung, Fehlstellungen, Klopfschmerzhaftigkeit, Wirbelsäulenbeweglichkeit).
- **neurologische Untersuchung**: z. B. Reflexprüfung, Sensibilitäts- oder motorische Ausfälle, Lasègue-Zeichen, Mastdarm- und Blasenfunktion
- **Labor**: Blutbild, Entzündungsparameter (z. B. CRP, BSG), Serumelektrophorese, Kreatinin, alkalische Phosphatase, Kalzium
- **Bildgebung**: Röntgenaufnahmen sind v. a. indiziert, wenn die Beschwerden bei Erstmanifestation länger bestehen (> 4 Wochen), neurologische Ausfälle auftreten, beim älteren Patienten oder bei Tumorverdacht.

Tab. 21.12 Ursachen von vertebragenen Rückenschmerzen

Ursache	Begleitsymptome und Befunde	Diagnostik
Spondylarthrose	schleichende oder akute Schmerzen, dumpf ziehend, pseudoradikuläres Syndrom	Klinik, Röntgen des betroffenen Abschnitts
Diskusprolaps	akute Rückenschmerzen mit Bewegungseinschränkung, reaktive Schonhaltung, Wurzeldehnungsschmerz (Lasègue-Zeichen bei lumbalen Läsionen), radikuläre Schmerzausstrahlung, oft sensibles Niveau sowie Reflexausfälle	Röntgen, CT/MRT
Spinalkanalstenose	progrediente Parästhesien, Schmerzen und Paresen der Beine im Gehen und Stehen, Besserung beim Bergaufgehen	Klinik, CT
Spondylarthritiden	siehe Gelenkschmerzen [S. C170]	
Trauma	evtl. Wirbelkörperfrakturen	Röntgen
Haltungsfehler	u. a. Kyphose, Lordose, Skoliose, Flachrücken, Gibbus	Anamnese (chronische Fehlbelastung, Trauma)
Morbus Scheuermann	jugendliches Alter, stadienhafter Verlauf (in der Pubertät florides Stadium mit Schmerzen beim Gehen/Sitzen, Hyperkyphose, im Verlauf rasche degenerative Veränderungen)	Röntgen
endokrine Ursachen: Osteoporose, Osteomalazie, Hyperparathyreoidismus	siehe Knochenschmerzen [S. C171]	
funktionelle Beschwerden	wechselnde Beschwerden	kein objektivierbarer Befund
Tumoren und Metastasen	schleichender Beginn, oft diffuse Schmerzen, gürtelförmige Ausstrahlung, dumpf bohrender Charakter	CT/MRT, Szintigrafie

Weiterführende Diagnostik: Bei entsprechendem Verdacht: z. B. Labor (HLA-B27, Serologie), Sonografie (Thorax, Abdomen, Retroperitoneum), CT, MRT, Szintigrafie, SPECT, Myelografie.

Differenzialdiagnosen: Tab. 21.12 gibt eine Übersicht über die Rückenschmerzen, die von der Wirbelsäule ausgehen. Differenzialdiagnostisch muss man allerdings auch immer an **extravertebrale Erkrankungen** als Auslöser denken:
- Schmerzen im **Nacken** [S. C175]: z. B. Torticollis spasticus, Polymyalgia rheumatica, Meningismus [S. C146]
- Schmerzen in der **BWS**: z. B. Herzinfarkt, Aortendissektion, Lungenembolie, Pneumothorax, Pleuritis, Ulkus ventriculi/duodeni, Pankreatitis, Cholezystitis, Nephrolithiasis, Herpes zoster, Fibromyalgie-Syndrom, Splenomegalie, Hämolyse, Tumoren, funktionelle Beschwerden
- Schmerzen in der **LWS** und im **Kreuzbein**: z. B. urologische und gynäkologische Ursachen, Pyelonephritis, Nephrolithiasis, funktionelle Beschwerden

21.21 Schmerzen bei der Atmung

Atemabhängige Schmerzen treten v. a. bei Erkrankungen der Pleura auf (Tab. 21.13).

Tab. 21.13 Ursachen atemabhängiger Schmerzen

Ursache	Begleitsymptome und Befunde	Diagnostik
Pneumothorax	plötzlicher Schmerz mit Dyspnoe, ggf. kurzer Husten, asymmetrische Atemexkursionen, einseitig abgeschwächtes oder fehlendes Atemgeräusch bei hypersonorem Klopfschall	Auskultation, Perkussion, Röntgen-Thorax (in Exspiration)
Pleuritis sicca	atemabhängiger Thoraxschmerz mit Pleurareiben	Klinik, Röntgen-Thorax
Pleuramesotheliom	Husten, Dyspnoe	CT/MRT
epidemische Pleurodynie (Bornholm-Krankheit)	Infektion mit Coxsackie B, atemabhängige Schmerzen, Fieber, Myalgie	Klinik, Virusnachweis
Rippenfrakturen	atemabhängige Schmerzen über dem verletzten Bereich, evtl. instabiler Thorax	Röntgen-Thorax
Interkostalneuralgie	gürtelförmige Interkostalschmerzen mit plötzlicher Schmerzausstrahlung entlang der Rippen bei vertiefter Atmung, Verstärkung bei bestimmter Körperdrehung oder Belastung	Klinik

21.22 Schmerzen im Zusammenhang mit der Nahrungsaufnahme

Zu Schmerzen im Zusammenhang mit der Nahrungsaufnahme können folgende Erkrankungen führen:
- Erkrankungen der Zähne, des Mundes oder des Kiefers
- Erkrankungen des Pharynx und Ösophagus
- Erkrankungen des Magens und Duodenums.

21.23 Tenesmen

DEFINITION Schmerzhafter Stuhl- oder Harndrang.

Ursachen sind z. B. chronisch-entzündliche Darmerkrankungen oder eine Zystitis.

22 Psychiatrische Störungen

22.1 Antriebsstörungen

Der Antrieb kann herabgesetzt (Antriebsmangel, Antriebsschwäche) oder gesteigert sein. **Tab. 22.1** zeigt mögliche Ursachen.

Tab. 22.1 Ursachen von Antriebsstörungen

Ursache	Begleitsymptome und Diagnostik
herabgesetzter Antrieb	
Depression	Gefühl der Gefühllosigkeit, Traurigkeit, Hoffnungslosigkeit, Angst, Denkstörungen, vegetative Symptomatik, Müdigkeit, Wahnsymptome
Schizophrenie (katatoner Stupor)	Erstarrung wie Statue, klares Bewusstsein ohne Reaktion auf die Umgebung, ausgeprägte Angst, Wahn und Halluzinationen, Mutismus und Haltungsstereotypien
Belastungs-, Anpassungsstörung	Anamnese (außergewöhnliche körperliche und seelische Belastung, einschneidendes Lebensereignis)
Einnahme von Drogen oder Psychopharmaka	Anamnese, Drogen-Screening
Hypophysenvorderlappeninsuffizienz	Bestimmung der HVL-Hormone (TSH, ACTH, FSH, LH, GH, Prolaktin)
primäre Hypothyreose	gesteigertes Kälteempfinden, Müdigkeit, generalisiertes Myxödem, Bradykardie
Morbus Addison	Klinik (allgemeine Adynamie, Muskelschwäche und Krämpfe), Labor (Na⁺↓, K⁺↑, ACTH-Kurztest)
gesteigerter Antrieb	
Manie	situationsinadäquat gesteigerte Stimmung, Hyperaktivität, Logorrhö, gesteigerte Wahrnehmung, Ideenflucht, leichtsinniges Verhalten
agitierte Depression	ängstliche Getriebenheit, depressive Episoden
Einnahme von Stimulanzien	hektische Regsamkeit, Überwachheit, Drogen-Screening

22.2 Aufmerksamkeits- und Konzentrationsstörungen

Patienten mit Aufmerksamkeits- und Konzentrationsstörungen sind nicht in der Lage, einer Tätigkeit oder einem Thema ausreichende Aufmerksamkeit zu schenken. Ursachen können sein:
- Schädel-Hirn-Trauma
- organisches Psycho-Syndrom
- Intoxikationen
- Demenz
- geistige Behinderung
- Aufmerksamkeitsdefizit-Hyperaktivitäts-Syndrom
- affektive Störungen.

22.3 Bewusstseinsstörungen

DEFINITION Veränderung der Bewusstseinslage, entweder
- **quantitativ:** Vigilanzstörung (= Störung der Wachheit, quantitative Bewusstseinsstörung) oder
- **qualitativ:** Bewusstseinstrübung, -einengung oder -verschiebung.

Siehe auch Psychiatrie [S. B1010].

Ätiologie und Klinik: Viligilanzstörungen sind fast immer auf eine organische Ursache zurückzuführen. **Tab. 22.2** gibt eine Übersicht über mögliche Ursachen und Symptome von Bewusstseinsstörungen.

Ein **Dämmerzustand** entspricht einem eingeengten (qualitativ) und gleichzeitig getrübten (quantitativ) Bewusstsein. Ursächlich sind z. B. Rauschzustände, Enzephalitis, SHT, Epilepsie oder Intoxikationen. Der Zustand kann Stunden bis Tage andauern, wobei die Patienten wie in Trance sind und eingeengte Denkinhalte und Handlungen aufweisen, oft bestehen auch Illusionen und Halluzinationen. Die Handlungsfähigkeit ist meist vorhanden, der Antrieb gesteigert oder auch verringert. Bei Patienten, die im Dämmerzustand straffällig werden,

Tab. 22.2 Formen der quantitativen und qualitativen Bewusstseinsstörungen

Bewusstseinsstörung	Klinik	Ursachen (Beispiele)
quantitative Bewusstseinsstörungen		
Benommenheit	Patient stark verlangsamt, Informationsaufnahme und -verarbeitung eingeschränkt	• Schädel-Hirn-Trauma • intrakranielle Raumforderung, gesteigerter Hirndruck • Entzündungen: Meningitis, Enzephalitis • Hirninfarkt: ischämisch oder hämorrhagisch • metabolische Entgleisungen: Blutzuckerentgleisungen, Urämie, Coma hepaticum • Intoxikationen mit Drogen oder Medikamenten • Alkoholentzug
Somnolenz	abnorme Schläfrigkeit, Patient aber leicht weckbar, einfache Aufgaben (z. B. Augen öffnen) können erfüllt werden	
Sopor	Patient schläft tief, nur kurzfristig durch starke Reize (z. B. Schmerzreize) weckbar	
Koma	Patient bewusstlos und nicht weckbar, Pupillen-, Korneal- und Muskeleigenreflexe können fehlen	
qualitative Bewusstseinsstörungen		
Bewusstseinstrübung	unzureichende Klarheit von Denken und Handeln (Patient erscheint verwirrt)	Delir, Dämmerzustand
Bewusstseinseinengung	Einengung des Bewusstseinfelds (Einengung von Denkinhalten, Handlungsweisen, vermindertes Ansprechen auf Außenreize), die Handlungsfähigkeit ist weitestgehend erhalten	pathologischer Rausch, Hirntraumen, posttraumatische Belastungsstörung
Bewusstseinsverschiebung bzw. -erweiterung	gesteigerte, intensivierte Wahrnehmung, Vergrößerung des Bewusstseinsraums, ungewöhnliche Wachheit	Intoxikationen mit Halluzinogenen, Manie

kann eine Schuldunfähigkeit oder verminderte Schuldfähigkeit vorliegen.

Diagnostik:
- **Anamnese** (oft Fremdanamnese): Fragen nach dem Verlauf der Bewusstseinstrübung, Vorerkrankungen (z. B. Herz-Kreislauf-Erkrankungen, Epilepsie, Diabetes mellitus, Nieren- oder Lebererkrankungen), Alkohol- oder Drogenkonsum, Medikamenteneinnahme und Traumen.
- Erhebung des **psychopathologischen Befunds**
- **körperliche Untersuchung:** Blutdruck, Puls, Hautfarbe (Ikterus?), Zeichen eines epileptischen Anfalls (z. B. Zungenbiss), Foetor uraemicus/hepaticus, neurologischer Status
- **Labor:** Glukose, Elektrolyte, Leberwerte, Kreatinin, Harnstoff, CK, Urindiagnostik, Drogen- und Medikamenten-Screening, bei entsprechendem Verdacht Hormonbestimmungen sowie Liquordiagnostik
- **Bildgebung** und **apparative Zusatzdiagnostik:** CCT, MRT, SPECT, EEG, Doppler-Sonografie, Echokardiografie und EKG.

Differenzialdiagnosen: Abgegrenzt werden müssen ein **akinetischer Mutismus** (Wachkoma, keine Reaktionen auf Schmerzreize, keine spontanen Bewegungen), ein depressiver und katatoner **Stupor** (Reglosigkeit, Bewusstseinsklarheit, aber keine Reaktion, normale Reflexe und Vitalfunktionen), ein **apallisches Syndrom** (erhöhter Muskeltonus, orale Automatismen, die Augen sind geöffnet, ohne zu fixieren) und das **Locked-in-Syndrom** (Tetraparese, Sprechen und Schlucken unmöglich, allein vertikale Blick- und Lidbewegungen sind möglich).

22.4 Bindungs- und Beziehungsstörungen

Siehe Psychiatrie [S. B1015].

22.5 Denkstörungen

Siehe Psychiatrie [S. B1011].

22.6 Depressivität

Siehe Psychiatrie [S. B1023].

22.7 Dissoziales Verhalten

Personen mit dissozialem Verhalten missachten die Regeln des sozialen Zusammenlebens und können streitsüchtig, kriminell und verwahrlost sein. Ursachen sind:
- dissoziale Persönlichkeitsstörungen
- Substanzmissbrauch (z. B. Opioide)
- frühkindliche Hirnschädigung
- Demenz
- Schizophrenie
- Manie.

22.8 Dissoziation (Bewusstsein)

Siehe Psychiatrie [S. B1052].

22.9 Ermüdungssyndrom

Ein Ermüdungssyndrom kann z. B. Zeichen einer depressiven Störung sein (s. Psychiatrie [S. B1023]) oder im Rahmen des Chronic-Fatigue-Syndroms (s. Umweltmedizin [S. C824]) auftreten.

22.10 Flashbacks

Wiedererleben früherer Erlebnisse oder Gefühlszustände (Nachhallerinnerungen). Flashbacks treten beispielsweise auf bei Missbrauch von Cannabis oder Halluzinogenen sowie im Rahmen einer posttraumatischen Belastungsstörung.

22.11 Gedächtnisstörungen

Gedächtnisstörungen sind häufig organisch bedingt. Mögliche Ursachen sind Intoxikationen oder Rauschzustände, zerebrale Durchblutungsstörungen (z. B. TIA), Demenz, Enzephalitis, Epilepsie oder aber auch eine Schizophrenie oder dissoziative Störungen. Für Näheres s. Psychiatrie [S. B1011].

22.12 Ich-Störungen

Siehe Psychiatrie [S. B1014].

22.13 Innere Anspannung bzw. Unruhe

Typisch ist das Gefühl der innerlichen Getriebenheit. Eine innere Unruhe findet sich z. B. bei:
- Störungen des Affekts (Depression, Manie)
- Intoxikation mit Halluzinogenen
- Suizidalität
- akuter Belastungsstörung
- endokrinen Ursachen (z. B. Hyperthyreose, Klimakterium).

22.14 Interessensverarmung

Die Patienten können nur noch wenigen Dingen Aufmerksamkeit schenken, z. B. bei depressiver Störung, Schizophrenie oder Demenz.

22.15 Katatonie

Eine Katatonie kann sich sowohl mit einer **psychomotorischen Hyperkinese** (starke motorische Unruhe, Raptus, Bewegungsstereotypien, Grimassieren, Manierismen, Befehlsautomatie, Negativismus) als auch mit einer psychomotorischen Hypokinese äußern (**katatoner Stupor**). Hierunter versteht man einen Sperrungszustand, bei dem der Erkrankte wie eine Statue erstarrt, auf keine Fragen antwortet und keine Anweisungen befolgen kann, aber dennoch bewusstseinsklar ist und Vorgänge in der Umgebung wahrnimmt. Er leidet unter ausgeprägter Angst, Wahn und Halluzinationen, Mutismus und Haltungsstereotypien.

Bei der febrilen (perniziösen) Katatonie treten außerdem noch Fieber mit Exsikkose, Elektrolytverschiebungen und Tachykardie hinzu.

> **MERKE** Eine Katatonie ist ein psychiatrischer Notfall.

Zur Katatonie kann es kommen bei:
- Schizophrenie
- schwerer affektiver Störung (depressiver Stupor)
- schwerer Belastungsreaktion
- organisch bedingt: Hirnblutungen, Traumen, Epilepsie, Parkinson-Krise, Locked-in-Syndrom, Enzephalitis, malignes neuroleptisches Syndrom, Medikamentennebenwirkungen, Drogenkonsum.

22.16 Konfabulation

Gedächtnisstörung, bei der der Patient Erinnerungslücken immer wieder mit anderen frei erfundenen Fakten oder Ereignissen, die er für tatsächliche Erinnerungen hält, auffüllt. Zur Konfabulation kommt es typischerweise beim Korsakow-Syndrom. Weitere Ursachen sind organisch-amnestische Syndrome oder das Alkoholentzugsdelir.

22.17 Körperschemastörung

Verzerrte Wahrnehmung des eigenen Körpers bzw. des Körpergewichts. Charakteristisch bei Patienten mit Essstörungen.

22.18 Motorische Unruhe und Bewegungsdrang

Man unterscheidet eine **ziellos gesteigerte Motorik** (z. B. Zappeln, Hin- und Herlaufen) von **ticähnlichen Bewegungen**. Eine derartige Hyperkinese kann auftreten bei emotional instabilen Kindern (ADHS, frühkindlicher Hirnschaden), Schizophrenie, Manie oder Rauschzuständen. Außerdem können gesteigerte Bewegungen auch auf extrapyramidal-motorische Störungen (z. B. Dystonien, Chorea, Athetose) oder Nebenwirkungen von Medikamenten (Neuroleptika) zurückzuführen sein.

22.19 Orientierungsstörungen

Orientierungsstörungen können die **Zeit**, den **Ort**, die **Situation** oder die **eigene Person** betreffen (s. Psychiatrie [S. B1011]). Sie sind häufig organisch bedingt (hirnorganisches Psycho-Syndrom, Korsakow-Syndrom), können aber auch im Rahmen von Belastungsstörungen, selten auch bei akuten Psychosen auftreten.

22.20 Parathymie

Unter Parathymie versteht man einen inadäquaten Affekt: Erlebnis- bzw. Gedankeninhalte und Affekt passen nicht zusammen (z. B. Patient erzählt lächelnd von einem Suizidversuch).

22.21 Psychische Verstimmung

Abweichen von der normalen Stimmungslage. Auftreten entweder physiologisch (z. B. prämenstruell) oder pathologisch bei affektiven Störungen, Schizophrenie, Abhängigkeits-Syndrom oder aber auch im Rahmen organischer Erkrankungen.

22.22 Schlafstörungen

Schlafstörungen sind häufig. Man unterscheidet folgende Formen
- **Insomnie** (= Schlafmangel): gestörte Dauer oder Tiefe des Schlafes; die Insomnie kann sowohl die Einschlaf-, Durchschlaf-, als auch die Aufwachphase betreffen.
- **Hypersomnie**: erhöhte Tagesschläfrigkeit [S. C74]
- **Parasomnie**: abnorme, unerwünschte Episoden unterbrechen den physiologischen Schlafablauf.

Schlafstörungen können psychisch bedingt sein oder auch organische Ursachen haben (Tab. 22.3). Dabei kann die Schlaflosigkeit entweder selbst als führendes Symptom im Vordergrund stehen oder nur ein Nebensymptom sein. Insomnie und Hypersomnie sind häufig miteinander vergesellschaftet. Zu den nicht organischen Schlafstörungen s. auch Psychiatrie [S. B1058].

Tab. 22.3 Ursachen von Schlafstörungen bzw. einer Insomnie

Ursachen	
primäre Insomnie	• fehlende organische oder psychische Ursache
psychiatrische Grunderkrankung	• affektive Störungen (z. B. Depression) • Demenz • Angststörungen • Belastungsstörung
Einnahme oder Absetzen von Drogen oder bestimmter Medikamente	• z. B. Antihypertensiva, Antibiotika (z. B. Gyrasehemmer), Schilddrüsenhormone, Kortison, Koffein, Alkohol, Halluzinogene, Nikotin
organische Ursachen	• Erkrankungen des Herz-Kreislauf-Systems (z. B. Nykturie) oder der Atmungsorgane (z. B. Asthma bronchiale) • Erkrankungen des ZNS • Migräne • Epilepsie • degenerative Erkrankungen • Parkinson-Syndrom • Schmerzen • Schlaf-Apnoe-Syndrom • Bewegungsstörungen • Restless-Legs-Syndrom • nächtliche Wadenkrämpfe • Fibromyalgie-Syndrom • andere Erkrankungen • gastroösophagealer Reflux • Hyperthyreose • chronische Niereninsuffizienz • Diabetes mellitus
Umwelteinflüsse	• z. B. Umgebung, Höhenlage, Nahrungsmittel
Störungen des Schlaf-wach-Rhythmus	• z. B. Jetlag, Schichtarbeit
Parasomnie	• Schlafwandeln • Pavor nocturnus • Albträume • Enuresis nocturna

Diagnostik:
- Anamnese: Fragen nach der Art und Dauer der Schlafstörung, Schlafverhalten bzw. Schnarchen, Befindlichkeit tagsüber, Einnahme von Medikamenten oder Drogen, Vor- oder Grunderkrankungen, Lebensereignissen, auch Anamnese des Schlafpartners
- allgemeine körperliche und neurologische Untersuchung
- Führen eines Schlaftagebuchs
- Polysomnografie.

22.23 Stimmungsschwankungen

Schnell wechselnde Stimmungslage bzw. Affekt. **Physiologische** Stimmungsschwankungen treten während der Pubertät, vor der Menstruation oder in der Schwangerschaft auf. Beispiele für **pathologische** Stimmungsschwankungen sind bipolare affektive Störungen, Dysthymie, eine emotional instabile Persönlichkeitsstörung oder ein Abhängigkeits-Syndrom.

22.24 Störungen der Sexualität

Unter sexuellen Störungen werden alle Störungen des sexuellen Verhaltens und Erlebens verstanden. Hierzu zählt man sexuelle Funktionsstörungen, Störungen der Sexualpräferenz (Paraphilien) und Störungen der Geschlechtsidentität (Transsexualität). Näheres s. Psychiatrie [S. B1060].

22.25 Stupor

Es handelt sich um einen Sperrungszustand mit einer relativen (motorischen und psychischen) Bewegungslosigkeit, sodass der Betroffene wie eine Statue „erstarrt".
Der Patient ist bei Bewusstsein, nimmt allerdings Reize nur sehr eingeschränkt wahr. Auch seine Reaktionen sind deutlich eingeschränkt. Häufig leiden die Patienten gleichzeitig unter quälenden Ängsten, Halluzinationen oder Wahnideen. Ursachen eines Stupors sind:
- katatone Schizophrenie (katatoner Stupor)
- schwere Depression (depressiver Stupor)
- psychogen
- neurologische Erkrankungen wie Enzephalitis, Epilepsie, Locked-in-Syndrom, Demenz
- metabolische Störungen wie hepatische Enzephalopathie, Ketoazidose, Urämie
- Drogenabusus
- Medikamentennebenwirkung wie das maligne neuroleptische Syndrom.

Vom Stupor muss ein **getrübtes Bewusstsein** unterschieden werden: stuporöse Patienten.

22.26 Suizidalität

Die Suizidalität wird ausführlich im Kapitel Psychiatrie [S. B1072] besprochen.

22.27 Tagesschläfrigkeit

Siehe Schnarchen und Tagesschläfrigkeit [S. C74].

22.28 Tics und Stereotypien

Stereotypien sind eintönige und wiederkehrende Handlungen (Bewegungsstereotypien) und Sprechfolgen (Sprachstereotypien). Die Patienten wiederholen – z. T. auch länger – einfache und komplexere Bewegungen, Laute oder Wörter, die vollkommen sinnlos erscheinen (s. Psychiatrie [S. B1015]). Bei der **Katalepsie** verharren die Patienten in bestimmten, starren, teilweise unbequemen Körperstellungen (Haltungsstereotypie). Typisch ist die Katalepsie bei der katatonen Schizophrenie.

Für Näheres zu **Tic-Störungen** s. Psychiatrie [S. B1069].

Differenzialdiagnostisch müssen Tics und Stereotypien von **hyperkinetischen Bewegungen** und **Zwangsstörungen** abgegrenzt werden.

22.29 Verlangsamung und herabgesetztes Reaktionsvermögen

Sowohl die geistigen als auch die motorischen Funktionen können verlangsamt sein. Ursächlich sind z. B. eine Depression, ein Delir, eine Demenz, eine Meningoenzephalitis, ein Parkinson-Syndrom sowie eine Medikamenteneinnahme oder Drogeneinfluss.

22.30 Verwirrtheit

> **DEFINITION** Häufig reversibler organisch bedingter Zustand mit fluktuierendem Verlauf, Orientierungs-, Aufmerksamkeits- und Bewusstseinsstörung sowie Störungen des Affekts (Gereiztheit, Affektlabilität), psychomotorischer Verlangsamung oder Erregung, verändertem Schlaf-wach-Rhythmus und eventuell auch optischen Halluzinationen.

Ursächlich für eine akute Verwirrtheit können sein:
- **zerebrale Durchblutungsstörungen** (z. B. TIA, Infarkt, Subarachnoidalblutung, chronisches Subduralhämatom)
- akute oder chronische **Intoxikation** mit
  - Medikamenten (z. B. paradoxe Reaktion auf Benzodiazepine oder trizyklische Antidepressiva, Lithium)
  - Alkohol (z. B. Alkoholentzugsdelir, Alkoholhalluzinose, Korsakow-Syndrom)
  - Drogen
- **andere Erkrankungen des ZNS**: z. B. Tumoren, Enzephalitis, Epilepsie, Demenzerkrankungen (z. B. Morbus Alzheimer, vaskuläre Demenz)
- **internistische Grunderkrankungen**: z. B. Hyper- oder Hypoglykämie, Elektrolytentgleisung, Exsikkose, Anämie, Nieren-, Leber- oder Herzinsuffizienz, Hyperthyreose, Hyperparathyreoidismus
- **psychiatrische Erkrankungen:** z. B. posttraumatische Belastungsstörung, Persönlichkeitsstörung.

Bei älteren Patienten treten Verwirrtheitszustände oft nachts infolge des Blutdruckabfalls auf.

Verwirrte Patienten sind unruhig, ängstlich und aggressiv anderen Personen gegenüber. Außerdem bestehen Gedächtnisstörungen.

Differenzialdiagnostisch muss eine **Verworrenheit** abgegrenzt werden. Diese ähnelt der Verwirrtheit, wird jedoch auch von formalen Denkstörungen, Inkohärenz und psychotischen Symptomen begleitet. Eine Verworrenheit findet sich bei akuten schizophrenen Psychosen und einer akuten Manie.

22.31 Wahnsymptome

Siehe Psychiatrie [S. B1012].

22.32 Wahrnehmungsstörungen und Halluzinationen

Siehe Psychiatrie [S. B1013].

22.33 Zwangsgedanken und Zwangshandlungen

Siehe Psychiatrie [S. B1049].

25 Anamneseerhebung und allgemeine Krankenuntersuchung

1 Grundlagen der Arzt-Patienten-Beziehung . 184

2 Anamnese 185

3 Körperliche Untersuchung 187

1 Grundlagen der Arzt-Patienten-Beziehung

1.1 Ärztliche Gesprächsführung

Eröffnen Sie das Gespräch mit einer **offenen Frage**, um dem Patienten die Möglichkeit zu geben, seine Beschwerden zu schildern. Hier sollten Sie zunächst nur zuhören.
  Beispiele:
- „Was führt Sie zu uns?"
- „Können Sie Ihre Beschwerden kurz schildern?"
- „Was kann ich für Sie tun?"

Bei Bedarf können Sie auf **geschlossene Fragen** (Ja-/Nein-Fragen, Selektionsfragen) umsteigen. Vermeiden Sie Suggestivfragen, bei denen der Patient versucht, Sie als Arzt zu bestätigen. Erklären Sie dem Patienten, dass Sie Notizen für seine Akte machen, bevor Sie nebenbei zu schreiben beginnen.
  Wichtig ist das **aktive Zuhören**, Nachfragen und Schaffen einer **positiven Gesprächsatmosphäre**, um dem Patienten das Gefühl der Sorgfalt und des Mitgefühls zu vermitteln. Fassen Sie zu gegebener Zeit das Gehörte zusammen.
  Beispiele:
- „Verstehe ich richtig, dass ..."
- „Zuerst wurden Sie also an ... operiert, bevor ..."
- „Wenn ich noch einmal zusammenfassen darf ..."

> **MERKE** Passen Sie Ihre Sprache und Ihr Sprachtempo an den Wissensstand und das Niveau des Patienten an und **vermeiden** Sie **Fachtermini und Abkürzungen**. Sie können nicht davon ausgehen, dass der Patient diese korrekt versteht.

Sie sollten schon bei der ersten Begegnung in der Lage sein, dem Patienten das weitere Prozedere aufzuzeigen, Trost zu spenden oder Mut zu machen, aber auch Informationen kompetent zu vermitteln. Nehmen Sie sich genügend Zeit für den Patienten und versuchen Sie, nicht gehetzt und ungeduldig zu wirken.

1.2 Interaktion zwischen Arzt und Patient

Die Arzt-Patient-Beziehung ist i.d.R. **asymmetrisch**: Der Patient fühlt sich dem Arzt häufig unterlegen. Der Arzt hat daher die Aufgabe, ein Vertrauensverhältnis und eine Situation zu schaffen, in der sich der Patient wohlfühlt. Für den Arzt ist die Arzt-Patient-Interaktion Routine, für den Patienten allerdings ein besonderes Ereignis, das vielleicht lange hinausgeschoben wurde und mit unangenehmen Fragen oder Schmerzen verbunden sein könnte.

> **MERKE** Machen Sie sich immer wieder bewusst, dass jede Patientenbegegnung einmalig ist und für Ihr Gegenüber keinesfalls Routine!

Unbewusste Anteile in der Arzt-Patient-Beziehung: Jedes Gespräch wird durch **nonverbale Kommunikation** geprägt. Unbewusst werden Mimik, Gestik und Körpersprache erfasst. Auch Körperhaltung, Körperkontakt (auch: Blickkontakt) und Sprachqualität (Intonation) spielen eine Rolle. Sie können Informationen sammeln, indem Sie den Patienten beobachten und ggf. gezielt nachfragen:
  Beispiele:
- „Das scheint Ihnen sehr nahe zu gehen."
- „Kann es sein, dass Sie noch etwas bedrückt?"
- „Haben Sie Angst vor dieser Untersuchung?"

Wenn Sie die Grundstimmung des Patienten erfasst haben, können Sie in Ihrer Gesprächsführung darauf Rücksicht nehmen und typische **Übertragungs-Gegenübertragungs-Fehler** (emotionale Reaktion auf den Patienten in persönlichkeitsspezifischer Weise) vermeiden.
  Beispiele solcher Fehler:
- Ungeduld signalisieren
- Abwehrhaltung
- zu freundlich und nett sein
- Herunterspielen von Symptomen
- Expertenstatus betonen
- Abwerten von Informationen.

Schweigepflicht: Alle Befunde unterliegen der Schweigepflicht. Bei heiklen Themen oder bei Bedenken seitens des Patienten können Sie darauf noch einmal gesondert hinweisen. Die ärztliche Schweigepflicht ist eine wichtige Grundlage der vertrauensvollen Arzt-Patient-Beziehung (s. Rechtsmedizin [S.C290]).

> **MERKE** Vermelden Sie stets den unsachgemäßen Umgang mit sensiblen Patientendaten, dazu gehört auch das ungefragte Herausgeben von Informationen an Familienangehörige!

1.3 Dokumentation und Interpretation

Die Dokumentation und Interpretation der von Ihnen erhobenen Daten sollte stets **unbeeinflusst von Vorbefunden** sein. Oft werden Medikamente und Vorerkrankungen immer wieder von vorhergehenden Arztbriefen kopiert, ohne dass diese verifiziert wurden. Notieren Sie für mitbetreuende Kollegen die durchgeführte und geplante Diagnostik sowie deren Ergebnisse. Auch der Verlauf muss **dokumentiert** werden. Sehen Sie die Untersuchungen als **Momentaufnahmen**, die es permanent zu überdenken und evaluieren gilt. Es kann notwendig werden, die Diagnose und Therapie zu überprüfen und auch anzupassen oder komplett zu ändern. Auch die eigenen Untersuchungsergebnisse sollten Sie hinterfragen. Machen Sie sich stets ein eigenes Bild von dem Patienten, bevor Sie unreflektiert Interpretationen anstellen oder gar einfach übernehmen, und berücksichtigen Sie dabei auch die subjektive Bewertung der Krankheit durch den Patienten, die therapeutischen Funktionen der Anamneseerhebung (z. B. größere Krankheitseinsicht), die Suggestionswirkung.

2 Anamnese

2.1 Grundlagen

> **DEFINITION** Anamnese (altgriech. Anamnesis: „die Erinnerung") nennt man das Gespräch mit dem Patienten und dessen Befragung zur Krankengeschichte in Bezug auf seine aktuellen Beschwerden.

Die Anamnese bildet die **Grundlage** für die **Diagnostik** und die **richtige Therapie** des Patienten. Es ist die Aufgabe des Arztes, sich durch gezieltes Nachfragen und aufmerksames Zuhören einen Überblick über den Patienten und dessen Beschwerden zu verschaffen. Typische Leitsymptome können die infrage kommenden Differenzialdiagnosen bereits einschränken.

Die Anamnese kann frei, halbstandardisiert oder standardisiert (mit speziellen Fragebögen) durchgeführt werden. Man unterscheidet:
- **Eigenanamnese:** was der Patient sagt
- **Fremdanamnese, Familienanamnese:** was andere (z. B. Pflegepersonen) bzw. Familienangehörige sagen.

2.2 Erhebung der Eigenanamnese

Mit der Anamnese erhalten Sie ein erstes Gesamtbild des Patienten und damit erste Arbeitshypothesen. Es hat sich bewährt, dabei nach einem **festen Schema** vorzugehen. Jeder Arzt sollte für sich eine geeignete Anamnesestruktur finden. Wichtige Bereiche, die bei jeder Anamnese zumindest überblicksmäßig abgefragt werden sollten, sind: aktuelle Anamnese, Vorgeschichte, Systemüberblick, Medikamenten-, Familien-, Sozial- und Berufs- sowie Sexual- und Reiseanamnese. Bedenken Sie, dass Sie als Experte z. T. gezielt Fragen stellen müssen. Der Patient weiß i. d. R. nicht, was für Sie wichtig oder unwichtig ist. Sortieren Sie die Informationen und fragen Sie, wenn nötig, nach. Bei Unklarheiten hilft es, Gehörtes zu wiederholen.

Erhebung identifizierender Daten: Beginnen Sie mit den **Basisdaten des Patienten** (Name, Adresse, Geburtsdatum/Alter, ggf. Nationalität, Beruf, Familienstand, Familienangehörige, Adresse, Hausarzt, Krankenkasse). Sofern Sie diese aus der Patientenakte entnehmen, fragen Sie noch einmal nach: „Mein Name ist Dr. Winter, Sie sind also Herr/Frau Schmid?" Die Abfrage der identifizierenden Daten kann auch eine erste Einschätzung über die Orientierung des Patienten ermöglichen.

Viele Patienten täuschen über einen Verlust der zeitlichen Orientierung hinweg, indem sie ihr Geburtsdatum nennen, nicht aber ihr Alter. Fragen Sie gezielt nach: „Das heißt, Sie sind jetzt wie alt genau?"

Aktuelle Beschwerden: Das unmittelbare Problem des Patienten sind seine momentanen Beschwerden. Deshalb sollten Sie diese auch zuerst abfragen. Für die Klärung von Beschwerden sind wichtig:
- Art der Beschwerden
- Ort (Lokalisation, Ausstrahlung)
- Qualität und Quantität (Intensität, Charakter, Dauer, Häufigkeit)
- zeitliche Folge (Beginn, akut, chronisch)
- Auslöser
- Veränderungen (wann, wodurch)
- Zusatzsymptome.

Schmerzen können auch anhand einer speziellen Schmerzskala beurteilt werden (s. Anästhesiologie [S. B93])

Vorgeschichte: Die Krankengeschichte kann oft wertvolle Hinweise liefern. Es sollten v. a. folgende Bereiche abgefragt und stichpunktartig chronologisch notiert werden:
- bisher durchgeführte Maßnahmen und Diagnostik (evtl. von welcher Klinik, welchem Arzt?)
- frühere Erkrankungen, auch psychische Erkrankungen, Unfälle, Verwundungen
- Klinikaufenthalte, Operationen
- bei Frauen: Schwangerschaften und/oder Aborte (Fragen nach gynäkologischen Eingriffen)
- Allergien (Auswahlfragen sind hilfreich: Heuschnupfen, Hausstaub, Penicillin, Latex …).

Trauen Sie sich, den Patienten zu gegebener Zeit zu unterbrechen oder nachzufragen.
  Beispiele:
- „Ich würde gerne noch mal zurückkommen auf …"
- „Was genau wurde als Nächstes gemacht?"
- „Das heißt also, vor … wurde noch eine XY-Operation durchgeführt?"
- „Darf ich noch einmal zusammenfassen?"
- „Das war also vor 5 Jahren?"

> **MERKE** Vergessen Sie nicht, dass viele Patienten **Details unerwähnt** lassen in der Überzeugung, sie seien für ihre momentane Problematik nicht wichtig!

Ältere Patienten erinnern sich oft nicht mehr an zurückliegende operative Eingriffe bzw. messen diesen keine weitere Bedeutung bei. Fragen Sie aus diesem Grund v. a. bei Verneinungen gezielt nach und sprechen Sie Kindheit, Jugend und frühes Erwachsenenalter an. Beispiele:
- „Sie sagen, Sie waren immer gesund, d. h., Sie haben auch keinen Zucker? Keinen hohen Blutdruck? Keine hohen Blutfette?"
- „Wenn Sie noch nicht operiert wurden, heißt das, Sie haben also auch noch Ihren Blinddarm? Ihre Schilddrüse? Ihre Mandeln?"
- „Sie haben keine Allergien. Haben Sie schon einmal Ausschlag bekommen, wenn Sie ein Medikament genommen haben?"

Systemübersicht: Um einen **Überblick über** den **Gesundheitszustand** des Patienten zu bekommen, sollte man sich nicht auf die Anamnese der vordringlichen Beschwerden beschränken, sondern auch eine Systemübersicht erstellen. Dazu gehören Fragen nach Funktion, Beschwerden, Besonderheiten oder Veränderungen in folgenden Bereichen:
- Basisdaten: Gewicht, ggf. Gewichtsveränderung, Größe
- Herz/Kreislauf
- Atmung/Lunge
- Harnwege/Genitalorgane
- Skelettsystem/Muskeln
- Kopf/Nervensystem (z. B. Anfälle)
- Verdauung/Magen-Darm-Trakt
- Endokrinologie (Hitzewallungen, Schilddrüsenprobleme ...)
- psychiatrische Probleme
- gynäkologische Anamnese: Schwangerschaften, Aborte, Menopause etc.
- vegetative Anamnese: z. B. Schlaf, Appetit, Durst, Miktion, Stuhlgang, B-Symptomatik (Fieber, Nachtschweiß, Gewichtsverlust) etc.

Chronische Krankheiten (z. B. Asthma, Diabetes, Hypertonus, KHK) gehören für die Patienten oft zum Normalzustand und sollten deshalb gezielt abgefragt werden.

Medikamentenanamnese: Die Medikamentenanamnese gestaltet sich **oft schwierig**. Gerade bei alten, multimorbiden Patienten ist es hilfreich, sich die Verpackungen zeigen zu lassen oder nach dem Hausarzt zu fragen, der häufig genauere Auskunft geben kann. Auch die Frage nach heilpflanzlichen und frei verkäuflichen Mitteln (Laxanzien, Schmerz- und Schlafmittel) darf nicht vergessen werden, da diese mit anderen Therapeutika interagieren können. Darüber hinaus müssen junge Frauen gezielt nach der Einnahme von Kontrazeptiva gefragt werden. Kontrazeptiva werden meist nicht als Medikamente wahrgenommen, weshalb die Frage nach regelmäßiger Medikamenteneinnahme häufig verneint wird.

MERKE Der Patient unterschlägt Informationen zu Medikamenten i. d. R. unwissentlich, weil er sie nicht für entscheidend hält. Es ist Ihre Aufgabe als Arzt, auch nach Details zu fragen.

Vergessen Sie nicht die Frage nach **Alkohol- und Tabakkonsum**. Dabei sollten Sie klarmachen, dass dies eine Routinefrage ist, die allen Patienten gestellt wird. Kommentieren und werten Sie keinesfalls die Antwort! Häufig scheuen sich die Patienten, wahrheitsgetreue Angaben zu machen bzw. haben diesbezüglich eine eingeschränkte Wahrnehmung.

Familienanamnese: Fragen Sie nach **Erbkrankheiten** und Krankheiten, die **familiär gehäuft** auftreten können und geben Sie ggf. Auswahlmöglichkeiten. Beispiele:
- Allergien
- Anfallsleiden
- Diabetes
- genetische Erkrankungen, Fehlbildungen
- Gefäßerkrankungen (z. B. Apoplex, Herzinfarkt)
- Herzerkrankungen
- Hypertonie
- Krebserkrankungen
- Magen-Darm-Erkrankungen (z. B. Ulkus, Morbus Crohn)
- Stoffwechselerkrankungen
- Suchterkrankungen
- rheumatische Erkrankungen.

Fragen Sie nach, woran und in welchem Alter die Eltern (bzw. auch Geschwister und Kinder) erkrankt bzw. verstorben sind.

Sozial- und Berufsanamnese: Machen Sie sich ein Bild von den **Lebensumständen** Ihres Patienten: Wie sieht sein Umfeld aus? Lebt er allein? Wie ist die Versorgung, wenn er entlassen wird? Welchen Beruf übt oder übte er aus? Gibt oder gab es nennenswerte Gefahrenstoffexpositionen in diesem Zusammenhang?

Sexual- und Reiseanamnese: Es liegt in der Hand des Arztes, die richtigen und wichtigen Fragen auch mit der nötigen Diskretion zu stellen.

2.3 Erhebung der Fremdanamnese

Eine Fremdanamnese kann notwendig sein bei:
- Kindern
- ausländischen Patienten mit Verständigungsproblemen
- bewusstlosen Patienten
- dementen Patienten
- sprachgestörten oder geistig behinderten Menschen.

Dokumentieren Sie in der Akte, wenn es sich bei den Angaben um eine Fremdanamnese handelt.

3 Körperliche Untersuchung

3.1 Voraussetzungen

Die körperliche Untersuchung ist stark abhängig von den **Umgebungsbedingungen**. Achten Sie darauf, dass Sie sich in einem ruhigen Untersuchungsraum befinden und möglichst nicht gestört werden. Eine ausreichende Beleuchtung (ggf. spezielle Untersuchungslampen) ist die Voraussetzung für eine aussagekräftige Inspektion und die Beurteilung diverser Befunde. Achten Sie auf eine angenehme Raumtemperatur, wenn sich der Patient entkleiden muss.

Der **Trainingszustand des Patienten** sollte bei allen Untersuchungen berücksichtigt werden. Auch sein Gewicht und Allgemeinzustand sowie seine **Routine bezüglich der Untersuchungsmethode** können die Ergebnisse beeinflussen. Bei geriatrischen Patienten müssen Untersuchungsergebnisse hinterfragt werden, wenn diese die Aufgabenstellung nicht richtig verstehen haben oder nicht motiviert mitarbeiten.

Hilfsmittel: Stethoskop, Reflexhammer, Pupillenleuchte, Blutdruckmessgerät, Bandmaß, evtl. Stimmgabel und Einmalhandschuhe.

Halten Sie sich an einen **Ablauf**, der Ihnen liegt. Damit gewinnen Sie Routine und wirken auf den Patienten sicher und kompetent. Für die Untersuchung der meisten Organsysteme hat sich folgender Ablauf bewährt: Inspektion – Palpation – Perkussion – Auskultation.

> **MERKE** Ein Schema ist wichtig und nützlich, um den Patienten insgesamt und nicht nur sein Symptom zu sehen. Ein systematisches Vorgehen verringert die Gefahr, etwas zu vergessen!

3.2 Allgemeinbefunde

3.2.1 Orientierende neurologische Untersuchung

In jedem Fachgebiet sollte zur Orientierung eine neurologische Untersuchung stattfinden mit Prüfung von
- Bewusstsein
- Reflexen
- Motorik.

Bewusstseinsstörungen können quantitativ (Benommenheit, Somnolenz, Sopor, Koma) oder qualitativ (Delir, Dämmerzustand) sein. Die Beurteilung erfolgt i. d. R. automatisch und unbewusst, sobald Sie dem Patienten gegenübertreten.

Der **Reflexstatus** gehört obligat zur Aufnahmeuntersuchung. Beurteilen Sie die Hirnnerven und die „großen" Reflexe (Patellarsehnenreflex, Achillessehnenreflex, Babinski-Reflex, Bizeps-/Trizepsreflex, Bauchhautreflex).

Bei pathologischen Befunden sollte eine ausführliche neurologische Untersuchung folgen.

Die **Motorik** können Sie bereits beurteilen, wenn der Patient das Untersuchungszimmer betritt. Achten Sie auf Schonhaltungen, Gang und Standunsicherheiten. Geschick und Beweglichkeit der oberen Extremität können Sie beim Aus- und Ankleiden beobachten. Auch Bewegungsarmut (z. B. bei Depressionen) oder -überschuss können Hinweise auf Erkrankungen liefern.

Näheres zur neurologischen Untersuchung s. Neurologie [S. B902].

3.2.2 Sprache und Stimme

Besonderheiten in Sprache und Stimme können evtl. Hinweise auf Krankheiten liefern. Siehe hierzu auch Leitsymptome [S. C139].

> **MERKE** Abweichungen von der Norm sollten in jedem Fall dokumentiert werden.

Beispiele:
- Heiserkeit: belegt, heiser, aphonisch (Laryngitis, Stimmlippenlähmung etc.)
- leise Stimme (Depression, Parkinson etc.)
- kloßige Sprache (Tonsillenhyperplasie, Hirnstammläsionen etc.)
- Sprechanstrengung (Schädigung der linken Hemisphäre, Hirninfarkt, Blutung etc.)
- verlangsamte Sprache (Kleinhirnläsionen, Depression)
- tiefe Stimme bei Frauen (Virilisierung, Myxödem etc.)
- nasale Sprache (Gaumensegellähmung, Myasthenia gravis, Nasopharyngitis etc.).

Insbesondere bei Kindern ist auf folgende Störungen zu achten:
- Stammeln/Dyslalie
- Stottern/Dysarthria syllabaris
- Poltern.

Auch auffälligen Stridor oder Husten sollten Sie bemerken.

3.2.3 Seh- und Hörvermögen, Geruchssinn

Eine kurze Beurteilung von Seh-, Hör- und Riechvermögen gehört zur allgemeinen Untersuchung. Eine spezielle Begutachtung sollte dem Facharzt vorbehalten sein.

Beurteilung des Sehvermögens: Berichtet der Patient über ein vermindertes **Sehvermögen**, sollten Sie stets den Zeitraum der Verschlechterung, die Art (langsam zunehmend, schwankend etc.) und mögliche Begleiterscheinungen erfragen.

> **MERKE** Eine plötzliche einseitige Sehverschlechterung erfordert eine sofortige Abklärung (z.B Gefäßverschluss, Glaukom) durch den Augenarzt.

Häufige Ursachen einer Sehverschlechterung s. Leitsymptome [S.C164]. Abklärungsbedürftig sind außerdem:
- verschleiertes Sehen (Trübung von Linse, Hornhaut, Glaskörper?)
- Gesichtsfeldausfälle (Erkrankung der Sehbahn?)
- Farbsehen (Medikamentenanamnese!)
- Lichtblitze (Netzhautablösung?)
- Lichtscheu (Entzündung?).

Eine kurze **Pupillendiagnostik** kann Hinweise auf ZNS-Erkrankungen oder Schädel-Hirn-Traumen geben. Bitten Sie den Patienten, einen Punkt in der Ferne zu fixieren, beleuchten Sie jedes Auge getrennt (Abschirmen mit der flachen Hand über dem Nasenrücken) und achten Sie sowohl auf die Lichtreaktion des beleuchteten Auges als auch auf die des anderen Auges. Die Pupillenreaktion sollte prompt und konsensuell erfolgen. Die **Konvergenzreaktion** mit Miosis können Sie prüfen, indem Sie Ihren Finger auf die Nase des Patienten zubewegen und dabei die Pupillenweite beobachten.

Das **Gesichtsfeld** können Sie orientierend mit dem **Konfrontationstest (Parallelversuch)** prüfen, um Hemi- oder Quadrantenanopsien zu erkennen. Untersucher und Patient sitzen sich in ca. 1 m Abstand gegenüber. Das zu untersuchende Auge fixiert das Auge des Untersuchers. Von der Seite, von oben und von unten führt nun der Untersucher beispielsweise einen Wattebausch oder seinen eigenen Zeigefinger in das Gesichtsfeld hinein. Der Patient soll dann angeben, wann er den Finger des Untersuchers bemerkt.

Auch den **Augeninnendruck** können Sie zur Not mittels Fingerpalpation im Seitenvergleich grob überprüfen. Der Patient schließt beide Augen und der Untersucher übt sanften Druck auf die Lider aus. Bei deutlichen Seitenunterschieden oder sehr harten Bulbi sollte eine Abklärung durch den Ophthalmologen erfolgen.

Für Details der ophthalmologischen Untersuchung s. Augenheilkunde [S.B827].

Beurteilung des Hörvermögens: Das **Hörvermögen** können Sie grob testen, indem Sie den Patienten bitten, die Augen zu schließen und dann Daumen und Zeigefinger entweder rechts oder links neben seinem Kopf aneinanderzureiben. Fragen Sie, ob und wo er ein Geräusch wahrnehmen kann.

Wichtig sind auch die Stimmgabeltests nach **Weber und Rinne** (s. HNO [S.B801]) und der **Valsalva-Versuch** (s. HNO [S.B803]).

Die **Audiometrie** bleibt dem Spezialisten vorbehalten. Näheres s. HNO [S.B801].

3.2.4 Bewegung und Haltung

Schon bei der allgemeinen Untersuchung sollten Sie sich stets ein Bild von Bewegung und Haltung des Patienten machen. Zeigt der Patient irgendwelche Bewegungseinschränkungen oder Haltungsanomalien?

Achten Sie auf **Bewegungsanomalien** wie Rigor, Tremor, Spastik, Athetosen oder andere Auffälligkeiten.

Betrachten Sie auch die **Haltung** des Patienten. Sie kann Hinweise auf bestimmte Krankheiten geben (z. B. vornübergeneigte Haltung bei Morbus Bechterew, Anziehen der Beine im Liegen bei parietalem Schmerz im Rahmen einer Appendizitis, aufrechter Oberkörper im Bett bei Atemnot, seitlich geneigte Oberkörperhaltung bei akuter Lumbago).

Für Details der orthopädischen Untersuchung s. Orthopädie [S.B232].

3.2.5 Grundmessgrößen

Es ist wichtig, sich nicht nur auf einzelne Symptome zu konzentrieren, sondern den Patienten in seiner Gesamtheit zu erfassen. Dazu gehören gewisse **Basisdaten**:
- Köpergröße
- Gewicht (vor allem starke Schwankungen)
- Körpertemperatur
- Atemfrequenz
- Pulsfrequenz
- Blutdruck (in Ruhe messen, ggf. nach einiger Zeit wiederholen. **Cave:** Weißkittelhypertonus).

Meist werden Größe, Gewicht, Temperatur und Blutdruck bereits bei der Aufnahme vom Pflegepersonal erhoben. Alle Werte werden im Falle eines stationären Aufenthaltes weiter dokumentiert und können als Verlaufsparameter dienen.

Oft können Sie aus Vorberichten entnehmen, wie bzw. ob die jeweiligen Grundmessgrößen Ihres Patienten sich in letzter Zeit verändert haben. Große Schwankungen erfordern immer eine Abklärung.

Atemfrequenz und Atemtiefe können Sie im Gespräch unauffällig beurteilen. Atmet der Patient schneller oder langsamer, flacher oder tiefer als Sie selbst?

Auch der **Radialispuls** kann nebenbei im Laufe der Untersuchung oder des Gesprächs gemessen werden. Bei der Pulstastung verwenden Sie Zeige- und Mittelfinger oder auch Zeige- bis Ringfinger. In der Regel wird der Puls für 15 s getastet und dann mit 4 multipliziert.

Die Messung der Grundmessgrößen birgt diverse **Fehlermöglichkeiten**, wie ungenaues Ablesen der Körpergröße, Messung der Größe mit Schuhen, Wiegen mit Kleidung, Temperaturmessung an verschiedenen Stellen (Ohr, Mund, Achsel, rektal) und ungenaue Puls- oder Blutdruckmessung. Solche Fehler lassen sich oft nicht vermeiden, durch eine genaue Dokumentation können allerdings Missverständnisse ausgeschlossen werden, z.B. „Gewicht bekleidet 77 kg" oder „Temperatur axillär 37,5 °C".

Suspekte Ergebnisse sind ggf. zu verifizieren.

3.2.6 Behaarungstypen

Zu den auffälligen Behaarungsmustern zählen übermäßige Behaarung, fehlende Behaarung oder Behaarung an untypischen Stellen.

Fehlt beim Mann die strichförmig bis zum Nabel hin auslaufende Schambehaarung, wird dies als „**Bauchglatze**" bezeichnet, die Hinweis auf eine Leberzirrhose sein kann. Ein **verstärktes männliches Behaarungsmuster** bei der Frau heißt Hirsutismus.

Von **Hypertrichose** spricht man bei Mann und Frau, wenn diffus oder lokalisiert am ganzen Körper übermäßiger Haarwuchs zu beobachten ist, die Verteilung aber noch dem geschlechtstypischen Muster entspricht. Siehe auch Leitsymtome [S. C46].

Bei Kindern und Jugendlichen gehört die Beurteilung der Pubarche zu den **Pubertätsentwicklungsstadien** nach Tanner (s. Pädiatrie [S. B477]). Tritt eine Schambehaarung vor dem 8. (Mädchen) oder 9. (Jungen) Lebensjahr auf, so spricht man von **Pubertas praecox**.

Eine **Hypotrichose** bezeichnet das Fehlen von Behaarung aufgrund nicht angelegter Haarfollikel, eine **Alopezie** eine Kahlheit aufgrund vermehrten Haarausfalles. Das plötzliche Ausfallen von Haaren bedarf einer genaueren Abklärung. Näheres zum Thema **Alopecia areata** s. Dermatologie [S. B747].

3.2.7 Haut und Schleimhäute

Oft sind Hautveränderungen auf den ersten Blick sichtbar. Auch die Mundschleimhaut und die Skleren sollten begutachtet werden. Denken Sie an:

- **Zyanose**: bläuliche Verfärbung, entweder generalisiert oder nur an den Akren (Akrozyanose). Ursache: verminderte O_2-Sättigung (zentrale Zyanose) oder vermehrter peripherer O_2-Verbrauch bzw. verlangsamter Blutfluss (periphere Zyanose)
- **Blässe** (DD: Anämie, Schock, Herzvitien etc.)
- **Ikterus** (Serumbilirubin über 1,5 mg/dl; DD: Lebererkrankung, Hepatitis etc.)
- **Rötungen** (Fieber, Exantheme, Hypertonus, Mitralstenose, Diabetes etc.)
- **Striae rubrae** (Morbus Cushing, Kortikoidtherapie, Doping mit Anabolika)
- **Pigmentstörungen** (DD: Hämochromatose, Morbus Addison, Medikamente, Schwangerschaft, etc.)
- **Narben** weisen auf in der Anamnese oft vergessene Unfälle oder Operationen hin.

Dermatologische Untersuchung s. Dermatologie [S. B686].

Hautturgor Hautturgor bezeichnet den Spannungszustand der Haut und gibt Auskunft über den **Hydratationszustand** des Patienten. Eine prall gespannte Haut spricht für verstärkte Wassereinlagerungen (Ödeme), wie sie beim nephrotischen Syndrom (s. Niere [S. A392]), der Beckenvenenthrombose (s. Gefäße [S. A118]) oder der Hungerkachexie vorkommen können. Stehende Hautfalten weisen auf eine Exsikkose hin (s. Leitsymptome [S. C31]).

Bei älteren Menschen ist der Hautturgor physiologischerweise erniedrigt, da das Gewebe seine Wasserbindungsfähigkeit verliert.

3.3 Untersuchung von Kopf und Hals

HNO-Status: s. HNO [S. B756].

3.3.1 Schädel und Gesicht

Begonnen wird mit der **Inspektion des Schädels**. Liegt eine Schädelanomalie vor (z.B. Mikro- oder Makrozephalie, Turmschädel oder Hydrozephalus)? Finden sich Veränderungen der **Gesichtsfarbe** (z.B. Ikterus, Anämie, Zyanose)? Zeigt sich eine auffällige **Kopfbehaarung** (Alopezie)? Liegen **Gesichts- und/oder Lidödeme** vor? Finden sich Hinweise auf **Gesichtsschädelfrakturen** (Brillenhämatom, Kieferklemme, Wangenkonturabflachung, Nasenbluten) oder **Paresen** (einseitig hängender Mundwinkel, evtl. einseitig unvollständiger Lidschluss)? Tabaksbeutelmund?

Auch **Augenveränderungen** müssen bei jeder kompletten Untersuchung dokumentiert werden, dazu gehören beispielsweise

- Protrusio bulbi
- Sklerenikterus
- blasse Konjunktiven bei Anämie
- haloniertes Aussehen (Augenringe)
- „Mitralgesicht" (schmetterlingsförmige Erweiterung der Hautgefäße über Wange und Nasenrücken mit Cyanose der Lippen und Akren).

Auch endokrine und andere Störungen sind oft im Gesicht erkennbar, z.B.
- Hypothyreose (teigig, aufgedunsen, trockene Haut)
- Hyperthyreose (Exophthalmus)
- Fettstoffwechselstörungen (Xanthelasmen)
- Morbus Cushing (Vollmondgesicht)
- Akromegalie (Vergrößerung von Nase, Zunge, Kinn)
- Morbus Parkinson (wächsern, starr, Maskengesicht).

Bei der **Palpation** des Gesichts sollten Sie auf Schmerzen an den Nervenaustrittspunkten des N. trigeminus (Abb. 3.1) und Unebenheiten (z.B. „Grützbeutel" = Atherome) achten. Zudem sollte die A. temporalis palpiert werden.

Perkutieren Sie die Schädelkalotte, die Nasennebenhöhlen und das Mastoid bei Verdacht auf Mastoiditis. Überprüfen Sie ebenfalls die aktive und passive **Beweglichkeit** des Kopfes.

3.3.2 Mundhöhle

Die Inspektion von Mund, Lippen, Mundhöhle und der Zunge gehören zu einer vollständigen körperlichen Untersuchung. Die Inspektion der **Mundhöhle** gibt Ihnen Hinweise auf Gewohnheiten (Rauchen, Alkohol) sowie Hygiene (Zahnstatus, Prothesen, Sanierungszustand) des Patienten. Achten Sie bei der Inspektion der **Lippen** (am besten bei Tageslicht!) auf:
- Zyanose (blaue Lippen)
- Anämie (blasse Haut, blasses Lippenrot)

Vorgehensweise:
Die Nervenaustrittspunkte werden mittels Daumendruck geprüft:

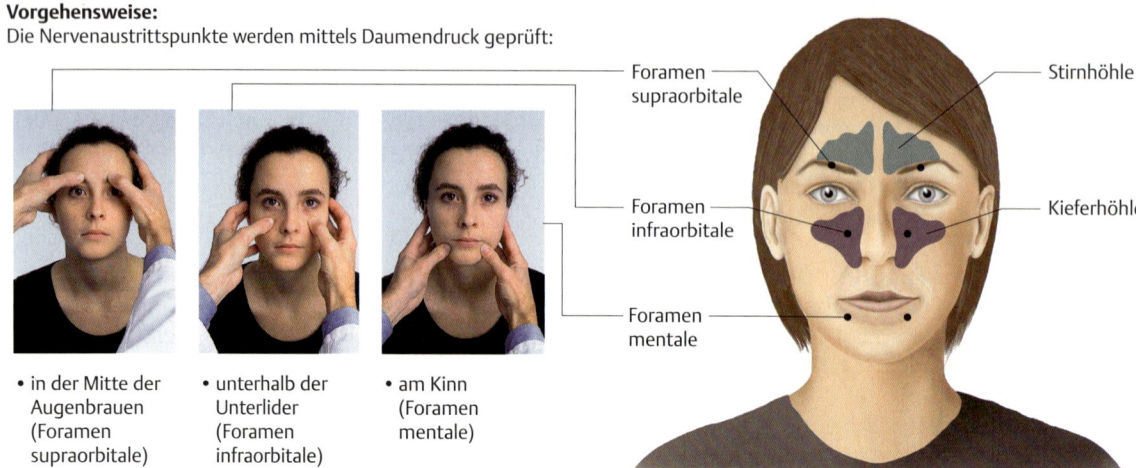

- in der Mitte der Augenbrauen (Foramen supraorbitale)
- unterhalb der Unterlider (Foramen infraorbitale)
- am Kinn (Foramen mentale)

Abb. 3.1 Palpation der Nervenaustrittspunkte. (aus: Füeßl, Duale Reihe Anamnese und Klinische Untersuchung, Thieme 2010)

- Ulzerationen, Verhärtungen
- Mundwinkelrhagaden (Vitaminmangel).

Die **Zunge** sollte auf Feuchtigkeit, Veränderungen und Farbe beurteilt werden. Siehe auch Leitsymptome [S. C92].

Für diese Untersuchung brauchen Sie ein **Lämpchen** und einen **Einmalspatel**. Auch Atrophie, Beläge oder Zungenbisse werden dokumentiert. Leukoplakien, umschriebene Konsistenzvermehrungen und Tumoren bedürfen der Abklärung. Lassen Sie den Patienten die Zunge auch herausstrecken, um evtl. Abweichungen von der Mittellinie zu erkennen.

Suspekte Befunde der Lippen oder Zunge sollten Sie stets auch auf ihre Konsistenz hin palpieren. Befunde im Wangenbereich werden bimanuell von außen und innen palpiert.

> **MERKE** Denken Sie daran, dass Lippen und Zunge immer auch Manifestationsorte sexuell übertragbarer Krankheiten sein können!

Die **Mundschleimhaut** wird ebenfalls auf Leukoplakien, aber auch auf Aphten, Enantheme und Mykosen untersucht. Dabei sollte auch der Gaumen nicht vergessen werden.

Die Ausführungsgänge der **Speicheldrüsen**, die gegenüber den zweiten oberen Molaren (Gl. parotis) sowie auf kleinen Schleimhauthöckern des Mundbodens (Gl. submandibulares) liegen, sollten ebenfalls kurz inspiziert werden (Rötung, Schwellung?).

Auch ein charakteristischer **Foetor ex ore** kann Ihnen bei der Inspektion der Mundhöhle auffallen. Näheres s. Leitsymptome [S. C84].

Die Beurteilung der **Tonsillen** kann sich bei Beschwerdefreiheit auf Größe, Farbe und Oberfläche beschränken und sollte aufgrund des meist starken Würgereizes bei Benutzung des Spatels am Ende der Mundhöhlenuntersuchung erfolgen.

Bei Patienten mit starkem Würgereiz (v. a. Kinder) können Sie vor der Untersuchung ein Oberflächenanästhetikum aufsprühen.

3.3.3 Lymphknoten

Die Palpation der Lymphknoten im Halsbereich (**Abb. 3.2**) erfolgt rotierend im vorderen und hinteren Halsdreieck sowie in der Submentalregion.

3.3.4 Halsgefäße

Die Untersuchung der Halsgefäße ist ein wichtiger Bestandteil jeder körperlichen Untersuchung. Sie wird stets im Zusammenhang mit anamnestischen Symptomen (Schwindel, Synkopen, TIA u. a.) und der Herzauskultation (s. Kap. 4.4) gesehen. Achten Sie auf eine **abnorme Füllung oder Pulsation der Venen**. Von einem erhöhten Jugularvenendruck kann man ausgehen, wenn die Venen bei einer Oberkörperhochlagerung > 45° gefüllt bleiben. Eine obere Einflussstauung sollte Sie an eine **Rechtsherzinsuffizienz** denken lassen.

Palpieren Sie die **A. carotis**, um ein mögliches Pulsdefizit zu tasten. Es darf nur **einseitig** palpiert werden, um keine zerebrale Durchblutungsstörung zu provozieren. Üben Sie außerdem nur **geringen Druck** aus, bei einem hypersensitiven Karotissinus könnten Sie sonst eine Bradykardie mit Synkope oder Herzstillstand auslösen.

3.3.5 Schilddrüse

Physiologischerweise ist die Schilddrüse weder zu sehen noch zu palpieren. Bei sicht- oder tastbarer Schilddrüse spricht man von einer **Struma**. Inspizieren Sie den Hals zunächst von vorn (der Patient soll den Kopf nach hinten beugen) und palpieren Sie anschließend beidhändig, indem Sie sich hinter den Patienten stellen. Bitten Sie den Patienten zu schlucken und beurteilen Sie so die Schluckverschieblichkeit der Schilddrüse. Dokumentieren Sie

- Größe
- Form
- Lage

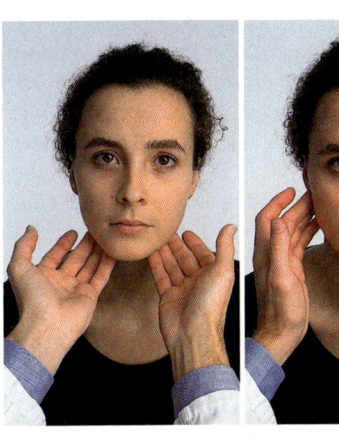
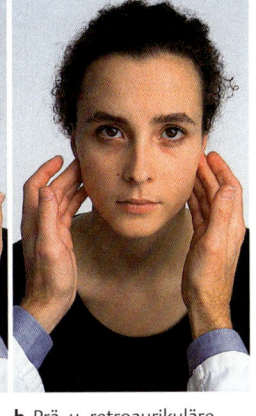
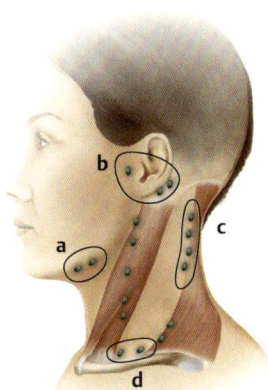
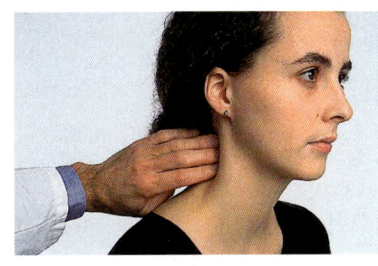
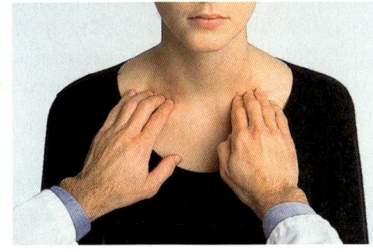

a Submandibuläre Lymphknoten
b Prä- u. retroaurikuläre Lymphknoten
c Zervikale Lymphknoten
d Supraklavikuläre Lymphknoten

Abb. 3.2 **Halslymphknoten.** (aus: Füeßl, Duale Reihe Anamnese und Klinische Untersuchung, Thieme 2010)

- Verschieblichkeit
- Konsistenz (knotig, weich)
- Druckschmerz (Thyreoiditis).

Bei Bedarf können Sie den Halsumfang auch mit einem Maßband objektivieren. Bei der Auskultation deuten Schwirren und Strömungsgeräusche auf eine Hyperthyreose hin.

3.4 Untersuchung des Thorax

3.4.1 Grundlagen

Inspektion: Die Inspektion kann Ihnen bereits Hinweise auf Erkrankungen oder frühere Operationen geben. Die **Auszählung der Atemfrequenz** ist am zuverlässigsten, wenn der Patient sich nicht auf seine Atmung konzentriert, und kann unauffällig während der Inspektion durchgeführt werden. Achten Sie am stehenden Patienten auf mögliche Asymmetrien oder Veränderungen der Thoraxform, z. B.
- Fassthorax (z. B. Lungenemphysem, Cor pulmonale, COPD)
- Trichterbrust (z.B angeboren, Rachitis, Osteomalazie): Einziehung des vorderen Thorax im Sternalbereich
- Flachthorax (z.B charakteristisch für den Mitralklappenprolaps, angeboren)
- Hühnerbrust/Kielbrust (z.B familiäre Häufung, Rachitis): kielartig vorspringendes Sternum
- Herzbuckel (z.B angeborene Herzfehler; seltener Befund)
- Skoliose (angeboren oder erworben): Verbiegung und Rotation der Wirbelsäule
- Rippenfrakturen.

Auch **Spider nävi** oder **Orthopnoe** (Atemnot hohen oder höchsten Ausmaßes) mit Betätigung der Atemhilfsmuskulatur können Sie hier feststellen.

Weitere extrapulmonale Zeichen sind
- Uhrglasnägel
- Nikotinflecken an Nägeln und Fingern
- Trommelschlägelfinger.

Palpation: Zur Erfassung der **Thoraxelastizität** oder von Rippen- und Brustwirbelfrakturen üben Sie bimanuell von lateral Druck auf den Thorax aus und fragen nach Schmerzen. Häufige Schmerzursachen im Thoraxbereich sind Myogelosen und Interkostalneuralgien.

Legen Sie ihre Hände dorsal parallel auf den Thorax auf, um festzustellen, ob die **Atmung gleichseitig** ist.

> **MERKE** Auch das **Tasten** der **axillären und supraklavikulären Lymphknoten** gehört zu jeder klinischen Untersuchung!

3.4.2 Mammae

Achten Sie bei der **Inspektion** auf den Stand der Brust, Asymmetrien sowie Hautveränderungen. Verdächtig für ein Mammakarzinom sind:
- neu aufgetretene Einziehungen der Mamille
- einseitige Hauteinziehungen
- Vorwölbungen
- Orangenhaut (Schweißdrüsenöffnungen in ödematöser Haut)
- Hautverfärbungen
- Verwachsungen der Haut mit der Subkutis
- Mamillensekretion (einseitig, blutig, dunkel).

Die Inspektion der Brust sollte auch bei Männern erfolgen. Eine Gynäkomastie weist auf eine hormonelle Überstimulation hin, z. B. Hypophysenadenom, Morbus Cushing oder Prostatakarzinom.

Die **Palpation** der Mamma kann im Liegen oder Stehen erfolgen. Palpieren Sie mit den Fingern beider Hände systematisch in allen 4 Quadranten (oben außen, oben innen,

unten außen, unten innen). Ein **Tastbefund** wird wie folgt beschrieben:
- Größe in cm
- Konsistenz (hart/weich)
- Form (unregelmäßig/regelmäßig)
- Verschieblichkeit (mit dem Gewebe verbacken/verschieblich)
- Abgrenzbarkeit (nicht abgrenzbar/abgrenzbar).

Zur Untersuchung der Brust gehört stets auch die Palpation der axillären Lypmphknoten. Tasten Sie so weit wie möglich in die Axilla und halten Sie dabei den Unterarm der Patientin, um den M. pectoralis möglichst zu entspannen. Normal sind bis zu 5 mm große, bewegliche Lymphknoten.

> **MERKE** Jeder auffällige Befund sollte weiter abgeklärt werden. Weisen Sie die Patienten auch darauf hin, dass eine regelmäßige **Selbstuntersuchung** wichtig ist!

3.4.3 Lunge

Beurteilung der Atmung: Erste Hinweise auf kardiopulmonale Erkrankungen liefern **Atemfrequenz und Atemtyp**. Normal ist beim Erwachsenen eine Frequenz von 14–20/min, ab 25/min spricht man von Tachypnoe. Näheres s. Leitsymptome [S.C77] und Atmungssystem [S.A171].

Stimmfremitus: Der Stimmfremitus ist ein Zeichen für die Leitfähigkeit des Gewebes. Legen Sie ihre Hände flach auf den Rücken des Patienten (linke und rechte Thoraxhälfte) auf Höhe der 8.–10. Rippe und bitten Sie ihn, mit möglichst tiefer Stimme „99" zu sagen. Verstärkte Vibrationen spüren Sie beispielsweise im Rahmen einer Lungenentzündung („dichteres" Gewebe). Eine Abschwächung des Stimmfremitus findet sich bei Pneumothorax, Pleuraschwarte, Asthma bronchiale, Atelektasen (meist zusätzlich Brustschmerz und Bluthusten), Emphysem oder Pleuraerguss.

Physiologischerweise ist der Stimmfremitus auf der rechten Seite und in höheren Thoraxabschnitten etwas stärker ausgeprägt. Bei Frauen oder Kindern mit hohen Stimmen kann man häufig gar keinen Stimmfremitus palpieren, weil der Thorax die Schwingungen in diesen Frequenzen nicht übernimmt.

Perkussion: Die Perkussion erfolgt aus dem lockeren Handgelenk, indirekt mit Mittelfinger auf Mittelfinger und ist im Seitenvergleich entlang der Medioklavikularlinie dorsal am Thorax von oben nach unten durchzuführen.

Qualitäten des Klopfschalls:
- **sonor:** physiologischer Klopfschall über der Lunge. Da der luftgefüllte Thorax die Schwingungen gut aufnimmt, ist der erzeugte Ton laut, lang und tief.
- **hypersonor:** Der hypersonore Schall findet sich z.B. beim Lungenemphysem oder dem Pneumothorax (vermehrter Luftgehalt im Thorax). Er weist die typischen Eigenschaften des sonoren Schalls in stärkerer Ausprägung auf: sehr laut, lang anhaltend, tief.
- **gedämpft:** Der gedämpfte Schall (Schenkelschall) findet sich physiologisch über parenchymatösen Organen. Über dem Thorax findet er sich z.B. bei Infiltraten (Pneumonie), Pleuraergüssen oder Pleuraschwarten. Charakteristika: leise, kurz, hoch (wie bei Perkussion des Oberschenkels).
- **tympanitisch:** Der tympanitische Schall findet sich über luftgefüllten Abschnitten des Magen-Darm-Traktes (Magenblase, luftgefüllte Darmschlingen). Lauter, langer und tiefer Ton wie bei Perkussion der aufgeblasenen Backen.

Die Eindringtiefe des Klopfschalles beträgt ca. 5–6 cm. Pathologische Veränderungen mit einer Größe unter 4–5 cm können mit der Perkussion nicht erfasst werden.

> **MERKE** Tiefliegende oder kleine Pathologien können Sie mit der Perkussion allein nicht ausschließen!

Vergessen Sie nicht, auch die **Lungenspitzen** über der Klavikula zu perkutieren. Zur Perkussion gehört auch die Ermittlung der **Lungengrenzen** und der **Atemverschieblichkeit**. Lassen Sie dazu den Patienten nach Inspiration kurz die Luft anhalten, markieren Sie die Lungengrenze (z.B. mit einem leichten Strich durch den Fingernagel) und führen Sie die Perkussion noch mal bei maximaler Exspiration durch. Normal ist eine Verschieblichkeit von ca. 5–6 cm (entspricht 2–3 Querfingern).

Auskultation: Die Lunge wird von dorsal, lateral und ventral im Seitenvergleich auskultiert. Bitten Sie den Patienten, durch den offenen Mund tief ein- und auszuatmen. Die dorsalen Auskultationspunkte sehen Sie in **Abb. 3.3**.

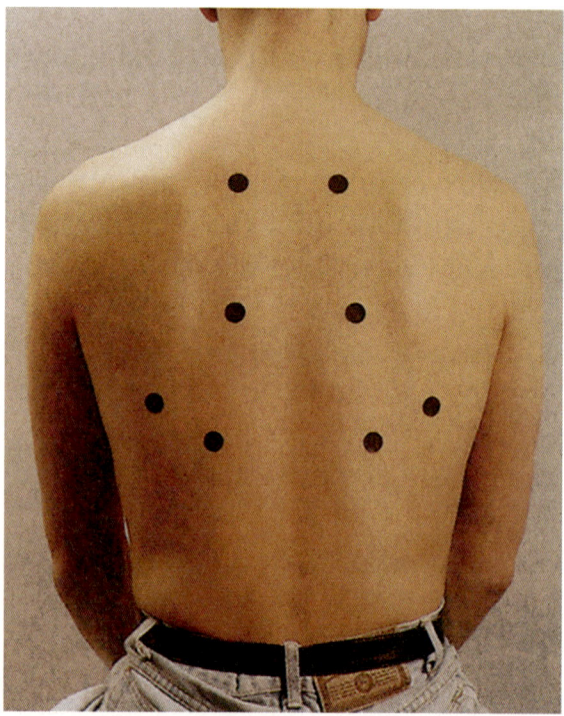

Abb. 3.3 Dorsale Auskultationspunkte am Thorax. (aus: Dahmer, Anamnese und Befund, Thieme 2006)

3.4 Untersuchung des Thorax

Tab. 3.1 Typische Auskultationsbefunde und ihre Bedeutung

Auskultationsbefund	Charakteristika	klinische Bedeutung
Vesikuläratmen (Alveoläratmen)	niederfrequent hauchendes Crescendo-Decrescendo-Geräusch	physiologisches Atemgeräusch
Bronchialatmen	hohl klingend, hochfrequent, laut	im Bereich der Trachea: physiologisch in der Peripherie: meist Zeichen für bakterielle Pneumonie
abgeschwächtes/vermindertes Atemgeräusch	Atemgeräusch abgeschwächt oder fehlend	bei verminderter Belüftung, z. B. bei Erguss, Pleuraschwarte, Emphysem, Pneumothorax
pleuritisches Reiben	„Lederknarren", knirschendes Geräusch bei In- und Exspiration	bei Pleuritis fibrinosa/sicca, z. B. bei Tuberkulose
Entfaltungsknistern	endinspiratorisches feinblasiges Knistern (wie zwischen den Fingern geriebene Haare), verschwindet nach einigen Atemzügen	physiologisch, entsteht bei tiefem Einatmen bei Entfaltung zuvor nicht belüfteter Lungenabschnitte
pathologische Nebengeräusche:		
• trockene Geräusche	• Giemen = hochfrequent pfeifend oder Brummen = tieffrequent, meist in beiden Atemphasen hörbar	bei Verlegung der Bronchien durch zähes Sekret, z. B. bei Asthma bronchiale
	• Stridor = hochfrequent pfeifend	• **inspiratorischer Stridor**: Einengung im Bereich von Larynx und Trachea (z. B. Pseudo-Krupp, Fremdkörperaspiration) • **exspiratorischer Stridor**: intrathorakale Atemwegsverlegung (z. B. Asthma bronchiale)
• feine Rasselgeräusche	klingt wie zwischen den Fingern geriebene Haare	bei Flüssigkeit in den Alveolen (z. B. Pneumonie, leichte Lungenstauung) oder Lungenfibrose
• grobe Rasselgeräusche	grobblasig blubberndes Geräusch	bei Flüssigkeit in den Bronchien, z. B. bei Lungenödem oder Bronchiektasen
Bronchophonie (Patient flüstert „66")	Flüstern über Stethoskop hörbar	bei Infiltrationen oder Atelektase

Beim **Gesunden** erwartet man ein **vesikuläres Atemgeräusch** über beiden Lungen. Bei pathologischen Veränderungen finden sich teils typische Auskultationsbefunde. **Tab. 3.1** gibt einen Überblick über mögliche Auskultationsbefunde und ihre klinische Bedeutung.

> **MERKE** Die Auskultation in der Axillarlinie und an der vorderen Thoraxwand (auch über den Lungenspitzen) gehört zur vollständigen Untersuchung. Eine Mittellappenpneumonie beispielsweise kann von dorsal kaum festgestellt werden.

Symptomenkomplexe: Mit einer sorgfältigen Untersuchung der Lunge können Sie wichtige Krankheitsbilder wie Flüssigkeitsansammlungen (Erguss), Infiltrate, vermehrten Luftgehalt (Pneumothorax, Emphysem), Atelektasen oder in- und exspiratorische Atembehinderungen auch ohne invasive Methoden bereits relativ sicher diagnostizieren (**Tab. 3.2**).

3.4.4 Herz

Inspektion: Achten Sie auf herzbedingte **Thoraxveränderungen** wie Herzbuckel (Voussure), atypische Pulsationen Operationsnarben, Einziehungen. Epigastrische Pulsationen oder **Pulsationen** der Leber können Hinweise auf eine Rechtsherzhypertrophie/-insuffizienz oder eine Trikuspidalklappeninsuffizienz sein. Auch atypische Pulsationen im Thoraxbereich müssen beachtet werden (im 1. und 2. ICR: Aneurysma der Aorta ascendens oder Aorteninsuffizienz; im 2. und 3. ICR: Vorhofseptumdefekt oder Pulmonalstenose und poststenotische Dilatation).

Palpation: Physiologisch ist bei der Herzuntersuchung nur der **Herzspitzenstoß** zu tasten. Diesen palpieren Sie am besten mit den Fingerspitzen im 5. ICR links in der Medioklavikularlinie (**Abb. 3.4**).
Man unterscheidet:
- **physiologisch**: schwach und kurz, v. a. bei Jugendlichen und schlanken Personen palpabel
- **hyperkinetisch**: kräftig und kurz, z.B bei Hyperthyreose, Aorteninsuffizienz, VSD
- **hebend, kräftig, verbreitert**: Linksherzhypertrophie, Hypertonie, Aortenstenose
- **hebend, mehrgipflig, schwirrend**: subvalvuläre Aortenstenose
- **systolische Einwärtsbewegung**: eher sichtbar als tastbar, Pericarditis constrictiva, Vorderwandaneurysma.

Ein parasternales **Schwirren** (spürbar als Vibration rechts parasternal, links in der Medioklavikularlinie) entsteht durch ein lautes Herzgeräusch (mind. 4/6), z. B. bei Stenosen oder Septumdefekt. Ein Schwirren kann am besten mit der flach aufgelegten Hand wahrgenommen werden.

Perkussion: Die Perkussion dient zur Bestimmung von **Form**, **Lage** und **Größe** des Herzens. Im klinischen Alltag

3 Körperliche Untersuchung

Tab. 3.2 Zusammenschau der Untersuchungsergebnisse bei verschiedenen Krankheitsbildern

Erkrankung	Inspektion	Perkussion	Auskultation
Pneumonie	Dyspnoe, Fieber	evtl. gedämpfter Klopfschall über betroffenem Areal	feinblasige Rasselgeräusche, Bronchialatmen
Pleuraerguss	nachschleppende Atmung	gedämpfter Klopfschall	abgeschwächtes Atemgeräusch
Pneumothorax	Nachschleppen der betroffenen Seite bei der Atmung	hypersonorer Klopfschall	vermindertes oder fehlendes Atemgeräusch
Atelektase	bei großer Atelektase inspiratorisches Einsinken der Interkostalräume	gedämpfter Klopfschall	je nach Größe vermindertes bis aufgehobenes Atemgeräusch
Asthmaanfall	Dyspnoe, Einsatz der Atemhilfsmuskulatur und der Lippenbremse	bei schwerem Anfall mit Lungenüberblähung hypersonorer Klopfschall	Giemen, Brummen, verlängertes Exspirium
Lungenödem	Dyspnoe, Orthopnoe, Zyanose	unauffällig	grobblasige Rasselgeräusche, evtl. Giemen und Pfeifen
Lungenemphysem	Fassthorax	hypersonorer Klopfschall	abgeschwächtes Atemgeräusch
Pleuritis	Schmerzen und Nachschleppen bei der Atmung	unauffällig bei Pleuritis sicca, Dämpfung bei Pleuraerguss	Lederknarren bei Pleuritis sicca, abgeschwächtes Atemgeräusch bei Erguss
Lungenfibrose	Zyanose, Tachypnoe	unauffällig	Fibroseknistern (endinspiratorisch)

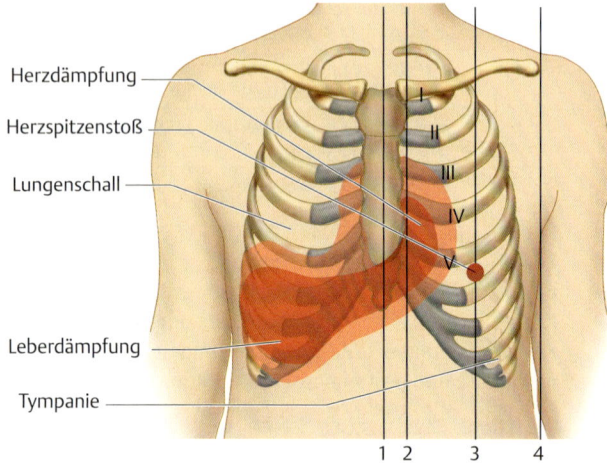

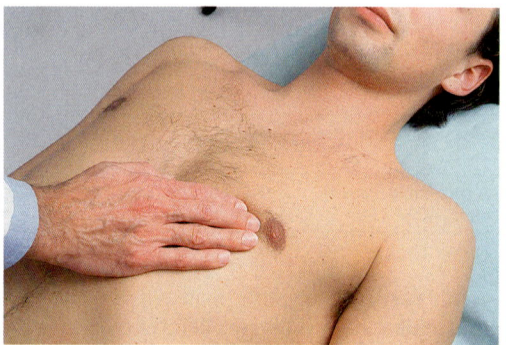

Vorgehensweise:
- Den Herzspitzenstoß tasten Sie in der Medioklavikularlinie, etwa im 5. ICR.
- Lässt sich der Herzspitzenstoß im Liegen nicht tasten, ändern Sie die Position, z. B. Linksseitenlage oder sitzend nach vorn geneigt.

Für die Palpation und Perkussion wichtige Orientierungslinien:
1 = Mittellinie
2 = Sternallinie
3 = Medioklavikularlinie (MCL)
4 = vordere Axillarlinie
I–V = Interkostalräume (ICR)

Abb. 3.4 **Palpation und Perkussion des Herzens.** (aus: Füeßl, Duale Reihe Anamnese und Klinische Untersuchung, Thieme 2010)

ist dies jedoch aufgrund von Adipositas, Thoraxverformungen oder Emphysem meist schwierig. Zur sicheren Bestimmung der genannten Parameter können EKG und Röntgen-Thorax eingesetzt werden.

Auskultation: Mit der Auskultation können sowohl Herzklappenfehler als auch Shunt-Verbindungen und Perikarderkrankungen nicht invasiv diagnostiziert werden.

Die Auskultation des Herzens erfordert viel Übung. Nehmen Sie sich mindestens 30 s Zeit, um die Frequenz und den Rhythmus in Ruhe beurteilen zu können. Ein möglichst ruhiger Raum und die Lagerung mit leicht erhöhtem Oberkörper können die Auskultation erleichtern. Es ist hilfreich, den Patienten zu bitten, nach der Exspiration die Luft anzuhalten, da das Herz in diesem Zustand nicht von Luft überlagert ist und störende Atemgeräusche

fehlen. Es empfiehlt sich ein systematisches Vorgehen. Beginnen Sie mit einer orientierenden Auskultation über dem Erb-Punkt (3. ICR links parasternal).

Auskultieren Sie nun an den einzelnen **Auskultationsstellen**:
- Aortenklappe (2. ICR rechts parasternal)
- Pulmonalklappe (2. ICR links parasternal)
- Trikuspidalklappe (4. ICR rechts parasternal)
- Mitralklappe (5. ICR links medioklavikular)
- Karotiden (Fortleitung der Geräusche bei Aortenvitien)
- Axilla (Fortleitung der Geräusche bei Mitralvitien).

Sie sollten den Patienten in **verschiedenen Positionen** auskultieren. In Linksseitenlage werden die von der Mitralklappe ausgehenden Geräusche deutlicher hörbar,

3.4 Untersuchung des Thorax

beim Sitzen bei nach vorn gebeugtem Oberkörper die der Aortenklappe.

Um Systole und Diastole sicher voneinander zu unterscheiden, sollten Sie parallel zur Auskultation den Karotispuls palpieren.

Ein pathologisches Geräusch muss mit verschiedenen **Charakteristika** dokumentiert werden. Dazu gehören Lautstärke (1/6–6/6), Punctum maximum, zeitliche Zuordnung (systolisch, diastolisch), zeitlicher Verlauf (Crescendo, Decrescendo), Charakter (hell, rau), Ausstrahlung (in Karotiden oder Axilla) und Veränderung durch Umlagerung.

Herztöne: Physiologisch sind **2 Herztöne** zu hören, sog. Klappenschlusstöne. Die Klappenöffnung erfolgt lautlos. Der erste Herzton entsteht durch den Schluss der AV-Klappen (Mitral- und Trikuspidalklappe) zu Beginn der Systole, der zweite Herzton durch den Schluss der Semilunarklappen (Aorten- und Pulmonalklappe) am Ende der Systole. Der erste Herzton ist dabei dumpfer als der Zweite.

Ein **dritter Herzton** ist meist nach Anstrengung gut zu auskultieren. Man spricht auch von einem protodiastolischen Galopp, weil das Klangbild an einen Galopprhythmus („da-da-dub") erinnert. Der dritte Herzton ist besonders bei Jugendlichen gut auskultierbar und hat dabei keinen Krankheitswert. Er entsteht bei plötzlicher Beendigung einer raschen Ventrikelfüllung (z. B. bei Sportlern, Anämie, Hyperthyreose) oder bei Volumenbelastung. Somit kann er ein wichtiger Hinweis auf eine Herzinsuffizienz sein.

Ein **vierter Herzton** entsteht, wenn das Blut nach der Vorhofkontraktion auf eine starre Ventrikelwand trifft. Er ist somit ein Zeichen für verminderte Ventrikeldehnbarkeit, z. B. bei Hypertrophie aufgrund einer Aortenstenose. Er tritt später in der Diastole auf als der 3. Herzton und führt zu einem präsystolischen Galopp.

Spaltung der Herztöne: Eine Spaltung der Herztöne kann physiologisch sein und ist besonders bei jüngeren Patienten während der Inspiration auskultierbar. Man unterscheidet:
- **Spaltung des 1. Herztones:** hat meist keinen Krankheitswert (akzidentelle Spaltung), kann allerdings auch bei pulmonaler Hypertonie oder Rechtsschenkelblock vorkommen.
- **Spaltung des 2. Herztones:** Der 2. Herzton ist physiologischerweise geringgradig gespalten, da sich die Aortenklappe i. d. R. kurz vor der Pulmonalklappe schließt. Bei Inspiration wird diese Spaltung deutlicher (Erhöhung des negativen intrathorakalen Druckes → gesteigerter venöser Rückstrom → Schlagvolumen des rechten Herzens erhöht). Die Spaltung ist pathologisch, wenn sie weit und unabhängig von der Atmung zu hören ist (fixierte Spaltung).
- **paradoxe Spaltung des 2. Herztones:** Von paradoxer Spaltung des 2. Herztones spricht man, wenn der Pulmonalklappenschluss vor dem Aortenklappenschluss erfolgt. Dadurch wird die Spaltung bei Exspiration verstärkt, während sie bei der Inspiration enger wird oder sogar verschwindet. Eine paradoxe Spaltung des 2. Herztones findet sich bei Linksschenkelblock, Aortenstenose und offenem Ductus arteriosus botalli.

Herzgeräusche: Herzgeräusche sind im Gegensatz zu den Herztönen länger anhaltende Schallphänomene. Man unterscheidet **funktionelle** (Anämie, Hypertonie, Hyperthyreose, Schwangerschaft), **akzidentelle** (lage-/bewegungsabhängig, harmlos) und **organische** (z. B. Klappenvitien) Geräusche.
- **systolische Geräusche:** s. Leitsymptome [S. C58]
- **diastolische Geräusche:** s. Leitsymptome [S. C58]
- **Kanonenschlag:** auskultatorisch besonders lauter Herzton, der bei allen Formen einer vollständigen Dissoziation der Vorhof- und Kammertätigkeit vorkommt, z. B. beim totalen AV-Block. Dabei werden die durch die Vorhofsystole geöffneten Segelklappen durch die gleichzeitig einsetzende Kammersystole zugeschlagen.
- **Perikardreiben:** Es tritt v. a. zu Beginn einer Perikarditis auf und wird dann mit zunehmendem Perikarderguss leiser. Das Perikardreiben wird als ohrnahes, schabendes Geräusch mit P. m. links parasternal gehört.

> **MERKE** Zu einer vollständigen Untersuchung des kardiopulmonalen Systems gehört immer auch die Beurteilung des Pulses und eine Blutdruckmessung!

Besonderheiten bei Herzinsuffizienz: Bei der Herzinsuffizienz unterscheidet man die **Linksherzinsuffizienz** von der **Rechtsherzinsuffizienz**. Tritt eine Insuffizienz auf, die beide Kammern betrifft, spricht man von Globalinsuffizienz. Näheres zum Krankheitsbild s. Herz-Kreislauf-System [S. A25].

Die Schätzung des zentralvenösen Drucks durch **Leerlaufen der Handrückenvenen** (bei liegendem Patienten und angehobenem Arm) erlaubt die Beurteilung einer Rechtsherz- oder Globalinsuffizienz. Bei einem gesunden Patienten kollabieren gefüllte Venen, sobald man den Arm über Herzniveau anhebt, bei einem Patienten mit Rechtsherzinsuffizienz unterbleibt dies. Der Venendruck in cm Wassersäule (normal 4–10 cm H_2O entspricht 3–8 mmHg) entspricht etwa dem Höhenunterschied zwischen Vorhofniveau und Handrücken bei gerade kollabierten Venen. Auch der **hepatojuguläre Reflux** kann zur Beurteilung einer Rechtsherzinsuffizienz herangezogen werden. Dabei wird der Patient so gelagert, dass die Jugularvenen am Hals bis wenige Zentimeter über der Klavikula gefüllt sind. Anschließend wird für ca. 30 s unterhalb des rechten Rippenbogens Druck auf die Leber ausgeübt. Beim Gesunden sieht man nur für wenige Sekunden eine Zunahme der Füllung der Jugularvenen, bevor das Herz das „überschüssige" Blut abtransportiert hat. Bei Rechtsherzinsuffizienz bleibt die Venenfüllung dagegen über längere Zeit bestehen.

3.5 Untersuchung des Kreislaufsystems

3.5.1 Blutdruck

Die **Blutdruckmessung** ist eine Standarduntersuchung, die einfach durchgeführt werden kann und bei korrekter Ausführung die Beurteilung eines wichtigen Vitalparameter ermöglicht.

Fehler können entstehen bei dicken Extremitäten, Messung nach körperlicher Belastung bzw. an nur einer Extremität, Schock, unsorgfältiger Durchführung, zu schmaler Manschette, aber auch bei Abschnürung durch Kleidung, Gefäßverhärtungen oder Anspannung der Muskeln während der Messung.

Die Blutdruckmessung **nach Riva-Rocci-Korotkow** ist das Standardmessverfahren. Führen Sie die Messung beim entspannten, am besten liegenden Patienten durch. Legen Sie eine Blutdruckmanschette am Oberarm ca. 3 cm über der Ellenbeuge an. Ihr Stethoskop setzen Sie über der A. brachialis auf und pumpen nun die Manschette großzügig auf. Palpieren Sie zeitgleich den Radialispuls und pumpen Sie nach dessen Verschwinden noch ca. 20 mmHg auf. Nun lassen Sie den Druck langsam absinken, bis Sie eine Pulsation auskultieren können. Der Druck, bei dem erstmals Pulsationen auskultierbar sind, ist der **systolische Wert**. Lassen Sie den Druck weiter absinken bis zu dem Moment, in dem keine Pulsation mehr zu hören ist. Sie erhalten so den **diastolischen Wert**. Die bei der Blutdruckmessung auskultierten Pulsationen bezeichnet man auch als Korotkow-Töne. Bei jeder Erstuntersuchung sollte der Blutdruck an beiden Armen gemessen werden.

> **MERKE** Als „auskultatorische Lücke" bei der Blutdruckmessung nach Riva-Rocci-Korotkow bezeichnet man den Bereich zwischen systolischem und diastolischem Blutdruck bei manchen Personen, in dem die Korotkow-Töne nicht zu hören sind.

3.5.2 Kreislaufinsuffizienz

Ursachen für eine Kreislaufinsuffizienz können vonseiten des Herzens kommen (Herzinsuffizienz) oder aufgrund von Volumenmangel (Volumeninsuffizienz) oder Gefäßproblematik (Weitstellung → relativer Volumenmangel). Die Kreislaufinsuffizienz ist gekennzeichnet durch
- Blässe
- Kaltschweißigkeit
- flachen Puls
- Blutdruckabfall.

3.5.3 Arterien

Pulsmessung: Die Palpation des Pulses kann Rückschlüsse auf Herzfunktion und Gefäßbeschaffenheit zulassen. Nehmen Sie sich Zeit, die Pulse auf beiden Seiten in Ruhe mit Zeige- und Mittelfinger zu palpieren. Immer palpiert werden sollten:

- Radialispuls
- Karotispuls (nicht gleichzeitig beidseits palpieren!)
- Puls der A. tibialis posterior
- Puls der A. dorsalis pedis.

Vollständigerweise palpiert man außerdem:
- A. axillaris
- A. subclavia
- A. brachialis
- Aorta abdominalis (nur bei schlanken Patienten)
- A. femoralis
- A. poplitea.

Beurteilt wird der Puls nach **Frequenz** (Norm 60–80/min), **Rhythmus** und **Pulsqualität**. Die Frequenz messen Sie über 15 s und multiplizieren anschließend mit 4. Bedenken Sie, dass kleine Messzeiten und hohe Multiplikationsfaktoren das Risiko für Messungenauigkeit erhöhen. Es werden verschiedene **Pulsqualitäten** unterschieden:

- **Pulsus celer, altus, durus, „Wasserhammerpuls"** (schnell, hoch, hart): hohe Blutdruckamplitude (RR > 150/60 mmHg), z. B. bei Aorteninsuffizienz, Thyreotoxikose
- **Pulsus tardus, parvus, mollis** (langsam, klein, weich): niedrige Blutdruckamplitude (z. B. RR = 95/80), z. B. Aortenstenose
- **Pulsus bisferiens**: Doppelgipfel der Pulswelle, z. B. bei hypertropher obstruktiver Kardiomyopathie
- **Pulsus alternans**: Wechsel zwischen starkem und schwachem Puls, z. B. bei Herzinsuffizienz
- **Pulsus bigeminus**: regelmäßiger Wechsel zwischen hartem und weichem Puls, z. B. bei ventrikulärer Extrasystolie
- **Pulsus anacrotus**: Pulskurve mit zusätzlicher Pulswelle im aufsteigenden Schenkel, z. B. bei Aortenstenose
- **Pulsus vibrans**: schwirrender Puls (ähnlich Pulsus anacrotus, aber öfter unterbrochen), z. B. bei Aortenstenose
- **Pulsus filiformis**: fadenförmiger Puls, bei Schock oder Kollaps.

> **MERKE** Ein **unregelmäßiger Puls** ist nicht automatisch pathologisch. Eine respiratorische Arrhythmie (beschleunigter Puls bei Inspiration, Verlangsamung bei Exspiration) ist physiologisch und sollte von einer echten Arrhythmie unterschieden werden.

Von **echter Arrhythmie** spricht man bei Vorhofflimmern (komplett unterschiedliche Pulsintervalle) oder Extrasystolen (regelmäßige Unregelmäßigkeit).

Der Puls kann fehlen bei akutem Arterienverschluss, arterieller Verschlusskrankheit und funktionellen Zirkulationsstörungen. Palpieren Sie immer im Seitenvergleich!

Eine **arterielle Minderdurchblutung** erkennen Sie durch weiße oder bläulich verfärbte Extremitäten und durch Beurteilung der Hauttemperatur (betroffene Seite kälter).

3.5 Untersuchung des Kreislaufsystems

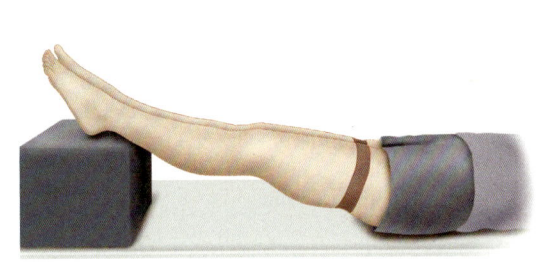
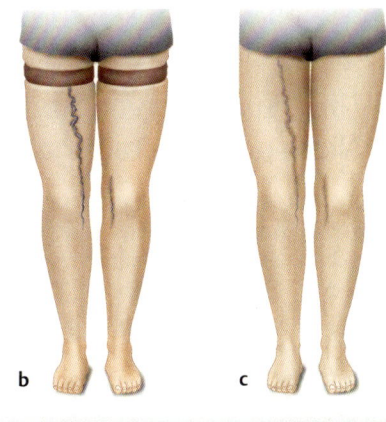

Abb. 3.5 **Trendelenburg-Test.** Erläuterung s. Text. (aus: Füeßl, Middeke, Duale Reihe Anamnese und Klinische Untersuchung, Thieme 2010)

Funktionstests: Ergibt der Gefäßstatus kein eindeutiges Ergebnis, können Funktionstests durchgeführt werden. Einfach auszuführen sind die Lagerungsprobe der unteren Extremität nach Ratschow (s. Gefäße [S. A90]) sowie der Allen-Test der A. radialis und A. ulnaris (s. Gefäße [S. A91]).

Bleibt die Hand in einem der beiden Fälle blass, so ist dies ein Zeichen für einen Verschluss.

Auskultation: Physiologischerweise sind über den Arterien keine **Strömungsgeräusche** zu hören. Bei Verdacht auf Stenosen sollte zumindest über den Karotiden, der A. subclavia und der Aorta abdominalis auskultiert werden. Bereits kleine Stenosen verursachen Strömungsgeräusche. Bei pAVK sollte auch über der A. femoralis und der A. poplitea auskultiert werden.

3.5.4 Venen

Für die sichere Beurteilung des venösen Systems ist meist eine Doppler-Sonografie oder Phlebografie erforderlich.

Inspektion: Zu achten ist auf Zeichen von akuten Verschlüssen (akuter Beinvenenthrombose) mit einseitiger Beinschwellung und livider Verfärbung, einer fortgeschrittenen Veneninsuffizienz mit Hautschäden wie Atrophie, Induration und Ulzerationen sowie Varizen.

Palpation: Bei akuten Thrombosen sind Umfangsdifferenz sowie Schmerzpunkte hinweisend. Bei Thrombophlebitis ist die Palpation der Venen selbst schmerzhaft. Zur Erkennung der Beinvenenthrombose gibt es eine Reihe klinischer Tests (s. Gefäße [S. A122]).

Funktionstests: Zur Prüfung auf Varizen stehen der Trendelenburg-Test (Insuffizienz der Venenklappen der Vv. saphenae magna/parva und Vv. communicantes mit Rückfluss des Blutes beinabwärts) und der Perthes-Versuch (Durchgängigkeit des tiefen Venensystems) zur Verfügung. Beide Tests sind in der Routinediagnostik jedoch von den zuverlässigeren nicht invasiven Methoden verdrängt worden.

Trendelenburg-Test: Am liegenden Patienten wird das Bein angehoben, die Varizen werden nach proximal ausgestrichen, und anschließend wird ein Stauschlauch in der Mitte des Oberschenkels angelegt (**Abb. 3.5 a**). Der Patient soll nun aufstehen. Nach 30–60 s wird die Stauuung geöffnet (**Abb. 3.5 b**). Physiologischerweise (Klappen der Vv. saphenae magna und parva sowie Vv. communicantes sind intakt) soll während der Stauung eine langsame Füllung oberflächlicher Venen stattfinden und nach Lösung der Stauung keine zusätzliche Füllung mehr. Der Test ist dann negativ (linkes Bein in **Abb. 3.5 c**).

Von einem positiven Testergebnis spricht man, wenn während der Kompression eine Füllung der epifaszialen Venen auftritt (Klappeninsuffizienz der Vv. communicantes) oder wenn nach Lösung der Stauung eine rasche Füllung von kranial auftritt (Schlussunfähigkeit der V.-saphena-Klappen) (rechtes Bein in **Abb. 3.5 c**).

Perthes-Test: Beurteilen Sie zunächst die Varizen am stehenden Patienten, stauen Sie nun unterhalb des Knies und lassen Sie den Patienten 5 min auf und ab gehen (**Abb. 3.6**). Beurteilen Sie die Venen **ohne** Öffnung der Stauung (normal: Venen kollabieren völlig). Der Perthes-Versuch fällt positiv aus, wenn die Venen sich nicht vollständig entleeren (Klappenfunktion nicht intakt) oder gar

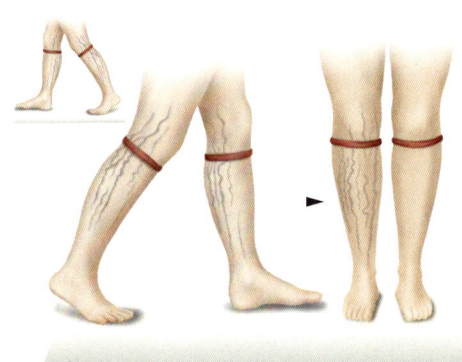

Abb. 3.6 **Perthes-Test**. Normal: linkes Bein, pathologisch: rechtes Bein. (aus: Wurzinger et al., Duale Reihe Anatomie, Thieme 2010)

nicht entleeren (Klappeninsuffizienz **und** Störung des Abflusses über tiefe Venen).

3.6 Untersuchung von Abdomen, Niere und Genitalorganen

Das Abdomen kann man in Epigastrium, Mesogastrium und Hypogastrium unterteilen. Außerdem wird zur Befundbeschreibung in 4 Quadranten (s. Chirurgie [S. B116]) oder 9 Segmente gegliedert. Die Region um den Bauchnabel wird als Regio umbilicalis bezeichnet.

Typischerweise projizieren abdominelle Schmerzen auf verschiedene Quadranten, aber auch eine extraabdominelle Schmerzausstrahlung ist möglich (z. B. Ausstrahlung in die rechte Schulter bei Gallenkolik oder Schmerzen in Flanke und Leiste mit Ausstrahlung in die Labien und das Skrotum bei Nierenkolik).

Inspektion: Die Inspektion des Abdomens kann bereits viele Hinweise liefern. Nehmen Sie sich dafür ein bisschen Zeit, bevor Sie zu untersuchen beginnen. Der Patient soll locker auf dem Rücken liegen und, wenn möglich, die Beine angewinkelt aufstellen, um das Abdomen zu entspannen.
- Narben (Operation, Trauma)
- Auftreibung (Gasansammlung, Verschluss, Peritonitis)
- Ernährungszustand
- Hautturgor (Exsikkose)
- Aszites
- Pulsationen (Aortenaneurysma, Hufeisenniere)
- Peristaltik (stark sichtbar bei Pylorusstenose, Darmverschluss, Morbus Hirschsprung)
- Bauchglatze (fehlende Behaarung als Zeichen verminderten Östrogenabbaus bei Lebererkrankungen)
- Behaarung bei Frauen (Virilisierung)
- Verfärbung (fleckig marmoriert bei Mesenterialarterienverschluss, Hämatome bei subkutanen Injektionen, Roseolen bei Typhus, Petechien, Exantheme, Grey-Turner-Zeichen der Flanken oder Cullen-Zeichen der Periumbilikalregion bei nekrotisierender Pankreatitis)
- Hernien (auch im Stehen beurteilen!)
- Striae (rote Striae distensae bei Morbus Cushing, Steroidbehandlung, Aszites, Schwangerschaft)
- Gefäßzeichnungen (==Caput medusae== als Umgehungskreislauf bei Lebererkrankungen)
- Vorwölbungen.

Auskultation: Bei der Untersuchung des Abdomens sollte immer vor der Perkussion und Palpation stets auskultiert werden, um keine Darmgeräusche anzuregen, die sonst nicht auskultierbar wären. **Normalbefund** ist ein Glucksen, Knarren oder Gurgeln durch die Peristaltik des Dünndarms etwa 5–10-mal pro Minute. Bei verstärkter Peristaltik sind die Darmgeräusche oft besonders laut und lang anhaltend auskultierbar, man spricht von **Borborygmen**.

Mechanischer Ileus: hochfrequente, metallisch klingende oder spritzende Darmgeräusche (vermehrte Peristaltik, um ein Hindernis zu überwinden).

Paralytischer Ileus: fehlende Peristaltik, sog. „Totenstille" (Notfall!).

Neben den Darmgeräuschen sollen auch die **abdominellen Gefäße** auskultiert werden. Dazu müssen Sie das Stethoskop tiefer eindrücken. Die Aorta wird in der Mediallinie vom Epigastrium bis zum Nabel auskultiert. Die Nierenarterien auskultieren Sie etwa handbreit rechts und links der Mediallinie. Systolische Strömungsgeräusche deuten auf Stenosen hin.

Lautstärke und andere Untersuchungsbefunde können Sie meist in entsprechenden Abbildungen auf den Untersuchungsbögen mit den Zeichen +/– dokumentieren. Narben werden ebenfalls eingezeichnet.

Perkussion: Mit der Perkussion können Sie luftgefüllte Abschnitte von dichtem Gewebe oder Flüssigkeit unterscheiden.
- **tympanitischer Klopfschall**: über den luftgefüllten Darmschlingen und der Magenblase, physiologisch
- **gedämpfter Klopfschall**: „Schenkelschall", über parenchymatösen Organen oder auch soliden Tumoren
- **Flüssigkeitsdämpfung**: Aszites (verschiebliche Dämpfung in Seitenlage!).

Aszites: Flüssigkeit in der Bauchhöhle kann außerdem (wenig zuverlässig) mit dem **Undulationsphänomen** (Anschlagen einer Welle an der tastenden Hand, wenn gegenüber leicht angestoßen wird) nachgewiesen werden. Die Unterscheidung zum vorgewölbten Bauch bei Meteorismus ist möglich, da hier der Perkussionsschall höherfrequent und klingender ist.

Bestimmung des Leberrandes: Der **obere Leberrand** liegt in Inspiration normalerweise auf Höhe der 6. Rippe in der Medioklavikularlinie. Perkutieren Sie von kranial in der Medioklavikularlinie und beobachten Sie dabei den Übergang vom sonoren Klopfschall der Lunge zur Dämpfung durch die Leber bis zum tympanitischen Klopfschall durch die Darmschlingen. Die Grenzen können Sie jeweils mit einem kleinen Strich durch einen Fingernagel markieren.

Die **Milzperkussion** ist theroretisch möglich, liefert aber unzuverlässige Ergebnisse und ist daher im klinischen Alltag zu vernachlässigen.

> **MERKE** Bei peritonitischer Reizung kann die Perkussion sehr schmerzhaft sein!

Palpation: Die Palpation ist nicht bei allen Patienten mit gleicher Aussagekraft möglich, z. B. bei
- besonders straffen Bauchdecken durch Training (wenig tiefe Palpation möglich)
- starker Adipositas (kleinere Pathologien können nicht gespürt werden)
- sehr schlanken Menschen (Normalbefunde scheinen pathologisch, z. B. Kotballen/Skybala, rechter unterer Nierenpol, Aorta abdominalis, M. psoas).

3.6 Untersuchung von Abdomen, Niere und Genitalorganen

Starten Sie mit der **Oberflächenpalpation**, bevor Sie tiefer palpieren. Beginnen Sie stets schmerzfern und richten Sie Ihren Blick auf das Gesicht des Patienten, während Sie ihn z. B. mit einem Gespräch ablenken und so bei maximal möglicher Entspannung palpieren können. Es werden alle 4 Quadranten mit ein oder zwei Händen palpiert im Hinblick auf:
- Muskeltonus, Dicke der Bauchwand
- Hernien
- intra- und subkutan gelegene Knoten (Lipome, Hämatome, Metastasen)
- stark vergrößerte Organe.

Normalerweise tastet man keine Resistenzen und der Patient gibt keine Schmerzen an. Pathologisch sind als Zeichen peritonealer Reizung:
- Abwehrspannung
- Druckschmerzen
- Loslassschmerz (ipsi- oder kontralateral bei Loslassen der palpierenden Hand).

Bei Verdacht auf Vorliegen eine **Hernie**, untersuchen Sie den Patienten auch im Stehen und überprüfen Sie, ob der Bruchsack reponierbar ist. Lassen Sie den Patienten husten oder pressen, um einen ausgestülpten Peritonealsack von z. B. Lipomen zu unterscheiden. Kleine Hernien untersuchen Sie bei Männern am besten vom Skrotum aus. Dabei tasten Sie mit dem kleinen Finger entlang des Samenstranges, bis die Fingerbeere die dorsale Wand des Leistenkanals berührt. Lassen Sie den Patienten nun husten. Sie spüren eine direkte Hernie an der Fingerbeere, eine indirekte Hernie an der Fingerspitze (sog. „**Bailey-Anstoßtest**"). Näheres zu den verschiedenen Formen von Hernien s. Chirurgie [S. B177].

Nun folgt die **tiefe Palpation**, bei der Sie am besten beide Hände übereinanderlegen und die obere Hand dabei Druck ausübt. Achten Sie bei Schmerzprovokation auf das Gesicht des Patienten. Bei organischen Ursachen sind die Untersuchungsbefunde reproduzierbar und konstant. Tasten Sie Resistenzen, so beschreiben Sie diese nach Lokalisation, Größe, Oberfläche, Begrenzung, Konsistenz, Verschieblichkeit, Druckdolenz und Pulsation. Zu Differenzialdiagnose abdomineller Resistenzen s. Leitsymptome [S. C100].

Palpation der Leber: Während Sie die Finger unterhalb des Rippenbogens in der Medioklavikularlinie sanft eindrücken, atmet der Patient tief ein. Sie spüren den unteren Leberrand, wenn er über Ihre Fingerkuppe gleitet („Gleitpalpation"). Die Leber ist physiologischerweise nur wenig oder gar nicht palpabel. Mit einer **Kratzauskultation** können Sie bei unsicherem Befund die Größe der Leber noch einmal verifizieren: Legen Sie dazu die Membran ihres Stetoskops im epigastrischen Winkel auf und kratzen Sie mit einem Spatel leicht über die Haut. Beim Übergang von Lebergewebe zu umliegenden Geweben nehmen Sie eine deutliche Abnahme der Lautstärke wahr. Verdächtig auf eine Leberzirrhose ist eine verminderte Leberhöhe (kraniokaudal), derbe Leberkonsistenz, höckrige Leberoberfläche, kein Druckschmerz. Bei Pulsationen der Leber sollten Sie an eine Trikuspidalklappeninsuffizienz denken. Zur Differenzialdiagnostik der Hepatomegalie s. Leitsymptome [S. C98].

Palpation der Gallenblase: Physiologischerweise ist die Gallenblase nicht tastbar! Tasten Sie eine prall gefüllte, schmerzlose Gallenblase, so spricht man – bei gleichzeitigem Ikterus – vom „**Courvoisier-Zeichen**", wie es bei Verschluss des Ductus choledochus (Pankreaskopfkarzinom, Papillenstenose, Gallenblasenhydrops) vorkommt. Als „**Murphy-Zeichen**" bezeichnet man eine druckdolente Gallenblase, z. B. bei Cholezystitis.

Palpation der Milz: Eine palpable Milz ist immer pathologisch! Erst bei **Vergrößerung** um das Doppelte ist die Milz tastbar. Bei Perisplenitis und Milzinfarkt kann die Palpation **schmerzhaft** sein. Zur Palpation der Milz legen Sie die rechte Hand unter die linke Flanke des Patienten und üben dabei leichten Zug nach ventral aus, während Sie den Patienten einatmen lassen und mit der linken Hand von ventral palpieren. Insbesondere bei Verdacht auf eine stark vergrößerte Milz sollten Sie im Unterbauch mit der Palpation beginnen und sich langsam in Richtung des Rippenbogens vorarbeiten. Zur Differenzialdiagnostik der Splenomegalie s. Leitsymptome [S. C100].

Untersuchung der Niere: Die **gesunde Niere** kann wegen ihrer retroperitonealen Lage (v. a. bei adipösen Patienten) meist nur **schwer getastet** werden. Leichter tastbar ist die rechte Niere, da diese etwa 2 cm tiefer als die linke Niere liegt.

Getastet wird **bimanuell** am liegenden Patienten, während der Arzt an dessen rechter Seite steht. Die linke Hand liegt hinter der Flanke des Patienten, mit den mittleren drei Fingern der rechten Hand wird tief gegen die dorsal anliegende Hand palpiert während der Patient tief einatmet. Um die Nierenlager auf Klopfschmerzhaftigkeit zu prüfen, sollte der Patient sitzen und sich leicht nach vorn beugen. Dann legt der Untersucher die linke Hand im Bereich des Nierenlagers auf den Rücken des Patienten und klopft gleichzeitig mit der rechten Faust mit mittlerer Kraft auf den Handrücken der linken Hand.

Befunde: Tastbare Resistenzen können u. a. auf Tumoren, große Nierenzysten bzw. Zystennieren oder eine Hydronephrose deuten. Ein druckschmerzhaftes Nierenlager tritt bei Pyelonephritis oder Harnstauungsniere auf.

Untersuchung der Leistenlymphknoten: Normalerweise sind Leistenlymphknoten nicht druckdolent, maximal erbsengroß und verschieblich. Die Palpation der Lymphknoten kann gemeinsam mit der Pulstastung der A. femoralis erfolgen.

Bei Lymphknoten > 1 cm sollten Sie an Infektionen (Geschlechtskrankheiten) denken und erfragen, ob die Vergrößerung schon lang besteht oder erst kürzlich aufgetreten ist. Lymphknoten werden üblicherweise mit den Charakteristika Druckdolenz, Konsistenz, Verschieblichkeit und Größe beschrieben.

Untersuchung der Geschlechtsorgane: Siehe Urologie [S. B622] bzw. s. Gynäkologie [S. B335].

Digital-rektale Untersuchung: Sie dient der Beurteilung der Prostata (Vorsorgeuntersuchung!) und auch der Abklärung unklarer abdomineller Beschwerden und ist Teil jeder vollständigen Untersuchung des Gastrointestinaltrakts. Zur rektalen Untersuchung gehört auch die Inspektion der Analregion auf Hämorrhoiden oder Fissuren.

Die Untersuchung erfolgt entweder beim nach vorne gebeugten oder stehenden Patienten sowie in Knie-Ellenbogen-, Steinschnitt oder Seitenlage mit gebeugten Hüften und Knien. Zuerst inspiziert man den Anus. Dann wird die mit ausreichend Gleitgel befeuchtete Spitze des rechten Zeigefingers so in die Analöffnung eingeführt, dass die Fingerbeere in Richtung Os sacrum zeigt. Während der Passage des Analkanals folgt der Finger der Krümmung des Os sacrum. Hierbei kann der Analsphinktertonus überprüft werden. Anschließend werden die dorsale und laterale Rektumwand abgetastet, danach der Finger um 180° gedreht und die Prostata palpiert.

Je souveräner Sie als Arzt mit der rektalen Untersuchung umgehen, desto einfacher ist es auch für Ihre Patienten. Erklären Sie vorher in jedem Fall Ihr Vorgehen! Falsche Scham kann für den Patienten möglicherweise fatale Folgen haben.

Bei unklaren abdominellen Beschwerden sollte immer auch an gynäkologische oder urologische Ursachen gedacht werden.

3.7 Untersuchung der Wirbelsäule und der Extremitäten

Orthopädische Untersuchung: Auch in der hausärztlichen Praxis werden viele Patienten mit Rückenschmerzen oder Gelenkbeschwerden vorstellig. Wichtig sind Anamnese, Inspektion, Palpation und Funktionsprüfung des jeweiligen Gelenks. Die Beurteilung muss stets im Seitenvergleich erfolgen!

Anamnestisch sollte nach folgenden 4 **Leitsymptomen** gefragt werden
- Schmerz (in Ruhe, bei Belastung, Anlaufschmerz)
- Bewegungseinschränkung
- Deformität
- Schwellung.

Tab. 3.3 Differenzialdiagnose zwischen akutem arteriellem Gefäßverschluss und tiefer Venenthrombose

	akuter arterieller Gefäßverschluss	tiefe Venenthrombose
Anamnese	absolute Arrhythmie (Vorhofflimmern), pAVK	Immobilisation, Ovulationshemmer, Exsikkose (bei forcierter Diurese)
Inspektion	blasse, evtl. fleckig zyanotische Haut	evtl. gleichmäßige Zyanose
Gefäßstatus	distale Pulse nicht tastbar	Pulse tastbar, Venen gestaut
Palpation	kalte Haut	warme Haut, Ödem, Infiltration
Schmerzen	besser bei Tieflagerung	besser Hochlagerung, Druckschmerz bei Kompression (z. B. Wade)

So erhält der Arzt erste Hinweise zur Differenzierung zwischen entzündlichem und nicht entzündlichem Schmerz sowie Anhaltspunkte für das Vorliegen einer möglichen rheumatischen Erkrankung.

Näheres zur orthopädischen Untersuchung s. Orthopädie [S. B232].

Allgemeine Untersuchung der unteren Extremität: Schon die **Inspektion** der unteren Extremität kann Hinweise auf systemische Erkrankungen liefern (Ödeme bei Rechtsherzinsuffizienz, blasse kalte Extremitäten bei pAVK). Achten Sie auch auf Farbveränderungen (z. B. Purpura jaune d'ocre = braune Verfärbungen bei chronisch-venöser Insuffizienz), Varizen und mögliche Ulzera. Eine **Umfangsdifferenz** der Beine können Sie mit dem Maßband objektivieren. Zur Untersuchung auf Ödeme drücken Sie Ihren Daumen an der Tibiakante für einige Sekunden fest ein. Bei Ödemen bleiben danach deutliche Dellen sichtbar. Zur Differenzialdiagnose zwischen akutem arteriellem Gefäßverschluss und tiefer Venenthrombose s. **Tab. 3.3**.

3.8 Untersuchung des Kindes

Siehe Pädiatrie [S. B466].

C 26 Grundzüge der Allgemeinmedizin

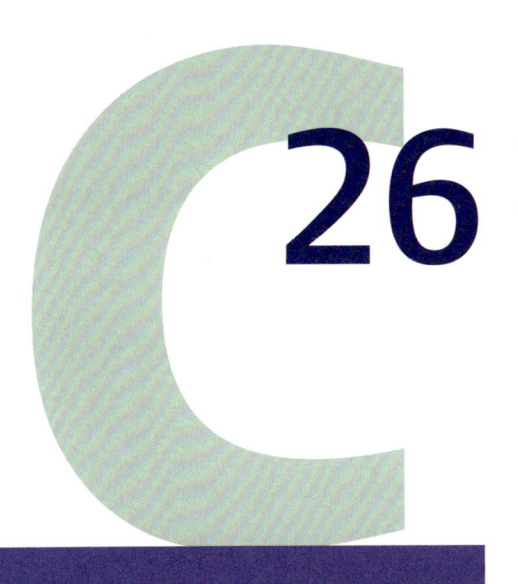

1 Allgemeinmedizinische Funktionen und Besonderheiten 202

2 Prävention 214

3 Alternative Behandlungsmethoden 215

4 Aufgaben im sozialen Bereich 217

1 Allgemeinmedizinische Funktionen und Besonderheiten

1.1 Hinweis

Dieses Kapitel fokussiert auf die besonderen Aufgaben des Allgemeinmediziners im Rahmen der diagnostischen und therapeutischen, aber auch der sozialpsychologischen Betreuung seiner Patienten. Bezüglich der konkreten Diagnose und Therapie von Erkrankungen gelten selbstverständlich dieselben Prinzipien wie für alle anderen ärztlichen Fachrichtungen. Diese sind daher in den jeweiligen Fachkapiteln nachzulesen.

1.2 Spezielle allgemeinärztliche Funktionen

> **DEFINITION** Die speziellen Funktionen des Allgemeinarztes ergeben sich aus seinem besonderen Status als Vertrauter von Patienten, Familien und als erster Ansprechpartner. Neben der medizinischen Versorgung liegen seine Aufgaben v. a. in der sozialen Betreuung und in der Weichenstellung und Koordination einer adäquaten Weiterbetreuung.

Der Hausarzt behandelt Patienten aus jeder Altersgruppe, vom Kind bis zum Greis.

Haus- und familienärztliche Funktion: Der Allgemeinarzt betreut Patienten und Familien über einen längeren Zeitraum. Daher gilt er als Vertrauter der Familien, der einen guten Einblick in die zwischenmenschlichen Beziehungen und Konflikte erhält. Durch Hausbesuche kann er die Umgebung und das Lebensumfeld seiner Patienten besser beurteilen. Die persönlichen Probleme einzelner Familienmitglieder können mit dem entsprechenden Ein- und Durchblick angegangen werden. Somit zählen die Bewältigung von Kindheits- und Schulproblemen, Pubertätskrisen, Verlusterlebnissen, Ehe-, Partnerschafts- und Scheidungsproblemen genauso zu seinen Aufgaben wie die Betreuung seiner Patienten im Krankheitsfall.

Hausbesuchstätigkeit: Der Hausbesuch [S. C208] stellt eine spezifische Betreuungsform des Allgemeinmediziners dar. Er umfasst nicht nur diagnostische und therapeutische, sondern auch sozialmedizinische Maßnahmen (s. Arbeits- und Sozialmedizin [S. C247]).

Filter-, Steuer- und Koordinationsfunktion: Die diagnostischen und therapeutischen Möglichkeiten eines Allgemeinarztes sind sehr begrenzt. Im Rahmen dieser Möglichkeiten übernimmt er für Erkrankungen die anfängliche Diagnostik und Therapie. Durch die beschränkte technische Ausstattung und die nicht immer optimalen Behandlungssituationen ist er auf die **Einbeziehung von Fachspezialisten** angewiesen. In sehr kurzer Zeit muss er die **Weichen für die beste Behandlung** seines Patienten stellen. Als „Koordinator" ist er für die gezielte Zuweisung zum Spezialisten, die federführende Koordinierung zwischen den Versorgungsebenen, das Zusammenführen und Bewerten aller Ergebnisse und deren kontinuierliche Dokumentation verantwortlich. Er trägt die Entscheidung, ob die Zusammenarbeit mit anderen medizinischen Einrichtungen, niedergelassenen Fachkollegen, Krankenhäusern, physikalischen Therapieeinrichtungen und Rehabilitationszentren erforderlich ist.

Notfallfunktion: Der Hausarzt wird nicht selten mit Notfallsituationen wie Herzinfarkt, Schlaganfall oder Anaphylaxie konfrontiert. An ihm liegt es, die notwendige Erstversorgung des Patienten durchzuführen und die Schwere seiner Erkrankung einzuschätzen. Eine seiner wichtigsten Aufgaben ist es, zu unterscheiden, ob es sich um einen potenziell lebensbedrohlichen Zustand oder um eine weniger dringliche Situation handelt.

Soziale Integrationsfunktion: Der Allgemeinmediziner wird in vielen Entscheidungsprozessen vonseiten der Patienten, des Staates und der Krankenkassen mit einbezogen, da er die gesundheitlichen Interessen der Patienten nach außen hin vertritt. Er beurteilt die Arbeitsunfähigkeit, den Rehabilitations-, Pflege- und Berentungsbedarf der Patienten.

Gesundheitsbildungsfunktion: Durch die Gesundheitsberatung des Hausarztes wird ein erhöhtes Bewusstsein für die individuelle Gesundheit geschaffen. Inhalte dieser Beratung umfassen neben Prophylaxe- und Rehabilitationsvorschlägen auch Fragen zum Thema Ernährung, körperliche Bewegung, Beziehung, Sexualität und Freizeit.

Umweltmedizinische Funktion: Da der Hausarzt häufig das persönliche Umfeld, die Wohn- und Arbeitsräume seiner Patienten kennt, kann er mögliche Ursachen schon frühzeitig beim Hausbesuch erfahren. Neben dem Wohnbereich sollte der Allgemeinmediziner auch besonders auf geopolitische Besonderheiten (z. B. Fabriken, Deponien, Smogbelastung, Atomkraftwerke, Flugplätze, Verkehrsknotenpunkte, Müllverbrennungsanlagen und intensiv landwirtschaftlich genutzte Gebiete) achten.

Ökonomische Funktion: An den Allgemeinarzt werden Forderungen von seinen Patienten und von der Gesellschaft gestellt. Seine Maßnahmen müssen nicht nur objektiven, sondern auch subjektiven Aspekten gerecht werden. Dabei darf die Wirtschaftlichkeit nicht vernachlässigt werden. Die Leistungen müssen ausreichend, zweckmäßig und ökonomisch sein, und sie dürfen das Maß des Notwendigen nicht überschreiten.

1.3 Spezielle allgemeinärztliche Anamnese und Untersuchung

Allgemeines: Der Allgemeinarzt ist besonders auf die körperliche Untersuchung und auf die Anamnese angewiesen, da ihm weitergehende technische Untersuchungsmöglichkeiten häufig fehlen. In den meisten Fällen kann durch eine korrekte Anamnese und eine körperliche Beurteilung das Problem des Patienten erkannt und ggf. ein gefährlicher Verlauf abgewendet werden. Die Besonderheit des Allgemeinarztes ist, dass er seine Patienten meist schon über einen längeren Zeitraum kennt und betreut. In vielen Fällen kann er daher auf eine umfassende Anamnese und in seltenen Fällen sogar ganz auf eine Anamnese und eine körperliche Untersuchung verzichten. Zur Anamneseerhebung des Hausarztes gehört auch die gemeinsame Erfahrung des Arztes mit dem Patienten. Diese **erlebte Anamnese** steht für eine längere Arzt-Patienten-Beziehung, die sich erst im Laufe der Zeit entwickelt. Details zur allgemeinen Anamnese s. Anamnese [S. C185].

Verbale Kommunikation:

> **DEFINITION** Kommunikation über Sprache.

Bei der Anamnese und körperlichen Befunderhebung sollte in einem angemessenen zeitlichen Aufwand dem Patienten das Gefühl gegeben werden, dass sein Problem verstanden und erkannt ist. Dabei sollte der Patient nicht spüren, dass der Hausarzt unter Zeitdruck steht. Der Arzt sollte dem Patienten zum Anfang des Gesprächs die Möglichkeit lassen, **frei über seine Probleme zu berichten**. Bereits daraus lassen sich sehr viele Informationen gewinnen. Auf dieser Basis sollte der Arzt dann gezielt Fragen stellen.

Der Hausarzt sollte bei der Anamnese grundsätzlich auf die **Wortwahl des Patienten** achten, um versteckte Probleme besser entschlüsseln zu können. Unerwünschte Pausen oder Unsicherheiten vonseiten des Patienten können durch **Zwischenfragen** gut überbrückt werden. Manchmal brauchen Patienten Redepausen, um ihre Gedanken zu ordnen oder um nachzudenken, sodass Zwischenfragen hier unangebracht sind. Wichtig für die Mitarbeit des Patienten ist die Wahl einer angemessenen Sprache. Einfache Worte und ein geeignetes Sprechtempo fördern das Begreifen und die Arzt-Patienten-Beziehung. Der Hausarzt sollte den Patienten auffordern, seine Aussagen zu präzisieren, damit der Arzt sie besser deuten kann.

Zusammenfassende Wiederholungen und das Eingehen auf geäußerte Sorgen und Beschwerden vermitteln dem Patienten das Gefühl, angehört und akzeptiert zu werden. Informationen, die der Arzt als besonders wichtig erachtet, sollten mit dem Patienten nochmals besprochen und falls erforderlich notiert werden. Eine der wichtigsten Aufgaben des Arztes ist das **Zuhören** und das **Eingehen auf Probleme**. Dazu sollen vom Arzt nicht nur die Fakten aufgenommen, sondern wenn möglich auch gleich interpretiert werden.

Nonverbale Kommunikaton:

> **DEFINITION** Eine Kommunikationsform, die averbal (ohne Worte, Gebärden- oder Schriftsprache) abläuft. Die nonverbale Verständigung umfasst Erscheinung, Auftreten, Körpersprache, Gesten, Mimik, Körperkontakt und nichtsprachliche Laute wie Lachen oder Weinen.

Nonverbale (averbale) Kommunikation ist jegliche Kommunikation, die nicht verbal erfolgt, also weder über Lautsprache noch über Gebärdensprache oder Schriftsprache.

Verständigungssysteme, in denen sprachliche Zeichen aus einem dieser Systeme in eine andere Modalität „übersetzt" werden, z. B. Lormen oder lautsprachbegleitende Gebärden, werden ebenfalls nicht zur nonverbalen Kommunikation gerechnet, da es sich bei ihnen um Kodierungen der jeweiligen verbalen Systeme handelt, von denen sie abgeleitet sind. Allerdings können auch Schriftbild, Stimmlage und Sprechverhalten wesentliche – nonverbale – parasprachliche Botschaften über einen Menschen übermitteln.

Der nonverbale Anteil eines Gesprächs kann manchmal aufschlussreicher sein als das gesprochene Wort. Der Arzt muss die Fähigkeit besitzen, die Körpersprache – z. B. Änderung der Sitzposition, Niederschlagen der Augen oder Gestikulieren mit beiden Händen – wahrzunehmen und auch zu verstehen. Das Verstehen von Gestik und Mimik trägt zum **Einfühlen in den Patienten** bei. Der Arzt kann nonverbal seine Zuwendung zum Patienten zeigen, indem er sich näher zu ihm setzt und ihm zuhört. Ein freundliches Lächeln und die Zuverlässigkeit des Arztes schaffen bei einem Patienten Vertrauen. Echtheit, Zuwendung, Vertrauen und Einfühlung kann man unter dem Begriff der **Empathie** zusammenfassen.

Compliance:

> **DEFINITION** Unter Compliance wird die „Gehorsamkeit des Patienten" in Bezug auf ärztliche Anordnungen, wie Medikamentenverschreibungen, verstanden.

Hält sich der Patient an die verordnete Therapie, entspricht dies dem erwünschten Denken und Handeln. Das fehlerhafte Handeln des Patienten gemessen am ärztlichen Standard heißt **Non-Compliance**. Die Compliance ist vor allem bei lang andauernden Erkrankungen stark vermindert. Allerdings kann sie durch ein gutes Arzt-Patienten-Gespräch gesteigert werden. Auch Freundlichkeit, Respekt und Empathie wirken sich beim Gespräch compliancefördernd aus.

Der Arzt sollte den Patienten beobachten und ihm zuhören. Zwischen den Gesprächspartnern soll sich ein gegenseitiges Vertrauen aufbauen. Um die Compliance zu stärken, ist es wichtig, dass der Arzt selbst von der Wirksamkeit seiner verordneten Therapie überzeugt ist. Auch die ärztliche Leitbildfunktion sollte bei der Compliance nicht vernachlässigt werden. So ist es sicherlich schwie-

1.4 Diagnostische und therapeutische Besonderheiten

1.4.1 Diagnostische Besonderheiten

In der allgemeinmedizinischen Diagnostik werden verschiedene Diagnosearten unterschieden.

> **DEFINITION Situations- oder Blickdiagnose:** Grundlage ist diejenige Information, die durch den Gesamteindruck des Patienten vermittelt wird. Sie führt mit oder ohne Untersuchung zu einer ärztlichen Behandlung.
>
> **Symptomdiagnose:** Ihr liegt die Deutung von Krankheitszeichen zugrunde. Es wird eine symptomatische Therapie unter Berücksichtigung des abwartenden Offenlassens angestrebt.
>
> **Bestands- oder Artdiagnose:** Sie kann gestellt werden, wenn alle diagnostischen Maßnahmen abgeschlossen sind und eine endgültige Krankheitsbezeichnung gefunden wurde.
>
> **Direkte Diagnosestellung:** Sie kann erfolgen, wenn beim Patienten charakteristische Angaben und Symptome vorliegen. Auf eine genaue Befragung und Untersuchung des Patienten ist in diesem Fall verzichtbar.

> **MERKE** Die Beschwerden, die ein Patient bei der Anamnese angibt, müssen vom Hausarzt kritisch bewertet werden. Er sollte, ausgehend von den subjektiven Betrachtungen des Patienten, die Untersuchung nach objektiven Kriterien durchführen. Erst nach dem Zusammentragen von subjektiven und objektiven Befunden ist es ihm möglich, die Beschwerden des Patienten zu analysieren und eine Diagnose zu stellen.

Besondere diagnostische Schwierigkeiten in der Allgemeinmedizin:

Symptomorientierte (lindernde) Soforttherapie: Dem Hausarzt begegnen manchmal Situationen, in denen er ohne viel Diagnostik eine sofortige Therapie einleiten muss, z. B. bei hohem Fieber, starken Schmerzen und Synkopen. Einerseits sind die therapeutischen Maßnahmen zum Abwenden eines lebensbedrohlichen Zustands wichtig, andererseits birgt dieses Verfahren eine hohe Gefahr, Fehldiagnosen zu stellen und eine fehlerhafte Therapie zu beginnen.

Eine wichtige Aufgabe des Hausarztes besteht darin, vor einer Behandlung zu prüfen ob eine potenziell gefährliche oder sogar **lebensbedrohliche Situation** vorliegt. Wenn ein gefährlicher Zustand bestätigt oder vom Arzt durch mangelnde technische Ausstattung nicht ausgeschlossen werden kann, ist es sicherer, den Patienten **in die Klinik** einzuweisen. Ist eine Gefährdung des Patienten ausgeschlossen, kann der Arzt die weiteren diagnostischen Schritte, die zur Diagnosefindung unentbehrlich sind, einleiten. Eine Linderung der Beschwerden bringt die Soforttherapie, die nur symptomatisch erfolgt, da die Ursachensuche sich meist über einen längeren Zeitraum erstreckt.

Spannungsfeld „Unwohlsein versus Krankheit": Einige Erkrankungen wie Unwohlsein, Müdigkeit, Leistungsminderung lassen sich nur schwer objektivieren und behandeln. Eine Diagnose kann nur schwer gestellt werden, da häufig keine organischen Befunde vorliegen. Durch einen **großen Erfahrungsschatz** und durch die meist **langzeitige Betreuung** der Patienten kann der Hausarzt in vielen Fällen den Gesundheitszustand trotzdem beurteilen.

Bei Befindlichkeitsstörungen, wo sich anfänglich noch keine organischen oder psychischen Auffälligkeiten zeigen, muss zuerst ein potenziell gefährlicher Verlauf ausgeschlossen werden. Erst dann kann die Taktik des **abwartenden Offenlassens** angewandt werden, d. h., man verzichtet bewusst auf weiterführende Maßnahmen und therapiert den Patienten symptomatisch. Der weitere Verlauf der Erkrankung wird abgewartet und beobachtet, ob sich eine fassbare organische oder psychische Ursache herauskristallisiert.

Spannungsfeld „häufige versus seltene Erkrankungen": Viele Erkrankungen sind z. T. jahreszeitlich bedingt und kommen in der Hausarztpraxis sehr oft vor. So sind uncharakteristische, fieberhafte Infekte bei jüngeren und Bluthochdruck bei älteren Patienten sehr häufige Behandlungsanlässe. Allerdings darf sich der Hausarzt von der Häufigkeit bestimmter Erkrankungen nicht dazu verleiten lassen, sie „unkontrolliert" zu diagnostizieren. Schließlich wenden sich auch Patienten mit selteneren Erkrankungen, die u. U. zu einer ähnlichen Symptomatik führen, vertrauensvoll an ihn. Daher gilt: Die Häufigkeit einer Erkrankung darf nicht als „diagnostisches Kriterium" bewertet werden, bei jedem Patienten sollte eine Anamnese und eine körperliche Untersuchung durchgeführt werden.

Einbeziehung des psychosozialen Umfeldes und der Familie: Manche Patienten, vor allem Kinder, geben Beschwerden an, die organisch nicht zu erklären sind. Daher ist es notwendig, das psychosoziale Umfeld und die Familiensituation in die Diagnostik mit einzubeziehen. Familienprobleme, die über einen längeren Zeitraum nicht gelöst werden, können zu psychischen und somatischen Störungen führen. Wenn der Hausarzt die Familiensituation kennt, kann er evtl. auf eine aufwendige Diagnostik verzichten, er kann der Familie Hilfe anbieten und die möglichen Folgen verhindern.

Allgemeinmedizinische Grunddiagnostik: Die Grunddiagnostik von **Blut und Urin**, z. B. Blutkörpersenkungsgeschwindigkeit, Teststreifen und mikroskopische Urinuntersuchung, kann der Hausarzt in seiner Praxis selbst durchführen. Andere Blutparameter und **Stuhlproben** werden in Zusammenarbeit mit Laborgemeinschaften und Mikrobiologen untersucht. Ein **EKG** sollte in jeder

Praxis geschrieben werden können, und auch ein **Blutdruck**messgerät sollte vorhanden sein. Die Praxisausstattung der Allgemeinärzte ist sehr unterschiedlich, so führen einige sogar Lungenfunktionstests und Sonografien durch. Bei der sog. **Stufendiagnostik** werden die apparativen diagnostischen Maßnahmen erst nach und nach angewandt, um Zeit zu sparen und unnötige Kosten zu vermeiden.

> **MERKE** Bevor der Hausarzt diagnostische Schritte einleitet, sollte er dem Patienten erklären, was gemacht wird und warum. Bei Fragen des Patienten zur Methode sollte diese kurz erläutert und auch die Komplikationen und Nebenwirkungen sollten erwähnt werden. Der Hausarzt muss auf Patientenwünsche und Ängste zu bestimmten diagnostischen Behandlungsweisen eingehen.

Weiterführende diagnostische Maßnahmen übersteigen die Möglichkeiten des Allgemeinmediziners, sodass sie dem Fachspezialisten vorbehalten sind. Koloskopien sollten beim Gastroenterologen, das Spiegeln des Augenhintergrundes beim Augenarzt durchgeführt werden.

1.4.2 Therapie

Der Hausarzt muss bei einer Therapieentscheidung abwägen, welchen Nutzen und welchen Schaden sie dem Patienten bringt. Er muss zunächst prüfen, ob eine Therapie überhaupt erforderlich ist. Dabei muss er nicht nur die Pharmakotherapie, sondern auch andere Therapievarianten, wie z. B. physikalische Therapie und Psychotherapie, in Betracht ziehen.

Der Allgemeinarzt strebt i. d. R. eine **kausale Therapie** an, die die Ursache einer Erkrankung beseitigt. Da in vielen Fällen die Ursachenfindung schwierig und zeitaufwendig ist, wird der Patient **zunächst symptomatisch** behandelt, um die Beschwerden zu lindern. Häufig ist eine Kombination beider Therapievarianten sinnvoll, z. B. die Gabe eines Schmerzmittels und eines Antibiotikums bei einer Otitis media.

Von einem Medikament erwartet der Patient, dass es bei der Einnahme zu einer raschen Linderung der Beschwerden kommt, ohne dass dabei **Nebenwirkungen** auftreten. Die Aufgabe des Arztes besteht darin, den Patienten über die Wirkungsweise des Präparates und über die möglichen Nebenwirkungen aufzuklären. Bei Patienten, die viele Medikamente zu sich nehmen, muss eine genaue Überprüfung der Wirkstoffe und Nebenwirkungen erfolgen, da es zu unerwünschten Arzneimittelinteraktionen kommen kann. Wenn bei einem Präparat häufiger Nebenwirkungen bekannt werden, die zum Absetzen der Medikation durch den Patienten geführt haben, muss der Allgemeinarzt reagieren und bei der Verschreibung auf ein Alternativpräparat ausweichen.

Hat ein Medikament viele Nebenwirkungen, ist der Wirkungseintritt verzögert oder muss der Patient große Mengen am Tag davon einnehmen, so ist die **Compliance** des Patienten stark herabgesetzt. Vor Beginn einer medikamentösen Langzeitbehandlung muss ein Patient gründlich über die Notwendigkeit der langfristigen Medikation und über die Einnahme aufgeklärt werden. Der Hausarzt sollte auch auf die Ängste und Bedenken des Patienten eingehen. Nur so kann eine gute Compliance sichergestellt werden.

Wie bei der Diagnostik sollten auch bestimmte Therapien, z. B. Gabe von Chemotherapeutika, den Fachkollegen überlassen werden.

Nationale Versorgungsleitlinien: Die Nationalen Versorgungsleitlinien sind evidenzbasierte und systematisch entwickelte Handlungs- und Entscheidungshilfen für den Arzt, die der Qualitätsförderung in der Medizin dienen sollen. In begründeten Fällen kann aber (oder muss sogar) davon abgewichen werden. Es gibt (Stand 2012) Nationale Versorgungsleitlinien zu
- Asthma bronchiale und COPD
- unipolarer Depression
- Diabetes mellitus Typ 2
- Herzinsuffizienz
- koronarer Herzerkrankung
- Kreuzschmerzen.

Näheres auf www.versorgungsleitlinien.de.

1.5 Dokumentation

Dokumentationspflicht: Ein Arzt hat die **Pflicht, Aufzeichnungen und getroffene Maßnahmen hinreichend zu dokumentieren** und i. d. R. 10 Jahre lang aufzubewahren (s. Rechtsmedizin [S. C292]). Vollständige Anamnese- und Untersuchungsunterlagen dienen dem Arzt als Gedächtnisstütze. Befunde und Ergebnisse der Patienten können besser zugeordnet und Verläufe können besser beurteilt werden. Diagnostische und therapeutische Irrtümer können durch die Prüfung genau geführter Patientenunterlagen aufgedeckt werden. Auch bei juristischen Auseinandersetzungen mit Patienten oder der Kassenärztlichen Vereinigung kann die genaue Dokumentation dienlich sein.

Dokumentationsform: Da der Hausarzt meist unter Zeitdruck komplexe Krankheitsverläufe dokumentieren muss, schreibt er häufig nur Stichworte auf, die nur aus der Kenntnis des Patienten verständlich werden. Auch **Anamnese-Fragebögen** werden wegen ihres systematischen Aufbaus und den meist umfassend gestalteten Fragen sehr gern angewendet. Der wartende Patient hat Zeit, den Bogen auszufüllen, und der Arzt bekommt detaillierte Angaben zum Patienten, ohne dabei sein Zeitbudget zu belasten. Bei diesem Verfahren tritt das Gespräch in den Hintergrund, sodass psychosomatische Zusammenhänge und wesentliche Informationen womöglich nicht erfasst werden. Immer mehr Allgemeinärzte wenden **computergestützte Dokumentationsprogramme** an, die inhaltlich und zeitlich angemessen und wissenschaftlich auswertbar sind.

1.6 Allgemeinmedizinischer Notfall

DEFINITION In der Allgemeinmedizin gilt jede Situation, in der sich ein Patient **subjektiv in seiner Gesundheit bedroht und potenziell gefährdet fühlt,** als Notfall.

Damit unterscheidet sich die Definition des Notfalls in der Allgemeinmedizin von der „normalen" Notfallsituation: Bei einem medizinischen Notfall ist eine potenziell lebensbedrohliche Gefährdung der Gesundheit vorhanden. Bei einem Notfall in der Allgemeinmedizin steht dagegen das **subjektive Empfinden** des Patienten im Vordergrund. Die subjektiven Erlebnisse eines jeden Einzelnen sind sehr verschieden, sodass sich ein Notfall von Patient zu Patient unterscheidet.

Nachdem der Allgemeinarzt die subjektiven Beschwerden des Patienten erfasst hat, muss er prüfen, ob diese mit seinen objektiven Befunden übereinstimmen, um danach zu handeln. Allerdings gibt es auch Situationen, in denen der Hausarzt umgehend handeln muss, obwohl kein objektiver Notfall vorliegt. Der Arzt trägt die Entscheidung, ob ein subjektiv erlebter Notfall seinen sofortigen Einsatz nötig macht.

Häufige Beschwerden: Da der Notfall nicht einheitlich definiert werden kann, fehlen zuverlässige Daten, die etwas über die Häufigkeit der Notfälle aussagen. Der objektive Notfall tritt nur in wenigen Fällen auf, da zum Zeitpunkt der Untersuchung die diagnostischen Methoden wenig aussagekräftige Beweise für die Objektivierung einer Diagnose liefern. Meist fehlen auch die technischen Rahmenbedingungen, um eine Verdachtsdiagnose zu beweisen oder auszuschließen.

Häufige Notfälle in der Praxis sind:
- Angina pectoris
- Herzrhythmusstörungen
- Schockzustände
- hypertone Krisen
- Gallen- und Nierenkoliken
- Krampfanfälle
- Status asthmaticus
- akute arterielle und venöse Verschlüsse
- akutes Abdomen
- Intoxikationen und Verletzungen.

Diagnostik und Therapie: Der Hausarzt trägt die Entscheidungen, wie er seinen Patienten zu behandeln hat, nach eigenem Verantworten. Dabei helfen ihm Erfahrungen und die meist langjährige Bekanntschaft mit seinen Patienten. Er kennt die bereits bestehenden Erkrankungen, die Unverträglichkeiten und die Verhaltensweisen des Patienten.

Zeichen, die auf einen **objektiven Notfall** hinweisen, sind z. B.:
- verändertes Verhalten und Aussehen des Patienten
- kardiopulmonale Symptome wie Tachykardien oder Tachypnoen, niedriger Blutdruck
- neurologische Symptome wie Gangunsicherheiten, Sprach- und Gangstörungen oder Bewusstseinsstörungen.

MERKE Bei der Beurteilung des Patienten sollte der Arzt v. a. auf folgende Punkte achten: Atmung, Puls, Hautfarbe, Schwitzen, Erbrechen und Bewusstseinsstörungen. Blutdruck, Puls, Atmung und Bewusstseinszustand sollten kontinuierlich kontrolliert werden.

Da nicht jeder objektiv bedrohliche Zustand am Aussehen des Patienten erkannt werden kann, muss in jedem Fall eine Anamnese und körperliche Untersuchung durch den Arzt erfolgen. Wichtig ist eine Beruhigung des Patienten. Weiteres s. auch Notfallmedizin [S. B26].

In manchen Situationen stellen Patienten ihren objektiv bedrohlichen Zustand abgeschwächt dar. Symptome und Befunde, die auf den Notfall hinweisen könnten, werden nicht geäußert. Wenn der Arzt einen Verdacht hat, dass sein Patient in einer lebensbedrohlichen Situation steckt, muss er diesem nachgehen und ausgiebig überprüfen.

Notfälle, die keine oder nur eine **geringe Symptomatik** zeigen, heißen **versteckte Notfälle.** Dazu können gehören:
- Lungenembolien
- Herzinfarkte ohne typische Schmerzsymptomatik
- gastrointestinale Blutungen, die vom Patienten nicht geäußert werden
- transitorische ischämische Attacken (TIA) oder Insulte
- Suizidalität.

Notfälle, denen wegen **vordergründig fehlender Dramatik** von unerfahrenen Ärzten der Notfallcharakter abgesprochen wird, erfordern in der Allgemeinmedizin einen hohen Einsatz. Des Öfteren sind es Krisen im Leben eines Patienten, die eine Vermittlung des Hausarztes zwingend notwendig machen: Pubertäts- und Ehekrisen, Generationskonflikte, soziale Nöte und Katastrophen.

1.7 Psychosomatik in der Allgemeinmedizin

Epidemiologie: Mehr als ein Drittel der Bevölkerung leidet irgendwann einmal im Leben an einer psychischen Erkrankung. Die Mehrzahl der Erkrankten wird nicht von Psychiatern, Nervenärzten oder Psychotherapeuten behandelt, sondern sie konsultiert vor allem ihre Allgemeinärzte. Gleichwohl wird den psychischen Erkrankungen in der Allgemeinmedizin nur eine nachgeordnete Rolle zugewiesen. Die häufigsten **psychischen Diagnosen** in der Allgemeinmedizin sind depressive Episoden, generalisierte Angststörungen, Phobien (z. B. Agoraphobie), Panikstörungen und psychosomatische Störungen.

Psychosomatische Grundversorgung: Der Hausarzt ist für die psychosomatische Grundversorgung verantwortlich, d. h., die Behandlung von organischen und seelischen Erkrankungen ist gleichrangig. Viele Beschwerden, wie z. B. Reizmagen, Colon irritabile, funktionelle Herzbeschwerden, sind nur funktioneller Art, sodass sich kein organisch-pathologisches Korrelat dazu finden lässt. Dies macht auch eine **komplexe Diagnosestellung** notwendig, die eine ausführliche Anamnese und körperliche Untersuchung sowie somatische Zusatzuntersuchungen und ein psychosomatisches Fragebogenscreening einschließen sollte. Die Anamnese umfasst nicht nur die jetzigen Beschwerden, die bisherige Krankheitsgeschichte und die Erkrankungen in der Familie, sondern auch die Lebensgeschichte und die jetzige Lebenssituation. Es wird besonders auf belastende Ereignisse in der Kindheit und Jugend, in Ausbildung und Beruf und in Partnerschaft und Familie eingegangen. Durch eine frühzeitige Aufklärung psychosomatischer Zusammenhänge kann möglicherweise ein gefährlicher Verlauf abgewendet werden.

Gesprächsführung: Durch die **verbale Intervention**, eine besondere Form der ärztlichen Gesprächsführung, sollen Patienten den Zusammenhang zwischen Symptomen und auslösenden Faktoren oder Konflikten erkennen und akzeptieren. Sie sollen motiviert werden, Konflikte selbst zu lösen, auslösende Faktoren zu beseitigen und ihr Verhalten zu ändern. An die verbale Intervention kann sich ein Psychotherapieverfahren anschließen.

Psychotherapie: Sie bezieht sich nicht auf die Symptome oder Krankheitsdiagnosen des Patienten, sondern auf seine Lebensgeschichte und auf sein soziales Umfeld. Methode und Dauer werden abhängig von der Art und Schwere des Leidens festgelegt. Die Psychotherapie fordert vom Patienten die Bereitschaft zu aktiver und motivierter Mitarbeit.

Einsatz weiterer Techniken: Um eine psychosomatische Therapie zu realisieren, können auch **übende und suggestive Techniken** eingesetzt werden. Dazu zählen das autogene Training, progressive Muskelrelaxation und Hypnoseverfahren. Besonderer Beliebtheit erfreut sich das autogene Training wegen des geringen zeitlichen Aufwandes, des guten Langzeiteffektes, der Ungefährlichkeit und der hohen Patientenakzeptanz. Bei den übenden und suggestiven Verfahren kommt der Patient zur Ruhe, er entspannt und erholt sich zugleich. Der Allgemeinarzt hat die Aufgabe, in die Techniken einzuführen, die Patienten beim Lernen und Üben zu unterstützen und ihnen therapeutische Phänomene näher zu erläutern.

> **MERKE** Die Ziele der psychosomatischen Grundversorgung liegen vor allem in der **Symptombeseitigung**. Dem Patienten sollen die komplexen Zusammenhänge zwischen einem Konflikt und den daraus resultierenden Beschwerden nähergebracht werden.

Wichtig ist auch die Abklärung möglicher Suizidgedanken. Wenn eine Suizidgefahr nicht ausgeschlossen werden kann, sollte nach Absprache eine sofortige Überweisung zum Facharzt erfolgen.

Weiteres zu psychosomatischen Therapiemöglichkeiten s. Psychatrie [S. B1074].

1.8 Suchterkrankungen in der Allgemeinmedizin

> **DEFINITION** **Sucht** ist ein unabweisbares Verlangen nach einem bestimmten Erlebniszustand. Diesem Verlangen werden die Kräfte des Verstandes untergeordnet. Es beeinträchtigt die freie Entfaltung einer Persönlichkeit und zerstört die sozialen Bindungen und Chancen eines Individuums.

Die Sucht ist ein psychisches Problem mit möglichen körperlichen und sozialen Folgen (s. a. Psychiatrie [S. B1038]).

Kennzeichnend für eine Sucht sind der überwältigende Wunsch oder Zwang, das Suchtmittel fortwährend zu sich zu nehmen, und die Tendenz zur Erhöhung der Dosis. Andere Zeichen sind eine psychische, meist auch physische Abhängigkeit von der Wirkung des Giftes, Entzugserscheinungen bei Absetzen des Mittels sowie eine schädliche Wirkung auf den Einzelnen und die Gemeinschaft.

Die 2 **Hauptformen der Abhängigkeit** sind die stoffgebundene und die nicht stoffgebundene Abhängigkeit (**Tab. 1.1**).

Nicht alle Suchtarten weisen die oben genannten Kennzeichen auf, die insbesondere für eine **Drogenabhängigkeit** (drug dependence) typisch sind. Bei dieser unterscheidet man die

- **Sucht im engeren Sinne** (drug addiction) mit **körperlicher Abhängigkeit** und eine
- **Gewohnheitsbildung** mit nur **psychischer Abhängigkeit** (drug habituation).

Alkoholkrankheit: Bei der Alkoholkrankheit besteht eine Abhängigkeit von der psychotropen Substanz **Ethanol**. Es handelt sich um eine fortschreitende Erkrankung, in deren Verlauf sich die Beschaffung und der Konsum von Alkohol zum lebensbestimmenden Inhalt entwickeln kann.

Die Erkennung eines riskanten, schädlichen und abhängigen Alkoholkonsums spielt in der hausärztlichen Praxis eine entscheidende Rolle. Siehe dazu Psychiatrie [S. B1040].

Tab. 1.1 Beispiele für stoffgebundene und nicht stoffgebundene Abhängigkeit

stoffgebundene Abhängigkeit	nicht stoffgebundene Abhängigkeit
• Alkohol • Opioide • Cannabinoide • Sedativa und Hypnotika • Kokain • Stimulanzien einschließlich Koffein • Halluzinogene • Tabak • flüchtige Lösungsmittel • multipler Substanzgebrauch, sonstige psychotrope Substanzen	• pathologisches Glücksspiel • pathologische Brandstiftung • pathologisches Stehlen • Störungen der Impulskontrolle

1.9 Hausbesuch

DEFINITION Der Hausbesuch führt den Arzt in die Wohnung oder Unterkunft des Patienten zur Diagnostik oder Behandlung von Gesundheitsstörungen, seltener für vorsorgemedizinische Maßnahmen. Hausbesuche gehören zu den spezifischen und unverzichtbaren allgemeinärztlichen Maßnahmen.

Bedeutung von Hausbesuchen: Die Anzahl der Hausbesuche unterscheidet sich zwischen Stadtgebiet und ländlichen Gegenden sowie zwischen älteren und jüngeren Patienten. Auf dem Land macht der Allgemeinarzt mehr Hausbesuche. Vor allem Ältere, chronisch Kranke und Pflegebedürftige sind oft auf den Besuch des Arztes angewiesen.

Arten des Hausbesuchs:

Erstbesuch: Der Anlass für diesen Besuch ist ein neu aufgetretenes Problem des Patienten. Bei dieser Besuchsform steht die Beurteilung der diagnostischen Informationen an erster Stelle, ein abwendbar gefährlicher Verlauf sollte möglichst ausgeschlossen werden. Die Erstellung einer Diagnose ist hintergründig. Der Erstbesuch soll dazu dienen, den Patienten und seinen Angehörigen erste Informationen zu geben, eine symptomorientierte Soforttherapie einzuleiten, Folgebesuche zu besprechen und mögliche Untersuchungen und Überweisungen zu planen.

Folgebesuche dienen zur Diagnosefindung bzw. -sicherung, zudem kann der Krankheitsverlauf beurteilt werden. Weitere Behandlungsansätze werden diskutiert und umgesetzt. In den meisten Fällen kann eine psychische und eine psychosoziale Komponente zur Erkrankung erst nach mehrmaligen Besuchen erkannt werden.

Langzeitbetreuungsbesuche dienen zur regelmäßigen Verlaufskontrolle einer chronischen Erkrankung, bei der der Patient immer zu Hause behandelt werden muss, sowie zur Therapieüberprüfung. Es besteht eine Vereinbarung zwischen Arzt und Patient. Ein wichtiger Teil dieser Betreuungsform ist das regelmäßige ärztliche Gespräch.

Termingerechte Hausbesuche zählen zur alltäglichen Arbeitsleistung des Hausarztes. Sie werden meist nach seinem Tagesplan abgewickelt. Bei Hausbesuchen, die terminlich vereinbart sind, stehen von Beginn an der Besuchsgrund und die Wegstrecke fest.

Dringliche Visiten sind vom normalen Tagesprogramm abzugrenzen, da sie die Arbeits- oder Freizeitgestaltung des Arztes unterbrechen. Eine dringende Besuchsanforderung sollte der Arzt selbst entgegennehmen, um zu klären, ob der gesundheitliche Zustand des Patienten nicht doch einen Aufschub zulassen würde. Sie entspricht der vom Patienten erlebten subjektiven Dringlichkeit und selten der ärztlichen objektiven Feststellung. Dem Patienten oder dessen Angehörigen ist es nicht möglich, die Schwere der Erkrankung sicher einzuschätzen, sodass bei vielen Notrufen nicht die Erkrankung selbst, sondern die Angst eine große Rolle spielt.

MERKE Die Dringlichkeit eines Besuchs kann bei telefonisch angenommenen „Notfällen" nicht beurteilt werden. Bei unklaren Fällen sollte sich der Allgemeinarzt jedoch immer für einen Hausbesuch entscheiden.

Anmeldung und Organisation: Einige Angehörige werden persönlich in der Praxis vorstellig, um einen Besuch anzumelden. Ansonsten erfolgt die Anforderung der Hausbesuche meist telefonisch. Der Hausarzt sollte für dringliche Einsätze immer per Handy erreichbar sein. Alle Hausbesuchsbestellungen werden aus rechtlichen Gründen im Visitenbuch notiert.

In größeren Städten wird der Bereitschaftsdienst durch zentral gesteuerte Not- oder Rettungsdienste ergänzt. Vertreterringe werden selbst organisiert und bestehen v. a. in kleineren Gemeinden.

Rechtliche Situation: Der Sicherstellungsauftrag der kassenärztlichen Vereinigung regelt die Hausbesuchstätigkeiten und den ärztlichen Bereitschaftsdienst, zu dem jeder Kassenarzt verpflichtet ist.

Der Arzt ist verpflichtet, wenn er die Behandlung eines Patienten übernommen hat, erforderliche Hausbesuche durchzuführen. Er sollte sich nicht auf den Befund eines anderen verlassen, sondern sich selbst ein Bild von seinem Patienten machen.

Die Hausbesuchstätigkeit ist im **§ 17 des Bundesmantelvertrags für Ärzte** geregelt:

- **Absatz 4**: Besuche außerhalb seines üblichen Praxisbereichs kann der Vertragsarzt ablehnen, es sei denn, dass es sich um einen dringenden Fall handelt und ein Vertragsarzt, in dessen Praxisbereich die Wohnung des Kranken liegt, nicht zu erreichen ist.
- **Absatz 5**: Wird ohne zwingenden Grund ein anderer als einer der nächsterreichbaren Vertragsärzte in Anspruch genommen, hat der Versicherte die Mehrkosten zu tragen.
- **Absatz 6**: Die Besuchsbehandlung ist grundsätzlich Aufgabe des behandelnden Hausarztes. Ein Arzt mit Gebietsbezeichnung, der nicht die Funktion des Hausarztes wahrnimmt, ist unbeschadet seiner Verpflichtung zur Hilfeleistung in Notfällen auch zur Besuchsbehandlung berechtigt und verpflichtet, wenn:
  - er zur konsiliarischen Beratung hinzugezogen wird und nach dem Ergebnis der gemeinsamen Beratung weitere Besuche durch ihn erforderlich sind
  - bei Patienten, die von ihm behandelt werden, wegen einer Erkrankung aus seinem Fachgebiet ein Besuch notwendig ist.
- **Absatz 7**: Die Krankenkassen haben ihre Versicherten darüber aufzuklären, dass sie einen Anspruch auf Besuchsbehandlungen nur haben, wenn ihnen das Aufsuchen des Arztes in dessen Praxisräumen wegen Krankheit nicht möglich oder nicht zumutbar ist.

Vor- und Nachteile des Hausbesuchs:
Vorteile: Ein Hausbesuch stärkt die Arzt-Patienten-Beziehung und schafft eine erlebte Anamnese am Wohnort des Patienten. **Diätfehler, Genussmittelmissbrauch, Allergieauslöser** und **Hygieneverhalten** können aus einem einzigen Besuch erkannt werden und zur Auflösung der Krankheitsentstehung beitragen. Der Hausarzt kann **Gefahrenquellen** im Haushalt erkennen und seinen Patienten **prophylaktische Hinweise zur Unfallverhütung** geben. Der Arzt erfährt tiefe Einsichten in das soziale Umfeld von Patient und Familie. Durch seine Erfahrung kann er meist Rückschlüsse auf die Innenwelt und die Lebensträume der Patienten ziehen.

> **MERKE** Der Hausbesuch ermöglicht diagnostische Kenntnisse sowie eine Beratung in der Vorsorge und beim Lebensstil.

Nachteile: Der Hausbesuch findet nicht immer unter optimalen Bedingungen statt. **Ungünstige Raum- und Beleuchtungsverhältnisse** schränken den Arzt in seiner Untersuchung und Diagnosefindung stark ein. Da nur ein **Minimum seiner diagnostischen und therapeutischen Mittel** zur Verfügung stehen, fällt die Wahl der richtigen Behandlung bei vielen Patienten nicht leicht.

Zudem sollte noch erwähnt werden, dass der Arbeitsablauf in einer Praxis durch einen Hausbesuch beträchtlich gestört wird. Der Hausarzt muss z. T. längere Wegstrecken zurücklegen und dabei viel Zeit investieren, um zu seinen Patienten zu kommen.

Inhalt der Hausbesuchstasche: Da der Hausarzt sehr vielen Anforderungen, die beim Hausbesuch an ihn gestellt werden, gerecht werden muss, sollte er in seiner Tasche sowohl diagnostische als auch therapeutische Hilfsmittel mitnehmen. Dazu gehören nicht nur Medikamente, sondern auch wichtige Formulare und diagnostische Instrumente.

Diagnostische und therapeutische Instrumente: Trotz des begrenzten Platzes sollten immer mitgeführt werden: Blutdruckmessgerät, Stethoskop, Taschenlampe, Holzspatel, Otoskop, Reflexhammer, Fieberthermometer, Blutzucker- und Harnteststreifen, Maßband, Desinfektionsmittel, Tupfer, Verbandmittel, Staubinde, Kanülen und Spritzen verschiedener Größen, Einmalhandschuhe, Katheter, Gleitmittel, Pinzetten und Skalpelle.

Medikamente: Sie werden nach den Erfahrungen des Arztes ausgewählt und übersteigen die therapeutischen Maßnahmen beim reinen Routinebesuch. Allerdings sollte der Allgemeinarzt mit seiner getroffenen Medikamentenauswahl auch kleinere Notfälle behandeln können.

Wichtige Formulare: Dazu gehören: Rezeptformulare, Krankenhauseinweisungen, Transportscheine, Überweisungsscheine, Arbeitsunfähigkeitsbescheinigungen und evtl. Todesbescheinigungen. Zur Erleichterung lässt der Hausarzt die Formulare meist schon vorstempeln.

Weitere Taschen: Zum Teil ist es angebracht, neben einer Visitentasche noch einen Notfallkoffer und eine Infusionstasche zu haben. Die Visitentasche kann je nach fachspezifischer Ausbildung durch weitere Taschen ergänzt werden, z. B. Geburtshilfetasche, Chirurgietasche, Urologietasche.

1.10 Telefonische Beratung

In vielen Hausarztpraxen werden neben der eigentlichen Sprechstunde auch sog. Telefonsprechstunden angeboten. Dabei wird dem Patienten zu bestimmten Zeiten die Möglichkeit gegeben, eine telefonische Beratung in Anspruch zu nehmen.

Vorteil: Der Patient kann schnell und effizient über den derzeitigen Stand seiner Erkrankung unterrichtet werden. Laborergebnisse und Befundergebnisse werden recht häufig am Telefon geklärt. So erspart sich der Patient den Gang in die Praxis und der Hausarzt wahrt einen guten Kontakt zu seinen Patienten. Unangenehme Nachrichten sollte der Hausarzt jedoch nicht am Telefon, sondern im persönlichen Kontakt übermitteln.

Nachteil: Da ein Patient beim telefonischen Gespräch den Arzt nur von seinen subjektiven Empfindungen wissen lässt, ist die Zuordnung zu einem objektiven Krankheitsbild schwer möglich. Dadurch kann der Arzt auch Krankheitssymptome übersehen. Ein abwendbar gefährlicher Verlauf kann nicht am Telefon ausgeschlossen werden.

> **MERKE** Wenn der Hausarzt die Diagnose nicht stellen kann oder will, sollte er den Patienten unbedingt zu einem persönlichen Gespräch oder ggf. zu einer körperlichen Untersuchung einbestellen. Wenn aufgrund eines Telefonanrufs der Verdacht eines akuten Krankheitsverlaufs naheliegt, ist der Hausarzt zu einem sofortigen Hausbesuch verpflichtet.

Rechtliche Grundlage: Auch die telefonische Auskunft unterliegt der ärztlichen Schweigepflicht, sodass Patientendaten und Erkrankungen der Patienten nicht an Dritte übermittelt werden dürfen, sofern keine Einwilligung des Patienten vorliegt.

1.11 Behandlung von Kindern und Jugendlichen

Die Betreuung von Kindern durch den Allgemeinarzt beschränkt sich nicht nur auf die körperlichen oder seelischen Erkrankungen, sondern schließt vor allem die Beachtung von Wachstum und Entwicklung mit ein.

Die Tätigkeitsschwerpunkte in der kinderärztlich-hausärztlichen Versorgung liegen auf der Gesundheitsberatung, den Vorsorgeuntersuchungen, den Impfungen, den Beratungen zur kindlichen Entwicklung sowie zu psychosozialen Problemen, Verhaltensstörungen und Lernstörungen.

Die Vorstellung der Kinder beim Hausarzt ist **altersabhängig**, so werden Kinder in den **ersten Lebensmonaten am häufigsten** vorstellig.

1.12 Behandlung chronisch kranker und alter Patienten

Siehe auch Medizin des Alterns [S. C688] sowie Palliativmedizin [S. C704].

Eine Definition des „alten Menschen" gibt es nicht. Das sog. Defizitmodell geht davon aus, dass das Altern durch den Rückzug aus dem Erwerbsleben und aus anderen sozialen Funktionen gekennzeichnet ist. Neuere Studien zeigen, dass die ältere Bevölkerung sich als eine sehr heterogene und differenzierte Gruppe darstellt. Die ältere Generation verfügt über erstaunliche Möglichkeiten zur Problembewältigung. Ältere Menschen gewinnen häufig durch geeignete Maßnahmen ein hohes Maß an Autonomie, an Lebensqualität und an Lebenszufriedenheit zurück oder sie bewahren sie.

Bei der Behandlung von älteren Menschen stoßen gerade Allgemeinärzte auf ein Spannungsfeld. Auf der einen Seite müssen sie bei einer Erkrankung immer von einer identifizierbaren, behandelbaren und verbesserungsfähigen oder sogar reversiblen Situation ausgehen. Auf der anderen Seite schränken irreversible Funktionseinschränkungen die therapeutischen Möglichkeiten des Mediziners drastisch ein.

> **DEFINITION** „**Chronische Krankheit**": Eine Krankheit kann als chronisch bezeichnet werden, wenn sie in verschiedenen Ausprägungen auftritt und lebenslang bestehen bleibt. Die Folgen einer chronischen Erkrankung sind Komplikationen und nicht selten der Tod.

Im Allgemeinen ist eine lebenslange Betreuung und Begleitung von chronisch kranken Patienten notwendig. Der Allgemeinarzt unterstützt und begleitet seine Patienten bei der **Bewältigung des Krankseins** und kontrolliert den Verlauf der Erkrankung, die entstehenden Komplikationen und die möglichen Folgeerkrankungen. Dabei ist nicht nur ein fundiertes, evidenzbasiertes Wissen vom Arzt gefordert, sondern auch die langjährige Beziehung zu seinen Patienten und die erlebte Anamnese. Der Hausarzt entscheidet über eine kurative, symptomatische und palliative Behandlung seiner Patienten. Die Ziele des Allgemeinarztes sollen sein: Vermeidung oder Reduktion akuter Symptome, Vermeidung von Komplikationen und Erhalt einer adäquaten Lebensqualität seiner Patienten.

1.12.1 Häufige Beschwerden und Multimorbidität

> **DEFINITION** Das gleichzeitige Zusammentreffen von 5–6 chronischen Erkrankungen wird als **Multimorbidität** bezeichnet. Dabei treten bestimmte **Komorbiditäten** häufiger zusammen auf (z. B. beim metabolischen Syndrom gleichzeitiges Auftreten von Adipositas, arterieller Hypertonie, Hyperlipidämie und Diabetes mellitus). Die Gefahr der Multimorbidität liegt in der möglichen **Potenzierung der unterschiedlichen Störungen** und dem damit verbundenen Risiko, dass bereits „geringe" gesundheitliche Störungen schwere Effekte auf den Organismus haben können.

Zu den **häufigsten chronischen Erkrankungen** zählen: arterielle Hypertonie, Adipositas, ischämische Herzerkrankungen (KHK), Arthrose und Arthritis, chronische Atemwegserkrankungen, Diabetes mellitus, allergische Rhinitis, Hyperlipidämie und Psoriasis.

1.12.2 Anamnese und körperliche Untersuchung

Wichtig im Patientengespräch mit alten Menschen sind neben der Anamnese die Vermittlung der Erkrankung, der Therapieziele und Therapieoptionen, aber auch die Information über normale körperliche Vorgänge. Die allgemeinärztliche Betreuung sollte sich nicht nur auf die medizinischen Gesichtspunkte, sondern auch auf das subjektive Erleben des Patienten erstrecken. Es ist die Aufgabe des Arztes, den biografischen Stellenwert der Erkrankung für den Patienten zu ermitteln, die vorhandenen Fähigkeiten des Patienten herauszustellen und daran anzuknüpfen.

„**Altersspezifisches Underreporting**": Der Allgemeinarzt sollte gezielt nach Gesundheitsstörungen fragen. Nur wenige gesundheitliche Störungen bewegen den Patienten dazu, zum Arzt zu gehen und sich ärztlich behandeln zu lassen. Dieses vor allem bei älteren Menschen häufig anzutreffende Phänomen wird als „altersspezifisches Underreporting" bezeichnet. Die Gründe dafür sind sehr vielfältig:
- Gesundheitliche Veränderungen werden aufgrund einer veränderten Schmerzwahrnehmung oder eines schleichenden Verlaufs nicht bemerkt oder als altersbedingt abgewertet.
- Eine große Rolle spielen Ängste vor invasiver Diagnostik und Therapie und vor den möglichen sozialen Folgen einer schweren Erkrankung.
- Die Menschen hoffen, ihr gesundheitliches Defizit, z. B. durch Selbstmedikation, allein in den Griff zu bekommen.

Besonderheiten bei der Erkennung von Krankheiten im Alter: Einige Krankheitsbilder zeigen im Alter ein **verändertes klinisches Bild**. Zum Beispiel können sich hinter dem Symptom der Verwirrtheit auch nicht psychiatrische Erkrankungen verbergen wie Exsikkose, Pneumonie, Myokardinfarkt u. a.

MERKE Besonders im Alter können normalerweise akut verlaufende Erkrankungen, z. B. Infektionserkrankungen, einen schleichenden Beginn aufweisen, sodass die Anamnese des Patienten nicht ganz eindeutig zu interpretieren ist.

Psychische Störungen im Alter dürfen nicht vernachlässigt werden. Besonders demenzielle Erkrankungen sollten durch den Hausarzt ausgeschlossen oder durch geeignete Screening-Tests bestätigt und objektiviert werden. Auch **psychologische Einflüsse** wie Streitereien, empfundene Demütigungen oder Zurückweisungen und Änderung der Bezugsperson oder der äußeren Umgebung können zu plötzlich auftretenden Gesundheitsstörungen führen.

Körperliche und geistige Einschränkungen haben zumeist weitreichende psychologische und soziale Auswirkungen. Da sich diese Patienten durch ihre zunehmenden Behinderungen nicht allein adäquat versorgen können, werden sie in Alten- oder Pflegeheimen untergebracht.

Bei sehr alten Patienten kann sich eine infaust erscheinende Krankheitssituation (z. B. Zustände hochgradiger Verwirrtheit, schwerste kardiale Dekompensation und lange Krankheitsphase) unerwartet und nachhaltig verbessern.

Geriatrisches Assessment:

DEFINITION Beim geriatrischen Assessment werden **Gesundheitsprobleme des Patienten auf physischer, psychischer und sozialer Ebene** erfasst. Erfragt werden zudem der Selbsthilfestatus des Patienten sowie seine Wertvorstellungen.

Durch die geriatrischen Assessmentprogramme wird die Selbstständigkeit der Patienten verbessert und der Verbleib in der häuslichen Einrichtung ermöglicht. Indikationen für ein geriatrisches Assessment sind eine drohende Unselbstständigkeit und Multimorbidität des Patienten, 2 ungeplante Krankenhausaufenthalte in 3 Monaten, Immobilität und Stürze sowie Erkrankungen mit erforderlichen Rehabilitationsmaßnahmen. Details s. Medizin des Alterns [S. C689].

1.12.3 Prävention und Rehabilitation

MERKE Präventionsmaßnahmen werden zur Vermeidung von Erkrankungen, **Rehabilitationsmaßnahmen** zur Linderung von Krankheitsfolgen eingesetzt.

Prävention: Viele Herz-Kreislauf-Erkrankungen sowie zerebrovaskuläre Gesundheitsstörungen können durch **präventive Maßnahmen** verhindert werden. Dazu gehören ein gesundheitsbewusster Lebensstil und die Vermeidung von Risikofaktoren. Ein aktiver Lebensstil trägt zur Aufrechterhaltung der Leistungsfähigkeit, der Zufriedenheit und der Lebensqualität im Alter bei. Details s. Prävention [S. C770].

Vorsorgeuntersuchungen: Die frühzeitige Diagnostik und Therapie einer Erkrankung ist ein wichtiger Beitrag zur Prävention, da so ein weiteres Fortschreiten verhindert werden kann. Vorsorgeuntersuchungen dienen dazu, **neu auftretende Erkrankungen** zu erkennen (z. B. Krebserkrankungen) und andererseits den **Verlauf einer bestehenden Erkrankung** zu beurteilen.

Bei einer **KHK** muss in bestimmten Zeitabständen ein EKG geschrieben werden, beim **Diabetes mellitus** ist die Prüfung von Vibrations-, Druck- und Schmerzempfinden an den Füßen von Zeit zu Zeit notwendig. Beim Verdacht auf eine **Demenz** sind die Objektivierung der Symptomatik und die Ursachenfindung erstrebenswert (Mini-Mental-State-Examination, Uhrenzeichentest, ADL, Barthel-Index und mögliche fremdanamnestische Angaben), Details s. Medizin des Alterns [S. C690].

Rehabilitationsmaßnahmen, Hilfsmittel und Berentung: Rehabilitation heißt wörtlich, eine Person in den alten Gesundheitszustand (re-) zu versetzen (habilitare). Dabei steht die funktionale Gesundheit im Vordergrund. Ziel der Rehabilitation ist, negative Krankheitsfolgen zu beseitigen und die gesundheitsbezogene Lebensqualität zu verbessern. Durch umfassende Maßnahmen auf medizinischem, schulischem, beruflichem und sozialem Gebiet soll der Patient in die Lage versetzt werden, eine ihm entsprechende Lebensform im Alltag, in der Familie, in der sozialen Gemeinschaft und im Beruf zu finden bzw. wiederherzustellen. Da eine völlige Wiederherstellung meist nicht gelingt, soll der Rehabilitand außerdem lernen, mit seinen (bleibenden) Funktionseinschränkungen zu leben.

Ziel von **Rehabilitationsmaßnahmen bei alten Patienten** ist die Aufrechterhaltung oder die Wiedererlangung der Selbstständigkeit. Häufig kann eine drohende Pflegebedürftigkeit vermieden oder eine bereits bestehende Pflegebedürftigkeit gelindert werden (s. Rehabilitation [S. C774]).

Um Alltagsbelastungen mit einer chronischen Erkrankung adäquat zu bewältigen, werden den Patienten viele **Hilfsmittel** angeboten. Dazu gehören orthopädisches Gerät, Rollstuhl, Badewanneneinstieg, Diabetikerschuhe und vieles mehr.

Rehabiltiationsmaßnahmen und Krankschreibungen erleichtern das Leben mit einer chronischen Erkrankung. Dies führt bei einigen Patienten wegen Minderung der Erwerbsfähigkeit zu einer **frühzeitigen Berentung**. Um die richtige Auswahl an Hilfsmitteln und Maßnahmen zu treffen, ist es wichtig, die **Einstellung des Patienten zu seiner Erkrankung** nicht aus den Augen zu verlieren. Der Vorschlag einer frühzeitigen Berentung ist bei Patienten, die zur Arbeit gehen und gegen ihre Erkrankung kämpfen wollen, unangebracht. Patienten, die sich aufgegeben und der Erkrankung ergeben haben, sollte ein Berentungsvorschlag unterbreitet werden.

1.12.4 Ärztliche Behandlung bei älteren Patienten

Therapieziele sind so auszuwählen, dass sie mit hoher Wahrscheinlichkeit erreicht werden können. Die konkrete Vorstellung und Formulierung der Ziele helfen dem Patienten zu verstehen, warum er z. B. ein Medikament nehmen muss. Wenn Therapieoptionen fehlen oder die Hilfsmöglichkeiten begrenzt sind, muss der Arzt ehrlich zum Patienten sein. Die Anwendung von ineffektiven Maßnahmen und ständiges Vertrösten helfen weder dem Patienten noch dem Arzt. Um die Compliance zu stärken, ist es ratsam, dem Patienten in einem ausführlichen Gespräch die Therapieerfolge mitzuteilen und die damit verbundenen Verbesserungen des gesundheitlichen Zustandes zu erläutern.

Die **Ziele der ärztlichen Behandlung** müssen sein:
- die Beschwerden des Patienten lindern
- eine gesundheitliche Verschlechterung möglichst vermeiden
- mögliche psychische Belastungen vermindern
- Aktivierung der körperlichen und geistigen Leistungsfähigkeit, um eine Pflege- und Hilfsbedürftigkeit zu vermeiden
- Immobilisation des Patienten verhindern.

Disease-Management-Programme (DMPs):

> **DEFINITION** DMPs sind strukturierte Programme für chronisch kranke Patienten. Sie sollen durch gezieltes Versorgungsmanagement in Form standardisierter Behandlungs- und Betreuungsprozesse dazu beitragen, die Behandlung chronischer Erkrankungen über deren gesamten Verlauf zu verbessern.

Wichtige Aufgaben der DMPs sind regelmäßige Untersuchungen und Schulungen der Patienten sowie die gezielte Kooperation von Hausarzt und Spezialisten. Ziele sind die Qualitätssicherung, die Behandlung zu koordinieren, eine bedarfsgerechte und wirtschaftliche Versorgung sicherzustellen und Über-, Unter- oder Fehlversorgung zu vermeiden. Die Krankenkassen schaffen die Rahmenbedingungen, das Bundesversicherungsamt ist die zuständige Behörde.

Derzeit gibt es Programme für
- Diabetes mellitus Typ 1 und Typ 2
- Mammakarzinom
- Asthma
- koronare Herzkrankheit (KHK)
- chronisch-obstruktive Lungenerkrankung (COPD)
- Herzinsuffizienz.

Pharmakotherapie im höheren Lebensalter: Ein großes Problem der Pharmakotherapie im höheren Lebensalter stellt die **Vielfachmedikation** der Patienten dar.

Nebenwirkungen und Wechselwirkungen: Bei der Einnahme von Arzneimitteln ist besonders im Alter mit Nebenwirkungen zu rechnen und auch die Pharmakokinetik kann sich durch die physiologischen und pathologischen Alterungsprozesse, z. B. die abnehmende Nierenfunktion, verändern. Auch Wechselwirkungen mit anderen Mitteln, die häufig noch nicht umfassend erforscht sind, spielen eine große Rolle. Wenn dem Arzt Zustandsveränderungen bei seinen alten Patienten auffallen, sollte er an mögliche unerwünschte Arzneimittelwirkungen denken. Häufige Nebenwirkungen im Alter sind **Verwirrtheit**, **Inkontinenz**, **Obstipation**, **Stürze**, **Depression** und **Parkinsonismus**.

Wiederholungsverschreibungen: Viele Medikamente werden wiederholt verschrieben, obwohl sie vom Patienten nicht mehr benötigt werden. Deshalb sollte der Arzt vor jeder Neuverschreibung überprüfen, ob die **Einnahme überhaupt noch sinnvoll** ist.

Bei jedem Hausbesuch sollte sich der Hausarzt selbst ein Bild vom noch **vorhandenen Medikamentenvorrat** seines Patienten machen.

Compliance: Um die Compliance seiner Patienten zu stärken, sollte der Arzt den Patienten genau über die Wirkung des Medikaments informieren. Compliancefördernd wirken sich eine geringe Tablettenanzahl pro Tag und eine übersichtliche Menge an Präparaten aus.

Bei einer demenziellen Erkrankung ist die zuverlässige Medikamenteneinnahme durch den Patienten nicht gegeben, sodass eine weitere Person herangezogen werden muss, die die Tabletteneinnahme überwacht.

1.12.5 Patienten mit chronischen Schmerzen

Siehe hierzu auch Anästhesiologie [S. B93].

> **DEFINITION** Klagt ein Patient über länger als **sechs Monate** anhaltende Schmerzen, spricht man von **chronischen Schmerzen**.

Wenn der Körper ständige denselben Schmerzreizen ausgesetzt ist, entwickelt er ein sog. **Schmerzgedächtnis**. Das schmerzinhibitorische System des Körpers wird außer Funktion gesetzt, sodass der Schmerz auch dann besteht, wenn kein Reiz mehr vorhanden ist. Der Schmerz ist chronisch geworden.

Diagnostik: Zur effizienten Diagnostik sind eine spezifische Anamneseerhebung und gezielte klinische Untersuchung notwendig. Besonders wichtig sind Fragen nach
- der **Lokalisation**, der **Entwicklung** und dem **Verlauf** des Schmerzes
- dem **Schmerzcharakter**
- Bedingungen, die zu einer **Auslösung, Verschlimmerung** oder **Verbesserung** des Schmerzes führen
- und danach, welche **Begleiterscheinungen** sich dem Patienten zeigen.

Um die Schmerzintensität objektiv messen zu können, kann die **visuelle, nummerische Analogskala** verwendet werden. Ein **Schmerztagebuch** gibt Aufschluss über den Schmerzcharakter und dient der Verlaufskontrolle. Anhand des **Mainzer Stadiensystems der Schmerzchronifizierung** nach Gerbershagen können die Schmerzen beurteilt werden. Eine Rolle spielen dabei zeitliche (Häufigkeit, Dauer, Wechsel der Schmerzen) sowie räumliche (Schmerzlokalisationen) Aspekte, das Medikamenteneinnahmeverhalten und die Inanspruchnahme des Gesundheitssystems (z. B. schmerzbezogene Krankenhausaufenthalte, OPs).

Therapiekonzepte:

MERKE Für die Langzeitbetreuung chronisch kranker Menschen muss für jeden Patienten ein **eigenes, individuelles Therapiekonzept** erstellt werden.

Grundlegend hierbei sind folgende Fragen:
- Wie setzt sich der Patient mit den ständigen Schmerzen auseinander?
- Wie bewältigt er die chronische Erkrankung?
- Kann der Patient die Krankheit als einen Teil seines Lebens akzeptieren?

Für die Behandlung chronischer Schmerzen ist eine vertrauensvolle Zusammenarbeit zwischen Arzt und Patient notwendig. Das Therapiekonzept sollte gemeinsam erstellt werden. Die aktive Teilnahme des Patienten am Therapieprozess bildet die Basis für das Gelingen der Behandlung. Im Vordergrund stehen die **Schmerzlinderung** und die **Förderung der schmerzinhibitorischen Systeme**. Dabei ist zu beachten:
- Die Therapie muss auf die Schmerzdiagnose und auf die Schmerzwahrnehmung des Patienten abgestimmt sein.
- Ein für den Patienten angenehmer Applikationsweg muss gefunden werden (oral, transdermal, rektal, subkutan, intravenös).
- Damit der Patient zwischenzeitlich keine Schmerzen hat, müssen die Medikamente nach einem festen Zeitplan, abhängig von Halbwertszeit und Wirkungseintritt des Präparats, und in klar vorgegebener Dosierung gegeben werden.
- Die Therapie sollte so nebenwirkungsarm wie möglich gestaltet werden.

Dem Patienten sollten mögliche Bedarfsmedikationsdosen zu Verfügung stehen und er sollte über die Wirksamkeit der Therapie genau aufgeklärt werden. Details zur pharmakologischen und nicht pharmakologischen Schmerztherapie s. Anästhesiologie [S. B93].

1.13 Betreuung Sterbender und ihrer Angehörigen

Eine der schwierigsten Aufgaben des Hausarztes besteht im Umgang mit Patienten, die an einer lebensbedrohlichen Krankheit leiden, und in der Wahrnehmung der psychischen Situation eines Patienten und seiner Angehörigen in der letzten Lebenszeit (s. auch Palliativmedizin [S. C706]).

1.13.1 Betreuung Sterbender

Ziele bei der Begleitung am Lebensende: Eine tragfähige Beziehung zwischen dem Kranken und seinen Helfern zu schaffen, ist das primäre Ziel bei der Betreuung schwerstkranker Menschen. Empathie und Fachkompetenz des Arztes schaffen Vertrauen und mindern die Angst des Patienten. Der Kranke bekommt meistens Angst, wenn er sich allein gelassen und verlassen fühlt. Daher ist es sehr wichtig, dass sich der Arzt Zeit nimmt für alle Ängste und Nöte seines Patienten. Eine ständige Erreichbarkeit des Arztes stellt für den Erkrankten eine große Entlastung dar.

Die Selbstständigkeit und die Selbstbestimmung des Kranken sollen gestärkt und gefördert werden. Nur so kann der Patient für sein eigenes Schicksal Verantwortung übernehmen. Wenn der Kranke das Gefühl hat, den Ablauf der Dinge selbst mitgestalten zu können, vermindert sich oft auch seine Angst.

Bei Patienten mit infauster Prognose (d. h. die Krankheit des Patienten wird zum Tode führen und die Hoffnung auf eine Besserung besteht nicht) werden keine neuen Therapien mehr angesetzt. Das Ziel des ärztlichen Handelns ist dann, dem Patienten einen würdigen Tod ohne Leid und Schmerz zu ermöglichen.

MERKE Jeder Mensch bewältigt eine schwere Erkrankung auf eine andere Weise. Verdrängung und Passivität sind Abwehrmechanismen, die vom Arzt respektiert werden müssen.

Der Hausarzt als Helfer in schwirigen Situationen: Der Hausarzt sollte den Patienten auf das Angebot von Selbsthilfegruppen hinweisen. Der regelmäßige Austausch von ähnlich betroffenen Patienten kann zum Aufbau von engen und tragfähigen Beziehungen führen, die dem Kranken im weiteren Krankheitsprozess Unterstützung bieten können.

Vom Patienten dankbar entgegengenommen werden vor allem vom Arzt vernünftig vorgetragene sachliche Informationen. In vielen Fällen kann der Arzt zur Prognose und zur Zukunft des Kranken allerdings nicht viel sagen, sodass zumindest die aktuellen medizinischen Aktivitäten in der Sprache des Patienten dargestellt werden sollen. Entlastend für den Patienten sind Gespräche über die Schwere der Erkrankung, einen möglichen schlechten Verlauf, über das Sterben und den Tod. Patientenwünsche müssen erfragt werden. Auch die Möglichkeit von Patientenverfügungen oder Vorsorgevollmachten sollte durch den Arzt angesprochen werden.

Bei vielen Schwerkranken tritt der Gedanke an Suizid in den ersten Monaten nach Diagnosestellung auf. Gezieltes Fragen des Arztes nach Depressivität und Suizidgedanken vermindern die Angst des Patienten. Die Behandlung von somatischen Symptomen führt nicht nur zur Linderung der Symptome, sondern auch zur Vermeidung von ausgeprägten Angstzuständen.

Umgang mit dem Tod: Die **geistige Verarbeitung des Vorgangs Sterben** geschieht in jedem Menschen anders. Elisabeth Kübler-Ross definierte dazu im Jahr 1969 die 5 Phasen des Sterbens. Diese Phasen beschreiben unbewusste Bewältigungsstrategien von Menschen, die Abschied von ihrem Leben nehmen müssen.
- **Nichtwahrhabenwollen und Isolierung:** Die Krankheit wird vom Patienten geleugnet.
- **Zorn:** Der Patient verspürt Zorn auf die Weiterlebenden und hat Angst, in Vergessenheit zu geraten.
- **Verhandeln:** Der Patient „handelt" um ein verlängertes Leben. In dieser Phase nimmt der Glaube an Gott einen hohen Stellenwert ein.
- **Depression:** Verzweiflung und Verlust sind die 2 Unterformen dieser Phase.
- **Akzeptanz:** In dieser Phase will der Patient von den Problemen der Außenwelt in Ruhe gelassen werden. Er empfindet keine Gefühle mehr, er will nicht mehr kämpfen.

Die Phasen können individuell in verschiedener Reihenfolge auftreten. Sie können sich wiederholen oder ganz ausbleiben.

Feststellen des Todes: Ist der Patient gestorben, stellt der Arzt bei der **Leichenschau** den Tod des Patienten fest. Bei einer vorausgegangenen Krankheit ist ein **natürlicher Tod** anzunehmen. Bei einem **unnatürlichen Tod**, also nach Unfall, Mord, Selbstmord oder jeglicher Art von Gewaltanwendung, oder bei unbekanntem Patienten muss eine Anzeige bei der Polizei erfolgen. Zu Todeszeichen und Feststellung des Todes s. Rechtsmedizin [S. C260].

1.13.2 Betreuung der Angehörigen

Schmerz und Trauer sind Gefühle, die die Angehörigen im ersten Moment nach dem Tod eines nahestehenden Menschen fühlen. Das ärztliche Gespräch mit den Angehörigen ist ein wichtiger Bestandteil der **Trauerarbeit**. Da der Arzt den Verstorbenen meist gut kannte, fühlt er mit den Verwandten und kann ihr Leid teilen. Durch das Reden miteinander und das Einfühlen in die Situation fühlen sich die Angehörigen angenommen und vom Arzt auch ernst genommen. Das Gespräch mit den Angehörigen trägt auch dazu bei, dass die **Todesbescheinigung** korrekt ausgefüllt werden kann.

2 Prävention

2.1 Hinweis

Hier wird nur auf die Aspekte der Prävention eingegangen, die in der täglichen Praxis des Allgemeinmediziners eine Rolle spielen. Zu ausführlichen Informationen zur Vorbeugung von Erkrankungen s. Prävention [S. C765].

2.2 Gesundheitsbildung und Früherkennungsmaßnahmen

Sie umfasst die Gesundheitsberatung, die Gesundheitserziehung und die Gesundheitsaufklärung, die zusammenfassend als **primäre Prävention** bezeichnet werden. Ziel der primären Prävention ist es, Gesundheit zu fördern und Krankheit zu vermindern.

In der Gesundheitsberatung werden alle Ebenen und Bereiche der Prävention angesprochen. Die Aufgabe liegt in der Vermittlung von **Informationen**, in der **Motivierung** und **Begleitung** von Patienten bei der Veränderung des gesundheitlichen Risikoverhaltens.

Beratungsanlässe sind meist eine fehlerhafte Ernährung, körperliche Inaktivität und gesteigerter Genussmittelkonsum. Weitere Themen sind Hygiene, Kleidung, Wohnung, Arbeit, Freizeit, Reisen, Sexualität, Familienplanung, Schwangerschaft, aber auch die gesundheitliche Betreuung beim Eintritt in das Arbeitsleben und beim Ausscheiden aus der Berufstätigkeit.

Früherkennungsmaßnahmen sind eine weitere wichtige Säule der Prävention. Sie umfassen z. B. die U-Untersuchungen bei Kindern und Jugendlichen (s. Pädiatrie [S. B474]), Sporttauglichkeitsuntersuchungen, Untersuchungen nach dem Jugendarbeitsschutzgesetz (s. Arbeits- und Sozialmedizin [S. C225]) sowie die Gesundheits-Check-ups für Erwachsene, Krebsfrüherkennungsuntersuchungen und die Untersuchungen gemäß der Mutterschaftsrichtlinien (s. Gynäkologie [S. B397]).

2.3 Impfungen

Viele Infektionserkrankungen konnten durch die Entwicklung der Immunisierung stark zurückgedrängt bzw. z. T. auch eliminiert werden. In Deutschland gibt es **keine generelle Impfpflicht**. Jeder Bürger ist selbstständig dazu verpflichtet, sich über die möglichen Impfungen bei seinem Hausarzt zu informieren. Bei öffentlich empfohlenen Impfungen ist der Nutzen, der den Patienten zukommt, sehr groß. Diese Impfungen werden zu einem großen Teil von den gesetzlichen Krankenkassen getragen. Trotz der Impferfolge geht die Rate der Impfungen in Deutschland zurück. Von dieser **Impfmüdigkeit** betroffen sind nicht nur die Grundimmunisierungen von Kindern, sondern auch die Auffrischimpfungen von Jugendlichen und Erwachsenen und die Reiseimpfungen.

Aufgaben des Hausarztes: Der Allgemeinarzt muss seine Patienten hinreichend über die Impfungen informieren und für einen **ausreichenden Impfschutz** für die von ihm betreuten Patienten sorgen. Gegen welche Krankheit geimpft wird, welchen Nutzen und welche Nebenwirkungen die Impfung hat, muss dem Patienten erklärt werden. Eine Impfanamnese, einschließlich der Befragung nach Kontraindikationen und bereits aufgetretenen Impfkomplikationen, sollte erhoben, Nutzen und Nebenwirkungen von Impfungen erläutert werden. Auch sollte der Arzt erläutern, wie sich der Patient nach der Impfung zu verhalten hat, wann die Schutzwirkung beginnt, wie lange sie anhält und wann eine Auffrischimpfung notwendig wird. Vor einer Impfung ist eine akute Erkrankung auszuschließen.

Impfempfehlungen: Sie werden von der Ständigen Impfkommission (**STIKO**) regelmäßig herausgegeben. Dort können auch die Zeitpunkte für Indikationsimpfungen und Auffrischimpfungen erfragt werden.

Details zu Impfungen, Impfstoffen, Indikationen und Kontraindikationen sowie zum Impfkalender s. Infektionserkrankungen [S. A505].

2.4 Meldepflicht und Quarantäne

Sie wird seit Januar 2001 durch das **Infektionsschutzgesetz** (IfSG) geregelt. Ziel des Gesetzes ist es, die Verbreitung von übertragbaren Krankheiten zu verhindern. Die Schweigepflicht des Arztes wird in diesem Gesetz z. T. aufgehoben und in eine Offenbarungspflicht umgewandelt. Die Meldung erfolgt umgehend über standardisierte Formulare an das örtlich zuständige Gesundheitsamt, dieses leitet ggf. weitere Maßnahmen ein (z. B. Riegelungsimpfungen, Suche nach Kontaktpersonen).

Zu den internationalen **Quarantänekrankheiten** zählen Cholera, Gelbfieber und die Pest. Eine Person kann auf den Beschluss des Amtsarztes unter Quarantäne gestellt werden. Auch bei anderen Infektionen kann eine Isolierung empfohlen (z. B. Neue Influenza, Norovirusinfektion, MRSA-Infektion) oder verordnet werden (z. B. Tuberkulose, infektiöse Gastroenteritis bei Beschäftigten im lebensmittelverarbeitenden Gewerbe).

Beim Umgang mit infektiösen Patienten hat der Arzt auf strengen **Infektionsschutz** für sich selbst und die Praxismitarbeiter zu achten (Schutzkleidung, Raumdesinfektion).

Details zu Meldepflicht und Isolierung s. Infektionserkrankungen [S. A509].

3 Alternative Behandlungsmethoden

3.1 Hausmittel und Selbstmedikation

Hausmittel: Menschen nehmen Hausmittel, weil sie die **Selbstheilungskräfte des Körpers aktivieren** wollen. Bei Beschwerden können sie eine wirksame Hilfe leisten: Kalte Wadenwickel wirken fiebersenkend, Kopfdampfbäder mit Kamille, Minzöl und Thymianöl wirken abschwellend und antiseptisch auf die Schleimhäute und können bei Infektionen der Atemwege eingesetzt werden. Kräutertees aus Spitzwegerich, Salbei oder Kamille wirken lindernd bei Husten, Baldrian kann bei Schlafstörungen und Erregungszuständen eingenommen werden.

Selbstmedikation: Mündige Patienten können bei leichteren Beschwerden durchaus ihre bekannte Medikation einnehmen, ggf. ist eine telefonische Beratung mit dem Hausarzt ratsam. Selbstmedikation birgt jedoch auch Gefahren: Die Grunderkrankung oder das aktuelle Erkrankungsbild können verschleiert werden, sodass die darauf folgende Diagnostik zusätzlich erschwert wird. Das Wissen um eine vorausgegangene Selbstbehandlung (Medikamentenanamnese!) ist daher für den Arzt besonders wichtig.

3.2 Naturheilverfahren

> **DEFINITION** In der Regel werden Naturheilverfahren, international auch als **Komplementär- und Alternativmedizin** bezeichnet, als Ergänzung zur Schulmedizin betrachtet. Naturheilverfahren sind sehr stark ethnokulturell geprägt. Einheimische Tiere, Pflanzen, Mineralien, Werkstoffe und andere naturgegebene Ressourcen fließen in die Alternativmedizin mit ein.

„Klassische Naturheilverfahren" nach Sebastian Kneipp sind:
- Hydro- und Thermotherapie
- Phytotherapie
- Diätetik
- Atem- und Bewegungslehre
- Ordnungstherapie

Weitere verbreitete komplementärmedizinische Verfahren sind unter anderen:
- Akupunktur
- Homöopathie
- Eigenblutbehandlungen inklusive Ozontherapie
- manualtherapeutische Verfahren
- Neuraltherapie
- ausleitende Verfahren (Aderlass, Schröpfen, Blutegel)

Details zu den einzelnen Verfahren und ihrer Anwendung s. Rehabilitation [S. C790].

Wirkprinzip: Die Naturheilkunde geht davon aus, dass der Mensch über selbstregulierende Eigenschaften verfügt, durch die sich der Organismus im Normalfall stets in Richtung „Gesundheit" bewegt. Naturheilverfahren werden eingesetzt, um diese selbstheilenden Kräfte zur Überwindung von Krankheiten und zur Regeneration zu fördern. Der naturheilkundlich orientierte Allgemeinarzt sollte einige Grundsätze in seiner Behandlung beachten, um den Patienten nicht zu gefährden. Er sollte die Grenzen des angewendeten Naturheilverfahren kennen und auch über den neusten Forschungstand informiert sein. Sein schulmedizinisches Wissen muss er sinnvoll mit dem naturheilkundlichen Wissen kombinieren. Durch Weiterbildungsmaßnahmen und Zertifizierungen von den Ärztekammern kann der Allgemeinarzt sein Wissen auffrischen und neue Verfahren erlernen.

Spezielle Anamnese und Untersuchung: Die **Anamneseerhebung** im Bereich der Naturheilverfahren konzentriert sich vor allem auf ein aufmerksames Zuhören des Arztes, kombiniert mit konkretem Nachfragen. Da die Krankheitsgeschichten in den meisten Fällen sehr komplex sind und häufig Schicksalsschläge und/oder langjährige chronische Erkrankungen hineinspielen, dauert ein Anamnesegespräch meist länger als eine halbe Stunde. Wesentliche Aussagen sollten vom Arzt dokumentiert werden.

Neben der Anamnese ist auch die **körperliche Untersuchung** fester Bestandteil der Diagnostik. Sie sollte immer durchgeführt werden, um Übereinstimmungen oder Differenzen zwischen den beklagten Beschwerden und den körperlichen Befunden festzustellen, ggf. Nebenbefunde zu erheben und die Arbeitsdiagnose zu untermauern.

Indikationen: Naturheilverfahren finden Verwendung in der Behandlung von Befindlichkeitsstörungen, psychischen und somatoformen Störungen, chronischen Beschwerden (oftmals Schmerzen und Schlafstörungen) sowie als prohylaktische Maßnahmen. Auch bei der Behandlung von Bagatellerkrankungen wie grippalen Infekten, Halsschmerzen, Aphthen, Orthostasebeschwerden, Warzen und anderen harmlosen Hautveränderungen, oberflächlichen Hautverletzungen und Reizblase werden gerne Naturheilverfahren angewendet.

Kontraindikationen: Die Alternativmedizin ist nicht geeignet als alleinige Notfalltherapie, als Ersatz für einen operativen Eingriff, bei substitutionspflichtigen Erkrankungen, wie z. B. einem insulinpflichtigen Diabetes mellitus, und bei mangelnder Erfahrung und Ausbildung des Arztes. Auch für Patienten mit mangelnder Reaktionsfähigkeit und fehlender Compliance ist sie nicht zu empfehlen.

3.3 Physikalische Therapie

DEFINITION Die **physikalische Medizin** fasst alle medizinischen Behandlungsformen zusammen, die auf physikalischen Methoden beruhen. Sie nutzt physiologische Reaktionen auf äußerlich gesetzte Reize (z. B. Wärme, Gleichstrom, Infrarot-/UV-Licht, Wasser, mechanische Einwirkungen) therapeutisch.
Sie ist ein Teilgebiet der **Physiotherapie** (Krankengymnastik), die übergreifend die äußerliche Anwendung von Heilmitteln mit aktiven und passiven Formen der Bewegungstherapie umfasst.

Ziel der physikalischen Therapie ist es, die Beschwerden des Patienten zu mindern, den Funktionszustand des Organs zu verbessern oder wiederherzustellen und damit die Leistungsfähigkeit und die Belastbarkeit des Patienten zu steigern. Die physikalische Medizin umfasst auch naturheilkundliche Verfahren und bietet insgesamt ein breites Spektrum an therapeutischen Möglichkeiten:
- Bewegungstherapie und Ergotherapie
- Mechanotherapie
- Thermo-/Hydrotherapie
- Elektrotherapie
- Lichttherapie
- Balneotherapie
- Aerosoltherapie/Klimatherapie

Details zu den einzelnen Verfahren und ihrer Anwendung s. Rehabilitation [S. C782].

Wirkungsprinzip: Der menschliche Körper reagiert auf die Reize seiner Umgebung mit bestimmtem Gegenregulationsverhalten (Reiz-Reaktions-Prinzip). Durch Auslösen dieser regulativen Wirkungen über definierte Reize sollen Organfunktionen verbessert und die Entwicklung einer Adaptation gefördert werden. Neben der Reizstärke, der Reizhäufigkeit und der Gesamtdauer der Behandlung spielen auch Entlastungsphasen, z. B. die Nachtruhe, eine große Rolle.

Indikationen: Die physikalische Therapie hat große Bedeutung in der Behandlung von chronischen Erkrankungen, vor allem der Bewegungsorgane, und von Schmerzsyndromen, sowohl bei Herz-, Gefäß-, Lungen- und Bronchialerkrankungen als auch bei Stoffwechselerkrankungen. Bei Körper- und Bewegungsbehinderungen mit rückbildungsfähigen oder auch irreversiblen Beeinträchtigungen nimmt die physikalische Therapie eine entscheidende Rolle ein. Schwerpunkte der Rehabilitationsmaßnahmen sind die Krankengymnastik und die Ergotherapie.

4 Aufgaben im sozialen Bereich

4.1 Sozial- und arbeitsrechtliche Fragen

4.1.1 Sozialmedizinische Beurteilung

Jeder praktisch tätige Arzt wird mit sozialmedizinischen Beurteilungen konfrontiert. In allen Fällen verminderter Erwerbsfähigkeit sind Leistungen aus dem sozialen Sicherungssystem (z. B. Renten-, Kranken-, Pflege-, Unfallversicherung) zu gewähren. Daher muss zwischen dem Wohl des Patienten und den begrenzten zur Verfügung stehenden Mitteln der Solidargemeinschaft abgewogen werden.

Zu folgenden Begriffsdefinitionen s. Arbeits- und Sozialmedizin:

- Arbeitsunfähigkeit (AU)
- Berufsunfähigkeit (BU)
- Erwerbsminderung (MdE) und Erwerbsunfähigkeit (EU)
- Behinderung
- Pflegebedürftigkeit.

4.1.2 Überweisung, Konsil, Einweisung

Überweisung und Konsil: Der Hausarzt kann aufgrund seiner meist beschränkten diagnostischen Möglichkeiten nicht bei jedem Patienten eine Diagnose stellen. Die Zuhilfenahme eines ärztlichen Fachkollegen erfolgt durch die Ausstellung eines **Überweisungsscheins** (Abb. 4.1). Auf diesem Dokument sollte immer der Zweck der Überweisung notiert sein: kurativ, präventiv oder sonstige Hilfen. Da der Versicherte das Recht auf freie Arztwahl besitzt, darf kein bestimmter Arzt angegeben werden, sondern lediglich die zutreffende Gebietsbezeichnung. Eine aussagekräftige Fragstellung oder eine Diagnose sollte als Anhaltspunkt für den weiterbehandelnden Arzt notiert sein. Zudem können genaue Überweisungsaufträge übermittelt werden. Bei **Auftragsleistungen** muss präzise vermerkt werden, welche Leistungen erwünscht sind, da der ausführende Arzt nur die im Auftrag definierten Leistungen berechnen kann. Andere Aufträge sind Konsiliaruntersuchungen sowie Mit- und Weiterbehandlungen.

Einweisung: Die Einweisung in ein Krankenhaus sollte vom Hausarzt erwogen werden, wenn die Behandlung einer Erkrankung weder durch hausärztliche Versorgung

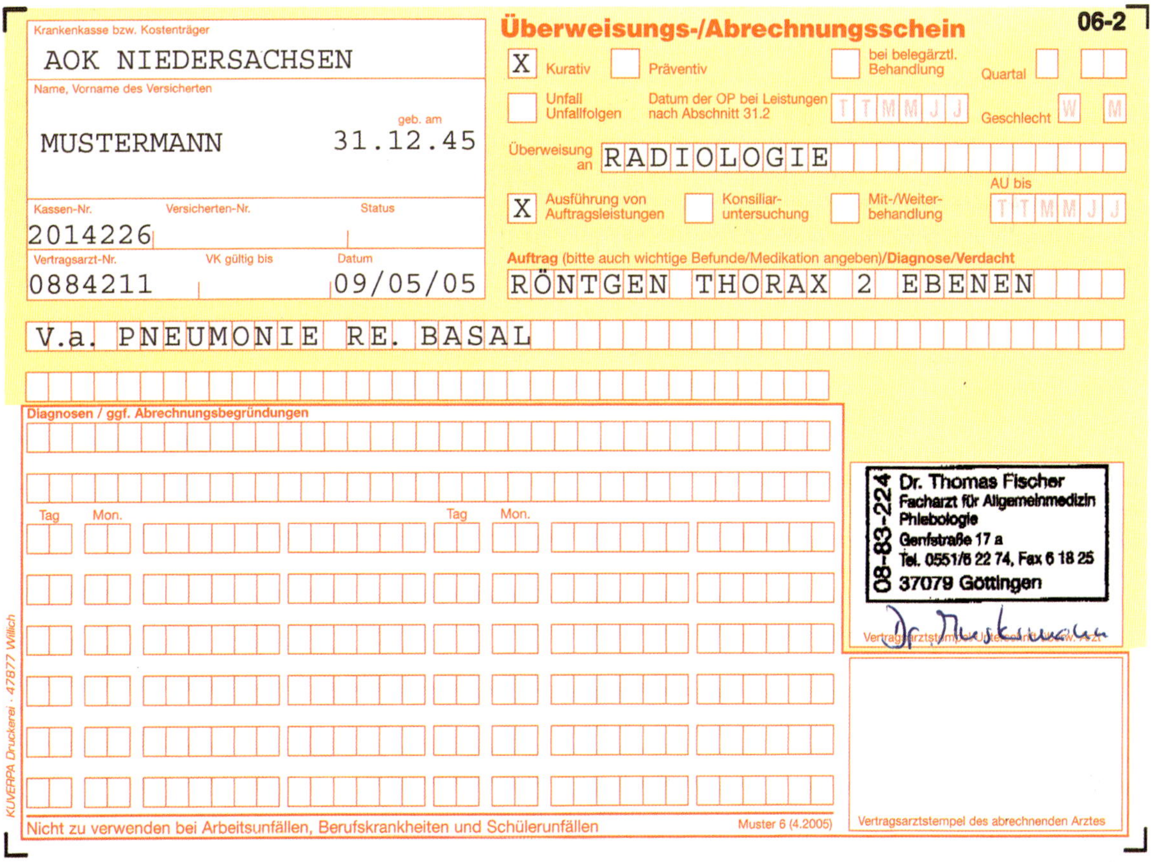
Überweisungs-/Abrechnungsschein 06-2

Krankenkasse bzw. Kostenträger: AOK NIEDERSACHSEN

Name, Vorname des Versicherten: MUSTERMANN — geb. am 31.12.45

Kassen-Nr.: 2014226 — Versicherten-Nr. — Status

Vertragsarzt-Nr.: 0884211 — VK gültig bis — Datum: 09/05/05

[X] Kurativ [ ] Präventiv [ ] bei belegärztl. Behandlung — Quartal

[ ] Unfall Unfallfolgen — Datum der OP bei Leistungen nach Abschnitt 31.2 T T M M J J — Geschlecht W M

Überweisung an: RADIOLOGIE

[X] Ausführung von Auftragsleistungen [ ] Konsiliaruntersuchung [ ] Mit-/Weiterbehandlung — AU bis T T M M J J

Auftrag (bitte auch wichtige Befunde/Medikation angeben)/Diagnose/Verdacht: RÖNTGEN THORAX 2 EBENEN

V.a. PNEUMONIE RE. BASAL

Diagnosen / ggf. Abrechnungsbegründungen

Tag Mon. Tag Mon.

Dr. Thomas Fischer
Facharzt für Allgemeinmedizin
Phlebologie
Genfstraße 17 a
Tel. 0551/6 22 74, Fax 6 18 25
37079 Göttingen
08-83-224

Vertragsarztstempel / Unterschrift des Arztes

Vertragsarztstempel des abrechnenden Arztes

KUVERPA Druckerei · 47877 Willich

Nicht zu verwenden bei Arbeitsunfällen, Berufskrankheiten und Schülerunfällen — Muster 6 (4.2005)

Abb. 4.1 **Überweisungs-/Abrechnungsschein.** (aus: Kochen, Duale Reihe Allgemeinmedizin, Thieme, 2006)

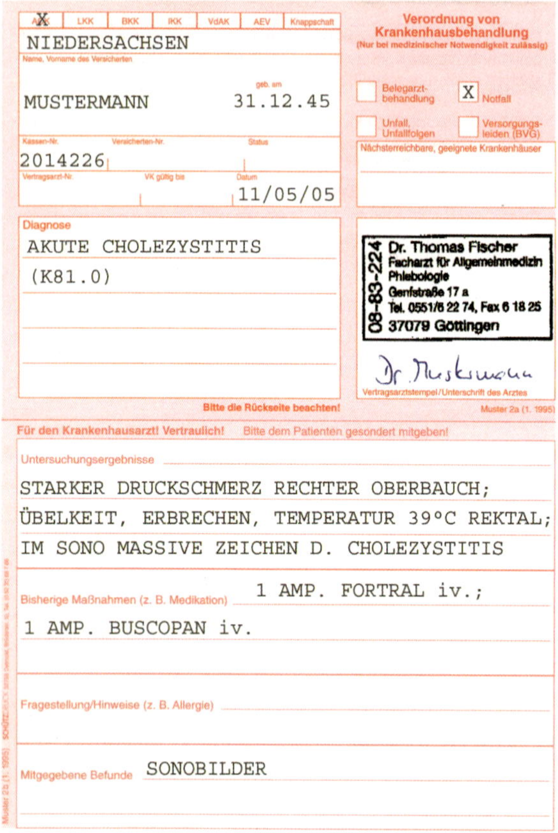

AOK | LKK | BKK | IKK | VdAK | AEV | Knappschaft

NIEDERSACHSEN

Verordnung von Krankenhausbehandlung
(Nur bei medizinischer Notwendigkeit zulässig)

Name, Vorname des Versicherten
MUSTERMANN geb. am 31.12.45

Belegarztbehandlung | X Notfall
Unfall, Unfallfolgen | Versorgungsleiden (BVG)

Kassen-Nr. Versicherten-Nr. Status
2014226

Vertragsarzt-Nr. VK gültig bis Datum 11/05/05

Nächsterreichbare, geeignete Krankenhäuser

Diagnose
AKUTE CHOLEZYSTITIS
(K81.0)

08-83-224
Dr. Thomas Fischer
Facharzt für Allgemeinmedizin
Phlebologie
Genfstraße 17 a
Tel. 0551/6 22 74, Fax 6 18 25
37079 Göttingen

Vertragsarztstempel/Unterschrift des Arztes

Bitte die Rückseite beachten! Muster 2a (1. 1995)

Für den Krankenhausarzt! Vertraulich! Bitte dem Patienten gesondert mitgeben!

Untersuchungsergebnisse
STARKER DRUCKSCHMERZ RECHTER OBERBAUCH;
ÜBELKEIT, ERBRECHEN, TEMPERATUR 39°C REKTAL;
IM SONO MASSIVE ZEICHEN D. CHOLEZYSTITIS

Bisherige Maßnahmen (z. B. Medikation) 1 AMP. FORTRAL iv.;
1 AMP. BUSCOPAN iv.

Fragestellung/Hinweise (z. B. Allergie)

Mitgegebene Befunde SONOBILDER

Muster 2b (1. 1995)

Abb. 4.2 **Formular zur Verordnung von Krankenhausbehandlung.** (aus: Kochen, Duale Reihe Allgemeinmedizin, Thieme, 2006)

noch durch häusliche Krankenpflege gewährleistet ist. Auf dem Einweisungsschein (**Abb. 4.2**) sollten detaillierte Angaben zu den Symptomen, Befunden, bisherigen Maßnahmen, Dauermedikation, Vorerkrankungen und ggf. die Kontaktdaten der Angehörigen notiert sein. Die ersten beiden Blätter bekommt der Patient mit ins Krankenhaus, das dritte Blatt verbleibt zur Dokumentation beim einweisenden Arzt.

4.1.3 Zusammenarbeit mit dem Medizinischen Dienst

Siehe Arbeits- und Sozialmedizin [S. C224].

4.1.4 Leistungen der gesetzlichen Krankenkassen

Siehe Arbeits- und Sozialmedizin [S. C224].

4.1.5 Berufskrankheiten

Siehe Arbeits- und Sozialmedizin [S. C236].

4.2 Soziale Hilfen

DEFINITION Soziale Hilfen sind Unterstützungen, die den Menschen im täglichen Leben helfen. Dazu zählen nicht nur Sozialstationen, Altenwohnheime und Selbsthilfeorganisationen, sondern auch die einfache Nachbarschaftshilfe.

Der Hausarzt hat die Aufgabe, sich nicht nur um die gesundheitlichen Beschwerden seiner Patienten zu kümmern. Er wird in vielen Fällen auch bei sozialen Fragen miteinbezogen. Die Kooperation mit sämtlichen sozialen Einrichtungen wird, vor allem bei älteren und pflegebedürftigen Patienten, immer wichtiger. Der Allgemeinarzt muss einschätzen können, ob sich der Patient zu Hause noch allein versorgen kann oder ob eine andere Betreuungsform gewählt werden muss.

4.2.1 Kooperation mit Sozialstationen und Nachbarschaftshilfen

Sozialstationen und ambulante Pflegedienste: Sozialstationen sind wichtige Institutionen, die es sich zur Aufgabe gemacht haben, betreuungsbedürftigen Menschen Alten- und Krankenpflege in der eigenen Wohnung zukommen zu lassen. Neben der ärztlichen Betreuung erfährt der Patient in seiner gewohnten Umgebung eine individuelle Pflege und Versorgung. Die Tatsache, dass sich die Menschen zu Hause am wohlsten fühlen, trägt wesentlich zur Besserung, Genesung und zum positiven Wohlbefinden bei. Je nach Bedürftigkeit bzw. Vereinbarung kann der Pflegedienst bis zu 5-mal täglich „zu Besuch" kommen. Die ambulanten Pflegedienste werden von den jeweiligen Krankenkassen, der Pflegekasse oder dem Träger der Sozialhilfe bezahlt.

Leistungen der häuslichen Alten- und Krankenpflege:

- Grundpflege bei Schwer- und Langzeitkranken jeden Alters
- Behandlungspflege nach ärztlicher Verordnung und Versorgung nach operativen Maßnahmen
- hauswirtschaftliche Versorgung und Betreuungsdienste
- seelsorgerische Begleitung
- Hilfe bei Anträgen
- Pflegeberatung, Pflegeanleitung und Gesprächskreise für pflegende Angehörige
- Beratung in allen Fragen zur Pflegeversicherung und zur Finanzierung der Leistungen
- andere Leistungen (Fahrdienste, Hauswirtschaft, Essen auf Rädern).

Die Mitarbeiter der Sozialstationen betreuen nicht nur schwerst Pflegebedürftige, sondern erbringen häufig auch Teilleistungen wie Verbände anlegen, Wundversorgung oder die Medikamente für den Tag herrichten.

Nachbarschaftshilfe: Nachbarschaftshilfe ist eine gegenseitige, unter Nachbarn gewährte Form der Hilfe und Unterstützung, bei der zumeist auf ein pekuniäres Entgelt verzichtet wird. Stattdessen werden Gegenleistungen in ähnlicher Form erbracht. Dieses gewohnheitsmäßige und wenig formalisierte Instrument sozialer Gemeinschaften hilft bei der Bewältigung von Alltagsproblemen bis hin zur Überwindung von Krisen wie Krankheit und Armut.

Wenn Menschen in ähnlichen sozialen oder finanziellen Situationen sind, entsteht zwischen ihnen meist die Motivation zur nachbarschaftlichen Hilfe. Eine funktionierende Nachbarschaft ist vor allem in **Dorfgemeinschaften** zu beobachten. In **städtischen Gesellschaften**, in denen jeder anonym ist und sich die Nachbarschaft nicht kennt, wird das Fehlen von Nachbarschaftshilfen häufig beklagt. Dort bemühen sich kommunale, kirchliche oder verbandliche Organisationen um eine Wiederbelebung nachbarschaftlicher Solidarität und gegenseitiger Unterstützung.

4.2.2 Altenarbeit

> **DEFINITION Alten- und Seniorenarbeit** ist ein Teil der sozialen Arbeit und beschreibt alle Praxisfelder, die sich mit Menschen beschäftigen, die sich kurz vor oder bereits im Ruhestand befinden. Sie umfasst Seniorenberatungen oder Angehörigenberatungen ebenso wie Gruppenangebote (z. B. Altennachmittage).

Beschäftigung und Unterstützung im Alltag: Altenclubs sind Treffpunkte, in denen sich ältere Menschen, z. T. mit den gleichen Interessen, zum regelmäßigen Erfahrungsaustausch zusammenfinden.

In **Altentagesstätten** werden altersverwirrte und demenziell erkrankte Menschen tagsüber betreut. Sie übernachten in ihrer eigenen Wohnung. Individuell abgestimmte Aktivierungs- und Beschäftigungsangebote helfen besonders den Demenzpatienten, vorhandene Fähigkeiten zu trainieren.

„**Essen auf Rädern**" ist ein Angebot für ältere und hilfsbedürftige Menschen, die ihr Essen nicht mehr alleine zubereiten können. Dabei werden fertig zubereitete Mahlzeiten bis an die Wohnungstür oder sogar bis in die Wohnung des Kunden geliefert.

Wohnen im Alter: Viele Menschen können oder wollen im Alter nicht mehr allein in einer Wohnung leben. Daher gibt es verschiedene Wohnformen, die generell auf die Bedürfnisse älterer Menschen angepasst sind.

Im **Altenwohnheim** steht der Bereich Wohnen im Vordergrund. Alle anderen Leistungen werden nur in geringem Umfang angeboten.

Beim **betreuten Wohnen** werden alte Menschen, psychisch Kranke, Obdachlose, Behinderte oder Jugendliche von Sozialarbeitern, Psychologen, Erziehern, Therapeuten oder Pflegekräften dahingehend betreut, dass die individuellen Probleme zusammen bewältigt, aber dabei die größtmögliche Autonomie gewährleistet wird. Ziel ist es, den Betroffenen so wenig Verantwortung wie nötig abzunehmen, um sie dabei zu fördern, ihr Leben selbstständig zu gestalten. Eine Unterbringung in einem Altenheim oder einem Altenpflegeheim soll somit vermieden oder zumindest so weit wie möglich hinausgeschoben werden.

Ein **Altenheim** ist eine Wohneinrichtung, in der alte Menschen gepflegt und betreut werden. Die Regelung, ob beim Mieter eine Pflegebedürftigkeit vorliegt oder schon beim Einzug vorliegen muss, ist nicht überall einheitlich. In den meisten Fällen besteht nur ein geringer Hilfebedarf bei den einzelnen Verrichtungen des täglichen Lebens. Das selbstbestimmte Leben der Bewohner überwiegt, allerdings wird kein eigener Haushalt mehr geführt, sondern Speisenversorgung, Säubern und Aufräumen des Zimmers werden als Dienstleistungen angeboten. Ein großes Ziel ist es, die Betreuenden in das soziale Umfeld zu integrieren.

In **Altenpflegeheimen** werden pflegebedürftige Menschen stationär und rund um die Uhr gepflegt und versorgt. Die Bewohner sind von der Versorgung durch andere Menschen abhängig.

4.2.3 Häusliche Pflege

> **DEFINITION Häusliche Pflege** ist die Versorgung pflegebedürftiger Menschen in ihrer Wohnung oder in ihrer häuslichen Umgebung.

Häufigkeit der häuslichen Pflege: In der Bundesrepublik Deutschland sind etwa 2 Millionen Menschen pflegebedürftig. Davon werden ca. 1,4 Millionen in der häuslichen Umgebung gepflegt, bei etwa 1 Million sind Angehörige direkt in die Pflege eingebunden. Die häusliche Pflege hat auch laut den geltenden gesetzlichen Bestimmungen in Deutschland stets Vorrang vor der stationären Pflege.

Durchführung und Finanzierung: Die häusliche Pflege kann von **Familienangehörigen** oder anderen Personen aus dem **näheren sozialen Umfeld** geleistet werden, auch wenn die Pflegepersonen dafür keine einschlägige Ausbildung haben. Unterstützung und Entlastung der Pflegepersonen bieten professionelle ambulante Pflegedienste oder Sozialstationen an, die gegen Entgelt die Pflegetätigkeit übernehmen.

Wenn die häusliche Pflege von Angehörigen oder sonstigen Privatpersonen durchgeführt wird, gewährt die **Pflegeversicherung** ein pauschales **Pflegegeld** oder **Sachleistungen** (dazu zählt die häusliche Pflege durch Pflegedienste) an die pflegebedürftige Person. Zur Leistung der Pflegeversicherung gehören außerdem die Grundversorgung sowie spezielle Maßnahmen, z. B. Verbandwechsel und Injektionen.

Die Beantragung eines **Schwerbehindertenausweises** kann beim regionalen Versorgungsamt erfolgen. Der Hausarzt wird direkt von diesem Amt um eine gutachterliche Stellungnahme gebeten. Durch eine festgestellte Schwerbehinderung sind evtl. weitere finanzielle Entlastungen zu erreichen

Unterstützung der Angehörigen: Bei pflegenden Angehörigen können im Verlauf der Pflege unterschiedliche physische, psychische und soziale Beeinträchtigungen festgestellt werden. Die teils starken emotionalen und körperlichen Belastungen führen bei ca. ⅓ der pflegenden Angehörigen zu Erkrankungen. Es ist Aufgabe des Hausarztes, den Angehörigen in dieser Situation Hilfestellung zu geben.

4.2.4 Persönliche Krisen und soziale Notlagen

Persönliche Krisen: Persönliche Krisenstuationen, z. B. die Diagnose einer unheilbaren Krankheit, erfordern vom Hausarzt eine hohe Sensibilität. Hoffnungslosigkeit, Angst, Depression und Sucht gehören längst schon zum ärztlichen Alltag. Menschen, die sich in einer Notlage befinden, suchen häufig den Hausarzt auf, um mit ihm über die Probleme zu reden. Er gilt als Vertrauens- und Bezugsperson, besonders bei Menschen, denen weitere nahestehende Personen fehlen. Der Hausarzt kann den Menschen die Angst nehmen, ihnen Unterstützung anbieten und Hilfen vermitteln.

Persönliche und soziale Notlagen: Zu den **persönlichen Notlagen** zählen familiäre oder partnerschaftliche Konflikte, fehlende berufliche Integration, drohende Verwahrlosung und Integrationsprobleme von Ausländern. Beratung und Betreuung, die Vermittlung von spezialisierten Institutionen, die Durchführung von Einkommensverwaltung und Haushaltsanleitungen können in Anspruch genommen werden. **Wirtschaftliche Notlagen** sind z. B. Einkommensdefizite und Wohnungsprobleme. Bei finanziellen Notlagen können wirtschaftliche Hilfen in Anspruch genommen werden, die das soziale Existenzminimum sicherstellen sollen. Träger der Sozialhilfe sind **regionale Sozialämter**, die für medizinische, schulisch-pädagogische, berufliche und soziale Maßnahmen zuständig sind.

4.2.5 Selbsthilfeorganisationen

> **DEFINITION Selbsthilfeorganisationen** sind Zusammenschlüsse von Menschen mit chronischen Krankheiten und Behinderungen (z. B. Allergie, Neurodermitis, Diabetes, Rheuma) oder sozialen Anliegen (z. B. Alleinerziehende, Obdachlose).

Selbsthilfeorganisationen dienen im Wesentlichen dem Informations- und Erfahrungsaustausch von Betroffenen und Angehörigen. Die Vermittlung von praktischer Lebenshilfe gehört genauso dazu wie die gegenseitige emotionale Unterstützung und Motivation. Zudem werden die Belange der Mitglieder nach außen durch die Selbsthilfeorganisationen unterstützt in Form von
- Öffentlichkeitsarbeit
- Aufklärungsarbeit
- Unterstützung von Forschungsprojekten
- politischer Interessenvertretung.

Die meisten **Selbsthilfeorganisationen** sind auf Länder- oder Bundesebene als eingetragener Verein (e. V.) organisiert. Zu den Mitgliedern von Selbsthilfeorganisationen gehören neben Einzelpersonen (Betroffene, Angehörige, professionelle Bezugspersonen) auch viele der auf örtlicher Ebene arbeitenden Selbsthilfegruppen. Da die Leistungen der Selbsthilfegruppen inzwischen als wichtige Ergänzung zum professionellen Gesundheitssystem anerkannt werden, erhalten die gesundheitsbezogenen Selbsthilfeorganisationen finanzielle Unterstützung von der gesetzlichen Krankenversicherung. Zusätzliche Gelder werden aus Mitgliedsbeiträgen, Spenden und von Rentenversicherungen bezogen.

Selbsthilfearbeitsgemeinschaften organisieren sich auf kommunaler Ebene, um gesundheitliche und soziale Probleme aus verschiedenen Themengebieten vor Ort aufzugreifen. Die Mitarbeit in den lokalen Gemeinschaften wird rein ehrenamtlich geleistet, eine finanzielle Unterstützung durch die gesetzlichen Krankenkassen erfolgt nicht. Finanziell erhalten sie sich durch ihre Mitglieder und durch freiwillige Spenden.

27 Arbeits- und Sozialmedizin

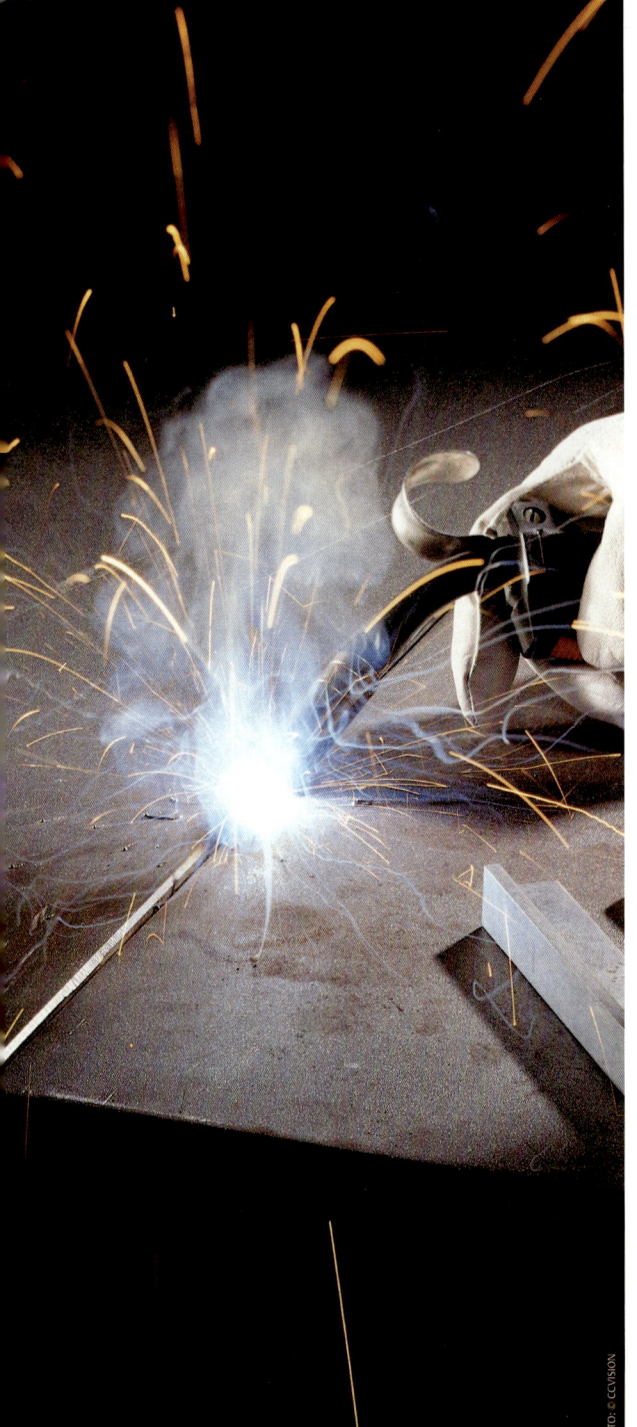

1	Wichtige Arbeitsschutzvorschriften	222
2	Organisationen und Aufgaben des Arbeitsschutzes	228
3	Verhütung und Früherkennung beruflich bedingter Schäden	229
4	Arbeitsplatz- und Berufsbelastungen	231
5	Arbeitsplatz und Umgebungseinflüsse	234
6	Berufskrankheiten	236
7	Arbeitsunfälle	243
8	Begutachtungskunde	244
9	Soziale Umwelt und Krankheit	246
10	Gesundheitsrelevante Verhaltensweisen	249
11	Sozialmedizinische Aspekte von Unfällen	253

1 Wichtige Arbeitsschutzvorschriften

1.1 Bedeutsame medizinische Sachverhalte in Gesetzen

1.1.1 Arbeitssicherheitsgesetz (ASiG)

Synonym: Gesetz über Betriebsärzte, Sicherheitsingenieure und andere Fachkräfte für Arbeitssicherheit

Der Kerngedanke des ASiG ist die **Prävention** von Unfällen und Krankheiten im betrieblichen Arbeitsschutz. Es legt fest, dass der Arbeitgeber nach gesetzlicher Maßgabe Betriebsärzte, Sicherheitsingenieure und andere Fachkräfte zur Unterstützung bei **Arbeitsschutz und Unfallverhütung und zur Beratung der Arbeitnehmer** und Arbeitgeber bestellt. Dadurch soll gewährleistet werden:
- dass die Sicherheitsbestimmungen den Betriebsverhältnissen entsprechend angewandt werden
- dass fundierte arbeitsmedizinische und sicherheitstechnische Erkenntnisse zur Sicherung und Unfallverhütung umgesetzt werden
- dass mit den eingeführten Maßnahmen angemessen hohe Wirkungsgrade erzielt werden.

Das ASiG trat am 12. Dezember 1973 in Kraft. Die letzte Revision datiert vom 31. Oktober 2006.

1.1.2 Arbeitsschutzgesetz (ArbSchG)

Synonym: Gesetz über die Durchführung von Maßnahmen des Arbeitsschutzes zur Verbesserung der Sicherheit und des Gesundheitsschutzes der Beschäftigten bei der Arbeit.

Das Gesetz dient seit 1996 der Umsetzung von EU-Richtlinien im Arbeitsschutz. Ziel sind Sicherung und Verbesserung der Gesundheit aller Beschäftigten einschließlich des öffentlichen Dienstes durch Maßnahmen zum Arbeitsschutz. Im Vordergrund steht die Gefährdungsbeurteilung der jeweiligen Arbeitsbedingungen und weniger die Widerstandsfähigkeit der einzelnen Arbeitnehmer. Dem Arbeitgeber obliegt es, seine Mitarbeiter regelmäßig zu unterweisen und für die Erfüllung von an Mitarbeiter delegierten Pflichten zu sorgen. Die Arbeitsstättenverordnung oder die Betriebssicherheitsverordnung sind auf der Ermächtigungsgrundlange des ArbSchG erlassen worden.

1.1.3 Chemikaliengesetz (ChemG)

Synonym: Gesetz zum Schutz vor gefährlichen Stoffen

Das ChemG regelt auf rechtlicher Basis den grundlegenden Umgang mit **gefährlichen Stoffen** oder Stoffgemischen zum Schutz von Mensch und Umwelt vor deren potenziell schädlicher Einwirkung. Dabei verpflichtet es zu sorgfältiger Prüfung und Einstufung, zu Kennzeichnung und Zubereitung sowie zu Verboten und Restriktionen hinsichtlich dieser Stoffe. Sofern ein Stoff nicht in der Liste des ChemG enthalten ist, liegen keine ausreichenden Studiendaten vor. Für eine Aufnahme müssen vielfältige Tests und Prüfungen durchlaufen werden, um den Stoff entsprechend der o. g. Aspekte hinreichend einstufen zu können. Gefährliche Stoffe gemäß dem ChemG können durch **mindestens eine** der nachstehenden **15 Eigenschaften** Mensch oder Umwelt schädigen:

explosionsgefährlich – brandfördernd – hochentzündlich – leichtentzündlich – entzündlich – sehr giftig – giftig – gesundheitsschädlich – ätzend – reizend – sensibilisierend – krebserzeugend – fortpflanzungsgefährdend – erbgutverändernd.

Gefährliche Eigenschaften von **ionisierender Strahlung** sind ausgenommen!

1.1.4 Geräte- und Produktsicherheitsgesetz (GPSG)

Das Geräte- und Produktsicherheitsgesetz regelt in Deutschland:
- „das Inverkehrbringen und Ausstellen von Produkten, das selbstständig im Rahmen einer wirtschaftlichen Unternehmung erfolgt" sowie
- „die Errichtung und den Betrieb überwachungsbedürftiger Anlagen, die gewerblich oder wirtschaftlichen Zwecken dienen oder durch die Beschäftigte gefährdet werden können".

Arbeits- und betriebsmedizinisch relevant ist die **Betriebssicherheitsverordnung** (BetrSichV), in der wesentliche arbeitsschutzrechtliche Aspekte für die Benutzung von Arbeitsmitteln und den Betrieb überwachungsbedürftiger Anlagen geregelt sind. Das Gesetz trat am 3. Oktober 2002 in Kraft und setzte zum einen europäische Richtlinien in nationales Recht um, während gleichzeitig nationale Einzelvorschriften wie die Druckbehälter- oder Aufzugsverordnung in der neuen BetrSichV zusammengefasst wurden.

Kernpunkte der Regelung sind für **Arbeitsmittel** und deren Benutzung:
- eine einheitliche Gefährdungsbeurteilung der Arbeitsmittel
- sicherheitstechnische Bewertung für den Betrieb von überwachungsbedürftigen Anlagen
- der aktuelle Stand technischer Kenntnisse als einheitlich geltender Sicherheitsmaßstab
- geeignete Schutzvorkehrungen und Prüfungen
- Mindestanforderungen für die Beschaffenheit von Arbeitsmitteln, soweit sie nicht durch europäische Harmonisierungsrichtlinien geregelt sind.

Als **überwachungsbedürftige Anlagen**, die standardmäßig vor Inbetriebnahme sowie regelmäßig im Verlauf geprüft werden müssen, gelten z. B.:
- Dampfkesselanlagen

- Druckbehälteranlagen
- Füllanlagen
- Aufzugsanlagen
- Anlagen in explosionsgefährdeten Bereichen
- Lageranlagen
- Füllstellen
- Tankstellen und Flugbetankungsanlagen
- Entleerstellen.

1.1.5 Entgeltfortzahlungsgesetz (EntgFG)

Das Gesetz regelt die Zahlung des Arbeitslohnes bei einer unverschuldeten Arbeitsunfähigkeit des Arbeitnehmers im Krankheitsfall. So wird dem Arbeitnehmer über die Dauer von bis zu **6 Wochen eine Fortzahlung des Lohns** in voller Höhe gewährt, sofern er nicht beabsichtigt an einer Beeinträchtigung der Gesundheit leidet, die eine regelhafte Ausübung der erlernten Tätigkeit nicht ermöglicht. Dabei steht nicht nur Vollbeschäftigten, sondern auch Teilzeitkräften eine Entgeltfortzahlung zu.

Die Zahlungspflicht des Arbeitgebers beschränkt sich auf maximal 2 × 6 Wochen im Jahr für eine Arbeitsunfähigkeit aufgrund derselben Ursache, sofern zwischen den beiden Krankheitsphasen mindestens 6 Monate keine Arbeitsunfähigkeit aufgrund dieser Ursache bestand. Ist diese Dauer überschritten, wird von der Krankenkasse Krankengeld (s. u.) bezahlt.

Wie beim „normalen" Arbeitsentgelt müssen bei der Entgeltfortzahlung ebenfalls Steuern und Sozialversicherungsbeiträge entrichtet werden. Anspruch auf Entgeltfortzahlung haben nicht nur vollzeitbeschäftigte Arbeitnehmer, sondern auch Ferienaushilfen, Mitarbeiter im Studentenjob oder Arbeitnehmer mit einem sog. Minijob mit bis zu 450 Euro Verdienst im Monat. Der Anspruch auf Entgeltfortzahlung endet grundsätzlich mit der Beendigung des Arbeitsverhältnisses. Dies ist jedoch nicht gültig, wenn dem Arbeitnehmer wegen seiner Erkrankung gekündigt wird.

Folgende Bedingungen sind an die Lohnfortzahlung im Krankheitsfall geknüpft:
- Das Arbeitsverhältnis muss seit mindestens 4 Wochen bestehen. Bei Beschäftigungsverhältnissen, die seit weniger als 4 Wochen bestehen, kann dem Arbeitnehmer direkt Krankengeld aus der Sozialkasse gezahlt werden, da noch kein Anspruch auf Entgeltfortzahlung besteht.
- Der Arbeitnehmer muss arbeitsunfähig sein in Bezug auf seine vertraglich bestimmte Tätigkeit.
- Die Arbeitsunfähigkeit muss das Resultat einer Krankheit sein.
- Der Arbeitnehmer darf die krankheitsbedingte Arbeitsunfähigkeit nicht selbst verschuldet haben. Ein z. B. durch Trunkenheit am Steuer verursachter Unfall berechtigt nicht zu einer Lohnfortzahlung, da hier der Arbeitnehmer die Schuld am Unfall trägt.
- Als unverschuldete Arbeitsunfähigkeit gelten ebenfalls nicht rechtswidrige Sterilisationen oder Schwangerschaftsabbrüche.
- Bei einer erneuten Arbeitsunfähigkeit, die auf demselben Grundleiden basiert, hat der Arbeitnehmer erst wieder Anspruch auf Lohnfortzahlung, wenn er seit der letzten Erkrankung 6 Monate ununterbrochen gearbeitet hat oder wenn zum Zeitpunkt der neuen Erkrankung bereits ein Jahr seit dem letzten Fall der Lohnfortzahlung vergangen ist.

> **MERKE** Der Arbeitgeber zahlt den vollen Arbeitslohn bei einer Krankheit ab dem 1. Krankheitstag über eine Dauer von bis zu 6 Wochen. Bei einer Arbeitsunfähigkeit von **länger als 6 Wochen** erhält der Arbeitnehmer **Krankengeld** von der gesetzlichen Krankenversicherung.

1.1.6 Sozialgesetzbuch (SGB) und Reichsversicherungsordnung (RVO)

Allgemeines

Das Sozialgesetzbuch (SGB) ist die systematische Zusammenfassung des Sozialrechts der BRD und enthält in 12 Teilen (**SGB I bis SGB XII**) wesentlich die Regelungen der Sozialversicherung sowie die nicht unter den Versicherungscharakter fallenden Teile des Sozialrechts, welche die steuerliche Finanzierung staatlicher Fürsorgeleistungen bestimmen.
- SGB I – Allgemeiner Teil
- SGB II – Grundsicherung für Arbeitssuchende
- SGB III – Arbeitsförderung
- SGB IV – Gemeinsame Vorschriften für die Sozialversicherung
- SGB V – Gesetzliche Krankenversicherung
- SGB VI – Gesetzliche Rentenversicherung
- SGB VII – Gesetzliche Unfallversicherung
- SGB VIII – Kinder- und Jugendhilfe
- SGB IX – Rehabilitation und Teilhabe behinderter Menschen
- SGB X – Verwaltungsverfahren und Sozialdatenschutz
- SGB XI – Soziale Pflegeversicherung
- SGB XII – Sozialhilfe.

Die **Reichsversicherungsverordnung** (RVO) von 1911 war bis 1975 das Grundgerüst des Sozialrechts und bestand aus 6 Teilen:
- ein gemeinsamer Teil für alle Zweige der Sozialversicherung
- das Recht der gesetzlichen Krankenversicherung
- die gesetzliche Unfallversicherung
- die gesetzliche Rentenversicherung
- die Beziehung der Sozialversicherungsträger untereinander
- Verfahrensvorschriften.

SGB V – Gesetzliche Krankenversicherung

> **DEFINITION** Die Aufgabe der **gesetzlichen Krankenversicherung** ist die Erhaltung, die Wiederherstellung oder die Verbesserung des Gesundheitszustandes ihrer Versicherten.

Das Gesetz über GKV trat am 1. Januar 1989 in Kraft und war bis dahin im zweiten Teil der RVO geregelt. Etwa **85 %** der Bundesbürger sind in der gesetzlichen Krankenversicherung versichert.

Allgemeine Leistungen der GKV: Die Leistungen der Krankenkassen müssen ausreichend, zweckmäßig und wirtschaftlich sein und dürfen das Maß des Notwendigen nicht überschreiten. Das SGB V enthält 12 Kapitel und umfasst u. a. folgende, nach dem Sachleistungsprinzip geltende Leistungen für die Versicherten:
- Leistungen zur Verhütung von Krankheiten und von deren Verschlimmerung sowie zur Empfängnisverhütung, bei Sterilisation und bei Schwangerschaftsabbruch (Prävention, Empfängnisverhütung)
- Leistungen zur Früherkennung von Krankheiten
- Leistungen zur Behandlung einer Krankheit (u. a. ärztliche, psychotherapeutische oder zahnmedizinische Behandlung, Krankenhausbehandlung, Versorgung mit Arznei- und anderen bewilligungsfähigen Hilfsmitteln, Krankengeld [z. B. Kinderpflege-Krankengeld])
- Leistungen zur medizinischen Rehabilitation, soweit diese dazu dienen, eine Behinderung oder Pflegebedürftigkeit abzuwenden, zu beseitigen oder zu mindern
- Die Krankenkassen können allerdings vom **Medizinischen Dienst** (s. u.) prüfen lassen, ob und inwieweit ein bewilligungsfähiges Hilfsmittel auch tatsächlich erforderlich ist.

Lohnfortzahlung und Krankengeld: Im **Entgeltfortzahlungsgesetz** ist festgelegt, dass bei nachgewiesener Arbeitsunfähigkeit der Arbeitgeber nach dem Beginn der Krankheit die Bezüge des Patienten 6 Wochen lang weiter zu bezahlen hat. Ab der 7. Woche nach Beginn der Arbeitsunfähigkeit hat ein versicherter Arbeitnehmer Anspruch auf **Krankengeld** von der GKV. Die **Höhe des Krankengeldes** bemisst sich nach dem Einkommen vor Beginn der Arbeitsunfähigkeit und beträgt **70%** des letzten monatlichen **Brutto-** und maximal **90%** des letzten vollen **Nettoeinkommens**. Das Krankengeld kann innerhalb einer Blockfrist von 3 Jahren nur über maximal 78 Wochen (incl. 6 Wochen Entgeltfortzahlung durch den Arbeitgeber) bzw. 72 Wochen (reines Krankengeld) bezogen werden.

Anspruch auf **unbezahlte Freistellung** vom Arbeitgeber und den **Bezug von Krankengeld** haben gesetzlich versicherte Arbeitnehmer auch, wenn sie ein **erkranktes Kind** betreuen müssen, das das zwölfte Lebensjahr noch nicht vollendet hat, die Notwendigkeit der Betreuung von einem (Kinder-)Arzt bestätigt wurde und im Haushalt keine andere Person lebt, die auf das Kind aufpassen kann: Bei ≤2 Kindern pro Kind bis zu 10 Arbeitstage/Jahr (als Alleinerziehende/-r bis zu 20 Tage), bei >2 Kindern sind es maximal 25 Arbeitstage/Jahr (für Alleinerziehende maximal 50 Tage), auf die Anspruch auf unbezahlte Freistellung besteht.

Weitere Informationen zur Krankenversicherung s. Gesundheitsökonomie [S. C742].

Medizinischer Dienst der Krankenversicherung (MDK): Die gesetzlichen Kranken- und Pflegekassen haben die Verantwortung, die Beitragseinnahmen in die bestmögliche Versorgung ihrer Versicherten zu investieren. Die Leistungen müssen daher in jedem Einzelfall ausreichend, zweckmäßig und wirtschaftlich sein. Um dies beurteilen zu können, brauchen die gesetzlichen Kranken- und Pflegekassen, sowohl in medizinischen als auch in pflegerischen Fragestellungen, den **Medizinischen Dienst der Krankenversicherung (MDK)**.

Stellungnahmen für Krankenkassen: Der MDK arbeitet Stellungnahmen aus bei folgenden Fragen:
- Verordnung von Arznei-, Verband-, Heil- und Hilfsmitteln
- Notwendigkeit und Dauer einer Krankenhausbehandlung
- Notwendigkeit, Art, Umfang und Dauer von Rehabilitationsleistungen bzw. -maßnahmen
- Notwendigkeit und Dauer von häuslicher Krankenpflege.

Stellungnahmen für Arbeitgeber: Erhebt ein Arbeitgeber Zweifel an einer vom Kassenarzt festgestellten Arbeitsunfähigkeit, kann die zuständige Krankenkasse den MDK einschalten, um den Sachverhalt zu klären. Durch den MDK erfolgt ggf. eine erneute körperliche Untersuchung, um die Rechtfertigung der Arbeitsunfähigkeit zu prüfen.

Gestaltung von Leistungs- und Versorgungsstrukturen: Wichtige Aufgaben des MDK sind die Sicherung der Qualität in der ambulanten und stationären Behandlung, die Krankenhausplanung sowie die Überprüfung der Wirksamkeit und Wirtschaftlichkeit neuer Untersuchungs- und Behandlungsmethoden. Damit vertritt der MDK die Interessen der Versicherten, die gesundheitliche Versorgung qualitativ weiterzuentwickeln. Maßnahmen, die unausgereift, unnötig gefährlich oder unwirtschaftlich sind, werden durch die Mithilfe des MDK vermieden.

SGB IX – Rehabilitation und Teilhabe behinderter Menschen

Der 9. Teil des SGB regelt sei dem 1. Juli 2001 die Teilhabe von schwerbehinderten Menschen am Alltags- und insbesondere am Arbeitsleben.

> **DEFINITION SGB IX § 2 Abs. I:** „Menschen sind **behindert**, wenn ihre körperliche Funktion, geistige Fähigkeit oder seelische Gesundheit mit hoher Wahrscheinlichkeit länger als 6 Monate von dem für das Lebensalter typischen Zustand abweichen und daher ihre Teilhabe am Leben in der Gesellschaft beeinträchtigt ist. Sie sind von Behinderung bedroht, wenn die Beeinträchtigung zu erwarten ist."
> **SGB IX § 2 Abs. II:** „Menschen sind ... schwerbehindert, wenn bei ihnen ein Grad der Behinderung von wenigstens 50 vorliegt und sie ihren Wohnsitz, ihren gewöhnlichen Aufenthalt oder ihre Beschäftigung auf einem Arbeitsplatz im Sinne des §73 rechtmäßig im Geltungsbereich dieses Gesetzbuches haben."

SGB IX § 84 Abs. II: „Sind Beschäftigte innerhalb eines Jahres länger als 6 Wochen ununterbrochen oder wiederholt arbeitsunfähig, klärt der Arbeitgeber [...] mit Zustimmung und Beteiligung der betroffenen Person die Möglichkeiten, wie die Arbeitsunfähigkeit möglichst überwunden werden und mit welchen Leistungen oder Hilfen erneuter Arbeitsunfähigkeit vorgebeugt und der Arbeitsplatz erhalten werden kann (betriebliches Eingliederungsmanagement)."

Arten der Behinderung: Behinderungen lassen sich grob in körperliche, geistige, psychische Behinderung sowie Sinnes-, Lern- und Sprachbehinderung unterteilen. Zudem unterteilt man angeborene (auf Vererbung oder pränatale Schädigungen zurückzuführen) und erworbene Behinderungen. Diese umfassen perinatale Schäden, Krankheiten, Alterungsprozesse und körperliche Schädigungen wie z. B. Gewalteinwirkungen, Unfälle, Kriegsverletzungen.

Behinderungsgrad (GdB): Die Festlegung in einer Zahl zwischen 0 (keine) und 100 (hochgradige Behinderung) erfolgt im Rahmen einer Gesamtbeurteilung, die nicht einfach aus Addition verschiedener Einzelbehinderungen besteht. Sie ist unabhängig von Fragen der Arbeits- oder Erwerbsfähigkeit. Als Behinderung werden nur Beeinträchtigungen gewertet, die voraussichtlich mindestens 6 Monate andauern werden. Schwerbehindert ist man ab einem GdB von 50, ab einem GdB von 30 kann man unter bestimmten weiteren Voraussetzungen einem Schwerbehinderten gleichgestellt werden.

> **MERKE** Eine Behinderung liegt vor ab einem Behinderungsgrad von 20, eine **Schwerbehinderung** ab einem GdB von **50**.

Ein Schwerbehinderten-Ausweis kann vom Behinderten beim Versorgungsamt beantragt werden.

„Schwerbeschädigung" ist kein rentenrechtlicher Begriff, somit gibt es auch keine „Schwerbeschädigten-Rente".

Beschäftigungspflicht: Sowohl öffentliche als auch private Arbeitgeber mit mehr als 20 Arbeitsplätzen sind dazu verpflichtet, eine Schwerbehindertenquote von mindestens 5 % aller Arbeitskräfte einzuhalten. Bei Quoten unter 5 % müssen Ausgleichszahlungen geleistet werden, mit deren Hilfe anderweitig Arbeitsplätze finanziert werden sollen.

Kündigungsschutz: Schwerbehinderte und Gleichgestellte genießen einen besonderen Kündigungsschutz. Ihnen darf ordentlich und außerordentlich nicht ohne Zustimmung des Integrationsamtes gekündigt werden. Allerdings muss das Arbeitsverhältnis zum Kündigungszeitpunkt bereits mindestens 6 Monate bestehen, damit der besondere Kündigungsschutz wirksam wird.

Vergünstigungen: Je nach GdB können Steuervorteile (z. B. Haushaltsfreibeträge, Kfz-Steuer-Ermäßigungen) geltend gemacht werden. Schwerbehinderte, nicht jedoch ihnen Gleichgestellte, haben einen Anspruch von 5 Tagen **Zusatzurlaub** pro Kalenderjahr.

1.1.7 Jugendarbeitsschutzgesetz (JArbSchG)

Synonym: Gesetz zum Schutz der arbeitenden Jugend

Von wenigen Ausnahmen abgesehen, ist die Arbeit von Kindern im vollzeitschulpflichtigen Alter verboten. Ausnahmen sind leichte Tätigkeiten unter 2 h pro Tag wie **Zeitungen austragen** oder Arbeiten auf landwirtschaftlichen Betrieben ab einem Alter von 13 Jahren.

Ab einem Alter von **15 Jahren** darf bei abgeschlossener schulischer Ausbildung eine Tätigkeit mit maximal **8 h pro Tag** und **40 Wochenstunden** in der Zeit von 7–20 Uhr (Ausnahmen z. B. im Bäckereihandwerk) ausgeübt werden. Bei einer Arbeitsdauer von 4,5–6 h stehen dem Jugendlichen 30 min, bei mehr als 6 h 60 min Pause zu. Als Urlaubstage stehen einem 15-Jährigen 30, einem 16-jährigen 27 und einem 17-Jährigen 25 Kalendertage zu.

Mehrarbeit ist nicht gestattet und an Sonn- und Feiertagen dürfen Jugendliche nur unter bestimmten Voraussetzungen und bei ausgesuchten Beschäftigungen (z. B. Sportveranstaltungen, Krankenpflege) arbeiten. Für den Einsatz an einem Sonn- oder Feiertag hat der Jugendliche als Ausgleich einen freien Werktag zu bekommen.

Folgende Tage sind unbedingt **arbeitsfrei** zu halten: 1. Weihnachtsfeiertag, Neujahr, Ostersonntag, 1. Mai. Zudem sollen an Heiligabend und an Silvester Jugendliche nicht nach 14 Uhr beschäftigt werden.

Für **gefährliche Arbeiten** (Umgang mit Noxen, Untertage) und Akkordarbeit gilt ein generelles **Verbot**. Notwendige Ausnahmen in der Ausbildung können unter bestimmten Auflagen erteilt werden.

Jugendliche dürfen nur dann mit **Gefahrenstoffen** umgehen, wenn sie von einer fachkundigen Person dabei überwacht werden. Bei sehr giftigen Stoffen müssen die MAK-Werte oder TRK-Werte unbedingt eingehalten werden. Ein Umgang mit möglichen **Krankheitserregern** ist Jugendlichen nicht gestattet.

Gesundheitliche Betreuung von Jugendlichen:

> **MERKE** Eine Erstuntersuchung nach Jugendarbeitsschutzgesetz von Jugendlichen unter 18 Jahren ist vor Eintritt in ein Beschäftigungsverhältnis verpflichtend.
> Ebenso ist im Laufe der Ausbildung eine erste Nachuntersuchung erforderlich, solange der Jugendliche noch nicht das 18. Lebensjahr vollendet hat.

Umfang: vollständige Anamnese (anhand des genormten Fragebogens, der vorab vom Jugendlichen und von den Erziehungsberechtigten auszufüllen ist), vollständige körperliche Untersuchung, Urinstreifentest und -sediment, orientierender Hörtest, Sehtest mit Visustafeln, Farbsehtest anhand genormter Tafeln (z. B. nach Ishiara) oder mit dem Anomaloskop, Erstellung eines Berichts (Formblatt).

Folgeuntersuchungen: Bei Auffälligkeiten soll eine Vorstellung beim Spezialisten erfolgen (z. B. Orthopäde, Augenarzt); die Überweisung erfolgt zur Ergänzungsuntersuchung mit speziellem Formular. **Ordentliche Nachuntersuchungen** müssen bis zum 18. Geburtstag jährlich erfolgen. **Außerordentliche Nachuntersuchungen** werden bei Feststellung auffälliger Befunde nach Bedarf angeordnet, wenn aufgrund der Ausbildungs-/Arbeitstätigkeit eine Gefährdung zu erwarten ist.

1.1.8 Mutterschutzgesetz (MuSchG)

Synonym: Gesetz zum Schutz der erwerbstätigen Mutter

Das Mutterschutzgesetz dient schwangeren Frauen sowie Müttern zum Schutz vor potenziell gesundheitsgefährdenden Tätigkeiten.

Die **Mutterschutzfrist** sieht vor, dass Schwangere 6 Wochen vor und 8 Wochen nach der Entbindung nicht mehr beschäftigt werden dürfen, es sei denn, die werdende Mutter erklärt sich selbst widerruflich arbeitstauglich. Bei Früh- oder Mehrlingsgeburten verlängert sich die Nachfrist auf 12 Wochen.

Während der Schwangerschaft und einer Schutzfrist von 4 Monaten nach der Entbindung besteht ein **Kündigungsschutz**. Die Kündigung ist dann unwirksam, wenn die Schwangerschaft dem Arbeitgeber zum Kündigungszeitpunkt bekannt war oder diese ihm innerhalb von 14 Tagen nach Erhalt der Kündigung mitgeteilt wurde.

Der **Arbeitsplatz** muss so gestaltet sein, dass der Schwangeren von Werkzeugen oder technischen Geräten keinerlei Gefahr für sich und ihr ungeborenes Kind droht. **Schwere Arbeiten**, Fließband- oder Akkordarbeit dürfen werdende Mütter nicht verrichten. Ebenso darf die tägliche Arbeitszeit 8,5 h, bei ausschließlich stehender Tätigkeit 4 h ab dem 6. Monat, nicht überschreiten. Während der Arbeitszeit steht einer jungen Mutter **Stillzeit** zu, die sie sich selbst einteilen kann. Ein Verstoß gegen diese Bestimmungen kann als Straftat oder Ordnungswidrigkeit geahndet werden.

Schwangere dürfen keinen giftigen oder **kanzerogenen Substanzen** ausgesetzt sein, bei denen MAK- oder TRK-Wert überschritten werden. Ebenfalls verboten ist der Kontakt mit potenziell krankheitsauslösenden Erregern (z. B. kein Blutabnehmen, kein Kontakt mit ionisierender Strahlung).

1.1.9 Arbeitszeitgesetz (ArbZG)

Das ArbZG regelt die Arbeitszeiten der Arbeitnehmer in Deutschland und ist für Arbeitgeber und Arbeitnehmer verpflichtend. Es soll die Sicherheit und den Gesundheitsschutz der Arbeitnehmer sicherstellen, die Rahmenbedingungen für flexible Arbeitszeiten verbessern sowie Sonn- und Feiertage als Ruhetage der Erholung für die Arbeitnehmer schützen. Es gilt nicht für Beamte und Soldaten, für leitende Angestellte, Chefärzte oder Personen unter 18 Jahren.

Grundsätzlich darf die **werktägliche Arbeitszeit** 8 h nicht überschreiten. Unter der Maßgabe, dass die durchschnittliche Arbeitszeit über 24 Wochen 8 h nicht überschreitet, kann sie auf 10 h verlängert werden. Bei **Nachtarbeit** muss der Ausgleich auf einen Durchschnitt von 8 h innerhalb von 4 Wochen erfolgen. Der vorgegebene Rahmen ist jedoch durch tariflich-individuelle Modifikationen und Vereinbarungen anpassbar.

Nach spätestens 6 h muss die Arbeit für eine **Ruhepause** unterbrochen werden: Pauselänge 30 min bei bis zu 9 h Arbeit, 45 min bei bis zu 10 h Arbeit. Nach Beendigung des Arbeitstages stehen dem Arbeitnehmer mindestens 11 h **Ruhezeit** zu, bis er die Tätigkeit wiederaufnehmen kann.

An **Sonn- und Feiertagen** gilt grundsätzlich ein Beschäftigungsverbot. Jedoch kann je nach Betrieb eine mindestens 24 h umfassende Ruhepause um 6 h vor Beginn oder hinter das Ende des Feiertages gelegt werden. **Sonder- und Ausnahmeregelungen** gibt es für Berufsgruppen, die lebenswichtige Aufgaben ausüben, wie Feuerwehrleute, Ärzte, Rettungssanitäter oder Krankenschwestern. Hier können tariflich abweichende Regeln festgelegt werden.

1.1.10 Immissionsschutzgesetz

Das Bundes-Immissionsschutzgesetz (BImschG) ist ein Regelwerk zum Schutz vor schädlichen Umwelteinwirkungen wie Lärm oder Luftverschmutzung. So regelt es z. B. das Verbrennen im Freien, die Tierhaltung, das Abbrennen von Feuerwerkskörpern oder die Anwendung von Audiogeräten. Die Ausführung der Vorschriften erfolgt auf Länderebene.

1.1.11 Atomgesetz

Das Atomgesetz ist die rechtliche Basis zur Nutzung von Kernenergie und ionisierender Strahlung. Es umfasst 6 Abschnitte und regelt z. B. die Genehmigung von Atomkraftwerken und kerntechnischen Anlagen zur Nutzung von Kernbrennstoffen. Die Strahlenschutzverordnung und die Röntgenschutzverordnung [S.C227] finden sich in den Schlussabschnitten des Atomgesetzes.

1.2 Bedeutende medizinische Sachverhalte in Verordnungen

1.2.1 Gefahrstoffverordnung (GefStoffV)

Ziel dieser Verordnung ist es, den Menschen und die Umwelt vor stoffbedingten Schädigungen zu schützen durch
- Regelungen zu Einstufung, Kennzeichnung und Verpackung gefährlicher Stoffe und Zubereitungen
- Maßnahmen zum Schutz der Beschäftigten und anderer Personen bei Tätigkeiten mit Gefahrstoffen
- Beschränkungen für das Herstellen und Verwenden bestimmter gefährlicher Stoffe, Zubereitungen und Erzeugnisse

Außerdem regelt die GefStoffV das Inverkehrbringen von gefährlichen Stoffen und Produkten.

Gefahrstoffe werden nach der sog. GHS-(Global Harmonizing System)Verordnung und der CLP-Verordnung

(Classification, Labelling and Packaging of Substances and Mixtures) mit europaweit gültigen Symbolen gekennzeichnet. Die weltweite Umstellung auf CLP innerhalb des GHS wurde am 20. Januar 2009 vollzogen. Stoffe und Gemische sind spätestens mit Ablauf der jeweils für sie vorgesehenen Übergangsfristen (1. Dezember 2010 für Stoffe und 1. Juni 2015 für Gemische) nach den Vorgaben der GHS-Verordnung einzustufen und zu kennzeichnen.

Der Arbeitgeber muss die von Gefahrstoffen ausgehenden Gefährdungen der Gesundheit und Sicherheit der Beschäftigten u. a. unter folgenden Gesichtspunkten beurteilen:
- gefährliche Eigenschaften der Stoffe oder Zubereitungen
- Ausmaß, Art und Dauer der Exposition
- physikalisch-chemische Wirkungen
- Wirksamkeit der getroffenen oder zu treffenden Schutzmaßnahmen
- Schlussfolgerungen aus durchgeführten arbeitsmedizinischen Vorsorgeuntersuchungen.

Entsprechend der Beurteilung müssen Maßnahmen ergriffen werden, die die Gefährdung durch einen Stoff entweder beseitigen oder auf ein Minimum reduzieren, z.B:
- Bereitstellung geeigneter Arbeitsmittel für Tätigkeiten mit Gefahrstoffen und entsprechende Wartungsverfahren zur Gewährleistung der Gesundheit und Sicherheit der Beschäftigten
- Begrenzung der Dauer und des Ausmaßes der Exposition
- angemessene Hygienemaßnahmen, insbesondere die regelmäßige Reinigung des Arbeitsplatzes
- geeignete Arbeitsmethoden und Verfahren, welche die Gesundheit und Sicherheit der Beschäftigten nicht beeinträchtigen, einschließlich Vorkehrungen für die sichere Handhabung, Lagerung und Beförderung von Gefahrstoffen und von Abfällen, die Gefahrstoffe enthalten.

1.2.2 Arbeitsstättenverordnung (ArbStättV)

Diese Verordnung regelt die Anforderungen an die Gestaltung von Arbeitsplätzen in Räumen sowie im Freien und auf Baustellen. Sie schreibt vor, wie die räumlichen, hygienischen und sicherheits- sowie verkehrstechnischen Verhältnisse an einem Arbeitsplatz zu sein haben:
- Beschaffenheit von Wänden, Böden, Decken oder Fenstern mit Sichtverbindung nach außen
- Aspekte wie Belüftung, Raumtemperatur und Beleuchtung
- Sicherheitsanforderungen wie mechanischer Schutz, Brandschutz, Lärmschutz, Gefahrstoffe
- sichere Gestaltung von Fuß- und Fahrwegen, Türen und Toren.

1.2.3 Strahlenschutzverordnung (StrlSchV) und Röntgenverordnung (RöV)

Die StrlSchV ist eine Verordnung innerhalb des Atomgesetzes. Sie hat als Zweck den Schutz von Mensch und Umwelt vor der schädlichen Wirkung ionisierender Strahlung, die bei der Nutzung dieser Strahlen auftreten können. Diesbezüglich legt die Verordnung Grenzwerte für beruflich Strahlenexponierte (z. B. Arbeiter in kerntechnischen Anlagen) und die Bevölkerung für die maximal zulässige Strahlenbelastung aus künstlichen Quellen fest.

Für die **Allgemeinbevölkerung** (inkl. ungeborene Kinder) gilt eine effektive Dosis **1 mSv** pro Jahr als Grenzwert.

Für volljährige, **beruflich strahlenexponierte Personen** (ausgenommen Schwangere) gelten **20 mSv** pro Jahr als oberer Grenzwert. Im Einzelfall kann die zuständige Behörde für ein einzelnes Jahr eine effektive Dosis von **50 mSv** zulassen (max. 100 mSv in 5 aufeinanderfolgenden Jahren). Die Lebensdosis liegt bei **400 mSv**.

Bei einer Untersuchung mit einem **Computertomografen** (**CT**), wie sie im klinischen Alltag routinemäßig angeordnet wird, beträgt die effektive Einzeldosis bereits zwischen **2,5 mSv** (Kopf) und **30 mSv** (Abdomen)!

Die RöV regelt im Rahmen des Strahlenschutzes, jede unnötige Exposition von Mensch oder Umwelt gegenüber Strahlung zu vermeiden. Ferner schreibt sie die Einsatz- und Qualitätssicherheit von Röntgenanlagen sowie deren regelmäßige Überprüfung beim Anwender durch **ärztliche Stellen** vor.

1.2.4 Berufskrankheitenverordnung (BKV)

Als Teil des SGB VII ermächtigt die BKV die Bundesregierungen, Krankheiten nach neuesten wissenschaftlichen Erkenntnissen als Berufskrankheiten zu definieren und in die **Liste der Berufskrankheiten** aufzunehmen. Sie verpflichtet auch die Träger der gesetzlichen Unfallversicherung (Berufsgenossenschaften) dazu, Maßnahmen gegen das Entstehen, Wiederkehren oder Fortschreiten von Berufskrankheiten zu ergreifen. Sie gilt nicht für Arbeitsunfälle, sondern ausschließlich für die in der Liste aufgeführten Berufskrankheiten.

1.2.5 Unfallverhütungsvorschriften (UVV/BGV)

Unfallverhütungsvorschriften sind Regularien, die dazu dienen, Arbeitsunfälle, Berufskrankheiten oder arbeitsbedingte Gesundheitsgefahren zu vermeiden. Sie enthalten **Sicherheitsvorschriften** für Betriebe und Arbeitsprozesse sowie für Verhaltensweisen und die Organisation des betrieblichen Arbeitsschutzes und sind **verbindliche Pflichten des Arbeitgebers** gegenüber den Trägern der gesetzlichen Unfallversicherung.

1.3 Arbeitsmedizinische Richtlinien der EU

Die betriebsärztlichen Aufgaben werden schon seit Langem durch internationale und europäische Standards bestimmt. So entstammt der Begriff „Arbeitsmedizin" einer internationalen Konferenz in Lyon über Unfallmedizin und Berufskrankheiten im Jahr 1929. Innerhalb der EG bzw. EU kommt heutzutage den Vorgaben des **Europäischen Rates** verpflichtender Charakter zu, die von den

Mitgliedstaaten umgesetzt werden müssen. Maßgeblich für den Arbeitsschutz sind **EU-Richtlinien**, die als Vorschriften nicht unmittelbar gelten, sondern von den Mitgliedern unter Einhaltung bestimmter Fristen in nationales Recht umgesetzt werden müssen.

Beispiele
- das Arbeitsschutzgesetz vom 7. August 1996 [S. C222]
- das Medizinproduktegesetz vom 1. Januar 2002
- das Gerätesicherheitsgesetz vom 1. Mai 2004 [S. C222].

Im März 2010 hat der Rat der EU eine neue Richtlinie zur Vermeidung von Nadelstichverletzungen verabschiedet. In Deutschland allerdings sorgen die Vorschriften der **Technischen Regeln für Biologische Arbeitsstoffe** (TRBA) bereits seit 2005 für einen entsprechenden Schutz.

2 Organisationen und Aufgaben des Arbeitsschutzes

2.1 Staatlicher Arbeitsschutz

2.1.1 Staatliches Gewerbeaufsichtsamt und staatlicher Gewerbearzt

Das Gewerbeaufsichtsamt (GAA) oder auch Amt für Arbeitsschutz ist die zuständige Behörde für die Überwachung der Vorschriften des gesetzlichen Arbeits-, Umwelt- und Verbraucherschutzes und hat sonderpolizeiliche Rechte. Es ist Teil des **dualen Systems** im deutschen Arbeitsschutz neben den Berufsgenossenschaften, die sich jedoch gezielter mit den Belangen der bei ihnen versicherten Mitglieder befassen, während die Gewerbeaufsicht breiter aufgestellt ist und sich auch um den Schutz der gesamten Bevölkerung kümmert. Den GAA obliegen die Überwachung und Einhaltung von Gesetzen wie dem Gerätesicherheits- oder Chemikaliengesetz und dem Mutterschutz- oder Jugendarbeitsschutzgesetz.

Der **staatliche Gewerbearzt** ist Teil der GAA und nimmt Aufgaben des medizinischen Arbeitsschutzes sowie Beratungsaufgaben des technischen Dienstes (Physiker, Chemiker, Ingenieure) wahr. Er begeht zusammen mit dem technischen Dienst Betriebe und berät Arbeitgeber, Sicherheitskräfte und Betriebsärzte. Stellt ein Betriebsarzt eine Berufskrankheit bei einem Arbeitnehmer fest, so muss der Gewerbearzt darüber per Anzeige direkt oder von der Berufsgenossenschaft unterrichtet werden. In manchen Bundesländern erstellt der Gewerbearzt nach Abschluss der Ermittlungen durch die Berufsgenossenschaft, mit der er eng zusammenarbeitet, das **Gutachten** zum **Vorliegen einer Berufskrankheit**. In anderen Bundesländern erhält er das externe Gutachten nur zur Stellungnahme und Kommentierung.

2.2 Berufsgenossenschaften

Synonym: Unfallversicherungsträger

Die Träger der **gesetzlichen Unfallversicherung** sind die gewerblichen Berufsgenossenschaften und die Unfallversicherungsträger der öffentlichen Hand sowie die landwirtschaftliche Berufsgenossenschaft. Die Berufsgenossenschaften finanzieren sich einzig über die Beiträge der Unternehmer, die zu einer Mitgliedschaft verpflichtet sind. Sie sind aufgeteilt nach ihren unterschiedlichen Wirtschaftszweigen.

Dachverband der derzeit 9 gewerblichen und 9 betrieblichen Berufsgenossenschaften ist der Verband Deutsche Gesetzliche Unfallversicherung – DGUV.

Zu ihren Aufgaben zählen die Verhütung von Arbeitsunfällen und Krankheiten sowie die medizinische, berufliche und soziale Rehabilitation nach einem **Arbeitsunfall** oder bei einer durch den Beruf erworbenen Krankheit (**Berufskrankheit, BK**) mit der Übernahme sämtlicher anfallender Leistungen. Ebenso sind Kindergartenkinder, Schüler und Studenten bei Unfällen und Wegeunfällen über die gesetzlichen Unfallversicherungsträger abgesichert.

3 Verhütung und Früherkennung beruflich bedingter Schäden

3.1 Arbeitsmedizinische Vorsorge

Ziel der Arbeitsmedizinischen Vorsorge ist es, arbeitsbedingte Erkrankungen und Berufskrankheiten frühzeitig zu erkennen und zu verhüten. Zu ihren Aufgaben gehören:
- Beurteilung der individuellen Wechselwirkung zwischen Arbeit und Gesundheit
- individuelle arbeitsmedizinische Aufklärung und Beratung
- arbeitsmedizinische Vorsorgeuntersuchungen
- Gefährdungsbeurteilung und Maßnahmen zum Arbeitsschutz.

3.1.1 Arbeitsmedizinische Vorsorgeuntersuchungen

DEFINITION Arbeitsmedizinische Vorsorgeuntersuchungen dienen der Früherkennung arbeitsbedingter Gesundheitsstörungen und der Beurteilung, ob eine bestimmte Tätigkeit eine erhöhte Gesundheitsgefährdung bedeutet.

Es gibt Pflichtuntersuchungen, Angebotsuntersuchungen und Wunschuntersuchungen. Diese teilen sich wiederum auf in Erstuntersuchungen (vor Aufnahme einer Tätigkeit), Nachuntersuchungen (während oder zur Beendigung einer Tätigkeit) und nachgehende Untersuchungen (nach Beendigung einer Tätigkeit, bei der nach längerer Latenzzeit Gesundheitsstörungen auftreten können).

Pflichtuntersuchung

DEFINITION Pflichtuntersuchungen sind arbeitsmedizinische Vorsorgeuntersuchungen, die bei bestimmten besonders gefährdeten Tätigkeiten zu veranlassen sind. Der Arbeitgeber erhält eine arbeitsmedizinische Bescheinigung.

Pflichtuntersuchungen müssen als Erstuntersuchung und in regelmäßigen Abständen als Nachuntersuchung veranlasst werden.
Sie müssen veranlasst werden:
- bei Arbeit mit Gefahrstoffen (nach ArbMedVV, Anhang Teil 1), wenn der Arbeitsplatzgrenzwert nicht eingehalten wird oder eine Gesundheitsgefährdung durch direkten Hautkontakt besteht
- bei sonstigen Tätigkeiten mit Gefahrstoffen wie z. B. regelmäßige Feuchtarbeit, Exposition gegenüber Schweißrauch, Futtermittelstäuben, Naturlatexhandschuhen, wenn bestimmte Grenzwerte oder Zeiten überschritten werden
- bei gezielten Tätigkeiten mit biologischen Arbeitsstoffen (Risikogruppe 4 nach ArbMedVV, Anhang Teil 2)
- bei nicht gezielten Tätigkeiten (z. B. Reinigungspersonal) mit biologischen Arbeitsstoffen (Risikogruppe 4 nach ArbMedVV, Anhang Teil 2) in Bereichen, in denen Expositionsgefahr besteht, wie z. B. in Forschungseinrichtungen, Laboratorien, Krankenhäusern oder z. B. auch Forstarbeiter in Gebieten mit Wildtollwut
- bei gentechnischen Arbeiten mit humanpathogenen Organismen (Risikogruppe 4)
- bei physikalischen Einwirkungen wie extremer Hitze, Kälte, Lärm, Vibrationen, Druckluft, optischer Strahlung und bei Taucherarbeiten
- bei Tätigkeiten, die das Tragen von Atemschutzgeräten der Gruppe 2 und 3 verlangen
- bei Aufenthalten in den Tropen, Subtropen und im Ausland, wenn besondere klimatische Gegebenheiten oder Infektionsgefahr bestehen.

Gegebenenfalls muss ein Impfangebot gemacht werden.

Angebotsuntersuchung

DEFINITION Angebotsuntersuchungen sind arbeitsmedizinische Vorsorgeuntersuchungen, die bei bestimmten gefährdeten Tätigkeiten anzubieten sind, die Teilnahme ist freiwillig. Der Arbeitgeber erhält keine arbeitsmedizinische Bescheinigung.

Angebotuntersuchungen müssen als Erstuntersuchung und in regelmäßigen Abständen als Nachuntersuchung angeboten werden. Wenn der Arbeitnehmer ein Angebot ausschlägt, müssen die Untersuchungen trotzdem weiterhin angeboten werden.
Sie müssen angeboten werden:
- bei Arbeit mit Gefahrstoffen (nach ArbMedVV, Anhang Teil 1), wenn eine Exposition besteht
- bei sonstigen Tätigkeiten mit Gefahrstoffen, wie z. B. Schädlingsbekämpfung, regelmäßige Feuchtarbeit, Exposition gegenüber Schweißrauch, Futtermittelstäuben, Naturlatexhandschuhen, wenn bestimmte Grenzwerte oder Zeiten überschritten werden (die unterhalb der Grenzwerte für eine Pflichtuntersuchung liegen)
- bei gezielten und nicht gezielten Tätigkeiten mit biologischen Arbeitsstoffen der Risikogruppen 3 und 2 (nach ArbMedVV, Anhang Teil 2)
- als postexponentielle Prophylaxe
- bei einer erfolgten Infektion
- bei gentechnischen Arbeiten mit humanpathogenen Organismen (Risikogruppe 3 und 2)
- bei physikalischen Einwirkungen wie Lärm, Vibrationen und optischer Strahlung, wenn bestimmte Grenzwerte überschritten werden (die unterhalb der Grenze für Pflichtuntersuchungen liegen)
- bei Tätigkeiten an Bildschirmgeräten
- bei Tätigkeiten mit Atemschutzgeräten der Gruppe 1.

Wunschuntersuchung

DEFINITION Wunschuntersuchungen sind arbeitsmedizinische Vorsorgeuntersuchungen, die der Arbeitgeber den Beschäftigten nach § 11 des Arbeitsschutzgesetzes zu gewähren hat.

Weitere arbeitsmedizinische Untersuchungen

Es gibt weitere arbeitsmedizinische Untersuchungen, die keine reinen Vorsorgeuntersuchungen sind. Für diese Untersuchungen gelten gesonderte rechtliche Grundlagen. Zu diesen Untersuchungen gehören u. a.:
- Eignung für Fahr-, Steuer- und Überwachungstätigkeiten
- Untersuchungen nach dem Jugendarbeitsschutzgesetz
- Eignung für Nacht- und Schichtarbeit
- sonstige Einstellungs- und Tauglichkeitsuntersuchungen.

3.1.2 Pflichten des Arztes

Der Arzt hat den Befund und das Ergebnis der Untersuchung schriftlich zu dokumentieren, die untersuchte Person darüber zu beraten und ihr eine Bescheinigung auszustellen. Nur bei einer Pflichtuntersuchung erhält der Arbeitgeber ein Kopie der Bescheinigung.

Ergibt die Auswertung der Untersuchung Anhaltspunkte für einen unzureichenden Arbeitsschutz, muss der Arzt dies dem Arbeitgeber mitteilen und Schutzmaßnahmen vorschlagen.

3.1.3 Anforderungen an den Arzt

Für eine arbeitsmedizinische Untersuchung muss der Arzt berechtigt sein, die Bezeichnung „Arbeitsmedizin" oder „Betriebsmedizin" zu führen. Der Arzt darf keine Arbeitgeberfunktion gegenüber den zu untersuchenden Personen haben.

3.2 Arbeitsschutz

3.2.1 Technischer Arbeitsschutz

Der Technische Arbeitsschutz beschäftigt sich mit der Abwendung von Gefahren für Personen am Arbeitsplatz durch technische Arbeitsgeräte und Maschinen. Dabei kontrolliert der Technische Arbeitsschutz u. a. die folgenden Bereiche:
- Arbeitsstätten auf Ihr Gefahrenpotenzial
- Baustellen (Unfallschwerpunkte!)
- Sprengstoffe und pyrotechnische Stoffe
- Arbeitswerkzeuge und Geräte
- Arbeitsmaschinen und Fahrzeuge
- überwachungsbedürftige Anlagen.

3.2.2 Persönlicher Arbeitsschutz

Arbeitskleidung: Der Arbeitgeber ist dazu verpflichtet, ausreichende und geeignete persönliche Schutzausrüstung (PSA) für die Arbeitnehmer zur Vermeidung von Gefahren durch chemische, physikalische oder infektiöse Noxen, z. B. Schutzbrillen, Schutzhelme, Schutzhandschuhe oder Atemschutzmasken, zur Verfügung zu stellen. Die jeweiligen Ausrüstungsgegenstände müssen dabei hohen Standards entsprechen. Der Umgang mit ihnen und ihre Anwendung müssen durch Schulungen erlernt und sichergestellt werden.

Schutzvorrichtungen: Hierzu zählen Schutzvorrichtungen an Maschinen und Werkzeugen, vor gefährlichen Stellen oder Behältnissen, Brüstungen an Arbeitsgängen in großer Höhe oder auch Schutzgitter vor Fahrzeugen und Geräten. Auch Schleusen vor Arbeitsräumen mit besonderen Gefahren oder Anforderungen an Sterilität zählen zu den Schutzvorrichtungen.

Körperschutz: Hierzu gehört Schutzkleidung zum Schutz von Körper, Armen und Beinen. Die Kleidung muss je nach Anforderung und Einsatzsituation Schutz vor bewegenden Teilchen, Schutz vor Flammen, Schutz gegen Hitze, Schutz gegen Kälte, Schutz vor Chemikalien, Schutz beim Schweißen, Schutz vor ionisierender Strahlung, Schutz vor radioaktivem Material, Schutz vor elektrischem Strom oder Schutz vor infektiösem Material bieten. Ganzkörperschutzanzüge bieten meist einen erheblich eingeschränkten Tragekomfort und eine Arbeitserschwernis. Die Tragezeit solcher Schutzanzüge muss daher begrenzt werden.

4 Arbeitsplatz- und Berufsbelastungen

4.1 Arbeitsphysiologie

4.1.1 Belastung und Beanspruchung

Der Energieumsatz in Ruhe beträgt bei einem erwachsenen **Mann** mit 70 kg Körpermasse etwa 4,18 kJ (1 kcal)/kg/h. Das macht pro Tag einen **Grundumsatz von 7 022 kJ** (1680 kcal).

Frauen haben durch ihren höheren Körperfettanteil einen geringeren Energieumsatz. Eine 65 kg schwere **Frau** hat bei 3,75 kJ (0,9 kcal)/kg/h pro Tag einen **Grundumsatz von 5 850 kJ** (1400 kcal).

Je nach Tätigkeit und Freizeitleben fällt der **Arbeits-(Leistungs-)zuschlag** aus:
- für leichte, überwiegend sitzende Tätigkeiten beträgt er **GU** × Faktor 0,3
- für mäßige, teils laufende Tätigkeiten × Faktor 0,5
- für mittelschwere, überwiegend laufende Tätigkeiten × Faktor 0,75
- für schwere, rein körperliche Tätigkeiten × Faktor 1.

So steigt für einen Mann mit überwiegend **sitzender Tätigkeit** der Energiebedarf nur auf **9 128 kJ** (2184 kcal) pro Tag, wohingegen ein **körperlich schwer** arbeitender Mann bei den o. g. Werten auf einen Gesamtumsatz von **14 044 kJ** (3 360 kcal) pro Tag kommt.

4.1.2 Arbeit und Ermüdung

Folgen von Übermüdung: Übermüdung am Arbeitsplatz kann zu folgeschweren Fehlern und Unfällen führen. Bereits ein leichtes Schlafdefizit stört die Aufmerksamkeit sowie die Konzentration und beeinträchtigt die Vigilanz. Symptome und Folgen einer Übermüdung am Arbeitsplatz können sein:
- verminderte Reaktionsgeschwindigkeit (Unfallgefahr z. B. bei allen Tätigkeiten im Personen- und Gütertransportverkehr, bei medizinischen Notfällen, Maschinenführer)
- Halluzinationen und Wahnwahrnehmungen
- Psychosen und aggressives Verhalten
- verminderte Impulskontrolle durch Stress (Konfliktgefahr bei Berufen mit viel Personenkontakt wie Polizisten, Ärzten, Pflegepersonal, Ordnungsamt).

Bei längerfristigem Schlafdefizit drohen schwere gesundheitliche Beeinträchtigungen wie Depressionen, Bluthochdruck und psychosomatische Beschwerden.

Prävention von Übermüdung: Um Übermüdung vorzubeugen und eine ausreichende Leistungsfähigkeit der Arbeitnehmer zu gewährleisten, legt das ArbZG klare Regelungen bezüglich Maximalarbeitszeit, Pausen und Ruhezeiten [S. C226] fest.

4.2 Besondere Arbeitsformen

4.2.1 Fließband- und Akkordarbeit

DEFINITION Fließbandarbeit: Arbeit an einer mit konstanter Geschwindigkeit laufenden Fertigungsstraße, an welcher der Arbeitnehmer unfertige Materialien in seinem Arbeitsbereich bearbeitet und bei Abschluss seiner Aufgabe das Produkt zum Weitertransport erneut auf das Band legt, wo es zum nächsten Arbeitsschritt befördert wird. Müssen die Arbeiten bei einer festgelegten Geschwindigkeit des Förderbandes in einer bestimmten Zeit erfolgen, spricht man von **Akkordarbeit**.

In Korrelation zur gefertigten Stückzahl steigt auch der Arbeitslohn. In der Regel wird Akkordarbeit von Teams eines Produktionssegments oder einer ganzen Firma geleistet, sodass die prozentuale Produktionsleistung pro Schicht steigt (bspw. von 100 % auf 110 %).

Regelungen: Es gibt bestimmte Vorgaben, nach denen Akkordarbeit erfolgen sollte. So müssen u. a. die Arbeitsschritte klar strukturiert und vorher festgelegt, Arbeitskräfte von ihrer Konstitution her akkordtauglich und die zeitlichen Vorgaben realistisch sein.

Gesundheitliche Auswirkungen: Akkordarbeit kann sich negativ auf die Gesundheit der Arbeiter auswirken. So kommt es neben der physischen Beanspruchung durch das hohe Arbeitstempo aufgrund der oftmals monotonen, stereotypen Arbeit zu einer **fehlenden Identifikation** mit der Tätigkeit und dem gefertigten Produkt. Folgen sind eine **geringe Arbeitszufriedenheit** und sinkende Motivation bei oftmals ausbleibender Anerkennung der Leistung. Die Unzufriedenheit wird häufig durch gesteigerten Alkohol- oder Nikotinkonsum kompensiert, was sich ebenfalls nachteilig auf die Gesundheit auswirkt.

4.2.2 Schicht- und Nachtarbeit

DEFINITION Als **Nachtarbeit** wird zusammenhängende Arbeit von mehr als 2 h in einem Zeitraum zwischen 23 Uhr und 6 Uhr beschrieben. Sie ist bei volljährigen Personen in Deutschland nicht bewilligungspflichtig.
Schichtarbeit ist eine Arbeitsform, die es Betrieben oder Einrichtungen ermöglicht, länger als über die normale Tageszeit hinaus produktiv oder einsatzfähig zu sein. Dabei gibt es unterschiedliche Schichtmodelle. Häufig im Alltag zu finden sind **3-Schicht-Systeme**, z. B. mit einer Frühschicht von 6–14 Uhr, einer Spätschicht von 14–22 Uhr und einer Nachtschicht von 22–6 Uhr. Die Schichtarbeit kann dabei kontinuierlich (24 h), vollkontinuierlich (24 h inkl. Wochenende) oder teilkontinuierlich (keine 24 h) sein.

Regelungen: Die spezifischen Regelungen zur Schichtarbeit werden in den individuellen Tarifverträgen festgelegt und können je nach Bedarf von Betrieb oder Einrichtung sehr unterschiedlich ausfallen.

Allgemein gilt nach dem ArbZG, dass jedem Arbeitnehmer nach einer Nachtschicht eine 24-stündige Freischicht zur Erholung zusteht.

Der Schichtwechsel hat von der Früh- zur Spät- und von dieser zur Nachtschicht zu erfolgen (Vorwärtsrotation). Eine Rückwärtsrotation ist ausnahmsweise zulässig, wenn die Mehrheit der betroffenen Arbeitnehmer oder Arbeitnehmerinnen schriftlich darum ersucht.

Gesundheitliche Auswirkungen: Jahrelanger Schichtdienst, insbesondere mit vielen Nachtdiensten, führt zu gesundheitlichen Problemen. Die zirkadiane Rhythmik des Körpers bestimmt über den tageslichtregulierten **Melatoninhaushalt** zahlreiche Stoffwechselvorgänge wie Hormonspiegel, Immunaktivität, Herzschlag, Muskeltonus oder Darmfunktion und kann leicht aus dem Takt geraten. Etwa 50 % aller Schichtarbeiter scheiden nach 12 Jahren aus dem Schichtdienst aus. Vor allem ältere Menschen haben Schwierigkeiten mit den physischen und psychischen Auswirkungen.

Gesundheitliche Folgen von Nacht- und Schichtdienst:
- Schlafstörungen
- Kopfschmerzen
- Depressionen
- funktionelle Magen-Darm-Störungen
- Magenulzera
- arterielle Hypertonie
- KHK
- erhöhtes Risiko für Drogenmissbrauch.

4.2.3 Steuer- und Überwachungstätigkeiten

> **DEFINITION** Steuer- und Überwachungstätigkeiten sind Tätigkeiten, von denen erheblich Belastungen und Gefahren für die Ausübenden selbst, aber auch für Dritte ausgehen. Dazu gehören Arbeiten, bei denen Geräte oder Fahrzeuge von großer Masse gesteuert werden, komplexe Verfahrensabläufe in der Industrie oder die Überwachung von schnell ablaufenden Prozessen.

Regelungen: Personen, die solchen Tätigkeiten nachkommen, müssen bestimmte gesundheitliche Anforderungen erfüllen, um das Gefährdungspotenzial zu minimieren. Durch die unmittelbare Abfolge vieler Reize sowohl auf das visuelle als auch das akustische System müssen diese den jeweiligen Anforderungen entsprechend funktionstauglich sein. Für folgende Tätigkeiten sind daher **Eignungsprüfungen** vor Beginn des Arbeitsverhältnisses abzulegen:
- für den Straßen- und Schienenverkehr bei Personenbeförderung und Straßen-/Gleisbau
- innerbetrieblich für die Führung von Kränen, Flurförderzeugen, Fahrzeugen, Schienenbahnen, Seilschwebebahnen und Schleppliften, Arbeiten im Bereich von Gleisen sowie in der Luftfahrt.

Zudem müssen **Nachuntersuchungen** bis zum 40. Lebensjahr alle 36–60 Monate, ab dem 40. Lebensjahr alle 24–26 Monate und ab dem 60. Lebensjahr alle 12–24 Monate erfolgen.

Gesundheitliche Auswirkungen: Diese Tätigkeiten stellen hohe Anforderungen an Physis und Psyche. Sie erfordern durch den kontinuierlichen Input von optischen und akustischen Reizen eine durchgehend hohe Konzentration und Vigilanz. Dadurch ergibt sich eine ständige Ausschüttung von Stresshormonen wie Cortisol oder Adrenalin, was längerfristig zu Ermüdungserscheinungen, Kopfschmerzen, Schlafstörungen, funktionellen Magen-Darm-Beschwerden und muskulären Verspannungen bis hin zu Depressionen führen kann.

4.3 Arbeitspsychologie

4.3.1 Aufgaben der Arbeitspsychologie

Die Arbeitspsychologie befasst sich mit der Analyse und Überwachung von Arbeitstätigkeiten und stellt dabei das subjektive Empfinden und Erleben des einzelnen Arbeiters oder einer Arbeitsgruppe in Bezug zur Arbeitsumgebung. Dabei gehören Fragen der Kommunikation, der Organisation, Planung und Vermittlung ebenso zum Aufgabengebiet wie arbeitspsychologische Eignungstests und Anforderungsanalysen und die Bewertung der Umgebungseinflüsse (Reize, Informations- und Signalverarbeitung, Monotonie) am Arbeitsplatz.

4.3.2 Stressbelastung

Stress kann sowohl als positiver (Eustress) wie auch als negativer (Distress) Stress empfunden werden. Vor allem negative Stressoren belasten dauerhaft und führen zur Gesundheitsgefährdung. Stressoren können u. a. zu hohe Schwierigkeitsgrade, Zeitdruck, Reizüberflutung, Überstunden, fehlende Anerkennung, schlechtes Betriebsklima und Konkurrenz, aber auch schlechte oder fehlende Arbeitsgeräte sowie Lärm und Klima sein. Eine Unterforderung ist ebenfalls ein Stressor.

Folgen chronischer Stressbelastung:
- Burn-out-Syndrom (s. u.)
- arterielle Hypertonie
- Angina-pectoris-Anfälle
- Verspannungen der Muskulatur
- Rückenprobleme
- Kopfschmerzen
- Reizmagen oder -darm
- Psychosomatosen
- Depression.

4.3.3 Mobbing

> **DEFINITION** Als Mobbing bezeichnet man regelmäßig wiederkehrende, gegen Personen gerichtete, negative Kommunikationshandlungen, die eine Verbreitung falscher Tatsachen, Schikanen, Lästereien, Diskreditierungen, soziale Isolation oder auch Gewaltandrohung umfassen können.

Psychologische und gesundheitliche Auswirkungen: Häufig beginnen Mobbingprozesse schleichend und subtil und haben eine Zeitspanne von 1–3 Jahren. Im Jahr 2000 lagen die aktuelle Mobbing-Quote in Deutschland bei 2,7 % und die Gesamtmobbing-Quote bei über 11 %.

Die Folgen sind nicht nur aus betriebswirtschaftlicher Sicht durch lange Fehlzeiten und ein angespanntes Arbeitsklima unter den Kollegen, sondern v. a. auch gesundheitlich für die Betroffenen schwerwiegend, denn bis zu **90 %** der Betroffenen entwickeln psychische oder physische Probleme:
- vermehrte Kopfschmerzen
- Schlafstörungen
- schwere Depressionen bis hin zum Suizid
- psychosomatische Beschwerden, v. a. des Magen-Darm-Traktes
- Herz-Kreislauf-Probleme
- starke Verunsicherung und vermindertes Selbstbewusstsein
- Beeinträchtigung des familiären und sozialen Umfeldes.

Rechtliche Möglichkeiten: In Deutschland ist Mobbing kein Straftatbestand, jedoch können einzelne Handlungen im Rahmen des Mobbings separat gewertet als Straftat gelten. Somit bestehen durchaus rechtliche Möglichkeiten für die Opfer, gegen das Mobbing vorzugehen. Zudem gibt es einige Beratungsstellen, an die sich Betroffene wenden und sich über die juristischen Möglichkeiten in ihrem konkreten Fall informieren lassen können.

4.3.4 Burn-out-Syndrom

> **DEFINITION** Das Burn-out-Syndrom ist eine Form der Erschöpfungsdepression und beschreibt einen **Symptomenkomplex** aus mehreren psychischen und physischen Beeinträchtigungen des Befindens, der v. a. nach langen Phasen erhöhter Beanspruchung und Verausgabung auftritt.

Gefährdete Berufsgruppen: Das Burn-out-Syndrom findet sich quer durch **alle Berufsgruppen**. Sehr häufig tritt es auf bei **helfenden Berufen** mit Tendenz zur Selbstlosigkeit, z. B. bei Ärzten, Pflegern, Sozialarbeitern, Therapeuten, Polizisten, Lehrern oder Suchtberatern. Aber auch Sportler, Politiker oder Angestellte im mittleren Management sind häufig betroffen. Bei Spitzenmanagern, wie häufig zu lesen, tritt es hingegen nicht übermäßig häufig auf.

Symptomatik: Die Symptomatik ist sehr variabel und oft diffus mit schleichendem Beginn. Unter anderem treten folgende Symptome im Rahmen des Burn-out-Syndroms auf:
- **zu Beginn** oft pausenloses Arbeiten, extreme Verausgabungsbereitschaft, Hyperaktivität:
  - Ignorieren von Grundbedürfnissen wie Essen und Trinken oder Schlafen
  - Vernachlässigung sozialer Kontakte
- **im Verlauf** Antriebslosigkeit, Müdigkeit, Aggressivität, Gereiztheit, Gleichgültigkeit:
  - Desinteresse, fehlende Motivation, Freudlosigkeit
  - depressive Stimmung mit Versagensgefühlen bis hin zu Suizidgedanken.

Prävention:
- Ausgeglichene **Work-Life-Balance** mit ausreichenden Gegenpolen zur Arbeit (Sport, Musik, Freunde, Familie)
- Schulungen und Trainings in Betrieben zum Thema Selbstmanagement und Achtsamkeit
- Supervision in Teams und regelmäßiger Austausch über das Thema
- Einhaltung von Pausen und Arbeitszeiten
- ansprechende Gestaltung von Pausenräumen, Kantinen und Kommunikationsinseln.

4.3.5 Arbeitszufriedenheit

Ziele einer Aufgabe oder Tätigkeit sollten nicht allein der Erfüllung einer Produktionsvorgabe oder Sicherung des finanziellen Einkommens dienen. Vielmehr ergibt sich eine Zufriedenheit am Arbeitsplatz auch aus einem gewissen Maß an **Selbst- und Persönlichkeitsentwicklung** des Einzelnen und der Gesamtheit vieler betrieblicher Faktoren (Betriebsklima, Kommunikation, Arbeitsinhalt). Sozialmedizinisch beschreibt das **Modell beruflicher Gratifikationskrisen** (Siegrist) die Auswirkungen von Unzufriedenheit aufgrund fehlender Anerkennung der eigenen Tätigkeit.

Auslöser und Folgen von Arbeitsunzufriedenheit:
- mangelnde Anerkennung
- schlechtes Betriebsklima
- zu hohe Arbeitsanforderungen (Zeitdruck)
- schlechte Bezahlung
- unzureichende Kommunikation
- geringe Eigenverantwortung und Kontrolle.

All diese Punkte können zu hohen Stressbelastungen und in der Folge zu Depressionen, **Herz-Kreislauf-Erkrankungen** mit **gesteigerter Mortalität** und funktionellen Magen-Darm-Beschwerden führen und können bei andauernder Unzufriedenheit chronisch werden. Häufig wird versucht, die Unzufriedenheit am Arbeitsplatz und den daraus resultierenden Stress durch den vermehrten Konsum von Alkohol, Nikotin oder anderen Substanzen zu kompensieren.

Prävention:
- Bedeutung der Tätigkeit und der eigenen Person für das Unternehmen kennen
- ein gewisses Maß an Eigenverantwortlichkeit
- Anerkennung in Form von Lob und angemessenem Gehalt
- Möglichkeiten der Weiterbildung und Qualifikation
- Schulungen und betriebsinterne Kommunikationstrainings
- Aufstiegschancen
- familiengerechte Arbeitszeiten.

5 Arbeitsplatz und Umgebungseinflüsse

5.1 Ergonomie

5.1.1 Gestaltung des Arbeitsplatzes

Die Gestaltung des Arbeitsplatzes und seiner Maße ist abhängig von der körperlichen Konfiguration des Menschen und der gestellten Aufgabe. Generell gilt, dass die **Arbeitshöhe** bei stehend ausgeführten Tätigkeiten etwa 5–10 cm unter der Ellbogenhöhe sein sollte. Die entspricht bei Frauen im Mittel etwa 90 cm und bei Männern 98 cm. Dabei gilt zu beachten, dass die Tischhöhe umso niedriger sein sollte, je schwerer die auszuführende Tätigkeit vom Kraftaufwand her ist.

Tätigkeiten im **Sitzen** stellen bestimmte Anforderungen an die Beinfreiheit. Vor allem **Computerarbeit** erfordert eine dynamische und flexible Gestaltung des Arbeitsplatzes. Durch Arbeitstische mit integrierten, höheren Ebenen kann wechselweise im Stehen gearbeitet werden, was einseitigen Körperhaltungen entgegenwirkt und die Aufmerksamkeit erhöhen kann. Die **Tischhöhe** sollte für sitzende Tätigkeiten bei **72–75 cm** liegen. Auf einen ausreichenden Abstand zu Bildschirmen und Monitoren (50–80 cm) ist zu achten.

Der **Greifraum** beschreibt die dreidimensionale Anordnung der am Arbeitsplatz vorhandenen Werkzeuge und Materialien. Diese sollten in der sagittalen Ebene zwischen 70 cm und maximal 90 cm, horizontal im kleinen Greifraum zwischen 20 cm und 80 cm und im großen Greifraum bei 40 cm bis maximal 150 cm und vertikal bis 150 cm im Sitzen und maximal 200–210 cm im Stehen erreichbar sein.

Zu beachten ist auch, dass vorwiegend **einseitig ausgeübte Bewegungen** zu einer vermehrten Dauerbelastung einer Extremität führen. Intensive Computer- oder einseitige Fließbandarbeit, starke einseitige Kraftaufwendung kann so zu Nervenschäden und -irritationen und zu Gelenkproblemen führen (**Computer- oder Tennisarm**).

5.1.2 Arbeitssitz

Wer viel im Sitzen arbeiten muss, beansprucht insbesondere durch eine vordere und mittlere Sitzhaltung Bandscheiben und Wirbelsäule. Probleme entstehen v. a. durch ergonomische Fehler (häufig sind z. B. die Stühle nicht richtig eingestellt oder werden falsch bedient), die zu einer unphysiologischen Arbeitshaltung und in der Folge zu muskulären Verspannungen führen. Die **häufigsten Beschwerden** durch sitzende Tätigkeiten sind:
- 57 % Rückenbeschwerden
- 14 % Nacken- und Schulterbeschwerden
- 16 % Gesäßbeschwerden
- 19 % Beschwerden der Oberschenkel
- 29 % Beschwerden der Knie und Füße.

Der Arbeitssitz sollte so gewählt werden, dass der Stuhl auf 5 Rollen beweglich ist, eine konkave Form mit nach vorne abfallender Kante hat, in der Neigung verstellbar ist und über ein rutschfestes, nicht zu tiefes Polster verfügt. Die Lehne sollte höhenverstellbar und neigungsdynamisch sein. Ferner sollten Armlehnen vorhanden sein, was allerdings je nach Tätigkeit auch behindernd sein kann.

5.1.3 Körperlich belastende Arbeiten

Insbesondere Tätigkeiten im Handwerk, auf Baustellen oder bei der Rohstoffgewinnung sind physisch stark belastend und stellen hohe Anforderungen an das muskuloskelettale System und die Kondition. So haben Fliesen- und Bodenleger, Reinigungskräfte und Straßenbauer, aber auch Leistungssportler im Tennis, Alpinski oder Golf durch permanente Druckbelastung ein erhöhtes Risiko für Entzündungen der **Schleimbeutel** sowie **Meniskusschäden** an den Kniegelenken.

5.2 Klima

5.2.1 Klimamaße

DEFINITION Basiseffektivtemperatur (BET): Wert in °C für die Temperaturempfindung eines Menschen mit freiem Oberkörper. Integriert Trocken- und Feuchttemperatur sowie Windgeschwindigkeit.
Normaleffektivtemperatur (NET): Temperaturempfindung in °C von Menschen mit Straßenbekleidung.
Korrigierte Normaleffektivtemperatur (CNET): Berücksichtigt gegenüber BET und NET auch die die mittels **Globe-Thermometer** ermittelte Wärmestrahlung, also die Abgabe von Wärme des Körpers an die umgebenden Wandflächen.
Heat-Stress-Index / Wet-Dry-Index: Maß für extreme Hitzebelastungen.

Idealwerte:
- Büroarbeit: 21 °C, 50 % rel. Luftfeuchte
- Handarbeit im Sitzen: 20 °C, 50 % rel. Luftfeuchte
- Handarbeit im Stehen: 18 °C, 50 % rel. Luftfeuchte
- Schwerarbeit: 17 °C, 50 % rel. Luftfeuchte
- Schwerstarbeit: 16 °C, 50 % rel. Luftfeuchte.

5.2.2 Hitzearbeit

DEFINITION Hitzearbeit ist Arbeit, bei der es infolge kombinierter Belastung aus Hitze, körperlicher Arbeit und ggf. Bekleidung zu einer Erwärmung des Körpers und damit zu einem Anstieg der Körpertemperatur kommt.

Bei der Hitzearbeit kann aufgrund der äußeren Bedingungen (Temperatur, Luftfeuchte) nur eine eingeschränkte

Wärmeabgabe durch Konvektion erfolgen. Durch Wärmezufuhr von außen (Hochöfen, Metallurgie, Bergbau) oder durch eine sehr hohe Luftfeuchte (Tropen, Wäschereien), kombiniert mit einer erhöhten Produktion von Eigenwärme durch körperliche Arbeit muss der Körper die Wärmeabgabe vermehrt über Schwitzen regulieren, dabei tritt vermehrtes Schwitzen auch schon in Ruhe auf.

Gesundheitliche Folgen: Bei unzureichender Wärmeabgabe z. B. bei extrem hoher Luftfeuchte oder starkem Schwitzwasserverlust kann es zu Hitzekollaps oder Hitzschlag kommen.

Schutzmaßnahmen:
- langsame Gewöhnung an heiße oder feuchtheiße Arbeitsbedingungen
- ausreichend hohe Flüssigkeits- und Kochsalzzufuhr (kein natriumarmes Mineralwasser)
- ausreichend Pausen mit Abkühlung, sofern möglich
- angemessene, luftige Kleidung.

5.2.3 Kältearbeit

DEFINITION Ein Kältearbeitsplatz gilt bei Temperaturen von unter –25 °C. (Gefahr: Unterkühlung oder lokale Erfrierungen).

Gesundheitliche Folgen: Wenn die Körperkerntemperatur unter 35 °C absinkt, kommt es zur Unterkühlung.

Schutzmaßnahmen:
- Schutzkleidung
- Extremitätenschutz durch Spezialhandschuhe
- ausreichend Pausen zum Aufwärmen
- warme Getränke.

5.3 Licht und Beleuchtung

DEFINITION Das für den Menschen sichtbare Licht entspricht dem Spektralbereich zwischen **380 und 780 nm**.
Lichtstärke: Die Lichtstärke als photometrische Größe ist diejenige Energie einer Lichtquelle, mit der sie in einem bestimmten Intervall gerichtetes Licht von einer bestimmten Frequenz aussendet. Die Lichtstärke wird dabei in Bezug gesetzt zur spektralen **Wahrnehmungsfähigkeit** des menschlichen Auges, da es auch Lichtquellen gibt, die für das menschliche Auge nicht sichtbar sind (Infrarot). Sie hat die Einheit Candela (cd).
Beleuchtungsstärke: Die Beleuchtungsstärke wird in der Maßeinheit Lux gemessen und gibt Auskunft über den Lichtstrom, der, ausgehend von einer Lichtquelle, auf eine bestimmte Fläche trifft. Der von einem Lumen ausgehende Lichtstrom, der genau einen m² Fläche gleichmäßig ausleuchtet, ergibt ein Lux.
Leuchtdichte: Die Leuchtdichte ist ein physikalisches Maß für die **Helligkeit** und ergibt sich aus der Lichtstärke pro Fläche. Mit ihr werden großflächige Lichtquellen und deren Helligkeit erfasst und in cd/m² angegeben.

Die **Helligkeitsverteilung** im Gesichtsfeld ist ein Gütemaß für die Verteilung der Leuchtdichte auf einer Fläche und damit wichtig für die Sehleistung und den empfundenen Sehkomfort.

Blendung ist eine Verminderung des Sehvermögens mit einer subjektiven Sehstörung durch Anpassungsschwierigkeiten der Retina. Ursächlich können zu hohe Leuchtdichten, zu starke Kontraste oder stark reflektierende Flächen sein.

Vorkommen und Belastung: Starke Unterschiede in der Leuchtdichte sind für die Sehleistung beeinträchtigend und stören das Wohlbefinden. Dies gilt sowohl für innere Räumlichkeiten als auch Örtlichkeiten im Freien (Stadien, Veranstaltungsplätze). Liegen im Gesichtsfeld mehrere Flächen mit sehr starken Helligkeitsunterschieden, so müssen sich die Augen permanent an ein unterschiedliches Helligkeitsniveau anpassen, was auf Dauer ermüdend ist.

Zu **geringe Leuchtdichten** lassen einen Raum diffus und durch fehlende Dreidimensionalität langweilig und monoton erscheinen und führen zu einer verminderten Aufmerksamkeit.

Bei einer zu **hohen Leuchtdichte** besteht die Gefahr übermäßiger Reflexion und Blendung, was als störend empfunden werden kann und die Reizbarkeit steigert.

Anforderungen an den Arbeitsplatz:
- Beleuchtungsstärke von 300–1000 Lux, idealerweise durch Tageslicht.
- bei Tageslichtbeleuchtung ausreichend Rollos, Jalousien oder Vorhänge
- Arbeitsflächen (Bildschirme, Arbeitstische, Dekor) sollten diffus mattierend und nicht hochglänzend sein, um zu starke Reflexblendung zu vermeiden
- Blickwinkel parallel zu Leuchten und Fenstern.

5.4 Lärm, Vibrationen, Über- und Unterdruck

Siehe Umweltmedizin, physikalische Noxen.

5.5 Nicht ionisierende Strahlen und Elektrizität

Siehe Umweltmedizin, physikalische Noxen.

5.6 Ionisierende Strahlen und Radionuklide

Siehe Radiologie, Grundlagen des Strahlenschutzes.
Gesetzliche Ordnung siehe Strahlenschutzverordnung [S. C227].

6 Berufskrankheiten

6.1 Allgemeines

6.1.1 Gesetzliche Definitionen

Berufskrankheit

> **DEFINITION** Gemäß § 9 Absatz 1 SGB VII ist eine Berufskrankheit eine Beeinträchtigung der Gesundheit oder des Befindens, die nach neuesten wissenschaftlichen Erkenntnissen bedingt ist durch die Ausübung einer versicherten beruflichen Tätigkeit, bei der der Arbeitnehmer besonderen Einwirkungen (z. B. Gefahrenstoffe) in erheblich höherem Maß ausgesetzt ist als die Durchschnittsbevölkerung.

Sie fällt in Deutschland unter die Leistungen der gesetzlichen Unfallversicherung. Die als Berufskrankheiten anerkannten Krankheiten werden benannt in der **Berufskrankheiten-Verordnung**, welche die Bundesregierung unter Zustimmung des Bundesrates festlegt. Dabei gelten bestimmte Krankheiten erst dann als Berufskrankheit, wenn sie in einer bestimmten Gefährdungsumgebung (z. B. Infektionskrankheiten nur bei Arbeitnehmern im Gesundheitsdienst oder in Labors) erworben wurden.
Liegt der Verdacht auf eine Berufskrankheit vor, ist dieser durch den Arzt (Betriebs-, Haus-, Zahnarzt) und Arbeitgeber beim zuständigen Versicherer (i. d. R. bei der Berufsgenossenschaft/Unfallversicherung) zur Anzeige zu bringen. Auch der Mitarbeiter selbst kann einen Verdacht anzeigen.

Arbeitsbedingte bzw. arbeitsbezogene Krankheit

> **DEFINITION** Arbeitsbedingte Erkrankungen sind Krankheiten, deren Auftreten mit der Arbeitstätigkeit in Verbindung steht. Im Gegensatz zu Berufskrankheiten muss der Zusammenhang mit der Berufstätigkeit keine bestimmte rechtliche Qualität erreichen.

Dies umfasst Krankheiten, z. B. psychosoziale Gesundheitsprobleme, die im Verlaufe der Arbeitstätigkeit aus unterschiedlichen Ursachen entstehen. Arbeitsbezogene Krankheiten sind zumeist einem längeren progredienten Verlauf unterlegen. Beispiele dafür sind psychosoziale Probleme beispielsweise durch Mobbing oder Gratifikationskrisen, aber auch andauernde Exposition gegenüber schädlichen Noxen sowie muskuloskelettale Schäden und Degeneration durch körperlich schwere oder ungünstige Arbeiten.

6.1.2 Epidemiologie

Im Jahr 2009 wurden in Deutschland 66 951 Verdachtsanzeigen auf eine Berufskrankheit gestellt, von denen **16 078 Fälle** als **Berufskrankheit** anerkannt wurden. Gegenüber dem Jahr 2008 sind dies Anstiege von 10 % bzw. 23 %. Demgegenüber ist die Zahl der absoluten **Arbeitsunfälle** im gleichen Zeitraum um 8,8 % auf **886 122** gesunken, wobei die Wegeunfälle leicht um 1,1 % auf 178 590 zunahmen (Quelle DGUV).
2 767 Menschen **starben** im Jahr 2009 an einer Berufskrankheit, wobei mit **49,5 %** durch **Asbestexposition** ausgelöste Krankheiten die mit Abstand bedeutsamste Todesursache darstellen, vor Quarzexposition (Silikose, Silikotuberkulose) und Lungenemphysem bei Bergleuten (**Abb. 6.1**).

6.2 Erkrankungen und BK-Nummern

Details zu den hier nicht ausführlich besprochenen Erkrankungen finden sich in den jeweiligen Fachgebieten.

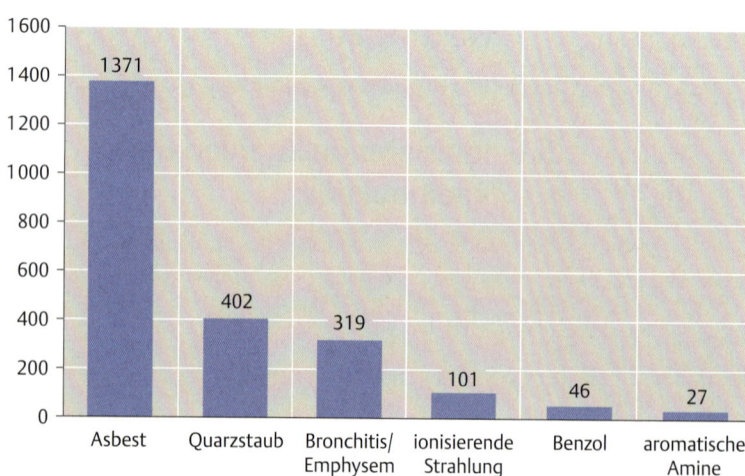

Abb. 6.1 Tod durch Berufskrankheiten 2009. Die häufigsten Ursachen für tödlich verlaufende Berufskrankheiten 2009.

6.2.1 Metalle und Metalloide (BK-Gr. 11)

Siehe Umweltmedizin [S. C851].

Berufskrankheiten:
- BK-Nr. 1101: Erkrankungen durch Blei oder seine Verbindungen
- BK-Nr. 1102: Erkrankungen durch Quecksilber oder seine Verbindungen
- BK-Nr. 1103: Erkrankungen durch Chrom oder seine Verbindungen
- BK-Nr. 1104: Erkrankungen durch Cadmium oder seine Verbindungen
- BK-Nr. 1105: Erkrankungen durch Mangan oder seine Verbindungen
- BK-Nr. 1106: Erkrankungen durch Thallium oder seine Verbindungen
- BK-Nr. 1107: Erkrankungen durch Vanadium oder seine Verbindungen
- BK-Nr. 1108: Erkrankungen durch Arsen oder seine Verbindungen
- BK-Nr. 1109: Erkrankungen durch Phosphor oder seine anorganischen Verbindungen
- BK-Nr. 1110: Erkrankungen durch Beryllium oder seine Verbindungen.

6.2.2 Erstickungsgase (BK-Gr. 12)

Siehe Umweltmedizin [S. C834].

Berufskrankheiten:
- BK-Nr. 1201: Erkrankungen durch Kohlenmonoxid
- BK-Nr. 1202: Erkrankungen durch Schwefelwasserstoff.

6.2.3 Lösungsmittel, Pestizide und andere chemische Stoffe (BK-Gr. 13)

Siehe Umweltmedizin [S. C839].

Berufskrankheiten (Auswahl):
- BK-Nr. 1301: Schleimhautveränderungen, Krebs oder andere Neubildungen der Harnwege durch aromatische Amine
- BK-Nr. 1302: Erkrankungen durch Halogenkohlenwasserstoffe
- BK-Nr. 1303: Erkrankungen durch Benzol, seine Homologe oder durch Styrol
- BK-Nr. 1304: Erkrankungen durch Nitro- oder Aminoverbindungen des Benzols oder seiner Homologe oder ihrer Abkömmlinge
- BK-Nr. 1305: Erkrankungen durch Schwefelkohlenstoff
- BK-Nr. 1306: Erkrankungen durch Methylalkohol (Methanol)
- BK-Nr. 1307: Erkrankungen durch organische Phosphorverbindungen
- BK-Nr. 1308: Erkrankungen durch Fluor oder seine Verbindungen
- BK-Nr. 1309: Erkrankungen durch Salpetersäureester
- BK-Nr. 1310/1311: Erkrankungen durch halogenierte Alkyl-, Aryl- oder Alkylaryloxide
- BK-Nr. 1312: Erkrankungen der Zähne durch Säuren
- BK-Nr. 1313: Hornhautschädigungen des Auges durch Benzochinon
- BK-Nr. 1314: Erkrankungen durch Para-tertiär-Butylphenol
- BK-Nr. 1317: Polyneuropathie oder Enzephalopathie durch organische Lösungsmittel oder deren Gemische.

Auch nach Beendigung einer Tätigkeit mit organischen Lösungsmitteln kann es zur Persistenz oder Verschlechterung einer toxischen Polyneuropathie (oder Enzephalopathie) kommen. Tritt die Symptomatik aber erstmals mehrere Jahre nach Beendigung der Tätigkeit auf, ist eine andere Genese wahrscheinlicher.

6.2.4 Physikalische Einwirkungen

Mechanische Einwirkungen (BK-Gr. 21)

Siehe Umweltmedizin [S. C826].

Berufskrankheiten (Auswahl):
- BK-Nr. 2101: Erkrankungen der Sehnenscheiden oder des Sehnengleitgewebes sowie der Sehnen- oder Muskelansätze
- BK-Nr. 2102: Meniskusschäden
- BK-Nr. 2103: Erkrankungen durch Erschütterung bei Arbeit mit Druckluftwerkzeugen oder gleichartig wirkenden Werkzeugen oder Maschinen
- BK-Nr. 2104: Vibrationsbedingte Durchblutungsstörungen an den Händen
- BK-Nr. 2105: Chronische Erkrankungen der Schleimbeutel durch ständigen Druck
- BK-Nr. 2106: Druckschädigung der Nerven
- BK-Nr. 2107: Abrissbrüche der Wirbelfortsätze
- BK-Nr. 2108: Bandscheibenbedingte Erkrankungen der Lendenwirbelsäule durch langjähriges Heben oder Tragen schwerer Lasten oder durch langjährige Tätigkeiten in extremer Rumpfbeugehaltung, die zur Unterlassung aller Tätigkeiten gezwungen haben, die für die Entstehung, die Verschlimmerung oder das Wiederaufleben der Krankheit ursächlich waren oder sein können.
- BK-Nr. 2110: Bandscheibenbedingte Erkrankungen der Lendenwirbelsäule.

Druckluft (BK-Gr. 22)

Siehe Umweltmedizin [S. C827].

Berufskrankheit:
- BK-Nr. 2201: Erkrankungen durch Arbeit in Druckluft.

Lärm (BK-Gr. 23)

Siehe Umweltmedizin [S. C828].

Berufskrankheit:
- BK-Nr. 2301: Lärmschwerhörigkeit.

Strahlung (BK-Gr. 24)

Siehe Umweltmedizin [S. C829].

Berufskrankheiten:
- BK-Nr. 2401: Grauer Star durch Wärmestrahlung

6 Berufskrankheiten

- BK-Nr. 2402: Erkrankungen durch ionisierende Strahlung.

6.2.5 Infektionskrankheiten (BK-Gr. 31)

Die Grundlagen der Hygiene und der allgemeinen Infektiologie finden Sie im Querschnittsfach Hygiene [S. C796] und im Kapitel Mikrobiologie [S. C598].

Infektionsgefahren im Gesundheitsdienst

In der **Tab. 6.1** finden Sie Krankheiten, welche als Berufskrankheit anerkannt sind, wenn sie in der Berufsausübung erworben wurden.

Von Tieren auf den Menschen übertragbare Krankheiten

Tab. 6.2 listet Krankheiten auf, die bei beruflich begründetem Umgang mit Tieren als Berufskrankheiten anerkannt sind.

Wurmkrankheiten der Bergleute

Die in **Tab. 6.3** aufgelisteten Wurmkrankheiten werden als Berufskrankheiten anerkannt.

Tropenkrankheiten

Die Krankheiten in **Tab. 6.4** werden als Berufskrankheiten anerkannt, sofern sie in der Ausübung des Berufs erworben wurden.

Tab. 6.1 Infektionskrankheiten und ihre Bedeutung in der Arbeitsmedizin (BK-Nr. 3101)

Erreger	Krankheit	Übertragungsweg
HA-Virus	Hepatitis A	fäkal-orale Schmierinfektion
HB-Virus	Hepatitis B	Geschlechtsverkehr, Bluttransfusionen, Nadelstichverletzungen
HC-Virus	Hepatitis C	i. v.-Drogenmissbrauch, Nadelstichverletzungen
HI-Virus	AIDS	Geschlechtsverkehr, Bluttransfusionen, Nadelstichverletzungen
Flavivirus	Masern	Tröpfcheninfektion
Rotavirus	Diarrhö	fäkal-oral, kontaminierte Lebensmittel
Rubivirus (Togaviren)	Röteln	Tröpfcheninfektion
Herpes-Virus Typ 3	Varizellen /Windpocken	Tröpfcheninfektion
Adenovirus 8 und 19	Keratokonjunktivitis epidemica	Schmierinfektion
Salmonella enteritidis, S. typhimurium	Salmonellose	kontaminierte Lebensmittel
Neisseria meningitidis	Meningitis	Tröpfcheninfektion
Mycobacterium tuberculosis	Tuberkulose	Tröpfcheninfektion

Tab. 6.2 Tiervermittelte Infektionskrankheiten und ihre Bedeutung für die Arbeitsmedizin (BK-Nr. 3102)

Erreger	Krankheit	Übertragungsweg
Orthopoxyvirus	Kuhpocken	Rinder
Orthopoxyvirus	Melkerpocken	beim Melken des Euters
humane Papillomaviren (HPV Typ 7)	Metzgerwarzen	Schmierinfektion bei Kontakt mit Frischfleisch
Erysipelothrix rhusiopathiae	Schweinerotlauf	Tierkontakt (Schlachter, Landwirt, Veterinär)
Leptospira interrogans	Schweinehüterkrankheit (Leptospirose)	Kontakt mit Tierfäkalien (Urin)
Burkholderia mallei	Rotz	Pferdeausscheidungen
Coxiella burnetii	Q-Fieber	Inhalation von kontaminiertem Staub
Chlamydophila psittaci	Ornithose, Psittakose	Inhalation von kontaminiertem Kotstaub von Geflügeltieren
Bacillus anthracis	Milzbrand	Verarbeitung von Tierprodukten; Tierkontakt
Francisella tularensis	Tularämie	blutsaugende Parasiten; kontaminiertes Wasser; kontaminierter Staub
Listeria	Listeriose	Tierkontakt; kontaminierte Lebensmittel (Milchprodukte, Obst, Gemüse, rohes Fleisch)
Brucella	Brucellose	unpasteurisierte Milch und Käse; Tierkot

Tab. 6.3 Bedeutende Wurmerkrankungen in der Arbeitsmedizin (BK-Nr. 3103)

Erreger	Hauptsymptome
Ancylostoma duodenale	Anämie, Darmzottendestruktion, Schwäche, Herzversagen
Strongyloides stercoralis	Lungenentzündung, Afterjucken

Tab. 6.4 Tropenkrankheiten und ihre Erreger in der Arbeitsmedizin (BK-Nr. 3104)

Erreger	Krankheit	Endemiegebiete
Arenaviren, Flaviviren, Filoviren, Togaviren	virusbedingtes hämorrhagisches Fieber	v. a. Afrika, Südamerika, Südostasien
Rickettsia rickettsii	Fleckfieber (Rocky-Mountain-Spotted-Fever)	Nord- und Südamerika
Flaviviren	Japan-Enzephalitis	Südost- und Ostasien
Borrelia recurrentis	tropische Borreliose (Rückfallfieber)	Südamerika, Äquatorialafrika, Osteuropa, Naher Osten
Mycobacterium ulcerans	Buruli-Ulcus	Tropen
Mycobacterium leprae	Lepra	Tropen
Yersinia pestis		Einzelfälle weltweit
Chlamydia trachomatis	Trachom	Tropen
Plasmodium	Malaria	Tropen
Entamoeba histolytica	Amöbiasis	Tropen und Subtropen
Leishmania tropica	Leishmaniose	Tropen, Mittelmeerraum
Trypanosoma bruceii (Tsetsefliege)	afrikanische Trypanosomiasis	tropisches Afrika
Trypanosoma cruzi	amerikanische Trypanosomiasis (Chagas-Krankheit)	Mittel- und Südamerika
Bandwürmer, Saugwürmer, Fadenwürmer	Wurmerkankungen	weltweit

6.2.6 Anorganische Stäube (BK-Gr. 41)

Quarzstaub

DEFINITION Quarzstaub sind alle Stäube, die kristallines Siliciumdioxid (SiO_2) enthalten. Das SiO_2 kann dabei in unterschiedlichen Kristallmodifikationen auftreten.

Die für den Gesundheitsschutz bedeutsamen Modifikationen sind insbesondere Quarz sowie die Hochtemperaturmodifikationen Cristobalit und Tridymit.

Gefährdete Berufe: Gefährdet sind Personen bei der Erz- und Steinkohlegewinnung im Bergbau, bei der Gewinnung sowie Be- und Verarbeitung von Quarz, Granit, Sandstein, Bimsstein, Schiefer in der Natursteinindustrie, Glasindustrie, bei der Herstellung von Emaille und Keramik, bei der Produktion von Spezialkristallen wie Silikat, Silikagel.

Vorsorgeuntersuchungen: Bei Exposition gegenüber Quarzstaub hat der Arbeitgeber eine arbeitsmedizinische Vorsorge anzubieten. Dabei können Anamnese, Auskultation, Röntgen sowie CT Aufschluss über mögliche gesundheitliche Beeinträchtigungen geben.

Klinik:
- BK-Nr. 4101: Silikose /Quarzstaublunge (Pneumokoniose)
- BK-Nr. 4102: Silikotuberkulose.

Details zu Diagnostik, Therapie und Prognose der genannten Erkrankungen s. Atmungssystem [S. A201].

Asbest

Asbest ist eine Sammelbezeichnung für verschiedene natürlich vorkommende **Silikatfasern**, denen hohe Festigkeit und Biegsamkeit gemein ist. Mit 90 % den größten Anteil an den weltweit geförderten und verarbeiteten Arbeitsstoffen hat das Schichtsilikat **Chrysotil** (Weißasbest). Asbeststaub besteht aus sehr feinen Fasern, die eine submikroskopische Größe erreichen können.

DEFINITION Als **Fasern** gelten **Partikel** mit einer **Länge** > 5 μm, einem **Durchmesser** < 3 μm und einem **Länge-Durchmesser-Verhältnis** > 3:1.

Vorkommen und Verwendung: Aufgrund ihrer Nichtbrennbarkeit, Hitzebeständigkeit und Beständigkeit gegen Fäulnis und Korrosion wurden Asbestprodukte großzügig in Gebäuden und Geräten als **Brand- und Isolierschutz** eingesetzt. Auch in Brems- und Kupplungsbelägen kamen Asbestfasern zum Einsatz, ebenso in Elektroinstallationen und der Textilindustrie. Die Verwendung von Spritzasbest wurde 1979 und die Verwendung aller Asbestmaterialien 1989 verboten, wodurch eine Exposition heute nur noch bei Abbruch- und Sanierungsmaßnahmen besteht.

Die Hintergrundexposition beträgt in der Außenluft etwa 100 Fasern/m³, in unmittelbarer Straßennähe etwa 1000 F/m³ und in der Raumluft i. d. R. < 100 Fasern/m³, kann jedoch in sanierungsbedürftigen Gebäuden auch > 1000 F/m³ betragen.

Untersuchungen: Bei Exposition gegenüber Asbeststäuben hat der Arbeitgeber eine arbeitsmedizinische Vorsorge anzubieten. Dabei können Anamnese, Auskultation, Lungenfunktionsprüfung sowie Röntgen und CT Aufschluss über mögliche Veränderungen, insbesondere im Respirationstrakt, geben.

Besonders zu beachten bei Berufskrankheiten, die durch Asbest hervorgerufen werden, ist die lange Latenzzeit von mehreren Jahrzehnten. Im Jahr 2010 waren bei der GVS (Gesundheitsvorsorge) über 550 000 Personen registriert, die beruflich Umgang mit **asbestfaserhalti-**

gem Staub hatten oder haben (im Gegensatz dazu nur etwa 1600 Personen, die mit quarzhaltigem Staub zu tun haben). Deshalb sind nachgehende Untersuchungen ausschlaggebend.

Auch bei langjährigen Rauchern, die in ihrem Berufsleben einer längerfristigen Asbestexposition ausgesetzt waren, kann bei Nachweis einer entsprechenden kumulativen Belastung z. B. ein Bronchialkarzinom als Berufskrankheit anerkannt werden.

Nachgehende Untersuchungen nach den berufsgenossenschaftlichen Grundsätzen G 1.2 (asbestfaserhaltiger Staub) und G 1.3 (künstlicher mineralischer Faserstaub der Kategorien 1 oder 2, Aluminiumsilikatwolle) erfordern besondere Fachkenntnisse und spezielle Ausrüstungen. Dies sind:
- besondere Kenntnisse der Pneumokoniosediagnostik, nachgewiesen durch Teilnahme an einem anerkannten Einführungsseminar
- apparative Ausstattung für Röntgen- und Lungenfunktionsdiagnostik und Vorhandensein der ILO-Standardfilmsätze.

Gesundheitsgefährdung: Die Fasern werden inhalativ aufgenommen, wobei Transport und Ablagerung abhängig von Größe, Form und Dichte sind. Ein großer Teil der eingeatmeten Fasern wird entweder ausgeatmet oder durch die mukoziliäre Clearance unschädlich gemacht. Teile der kleinen Fasern dringen in die Alveolen oder durch diese in das Zwischengewebe der Lunge ein und v. a. in den mittleren und unteren Lungenabschnitten können **fibrotische Umbauprozesse** entstehen. Im Alveolarbereich abgelagerte Fasern gelangen auch bis zur Pleura (**Pleurotropie**). Asbest ist sehr stark kanzerogen. Makrophagen können die Fasern zwar phagozytieren, aber nicht abbauen und schütten Zytokine (IL-1 und Wachstumsfakoren) aus. Dadurch werden Granulozyten und T-Helferzellen chemotaktisch angelockt und Fibrozyten zur Kollagenbildung stimuliert.

Klinik:
- BK-Nr. 4103: Lungenasbestose (Pneumokoniose)
- BK-Nr. 4103: Pleuraasbestose
- BK-Nr. 4104: Bronchialkarzinom
- BK-Nr. 4104: Kehlkopfkarzinom
- BK-Nr. 4105: Pleuramesotheliom
- BK-Nr. 4105: Peritonealmesotheliom.

Details zu Diagnostik, Therapie und Prognose der genannten Erkrankungen s. Atmungssystem [S. A201].

Prävention: Beim Umgang mit Asbest müssen Schutzmaßnahmen wie das Tragen von Atemschutzgeräten und Schutzanzügen getroffen werden. Es ist auf ein staubarmes Arbeiten zu achten und asbesthaltige Abfälle sind ordnungsgemäß und fachgerecht zu entsorgen.

MERKE Knapp **50 %** aller tödlich verlaufenden Berufskrankheiten sind auf eine Asbestexposition zurückzuführen! Bei entsprechenden Symptomen also **immer** eine mögliche Exposition abklären!

Weitere anorganische Stäube

Siehe **Tab. 6.5**.

6.2.7 Organische Stäube (BK-Gr. 42)

DEFINITION Organische Stäube sind Stäube, die organischen Ursprungs sind, z. B. Getreidestäube, Endotoxine, Schimmelpilze oder Bakterien oder deren Sporen etc.

Organische Stäube kommen u. a. an Arbeitsplätzen in der Naturfaserprozessierung (pflanzlichen und tierischen Ursprungs), in Getreidelagern, in der Landwirtschaft sowie bei der Müllverwertung, Kompostierung und Abwasserklärung vor.

Als **Berufskrankheiten** anerkannt sind:
- BK-Nr. 4201: exogen-allergische Alveolitis
- BK-Nr. 4202: Byssinose
- BK-Nr. 4203: Adenokarzinome der Nasenhaupt- und Nasennebenhöhlen durch Stäube von Eichen- oder Buchenholz.

Exogen-allergische Alveolitis (BK-Nr. 4201)

Auslösende Stoffe: Aktinomyceten sowie andere **Pilz-** und **Bakteriensporen**:
- in Stäuben von verschimmelten Futtermitteln wie Heu und Stroh in der Landwirtschaft (Farmerlunge)
- in Stäuben von Geflügelfedern bei der Geflügelzüchtung (Vogelhalterlunge)

Tab. 6.5 Weitere anorganische Stäube und ihre Krankheiten

Noxe	BK-Nr.	gefährdende Berufe	Krankheiten
Aluminium	4106	Schweißer, Schleifmittelherstellung	chronische Bronchitis, Lungenemphysem, Pneumothorax, interstitielle Lungenfibrose (**Aluminose**)
Metallstäube	4107	Metallarbeiter	Lungenfibrose
Thomasmehl	4108	Düngemittelherstellung, Düngemittelsaat	akute und chronische Bronchitis
Nickel	4109	Verarbeitung von Nickelerzen, Stahlarbeiter, Akkumulatorproduktion, Werkstoffherstellung	Bronchialkarzinom, Karzinome der inneren Nase und der Nasennebenhöhlen, Larynxkarzinom
Kokereirohgase	4110	Arbeiten an Kokerei-Ofenblöcken	Bronchial- und Larynxkarzinom
Feinstaub	4111	Steinkohlenbergbau unter Tage	chronisch obstruktive Bronchitis, Lungenemphysem

- in feuchten Tintenstäuben in Druckereibetrieben (Luftbefeuchterlunge)
- bei der Waschmittelherstellung (Waschmittellunge)
- in Stäuben bei der Holzverarbeitung.

Gefährdete Berufe: Landwirte, Vogelzüchter, Drucker, Bierbrauer, Kaffeeröster, Holzarbeiter.

Klinik, Diagnostik, Therapie: siehe Innere Medizin, Atemwegserkrankungen.

Byssinose (BK-Nr. 4202)

Auslösende Stoffe: Rohbaumwoll-, Rohflachs- oder Rohhanfstaub.

Gefährdete Berufe: Verarbeitung von Rohbaumwolle, Rohflachs und Rohhanfstaub bei der Textilproduktion.

Klinik: Charakteristisches Symptom ist die sog. **Montagssymptomatik**. Am ersten Arbeitstag nach einer mehrtägigen Arbeitspause (z. B. Wochenende) kommt es nach mehrstündiger Exposition zu Brustschmerzen, Atemnot und allgemeiner Schwäche. In den reversiblen Stadien I und II hören die Symptome am Ende des Arbeitstages bzw. nach 2–3 Werktagen auf. Das chronische Stadium III findet sich nach jahrzehntelangem Kontakt mit den Stäuben im klinischen Bild einer **chronisch obstruktiven Bronchitis**, die mit **fibrotischen Umbauprozessen** in der Lunge und einer Rechtsherzhypertrophie (**Cor pulmonale**) einhergehen kann.

Diagnostik: Es gibt keine spezifischen Befunde für die Byssinose, weshalb einer exakten Arbeitsanamnese mit detektierter Montagssymptomatik eine entscheidende Bedeutung zukommt. Differenzialdiagnostisch sind allergisches Asthma bronchiale und exogen-allergische Alveolitis abzuklären.

Therapie:
- **Stadien I und II:** strikte Expositionskarenz; führt meist zu einer vollständigen Reversibilität.
- **Stadien III:** Medikamente wie inhalative Glukokortikoide, Sympathomimetika oder Theophyllin.

Prognose:
- **Stadien I und II:** bei Expositionskarenz mit guter Prognose.
- **Stadium III:** Hier besteht die Gefahr von Spätkomplikationen wie rezidivierende Bronchitis, Lungenemphysem und Cor pulmonale.

Adenokarzinom der inneren Nase und der Nasennebenhöhlen (BK-Nr. 4203)

Auslösende Stoffe: Stäube von Eichen- und Buchenholz.

Gefährdete Berufe: Forst- und Holzarbeiter, Schreiner, Parkettleger.

Klinik: Adenokarzinom der inneren Nase und der Nasennebenhöhlen häufig zu Beginn mit leicht behinderter Nasenatmung und chronischer Rhinitis mit Blutbeimengung. Später tumorbedingte Doppelbilder und Kopfschmerzen. Langsam infiltrierendes Wachstum und nur selten Fernmetastasen. Hohe Rezidivneigung.

6.2.8 Obstruktive Atemwegserkrankungen (BK-Gr. 43)

Erkrankungen durch allergisierende Stoffe (BK-Nr. 4301)

> **DEFINITION** Berufliche Allergene sind Arbeitsstoffe mit allergisierender Potenz. Sie kommen an den verschiedensten Arbeitsplätzen vor. Meist handelt es sich um einatembare Stoffe pflanzlicher oder tierischer Herkunft.

Vorkommen: Beispiele für **pflanzliche Allergene**:
- Staub von Mehl und Kleie aus Getreide
- Stäube verschiedener Holzarten
- Rizinusbohnenstaub, Rohkaffeebohnenstaub, Kakaobohnenstaub, Lykopodiumstaub
- algenhaltige Aerosole, z. B. aus Luftbefeuchtungsgeräten
- Schalenstaub und Saft der Zwiebeln von Narzissen und Tulpen
- Futtermittelstaub wie von Luzerne
- Staub von Jute bzw. Kapok.

Beispiele für **tierische Allergene**:
- Insektenstaub
- Federnstaub, Haarstaub
- Rohseidenstaub
- Perlmuttstaub.

Beispiele für **sonstige Allergene**:
- Arzneimittel wie Antibiotika, Sulfonamide, Salvarsan
- Proteasen
- p-Phenylendiamin (Ursol)
- Kosmetika und Duftstoffe.

Gefährdete Berufe: Bäcker, Berufe in der Holzverarbeitung, Floristen, Gärtner, Maler und Lackierer, Mediziner, Krankenschwestern, Pharmazeuten.

Klinik:
- allergische Rhinopathie (s. HNO [S. B793])
- exogen-allergisches Asthma als Sekundärkomplikation bei anhaltender Allergenexposition. Bronchiale Hyperreagibilität mit deutlichen obstruktiven Komponenten und Beschwerden auch bei Inhalation unspezifischer Noxen wie Tabakrauch, Kaltluft, Nebel. Positiver Methacholintest.
- Bei Immunschwäche mit erhöhter Anfälligkeit gegenüber viralen und bakteriellen Bronchitiden mit schlechter Heilungstendenz und Chronifizierung kann sich nachfolgend auf Basis des dauerhaft geschädigten Lungengewebes auch eine **COPD** ausbilden (s. Atmungssystem [S. A187]).

Erkrankungen durch chemisch-irritative und toxische Stoffe (BK-Nr. 4302)

Auslösende Stoffe: Chemisch-irritative und toxische Stoffe können in Form von Gasen, Dämpfen, Stäuben oder Rauchen vorkommen. Sie lassen sich einteilen in:
- leicht flüchtige organische Arbeitsstoffe: z. B. Acrolein, Äthylenimin, Chlorameisensäureäthylester, Formaldehyd, Phosgen
- schwer flüchtige organische Arbeitsstoffe: z. B. einige Härter für Epoxidharze, bestimmte Isocyanate, Maleinsäureanhydrid, Naphthochinon, Phthalsäureanhydrid, p-Phenylendiamin
- leicht flüchtige anorganische Arbeitsstoffe: z. B. Nitrosegase, einige Phosphorchloride, Schwefeldioxid
- schwer flüchtige anorganische Arbeitsstoffe: z. B. Persulfat, Zinkchlorid, Beryllium und seine Verbindungen, Cadmiumoxid, Vanadiumpentoxid (vgl. hierzu BK-Gr. 11, Umweltmedizin [S. C851]).

Gefährdete Berufe: insbesondere Laboranten und Chemiker.

Klinik:
- **Akute Bronchitis** bei akuter Exposition symptomatisch mit Husten, Brustschmerzen, Auswurf und Anfällen von Atemnot. Obstruktive Störung mit Atemgeräuschen bei der Auskultation und Lungenüberblähung, Hypersekretion und Störungen der mukoziliären Clearance. Reversible und Irreversible Formen (s. Atmungssystem [S. A182]).
- **Chronische Bronchitis:** bei chronischer Allergenexposition langsam progredienter Verlauf. Meist vollständig reversibel bei Expositionskarenz. Als Folgeerkrankungen sind **Pneumonien** und chronisches **Cor pulmonale** möglich (s. Atmungssystem [S. A187]).

6.2.9 Hautkrankheiten (BK-Gr. 51)

Schwere oder wiederholt rückfällige Hauterkrankungen (BK-Nr. 5101)

Auslösende Faktoren:
- Arbeiten in feuchtem Milieu
- Arbeiten, bei denen feuchtigkeitsdichte Handschuhe getragen werden
- Hautkontakt mit Substanzen, die chemisch irritatives oder allergisierendes Potenzial haben
- physikalische Faktoren wie UV-Strahlung, Hitze oder Kälte
- hautpathogene Keime.

Gefährdete Berufe: Friseure, Bäcker, Galvaniseure, Gärtner, Metallarbeiter, Zahntechniker, Mediziner, Maler und Lackierer, Chemielaboranten, Kunststoffarbeiter.

Klinik:
Allergisches Kontaktekzem: Pathogenetisch folgt auf eine Sensibilisierungsphase von Monaten bis hin zu Jahrzehnten eine Allergie vom **Typ 4** (Spättyp), selten Typ 1. Das Krankheitsbild zeigt sich bei erstem Wiederkontakt akut durch Rötungen, Schwellungen, Blasenbildung, Wundnässen, Krustenbildung, Schuppung und schließlich Abheilung. Bei einer chronischen Antigenexposition können verschiedene Krankheitsstadien parallel vorkommen. Die **Therapie** erfolgt durch Befreiung von der Antigenexposition und pharmakologisch mit entzündungshemmenden Medikamenten.

Der Arbeitgeber ist zur Bereitstellung möglichst allergenarmer Arbeitsmittel verpflichtet (z. B. puderfreie, proteinarme Schutzhandschuhe bei Latexallergie).

Subtoxisch-kumulatives Kontaktekzem (Abnutzungsdermatose): Bei wiederholter mechanischer oder chemischer Belastung der Haut, z. B. durch Reibung oder alkoholische Desinfektionsmittel, kann ein solches Ekzem entstehen. Der natürliche Säureschutzmantel der Haut wird angegriffen, durchlässig und infektionsanfällig. Symptomatisch werden Patienten u. a. mit nässenden Hautstellen, Verkrustungen, Bläschenbildung oder Rhagaden. **Therapeutisch** relativ schwer in den Griff zu bekommen und meistens langwierig. Große Konsequenz bei der Expositionskarenz ist nötig!

Chlorakne: Bei Vergiftungen mit chlorierten Kohlenwasserstoffen (z. B. Chlorphenol, Dibenzofuran) entstehen v. a. an den Hautstellen mit direktem Kontakt eine follikuläre Hyperkeratose und in der Folge oft auch Komedonen, Knoten und Abszesse, die je nach Dimension narbige Veränderungen zurücklassen können. Die Chlorakne ähnelt in Symptomatik und Therapie im Wesentlichen der normalen Akne und wird je nach Schweregrad mit Peelings, antiphlogistisch oder mit Vitamin-A-Säure (Retinoiden) behandelt.

Mykosen: Dermatomykosen werden vorwiegend durch fakultativ oder obligat pathogene Pilze der Gattung **Candida** oder **Trichophyton** ausgelöst. Begünstigt werden sie durch ein feuchtwarmes Klima, wie es in Molkereien, Untertage oder auch in Badeeinrichtungen herrscht. Leicht gerötete, schuppende Hautareale und ein teils ausgeprägter Juckreiz bestimmen die Symptomatik. Sehr häufig finden sich Dermatomykosen an den Füßen, insbesondere bei hoher Schweißabsonderung der Füße. Prognose ist gut bei Behandlung mit topischen Antimykotika (Clotrimazol) und intaktem Immunsystem.

Hautkrebs (BK-Nr. 5102)

Auslösende Stoffe und Gefährdung: Gefahr besteht bei Exposition gegenüber:
- Rußbestandteilen bei der Herstellung von Tuschen und Farben
- Rohparaffin bei der Produktion von Zündhölzern und Papier
- Teer in Dachpappen und im Straßenbau
- **Anthrazen** bei der Farbherstellung und beim Imprägnieren von Hölzern.

Klinik und Verlauf:
- **Toxisches Ekzem:** durch die akute Einwirkung in der Folge mit Dermatitis und Juckreiz.

- **Melanose:** zunehmende bräunlich-fleckige Pigmentierung der betroffenen Hautareale bei kontinuierlicher Exposition.
- **Pech-/Teerwarzen:** einzelne oder multiple Warzen unterschiedlicher Größe, v. a. im Gesicht und am Handrücken, mit Neigung zu karzinomatöser Entartung nach einer Latenz von 3–4 Jahren.
- **Hautkrebs:** nach einer Expositionsdauer von vielen Jahren oder Jahrzehnten Entstehung eines malignen Melanoms (schwarzer Hautkrebs).

7 Arbeitsunfälle

7.1 Allgemeines

DEFINITION Ein **Arbeits- oder Betriebsunfall** ist ein bei der Ausübung einer versicherten Tätigkeit unfreiwillig eintretendes Ereignis mit körperlichem Schaden unterschiedlichen Ausmaßes:
- Er ist zeitlich begrenzt.
- Es liegt ein gesundheitlicher Schaden vor, der zum überwiegenden Teil auf die Ausübung der Tätigkeit zurückzuführen ist.

In Deutschland fällt der Betriebsunfall unter die **gesetzliche Unfallversicherung**. Auch potenziell beschädigte Hilfsmittel wie Prothesen oder Sehhilfen fallen bei bestimmungsgemäßem Einsatz zum Unfallzeitpunkt unter den Versicherungsschutz.

Wegeunfall: Der Wegeunfall fällt als Teil des Arbeitsunfalls ebenfalls unter die gesetzliche Unfallversicherung. Dabei gilt der Versicherungsschutz im Grundsatz nur für den **direkten Weg ohne Umweg** vom Wohnort zur Arbeitsstätte. Allerdings sind kleine Umwege (z. B. zum Kindergarten) möglich [S. C776], und insbesondere wenn innerhalb von 2 h der direkte Weg wiederaufgenommen wird, kann auch der Versicherungsschutz reaktiviert werden.

Korrektes Vorgehen bei einem Arbeitsunfall:
- Bei einem mehr als 3-tätigen Ausfall des betroffenen Arbeitnehmers muss innerhalb von 3 Tagen durch den Arbeitgeber beim zuständigen Versicherer eine **Unfallanzeige** erfolgen. Hierfür stehen vorgefertigte Formulare zur Verfügung.
- Bei Unfällen, die Erste-Hilfe-Maßnahmen erfordern, ist eine **betriebliche Dokumentation** der Geschehnisse erforderlich, die 5 Jahre lang aufbewahrt werden muss. Es wird auch dringend empfohlen, Bagatellverletzungen zu dokumentieren, damit bei einer Verschlimmerung zweifelsfrei ein Unfall nachgewiesen werden kann.
- Bei einem Unfall, zu dem eine ärztliche Beurteilung erfolgen muss, ist die ansonsten freie Arztwahl eingeschränkt: Der betroffene Arbeitnehmer muss zu einem D-Arzt (**Durchgangsarzt**): Dieser ist ein Facharzt für Chirurgie mit Schwerpunkt Unfallchirurgie oder ein Facharzt für Orthopädie und Unfallchirurgie mit Zusatzbezeichnung „Spezielle Unfallchirurgie", der von den Berufsgenossenschaften eine besondere Zulassung erhalten hat. Da der D-Arzt direkt mit der Unfallversicherung abrechnet, muss die Versicherungskarte der GKV nicht vorgelegt werden.

7.2 Verletzungsarten und Erste-Hilfe-Maßnahmen

Siehe **Tab. 7.1**.

7.3 Arbeitsunfälle und chronische Erkrankungen

Exazerbation chronischer Erkrankungen durch Arbeitsunfälle: Beispiele hierfür sind:
- Schlaganfall nach starkem Blutdruckanstieg durch psychischen oder physischen Stress bei bestehender Hypertonie und ggf. unzureichender medikamentöser Therapie, insbesondere bei gleichzeitiger Antikoagulation
- Hypoglykämie bei Diabetes mellitus durch stressbedingt erhöhten Glukoseverbrauch und daran nicht angepasste Nahrungsaufnahme bzw. Diabetesmedikation.

Chronische Erkrankungen als Risikofaktor für Arbeitsunfälle: Beispiele hierfür sind:
- bei epileptischen Anfällen, Hypoglykämie, Myokardinfarkt oder Schlaganfall: Gefahr des Kontrollverlustes beim Bedienen von Maschinen und Fahrzeugen oder Unfallgefahr durch Stürze in gefährlicher Umgebung
- bei Alkohol- und Drogenmissbrauch: Risiko der Fehlbedienung von Maschinen und Fahrzeugen sowie unkontrollierte Stürze und gefährlicher Umgang mit Werkzeugen
- bei chronischer Bronchitis mit ständigen Hustenanfällen: Auslösen von Stressreaktionen bei Arbeitskollegen sowie Ablenkung beim Steuern von Maschinen oder Fahrzeugen.

Tab. 7.1 Verletzungsarten und Erste-Hilfe-Maßnahmen bei Arbeitsunfällen

Unfall	gefährdete Berufsgruppen	Erste-Hilfe-Maßnahmen
Verbrennungen	Arbeiter in Hochöfen und Kokereien, Maschinisten, Köche und Küchenpersonal, Pyrotechniker, Feuerwehrleute, Schweißer	sofortige Kühlung zur Analgesie, ideal mit Leitungswasser (keimarm), Erfrierungsgefahr bei Eis!, Abdecken der Brandwunde mit steriler Wundbedeckung, bei Verbrennungen > 20 % KOF Infusion mit Ringer-Lactat
Kälteschaden	Bergsteiger, Skifahrer, Motorschlittenfahrer, Einsatz von Trockeneis in Industrie (Kühlmittel, Reinigung) und Medizin, flüssiger Stickstoff in Werkstofftechnik oder Medizin	warmen Ort aufsuchen, in Decken einwickeln, warme und gezuckerte Getränke, Wärmebäder, ASS 100 mg
Verletzungen durch Säuren und Laugen	Laboranten, Chemiker, Werkstoffproduktion	Spülen mit fließendem Wasser
akute Schäden durch ionisierende Strahlung	medizinisches Personal bei Arbeiten mit Röntgenstrahlung und radioaktiven Stoffen, Wissenschaftler, Arbeiter in kerntechnischen Anlagen	Anamnese, Kontaktaufnahme zu regionalem Strahlenschutzzentrum, allgemeine Erste-Hilfe-Maßnahmen, bestrahlte Körperpartien umgehend steril abdecken, Schocktherapie bei Übelkeit und Erbrechen
Elektrounfall	Elektriker, Elektrotechniker, Arbeiten an Überlandleitungen und Hochspannungsleitungen, Elektroindustrie, Blitzschlag	Abschalten der Spannungsquelle. Eigenschutz! Allgemeinmaßnahmen, ggf. Reanimation, Defibrillation, bei Verbrennungen Infusion
mechanische Verletzungen (Brüche, Prellungen, Quetschungen, Stauchungen oder Risse in Bursen, Menisken, Bändern)	Handwerker, Bodenleger, Bauarbeiter, Konstrukteure, Metzger, Forstarbeiter	Allgemeinmaßnahmen je nach Verletzung, Wundreinigung, Infusion, Reposition bei Brüchen

8 Begutachtungskunde

8.1 Arbeitsunfähigkeit, Berufsunfähigkeit, Erwerbsminderung und Erwerbsunfähigkeit

8.1.1 Arbeitsunfähigkeit

DEFINITION Die Arbeitsunfähigkeit beschreibt einen Gesundheitszustand, der es dem Arbeitnehmer nicht ermöglicht, seine zuletzt ausgeübte oder eine vergleichbare Tätigkeit auszuführen.

Dabei es spielt keine Rolle, ob der Arbeitnehmer sich möglicherweise dauerhaft oder temporär in einem Krankenhaus oder in der medizinischen Rehabilitation befindet. Auch lebensnotwendige Therapien (z. B. ambulante Dialyse) zählen dazu.

Es besteht i. d. R. ein Anspruch auf Lohnfortzahlung durch den Arbeitgeber für 6 Wochen, danach zahlt die Krankenkasse das Krankengeld (70 % des Einkommens) längstens für einen Zeitraum von 78 Wochen innerhalb von 3 Jahren.

Arbeitsunfähigkeit ist kein rentenrechtlicher Begriff, eine „Arbeitsunfähigkeitsrente" gibt es also nicht.

Eine Arbeitsunfähigkeit ist dem Arbeitgeber unverzüglich zu melden und bei einer Dauer länger als 3 Tage mit einer ärztlich ausgestellten **Arbeitsunfähigkeitsbescheinigung** (**AU**) zu belegen. Sie wird vom Hausarzt ausgestellt und dient in erster Linie dazu, den Versicherten vor gesundheitlichen Schäden zu bewahren, die die Fortführung seiner Arbeitstätigkeit für ihn bedingen könnten. Die Bescheinigung darf erst ausgestellt werden, wenn der Arzt den Patienten **persönlich untersucht** und im Hinblick auf seine aktuellen beruflichen Belastungen befragt hat. Eine AU soll grundsätzlich nicht für zurückliegende Zeiträume ausgestellt werden, eine Rückdatierung des Beginns ist nur nach gewissenhafter Prüfung und i. d. R. nur bis zu 2 Tagen zulässig. Die Bescheinigung besteht aus 3 Durchschlägen, jeweils 1 für die Krankenkasse, für den Arzt und den Arbeitgeber. Die wesentlichen Bestandteile sind die über den ICD-10 verschlüsselten Diagnosen, die voraussichtliche Dauer der Arbeitsunfähigkeit und die Unterschrift des Arztes. Der Arbeitgeber darf ab dem 1. Tag eine solche AU einfordern.

Zu Rehabilitationsmaßnahmen bei Arbeitsunfähigkeit siehe Rehabilitation [S. C780].

Das „**Hamburger Modell**" ermöglicht eine stufenweise Wiedereingliederung ins Arbeitsleben nach längerer krankheitsbedingter Arbeitsunfähigkeit. Eine Absprache zwischen Arbeitnehmer und -geber ist notwendig.

8.1.2 Berufsunfähigkeit (BU)

DEFINITION Die Berufsunfähigkeit (BU) ist eine ärztlich bestätigte und durch eine Krankheit, einen Unfall oder Invalidität hervorgerufene, kontinuierliche Beeinträchtigung der Berufsausübung.

In der deutschen Rentenversicherung ist berufsunfähig, wer (vor 1961 geboren) aufgrund einer Krankheit oder Behinderung weniger als 6 Stunden pro Tag erwerbsfähig ist (§ 240 SGB VI). Berufsunfähig ist nicht, wer – unter Berücksichtigung der jeweiligen Arbeitsmarktlage – eine zumutbare Tätigkeit vollschichtig ausüben kann.

Kann ein Arbeitnehmer aus Gründen, die in seiner Person liegen (z. B. Krankheit), die arbeitsvertraglich geschuldete Leistung nicht mehr erbringen, ist dies ein Kündigungsgrund.

Seit 1. Januar 2001 gibt es keine staatliche „Berufsunfähigkeitsrente" mehr, bezüglich Berufsunfähigkeit ist privat vorzusorgen. Ab 50 % Berufsunfähigkeit kann man mit Leistungen seitens der Versicherer rechnen.

Der Begriff „Rente wegen Erwerbsunfähigkeit" wurde ebenfalls abgeschafft und ersetzt durch eine **zweistufige Erwerbsminderungsrente** (teilweise Erwerbsminderung bzw. volle Erwerbsminderung).

8.1.3 Minderung der Erwerbsfähigkeit (MdE) und Erwerbsunfähigkeit (EU)

DEFINITION Das Leistungsvermögen wird in 3 Stufen eingeteilt:
- keine Erwerbsminderung: mehr als 6 Stunden/Tag
- teilweise Erwerbsminderung: 3–6 Stunden/Tag
- volle Erwerbsminderung (EU): weniger als 3 Stunden/Tag, der Patient ist aufgrund einer Krankheit oder Behinderung auf nicht absehbare Zeit außerstande, eine Erwerbstätigkeit jeglicher Art auszuüben.

Im Gegensatz zur BU spielt dabei der bisher ausgeübte Beruf keine Rolle.

Eine Minderung der Erwerbsfähigkeit kann durch einen Arbeitsunfall oder eine Berufskrankheit vorliegen und führt zur Zahlung einer Verletztenrente aus der **gesetzlichen Unfallversicherung**. Der Anspruch entsteht, wenn die Erwerbsfähigkeit über mehr als 26 Wochen, gemessen am allgemeinen Arbeitsmarkt, gegenüber diesem um mindestens 20 % verringert ist.

Der „Grad der Behinderung" setzt sich dabei aus der Gesamtauswirkung aller bestehenden Funktionsstörungen zusammen. Besteht nur die Fähigkeit zu leichter körperlicher Arbeit über einen Zeitraum von 3–6 Stunden, ist eine Rente wegen teilweiser Erwerbsminderung möglich. Ist dies nicht möglich, kann der Patient eine Rente wegen voller Erwerbsminderung erhalten. Die gesetzliche Rentenversicherung berücksichtigt hierbei alle Gesundheitsstörungen unabhängig von ihrer Ursache. Die gesetzlichen Unfallversicherungen (z. B. Berufsgenossenschaften) berücksichtigt dagegen ausschließlich den prozentualen Anteil der kausal auf ein Unfallereignis zurückzuführenden Unfallfolgen.

8.2 Arbeitsbezogene Krankheit, adverse Effekte

Zu dem Begriff **arbeitsbezogene Krankheit** [S. C236].

8.2.1 Adverse Effekte

Gemäß der WHO-Definition aus dem Jahr 1994 sind „adverse Effekte" Veränderungen in Morphologie, Physiologie, Wachstum, Entwicklung oder Lebenserwartung eines Organismus, die zu einer Beeinträchtigung der Funktionsfähigkeit oder zu einer Beeinträchtigung der Kompensationsfähigkeit gegenüber zusätzlichen Belastungen führen oder die Empfindlichkeit gegenüber schädlichen Wirkungen anderer Umwelteinflüsse erhöhen.

Hierzu gehören beispielsweise starke Körpergewichtsverminderung, enzymatische Veränderungen, Verhaltensänderungen und neurophysiologisch ermittelbare Abweichungen.

8.3 Behinderung und Pflegebedürftigkeit

Zu **Behinderung** [S. C224].

8.3.1 Pflegebedürftigkeit

DEFINITION Pflegebedürftig ist, wer aufgrund einer körperlichen, geistigen oder seelischen Krankheit oder Behinderungen bei Tätigkeiten im Ablauf des täglichen Lebens auf Dauer (mindestens aber für 6 Monate) in erheblichem Maß auf Hilfe angewiesen ist.
Schwerpflegebedürftigkeit: Eine Person, die auf Dauer ohne fremde Hilfe in nahezu allen Bereichen des täglichen Lebens hilflos ist, gilt als schwer pflegebedürftig.

Hierbei wird unterschieden:
- Pflegestufe I: täglicher Zeitaufwand mind. 90 min (hierbei Grundpflege mind. 45 min).
- Pflegestufe II: täglicher Zeitaufwand mind. 3 h (hierbei Grundpflege mind. 2 h).
- Pflegestufe III: täglicher Zeitaufwand mind. 5 h (hierbei Grundpflege mind. 4 h).

Die Feststellung der Pflegebedürftigkeit erfolgt auf **Antrag** des Pflegebedürftigen (ggf. repräsentiert durch Angehörige oder Bevollmächtigte) bei der **zuständigen Pflegekasse** und wird durch den **medizinischen Dienst der Krankenversicherungen** (MDK) ausgeführt. Zur Einstufung begutachtet eine Pflegekraft oder ein Arzt den betroffenen Patienten und schätzt das Ausmaß an Hilfe ab, die der Patient bei der Grundpflege und der hauswirtschaftlichen Versorgung benötigt. Die Schwerpflegebedürftigkeit muss vom Hausarzt vor der Antragstellung überprüft werden. Die Einschätzung betrifft den Bereich der Mobilität und Motorik (Aufstehen, Gehen, Stehen, Treppensteigen), den Bereich der Ernährung (Nahrungszubereitung und Nahrungsaufnahme), die hygienischen Maßnahmen (Körperpflege und Reinigung der Wohnung), die Kommunikation (Sprechen, Sehen, Hören) und die Orientierungseigenschaften des Patienten (zeitlich, örtlich, Psyche, Antrieb).

Je nach Einstufung hat der Patient Anspruch auf unterschiedlich hohe Zuschüsse durch die Pflegeversicherung. Weitere Leistungen umfassen die (teilweise) Kostenübernahme z. B. für Kurzzeitpflege, vollstationäre Pflege, Pflegehilfsmittel, Seniorenheime oder betreutes Wohnen.

9 Soziale Umwelt und Krankheit

9.1 Sozialdemografische Variablen und sozialer Wandel

9.1.1 Einfluss sozialdemografischer Faktoren

Die Einflüsse sozialdemografischer Faktoren auf die Gesundheit des Menschen sind komplex und multifaktoriell. Zahlreiche Studien haben ergeben, dass Gesundheit und ein hohes Bildungs- sowie Einkommensniveau miteinander korrelieren. Je höher der Berufsabschluss, desto größer ist i. d. R. das Einkommen bei höher Lebenserwartung und abnehmender Mortalität. Menschen aus mittleren und höheren sozialen Schichten haben zudem oft größere und gut funktionierende **soziale Kreise**, ein bedeutender positiver Prädiktor für Gesundheit und **Langlebigkeit**. Zudem ist der schädliche Konsum großer Mengen Alkohol und Nikotin sowie von Zucker und Fett in gehobenen Schichten geringer. Auch die geografische Situation spielt eine Rolle in Bezug auf die Gesundheit und Krankheit. Folgende Unterschiede zwischen **Stadt- und Landbevölkerung** sind auffallend:
- Bei Kindern- und Jugendlichen zeigt sich in Großstädten eine größere Prävalenz von Krankheiten wie Neurodermitis, Heuschnupfen und Asthma.
- Die medizinische Versorgung in Städten ist besser und flächendeckender als auf dem Land.
- Menschen in Großstädten treiben mehr Sport.
- In größeren Städten ist das Einkommen höher als in ländlichen Regionen.
- In Städten gibt es deutlich mehr 1-Personen-Haushalte als auf dem Land.
- Die Lebenserwartung in Städten ist geringfügig höher als auf dem Land.

9.1.2 Einfluss des sozialen Wandels

Die medizinische Versorgung der Bevölkerung hat sich in den letzten 2 Jahrzehnten stark entwickelt. Die **geringen Geburtenraten** und die **steigende Lebenserwartung** durch immer bessere diagnostische und therapeutische Möglichkeiten führen zu einem immer höheren Anteil älterer Menschen in unserer Gesellschaft. Dies führt zu Problemen insbesondere bei der **Finanzierung** der medizinischen Versorgung. Folgende **Veränderungen** kann man feststellen und in Zukunft verstärkt erwarten (s. auch Gesundheitsökonomie [S. C734]):
- mehr ältere, nicht mehr erwerbstätige Menschen
- vermehrtes Auftreten von altersassoziierten, degenerativen Erkrankungen
- größerer Bedarf an geriatrischen und Rehabilitationseinrichtungen
- Abnahme des Bedarfs an Kinder- und Jugendärzten
- zunehmende Kosten für die Behandlung und Therapie von altersassoziierten Krankheiten
- zunehmend alternativmedizinische Angebote im Bereich Gesundheitserhaltung und Anti-Aging.
- Zunahme von Krankheitsbildern von Menschen, die früher in Rente waren, durch späteres Renteneintrittsalter
- Auswirkungen auf das Wiedereingliederungsmanagement durch ambulante Chemotherapie und verbesserte Palliativmedizin
- Integration von Mitarbeitern, die eine Organtransplantation erhalten haben.

9.2 Sozialmedizinische Bedeutung der Arbeitswelt

Die **Zufriedenheit am Arbeitsplatz** hat einen maßgeblichen Anteil an der persönlichen Lebenszufriedenheit und an der Gesundheit des Einzelnen und wird durch zahlreiche Faktoren beeinflusst:
- Das **Modell der beruflichen Gratifikationskrisen** (Johannes Siegrist) beschreibt eine Zunahme der Mortalität bei Arbeitern mit geringer Selbstkontrolle [S. C233].
- Der sog. **Healthy-Worker-Effekt** besagt, dass Beschäftigte durchweg eine geringere Morbidität und Mortalität aufweisen als nicht Beschäftigte. Hier liegt allerdings eine Verzerrung (Bias) vor, da Beschäftigte immer einen gewissen Gesundheitsstatus aufweisen müssen, um arbeiten zu können, während aus Krankheitsgründen nicht arbeitsfähige Personen auch zur Gesamtbevölkerung zählen.
- Auch das **Mobbing** [S. C232] spielt in der Arbeitswelt eine entscheidende Rolle für die Gesundheit.

9.3 Sozialanamnese

Zu einer vollständigen Patientenanamnese gehört neben der klinischen Befragung auch die **Erhebung sozialer Informationen**. In klinisch-internistischen Disziplinen erfolgt sie zumeist am Schluss, wohingegen ihr in der Psychiatrie und Psychosomatik naturgemäß eine größere Bedeutung beigemessen wird. Erfragt werden folgende Punkte:
- Familiensituation und Partnerschaft
- berufliche Position und Arbeitsbelastung
- Freundeskreis und soziales Engagement
- besondere belastende Umstände/Situationen aktuell oder zurückliegend.

Oftmals ist ein **gezieltes Nachfragen** nötig, um Patienten dazu zu bewegen, kritische und belastende Lebenszustände nicht zu verschweigen, sondern offen anzugeben. Hier sind **Empathie** und Kommunikationsfähigkeit seitens des Arztes gefordert.

9.4 Sozialmedizinische Aspekte einiger epidemiologisch wichtiger Krankheiten

9.4.1 Arterielle Hypertonie

In Deutschland leiden knapp **50 %** der Bevölkerung an arteriellem Bluthochdruck, einem Risikofaktor für tödliche Herz-Kreislauf-Erkrankungen. Männer sind etwas stärker betroffen als Frauen. Häufig ist die arterielle Hypertonie vergesellschaftet mit anderen Erkrankungen wie Diabetes mellitus oder Hypercholesterinämie (s. Herz-Kreislauf-System [S. A81]). Allerdings ist die Hypertonie häufig zunächst symptomlos, was durch den fehlenden Leidensdruck oft zu einer schlechten Compliance der Patienten führt.

Volkswirtschaftlich kommt der arteriellen Hypertonie eine große Bedeutung zu (z. B. Frühberentung). Die direkten Kosten für die stationäre und ambulante Versorgung von Patienten mit arterieller Hypertonie belief sich 1998 auf 8,6 Mrd. Euro.

Versorgungseffizienz: Um die Versorgungseffizienz der arteriellen Hypertonie zu bewerten, sind Erhebungen über **Bekanntheits-, Behandlungs-** sowie **Kontrollgrad** notwendig. Der Behandlungsgrad bezeichnet den Anteil der Patienten, deren Hypertonie medikamentös behandelt wird, der Kontrollgrad jenen Anteil, bei dem die Wirksamkeit der Therapie regelmäßig überprüft wird.

Von schätzungsweise 50 % Männern und 44 % Frauen mit Hypertonie sind nur etwa 21,6 % bzw. 24,4 % als bekannt dokumentiert. Es gibt also eine erhebliche Diskrepanz zwischen den bekannten Fällen und der **Dunkelziffer** in Höhe von rund **25 % der Gesamtbevölkerung** mit nicht dokumentierter Hypertonie. Bei den behandelten Hypertonikern ergibt sich insgesamt ein **Kontrollgrad von unter 25 %** (Abb. 9.1). Es wird also bei weniger als 25 %

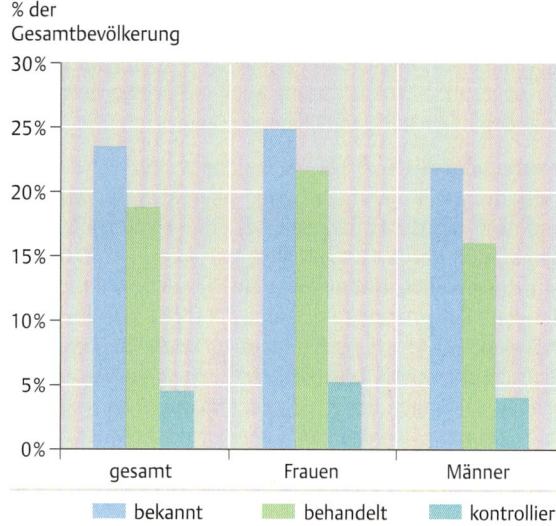

Abb. 9.1 Bekanntheits-, Behandlungs- und Kontrollgrad arterieller Hypertonie. Gesundheitsberichterstattung des Bundes 1998.

der Hochdruckpatienten überprüft, ob die Therapie ausreichend ist oder besser modifiziert werden sollte.

Ansätze zur Verbesserung: In einer alternden Gesellschaft wird sich der Anteil der Hypertoniker weiter erhöhen. Ansatzpunkte, um diese Volkskrankheit besser in den Griff zu bekommen, sind z. B.:
- **Vermeidung von Übergewicht** und mehr körperliche Bewegung (insbesondere bereits im Kindes- und Jugendalter)
- **modifizierte Diät** bei übergewichtigen Hypertonikern (viel Obst und Gemüse, wenig Fett, verringerte Kochsalzzufuhr auf < 6 g/d); allein durch die Ernährungsumstellung kann der systolische Druck um bis zu **15 mmHg** gesenkt werden
- optimal angepasste und **kontrollierte medikamentöse Therapie**.

Die Ärzte sind gefordert, das Thema Bluthochdruck sensitiver zu betrachten, Patienten bei Verdacht zu untersuchen sowie engmaschig Therapieverläufe zu kontrollieren. Patienten und Behörden sind in der Verantwortung, sich aktiv mit dem Thema auseinanderzusetzen und darauf aufmerksam zu machen.

9.4.2 Hypercholesterinämie

Mehr als die Hälfte der über 40-Jährigen in Deutschland weist erhöhte Cholesterinwerte auf. Eine zu hohe Cholesterinkonzentration im Plasma ist eine wesentliche Ursache für **atherosklerotische Plaques**. Insbesondere deutlich zu hohe LDL-Cholesterinwerte (> 300 mg/dl) bei zu niedrigen Werten des arterioskleroseprotektiven HDL (< 35 mg/dl) gehen mit einem erhöhten Risiko für eine **KHK** und damit **ischämischen Myokardläsionen** einher. Sehr häufig sind Patienten mit Hypercholesterinämie **adipös** und leiden zusätzlich unter arterieller Hypertonie und Diabetes mellitus (Details s. Endokrines System und Stoffwechsel [S. A359]).

Auffallend häufig finden sich erhöhte Cholesterinwerte bei Berufsgruppen, die überwiegend oder ausschließlich **sitzenden Tätigkeiten** nachkommen. Häufig korreliert die ungesunde Lebensführung auch mit schwachem Einkommen und **niedrigem Bildungsniveau**.

Versorgungseffizienz: Bei einer bundesweiten Erhebung 1998 der 30–40-Jährigen hatten über 25 % der Männer und über 15 % der Frauen eine bekannte Hypercholesterinämie mit einem Gesamtcholesterinspiegel > 250 mg/dl. Mit **zunehmendem Alter** steigt die Prävalenz deutlich an. Bei den Männern zeigte sich eine deutliche Zunahme der Prävalenz auf **41 %** zwischen dem 40. und 49. Lebensjahr, die sich in höheren Lebensjahren nicht mehr wesentlich erhöht. Bei Frauen findet sich ein Maximum zwischen 60 und 70 Jahren, wo über **64 %** eine Hypercholesterinämie aufwiesen.

Dramatisch ist der extrem **geringe Behandlungsgrad**. Nur 2 % aller Männer zwischen 40 und 49 Jahren und 7 % aller Frauen zwischen 60 und 69 Jahren werden mit cholesterinsenkenden Medikamenten behandelt. Umgekehrt bedeutet dies, dass ein hoher Prozentsatz der betroffenen Männer und Frauen nicht adäquat therapiert wird.

Ansätze zur Verbesserung: Da die Ursachen für Hypercholesterinämie neben der genetischen Disposition v. a. im Lebensstil liegen (Bewegungsmangel, übermäßiger Nikotin- und Alkoholkonsum, falsche Ernährung mit einem ungünstigen Fettsäureprofil und hohem Zuckergehalt), ist an diesen Faktoren anzusetzen.

9.4.3 Diabetes mellitus

Gegenwärtig leiden in Deutschland etwa **9 %** der Bevölkerung (ca. 7 Mio. Menschen) an einem Diabetes Typ 1 oder 2 (davon sind 90 % Typ-2-Diabetiker). Wie bei anderen metabolischen Erkrankungen ist auch beim Typ-2-Diabetes ein **sozialer Gradient** feststellbar: Einkommens- und bildungsschwache Personen erkranken häufiger als solche aus sozioökonomisch höheren Schichten (Details s. Endokrines System und Stoffwechsel [S. A346]).

9.4.4 Rheumatologische Erkrankungen

Rheumatologische Erkrankungen (s. Immunsystem und rheumatologische Erkrankungen [S. A464]) sind vielgestaltige und teils schwerwiegende Systemerkrankungen, die sozialmedizinisch insbesondere wegen ihrer sozialen und beruflichen Folgen für den Patienten bedeutsam sind. Nicht selten sind sie aufgrund ihrer raschen Progression mit einer **Frühberentung** verbunden.

Psychosoziale Einflüsse: Durch die Einschränkungen bei alltäglichen Aufgaben sind die Patienten in vielen Situationen auf fremde Hilfe angewiesen und verlieren zunehmend an Eigenständigkeit. Dies kann zu psychischen Problemen, Konflikten oder zu sozialem Rückzug und Vereinsamung führen, was die Prognose wiederum deutlich verschlechtert.

Rehabilitation: Neben physikalischen, physiotherapeutischen und anderen medizinischen Maßnahmen sind auch sozialpädagogische und psychotherapeutische Maßnahmen wichtig. Durch den Austausch z. B. in **Selbsthilfegruppen** fühlen sich die Betroffenen oft nicht so allein, lernen, mit der Erkrankung umzugehen sowie Problemsituationen besser zu meistern. Dies verlangsamt häufig die Progression und verbessert die Prognose. Auch eine psychotherapeutische Beratung für Angehörige kann sich positiv auswirken.

9.4.5 Bösartige Neubildungen

Die **Mortalität** durch bösartige Krebserkrankungen ist in den letzten Jahren in Deutschland sowohl für Männer als auch für Frauen **rückläufig**. Bei Letzteren ist bereits seit den 1950er Jahren ein Rückgang zu verzeichnen, wohingegen dieser bei den Männern erst zu Beginn der 1990er Jahre einsetzte.

Bei **Frauen** ist neben einem leichten Anstieg beim Pankreaskarzinom seit den 1970er-Jahren ein sehr starker **Anstieg des Bronchialkarzinoms** zu verzeichnen, was mit der Zunahme des Nikotinkonsums in Zusammenhang gebracht werden kann. Sehr stark abgenommen hat in beiden Gruppen die Prävalenz von Magenkrebs. Vermutete Gründe hierfür sind u. a. ein stark rückläufiger Salzkonsum seit den 1950er Jahren durch eine verringerte Aufnahme von gepökeltem Fleisch und neue, nicht als kanzerogen eingestufte Räucherverfahren. Ferner ist die mikrobiologische Belastung (Aflatoxine aus Schimmelpilzen) durch optimierte Kühlketten stark zurückgegangen.

Die häufigsten Krebstodesursachen beim Mann:
1. Lunge
2. Rektum
3. Prostata
4. Bauchspeicheldrüse
5. Magen.

Die häufigsten Krebstodesursachen bei der Frau:
1. Brust
2. Lunge
3. Rektum
4. Bauchspeicheldrüse
5. Eierstöcke.

> **MERKE** Die Prävalenz von **Bronchialkarzinomen bei Frauen** hat sich seit 1990 von etwa 7000 Krankheitsfällen auf über 14 000 Krankheitsfälle im Jahr 2006 mehr als **verdoppelt**!

Die **Krebsfrüherkennung** ermöglicht es, von der gesetzlichen Krankenversicherung bezahlte Vorsorgeuntersuchungen für bestimmte Krebsformen in Anspruch zu nehmen (s. Prävention [S. C767]). Hierzu zählen beispielsweise:
- bei Frauen ab dem Alter von 20 Jahren einmal jährlich Gebärmutterhalskrebsvorsorge
- bei Frauen ab dem Alter von 30 Jahren einmal jährlich Brustkrebsvorsorge, ab dem Alter von 50 Jahren bis

zum Ende des 70. Lebensjahres alle 2 Jahre eine Mammografie
- bei Frauen und Männern ab dem Alter von 35 Jahren alle 2 Jahre Hautkrebsvorsorge
- bei Frauen und Männern ab dem Alter von 50 Jahren eine Darmkrebsvorsorge: digital-rektale Untersuchung und Hämocult-Test, ab dem Alter von 55 Jahren entweder alle 2 Jahre ein Hämocult-Test oder 2 Koloskopien im Abstand von 10 Jahren.

10 Gesundheitsrelevante Verhaltensweisen

10.1 Rauchen

10.1.1 Epidemiologie

Gegenwärtig sind in Deutschland weniger als ein Drittel der Bevölkerung Raucher. Beim Mikrozensus 2009 gaben 74 % der Befragten ab 15 Jahren an, keine aktiven Raucher zu sein (davon haben 54 % noch nie geraucht, 20 % Exraucher). Am weitesten verbreitet ist in Deutschland das Rauchen in den jüngeren Altersgruppen zwischen 20 und 29 Jahren (etwa 25 % der 15-jährigen Jungen und 27 % der gleichaltrigen Mädchen rauchen täglich Zigaretten; 33 % der Frauen zwischen 20 und 24 Jahren und 44 % der Männer zwischen 25 und 29 Jahren sind Raucher). Laut WHO gilt als starker Raucher, wer mehr als 20 Zigaretten pro Tag raucht.

In Deutschland sterben jährlich 110 000 bis 140 000 Menschen an den Folgen des Tabakkonsums und ca. 3 300 Nichtraucher an den Folgen des Passivrauchens. Damit werden mehr Todesfälle durch Rauchen ausgelöst als durch AIDS, Alkohol und Verkehrsunfälle zusammen.

Rauchen und die Gesellschaft: Die Bedeutung des Rauchens hat sich gesellschaftlich in den letzten Jahrzehnten einem **starken Wandel** unterzogen. Durch Aufklärungskampagnen und gezielte Maßnahmen gegen das Rauchen wurde v. a. in bildungsnahen Schichten mit ausgeprägtem Gesundheitsbewusstsein das Rauchen zu einem negativ behafteten Makel: Es passt nicht zum Gesunderhaltungs- und Fitnesstrend der heutigen Zeit. Auffällig sind allerdings **Korrelationen zum Bildungsgrad**: je höher die Berufsausbildung und das Einkommen, desto geringer ist der Anteil aktiver Raucher.

Raucheranteile nach Berufsgruppen:
- Bauhilfsarbeiter: 54 %
- Dachdecker: 51 %
- Lastkraftfahrer: 40 %
- Elektroingenieure: 17 %
- Ärzte: 15 %
- Gymnasiallehrer: 13 %.

Rauchen in der Ärzteschaft: Der Anteil rauchender Ärzte liegt in Deutschland je nach Erhebung zwischen **15 und 20 %**. Zwischen den einzelnen Facharztgruppen finden sich Unterschiede. So rauchen Allgemeinmediziner weniger als beispielsweise Chirurgen und Psychiater. Obwohl sich analog zur gesellschaftlichen Entwicklung der Anteil rauchender Ärzte über die Jahrzehnte verringert hat, ist der Anteil im Vergleich zu anderen Staaten wie den USA oder England vergleichsweise hoch: In den USA rauchen nur etwa 3 % der Ärzte, in Großbritannien etwa 10 %. Unter **Medizinstudenten** sind die Quoten etwas höher: 25 % der männlichen und 20 % der weiblichen Studenten und Studentinnen rauchen (Studie der Universität Göttingen im Jahr 2005 an dortigen Studenten). Problematisch ist die unterschiedliche Bewertung rauchender Patienten durch selbst rauchende und nicht rauchende Ärzte.

10.1.2 Rauchen und Gesundheit

Rauchen ist vom **Bundesverfassungsgericht** gesetzlich seit 1997 als **gesundheitsschädliches** und **Krebs-** sowie **Herz-Kreislauf-Erkrankungen** unmittelbar förderndes Genussmittel eingestuft. Rauchen führt in erster Linie beim Konsumenten, aber auch bei Menschen, die regelmäßigem Passivrauchen ausgesetzt sind, zu schwerwiegenden Folgeerkrankungen.

Die **hohe Kanzerogenität** des Tabakrauches ist bedingt durch die Vielzahl von Zusatzstoffen: Im Tabakrauch finden sich etwa **2 000** chemische Verbindungen, von denen über 100 als kanzerogen gelten. Neben Teer, Kohlenmonoxid, Benzol oder Blausäure finden sich Stoffe wie Menthol, die das Anfluten ins Blut erleichtern, Kakao- sowie Zucker- und Aromastoffe, welche die Zigaretten genießbarer machen.

Weitere, durch Tabakrauch ausgelöste Krankheiten:
- Tumoren der Mundhöhle und Speiseröhre
- Parodontitis
- Asthma und COPD
- erektile Dysfunktion
- KHK
- PAVK
- gastrointestinale Ulzerationen
- Schlaganfall
- verzögerte Wundheilung
- Immunschwäche
- erhöhtes Risiko einer Alzheimer-Demenz.

> **MERKE** Etwa **90 %** der von einem **Bronchialkarzinom** betroffenen Männer und über **95 %** der unter 40-jährigen **Infarktpatienten** sind Raucher!

Passivrauchen

Auch die passive Inhalation von Zigarettenrauch stellt ein **erhebliches gesundheitliches Risiko** dar. Passivraucher haben ein erhöhtes Risiko für Bronchialkarzinome, Herz-Kreislauf-Erkrankungen und asthmatische Erkrankungen. Bereits eine kurzzeitige Belastung mit Zigarettenqualm kann das Immunsystem schwächen, zu Kopfschmerzen und Schwindel führen und die Atemwege beeinträchtigen.

Rauchen in der Schwangerschaft

Während der Schwangerschaft rauchende Mütter setzen ihr ungeborenes Kind einem extrem hohen **gesundheitlichen Risiko** aus. Neben Kohlenmonoxid, das zu schweren Sauerstoffdefiziten beim Embryo bzw. Fetus führt, können auch stark mutagene Substanzen wie Nitrosamine oder polyzyklische aromatische Kohlenwasserstoffe ungehindert die Plazentaschranke überwinden und das Erbgut massiv schädigen. **Gesundheitliche Folgen für das Kind** sind u. a.:
- Wachstumsstörungen und Entwicklungsretardierung
- Frühgeburten
- Fehl- und Missbildungen
- plötzlicher Kindstod
- erhöhtes Risiko für Allergien
- verminderte Spermienqualität bei Jungen
- signifikant mehr Verhaltensauffälligkeiten.

10.1.3 Rauchen als Suchtform

Die **Nikotinsucht** ist ein zwanghaftes Verlangen, dem Körper die psychoaktive Substanz Nikotin zuzuführen. Dies erfolgt in den meisten Fällen durch das Rauchen von Tabak (Zigaretten, Pfeife), aber auch durch Kau- oder Schnupftabak. Bei Ausbleiben der Zufuhr stellen sich beim Abhängigen unterschiedlich stark ausgeprägte physische und psychische Entzugssymptome ein.

10.1.4 Prävention und Raucherentwöhnung

Prävention: Zur Prävention des Nikotinabusus werden sowohl auf Bundes- als auch auf Länderebene Programme und Kampagnen zum Nichtrauchen bzw. zur Raucherentwöhnung angeboten. Ein Beispiel ist die Kampagne „rauch-frei" der Bundeszentrale für gesundheitliche Aufklärung, die darauf ausgerichtet ist, den Einstieg in das **Rauchen** zu **verhindern**, vor **Passivrauch** zu schützen sowie Raucher beim **Aufhören** zu unterstützen.

Weitere Ansatzpunkte sind z.B. die Einschränkung von Werbekampagnen, Erhöhung der Tabaksteuer, Nichtraucherschutz in Gaststätten und öffentlichen Gebäuden, rauchfreie Schulen, Krankenhäuser, Arbeitsplätze etc. Dabei ist ein Zusammenwirken von verhaltens- und verhältnispräventiven Maßnahmen sinnvoll. Ärzte spielen dabei sowohl in der individuellen Beratung und Betreuung als auch in der Vermittlung an (übergeordnete) Programme und als Multiplikatoren von Informationen und Kampagnen eine entscheidende Rolle. In der Praxis sollten insbesondere Eltern motiviert werden, bei ihren Kindern die Anfänge des Rauchens zu unterbinden. Entwöhnungswillige müssen immer wieder ermutigt werden: Auch ein Rückfall ist eine guter Ausgangspunkt für einen neuen Versuch!

Maßnahmen zur Entwöhnung: Die Raucherentwöhnung verspricht am meisten Erfolg, wenn sie kombiniert aus **Verhaltenstherapie** und **medikamentöser Unterstützung** erfolgt. Ganz allein schaffen es nur 3–6 % der Raucher, auch nach 1 Jahr noch rauchfrei zu sein. Nikotinsubstitution oder Psychotherapie allein sind nicht so erfolgreich wie eine Kombination aus psychotherapeutischer Hilfe und Nikotinersatztherapie (Pflaster, Sprays, Kaugummis), bei der bis zu 30 % auch nach einem Jahr rauchfrei bleiben können. Bewährt hat sich ein Ansatz gemäß der 5A-Strategie [S.C763]. Für weitere Methoden (z.B. Hypnose, Lasertherapie, Akupunktur, Seminare, Onlinekurse) liegen keine gesicherten wissenschaftlichen Erkenntnisse zur Wirksamkeit vor.

Wenn bereits mehrfach Entwöhnungsversuche gescheitert sind, kann über eine **medikamentöse Unterstützung** mittels des nikotinfreien Antidepressivums **Bupropion** nachgedacht werden. Die Therapie dauert i.d.R. 7–9 Wochen und sollte psychotherapeutisch begleitet werden. Die **Erfolgsaussichten** liegen bei knapp **30 %**. Wie bei anderen Entwöhnungsprogrammen auch sind der Wille und die Motivation, wirklich aufzuhören, ebenfalls von entscheidender Bedeutung für einen positiven Verlauf.

10.2 Alkohol und Alkoholmissbrauch

10.2.1 Epidemiologie

Alkoholkonsum im Kindes- und Jugendalter: Im Durchschnitt trinken Jugendliche im Alter von 14 Jahren das erste Mal alkoholhaltige Getränke. Von den 16–19-Jährigen haben bereits 97 % mindestens einmal alkoholhaltige Getränke zu sich genommen. Bei den Jugendlichen rasant zugenommen hat in den letzten Jahren das exzessive **Rauschtrinken**. Dabei werden in kürzester Zeit sehr große Mengen hochprozentiger Alkoholika getrunken, um schnell ein ausgeprägtes Rauscherleben oder gar Koma zu erreichen.

Das Rauschtrinken hat etwa in dem Zeitraum an Popularität gewonnen, in dem die **Alkopopsteuer** eingeführt wurde und damit der Umsatz von alkoholischen Spirituosenmixgetränken stark zurückging. Der Alkoholkonsum war zwar unmittelbar nach Einführung der Alkopop-Steuer in den Jahren 2004 bis 2005 leicht rückläufig, erreichte jedoch danach schnell ein ähnliches Niveau wie vor der Steuer. Haben Jugendliche vor Einführung dieser Steuer auf ein breites Angebot an süßen Alkohol-Mischgetränken zurückgegriffen, so trinken sie heute viel häufiger als zuvor reine, hochprozentige Spirituosen oder mischen diese selbst mit anderen Getränken. Dies zeigt die begrenzten Möglichkeiten ökonomischer Ansätze, ähnlich wie auch beim Nikotinkonsum.

Gründe für das ausgeprägte Rauschtrinken bei Jugendlichen sind:
- familiäre Konflikte
- häusliche Gewalt
- Missbrauch
- schulische Probleme
- Perspektivlosigkeit
- Gruppenzwang.

Alkoholkonsum bei Erwachsenen: Das Trinkverhalten Erwachsener hängt von der **sozialen Stellung** ab. Insbesondere Männer aus sozial schlechter gestellten Verhältnissen neigen zum exzessiven Trinken. Generell weisen ärmere Personen ein größeres Risiko auf, Alkohol in missbräuchlichen Mengen zu konsumieren und eine Alkoholabhängigkeit zu entwickeln. Zugleich sind die zu erwartenden gesundheitlichen Schäden einer äquivalenten Alkoholmenge bei ärmeren Menschen höher als bei Reichen, was u. a. an der ungünstigen Ernährung und einem schlechteren sozialen Umfeld liegt.

Auch die **berufliche Tätigkeit** und Beanspruchung spielen eine Rolle. Personen, die alkoholischen Getränken in unmittelbarer Reichweite zu ihrem Arbeitsplatz ausgesetzt sind (z. B. Gastronomie, Weingut, Schnapsbrennerei) bzw. unter hoher Arbeitsbelastung stehen (z. B. Schichtarbeiter, Berufsgruppen mit hohen psychischen Belastungen), weisen ein höheres Risiko für einen kritischen Alkoholkonsum auf.

Alkoholkonsum am Arbeitsplatz: Jeden Tag trinken in Deutschland etwa **4,3 Mio.** Menschen an ihrem Arbeitsplatz alkoholische Getränke. Alkoholabhängige Mitarbeiter bringen durchschnittlich etwa **25 %** weniger Arbeitsleistung als ihre gesunden Kollegen und haben rund **16-mal** mehr Fehlzeiten. **Arbeitsunfälle** ereignen sich bei Alkoholkranken im Vergleich zu Gesunden ca. 3-mal so häufig.

Ökonomische Einflüsse auf das Trinkverhalten: Eine Preiserhöhung bei alkoholischen Getränken scheint nur eine begrenzte Wirkung auf den Alkoholkonsum der risikobehafteten Gruppe zu haben. Steigen die Preise z. B. durch Erhöhung der steuerlichen Last auf Alkoholika, sinkt auch deren Verbrauch insbesondere in sozial schwachen Kreisen. Allerdings nur kurzfristig. Bei leichten bis mäßigen Preiserhöhungen findet schnell eine Anpassung statt und der Konsum erreicht nach kurzer Zeit wieder die Werte vor der Preissteigerung. Instrumente und Maßnahmen, um den Alkoholkonsum zu reduzieren, sind in Tab. 10.1 dargestellt.

Tab. 10.1 Möglichkeiten zur Reduktion des Alkoholkonsums

Instrumente	Maßnahmen
Preiserhöhung	Erhöhung der Steuerlast auf alkoholische Getränke
zielgruppenspezifische Ansätze	Informationsangebote in sozial benachteiligten Gemeinden
Verbraucherinformation	gesetzlich vorgeschriebene Warnhinweise auf Flaschen mit alkoholischem Inhalt
Information und Prävention	Information und Prävention in Kitas und Schulen
Reduktion der Verfügbarkeit	strenge Alterskontrollen, kein Verkauf an Tankstellen und bei Großveranstaltungen, kein Verkauf an Automaten, Konsumverbot auf öffentlichen Plätzen

nach: DHS Aktionsplan Alkohol 2008

10.2.2 Alkohol und Gesundheit

Gegenwärtig werden in Deutschland pro Jahr und Person etwa 10 l reiner Alkohol getrunken. Die als risikoarm anzusehende Grenze liegt bei einer täglichen Trinkmenge von 20–30 g Alkohol beim Mann bzw. 12–20 g bei der Frau. Insgesamt gibt es in Deutschland ca. 4,3 Mio. Alkoholabhängige (ab 18 Jahre), wobei Männer mit einem Anteil von 70 % der Abhängigen deutlich häufiger betroffen sind. Pro Jahr sterben deutschlandweit etwa 70 000 Menschen an den Folgen des Alkoholmissbrauchs, wovon das akute Leberversagen den größten Anteil ausmacht. Männer sterben 3-mal so häufig am Alkohol wie Frauen.

Risikoreicher Alkoholkonsum oder gar Missbrauch über Jahre führt zu schwerwiegenden gesundheitlichen Schäden. Verschiedene Krankheiten sind mittelbare oder unmittelbare Folge von chronischem Alkoholmissbrauch (siehe Psychiatrie [S. B1040]).

10.2.3 Einrichtungen zur Behandlung der Alkoholkrankheit

Hausarzt: Der Hausarzt stellt eine wichtige Schlüsselposition bei der Erkennung und Behandlung von schädigendem Alkoholkonsum dar. Oftmals mangelt es aber in der allgemeinärztlichen Praxis an Routine, Wissen und Fachkenntnis im Umgang mit Alkoholmissbrauch, sodass Diagnose und adäquate Behandlung häufig viel zu spät erfolgen oder gar ganz ausbleiben. Etwa **75 %** der Alkoholabhängigen werden in allgemeinärztlichen Praxen betreut und behandelt (vgl. Allgemeinmedizin [S. C207] und Psychiatrie [S. B1040]).

Suchtberatungsstellen sind spezialisierte Zentren, die sich mit verschiedenen Formen von Substanzmissbrauch und -abhängigkeit befassen und gezielte Hilfe für Betroffene und Angehörige anbieten können. Dazu gehören Beratungs- und Aufklärungsgespräche, Infobroschüren, Kontakte zu Suchtspezialisten und Suchtkliniken, Gesprächskreise und Selbsthilfegruppen. In Deutschland existieren gegenwärtig etwa 7 500 suchtspezifische Selbsthilfegruppen, darunter die Anonymen Alkoholiker mit weltweit 1,8 Mio. Mitgliedern.

Betriebliche Suchtkrankenhilfe: Manche Betriebe bieten eine interne Suchtkrankenhilfe an. Dazu gehören in der Prävention Informationsveranstaltungen für alle Mitarbeiter, Schulungen von Vorgesetzten zum Thema Drogen und Suchterkrankung, zu rechtlichen Fragen und zur Gesprächsführung. Im Einzelfall wird bei der Einleitung von Therapien oder bei der Wiedereingliederung in den Betrieb Hilfestellung geleistet. Mancherorts gibt es innerbetriebliche Selbsthilfegruppen.

Fachkliniken und Fachabteilungen von psychiatrischen Kliniken befassen sich gezielt mit der Behandlung von Suchtkranken. Entzug und Entgiftung können hier unter fachmedizinischer Betreuung stattfinden und medikamentös unterstützt werden. Ferner werden **professionelle Rehabilitationsmaßnahmen** durchgeführt. Zudem bieten die meisten Kliniken auch eine umfassende sozialpsychologische und -psychiatrische Versorgung an, um das Alkoholproblem nicht nur physisch, sondern auch psychisch zu behandeln und Rückfällen aktiv vorzubeugen.

Allgemeinkrankenhäuser bieten nach der Entgiftung keine oder kaum eine Spezialisierung auf die Sucht- und Entzugsproblematik. Betreuung und Therapiemöglichkeiten sind i. d. R. weniger intensiv, insbesondere in der Rehabilitation und psychologisch/psychiatrischen Betreuung.

10.2.4 Gesundheitsökonomische Aspekte

Der **volkswirtschaftliche Schaden** durch den Alkoholkonsum und die daraus resultierenden Folgen ist immens. Durch seine Legalität und ständige Verfügbarkeit stellt Alkohol neben Tabak den größten Anteil der durch missbräuchlichen Substanzgebrauch verursachten Krankheitskosten dar.

Die Gesamtkosten für die gesundheitlichen Folgen des Alkoholkonsums werden auf **24,4 Mrd. Euro** geschätzt (ca. 1,3 % des BIP). Sie liegen damit deutlich über dem Gesamtumsatz der Alkoholindustrie (14,3 Mrd. Euro) und den steuerlichen Einnahmen (3,3 Mrd. Euro). Allein 8 Mrd. Euro entfallen auf direkte Krankenhauskosten für ambulante und stationäre Behandlungen.

> **MERKE** Der **Unfallversicherungsschutz** erlischt, wenn bei einem Arbeits- oder Wegefall als primäre Ursache des Unfalls Alkoholeinfluss belegbar ist. Bereits ab 1,1 Promille liegt eine absolute Fahruntüchtigkeit vor und im Fall eines Unfalls erlischt der Schutz der gesetzlichen Unfallversicherung bei einem Blutalkoholwert von über 1,1 Promille zum Unfallzeitpunkt.

10.2.5 Prävention des Alkoholmissbrauchs

Zur Prävention des Alkoholmissbrauchs bedarf es sowohl verhaltens- als auch verhältnispräventiver Maßnahmen wie z. B. Aufklärungskampagnen („Kenn-Dein-Limit" oder „Na TOLL" der Bundeszentrale für gesundheitliche Aufklärung), gesetzliche Bestimmungen (z. B. Alkoholverbot für Fahranfänger), individuelle Unterstützung beim Entzug und Motivation zum Abstinenzverhalten. Dabei liegt ein Fokus auf besonders gefährdeten Zielgruppen (Kinder und Jugendliche, Schwangere) und Situationen, in denen eine zusätzliche Gefahr vom Alkoholmissbrauch ausgeht (Straßenverkehr, Arbeitsplatz, gleichzeitige Einnahme von Medikamenten etc.).

10.3 Ernährung

Die Ernährung hat einen erheblichen Anteil an **Lebensqualität** und Gesundheit.

Allgemein **gesundheitsgefährdend** ist eine Ernährungsform dann, wenn sie auf längere Sicht durch Einseitigkeit zu einem **Mangel** bestimmter lebensnotwendiger Substanzen führt oder durch **übermäßige Zufuhr** verschiedene Erkrankungen in ihrer Entstehung fördert.

Bemerkenswert ist, dass eine **vollwertige Mischkost** ebenso wie eine **vegetarische** oder **LOGI**-Ernährungsform sich positiv auf den menschlichen Organismus auswirken, ihn länger leistungsfähig halten und Krankheiten vorbeugen kann.

Daher kommt der Ernährung auch im beruflichen Alltag eine hohe Bedeutung zu: Betriebe und Unternehmen, die in **Kantinen** auf eine hochwertige Versorgung der Mitarbeiter mit vielen frischen und gesunden Lebensmitteln setzen und Salz- sowie Fettgehalt vermindern, fördern nicht nur die momentane Leistungsfähigkeit, sie tragen auch zu einer Erhaltung dieser bis ins höhere Alter bei und beugen vermehrten Fehlzeiten durch Krankheiten vor. Analog lässt sich dies auch auf **Schulen** und Hochschulen oder andere soziale Einrichtungen übertragen: Kinder, die frische Lebensmittel essen, sind aufmerksamer, ruhiger und bringen bessere schulische Leistungen.

10.3.1 Soziale Faktoren

Die Ernährung wird von der sozialen Position stark beeinflusst. Gravierende Unterschiede finden sich sowohl zwischen den verschiedenen Generationen als auch zwischen bildungsnahen/-fernen Schichten und einkommensstarken/-schwachen Familien. Selbst innerhalb dieser Gruppen lässt sich aufgrund des großen Angebots an Nahrungsmitteln eine große **Heterogenität** feststellen.

Ernährung und soziale Schicht: Sowohl Kenntnisse über Lebensmittel als auch Umsetzung dieser in den alltäglichen Speiseplan korrelieren stark mit Bildungs- und Einkommensniveau. Je höher der **sozioökonomische Status**, desto mehr Wert wird auf frische, naturbelassene Lebensmittel oder Bioprodukte gelegt, gleichermaßen steigt die Bereitschaft, sich mit dem eigenen Körper und den Einflüssen der Ernährung auseinanderzusetzen. Außerdem stehen mehr finanzielle Mittel zur Verfügung, die für Nahrungsmittel und Gesundheitsprodukte aufgewendet werden können.

In **einkommensschwächeren Schichten** werden größtenteils mehr Kalorien, mehr Zucker, mehr gesättigte Fette sowie mehr Salz und Geschmacksverstärker konsumiert, gleichzeitig mangelt es an Vitaminen und Mineralstoffen. Als **Konsequenz** – häufig besteht auch gleichzeitig ein höherer Nikotin- und Alkoholkonsum – sind die Raten an Adipositas, Diabetes mellitus, arterieller Hypertonie und KHK höher als in sozial besser gestellten Schichten und die **Mortalitätsrate** ist ebenfalls größer.

Ernährung verschiedener Generationen: Ernährung ist nicht nur von der sozioökonomischen Stellung abhängig, sondern auch vom Alter. Junge Leute haben ein anderes Essverhalten als Menschen mittleren Alters und als Rentner und Pensionäre. Bei vielen älteren Menschen spielen über Jahrzehnte eingeprägte Traditionen eine größere Rolle als bei Jüngeren und sie sind weniger experimentierfreudig beim Thema Essen.

10.4 Körperliche Aktivität

10.4.1 Einflüsse auf die körperliche Aktivität

- Je höher das Bildungs- und Einkommensniveau, desto mehr körperliche Aktivität (in der Freizeit).
- Männer sind körperlich aktiver als Frauen, und das mit einer größeren Intensität.
- Es gibt ein europäisches Nord-Süd-Gefälle: Menschen im nördlichen Europa sind allgemein körperlich aktiver als Menschen in Südeuropa.
- Pensionäre und Rentner mit einer Rente um oder unter der Armutsgrenze sind deutlich weniger aktiv als solche mit höheren Bezügen.

10.4.2 Körperliche Aktivität und Gesundheit

Körperliche Aktivität hat zahlreiche positive Effekte auf die Gesundheit und beugt vielen Krankheiten durch ausreichende Bewegung vor. Sie kann die Mortalität sowie die Morbidität senken, wohingegen Sport auf Leistungsebene die positiven Effekte oftmals wieder aufzuheben scheint. Folgende Effekte von körperlicher Aktivität auf die Gesundheit sind u. a. zu erwarten:

- Senkung negativer Blutfettparameter wie LDL- und Erhöhung positiven HDL-Cholesterins
- Senkung des diastolischen und systolischen Blutdrucks
- Verbesserung des kardialen Stoffwechsels
- Erhöhung des Kalorienumsatzes und Reduktion von Übergewicht
- Senkung der kardialen Mortalität um 7–21 %
- Verbesserung von Koordination und Kraft
- Vorbeugung von Haltungsschäden des Skelettsystems.

Generell erweisen sich moderater Ausdauersport (Joggen, Schwimmen, Radfahren) sowie mäßiges Kraft- und Koordinationstraining als besonders günstig zur Prävention von Krankheiten.

In der psychotherapeutischen Behandlung haben sich insbesondere **Ausdauersportarten** an der freien Natur wie Joggen, Nordic Walking, aber auch Aqua-Gymnastik als sehr effektiv bei der Behandlung von **Depressionen** gezeigt. Die Effektivität entspricht dabei ähnlichen Werten, wie sie auch bei einer Behandlung durch Psychopharmaka erzielt werden können.

11 Sozialmedizinische Aspekte von Unfällen

11.1 Unfallarten

Jährlich ereignen sich in Deutschland etwa 8 Mio. Unfälle, davon etwa 18 500 mit Todesfolge.

Arbeits- und Betriebsunfälle: Näheres siehe Kap. Arbeitsunfälle [S. C243].

Häusliche Unfälle sind mit 34 % die häufigste Unfallart und zugleich die häufigste unfallbedingte Todesursache. Frauen haben ein größeres Risiko, an einem häuslichen Unfall zu sterben, als Männer.

Verkehrsunfälle rangieren auf Platz 2. Sie machen rund 20 % aller Unfälle und 27 % aller Unfälle mit Todesfolge aus. Dass der prozentuale Anteil der Unfälle mit Todesfolge größer ist, liegt am Schweregrad der Verkehrsunfälle, die häufig gravierender sind als andere Unfallarten.

Sportunfälle: Sport- und Freizeitunfälle machen ebenfalls etwa 20 % aller Unfälle aus, davon sind 0,8 % tödlich.

Kinder- und Jugendunfälle: Jedes Jahr verletzen sich rund 1,7 Mio. Kinder durch Unfälle. Damit stellen Unfälle für Kinder das größte gesundheitliche Risiko dar. Dabei entfällt der größte Anteil der Unfälle auf das häusliche Umfeld. Etwa 200 000 Kinder müssen jährlich wegen der Folgen eines Unfalls stationär behandelt werden. Es sterben mehr Kinder an tödlichen Unfallfolgen als an Infektionskrankheiten und Krebs zusammen. Todesursache Nummer 1 sind bei Kindern ab 1 Jahr Verkehrsunfälle vor Unfällen zu Hause und in der Freizeit.

11.2 Risikofaktoren

Alkohol: Bedeutender Risikofaktor für Unfälle im Straßenverkehr ist Alkoholkonsum. Fast 10 % aller Straßenverkehrsdelikte geschehen unter Alkoholeinfluss. Insgesamt gab es im Jahr 2009 etwa 310 000 Unfälle mit Personenschaden im Straßenverkehr, davon ereigneten sich knapp 7 % unter Alkoholeinfluss. Bei den tödlich ausgegangenen Unfällen waren knapp 11 % mit Alkoholbeteiligung.

Überhöhte Geschwindigkeit: Zu schnelles Fahren und nachfolgend Kontrollverlust mit Abkommen von der Fahrbahn und Kollision ist der Hauptgrund für Verkehrsunfälle. Innerorts ereignen sich etwa 25 %, außerorts sogar 40 % aller Verkehrsunfälle wegen überhöhter Geschwindigkeit.

Junges Alter: Jüngere Menschen haben ein größeres Risiko, Unfälle im Straßenverkehr zu erleiden. Kinder werden häufig als Beifahrer Opfer von Verkehrsunfällen oder sie werden zu Fuß oder mit dem Fahrrad angefahren. Junge Erwachsene überschätzen sich oft, fahren daher häufig riskanter und öfter unter Alkoholeinfluss. Jüngere Menschen betreiben auch öfter risikoreiche Sportarten und haben damit auch ein größeres Unfallrisiko.

C 28 Rechtsmedizin

Gisela Zimmer

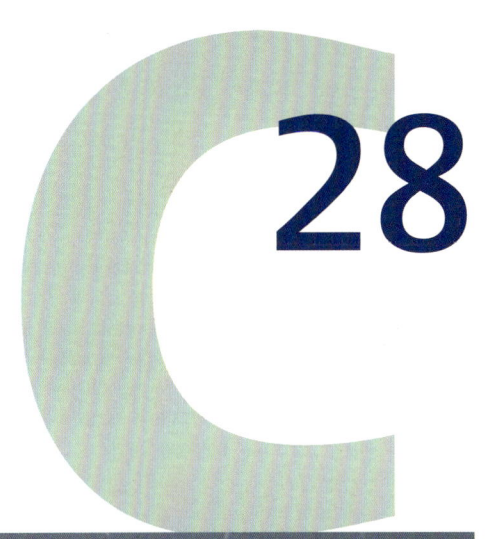

1 Thanatologie 256
2 Forensische Traumatologie 264
3 Forensische Serologie 274
4 Forensische Toxikologie 277
5 Klinische Rechtsmedizin 280
6 Verkehrsmedizin 283
7 Forensische Psychopathologie 287
8 Medizinrecht 289
9 Der Arzt als Sachverständiger und Zeuge .. 297

1 Thanatologie

1.1 Tod: Begriffsdefinitionen

Thanatologie: Hierbei handelt es sich um die Wissenschaft, die sich mit den **Ursachen und Umständen des Todes** beschäftigt.

Agonie: Absterbephase, in der sich der Tod ankündigt. Sie umfasst eine Reihe von Erscheinungen, welche das allmähliche Erlöschen der Herz-Kreislauf- und Nerventätigkeit kennzeichnen. Die Dauer ist sehr **variabel**, sie reicht von Sekunden (z. B. Reflextod, Zertrümmerung des Körpers bei Explosion) über Minuten (z. B. beim Ertrinken, bei fulminanter Lungenembolie) bis Tagen (z. B. Schädel-Hirn-Trauma, Vergiftung).

Intermediäres Leben und biologischer Tod: Absterbephase der einzelnen Zellen, die nach Einsetzen des Herz-Kreislauf-Stillstandes auf die Agonie folgt. Die Dauer beträgt mehrere Stunden bis Tage; je nach Umgebungsbedingungen sind z. B. Muskelzellen bis zu 8 h, Spermien bis zu 3 Tage überlebensfähig. Das Absterben der letzten Zelle bezeichnet man als **biologischen Tod**.

Supravitale Reaktionen: Der **Individualtod** tritt ein bei irreversiblem Stillstand von Kreislauf und Atmung oder bei irreversiblem Aussetzen aller Hirnfunktionen. Reaktionen, die sich nach Eintritt des Kreislaufstillstandes bis zum Absterben der letzten Zellen an den noch nicht abgestorbenen Zellen auslösen lassen, heißen **supravitale Reaktionen**. Grundlagen dieser Reaktionen sind postmortal ablaufende Stoffwechselprozesse.

Supravitale Reaktionen sind bei kurzer Leichenliegezeit (bis ca. 48 h) geeignet, den **Todeszeitpunkt einzugrenzen** (Tab. 1.1). Zur Abfolge des Sterbevorgangs siehe Pathologie [S. C301].

Tab. 1.1 Eigenschaften der supravitalen Reaktionen, geordnet nach der chronologischen Nachweisbarkeit

supravitale Reaktion	Prüfung	Intervall der postmortalen Nachweisbarkeit
Zsakó-Muskelphänomen	Beklopfen von Muskelgruppen → Eigenzuckung des gesamten Muskels	bis 1–2 h
idiomuskulärer Wulst	kräftiger Schlag auf einen großen Muskel, wie M. biceps brachii oder M. quadriceps femoris → Bildung eines reversiblen Wulstes	bis zu 13 h
Schweißdrüsenreaktion	Adrenalininjektion → Schweißsekretion	ca. 30 h
Pupillenreaktion	Injektion von Adrenalin (→ Mydriasis) oder Azetylcholin (→ Miosis) in vordere Augenkammer	Mydriasis: bis zu 30 h Miosis: bis zu 48 h
Spermienanfärbbarkeit	histologischer Nachweis der Vitalität	10–64 h (je nach Umgebung)

Klinischer Tod: Er umfasst den **Stillstand von Atmung und Kreislauf**. **Unsichere Todeszeichen** sind vorhanden, eine **Reanimation** ist erforderlich und **evtl. noch erfolgreich**. Im Normalfall beträgt die Zeitspanne der Wiederbelebung für das Gehirn ca. 5–10 min, für das Herz ca. 20 min. Bei Unterkühlten und Kleinkindern kann die Wiederbelebungszeit aber wesentlich länger sein.

> **MERKE** **Unsichere Todeszeichen** sind (Merkwort ABRAHAM):
> - **A**bkühlung
> - **B**lässe und Abkühlung der Haut
> - **R**eflexlosigkeit
> - **A**temstillstand
> - **H**erz-Kreislauf-Stillstand, Pulslosigkeit
> - **A**tonie der Pupillen
> - **M**uskelatonie.

Hirntod: Zustand der **irreversibel erloschenen Gesamtfunktionen des Großhirns, des Kleinhirns und des Hirnstamms**. Voraussetzung zur Feststellung des Hirntodes ist der zweifelsfreie Nachweis einer schweren primären (z. B. Trauma, Blutung) oder sekundären (z. B. infolge einer Hypoxie) Hirnschädigung.

Eine Hirntoddiagnostik [S. C260] ist nur bei einer kleinen Zahl von Patienten (vor Organexplantationen, im Zusammenhang mit dem Abbruch intensivmedizinischer Therapie) von Bedeutung.

Endgültiger Tod: Die Diagnose wird gestellt, wenn **wenigstens eines** der 3 **sicheren Todeszeichen** vorhanden und eine **Reanimation nicht mehr möglich** ist. Dabei muss noch nicht jede Köperzelle abgestorben sein.

> **MERKE** **Sichere Todeszeichen** sind
> - **Totenflecke** (Livores),
> - **Totenstarre** (Rigor mortis),
> - Autolyse und **Fäulnis**.

Scheintod (Vita reducta, Vita minima): Stadium, in dem die erkennbaren Lebensäußerungen wie Atmung, Puls, Reflexe, Körperwärme derart reduziert sind, dass sie nicht mehr wahrnehmbar sind. **Sichere Todeszeichen fehlen!**

> **MERKE** **Ursachen** des Scheintodes sind (**A-E-I-O-U**-Regel):
> - **A**nämie, **A**noxie, **A**lkohol
> - **E**pilepsie, **E**lektrizität
> - **I**njury (z. B. Schädel-Hirn-Trauma)
> - **O**pium (Betäubungsmittel, Barbiturate)
> - **U**rämie, **U**nterkühlung.

Unsichere Todeszeichen (s. o.) dürfen nie Grundlage der Feststellung des Todes sein.

1.2 Leichenveränderungen

Synonym: Leichenerscheinungen

Der Zeitablauf der einzelnen Leichenveränderungen ist stark von den Umgebungsverhältnissen und der Umgebungstemperatur abhängig. Die Beurteilung der **Leichenliegezeit** anhand der Körpertemperatur und supravitalen Reaktionen ist daher nur innerhalb einer großen Spannbreite möglich und setzt fachärztlich-rechtsmedizinisches Wissen voraus.

Für alle postmortalen Leichenveränderungen gilt:
- niedrige Umgebungstemperatur: langsamer Ablauf
- hohe Umgebungstemperatur: schnellerer Ablauf.

Man unterscheidet frühe von späten Leichenveränderungen.

1.2.1 Frühe Leichenveränderungen

Totenflecke

Synonyme: Leichenflecke, Livores

> **DEFINITION** Totenflecke bilden sich nach dem Kreislaufstillstand in den abhängigen (unten liegenden) Körperpartien aus. Die typische Färbung ist blauviolett.

Entstehung: Totenflecke entstehen durch den hydrostatischen Druck des Blutes. Zunächst sammelt sich das Blut der Schwerkraft entsprechend in unten liegenden Blutgefäßen und Kapillaren (die Totenflecke werden an der Körperoberfläche als kleine rote Flecken sichtbar, die dann konfluieren). Später kann Plasma aus den autolysebedingt brüchig gewordenen Gefäßen austreten (intravasale Hämokonzentration, dadurch geringere Wegdrückbarkeit und Umlagerbarkeit der Totenflecke). Noch später kann dann auch Hämoglobin folgen (Totenflecke lassen sich nicht mehr wegdrücken).

Ausprägung: An den Aufliegestellen des Körpers und an Körperstellen, die durch Kleidungsstücke oder Fesselungen zusammengepresst sind, finden sich **keine** Totenflecke (sog. **Aussparung** der Totenflecke), da der Aufliegedruck hier höher ist als der hydrostatische Druck (Abb. 1.1).

Die Totenfleckbildung **beginnt** i. d. R. bereits in der 1. Stunde nach dem Tod; vollständige Ausprägung nach 6–12 h. Bis ca. 20 h nach dem Tod noch durch leichten Druck, danach bis zu 36 h nur noch durch kräftigen Druck **wegdrückbar**. Totenflecke können sich **umlagern,** solange sich bei Veränderung der Position des Leichnams (z. B. von hängender in liegende Position) das Blut noch in die nun abhängige Körperpartie verschieben lässt (Tab. 1.2).

> **MERKE** Ungewöhnlich angeordnete Totenflecke, die der **Auffindeposition** nicht entsprechen, sind kriminalistisch sehr wichtig, da sie auf ein Umlagern des Leichnams oder gar einen Leichentransport hinweisen!

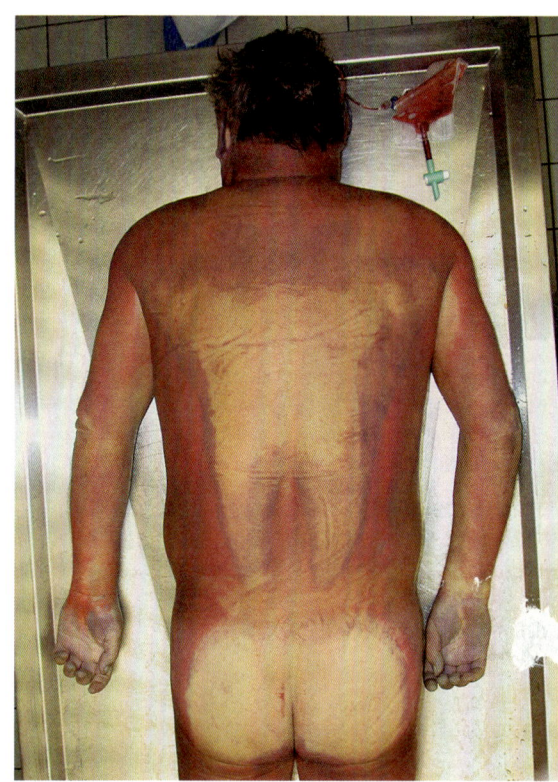

Abb. 1.1 Totenflecken. Kräftig ausgebildete, zonierte Totenflecken mit typischen Aussparungen bei Rückenlage. (aus: Zimmer, Prüfungsvorbereitung Rechtsmedizin, Thieme, 2009)

Tab. 1.2 Eigenschaften der Totenflecke und ihre zeitliche Beziehung zur Todeszeit

Stadium	Zeit nach Sistieren des Kreislaufs
Beginn	in der 1. Stunde
vollständige Ausprägung	nach 6–12 h
Wegdrückbarkeit leicht (vollständig)	bis maximal 20 h
Wegdrückbarkeit schwer (unvollständig)	bis zu 36 h
Umlagerung vollständig	bis zu 6 h
Umlagerung unvollständig	bis zu 24 h

Wird beispielsweise ein hängend Verstorbener 6–12 h nach seinem Tod abgehängt und auf den Rücken gelegt, können sich Totenflecke sowohl rundherum an den Beinen als auch in der Rückenpartie finden, da sich die ursprünglich an unteren Körperpartien lokalisierten Totenflecke nur unvollständig umlagern konnten.

Farbgebung: Die Farbe der Totenflecke ist **abhängig von der Sauerstoffsättigung** des Blutes. Je höher die Sauerstoffsättigung des Blutes, desto hellroter sind die Totenflecke. Die Farbe kann somit Hinweise auf die Todesursache liefern. Die typische Färbung der Totenflecke ist **livide** (= blauviolett). Außerdem können auftreten:
- **hellrote bis kirschrote Totenflecke** bei
  - Kohlenmonoxidvergiftung (ca. 300-fach höhere Affinität von CO zum Hämoglobin als Sauerstoff)

- Blausäure- bzw. Zyanidvergiftung (Blockierung der Atmungskette durch Bindung des Zyanidions an Cytochrom)
- Unterkühlung: bei Temperaturen unter 10–15 °C sind Totenflecke hellrot (Aufoxidation bei stärkerer Affinität des Sauerstoffs zum Hämoglobin in der Kälte). Es können sog. **zonierte Totenflecke** entstehen, wenn Partien, die z. B. durch Kleidungsstücke weniger der Kälte ausgesetzt sind, ihre dunkelrote Färbung behalten.
- **braunrote Totenflecke** bei starker Methämoglobinämie (durch Vergiftung mit Nitriten, Phenacetin, Sulfonamiden, Phenylhydralazin, Anilin u. a.)
- **blasse, verspätet auftretende oder fehlende Totenflecke** bei größeren Blutverlusten (z. B. gastrointestinale Blutung, Polytrauma) oder Blutarmut (Anämie).

Ähnliche Erscheinungen:
Vibices: Hierbei handelt es sich um im Bereich der Totenflecke gelegene kleinfleckige Hauteinblutungen, die durch Rupturen von stark gefüllten Gefäßen entstehen (i. d. R. größer als Petechien).

Kirchhofrosen: Sie treten schon vor dem Tod als Zeichen der nachlassenden Herzkraft auf. Es sind totenfleckartige Hautveränderungen an den Beinen und im Gesicht (hier meist im Wangenbereich)– eine **Verwechslung mit Totenflecken** ist möglich!

Totenstarre

Synonym: Rigor mortis

> **DEFINITION** Postmortale Erstarrung der glatten und quergestreiften Muskulatur (nach zunächst primärer Erschlaffung der gesamten Muskulatur).

Entstehung und Verlauf: Hauptursache ist wahrscheinlich ein Absinken des ATP-Spiegels (= Weichmacher des Muskels), woraufhin sich die Muskelfilamente nicht mehr gegeneinander verschieben lassen.

Da nicht alle Muskelfasern den gleichen ATP-Gehalt haben und so nicht alle Muskelfasern einer Muskelgruppe gleichzeitig erstarren, kann die Starre – wird sie gewaltsam gebrochen – wieder eintreten. Dieses Phänomen benützt man zur Bestimmung der Todeszeit (**Tab. 1.3**): Brechen der Totenstarre in einem großen Gelenk (meist Ellenbogen- oder Kniegelenk) und Prüfung, ob sie sich wieder ausbildet. Die Totenstarre beginnt sich ca. 36–48 h nach dem Tod wieder zu lösen (v. a. durch Fäulnisveränderungen bedingt; [S. C258]).

Gänsehaut bei Leichen soll durch die noch postmortal erhaltene Erregbarkeit der Mm. erectores pilorum entstehen.

Nysten-Regel: Diese versucht anzugeben, in welcher Reihenfolge die Muskelgruppen von der Totenstarre befallen werden. Die Starre beginnt im Kopfbereich und schreitet nach unten fort: Kiefergelenk → Nacken → obere Extremität → Rumpf → untere Extremität.
Allerdings hat die Nysten-Regel zahlreiche Ausnahmen, es wird ihr nur noch wenig Bedeutung beigemessen.

Tab. 1.3 Eigenschaften der Totenstarre und ihre zeitliche Beziehung zur Todeszeit

Stadium	Zeit nach Sistieren des Kreislaufs
Beginn	in den ersten 2 h
vollständige Ausprägung	nach ca. 6–12 h
Wiederbildung nach Brechen	nach ca. 6–10 h
Beginn der Lösung	nach ca. 36–48 h
vollständige Lösung	nach ca. 7–8 Tagen

Postmortale Abnahme der Körpertemperatur

Die Körpertemperatur ist im frühen postmortalen Intervall (bis zur Angleichung der Körpertemperatur an die Umgebungstemperatur) der zweckmäßigste Faktor zur Abschätzung der Leichenliegezeit.

> **MERKE Faustregel:** Nach einer möglichen Plateauphase (2–3 h unmittelbar nach dem Tod), in der die Leichentemperatur kaum abnimmt, fällt sie bei normaler Bekleidung und Zimmertemperatur um **ca. 1 °C pro Stunde**.

Die Messung der Körperkerntemperatur erfolgt mittels eines geeigneten, mind. 8 cm tief in den Anus eingeführten Thermometers. Bei der Berechnung der Leichenliegezeit müssen Umgebungstemperatur, Umgebungsbedingungen (Wind, Regen, direkte Sonnenbestrahlung), Bekleidung und Körperstatur berücksichtigt werden. Die **Methode von Henßge und Madea (Bezugsnomogramm)** kalkuliert diese Faktoren mit ein.

1.2.2 Späte Leichenveränderungen

Autolyse

> **DEFINITION** Zersetzung der Leiche durch körpereigene Enzyme (z. B. Pankreasenzyme).

Leichenfäulnis

Synonym: Verwesung

> **DEFINITION** Zersetzung der Leiche durch Mikroorganismen, v. a. durch Bakterien, aber auch durch Pilze.

Typisch sind:
- **Grünverfärbung** der Haut durch Abbau von Hämoglobin zu Sulfhämoglobin (**Abb. 1.2**)
- Sichtbarwerden des **Venengeflechtes** als bräunlich-grünliche Gefäßzeichnung
- **Gasblähung** der Körperhöhlen und unter der Haut mit Ausbildung von flüssigkeitsgefüllten Hautblasen und Ablösung der Oberhaut (Bildung von übel riechenden Ptomainen, Skatolen, CH_4, CO_2, H_2S).

Die Grünverfärbung im rechten Unterbauch ist eines der **frühesten** Fäulniszeichen. Hier liegt der Darm mit seinen zahlreichen, am Fäulnisprozess rege teilnehmenden Bakterien am nächsten der Haut an.

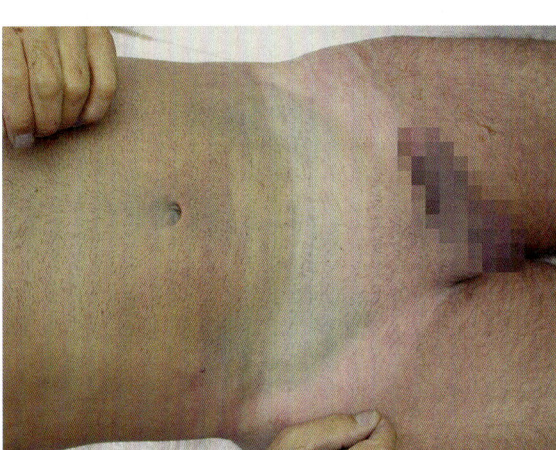

Abb. 1.2 Fäulnis. Grünverfärbung des rechten Unterbauches als Zeichen der Fäulnis. (aus: Zimmer, Prüfungsvorbereitung Rechtsmedizin, Thieme, 2009)

Nach Eintritt der Fäulnis ist die Leichenliegezeitschätzung nur mit viel Erfahrung unter Berücksichtigung der Umgebungsbedingungen möglich. Als sehr grober Anhaltspunkt dient die Casper-Regel.

> **MERKE Casper-Regel:** Der Zersetzungszustand einer Leiche entspricht bei 1 Woche an der Luft = 2 Wochen im Wasser = mind. 8 Wochen im Erdgrab.

Als „**Leichengifte**" (sog. Ptomaine) werden landläufig die durch Fäulnis entstandenen, übel riechenden, aber nicht giftigen organischen Verbindungen wie Cadaverin oder Putrescin bezeichnet.

Aber: Gefährlich sind bakterielle, virale oder durch Prionen bedingte Infektionen, z. B. Tuberkulose, Typhus, HIV oder Creutzfeld-Jakob-Erkrankung! Bis auf Letztere verringert sich die Gefahr einer Ansteckung mit der Dauer der Liegezeit der Leiche. Je länger die Leiche liegt, desto „ungiftiger" (weniger infektiös) ist sie.

Beginnende Fäulnisveränderungen sind leicht mit anderen Befunden zu verwechseln (Tab. 1.4)!

Außergewöhnliche späte Leichenveränderungen

Mumifizierung: lederartige Austrocknung der Haut bei trockener Umgebung mit Luftzug.

Fettwachs (Adipocire, Leichenlipid): Entstehung im feuchten Milieu unter O_2-Mangel-Bedingungen. Hydrolysierung des Körperfetts in gesättigte Fettsäuren. Die Haut und die übrigen Weichteile verhärten und werden zu wachsartigem Stearin umgewandelt.

Skelettierung: Nach Beendigung der Fäulnisprozesse ist der Knochen völlig freigelegt, dies kann durch Madenbefall beschleunigt werden. Bis zur vollständigen Skelettierung können Jahre vergehen.

Tierfraß: Je nach Vorkommen können Tiere dem Leichnam zahlreiche postmortale Verletzungen zufügen, die manchmal **schwer von vitalen Verletzungen zu unterscheiden** sind. Sie reichen vom Maden-, Ameisen- oder Fischfraß über Verletzungen durch Vogelschnäbel und Bissverletzungen durch Haustiere bis hin zu einer Abtrennung von Gliedmaßen mit deren Verschleppung (z. B. durch Haustiere, Füchse oder Wildschweine).

Madenbefall: Die Liegezeit und auch der Lagerungsort kann anhand der Besiedelung durch Insekten und andere Gliedertiere durch einen forensischen **Entomologen** (Insektenkundler) eingegrenzt werden.

1.3 Leichenschau

Jede **menschliche Leiche** und jede **Totgeburt (d. h. Fetus > 500 g schwer)** muss von einem **Arzt** untersucht werden zum Zwecke der Feststellung
- des Todes
- des Todeszeitpunkts
- der Todesart
- der Todesursache
- der Identität

und zum Ausfüllen des Leichenschauscheins.

Neben der sicheren **Todesfeststellung** (wichtig für Personenstandsregister, Erbrecht etc.) hat die Leichenschau einen Stellenwert in der **Todesursachenstatistik** (nach welcher auch Ressourcen im Gesundheitswesen verteilt werden), in der **Seuchenbekämpfung**, in der Aufdeckung **strafbarer Handlungen** oder zur **Prävention** (Schutz weiterer Personen, z. B. vor CO-Vergiftung).

Die Leichenschau wird durch die **Bestattungsgesetze der einzelnen Bundesländer** geregelt, sodass sie sich jeweils in Details unterscheidet. Neben dieser sog. gerichtlichen Leichenschau gibt es noch:
- eine „zweite" Leichenschau vor einer Feuerbestattung
- eine Leichenschau nach §87 StPO (Strafprozessordnung; Leichenschau auf Antrag der Staatsanwaltschaft zur weiteren Sachverhaltsaufklärung)
- eine Leichenschau nach dem IfSG (Infektionsschutzgesetz).

Für die Leichenschau gilt die **ärztliche Sorgfaltspflicht** (§ 1.3 Musterberufsordnung). Generell sind alle niedergelassenen oder an Krankenhäusern oder vergleichbaren Einrichtungen beschäftigten Ärzte zur Leichenschau verpflichtet.

Notärzte sind verpflichtet, den Tod festzustellen (mit Ausstellung der Todesbescheinigung ohne Todesursa-

Tab. 1.4 Leichenschaubefunde und deren Differenzialdiagnosen

Befund	Ursache	Differenzialdiagnose
Verfärbung im Unterbauch	Fäulnis	Hämatom
rötliche Flüssigkeit aus Mund und Nase	Fäulnisflüssigkeit	Blutung
Auftreibung der Körperhöhlen	Fäulnisgaseinlagerung in Gewebe und Körperhöhlen	Gasemphysem, Luftemphysem, Gasbrand
Hautblasen	Fäulnis	Brand- oder Barbituratblasen

chenfeststellung), nicht aber, die Leichenschau durchzuführen.

Vorgehensweise bei der Leichenschau:
- Untersuchung der **unbekleideten Leiche** bei ausreichender **Beleuchtung**! (Ausnahme: Finden sich Anhaltspunkte für einen nicht natürlichen Tod, ist jede weitere Veränderung an der Leiche zu unterlassen und die Polizei zu verständigen).
- **Einholen von Auskünften** über die Krankheitsvorgeschichte und die Todesumstände.

MERKE Der vorbehandelnde (Haus-)Arzt hat eine **Auskunftspflicht** gegenüber dem leichenschauenden Arzt, aber er muss sich nicht selbst eines eigenen Fehlverhaltens bezichtigen (vgl. Kap. Schweigepflicht [S. C290]).

1.3.1 Feststellung des Todes

Die Feststellung des Todes darf erst erfolgen, wenn **mind. 1 der sicheren Todeszeichen** vorhanden ist (Totenflecke, Totenstarre, Fäulnis). Sind keine sicheren Todeszeichen vorhanden, ist nach den Richtlinien der Bundesärztekammer zu **reanimieren**.

Hirntoddiagnostik

Die Feststellung des Hirntodes, also des irreversiblen und vollständigen Ausfalls aller Gehirnfunktionen (Großhirn, Kleinhirn, Hirnstamm), erfolgt durch **2 unabhängige** und **dafür qualifizierte Ärzte**. Der Arzt muss über eine mehrjährige Erfahrung in der Intensivbehandlung von Patienten mit schweren Hirnschädigungen verfügen und darf keinem Transplantationsteam angehören. Der Ablauf ist durch den Gesetzgeber vorgeschrieben (s. a. Richtlinien des wissenschaftlichen Beirates der Bundesärztekammer, zuletzt von 1997).

Die Diagnose des Hirntodes umfasst 3 Kriterien (Abb. 1.3):
- **Vorliegen einer primären** (z. B. Hirnblutung durch Aneurysma oder durch ein Trauma) **oder sekundären** (Hypoxie z. B. infolge eines Herz-Kreislauf-Stillstandes) **Hirnschädigung**. Andere Ursachen wie Intoxikation, Scheintod, Unterkühlung (Durchführung der Untersuchung bei normaler Körpertemperatur), neuromuskuläre Blockade oder endokrine und metabolische Ursachen müssen ausgeschlossen sein.
- Nachweis des **Ausfalls der Hirnfunktionen**: Ausfall der Spontanatmung, Bewusstlosigkeit, Fehlen der Hirnstammreflexe (Schmerzreiz im Trigeminusbereich, Pharyngeal-, Korneal- und okulozephaler Reflex, s. Neurologie [S. B903]), weite lichtstarre Pupillen (nicht durch Medikamente beeinflusst oder verursacht!)
- **Nachweis der Irreversibilität** der klinischen Ausfallssymptome über einen gewissen Zeitraum: Entweder ein weiterer, ergänzender Befund wie Null-Linien-EEG, zerebraler Zirkulationsstillstand (transkranielle Doppler-Sonografie) und das Erlöschen evozierter Potenziale oder alternativ das Einhalten einer bestimmten Beobachtungszeit: bei primärer Hirnschädigung beim Erwachsenen 12 h, beim Kleinkind und Neugeborenen bis zu 72 h; bei sekundärer Hirnschädigung (Erwachsene und Kinder) 72 h.

1.3.2 Todeszeitbestimmung

Die Bestimmung des Todeszeitpunktes ist nicht nur zur **Rekonstruktion des Tatzeitpunktes bei Tötungsdelikten**, sondern auch **straf-, zivil- und versicherungsrechtlich** von erheblicher Bedeutung (s. u.). **Nur selten** (z. B. Abschluss der Hirntoddiagnostik, Beendigung der Reanimation, beobachteter Todeseintritt) ist der Todeszeitpunkt **exakt bestimmbar**. Wenn der Todeszeitpunkt nicht sicher exakt zu bestimmen ist, sollte der Auffindezeitpunkt oder der Zeitraum zwischen „zuletzt gesehen" und „tot aufgefunden" angeben werden.

Die Eingrenzung des möglichen Todeszeitraumes darf keinesfalls willkürlich erfolgen; sie kann straf-, zivil- und versicherungsrechtlich **von erheblicher Bedeutung** sein:
- Alibi-Überprüfung
- Beginn und Ablauf von Lebens- und Unfallversicherungen

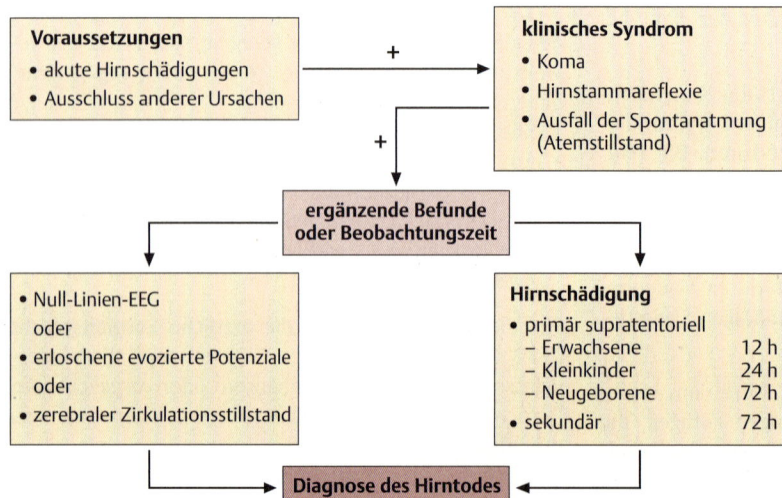

Abb. 1.3 **Hirntoddiagnostik.** (aus: Henne-Bruns, Duale Reihe Chirurgie, Thieme, 2008)

- Erfüllung von Versicherungsanwartschaften, z. B. Berechnung des Rentenalters
- Bestimmung der gesetzlichen Erbfolge bei quasi gleichzeitigem Versterben von Angehörigen.

Der Todeszeitpunkt kann durch verschiedene Methoden eingegrenzt werden: Für den leichenschauenden Arzt sind die **Körpertemperatur**, die Ausprägung der **Totenflecke** (Tab. 1.2) und Ausprägung der **Totenstarre** (Tab. 1.3) wichtige Anhaltspunkte. Einem Facharzt für Rechtsmedizin können darüber hinaus die **Rektaltemperaturmessung**, die Auslösbarkeit von **supravitalen Reaktionen** (Tab. 1.1), Fäulniserscheinungen oder Madenbefall Auskunft über den Todeszeitpunkt geben. Weitere Anhaltspunkte aus der Vorgeschichte und dem Umfeld können bei entsprechendem Vermerk auf dem Totenschein („laut Angehörigen") ebenfalls zur Hilfe herangezogen werden.

1.3.3 Todesursache und Todesart

Todesursache: Sie beschreibt den aus medizinischer und naturwissenschaftlicher Sicht zum Tod führenden Pathomechanismus (z. B. Herzinfarkt, Pneumonie, Polytrauma). Bereits der Leichenschauer soll zur Todesursache Stellung nehmen, obwohl das durch eine alleinige äußere Inspektion kaum möglich ist. Sicherheit erlangt man nur durch eine Obduktion. Studien zeigen, dass auch bei im Krankenhaus nach langer Behandlung verstorbenen Patienten die vom leichenschauenden Arzt vermutete Todesursache nur in etwa 60 % mit dem Ergebnis der Obduktion übereinstimmt.

Todesart: Sie beschreibt die Umstände, die zum Tod geführt haben. Es gibt 3 Todesarten:
- **natürlicher Tod:** Tod infolge krankhafter innerer Ursache (auch Altersschwäche)
- **nicht natürlicher Tod:** Tod infolge eines von außen eingetretenen Ereignisses, z. B. infolge eines Unfalles, einer strafbaren Handlung (auch Behandlungsfehler), eines Suizids, einer Vergiftung oder tödlich verlaufender Folgezustände dieser Ereignisse. Ein Fremdverschulden muss nicht vorliegen.
- **ungeklärte Todesart:** Wenn keine Anhaltspunkte für einen nicht natürlichen Tod erkennbar sind, die Todesursache nicht bekannt ist und trotz sorgfältiger Untersuchung und Einbeziehung der Vorgeschichte keine konkreten Befunde einer lebensbedrohlichen Krankheit vorliegen, die einen Tod aus krankhafter natürlicher Ursache und völlig unabhängig von rechtlich bedeutsamen Faktoren (z. B. Unfall) plausibel erklären, so ist – wenn vorhanden – die Rubrik „Todesart ungeklärt" anzukreuzen.

> **MERKE** Spättodesfälle nach Traumen und Todesfälle im Zusammenhang mit ärztlichen Eingriffen gehören zur Gruppe **„nicht natürlicher** Tod"!

Wichtig zur Unterscheidung von natürlichen und nicht natürlichen Todesarten sind die **Kausalketten**, wobei ur-

Tab. 1.5 Meldepflichten

Todesart	Meldestelle
nicht natürlicher Tod	Polizei
ungeklärte Todesart	Polizei
nicht identifizierter Toter	Polizei
Tod an einer Seuche	Gesundheitsamt

sächliches Ereignis und Todeseintritt mitunter auch Monate oder Jahre auseinander liegen können. Beispiele:
- vom PKW angefahren → Beckenfraktur → Immobilität → Pneumonie = **nicht** natürlicher Tod
- Sturz auf Glatteis → Schenkelhalsfraktur → Operation → Beinvenenthrombose → Lungenembolie = **nicht** natürlicher Tod
- Hirninfarkt → Bettlägerigkeit → Lungenembolie = natürlicher Tod.

Stellt der Arzt Anhaltspunkte für einen **nicht natürlichen Tod** fest oder handelt es sich bei der Leiche um eine **unbekannte Person**, hat er jede weitere Veränderung an der Leiche zu unterlassen und **die Polizei zu rufen**! Meldepflichtig sind in Tab. 1.5 genannte Konstellationen.

1.3.4 Identifizierung

Eine Identifizierung bei frischen Leichen ist möglich durch:
- Lichtbildvergleich
- Schmuckstücke, Narben, Tätowierungen
- Fingerabdrücke.

Die sichere **Identifizierung eines unbekannten Leichnams** ist ein juristischer Akt und stellt bei fortgeschrittenen Fäulnisveränderungen oder starker Zerstückelung erhebliche Anforderungen an den Untersucher. Sie muss deshalb einem Spezialisten überlassen werden. Sinnvolle Methoden sind:
- DNA-Vergleich
- Zahnstatus
- alte Frakturen/Operationen/Prothesen
- Röntgenbefundvergleich.

Kann eine Identifizierung, bedingt durch den Zustand der Leiche oder bei Fehlen von Vergleichsdaten, durch diese Methoden nicht sicher erfolgen, ist es möglich, anhand verschiedener Methoden das Geschlecht zu bestimmen und das Alter sowie die Körpergröße einzugrenzen.

Das **Geschlecht** kann bei unbekannten Leichen z. B. abgeleitet werden durch Unterscheidung der Beckenform, der Schädelform (Augenwülste, Stirn, Jochbeine, Mastoidfortsätze) und mithilfe der langen Extremitätenknochen. Auch eine DNA-Untersuchung ist möglich.

Eine **Altersbestimmung** ist anhand der Abnutzung des Gebisses, Hautfalten, Verknöcherungen an den Rippen und Degenerationserscheinungen, z. B. an den Gelenken, möglich.

Die postmortale **Körpergrößenbestimmung** erfolgt durch **Vermessung der langen Extremitätenknochen** (Tibia, Humerus, Femur).

1.4 Obduktion

Synonym: Sektion, Leichenöffnung

> **MERKE** Erzwungen werden kann eine Obduktion
> - bei Seuchenverdacht
> - bei Vorliegen eines Gerichtsbeschlusses und
> - vor einer Feuerbestattung (nach 2. Leichenschau).

Es wird zwischen gerichtlicher (z. B. bei unklaren Todesfällen) und klinischer (z. B. zur Diagnosesicherung) Obduktion unterschieden.

1.4.1 Verfügungsrechte

Sektionsrecht: Obduktionen dienen der Beantwortung von wissenschaftlichen Fragestellungen, der Qualitätskontrolle der medizinischen Diagnostik und Therapie, der Aus- und Weiterbildung und der Abklärung der Todesursache.

Leichenrecht: Es besteht ein **postmortal fortbestehender Persönlichkeitsschutz**, der die Respektierung der Menschenwürde auch nach dem Tod verlangt. Der Leichnam gilt als nicht veräußerbare Sache (im Handel), kann jedoch als „Sache" im Sinne der Strafprozessordnung beschlagnahmt werden.

Totensorgerecht: Den Hinterbliebenen steht das **Verfügungsrecht über den Leichnam** zu (Organisation der Bestattung, Organspende etc.), sofern der Verstorbene nicht selbst Regelungen (z. B. Organspendeausweis) getroffen hat.

1.4.2 Gerichtliche Obduktion

Durchführung und Anordnung einer gerichtlichen Obduktion sind gesetzlich geregelt.

§ 87 StPO (Strafprozessordnung): Die Obduktion kann bei unklaren und nicht natürlichen Todesfällen durch die Staatsanwaltschaft beim zuständigen Amtsrichter beantragt werden. „[...] Sie muss von 2 Ärzten durchgeführt werden. [...] Dem Arzt, welcher den Verstorbenen in der dem Tode unmittelbar vorausgegangenen Krankheit behandelt hat, ist die Leichenöffnung nicht zu übertragen. Er kann jedoch aufgefordert werden, der Leichenöffnung beizuwohnen, um aus der Krankengeschichte Aufschlüsse zu geben. [...] Ihre Ausgrabung (**Exhumierung**) ist statthaft. [...]"

§ 89 StPO: Regelung des formalen **Ablaufs** einer gerichtlichen Obduktion: „[...] Es sind alle 3 Körperhöhlen (Kopfhöhle, Brusthöhle, Bauchhöhle) zu eröffnen. [...]"

§ 26 Abs. 3 Satz 2 IfSG (Infektionsschutzgesetz): Ein Amtsarzt kann bei **Seuchenverdacht** eine Obduktion anordnen.

Weiter kann eine Obduktion **vor einer Feuerbestattung** angeordnet werden, wenn über die Todesursache Unklarheit besteht.

1.4.3 Klinische Obduktion

Sie dient der **Klärung der Todesursache** und der **Überprüfung der Diagnose** und wird nur mit **Zustimmung der Angehörigen** durchgeführt. Es ist in Absprache mit den Angehörigen erlaubt, die Obduktion auf nur eine Körperhöhle oder sogar nur ein Organ zu beschränken (s. auch Pathologie [S. C304]).

Versicherungen und **Berufsgenossenschaften** können gemäß SGB VII (Sozialgesetzbuch) z. B. bei Verdacht auf Berufserkrankung oder nach Berufsunfall eine Obduktion verlangen.

1.5 Untersuchung toter Neugeborener

§ 90 StPO Neugeborenes Kind: Die Untersuchung ist besonders darauf zu richten, ob es nach oder während der Geburt **gelebt** hat, ob es **reif** war oder wenigstens **fähig, das Leben außerhalb des Mutterleibes fortzusetzen**. Für Reifezeichen s. Pädiatrie [S. B471].

Zeichen des Gelebthabens:

Atmung: Die Atmung des Kindes hatte bereits eingesetzt. Nachweis mittels **Lungenschwimmprobe**: Der Hauptbronchus wird vor Abtrennung der Lungen abgebunden, um zu verhindern, dass sekundär Luft eindringt. Danach wird zunächst die ganze Lunge, später kleinere Lungenstückchen, in Wasser verbracht. Schwimmt die Lunge oder kleine Lungenstückchen, so war die Lunge ganz oder teilweise belüftet.

> **MERKE Falsch positives** Ergebnis der Lungenschwimmprobe kann vorkommen bei Fäulnis der Lunge oder künstlicher Beatmung (Reanimation).

Verschluckte Luft: Luft befindet sich im Magen-Darm-Trakt, weil es unter der Geburt auch zum Verschlucken von Luft kommt. Nachweis mittels **Magen-Darm-Schwimmprobe**: Ähnlich wie bei der Lungenschwimmprobe werden Speiseröhre und unterschiedliche Darmsegmente abgebunden. Das Magen-Darm-Paket wird dann in Wasser gebracht. So kann beurteilt werden, in welchen Abschnitten sich Luft befindet. Je länger das Kind gelebt hat, desto weiter ist die Luft in Magen und Darm vorgedrungen.

Kindstötung: Fälle von Kindstötung durch die Mutter können als minderschwerer Fall des Totschlages, als Totschlag (§ 212 StGB) oder als Mord (§ 211 StGB) geahndet werden.

Als **Schutzbehauptungen zur Erklärung des Todes des Säuglings** werden von der Mutter häufig vorgebracht: Sturzgeburt, Verbluten aus der Nabelschnur, tödlicher Sturz bei Geburt, Nabelschnurumschlingung des Halses, Ohnmacht und Handlungsunfähigkeit, Verletzungen beim Herausziehen des Kindes.

1.5.1 Plötzlicher Säuglingstod

Synonym: SIDS, Sudden Infant Death Syndrome

> **DEFINITION** **Plötzlicher Tod** jedes Säuglings nach dem 7. Lebenstag bis zum 1. Lebensjahr, ohne dass eine sorgfältige postmortale Obduktion unter Einbeziehung gängiger Untersuchungsmethoden mit Überprüfung der Vorgeschichte und der Todesumstände zum Nachweis einer adäquaten Todesursache führt.
> Unter **Near-Miss-Fall** oder **ALTE** (Apparently Life-threatening Event) versteht man einen plötzlich eintretenden lebensbedrohlichen Zustand mit Atemstillstand und Blauwerden.

Ätiologie und Epidemiologie: Siehe Pädiatrie [S. B614].

Befunde: Die Obduktionsbefunde beim plötzlichen Kindstod sind eher unspezifisch, häufig beobachtbar sind:
- subseröse petechiale Blutungen unter Pleura, Thymuskapsel und Epikard
- schaumiges Sekret in der Trachea, partiell hämorrhagisches Lungenödem
- leichte Infektionen des Respirationstraktes oder des Mittelohrs.

> **MERKE** Die Diagnose „plötzlicher Säuglingstod" ist eine Ausschlussdiagnose. Spezifische Obduktionsbefunde sind nicht zu erheben.

Differenzialdiagnosen: Bei plötzlich und unerwartet verstorbenen Säuglingen sollte bei der Leichenschau von einer ungeklärten Todesart ausgegangen werden. Differenzialdiagnostisch muss immer auch an eine spurenarme Gewalteinwirkung gedacht werden, wie z. B. eine tödlich endende **Kindesmisshandlung** (z. B. Schütteltrauma, stumpfes Bauchtrauma) oder weiches Bedecken von Mund und Nase (auch akzidentell ohne äußere Einwirkung möglich!), an **Vergiftungen** sowie an eine nicht erkannte **Fehl- oder Missbildung** oder **Erkrankung** (angeborener Herzfehler, unerkannte Pneumonie, Herzrhythmusstörungen).

Auch im Interesse der Eltern, die wissen wollen, woran ihr Kind gestorben ist und ob sich dies wiederholen kann, sollte der Leichenschauer den Eltern die Möglichkeit der Ursachenerforschung durch eine Obduktion nahebringen.

1.6 Plötzliche und unerwartete Todesfälle

> **DEFINITION** Von einem unerwarteten Tod spricht man, wenn dieser **innerhalb von 24 h nach Beginn einer Symptomatik** eintritt.

Etwa 10–15 % aller Todesfälle treten plötzlich und unerwartet auf. Das akute Geschehen ohne entsprechende Anamnese erfordert immer die Abgrenzung gegenüber gewaltsamen Todesfällen (Unfälle, Suizide, Tötungen).

Bei der Leichenschau können sich Hinweise auf die Todesursache auch aus der Auffindesituation (z. B. Tod im Badezimmer, durch CO oder Strom) ergeben. Eine sichere Klärung ist nur über eine Obduktion und ggf. weitere Untersuchungen möglich.

Bei Todesfällen infolge innerer Erkrankungen liegen häufig zugrunde:
- kardiale Erkrankungen: Hypertrophie, KHK, Myokardinfarkte, Koronaranomalien, Klappenerkrankungen, Myokarditis, Kardiomyopathien, Aortenruptur
- Erkrankungen der Atmungsorgane, v. a. Lungenembolie und Pneumonien
- gastrointestinale Blutungen, v. a. Ösophagusvarizen, blutende Ulzera
- ZNS-Erkrankungen wie intrakranielle Blutung, Aneurysmarupturen, Epilepsie
- Infektionskrankheiten, die zur foudroyant verlaufenden Sepsis führen.

2 Forensische Traumatologie

2.1 Rechtliche Grundlagen

DEFINITION Die **Forensik** befasst sich mit Identifizierung bzw. Ausschluss, Analyse und Rekonstruktion krimineller Handlungen. Die **forensische Traumatologie** ist das Teilgebiet der Forensik, das sich mit Verletzungen befasst.

2.1.1 Rechtsbegriffe

Im Strafrecht wird formal zunächst zwischen **Körperverletzung** und **Tötung** unterschieden. **Fahrlässig** handelt hierbei eine Person, wenn sie die Sorgfalt, zu der sie nach den Umständen und nach den persönlichen Fähigkeiten imstande ist, außer Acht lässt und hierdurch Schaden verursacht. In allen anderen Fällen wird ein **vorsätzliches** Handeln angenommen.

Vorsätzliche Tötungsdelikte werden in **Totschlag** (§ 212 StGB) und **Mord** (§ 211 StGB) unterschieden, wobei zur Abgrenzung die **Motivation des Täters** maßgeblich ist: bei Vorliegen von Heimtücke, Grausamkeit, Habgier oder anderen niederen Beweggründen spricht man von Mord, ohne diese Beweggründe von Totschlag.

Strafbar sind auch **Tötung auf Verlangen** (§ 216 StGB, s. a. Sterbehilfe [S. C293]) und **Tötung durch Unterlassen**, z. B. von Reanimationsmaßnahmen (§ 323c StGB, s. a. Ärztliche Hilfeleistungspflicht [S. C292]).

Vergehen werden mit Strafen < 1 Jahr oder mit Geldstrafen geahndet; **Verbrechen** haben eine Mindeststrafe von ≥ 1 Jahr.

Paragrafen zur ärztlichen Behandlung

§§ 223 und 224 StGB: Jeder ärztliche Eingriff ist grundsätzlich eine **vorsätzliche Körperverletzung**. Sie verliert ihre Rechtswidrigkeit nur durch den Rechtfertigungsgrund der **Einwilligung nach erfolgter Aufklärung**.

§ 323c StGB: Strafbar ist auch eine Körperverletzung durch vorsätzliches Unterlassen einer im Notfall notwendigen ärztlichen Maßnahme (Körperverletzung durch **unterlassene Hilfeleistung**). Näheres hierzu im Abschnitt Ärztliche Hilfeleistungspflicht [S. C292].

2.1.2 Kausalitätsprinzipien

Ein ursächlicher **Zusammenhang (Kausalität)** zwischen einer Handlung und deren Folgen muss immer dann rechtlich geprüft werden, wenn der **Urheber der Handlung für die Folgen** einzustehen hat.

Von den 3 großen Rechtsbereichen Strafrecht, Zivilrecht und Öffentliches Recht (Sozialrecht) sind für medizinische Gutachten meist nur Strafrecht und Zivilrecht bedeutsam.

Strafrecht: Es gilt die **Äquivalenztheorie** (conditio sine qua non = Bedingung, ohne die nicht …; unter der voraussetzenden Bedingung, dass …). Die Kausalität muss mit an Sicherheit grenzender Wahrscheinlichkeit feststehen. Es gilt das Prinzip „im Zweifel für den Angeklagten".

Zivilrecht oder private Unfallversicherung: Hier gilt die **Adäquanztheorie**, das heißt, es muss ein adäquater Zusammenhang zwischen Verursachung und Schaden erkennbar sein (nach der allgemeinen Lebenserfahrung).

Sozialrecht: Hier kommt die **Relevanztheorie** zum Tragen. Als ursächlich gilt hier eine Bedingung nur, wenn sie wesentlich für das Ergebnis war (Theorie der wesentlichen Bedingung).

2.1.3 Unglücksfall, Unfall

DEFINITION Ein **Unglücksfall** (so im Strafrecht) oder **Unfall** (so im Zivilrecht) ist ein plötzliches, von außen kommendes Ereignis, das für den Betroffenen unvorhersehbar und unfreiwillig eintritt und eine Gesundheitsschädigung bewirkt.

Im medizinischen Bereich kann damit auch eine Verschlimmerung eines bestehenden Leidens, z. B. während eines Krankenhausaufenthaltes, gemeint sein.

2.1.4 Suizid, Suizidversuch

Suizid und Suizidversuch sind **straffrei**. Auch Mithilfe oder Anstiftung sind straffrei, solange der Betroffene bis zuletzt die Herrschaft über die Entscheidung und die suizidale Handlung selbst behält.

Wenn bei einem **missglückten Selbstmordversuch** Lebensgefahr (vitale Indikation) für den Patienten besteht, muss der Arzt notwendige ärztliche Eingriffe vornehmen, da er sich sonst der unterlassenen Hilfeleistung strafbar macht. Dies gilt nicht, wenn der erwachsene Suizident erkennbar entscheidungsfähig ist und medizinische Maßnahmen ablehnt.

2.2 Vitale Reaktionen

DEFINITION Reaktionen auf unterschiedliche Einflüsse, die **zu Lebzeiten entstanden** sein müssen, da sie durch eine nur zu Lebzeiten vorhandene Gewebereaktion (Kreislauf, humorale Veränderungen) bedingt sind.

Vitale Reaktionen (Tab. 2.1) erlauben die Unterscheidung zwischen postmortalen Veränderungen und zu Lebzeiten gesetzten Schädigungen. Wichtig sind sie besonders bei Tötungsdelikten, beim vorgetäuschten Selbstmord, zur Abgrenzung von Reanimations- oder Transportverletzungen.

Tab. 2.1 Beispiele für vitale Reaktionen

vitale Reaktion	beispielhafte Befunde bei Obduktion
Ausblutung	blasse Organe, schwache bis fehlende Leichenflecke; streifige subendokardiale Blutungen (Ätiologie unklar)
Schockzeichen	Schocklunge, Schockniere, Verbrauchskoagulopathie
CO-Hb-Werte >10 % (bis 15 % bei starken Rauchern)	hellrote Totenflecke, hellrotes Blut, lachsrote Muskulatur
Embolien	Fett, Luft, Gewebe in Lunge, Herz oder Gehirn
Aspiration	Ruß, Blut, Speisebrei bis in die peripheren Lungenabschnitte
Verschlucken	Rußschlieren, Blut usw. im Magen
Krähenfüße	Rußaussparungen neben den Augenwinkeln (durch aktives Zusammenkneifen der Augen)
Petechien und Ekchymosen	in Augenbindehäuten, Schleimhäuten, Kopfhaut (**Cave**: nicht mit Vibices verwechseln) als Zeichen einer Stauung
lokale Gewebereaktion	Entzündung, Wundheilung (Fibronektin, Granulozyten) (meist nur histologisch erkennbar)
Schaumpilz	weißlicher Schaum in Atemwegen und vor Mund/Nase beim Ertrinken oder beim Lungenödem

2.3 Wundalterbestimmung

Eine Wundalterbestimmung dient der Einschätzung des Zeitraums zwischen Trauma und Tod. Sie kann durch **histologische** Untersuchungen mit Nachweis z. B. von Makrophagen oder Granulozyten erfolgen. **Immunhistochemisch** können Zytokine nachgewiesen werden.

2.4 Stumpfe Gewalteinwirkung

DEFINITION Verletzungen, die bei einem **flächigen oder kantigen Kontakt** mit verschiedenen Gegenständen und Oberflächen verursacht werden.
Direkte Verletzungen liegen am Ort der Gewalteinwirkung und entstehen durch Druck-, Zug-, Scher- oder Torsionsbeanspruchung. **Indirekte Verletzungen** treten nicht direkt am Ort der Gewalteinwirkung auf (z. B. Contre-Coup, Schleudertrauma).

Beispiele für stumpfe Gewalt sind Verkehrsunfälle, Stürze aus großer Höhe, gezielte lokale Einwirkung wie Treten, Schlagen oder Anschlagen.

2.4.1 Verletzungsformen an der Haut

Abschürfung (Exkoriation)

Entsteht durch tangentiale Gewalteinwirkung. Postmortal vertrocknet sie und ändert damit ihre Farbe, Konsistenz und Form. Die Schürfrichtung ist aus der Abtragerichtung und der Lokalisation der zusammengeschobenen Hautschüppchen („Epithelmoränen") erkennbar.

Unterblutung (Hämatom, Suffusion, Sugillation)

Hämatom: Flächenhafte Blutung durch Zerreißung von Gefäßen im Hautniveau, im Unterhautfettgewebe (sog. Suffusion) und/oder in den tiefen Weichteilschichten. Münzgroße intrakutane Hämatome nennt man Sugillation.

MERKE Ein Hämatom muss nicht sofort erkennbar sein. Oft ist es erst nach Stunden sichtbar. Anhand der **Farbschattierung** lässt sich grob auf das Hämatomalter schließen.
- blauviolett: wenige Tage
- grünlich: 6–8 Tage
- gelblich: > 8 Tage.

Blutungen im Unterhautfettgewebe können bei Manipulation an der Leiche auch postmortal entstehen (z. B. bei Transport).

Spezielle Verletzungsformen

Verschiedene Werkzeuge und Verletzungsmechanismen verursachen sehr spezielle Verletzungsformen, die für diese Art der Einwirkung typisch sind.
- **Riss-Quetsch-Wunden** (Platzwunden) entstehen durch stumpfe Gewalteinwirkung auf eine Körperstelle mit direkt unter der Haut liegendem Knochen (typischerweise am Kopf) und weisen **Schürfsäume** am Wundrand und **Gewebebrücken** (Bindegewebe-, Nerven- und Gefäßstränge) in der Tiefe der Wunde auf. Fehlen die Schürfsäume am Wundrand, sind Riss-Quetsch-Wunden häufig nur durch Gewebebrücken von Schnitten zu unterscheiden.
- **Decollement** ist eine großflächige Ablederung von Fett- und/oder Muskelschichten bei tangentialer Gewalteinwirkung ohne Zerreißung der Haut, aber mit Hauttaschenbildung, z. B. beim Überrollen des Oberschenkels. In einer solchen Wundhöhle tritt häufig ein großer Blutverlust auf, der leicht unterschätzt werden kann.
- **Dehnungsrisse** entstehen durch Überdehnung der Haut abseits von der eigentlichen Traumastelle, z. B. beim Überfahren.
- **Bissverletzung** können sowohl von Menschen als auch Tieren hervorgerufen werden. Sie können einen typischen Gebissabdruck hinterlassen, anhand dessen der Täter identifiziert werden kann. Die Identifizierung erfolgt anhand eines Gebissabdrucks und von angetragenem Speichel (DNA).
- **Doppelstriemen** können Hinweise auf Stockschläge sein, die parallele bandförmige Hämatome mit blassem Mittelstreifen bewirken.
- **Textilpressspuren** /Reifenabdruckspuren entstehen durch punktuelle Gewalteinwirkung mit hoher Energie, z. B. als Gurtmarke oder als Negativabdruck des Reifenprofils beim Überrollen.

2.4.2 Verletzungsformen an inneren Organen

Typische Verletzungsformen sind Risse, Zertrümmerung, Kontusion (Prellung und Quetschung) und Commotio (Erschütterung von Organen, evtl. nur vorübergehend).

Durch stumpfe Gewalteinwirkung können schwerste Organverletzungen entstehen, ohne dass äußerlich Zeichen einer Gewalteinwirkung sichtbar sein müssen. Wichtig sind daher die genaue Unfallanamnese und sonstige Hinweise wie Textilanpressspuren.

Zum stumpfen Thoraxtrauma s. Chirurgie [S. B189], zum stumpfen Bauchtrauma s. Chirurgie [S. B118].

> **MERKE** Bei Dezelerationstraumen muss immer auch an eine **Aortenruptur** gedacht werden!

2.4.3 Verletzungsformen am Bewegungsapparat

Typische Verletzungsformen: Fraktur, Zerrung, Luxation, Quetschung (s. Orthopädie [S. B247]).

Verletzungen der Wirbelsäule: Sie entstehen häufig durch eine **Stauchung** (z. B. bei Sturz aus der Höhe) oder durch **Überdehnung** (z. B. Aufladen eines Fußgängers auf einen PKW). Siehe auch Orthopädie [S. B257].

Distorsionen betreffen vorwiegend die Halswirbelsäule nach Heckkollision (sog. **Schleudertrauma**), es können häufig keine röntgenologischen Befunde objektiviert werden. Bei der Sektion können in schweren Fällen Zerrungsblutungen des vorderen Längsbandes, ventrale Bandscheibenrisse und -einblutungen festgestellt werden.

> **MERKE** Bei einem HWS-Trauma immer auch an eine Verletzung der Aa. vertebrales denken!

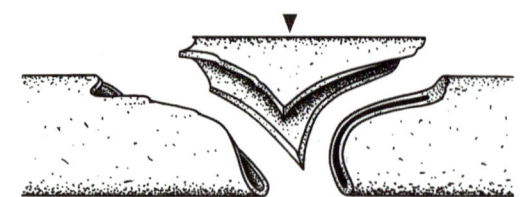

Abb. 2.1 **Messerer-Keil.** Darstellung eines Messerer-Keils, der Pfeil deutet auf die Stelle des Anstoßes. (aus: Zimmer, Prüfungsvorbereitung Rechtsmedizin, Thieme, 2009)

Bruchform: Die Analyse der Bruchform trägt wesentlich zur Rekonstruktion des Bruchmechanismus und der ursächlichen Gewalteinwirkung bei.

Beispiel: Fährt ein Fahrzeug einen Fußgänger an, kommt es auf Höhe des Stoßfängers durch die direkte Gewalteinwirkung zu einer Biegung des Unterschenkelknochens. Am Ort der größten Biegung kann das Knochengewebe reißen. Es entsteht ein dreieckiges Bruchstück, der sog. **Messerer-Keil** (Abb. 2.1). Die **Basis** des Keils zeigt die **Anstoßstelle** an, die Keilspitze weist in dieselbe Richtung wie die einwirkende Gewalt.

2.4.4 Schädel-Hirn-Trauma

Die zusammenfassende Betrachtung von äußeren Verletzungen, Bruchform und Lokalisation der Schädel- und Hirnschädigung erlaubt eine Rekonstruktion des Tatgeschehens (Tab. 2.2). Ist auch das Gehirn von der Gewalteinwirkung betroffen, spricht man vom **Schädel-Hirn-Trauma** (s. Neurologie [S. B949]).

Hirnhautblutungen: Sie werden eingeteilt in:
- **epidurales Hämatom:** Blutung zwischen Knochen und harter Hirnhaut. Entsteht meist durch Zerreißung von Meningealgefäßen, häufig in Kombination mit einem Schädelbruch. Klinik: Auf das Schädel-Hirn-Trauma mit meist kurzzeitiger Bewusstlosigkeit folgt häufig ein

Tab. 2.2 Typische Verletzungsregeln und -formen am Schädel

Verletzung/Regel	diagnostische Wertigkeit	Entstehung
Querfraktur des Schädels	Richtung der Gewalteinwirkung	Querdruck
Längsfraktur des Schädels	Richtung der Gewalteinwirkung	Längsdruck
Schädelbasisringfraktur	Rekonstruktion des Verletzungsvorgangs	Stauchung (z. B. Sturz auf die Füße) oder Zug (z. B. Kinnanprall)
Puppe-Regel	Abschätzung der Reihenfolge der Verletzungen am Schädel	Bei mehreren Gewalteinwirkungen enden die zuletzt entstandenen **Frakturlinien** an den schon vorhandenen Bruchlinien (Kreuzungsphänomen).
Hutkrempenregel (Abb. 2.2)	Unterscheidung Sturz/Schlag	Liegen Verletzungen am Kopf **oberhalb** der sog. Hutkrempenlinie, sind sie eher auf einen **Schlag** als auf einen Sturz (zumindest auf ebener Erde) zurückzuführen.
Contre-Coup-Verletzung	Rekonstruktion des Verletzungshergangs (evtl. auch Unterscheidung Sturz/Schlag)	diametral dem Ort der primären Gewalteinwirkung gegenüberliegende **Hirnverletzung** beim Sturz (z. B. Sturz auf Hinterkopf: Contre-Coup-Herd frontal)
Lochfraktur	Art des Werkzeuges	**senkrechtes Auftreffen** eines **kantigen** Gegenstandes (max. 4×4 cm, z. B. Hammer); Heraussprengung eines umschriebenen Knochenstückes
Terrassenfraktur	Art des Werkzeuges	**schräges Auftreffen** (Verkanten) eines **kantigen** Gegenstandes; Impression von Knochenschichten stufenartig nach innen
Globusfraktur	Art des Werkzeuges	spinnennetzartiger Schädelbruch mit konzentrisch verlaufenden Bruchlinien; Einwirkung eines **stumpf-konvexen** Gegenstandes (z. B. Stein)

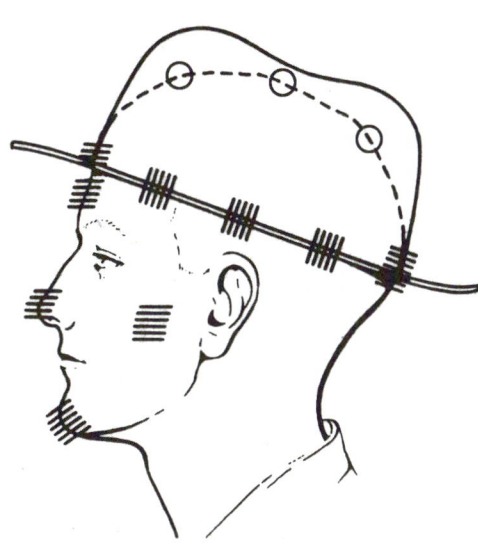

Abb. 2.2 **Hutkrempenregel.** Verletzungen oberhalb der Hutkrempe (Kreise) entstehen durch Schlag- und Hiebverletzungen, Läsionen unterhalb (schraffiert) eher durch Sturz auf den Kopf (gilt nicht bei Treppensturz). (aus: Zimmer, Prüfungsvorbereitung Rechtsmedizin, Thieme, 2009).

freies Intervall von mehreren Stunden, dann wieder Bewusstlosigkeit und Hirndrucksymptomatik.
- **subdurales Hämatom:** Blutung unter die harte Hirnhaut. Entsteht meist infolge von Brückenvenen-Zerreißungen. Ursachen häufig Rotations- und Schütteltraumen.
- **subarachnoidales Hämatom:** Blutung unter die weiche Hirnhaut. Entsteht meist als Folge einer Ruptur eines Hirnbasisarterienaneurysmas oder einer Verletzung einer Hirnbasisarterie.

2.5 Scharfe und halbscharfe Gewalteinwirkung

DEFINITION Unter **scharfer** Gewalt versteht man die Einwirkung von scharfen oder spitzen Werkzeugen wie Messer, Scheren, Nadeln, Glassplitter, Wurfsterne; unter **halbscharfer Gewalt** die Einwirkung von Gegenständen mit scharfen, aber auch stumpfen Partien wie Äxten, Beilen, Hacken.

Es entstehen glattrandige Gewebedurchtrennungen ohne Gewebebrücken:
- **Schnittwunde:** glatte Wundränder, Wunde ist länger als tief, in Richtung der Spaltbarkeitslinien der Haut häufig klaffend
- **Stichwunde:** glatte Wundränder, Wunde ist tiefer als lang.

Aus der **Form der äußerlich sichtbaren Wunde** ergeben sich Hinweise auf das Tatwerkzeug:
- Die **Schwalbenschwanzform** entsteht durch Drehung des Messers in der Wunde und erneuter Durchtrennung der Haut beim Herausziehen aus der Haut oder als Folge einer Drehung des Opfers. Der Rücken des Messers liegt dabei an der Stelle, an der die „Schwalbenschwänze" zusammenkommen.
- Eine **Prellmarke** entsteht neben der Stichverletzung, wenn das Messer bis zum Schaft in die Haut hineingestoßen wird. Bei Faltenbildung der Kleidung können **durch einen Stich mehrere Beschädigungen** der Kleidung resultieren.

MERKE Länge und Breite des **Stichkanals** stimmen nur selten mit der Klingenbreite überein:
- Durch eine schneidende Komponente, z. B. beim Herausziehen des Werkzeugs, kann die Hautdurchtrennung länger sein als die Klinge breit ist.
- Der Stichkanal kann länger als die verwendete Klinge sein (z. B. wuchtiger Bauchstich mit Kompression der Bauchhaut).

Typische Todesursachen nach scharfer und halbscharfer Gewalteinwirkung:
- Verbluten, hämorrhagischer Schock
- Herzbeuteltamponade
- Luftembolie, Fettembolie
- Blutaspiration
- Pneumothorax, Hämatothorax
- sekundäre Komplikationen (Entzündungen).

2.6 Täterschaft, Selbstbeschädigung

2.6.1 Selbstbeschädigung

DEFINITION Verletzungen, die sich eine Person selbst zufügt.

Häufige Motive: Vortäuschen einer Straftat bei eigenem Fehlverhalten; Gewinn von Aufmerksamkeit und Zuwendung; Versicherungsbetrug; psychiatrische Krankheitsbilder.

Typisches Verletzungsbild: Verletzungen (häufig **Ritzverletzungen**), die an leicht zugänglichen Körperregionen liegen, selten tief greifend und meist gleichförmig oberflächlich sind. Sie liegen häufig gruppiert und verlaufen meist **parallel**streifig (Abb. 2.3). Auffällig ist außerdem oft

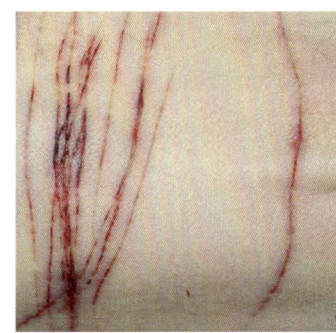

Abb. 2.3 **Selbstbeschädigung.** Typisches Verletzungsbild bei Selbstbeschädigung: oberflächliche, überwiegend parallele Ritzverletzungen. (aus: Zimmer, Prüfungsvorbereitung Rechtsmedizin, Thieme, 2009)

die Diskrepanz zwischen Tatschilderung und Befundbild. Verstümmelungen sind selten. Häufiger bei Frauen.

2.6.2 Fremdbeibringung

Die Verletzungen liegen auch an schwer zugänglichen Körperregionen und sind meist schwerwiegend (z. B. tiefe Schnitte) und unregelmäßig verteilt. Wichtiges Indiz sind **Abwehrverletzungen**, sie können auch bei tödlichen Verletzungen zur Differenzierung zwischen **Selbsttötung und Fremdbeibringung** dienen.

> **MERKE** Passive Abwehrverletzungen liegen an den Streckseiten der Arme (Hämatome oder Schnitte, das Opfer schützt sich durch Vorhalten der Arme); aktive Abwehrverletzungen liegen an den Beugeseiten der Arme und Hände (das Opfer „greift" ins Messer, dadurch **„fischmaulartige"** Verletzungen).

2.7 Verkehrsunfall

> **DEFINITION** Kollisionsbedingte stumpfe Gewalteinwirkung auf eine Person. Der Kraftstoß bewirkt eine Geschwindigkeitsänderung (Beschleunigung bzw. Verzögerung) und eine Deformation. Je größer die Geschwindigkeitsänderung ist, desto schwerer sind die zu erwartenden inneren Verletzungen.

Die exakte Erhebung, Beschreibung und Fotodokumentation des Verletzungsmusters ist wichtig für die **Rekonstruktion** des Unfalls unter straf- und zivilrechtlichen Aspekten. Folgende Verletzungsmuster entstehen beim
- **PKW-Fußgänger-Unfall:** Messerer-Keil beim Anstoß (Abb. 2.1), Schädel- und Beckenfrakturen beim „Aufladen". Decollement, Reifenprofilspuren beim Überrollen.
- **PKW-Insasse:** Gurtmarke (bandförmige Einblutung im Bereich des Schulter- und Bauchgurts beim Frontalaufprall). Aufprallfrakturen der Beine (Kniescheiben) am Armaturenbrett. HWS-Distorsion bei Heckkollision. Airbagverletzungen.
- **Zweirad-Unfall:** Kinnriemenmarke vom Helm, Verletzungen durch Sattel oder Lenker am Gesäß.

> **MERKE** Auch bei langer Überlebenszeit muss geprüft werden, ob der Tod Folge eines Verkehrsunfalls ist (z. B. Pneumonie bei einem unfallbedingt Querschnittgelähmten), denn dann muss der Tod als „nicht natürlich" klassifiziert werden!

2.8 Schussverletzung

> **DEFINITION** Verletzung durch stumpfe Gewalt (Projektil), mit hoher Geschwindigkeit (> 100 m/s) aus einer Waffe abgefeuert. Wichtig für die Rekonstruktion sind die Schussentfernung, Schussanzahl, Schussrichtung, Waffenart und Schusslückenmorphologie.

Spurensicherung: Zur Identifizierung der Waffe sollten alle Spuren asserviert werden:
- Hände (evtl. Schmauchspuren) nicht waschen, evtl. in Plastiktüte einpacken! Kleidung sichern!
- An Schusswunde zur Schmauchsicherung Hautareal mit Folien abkleben oder ausschneiden.
- Projektil und Kleidung trocknen und sichern!

Um die charakteristischen Abdruckspuren (sog. Züge-Felder-Profile) zu erhalten, dürfen Projektile nie mit metallenen Gegenständen in Berührung kommen; zur Asservierung z. B. **Plastikpinzetten** verwenden!

2.8.1 Schussentfernungsbestimmung

Absoluter Nahschuss: Schuss mit aufgesetzter Waffe:
- **sternförmig aufgeplatzte** Einschussöffnung mit großer **Schmauchhöhle** (Auftreibung der Haut durch Pulvergase)
- Schwärzung des Schusskanals im Anfangsteil
- Stanzfigur, „Waffengesicht" (Umriss der Waffenmündung)
- CO-Hb-Bildung in der umgebenden Muskulatur → lachsrot verfärbt!

Auch aufgesetzte Schüsse mit Schreckschusswaffen können töten!

Relativer Nahschuss: Schuss aus **30–150 cm Entfernung** je nach Waffenart:
- Pulverschmauch an der Kleidung oder auf der Haut
- kleine punktförmige Pulvereinsprengungen (bis ca. 70 cm Mündungsabstand)
- Nachweis von Zündsubstanz.

Fernschuss: Schuss ohne Nahschusszeichen.

Alle Schüsse zeigen außerdem die typischen **Einschusszeichen** (Tab. 2.3).

Tab. 2.3 Unterscheidung Einschuss von Ausschuss

Einschuss	Ausschuss
kleinerer Defekt	größere Wunde
Schürfsaum bzw. Dehnungsrisse	rundliche, schlitzförmige oder mehrstrahlige Wunde
Wundränder nicht adaptierbar (Hautdefekt)	häufig adaptierbare Wundränder
Abstreifring (Schmutzsaum): Rückstände aus dem Lauf und Schmauchbestandteile, ggf. Textilfasern im Wundkanal	kein Abstreifring

Hinweise auf Selbst- bzw. Fremdbeibringung:
- Beim **Suizid** (Selbstbeibringung) finden sich: meist aufgesetzter Nahschuss; Schmauchnachweis und „**backspatter**" (zahlreiche kleine Blutspritzer) an der Schusshand; einzelner Schuss, häufig in Mund/Schläfe.
- Bei **Fremdbeibringung**: Fernschüsse/relative Nahschüsse; negative Befunde an Händen des Opfers; evtl. mehrere Einschüsse.

2.8.2 Schusslückenmorphologie

Einschuss und Ausschuss

Zur Unterscheidung von Einschuss und Ausschuss siehe **Tab. 2.3**.

Durchdringt ein Projektil vor dem Eintritt in die Haut **Kleidungsschichten** o. Ä., findet sich der Abstreifring **dort** und nicht direkt an der Haut!

Schussformen

- **Durchschuss**: Projektil durchdringt Körper; Ein- und Ausschusslücke vorhanden.
- **Streifschuss**: häufig großflächige Weichteilwunde, manchmal nur Schürfung.
- **Steckschuss**: Nur Einschuss vorhanden, Projektil im Körper nachweisbar, evtl. unter der Haut tastbar.
- **Prellschuss**: Aufprall eines matten (langsamen) Geschosses auf den Körper, ohne dass die Haut durchdrungen wird; Quetschung der Haut und des darunter liegenden Gewebes.
- **Querschläger**: Während des Fluges abgelenkter Schuss (Gellerschuss). Ein uncharakteristischer Einschuss ist die Folge.
- **Krönlein-Schuss**: Schuss, bei dem der Schädel gesprengt und das Gehirn vollständig herausgeschleudert wird.
- **hydrodynamische Sprengwirkung**: Effekt eines Geschosses beim Auftreffen auf Organe mit großem Wassergehalt wie Gehirn, wassergefüllte Mundhöhle, Herz und Leber. Da Wasser und wasserhaltige Organe nicht komprimierbar sind, baut sich unter hohem Gewebedruck eine große temporäre Wundhöhle auf: Die Organe platzen. Die hydrodynamische Sprengwirkung ist umso größer, je höher die Auftreffgeschwindigkeit des Geschosses und der Wassergehalt des Gewebes sind. Je fester die Struktur eines Organs – z. B. bei fibrotischem Umbau – desto mehr sinkt die Sprengwirkung.

2.8.3 Geschosstypen

- **Vollmantelgeschosse**: Vollständig ummantelte Geschosse, deformieren sich beim Aufprall nur gering → Durchschuss mit Gefährdung umstehender Personen.
- **Teilmantelgeschosse**: Das Geschossmaterial ist nicht komplett umhüllt, die Geschossspitze liegt frei. Je nach Geschwindigkeit und Bauart des Geschosses wird es beim Auftreffen deshalb pilzförmig deformiert („Aufpilzen") oder zersplittert im Körper und kann schwere Verletzungen erzeugen (besonders ausgeprägt bei sog. **Dum-Dum-Geschossen**). Das Projektil verbleibt meist im Körper → reduzierte Gefährdung Unbeteiligter.

Aufgrund der schweren Verletzungen, die durch Teilmantelgeschosse hervorgerufen werden können, wurden sie für die Verwendung im Kriegsfall bereits 1907 durch die Haager Landkriegsordnung verboten. Verstöße gegen dieses Abkommen werden seitdem völkerrechtlich geächtet.

Im zivilen Rahmen kommen jedoch nach wie vor, z. B. in der polizeilichen Gefahrenabwehr oder bei der Jagd auf Wildtiere, jeweils speziell entwickelte Teilmantelgeschosse zum Einsatz. Anlass dafür sind die höhere „Mannstoppwirkung" (Polizei) bzw. der sicherere und schnellere Tod des Wildes (Jagd) sowie das geringere Risiko für Durchschüsse.

- **Vollgeschoss**: Polizeigeschosse aus solidem Material. Sie erreichen keine hohen Geschwindigkeiten, Durchschüsse sind daher seltener.
- **Schrotpatronen**: enthalten eine Vielzahl von Metallkügelchen.

2.9 Ersticken

> **DEFINITION** Todeseintritt infolge Unterbrechung der Zufuhr, des Transports oder der Verwertung von Sauerstoff.

2.9.1 Pathophysiologie des Erstickens

Es wird zwischen äußerem und innerem Ersticken sowie zwischen Asphyxie und Hypoxie unterschieden.

Asphyxie: Erstickungsabläufe **mit CO_2-Retention** (Hyperkapnie, z. B. bei Aspiration, Verschüttung). Dabei tritt bei dem Betroffenen eine erhebliche **Erstickungsangst** auf.

Hypoxie: Erstickungsabläufe **ohne CO_2-Retention** (z. B. bei Sauerstoffmangel in großer Höhe). Da bei dieser Form keine Erstickungsangst, sondern manchmal sogar eine Euphorie auftritt, nimmt der Betroffene die Gefahr gar nicht wahr. Eine Hypoxie ist damit unberechenbarer und gefährlicher.

Ursachen:
- **für äußeres Ersticken:**
  - Sauerstoffmangel in der Atemluft (z. B. Höhentod, Plastiktüte über dem Kopf, Tauchunfall)
  - Verlegung der Atemwege (z. B. Bolus, Knebelung, Aspiration, Ertrinken, Asthmaanfall)
  - Behinderung der Atemexkursion (z. B. Verschüttung, Thoraxkompression)
  - Gasaustauschstörung (z. B. Lungenerkrankungen).
- **für inneres Ersticken:**
  - Behinderung des Sauerstofftransports im Blut (z. B. CO-Vergiftung, Anämie)
  - toxische Beeinträchtigung der Zellatmung (z. B. Zyanidvergiftung).

Phasen des asphyktischen Erstickens:
- Atemnot: Kohlendioxidanstieg → Luftnot, forcierte Atmung, Pulsanstieg
- Zyanose
- Erstickungskrämpfe: Sauerstoffmangel → Bewusstseinsverlust, Krämpfe, Pulsverlangsamung, Kot- und Urinabgang, Ejakulation
- präterminale Atempause: Atemstillstand (Vaguslähmung → erneuter Pulsanstieg)
- terminale Atembewegungen (Schnappatmung)

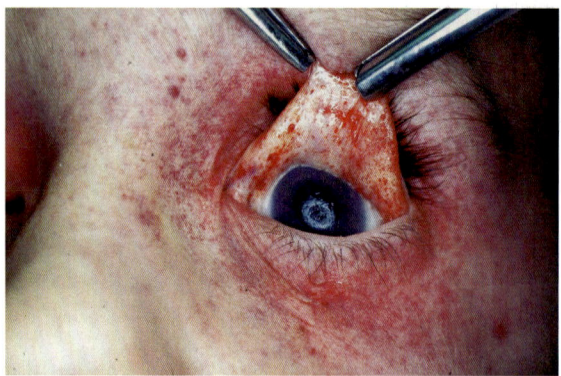

Abb. 2.4 Petechien. Petechiale Stauungsblutungen (stecknadelkopfgroß) in den Konjunktiven, Augenlidern und der Gesichtshaut. (aus: Zimmer, Prüfungsvorbereitung Rechtsmedizin, Thieme, 2009)

MERKE Der Erstickungsvorgang kann ca. 4–10 min dauern. Herzaktionen sind aber noch nach 20 min abzuleiten.

Allgemeine Erstickungsbefunde: Sie gelten nur für **äußeres** Ersticken:
- **äußere Befunde:** zyanotisches und aufgedunsenes Gesicht; petechiale Stauungsblutungen bei venöser Abflussbehinderung in Gesichtshaut, Augenlidern, Konjunktiven (**Abb. 2.4**), Mundschleimhaut; dunkelviolette Totenflecke; evtl. Kot- und Urinabgang, Ejakulation, Zungenbiss
- **innere Befunde:** petechiale Blutaustritte unter den serösen Häuten der Brustorgane (unter der Pleura: **Tardieu-Flecken**); Rötung und Schwellung der Rachenwand und des Zungengrundes; starke Lungenblähung; blutarme, kontrahierte Milz; flüssiges Leichenblut; Vakuolisierung der Herzmuskelzellen und hydropische Degeneration der Leberepithelien.

2.9.2 Strangulation: Erhängen, Erdrosseln, Erwürgen

DEFINITION Kompression der Halsweichteile, v. a. der Hals- und Wirbelsäulengefäße. Mit zunehmendem Druck/Zug werden **zunächst die Venen** (ab ca. 1–2 kg), dann die **Arterien** (ab ca. 3–4 kg die Halsarterien, ab ca. 15 kg die Wirbelsäulenarterien) komprimiert.

Werden bei der Strangulation nur die Venen komprimiert, kommt es zu **Zyanose, Dunsung, Stauungsblutungen**. Wird gleichzeitig auch die Blutzufuhr über die Arterien behindert, bilden sich diese Befunde **nicht** aus.

MERKE Petechien in Gesichtshaut, Augenbindehäuten und Mundschleimhaut entstehen, wenn der Blutabfluss vom Kopf (Venen) behindert, die Blutzufuhr zum Kopf (Arterien) aber nicht unterbrochen wird („Blut geht rein, aber nicht mehr raus", venöse Abflussbehinderung).

Wird eine Strangulation überlebt, muss zum Ausschluss einer Kehlkopfverletzung (Fraktur, Hämatom, Ödem) und der damit verbundenen Gefahr einer akuten Atembehinderung unbedingt eine HNO-ärztliche Untersuchung angeschlossen werden! Der Betroffene muss darüber aufgeklärt werden, dass eine solche schwellungsbedingte Atemwegsverlegung auch mit gewisser zeitlicher Verzögerung im Nachgang noch auftreten kann. Die Frage nach der **Lebensgefährlichkeit** eines Strangulationsangriffs sollte nur durch einen Spezialisten (i. d. R. Rechtsmediziner) beurteilt werden. Ein wichtiger Hinweis kann dabei das Vorhandensein von Stauungsblutungen sein.

Differenzialdiagnostisch muss beim Erstickungstod zwischen Tötung, Suizid und Unfall unterschieden werden.

Außerdem kann zur Verschleierung einer Tötung ein Leichnam nach seinem Tode aufgehängt werden. Daher muss auf **Spuren äußerer Gewalt und vitale Zeichen** geachtet werden. Eine Strangmarke ist für sich betrachtet kein vitales Zeichen, da sie auch postmortal erzeugt werden kann.

Erhängen

DEFINITION Das Strangwerkzeug, ganz oder teilweise um den Hals gelegt, führt durch den Zug des Eigengewichts des Körpers zur **Kompression der Halsweichteile** (Gefäße). Beim **typischen Erhängen** liegt die Verknotung des Strangs mittig im Nacken, der Körper hängt frei in der Schlinge. Alle anderen Erhängungsformen nennt man **atypisches Erhängen**.

Das Gewicht allein des Kopfes (ca. 5 kg) reicht aus, um die Halsweichteile zu komprimieren, ein Erhängen in liegender Position ist also möglich.

MERKE Atypisches Erhängen ist wesentlich **häufiger** als typisches Erhängen. Beim **typischen Erhängen** fehlen äußere Erstickungsbefunde (d. h. das **Gesicht ist blass!**). Beim **atypischen Erhängen** können ausgeprägte venöse **Stauungszeichen** vorhanden sein (**Tab. 2.4**).

Wird ein Leichnam in typischer Weise erhängt aufgefunden, zeigt jedoch Zyanose und Stauung, ist dies verdächtig für postmortales Aufhängen zur Verschleierung eines Verbrechens.

Tab. 2.4 Typisches und atypisches Erhängen

typisches Erhängen	atypisches Erhängen
Die Verknotung des Strangs liegt **mittig im Nacken.**	Verknotung liegt **seitlich oder vorn** am Hals
Der **Körper hängt frei** in der Schlinge (keine Berührung des Untergrundes = freie Suspension).	keine freie Suspension
vollständiger Verschluss aller Halsarterien und -venen	Häufig werden **nur** die Halsvenen komprimiert, die arterielle Blutzufuhr ist meist noch erhalten.

Todesursächlich sind:
- Unterbrechung der zerebralen Blutversorgung (wesentlichster Pathomechanismus)
- Verlegung der Atemwege
- Reizung der Halsnervengeflechte
- Verletzung der Halswirbelsäule (Genickbruch) mit Schädigung des Halsmarks (sehr selten).

Befunde nach Erhängen:
- **äußere Befunde:** zum Knoten hin aufsteigende Strangmarke; Zwischenkammblutungen zwischen 2 Strangfurchen bei doppelläufigem Strangwerkzeug; Totenflecke strumpfhosenförmig und an Händen; evtl. Speichelabrinnspur, Zungenbiss, Kot- und Urinabgang, Ejakulation. Eine Speichelabrinnspur kann (mit Vorsicht) als vitales Zeichen gewertet werden.
- **innere Befunde:** Zungenbein-/Kehlkopffraktur; Einblutung in die Halsweichteile (selten); Erstickungsblutungen unter den serösen Häuten, Lungenüberblähung; Periostblutungen an den Schlüsselbeinen; Unterblutung des vorderen Längsbands der Lendenwirbelsäule (**Simon-Blutungen**).

MERKE Simon-Blutungen finden sich nur beim Erhängen, nicht bei anderen Erstickungsarten.

Erdrosseln

DEFINITION Beim **homizidalen Erdrosseln** (der Tötung eines Menschen durch Erdrosseln) wird ein Strangwerkzeug zirkulär um den Hals gelegt, das Zuziehen oder Verdrillen erfolgt manuell.

Typische Todesursachen sind Kompression der Halsvenen bzw. der Verschluss der oberen Atemwege. Suizide durch (Selbst-)Erdrosseln sind **möglich**, aber sehr selten.

Befunde nach Erdrosseln:
- **äußere Befunde:** Eine **Drosselmarke** ist eine zirkulär und annähernd **horizontal** um den Hals verlaufende Furche, i. d. R. im gesamten Verlauf **gleich tief** in die Haut eingeschnürt. Außerdem Zyanose im Gesicht; ausgeprägte Stauung mit zahlreichen Petechien; evtl. Kot- und Urinabgang, Ejakulation, Zungenbiss; Abwehrverletzungen.
- **innere Befunde:** Zungenbein-/Kehlkopffraktur; Einblutungen in die Halsweichteile; blutarme Milz; Erstickungsblutungen unter den serösen Häuten.

MERKE Charakteristisch sind starke Stauungserscheinungen im Kopfbereich.

Erwürgen

DEFINITION Kompression des Halses mit den Händen.

Suizidales Selbst-Erwürgen ist **nicht möglich**, denn nach dem Bewusstseinsverlust erschlafft die Handmuskulatur. Typische Todesursachen:
- Verschluss der oberen Atemwege
- Kompression der Halsvenen.

Befunde nach Erwürgen:
- **äußere Befunde:** Würgemale (Fingernagelkratzspuren, Fingerdruckspuren); Einblutung in die Halsweichteile; Zyanose im Gesicht; ausgeprägte Stauung mit zahlreichen Petechien; evtl. Kot- und Urinabgang, Abwehrverletzungen
- **innere Befunde:** Zungenbein-/Kehlkopffraktur; flüssiges Leichenblut; blutarme Milz; Erstickungsblutungen unter den serösen Häuten.

2.9.3 Sonderformen des Erstickens

Reflextod: als Sonderform beim Angriff gegen den Hals, z. B. beim „Schwitzkasten". Durch Reizung des Carotisinus oder des N. vagus wird ein tödlicher reflektorischer Herzstillstand ausgelöst, Erstickungszeichen und Zeichen äußerer Gewalt können fehlen.

Bolustod: Betrifft meist hochgradig Alkoholisierte oder hirnorganisch Geschädigte, die beim Essen „plötzlich lautlos" umfallen. Grund: Fremdkörper (z. B. großer Fleischbrocken) steckt im Eingang der Luftröhre, dadurch Reizung des N. laryngeus superior mit reflektorischem Herz-Kreislauf-Stillstand.

MERKE Der Bolustod ist meist ein Unfalltod. Hinterbliebene haben einen entsprechenden Leistungsanspruch.

Perthes-Druckstauung: Ersticken infolge Behinderung der Atemexkursion durch Thoraxkompression, z. B. bei Verschüttung oder in großem Gedränge. Typische Befunde: kräftige Zyanose, Dunsung, zahlreiche Stauungsblutungen an Kopf, Hals und Brustkorb.

„Burking": Tötung durch Thoraxkompression mit Sitzen auf dem Brustkorb des Opfers bei gleichzeitigem Verschließen der Atemöffnungen. Relativ geringe Zeichen eines gewaltsamen Todes.

Autoerotische Handlung: dosierte Strangulation (der resultierende Sauerstoffmangel soll sexuell stimulierend wirken), z. T. mit aufwendigen Vorrichtungen. Nicht selten werden auch bizarre Fesselungen unter Einbeziehung der Geschlechtsorgane konstruiert. Im Umfeld pornografisches Material, Frauenkleidung.

2.9.4 Tod im Wasser

DEFINITION Ertrinkungstod: Ertrinken ist ein Ersticken infolge Aspiration von Flüssigkeit.

Atypisches Ertrinken: abgekürzter Ertrinkungsvorgang bei schweren Vorerkrankungen, Intoxikation, Schädel-Hirn-Trauma usw.

Vom Ertrinken abzugrenzen ist der **Badetod** als zufälliger Tod im Wasser aus anderer Ursache (z. B. Herzinfarkt). Beim **Tod in der Badewanne** muss differenzialdiagnostisch an einen Tod aus anderer Ursache, speziell auch an CO-Vergiftung, Stromtod, Alkohol- oder Tablettenintoxikation gedacht werden.

> **MERKE** Bei jedem Toten im Wasser muss immer auch an eine „Leichenbeseitigung" im Wasser bei Tötung/Tod außerhalb des Wassers gedacht werden!

Stadien des typischen Ertrinkens: Die Gesamtdauer beträgt ca. 3–5 min:
- initiale reflektorische tiefe Inspiration
- willentliches Atemanhalten unter Wasser (Apnoe)
- zwanghafte Atembewegungen (Dyspnoe) bei Reizung des Atemzentrums durch zunehmende CO_2-Retention
- Krampfstadium mit heftigen Atembewegungen und Bewusstseinsverlust
- Apnoe
- terminale Schnappatmung.

Typische Ertrinkungsbefunde:
- **äußere Befunde:** weißlicher Schaumpilz vor Mund, Nase und in den Atemwegen (Gemisch aus Bronchialsekret, Wasser und Atemgasen)
- **innere Befunde:** trockene, luftkissenartige Lungenblähung (Emphysema aquosum) → die Lungen sind so gebläht, dass sich die viszeralen Pleuren berühren (typischer Befund beim Süßwasserertrinken; beim Salzwasserertrinken entsteht ein Oedema aquosum, da die Ertrinkungsflüssigkeit in den Alveolen bleibt); verwaschene Pleurablutungen (sog. **Paltauf-Flecken**); Sehrt'sche Magenschleimhautrisse; Blutstauung von Nieren und Leber; evtl. blasse, blutarme Milz, verschlucktes Wasser in Magen und Dünndarm.
- **vitale Zeichen:** Schaumpilz, Ertrinkungsflüssigkeit im Dünndarm; Mageninhalt besteht aus 3 Schichten (oben Schaum, Mitte Wasser, unten feste Nahrung; sog. Wydler-Zeichen)
- **postmortale Leichenveränderungen:** Leichen aus dem Wasser zeigen Waschhaut, Treibverletzungen an Streckseiten von Händen und Füßen, Knien, Stirn (durch Schleifen der herunterhängenden Körperteile am Grund); Schiffsschraubenverletzungen; Tierfraß; ggf. Adipocire.

2.10 Hitze

> **DEFINITION** Einwirkung von Feuer, Sonne, heißen Gegenständen nennt man **Verbrennung**, von heißen Flüssigkeiten oder Dämpfen **Verbrühung**. Eine Erhöhung der **Körpertemperatur > 41 °C** ist bereits gefährlich.

Tab. 2.5 Hitzeschäden an der Haut durch Verbrennung

Grad der Verbrennung	Befund an der Haut	betroffene Hautschicht
Grad 1	Rötung, evtl. Schwellung	Epidermis
Grad 2 (a oder b)	Blasenbildung	Dermis
Grad 3	Nekrose	Subkutis
Grad 4	Verkohlung	Muskel/Knochen

> **MERKE** Die **Intensität der Schädigung** durch Hitze ist abhängig von der **Art der Hitze** (heißes Wasser, offenes Feuer) und der **Einwirkzeit**. Die Haut kann schon bei Temperaturen über 44 °C geschädigt werden.

Hitzeschäden an der Haut durch Verbrennung werden in 4 Grade eingeteilt (**Tab. 2.5**), durch Verbrühung in 3 Grade:

Geschätzt wird der Anteil der verbrannten Haut an der Körperoberfläche mithilfe der sog. **Neuner-Regel** nach Wallace:
- beim Erwachsenen: Kopf und jeder Arm 9 %, Rumpf vorne und hinten je 18 %, Beine je 18 %, Scham 1 %.
- Beim Säugling und Kind ist der prozentuale Anteil zugunsten des Kopfes verschoben.

Der Tod tritt bei > 60–70 % Verbrennung der Körperoberfläche ein.

Hitzschlag: starke Erhöhung der Körpertemperatur auf Werte bis zu 44 °C. Hypoxische und direkte Wärmeschädigung verschiedener Organe und zentrales Regulationsversagen. Dadurch Kreislaufinsuffizienz, delirante Zustände, klonische Krämpfe bis zu völliger Bewusstlosigkeit und Tod.

Verbrennungskrankheit: hypovolämischer Schock, akutes Nierenversagen, reflektorischer Ileus, ARDS bei Rauchgasinhalation, katabole Stoffwechsellage, Wundinfektionsgefahr bei fehlender Hautschutzfunktion.

> **MERKE** Eine Verbrennungskrankheit kann bereits bei Verbrennungen von etwa 15 % der Haut auftreten.

Typische Todesursachen:
- Ersticken durch Einatmung von Rauchgasen oder HCN beim Verbrennen von Kunststoff
- sog. Verbrennungsschock, ausgelöst durch Permeabilitätsstörungen, periphere Gefäßkonstriktion und Elektrolytstörungen
- Spätschäden wie Urämie (Crush-Niere), Schockulzera des Magen-Darm-Trakts, Sepsis, Leberschädigung.

Vitale Reaktionen: Bei Brandleichen deuten vitale Reaktionen darauf hin, dass der Verstorbene zum Brandausbruch noch gelebt hat (und nicht nur postmortal einem Brand ausgesetzt wurde): Rußeinatmung in die tiefen Atemwege, verschluckte Rußteilchen in Magen und Duodenum, CO-Hb-Erhöhung auf ≥ 10 % (bis 15 % bei starken Rauchern), dadurch lachsrote Verfärbung der Muskulatur, „Krähenfüße" neben den Augenwinkeln durch aktives Zusammenkneifen der Augen, Erythem am Rande der Verbrennungen, Brandblasen, Fettembolie in der Lunge.

Postmortale Befunde: „Fechterstellung" (infolge Hitzekontraktur) der Gliedmaßen, Protrusion der Zunge, epidurales Brandhämatom, Hitzerisse der Haut, Gelenk- und Knochensprengungen (z. B. Schädel), Hitzeschrumpfung.

2.11 Kälte

DEFINITION Lebensgefährlich ist eine Herabsetzung der Körperkerntemperatur auf **< 27 °C**; bei dieser Temperatur treten Herzrhythmusstörungen bis hin zum Kammerflimmern auf. Eintreten des Todes bei Körperkerntemperatur < 25 °C.

Gefährlich sind bei entsprechender Kleidung bereits Außentemperaturen unter 10 °C.

Phasen der Unterkühlung:
- **Erregungsphase:** Absinken der Körpertemperatur auf ca. 34 °C → enorm gesteigerter Stoffwechsel → paradoxes Wärmegefühl, das zu Euphorie und zum Ablegen der Kleidung führt (sog. **Kälteidiotie**)
- **abklingende Erregung:** Antriebsarmut und Müdigkeit, Einnehmen einer Schlafhaltung
- **Lähmungsphase:** Bewusstlosigkeit und (Schein-)Tod.

Lokale Kälteschäden der Haut:
- Grad 1: Rötung
- Grad 2: Blasenbildung
- Grad 3: Nekrose.

Bei Frostbeulen (Pernio) handelt es sich um lokale chronische Kälteschäden (Grad 2 oder 3).

Vitale Reaktionen beim Erfrorenen:
- geschwollene, flächenhaft glänzende, rötliche Hautbezirke über beiden Knien
- **Wischnewski-Flecken** (fleckige Magenschleimhauteinblutungen)
- streifige Psoasblutungen.

Postmortale Befunde: hellrote Totenflecke (infolge der Kälte), flüssiges Leichenblut, Kältestarre.

2.12 Strahlung

Schädigungen durch Strahlung spielen in der Rechtsmedizin keine große Rolle. Bei iatrogen zugeführter Überdosierung von Strahlung (Röntgenverbrennung) und daraus abgeleiteten Behandlungsfehlervorwürfen erfolgt ein radiologisches Gutachten.

2.13 Elektrischer Strom

DEFINITION Direkte oder indirekte Stromeinwirkung auf den Körper. Schädigung in Abhängigkeit von Stromweg, Hautwiderstand, Durchströmungszeit, Stromart und Stromstärke.

Die Stromstärke (I) ist nach dem Ohm-Gesetz (U = R × I) abhängig von der Spannung (U) und dem Widerstand (R). Für die Wirkung auf den Menschen ist neben Stromstärke und Spannung (Tab. 2.6) auch die Unterscheidung zwischen Gleich- und Wechselstrom von Bedeutung.

Beim Hochspannungsunfall (> 1000 Volt) kann auch ohne direkten Kontakt zur Stromquelle durch Funkenschlag ein Flammenbogen (**Lichtbogen**) von mehreren 1000 °C entstehen.

MERKE Wechselstrom mit Frequenzen zwischen 40 und 150 Hz ist besonders gefährlich für die Herz-Reizleitung (ab 25 mA Herzrhythmusstörungen; ab 50 mA Kammerflimmern).

Strommarke: Die typische **Strommarke** zeichnet sich durch eine oder mehrere **kleine Hautveränderungen mit grauweißlichem „Porzellanwall" und bräunlicher zentraler Eindellung**, oft in der Handinnenfläche (Griff zum Stromleiter!) aus.

Histologisch: Wabenbildung der Hornschicht im Wallbereich, strichförmige Ausziehung der Basalzellkerne und Abhebung der Epidermis von der Kutis.

MERKE Strommarken sind nicht immer vorhanden: Bei breitflächigem Kontakt oder Nässe der Haut kann der Widerstand so herabgesetzt sein, dass sich wegen der fehlenden Joule-Energieentwicklung keine Strommarke ausbildet.

Zudem können Strommarken so klein und uncharakteristisch erscheinen, dass sie als solche nicht mehr erkannt werden. Der **Widerstand** wird beim Menschen auch durch die Beschaffenheit der Haut (z. B. Schwielen) beeinflusst!

Todesursachen: Herzkammerflimmern (ab 50 mA Stromstärke während der vulnerablen Phase der Repolarisation

Tab. 2.6 Stromwirkung abhängig von Spannung

Art der Spannung	Spannung in Volt (V)	Wirkung auf den Menschen
Kleinspannung	< 65 V (Schwachstrom)	meist ungefährlich
Niederspannung	65–1000 V	können lebensgefährlich sein (elektrospezifische Wirkung)
haushaltsübliche Wechselspannungen	220 V, 380 V	
Hoch- und Höchstspannung	> 1000 V	häufig schwerste Verbrennungen
Blitzschlag	> 100 000 V	**farnkrautartige** Hautveränderungen

[T-Zacke im EKG]), ggf. die Hitzeeinwirkung (vgl. Flammenbogen) oder ein Sturz.

Meist ist ein **Stromtod ein Unfall** (oft Arbeits- oder Haushaltsunfall). Differenzialdiagnostisch müssen Suizid, Tötungsdelikte (Föhn in Badewanne) oder autoerotische Unfälle ausgeschlossen werden.

Blitzschlag: Stromfluss hauptsächlich über die Körperoberfläche mit Entstehung von thermischer Energie.

Typische Befunde sind Zerreißung der Kleidung, Schmelzen von Metallteilen (z. B. Reißverschluss), **farnkrautartige bräunlich-rote Blitzfigur** an der Haut, Auffindungssituation (Wald).

Bei **entferntem Blitzeinschlag** und Fortleitung über den Boden kann sich in der Erde ein Spannungstrichter bilden. Durch eine Schrittstellung der Beine kann eine Potenzialdifferenz am Boden abgegriffen werden. Zu einem Stromfluss über das Herz kommt es i. d. R. nicht, trotzdem kann der Betroffene zusammenbrechen.

3 Forensische Serologie

3.1 Spurenkunde

> **DEFINITION** Die forensische Serologie befasst sich mit der Auswertung von Blutspuren und anderen Sekreten und Stoffen.
> Unter einer Spur versteht man Anhaftungen von Material an Täter, Opfer, Tatwerkzeug oder am Tatort, die zur Rekonstruktion des Geschehens dienen. Ihre Analyse sichert Spezies- und Geschlechtszugehörigkeit sowie individualisierende genetische Merkmale.

Wichtige **biologische Spuren** sind Blut, Speichel, Sperma, Vaginalsekret, Schweiß, Haare, Haut- und Gewebepartikel, Fingernägel. Weitere wichtige Spuren können Textilfasern, Lack- und Glassplitter, Reifen- oder Schuhabdrücke, Brandbeschleuniger, Schmauch etc. sein.

Asservierung und Lagerung: Die Asservierung biologischer Spuren ist häufig Aufgabe des Arztes: Alle Spuren (z. B. auch Kleidungsstücke) sind einzeln in Papiertüten oder anderen Behältern zu verpacken. Andere Spuren werden meist von speziell ausgebildeten Kriminaltechnikern gesichert.

Spuren werden **inklusive Spurenträger** (Unterlage der Spur) gesichert. Ist dies nicht möglich, werden sie abgekratzt oder mit einem sterilen feuchten Watteträger abgenommen. Sekretspuren auf der Haut werden ebenfalls mit einem feuchten Tupfer aufgenommen. Fotodokumentation, exakte Beschreibung und Beschriftung sind unverzichtbar.

> **MERKE** Alle Spuren werden **luftgetrocknet** und trocken gelagert, da sie **sonst faulen oder schimmeln**.

3.1.1 Blut

Aus Form und Verteilung von Blutspuren können **Rückschlüsse auf das Tatgeschehen** gezogen werden. Aufschlussreiche Blutspurformen sind:
- Tropfspur
- Schleuder-/Spritzspur
- Abrinnspur
- Wischspur.

Die **Asservierung** von Blut (z. B. vom Tatort) erfolgt bei flüssigen Spuren mit der Pipette; trockene Blutflecken ausschneiden, abkratzen oder Spuren mit NaCl-Lösung anlösen, dann Aufnahme z. B. mit einem Watteträger.

Die **Aufbewahrung** nach Trocknung erfolgt dunkel bei Zimmertemperatur oder tiefgekühlt.

Nachweismethoden und Analysesysteme

Zunächst muss festgestellt werden, ob es sich bei der verdächtigen Flüssigkeit überhaupt um Blut handelt. Zu den hierfür verwendeten **Nachweismethoden** (sog. Vorproben):
- unspezifische Vorproben: Chemilumineszenz, Phenolphtaleinprobe, Wasserstoffsuperoxidprobe
- Beweisproben: Porphyrinprobe, Spektroskopie.

Der **Speziesnachweis (Tier/Mensch)** wird i. d. R. über eine DNA-Analyse erbracht. Früher war die Präzipitinreaktion nach Ouchterlony oder Uhlenhuth üblich.

Blutgruppennachweis:
- Die Einteilung des Blutes und damit seines „Spenders" (nach Oberflächenantigenen der Erythrozyten und Antikörpern im Serum) erfolgt anhand verschiedener Systeme (genauere Erläuterung s. Immunologie und Klinische Chemie):
- Erythrozyten-Systeme: AB0-, Rhesus-/CDE-, MNSs-System
- Serum-Systeme: Haptoglobin-, Gc-System
- Enzymsysteme: Phosphoglukomutase, Glutamat-Pyruvat-Transaminase.

Heute ist die DNA-Analyse [S. C275] Untersuchungsmethode der Wahl, da man mit ihr **individualisierende genetische Merkmale** nachweisen kann (Spezies, Blutgruppe, Geschlecht, Rasse und Herkunftsort).

Herkunftsort: Anhand zusätzlicher Zellen oder Proteine können beispielsweise Fetalblut (α1-Fetoprotein oder Hb-F), Menstrualblut (Dezidualzellen) und Abortblut (Fruchtwasser oder Dezidualpartikel) unterschieden werden.

Tab. 3.1 Vorkommen von Sekretspuren

Sekret	Vorkommen
Speichel	Briefmarken, Zigaretten, Trinkgläser, Kissen, Airbag, „Knutschfleck", Bissspur, Penis (Oralverkehr)
Schweiß	Kleidungstücke, Lenkrad, Helminnenseite
Sperma, Vaginalsekret	Kleidungstücke, Bettzeug, Genitalbereich, Taschentuch, Mundhöhle (Oralverkehr), Kondome

3.1.2 Sekretspuren

Das Auffinden von Sekretspuren ist nicht immer einfach. Eine sorgfältige Untersuchung des Spurenträgers (z. B. Kleidung, Haut) ist notwendig (**Tab. 3.1**).

Spermaspuren sind gut unter der Quarzlampe (450–490 nm) zu erkennen, da sie **bläulich fluoreszieren**.

Nachweismethoden

Speichel: Mit einem Wattestieltupfer kann ein Abstrich gewonnen werden, wobei das Material zunächst luftgetrocknet wird.

Sperma: Wichtig bei Opfern von Vergewaltigung. Spurenasservierung [S.C282].

Als **Vortests** dienen der Saure-Phosphatase-Test sowie der PSA-Test (s. Klinische Chemie [S.C589]).

Der **forensisch tragfähige Nachweis** gelingt über einen **mikroskopischen Spermanachweis** an einem gefärbten Ausstrich des Spurensubstrates. Dabei können Spermienköpfe noch mehrere Tage nach dem Geschlechtsverkehr nachgewiesen werden.

Vaginalsekret: Nachweis glykogenhaltiger Zellen mit Lugol-Lösung, Nachweis von DNA von Vaginalepithelien am Penisschaft.

AB0-Merkmale in Sekreten: Etwa 80 % der Bevölkerung besitzen die sog. Sekretor- oder **Ausscheidereigenschaft**. Bei diesen Menschen finden sich die Blutgruppensubstanzen (A-, B- oder H-Substanz) nicht nur auf den Erythrozyten, sondern auch in ihren Sekreten (z. B. Schweiß, Urin, Speichel).

3.1.3 Haare, Haut, Gewebe

Haare: Am Haar sind vielfältige Nachweise möglich:
- **Speziesnachweis** Mensch/Tier: Der mikroskopische Aufbau ist unterschiedlich, beim Menschen ist der Markstrang schmal, die Rinde breit, bei Tieren dagegen der Markstrang breit, die Rinde schmal.
- Bestimmung der **Körperregion**
- Zellen in der Haarwurzel: **Blutgruppen-** und **Geschlechtsbestimmung**
- **DNA-Analyse:** Nachweis von genomischer DNA in der Haarwurzel in der Anagenphase; telogene Haare enthalten nur mitochondriale DNA
- **Substanznachweis,** z. B. chronischer Medikamenten- und Betäubungsmittelkonsum; dazu muss ein Strang Haare direkt an der Kopfhaut abgeschnitten werden.

Haut- und Gewebepartikel: Spuren kommen unter Fingernägeln, an der Tatwaffe, an Würgemalen usw. vor. Abnahme mit einem Watteträger. Fingernagelschmutz lässt sich am besten durch **sehr kurzes Abschneiden der Fingernägel** sichern. Untersuchungen mittels mikroskopischem Nachweis oder DNA-Analyse.

3.2 Forensische Genetik

Die forensische Genetik befasst sich mit der Untersuchung von Erbmerkmalen zur
- **Identifizierung** von lebenden Personen oder Leichen, z. B. nach Massenunglück
- **Individualisierung** biologischer Tatortspuren und Zuordnung zum Spurenleger: **Spurenanalyse** mit Feststellung der Spezies- und Geschlechtszugehörigkeit sowie der individualisierenden genetischen Merkmale
- Abstammungsbegutachtung: **Vaterschaftsgutachten**, Fälle strittiger Mutterschaft.

3.2.1 DNA-Analyse

Der Mensch besitzt einen **diploiden Chromosomensatz**. Ein Chromosom ist von der Mutter ererbt, das zweite, dazu homologe, vom Vater. Auf 2 homologen Chromosomen sind jeweils am gleichen **Genort** (Genlocus) dieselben Gene lokalisiert. Die beiden, im Allgemeinen leicht unterschiedlichen Ausprägungsformen dieser Gene bezeichnet man als **Allele**. In einer Population gibt es viele verschiedene Allele eines Gens, sie sind die Ursache der Vielfältigkeit eines Gens (sog. **genetischer Polymorphismus**). Jedes Einzelindividuum besitzt **maximal 2 dieser vielen Allele** eines jeden Gens, eine Ursache für seine Individualität.

Durch den genetischen Polymorphismus kann man einzelne Individuen sicher von anderen unterscheiden. Außerdem genügen kleinste Mengen biologischen Materials zur Identifizierung eines Menschen (vorausgesetzt, man hat von diesem Menschen Vergleichsmaterial). Details zur DNA-Analyse s. Humangenetik [S.B438].

MERKE Üblicherweise wird bei DNA-Untersuchungen unter forensischen Aspekten nur der **nicht codierende DNA-Anteil**, die sog. **Short-Tandem-Repeats** (STRs, auch **Mikrosatelliten** genannt), analysiert.

Weil die STRs keine genetische Bedeutung für den Organismus haben, bleiben Mutationen in ihnen erhalten, sodass sie sehr variabel sind. Eine Aussage über die „genetischen Eigenschaften" des Menschen ist anhand der STR-Sequenzen nicht möglich.

DNA-Analysedatei (DAD): 1998 wurde beim Bundeskriminalamt in Wiesbaden eine DNA-Analysedatei etabliert, die auf 8 STR-Systemen basiert. Die rechtlichen Grundlagen bilden § 81 g StPO und das BKA-Gesetz. Erfasst werden zum Zwecke der Identitätsfeststellung in künftigen Strafverfahren:
- nicht zugeordnete (anonyme) Spuren von Sexual-, Gewalt- und Eigentumsdelikten

- auf richterliche Anordnung zugeordnete Spuren Beschuldigter/Verurteilter, bei denen zukünftig Strafverfahren (Tötung, gefährliche Körperverletzung, Sexualstraftaten, Einbruch, Erpressung) zu erwarten sind.

Nicht erfasst werden:
- Daten von Kindern
- Daten aus Massengentests zur Aufklärung spektakulärer Tötungs- und Sexualverbrechen.

MERKE Die DNA-Analyse der 8 STR-Systeme ergibt i. d. R. eine Merkmalskombination, deren Häufigkeit in der mitteleuropäischen Bevölkerung bei **1 zu mehreren Milliarden** liegt.

3.2.2 Vaterschaftsabklärung

Rechtliche Grundlagen

Mutterschaft:
- §1591, BGB: „Mutter eines Kindes ist die Frau, die es geboren hat" (wichtig z. B. bei Leihmutterschaft).

Vaterschaft:
- §1600c Bürgerliches Gesetzbuch (BGB): Hierin heißt es, dass „[...] als Vater vermutet [wird], wer der Mutter während der Empfängniszeit [vom 300. bis zum 181. Tage vor der Geburt des Kindes] beigewohnt hat". Die Feststellung kann nach **Zivilprozessordnung** (ZPO) gerichtlich angeordnet werden.
- §1592 BGB deutet Vaterschaft so: „Vater eines Kindes ist der Mann, [...] der die Vaterschaft anerkannt hat."

Soll eine Vaterschaft nach **ZPO** (§372a) festgestellt werden, müssen die beteiligten Personen (Mutter, Kind, Putativvater) eine Entnahme von Blutproben (nach StPO, §81a) dulden. **Heimliche Vaterschaftstests** (ohne Zustimmung der Mutter) sind vor Gericht **nicht verwertbar**.

In seltenen Fällen kann durch Vaterschaftstests eine Personenstandsfälschung (Unterschieben eines „Kuckuckskindes") oder eine vorgetäuschte Vaterschaft zur Verschleierung von Inzest und Kinderhandel aufgedeckt werden. Bei Schwangerschaft nach sexuellem Missbrauch oder Vergewaltigung kann ggf. nachträglich ein Täter ermittelt werden.

Prinzipien der medizinischen Begutachtung

Während bis Mitte der 1990er Jahre Blutgruppengutachten zur Vaterschaftsfeststellung verwendet wurden, sind diese heutzutage durch **Abstammungsgutachten auf DNA-Basis** ersetzt. **Vorteile**:
- Eine Vaterschaftsuntersuchung kann direkt nach der Geburt erfolgen (Blutgruppe erst nach 8 Wochen).
- Durch Untersuchung mehrerer Allele steigt die biostatistische Aussagekraft (weil nur ein haploider Chromosomensatz vom Vater stammt, werden meistens 15 STR-Systeme untersucht).
- Die Untersuchung ist auch möglich, wenn der Putativvater verstorben oder nicht mehr auffindbar ist (über Verwandte des Putativvaters).

Ein **Abstammungsgutachten** geht davon aus, dass die Mutter als sicher gilt und somit auch Erbmerkmale der Mutter beim Kind auftreten müssen. Die übrigen Merkmale müssen vom Erzeuger stammen. Hat der von der Mutter angegebene Mann diese Merkmale nicht, wird er zwangsläufig als Erzeuger des Kindes ausgeschlossen.

Kann ein Mann als Erzeuger des Kindes **nicht ausgeschlossen** werden, so wird eine biostatistische Wahrscheinlichkeit seiner Vaterschaft angegeben: Grundlage dieser **biostatistischen Berechnung** ist die Plausibilität (likelihood ratio). Sie basiert auf der Vorkommenshäufigkeit der Merkmale (Allele) in der Bevölkerung (Populationsfrequenz). Ab 99,9 % gilt eine Vaterschaft „praktisch als erwiesen" (Ausnahme: eineiige Zwillinge als Putativväter).

MERKE Im Falle einer **Einschluss**konstellation kann **nie mit 100 %iger Sicherheit** festgestellt werden, dass es sich um den Vater handelt. Es kann nur von einer Wahrscheinlichkeit (z. B. 99,96 %) gesprochen werden.

Der Arzt muss bei der Probenentnahme darauf achten, dass zu Identifizierungszwecken eine zuverlässige **Identitätssicherung** und eine eindeutige Probenbeschriftung stattfinden. Zur Identifikation der untersuchten Personen eignen sich Ausweis, Foto, Fingerabdruck. Dies soll verhindern, dass andere Personen anstelle des Putativvaters die Blutprobe abgeben.

4 Forensische Toxikologie

4.1 Rechtsgrundlagen

Relevante Paragrafen sind in Deutschland:
- § 223 StGB: Körperverletzung und Schädigung der Gesundheit
- § 224 StGB: gefährliche Körperverletzung (z. B. durch Messer, Giftbeibringung)
- § 330a StGB: schwere Gefährdung durch Freisetzen von Giften (z. B. Chemikalien ins Trinkwasser)
- § 91 StPO: Untersuchung von Leichen, Leichenteilen und Spuren bei Vergiftungsverdacht.

4.2 Giftaufnahme, Giftbeibringung und Giftnachweis

Giftaufnahme: Gifte können auf verschiedenen Wegen aufgenommen werden: oral, injiziert (i. v., s. c., intraarteriell), intranasal, inhalativ, transdermal, rektal, durch Bisse und Stiche, lokale Schädigung der Haut durch Giftstoffe. Man unterscheidet 3 Kategorien der Giftaufnahme (Tab. 4.1).

Eine **gewerbliche Vergiftung** ist eine Schädigung durch Stoffe, die man **bei der Ausübung seines Berufes** verarbeitet oder denen man dabei ausgesetzt ist.

> **MERKE** Es besteht eine **Meldepflicht** bei gewerblichen Vergiftungen und bei Vergiftungen mit Haushaltsprodukten.

Toxizität: Die Toxizität eines Stoffes und damit die Wirksamkeit eines Giftes sind abhängig von Dosis, Löslichkeit, Art und Dauer der Zufuhr (akut/chronisch, Stoffkumulation, Wirkungskumulation), der Konzentration am Wirkort, dem Aufnahmeweg (enteral/parenteral/lokal) und der individuellen Vulnerabilität (Alter, Geschlecht, Rasse, Gewicht, Enzympolymorphismen und -defekte, Gewöhnung, Krankheit).

Auch an sich „ungiftige" Substanzen können als Gifte wirken, z. B. Zucker bei Diabetikern, zu viel Salz etc.

Zur Toxizität einer Noxe s. auch Umweltmedizin und Toxikologie [S. C825]. Für einige Stoffe gilt allerdings, dass unterhalb einer bestimmten **Schwellenkonzentration** auch nach beliebig langer Einwirkzeit keine Wirkung auszulösen ist.

Wichtige Nachweisverfahren: sind Chromatografie (insbesondere Gas-Chromatografie), Immunochemie (auch als Schnelltests z. B. für Cannabis) und Photometrie.

Nachgewiesen werden können die **konsumierte (Mutter-)Substanz** und/oder deren **Abbauprodukte** in Urin, Blut oder anderen Geweben. Je nach Substanz ist ein Nachweis nur wenige Stunden (Alkohol, Narkosemittel) bis Jahre (Arsen) zu erbringen.

Die **Wahl des Untersuchungsmaterials** richtet sich nach der Fragestellung. Wichtig ist die Absprache mit dem untersuchenden Toxikologen:
- bei Lebenden: Blut, Urin, Mageninhalt, Haare
- bei Obduktionen: sämtliche Körperflüssigkeiten, Gewebeproben, Haare, Spuren (nach Exhumierung zusätzlich Erdproben)
- bei Metallvergiftungen: Haare, Haut, Nägel, Stuhl.

> **MERKE** Der Geruchssinn darf bei einer Obduktion nicht beeinträchtigt sein, denn der **Geruch** gibt ebenfalls Hinweise auf eine eventuelle Vergiftung. Wichtige Beispiele:
> - knoblauchartig: Parathion (E 605)
> - bittermandelartig: Blausäure, Zyanide (z. B. Zyankali), Nitrobenzol
> - aromatisch: Alkohol, Lösungsmittel

4.3 Akute Vergiftungen

> **DEFINITION** Vergiftung, die in **unmittelbarem zeitlichem Zusammenhang** nach Verabreichung einer toxischen Dosis steht.

Zu Wirkweise der einzelnen Substanzen, Vergiftungssymptome und Therapie s. Umweltmedizin und Toxikologie. Die notfallmedizinischen Maßnahmen bei Intoxikationen finden sich im Kap. Notfallmedizin [S. B66].

Kohlenmonoxid (CO): Siehe auch Umweltmedizin und Toxikologie [S. C835].

> **MERKE** Wird ein Raum mit einer **offenen Flamme** beheizt (Badezimmer, Wohnwagen), ist immer eine CO-Vergiftung in Erwägung zu ziehen!

Obduktionsbefunde: Das an Hämoglobin gebundene CO (CO-Hb) bewirkt **hellrote** Totenflecke und Fingernagelbetten, das Leichenblut ist flüssig und ebenfalls hellrot. Die charakteristische Farbe der Muskulatur bezeichnet man als **lachsrot**.

Nachweis: spektrometrisch oder mit Gaschromatografie.

Tab. 4.1 Arten der Giftaufnahme/Giftbeibringung mit Beispielen

Art der Beibringung	Beispiele
absichtliche **Selbst**beibringung	• Missbrauch, Konsum, Sucht • Selbstbeschädigung • Suizid
absichtliche **Fremd**beibringung	• vorsätzliche Schädigung • Giftmord, Hinrichtung • Münchhausen-Stellvertreter-Syndrom
Unfall	• kindliche Neugier • Verwechslung, falsche Verschreibung • Unfall im Haushalt • Unfall an der Arbeitsstelle

Kohlendioxid (CO_2): Siehe auch Umweltmedizin und Toxikologie [S. C835].

> **MERKE** Bei der Leichenschau an Eigensicherung denken und für Sauerstoffzufuhr sorgen!

Obduktionsbefunde: allgemeine Erstickungsbefunde.

Nachweis (unüblich): per Gaschromatografie.

Ausgewählte Pflanzenschutzmittel und Herbizide: Siehe auch Umweltmedizin und Toxikologie Tab. 2.16.

Parathion (E 605): Gehört zu den Organophosphaten, Vorkommen in Pflanzenschutzmitteln. **Stechender knoblauchartiger Geruch.** Zu den **Obduktionsbefunden** zählen:
- bläulicher Schaumpilz am Mund und blaue Farbe im Mageninhalt
- knoblauchartiger Geruch beim Eröffnen des Leichnams
- Lungenödem.

In der EU ist seit 2002 nur noch die Herstellung und Lagerung von Parathion zur Ausfuhr in Nicht-EU-Länder erlaubt, in der EU selbst hat es keine Zulassung mehr.

Paraquat und Diquat: Gehören zu den Bipyridinium-Verbindungen, Vorkommen in Herbiziden (Unkrautvernichtungsmittel). Zu den **Obduktionsbefunden** zählen:
- Verätzungen in Mund, Rachen, Speiseröhre
- pulmonale Stauung.

Oxydemeton-methyl (Metasystox): Vorkommen in Insektiziden, gelborange Warnfarbe. **Obduktionsbefund:** gelborange Farbe am Mund und im Mageninhalt.

Zyanide: Siehe auch Umweltmedizin und Toxikologie [S. C851]. Bei Wohnungsbrandleichen muss bei niedrigen CO-Hb-Konzentrationen auch an eine Zyanidvergiftung gedacht werden.

Obduktionsbefunde:
- hell- bis kirschrote Totenflecke
- Bittermandelgeruch
- Kolliquationsnekrosen in Mund und Ösophagus, alkalisch reagierender Mageninhalt.

Alkaloide: Siehe Umweltmedizin und Toxikologie [S. C858]. Die Obduktionsbefunde sind uncharakteristisch, bei Atropin und Scopolamin können evtl. Anzeichen eines inneren Erstickens gefunden werden.

Ethanol: Vorkommen in alkoholischen Getränken und Desinfektionsmitteln (s. Umweltmedizin und Toxikologie [S. C842]). **Obduktionsbefunde:** Alkoholgeruch (ein fehlender Foetor ex ore schließt eine Alkoholintoxikation allerdings nicht aus!), Hirnödem und Hyperämie der Organe.

Schadstoffe im Haushalt (Lösungsmittel): Die meisten Vergiftungen mit Lösungsmittel sind Unfälle. Meist Aufnahme des (oft bunten und daher attraktiven) Schadstoffs durch Kinder. Beispiele für Lösungsmittel siehe Tab. 4.2.

> **MERKE** Bei unklaren Krankheitszuständen bei Kindern immer auch an eine Lösungsmittelvergiftung denken!

Nachweis: Der Nachweis leicht flüchtiger Substanzen gelingt durch sofortiges Tiefgefrieren oder luftdichte Aufbewahrung von Körperflüssigkeiten oder Gewebe. Rückschlüsse sind z. T. auch über Metaboliten möglich. Allerdings ist auch bei frühzeitiger Obduktion nicht immer ein Nachweis möglich.

Barbiturate und Diphenhydramin: Barbiturate, früher als Schlafmittel verwendet, z. Zt. nur noch als Narkosemittel (Thiopental) und Antiepileptikum (Phenobarbital). Diphenhydramin in rezeptfreien Schlafmitteln (s. Pharmakologie [S. C408]).

Obduktionsbefunde:
- Barbiturate: Blasenbildung (**Holzer-Blasen**) an Aufliegestellen. Tablettenreste im Magen.
- Diphenhydramin: uncharakteristisch, evtl. Tablettenreste im Magen.

Insulin: Als Medikation bei Diabetikern, Intoxikation in suizidaler Absicht oder als Mordgift im medizinischen Bereich.

Tab. 4.2 Vergiftungen mit Lösungsmitteln (s. auch Umweltmedizin und Toxikologie Tab. 2.10)

Schadstoffgruppe	Beispiele	Vorkommen	Hinweis
Tenside	Fettsäuren-Natriumsalze	in allen Waschmitteln	Die Systemtoxizität ist gering; nach oraler Aufnahme Übelkeit und Erbrechen, bei Inhalation aber durch Schaumbildung schwere Atemstörungen mit Erstickungsgefahr.
wasserlösliche organische Lösungsmittel	Aceton, Ethanol, Isopropanol	in Reinigungs- und Pflegemitteln	Missbräuchliche Einnahme durch Alkoholiker denkbar!
wasserunlösliche organische Lösungsmittel	Benzin, Toluol	in Spezialreinigern und Klebstoffen	Intoxikation durch „Kleber-Schnüffeln" denkbar!
alkalische Lösungsmittel	Natriumkarbonat, Natronlauge	in Allzweckreiniger, Geschirrspülmittel	–
saure Lösungsmittel	Zitronen-, Ameisen-, Salzsäure	in WC-Reinigern und Entkalkungsmitteln	–
Treibgase	Propan, Butan, Isobutan	in Grill- und Backofensprays	–
Paraffine, Petroleum	längerkettige Alkane	in Lampenölen	–

Obduktionsbefunde: uncharakteristisch, nur durch spezielle Suche zu erkennen; Einstichstellen.

Die bei der Obduktion bestimmte **Blutzuckerkonzentration** ist aufgrund postmortaler enzymatischer und autolytischer Vorgänge nur sehr vorsichtig zu interpretieren!

K.o.-Tropfen: (s. Umweltmedizin und Toxikologie [S. C857]) werden z. B. zur Durchführung von Sexual- oder Vermögensdelikten genutzt.

> **MERKE** Bei Verdacht auf Einsatz von K.o.-Tropfen immer Blut- und Urinprobe sichern, ggf. auch Getränkereste.

4.4 Chronische Vergiftungen und Latenzgifte

> **DEFINITION**
> - **chronische Vergiftung:** Verabreichung von multiplen, nicht letalen Dosen eines Giftes
> - **Latenzgift:** Viele Gifte führen erst nach einer Latenzzeit zum Tode. Dabei kann die Latenzzeit wenige Stunden, aber auch Tage bis Monate betragen.

Knollenblätterpilz: siehe Umweltmedizin und Toxikologie [S. C859].

Obduktionsbefunde: gelbe Leberdystrophie.

Nachweis: über Pilzsporen im Mageninhalt (ca. 1–2 Tage lang) oder durch direkten Giftnachweis.

Methanol: Giftig sind die im Blut entstehenden **Methanolderivate** Formaldehyd und Ameisensäure (s. auch Umweltmedzin [S. C842]).

Obduktionsbefunde: uncharakteristisch.

Nachweis: mittels Gaschromatografie aus Blut oder Urin.

Thallium: Siehe Umweltmedizin und Toxikologie [S. C856].

Obduktionsbefunde: uncharakteristisch, evtl. Mees-Nagelbänder, Haarausfall.

Nachweis: nach Veraschung mittels Atomabsorptions-Spektrometrie aus Blut, Haaren, Knochen.

Arsen: Bei Arsen handelt es sich um das **klassische Mordgift** (s. Umweltmedizin und Toxikologie [S. C857]).

Obduktionsbefunde: Bei akuter Vergiftung uncharakteristisch; bei chronischer Vergiftung Melanose, Hyperkeratose, Mees-Nagelbänder.

Nachweis: nach Veraschung mittels Atomabsorptions-Spektrometrie aus Blut, Haaren, Knochen.

Blei: Siehe Umweltmedizin und Toxikologie [S. C851].

Obduktionsbefunde:
- bei akuter Vergiftung: evtl. Entzündung der Magen- und Darmschleimhaut
- bei chronischer Vergiftung: Bleisaum am Zahnfleischrand, evtl. Schrumpfniere und Ikterus.

Nachweis: nach Veraschung mittels Atomabsorptions-Spektrometrie aus Erythrozyten, Haaren, Knochen, Nägeln.

Quecksilber: Bei **chronischer Vergiftung** („**Mercurialismus**"): ulzeröse Stomatitis, Quecksilbersaum am Zahnfleischrand, Nervenschädigungen, Haarausfall, Nephritis, Porphyrinurie, Kachexie (s. auch Umweltmedizin und Toxikologie [S. C854]).

Obduktionsbefunde:
- bei akuter Vergiftung (orale Aufnahme): lokale Verätzungen
- bei chronischer Vergiftung: Haar- und Zahnausfall, Quecksilbersaum am Zahnfleischrand, Kachexie.

Nachweis: nach Veraschung mittels Atomabsorptions-Spektrometrie aus Nieren, Gehirn, Blut.

4.5 Rauschgifte

Rechtsgrundlagen: Relevante Gesetze sind das Betäubungsmittelgesetz (**BtmG**) und die Betäubungsmittelverschreibungsverordnung (**BtmVV**).

Von besonderem rechtsmedizinischem Interesse sind der Nachweis von **Drogenmissbrauch**, die Beurteilung der **Schuldfähigkeit Drogenabhängiger** sowie die Aufdeckung von **Drogentodesfällen**.

> **DEFINITION** Ein **Drogentodesfall** ist jeder Todesfall mit kausalem Zusammenhang zum Rauschgiftmissbrauch, z. B. durch Überdosis von Drogen, durch Unfälle unter Drogeneinfluss oder durch Suizid aus Verzweiflung (bis 10 % der Fälle).

Drogenabhängige Jugendliche rekrutieren sich heutzutage aus sozialen Randgruppen oder aus Schichten mit sog. Wohlstandsverwahrlosung. Treibende Kraft ist die Flucht vor frustrierenden Alltagssorgen. Mit der Drogenabhängigkeit assoziierte Probleme sind Beschaffungskriminalität (v. a. Raubdelikte), Prostitution und sowohl durch „Needle-Sharing" als auch sexuell übertragene Infektionskrankheiten wie Hepatitis B und C und HIV.

2012 gab es in der BRD knapp 944 Drogentote (Quelle: BKA).

Gängige Drogen: Zu Wirkstoffen, Wirkungen, Nachweiszeitraum und Befunden am Lebenden siehe Umweltmedizin und Toxikologie **Tab. 2.18**, zu typischen Befunden im Straßenverkehr [S. C284]. Zu weiteren Informationen s. Psychiatrie [S. B1038].

Für Cannabis und LSD wurden nach dem üblicherweise oralen bzw. inhalativen Konsum bisher keine tödlichen Vergiftungen beschrieben. Bei Amphetaminen können

hingegen letale Überdosierungen auftreten (v. a. im Rahmen des sog. Bodypackings, s. Merke). Charakteristische **Obduktionsbefunde** bei Tod durch Vergiftung mit Opiaten oder Kokain sind:
- Opiate: blutig tingierter Schaumpilz, Narbenstraßen, Miosis bei Heroinvergiftung
- Kokain: Mydriasis, evtl. Hirnblutung, Koronarthrombose.

MERKE Bei Bodypacking (intrakorporaler Drogentransport: Verschlucken von z. B. in einem Kondom verpackten Drogen, um diese zu schmuggeln) muss bei Ruptur des Transportmediums mit akuten, meist letalen Vergiftungen gerechnet werden.

Pilze: Pilze gehören zu den ältesten den Menschen bekannten **halluzinogenen Drogen**. Details zu Wirkstoffen und Wirkungen s. Umweltmedizin und Toxikologie [S. C859]. Die **Obduktionsbefunde** sind meist uncharakteristisch, bei muskarinhaltigen Pilzen evtl. gelbe Leberdystrophie.

5 Klinische Rechtsmedizin

5.1 Rechtliche Grundlagen der Untersuchung

Untersuchung von lebenden Opfern einer Straftat: Die Untersuchung Lebender, die Opfer einer Straftat wurden, gehört nicht nur zu den Aufgaben eines Rechtsmediziners. Jeder klinische Arzt kann in die Situation kommen, Erwachsene oder Kinder untersuchen zu müssen, bei denen sich der Verdacht auf eine Fremdeinwirkung ergibt. Dabei obliegt es dem Arzt, die Verletzungen objektiv zu dokumentieren. Anamnestische Aussagen sollten bei der Beurteilung **keine zu große Rolle** einnehmen, und eigene Rückschlüsse müssen kritisch überdacht werden, wenn sie ggf. an Ermittlungsbehörden weitergegeben werden.

MERKE Zur Dokumentation von Verletzungsbefunden gehören detaillierte Angaben zur Art, zur Lokalisation und zur Ausdehnung der Verletzung. Befunde möglichst fotografieren (mit Maßstabsangaben).

Untersuchung von Beschuldigten: Sind die Ermittlungsbehörden informiert und besteht ausreichender Tatverdacht, so kann bei dem Beschuldigten eine **Untersuchung gemäß § 81 StPO** angeordnet werden. Bei Verwertung der Krankenunterlagen ist die Entbindung von der ärztlichen Schweigepflicht [S. C290] einzuholen.

Eine **körperliche Untersuchung** und die **Blutentnahme** beim Beschuldigten (§ 81 StPO) darf zur Feststellung von Tatsachen angeordnet werden, die für das Verfahren von Bedeutung sind. Zu diesem Zweck sind Entnahmen von Blutproben und andere körperliche Eingriffe, die von einem Arzt nach den Regeln der ärztlichen Kunst zu Untersuchungszwecken vorgenommen werden, **ohne Einwilligung des Beschuldigten** zulässig, wenn **kein Nachteil für seine Gesundheit** zu befürchten ist. Sie können ggf. auch mit Gewalt durchgesetzt werden. Im Gegensatz dazu kann die Abgabe von Urin nicht erzwungen werden, da sie die aktive Mitarbeit des Beschuldigten erfordert.

Untersuchung anderer Personen: Andere Personen als Beschuldigte dürfen **ohne ihre Einwilligung** untersucht werden, wenn kein Nachteil für ihre Gesundheit zu befürchten ist (§ 81c StPO).

5.2 Sexualdelikte

DEFINITION Sexualdelikte sind Straftaten gegen die sexuelle Selbstbestimmung eines Menschen. Zu ihnen zählen der **sexuelle Missbrauch**, die **sexuelle Nötigung** und die **Vergewaltigung**.

Ärztliche Aufgaben sind dabei die Untersuchung von Opfern und Tätern und die Therapie von Verletzungen, aber auch die Verletzungsdokumentation und Maßnahmen zur Beweissicherung.

5.2.1 Rechtliche Grundlagen

Sexueller Missbrauch von Kindern (§ 176 StGB): entspricht sexuellen Handlungen an einer **Person unter 14 Jahren** (Kind).

Mit Freiheitsstrafe bis zu 5 Jahren oder mit Geldstrafe wird bestraft, wer
- sexuelle Handlungen an einem Kind vornimmt oder an sich von dem Kind vornehmen lässt
- sexuelle Handlungen vor einem Kind vornimmt
- ein Kind dazu bestimmt, dass es sexuelle Handlungen an einem Dritten vornimmt oder von einem Dritten an sich vornehmen lässt
- ein Kind dazu bestimmt, dass es sexuelle Handlungen an sich selbst vornimmt
- auf ein Kind durch Vorzeigen pornografischer Abbildungen oder Darstellungen, durch Abspielen von Tonträgern pornografischen Inhalts oder durch entsprechende Reden einwirkt.

Sexuelle Nötigung, Vergewaltigung (§ 177 StGB): „Wer eine andere Person mit **Gewalt**, durch **Drohung** mit ge-

genwärtiger Gefahr für Leib oder Leben oder unter **Ausnutzen einer Lage**, in der das Opfer der Einwirkung des Täters schutzlos ausgeliefert ist, nötigt, sexuelle Handlungen […] an sich zu dulden oder […] vorzunehmen, wird mit Freiheitsstrafe nicht unter einem Jahr bestraft. […]"

Härtere Bestrafung, wenn
- der Täter mit dem Opfer den Beischlaf vollzieht oder ähnliche sexuelle Handlungen an dem Opfer vornimmt, die dieses **besonders erniedrigen**, insbesondere, wenn sie mit einem Eindringen in den Körper verbunden sind (**Vergewaltigung**)
- die Tat von **mehreren gemeinschaftlich** begangen wird
- der Täter das Opfer bei der Tat körperlich schwer misshandelt oder es durch die Tat in die Gefahr des Todes oder einer **schweren Gesundheitsschädigung** bringt. […]

Sexueller Missbrauch von Schutzbefohlenen (§ 174 StGB): Wer sexuelle Handlungen an
- einer **Person unter 18 Jahren**, die ihm zur Erziehung, zur Ausbildung oder im Rahmen eines **Dienst- oder Arbeitsverhältnisses** untergeordnet ist
- seinem **noch nicht 18 Jahre alten leiblichen oder angenommenen Kind**

vornimmt oder an sich von dem Schutzbefohlenen vornehmen lässt, wird mit Freiheitsstrafe bis zu 5 Jahren oder mit Geldstrafe bestraft.

Wer sexuelle Handlungen an einer **Person**, die ihm wegen […] Krankheit […] **zur Beratung, Behandlung oder Betreuung** anvertraut ist […] vornimmt oder an sich von ihr vornehmen lässt, wird mit Freiheitsstrafe bis zu 5 Jahren oder mit Geldstrafe bestraft. Dies gilt auch für psychotherapeutische Behandlung!

Sexueller Missbrauch widerstandsunfähiger Personen (§ 179 StGB): Wer eine andere Person, die wegen einer krankhaften seelischen Störung, wegen einer tief greifenden Bewusstseinsstörung, wegen Schwachsinns oder einer schweren anderen seelischen Störung oder körperlich zum Widerstand unfähig ist, dadurch missbraucht, dass er **unter Ausnutzung der Widerstandsunfähigkeit** sexuelle Handlungen an ihr vornimmt oder an sich von ihr vornehmen lässt, wird mit Freiheitsstrafe bis zu 5 Jahren oder mit Geldstrafe bestraft.

Beischlaf zwischen Verwandten, „Inzest" (§ 173 StGB): Wer mit einem **leiblichen Abkömmling** den Beischlaf vollzieht, wird mit Freiheitsstrafe bis zu 3 Jahren oder mit Geldstrafe bestraft.

Wer mit einem **leiblichen Verwandten aufsteigender Linie** den Beischlaf vollzieht, wird mit Freiheitsstrafe bis zu 2 Jahren oder mit Geldstrafe bestraft; dies gilt auch dann, wenn das Verwandtschaftsverhältnis erloschen ist. Ebenso werden **leibliche Geschwister** bestraft, die miteinander den Beischlaf vollziehen.

Abkömmlinge und Geschwister werden nicht nach dieser Vorschrift bestraft, wenn sie zur Zeit der Tat noch nicht 18 Jahre alt waren.

Sexualstörungen im Zivilrecht: Im Zivilrecht werden Sexualstörungen relevant, wenn eine **Ehe aufgehoben** werden soll. Bis 1998 galt das Ehegesetz. Seit der Liberalisierung des Scheidungsrechts wird die Aufhebung einer Ehe im BGB, §§ 1565–1568 geregelt.

Neben psychischen und sexuellen Deviationen können folgende **sexualmedizinische Störungen** Gegenstand ärztlicher Begutachtung werden, wenn sie für den Ehepartner eine unzumutbare Härte darstellen:
- Impotentia coeundi und generandi des Mannes
- Unfruchtbarkeit der Frau
- Vaginismus
- Frigidität
- Ejakulationsstörungen.

5.2.2 Körperliche Untersuchung nach Sexualdelikten

Bei Verdacht auf Gewalteinwirkung gegen die sexuelle Selbstbestimmung ist neben der **körperlichen Untersuchung** bei Mädchen und Frauen auch eine **gynäkologische Untersuchung** angezeigt, bei Jungen und Männern kann eine **urologische Untersuchung** sinnvoll sein. Einfühlsames Verhalten ist wichtig.

Wird das **Schamgefühl** einer Frau verletzt, kann die körperliche Untersuchung einer Frau übertragen werden. Eine andere Frau oder ein Angehöriger kann zugelassen werden (§ 173 StGB).

Die körperliche Untersuchung muss beinhalten:
- **Dokumentation** der Verletzungsbefunde mit ausführlicher Beschreibung der Verletzungen (Lokalisation, Art und Ausdehnung), Fotos, evtl. Skizzen
- **fachgerechte Spurensicherungsmaßnahmen** in Kooperation mit der Polizei: vaginale Abstriche, „Knutschflecke" → Abstriche für DNA. Auch die Kleidung muss besichtigt werden.

Typische Verletzungsformen bei Sexualdelikten: Nur in 50 % der gesicherten Vergewaltigungen können überhaupt Verletzungen festgestellt werden. Wenn Verletzungen vorhanden sind, liegen diese meist außerhalb der Genitalregion.
- **genitale Verletzungen:** Schleimhautrötungen, Kratzwunden an der Vulva, Überdehnungsrisse zwischen großen und kleinen Labien (Via falsa), Überdehnungsrisse im Dammbereich und evtl. am After, Defloration (selten)
- **extragenitale Verletzungen:** Begleit- und Abwehrverletzungen: Hämatome/Kratzwunden an Oberschenkelinnenseiten, Gesäß, Hüfte, Rücken; Griffspuren; Bissmarken; Saugmarken; Fingernägel; Würgemale; Schluckbeschwerden; Heiserkeit; petechiale Blutungen.

Da auch eine **Falschanzeige** in Betracht kommt, muss immer auf Hinweise für **Selbstbeschädigung** [S.C267] geachtet werden. Typische **Gründe** für eine Falschanzeige sind:
- Rache
- Erklärung für langes, dem Partner nicht erklärbares Wegbleiben
- Vertuschen eines Seitensprunges.

Spezielle Befunde bei sexuellem Missbrauch von Kindern: Auch hier sollte die Untersuchung nicht auf die Genitalregion beschränkt bleiben. Besonderes Augenmerk sollte auf Ohrmuschel, Kopf, Augenlider und Mundregion (z. B. Einrisse des Lippenbändchens) gerichtet werden.

Praktisch beweisend für sexuellen Missbrauch sind:
- frische Deflorationsverletzungen
- Spermanachweis in den Körperöffnungen
- Geschlechtskrankheiten (Syphilis, Herpes genitalis, Gonorrhö).

MERKE Hoch verdächtig auf sexuellen Missbrauch sind **Analfissuren** zwischen 5 und 7 Uhr in SSL (Steinschnittlage).

Verletzungen am Genitale durch Sturz o. Ä. sind auch im Kindesalter selten. Oberflächliche Verletzungen können im Kindesalter in wenigen Stunden verheilt sein. Daher sollten sie schnellstens begutachtet werden.

5.2.3 Asservierung von Spuren

Vergleiche auch Kap. Spurenkunde [S. C274].

Beim Opfer: Die ärztliche Sicherung von biologischen Spuren umfasst beim Opfer die Asservierung von:
- **Spermaspuren:** mikroskopischer Nachweis aus Abstrichen von Vagina, After, Mund und von der Haut
- **Speichelspuren** und **Schleimhautepithelien:** für einen evtl. Nachweis der DNA des Täters
- **Haaren:** gerade Fremdhaare, welche aus Schamhaar ausgekämmt werden können
- **Blut- und Urinproben:** zum Nachweis von Schwangerschaft, HIV, Alkohol-, Drogen-, Medikamentenkonsum sichern und einfrieren.

Spuren auf Haut und Schleimhaut werden mit sterilen, feuchten Watteträgern aufgenommen. Gerade Sekret- und Blutspuren sind schnell verloren, wenn sie nicht **so früh wie möglich** asserviert werden (Tab. 5.1). Feuchte Asservate müssen **luftgetrocknet** werden (sie faulen sonst).

Weitere spurenkundliche Maßnahmen werden i. d. R. durch die Polizei vorgenommen, z. B. Asservierung von Fingernägeln, Kleidungsstücken etc.

Beim Täter: Es werden Abstriche vom Penis (zum Nachweis von Vaginalepithelien), Blut- und Urinproben und ggf. die Kleidungsstücke gesichert.

Tab. 5.1 Grobes Raster zur zeitlichen Nachweisbarkeit von Spermien

Abstrichstelle	Spermien
oral	bis zu 12 h
anal	bis zu 24 h
vaginal	bis zu 48 h
Leiche	evtl. Monate

5.3 Kindesmisshandlung

DEFINITION Nicht zufällige, bewusste oder unbewusste Einwirkung auf das Kind, durch die das körperliche Wohlbefinden des Kindes erheblich beeinträchtigt wird. Dazu gehören auch körperliche oder seelische Misshandlung, sexueller Missbrauch und Vernachlässigung (§ 225 StGB: Misshandlung von Schutzbefohlenen).

Besonders gefährdet sind
- Kleinkinder zwischen 2 und 4 Jahren ebenso wie
- entwicklungsgestörte und behinderte Kinder.

MERKE Bei Verdacht auf Kindesmisshandlung darf der Arzt nach Abwägung der Rechtsgüter die **Schweigepflicht zugunsten des höherwertigen Rechtsgutes** (**Gesundheit des Kindes**) **durchbrechen** und Anzeige erstatten (§ 34 StGB: Rechtfertigender Notstand).

Ursachen und Motive: Zum aktiven **Täterkreis** zählen insbesondere jüngere Männer (Väter oder Lebensgefährten der Mutter), Mütter und auch Pfleger. Kindesmisshandlung findet sich in allen sozialen Schichten.

Motive sind v. a. mangelnde Frustrationstoleranz, Jähzorn, Abreagieren von eigenen Problemen am Arbeitsplatz oder in der Partnerschaft sowie Alkoholmissbrauch.

Formen der Kindesmisshandlung: Kindesmisshandlung erfolgt meist durch körperliche Gewalt (Tab. 5.2), oft aber auch durch seelische Grausamkeit (s. Pädiatrie [S. B616]):
- akute, unbeherrschte Gewaltanwendung
- wiederholte körperliche Misshandlung
- sexueller Missbrauch
- seelische Misshandlung (Demütigung, Ablehnung, Überforderung)
- körperliche Vernachlässigung, Nahrungsmangel, mangelnde Pflege.

Münchhausen-by-proxy-Syndrom (Münchhausen-Stellvertreter-Syndrom): Eltern lösen bei ihren Kindern **künstlich Krankheitssymptome** aus und suchen dann ärztliche Hilfe auf. Typisch ist eine häufige Vorstellung der Kinder meist in verschiedenen Kliniken, beschriebene Symptome sind nicht mehr vorhanden, eine Erkrankung kann nicht diagnostiziert werden. Sehr gefährlich für das Kind, da nicht selten zu giftigen Substanzen gegriffen wird, um Krankheitssymptome auszulösen.

Differenzialdiagnose Unfall: Bei Verdacht auf Kindesmisshandlung muss differenzialdiagnostisch die Entstehung von Verletzungen durch Unfall und aufgrund seltener natürlicher Erkrankungen wie Osteogenesis imperfecta oder Rachitis ausgeschlossen werden.

Tab. 5.2 Typische Misshandlungsformen und mögliche Verletzungsbefunde

Misshandlungsform	mögliche Verletzungsmuster	typische radiologische Befunde
Schütteltrauma	keine Weichteilverletzung am Schädel, aber evtl. Griffspuren an Armen, Beinen oder Thorax; retinale Blutungen	evtl. subdurales Hämatom (typischerweise interhemisphärisch), Weichteilödem, subperiostale Blutung oder Periostverkalkungen der langen Röhrenknochen
gewaltsames Füttern	Mundschleimhautverletzungen, Hämatome an Unterkiefer und Kinn	–
kräftiges Ziehen an den Extremitäten	Hämatome an den Knöcheln	Epiphysenablösung, metaphysäre Eckfrakturen
Fallenlassen	flächenhafte Hämatome, Frakturen	–
gegen die Wand werfen	Schädelfrakturen, flächenhafte Hämatome	–
Tritte	stumpfes Bauchtrauma, Rippenfrakturen, Schuhsohlenprofilabdrücke	Rippenfrakturen
Schläge mit der flachen Hand	geformte Hämatome im Gesicht, Trommelfellverletzungen, retroaurikuläre Hämatome	–
Überstrecken bzw. Überdehnen der Gelenke	evtl. Griffspuren	Metaphysenkantenabbruch (Corner-Sign)
Stockschläge	Doppelstriemen	–
kräftiges Zupacken	Griffspuren an Armen oder Thorax, Rippenfrakturen	Weichteilödem, subperiostale Blutung oder Periostverkalkungen der langen Röhrenknochen, Rippenfrakturen

MERKE Sturzbedingte Verletzungen (= Unfall) liegen häufig an Unterschenkeln, Knien, Ellenbogen, Nase, Stirn und Hinterkopf. Bei akzidentellen Stürzen vom Wickeltisch (ca. 85 cm Höhe) entstehen in den allermeisten Fällen keine Schädelfrakturen. Kommt es trotzdem zu einer Fraktur, ist diese meist einfach und linear.
Verletzungen an den Ohren, im Scheitelbereich, an den Augen und am Mund sowie am Rücken und den Unterarmen deuten auf eine **Misshandlung** hin.

Allgemein hoch verdächtig auf Kindesmisshandlung sind Diskrepanzen zwischen Verletzungsbefund und anamnestischen Angaben der Eltern, „buntes" Verletzungsbild (unterschiedliche Verletzungsalter und -formen), Schädel- und Knochenbrüche an atypischer Lokalisation, Blutungen am Augenhintergrund (Netzhautblutungen). Siehe auch Pädiatrie [S. B616].

6 Verkehrsmedizin

6.1 Fahreignung und Fahrtüchtigkeit

DEFINITION Fahreignung (Syn. Fahrtauglichkeit): Gemäß § 2 Abs. 4 StVG (Straßenverkehrsgesetz) ist derjenige zum Führen eines Fahrzeuges geeignet, der die notwendigen geistigen und körperlichen Anforderungen erfüllt und nicht erheblich oder wiederholt gegen verkehrsrechtliche Vorschriften oder Strafgesetze verstoßen hat.
Fahrtüchtigkeit: aktuelle Fähigkeit, sein Fahrzeug mit der erforderlichen Sicherheit und Aufmerksamkeit situationsangepasst im Straßenverkehr zu führen.

Die **Fahrtauglichkeit** kann durch eine Reihe körperlicher und geistiger oder charakterlicher Mängel (z. B. Erkrankungen, chronische Einnahme von Medikamenten oder Drogen) eingeschränkt oder aufgehoben sein. Beispiele für **Fahruntauglichkeit**:

- 3 Monate nach Schädel-Hirn-Trauma oder Hirn-OP
- Anfallsleiden (z. B. Epilepsie) (außer ≥ 1-jährige Anfallsfreiheit)
- endogene und organische Psychosen, schwere Persönlichkeitsstörungen
- Sehstörungen (spezielle Detailvorschriften)
- arterielle Hypertonie: ständiger diastolischer Wert > 140 mmHg
- instabile Herzinsuffizienz; 6 Monate nach Herzrhythmusstörungen
- Diabetes mellitus mit Neigung zu schweren Stoffwechselentgleisungen
- Suchtmittelabhängigkeit

Alkohol, Drogen, Medikamente und Erkrankungen können die **aktuelle Fahrtüchtigkeit** beeinflussen. Beispiele:
- Ein Mensch, der unter einer Grippe mit hohem Fieber und Kopfschmerzen leidet → **fahrtauglich, aber aktuell nicht fahrtüchtig.**

- Ein Mensch, der selten Alkohol trinkt, ausnahmsweise Alkohol in einer Menge trinkt, die zu einer Blutalkoholkonzentration von 1,1‰ führt, → **fahrtauglich, aktuell aber nicht fahrtüchtig**.
- Ein nachgewiesen aktuell alkoholabhängiger Mensch → **solange Alkoholabusus besteht, nicht fahrtauglich**.

Ärztliche Aufklärung: Fahreignung und Fahrtüchtigkeit können auch durch eine Einnahme von Medikamenten, durch eine Behandlungsmaßnahme (z. B. Kurznarkose bei ambulantem Eingriff) oder durch eine akute oder chronische Erkrankung eingeschränkt sein. Ein Arzt hat die **Pflicht, seine Patienten über die Risiken aufzuklären**. Ist der Patient trotzdem uneinsichtig und fährt weiter, darf der Arzt die Schweigepflicht gemäß **§ 34 StGB (rechtfertigender Notstand)** brechen. Eine **Meldepflicht** besteht aber nicht.

6.2 Alkohol und Drogen im Straßenverkehr

6.2.1 Rechtliche Grundlagen

§ 315c StGB: Gefährdung des Straßenverkehrs, d. h., wer unter Einfluss berauschender Mittel oder aufgrund eines körperlichen oder geistigen Mangels ein Fahrzeug führt und dadurch **Leib oder Leben eines anderen gefährdet**, wird mit Geldstrafe oder Freiheitsstrafe bis zu 5 Jahren bestraft.

Wer nach § 315c verurteilt wird, muss mit **Geldstrafen** (bei Wiederholungstätern mit Freiheitsstrafen) und **Führerscheinentzug** (≥ 6 Monate bis 1 Jahr) rechnen, eine medizinisch-psychologische Untersuchung (**MPU**, „Idioten-Test") kann angeordnet werden.

§ 323a StGB: Vollrausch: Wer sich fahrlässig oder vorsätzlich durch berauschende Mittel in einen Rausch versetzt, wird mit Freiheitsstrafe bis zu 5 Jahren bestraft, wenn er in diesem Zustand **eine rechtswidrige Tat begeht und ihretwegen nicht bestraft werden kann, weil er infolge des Rausches schuldunfähig war**.

§ 24a StVG: Bei Überschreitung der **0,5‰-Grenze** [...] im Blut **ohne verkehrsauffälliges Verhalten handelt es sich um eine Ordnungswidrigkeit**, die mit einer Geldbuße belegt werden kann (**Tab. 6.1**).

Zivilrecht: Zivilrechtlich können Haftpflichtversicherungen nach durch Alkohol verursachten Verkehrsunfällen die Schadenleistungen vom alkoholisierten Verkehrsteilnehmer zurückfordern. Private Unfallversicherungen können ihm den **Versicherungsschutz verweigern**. Auch bei Arbeits- und Wegeunfällen, die durch die gesetzliche Unfallversicherung/Berufsgenossenschaft abgedeckt wären, kann der Versicherungsschutz bei alkoholbedingten Unfällen versagt werden.

Ein Arzt darf **auch im Notfall** sein Fahrzeug **nicht fahruntüchtig** führen! Es drohen auch berufsrechtliche Sanktionen!

6.2.2 Alkoholstoffwechsel

Der Alkoholstoffwechsel gliedert sich in 3 Phasen (**Abb. 6.1**):
- Resorption
- Verteilung/Metabolisierung
- Elimination (Abbau)

MERKE Der Alkoholabbau beginnt schon mit Trinkbeginn! Der Alkoholabbau beträgt mindestens 0,1 ‰, wahrscheinlich 0,15 ‰ und maximal 0,2 ‰ pro Stunde.

Tab. 6.1 Promillegrenzen im Straßenverkehr

Grenze	Delikt	Bemerkung
0,0–0,3 ‰	–	• **Fahranfänger** in der Probezeit (§ 2a StVG) oder vor Vollendung des 21. Lebensjahres: – Geldbuße – 2 Punkte im Verkehrszentralregister – Anordnung eines kostenpflichtigen „Aufbauseminars" – Verlängerung der Probezeit um 2 Jahre • Fahrzeugführer eines gewerblichen Fahrzeugs (**Gefahrgut**) sowie Fahrer und Betriebspersonal eines Fahrzeugs, für das ein **Personenbeförderungsschein** (PBS) notwendig ist (z. B. Taxi oder Reisebus): ggf. Verlust des PBS, MPU*
0,3–0,5 ‰	Gefahrengrenzwert	• **ohne** verkehrsauffälliges Verhalten: nicht strafbar bzw. bei **Fahranfängern** in der Probezeit (§ 2a StVG) oder vor Vollendung des 21. Lebensjahres s. o. • **mit** verkehrsauffälligem Verhalten: 7 Punkte, Geld- oder Freiheitsstrafe, Führerscheinentzug
ab 0,5 ‰	Ordnungswidrigkeit (§ 24a StVG), **relative** Fahruntüchtigkeit	• **ohne** verkehrsauffälliges Verhalten: 4 Punkte, Geldbuße, Fahrverbot • **mit** verkehrsauffälligem Verhalten: 7 Punkte, Geld- oder Freiheitsstrafe, Führerscheinentzug; bei Verkehrsunfall zusätzlich Schadenersatz, Schmerzensgeld und evtl. Rente an Unfallopfer
ab 1,1 ‰	**absolute** Fahruntüchtigkeit	auch ohne verkehrsauffälliges Verhalten **grundsätzlich strafbar**: 7 Punkte, Geld- oder Freiheitsstrafe, Führerscheinentzug; bei Verkehrsunfall zusätzlich Schadenersatz, Schmerzensgeld und evtl. Rente an Unfallopfer
ab 1,6 ‰	absolute Fahruntüchtigkeit auch für **Fahrradfahrer**	vgl. Vorgehen ab 1,1 ‰ plus MPU* vor Neuerteilung der Fahrerlaubnis

*MPU: Medizinisch-psychologische Untersuchung (beurteilt die Fahreignung eines Antragstellers; wird gefordert, wenn ein Kraftfahrer mehrfach mit Alkohol im Straßenverkehr aufgefallen ist, ab 1,6 ‰ sowie bei Fahrern mit PBS reicht bereits einmaliges Auffallen)

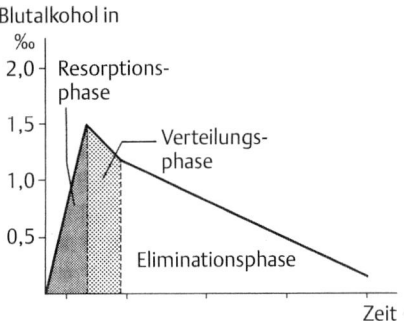

Abb. 6.1 **Idealisierte Blutalkoholkurve** nach einmaliger Aufnahme von Alkohol. Während in der Resorptionsphase mehr Alkohol resorbiert als eliminiert wird, kommt es in der Verteilungsphase zu einem allmählichen Ausgleich zwischen Resorption und Abbau. (aus: Zimmer, Prüfungsvorbereitung Rechtsmedizin, Thieme, 2009)

Die **Abbaugeschwindigkeit** wird durch das Enzym Alkoholdehydrogenase limitiert. Auch eine forcierte Atmung und starkes Schwitzen bei schwerer körperlicher Arbeit können die Elimination **nicht wesentlich beschleunigen**. Ein schweres Trauma oder ein Schockzustand können die Resorption der aufgenommenen Alkoholmenge dagegen verzögern. Näheres s. Umweltmedizin [S. C842].

Sturztrunk: große Alkoholaufnahme in kurzer Zeit. Die Blutalkoholkonzentration (BAK) kann (durch die erhebliche Anflutung aus dem Magen-Darm-Trakt) kurzfristig wesentlich höher sein, als von der konsumierten Alkoholgesamtmenge her zu erwarten wäre; z. T. deutliche Alkoholwirkung bzw. -ausfälle!

Restalkohol: nach Nachtruhe zurückgebliebene Alkoholmenge im Körper nach vorangegangener Alkoholaufnahme.

6.2.3 Alkoholwirkung

Die wichtigsten Wirkungen des Alkohols spielen sich im **ZNS** ab. Dort werden hemmende Neurone supprimiert, was die alkoholbedingte Enthemmung mit Erregungszuständen im Rausch erklärt. Die Alkoholwirkung ist stark von der **individuellen Gewöhnung und Alkoholtoleranz** abhängig (Details s. Psychiatrie [S. B1040]). Zudem ist bei gleicher BAK die Alkoholwirkung in der Resorptionsphase deutlicher ausgeprägt als in der Eliminationsphase!

Auswirkungen auf das Fahrverhalten: Vor allem bei niedrigeren und mittleren BAK finden sich
- erhöhte Risikobereitschaft, z. B. beim Überholen, aggressiver Fahrstil
- verlängerte Reaktionszeit, z. B. verlängerter Bremsweg
- Konzentrations- und Aufmerksamkeitsstörung → spätes Erkennen gefährlicher Situationen
- gestörte Hell-dunkel-Adaptation → spätes Erkennen von Fußgängern.

Alkoholbedingte Amnesie: Schon bei niedrigen Alkoholkonzentrationen können kleinere Erinnerungslücken auftreten. Bei einer vollständigen Amnesie über einen längeren Zeitraum sollten jedoch zusätzliche Faktoren (z. B. Einnahme anderer berauschender Mittel [Drogen], Schädel-Hirn-Trauma) in Betracht gezogen werden.

Weitere alkoholbedingte Erscheinungen Alkoholintoxikation, pathologischer Rausch, Alkoholentzugssyndrom, Alkoholhalluzinose (s. Psychiatrie [S. B1040]).

6.2.4 Blutentnahme und Alkoholnachweis

Blutentnahme

Die Blutentnahme ist nach §81a StGB von einem **Arzt** durchzuführen, im Zweifel auch gegen den Willen des Probanden. Dient es der Wahrheitsfindung bzw. der Beweissicherung, so kann eine Blutentnahme von einem Richter **auch bei anderen Personen** angeordnet werden, wenn dieser Person dadurch kein Nachteil für die Gesundheit entsteht.

Ein Arzt ist zu einer solchen Blutentnahme nur dann verpflichtet, wenn dies in seinem Arbeitsvertrag vorgesehen ist.

Technik: Wichtig ist, dass die Blutentnahmestelle **nicht mit Alkohol desinfiziert** wird (Verfälschung des Untersuchungsergebnisses)! Entnahme in der Ellenbeuge mittels des von der Polizei gestellten Systems. Auf der Beschriftung des Röhrchens und dem Protokoll müssen stehen:
- Personalien der Person, von der das Blut stammt (**Identitätssicherung!**)
- exakte Entnahmezeit.

Objektiviert werden kann der Grad der Alkoholisierung durch den entnehmenden Arzt mittels eines **Protokolls**. Es sollte auch auf sonstige körperliche Auffälligkeiten geachtet werden (Miosis durch Opiate, Narbenstraßen). Der Trunkenheitsgrad kann geprüft werden durch
- orientierende **neurologische Prüfungen** (Finger-Nase-Probe, Gangsicherheit)
- **Romberg-Stehprobe** (Schwanken beim Stehen mit geschlossenen Augen)
- Prüfung des **Drehnystagmus** (nach 5-mal Drehen um die Körperachse Fixieren eines Fingers), von der Alkoholtoleranz relativ unabhängiger Parameter für BAK.

Die **Leichenblutentnahme** zur Bestimmung der Blutalkoholkonzentration sollte aus der **Femoralvene** erfolgen! Bei Entnahme aus dem Herzen wegen Nähe zum ggf. alkoholgefüllten Magen Verfälschung der BAK durch Diffusion des Alkohols aus dem Magen ins Herzblut möglich.

Bestimmung des Blutalkohols (BAK)

Für den Alkoholnachweis sind 3 Verfahren mit unterschiedlicher Spezifität zugelassen (s. Klinische Chemie [S. C594]):
- **Gaschromatografie** (Auftrennung verschiedener Alkohole): spezifisch für unterschiedliche Alkohole
- **ADH-Verfahren** (enzymatische Bestimmung): alkohol-, nicht ethanolspezifisch
- **Widmark-Verfahren** (Titration): nicht alkoholspezifisch, aber für Leichen-BAK-Bestimmung gut geeignet.

Rückrechnung: Die Rückrechnung auf die BAK zum Tatzeitpunkt aus dem Ergebnis einer Blutentnahme erfolgt „in dubio pro reo" (im Zweifel für den Angeklagten):
- bei Fragen der **Fahrtüchtigkeit** mit einer Abbaugeschwindigkeit von 0,1 ‰/h, um eine möglichst geringe BAK zum Tatzeitpunkt zu erhalten
- bei Fragen der **Schuldfähigkeit** mit 0,2 ‰/h, um eine möglichst hohe BAK zu erhalten.

Nachtrunk: Nach Verkehrsunfällen unter Alkoholeinfluss (besonders in Fällen von Unfallflucht) wird häufig als Schutzbehauptung vorgebracht, man habe erst **nach** dem Unfall Alkohol getrunken. Durch eine Begleitstoffanalyse oder „Doppelentnahme" kann versucht werden, diese Behauptung zu stützen oder zu widerlegen.

Begleitstoffanalyse: Nachweis von Begleitstoffen im Alkohol, z.B. bei Nachtrunkbehauptung. Jedes Getränk enthält nicht nur Ethanol, sondern zahlreiche andere Zusätze, sog. Begleitstoffe (z.B. Methanol, 1-Propanol), die u.a. auch für den typischen Geschmack verantwortlich sind.

Doppelentnahme: Eine „Doppelentnahme" (d.h. eine zweite Blutentnahme innerhalb von 30 min) ist notwendig, wenn der Beschuldigte einen Nachtrunk geltend macht. Hat tatsächlich ein Nachtrunk stattgefunden, kann in der zweiten Blutprobe eine höhere Blutalkoholkonzentration gemessen werden, wenn der „nachgetrunkene" Alkohol zum Zeitpunkt der ersten Blutentnahme noch nicht vollständig resorbiert (d.h. noch nicht im Blut, sondern noch im Magen) war.

Berechnung der BAK aus Trinkmengenangaben: Die Berechnung der BAK aus Trinkmengenangaben erfolgt nach der **Widmark-Formel**:

$$c = A/(p \times r)$$

c = Alkoholkonzentration im Blut (BAK) in Gramm pro Kilogramm (g/kg) bzw. in Promille (‰)
A = aufgenommene Alkoholmenge in Gramm (g) (Berechnung s. Merke)
p = Körpergewicht in Kilogramm (kg)
r = Verteilungsfaktor im Körper (♂ = 0,7 und ♀ = 0,6 wegen des unterschiedlichen prozentualen Fett- und Wasseranteils)

> **MERKE** Die aufgenommene Alkoholmenge (A) wird folgendermaßen berechnet:
> Trinkmenge in ml × (Alkoholgehalt des Getränks in Vol.-%/100) × spezif. Gewicht von Alkohol
> Die **Dichte von Alkohol ist ca. 0,8 g/ml**. Die Angabe zu den Volumenprozent (Vol.-%) des Getränks findet man auf dem Etikett der Flasche. 1 Liter Wein mit 5 Vol.-% enthält beispielsweise demzufolge 40 g Alkohol.

Ein Teil des konsumierten Alkohols wird anscheinend nicht resorbiert; dieses **Resorptionsdefizit** liegt zwischen 10 und 30 % (wahrscheinlichster Wert: **20 %**).

Marker für chronischen Alkoholmissbrauch

Als Marker für **chronischen Alkoholmissbrauch** können folgende Laborparameter gelten:

- **Methanol** als **Kurzzeitmarker** für stunden- bis tagelang andauernden Alkoholkonsum
- **CDT** (carbohydratdefizientes Transferrin): **spezifischster Marker**, Erhöhung nach 2–3 Wochen chronischen Konsums; Normalisierung nach ca. 2 Wochen Karenz
- **γ-GT** (Gamma-Glutamyl-Transferase): **„Leitenzym" für Alkoholmissbrauch**, Erhöhung nach 4–6 Wochen chronischen Konsums
- **MCV** (mittleres korpuskuläres Erythrozytenvolumen): steigt bei chron. Alkoholkonsum an, Normalisierung erst nach ca. 1–3 Monaten Karenz.

Bestimmung des Atemalkohols (AAK)

Atemalkoholtest: zugelassen nur für Alkoholmengen, die im Bereich einer Ordnungswidrigkeit liegen, also zwischen 0,25 mg Ethanol/l Ausatemluft (**BAK 0,5 ‰**) und 0,50 mg Ethanol/l Ausatemluft (BAK **1,09 ‰**), um Kraftfahrer des verbotenen hohen Alkoholkonsums zu überführen (Verstöße gegen §§ 24a StVG und 315c StGB). Die Bestimmung der Atemalkoholkonzentration (AAK) dient der Polizei als Entscheidungshilfe, ob eine Blutentnahme durchgeführt werden soll.

Technik: In der ausgeatmeten Luft wird mit 2 voneinander unabhängigen Messsystemen (Infrarot- und elektrochemisches Messverfahren) die Ethanolkonzentration festgestellt. Der Test hat aber nur Beweiskraft, wenn zwischen Ende des Trinkens und Atemalkoholbestimmung mindestens 20 min verstrichen sind, um Messungenauigkeiten durch Restalkohol im Mund auszuschließen.

Nachteile des Atemalkoholtests:
- große biologische Streuung des Verhältnisses zwischen Atem- und Blutalkoholkonzentration
- ungenügende Spezifität, da auch strukturähnliche Moleküle miterfasst werden können
- keine zusätzlichen Untersuchungen möglich (z.B. Untersuchung auf Drogen).

6.2.5 Fahren und Drogen

Gemäß § 24a 2 StVG handelt **ordnungswidrig**, wer unter der Wirkung eines berauschenden Mittels im Straßenverkehr ein Kraftfahrzeug führt. Eine solche Wirkung liegt vor, wenn eine der folgenden Substanzen im Blut nachgewiesen wurde (vgl. Kapitel 4.5, Rauschgifte):
- Cannabis: Tetrahydrocannabinol (THC)
- Morphin, Heroin
- Kokain: Benzoylecgonin
- Amphetamin
- Designer-Amphetamin: Methylendioxyethylamphetamin (MDE), Methylendioxymetamphetamin (MDMA).

> **MERKE** Ein Medikamenten- oder Drogennachweis nur im Urin reicht nicht aus, um eine aktuelle Beeinflussung durch diese Substanz zu beweisen. **Beweisend ist erst das Ergebnis der Blutprobe!** Es existieren keine Blutspiegelgrenzwerte für Drogen.

Eine Fahruntüchtigkeit aufgrund einer Beeinflussung durch eine dieser Substanzen kann nur dann angenommen werden, wenn entsprechende Ausfallerscheinungen hinzukommen. Eine Beurteilung muss daher neben dem Ergebnis der **chemisch-toxikologischen Untersuchungen** die **Beobachtungen** der Polizeibeamten, des Blut entnehmenden Arztes und weiterer möglicher Zeugen mit einbeziehen. Für THC gilt, dass erst ab einer Serumkonzentration von 1 ng/ml überhaupt von der Möglichkeit einer akuten Beeinflussung ausgegangen werden darf.

Gelegentlich werden **Medikamente oder Drogen mit Alkohol kombiniert.**

Die pharmakologischen **Interaktionen** zwischen Medikamenten und Alkohol bzw. die **additive Sedierung** bei gleichzeitiger Einnahme von Alkohol und Schlafmitteln, Opiaten, Neuroleptika oder Analgetika führen nicht selten zu Unfällen. In der entsprechenden Altersgruppe ist bei etwa 30 % aller polizeiauffälligen Pkw-Fahrer Drogenkonsum zu erwarten (55 % Cannabis, 15 % Opiate, 7 % Kokain). Schätzungsweise **25 % aller Unfälle** basieren auf der Einnahme von Drogen oder Medikamenten (ADAC 2008).

7 Forensische Psychopathologie

7.1 Grundlagen

Die forensische Psychopathologie befasst sich mit der Beeinträchtigung der Steuerungs- und Einsichtsfähigkeit (**Schuldfähigkeit**, im Strafrecht) und der **Geschäfts-/Testierfähigkeit** (im Zivilrecht). (Rechts-)Medizinisch relevant werden hier höhergradige **Alkoholisierung** und/oder Beeinflussung durch andere Substanzen wie **Drogen oder Medikamente**. Eine komplexe Beurteilung in schwierigen Fällen erfolgt allerdings durch einen forensisch weitergebildeten Psychiater. Im Folgenden wird die rechtliche Situation der Bundesrepublik Deutschland behandelt.

Altersgrenzen: In Bezug auf (strafrechtliche) Schuldfähigkeit und (zivilrechtliche) Geschäftsfähigkeit gelten unterschiedliche Altersgrenzen (**Tab. 7.1**).

Einschränkungen der Testierfähigkeit: Bei Erbschaftsstreit wird vereinzelt die Testierfähigkeit des Erblassers angezweifelt. Dieser muss beim Verfassen des Testaments **frei von Einflüssen Dritter** und imstande gewesen sein, die **Bedeutung** seiner Erklärung zu erfassen. **Testierunfähigkeit** liegt z. B. bei stärkerer Demenz, floriden Psychosen oder Beeinträchtigung durch Alkohol, Drogen, Medikamente vor.

Einschränkungen der Geschäftsfähigkeit: Geschäftsunfähig ist nach § 104 BGB, wer das 7. Lebensjahr noch nicht vollendet hat oder sich in einem Zustand dauerhafter krankhafter Störung der Geistestätigkeit befindet, der eine freie Willensbestimmung ausschließt.

> **MERKE** Geschäfts- und Testierunfähigkeit müssen immer positiv bewiesen werden, alleiniger Zweifel an ihnen ist nicht rechtsrelevant.

Betreuungsrecht: Bei einem Volljährigen, der wegen einer **psychischen Krankheit** oder einer körperlichen, geistigen oder seelischen **Behinderung** seine Angelegenheiten ganz oder teilweise nicht besorgen kann, kann auf Anregung des Betroffenen selbst, eines Angehörigen, seines Arztes oder von Amts wegen eine Betreuung eingerichtet werden, sofern ein konkreter Anlass vorliegt (z. B. Krankenhausaufenthalt des versorgenden Partners) und keine andere Person zur Pflege zur Verfügung steht. Es wird dann vom Betreuungsgericht für einen bestimmten Zeitraum (maximal 5 Jahre) ein **Betreuer** bestellt. Der **Umfang der Betreuung** kann auf bestimmte Lebensbereiche (z. B. Vermögens- oder Gesundheitsfürsorge) beschränken oder alle Bereiche umfassen. Ggf. ist **vor ärztlichen Eingriffen** die **Einwilligung** des Betreuten oder seines Betreuers einzuholen. In Sonderfällen ist auch die Zustimmung des Vormundschaftsgerichts notwendig (u. a. bei Fixierung, Sterilisation). Die **Geschäftsfähigkeit** des Betreuten wird durch die Einrichtung einer Betreuung prinzipiell nicht berührt, allerdings ist gesetzlich ein **Einwilligungsvorbehalt** vorgesehen, wenn durch die zu er-

Tab. 7.1 Altersgrenzen im Straf- und Zivilrecht

Altersgrenzen im Strafrecht	Beurteilung	Altersgrenzen im Zivilrecht	Beurteilung
< 14 Jahre	Strafunmündigkeit	< 7 Jahre	Geschäftsunfähigkeit, Deliktunfähigkeit
14–18 Jahre	bedingte Strafmündigkeit (Jugendstrafrecht)	7–18 Jahre	bedingte Geschäfts- und Deliktfähigkeit
18–21 Jahre	volle Strafmündigkeit, allerdings mit der Vorgabe, dass bei mangelnder Reife noch nach dem Jugendstrafrecht verurteilt werden kann (nach Begutachtung)	> 16 Jahre	Möglichkeit zur Verfassung eines Testaments (Testierfähigkeit)
> 21 Jahre	**volle Strafmündigkeit** (allgemeines Strafrecht)	> 18 Jahre	volle Geschäftsfähigkeit

wartenden rechtlichen Handlungen eine erhebliche Gefahr für die betreute Person selbst oder ihr Vermögen zu befürchten ist: Für solche Handlungen ist die Zustimmung des Betreuers notwendig.

7.2 Schuldfähigkeit

Im Strafverfahren stellt sich in manchen Fällen die Frage, ob eine Person für eine von ihr begangene Straftat verantwortlich zu machen ist oder nicht. Die rechtlichen Grundlagen bilden die **§§ 20 und 21 StGB** (Strafgesetzbuch).

Einschränkungen der Schuldfähigkeit:

§ 20 StGB: „**Ohne Schuld** handelt, wer bei Begehung der Tat wegen einer krankhaften seelischen Störung, wegen einer tief greifenden Bewusstseinsstörung oder wegen Schwachsinns oder einer schweren anderen seelischen Abartigkeit **unfähig ist, das Unrecht der Tat einzusehen oder nach dieser Einsicht zu handeln.**"

Die Schuldfähigkeit kann also **eingeschränkt** sein bei
- „krankhaften seelischen Störungen": endogene und exogene Psychosen, Schizophrenie
- „tief greifenden Bewusstseinsstörungen": Schockzustände, Schlaftrunkenheit, Hypnose, psychogene Bewusstseinsstörung (v. a. schwere Affektzustände), Intoxikationen und Schädel-Hirn-Traumen
- „Schwachsinn": angeborene Demenzen
- „schwerer anderer seelischer Abartigkeit": v. a. Psychopathien, Neurosen oder schwere sexuelle Triebstörungen.

Schuldunfähigkeit kann bei Begehung eines Delikts im **Vollrausch** oder unter dem **starken Einfluss von Drogen** vorliegen (**§ 323a StGB**).

Schuldhaft macht sich der Täter allerdings dadurch, dass er sich in diesen Zustand versetzt hat und damit der „Tat" schon vor Beginn des Konsums Vorschub geleistet hat. **Beispiel:** Besuch einer Gaststätte mit dem Pkw und Alkoholkonsum, ohne vorher dafür gesorgt zu haben, dass nicht selbst mit dem Pkw zurückgefahren wird (z. B. durch Abgabe der Autoschlüssel).

§ 21 StGB: „Ist die Fähigkeit des Täters, das Unrecht der Tat einzusehen oder nach dieser Einsicht zu handeln, aus den in § 20 StGB bezeichneten Gründen bei Begehung der Tat **erheblich vermindert**, so **kann** die Strafe gemildert werden."

Schuldfähigkeitsbegutachtung: Zunächst ist festzustellen, ob die Eingangsvoraussetzungen der beiden Paragrafen gegeben sind, d. h., ob eine psychische Störung vorgelegen hat, die einem der 4 o. g. Rechtsbegriffe zuzuordnen ist. Danach ist zu prüfen, ob dadurch die Einsichts- oder Steuerungsfähigkeit erheblich beeinträchtigt oder sogar aufgehoben war.

> **DEFINITION Einsichtsfähigkeit:** Das kognitive Wissen darum, dass die Tat Unrecht und verboten ist.
> **Steuerungsfähigkeit:** Konnte der Täter sein Handeln noch nach der Einsicht, dass sie verboten ist, steuern?

7.3 Haft- und Verhandlungsfähigkeit

> **DEFINITION Gewahrsamstauglichkeit** bedeutet, dass eine Person aus medizinischer Sicht für eine **zeitlich befristete** In-Gewahrsam-Nahme psychisch und physisch tauglich ist.

Einschränkung durch:
- Intoxikationen (Alkohol, Drogen, Medikamente)
- akut therapie-/operationspflichtige Zustände
- psychiatrische Erkrankungen (Psychosen, Suizidalität → Zwangseinweisung prüfen)
- internistische Erkrankungen wie (drohende) diabetische Entgleisung, hypertone Krise, Epilepsie.

> **DEFINITION Haftfähigkeit** liegt vor, wenn eine Person aus medizinischer Sicht fähig ist, **längerfristig** in (Untersuchungs-)Haft untergebracht zu werden.

Einschränkung durch:
- schwerwiegende Geisteskrankheiten
- akut therapie-/operationspflichtige Zustände mit Lebensgefahr
- auszehrende Erkrankungen (Tumor, Anämie).

> **DEFINITION Verhandlungsfähigkeit** bedeutet, dass eine Person aus medizinischer Sicht fähig ist, ihre Interessen vor Gericht zu vertreten und Erklärungen entgegenzunehmen (ggf. mit Beistand eines Pflichtverteidigers und eines Arztes).

Bringt sich ein Angeklagter selbst in einen verhandlungsunfähigen Zustand (Alkohol, Drogen, Hungerstreik), kann auch ohne ihn weiterverhandelt werden.

8 Medizinrecht

8.1 Grundlagen

Medizinrecht umfasst die Regelungen zur **Ausübung der Heilkunde** und zum **allgemeinen Arztrecht**. Geregelt sind insbesondere auch das Rechtsverhältnis zwischen Arzt und Patient, der Behandlungsvertrag und die damit verbundenen Pflichten wie Aufklärungs-, Schweige- und Dokumentationspflicht.

Das Sozialgesetzbuch regelt die Rechte und Pflichten des Arztes in der medizinischen Versorgung der Bevölkerung, der Behandlungsvertrag zwischen Arzt und Patient ist im Bürgerlichen Gesetzbuch geregelt.

In diesem Kapitel ist die medizinrechtliche Regelung der Bundesrepublik Deutschland beschrieben.

8.2 Ausübung der Heilkunde

Ausbildung zum Arzt: Sie wird durch den Staat geregelt und ist in der Bundesärzteordnung (BÄO, s. u.) verankert. Voraussetzung für die Ausübung des ärztlichen Berufes ist die **Approbation** (Bestallung).

Approbation: Staatliche Erlaubnis zur Ausübung eines akademischen Heilberufes, geregelt durch die Ärztliche Approbationsordnung (ÄAppO). Sie wird von der zuständigen Verwaltungsbehörde auf entsprechenden Antrag erteilt, wenn
- der Antragsteller Deutscher, Staatsangehöriger eines Mitgliedstaates der Europäischen Union oder heimatloser Ausländer ist
- er sich nicht eines Verhaltens schuldig gemacht hat, aus dem sich die Unwürdigkeit oder Unzulässigkeit zur Ausübung der ärztlichen Heilkunde ergibt
- er nicht wegen eines körperlichen Mangels oder Schwäche seiner geistigen oder körperlichen Kräfte oder wegen einer Sucht zur Ausübung des ärztlichen Berufes unfähig oder ungeeignet ist
- er sein Studium gemäß der Bundesärzteordnung vollendet hat.

Die Approbation wird von der zuständigen Verwaltungsbehörde (z. B. Landesprüfungsamt) erteilt und kann **nur von dieser** wieder entzogen werden.

Bundesärztekammer (BÄK): Sie ist eine **privatrechtliche Vereinigung** und entspricht einer freiwilligen Arbeitsgemeinschaft der Landesärztekammern (s. auch Gesundheitsökonomie [S. C730]). Sie hat den Rechtsstatus eines eingetragenen Vereins. Sie verfasst die Musterberufsordnung.

Landesärztekammer (LÄK): Sie ist die **gesetzlich begründete Standesorganisation** und damit Körperschaft des öffentlichen Rechts (s. auch Gesundheitsökonomie [S. C730]). Ihre Aufgabe besteht in der Regelung, Erfüllung und Überwachung der Berufspflichten eines Arztes. Sie verfasst die einzelnen Berufsordnungen. Es besteht **Pflichtmitgliedschaft für alle Ärzte**. Die LÄK unterhalten auch das Ärzteversorgungswerk („Rente" für Ärzte).

> **MERKE** Alle Belange, die mit der Berufsausübung zu tun haben, fallen unter die **Gesetzgebung der Bundesländer** oder der Landesärztekammern.

Berufsordnung: Eine auf dem Gesetz basierende rechtsverbindliche Ordnung, die in der autonomen Satzung der einzelnen **Landesärztekammern** niedergelegt ist. Sie kann daher von Bundesland zu Bundesland stark variieren. Sie muss sich aber eng an die von der Bundesärztekammer verfasste Musterberufsordnung (MuBO) halten.

Musterberufsordnung für Ärzte (MBO-Ä): Sie wird von der **Bundesärztekammer** verfasst. In ihr finden sich Ausführungen zu
- ärztlicher Schweigepflicht
- Werbeverbot
- Dokumentationspflicht
- Verpflichtung zum Notfalldienst
- kollegialem Verhalten und kollegialer Zusammenarbeit
- ärztlichem Verhalten gegenüber Patienten
- Anrufung der Ethikkommission
- den zu erhebenden Gebühren
- Fort- und Weiterbildung
- Verpflichtung zu einer ausreichenden Haftpflichtversicherung.

Fort- und Weiterbildungsordnung: Sie ist jeweils konkret in der Satzung der **Landesärztekammer** festgehalten und muss sich am Beispiel der Musterberufsordnung der Bundesärztekammer orientieren!

Kurierfreiheit: Außer approbierten Ärzten dürfen auch Heilpraktiker die Heilkunde ausüben (keine einheitliche Ausbildung, aber Prüfung durch Bundesland).

Bundesärzteordnung (BÄO): Sie regelt die Zulassung, d. h. die **Erlaubnis** zur Berufsaufnahme und besagt, dass der ärztliche Beruf **kein Gewerbe** ist. Der Arzt dient der Gesundheit des einzelnen Menschen und des gesamten Volkes. Sie regelt auch die Approbations- und Gebührenordnung.

Ärztliche Fortbildung: Seit 2004 sind Vertragsärzte und seit 2006 auch Fachärzte an Krankenhäusern verpflichtet, sich **regelmäßig fachlich fortzubilden** und die Nachweise alle 5 Jahre der Kassenärztlichen Vereinigung (KV) vorzulegen. Fehlen die Nachweise, muss die KV den **Vergütungsanspruch des Arztes kürzen**. Nach 2 Jahren ohne Nachweise soll die KV unverzüglich die Entziehung der Zulassung beantragen.

Grundsätzlich ist der Arzt in der Wahl der Art seiner Fortbildung frei. Geeignet sind

- Eigenstudium (z. B. Fachliteratur, audiovisuelle Lehr- und Lernmittel, strukturierte interaktive Fortbildung)
- Teilnahme an Fortbildungsveranstaltungen (z. B. Kongresse, Seminare, Kurse, Kolloquien, Qualitätszirkel, Vorlesungen)
- klinische Fortbildung (z. B. Hospitationen, Fallvorstellungen)
- Weiterbildungskurse, die nach der Weiterbildungsordnung vorgeschrieben sind
- Zusatzstudiengänge.

Kassenärztliche Vereinigungen (KVen): Vereinigungen aller Ärzte, die zur ambulanten Behandlung von Versicherten der **Gesetzlichen Krankenversicherungen** zugelassen oder ermächtigt sind. Regionalgliederung entsprechend der Bundesländer (mit Ausnahme von Nordrhein-Westfalen, welches in die beiden KVen Nordrhein und Westfalen-Lippe aufgeteilt ist). Die insgesamt 17 KVen sollen die ärztliche Versorgung der Kassenmitglieder sicherstellen. Sie sind auch für die Wirtschaftlichkeit der kassenärztlichen Versorgung zuständig. Dachorganisation ist die Kassenärztliche Bundesvereinigung (KBV). Siehe auch Gesundheitsökonomie [S. C730].

Ärztliche Berufsgerichte: Sie verfolgen Verfehlungen von Ärzten gegenüber Berufspflichten und allgemein anerkannten Standespflichten, ahnden also „berufsunwürdige" Handlungen. Die Tätigkeit der Berufsgerichte ist unabhängig von Straf- oder Zivilverfahren, d. h., eine Verurteilung durch das Berufsgericht kann auch nach erfolgtem Freispruch im Zivil- oder Strafverfahren erfolgen. Sie „ersetzen" aber keinesfalls Strafgerichte und werden meist erst nach Abschluss eines Strafverfahrens tätig.

> **MERKE** Arzthaftungsfragen werden nicht von Berufsgerichten, sondern von Straf- oder Zivilgerichten beurteilt!

Berufsverbot: Es kann nur durch richterliches Urteil im Strafrecht verhängt werden. Die Dauer beträgt normalerweise 3–5 Jahre. Ein anhaltendes Berufsverbot kann angeordnet werden, wenn zu erwarten ist, dass die gesetzliche Höchstfrist „zur Abwehr der vom Täter drohenden Gefahr nicht ausreicht" (§ 70 StGB). Ausführungen zum Berufsverbot sind daher nicht in der Berufsordnung, sondern in Gesetzestexten zu finden.

> **MERKE** Ein **ärztliches Berufsgericht** kann Rügen erteilen, Geldstrafen verhängen, die Berufsunwürdigkeit feststellen und das Wahlrecht zur Kammer aberkennen, jedoch **kein Berufsverbot aussprechen**.

8.3 Schweigepflicht

Die Schweigepflicht ist eine der höchsten Berufs- und Standespflichten des Arztes. Jede Verletzung der Schweigepflicht ist eine **strafbare** Handlung gemäß den §§ 203 und 204 StGB (Strafgesetzbuch) und § 53 StPO (Strafprozessordnung).

Die Schweigepflicht bezieht sich auf behandlungsbezogene Tatsachen, behandlungsbezogene Unterlagen, anamnestische Zusatzinformationen und die Tatsache, dass der Patient überhaupt in Behandlung ist.

Der **Schweigepflicht unterliegen**
- Ärzte und Zahnärzte
- Apotheker
- Angehörigen eines anderen Heilberufs, der für die Berufsausübung oder die Führung der Berufsbezeichnung eine staatlich geregelte Ausbildung erfordert (z. B. Gesundheits- und Krankenpfleger, Altenpfleger, Mitarbeiter des Rettungsdienstes, Arzthelfer)
- Berufspsychologen mit staatlich anerkannter wissenschaftlicher Abschlussprüfung
- zur Vorbereitung auf den Beruf Tätige (auch Studenten!).

Heilpraktiker unterliegen **nicht** der Schweigepflicht.

Pflicht zur Ausnahme, Offenbarungspflicht: Die Schweigepflicht **muss** durchbrochen werden zur **Anzeige meldepflichtiger Krankheiten** (z. B. bestimmter Geschlechtskrankheiten), zur Verhütung und Bekämpfung von Infektionskrankheiten und bei Mitteilungen gegenüber dem **Medizinischen Dienst der Krankenkassen** (MDK) sowie gegenüber **Sozialversicherungsträgern** (Arbeitsunfähigkeit, Berufserkrankung).

Offenbarungspflicht besteht auch, wenn der Arzt vor Gericht vom Beschuldigten von seiner **Schweigepflicht ausdrücklich entbunden** wird. Zu weiteren Offenbarungspflichten siehe **Tab. 8.1**.

Dem Arbeitgeber dürfen dagegen keine Diagnosen oder Gesundheitsdaten mitgeteilt werden.

Recht zur Ausnahme, Offenbarungsrecht: Die Schweigepflicht **kann** bei **Kenntnis eines geplanten Verbrechens** durchbrochen werden. Der Arzt ist zwar prinzipiell wie jedermann **zur Anzeige an die Behörden oder den Bedrohten verpflichtet**, wenn er von dem Vorhaben oder

Tab. 8.1 Weitere Offenbarungspflichten des Arztes

Beispiele	gesetzliche Grundlage
Anzeige einer **geplanten** (noch nicht durchgeführten) schweren Straftat	§§ 138ff StGB
• Anzeige eines nicht natürlichen Todes • bei gewünschter Feuerbestattung: Angabe der Todesursache in amtsärztlicher Bescheinigung	BestG (Bestattungsgesetz → Ländersache)
Anzeigepflicht von Geburten	§§ 18–20 PStG (Personenstandsgesetz)
Meldung unerwünschter Arzneimittelnebenwirkungen	§ 6 MBO-Ä (Musterberufsordnung für Ärzte)
Auskunftpflicht über einen Organspender	§ 7 TPG (Transplantationsgesetz)
Aufklärung des Schicksals von Vermissten und Unfallopfern	§ 16 MRRG (Melderechtsrahmengesetz)

der Ausführung bestimmter schwerer Verbrechen (z. B. einer Kindesmisshandlung) zu einer Zeit erfährt, zu der die Ausführung oder der Erfolg noch verhindert werden kann. Er **muss** allerdings unter Bezugnahme auf seine ärztliche Schweigepflicht **keine** Anzeige erstatten, wenn er sich stattdessen ernstlich bemüht, den Täter von dem geplanten (nicht schon vollendeten!) Verbrechen abzuhalten oder dessen Erfolg zu verhindern. Hat der Täter die Tat vollendet, darf die Schweigepflicht nur dann gebrochen werden, wenn konkret zu befürchten ist, dass derjenige wieder eine solche oder ähnliche Tat begeht.

In einzelnen Fällen **bleibt es also dem Arzt überlassen**, zugunsten welchen Rechtsgutes er abwägt, d. h., ob er die Schweigepflicht durchbricht oder nicht („Güterabwägung bei Interessen- und Pflichtenkollisionen").

Beispiele:
- Kindesmisshandlung ist i. d. R. kein singuläres Ereignis. Es bedeutet per se das **wiederholte** Misshandeln des Kindes. Die Schweigepflicht **darf** zum Schutz des Kindes durchbrochen werden.
- Ein Patient mit neu diagnostizierter HIV-Infektion besteht **trotz eindringlichem Zureden** seines Arztes auf ungeschützten Sexualkontakt mit seiner Partnerin und verbietet seinem Arzt, diese zu informieren. Der Arzt **darf** der Lebenspartnerin Mitteilung von der HIV-Infektion machen.
- Ein pflegebedürftiger Patient offenbart seiner Hausärztin, von seinen Angehörigen öfters geschlagen zu werden. Er bittet sie jedoch, dies auf keinen Fall zu verraten, da er nicht wolle, dass die Angehörigen Probleme bekämen. Nach dem Tod des Patienten stellen Nachbarn Anzeige, da sie ein Tötungsdelikt vermuten, die Staatsanwaltschaft ermittelt und bittet die Ärztin um freiwillige Herausgabe der Krankenunterlagen. Die Ärztin **darf** dies **mit Verweis auf den Willen des Verstorbenen** ablehnen. Sie kann hier aber auch anders entscheiden. Es liegt nämlich nahe, dass der Verstorbene Angst vor weiteren Angriffen der Angehörigen hatte und daher darum bat, nicht tätig zu werden. Mit dem Tod des Patienten kann sie auch einen mutmaßlichen Willen des Verstorbenen zur Aufklärung der Taten oder auch zur Verhinderung weiterer Taten unterstellen und die Krankenunterlagen herausgeben.
- Nach einem Banküberfall muss sich ein Täter ärztlich versorgen lassen. Dem Arzt offenbart der Mann, auf der Flucht vor der Polizei zu sein. Beim Gespräch gewinnt der Arzt zu Recht den Eindruck, dass schwerwiegende kriminelle Folgetaten nicht zu befürchten sind. Er ist daher **nicht zur Informierung der Polizei gezwungen** und darf seine Schweigepflicht aufrechterhalten.

MERKE Der Arzt **darf** in einzelnen Fällen abwägen, ob er seine Schweigepflicht durchbrechen will. Bei der Anzeige **geplanter** Verbrechen **muss** der Arzt die Schweigepflicht nur durchbrechen, wenn er das Verbrechen **nur auf diese Art verhindern** kann.

Ende der Schweigepflicht: Die Schweigepflicht besteht für den Arzt auch über den Tod des Patienten hinaus. Die Angehörigen besitzen nicht das Recht zur Entbindung von der Schweigepflicht. Der Arzt darf nach Abwägung der Rechtsgüter **im mutmaßlichen Interesse des Verstorbenen** die Schweigepflicht brechen. Die Schweigepflicht besteht auch **nach dem Tod des Arztes** fort, Praxisnachfolger müssen Akten entsprechend sichern!

MERKE Im mutmaßlichen Interesse eines verstorbenen Patienten steht auch, dass seine Leiche identifiziert wird. Die Herausgabe eines Zahnstatus zum Zwecke der Identifizierung ist damit gerechtfertigt.

Schweigepflicht gegenüber Angehörigen:
- Bei **volljährigen** Patienten: Schweigepflicht liegt in vollem Umfang vor, außer bei ausdrücklicher Entbindung!
- Bei **minderjährigen** Patienten: Bei einsichtsfähigen Minderjährigen gilt die Schweigepflicht, auch wenn die Eltern ausdrücklich Auskunft verlangen. Dies trifft nicht zu, wenn die Behandlung nur in Zusammenwirken mit den Erziehungsberechtigten erfolgreich sein wird.

Geheimnisbruch: Die Offenbarung (und die „Verwertung", §§ 203–204 StGB) ärztlicher Berufsgeheimnisse ist ein **Vorsatzdelikt (gewollte und bewusste Tat).**

Allerdings werden Verletzungen der Schweigepflicht **nur auf Antrag** des Geschädigten (bzw. seiner Angehörigen nach dessen Tod, § 205 StGB) geahndet.

Bei Schadensansprüchen haftet allerdings **nicht die Haftpflichtversicherung**, sondern der Arzt aus seinem Privatvermögen.

Schweigepflicht im Krankenhaus: Die **Schweigepflichtverletzung** im Krankenhaus ist ein Sonderfall, da mehrere Ärzte in die Behandlung eines Patienten miteinbezogen sind (Stationsarzt, Oberarzt, Labor, Röntgen). Bei mitbehandelnden Kollegen wird von einer **stillschweigenden Einwilligung** zur Weitergabe von Patientendaten ausgegangen. Eine ausdrückliche Verweigerung durch den Patienten muss jedoch berücksichtigt werden.

Die **Schweigepflicht gilt** jedoch gegenüber Kollegen, die nicht in die Behandlung oder das Arzt-Patienten-Verhältnis einbezogen sind.

Entbindung von der Schweigepflicht: Sie kann nur vom „Geheimnisinhaber" (= Patient) persönlich erfolgen.

Eine Schweigepflichtentbindung kann sich auf bestimmte Tatsachen beziehen, jederzeit widerrufen werden und kann nur Informationen miteinbeziehen, die der Patient auch selbst weiß.

Zeugnisverweigerungsrecht: Ein Arzt unterliegt der Schweigepflicht und gehört damit zu der Gruppe der Berufsgeheimnisträger, die **vor Gericht** die Aussage über Dinge, die der Schweigepflicht unterliegen, **verweigern dürfen**. Ausnahmen sind:

- Der Arzt kann vom Beschuldigten ausdrücklich **von der Schweigepflicht entbunden** werden, es besteht dann Offenbarungs**pflicht**.
- Wenn ein Arzt als vom Gericht oder einer Versicherung bestellter **Sachverständiger** einen Patienten untersucht, darf er diese Informationen dem Auftraggeber nicht verweigern. Der Patient muss aber vorher darüber informiert werden.

Schweigerecht: Gilt für den Arzt als Zeugen, wenn er mit dem Beschuldigten verwandt oder verheiratet ist. Ist der Arzt **selbst beschuldigt** (z. B. „Kunstfehlerprozess"), muss er sich nicht selbst durch Aussagen belasten.

8.4 Rechtsverhältnis zwischen Arzt und Patient

Arzt-Patienten-Vertrag: Dienstvertrag zwischen Arzt und Patient. Unterschieden wird
- der **private Arzt-Patienten-Vertrag:** Der Arzt ist dem Privatpatienten zur persönlichen Leistungsbringung verpflichtet. Honorarforderungen sind frei, haben sich aber an der GOÄ zu orientieren.
- der **kassenärztliche Arzt-Patienten-Vertrag:** Der Kassenarzt als Mitglied der KV rechnet seine Leistungen nach dem öffentlich-rechtlichen Gesamtvertrag mit den Krankenkassen ab.

Der Vertrag unterliegt den Bestimmungen des BGB (Bürgerlichen Gesetzbuchs). Er verpflichtet den Arzt zur Behandlung nach den **Regeln der ärztlichen Heilkunst**. Ein **Zwang zum Erfolg** (Heilung) besteht i. d. R. nicht (Ausnahme: kosmetische Behandlung, verschiedene zahnärztliche Behandlungen wie Prothesen). Der Patient dagegen ist zur Leistung eines Honorars verpflichtet.

Sonderfall Krankenhausbehandlung:
- totaler Krankenhausaufnahmevertrag (**meist Kassenpatienten**): Vertragspartner des Patienten ist der Krankenhausträger, er ist für alle Leistungen verantwortlich (der Arzt ist nur Erfüllungsgehilfe des Trägers).
- gespaltener Krankenhausaufnahmevertrag (**meist Privatpatienten**): Vertragspartner des Patienten ist der Krankenhausträger (bzgl. Pflege, ärztlicher Grundleistung). Zusätzlich gesonderter Arztvertrag mit dem Chefarzt oder Belegarzt (der dann eigene Honoraransprüche besitzt; Vertretung durch Oberarzt möglich).
- totaler Krankenhausaufnahmevertrag mit Arztzusatzvertrag (**meist Kassenpatienten mit stationärer Zusatzversicherung**): wie totaler Krankenhausaufnahmevertrag, zusätzlich verpflichtet sich der Arzt durch Vertrag, die Behandlung persönlich zu übernehmen.

Konsiliarärzte: Beispiel: Überweisung zum Facharzt. Sie
- werden vom behandelnden Arzt mit Zustimmung des Patienten zugezogen
- haben separaten Behandlungsvertrag mit Patienten (außer bei totalem KH-Aufnahmevertrag)
- sind verpflichtet, dem behandelnden Arzt die Befunde mitzuteilen.

Ärztliche Unterlagen (z. B. Krankenblätter, Röntgenbilder) helfen dem Arzt als Gedächtnisstütze und zur ordnungsgemäßen Dokumentation. Die **Aufbewahrungsfrist** beträgt **10 Jahre** (Ausnahmen: D-Arzt 15 Jahre; bei Berufskrankheiten ggf. noch länger). Eigentümer der Unterlagen ist jeweils der Arzt.
- Patienten haben **keinen Anspruch auf Herausgabe** der Originalakten, jedoch **Einsichtsrecht** in die ärztlichen Unterlagen in Kopie (auf Kosten des Patienten). Dabei können allerdings subjektive Eindrücke des Arztes (z. B. Verdachtsdiagnosen) ausgenommen werden.
- Bei Verfahren gegen Patienten dürfen die Akten **nicht** beschlagnahmt werden (Schweigepflicht), bei Strafverfahren gegen den Arzt (z. B. bei Behandlungsfehlervorwurf) dagegen schon.

Behandlungsfreiheit: Grundsätzlich ist der Arzt in der Ausübung seines Berufes frei und kann die Behandlung eines Patienten in einzelnen begründeten Fällen ablehnen, wenn dem Patienten daraus kein Schaden entsteht. Mit seiner Niederlassung und dem Kassenarztvertrag **muss** ein Arzt **jede notwendige Behandlung übernehmen**, sofern es seine Qualifikation erlaubt. Dies bedeutet, dass er eine Behandlung auch dann durchführen muss, wenn die Vergütung einer Leistung nicht gesichert ist.

Ablehnungsgründe: gestörtes Vertrauensverhältnis zwischen Arzt und Patient, mangelnde Qualifikation, Überlastung.

Ärztliche Hilfeleistungspflicht: Im Notfall (Unglücksfall, gemeine Gefahr und Not, § 323c StGB) ist ein Arzt wie jeder Bürger zur Hilfeleistung verpflichtet. Wer nicht hilft, obwohl dies erforderlich und zumutbar ist, **kann strafrechtlich** wegen **unterlassener Hilfeleistung** belangt werden. Dabei gilt, dass die **eigene Gesundheit** beim Versuch der Hilfeleistung **nicht gefährdet** werden muss. Andere Unannehmlichkeiten (wie Verspätung, Verschmutzung von Autopolstern) sind jedoch für jeden zumutbar.

Für den Arzt ergeben sich besondere Pflichten dann, wenn er nachweislich besser helfen kann als andere Anwesende.

> **MERKE** Beispiel: Ein Arzt, der an einer Unglückstelle vorbeifährt, macht sich der **unterlassenen Hilfeleistung schuldig und kann strafrechtlich belangt werden** (auch wenn das Unfallopfer nicht zu seinen Patienten gehört).

Garantenpflicht: Der Arzt ist Garant für Gesundheit und Leben seines Patienten. Diese **Garantenpflicht geht über die allgemeine Hilfeleistungspflicht hinaus** und besteht grundsätzlich für jeden Arzt. Der Arzt ist verpflichtet, alle Maßnahmen vorzunehmen oder zu veranlassen, die geeignet sind, Schaden (z. B. Tod, Körperverletzung) von seinem Patienten abzuwenden.

Vollmachten und Verfügungen:
Vorsorgevollmacht: Mit einer Vorsorgevollmacht wird sichergestellt, dass eine Vertrauensperson des Patienten **anstelle seiner selbst Entscheidungen treffen** kann, wenn eine selbstverantwortliche Regelung durch den Patienten nicht mehr möglich ist. Die Vollmacht kann sich nur auf rechtlich relevante Handlungen beziehen, bei denen eine Stellvertretung erlaubt ist. Aspekte der medizinischen Versorgung müssen in einer solchen Vollmacht explizit geregelt sein.

Betreuungsverfügung: Möglichkeit nach § 1901 BGB, schon frühzeitig eine Person vorzuschlagen, die vom Vormundschaftsgericht mit einer Betreuung beauftragt werden soll, wenn dies erforderlich werden sollte. Es kann auch der Umfang der Betreuung geregelt werden.

Patientenverfügung: Schriftliche/mündliche Erklärung eines einsichtsfähigen Menschen, dass er in bestimmten Krankheits- oder Unfallsituationen **keine Maßnahmen zur Verlängerung seines Lebens** wünscht und/oder die Umstände seines Sterbens in einer bestimmten Art und Weise gestaltet wissen möchte. Sie sollte möglichst klar formuliert sein, das Datum der Abfassung und die Unterschrift des Verfassers tragen. Seit 1. September 2009 ist der in der Patientenverfügung festgehaltene **Patientenwille bindend**.

Sterbehilfe:
Aktive Sterbehilfe: In Deutschland ist **aktive Sterbehilfe, also Tötung auf Verlangen, verboten** und mit einer Haftstrafe von bis zu 5 Jahren belegt (§ 216 StGB). Die Grundsätze der Bundesärztekammer zur ärztlichen Sterbebegleitung schreiben vor, dass Ärzte Todkranken so helfen müssen, dass sie in Würde sterben können. **Maßnahmen zur Verlängerung des Lebens** dürfen in Übereinstimmung mit dem Willen des Patienten unterlassen oder beendet werden, wenn sie nur den Todeseintritt verzögern, aber den Verlauf der Krankheit nicht aufhalten können.

Passive Sterbehilfe: Abbruch einer Therapie unter **Aufrechterhaltung der Basispflege**: menschenwürdige Unterbringung, Zuwendung, Körperpflege, Lindern von Schmerzen, Atemnot und Übelkeit sowie Stillen von Hunger und Durst. Sie ist nur zulässig und straffrei, wenn die ärztliche Behandlung das Recht eines Menschen auf menschenwürdiges Sterben verletzen würde (Anerkennung des Selbstbestimmungsrechts des Patienten).

Indirekte Sterbehilfe: Durch eine palliativmedizinische Maßnahme (meist Schmerztherapie) wird in Kauf genommen, dass der Patient infolge der Nebenwirkungen früher verstirbt.

Weiteres s. Geschichte, Theorie, Ethik [S. C925].

8.5 Der ärztliche Eingriff

Jeder ärztliche Eingriff, der die körperliche Unversehrtheit nicht nur unerheblich verletzt, erfüllt grundsätzlich den Tatbestand der **Körperverletzung** (§§ 223, 224, 226, 227, 229 StGB), unabhängig davon, ob sie erfolgreich verlaufen ist oder zu einer bleibenden Schädigung des Patienten geführt hat oder ob der Arzt den Eingriff kunstgerecht oder fehlerhaft ausgeführt hat.

Rechtmäßig ist der Eingriff nur, wenn er
- nicht gegen die guten Sitten verstößt
- **indiziert** ist
- sachgerecht ausgeführt wird
- und wenn der Patient **aufgeklärt** ist und
- **eingewilligt** hat.

8.5.1 Aufklärungspflicht

Der Arzt klärt den Patienten über den ärztlichen Eingriff (auch über eine Arzneimitteltherapie) auf. Man unterscheidet
- **Diagnoseaufklärung:** Aufklärung über Befunde und Prognosen
- **Sicherungsaufklärung:** Informationen zur Sicherung des Heilungserfolges
- **Risikoaufklärung:** Indikation, Art und Umfang des Eingriffs, Folgen und Risiken des Eingriffs und des Unterlassens, Alternativen und Erfolgsaussichten.

Der Patient hat das Recht, auf eine Aufklärung zu verzichten (Ausnahmen: Geschlechtskrankheiten, legaler Schwangerschaftsabbruch).

Ethische und rechtliche Begründung:
Ethische Begründung: Der Patient hat das Recht auf Selbstverwirklichung und Selbstbestimmung. Der Arzt muss so aufklären, dass der Patient eine eigenverantwortliche Entscheidung treffen kann.

Rechtliche Begründung:
- Körperverletzung als Eingriff in die körperliche Unversehrtheit (**Art. 2, Grundgesetz**) bedarf der Zustimmung des Patienten.
- Auch **zivilrechtlich** ergibt sich aus dem Arztvertrag (§ 823 BGB) ein Anspruch, der den Körper vor Eingriffen schützt (durch Einwilligung in Aufklärung aufhebbar).
- **Strafrechtlich** gibt es einen Schutz vor Körperverletzung/Tötung, auf den durch Einwilligung verzichtet wird.

MERKE Die Rechtmäßigkeit und Rechtswirksamkeit des ärztlichen Eingriffes wird erreicht durch die Einwilligung eines adäquat aufgeklärten Patienten.

Voraussetzung einer rechtswirksamen Aufklärung: Die Aufklärung ist **rechtzeitig** und ohne Prämedikation vorzunehmen, sodass der Patient sich noch innerlich frei entscheiden und die Behandlung ablehnen kann.

MERKE Bei ambulanten oder diagnostischen Eingriffen kann die Aufklärung am Tag des Eingriffes erfolgen. Bei **elektiven** Eingriffen ist **spätestens am Vortag** aufzuklären.

Bei Sprachproblemen ist ein Dolmetscher hinzuziehen.

In Notfällen kann die Aufklärung auf das Notwendigste beschränkt sein; hier gilt der Grundsatz: **Je dringlicher der Eingriff, desto kürzer kann die Aufklärung sein** (Notfall-OP – kurz; kosmetischer Eingriff – sehr ausführlich).

Die Aufklärung ist in den Krankenunterlagen zu **dokumentieren** (**Beweissicherung**). Die Vorlage eines unterschrieben Aufklärungsbogens allein reicht nicht aus, dem Gericht die erfolgte Aufklärung zu beweisen. Günstig ist es, handschriftliche Notizen in den Aufklärungsbogen einzufügen. Der Patient muss während der Aufklärung Fragen stellen können.

MERKE Das Aushändigen eines Aufklärungsbogens oder der Gebrauchsinformation eines Arzneimittels ersetzt die mündliche Aufklärung durch den Arzt nicht.

Aufklärung Minderjähriger und psychisch Kranker: Die Geschäftsfähigkeit eines Patienten ist keine Voraussetzung für die Einwilligung. Ist der Patient **einwilligungsfähig, muss er aufgeklärt werden**. Dennoch sollte **zusätzlich die Einwilligung der sorgeberechtigten Personen** eingeholt werden. In einen Routineeingriff kann ein minderjähriger oder psychisch kranker Patient auch selbst einwilligen, wenn er voll einsichtsfähig ist und verstandesmäßig den medizinischen Sachverhalt in vollem Umfang begreifen kann.

MERKE Verweigern Eltern die Einwilligung in einen aus ärztlicher Sicht indizierten Eingriff, so kann durch das Vormundschaftsgericht bei drohender Gefahr für das Wohl des Kindes (§ 1666 BGB) das medizinische Sorgerecht entzogen werden.

Welcher Arzt klärt auf? Nur der **Arzt, der den Eingriff vornimmt**, darf über die Behandlung aufklären. In Ausnahmefällen kann er die Aufklärung an einen Kollegen gleicher Fachrichtung, der mit dieser Behandlungsmethode vertraut ist, delegieren.

Vor Krankenhauseinweisung sollte schon der **einweisende Arzt** über die Notwendigkeit des Eingriffs aufklären.

Einwilligung: Rechtmäßig einwilligen kann nur ein Patient, der aufgeklärt ist und über die **geistige und sittliche Reife** verfügt, die Bedeutung und die Tragweite des Eingriffes abschätzen zu können. Bei Kindern ist die Einwilligung der Erziehungsberechtigten einzuholen. Bei Jugendlichen muss die geistige und sittliche Reife geprüft werden.

Im Notfall muss der Arzt bei **bewusstlosen oder einwilligungsunfähigen Personen** deren **mutmaßlichem** Willen entsprechend handeln und die indizierten ärztlichen Maßnahmen durchführen.

8.5.2 Verantwortlichkeit und Verschulden

Die Verantwortlichkeit des Arztes wird in Zivilrecht und Strafrecht unterschiedlich definiert (**Tab. 8.2**).

Tab. 8.2 Haftungsvoraussetzungen des Arztes im Zivil- und Strafrecht

Zivilrecht	Strafrecht
bei **Schadenseintritt** des Patienten + objektiver **Sorgfaltspflichtverletzung** (fahrlässig oder vorsätzlich) gemessen an den **Fähigkeiten eines durchschnittlichen Facharztes** + **adäquatem** Kausalzusammenhang zwischen Schaden und Fehler	bei **Schadenseintritt** des Patienten + objektiver **Sorgfaltspflichtverletzung** (fahrlässig oder vorsätzlich) gemessen an den **Fähigkeiten des jeweiligen Arztes** + **Kausalzusammenhang** mit an **Sicherheit grenzender Wahrscheinlichkeit**
Ein Arzt kann **auch für die Fehler anderer** haftbar gemacht werden.	Der Arzt haftet **nur für sein eigenes Verschulden**.

Verantwortlichkeit bei Weisungshierarchie: Im Krankenhaus oder in einer Praxis trägt der **leitende Arzt** grundsätzlich die Gesamtverantwortung. Er kann Aufgaben delegieren:

- an einen Facharzt alle in sein Tätigkeitsgebiet fallende Aufgaben
- an Weiterbildungsärzte nur entsprechend ihrer konkreten Fähigkeiten bzw. mit Überwachung
- an das Pflegepersonal jeweils persönlich nach Unterweisung.

Im Ärzteteam geht man bei **Arbeitsteilung zwischen verschiedenen Fachrichtungen** (z. B. Chirurgie und Anästhesie) davon aus, dass der Kollege seine Aufgaben mit der gebotenen Sorgfalt erfüllt („Vertrauensgrundsatz").

Organisationsverschulden: wird durch schwerwiegende Fehlplanungen von Abläufen und Diensteinteilungen erzeugt. Von einem Organisationsverschulden ist z. B. dann auszugehen, wenn vonseiten des leitenden Arztes nicht sichergestellt wird, dass jederzeit ein Facharzt für die Überwachung eines Assistenzarztes zur Verfügung steht, um z. B. auf Zwischenfälle adäquat reagieren zu können.

Übernahmeverschulden: Übernimmt ein Assistenzarzt eine Behandlungsmaßnahme (z. B. eine Operation), so muss dieser sich fragen, ob seine fachlichen Fähigkeiten und Fertigkeiten ausreichen, um diesen Eingriff durchzuführen. Unternimmt er den Eingriff, obwohl er sich von seinem Ausbildungsstand her dazu **fachlich noch nicht in der Lage** fühlt, und kommt es dabei zu einem Gesundheitsschaden des Patienten aufgrund einer für den Eingriff typischen Komplikation, die durch einen Facharzt ohne Weiteres beherrschbar gewesen wäre, so ist bei dem Assistenzarzt von einem sog. Übernahmeverschulden auszugehen, **auch wenn er seine Vorgesetzten vorher unmissverständlich auf seine fehlenden fachlichen Qualifikationen hinweist** und den Eingriff nur unter Zwang durchführt.

8.5.3 Rechtliche Grundlagen der Haftung

Vertragshaftung (§ 611 ff BGB): Bei „Schlecht"erfüllung des Arzt-Patienten-Vertrages (Sorgfaltspflichtverletzung, Verletzung der Aufklärungspflicht) können finanzielle

Schäden und Schmerzensgeld geltend gemacht werden. Es haftet der **Krankenhausträger**/Praxisinhaber für alle Angestellten. Verjährung nach 30 Jahren.

Delikthaftung (§ 823 BGB): Wer den Patienten **vorsätzlich oder fahrlässig** körperlich schädigt („unerlaubte Handlung"), muss Schadensersatz, Schmerzensgeld oder Unterhaltsleistungen für Hinterbliebene zahlen. Der Arzt haftet persönlich für Fehlleistungen. Verjährung nach 3 Jahren.

8.5.4 Behandlungsfehler

DEFINITION Behandlungsfehler (auch „Kunstfehler" genannt): Nach dem BGB hat der Arzt mit der **erforderlichen** (nicht üblichen!) Sorgfalt nach den Regeln der ärztlichen Heilkunst zu handeln. Als Behandlungsfehler wird ein **Verstoß gegen die von Wissenschaft und Praxis anerkannten gültigen Regeln** verstanden, auch wenn es keinen Gesetzestext dazu gibt. Ein Abweichen von diesen Regeln muss begründet sein, wobei in diesem Falle die Haftung, d. h. das zivilrechtliche Risiko, beim Arzt liegt.
Als **grober Behandlungsfehler** wird ein eindeutig gegen bewährte ärztliche Behandlungsregeln begangener Fehler bezeichnet, der aus objektiver Sicht nicht mehr verständlich ist und der einem Arzt schlichtweg nicht unterlaufen darf. Die Einstufung des Behandlungsfehlers erfolgt durch das Gericht.

Von Behandlungsfehlervorwürfen betroffen sind insbesondere Chirurgen, Gynäkologen und Geburtshelfer sowie Allgemeinmediziner und Internisten. Meist werden Schadenersatzansprüche **zivilrechtlich** geltend gemacht und Schmerzensgeld gefordert, gelegentlich wird aber auch ein **strafrechtliches** Ermittlungsverfahren eingeleitet.

In strittigen Fällen wird zur Klärung eines Behandlungsfehlervorwurfes ein **Sachverständigengutachten** eingeholt. Dies muss zur Frage einer fehlerhaften Behandlung und zum Kausalzusammenhang des Fehlers mit dem eingetretenen Schaden Stellung nehmen, somit im **Einzelfall entscheiden, ob der Arzt sorgfaltswidrig handelte**. Mit einer solchen Begutachtung können **Schlichtungsstellen der Landesärztekammern**, der medizinische Dienst der Krankenkassen, Ärzte bei Sozialversicherungsträgern, ausgewiesene Spezialisten und privat gutachterlich tätige Ärzte betraut werden.

Kriterien der Begutachtung bzw. typische Fehlerquellen:
- adäquate Aufklärung bzw. Aufklärungsfehler
- korrektes diagnostisches Vorgehen bzw. Unterlassen von notwendigen Untersuchungen/Krankenhauseinweisung
- sachgerechte Indikation oder Diagnosefehler oder falsche Therapie
- zu spätes Erkennen von Komplikationen (z. B. Nachblutung, Perforation)
- Pflegefehler.

MERKE Der Arzt muss seine ärztlichen Maßnahmen (auch die fehlerhaften) **auf jeden Fall dokumentieren**.

Er muss seinen Fehler dem Patienten oder den Angehörigen gegenüber aber nicht von sich aus offenbaren, solange eine notwendige Weiterbehandlung dadurch nicht gefährdet wird. Ergeben sich aus dem Fehler allerdings Gefahren für die Gesundheit des Patienten, muss dieser darüber informiert werden (z. B.: intraoperativ vergessenes Bauchtuch), da nur durch Darlegung des Fehlers die medizinisch notwendige Weiterbehandlung möglich ist. Ein weiterer Anlass zur Information des Patienten über die Annahme eines Behandlungsfehlers ist, wenn dieser selbst danach fragt. Falls ein Straf- oder Bußgeldverfahren geführt wird, darf diese Information zu Beweiszwecken jedoch nur mit Zustimmung des Behandelnden verwendet werden.

8.5.5 Beweislast

Im zivilrechtlichen Arzthaftungsprozess liegt die **Beweislast für ordentliche Aufklärung beim Arzt**, die **Beweislast für den Kausalzusammenhang** zwischen der ärztlichen Sorgfaltspflichtverletzung und seinem Schaden **beim Patienten**.

Kann der Patient die Beweislast nicht erbringen, weil die ärztliche **Dokumentation unzureichend** oder verändert ist oder diagnostische Maßnahmen pflichtwidrig unterlassen wurden, greift die **Beweislastumkehr zu Lasten des Arztes** (mit Beweiserleichterung für den Patienten).

MERKE Fehlt eine ausreichende Dokumentation, so muss **der Arzt im Streitfall nachweisen**, dass er die nicht dokumentierte ärztliche Maßnahme durchgeführt hat.

Wird ein Behandlungsfehler **vom Gericht** als „**grob**" (d. h. aus objektiver Sicht nicht mehr verantwortbar) eingestuft, ist der Kausalzusammenhang für den Patienten zwangsläufig erwiesen.

8.5.6 Fahrlässigkeit

Im Zivilrecht:
- **Nichtbeachtung der erforderlichen Sorgfalt** nach durchschnittlichen Maßstäben (durchschnittliche Facharztkenntnisse)
- Unterteilung (durch das Gericht) in **geringe, einfache und grobe** Fahrlässigkeit
- Sonderfall **grobe Fahrlässigkeit,** z. B. bei Dienst unter Alkoholwirkung, wiederholtes Begehen derselben Fehlleistung.

Im Strafrecht: jedes vermeidbar pflichtwidrige Verhalten, dessen Misserfolg absehbar ist (Der Arzt wird nach seinem individuellen Kenntnisstand beurteilt!).

Wird ein **Krankenhausträger** von einem Geschädigten verklagt, kann er **Regressansprüche** gegen den **Mitarbeiter, der den Schaden am Patienten verursacht** hat, geltend machen. Diese werden i. d. R. nur bei grober Fahrlässigkeit gestellt. Der Mitarbeiter muss den Schaden dann mit seiner eigenen Haftpflichtversicherung tragen.

8.6 Unterbringung

Die Unterbringung eines psychiatrischen Patienten kann als Zwangsunterbringung in einem psychiatrischen Krankenhaus (**bei Fremd- und/oder Eigengefährdung**) oder gemäß dem Betreuungsrecht des BGB erfolgen.

Zwangsunterbringung (öffentlich-rechtliche Unterbringung) nach PsychKG (Landesrecht): Auf Antrag des Ordnungsamts zusammen mit dem Vormundschaftsgericht kann bei Vorliegen eines aktuellen ärztlichen Zeugnisses (Art und Schwere der Störung, Gründe für die befürchtete Eigen- und/oder Fremdgefährdung) eine **sofortige befristete zwangsweise Unterbringung** in einer psychiatrischen Klinik erfolgen. Diesen Antrag kann **jeder** approbierte **Arzt** stellen. Der Betroffene wird am nächsten Tag richterlich angehört und hat dabei das Recht auf die Anwesenheit einer Vertrauensperson und kann – auch bei Geschäftsunfähigkeit – durch eine „sofortige Beschwerde" Widerspruch einlegen. Die richterlich angeordnete Unterbringung ist immer **zeitlich begrenzt**, kann aber aufgrund eines psychiatrischen Gutachtens jederzeit verlängert werden.

Zwangsmaßnahmen: Sind aufgrund des Gesundheitszustandes des Patienten freiheitsentziehende Maßnahmen (Fixierung, Isolierung, Zwangsmedikation) notwendig, so müssen diese im Einzelfall angeordnet und durch das Vormundschaftsgericht bestätigt werden.

Unterbringung nach dem Betreuungsrecht (§ 1906 BGB): Die Unterbringung kann aufgrund einer psychiatrischen Krankheit, einer geistigen oder seelischen Behinderung **zum Wohl des Patienten** erfolgen, wenn die Gefahr besteht, dass derjenige sich selbst tötet oder sich erheblichen Schaden zufügt oder wenn eine ärztliche Behandlung ohne diese Unterbringung nicht durchgeführt werden kann.

Unterbringung in einem psychiatrischen Krankenhaus (Maßregelvollzug nach § 63 StGB): Ein Patient kann gegen seinen Willen in einem psychiatrischen Krankenhaus untergebracht werden, wenn er eine rechtswidrige **Tat im Zustand der Schuldunfähigkeit** (§ 20 StGB) **oder verminderten Schuldfähigkeit** (§ 21 StGB) begangen hat und von ihm infolge seines Zustandes auch in Zukunft erhebliche rechtswidrige Taten zu erwarten sind (**Gefährdung der Allgemeinheit**).

Unterbringung in einer Entziehungsanstalt (§ 64 StGB): Ein Täter kann – unabhängig von seiner Schuldfähigkeit nach §§ 20 und 21 StGB – für maximal 2 Jahre in einer Entziehungsanstalt untergebracht und einer stationären Entwöhnungstherapie zugeführt werden, wenn die **rechtswidrigen Taten aufgrund einer Alkohol- und Rauschmittelsucht** begangen wurden und auch in Zukunft die **Gefahr weiterer Straftaten** besteht.

8.7 Schwangerschaftsabbruch

> **DEFINITION** Künstlich herbeigeführte Beendigung einer Schwangerschaft. Handlungen, deren Wirkung **vor** Abschluss der Einnistung des befruchteten Eies in der Gebärmutter eintritt, gelten nicht als Schwangerschaftsabbruch im Sinne des Gesetzes (z. B. die „Pille danach").

8.7.1 Rechtliche Grundlagen

§ 218 StGB: Schwangerschaftsabbruch: Grundsätzlich wird, wer eine Schwangerschaft abbricht, mit Freiheitsstrafe bis zu 3 Jahren oder mit Geldstrafe bestraft.

§ 218a StGB: Straflosigkeit eines Schwangerschaftsabbruchs: Der Schwangerschaftsabbruch bleibt straflos, wenn
- die Schwangere den Schwangerschaftsabbruch verlangt und dem Arzt durch eine Bescheinigung […] nachgewiesen hat, dass sie sich mindestens 3 Tage vor dem Eingriff hat **beraten** lassen
- der Schwangerschaftsabbruch von einem Arzt vorgenommen wird und
- seit der Empfängnis **nicht mehr als 12 Wochen** vergangen sind.

§ 219 StGB: Beratung einer Schwangeren in einer Not- und Konfliktlage: Die Beratung dient dem Schutz des ungeborenen Lebens. Sie soll die Frau zur Fortsetzung der Schwangerschaft ermutigen, da ein Schwangerschaftsabbruch nur in Ausnahmesituationen stattfinden kann. Das Nähere regelt das Schwangerschaftskonfliktgesetz. Beraten wird über Konflikte bei Schwangerschaftsabbruch und Elternschaft, staatliche Unterstützung für Eltern, die rechtlichen Grundlagen und medizinische Aspekte.

Die Beratung hat durch eine anerkannte Schwangerschaftskonfliktberatungsstelle zu erfolgen. Der Schwangeren ist eine Bescheinigung auszustellen. Der Arzt, der den Abbruch der Schwangerschaft vornimmt, ist als Berater ausgeschlossen.

> **MERKE** Der Schwangerschaftsabbruch ist bis zur 12. Woche **rechtswidrig**, aber unter o. g. Voraussetzungen **straffrei**!

Die ärztliche Rolle beim Schwangerschaftsabbruch:
- Kein Arzt darf zu einer Mitwirkung bei einem Schwangerschaftsabbruch gezwungen werden. Ausnahme ist eine medizinisch-vitale Indikation, also wenn ansonsten das Leben der Mutter akut gefährdet ist.
- Strafbar (nach § 218c StGB) macht sich ein Arzt mit der Durchführung eines Schwangerschaftsabbruchs **ohne Aufklärung, ohne Kenntnis der Schwangerschaftsdauer** und **ohne** Vorlage der **Beratungsbescheinigung** nach § 219 bzw. wenn er die Beratung nach § 219 selbst ausgeführt hat.

MERKE Ohne dass die Schwangere selbst eingewilligt hat, ist der Eingriff strafbar. Der Eingriff ist **anzeigepflichtig**.

Straflos und **nicht rechtswidrig** ist ein Schwangerschaftsabbruch **bis zur 12. SSW**, wenn er mit Einwilligung der Schwangeren aus
- **kriminologischer Indikation** (Schwangerschaft als Folge eines Sexualdelikts nach StGB 176–179, z. B. Vergewaltigung)
- **medizinisch-sozialer Indikation** (Weiterführen der Schwangerschaft nur unter schwerwiegenden Gefahren für die körperliche oder seelische Gesundheit der Mutter) erfolgt.
- Im Unterschied zum „indikationslosen" Abbruch nach §218a StGB ist in diesen Fällen **keine Beratung und keine Frist einzuhalten**.

Praktisch bis zur Geburt ist es möglich, aus medizinisch-sozialer Indikation einen Abbruch vornehmen zu lassen, wenn durch die **Pränataldiagnostik eine genetische Auffälligkeit** bekannt wird und dies als eine der Mutter nicht zumutbare seelische Belastung angesehen wird. Strenge Beratungsvorschriften sind jedoch vor einem Abbruch angeordnet.

Ein Tod durch „**Laienabtreibung**" ist heutzutage ein sehr seltenes Ereignis. Geeignete Nachweismethoden bei einer Obduktion sind die Luftembolieprobe (Nachweis von Luft im Herzbeutel bei vorherigem Einpressen von Luft in den Uterus zur Abtreibung), entsprechende Lokalbefunde am inneren Genitale bei Manipulation oder der toxikologische Nachweis von wehenauslösenden Substanzen.
DD: Spontanabort, intrauteriner Fruchttod, atypisch gelegene Extrauteringravidität.
Nachweis einer stattgehabten Schwangerschaft über den mikroskopischen Nachweis von Plazentaresten.

8.8 Klinische Prüfungen und wissenschaftliche Versuche

Die Rechtsgrundlage für wissenschaftliche Versuche und biomedizinische Forschung ist in der Deklaration von Helsinki (Fassung von Edinburgh 2000) verankert. Zusätzlich gelten die Bestimmungen des Arzneimittelgesetzes (§§ 40–42).

Beide dienen dem **gesundheitlichen und rechtlichen Schutz** des Patienten oder Probanden. Besonders strenge Maßstäbe gelten für Studien mit Kindern und nicht einwilligungsfähigen Erwachsenen.

Unterschieden werden
- **klinische Prüfung** (Arzneimittelstudien)
- **Heilversuch** (Erprobung neuer Methoden an Kranken, z. T. als letzter Versuch bei nicht therapierbaren Krankheiten) und
- **klinisches Experiment** (nur zu Forschungszwecken, ohne medizinische Indikation).

Ethikkommission: Sie wird auf schriftlichen Antrag tätig. Ihre Hauptaufgabe besteht in der **Beurteilung von klinischen Studien** mit Patienten oder gesunden Probanden. Im Rahmen der Studien werden Wirksamkeit und Sicherheit von Arzneimitteln und Medizinprodukten, von neuen Operationstechniken oder von nicht medikamentösen Therapieformen untersucht. In allen Fällen prüft die Kommission, ob das Vorhaben **ethisch und rechtlich vertretbar** ist. Sie berät den Arzt auch rechtlich.

Ebenso beurteilt die Ethikkommission Forschung mit epidemiologischen Daten, menschlichem Gewebe oder Blut, und sie berät Ärzte vor einer **künstlichen Befruchtung** bei unverheirateten Paaren oder bei Ehepaaren mit Spendersamen.

9 Der Arzt als Sachverständiger und Zeuge

9.1 Grundlagen

Liegt die Entbindung von der Schweigepflicht vor, kann ein Arzt als **(sachverständiger) Zeuge** vor Gericht über einen Patienten und dessen Behandlung aussagen.

Soll ein Arzt für das Gericht oder die Polizei medizinische Sachverhalte beurteilen, wird er als **Sachverständiger** benannt. Im Rahmen seiner Sachverständigentätigkeit kann er Einsicht in beschlagnahmte **Krankenunterlagen** nehmen oder gemäß StPO **Untersuchungen** durchführen, die das gesundheitliche Wohl des zu Untersuchenden nicht gefährden. Der zu Untersuchende ist zuvor darüber und über sein Aussageverweigerungsrecht aufzuklären.

MERKE Die so erhaltenen Erkenntnisse unterliegen nicht der Schweigepflicht.

Pflicht zur Gutachtenerstattung: Erhält ein Arzt **vom Gericht** den Auftrag, als Sachverständiger ein Gutachten zu erstellen, kann er dies theoretisch ablehnen, aber dann doch durch zahlreiche gesetzlich geregelte Ausnahmen verpflichtet werden (**Tab. 9.1**).

Tab. 9.1 Rechtliche Grundlagen ärztlicher Gutachtertätigkeit

Paragraf	Tätigkeit des Arztes
§ 85 StPO „Sachverständiger Zeuge"	Vernehmung als **sachkundige Person** in Zivil- und Strafprozess sowie bei sozialgerichtlichen Verfahren und bei Behörden
§ 75 StPO „Pflicht des Sachverständigen"	Der Arzt ist verpflichtet, der Aufforderung des Gerichts oder der Staatsanwaltschaft zur **Gutachtenerstattung** Folge zu leisten.

9 Der Arzt als Sachverständiger und Zeuge

Gründe zur Ablehnung eines Gutachtenauftrages:
- Befangenheit (z. B. frühere Behandlung des Patienten)
- Arbeitsüberlastung
- mangelnde fachliche Kompetenz.

Gutachtenerstattung gegenüber der Polizei, Behörden, Versicherungen oder Privatpersonen darf ein Arzt **ablehnen**.

> **MERKE** Der Arzt hat sein Gutachten unabhängig und nach bestem Wissen und Gewissen zu erstatten. Er trifft nicht die Entscheidung, sondern **beurteilt die medizinischen Zusammenhänge**.

Inhalt und Qualität des Gutachtens: Wird das Ergebnis einer ärztlichen Untersuchung niedergeschrieben, handelt es sich um ein ärztliches Attest/Zeugnis, dieses kann als **Beweismittel bei Gericht** verwendet werden.
- Atteste müssen nach verschiedenen Mustern bzw. auf bestimmten Formularen verfasst werden.
- Zweck und Empfänger des Attests müssen erkenntlich sein.
- Atteste als Beweismittel vor Gericht müssen eine detaillierte Befundbeschreibung und Vorgeschichte enthalten.

Gutachten enthalten zudem **wissenschaftliche Schlussfolgerungen**, die auf den erhobenen Befunden beruhen. Näheres ist in der MuBO für Ärzte geregelt.

Mit einem ärztlichen Gutachten soll die **haftungsausfüllende Kausalität** (Zusammenhang zwischen einem schädigenden Ereignis und dem Gesundheitsschaden) geklärt werden. Dabei verwendet man in der Praxis häufig Angaben zu **Wahrscheinlichkeit:**

Tab. 9.2 Formen von unrichtigen ärztlichen Attesten

Paragraf	Vergehen	Bedeutung
§ 278 StGB	Ausstellung unrichtiger Gesundheitszeugnisse	**vorsätzliches** Ausstellen unrichtiger Atteste (Gefälligkeitsattest), sorgfaltswidriges Ausstellen
§ 153 StGB	falsche uneidliche Aussage	**vorsätzliche** Falschaussage vor Gericht (nach Vereidigung = Meineid)
§ 163 StGB	fahrlässiger Falscheid	Falschaussage vor Gericht aus Fahrlässigkeit
	grob fahrlässige Falschbegutachtung	Sachverständiger nimmt Gutachten an, obwohl ihm die erforderliche Sachkunde fehlt

- an Sicherheit grenzende Wahrscheinlichkeit (im Strafrecht erforderlich): > 99,73 bzw. > 99,8 %
- sehr wahrscheinlich/mit hoher Wahrscheinlichkeit: > 90 %
- wahrscheinlich/mit Wahrscheinlichkeit: > 50 %
- nicht entscheidbar: 50 %
- weniger wahrscheinlich/unwahrscheinlich: < 50 %
- sehr unwahrscheinlich: < 10 %
- mit an Sicherheit grenzender Wahrscheinlichkeit ausschließbar: < 0,2 %.

Ärztliche Gutachten müssen inhaltlich korrekt sein, das **Ausstellen unrichtiger Gutachten** ist **strafbar** (Tab. 9.2). Zivilrechtlich können **Schadensansprüche** der Geschädigten geltend gemacht werden (z. B. von Krankenkasse oder Arbeitgeber bei falschem Attest/Arbeitsunfähigkeitsbescheinigung).

C 29 Pathologie

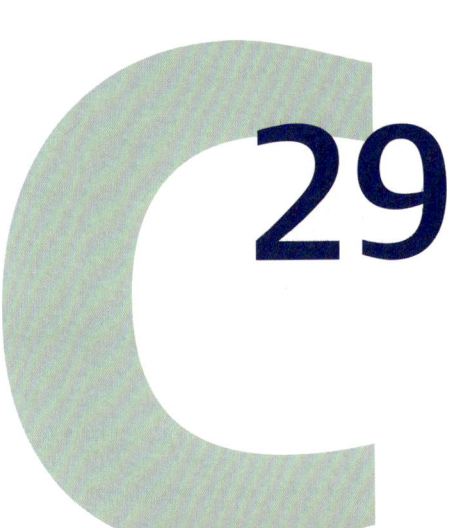

1	Grundlagen	300
2	Zell- und Gewebspathologie	304
3	Exogene Noxen	316
4	Störungen der Individualitätswahrung/Immunpathologie	320
5	Entzündung	320
6	Zellersatz	329
7	Tumoren	331

1 Grundlagen

1.1 Hinweis

Dieses Kapitel behandelt die Grundlagen der Pathologie sowie die allgemeine Tumorpathologie. Die spezielle Pathologie der Organ- und Funktionssysteme sowie die pathophysiologischen und pathogenetischen Aspekte werden im Rahmen der jeweiligen Fachgebiete beschrieben. Die entsprechenden Abschnitte sind mit einer grünen Markierung am Rand gekennzeichnet.

1.2 Grundbegriffe der Pathologie

DEFINITION Die Pathologie ist die **Lehre** der **Krankheiten** (griech. „pathos" = Leiden[schaft]; „logos" = Wort, Lehre, Sinn). Sie beschäftigt sich mit der **Ätiologie** (Ursache einer Krankheit), der **Pathogenese** (Entstehung einer Krankheit), der **morphologischen Erscheinung** einer Krankheit und ihren **Auswirkungen** auf den Organismus.
Im Gegensatz zur forensischen Rechtsmedizin steht bei der Pathologie die **Gestaltanalyse einer Krankheit** – von der molekularen Ebene bis zum makroskopischen Erscheinungsbild – im Vordergrund.

1.2.1 Gesundheit und Krankheit

DEFINITION Die WHO definiert **Gesundheit** als einen Zustand des „völligen körperlichen, geistigen und sozialen Wohlbefindens" und nicht nur als ein reines Fehlen von Krankheit oder Gebrechen.
Der Begriff **Krankheit** beschreibt i. A. die gestörte Funktion eines bzw. mehrerer Organe oder der Psyche, die „den Gesamtorganismus oder einzelne seiner Teile so verändern, dass der betroffene Mensch subjektiv, klinisch oder sozial hilfebedürftig wird". Die Übergänge zwischen Krankheit und Gesundheit sind fließend.

1.2.2 Ätiologie

DEFINITION Die Ätiologie untersucht die **Ursache** bzw. **Auslöser** einer Krankheit.

Krankheiten können mono- oder polykausal bedingt sein. Grundsätzlich unterscheidet man bei den Krankheitsursachen zwischen vererbten bzw. genetisch bedingten und erworbenen Störungen.

- **Vererbte bzw. genetisch bedingte Störungen** werden durch die Eltern auf das Kind übertragen (hereditäre Störungen, Erbkrankheiten) oder entstehen durch somatische Mutationen beim Kind. Sie können monogen oder polygen bedingt sein. Erbkrankheiten können sich vor bzw. kurz nach der Geburt (= kongenitale Erkrankungen) oder in späteren Lebensjahren manifestieren.
  Die Folge der veränderten Gene sind Proteinpolymorphismen, die zu einer Inaktivierung von Enzymen, Störungen von Membranstrukturen, Signalmolekülen, Plasmaproteinen oder Proteinen der extrazellulären Matrix führen. Für Details s. Humangenetik [S. B436].
- **Erworbene Störungen** entstehen als Reaktion des Organismus auf endo- bzw. exogene Noxen. Man unterscheidet dabei folgende **Grundtypen** (Tab. 1.1). Auch psychogene Einflüsse können Ursache von erworbenen Störungen sein.

1.2.3 Pathogenese

DEFINITION Pathogenese beschreibt die Entstehung und Entwicklung einer Krankheit.

Kausale Pathogenese: Die kausale Pathogenese fragt: **Warum** wirkt eine Noxe krank machend? Sie beschreibt den Zusammenhang von Krankheitsursache und Krankheitsbereitschaft (Disposition) bzw. Widerstandskraft (Resistenz) des Organismus (z. B. begünstigt das metabolische Syndrom die Entstehung einer Arteriosklerose).

Tab. 1.1 Grundtypen erworbener Störungen

Grundtypen	Beschreibung	Beispiele
adaptive und reaktive Störungen	akute und chronische Anpassungsreaktion des Organismus an unterschiedliche exo- und endogene Einflüsse	Höhenanpassung: pO_2 ↓ führt akut zur Hyperventilation und chronisch zu einer Steigerung der Erythropoese; permanent erhöhter Blutdruck → hypertensive Herzkrankheit
neoplastische Entartung	reicht die Anpassungsreaktion des Organismus nicht aus, um eine Störung zu verhindern oder auszugleichen, können Zellen entarten	UV-Belastung ↑: Hauttumoren
Störung durch teratogene Noxen	teratogene Noxen haben die Fähigkeit, im Embryo kongenitale Fehlbildungen oder Organfehlfunktionen hervorzurufen	häufige teratogene Noxen sind chemische Noxen, Virusinfektionen und ionisierende Strahlung
mikrobielle Störungen	entscheidend sind Exposition und Übertragung zwischen Erreger und Wirt, Abwehrfunktion des Wirts und Pathogenität, Virulenz und Resistenz des Erregers	bakterielle, virale, parasitäre Erkrankungen

Disposition: Die individuelle Disposition ist die Anfälligkeit eines Organismus für eine Krankheit. Sie hängt von verschiedenen Faktoren ab. Hierzu zählen v. a. genetische Faktoren (z. B. interindividuell unterschiedliche Enzymausstattung durch genetische Polymorphismen, z. B. „poor und fast metabolizer", s. Humangenetik [S. B464]), Alter, Geschlecht und krankheitsfördernde Vorerkrankungen.

Resistenz: Die Resistenz (Widerstand gegen äußere Einflüsse) eines Organismus hängt entscheidend von der Funktion des angeborenen (unspezifischen) und erworbenen (spezifischen) Immunsystems ab (s. Immunsystem und rheumatische Erkrankungen [S. A436]).

Formale Pathogenese: Die formale Pathogenese fragt: Wie führt eine Noxe zur Erkrankung? Sie beschreibt den Ablauf einer Erkrankung (z. B. Arteriosklerose → Plaquebildung → Plaqueruptur → Gefäßverschluss etc.) und die damit einhergehenden krankheitsspezifischen Struktur- und/oder Funktionsveränderungen.

> **MERKE** Generell ist die Krankheitsentstehung ein Prozess, der in mehreren Schritten abläuft und von verschiedenen Faktoren abhängt: Ob und in welchem Ausmaß sich eine Krankheit entwickelt, hängt von der Expositionsart und -dauer gegenüber exo- oder endogenen Noxen und von der individuellen Disposition bzw. Resistenz des Organismus ab.

1.2.4 Symptom und Syndrom

Symptome sind Zeichen, die auf ein pathologisches Geschehen hinweisen. Sie können subjektiv durch den Patienten selbst oder objektiv von außen wahrgenommen werden. Das gleichzeitige Vorliegen verschiedener Symptome, deren Ursache einheitlich, die Pathogenese aber meist unbekannt ist, wird als **Syndrom** bezeichnet.

1.2.5 Krankheitsverlauf

Bezüglich des Verlaufs einer Krankheit sind folgende Begriffe wichtig:
- **akut**: schneller Beginn einer Krankheit und eher kurze Dauer
- **chronisch**: langsame Entwicklung einer Krankheit und lange Dauer
- **Restitutio ad integrum**: vollständige Ausheilung einer Krankheit ohne bleibenden Defekt
- **Rezidiv**: Wiederauftreten des gleichen Symptoms, das entweder durch die Therapie oder spontan verschwunden war
- **Remission**: Nachlassen der Symptome ohne vollständige Genesung.

1.2.6 Sterben und Tod

Der Vorgang des Verlusts des Lebens (Sterben) und der Exitus letalis (Tod) sind 2 verschiedene Dinge, die fälschlicherweise synonym gebraucht werden.

> **MERKE** **Sterben** ist ein **Vorgang**, der durch den progredienten Ausfall der Vitalfunktionen bis zum Erreichen des Hirntods gekennzeichnet ist, wobei der Organtod noch nach mehr als 2 Tagen fortschreitet. **Tod** ist ein **Status**.

Abfolge des Sterbevorgangs: Biologisch gesehen geht der Körper während des Sterbevorgangs durch verschiedene Phasen: Hirnaktivität↓, Atmung↓, Sehen↓, Hören↓, Herzstillstand und Hirntod. Durch die fehlende Herzaktion wird der Körper nicht mehr mit Sauerstoff versorgt, es kommt zum Zelluntergang. Entsprechend dem unterschiedlichen Sauerstoffbedarf der verschiedenen Gewebe sterben die Zellen von Gehirn und Herz zuerst ab.

Todesphasen: Der Vorgang des Sterbens vollzieht sich in 4 Phasen:
- **Agonie** (Vita reducta): zunehmende Abnahme und Dysregulation der Vitalfunktionen
- **klinischer Tod** (Vita minima): Herz-, Kreislauf- und Atemstillstand, durch Einleitung einer raschen Reanimation **potenziell reversibel**
- **Hirntod** (Individualtod): irreversible Hirnschädigung mit Koma, fehlender Spontanatmung, Areflexie. Erst wenn der Hirntod nachgewiesen ist (Null-Linien-EEG, zerebraler Zirkulationsstillstand, s. Rechtsmedizin [S. C260]), gilt der Patient als **tot**.
- **biologischer Tod**: Absterben aller Zellen bzw. Verwesung des Körpers.

Sichere Todeszeichen: (s. Rechtsmedizin [S. C256]): Hierzu zählen
- Livores (Totenflecken)
- Rigor mortis (Totenstarre)
- Autolyse (Leichenzersetzung)
- nicht mit dem Leben vereinbare Verletzungen (z. B. Decapitation).

1.2.7 Statistische Maßzahlen

In der Pathologie werden zur Erklärung der Häufigkeit oder des voraussichtlichen Verlaufs einer Krankheit Begriffe aus der Statistik wie Inzidenz, Prävalenz, Mortalität, Morbidität und Letalität verwendet (s. Epidemiologie [S. C866]).

1.3 Diagnostische Methoden in der Pathologie

Die morphologische Befundung hat in der medizinischen Diagnostik einen sehr hohen Stellenwert. Dies gilt ganz besonders für die Tumordiagnostik, -klassifikation und -früherkennung. Anhand der pathologischen Befunde kann eine Krankheit **diagnostiziert** und die entsprechende **Therapie** optimal abgestimmt werden. Auch können so **prognostische Aussagen** über therapeutisches Ansprechen und Therapieverlauf gemacht werden.

Tab. 1.2 Zell- und Gewebeentnahme für die zytologische und histologische Diagnostik

Typ	Beschreibung	Möglichkeiten der Entnahme
zytologische Diagnostik	Entnahme einzelner Zellen oder Zellverbände	**Exfoliativzytologie:** Entnahme spontan abgeschilferter Zellen oder mechanische Zellablösung mittels Bürsten, Spatel oder Spülung, Anwendung zur Zellgewinnung aus Körperflüssigkeiten (z. B. Ergüsse, Sputum, Liquor oder Urin), Zervixabstrich **Punktionszytologie:** Aspiration von Zellen mit einer Punktionsnadel (z. B. aus Mamma, Schilddrüse, Gelenken, Knochenmark) **Blutausstrich**
histologische Diagnostik	Entnahme von Gewebeproben (Biopsien)	**Nadelbiopsie:** Gewebeentnahme mit einer Hohlnadel (z. B. Leber) **Stanzbiopsie:** z. B. Beckenkammstanze zur Knochenmarkgewinnung **Probeexzision:** z. B. endoskopische Zangenbiopsie von Schleimhäuten, Hautbiopsie **operative Gewebeentnahme**

1.3.1 Intravitale Diagnostik

Bei der intravitalen Diagnostik wird ein Gewebepräparat analysiert, das einem lebenden Patienten (oft intraoperativ) entnommen wurde. Zu den wichtigsten Aufgaben und Zielen der intravitalen Diagnostik gehören die **Artdiagnose** eines Prozesses (neoplastisch, entzündlich, degenerativ), die **Krebsfrüherkennung** und die **Tumordiagnostik** (Beurteilung der Dignität, des Tumortyps und der Vollständigkeit der chirurgischen Exzision). Die intravitale Diagnostik nimmt ca. 95 % der Tätigkeit des Pathologen ein.

Zell- und Gewebeentnahme

Tab. 1.2 gibt einen Überblick über die verschiedenen Möglichkeiten der Gewebeentnahme für die zytologische und histologische Diagnostik.

> **MERKE** **Intraoperativ** entnommenes Material sollte grundsätzlich **immer histologisch** untersucht werden.

Bei der **Feinnadel- und Nadelbiopsie** sollte ein **möglichst kurzer Punktionsweg** gewählt werden, um die Gefahr einer Verschleppung maligner Zellen in den Stichkanal oder andere Körperkompartimente möglichst gering zu halten. Bei besonders aggressiven Tumoren empfiehlt es sich, den Stichkanal großzügig zu exzidieren (z. B. beim Sarkom). Auch bei anderen diagnostischen Eingriffen besteht die Gefahr der **Tumorzellverschleppung**. Daher kommen z. B. bei endoskopischen/laparaskopischen Verfahren häufig „Bergungssäckchen" zum Einsatz, in denen das Biopsat sicher nach außen transportiert werden kann.

Färbemethoden

Die wichtigsten, in der Pathologie gebräuchlichen Färbemethoden sind in **Tab. 1.3** zusammengefasst.

Untersuchungsmethoden

Makroskopische Beurteilung: Viele pathologische Veränderungen lassen sich bereits makroskopisch erkennen. Dabei sollte auf Veränderungen hinsichtlich **Größe, Gewicht, Form, Oberfläche, Konsistenz** und **Geruch** geachtet werden. Zum Beispiel geht eine Leberzirrhose praktisch immer mit einem bindegewebigen Umbau einher: Die Leber wirkt von außen knotig und höckrig statt glatt und homogen, der Leberrand ist abgerundet. Bei Biopsaten muss auf die Resektionsränder und den Kontakt zu benachbarten Strukturen geachtet werden, da nur aus makroskopisch verdächtigen Arealen gezielte Proben für die histologische Untersuchung diagnostisch relevant sind.

Zytologische Untersuchung: Im Gegensatz zur Histopathologie (Untersuchung eines Gewebes) werden in der Zytologie **einzelne Zellen** oder **Zellverbände** beurteilt. Das gewonnene Material (**Tab. 1.2**) wird auf einem Objektträger fixiert (i. d. R. durch 96 % Alkohol), gefärbt (z. B. Zervixabstrich mit Färbung nach PAP) und unter dem Lichtmikroskop beurteilt. Zu den wichtigsten Einsatzgebieten der Zytologie zählen:

- prophylaktisches Tumor-Screening (z. B. Zervixabstrich)
- Erfassung von Tumorvorstufen (Nachweis von Dysplasie im Zervixabstrich)
- minimalinvasive Tumordiagnostik (z. B. Feinnadelpunktion tumorverdächtiger Areale in der Schilddrüsensonografie)
- Therapieverlaufskontrollen (z. B. Untersuchung der Blasenspülflüssigkeit bei Patienten mit chemotherapeutisch anbehandeltem Harnblasenkarzinom).

Histologische Untersuchung: Die mikroskopische Beurteilung von speziell fixierten und gefärbten **Gewebeschnitten** findet heute v. a. in der **Tumordiagnostik** und bei Erkrankungen des Gastrointestinaltrakts und bei degenerativen Erkrankungen Anwendung. Die Gewebeproben werden zunächst mit Formaldehydlösung fixiert, um das Gewebe zu stabilisieren. Danach wird das Präparat mit Paraffin entwässert und imprägniert und anschließend in einen Paraffinblock gebettet. Ist dieser Block ausgehärtet, können sehr feine Scheiben (2–5 µm) abgeschnitten und auf einen Objektträger aufgezogen werden.

> **MERKE** Die Diagnose eines **malignen Tumors** kann auch zytologisch gestellt werden. Die Histologie ist aber im Prinzip die sicherere Methode und kann auch Aussagen über die Differenzierung und den Tumortyp machen.

Immunhistochemische Untersuchung: Mithilfe der Immunhistochemie werden bestimmte **antigene Srukturen** mit spezifischen, gegen die gesuchte Struktur gerichteten Antikörpern nachgewiesen. Der Antikörper wird entweder direkt mit einem Enzym bzw. einem fluoreszierenden

1.3 Diagnostische Methoden in der Pathologie

Tab. 1.3 Übersicht über die wichtigsten Färbemethoden

Färbetyp	Einsatzgebiet	Ergebnis
Übersichtsfärbungen		
Hämatoxylin-Eosin-(HE)Färbung	Standardfärbung für Histologie	• blau (saure/basophile Strukturen): Zellkern, Ribosomen, endoplasmatisches Retikulum, basophiles Zytoplasma, Kalk, Bakterien • rot (basische/azidophile Strukturen): azidophiles Zytoplasma, Bindegewebe, Fibrin
Giemsa	Standardfärbung für Knochenmark (in der Zytologie MGG = May-Grünwald-Giemsa-Färbung)	• blau: Zellkerne, Bakterien, basophiles Zytoplasma • purpurrot: eosinophiles Zytoplasma, Granula, kollagene Fasern • violett: Mastzellen • grün: Melanin
Papanicolaou (PAP)	Standardfärbung für Zytologie (Zervixabstrich)	• blau: Zellkerne, Bakterien • blaugrün: Zytoplasma • gelb-rötlich: keratinhaltiges Zytoplasma, zelluläres Glykogen • braunrot: Schleim • grün: Kollagen
Spezialfärbungen		
van Gieson	Bindegewebe und Knochen	• gelb: Zytoplasma, Muskulatur • schwarz: Zellkerne • rötlich: Bindegewebe (z. B. → Herbstlaubleber, Stauungsleber), Hyalin
Elastica-van-Gieson	z. B.: Elastofibrom versus Fibrolipom	• gelb: Zytoplasma, Muskulatur • rot: kollagene Fasern, Hyalin • schwarz-braun: Zellkerne, elastische Fasern
Versilberungen	ZNS-Färbung (z. B. Fibrillenfärbung bei Alzheimer, Fasernetzwerk beim HCC [Leberkarzinom])	• Golgi-Färbung: Versilberung einzelner Neuronen mit Silbernitrat (schwarz) • Gomori-Färbung: Versilberung retikulärer Fasern (schwarz) • Von-Kossa-Färbung: Verkalkungen (schwarz)
Azan	z. B.: Fibrin versus Kollagen	• rot: Zellkerne, azidophiles Zytoplasma, Fibrin, epitheliales Hyalin • blau: Kollagenfasern, retikuläre Fasern, bindegewebiges Hyalin, azidophiles Zytoplasma
Gram	Bakterienfärbung	• blau: grampositive Bakterien • rot: gramnegative Bakterien und Hintergrund
Ziehl-Neelsen	säurefeste Stäbchen (V. a. Tuberkulose, Lepra)	• rot: säurefeste Stäbchen • blau: Zellkerne
Berliner Blau	Eiseneinlagerungen (v. a. bei Hämochromatose, Siderophagen nach Blutungsabbau)	• blau: dreiwertige Eisenionen • rot: Zellkerne
Kongorot	Amyloidablagerungen	• rot: Amyloidablagerungen, in Polarisation grün • blau: Zellkerne
Naphthol-AS-D-Chlorazetatesterase-Reaktion	Darstellung der Esterase in neutrophilen Granulozyten und Gewebsbasophilen → DD: reife und unreife myelische Zellen, z. B. CML	• reife Granulozyten: keine Esteraseaktivität • unreife Granulozyten: hohe Esteraseaktivität
Periodsäure-Schiff-Reaktion (PAS)	Pilze, Parasiten, Siegelringzellen, Schleim	• magentarot: Mukopolysaccharide (Glykosaminoglykane, Kohlenhydrate, Glykogen) • blau: Zellkerne

Stoff gekoppelt oder reagiert indirekt mit einem zweiten Antikörper (sog. Sekundärantikörper), der dann eine Nachweisreaktion auslöst. Immunhistochemische Untersuchungsmethoden werden vorwiegend in der **Tumordiagnostik** (Phänotypisierung) und zur **Identifikation von Virusantigenen** eingesetzt.

Schnellschnittdiagnostik: Bei der Schnellschnittdiagnostik wird intraoperativ entnommenes Gewebe sofort untersucht. Im Prinzip funktioniert die Schnellschnittdiagnostik wie die histologische Untersuchung, allerdings muss das Gewebe zur schnelleren Bearbeitung zuerst schockgefroren und anschließend dünn geschnitten und gefärbt werden. Diese Methode ermöglicht die Befundung von Gewebeproben **innerhalb weniger Minuten** und hat entscheidenden **Einfluss** auf das weitere **operative Vorgehen** (z. B. Erweiterung des Resektionsausmaßes bei Tumornachweis in den Resektionsrändern). Häufig gestellte Fragen gelten der Art (Entzündung vs. Tumor) und Dignität des Prozesses (gutartig vs. bösartig) sowie der Beurteilung der Resektionsränder. Ein wichtiges Beispiel ist der **Sentinel-Lymphknoten** [S. C340]. Ein Tumorzellbefall dieses Lymphknotens macht die Resektion weiterer Lymphknotenstationen notwendig.

> **MERKE** Da die diagnostische Aussagekraft einer Schnellschnittuntersuchung einer regulären histologischen Untersuchung unterlegen ist, muss diese zur Bestätigung der Diagnose in jedem Fall nachgeholt werden!

Bei der Schnellschnittdiagnostik können rechtliche Komplikationen entstehen, da sich der Patient im sedierten Zustand nicht weiter über seine Therapiewünsche äußern kann und die Entscheidung beim Operateur liegt. Eine ausführliche Aufklärung des Patienten vor dem Eingriff ist daher unerlässlich.

Elektronenmikroskopie: Mithilfe der Elektronenmikroskopie können **subzelluläre Strukturen** (Organellen) untersucht werden. Dafür ist eine spezielle Fixierung und Färbung notwendig (Einbettung in Kunstharz; Färbung mit Osmiumtetroxid). Besonders geeignet ist die Elektronenmikroskopie für die Diagnostik von einzelnen neurologischen Erkrankungen, Glomerulonephritiden, Ablagerungen im Rahmen von Stoffwechselerkrankungen und für den Nachweis von Viruseinschlüssen.

Molekularpathologie: In der Molekularpathologie wird in erster Linie die **genetische Komponente** einer Erkrankung untersucht (DNA, RNA). Ihre Hauptanwendungsbereiche sind die Diagnostik von **Erbkrankheiten** (z. B. Punktmutationen, Translokationen, Klonalitätsanalysen), **Tumordiagnostik** (spezifische Oberflächenmarker, Onkogene, Tumorsuppressorgene) sowie der **Erregeranalyse** im Rahmen eines infektiösen Geschehens. Zu den Standardmethoden zählen die Polymerase-Ketten-Reaktion (PCR), die DNA-Sequenzierung, die In-situ-Hybridisierung, die Fragmentanalyse oder die Hybridisierung mit Mikro-Chip-Arrays.

1.3.2 Postmortale Diagnostik (Sektionspathologie)

Voraussetzung für die **klinische Obduktion** ist eine **natürliche Todesursache**. Zu den wichtigsten Zielen der klinischen Obduktion zählen

- Erfassung der exakten Todesursache und des Grundleidens
- Erforschung pathogenetischer Zusammenhänge
- Nachweis ärztlicher Fehldiagnosen oder Kunstfehler
- Beurteilung von Therapieeffekten.

Die Obduktion dient also sowohl der ärztlichen Weiterbildung und Forschung als auch der Qualitätskontrolle. Dank einer klinischen Autopsie können ärztliche Leistungen überprüft und Therapieformen überdacht werden. Die klinische Obduktion ist damit ein wichtiges Instrument zur Kontrolle und Verbesserung der Behandlungsqualität.

Zur **gerichtlichen Obduktion** und den rechtlichen Aspekten s. Rechtsmedizin [S. C262].

1.4 Der pathologische Befund

Der Pathologe stellt anhand seines Befundes die definitive Diagnose. Dabei muss er bedenken, dass eine bestätigte Krankheit – abgesehen von ihren Auswirkungen auf den Patienten – weitreichende **arbeits-, sozial- und versicherungsmedizinische Konsequenzen** haben kann. Deshalb muss die Diagnose immer mit großer Sorgfalt erstellt werden. Gerade die „Begutachtung" in der postmortalen Diagnostik kann Folgen für Lebensversicherung und Berufsgenossenschaft haben. Siehe hierzu auch Rechtsmedizin [S. C262].

2 Zell- und Gewebspathologie

2.1 Anpassungsreaktionen

Gewebe ist in der Lage, dynamisch auf äußere (z. B. mechanische Beanspruchung) und innere Faktoren (z. B. metabolische Veränderungen) zu reagieren. **Subletale Zellschädigungen** lösen im Organismus Anpassungsreaktionen aus, die – abhängig von der Stärke der Noxe – durch Veränderungen des Struktur- und Funktionsstoffwechsels zu einer Abnahme (morphologisch: **Atrophie**) oder Zunahme der Zellleistung (morphologisch: **Hypertrophie**, **Hyperplasie**) führen können. Eine besondere Form der Anpassungsreaktion ist die **Metaplasie**, bei der ein ausdifferenziertes Gewebe durch ein anderes ausdifferenziertes Gewebe ersetzt wird.

2.1.1 Atrophie

DEFINITION Atrophie bezeichnet eine erworbene, reversible Rückbildung oder Verkleinerung von Organen oder Geweben. Man unterscheidet zwischen der **einfachen** (Geweberückbildung durch **Verkleinerung der Zellen**) und **numerischen Atrophie** (Geweberückbildung durch **Verminderung der Zellzahl**).

MERKE Die **Atrophie darf nicht** mit folgenden Begriffen verwechselt werden:
- **Agenesie:** fehlende Organanlage
- **Aplasie:** fehlende Organentwicklung
- **Atresie:** ungenügende Entwicklung von Hohlorganen und Körperöffnungen
- **Hypoplasie:** ungenügende Organentwicklung.

Ein Beispiel für eine **Hypoplasie** ist die **pontozerebelläre Hypoplasie**. Hierbei handelt es sich um eine seltene angeborene Erkrankung des Gehirns, die mit einer Minderentwicklung von Cerebellum und Pons einhergeht. Die Anlagen für beide Bereiche sind nachweisbar, aber nicht vollständig ausgereift. Die Folge sind schwerste Entwicklungsstörungen, Atem- und Schluckbeschwerden.

Pathogenese: Eine Atrophie entsteht als Anpassungsreaktion auf
- reduzierte nervale oder hormonelle Zellstimulation
- verminderte Anforderung an die Zellleistung
- mangelhafte Blut- und Nährstoffversorgung der Zelle.

Die funktionelle Belastbarkeit atrophischer Zellen ist herabgesetzt. Typische Atrophiefolgen sind z. B. Knochenfrakturen, Muskelschwäche oder eine verminderte Gehirnleistung.

Morphologie: Makroskopisch ist das betroffene Organ verkleinert, histologisch erkennt man eine Abnahme zellulärer Strukturen.

Atrophieformen:
Physiologische Atrophie:
- **Involutionsatrophie:** Rückbildung eines Organs nach Erfüllung seiner Funktion (z. B. Thymus, lymphatisches System und Sexualorgane).
- **Altersatrophie:** Rückbildung als Reaktion auf verminderte Anforderungen im Alter (z. B. Hirn, Herz, Leber, Knochensubstanz und Haut).

Pathologische Atrophie:
- **generalisierte Atrophie** (Inanitionsatrophie): Atrophie bei Kachexie infolge unzureichender Nahrungszufuhr oder -aufnahme, z. B. bei chronischen Hungerzuständen, Tumoren, Malabsorption, Anorexia nervosa.
- **lokalisierte Atrophie:** Inaktivitätsatrophie (z. B. Skelettmuskulaturatrophie nach Fraktur), Druckatrophie (z. B. Atrophie läppchenzentraler Leberzellbälkchen infolge Blutstauung), ischämische (vaskuläre) Atrophie (z. B. Atrophie eines Leberlappens bei Pfortaderverschluss), trophoneurotische Atrophie (z. B. Atrophie der Muskulatur nach Denervierung).

Der Organismus kann auf den durch Atrophie frei gewordenen Raum mit einer **vikariierenden Vakatwucherung** reagieren: Der Organabbau wird durch eine reaktive Vermehrung des Fett- und Bindegewebes ausgeglichen. Die vikariierende Vakatwucherung findet besonders häufig in labilen **Geweben** (Wechselgeweben) mit hoher Mauserungsrate statt, z. B. im involutierten Thymus, in atrophierten Lymphknoten oder im atrophierten Knochenmark. Auch in exokrinen Drüsen wie der Parotis oder dem Pankreas und in atrophierter Muskulatur (**Abb. 2.1**) können die untergegangenen Parenchymzellen durch Fettgewebswucherung ersetzt werden.

> **MERKE** Durch die **Vakatwucherung** kann eine Atrophie **ohne Volumenverlust** oder sogar mit einer „**Pseudohypertrophie**" einhergehen.

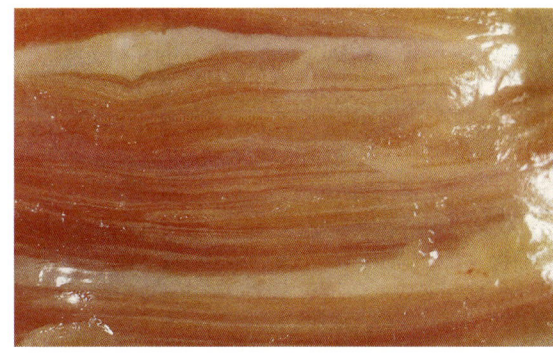

Abb. 2.1 Numerische Atrophie der Wadenmuskulatur mit Vakatfettwucherung (nach Poliomyelitis). (aus: Riede, Werner, Schaefer, Allgemeine und spezielle Pathologie, Thieme, 2004)

2.1.2 Hypertrophie

> **DEFINITION** Hypertrophie bezeichnet eine reversible Organ- bzw. Gewebevergrößerung, die auf einer **Zunahme des Zellvolumens** beruht, die Zellzahl bleibt gleich.

Pathogenese: Durch eine erhöhte funktionelle Beanspruchung oder gesteigerte hormonelle bzw. nervale Stimulation werden anabole Mechanismen aktiviert (z. B. vermehrte Expression embryonaler oder Strukturgene) und katabole Prozesse (z. B. autophagischer Zellumbau, intrazelluläre Proteolyse) gedrosselt.

Morphologie: Makroskopisch erscheint das Organ vergrößert und schwer. Histologisches Korrelat sind große, polyploide Zellen mit überdurchschnittlich vielen Zellorganellen.

Hypertrophieformen:
kompensatorische Hypertrophie (Anpassung an gesteigerte Belastung):
- **Herzmuskelhypertrophie:** Eine vermehrte Druck- und Volumenbelastung (z. B. bei arterieller Hypertonie) führt zu einer kompensatorischen Volumenzunahme der Herzmuskelzellen. Diese Anpassungsreaktion ist jedoch nur bis zu einem bestimmten Grad von Vorteil, da die tiefer gelegenen Endokardschichten durch die zunehmende Wanddicke nur noch eingeschränkt mit Sauerstoff versorgt werden (→ verlängerte Diffusionsstrecke → erhöhtes Infarktrisiko, s. Herz-Kreislauf-System [S. A70]).
- **Skelettmuskelhypertrophie:** Die Skelettmuskulatur reagiert auf eine erhöhte Belastung (z. B. bei Krafttraining) mit Zellvergrößerung und Vermehrung der Zellorganellen und Filamente.

hormonelle Hypertrophie (vermehrte hormonelle Stimulation): Endokrine Stimuli führen zu einem gesteigerten Gewebewachstum (z. B. gesteigertes Uteruswachstum infolge Östrogeneinflusses während der Schwangerschaft).

2.1.3 Hyperplasie

DEFINITION Hyperplasie bezeichnet eine **Organvergrößerung** durch **Vermehrung der Parenchymzellen**. Die Zellgröße bleibt dabei unverändert (numerische Hypertrophie).

Pathogenese: Wie die Hypertrophie stellt auch die Hyperplasie eine Anpassungsreaktion an erhöhte funktionelle Beanspruchung bzw. vermehrte hormonelle und nervale Stimulation dar. Im Vordergrund stehen die Proliferation der Stammzellen (erhöhte Mitoserate) und der verminderte Abbau reifer Zellen.

MERKE Eine Hyperplasie geht i. d. R. mit einer Hypertrophie einher. Anders als bei der **neoplastischen Zellzunahme** kann sich eine **Hyperplasie** bei **Wegfall des auslösenden Stimulus zurückbilden!**

Morphologie: Makroskopisch ist das Organ vergrößert und schwer. In der histologischen Untersuchung zeigen sich viele, eher kleine Zellen.

Hyperplasieformen:
- **regeneratorische Hyperplasie:** struktureller und funktioneller Ausgleich eines Gewebeschadens in regenerationsfähigen Geweben, z. B. Knochenmarkhyperplasie bei hämolytischer Anämie, respiratorischer Insuffizienz, Blutverlusten oder Leberregeneration nach partieller Hepatektomie.
- **hormonelle Hyperplasie:** z. B. Hyperplasie der endometrialen Schleimhaut infolge Östrogeneinflusses während der Schwangerschaft.
- **dysendokrinologische Hyperplasie:** Mangelzustände, ein gestörter Feedback-Mechanismus oder ein gesteigertes Hormonangebot führen zu einer Hyperplasie endokriner Organe, z. B. Struma bei Jodmangel mit erhöhter TSH-Sekretion (s. Endokrines System und Stoffwechsel [S. A319]).
- **Überlastungshyperplasie:** Hyperplasie eines bereits hypertrophierten Organs bei ständiger funktioneller Überlastung, z. B. Hyperplasie der Epidermis bei Druckbelastung (sog. Hühnerauge), Herzmuskelhyperplasie des hypertrophierten Herzmuskels mit einem Gewicht > 500 g, Gingivahyperplasie bei chronischer Druckbelastung (Prothesendruck).

2.1.4 Metaplasie

DEFINITION Metaplasie bezeichnet die i. d. R. **reversible Umwandlung** von einem ausdifferenzierten Gewebe eines bestimmten Typs in ein ausdifferenziertes Gewebe eines anderen Typs.

Pathogenese: Chronische Reizung führt zum Ersatz der ursprünglichen Zellen durch neue Zellen, die gegenüber dem einwirkenden Reiz widerstandsfähiger, aber funktionell minderwertiger sind. Metaplasien sind i. d. R. reversibel, was sich aber in der Praxis nicht widerspiegelt, da der Stimulus häufig nicht ausreichend behandelt werden kann.

Metaplasieformen:
Plattenepithelmetaplasie:
- **Bronchialschleimhaut:** Bei chronischer Reizung, z. B. durch Rauchen, wandelt sich das physiologische Flimmerepithel in Plattenepithel um.
- **Zervixschleimhaut:** Umwandlung des mehrreihigen Zylinder- in mehrschichtiges Plattenepithel bei chronischer Zervizitis. Die Metaplasie entwickelt sich v. a. im Bereich der Transformationszone, an der diese 2 Zellarten ineinander übergehen.
- **Harnwege:** Umwandlung des Übergangsepithels in mehrschichtiges oder verhornendes Plattenepithel (Xerosis versicae) bei chronischer Urozystitis oder chronischer Katheterlage.

Drüsige Metaplasie im Verdauungstrakt: Metaplasien infolge geänderter Milieubedingungen, z. B. durch Übertreten von Verdauungssäften in Teilabschnitte des Verdauungstraktes, die nicht für diese Sekrete ausgelegt sind.
- **Ösophagus:** Ersatz des Plattenepithels im terminalen Ösophagus durch Zylinderepithel des Magens bei chronischem Reflux (sog. Barrett-Syndrom des ösophagokardialen Übergangs, Präkanzerose für das Adenokarzinom [S. C343].
- **Magen:** Umwandlung der Magenschleimhaut in Dünndarmepithel mit Becherzellen, Paneth-Körnerzellen und Enterozyten bei chronisch-atrophischer Gastritis (sog. intestinale Metaplasie).

Bindegewebsmetaplasie: Bindegewebsverknöcherung bei chronischer Beanspruchung oder Entzündungen, z. B. Atherosklerose bei Hypertonie, Myositis ossificans.

MERKE Bei länger bestehendem Entzündungsreiz können sich im metaplastischen Gewebe dysplastische Veränderungen und präkanzeröse Läsionen entwickeln, sodass das maligne Entartungsrisiko erhöht ist.

2.1.5 Dysplasie

Siehe Intraepitheliale Neoplasie [S. C336].

2.2 Zelluläre Veränderungen

2.2.1 Reversible Zellschädigungen und Degeneration

Hydropische Zellschwellung

DEFINITION Trübe, dystrophe und reversible Zellschwellung infolge intrazellulären Wassereinstroms.

Pathogenese: Bei Hypoxie oder toxischen Membranschäden versagt die **Na$^+$/K$^+$-Pumpe** und ein osmotisches Ungleichgewicht entsteht: Extrazellulär steigt die Kaliumkonzentration, intrazellulär die Natriumkonzentration. Der intrazelluläre Natriumanstieg bewirkt einen **verstärk-**

ten **Wassereinstrom** in die Zelle, sodass diese anschwillt. Auch Flüssigkeits- bzw. Elektrolytstörungen im Extrazellulärraum können eine hydropische Zellschwellung verursachen.

Morphologie: Makroskopisch ist das Organ vergrößert und besitzt eine teigige Konsistenz. Durch die Wassereinlagerung sind die Zellen und Organellen vergrößert und wirken glasig-blass.

Zellverfettung

> **DEFINITION** Im Zytoplasma normalerweise nicht fetthaltiger Zellen finden sich lichtmikroskopisch sichtbare Fette (meist Neutralfette).

Pathogenese: Eine Zellverfettung entsteht bei
- **vermehrtem Angebot** an die Zelle: Überernährung, gesteigerte Lipolyse (Diabetes mellitus, Hyperkortisolismus, Alkoholexzesse, Glykogenstoffwechselerkrankungen)
- **verzögertem Abtransport** aus der Zelle: Hypoproteinämie (z. B. nach langem Fasten, chronischer Mangelernährung)
- **gestörtem Zellstoffwechsel** (verminderte Fettsäureoxidation): chronische Hypoxie, chemische Zellgifte (z. B. α-Amanitin), bakterielle Gifte (z. B. Diphtherietoxin).

Je stärker die Zelle am Fettstoffwechsel beteiligt ist, desto leichter entwickelt sich eine Verfettung. Daher wird eine Zellverfettung v. a. in **Leber**, **Niere**, **Herz**- und **Skelettmuskulatur** beobachtet.

Morphologie: Makroskopisch sind die betroffenen Organe vergrößert, die Schnittfläche des Parenchyms hat einen gelblichen Farbton. Lichtmikroskopisch erscheinen die verfetteten Areale als leere Aussparungen im Präparat (sog. Fettvakuolen).
- **Leber:** Bei hypoxischer Genese findet sich eine läppchenzentrale („Prinzip der letzten Wiese"), bei Hyperlipidämie eine periportale („Siebeffekt"), bei toxischer Genese eine diffuse Verfettung.
- **Niere:** Lipoidnephrose mit herdförmiger Verfettung der Tubulusepithelien.
- **Herz:** Die Verfettung betrifft v. a. den venösen Kapillarschenkel („Prinzip der letzten Wiese"), was dem Herzen makroskopisch den Aspekt einer sog. „Tigerung" verleiht (Abb. 2.2).

> **MERKE** Von der Zellverfettung abgrenzen muss man:
> - **Lipomatose:** Hyperplasie des Fettgewebes, z. B. Lipomatosis cordis (Herzverfettung) mit interstitieller, subepikardialer Vermehrung des Fettgewebes bei Hyperalimentation
> - **„Schaumzellen"** bzw. **Lipophagen** (vgl. Tab. 5.2): Makrophagen können im Rahmen resorptiver Prozesse Fette aufnehmen und in ihrem Zytoplasma speichern. Das zytoplasmatisch gespeicherte Fett lässt die Zellen gefüllt und schaumig aussehen.

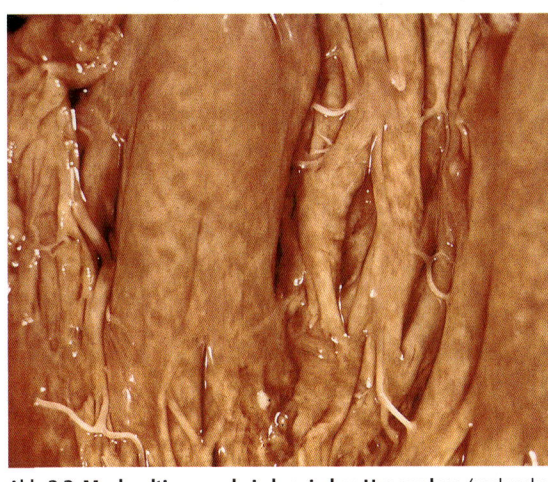

Abb. 2.2 **Myokardtigerung bei chronischer Hypoxydose** (makroskopischer Befund). (aus: Riede, Werner, Schaefer, Allgemeine und spezielle Pathologie, Thieme, 2004)

Intrazelluläres Hyalin

> **DEFINITION** Hyalin ist ein **Überbegriff** für verschiedene **glasig-homogene Strukturen**, die v. a. aus **Proteinen** bestehen und sich leicht mit **Eosin** anfärben lassen.

> **MERKE** Hyalin kann sich sowohl **intrazellulär** als auch **extrazellulär** [S. C314] ablagern.

Formen des intrazellulären Hyalins:
- **Mallory-Bodies** (Mallory-Hyalin): hyaline Ablagerungen in Leberzellen durch Ansammlung von Intermedärfilamenten bei alkoholbedingtem Leberschaden
- **Councilman-Körperchen:** kleine, runde hyaline Körperchen, die apoptotische Hepatozyten darstellen und im Rahmen von Virushepatitiden oder Gelbfieberinfektionen entstehen
- **Russel-Körperchen:** Einlagerung atypischer Immunglobuline in funktionell beanspruchten (→ chronische Entzündungen) oder neoplastisch veränderten Plasmazellen (→ Plasmozytom) als Ausdruck einer gesteigerten Sekretionsleistung
- **Asteroid-Körperchen:** Hyalin in Langhans-Riesenzellen bei Sarkoidose
- **Proteinnephrose:** hyaline Tropfen in Tubulusepithelien bei Proteinurie mit verstärkter Eiweißrückresorption
- **hyaline Mikrothromben:** bestehen aus zerfallenen Thrombozyten und Fibrin. Man findet sie in Kapillaren, z. B. als Folge der Hyperkoagulabilität.

2.2.2 Dystrophie

Dystrophie bedeutet wörtlich „Fehlernährung" und beschreibt ein **Missverhältnis** zwischen **Stoffwechsellage** und **Zytoplasmastrukturen**. Der Begriff ist ungenau und heute eigentlich **veraltet**, da man dank neuer diagnostischer Methoden inzwischen exakt bestimmen kann, welche Art der Zellschädigung vorliegt. Da der Begriff „Dystrophie" im klinischen Alltag aber nach wie vor fest ver-

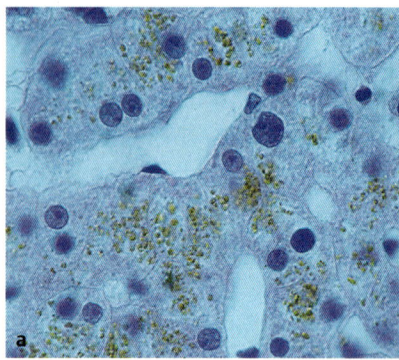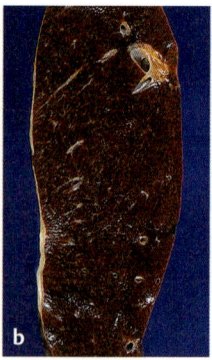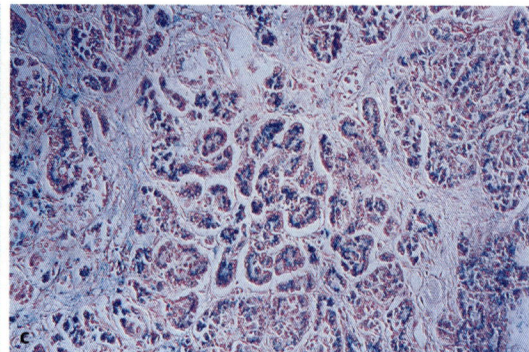

Abb. 2.3 Endogene Pigmente. a Lipofuszinablagerung in Hepatozyten (histologischer Befund). **b** Sideroseleber (makroskopischer Befund). **c** Hämosiderinablagerung im Pankreas bei Hämochromatose (histologischer Befund). (aus: Riede, Taschenatlas der allgemeinen Pathologie, Thieme 1998)

ankert ist, sollen hier kurz die wichtigsten Formen besprochen werden:
- **Leberdystrophie**: Nach fulminanten Hepatitiden oder α-Amanitinvergiftung kommt es in der Leber zu einer ausgedehnten Zellverfettung und nekrotischem Parenchymverlust (= gelbe Leberdystrophie).
- **Hungerdystrophie** (Synonyme: Mangeldystrophie, Marasmus): Unterernährung mit Proteinmangel. Der verminderte kolloidosmotische Druck führt zu Ödem- und Aszitesbildung.
- **Speicherungsdystrophien des ZNS**: Virale, toxische oder metabolische Noxen führen zu einer schwammigen Parenchymauflockerung (sog. spongiforme Dystrophie), zur Bildung kleiner Vakuolen oder zu einer kompletten Lückenbildung im Gehirn.
- **Muskeldystrophien**: Fortschreitende Muskelschwäche durch Defekte in der Muskelzellmembran. Typisch sind disseminierte Kaliberschwankungen der einzelnen Muskelfasern und zentral liegende Muskelzellkerne, die Veränderungen betreffen den ganzen Muskel. Hiervon abgegrenzt werden die neurogenen Muskeldystrophien, die durch gruppierte Kaliberschwankungen einzelner Fasern und felderförmige Atrophien charakterisiert sind.
- **Leukodystrophie** (Synonym: Lipodystrophie): Entmarkung der Groß- und Kleinhirnmarklager mit Einlagerung von Lipiden.

2.2.3 Zellalterung

Autophagie

Autophagie und fokale Zytoplasmadegeneration beschreiben einen **physiologischen Prozess**, bei dem die Zelle unbrauchbare, gealterte oder defekte Bestandteile (z. B. fehlgefaltete Proteine) in Lysosomen (sog. Autophagosomen) „verdaut".

Pigmentablagerungen

Pigmente sind Substanzen mit **Eigenfarbe**, die sich im Rahmen von Zellschädigungen oder während des normalen Alterungsprozesses in Zellen ablagern können. Man unterscheidet **endogene Pigmente**, die bei Alterungsprozessen im Körper selbst entstehen, von **exogenen Pigmenten**, die über die Lunge oder den Verdauungstrakt aufgenommen werden.

Endogene Pigmente:
Melanin: Dunkelbraunes Pigment, das bei Sonnenlichtexposition unter dem Einfluss des melanozytenstimulierenden Hormons (MSH) in Melanozyten gebildet wird und für die Hautpigmentierung verantwortlich ist. Eine lokalisierte Melaninablagerung beobachtet man z. B. in Leberflecken, Melanomen oder dem Chloasma uterinum, generalisiert findet sie sich z. B. beim Morbus Addison.

Lipopigmente:
- **Lipofuszin:** Autophagisches, gelblich-bräunliches Pigment, das im Alter im Rahmen lipidoxidativer Prozesse als nicht weiter abbaubares Abfallprodukt von Lipoiden entsteht (= **Alterungs-** oder **Abnützungspigmente**). Lipofuszin wird im Rahmen der Altersatrophie v. a. in Herz, Leber (**Abb. 2.3a**) und Nervenzellen abgelagert und verleiht den betroffenen Organen makroskopisch eine braune Verfärbung („braune Atrophie").
- **Zeroid:** Heterophagisches gelbliches „Zellschutt-Pigment", das in Makrophagen bei der Resorption fetthaltiger Gewebebestandteile durch unvollständigen Abbau peroxidierter und polymerisierter ungesättigter Fettsäuren entsteht und sich in Zellen des retikulohistozytären Systems (RHS) ablagert.

Hämoglobinabbauprodukte:
- **Hämosiderin** (enthält Fe^{3+}): Rostfarbene Eisen- oder Siderinpigmente lagern sich bei **Eisenüberlastung** (z. B. Hämochromatose, wiederholte Transfusionen, Hämolyse) in den Parenchymzellen von Leber (**Abb. 2.3b**), Galle, Pankreas (**Abb. 2.3c**), Haut, Milz und Myokard ab. Bei Patienten mit Asthma cardiale lässt es sich in den sog. **Herzfehlerzellen** (= Alveolarmakrophagen, die Erythrozyten aufgenommen und phagozytiert haben) nachweisen.
- **Hämatoidin** (= indirektes Bilirubin): Häm-Abbauprodukt, das im Inneren einer Blutung anfällt.
- **Hämatozoidin** (Malariapigment): braunrotes Pigment, das beim Zerfall plasmodienhaltiger Erythrozyten aus

2.2 Zelluläre Veränderungen

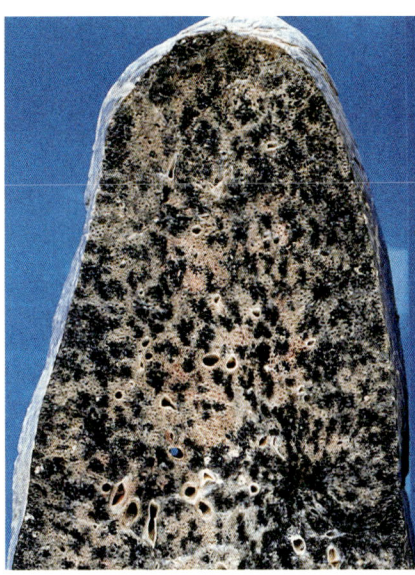
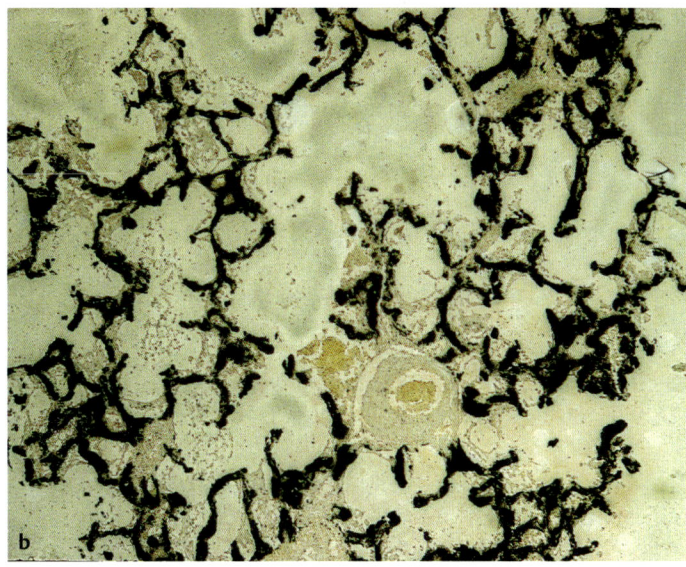

Abb. 2.4 **Anthrakose. a** Makroskopischer, **b** histologischer Befund. (aus: Riede, Taschenatlas der allgemeinen Pathologie, Thieme, 1998)

Hämoglobin entsteht und sich v. a. im Monozyten-Makrophagen-System (Milz, Leber) ablagert.
- **Bilirubin**: Ein erhöhter Bilirubinanfall (hämolytische Anämie, Lebererkrankungen, Cholestase) führt zu einer Pigmentablagerung in Haut und Skleren, die sich gelblich färben (**Ikterus**). Bei durchlässiger Blut-Hirn-Schranke wird es in Nervenzellen abgelagert, auf die es toxisch wirkt (Kernikterus des Neugeborenen, z. B. bei Rhesusinkompatibilität).
- **Kupfer**: Kupferhaltiges Pigment kann sich bei krankhaftem Überangebot (z. B. Morbus Wilson) in den Lysosomen anreichern, meist gemeinsam mit Lipofuszin. Häufig betroffen sind Leber (atrophische Zirrhose), Kornea (Kayser-Fleischer-Ring), Niere (Tubulusschädigung) und Nervenzellen (Kupfer kann im Gegensatz zu Eisen die Blut-Hirn-Schranke überwinden).

Exogene Pigmente:
Kohlenstaub- und Rußpartikel (sog. anthrakotische Pigmente): Anthrakotische Pigmente führen zur tiefschwarzen Pigmentierung des Lungengewebes (**Abb. 2.4**). Sie sind abhängig vom Ausmaß der Luftverschmutzung bei allen Menschen nachweisbar und besitzen keinen Krankheitswert (= einfache Anthrakose). Pathologisch wirkt die massive Inhalation von Kohlenstaub (Bergbau) oder Ruß (Verbrennungsanlagen) bzw. die chronische Exposition gegenüber Zigarettenrauch, die zum Erkrankungsbild der **Anthrakose** führen.

Silikate (Quarzstaub): Graues Pigment, das inhalativ aufgenommen wird und bei Arbeitern im Bergbau und in der Keramikindustrie zur **Silikose** (s. Atmungssystem [S. A201]) führt.

Lysosomale Speicherkörper

Lysosomen dienen dem Abbau intrazellulär anfallender Stoffwechselprodukte. Bei angeborenen oder erworbenen Störungen der Lysosomenfunktion sammeln sich die nicht abbaubaren lysosomalen Speicherkörper in der Zelle an. Die nicht abbaubaren Substanzen und der daraus resultierende Funktionsverlust der Lysosomen für andere Substanzen führt zu ausgeprägten Krankheitsbildern.
- **angeborene Störungen der Lysosomenfunktion:** Glykogenosen (gestörter Kohlenhydratabbau mit Glykogenanfall, s. Pädiatrie [S. B533]), Gangliosidosen und Sphingolipidosen (gestörter Fettabbau, s. Pädiatrie [S. B543]), Mukopolysaccharidosen (gestörter Mukopolysaccharidabbau, s. Pädiatrie [S. B534]).
- **erworbene Störungen der Lysosomenfunktion:** Michaelis-Gutman-Körperchen (gestörter lysosomaler Abbau phagozytierter Bakterien bei Behandlung mit Sulfonamiden).

2.2.4 Zelltod

Beim Zelltod werden der sog. physiologische, programmierte Zelltod (**Apoptose**) im Rahmen der Embryonalentwicklung und des normalen Gewebeumsatzes und die **Nekrose** – der Tod durch irreversible Zellschädigung als Reaktion auf unterschiedliche endogene oder exogene Noxen – unterschieden.

Apoptose (programmierter Zelltod)

> **DEFINITION** Bei der Apoptose handelt es sich um den **physiologischen Untergang** von Zellen, der genetisch festgelegt ist und durch das Alter einer Zelle oder durch Signale von außerhalb der Zelle ausgelöst werden kann (sog. programmierter Zelltod).

Physiologische Funktion: Besonders in Geweben mit hoher Proliferationsrate (Knochenmark, Darmepithel) gehen Zellen ständig kontrolliert zugrunde. Mithilfe der Apoptose kann sich das Gewebe an unterschiedliche Belastungen anpassen und überflüssige (Überreste der Embryogenese) bzw. beschädigte Zellen (erregerinfizierte Zellen, Tumorzellen, autoimmune Zellen) eliminieren. Weitere Beispiele sind die periodische Abstoßung des Endometriums, die Apoptose bei Schädigung des Genoms, die Apoptose im Rahmen des Alterungsprozesses oder die Selektion von T-Zellen im Thymus.

Auslöser: Die Apoptose wird durch ein eigenes, zellinternes Programm ausgelöst, das durch verschiedene Signale gestartet werden kann:

- Alter der Zelle (bestimmte Anzahl mitotischer Teilungen)
- Signale von außerhalb der Zelle
- Defekte wie z. B. eine gefährliche Spontanmutation
- exogene oder endogene Noxen (z. B. Hypoxie, Virusinfektion).

Die Zelle zerstört sich dabei selbst ohne Konsequenzen für ihre Nachbarzellen oder den Gesamtorganismus. Eine entzündliche Reaktion erfolgt dabei nicht. Dies lässt sich auch therapeutisch nutzen, durch Anregung der natürlichen Apoptose bei vermehrten Zellschäden durch Chemo- und Strahlentherapie.

Ablauf der Apoptose: Die Apoptose kann über einen extrinsischen und eine intrinsischen Weg „eingeschaltet" werden:

- **extrinsischer Weg:** Sog. „Todessignale" wie TNFα, TRAIL oder der FAS-Ligand (CD95) binden an entsprechende „Todesrezeptoren" auf der Zellmembran (z. B. TNF-Rezeptor, FAS, DR4/5): Dies führt zur Aktivierung der Caspasekaskade (Procaspase 8 → Caspase 8 → Effektorcaspase).
- **intrinsischer Weg:** Aus geschädigten Mitochondrien freigesetztes **Cytochrom c** führt gemeinsam mit dem Kofaktor **Apaf-1** unter ATP-Verbrauch zur Aktivierung der Caspasekaskade (Procaspase 9 → Caspase 9 → Effektorcaspase).

Die Effektorcaspasen zerstören überlebenswichtige zelluläre Proteine wie Zytoskelettproteine und Transkriptionsfaktoren. Sie schalten den DNA-Reparaturmechanismus aus und aktivieren eine Endonuklease, die die DNA abbaut. So kommt es zur charakteristischen **DNA-Fragmentierung** und schließlich zum **Zelluntergang**. Auch der „Wächter des Genoms" p53 spielt in der Apoptose eine große Rolle. Seine Funktion liegt darin, in phosphorylierter (aktivierter) Form die Zelle in der G1-Phase anzuhalten, sodass beschädigte DNA repariert werden kann. Ist die Reparatur nicht erfolgreich, leitet p53 als Transkriptionsfaktor den Zelluntergang ein.

> **MERKE** Kann p53 nicht mehr phosphoryliert werden (z. B. durch Mutation der Phosphorylierungsstelle), kann es seine proapoptotische Funktion nicht mehr ausüben und die Zellen beginnen, ungehindert (und unkontrolliert) zu wachsen (Tumorbildung [S. C331]).

Morphologie: Morphologisch läuft die Apoptose in folgenden Stadien ab:

- unter Einwirkung aktivierter Endonukleasen (DNA-Fragmentierung) verklumpt das Chromatin entlang der Kernmembranen
- Kernschrumpfung (Karyopyknose) und Kernauflösung (Karyolyse)
- Auflösung der Zellorganellen
- Auflösung der Zellkontakte, Zelle verlässt den Zellverband
- Zellschrumpfung (durch Wasserverlust)
- Zellkern- (Karyorrhexis) und Zellverfall mit Bildung sog. Apoptosekörperchen (= verdichtetes, funktionsloses organisches Material)
- Phagozytose der Apoptosekörperchen durch Makrophagen (erscheinen dann in der Leber z. B. als Councilman-Körperchen [S. C307]).

> **MERKE** Apoptose geht nie mit einer demarkierenden Entzündungsreaktion einher!

Nekrose

> **DEFINITION** Nekrose ist das „erzwungene" Absterben einer Zelle infolge einer **irreversiblen Stoffwechselstörung**, die durch eine fortgesetzte, nicht mehr kompensierbare Einwirkung exo- oder endogener **Noxen** ausgelöst wird.

Morphologie: Typische morphologische Veränderungen des nekrotischen Zelltods umfassen:

- Kernwandhyperchromasie mit Verklumpung des Chromatins
- Eosinophilie des Zytoplasmas durch vermehrte Bindung von Eosin an degenerierte zytoplasmatische Proteine („Hyalin")
- Kernschrumpfung (Karyopyknose)
- vollständige Zerstörung des Zellkerns (Karyolyse)
- Auseinanderbrechen des Zellkerns (Karyorrhexis).

Neutrophile Granulozyten und Makrophagen wandern in das nekrotische Gewebe ein, induzieren dort eine **Entzündungsreaktion** und führen zur Bildung von Granulationsgewebe bzw. Vernarbungen. Durch Membranruptur werden lysosomale Enzyme freigesetzt, die auch **Nachbarzellen** in die entzündliche Reaktion mit einbeziehen.

Differenzierung zwischen Apoptose und nekrotischem Zelltod: siehe Tab. 2.1.

Nekrosearten: Bei der Nekrose werden **2 „Grundtypen"** unterschieden: Abhängig davon, ob die Proteindenaturierung oder Gewebeauflösung überwiegt, entsteht eine Koagulations- oder Kolliquationsnekrose.

Koagulationsnekrose: Durch Proteindenaturierung wandelt sich das abgestorbene Gewebe in eine **gelblich-trockene Masse** um, wobei die Gewebestruktur weitestgehend erhalten bleibt. Morphologisch erscheint das nekrotische Gewebe lehmgelb und geschwollen und wird durch einen dunkelroten Rand vom umgebenden Gewebe abgegrenzt (= Demarkationslinie). Klassische Auslöser

2.2 Zelluläre Veränderungen

Tab. 2.1 Elementare Unterschiede zwischen Apoptose und Nekrose

	Apoptose (programmierter Zelltod)	Nekrose (erzwungener Zelltod)
physiologisch/pathologisch	physiologisch	pathologisch
Vorgang	geregelt, aktiv	unkontrolliert, passiv
Ausmaß	einzelne Zellen betroffen	Zellverbanduntergang
histologische Kennzeichen	keine zytoplasmatischen Anpassungsreaktionen	Nachweis zytoplasmatischer Anpassungsreaktionen (z. B. hydropische Schwellung, Zellverfettung)
	Zellschrumpfung, Apoptosekörperchen	Zellschwellung, Zellauflösung
	Phagozytose des apoptotischen Materials ohne Entzündungsreaktion der Umgebung	durch Freiwerden von Enzymen und Chemotaktine bei der Zellauflösung Entzündungsreaktion der Umgebung

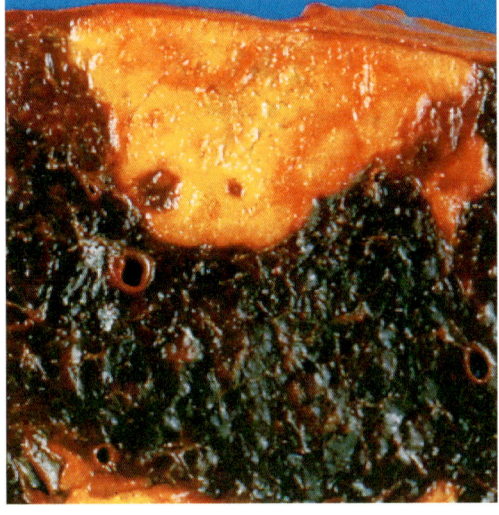
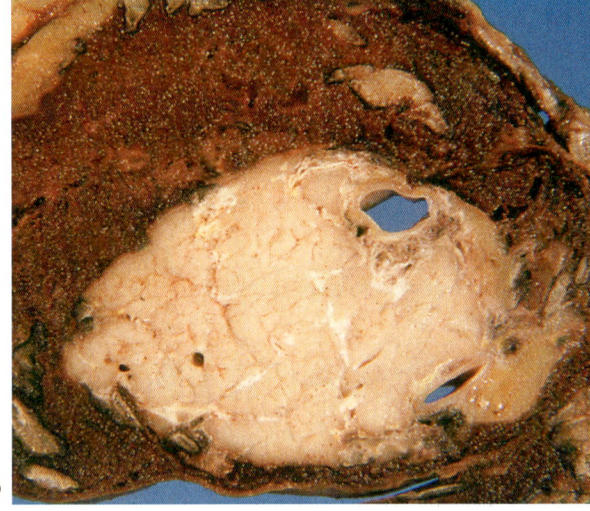

Abb. 2.5 Nekrosegrundtypen. a Koagulationsnekrose (Milz). **b** Kolliquationsnekrose (Pankreas). (aus: Riede, Taschenatlas der allgemeinen Pathologie, Thieme, 1998)

einer Koagulationsnekrose sind akute Ischämien, Verbrennungen, Stromeinwirkung oder ätzende Chemikalien (Säuren), die zu einer Störung des oxidativen Stoffwechsels führen. Durch die Umstellung auf anaerobe Glykolyse entwickelt sich eine Gewebsazidose, die zu einer Denaturierung der Proteine führt. Eine Koagulationsnekrose entwickelt sich typischerweise in proteinreichen Geweben wie Leber, Niere, Herz und Milz (**Abb. 2.5a**).

Kolliquationsnekrose: Hierbei schwellen die Zellen zu Beginn an und lösen sich dann unter dem Einfluss proteolytischer Enzyme oder Laugeneinwirkung rasch auf. Makroskopisch nimmt das nekrotische Gewebe eine **matschige schmierige** Konsistenz an, im Verlauf verflüssigen sich die Nekrosen, nach Resorption der Flüssigkeit entwickeln sich große Gewebedefekte. Eine Kolliquationsnekrose entwickelt sich typischerweise in proteinarmen, lipidreichen Organen (z. B. ZNS), in Geweben, die eine hohe Anzahl an Proteasen enthalten, wie z. B. Pankreas (**Abb. 2.5b**) oder Abszesse, oder nach Laugenverätzungen.

Tab. 2.2 zeigt wichtige Sonderformen der Koagulations- und Kolliquationsnekrose.

Schicksal und Folgen von Nekrosen: Die meisten Nekroseformen führen zunächst zu einer reaktiven Entzündung.

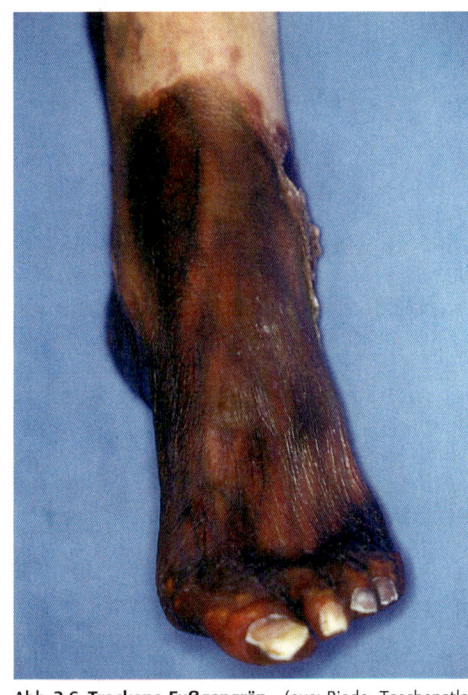

Abb. 2.6 Trockene Fußgangrän. (aus: Riede, Taschenatlas der allgemeinen Pathologie, Thieme, 1998)

2 Zell- und Gewebspathologie

Tab. 2.2 Sonderformen der Koagulations- und Kolliquationsnekrose

Bezeichnung	Definition	Morphologie und Auslöser
Sonderformen der Koagulationsnekrose		
käsige Nekrose	Kennzeichen ist ein massiver Zerfall von Gewebe, sodass das nekrotische Gewebe sehr lipidreich ist und nur schwer proteolysiert werden kann.	**Morphologie:** trockenes, käsig-bröckelndes Nekroseareal, histologisch eosinphiles granuläres bis fibrilläres Material **Auslöser:** typischerweise im Rahmen von Infektionen mit Mycobacterium tuberculosis (zentral verkäsend!), Tularämie und Lues
fibrinoide Nekrose (Kollagennekrose)	Nekrotischer Untergang von Kollagenfasern und Durchtränkung des nekrotischen Areals mit fibrinogenreichem Plasma, das Fibrinogen gerinnt zu Fibrin (→ bedingt die homogene eosinophile Färbung). Das fragmentierte Kollagen und Fibrin fallen in die Gruppe des extrazellulären Hyalins [S.C314].	**Morphologie:** homogene eosinophile Nekrose **Auslöser:** typisch für chronisch-entzündliche **Prozesse:** Autoimmunerkrankungen, z. B. Panarteriitis nodosa (Gefäßnekrosen), rheumatisches Fieber (fibrinoide Nekrose im Zentrum der Aschoff-Knötchen, s. Herz-Kreislauf-System [S.A79]), rheumatoide Arthritis (fibrinoide Nekrose im Zentrum der Rheumaknoten, s. Immunsystem und rheumatologische Erkrankungen [S.A466]), Necrobiosis lipoidica diabeticorum (Hautnekrosen), Magen-Darm-Ulzera
trockene gangränöse Nekrose	Koagulationsnekrose und Austrocknung des nekrotischen Gewebes infolge Ischämie; durch Mumifizierung werden eine Autolyse und eine bakterielle Superinfektion mit Gewebezersetzung (s. feuchte gangränöse Nekrose) verhindert.	**Morphologie:** schwärzlich-trockenes Areal (Abb. 2.6) **Auslöser:** diabetische Gangrän, pAVK, physiologisch bei der Sequestrierung des Nabelschnurrests
hämorrhagische Nekrose	Bluteinstrom in das nekrotische Gewebe über Kollateralgefäße oder Blutrückstau.	**Morphologie:** dunkelrot gefärbtes Nekroseareal **Auslöser:** • arterieller Verschluss bei vorhandenen Parallelkreisläufen: Hypoxie in Parallelkreisläufen → Einblutung in das nekrotische Areal (z. B. Lungeninfarkt bei Lungenarterienembolie, Darminfarkt bei arteriellem Verschluss) • venöser Verschluss: Rückstau und Einblutung (z. B. Niereninfarkt bei Nierenvenenthrombose)
Sonderformen der Kolliquationsnekrose		
enzymatische Fettgewebsnekrose	Kolliquationsnekrose, die durch Einwirkung von Lipasen entsteht (sog. lipolytische Nekrose)	**Morphologie:** Ablagerung von Kalkspritzern in Pankreas und Retroperitonealraum (Abb. 2.7) **Auslöser:** akute Pankreatitis → Freisetzung von Lipasen → Triglyceridhydrolyse → frei werdende Fettsäuren binden an Kalzium → Kalkfettseifenbildung (Kalkspritzer), die sich ablagern
traumatische Fettgewebsnekrose	Kolliquationsnekrose, die bei Hypoxie oder posttraumatisch entsteht	**Morphologie:** häufig Abgrenzung des nekrotischen Areals durch eine Bindegewebskapsel; Demarkierung der Nekrose durch Schaum- und Touton-Riesenzellen (Tab. 5.2). **Auslöser:** Hypoxie oder Traumen → Freisetzung von Fetten → Phagozytose durch Makrophagen → Umwandlung in mehrkernige Schaumzellen (Touton-Riesenzellen); durch Verschleppung von hirschgeweihartigen Fetttropfen über die Blutbahn → Fettembolie (s. Atmungssystem [S.A212])
feuchte gangränöse Nekrose	Superinfektion einer trockenen Gangrän mit Fäulnisbakterien führt zu Fäulnis und Verflüssigung	**Morphologie:** stinkende, schwarzgrünliche Verfärbung **Auslöser:** s. trockene Gangrän

Dabei wandern Granulozyten und Makrophagen in das nekrotische Gewebe ein und tragen es ab. Anschließend können verschiedene Regenerationsprozesse stattfinden:

- **vollkommene Regeneration** (Restitutio ad integrum [S. C328]): vollständige strukturelle und funktionelle Wiederherstellung des Ursprungszustands. Findet bei guter Abwehrlage in Geweben statt, die die Fähigkeit haben, sich zu erneuern. Nach Abräumung des nekrotischen Materials sprossen vom Rand aus gesunde Zellen in das ehemalige nekrotische Areal ein.
- **unvollkommene Regeneration** (Defektheilung [S. C328]): Nach Abräumung des Areals wird das nekrotische Material durch Bindegewebe ersetzt (Narbenbildung).
- **Zystenbildung**: bei Gewebeauflösung (v. a. bei Kolliquationsnekrosen).

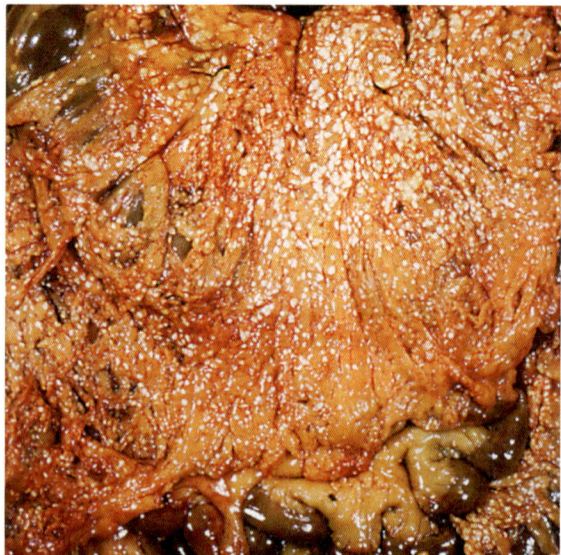

Abb. 2.7 **Kalkspritzablagerung** bei enzymatischer (lipolytischer) Fettgewebsnekrose. (aus: Riede, Taschenatlas der allgemeinen Pathologie, Thieme, 1998)

2.3 Extrazelluläre Veränderungen

2.3.1 Ödeme und Ergüsse

DEFINITION
- **Ödem:** pathologische Flüssigkeitsansammlung im Extrazellulärraum (Interstitium)
- **Anasarka:** Unterform des Ödems, bei der sich die Flüssigkeit diffus im Unterhautfettgewebe ansammelt
- **Erguss:** pathologische Flüssigkeitsansammlung in einer präformierten Körperhöhle.

Einteilung nach der Pathogenese

Bei der Entstehung von Ödemen können prinzipiell 4 Mechanismen unterschieden werden:

Erhöhte Kapillarpermeabilität:
Pathogenese: Durch Reaktionen und Schädigung des Endothels erhöht sich die Permeabilität der Gefäße. Die Arteriolen, Kapillaren und Venolen erweitern sich (Dilatation). Durch beide Mechanismen kommt es zur Hyperperfusion und gleichzeitig tritt Flüssigkeit ins Gewebe über. Durch das geschädigte Endothel kann die Flüssigkeit nicht mehr rückresorbiert werden, es kommt zum Ödem.

Beispiele:
- Bei entzündlichen Gelenkerkrankungen wie z.B. rheumatoider Arthritis lässt sich in der Sonografie, teils auch bei reiner Inspektion, die Flüssigkeitsansammlung darstellen.
- Nach Kontakt mit toxischen Reizen wie Wespenstich, Schlangenbiss und Bienenstich kann plötzlich ein Ödem auftreten. Es tritt in solchen Fällen lokalisiert auf, kann aber massive Ausmaße annehmen.
- Weitere Beispiele sind: traumatische Ergüsse (z.B. Gelenk- und Pleuraergüsse), gestörte Blut-Hirn-Schranke.

Änderung des hydrostatischen Drucks:
Pathogenese: Durch den erhöhten hydrostatischen Druck wird Flüssigkeit ins Gewebe gepresst oder kann nicht adäquat in den Gefäßen zurückgehalten werden.

Beispiele: Hauptvertreter dieser Gruppe sind:
- **kardiale Ödeme:** Linksherzinsuffizienz führt zum Rückstau in die Lunge und damit zum Lungenödem, Rechtsherzinsuffizienz zu peripheren Ödemen.
- **renale Ödeme:** Diese treten grundsätzlich symmetrisch auf und neigen zur Generalisation. Die Ursachen hierfür sind Nierenversagen oder eine schwer verlaufende akute Glomerulonephritis mit gesteigerter Kapillarpermeabilität und Eiweißmangel.
- **traumatische Ödeme:** Ursache ist die Zerreißung kleiner Lymph- und Blutgefäße. Typisch ist die Lokalisation an der Stelle des Traumas.

Änderung des onkotischen Drucks:
Pathogenese: Sinkt der onkotische Druck in Gefäßen oder intrazellulär (aufgrund von Eiweißmangel), hat dies eine Verschiebung des Gradienten zugunsten des Extrazellulärraums zur Folge. Wasser kann nicht mehr in die Gefäße bzw. in die Zellen aufgenommen werden und sammelt sich im Extrazellulärraum (häufig im Bauch) an.

Beispiele:
- Hungerödem bei Unterernährung (Proteinmangel)
- Ödem bei Leberzirrhose (verminderte Proteinsynthese)
- Ödem bei Niereninsuffizienz (Proteinverlust beim nephrotischen Syndrom).

Lymphödeme:
Pathogenese: mangelnder Abfluss von Lymphflüssigkeit.

Beispiele:
- **erbliche Lymphödeme:** durch genetische Fehlentwicklung des Lymphsystems
- **erworbene Lymphödeme:** z.B. durch Fehlen von Lymphknoten nach Resektion bei malignem Befall oder als Erstmanifestation einer malignen Erkrankung mit Lymphknotenbefall.

Einteilung von Ergüssen nach Qualität der Flüssigkeit

Bei Ergüssen unterscheidet man abhängig von der Ergussqualität bzw. -ursache zwischen **Exsudat** und **Transsudat** (Tab. 2.3).

2.3.2 Matrixveränderungen

Extrazelluläre Matrix kommt als Grundsubstanz der Gewebe und Organe ubiquitär im Organismus vor. Zu ihren Bestandteilen zählen die kollagenen und elastinen Fasern, Fibrillin und Proteoglykane (Zusammensetzung aus Glykosaminoglykanen und Proteinen). Zu ihren wesentlichen Funktionen zählen die Aufrechterhaltung der Gewebefestigkeit und -verformbarkeit, der Stofftransport und eine Wegweise- und Differenzierungsfunktion für die in oder auf ihr lokalisierten Zellen.

Tab. 2.3 Klassische Einteilung von Ergussflüssigkeit (nicht entzündlich vs. entzündlich)

	nicht entzündlich (Transsudat = Stauungserguss)	entzündlich (Exsudat = Reizerguss)
spezifisches Gewicht	< 1 016	≥ 1 016
Eiweiß	< 30 g/l	> 30 g/l
spezifische Bestandteile	zellarm	Fibrin, Erythrozyten, kernhaltige Zellen, Chylus

Überschießende Kollagensynthese

Verschiedene **erworbene** (entzündliche, ischämische, degenerative) Gewebeschädigungen können zu einer gesteigerten Kollagensynthese führen, die zu folgenden Erscheinungen führen kann:

- **Fibrose** bzw. **Sklerose** (generalisierter bindegewebiger Organumbau, z. B. Lungenfibrose nach Pneumonie, Myokardfibrose bei Koronarinsuffizienz, Hautfibrose im Rahmen des postthrombotischen Syndroms)
- **Narbe** (lokaler Ersatz des nekrotischen Gewebes durch Kollagen der Fibroblasten im Rahmen der Defektheilung, z. B. Narbenkeloid der Haut)
- **Schwiele** (lokale Bindegewebsvermehrung, z. B. Perikardschwiele nach Perikarditis)
- **Induration** (lokale oder diffuse Gewebeverhärtung durch Zunahme des Bindegewebes, z. B. Lungeninduration nach Lungenödem).

Störungen des Bindegewebsstoffwechsels

Störungen des Bindegewebsstoffwechsels können die Synthese und Vernetzung des Kollagens, Fibrillins und Elastins betreffen. Es gibt kongenitale und erworbene Matrixdefekte.

Kongenitale Störungen:
- Osteogenesis imperfecta (Glasknochenkrankheit, s. Pädiatrie [S. B527])
- Ehlers-Danlos-Syndrom (s. Pädiatrie [S. B527])
- Marfan-Syndrom (s. Pädiatrie [S. B522]).

Erworbene Störungen: Bekanntes Beispiel ist der **Skorbut** bei **chronischem Vitamin-C-Mangel**.

2.3.3 Extrazelluläre Ablagerungen

Mukoide Degeneration

Die mukoide Degeneration ist ein unspezifisches Reaktionsmuster des Bindegewebes auf lokalen mechanischen Stress („Verschleiß"). Sie kommt v. a. an Stellen mit hoher mechanischer Beanspruchung vor, z. B. an den Menisken und Bandscheiben. Mechanische Noxen führen zur Bildung atypischer Proteoglykane, die Wasser binden. Die Interzellulärsubstanz wandelt sich schleimig um und das Gewebe schwillt an. Die Folge ist eine mechanische Schwächung des Gewebes mit erhöhter Rupturgefahr (z. B. erhöhte mechanische Beanspruchung der Menisken → mukoide Meniskopathie → Meniskusriss). Im Bindegewebe können sich über diesen Prozess Ganglien („Überbeine") bilden.

Lipidablagerungen

Einlagerungen von Lipiden in das Elastin der Gefäßwände bei Atherosklerose.

Extrazelluläres Hyalin

Zur Definition des Hyalinbegriffs [S. C307]. Beispiele für extrazelluläre Hyalinablagerungen sind:

- **pulmonale hyaline Membranen:** durch Umwandlung von Fibrinausfällungen bei Neugeborenen mit Atemnot-Syndrom
- **bindegewebiges Hyalin:** Chronische Entzündungen führen zu einem Kollagenfaserfilz in serösen Häuten, z. B. Pleura (Schwarte, Plaques), Leberkapsel, Synovialis, Gallenblase („Porzellangallenblase") und Milz („Zuckergussmilz").
- **vaskuläres Hyalin:** Ablagerungen von Basalmembranbestandteilen zwischen Intima und Media in Gefäßwänden (Gefäßhyalinose, Unterform der Atherosklerose)
- **epitheliales Hyalin:** Ansammlungen von Sekret in Drüsen (z. B. in Schilddrüsenfollikel)
- **intravasale hyaline Thromben:** bei Schockzuständen mit verminderter Perfusion in der Endstrombahn, setzen sich aus zerfallenen Thrombozyten und Fibrin zusammen
- **Amyloid** (s. u.).

Amyloid

> **DEFINITION** Amyloid ist eine **extrazellulär** in Gewebe abgelagerte **hyaline Substanz**, die sich ähnlich wie Stärke mit Iod und Lugol-Lösung blau anfärben lässt (Amyloid bedeutet „stärkeartig"). Charakteristisch für Amyloid sind:
> - **Glykoproteincharakter**
> - **Fibrillenstruktur**
> - **β-Faltblattkonfiguration**
> - **Resistenz** gegenüber **Proteasen**
> - **histochemische Affinität** zu **Kongorot** und **Umschlag zu Grün** im polarisierten Licht.
>
> Krankheiten, die durch eine extrazelluläre Amyloideinlagerung ausgelöst werden, bezeichnet man als **Amyloidosen**. Siehe hierzu auch Endokrinologie und Stoffwechsel [S. A369].

> **MERKE** Das Vorkommen von Amyloid ist **stets pathologisch**, besonder häufig sind Gefäßwände in Herz, Niere, ZNS, Leber, Knochenmark, Lunge, Dickdarm und Haut betroffen.
> Typische klinische Zeichen für eine systemische Amyloidose sind eine Herz- oder Niereninsuffizienz.

Einteilung: Abhängig von der **Ätiologie** werden **primäre** (Ursache unbekannt), **familiäre** (genetisch determinierte) und **sekundäre** (im Rahmen einer Grunderkrankung, Tab. 2.4) Amyloidosen unterschieden. Im Hinblick auf den **Ablagerungstyp** unterscheidet man zwischen **generalisierten** (mehrere Organe/Gewebe betroffen) und **lokalisierten** (ein Organ/Gewebe betroffen) Amyloidosen. Eine Einteilung anhand der zugrunde liegenden Eiweißkomponente zeigt Tab. 2.4.

> **MERKE** Eine **generalisierte Amyloidose** wird i. d. R. durch eine **tiefe Rektumbiopsie** nachgewiesen, lokalisierte Amyloidosen durch Biopsie der betroffenen Organe.

Morphologie: Makroskopisch erscheinen die betroffenen Organe fest, blass und glasig. Die Schnittflächen glänzen hell (Abb. 2.8a). Im Autopsiematerial imponieren die Organe speckig-glänzend. **Mikroskopisch** erkennt man eine strukturlose Substanz im Extrazellulärraum. Die Gewebeschnitte lassen sich mit **Kongorot** färben. Charakteristisch ist der **Farbumschlag** nach **Grün** im **polarisierten Licht**. Amyloidablagerungen finden sich zumeist im Interstitium, perivaskulär, im Bereich kollagener Fasern oder von Basalmembranen (Tab. 2.5).

Tab. 2.4 Klassifizierung der Amyloidosen nach dem Amyloidtyp

Amyloidtyp	Vorläufer	Grunderkrankung	betroffene Organe
generalisierte Amyloidosen			
AA = Serumamyloid A	Akute-Phase-Protein	chronische Entzündungen aller Art (z. B. rheumatoide Arthritis, chronisch-entzündliche Darmerkrankungen, chronische Osteomyelitis, Tbc, familiäres Mittelmeerfieber), Morbus Hodgkin, paraneoplastisch	Niere, Nebenniere, Leber, Milz, Darm, Pankreas, Arterien
AL = Leichtketten-Amyloid	Immunglobulinleichtketten	Plasmozytom, Immunozytom, benigne monoklonale Gammopathie, idiopathisch	Herz, Niere (sog. Plasmozytomniere: AL in distalen Tubulus), Milz, Gefäße
AP = Präalbumin bzw. familiäres Amyloid	Transthyretin	erbliche Form	periphere Nerven, Gastrointestinaltrakt, Auge, Herz
AB = β-Globulin-Amyloidose bei Hämodialyse (Synonym: AH-Typ)	β2-Mikroglobulin	Langzeithämodialyse	Sehnenscheiden, Ligamente, Synovia, Gefäße, Knochenmark
lokalisierte Amyloidosen			
AE = endokrines Amyloid	Peptidhormone: Inselamyloidpeptid, ANP, Calcitonin	Diabetes mellitus II, medulläres C-Zell-Karzinom, Karzinome der Hypophyse und Nebenschilddrüse	Pankreas, Schilddrüse, Hypophyse, Nebenschilddrüse
AS = amyloid senile brain	β-Protein	Morbus Alzheimer	Gefäße, ZNS

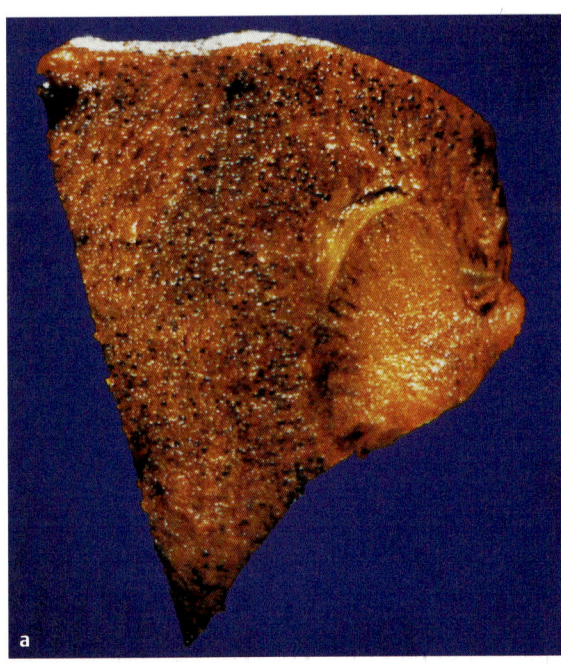 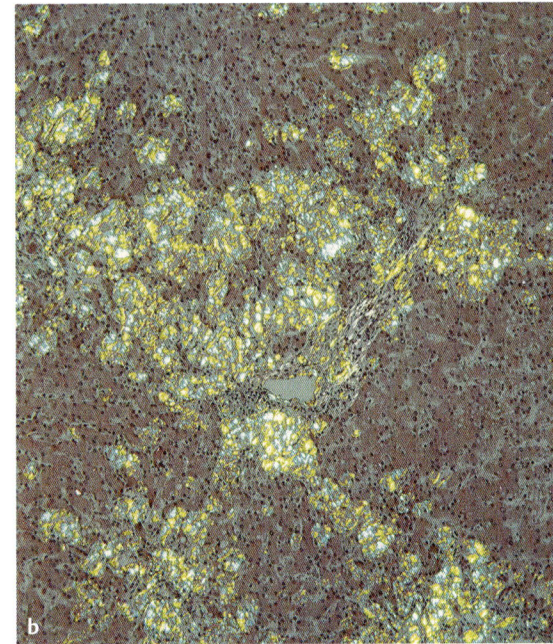

Abb. 2.8 **Amyloidose. a** Makroskopischer Aspekt einer Nierenamyloidose. **b** Perisinusoidale Amyloidablagerungen in der Leber (Kongorotfärbung). (aus: Riede, Taschenatlas der allgemeinen Pathologie, Thieme, 1998)

Tab. 2.5 Morphologie und klinische Folgen der Amyloidose

Organ	Morphologie	klinische Folgen
Milz	Pulpaamyloidose (= Schinkenmilz): Amyloidablagerung in Pulpa und Follikelarterien Follikelamyloidose (= Sagomilz): Amyloidablagerung in Follikeln	kaum klinische Relevanz (hohe Reservekapazität der Milz)
Niere	Amyloidnephrose (Abb. 2.8 a): Amyloidablagerung v. a. in Glomerula (s. Niere [S. A399]) Amyloid-Schrumpfniere: im Verlauf Organschrumpfung durch fortschreitende Organverödung	Niereninsuffizienz, Hypertonie (schlechte Prognose)
Herz	Amyloidablagerungen v. a. in myokardialen Gefäßwänden → Verdrängung der Muskulatur	in schweren Fällen Herzinsuffizienz und Kardiomyopathie
Darm	Amyloidablagerungen in kleinen Gefäßwänden und in der Lamina propria	Ischämien, Malabsorption
Leber	Amyloidablagerungen im Disse-Raum (Abb. 2.8b)	kaum klinische Relevanz (hohe Reservekapazität der Leber)
Nebenniere	v. a. intravaskuläre Amyloidablagerungen	kaum klinische Relevanz (hohe Reservekapazität der Nebenniere)
Nervensystem	ZNS: intravaskuläre und extrazelluläre Amyloidablagerungen (= senile Plaques) PNS: perivaskuläre und endoneurale Amyloidablagerungen	ZNS: Demenz PNS: Polyneuropathie

MERKE Amyloid kann man von anderen extrazellulären Formen des Hyalins durch seinen **Rot-Grün-Dichroismus** im polarisierten Licht nach Kongorotfärbung abgrenzen!

3 Exogene Noxen

3.1 Chemische Noxen

Zur ausführlichen Beschreibung der einzelnen chemischen Noxen s. Umweltmedizin [S. C825].

Pathogenese: Die meisten chemischen Noxen schädigen den Organismus über
- Denaturierung von Strukturproteinen
- Interaktion mit Funktionsproteinen
- Bildung freier Radikale.

MERKE Chemische Noxen können **akut toxisch**, **kanzerogen** (krebsauslösend), **kokanzerogen** (krebsfördernd) oder **teratogen** (fruchtschädigend) wirken.

Inkorporationswege: Chemische Noxen können über verschiedene Wege in den Organismus gelangen:
- **Inhalation** = Einatmung von Gasen, Stäuben oder Aerosolen
- **Ingestion** = Aufnahme über den Verdauungstrakt beim Verzehr von Giften bzw. kontaminierten Lebensmitteln, Tabletteneinnahme
- **kutane Resorption** = Aufnahme von gasförmigen Stoffen, Aerosolen oder Flüssigkeiten über die Haut.

Bekannte Krankheiten durch das Einatmen giftiger Stoffe sind die **Silikose** und die **Asbestose**. Beide Erkrankungen entstehen oft in Zusammenhang mit einer **beruflichen Noxenbelastung** und gehören daher zu den klassischen **Berufskrankheiten** (s. Arbeits- und Sozialmedizin [S. C239] und Umweltmedizin [S. C836]).

Reaktion des Organismus: Der Körper reagiert auf die inkorporierten chemischen Noxen mit verschiedenen Prozessen:
- **Speicherung:** Fettlösliche (lipophile) Noxen (z. B. Herbizide und Insektizide) lagern sich v. a. in fetthaltigen Geweben, Blei und Fluor im Knochen, organische Blei- und Quecksilberverbindungen im ZNS, Cadmium und Thallium in der Niere und inhalative Noxen (z. B. Kohlenstaub, Asbest, Silikat) in der Lunge ab.
- **Metabolisierung:** Der Organismus ist in der Lage, eine Vielzahl von Noxen weiterzuverarbeiten. Die entstehenden Metaboliten können ungiftig sein und ausgeschieden werden oder sie können ebenso toxisch oder noch toxischer sein als die Ursprungssubstanz (z. B. führt die Verstoffwechslung halogenierter Kohlenwasserstoffe zu besonders leber- und nierentoxischen Abbauprodukten).
- **Abbau durch Makrophagen:** Makrophagen können eingeatmete Stäube abbauen. Abhängig von der Partikelgröße entstehen dabei Fremdkörperreaktionen mit Granulombildung [S. C327].
- **Elimination:** Direkte Ausscheidung von Noxen über Niere (glomeruläre Filtration und/oder tubuläre Sekretion, z. B. Herbizide, Lösungsmittelmetaboliten, Metal-

le), Darm (Ausscheidung über den Stuhl, z. B. Cadmium) oder Lunge (Abatmung oder ziliärer Schleimtransport und Abhusten, z. B. halogenierte Kohlenwasserstoffe, Feinstaub).

Wichtige Zielorgane: Die Zielorgane der Noxen hängen in hohem Maße ab vom
- **Ort der Aufnahme** (Respirationstrakt bei eingeatmeten Stäuben und Gasen, Gastrointestinaltrakt bei oraler Aufnahme, Haut bei von außen eindringenden Noxen)
- den **Speicherorten** (v. a. ZNS, Knochen)
- den **Ab-** und **Umbauorten** (v. a. Leber und Niere)
- den **Eliminationswegen** (Harnblase und Darm).

Weitere wichtige Zielorgane für Noxen sind das blutbildende System und die Reproduktionsorgane.

3.2 Physikalische Noxen

3.2.1 Hitze

Pathogenese: Bei Verbrennung oder Verbrühung mit raschem Temperaturanstieg kommt es zur Proteindenaturierung und daraufhin zum Zelluntergang mit Freisetzung gewebstoxischer Enzyme.

Morphologie von Verbrennungen: Die Einteilung hitzebedingter Gewebeschäden erfolgt nach Morphologie und Ausmaß (**Tab. 3.1**).

> **MERKE** Sind **mehr als 15 % der Körperoberfläche** verbrannt, kommt es durch die **starken Flüssigkeitsverluste** über die Wunden und das Kapillarleck zu Schock und Niereninsuffizienz, was einen akut lebensbedrohlichen Notfall darstellt (s. Notfallmedizin [S. B59]).

3.2.2 Kälte

Pathogenese: Bei Unterkühlung verlangsamt sich der Zellstoffwechsel und die Gefäße konstringieren sich (→ Hypoxie). **Frühschäden** lassen sich besonders an den Akren finden. Bei weiterer Abkühlung kommt es zu einer reaktiven Vasodilatation mit Steigerung der Kapillarpermeabilität und Freisetzung vasoaktiver Mediatoren (→ Ödem- bzw. Blasenbildung). **Spätschäden** äußern sich in einer reaktiv-entzündlichen Intimaproliferation (sog. Endangitiis obliterans), die zu einem Gefäßverschluss führen kann.

Morphologie: Analog zu Verbrennungen lassen sich auch Kälteschäden in verschiedene Stadien unterteilen (**Tab. 3.1**).

3.2.3 Strahlung

Unterschieden werden ionisierende (relevant sind β- und γ-Strahlung) und nicht ionisierende (Infrarot-, UV-Licht) Strahlung. Je nach Art und Energie der Strahlung können verschieden starke Schäden auftreten (s. Radiologie [S. C494] und Umweltmedizin [S. C829]).

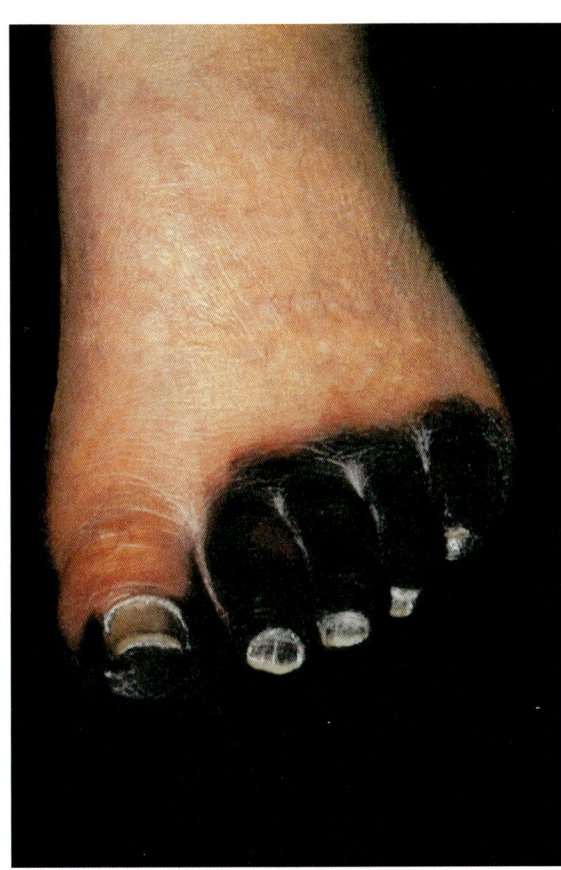

Abb. 3.1 Frostgangrän. (aus: Riede, Taschenatlas der allgemeinen Pathologie, Thieme, 1998)

Tab. 3.1 Schweregradeinteilung von Verbrennungen und Erfrierungen

Grad	betroffene Strukturen	Pathologie Verbrennung	Pathologie Erfrierung	Folgen
1	nur Epidermis	Erythem durch Hyperämie (wegdrückbar!), reaktives Ödem durch Permeabilitätssteigerung	oberflächliches Erythem	Restitutio ad integrum
2	Epidermis und Dermis	subepidermale Blasenbildung, z. T. freiliegendes, weißliches Korium	subepidermale Blasenbildung	Restitutio ad integrum
3	Dermis und Subkutis	schwarz-weiße Nekrosen (Koagulationsnekrose), trockener-ledriger Wundgrund	Erfrierungsnekrosen (= Frostgangrän, **Abb. 3.1**)	Narbenbildung
4	alle Hautschichten, evtl. inkl. Muskeln/Knochen	Verkohlung	Vereisung	Narbenbildung/ Abstoßung

3.2.4 Strom

Bei Kontakt mit elektrischem Strom entsteht an der Ein- und/oder Austrittsstelle durch die Hitzeeinwirkung ein nekrotisches, gräulich-weißes, lokal begrenztes Areal mit zentraler Eindellung, die sog. **Strommarke** (Koagulationsnekrose, **Abb. 3.2**). Die eigentliche Schädigung des Organismus entsteht durch den Stromfluss durch den Körper, der zu einer Membrandeporalisation von Nerven- und Muskelzellen führt. Der Tod tritt i. d. R. durch **Herzrhythmusstörungen** oder **Herzstillstand** ein.

3.3 Fremdkörper und inertes Fremdmaterial

Auf nicht abbaubare Fremdmaterialien (z. B. Nahtfäden, Insektenstachel, Holzsplitter, Dornen, Stein- und Metallstäube, Öle, prothetisches Material) reagiert der Körper oft mit einer **Fremdkörpergranulombildung** [S. C327]. Makrophagen und Epitheloidzellen sammeln sich um den Fremdkörper und versuchen, diesen zu phagozytieren. Makrophagen konfluieren zur mehrkernigen Fremdkörperriesenzellen, die kleinere Fremdkörper einschließen können. In der Umgebung bildet sich ein lymphozytäres Infiltrat, einwandernde Fibroblasten produzieren Kollagenfasern, sodass der Fremdkörper durch eine zirkuläre Narbe eingeschlossen wird.

> **MERKE** **Implantate** (z. B. Augenlinse, Herzklappe) werden mit der Zeit brüchig und rau, was eine Fremdkörpergranulombildung fördert!

3.4 Hypoxidosen

> **DEFINITION** Als Hypoxidose bezeichnet man eine durch **Sauerstoffmangel** ausgelöste Gewebeschädigung.

Ätiologie:

Hypoxämische Hypoxie: erniedrigter pO_2 im arteriellen Blut infolge
- Sauerstoffmangels in der Atemluft (z. B. Höhenaufenthalte),
- pulmonaler Ventilations-, Perfusions- und Diffusionsstörungen oder
- Störung der Sauerstoffbindung und des Sauerstofftransports (Anämie, CO-Vergiftung).

Ischämische Hypoxie: Sauerstoffmangel durch verminderte Gewebeperfusion, abhängig vom Ausmaß der Hypoxie:
- relative Ischämie (Manifestation nur unter Belastung, Sauerstoffbedarf unter Ruhebedingungen gedeckt, z. B. Claudicatio intermittens, Angina pectoris)
- absolute Ischämie mit Infarkt (Manifestation auch in Ruhe, z. B. arterielle Thrombose oder Embolie).

> **MERKE** Eine infolge von Durchblutungsstörung entstandene Nekrose wird als **Infarkt** bezeichnet.

Toxische Hypoxie: Blockade der Atmungskette (z. B. Cyanid-, Schwefelwasserstoff-, Phosphor-, Arsenvergiftung).

Hypoglykämische Hypoxie: Verminderte Energiegewinnung durch Mangel an oxidierbaren Substanzen (z. B. Malassimilation).

Pathogenese: Bei einer Hypoxidose wird die Zellmembran direkt geschädigt und/oder der oxidative Zellstoffwechsel gestört. Diese Schädigungen führen durch veränderte Membranpermeabilität zu einem Ioneneinstrom mit nachfolgendem Wassereinstrom in die Zelle. Es kommt zum ATP-Mangel und zum Anstieg der Kalziumkonzentration im Zytoplasma. Letztlich führt dies zur irreversiblen Zellschädigung und Nekrose.

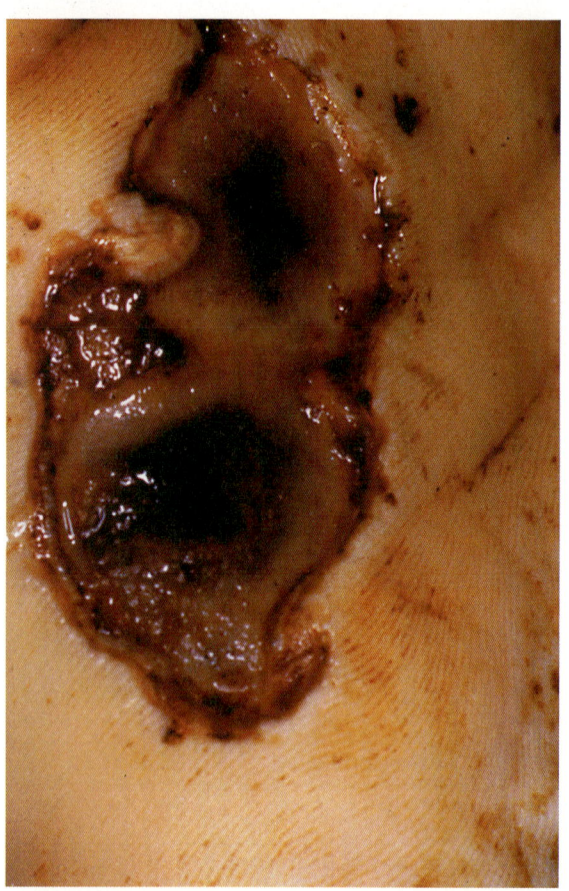

Abb. 3.2 Strommarke. (aus: Riede, Taschenatlas der allgemeinen Pathologie, Thieme, 1998)

MERKE Für die **Widerstandsfähigkeit** der Gewebe gegenüber einer Sauerstoffminderversorgung gelten in etwa die folgenden Werte:
- **Gehirn:** 2–3 min
- **Herz:** 30 min
- **Leber:** 30–60 min
- **Niere:** 60–120 min
- **Fettgewebe:** > 180 min.

Morphologie: Während gefäßnahe Strukturen häufig noch ausreichend versorgt werden, kann die Hypoxie v. a. kapillarfern schnell massive Schäden anrichten („**Prinzip der letzten Wiese**"). Gerade bei Organen mit hohem O_2-Umsatz wie Herz, Niere, Gehirn und Leber wiegt eine Hypoxie schwer.
- **Herz:** Zellhydrops, streifige Zellverfettung (Tigerung, Abb. 2.2) und Mikroinfarkte treten v. a. im Bereich der arteriellen Endstrecken (subendokardial) auf. Bei Anoxie kommt es zur Koagulationsnekrose im Versorgungsgebiet der verschlossenen Arterie (Herzinfarkt, s. Herz-Kreislauf-System [S. A54]).
- **Niere:** Auf eine relative Hypoxie reagiert die Niere mit einer akuten Tubulusnekrose (sog. „Lipoidnephrose"), bei Anoxie wird das gesamte Nephron geschädigt. Ältere Infarkte imponieren als narbige Einziehungen der Nierenrinde.
- **Leber:** Bei der Leber lässt sich das Prinzip der „letzten Wiese" am anschaulichsten zeigen: Bei Hypoxie sind die zentralvenennahen Anteile am stärksten von einer Zellschädigung betroffen, während am periportalen Feld die O_2-Versorgung durch die A. interlobularis noch gewährleistet ist.
- **Gehirn:** Bei einem Sauerstoffmangel im Gehirn kommt es zum Zerfall der Nissl-Schollen und hydropischen Zellschwellung, die zu einem lebensbedrohlichen Hirnödem führen kann. Anoxie führt zu einer Kolliquationsnekrose.

3.5 Biologische Noxen

DEFINITION Biologische Noxen sind Mikroorganismen oder von ihnen abgegebene Stoffe, die in den Organismus eindringen und hierdurch Schäden verursachen können.

Details zu den einzelnen Organismen siehe Mikrobiologie und Infektiologie.

3.5.1 Viren

Durch **zytopathogene Viren** ausgelöste, virustypische morphologische Veränderungen in der infizierten Zelle werden als **zytopathischer Effekt** bezeichnet. Hierzu gehören z. B.:
- Abrundung der Zellen und Lösung aus dem Zellverband (z. B. Picornaviridae, s. Mikrobiologie [S. C670])
- Bildung mehrkerniger Riesenzellen durch synzytiale Verschmelzung (z. B. Warthin-Finkeldey-Riesenzellen bei Maserninfektion, s. Pädiatrie [S. B554])
- Bildung einkerniger Riesenzellen (z. B. CMV, s. Mikrobiologie [S. C683] und Infektionserkrankungen [S. A562])
- Bildung intranukleärer (z. B. Eulenaugenzellen bei CMV-Infektion s. Infektionserkrankungen [S. A562]) oder zytoplasmatischer Einschlusskörperchen (z. B. Vacciniavirus, s. Mikrobiologie [S. C684]).

3.5.2 Bakterien

Bakterien (s. Mikrobiologie [S. C603]) sind Prokaryonten mit unterschiedlicher Virulenz, die nach ihrem Verhalten in der Gram-Färbung eingeteilt werden. Sie schädigen den Wirtsorganismus durch Bildung von
- **Exotoxinen** (= zytotoxische bakterielle Stoffwechselprodukte mit direkt zelllytischer Wirkung, z. B. Diphtherietoxin, Tetanustoxin) und
- **Endotoxinen** (= Zellwandbestandteile, v. a. gramnegativer Erreger, die den Organismus durch Induktion einer Immunantwort und Entzündungsreaktion schädigen).

3.5.3 Protozoen, Helminthen, Pilze, Prionen

Siehe Mikrobiologie.

4 Störungen der Individualitätswahrung/Immunpathologie

4.1 Allgemeines

Die Unversehrtheit des Individuums ist von einer effektiven Immunabwehr pathogener Noxen abhängig. Die Immunabwehr stützt sich auf **angeborene** (unspezifische Immunität, „Resistenz") und erworbene **Immunitätsmechanismen** (spezifische Immunität, Immunität im engeren Sinne).

Der Unterschied, ob der Körper „falsch" oder „richtig" auf einen potenziellen Schadensfaktor reagiert, liegt nur darin, ob er angemessen reagiert. Bei Immunreaktionen gegen körpereigene Strukturen unterscheidet man
- **physiologische Autoimmunreaktionen**, die täglich ablaufen (z. B. positive und negative Selektion im Thymus), von
- **Autoimmunkrankheiten** mit einer pathologisch gesteigerten Reaktion gegen körpereigene Strukturen.

Störungen des Immunsystems können sich darstellen als
- **permissive** (= unzureichende) Immunreaktion
- oder **pathogene** (= überschießende) Immunreaktion (s. Immunsystem und rheumatische Erkrankungen [S. A437]).

Überempfindlichkeitsreaktionen stellen eine weitere Gruppe dar.

In der Therapie spielen heute die **Transplantationsimmunologie** und **Transfusionsimmunologie** eine bedeutende Rolle (s. Immunsystem und rheumatische Erkrankungen [S. A453]).

5 Entzündung

5.1 Definition, Ursachen, Einteilung

> **DEFINITION** Als Entzündung bezeichnet man eine **vitale Abwehrreaktion des Organismus** auf eine lokale Schädigung des Gewebes mit dem Ziel, die auslösenden exo- oder endogenen Noxen zu eliminieren und den ursprünglichen Gewebezustand wiederherzustellen.

> **MERKE** Zu den **allgemeinen Entzündungskriterien** zählen
> - Freisetzung von **Entzündungsmediatoren**,
> - **Mikrozirkulationsstörungen** mit **Vasodilatation** (Hyperämie) und **gesteigerter Kapillarpermeabilität** (Ödem),
> - **Einwanderung** von **neutrophilen Granulozyten** und **Makrophagen** in den Entzündungsherd und
> - **Fibroblastenproliferation**.

5.1.1 Ursachen von Entzündungen

Exogene Ursachen: Zu den exogenen Entzündungsauslösern zählen
- Traumen
- chemische, physikalische und biologische Noxen
- Fremdkörper und inertes Fremdmaterial [S. C318].

Endogene Ursachen: Zu den endogenen Entzündungsauslösern zählen
- autoimmunologische Reaktionen (s. Immunsystem und rheumatische Erkrankungen [S. A451])
- Stoffwechselprodukte (z. B. Urämie)
- Tumoren [S. C331]
- Hypoxie [S. C318] und Ischämie
- Einblutungen.

5.1.2 Einteilungskriterien von Entzündungen

Siehe **Tab. 5.1**.

5.2 Entzündungsverlauf

Perakute Entzündung: Perakute Entzündungen verlaufen fulminant und enden häufig innerhalb kürzester Zeit (Dauer ca. 48 h) letal. Ursache einer perakuten Entzündung sind entweder eine hohe Erregervirulenz oder Immunsuppression des Wirtsorganismus (Bsp.: Epiglottitis acutissima, fulminante Hepatitis).

Tab. 5.1 Einteilung von Entzündungen

Einteilungskriterium	Einteilung in
klinischer Verlauf	perakute, akute, subakute, chronische und rezidivierende Entzündungen
morphologisches Bild	**nach vorherrschendem Zelltyp** (Korrelation mit zeitlichem Verlauf): • **akute** Entzündungen: v. a. neutrophile Granulozyten (Ausnahme: bei allergischen und viralen akuten Entzündungen dominieren Lymphozyten und Plasmazellen) • **chronische** Entzündungen: v. a. Lymphozyten und Zellen des Makrophagen-Monozyten-Systems **nach vorherrschender azellulärer oder zellulärer Entzündungskomponente:** • akute Entzündungen: akute exsudative Entzündungen, akute nekrotisierende Entzündung, akute lymphozytäre Entzündung • chronische Entzündungen: granulierende Entzündung, granulomatöse Entzündung, chronisch-lymphozytäre Entzündung

Akute Entzündung: Akute Entzündungen beginnen plötzlich, verlaufen i. d. R. heftig, heilen aber meistens innerhalb von 3–14 Tagen vollständig aus (Bsp.: Konjunktivitis).

Subakute bzw. subchronische Entzündung: Subakute bzw. -chronische Entzündungen beginnen häufig schleichend und verlaufen weniger heftig als akute Entzündungen. Sie dauern i. d. R. zwischen 2 und 4 Wochen. Eine Ausheilung ist möglich.

Chronische Entzündung: Chronische Entzündungen sind durch einen langen Verlauf über Wochen, Monate oder Jahre gekennzeichnet. Sie entwickeln sich, wenn die auslösende Noxe im Organismus persistiert und führen typischerweise zu einem Gewebeuntergang und einer Defektheilung mit Bildung von Narbengewebe. Die Folge ist nicht selten ein Funktionsverlust des betroffenen Organs oder Gewebes. Abhängig von der Entstehung werden unterschieden:

- **primär chronische Entzündung:** Mit einem typischen schleichenden Beginn und zunehmender oder schubweise auftretender Symptomatik; sie dauert länger als 4 Wochen. Primär chronische Entzündungen heilen i. d. R. nicht vollständig aus (Bsp.: chronische Polyarthritis, Tbc).
- **sekundär chronische Entzündung:** Sekundär chronische Entzündungen entwickeln sich direkt aus einer akuten Entzündung, eine Ausheilung ist meistens nicht möglich (z. B. Entwicklung einer chronischen aus einer akuten Bronchitis).

Rezidivierende Entzündung: Hier wechseln sich rezidivierend auftretende akute Schübe mit symptomfreien Intervallen (Remissionen) ab (Bsp.: chronisch-entzündliche Darmerkrankungen).

5.3 Entzündungsausbreitung

5.3.1 Ausbreitung

Ähnlich wie bei Tumoren [S. C339] breitet sich auch der Entzündungsprozess entlang vorgegebener Bahnen aus:
- lymphogen = über die Lymphbahn
- hämatogen = über den Blutweg
- per liquorem = mit/im Liquor
- kanalikulär = über ableitende Gangsysteme
- kavitär = über präformierte Höhlen (z. B. Bauchhöhle)
- neurogen = entlang der Nerven
- per continuitatem = kontinuierliche Ausbreitung entlang anatomischer Strukturen
- per contiguitatem = übergreifend durch Berührung von Strukturen

Lokalisierte Entzündungen: Hier ist die Entzündung auf ein umschriebenes Areal begrenzt, das häufig im Bereich der **Eintrittspforte** der auslösenden Noxe liegt. Die Ausbreitung wird durch anatomische Strukturen wie Organkapseln oder Bindegewebssepten und das im Rahmen des Entzündungsprozesses gebildete Fibrinnetz gehemmt.

Generalisierte Entzündungen:

Septikopyämie: Gelangen Erreger direkt oder indirekt (über die Lymphgefäße) in die Blutbahn, können sie sich im Organismus ausbreiten und in anderen Organen/Geweben metastatische „Tochterentzündungsherde" bilden, die ihrerseits den Ausgangspunkt einer septikopyämischen Streuung darstellen können. Besonders häufig betroffen sind Gehirn, Lungen und Niere. In den betroffenen Organen/Geweben lassen sich kleine Eiterherde nachweisen.

Sepsis: Die Sepsis ist eine komplexe systemische Entzündungsreaktion, die von lokalen Entzündungsherden (sog. Sepsisherden, z. B. Erysipel) ausgeht, von denen Erreger in die Blutbahn eingeschwemmt werden (s. Infektionserkrankungen [S. A511]). Risikofaktoren für die Entstehung einer Sepsis sind hohe Erregervirulenz, hohe Pathogenität der Endotoxine und eine Abwehrschwäche des Organismus. Durch eine ungehemmte Mediatorfreisetzung und Aktivierung inflammatorischer Zellen kommt es in zahlreichen Mikrozirkulationsgebieten zu einer Gerinnungsaktivierung und diffusen entzündlichen Prozessen, die die Gewebeperfusion einschränken und im Extremfall zu einem septischen Schock mit Multiorganversagen und einer Verbrauchskoagulopathie führen können. Für die Diagnose einer Sepsis wird der Nachweis einer Infektion (klinisch oder mikrobiologisch) und zweier der folgenden Symptome des sog. **systemischen inflammatorischen Response-Syndroms** (SIRS, s. Infektionskrankheiten [S. A511]) gefordert:

- Tachykardie (≥ 90/min)
- Tachypnoe (≥ 20/min) oder Hyperventilation mit $pCO_2 \leq 33$ mmHg
- Körpertemperatur $\geq 38\,°C$ oder $\leq 36\,°C$
- Leukozytose ($\geq 12\,000$/mm^3) oder Leukopenie ($\leq 4\,000$/mm^3) oder $\geq 10\,\%$ Stabkernige.

> **MERKE** Von der Sepsis und Septikopyämie grenzt sich die **Bakteriämie** ab, bei der zeitweilig Erreger im Blut vorhanden sind, es dabei aber nicht zu einer systemischen Entzündungsreaktion kommt.

5.3.2 Fördernde und hemmende Faktoren

Fördernde Faktoren: Die Ausbreitung der Entzündung wird v. a. durch **bakterielle Enzyme** gefördert, die Bindegewebsstrukturen auflösen können (z. B. Hyaluronidase, Kollagenase, Fibrinolysin und Streptokinase).

Hemmende Faktoren: Eine Entzündungsausbreitung wird gehemmt durch
- lokale Faktoren wie **Organkapseln** oder **Bindegewebssepten**
- in das Entzündungsgebiet einströmendes **Fibrinogen**, das zu einem **Fibrinnetz** polymerisiert und das entzündete Gewebe praktisch „verklebt" und
- die von Koagulase-positiven Bakterien (z. B. Staphylococcus aureus) gebildete **Koagulase**, die eine Abszedierung fördert und somit die Infektion lokal begrenzt hält.

5.4 Entzündungssymptome und -zeichen

5.4.1 Lokale Entzündungssymptome

Die lokalen Kardinalsymptome der akuten Entzündung sind
- **Rubor** (**Rötung**)
- **Dolor** (**Schmerz**)
- **Calor** (**Erwärmung**)
- **Tumor** (**Schwellung**)
- **Functio laesa** (**eingeschränkte Funktion**).

Die klassischen Entzündungszeichen wurden bereits 30 v. Chr. durch Celsus erstmals beschrieben. 1858 fügte Virchow den Begriff „functio laesa" hinzu.

Der wichtigste **direkte Schmerzmediator** ist **Bradykinin**. **Prostaglandine** wirken **indirekt** schmerzauslösend, indem sie die Schmerzsensibilisierung der Nozizeptoren für Bradykinin erhöhen. An der Vermittlung des **akuten Schmerzes** sind außerdem Wasserstoff- und Kaliumionen, Acetylcholin, Histamin und Serotonin beteiligt.

5.4.2 Systemische Entzündungssymptome

Systemische Symptome können bei ausgeprägten Entzündungsreaktionen durch freigesetzte Mediatoren und gesteigerte Durchblutung ebenfalls entstehen. Zu den klassischen systemischen Reaktionen gehören:
- **Fieber:** Ausschüttung von Zytokinen (IL-6, IL-8, TNF-α, Interferon-α) und Freisetzung von PGE2 und PGF2α führen zu einer Erhöhung des Temperatursollwerts im Hypothalamus.
- **Tachykardie:** ausgehend vom Sinusknoten durch erhöhte Belastung (Fieber)
- **humorale Veränderungen:**
  - Leukozytose (bei bakteriellen Infektionen v. a. neutrophile Granulozyten, bei parasitären Infektionen oder Allergien eher eosinophile Granulozyten, bei viralem Geschehen Lymphozyten)
  - Erhöhung von Akute-Phase-Proteinen (v. a. CRP, α-Globuline, Fibrinogen)
  - Infektanämie (v. a. bei chronischen Entzündungen und malignen Prozessen).

Sehr selten kommt es auch zur Bradykardie, beispielsweise bei Typhus, Leptospirose und Brucellose. Es handelt sich um eine relative Bradykardie (im Verhältnis zur Temperatur zu niedrige Herzfrequenz), nicht zu verwechseln mit kardial bedingten Bradykardien.

5.5 Zelluläre Effektoren der Entzündung

Neutrophile Granulozyten:
- vorherrschende Zellkomponente der **akuten bakteriellen Infektion**
- werden chemotaktisch zu Infektionsherden rekrutiert
- produzieren Mediatoren zur Vasodilatation, Permeabilitätssteigerung der Gefäßwände und Thrombozytenaggregation
- produzieren Proteasen und bakterizide Substanzen (toxische Sauerstoffradikale, Lysozym)
- phagozytieren eingedrungene Bakterien (→ Mikrophagen) und gehen dabei apoptotisch zugrunde
- zerfallene Neutrophile bilden gemeinsam mit dem nekrotischen Gewebe den **Eiter**.

Beim Krankheitsbild der septischen Granulomatose (s. Immunsystem und rheumatologische Erkrankungen [S. A443]) liegt ein Defekt der NADPH-abhängigen Oxidase vor, der die Bildung von Superoxid-Anionen verhindert und die Neutrophilen funktionslos werden lässt.

Eosinophile Granulozyten:
- finden sich häufig in der Schleimhaut (Darmmukosa, Atemwege)
- ihre Granula enthalten basische und kationische Proteine zur
  - Zerstörung von Parasiten und Helminthen und zur
  - Histaminausschüttung aus Mastzellen und basophilen Granulozyten
- beteiligt v. a. an **Entzündungen vom allergischen Typ** (Hypersensitivitätsreaktion Typ I, s. Immunsystem und rheumatologische Erkrankungen [S. A446]) und bei **Parasiten- bzw. Wurmbefall**.

Basophile Granulozyten:
- befinden sich im Blut
- schütten Histamin und Heparin aus
- spielen gemeinsam mit den Mastzellen eine entscheidende Rolle bei der **Hypersensitivitätsreaktion Typ I** (s. Immunsystem und rheumatologische Erkrankungen [S. A436]).

Thrombozyten:
- aggregieren bei der Blutgerinnung
- produzieren Prostanoide, Kinine und Wachstumsfaktoren für Fibroblasten, glatte Muskelzellen und Endothelien.

Zellen des Monozyten-Makrophagen-Systems: Monozyten entstammen dem Knochenmark und zirkulieren im Blut (sog. Blutmakrophagen). Nach etwa 2 Tagen wandern sie in das Gewebe ein und werden dann als **Makrophagen** (Syn.: sessile Makrophagen) bezeichnet. Abhängig vom Zielgewebe differenziert man bei den Makrophagen
- Mikrogliazellen (Nervengewebe)
- Osteoklasten (Knochengewebe)
- Deckzellen (Synovia)
- Histiozyten (Bindegewebe)
- Alveolarmakrophagen bzw. „Herzfehlerzellen" (Lunge [S. C308])
- Kupffer-Sternzellen (Leber).

Zu ihren entscheidenden Aufgaben gehören Phagozytose, Antigenpräsentation, Freisetzung von lysosomalen Enzymen, Chemotaxinen, lymphozyten- und granulozytenaktivierenden Zytokinen (IL-1 und TNFα) und Wachstumsfaktoren für Fibroblasten. Abhängig vom phagozytierten Material wandeln sich die Makrophagen in unterschiedliche Zelltypen um (**Tab. 5.2**).

Tab. 5.2 Makrophagenabkömmlinge im Rahmen der Phagozytose

Zelltyp	Erläuterung
Lipophagen	Lipophagen entstehen durch die Phagozytose von Fetten. Charakteristisch ist ihr schaumiges Aussehen. Abhängig von der Herkunft der Fette unterscheidet man: • **Xanthomzellen** (z. B. bei Fettgewebsnekrosen oder in Xanthomen) • **Fettkörnchenzellen** (z. B. Hirnerweichung)
Epitheloidzellen	Epitheloidzellen entstehen durch Phagozytose nicht abbaubaren Materials. Sie sind auf die Synthese und Sekretion von Proteasen, Elastasen, Kollagenasen und Zytokinen wie IL-1 und TNFα spezialisiert. Sie bilden einen epithelähnlichen Zellwall, durch den der Entzündungsherd abgeriegelt wird. Typisch ist die Keulen- bzw. Schuhsohlenform ihres Kerns.
Riesenzellen	Viele Makrophagen und Epitheloidzellen können im Verlauf zu Zellverbänden fusionieren, die sich vornehmlich in Granulomen finden. Durch die massive Produktion zytotoxischer und mikrobizider Verbindungen werden sie zu sehr effizienten Riesenfresszellen. Riesenzellen sind häufig mit bestimmten Erkrankungen assoziiert: • **Langhans-Riesenzellen:** entstehen durch Fusion von bis zu 100 Epitheloidzellen, die alle das gleiche schwer abbaubare Material „verdauen". Die peripher lokalisierten Zellkerne bilden einen kranzförmigen Ring, im Zytoplasma findet man gelegentlich Zellsequester in Form sog. „asteroid bodies" (sternförmige Zytoskelettanteile) oder Schaumann-Körperchen (muschelförmig verkalkte Zytoplasmaanteile). Vorkommen bei Lues, Lepra, Toxoplasmose, Tuberkulose, Sarkoidose oder Morbus Crohn. • **Fremdkörper-Riesenzellen:** entstehen durch Fusion vieler Makrophagen im Rahmen der Phagozytose endogener (z. B. Urat- oder Cholesterinkristalle) und exogener (z. B. Nahtmaterial, Insektenstachel) Fremdmaterialien. Typisch sind die unregelmäßig im Zytoplasma verstreuten Kerne. • **Touton-Riesenzellen:** entstehen aus Makrophagen, die größere Mengen Fett enthalten. Sie finden sich v. a. bei Xanthomen und Xanthelasmen und der Hans-Christian-Schüller-Krankheit. **DD:** physiologische Riesenzellen (z. B. Knochenmark-Riesenzellen und Riesenzellen des Chorion)

Weitere Entzündungszellen:
- **Lymphozyten:** bilden Lymphokine; eine Lymphozytose (also Vermehrung der Lymphozyten) findet sich v. a. bei akuten viralen Infekten sowie chronischen Entzündungen.
- **Plasmazellen:** entstehen aus B-Lymphozyten und produzieren Immunglobuline.

Auch die verschiedenen Gewebezellen beteiligen sich an der Entzündungsreaktion:
- **Gewebsmastzellen** können Histamin und Heparin ausschütten und durch das Komplementsystem aktiviert werden. Sie können sich amöboid fortbewegen und kommen aus dem Oberflächengewebe.
- **Endothelzellen** besitzen verschiedene Adhäsionsmoleküle (z. B. Integrine, Selektine), die für die Leukozytenrekrutierung wichtig sind. Außerdem produzieren sie verschiedene Entzündungsmediatoren (z. B. IL-1, Prostaglandine, NO), die zu Vasodilatation und Permeabilitätssteigerung führen.
- **Fibroblasten** werden nach einer Entzündung durch Mediatoren zu Gewebeumbau und Faserbildung angeregt.

5.6 Akut exsudative Entzündungsreaktion

Die akute Entzündungsreaktion läuft unabhängig von der auslösenden Noxe stereotyp ab. Sie umfasst verschiedene mediatorvermittelte vaskuläre und zelluläre Reaktionen, die sich z. T. überlappen.
1. **Alteration:** Veränderung des Gewebes in Abhängigkeit der Noxe.
2. Beeinflussung der **Mikrozirkulation** an der terminalen Endstrombahn der Entzündung:
   - 1. Phase (fakultativ): Arteriolenkonstriktion in Sekunden bis Minuten
   - 2. Phase (obligat): Vasodilatation der Arteriolen, Kapillaren und Venolen, verursacht Kardinalsymptome der Entzündung durch Hyperämie
   - 3. Phase (obligat): Venolenkonstriktion.
3. **Permeabilitätssteigerung** der Gefäße und Gewebe durch Mediatoren wie Histamin, Leukotriene, NO.
4. **Zellmigration ins Gewebe:** Granulozyten/Makrophagen/Mastzellen rollen an Endothelzellen der Gefäße entlang und werden über Selektine und Integrine zur Adhäsion veranlasst und transmigrieren dann im nächsten Schritt aus dem Gefäß ins Gewebe. Im Gewebe angekommen, werden die Zellen über Chemotaxine an die Entzündungsstelle „gelockt". Signalmoleküle dafür sind Komplementfaktoren (Anaphylatoxin = C 3a und C 5a), Leukotriene, Lymphokine, Endotoxine, bakterielle Spaltprodukte etc.
5. **Phagozytose:** Angeregt durch Opsonierung mit Immunglobulinen aus Plasmazellen und/oder Komplementfaktoren beginnen Makrophagen den gezielten Abbau von Erregern und befallenen Zellen.
6. Die eingewanderten Zellen schütten nun ihrerseits weitere Mediatoren aus und beeinflussen das lokale Gewebe und den Organismus und/oder locken weitere Zellen an.

MERKE Zu den 3 grundlegenden formalpathogenetischen Elementen der exsudativen Entzündung zählen:
- Mikrozirkulationsstörung
- Permeabilitätssteigerung der Gefäßwände und
- Leukozytenmigration mit Chemotaxis und Phagozytose.

5.7 Entzündungsformen

Je nach Art, Dauer und Ausmaß der Entzündung wird das makroskopische und histologische Bild von unterschiedlichen zellulären und nicht zellulären Bestandteilen geprägt.

5.7.1 Akute Entzündungsformen

Akute exsudative Entzündung

Bei der exsudativen Entzündung tritt charakteristischerweise ein **entzündliches Exsudat** aus. Abhängig von dessen Zusammensetzung und den vorherrschenden Bestandteilen unterscheidet man verschiedene Unterformen.

Seröse Entzündung: Bei der serösen Entzündung tritt fibrinfreies Serum aus, das reich an Eiweiß, Albumin und Globulin ist. Es kann durch Permeabilitätszunahme ins Bindegewebe übertreten und zu einer Ödembildung führen. Als Ursache gehen häufig Überempfindlichkeitsreaktionen oder Gewebeschäden unter Beteiligung von Mastzellendegranulation (Histamin → Vasodilatation) voraus. Meistens sind **Schleimhäute** des Gastrointestinaltraktes betroffen, die **Haut** oder **seröse Gewebe** (Bsp.: Cholera, Urtikaria).

Serös-schleimige Entzündung (serös-katarrhalische Entzündung): Das Exsudat besteht nicht nur aus Serum, sondern enthält auch Epithelreste von Schleimhäuten und vermehrt produzierten Schleim. Diese Entzündungsform tritt deshalb auch nur im Respirations- und Gastrointestinaltrakt auf (Bsp.: Rhinitis).

Fibrinöse Entzündung: Fibrinöse Entzündungen entstehen, wenn das Endothel seröser Häute oder Schleimhäute so stark geschädigt wird, dass eine **fibrinogenhaltige**, dem Blutplasma ähnliche **Flüssigkeit** in das Gewebe übertritt. Durch Polymerisierung des Fibrinogens außerhalb der Gefäße entsteht ein Fibrinnetz, das der Entzündungsausbreitung entgegenwirkt. Normalerweise wird das Fibrinnetz durch lysosomale Enzyme eingewanderter Leukozyten aufgelöst. Bei Leukozytenmangel (z. B. unter antibiotischer Therapie) unterbleibt der Fibrinabbau und das Fibrinnetz wird durch Granulationsgewebe organisiert. Klassische Auslöser einer fibrinösen Entzündung sind chemische und infektiös-toxische Noxen, traumatische oder ischämische Gewebeschädigung, toxische Stoffwechselprodukte (z. B. Urämie) und immunologische Faktoren (Autoimmunerkrankungen). Typisch für die fibrinösen Entzündungen im **Schleimhautbereich** ist die Bildung zäher, schwer ablösbarer „**Pseudomembranen**", die aus Fibrin und nekrotischem Material bestehen. Abhängig von der Relation zwischen fibrinösem Exsudat und Schleimhautnekrose unterscheidet man zwischen der

- **pseudomembranösen, nekrotisierenden** Entzündung (Basalmembran geschädigt → Abheilung unter Narbenbildung, z. B. bei der Diphtherie oder der zumeist iatrogen bedingten pseudomembranösen Kolitis, die durch eine Überwucherung des Darmlumens mit Clostridium difficile infolge Antibiotikagabe entsteht, **Abb. 5.1a**), und der
- **pseudomembranösen, nicht nekrotisierenden** Entzündung (Basalmembran intakt → Reepithelialisierung entlang der intakten Basalmembran und Restitutio ad integrum, z. B. bei der Grippetracheitis).

Klassische **fibrinöse Entzündungen** im Bereich der **serösen Häute** sind

- fibrinöse Pleuritis (z. B. Tbc, virale oder bakterielle Infektionen, fortgeleitete Pneumonie, Urämie, Kollagenosen)
- fibrinöse Perikarditis mit Zottenherz (**Abb. 5.1b, c**) (z. B. Kollagenosen, Urämie, Herzinfarkt, Z. n. herzchirurgischen Eingriffen) und
- fibrinöse Peritonitis (z. B. Kollagenosen, Tbc, Urämie).

> **MERKE** Bei fibrinösen Entzündungen der serösen Häute kann es zu flächenhaften und strangförmigen **bindegewebigen Verwachsungen** (sog. Briden) oder **Schwartenbildung** (z. B. Panzerherz, Pleuraschwarte) zwischen parietalem und viszeralem Blatt kommen, die zum Funktionsverlust des Organs führen können.

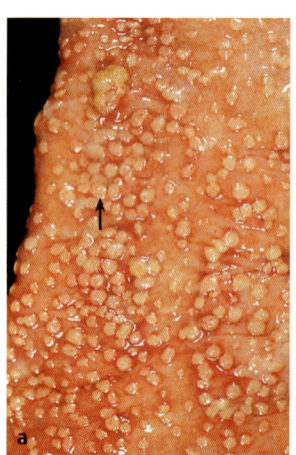 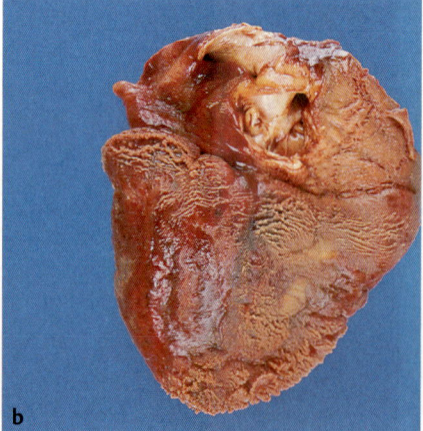 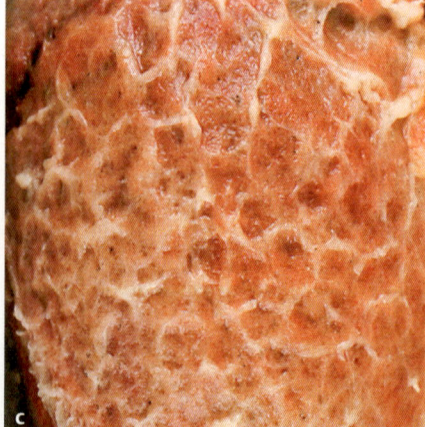

Abb. 5.1 **Fibrinöse Entzündungen. a** Pseudomembranöse Kolitis mit weißlichen Pseudomembranen. **b** Zottenherz mit **c** fibrinöser Perikarditis mit unregelmäßigen, „zottigen", gelblichen Fibrinauflagerungen. (aus: Riede, Taschenatlas der allgemeinen Pathologie, Thieme, 1998)

Tab. 5.3 Erscheinungsformen eitriger Hautentzündungen

Entzündungstyp und typische Erreger	Definition	Pathogenese	Beispiele
Abszess (Staphylococcus aureus)	lokalisierte Eiteransammlung in einem durch Gewebeeinschmelzung entstandenen Hohlraum	Kombination aus Entzündungsreaktion und lokaler Durchblutungsstörung (Thrombosierung kleiner Blutgefäße) → Nekrose → lytische Einschmelzung des nekrotischen Gewebes → Entstehung eines mit bakterienhaltigem Eiter gefüllten Hohlraums → Organisation durch Granulationsgewebe → Bildung einer Abszessmembran → Abkapselung → ggf. Fistelung	Körperoberfläche: z. B. Schweißdrüsenabszess, Gluteaabszess, Pilonidalsinus, infizierte Epidermiszyste (sog. Atherom) Organe: z. B. Leber-, Lungen-, Nierenabszess, perityphlitischer Abszess bei eitriger Appendizitis
Follikulitis, Karbunkel und Furunkel (Staphylococcus aureus)	**Follikulitis:** Infektion des suprainfundibulären Anteils des Haarfollikels **Furunkel:** abszedierende Entzündung des gesamten Haarfollikels **Karbunkel:** abszedierende Entzündung mehrerer Haarfollikel	abszedierende Entzündung der Haarfollikel und Haarbalgdrüsen	Haarfollikel und Haarbalgdrüsen (v. a. Axilla, Nacken, Inguinalregion)
Phlegmone (β-hämolysierende Streptokokken)	diffuse, sich flächenhaft im interstitiellen Bindegewebe ausbreitende Entzündung, Bindegewebe durch seröses bzw. serös-fibrinöses Exsudat aufgelockert	durch Produktion von Hyaluronidase wird das Gewebe aufgelöst → rasche Erregerausbreitung	Mediastinalphlegmone, Muskelphlegmone, Hohlorgane (phlegmonöse Appendizitis, Cholezystitis)
Empyem (Pneumo-, Strepto-, Meningo- und Staphylokokken, E. coli)	eitrige Entzündung in einer präformierten Körperhöhle	meist infolge Fortleiten einer eitrigen Organentzündung in den benachbarten Körperhohlraum	Pleuraempyem (Pyothorax), Gallenblasenempyem, Gelenkempyem (Pyathros), Ventrikelempyem (Pyozephalus)

Fibrinös-eitrige Entzündung: Kommt es im Verlauf einer fibrinösen Entzündung zur **Einwanderung** und einem **Zerfall neutrophiler Granulozyten**, entwickelt sich eine fibrinös-eitrige Entzündung. Meist liegt eine akute bakterielle Infektion zugrunde. Das klassische Beispiel einer fibrinös-eitrigen Entzündung ist die **Lobärpneumonie** im Stadium der grauen und gelben Hepatisation. Eine Lobärpneumonie wird meistens durch Pneumokokken ausgelöst, die i. d. R. per inhalationem acquiriert werden. Deutlich seltener entwickelt sie sich durch hämatogene Streuung im Rahmen einer Sepsis. Es handelt sich um eine auf einen Lappen (lobär oder panlobulär) begrenzte Entzündung, die klinisch mit einer akuten systemischen Reaktion (hohes Fieber, Schüttelfrost, Entzündungsparameter) verläuft. Der morphologische Aspekt der Lobärpneumonie ändert sich – auch unter Therapie – in typischer Reihenfolge (s. Atmungssystem [S. A194]).

> **MERKE** Gelingt es dem Körper nicht, das Fibrinnetz aufzulösen, wird es durch Granulationsgewebe organisiert. Hierdurch entwickelt sich eine irreversible Induration (= **Karnifikation** bzw. „chronisch karnifizierende Pneumonie").

Eitrige Entzündung: Das Exsudat einer eitrigen Entzündung enthält **massenhaft neutrophile Granulozyten** und **Zelltrümmer** (Detritus, mukopurulente Entzündung bzw. eitriger Katarrh). Durch Freisetzung lytischer Enzyme kommt es zu einer **Gewebeeinschmelzung**. Eiter imponiert makroskopisch als gelblich-grünliche, rahmige Flüssigkeit. Eitrige Entzündungen werden durch **pyogene Bakterien** ausgelöst (am häufigsten Streptokokken und Staphylokokken). Betroffen sind v. a. die Haut und Atemwege. Typisch ist die **Dreischichtung** des Eiterherds:

- **zentrale Nekrosezone:** proteolytischer Einschmelzungsherd mit lipidreichem Detritus (→ gelber Eiter)
- **Eiterzone:** Ansammlung von neutrophilen Granulozyten um den zentralen Nekrosekern
- **Hyperämiezone:** perifokales Ödem durch ein seröses Exsudat.

Bei den eitrigen Entzündungen der **Haut** hängt die Erscheinungsform von der betroffenen Hautschicht und dem Ausbreitungsmuster ab (**Tab. 5.3**).

Ein typisches Beispiel für eine mukopurulente Entzündung im Bereich der Atemwege ist die bakterielle **eitrige Bronchitis/Bronchopneumonie** inhalativ oder durch Aspiration entsteht. Sie entwickelt sich als sekundäre Pneumonie aus einer absteigenden Bronchitis (kanalikuläre Entzündungsausbreitung). Morphologisch ist das Nebeneinander verschiedener Entzündungsstadien charakteristisch. In den betroffenen Bereichen finden sich ein entzündliches Exsudat aus Fibrin und Granulozyten und eine hyperämische Perfusion, der Rest der Lunge ist unauffällig. Als Komplikationen können sich eine Pleuritis, Sepsis, Lungenabszess oder -gangrän entwickeln.

> **MERKE** **A**bszess – St**a**phylokokken
> Phl**e**gmone – Str**e**ptokokken

Hämorrhagische Entzündung: Bei massiver Schädigung von Blutgefäßen können außer Plasma auch Erythrozyten in das Gewebe übertreten. Histologisch lassen sich hämorrhagische Entzündungen daher leicht durch die **Anwesenheit von Erythrozyten** im Exsudat nachweisen.

Hämorrhagische Entzündungen werden durch bakterielle Exo- oder Endotoxine, zytopathische Viren oder

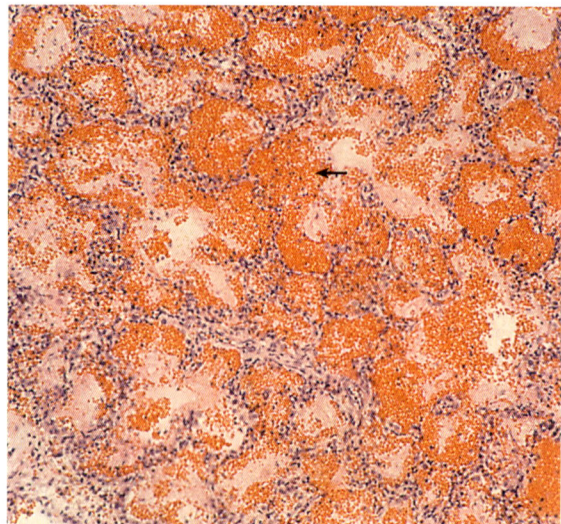

Abb. 5.2 **Hämorrhagische Grippepneumonie.** Blut in den Alveolen. (aus: Riede, Taschenatlas der allgemeinen Pathologie, Thieme, 1998)

eine immunologisch oder enzymatisch bedingte Gefäßwandschädigung ausgelöst. Die Abheilung erfolgt über eine granulierende Entzündung mit Bildung von Narbengewebe. Klassische Beispiele für eine hämorrhagische Entzündung sind:

- hämorrhagische Grippepneumonie (s. Infektionserkrankungen [S. A555]): Influenzaviren können Blutkapillaren zerstören, sodass es zum Einstrom von Blut in die Alveolen kommt (**Abb. 5.2**). Die Lungenbläschen kollabieren und/oder organisieren sich hyalin um. In weiterer Folge ist der Gasaustausch extrem beeinträchtigt (→ Tod durch Lungenversagen innerhalb von wenigen Tagen).
- virale hämorrhagische Fiebererkrankungen (s. Infektionserkrankungen [S. A544])
- Goodpasture-Syndrom (s. Niere [S. A401])
- Milzbrand (s. Infektionserkrankungen [S. A532])
- hämorrhagische Kolitis und hämolytisch-urämisches Syndrom (s. Niere [S. A414]).

Akut nekrotisierende Entzündung

Nekrotisierende Entzündungen entstehen unter Bedingungen, die es dem Körper nicht ermöglichen, eine normale exsudative Entzündungsreaktion zu entwickeln. Mögliche Ursachen sind z. B.

- **lokale Durchblutungsstörungen** (z. B. Thrombose)
- **Entzündungszellmangel** oder -**funktionsstörung** (z. B. angeborene oder erworbene Agranulozytose, Immunsuppression)
- **hoch toxische Zellgifte**.

MERKE Nekrosen durch Granulozytenmangel werden auch als „areaktive Nekrosen" bezeichnet.

Man unterscheidet verschiedene Formen:
- **ulzerierende Entzündung:** Ulzerierende Entzündungen entstehen durch Abstoßung herdförmiger Schleimhautnekrosen an den Oberflächen von Haut und Schleimhäuten, der Defekt reicht mindestens bis in die Submukosa bzw. Dermis und wird von einem Fibrinexsudat (= Fibrinschorf) bedeckt (z. B. Gastroduodenalulkus, Druckulzera beim Dekubitus).
- **abszedierende Entzündung:** Ein Abszess entsteht, wenn das nekrotische Gewebe durch proteolytische Enzyme pyogener Keime (v. a. Staphylokokken) eingeschmolzen wird.
- **gangräneszierende Entzündung:** Bei einer Superinfektion des nekrotischen Gewebes mit Fäulnisbakterien wird das Gewebe jauchig zersetzt. Ein Gangrän findet sich häufig bei Diabetikern, wegen der erhöhten Infektanfälligkeit und der oftmals bestehenden Polyneuropathie als Spätfolge. Häufig stellt die Amputation die einzige Möglichkeit dar, eine Ausbreitung der Bakterien zu vermeiden.

Akute lymphozytäre Entzündungen

Kennzeichen der akuten lymphozytären Entzündung ist ein **lymphozytäres Infiltrat** im betroffenen Organ oder Gewebe. Akute lymphozytäre Entzündungen sind typisch für **Virusinfektionen** (z. B. virale Myokarditis) und **immunologisch vermittelte Entzündungen** bei Autoimmunerkrankungen, Transplantatabstoßung und der Graft-versus-host-Erkrankung. Pathogenetisch liegt der akuten lymphozytären Entzündung eine **Hypersensitivitätsreaktion Typ IV** (zellvermittelte Zytotoxizität) zugrunde, die zu einer Apoptose der Zellen führt.

5.7.2 Chronische Entzündungsformen

Granulierende Entzündung

Granulierendes Gewebe findet sich genau betrachtet immer am Ende einer Entzündungsreaktion. Wurden Abbauprodukte und Bakterien phagozytiert, so können Makrophagen und Thrombozyten Wachstumsfaktoren ausschütten, die zur neuen Kapillareinsprossung und fibroblastischer Umgestaltung des aufgeräumten Entzündungsareals führen. Dieses neue Ersatzgewebe wird Granulationsgewebe genannt. Es ist zell- und kapillarreich.

Je nach Entzündungsursache kann man unterschiedliche Unterformen erkennen:
- **Nekrose und Ulkus:** Das Granulationsgewebe ist durch eine charakteristische Dreischichtung gekennzeichnet:
  1. Zentrale Resorptionszone, die direkt an die Nekrose angrenzt und v. a. durch die Anwesenheit resorbierender Makrophagen gekennzeichnet ist.
  2. Granulationszone mit Kapillareinsprossung und Fibroblasten (→ Entstehung des Granulationsgewebes).
  3. Narbenzone, in der das Granulationsgewebe zu einem faserreichen Bindegewebe ausgereift ist.
- **Hämatom:** Das Hämatom wird durch das Granulationsgewebe organisiert. Der zeitliche Verlauf des Hämoglobinabbaus lässt sich makroskopisch anhand einer charakteristischen Verfärbung unter der Haut erkennen:

5.7 Entzündungsformen

Tab. 5.4 Granulomtypen

Granulomtyp	Morphologie	Beispiele
Epitheloidzellgranulome		
nicht verkäsendes Epitheloidzellgranulom (Sarkoidose-Typ, **Abb. 5.3a**)	von innen nach außen: herdförmige Ansammlung von Epitheloidzellen, ggf. mit mehrkernigen Riesenzellen vom Langhans-Typ, Asteroid- und Schaumann-Körperchen (**Tab. 5.2**) peripherer Lymphozytenwall mantelförmige Umrandung durch Fibroblasten	Sarkoidose, Morbus Crohn, primär biliäre Zirrhose, Toxoplasmose, Berylliose, Aluminiumpneumokoniose
verkäsendes Epitheloidzellgranulom (Tuberkulose-Typ, **Abb. 5.3b**)	der Aufbau entspricht dem nicht verkäsenden Epitheloidzellgranulom, zeigt aber eine zentrale zellfreie verkäsende Nekrose	Tuberkulose, tuberkuloide Lepra, Lues
kleinherdige Epitheloidzellansammlungen (sarcoid-like lesions)	umschriebene Gruppe weniger, kleiner Epitheloidzellen, **keine** Nekrose	Toxoplasmose, Hodgkin- und Non-Hodgkin-Lymphome, im Abflussgebiet von Tumoren als Begleitreaktion
Epitheloidzellgranulom vom Pseudotuberkulose-Typ (Synonym: retikulozytär-abszedierendes Granulom)	zentral abszedierende Einschmelzung mit neutrophilen Granulozyten, peripherer Wall aus Histiozyten, die sich z. T. in Epitheloidzellen umwandeln	Lymphadenitis mesenterialis (Yersinia pseudotuberculosis), Katzenkratzkrankheit, Tularämie, Lymphogranuloma venereum, Kokzidioidomykose, chronische Bilharziose
histiozytäre Granulome		
Fremdkörpergranulom (**Abb. 5.3d**)	zentraler Fremdkörper, der von mehrkernigen Fremdkörper-Riesenzellen (**Tab. 5.2**), eingewanderten Makrophagen, einem lymphozytären Infiltrat, einsprossenden Kapillaren und Fibroblasten umringt wird	endogene Fremdkörper: Cholesterin-, Harnsäurekristalle, Hornlamellen, Fettgewebsnekrosen, Schleimextravasate exogene Fremdkörper: Plastik, Nahtmaterial, Talkumpuder, Insektenstachel
rheumatisches Granulom (Synonym: Aschoff-Knötchen)	zentrale fibrinoide Kollagenfasernekrose, umgeben von Anitschkow-Zellen (Sonderform der Histiozyten mit raupen- oder eulenaugenähnlichem Nukleolus), einem spärlichen lymphoplasmazellulären Infiltrat und Riesenzellen mit basophilem Plasma (Aschoff-Zellen)	rheumatische Myokarditis im Rahmen des rheumatischen Fiebers
rheumatoides Granulom (Synonyme: Rheumaknoten, Rheumagranulom, **Abb. 5.3c**)	zentrale fibrinoide Kollagenfasernekrose, umgeben von einem Wall aus palisadenartig angeordneten Histiozyten (ggf. vereinzelt Riesenzellen) und einem Randsaum aus T-Lymphozyten und Plasmazellen	rheumatoide Arthritis, Granuloma anulare

blaulila (Hämoglobin) → gelbgrün (Hämatoidin) → Entfärbung (Abtransport des Hämatoidins).

- **Thrombose** (s. auch Gefäße [S. A120]): Thromben werden ebenfalls durch Granulationsgewebe umorganisiert. Besonders die Kapillareinsprossung kann durch Verbindung vieler kleiner Gefäße zum ursprünglichen Gefäßvolumen die Perfusionswege teilweise wieder eröffnen. Häufig verbleiben im rekanalisierten Gefäßlumen Narbenstränge, die von einer Gefäßwand zu anderen ziehen (sog. Strickleiterphänomen).

Granulomatöse Entzündung

Das wichtigste Charakteristikum der granulomatösen Entzündung sind die über 1 mm großen **Knötchen** (= **Granulom**) im Gewebe, die – abhängig vom Granulomtyp – aus Makrophagen und ihren Abkömmlingen (Epitheloidzellen, mehrkernige Riesenzellen), Lymphozyten, Plasmazellen, Granulozyten und Fibroblasten bestehen. Abhängig von der Toxizität der auslösenden Noxe bilden sich 2 histologisch unterschiedliche Granulomtypen (**Tab. 5.4**).

Epitheloidzellgranulome: Sie entstehen durch relativ **toxische** Noxen. Es handelt sich um scharf begrenzte Granulome, die histologisch durch die Anwesenheit von **Epitheloidzellen** (Makrophagenabkömmlinge, **Tab. 5.2**) gekennzeichnet sind. Abhängig von der Ätiologie verändern sich die Epitheloidzellen durch Leukozyteninfiltration und/oder Nekrosebildung:

- **verkäsende Granulome:** nekrotische Zersetzung der Granulome durch eine zellgebundene Immunreaktion, die sich gegen Bestandteile des Entzündungsauslösers richtet
- **abszedierende Granulome:** bei Infektion mit bestimmten Erregern wandern neutrophile Granulozyten in das Granulom ein, die eine abszedierende-histiozytäre Entzündungsreaktion auslösen.

Histiozytäre Granulome: Histiozytäre Granulome werden durch **wenig toxische** Noxen (z. B. Urate, immunkomplexumhülltes Kollagen) ausgelöst. Sie imponieren als unscharf begrenzte, knötchenförmige Ansammlungen und enthalten v. a. **phagozytierende Histiozyten**.

Chronisch-lymphozytäre Entzündung

Chronisch-lymphozytäre Entzündungen entwickeln sich am häufigsten als Folge einer **Autoimmunreaktion**, bei der sich die Immunabwehr gegen körpereigenes Gewebe richtet. Das morphologische Korrelat ist eine lymphozytäre Infiltration der betroffenen Gewebe/Organe mit progredienter Parenchymdestruktion und Vernarbung. Typische Beispiele sind das Sjögren-Syndrom (Immunologie und rheumatische Erkrankungen [S. A486]) und die

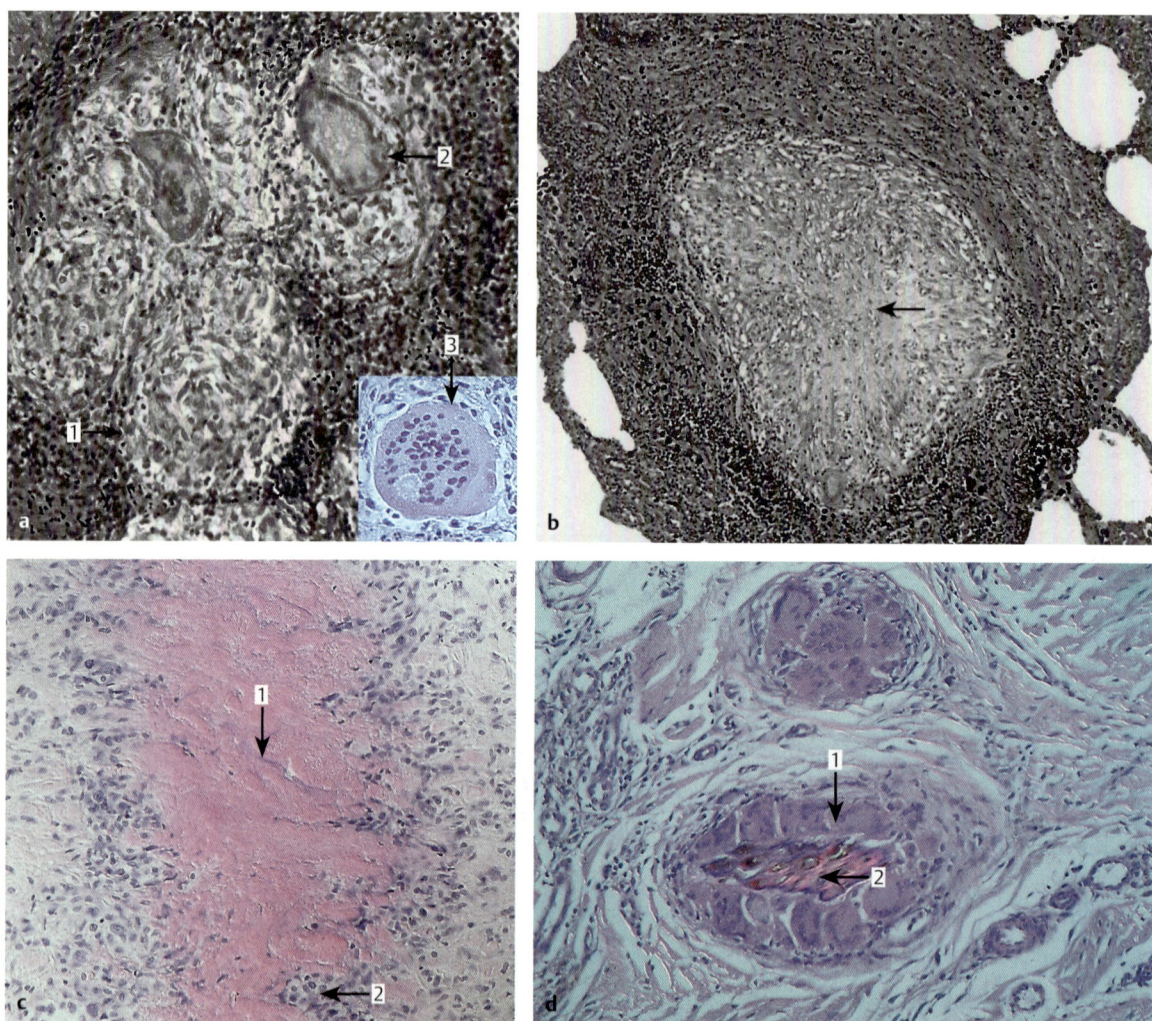

Abb. 5.3 **Granulomtypen. a** Epitheloidzellgranulom vom Sarkoidosetyp (1 = herdförmige Epitheloidzellansammlungen; 2 = Langhans-Riesenzellen; 3 = Asteroidkörperchen). **b** Epitheloidzellgranulom vom Tuberkulose-Typ mit zentral verkäsender Nekrose. **c** Rheumatoides Granulom (1 = zentrale fibrinoide Kollagenfasernekrose; 2 = palisadenartig angeordnete Histiozyten). **d** Fremdkörpergranulom (1 = mehrkernige Fremdkörper-Riesenzellen, 2 = Fremdkörpergewebe Holzsplitter). (aus: Riede, Taschenatlas der allgemeinen Pathologie, Thieme, 1998)

Hashimoto-Thyreoiditis (Endokrines System und Stoffwechsel [S. A328]).

5.8 Folgereaktionen und Residuen

Jede Entzündung geht mit einem Untergang von Zellen/Gewebe einher. Abhängig vom Ausmaß der Gewebsschädigung und der Art des geschädigten Gewebes kommt es zu einer vollständigen Ausheilung oder Defektheilung.

Heilung (Restitutio ad integrum): Unter Restitutio ad integrum versteht man die vollständige funktionelle und strukturelle Wiederherstellung des ursprünglichen Gewebezustands. Eine Heilung ist nur dann möglich, wenn der entzündliche Defekt in einem regenerationsfähigen Gewebe lokalisiert ist. Zu den 3 wichtigsten Schritten der Heilung gehören
- Noxenelimination
- Auflösung des entzündlichen Exsudats und
- Ersatz der zugrunde gegangenen Zellen.

Defektheilung (Reparation) und Residuen: Defektheilung findet immer dann statt, wenn das entzündliche Exsudat nicht vollständig abgeräumt werden kann, ein größerer Gewebedefekt vorliegt oder der Defekt nicht regenerationsfähiges Gewebe betrifft. Bei der Reparation wird das organspezifische Gewebe durch Bindegewebe ersetzt. Zu den möglichen Residuen gehören:
- **Gewebszerstörungen:** Kann der Körper den Entzündungsprozess nicht eindämmen, kommt es zu einem Gewebeverlust mit Abszessbildung, Perforation oder Blutung (bei Zerstörung von Gefäßen).
- **Narbenbildung:** Wird das geschädigte Gewebe durch kollagenes Bindegewebe ersetzt, zeigt die entstehende Narbe eine deutlich geringere Elastizität und Belastungsfähigkeit als das ursprüngliche Gewebe. Es kann zu Schrumpfung, Kontrakturen oder Strangbildungen im Organ kommen (z. B. stenosierende Herzklappenfehler nach Endokarditis). Siehe auch Wundheilung [S. C329].

- **Gefügedilatation:** Geht der Gewebeverlust mit einem starken Elastizitätsverlust einher, kann es bei mechanischer Belastung zur Ausbuchtung des entzündeten Areals kommen (z. B. Aneurysmabildung nach Myokarditis).

- **Fistelbildung:** Vor allem Abszesse neigen dazu, sich über die Bildung eines Ganges nach außen oder innen zu entleeren (Keimverschleppung, typisch bei Morbus Crohn).

6 Zellersatz

6.1 Regeneration und Fehlregeneration

6.1.1 Physiologische und pathologische Regeneration

DEFINITION Unter Regeneration versteht man den Ersatz zugrunde gegangener Zellen und die Wiederherstellung eines Gewebes.

Physiologische Regeneration: Bei der physiologischen Regeneration handelt es sich um den Ersatz von Zellen/Geweben, die im Rahmen des **normalen Verschleißes** zugrunde gegangen sind.

Pathologische Regeneration: Unter pathologischer Regeneration versteht man den Ersatz von Zellen/Geweben, die durch eine **Zellschädigung** zugrunde gegangen sind. Im Rahmen der pathologischen Regeneration kann es entweder zur **Restitutio ad integrum** oder zur **Defektheilung** kommen (s. o.).

6.1.2 Gewebearten und ihre Regenerationsfähigkeit

Die verschiedenen Gewebearten unterscheiden sich in Hinsicht auf ihre Regenerationsfähigkeit.

Labiles Gewebe (Wechselgewebe): Labiles Gewebe besitzt die Fähigkeit zur schnellen Proliferation bei hoher Zellteilungsrate. Dies ist jedoch auch der Grund, warum Wechselgewebe so anfällig für Noxen sind. Defekte werden schnell beseitigt und **heilen vollständig** aus. Beispiele für labiles Gewebe sind das hämatopoetische System, die Schleimhäute und die Epidermis.

Stabiles Gewebe: Stabiles Gewebe besteht aus differenzierten Zellen, die potenziell teilungsfähig sind. Solange das bindegewebige Stützgerüst intakt bleibt, können Defekte durch Zellteilung ausgeglichen werden und **vollständig ausheilen**. Zum stabilen Gewebe zählen z. B. die Leber, renale Tubulusepithelien, glatte Muskulatur und das Bindegewebe.

Permanentes Gewebe (Ruhegewebe): Die Zellen des permanenten Gewebes können sich nicht mehr teilen. Jeder Zelluntergang führt zur **Defektheilung** mit Narbenbildung und ggf. Funktionsverlust. Zum permanenten Gewebe gehören die Skelett- und Herzmuskulatur, Nervenzellen und Nierenglomerula.

MERKE Eine Restitutio ad integrum ist nur in labilem und stabilem Gewebe möglich. Permanentes Gewebe heilt immer unter Narbenbildung ab.

6.1.3 Grundlagen der Gewebereparatur

Der extrazellulären Matrix kommt eine bedeutende Aufgabe bei der Regeneration des geschädigten Gewebes zu. Bindegewebe hat generell einen eher langsamen Umsatz, kann aber gut auf Entzündungen reagieren und die adäquate Wundheilung gewährleisten. Beeinflusst wird die extrazelluläre Matrix z. B. durch **Vitamine**, **Hormone** und **Wachstumsfaktoren** (für genauere Informationen siehe Lehrbücher der Biochemie).

6.1.4 Wundheilung

DEFINITION Unter einer **Wunde** versteht man einen Substanzverlust, der durch eine Verletzung oder Zellschädigung entsteht und zu einer Unterbrechung des Gewebezusammenhangs führt. **Wundheilung** findet in allen bindegewebigen Strukturen, Nerven und Muskeln statt.

Formen der Wundheilung:
Primäre Wundheilung (per primam intentionem): Bei kleinen Wunden mit glatten, gut adaptierbaren Wundrändern ohne Infektion. Da nur eine geringe Gewebereparatur notwendig ist, verlaufen die verschiedenen Phasen der Wundheilung rasch. Insgesamt wird nur wenig Granulationsgewebe gebildet, die entstehende Narbe ist häufig kaum sichtbar (= Idealform der Wundheilung).

Sekundäre Wundheilung (per secundam intentionem): Bei größeren Defekten mit weit auseinanderklaffenden Wundrändern und Wundinfektion. Der Wundverschluss erfolgt durch Ausbildung eines Granulations- und (kosmetisch und funktionell störenden) Narbengewebes.

Ablauf der Wundheilung: Die Wundheilung verläuft in 4 aufeinanderfolgenden Phasen (Tab. 6.1).

Störfaktoren der Wundheilung: Ziel ist immer, eine primäre Wundheilung zu ermöglichen. Eine regelrechte (primäre) Wundheilung hängt allerdings von vielfältigen Faktoren ab. Neben **Art** und **Lokalisation**, **Tiefe** und **Aus-**

Tab. 6.1 Phasen der Wundheilung

Phase	Zeitraum	Charakteristika
Exsudationsphase	nach etwa 6 h	Austritt von Blut und Lymphe und provisorischer Wundverschluss durch Gerinnungsaktivierung (Bildung von Fibringerinnseln), Abpressung eines serös-fibrinösen Exsudats mit Säuberung des Wundgrunds
Resorptionsphase	nach etwa 6–12 h	Einwanderung von Granulozyten und Makrophagen, Phagozytose und proteolytischer Abbau des nekrotischen Materials
Proliferationsphase	nach etwa 2–3 d	Bildung von hellrotem Granulationsgewebe durch Einsprossen von Kapillaren, Fibroblastenproliferation und Produktion von Proteoglykanen und Kollagenfasern; durch Umwandlung von Fibroblasten zu Myofibroblasten beginnt die Wundkontraktion
Reparationsphase	ab 7. d	Ersatz des Granulations- durch faserreiches, aber schlecht durchblutetes Narbengewebe

dehnung der Wunde sind insbesondere eine gute **Durchblutung** des umliegenden Gewebes und eine geringe Verschmutzung durch Fremdkörper Grundvoraussetzung.

Lokale Störfaktoren: Wundinfektionen, Nekrosen, Hohlraumbildung, Durchblutungsstörungen, Fremdmaterialien im Wundbereich, weit klaffende Wundränder, mangelnde Ruhigstellung der Wunde.

Systemische Störfaktoren:
- vermindertes Rohstoffangebot: konsumierende Erkrankungen, höheres Lebensalter, schlechter Ernährungszustand, Eiweiß- und Vitamin-C-Mangel
- medikamentöse oder krankheitsbedingte Immunsuppression: z. B. Steroideinnahme, HIV, maligne Lymphome, Agranulozytose, angeborene Defekte der Leukozytenchemotaxis oder Phagozytose
- Sauerstoffmangel: z. B. diabetische, arterielle oder venöse Durchblutungsstörungen, Anämie, respiratorische Insuffizienz.

Komplikationen der Wundheilung:
Narbenbildung: Die Epidermis regeneriert sich aus Zellen, die aus der Basalzellschicht vom Rand der Wunde her einwandern. Im Gegensatz zu normaler Epidermis enthält die neue Zellschicht keine Melanozyten oder Hautanhangsgebilde. Das Narbengewebe ist deshalb weiß, nicht behaart und enthält weder Schweiß- noch Talgdrüsen.

Die Gefahr einer **Instabilität** besteht im frühen Stadium der Heilung und Narbenbildung bei mangelnder Ruhigstellung (Wunddehiszenz). Bei gesteigerter Kollagensynthese (Ursache unklar) kann es zu **hypertrophen Narben** kommen oder zu Narben, die in umgebendes, gesundes Gewebe wuchern (**Keloide**). Die Kontraktion der Myofibroblasten kann zu **Narbenkontrakturen** führen, welche insbesondere im Gelenkbereich Probleme verursachen können. Druckschmerzhafte, überempfindliche Bereiche in der Umgebung von Narben bezeichnet man als **Narbenneuralgien**.

Weitere Komplikationen sind:
- Wundinfektion
- Serom-, Hämatom- oder Granulombildung
- Granuloma pyogenicum (überschießende Bildung eines leicht blutenden kapillarreichen Granulationsgewebes)
- verzögerte Wundheilung und Übergang in eine chronische Wunde. Zu den Wundheilungsstörungen s. Chirurgie [S. B112].

6.1.5 Wundheilung peripherer Nerven

Die Wundheilung peripherer Nerven zeigt einige Besonderheiten. Die periphere Nervenheilung erfolgt nach dem **Waller-Degenerationsprinzip**: Das Trauma führt zu einer Unterbrechung des Axons, der distale Axonstumpf geht gemeinsam mit seiner Markscheide zugrunde (**Waller-Degeneration**), aus dem proximalen Nervenfaserstumpf sprossen Axone aus. Das degenerierte Axon wird mit seiner Myelinscheide durch eingewanderte Makrophagen phagozytiert (**Waller-Phagozytose**). Nach etwa 2 Wochen bilden übrig gebliebene Schwann-Zellen neue Myelinscheiden. Diese dienen den aussprossenden Axonen des proximalen Nervenfaserstumpfs als „Leitstruktur" (**Hanken-Büngner-Band**), sodass diese das Zielorgan wieder erreichen können und die Funktion des Nervs vollständig wiederhergestellt werden kann. Finden die aussprossenden Axone keinen Anschluss an die ursprüngliche Nervenscheide, bilden sie gemeinsam mit dem Narbengewebe kolbenartige, schmerzhafte Knoten (**Narbenneurome**).

6.1.6 Frakturheilung

DEFINITION Unter einer Fraktur versteht man die vollständige oder unvollständige Kontinuitätstrennung eines Knochengewebes.

Formen und Ablauf der Frakturheilung:
Primäre Frakturheilung (= Kontaktheilung): Bei sich berührenden oder eng aneinanderliegenden Frakturenden (Distanz < 1 mm) kommt es durch Einsprossung von Osteonen zur Ausheilung (keine Kallusbildung).

Sekundäre Frakturheilung: Eine sekundäre Frakturheilung findet bei einem Frakturspalt > 1 mm statt. Sie verläuft in 4 Stadien (Tab. 6.2).

Komplikationen der Frakturheilung:
- überschießende Kallusbildung (Callus luxurians)
- Pseudoarthrose (Fehlgelenk): Die Knochenenden verwachsen nicht miteinander, sondern bleiben gegeneinander beweglich. Eine Pseudoarthrosenbildung kann sich bei Infektionen, mangelnder Ruhigstellung, Durchblutungsstörungen, Dislokation und Weichteilinterponaten im Frakturspalt entwickeln.
- Osteomyelitis.

Tab. 6.2 Phasen der sekundären Frakturheilung.

Phase	Zeitraum	Charakteristika
Frakturhämatom	1. Tag	Blutaustritt zwischen den Knochenenden
bindegewebiger Kallus	2.–8. Tag	Einsprossung eines kapillarreichen Mesenchyms in das Frakturhämatom und Fibroblastenproliferation, dadurch Ausbildung eines vorläufigen, bindegewebigen Kallus zwischen den Frakturenden (bindegewebiges Verbindungsstück)
knöcherner Kallus	1.–4. Woche	Umwandlung der Fibroblasten zu Osteoblasten, die durch Verkalkung einen provisorischen, knöchernden Kallus (Faserknochen) bilden
lamellärer Knochen	4.–6. Woche	durch zunehmende mechanische Biege-, Zug- und Druckbeanspruchung wird der Faserknochen durch den endgültigen, stabilen lamellären Knochen ersetzt

6.1.7 Defektheilung in Leber und Niere

Leber: Die Leber gehört zu den stabilen Geweben. Bei erhaltender Organstruktur ist daher eine **Restitutio ad integrum** möglich. Bei größeren Defekten, die mit einer Zerstörung der Organarchitektur einhergehen, kommt es zur **Defektheilung**. Nach Einwirkung subletaler Noxen finden sich in Abhängigkeit von der auslösenden Noxe Milchglaszellen (Hyperplasie des endoplasmatischen Retikulums durch Barbiturate und Viren), Leberzellverfettung und -hydrops, Mallory-Bodies (bei Alkoholabusus) oder Councilman-Körperchen (bei Virushepatitiden). Letale Noxen führen direkt zum Zelltod ohne Zellersatz. Das nekrotische Gewebe wird durch Bindegewebe (ausgehend von den Ito-Zellen) ersetzt, es entsteht das klassische Bild der **Leberzirrhose**.

Niere: Die einzelnen Bestandteile der Niere unterscheiden sich hinsichtlich ihrer Regenerationsfähigkeit. **Tubulusepithelien** gehören zum **stabilen Gewebe**, Einzelzellnekrosen können vollständig regenerieren, ausgedehnte Nekrosen und chronische Schädigungen führen zur Vernarbung. **Glomerula** zählen zum **permanenten Gewebe**, sodass eine Schädigung immer zur Defektheilung mit bindegewebigem Ersatz führt.

7 Tumoren

7.1 Ätiologie und Pathogenese von Krebserkrankungen

DEFINITION Der Begriff Tumor bezeichnet im klinischen Sprachgebrauch eine umschriebene, abnorme Gewebemasse, die durch eine autonome Proliferation körpereigener, entarteter Zellen entsteht (s. auch Neoplastische Erkrankungen [S. A588]).

7.1.1 Molekulare Grundlagen der Tumorentstehung

Krebs entsteht, wenn Zellen die Kontrolle über ihr Wachstum verlieren. Praktisch allen Krebserkrankungen liegt eine Störung von Genen zugrunde, die an der Steuerung von
- Zellwachstum,
- Proliferation,
- Differenzierung und
- Apoptose

beteiligt sind. Die beiden wichtigsten Gengruppen sind die „proliferationsfördernden" Protoonkogene und die „proliferationshemmenden" Tumorsuppressorgene. Die Genfunktion kann dabei entweder durch direkte Schädigung der DNA (→ Mutation) oder Modifikation der Genexpression (→ epigenetische Veränderungen, z. B. durch Methylierung der DNA im Bereich der Promotorregion) verändert werden.

Protoonkogene und Onkogene: Protoonkogene sind als Bestandteile des normalen Erbmaterials für Zellwachstum, -teilung und -differenzierung (→ proliferationsfördernde Wirkung) verantwortlich. Sie codieren z. B. für Wachstumsfaktoren oder ihre Rezeptoren, für Proteine der intrazellulären Signalübertragung (Tyrosinkinasen und G-Proteine), Transkriptionsfaktoren und Regulatorproteine des Zellzyklus (Zykline). Unter dem Einfluss schädlicher Faktoren (z. B. ionisierende Strahlen) können Protoonkogene zu Onkogenen mutieren. Die Mutationen führen i. d. R. zu einer deregulierten, gesteigerten Genfunktion („**gain of function**"), die in der Zelle den Übergang eines normalen zu einem malignen, ungebremsten Wachstumsverhalten fördert. Zu den Aktivierungsmechanismen der Onkogene zählen Translokationen, Amplifikation, (Punkt-)Mutationen oder die Insertion viraler Gene. Onkogene verhalten sich **dominant**, d. h., es genügt die Mutation eines Allels, um eine deregulierte Genexpression auszulösen.

Klassisches Beispiel für eine Tumorinduktion durch Onkogenaktivierung ist die Entstehung des **Philadelphia-Chromosoms** bei der chronisch-myeloischen Leukämie (CML): Durch Translokation wird das abl-Onkogen von Chromosom 9 in die Region des bcr-Onkogens auf Chromosom 22 verschoben. Hierdurch entsteht das sog. bcr-abl-Fusionsgen, das für eine dysregulierte, dauerhaft aktivierte **Tyrosinkinase** codiert, die die Zellproliferation fördert und die Apoptose hemmt.

Tumorsuppressorgene: Bei den Tumorsuppressorgenen (auch rezessive Onkogene, Antionkogene) handelt es sich um Gene des normalen Erbmaterials, die für die Wachstumskontrolle zuständig sind. Nach einer Schädigung der DNA verhindern sie die Zellteilung, damit eine Reparatur durch **DNA-Reparaturenzyme** eingeleitet werden kann. Bleibt die Reparatur aus, aktivieren sie **Apoptosegene**, die den programmierten Zelluntergang induzieren. Mutationen in diesen Genen führen i. d. R. zu einem Funktionsverlust ("**loss of function**") mit dereguliertem Wachstum. Tumorsuppressorgene verhalten sich **rezessiv**. Für das Aufrechterhalten der Wachstumskontrolle reicht ein „gesundes" Allel aus. Für einen Kontrollverlust müssen also beide Allele betroffen sein. Nach der „Two-Hit-Hypothese" sind dafür 2 voneinander unabhängige Mutationsereignisse notwendig. Hat die erste Mutation auf der Keimzellebene stattgefunden (Keimbahnmutation), tragen alle Körperzellen bereits ein defektes Allel. Kommt es in einer der Körperzellen dann zu einer Mutation des intakten Allels, kann aus ihr ein Tumor entstehen.

Zwei bekannte Beispiele für die Tumorinduktion durch Verlust von **Tumorsuppressorgenen** sind das familiäre Retinoblastom, das durch Mutation beider **Rb-Gene** entsteht, und das Kolonkarzinom, bei dessen Entstehung der Verlust des APC- und DCC-Gens eine große Rolle spielt.

DNA-Reparaturgene zählen zu den Tumorsuppressorgenen. Ihre Hauptaufgabe ist die Aufrechterhaltung der Genomintegrität. Nach einer spontanen oder durch Karzinogene induzierten Schädigung der DNA können sie die Mutation erkennen, die fehlerhafte Sequenz entfernen und durch Replikation am gesunden Gegenstrang ersetzen. Mutationen in diesem Reparatursystem erhöhen das Tumorrisiko, da Mutationen nicht mehr entfernt, sondern an die Tochterzelle weitergegeben werden können.

Ein bekanntes Beispiel für das erhöhte Tumorrisiko durch Defekte im Bereich des DNA-Reparaturenzym-Systems ist die **Xeroderma pigmentosum**. Bei dieser autosomal-rezessiv vererbten obligaten Präkanzerose ist dasjenige Gen defekt, das für Proteine der Exzisionsreparatur codiert. Hierdurch ist die Resistenz gegenüber UV-Strahlen deutlich vermindert, sodass die Betroffenen bereits in frühen Jahren an Plattenepithelkarzinomen der Haut erkranken.

Einen Überblick über einige im Zusammenhang mit der Tumorgenese wichtige Vertreter der unterschiedlichen Gengruppen gibt Tab. 7.1.

7.1.2 Formale Kanzerogenese

Nach dem Mehrstufenmodell läuft die Kanzerogenese in verschiedenen Stadien ab:
- **Initiation:** Der erste Schritt der Kanzerogenese ist die **Induktion** einer **DNA-Schädigung** durch ein **genotoxisches Karzinogen** (sog. Initiatoren). Zwischen Dosis des Karzinogens und Initiation besteht eine direkte Korrelation. Wirken mehrere Karzinogene gleichzeitig auf einen Organismus ein, können sich diese in ihrer Wirkung addieren (sog. Syn-Karzinogenese). Die betroffene Zelle transformiert irreversibel in eine potenzielle Tumorzelle. Da diese aber noch nicht unkontrolliert wächst, wird der DNA-Schaden nicht auf die Tochterzellen übertragen und kann von DNA-Reparaturenzymen korrigiert werden.
- **Latenzperiode:** Zeitspanne zwischen Initiation und Promotion
- **Promotion:** Kokarzinogene führen zu einer **Proliferationssteigerung** der initiierten Zelle, sodass diese ihren **DNA-Schaden** an ihre **Tochterzellen** weitergibt.
- **Progression** (Tumorrealisation): Durch klonale Vermehrung und Expansion der transformierten Zelle entwickelt sich ein malignes Geschwulst mit irreversibler Autonomie.
- **Invasion und Metastasierung:** Durch den Verlust der Differenzierungsantigene auf ihrer Oberfläche verlieren die Tumorzellen ihr „Zusammengehörigkeitsgefühl". Sie lösen sich aus dem Gewebeverband ab und siedeln sich in anderen Geweben an.

7.1.3 Krebsrisikofaktoren

Karzinogene

Karzinogene sind chemische, physikalische oder biologische Substanzen, die Mutationen in der DNA auslösen (**genotoxische Substanzen**) und damit zur Tumorentste-

Tab. 7.1 Wichtige Onkogene und Tumorsuppressorgene

Gengruppe	Gen	Wirkung	assoziierte Tumoren
Onkogene	abl	codiert für Tyrosinkinase	chronisch-myeloische Leukämie
	HER2/neu	codiert für Wachstumsfaktor-Rezeptor	Mammakarzinom u. a.
	RET	codiert für Transkriptionsfaktor	MEN II (medulläres Schilddrüsenkarzinom, Phäochromozytom)
	c-myc	codiert für Transkriptionsfaktor	v. a. Burkitt-Lymphom
	k-ras	codiert für G-Protein	v. a. Kolon- und Pankreaskarzinom, bronchiales Adenokarzinom
Tumorsuppressorgene	BRCA-1/BRCA-2	DNA-Reparatur	fam. Mamma- und Ovarialkarzinom
	p53-Suppressorgen	sog. „Wächter des Genoms": Hemmung der Zellteilung bei DNA-Schädigung, Induktion der DNA-Reparatur, Apoptoseinduktion	fam. Pankreaskarzinom, fam. Melanom, Li-Fraumeni-Syndrom, sporadisches Mammakarzinom
	RB-Gen	Kontrolle des Zellzyklus (Hemmung der Zellteilung), Apoptoseinduktion	Retinoblastom
	APC	Hemmung der Proliferation	kolorekales Karzinom

hung führen können. Die für die jeweilige Krebserkrankung spezifischen Risikofaktoren werden im Rahmen der Krankheitsbilder behandelt.

Chemische Karzinogene: Chemische Karzinogene können ihre mutagene Wirkung entweder direkt (selten) oder nach metabolischer Aktivierung im Körper (Prokarzinogene) entfalten. Bei den Prokarzinogenen hängt die Lokalisation der Schädigung vom Ort ihrer Metabolisierung ab:
- Metabolisierung durch **ubiquitäre Enzyme**: Aktivierung des Prokarzinogens an der Eintrittsstelle (z. B. Hautkrebs durch polyzyklische Kohlenwasserstoffe bei direktem Kontakt).
- Metabolisierung durch **organspezifische Enzyme**: Tumoren entstehen am oder distal des Metablisierungsorts (z. B. Urothelkarzinom durch aromatische Amine, die in Leber und Niere in das karzinogene Anilin umgewandelt werden).

MERKE Viele der chemischen Karzinogene kommen in der Arbeitswelt vor. Die durch sie ausgelösten Tumoren zählen zu den Berufserkrankungen (s. Arbeits- und Sozialmedizin [S. C237]).

Physikalische Karzinogene (Strahlung): Grundsätzlich wird zwischen **ionisierender** (α-, β- und γ-Strahlung, Röntgenstrahlung) und **nicht ionisierender** (Infrarot- und UV-Strahlung) Strahlung unterschieden. Hinsichtlich der Häufigkeit der Tumorinduktion hat die **UV-Strahlung** die größte Bedeutung. Sie führt zu einer direkten Schädigung der DNA. Unter ihrem Einfluss entstehen vermehrt Plattenepithelkarzinome der Haut und maligne Melanome. **Ionisierende Strahlen** können in praktisch jedem Organ eine Tumorbildung induzieren. Sie wirken ebenfalls auf die DNA, nicht nur durch die eigentliche Strahlenwirkung, sondern auch durch die unter ihrem Einfluss in der Zelle gebildeten Sauerstoffradikale und Peroxide. Auch wenn ionisierende Strahlen prinzipiell alle Organe schädigen können, konnten für einige Strahlungstypen besonders häufige Tumoren identifiziert werden:
- α-Strahlen von ^{224}Radium: Osteosarkome
- α-Strahlen von ^{232}Thorium: Angiosarkome
- β-Strahlen von ^{131}Jod: differenzierte Schilddrüsenkarzinome
- γ-Strahlen: Leukämien, Magen-, Lungen- und Mammakarzinome, Speicheldrüsentumoren.

Details s. Radiologie [S. C494].

Biologische Karzinogene:
Aflatoxine aus Schimmelpilzsporen können ein primäres Leberzellkarzinom induzieren.

DNA- und RNA-Tumorviren beeinflussen die Tumorgenese durch unterschiedliche Mechanismen: Sie können ihre DNA in das Wirtsgenom integrieren und auf diese Weise mit der Expression benachbarter Wirtsgene interferieren. Durch Komplexbildung zwischen viralen Proteinen und wirtseigenen Tumorsuppressorgenen können sie diese in-

aktivieren. Einige Viren (z. B. HPV) sind Träger viraler Onkogene, die sie in die Wirts-DNA einbauen können. Schließlich können Viren im Wirtsorganismus die Immunabwehr supprimieren (z. B. HIV) und auf diese Weise die Tumorentstehung fördern.

Häufigste mit Karzinomen assoziierte Viren sind:
- Epstein-Barr-Virus: Burkitt-Lymphom, Nasopharynxkarzinom (NPC)
- humanes T-Zell-Leukämie-Virus (HTLV) 1: Leukämie
- Papillomaviren (HPV16, HPV18): zervikale intraepitheliale Neoplasien
- humanes Herpesvirus 8: Kaposi-Sarkom
- Hepatitis-B/C-Virus: hepatozelluläres Karzinom.

(Details s. bei den einzelnen Krankheitsbildern und in der Mikrobiologie.)

Kokarzinogene (Tumorpromotoren)

DEFINITION Kokarzinogene sind Substanzen, die das Tumorwachstum zwar nicht selbst hervorrufen, aber verstärken können.

Allein können Kokarzinogene keine Entartung herbeiführen, sondern nur die Latenzphase bis zum Beginn des Tumorwachstums verkürzen. Sie fördern die Zellproliferation und hemmen die Apoptose. Kokarzinogene zeigen häufig eine ausgeprägte Organ- und Gewebespezifität. Wichtige Kokarzinogene sind:
- **chronische Entzündungen:** Cholelithiasis (→ Gallenblasenkarzinom), Colitis ulcerosa (→ Kolonkarzinom), Refluxösophagitis (→ Barrett-Ösophagus und ösophageales Adenokarzinom), Bilharziose (→ Harnblasenkarzinom)
- **Hormone** und **Medikamente:** Östrogene (→ Tumoren des weiblichen Genitales und der Leber), Barbiturate (→ Lebertumoren).

Genetische Faktoren

Etwa 5% der Krebserkrankungen entstehen durch **genetische Prädisposition**, die sowohl polygen oder monogen vererbt werden kann. Beispiel für eine polygen vererbte Disposition ist das sog. „**Familiy-Cancer-Syndrom**", das mit dem familiär gehäuften Auftreten von Adenokarzinomen in Kolon, Endometrium und Ovar einhergeht. Bei den **monogen** vererbbaren Tumoren ist das Risiko der entsprechenden Genträger bis auf das 10 000-Fache erhöht. Vererbt wird nicht das Tumorleiden, sondern die „Veranlagung" oder die prädisponierende Erkrankung bzw. **präkanzeröse Läsion** (Tab. 7.2, vgl. auch Tab. 7.4). Ihnen liegt meistens eine Keimbahnmutation zugrunde, die zu einem Funktionsverlust eines Tumorsuppressorgens führt. Die Mutationen sind i. d. R. **rezessiv**, d. h., das funktionslose Allel kann durch das zweite Allel kompensiert werden, der Phänotyp bleibt unverändert. Allerdings steigt die Wahrscheinlichkeit, dass im weiteren Leben auch das zweite Allel durch Mutation funktionsuntüchtig wird und es zur normalen Krebsentwicklung kommt. Die

Tab. 7.2 Monogen vererbbare Tumorleiden (Beispiele)

Vererbungsmodus	Erkrankung	betroffene Gene
autosomal-dominant	familiäre Polyposis coli (→ kolorektales Karzinom)	APC-Gen (5q21)
	Lynch-Syndrom (→ kolorektales Karzinom, Endometriumkarzinom, Urothelkarzinome)	MSH2, MSH6, MLH1, PMS 1, PMS 2
	Li-Fraumeni-Syndrom (→ Mamma-, Kolon-, Lungenkarzinome, Sarkome)	TP53 (17q13)
	Neurofibromatose Typen 1 und 2 (→ Neurofibrome, Schwannome, Meningeome)	NF1 (17q11) bzw. NF2 (22q12)
	MEN-II-Syndrom (→ medulläres Schilddrüsenkarzinom, Phäochromozytom)	RET
	familiäres Mamma- und Ovarialkarzinom	BRCA-1 /BRCA-2
	familiäres Retinoblastom	RB1
	Nephroblastom (Wilms-Tumor)	WT-1
autosomal-rezessiv	Xeroderma pigmentosum (→ Plattenepithelkarzinome der Haut)	XPA, XPC, XPD
	Fanconi-Anämie (→ Leukämie)	FA
	Bloom-Syndrom (→ Lymphome)	BLM
	Ataxia teleangiectatica (→ Lymphome)	ATM

Disposition für die Tumorentwicklung kann auch durch **Mutationen in den Kanzerogen-Entgiftungsenzymen** oder über **hereditäre Störungen des Immunsystems** vererbt werden.

Weitere Risikofaktoren

Alter: Eine lange Latenzzeit zwischen Tumorinitiation und Tumormanifestation und eine nachlassende Immunabwehr im Alter begünstigen die Manifestation bösartiger Tumoren. Auch funktioniert die DNA-Reparatur im Alter nicht mehr so fehlerfrei wie in jüngeren Jahren.

Eine Ausnahme bilden die kindlichen Tumoren. Man geht davon aus, dass ein Teil dieser Neoplasien – meist Blastome oder hämatoonkologische Erkrankungen – bereits in utero ausgelöst worden ist, da die Organe während der Embryo- und Fetogenese besonders empfindlich gegenüber chemischen Karzinogenen sind.

Immundefekte: Angeborene und erworbene Immundefekte fördern die Tumorgenese durch Störung in der körpereigenen Abwehr.

Geschlecht: Das geschlechtsspezifische Auftreten bestimmter Tumoren lässt sich u. a. auf die **unterschiedliche Hormonausstattung** (→ Sexualhormone; Neoplasien des weiblichen und männlichen Genitaltraktes) und die **unterschiedliche Exposition** gegenüber Karzinogenen zurückführen (v. a. berufliche Exposition).

Ernährung und Genussmittel: Nahrungs- und Genussmittel können sowohl positive als auch negative Einflüsse auf einzelne Krebsarten haben. Die bekanntesten Beispiele für die kanzerogene Wirkung von Genussmitteln sind **Zigarettenrauch** und **Alkohol** (z. B. erhöhte Inzidenz des Bronchial- und Ösophaguskarzinoms). Während eine ballaststoffarme, fetthaltige **Ernährung** mit der Entstehung des kolorektalen Karzinoms assoziiert ist, wirken pflanzenfaserreiche Lebensmittel sowie frisches Obst und Gemüse protektiv.

> **MERKE** **Rauchen** ist vor einer unausgewogenen Ernährung und Alkoholkonsum der **Hauptrisikofaktor** dafür, an einer Krebserkrankung zu sterben.

Umwelteinflüsse: Geografische und kulturelle Faktoren können das Risiko, an bestimmten Neoplasien zu erkranken, signifikant erhöhen bzw. senken. Dies liegt v. a. an der regional unterschiedlichen Exposition gegenüber Karzinogenen. Beispiele sind das gehäufte Auftreten von
- Magenkarzinomen in Japan (Nitrosamine im gepökelten Fisch)
- Hautkrebs in Australien (hohe UV-Belastung)
- Leberzell- und Nasopharynxkarzinome in Afrika und Asien (hohe HBV- bzw. EBV-Infektionsprävalenzraten) oder
- Zervixkarzinome in Gebieten mit niedrigem Sozialstatus (ungeschützter Geschlechtsverkehr, mangelnde Vorsorgeuntersuchungen).

7.2 Tumorstoffwechsel

Energiestoffwechsel: Typisch für die meisten Tumorzellen ist eine **gesteigerte Laktatbildung**. Das liegt daran, dass die Tumorangiogenese mit dem Tumorwachstum oft nicht Schritt halten kann. Die Zellen werden deshalb unzureichend mit Sauerstoff versorgt und müssen ihren Energiebedarf in großen Teilen durch anaerobe Glykolyse decken.

Ektope Stoffwechsel- und Syntheseleistungen: Maligne Tumoren haben alle einen vereinfachten Stoffwechsel. Dies führt dazu, dass Tumoren unterschiedlicher histogenetischer Herkunft eine ähnliche Enzymausstattung aufweisen (**biochemische Konvergenz**). So produzieren Tumorzellen z. B. Hormone, die von ihrem Ursprungsgewebe normalerweise nicht synthetisiert werden und Ursache für die beobachteten **Paraneoplasien** sind (z. B. ACTH-Produktion mit Cushing-Syndrom beim kleinzelligen Bronchialkarzinom).

Onkofetale Stoffwechsel- und Syntheseleistungen: Tumorzellen produzieren Substanzen, die die Ursprungszelle unter physiologischen Bedingungen ausschließlich während der embryonalen oder fetalen Entwicklung synthetisiert (sog. **onkofetale Antigene**). In der klinischen Praxis können diese Antigene als **Tumormarker** (s. Neoplastische Erkrankungen [S. A592]) in der Verlaufsbeobachtung der Tumoren bestimmt werden (Wiederanstieg spricht für Rezidiv). Wichtige Beispiele sind das α-Fetoprotein (AFP), karzinoembryonales Antigen (CEA) und Choriongonadotropin (β-HCG).

7.3 Tumorimmunologie (Immunescape)

Im Körper entstehen ständig einzelne transformierte Zellen, die vom Immunsystem als „fremd" erkannt und abgetötet werden oder durch Sekretion antiproliferativer Zytokine aus Nachbarzellen (z. B. TGF-β) zur Apoptose „gezwungen" werden. Über die genauen Mechanismen der immunologischen Tumorabwehr ist noch immer wenig bekannt. Als gesichert gilt, dass sie in erster Linie durch die **zellvermittelte Immunität** sichergestellt wird:
- tumorspezifische Abwehr durch die gegen Tumorantigene gerichteten zytotoxischen T-Zellen
- antigenunabhängige Zytotoxizität durch natürliche Killerzellen und Makrophagen.

Antikörper tragen v. a. indirekt durch Opsonierung der transformierten Zellen zur Immunabwehr bei (antikörpervermittelte Zytotoxizität).

Antikörper können paradoxerweise das Tumorwachstum begünstigen, indem sie tumorspezifische Antigene „bedecken" und sie vor zytopathogenen Mechanismen schützen.

> **MERKE** Die Bedeutung der immunologischen Tumorabwehr zeigt sich v. a. an der Tatsache, dass **Tumoren gehäuft bei immungeschwächten Patienten** (hohes Alter, angeborene oder erworbene Immundefekte) auftreten.

Die meisten Tumoren entstehen aber bei Personen mit funktionstüchtigem Immunsystem. Dies liegt daran, dass die Tumorzellen verschiedene Mechanismen entwickeln, durch die sie der Immunabwehr entgehen können (sog. **Immunescape**):
- Abschirmung durch Bildung eines Fibrinmantels
- Eliminierung stark immunogener Tumorzellsubklone während der Tumorprogression
- fehlende oder verminderte Expression von MHC-I-Molekülen oder kostimulierender Signale
- Sekretion immunsuppressiver Zytokine (z. B. TGF-β)
- „Abwerfen" von Oberflächenantigenen („Antigen-Shedding")
- Expression von Fas-Liganden auf der Zelloberfläche, die an den Fas-Rezeptor auf Lymphozyten binden und in diesen die Apoptose induzieren
- Immunsuppression durch onkogene Viren.

7.4 Dignität von Tumoren

> **DEFINITION** Die Dignität beschreibt die Eigenschaft eines Tumors bezüglich seiner Gutartigkeit (benigne) oder Bösartigkeit (maligne).

7.4.1 Benigne und maligne Tumoren

Wichtige Parameter für die Bestimmung der Dignität eines Tumors sind
- sein lokales Wachstumsverhalten
- seine Abgrenzung gegenüber dem umgebenen Gewebe
- seine Fähigkeit zur systemischen Ausbreitung und
- der klinische Verlauf der von ihm ausgelösten Erkrankung.

Das biologische Verhalten eines Tumors korreliert eng mit den histologischen Befunden (Differenzierung des Tumorgewebes, Zellmorphologie, Mitoserate). Anhand dieser Parameter unterscheidet man grundsätzlich zwischen benignen (gutartigen) und malignen (bösartigen) Tumoren (Tab. 7.3).

Tab. 7.3 Diginität von Tumoren

Kriterium	benigne	maligne
Wachstum	langsam, verdrängend, expansiv	schnell, invasiv, infiltrativ, destruktiv
Abgrenzung zum gesunden Gewebe	lokalisiert, zusammenhängender Tumor, gut abgegrenzt (häufig Kapsel/Pseudokapsel)	schlecht abgegrenzt (entscheidendes Malignitätskriterium: Basalmembrandurchbruch)
Differenzierung	gut differenziert (ähnlich dem Muttergewebe), homologes Gewebe, monomorphe Zellen (alle Zellen besitzen denselben Differenzierungsgrad)	entdifferenziert (keine Ähnlichkeit mit Muttergewebe), heterologes Gewebe (Zellen mit unterschiedlichen Differenzierungsgraden), „bunte Schnittfläche"
Zellveränderung	kaum Zellatypien Kerne und Zellen monomorph euploide DNA regelmäßige Chromatinverteilung regelrechte Plasma-Kern-Relation geringe Mitoseaktivität	zahlreiche Zellatypien (Abb. 7.1): • Kern und Zellen polymorph • polychromatische Kerne • polyploide/aneuploide DNA • unregelmäßiges Chromatin („Salz-und-Pfeffer-Aspekt") • verschobenes Plasma-Kern-Verhältnis zugunsten des Kerns (Dyskaryose) • hohe Mitoseaktivität mit atypischen Mitosefiguren • Quetschartefakte (geschwächtes Zellzytoskelett) • Basophilie des Zytoplasmas (Anhäufungen von endoplasmatischem Retikulum und Ribosomen)
Verlauf	langsam, schleichend, wenig Symptome (→ ggf. Verdrängungssymptome), lange Dauer, keine Metastasen, selten Rezidive, Heilung durch chirurgische Exzision fast immer möglich	schnell progredient, oft letal, im Spätstadium Allgemeinsymptome, Metastasen, oft Rezidive, Heilung durch chirurgische Exzision i. d. R. nur im Frühstadium möglich

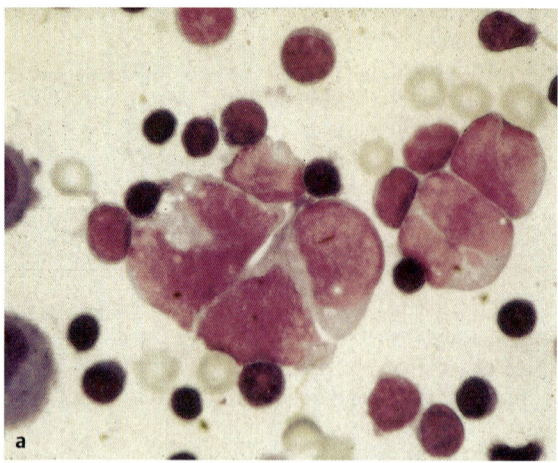 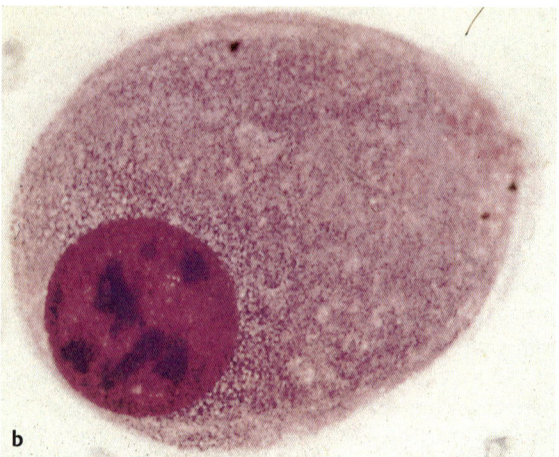

Abb. 7.1 Neoplastische Zellveränderungen. a Kernpolymorphie von Krebszellen (HE, Vergr. 1:400). **b** Nukleolenpolymorphie einer Krebszelle (HE, Vergr. 1:400). (aus: Riede, Werner, Schaefer, Allgemeine und spezielle Pathologie, Thieme, 2004)

Benigne Tumoren sind lokal begrenzt. Sie wachsen langsam, verdrängend und expansiv und sind häufig von einer bindegewebigen Kapsel umgeben, die sie gut gegenüber ihrem Nachbargewebe abgrenzt und i.d.R. eine komplette chirurgische Entfernung ermöglicht. Eine Infiltration benachbarter Strukturen oder eine systemische Ausbreitung findet nicht statt.

Maligne Tumoren wachsen schnell. Sie können infiltrativ-destruktiv in benachbarte Strukturen einwachsen und lassen sich daher schlecht gegenüber ihrer Umgebung abgrenzen. Typisch für maligne Tumoren ist ihre Fähigkeit, sich entlang von Leitungsbahnen auszubreiten, in die Lymph- und Blutbahn einzudringen und Tochtergeschwülste (Metastasen) entfernt von ihrem Ursprungsort zu bilden. Maligne Tumoren können daher nur im Frühstadium vollständig reseziert werden.

> **MERKE** Die **Beurteilung der Dignität** eines Tumors ist entscheidend für die Auswahl der **adäquaten Therapie** und Einschätzung der **Prognose**.

7.4.2 Grenzfälle

Nicht jeder Tumor kann exakt in die Kategorien „benigne" oder „maligne" eingeordnet werden. Fließende Übergänge und die Transformation eines primär benignen in einen malignen Tumor bei weiterer Zellschädigung sind möglich.

Semimaligne Tumoren: Semimaligne Tumoren (z.B. Basaliom bzw. Basalzellkarzinom, s. Dermatologie [S. B731]) wachsen langsam, verhalten sich aber an ihrem Entstehungsort maligne, da sie invasiv-destruktiv in ihre Umgebung eindringen können. Sie metastasieren allerdings nur extrem selten oder gar nicht. Histologische Kennzeichen sind ein uniformes Zellbild, palisadenförmige Zellanordnungen und wenig Mitosen. Typisch ist eine hohe Rezidivneigung nach operativer Entfernung.

Borderline-Tumoren: Bei den Borderline-Tumoren (z.B. einige Schilddrüsenadenome) kann die Dignität histologisch nicht eindeutig bestimmt werden.

7.5 Stadien der Tumorentwicklung

7.5.1 Präkanzerosen

> **DEFINITION** Präkanzerosen sind Gewebeveränderungen, die mit einem **erhöhten Entartungsrisiko** einhergehen.

Präkanzerosen können sowohl **angeboren** als auch **erworben** sein. Es gibt fakultative und obligate Präkanzerosen (Tab. 7.4):
- **fakultativ:** Entartungsrisiko < 30 %, lange Zeitspanne zwischen Auftreten der Präkanzerose und Entartung
- **obligat:** Entartungsrisiko > 30 %, kurze Zeitspanne zwischen Auftreten der Präkanzerose und Entartung.

Die Entwicklung von einer gesunden Zelle zum invasiven Malignom läuft nicht sprunghaft, sondern schrittweise über mehrere Stadien. Daher kann man häufig bestimmte Vorstufen (potenziell reversibel) und Frühstadien abgrenzen.

7.5.2 Vorstufen maligner Tumoren

Intraepitheliale Neoplasie

Synonym: Dysplasie

> **DEFINITION** Unter einer intraepithelialen Neoplasie versteht man eine potenziell reversible Fehlgestaltung von Gewebe, die auf histologischer und zellulärer Ebene vom ursprünglichen Gewebe abweicht.

Eine intraepitheliale Neoplasie entsteht als Antwort des Gewebes auf einen chronischen Reiz. Im Gegensatz zur Metaplasie [S. C306] ist bei der intraepithelialen Neoplasie die **Gewebedifferenzierung gestört:** Im histologischen Bild zeigen sich Kernpleomorphien und die mitotische

Tab. 7.4 Fakultative und obligate Präkanzerosen (Auswahl)

Präkanzerose	Tumor
fakultative Präkanzerosen	
Barrett-Ösophagus (Endobrachyösophagus)	Adenokarzinom des Ösophagus
Achalasie	Plattenepithelkarzinom des Ösophagus
adenomatöse Kolonpolypen	Kolonkarzinom
Morbus Ménétrier (Riesenfaltengastritis)	Magenkarzinom
adenomatöse Magenpolypen	Magenkarzinom
Colitis ulcerosa	Kolonkarzinom
Leberzirrhose	hepatozelluläres Karzinom
aktinische Keratose	Plattenepithelkarzinome der Haut
atypische duktale Hyperplasie	Mammakarzinom
Leukoplakie mit Zellatypien	Plattenepithelkarzinom
obligate Präkanzerosen	
Xeroderma pigmentosum	Plattenepithelkarzinome der Haut
familiäre adenomatöse Polyposis (FAP)	Kolonkarzinom
Carcinoma in situ der Mamma	Mammakarzinom
zervikale intraepitheliale Neoplasie Grad III	Zervixkarzinom
Carcinoma in situ der Zervix	Zervixkarzinom
C-Zell-Hyperplasie der Schilddrüse	medulläres Schilddrüsenkarzinom

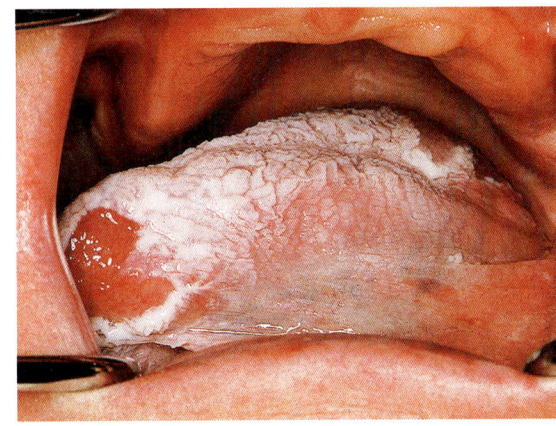

Abb. 7.2 **Leukoplakie.** Weißliche, nicht abwischbare Veränderung des Oberflächenepithels. (aus: Riede, Taschenatlas der allgemeinen Pathologie, Thieme, 1998)

Aktivität ist gesteigert. Die Zellteilung läuft aber i. d. R. (noch) kontrolliert ab! Mit zunehmender Entdifferenzierung verlieren die Zellen ihre physiologische Ausrichtung im Zellverband.

Die Gradeinteilung erfolgt anhand der Zellatypien: Je weniger Zellatypien, desto niedrigergradig ist die intraepitheliale Neoplasie (und umgekehrt).

Intraepitheliale Neoplasien sind **prinzipiell reversibel**, d. h., mit Wegfall des Reizes können sich die Veränderungen zurückbilden.

> **MERKE** Die **High Grade intraepitheliale Neoplasie** stellt eine schwerwiegende Veränderung dar und zählt deshalb zu den **fakultativen Präkanzerosen** [S. C336].

Leukoplakie

> **DEFINITION** Leukoplakie beschreibt eine herdförmige **Veränderung des Plattenepithels**, die zu einer weißlichen, nicht abwischbaren Veränderung des Oberflächenepithels führt (Abb. 7.2).

Eine Leukoplakie entwickelt sich als Antwort z. B. auf chronischen Nikotin- bzw. Alkoholabusus und mechanische Druckbeanspruchung. Sie kommt v. a. an der Schleimhaut im Mund- und Rachenraum, Ösophagus, Genitalien und Harnblase vor. Histologische Kennzeichen sind Hyperkeratose, überstürzte Hornbildung (kernhaltige Hornschuppen), Hyperplasie der Basalzellschicht und ggf. lymphozytäre Stromainfiltration. Geht sie mit **dysplastischen Veränderungen** (Nachweis von Zellatypien) einher, zählt sie zu den **fakultativen Präkanzerosen** [S. C336].

Carcinoma in situ (Cis)

Synonym: In-situ-Neoplasie

Das Carcinoma in situ besitzt zwar histopathologisch ein **hochgradig atypisches Epithel** (Abb. 7.3), zeigt aber **kein invasives Wachstum**: Die Basalmembran wird nicht durchbrochen, der Tumor wächst rein intraepithelial. Es handelt sich folglich um ein **nicht invasives Malignom**, das noch auf „Ort und Stelle" (in situ) begrenzt ist und noch **keine Metastasen** absiedeln kann.

> **MERKE** Bei der Portio ist die Grenze zwischen einer schweren intraepithelialen Neoplasie und dem Carcinoma in situ fließend!

7.5.3 Maligne Läsionen

Mikroinvasives Karzinom (Frühkarzinom)

Frühkarzinome zeigen eine auf die Schleimhaut des betroffenen Organes begrenzte Invasivität. Da sie die Basalmembran durchbrochen haben, können Frühkarzinome bereits metastasieren. Bei rechtzeitiger Behandlung haben sie jedoch meist eine sehr gute Prognose. Besondere Bedeutung hat die Früherkennung mikroinvasiver Karzinome von Magen und Zervix.

> **MERKE** Das **Frühkarzinom** kann im Gegensatz zum Carcinoma in situ theoretisch **metastasieren**.

Frühkarzinom des Magens: Es zeigt histopathologisch ein hochgradig atypisches Epithel, ist auf die Mukosa und

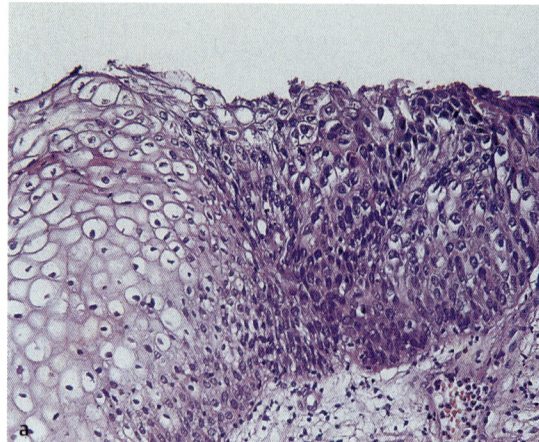 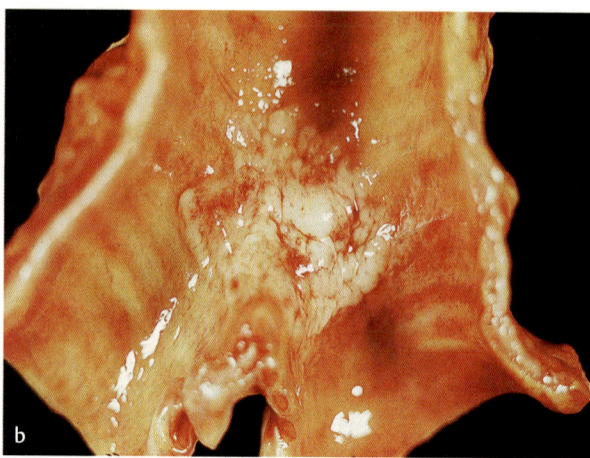

Abb. 7.3 **Carcinoma in situ** (Bronchus). **a** Histologischer Befund (hochgradige Epithelatypien, Polaritätsverlust, intakte Basalmembran), **b** makroskopischer Befund. (aus: Riede, Taschenatlas der allgemeinen Pathologie, Thieme, 1998)

Submukosa beschränkt und kann früh lymphogen metastasieren.

Mikrokarzinom der Zervix: Es zeigt histopathologisch ein hochgradig atypisches Epithel, dringt bis maximal 1 mm unter die Basalmembran ein, das Metastasierungsrisiko ist gering und die klinische Symptomatik stumm.

Metastasierendes/invasives Karzinom

Der Tumor infiltriert aggressiv ins angrenzende Gewebe und destruiert dessen strukturelle und funktionelle Ordnung. Er kann in Blut- und Lymphbahnen eindringen und auf diesem Wege hämatogen bzw. lymphogen metastasieren. Der Differenzierungsgrad des bösartigen Gewebes gleicht nur noch geringfügig dem des Ausgangsgewebes.

7.5.4 Tumorartige Läsionen

Tumorartige Läsionen besitzen zwar das morphologische Erscheinungsbild und einige Verhaltensweisen eines Tumors, entstehen aber nicht durch eine autonome Gewebsneubildung. Sie werden daher auch als **Pseudotumor** bezeichnet:

Epulis: Bei der Epulis handelt es sich um eine aus Granulationsgewebe bestehende Zellstruktur (= Granularzelltumor), die als Reaktion auf chronische Entzündungen entsteht (entzündlich-reaktives Granulom). Eine Epulis enwickelt sich im Zahnfleisch und auf dem Alveolarfortsatz. Klinisch führt die Epulis zu mechanischen Irritationen, die ggf. mit Mikroblutungen einhergehen können. Typisch für die Epulis ist die Rezidivneigung nach Extraktion.

Myositis ossificans: Hierbei handelt es sich um eine ossäre Metaplasie des Bindegewebes der Sklelettmuskulatur, die als Reaktion auf chronische Beanspruchung entsteht und als rasch wachsender „Tumor" erscheint.

7.6 Tumorwachstum

Das Tumorwachstum hängt von dem Verhältnis zwischen Proliferations- und Zellzerfallsrate und der Tumordurchblutung ab.

7.6.1 Zellproliferation und Zellverlust

Zellproliferationsrate: (Wachstumsfraktion): Sie gibt denjenigen Anteil der Tumorzellen an, der sich in der **DNA-Synthese** befinden. Sie kann durch die immunhistochemische Quantifizierung des proliferationsassoziierten KiG67-Antigens in den Tumorzellen oder durch Bestimmung der Mitosezahl im Gewebeschnitt quantifiziert werden. Sie hängt wesentlich vom Differenzierungsgrad des Tumors ab. In der Regel wächst ein Tumor umso schneller, je undifferenzierter er ist: Während die KiG67-Proliferationsrate in hochdifferenzierten Tumoren zwischen 2 und 8 % liegt, weisen anaplastische Karzinome eine Wachstumsfraktion von über 30 % auf.

Zellverlustrate: Sie setzt sich aus der Apoptoserate und den durch Ischämie (s. u. Tumordurchblutung) und Therapie induzierten Tumorzellnekrosen zusammen.

7.6.2 Tumordurchblutung

Tumoren benötigen als schnell wachsende Gewebe eine ausreichende Versorgung mit Blut und Sauerstoff. Bis zu einem Durchmesser von 1–2 mm erfolgt die Sauerstoffversorgung durch Diffusion aus der Umgebung. Über einem Durchmesser von 2 mm sind sie auf eine tumoreigene Gefäßversorgung angewiesen. Viele Tumoren verfügen über die Fähigkeit, Gefäßwachstumsfaktoren (z. B. Angiogenin, VEGF, FGF) zu bilden, die die **Angioneogenese** stimulieren. Initial wächst der Tumor exponentiell mit der zunehmenden Gefäßversorgung. Im Laufe der Zeit kann die Tumorangiogenese mit dem Tumorwachstum nicht mehr Schritt halten, sodass es zu **ischämischen Tumornekrosen** und zur **Tumorregression** kommt (Abb. 7.4).

7.6 Tumorwachstum

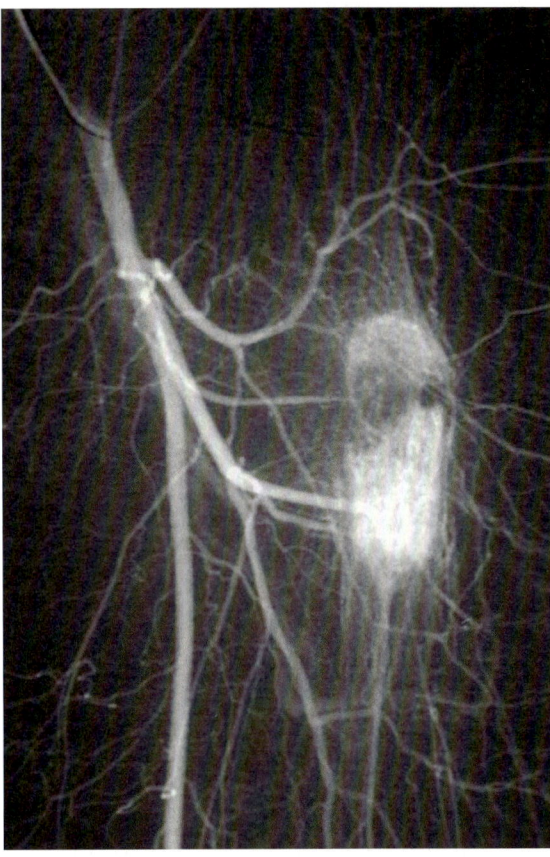

Abb. 7.4 **Blutversorgung einer Knochenmetastase.** Die selektive Darstellung der A. femoralis zeigt das von der A. profunda femoris versorgte Tumorgefäßbett einer Knochenmetastase. (aus: Oestmann, Radiologie, Thieme, 2005)

7.6.3 Invasion und Metastasierung

Invasion:
Auflösung der Zell-Zell-Kontakte: Wenn sich gesunde Zellen gegenseitig berühren, hören sie normalerweise mit ihren amöboiden Bewegungen auf und stellen ihre Teilungsaktivität ein. Der Kontakt zwischen den Zellen wird durch Zelladhäsionsmoleküle (v. a. Cadherine) vermittelt. Bei maligne transformierten Zellen sind diese Oberflächenmoleküle funktionsuntüchtig oder fehlen ganz, sodass die Informationskette zwischen Zelloberfläche und Zellkern gestört ist. Durch diesen **Verlust der Kontaktinhibition** können sich die Zellen ungehemmt weiterteilen und aus ihrem Zellzusammenhalt lösen.

Gewebedegradation und Migration: Damit ein Tumor in das umgebende Gewebe und die Blut- oder Lymphbahn eindringen kann, muss er die Extrazellulärmatrix und Basalmembran durchbrechen. Dazu bildet der Tumor sog. **Metalloproteinasen**, die Kollagene, Laminin und Fibronektin abbauen können. Anschließend dringen die Tumorzellen durch aktive amöboide Bewegungen in die zuvor eröffneten Geweberäume ein. Unterstützt wird die Migration durch membranständige, extrazelluläre Matrixrezeptoren (v. a. Integrine und der Hyaluronsäurerezeptor CD44), mit denen sich die Tumorzellen an die

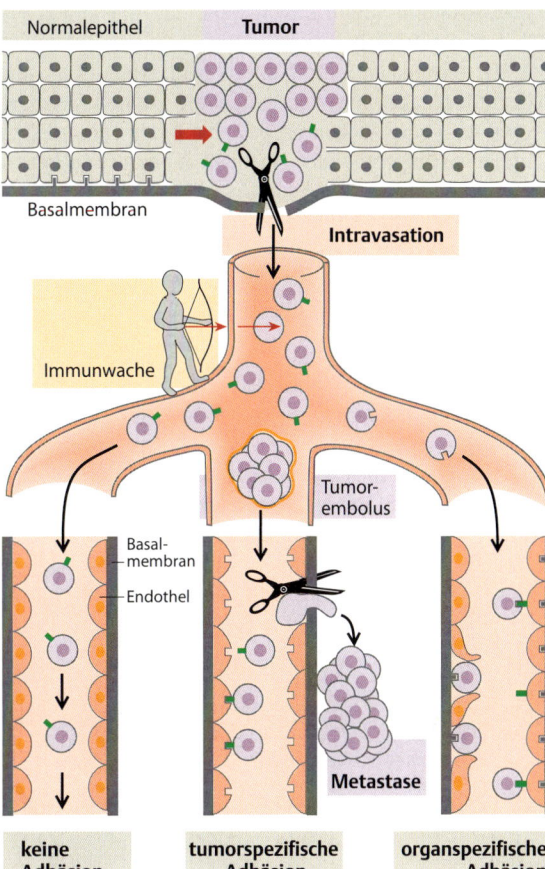

Abb. 7.5 **Ablauf der Metastasierung.** Durch „Lockerung" der Zell-Zell-Kontakte können Tumorzellen aus dem ursprünglichen Zellverband auswandern. Mit ihren Proteasen können sie die Basalmembran durchbrechen und in kleine Lymph- und Blutgefäße eindringen. Der Großteil der Tumorzellen wird noch innerhalb der ersten 24 Studen in den Blut- und Lymphgefäßen von der körpereigenen Immunabwehr unschädlich gemacht, nur wenige Tumorzellen können geschützt in einem Embolus und mit Fibrin umhüllt überleben. Aufgrund organspezifischer Rezeptoren oder bestimmter Oberflächenstrukturen bleiben die ausgewanderten Zellen tumor- bzw. organspezifisch haften und wachsen schließlich zu Metastasen heran. (aus: Riede, Werner, Schaefer, Allgemeine und spezielle Pathologie, Thieme, 2004)

verschiedenen Komponenten der Basalmembran und des Stromas (Kollagen, Laminin, Fibronektin) anheften können.

Metastasierung: Die meisten Malignome sind in der Lage, Metastasen zu bilden. Dabei handelt es sich um einen hochselektiven Vorgang: Nur aus wenigen der Millionen verschleppten Zellen eines bösartigen Tumors entwickeln sich tatsächlich Tochtergeschwulste. Die sog. „Metastasierungskaskade" setzt sich aus folgenden Stufen zusammen (**Abb. 7.5**):

- **Intravasation:** Das aktive Eindringen in die Metastasierungswege (Lymph- und Blutbahnen, Körperhöhlen) verläuft wie bei der Invasion.
- **Tumorzellverschleppung** innerhalb der Lymph- und Blutbahn oder anderen Körperflüssigkeiten. In diesem Stadium ist es für die Tumorzellen entscheidend, den körpereigenen Abwehrmechanismen durch das Immunsystem zu entgehen (Immunescape [S. C335]).

- **Extravasation:** Tumorzellkomplexe, die mit einem Fibrinmantel umgeben sind (=Tumorzellemboli) bleiben in der terminalen Strombahn hängen. Der Austritt aus den Metastasierungswegen und die Organabsiedlung wird über Oberflächenrezeptoren auf den Tumorzellen und den entsprechenden Liganden auf den Endothelien vermittelt. Dies ist auch die Ursache für die häufig beobachtete Organpräferenz bestimmter Tumoren. Die eigentliche Extravasation folgt denselben Prinzipien wie die Invasion.
- **Ausbildung der Tochtergeschwulst.**

Metastasierungswege:

Lymphogene Metastasierung: Hierbei handelt es sich um den häufigsten Metastasierungsweg (Abb. 7.6). Da Lymphgefäße im Gegensatz zu Blutgefäßen **keine Basalmembran** besitzen, können die Tumorzellen leicht in die Lymphbahnen eindringen. Innerhalb der Lymphbahnen siedeln sich die Tumorzellen meistens zunächst im nächstgelegenen Lymphknoten ab (=**lymphonoduläre Metastasierung**). Dort vermehren sie sich in den subkapsulär gelegenen Randsinus, durchwuchern das gesamte noduläre Gewebe (sichtbar als „**Lymphknotenmetastase**") und können schließlich die Kapsel des Lymphknotens durchbrechen und das angrenzende Gewebe oder Blutgefäß infiltrieren. Ausgehend von den ersten Lymphknotenmetastasen werden die Tumorzellen weiterverschleppt, befallen mehrere, hintereinander geschaltete Lymphknotenstationen und gelangen über den Ductus thoracicus schließlich in weit entfernte Lymphknoten und die Blutbahn (**Fernmetastasen**). Bei günstigen Strömungsverhältnissen können sich die Tumorzellen aber auch direkt in den Lymphgefäßen vermehren, diese verstopfen und an ihnen entlangwachsen (**Lymphangiosis carcinomatosa**).

Sentinel-Lymphknoten: Den unterschiedlichen Lymphabstromgebieten des Körpers ist jeweils ein „Grenzwächterlymphknoten" („sentinel nodes") vorangeschaltet. Der Sentinel-Lymphknoten ist der erste Lymphknoten, der die angeschwemmte Lymphe filtert, bevor er sie an die nachgeschalteten Lymphknoten weiterleitet. Ist dieser Lymphknoten metastasenfrei, kann man davon ausgehen, dass auch die nachgeschalteten Lymphknoten nicht befal-

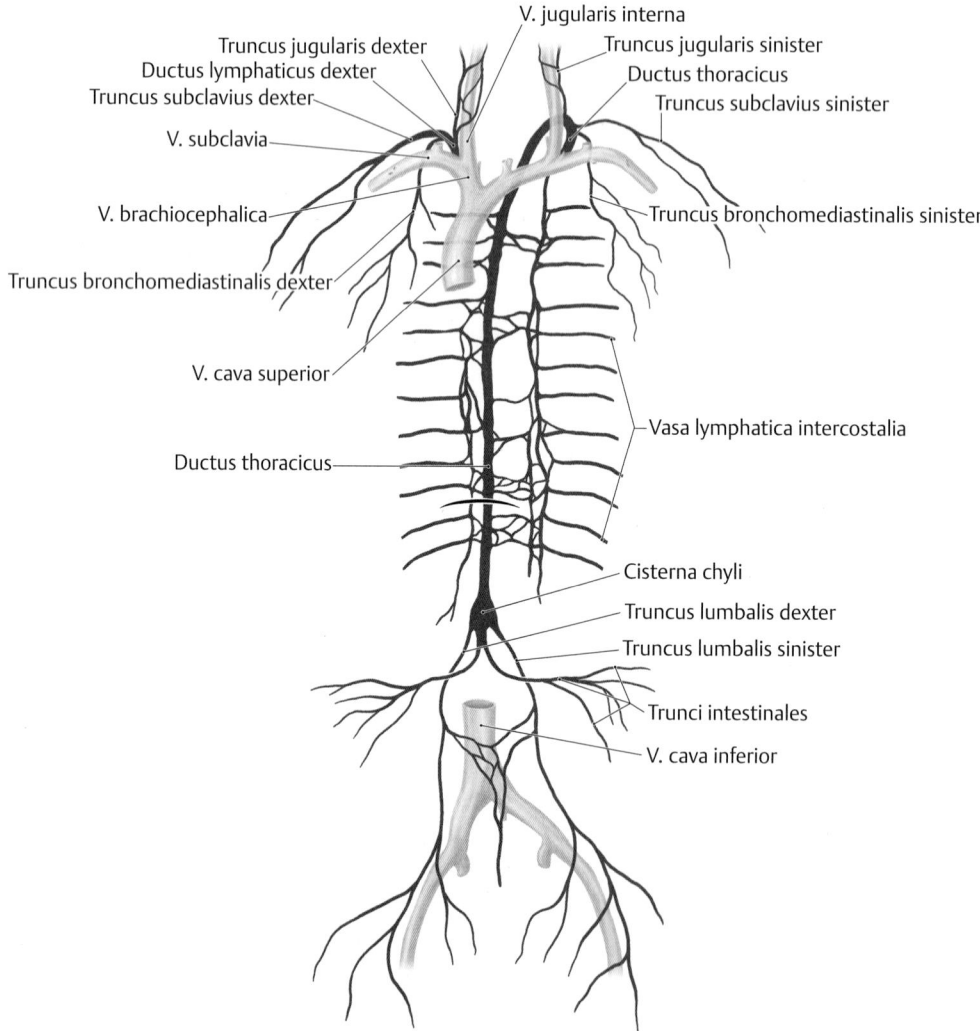

Abb. 7.6 Einzugsgebiete der wichtigsten Lymphknotenregionen bzw. der wichtigsten Lymphabflusswege. Der Ductus lymphaticus dexter mündet im Angulus venosus dexter, der Ductus thoracicus im Angulus venosus sinister. (aus: Kirsch, Taschenlehrbuch Anatomie, Thieme, 2010)

Tab. 7.5 Hämatogene Metastasierungstypen

Metastasierungstyp	Lage des Primärtumors	Abfluss	primärer Metastasierungsort
Lungentyp	Lunge	über Lungenvenen und das Herz in die Organe des großen Kreislaufs	Leber, Knochen, Gehirn, Nebenniere
Pfortadertyp	im Abflussgebiet der Pfortader (unpaare Bauchorgane)	Pfortader	Leber
Kavatyp	im Abflussgebiet der unteren und oberen Hohlvene (z. B. Niere, Knochen, Schilddrüse, Leber, distales Rektum)	über das rechte Herz in den kleinen Kreislauf	Lunge
Vertebralvenentyp	Prostata, Mamma, Lunge	über die prävertebralen Venenplexus in den Knochen	Becken, Wirbelsäule

len sind. Bei Therapie und Staging bestimmter Malignome (z. B. Mammakarzinom, Melanom) macht man sich diese Erkenntnisse zunutze, indem man präoperativ lymphpflichtige radioaktiv markierte Substanzen (z. B. ^{99m}Technetium-Kolloide) einsetzt, um den Sentinel-Lymphknoten zu markieren und ihn so gezielt entnehmen und histologisch untersuchen zu können.

Hämatogene Metastasierung: Der Tumor bricht meist im Bereich von Venulen in das Blutgefäßsystem ein. Die wenigen Tumorzellen, die den Angriff des Immunsystems überleben, bleiben schließlich in den präkapillären Arteriolen hängen, heften sich über Adhäsionsmoleküle an das Endothel, verlassen die Blutbahn und bilden Metastasen im angrenzenden Organ. Der Metastasierungsort hängt entscheidend von der Tumorlokalisation ab (Tab. 7.5).

Mit Fortschreiten der Tumorerkrankung können die Tumoren, ausgehend von ihren „primären Metastasierungsorten" und deren venöser Gefäßversorgung, weiterverschleppt werden. So können Kolonkarzinome zunächst über die Pfortader in die Leber und von dort über die V. cava in die Lunge und weiter über die Lungenvenen in die Organe des großen Kreislaufs metastasieren.

Kavitäre Metastasierung: Die Tumorzellen brechen in Körperhöhlen (z. B. Pleura-, Peritonealhöhle, Perikard, Liquorraum) ein und bilden dort einzelne oder mehrere Tochtergeschwulste (**Karzinose**). In den serösen Körperhöhlen geht die kavitäre Metastasierung häufig mit einer hämorrhagischen Ergussbildung einher. Auch die Absiedelung von Metastasen in bestimmte Organe der Körperhöhle, z. B. der **Kruckenberg-Tumor** des Ovars als **Abtropfmetastase** eines Siegelringzellkarzinoms des Magens, ist Ausdruck einer kavitären Metastasierung.

Kanikuläre Metastasierung: Der Tumor breitet sich innerhalb eines mit Epithel ausgekleideten kanikulären Systems aus (z. B. Bronchien, Gallengänge, Milchgänge, ableitende Harnwege). Diese Form der Metastasierung ist eher selten.

Iatrogene Metastasierung (Impfmetastasen): Bei diagnostischen Eingriffen wie Biopsie oder Exsudatpunktion können Tumorzellen iatrogen in den Stichkanal verschleppt werden (z. B. Gallenblasenkarzinom).

7.7 Rückbildung von Tumoren

Rasch wachsende Malignome bauen meist nur eine verhältnismäßig schlechte Gefäßversorgung auf. Die insuffiziente Versorgung kann im Zusammenspiel mit therapeutischen Interventionen und/oder Abwehrreaktionen des Immunsystems zu einer Rückbildung des Tumors führen. Dabei sind folgende regressive Veränderungen zu beobachten:
- **Hämorrhagien**, **Nekrosen** und **Vernarbungen** im Tumorzentrum
- **dystrophe Verkalkungen**, teilweise in Form sandkornähnlicher Konkremente (Psammomkörper).

7.8 Stadieneinteilung und Graduierung von Tumoren

Stadieneinteilung (Staging): Gemäß der UICC (Union internationale contre le cancer) sind folgende Kriterien bei der Stadieneinteilung einer Tumorerkrankung von Bedeutung:
- Größe und anatomische Ausdehnung des Primärtmors (**T**)
- Befall der regionalen Lymphknoten = Nodi lymphatici (**N**)
- Vorhandensein von Fernmetastasen (**M**).

Mit der **pTNM-Klassifikation** lässt sich das Stadium jeder Tumorerkrankung international standardisiert beschreiben. Die Ziffern **0–4** geben dabei die Ausdehnung/Ausbreitung des Tumors an. Der Kleinbuchstabe **p** bedeutet, dass das Staging auf der postoperativen histopathologischen Befundung beruht. Mit dem Präfix **c** (= clinical) wird angegeben, dass die Klassifizierung auf palpatorischen, radiologischen, endoskopischen, operativen oder sonografischen Befunden beruht. Tab. 7.6 gibt einen Überblick über die Einteilung der Tumorstadien. Die UICC fasst die Stadien nach TNM-Klassifikation in 5 Gruppen zusammen (Tab. 7.7).

Sonderfälle in der TNM-Klassifikation:
- Präfix **r**: Beschreibung von (Lokal-)Rezidiven.
- Präfix **y**: Der Tumor wurde vor dem chirurgischen Eingriff (= vor der histopathologischen Befundung) bereits chemo- oder strahlentherapeutisch vorbehandelt.
- Präfix **u**: Endoluminal durch Ultraschall befundete Tumorausdehnung und Lymphknotenbefall.

Differenzierungsgrad (Grading): Das Grading (**G1–G4**) beschreibt, wie weit sich ein Tumor in seiner Differenzie-

Tab. 7.6 Postoperative histhopathologische Tumorstadieneinteilung (= Staging)

Stadium	Beschreibung
pT – Primärtumor	
pTis	präinvasives Karzinom (Carcinoma in situ)
pT 0	keine histologischen Hinweise auf Primärtumor bei Untersuchung des Tumorresektats
pT 1, pT 2, pT 3, pT 4	zunehmende Ausdehung des Primärtumors
pTx	Ausdehnung der Tumorinvasion histopathologisch nicht bestimmbar
pN – regionäre Lymphknoten	
pN0	keine histopathologischen Hinweise auf regionären Lymphknotenbefall
pN1, (pN2, pN3)	zunehmender regionärer Lymphknotenbefall
pN4	Befall juxtaregionärer Lymphknoten (nicht immer anwendbar)
pNx	Ausdehnung des Lymphknotenbefalls ist nicht bestimmbar
pM – Fernmetastasen	
pM0	kein Hinweis auf Fernmetastasen
pM1	Fernmetastasen
pMx	Vorliegen von Fernmetastasen nicht bestimmbar

Tab. 7.7 Stadieneinteilung nach UICC

Stadium	T	N	M
0	Tis	N0	M0
Ia	T 1	N0	M0
Ib	T 2	N0	M0
IIa	T 3	N0	M0
IIb	T 4	N0	M0
IIIa	jedes T	N1	M0
IIIb	jedes T	N2	M0
IV	jedes T	jedes N	M1

rung von seinem Ausgangsgewebe entfernt (entdifferenziert) hat. Dem Differenzierungsgrad kommt bei Therapie und Prognose einer Tumorerkrankung entscheidende Bedeutung zu (**Tab. 7.8**).

Grading von Karzinomen: Mit zunehmender Entdifferenzierung nehmen Wachstumsgeschwindigkeit, Bösartigkeit und evtl. Strahlenempfindlichkeit (!) zu.

Grading von Sarkomen: Die Bösartigkeit nimmt mit Entdifferenzierung, Mitosezahl und Ausdehnung der Tumornekrosen zu. G1-Sarkome können noch rein chirurgisch therapiert werden; weniger differenzierte sollten zusätzlich chemotherapeutisch behandelt werden.

7.9 Tumorsystematik

Tumoren werden nach der **embryonalen Herkunft ihres Ursprungsgewebes** aus den **3 Keimblättern** in epitheliale,

Tab. 7.8 Tumordifferenzierungsgrade (Grading)

Grad	Beschreibung
G1	hoch differenzierter Tumor (geringe Malignität)
G2	mittelgradig differenzierter Tumor (meist mäßiggradige Malignität)
G3	wenig differenzierter Tumor (meist hohe Malignität)
G4	undifferenzierter (anaplastischer) Tumor
Gx	Differenzierungsgrad nicht bestimmbar

Tab. 7.9 Intermediärfilamente und ihr Vorkommen

Intermediärfilamenttyp	Ursprung
Desmoplakin	Epithelzellen
Desmin	Muskelzellen
Vimentin	Mesenchymzellen
Keratin	Epithelzellen
Gliafilamente (GFAP)	Astrozyten
Neurofilamente	Neurone

nicht epitheliale (mesenchymale), dysontogenetische und neuroektodermale Tumoren eingeteilt. Vor allem hochmaligne Tumoren lassen sich manchmal histologisch nicht eindeutig differenzieren. In diesen Fällen kann der Gewebeursprung durch den Nachweis gewebetypischer Intermediärfilamente in der Immunhistochemie bestimmt werden (**Tab. 7.9**).

7.9.1 Epitheliale Tumoren

Epitheliale Tumoren entspringen dem Ektoderm und Entoderm, zu ihren Ursprungsgeweben zählen das **Drüsenepithel**, **Plattenepithel** und **Urothel**. Sie entstehen v. a. in den exo- und endokrinen Drüsen, Leber, Niere und in der Schleimhaut des Gastrointestinaltrakts. Gutartige epitheliale Tumoren enden auf „om", bösartige Tumoren erhalten den Zusatz „karzinom". Ein Wechsel der Dignität von benigne zu maligne ist möglich. Epitheliale Tumorzellen exprimieren fast immer **Zytokeratin** und **Desmoplakin**.

> **MERKE** Etwa **90 %** aller Tumoren gehen von den **Epithelzellen** aus.

Benigne epitheliale Tumoren

Adenome sind benigne epitheliale Tumoren, die von den **endo-** und **exokrinen Drüsenepithelien** ausgehen. Makroskopisch imponieren Adenome in soliden Geweben (z. B. Drüsen, Leber und Niere) als knotige Tumoren, die häufig durch eine fibröse Kapsel vom umgebenden Gewebe abgegrenzt werden. Schleimhautadenome wachsen häufig exophytisch-polypös in das Lumen („Schleimhautpolyp"). Adenome sind hoch differenzierte Tumoren, die ihrem Ursprungsgewebe stark ähneln. Ihr histologischer Aufbau ähnelt dem Drüsengewebe. Abhängig von Wachstums-

muster und Muttergewebe unterscheidet man folgende Unterformen:
- **Solide Adenome** die von einer fibrösen Bindegewebskapsel umgeben sind und sich scharf gegenüber ihrem Nachbargewebe abgrenzen.
- **Tubuläre Adenome** (adenomatöser Polyp, v. a. im Intestinaltrakt) gehen vom Schleimhautepithel aus, haben eine glatte Oberfläche und sind häufig über einen Stiel mit der Oberfläche verbunden. Histologisch zeichnet sich dieser Typ durch wuchernde Epithelschläuche aus (z. B. gestielte Kolonadenome, geringe Entartungstendenz).
- **Villöse Adenome** (v. a. im Intestinaltrakt) gehen vom Schleimhautepithel aus, haben eine zottige und vulnerable Oberfläche. Histologisch erkennt man wuchernde Epithelzapfen, die einem gefäßreichen Stroma aufsitzen (z. B. villöses Kolonadenom, hohe Entartungstendenz).
- **Follikuläre Adenome** bestehen aus entarteten Follikelbläschen und werden von einer Bindegewebskapsel vom normalen Gewebe abgegrenzt (z. B. follikuläres Schilddrüsenadenom).
- **Zystisches Adenom** (v. a. Speicheldrüsen, Ovar): ballonierter Tumor mit glatter Oberfläche und zystischen Drüsenlumina, die von einschichtigem Epithel ausgekleidet sind und seröse Flüssigkeit enthalten (z. B. Zystadenom des Ovars).

Sonderformen („Mischtumoren"):
- **Fibroadenom:** Das Fibroadenom besteht aus epithelialen (drüsigen) und bindegewebigen Anteilen und wird durch eine Bindegewebskapsel vom umgebenden Gewebe abgegrenzt. Es besitzt keine Entartungstendenz. Das Fibroadenom ist der häufigste benigne Tumor der Mamma.
- **Pleomorphes Adenom:** benigner Tumor, der aus Drüsenepithelien, einem myxoiden Stroma und knöchernen und knorpeligen Strukturen aufgebaut ist. Das pleomorphe Adenom kommt v. a. in der Parotis vor.

Papillome sind benigne epitheliale Tumoren, die vom **Plattenepithel** der **Haut**, **Schleimhaut** oder des **Urothels** ausgehen. Abhängig von der Wachstumsrichtung unterscheidet man:
- **Exophytische Papillome** (häufigste Form): wachsen breitbasig und warzen- (Hautpapillome) oder blumenkohlartig (Schleimhaut- und Urothelpapillome) über das Oberflächenniveau des Ausgangsepithels hinaus und weisen eine zottige Oberfläche auf.
- **Endophytische Papillome** (selten): wachsen unterhalb des Oberflächenniveaus des Ausgangsepithels.

Histologisch sind Papillome durch eine Auffaltung des Tumorepithels und ein fingerförmiges verästeltes, gefäßreiches Stroma gekennzeichnet. Papillome kommen v. a. an der Haut (Warzen), Schleimhaut (Schleimhaut-Papillome, v. a. Mundhöhle, Nasopharynx und Larynx), Ausführungsgängen der Drüsen (exokrine Drüsen, Mamma) und am Urothel (Urothelpapillome) vor. Sie besitzen eine hohe Rezidivneigung.

> **MERKE** Urothelpapillome können **potenziell entarten** und gehören damit zu den **fakultiven Präkanzerosen** [S. C336].

Onkozytom: Das Onkozytom ist ein seltener benigner epithelialer Tumor der Niere, der aus Onkozyten (typisch: azidophiles, granuläres Zytoplasma mit zahlreichen, stark vergrößerten Mitochondrien) besteht. Onkozyten findet man auch in Speichel- und Schilddrüsenadenomen und -karzinomen (sog. Hürthle-Zellen), bei Hypovitaminosen und chronischem Alkoholismus.

Maligne epitheliale Tumoren

Maligne epitheliale Tumoren zeigen abhängig von ihrer Lokalisation **typische Wuchsformen**: In **soliden Organen** (z. B. Schilddrüse, Leber, Pankreas, Niere) imponieren die Tumoren als **grauweiße Masse** und lassen sich schlecht gegenüber dem umgebenden Gewebe abgrenzen. Bei den malignen epithelialen Tumoren, die vom Oberflächenepithel der **Hohlorgane** ausgehen, unterscheidet man folgende Wuchsformen:
- **Endophytisch** wachsende Tumoren infiltrieren die Wand eines Hohlorgans oder Gewebes. Man unterscheidet solide, knotige oder diffuse Tumoren.
- **Exophytisch** wachsende Tumoren wachsen blumenkohlartig nach außen (in das Lumen oder an der Oberfläche) und haben eine glatte, polypöse (leicht unregelmäßige) oder papilläre (fingerartig verästelte) Oberfläche.
- **Ulzerös** wachsende Tumoren der Hohlorgane können sowohl endo- als auch exophytisch wachsen. Sie sind durch eine zentrale Nekrose gekennzeichnet, die ihnen den Aspekt eines schüsselförmig exulzerierten Karzinoms verleiht.

Adenokarzinome: Sie sind maligne epitheliale Tumoren, die vom **Drüsenepithel** ausgehen. Sie entstehen im Drüsenepithel der Schleimhäute, Leber, Niere und in den exo- und endokrinen Drüsen. In soliden Organen imponieren sie **makroskopisch** knotenförmig, Karzinome des Oberflächenepithels können endo- und exophytisch wachsen. **Histologisch** können Adenokarzinome unterschiedliche Differenzierungsgrade aufweisen.

Man unterscheidet nach der **Wuchsform** papilläre, tubuläre, trabekuläre, azinäre, kribiforme, solide, klarzellige und diffuse Adenokarzinome.

Abhängig von der **Schleimproduktion** unterscheidet man:
- **muzinöse Karzinome:** ausgeprägte extrazelluläre Verschleimung mit glasig-transparentem Aspekt, v. a. Gastrointestinaltrakt, Mamma, Ovar; Synonym: Gallertzellkarzinom
- **Siegelringkarzinome:** intrazelluläre Schleimanhäufung, der Schleim liegt im Zytoplasma und drängt den Zellkern siegelringartig an den Zellrand, v. a. Magen.

Plattenepithelkarzinome: Hierbei handelt es sich um maligne epitheliale Tumoren, die vom **Plattenepithel** (v. a.

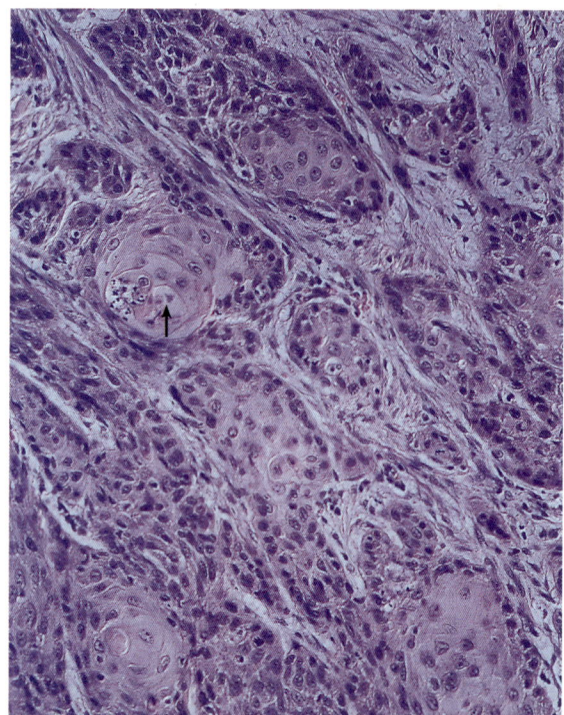

Abb. 7.7 Hochdifferenziertes Plattenepithelkarzinom mit konzentrischen Hornperlen. (aus: Riede, Taschenatlas der allgemeinen Pathologie, Thieme, 1998)

Haut, Mund- und Ösophagusschleimhaut, Vagina) oder **Plattenepithelmetaplasien** (Uterus-, Zervix-, Bronchial-, Urothel- oder Gallenblasenschleimhaut) ausgehen und ggf. eine Verhornung aufweisen. Sie können hochdifferenziert bis anaplastisch sein. Die Tumorzellen sind groß, polygonal oder spindelförmig und weisen zahlreiche Kernatypien und Mitosefiguren (Zelle in mitotischer Teilung mit verdichtetem Chromatin) auf. Makroskopisch handelt es sich meistens um **knotige Tumoren**, die endophytisch wachsen und oberflächlich ulzerieren. Hochdifferenzierte Plattenepithelkarzinome können auch exophytisch-papillär wachsen (sog. verruköses Plattenepithelkarzinom). Bei den hochdifferenzierten Karzinomen ist die Fähigkeit zur **Epithelreifung** und **Verhornung** erhalten. Die Verhornung findet im Zentrum der Tumorzellnester statt. Da die verhornten Zellen nicht abgeschilfert werden können, schichten sie sich zwischen den Tumorverbänden zu charakteristischen zwiebelschalenartig geschichteten, konzentrischen **Hornperlen** auf (Abb. 7.7). Gering differenzierte Karzinome haben die Fähigkeit zur Hornbildung verloren.

Übergangsepithelkarzinome (Transitorialzellkarzinome) sind maligne epitheliale Tumoren, die typischweise an Stellen auftreten, an denen 2 Epithelarten ineinander übergehen (ableitende Harnwege, Analkanal, Portio der Zervix, Nasen-Rachen-Raum).

Das häufigste Übergangskarzinom ist das **Urothelkarzinom**, das im Bereich des Nierenbeckens, der Ureteren, der Harnblase und der Urethra lokalisiert sein kann. Hochdifferenzierte Tumoren wachsen exophytisch-papillär, niedrigdifferenzierte Tumoren zeigen meist ein endophytisch-solides Wachstumsverhalten. Histologisch lassen sich entartete Zellen beider Ursprungsepithelien nachweisen.

Undifferenzierte Karzinome: Diese anaplastischen Karzinome sind maligne epitheliale Tumoren, die ihre Differenzierung vollständig verloren haben und keinem Normalgewebe mehr ähneln. Die Klassifikation als epithelialer Tumor gelingt meist nur durch **histochemischen Nachweis** von Zytokeratin. Histologisch sind sie durch ein buntes Zellbild gekennzeichnet, die Zellen weisen keine Ähnlichkeit mit dem Ursprungsgewebe auf (G4-Karzinome).

7.9.2 Mesenchymale Tumoren und „Lymphome"

Mesenchymale Tumoren leiten sich von pluripotenten Zellen des Stützgewebes (= Mesenchym) ab, das sich größtenteils aus dem Mesoderm entwickelt. Mesenchym ist das „Muttergewebe" des Binde- und Stützgewebes, der quer- und glattgestriften Muskulatur, Herzmuskulatur, Gefäßendothelien und Blutzellen. Dementsprechend gehören zu den mesenchymalen Tumoren:

- **Solide mesenchymale Tumoren**, die v. a. im Binde- und Stützgewebe und der Muskulatur lokalisiert sind
- **Leukämien:** Neoplasien, die von den zellulären Knochenmarkkomponenten ausgehen und häufig in das periphere Blut ausgeschwemmt werden
- **Lymphome:** Neoplasien, die von den lymphatischen Zellen ausgehen.

Wie bei den epithelialen Tumoren enden die benignen Tumoren auf „om", maligne Tumoren erhalten den Zusatz „sarkom". Eine Ausnahme bildet das bösartige Lymphom! Tab. 7.10 gibt einen Überblick über die verschiedenen mesenchymalen Tumoren.

> **MERKE** Die gutartigen mesenchymalen Tumoren weisen eine starke Ähnlichkeit mit ihrem differenzierten Ausgangsgewebe aus und sind häufig von einer Bindegewebskapsel umgeben. Die meisten soliden malignen mesenchymalen Tumoren (Ausnahmen: Chondro- und Osteosarkom) haben eine weiche Konsistenz und besitzen ein charakteristisches fischfleischartiges Aussehen (griech: „sarcos" = fleischig).

7.9.3 Dysontogenetische Tumoren

Dysontogenetische Tumoren entwickeln sich aus **Keimmaterial**, das während der embryonalen Entwicklung aus seinem ursprünglichen Enwicklungsort versprengt wurde und sich nicht mehr weiterentwickeln kann. Sie können Zellen aus allen 3 Keimblättern enthalten. Durch die vielseitige Gewebsdifferenzierung oder die Gewebsunreife können diese Tumoren häufig weder den epithelialen noch den mesenchymalen Tumoren zugeordnet werden. Abhängig von der Entwicklungsstufe unterscheidet man Keimzelltumoren, embryonale Tumoren und embryonale Restgewebstumoren sowie tumorähnliche Neubildungen wie Hamartome und Choristome.

7.9 Tumorsystematik

Tab. 7.10 Übersicht über mesenchymale Tumoren

Ausgangszelle	benigne Tumoren		maligne Tumoren	
	Bezeichnung	*Histologie*	*Bezeichnung*	*Histologie*
Adipozyten	Lipom (subkutanes Fettgewebe, v. a. Rumpf und Nacken)	gut differenzierte Adipozyten, keine Läppchengliederung, Gefäß- und Bindegewebszellen	Liposarkom (v. a. Rücken, untere Extremität, retroperitoneales Fettgewebe)	unterschiedlich differenzierte fettgewebsähnliche Zellen, Nekrosen, Hämorrhagien, Verkalkungen
Fibroblasten	Fibrom (v. a. Haut und Ovar)	hochdifferenzierte Fibroblasten, kollagenreiches Bindegewebe	Fibrosarkom (häufig im Kniebereich)	zahlreiche spindelförmige Zellen, viele Mitosen, kaum kollagenes Bindegewebe, Nekrosen, Hämorrhagien
Osteozyten	Osteom (v. a. Schädel, Nebenhöhlen, Ohr, s. Orthopädie [S. B251])	laminäres oder spongiöses Knochengewebe	Osteosarkom (v. a. gelenknahe Röhrenknochen, s. Orthopädie [S. B253])	hochgradig polymorphe, unregelmäßige osteoidbildende Zellen mit atypischen Mitosen
Chondrozyten	Chondrom (v. a. Außenseite kurzer Röhrenknochen oder Knocheninnenseite, s. Orthopädie [S. B251])	hyaliner Knorpel	Chondrosarkom (v. a. proximales Ende von Femur und Humerus, s. Orthopädie [S. B255])	viele atypische Chondroblasten, Nekrosen, Hämorrhagien
quergestreifte Muskelzellen	Rhabdomyom (sehr selten, v. a. Herz, Zunge, Larynx, Vulva, Vagina)	vakuolenreiche (Glykogen) quergestreifte Muskelzellen mit granuliertem, azidophilem Zytoplasma	Rhabdomyosarkom (v. a. Kinder: Kopf, Hals, Genitaltrakt, selten bei Erwachsenen, dann v. a. Harnblase, s. Pädiatrie [S. B611])	unregelmäßig große, spindelige Zellen, glg. mit Querstreifung, Desminexpression
Blutgefäße	Hämangiom (v. a. Kopf und Nackengefäße, v. a. Säuglinge und Kinder, s. Neoplastische Erkrankungen [S. A601])	kapillärer Typ: hellrot, gefäßreich, Kapsel; kavernöser Typ: rot-blau, gefäß- und bindegewebsreich, ohne Kapsel	Angiosarkom (v. a. Haut, innere Organe, Mamma, Knochen, s. Neoplastische Erkrankungen [S. A603]) Beachte: Die frühere Differenzierung in Häm- und Lymphangiosarkom ist heute nicht mehr gebräuchlich, da i. d. R. Mischbilder vorliegen.	viele Blutgefäßschlingen mit atypischen Endothelzellen, bizarr geformte Gefäßlumina, Nekrosen, Hämorrhagien
Lymphgefäße	Lymphangiom (v. a. Haut, Schleimhaut, Retroperitoneum, Mediastinum, s. Neoplastische Erkrankungen [S. A602])	endothelial ausgekleidete, wuchernde Lymphgefäßschlingen, die kapilläre, kavernöse und zystische Formen annehmen können		
glatte Muskelzellen	Leiomyom (v. a. Gefäße, Subkutis, Uterus s. Gynäkologie [S. B365])	regelmäßige Muskelzellbündel, zwischen den Bündeln liegt hyalinisiertes Bindegewebe	Leiomyosarkom (v. a. Uterus, Magen, Blase)	Tumorriesenzellen und hyperchromatische, eosinophile, faszikulär angeordnete glatte Muskelzellen, viele Mitosen, Nekrosen, Hämorrhagien
Zellen der Arachnoidea	Meningeom (Schädel, v. a. Falx, Keilbeinflügel, Olfaktoriusrinne, Tentorium, s. Neurologie [S. B928])	Zwiebelschalenformationen, die bei Verkalkung als „Psammon-Körper" bezeichnet werden.	–	–
hämatopoetische Zellen des Knochenmarks	–	–	myeloische Leukämien (s. Neoplastische Erkrankungen [S. A605])	
lymphatische Zellen des lymphatischen Gewebes	–	–	maligne Lymphome, lymphatische Leukämien (s. Neoplastische Erkrankungen [S. A608])	

Keimzelltumoren: Sie leiten sich von **pluri-** oder **omnipotenten Keimzellen** ab, deren **Differenzierungspotenz** noch teilweise oder ganz **erhalten** ist. Die Zellen können sich demnach in jedes Gewebe des Körpers entwickeln.

Teratome gehören zu den Keimzelltumoren, die aus pluripotenten Zellen hervorgehen und in denen sich häufig Abkömmlinge aller 3 Keimblätter finden. Teratome sind v. a. in den Keimdrüsen lokalisiert. Sie treten aber gelegentlich auch mediastinal, retroperitoneal und intrakraniell auf (= extragonadale Teratome). Abhängig von der Ausreifung der am Tumoraufbau beteiligten Gewebe unterscheidet man:

- **Reife (benigne) Teratome:** enthalten ausdifferenziertes Gewebe aller 3 Keimblätter (z. B. Zähne, Haare, Knochen, Knorpel, Bronchial- oder Gastrointestinalschleimhaut, **Abb. 7.8a**). Sonderformen sind die monodermale Dermoidzyste (zystische Neubildung, die Haut und Hautanhangsgebilde aufweist, **Abb. 7.8b**) und die

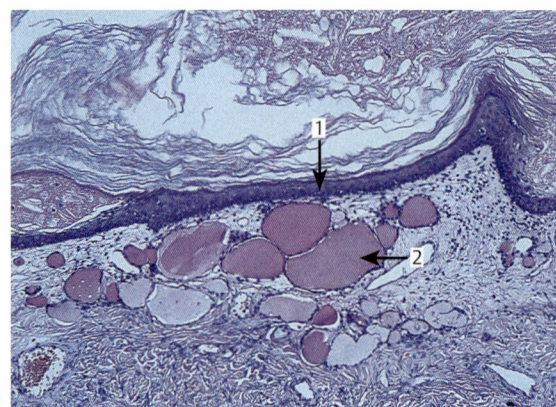 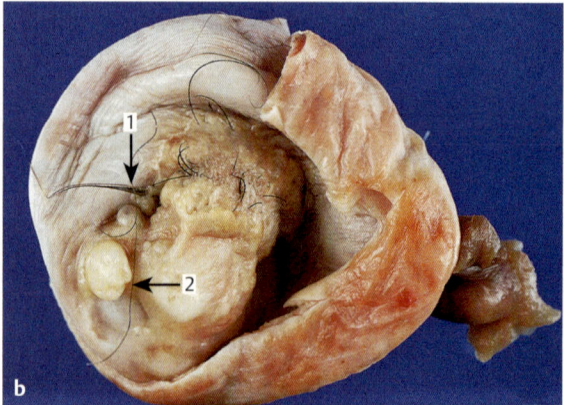

Abb. 7.8 **Teratome. a** Reifes Teratom. 1 = Plattenepithel; 2 = Schilddrüsengewebe. **b** Dermoidzyste. 1 = Haarbälge; 2 = Zähne. (aus: Riede, Taschenatlas der allgemeinen Pathologie, Thieme, 1998)

Struma ovarii (besteht aus reifem Schilddrüsengewebe).
- **Unreife (maligne) Teratome:** enthalten wenig differenzierte Gewebe.

Maligne Keimzelltumoren der männlichen und weiblichen Gonaden:
- **Seminom** bzw. **Dysgerminom:** Maligner, kaum differenzierter Keimzelltumor, dessen Zellen unreifen Keimzellen ähneln. Die Zellen weisen stark vergrößerte Kerne mit prominenten Nukleoli auf.
- **Embryonales Karzinom:** Charakteristisch ist die trabekulär-drüsige, teils papilläre Differenzierung.
- **Chorionkarzinom:** hochmaligner Keimzelltumor, der Ähnlichkeit mit dem Zyto- oder Synzytiotrophoblasten aufweist.

Embryonale Tumoren (Blastome): Sie gehen aus **in Differenzierung begriffenen Blastemzellen** einer **Organanlage** hervor. Anders als bei den Teratomen sind die Ursprungszellen also **nicht mehr pluripotent**. Sie entwickeln sich während der embryonalen Organ- und Gewebereifung und weisen daher Ähnlichkeiten mit embryonalen Gewebeformen auf. Embryonale Tumoren bestehen häufig aus epithelialen und mesenchymalen Komponenten und sind in den meisten Fällen **hoch maligne**. Da sie bereits bei Geburt angelegt sind, manifestieren sie sich meistens im **Kindesalter**. Histologisch weisen sie dicht gepackte, entartete Zellen und wenig zellreiches Stroma auf. Zu den wichtigsten embryonalen Tumoren zählen:
- **Nephroblastom** (Wilms-Tumor, s. Pädiatrie [S.B606]): Das Nephroblastom geht aus undifferenzierten metanephrogenem Keimgewebe hervor. Man unterscheidet niedrig-, intermediäre und hochmaligne Tumoren. Histologisch lassen sich unreife Glomeruli und tubuläre Strukturen, dicht gelegene Zellen und wenig Stroma erkennen.
- **Neuroblastom** (s. Pädiatrie [S.B610]): maligner, katecholaminproduzierender Tumor des sympathischen Nervensystems, der am häufigsten im Nebennierenmark, seltener im Grenzstrang lokalisiert ist. Je nach Differenzierungsgrad bestehen die Tumoren aus undifferenzierten Zellen und reifen Ganglienzellen bzw. ausreifenden Zellen oder aus undifferenzierten kleinen und blauen Zellen (z. T. mit Rosettenbildung).
- **Retinoblastom** (s. Augenheilkunde [S.B882]): maligner, intraokulärer Tumor, der polymorphe Zellen mit wenig Zytoplasma aufweist. Differenzierte Retinoblastome zeigen eine Rosettenformation um eine zentral liegende Basalmembran. Charakteristisch für das undifferenzierte Retinoblastom sind DNA-Kalzium-Komplexe.
- **Medulloblastom** (s. Neurologie [S.B930]): solider Kleinhirntumor, der v. a. im Kindes- und Jugendalter auftritt, aggressiv die liquorhaltigen Räume und Hirnhäute infiltriert und histologisch durch ein isomorphes Zellbild mit vielen Mitosefiguren und sog. Pseudorosetten gekennzeichnet ist.

Embryonale Restgewebetumoren: Hierbei handelt es sich um Tumoren, die aus Resten embryonalen Gewebes hervorgehen, das sich normalerweise im Laufe der Entwicklung zurückbildet.
- **Kraniopharyngeom** (s. Endokrinologie und Stoffwechsel [S.A312]): benigner Tumor, der sich von den Resten der embryonalen Kiemengangsauskleidung (Rathke-Tasche) ableitet, die an der Entstehung des Hypophysenvorderlappens beteiligt ist. Histologisch unterscheidet man das adamantinöse (strangförmiges Plattenepithel, Zysten) und papilläre (kein ausgereiftes Plattenepithel) Kraniopharyngeom.
- **Chordom**: maligner Tumor, der sich von Resten der Chorda dorsalis ableitet, sehr langsam (Auftreten nach 30. Lebensjahr) und lokal destruktiv wächst und zu Metastasen und Rezidiven neigt. Aufgrund seiner Herkunft ist er am häufigsten entlang der Wirbelsäule lokalisiert. Histologisch lassen sich undifferenzierte Zellverbände mit viel mukoider und chondroider Matrix nachweisen.

Hamartome: Diese benignen tumorähnlichen Fehlbildungen entstehen durch überschießendes, ungeordnetes Wachstum ortsständigen, ausdifferenzierten Gewebes. Sie zeigen keine Wachstumstendenz und imponieren im normalen Organparenchym meist als klar abgrenzbarer

Zellhaufen, in dem die Zellen differenziert, aber architektonisch ungeordnet vorliegen. Hamartome können einzeln in verschiedenen Organen oder Geweben auftreten oder sich gleichzeitig in mehreren Organsystemen entwickeln. Besonders häufig sind Leber, Lunge und Haut betroffen. Bei Hamartomen, die gleichzeitig in mehreren Organsystemen auftreten, handelt es sich i. d. R. um erbliche Phakomatosen.

Choristom: Tumorähnliche benigne Neubildung, die aus ortsfremdem, wahrscheinlich während der Embryonalentwicklung versprengtem Gewebe besteht.

7.9.4 Neuroektodermale Tumoren

Zu den neuroektodermalen Tumoren zählen die neuroepithelialen und melanozytären Tumoren, die sich vom Ektoderm ableiten.

Neuroepitheliale Tumoren:
Neuroepitheliale Tumoren des ZNS gehen von den Gliazellen (Astrozyten) des Gehirns aus. Je nach Herkunft unterscheidet man Astrozytome (s. Neurologie [S. B882]), Ependymome (s. Neurologie [S. B928]), Oligodendrogliome (s. Neurologie [S. B928]) und Glioblastome (s. Neurologie [S. B927]).

Neurinome stammen von den Schwann-Zellen der Nervenscheiden ab und können in peripheren Nerven, Spinalwurzeln und Hirnnerven (z. B. Akustikusneurinom, s. Neurologie [S. B929]) auftreten. Histologisch erkennt man polar ausgerichtete Zellen mit länglichen Kernen und eine palisadenförmige Zellanordnung in Zügen und Wirbeln.

Neurofibrome gehen von den Perineuralzellen der peripheren Nervenscheiden aus und besitzen einen hohen Bindegewebsanteil. Sie treten besonders häufig im Rahmen der Neurofibromatose von Recklinghausen (s. Pädiatrie [S. B604]) auf.

Melanozytäre Tumoren: Hierzu gehören der benigne Nävuszellnävus (s. Dermatologie [S. B725]) und die verschiedenen Formen des malignen Melanoms (s. Dermatologie [S. B732]).

30 Pharmakologie

1	Pharmakodynamik und Pharmakokinetik	350
2	Sympathisches Nervensystem	355
3	Parasympathisches Nervensystem	362
4	Motorisches Nervensystem	366
5	Übertragung an vegetativen Ganglien	368
6	Sensibles Nervensystem	368
7	Renin-Angiotensin-Aldosteron-System	370
8	Antiarrhythmika	372
9	Positiv inotrope Substanzen	376
10	Bronchodilatatoren	378
11	Relaxanzien der Gefäßmuskulatur	379
12	Diuretika und Antidiuretika	384
13	Volumensubstitution	388
14	Beeinflussung des blutbildenden Systems	390
15	Beeinflussung des Gerinnungssystems	391
16	Gewebshormone und ihre Antagonisten	397
17	Beeinflussung der Magen-Darm-Funktion	400
18	Beeinflussung des zentralen Nervensystems	403
19	Opioide	424
20	Cyclooxygenase-Hemmstoffe	428
21	Beeinflussung des Harnsäurestoffwechsels	432
22	Beeinflussung des Fettstoffwechsels	433
23	Beeinflussung des hormonellen Systems	435
24	Beeinflussung des Knochenstoffwechsels	445
25	Antibiotika	447
26	Antimykotika	463
27	Antiprotozoika	468
28	Anthelminthika	471
29	Virostatika	473
30	Beeinflussung des Tumorwachstums	479
31	Beeinflussung des Immunsystems	487
32	Retinoide	490

1 Pharmakodynamik und Pharmakokinetik

1.1 Pharmakodynamik

DEFINITION Die Pharmakodynamik beschreibt die **Wirkung** eines Arzneistoffes auf den Organismus und seinen **Wirkmechanismus**.

Pharmaka binden reversibel oder irreversibel an körpereigene (z. B. Rezeptoren, Antikörper, Enzyme) oder körperfremde Strukturen (z. B. Viren-/Bakterienbestandteile).

Synthetische Arzneistoffe liegen häufig als Racemate vor, d. h. sie bestehen aus einem Gemisch aus **Enantiomeren**. Häufig ist allerdings nur ein Enantiomer wirksam. Das andere Enantiomer kann weniger wirksam, unwirksam oder schädlich sein (Einzelheiten siehe Bücher der Chemie/Biochemie).

1.1.1 Rezeptoren und Liganden

Ein **Rezeptor** ist ein membranständig oder intrazellulär gelegenes Protein, das durch Bindung eines spezifischen **Liganden** (z. B. Pharmaka und Toxine, Hormone, Neurotransmitter, Antigene und Antikörper) aktiviert wird. Es gibt verschiedene Rezeptortypen, die sich durch ihre Struktur und die Mechanismen der Signaltransduktion unterscheiden.

Ionotrope Rezeptoren: Hierbei handelt es sich um ligandenaktivierte Ionenkanäle. Durch Bindung des Liganden erfährt das Kanalprotein eine Konformationsänderung, d. h. es öffnet oder schließt sich. In der Folge verändern sich sowohl Membranpotenzial als auch intrazelluläre Elektrolytkonzentration, was sekundäre Effekte auslöst (z. B. Hormonfreisetzung, Muskelkontraktion). Die Wirkung entfaltet sich innerhalb von Millisekunden. Beispiele sind N-Cholinorezeptoren und $GABA_A$-Rezeptoren.

Metabotrope Rezeptoren: Sie verändern die Aktivität membrangebundener oder intrazellulärer Enzyme (Kinasen, Phosphatasen) bzw. die intrazelluläre Konzentration von Signalmolekülen (cAMP, cGMP, Ca^{2+}, IP_3) und werden daher auch als Second-Messenger-gekoppelte Rezeptoren bezeichnet.

G-Protein-gekoppelte Rezeptoren: Durch die Bindung eines Liganden ändert sich die Konformation des Rezeptorproteins. Dadurch wird das G-Protein aktiviert, das seinerseits das Effektorprotein reguliert. Die Wirkung setzt nach Sekunden bis Minuten ein.

G-Proteine sind aus einer α-, β- und γ-Untereinheit aufgebaut. Je nach Art der α-Untereinheit setzen sie unterschiedliche Signalkaskaden in Gang und werden demnach auch unterschiedlich bezeichnet: G_s, G_q und G_i. G_s und G_q wirken stimulierend, G_i wirkt hemmend auf nachfolgende Prozesse (Abb. 1.1).

Das stimulierende **G_s-Protein** aktiviert die membranständige **Adenylatzyklase**. Diese bildet aus ATP **cAMP**, welches seinerseits Proteinkinasen aktiviert. cAMP wird wird durch Phosphodiesterasen zu 5'-AMP abgebaut. Dieser Vorgang ist durch Phosphodiesterasehemmer inhibierbar. Beispiele für G_s-Protein-gekoppelte Rezeptoren sind **β-Adrenozeptoren** (z. B. Stimulation durch Adrenalin) und Dopamin-D_1-Rezeptoren.

Das **G_i-Protein** hemmt die Adenylatzyklase, wodurch weniger cAMP gebildet wird (→ verminderte Aktivierung von Proteinkinasen). Beispiele für G_i-Protein-gekoppelte Rezeptoren sind $α_2$-**Adrenozeptoren** (z. B. Stimulation durch Noradrenalin) und Muscarin-M_2-Rezeptoren.

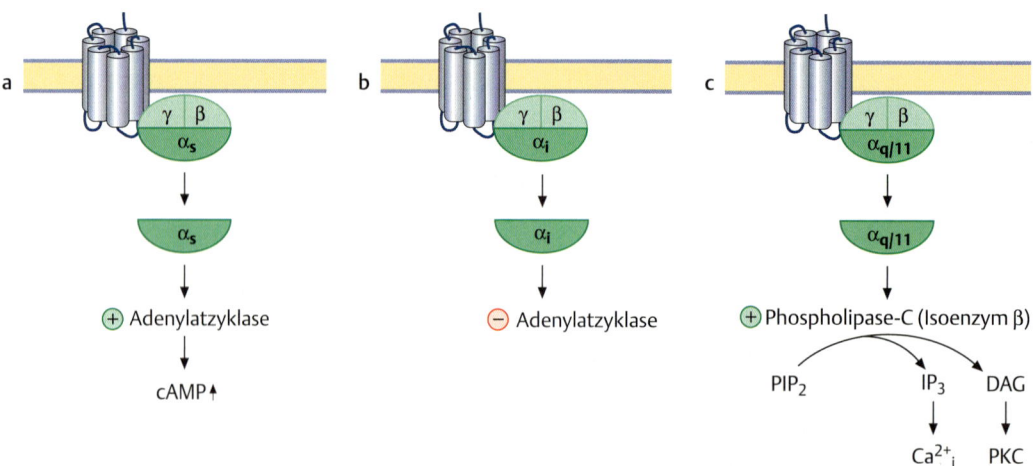

Abb. 1.1 Signaltransduktion G-Protein-gekoppelter Rezeptoren. a G_s-Protein. Stimulierende Wirkung über Aktivierung der Adenylatzyklase. **b** G_i-Protein. Inhibitorische Wirkung über Hemmung der Adenylatzyklase. **c** G_q-Protein. Öffnung von Kalziumkanälen und Aktivierung der PKC über Aktivierung der PLC. (aus: Lüllmann, Mohr, Hein, Pharmakologie und Toxikologie, Thieme, 2010)

> **MERKE** Die Adenylatzyklase wird von G_s-Rezeptoren **s**timuliert, von G_i-Rezeptoren **i**nhibiert.

Das stimulierende **G_q-Protein** aktiviert die **Phospholipase C**. Diese hydrolysiert Phosphatidylinositolbiphosphat zu den Second Messengern Diacylglycerin (**DAG**) und Inositoltriphosphat (**IP$_3$**). DAG stimuliert die Proteinkinase C, IP$_3$ bindet an IP$_3$-Rezeptoren von Kalziumkanälen und setzt Kalzium frei. Beispiele für G_q-Protein-gekoppelte Rezeptoren sind **α$_1$-Adrenozeptoren** (Stimulation durch Noradrenalin), Muscarin-M$_1$- und -M$_3$-Rezeptoren.

Rezeptortyrosinkinasen: In aktiviertem Zustand phosphorylieren sie andere Enzyme und setzen dadurch eine intrazelluläre Signalkaskade in Gang. Die Wirkung tritt nach Minuten bis Stunden ein. Beispiele sind der **Insulinrezeptor** und der VEGF-Rezeptor.

Intrazelluläre Rezeptoren: Dazu gehören z. B. die **Steroidrezeptoren**, die die Genexpression regulieren und deren Wirkung nach Stunden eintritt. Ein weiteres Beispiel ist die NO-sensitive Guanylatzyklase. Sie bildet nach Bindung von NO den Second Messenger cGMP. Die Wirkung tritt nach Sekunden bis Minuten ein.

Regulation der Rezeptorfunktion: Zelluläre Regulationsmechanismen können sowohl Aktivität als auch Dichte der G-Protein-gekoppelten Rezeptoren verändern:
- **Rezeptoraktivität:** Die Zahl der Rezeptoren bleibt gleich, nur die Empfindlichkeit ändert sich, z. B. Desensibilisierung durch Phosphorylierung des Rezeptors.
- **Rezeptordichte:** Die Rezeptoren werden ins Zellinnere aufgenommen (intrazelluläre Sequestrierung) und so der Ligandenbindung entzogen. Die Gesamtzahl pro Zelle bleibt gleich.
- **Rezeptorgesamtzahl pro Zelle:** Bei der **Up-Regulation** (Zunahme der Rezeptorzahl) werden Rezeptoren neu synthetisiert, bei der **Down-Regulation** (Abnahme der Rezeptorzahl) vermehrt abgebaut.

Ligand-Rezeptor-Komplex: In der Regel bindet das Pharmakon **reversibel** an den Rezeptor. Eine Abnahme der Wirkung wird erzielt, indem der ungebundene Pharmakonanteil eliminiert wird mit der Folge der Dissoziation des Pharmakons vom Rezeptor. Da die Rezeptorenanzahl begrenzt ist, erreicht bei Ligandenüberschuss die Bildung des Ligand-Rezeptor-Komplexes irgendwann eine Sättigung.

Bindet das Pharmakon über kovalente Bindungen **irreversibel** an den Rezeptor, kann seine Wirkung nur über Neusynthese von Rezeptor bzw. Enzym beendet werden. Beispiele für irreversibel bindende Liganden sind Acetylsalicylsäure (Hemmung der Cyclooxygenase I) und Organophosphate (Hemmung der Cholinesterase und damit Anstieg der Acetylcholinkonzentration).

Agonisten und Antagonisten: Volle bzw. **reine Agonisten** weisen eine **hohe Affinität und intrinsische Aktivität** auf und lösen am Rezeptor denselben Effekt aus wie der physiologische Ligand. Die Wirkung **partieller Agonisten** dagegen hängt vom Ausgangszustand ab. Ihr Effekt ist zwar derselbe wie der des physiologischen Liganden bzw. eines vollen Agonisten, allerdings ist er schwächer ausgeprägt, d. h. der Maximaleffekt ist deutlich geringer. In Abwesenheit eines vollen Agonisten wirken partielle Agonisten daher agonistisch. Ist dagegen ein voller Agonist vorhanden, haben sie antagonistische Wirkung, da sie Rezeptoren besetzen, die dann für den vollen Agonisten nicht mehr zur Verfügung stehen (kompetitiver Antagonismus, s. u.). Partielle Agonisten sind daher auch immer partielle Antagonisten.

> **DEFINITION** Die **Affinität** beschreibt die **Bindungsstärke** eines Liganden an seinen Rezeptor. Je größer die Bindungsstärke eines Arzneistoffes, desto höher ist die Wahrscheinlichkeit der Bildung eines Arzneistoff-Rezeptor-Komplexes und desto niedriger ist die zur Wirkung erforderliche Konzentration.
>
> Die **intrinsische Aktivität** beschreibt die **relative Wirkstärke**, die durch den Quotienten aus der maximal durch den Agonisten auslösbaren Wirkung und der maximal möglichen Wirkung ausgedrückt wird:
>
> $$\text{intrinsische Aktivität} = \frac{\text{Maximaleffekt eines Agonisten}}{\text{theoretisch möglicher Maximaleffekt}}$$
>
> Der Wert ist bei:
> - vollen Agonisten = 1
> - partiellen Agonisten > 0 und < 1.

Antagonisten weisen zwar Affinität zum Rezeptor auf, aber **keine intrinsische Aktivität.** Sie blockieren (vollständiger Antagonismus) bzw. reduzieren (partieller Antagonismus) die biologische Wirkung eines Agonisten. Es wird unterschieden zwischen kompetitiven, nicht kompetitiven und funktionellen Antagonisten:

Kompetitive Antagonisten: Sie weisen eine hohe Affinität zu spezifischen Rezeptoren im Bereich der Agonisten-Bindungsstelle auf, haben aber keinerlei intrinsische Aktivität. Dies hat zur Folge, dass sie mit Agonisten um die Rezeptoren konkurrieren und konzentrationsabhängig einen Teil der Rezeptoren blockieren. Sie verursachen eine **Parallelverschiebung** der Dosis-Wirkungs-Kurve (s. u.) nach rechts (ohne Erniedrigung des Maximaleffektes). Um eine gleich starke Reaktion wie in Abwesenheit des Antagonisten zu erzielen, muss die Konzentration des Agonisten erhöht werden.

Nicht kompetitive Antagonisten: Sie führen zu einer **Konformationsänderung des Rezeptors** (allosterische Hemmung), binden dabei aber nicht an die Rezeptorbindungsstelle des Agonisten. Der Agonist kann aufgrund der Konformationsänderung nicht mehr oder nur schlechter an seinen Rezeptor binden. Die Steigung der Dosis-Wirkungs-Kurve (s. u.) verringert sich ebenso wie der Maximaleffekt. Eine erhöhte Konzentration des Agonisten kann diesem Effekt nicht entgegenwirken.

Funktionelle Antagonisten: Beim **funktionellen Antagonismus** rufen 2 Wirkstoffe am selben Organ – über unterschiedliche Rezeptoren vermittelt – gegenteilige Effekte hervor.

1.1.2 Dosis-Wirkungs-Beziehung und Konzentrations-Wirkungs-Beziehung

Wirkungskurven

Dosis-Wirkungs-Kurven beschreiben den Zusammenhang zwischen der zugeführten Arzneistoffmenge (Dosis) und der Wirkung in vivo. Bei gleicher Dosierung kann allerdings je nach pharmakokinetischen Eigenschaften der zugeführten Substanz die Konzentration des Wirkstoffes am Wirkort unterschiedlich sein. Um die pharmakokinetischen Effekte außer Acht lassen zu können, kann man z. B. in vitro **Konzentrations-Wirkungs-Kurven** bestimmen.

Aus Dosis- bzw. Konzentrations-Wirkungs-Kurven kann man 4 wichtige Werte ablesen (**Abb. 1.2**):
- **Lage der Kurve:** geringste Dosis bzw. Konzentration, bei der eine Wirkung (Minimaleffekt) eintritt (je kleiner, desto weiter ist die Kurve nach links verschoben)
- **Kurvenmittelpunkt:** Halbmaximal-Effekt (bei Dosis: ED_{50}, bei Konzentration: EC_{50}; Maß für die Potenz der Substanz)
- **Kurvenmaximum:** intrinsische Aktivität (Maximaleffekt)
- **Steilheit der Kurve:** Dosis- bzw. Konzentrationsbereich zwischen Minimal- und Maximaleffekt bei logarithmischer Darstellung (am besten zwischen 25 % und 75 % der Wirkung zu erfassen; Hinweis auf Dosierungsspielraum bzw. therapeutische Sicherheit).

Dosis-Wirkungs-Kurven können sowohl arithmetisch als auch logarithmisch dargestellt werden. In der Regel steigt die Wirkung mit steigender Konzentration zunächst rasch an, dann immer langsamer und nähert sich dann asymptotisch ihrem Maximum. In der arithmetischen Darstellung verläuft die Kurve hyperbolisch, in der in der Pharmakologie üblichen logarithmischen Darstellung zeigt sich ein S-förmiger Verlauf.

Grundbegriffe

Wirksamkeit: Die Wirksamkeit oder Effizienz eines Arzneistoffes beschreibt seine **Gesamtwirkung** an einem Gewebe oder Organ bzw. die Wirkung an einem Patientenkollektiv.

Potenz: Die Potenz einer Substanz ist umso höher, je geringer die Dosis ist, die zur Erreichung des halbmaximalen Effektes nötig ist (**Abb. 1.3**).

Ceiling: Dieser Begriff beschreibt das Phänomen, dass die Maximalwirkung eines Pharmakons trotz weiterer Dosiserhöhung nicht gesteigert werden kann (**Abb. 1.3**). Es nehmen dann lediglich die unerwünschten Wirkungen zu. Low-Ceiling-Pharmaka erreichen nicht die an einem biologischen System maximal mögliche Wirkung (z. B. Thiaziddiuretika). High-Ceiling-Pharmaka zeigen hohe Maximalwirkungen (z. B. Schleifendiuretika).

ED_{50} und LD_{50}: Die Effektivdosis 50 (ED_{50}) beschreibt die Dosis oder Konzentration, bei der 50 % der maximalen Wirkung erreicht werden bzw. bei der in 50 % der Fälle der erwartete Effekt zu beobachten ist. Sie liegt am Wendepunkt der logarithmischen Dosis-Wirkungs-Kurve (**Abb. 1.3**). Die Letaldosis 50 (LD_{50}) gibt an, bei welcher Dosis 50 % der Versuchstiere sterben.

Therapeutische Breite: Der Quotient LD_{50}/ED_{50} wird als **therapeutischer Quotient** bezeichnet. Mit ihm kann die therapeutische Breite einer Substanz abgeschätzt werden, also die Dosierungsspanne zwischen Eintritt der erwünschten Wirkung und Auftreten von unerwünschten Wirkungen. Eine bessere Abschätzung der Toxizität einer Substanz bietet der **therapeutische Index** (LD_5/ED_{95}), da Dosis-Wirkungs-Kurven unterschiedliche Steigungen haben können (**Abb. 1.3**).

Toleranz und Tachyphylaxie: Unter Toleranz wird die **Wirkungsabschwächung** eines Wirkstoffes bei wiederholter Zufuhr der gleichen Dosis verstanden. Um weiterhin die gleiche Wirkung zu erzielen, müssen immer höhere Dosen verabreicht werden. Man unterscheidet zwischen

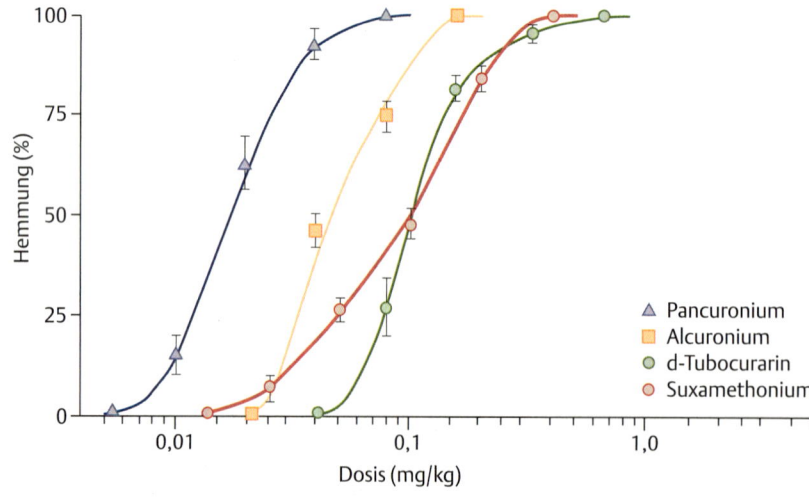

Abb. 1.2 Dosis-Wirkungs-Kurve. Die verschiedenen Muskelrelaxanzien zeigen ein unterschiedliches Verhalten. Von Pancuronium wird die geringste Dosis benötigt, um einen Effekt zu erzielen. Die flachste Kurve zeigt Suxamethonium. (aus: Lüllmann, Mohr, Hein, Pharmakologie und Toxikologie,. Thieme, 2010)

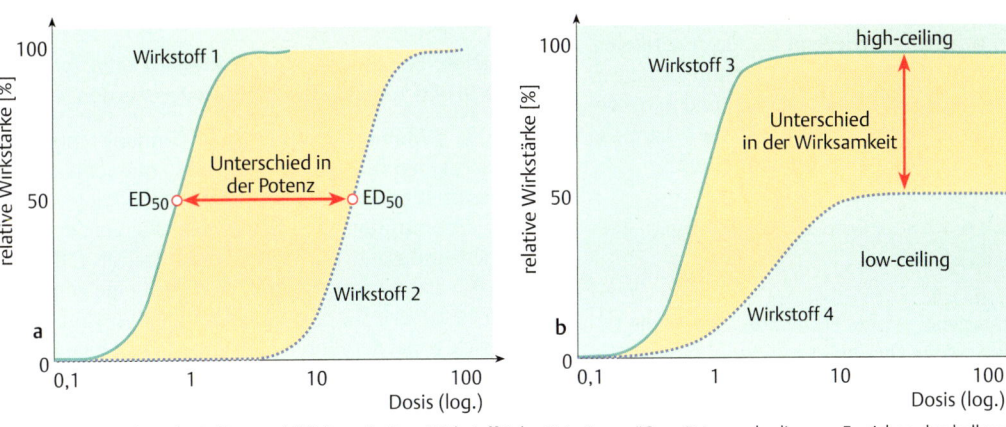

Abb. 1.3 **Potenz (ED$_{50}$), Ceiling und Wirksamkeit. a** Wirkstoff 1 besitzt eine größere Potenz, da die zum Erreichen des halbmaximalen Effektes (ED$_{50}$) benötigte Dosis kleiner als bei Wirkstoff 2 ist. **b** Wirkstoff 3 erreicht eine größere Wirkung (bzw. zeigt eine höhere Wirksamkeit) als Wirkstoff 4, dessen Effekt auch durch höhere Dosierung nicht mehr steigerbar ist (low ceiling). (aus: Herdegen, Kurzlehrbuch Pharmakologie und Toxikologie, Thieme, 2010)

pharmakokinetischer und pharmakodynamischer Toleranz. Eine Ursache für die pharmakokinetische Toleranz ist z. B. die Enzyminduktion, die zu einer beschleunigten metabolischen Inaktivierung der Substanz führt. Ursächlich für die pharmakodynamische Toleranz ist z. B. die Downregulation von Rezeptoren oder Rezeptordesensibilisierung durch Phosphorylierung.

Tachyphylaxie bezeichnet eine **schnell einsetzende** Wirkungsabschwächung, z. B. schon nach der zweiten Verabreichung. Eine Dosiserhöhung kann den Effekt nicht kompensieren. Ein Beispiel für Tachyphylaxie ist der Wirkverlust indirekter Sympathomimetika. Dieser wird dadurch verursacht, dass bei wiederholter Gabe die Noradrenalinspeicher leer sind und erst wieder aufgefüllt werden müssen.

Sowohl Toleranz als auch Tachyphylaxie sind reversibel, wenn der entsprechende Wirkstoff vorübergehend ausgesetzt wird.

1.2 Pharmakokinetik

> **DEFINITION** Die Pharmakokinetik beschreibt das Schicksal des Wirkstoffes nach Einnahme, d. h. den **Einfluss des Organismus** auf Freisetzung, Resorption, Verteilung, Metabolismus und Exkretion eines Arzneistoffes (LADME-Schema: Liberation, Absorption, Distribution, Metabolism, Exkretion).

1.2.1 Freisetzung, Resorption und Verteilung

Freisetzung: Je nach Applikationsform kann die Freisetzung eines Wirkstoffes variieren. Retard- und Depotpräparate z. B. geben den Wirkstoff kontrolliert und verzögert frei und sorgen so für eine längere Wirkung.

Absorption: Die Aufnahme des Wirkstoffes vom Applikationsort in das Blut hängt stark vom Applikationsweg ab:
- **intravenös:** Wirkstoff gelangt direkt ins Blut, keine Resorption nötig → rascher Wirkungsbeginn, gute Steuerbarkeit, First-pass-Effekt wird umgangen
- **subkutan/intramuskulär:** Die Resorption hängt erheblich von der Durchblutung ab (daher im Schock kontraindiziert). Applikationsart mit Depoteffekt.
- **transdermal:** Insbesondere lipophile Stoffe können transdermal resorbiert werden; einfache Applikation, von der Durchblutung abhängige, meist schlechte Resorption, Depoteffekt.
- **inhalativ:** Die Resorption niedermolekularer, lipophiler Substanzen erfolgt meist rasch.
- **oral:** Resorptionsgeschwindigkeit und Bioverfügbarkeit (s. u.) variieren stark.
- **rektal:** Wegen variabler Resorption (geringe Fläche!) schlecht zu dosieren, First-pass-Effekt wird umgangen.
- **bukkal:** schnelle Resorption, schlechte Dosierbarkeit, kein First-pass-Effekt
- **nasal:** insbesondere sinnvoll für Peptide. Schlechte Dosierbarkeit, kein First-pass-Effekt.

Die Permeation der Wirkstoffe durch Membranen kann auf verschiedenen Wegen erfolgen: (erleichterte) Diffusion, Filtration, aktiver Transport, Endo-/Exozytose. Je lipophiler eine Substanz ist, desto besser kann sie auch ohne Transporter oder Poren durch Zellmembranen diffundieren und an ihren Wirkort gelangen.

Bioverfügbarkeit: Die Bioverfügbarkeit beschreibt den Anteil eines Pharmakons, der nach Verabreichung im systemischen Kreislauf erscheint. Ein Wirkstoff ist bei intravenöser Applikation also zu 100 % bioverfügbar. Die Bioverfügbarkeit wird z. B. durch unvollständige bzw. zu langsame Lösung im Magen-Darm-Trakt, unvollständige Resorption des gelösten Wirkstoffs und einen hohen First-pass-Effekt vermindert.

Unter **First-pass-Effekt** versteht man die Verstoffwechslung einer Substanz bei ihrer ersten Passage durch die Leber. Oral verabreichte Pharmaka passieren nach Aufnahme im Dünndarm im Pfortaderblut die Leber und können dort schon vor Erreichen des systemischen Kreislaufs metabolisiert werden. Werden die Substanzen dagegen intravenös, bukkal, rektal etc. verabreicht, kann dieser First-pass-Effekt umgangen werden. Bei Lebererkrankungen kann der First-pass-Effekt aufgrund einer verminderten Leberfunktion geringer ausgeprägt sein.

Verteilung: Pharmaka binden in unterschiedlichem Ausmaß im Blut reversibel vorwiegend an Plasmaproteine, v. a. an Albumin und α_1-Glykoprotein. Der an Plasmaproteine gebundene Anteil verbleibt intravasal und wird weder metabolisiert noch eliminiert. Lipophile Pharmaka binden stärker an Plasmaproteine als hydrophile.

> **MERKE** Pharmakologisch wirksam ist nur der freie, also nicht gebundene Teil.

Aus der Blutbahn gelangen die Stoffe zunächst in die Organe mit der stärksten Durchblutung bzw. Kapillarisierung (v. a. Gehirn, Herz, Leber, Nieren) und verlassen dort – abhängig von ihren physikalischen Eigenschaften und der Barrierefunktion des jeweiligen Kapillarendothels – den Intravasalraum in Richtung Interstitium bzw. Intrazellulärraum. In diesen Kompartimenten kann eine Bindung an Proteine oder Membranphospholipide erfolgen. Erst später werden die weniger perfundierten Gewebe (z. B. Muskulatur, Fettgewebe) erreicht und es stellt sich ein Gleichgewicht ein.

Hydrophile Substanzen verteilen sich, indem sie durch Poren diffundieren oder aktiv aufgenommen werden (Carrier-vermittelter Transport oder Pinozytose); lipophile Substanzen können durch die Lipidmembranen hindurchdiffundieren. Die Blut-Hirn-Schranke ist für hydrophile Substanzen kaum passierbar.

1.2.2 Biotransformation

Vor allem in der Leber sorgen membrangebundene Enzyme im endoplasmatischen Retikulum für die Verstoffwechslung von körpereigenen und körperfremden Substanzen. Der Großteil dieser Umwandlungsprozesse führt zu einer besseren Wasserlöslichkeit und damit einer besseren renalen Elimination der Substanzen bzw. ihrer Metaboliten (**Entgiftung**). Je nach Wirkstoff kann die Biotransformation aber auch zur Aktivierung (**Prodrug**) von Pharmaka führen. Manche Schadstoffe werden erst durch Metabolisierung in der Leber toxisch.

Die Biotransformation kann in Phase-I- und Phase-II-Reaktionen unterteilt werden. In den **Phase-I-Reaktionen** wird der Ausgangsstoff durch z. B. Oxidation, Reduktion oder Hydrolyse in einen polaren Metaboliten umgewandelt. In den **Phase-II-Reaktionen** (Konjugationsreaktionen) wird der Ausgangsstoff bzw. der polare Metabolit mit Glukuronsäure, Schwefelsäure, Essigsäure, Aminosäuren oder Glutathion konjugiert. Der so entstehende Metabolit ist meist unwirksam.

Eine Gruppe von wichtigen Enzymen der Phase-I-Reaktion (genauer der Oxidation) sind die **Cytochrom-P450-Isoenzyme (CYP-Isoenzyme)**. Die verschiedenen Mitglieder dieser CYP-Familie haben eine große klinische Bedeutung. Zum einen können große intervidduelle Unterschiede in der Enzymausstattung bzw. -aktivität vorhanden sein. Zum anderen können sie durch Pharmaka inhibiert oder induziert werden.

1.2.3 Elimination und Ausscheidung

Elimination: Bei Eliminierungsreaktionen kann zwischen Kinetik 0. und 1. Ordnung unterschieden werden.

Kinetik 0. Ordnung: Die Kinetik 0. Ordnung entspricht einer Sättigungskinetik. Das Enzym ist mit seinem Substrat gesättigt und die Reaktion läuft unabhängig von der Plasmakonzentration ab, d. h. mit gleichbleibender Maximalgeschwindigkeit. Die Plasmakonzentration fällt kontinuierlich ab, es wird also pro Zeiteinheit eine konstante **Menge** eliminiert. Die Kinetik 0. Ordnung verläuft linear. Sie spielt z. B. bei der Elimination von Ethanol eine Rolle.

Kinetik 1. Ordnung: Bei der Kinetik 1. Ordnung ist die Umsetzungsgeschwindigkeit direkt proportional zur Substratkonzentration. Dies bedeutet, dass die Plasmakonzentration anfangs schnell und dann immer langsamer abfällt. Pro Zeiteinheit wird also ein konstanter **Anteil** (Prozentsatz) eliminiert. Die Kinetik 1. Ordnung verläuft nicht linear. Sie liegt bei der Elimination der meisten Arzneistoffe vor.

Plasmahalbwertszeit: Sie gibt an, in welchem Zeitraum die Arzneimittelkonzentration im Plasma im Vergleich zum Ausgangszeitpunkt um die Hälfte abnimmt. Sie ist in der Regel für ein bestimmtes Pharmakon charakteristisch. Bei der Kinetik 1. Ordnung ist sie dosisunabhängig. Nach 4 Halbwertszeiten ist ein Pharmakon zu über 90 % aus dem Plasma eliminiert.

Clearance: Dieser Begriff beschreibt ein fiktives Plasmavolumen, das pro Zeiteinheit vom Arzneistoff komplett befreit wird. Sie ist ein Maß für die Eliminationsleistung.

Ausscheidung: **Hydrophile Substanzen** werden überwiegend **renal** eliminiert. Für die renale Elimination (**Clearance**) sind die glomeruläre Filtration, die tubuläre Sekretion und die tubuläre Rückresorption die entscheidenden Faktoren. Die glomeruläre Filtration ist abhängig vom Filtrationsdruck und der Molekülgröße. Die tubuläre Sekretion erfolgt über Transporter. Sie wird zum einen durch die Menge der auszuscheidenden Substanz beeinflusst (Sättigung der Transportmechanismen). Zum anderen kann sie durch andere Substanzen, die um die Transporter konkurrieren, gehemmt werden. Bei der tubulären Rückresorption handelt es sich um eine passive Rückdiffusion lipophiler Arzneistoffe bzw. ihrer Metaboliten durch das Tubulusepithel. Die Rückdiffusion kann durch Überführung in eine geladene (ionisierte) Form durch Alkalisierung (bei sauren Substanzen) oder Ansäuerung (bei basischen Substanzen) vermindert werden, da ionisierte und damit hydrophile Substanzen das Tubuluslumen schwerer verlassen können.

Insbesondere **höhermolekulare Glucuronsäurekonjugate** (Molekulargewicht > 400 Da) werden **biliär** ausgeschieden. Sie können jedoch im Darm wieder gespalten und resorbiert werden und somit in den **enterohepatischen Kreislauf** eintreten. Auch die biliäre Exkretion unterliegt einer Sättigung.

Bei Inhalationsanästhetika und Kohlenmonoxid ist die **pulmonale** Ausscheidung bedeutsam.

1.2.4 Pharmakokinetische Größen und Modelle

Verteilungsvolumen: Das Verteilungsvolumen eines Arzneistoffes ist eine fiktive Größe. Sie ist nach vollständiger Verteilung durch folgenden Zusammenhang charakterisiert:

$$\text{Verteilungsvolumen} = \frac{\text{Pharmakonmenge im Körper}}{\text{Plasmakonzentration}}$$

Das Verteilungsvolumen ist demnach das Flüssigkeitsvolumen, in dem eine bestimmte Dosis eines Pharmakons in derselben Konzentration vorläge wie im Blutplasma. Das Verteilungsvolumen kann dabei das tatsächliche Körpervolumen weit übertreffen. Ein großes Verteilungsvolumen weisen z. B. lipophile Substanzen auf, die sich vorrangig im Fettgewebe anreichern. Hydrophile Substanzen verteilen sich eher im Plasma und weisen ein kleines Verteilungsvolumen auf.

> **MERKE** Ein großes Verteilungsvolumen ist Hinweis darauf, dass sich das Pharmakon in bestimmten Geweben anreichert.

Plasmakonzentration: Bei i. v.-Gabe ist ihr Verlauf fast ausschließlich von der Elimination abhängig. Bei anderen Applikationsformen muss jedoch auch die Invasion (= Freisetzung + Resorption + Rückverteilung) berücksichtigt werden. Der Kurvenverlauf der Plasmakonzentration bei oraler Gabe wird durch die sog. **Bateman-Funktion** beschrieben.

Dosierungsintervall: Nicht nur die Dosierung an sich, sondern auch das Dosierungsintervall hat einen entscheidenden Einfluss auf die Plasmakonzentration. Entspricht das Dosierungsintervall der Halbwertszeit, kommt es bei der Aufdosierung zu einem schnellen zackenförmigen Anstieg des Plasmaspiegels. Die Plasmakonzentration nimmt dann immer langsamer zu und tritt schließlich in ein Gleichgewichtsstadium über. Je kleiner das Dosierungsintervall ist, desto geringer fallen die zackenförmigen Schwankungen der Plasmakonzentration aus.

Kumulation: Überschreitet die zugeführte Menge eines Pharmakons im Dosierungsintervall die eliminierte Menge, kommt es zur Kumulation der Substanz, d. h. die Substanzkonzentration nimmt bei wiederholter Gabe immer weiter zu. Dies ist bei der Aufdosierung initial erwünscht, danach jedoch gefährlich, da der therapeutische Bereich des Pharmakons so verlassen werden kann.

1.3 Pharmakogenetik

Die Pharmakogenetik beschäftigt sich mit genetischen Faktoren, die die Wirkung von Arzneimitteln beeinflussen. Genetische Polymorphismen von Transportproteinen, arzneistoffmetabolisierenden Enzymen und Rezeptoren können die Wirkung eines Arzneistoffstoffes verstärken oder abschwächen. Näheres siehe Humangenetik [S. B462].

2 Beeinflussung des sympathischen Nervensystems

2.1 Funktion des Sympathikus

Der Sympathikus aktiviert das Herz-Kreislauf-System, erweitert die Bronchien, sorgt für eine Glukosefreisetzung und bremst die Aktivität der Organsysteme, die für die Leistungserbringung nicht unmittelbar notwendig sind, v. a. des Magen-Darm-Traktes (**Tab. 2.1**).

Neurotransmitter: Der sympathische Neurotransmitter ist **Noradrenalin**, das von den Varikositäten der **postganglionären Neurone** in den synaptischen Spalt – teilweise auch ins Interstitium des Erfolgsorgans – freigesetzt wird (**Abb. 2.1**). Eine untergeordnete Quelle für Noradrenalin sind die chromaffinen Zellen des **Nebennierenmarks** (s. Endokrines System und Stoffwechsel [S. A343]), die in Stresssituationen auch Noradrenalin (ca. 5 %), in erster Linie aber **Adrenalin** (ca. 95 %) in die Blutbahn freisetzen. Schweißdrüsen werden cholinerg innerviert.

Adrenozeptoren: Die Wirkung am Erfolgsorgan ist abhängig von dessen Adrenozeptor-Ausstattung (**Tab. 2.1**):

- Adrenalin wirkt sowohl an α- als auch an β-Rezeptoren.
- Noradrenalin beeinflusst nur α- und $β_1$-Rezeptoren.

Neben der Wirkung an den Zielorganen zeigen die Katecholamine über $α_2$- und $β_2$-Rezeptoren auch einen direkten Effekt auf noradrenerge Neurone. So hemmt die Aktivierung von präsynaptischen **$α_2$-Rezeptoren** die Noradrenalinausschüttung im Sinne eines negativen Feedback-Mechanismus, während die Aktivierung von **$β_2$-Rezeptoren** die Noradrenalin-Freisetzung fördert.

2.2 Katecholamine und Sympathomimetika

2.2.1 Allgemeines

Synthese: Adrenalin, Noradrenalin und Dopamin sind alle Produkte desselben Syntheseweges (**Abb. 2.2**). Ausgangssubstanz ist das **Tyrosin,** das zunächst durch die Tyrosin-Hydroxylase zu Dopa hydroxyliert wird. Anschließend erfolgt durch die Dopa-Decarboxylase die Decarboxylierung

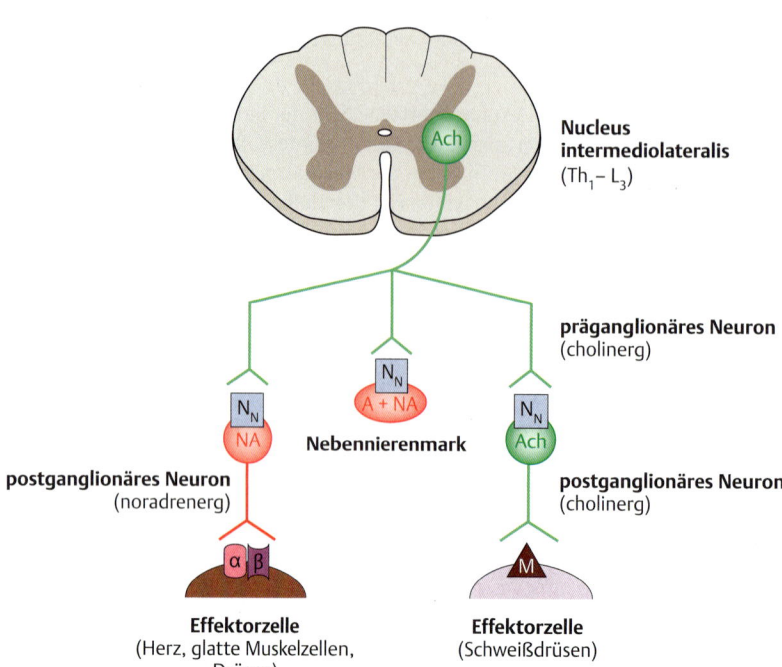

Abb. 2.1 **Das sympathische Nervensystem.** Cholinerge Neurone sind grün, noradrenerge rot dargestellt. Ach: Acetylcholin; NA: Noradrenalin; A: Adrenalin; N_N: neuronaler Typ des N-Cholinozeptors; α/β: α- und β-Rezeptoren; M: M-Cholinozeptor. (aus: Graefe, Lutz, Bönisch, Duale Reihe Pharmakologie und Toxikologie, Thieme, 2011)

Tab. 2.1 Übersicht über sympathomimetische Effekte

Erfolgsorgan	α₁-Rezeptor	α₂-Rezeptor	β₁-Rezeptor	β₂-Rezeptor
Auge	Mydriasis	–	–	Schlemmkanal-Weitstellung
Bronchien	Kontraktion	–	(Relaxation)	Relaxation
Herz	Zunahme der Kontraktionskraft am Arbeitsmyokard	–	positiv inotrop, positiv chronotrop, positiv dromotrop, verminderte Reizschwelle, erhöhte ektope Erregungsbildung	–
Gefäße	Kontraktion	(Kontraktion)	(Dilatation)	Dilatation
Magen-Darm-Trakt	Kontraktion der Sphinkteren	Hemmung der Peristaltik	Hemmung der Peristaltik	Hemmung der Peristaltik
Leber	(Glykogenolyse)	–	–	Glykogenolyse, Glukoneogenese
Pankreas	–	Hemmung der Insulinsekretion	–	Aktivierung der Insulinsekretion
Harnblase	Kontraktion des Sphinkters	–	–	Relaxation des M. detrusor
Fettgewebe	–	Hemmung der Lipolyse	Lipolyse	Lipolyse
Mastzellen	–	–	–	Hemmung der Histaminfreisetzung
Niere	–	–	Reninsekretion	–
Uterus	Kontraktion	–	–	Erschlaffung (Tokolyse)

zum Dopamin. Die Dopamin-β-Hydroxylase hydroxyliert in den noradrenergen Neuronen Dopamin zu Noradrenalin. Der letzte Schritt der Adrenalinsynthese erfolgt fast ausschließlich im Nebennierenmark: Hier wird Noradrenalin durch die Phenylethanolamin-N-Methyltransferase zu Adrenalin methyliert.

Inaktivierung und Abbau: Eine Inaktivierung des freigesetzten Noradrenalins erfolgt größtenteils (ca. 90 %) durch aktive Wiederaufnahme in die Nervenendigung (Reuptake). Dort wird es entweder durch die mitochondriale Monoaminooxidase (MAO) inaktiviert oder teilweise wieder aktiv in Vesikel aufgenommen. In den Effektorzellen und im Kreislauf befindliche Katecholamine werden durch die MAO und die COMT abgebaut. Abbauprodukte sind u. a. **Normetanephrin,** Metanephrin und Vanillinmandelsäure.

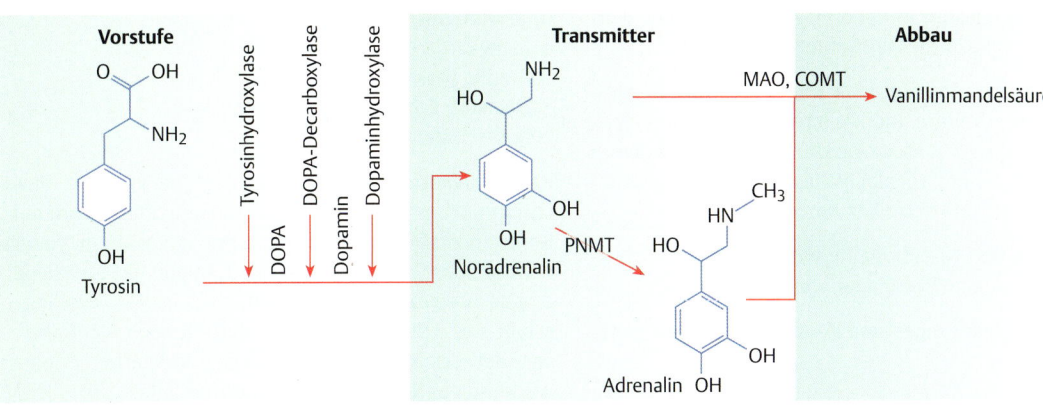

Abb. 2.2 **Synthese und Abbau von Dopamin, Noradrenalin und Adrenalin.** Ausgangssubstanz für die Synthese aller 3 Katecholamine ist Tyrosin. MAO: Monoaminooxidase; COMT: Catechol-O-Methyltransferase; PNMT: Phenylethanolamin-N-Methyltransferase. (aus: Herdegen, Kurzlehrbuch Pharmakologie und Toxikologie, Thieme, 2010)

> **DEFINITION** Sympathomimetika sind Substanzen, die adrenalin- bzw. noradrenalinähnliche Wirkungen zeigen.

Direkte Sympathomimetika: Zu den typischen Sympathomimetika zählen Dopamin, Noradrenalin (Norepinephrin), Adrenalin (Epinephrin), Etilefrin, Orciprenalin, Imidazolinderivate (Oxymetazolin, Naphazolin, Xylometazolin, Clonidin), Phenylephrin ($α_1$-Agonist) sowie die $β_2$-Sympathomimetika. Sie wirken direkt an den Rezeptoren (**Adrenozeptor-Agonisten**) und leiten sich entweder vom **Phenylethylamin** oder vom **Imidazol** ab. Es besteht eine ausgeprägte Struktur-Wirkungs-Beziehung, d. h. unterschiedliche Substitutionen in verschiedenen Positionen des Phenylethylaminmoleküls haben entsprechende Änderungen in der Rezeptoraffinität, Pharmakokinetik und ZNS-Gängigkeit zur Folge. So führt eine Substitution am Stickstoff des Phenylethylamins zur Zunahme der β-mimetischen Wirkung. Eine zusätzliche OH-Gruppe steigert die Adrenozeptoraffinität und führt zu einer verminderten intestinalen Aufnahme und einer schlechteren Penetration durch die Blut-Hirn-Schranke. Substitution an der α-Methylgruppe kann die Metabolisierung bremsen. Das **R-Enatiomer** stellt in der Regel die physiologisch aktive Form des Sympatomimetikums dar.

Indirekte Sympathomimetika: Die wichtigsten Vertreter dieser Substanzklasse sind Amphetamin und Methylphenidat, die ebenfalls Abkömmlinge des Phenylethylamins sind. Sie vermitteln eine **gesteigerte Freisetzung** von Noradrenalin bzw. dessen **verminderte Wiederaufnahme**.

2.2.2 α- und β-Sympathomimetika

Adrenalin (Epinephrin)

Wirkungen: Adrenalin wirkt am Herzen positiv inotrop, chronotrop, dromotrop und bathmotrop, am Gefäßsystem vasokonstriktorisch (α-vermittelt) als auch vasodilatativ ($β_2$-vermittelt). Darüber hinaus wirkt es an zahlreichen weiteren sympathisch innervierten Organen (Tab. 2.1).

Indikationen: Adrenalin ist Mittel der Wahl bei **Reanimation** und beim **anaphylaktischen Schock**. Darüber hinaus kommt es als lokaler Vasokonstriktorzusatz in der Lokalanästhesie und inhalativ bei akuter Laryngotracheitis zum Einsatz.

Pharmakokinetik: Adrenalin wird aufgrund seiner geringen Bioverfügbarkeit **parenteral** appliziert. Seine Wirkdauer beträgt nur 1–2 min. Da die **α- und β-Rezeptoren** unterschiedlich sensibel für Adrenalin sind, ist die Wirkung auf den Kreislauf abhängig von der Dosis. Geringe Dosen führen über eine überwiegende β-Stimulation zu einer Vasodilatation mit Blutdruckabfall, hohe Dosen bewirken über eine überwiegende α-Stimulation eine Vasokonstriktion mit Blutdruckanstieg (Zunahme des peripheren Gefäßwiderstandes).

Unerwünschte Wirkungen:
- Blutdruckanstieg, Angina pectoris
- tachykarde Rhythmusstörungen bis Kammerflimmern
- Hyperglykämie
- bei Applikation im Bereich der Akren Nekrosen
- Tremor, Unruhe, Angst, Palpitationen, Hypokaliämie.

Kontraindikationen: Zu den Kontraindikationen in nicht lebensbedrohlichen Situationen gehören:
- Hypertonie, Cor pulmonale
- Tachyarrhythmien
- Hyperthyreose, einige Inhalationsanästhetika (erhöhte Katecholaminsensibilität)
- Engwinkelglaukom
- als Zusatz zu Lokalanästhetikum: Eingriffe an den Akren
- Atherosklerose, KHK.

Noradrenalin

Wirkungen: Noradrenalin stimuliert vorrangig die **α-Rezeptoren**, in geringem Maße die **$β_1$-Rezeptoren**. Es führt zu einer ausgeprägten **Vasokonstriktion mit reflektorischer Herzfrequenzabnahme**. Die Vasokonstriktion steigert zudem die Nachlast und den myokardialen Sauerstoffverbrauch. In der Schwangerschaft steigert es die

Uteruskontraktion und in höheren Dosen wird eine Neigung zur Hyperglykämie beobachtet.

Indikationen: Noradrenalin ist Mittel der Wahl im **septischen Schock**. Weitere Indikationen sind anaphylaktischer und spinaler Schock sowie Ultima Ratio bei anderen Schockformen. In der Lokalanästhesie findet Noradrenalin als Vasokonstriktorenzusatz Anwendung.

Pharmakokinetik: Noradrenalin wird parenteral appliziert und besitzt eine Wirkdauer von 1–2 min.

Unerwünschte Wirkungen und Kontraindikationen: siehe Adrenalin.

Dopamin und Dobutamin

Wirkungen: Die beiden Wirkstoffe unterscheiden sich hinsichtlich ihrer Zielrezeptoren:

Dopamin: Das Katecholamin stimuliert D_2-Rezeptoren (v. a. ZNS [S. C409]) und D_1-Rezeptoren (v. a. Nieren- und Mesenterialgefäße, Herz). In höheren Konzentrationen kann es $β_1$- und α-Rezeptoren aktivieren. Die klinisch relevanten inhibitorischen D_2-Rezeptoren lösen zentrales Erbrechen aus.

Die Wirkung von Dopamin auf das sympathische System ist **dosisabhängig**:
- In **niedriger Dosierung** führt eine Stimulation der D_1-Rezeptoren zu einer gesteigerten Mesenterial- und Nierendurchblutung (gesteigerte Diurese).
- In **mittlerer Dosierung** überwiegen die Effekte der stimulierten $β_1$-Rezeptoren, die eine positiv inotrope, chronotrope und dromotrope Wirkung umfassen.
- In **hoher Dosierung** werden durch eine Freisetzung von Noradrenalin (wie ein indirektes Sympathomimetikum) die α-Rezeptoren stimuliert, was zu einer Vasokonstriktion (auch in den Nieren- und Mesenterialgefäßen) mit konsekutivem Blutdruckanstieg führt.

Dobutamin: Das synthetisch hergestellte Dobutamin stimuliert α-, $β_1$- und $β_2$-Rezeptoren, aber keine Dopaminrezeptoren. Die durch $β_1$-Stimulation ausgelösten v. a. positiv inotropen Effekte überwiegen. Die $α_1$-vermittelte Vasokonstriktion wirkt der $β_2$-bedingten Vasodilatation entgegen, weshalb eine reflektorische Tachykardie ausbleibt.

Indikationen: Dopamin ist indiziert bei **Hypotension** bzw. **Schock**. Dobutamin ist Mittel der Wahl im **kardiogenen Schock** und bei akuter Linksherzdekompensation.

> **MERKE** Dopamin und Dobutamin sind die Mittel der Wahl bei gewünschter positiver Inotropie, da sie im Gegensatz zu anderen positiv inotrop wirkenden Substanzen nur geringe positiv chronotrope, proarrhythmische und vaskuläre Effekte aufweisen.

Pharmakokinetik: Dopamin und Dobutamin müssen aufgrund ihres ausgeprägten First-pass-Effektes und ihrer kurzen Halbwertszeit (2 min) **kontinuierlich intravenös** verabreicht werden. Mit einer Toleranzentwicklung nach 72 h kontinuierlicher Gabe ist zu rechnen.

Unerwünschte Wirkungen:
- tachykarde Arrhythmien
- Angina pectoris
- Übelkeit, Erbrechen
- Kopfschmerzen.

Kontraindikationen: Für Dopamin Hyperthyreose, Phäochromozytom, Engwinkelglaukom und Prostataadenom. Kontraindikationen für Dobutamin umfassen hypovolämische Schockzustände, Perikardtamponade und hypertrophe obstruktive Kardiomyopathie. In der Schwangerschaft sollte die Anwendung aufgrund noch nicht ausreichender Erfahrung nur bei vitaler Indikation erfolgen, während der Stillzeit möglichst unterbleiben.

Etilefrin

Wirkungen: Etilefrin wirkt adrenalinähnlich α-, $β_1$- (und $β_2$-)**mimetisch** mit dem Effekt einer Vasokonstriktion und Zunahme des Herzzeitvolumens.

Indikationen: Der Einsatz erfolgt zur Behebung hypotoner Zustände.

Pharmakokinetik: Etilefrin kann oral und parenteral appliziert werden und weist mit ca. 2,5 h eine deutlich längere Wirkdauer als Adrenalin auf. Bei Dauertherapie kann es zu einer Toleranzentwicklung durch Down-Regulation der Rezeptoren kommen.

Unerwünschte Wirkungen: Die unerwünschten Wirkungen sind denen von Adrenalin ähnlich.

Orciprenalin

Wirkungen: Orciprenalin weist eine in etwa **gleiche Affinität zu $β_1$- und $β_2$-Rezeptoren** auf und vermittelt über $β_1$-Rezeptoren eine kardiale Stimulation mit **Zunahme der Inotropie**, der **Herzfrequenz** und der **AV-Überleitungsgeschwindigkeit**. Des Weiteren führt die $β_2$-Stimulation zu einer **Bronchodilatation**, Wehenhemmung und **Vasodilatation**.

Indikationen: Einsatzgebiet sind **bradykarde Herzrhythmusstörungen** (AV-Überleitungsstörungen).

Pharmakokinetik: Die Wirkungsdauer von Orciprenalin übertrifft die von Isoprenalin. Beide Wirkstoffe werden intravenös appliziert.

Unerwünschte Wirkungen:
- tachykarde Herzrhythmusstörungen
- Angina pectoris
- Stoffwechseleinflüsse
- Tremor
- Toleranzentwicklung.

Kontraindikationen: Sie umfassen Hypertonie, Tachyarrhythmien, Atherosklerose, KHK und erhöhte Katecholaminsensibilität. Im 1. Trimenon, kurz vor der Geburt (Wehenhemmung!) und während der Stillzeit sollte die Gabe nur mit strenger Indikationsstellung erfolgen.

2.2.3 α-Sympathomimetika

Naphazolin, Xylometazolin

Diese Imidazolinderivate wirken **α-sympathomimetisch mit der Folge der Vasokonstriktion.** Sind indiziert zur **lokalen Anwendung** mit dem Ziel der **Abschwellung der Nasenschleimhaut**. Die Anwendungsdauer sollte maximal 2 Wochen betragen, da es bei längerer Anwendung zu Schleimhautschäden und zu einer Arzneimittelrhinitis kommen kann.

Norfenefrin, Phenylephrin

Norfenefrin und Phenylephrin wirken **α-sympathomimetisch** und sind indiziert bei **hypotonen Zuständen**. Unerwünschte Wirkungen und Kontraindikationen siehe Noradrenalin. Phenylephrin wird zudem als Mydriatikum eingesetzt.

Zu den zentral wirksamen $α_2$-Adrenozeptor-Agonisten [S. C361].

2.2.4 β$_2$-Sympathomimetika

Wirkungen: β-Adrenozeptor-Agonisten wie z. B. Terbutalin, Fenoterol, Salbutamol oder Clenbuterol stimulieren die β$_2$-Rezeptoren und vermitteln dadurch eine Erschlaffung der glatten Muskulatur von Gefäßen, Bronchien, Darm und Uterus. Zur Wirkung an der Bronchialmuskulatur siehe Kap. Bronchodilatatoren [S. C378].

Indikationen: Einsatzgebiete sind **Asthma bronchiale** (Bronchospasmolyse) und vorzeitig einsetzende Wehen (Tokolyse). Zudem können sie bei **Hyperkaliämie** eingesetzt werden, da sie die K$^+$-Aufnahme in die Zellen fördern und zu einer vermehrten tubulären Sekretion von K$^+$ führen.

Pharmakokinetik: Bei permanenter Stimulation der β$_2$-Rezeptoren kommt es zu einer **Toleranzentwicklung** durch verminderte Rezeptorexpression bzw. eine Entkopplung der Signaltransduktion von der Rezeptoraktivierung.

Unerwünschte Wirkungen: Sie ergeben sich aus der systemischen Stimulation der β$_2$-Rezeptoren:
- Tachykardie, Herzrhythmusstörungen
- Angina pectoris
- Hyperglykämie
- Hypokaliämie
- Toleranzentwicklung
- feinschlägiger Tremor.

Kontraindikationen: Die folgenden Kontraindikationen gelten sowohl für die orale als auch für die parenterale Gabe:
- hypertrophe obstruktive Kardiomyopathie
- Phäochromozytom
- Engwinkelglaukom
- schwere Hyperthyreose.

Zu Schwangerschaft und Stillzeit s. Orciprenalin [S. C358].

2.2.5 Indirekte Sympathomimetika

Ephedrin

Wirkt sowohl direkt als auch indirekt sympathomimetisch. Es hat v. a. historische Bedeutung und kommt therapeutisch nur noch in Mischpräparaten zum Einsatz.

Amphetamine

Amphetamine wirken indirekt sympathomimetisch, da sie als Substrate der neuronalen Monoamintransporter die Rückaufnahme von Noradrenalin, Dopamin und Serotonin in das Neuron verhindern. Die biogenen Amine bleiben so länger im synaptischen Spalt. Da die Katecholaminspeicher schnell entleert sind und die Neusynthese der Katecholamine Zeit in Anspruch nimmt, kommt es zur Tachyphylaxie. Näheres zu den Amphetaminen s. Kap. Amphetamin und Analoga [S. C423].

Zu Kokain siehe Kap. Kokain [S. C423].

2.3 Sympatholytika

DEFINITION Sympatholytika sind Substanzen, die durch kompetitive Adrenozeptorblockade die Erregungsweiterleitung an den sympathischen Nervenendigungen hemmen (**Adrenozeptor-Antagonisten**).

2.3.1 α$_1$-Adrenozeptor-Antagonisten

Selektive α$_1$-Adrenozeptor-Antagonisten wie **Prazosin, Tamsulosin** oder **Doxazosin** beeinflussen den negativen Feedback-Mechanismus über die präsynaptischen α$_2$-Rezeptoren nicht, sodass unerwünschte Effekte durch vermehrte Noradrenalinfreisetzung (reflektorische Tachykardie etc.) nur gering ausgeprägt sind.

Zu Urapidil s. Kap. Urapidil [S. C362].

Wirkungen: Prazosin bewirkt eine venöse und arterielle Vasodilatation mit konsekutiver Senkung von Vor- und Nachlast und folgendem **Blutdruckabfall** mit größerem Effekt auf den diastolischen Blutdruckwert. Ähnliches gilt für Doxazosin, Terazosin und Indoramin.

Selektive α$_1$-Adrenozeptor-Antagonisten **relaxieren** zudem die **Muskulatur des Harnblasenhalses** und der prostatischen Urethra und führen so bei der benignen Prostatahyperplasie zu einer verbesserten Miktion.

Indikationen: Prazosin, Doxazosin und Terazosin gelten bei der Behandlung der **arteriellen Hypertonie** als Mittel 2. Wahl. Sie sollten nur in Kombination mit anderen Hypertensiva eingesetzt werden.

Prazosin wird zudem bei Morbus Raynaud eingesetzt, Doxazosin und Terazosin bei benigner Prostatahyperplasie.

Unerwünschte Wirkungen:
- orthostatische Dysregulation bis hin zum Kollaps (bevorzugt bei der ersten Gabe, deswegen einschleichende Dosierung)

- geringe reflektorische Tachykardie, Palpitationen, Arrhythmien
- Schwellung der Nasenschleimhaut
- Angina pectoris
- Ejakulationsstörungen
- Schwindel, Kopfschmerz.

> **MERKE** Bei Überdosierung bzw. Intoxikation mit α-Adrenozeptor-Antagonisten darf **keine** Adrenalingabe erfolgen, da bei α-Blockade nur die β$_2$-vermittelte Adrenalinwirkung (Vasodilatation) eintritt („Adrenalinumkehr"). Die Gabe von Dopamin oder Noradrenalin kann dagegen erfolgen (keine β$_2$-vermittelte Wirkung).

Kontraindikationen: Alle Situationen, in denen eine Blutdrucksenkung unerwünscht ist, bei Schwangerschaft und Stillzeit. Prazosin ist bei Herzinsuffizienz und eingeschränkter Leberfunktion kontraindiziert.

2.3.2 Nicht selektive α-Adrenozeptor-Antagonisten

Phenoxybenzamin hemmt **irreversibel** sowohl die α$_1$- als auch die α$_2$-Rezeptoren.

Wirkungen: Die Blockade der α$_1$-Rezeptoren bewirkt eine **Vasodilatation**. Durch die gleichzeitige α$_2$-Rezeptor-Blockade wird kompensatorisch vermehrt Noradrenalin freigesetzt, was für die kardialen Wirkungen wie **Tachykardien** oder Arrhythmien verantwortlich ist. Die **Steigerung des Herz-Zeit-Volumens** hebt den erwünschten blutdrucksenkenden Effekt zumindest teilweise auf. Neben seiner blutdrucksenkenden Wirkung kann Phenoxybenzamin einen gesteigerten adrenergen Tonus des Harnblasensphinkters vermindern.

Indikationen: Phenoxybenzamin wird bei **Phäochromozytom** (s. Endokrines System und Stoffwechsel [S. A344]) und neurogener Blasenentleerungsstörung eingesetzt.

Unerwünschte Wirkungen und Kontraindikationen: Sie entsprechen denen der selektiven α$_1$-Adrenozeptor-Antagonisten (s. o.). Außerdem ist Vorsicht geboten bei koronarer Herzkrankheit, Herzinsuffizienz, Schwangerschaft, Stillzeit und Magen-Darm-Ulzera.

2.3.3 β-Adrenorezeptor-Antagonisten

Propranolol, Timolol, Carvedilol und Sotalol blockieren **unselektiv** sowohl die β$_1$- als auch β$_2$-Rezeptoren **unspezifisch**, wohingegen Metoprolol, Bisoprolol, Celiprolol, Atenolol, Nebivolol, Betaxolol und Esmolol als **β$_1$-selektiv** gelten. Diese Selektivität ist allerdings nur relativ, d. h. auch bei β$_1$-selektiven Substanzen muss bei höheren Dosierungen mit β$_2$-blockierenden Effekten gerechnet werden.

Insbesondere Pindolol, Penbutolol und Celiprolol sind auch **partielle β-Adrenozeptor-Agonisten** (intrinsic sympathomimetic activity, **ISA**, oder partielle agonistische Aktivität, **PAA**): Bei hohem Sympathikotonus stehen die antagonistischen Effekte im Vordergrund, bei niedrigem Sympathikotonus überwiegen die agonistischen Eigenschaften [S. C351]. Studien zufolge ist die ISA als therapeutisch eher nachteilig einzustufen.

Wirkungen: Der Effekt der kompetititven Blockade der β-Adrenozeptoren ist umso stärker, je höher der Sympathotonus ist:
- **β$_1$-Rezeptor-Blockade:** Am Herzen resultiert eine **negative Dromotropie, Inotropie** und **Chronotropie**, die Autonomie des Herzens wird unterdrückt (Antiarrhythmikum [S. C374]). Der **Sauerstoffbedarf** des Herzmuskels sinkt. Im Fettgewebe wird die Lipolyse gehemmt und in der Niere die Reninfreisetzung vermindert.
- **β$_2$-Rezeptor-Blockade:** Es kommt zu einer Konstriktion bzw. Tonuserhöhung der glatten Muskulatur durch Erregung von α-Rezeptoren (durch Noradrenalin). Die Insulinsekretion des Pankreas wird gehemmt sowie im Skelettmuskel die Glykogenolyse.

Nach 1–2 Wochen tritt bei höheren Dosierungen außerdem eine **Blutdrucksenkung** ein (Antihypertensivum).

Einige β-Adrenozeptor-Antagonisten weisen zusätzliche **vasodilatierende Effekte** auf: Carvedilol (α$_1$-Blockade), Celiprolol (β$_2$-Stimulation) und Nebivolol (NO-Freisetzung).

Indikationen:
- koronare Herzkrankheit und Prophylaxe der Angina pectoris
- supraventrikuläre Herzrhythmusstörungen
- arterieller Hypertonus (sowohl Mono- als auch Kombinationstherapie)
- akutes Koronarsyndrom und Reinfarktprophylaxe
- kompensierte chronische Herzinsuffizienz

Weitere Indikationen: hypertrophe obstruktive Kardiomyopathie, hyperkinetisches Herzsyndrom, Phäochromozytom (erst nach α-Blocker-Gabe), Hyperthyreose, Tremor, Angstzustände, chronisches Offenwinkelglaukom, Migräneprophylaxe, portale Hypertension bei Ösophagusvarizen.

Pharmakokinetik: β-Adrenozeptor-Antagonisten unterscheiden sich in ihren rezeptorspezifischen Eigenschaften, in ihren physikalisch-chemischen Eigenschaften, ihrer Halbwertszeit, Wirkdauer und Bioverfügbarkeit. Je **lipophiler** die Substanz ist, desto besser wird sie resorbiert, desto leichter diffundiert sie ins ZNS, desto höher ist die Plasmaeiweißbindung und desto ausgeprägter ist die hepatische Metabolisierung.

Da unter der Therapie die Anzahl der β-Rezeptoren zunimmt, müssen β-Blocker **langsam ausgeschlichen** werden. Andernfalls kann es zu einem Rebound-Effekt kommen.

Unerwünschte Wirkungen: Neben Bradykardie, Blutdruckabfall, sinuatrialen bzw. atrioventrikulären Blockierungen, erhöhten Triglyceriden und Lipoproteinen können v. a. bei wenig selektiven β-Blockern Bronchokonstriktionen bis zum Asthmaanfall auftreten. Darüber hinaus kann eine Verschlimmerung einer pAVK auftreten;

bei Diabetes mellitus kann es zur Hypoglykämieneigung kommen (Verschleierung der Symptome und Hemmung der Gegenregulation). Außerdem können auftreten: Förderung der Mastzelldegranulation, Potenzstörungen, zentralnervöse Wirkungen bei lipophilen Substanzen (Sedierung, Kopfschmerz, Schwindel, Angstzustände, Albträume), Rebound-Effekt mit Blutdruckanstieg, Tachykardie und Angina pectoris.

Kontraindikationen:
Absolute Kontraindikationen:
- dekompensierte Herzinsuffizienz
- ausgeprägte Hypotonie und Bradykardie (< 50/min)
- AV-Block II. oder III. Grades
- Asthma bronchiale
- Schocksymptomatik
- Kombination mit Kalziumantagonisten vom Diltiazem- oder Verapamil-Typ.

Relative Kontraindikationen:
- Raynaud-Syndrom, periphere arterielle Verschlusskrankheit
- Diabetes mellitus
- COPD
- Hypothyreose
- Schwangerschaft und Stillzeit.

2.4 Antisympathotonika

DEFINITION Antisympathotonika **reduzieren die Katecholaminfreisetzung** an den peripheren sympathischen Synapsen.

Der herabgesetzte Sympathikotonus führt zu einem verminderten Herzzeitvolumen und peripheren Gefäßwiderstand. Aufgrund ihres ungünstigen Nebenwirkungsprofils werden Antisympathotonika nur in niedriger Dosierung in der Kombinationstherapie des arteriellen **Hypertonus** eingesetzt (Reserveantihypertensiva).

2.4.1 Zentral wirksame α_2-Adrenozeptor-Agonisten

Clonidin und Moxonidin

Wirkungen: Das Imidazolin Clonidin stimuliert zentrale postsynaptische α_2-Rezeptoren in der Medulla oblongata und vermutlich sog. Imidazolrezeptoren. Dies führt zu einer erhöhten Empfindlichkeit des Barozeptorenreflexes, einer Senkung des Sympathikotonus und einer Abnahme des peripheren Gefäßwiderstandes. Ferner werden periphere **präsynaptische α_2-Rezeptoren** stimuliert mit der Folge der verminderten Noradrenalinfreisetzung. Insgesamt resultiert eine Abnahme des Herzzeitvolumens und des peripheren Gefäßwiderstandes mit konsekutiver **Blutdrucksenkung** und **Bradykardie**. Ein Nebeneffekt ist die sedative Wirkung.

Moxonidin ist mit Clonidin verwandt, ist aber **nebenwirkungsärmer,** da es nur eine geringe Affinität zu zentralen α_2-Rezeptoren aufweist. Es vermittelt seinen blutdrucksenkenden Effekt wahrscheinlich über die Stimulation zentraler Imidazolrezeptoren. Dies senkt die Sympathikusaktivität und damit auch den Gefäßwiderstand sowie den Blutdruck. Im Gegensatz zu Clonidin beeinflusst Moxonidin das Herzzeitvolumen kaum.

Indikationen: Clonidin wird als **Antihypertensivum 2. Wahl** in der Kombinationstherapie eingesetzt. Darüber hinaus kommt es bei hypertensiver Krise und beim chronischen Offenwinkelglaukom sowie als Adjuvans zur Sedierung und bei **Entzug** (Analgosedierung von Intensivpatienten, Entzug bei Opioidabhängigen, Delirium tremens bei Alkoholentzug) zur Anwendung.

Moxonidin ist indiziert zur Kombinationstherapie des **arteriellen Hypertonus**.

Pharmakokinetik: Clonidin kann oral und parenteral appliziert werden und besitzt eine Halbwertszeit von 8–11 h. Moxonidin wird einmal täglich appliziert. Es sollte eine langsame Dosissteigerung erfolgen.

Unerwünschte Wirkungen:
- Müdigkeit und Sedierung
- Hemmung der Speichel- und Schleimsekretion (Mundtrockenheit), Obstipation
- orthostatische Dysregulation
- Rebound-Phänomen: nach abruptem Absetzen schwere Hypertonie (→ Ausschleichen)
- schwere Bradykardie (selten)
- initialer Blutdruckanstieg nach rascher i.v.-Injektion möglich (Stimulation peripherer postsynaptischer α_1-Rezeptoren)
- Ödeme durch Natriumretention
- Potenzstörungen.

Kontraindikationen: Sick-Sinus-Syndrom und Bradykardie. Bei Obstipation, Depression und AV-Überleitungsstörungen sollten Clonidin und Moxonidin nur unter Überwachung eingesetzt werden. Während Schwangerschaft und Stillzeit sind beide Wirkstoffe kontraindiziert.

α-Methyldopa

α-Methyldopa wird zu α-Methyldopamin decarboxyliert und weiter zu **α-Methylnoradrenalin** hydroxyliert, das den eigentlichen Wirkstoff darstellt (falscher Neurotransmitter). Es wird im Gegensatz zu Noradrenalin nicht durch die MAO desaminiert.

Wirkungen: α-Methylnoradrenalin wirkt als α_2-Adrenozeptor-Agonist ähnlich wie Clonidin. Wird es im ZNS synthetisiert, stimuliert es zentrale α_2-Rezeptoren mit konsekutiver Erhöhung der Empfindlichkeit des Barorezeptorenreflexes. Dies führt über eine Senkung des peripheren Gefäßwiderstandes und des Herzzeitvolumens zu einer **Blutdrucksenkung**. Die Wirkung tritt später ein als beim Clonidin, da das α-Methylnoradrenalin zunächst synthetisiert werden muss.

Indikationen: Indiziert ist α-Methyldopa als Reserveantihypertensivum in der Kombinationstherapie. Zudem ist es Mittel der Wahl bei chronischem **Schwangerschaftshypertonus**.

Pharmakokinetik: Die Bioverfügbarkeit beträgt bei oraler Gabe bis zu 25 %. α-Methyldopa kann ins ZNS penetrieren. Die Wirkung tritt wegen der notwendigen Metabolisierung später ein als bei Clonidin.

Unerwünschte Wirkungen: Ähnlich denen des Clonidins: Müdigkeit, Sedierung, Mundtrockenheit, orthostatische Dysregulation, Natrium- und Wasserretention. Darüber hinaus hat α-Methyldopa aber noch weitere, teils schwerwiegende Nebenwirkungen: Depression und Parkinsonismus, da es die natürlichen Neurotransmitter (Noradrenalin, Dopamin) im ZNS z. T. ersetzt. Außerdem können Libido- und Potenzstörungen, Leberschädigungen und Autoimmunreaktionen (positiver Coombs-Test, hämolytische Anämie, Fieber) auftreten.

Kontraindikationen: Phäochromozytom, Depression und akute Lebererkrankung, strenge Indikationsstellung während Schwangerschaft und Stillzeit.

2.4.2 Urapidil

Wirkungen: Urapidil blockiert zum einen **postsynaptische α_1-Rezeptoren** mit konsekutiver Abnahme des peripheren Gefäßwiderstandes und folgender **Blutdrucksenkung**. Zum anderen stimuliert es **zentrale Serotoninrezeptoren** (5-HT$_{1A}$) mit der Folge der Hemmung der sympathotonen Gegenregulation.

Indikationen: Urapidil ist indiziert in der Kombinationstherapie der arteriellen Hypertonie (oral) und bei **hypertensiven Krisen** (intravenöse Gabe).

Unerwünschte Wirkungen: Orthostatische Dysregulation, Kopfschmerzen und Schwindel.

Kontraindikationen: Schwangerschaft und Stillzeit.

2.4.3 Reserpin

Wirkungen: Das Indolalkaloid Reserpin hemmt die Aufnahme von Noradrenalin und anderen Monoaminen aus dem Axoplasma in die Vesikel, die Botenstoffe werden daher vermehrt durch die mitochondriale MAO abgebaut. Zudem wird weniger Noradrenalin synthetisiert, da auch das Dopamin vermindert ist. In höheren Dosen werden zusätzlich die neuronalen Katecholamin- und Serotoninspeicher im ZNS entleert. Resultat dieser Mechanismen sind **Blutdruckabfall** durch Abnahme des Herzzeitvolumens und des peripheren Gefäßwiderstandes, **Bradykardie**, des Weiteren Müdigkeit, Sedierung, Depression und Parkinsonismus.

Indikationen: Die Anwendung ist eigentlich obsolet, eine gelegentliche Verwendung findet Reserpin in der Kombinationstherapie der **Hypertonie**.

Unerwünschte Wirkungen: Kardiovaskuläre unerwünschte Wirkungen sind orthostatische Dysregulation, Bradykardie, Flush, verstopfte Nase sowie Natrium- und Wasserretention mit Ödembildung.

Darüber hinaus kommt es zu den oben genannten ZNS-Effekten, außerdem erhöhtem Vagotonus im Magen-Darm-Trakt mit Motilitätssteigerung, Diarrhö und erhöhter gastraler HCl-Produktion, gesteigerter Prolaktin-Ausschüttung und gehemmter TSH-Ausschüttung.

Kontraindikationen:
- Erkrankungen des ZNS: Depressionen, Morbus Parkinson, Epilepsie
- gastroduodenale Ulkuskrankheit
- Asthma bronchiale
- Schwangerschaft und Stillzeit.

MERKE Reserpin darf nicht mit MAO-Hemmern kombiniert werden.

3 Beeinflussung des parasympathischen Nervensystems

3.1 Funktion des Parasympathikus

Der Parasympathikus wirkt trophotrop, d. h. die Leistung des Herz-Kreislauf-Systems wird gedrosselt, der Energieverbrauch eingeschränkt und die Resorption und Verdauung gesteigert. Eine Übersicht gibt **Tab. 3.1**.

Neurotransmitter: Der Transmitter des Parasympathikus ist **Acetylcholin** (evtl. mit Cotransmittern; **Abb. 3.1**). Zusätzlich kommt es als Überträgerstoff der präganglionären sympathischen Neurone zum Einsatz (**Abb. 2.1**). Es wird im Neuron durch die Cholinacetyltransferase aus Cholin und Acetyl-CoA synthetisiert und zur Erregungsfortleitung in den synaptischen Spalt ausgeschüttet. Dort wird es innerhalb kurzer Zeit durch **Cholinesterasen** in Acetat und Cholin gespalten, welches wieder in das Neuron aufgenommen und erneut zur Acetylcholinsynthese verwendet wird.

Therapeutisch kann Acetylcholin lediglich zur schnellen Auslösung einer Miosis eingesetzt werden. Ansonsten ist es wegen seines schnellen Abbaus und der damit verbundenen kurzen Wirkdauer nicht als systemisches Medikament geeignet.

Cholinozeptoren: Es lassen sich 2 Typen unterscheiden:
- nikotinerge Acetylcholinrezeptoren (**N-Cholinozeptoren**) und
- muskarinerge Acetylcholinrezeptoren (**M-Cholinozeptoren**).

3.1 Funktion des Parasympathikus

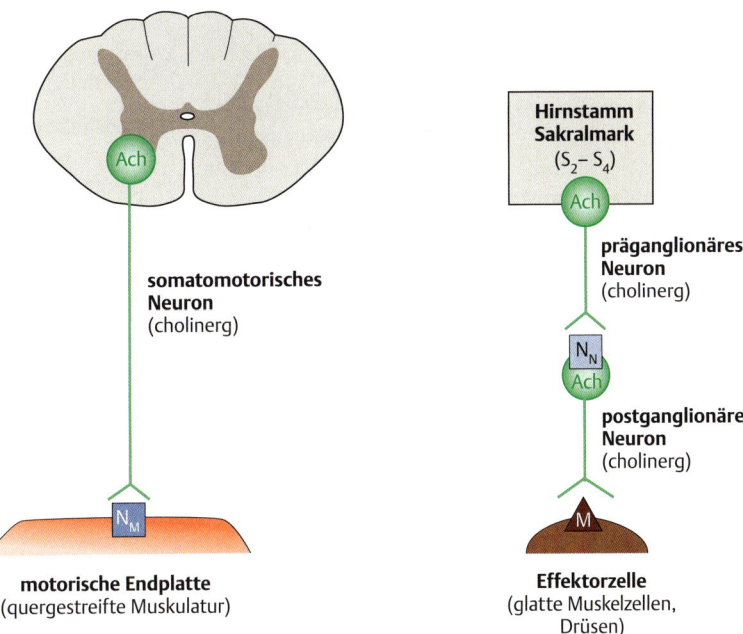

Abb. 3.1 Das parasympathische Nervensystem. Cholinerge Neurone sind grün dargestellt. Ach: Acetylcholin; N_M: muskulärer Typ des N-Cholinozeptors; N_N: neuronaler Typ des N-Cholinozeptors; M: M-Cholinozeptor. (aus: Graefe, Lutz, Bönisch, Duale Reihe Pharmakologie und Toxikologie, Thieme, 2011)

Tab. 3.1 Übersicht über parasympathomimetische Effekte

Erfolgsorgan	Parasympathikus-Wirkung
Herz	• negativ chronotrop (Bradykardie) • negativ inotrop (nur Vorhöfe) • negativ dromotrop (bis AV-Block)
Gefäße	• geringe Dilatation und Blutdrucksenkung (über endotheliales NO) • stärkere dilatatorische Wirkung bei den Gefäßen von Genitalorganen, Gehirn und Speicheldrüsen
Bronchien	• Konstriktion • Sekretionszunahme
Magen-Darm-Trakt	• Zunahme der Peristaltik bis Spasmen • Abnahme des Sphinktertonus • vermehrte Speichel- und Magensaftsekretion
Harnblase	• Kontraktion des M. detrusor • Relaxation des Sphinkters
Auge	• Miosis (Kontraktion) • Nahakkomodation (Kontraktion) • Kammerwasserabfluss
sekretorische Drüsen	• Sekretionszunahme • gesteigerte Transpiration (sympathisch innerviert!)

Abb. 3.2 N-Cholinozeptor. Vereinfachte Darstellung. Zwei der 5 Untereinheiten besitzen eine Bindungsstelle für Acetylcholin (ACh). (aus: Lüllmann, Mohr, Hein, Pharmakologie und Toxikologie, Thieme, 2010)

Während M-Cholinozeptoren an den Endorganen (postganglionäre parasympathische Neurone), im ZNS und an wenigen postganglionären sympathischen Nervenendigungen (z. B. Schweißdrüsen) exprimiert werden, finden sich N-Cholinozeptoren in vegetativen Ganglien bei der Umschaltung vom prä- zum postganglionären Neuron, im ZNS, am Nebennierenmark und an der motorischen Endplatte. Als Antagonist wirkt an den N-Cholinozeptoren Curare, an den M-Cholinozeptoren Atropin.

N-Cholinozeptoren fungieren als **Kationenkanäle**, die Bindung von Acetylcholin bewirkt ihre Öffnung und damit die Auslösung eines Aktionspotenzials (**Abb. 3.2**). Die in der Muskulatur vorkommenden N_M-Cholinozeptoren unterscheiden sich dabei in ihren Eigenschaften von den im Nervensystem lokalisierten N_N-Cholinozeptoren. An **M-Cholinozeptoren** wird die Stimulation durch Acetylcholin über **G-Proteine** vermittelt, es folgt entweder die Synthese von Inositol-trisphosphat und Diacylglycerol (M_1-, M_3- und M_5-Subtypen) oder die Erhöhung der K^+-Leitfähigkeit der postsynaptischen Membran (M_2- und M_4-Subtyp).

3.2 Parasympathomimetika

Parasympathomimetika wirken erregend auf das parasympathische Nervensystem (Tab. 3.1). Die **indirekten** Parasympathomimetika hemmen die Acetylcholinesterase und verlängern dadurch die Wirkung von Acetylcholin (**Cholinesterase-Hemmstoffe**). Bei **direkten** Parasympathomimetika handelt es sich um Agonisten der **M-Cholinorezeptoren**, die von der Cholinesterase nicht abgebaut werden.

3.2.1 Indirekte Parasympathomimetika (Cholinesterasehemmer)

Indirekte Parasympathomimetika können in reversible (mehrere Stunden Wirkdauer) und irreversible (mehrere Tage Wirkdauer) Cholinesterase-Hemmstoffe eingeteilt werden:

- reversibel: nicht veresternde Inhibitoren wie **Galantamin** und **Donepezil** und Carbaminsäureester wie z. B. **Neostigmin, Pyridostigmin, Physostigmin, Distigmin** und **Rivastigmin**
- irreversibel: **Alkylphosphate** (Phosphorsäureester).

Die Alkylphosphate spielen therapeutisch keine Rolle. Sie haben aber eine Bedeutung in der Toxikologie (s. Umweltmedizin Tab. 1.2), da sie in Insektiziden und chemischen Kampfstoffen vorkommen.

Wirkungen: Cholinesterase-Hemmstoffe wirken indirekt parasympathomimetisch (Tab. 3.1), indem sie die Cholinesterase hemmen und dadurch die Wirkung von Acetylcholin verlängern. **Physostigmin** und die **Antidementiva Rivastigmin**, Galantamin und Donepezil sind **ZNS-gängig**. Eine Intoxikation mit Cholinesterase-Hemmern kann mit Atropin antagonisiert werden.

Indikationen: Indikationen für **Neostigmin, Pyridostigmin** und **Distigmin** umfassen (postoperative oder -partale) Darm- und Blasenatonie, paralytischen Ileus, Antagonisierung nicht depolarisierender Muskelrelaxanzien, **Glaukom** und **Myasthenia gravis**.
   Physostigmin findet Anwendung bei Intoxikationen mit Atropin, trizyklischen Antidepressiva und Neuroleptika.
   Donepezil, Galantamin und **Rivastigmin** kommen bei der Alzheimer-Demenz zum Einsatz.

Unerwünschte Wirkungen: Sie lassen sich auf die Aktivierung der verschiedenen Acetylcholin-Rezeptoren zurückführen:

- **Muskarinerge Nebenwirkungen** betreffen hauptsächlich „periphere" Komponenten des Parasympathikus wie den Magen-Darm-Trakt (erhöhte Speichel- und Magensaftsekretion, Spasmen, Diarrhö, Übelkeit, Ulzera), das Herz (Bradykardie, Hypotonie, Kollaps), die Bronchien (Bronchospasmus) und die Drüsen (verstärktes Schwitzen, vermehrter Speichelfluss). Darüber hinaus können auch Symptome an anderen Organen auftreten (z. B. Kopfschmerzen, Harndrang, Hyperhidrose). Die Nebenwirkungen treten meist frühzeitig auf und sind mit Parasympatholytika behandelbar.
- **Nikotinerge Nebenwirkungen** mit geröteter Haut und Faszikulationen finden sich oft erst nach längerer Behandlung.

Kontraindikationen: Für Neostigmin, Pyridostigmin und Distigmin gelten folgende Kontraindikationen:

- Myokardinfarkt, dekompensierte Herzinsuffizienz
- Ileus, Darmstenosen
- Spasmen der Gallen- oder Harnwege
- Parkinson
- Iritis
- Thyreotoxikose
- Gabe depolarisierender Muskelrelaxanzien
- i. v.-Applikation während der Schwangerschaft.

Physostigmin ist kontraindiziert bei Asthmatikern mit Sulfit-Überempfindlichkeit. Bei Asthma bronchiale, Diabetes mellitus und koronarer Herzkrankheit sollte die Indikation streng geprüft werden.

3.2.2 Direkte Parasympathomimetika (M-Cholinozeptor-Agonisten)

- Carbachol (Cholin-Carbaminsäureester)
- Pilocarpin (Alkaloid)
- Bethanechol (Cholin-Carbaminsäureester)

Wirkungen: Bethanechol führt zu einer Motilitätszunahme v. a. der glatten Muskulatur von Darm und Harnblase. Pilocarpin weist bei systemischer Anwendung ausgeprägte sekretionssteigernde und kardiodepressive Wirkungen auf.

Indikationen: Pilocarpin und Carbachol finden in der **lokalen Glaukombehandlung** Anwendung, Pilocarpin wird außerdem in der Mukoviszidose-Diagnostik zur Steigerung der Schweißsekretion verwendet (s. Pädiatrie [S. B581]). Der selektive Agonist Bethanechol kommt bei **Blasen-** und **Darmatonie** zum Einsatz.

Unerwünschte Wirkungen: Die Nebenwirkungen sind parasympathomimetischer Natur (Tab. 3.1) und lassen sich in der Regel durch Atropingabe beheben. Sie umfassen Bradykardie, Herzrhythmusstörungen, Bronchokonstriktion, Übelkeit, Erbrechen, Diarrhö, Harndrang, Hyperhidrosis, Sehstörungen (Miosis und Myopie) und Sekretionssteigerung (→ starker Speichelfluss).

Kontraindikationen: Iritis, Asthma bronchiale, Herzinsuffizienz, MDT-Spasmen, Parkinsonismus und Thyreotoxikose. Bethanechol ist während Schwangerschaft und Stillzeit kontraindiziert.

3.3 Parasympatholytika (M-Cholinozeptor-Antagonisten)

Einige wichtige M-Cholinozeptor-Antagonisten sind:

- **tertiäre Amine** (ZNS-Wirkung): Atropin, Scopolamin, Tropicamid, Biperiden, Trihexyphenidyl, Darifenacin, Solifenacin, Oxybutynin
- **trizyklische Verbindung** mit tertiären Aminogruppen (ZNS-Wirkung): Pirenzepin

3.3 Parasympatholytika (M-Cholinozeptor-Antagonisten)

- **quartäre Ammoniumverbindungen** (keine ZNS-Wirkung): Butylscopolamin, Ipratropiumbromid, Tiotropiumbromid, Trospiumchlorid

Wirkungen und Indikationen: Prinzipiell wirken die Parasympatholytika als kompetitive Antagonisten an muskarinergen Cholinozeptoren (Tab. 3.2).

Atropin: Indikationen sind **bradykarde Herzrhythmusstörungen** und **Alkylphosphatintoxikationen**. Daneben wird es gelegentlich als **Prämedikation** zur Hemmung der bronchialen Sekretion eingesetzt, da diese durch manche Narkotika stimuliert wird. Bei Iritis oder Iridozyklitis wird Atropin zur Herbeiführung einer **Mydriasis** verwendet (Wirkdauer bis zu 10 Tagen). Zudem kann es vagale Nebenwirkungen anderer Pharmaka mindern.

Scopolamin: Weist schon in niedriger Dosierung eine ZNS-Dämpfung auf und findet aufgrund seiner antiemetischen Wirkung v. a. bei **Kinetosen** Anwendung.

Tropicamid: Kommt als kurz wirkendes lokales Mydriatikum zur Anwendung.

Butylscopolamin: Wirkt bevorzugt an der glatten Muskulatur des Verdauungstraktes und der ableitenden Harnwege. Deswegen kommt es bei Spasmen der glatten Muskulatur des Magen-Darm-Traktes, der **Gallenwege** und der **Harnwege** zum Einsatz.

Ipratropiumbromid und Tiotropiumbromid: Sie zeigen eine gute Wirksamkeit an der Bronchialmuskulatur und werden deshalb als Bronchodilatatoren [S. C379] eingesetzt. Eine weitere Indikation für Ipratropiumbromid sind bradykarde Herzrhythmusstörungen.

Pirenzepin: Ist relativ selektiv für M_1-Rezeptoren und kam bei Magen-Darm-Ulzera und Gastritis zum Einsatz (wurde inzwischen aber durch andere Therapeutika weitestgehend ersetzt).

Trospiumchlorid, Darifenacin, Oxybutynin und Solifenacin: Einsatzgebiet ist die Detrusorhyperaktivität (Reizblase, meist in Verbindung mit **Dranginkontinenz**).

Biperiden: Indikationen sind das Parkinson-Syndrom sowie eine medikamentös induzierte und sonstige extrapyramidalmotorische Symptomatik.

Trihexyphenidyl: Indiziert bei **Parkinson-Syndrom** [S. C418] sowie medikamentös induzierter extrapyramidalmotorischer Symptomatik.

Pharmakokinetik: Tertiäre Amine werden rasch und fast vollständig aus dem Gastrointestinaltrakt resorbiert und sind zudem liquorgängig. Die kaum lipophilen quartären Amine sind nicht liquorgängig und zeigen eine geringe orale Resorption (10–25 %).

Unerwünschte Wirkungen: Je nach Indikation können einige parasympatolytische Effekte erwünscht, andere unerwünscht sein. Als unerwünschte Wirkung treten am häufigsten auf: Tachykardie, Wärmestau, Mundtrockenheit, Darmatonie, akuter Glaukomanfall, Miktionsbeschwerden.

Kontraindikationen:
- Prostatahypertrophie (Gefahr des Harnverhalts)
- Pylorusstenose, paralytischer Ileus
- Myasthenia gravis
- Engwinkelglaukom
- tachykarde Herzrhythmusstörungen
- Hyperthyreose/Thyreotoxikose.

Für alle Wirkstoffe besteht während Schwangerschaft und Stillzeit eine strenge Indikationsstellung oder eine Kontraindikation.

Tab. 3.2 Übersicht über parasympatholytische Effekte

Erfolgsorgan	Effekt des M-Cholinozeptor-Antagonisten
Herz	• positiv chronotrop (in höherer Dosierung) • positiv dromotrop
Gefäße	• Antagonisierung parasympathomimetischer/vagal bedingter Vasodilatation
Bronchien	• Dilatation [S. C379] • Sekretionsabnahme
Magen-Darm-Trakt	• Peristaltikabnahme • Aufhebung vagal bedingter Spasmen • verminderte Sekretion von Speichel und Magensaft
Harnblase/-leiter	• Harnverhalt • Dilatation der Ureteren
Auge	• Mydriasis • Akkomodationslähmung • Engwinkelglaukom
sekretorische Drüsen	• Xerophthalmie • Xerostomie • Achlorhydrie • trockene Haut mit Hyperämie und Anstieg der Körpertemperatur
ZNS	• erregende Wirkung (höhere Dosen liquorgängiger Substanzen) • zentral dämpfend (Scopolamin in niedriger Dosierung) • antiemetisch

4 Beeinflussung des motorischen Nervensystems

4.1 Erregungsübertragung am Skelettmuskel

Aus der präsynaptischen Endigung der motorischen Endplatte wird bei Eintreffen eines Aktionspotenzials **Acetylcholin** in den synaptischen Spalt freigesetzt. Acetylcholin diffundiert durch den synaptischen Spalt zur subsynaptischen Membran und bindet dort an die N_M-Cholinozeptoren [S.C362]. Der dadurch ausgelöste Kationeneinstrom bewirkt die Auslösung des Endplattenpotenzials, es kommt zur elektromechanischen Kopplung und zur Muskelkontraktion.

4.2 Periphere Muskelrelaxanzien

Periphere Muskelrelaxanzien dürfen nur verabreicht werden, wenn die Möglichkeit zur Beatmung besteht. Außerdem ist zu beachten, dass Bewusstsein und Schmerzempfindlichkeit erhalten bleiben. **Neuromuskulär blockierende Substanzen** (periphere Muskelrelaxanzien) hemmen die Erregungsübertragung an der motorischen Endplatte und lähmen dadurch die Skelettmuskulatur. Man kann innerhalb dieser Gruppe zwischen depolarisierenden und nicht depolarisierenden Wirkstoffen unterscheiden. **Muskulär blockierende Stoffe** verhindern die elektromechanische Kopplung und damit die Muskelkontraktion.

4.2.1 Nicht depolarisierende Muskelrelaxanzien

Bei nicht depolarisierenden Muskelrelaxanzien handelt es sich um **N_M-Cholinozeptor-Antagonisten**. Häufig eingesetzte Substanzen sind: Atracurium, Cisatracurium, Mivacurium, Pancuronium, Rocuronium und Vecuronium.

Tubocurarin und weitere Substanzen dieser Gruppe wurden von den Indianern als Pfeilgift verwendet (Curare).

Wirkungen: Nicht depolarisierende Muskelrelaxanzien blockieren **kompetitiv** die N-Cholinozeptoren, sie besitzen **keine** intrinsische Aktivität. Abhängig von der Rezeptordichte des jeweiligen Organs tritt die Wirkung in einer bestimmten zeitlichen Reihenfolge ein: als Erstes an kleinen, schnell beweglichen Muskeln (Auge, Finger, Zehen), darauf folgt die Extremitäten-, Stamm- und Nackenmuskulatur und als Letztes die Interkostalmuskulatur und das Zwerchfell.

Indikationen: Nicht depolarisierende Muskelrelaxanzien werden zur Intubation bei Narkoseeinleitung und zur Relaxierung beatmeter Patienten eingesetzt.

Pharmakokinetik: Nicht depolarisierende Muskelrelaxanzien stehen wegen schlechter enteraler Resorption nur in parenteraler Applikationsform zur Verfügung. Sie sind

Tab. 4.1 Übersicht der nicht depolarisierenden Muskelrelaxanzien

Substanz	Wirkbeginn	Wirkdauer	Kumulationsneigung
kurze Wirkdauer			
Mivacurium	2–3 min	15–20 min	eingeschränkte Plasmacholinesterase-Funktion
mittlere Wirkdauer			
Atracurium	2–3 min	20–35 min	keine
Cisatracurium	2–4 min	30 min	keine
Rocuronium	1–2 min	30–50 min	Leberinsuffizienz
Vecuronium	2–3 min	30–40 min	Leberinsuffizienz
lange Wirkdauer			
Pancuronium	3–4 min	40–90 min	Niereninsuffizienz

nicht ZNS-gängig. Die Elimination erfolgt vorwiegend renal und biliär. Atracurium zerfällt spontan, seine Ausscheidung ist daher leber- und nierenunabhängig. Die verschiedenen Substanzen lassen sich durch unterschiedliche Anschlagzeiten (Zeit zwischen Injektionsende und Eintritt der maximalen Wirkung) und Wirkdauern charakterisieren (Tab. 4.1).

Unerwünschte Wirkungen: Mivacurium und Atracurium können bei schneller Injektion zu einer Histaminfreisetzung mit Blutdruckabfall, Bronchokonstriktion und Erythem (v.a. im Bereich von Gesicht bis Brust) führen. Mivacurium verursacht zudem Blutdruckabfall und Tachykardie. Pancuronium weist eine sympathomimetische und vagolytische Komponente mit Herzfrequenz- und Blutdruckanstieg auf.

Wechselwirkungen: Wirkungsverstärkung und -verlängerung durch Narkosemittel (v.a. Inhalationsanästhetika), Antibiotika (z.B. Aminoglykoside), Lokalanästhetika und Antiarrhythmika.

Antagonisten: Zur Antagonisierung nicht depolarisierender Muskelrelaxanzien stehen die Cholinesterasehemmer **Neostigmin** und **Pyridostigmin** zur Verfügung, die eine Erhöhung der Acetylcholinkonzentration im synaptischen Spalt bewirken. Um Nebenwirkungen durch Stimulation der M-Cholinozeptoren zu vermeiden, werden sie in Kombination mit Atropin verabreicht.

Eine Antagonisierung von Vecuronium und Rocuronium ohne cholinerge Nebenwirkungen ist mit dem Cyclodextrin-Derivat **Sugammadex** möglich. Es besitzt einen lipophilen Hohlraum, in dem steroidale Muskelrelaxanzien eingeschlossen und damit unwirksam gemacht werden. Nebenwirkungen sind bisher nicht bekannt.

Kontraindikationen: Bei Patienten mit Myasthenia gravis sollte auf Muskelrelaxanzien möglichst verzichtet werden, da es zu einer Verstärkung der neuromuskulären Blockade kommt. Für Muskelrelaxanzien mit kurzer und mittlerer Wirkdauer besteht eine strenge Indikationsstellung bzw. eine Kontraindikation (mangelhafte Datenlage).

4.2.2 Depolarisierende Muskelrelaxanzien

Depolarisierende Muskelrelaxanzien sind N_M-**Cholinozeptor-Agonisten**. Einziger klinisch relevanter Wirkstoff ist Succinylcholin (**Suxamethonium**).

Wirkungen: Depolarisierende Muskelrelaxanzien binden ebenfalls an den N_M-Cholinozeptor, verfügen allerdings über intrinsische Aktivität. Suxamethonium wird nicht von der Acetylcholinesterase abgebaut und verursacht eine **lang andauernde Depolarisation der motorischen Endplatte**. Anfangs sind Muskelfaszikulationen zu beobachten, anschließend ist der Muskel aufgrund der anhaltenden Depolarisation nicht mehr erregbar. Depolarisierende Muskelrelaxanzien können **nicht antagonisiert** werden.

Indikationen: Aufgrund des im Vergleich mit den nicht depolarisierenden Muskelrelaxanzien größeren Nebenwirkungsprofils ist die Anwendung von Succinylcholin stark eingeschränkt. Seine Vorteile sind der schnelle Wirkungseintritt und die kurze Wirkdauer. Hauptindikation ist die Erleichterung der Intubation, für elektive Eingriffe besteht **keine** Indikation.

Pharmakokinetik: Die Anschlagzeit von Succinylcholin ist mit 40–60 s sehr kurz. Die Wirkdauer (5–10 min) ist aufgrund einer schnellen Metabolisierung durch die in der Leber gebildete Plasmacholinesterase die kürzeste aller Muskelrelaxanzien. Ein hereditärer Cholinesterasedefekt bzw. Plasmacholinesterase-Mangel bei Patienten führt zu einer massiven Verlängerung der Wirkdauer.

Unerwünschte Wirkungen: Am Tag nach der Anwendung kann es wegen der Faszikulationen zu muskelkaterartigen Schmerzen kommen, die durch Vorbehandlung mit nicht depolarisierenden Muskelrelaxanzien in niedriger Dosierung vermieden werden können (Präcurarisierung).

Aufgrund der langen Offenzeit der N-Cholinorezeptor-Ionenkanäle kommt es zu einer Verschiebung des Kaliums von intra- nach extrazellulär mit der Folge einer **Hyperkaliämie**. Diese kann Bradyarrhythmien und Asystolie hervorrufen.

> **MERKE Cave:** Besonders groß ist das Risiko lebensbedrohlicher Hyperkaliämien bei Patienten mit Verbrennungen, neuromuskulären Erkrankungen bzw. Muskeldenervierung, Intensivpatienten und Kindern unter 8 Jahren!

Die Gabe von Suxamethonium kann zudem in seltenen Fällen eine maligne Hyperthermie auslösen (s. Anästhesie [S. B81]). Weitere unerwünschte Wirkungen sind eine geringe Histaminfreisetzung [S. C366] und eine Erhöhung des intraokulären Drucks durch Kontraktion der äußeren Augenmuskeln. Bei Patienten mit bekanntem Glaukom ist deshalb erhöhte Vorsicht bei der Anwendung von Succinylcholin geboten.

Kontraindikationen: Die Kontraindikationen leiten sich aus den unerwünschten Wirkungen ab: maligne Hyperthermie, Verbrennungspatienten, Immobilisation (Gefahr der Hyperkaliämie), neuromuskuläre Erkrankungen und Denervierung von Muskeln (**Cave:** Kinder mit noch nicht diagnostizierten Myopathien), ausgedehnte Paresen, perforierende Augenverletzungen und bestimmte Augenoperationen (Erhöhung des intraokulären Drucks). Während der Schwangerschaft ist Suxamethonium nur im Rahmen von Kurznarkosen zugelassen.

4.2.3 Muskulär blockierende Stoffe

Einziger Vertreter der myotropen Muskelrelaxanzien ist **Dantrolen**.

Wirkungen: Dantrolen hemmt die Ca^{2+}-Freisetzung aus dem sarkoplasmatischen Retikulum, wodurch die elektromechanische Kopplung verhindert wird. Der genaue Mechanismus ist noch ungeklärt.

Indikationen: Einsatzgebiet sind maligne Hyperthermie und spastische Syndrome.

Pharmakokinetik: Die Resorption nach oraler Aufnahme liegt bei 20–30 %, die Ausscheidung der Metaboliten erfolgt renal.

Unerwünschte Wirkungen: Müdigkeit, Schwindel und Schwächegefühl sind die hauptsächlichen Nebenwirkungen, selten kommt es zu hepatitisähnlichen Ereignissen, in höheren Dosierungen sind Halluzinationen möglich. Es besteht Teratogenität. Photosensibilität kann auftreten.

Kontraindikationen: Für den Einsatz bei maligner Hyperthermie bestehen keine Kontraindikationen, ansonsten Lebererkrankungen, Lungenfunktionsstörungen, vorbestehende Myokardschädigung, Schwangerschaft und Stillzeit.

5 Beeinflussung der Übertragung an vegetativen Ganglien

5.1 Grundlagen

Genauso wie für die N_M-Cholinozeptoren gibt es auch für die N_N-Cholinozeptoren-Agonisten (ganglienerregende Substanzen) und Antagonisten (Ganglienblocker). Da keine spezifische Ansteuerung bestimmter N_N-Cholinozeptoren möglich ist, ist ihr Nebenwirkungsspektrum erheblich. Sie haben deshalb therapeutisch keine Bedeutung mehr. Im Alltag allerdings spielt Nikotin eine große Rolle (s. Arbeitsmedizin [S. C249]).

5.2 Nikotin

Nikotin ist ein N_N-Cholinozeptor-Agonist, der in autonomen Ganglien, im Nebennierenmark und im ZNS wirkt, in hohen Dosierungen auch an den neuromuskulären Nervenendigungen.

Wirkungen: Am Herz-Kreislauf-System bewirkt Nikotin eine Vasokonstriktion und Herzfrequenzzunahme (mit folgender Hypertonie), indem es sympathische Ganglien erregt und dadurch zu einer Katecholaminfreisetzung aus dem Nebennierenmark führt. Eine Stimulation vorwiegend parasympathischer Ganglien führt im Magen-Darm-Trakt zu einem erhöhten Tonus und einer Steigerung der Magensäuresekretion. Am ZNS wirkt Nikotin erregend (Tremor, Atemstimulation), mit steigender Konzentration treten Übelkeit und Erbrechen auf.

Hohe Konzentrationen führen zu einer kompletten Ganglienblockade, die sich durch Vergiftungssymptome wie Hypersalivation, Durchfall, Kreislaufdepression bis zum Eintreten eines Schocks, Krampfanfälle oder Atemlähmung zeigt.

Nikotin ist ein starkes Gift mit einer letalen Dosis von 40–60 mg. Diese Dosis ist in nur 5 Zigaretten enthalten (Nikotinanteil im Tabak ca. 0,2–5 %). Allerdings ist eine Nikotinvergiftung bei Rauchern äußerst selten, weil Nikotin rasch metabolisiert wird und ein großer Anteil in die Umgebungsluft entweicht. Leichte Vergiftungserscheinungen treten aber z. B. bei der ersten Zigarette auf.

Pharmakokinetik: Nikotin wird rasch über die Lunge, Haut, Schleimhaut oder den Gastrointestinaltrakt resorbiert. Die Metabolisierung erfolgt überwiegend hepatisch (ca. 90 %). Nikotin ist sowohl Plazenta- als auch Muttermilch- und ZNS-gängig.

6 Beeinflussung des sensiblen Nervensystems

6.1 Lokalanästhetika

Lokalanästhetika hemmen reversibel und lokal begrenzt die Bildung und Weiterleitung von Aktionspotenzialen über Nervenfasern. Dünne Fasern (sensible Fasern) sprechen dabei auf niedrigere Dosierungen an als dicke (motorische Fasern). Zuerst kommt es zum Verlust der Schmerzempfindung, dann folgen Temperatur-, Berührungs- und Druckempfindung. Näheres zu den Prinzipien der Schmerztherapie s. Anästhesie [S. B93].

Lokalanästhetika sind **Na^+-Kanal-Blocker**. Man unterscheidet 2 Typen (Tab. 6.1):
- **Estertyp:** Procain, Tetracain, Benzocain
- **Amidtyp:** Lidocain, Prilocain, Mepivacain, Bupivacain, Etidocain, Ropivacain, Articain.

Wirkungen: Lokalanästhetika **blockieren** reversibel die spannungsabhängigen **Na^+-Kanäle** und verhindern dadurch die Erregungsentstehung und -fortleitung. In sehr hohen Konzentrationen haben sie auch an anderen Ionenkanälen einen blockierenden Effekt. Da sie zum Wirkort (in den Na^+-Kanal) nur in ungeladener Form gelangen können, ist ihre Wirksamkeit pH-abhängig. Im entzündeten Gewebe liegen sie wegen des niedrigen pH-Werts vorwiegend in ionisierter Form vor, weshalb ihre Wirksamkeit dort eingeschränkt ist.

Indikationen: Es gibt im Wesentlichen 4 Einsatzgebiete (Näheres zur Regionalanästhesie s. Anästhesie [S. B83].

Oberflächenanästhesie: Das Lokalanästhetikum wird als Spray, Salbe oder Lösung auf die zu betäubende Schleimhaut oder Haut aufgebracht (Lidocain, Tetracain, Benzocain).

Infiltrationsanästhesie: Es wird direkt in das Gewebe injiziert, v. a. in der Zahnheilkunde und bei oberflächlichen Operationen (Lidocain, Bupivacain, Mepivacain, Prilocain, Articain u. a.).

Leitungsanästhesie: Blockade eines einzelnen peripheren Nervs bzw. eines Nervenplexus durch Umspritzung, insbesondere bei Operationen an den Extremitäten oder Zahnbehandlungen (Lidocain, Prilocain, Bupivacain, Ropivacain u. a.). Auch bei der Spinal- bzw. Periduralanästhesie handelt es sich um eine Leitungsanästhesie (Lidocain, Mepivacain, Bupivacain, Ropivacain u. a.).

Intravenöse Regionalanästhesie: Durch das Anlegen einer Manschette wird die Blutleere einer Extremität erreicht und das Lokalanästhetikum intravenös appliziert. Es dif-

6.1 Lokalanästhetika

Tab. 6.1 Übersicht Lokalanästhetika

Wirkstoff	Analgesie	Wirkeintritt	Wirkdauer*	Hauptindikationen und Merkmale
Estertyp				
Procain	niedrig	verzögert	kurz	• Infiltrations- und Leitungsanästhesie • kaum toxisch
Tetracain	hoch	verzögert	lang	• geeignet zur Spinal- und Oberflächenanästhesie (Auge) • schnelle Resorption über verletzte Schleimhaut, Vergiftungsgefahr
Benzocain	mittel	rasch	lang	• Oberflächenanästhesie • bei größeren Wundflächen Gefahr der Methämoglobinbildung • allergische Reaktionen möglich
Amidtyp				
Lidocain	mittel	rasch	mittel	• Oberflächen-, Infiltrations-, Leitungs- und i. v. Regionalanästhesie • zusätzlich Antiarrhythmikum
Prilocain	mittel	rasch	mittel	• Infiltrations-, Leitungs- und i. v. Regionalanästhesie • kaum toxisch • Gefahr der Methämoglobinbildung
Mepivacain	mittel	rasch	mittel	• Infiltrations- und Leitungsanästhesie
Ropivacain	hoch	mäßig bis schnell	lang	• Infiltrations- und Leitungsanästhesie • geringer kardiotoxisch als Bupivacain, sonst ähnlich
Bupivacain	hoch	verzögert	lang	• Langzeitanästhetikum, Infiltrations- und Leitungsanästhesie • sehr toxisch • kardiotoxisch
Articain	hoch	rasch	mittel	• Infiltrations- und Leitungsanästhesie • gute Penetration in den Knochen

* kurz: 30–60 min, mittel: 60–120 min, lang: bis 400 min

fundiert in das Gewebe und ermöglicht Operationen von einer Dauer von bis zu 1 h (Lidocain und Prilocain).

Pharmakokinetik: Lokalanästhetika müssen zunächst in nicht ionisierter, lipophiler Form durch die Membran des Axons diffundieren, um dann dort als protonierte Base die Na$^+$-Kanäle an deren Innenseite zu blockieren. Ester werden durch die Plasmacholinesterasen rasch gespalten (Plasma-HWZ 30–60 min), wohingegen Amide in der Leber enzymatisch metabolisiert werden (lange Plasma-HWZ von 60–200 min).

Um die Wirkdauer von Lokalanästhetika zu erhöhen, können zusätzlich Vasokonstriktoren (Adrenalin oder das Vasopressin-Derivat Felypressin) eingesetzt werden. Diese vermindern die Durchblutung des anästhesierten Bereichs und führen dadurch zu einer längeren Wirkdauer (bis 100 %). Außerdem vermindern sie die systemischen Nebenwirkungen, da der Plasmaspiegel der Lokalanästhetika gering gehalten wird. Als Komplikationen treten ischämische Nervenläsionen, Blutdruckanstieg und Tachyarrhythmien auf.

Unerwünschte Wirkungen: Bei hohen Blutkonzentrationen kann die Erregungsweiterleitung auch außerhalb der gewünschten Regionen gehemmt werden.

ZNS: In der nicht ionisierten Form sind Lokalanästhetika ZNS-gängig. Bei zu hohem Blutspiegel oder zu schneller Anflutung kann es initial zu erhöhter ZNS-Erregbarkeit und später zu einer ZNS-Dämpfung kommen:
- präkonvulsive Warnzeichen: Metallgeschmack, verwaschene Sprache, Hör- und Sehstörungen, Taubheit von Lippen und Zunge, Schwindel, Muskelzittern bis hin zu generalisierten Krampfanfällen
- später Koma und Atemlähmung.

MERKE Treten Nebenwirkungen direkt nach der parenteralen Gabe auf, muss an eine versehentliche **intravasale Injektion** gedacht werden!

Herz: In der Regel erst bei sehr hohen Plasmaspiegeln:
- kardiale Depression mit negativer Inotropie, Chronotropie und Dromotropie (**Cave:** Asystolie)
- Vasodilatation mit Blutdruckabfall, Bradykardie und Kreislaufstillstand.

Allergische Reaktionen: Sie sind selten und reichen von Urtikaria bis zum anaphylaktischen Schock. Auch die in Lokalanästhetika enthaltenen Konservierungsstoffe können Allergien auslösen. Aufgrund der relativ häufigen Auslösung von allergischen Reaktionen durch Ester im Vergleich zu Amiden finden Ester kaum noch Anwendung.

Kontraindikationen: Sie umfassen Überempfindlichkeit, Bradykardien, ausgeprägte Überleitungsstörungen, akut dekompensierte Herzinsuffizienz, Hypovolämie, Schock, Gerinnungsstörungen, Antikoagulanzientherapie, neurologische Erkrankungen wie Multiple Sklerose sowie lokale Entzündungen, Infektionen am Punktionsort, Bakteriämie und Sepsis.

7 Beeinflussung des Renin-Angiotensin-Aldosteron-Systems

7.1 Funktion des RAAS

Das Renin-Angiotensin-Aldosteron-System (RAAS) spielt eine wichtige Rolle in der Regulation des **Blutdrucks** und des **Flüssigkeitshaushalts**. Wird von den Barorezeptoren an Aortenbogen und Karotissinus eine Abweichung vom Blutdruck-Sollwert nach unten registriert, wird über das Vasomotorikzentrum in der Medulla oblongata der Sympathikus aktiviert. Dies bewirkt eine Steigerung des Herz-Zeit-Volumens und des peripheren Widerstands. Außerdem wird, vermittelt über die **$β_1$-Rezeptoren** der juxtaglomerulären Zellen der afferenten Glomerulus-Arteriole, vermehrt **Renin** freigesetzt. Weitere Ursachen für eine gesteigerte Reninfreisetzung sind ein Abfall des renalen Perfusionsdrucks und eine verminderte Na^+-Konzentration im distalen Tubulus (**Abb. 7.1**).

Renin spaltet im Blut Angiotensinogen zu Angiotensin I. Dieses wird durch das **Angiotensin-Converting-Enzyme** (ACE) zu Angiotensin II gespalten. **Angiotensin II** zeigt eine starke vasokonstriktorische Wirkung, die – wie alle bedeutenden Angiotensin-II-Effekte – hauptsächlich über den AT_1-Rezeptor vermittelt wird. Außerdem erhöht es die Na^+-Resorption und die H^+-Sekretion im proximalen Tubulus, verursacht ein Durstgefühl und stimuliert die Freisetzung von **Aldosteron** aus der Nebennierenrinde. Aldosteron fördert die Wasser- und Natriumresorption in der Niere und erhöht die K^+-Ausscheidung. Weitere Trigger für seine Ausschüttung sind Hyperkaliämie und Hyponatriämie.

Zu Aldosteronantagonisten siehe Kap. Aldosteronantagonisten [S. C387].

7.2 Reninhemmer

Der derzeit einzige zugelassene Reninhemmer ist **Aliskiren**, Indikation ist die primäre arterielle Hypertonie. Aliskiren hemmt Renin kompetitiv und besitzt eine sehr niedrige Bioverfügbarkeit (ca. 3 %). Kombinationen mit ACE-Hemmern und Angiotensin-II-Antagonisten sollten aufgrund der Hyperkaliämiegefahr gemieden werden. Als Nebenwirkung tritt am häufigste Diarrhö auf, Husten wie bei den ACE-Hemmern wurde nicht beobachtet. Die Kontraindikationen entsprechen denen der Angiotensin-II-Rezeptor-Antagonisten [S. C371]. Ein therapeutischer Vorteil gegenüber den Angiotensin-II-Rezeptor-Antagonisten oder ACE-Hemmern konnte bisher nicht gezeigt werden.

7.3 ACE-Hemmer

Die wichtigsten ACE-Hemmer sind:
- **direkt wirksame Substanzen:** Captopril, Lisinopril
- **Prodrugs:** Benazepril, Cilazapril, Enalapril, Fosinopril, Moexipril, Perindopril, Quinapril, Ramipril, Spirapril, Trandolapril.

Wirkungen: Durch die Hemmung des **Angiotensin-Converting-Enzymes (ACE)** wird Angiotensin-II vermindert gebildet, womit dessen vasokonstriktorische Wirkung entfällt und es konsekutiv zu einer **Abnahme der Aldosteronsekretion** kommt. Letzteres vermindert die Na^+- und Wasserresorption in der Niere, Folge ist eine leichte Diurese. Auch die durch Angiotensin-II vermittelte Erhöhung des Sympathikotonus wird gehemmt. Zudem blockieren ACE-Hemmer den Abbau von **Bradykinin, Kallidin** und **Substanz P**, deren vasodilatierende Wirkung zur Blutdrucksenkung beiträgt. Die Wirkung von ACE-Hemmern ist umso größer, je stärker das Renin-Angiotensin-Aldosteron-System aktiviert ist.

ACE-Hemmer wirken außerdem der Entwicklung einer Gefäß- und Myokardhypertrophie entgegen und haben einen **nephroprotektiven Effekt**.

Indikationen: ACE-Hemmstoffe werden eingesetzt bei primärer **arterieller Hypertonie**, **Myokardinfarkt** (Behandlungsbeginn 2.–7. Tag post Infarkt), **chronischer Herzinsuffizienz** und **chronischer Niereninsuffizienz**.

Pharmakokinetik: Die Prodrugs werden nach enteraler Resorption schnell und v. a. hepatisch durch **Esterasen** ak-

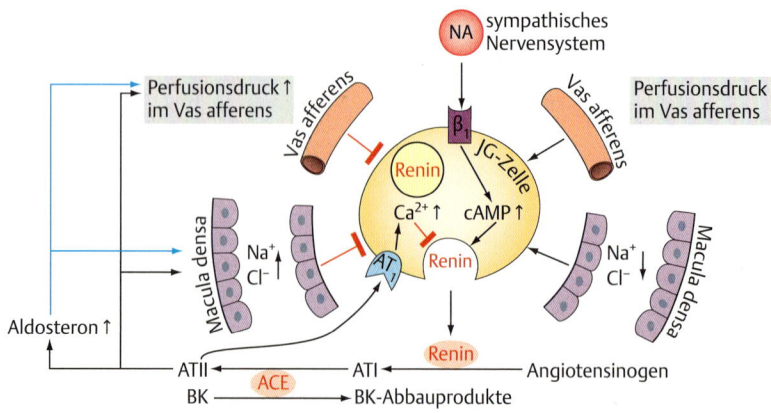

Abb. 7.1 **Renin-Angiotensin-Aldosteron-System.** Einzelheiten siehe Text. JG-Zelle: juxtaglomeruläre Zelle; AT: Angiotensin; ACE: Angiotensin-Converting-Enzyme; BK: Bradykinin. (aus: Graefe, Lutz, Bönisch, Duale Reihe Pharmakologie und Toxikologie, Thieme, 2011)

tiviert. Die Elimination erfolgt überwiegend **renal**, weshalb eine Dosisanpassung bei Niereninsuffizienz erfolgen muss.

Abhängig von der Halbwertszeit beträgt die Wirkdauer der meisten ACE-Hemmer 24 h oder mehr, sodass eine einmal tägliche Gabe genügt (z. B. Ramipril, Trandolapril). Captopril hingegen besitzt eine kürzere Halbwertszeit und muss 2- bis 3-mal täglich appliziert werden.

Unerwünschte Wirkungen: Unter den heute üblichen Dosierungen sind Nebenwirkungen selten.
- **unproduktiver Reizhusten** (führt häufig zu Therapieabbruch)
- bei starker Aktivierung des RAAS besteht die Gefahr der überschießenden Blutdrucksenkung (einschleichende Therapie)
- **Hyperkaliämie** (durch verminderte Aldosteron-Sekretion; Kombination mit kaliumsparenden Diuretika vermeiden)
- Übelkeit, Kopfschmerzen
- Niereninsuffizienz bis zum akuten Nierenversagen
- Angioödem

Weitere Nebenwirkungen: Photosensibilisierung, allergische Hautreaktionen, Geschmacksstörungen, Proteinurie (v. a. bei hoher Dosierung) oder Knochenmarkdepression mit Neutropenie.

Kontraindikationen:
- beidseitige Nierenarterienstenose oder einseitig bei Einzelniere
- Schwangerschaft und Stillzeit
- vorberichtliches oder hereditäres Angioödem (wegen Hemmung des Bradykininabbaus)
- Aortenklappenstenose und Stenosen des Ausflusstraktes
- relativ: Nierenfunktionsstörungen und Autoimmunerkrankungen.

7.4 Angiotensin-II-Rezeptor-Antagonisten (AT$_1$-Blocker, Sartane)

Die wichtigsten AT-II-Rezeptor-Antagonisten sind Losartan, Valsartan, Candesartan, Eprosartan, Irbesartan, Olmesartan und Telmisartan.

Wirkungen: Angiotensin-II-Rezeptor-Antagonisten blockieren selektiv den **AT$_1$-Rezeptor** und damit die durch ihn vermittelten Angiotensin-II-Effekte. Hauptsächliche Wirkungen sind eine Vasodilatation und eine verminderte Aldosteronsekretion mit erhöhter Natrium- und Wasserausscheidung. Es kommt somit zur **Blutdrucksenkung** und Besserung einer Herzinsuffizienz. Des Weiteren wurde ein **nephroprotektiver Effekt** nachgewiesen und es besteht ein urikosurischer Nebeneffekt. Der Bradykininstoffwechsel wird im Gegensatz zu ACE-Hemmstoffen nicht beeinflusst.

Indikationen: Angiotensin-II-Rezeptor-Antagonisten sind indiziert bei **arterieller Hypertonie** und chronischer Herzinsuffizienz (nur Losartan und Valsartan). Einsatz wegen höherer Behandlungskosten v. a. bei ACE-Hemmer-Unverträglichkeit.

Pharmakokinetik: Bei oraler Gabe erfolgt eine rasche Resorption mit je nach Wirkstoff unterschiedlicher Bioverfügbarkeit. Die Elimination erfolgt zu verschiedenen Anteilen hepatisch und renal. Die Halbwertszeiten sind ausreichend lang, um eine einmal tägliche Gabe zu ermöglichen (Ausnahme Losartan).

Unerwünschte Wirkungen:
- **Hyperkaliämie**
- Anstieg der Retentionsparameter
- selten angioneurotische Ödeme
- überschießende Blutdrucksenkung
- Schwindel.

Reizhusten tritt wesentlich seltener auf als bei ACE-Hemmern.

Kontraindikationen: Sie sind ähnlich denen der ACE-Hemmstoffe:
- beidseitige Nierenarterienstenose oder einseitig bei Einzelniere
- schwere Nierenfunktionseinschränkung
- Schwangerschaft und Stillzeit
- Einnahme von kaliumsparenden Diuretika oder Kaliumgabe
- hämodynamisch relevante Aortenklappenstenose, Mitralklappenstenose oder hypertrophe obstruktive Kardiomyopathie.

8 Antiarrhythmika

8.1 Allgemeines

Zur Physiologie und Pathophysiologie der Erregungsbildung und -leitung am Herzen siehe **Abb. 8.1** und Herz-Kreislauf-System [S.A31].

Prinzipien antiarrhythmischer Effekte: Antiarrhythmika können ihre Wirkung über verschiedene Mechanismen entfalten. Man unterscheidet 4 Klassen von Antiarrhythmika (**Tab. 8.1**).

Antiarrhythmika nehmen nicht selektiv Einfluss auf die entsprechende Herzrhythmusstörung, sondern sie beeinflussen die gesamte Erregungsbildung und -ausbreitung sowie die elektromechanische Kopplung des Herzmuskels. Aus diesem Grund ist ihre Wirkung z.T. schlecht vorherseh- und steuerbar.

> **MERKE** Zusätzlich zu ihrer antiarrhythmischen Wirkung können insbesondere Klasse-I-Antiarrhythmika proarrhythmische Effekte zeigen. Es muss deshalb eine strenge Indikationsstellung erfolgen!

Indikationen: Aufgrund des Nebenwirkungspotenzials und des Fortschrittes bei den nicht medikamentösen Behandlungsmöglichkeiten (Schrittmacher- und Defibrillatorimplantation, Katheterablation) ist die Indikation streng zu stellen (s. Herz-Kreislauf-System [S.A33]). Hauptindikation ist das **Vorhofflimmern** mit deutlichen subjektiven Beschwerden aufgrund der gestörten Hämodynamik, daneben noch ventrikuläre Tachykardien bei KHK oder Kardiomyopathie und paroxysmale supraventrikuläre Tachykardien.

Unerwünschte Wirkungen: Bei allen Antiarrhythmika können auftreten:
- **proarrhythmische Effekte**, insbesondere bei Klasse-I-Antiarrhythmika (**Cave:** Kammerflimmern)

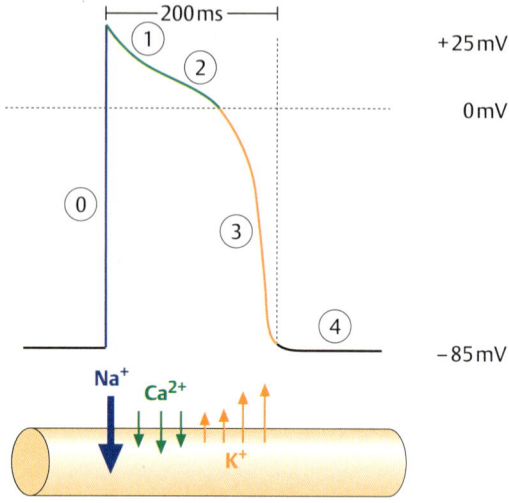

Abb. 8.1 **Aktionspotenzial einer Herzmuskelzelle.** Der **schnelle Na$^+$-Einstrom** ist für die Depolarisation (**0**, blau) verantwortlich. Die Na$^+$-Kanäle inaktivieren, es kommt zu einem kurzen K$^+$-Ausstrom und dem Beginn der Repolarisation (**1**, grün). Durch den nun einsetzenden **Ca^{2+}-Einwärtsstrom** entsteht die Plateauphase der Repolarisation (**2**, grün). Daran schließt sich die terminale Repolarisation an, ausgelöst durch den Anstieg des **K$^+$-Auswärtsstroms** (**3**, orange). Das Aktionspotenzial ist beendet, wenn das Ruhemembranpotenzial wieder hergestellt ist (**4**, grau). (aus: Lüllmann, Mohr, Hein, Pharmakologie und Toxikologie, Thieme, 2010)

- negative Inotropie/Blutdruckabfall (**Cave:** Herzinsuffizienz)
- negative Chronotropie (**Cave:** Herzstillstand)
- zentralnervöse Störungen wie Schwindel, Kopfschmerzen, Erregung, Tremor, Ataxie bis zu Krampfanfällen.

Weitere unerwünschte Wirkungen sind bei den einzelnen Substanzklassen aufgeführt. Zu den Nebenwirkungen der β-Blocker (Klasse II) s. Unerwünschte Wirkungen [S.C360].

Tab. 8.1 Übersicht Antiarrhythmika (nach Vaughan Williams)

Klasse	Wirkmechanismus		Wirkstoffe
I	Na$^+$-Kanalblocker	Membranstabilisierung durch Hemmung des raschen Na$^+$-Einstroms	
• Ia		Leitungsverzögerung und verlängertes Aktionspotenzial	Chinidin, Ajmalin, Prajmalin
• Ib		geringe Leitungsverzögerung und verkürztes Aktionspotenzial	Lidocain
• Ic		Leitungsverzögerung und kaum verändertes Aktionspotenzial	Propafenon, Flecainid
II	β-Rezeptor-Antagonisten	Sympathikolyse durch Blockade der β-Rezeptoren	siehe Kap. β-Adrenozeptor-Antagonisten [S.C360]
III	K$^+$-Kanalblocker	Hemmung des K$^+$-Ausstroms und damit verlängertes Aktionspotenzial mit Repolarisationshemmung	Amiodaron, Sotalol
IV	Ca^{2+}-Kanalblocker	verminderte Erregungsbildung und -leitung durch Hemmung des langsamen Ca^{2+}-Einstroms	Diltiazem, Verapamil und Gallopamil

Wechselwirkungen: Bei **Kombination verschiedener Antiarrhythmika** kann es zu Bradykardien, AV-Block-Bildern und Kardiodepression kommen. Werden gleichzeitig QT-Zeit-verlängernde Antiarrhythmika (Klasse Ia und III) und andere **QT-Zeit-verlängernde Pharmaka** (Neuroleptika, Makrolide, hypokaliämieverursachende Pharmaka) gegeben, besteht die Gefahr der additiven QT-Zeit-Verlängerung mit ventrikulären Arrhythmien und Torsade-de-pointes-Tachykardien. **Blutdrucksenkende Medikamente** (Antihypertensiva, Narkosegase, trizyklische Antidepressiva, Phenothiazin-Neuroleptika) können in Kombination mit Antiarrhythmika eine Hypotension verursachen. Die gleichzeitige Gabe von **Herzglykosiden** steigert das Risiko von Bradykardie und AV-Block. Amiodaron und Sotalol können in Kombination mit MAO-Hemmern hypertensive Krisen auslösen.

Kontraindikationen: Antiarrhythmika sollten generell nicht verabreicht werden bei:
- Hypokaliämie, Hypomagnesiämie
- höhergradigen Leitungsstörungen (z. B. AV-Block II und III)
- Herzinsuffizienz
- nicht arrhythmiebedingtem kardiogenem Schock
- ausgeprägter Bradykardie
- ausgeprägter Hypotonie
- Zustand nach Myokardinfarkt.

Weitere Kontraindikationen sind bei den einzelnen Substanzklassen aufgeführt. Zu den Kontraindikationen für β-Blocker (Klasse II) siehe β-Adrenozeptor-Antagonisten [S. C360].

8.2 Natriumkanalblocker (Klasse I)

Man unterscheidet 3 Unterklassen:
- **Klasse Ia:** Chinidin, Ajmalin, Prajmalin und Disopyramid
- **Klasse Ib:** Lidocain, Mexiletin, Tocainid, Aprindin
- **Klasse Ic:** Propafenon, Flecainid.

Wirkungen: Klasse-I-Antiarrhythmika hemmen den schnellen Natriumeinstrom, verlängern so die relative Refraktärzeit und vermindern die Geschwindigkeit der Impulsweiterleitung (Abb. 8.2).

Klasse Ia: Sie binden nur an aktivierte Na^+-Kanäle und blockieren zusätzlich K^+-Kanäle, was zur Verlängerung des Aktionspotenzials und einer verringerten Leitungsgeschwindigkeit führt. Klasse-Ia-Antiarrhythmika werden v. a. bei Vorhoftachykardien eingesetzt. Insbesondere **Chinidin** und **Disopyramid** besitzen einen anticholinergen Effekt, der der antiarrhythmischen Komponente entgegenwirkt und zu einer Steigerung der Herzfrequenz und einer Beschleunigung der AV-Überleitung führt (paradoxe Chinidinwirkung).

Klasse Ib: Diese Wirkstoffe binden nur an inaktivierte Na^+-Kanäle, verkürzen die Dauer des Aktionspotenzials geringgradig und zeigen eine Präferenz für das Ventrikelmyokard. Sie diffundieren schneller vom Kanal ab als die Klasse-Ia-Antiarrhythmika, sodass ein Aktionspotenzial des normalen Rhythmus fortgeleitet wird, ein früher ankommendes (Extrasystole) dagegen nicht.

Klasse Ic: Sie hemmen sowohl aktive wie auch inaktive Na^+-Kanäle und haben keinen Einfluss auf die Aktionspotenzialdauer. Sie dissoziieren nur langsam vom Kanal und haben somit die stärkste antiarrhythmogene Wirkung bei supraventrikulären Tachykardien, gleichzeitig – insbesondere bei strukturellen Herzerkrankungen – aber auch einen erheblich proarrhythmischen Effekt. Verwendung finden sie v. a. bei supraventrikulären Tachyarrhythmien mit Vorhofflimmern. **Propafenon** besitzt neben den Klasse-Ic-antiarrhythmischen Effekten auch β-blockierende und Ca^{2+}-antagonistische Eigenschaften.

Indikationen: Chinidin wird v. a. bei Vorhofarrhythmien eingesetzt. Zudem kommt es bei der Rezidivprophylaxe nach erfolgreicher medikamentöser Kardioversion zum Einsatz. Die Indikationen für **Ajmalin** sind zum einen supraventrikuläre Tachykardien bei Präexzitationssyndromen (z. B. WPW-Syndrom) und andere supraventrikuläre Tachykardien (AV-Reentry-Tachykardien).

Lidocain wird als Antiarrhythmikum der 2. Wahl bei ventrikulären Tachykardien und bei therapierefraktärem Kammerflimmern bzw. bei pulsloser ventrikulärer Tachykardie eingesetzt.

Indikationen für **Propafenon** und **Flecainid** umfassen komplexe supraventrikuläre und ventrikuläre Tachyarrhythmien inkl. Vorhofflimmern.

Pharmakokinetik: Chinidin wird zu 75 % in der Leber zu aktiven Metaboliten verstoffwechselt, die Einnahme erfolgt oral. **Ajmalin** steht nur zur intravenösen Applikation mit kurzer Wirkdauer zur Verfügung. **Prajmalin** ist oral verfügbares Ajmalin.

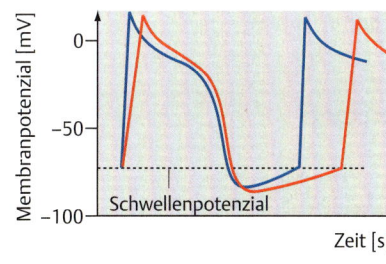
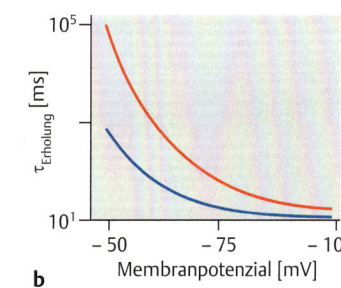

Abb. 8.2 Wirkung von Klasse-I-Antiarrhythmika. a Effekt am Beispiel einer Purkinje-Zelle (blau: ohne Antiarrhythmikum; rot: mit Klasse-I-Antiarrhythmikum). Die Steilheit des Aktionspotenzialaufstrichs und damit die Impulsausbreitungsgeschwindigkeit ist vermindert und die Automatie herabgesetzt. **b** Unter Einsatz von Klasse-I-Antiarrhythmika ist die Refraktärzeit ($\tau_{Erholung}$) verlängert. (aus: Graefe, Lutz, Bönisch, Duale Reihe Pharmakologie und Toxikologie, Thieme, 2011)

Lidocain zeigt einen ausgeprägten First-pass-Metabolismus (70–80 %), weshalb es nur i. v. appliziert wird. Einem initialen Bolus folgt eine kontinuierliche Erhaltungsdosis. Auf eine Dosisanpassung bei Leber- und Niereninsuffizienz (hepatische Metabolisation, renale Elimination) ist zu achten. **Mexiletin** kann auch per os verabreicht werden.

Propafenon kann oral und i. v. appliziert werden. 5–10 % der Europäer weisen eine defiziente Metabolisierung auf, was zu einer vollständigen β-Blockade führt. Bei **Flecainid** besteht die Problematik nicht, da es nahezu unverändert renal eliminiert wird.

Unerwünschte Wirkungen: **Chinidin** kann aufgrund seiner anticholinergen Wirkung eine beschleunigte AV-Überleitung mit der Gefahr von Kammertachykardien (häufig **Torsade-de-pointes-Tachykardien**) bewirken. Andererseits kann es durch eine Verzögerung der Erregungsleitung zum AV-Block kommen. Die anticholinerge Wirkung kann darüber hinaus gastrointestinale Störungen, Mundtrockenheit, Akkomodations- und Miktionsstörungen bedingen. Chinidin führt relativ häufig zu allergischen Reaktionen. Es kann auch zu neurotoxischen Schädigungen kommen (z. B. Farbsehstörungen).

> **MERKE** Chinidin darf nicht mit anderen kardiodepressiven Medikamenten kombiniert werden!

Die Nebenwirkungen von **Ajmalin** umfassen intrahepatische Cholestase mit Fieber, Juckreiz, Ikterus und Transaminasenanstieg, Kopfschmerzen und Sehstörungen. Selten kann es zu **Agranulozytose** und/oder Thrombozytopenie kommen.

Kontraindikationen: Neben den oben genannten typischen Kontraindikationen gelten zusätzlich noch:
- Syndrome mit verlängerter QT-Dauer (für Klassen Ia, Ic und III)
- Myokardinfarkt (für Klasse-I-Antiarrhythmika) in den vergangenen 3 Monaten
- Neuauftreten von Torsades-de-pointes-Tachykardien, ventrikulären Tachykardien, QTc-Verlängerung um > 30 % des Ausgangswertes (Klassen Ia, Ic und III)
- schwere strukturelle Herzerkrankung (Klasse Ic)
- Digitalis-Überdosierung (Klasse Ia)
- Niereninsuffizienz (Prajmalin)
- Sinusknoten-Syndrom, Asthma bronchiale (Propafenon).

Die meisten Wirkstoffe sind im 1. Trimenon kontraindiziert mit strenger Indikationsstellung für 2. und 3. Trimenon.

8.3 β-Adrenozeptor-Antagonisten (Klasse II)

Unter Langzeitgabe von β-Adrenozeptor-Antagonisten konnte – im Gegensatz zu den anderen Antiarrhythmika (außer Amiodaron, s. u.) – bei Patienten nach Myokardinfarkt bzw. mit chronischer Herzinsuffizienz eine Senkung der Mortalität nachgewiesen werden. Diese Gruppe besitzt zudem kein proarrhythmisches Potenzial. Klasse-II-Antiarrhythmika wirken hemmend auf die Autonomie der Schrittmacherzellen, verlängern die Refraktärzeit der Ventrikel und unterdrücken die pathologische Impulsbildung (s. auch Kap. β-Adrenorezeptor-Antagonisten [S. C360]). Sie gelten deshalb bei **supraventrikulären Herzrhythmusstörungen** (Sinustachykardie, paroxysmale supraventrikuläre Tachykardie) und **ventrikulären Extrasystolen** als Basisantiarrhythmika.

8.4 Kaliumkanalblocker (Klasse III)

Der wichtigste Wirkstoff dieser Klasse ist **Amiodaron**, daneben findet auch **Sotalol** Anwendung.

Wirkungen: Klasse-III-Antiarrhythmika blockieren die spannungsabhängigen K_V-Kanäle und damit den repolarisierenden K^+-Auswärtsstrom. Es kommt zu einer Verlängerung des Aktionspotenzials und der Refraktärzeit in Vorhof und Ventrikel (**Abb. 8.3**). Die verlängerte Refraktärzeit erklärt die antiarrhythmische Wirkung.

Amiodaron hat auch Auswirkungen auf Na^+- und Ca^{2+}-Kanäle. Es verlangsamt die Depolarisation von Schrittmacherzellen und führt somit zu einer Frequenzsenkung im Sinusknoten. Außerdem zeigt es sympatholytische Wirkungen (Blutdrucksenkung, Bradykardie).

Sotalol blockiert spannungsabhängige K^+-Kanäle bei gleichzeitiger nicht selektiver β-Blockade.

Indikationen: **Amiodaron** ist zur Dauertherapie bei **therapieresistenten** supraventrikulären und ventrikulären Herzrhythmusstörungen indiziert. In der Akuttherapie ist es Medikament der Wahl bei hämodynamisch stabiler **ventrikulärer Tachykardie**, therapierefraktärem Kammerflimmern und pulsloser ventrikulärer Tachykardie sowie bei therapierefraktärer **supraventrikulärer Tachykardie** und gleichzeitiger höhergradiger linksventrikulärer Dysfunktion.

Indikationen für **Sotalol** sind supraventrikuläre und ventrikuläre Herzrhythmusstörungen sowie KHK und Hypertonie.

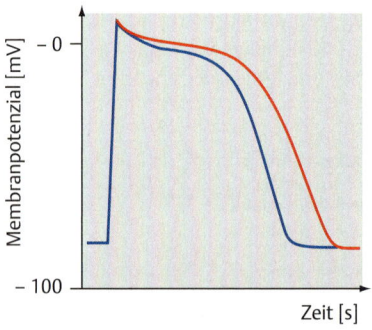

Abb. 8.3 Wirkung der Klasse-III-Antiarrhythmika. Unter Einwirkung des Klasse-III-Antiarrhythmikums (rot) verlängert sich die Plateauphase des Aktionspotenzials einer Herzmuskelzelle. (aus: Graefe, Lutz, Bönisch, Duale Reihe Pharmakologie und Toxikologie, Thieme, 2011)

Pharmakokinetik: **Amiodaron** kann sowohl intravenös als auch oral verabreicht werden. Aufgrund seiner ausgeprägten Lipophilie reichert es sich im Gewebe an, was eine höhere Initialdosis (Sättigungsphase, ca. 10 Tage) notwendig macht. Es wird hepatisch metabolisiert und nur langsam eliminiert. Der Wirkungseintritt hängt von der Applikationsart ab: 4–10 Tage bei oraler Gabe mit einem Wirkmaximum nach 4 Wochen, wenige Minuten bei intravenöser Gabe mit einem Wirkmaximum nach 15 min.

Sotalol wird aufgrund der schlechten Steuerbarkeit bei intravenöser Gabe vorwiegend oral verabreicht. Die Elimination erfolgt renal.

> **MERKE** Eine Bestimmung des Amiodaron-Plasmaspiegels ist für den Nachweis eines Therapieerfolges **nicht** geeignet. Die Überprüfung der Wirksamkeit erfolgt mithilfe von Langzeit-EKG oder programmierter Ventrikelstimulation.

Unerwünschte Wirkungen: Bei Therapie mit **Amiodaron** können schwere kardiale und, aufgrund der Anreicherung in vielen Geweben, auch extrakardiale Nebenwirkungen auftreten. Amiodaron sollte deshalb nur eingesetzt werden, wenn andere Antiarrhythmika nicht zum Erfolg führen. Mögliche Nebenwirkungen sind:
- **Amiodaron-Keratopathie** (Ablagerung von gelbbraunen Mikropartikeln auf der Korneavorderfläche, meist reversibel)
- häufig **Schilddrüsenfunktionsstörungen** (Hyper- und Hypothyreose) aufgrund des hohen Jodanteils in Amiodaron und Hemmung der Deiodierung von T_4 zu T_3 (Abb. 23.1)
- Lungenfibrose oder Leberfibrose (selten)
- Photosensibilisierung mit Erythem bzw. im Extremfall Hyperpigmentierung mit dunkelviolettem bzw. dunkelgrauem Hautkolorit (Pseudozyanose)
- periphere Neuropathie
- Verdickung von Herzklappen
- geringe negative Inotropie und intraventrikuläre Leitungsverzögerung.

Sotalol weist neben den typischen unerwünschten Wirkungen der β-Blocker zusätzlich eine proarrhythmogene Komponente auf. Es besteht die Gefahr der Torsade-de-pointes-Tachykardien mit Degeneration in Kammerflimmern.

Wechselwirkungen: Amiodaron hemmt verschiedene Enzyme, was die Elimination anderer Wirkstoffe behindern kann. Betroffen sind u. a.:
- Warfarin und Phenprocoumon (erhöhte Blutungsneigung)
- Simvastatin (Risiko der Rhabdomyolyse)
- Ciclosporin (erhöhte Gefahr toxischer Nebenwirkungen).

Kontraindikationen: Für **Amiodaron** gelten:
- Herzmuskelinsuffizienz (Ausnahmen möglich)
- Sinusbradykardie
- AV-Block
- Schilddrüsenerkrankungen, Jodallergie
- schwere Lungenerkrankungen
- Frauen im gebärfähigen Alter, Schwangerschaft, Stillzeit
- gleichzeitige Einnahme von MAO-Hemmern.

Sotalol besitzt dieselben Kontraindikationen wie β-Blocker [S. C361]. Zudem ist es kontraindiziert bei vorbestehender QT-Verlängerung, Myokardinfarkt, Sulfonamid-Überempfindlichkeit und gleichzeitiger Gabe von Verapamil oder Diltiazem.

8.5 Kalziumkanalblocker (Klasse IV)

Zum Einsatz kommen **Diltiazem** [S. C382], **Verapamil** [S. C383] und **Gallopamil**. Klasse-IV-Antiarrhythmika führen durch Blockade des langsamen spannungsabhängigen L-Typ-Ca^{2+}-Kanals zu einer Senkung der Depolarisationsgeschwindigkeit in Sinus- und AV-Knoten, zudem erhöhen sie die atrioventrikuläre Überleitungszeit (negativ chrono- und dromotrop). Aufgrund des verminderten Kalzium-Einstroms kommt es zu einer reduzierten Kontraktilität (**negativ inotrop**) und einem **gesenkten Sauerstoffverbrauch**.

Indiziert sind sie bei **supraventrikulären Tachykardien**, Tachyarrhythmie bei **Vorhofflattern/-flimmern** ohne Präexzitationssyndrom und als Adjuvanz bei ischämiebedingten ventrikulären Herzrhythmusstörungen.

8.6 Nicht klassifizierte Antiarrhythmika

8.6.1 Adenosin

Wirkungen: Die Bindung von Adenosin an seine Rezeptoren führt zu einer **Aktivierung von K^+-Kanälen** im Sinusknoten und zu einer **Hemmung von Ca^{2+}-Kanälen** im AV-Knoten. Dadurch werden die Herzfrequenz gesenkt und die AV-Überleitung verzögert.

Indikationen: Adenosin ist Mittel der Wahl bei **AV-Knoten-Reentry-Tachykardien,** AV-Reentry-Tachykardien und paroxysmalen supraventrikulären Tachykardien.

Pharmakokinetik: Adenosin weist eine sehr kurze Halbwertszeit von unter 10 s auf und wird deshalb intravenös als **Bolus** verabreicht.

Unerwünschte Wirkungen: Vor Umspringen in den Sinusrhythmus kann es zu einer kurzfristigen Sinusbradykardie oder -pause kommen. Häufig sind auch Übelkeit, Schwindel, Kurzatmigkeit, Flush, Schwitzen, Palpitationen, Blutdruckabfall und Bronchospasmus. In seltenen Fällen kann es zu lebensbedrohlichen Nebenwirkungen wie Asystolie oder ventrikulärer Tachykardie kommen.

Kontraindikationen: Für Adenosin gelten folgende Kontraindikationen:
- AV-Block II. und III. Grades
- Vorhofflimmern

- Sick-Sinus-Syndrom
- QT-Zeit-Verlängerung
- obstruktive Lungenerkrankungen
- Hypotonie, dekompensierte Herzinsuffizienz
- gleichzeitige Verapamil-Einnahme
- Schwangerschaft (mangelnde Datenlage) und Stillzeit

8.6.2 Magnesium

Magnesium ist ein physiologischer Kalziumantagonist und **Mittel der Wahl bei Torsade-de-pointes-Tachykardien** und **herzglykosidbedingten Rhythmusstörungen**. Zudem findet es Anwendung bei durch Magnesiummangel ausgelösten ventrikulären Tachykardien.

8.6.3 Herzglykoside

Herzglykoside hemmen die Na^+-K^+-ATPase und werden zur Frequenznormalisierung bei Vorhofflimmern bzw. -flattern und paroxysmalen supraventrikulären Tachykardien angewandt. Näheres siehe Herzwirksame Glykoside [S. C376].

9 Positiv inotrope Substanzen

9.1 Sympathomimetika

Eingesetzt werden u. a. **Dopamin** und **Dobutamin** [S. C358], Adrenalin [S. C357], Etilefrin [S. C358], Orciprenalin [S. C358], Theodrenalin oder Cafedrin. Wegen des schnellen Wirkungsverlusts (Rezeptordesensibilisierung) und der Erhöhung des kardialen O_2-Bedarfs werden diese Substanzen nur bei **akuten Ereignissen** (akute systolische Herzinsuffizienz, Dekompensation einer chronischen Herzinsuffizienz) eingesetzt. Die Gabe erfolgt i. v.

9.2 Herzwirksame Glykoside

Wichtigste Vertreter sind **Digoxin** und **Digitoxin**. Im Gegensatz zu früher werden heute Herzglykoside nicht mehr als Monotherapeutikum eingesetzt.

Wirkungen: Herzglykoside **hemmen die Na^+-K^+-ATPase**. Dadurch steigt die intrazelluläre Na^+-Konzentration und der Na^+-Ca^{2+}-Antiporter wird gehemmt. Folglich kommt es zu einer Erhöhung der intrazellulären Kalziumkonzentration mit verstärkter kardialer Kontraktilität (**positive Inotropie**). Sowohl die Kontraktionskraft als auch die Kontraktionsgeschwindigkeit steigen. Aufgrund der erhöhten Pumpleistung des Herzens nimmt der zunächst kompensatorisch erhöhte Sympathikotonus wieder ab, wodurch sich Herzfrequenz und Gefäßtonus weitgehend normalisieren.

Neben dieser direkten Wirkung am Herzen spielt jedoch auch die Erregung zentraler Vaguskerne eine Rolle bei der Wirkung der Glykoside. Durch den erhöhten Vagotonus kommt es zu einer Senkung der Herzfrequenz und einer Verzögerung der AV-Überleitung (**PQ-Verlängerung** im EKG).

Eine Senkung der Reizschwelle und eine gesteigerte Erregbarkeit (positive Bathmotropie) aufgrund einer verkürzten Refraktärzeit in Vorhof- und Ventrikelmyokard gehen mit der Gefahr von Herzrhythmusstörungen aufgrund ektoper Erregungsbildung einher. Die verkürzte Refraktärzeit zeigt sich im EKG als **QT-Verkürzung**. Weitere EKG-Veränderungen umfassen eine **muldenförmige Senkung der ST-Strecke** und eine **Abflachung bzw. Negativierung der T-Welle**.

> **MERKE** Herzglykoside wirken:
> - positiv inotrop
> - negativ chronotrop
> - negativ dromotrop
> - positiv bathmotrop.

Digoxin und Digitoxin unterscheiden sich nicht in der maximal erreichbaren positiv inotropen Wirkung.

Pharmakokinetik: Der große Nachteil der Herzglykoside ist die **geringe therapeutische Breite**, die nur das 1,5- bis 3-Fache der therapeutischen Dosis beträgt. Sie ist v. a. dann von Bedeutung, wenn die Elimination bereits eingeschränkt ist. Da die Digitalisempfindlichkeit und der -bedarf je nach Patient stark schwanken, ist eine individuelle Dosierung anhand der Klinik erforderlich, ggf. mit Kontrolle der Plasmaspiegel.

Die Bioverfügbarkeit des Digitoxins liegt mit > 90 % über der des Digoxins (60–80 %), wobei Digitoxin eine etwa 4-mal längere Halbwertszeit aufweist. Digitoxin wird hauptsächlich über die Leber und nur zu etwa 35 % renal ausgeschieden, Digoxin dagegen zu 60 %. Damit ist ein Vorteil von **Digitoxin** gegenüber Digoxin die **Unabhängigkeit seiner Elimination von der Nierenfunktion** und es muss bei Niereninsuffizienz keine Dosisanpassung vorgenommen werden. Allerdings hat Digitoxin eine lange Plasmahalbwertszeit (7 Tage). Digoxin bietet dagegen aufgrund seiner schnellen Elimination den Vorteil der leichteren Einstellung und der geringeren Kumulationsgefahr.

Indikationen: Anwendung bei **chronischer Herzinsuffizienz** und bestimmten **Arrhythmien**:
- chronische Herzinsuffizienz Stadien NYHA III und IV (in Kombination mit ACE-Hemmern oder β-Blockern)
- Vorhofflattern bzw. -flimmern mit begleitenden Tachyarrhythmien
- paroxysmale supraventrikuläre Tachykardien.

Eine vorsichtige Dosierung ist geboten bei Hypokaliämie (verstärkte Affinität zur N$^+$-K$^+$-ATPase), Hyperkalzämie, Niereninsuffizienz (v. a. Digoxin), Myokarditis, KHK und Untergewicht.

Unerwünschte Wirkungen: Mit 70 % am häufigsten. Es treten sowohl **bradykarde** als auch **tachykarde Herzrhythmusstörungen** auf: Neben Blockbildern (Schenkelblock, AV-Block I. bis III. Grades) kommt es häufig zu ventrikulären Herzrhythmusstörungen (ventrikuläre Extrasystolen, Bigemini, ventrikuläre Tachykardien bis zum Kammerflimmern). Seltener sind supraventrikuläre Herzrhythmusstörungen.

Neurotoxische Störungen sind unspezifisch und weisen ein breites Symptomspektrum auf. Sie reichen von Müdigkeit, Kopfschmerzen und Farbsehstörungen über psychotische Symptome und Halluzinationen bis hin zu Delir, Krämpfen, Bewusstseinsstörungen und Koma.

Zudem kann es zu teils schweren **gastrointestinalen Störungen** wie Anorexie, Erbrechen und Durchfällen kommen.

Digitalisintoxikation: Sie ist durch **Herzrhythmusstörungen** (s. o.), gastrointestinale Beschwerden und neurotoxische Störungen charakterisiert. Zudem besteht die Gefahr einer Hypokaliämie aufgrund eines starken Kaliumverlusts durch Hemmung der renalen Na$^+$-K$^+$-ATPase.

Kausale Therapie: In leichten Fällen genügt ein vorübergehendes Absetzen des Medikamentes. Bei schweren Vergiftungserscheinungen Minderung der Giftaufnahme (z. B. durch Magenspülung, Aktivkohle, Colestyramin), Unterbrechung des enterohepatischen Kreislaufs (Colestyramin), Hämoperfusion (nur bei Digitoxin) und Gabe von **Digitalisantikörpern** (Digitalis-IgG-Antikörper vom Schaf).

Symptomatische Therapie: Korrektur des Wasser- und Elektrolythaushaltes. Der Serumkaliumspiegel sollte im oberen Referenzbereich gehalten werden. Bradykarde Herzrhythmusstörungen werden mit Atropin bzw. einem passageren Schrittmacher behandelt. Komplexe ventrikuläre Herzrhythmusstörungen können mit Lidocain, Magnesiumgabe oder Defibrillation bzw. Kardioversion therapiert werden.

> **MERKE** Eine **Kalziumgabe** ist bei Vergiftung mit Herzglykosiden **kontraindiziert**.

Wechselwirkungen: Die Interaktionen der Herzglykoside mit anderen Pharmaka sind vielfältig und beruhen z. T. auf Hemmung oder Induktion des p-Glykoproteins, da Digoxin ein Substrat dieses Enzyms ist (**Tab. 9.1**).

> **MERKE** Hohe Serumkaliumspiegel hemmen die Digitaliswirkung, wohingegen Kalzium die Digitalisempfindlichkeit erhöht.

Tab. 9.1 Wechselwirkungen verschiedener Substanzen mit Herzglykosiden

Wirkstoff	Effekt	Mechanismus
Verstärkung des Digitaliseffektes		
• Verapamil, Diltiazem • Captopril • Amiodaron • Chinidin, Flecainid, Propafenon • Tetracycline, Erythromycin, Gentamycin, Ciclosporin	verminderter enteraler Auswärtstransport und erhöhte Plasmaspiegel der Herzglykoside	Hemmung des P-Glykoproteins
• Thiazide • Schleifendiuretika • β$_2$-Sympathomimetika • Kortikosteroide • Laxanzien • Amphotericin B, Penicillin • Salicylate	verstärkte Digitalisbindung an die Na$^+$-K$^+$-ATPase	Hypokaliämie
Abschwächung des Digitaliseffektes		
• Johanniskraut • Rifampicin • Phenobarbital • Phenylbutazon • Spironolacton • Aktivkohle • Colestyramin	verstärkter enteraler Auswärtstransport und erniedrigte Plasmaspiegel	Induktion des P-Glykoproteins
• Aldosteronantagonisten • ACE-Hemmer • AT 1-Blocker • Amilorid, Triamteren	Hemmung der Digitalisbindung an die Na$^+$-K$^+$-ATPase	Hyperkaliämie

Kontraindikationen: Die Kontraindikationen für herzwirksame Glykoside sind zahlreich:
- hypertrophe obstruktive Kardiomyopathie
- frischer Myokardinfarkt
- Sick-Sinus-Syndrom, Karotis-Sinus-Syndrom
- WPW-Syndrom
- AV-Block II. und III. Grades
- schwere Hypokaliämie, schwere Hyperkalzämie
- ventrikuläre Tachykardien

9.3 Phosphodiesterase-3-Hemmstoffe

Im Handel befindlich sind Enoximon und Milrinon.

Wirkungen: Durch Hemmung der Phosphodiesterase 3 kommt es zu einer Erhöhung der zellulären cAMP-Konzentration. Die cAMP-bedingte Änderung der intrazellulären Kalziumkonzentration führt im Myokard zu einer **positiven Inotropie** und in den peripheren Gefäßen zu einer **Vasodilatation** mit Senkung der Vor- und Nachlast. Auch die Koronarien dilatieren. Insgesamt kommt es zu einer Steigerung der kardialen Auswurfleistung.

Indikationen: Phosphodiesterase-3-Hemmstoffe werden in der **Kurzzeittherapie** der schweren Herzinsuffizienz angewandt, die gegen andere Pharmaka **therapieresistent** ist.

> **MERKE** Aufgrund der teils schweren Nebenwirkungen handelt es sich um absolute Reservemedikamente, die nur unter strenger Überwachung (Monitorkontrolle) angewandt werden dürfen.

Pharmakokinetik: Enoximon wird teilweise hepatisch metabolisiert, Milrinon größtenteils unverändert renal ausgeschieden.

Unerwünschte Wirkungen: Kardiale Nebenwirkungen umfassen positiv chronotrope und dromotrope Effekte und eine arrhythmogene Komponente. Zu den extrakardialen Wirkungen zählen Blutdruckabfall, Leberfunktionstörungen (Anstieg der Transaminasen) und eine reversible Thrombozytopenie. In Studien konnte bei Langzeitanwendung eine Mortalitätserhöhung nachgewiesen werden.

Kontraindikationen: PDE-III-Hemmstoffe sind kontraindiziert, wenn die gewünschte Steigerung des Herzzeitvolumens nicht möglich ist. Dies ist z. B. bei ausgeprägter Hypovolämie, schwerer obstruktiver Klappenerkrankung, schwerer obstruktiver Kardiomyopathie, funktionell wirksamem ventrikulärem Aneurysma und supraventrikulären Tachyarrhythmien der Fall. Weitere Kontraindikationen sind Thrombozytopenie, schwere Niereninsuffizienz, schwere Leberinsuffizienz (Enoximon), Schwangerschaft und Stillzeit.

10 Bronchodilatatoren

10.1 β$_2$-Sympathomimetika

Man unterscheidet kurz wirksame Substanzen für die Bedarfsmedikation und lang wirksame für die Dauertherapie (Asthma bronchiale Stufen 3 und 4):
- **inhalativ kurz wirksam** (4–6 h; Reliever): Fenoterol, Salbutamol, Terbutalin
- **inhalativ lang wirksam** (12 h; Controller): Formoterol, Salmeterol
- **oral lang wirksam:** Bambuterol, Clenbuterol.

Ein intravenös applizierbarer Wirkstoff ist Reproterol. Zu β$_2$-Sympathomimetika siehe auch Kap. β$_2$-Sympathomimetika [S. C359].

Wirkungen: β$_2$-Adrenozeptor-Agonisten sind die am stärksten wirksamen Bronchodilatatoren, der Wirkmechanismus beruht auf verschiedenen Komponenten (Abb. 10.1). Sie bewirken außerdem eine Aktivierung des Flimmerepithels und Hemmung der Mediatorfreisetzung aus Mastzellen, zeigen aber keine antiphlogistische Wirkung. Da die als Bronchodilatatoren genutzten β$_2$-Adrenozeptor-Agonisten fast ausschließlich inhalativ appliziert werden, entstehen kaum systemische Effekte.

Indikationen: Bronchodilatatoren finden in der Therapie obstruktiver Atemwegserkrankungen wie Asthma bronchiale [S. A185] und COPD [S. A190] sowohl in der Akut- als auch in der Langzeittherapie Anwendung.

Pharmakokinetik: Bei Salbutamol und Terbutalin ist auch eine Gabe p. o. möglich. Salmeterol zeigt als einziges inhalativ anwendbares β$_2$-Sympathomimetikum einen stark verzögerten Wirkungseintritt (20–30 min).
Bambuterol ist ein oral verfügbarer β$_2$-Adrenozeptor-Agonist, der erst in der Lunge durch gewebsspezifische Esterasen zu Terbutalin gespalten und damit aktiviert wird. Die systemische Therapie bleibt allerdings auf nur wenige Fälle beschränkt.

Unerwünschte Wirkungen und Kontraindikationen: siehe Unerwünschte Wirkungen [S. C359].

10.2 Methylxanthine

Das einzige als Bronchodilatator eingesetzte Methylxanthin ist **Theophyllin**. Zu den Methylxanthinen zählen auch Coffein und Theobromin.

Wirkungen: Der genaue Wirkmechanismus für den Effekt auf die Bronchien ist noch ungeklärt. Er wird zumindest teilweise über eine Hemmung der Phosphodiesterase und der Adenosin-Rezeptoren und der daraus folgenden Erhöhung des intrazellulären cAMP-Spiegels vermittelt (Abb. 10.1). Adenosin wirkt über die A$_1$-Rezeptoren bronchokonstriktorisch. Die Antagonisierung der Adenosin-Rezeptoren ist wahrscheinlich auch für die Wirkung auf ZNS, Niere und Herz und die antiinflammatorische Komponente verantwortlich. Adenosin ist u. a. an der vaskulären Autoregulation von Herz und Gehirn beteiligt. Die antiphlogistische Wirkung des Theophyllins wird durch die Hemmung der Mediatorfreisetzung aus Mastzellen bedingt.

Pharmakokinetik: Theophyllin muss oral oder **sehr langsam** i. v. gegeben werden. Es wird über das Cytochrom-P450-System der Leber metabolisiert und nur zu einem geringen Teil unverändert renal eliminiert. Bei der Therapie ist zu beachten, dass erhebliche inter- und intraindividuelle Schwankungen der Theophyllinelimination bei gleichzeitiger **geringer therapeutischer Breite** bestehen können (Tab. 10.1). Deswegen erfolgt zur Therapieüberwachung eine Bestimmung des Theophyllinspiegels.

Indikationen: Indikationen für Theophyllin sind **Asthma bronchiale**, Status asthmaticus, **chronisch-obstruktive Atemwegserkrankungen** und Apnoe-Syndrom bei unreifen Neugeborenen (Stimulation des Atemzentrums).

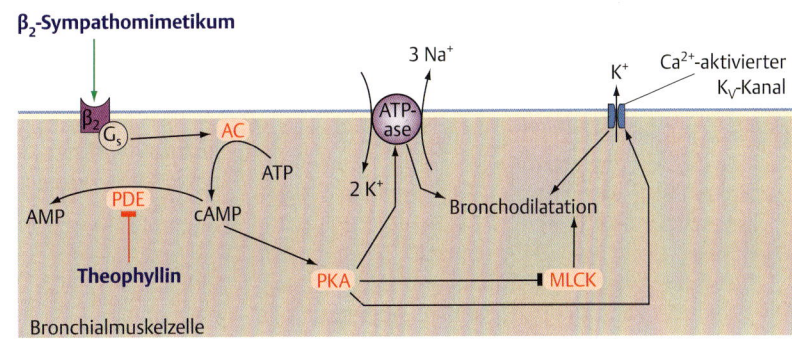

Abb. 10.1 **β₂-Adrenozeptor-vermittelte Bronchodilatation und Angriffspunkte einiger Bronchodilatatoren.** Sowohl der K$_V$-Kanal als auch die Na⁺-K⁺-ATPase werden über die cAMP-abhängige Proteinkinase A (PKA) aktiviert. Sie phosphoryliert außerdem die Myosin-Leichtketten-Kinase (MLCK) und inaktiviert sie damit. Diese Effekte bewirken die Relaxation der Bronchialmuskulatur. AC: Adenylatzyklase; PDE: Phosphodiesterase. (aus: Graefe, Lutz, Bönisch, Duale Reihe Pharmakologie und Toxikologie, Thieme, 2011)

Tab. 10.1 Einflussfaktoren auf die Theophyllinausscheidung

beschleunigter Abbau	verlangsamter Abbau
• niedriges Alter (Kinder, Jugendliche) • Nikotinabusus • CYP-3A4-Enzyminduktion (Phenobarbital, Rifampicin, Johanniskrautpräparate, Carbamazepin)	• Früh-, Neugeborene • hohes Alter • Leberfunktionsstörungen • Rechtsherzinsuffizienz • Cimetidin, Makrolide, Fluorchinolone, Allopurinol, orale Kontrazeptiva

Unerwünschte Wirkungen: Überdosierungen bzw. Intoxikationen äußern sich in:
- gastrointestinalen Beschwerden mit Übelkeit, Erbrechen, Diarrhö
- Hypokaliämie, verstärkter Diurese
- kardiovaskulären Symptomen wie Tachykardie, Tachyarrythmien und Blutdruckabfall durch Vasodilatation
- zentralnervösen Erscheinungen wie ausgeprägter Exzitation, Schlafstörungen, Unruhe und Tremor, Kopfschmerzen, Störungen des Hör- und Sehvermögens und Krampfanfällen.

Kontraindikationen: Frischer Myokardinfarkt, akute Tachyarrhythmie, Kreislaufschock. Strenge Indikationsstellung während Schwangerschaft und Stillzeit.

10.3 Anticholinergika

Die als Bronchodilatatoren eingesetzten Parasympatholytika sind **Ipratropiumbromid** und **Tiotropiumbromid**. Zu den Anticholinergika allgemein siehe auch Kap. Parasympatholytika [S. C364].

Wirkungen: Die genannten Substanzen wirken nicht aktiv bronchodilatatorisch, sondern schützen über eine Blockade der M-Cholinozeptoren vor bronchokonstriktorischen Effekten des Parasympathikus.

Indikation: Hauptindikation ist die **COPD**, bei Asthma bronchiale gelten sie als Alternative oder Ergänzung zu β₂-Sympathomimetika (Bedarfstherapie).

Pharmakokinetik: Die Verabreichung erfolgt über Inhalation, Wirkungseintritt ist nach ca. 5 min Tiotropiumbromid zeigt eine längere Wirkdauer als Ipratropiumbromid.

Unerwünschte Wirkungen: selten, evtl. Mundtrockenheit.

Kontraindikationen: Engwinkelglaukom, Miktionsstörungen.

11 Relaxanzien der Gefäßmuskulatur

11.1 Regulation des Gefäßtonus

Die Regulation des peripheren Gefäßtonus erfolgt durch:
- neurogene Mechanismen
- lokale Steuermechanismen
- Autoregulation.

Neurogene Mechanismen: Der Gefäßtonus wird in erster Linie sympathisch reguliert [S. C355], das Steuerzentrum für die Sympathikusaktivität ist das vegetative Kerngebiet in der Medulla oblongata. Eine parasympathische Innervation findet sich nur in wenigen Gefäßen wie z. B. in denen der Genitalorgane [S. C362].

Lokale Steuermechanismen: Neben dem Sympathikus spielt das Endothel eine wichtige Rolle bei der Regulation des Gefäßtonus. Es ist Bildungsort vasoaktiver Substanzen, die abhängig von der hämodynamischen Situation und der im Blut transportierten Mediatoren freigesetzt werden:
- **Stickstoffmonoxid (NO):** Der potenteste endotheliale **Vasodilatator** (besonders in Venen und großen Koronararterien) wird kontinuierlich und nur aus intaktem Endothel freigesetzt (vermindert oder fehlend bei Arteriosklerose!). Er wird durch die endotheliale NO-Synthase eNOS aus L-Arginin synthetisiert. Stimuli für eine gesteigerte Freisetzung sind u. a. Acetylcholin, Bradykinin, Serotonin, ATP und Histamin sowie durch die Blutströmung ausgelöste Scherkräfte. An den glatten Muskelzellen führt NO über eine Aktivierung der Guanylat-

zyklase zu einem Anstieg des cGMP. Daraufhin fällt die intrazelluläre Kalziumkonzentration und es kommt zur Muskelrelaxation. NO hemmt außerdem die Thrombozytenaggregation.

- **Prostacyclin und EDHF:** Prostaglandin I_2 und der Endothelium-derived hyperpolarizing Factor werden als weitere wichtige **Vasodilatatoren** direkt von den Endothelzellen freigesetzt.
- **Endothelin:** Der Gegenspieler von NO bewirkt über ET_A-Rezeptoren eine lang anhaltende **Vasokonstriktion**. Die Synthese wird durch Thrombin, Angiotensin II, Adrenalin und Vasopressin stimuliert.
- **Thromboxan A_2 und Prostaglandin H_2:** Sie führen über eine Stimulation der Phospholipase C und nachfolgende Bildung von Inositoltriphosphat zu erhöhten intrazellulären Kalziumspiegeln und damit zur **Vasokonstriktion**.

Autoregulation: Darunter versteht man die myogene Antwort der Gefäßwand auf einen erhöhten transmuralen Druck bzw. eine erhöhte Dehnung. Durch Aktivierung mechanosensitiver Kationenkanäle depolarisiert die Membran, Ca^{2+}-Kanäle öffnen, die intrazelluläre Ca^{2+}-Konzentration steigt, es kommt zur Kontraktion (Bayliss-Effekt). Dieser Mechanismus ist insbesondere in Niere und Gehirn wichtig, um den Druck in den Kapillaren konstant zu halten.

Indikationen: Je nach Substanzgruppe sind die Hauptindikationen die Herzinsuffizienz [S. A25], die koronare Herzerkrankung [S. A49] – sowohl im chronischen als auch im akuten Stadium (Anfallsprophylaxe, Angina-pectoris-Anfall, akutes Koronarsyndrom) – und die Hypertonie [S. A81]. Phosphodiesterase-V-Hemmer kommen bei der erektilen Dysfunktion zum Einsatz (s. Urologie [S. B668]).

11.2 NO-Donatoren

Bei den NO-Donatoren handelt es sich um **Prodrugs**, die als NO-Donatoren fungieren.

Wirkungen: NO erzielt am Gefäßsystem durch eine venöse Dilatation mit folgendem venösem Pooling eine Senkung der Vorlast. In höheren Dosen wird zudem eine arterielle Vasodilatation erreicht, was zu einer Senkung der Nachlast führt. Zudem kommt es durch Koronardilatation zu einer Steigerung der regionalen Myokardperfusion mit **erhöhtem Sauerstoffangebot**. Die erniedrigte Vorlast führt über ein vermindertes Schlagvolumen zu einem **geringeren kardialen Sauerstoffbedarf**. Beide Effekte wirken sich günstig bei koronarer Herzkrankheit und Herzinsuffizienz aus.

11.2.1 Organische Nitrate (Nitro-Verbindungen)

Angewendet werden:
- Glyceroltrinitrat (GTN)
- Isosorbiddinitrat (ISDN)
- Isosorbid-5-mononitrat (ISMN)
- Pentaerithrityltetranitrat (PETN).

Indikationen: Indikationen für organische Nitrate, insbesondere GTN, sind die KHK (akute Angina-pectoris-Anfälle, akutes Koronarsyndrom), die akute oder chronische Herzinsuffizienz und Spasmen von Hohlorganen.

Pharmakokinetik: Der genaue Aktivierungsmechanismus der Prodrugs ist noch unbekannt.

Glyceroltrinitrat: Geringe Bioverfügbarkeit bei oraler Gabe, deswegen s.l., i.v. und transdermal als Applikationsformen verfügbar. Wirkbeginn bei sublingualer Gabe nach ca. 1 min, Wirkdauer bis zu 30 min (bei intravenöser Gabe ca. 15 min). Bei Nitratpflastern besteht aufgrund der kontinuierlichen Freisetzung die Gefahr der Toleranzentwicklung.

Isosorbiddinitrat: Wird zu Isosorbidmononitrat verstoffwechselt (verantwortlich für protrahierte Wirkung). Es besitzt einen geringeren First-pass-Effekt als Glyceroltrinitrat. Der Wirkbeginn liegt bei sublingualer bzw. bukkaler Gabe bei ca. 1 min, die Wirkdauer beträgt bei sublingualer Gabe ca. 30 min, bei intravenöser Gabe bis zu 60 min und bei oraler retardierter Gabe 8–12 h.

Isosorbid-5-mononitrat: Besitzt eine hohe Bioverfügbarkeit bei nahezu fehlendem First-pass-Effekt. Es ist nur oral verfügbar, die Wirkung tritt erst nach 10–30 min ein, weshalb es nicht zur Anfallstherapie geeignet ist. Die Wirkdauer liegt bei 4–6 h.

Pentaerithrityltetranitrat: Nur oral verfügbar, Wirkbeginn nach 1–2 h (ausschließlich zur Anfallsprophylaxe einsetzbar). Die unerwünschten Wirkungen sind schwächer ausgeprägt als bei den anderen Substanzen, die Toleranzentwicklung ist ebenfalls geringer.

Unerwünschte Wirkungen: Die Nebenwirkungen ergeben sich aus einer überschießenden Vasodilatation:
- Nitratkopfschmerz
- Kreislaufdysregulation mit Hypotonie, Reflextachykardie, Schwindel und Orthostase
- Hautrötung (Flush).

Nitrattoleranz: Bei längerer ununterbrochener Nitratgabe kommt es zu einer Abschwächung der Nitratwirkung. Der genaue Mechanismus ist noch nicht endgültig geklärt. Die Nitrattoleranz tritt innerhalb von 24–48 h bei kontinuierlicher intravenöser Zufuhr organischer Nitrate auf. Deswegen muss zur Vermeidung einer Toleranzentwicklung eine **intermittierende Gabe** erfolgen. Bei oraler Gabe empfiehlt sich ein nächtliches nitratfreies Intervall.

Kontraindikationen:
- kardiogener Schock
- ausgeprägte Hypotonie
- schwere stenosierende Herzvitien (Aortenklappenstenose, hypertrophe obstruktive Kardiomyopathie).

11.2.2 Molsidomin

Aus Molsidomin entsteht in der Leber der Metabolit SIN 1 (Linsidomin), der spontan in Sydnonimin umgewandelt wird, aus welchem spontan (also ohne Beteiligung von En-

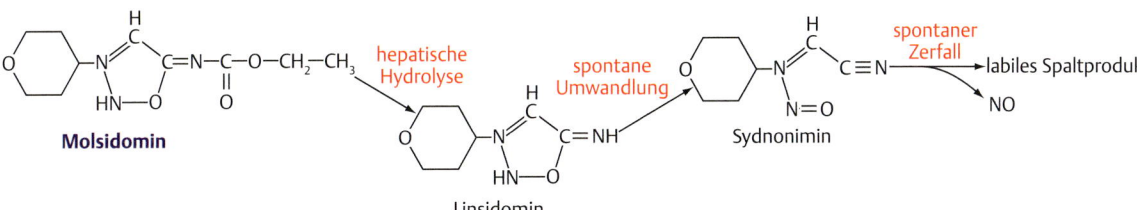

Abb. 11.1 **NO-Freisetzung aus Molsidomin.** Bei dem spontanen Zerfall von Sydnonimin wird NO freigesetzt. (aus: Graefe, Lutz, Bönisch, Duale Reihe Pharmakologie und Toxikologie, Thieme, 2011)

zymen oder Kofaktoren) **NO freigesetzt** wird (Abb. 11.1). Im Gegensatz zu organischen Nitraten weist Molsidomin **keine Nitrattoleranzentwicklung** auf. Die Verminderung des Preloads ist bei Molsidomin stärker ausgeprägt als bei den Nitraten.

Indikationen: Indikationen für Molsidomin sind Angina pectoris (Langzeittherapie), akuter Myokardinfarkt, chronische Herzinsuffizienz und pulmonale Hypertonie.

Pharmakokinetik: Die maximale Wirksamkeit tritt erst nach ca. 30 min auf, weshalb Molsidomin zur **Akuttherapie ungeeignet** ist. Die Wirkdauer beträgt mehrere Stunden, die Ausscheidung der Metaboliten erfolgt renal.

Unerwünschte Wirkungen:
- Kopfschmerzen
- Hypotonie, Reflextachykardie.

Kontraindikationen:
- Schwere Hypotonie und Schwangerschaft.

11.2.3 Nitroprussidnatrium

Auch Nitroprussidnatrium setzt **NO nicht enzymatisch frei.** Es zeigt eine starke Wirkung auf den Tonus der Arteriolen.

Indikationen: Nitroprussidnatrium ist aufgrund seines blutdrucksenkenden Effekts bei hypertensiven Krisen und zur kontrollierten intraoperativen Hypotension indiziert.

> **MERKE** Nitroprussidnatrium ist die am stärksten wirksame antihypertensive Substanz und darf ausschließlich unter intensivmedizinischem Monitoring verwendet werden!

Pharmakokinetik: Nitroprussidnatrium wird im Intestinaltrakt schnell inaktiviert und ist daher nur i.v. appliziert wirksam. Es zeigt einen sofortigen Wirkungseintritt bei einer sehr kurzen Wirkdauer. Deswegen muss es unter strenger Überwachung als intravenöse Dauerinfusion verabreicht werden.

> **MERKE** Aus Nitroprussidnatrium entsteht das Zellgift **Cyanid**, das in der Leber zu Thiocyanat entgiftet wird. Bei hochdosierter Gabe sollte deshalb gleichzeitig **Natriumthiosulfat** gegeben werden, um die Entgiftung von Cyanid zu beschleunigen.

Unerwünschte Wirkungen: Wie bei den anderen NO-Donatoren, die Gefahr der Reflextachykardie ist allerdings höher.

Kontraindikationen:
- akutes Kreislaufversagen
- kardiogener Schock
- Aortenisthmusstenose
- Hypothyreose
- metabolische Azidose.

Während Schwangerschaft und Stillzeit besteht eine strenge Indikationsstellung.

11.3 Dihydralazin

Wirkungen: Es kommt – bei unbekanntem Wirkmechanismus – zu einer ausgeprägten Dilatation der **Arteriolen**. An größeren Gefäßen wird kein Effekt beobachtet. Gleichzeitig kann die Nierendurchblutung verbessert werden. Bei Monotherapie ist die Blutdrucksenkung nur gering, da eine **erhebliche Gegenregulation** über die Barorezeptoren besteht.

Indikationen: Dihydralazin findet in der **Kombinationstherapie** der **Hypertonie** Anwendung, v. a. in Kombination mit einem β-Blocker und einem Diuretikum, da so der sympathotonen und renalen Gegenregulation entgegengewirkt wird. Eine zusätzliche Indikation besteht bei der Schwangerschaftshypertonie im Rahmen von Gestosen.

Pharmakokinetik: Dihydralazin besitzt einen ausgeprägten First-pass-Effekt mit hepatischer Acetylierung. Es wird oral verabreicht, zur Akuttherapie einer hypertensiven Krise oder hypertensiven Gestose kann es auch langsam i. v. appliziert werden.

Unerwünschte Wirkungen: Aufgrund der arteriellen Dilatation kommt es zu orthostatischer Dysregulation, Kopfschmerzen und Flush. Gegenregulatorisch ist mit einer **Reflextachykardie** mit Gefahr der Angina pectoris zu rechnen. Auch das Renin-Angiotensin-Aldosteron-System wird aktiviert, was eine erhöhte Na^+- und Wasserretention und Ödeme zur Folge hat. Zusätzlich kann Dihydralazin eine Lupus-erythematodes-ähnliche Symptomatik auslösen.

11.4 Kalziumkanalblocker (Kalziumantagonisten)

Die verschiedenen Typen der Kalziumantagonisten unterscheiden sich in ihrem Wirkungsspektrum (Tab. 11.1). Während Kalziumantagonisten vom Nifedipin-Typ überwiegend am Gefäßsystem wirken, können Substanzen vom Diltiazem- und Verapamil-Typ auch bei Herzrhythmusstörungen [S.C375] zur Anwendung kommen.

Wirkungen: Kalziumantagonisten blockieren spannungsabhängige Kalzium-Kanäle vom L-Typ an kardialen und vaskulären glatten Muskelzellen. Dadurch wird der Kalzium-Einstrom in die Zellen vermindert. Folge ist eine **Hemmung der Kontraktilität** der glatten Muskelzellen. An der Gefäßmuskulatur der arteriellen Widerstandsgefäße und der epikardialen Koronararterien bewirken sie so eine Dilatation. Die Senkung der **Nachlast** ist ausgeprägter als die Senkung der Vorlast. Kalziumkanalblocker fördern außerdem über einen unbekannten Mechanismus die Diurese.

> **MERKE** Kombiniert man Kalziumantagonisten (Nachlastsenkung) mit Nitraten (Vorlastsenkung) besteht die Gefahr eines überschießenden Blutdruckabfalls!

Wechselwirkungen: Kalziumkanalblocker werden durch CYP3A4 metabolisiert, was zu Wechselwirkungen mit solchen Substanzen führt, die dieses Enzym beeinflussen:
- Enzyminduktion und damit beschleunigter Abbau: Rifampicin
- Enzymhemmung und damit verzögerter Abbau: Antihistaminika, Protease-Inhibitoren, Statine, Immunsuppressiva, Antimykotika, Grapefruitsaft.

11.4.1 Nifedipin-Typ (Dihydropyridine)

- kurz wirksam (1. Generation): Nifedipin
- länger wirksam (2. Generation): Felodipin, Isradapin, Nitrendipin, Nicardipin, Nisoldipin, Nimodipin
- lang und gleichmäßig wirksam (3. Generation): Amlodipin, Lercarnidipin.

Indikationen: Indikationen für Dihydropyridine umfassen **arterielle Hypertonie**, stabile und vasospastische Angina pectoris und das Raynaud-Phänomen. Nimodipin ist zudem noch bei zerebralen Vasospasmen nach Subarachnoidalblutung und bei zerebrovaskulärer Insuffizienz indiziert.

Pharmakokinetik: Aufgrund der hohen Resorptionsquote von 90% und der hohen Bioverfügbarkeit von 45–60% kann Nifedipin oral verabreicht werden. Wegen der fast vollständigen Metabolisierung in der Leber muss eine Anpassung der Dosis bei Leberfunktionsstörungen erfolgen. Die Wirkdauer bei oraler Gabe nicht retardierter Formen beträgt 4–6 h. Bei intravenöser Gabe muss ein lichtgeschützter Perfusor zur Anwendung kommen, da Nifedipin unter UV-Exposition zerfällt.

Die restlichen Dihydropyridine weisen eine mit Nifedipin vergleichbare Wirkung auf. Lediglich in der Pharmakokinetik zeigen sich deutliche Unterschiede. So kommt es unter Amlodipin aufgrund der langen Wirkdauer zu einer verminderten Gegenregulation des Herz-Kreislauf-Systems.

Unerwünschte Wirkungen:
- Kopschmerzen, periphere Ödeme, Flush (durch Vasodilatation bedingt)
- Reflextachykardie.

Cave: Gefahr der Aggravation einer Angina pectoris!

Kontraindikationen:
- Herzinsuffizienz
- akutes Koronarsyndrom
- Aortenklappenstenose
- hypertrophe obstruktive Kardiomyopathie
- ausgeprägte Hypotension
- Schwangerschaft (embryotoxische Wirkung in Tierversuchen; zur Tokolyse Off-Label-Anwendung).

11.4.2 Diltiazem (Benzothiazepine)

Wirkungen: Diltiazem ist ein Benzothiazepinderivat. Es entfaltet seine Wirkung sowohl an der glatten Gefäßmuskulatur als auch am Myokard und im Sinus- und AV-Knoten [S.C375]. Es nimmt damit eine Stellung **zwischen Nifedipin** und **Verapamil** ein. Seine Wirkung ist **negativ chrono-, dromo- und inotrop**. Zudem führt es über eine arterielle Vasodilatation zu einer **Senkung der Nachlast**.

Indikationen: Diltiazem ist bei supraventrikulären Herzrhythmusstörungen, Angina pectoris, Hypertonie und hypertropher obstruktiver Kardiomyopathie indiziert.

Pharmakokinetik: Bei einer Resorption von über 90% und einer Bioverfügbarkeit von 40–60% ist die orale Gabe Applikationsart der Wahl. Aufgrund der vorwiegend hepatischen Metabolisierung muss eine Dosisanpassung bei Leberinsuffizienz erfolgen.

Unerwünschte Wirkungen:
- Kopfschmerzen, periphere Ödeme, Flush (bedingt durch Vasodilatation)
- Bradykardie
- Blutdruckabfall

Tab. 11.1 Übersicht Kalziumantagonisten

	Nifedipin-Typ	Diltiazem-Typ	Verapamil-Typ
Sinusknoten	–	↓	↓↓
AV-Überleitung	–	↓	↓↓
Koronarwiderstand	↓↓↓	↓↓	↓↓
peripherer Widerstand	↓↓	↓	(↓)
Blutdruck	↓↓↓	↓↓↓	↓↓↓
Myokard	(↓)	↓	↓

– = kein Effekt, (↓) = kaum, ↓ = leicht, ↓↓ = mäßig, ↓↓↓ = stark

- AV-Blockierungen
- Obstipation.

Kontraindikationen:
- dekompensierte Herzinsuffizienz
- **AV-Block II. oder III. Grades**
- Sick-Sinus-Syndrom
- kardiogener Schock (ohne Arrhythmie)
- Vorhofflattern bzw. -flimmern mit Präexzitationssyndrom
- gleichzeitige β-Blocker-Therapie
- Schwangerschaft und Stillzeit.

11.4.3 Verapamil-Typ (Phenylalkylamine)

Eingesetzte Wirkstoffe sind **Verapamil** und sein Derivat **Gallopamil**.

Wirkungen: Phenylalkylamine haben ihren Wirkungsschwerpunkt an Myokard, Sinus- und v. a. AV-Knoten [S. C375]. Sie wirken hauptsächlich **negativ dromotrop** und zusätzlich negativ chrono- und inotrop. Darüber hinaus bewirken sie eine geringe arterielle Vasodilatation.

Indikationen: Supraventrikuläre Herzrhythmusstörungen, Angina pectoris, Hypertonie und hypertrophe obstruktive Kardiomyopathie.

Pharmakokinetik: Bei einer Resorption von > 90 % beträgt die Bioverfügbarkeit aufgrund eines ausgeprägten First-pass-Effektes nur 10–20 % (bei Dauergabe erhöht sich diese auf 35–40 %). Die Elimination erfolgt renal und biliär. Bei Leberfunktionsstörungen muss eine Dosisanpassung erfolgen.

Unerwünschte Wirkungen:
- Bradykardie
- **AV-Blockierungen** (**Cave:** AV-Block III. Grades)
- Blutdruckabfall
- Kopfschmerzen, Schwindel
- Obstipation.

Kontraindikationen: wie bei Diltiazem.

> **MERKE** Kalziumkanalblocker vom Diltiazem- und Verapamil-Typ dürfen aufgrund ihrer kardiodepressiven Wirkung nicht mit β-Blockern kombiniert werden!

11.5 Kaliumkanalöffner

Der klinisch wichtigste Kaliumkanalöffner in der Hypertensionstherapie ist **Minoxidil**. Diazoxid wird hauptsächlich in der Hypoglykämietherapie eingesetzt.

Wirkungen: Beide Wirkstoffe führen zu einer **Öffnung der Kaliumkanäle** in der glatten Gefäßmuskulatur. Dies bewirkt über eine Hyperpolarisation mit vermindertem Kalziumeinstrom durch spannungsabhängige Kalziumkanäle eine **Dilatation der Arteriolen**.

Minoxidil (Prodrug) bzw. sein aktiver Metabolit ist ein starker Vasodilatator (besonders der Arteriolen) und führt zu einer erniedrigten Nachlast und einer Blutdrucksenkung. Es ruft allerdings eine ausgeprägte Gegenregulation mit Flüssigkeitsretention und Ödembildung hervor. Deswegen muss Minoxidil mit einem Diuretikum kombiniert werden. Die arterielle Vasodilatation führt zu einer erniedrigten Nachlast und einer Abnahme des Blutdrucks.

Diazoxid besitzt neben seiner antihypertensiven Wirkung einen antidiuretischen Effekt. Therapeutisch im Vordergrund steht die Hemmung der Insulinausschüttung (**Abb. 23.2**).

Indikationen: Einzige Indikation für Minoxidil ist die **therapierefraktäre Hypertonie**. Diazoxid wird bei verschiedenen Formen des Hyperinsulinismus eingesetzt.

Pharmakokinetik: Minoxidil selbst ist unwirksam und wird erst in der Leber zum aktiven Metaboliten verstoffwechselt. Es weist eine lange Wirkdauer auf (24–72 h).

Unerwünschte Wirkungen: Die unerwünschten Wirkungen beinhalten die Effekte der Sympathikusaktivierung (Tachykardie) und eine Na^+- und Wasserretention bei verstärkter Kaliumausscheidung. Minoxidil kann zusätzlich in seltenen Fällen Perikardergüsse und eine Hypertrichosis hervorrufen, die 3–6 Wochen nach Therapiebeginn im Kopfbereich beginnt. Zudem führt Diazoxid zu einer Hyperglykämieneigung.

11.6 Phosphodiesterase-5-Hemmstoffe

In Deutschland zugelassen sind Sildenafil, Tadalafil und Vardenafil.

Wirkungen: Die 3 oben genannten Wirkstoffe hemmen die **Phosphodiesterase 5** der glatten Gefäßmuskulatur (vorwiegend Arteriolen der Schwellkörper und arterielle Lungengefäße). Es kommt zu einem Anstieg des zyklischen Guanosinmonophosphates (cGMP), was wiederum zu einer Relaxation der glatten Gefäßmuskulatur führt. Im Corpus cavernosum kommt es aufgrund der Erweiterung der Arteriolen zu einem erhöhten Bluteinstrom, was zur **Erektion** führt. Des Weiteren ist eine **pulmonale Vasodilatation** zu beobachten (Einsatz bei pulmonaler Hypertonie). Eine positiv inotrope Wirkung auf das Herz ist nicht zu beobachten.

Indikationen: erektile Dysfunktion und pulmonale Hypertonie (nur Sildenafil).

Pharmakokinetik: Die maximale Wirkung tritt ca. 1 h nach Einnahme ein. Die Wirkdauer beträgt bei Sildenafil ca. 3–5 h. Vardenafil und Tadalafil wirken deutlich länger.

Unerwünschte Wirkungen: Blutdruckabfall, durch die Vasodilatation kann es zu Kopfschmerzen, Schnupfen und Flush kommen. Über eine zusätzliche Hemmung der Phosphodiesterase 6 der Retina sind Farbsehstörungen möglich (Sildenafil und Vardenafil).

> **MERKE** Phosphodiesterase-5-Hemmstoffe dürfen nicht mit NO-Donatoren zusammen verabreicht werden, da es zu einer lebensbedrohlichen Potenzierung der blutdrucksenkenden Wirkung beider Substanzklassen kommen kann.

Wechselwirkungen: Abbau wie bei den Kalziumkanalblockern über CYP3A4 [S. C382].

Kontraindikationen:
- **Einnahme von NO-Donatoren** (Gefahr schwerer arterieller Hypotonien)
- kürzlicher Myokardinfarkt oder Apoplex
- instabile Angina pectoris
- schwere Herzinsuffizienz.

11.7 Endothelinrezeptor-Antagonisten

Endothelinrezeptor-Antagonisten entfalten ihre Wirkung durch Hemmung der vasokonstriktorischen Effekte des Endothelins. Indiziert sind sie zur Behandlung der **pulmonalen Hypertonie**. Die erste entwickelte Substanz dieser Art war **Bosentan**, ein unspezifischer Endothelinrezeptor-Antagonist. Die neueren Substanzen **Ambrisentan** und **Sitaxentan** wirken v. a. am ET_A-Rezeptor. Möglicherweise ist ihr Effekt dadurch günstiger als der von Bosentan, da der von ihnen unbeeinträchtigte ET_B-Rezeptor im Endothel zu einer Freisetzung von Prostazyklin und NO führt und damit vasodilatatorisch wirkt. Ob dies klinisch eine Rolle spielt, muss noch durch Studien geprüft werden.

Endothelinrezeptor-Antagonisten sind während der Schwangerschaft absolut kontraindiziert, da sie im Tierversuch eine teratogene Wirkung zeigen.

12 Diuretika und Antidiuretika

12.1 Grundlagen

Die Nierenfunktion wird durch verschiedene Mechanismen reguliert. Neben der Regulation der Nierendurchblutung (Renin-Angiotensin-System [S. C370]) sind noch weitere Regelmechanismen beteiligt:

Antidiuretisches Hormon: ADH (Vasopressin) wird bei erhöhter Plasmaosmolalität oder verringertem Blutvolumen vom Hypophysenhinterlappen sezerniert und führt durch Einbau von Wasserkanalproteinen (**Aquaporinen**) in die Wand des Sammelrohrs zu einer **gesteigerten Wasserrückresorption** (über V_2-Rezeptoren). In höheren pharmakologischen Dosen führt es auch zu einer Vasokonstriktion (über V_1-Rezeptoren). ADH hat die größte Bedeutung bei der Harnkonzentrierung.

Atrialer Natriuretischer Faktor: ANF wird bei vermehrter Dehnung aus den Myokardzellen der Vorhöfe ausgeschüttet und führt neben einer allgemeinen **Vasodilatation** zu einer **Natriurese**, da er die Na^+-Resorption im Sammelrohr hemmt. Er wirkt sowohl indirekt mittels Hemmung der Aldosteron-Ausschüttung als auch direkt.

12.2 Diuretika

Aufgrund ihres Wirkungsprofils kann man unterscheiden:
- **Low-Ceiling-Diuretika** (Thiazide, kaliumsparende Diuretika und Aldosteronantagonisten): Sie sind durch eine flache Dosis-Wirkungs-Kurve mit früher Plateaubildung gekennzeichnet, sodass ab einem bestimmten Punkt durch Dosiserhöhung keine Wirkungssteigerung mehr erreicht werden kann.
- **High-Ceiling-Diuretika** (Schleifendiuretika): Sie können die Diurese aufgrund einer steilen Dosis-Wirkungs-Kurve über einen großen Bereich proportional zur Dosis steigern.

Wirkungen: Mit Ausnahme der Osmodiuretika fördern Diuretika die **Wasser- und Elektrolytausscheidung**, indem sie an verschiedenen Stellen in die Transportprozesse im Tubulussystem der Niere eingreifen (**Tab. 12.1** und **Abb. 12.1**). Da sie v. a. über eine Erhöhung der Natrium- bzw. Salzausscheidung wirken, werden sie auch als **Natriuretika** oder **Saluretika** bezeichnet.

Eine reaktive Stimulierung des RAAS kann zu einem langsamen Verlust der diuretischen Wirkung führen (Escape-Mechanismus). Nach Absetzen der Diuretika kommt es zu einem Rebound-Effekt, d. h. die Rückresorption von Wasser und Elektrolyten wird über den Ausgangswert (vor Diuretikagabe) erhöht. Als weitere Wirkungen können Diuretika zu einem venösen Pooling (Dilatation der venösen Kapazitätsgefäße) führen und antihypertensive Effekte zeigen.

Pharmakokinetik: Diuretika gelangen sowohl durch glomeruläre Filtration als auch durch Sekretion im proximalen Tubulus an ihren Wirkort.

Unerwünschte Wirkungen: Diuretika können zu einem massiven Flüssigkeits- und Elektrolytverlust führen. Sie stellen deshalb einen Risikofaktor dar für die Entwicklung einer Exsikkose, einer orthostatischen Dysregulation mit Reflextachykardie, einer Thrombenbildung aufgrund einer Zunahme der Blutviskosität und für Störungen des Elektrolythaushaltes.

12.2 Diuretika

Tab. 12.1 Nephronabschnitte und Diuretika

Abschnitt	Transporter	Diuretikum	Effekt
proximaler Tubulus (Abb. 12.2)	• Hauptresorptionsort von H_2O (ca. 65 %; para- und transzellulär) und HCO_3^- (95 %) • luminaler H^+/Na^+-Antiport • Carboanhydrase katalysiert die Bildung von H_2CO_3 (HCO_3^- und H^+) • basolateraler Na^+/HCO_3^--Kotransport	• **Carboanhydrasehemmer:** inhibieren die Bildung von HCO_3^- • **Thiaziddiuretika** (hohe Dosierung)	• verminderte H^+-Sekretion • reduzierte HCO_3^-- und Na^+-Rückresorption • Folge: alkalischer, bikarbonatreicher Harn
dicker aufsteigender Teil der Henle-Schleife	• wasserundurchlässig • über luminale $Na^+/2Cl^-/K^+$-Kotransporter gelangt NaCl ins Interstitium (Aufbau des osmotischen Gradienten)	• **Schleifendiuretika:** hemmen den $Na^+/Cl^-/K^+$-Kotransporter	• geringerer osmotischer Gradient → geringere H_2O-Rückresorption im Sammelrohr • gesteigerte K^+-, Na^+-, Cl^--, Ca^{2+}- und Mg^{2+}-Ausscheidung
frühdistaler Tubulus	• luminaler Na^+/Cl^--Kotransporter zur Natriumrückresorption	• **Thiaziddiuretika:** hemmen den Na^+/Cl^--Kotransport	• gesteigerte NaCl-Ausscheidung • gesteigerte K^+-Ausscheidung im spätdistalen Tubulus (dort steht mehr Na^+ zum Austausch gegen K^+ zur Verfügung) • verminderte Ca^{2+}-Ausscheidung
spätdistaler Tubulus/Sammelrohr	• luminaler, aldosteronabhängiger Na^+-Kanal zur Natriumrückresorption • K^+-Sekretion mittels Kanalproteinen • Na^+-K^+-ATPase • Wasserresorption über Aquaporine	• **kaliumsparende Diuretika:** Blockade der Na^+-Kanäle • **Aldosteronantagonisten:** Hemmung der Aldosteron-Rezeptoren	• verminderte Na^+-Resorption • verminderte K^+-Sekretion (verringertes lumennegatives transepitheliales Potenzial)

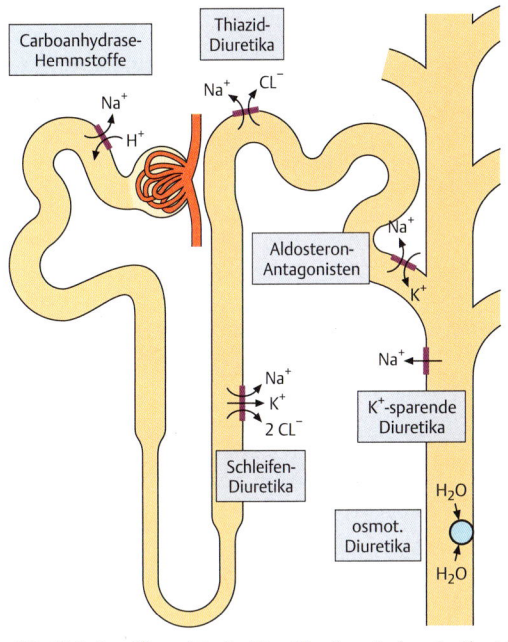

Abb. 12.1 **Angriffspunkte der Diuretika.** (aus: Endspurt – Physiologie 2, Thieme, 2013)

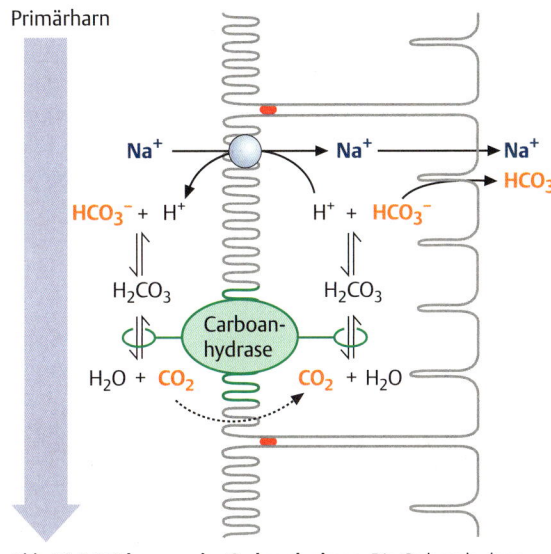

Abb. 12.2 **Wirkungen der Carboanhydrase.** Die Carboanhydrase katalysiert die Reaktion von H_2CO_3 zu CO_2 und H_2O bzw. umgekehrt. Das bei der Umwandlung von H_2CO_3 in HCO_3^- frei werdende H^+ dient der Na^+-Resorption. (aus: Lüllmann, Mohr, Hein, Pharmakologie und Toxikologie, Thieme, 2010)

12.2.1 Carboanhydrasehemmstoffe

Zu den Carboanhydrasehemmstoffen zählen Acetazolamid, Dorzolamid und Brinzolamid.

Wirkungen: Die Hemmung der Carboanhydrase führt zu einer verminderten Resorption von HCO_3^- und Na^+ (Tab. 12.1 und Abb. 12.2).

Indikationen: Acetazolamid findet wegen der Elektrolyt- und Bikarbonatverluste kaum noch Anwendung als Diuretikum. Indikationen sind das akute und chronische **Glaukom** (die Carboanhydrase im Ziliarkörper ist an der Kammerwasserproduktion beteiligt) sowie die Höhenkrankheit (Normalisierung der respiratorischen Alkalose).

Unerwünschte Wirkungen:
- Hypokaliämie, Hyperglykämie
- metabolische Azidose
- Harnsteine.

Kontraindikationen:
- Sulfonamid-Überempfindlichkeit
- ausgeprägte Nieren- oder Leberinsuffizienz
- ausgeprägte Hypokaliämie, Hypovolämie, Hyponatriämie.

12.2.2 Schleifendiuretika

Leitsubstanz ist das Sulfonamid-Derivat **Furosemid**. Die Folgesubstanzen wie **Bumetanid**, **Piretanid** oder **Torasemid** unterscheiden sich in erster Linie durch die veränderte Pharmakokinetik und Dosierung.

Wirkungen: Schleifendiuretika hemmen den luminalen Na^+-K^+-$2Cl^-$-Symporter (Tab. 12.1). Die Diurese beträgt bei Schleifendiuretika max. 20–30 % des Glomerulumfiltrats. Schleifendiuretika sind damit die **effektivsten Diuretika**. Sie wirken im Gegensatz zu den Thiaziden auch noch bei **Niereninsuffizienz** (GFR < 30 ml/min). Schleifendiuretika fördern im Unterschied zu den Thiaziden die renale Kalziumausscheidung.

Zusätzlich führen Schleifendiuretika über eine vermehrte Prostaglandinfreisetzung zu einer Steigerung der Nierendurchblutung. Die Kapazitätsgefäße werden erweitert, was zu einer Senkung der Vorlast führt (venöses Pooling).

Indikationen: Schleifendiuretika eignen sich zur Ausschwemmung kardialer, renaler und hepatogener **Ödeme**. Sie werden bei akuter und chronischer **Herzinsuffizienz** und arterieller Hypertonie bis zur hypertensiven Krise eingesetzt (in Kombination mit Thiaziddiuretika). Eine beginnende Anurie im Rahmen eines akuten Nierenversagens kann durch hohe Dosen z. T. durchbrochen werden. Schleifendiuretika eignen sich auch zur **forcierten Diurese** bei Intoxikationen und hyperkalzämischer Krise sowie als Zusatztherapie bei Hirnödemen. Aufgrund der raschen Wirkung kommen sie auch bei schweren Lungenödemen zum Einsatz.

Pharmakokinetik: Durch ihre **schnelle, kurze und starke Wirkung** sind sie besonders für die Akuttherapie geeignet. Nach Wirkende kommt es zu einer verstärkten Na^+-Rückresorption aufgrund des Rebound-Phänomens (**postdiuretische Na^+-Retention**). Nach oraler Gabe setzt die diuretische Wirkung nach 30–60 min ein, erreicht ihr Wirkmaximum nach 1–2 h und dauert etwa 6 h an. Bei intravenöser Applikation tritt die Wirkung bereits nach 15 min ein und hält für 1–2 h an. Furosemid ist mit einer HWZ von 1 h nur kurz wirksam und zudem sehr variabel bioverfügbar (10–90 %). Seine Derivate Piretanid und Torasemid zeichnen sich durch ihre zuverlässigere Resorption (80–90 %, besonders wichtig bei Herzinsuffizienz) und längere Wirksamkeit bei geringeren Nebenwirkungen aus.

Unerwünschte Wirkungen:
- Kaliumverlust mit lebensbedrohlicher Hypokaliämie
- Kalzium- und Magnesiumverlust mit erhöhtem Osteoporoserisiko
- Chlorverlust bis zur hypochlorämischen metabolischen Alkalose
- reversible Ototoxizität
- verminderte Glukosetoleranz (Hyperglykämieneigung)
- Harnsäureretention mit akutem Gichtanfall
- Dehydratation mit erhöhtem Thromboserisiko
- allergische Reaktionen.

Wechselwirkungen: Probenecid und Methotrexat **vermindern die diuretische Wirkung**, indem sie die tubuläre Sekretion der Schleifendiuretika blockieren. Diese wiederum hemmen die renale Elimination von Li^+ und Methotrexat und verstärken die Wirkungen von Herzglykosiden und Antihypertensiva. Sie vermindern die Wirkung von Antidiabetika.

Kontraindikationen:
- Sulfonamidüberempfindlichkeit
- anurisches Nierenversagen
- ausgeprägte Leberinsuffizienz
- ausgeprägte Hypokaliämie oder Hyponatriämie
- Hypovolämie.

In der Schwangerschaft nur kurzfristig und unter strenger Indikationsstellung anwenden, für die Stillzeit besteht eine Kontraindikation.

12.2.3 Thiaziddiuretika (Benzothiadiazine und Analoga)

Es handelt sich um Sulfonamidderivate: Hydrochlorothiazid, Chlorthalidon, Mefrusid und Xipamid.

Wirkungen: Thiaziddiuretika hemmen den Na^+-Cl^--Kotransport (Tab. 12.1). Es kommt zu einer mäßigen Diurese von max. 10–15 % des Glomerulumfiltrats. Wegen der gesteigerten K^+-Ausscheidung (Tab. 12.1) ist eine Kombination mit kaliumsparenden Diuretika sinnvoll. Bestimmend für ihre **blutdrucksenkende Wirkung** sind die verstärkte Na^+-Ausscheidung und der direkte dilatative Effekt an den Blutgefäßen. Dieser setzt erst verspätet ein (nach ca. 2 Wochen) und ist nicht vom Escape-Mechanismus betroffen (→ dauerhafte Blutdrucksenkung). Die Phosphat- und Kalziumausscheidung sind reduziert.

Bei eingeschränkter Nierenfunktion (GFR < 30 ml/min) verlieren Thiazide ihre Wirkung. Eine Ausnahme ist hier das Xipamid. Dieses ist chemisch zwischen Thiaziden und Schleifendiuretika einzuordnen und unterscheidet sich deshalb auch in der Wirkung von den anderen Thiaziden.

Indikationen: Hier sind besonders die **arterielle Hypertonie** und die chronische **Herzinsuffizienz** zu nennen. Zudem eignen sich Thiazide zur Ausschwemmung chronischer kardialer, renaler und hepatogener **Ödeme**. Weitere Einsatzgebiete sind der Diabetes insipidus und die Sekundärprophylaxe von Ca^{2+}-haltigen Harnsteinen. Sie werden v. a. in der Kombinationstherapie mit anderen Antihypertensiva eingesetzt.

Pharmakokinetik: Durch ihre **langsame und protrahierte Wirkung** sind Thiaziddiuretika besonders für eine Dauertherapie geeignet. Ein Rebound-Phänomen tritt nicht auf. Die Gabe erfolgt oral, ein Wirkungseintritt ist nach ca. 2 h zu erwarten. Die Wirkdauer der einzelnen Substanzen ist sehr unterschiedlich: Bei Hydrochlorothiazid beträgt sie ca. 12 h, Chlortalidon wirkt wesentlich länger (48–72 h) und geht aus diesem Grund mit einem erhöhten Akkumulationsrisiko einher. Xipamid wird überwiegend metabolisch eliminiert.

Unerwünschte Wirkungen:
- Kaliumverlust bis hin zur lebensbedrohlichen Hypokaliämie
- Kalziumretention mit **Hyperkalzämie**
- Magnesium- und Chloridverlust
- verminderte Glukosetoleranz mit Hyperglykämieneigung
- Harnsäureretention
- dosisabhängige Erhöhung der Triglyzeride und des LDL-Cholesterins
- allergische Reaktionen.

Wechselwirkungen: ähnlich denen der Schleifendiuretika.

Kontraindikationen:
- Sulfonamidüberempfindlichkeit
- schwere Leberfunktionsstörung
- ausgeprägte Hypokaliämie
- Hyponatriämie, Hypovolämie, Hyperkalzämie
- Schwangerschaft, Stillzeit.

> **MERKE** Thiazide führen **nicht** zu einem Anstieg der Clearance harnpflichtiger Substanzen. Sie können die Konzentration harnpflichtiger Substanzen durch eine Senkung der GFR sogar erhöhen. Sie dürfen daher bei einer eingeschränkten Nierenfunktion (GFR < 30 ml/min, Kreatinin i. S. > 2,0 mg/dl) nicht gegeben werden.

12.2.4 Kaliumsparende Diuretika

Die wichtigsten Substanzen dieser Gruppe sind **Amilorid** und **Triamteren**.

Wirkungen: Kaliumsparende Diuretika blockieren die Na$^+$-Kanäle (**Tab. 12.1**). Die Diurese bei kaliumsparenden Diuretika beträgt max. 2–4 % des primär filtrierten Natriums und ist unabhängig von den Aldosteronrezeptoren.

Indikationen: Kaliumsparende Diuretika werden in **Kombination** mit Thiaziden eingesetzt. Zusätzlich zu den Thiazid-Indikationen [S. C386] wird diese Kombination bei Li$^+$-induziertem nephrogenem Diabetes insipidus eingesetzt. Bei schweren hepatischen oder nephrotischen Ödemen können sie auch mit Schleifendiuretika kombiniert werden.

Pharmakokinetik: Die Ausscheidung erfolgt sowohl renal als auch hepatisch.

Unerwünschte Wirkungen: Kaliumsparende Diuretika haben relativ wenige Nebenwirkungen:
- **Hyperkaliämie** mit bradykarden Arrhythmien (Vorsicht bei Niereninsuffizienz oder bei gleichzeitiger Gabe eines ACE-Hemmers oder AT 1-Blockers!)
- megaloblastäre Anämie (bedingt durch Folsäureantagonismus).

Kontraindikationen:
- Hyperkaliämie
- Hypovolämie, Hyponatriämie
- ausgeprägte Leber- oder Niereninsuffizienz (Hyperkaliämiegefahr)
- Folsäuremangel
- Schwangerschaft, Stillzeit.

12.2.5 Aldosteronantagonisten

Die wichtigsten Wirkstoffe sind Spironolacton, Kalium-Canrenoat und Eplerenon.

Wirkungen: Aldosteronantagonisten bewirken eine max. Diurese von 2–3 % des Glomerulumfiltrats, ihr diuretischer Effekt steht bei ihrem therapeutischen Einsatz allerdings im Hintergrund. Sie wirken naturgemäß nur in Gegenwart von Aldosteron, wobei Spironolacton auch an Steroidrezeptoren als Antagonist fungiert.

Indikationen: Indikationen für Spironolacton umfassen **Hyperaldosteronismus**, chronische **Herzinsuffizienz** (in Kombination mit ACE-Hemmern, β-Blockern und Diuretika) und therapierefraktäre kardiale, renale und hepatogene Ödeme. Spironolacton ist das Diuretikum der Wahl bei **Leberzirrhose** und **Aszites**. Eplerenon wird – ebenfalls in der genannten Kombination – angewendet bei linksventrikulärer Dysfunktion und frischem Myokardinfarkt.

Pharmakokinetik: Spironolacton wird zu dem aktiven Metaboliten Canrenon abgebaut. Aldosteronantagonisten zeigen einen **späten Wirkungseintritt** (per os nach 24–48 h).

Unerwünschte Wirkungen: Endokrine Nebenwirkungen wie Gynäkomastie und Impotenz bzw. bei Frauen Amenorrhö, Brustspannen und Hirsutismus sind bei Spironolacton häufig. Diese limitieren oft die Dauertherapie.

Eplerenon hingegen interferiert **nicht** mit dem Sexualhormonrezeptor. Beide Substanzen können, v. a. bei Niereninsuffizienz, aufgrund der Kaliumretention zu **Hyperkaliämie** mit bradykarden Arrhythmien führen.

Kontraindikationen:
- Serumkaliumspiegel > 5 mmol/l, Hyponatriämie
- Niereninsuffizienz, akutes Nierenversagen, Anurie
- Schwangerschaft, Stillzeit (nur Spironolacton)
- Leberinsuffizienz (nur Eplerenon).

12.2.6 Osmotische Diuretika

Typische Osmodiuretika sind Mannit und Sorbit.

Wirkungen: Es handelt es sich um Zuckeralkohole, die Wasser osmotisch im Tubuluslumen zurückhalten. Sie steigern außerdem die Nierendurchblutung, sodass sich der osmotische Gradient im Nierenmark vermindert.

Osmotische Diuretika werden glomerulär filtriert und nicht tubulär resorbiert. Dadurch kommt es zu einem schnellen und starken Wasserverlust. Der saluretische Effekt ist nur gering ausgeprägt, sodass ein iso- bzw. hypotoner, relativ natriumarmer Harn ausgeschieden wird. Auch Kalium und Chlorid werden nur in geringer Menge ausgeschieden.

Pharmakokinetik: Mannit und Sorbit werden intravenös appliziert und verteilen sich gleichmäßig im Extrazellulärraum. Sorbit wird insulinunabhängig in der Leber zu Fruktose metabolisiert.

Indikationen: Osmotische Diuretika sind zur Prophylaxe des akuten Nierenversagens indiziert. Zudem kommen sie bei Hirnödem zur Senkung des intrakraniellen Drucks und bei Intoxikationen zur **forcierten Diurese** zum Einsatz. Eine weitere Indikation ist der akute Glaukomanfall.

Unerwünschte Wirkungen: Volumenbelastung des Kreislaufs.

Kontraindikationen:
- Herzinsuffizienz
- Lungenödem
- Dehydratation
- intrakranielle Blutung.

Bei Olig-/Anurie muss vor Gabe größerer Mengen osmotischer Diuretika durch eine Probeinfusion getestet werden, ob die Diurese einsetzt. Ansonsten kann es durch die hohe Mannit-/Sorbitkonzentration im Organismus zu schweren Flüssigkeitsverschiebungen kommen.

12.3 Antidiuretika

Antidiuretika sind **Agonisten am V_2-Rezeptor**, das therapeutisch verwendete **Desmopressin** ist ein synthetisches Derivat des Vasopressins (ADH).

Bei den G-Protein-gekoppelten Vasopressinrezeptoren werden 3 Typen unterschieden:
- **V_{1a}-Rezeptor:** nahezu ubiquitär vorhanden, u. a. an Gefäßmuskelzellen, Hepatozyten, Thrombozyten. Er führt über Phospholipase-C-Aktivierung zur Erhöhung der intrazellulären Ca^{2+}-Konzentration.
- **V_{1b}-Rezeptor:** an den corticotropen Zellen des HVL, Effekt ebenfalls PLC-vermittelt.
- **V_2-Rezeptor:** an den Sammelrohren lokalisiert; die Wirkung wird über Adenylatzyklase und Erhöhung der cAMP-Konzentration vermittelt.

Terlipressin ist ebenfalls ein ADH-Analogon, wirkt aber vorwiegend am V_{1a}-Rezeptor und hat daher keine antidiuretische Wirkung. Seine Gabe ist bei Ösophagusvarizenblutungen indiziert, da es glattmuskulär konstriktorisch wirkt und den Druck in der Pfortader senkt. **Felypressin** wird als Vasokonstriktor bei Lokalanästhetika eingesetzt.

Wirkungen: Desmopressin bewirkt einen vermehrten Einbau von Aquaporin-2 in die Zellmembranen auf der luminalen Seite der Sammelrohrzellen, wodurch deren **Wasserpermeabilität gesteigert** wird. Es resultiert ein **konzentrierter hyperosmolarer Urin**.

Desmopressin erhöht zudem die Aktivität des **Gerinnungsfaktors VIII** bei Hämophilie und Von-Willebrand-Syndrom (s. Blut- und Blutbildung [S. A162]).

Indikationen: Die wichtigste Indikation ist der zentrale Diabetes insipidus (zentraler ADH-Mangel). Desmopressin kommt zusätzlich bei prä- und perioperativer Behandlung der Hämophilie zum Einsatz.

Pharmakokinetik: Desmopressin ist mit einer Wirkdauer von 12 h wesentlich länger wirksam als ADH (HWZ 15–30 min, Wirkdauer 30 min). Es kann intranasal, per os und parenteral (i. m., i. v., s. c.) verabreicht werden.

Unerwünschte Wirkungen: Desmopressin ist nahezu nebenwirkungsfrei. Bei hohen Dosen bzw. Überdosierung Gefahr der Wasserretention mit Hyponatriämie.

Kontraindikationen:
- psychogene Polydipsie
- Von-Willebrand-Jürgens-Syndrom Subtyp IIb.

13 Volumensubstitution

13.1 Grundlagen

Das intravasale Volumen des Menschen beträgt ca. 8 % des Gesamtkörpergewichts. Generell muss zwischen dem Verlust von Blut, Plasma und Wasser und Elektrolyten unterschieden werden:
- Blut: perioperativ, traumatisch, physiologisch (Geburt, Menstruation), chronisch (Ulzera, Gerinnungstörungen)
- Plasma: Peritonitis, Verbrennungen
- Wasser und Elektrolyte (s. Niere [S. A374]): renale Erkrankungen, endokrine Erkrankungen, Diarrhö, übermäßiges Schwitzen, medikamentös (Diuretika, Laxanzien, Steroide).

Drei große Gruppen von Volumenersatzmitteln stehen in der klinischen Anwendung zur Verfügung: Kristalloide, Kolloide und Blutkomponenten.

DEFINITION Der **Volumeneffekt** ist definiert als tatsächliche Steigerung des intravasalen Volumens in Bezug zur gegebenen Menge an Volumenersatzmittel.

Der Einsatz der Volumenersatzmittel richtet sich nach dem Umfang des Volumenverlustes (**Tab. 13.1**).

Tab. 13.1 Stufenschema bei Blutverlust

Blutverlust	Substitutionstherapie
10–20 %	Kristalloide
20–30 %	Kristalloide + Kolloide
30–40 %	Kristalloide + Kolloide + Erythrozytenkonzentrate
40–60 %	Kristalloide + Kolloide + Erythrozytenkonzentrate + Frischplasma
60–80 %	Kristalloide + Kolloide + Erythrozytenkonzentrate + Frischplasma + Thrombozytenkonzentrate

13.2 Künstliche Volumenersatzmittel

13.2.1 Kristalloide

Am häufigsten eingesetzt werden NaCl-Lösung, Ringer-Lösung, Ringer-Laktat-Lösung.

> **DEFINITION** Kristalline Lösungen sind **Elektrolytlösungen**. In ihnen sind hauptsächlich NaCl oder Glukose gelöst, Makromoleküle für den Aufbau eines onkotischen Druckes fehlen.

Sie werden in isotone, hypotone und hypertone Lösungen unterteilt. Häufige Verwendungen finden Natriumchlorid-Lösungen oder Vollelektrolytlösungen wie die Ringer-Laktat-Lösung nach Hartmann (enthält Ca^{2+}, K^+, Na^+, Mg^{2+}, Laktat, Cl^-). Vorteile sind neben dem geringen allergenen Potenzial die niedrigen Kosten.

Indikationen: Mittel der Wahl zur parenteralen Flüssigkeitssubstitution, als Volumenersatz bei geringem Blutverlust, bei isotoner/hypotoner/hypertoner Dehydratation und zum Ausgleich von Elektrolytstörungen.

Pharmakokinetik: Der Volumeneffekt von Kristalloiden ist **gering** (ca. 25 %), da sie rasch vom intra- in den extravasalen Raum übertreten. Sinnvoll ist daher eine Kombination mit kolloidalen Lösungen (im Verhältnis ⅓ zu ⅔).

Unerwünschte Wirkungen: Kristalloide enthalten große Mengen an Chlorid, weswegen es bei großer Infusionsmenge zu einer Hyperchlorämie und Azidose kommen kann. Durch Beigabe von Lactat kann der Chloridanteil gesenkt werden unter der Gefahr, dass es bei eingeschränkter Leberfunktion zu einer Laktatazidose kommen kann.

13.2.2 Kolloide

Als künstliche Kolloide werden Hydroxyethylstärke (HES oder HAES) und seltener Gelatine verwendet.

> **DEFINITION** Kolloidale Lösungen enthalten großmolekulare Verbindungen, die **omotisch aktiv** sind und das Gefäßlumen nicht verlassen können.

Die ebenfalls zu den Kolloiden zählenden Dextrane finden aufgrund ihres ungünstigen Nebenwirkungsprofils in Deutschland keine Anwendung mehr.

Wirkungen: Kolloide erzeugen einen osmotischen Druck, der Flüssigkeit aus dem Extra- in den Intravasalraum zieht. Sie wirken daher als **Plasmaexpander**, d. h. ihr Volumeneffekt ist größer als die zugeführte Volumenmenge (> über 100 %). Ihre Wirkung hält länger an als die der Kristalloide. HES wirkt zusätzlich der Erythro- und Thrombozytenaggregation entgegen und senkt die Blutviskosität. Der Volumeneffekt von Gelatine ist dem von HES deutlich unterlegen.

Indikationen: Volumenmangel ist die Hauptindikation. HES wird außerdem angewendet bei zerebralen, cochleären und retinalen Durchblutungsstörungen. Bei intensivmedizinischen Patienten sollte aus Gründen der Patientensicherheit (höhere Risiken als bei der Behandlung mit kristalloiden Infusionslösungen) HES nicht angewendet werden

Pharmakokinetik: Ihre Volumenwirkdauer liegt je nach Präparat zwischen 2 und 8 h. Niedermolekulare HES wird im Gegensatz zu höhermolekularer HES, die länger im Körper verbleibt und durch Serumamylasen abgebaut wird, schnell renal eliminiert. Auch Gelatine wird überwiegend renal ausgeschieden.

Unerwünschte Wirkungen: Kolloide können bei Vorhandensein präformierter Antikörper eine **anaphylaktische Reaktion** auslösen, die bei HES allerdings wesentlich seltener auftritt als früher bei den Dextranen. HES weist neben einer potenziellen Nephrotoxizität eine Einlagerung in die Haut bei hohen kumulativen Dosen mit Juckreiz auf.

Kontraindikationen:
- Hypervolämie, Hyperhydratation
- schwere Herz- oder Niereninsuffizienz.

13.3 Blutkomponenten

Zu den körpereigenen kolloidalen Lösungen zählen gefrorenes Frischplasma (fresh frozen plasma, FFP; ca. 200 ml) und aus Poolplasma gewonnenes Humanalbumin. Weitere Blutkomponenten können über Erythrozyten- (EK, ca. 250 ml, leukozytendepletiert) und Thrombozytenkonzentrate (TK, 60 ml) zugeführt werden. Sowohl FFPs als auch TKs können aus Spenden mehrerer Personen bestehen.

Wirkungen: 1 EK erhöht bei einem durchschnittlichen Erwachsenen den Hämoglobinwert um 1 g/dl bzw. den Hämatokrit um 3–4 %. 1 ml eines FFPs entspricht je 1 Einheit an allen Gerinnungsfaktoren und deren Inaktivatoren. 1 TK erhöht in der Regel die Thrombozyten um 30 000/μl. Albumine kommen besonders in der Pädiatrie zum Einsatz. Die Zufuhr exogener Kolloide (natürlich oder künstlich) hemmt die endogene Albuminsynthese in der Leber.

> **MERKE** Alle Blutprodukte außer Humanalbumin müssen **AB0- und rhesuskompatibel** transfundiert werden. Humanalbumin kann aufgrund fehlender Isoagglutinine und Blutgruppensubstanzen **unabhängig von der Blutgruppe** verabreicht werden.

Indikationen:
Erythrozytenkonzentrate: Es gibt keine allgemein gültigen Grenzen, allerdings wird fast nie bei einem Hb über 10 g/dl und fast immer bei einem Hb von unter 6 g/dl transfundiert.

Thrombozytenkonzentrate: Thrombozytopenische Blutungen (Thrombozyten < 50 000/µl) und Blutungsprophylaxe, Thrombozytopenie bei Knochenmarkinsuffizienz.

FFP: Akute Blutungen oder manifeste Blutungsneigung bei komplexer Gerinnungsstörung, Verbrauchskoagulopathie, Massivtransfusion, Plasmaaustausch.

Humanalbumin: Hypovolämie (nur bei Kontraindikation bzgl. künstlicher Kolloide), Hypoalbuminämie.

Pharmakokinetik: Unabhängig von den Altersstufen der transfundierten Erythrozyten beträgt die mittlere Überlebenszeit 58 Tage. Transfundierte Thrombozyten sind bei Gesunden 7–10 Tage nachweisbar.

Unerwünschte Wirkungen: EKs und TKs können schwerwiegende, transfusionsassoziierte Nebenwirkungen aufweisen:

- Transfusionsreaktionen (allergisch, febril bzw. nicht hämolytisch, hämolytisch vom Soforttyp, hämolytisch vom verzögerten Typ)
- akute Lungeninsuffizienz (TRALI, s. Immunsystem und rheumatische Erkrankungen [S. A463], häufigste transfusionsbezogene Ursache)
- Graft-versus-Host-Reaktion
- Infektionen (bakterielle Kontaminationen, Virusinfektionen, Parasitosen)
- Hämosiderose
- Hyperkaliämie.

Die Nebenwirkungen von FFPs umfassen AB0-Inkompabilität, schwere Anaphylaxie, TRALI und Infektionen (Hepatitis A, B und C, HIV).

Humanalbumine weisen das geringste Infektionsrisiko aller Blutkomponenten auf.

14 Beeinflussung des blutbildenden Systems

14.1 Eisensalze

Bei der **oralen** Eisentherapie bei Eisenmangelanämie kommt **zweiwertiges** Eisen (Fe^{2+}) zum Einsatz: Eisen(II)sulfat, Eisen(II)gluconat und Eisen(II)fumarat. Dreiwertiges Eisen bildet schwerlösliche Komplexe und kann im Dünndarm (Duodenum und oberes Jejunum) nicht resorbiert werden.

Eine **parenterale** Eisensubstitution ist nur in seltenen Fällen bei eingeschränkter enteraler Resorptionsfähigkeit erforderlich und erfolgt mit **dreiwertigen** Eisen-Komplexverbindungen.

Wirkungen: Es kommt zu einem Anstieg der Retikulozyten, des Plasmaeisens und des Hämoglobins. Um die Eisenspeicher aufzufüllen, ist eine Behandlungsdauer von 3–6 Monaten notwendig (s. auch Blut und Blutbildung [S. A143]).

Pharmakokinetik: Die orale Eisenzufuhr erfolgt als Eisenkomplex, der Fe^{2+} an das Darmepithel abgibt. Im Blut bindet Eisen an das Transportprotein Transferrin.

Unerwünschte Wirkungen:
- häufig gastrointestinale Beschwerden (dosislimitierend)
- Schwarzfärbung des Stuhls.

Intravenös verabreichtes Eisen kann akute Vergiftungssymptome auslösen (Kopfschmerzen, Hitzegefühl, Übelkeit, Erbrechen, Herzschmerzen, Kollaps). Eine akute Überdosierung kann zu einer schweren hypotensiven Krise und hämorrhagischen Gastritis führen, die mit dem Komplexbildner **Deferoxamin** behandelt werden. Zusätzlich werden die Gefäßwände geschädigt (Thrombophlebitis, Thrombosegefahr). Eine **Hämosiderose** entsteht durch chronische Überdosierung und geht mit Einlagerung von Eisen in das retikuloendotheliale System einher.

14.2 Corrinoide und Folsäure

Bei megaloblastärer Anämie ist – je nach Ursache – die Gabe von Hydroxycobalamin (Vitamin B_{12A}), Folsäure oder einer Kombination aus beidem angezeigt (s. Blut und Blutbildung [S. A145]).

Wirkungen: Vitamin B_{12} und Folsäure sind essenzielle Koenzyme der DNA-Synthese. Die Therapie mit Vitamin B_{12} führt im Blutbild zu einer Retikulozytose (Retikulozyten steigen nach einigen Tagen an) und einem Rückgang der Megaloblasten im Knochenmark. Während der Erythropoese sind Eisen- und Kaliumbedarf erhöht.

Pharmakokinetik: Hydroxycobalamin weist gegenüber Cyancobalamin (Vitamin B_{12}) eine langsamere Resorption und verzögerte Auscheidung auf, beide Stoffe haben jedoch die gleiche Wirkung. Die Verabreichung erfolgt intramuskulär. Bei Tagesdosen über 100 µg wird der größte Teil schnell renal eliminiert.

14.3 Erythropoetin

Bei renaler Anämie wird humanes, rekombinantes Erythropoetin (Epoetin oder Darbepoetin) subkutan injiziert (s. Blut und Blutbildung).

Wirkungen: Es kommt zu einer Steigerung der Erythopoese und damit zu einer Hämatokriterhöhung. Die Dosierung wird anhand des Hämatokritwertes gesteuert, Ziel-Hämatokrit ist aufgrund der Gefahr unerwünschter Wirkungen nur 30–35 %. Eine gleichzeitige Eisensupplementierung ist notwendig, um den Bedarf bei gesteigerter Erythropoese abzudecken.

> **MERKE** Bei Eisenmangel ist Erythropoetin nicht wirksam!

Indikationen: Hauptindikation ist die renale Anämie bei chronischer Niereninsuffizienz. Erythropoetin kann auch zur Vorbereitung auf Eigenblutspenden oder bei Chemotherapie-induzierten Anämien eingesetzt werden. Die hohen Kosten stehen einer breiten Anwendung allerdings entgegen.

Pharmakokinetik: Epoetin besitzt eine Halbwertszeit 4–12 h, die Gabe erfolgt 3-mal wöchentlich s.c. Darbepoetin weist aufgrund seines höheren Kohlenhydratanteils eine Halbwertszeit von ca. 25 h auf, die Applikation ist 1-mal pro Woche ausreichend.

Unerwünschte Wirkungen:
- Zunahme des Butdrucks
- Thrombozytenerhöhung mit thromboembolischen Ereignissen
- grippeartige Symptome.

Kontraindikationen:
- schwer kontrollierbare Hypertonie.

15 Beeinflussung des Gerinnungssystems

15.1 Grundlagen

Grundsätzlich kann zwischen einer primären und einer sekundären Hämostase unterschieden werden. Bei der primären Hämostase steht die **Thrombozytenaggregation** im Vordergrund. Die sekundäre Hämostase beschreibt die **Blutgerinnung** (s. Blut und Blutbildung [S. A155]).

15.2 Heparine

Heparine sind **direkte Antikoagulanzien**. Verwendung finden:
- **UFH:** unfraktioniertes bzw. hochmolekulares Heparin (Standardheparin)
- **NMH:** niedermolekulares Heparin (Certoparin, Dalteparin, Enoxaparin, Nadroparin)
- **Fondaparinux**.

Wirkungen:
UFH: Es handelt sich um ein inhomogenes Gemisch aus Glykosaminglykanen unterschiedlicher Länge, das aus den Mastzellen der Schweinedarmmukosa gewonnen wird. UFH bildet einen Komplex mit **Antithrombin III** (AT III) und verstärkt erheblich dessen antikoagulatorische Wirkung, insbesondere die Hemmung von **Faktor Xa**. Die AT-III-Heparin-Komplexe, die Heparinmoleküle > 18 Zuckereinheiten enthalten, können darüber hinaus direkt an **Thrombin** binden und es inaktivieren.

NMH: Die niedermolekularen Heparine werden aus UFH gewonnen und sind kurzkettig (ca. 15 Zuckereinheiten). Weil sie deshalb keinen Komplex mit Thrombin eingehen können, wirken sie selektiv über die Hemmung des **Faktors Xa**.

Fondaparinux: Das synthetische Heparin-Analogon hemmt ebenso wie die niedermolekularen Heparine selektiv den **Faktor Xa**.

Tab. 15.1 Indikationen für Heparine

Heparinisierung	Therapie	Prophylaxe
High-dose-Heparinisierung	venöse Thrombosen und Lungenembolien Therapie des akuten Koronarsyndroms	Rethrombosen nach Fibrinolyse Thrombosen bei Hämofiltration, Hämodialyse, extrakorporaler Zirkulation
Low-Dose-Heparinisierung	–	peri- und postoperative Thrombose

> **MERKE** Die antikoagulatorische Wirkung von Heparin ist an das Vorhandensein von Antithrombin III gekoppelt.

Indikationen: UFH und NMH kommen sowohl bei der **Prophylaxe** als auch bei der **Therapie** von Thrombosen zum Einsatz (Tab. 15.1). Indikationen sind weiterhin die peri- und postoperative **Thromboseprophylaxe**, Therapie der Becken-/Beinvenenthrombose, Lungembolie, instabile Angina pectoris, Adjuvanz bei der Thrombolyse des akuten Myokardinfarkts und die Langzeittherapie der Phlebothrombose bei Kontraindikationen für orale Antikoagulanzien. UFH und NMH sind prinzipiell gleich wirksam, NMH bieten aber – bei höheren Kosten – den Vorteil der längeren und konstanteren Wirksamkeit und geringeren Notwendigkeit zur Überwachung. Nachteil ist das Monitoring über die Faktor-Xa-Aktivität und die nur unvollständige Möglichkeit zur Antagonisierung mit Protamin (s. u.).

Fondaparinux ist indiziert bei Patienten zur Therapie venöser Thromben und Lungenembolien und zur Prophylaxe bei großen Eingriffen im Bereich der unteren Extremitäten.

Pharmakokinetik:
UFH: Da nicht plazenta- oder muttermilchgängig, ist es das Antikoagulans der Wahl während der Schwanger-

schaft und Stillzeit. Heparin wird nicht aus dem Darm resorbiert und muss somit **parenteral** verabreicht werden. Bei Leber- oder Niereninsuffizienz muss die Dosis entsprechend angepasst werden, da UFH zunächst hepatisch metabolisiert und dann renal eliminiert wird. Die Wirkung tritt bei s.c. Gabe nach 20–60 min ein; die HWZ ist dosisabhängig (je höher die Dosis, desto länger die HWZ). Die Aktivität von UFH wird in internationalen Einheiten (IE) angegeben. Bei therapeutischer Dosierung sollte die **aPTT-Zeit** 2-mal täglich kontrolliert werden.

NMH: Es besitzt eine bessere Bioverfügbarkeit und längere Wirkdauer als UFH und wird gewichtsadaptiert dosiert (1–2× täglich s.c.). Bei prophylaktischer Gabe genügt 1-mal täglich eine subkutane Injektion. Bei Niereninsuffizienz muss eine Dosisanpassung erfolgen. Die Aktivität von NMH wird mg oder in Anti-Xa-Aktivität angegeben. Da fraktionierte Heparine nur wenig Einfluss auf die Gerinnungsparameter haben, werden diese routinemäßig ausschließlich bei Niereninsuffizienz, Schwangeren oder Kindern gemessen (Anti-FXa-Aktivität).

Fondaparinux: Schnelle und vollständige Resorption nach s.c. Applikation, renale Elimination. In therapeutischer Dosierung beeinflusst es kaum die Routine-Gerinnungstests.

> **MERKE** Man kann die unterschiedlichen NMH nicht willkürlich gegeneinander austauschen!

Unerwünschte Wirkungen: Häufigste Nebenwirkung sind Blutungen. Schwere **Heparin-induzierte Blutungen** therapiert man mit dem Antidot Protamin, das Heparin durch Bildung eines inaktiven Komplexes neutralisiert. 1 IE Heparin wird dabei durch 1 IE Protamin inaktiviert. UFH wird durch Protamin komplett neutralisiert, NMH dagegen nur zu 50–60%. Protamin muss aufgrund seiner kürzeren Halbwertszeit wiederholt verabreicht werden.

Als weitere Nebenwirkung treten Thrombozytopenien mit und ohne Thrombosen auf, weshalb die Thrombozytenzahl regelmäßig überprüft werden sollte. Die **Heparininduzierte Thrombozytopenie** (HIT I und II, Tab. 15.2) ist die häufigste medikamentenassoziierte Thrombozytopenie und entsteht durch verstärkte Plättchenaggregation. Eine HIT Typ II tritt bei UFH 9-mal häufiger als bei NMH auf.

HIT I: Typ I ist die nicht immunologische Frühform der HIT II in den ersten 2 Tagen der Behandlung und zeigt einen klinisch harmlosen Verlauf. Ursächlich ist die proaggregatorische Wirkung des Heparins durch Hemmung der Adenylatzyklase. Die Heparinisierung kann gefahrlos bei spontaner Normalisierung weitergeführt werden.

HIT II: Beim Typ II kommt es zum „white clot syndrome" mit Auftreten von lebensbedrohlichen **Thrombosen** in ca. 50% der Fälle. Diese sind bedingt durch eine Antikörperbildung gegen die Heparin-PF4-Komplexe (PF: Plättchenfaktor) und Plättchenaktivierung. Das Verhältnis von venösen zu arteriellen Thrombosen ist ca. 5:1. Am häufigs-

Tab. 15.2 Übersicht heparininduzierte Thrombozytopenie

	HIT I	HIT II
Häufigkeit	<1 % NMH 5–10 % UFH	ca. 0,3 % NMH 2–3 % UFH
Manifestationszeitpunkt	zu Therapiebeginn (Tag 1–5)	nach 7–10 Tagen, bei Reexposition innerhalb weniger Stunden
Thrombozytenzahl	100 000–150 000/μl (<30 % des Ausgangswertes)	10 000–50 000/μl oder Abfall >50 % vom Ausgangswert
Dosisabhängigkeit	ja	nein
Ursache	direkte Thrombozytenaktivierung durch Heparin	Thrombozytenaktivierung durch HIT-Antikörper
Komplikationen	keine	Spontanblutungen, thromboembolische Gefäßverschlüsse
Nachweis	Ausschlussdiagnose	Antikörper-Nachweis

ten kommt es zu Lungenembolien. Zudem kann es zu Extremitätenverlust, Mesenterialinfarkt, aber nur wenigen Blutungen kommen.

> **MERKE** Bereits bei Verdacht auf HIT II muss, ohne den Antikörper-Nachweis abzuwarten, eine sofortige Beendigung der Heparingabe erfolgen.

Eine weitere Antikoagulation mit **Argatroban** (direkter Thrombinhemmer) oder **Danaparoid** (Heparinoid) ist bis zum Wiederanstieg der Thrombozyten notwendig, da HIT-Antikörper zu einer massiven Thrombinbildung führen. Die Gabe erfolgt s.c. (bei Prophylaxe) oder i.v. (bei therapeutischer Anwendung). Orale Antikoagulation ist in dieser Situation kontraindiziert, da durch den raschen Abfall von Protein C Thromboembolien verstärkt werden können.

Fondaparinux weist als Nebenwirkungen Blutungskomplikationen (nicht durch Protamin antagonisierbar) und gelegentlich Thrombopenien auf, aber keine thromboembolischen Komplikationen im Sinne einer HIT II.

Weitere Nebenwirkungen der Heparine umfassen:
- Transaminasenanstieg
- Haarausfall (reversibel)
- Hautnekrosen
- Osteoporose (bei hochdosierter Gabe > 3–6 Monate)
- Hypoaldosteronismus

Wechselwirkungen: Die Heparinwirkung wird reduziert durch Antihistaminika, Glycerolnitrat und Tetrazyklin, verstärkt durch Thrombozytenaggregationshemmer.

Kontraindikationen: Generelle Kontraindikationen sind eine **erhöhte Blutungsbereitschaft** (z.B. bei hämorrhagischen Diathesen oder schwerer Leberinsuffizienz) und erhöhte Blutungsgefahr bei Organläsionen (z.B. Magen-Darm-Ulzera, diabetische Retinopathie mit Fundusblutungen), außerdem akute Endokarditis.

15.3 Cumarine

Die Cumarine Phenprocoumon und Warfarin sind **indirekte Antikoagulanzien**.

Wirkungen: Der antikoagulatorische Effekt basiert auf der Hemmung der Synthese der **Vitamin-K-abhängigen** Gerinnungsfaktoren II, VII, IX und X, indem sie die Reduzierung von Vitamin-K-Epoxid in Vitamin-K-Hydrochinon verhindern (kompetitive Hemmung der Vitamin-K-Epoxid- und -Chinon-Reduktase, Abb. 15.1). Die Wirkung tritt allerdings aufgrund der noch vorhandenen Vitamin-K-abhängigen Gerinnungsfaktoren verzögert ein.

Cumarine wirken ebenfalls hemmend auf die antikoagulatorischen Proteine C und S. Diese besitzen eine kürzere Halbwertszeit als die Gerinnungsfaktoren, sodass in den ersten 1–2 Tagen der Therapie diese Hemmung überwiegt und ein erhöhtes Thromboserisiko besteht (Kombination mit Heparin).

Indikationen: Cumarine können zur **oralen** Antikoagulation – insbesondere zur Langzeittherapie – eingesetzt werden. Indikationen sind die Prophylaxe venöser Thromboembolien bei Phlebothrombose und die Prävention systemischer Embolien bei Vorhofflimmern, Klappenersatz, mechanischen Herzklappen und bestimmten erworbenen Klappenfehlern. Zur Therapiekontrolle muss regelmäßig eine **INR**- bzw. **Quick-Wert-Kontrolle** durchgeführt werden.

Pharmakokinetik: Cumarine weisen ein spätes Wirkmaximum (nach 48–72 h) und eine protrahierte Wirkdauer auf. Nach Absetzen des Wirkstoffes dauert es **7–10 Tage**, bis sich die Gerinnung wieder normalisiert hat. Aufgrund der hohen Eiweißbindung (ca. 98 % bei Phenprocoumon und 90 % bei Wafarin) kann schon eine geringe Verdrängung aus der Plasmaproteinbindung zu einem erheblichen Anstieg der gerinnungshemmenden freien Konzentration führen. Cumarine werden oral verabreicht. Sie werden aus dem Darm resorbiert, in der Leber metabolisiert und über die Nieren ausgeschieden. Die Halbwertszeit von Wafarin beträgt ca. 40 h, die von Phenprocoumon etwa 5–7 Tage.

Unerwünschte Wirkungen: Vorrangige Nebenwirkung sind **Blutungen**, vor allem des ZNS. Überdosierungen können mit oraler oder intravenöser Vitamin-K-Gabe antagonisiert werden. Da eine Normalisierung der Gerinnung erst nach Tagen eintritt, muss bei akuten lebensbedrohlichen Zuständen Prothrombinkonzentrat (**PPSB**; Konzentrat aus Vitamin-K-abhängigen Gerinnungsfaktoren II, VII, IX, X) appliziert werden. Darüber hinaus können an Haut und subkutanem Fettgewebe sog. **Cumarinnekrosen** auftreten (Prophylaxe: simultane Heparingabe während der Initialphase der Therapie), vermutliche Ursache sind Mikrothromben. Weitere Nebenwirkungen sind reversibler Haarausfall und verzögerte Kallusbildung.

Wechselwirkungen: Eine **Wirkungsverstärkung** von Cumarinen kann bedingt werden durch Verdrängung aus der Plasmaproteinbindung, Synthesehemmung von Gerinnungsfaktoren oder Hemmung der Inaktivierung:
- **Lebensmittel:** z. B. Mango oder Fischöl
- **Analgetika:** z. B. Phenylbutazon, Paracetamol, Salicylate in hohen Dosen

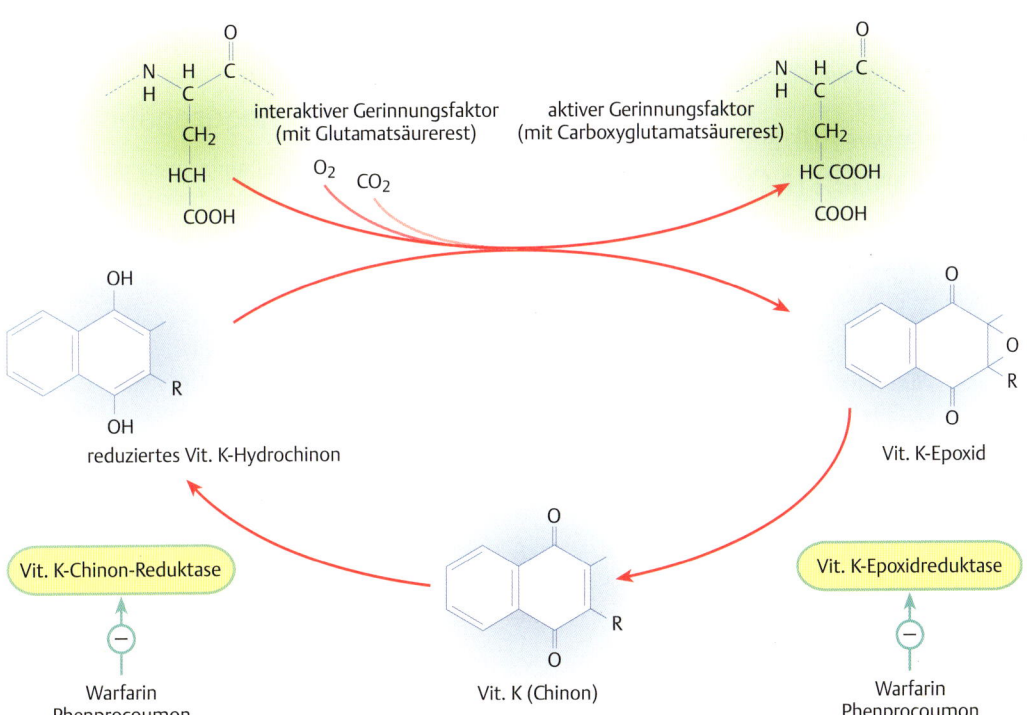

Abb. 15.1 Wirkmechanismus der Cumarine. Warfarin und Phenprocoumon hemmen die Vitamin-K-abhängige Synthese der Gerinnungsfaktoren II, VII, XI und X. (aus: Herdegen, Kurzlehrbuch Pharmakologie und Toxikologie, Thieme, 2010)

- **Antiinfektiva:** z. B. Sulfonamide, Tetrazykline, Chloramphenicol, Cotrimoxazol
- **sonstige Wirkstoffe:** z. B. Chinidin, Cimetidin, Allopurinol.

Eine **Wirkungsabschwächung** kann eintreten bei Aufnahme von:
- Vitamin-K-reichen Lebensmitteln, u. a. grünem Gemüse (Spinat, Kohlsorten): direkter Antagonismus
- Barbituraten, Griseofulvin, Rifampicin, Carbamazepin: Enzyminduktion (CYP2C9, CYP3A4)
- Colestyramin: Unterbrechung des enterohepatischen Kreislaufes.

Eine gleichzeitige Gabe von Antazida kann aufgrund des Anstiegs des Magen-pH-Wertes zu einer verminderten Resorption der Cumarine führen.

> **MERKE** Die Kombination von Cumarinen und Thrombozytenaggregationshemmern verstärkt die Blutungsgefahr.

Kontraindikationen: Die Kontraindikationen sind ähnlich denen der Heparine (s. o.). Schwangerschaft und Stillzeit sind im Gegensatz zu der Situation bei den Heparinen ebenfalls Kontraindikationen!

15.4 Hirudine

Hirudine werden in den Speicheldrüsen der Blutegel produziert und hemmen direkt Thrombin. Wichtigster Vertreter ist **Lepidurin**, ein rekombinant aus Hefezellen gewonnenes Hirudin. Es wird als Antikoagulans bei HIT II [S. C392] und anderen thrombembolischen Ereignissen i. v. eingesetzt.

Die Halbwertszeit liegt bei ca. 15 min, eine Metabolisierung erfolgt nicht. Lepirudin wird renal eliminiert.

15.5 Neue oral anwendbare Antikoagulanzien (NOACs)

Zu der neuen Wirkstoffgruppe der oral anwendbaren Antikoagulanzien zählen **Apixaban, Dabigatran** (Dabigatranetexilat als Prodrug) und **Rivaroxaban**. Ihr Vorteil liegt neben der oralen Applikation darin, dass die Metabolisierung nicht über das CYP450-System erfolgt und daher wesentlich geringere Wechselwirkungen mit Nahrungsmitteln oder anderen Wirkstoffen auftreten. Darüber hinaus sind nur wenige oder keine routinemäßigen Gerinnungskontrollen notwendig.

Wirkungen: Bei Apixaban und Rivaroxaban handelt es sich um selektive Faktor-Xa-Inhibitoren. Dabigatran ist ein selektiver reversibler Thrombininhibitor, der auch die Thrombozytenaggregation hemmt.

Indikationen: Alle Wirkstoffe sind zugelassen zur Prophylaxe von Thrombembolien nach Einsatz von Hüft- und Kniegelenkprothesen sowie zur Antikoagulation bei Vorhofflimmern. Rivaroxaban ist zusätzlich zur Therapie und Prophylaxe einer TVT und einer Lungenembolie nach TVT sowie zur Prophylaxe atherothrombotischer Ereignisse nach akutem Konorarsyndrom mit erhöhten kardialen Biomarkern zugelassen.

Pharmakokinetik: Apixaban wird hepatisch metabolisiert und biliär und renal eliminiert. Rivaroxaban wird zum Teil hepatisch metabolisiert, die Ausscheidung des nicht metabolisierten Anteils erfolgt renal, die Metaboliten werden sowohl biliär als auch renal ausgeschieden. Dabigatran und Rivaroxaban sind Substrate des Effluxtransporters P-Glykoprotein.

Unerwünschte Wirkungen: Allen gemeinsame Nebenwirkungen sind Anämie, Blutungen, Übelkeit und ein Anstieg der Transaminasen. Bei Apixaban und Dagibatran kann eine Thrombozytopenie auftreten, bei Apixaban auch Hypotonie, bei Dagibatran Juckreiz.

Wechselwirkungen: Erhöhte Spiegel können durch gleichzeitige Gabe von P-Glykoprotein-Inhibitoren (z. B. Verapamil, Clarithromycin, Amiodaron) hervorgerufen werden, P-Glykoprotein-Induktoren wie Rifampicin oder Johanniskraut vermindern die Spiegel. Bei Apixaban kann es auch durch zeitgleiche Gabe von CYP3A4- und HIV-Protease-Inhibitoren zu einem erhöhten Wirkspiegel kommen.

Die gleichzeitige Gabe von NSARs (inkl. ASS) birgt ein erhöhtes Risiko für Blutungen.

Kontraindikationen: Eine verminderte GFR stellt für die Anwendung der oralen Antikoagulanzien eine Kontraindikation dar. Für Apixaban und Rivaroxaban liegt der Grenzwert bei einer GFR < 15 ml/min, für Dabigatran bei < 30 ml/min. Auch bei Lebererkrankungen mit Koagulopathie, Schwangerschaft und Stillzeit muss die Einnahme unterbleiben.

15.6 Hemmstoffe der Thrombozytenaggregation

Sie werden in erster Linie zur Prophylaxe von **arteriellen** Thrombosen eingesetzt. Allen gemeinsam ist ein erhöhtes Blutungsrisiko, v. a. in Kombination mit Cumarinen. Zu den Hemmstoffen der Thrombozytenaggregation zählen (Abb. 15.2):
- **COX-I-Hemmer** (Acetylsalicylsäure)
- **ADP-Rezeptor-Antagonisten** (Ticlopidin, Clopidogrel)
- **Glykoprotein-IIb/IIIa-Antagonisten** (Abciximab, Tirofiban, Eptifibatid)
- **Phosphodiesterasehemmer** (Dipyridamol)
- **Prostaglandin E$_1$** (Alprostadil)
- **Rheologika** (Naftidrofuryl, Pentoxifyllin).

15.6.1 Acetylsalicylsäure (COX-I-Hemmer)

Wirkungen: Acetylsalicylsäure (ASS) hemmt **irreversibel** die Cyclooxygenase (COX-I) und damit als erwünschte Wirkung die **Thromboxan-A$_2$-Synthese** im Thrombozyten (Abb. 15.2). Die verminderte Thromboxanbildung führt zu einer abgeschwächten Thrombozytenaktivierung sowie -aggregation und damit zu einer Beeinträchtigung der **primären** Hämostase. Dieser Effekt wird bereits mit

15.6 Hemmstoffe der Thrombozytenaggregation

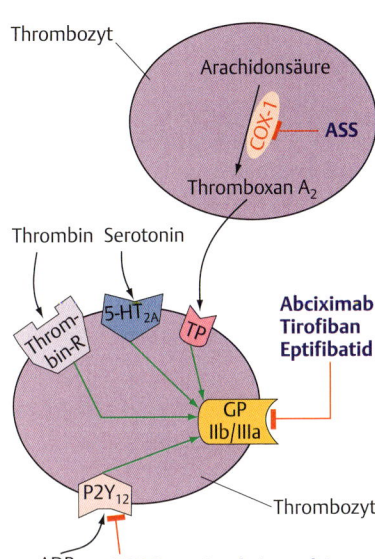

Abb. 15.2 Wirkungen der wichtigsten Thrombozytenaggregationshemmer. Der Glykoprotein-IIb/IIIa-Rezeptor wird über verschiedene andere Rezeptoren aktiviert, was zu seiner Konformationsänderung führt. Diese befähigt ihn, Fibrinogen zu binden und die Thrombozytenaggregation zu initiieren. (aus: Graefe, Lutz, Bönisch, Duale Reihe Pharmakologie und Toxikologie, Thieme, 2011)

relativ niedrigen Dosen erreicht. Er hält entsprechend der Lebensdauer der Thrombozyten 7–10 Tage an, da die kernlosen Thrombozyten die Cyclooxygenase nicht nachsynthetisieren können.

Die COX-I-Hemmung vermindert allerdings auch die Bildung des thrombozytenaggregationshemmenden **Prostazyklins** im Endothel, was der erwünschten Wirkung entgegensteht. Von Vorteil ist aber, dass oral verabreichte ASS vorwiegend im Pfortaderkreislauf in hoher Konzentration vorliegt und dort ihre Wirkung entfaltet. Nach der Leberpassage sind die Blutkonzentrationen geringer, sodass im systemischen Kreislauf die Synthese von Prostazyklin in weit geringerem Ausmaß beeinträchtigt ist.

Als weitere Wirkung kommt es bei höheren Dosen (> 2–3 g/d) zu einer Synthesehemmung von Vitamin-K-abhängigen Gerinnungsfaktoren. Näheres zu den analgetischen Wirkungen von ASS siehe Kap. Acetylsalicylsäure [S. C430].

Indikationen: ASS ist der meistverwendete Thrombozytenaggregationshemmer. Sie ist indiziert bei akutem Koronarsyndrom, PTCA, Stent-Implantation sowie zur Sekundärprophylaxe der KHK, nach Myokardinfarkt und zerebraler Ischämie.

Unerwünschte Wirkungen:
- Übelkeit
- Erbrechen
- Diarrhö
- gelegentlich gastrointestinale Blutungen auch in niedriger Dosierung.

Wechselwirkungen: Acetylsalicylsäure interagiert mit zahlreichen anderen Wirkstoffen:
- in Kombination mit Cumarinen, anderen Antikoagulanzien, Glukokortikoiden oder Alkohol verstärktes Blutungsrisiko (insbesondere gastrointestinale Blutungskomplikationen)
- Abschwächung der blutdrucksenkenden Wirkung von Antihypertensiva durch Hemmung der Prostaglandinsynthese
- verminderter Effekt von Diuretika
- Wirkungsverstärkung und Eliminationsverzögerung von Lithium und Methotrexat (Toxizitätsgefahr)
- in Kombination mit Sulfonylharnstoffen verstärkte Blutzuckersenkung
- erhöhte Digoxin-Konzentrationen sind möglich.

Kontraindikationen: ASS ist kontraindiziert bei erhöhter Blutungsneigung, gastrointestinalen Ulzera, bekannter Überempfindlichkeit gegen ASS und im letzten Trimenon der Schwangerschaft.

15.6.2 ADP-Rezeptor-Antagonisten

Zu den ADP-Rezeptor-Antagonisten zählen **Clopidogrel**, **Prasugrel** und **Ticagrelor**. **Ticlopidin** der erste ADP-Rezeptor-Antagonist, wurde aufgrund seines schlechten Nebenwirkungsspektrums von den genannten Substanzen abgelöst.

Wirkungen: Prasugrel und Clopidogrel hemmen irreversibel die **ADP-abhängige** autokrine Thrombozytenaktivierung, indem sie die Bindung von ADP an den $P2Y_{12}$ der Thrombozyten hemmen. Der **Glykoprotein-IIb/IIIa-Rezeptor wird nicht aktiviert** und die fibrinvermittelte Quervernetzung der Thrombozyten so verhindert (**Abb. 15.2**). Ticagrelor ist ein ATP-Analogon (aktive Substanz) und antagonisiert den $P2Y_{12}$-Rezeptor reversibel. Die maximale Wirkung von Clopidogrel tritt erst nach 7–10 Tagen ein, Prasugrel und Ticagrelor wirken schneller und stärker.

Indikationen: Sie sind bei Patienten mit **ASS-Unverträglichkeit** bzw. bei vorhandenen Kontraindikationen bei KHK, pAVK und ischämischem Insult zur thromboembolischen Sekundärprophylaxe indiziert. Sie werden oral verabreicht. Clopidogrel ist in Kombination mit ASS Standard nach koronarer Stent-Implantation und kommt bei akutem Koronarsyndrom zum Einsatz.

Unerwünschte Wirkungen: Zu den unerwünschten Wirkungen zählen:
- verstärktes Blutungsrisiko (in Kombination mit ASS)
- Diarrhö
- Hautausschlag
- Thrombozytopenie (thrombotisch-thrombozytopenische Purpura v. a. bei Ticlopidin)
- Leukopenie (v. a. bei Ticlopidin).

Kontraindikationen: Schwere Leberfunktionsstörungen, erhöhte Blutungsneigung und gastrointestinale Ulzera, Schwangerschaft und Stillzeit (unzureichende Datenlage).

15.6.3 Glykoprotein-IIb/IIIa-Antagonisten

Bei **Abciximab** handelt es sich um das Fab-Fragment eines chimären GP-IIb/IIIa-Antikörpers, bei **Tirofiban** um ein nicht peptidisches, niedermolekulares Tyrosin-Derivat und bei **Eptifibatid** um ein zyklisches Heptapeptid.

Wirkungen: Glykoprotein-IIb/IIIa-Antagonisten hemmen die Thrombozytenaggregation, indem sie unabhängig vom Aktivierungsreiz an den GP-IIb/IIIa-Rezeptor binden und dadurch die Bindung von Fibrinogen verhindern (Abb. 15.2). Die Glykoprotein-IIb/IIIa-Antagonisten weisen eine potentere Thrombozytenaggregationshemmung als Acetylsalicylsäure auf.

Pharmakokinetik: Die Applikation erfolgt parenteral. Bei kurzen Halbwertszeiten (30 min bis 2 h) erfolgt die Elimination renal oder renal und biliär. Bei Eptifibatid und Tirofiban normalisiert sich die Thrombozytenfunktion nach Absetzen des Wirkstoffes innerhalb kürzester Zeit, bei Abciximab erst nach ca. 2 Tagen.

Indikationen: Glykoprotein-IIb/IIIa-Antagonisten sind indiziert bei hoch gefährdeten Patienten mit instabiler Angina pectoris, drohendem Myokardinfarkt und geplanter PTCA.

Unerwünschte Wirkungen:
- Blutungskomplikationen (besonders aus Punktionsstellen und bei hoher Heparindosierung)
- Übelkeit, Erbrechen, Kopfschmerzen, Fieber
- Thrombozytopenie (Abciximab, Tirofiban)
- allergische Reaktionen gegen Antikörper-Fragmente (Abciximab).

Kontraindikationen: Hierzu zählen alle Umstände, die mit einem erhöhten Blutungsrisiko einhergehen: zerebrale Aneurysmen, maligne Hypertonie, Leberinsuffizienz, Z. n. größeren Operationen.

15.6.4 Dipyridamol (Phosphodiesterasehemmer)

Wirkungen: Dipyridamol hemmt die thrombozytäre **Phosphodiesterase**. Dies führt zu einer intrazellulären Anhäufung von cAMP und zur Hemmung der Thrombozytenaggregation. Außerdem werden die Thromboxan-A_2-Synthese gehemmt und zusätzlich die Koronargefäße dilatiert. Dipyridamol ist Bestandteil eines **Kombinationspräparates** mit ASS.

Indikationen: Sekundärprophylaxe nach Hirninfarkten.

Unerwünschte Wirkungen: Die Dilatation der Koronararterien kann zum sog. „Steal-Effekt" führen: Bei bestehenden Koronarstenosen kommt es zur Umverteilung des Blutes und damit zur Minderdurchblutung poststenotisch gelegener Gefäße, die klinisch als akute Angina-pectoris-Symptomatik manifest wird.

Wechselwirkungen: Aufgrund der Hemmung der Phosphodiesterase verstärkt Dipyridamol die Wirkung von Antihypertensiva.

Kontraindikationen: siehe ASS [S. C394]

15.6.5 Prostaglandin E_1

Zu PGE_1 und Misoprostol siehe Kap. Prostaglandine [S. C399].

Wirkungen: Prostaglandin E_1 (**Alprostadil**) hemmt die Thrombozytenaggregation und bewirkt eine Vasodilatation. Eine längerfristige Einnahme führt zu Endothelstabilisierung, günstiger Beeinflussung des Fettstoffwechsels und erhöhter fibrinolytischer Aktivität.

Indikationen: Chronisch-arterielle Verschlusskrankheit in den Stadien III und IV, außerdem erektile Dysfunktion.

Unerwünschte Wirkungen:
- Blutdruckabfall mit reflektorischer Tachykardie (**Cave:** „Steal-Effekt")
- Kopfschmerzen, Flush, Diarrhöen, Übelkeit.

Kontraindikationen: schwere kardiale Vorerkrankungen wie koronare Herzkrankheit und Herzinsuffizienz.

15.6.6 Rheologika

Wirkungen: Der 5-HT_2-Blocker Naftidrofuryl wirkt vasodilatatorisch (**Cave:** „Steal-Effekt") und verbessert die Fließeigenschaften des Blutes, indem es die Wirkungen von Serotonin (Vasokonstriktion, Plättchenaggregation) antagonisiert.

Pentoxifyllin steigert die Erythrozytenverformbarkeit, senkt die Blutviskosität, den Fibrinogenspiegel und hemmt die Thrombozytenaggregation. Der Wirkmechanismus ist noch unklar.

Indikationen: Rheologika sind indiziert bei pAVK und zerebralen Durchblutungsstörungen. Naftidrofuryl wird in Kombination mit ASS oder Dipyridamol eingesetzt.

Wechselwirkungen: Unter Pentoxifyllin kommt es zu einer Wirkungsverstärkung anderer Hämostasehemmstoffe, Antihypertensiva, Antidiabetika und Theophyllin.

Unerwünschte Wirkungen: Die Nebenwirkungen umfassen:
- gastrointestinale Beschwerden
- Unruhe, Schwindel, Benommenheit
- Gefahr von Arrythmien und Blutdruckabfall sowie Krampfanfällen.

Bei Pentoxifyllin zusätzlich erhöhtes Blutungsrisiko und Überempfindlichkeitsreaktionen bis hin zum anaphylaktischen Schock.

15.7 Fibrinolytika

Je nachdem, ob sie auch frei oder nur fibringebunden Plasminogen aktivieren, werden 2 Gruppen unterschieden:
- ohne Fibrinspezifität (1. Generation): Streptokinase, Urokinase, APSAC (Anistreplase)
- mit Fibrinspezifität (2. Generation): rt-PA (t-PA, Alteplase), r-PA (Reteplase), TNK (Tenecteplase).

Die Fibrinolytika der 2. Generation weisen durch ihre Fibrinspezifität eine höhere Thrombusselektivität und einen geringeren systemischen Effekt (geringere Blutungsgefahr) auf.

Wirkungen: Fibrinolytika fördern die Umwandlung der inaktiven Vorstufe Plasminogen in Plasmin und bewirken dadurch die **Auflösung bestehender Thromben**.

Indikationen: Fibrinolytika sind indiziert bei:
- Myokardinfarkt, wenn keine perkutane Koronarintervention zeitnah (120 min bzw. 90 min bei großem Vorderwandinfarkt) verfügbar ist (beste Ergebnisse bei Lysebeginn innerhalb von 2 h nach Beschwerdebeginn, nach > 12 h ist praktisch kein positiver Effekt mehr zu erzielen)
- ausgeprägter Lungenembolie
- tiefer Bein- und Beckenvenenthrombose
- akutem arteriellem Verschluss
- akutem ischämischem zerebralem Insult.

Unerwünschte Wirkungen: Wichtigste Nebenwirkung sind Blutungskomplikationen (da teilweise auch systemische Wirkung durch Fibrinogenabbau), gefürchtet sind v. a. intrazerebrale Blutungen. Schwere Blutungen können durch die Plasminhemmstoffe Tranexamsäure oder **Aprotinin** antagonisiert werden.

Bei Streptokinase besteht die Gefahr einer allergischen Reaktion durch Antikörper-Bildung (Urtikaria bis anaphylaktischer Schock).

Kontraindikationen: Die Kontraindikationen sind immer im Hinblick auf eine Risiko-Nutzen-Abwägung und therapeutische Alternativen zu berücksichtigen.

Absolute Kontraindikationen:
- kurz zurückliegende zerebrovaskuläre Ereignisse, ischämischer Schlaganfall innerhalb des letzten halben Jahres (außer akuter zerebraler Insult), Hirnblutung in der Anamnese
- akute oder kurz zurückliegende Blutung oder Gerinnungsstörung
- Aneurysma dissecans
- unkontrollierbarer Bluthochdruck.

Relative Kontraindikationen:
- TIA inneralb des letzten halben Jahres
- orale Antikoagulation
- schwere Hypertonie
- Punktion nicht komprimierbarer Gefäße
- Schwangerschaft
- aktives Ulkus
- floride Endokarditis
- fortgeschrittene Lebererkrankung.

16 Gewebshormone und ihre Antagonisten

16.1 Grundlagen

Zu den pharmakologisch interessanten Gewebshormonen zählen Histamin, Serotonin und die Eikosanoide (Prostaglandine und Leukotriene). Sie werden in spezialisierten Einzelzellen an bzw. nahe dem Wirkort gebildet und gelangen durch Diffusion zu ihrer Zielstruktur (parakrin).

16.2 Histamin

Histamin kommt ubiquitär im Körper vor, v. a. aber in Zellen des Immunsystems (basophile Granulozyten, Mastzellen), in enterochromaffinen Zellen des Gastrointestinaltraktes, in der Haut, der Lunge und in Nervenzellen des ZNS. Histamin vermittelt über 4 verschiedene Rezeptoren (H_1 bis H_4) u. a. folgende Effekte:

- **H_1-Histamin-Rezeptor** (Phospholipase-C-Aktivierung): Vasodilatation und Permeabiltätserhöhung der Kapillargefäße, Vasokonstriktion der großen Gefäße, Juckreiz, Leukozytenmigration, Kontraktion der glatten Bronchial- und Darmmuskulatur, Regulation von Schlaf und Nahrungsaufnahme, zentraler Brechreiz
- **H_2-Histamin-Rezeptor** (Adenylatzyklase-Aktivierung): Steigerung der Magensäureproduktion, positive Chrono- und Inotropie, Hemmung der Histaminfreisetzung aus Mastzellen
- **H_3-Histamin-Rezeptor** (präsynaptisch, Adenylatzyklase-Hemmung): Hemmung der Histamfreisetzung im Gehirn (Autorezeptoren)
- **H_4-Histamin-Rezeptor** (Adenylatzyklase-Hemmung): hauptsächlich in Eosinophilen, Mastzellen und T-Lymphozyten exprimiert, pro-inflammatorische Effekte.

16.2.1 H_1-Histamin-Rezeptor-Antagonisten (Antihistaminika)

Es wird zwischen H_1-Histamin-Rezeptor-Antagonisten der 1. und der 2. Generation unterschieden.

1. Generation: Da die klassischen H_1-Histamin-Rezeptor-Antagonisten lipophil und ZNS-gängig sind und damit sowohl periphere als auch zentrale H_1-Histamin-Rezeptoren blockieren, rufen sie eine **Sedierung** hervor. Außerdem weisen klassische H_1-Histamin-Rezeptor-Antagonisten zusätzlich **anticholinerge** (und antiserotoninerge) Effekte auf, weswegen einige Wirkstoffe auch als Schlafmittel/Sedativum und Antiemetikum verwendet werden (Tab. 16.1).

2. Generation: Neuere H_1-Histamin-Rezeptor-Antagonisten sind weniger lipophil und damit auch weniger sedierend. Sie wirken in erster Linie an den peripheren H_1-Histamin-Rezeptoren. Zu den Wirkstoffen zählen Terfenadin, Loratadin und sein aktiver Hauptmetabolit Desloratadin

Tab. 16.1 Übersicht klassische H$_1$-Histamin-Rezeptor-Antagonisten

Wirkstoff	sedativer Effekt	anticholinerger Effekt	Wirkung
Clemastin	+	+	Antihistaminikum
Dimenhydrinat	++	+	Antihistaminikum, -emetikum
Dimetinden	+	+	Antihistaminikum
Diphenhydramin	++	++	Sedativum/Hypnotikum, Antiemetikum (Antihistaminikum)
Ketotifen	+	–	Antihistaminikum
Promethazin	++	++	Sedativum, Antiemetikum, Antihistaminikum

(höhere Affinität und längere Halbwertszeit), Fexofenadin, Azelastin, Cetirizin und dessen aktives (R-)Enantiomer Levocetirizin.

Wirkungen: H$_1$-Histamin-Rezeptor-Antagonisten verdrängen Histamin kompetitiv vom H$_1$-Histamin-Rezeptor, wodurch die oben beschriebenen Wirkungen des Histamins am H$_1$-Histamin-Rezeptor entfallen.

Indikationen: Hauptindikation sind **Allergien**: Urtikaria, allergische Rhinitis und Konjunktivitis, Quincke-Ödem, Reaktion auf Nahrungs-, Arznei- oder Kontrastmittel und Neurodermitis. Weitere Indikationen sind Pruritus, Insektenstiche, Pseudokrupp, vorherige Gabe bei Verwendung von Histaminliberatoren wie z. B. Morphin oder jodhaltigem Röntgenkontrastmittel (ggf. in Kombination mit H$_2$-Histamin-Rezeptor-Antagonisten) und allergischer bzw. anaphylaktischer Schock. Zudem nehmen H$_1$-Histamin-Rezeptor-Antagonisten einen zentralen Stellenwert in der Therapie von Kinetosen und Schwangerschaftserbrechen (Therapie der 1. Wahl) ein. Die Gabe erfolgt oral, bei Azelastin, Dimetinden und Clemastin ist auch die topische Applikation möglich. Bei schweren allergischen Reaktionen (allergischer Schock) kann eine i.v. oder i.m.-Gabe sinnvoll sein.

Unerwünschte Wirkungen: Sie sind in erster Linie Folge des sedativen und anticholinergen Effektes.

Anticholinerge Nebenwirkungen:
- Xerostomie
- Miktionsstörungen
- Mydriasis, Akkomodationsstörungen
- Herzrhythmusstörungen (nur Terfenadin)
- Appetitzunahme, Störungen der Hämatopoese (selten)

Sedative Nebenwirkungen:
- eingeschränkte Verkehrstüchtigkeit
- Verstärkung der Wirkung durch Alkohol und andere zentral wirksame Pharmaka
- v. a. bei Kindern paradoxe Erregung möglich
- Toleranzentwicklung gegenüber ZNS-Dämpfung.

Wechselwirkungen: Interaktionen beruhen vor allem auf additiven sedativen und anticholinergen Effekten. Ältere H$_1$-Histamin-Rezeptor-Antagonisten führen in Kombination mit anderen Substanzen, die eine sedierende Wirkung aufweisen (Alkohol, Barbiturate, Benzodiazepine, Antidepressiva, Neuroleptika, Opioide), zu einer verstärkten Sedierung. Gleichzeitige Einnahme von Substanzen mit anticholinerger Komponente (Atropin, Spasmolytika, trizyklische Antidepressiva) verstärkt die anticholinerge Symptomatik. Terfenadin führt in Kombination mit QT-Zeit-verlängernden Wirkstoffen (Antiarrhythmika Klassen Ia und III, einige Neuroleptika, Makrolide, Schleifendiuretika, Thiazide, Laxanzien) zu einer additiven Verlängerung des QT-Intervalls mit der Gefahr von ventrikulären Arrhythmien und Torsade-de-pointes-Tachykardien. Bei Terfenadin und Loratadin wird bei gleichzeitiger Gabe von CYP3A4-Inhibitoren die hepatische Metabolisierung gehemmt.

Kontraindikationen: Aufgrund der anticholinergen Effekte kein Einsatz bei Prostataadenom mit Restharnbildung und Engwinkelglaukom. Andere Kontraindikationen sind Epilepsien, Eklampsie und erhöhter Hirndruck, bei Diphenhydramin zusätzlich Schwangerschaft und Stillzeit.

16.2.2 H$_2$-Histamin-Rezeptor-Antagonisten

Siehe Kap. H$_2$-Histamin-Rezeptor-Antagonisten [S. C400].

16.3 5-Hydroxytryptamin (5-HT, Serotonin)

In seiner Rolle als **Gewebshormon** wird Serotonin in den enterochromaffinen Zellen des Dünndarms synthetisiert. Luminal freigesetztes Serotonin stimuliert afferente Nervenfasern (N. vagus → Hirnstamm → Brechreflex), basolateral freigesetztes wird größtenteils von Thrombozyten aufgenommen (das aus den Blutplättchen bei der primären Hämostase freigesetzte Serotonin bewirkt eine lokale Vasokonstriktion). Serotonin fördert außerdem die Thrombozytenaggregation.

Als **Neurotransmitter** wirkt Serotonin vorwiegend im ZNS und im MDT. Die Zellkörper der serotinergen Neurone befinden sich in den Raphe-Kernen, ihre Axone ziehen in verschiedene Hirnregionen und das Rückenmark. Nach der Freisetzung erfolgt die Wiederaufnahme aus dem synaptischen Spalt, der erste Schritt des Abbaus wird durch die Monoaminoxidase (MAO) katalysiert. Zu den Serotonin-Reuptake- und MAO-Hemmern siehe Kap. Selektive Monoamin-Wiederaufnahme-Hemmer [S. C414].

Aufgrund **zahlreicher Serotonin-Rezeptortypen** und -subtypen und deren Lokalisation im Nervensystem, MDT und kardiovaskulären System zeigt Serotonin vielfältige Wirkungen, u. a. Kontraktilitätssteigerung der Darmmuskulatur, Konstriktion größerer Arterien, Dilatation von Arteriolen, Schmerzauslösung an Nozizeptoren und Beeinflussung des ZNS.

16.3.1 Rezeptoragonisten (Triptane)

5-HT$_1$-Rezeptor-Agonisten gehören zu den neueren Migränetherapeutika mit guter Verträglichkeit: Sumatriptan, Naratriptan, Rizatriptan, Zolmitriptan, Almotriptan, Eletriptan und Frovatriptan.

Wirkungen: 5-HT$_1$-Rezeptor-Agonisten binden an den 5-HT$_1$-Rezeptor (bzw. 5-HT$_{1B/1D}$-Rezeptor) mit der Folge der **Konstriktion** der bei Migräneanfällen dilatierten meningealen Gefäße. Außerdem unterbrechen sie die Schmerzleitung über den Trigeminus zum Nucleus caudatus und hemmen eine perivaskuläre aseptische Entzündung im Bereich der Duraarterien.

Indikationen: Einzige Indikation für Triptane sind akute schwere Migräne-Anfälle. Sumatriptan-Injektionslösungen sind zudem beim Cluster-Kopfschmerz indiziert.

Unerwünschte Wirkungen: Die unerwünschten Wirkungen sind v. a. durch die Vasokonstriktion bedingt:
- koronare Ischämien
- Hypotonie, Bradykardie, Tachykardie
- Schwindel, Benommenheit
- Parästhesien der Extremitäten und Kältegefühl
- medikamenteninduzierter Kopfschmerz.

Kontraindikationen:
- koronare Herzkrankheit, Angina pectoris, abgelaufener Myokardinfarkt
- pAVK, Morbus Raynaud
- ischämischer Insult, TIA
- Kinder
- ausgeprägte Leber- oder Niereninsuffizienz
- gleichzeitige Gabe von Ergotamin(-derivaten) oder anderen 5-HT$_1$-Rezeptor-Agonisten
- gleichzeitige Gabe von selektiven Serotonin-Reuptake-Hemmern oder MAO-Hemmern (**Cave:** Serotonin-Syndrom [S. C414]).

16.3.2 Rezeptor-Antagonisten

5-HT$_3$-Rezeptor-Antagonisten wie z. B. **Granisetron**, **Ondansetron** oder **Tropisetron** sind hochpotente Antiemetika.

Wirkungen: Die Wirkung wird durch eine kompetitive Hemmung der peripheren vagalen 5-HT$_3$-Rezeptoren im Magen-Darm-Trakt und der zentralen 5-HT$_3$-Rezeptoren in der chemorezeptiven Triggerzone vermittelt.

Indikationen: Sie werden bei **Zytostatika- oder Strahlentherapie-induziertem Erbrechen** und postoperativer Übelkeit und Erbrechen (nur Dolasetron und Tropisetron) eingesetzt. Sie weisen eine große therapeutische Breite sowie gute Verträglichkeit auf.

Unerwünschte Wirkungen: Unerwünschte Wirkungen umfassen Kopfschmerzen und Obstipation.

16.4 Eicosanoide

Ausgangssubstanz der Eicosanoide ist Arachidonsäure, aus der auf dem Cyclooxygenase-Weg **Prostaglandine** und **Thromboxane** sowie auf dem Lipoxygenase-Weg **Leukotriene** entstehen.

16.4.1 Prostaglandine

Wirkungen: PGE$_1$ wirkt sowohl an Arterien als auch Venen vasodilatatorisch, relaxiert die Bronchialmuskulatur und inhibiert die Thrombozytenaktivierung und -aggregation. Außerdem reduziert es die Magensaftsekretion (über Hemmung der Adenylatzyklase), fördert die Schleim- und Bicarbonatsekretion in Magen und Dünndarm (zytoprotektiver Effekt) und ist an der Schmerzentstehung beteiligt. PGE$_1$-Analoga sind **Misoprostol** und **Gemeprost** (zu Alprostadil [S. C396]).

PGE$_2$ wirkt ebenfalls gefäßerweiternd, allerdings nur in hoher Konzentration aggregationshemmend auf Thrombozyten. Es steigert den renalen Blutfluss und die Kontraktion am graviden Uterus. Am Magen wirkt es wie PGE$_1$ schleimhautprotektiv. PGE$_2$-Analoga sind u. a. **Dinoprost** und **Sulproston**.

Indikationen: Einsatzgebiet von **Misoprostol** ist die Prophylaxe von Erosionen und Ulzera unter Therapie mit NSAIDs (Kombinationspräparat mit Diclofenac).

Gemeprost (Vaginalzäpfchen) kommt zur Zervixreifung und Weheninduktion im Rahmen der medikamentösen Geburtseinleitung zum Einsatz. **Dinoprost** und **Sulproston** sind außerdem zur Uterusatonieprophylaxe post partum angezeigt.

Unerwünschte Wirkungen:
- Diarrhö, Unterbauchbeschwerden
- Menstruationsstörungen
- Übelkeit, Kopfschmerzen.

Kontraindikationen: Schwangerschaft.

16.4.2 Leukotrien-Rezeptor-Antagonisten

Wirkungen: Leukotriene wirken chemotaktisch auf Granulozyten. Im Rahmen allergischer Reaktionen führen sie zu Bronchokonstriktion, gesteigerter Schleimproduktion in Trachea und Bronchien und vermindertem Abtransport. Einziger Leukotrien-Rezeptor-Antagonist ist **Montelukast**.

Montelukast hemmt nicht nur die Sofort-Reaktion, sondern auch die **Spätreaktion** und bronchiale Hyperreagibilität. Es wirkt additiv zu β-Adrenozeptor-Agonisten, was die Möglichkeit der **Glukokortikoideinsparung** eröffnet. Nicht wirksam ist es im akuten Asthmaanfall.

Indikationen: Montelukast ist bei Asthma Stufe 3 indiziert.

Unerwünschte Wirkungen: Montelukast ist im Allgemeinen gut verträglich. Eine sehr seltene Nebenwirkung ist eine infiltrative Lungenerkrankung mit Eosinophilie vergleichbar mit dem Churg-Strauss-Syndrom.

17 Beeinflussung der Magen-Darm-Funktion

17.1 Hemmung der Magensäuresekretion

Niedrige pH-Werte schädigen die Magenschleimhaut und können ein wichtiger Faktor in der Pathogenese des Magenulkus sein. Zur Anhebung des pH-Wertes kann zum einen die Säuresekretion gehemmt (m-Cholinozeptor-Antagonisten, Hemmstoffe der Protonenpumpe) und zum anderen die Magensäure neutralisiert werden (Antazida).

Durch den pH-Anstieg werden Substanzen, die im sauren Milieu resorbiert werden (z. B. Eisensalze, Cephalosporine, Tetrazykline, β-Blocker, L-Thyroxin), vermindert aufgenommen. Ebenfalls zu einer geringeren Resorption führt die Bindung im Gastrointestinaltrakt aufgrund einer Komplexbildung.

17.1.1 H$_2$-Histamin-Rezeptor-Antagonisten

Mit gleicher Wirksamkeit werden eingesetzt **Ranitidin** und **Famotidin**. Cimetidin sollte heute wegen seines Nebenwirkungspotenzials nicht mehr verwendet werden.

Wirkungen: H$_2$-Histamin-Rezeptor-Antagonisten blockieren kompetitiv die histaminvermittelte Säure- und Pepsinfreisetzung im Magen mit der Folge eines **pH-Anstieges**. Alternative Stimulationswege (Gastrin, Acetylcholin) bleiben unbeeinträchtigt (**Abb. 17.1**). In ihrer Wirksamkeit sind H$_2$-Histamin-Rezeptor-Antagonisten den Protonenpumpenhemmern unterlegen.

Indikationen: Therapie und Prophylaxe der Ulcera ventriculi und duodeni, Refluxösophagitis und Zollinger-Ellison-Syndrom.

Pharmakokinetik: In der Ulkustherapie ist in der Regel eine einmalige Tagesdosis ausreichend. Zur Prophylaxe genügt eine halbe Tagesdosis. Die abendliche Einnahme unterdrückt die nächtliche Säureproduktion (zwischen 23 und 7 Uhr entstehen 60% der histaminvermittelten 24-h-Azidität). Nach einigen Tagen kann es zu einer **Tachyphylaxie** mit konsekutivem Wirkverlust kommen.

Unerwünschte Wirkungen:
- Kopfschmerzen, Müdigkeit, Schwindel
- Diarrhö, Obstipation

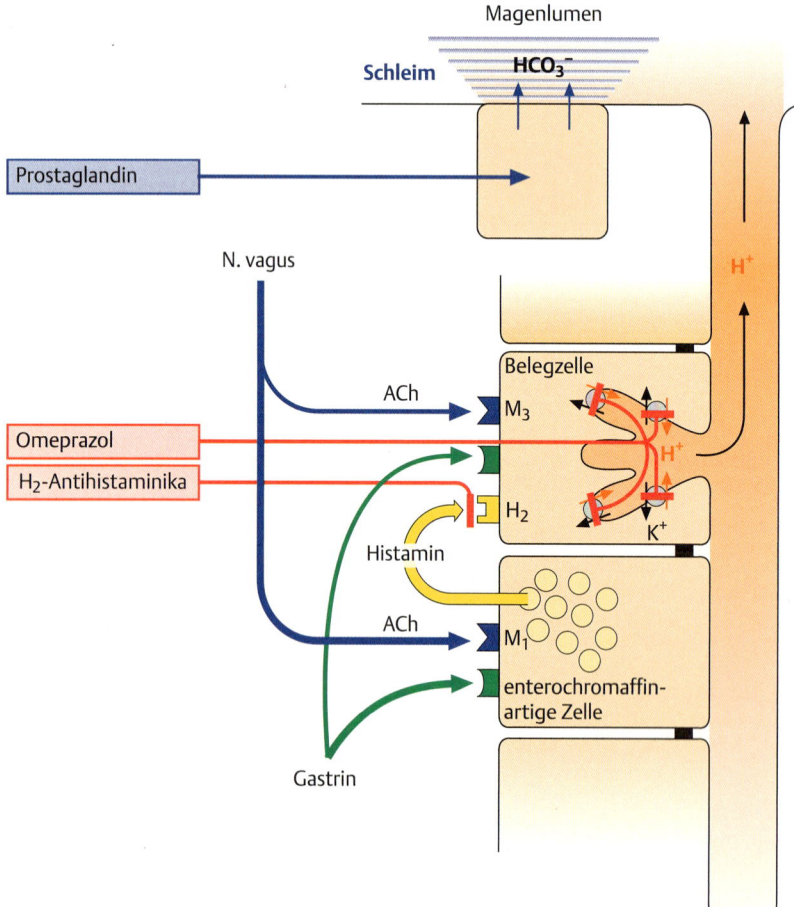

Abb. 17.1 Pharmakologische Beeinflussung der Magensäuresekretion. Histamin stellt den stärksten Stimulus zur Magensäurefreisetzung dar. Ihm wirken die H$_2$-Histamin-Rezeptor-Antagonisten entgegen. Die Protonenpumpenhemmer (hier als Beispiel Omeprazol) inhibieren die H$^+$-K$^+$-ATPase der Belegzellen. (aus: Lüllmann, Mohr, Hein, Pharmakologie und Toxikologie, Thieme, 2010)

- Gelenk- und Muskelschmerzen
- Anstieg der Serumtransaminasen.

Kontraindikationen: Akute Porphyrie für Ranitidin, strenge Indikationsstellung während der Schwangerschaft.

17.1.2 Protonenpumpenhemmer

Verfügbar sind **Omeprazol** (und sein S-Enantiomer Esomeprazol), Lansoprazol, Pantoprazol und Rabeprazol.

Wirkungen: Hemmstoffe der Protonenpumpe inhibieren nicht kompetitiv und **irreversibel** die **H$^+$-K$^+$-ATPase** (Protonenpumpe) der Belegzellen (**Abb. 17.1**). Es resultiert eine vollständige Blockade der Protonensekretion und damit der Säuresekretion (24 h und länger), die unabhängig vom auslösenden Stimulus ist. Hemmstoffe der Protonenpumpe besitzen aufgrund dessen eine **höhere** antisekretorische Potenz als H$_2$-Histamin-Rezeptor-Antagonisten. Alle Substanzen sind gleichwertig.

Indikationen: Hemmstoffe der Protonenpumpe sind Mittel der Wahl bei:
- Ulcera ventriculi und duodeni, NSAID-Gastropathie
- Refluxösophagitis, Barrett-Syndrom
- Helicobacter-pylorus-Eradikation in Kombination mit Antibiotikum
- Zollinger-Ellison-Syndrom

Pharmakokinetik: Alle Hemmstoffe der Protonenpumpe sind **Prodrugs** und werden erst im sauren Milieu der Belegzelle aktiviert. Die Gabe erfolgt als magensaftresistente Kapsel, sodass die Freisetzung des Wirkstoffs im Dünndarm erfolgt. Eine intravenöse Gabe ist ebenfalls möglich.

Unerwünschte Wirkungen: Sie umfassen eine dosisabhängige Hypergastrinämie, Müdigkeit, Schwindel, Juckreiz, Hautveränderungen und Anstieg der Leberenzyme. Bei intravenöser Gabe werden auch Protonenpumpen sensorischer Organe gehemmt, was zu Hör- und Sehstörungen führen kann.

Kontraindikationen: Schwere Leberfunktionsstörungen. Protonenpumpenhemmer sind in der Schwangerschaft und Stillzeit substanzspezifisch entweder kontraindiziert oder die Indikation muss zumindest streng gestellt werden.

17.1.3 Antazida

Typische Antazida sind Kalziumkarbonat, Mg^{2+}-hydroxid, Mg^{2+}-trisilikat und Aluminiumhydroxid (**Tab. 17.1**).

Wirkungen: Antazida sind Verbindungen aus mehrwertigen Metallionen, die die **Magensäure** binden und **neutralisieren**. Zusätzlich wird die Bikarbonat- und Schleimsekretion stimuliert, aluminiumhaltige Antazida fördern zudem die Prostaglandinsynthese in der Magenschleimhaut [S. C399]. Außerdem werden Gallensäuren vermehrt gebunden. Antazida führen zu einer raschen Schmerzlinderung.

Tab. 17.1 Übersicht Antazida

	Wirkdauer	Protonenbindung	Stuhlgang	therapeutischer Wert
Kalziumkarbonat	länger	hoch	obstipierend	keine Empfehlung
Mg^{2+}-trisilikat	lang	mittel	laxierend	Mittel der Wahl
Mg^{2+}-hydroxid	lang	hoch	laxierend	Mittel der Wahl
Aluminiumhydroxid	lang	gering	obstipierend	Mittel der Wahl

Indikationen: Häufigste Anwendung für (rezeptfrei erhältliche) Antazida ist **Sodbrennen**. Weitere Indikationen umfassen Dyspepsie, Gastritis und Stressulkusprophylaxe. Bei der Ulkustherapie sind die Antazida den Protonenpumpenhemmern und den H$_2$-Antagonisten unterlegen.

Pharmakokinetik: Antazida sollten 1 h postprandial und zur Nacht eingenommen werden, da so eine Neutralisation der postprandial und zur Nacht erhöhten Säuresekretion erreicht wird und Interaktionen mit anderen zu den Mahlzeiten eingenommenen Pharmaka vermieden werden können. Die Wirkung von Aluminiumverbindungen setzt später ein und hält länger an als die von Magnesiumpräparaten, weshalb eine Kombination sinnvoll ist.

Unerwünschte Wirkungen: Die Nebenwirkungen korrelieren mit dem resorbierten Anteil:
- reaktive Hyperazidität
- Aluminiumhydroxid: obstipierend
- Magnesiumhydroxid: laxierend, Hypermagnesiämie (bei chronischer Niereninsuffizienz)
- Hemmung der Resorption anderer Pharmaka
- bei Dialysepatienten und langfristiger Einnahme aluminiuminduzierte Enzephalopathie.

17.1.4 m-Cholinozeptor-Antagonisten

Siehe Kap. Parasympatholytika (M-Cholinozeptor-Antagonisten) [S. C364]. Aufgrund ihrer anticholinergen Nebenwirkungen und besserer Alternativen sind M-Cholinozeptor-Antagonisten (z. B. Pirenzepin) zur Prophylaxe arzneimittelbedingter Schleimhautschäden, bei Gastritis und dyspeptischen Beschwerden heute obsolet.

17.2 Laxanzien

Obstipation tritt als Erkrankung oder Nebenwirkung (z. B. bei Opioiden) häufig auf. Zur Behandlung kommen osmotische Laxanzien und solche, die antiresorptiv-sekretorisch (hydragog) wirken, am häufigsten zum Einsatz. Wirkprinzip ist die Vermehrung des Stuhlvolumens mit Auslösung peristaltischer Wellen.

Indikationen: Neben der Obstipation sind weitere Indikationen für Laxanzien die Darmentleerung vor Koloskopie und Darmoperationen (Polyethylenglykole), Erzeugung weichen Stuhls bei schmerzhaftem Analleiden und die hepatische Enzephalopathie bei schwerer Leberschädigung (Laktulose). Bei chronischer, nicht opiodbedingter Obstipation sollte die Ernährung auf ballaststoffreichere Produkte umgestellt werden.

Unerwünschte Wirkungen: Alle Laxanzien (bis auf Füll- und Quellmittel) weisen dieselben Nebenwirkungen auf, die bei **chronischem Gebrauch** auftreten. Es kommt zu:
- **Hypokaliämie** (mit der Folge verminderter Peristaltik)
- **Hyponatriämie** mit sekundärem Hyperaldosteronismus
- **Hypokalzämie** mit der Gefahr der Osteoporose.

Des Weiteren treten Veränderungen des Darmes auf wie **Melanosis coli** (Pigmentierung der Darmschleimhaut bei Anthrachinonen) und Verlust von Schleimhautrelief und Haustrierung. Außerdem kann es zu einer Nierenschädigung durch chronische Hypokaliämie sowie Gewöhnung und Darmträgheit kommen.

MERKE Laxanzien sollten immer nur kurzzeitig angewendet werden, da durch sie verursachte Kaliumverluste und eine Gewöhnung die Obstipation verstärken können.

Kontraindikationen: Alle Laxanzien sind kontraindiziert bei paralytischem und mechanischem Ileus, ungeklärten abdominellen Schmerzen, Störungen des Wasser- und Elektrolythaushaltes und akuten entzündlichen Erkrankungen des Gastrointestinaltraktes.

17.2.1 Osmotische Laxanzien

Zu den osmotischen Laxanzien zählen:
- salinische Abführmittel: Natriumsulfat (Bitter-, Glaubersalz), Magnesiumsulfat
- Laktulose
- Polyethylenglykole: PEG, Makrogol.

Wirkungen: Salinische Abführmittel (Natriumhydrogenkarbonat, Natriumsulfat, Magnesiumsulfat) verursachen eine **osmotische** Wasserbindung im Darm mit der Folge der verminderten Eindickung der Fäzes. Natriumsalze bergen bei chronischem Gebrauch die Gefahr der Natriumresorption mit entsprechender Wasserretention mit Hypertonie und Ödemen. Zur Defäkation in Akutsituationen kommt Natriumydrogenphosphat als Klysma zum Einsatz.

Laktulose ist ein synthetisches **Disaccharid** aus Galaktose und Fruktose, das aufgrund seiner geringen Resorption im Darm abführend wirkt. Zusätzlich bewirkt es eine eingeschränkte Resorption von Ammoniak im Kolon, da es durch eine bakterielle Metabolisierung (Nebenwirkung: Meteorismus) in Acetat und Laktat eine pH-Senkung verursacht.

Polyethylenglykole sind synthetisch hergestellte osmotische Substanzen. Sie kommen in der Langzeitanwendung zum Einsatz, da durch Kombination mit Elektrolyten Wasser- und Elektrolytverschiebungen vermieden werden können. Sie weisen im Gegensatz zu Laktulose und Füll- und Quellstoffen eine lineare Dosis-Wirkungs-Beziehung auf.

17.2.2 Hydragoge Laxanzien

Beispiele für hydragoge Laxanzien sind:
- Diphenylmethanderivate: Bisacodyl, Natriumpicosulfat
- Anthrachinone.

Wirkungen: Die Wirkung von **Diphenylmethanderivaten** ist abhängig von der Dosierung:
- In niedriger Dosierung kommt es zu einer **verminderten Flüssigkeitsresorption** durch Hemmung der Natriumrückresorption.
- Hohe Dosen verursachen eine erhöhte Flüssigkeitssekretion durch eine aktive Chloridsekretion in den Darm mit der Folge des **erhöhten Wassereinstroms** (**hydragog**) in das Darmlumen.

Anthrachinone sind in pflanzlichen Präparaten enthalten (z. B. Abführtees). Die als Glykoside vorliegenden Verbindungen werden im Dünndarm hydrolytisch in Zucker und Emodine gespalten. Emodine werden wiederum im Dickdarm zum wirksamen Anthranolen reduziert.

Pharmakokinetik: Diphenylmethanderivate gelangen erst über den enterohepatischen Kreislauf in den Dickdarm, nachdem sie bereits im Dünndarm resorbiert wurden. Bei rektaler Gabe von Bisacodyl tritt die Wirkung bereits nach wenigen Stunden ein, bei oraler Gabe nach 6–8 h. **Anthrachinone** wirken im Dickdarm mit einer Latenz von 8–10 h.

17.2.3 Füll- und Quellmittel

Leinsamen und Flohsamen führen über ihre Quellung und damit Volumenzunahme zu einer **reflektorischen Peristaltikzunahme**. Bei nicht ausreichender Flüssigkeitsaufnahme besteht die Gefahr des Obstruktionsileus. Sie sind indiziert bei nicht ausreichendem Stuhlvolumen. Ihre regelmäßige Anwendung im Rahmen der täglichen Ernährung ist sowohl eine präventive als auch eine therapeutische Maßnahme bei Obstipation.

17.2.4 Gleitmittel

Paraffin wirkt durch Vermengung mit dem Stuhl als Gleitmittel und stuhlaufweichend. Bei längerer Anwendung kann es zu Fremdkörpergranulomen in den Bauchorganen kommen, da es in geringem Maß systemisch aufgenommen wird. Zusätzlich werden die fettlöslichen Vitamine A, D, E und K vermindert resorbiert und es kann zu einer Lipidpneumonie bei Aspiration kommen.

17.3 Motilitätshemmer

Loperamid ist ein nicht BTM-pflichtiges **Opioid**.

Wirkungen: Es vermittelt **keine Analgesie** und besitzt auch kein Missbrauchs- bzw. Suchtpotenzial, da es nicht ZNS-gängig ist. Es wirkt obstipierend durch eine Erregung der Morphinrezeptoren im Darm, wodurch die Darmperistaltik gesenkt und der Sphinktertonus gesteigert wird.

Indikationen: Diarrhöen infolge Hypermotilität und Reisediarrhö.

Pharmakokinetik: Loperamid wird nach oraler Gabe gut resorbiert, unterliegt aber einem hohen First-pass-Metabolismus mit damit verbundener geringer Bioverfügbarkeit.

Kontraindikationen: Nicht angewendet werden darf Loperamid bei Ileus, Obstipation, Kindern < 2 Jahren, schweren bakteriellen Diarrhöen mit Fieber oder blutigem Stuhl (verzögerte Toxinausscheidung), akutem Schub einer Colitis ulcerosa und pseudomembranöser Colitis.

18 Beeinflussung des zentralen Nervensystems

18.1 Anästhetika

Ziele einer **Narkose** sind, je nach Art des Eingriffs in unterschiedlichem Ausmaß:
- Sedierung, Hypnose
- Analgesie
- Reflexsupprimierung
- Muskelrelaxation
- retrograde Amnesie.

Um dies zu erreichen, werden heute nahezu ausnahmslos Kombinationsnarkosen durchgeführt (Prämedikation mit Benzodiazepinen, Einleitung mit Injektionsnarkotikum und Muskelrelaxans, Aufrechterhaltung mit Inhalationsnarkotikum). Die Anästhetika schalten reversibel das Bewusstsein und die Reflexaktivität aus. Anforderungen an die Wirkstoffe sind eine gute Steuerbarkeit, eine ausreichende therapeutische Breite (Narkosebreite) und Reversibilität.

18.1.1 Inhalationsanästhetika

Man unterscheidet:
- **flüchtige (volatile) Flüssigkeiten:** Isofluran, Desfluran, Sevofluran, Enfluran (halogenierte Kohlenwasserstoffe)
- **Gase:** Distickstoffmonoxid (N_2O, Lachgas), Xenon.

Inhalationanästhetika zeichnen sich durch eine **gute Steuerbarkeit** im Vergleich zu Injektionsanästhetika aus. Sie werden daher meist zur Aufrechterhaltung der Narkose eingesetzt. Sie besitzen eine geringe Narkosebreite, die halogenierten Kohlenwasserstoffe können außerdem eine maligne Hyperthermie auslösen (s. Anästhesie [S. B81]).

> **DEFINITION** Die **minimale alveoläre Konzentration (MAC)** ist ein Maß für die Wirkungsstärke eines Inhalationsanästhetikums. MAC_{50} bezeichnet die Konzentration, bei der die Hälfte der Patienten auf einen definierten Hautreiz keine Abwehrreaktion mehr zeigen. Dabei entspricht eine niedrige MAC einer hohen Wirkstärke.

Wirkungen: Inhalationsanästhetika entfalten ihre narkotische Wirkung aufgrund ihrer **hohen Lipophilie**, je stärker diese ausgeprägt ist, desto höher ist die Wirkpotenz. Der genaue Wirkmechanismus ist noch nicht geklärt, vermutet wird eine direkte Wirkung an den hydrophoben Domänen von Ionenkanälen. Eine Interaktion mit den folgenden ligandengesteuerten Rezeptoren wird für die klinische Wirkung als wesentlich betrachtet:
- Glyzin- und GABA-Rezeptoren
- glutamaterge AMPA-, NMDA- oder Kainatrezeptoren
- $5-HT_3$-Rezeptoren
- nikotinerge ACh-Rezeptoren.

Isofluran: Das potente Narkotikum (MAC 1,2) zeichnet sich aus durch schnelle An- und Abflutung, eine gute relaxierende und schwache analgetische Wirkung. Zudem besitzt es einen stechenden Geruch, weshalb es nicht zur Maskeneinleitung geeignet ist. Es wirkt atemdepressiv und durch Arteriolendilatation hypotensiv. In Kombination mit nicht depolarisierenden Muskelrelaxanzien kommt es zu einer mäßigen Wirkungsverstärkung. Die Anwendung erfolgt meist in Kombination mit Lachgas.

Desfluran: Bei einer MAC von 6,0 ist es durch schnelle An- und Abflutung gekennzeichnet. Desfluran ist aufgrund seiner geringen Löslichkeit **gut** steuerbar. Die kardiovaskulären Wirkungen sind gering, allein eine dosisabhängige Senkung des peripheren Widerstandes ist zu beobachten. Allerdings kann Desfluran v. a. während der Einleitung (höhere Konzentrationen) zu starken sympathoadrenergen Reaktionen mit Blutdruckanstieg und Tachykardie führen. Desfluran besitzt einen stechenden Geruch.

Sevofluran: Ebenso wie Desfluran weist Sevofluran eine verbesserte Steuerbarkeit der Narkose und geringe kardiovaskuläre Wirkungen auf (MAC 2,0). Die Abflutung erfolgt relativ langsam. Im Gegensatz zu den meisten anderen Inhalationsanästhetika ist es von **angenehmem Geruch** und schleimhautneutral, sodass es zur Maskennarkoseeinleitung (auch bei Kindern) zum Einsatz kommt.

Enfluran: In Deutschland ist Enfluran nicht mehr gebräuchlich. Die MAC liegt bei 1,7. Es bewirkt eine ausgeprägte Muskelrelaxierung. Die Herzfrequenz bleibt konstant, wobei es zu einer dosisabhängigen Blutdruckabnahme durch negative Inotropie kommt. Zusätzlich wirkt es atemdepressiv und erhöht die Katecholaminsensibilität. Die Krampfbereitschaft wird erhöht. Myoklonien, Dyskinesien und Krampfpotenziale im EEG sind beschrieben.

Distickstoffmonoxid: Lachgas (MAC 105) ist ein **geruchloses** Gas, das schnell an- und abflutet. Es wirkt stark analgetisch und schwach anästhetisch, aber nicht muskelrelaxierend. Es hat nahezu keinen Einfluss auf kardiovaskuläre, respiratorische, renale und hepatische Funktionen. Lachgas findet als Zusatzanästhetikum zur Wirkungszunahme und Dosisreduktion von anderen Inhalations- und Injektionsanästhetika Anwendung. Gefährlich ist seine Eigenschaft, in Hohlräume zu diffundieren und so zu lebensbedrohlichen Zuständen bei Pneumothorax und Luftembolie zu führen!

Xenon: Bei einer MAC von 71 zeigt Xenon eine starke und lang anhaltende analgetische Wirkung, gute Steuerbarkeit und keine Kreislaufdepression. Geeignet ist es v. a. für Kinder und Schwangere, ist allerdings bisher aufgrund seines hohen Preises von geringer Bedeutung.

Pharmakokinetik: Inhalationsanästhetika werden über die Lunge aufgenommen und gelangen über das Blut zum Gehirn, wobei die Blut-Hirn-Schranke **kein** Hindernis darstellt. Die Geschwindigkeit des Konzentrationsausgleiches eines Inhalationsanästhetikums zwischen Alveole, Blut und Gehirn ist hauptsächlich von 3 Faktoren abhängig:

Partialdruck: Die Differenz der Partialdrücke ist die treibende Kraft der Diffusion ins Gewebe. Günstig ist es, wenn der Partialdruck in der Anflutungsphase rasch ansteigt, damit sich die Partialdrücke im Gehirn schnell angleichen. Dabei muss bei niedriger Lipidlöslichkeit des Anästhetikums der Partialdruck erhöht werden. Je größer der Partialdruck des Inhalationsanästhetikums im Gehirn ist, desto tiefer ist die Narkose.

Löslichkeitskoeffizient: Eine niedrige Blutlöslichkeit (Blut-Gas-Verteilungskoeffizient) geht mit einem schnellen Anfluten und einer raschen Narkoseeinleitung einher. Gleiches gilt für die Narkoseausleitung: Ein hoher Löslichkeitskoeffizient bedingt eine langsame, ein niedriger eine schnelle Elimination.

Verteilungskoeffizient: Die Verteilung zwischen Blut und ZNS wird bestimmt durch die Durchblutungsrate und die Löslichkeit des Anästhetikums im ZNS (Öl-Blut-Verteilungskoeffizient). Dabei geht ein hoher Verteilungskoeffizient mit einem schnellen Übertreten aus dem Blut in das ZNS einher.

Alle Inhalationsanästhetika werden unverändert über die Lunge ausgeschieden. Das heute in Industrienationen nicht mehr verwendete **Halothan** wird zu großen Teilen über die Leber verstoffwechselt, wobei hepatotoxische Metaboliten entstehen.

Unerwünschte Wirkungen: Die unerwünschten Wirkungen sind je nach Präparat unterschiedlich ausgeprägt (s. auch oben):
- postive oder negative Chronotropie
- dosisabhängiger Blutdruckabfall (negativ inotrope Wirkung und erniedrigter peripherer Gefäßwiderstand)
- Atemdepression (Ansprechen auf Hyperkapnie und Hypoxie ist vermindert)
- ausgeprägte Schleimhautreizung mit Husten und Sekretion
- Erhöhung des intrakraniellen Drucks durch zerebrale Vasodilatation
- dosisabhängige Verminderung der Nierendurchblutung, GFR und Urinausscheidung (Ausnahme: Lachgas).

Kontraindkationen: Die Veranlagung zur **malignen Hyperthermie** (s. Anästhesie [S.B81]) ist Kontraindikation für alle Inhalationsanästhetika. Zusätzliche Kontraindikation bei Isofluran ist ein erhöhter Hirndruck.

18.1.2 Injektionsanästhetika

Verwendung zur Narkoseeinleitung finden u. a. Barbiturate (Methohexital, Thiopental; vgl. auch Kap. Barbiturate [S.C408]), Etomidat, Ketamin und Propofol.

Aufgrund der ausgeprägten Lipophilie erfolgt der Wirkungseintritt nach i. v. Gabe sofort (20–60 s). Die Wirkdauer ist kurz, die Steuerbarkeit gering (Ausnahme Propofol). Injektionsnarkotika werden nach Wirkung dosiert.

Wirkungen:
Barbiturate: Über ihre direkte Bindung an $GABA_A$-Rezeptoren führen sie zu einer Hyperpolarisation der Nervenzellen und vermindern dadurch die neuronale Erregbarkeit. In niedriger Dosierung wirken Barbiturate sedativ, in mittlerer hypnotisch (mit Dämpfung des REM-Schlafes) und hoher Dosierung narkotisch. Darüber hinaus haben sie einen antikonvulsiven Effekt, führen aber zu keiner ausreichenden Muskelrelaxation oder Analgesie. In subnarkotischen Dosierungen erhöhen sie das Schmerzempfinden. Sie reduzieren den zerebralen Sauerstoffverbrauch und Blutfluss und den intrakraniellen Druck.

Etomidat: Der $GABA_A$-mimetische Wirkstoff wirkt hypnotisch, aber weder muskelrelaxierend noch analgetisch. Etomidat hat leichte hypertensive Effekte und löst keine Kardiodepression aus.

Ketamin: Es wirkt schwach agonistisch an Opioid-Rezeptoren und ausgeprägt antagonistisch (nicht kompetitiv) an NMDA-Rezeptoren. Außerdem beeinflusst Ketamin die zentrale sowie periphere monoaminerge und cholinerge Übertragung und hemmt die periphere Wiederaufnahme von Katecholaminen. Ketamin besitzt eine große therapeutische Breite bei fehlender Organtoxizität.

Ketamin führt zu einer **dissoziativen Anästhesie**. Es kommt zu einem Bewusstseinsverlust bei geöffneten Augen mit **Analgesie** und Amnesie. Zusätzlich sind eine Bronchodilatation und ein vorübergehender Blutdruckanstieg aufgrund einer Sympathikusstimulation zu beobachten. Ketamin erhöht den Muskeltonus und wirkt positiv chronotrop. In der Aufwachphase kann es zu Halluzinationen und Albträumen kommen (daher: Kombination mit Benzodiazepinen).

Propofol: Propofol hemmt Natrium-Kanäle und aktiviert $GABA_A$- und Glycin-Rezeptoren. Vorteile von Propofol sind ein angenehmes Einschlafen und Aufwachen sowie geringe Übelkeit und Erbrechen nach der Narkose. Es wirkt hypnotisch, aber nicht analgetisch.

Indikationen:
Barbiturate: Sie finden in der Narkoseeinleitung Anwendung, sind allerdings nicht als Mononarkotikum geeignet. Eine weitere Indikation ist die Barbituratnarkose beim Status epilepticus (vgl. Indikationen [S. C408]).

Etomidat: Indikationen für Etomidat sind die Narkoseeinleitung bei Herz-Risikopatienten. Es ist Kurzhypnotikum der Wahl bei Kardioversion.

Ketamin: Es ist indiziert zur Einleitung und Durchführung einer Allgemeinanästhesie, insbesondere bei Patienten im Schock oder mit Asthma bronchiale. Weiterhin findet es Anwendung zur Analgesie und Anästhesie in der **Notfallmedizin**. Außerdem kommt es als Kurznarkotikum für diagnostische bzw. therapeutische Eingriffe, zur Analgosedierung intubierter/beatmeter Patienten (v. a. bei hämodynamisch instabilen Patienten), bei therapieresistentem Status asthmaticus und als Adjuvans bei nicht mehr ausreichender Regionalanästhesie zum Einsatz.

Propofol: Es ist bei der Narkoseeinleitung und wegen seiner guten Steuerbarkeit zur **Narkoseunterhaltung** (durch kontinuierliche Zufuhr) indiziert, außerdem zur Kurznarkose (kurze Aufwachphase, keine Nachwirkungen), zur Sedierung und zusammen mit Opioid-Analgetika (Fentanyl-Gruppe [S. C426]) zur total-intravenösen Anästhesie (TIVA).

Pharmakokinetik: Verantwortlich für die kurze Wirkung der Injektionsanästhetika sind **durchblutungsabhängige Umverteilungsvorgänge**. Anfangs wird der Wirkstoff vorwiegend in Organe mit hoher Durchblutungsrate transportiert, also auch in das Gehirn. Danach nehmen auch die schlechter durchbluteten Gewebe, insbesondere die Muskulatur, die Substanz auf, wodurch die Plasmakonzentration sinkt und der Wirkstoff aus den zuerst erreichten Geweben wieder ins Blut diffundiert. Diese Umverteilung erklärt die kurze Wirksamkeit der Barbiturate (5–30 min). Bei Nachinjektionen bzw. Infusionen ist v. a. die Eliminationsphase der Injektionsanästhetika von Bedeutung, weil die Rückverteilung aus dem ZNS in die nachfolgenden Kompartimente (Muskel und Fett) aufgrund des bereits gespeicherten Anästhetikums eingeschränkt ist. Folge ist eine Wirkungsverlängerung.

Die Elimination der Injektionsanästhetika erfolgt renal und hepatisch.

Unerwünschte Wirkungen:
Barbiturate: In **narkotischer** Dosierung kommt es zu einer **kardiovaskulären Depression** (Abnahme des Herzzeitvolumens und reflektorische Zunahme der Herzfrequenz) und einer Atemdepression mit eingeschränkter Reaktion auf Hyperkapnie und Hypoxie. Des Weiteren werden vegetative Reflexe bei erhöhtem Vagotonus (Husten, Broncho-/Laryngospasmus) und Gefäßreizungen beobachtet.

Metabolit von Thiopental ist Pentobarbital, das eine lange Halbwertszeit besitzt. Bei Nachdosierungen besteht daher Kumulationsgefahr. Methohexital neigt wegen seiner kurzen Eliminationsphase kaum zur Kumulation.

Zu den Nebenwirkungen in hypnotischer Dosierung s. Unerwünschte Wirkungen [S. C408].

Etomidat: Es verursacht nur eine leichte Atemdepression und weist die **geringste** kardiovaskuläre Belastung aller Injektionsanästhetika auf. Wie die Barbiturate kann es die Gefäßwand reizen. Außerdem kann es zu motorischen Störungen (Myoklonien, Dyskinesien) und einer Minderung der Kortisolsynthese in der Nebenniere kommen (keine Dauergabe).

Ketamin: Die Gabe von Ketamin führt über den sympathomimetischen Effekt zu Anstieg von Herzfrequenz und Blutdruck. Eine Atemdepression bis zur Apnoe kann sich entwickeln. In der Aufwachphase sind **Alpträume** und **Halluzinationen** möglich. Außerdem kann Ketamin die Abwehrreflexe im Pharynx- und Larynxbereich steigern.

Propofol: Propofol verursacht eine Atemdepression bis zur Apnoe und einen Blutdruckabfall (Vasodilatation, negative Inotropie). Außerdem werden Erregungsphänomene (spontane Bewegungen, Myoklonien) beobachtet. Es kann zu lokalen Schmerzen während der Injektion, Histaminfreisetzung und sexuellen Phantasien kommen.

Sehr selten kommt es zum sog. **Propofol-Infusions-Syndrom** unter Dauergabe. Charakteristisch sind eine schwere metabolische Azidose, Rhabdomyolyse, Nierenversagen, Arrhythmien und Herz-Kreislauf-Versagen.

Kontraindikationen:
Barbiturate:
- akute Porphyrie
- ausgeprägte Leber- oder Niereninsuffizienz
- ausgeprägte Myokardinsuffizienz (Schock), Myokardinfarkt
- akute Intoxikationen mit zentral dämpfenden Pharmaka/Alkohol
- Status asthmaticus.

Etomidat:
- Neugeborene und Säuglinge (bis 6. Monat)
- Schwangerschaft, Stillzeit.

Ketamin:
- akuter Myokardinfarkt, koronare Herzkrankheit
- nicht adäquat eingestellter Hypertonus
- Schädel-Hirn-Trauma, erhöhter Hirndruck bei Spontanatmung
- Präeklampsie, Eklampsie, psychiatrische Erkrankungen.

Propofol:
- kardiovaskuläre Insuffizienz, Hypovolämie
- Schwangerschaft, Stillzeit, Kinder (< 3 Jahre)
- Mindestalter für Dauersedierung 17 Jahre (Gefahr des Propofol-Infusions-Syndroms).

18.2 Hypnotika, Sedativa und Tranquillanzien

18.2.1 Benzodiazepine

Benzodiazepine sind aufgrund ihrer großen Indikationsbreite häufig verwendete Arzneimittel. Sie kommen als Tranquilizer (Anxiolytikum, Ataraktikum), Hypnotikum, zentrales Myotonolytikum und Antikonvulsivum zum Einsatz und können in kurz, mittellang und lang wirksame Substanzgruppen eingeteilt werden (Tab. 18.1). Benzodiazepine besitzen eine große therapeutische Breite bei relativ geringer Toxizität.

Tab. 18.1 Benzodiazepine

Wirkstoff	Halbwertszeit	Applikation	Indikationen
kurz wirksam			
Brotizolam	4–8 h	oral	Hypnotikum
Midazolam	2–4 h	i. v., oral	Prämedikation, Narkoseeinleitung und Sedierung, Hypnotikum
Triazolam	2–8 h	oral	Hypnotikum
mittellang wirksam			
Alprazolam	10–25 h	oral	Anxiolyse, Panikstörungen
Bromazepam	10–20 h (langsamer Wirkungseintritt)	oral	Anxiolyse, Schlafstörungen
Flunitrazepam	10–30 h	oral, i. v.	Hypnotikum, Narkoseeinleitung
Lormetazepam	8–15 h	oral	Hypnotikum
Lorazepam	10–20 h	oral	Anxiolyse, Schlafstörungen
Oxazepam	5–20 h (langsamer Wirkungseintritt)	oral	Anxiolyse, Schlafstörungen
Temazepam	5–15 h	oral	Schlafstörungen, Hypnotikum
lang wirksam			
Chlordiazepoxid	20–50 h	oral	Anxiolyse
Clobazam	20 h	oral	Anxiolyse, Krampfanfälle
Clonazepam	30–40 h	i. v., oral	Krampfanfälle
Diazepam	30–60 h	oral, i. v., rektal	Anxiolyse, Sedierung, Krampfanfälle
Flurazepam	20–100 h	oral	Schlafstörungen
Nitrazepam	20–30 h	oral	Schlafstörungen
Tetrazepam*	15–40 h	oral	Myotonolyse

*Tetrazepam ist seit 1.8.2013 in Deutschland nicht mehr zugelassen.

Wirkungen: Benzodiazepine binden an die Benzodiazepinbindungsstelle zentraler GABA$_A$-Rezeptoren und erhöhen deren Affinität zu GABA. Folge ist eine verlängerte Öffnung von Chlorid-Kanälen und damit verbunden eine verstärkte Wirkung des dämpfenden Transmitters GABA (Abb. 18.1). Zielorte sind vor allem das limbische System und die Formatio reticularis.

Das Wirkprofil aller Benzodiazepine ist gleich. Die Wirkung ist abhängig von der Dosis. In aufsteigender Dosierung wirken Benzodiazepine **anxiolytisch, anterograd amnestisch**, zentral **muskelrelaxierend** und **antikonvulsiv**. Benzodiazepine besitzen keinen antipsychotischen Effekt und keine analgetische Wirkung.

MERKE Bereits nach wenigen Wochen kann es durch Rezeptor-Downregulation zu einer Toleranzentwicklung mit Wirkungsabnahme kommen, insbesondere die antiepileptische Wirkung ist davon betroffen.

Indikationen: Es gibt zahlreiche Indikationen für Benzodiazepine abhängig von ihrer Dosierung:
- Angststörungen, Erregungs- und Spannungszustände, Panikattacken
- Schlafstörungen
- Prämedikation und Narkoseeinleitung in der Anästhesie
- Krampfzustände, Epilepsie (Grand-Mal-Anfall, Status epilepticus, Fieberkrampf bei Kindern)
- zentrale Spastik, Muskelverspannungen, Tetanus.

Pharmakokinetik: Aufgrund ihrer **Lipophilie** werden Benzodiazepine gut resorbiert und können die Blut-Hirn-Schranke gut passieren. Eine verlängerte Wirkdauer ergibt sich bei verzögerter Metabolisation im Alter, bei Lebererkrankungen und in Kombination mit anderen Pharmaka (z. B. Cimetidin, Fluoxetin). Kumulationsgefahr besteht bei Benzodiazepinen, bei denen im Rahmen der Verstoffwechslung aktive Metaboliten mit einer langen Halbwertszeit entstehen (z. B. Clonazepam und Diazepam). Alle Benzodiazepine werden hepatisch metabolisiert und renal eliminiert.

Unerwünschte Wirkungen: Die unerwünschten Wirkungen korrelieren mit der therapeutischen Wirkung:
- Gleichgültigkeit, Affektabflachung
- **Tagessedierung**, Müdigkeit, Schläfrigkeit, verminderte Reaktions- und Konzentrationsfähigkeit
- **Missbrauch** und **Abhängigkeit** (mit Toleranz und Dosissteigerung oder bei therapeutischer Dosierung, geringer als bei Barbituraten); prinzipiell gilt: Je kürzer die Wirkdauer, desto höher das Abhängigkeitspotenzial.
- Muskelschwäche (Sturzgefahr, Frakturrisiko), Gangstörungen, verwaschene Sprache
- Atemdepression (v. a. bei gleichzeitiger Opioideinnahme oder COPD)
- Amnesie

18.2 Hypnotika, Sedativa und Tranquillanzien

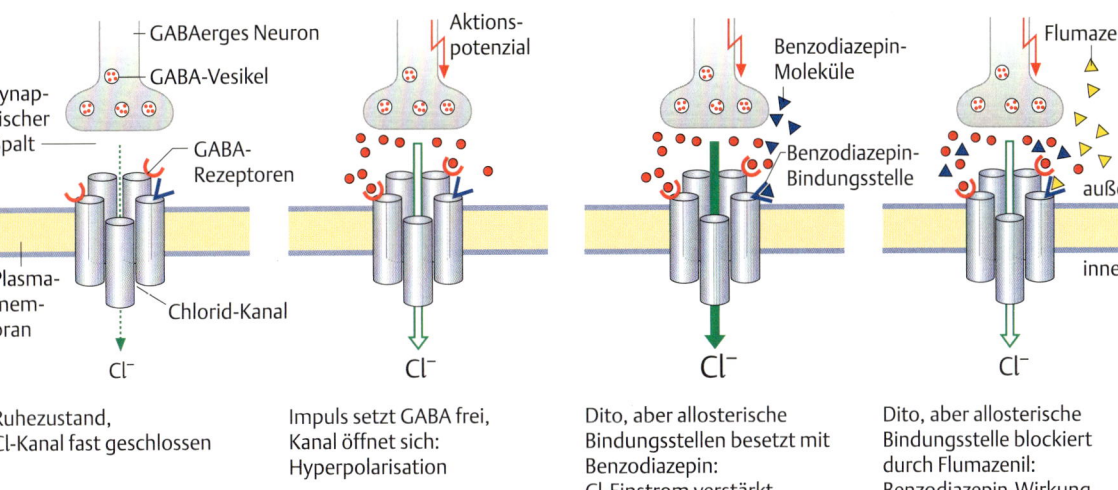

Abb. 18.1 **Wirkung der Benzodiazepine.** Benzodiazepine verstärken die GABA-Wirkung an den GABA$_A$-Rezeptoren. Flumazenil ist ein Benzodiazepin-Antagonist. (aus: Lüllmann, Mohr, Hein, Pharmakologie und Toxikologie, Thieme, 2010)

- paradoxe Erregung mit Rededrang, Unruhe, Schlaflosigkeit und Angst (besonders bei Kindern und älteren Menschen)
- Schlaflosigkeit nach plötzlichem Absetzen (Rebound-Insomnie → ausschleichend dosieren)
- Appetitsteigerung mit Gewichtzunahme
- Libidoverlust, Zyklusstörungen, Potenzstörungen.

Längerer Gebrauch in der späten Schwangerschaft führt beim Neugeborenen zum **Floppy-Infant-Syndrom** mit körperlichen Entzugsymptomen, Verhaltensstörungen, Muskelschwäche mit Atemdepression und Trinkschwäche, Hypothermie, Hypotonie, Tachykardie und erniedrigtem Apgar-Score.

MERKE Je länger die Wirkdauer eines Benzodiazepins ist, desto eher kommt es zum „Hang-over" mit Tagessedierung und Kumulation. Je kürzer die Wirkdauer eines Benzodiazepins ist, desto eher kommt es zur „Rebound-Insomnie" nach Absetzen, Wirkungsverlust bei chronischer Anwendung und Amnesie.

Akute Überdosierung: Ein Suizid mit Benzodiazepinmonopräparaten ist aufgrund der geringen Toxizität nahezu unmöglich. In der Regel handelt es sich allerdings um **Mischintoxikationen** mit gegenseitiger Wirkungsverstärkung mit potenziell vitaler Bedrohung durch ZNS-Depression bis zu Koma und Ateminsuffizienz.
Bei einer Monointoxikation sind zumeist eine Kohlegabe und Laxanzien ausreichend. Als Antidot steht **Flumazenil**, ein kompetitiver Benzodiazepin-Antagonist, zur Verfügung (**Abb. 18.1**). Er hebt sämtliche Benzodiazepinwirkungen auf. Flumazenil besitzt eine rasche Wirkung und kurze Wirkdauer und birgt die Gefahr von Krampfanfällen bei Kleinkindern. Als unerwünschte Wirkungen können Übelkeit und Erbrechen, Unruhe, Angst und eine akute Entzugssymptomatik bei vorherigem Benzodiazepinabusus auftreten.

Wechselwirkungen: Benzodiazepine besitzen weniger Interaktionen als Barbiturate. Kombination mit anderen sedierenden oder atemdepressiv wirkenden Substanzen (**Alkohol**, ältere Antihistaminika, Barbiturate, Hypnotika, Narkotika, Antidepressiva, Neuroleptika, Opioide, Muskelrelaxanzien) führt zu einer Verstärkung dieser Effekte. Gleichzeitige Gabe von Antihypertensiva und Clozapin bewirkt eine additive Blutdrucksenkung. Bei Kombination mit CYP3A4-Inhibitoren (Cimetidin, Diltiazem, Erythromycin, Clarithromycin) wird der Abbau der Benzodiazepine gehemmt mit der Folge der Wirkungsverstärkung. Andersherum kommt es bei gleichzeitiger Gabe von Phenytoin und Barbituraten zu einem beschleunigten Abbau mit einer Wirkungsabschwächung.

Kontraindikationen: Hierzu zählen Myasthenia gravis, Ataxie, akutes Engwinkelglaukom, Schwangerschaft (v. a. 1. Trimenon), Stillzeit, akute respiratorische Insuffizienz, Patienten mit Atemwegsobstruktionen, anterograde Amnesie, Schlafapnoe-Syndrom, die Kombination mit Alkohol (verstärkte Alkoholwirkung) und Abhängigkeitserkrankungen bzw. Suchtanamnese.

18.2.2 Benzodiazepinähnliche Substanzen

Nicht-Benzodiazepin-GABA$_A$-Agonisten (NBA, Z-dativa) wirken als **Hypnotikum** (Schlafmittel). Zum Einsatz kommen Zaleplon, Zolpidem und Zopiclon.

Wirkungen: Alle 3 Substanzen wirken am zentralen **GABA-Rezeptorkomplex** agonistisch und vermitteln eine benzodiazepinähnliche Wirkung (sedierend, hypnotisch), der anxiolytische, muskelrelaxierende und antikonvulsive Effekt ist aber geringer ausgeprägt. Im Gegensatz zu Benzodiazepinen kommt es seltener zu „Hang-over", „Rebound-Insomnie" und Abhängigkeit bzw. Toleranz. NBAs sind ebenfalls mit Flumazenil antagonisierbar.

Indikationen: Schlafstörungen.

Unerwünschte Wirkungen: Schläfrigkeit am Folgetag, Schwindel, Amnesie, Übelkeit und Verwirrtheit können auftreten.

Kontraindikationen: siehe Benzodiazepine.

18.2.3 Chloralhydrat

Wirkungen: Chloralhydrat ist eines der ältesten Schlafmittel und hat über die Verstärkung der GABA-Wirkung sedative, hypnotische und antikonvulsive Effekte, allerdings bei geringer therapeutischer Breite. Es kommt nur selten zu paradoxen Reaktionen und der Schlafverlauf wird nur gering beeinflusst.

Indikationen: Chloralhydrat ist indiziert bei Schlafstörungen und Unruhezuständen (auch bei Kindern). Aufgrund der Nebenwirkungen und besserer Alternativen ist der Einsatz heute selten.

Unerwünschte Wirkungen: Sie beinhalten Schleimhautreizung im Magen-Darm-Trakt und eine rasche Toleranzentwicklung. Zudem wirkt Chloralhydrat hepatotoxisch, nephrotoxisch und arrhythmogen.

Kontraindikationen: Choralhydrat ist kontraindiziert bei ausgeprägter Leber- und Niereninsuffizienz, Herzinsuffizienz, Magen-Darm-Erkrankungen, Schwangerschaft und Stillzeit.

18.2.4 Clomethiazol

Wirkungen: Clomethiazol wirkt stark sedierend, hypnotisch und antikonvulsiv. Bei längerfristiger oraler Anwendung besteht **Abhängigkeitsgefahr**.

Indikationen: Es ist indiziert bei Prädelir und Delirium tremens beim **Alkoholentzug** und schweren Erregungszuständen. Die Indikation sollte streng gestellt werden und die Gabe nur kurzfristig (max. 14 Tage, Abhängigkeitspotenzial) unter **stationärer** Aufsicht erfolgen.

Als Reservehypnotikum kann es bei älteren, zerebralsklerotischen, agitierten Patienten eingesetzt werden.

Pharmakokinetik: Clomethiazol besitzt eine geringe therapeutische Breite. Es wird oral verabreicht und unterliegt einer ausgeprägten hepatischen Metabolisierung. Es wird hepatisch eliminiert und ist plazentagängig.

Unerwünschte Wirkungen: Bereits in niedrigen Dosen kommt es zu Müdigkeit und Benommenheit sowie Missempfindungen (Parästhesien, Juckreiz, Niesreiz). Weitere unerwünschte Wirkungen sind Speichel- und Bronchialsekretion, Atemdepression, Kardiodepression und allergische Reaktionen.

Kontraindikationen: Clomethiazol ist kontraindiziert bei Ateminsuffizienz, Schlafapnoe-Syndrom, obstruktiven Atemwegserkrankungen, Schwangerschaft und Stillzeit, in Kombination mit Alkohol (Todesfälle beschrieben) und bei schwerer Nieren- und Leberinsuffizienz.

18.2.5 H$_1$-Histamin-Rezeptor-Antagonisten

Diphenhydramin und **Doxylamin** sind stark sedativ wirkende H$_1$-Histamin-Rezeptor-Antagonisten [S. C397]. Zudem besitzen sie antiemetische Eigenschaften. Sie haben eine relativ große therapeutische Breite und sind Bestandteil vieler rezeptfrei erhätlicher Hypnotika. Sie führen zu typischen anticholinergen Nebenwirkungen.

18.2.6 Barbiturate

Seit Einführung der Benzodiazepine sind Barbiturate als Schlafmittel nicht mehr im Handel. Als Antiepileptikum ist **Phenobarbital** von Bedeutung. Zu Methohexital und Thiopental s. Injektionsanästhetika [S. C404].

Wirkungen: siehe Wirkungen der Barbiturate [S. C404].

Indikationen: Hauptindikation für Phenobarbital sind Grand-Mal-Anfälle und ein therapieresistenter Status epilepticus.

Pharmakokinetik: Phenobarbital ist schlecht lipidlöslich mit der Folge eines verzögerten Wirkungseintritts (nach ca. 15 min). Es wird über die Nieren ausgeschieden. Phenobarbital kann oral und intravenös verabreicht werden.

Unerwünschte Wirkungen: In **hypnotischer** Dosierung sind folgende Nebenwirkungen zu beobachten:
- Schläfrigkeit, Ataxie
- paradoxe Erregung (v. a. bei Kindern und älteren Patienten)
- Abhängigkeit bei chronischer Einnahme, Entzugsanfälle
- megaloblastäre Anämie
- Floppy-Infant-Syndrom [S. C406]

Zu den Nebenwirkungen in narkotischer Dosierung s. unerwünschte Wirkungen der Barbiturate [S. C405].

Akute Überdosierung: Eine akute Überdosierung mit Barbituraten äußert sich in zentralen Symptomen mit:
- Bewusstseinsstörungen bis hin zu tiefem Koma
- Atemdepression bis Apnoe
- Muskeltonusverlust, Abschwächung der Reflexe bis Areflexie
- EEG-Abflachung bis zur Nulllinie
- Hypothermie
- Mydriasis
- Hypotonie bis Schock
- Blasenbildung/Dekubiti durch Hypoxie.

In Abhängigkeit von der eingenommenen Dosis und des Barbiturats tritt der Tod in kurzer Zeit (hochdosiertes Thiopental oder Phenobarbital) oder nach einigen Stunden mit protrahiertem Kreislaufversagen ein oder erst nach einigen Tagen in allgemeiner Anoxie, Hypothermie, Nierenversagen und massiven Störungen des Wasser-, Elektrolyt- und Säure-Basen-Haushaltes. Eine gleichzeitige Alkoholaufnahme erniedrigt die Letaldosis erheblich.

Therapeutisch stehen nur generelle Maßnahmen wie Intubation/Beatmung, Verhinderung der weiteren Resorption des Barbiturates und forcierte Ausscheidung bzw. Elimination sowie Korrektur des Wasser-, Elektrolyt- und Säure-Basen-Haushaltes zur Verfügung. Ein Antidot gibt es **nicht**.

Wechselwirkungen: Barbiturate interagieren mit allen Substanzen, die eine sedierende oder atemdepressive Wirkung besitzen. Zentral dämpfende und atemdepressive Effekte werden verstärkt.

Der durch Enzyminduktion beschleunigte Abbau führt zu einer Wirkungsverminderung von oralen Antikoagulanzien, Antiepileptika, Digitoxin, Doxycyclin, Chloramphenicol, Glukokortikoiden, oralen Kontrazeptiva und Zytostatika.

Valproinsäure und MAO-Hemmer hemmen den Abbau von Barbituraten und verstärken damit ihre Wirkung.

Kontraindikationen: siehe Kontraindikationen der Barbiturate [S. C405].

18.2.7 L-Tryptophan

Wirkungen: L-Tryptophan ist eine biologische Vorstufe des Neurotransmitters **Serotonin**. Es vermittelt einen milden schlafanstoßenden und antidepressiven Effekt.

Indikationen: L-Tryptophan ist indiziert bei Schlafstörungen und depressiven Syndromen.

Pharmakokinetik: Nur 2,5 % des eingenommen Tryptophans passieren die Blut-Hirn-Schranke und werden zu Serotonin metabolisiert, weil 95 % in der Leber verstoffwechselt werden und die restlichen 2,5 % peripher zu Serotonin metabolisiert werden.

Unerwünschte Wirkungen: Zu den unerwünschten Wirkungen zählen Schwindel, Kopfschmerzen und Übelkeit.

Wechselwirkungen: Bei Kombination mit MAO-Hemmern oder Serotoninwiederaufnahmehemmern besteht die Gefahr eines Serotonin-Syndroms.

Kontraindikationen: L-Tryptophan ist kontraindiziert bei schwerer Leber- und Niereninsuffizienz und bei Vorliegen eines Karzinoid-Syndroms.

18.2.8 Buspiron

Wirkungen: Buspiron ist ein $5-HT_{1A}$-Agonist und wirkt mit einer Verzögerung von bis zu 2 Wochen anxiolytisch. Er besitzt eine große therapeutische Breite, aber kein Gewöhnungs- oder Abhängigkeitspotenzial.

Indikationen: Buspiron wird eingesetzt bei generalisierter Angst und Angststörungen. Benzodiazepine sollten vorher ausgeschlichen werden. Buspiron ist nicht geeignet, um Entzugssymptome nach Absetzen von Benzodiazepinen zu therapieren.

Unerwünschte Wirkungen: Sie umfassen Schwindel, Kopfschmerzen, Schlafstörungen und Alpträume.

Kontraindikationen: Buspiron ist kontraindiziert bei akutem Engwinkelglaukom, Myasthenia gravis, ausgeprägter Leber- und Niereninsuffizienz und während Schwangerschaft und Stillzeit.

18.3 Neuroleptika

Neuroleptika (Antipsychotika) werden in erster Linie wegen ihrer antipsychotischen Wirkung eingesetzt, insbesondere bei Schizophrenie. Dieser Effekt entfaltet sich erst mit einer Latenz von mehreren Wochen nur bei psychisch Kranken und äußert sich in einer psychomotorischen Dämpfung mit der Distanzierung von psychotischen Erlebnissen. Einige Neuroleptika rufen außerdem eine Sedierung hervor, die von Beginn an besteht und auch bei Gesunden zu beobachten ist.

18.3.1 Konventionelle (klassische) Neuroleptika

Die konventionellen Neuroleptika können in nieder- und hochpotente Substanzen eingeteilt werden (**Tab. 18.2**). Diese Einteilung ist unabhängig von den verschiedenen Substanzklassen:

- **niederpotente Neuroleptika:**
  - **Phenothiazine:** Levomepromazin, Perazin, Promazin, Promethazin, Thioridazin
  - **Thioxanthene:** Chlorprothixen, Zuclopenthixol
  - Butyrophenone: Melperon, Pipamperon
  - Benzamid: Sulpirid (wird z. T. auch zu den atypischen Neuroleptika gezählt)
- **hochpotente Neuroleptika:**
  - Phenothiazine: Fluphenazin, Perphenazin
  - Thioxanthene: Flupentixol
  - **Butyrophenone:** Benperidol, Droperidol, Haloperidol
  - Diphenylbutylpiperidine: Fluspirilen, Pimozid

Wirkungen: Hauptwirkmechanismus der konventionellen Neuroleptika ist die **Blockade der postsynaptischen Dopamin-Rezeptoren im ZNS** (vorwiegend D_2-**Rezeptoren**, in geringerem Ausmaß auch D_3-Rezeptoren). Dopamin-Rezeptoren sind in unterschiedlichen Abschnitten des Gehirns zu finden. Abhängig von ihrer Lage erfüllen sie verschiedene Funktionen, die sich in den unterschiedlichen Wirkungen bei einer Rezeptor-Blockade widerspiegeln (Tab. 18.2):

- **antipsychotisch:** Minderung der psychotischen Symptome durch Hemmung der D_2-Rezeptoren im mesolimbischen System

Tab. 18.2 Gegenüberstellung nieder- und hochpotenter Neuroleptika

	niederpotent	hochpotent
Substanzklasse	v. a. Phenothiazine und Thioxanthene	v. a. Butyrophenone
antipsychotisch	schwach	stark
sedierend	stark	schwach
extrapyramidal-motorische Störungen	selten	häufig
vegetative Störungen	ausgeprägt	schwach
kardiale Beeinflussung	eher kardiotoxisch	kaum

- **psychomotorische Dämpfung, Sedierung:** Aggressivität und Erregung werden gemindert, dabei korrelieren tendenziell die antipsychotische Komponente und die sedative bzw. dämpfende Wirkung negativ miteinander
- **antiemetisch:** durch Inhibierung der D_2-Rezeptoren in der Area postrema
- **hypotherm:** durch funktionelle Ausschaltung des Wärmeregulationszentrums im Thalamus.

Des Weiteren wirken konventionelle Neuroleptika durch Blockade auch anderer Rezeptoren anticholinerg, α-sympatholytisch, antihistaminerg und antiserotoninerg (Ausnahme: Sulpirid als reiner D_2-Antagonist).

Konventionelle Neuroleptika bessern v. a. die akut auftretende **Plus-Symptomatik**, die Minus-Symptomatik wird kaum beeinflusst. Der Wirkungseintritt konventioneller Neuroleptika kann in 3 Phasen eingeteilt werden:

Phase 1: Der sedierende, schlafanstoßende Effekt mit psychomotorischer Dämpfung überwiegt. Es kann zu orthostatischen Dysregulationen und **Frühdyskinesien** kommen („Zungenschlund-Syndrom", s. u.).

Phase 2: Die Antriebsminderung bleibt erhalten, die vegetativen Begleitscheinungen nehmen ab.

Phase 3: Der antipsychotische Effekt tritt ein. Der Patient distanziert sich von psychotischen Erlebnissen, zeigt zunehmend Krankheitseinsicht und wird emotional ausgeglichen.

> **MERKE** Niederpotente Neuroleptika weisen stark sedierende und eher schwach antipsychotische Effekte auf und lösen weniger häufig extrapyramidal-motorische Störungen (EPS) aus. Hochpotente Neuroleptika wirken ausgeprägt antipsychotisch und kaum sedierend und verursachen häufig EPS.

Indikationen: Hauptindikation ist die **Schizophrenie** (Akuttherapie, Erhaltungstherapie und Rezidivprophylaxe), daneben auch manische Episoden bei bipolarer Störung, postoperative pyschische Störungen, Persönlichkeitsstörungen, Alkoholdelir und psychomotorische Erregungszustände.

Nicht psychiatrische Indikationen beinhalten chronische Schmerzzustände, Anästhesie, Prämedikation, Neuroleptanalgesie und antiemetische Therapie. Für Letztere steht der Dopamin-Rezeptor-Antagonist **Metoclopramid** zur Verfügung. Er ist indiziert bei Übelkeit und Erbrechen (auch zytostatikainduziertem) und Motilitätsstörungen des Gastrointestinaltraktes.

Pharmakokinetik: Neuroleptika werden hepatisch verstoffwechselt und renal eliminiert. Die nicht konjugierten Metaboliten sind häufig noch aktiv, wenn auch geringer als die Ausgangssubstanz.

Unerwünschte Wirkungen: Im Vordergrund der unerwünschten Wirkungen konventioneller Neuroleptika und Metoclopramid stehen die **extrapyramidal-motorischen Störungen** (EPS) durch Blockade der Dopamin-Rezeptoren im Striatum. Die EPS lassen sich in Frühdyskinesien, Parkinsonoid, Akathisie und Spätdyskinesien einteilen:

Frühdyskinesien: Sie treten innerhalb der ersten Woche (Stunden bis Tage) nach Therapiebeginn oder Dosiserhöhung bei ca. 10 % der Patienten auf und äußern sich durch unwillkürliche bizarre Kontraktion der quergestreiften Muskulatur, v. a. im Kopf-Hals-Bereich. Typisch sind Zungenschlundkrämpfe, Blickkrämpfe (okulogyre Krise), Blepharospasmus, Verkrampfung der Kiefermuskulatur, choreatische, athetoide und Torsionsdystonien. Die Frühdyskinesien bilden sich rasch zurück und können kurzfristig mit **Anticholinergika** (Biperiden oder Trihexyphenidyl) und Dosisreduktion behandelt werden. Risikofaktoren sind parenterale Gabe und junge Männer.

Parkinsonoid: Es tritt in der 1.–10. Woche mit einer Wahrscheinlichkeit von 15–20 % auf. Es geht einher mit einer Einschränkung der Feinmotorik, Rigor, Akinese, Trippelgang, Hypo- bis Amimie, Salbengesicht und Tremor und bildet sich langsam zurück. Pathogenetisch beruht diese Störung auf einem cholinergen Übergewicht. Es kann mit **Anticholinergika** behandelt werden. Alternativ kann die Dosis reduziert oder das Neuroleptikum gewechselt werden.

Akathisie: Sie tritt ebenfalls ein bis mehrere Wochen nach Therapiebeginn auf (Wahrscheinlichkeit 20 %) und ist durch eine ausgesprochene Sitzunruhe gekennzeichnet. Eine Rückbildung erfolgt nur langsam. Therapeutisch stehen β-Blocker, Benzodiazepine und eine Dosisreduktion bzw. eine Umstellung auf ein anderes Neuroleptikum zur Auswahl.

Spätdyskinesien: Sie können dosisunabhängig nach frühestens 6 Monaten auftreten, meist allerdings erst nach mehreren Jahren. Die Wahrscheinlichkeit hierfür beträgt 15–20 %. Die Symptome sind abnorme, unwillkürliche Bewegungen der Kopf- und Extremitätenmuskulatur (z. B. rhythmischer Lippentremor, wälzende Zungenbewegungen, periorale Dyskinesien, Schleuderbewegungen, Torti- und Retrocollis, Schiefhaltung des Kopfes, Halses und der Schultern). Sie verstärken sich durch Stress, verschwinden im Schlaf und bilden sich nur sehr langsam zurück, z. T. sind sie sogar **irreversibel**. Zur Vermeidung von Spätdyskinesien kann prophylaktisch eine niedrige Neuroleptikadosis gegeben oder auf Clozapin (s. u.) umgestellt werden. Risikofaktoren sind das weibliche Geschlecht, zerebrale Vorschädigung, affektive Störung, Diabetes mellitus und hohes Alter.

Weitere unerwünschte Wirkungen konventioneller Neuroleptika sind:
- Sedierung und Depressionen bei Dauertherapie und prädisponierten Patienten (zentrale D_2-Rezeptoren) als psychische Nebenwirkungen
- Anstieg des Prolaktinspiegels (Dopamin-Rezeptoren des tubero-infundibulären Systems) mit Fertilitätsstörungen, Amenorrhö, Potenz- und Libidostörungen
- Gewichtszunahme, Benommenheit (antihistaminerge Wirkung)

- direkt kardiotoxisch mit Repolarisationsstörungen, Extrasystolen bis hin zu schweren Herzrhythmusstörungen, Verlängerung des QTc-Intervalls
- Blutdrucksenkung, Reflextachykardie und orthostatischer Kollaps (α_1-adrenolytische Wirkung)
- Mundtrockenheit, Obstipation, Miktionsbeschwerden, Akkomodationsstörungen, Erhöhung des Augeninnendrucks v. a. bei Thioridazin (anticholinerge Wirkung)
- allergische/toxische Reaktionen in der Haut (Pigmentierung, Photosensibilität), der Leber (intrahepatische Cholestase, Ikterus; selten bei Phenothiazinen) und der Hämatopoese (Leukozytopenie)
- verminderte Glukosetoleranz (selten)
- Herabsetzung der Krampfschwelle mit der Gefahr zerebraler Krampfanfälle
- Malignes neuroleptisches Syndrom (s. Neurologie [S. B1033]).

Wechselwirkungen: In Kombination mit Substanzen mit sedierender oder atemdepressiver Komponente verstärken sich die unerwünschten Wirkungen. Gleichzeitige Einnahme blutdrucksenkender Pharmaka führt zu einer additiven Blutdrucksenkung. Simultane Gabe von Adrenalin führt zur Adrenalin-Umkehr mit Blutdruckabfall. Trizyklische Antidepressiva, Propranolol, Pindolol, orale Antikoagulanzien und Phenytoin werden über dasselbe Enzym verstoffwechselt (CYP2D6); eine Kombination mit Neuroleptika führt zu gegenseitiger Wirkungsverstärkung. Inhibitoren von CYP2D6 (z. B. Chinidin, Cimetidin, Fluoxetin) erhöhen ebenfalls die Neuroleptikaeffekte. MAO-Hemmer und Lithium führen zu einer gegenseitigen Spiegelerhöhung und erhöhen die Neurotoxizität. Eine gegenseitige Wirkungsabschwächung ist bei Kombination mit Amantadin, Levodopa, Bromocriptin und anderen Dopaminagonisten zu beobachten. Metoclopramid und andere Dopaminantagonisten verstärken wiederum die extrapyramidalen Nebenwirkungen. Anticholinergika führen zu additiven anticholinergen Effekten. Haloperidol, Promethazin und Thioridazin können in Kombination mit QT-verlängernden Substanzen ventrikuläre Arrhythmien und Torsade-de-pointes-Tachykardien auslösen.

Kontraindikationen: Zu den Kontraindikationen zählen Intoxikationen mit Alkohol oder zentral dämpfenden Substanzen, schwere Bewusstseinsstörungen, hirnorganische Vorschädigung, Parkinsonismus und bekanntes neuroleptisches Syndrom. Relative Kontraindikationen umfassen Epilepsie, Störungen der Hämatopoese, Hypotonie, kardiovaskuläre Erkrankungen, ausgeprägte Leber- und Niereninsuffizienz, Glaukom, Prostatahypertrophie und Pylorusstenose. Für einige der Wirkstoffe bzw. Präparate besteht eine Kontraindikation bei Schwangerschaft und während der Stillzeit.

18.3.2 Atypische Neuroleptika

Atypische Neuroleptika rufen in wesentlich geringerem Ausmaß EPS hervor als konventionelle Neuroleptika (bzw. im Fall von Clozapin überhaupt keine). Auch sie gehören unterschiedlichen Substanzklassen an:

- trizyklische atypische Neuroleptika: z. B. Clozapin, Olanzapin, Quetiapin
- Benzamid: Amisulprid
- Benzisothiazol-Derivate: Risperidon, Ziprasidon
- Aripiprazol.

Atypische Neuroleptika weisen gute antipsychotische Effekte bei geringen bis fehlenden extrapyramidal-motorischen Nebenwirkungen auf.

Wirkungen: Während wie oben besprochen konventionelle Neuroleptika ihren antipsychotischen Effekt v. a. über eine Hemmung des D_2-Rezeptors vermitteln und nur die Positiv-Symptomatik beeinflussen, sind atypische Neuroleptika über eine Inhibierung des D_2- und des **5-HT$_2$-Rezeptors** antipsychotisch wirksam und beeinflussen sowohl Negativ- als auch **Positiv-Symptomatik**. Ihr maximaler Effekt tritt eventuell erst nach Monaten ein.

Eine Ausnahme bildet der Sulpirid-Abkömmling **Amisulprid**, der ein reiner D_2- und D_3-Antagonist ist ohne Wirkung auf den 5-HT$_2$-Rezeptor. **Aripiprazol** wirkt am D_2-Rezeptor nur als partieller Antagonist, d. h. bei niedrigen synaptischen Dopaminkonzentrationen agonistisch, bei hohen antagonistisch.

Clozapin hemmt im Gegensatz zu den anderen Neuroleptika weniger die D_2- als vielmehr die **D$_4$-Rezeptoren**, was aber wahrscheinlich keine wesentliche Rolle für das antipsychotische Wirkprofil spielt. Es verursacht keine oder nur sehr selten EPS und nur in Ausnahmefällen Spätdyskinesien. Weitere Wirkungen und auch Nebenwirkungen sind substanzspezifisch und aus **Tab. 18.3** ersichtlich.

Indikationen: Auch für atypische Neuroleptika ist die Hauptindikation die **Schizophrenie**, für Clozapin die therapieresistente Schizophrenie und dopaminagonistisch verursachte Halluzinationen bei Parkinson-Patienten. Eine weitere Indikation für Olanzapin ist die Akuttherapie und Prophylaxe manisch-affektiver Störungen. Quetiapin ist auch indiziert zur Behandlung von bipolaren Störungen (schwere manische oder depressive Episoden).

Unerwünschte Wirkungen: Siehe Tab. 18.3. Eine wichtige Nebenwirkung ist die **Agranulozytose**, die v. a. im Zusammenhang mit einer Dauergabe von **Clozapin** bei ca. 1% der Patienten auftritt. Deswegen sind regelmäßige (bei Clozapin in den ersten 18 Wochen wöchentliche) Blutbildkontrollen erforderlich und bei Auftreten einer Leukopenie ist ein sofortiges Absetzen indiziert.

Wechselwirkungen: In Kombination mit Substanzen mit sedierender oder atemdepressiver Komponente verstärken sich die unerwünschten Wirkungen. Die gleichzeitige Einnahme blutdrucksenkender Pharmaka führt zu einer additiven Blutdrucksenkung. Eine simultane Gabe von Adrenalin und Clozapin führt zur Adrenalin-Umkehr mit Blutdruckabfall. Inhibitoren von CYP1A2, CYP2D6 und CYP3A4 (Fluvoxamin, Cimetidin, Erythromycin, Clarithromycin, Sertralin, Paroxetin, Fluoxetin, Ciprofloxacin, Enoxacin u. a.) steigern die Clozapineffekte. Andersherum verringern Carbamazepin, Barbiturate, Phenytoin, Rifam-

Tab. 18.3 Erwünschte und unerwünschte Nebenwirkungen einiger atypischer Neuroleptika

Wirkung	Clozapin	Olanzapin	Quetiapin	Amisulprid	Risperidon	Ziprasidon	Aripiprazol
Sedierung	+++	+	+++	+	+	–	+
EPS	–[1]	+	–[1]	++	++	–[1]	+
Agranulozytose	+++	–	–	–	–	–	–
Senkung der Krampfschwelle	+++	+	–	+	–	+	+
Gewichtszunahme	+++	+++	++	–	++	–	–
Prolaktinanstieg	–	–	–	+++	+++	+	–
Blutzuckeränderung	+++	+++	++	-	++	-	-
orthostatische Hypotonie	+++	+	++	+	+	–	–
QT-Verlängerung	–	+	–	+	+	++	–
anticholinerge Effekte	+++	++	–	+	–	–	–

– = kein Effekt, + = leicht, ++ = mäßig, +++ = stark; [1] nur Akathisie

picin und Tabakrauch die Clozapineffekte durch eine beschleunigte Metabolisierung. Inhibitoren (Fluvoxamin, Ciprofloxacin u. a.) und Induktoren (Carbamazepin, Tabakrauch u. a.) von CYP1A2 steigern bzw. verringern die Olanzapineffekte. Fluoxetin inhibiert CYP2D6 und steigert die Risperidonwirkung.

Kontraindikationen: Hierzu zählen Intoxikation mit Alkohol, Antidepressiva, Tranquilizern, Hypnotika und Analgetika, schwere Bewusstseinsstörungen, hirnorganische Vorschädigung, Störungen der Hämatopoese (Clozapin), Glaukom, Prostatahypertrophie, Pylorusstenose (Clozapin und Olanzapin), schwere Leber- und Niereninsuffizienz, prolaktinabhängige Tumoren und Prolaktinome bei Präparaten mit Prolaktinerhöhung. Für einige der Wirkstoffe bzw. Präparate besteht eine Kontraindikation bei Schwangerschaft und während der Stillzeit.

18.3.3 Depotneuroleptika

Depotneuroleptika wie z. B. Flupentixoldecanoat, Fluphenazindecanoat, Haloperidoldecanoat, Perphenazinenantat oder Zuclopenthixoldecanoat besitzen eine Wirkdauer von 1–2 (max. bis zu 4) Wochen und sind in der ambulanten Langzeittherapie indiziert. Ihre Vorteile sind gleichmäßige Wirkspiegel und eine kontrollierte Verabreichung des Wirkstoffes. Nachteile sind eine fehlende Steuerbarkeit und nur langsames Abklingen unerwünschter Wirkungen bei Unverträglichkeit. Depotneuroleptika werden intramuskulär appliziert.

18.4 Antidepressiva

Als Ursache für Depressionen wird ein funktioneller Mangel an Monoaminen (Serotonin und Noradrenalin) bei gleichzeitig veränderter Empfindlichkeit der prä- und postsynaptischen Rezeptoren für Noradrenalin und Serotonin angenommen. Bis auf Lithium und Agomelatin greifen alle Antidepressiva in die synaptische Signalübertragung von Noradrenalin und/oder Serotonin ein und erhöhen die Konzentration von Noradrenalin und/oder Serotonin im synaptischen Spalt.

Die Stimmungsaufhellung ist die Grundwirkung der Antidepressiva (Thymoleptika). Wie die Neuroleptika sind bei den Antidepressiva 2 Wirkphasen zu unterscheiden. Während der **akuten Wirkung**, die von Beginn an besteht und bei Gesunden wie psychisch Kranken zu beobachten ist, überwiegen der sedierende Effekt und die vegetativen Nebenwirkungen. Die **antidepressive Wirkung** macht sich erst bei Dauergabe nach einer Latenz von mehreren Wochen bemerkbar und ist nur bei depressiv erkrankten Patienten nachzuweisen. Antidepressiva werden auch bei Phobien, Angst-, Panik- und Zwangsstörungen eingesetzt.

Viele Antidepressiva – insbesondere trizyklische – wirken zusätzlich analgetisch, wobei diese Wirkung sofort und bei geringeren Dosierungen eintritt. Sie können bei chronischen Schmerzen wie z. B. Tumorschmerzen oder neuropathischen Schmerzen angewendet werden.

18.4.1 Nicht selektive Monoamin-Wiederaufnahme-Inhibitoren

Die **nicht selektiven Monoamin-Reuptake-Inhibitoren (NSMRI)** hemmen die Wiederaufnahme von Noradrenalin, Serotonin und – in geringerem Ausmaß – Dopamin in die terminalen Nervenendigungen und erhöhen dadurch deren Konzentration im synaptischen Spalt. Die NSMRI werden anhand ihrer chemischen Struktur in **trizyklische** und **tetrazyklische Antidepressiva** unterteilt.

Trizyklische Antidepressiva

Trizyklische Antidepressiva können nach ihrem Wirkprofil in 3 Gruppen eingeteilt werden:
- **Imipramin-Typ:** Imipramin, Clomipramin
- **Amitriptylin-Typ:** Amitriptylin, Amitriptylinoxid, Doxepin, Opipramol, Trimipramin
- **Desipramin-Typ:** Desipramin (in Deutschland nicht mehr im Handel), Nortriptylin

18.4 Antidepressiva

Wirkungen: Trizyklische Antidepressiva hemmen den Wiederaufnahme-Mechanismus der Monoamine, wobei je nach Wirkstoff die Reuptake-Inhibition von Noradrenalin oder von Serotonin überwiegt (Hemmstoffe der Transporter, Abb. 18.2).

Prinzipiell wirken trizyklische Antidepressiva in der 1. Behandlungswoche **sedierend**, ab der 2. Woche tritt ein **thymeretischer** (antriebssteigernder) Effekt ein und ab der 3. Woche wirken sie **thymoleptisch** (stimmungsaufhellend). Da die antidepressive Wirkung der NSMRI erst spät einsetzt, kann sie nicht allein auf der Erhöhung der Monoaminkonzentration im synaptischen Spalt beruhen, die schon am 1. Einnahmetag beobachtet werden kann. Als weiterer Vorgang wird eine Rezeptoradaptation mit neuroplastischen Veränderungen vermutet.

> **MERKE** Der thymeretische Effekt kann bei Patienten, die sich noch in einer depressiven Stimmungslage befinden, zu suizidalen Handlungen führen. Eine stationäre Überwachung bei einer akuten endogenen Depression ist obligat.

Trizyklische Antidepressiva hemmen außerdem α_1-Adrenozeptoren, m-Cholinozeptoren, H_1-Histamin-Rezeptoren und $5\text{-}HT_{2A/C}$-Rezeptoren (daher die Bezeichnung „nicht selektiv"), was für ihr breites Nebenwirkungsspektrum verantwortlich ist. Wirkstoffe, die $5\text{-}HT_{2A/C}$-Rezeptoren inhibieren, zeigen zusätzlich **anxiolytische** Effekte (Clomipramin).

Wirkstoffe des **Amitriptylin**-Typs (z. B. Doxepin, Trimipramin) vermitteln psychomotorisch dämpfende (**sedierende**) und beruhigende Effekte, außerdem sind sie als Koanalgetikum einsetzbar. Substanzen des **Desipramin**-Typs wirken psychomotorisch aktivierend und **antriebssteigernd** und besitzen wenig anticholinerge und sedierende Effekte. Substanzen vom **Imipramin**-Typ verhalten sich hinsichtlich der Antriebssteuerung eher **neutral**.

Trimipramin hemmt zusätzlich den D_2-Rezeptor und wirkt damit als einziges Antidepressivum auch antipsychotisch. **Opipramol** wirkt vorwiegend über die H_1-Histamin-Rezeptor-Inhibition. Es besitzt schlaffördernde und stark anxiolytische Eigenschaften.

Indikationen: Trizyklische Antidepressiva sind bei endogenen **Depressionen** indiziert, aber aufgrund ihrer Nebenwirkungen eher 2. Wahl hinter selektiven Serotonin-Wiederaufnahme-Hemmern (SSRI), Venlafaxin und Mirtazapin. Antidepressiva vom **Amitriptylin**-Typ werden bei Depressionen mit Erregung bevorzugt, vom **Desipramin**-Typ bei Depressionen mit Gehemmtheit und Antriebsschwäche und vom **Imipramin**-Typ bei alleiniger depressiver Verstimmung. **Amitriptylin** findet als Koanalgetikum bei neuropathischen Schmerzen Anwendung.

Pharmakokinetik: Die meisten trizyklischen Antidepressiva werden gut resorbiert, unterliegen aber einem hohen First-pass-Effekt. Aufgrund der hepatischen Metabolisierung ist bei Intoxikationen eine forcierte Diurese unwirksam. Bei der CYP2D6-vermittelten Metabolisierung entstehen aktive sekundäre (Desipramin, Nortriptylin) aus tertiären Aminen (Imipramin, Amitriptylin).

Trizyklische Antidepressiva sollten stets **langsam** ausgeschlichen werden, da ein abruptes Absetzen zu Stimmungsschwankungen, Unruhe, grippeähnlichen Symptomen und vereinzelt auch erhöhter Suizidalität führen kann.

Unerwünschte Wirkungen: Trizyklische Antidepressiva besitzen unerwünschte anticholinerge Effekte, die sich in **vegetativen parasympatholytischen** Symptomen wie Mundtrockenheit, Miktionsstörungen, Obstipation, Akkomodationslähmung, Steigerung des Augeninnendrucks, Herzfrequenzanstieg und Delir (v. a. bei älteren Patienten) äußern können. Die Krampfschwelle wird reduziert mit der Gefahr zerebraler Krampfanfälle. Endogene und exogene Katecholamine erfahren eine Wirkungsverstärkung. Trizyklische Antidepressiva wirken kardiotoxisch mit negativer Inotropie, Blutdruckabfall, QRS-Verbreiterung, Blockbildern und Herzrhythmusstörungen. Eine orthostatische Hypotonie kann wegen α_1-Adrenozeptorblockade auftreten. Allergische bzw. toxische Reaktionen an Haut (Exantheme), Leber (Transaminasenanstieg, intrahepatische Cholestase, Ikterus) und Hämatopoese (sehr selten Leukopenie und Agranaulozytose) können beobachtet werden. Ferner kann es wegen H_1-Histamin-Rezeptor-Blockade zu Sedierung, Müdigkeit sowie Appetit- und Ge-

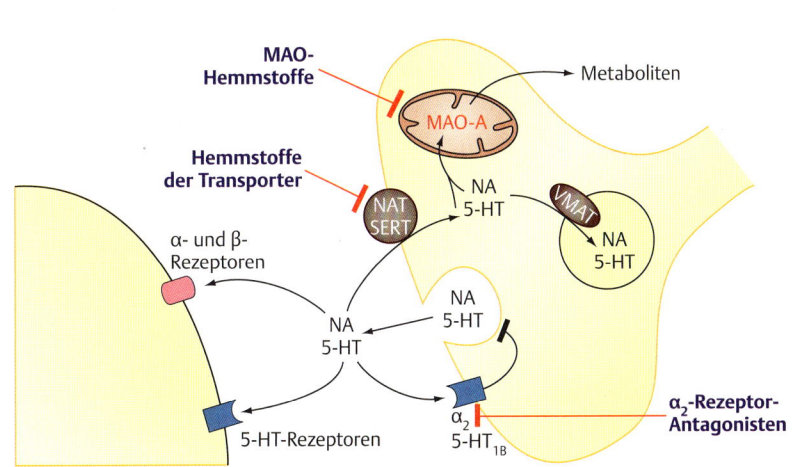

Abb. 18.2 **Angriffspunkte der Antidepressiva.** Über Bindung an präsynaptische α_2- bzw. Serotonin-Rezeptoren hemmen Noradrenalin und Serotonin ihre eigene Freisetzung (negative Rückkopplung). Neuronale Transporter sorgen für eine Wiederaufnahme von Noradrenalin und Serotonin aus dem synaptischen Spalt. Im Neuron erfolgt entweder ein Abbau über die MAO-A oder eine vesikuläre Speicherung. Antidepressiva erhöhen die Transmitterkonzentration im synaptischen Spalt. NA: Noradrenalin; NAT: Noradrenalintransporter; 5-HT: Serotonin; SERT: Serotonintransporter; MAO-A: Monoaminooxidase A; VMAT: vesikulärer Monoamintransporter. (aus: Graefe, Lutz, Bönisch, Duale Reihe Pharmakologie und Toxikologie. Thieme, 2011)

wichtszunahme kommen; zusätzlich können Schlafstörungen, innere Unruhe, Hyperhidrosis, Stimmungsumkehr in eine manische Phase und ein Syndrom der inadäquaten ADH-Sekretion auftreten.

Intoxikation: Vergiftungen mit trizyklischen Antidepressiva sind häufig und mit einer hohen Mortalität verbunden. Sie sind gekennzeichnet durch eine typische Trias aus:
- anticholinergem Syndrom
- Herzrhythmusstörungen
- Schock.

Durch die Hemmung des Reuptake-Mechanismus von Noradrenalin, Serotonin und Dopamin kommt es zu einer komplexen Symptomatik bestehend aus anticholinergen, adrenergen, antiadrenergen (bei hohen Dosen) und sedativ-hypnotischen Effekten.

Die Therapie ist hauptsächlich symptomatisch mit Sicherung der Vitalfunktionen, Gabe von Aktivkohle, Volumengabe, antikonvulsiver Medikation und der Gabe von Natriumbikarbonat zur Therapie der kardiotoxischen Effekte. Als einziges Antidot steht Physostigmin zur Verfügung, was zentrale und periphere anticholinerge Effekte antagonisiert.

Wechselwirkungen: In Kombination mit Substanzen mit sedierender oder atemdepressiver Komponente verstärken sich diese Wirkungen. Simultane Gabe von Anticholinergika (Atropin, Anti-Parkinson-Medikamente) und Sympathomimetika verursacht additive anticholinerge bzw. sympathomimetische Effekte. MAO-Inhibitoren verstärken die zentralen Effekte mit Exzitation und können zu Erregung, Krampfanfällen und Vigilanzstörungen führen. Eine Kombination mit Clonidin, Guanethidin oder Methyldopa vermindert die Blutdrucksenkung. Amiodaron und Chinidin verstärken die antiarrhythmischen Effekte und Nebenwirkungen.

Kontraindikationen: Hierzu zählen akuter Herzinfarkt, koronare Herzkrankheit, manifeste Herzinsuffizienz, Überleitungsstörungen, Schenkelblock, Epilepsie, Delir und akute Manie. Vorsicht ist geboten bei Glaukom, Prostatahypertrophie, Pylorusstenose, Kombination mit MAO-Hemmern und in Schwangerschaft und Stillzeit.

Tetrazyklische Antidepressiva

Zu den tetrazyklischen Antidepressiva zählen Maprotilin (mit den Eigenschaften eines trizyklischen Antidepressivums) und die α$_2$-Rezeptor-Antagonisten Mianserin und Mirtazapin.

Wirkungen: Die Substanzen wirken stimmungsaufhellend und wegen ihrer antihistaminergen Effekte **sedierend**. Maprotilin hemmt in erster Linie die Noradrenalin-Wiederaufnahme, bei Mianserin ist dieser Effekt schwach ausgeprägt. Mianserin und Mirtazepin blockieren präsynaptische zentrale α$_2$-Rezeptoren, was zu einer erhöhten Noradrenalin- und Serotoninfreisetzung führt (**Abb. 18.2**). Zudem sind sie Serotonin$_{2A}$-Rezeptor-Antagonisten.

Indikationen: Wie die trizyklischen werden auch die tetrazyklischen Antidepressiva aufgrund der sedierenden Wirkung v. a. bei ängstlich agitierten Depressionen eingesetzt. Mirtazapin zählt zu den Antidepressiva der 1. Wahl.

Unerwünschte Wirkungen: Tetrazyklische Antidepressiva weisen geringere anticholinerge und kardiotoxische Nebenwirkungen auf als trizyklische Antidepressiva. Bei **Mianserin** besteht allerdings ein erhöhtes Risiko für eine Agranulozytose (wöchentliche Blutbildkontrollen in den ersten Monaten). **Mirtazapin** vermindert durch Blockade postsynaptischer 5-HT$_2$- und 5-HT$_3$-Rezeptoren einige der unerwünschten serotonergen Nebenwirkungen (z. B. Schlafstörungen, Unruhe, Appetitlosigkeit, sexuelle Dysfunktion), führt aber zu einer Appetit- und Gewichtszunahme, zu Müdigkeit und Mundtrockenheit.

Wechselwirkungen: siehe trizyklische Antidepressiva.

18.4.2 Selektive Monoamin-Wiederaufnahme-Hemmer

Die selektiven Monoamin-Wiederaufnahme-Hemmer wirken nahezu ausschließlich auf den Reuptake von Noradrenalin und/oder Serotonin und beeinflussen im Gegensatz zu den NSMRIs keine weiteren Rezeptortypen (Hemmstoffe der Transporter, **Abb. 18.2**). Zu dieser Gruppe gehören:
- SSRI (selektive Serotonin-Wiederaufnahme-Inhibitoren): Citalopram, Escitalopram, Fluoxetin, Fluvoxamin, Paroxetin, Sertralin
- SNRI (selektive Noradrenalin-Wiederaufnahme-Inhibitoren): Reboxetin
- SSNRI (selektive Serotonin- und Noradrenalin-Wiederaufnahme-Inhibitoren): Venlafaxin, Duloxetin.

Wirkungen: SSRIs wirken durch Inhibierung der Serotonin-Wiederaufnahme antidepressiv. Sie haben keinen sedierenden Effekt, sondern wirken eher antriebssteigernd. Sie sind in Bezug auf die antidepressive Wirkung den trizyklischen Antidepressiva nahezu gleichwertig. Dabei sind sie besser verträglich und weniger toxisch. Für SNRIs und SSNRIs gilt Entsprechendes.

Indikationen: Selektive Monoamin-Wiederaufnahme-Hemmer sind indiziert bei Depression (**Venlafaxin** Mittel der Wahl) und Angst- und Zwangsstörungen. SSRIs finden auch Anwendung bei Essstörungen. Wie alle Antidepressiva sollten auch SSRI langsam ausgeschlichen werden.

Unerwünschte Wirkungen: Zu den unerwünschten Wirkungen zählen Kopfschmerzen, Agitation, Schlafstörungen und innere Unruhe (inbesondere bei Therapiebeginn), sexuelle Funktionsstörungen, Übelkeit, Tremor, verminderte Thrombozytenaggregation und starkes Schwitzen, bei SNRIs und SSNRIs auch Hypertonie und Harnverhalt. Anticholinerge Effekte sind nicht zu beobachten. Bei zu schneller Aufdosierung bzw. Überdosierung besteht die Gefahr eines Serotonin-Syndroms.

Serotonin-Syndrom: Das Serotonin-Syndrom entsteht durch eine Überflutung des Körpers mit Serotonin. Es äußert sich in Abdominalschmerzen, hohem Fieber, Tachykardie und Blutdruckerhöhung, Hyperreflexie und Myoklonus sowie starker Reizbarkeit und Ruhelosigkeit. Das Serotonin-Syndrom ist potenziell **lebensbedrohlich** durch Krampfanfälle, Arrhythmien und zunehmende Bewusstseinsstörung bis zum Schock. Therapeutisch stehen Benzodiazepine gegen Myoklonien und Agitiertheit sowie Neuroleptika oder Methysergid als Serotonin-Antagonisten zur Verfügung.

Wechselwirkungen: In Kombination mit Substanzen mit sedierender oder atemdepressiver Komponente verstärken sich diese Wirkungen. Eine verstärkte serotonerge Stimulation tritt bei gleichzeitiger Gabe von SSRIs, Tryptophan, Triptanen, anderen Antidepressiva oder Neuroleptika ein. Zudem sind Interaktionen mit Wirkstoffen zu erwarten, die von denselben Cytochrom-Isoenzymen wie Fluoxetin (CYP2D 6), Paroxetin (CYP2D 6) oder Fluvoxamin (CYP1A2, CYP2C 19, CYP2D 6, CYP3A4) verstoffwechselt werden. Diese Enzym-Interaktionen sind bei Citalopram und Sertralin an wenigsten ausgeprägt.

Kontraindikationen: Als Kontraindikationen gelten akute Manie und Kombination mit MAO-Hemmern und Triptanen (Gefahr des Serotonin-Syndroms). Citalopram sollte während der Schwangerschaft nicht eingesetzt werden, alle anderen Stoffe erfordern eine strenge Indikationsstellung.

18.4.3 MAO-Hemmer

Abhängig von ihrer Wirkung auf die beiden Isoformen der Monoaminooxidase unterscheidet man:
- **nicht selektive MAO-Hemmer** (MAO-A und -B): Tranylcypromin
- **selektive MAO-A-Hemmer:** Moclobemid.

Weitere Details siehe selektive MAO-B-Hemmer [S. C418].

Wirkungen: MAO-Hemmer inhibieren die Monoaminooxidase und damit den Abbau der monoaminergen Transmitter **Noradrenalin**, **Adrenalin**, **Serotonin** (hauptsächlich MAO-A) und **Dopamin** (hauptsächlich MAO-B) (**Abb. 18.2**). Dadurch wird eine indirekt sympathomimetische Wirkung vermittelt. Der Abbau von **Tyramin** (hyperton wirkendes biogenes Amin) durch beide MAO-Formen wird ebenfalls vermindert mit der Folge der Gefahr hypertensiver Krisen bei Tyraminaufnahme mit der Nahrung.

Tranylcypromin inhibiert **irreversibel** sowohl die MAO-A als auch MAO-B. Dadurch besteht die Gefahr eines Blutdruckanstiegs bis zu hypertensiven Krisen, u. a. durch tyraminhaltige Nahrungsmittel (Rotwein, Käse). Unter Tranylcypromin-Einnahme ist daher eine strikte Diät notwendig. Tranylcypromin wirkt stark antriebssteigernd.

Moclobemid hemmt **reversibel** die MAO-A. Es wirkt weder anticholinerg noch sedierend, aber deutlich antriebssteigernd. Tyramin kann Moclobemid aus der Bindung an die MAO-A verdrängen. Es ist besser verträglich als Tranylcypromin und wird deswegen bevorzugt verwendet.

Indikationen: MAO-Hemmer sind aufgrund ihres Nebenwirkungsprofils nur bei gehemmten oder therapieresistenten Depressionen indiziert.

Unerwünschte Wirkungen: Unter der Einnahme kann es zu Unruhe, Tremor, Schlaflosigkeit, Mundtrockenheit und orthostatischer Dysregulation kommen.

Wechselwirkungen: Bei Sympathomimetika-Einnahme besteht die Gefahr einer hypertensiven Krise.

Kontraindikationen: Nicht angewendet werden dürfen Moclobemid und Tranylcypromin bei Phäochromozytom, Thyreotoxikose und Verwirrtheit. Da die MAO-Blockade bis zu 10 Tage anhält, ist in diesem Zeitraum die gleichzeitige Einnahme von anderen Antidepressiva (Ausnahme Lithium), Sympathomimetika, Reserpin und tyraminhaltigen Nahrungsmitteln kontraindiziert.

18.4.4 Johanniskraut

Johanniskraut ist ein beliebtes pflanzliches Antidepressivum. Die wirksame Komponente ist Hyperforin, das unselektiv die Rückaufnahme von Noradrenalin, Serotonin, Dopamin und Glutamat hemmt. Wahrscheinlich sind noch andere, bisher nicht identifizierte Wirkstoffe beteiligt. Eine gesicherte Wirkung ist bei leichten und mittelschweren Depressionen nachzuweisen. Die Wirkung tritt nach 1–2 Wochen ein. Wichtigste Nebenwirkungen sind Photosensibilität und die **Induktion von CYP3A4**, wodurch dessen Substrate ihre Wirksamkeit verlieren können (u. a. Phenprocoumon, Ciclosporin, Kontrazeptiva, Psychopharmaka).

18.5 Lithium

Lithium zählt zusammen mit den Antiepileptika Carbamazepin [S. C420] und Valproinsäure [S. C420] zu den sog. Mood Stabilizern (Stimmungsstabilisatoren).

Wirkungen: Lithium wirkt antimanisch und vermittelt eine phasenprophylaktische Wirkung. Außerdem reduziert es die Inzidenz suizidaler Handlungen. Bei gesunden Personen zeigt sich kein psychotroper Effekt. Der Wirkmechanismus ist noch nicht geklärt. Lithium diffundiert wie Natrium während des Aktionspotenzials durch die Natriumkanäle der Zellmembran ins Zellinnere, kann jedoch durch die Natriumpumpe nur schlecht wieder herausgepumpt werden. Folge ist eine **intrazelluläre Anreicherung** mit einer Abnahme der intrazellulären Kaliumkonzentration. Zusätzlich hemmt Lithium die Inositolmonophosphat-Phosphatase und stört hierdurch Phospholipase-C-PIP$_2$-gekoppelte Rezeptorsysteme.

Indikationen: Zu den Indikationen zählen die Therapie manischer Phasen und die Prophylaxe rezidivierender manischer und/oder depressiver Phasen. Es wird zur Wirkungsverstärkung von Antidepressiva und Neuroleptika eingesetzt.

Pharmakokinetik: Lithium wird schnell und fast vollständig resorbiert. Die maximalen Blutspiegel werden nach 2–3 h erreicht, nach 12 h ist bereits die Hälfte eliminiert. Es ist plazenta- und muttermilchgängig. Die Plasmaproteinbindung ist gering, sodass das Verteilungsvolumen dem des Körperwassers ähnelt. Die Elimination erfolgt renal, wobei 70–80 % tubulär rückresorbiert werden. Dabei konkurrieren Lithium und Natrium miteinander. Folglich führt eine Hyponatriämie zu einer Steigerung des rückresorbierten Lithiumanteils, während eine Hypernatriämie die renale Lithiumausscheidung erhöht. Eine Lithiumüberdosierung resultiert in einem erhöhten Natriumverlust mit Hyponatriämie.

> **MERKE** Bei einer Niereninsuffizienz ist die Lithiumelimination vermindert mit der Gefahr toxischer Effekte!

Lithium besitzt eine **geringe therapeutische Breite**, weswegen der Serumspiegel regelmäßig bestimmt werden muss (Blutentnahme 11–13 h nach der letzten Einnahme). Während der Therapie sind außerdem Kontrolluntersuchungen von Körpergewicht, TSH und Kreatinin indiziert. Zur Akutbehandlung von Manien strebt man Lithium-Plasmaspiegel in der Höhe von 0,9–1,2 mmol/l an, bei der Behandlung von depressiven Episoden und zur Rezidivprophylaxe liegen die Spiegel etwas darunter (0,6–0,8 mmol/l).

Unerwünschte Wirkungen: Als unerwünschte Wirkungen gelten feinschlägiger Tremor und Krampfanfälle bei zentralnervöser Vorschädigung. Die ADH-Wirkung wird gehemmt mit der Folge der Polyurie und Polydypsie (pharmakogener Diabetes insipidus). Aufgrund einer verminderten T_3-Freisetzung kann sich eine Struma entwickeln (Abb. 23.1). Weitere unerwünschte Wirkungen sind Muskelschwäche und Müdigkeit, Gewichtszunahme, Diarrhö, Gesichts- und Knöchelödeme, Hautausschläge, Leukozytose und EKG-Veränderungen.

Eine **Lithiumintoxikation** äußert sich in gastrointestinalen Symptomen und uncharakteristischen ZNS-Symptomen. Es kommt zu Müdigkeit, Apathie, grobschlägigem Tremor, Schwindel, Augenflimmern, Ataxie, Muskelfaszikulationen, Myoklonien, Krampfanfällen und progredienter Bewusstseinsstörung bis hin zum Koma. Weitere Symptome sind Hypotonie und Herzrhythmusstörungen. Ein akutes Abdomen tritt nicht auf.

Therapeutisch kann bei einer akuten Intoxikation eine Magenspülung durchgeführt werden. Bei vitaler Bedrohung ist eine Hämodialyse indiziert.

Wechselwirkungen: Diuretika hemmen die Lithiumausscheidung über die von ihnen verursachte Hyponatriämie. Weitere Gründe für eine Hyponatriämie als Ursache für eine Lithiumintoxikation können starkes Schwitzen, Diarrhö oder häufiges Erbrechen sein. Die gleichzeitige Gabe von Diclofenac kann den Lithiumplasmaspiegel ebenfalls erhöhen.

Kontraindikationen: Zu den Kontraindikationen zählen schwere Niereninsuffizienz, schwere Herz-Kreislauf-Erkrankungen, Schwangerschaft (1. Trimenon) und Zustände mit gestörtem Natriumhaushalt.

18.6 Anti-Parkinson-Mittel

Das Parkinson-Syndrom ist eine neurodegenerative Erkrankung (s. Neurologie [S. B933]). Grundlage ist der Untergang dopaminerger Neurone in der Substantia nigra mit konsekutivem Dopamin-Mangel.

18.6.1 L-Dopa

L-Dopa ist eine Vorstufe von Dopamin und im Gegensatz dazu **ZNS-gängig**.

Wirkungen: L-Dopa oder Levodopa wird im präsynaptischen Neuron zum wirksamen Dopamin decarboxyliert, sein Einsatz setzt noch funktionsfähige dopaminerge Neurone voraus. Allerdings findet die Metabolisierung auch in der Peripherie statt, was zu unerwünschten Wirkungen führt. Deswegen wird L-Dopa immer mit einem nicht liquorgängigen **Decarboxylasehemmer** (**Benserazid, Carbidopa**) kombiniert. Mit absteigender Effektivität werden die Parkinson-Symptome Akinese, Rigor und Tremor positiv beeinflusst. Die Krankheitsprogression wird **nicht** verzögert.

Indikationen: L-Dopa ist die wirksamste Einzelsubstanz in der Therapie des Parkinson-Syndroms und ist dabei gut verträglich. Aufgrund des früher oder später eintretenden Wirkungsverlusts (s. u.) wird die Therapie bei Patienten unter 70 Jahren oder leichteren Fällen allerdings zunächst meist mit einem Dopamin-Rezeptor-Agonisten begonnen und L-Dopa erst zu einem späteren Zeitpunkt eingesetzt.

Pharmakokinetik: L-Dopa gibt es in nicht retardierter (Einnahme 3- bis 6-mal täglich) und retardierter Form (Einnahme 2- bis 3-mal täglich). Die Gabe erfolgt stets **oral**.

Unerwünschte Wirkungen: Die unerwünschten Wirkungen sind mit zunehmender Behandlungsdauer erheblich. Nach durchschnittlich 5 Jahren kommt es zu verstärkten Nebenwirkungen, die v. a. mit der natürlichen Progression der Erkrankung zusammenhängen. Eine Schädigung der dopaminergen Zellen ist ebenfalls denkbar. Die Wirkung und Wirkdauer von L-Dopa lassen mit der Folge von Wirkungsschwankungen (s. u.) nach. Die L-Dopa-Dosis sollte so **gering wie möglich** gehalten werden.

Zu den unerwünschten Wirkungen zählen vegetative Symptome (Übelkeit, Erbrechen, orthostatische Dysregulation mit reflektorischer Tachykardie bis hin zu sympathotoner Herz- und Kreislaufstimulation), psychische Effekte (Unruhe, Verwirrtheit bis hin zu Psychosen) und motorische Nebenwirkungen. Diese lassen sich in hypo- und hyperkinetische Wirkungsfluktuationen unterscheiden:

- **hypokinetische Wirkungsfluktuationen** mit hypokinetischen Phänomenen wie Akinesie, Freezing und On-Off-Phänomene. Ursächlich ist eine abnehmende Wirkung von L-Dopa.
- **hyperkinetische Wirkungsfluktuationen** wie On-Dyskinesien, Off-Dyskinesien und biphasische Dyskinesien. Sie treten bei maximaler Wirkung von L-Dopa auf (Peak-dose-Dyskinesie).

Kontraindikationen: L-Dopa ist kontraindiziert bei Patienten unter 18 Jahren, schweren Störungen der Herz-, Leber- und Nierenfunktion, Glaukom, Phäochromozytom und Hyperthyreose. In der Schwangerschaft ist L-Dopa ebenfalls kontraindiziert.

18.6.2 Dopaminrezeptoragonisten

Die Dopaminrezeptoragonisten lassen sich in 2 Gruppen einteilen:
- **Non-Ergotamin-Derivate:** Apomorphin, Pramipexol, Piribedil, Rotigotin
- **Ergotamin-Derivate:** Bromocriptin, Cabergolin, α-Dihydroergocriptin, Lisurid, Pergolid

Wirkungen: Die dopaminergen Agonisten aktivieren die hemmenden D_2-Rezeptoren (in geringerem Umfang auch D_3) postsynaptischer Neurone. Ihre Wirkung ist vom **Degenerationszustand** der präsynaptischen Neurone **unabhängig**. Sie wirken deswegen auch noch im fortgeschrittenen Krankheitsstadium. Eine Stimulation der D_3-Rezeptoren wirkt antidepressiv und antriebssteigernd.

Indikationen: Bis auf Apomorphin werden alle Dopaminagonisten in der Monotherapie und der Kombinationstherapie des Parkinson-Syndroms eingesetzt. Sie sind Mittel der 1. Wahl in der Monotherapie bei Patienten unter 70 Jahren und ohne wesentliche Komorbidität. Sie kommen v. a. in der **Frühphase** der Erkrankung zum Einsatz. In Kombination mit L-Dopa vermindern sie die durch L-Dopa ausgelösten motorischen Störungen und erlauben eine Dosisreduktion von L-Dopa.

Apomorphin, das subkutan appliziert wird, ist motorischen Komplikationen (On-off-Phänomene) bei optimierter Dosis von L-Dopa bzw. Dopaminagonisten vorbehalten.

Pharmakokinetik: Bromocriptin besitzt eine kurze Halbwertszeit, wohingegen sich Cabergolin durch seine lange Wirksamkeit auszeichnet. Apomorphin wird wegen seiner geringen Bioverfügbarkeit ausschließlich parenteral verabreicht. Seine Wirkung tritt bereits nach 10 min ein. Rotigotin wird als Pflaster 1-mal täglich appliziert.

Zur Vermeidung schwerer Nebenwirkungen müssen Dopaminrezeptoragonisten langsam aufdosiert werden, sodass die volle Wirkung erst nach 1–2 Wochen erreicht wird.

Unerwünschte Wirkungen: Die unerwünschten Wirkungen lassen sich durch die Stimulation der D_2-Rezeptoren erklären:
- Halluzinationen bis hin zu Psychosen, Desorientiertheit
- orthostatische Dysregulation, Ödeme
- Übelkeit und Erbrechen
- Tagesmüdigkeit bis hin zu Schlafattacken (Pramipexol und Ropinirol)
- Dyskinesien
- Verlust der Impulskontrolle
- Unterdrückung der Prolaktinfreisetzung
- Raynaud-Syndrom
- pleuropulmonale oder retroperitoneale Fibrosen, dosisabhängie Herzklappenfibrosen (nur Ergotamin-Derivate).

Übelkeit und Erbrechen können durch gleichzeitige Gabe nur peripher wirksamer Dopamin-Antagonisten vermindert werden.

Kontraindikationen: Als Kontraindikationen gelten schwere Herzerkrankungen, Pleura- und Lungenfibrosen, Fibrosierung von Herzklappen und psychotische Erkrankungen. Für einige der Wirkstoffe besteht eine Kontraindikation für Schwangerschaft und Stillzeit.

18.6.3 NMDA-Rezeptor-Antagonist

Als direkter Glutamat-(NMDA-)Rezeptor-Antagonist ist **Amantadin** im Handel. Ein vermutlich indirekter Glutamat-Rezeptor-Antagonist ist **Riluzol**, das allerdings nicht in der Parkinsontherapie, sondern in der Behandlung der amyotrophen Lateralsklerose verwendet wird.

Amantadin

Wirkungen: Amantadin ist ein Glutamat-Rezeptor-Antagonist, Glutamat ist Gegenspieler des Dopamins im Striatum. Vor allem die Akinese und der Rigor werden beeinflusst, der Tremor eher gering. Nach einigen Monaten Therapiedauer tritt ein **Wirkungsverlust** ein. Es ist schwächer wirksam als L-Dopa.

Zusätzlich zu der NMDA-Rezeptor-Antagonisierung hemmt Amantadin [S.C474] virale Protonenkanäle und wird daher auch als Virostatikum eingesetzt.

Indikationen: Da stärkere dopaminerge Substanzen verfügbar sind, findet Amantadin in der Dauertherapie keinen Einsatz. Dafür ist es Mittel der Wahl in der **akinetischen Krise**.

Pharmakokinetik: Amantadin zeichnet sich durch einen schnellen Wirkungseintritt aus. Es wird unverändert renal eliminiert. In der akinetischen Krise erfolgt die Gabe parenteral, sonst oral.

Unerwünschte Wirkungen: Die Nebenwirkungen sind im Vergleich zu L-Dopa gering, selten treten auf: Knöchelödeme mit Livido, Unruhe, Verwirrtheit, Albträume, Halluzinationen bis hin zu psychotischen Zuständen.

Kontraindikationen: hochgradige Niereninsuffizienz und schwere Hypotonie.

Riluzol

Riluzol zählt nicht zu den Antiparkinsonmitteln, wird aber aufgrund seines Wirkmechanismus hier abgehandelt.

Wirkungen: Riluzol wirkt antiglutaminerg. Das Benzothiazol-Derivat hemmt sowohl die Glutamatfreisetzung als auch über eine Inaktivierung spannungsabhängiger Na$^+$-Kanäle dessen postsynaptische Effekte.

Indikationen: Einzige Anwendung ist die amyotrophe Lateralsklerose.

Pharmakokinetik: Die Applikation erfolgt peroral, die Bioverfügbarkeit schwankt zwischen 30 und 100 %. Das Verteilungsvolumen ist gut. Riluzol wird hepatisch metabolisiert und vorwiegend renal eliminiert.

Unerwünschte Wirkungen: Während der Therapie kann es zu Asthenie, Übelkeit, Transaminasenerhöhung, Kopf- und Bauchschmerzen und Tachykardie kommen. Der Serumtransaminasespiegel sollte therapiebegleitend gemessen werden (zunächst monatlich, nach einem Vierteljahr alle 3 Monate).

Kontraindikationen: Riluzol sollte nicht eingesetzt werden bei Lebererkrankungen, stark erhöhtem Transaminasespiegel, Schwangerschaft und Stillzeit.

18.6.4 Selektive MAO-B-Hemmer

Als selektive MAO-B-Hemmer werden eingesetzt Selegilin und Rasagilin. Zu anderen MAO-Hemmern [S. C415].

Wirkungen: Die MAO-B-Hemmer Selegilin und Rasagilin inhibieren **irreversibel** und **selektiv** die **MAO-B.** Dies führt zu einer Hemmung des postsynaptischen Dopaminabbaus und zu einer **Verlängerung** der Dopaminwirkung bzw. zu einer **Verringerung** des Bedarfes an L-Dopa.

Indikationen: Wegen ihrer relativ schwachen Wirkung werden sie zur Monotherapie nur bei leichter Parkinson-Symptomatik oder als Zusatzmedikation eingesetzt.

Pharmakokinetik: Selegilin wird im Gegensatz zu Rasagilin zu Amphetaminen verstoffwechselt. Als Schmelztablette verabreicht unterliegt Selegilin allerdings keinem First-pass-Effekt und auch der Abbau zu Amphetaminen wird verhindert.

Unerwünschte Wirkungen: Zu den Nebenwirkungen von Selegilin gehören Mundtrockenheit, Schlaflosigkeit, Appetitlosigkeit, Übelkeit, Kopfschmerzen, Herzrhythmusstörungen, Dyskinesien und psychische Nebenwirkungen wie Unruhe und Halluzinationen. Bei Rasagilin können Arthralgien, grippeähnliche Symptome und depressive Verstimmungen auftreten.

Kontraindikationen: Die gleichzeitige Gabe mit SSRI oder Triptanen ist wegen der Gefahr des Serotonin-Syndroms nicht angezeigt. Eine Kontraindikation besteht außerdem bei schweren Leber- und Nierenfunktionsstörungen, peptischen Ulzera, Schwangerschaft und Stillzeit.

18.6.5 COMT-Hemmer

Die bisher einzigen COMT-Hemmer sind Entacapon und Tolcapon.

Wirkungen: COMT-Hemmer inhibieren die **Catechol-O-Methyl-Transferase (COMT)**, die am L-Dopa-Abbau beteiligt ist. Daraus folgt ein verminderter Abbau von L-Dopa und Dopamin mit konsekutiv **verstärkter Dopaminwirkung**. Es resultieren ein verminderter L-Dopa-Bedarf und eine Reduktion der Fluktuationen unter L-Dopa.

Indikationen: COMT-Hemmer werden ausschließlich in der **Kombinationstherapie** mit L-Dopa verabreicht, da sie nur dann ihre Wirkung entfalten können. Entacapon ist in der Kombination mit L-Dopa indiziert bei nicht ausreichender alleiniger Wirkung von L-Dopa und bei End-of-Dose-Fluktuationen. Tolcapon ist nur unter Berücksichtigung der Kontraindikationen (s. u.) bei therapierefraktärem Parkinson-Syndrom bei unzureichender Wirkung oder Unverträglichkeit anderer Anti-Parkinson-Mittel indiziert.

Unerwünschte Wirkungen: Beide COMT-Hemmer können Dyskinesien, Übelkeit, Abdominalschmerzen und Diarrhö hervorrufen. Tolcapon weist zudem dosisabhängige hepatotoxische Effekte auf.

Kontraindikationen: Lebererkrankungen, Phäochromozytom, die gleichzeitige Einnahme von MAO-Hemmern, schwere Dyskinesien, Schwangerschaft und Stillzeit gelten als Kontraindikationen. Eine regelmäßige Kontrolle der Transaminasen ist obligat.

18.6.6 M-Cholinozeptor-Antagonisten

Zu den bei Parkinson eingesetzten M-Cholinozeptor-Antagonisten gehören Biperiden, Metixen und Trihexyphenidyl. Allgemeines wird im Abschnitt Anticholinergika [S. C364] besprochen.

Wirkungen: Anticholinergika, die ZNS-gängig sind, inhibieren exzitatorische cholinerge Neurone. Sie beeinflussen v. a. den Tremor, weniger den Rigor und kaum die Akinese. Metixen beeinflusst nahezu ausschließlich den Tremor.

Indikationen: Anticholinergika weisen v. a. bei einem dominierenden Ruhetremor bei jüngeren Patienten eine klinische Besserung auf.

Unerwünschte Wirkungen: Die Nebenwirkungen lassen sich aus dem anticholinergen Effekt erklären. Neben den peripheren anticholinergen Nebenwirkungen wie Mundtrockenheit, Akkomodations- und Miktionsstörungen, Obstipation und Tachykardie kommt es auch zu zentralnervösen anticholinergen Nebenwirkungen. Diese umfassen Erregung, Halluzinationen bis hin zu psychotischen

Zuständen, anticholinergem Delir und Verschlechterung einer Demenz.

Kontraindikationen: Anticholinergika sind bei Patienten mit gleichzeitiger Psychose oder Demenz kontraindiziert.

18.7 Antiepileptika (Antikonvulsiva)

Antiepileptika bilden eine sehr **heterogene** Wirkstoffgruppe.

Wirkungen: Antiepileptika wirken nicht kausal (also antiepileptisch), sondern antikonvulsiv (Unterdrückung der Symptome). Ihre Wirkung beruht auf der Interaktion mit unterschiedlichen **Ionenkanälen** und **Rezeptoren** (Tab. 18.4). Zum einen werden spannungsabhängige Na^+- bzw. Ca^+-Kanäle blockiert, was zu einer Unterbrechung repetitiver Entladungen führt. Andererseits werden mittels Stimulation des GABA-Rezeptors inhibitorische Chloridkanäle geöffnet (Abb. 18.3). Als Folge wird entweder die neuronale Erregung gehemmt oder die neuronale Hemmung verstärkt.

Indikationen: Die Wahl des Antiepileptikums richtet nach der Anfallsform bzw. dem Epilepsie-Syndrom (s. Neurologie [S. B959]). Dabei gibt es keinen Zusammenhang zwischen dem Angriffspunkt eines Antiepileptikums und der Wirksamkeit in Bezug auf bestimmte Anfallsformen. Antiepileptika sollten zur Reduzierung der Nebenwirkungen grundsätzlich einschleichend dosiert und ausgeschlichen werden.

Pharmakokinetik: Die Wirkstoffe werden oral verabreicht und meist hepatisch metabolisiert. Bei Carbamazepin und Valproinsäure entstehen dabei ebenfalls wirksame Metaboliten, das als Ausgangssubstanz unwirksame Oxcarbazepin wird in das wirksame Monohydroxy-Oxcarbazepin umgewandelt. Lamotrigin, Gabapentin, Topiramat, Vigabatrin, Zonisamid und Levetiracetam werden vorwiegend renal eliminiert.

Unerwünschte Wirkungen: Gemeinsame Nebenwirkungen aller Antiepileptika mit unterschiedlicher Ausprägung sind dosisabhängige **zentralnervöse Dämpfung** (Sedierung und Müdigkeit), paradoxe Wirkungen wie Unruhe und Schlaflosigkeit, Konzentrationsschwäche und kognitive Defizite, Wesensveränderungen, Depressionen, Schwindel und Ataxie, Verstärkung der epileptischen Aktivität, Exantheme bis hin zum Stevens-Johnson-Syndrom, kardiale Rhythmusstörungen, Leukopenien und hepatotoxische Wirkungen mit Erhöhung der Leberwerte. Hinzu kommen substanzspezifische Effekte.

Tab. 18.4 Hauptwirkmechanismen der verschiedenen Antikonvulsiva (Abb. 18.3)

Wirkstoff	Na^+-Kanal-Blockade	Ca^{2+}-Kanal-Blockade	GABA-Rezeptor-Agonist	GABA-Transaminase-Hemmer	GABA-Wiederaufnahme-Hemmer	Glutamat-Rezeptor[1]-Blockade
Carbamazepin	+					
Oxcarbazepin	+	+				
Valproinsäure	+	+		+		
Phenytoin	+					
Lamotrigin	+	+				
Topiramat	+	+	+			+
Ethosuximid		+				
Felbamat	+	+	+			+
Vigabatrin				+	+	
Tiagabin					+	
Zonisamid	+	+				
Gabapentin	+	+	+			
Levetiracetam		+	+			
Pregabalin		+				
Lacosamid	+					
Barbiturate [S. C404]						
Phenobarbital			+			+
Primidon			+			
Benzodiazepine [S. C406]						
Diazepam			+			
Clobazam			+			
Clonazepam			+			

[1] NMDA-, AMPA- oder Kainat-Rezeptoren

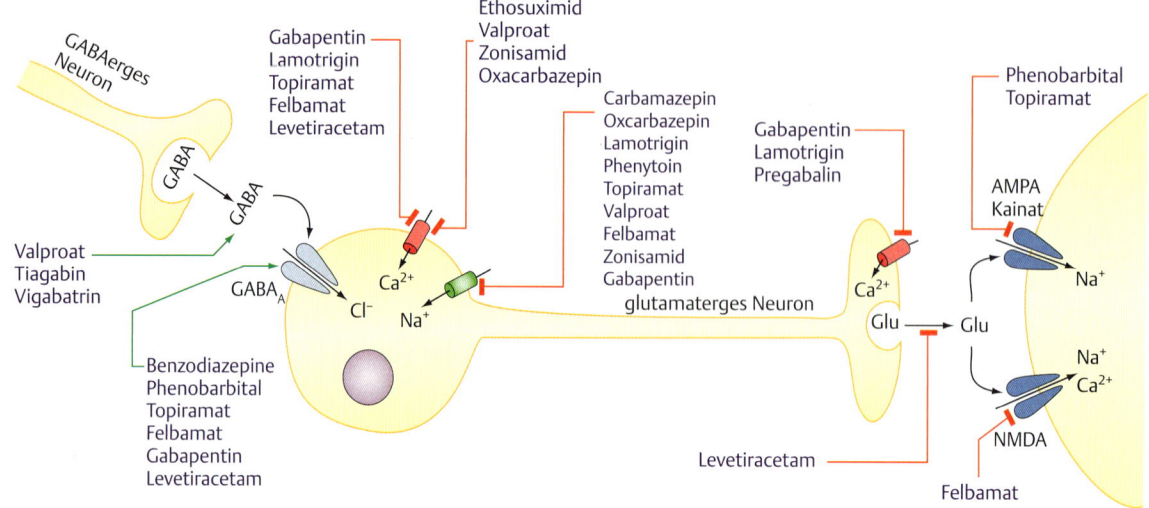

Abb. 18.3 **Angriffspunkte einiger Antikonvulsiva.** Das dargestellte glutaminerge Neuron wird von einem inhibitorischen GABAergen Neuron innerviert. Der Kalziumeinstrom durch Ca^{2+}-Kanäle der präsynaptischen Membran bewirkt die Glutamatfreisetzung und damit die Reizweiterleitung über NMDA-, AMPA- und Kainatrezeptoren. Antikonvulsiva setzen an verschiedenen Punkten an, ihr genauer Wirkmechanismus ist vielfach noch ungeklärt. (aus: Graefe, Lutz, Bönisch, Duale Reihe Pharmakologie und Toxikologie, Thieme, 2011)

Wechselwirkungen: Die meisten Antiepileptika sind **Inhibitoren** oder **Induktoren** des **Cytochrom-P450-Systems**. Untereinander besitzen sie deswegen ein erhebliches Interaktionspotenzial. Dabei kann es zur Autoinduktion kommen, d. h. das Antiepileptikum steigert seinen eigenen Abbau mit der Folge der notwendigen Dosiserhöhung. Durch Induktion bzw. Inhibition des CYP-Systems muss die Dosierung der einzelnen Antiepileptika in einer Kombinationstherapie und auch anderer betroffener Wirkstoffe entsprechend angepasst werden. Viele Antikonvulsiva vermindern über diesen Mechanismus die Wirkung hormoneller Kontrazeptiva und anderer Pharmaka (Steroide, Phenprocoumon, Zytostatika, Immunsuppressiva). Außerdem steigt über den beschleunigten Vitamin-D-Abbau das Risiko für Osteoporose und Osteomalazie (Osteomalacia antiepileptica) und für peripartale intrazerebrale Blutungen bei Kindern betroffener Frauen.

18.7.1 Carbamazepin

Carbamazepin ist das weltweit am **häufigsten** verordnete Antiepileptikum. Neben den antikonvulsiven Eigenschaften besitzt es stimmungsaufhellende und antriebssteigernde Effekte und ist auch bei neuropathischen Schmerzen wirksam. Es wird ausschließlich per os appliziert.

Carbamazepin ist Medikament der 1. Wahl bei **fokalen Anfällen** mit und ohne sekundäre Generalisierung. Es wird weiterhin eingesetzt zur Anfallsprophylaxe bei Alkohol- und Benzodiazepinentzug, **Trigeminusneuralgie** und atypischem Gesichtsschmerz, in der Akuttherapie der Manie und zur Phasenprophylaxe bipolarer und schizoaffektiver Störungen (bei Versagen von Lithium).

Carbamazepin ist **Autoinduktor** und zudem ein starker CYP3A4- und CYP2C19-Induktor (beschleunigter Abbau u. a. von Vitamin-K-Antagonisten, Kontrazeptiva, Neuroleptika wie z. B. Haloperidol, Glukokortikoiden und trizyklischen Antidepressiva). Aufgrund seiner Verstoffwechslung zu Epoxid kann es unter Carbamazepin zu **Agranulozytose** und lebertoxischen Wirkungen kommen. Weitere substanzspezifische unerwünschte Wirkungen umfassen Sedierung, Tremor, Nystagmus, Diplopie, Wasserretention durch Verdünnungshyponatriämie, Verwirrung, Kopfschmerzen, Gewichtszunahme, Übelkeit, Diarrhö, Neuralrohrdefekte und Epidermolyse.

18.7.2 Oxcarbazepin

Oxcarbazepin ist ein **Derivat des Carbamazepins** und Alternativmedikation bei Carbamazepin-Unverträglichkeit. Es wird nicht als Epoxid verstoffwechselt, sodass die epoxidinduzierten Nebenwirkungen wie Agranulozytose, Leberschädigung und auch die Autoinduktion (das abbauende Enzym ist nicht induzierbar) deutlich reduziert sind. Die Indikationen für Oxcarbazepin und Carbamazepin sind identisch. Bis auf die **Hyponatriämie** treten alle anderen unerwünschten Nebenwirkungen seltener auf als bei Carbamazepin.

18.7.3 Valproinsäure

Valproinsäure bzw. ihr Salz Valproat besitzt ein breites antiepileptisches Wirkspektrum. Sie ist 1. Wahl bei **Absencen**, anderen primär generalisierten Anfällen und bei juveniler myoklonischer Epilepsie. Auch zur Behandlung bipolarer Störungen, in der Akuttherapie der Manie und in der Migräneprophylaxe wird Valproinsäure eingesetzt. Die Applikation erfolgt oral. Im Bedarfsfall kann Valproinsäure relativ rasch aufdosiert werden.

Als substanzspezifische unerwünschte Wirkungen sind v. a. zu nennen die schwere, teils letale **Leberschädigung** (→ Laborkontrollen über 6 Monate, kontraindiziert bei Leber- und Pankreaserkrankungen), eine autoimmuninduzierte Thrombozytopenie, reversibler Haarverlust, Gewichtszunahme, Tremor, Parästhesien, Übelkeit, Diarrhö und Amenorrhö. Valproinsäure kann zu schweren Neuralrohrdefekten beim Embryo führen. Sie besitzt nur geringe zentralnervöse Nebenwirkungen.

Valproinsäure ist starker **Inhibitor** des CYP-450-Systems, was zu einer Verlängerung der Halbwertszeiten weiterer Antiepileptika und anderer Medikamente (z. B. Carbamazepin, orale Antikoagulanzien) führen kann.

18.7.4 Phenytoin

Phenytoin ist ein **starkes** Antiepileptikum mit nur **schwacher** sedativer Komponente. Die Dosisfindung gestaltet sich aufgrund einer komplizierten Kinetik schwierig, da Blutspiegel und Metabolisation in einem linearen Zusammenhang stehen (Enzymsättigung bereits im unteren therapeutischen Bereich, regelmäßige Kontrollen des Serumspiegels).

Indiziert ist Phenytoin beim benzodiazepinrefraktären **Status epilepticus**, bei dem es intravenös verabreicht wird. In der antiepiletischen Dauertherapie ist Phenytoin nur Mittel der 2. Wahl bei fokalen Epilepsien, primär generalisierten Anfällen (nicht bei Absencen) und außerdem bei Trigeminusneuralgie. Es besteht die Gefahr von Entzugsanfällen.

Es besteht eine starke **Autoinduktion**. Resorptionsdauer und Eliminations-HWZ unterliegen erheblichen Schwankungen.

Substanzspezifische unerwünschte Nebenwirkungen umfassen Gingivahyperplasie, Hypertrichose, Hirsitismus, **megaloblastäre Anämie** infolge Folsäuremangels (**Cave:** Teratogenität → Spina bifida), Gerinnungsstörungen beim Neugeborenen durch Vitamin-K-Mangel und arzneimittelinduzierten Lupus erythematodes. Außerdem wurden Tremor, Nystagmus, Akne und Polyneuropathien beobachtet.

18.7.5 Lamotrigin

Vorteile von Lamotrigin sind sein **thymeretischer Effekt** (depressive Patienten mit Anfallsleiden), die fehlende Sedierung und eine Steigerung der kognitiven Leistungen.

Lamotrigin ist indiziert bei **partiellen Epilepsien** mit und ohne sekundäre Generalisierung, **primär generalisierten Anfällen** und bei **therapierefraktären Anfällen**. Bei Absencen gilt es als Mittel 2. Wahl. Da bisher kein teratogener Effekt nachgewiesen werden konnte, ist Lamotrigin **1. Wahl in der Schwangerschaft**.

Lamotrigin weist insgesamt ein schwaches Nebenwirkungsprofil (Kopfschmerzen, Übelkeit, Schlafstörungen) auf. Einzige schwere Nebenwirkung ist das Auftreten von Hautexanthemen (**Stevens-Johnson-Syndrom**; s. Dermatologie [S. B843]). Ein langsames Aufdosieren ist deshalb zu empfehlen.

Carbamazepin, Phenytoin (CYP450-Induktoren) und Valproat (CYP450-Inhibitor) verkürzen bzw. verlängern die Halbwertszeit von Lamotrigin.

18.7.6 Topiramat

Indikationen für Topiramat sind therapierefraktäre partielle Epilepsien, primär generalisierte Anfälle, **Lennox-Gastaut-Syndrom** und die Migräneprophylaxe. Eine Kombination mit lebertoxischen Antiepileptika ist möglich, da Topiramat vorwiegend über die Niere eliminiert wird. Eine Verminderung des Plasmaspiegels um bis zu 50 % tritt durch Enzyminduktoren wie Carbamazepin, Phenytoin und Phenobarbital auf.

Bei insgesamt guter Verträglichkeit gehören zu den substanzspezifischen Nebenwirkungen reversibler Gewichtsverlust, kognitive Beeinträchtigungen, Parästhesien, Nephrolithiasis (Hemmung der Carboanhydrase), Anorexie, Aphasie, Glaukomanfälle, Apathie und Psychosen.

18.7.7 Ethosuximid

Ethosuximid ist – wie Valproinsäure – **1. Wahl bei Absencen** und 2. Wahl bei juvenilen myoklonischen Anfällen. Es ist kontraindiziert bei Grand-Mal-Epilepsie, da es Anfälle auslösen kann! Die Halbwertszeit variiert in Abhängigkeit von in der Kombinationstherapie gegebenen Enzyminduktoren bzw. -inhibitoren. Substanzspezifische Nebenwirkungen umfassen Übelkeit, Erbrechen, Doppelbilder, Knochenmarkdepression (aplastische Anämie) und Psychosen.

18.7.8 Felbamat

Felbamat ist aufgrund seines schweren Nebenwirkungsprofils ein **Reserveantiepileptikum**. Seine Metaboliten können eine aplastische Anämie verursachen und wirken lebertoxisch. Weitere unerwünschte Wirkungen sind Schlaf- und Appetitlosigkeit. Wie viele andere Antiepileptika ist Felbamat sowohl Enzyminduktor als auch -inhibitor und nimmt damit Einfluss auf Dosierung anderer Antiepileptika und Pharmaka.

18.7.9 Vigabatrin

Vigabatrin ist ein **Reserveantiepileptikum**. Es kommt v. a. beim **West-Syndrom** [S. B960] zum Einsatz, das sonst therapierefraktär ist. Vigabatrin verzögert durch Hemmung der GABA-Transaminase den Abbau von GABA und bedingt dadurch eine wesentlich längere Wirkungshalbwertszeit als Plasmaeliminationshalbwertszeit.

Substanzspezifische Nebenwirkungen umfassen irreversible Gesichtsfeldstörungen, hyperkinetische Syndrome bei Kindern und Gewichtszunahme.

18.7.10 Tiagabin

Indiziert ist Tiagabin als **Add-on** bei fokalen Epilepsien mit und ohne sekundäre Generalisierung. Tiagabin ist **gut verträglich**. Unerwünschte substanzspezifische Wirkungen können unspezifische zentralnervöse Symptome und Aggressivität sein. Wie Gabapentin ist Tiagabin **kontraindiziert** bei primär generalisierten Anfällen.

18.7.11 Zonisamid

Indiziert ist Zonisamid als **Add-on-Therapie** bei einfach- und komplex-fokalen Anfällen mit oder ohne Generalisierung.

Zonisamid wird vorwiegend unverändert über die Niere eliminiert. Aufgrung seiner langen Halbwertszeit (60 h) besteht Akkumulationsgefahr bei gleichzeitiger Gabe von CYP-Hemmstoffen, da Zonisamid geringfügig über CYP3A4 und CYP2D6 abgebaut wird.

Zonisamid weist mit Übelkeit, Reizbarkeit und Gewichtsabnahme wenige substanzspezifische unerwünschte Wirkungen auf. Die Dosis muss an die Nierenfunktion angepasst werden.

18.7.12 Gabapentin

Gabapentin ist **bei fokalen Anfällen** (v. a. sekundär generalisierten) älterer Patienten indiziert. Zudem ist es wirksam bei neuropathischen Schmerzen. Bei primär generalisierten Anfällen ist es kontraindiziert, da es in diesen Fällen prokonvulsiv wirken kann.

Mit steigender Dosierung nimmt die Bioverfügbarkeit ab, da der verantwortliche Aminosäuretransporter gesättigt ist. Es ist charakterisiert durch einen schnellen Wirkungseintritt. Gabapentin hat keinen Einfluss auf die Leberfunktion.

Substanzspezifische Nebenwirkungen umfassen Gewichtszunahme, Nystagmus und Doppelbilder. Insgesamt ist Gabapentin gut verträglich.

18.7.13 Levetiracetam

Levetiracetam ist neben Lamotrigin **Mittel der Wahl** bei fokalen und sekundär generalisierten Anfällen. Bei Grand-Mal-Anfällen und juveniler myoklonischer Epilepsie kann es außerdem eingesetzt werden. Eventuell wirkt Levetiracetam nicht nur antikonvulsiv, sondern auch antiepileptisch, der Beweis steht noch aus. Im Gegensatz zu den meisten anderen Antiepileptika wird es vorwiegend extrahepatisch metabolisiert und renal ausgeschieden. Dabei ist es durch **geringe Arzneimittelinteraktionen** charakterisiert. Vorteilhaft ist sein rascher Wirkungseintritt.

Substanzspezifische Nebenwirkungen beinhalten Angst, depressive und hypomanische Syndrome sowie Schlafstörungen.

18.7.14 Pregabalin

Indiziert ist Pregabalin als **Mittel 2. Wahl** bei fokalen Anfällen (mit oder ohne sekundärer Generalisierung) und neuropathischen Schmerzen.

Pregabalin ist ein **Gabapentinderivat**. Im Vergleich mit Gabapentin weist es eine höhere Affinität zum L-Typ-Ca^{2+}-Kanal, eine längere Halbwertszeit, eine lineare Dosis-Wirkungs-Kurve und eine bessere Verträglichkeit auf. Eine Verminderung des Plasmaspiegels tritt durch Enzyminduktoren wie Carbamazepin, Phenytoin und Phenobarbital auf.

Pregabalin kann in höheren Dosen einen nicht konvulsiven Status epilepticus provozieren. Die substanzspezifischen unerwünschten Wirkungen sind Kopfschmerzen, Übelkeit, Tremor, Myoklonien und Ödeme.

18.7.15 Lacosamid

Lacosamid wird als **Add-on-Medikament** bei fokalen Anfällen (mit oder ohne sekundärer Generalisierung) eingesetzt.

18.7.16 Phenobarbital

Phenobarbital gehört wie Primidon (s. u.) zu den **Barbituraten** [S. C404]. Wie alle Barbiturate führt es zu einer starken Sedierung und Antriebsschwäche. Des Weiteren besteht die Gefahr der Ausbildung einer Pseudodemenz bzw. bleibender kognitiver Defizite. Unter chronischer Gabe bewirkt es eine Enzyminduktion mit konsekutivem schnellerem Abbau. Zudem ist es aufgrund seiner schlechten ZNS-Gängigkeit verzögert wirksam.

Phenobarbital ist **Mittel der 2. Wahl** bei fokalen und generalisierten Anfällen. Es steht zur oralen, intramuskulären und intravenösen Applikation zur Verfügung.

Ebenso wie Primidon muss Phenobarbital aufgrund seiner Nebenwirkungen (Sedierung und Atemdepression, Hyperalgesie, Nystagmus, Ataxie, Exanthem) langsam aufdosiert und wegen der Gefahr von Entzugsanfällen langsam ausgeschlichen werden. Zum Abhängigkeitspotenzial s. Psychiatrie [S. B1044].

18.7.17 Primidon

Das **Barbiturat** Primidon ist zum einen als Eigensubstanz wirksam, wird aber zum ebenfalls wirksamen Phenobarbital verstoffwechselt. Es ist als **Add-on-Antiepileptikum** bei Grand-Mal-Anfällen, Absencen und myoklonischer Epilepsie indiziert.

Zur Vermeidung der unerwünschten Wirkungen (Benommenheit, Schwindel, Ataxie, megaloblastäre Anämie durch Folsäuremangel, Gerinnungsstörungen beim Neugeborenen durch Vitamin-K-Mangel, Osteopathie, Bewegungssteifigkeit, frozen shoulder) empfiehlt sich ein langsames Einschleichen.

18.7.18 Benzodiazepine

Zu Therapiebeginn sind Benzodiazepine [S. C406] besonders im Akutstadium fokaler Anfälle sehr wirksame Antiepileptika, außerdem können sie initial bei BNS-Krämpfen und Absencen eingesetzt werden. Die Wirkdauer ist aber recht kurz (10–20 min bei Bolusgabe), da eine rasche Umverteilung aus dem ZNS erfolgt. Mit Benzodiazepinen ist aufgrund des einsetzenden Wirkverlusts und der möglichen Suchtentwicklung keine Dauertherapie möglich. Bei abruptem Absetzen drohen Entzugsanfälle. Zum Einsatz kommen Clonazepam, Diazepam, Lorazepam und Midazolam.

Erwünschte und unerwünschte Wirkungen gehen fließend ineinander über: Anxiolyse, antikonvulsive Effekte, zentrale Muskelrelaxation, Sedierung bzw. Hypnose. Benzodiazepine wirken **nicht** antipsychotisch und rufen – im Gegensatz zu Barbituraten – keine ausgeprägte Atemdepression hervor. Von Nachteil sind die mögliche Suchtentwicklung (s. Psychiatrie [S. B1044]) und das Rebound-Phänomen nach Absetzen.

18.7.19 Sultiam

Sultiam ist ein **Carboanhydrase-Hemmstoff**. Einzige Indikation ist die therapieresistente **Rolando-Epilepsie**. Substanzspezifische unerwünschte Wirkungen umfassen dosisabhängige Parästhesien, Kopfschmerzen und metabolische Azidose.

18.8 Zentral wirkende Substanzen mit Abhängigkeitspotenzial

Zu den zentral wirkenden Substanzen mit Abhängigkeitspotenzial (Drogen) zählen laut WHO:
- Opioide [S. C424]
- Barbiturate, Tranquillanzien [S. C406]
- Alkohol
- Kokain
- Amphetamin und andere Psychostimulanzien
- Cannabis
- Halluzinogene.

Die Einnahme zentral wirksamer Substanzen mit Abhängigkeitspotenzial kann zu **Gewohnheitsbildung**, psychischer bzw. körperlicher **Abhängigkeit** oder einer **Toleranzentwicklung** führen, die dafür verantwortlich ist, dass die betroffene Person wiederholt zu diesen Substanzen greift und damit bei sich selbst eine Intoxikation hervorruft, obwohl diese für sie schädlich ist.

18.8.1 Kokain

Wirkungen: Kokain (s. auch Psychiatrie [S. B1044]) ist das Hauptalkaloid südamerikanischer Coca-Sträucher. Es inhibiert die Wiederaufnahmetransporter für **Noradrenalin, Dopamin** und **Serotonin** in die präsynaptischen Endigungen. Es wirkt **sympathomimetisch**. Außerdem hemmt es die Aufnahme indirekter Sympathomimetika, sodass es deren Wirkung abschwächt.

Pharmakologische Effekte: Die Hemmung des Noradrenalintransporters ist verantwortlich für die peripher sympathomimetischen Effekte (lokal: Vasokonstriktion) und die ZNS-Stimulation, die Dopamintransporterhemmung für Euphorie und die Serotonintransporterhemmung für Halluzinationen. Zusätzlich besitzt Kokain eine lokalanästhetische Wirkung (wobei hier auch die Vasokonstriktion von Vorteil ist), weshalb es in der Ophthalmologie Anwendung fand.

Psychotrope Effekte: Sie können in 3 Phasen eingeteilt werden:

1. euphorisch stimulierend: Euphorie, erhöhte Kontaktfreudigkeit, Einschränkung der Kritik- und Urteilsfähigkeit
2. halluzinativ-paranoid: Halluzinationen jeglicher Art, unberechenbare Reaktionen
3. depressiv: psychische und physische Erschöpfung, Schlaflosigkeit, Depression.

Indikationen: Therapeutisch hat Kokain keine Bedeutung.

Pharmakokinetik: Kokain kann als Kokainhydrochlorid (Koks) nasal oder in Wasser gelöst i. v. oder inhalativ als freie Base (Crack) appliziert werden. Beim Schnupfen erfolgt die Resorption rasch über die Schleimhäute. Nach Absetzen ist ein Rebound-Effekt zu beobachten.

Intoxikation: Bei einer Intoxikation kommt es zu **Mydriasis**, Erregung, Schwitzen, Tremor, Krämpfen, Bewusstseinsstörungen, Tachykardie, Hypertonie, Angina pectoris bis zu akutem Myokardinfarkt und im Terminalstadium zum tiefen Koma mit lichtstarren Pupillen sowie Atem- und Kreislaufversagen. Die Therapie erfolgt **symptomatisch**, bei Krämpfen kommen Benzodiazepine zum Einsatz.

Bei chronischem Abusus entwickelt sich aufgrund der Vasokonstriktion eine Atrophie der Nasenschleimhaut, später eine Nekrose mit **Perforation** des Nasenseptums.

18.8.2 Amphetamine und Analoga

Wirkungen: Amphetamine leiten sich von den Katecholaminen ab und sind zentral **sympathomimetisch** wirkende Psychostimulanzien (s. auch Psychiatrie [S. B1045]). Hierzu zählen Amphetamin und seine Derivate wie **Methamphetamin** und **Methylphenidat**. Sie sind Substrate der Wiederaufnahme-Transporter von Noradrenalin, Serotonin sowie Dopamin und des vesikulären Monoamin-Transporters in der präsynaptischen Endigung. Amphetamine verdrängen an diesen Transportern die biogenen Amine, sodass die Transmitter länger im synaptischen Spalt verbleiben. Gleichzeitig wird deren Freisetzung verstärkt. Als Effekte treten auf:
- euphorische Stimmung
- gesteigerte Aufmerksamkeit
- verbesserte Leistungsbereitschaft
- nachlassende Müdigkeit
- Suchtgefahr infolge erhöhter Dopaminfreisetzung.

Der stimulierende Effekt hält dosisabhängig bis zu 24 h an und ist begleitet von Wärmegefühl, Durst, Tachykardie, Hypertonie und Nervosität. Bei Nachlassen der stimulierenden Wirkung kommt es zu Konzentrationsstörungen, depressiven Verstimmungen und Panikattacken, die zu einer erneuten Einnahme oder Schlafmittelkonsum führen.

> **MERKE** Amphetamine unterdrücken die Warnsignale bei körperlicher Erschöpfung. Dadurch kann es zu einem plötzlichen Kollaps kommen!

Indikationen: Therapeutisch werden amphetaminähnliche Substanzen bei ADHS und Narkolepsie eingesetzt.

Pharmakokinetik: Amphetamine werden gut oral resorbiert, gelangen aufgrund ihrer lipophilen Struktur ins ZNS und fluten schnell im Gehirn an. Sie werden z. T. unverändert renal eliminiert. Lipophilie und Urin-pH bestimmen die Wirkdauer (bei saurem pH wird eine gute renale Elimination beobachtet). Amphetamine unterliegen dosisabhängig einer schnellen **Tachyphylaxie** [S. C359].

Unerwünschte Wirkungen: Dazu zählen:
- Blutdrucksteigerung, Tachykardie mit Arrhythmien, positive Inotropie
- Magen-Darm-Atonie
- Psychosen mit Wahn und Halluzinationen
- parkinsonähnliche motorische Störungen (Tachyphylaxie mit Entleerung der Dopaminspeicher)
- Wachstumsverzögerung bei Kindern und Gewichtsverlust (Appetit wird unterdrückt → Körpergewicht und Körpergröße kontrollieren)
- Exantheme
- Muskelschäden
- neurodegenerative Schäden.

18.8.3 Cannabis

Cannabis (s. auch Psychiatrie [S. B1043]) bezeichnet eine Gruppe von Produkten des indischen Hanfs. Der Wirkstoff ist **Tetrahydrocannabinol** (THC). Er stimuliert die Endocannabinoidrezeptoren (z. B. CB_1).

Cannabiskonsum führt zu Entspannung, geringer Euphorie, Appetitsteigerung, leichter Analgesie und intensiverer Sinneswahrnehmung. Weitere Wirkungen umfassen erhöhte Konjunktivaldurchblutung, Herzfrequenzanstieg und die Möglichkeit der orthostatischen Hypotonie. Eine Überdosierung kann Halluzinationen und Panik auslösen. Ein chronischer Abusus kann zu neurologischen Schäden, Depressionen und Persönlichkeitsveränderungen führen.

18.8.4 Halluzinogene

Halluzinogene aktivieren den $5-HT_{2A}$-Rezeptor. Sie diffundieren aufgrund ihrer Lipophilie schnell ins ZNS und wirken bereits in geringen Dosen berauschend und halluzinogen (s. Psychiatrie [S. B1045]). Verwendet werden:
- **Meskalin:** Inhaltsstoff einer Kakteen-Art
- **Psilocybin:** Wirkstoff aus verschiedenen Pilzarten
- **Lysergsäurediethylamid (LSD):** ein synthetisches Derivat der Lysergsäure, die Bestandteil der Mutterkornalkaloide ist.

In der Rauschphase (8–12 h) treten optische und akustische Halluzinationen auf sowie schizophrenieähnliches Empfinden und paranoide Ideen, die zu Selbstüberschätzung und Realitätsverlust führen können. Halluzinogene wirken zudem bewusstseinserweiternd (psychedelisch) und können Psychosen induzieren.

Es besteht die Gefahr von **Horrortrips** mit Panik, Wahnvorstellungen und Todesangst, die zum Suizid führen können. Außerdem können vegetative Symptome wie Schwindel, Übelkeit, Hyperhidrosis, Hyperreflexie und Mydriasis hervorgerufen werden. Nach Wochen oder Monaten ohne erneuten LSD-Konsum kann es zu sog. „Flashbacks" kommen, die halluzinogenen Echoeffekten entsprechen.

19 Opioide

19.1 Opioidrezeptoren und ihre endogenen Liganden

DEFINITION Unter Opioiden werden alle – sowohl die natürlichen als auch die synthetischen – Substanzen zusammengefasst, die Liganden der Opioidrezeptoren sind und in ihren Eigenschaften dem Morphin (Hauptalkaloid des Opiums) ähneln.

Rezeptoren: Der Opioidrezeptor ist ein inhibitorischer G-Protein-gekoppelter Rezeptor. Er supprimiert die neuronale Erregung durch Öffnung von Kaliumkanälen sowie Hemmung des Kalziumeinstroms. Opioidrezeptoren sind an Schaltstellen der Schmerzverarbeitung im ZNS lokalisiert (aufsteigendes nozizeptives und absteigendes antinozizeptives System). Dazu gehören das Hinterhorn des Rückenmarks, das zentrale Höhlengrau, der Thalamus und das Pallidum. Die euphorisierenden und suchtauslösenden Wirkungen werden dagegen über Opioidrezeptoren im limbischen System vermittelt.

Insgesamt können 3 verschiedene Opioidrezeptoren mit unterschiedlichen Funktionen unterschieden werden:
- **µ-Rezeptor: starke Analgesie** (spinal und supraspinal), Anxiolyse, Atemdepression, Miosis, Euphorie, Toleranz, **Abhängigkeit**, Bradykardie, Obstipation, Antidiurese, antitussiver Effekt
- **κ-Rezeptor: mäßige Analgesie** (spinal), **Sedierung**, Anxiolyse, Dysphorie, Diurese, Miosis, **keine Abhängigkeit**
- **δ-Rezeptor:** mäßige Analgesie, Anxiolyse, Sedierung, Euphorie, Toleranz, Abhängigkeit.

Endogene Liganden: Die endogenen Opioide und ihre Rezeptoren spielen eine essenzielle Rolle in der **Schmerzverarbeitung**. Vorrangig hemmen sie die Weiterleitung der afferenten Schmerzimpulse bzw. die Freisetzung erregender Transmitter. Zu den endogenen Opioidpeptiden zählen **Endorphine** (**end**ogene M**orphine**), **Enkephaline** und **Dynorphine**, die durch Proteolyse aus ihren Vorstufen Pro-Opiomelanocortin, Pro-Enkephalin und Pro-Dynorphin hervorgehen.

Die endogenen Opioide werden bei Bedarf (z. B. Schmerz und körperliche Belastung) ausgeschüttet und wirken als Transmitter am antinoziceptiven System (zentrales Höhlengrau).

19.2 Opioid-Analgetika

Exogen zugeführte Liganden der Opioid-Rezeptoren werden in der Schmerztherapie eingesetzt, Referenzsubstanz aller Opioide ist Morphin. Die Opioid-Analgetika lassen sich unterteilen in (Tab. 19.1):

- **reine Agonisten:** Sie binden mit hoher Affinität und intrinsischer Aktivität an den **µ-Rezeptor**. Gegenüber dem κ-Rezeptor weisen sie nur eine geringe Affinität auf.
- **Partialagonisten:** Buprenorphin bindet mit höherer Affinität, aber geringerer intrinsischer Aktivität als Morphin an den **µ-Rezeptor**.
- **gemischte Agonisten-Antagonisten:** Nalbuphin bindet mit hoher Affinität an den µ-Rezeptor. Aufgrund der geringen intrinsischen Affinität wirkt es aber als **µ-Antagonist**. Am κ-Rezeptor ist dagegen sowohl die Affinität als auch die intrinsische Aktivität hoch.

Bei den **reinen Antagonisten** (z. B. Naloxon) handelt es sich um kompetitive Antagonisten an allen 3 Opioidrezeptoren, die zur Behandlung von Opioid-Intoxikationen eingesetzt werden.

Tab. 19.1 Übersicht über die verschiedenen Opioide

Wirkstoff	analgetische Potenz*	BtM-pflichtig
reine Agonisten		
Sufentanil	ca. 1000	ja
Remifentanil	ca. 100–200	ja
Fentanyl	ca. 125	ja
Alfentanil	ca. 40	ja
Hydromorphon	5	ja
Levomethadon	4	ja
Morphin	1	ja
Oxycodon	1	ja
Piritramid	0,7	ja
Codein	0,2	nein
Pethidin	0,1	ja
Tramadol	0,1–0,2	nein
Tilidin	0,1–0,2	ja
Partialagonisten		
Buprenorphin	30	ja
gemischte Agonisten-Antagonisten		
Nalbuphin	0,5–0,7	ja

* im Vergleich zu Morphin

19.2.1 Reine Opioidrezeptor-Agonisten

Die reinen Agonisten vermitteln ihre Wirkung über den µ-Rezeptor (s.o.). Zu ihnen gehören neben den in Tab. 19.1 genannten Wirkstoffen auch **Heroin** und **Dihydrocodein**. Zu Loperamid [S.C402], zur Opioid-Abhängigkeit s. Psychiatrie [S.B1042].

Wirkungen: Zwischen erwünschten und unerwünschten Wirkungen besteht ein fließender Übergang. Zu den therapeutisch erwünschten Wirkungen zählen im Allgemeinen:
- Analgesie (spinal und supraspinal)
- Euphorie mit Verminderung der Schmerzangst, aber Gefahr der Suchtentwicklung
- Sedierung (**Cave:** Fahruntüchtigkeit!)
- antitussive Wirkung durch Hemmung des Hustenzentrums.

Bei akuten Schmerzen erfolgt die Applikation meist parenteral nach Wirkung, bei chronischen Schmerzen oral oder transdermal in festen Dosierungen. Rasche Dosissteigerungen erhöhen die Toleranzentwicklung des Opioidrezeptors.

Unerwünschte Wirkungen: Einige der unerwünschten Wirkungen der reinen Opioid-Agonisten werden durch eine **Tonuszunahme** der glatten Muskulatur verursacht:
- Entleerungsverzögerung des Magens durch Antrum- und Pyloruskonstriktion
- spastische Obstipation aufgrund von spastischen Kontraktionen, die die Peristaltik hemmen
- Druckanstieg in den Gallengängen durch Konstriktion
- Sekretstau im Pankreas
- Konstriktion der Ureteren
- Miktionsbeschwerden bzw. Harnverhalt durch Kontraktion von Blasenmuskulatur und Sphinkter.

Weitere unerwünschte Wirkungen sind:
- Atemdepression (bei Schmerzpatienten z. T. durch den Schmerz antagonisiert)
- Miosis (Charakteristikum der akuten Opioidintoxikation)
- emetischer Effekt (insbesondere Tramadol, im Therapieverlauf meist Toleranzentwicklung)
- Hirndruckanstieg
- Muskelrigidität (v. a. bei hochpotenten Opioid-Agonisten)
- Konvulsionen (bei Überdosierung)
- Bradykardie und orthostatische Hypotonie.

Bedingt durch die physische Abhängigkeit kann bei Absetzen des Opioides eine **Entzugssymptomatik** auftreten. Ursächlich ist eine vermehrte Noradrenalinausschüttung, die durch Clonidin antagonisiert werden kann. Da Opioid-Agonisten **plazentagängig** sind, können Neugeborene opioidabhängiger Mütter mit Entzugserscheinungen zur Welt kommen. Außerdem kann beim Einsatz von Opioidrezeptor-Agonisten unter der Geburt beim Neugeborenen eine Atemdepression auftreten.

Bei einer Opioidintoxikation kommt es zu der typischen Trias aus **Atemdepression**, **Miosis** und **Koma**. Weiter können Zyanose, verminderte Körpertemperatur, Hypotonie, Tonusverlust der Muskulatur und Areflexie beobachtet werden. Vorrangig die Freihaltung der Atemwege und eine suffiziente Beatmung. Antagonisiert werden kann mit **Naloxon** (s. u.).

Kontraindikationen: Morphin ist absolut kontraindiziert bei Ileus und relativ bei Ateminsuffizienz, Asthma bronchiale, erhöhtem intrakraniellem Druck, akuter Pankreatitis und Colitis ulcerosa. Relative Kontraindikationen sind Gallen- und Ureterkolik, Volumenmangel, Cor pulmonale, Leberinsuffizienz und Hypothyreose. Einige der Wirkstoffe sind während der Schwangerschaft und unter der Geburt kontrainidiziert (Gefahr der Atemdepression beim Neugeborenen).

Morphin

Morphin gilt als Goldstandard in der Opioid-Therapie **schwerer Schmerzzustände** (posttraumatisch oder -operativ, Tumorschmerzen). Es wird zwar gut resorbiert, besitzt aufgrund der ausgeprägten hepatischen Metabolisierung aber eine relativ geringe Bioverfügbarkeit. Die hydrophilen Glucuronide besitzen eine lange Halbwertszeit und werden größtenteils über die **Nieren** ausgeschieden (Akkumulationsgefahr des wirksamen Morphin-6-glucuronids bei eingeschränkter Nierenfunktion und älteren Patienten).

Morphin steht zur oralen und parenteralen (i. m., s. c., i. v., epidural, intrathekal) Applikation zur Verfügung, außerdem als Retard-Zubereitung mit längerer Wirkdauer und verspätetem Wirkungseintritt (ca. 3 h). Wichtige Nebenwirkungen von Morphin – insbesondere bei Kumulation – sind **Atemdepression**, Blutdruckabfall (auch durch Histaminfreisetzung), Bronchospasmus, starke Obstipation und Übelkeit.

Heroin (Diacetylmorphin)

Heroin (Diacetylmorphin) ist ein Morphinderivat und wird in allen Geweben schnell zu Monoacetyl-Morphin und Morphin umgewandelt. 6-Monoacetylmorphin zeichnet sich durch eine höhere analgetische und euphorisierende Potenz als Morphin aus. Heroin ist stärker lipophil als Morphin, was eine bessere Passage der Blut-Hirn-Schranke ermöglicht. Es kommt zu einer schnelleren Anflutung im Gehirn („Heroinkick"). Heroin besitzt ein hohes Abhängigkeitspotenzial.

Pethidin

Pethidin ist oral besser verfügbar als Morphin und wird vorrangig hepatisch metabolisiert, sodass bei Leberinsuffizienz eine Dosisanpassung erfolgen muss. Es besitzt eine relativ kurze Wirkdauer (2–4 h). Pethidin wirkt **weniger spasmogen** und verursacht deswegen seltener Obstipation, allerdings ist es stärker atemdepressiv als Morphin. Unter Langzeittherapie droht die Kumulation von Norpethidin, einem aktiven, prokonvulsiven Metaboliten. Indiziert ist Pethidin bei schweren akuten Schmerzen (auch in der Geburtshilfe), zur Prämedikation und bei postoperativem Shivering.

Fentanyl-Gruppe

Die Wirkstoffe der Fentanyl-Gruppe (Tab. 19.1) zählen zu den hochpotenten Opioidrezeptor-Agonisten mit schnellem Wirkeintritt und kurzer Wirkdauer bei i. v. Applikation (Tab. 19.2). Sie werden daher insbesondere als ergänzendes Analgetikum in der **Anästhesie** eingesetzt, zusammen mit Propofol auch in der totalen intravenösen Anästhesie [S. C405]. Bei Gebärenden ist ein Einsatz erst nach Abnabelung des Kindes angebracht.

Das Pethidin-Derivat **Fentanyl** besitzt eine starke analgetische Wirkung. Nachinjektionen bzw. kontinuierliche Zufuhr können zu einer Kumulation führen. Neben einem relativ hohen **atemdepressiven Potenzial** löst Fentanyl eine Muskelrigidität sowie Bradykardie und Hypotonie aus. Neben seiner Anwendung als Opioidnarkotikum wird Fentanyl bei schweren chronischen Schmerzen als Pflaster eingesetzt, bei Durchbruchschmerzen bei chronischen Tumorerkrankungen auch als Fentanylstick (Lutscher).

Sufentanil weist die höchste analgetische Potenz aller Opioide auf. Die atemdepressive und bradykarde Wirkung ist relativ gering, genauso wie die Gefahr eines Überhangs bei Nachinjektionen. **Alfentanil** zeigt eine kurze atemdepressive Phase, dafür ist es durch eine stärkere Neigung zu Bradykardie und Thoraxrigidität charakterisiert. Die metabolische Elimination beider Stoffe erfolgt wie die von Fentanyl hepatisch.

Remifentanil zeigt von allen Wirkstoffen der Fentanyl-Gruppe die beste Steuerbarkeit. Da es leberunabhängig durch nicht spezifische Esterasen abgebaut wird, kommt es bei Nachdosierungen zu keinem Überhang und die kurze Halbwertszeit bleibt auch bei Dauerinfusion erhalten. Nach Infusionsende lässt die Wirkung daher innerhalb kürzester Zeit nach.

Levomethadon

Levomethadon (L-Methadon) weist bei oraler Gabe eine gute Bioverfügbarkeit im Vergleich zu Morphin auf. Es ist durch eine langsame, **euphoriearme** Anflutung, eine lange Wirkdauer (5–8 h) und ein morphinähnliches Wirkungsprofil bezüglich unerwünschter Wirkungen und **Suchtpotenzial** gekennzeichnet. Dabei bilden sich Toleranz und Abhängigkeit langsamer aus. Aufgrund der langen Wirkdauer ist auch die Entzugssymptomatik geringer

Tab. 19.2 Wirkeintritt und Wirkdauer von Opioiden der Fentanyl-Gruppe

Wirkstoff	max. Wirkung nach	Wirkdauer
Fentanyl	4–5 min	30–40 min
Alfentanil	1–2 min	10–15 min
Sufentanil	2–3 min	10–30 min
Remifentanil	1–2 min	5–10 min

und verzögert, es besteht Akkumulationsgefahr. Levomethadon ist indiziert bei starken Schmerzzuständen und zur **Substitutionstherapie** bei Opioidabhängigkeit. Es kann oral und parenteral (i. m., s. c.) appliziert werden.

Piritramid

Piritramid wird **parenteral** appliziert und ist ebenfalls durch eine lange Wirkdauer charakterisiert (6–8 h). Es wirkt zwar stärker sedierend als Morphin, aber weniger emetisch, kreislaufdepressiv und euphorisch (vermindertes Suchtpotenzial). Indiziert ist Piritramid bei starken Schmerzen. Es kommt insbesondere in der **postoperativen patientenkontrollierten Analgesie** (PCA) zur Anwendung.

Tramadol

Tramadol ist **kein** Morphinabkömmling. Sein (+)-Enantiomer wirkt als Agonist am Opioidrezeptor, sein (−)-Enantiomer hemmt die Wiederaufnahme von Noradrenalin und Serotonin. Bei schwersten Schmerzen ist seine Analgesie nicht ausreichend. Es verursacht kaum Atemdepression oder kardiovaskuläre Effekte. **Übelkeit und Erbrechen** treten im Vergleich zu anderen niederpotenten Opioiden relativ häufig auf. Tramadol wirkt hauptsächlich oral verabreicht.

Codein und Dihydrocodein

Codein und Dihydrocodein kommen aufgrund ihres ausgeprägten hustenstillenden Effektes hauptsächlich als **Antitussiva** zum Einsatz. Es handelt sich um Prodrugs, die in der Leber zum eigentlichen Wirkstoff Morphin bzw. Dihydromorphin umgewandelt werden. Der antitussive Effekt wird allerdings vermutlich nicht nur über die Opioidrezeptoren ausgelöst. Da Dihydrocodein eine stärkere analgetische Wirkung aufweist als Codein, sind für diesen Wirkstoff mäßig starke bis starke Schmerzen eine weitere Indikation. Bei Dihydrocodein besteht eine höhere Gefahr der Abhängigkeit als bei Codein. Die Wirkdauer beträgt 8–12 h.

Tilidin

Aus Tilidin entsteht durch den First-pass-Effekt der wirksame Metabolit Nortilidin, dessen agonistischer Effekt nur relativ schwach ist. Die Wirkdauer beträgt ca. 3 h. Tilidin ist als Kombinationspräparat mit **Naloxon** [S.C428] zur oralen Einnahme im Handel, was eine missbräuchliche parenterale Verwendung der Tropfen verhindern soll. In therapeutischer Dosis eingenommen, wird Naloxon im Gegensatz zu Tilidin durch den ausgeprägten First-pass-Effekt rasch inaktiviert. Tilidin kann also ungehindert an die Rezeptoren binden. Bei missbräuchlicher i. v. Applikation bleibt aufgrund des fehlenden First-pass-Effektes die Naloxonwirkung bestehen, es kommt zu den Symptomen eines Entzugs. Wird eine zu hohe Dosis appliziert, wird der Metabolisierungsmechanismus von Naloxon gesättigt, ein Teil des Naloxons bleibt aktiv und bindet antagonistisch an die Opioidrezeptoren. Auch hierbei entsteht ein entzugähnliches Bild.

19.2.2 Partielle Opioidrezeptor-Agonisten

Als Partialagonist ist **Buprenorphin** im Handel.

Wirkungen: Buprenorphin besitzt zwar eine geringere intrinsische Aktivität als Morphin, aber eine sehr hohe Affinität zum µ-Rezeptor. Deswegen ist zwar die analgetische Potenz höher, die **maximal erreichbare Analgesie** aber geringer als bei Morphin (Ceiling-Effekt). Buprenorphin kann bei Therapieresistenz nicht durch ein Opioid mit höherer analgetischer Potenz vom Rezeptor verdrängt werden. Buprenorphin wirkt außerdem inhibitorisch auf den κ-Rezeptor. Dysphorische Effekte werden nicht beobachtet.

Indikationen: Buprenorphin ist bei starken (chronischen) Schmerzen indiziert. In dieser Indikation ist es auch als Pflaster verfügbar. Weiterhin kann es aufgrund seines geringen Suchtpotenzials wie Levamethadon in der Substitutionstherapie eingesetzt werden.

Pharmakokinetik: Buprenorphin muss **sublingual** oder parenteral (als Pflaster) verabreicht werden, da es nur über eine geringe orale Bioverfügbarkeit verfügt. Es disloziert nur langsam von den Rezeptoren und besitzt mit 6–8 h eine **lange Wirkdauer**.

Unerwünschte Wirkungen: Zu den unerwünschten Wirkungen zählt u. a. eine Atemdepression, die **nicht** bzw. nur teilweise durch Naloxon antagonisierbar ist. Weitere unerwünschte Wirkungen sind Sedierung, Schwindel, Übelkeit und Erbrechen.

Kontraindikationen: Buprenorphin ist kontraindiziert bei Drogenabhängigkeit, hochgradig gestörter Atemfunktion, gleichzeitiger Gabe von MAO-Hemmern, Myastenia gravis, Delirium tremens und Schwangerschaft und Stillzeit.

19.2.3 Gemischte Agonisten-Antagonisten

Die gemischten Agonisten-Antagonisten wurden in der Hoffnung entwickelt, aufgrund ihrer antagonistischen bzw. geringeren Wirkung am µ-Rezeptor keine suchterzeugende Wirkung zu haben. Dies hat sich nicht bewahrheitet. **Nalbuphin** ist ihr einziger Vertreter auf dem deutschen Markt, Pentazocin ist in Deutschland nicht mehr im Handel.

Wirkungen: Nalbuphin bindet mit hoher intrinsischer Aktivität an den κ-Rezeptor (deutliche spinale Analgesie, Sedierung, Dysphorie). Am µ-Rezeptor wirkt es antagonistisch (geringe Analgesie, Atemdepression, Euphorie). Es kann die durch einen µ-Agonisten verursachte Analgesie und Atemdepression aufheben und anschließend eine κ-Rezeptor-vermittelte spinale Analgesie vermitteln. Wie auch Pentazocin kann Nalbuphin eine protrahierte Entzugssymptomatik bei Abhängigen auslösen. Mit steigender Dosis erfolgt keine weitere Zunahme von Analgesie und Atemdepression.

Pentazocin führt zu einer ausgeprägten **Kreislaufstimulation** mit Erhöhung von Herzfrequenz und Blutdruck. Aufgrund seiner μ-antagonistischen Wirkung kann es Entzugssymptome auslösen. Bei längerer Zufuhr kann es zu Toleranz und Abhängigkeit kommen.

Indikationen: Nalbuphin ist indiziert bei starken postoperativen Schmerzen sowie – aufgrund seiner geringen atemdepressiven Wirkung – in der Geburtshilfe. Es kann auch zur Antagonisierung einer Atemdepression unter Aufrechterhaltung der Analgesie nach einer Narkose mit Wirkstoffen der Fentanyl-Gruppe verwendet werden.

Pharmakokinetik: Die Wirkdauer von Nalbuphin beträgt 3–6 h.

Unerwünschte Wirkungen: Nalbuphin verursacht Sedierung, Schwitzen und Kopfschmerzen. Es treten im Gegensatz zu Pentazocin kaum kardiovaskuläre Effekte auf.

Kontraindikationen: Nalbuphin darf nicht angewendet werden bei schweren Nieren- und Leberschädigungen und gleichzeitiger Medikation mit reinen Opioidrezeptor-Agonisten. In der Schwangerschaft muss die Indikation streng gestellt werden, das Stillen ist nach Verabreichung für 24 h zu unterbrechen.

19.2.4 Opioidrezeptor-Antagonisten

Naloxon und Naltrexon sind Antagonisten an den Opioidrezeptoren. Ein nur peripher wirksamer Opioidrezeptor-Antagonist ist das Naltrexon-Derivat **Methylnaltrexon**.

Wirkungen: Naloxon hemmt kompetitv alle Opioidrezeptoren mit höchster Affinität für den μ-Rezeptor und hebt deswegen alle durch Opioide vermittelten Effekte auf (Ausnahme: Buprenorphin). Naltrexon ist ebenfalls ein reiner Opioidrezeptor-Antagonist. Wenn der Patient nicht opioidfrei ist, kann es zu Entzugssymptomatik kommen.

Indikationen: Indiziert ist Naloxon bei opioidbedingter Atemdepression. Dabei sollte die Antagonisierung **symptomorientiert** erfolgen. Zudem ist darauf zu achten, dass es zu einer erneuten Atemdepression kommen kann, da die Halbwertszeit von Naloxon recht kurz ist.

Naltrexon ist zur oralen **Entwöhnungsbehandlung** Opiatabhängiger nach erfolgter Opiatentgiftung bzw. bei chronischem Alkoholismus indiziert. Dabei werden weder das Verlangen nach Opioiden noch die Entzugssymptomatik verringert. Zudem kann ein kontrollierter Opioidentzug in Narkose erfolgen.

Methylnaltrexon wird s. c. als Komedikation zur Unterdrückung der Obstipation durch Opioide (bei einer Tumorschmerzbehandlung) eingesetzt.

Unerwünschte Wirkungen: Zu den unerwünschten Wirkungen zählen ein akutes Entzugssyndrom bei Abhängigen und eine überschießende Reaktion als Ausdruck einer zu raschen Antagonisierung der zentralnervösen Dämpfung. Es kann zu Schwindel, Schwitzen, Tremor, Krämpfen, Tachykardie und Blutdruckanstieg kommen.

Pharmakokinetik: Naloxon besitzt wegen des hohen First-pass-Metabolismus nur eine sehr geringe orale Bioverfügbarkeit. Die Gabe muss deshalb parenteral erfolgen. Die Halbwertszeit ist kurz.

Naltrexon kann aufgrund seiner höheren oralen Bioverfügbarkeit p.o. gegeben werden. Die Wirkdauer beträgt bis zu 24 h.

Kontraindikationen: Naloxon ist kontraindiziert bei Naloxon-Überempfindlichkeit, beide Wirkstoffe sollten während der Stillzeit nicht eingesetzt werden. Eine strenge Indikationsstellung ist zu beachten bei Opioidabhängigkeit, Schwangeren, Patienten, die hohe Opioiddosen erhalten haben oder unter Herz-Kreislauf-Erkrankungen leiden.

20 Cyclooxygenase-Hemmstoffe

Synonym: Nicht-Opioid-Analgetika

20.1 Überblick

Cyclooxygenasen (COX) synthetisieren aus Arachidonsäure Prostaglandine, Prostacyclin (PGI_2) und Thromboxan (Eikosanoide [S.C399]). Es werden 2 Formen der COX unterschieden:
- **COX-1:** Sie wird konstitutiv nahezu ubiquitär exprimiert, hauptsächlich im Rahmen physiologischer Funktionen (z. B. Magenschleimhautprotektion, Thrombozytenaggregation).
- **COX-2:** Ihre Expression erfolgt konstitutiv in Niere, Gehirn und Gefäßendothel und induktiv während der Schwangerschaft im Uterus (Auslösung von Wehen) und im Rahmen der Wundheilung. Sie wird vermehrt exprimiert bei Gewebeverletzungen und ist beteiligt an der Entstehung von Entzündungsreaktionen, Fieber und Schmerzen.

Die Hemmstoffe der Cyclooxygenasen werden in 2 Gruppen eingeteilt:
- **nicht selektive COX-Hemmstoffe:** Acetylsalicylsäure (ASS), Ibuprofen, Flurbiprofen, Naproxen, Meloxicam, Piroxicam, Diclofenac, Indometacin, Phenylbutazon, Paracetamol, Metamizol

20.1 Überblick

Tab. 20.1 Wirkprofil einiger COX-Hemmer

Wirkstoff	antiphlogistisch	analgetisch	antipyretisch	Hemmung der Thrombozytenaggregation	Präferenz/Selektivität
nicht selektive COX-Hemmer					
ASS	+ +	+ + +	+ +	ja (irreversibel, klinisch genutzt)	COX-1-Präferenz
Diclofenac	+ + +	+ + +	+	ja (reversibel, klinisch nicht nutzbar)	COX-2-Präferenz
Ibuprofen	+ +	+ + +	+ +	ja (reversibel, klinisch nicht nutzbar)	COX-1-Präferenz
Indometacin	+ + +	+ + +	+ +	ja (reversibel, klinisch nicht nutzbar)	COX-1-Präferenz
Meloxicam	+ + +	+ + +	+	ja (reversibel, klinisch nicht nutzbar)	COX-2-Präferenz
Paracetamol	–	+ +	+ + +	nein	COX-2-Präferenz
Metamizol	–	+ + +	+ + +	nein	COX-1-Präferenz
COX-2-Hemmer					
Celecoxib	+ +	+ +	+	nein	COX-2-Präferenz
Parecoxib	+ +	+ +	+	nein	COX-2-selektiv
Etoricoxib	+ +	+ +	+	nein	COX-2-selektiv

– = keine Wirkung, + = leicht, + + = mäßig, + + + = stark

- **selektive COX-2-Hemmstoffe:** Celecoxib, Parecoxib, Etoricoxib (Coxibe).

Wirkungen: Cyclooxygenase-Hemmstoffe hemmen kompetitiv und reversibel (Ausnahme: ASS [S. C394] irreversibel) die Cyclooxygenase, unterdrücken so die Bildung der COX-abhängigen Eicosanoide und besitzen daher analgetische und antipyretische Wirkung (**Tab. 20.1**). Die sauren, nicht selektiven COX-Hemmer (ASS, Ibuprofen, Diclofenac) wirken genauso wie die selektiven COX-2-Hemmstoffe zudem antiphlogistisch und werden daher auch als nichtsteroidale Antirheumatika (NSAR) bzw. Antiphlogistika (NSAID für non-steroidal antiinflammatory drug) bezeichnet. Die selektiven COX-2-Hemmstoffe wurden auf Grundlage des Gedankens entwickelt, dass die Hemmung der COX-2 für die erwünschten, die Hemmung der COX-1 für viele der unerwünschten Wirkungen verantwortlich sei.

Saure, nicht selektive COX-Hemmstoffe (ASS, Ibuprofen, Diclofenac) penetrieren aufgrund ihres pKa besser in entzündete Gewebe als **nicht saure nicht selektive COX-Hemmstoffe** (Paracetamol, Metamizol). Dies erklärt die fehlende antiphlogistische Wirkung der nicht sauren COX-Hemmstoffe.

Unerwünschte Wirkungen: Sie lassen sich größtenteils aus der Hemmung der physiologischen Funktionen der Eicosanoide erklären:

Gastrointestinaltrakt: Durch eine Verminderung der Prostaglandin-E_2-Synthese wird weniger Magenschleim gebildet. Folge sind **Erosionen** und **Gastriden**, die sich unter einer Langzeittherapie zu **Ulzera**, Blutungen und Perforationen entwickeln können. Auch der untere Gastrointestinaltrakt wird geschädigt. Zur Prophylaxe empfehlen sich **Protonenpumpenhemmer**.

Niere: Das in den Nieren gebildete PGE_2 und PGI_2 steigert den renalen Blutfluss, die GFR, die Diurese und die Reninfreisetzung. Unter einer Therapie mit COX-Hemmstoffen kommt es folglich zu einer **Natrium-Retention** mit **Blutdruckerhöhung**, Vorlaststeigerung und Beinödemen, einer Verminderung der Diurese bis hin zur Anurie sowie einer Hyperkaliämie.

Thrombozytenaggregation: Siehe Wirkungen Acetylsalicylsäure [S. C394].

Lunge: Durch Hemmung der Cyclooxygenasen steigt die zur Verfügung stehende Arachidonsäure für die Lipoxygenase, die Leukotriene synthetisiert. Leukotriene besitzen proinflammatorische Effekte und können zu **Bronchokonstriktion** und Asthmaanfällen führen. Das Analgetika-Asthma zählt zum Symptomkomplex der Analgetika-Intoleranz.

Leber: COX-Hemmstoffe führen häufig zu einer Erhöhung der Transaminasen und des Bilirubins. Bei einem Anstieg über das 3-Fache der Norm sollte die Therapie beendet werden.

Herz-Kreislauf-System: Die Hemmung der COX-2 mit konsekutiver Inhibierung der PGI_2-Synthese kann zu Koronarspasmen mit **Thrombenbildung** (Herzinfarkt, Schlaganfall) führen, da das prothrombotisch wirkende TXA_2 bei Hemmung der PGI_2 überwiegt. Das Risiko ist jedoch beim nicht vorbelasteten Patienten gering.

Analgetika-Kopfschmerz: COX-Hemmstoffe sind selbst starke Triggersubstanzen von Kopfschmerzen. Eine chronische und unkontrollierte Einnahme sollte deshalb unterbleiben. Weiterhin können Schwindel und Müdigkeit ausgelöst werden.

Allergische Reaktionen: Alle COX-Hemmstoffe können allergische Hautreaktionen verursachen.

Kontraindikationen: Dazu zählen Gerinnungsstörungen, größere Verletzungen, postoperative Blutungen, akute oder anamnestisch bekannte Perforationen, Ulzera oder Blutungen im Gastrointestinaltrakt, entzündliche Darmerkrankungen, Blutbildungsstörungen, instabile KHK, Herzinsuffizienz und das 3. Trimenon der Schwangerschaft aufgrund einer Induktion des Verschlusses des Ductus arteriosus Botalli.

Zu den antirheumatischen Basistherapeutika siehe Beeinflussung des Immunsystems [S. C487].

20.2 Nicht selektive COX-Hemmstoffe

20.2.1 Wirkstoffe mit antiphlogistischem Effekt

Acetylsalicylsäure

Wirkungen: In **niedriger Dosierung** wird präferenziell die **COX-1** inhibiert, es kommt zu einer effektiven **Thrombozytenaggregationshemmung** [S. C394]. Erst in **höherer Dosis** wird zusätzlich die **COX-2** gehemmt mit dem Effekt einer Analgesie.

Indikationen: ASS ist in höherer Dosierung indiziert bei akutem Schmerz und Fieber.

Pharmakokinetik: ASS wird im Gastrointestinaltrakt und Pfortaderkreislauf durch Esterasen rasch in Salicylsäure und Acetat gespalten. Die Acetylgruppe führt zu einer irreversiblen Hemmung, Salicylsäure zu einer reversiblen Hemmung der Cyclooxygenasen. Die Halbwertszeit der Salicylsäure ist aufgrund einer Sättigung der metabolisierenden Enzyme dosisabhängig: Sie liegt bei einer Dosis von 500 mg bei 3 h, bei einer Dosis von 2 g erhöht sie sich auf 24 h.

Unerwünschte Wirkungen: In höherer Dosierung kann ASS die tubuläre Ausscheidung einschließlich der Harnsäureausscheidung vermindern, da beide um denselben Transporter konkurrieren. Zu den übrigen Nebenwirkungen, den Wechselwirkungen und den Kontraindikationen s. Unerwünschte Wirkungen [S. C395] und oben.

Bei Kindern mit Virusinfektionen wurde unter ASS die Entstehung eines **Reye-Syndroms** beobachtet (s. Pädiatrie [S. B590]), bei dem es zu einer Enzephalopathie und Leberzelldegeneration kommen kann.

> **MERKE** Bei Kindern mit viralen Infektionen ist ASS kontraindiziert!

Ibuprofen und Flurbiprofen

Die gastrointestinalen Nebenwirkungen sind bei niedriger oder mittlerer Dosierung gering ausgeprägt. Ibuprofen akkumuliert aufgrund seiner kurzen Halbwertszeit nach Mehrfachgabe im Gegensatz zu ASS nicht. Des Weiteren wird seine Elimination weder durch Leber- noch durch Nierenfunktionsstörungen stark beeinträchtigt.

Ibuprofen wird niedrig dosiert als **Analgetikum** und **Antipyretikum** sowie höher dosiert als **Antirheumatikum** bzw. **Antiphlogistikum** eingesetzt. Flurbiprofen ist nur als Lutschtablette und Augentropfen im Handel.

Naproxen

Dieser Wirkstoff besitzt eine besonders lange Halbwertszeit, was zusammen mit seinen pharmakodynamischen Interaktionen mit COX-1 zu einer starken Hemmung der Thrombozytenaggregation führt. Zum einen wird dadurch das geringere kardiovaskuläre Risiko erklärt, zum anderen erhöht sich auch das Risiko für gastrointestinale Blutungen.

Meloxicam und Piroxicam

Meloxicam inhibiert präferenziell die COX-2 und führt dadurch zu weniger gastrointestinalen Nebenwirkungen. Piroxicam ist ein Alternativpräparat bei schweren entzündlichen Prozessen. Es besitzt eine lange Halbwertszeit (30–60 h) und ist deswegen schlecht steuerbar (Kumulationsgefahr). Beide Wirkstoffe sind bei **rheumatoider Arthritis** und akuten Arthroseschüben indiziert.

Diclofenac

Diclofenac ist **stärker analgetisch** wirksam als ASS und Ibuprofen. Seine schnell fallenden Plasmaspiegel und seine variable Bioverfügbarkeit machen eine 3-mal tägliche Gabe notwendig. Sie kann auf 2-mal täglich reduziert werden, wenn Diclofenac an **Colestyram** gekoppelt wird, weil dadurch Resorption und Wirkstoffspiegel stabilisiert werden. Bereits nach kurzer Therapiedauer sind Erosionen der Magenschleimhaut zu beobachten. Bei zu starker Erhöhung der Transaminasen muss die Therapie abgebrochen werden. Diclofenac kann bei Patienten mit hochgradigen Herzerkrankungen zu schweren kardialen Nebenwirkungen führen. Diclofenac ist indiziert bei **rheumatischen Erkrankungen**, nicht rheumatischen Entzündungen und Schwellungen und akutem Gichtanfall.

Indometacin

Die Indikationen für Indometacin sind stark begrenzt, da seine Anwendung ein hohes Risiko für gastrointestinale und zentralnervöse unerwünschte Wirkungen birgt. Verbliebene Indikationen sind Morbus Bechterew, der akute Gichtanfall, die Prävention der Ossifikation in der Chirurgie, und in der Geburtshilfe der Verschluss der Ductus arteriosus Botalli.

Phenylbutazon

Phenylbutazon ist nur noch bei Morbus Bechterew und akutem Gichtanfall indiziert. Die maximale Therapiedauer sollte 1 Woche betragen, da mit erheblichen Nebenwirkungen zu rechnen ist (u. a. Agranulozytose infolge einer allergischen Reaktion).

20.2.2 Wirkstoffe ohne antiphlogistischen Effekt

Paracetamol

Wirkungen: Paracetamol ist ein Schmerzmittel und Antipyretikum, es besitzt jedoch **keine antiphlogistische** Komponente. Der analgetische Effekt ist im Vergleich zu den NSAs eher schwach. Neben der Hemmung der zentralen PGE_2-Synthese über eine Hemmung der COX-2 erhöht es die Serotoninkonzentration im ZNS, was einen zusätzlichen analgetischen Effekt hat. Ebenso führt eine Aktivierung des Endocannabinoidsystems zu einer verstärkten Analgesie.

Indikationen: Aufgrund seines günstigen Nebenwirkungsprofils ist das Antipyretikum und Analgetikum die **1. Wahl** während der **Schwangerschaft** und **für Kinder**. Es ist bei Schmerzen und Fieber indiziert.

Pharmakokinetik: Paracetamol wird hepatisch über den Verbrauch von Glutathion vollständig metabolisiert. Bei einer täglichen Dosis von über 6 g erschöpfen sich die Glutathionreserven und es besteht die Gefahr schwerer **Leberschäden** mit Gefahr des Leberversagens. Das Antidot ist **N-Acetylcystein** Eine Dosierung nach Alter bzw. Gewicht ist bei Säuglingen und Kleinkindern unbedingt erforderlich. Paracetamol besitzt eine recht kurze Halbwertszeit (2 h).

Unerwünschte Wirkungen: Dazu zählt bei hoher Dosierung oder langer Einnahmedauer eine Schädigung der Leber und der Niere. Der Blutdruck kann sich erhöhen und die Wirkung von Antihypertensiva aufgehoben werden.

Kontraindikationen: Paracetamol ist kontraindiziert bei Glucose-6-phosphat-Dehydrogenase-Mangel (Gefahr der hämolytischen Anämie) und schweren Leber- und Nierenschäden.

Metamizol

Wirkungen: Metamizol ist nicht nur ein potentes Analgetikum und Antipyretikum, sondern auch ein **Spasmolytikum**. Es besitzt die **höchste analgetische und antipyretische Potenz** der Nicht-Opioid-Analgetika. Wie bei Paracetamol fehlt auch hier die antiphlogistische Komponente. Der Wirkmechanismus ist noch nicht endgültig geklärt. Für den spasmolytischen Effekt sind vermutlich eine Hemmung ATP-abhängiger Kaliumkanäle sowie ein verminderter Kalziumeinstrom in die glatte Muskulatur verantwortlich.

Indikationen: Metamizol ist indiziert bei starken Schmerzen einschließlich Tumorschmerzen und postoperativen Schmerzen, hohem Fieber und Koliken der Gallen- und Harnwege.

Unerwünschte Wirkungen: Die klassischen Nebenwirkungen der NSA treten unter Metamizoltherapie nicht auf. Zu den unerwünschten Wirkungen zählt eine **Agranulozytose**. Sie wird verursacht durch eine Antikörper-Bildung, die zu einer zytotoxischen Immunreaktion führt. Außerdem kann es zu anaphylaktischen Reaktionen kommen, v. a. bei zu schneller Injektion können auch schwere Schockreaktionen (Blutdruckabfall, Bronchokonstriktion) auftreten.

Kontraindikationen: Metamizol ist kontraindiziert bei Überempfindlichkeit gegenüber Pyrazolonen, hepatischer Porphyrie, Glucose-6-phosphat-Dehydrogenase-Mangel, Schwangerschaft, Stillzeit und Säuglingen sowie vorgeschädigter Blutbildung und Granulozytopenie.

20.3 Selektive COX-Hemmstoffe (Coxibe)

Wirkungen: Coxibe (Celecoxib, Parecoxib, Etoricoxib) hemmen selektiv die COX-2. Dadurch wird das Risiko für gastrointestinale Erosionen um 50 % gegenüber den NSA reduziert, ein bedeutendes Restrisiko verbleibt aber.

Das Wirkprofil der verschiedenen Substanzen ist ähnlich. Parecoxib kann ausschließlich parenteral appliziert werden und Etoricoxib zeichnet sich durch seine schnelle und lange Wirkung aus. Celecoxib ist nur ein präferenzieller COX-2-Hemmstoff, wird aber dennoch zu den Coxiben gezählt.

Indikationen: Indiziert sind die Coxibe bei chronisch-entzündlichen und degenerativen Erkrankungen, die nicht mit einem unselektiven COX-Hemmer behandelt werden können. Parecoxib wird zur Kurzzeitbehandlung postoperativer Schmerzen eingesetzt. Die Indikation ist aufgrund der möglichen kardiovaskulären Komplikationen streng zu stellen.

Unerwünschte Wirkungen: Zu den häufigsten unerwünschten Wirkungen zählen Atemwegsinfektionen, Diarrhö, Abdominal- und Kopfschmerzen. Die übrigen Nebenwirkungen – ausgenommen gastrointestinale Blutungen – gleichen denen der anderen NSAs.

Kontraindikationen: Außer den allgemeinen Kontraindikationen [S. C430] sind Coxibe nicht anzuwenden bei schweren Nieren- und Leberfunktionsstörungen, Schlaganfall und ischämischen Herzerkrankungen sowie Schwangerschaft. Etoricoxib ist darüber hinaus kontraindiziert bei Hypertonie, Celecoxib und Parecoxib bei Sulfonamidallergie. Celecoxib und Etoricoxib sind während der gesamten Schwangerschaft, alle 3 Wirkstoffe während der Stillzeit kontraindiziert.

21 Beeinflussung des Harnsäurestoffwechsels

21.1 Urikostatika

Harnsäure ist das Endprodukt des **Purinabbaus**. Sie wird zu 80 % renal eliminiert. Wird das Löslichkeitsprodukt für Harnsäure überschritten, fallen Uratkristalle aus. Zur Gicht s. Endokrines System und Stoffwechsel [S. A363].

21.1.1 Allopurinol

Wirkungen: Allopurinol ist ein Isomer des Hypoxanthins und hemmt die **Xanthinoxidase**, ein essenzielles Enzym im Stoffwechselweg der Harnsäure. Die Folge ist eine **verminderte** Harnsäurebildung und -ausscheidung. Die anfallenden Metaboliten Hypoxanthin und Xanthin können problemlos renal eliminiert werden.

Indikationen: Allopurinol ist **Mittel der Wahl** bei chronischer Hyperurikämie und weiterhin indiziert bei Nephrolithiasis und Uratnephropathie.

Pharmakokinetik: Allopurinol wird rasch resorbiert und in Darm und Leber in den wesentlich länger wirksamen Metaboliten **Oxipurinol** (HWZ 24 h) umgewandelt.

Unerwünschte Wirkungen: Das Nebenwirkungsprofil ist günstig. Es kann in seltenen Fällen zu allergischen und gastrointestinalen Reaktionen kommen. Aufgrund der Kumulationsgefahr von Oxipurinol muss eine Dosisanpassung bei Niereninsuffizienz erfolgen. Zu Behandlungsbeginn besteht die Gefahr eines akuten Gichtanfalls.

Wechselwirkungen: Allopurinol verstärkt die Wirkung von Vitamin-K-Antagonisten und die **Toxizität** von Zytostatika wie **Cyclophosphamid**. Zudem muss die **Azathioprin**- bzw. **Mercaptopurin-Dosis** bei gleichzeitiger urikostatischer Therapie angepasst werden (Dosisreduktion um ca. 75 %), da beide Wirkstoffe durch die Xanthinoxidase abgebaut werden. Andernfalls besteht die Gefahr einer Knochenmarkdepression.

Kontraindikationen: Allopurinol ist kontraindiziert im akuten Gichtanfall, bei Allergie und schweren Nierenfunktionsstörungen.

21.1.2 Febuxostat

Wirkungen: Febuxostat ist im Gegensatz zu Allopurinol kein Purinderivat, aber ebenfalls ein Xanthinoxidasehemmer. Es ist erst seit Kurzem in Handel.

Indikationen: Die Indikationen entsprechen denjenigen von Allopurinol.

Unerwünschte Wirkungen: Als unerwünschte Wirkungen treten Leberfunktionsstörungen, Diarrhö, Übelkeit, Kopfschmerzen, Ausschlag und akute Gichtanfälle auf.

Kontraindikationen: Die Gabe von Febuxostat ist kontraindiziert bei KHK, dekompensierter Herzinsuffizienz, akutem Gichtanfall und der gleichzeitigen Gabe von Mercaptopurin oder Theophyllin, außerdem bei schweren Funktionsstörungen von Leber oder Niere, in der Schwangerschaft und Stillzeit.

21.1.3 Colchizin

Wirkungen: Colchizin, das Toxin der Herbstzeitlosen, ist ein **Mitosespindelgift**. Es hemmt intrazellulär die Mikrotubuli und folglich die Spindelbildung in der Mitose. Dadurch wird die Phagozytose des Urats durch neutrophile Granulozyten inhibiert. Colchizin hat dabei weder analgetische noch antiphlogistische Wirkungen. Auch die Harnsäurekonzentration in Blut und Urin wird kaum beeinflusst.

Indikationen: Colchizin wird aufgrund seiner Toxizität nur noch selten als Mittel der 2. Wahl beim **akuten Gichtanfall** angewendet.

Unerwünschte Wirkungen: Zu den unerwünschten Wirkungen zählen schwere Diarrhö mit Wasser- und Elektrolytverlusten, Übelkeit und Erbrechen, hervorgerufen durch eine gastrointestinale Schleimhautschädigung, Neuropathien und Myopathien. Des Weiteren wirken höhere Dosierungen nephrotoxisch. Unter einer Langzeittherapie kann es zu Haarausfall, Knochenmarkschäden und Blutbildveränderungen kommen.

Kontraindikationen: Colchizin ist bei Leber- und Niereninsuffizienz und in der Schwangerschaft kontraindiziert.

21.2 Urikosurika

21.2.1 Probenecid und Benzbromaron

Wirkungen: Die Wirkstoffe **inhibieren** die **tubuläre Rückresorption** der **Harnsäure**, erhöhen dadurch deren Ausscheidung und führen zu einer Auflösung der Uratablagerungen im Gewebe. Bei Niereninsuffizienz verlieren sie ihre Wirkung.

Indikationen: Probenecid ist indiziert bei Hyperurikämie und Gicht. Benzbromaron kann bei Patienten mit gleichzeitiger Azathioprineinnahme als Alternative zu Allopurinol eingesetzt werden.

Kombinationspräparate aus Benzbromaron und Allopurinol scheinen keinen therapeutischen Vorteil gegenüber der Monotherapie zu besitzen.

Pharmakokinetik: Probenecid und Benzbromaron gelangen durch tubuläre Sekretion in den Primärharn. Die Elimination von Probenecid erfolgt in erster Linie renal, die von Benzbromaron biliär. Die Halbwertszeit von Probenecid schwankt dosisabhängig zwischen 2 h und 8 h. Zudem steigt die freie Konzentration oberhalb der sättigbaren Albumin-Bindung mit steigender Dosis.

Unerwünschte Wirkungen: Zu Therapiebeginn kommt es zu einer Erhöhung der Harnsäureausscheidung, was zu Ausfällung der Harnsäure in den Nierentubuli führen kann. Die Dosierung muss daher einschleichend erfolgen.

Probenecid ist nebenwirkungsarm. Zu den unerwünschten Wirkungen von Benzbromaron gehören gastrointestinale Störungen, als gravierende Nebenwirkung können schwere, z. T. letal verlaufende Leberschäden auftreten.

Wechselwirkungen: Probenecid inhibiert die Ausscheidung von Penicillin und anderen organischen Säuren (z. B. Indometacin), da es die tubuläre Sekretion bzw. den Transport hemmt. Salicylate heben die urikosurische Wirkung von Probenecid auf. Benzbromaron verstärkt die antikoagulatorische Wirkung von Vitamin-K-Antagonisten.

Kontraindikationen: Urikosurika sind kontraindiziert bei Nierenfunktionsstörungen, akuten Gichtanfällen und Kindern unter 2 Jahren, eine eingeschränkte Indikation besteht bei Nierensteinen. Benzbromaron darf nicht angewendet werden bei einer Bromid-Überempfindlichkeit, bei Lebererkrankungen und während Schwangerschaft und Stillzeit.

21.2.2 Rasburicase

Wirkungen: Die Uratoxidase Rasburicase katalysiert die Umwandlung von Harnsäure zu **Allantoin**, das wasserlöslicher ist und daher besser renal eliminiert werden kann. Physiologisch kommt dieses Enzym nur bei Vögeln vor. Rasburicase kann nur i. v. verabreicht werden.

Indikationen: Rasburicase ist ausschließlich indiziert bei Patienten mit hämatologischen Malignomen mit einer hohen Tumorlast zur Verhinderung eines akuten Nierenversagens bei akuter sekundärer Hyperurikämie.

Unerwünschte Wirkungen: Zu den unerwünschten Wirkungen von Rasburicase zählen allergische und immunologische Reaktionen.

Kontraindikationen: Rasburicase ist kontraindiziert bei Glucose-6-phosphat-Dehydrogenase-Mangel und hämolytischer Anämie.

22 Beeinflussung des Fettstoffwechsels

22.1 Grundlagen

Abhängig vom Wirkmechanismus der einzelnen Substanzen wird entweder vorwiegend die LDL- oder die Triglyzeridkonzentration beeinflusst (**Tab. 22.1**).

22.2 Cholesterinsenker

22.2.1 Statine

Statine sind Hemmstoffe der Cholesterinsynthese und werden auch als **CSE-Hemmstoffe** bezeichnet (CSE: cholesterol synthetizing enzymes). Zu ihnen gehören Atovarstatin, Fluvastatin, Rosuvastatin, Lovastatin, Pravastatin und Simvastatin.

Wirkungen: Statine hemmen durch Bindung ans aktive Zentrum der **HMG-CoA-Reduktase** die Umwandlung von HMG-CoA zu Mevalonsäure und damit den Schlüsselschritt der Cholesterinsynthese. Der daraus folgende Cholesterinmangel führt zu einer **vermehrten Expression** von **LDL-Rezeptoren**, v. a. in der Leber. Dadurch wird mehr LDL in die Gewebe aufgenommen, die LDL-Konzentration im Serum sinkt. Durch eine Hemmung der VLDL-Bildung in der Leber nimmt auch die Triglyceridkonzentration ab, gleichzeitig steigt die HDL-Konzentration. Die Effekte sind dosisabhängig.

Zusätzlich können **pleiotrope Effekte** beobachtet werden, die in keinem Zusammenhang mit der LDL-Senkung stehen:
- Verbesserung der endothelialen Dysfunktion
- Entzündungshemmung
- Verbesserung des Remodelings am Herzen
- Hemmung von neurodegenerativen Prozessen im ZNS.

Indikationen: Statine sind indiziert bei diätresistentem **erhöhtem LDL-Wert**, akutem Koronarsyndrom, nach frischem Myokardinfarkt und zur **Sekundärprophylaxe** nach Apoplex, instabiler Angina pectoris oder Myokardinfarkt. Bei homozygoter familiärer Hypercholesterinämie sind Statine nicht sinnvoll, da diese Patienten keine LDL-Rezeptoren bilden können.

Pharmakokinetik: Nur bei Lovastatin wird die Bioverfügbarkeit durch gleichzeitige Nahrungsaufnahme erhöht, die der anderen Stoffe wird vermindert. Deshalb sollten diese am besten abends eingenommen werden. Statine unterliegen einem ausgeprägten First-pass-Effekt und werden in der Leber über CYP3A4 – bei Fluvastatin CYP2C 9 – metabolisiert (Ausnahme Pravastatin). Die gleichzeitige Gabe von Hemmstoffen der CYP-Enzyme erhöht die Bioverfügbarkeit der Statine und damit auch das

Tab. 22.1 Wirkungen der Lipidsenker in Prozent

Wirkstoff/-gruppe	LDL	HDL	Triglyceride
Ezetimib	10–20% ↓	1–4% ↑	5–11% ↓
Statine	30–50% ↓	2–10% ↑	5–20% ↓
Anionenaustauscherharze	15–25% ↓	3–8% ↑	→
Fibrate	10–20% ↓	5–20% ↑	20–40% ↓
Nicotinsäure	20–30% ↓	10–20% ↑	20–40% ↓

Risiko von Nebenwirkungen. Statine werden vorwiegend biliär eliminiert.

Unerwünschte Wirkungen: Die schwerwiegendste unerwünschte Wirkung der Statine ist die **Myopathie**, deren Ausprägung von leichten Muskelschmerzen mit oder ohne Erhöhung der Kreatininkinase bis zur tödlichen **Rhabdomyolyse** reichen kann. Weitere, unspezifische Wirkungen sind Kopfschmerzen, Leberwerterhöhung und gastrointestinale Beschwerden.

Wechselwirkungen: Fibrate, Nicotinsäure, Ciclosporin A und Erythromycin erhöhen die Bioverfügbarkeit und damit die Konzentration der Statine im Muskelgewebe. Dies erhöht das Risiko für die statinassoziierte Myopathie.

Kontraindikationen: Statine sind kontraindiziert bei schwerer Niereninsuffizienz, Lebererkrankungen, Muskelerkrankungen, Stoffwechselerkrankungen, Komedikation mit CYP3A4-Hemmstoffen, Schwangerschaft und Stillzeit.

22.2.2 Ezetimib

Wirkungen: Ezetimib hemmt selektiv die spezifischen Steroltransporter (NPC1L1) am Bürstensaum des Dünndarms und damit die intestinale **Cholesterinresorption**. Es resultiert ein reduzierter Cholesterintransport in die Leber.

Indikationen: Ezetimib ist indiziert bei **Hypercholesterinämie** und Phytosterinämie (Sitosterolämie). Besonders geeignet ist es in einer **Kombinationstherapie** mit Statinen, da es additive Effekte in Bezug auf die LDL-Senkung aufweist.

Pharmakokinetik: Ezetimib wird nach oraler Gabe in Dünndarmenterozyten und Leber zu einem aktiven Glucuronid metabolisiert und in einem enterohepatischen Kreislauf biliär eliminiert.

Unerwünschte Wirkungen: Sie sind bei Ezetimib selten. Beobachtet wurden Kopfschmerzen, Diarrhö, Steatorrhö, Krämpfe und Flatulenz. In einer Kombinationstherapie mit Statinen kann es auch zu **Myalgie** und Transaminasenerhöhung kommen. Bei Diabetes mellitus besteht die Gefahr einer Gastroparese.

Kontraindikationen: Schwere Nieren- und Leberfunktionsstörungen, Schwangerschaft und Stillzeit.

22.2.3 Anionenaustauscherharze

Basische Anionenaustauscherharze sind nichtresorbierbare Kunststoffharze. Zu ihnen zählen **Colestyramin** und Colesevalam.

Wirkungen: Anionenaustauscherharze besitzen eine hohe Affinität zu **Gallensäuren** und binden diese irreversibel im Darmlumen, sodass diese über die Fäzes ausgeschieden werden und der enterohepatische Kreislauf unterbrochen wird. Die verloren gegangenen Gallensäuren müssen in der Leber aus körpereigenem Cholesterin nachsynthetisiert werden. Es werden an der Leber vermehrt LDL-Rezeptoren exprimiert, die LDL-Elimination steigt an und die Cholesterolkonzentration im Blut sinkt. Aufgrund der erniedrigten Gallensäurekonzentration ist die Fettresorption im Darm eingeschränkt. Initial kann es zu einer Erhöhung der Triglyceridkonzentrationen kommen, die aber im Lauf der Therapie reversibel ist.

Indikationen: Anionenaustauscherharze sind indiziert bei erhöhten LDL- und Cholesterinwerten (insbesondere bei Kindern), bei der heterozygoten familiären Hypercholesterinämie und chologener Diarrhö, Pruritus und Ikterus. Sie sind Mittel der Wahl bei Statinunverträglichkeit.

Unerwünschte Wirkungen: Unter Anionenaustauscherharzen kann es zu Steatorrhö, Obstipation, geringem Anstieg von alkalischer Phosphatase und Transaminasen und verminderter Resorption fettlöslicher Vitamine kommen.

Wechselwirkungen: Anionenaustauscherharze vermindern die Resorption insbesondere von Cumarinen, fettlichen Vitaminen, Kontrazeptiva, Schilddrüsenhormonen, Tetrazyklinen und Thiaziddiuretika. Weitere Medikamente sollten daher entweder 1 h vor oder 2–4 h nach den Austauscherharzen eingenommen werden.

Kontraindikationen: Anionenaustauscherharze sind kontraindiziert bei schweren Stoffwechselstörungen (Fruktoseintoleranz, Glukose-Galaktose-Malabsorption), Hypertriglyzeridämien (gemischten Hyperlipidämien), Gallengang- und Darmverschluss.

22.3 Triglyzerid-Senker

22.3.1 Fibrate

Gemfibrozil, **Bezafibrat** und **Fenofibrat** bilden die Gruppe der Clofibratderivate. Clofibrat ist aufgrund von Nebenwirkungen nicht mehr Handel.

Wirkungen: Fibrate induzieren über den PPARα-Rezeptor unter anderem die Synthese der **Lipoproteinlipase**, die den Abbau von **Triglyzeriden** fördert. Der Mechanismus, der zur – weniger ausgeprägten – Senkung der LDL-Konzentration führt, ist bisher unklar. Zusätzlich wird die Expression der HDL-Lipoproteine gesteigert.

Weiterhin werden **pleiotrope Effekte** beobachtet wie verminderte Expression proinflammatorischer Zytokine und COX-2, verzögerte Progression des Plaquewachstums und verbesserte Endothelfunktion. Fibrate haben außerdem antithrombotische Effekte.

Indikationen: Fibrate sind indiziert bei kombinierter Hyperlipidämie, Hypertriglyzeridämie und familiärer Dysbetalipoproteinämie.

Unerwünschte Wirkungen: Zu den unerwünschten Wirkungen zählen Muskelschwäche, Myopathien, eine Tendenz zur Gallensteinbildung und gastrointestinale Störungen. Da Statine ebenfalls eine Rhabdomyolyse hervorrufen können, ist bei gleichzeitiger Gabe eine engmaschige Überwachung des Patienten notwendig.

Wechselwirkungen: Insbesondere Gemfibrozil hemmt CYP450-Enzyme, weshalb Cumarinpräparate unter Gemfibroziltherapie geringer dosiert werden müssen.

Kontraindikationen: Clofibratderivate sind kontraindiziert bei Gallenblasen- und Lebererkrankungen sowie Niereninsuffizienz und während der Schwangerschaft und Stillzeit. Zu den Wechselwirkungen mit Statinen [S. C434].

22.3.2 Nicotinsäurederivate

Im Handel ist eine Retardformulierung der Nicotinsäure in fixer Kombination mit Laropiprant.

Wirkungen: Nicotinsäure reduziert die Mobilisation freier Fettsäuren aus dem Fettgewebe, indem sie die Triglyzeridlipase hemmt. Damit können weniger Triglyzeride in der Leber gebildet werden und der HDL-Spiegel steigt. Zusätzlich erhöht Nicotinsäure die Aktivität der Lipoproteinlipase.

Indikationen: Nicotinsäure ist indiziert bei familiären Hypercholesterinämien und kombinierten Hyperlipidämien. Sinnvoll ist die Kombination mit Statinen in niedriger Dosierung oder mit Colestyramin.

Unerwünschte Wirkungen: Aufgrund der schnellen Anflutung kann es zu prostaglandinvermittelter Flush-Symptomatik kommen. Dies wird durch die (fixe) Kombination mit dem PG-Rezeptor-Antagonisten Laropiprant verhindert. Des Weiteren kann es zu Juckreiz, Schwindel, Sodbrennen, Erbrechen, Diarrhöen und Hyperurikämie kommen.

Wechselwirkungen: Nicotinsäure verstärkt die Wirkung von Antikoagulanzien, Antihypertensiva und Nitrovasodilatatoren. Antidiabetika werden in ihrer Wirkung beeinträchtigt.

Kontraindikationen: Nicotinsäure ist kontraindiziert bei akuter Kreislaufinsuffizienz, akutem Myokardinfarkt, Blutungen, Lebererkrankungen oder gastrointestinalen Ulzera. Die Anwendung bei Schwangerschaft und während der Stillzeit wird nicht empfohlen.

23 Beeinflussung des hormonellen Systems

23.1 Schilddrüse

Zur Physiologie der Schilddrüse s. Endokrines System und Stoffwechsel [S. A317].

Die Synthese der Schilddrüsenhormone umfasst 3 wichtige Schritte (Abb. 23.1):
- **1. Schritt:** Aus dem Darm resorbiertes Jodid (reduziertes Jod) wird über einen Transporter in die Schilddrüse aufgenommen.
- **2. Schritt:** Jodid wird durch die **Peroxidase** wieder zu elementarem Jod oxidiert und in Tyrosinreste von Thyreoglobulin eingebaut. Anschließend wird T_3 bzw. T_4 gebildet.
- **3. Schritt:** Unter dem Einfluss von TSH werden T_3 und T_4 aus Thyreoglobulin freigesetzt. T_4 wird in der Peripherie durch Dejodierung in das 10-mal wirksamere T_3 umgewandelt.

23.1.1 Schilddrüsenhormone

Als Substanzen zum Ersatz der Schilddrüsenhormone stehen **L-Trijodthyronin** (T_3) und **L-Thyroxin** (T_4) zur Verfügung. Meist werden reine L-Thyroxin-Präparate verwendet. L-Trijodthyronin ist als Monopräparat nicht erhältlich und wird nur verwendet, wenn ein möglichst rascher Wirkungseintritt erwünscht ist.

Wirkungen: Das substituierte L-Thyroxin wird zu T_3 konvertiert und führt zu den typischen Wirkungen der Schilddrüsenhormone. Grundumsatz, geistige und körperliche Entwicklung, Nervenleitgeschwindigkeit, Herzleistung und Katecholaminwirkung werden gesteigert. Dahingegen werden Glykogen- und Proteinsynthese sowie die körpereigene Bildung von Schilddrüsenhormonen gehemmt.

Indikationen: Schilddrüsenhormone sind bei **Jodmangelstruma**, als TSH-Suppressionsbehandlung z. B. nach Thyreoidektomie, bei **manifester Hypothyreose** und Athyreose indiziert. Außerdem können sie bei Depressionen zum Einsatz kommen. Aufgrund möglicher kardialer Nebenwirkungen muss einschleichend dosiert werden.

Pharmakokinetik: Die Schilddrüsenhormone besitzen eine hohe orale Bioverfügbarkeit. Sofern vor dem Essen eingenommen, wird T_3 zu 90–100 % oral resorbiert, T_4 zu 80 %. Der freie Anteil im Plasma ist bei beiden Hormonen verschwindend gering (0,5 % für T_3, 0,05 % für T_4). T_4 weist mit 7 Tagen eine deutliche längere Plasmahalbwertszeit auf als T_3 (1–2 Tage). Mit T_4 ist ein stabilerer Plasmaspiegel zu erreichen als mit T_3. Der Wirkungseintritt liegt für T_3 bei 4–8 h, für T_4 dagegen bei 2–3 Tagen.

Unerwünschte Wirkungen: Zu den unerwünschten Wirkungen zählen Tremor, Tachykardie, Übererregbarkeit, Angina pectoris und Herzrhythmusstörungen durch erhöhte Katecholaminsensibilität und eine Hyperthyreosis factitia. In niedrigen Dosen wird die Glykogensynthese gesteigert, sodass es zu einer Verstärkung oder Manifestation einer Insulinresistenz bei Diabetes mellitus kommen kann.

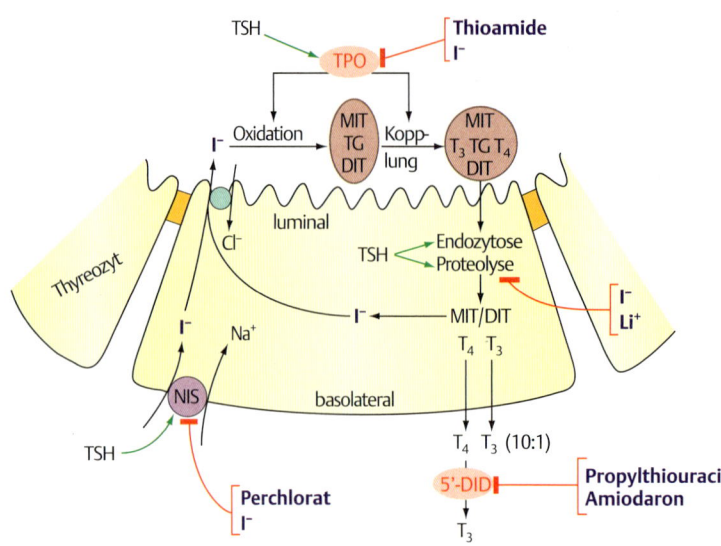

Abb. 23.1 **Synthese der Schilddrüsenhormone und pharmakologische Angriffspunkte.** Einzelheiten siehe Text. NIS: Natrium-Jodid-Symporter; TPO: Thyreoperoxidase; MIT: Monojodtyrosin; TG: Thyreoglobulin; DIT: Dijodtyrosin; 5'-DID: 5'-Dejodase. (aus: Graefe, Lutz, Bönisch, Duale Reihe Pharmakologie und Toxikologie, Thieme, 2011)

Kontraindikationen: Der Einsatz von Schilddrüsenhormonen ist kontraindiziert bei Hyperthyreose, frischem Myokardinfarkt, KHK, akuter Pankreatitis und Tachyarrhythmien.

23.1.2 Jodid

Jod ist essenzieller Bestandteil der Schilddrüsenhormone. In einem Jodmangelgebiet wie Deutschland ist die Jodaufnahme über die Nahrung meist unzureichend. Die Supplementierung erfolgt hauptsächlich über Kaliumjodid.

Wirkungen: In geringen Dosen fördert Jodid die Schilddrüsenhormonsynthese. Bei **hohen Dosen** (10–100 mg/d, sog. Plummerung) überwiegt ein **thyreostatischer** Effekt, da Jodid im Überschuss sowohl die Synthese als auch die Freisetzung der Schilddrüsenhormone aus dem Kolloid hemmt (**Abb. 23.1**).

Indikationen: Jodid ist indiziert zur Strumaprophylaxe, bei diffuser Struma ohne Autonomie, während der Schwangerschaft und hochdosiert bei einer nicht jodinduzierten thyreotoxischen Krise.

Unerwünschte Wirkungen: Zu den unerwünschten Wirkungen werden eine jodinduzierte Hyperthyreose, Jodakne und Jodschnupfen gezählt.

Kontraindikationen: Hierzu zählen Jodallergie, latente oder manifeste Hyperthyreose, Schilddrüsenautonomie und die Autoimmunthyreoiditis vom Typ Hashimoto.

23.1.3 Thyreostatika

Thyreostatika sind Hemmstoffe der Schilddrüsenfunktion. Sie lassen sich unterscheiden in:
- Hemmstoffe der **Schilddrüsenhormonsynthese** (Thioamide): Thiamazol, Carbimazol, Propylthiouracil
- Hemmstoffe der **Jodaufnahme:** Perchlorat.

Auch Lithium [S. C415] hemmt die Schilddrüsenhormonfreisetzung, Amiodaron [S. C375] die Umwandlung von T_4 zu T_3 (**Abb. 23.1**).

Thioamide

Wirkungen: Thioamide hemmen die Schilddrüsenhormonsynthese, indem sie die **Thyreoperoxidase blockieren**. Dadurch kann Jod nicht mehr in die Tyrosinreste des Thyreoglobulins eingebaut werden, die Bildung der Schilddrüsenhormonvorstufen wird gehemmt. Propylthiouracil inhibiert zusätzlich die periphere Konversion von T_4 zu T_3 (**Abb. 23.1**). Die Wirkung der Thioamide setzt mit einer **Latenz von 6–8 Tagen** ein, da zwar die Hormonsynthese gehemmt wird, nicht aber die Freisetzung der bereits in der Schilddrüse gespeicherten Hormone.

Indikationen: Thioamide sind Medikamente 1. Wahl bei Hyperthyreose. Sie sind indiziert bei **autonomen** Arealen und Knoten, **Morbus Basedow**, Schwangerschaftshyperthyreose, thyreotoxischer Krise und bei Radiojodtherapie zur Überbrückung bis zum Wirkungseintritt. Propylthiouracil ist Mittel der Wahl während der Schwangerschaft und bei toxischen oder allergischen Nebenwirkungen von Thiamazol und Carbimazol.

Pharmakokinetik: Thiamazol reichert sich in der Schilddrüse an. Dies erklärt seine lange HWZ (24 h). Carbimazol wird in Darm und Blut zum wirksamen Thiamazol umgewandelt. Es zeichnet sich durch geringe unerwünschte Wirkungen und gute enterale Resorption aus.

Unerwünschte Wirkungen: Die unerwünschten Wirkungen der Thioamide umfassen eine diffuse Struma durch eine kompensatorische TSH-Erhöhung, allergische Hautreaktionen, Knochenmarkdepression bis hin zur **Agranulozytose** sowie Leberschäden und Cholestase.

Kontraindikationen: Die Kontraindikationen für Thioamide umfassen Allergie und schwere Lebererkrankungen. Während der Schwangerschaft ist Propylthiouracil zu bevorzugen, da es geringere fetale Konzentrationen erreicht.

Perchlorat

Perchlorat hemmt die Jodaufnahme in die Thyreozyten (**Abb. 23.1**). Eine Radiojodtherapie wird dadurch zunächst unmöglich.

Perchlorat wird als Natriumperchlorat zur **Prophylaxe** jodinduzierter Hyperthyreosen angewendet, z. B. vor Kontrastmittelgabe bei Patienten, bei denen die Gefahr einer thyreotoxischen Krise besteht. Zur Hyperthyreosetherapie ist es aufgrund einer möglichen aplastischen Anämie nur Mittel der 2. Wahl.

Perchlorat weist erhebliche Nebenwirkungen wie Gastritis, allergische Reaktionen, Agranulozytose, nephrotisches Syndrom oder Lymphadenopathie auf.

23.2 Nebennierenrinde (Kortikosteroide)

In der Nebennierenrinde werden die physiologischen Kortikosteroide **Kortisol** und **Kortison** gebildet (s. Endokrines System und Stoffwechsel [S. A334]). Therapeutische Anwendung finden neben Kortisol und Kortison auch synthetische Derivate (**Tab. 23.1**). Es stehen verschiedene Applikationsformen zur Verfügung:

- **lokale Gabe:**
  - **inhalative Gabe:** Beclometason, Budenosid, Flunisolid und Fluticason.
  - topische Anwendung an der **Haut** (s. Dermatologie [S. B687])
  - topische Anwendung am **Auge**
  - intraartikuläre Gabe
  - Darm (rektale Applikation bei chronisch-entzündlichen Darmerkrankungen)
- **systemische Gabe:** Prednison, Prednisolon, 6-Methyl-Prednisolon, Fluocortolon, Triamcinolon, Paramethason, Betamethason und Dexamethason

Fludrocortison ist der einzige Vertreter der **Mineralokortikoide**.

Wirkungen: Prinzipiell haben alle Kortikosteroide ein ähnliches Wirkungsprofil. Lediglich die physiologischen Kortikosteroide sowie Prednison und Prednisolon weisen eine **mineralokortikoide Restwirkung** auf. Hinsichtlich Wirkungsstärke und Wirkdauer bestehen Unterschiede (**Tab. 23.1**), was durch unterschiedliche Substituenten am Steroidgrundgerüst bedingt ist.

Kortikosteroide modulieren über die körpereigenen Glukokortikoid- und Mineralokortikoidrezeptoren mit einer Latenz von Stunden bis Tagen die **Expression** zahlreicher Gene. Zusätzlich besitzen sie **nicht genomische** Wirkungen, die bereits nach Minuten einsetzen, wie z. B. eine Membranstabilisierung (Einsatz beim anaphylaktischen Schock) oder Sedierung und Erhöhung der Krampfschwelle durch Interaktion mit GABA-Rezeptoren im Gehirn.

Kortikosteroide sind essenziell für die Anpassung des Organismus an wechselnde Umweltbedingungen, insbesondere bei Belastung und Stress:

Tab. 23.1 Übersicht Kortikosteroide

Wirkstoff	relative kortikosteroide Potenz[1]	Cushing-Schwelle[2] (mg/d)	Charakteristika
kurz wirksam (8–12 h)			
Kortisol (Hydrocortison)	1	30	• Mittel der 1. Wahl in der Substitutionstherapie aufgrund der zusätzlichen mineralokortikoiden Wirkung • bildet zirkadiane Rhythmik am besten ab
mittellang wirksam (12–36 h)			
Prednison	4	7,5	• erhöhtes Risiko von Sehnenrupturen
Prednisolon	4	7,5	• Goldstandard • in niedrigen Dosen wenige Nebenwirkungen bei guter Effizienz • auch Hochdosistherapie • auch mineralokortikoide Wirkung
Fluocortolon	5	7,5	• oral bei Asthma bronchiale (falls inhalative Kortikosteroide nicht ausreichen)
Triamcinolon	5	6	• keine Euphorie • reduziert den Appetit
lang wirksam (>48 h)			
Betamethason	25	1	• nur kurzzeitiger Einsatz
Dexamethason	25	1,5	• nur kurzzeitiger Einsatz • wird nicht plazentar verstoffwechselt (Einsatz während Schwangerschaft für den Fetus) • euphorisierend

[1] Bezugsgröße ist Kortisol, dessen Wert mit 1 angenommen wird.
[2] Tagesdosis, die über einen längeren Zeitraum verabreicht ein Cushing-Syndrom auslöst bzw. noch gerade kein Cushing-Syndrom bewirkt. Die Cushing-Schwelle unterliegt erheblichen individuellen Schwankungen (z. B. Alter, Geschlecht). Sie ist gleichzeitig die Äquivalenzdosis bezogen auf die antiphlogistische Wirkung, Referenzkortikosteroid ist Prednisolon.

- **glukokortikoide Wirkungen:** Steigerung der Glukoneogenese, Glukoseutilisation mit Blutzuckeranstieg, Steigerung der Lipolyse, Abbau von Muskeleiweiß
- **Immunsuppression und antiphlogistische Wirkungen:** Inhibierung der Zytokin- und Chemokin-Freisetzung, Hemmung der Prostaglandinsynthese
- **Wasser- und Elektrolyhaushalt:** Steigerung der GFR und der renalen Wasserclearance, Natrium- und Volumenretention und erhöhte Kaliumausscheidung, Steigerung der Kalziumausscheidung mit kompensatorischer Parathormon-Erhöhung
- **Herz-Kreislauf-System:** Aufrechterhaltung von Blutdruck und Herzleistung durch unterstützende Wirkung von Katecholaminen
- **Psyche und ZNS:** Schlaf, Gedächtniskonsolidierung, Stimmung, Appetitsteigerung

- **sonstige Wirkungen:** Umverteilung von Blutzellen (Erythrozyten ↑, Thrombozyten ↑, Lymphozyten ↓), Osteoblastenhemmung, Suppression von Gonadotropinen, Vitamin-D-Antagonismus, Lungenreifung bei Frühgeborenen.

Indikationen:

Substitutionstherapie: Bei **primärer Nebenniereninsuffizienz** ist die Substitution mit einer Kombination aus Hydrocortison und dem mineralokortikoid wirksamen Fludrocortison in physiologischen Dosierungen lebenslang erforderlich. Dabei muss die Dosis unter Stress erhöht werden. Bei sekundärer NNR-Insuffizienz ist eine Kortisolsubstitution ausreichend.

Immunsuppressive und antiphlogistische Therapie: Hierbei werden **höhere Dosen** als in der Substitutionstherapie genutzt, d.h. durch die Gabe von synthetischen Kortikosteroiden werden die Plasmakonzentrationen der endogenen Kortikosteroide über das physiologische Maß hinaus erhöht. Daraus resultieren der therapeutische Effekt, aber auch die unerwünschten Wirkungen. Die Gabe sollte der zirkadianen Rhythmik angepasst werden. Wichtige Indikationen sind:
- **Immunsuppression:** z.B. nach Organtransplantation oder bei Autoimmunkrankheiten
- **Entzündungen:** z.B. rheumatoide Erkrankungen, Morbus Crohn, Colitis ulcerosa
- **allergische Reaktionen:** z.B. anaphylaktischer Schock, Urtikaria, allergische Reaktionen Typen I–IV
- **Tumoren:** z.B. Lymphome, Leukämien, Hirntumoren
- **vegetative Reaktionen:** zytostatikabedingtes starkes Erbrechen
- **lokale Applikation:** z.B. Asthma bronchiale, COPD, Neurodermitis, degenerativ-entzündliche Gelenkerkrankungen.

Pharmakokinetik: Die Metabolisierung der Kortikosteroide erfolgt hepatisch durch Glukuronidierung, die Elimination renal. Für alle Applikationswege (i.v., oral, kutan, inhalativ, intraartikulär) stehen Zubereitungen zur Verfügung. Dabei entwickeln die inhalativen Kortikosteroide kaum systemische Effekte, da sie nach oraler Aufnahme durch einen ausgeprägten First-pass-Metabolismus weitgehend inaktiviert werden. Kortison und Prednison sind die inaktiven Vorstufen von Kortisol bzw. Prednisolon.

Unerwünschte Wirkungen: Eine langfristige Therapie mit Dosen oberhalb der Cushing-Schwelle führt zu einer Suppression des Regelkreises mit verminderter Stimulierbarkeit und später Atrophie der Nebennierenrinde.

> **MERKE** Eine Langzeitkortikosteroidtherapie muss langsam ausgeschlichen werden, um eine Nebennierenrindeninsuffizienz zu vermeiden.

Entsprechend der zahlreichen Indikationen der Kortikosteroide ist auch das Profil der unerwünschten Wirkungen vielgestaltig. Zu den unerwünschten Wirkungen mit **kurzer Latenz** zählen:

- depressive Verstimmungen, Psychosen, Schlaflosigkeit, Euphorie bzw. Dysphorie
- Suppression des Feedback-Mechanismus
- Hypertonie mit Hypokaliämie
- Ödeme
- Abschwächung der Immunabwehr (Infektionsneigung)
- Amenorrhö, Impotenz
- Akne
- Diabetes mellitus
- Hyperlipidämie
- Hemmung des Längenwachstums bei Kindern
- erhöhte Thromboseneigung.

Bei langfristiger Anwendung in Dosierungen oberhalb der Cushing-Schwelle (**Tab. 23.1**) kommt es zu einem **iatrogenen Cushing-Syndrom**. Eine Nebennierenrindenatrophie ist nach 5–30 Tagen Therapiedauer zu erwarten. Eine weitere mögliche Folge der Langzeittherapie ist die Osteoporose.

Bei inhalativer Applikation kann es zu Heiserkeit und einem erhöhten Risiko für Candida-Infektionen der Mundschleimhaut kommen.

Wechselwirkungen: Kortikosteroide führen zusammen mit COX-Hemmstoffen zu einem erhöhten Risiko für gastrointestinale Ulzera. Bei gleichzeitiger Gabe von Enzyminduktoren von CYP3A4 wie Barbituraten, Carbamazepin, Phenytoin oder Rifampicin kommt es zu einer Abbaubeschleunigung der Kortikosteroide mit der Folge verminderter Wirksamkeit.

Kontraindikationen: Grundsätzlich gibt es bei Kortikosteroiden nur relative Kontraindikationen, da sie bei **vitaler Indikation immer** indiziert sind:
- Ulcus duodeni bzw. ventriculi
- Infektionskrankheiten (Gabe nur gemeinsam mit Antiinfektiva)
- gesteigerte Thromboseneigung
- Osteoporose
- psychische Vorerkrankungen
- kortikoidinduzierte Myopathie
- Glaukom
- Schwangerschaft.

23.3 Insulin und orale Antidiabetika

Insulin ist das wichtigste Hormon des Intermediärstoffwechsels (s. Endokrines System und Stoffwechsel [S. A346]). Die Freisetzung erfolgt aus den β-Zellen des Pankreas (**Abb. 23.2**).

23.3.1 Insulin und Insulinanaloga

Therapeutisch eingesetzt werden in erster Linie Humaninsulin und seine Analoga. Rinder- und Schweineinsulin sind nur noch von untergeordneter Bedeutung. Es werden unterschieden (**Tab. 23.2**):
- **kurz wirksame Insuline:** Normalinsulin, Insulinanaloga mit schnellem Wirkeintritt

23.3 Insulin und orale Antidiabetika

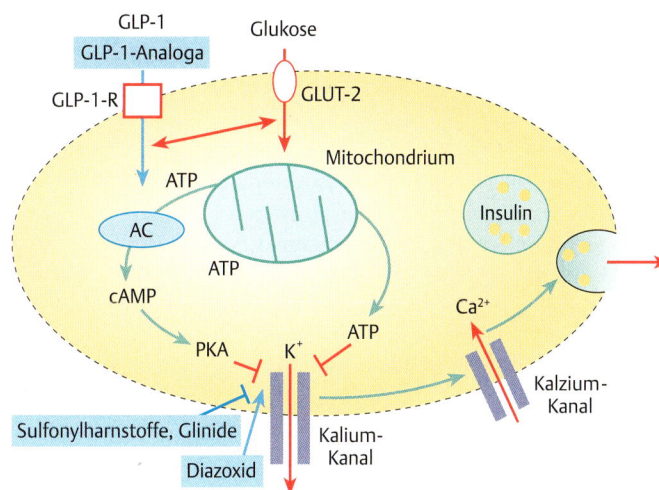

Abb. 23.2 **Insulinfreisetzung und Angriffspunkte einiger oraler Antidiabetika.** Glukose wird über den GLUT-2 in die β-Zelle aufgenommen, Folge ist eine vermehrte ATP-Bildung. Die intrazelluläre Glukose ist gleichzeitig Voraussetzung dafür, dass das intestinal freigesetzte Glucagon-like Peptide 1 seinen Rezeptor aktivieren kann. Dieser aktiviert über eine Adenylatzyklase (AC) die Proteinkinase A (PKA). Sowohl der ATP-Anstieg als auch die PKA bewirken einen Verschluss der K$^+$-Kanäle. Die Membran depolarisiert, Ca^{2+}-Kanäle öffnen und der Anstieg der Ca^{2+}-Konzentration bewirkt die Exozytose des in Vesikeln gespeicherten Insulins. Orale Antidiabetika greifen an unterschiedlichen Stellen in diesen Prozess ein. Zu Diazoxid siehe Kaliumkanalöffner [S. C383]. (aus: Herdegen, Kurzlehrbuch Pharmakologie und Toxikologie. Thieme, 2010)

- **Verzögerungsinsuline:** Intermediärinsuline (Wirkdauer < 24 h), Langzeitinsuline (Wirkdauer 24–36 h)
- **Mischinsuline:** Kombination aus kurz wirksamen und Intermediärinsulinen.

Grundsätzlich sind Insulinanaloga besser steuerbar als Humaninsuline.

Wirkungen: siehe Endokrines System und Stoffwechsel [S. A352].

Indikationen: Eine Substitutionstherapie ist indiziert bei **Diabetes mellitus Typ I**. Beim Diabetes mellitus Typ II sollte Insulin eingesetzt werden, wenn konservative Maßnahmen, ggf. kombiniert mit oralen Antidiabetika, für eine optimale Blutzuckereinstellung nicht mehr ausreichen bzw. Kontraindikationen für orale Antidiabetika bestehen. Weitere Indikationen sind ein Diabetes mellitus während der Schwangerschaft sowie diabetische Ketoazidose und hyperosmolares Koma.

Pharmakokinetik: Normalinsulin (Altinsulin) ist ein Insulin **ohne Verzögerungszusätze** und damit ein kurz wirksames Insulin. Es aggregiert nach s. c. Injektion zu Hexameren, Insulin kann aber nur in Form des Monomers resorbiert werden. Dieses entsteht erst nach ausreichender Verdünnung durch Gewebsflüssigkeit, sodass der Wirkeintritt verzögert ist und ein Spritz-Ess-Abstand von 15–30 min eingehalten werden muss. Als einziges Insulin kann es auch **i. v. appliziert** und damit bei diabetischer Ketoazidose, hyperosmolarem Koma, Stoffwechselentgleisungen und intraoperativ eingesetzt werden.

Zu den kurz wirksamen Insulinanaloga zählen auch **Insulin lispro, Insulin aspart** und **Insulin glulisin**. Es handelt sich um gentechnisch hergestellte Humaninsulin-Analoga. Im Gegensatz zu Normalinsulin zerfällt es nach s. c. Injektion sofort in Insulin-Monomere und zeigt deswegen einen **sehr raschen Wirkeintritt** (innerhalb von 15 min). Deswegen ist kein Spritz-Ess-Abstand nötig.

Ist hingegen eine verzögerte Freisetzung und damit eine langfristige Wirkung erwünscht, wird durch geeignete Zusätze (z. B. Protamin oder Zink) die Neigung von Insulin provoziert, zu nicht resorbierbaren Hexamer-Kristallen zu aggregieren. **Intermediärinsuline** wie **NPH-Insulin** (Neutrales Protamin Hagedorn) werden in der konventionellen Insulintherapie eingesetzt. Sie liegen in Form einer Kristallsuspension vor, aus der das Insulin nach s. c. Injektion langsam freigesetzt wird. Es muss ein Spritz-Ess-Abstand von 30–60 min eingehalten werden. Häufig auftretende Probleme sind eine ungenügende Mischung der Suspension vor Applikation und eine ungleichmäßige Freisetzung.

Langzeitinsuline finden bei der intensivierten konventionellen Insulintherapie Anwendung. Ein Steady-State ist erst nach 3–5 Tagen erreicht. Insulin glargin und Insulin detemir sind lang wirksame Humaninsulinanaloga. **Insulin glargin** liegt in klarer Lösung vor und fällt nach Injektion ins Subkutangewebe unter Ausbildung eines Präzipitat-Depots aus. Aus diesem erfolgt eine konstante Freisetzung über 24 h. **Insulin detemir** bindet reversibel an Albumin. Es resultiert eine Wirkdauer von 20 h.

Unerwünschte Wirkungen: Die häufigste unerwünschte Wirkung ist die **Hypoglykämie**. Weiterhin kommt es zu Gewichtszunahme durch gesteigerten anabolen Stoffwechsel, Lipodystrophie an der Injektionsstelle sowie re-

Tab. 23.2 Übersicht Insulinpräparate

Insulinpräparate	Wirkung
Normalinsulin	Beginn: 15–30 min Maximum: 1–3 h Dauer: 5–7 h
kurz wirksame Insulinanaloga	Beginn: 5–15 min Maximum: 1 h Dauer: 2–3 h
Intermediärinsuline	Beginn: 45–90 min Maximum: 4–8 h Dauer: 10–18 h
Langzeitinsuline	Beginn: 2–4 h Maximum: 7–20 h Dauer: 28–36 h
lang wirksame Insulinanaloga	Beginn: 2–4 h Maximum: 7–12 h Dauer: 20–24 h

lativ selten Sensibilisierung bzw. allergische Reaktionen durch insulinbindende Antikörper oder Konservierungsmittel.

Wechselwirkungen: Ein **erhöhter** Insulinbedarf wird in Kombinationstherapie mit β-Sympathomimetika, Schilddrüsenhormonen, Östrogenen, Kortikosteroiden, Diuretika, Diazoxid und Phenothiazinen beobachtet.

Ein **verminderter** Insulinbedarf besteht bei gleichzeitiger Medikation mit β-Blockern, Reserpin, Guanethidin, ASS, Salicylaten, MAO-Hemmern und Phenylbutazon.

23.3.2 Orale Antidiabetika

Den oralen Antidiabetika liegen unterschiedliche Wirkmechanismen zugrunde (Abb. 23.2):
- Steigerung der Insulinsekretion (insulinotrop): Sulfonylharnstoffe, Glinide, Inkretin-Mimetika
- Hemmung der Glukoneogenese: Biguanide
- Hemmung der Kohlenhydratresorption: Glukosidasehemmer
- Steigerung der Insulinsensitivität: Glitazone.

Sulfonylharnstoffe

Glibenclamid, Glimepirid, Glipizid und Gliquidon bilden die Gruppe der Sulfonylharnstoffe. Tolbutamid besitzt nur geringe therapeutische Bedeutung.

Wirkungen: Der Wirkmechanismus der Sulfonylharnstoffe ist auf eine zumindest teilweise funktionierende endogene Insulinproduktion angewiesen. Sie blockieren ATP-gesteuerte **Kaliumkanäle** (Abb. 23.2), was über einen Ca^{2+}-Einstrom zu einer gesteigerten **Insulinfreisetzung aus den β-Zellen des Pankreas führt** (β-zytotroper Effekt). Die Insulinfreisetzung erfolgt damit unabhängig vom Blutzuckerspiegel, was zu schweren Hypoglykämien führen kann. Sulfonylharnstoffe besitzen eine **lange Wirkdauer**.

Glibenclamid ist die am häufigsten eingesetzte Substanz. Die optimale Wirkung zeigt sich allerdings erst nach ca. 1 Woche, häufig ist dann eine Dosisreduktion erforderlich. Glibenclamid und **Glimepirid** besitzen die stärkste blutzuckersenkende Wirkung. Eine **Kombination** von Sulfonylharnstoffen mit Insulin, α-Glukosidase-Hemmern und Glitazonen ist möglich. Im Verlauf der Therapie lässt die Wirkung der Sulfonylharnstoffe nach.

Indikationen: Sulfonylharnstoffe sind v. a. bei normalgewichtigen Typ-II-Diabetikern indiziert, wenn konservative Maßnahmen nicht ausreichen.

Pharmakokinetik: Sulfonylharnstoffe werden oral appliziert. Aufgrund ihrer hepatischen Metabolisation und renalen Elimination besteht Hypoglykämiegefahr bei Leber- und Niereninsuffizienz. Bei Gliquidon ist dieses Risiko geringer, da es nur in geringem Umfang (ca. 5 %) renal eliminiert wird.

Unerwünschte Wirkungen: Wichtigste unerwünschte Wirkung der Sulfonylharnstoffe ist eine lang anhaltende **Hypoglykämie**, insbesondere nachts bei abendlicher Einnahme. Weiterhin kann es zu allergischen Hautreaktionen, Agranulozytose, hämolytischer Anämie, Alkoholunverträglichkeit und Gewichtszunahme kommen.

Wechselwirkungen: Eine verstärkte Wirkung der Sulfonylharnstoffe wird unter gleichzeitiger Therapie mit β-Blockern, Alkohol, ASS, Salicylaten, Phenylbutazon, Cumarinderivaten und Sulfonamiden beobachtet.

Eine Abschwächung wird dahingegen durch β-Sympathomimetika, Kortikosteroide, Schilddrüsenhormone, Östrogene, Diuretika und Phenytoin verursacht.

Kontraindikationen: Sulfonylharnstoffe sind kontraindiziert bei Typ-I-Diabetes, während Schwangerschaft und Stillzeit, bei Stoffwechseldekompensationen (Infektionen, Operationen), schwerer Leber- und Niereninsuffizienz, Ketoazidose und diabetischem Koma sowie Sulfonamidallergie.

Glinide

Zu den Gliniden gehören **Repaglinid** und **Nateglinid**. Letzteres ist nur in Kombination mit Metformin zugelassen.

Wirkungen: Die Wirkung der Glinide ist ähnlich der der Sulfonylharnstoffe. Sie führen über eine Schließung der **Kaliumkanäle** zu einer gesteigerten Insulinfreisetzung (Abb. 23.2). Sie weisen eine **kurze Wirkdauer** auf (ca. 3 h) und werden daher direkt zu den Mahlzeiten eingenommen. Damit wirken sie nur gegen den postprandialen Blutzuckeranstieg und beeinflussen den Nüchternglukosespiegel kaum. Es besteht nur eine geringe Gefahr für Hypoglykämien, da – neben der kurzen Wirkdauer – Glinide nur in **Gegenwart von Glukose** wirken.

Indikationen: Glinide sind beim Typ-II-Diabetes indiziert.

Pharmakokinetik: Glinide werden schnell resorbiert und kurzfristig eliminiert.

Unerwünschte Wirkungen: Zu den unerwünschten Wirkungen der Glinide zählen Gewichtszunahme und selten ein Anstieg von Leberenzymen.

Kontraindikationen: Zu den Kontraindikationen zählen Diabetes mellitus Typ I, Ketoazidose, Leberinsuffizienz, Schwangerschaft und Stillzeit.

Inkretin-Mimetika

Es werden unterschieden:
- **GLP-1-Analoga** (direkte Inkretin-Mimetika): Exenatid, Liraglutid (eigentlich handelt es sich hierbei nicht um „orale Antidiabetika", da sie nur parenteral verabreicht werden können)
- **Gliptine** (indirekte Inkretin-Mimetika): Sitagliptin, Vildagliptin

Aufgrund der relativ geringen Wirkstärke werden Inkretin-Mimetika nur zusammen mit Sulfonylharnstoffen oder Biguaniden eingesetzt.

Glucagon-like Peptide 1 (GLP-1) ist neben dem Gastric inhibitory Peptide (GIP) das wichtigste Inkretin. Bei den Inkretinen handelt es sich um Enterohormone, deren Freisetzung aus dem Dünndarm durch mit der Nahrung aufgenommene Kohlenhydrate getriggert wird und die eine verstärkte Insulinfreisetzung bewirken.

Wirkungen: **GLP-1-Analoga** aktivieren in Gegenwart von Glukose den GLP-1-Rezeptor direkt und bewirken dadurch eine gesteigerte Insulinfreisetzung (**Abb. 23.2**). Darüber hinaus hemmen sie die Glukagonsekretion.

Gliptine hemmen die Dipeptidyl-Peptidase-4 (DPP-4), die für den Abbau von GLP-1 verantwortlich ist. Dadurch wird der GLP-1-Spiegel erhöht. GLP-1-Analoga können durch die DPP-4 nicht abgebaut werden.

Beide Substanzgruppen bewirken eine Gewichtsabnahme.

Indikationen: Inkretin-Mimetika sind Reservemittel in der Kombinationstherapie des Typ-II-Diabetes.

Pharmakokinetik: Die Applikation von GLP-1-Analoga erfolgt s. c., die der Gliptine peroral. Gliptine zeigen dabei eine gute Bioverfügbarkeit. Inkretin-Mimetika werden renal eliminiert, wobei nur Sitagliptin unverändert ausgeschieden wird. Exenatid unterliegt einer Metabolisierung im Tubulussystem.

Unerwünschte Wirkungen: Übelkeit, eine verzögerte Magenentleerung und Appetitverlust sind die Hauptnebenwirkungen der GLP-1-Analoga. Außerdem kann es zur Bildung von Antikörpern kommen. Unter der Therapie mit Gliptinen kommt es häufiger zu Infektionen der oberen Atemwege, bei Vildagliptin wurden Leberfunktionsstörungen beobachtet.

Kontraindikationen: Diabetes mellitus Typ I, mäßige bis schwere Niereninsuffizienz sowie Schwangerschaft und Stillzeit.

Biguanide

Einziger Wirkstoff ist **Metformin**.

Wirkungen: Der Wirkmechanismus von Metformin ist noch nicht vollständig aufgeklärt. Es wirkt nur in Gegenwart von Insulin und steigert dessen Wirkung **ohne** Erhöhung des Insulinspiegels. Zum einen hemmt Metformin die **hepatische Glukoneogenese** durch Blockade der Atemkette und die Kohlenhydratresorption im Darm, zum anderen steigert es den Glukosetransport in die Muskelzelle. Dadurch resultiert eine Senkung des Nüchtern- und postprandialen Blutzuckers. Des Weiteren wird eine **Gewichtsreduktion** durch eine gesteigerte Lipolyse erreicht. Ein weiterer Effekt ist eine Verminderung der Triglyzeride und eine Erhöhung des HDL. Metformin kann ebenfalls in der **Kombinationstherapie** eingesetzt werden. Vorteile von Metformin sind die **fehlende Hypoglykämiegefahr** und die fehlende Gewichtszunahme. Beim Stoffwechselgesunden zeigt sich keine Wirkung.

Indikationen: Metformin ist Medikament 1. Wahl bei übergewichtigen Typ-II-Diabetikern, wenn konservative Maßnahmen nicht ausreichen.

Unerwünschte Wirkungen: Wichtigste, aber seltene unerwünschte Wirkung ist die **Laktatazidose**. Ursächlich sind eine vermehrte Laktatproduktion in der Muskulatur und eine verminderte Verwertung in der Leber, da es unter Metformin bei Akkumulation oder toxischen Dosen zu einer Verschiebung der aeroben Energiegewinnung zur anaeroben kommt. Prädisponierende Faktoren sind ältere Patienten mit eingeschränkter Stoffwechselleistung. Des Weiteren wird die intestinale Vitamin-B$_{12}$-Aufnahme gehemmt. Es kann zu gastrointestinalen Beschwerden kommen.

Kontraindikationen: Metformin ist kontraindiziert während der Schwangerschaft, bei pAVK, KHK, Myokardinfarkt, Linksherzinsuffizienz, Leber- und Niereninsuffizienz, Stoffwechselentgleisungen mit der Gefahr der Laktatazidose, prä- und postoperativ sowie bei Alkoholismus.

Glukosidasehemmstoffe

Acarbose und **Miglitol** bilden die Gruppe der Glukosidasehemmstoffe.

Wirkungen: Glukosidasehemmstoffe führen über eine **Inhibierung der α-Glukosidase** zu einer Hemmung der Kohlenhydratverdauung. Die dadurch verzögerte Glukoseresorption führt zu geringeren postprandialen Blutzuckerspitzen. Zudem zeigen die Glukosidasehemmer eine günstige Wirkung auf die Triglyzeridkonzentration. Es zeigen sich weder Gewichtszunahme noch eine Hypoglykämieneigung.

Indikationen: Acarbose ist insbesondere in der Frühphase von Diabetes mellitus Typ I und Typ II indiziert. Acarbose kann auch in der **Kombinationstherapie** (Sulfonylharnstoffe, Metformin, Glinide, Glitaozone, Insulin) eingesetzt werden.

Unerwünschte Wirkungen: **Meteorismus**, Flatulenz und Diarrhö sind häufige Nebenwirkungen. Sie können durch eine einschleichende Therapie vermindert werden.

Kontraindikationen: Beide Wirkstoffe sind kontraindiziert bei chronischen Erkrankungen des Verdauungstraktes, während der Schwangerschaft und Stillzeit und bei schwerer Niereninsuffizienz.

Glitazone

Einziger zugelassener Vertreter der Glitazone ist **Pioglitazon**.

Wirkungen: Glitazone sind **Insulinsensitizer**. Sie verbessern die Insulinwirkung an Fett-, Muskel- und Lebergewebe, indem sie die Insulinresistenz über eine Bindung an die PPARγ-Rezeptoren vermindern. Ein weiterer günstiger Effekt ist die Lipidsenkung: Die Fettzellen speichern mehr Triglyzeride. Der Wirkungseintritt tritt verzögert mit einer maximalen Wirkung nach ca. **8 Wochen** ein. Die Einnahme kann unabhängig von der Nahrung erfolgen. Durch die verstärkte Insulinwirkung kann es zu einer Gewichtszunahme kommen.

Indikationen: Eingesetzt werden Glitazone bei Diabetes mellitus Typ II und einer Kontraindikation oder Unverträglichkeit für Metformin. Eine **Kombination** mit Metformin oder Sulfonylharnstoffen ist möglich, wenn eine Monotherapie mit diesen Wirkstoffen nicht ausreichend wirksam ist.

Unerwünschte Wirkungen: Gewichtszunahme durch Wassereinlagerung und Fetteinlagerung, Ödeme, erhöhtes Risiko für Frakturen und Exophthalmus werden als Nebenwirkungen beobachtet.

Kontraindikationen: Glitazone sind kontraindiziert bei Herzinsuffizienz, Leberfunktionsstörungen, schwerer Niereninsuffizienz und während Schwangerschaft und Stillzeit.

23.4 Sexualhormone

Östrogene, **Gestagene** und **Androgene** sind die wichtigsten Sexualhormone (s. Gynäkologie [S. B333]). Sie sind Teil eines hypothalamisch-hypophysären Regelkreises. Im Hypothalamus wird **Gonadoliberin** (GnRH) pulsatil ausgeschüttet und stimuliert den Hypophysenvorderlappen zur Freisetzung von Follikel-stimulierenden Hormon (**FSH**) und luteinisierendem Hormon (**LH**). FSH stimuliert die Follikelreifung und die ovarielle Östrogensynthese. Östrogene hemmen wiederum die FSH-Ausschüttung. LH induziert die Ovulation und die Bildung von Progesteron aus dem zurückbleibenden Gelbkörper. Progesteron hemmt die LH-Ausschüttung (**Abb. 23.3**).

23.4.1 GnRH-Rezeptor-Agonisten

Neben dem GnRH-Präparat Gonadorelin gibt es zahlreiche GnRH-Rezeptor-Agonisten, die eine höhere Affinität zum Rezeptor besitzen als GnRH:
- **kurz wirksam:** Gonadorelin
- **lang wirksam:** Buserelin, Goserelin, Leuprorelin, Triptorelin, Nafarelin.

Wirkungen: Die Wirkung der GnRH-Rezeptor-Agonisten ist abhängig von der Applikationsdauer und -dosis. Bei einmaliger bzw. **stoßweiser Gabe** wird die **FSH/LH-Sekretion stimuliert** und so die Gonadotropinausschüttung kurzfristig erhöht. Dies fördert Follikelwachstum, Ovulation, die Erhaltung des Corpus luteum und die Spermatogenese.

Eine **kontinuierliche** Gabe führt dagegen nach einer initialen Erhöhung der Gonadotropinspiegel zu einer **Desensitivierung der GnRH-Rezeptoren**, die heruntergeguliert werden. Die Sekretion der Sexualhormone wird reversibel gehemmt. Es resultiert eine **chemische Kastration**.

Indikationen: Zu den Indikationen zählen je nach Präparat:
- **Gonadoliberin:** endogener GnRH-Mangel (Infusionspumpe), Kryptorchismus (intranasale Applikation) und Pubertas tarda. Außerdem kann Gonadoliberin diagnostisch im Rahmen des GnRH-Tests auf funktionie-

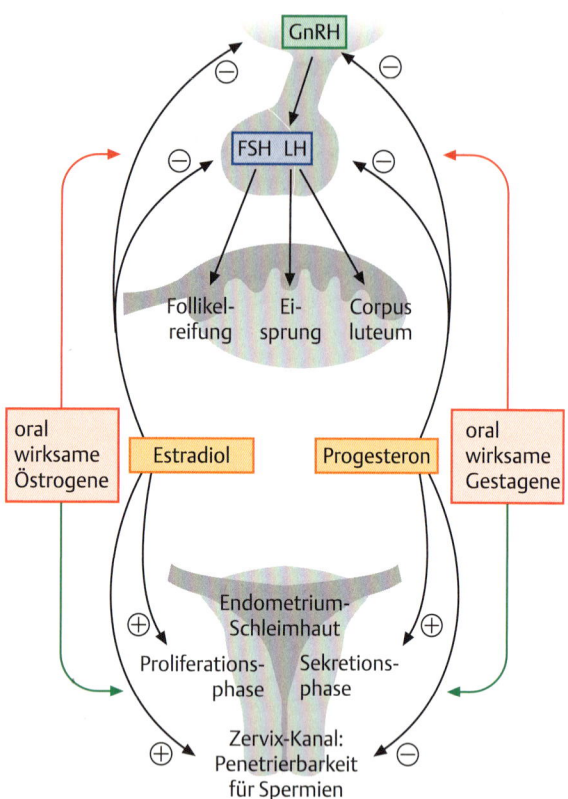

Abb. 23.3 **Sexualhormone.** Exogen zugeführte Östrogene und Gestagene unterdrücken durch den Feedback-Mechanismus die körpereigene FSH- und LH-Ausschüttung, die Bildung von Östradiol und Progesteron wird gehemmt, gleichzeitig die Ovulation verhindert. Am Uterus imitieren sie die Wirkung der endogenen Sexualhormone. (aus: Lüllmann, Mohr, Hein, Pharmakologie und Toxikologie, Thieme, 2010)

rende Gonadotropinausschüttung (Hypogonadismus) eingesetzt werden.
- **GnRH-Rezeptor-Agonisten:** Endometriose, In-vitro-Fertilisation, polyzystisches Ovarialsyndrom, Mammakarzinom, Uterus myomatosus, Infertilität, Pubertas praecox und Prostatakarzinom.

Unerwünschte Wirkungen: Zu den unerwünschten Wirkungen zählt das Flare-Phänomen, das durch einen initialen Testosteronanstieg mit einem Beschwerdebild ähnlich des klimakterischen Syndroms einhergeht. Es kann durch Antiandrogene unterdrückt werden.

23.4.2 GnRH-Rezeptor-Antagonisten

Die GnRH-Rezeptor-Antagonisten **Cetrorelix** und **Ganirelix** haben im Prinzip dieselbe Wirkung wie die lang wirksamen GnRH-Rezeptor-Agonisten, nur dass der initiale Sexualhormon-Anstieg ausbleibt. Zugelassen sind sie derzeit zur kontrollierten ovariellen Hyperstimulation im Rahmen der assistierten Reproduktion.

23.4.3 Gonadotropine

Zu den therapeutisch eingesetzten gonadotropen Hormonen zählen:

- **FSH:** Anovulation (Stimulation der Follikelreifung), kontrollierte ovarielle Hyperstimulation, hypophysärer Hypogonadismus des Mannes (Anregung der Spermatogenese und Testosteronsynthese)
- **LH:** Infertilität der Frau
- **HCG:** Ovulationsauslösung, Schwangerschaftstest, Kryptorchismus und verzögerte Pubertät von Jungen
- **HMG:** Infertilität von Mann und Frau.

Die Präparate können i.m. oder s.c. injiziert werden. Werden Gonadotropine zur Fertilitätsbehandlung bei der Frau eingesetzt, kommt es häufig zu einer ovariellen Hyperstimulation mit folgender Mehrlingsschwangerschaft.

23.4.4 Androgene

Testosteron ist das körpereigene Androgen. Mesterolon, Testosteron-undecaonat, Testosteron-proprionat und -enanthat sind Testosteronderivate.

Testosteron wird in Hoden, Nebennierenrinde und Ovar gebildet, seine Synthese in den Leydig-Zwischenzellen des Hodens wird durch LH stimuliert. Testosteron hemmt über einen negativen Feedback-Mechanismus die GnRH- bzw. LH/FSH-Freisetzung.

Wirkungen: Im Regelfall ist Testosteron für die **sexuelle Differenzierung** der männlichen Geschlechtsmerkmale (Penis-, Skrotumausbildung, männliche Körperbehaarung, Stimmbruch) in der Pubertät verantwortlich. Weitere Wirkungen umfassen die Förderung der Libido und der Spermiogenese (in physiologischer Dosierung) und die Funktion der Geschlechtsdrüsen (Prostata und Samenblase). Des Weiteren wird die Leistungsfähigkeit gesteigert und das Knochenwachstum und der Epiphysenfugenschluss werden gefördert. Es wird eine anabole Stoffwechsellage mit Proteinaufbau und Muskelwachstum begünstigt und in der Niere kommt es zur Retention von Natrium und Wasser sowie Kalium, Kalzium und Chlorid. Außerdem werden die Gerinnungsfaktoren II, V und XI sowie Erythropoetin vermehrt produziert.

Mesterolon hat den Vorteil, dass es weder die Freisetzung der Gonadotropine hemmt, wodurch die Funktion der Hoden nicht eingeschränkt wird, noch eine Feminisierung hervorruft, da es nicht zu Östrogen umgewandelt wird.

Indikationen: Testosteron ist beim **Mann** indiziert bei Androgenmangel (Hypogonadismus) und bei Oligospermie mit Sub-/Infertilität. In doppelter Dosierung kann mit Testosteron einem überschießenden Längenwachstum vorgebeugt werden, eine Zulassung für diese Indikation besteht jedoch nicht.

Bei der **Frau** kann Testosteron beim inoperablen Mammakarzinom Anwendung finden, allerdings werden hier Antiöstrogene und GnRH-Rezeptor-Agonisten bevorzugt.

Pharmakokinetik: Testosteron und seine Derivate sollten i.m. appliziert werden, da sie nach oraler Gabe einem fast vollständigen First-pass-Metabolismus unterliegen. Pflaster oder Gele sind weitere Applikationswege. Testosteron-undecaonat ist auch oral wirksam, Testosteron-propionat und -enanthat wirken nach i.m.-Applikation als Depot.

Unerwünschte Wirkungen: Hierzu zählen eine **Virilisierung** bei der Frau (Hirsutismus, Klitorishypertrophie, Stimmveränderungen, Libidosteigerung), Ausbildung von Akne, cholestatische Hepatitis, Leberkarzinom, Wasserretention mit der Entstehung von Ödemen und Hypertonie, androgener Haarausfall, vorzeitiger Epiphysenschluss bei Kindern, Atrophie der Keimdrüsen durch Hemmung der Gonadotropinfreisetzung, gesteigerte Mineralisation durch vermehrte Kalziumretention und Polyzythämie.

Kontraindikationen: Androgene sind kontraindiziert bei Prostatatumoren (Wachstumsförderung), Schwangerschaft (Gefahr der Virilisierung weiblicher Feten), schwerer Hypertonie, schweren Leber- und Nierenerkrankungen sowie schweren kardiovaskulären Erkrankungen.

23.4.5 Antiandrogene

Wirkungen: Das Progesteronderivat **Cyproteronacetat** ist der wichtigste Androgenrezeptor-Antagonist. Die Rezeptor-Blockade führt zu einer verminderten Spermiogenese und Libido, einer Hemmung des Prostatawachstums und einer Abnahme von Behaarung und Talgdrüsenproduktion. Seine gestagene Komponente unterdrückt die FSH- und LH-Synthese mit der Folge einer reduzierten Testosteronproduktion.

Die nichtsteroidalen Androgenrezeptor-Antagonisten **Flutamid** und **Bicalutamid** wirken ausschließlich als kompetitive Inhibitoren der Androgenrezeptoren.

Indikationen: **Cyproteronacetat** wird eingesetzt bei Pubertas praecox, hormonell bedingter Alopezie, Akne vulgaris und Prostatakarzinom. In hoher Dosierung wird es zudem zur Triebdämpfung bei Triebtätern und bei Frauen mit männlichem Behaarungstyp eingesetzt.

Flutamid und **Bicalutamid** sind indiziert bei Prostatakarzinom in Kombination mit GnRH-Analoga.

Unerwünschte Wirkungen: Dazu zählen Antriebshemmung und Libidoverlust, Impotenz, Gynäkomastie und Urtikaria.

Kontraindikationen: Bei Lebererkrankungen, Depression und Thrombembolien dürfen Antiandrogene nicht eingesetzt werden. Für Cyproteronacetat gelten zudem dieselben Kontraindikationen wie für Gestagene [S. C445].

23.4.6 Östrogene

Östrogene werden vorrangig im Ovar gebildet. Auch Plazenta, Nebenniere und Hoden synthetisieren Östrogene. Die wichtigsten therapeutisch eingesetzten Östrogene sind:
- natürliche Östrogene: Estradiol, Estriol
- stabilisierte Östrogene: Ethinylestradiol, Mestranol, Estrogenvalerat

Wirkungen: Die Wirkung der Östrogene wird über die intrazelluläre Östrogenrezeptoren ERα und ERβ vermittelt. In hoher Konzentration hemmen Östrogene über den negativen Feedback-Mechanismus die Freisetzung der Gonadotropine (Abb. 23.3).

Während des Wachstums und der Entwicklung stimulieren Östrogene zum einen das Knochenwachstum und den Epiphysenschluss am Ende der Pubertät sowie die weibliche Fettverteilung. Andererseits werden auch Wachstum und Entwicklung von Vagina und Uterus, Brustwachstum sowie Schambehaarung und Pigmentierung der Genitalregion stimuliert.

Bei der erwachsenen Frau werden die Proliferationsphase des Endometriums sowie eine vermehrte Sekretion der Zervixdrüsen induziert (Abb. 23.3). Weitere östrogenvermittelte Wirkungen sind eine erhöhte Eiweiß- und Mineraleinlagerung im Knochen mit der Folge der Verminderung des Knochenabbaus, eine gesteigerte Natrium- und Wasserretention, vermehrte Proteinsynthese, verminderte Glukosetoleranz, erhöhte Gerinnungs- und Thromboseneigung durch gesteigerte Synthese der Gerinnungsfaktoren II, VII, IX und X sowie eine verminderte Bilirubinausscheidung aus der Leber (s. Gynäkologie [S. B333]).

Indikationen: Ethinylestradiol und sein Prodrug Mestranol sind – meist in Kombination mit Gestagenen – indiziert als Bestandteil der **oralen Kontrazeption** (s. Gynäkologie [S. B386]). Die natürlichen Östrogene und Estrogenvalerat werden in der **Hormonsubstitutionstherapie** eingesetzt.

> **MERKE** Die Indikation für eine Hormonsubstitution in der **Menopause** bzw. Postmenopause ist streng zu stellen, da mit schwerwiegenden Komplikationen wie z. B. einem Anstieg von kardiovaskulären und thromboembolischen Ereignissen zu rechnen ist.

Pharmakokinetik: Die natürlichen Östrogene unterliegen einem ausgeprägten First-pass-Effekt, ihre Halbwertszeit beträgt nur wenige Minuten. Sie werden zu Estriol abgebaut und vorwiegend renal eliminiert.

Die Halbwertszeit der stabilisierten Östrogene kann bis zu 24 h betragen. Sie sind bis zu 20-mal potenter als die natürlichen Östrogene.

Unerwünschte Wirkungen: Hierzu zählen Übelkeit, Erbrechen und Diarrhö, kardiovaskuläre und thrombembolische Komplikationen, Hepatotoxizität, Gewichtszunahme infolge Wasserretention, Vergrößerung der Mammae mit Spannungsgefühl und Galaktorrhö, beim Mann Gynäkomastie sowie eine verstärkte Gerinnungsneigung. Bei kontrazeptiver Anwendung unterscheidet sich das Risiko für thrombembolische und kardiovaskuläre Ereignisse bei transdermaler Anwendung nicht von dem bei oraler Anwendung, bei substitutioneller Anwendung ist es geringer.

Kontraindikationen: Nicht angewendet werden dürfen Östrogene bei Lebererkrankungen einschließlich Bilirubinkonjugationsstörungen, kardiovaskulären Erkrankungen, schwerer Hypertonie, Thrombembolien (auch anamnestisch), östrogensensiblen Karzinomen und Schwangerschaft.

23.4.7 SERM und Antiöstrogene

Als selektive Östrogenrezeptor-Modulatoren (SERM: selective estrogene receptor modulators) sind **Tamoxifen**, **Toremifen** und **Raloxifen** im Handel. **Clomifen** zählt zwar prinzipiell auch zu den SERM, in der Wirkung überwiegt aber sein antiöstrogener Charakter. Daher wird es von einigen Autoren auch als Östrogenrezeptor-Antagonist eingeordnet.

Wirkungen: **Clomifen** blockiert partialantagonistisch Östrogenrezeptoren im Hypothalamus und der Hypophyse. Die Folge ist eine Aufhebung der negativen Rückkopplung mit gesteigerter Gonadotropinausschüttung, die zu Follikelreifung und Ovulation führt.

SERM hemmen zellspezifisch Östrogen-Rezeptoren, ohne dabei ihre Wirkung an anderen Geweben einzubüßen. Dazu stabilisieren sie je nach Wirkstoff unterschiedliche Rezeptorkonformationen mit der Folge, dass diese mit verschiedenen Koaktivatoren und Korepressoren interagieren und so nur ein Teil der östrogenregulierten Gene stimuliert wird. Durch diese Selektivität kann bei erhaltener physiologischer Östrogenwirkung das Wachstum östrogensensitiver Tumoren (z. B. Mamma-, Endometrium-Ca) inhibiert werden.

Tamoxifen und **Toremifen** besitzen insbesondere an der Brustdrüse antiöstrogene Wirkung und sind damit besonders potent in der Therapie des postmenopausalen **Mammakarzinoms**. Zudem werden die Schmerzen bei Knochenmetastasen infolge einer Stabilisierung des Knochenstoffwechsels vermindert. Problematisch ist die Resistenzentwicklung der Tumorzellen nach 2–3 Jahren.

Raloxifen wirkt östrogenagonistisch am Knochen. Es aktiviert als Agonist das für TGF-β codierende Gen, die Osteoklastenaktivität und damit der Knochenabbau werden durch TGF-β gehemmt.

Indikationen: Raloxifen ist indiziert bei **Osteoporose**, Tamoxifen in der Therapie des **Mammakarzinoms** mit positivem Östrogenrezeptorstatus und Clomifen zur **Ovulationsauslösung** bei anovulatorischen Zyklen.

Unerwünschte Wirkungen: Hierzu zählen Übelkeit, Wasserretention, Hitzewallungen, trockene Haut, Schleimhautatropie oder Vaginalblutungen, Alopezie, thrombembolische Komplikationen und Hyperkalzämie. Unter **Tamoxifen** kann es zu einer Endometriumproliferation kommen bis hin zum Endometriumkarzinom. Aufgrund seiner augenschädlichen Wirkung sind unter Tamoxifen-Therapie außerdem regelmäßig augenärztliche Kontrollen erforderlich. **Clomifen** kann zu ovarieller Überstimulation mit Ovarialzysten, Mehrlingsschwangerschaften und Depression führen.

Kontraindikationen: Zu den Kontraindikationen zählen Leuko- und Thrombozytopenien, Komedikation mit Östrogenen und Gerinnungshemmern sowie Hyperkalzämie, Schwangerschaft und Stillzeit.

23.4.8 Aromatasehemmer

Zu den Aromatasehemmern zählen Formestan, Exemestan, Anastrozol und Letrozol.

Die Aromatase wandelt Testosteron in Estradiol und Androstendion in Estron um. Insbesondere in der Postmenopause kann die Östrogenbildung durch Hemmung der Aromatase wirkungsvoll unterdrückt werden.

Indikation für Aromatasehemmer ist das **fortgeschrittene östrogensensitive postmenopausale Mammakarzinom**. Als Nebenwirkungen treten klimakteriumartige Beschwerden (Hitzewallungen, Osteoporose) auf, außerdem wurden Anorexie, Kopfschmerzen, Arthralgien und Myalgien beobachtet. Kontraindiziert sind Aromatasehemmer bei Frauen vor der Menopause.

23.4.9 Gestagene

Synthetische Gestagene lassen sich einteilen in:
- (17α-Hydroxy-)Progesteron-Derivate: Cyproteronacetat, Medroxyprogesteronacetat, Megestrolacetat
- Norethisteron-Derivate: Dienogest, Norethisteron, Lynestrenol
- Norgestrel-Derivate: Desogestrel, Gestoden, Levonorgestrel

Wirkungen: Die Stoffklasse der Gestagene entspricht hinsichtlich ihrer Wirkung nur teilweise dem physiologischen Gelbkörperhormon Progesteron (s. Gynäkologie [S.B333]).

Gestagene stimulieren die Transformierung des Endometriums in die Sekretionsphase (Abb. 23.3), erhöhen die Viskosität des Vaginalsekrets, setzen die Tubenmotilität herab, führen zu einer vermehrten Abschilferung von Vaginalepithel und zu einer Proliferation der Brustdrüsenacini. Weiterhin kommt es zu einer Erhöhung der Körpertemperatur, zu einer Natriurese und über den Regelkreis zu einer Inhibierung der Östrogenfreisetzung.

Indikationen: Hauptindikation für Gestagene ist die **orale Kontrazeption**, meistens in Kombination mit Östrogenen. Weitere Indikationen umfassen Menstruationsstörungen durch Corpus-luteum-Insuffizienz, Endometriose, Mastopathie Grad I und II nach Prechtel, primäre und sekundäre Amenorrhö, Hormonsubstitution, habituellen Abort und fortgeschrittene Endometrium-, Mamma- und Prostatakarzinome.

Unerwünschte Wirkungen: Die unerwünschten Wirkungen beinhalten die Entstehung von Akne, Gewichtszunahme, Libidoverlust, Regelstörungen, Müdigkeit und Depression.

Kontraindikationen: Gestagene sind kontraindiziert während der Schwangerschaft, bei thrombembolischen Ereignissen in der Anamnese und schweren Leberschäden.

23.4.10 Antigestagene

Bekanntestes Antigestagen ist **Mifepriston** (RU-486), das die Wirkung von LH in der 2. Zyklushälfte hemmt. Es inhibiert die schwangerschaftserhaltende Wirkung des Progesterons (Degeneration des Endometriums und der Deziduazellen) und führt zu einer erhöhten kontraktionauslösenden Prostaglandinwirkung. Mifepriston wird zum **medikamentösen Abbruch** einer intakten intrauterinen Schwangerschaft verwendet. Es kann bis zum 63. Tag nach der letzten Mens mit anschließender Prostaglandingabe (Misoprostol) eingesetzt werden. Unerwünschte Wirkungen sind starke vaginale Blutungen, schmerzhafte Uteruskontraktionen und Erbrechen.

24 Beeinflussung des Knochenstoffwechsels

24.1 Mineralstoffe

24.1.1 Kalzium

Kalzium ist das häufigste Kation des Körpers (s. Niere [S. A426]). Zur Substitution von Kalzium stehen Kalziumzitrat, Kalziumkarbonat und Kalziumglukonat zur Verfügung, wobei **Kalziumkarbonat** aufgrund seines hohen Kalziumanteils für die orale Therapie am besten geeignet ist.

Durch eine ausreichende Kalziumzufuhr wird verhindert, dass Kalzium aus dem Knochen mobilisiert wird. Die enterale Ca^{2+}-Aufnahme ist abhängig von Vitamin D.

Indiziert ist die Substitution von Kalzium **zusammen mit der Einnahme von Vitamin D** bei primärer und sekundärer **Osteoporose** und Hypoparathyreoidismus.

Die Zufuhr von Kalzium ist kontraindiziert bei Hyperkalzämie, Nephrolithiasis und Niereninsuffizienz. Bei Ausscheidung größerer Mengen über einen längeren Zeitraum besteht die Gefahr der Kalziumoxalatsteinbildung.

24.1.2 Bisphosphonate

Bisphosphonate können je nach Wirkstoff oral oder i.v. appliziert werden:
- orale Einnahme: Alendronat, Risedronat
- intravenöse Applikation: Clodronat, Ibandronat, Pamidronat, Zoledronat

Die intravenöse Applikation scheint hinsichtlich einer Frakturprophylaxe bessere Ergebnisse zu erzielen.

Bisphosphonate lagern sich in den Knochen ein, indem sie sich mit dem Hydroxyapatit verbinden. Sie werden von den Osteoklasten aufgenommen, hemmen deren Aktivität und dadurch den Abbau der Knochensubstanz. Es kommt zu einer Zunahme der Knochenmasse. Einige Wirkstoffe inhibieren zudem den Mevalonstoffwechsel und bewirken so die Apoptose der Osteoklasten.

Bei oraler Einnahme muss eine zeitgleiche Kalziumaufnahme vermieden werden, da sonst keine Resorption stattfindet (==Einnahme morgens nüchtern mit Leitungswasser mindestens eine halbe Stunde vor der ersten Mahlzeit==). Da Bisphosphonate stark schleimhautreizend sind, sollte die Einnahme im Stehen erfolgen. Die i.v. Gabe ist vorzuziehen.

Anwendung finden Bisphosphonate als Mittel 1. Wahl bei **Osteoporose**, außerdem bei Hyperkalzämie, Morbus Paget, multiplem Myelom, Knochenmetastasen und als ==osteoprotektive Behandlung während einer Chemotherapie (insbesondere Zoledronat)==.

Neben ==lokalen Schleimhautreizungen (Ösophagitis)== gehören zu den unerwünschten Wirkungen gastrointestinale Beschwerden (bei oraler Applikation) bzw. grippeähnliche Symptome (bei i.v. Gabe). Außerdem besteht eine Nephrotoxizität. Selten werden Arrhythmien und ==Osteonekrosen (aseptische Kieferknochennekrose)== beobachtet. Während der Schwangerschaft und Stillzeit und bei schweren Niereninsuffizienzen sind Bisphosphonate kontraindiziert.

24.1.3 Strontiumranelat

Bei Strontiumranelat handelt es sich um das an die organische Ranelinsäure gebundene Erdalkalimetall Strontium. Der Wirkstoff stimuliert die Osteoblastenproliferation mit konsekutiv gesteigerter Kollagensynthese und hemmt die Ausdifferenzierung der Osteoklasten.

Indikation für Strontiumranelat ist die **Osteoporose**, als unerwünschte Wirkungen können Kopfschmerzen, Gedächtnisstörungen, Thrombembolien, Übelkeit und Krampfanfälle auftreten.

24.1.4 Fluorid

Die **Kariesprophylaxe bei Kindern** ist einzige Indikation. Zur Frakturprophylaxe kann Fluorid nicht empfohlen werden. Es erhöhte zwar die Knochendichte, indem es die Osteoblastenproliferation stimuliert, führt aber durch seine Konkurrenz mit Kalzium zu einer erhöhten Brüchigkeit. Der Einsatz bei Osteoporose ist daher umstritten, zu beachten ist hierbei die geringe therapeutische Breite.

Zu den unerwünschten Wirkungen gehören gastrointestinale Beschwerden und Gelenkschmerzen. Fluorid ist kontraindiziert bei schwerer Niereninsuffizienz, Ulcera ventriculi bzw. duodeni und während der Schwangerschaft.

24.2 Hormone und Vitamine

24.2.1 Kalzitonin

Therapeutisch verwendet wird in Deutschland das synthetische Lachskalzitonin, das potenter ist als das endogene Kalzitonin des Menschen.

Neben seiner kalziumsenkenden Wirkung (s. Niere [S. A426]) hat Kalzitonin durch die Hemmung der Osteoklastenaktivität auch eine analgetische Komponente. Wichtige Indikation ist daher die Verminderung von Knochenschmerzen bei **Osteoporose** oder Knochenmetastasten. Weitere Indikationen sind schwere Hyperkalzämie, Sudeck-Syndrom und Morbus Paget.

Kalzitonin kann nur als Nasenspray oder parenteral verabreicht werden. Zu den unerwünschten Wirkungen zählen Hitzegefühl, Übelkeit, Erbrechen, Irritation der Nasenschleimhaut und allergische Reaktionen. Kalzitonin ist bei Hypokalzämie und Schwangerschaft kontraindiziert.

24.2.2 D-Hormone (Calciferole)

Als Wirkstoffe stehen **Cholecalciferol** (Vitamin D_3) und seine biologisch aktive Form **Kalzitriol** zur Verfügung. Cholecalciferol wird durch 2 Hydroxylierungen in Leber und Niere in Kalzitriol (1,25-Dihydroxycholecalciferol) umgewandelt (s. Endokrines System und Stoffwechsel [S. A329]). Kalzitriol fördert im Darm die Kalzium- und Phosphatresorption und mobilisiert Kalzium und Phosphat aus dem Knochen.

Die gleichzeitige Gabe von **Cholecalciferol** und Kalzium ist indiziert als Nahrungssupplementierung bei Kindern < 2 Jahren (Rachitisprophylaxe) und älteren Menschen (Osteoporoseprophylaxe), außerdem begleitend in der Osteoporosetherapie, zur Therapie der Osteomalazie sowie zur Behandlung eines sekundären Hyperparathyreoidismus, der durch einen relativen Vitamin-D-Mangel verursacht wird. **Kalzitriol** ist zur Behandlung der renalen Osteopathie indiziert.

==Zu den unerwünschten Wirkungen einer Substitutionstherapie mit Calciferolen gehören eine Hyperkalzämie, Übelkeit, Appetitlosigkeit, Entkalkung von Knochen, Nierenfunktionsstörungen und eine Organkalzinose bei Überdosierung.== Zur Vitamin-D-Intoxikation s. Endokrines System und Stoffwechsel [S. A371].

25 Antibiotika

25.1 Grundlagen

Der Begriff „Antibiotika" wird in diesem Kapitel für antimikrobiell wirkende Substanzen sowohl natürlichen als auch synthetischen Ursprungs verwendet.

Wirkung: Antimikrobiell wirksame Substanzen töten entweder die Erreger ab (**bakterizid**) oder hemmen sie in ihrem Wachstum (**bakteriostatisch**). Dabei soll der Wirtsorganismus möglichst nicht geschädigt werden. Eine Übersicht über die verschiedenen Substanzklassen und ihre Wirkprinzipien bieten Tab. 25.1 und Abb. 25.1.

> **MERKE** Für eine erfolgreiche Therapie mit **bakteriostatisch** wirkenden Antiinfektiva ist ein funktionierendes Immunsystem des Wirtes Voraussetzung.

Eine Aussage über die **Wirkstärke** macht für bakteriostatisch wirkende Antiinfektiva die **minimale Hemmkonzentration** (MHK). Sie bezeichnet die niedrigste Konzentration eines Antibiotikums, die das Wachstum eines Erregers unter standardisierten In-vitro-Bedingungen noch hemmt. Für bakterizid wirkende Substanzen gilt die **minimale bakterizide Konzentration** (MBK). Sie bezeichnet die niedrigste in vitro gemessen Konzentration für eine bakterizide Wirkung. Dabei wird zwischen der bakteriziden Wirkung auf proliferierende Keime und derjenigen auf alle Entwicklungsstufen unterschieden.

Zur Bestimmung der minimalen Hemmkonzentration wird von dem Antibiotikum eine **Verdünnungsreihe** angelegt und mit einer geringen Menge an Bakterien beimpft. Nach 24 h Bebrütung wird die niedrigste das Erregerwachstum unterdrückende Konzentration abgelesen. Die in vitro erzielten Ergebnisse sind aber nicht ohne Weiteres auf den Patienten übertragbar. In der Praxis erfolgt eine Abschätzung der minimalen Hemmkonzentration mittels **Agardiffusionstest**. Nach gleichmäßiger Beimpfung einer Nähragarplatte mit Bakterien werden Filterpapierblättchen, die mit einer definierten Menge an Antibiotikum getränkt sind, auf die Platte aufgebracht. Entsprechend der Diffusion des Antibiotikums auf dem Nährboden entsteht ein Konzentrationsgefälle. Anhand eines Bereiches um die Filterpapierblättchen (Hemmhof), in denen die Antibiotikakonzentration ausreichend für eine Wachstumshemmung ist, kann die minimale Hemmkonzentration abgeschätzt werden. Sie steht in einem linearen Verhältnis zum Durchmesser des Hemmhofes.

Neben der Pharmakokinetik und der Pharmakodynamik beeinflussen die körpereigene Abwehr, die Stoffwechsellage und Autolyseneigung der Bakterien, der pH-Wert des infizierten Gewebes und der Infektionsort die Wirkung von Antibiotika.

Wirkungsspektrum: Das Wirkungsspektrum eines Antibiotikums gibt Auskunft über die Erreger, gegen die das Antibiotikum in zugelasser Konzentration seine bakteriostatische bzw. bakterizide Wirksamkeit entfaltet.

Abtötungskinetik: Hierbei wird zwischen konzentrations- und zeitabhängiger Abtötung unterschieden. Für die **konzentrationsabhängige** Abtötung ist charakteristisch, dass mit steigender Antibiotikakonzentration auch der antibakterielle Effekt zunimmt. Beispiele sind Aminoglykoside und Fluorchinolone. Bei der **zeitabhängigen** Abtötung kommt es zu einer Sättigung der Absterbekinetik, die nahe der minimalen Hemmkonzentration liegt. Dabei ist die Dauer der Antibiotikagabe die determinierende Größe. Dosissteigerungen, die die minimale Hemmkonzentration übersteigen, führen zu keiner weiteren Wirkungssteigerung. Beispiele sind β-Laktam-Antibiotika, Makrolide und Vancomycin. Aus diesem Grund werden z. B. β-Laktam-Antibiotika in einer relativ niedrigen Dosierung mehrmals täglich appliziert, wohingegen Amino-

Tab. 25.1 Übersicht Antibiotika

Klasse	Wirkprinzip
bakteriostatische Antibiotika	
• Tetrazykline	Hemmung der Proteinsynthese
• Glycylzykline	Hemmung der Proteinsynthese
• Makrolide	Hemmung der Proteinsynthese
• Sulfonamide	Störung der Folsäuresynthese
• Diaminopyrimidine	Störung der Folsäuresynthese
• Chloramphenicol	Hemmung der Proteinsynthese
• Lincosamide	Hemmung der Proteinsynthese
• Fusidinsäure	Hemmung der Proteinsynthese
bakterizide Antibiotika	
• β-Laktam-Antibiotika	Hemmung der Zellwandsynthese (Mureinsynthese)
• Aminoglykoside	Hemmung der Proteinsynthese
• Fluorchinolone	Hemmung der DNA-Replikation
• Glykopeptidantibiotika	Hemmung der Zellwandsynthese (Quervernetzung)
• Fosfomycin	Hemmung der Zellwandsynthese (Peptidoglykansynthese)
• Polymyxine	Membrandestabilisierung
• Lipopeptide	Porenbildung in der Zellmembran
• Bacitracin	Hemmung des Transports der Zellwandbausteine
• Nitroimidazole	Hemmung der Nukleinsäuresynthese
bakterizid und bakteriostatische Antibiotika	
• Oxazolidinone	Hemmung der Proteinsynthese

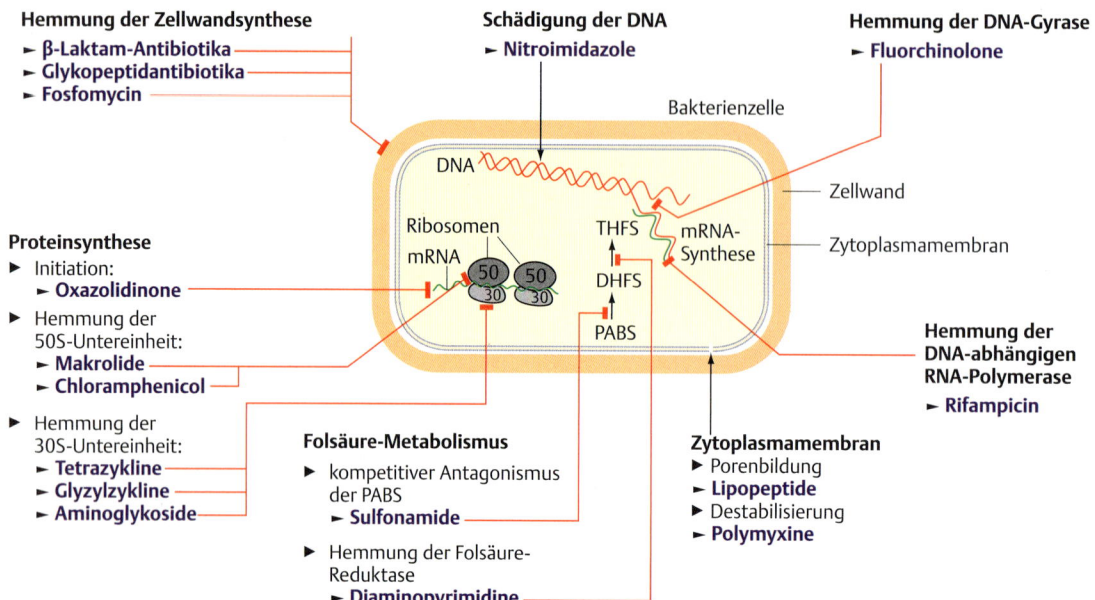

Abb. 25.1 **Angriffspunkte wichtiger antibakterieller Wirkstoffe.** Zu Rifampicin [S. C461]. THFS: Tetrahydrofolsäure; DHFS: Dihydrofolsäure; PABS: Para-Aminobenzoesäure. (nach: Hof, Dörries, Duale Reihe Medizinische Mikrobiologie, Thieme, 2009)

glykoside einmal täglich in hohen Konzentrationen verabreicht werden.

Unerwünschte Wirkungen: Typisch für unerwünschte Wirkungen beim Einsatz von Antibiotika sind:
- Schwindel, Kopfschmerzen, Krampfanfälle: Fluorchinolone, Nitroimidazole, Linezolid, Makrolide, Isoniazid
- Exantheme, Phototoxizität: Aminopenicilline, Tetrazykline, Sulfonamide, Makrolide
- Blutbildungsstörungen: Folsäureantagonisten, Chloramphenicol, Linezolid
- Kardiotoxizität: Makrolide, Fluorchinolone
- Lebertoxizität: Ansamycine, Isoniazid
- Nierentoxizität: Aminoglykoside, Glykopeptide
- Störungen des Magen-Darm-Traktes: fast alle Antibiotika
- Zahn-, Knorpel- und Knochenschädigungen, Tendopathien: Fluorchinolone, Tetrazykline
- Allergien: β-Laktam-Antibiotika.

Zwei wichtige potenziell lebensbedrohliche unerwünschte Wirkungen sind die **antibiotikaassoziierte pseudomembranöse Enterokolitis** (s. Verdauungssystem [S. A257]) und die **Herxheimer-Reaktion** (s. Infektionserkrankungen [S. A530]). Weitere substanzspezifische unerwünschte Wirkungen finden beim jeweiligen Wirkstoff Erwähnung.

Resistenz: Eine Resistenz liegt vor, wenn die MHK **über** der Konzentration liegt, die – ohne für den Wirt toxisch zu sein – maximal im Gewebe oder Serum erreichbar ist. Ursächlich für Resistenzen ist in der Regel eine **Genmutation** des Erregers, deren Information entweder auf der Bakterien-DNA oder auf extrachromosomaler DNA (Resistenzplasmiden) gespeichert ist. Extrachromosomal gelegene Resistenzgene können über Konjugation, Transduktion (Phagen) oder Transposons innerhalb einer Bakterienart oder von einer auf die andere weitergegeben werden (Vorkommen bei gramnegativen Stäbchen und Staphylokokken).

Man unterscheidet:
- **primäre Resistenz:** Sie wird auch „natürliche Resistenz" genannt und liegt vor, wenn der Erreger nicht im Wirkspektrum des Antibiotikums liegt, d. h. die Resistenz schon vor Therapiebeginn vorhanden ist.
- **sekundäre Resistenz:** Sie entwickelt sich durch Spontanmutation während der Therapie, ist also eine erworbene Resistenz. Dabei kommt es zu einer Selektion der resistent gewordenen Keime. Es können eine schnelle (Einstufenresistenz vom Streptomycintyp) und eine langsame Resistenzentwicklung (Mehrstufenresistenz vom Penicillintyp) unterschieden werden.
- **Kreuzresistenz:** Es besteht eine Resistenz gegen alle Wirkstoffgruppen mit gleichem Wirkmechanismus.

Folgende Resistenzmechanismen sind zurzeit bekannt:
- Verminderung der Aufnahme des Antibiotikums durch Veränderung der Zellpermeabilität
- Verstärkung der Ausschleusung durch Transportersynthese
- Veränderung der Zielstruktur des Antibiotikums mit konsekutiver Verminderung der Affinität des Wirkstoffes
- Induktion der Expression antibiotikainaktivierender Enzyme.

Therapieprinzipien: Grundsätzlich kann zwischen einer gezielten und einer kalkulierten Chemotherapie und einer Mono- oder Kombinationstherapie unterschieden werden.

Gezielte Antibiotikatherapie: Bei der gezielten Chemotherapie sind – meist nach Erregerisolierung und Antibiogramm – sowohl **Erreger** als auch **Antibiotika-Sensibilität bekannt**. Das für die jeweilige Situation am besten geeignete Antibiotikum wird ausgewählt (wenige Nebenwirkungen, schmales Wirkspektrum etc.). Probleme ergeben sich daraus, dass die Ergebnisse von Erregerisolierung und Antibiogramm in der Regel erst nach 24–48 h vorliegen. Zudem werden aufgrund von Kontaminationen häufig falsche Erreger isoliert.

Kalkulierte Antibiotikatherapie: Sie beruht auf einer **empirischen** Antibiotikaauswahl. Erkrankungsschwere und Gesamtsituation (Alter, Begleiterkrankungen, ambulante/nosokomiale Infektion) werden berücksichtigt. Eine kalkulierte Therapie mit einem Breitbandantibiotikum wird häufig am Anfang einer schweren, lebensbedrohlichen Infektion durchgeführt, solange Erregerisolierung und Antibiogramm noch ausstehen. Danach kann auf eine gezielte Therapie mit Schmalspektrumantibiotikum umgestellt werden (Deeskalationstherapie).

Sequenzialtherapie: Sie ist durch eine initiale parenterale Gabe mit nachfolgender oraler Umstellung charakterisiert.

Monotherapie: Ist der Erreger bekannt bzw. wird ein bestimmter Erreger vermutet, kann bei immunkompetenten Patienten möglichst selektiv mit einem Antibiotikum therapiert werden.

Kombinationstherapie: Sie ist häufig bei Mischinfektionen und im Rahmen einer Interventionstherapie notwendig. Die Kombination sollte mögliche Wirklücken schließen, die antibakteriellen Effekte verstärken (additiv oder synergistisch), die Resistenzentwicklung vermindern und ein breites Spektrum abdecken. Voraussetzungen hierfür sind:
- Erreichen des Infektionsortes von allen Kombinationspartnern
- Erzielen einer ausreichend hohen Wirkstoffkonzentration am Infektionsort
- Sensibilität des Erregers für alle verwandten Kombinationspartner
- Vermeidung von Kombinationen mit ähnlichen schwerwiegenden Nebenwirkungen.

Möglichkeiten für eine sinnvolle Kombinationstherapie sind z. B.:
- Trimethoprim mit Sulfamethoxazol: doppelte Blockierung eines metabolischen Systems
- additive Gabe von Penicillinase-Inhibitoren: Blockade eines inaktivierenden Enzyms
- β-Laktam-Antibiotika und Aminoglykoside: unterschiedliche Angriffspunkte in der Bakterienzelle
- Vancomycin und Rifampicin: Verhinderung sekundärer Resistenzen
- β-Laktam-Antibiotika und Metronidazol: Ausweitung auf Anaerobier.

MERKE Eine Kombination von bakteriostatischen Antibiotika mit Wirkstoffen, die bakterizid auf proliferierende Keime wirken, ist grundsätzlich **nicht** sinnvoll.

Antibiotikaprophylaxe: Es kann zwischen Expositionsprophylaxe, Rezidivprophylaxe und perioperativer Prophylaxe unterschieden werden.

Eine **Expositionsprophylaxe** kommt bei der Malaria (vor der Reise in exponierte Länder) und Tuberkulose zum Einsatz.

Eine **Rezidivprophylaxe** ist sinnvoll beim rheumatischen Fieber und bei rezidivierenden Harnwegsinfekten (v. a. bei Harnabflussstörungen). Das rheumatische Fieber ist eine Autoimmunreaktion auf eine Infektion mit β-hämolysierenden Streptokokken der Gruppe A. Die Rezidivprophylaxe wird über mehrere Jahre (mindestens bis zum 25. Lebensjahr) intramuskulär oder oral mit Penicillin durchgeführt (bei Penicillinallergie Erythromycin).

Bei der **perioperativen Prophylaxe** erfolgt eine prophylaktische Gabe von Antibiotika vor größeren Operationen zur Minderung des Infektionsrisikos. Eine perioperative Prophylaxe sollte grundsätzlich bei Operationen am Verdauungstrakt, gynäkologischen Operationen, Implantatschirurgie und offenen Frakturen erfolgen. Dabei ist zu beachten, dass die Gabe kurz vor oder mit der Narkoseeinleitung in hoher Dosierung erfolgen sollte und zwar mit maximal 3 Gaben in 24 h.

25.2 β-Laktam-Antibiotika

β-Laktam-Antibiotika wirken **bakterizid** auf **proliferierende** Keime, das Wirkspektrum unterscheidet sich je nach Verbindung (grampositiv und/oder gramnegativ bzw. speziesspezifisch). Sie zeichnen sich durch eine große therapeutische Breite bei guter Verträglichkeit aus. Das gemeinsame Wirkzentrum aller β-Laktam-Antibiotika ist der **β-Laktam-Ring**, der in allen Grundstrukturen enthalten ist. Zu den β-Laktam-Antibiotika gehören:
- Penicilline
- Cephalosporine und Carbacepheme
- Monobactame
- Carbapeneme.

Wirkungsverstärkend wirken **β-Laktamase-Inhibitoren** wie Sulbactam, Tazobactam und Clavulansäure.

Wirkungen: β-Laktam-Antibiotika hemmen die **Zellwandsynthese** (Mureinsynthese). Sie inhibieren irreversibel die Transpeptidasen (**Penicillin-bindendes Protein**, PBP), die für die Quervernetzung der Peptidoglykansestränge der Bakterienzellwand verantwortlich sind. Es gibt mindestens 7 verschiedene PBPs, die spezifisch für die einzelnen Bakterienarten sind. Die unterschiedlichen Wirkspektren der β-Laktam-Antibiotika lassen sich durch ihre individuelle Affinität zu den jeweiligen PBPs erklären. Die entstehenden Zellwanddefekte führen zu einer osmotisch bedingten Bakterizidie. Diese ist zeitabhängig, d. h. die Plasmaspiegel sollten über den gesamten Behandlungszeitraum hinweg die minimale Hemmkonzentration übersteigen. Intrazelluläre Keime werden von β-Laktam-Antibiotika nicht erreicht.

Resistenzmechanismen: Primär resistent sind zellwandlose Bakterien wie z. B. Mykoplasmen. Eine sekundäre Resistenz entwickelt sich nur langsam, die verschiedenen Resistenzmechanismen betreffen alle β-Laktam-Antibiotika in gleicher Weise. Die wichtigsten Resistenzmechanismen sind:
- **Bildung von β-Laktamasen:** Diese Enzyme spalten den β-Laktam-Ring hydrolytisch, bevor das Antibiotikum die PBP erreicht, und inaktivieren es damit. Sie lassen sich in 5 Klassen (u. a. Penicillinasen, Cephalosporinasen, Breitspektrum-β-Laktamasen) mit unterschiedlicher Substratspezifität einteilen.
- **strukturelle Veränderung der PBPs:** Durch Mutationen der PBPs wird die Affinität der β-Laktam-Antibiotika zu den PBPs vermindert, z. B. bei der Methicillinwirkung auf Pneumokokken.

Unerwünschte Wirkungen: Häufige unerwünschte Wirkung der β-Laktam-Antibiotika sind **allergische** bzw. **anaphylaktische Reaktionen**, die mehr bei parenteraler als bei oraler Applikation auftreten. Die Allergierate ist bei Penicillin am höchsten, dabei herrscht eine Kreuzallergie zwischen den meisten Penicillinen und in 5–8 % der Fälle eine Kreuzallergie auf Cephalosporine. Die allergische Reaktion kann sich sofort oder mit einer Latenz von 8–14 Tagen entwickeln. Häufige Erscheinungsbilder sind Urtikaria und makulopapulöse Exantheme. Auch **pseudoallergische Reaktionen** können auftreten (z.B. Ampicillinexanthem bei Pateineten mit infektöser Mononukleose).

Weitere unerwünschte Wirkungen sind gastrointestinale Beschwerden und Gerinnungsstörungen (Thrombozytenfunktionsstörungen, Synthesestörungen der Vitamin-K-abhängigen Gerinnungsfaktoren durch Schädigung der Darmflora).

25.2.1 Penicilline

Penicilline leiten sich von der 6-Aminopenicillansäure ab, einem Dipeptid aus Cystein und Valin. Sie lassen sich unterteilen in (Tab. 25.2):
- **Schmalspektrumpenicilline:** Benzylpenicilline, Phenoxypenicilline (Oralpenicilline) und Isoxazolylpenicilline
- **Breitspektrumpenicilline:** Aminopenicilline, Acylaminopenicilline und Penicilline in Kombination mit β-Laktamase-Inhibitoren.

Abgesehen von einer möglichen Penicillinallergie sind Penicilline sehr gut verträglich.

Benzylpenicilline: Zu den Benzylpenicillinen zählen **Penicillin G** und **Depotpenicilline** wie Procain- oder Benzathin-Penicillin G. Sie sind weder β-Laktamase- noch säurestabil und können deswegen sinnvoll nur **parenteral** (i. v., i. m.) appliziert werden. Benzylpenicilline sind überwiegend im **grampositiven** Bereich wirksam, allerdings **unzureichend gegen Staphylokokken und Enterokokken**.

Phenoxypenicilline: Die Gruppe der Phenoxypenicilline umfasst **Penicillin V, Propicillin** und **Azidocillin**. Sie sind säurefest und können daher oral appliziert werden. Ihre Wirkstärke ist allerdings geringer als die von Penicillin G. Phenoxypenicilline sind nicht β-Laktamase-stabil. Das Wirkspektrum ist dem der Benzylpenicilline ähnlich mit zusätzlicher Wirkung von Azidocillin gegen Haemophilus influenzae und Bordetella pertussis.

Tab. 25.2 Penicilline: Wirkspektrum und Indikationen

Gruppe	Wirkspektrum	Indikationen
Benzylpenicilline • Penicillin G • Depotpenicilline	• grampositive Bakterien (insb. Streptokokken) • Meningokokken, Gonokokken • Corynebacterium diphteriae • Spirochäten	Phlegmone, Erysipel, nekrotisierende Fasziitis, Angina, Scharlach, rheumatisches Fieber, Pneumonie, Endokarditis lenta, Meningitis, Gonorrhö, Aktinomykose, Diphterie, Syphilis, Borreliose, Leptospirose, Lues
Phenoxypenicilline • Penicillin V • Propicillin • Azidocillin	• wie Benzylpenicilline • Haemophilus influenzae	ambulant erwobene leichtere Infektionen (Tonsillitis, Scharlach, dentogene Infektionen, Erysipel), Prophylaxe (Scharlach-, Endokarditis-, Rezidivprophylaxe des rheumatischen Fiebers)
Isoxazolylpenicilline • Oxacillin • Dicloxacillin • Flucloxacillin	• penicillinasebildende Staphylokokken	leichte Infektionen mit Penicillin-G-resistenten Staphylokokken (Wundinfektionen, Furunkulose, Pneumonie)
Aminopenicilline • Ampicillin • Amoxicillin	• grampositive Bakterien (auch Listerien, Enterokokken) • E. coli, Campylobacter sp., Haemophilus influenzae, Proteus mirabilis und andere gramnegative Erreger • keine Wirkung bei Pseudomonaden, Klebsiellen, Enterobacter, Citrobacter, Serratia und Proteus vulgaris	Infektionen der oberen Atemwege (Sinusitis, Otitis media, Bronchopneumonie), Meningitis, Epiglottitis, Weichteilinfektionen, Endokarditis, Osteomyelitis, bakterielle Ruhr, Harnwegsinfektionen, Gallenwegsinfektionen, Listeriose
Acylaminopenicilline • Mezlocillin • Piperacillin	• grampositive und gramnegative Bakterien, insbes. Enterobakterien, Pseudomonaden	nosokomiale Infektionen (Pneumonie, Harnwegsinfektionen), Gallenwegsinfektionen, Infektionen des Genitaltraktes, Sepsis, Endokarditis, Meningitis

25.2 β-Laktam-Antibiotika

Isoxazolylpenicilline: Zu dieser, auch „Staphylokokken-Penicilline" genannten Gruppe gehören **Oxacillin**, **Dicloxacillin** und **Flucloxacillin**. Isoxazolylpenicilline sind sowohl säure- als auch penicillinasefest. Das Wirkspektrum ist prinzipiell Penicillin G ähnlich, wegen ihrer geringen Wirkstärke kommen sie aber nur bei Infektionen mit Penicillin-G-resistenten, da **β-Laktamase-produzierenden Staphylokokken** zum Einsatz. Viele der ehemals empfindlichen Stämme sind inzwischen resistent (insbesondere koagulasenegative Staphylokokken und einige Staphylococcus-aureus-Stämme). Sie werden als **MRSA** (Methicillin-resistente Staph.-aureus-Stämme) bezeichnet. Methicillin hat keine therapeutische Bedeutung, es dient ausschließlich als Testsubstanz.

Aminopenicilline: Zur Gruppe der Aminopenicilline zählen **Ampicillin** und **Amoxicillin**. Sie sind säure-, aber nicht β-Laktamase-fest. Eine Kombination mit **β-Laktamase-Hemmern** zur Erweiterung des Wirkspektrums ist möglich (s. u.). Wegen seiner eingeschränkten enteralen Resorption wird Ampicillin bevorzugt intravenös, Amoxycillin mit seiner guten enteralen Resorption und geringen gastrointestinalen Nebenwirkungen hingegen oral appliziert. Beide Penicilline zeichnen sich durch ein erweitertes Wirkspektrum im gramnegativen Bereich aus, weisen aber hohe Resistenzraten bei Problemkeimen auf.

Eine besondere Nebenwirkung sind makulöse Exantheme, die v. a. im Rahmen der infektiösen Mononukleose und der chronisch-lymphatischen Leukämie auftreten (Kontraindikation!).

Acylaminopenicilline: Zu den Acylaminopenicillinen werden **Mezlocillin** und **Piperacillin** gerechnet. Sie sind weder säure- noch β-Laktamase-stabil. Mezlocillin zeichnet sich durch eine starke Enterokokkenwirksamkeit aus. Piperacillin hingegen ist durch das **breiteste Spektrum** aller Penicilline (auch Pseudomonas und Enterobakterien) charakterisiert. Bei schweren Klinikinfektionen erfolgt häufig eine Kombinationstherapie mit einem Aminoglykosid oder einem β-Laktamase-stabilen Cephalosporin.

β-Laktamase-Inhibitoren: Sie erweitern das Wirkspektrum einiger Penicilline, indem sie insbesondere plasmidvermittelte β-Laktamasen irreversibel hemmen. Häufige Kombinationen sind:
- Amoxicillin + Clavulansäure
- Ampicillin + Sulbactam
- Sultamicillin (Prodrug, Esterverbindung aus Ampicillin und Sulbactam)
- Piperacillin + Tazobactam

Indiziert sind sie bei Infektionen durch Bakterien, die durch β-Laktamase-Bildung gegen Penicilline resistent geworden sind und deren β-Laktamasen durch Clavulansäure, Sulbactam oder Tazobactam inhibiert werden.

Pharmakokinetik: Penicilline zeichnen sich durch eine gute Gewebeverteilung (Ausnahme Isoxazolylpenicilline) bei **fehlender Zellpenetration** und schlechter Liquorgängigkeit aus. Bei kurzer Halbwertszeit werden Penicilline größtenteils unverändert renal eliminiert. Einzige β-Laktamase-feste Wirkstoffgruppe sind die Isoxazolylpenicilline.

Kontraindikationen: Generelle Kontraindikation für Penicilline ist eine Penicillinallergie.

> **MERKE** Penicilline, Cephalosporine und einige Makrolide können während der Schwangerschaft eingesetzt werden.

25.2.2 Cephalosporine

Cephalosporine leiten sich von der 7-Aminocephalosporansäure ab. Je nachdem, welcher Substituent verändert ist, sind die Wirkstoffe zur parenteralen oder zur oralen Therapie geeignet (Tab. 25.3).

Cephalosporine sind **unempfindlich** gegenüber den **Staphylokokken-Penicillinasen** und weisen unterschiedli-

Tab. 25.3 Wirkspektrum und Indikationen der Cephalosporine

Anwendung	Wirkstoffe	Wirkspektrum	Indikationen
Gruppe 1 (Basiscephalosporine)			
parenteral	• Cefazolin	• grampositive Bakterien (Staphylokokken, Pneumokokken) • gramnegative Bakterien (Enterobakterien) • keine Pseudomonadenwirkung	Staphylokokkeninfektionen, Penicillinallergie (Ersatz für Penicillin G), perioperative Prophylaxe, ambulant erworbene Infektionen (Wundinfektionen, Pneumonien)
oral	• Cefaclor • Cefadroxil • Cefalexin	• wie parenterale Gruppe-1-Cephalosporine, aber schwächere Wirksamkeit	leichtere Infektionen in der Praxis (Harnwegs-, Atemwegs- und Weichteilinfektionen)
Gruppe 2 (Intermediärcephalosporine)			
parenteral	• Cefotiam • Cefuroxim	• Enterobakterien (E. coli, Klebsiellen, Proteus, Salmonellen, Shigellen, Haemophilus) • Staphylokokken, Streptokokken A + B • Gonokokken, Meningokokken	kalkulierte Chemotherapie bei nosokomialer Pneumonie, Harnwegsinfektionen, perioperative Prophylaxe, Haemophilusinfektionen (auch bei Ampicillinresistenz), schwere Weichteilinfektionen
oral	• Cefuroximaxetil • Loracarbef	• wie parenterale Gruppe-2-Cephalosporine	orale Therapie bei mäßigen bis schweren Infektionen in der Praxis (Harnwege, Atemwege inkl. HNO, Weichteile), Umstellung auf orale Therapie nach begonnener i. v. Therapie

Tab. 25.3 Fortsetzung

Anwendung	Wirkstoffe	Wirkspektrum	Indikationen
Gruppe 3a (Breitspektrumcephalosporine)			
parenteral	• Cefotaxim • Ceftriaxon	• A-Streptokokken, Pneumokokken • verminderte Staphylokokkenwirksamkeit • Borrelien, Gonokokken, Meningokokken • Enterobakterien (E. coli, Salmonellen, Klebsiellen, Proteus, Haemophilus influenza)	lebensbedrohliche Infektionen (Pneumonie, Sepsis, Meningitis, Wund- und Gewebeinfektionen), schwerste Haemophilus-Infektionen (bei Ampicillinresistenz), Borreliose, Einmalbehandlung der Gonorrhö
oral	• Cefixim • Cefpodoximproxetil • Ceftibuten	• wie parenterale Gruppe-3a-Cephalosporine	schwere Infektionen (HNO-Bereich, oberer und unterer Respirationstrakt, Haut und Weichteile, Harnwegsinfekte)
Gruppe 3b (Pseudomonadencephalosporine)			
parenteral	• Cefepim • Ceftazidim	• ähnlich Gruppe 3a • zusätzliche Wirksamkeit gegen Pseudomonaden	schwere bis lebensgefährliche Infektionen einschließlich Meningitis und Neutropeniepatienten v. a. bei Pseudomonas-Infektionen

che Empfindlichkeit gegenüber den β-Laktamasen gramnegativer Keime auf. Sie sind primär unwirksam gegen intrazelluläre Erreger, Enterokokken, Listerien, Campylobacter, Clostridium difficile und methicillinresistente Staphylokokken.

Parenteral applizierbare Cephalosporine: Sie unterteilen sich nach ihrem Wirkspektrum in folgende Gruppen:
- **Gruppe 1:** Gute Wirkung v. a. auf grampositive Kokken inkl. β-Laktamase-Bildnern. Wirkstoff ist Cefazolin.
- **Gruppe 2:** Wie Gruppe 1, zusätzlich gramnegative Keime. Als Wirkstoffe auf dem Markt sind Cefotiam und Cefuroxim.
- **Gruppe 3a:** Wirkung besonders im gramnegativen Bereich, aber exklusive Pseudomonas aeruginosa. Wirkstoffe sind Cefotaxim und Ceftriaxon.
- **Gruppe 3b:** Wie Gruppe 3a, aber inklusive Pseudomonas aeruginosa. Wirkstoffe sind Cefepim und Ceftazidim.

Gruppe 1: Cefazolin zeichnet sich durch ein schmales Wirkspektrum aus. Es ist in erster Linie wirksam gegen grampositive Erreger (Streptokokken, Staphylokokken), teilweise aber auch gegen gramnegative Bakterien (E. coli, Klebsiellen). Es ist instabil gegenüber β-Laktamasen gramnegativer Bakterien. Cefazolin ist indiziert bei unkomplizierten Infektionen, in der perioperativen Prophylaxe und als Ersatz für Penicillin G bei Penicillinallergie.

Gruppe 2: Cefotiam und Cefuroxim zeichnen sich durch ein breites Wirkspektrum aus. Gegen grampositive Bakterien sind sie schwächer, gegen gramnegative Bakterien besser wirksam als Cefazolin. Sie sind nur begrenzt gegenüber β-Laktamasen gramnegativer Bakterien stabil. Zu beachten ist die **Enterokokken- und Pseudomonadenlücke** (Kombination mit Azlocillin oder Piperacillin). Indikationen sind mittelschwere, nicht lebensbedrohliche Infektionen.

Gruppe 3a: Cefotaxim und Ceftriaxon werden als **Breitspektrumcephalosporine** bezeichnet und sind besser als die Gruppen 1 und 2 gegen gramnegative Bakterien wie Enterobacteriaceae (E. coli, Salmonellen, Klebsiellen oder Proteus vulgaris), Haemophilus influenzae sowie Gonokokken und Meningokokken wirksam. Sie sind stabil gegenüber zahlreichen β-Laktamasen gramnegativer Bakterien, weisen aber **unzureichende Wirksamkeit gegenüber Staphylokokken** auf. Sie kommen zur gezielten und ungezielten Therapie lebensbedrohlicher Infektionen in Kombination mit einem Aminoglykosid oder Acylaminopenicillin zum Einsatz. Ceftriaxon wird in der kalkulierten Therapie der Meningitis und bei Neuroborreliose angewendet, da es relativ gut liquorgängig ist. Ähnlich wie die Cefuroxim-Gruppe ist die Cefotaxim-Gruppe durch eine Wirkungslücke bei Pseudomonaden, Enterokokken und Anaerobiern charakterisiert.

Gruppe 3b: Ceftazidim und Cefepim werden auch als **Pseudomonadencephalosporine** bezeichnet. Ihr antibakterielles Wirkspektrum ähnelt dem der Gruppe 3a bei zusätzlicher Wirksamkeit gegen Pseudomonaden. Indiziert ist die Ceftazidim-Gruppe bei schweren bis lebensgefährlichen Infektionen einschließlich Meningitis und Neutropenie-Patienten v.a bei Pseudomonaden-Infektionen. Sinnvoll ist eine Kombination mit Aminoglykosiden.

Oral applizierbare Cephalosporine: Die Gruppeneinteilung entspricht der der parenteral anwendbaren Cephalosporine, wobei die Gruppe 3 nicht weiter unterteilt wird:
- **Gruppe 1:** Cefaclor, Cefadroxil, Cefalexin
- **Gruppe 2:** Cefuroximaxetil, Loracarbef (Carbacephem)
- **Gruppe 3:** Cefixim, Cefpodoximproxetil, Ceftibuten.

Gruppe 1: Cefaclor, Cefalexin und Cefadroxil haben im Vergleich zu den parenteralen Cephalosporinen der Gruppe 1 eine schwächere Wirkung und bieten eine Alternative zu penicillinasefesten Penicillinen. Sie sind indiziert bei leichten Harnwegs-, Atemwegs- und Weichteilinfektionen.

Gruppe 2: Das Wirkspektrum von Cefuroximaxetil und Loracarbef umfasst v. a. Staphylokokken und Streptokokken sowie gramnegative Stäbchen (Haemophilus influenzae, Moraxella catarrhalis, E. coli, Klebsiellen). Loracarbef ist durch eine gute Wirksamkeit gegen Haemophilus influenzae (auch bei Ampicillinresistenz) und Moraxella charakterisiert. Gruppe-2-Oralcephalosporine sind zur Therapie von Harnwegs-, Atemwegs-, HNO- und Weichteilinfektionen indiziert und zur Umstellung einer parenteral begonnenen Cephalosporintherapie geeignet.

Gruppe 3: Cefixim, Cefpodoximproxetil und Ceftibuten erreichen aufgrund einer relativ schlechten oralen Resorption nur geringe Wirkspiegel. Indikationen sind HNO-Infektionen, Harnwegsinfekte, Infektionen des Respirationstraktes, Haut- und Weichteilinfektionen.

Pharmakokinetik: Cephalosporine weisen sich durch eine gute Gewebeverteilung und eine schlechte Liquorgängigkeit (Ausnahme Ceftriaxon) aus. Bei kurzer Halbwertszeit (Ausnahme Ceftriaxon 7–8 h) werden die meisten Cephalosporine kaum in der Leber metabolisiert und renal eliminiert. Ausnahmen sind Cefotaxim (hauptsächlich biliäre Elimination) und Ceftriaxon (nach hepatischer Metabolisierung renale Elimination).

Kontraindikationen: Cephalosporine sind bei Cephalosporinallergie kontraindiziert. Auf **Kreuzallergien** zwischen Penicillinen und Cephalosporinen ist zu achten. Wie bei den Penicillinen ist die Indikation in Schwangerschaft und Stillzeit streng zu stellen. Bei ikterischen Neu- und Frühgeborenen sowie bei Patienten mit akuter Hepatitis sollte auf ein anderes Präparat gewechselt werden. Die nephrotoxischen Effekte bei gleichzeitiger Gabe von Cephalosporinen und Aminoglykosiden oder Schleifendiuretika sind zu beachten.

25.2.3 Monobactame

Monobactame sind **Reservepräparate** und werden bei resistenten Erregern in einer Kombinationstherapie angewandt. Einziger Vertreter ist **Aztreonam**. Es wirkt **bakterizid** ausschließlich auf **gramnegative aerobe Stäbchen** und ist dabei laktamasefest. Selten wird eine Kreuzallergie zu anderen β-Laktam-Antibiotika beobachtet. Die Applikation kann ausschließlich **parenteral** erfolgen. Aztreonam ist schlecht liquorgängig.

Einsatzgebiet sind u. a. komplizierte Harnwegsinfekte, intraabdominelle Infektionen (Kombination mit Metronidazol) und gynäkologische Infektionen (Kombination mit Clindamycin). Unerwünschte Wirkungen beinhalten Hautreaktionen, gastrointestinale Störungen sowie einen vorübergehenden Anstieg der Prothrombinzeit und der partiellen Thromboplastinzeit. Monobactame sind kontraindiziert in Schwangerschaft und Stillzeit.

25.2.4 Carbapeneme

Zu den Carbapenemen werden Imipenem/Cilastatin, Meropenem und Ertapenem gezählt. Sie gehören wie die Monobactame zu den **Reserveantibiotika**, da sie u. a. eine deutliche Potenz zur Induktion von Resistenzmechanismen besitzen.

Carbapeneme wirken **bakterizid**. Das Wirkspektrum ist sehr breit und umfasst **grampositive** und **gramnegative Erreger** (E. coli, Klebsiellen, Serratia, Proteus mirabilis, Acinetobacter), auch viele **Anaerobier**. Carbapeneme sind weitgehend unempfindlich gegenüber β-Laktamasen. Carbapeneme weisen eine Wirklücke bei methicillinresistenten Staphylokokken, Clostridium difficile und intrazellulären Erregern auf.

Imipenem: Im Vergleich zu Meropenem ist Imipenem stärker gegen grampositive Kokken, aber schwächer gegen Enterobacteriaceae wirksam. Besonderheit von Imipenem ist seine **obligate Kombination** mit dem Dihydropeptidase-Inhibitor **Cilastatin**, um seine Metabolisierung in der Niere zu verzögern. Gleichzeitig mindert Cilastatin die Nephrotoxizität von Imipenem.

Meropenem: Wirkt stärker gegen gramnegative Bakterien (Pseudomonas), aber in geringerem Maße gegen grampositive Bakterien (Staphylokokken).

Ertapenem: Ist verstärkt gegen Anaerobier wirksam, weist aber Wirklücken bei Enterobacteriaceae und Pseudomonaden auf.

Indikationen: Indiziert sind Carbapeneme bei Mischinfektionen und schweren lebensbedrohlichen Infektionen. Bei schweren Pseudomonasinfektionen ist eine Kombination mit einem Aminoglykosid ratsam. Ertapenem wird hauptsächlich eingesetzt bei ambulant erworbenen Mischinfektionen, Imipenem und Meropenem als Reservenantibiotika bei schwersten Infektionen (Sepsis, Immunsuppression) und zur Initialtherapie lebensbedrohlicher Infektionen.

Pharmakokinetik: Carbapeneme werden ausschließlich parenteral appliziert und weisen eine gute Gewebeverteilung bei mittlerer bis schlechter Liquorgängigkeit auf.

Unerwünschte Wirkungen: Hierzu werden allergische Reaktionen, zentralnervöse Störungen und Störungen der Nierenfunktion gezählt. Des Weiteren besteht die erhöhte Gefahr von Sekundärinfektionen, da auch die physiologische Rachen- und Darmflora geschädigt wird.

Kontraindikationen: Es kann eine Allergie gegen Carbapeneme auftreten, auch eine Kreuzallergie auf Penicillin ist möglich. Ertapenem ist bei Niereninsuffizienz kontraindiziert, Imipenem während Schwangerschaft und Stillzeit. Für Meropenem muss eine strenge Indikationsstellung erfolgen.

25.3 Aminoglykosid-Antibiotika

Aminoglykoside wirken konzentrationsabhängig **bakterizid** auf ruhende und proliferierende Keime. Sie zählen zu den **Breitspektrum-Antibiotika** und zeichnen sich durch eine starke Wirksamkeit insbesondere gegenüber **gramnegativen Bakterien** aus.

Aminoglykoside werden intravenös oder lokal angewendet (Tab. 25.4):

- **systemische Applikation:** Amikacin, Gentamicin (auch lokal), Netilmicin, Tobramycin
- **lokale Applikation:** Kanamycin, Neomycin, Paromomycin (auch oral).

25 Antibiotika

Die intravenös applizierbaren Aminoglykoside werden meist mit β-Laktam-Antibiotika (v. a. Aminopenicillinen und Cephalosporinen) kombiniert. Der älteste Wirkstoff **Streptomycin** wird heute aufgrund vieler Resistenzen nur noch in der Tuberkulosetherapie [S. C462] eingesetzt.

Wirkungen: Aminoglykoside wirken über die **Hemmung der bakteriellen Proteinsynthese**. Sie binden an die ribosomale 30S-Untereinheit und führen damit zu Ablesefehlern während der Translation mit konsekutiver Bildung fehlerhafter Proteine. Dies führt zu einer Schädigung der Zytoplasmamembran (synergistischer Effekt mit β-Laktam-Antibiotika). Aminoglykoside zeigen einen ausgeprägten postantibiotischen Effekt.

Zum Wirkspektrum zählen v. a. gramnegative Stäbchen wie Enterobakterien (E. coli, Klebsiellen, Proteus vulgaris) und Pseudomonas aeruginosa. Auch grampositive Bakterien wie Staphylokokken können empfindlich sein. Aminoglykoside sind nur schwach bzw. nicht wirksam bei Streptokokken, Haemophilus und Anaerobiern (Bacteroides, Clostridien).

Indikationen: Indiziert sind parenteral applizierbare Aminoglykoside als Kombinationstherapie bei der gezielten und ungezielten Therapie schwerster Infektionen wie Pneumonie, Harnwegsinfektionen, Endokarditis, Sepsis (Tab. 25.4).

Pharmakokinetik: Aminoglykoside werden bei oraler Gabe kaum resorbiert und deswegen **parenteral** (Kurzinfusion) oder lokal appliziert (Ausnahme Paromomycin). Sie sind durch eine gute Verteilung im Extrazellulärraum, Plazentagängigkeit und geringe Knochengängigkeit gekennzeichnet. Eine ausreichende Liquorgängigkeit ist nur bei entzündeten Meningen zu beobachten. Zudem werden sie nur minimal verstoffwechselt und stattdessen unverändert renal eliminiert (HWZ 2 h) mit hoher antibakterieller Konzentration im Urin. Bei Niereninsuffizienz muss eine Dosisanpassung erfolgen. Durch eine Anreicherung in den tiefen Kompartimenten und langsamer Freisetzung über Wochen besteht die Gefahr der Progredienz der unerwünschten Wirkungen auch nach Absetzen des Aminoglykosids.

Bei besonders gefährdeten Patienten (Nierenfunktionsstörungen, Neugeborene, Schwerstkranke) sollten im Rahmen eines Drug-Monitorings die Spitzen- und Talgesspiegel bestimmt werden. Am Wert des Talspiegels (am Ende eines Dosierungsintervalls gemessene Serumkonzentration) erkennt man eine Überdosierung. Es empfiehlt sich eine 1-mal tägliche Gabe der Tagesdosis als Kurzinfusion, da dadurch die Oto- und Nephrotoxizität bei erhaltener Bakterizidie vermindert werden kann.

Unerwünschte Wirkungen: Aminoglykoside zeigen eine ausgeprägte **Nephro- und Ototoxizität** durch Anreicherung in den Tubuluszellen in der Nierenrinde (reversibel) bzw. der Endo- und Perilymphe des Innenohrs (irreversibel). Dies erklärt die geringe therapeutische Breite im Vergleich zu Penicillinen und Cephalosporinen. Des Weiteren sind neurotoxische Wirkungen mit neuromuskulärer Blockade (Antidot Kalziumchlorid) und Atemlähmung in Kombination mit Anästhetika und Muskelrelaxanzien und Myasthenia gravis zu beobachten.

> **MERKE** Aminoglykoside dürfen nicht in Kombination mit anderen nephrotoxischen Medikamenten wie Furosemid, Amphotericin B oder Vancomycin gegeben werden!

Wechselwirkungen: Gleichzeitige Gabe von Cephalosporinen verstärkt die Nephrotoxizität. Simultane Verabreichung anderer oto- und nephrotoxischer Substanzen (Amphotericin B, Colistin, Ciclosporin A, Cisplatin, Vancomycin, Schleifendiuretika) verstärkt die Oto- und Nephrotoxizität der Aminoglykoside. Halothan und nicht depolarisierende Muskelrelaxanzien verstärken die neuromuskuläre Blockade.

Tab. 25.4 Eigenschaften und Indikationen der Aminoglykosid-Antibiotika

Wirkstoff	Eigenschaften	Indikationen
Gentamicin	• Standard-Aminoglykosid • relativ starke Wirkung gegen gramnegative Problemkeime	• systemisch bei schweren Infektionen (Peritonitis, Endokarditis, Osteomyelitis, Sepsis) Harnwegsinfektionen, Wundbehandlung • lokal bei Augen- und Hautinfektionen • Einsatz auch in der Knochenchirurgie (Knochenzement)
Amikacin	• Reserve-Aminoglykosid • geringere Empfindlichkeit gegen Aminoglykosid-inaktivierende Enzyme (z. T. auch bei Gentamicin-Resistenz wirksam) • Wirkstärke geringer als die von Gentamicin	• bei schweren Infektionen • Pseudomonas aeruginosa, Proteus spp. • bei Versagen anderer Aminoglykoside
Netilmicin	• resistent gegen viele Aminoglykosid-abbauenden Enzyme • häufig noch wirksam bei Gentamicin-resistenten Keimen	• bei schweren Infektionen wie Peritonitis
Tobramycin	• Gentamicin-ähnlich mit verbesserter Wirksamkeit gegenüber Pseudomonaden	• Pseudomonadeninfektionen
Kanamycin	• geringe therapeutische Breite • stark ototoxisch	• Infektionen des Auges
Neomycin	• stark oto- und nephrotoxisch	• Infektionen von Auge, Haut, Schleimhaut und Harnwegen
Paromomycin	• wird nach oraler Gabe nicht resorbiert	• präoperative Reduktion der Darmflora • Eradikation von Entamoeba histolytica

Kontraindikationen: Aminoglykoside sind kontraindiziert bei schwerer Niereninsuffizienz, Innenohrschäden, Schwangerschaft, Myasthenia gravis und Morbus Parkinson.

25.4 Tetrazykline und Glyzylzykline

Tetrazykline und die von ihnen abgeleiteten Glyzylzykline wirken **bakteriostatisch**. Sie gehören zu den **Breitspektrum-Antibiotika** und sind gegen Spirochäten, grampositive, gramnegative und **intrazelluläre** Keime wirksam. Aufgrund der sehr hohen Resistenzrate nimmt ihre Bedeutung allerdings ab. Verwendung finden Tetracyclin, Doxycyclin, Minocyclin und das Glyzylzyklin Tigecyclin (**Tab. 25.5**).

Wirkungen: Tetrazykline blockieren die Anlagerung der tRNAs an die ribosomale 30S-Untereinheit und **hemmen** so die **Proteinsynthese**. Die Resistenzmechanismen sind bei vielen Erregerarten ein Transport des Wirkstoffes aus der Zelle oder eine Veränderung der ribosomalen Zielstruktur.

Die Resistenzlage kann regional schwanken. Als empfindlich gegenüber Tetrazyklinen gelten:
- gramnegative Bakterien: Meningokokken, Gonokokken (regional), E. coli, Yersinien, Salmonellen (regional), Brucellen, Shigellen (regional), Choleravibrionen
- grampositive Bakterien: Streptococcus pyogenes, Pneumokokken, Listerien, Actinomyceten, Propionibakterien
- Spirochäten: Borrelien, Leptospiren
- intrazelluläre Organismen: Rickettsien, Coxiella burnetii, Chlamydien, Mykoplasmen

Tigecyclin ist außerdem wirksam gegen Strepto-, Staphylo-, Pneumo- und Enterokokken und Bacteroides, sein Wirkungsspektrum umfasst auch multiresistente Keime wie MRSA, VISA oder GREF (glykopeptidresistenter E. faecium).

Pharmakokinetik: Die orale Bioverfügbarkeit von Tetracyclin ist mittelmäßig, diejenige von Doxycyclin und Minocyclin ist gut. Tigecyclin wird kaum resorbiert. Tetrazykline zeichnen sich durch eine gute Gewebe- und Plazentagängigkeit, aber schlechte ZNS-Gängigkeit (Ausnahme Minocyclin) aus. Nach Aufnahme reichern sie sich Milz, Leber, Knochenmark und Knochen an. Sie werden nur gering hepatisch metabolisiert und über Galle, Darm und Nieren eliminiert (Tetracyclin nur renal).

Unerwünschte Wirkungen: Tetrazykline sind generell gut verträglich. Zu den unerwünschten Wirkungen zählen:
- gastrointestinale Beschwerden (selten pseudomembranöse Enterokolitis)
- Candida-Infektionen der Schleimhäute
- allergische Reaktionen
- Photosensibilisierung (Vermeidung von Sonnenbädern)
- bei Kindern **Braunfärbung der Zähne** mit Schmelzdefekten
- **Störung des Knochenwachstums**
- intrakranielle Drucksteigerung
- bei Tigecyclin zusätzlich Leberschäden (reversibel) und Gerinnungsstörungen

Wechselwirkungen:
- Wirkungsverstärkung von Antikoagulanzien, oralen Antidiabetika und Digoxin
- Toxizitätssteigerung von Ciclosporin A
- verminderte Resorption durch mineralische Antazida, Eisen, Magnesium, Kalzium (Milch!), Sucralfat, Colestyramin
- verminderte renale Elimination von Methotrexat und Lithium.

Kontraindikationen: Hierzu zählen Schwangerschaft, Stillzeit, Säuglinge, Kinder unter 8 Jahren und Patienten mit Lebererkrankungen.

25.5 Makrolid-Antibiotika

Makrolide sind **bakteriostatisch** wirkende, oral anwendbare **Schmalspektrum-Antibiotika**. Sie werden häufig bei Atemwegsinfektionen eingesetzt, ihr Wirkschwerpunkt liegt auf aeroben **grampositiven** Bakterien (z. B. Streptokokken), außerdem werden **intrazelluläre** und **zellwandlose** Keime und einige gramnegative Bakterien (z. B. **Legionellen**) erfasst.

Zu den Makrolid-Antibiotika gehören Erythromycin, Clarithromycin, Roxithromycin, Azithromycin, Telithromycin und Spiramycin (**Tab. 25.6**).

Tab. 25.5 Eigenschaften und Indikationen der Tetrazykline

Wirkstoff	Eigenschaften	Indikationen
Tetracyclin	• lokale Applikation	• Infektionen von Haut und Auge
Doxycyclin	• orale und parenterale Applikation	• Mittel der Wahl im Frühstadium der Borreliose, bei Rickettsien-, Chlamydien- und Mykoplasmeninfektionen • Infektionen des Urogenitaltraktes (nicht gonorrhoische Urethritis) • leichtere Mischinfekte von Mund, Rachen, Intestinum • pulmonale Infektionen • Haut- und Weichteilinfektionen, Akne vulgaris • Cholera • Malariaprophylaxe (in Deutschland für diese Indikation nicht zugelassen), in Kombination mit Chinin Malariatherapie
Minocyclin	• orale Applikation	• Infektionen durch Mykobakterien • Akne
Tigecyclin	• i. v. Applikation	• komplizierte Haut- und Weichteilinfektionen mit multiresistenten grampositiven Kokken • komplizierte intraabdominelle Infektionen

Tab. 25.6 Eigenschaften und Indikationen der Makrolid-Antibiotika

Wirkstoff	Eigenschaften	Indikationen (Auswahl)
Erythromycin	• Standard-Makrolid • p. o., i. v. oder lokale Applikation • säurelabil • relativ schwache Wirkung gegen H. influenzae	• Legionellose • als 2. Wahl bei Atemwegsinfektionen durch intrazelluläre Erreger
Clarithromycin	• i. v. oder p. o. • säurefest • in hoher Dosierung bakterizid • relativ schwache Wirkung gegen H. influenzae	• Atemwegserkrankungen durch intrazelluläre Keime (nicht nosokomiale Pneumonie) • Streptokokkeninfektionen bei Penicillinallergie • Eradikationstherapie von Helicobacter pylori • Infektion mit atypischen Mykobakterien
Roxithromycin	• p. o. • säurefest • in hoher Dosierung bakterizid • relativ schwache Wirkung gegen H. influenzae	• wie Clarithromycin
Azithromycin	• i. v. oder p. o. • säurefest • in hoher Dosierung bakterizid • relativ schwache Wirkung gegen Pneumokokken	• Atemwegsinfektionen durch intrazelluläre Erreger und Haemophilus • Streptokokkeninfektionen bei Penicillinallergie • Hautinfektionen, Trachom • Infektion mit atypischen Mykobakterien • Malariaprophylaxe (Plasmodium falciparum)
Telithromycin	• p. o. • in hoher Dosierung bakterizid	• Atemwegsinfektionen
Spiramycin	• p. o.	• Toxoplasmose während der Schwangerschaft

Wirkungen: Makrolide binden an die ribosomale 50S-Untereinheit und verhindern so die Translokation der t-RNA. Damit wird die bakterielle Proteinsynthese gehemmt.

Das Wirkspektrum ist ähnlich dem des Penicillin G (Ersatzmittel bei Penicillinallergie) mit zusätzlicher Wirkung gegen Haemophilus influenzae, Chlamydien, Mykoplasmen und Legionellen:

- grampositive Bakterien: Streptococcus pyogenes, pneumoniae und faecalis, Listerien, Actinomyceten, Clostridien, Mykoplasmen, Chlamydien, Ureaplasma
- gramnegative Bakterien: Neisserien, Bordetella pertussis, Legionellen, Haemophilus influenzae, Brucellen und anaerobe Keime
- Spirochäten: Treponemen, Borrelien, Campylobacter
- intrazelluläre Organismen: Chlamydien, Rickettsien, Mykoplasmen
- Toxoplasmen.

Pharmakokinetik: Die orale Verfügbarkeit bei Makroliden ist z. T. abhängig von der Nahrungsaufnahme, woraus eine unvollständige orale Resorption resultiert (v. a. Erythromycin). Die Gewebepenetration ist gut, sie werden v. a. in Phagozyten angereichert. Makrolide sind schlecht liquor-, aber gut plazentagängig. Alle Wirkstoffe werden hepatisch metabolisiert, die Elimination erfolgt vorwiegend über die Galle oder die Fäzes. Die Halbwertszeit liegt bei 5 h bzw. 12 h (Roxithromycin, Azithromycin). Clarithromycin, Roxithromycin und Azithromycin sind wegen der besseren Resorption und antibakteriellen Wirksamkeit Erythromycin vorzuziehen.

Unerwünschte Wirkungen: Makrolid-Antibiotika sind im Allgemeinen gut verträglich. Auftreten können:

- häufig gastrointestinale Störungen aufgrund der unvollständigen Resorption
- reversible Hörstörungen
- Sehstörungen (Telithromycin)
- reversibler Anstieg der Leberenzyme
- ventrikuläre Arrhythmien und Tachykardien
- ZNS-Störungen (Halluzinationen)
- Überempfindlichkeitsreaktionen
- Photosensibilisierung
- intrahepatische Cholestase nach 2- bis 3-wöchiger Therapie.

Wechselwirkungen: Makrolide hemmen das CYP450-System (v. a. CYP3A4) mit konsekutiver verzögerter Elimination verschiedener Substanzen.

Kontraindikationen: Makrolide sind kontraindiziert bei Leberfunktionsstörungen und gleichzeitiger Einnahme von Antiarrhythmika. Für Telithromycin gelten Schwangerschaft und Stillzeit als Kontraindikation, bei den übrigen Wirkstoffen muss die Indikation streng gestellt werden.

25.6 Fluorchinolone (Gyrasehemmstoffe)

Fluorchinolone wirken konzentrationsabhängig bakterizid. Sie werden in 4 Gruppen unterteilt (Tab. 25.7):

Gruppe I: Norfloxacin als einziger Wirkstoff dieser Gruppe wirkt vorwiegend auf gramnegative Erreger (Enterobakterien), seine Anwendung ist auf Harnwegsinfektionen beschränkt.

Gruppe II: Die Standardchinolone Ciprofloxacin, Ofloxacin und Enoxacin sind stärker wirksam als Gruppe I. Ihr Wirkspektrum im gramnegativen Bereich ist größer, Ciprofloxacin ist auch gegen Pseudomonaden wirksam. Außerdem sind einige grampositive Keime empfindlich.

Gruppe III: Einziger Wirkstoff ist Levofloxacin, es ist gegen gramnegative, grampositive und intrazelluläre Erreger

Tab. 25.7 Wirkspektrum und Indikationen der Chinolone

Gruppe	Wirkspektrum	Indikationen
Gruppe I • Norfloxacin	• gramnegative Stäbchen	• Harnwegsinfektionen
Gruppe II • Ciprofloxacin • Ofloxacin • Enoxacin	gute Wirkung gegen: • Enterobakterien • Haemophilus influenzae schwächere Wirkung gegen: • Staphylokokken, Pneumokokken und Enterokokken • Chlamydien, Legionellen, Mykoplasmen Ciprofloxacin: • Pseudomonaden	• Harn- und Atemwegsinfektionen • Haut-, Weichteil-, Knochen- und Gelenkinfektionen • gastrointestinale Infektionen (Salmonellen, Shigellen) • Pseudomonas-Infektionen • systemische Infektionen bis zur Sepsis • Mittel der Wahl bei Typhus abdominalis
Gruppe III • Levofloxacin	verbesserte Aktivität gegen: • grampositive Erreger (Staphylokokken, Pneumokokken, Enterokokken) • Chlamydien, Legionellen, Mykoplasmen	• Hauptindikation Atemwegsinfektionen • ansonsten komplizierte Harnwegs-, Haut- und Weichteilinfektionen
Gruppe IV • Moxifloxacin	wie Gruppe III mit zusätzlicher Wirkung gegen Anaerobier	• Hauptindikation Atemwegsinfektionen (ambulant erworbene Pneumonie, exazerbierte COPD, akute Sinusitis) • Haut- und Gallenwegsinfektionen • Antituberkulotikum 2. Wahl [S. C463]

wirksam. Insbesondere die Wirkstärke gegen grampositive Keime übertrifft die der Gruppe II.

Gruppe IV: Moxifloxacin ist noch stärker wirksam gegen grampositive und intrazelluläre Erreger als Gruppe III, auch **Anaerobier** werden mit erfasst.

Wirkungen: Fluorchinolone inhibieren die bakterielle **Topoisomerase II** (DNA-Gyrase), wodurch die Spiralisierung der DNA verhindert wird. Darüber hinaus haben sie einen postantibiotischen Effekt.

Indikationen: siehe Tab. 25.7.

Pharmakokinetik: Alle Fluorchinolone bis auf Norfloxacin verfügen über eine gute orale Bioverfügbarkeit. Eine intravenöse Applikation ist bis auf Norfloxacin und Enoxacin möglich. Fluorchinolone zeichnen sich durch ein hohes Verteilungsvolumen, eine gute Gewebegängigkeit (Lunge, Knochen, Knorpel) und eine intrazelluläre Anreicherung aus. Im Liquor werden maximal 20 % der Serumkonzentration erreicht (gute Liquorgängigkeit bis auf Norfloxacin). Norfloxacin und Moxifloxacin werden teilweise in der Leber metabolisiert, alle Substanzen werden über Niere und Darm ausgeschieden (Levofloxacin nur renal). Aufgrund der renalen Elimination muss eine Dosisanpassung bei Niereninsuffizienz erfolgen.

Unerwünschte Wirkungen: Die Verträglichkeit von Fluorchinolonen ist gut. Beobachtet werden gastrointestinale Störungen, außerdem besteht ein **chondrotoxisches Potenzial** (Muskel- und Gelenkbeschwerden, Tendopathien). Selten kommt es zu ZNS-Symptomen wie Schwindel, Kopfschmerzen, Müdigkeit, Psychosen, Schlafstörungen, Erregung bis hin zum Krampfanfall und beeinträchtigtem Reaktionsvermögen. Weiterhin können auftreten eine Verlängerung der QT-Zeit mit kardialen Arrhythmien und Überempfindlichkeitsreaktionen.

Kontraindikationen: Die Anwendung während Schwangerschaft und Stillzeit sowie bei Kindern und Jugendlichen ist kontraindiziert. Einzige Ausnahme ist der Einsatz von Ciprofloxacin in der Therapie der Mukoviszidose. Weitere Kontraindikationen sind zerebrale Anfallsleiden bzw. erniedrigte Krampfschwelle, schwere Niereninsuffizienz, Bradykardie, Herzrhythmusstörungen, Herzinsuffizienz und QT-Verlängerung.

25.7 Nitroimidazole

Nitroimidazole wirken **bakterizid**, ihr Wirkspektrum umfasst obligat anaerobe und mikroaerophile Bakterien und einige Protozoen. Wichtigste Substanz ist **Metronidazol**.

Wirkungen: Bei der Verstoffwechslung von Metronidazol entstehen bei der Reduktion der Nitrogruppe reaktive Zwischenprodukte, die durch Adduktbildung zu Strangbrüchen in der DNA führen.

Das Wirkspektrum umfasst:
- sporenbildende (Clostridien) und sporenlose Anaerobier (bis auf Aktinomyzeten und Propionibakterien)
- Protozoen (Entamoeba histolytica, Trichomonas vaginalis, Giardia lamblia; Wirkstoffe gegen Trichomonaden, Giardien und Amöben [S. C469])
- gramnegative Stäbchen (Helicobacter pylori, einige Campylobacter-Arten).

Indikationen: Gemäß dem Wirkspektrum bestehen folgende Indikationen:
- Anaerobierinfektionen (intraabdominelle und gynäkologische Infektionen, Aspirationspneumonien, Abszesse)
- Amöbenruhr, Lambliasis
- Trichomonadeninfektionen, Aminkolpitis (Gardnerella vaginalis)
- Eradikationstherapie von Helicobacter pylori
- Infektionsprophylaxe bei Koloperationen und gynäkologischen Eingriffen
- pseudomembranöse Kolitis.

Pharmakokinetik: Nitroimidazole zeichnen sich durch eine gute orale Bioverfügbarkeit und das Erreichen hoher Gewebespiegel aus. Alternativ ist eine intravenöse, rektale oder vaginale Applikation möglich. Die Metabolisierung erfolgt hepatisch, die Elimination überwiegend renal.

Unerwünschte Wirkungen: Hierzu zählen zentralnervöse Symptome (Kopfschmerz, Schwindel, Krämpfe, Ataxie, Parästhesien), allergische Reaktionen und eine metallische Geschmacksempfindung.

Kontraindikationen: Nitroimidazole sind kontraindiziert bei Erkrankungen des ZNS, Störungen der Blutbildung sowie schweren Leberschäden. Frühschwangerschaft und Stillzeit stellen weitere Kontraindikationen dar.

25.8 Sulfonamide und Diaminopyrimidine

Sowohl Sulfonamide als auch Diaminopyrimidine wirken **bakteriostatisch**. Das zum Zeitpunkt der Substanzeinführung große Wirkspektrum der Sulfonamide ist inzwischen aufgrund **zahlreicher Resistenzen** stark eingeschränkt. Sinnvoll ist daher die **Kombination mit Diaminopyrimidinen**.

Als Wirkstoffe sind auf dem deutschen Markt (Tab. 25.8):

- **Sulfonamide:** Sulfadiazin, Sulfamethoxazol (nur in Kombination)
- **Diaminopyrimidine:** Trimethoprim, Pyrimethamin (nur in Kombination).

Bei dem Wirkstoff **Sulfasalazin** handelt es sich um einen Sonderfall: Chemisch gesehen ist es zwar ebenfalls ein Sulfonamid, allerdings ist die Sulfonamidgruppe nicht für die Wirkung verantwortlich. Es wird zur Monotherapie bei Colitis ulcerosa und rheumatoider Arthritis [S.C490] eingesetzt.

Wirkungen: Beide Wirkstoffgruppen greifen in die **bakteriellen Folsäuresynthese** ein und hemmen damit die Synthese der Nukleinsäuren. Sulfonamide inhibieren dabei die Dihydropteroinsäuresynthese, Diaminopyrimidine die Dihydrofolsäurereduktase. Es werden also 2 aufeinanderfolgende Schritte gehemmt, weshalb sich bei gleichzeitiger Anwendung synergistische Effekte ergeben.

Sulfonamide wirken gegen Streptokokken, Aktinomyzeten, Nokardien, Yersinien und Chlamydien. In der Praxis kommt es allerdings sehr schnell zur Entwicklung sekundärer Resistenzen, sodass die Anwendung als Monopräparat stark eingeschränkt ist (Tab. 25.8).

Trimethoprim wirkt gegen viele aerobe Bakterien wie Staphylokokken, Pneumokokken, Haemophilus, Yersinia, E. coli, Salmonellen. Aufgrund seiner geringen Wirkstärke findet es in der Monotherapie nur noch selten Anwendung.

Pyrimethamin wird nur gegen **Protozoen** (Toxoplasma gondii, Plasmodium falciparum) und nur in Kombination mit einem Sulfonamid eingesetzt.

Indikationen: siehe Tab. 25.8.

Pharmakokinetik: Sulfonamide werden oral gut resorbiert und hauptsächlich renal eliminiert. Die Gewebegängigkeit ist bis auf Knochen, Nebenniere und Darm gut. Die Ausscheidung erfolgt überwiegend renal. Sulfadiazin zeichnet sich durch eine gute Liquorgängigkeit aus. Trimethoprim wird oral gut resorbiert und erreicht besonders hohe Konzentrationen im Harn.

Cotrimoxazol wird in einem Trimethoprim-Sulfonamid-Verhältnis von 1:20 angeboten, da in diesem Verhältnis der maximale synergistische Effekt erreicht wird.

Unerwünschte Wirkungen: Bei den Sulfonamiden können auftreten:

- gastrointestinale Störungen
- allergische Reaktionen (Exantheme, Photosensibilisierung, Fieber, selten Stevens-Johnson-Syndrom oder Lyell-Syndrom)
- Nierenschäden durch Auskristallisieren
- Blutbildstörungen (Leuko- und Thrombozytopenie)
- Überempfindlichkeitsreaktionen der Haut
- Kernikterus bei Früh-/Neugeborenen.

Zu den unerwünschten Wirkungen der Diaminopyrimidine zählt eine reversible Knochenmarkdepression bei Langzeiteinnahme.

Kontraindikationen: Sulfonamide sind kontraindiziert bei Nierenschädigung, Sulfonamidallergie, Leberschäden, Blutbildungsstörungen, Schwangerschaft und Stillzeit sowie Glukose-6-phosphat-Dehydrogenase-Mangel.

Zu den Kontraindikationen der Diaminopyrimidine zählen Störungen der Blutbildung und der Leberfunktion.

25.9 Weitere antibakteriell wirkende Substanzen

25.9.1 Oxazolidinone

Bei Oxazolidinonen handelt es um eine noch relativ neue Wirkstoffklasse, die Resistenzlage ist noch gut. Sie wirken **bakterizid** gegen Streptokokken und **bakteriostatisch** ge-

Tab. 25.8 Indikationen und Kombinationen von Sulfonamiden und Diaminopyrimidinen

Wirkstoff	Indikationen
Monotherapeutika	
Sulfadiazin	• Trachom (lokale Anwendung) • Toxoplasmose
Trimethoprim	• unkomplizierte Harnwegsinfektionen
Kombinationspräparate	
Sulfamethoxazol + Trimethoprim (Cotrimoxazol)	• Atem- und Harnwegsinfektionen, Prostatitis, Genitalinfektionen • Nokardiose • Mittel der Wahl bei einer Pneumocystis-jiroveci-Infektion (Prophylaxe und Therapie) • Mittel 2. Wahl bei Typhus, Paratyphus und Salmonellosen
Sulfonamid + Pyrimethamin	• Toxoplasmose • Malaria

gen Staphylokokken und Enterokokken. Der bisher einzige zugelassene Wirkstoff ist **Linezolid**.

Wirkungen: Linezolid blockiert die Bildung des Initiationskomplexes und damit die Proteinbiosynthese. Sein Wirkspektrum umfasst grampositive Kokken inklusive MRSA, VISA und GREF (glykopeptidresistenter E. faecium).

Indikationen: Linezolid ist ein **Reserveantibiotikum** und indiziert bei Pneumonien (ambulant und nosokomial) und komplizierten Haut- und Weichteilinfektionen mit **hochresistenten grampositiven Erregern**.

Pharmakokinetik: Die Resorption nach oraler Gabe ist nahezu vollständig. Oxazolidinone sind gut gewebegängig, insbesondere in der Lunge werden hohe Konzentrationen erreicht. Die Ausscheidung erfolgt renal.

Unerwünschte Wirkungen: Selten kommt es zu einer Knochenmarkdepression, regelmäßige Blutbildkontrollen unter der Therapie sind daher ratsam.

Wechselwirkungen: Linezolid hemmt irreversibel und nicht selektiv die Monoaminooxidase und sollte daher nicht mit selektiven Serotonin-Reuptake-Hemmern, trizyklischen Antidepressiva, 5-HT 1-Agonisten oder direkten/indirekten Sympathomimetika kombiniert werden.

Kontraindikationen: Während Schwangerschaft und Stillzeit ist Linezolid kontraindiziert.

25.9.2 Lipopeptid-Antibiotika

Bisher einziger Wirkstoff der neuen Antibiotikaklasse der Lipopeptide ist **Daptomycin**. Es bindet an die Zytoplasmamembran und bildet dort Poren (Kaliumkanäle). Der nachfolgende Ionenausstrom führt zu einer Depolarisation der Zellmembran. Daptomycin wirkt damit **bakterizid** ausschließlich gegen **grampositive** Bakterien (auch MRSA, VISA, VRSA, GREF), Pneumokokken werden nicht ausreichend erfasst. Die Applikation erfolgt intravenös, die Elimination renal.

Die Indikationen umfassen komplizierte Haut- und Weichteilinfektionen durch grampositive Erreger, insbesondere Staphylokokken sowie die Staphylococcus-aureus-induzierte Endokarditis. Zu den Nebenwirkungen zählen Myopathien und vereinzelt Rhabdomyolysen. Bei Schwangerschaft und in der Stillzeit darf es nicht angewendet werden.

25.9.3 Lincosamide

Lincosamide wirken **bakteriostatisch** mit einem Schwerpunkt auf **grampositiven Kokken** (Staphylokokken, Streptokokken, Pneumokokken) und **Anaerobiern**. Einziger Vertreter ist Clindamycin, das als **Reserveantibiotikum** v. a. bei Infektionen mit therapieresistenten Staphylokokken und Anaerobiern eingesetzt wird.

Wirkungen: Lincosamide **hemmen** die Interaktion zwischen tRNA und Peptidyltransferase und dadurch die **bakterielle Proteinsynthese**. Da die Bindungsstellen von Lincosamiden und Makroliden eng beieinander liegen, mindert die eine Wirkstoffgruppe den Effekt der anderen. Es besteht außerdem eine Parallelresistenz mit Makroliden.

Indikationen: Einsatzgebiete von Clindamycin sind:
- **Anaerobierinfektionen** (schwere intraabdominelle oder gynäkologische Infektionen und Abszesse)
- therapieresistente **Staphylokokkeninfektionen** (Osteomyelitis, Abszesse)
- Aktinomykose
- ZNS-Toxoplasmose bei HIV-Patienten
- Lokaltherapie der Acne vulgaris.

Pharmakokinetik: Lincosamide verfügen über eine gute orale Bioverfügbarkeit. Sie sind gut gewebe- und knochengängig, penetrieren aber schlecht ins ZNS. Sie weisen eine Plazenta- und Muttermilchgängigkeit auf. Lincosamide reichern sich in Makrophagen und Granulozyten an und zeigen damit eine gute Abszesswirkung. Sie werden zum größten Teil hepatisch metabolisiert und renal und biliär eliminiert.

Unerwünschte Wirkungen: Hierzu zählen:
- gastrointestinale Beschwerden bis hin zur pseudomembranösen Enterokolitis
- selten allergische Reaktionen
- Hepatotoxizität
- Möglichkeit der neuromuskulären Blockade.

Wechselwirkungen: Bei simultaner Gabe von Muskelrelaxanzien oder Narkosegasen und Lincosamiden kann es zu einer verstärkten neuromuskulären Blockade kommen. Des Weiteren kann die Wirkung oraler Kontrazeptiva abgeschwächt werden.

Kontraindikationen: Lincosamide sind kontraindiziert bei bestehender Allergie, schwerer Leberinsuffizienz und bei Säuglingen und Neugeborenen. Auch bei chronisch-entzündlichen Darmerkrankungen sollte, genauso wie während der Schwangerschaft, auf eine Clindamycingabe verzichtet werden.

25.9.4 Glykopeptid-Antibiotika

Zu den Glykopeptid-Antibiotika gehören **Vancomycin** und **Teicoplanin**. Sie sind ausschließlich wirksam gegen aerobe und anaerobe **grampositive Erreger** und gelten als **Reserveantibiotikum**. Gramnegative Erreger und einige Enterokokken- und Viridans-Streptokokken-Stämme sind primär resistent. Bei Staphylococcus aureus werden inzwischen ebenfalls Resistenzen beobachtet.

Wirkungen: Glykopeptid-Antibiotika wirken **bakterizid** auf proliferierende Erreger, indem sie die Quervernetzung der Acetylmuraminsäure hemmen.

Indikationen: Glykopeptid-Antibiotika werden eingesetzt bei schweren Staphylokokkeninfektionen, Pneumokokkenmeningitis sowie bei therapieresistenter Staphylokokken- und Enterokokkenendokarditis.

Pharmakokinetik: Beide Wirkstoffe werden nach oraler Applikation schlecht resorbiert, sodass sie nur intravenös verwendet werden. Einzige Ausnahme ist die orale Gabe von Vancomycin bei **pseudomembranöser Enterokolitis**. Beide Glykopeptide zeichnen sich durch eine gute Gewebegängigkeit, aber eine schlechte Liquorpenetration aus. Die Elimination erfolgt überwiegend renal.

Unerwünschte Wirkungen: Folgende unerwünschte Wirkungen sind zu beachten:
- allergische Reaktionen (besonders bei Vancomycin Rötung des Oberkörpers, Red-Man-Syndrom)
- Kumulation bei Niereninsuffizienz, Nephrotoxizität
- Ototoxizität.

Kontraindikationen: Schwangerschaft und Stillzeit, akutes Nierenversagen und bestehende Schwerhörigkeit.

25.9.5 Chloramphenicol

Chloramphenicol ist ein überwiegend **bakteriostatisch** wirkendes **Breitspektrumantibiotikum**, dessen Wirkspektrum grampositive, gramnegative und zellwandlose/intrazelluläre Erreger umfasst.

Wirkungen: Der Wirkmechanismus entspricht weitestgehend dem der Tetrazykline [S. C455].

Indikationen: Aufgrund der Gefahr schwerwiegender Nebenwirkungen und **hoher Resistenzraten** wird es nur noch als **Mittel der 2. Wahl** bei folgenden Indikationen eingesetzt:
- schwere Salmonelleninfektionen (Typhus, Paratyphus, Sepsis, Meningitis)
- bakterielle Meningitiden (Haemophilus influenzae, Neisseria meningitides, B-Streptokokken)
- Rickettsien-Infektionen
- schwere Augeninfektionen (lokale Anwendung).

Bei Resistenzen handelt es sich um Mehrfachresistenzen, von denen auch Tetrazykline, Aminoglykoside und Ampicillin betroffen sind.

Pharmakokinetik: Chloramphenicol ist gut gewebe- und **liquorgängig**. Es kann oral, parenteral oder lokal appliziert werden. Nach oraler Verabreichung ist die Resorption fast vollständig. Es wird hepatisch glukuronidiert und renal eliminiert.

Unerwünschte Wirkungen: Nebenwirkungen von Chloramphenicol sind zwar selten, können dafür aber umso gravierender sein:

Knochenmarkschädigung: Sie kann in 2 verschiedenen Varianten auftreten:
- dosisabhängige reversible Knochenmarkdepression
- dosisunabhängige irreversible Knochenmarkaplasie mit Panzytopenie (letal).

Grey-Syndrom: Insbesondere bei Neugeborenen kann es aufgrund der noch ungenügenden Glukuronidierungsleistung der Leber durch Kumulation von Chloramphenicol zu Erbrechen, Meteorismus, Zyanose mit gräulicher Verfärbung der Haut, Atemdepression und Kreislaufkollaps mit teils letalem Ausgang kommen.

Sonstiges: Weiterhin können neurotoxische Effekte (Neuritis nervi optici, Gedächtnisstörungen) und allergische Reaktionen auftreten.

Wechselwirkungen: Orale Antikoagulanzien, Sulfonylharnstoffe und Methotrexat erfahren eine Wirkungsverstärkung bei gleichzeitiger Gabe von Chloramphenicol. Barbiturate und Phenytoin führen über eine Enzyminduktion zu einer verminderten Chloramphenicolwirkung. Des Weiteren kann die Wirkung oraler Kontrazeptiva abgeschwächt werden.

Kontraindikationen: Chloramphenicol darf nicht eingesetzt werden bei schwerer Leberinsuffizienz, akuter Porphyrie, Erkrankungen des hämatopoetischen Systems sowie Schwangerschaft und Stillzeit.

25.9.6 Fosfomycin

Fosfomycin ist ebenfalls ein **Reserveantibiotikum** und zeichnet sich durch ein breites Erregerspektrum aus. Es hemmt den ersten Schritt der Peptidoglykansynthese und erzeugt dadurch einen **bakteriziden** Effekt auf grampositive (Staphylokokken, Streptokokken) und einige gramnegative (Neisserien, Enterobakterien, Haemophilus) Bakterien sowie Anaerobier.

Es wird als **Einmalgabe bei unkomplizierten Harnwegsinfektionen** bei Frauen (Mittel der Wahl) eingesetzt oder als **Kombinationstherapie** (häufig mit β-Laktam-Antibiotika) bei schweren Infektionen (Sepsis, Meningitis, Osteomyelitis, Abszesse). Die Gefahr der sekundären Resistenzentwicklung ist sehr hoch. Es besteht eine gewisse Unsicherheit hinsichtlich der Wirksamkeit, da Fosfomycin auf ein Glucose-6-phosphat-haltiges Milieu angewiesen ist, das in vivo nicht immer gleichermaßen gegeben ist.

Fosfomycin wird intravenös oder oral appliziert, die Gewebe- und Liquorpenetration sind gut. Die Elimination erfolgt unverändert renal. Zu den Nebenwirkungen zählen allergische Reaktionen, Kopfschmerzen und eine vorübergehende Erhöhung der Leberenzyme.

25.9.7 Fusidinsäure

Fusidinsäure wirkt **bakteriostatisch** insbesondere auf **Staphylokokken**. Sie hemmt die Ablösung der tRNA und damit die Proteinsynthese. Sie gehört ebenfalls zu den **Reserveantibiotika**, die Anwendung erfolgt lokal. Indikationen sind Haut- und Augeninfektionen.

25.9.8 Bacitracin

Bacitracin ist ausschließlich als **Kombinationspräparat** (Neomycin oder Polymycin B) erhältlich. Es inhibiert den Transport der Zellwandbausteine durch die Membran und wirkt **bakterizid** auf **grampositive Bakterien**, Neisserien und Haemophilus influenzae. Aufgrund seiner Nephrotoxizität wird Bacitracin **ausschließlich lokal** bei Infektionen von Haut und Schleimhäuten als Salbe, Puder, Lösung oder Wundgaze angewendet. Es besteht Sensibilisierungsgefahr.

25.9.9 Polymyxine

Zu den Polymyxinen werden **Colistin** und **Polymyxin B** gerechnet. Sie wirken als Detergenzien der membranstabilisierenden Kationen Ca^{2+} und Mg^{2+} auf viele **gramnegative** Bakterien **bakterizid**. Grampositive Bakterien und Neisserien sind resistent. Die Anwendung erfolgt hauptsächlich **lokal**, da Polymyxine nach oraler Gabe nur schlecht resorbiert werden und stark nephro- und neurotoxisch sind. Einzige Indikation für eine orale Gabe ist die Darmdekontamination. Weitere Indikationen gehören in den Bereich Dermatologie, HNO- und Augenheilkunde. Bei offenen Wunden ist die lokale Applikation kontraindiziert.

25.9.10 Streptogramine

Zu den Streptograminen werden **Quinupristin** und **Dalfopristin** gezählt, die als **Kombinationspräparat** zur intravenösen Applikation zur Verfügung stehen. Durch einen synergistischen Effekt der beiden Wirkstoffe hat die Kombination eine bakterizide Wirkung gegen **grampositive Kokken** (inkl. MRSA, VISA, GREF).

Streptogramine hemmen die bakterielle Proteinsynthese, indem sie an bakterielle Ribosomen binden. Das Wirkspektrum umfasst neben den grampositiven Kokken Chlamydien, Mykoplasmen und Legionellen. Streptogramine sind **in Deutschland nicht mehr im Handel**.

25.10 Antituberkulotika

25.10.1 Antituberkulotika der 1. Wahl

Zu den Antituberkulotika der 1. Wahl gehören **Isoniazid, Rifampicin, Ethambutol, Pyrazinamid** und **Streptomycin** (Abb. 25.2). Sie müssen sich durch eine gute Gewebegängigkeit auszeichnen, da Mycobacterium tuberculosis sowohl intrazellulär als auch extrazellulär und in Entzündungsherden vorliegt.

> **MERKE** Bei Tuberkulose muss immer eine **Kombinationstherapie** durchgeführt werden, um einer sekundären Resistenzentwicklung vorzubeugen. Außerdem ist eine lange Therapiedauer wegen der langsamen Teilungsgeschwindigkeit der Erreger zwingend erforderlich.

Isoniazid (INH)

Wirkungen: Das lagerungslabile Isoniazid wird zunächst von bakterieneigenen Enzymen aktiviert. Es schädigt die Zellwand, indem es die Enoylreduktase und damit die **Synthese der Mykolsäure inhibiert**, einem Zellwandbestandteil der Mykobakterien (Abb. 25.2). Aufgrund der hohen Wirkstärke von Isoniazid werden noch weitere Wirkmechanismen vermutet. Auf intra- und extrazellulär vorliegende proliferierende Keime wirkt Isoniazid **bakterizid**. Sein Wirkspektrum umfasst M. tuberculosis und M. bovis, nicht jedoch atypische Mykobakterien.

Pharmakokinetik: Die Applikation erfolgt in der Regel oral, seltener i. v. Die Resorption ist gut, ebenso Gewebeverteilung (auch im Liquor) und Zellpenetration. Die Halbwertszeit hängt von der enzymatischen Ausstattung des jeweiligen Patienten ab und reicht von 1 h bei Schnellacetylierern bis zu 3 h bei Langsamacetylierern. Isoniazid wird hepatisch metabolisiert, wobei ein **hepatotoxischer Metabolit** entstehen kann. Es wird renal eliminiert.

Unerwünschte Wirkungen: Hierzu gehören ZNS-Störungen (**periphere Neuritiden**, Schwindel, Kopfschmerzen, Unruhe, psychische Störungen, Krämpfe), gastrointestinale Beschwerden, vorübergehender Transaminasenanstieg, Leberfunktionsstörungen (Transaminasekontrolle), allergische Reaktionen und Blutbildungsstörungen. Zudem besteht eine Alkoholintoleranz. Prophylaktisch kann wegen der erhöhten Polyneuropathiegefahr eine **Vitamin-B$_6$-Gabe** erfolgen.

Wechselwirkungen: Eine Wirkungsverstärkung von Phenytoin, Barbituraten, Carbamazepin, Disulfiram und eine Unverträglichkeit mit SSRI sind möglich.

Kontraindikationen: Bei Lebererkrankungen, Psychosen, Epilepsien, peripheren Neuropathien, Niereninsuffizienz und Blutbildungsstörungen sollte Isoniazid nicht eingesetzt werden. Während Schwangerschaft und Stillzeit ist die Indikation streng zu stellen.

Pyrazinamid (PZA)

Sein Wirkmechanismus ähnelt dem von Isoniazid (Abb. 25.2). Pyrazinamid wirkt **bakterizid** auf phagozytierte M. tuberculosis im Proliferationsstadium. Es ist gut gewebe- und liquorgängig. Seine Wirkung ist pH-abhängig, weswegen es eine starke Aktivität in verkäsenden Nekrosen aufweist und so der Entstehung von Persistierern vorbeugt. Die Plasmahalbwertszeit liegt bei 9–10 h. Pyrazinamid wird glomerulär filtriert und tubulär rückresorbiert. Die Resistenzentwicklung erfolgt rasch.

Pyrazinamid ist hepatotoxisch, weshalb die Leberwerte unter Therapie regelmäßig kontrolliert werden sollten. Das Auftreten von Hyperurikämie durch Steigerung der tubulären Rückresorption, Gelenkbeschwerden und eine Photosensibilisierung der Haut sind möglich.

Pyrazinamid ist kontraindiziert bei schweren Lebererkrankungen, während Schwangerschaft und Stillzeit, bei Gicht und Nierenfunktionsstörungen. Es führt in Kombination mit Antidiabetika zu einer verstärkten Blutzuckersenkung und zu einer verminderten Harnsäureausscheidung.

Ethambutol (EBM)

Ethambutol wirkt **bakteriostatisch** auf intra- und extrazelluläre proliferierende Erreger, indem es über die **Hemmung der Arabinogalaktansynthese** den Zellwandaufbau stört (Abb. 25.2).

Ethambutol kann oral, i. v. oder i. m. appliziert werden. Es zeichnet sich durch eine gute Gewebeverteilung (inkl. Liquor, Plazenta und Muttermilch) und Zellpenetration aus. Es wird teilweise in der Leber metabolisiert und überwiegend renal eliminiert.

Schwerwiegendste unerwünschte Wirkung von Ethambutol ist eine **retrobulbäre Optikusneuritis**, die sich zu Beginn mit reversiblen Farbsehstörungen und Gesichtsfeldausfällen zeigt und bis zur Optikusatrophie reichen kann. Regelmäßige ophthalmologische Kontrollen sind während der Therapie angezeigt. Des Weiteren kann es zu peripheren Polyneuropathien, Hyperurikämie, Nierenschäden und allergischen Reaktionen kommen.

Während Schwangerschaft und Stillzeit sollte bei Ethambutol eine strenge Indikationsstellung erfolgen, ebenso bei Kindern unter 6 Jahren (keine Visuskontrollen möglich). Bei Vorschädigung des N. opticus ist Ethambutol kontraindiziert.

Rifampicin (RMP)

Wirkungen: Rifampicin gehört zu den **Ansamycinen**. Es **inhibiert** die DNA-abhängige **RNA-Polymerase** und damit die Transkription (Abb. 25.2 und Abb. 25.1). Es wirkt so **bakterizid** sowohl auf proliferierende als auch auf ruhende, intra- oder extrazellulär gelegene Mykobakterien (inklusive M. leprae und viele atypische Mykobakterien). Eine primäre Resistenz der Tuberkelbakterien ist selten. Weitere Indikation ist die Prophylaxe der Meningokokken-Meningitis, da Rifampicin auch einige grampositive und gramnegative Erreger erfasst.

Pharmakokinetik: Der Wirkstoff wird nach oraler Gabe gut resorbiert und erreicht hohe Wirkspiegel sowohl im Gewebe als auch im Liquor und in der Muttermilch. Aufgrund der hohen Lipophilie werden auch Körperzellen gut penetriert. Die Plasmahalbwertszeit liegt bei 3–5 h.

Rifampicin wird hepatisch metabolisiert und biliär und renal eliminiert.

Unerwünschte Wirkungen: Rifampicin kann selten zu Leberfunktionsstörungen mit Transaminasen- und Bilirubinanstieg führen. Weiterhin sind allergische oder neurotoxische Reaktionen und Hämatopoesestörungen möglich. Körpersekrete werden orange verfärbt.

Wechselwirkungen: Rifampicin ist ein **starker Induktor** des CYP-450-Systems, was einen beschleunigten Abbau vieler Substanzen (verminderte Wirkung von oralen Kontrazeptiva, Antikoagulanzien, oralen Antidiabetika, Glukokortikoiden u. a.) bedingt.

Kontraindikationen: Rifampicin ist bei Leberinsuffizienz sowie Schwangerschaft und Stillzeit kontraindiziert.

Nur über die internationale Apotheke zu beziehen ist das Ansamycin **Rifabutin**, das sowohl gegen M. tuberculosis als auch gegen einige **atypische Mykobakterien** eine höhere Aktivität als Rifampicin aufweist. Sein Wirkspektrum erfasst auch einige Keime, die gegen Rifampicin resistent sind. Im Vergleich zu Rifampicin wird Rifabutin schlechter resorbiert, seine Halbwertszeit beträgt 36 h.

Streptomycin (SM)

Das **Aminoglykosidantibiotikum** Streptomycin kommt nur noch in der Tuberkulose-Therapie zum Einsatz. Es beeinträchtigt die bakterielle **Proteinsynthese** (Abb. 25.2) und wirkt **bakterizid** gegen extrazelluläre Tuberkelbakterien (Bronchialsekret, Sekret offener Kavernen). Aufgrund schlechter Resorption erfolgt die Applikation parenteral. Die Gewebegängigkeit ist schlecht. Streptomycin wird renal eliminiert. Zu den Aminoglykosid-Antibiotika s. auch Pharmakokinetik [S. C454].

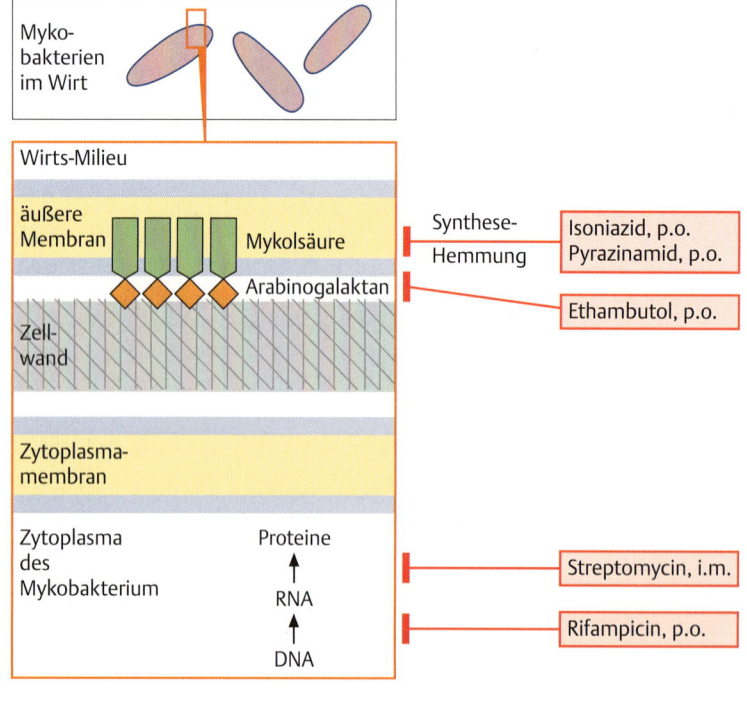

Abb. 25.2 **Angriffspunkte der Antituberkulotika 1. Wahl.** In die Außenseite der mykobakteriellen Zellwand ist das Polysaccharid Arabinogalaktan eingelagert. Es dient als Anker für die Mykolsäure, die in die äußere Bakterienmembran reicht und die typische Umhüllung der Mykobakterien bildet. (aus: Lüllmann, Mohr, Hein, Pharmakologie und Toxikologie, Thieme, 2010)

25.10.2 Antituberkulotika der 2. Wahl

Wegen der schlechten Resistenzlage oder vorliegender Kontraindikationen ist in manchen Fällen die Gabe der Antituberkulotika 1. Wahl nicht möglich. Hier werden Antituberkulotika 2. Wahl eingesetzt, die auch bei Infektionen mit atypischen Mykobakterien oder Lepraerkrankungen indiziert sein können.

Neben einigen **Fluorchinolonen** [S. C456] (v. a. Moxifloxacin) und **Makroliden** [S. C455] (v. a. Clarithromycin, Azithromycin) kommen zum Einsatz:

Protionamid: Der chemisch mit Isoniazid verwandte Wirkstoff zeigt bakteriostatische Wirkung auf M. tuberculosis, M. bovis, M. leprae und einige atypische Mykobakterien. Es kommt allerdings zu einer schnellen Resistenzentwicklung. Protionamid ist gut gewebe- und liquorgängig. Es können Leberfunktionsstörungen auftreten, außerdem psychische und neurotoxische Störungen (Vitamin-B-Substitution sinnvoll).

Paraaminosalicylsäure (PAS): Die Wirkung wird – vergleichbar den Sulfonamiden – über eine Hemmung der Folsäure vermittelt. Die bakteriostatische Wirkung erstreckt sich nur auf M. tuberculosis.

Terizidon (Cycloserin): Terizidon ist Prodrug von Cycloserin. Es hemmt die Synthese von Bausteinen der Zellwand. Wirkung besteht auf Tuberkelbakterien und einige atypische Mykobakterien. Aufgrund zentralnervöser Nebenwirkungen schon in therapeutischer Dosierung wird es nur in Ausnahmefällen eingesetzt.

Dapson: Das in erster Linie bei bullösen Dermatosen eingesetzte Dapson (**Diaphenylsulfon**) wird in Kombination mit Rifampicin in der Lepratherapie und in Verbindung mit Trimethprim bei der Therapie von Pneumocystis-jiroveci-Infektionen eingesetzt. Der Wirkmechanismus ist eine Störung der Folsäuresynthese. Als Nebenwirkungen können eine hämolytische Anämie und Methämoglobinbildung, Juckreiz und Exantheme oder das sog. Dapson-Syndrom (Sulfon-Syndrom: Fieber, Lymphadenopathie, Methämoglobinbildung) auftreten.

26 Antimykotika

26.1 Grundlagen

Um Nebenwirkungen zu vermeiden, sollten antimykotisch wirkende Substanzen an solchen Strukturen angreifen, die möglichst spezifisch für Pilzzellen sind (s. Mikrobiologie [S. C638]). Aufgrund der Ähnlichkeit der Pilzzellen mit den menschlichen Zellen gestaltet sich dies schwierig. Eine Struktur, die diese Voraussetzung erfüllt, ist das **Ergosterol**, ein für Pilzzellen spezifischer Membranbestandteil. Indem seine Synthese gehemmt wird, wird das Pilzwachstum blockiert. Die verschiedenen Antimykotika inhibieren die Ergosterolsynthese an unterschiedlichen Stellen und wirken entweder fungizid oder fungistatisch. Es werden aber auch andere Wirkmechanismen genutzt (**Abb. 26.1** und **Tab. 26.1**).

Tab. 26.1 Übersicht Antimykotika

Klasse/Wirkstoff	Wirkprinzip
Azole	Hemmung der Ergosterolsynthese (Lanosterol-Demethylase-Inhibition)
Allylamine	Hemmung der Ergosterolsynthese (Squalenepoxidase-Inhibition)
Morpholine	Hemmung der Ergosterolsynthese (Reduktase-Inhibition)
Polyene	Störung der Membranfunktion
Flucytosin	Störung der Nukleinsäuresynthese
Griseofulvin	Störung der Mikrotubulisynthese und -funktion
Echinocandine	Hemmung der Glukansynthese
Ciclopirox	Bildung reaktiver Sauerstoffspezies

26.2 Azole

Azole sind die am häufigsten eingesetzten lokalen Antimykotika. Es handelt sich um meist **fungistatisch** wirkende **Breitspektrum-Antimykotika**, von denen einige auch systemisch eingesetzt werden können:
- **Triazole (systemisch und lokal):** Itraconazol, Fluconazol, Posaconazol, Voriconazol
- **Imidazole (ausschließlich lokal):** Ketoconazol, Clotrimazol, Bifonazol, Miconazol, Isoconazol, Oxiconazol, Fenticonazol u. a.

Wirkungen: Azole wirken, indem sie über die Hemmung der Lanosterol-Demethylase die Umsetzung von Lanosterol und damit die Ergosterolsynthese blockieren (**Abb. 26.1**). Als Folge werden falsche Sterole in die Membran eingelagert. In höheren, allerdings nur selten erreichten Wirkspiegeln haben einige Azole (z. B. Clotrimazol) auch fungizide Effekte, da aufgrund der gestörten Membranintegrität Zellbestandteile austreten.

Indikationen: Lokale Azole sind indiziert bei Pilzinfektionen der Genitalorgane, der Haut und Hautfalten, der Mundschleimhaut, bei seborrhoischer Dermatitis und Interdigitalmykosen (**Tab. 26.2**).

Indikationen für **systemische Azole** sind Haut-, Schleimhaut- und Systemmykosen, z. B. Candida-Infektio-

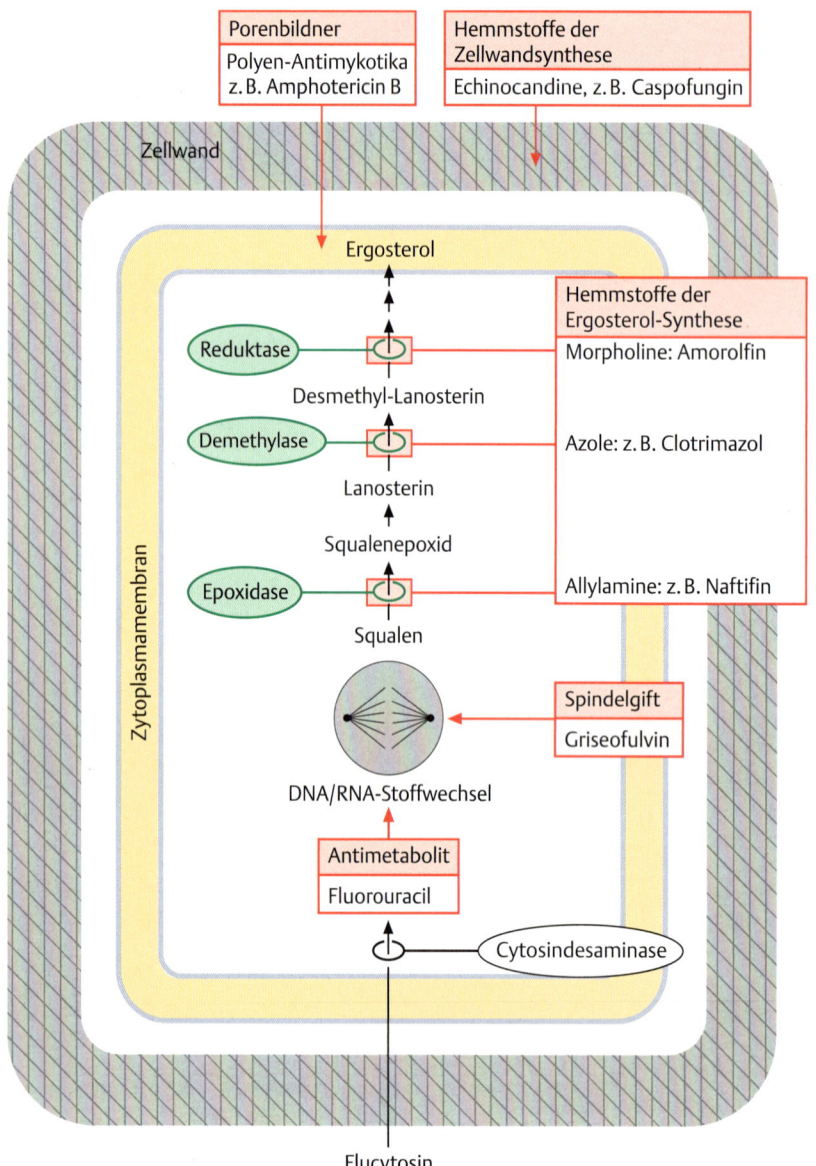

Abb. 26.1 **Ergosterolbiosynthese und Angriffspunkte der wichtigsten Antimykotika.** (aus: Lüllmann, Mohr, Hein, Pharmakologie und Toxikologie, Thieme, 2010)

nen, Pityriasis versicolor (Malassezia furfur) und Aspergillus-Infektionen (Tab. 26.2).

Pharmakokinetik: Die Wirkung tritt eher langsam ein. Die systemische Applikation erfolgt meist oral, die Resorptionsrate liegt je nach Wirkstoff zwischen 50 % (Itraconazol) und > 90 % (Fluconazol und Voriconazol). Die Bioverfügbarkeit von Posaconazol steigt, wenn es zusammen mit einer Mahlzeit eingenommen wird. Fluconazol zeigt eine gute Liquorgängigkeit. Bis auf Fluconazol werden die Stoffe hepatisch metabolisiert. Die Ausscheidung erfolgt biliär oder renal (Tab. 26.2). Die Resorption der topisch angewendeten Substanzen ist minimal.

Unerwünschte Wirkungen: Zu den unerwünschten Wirkungen der **systemisch** applizierten Azole zählen Übelkeit, Abdominalschmerzen, ZNS-Symptomatik (Kopfschmerzen, Schwindel) und Hauterscheinungen (Urtikaria, Hautausschläge). Selten wird auch eine Erhöhung der Leberenzyme bis hin zu schweren Leberfunktionsstörungen (Hepatitis) beobachtet. Es empfiehlt sich eine Überwachung der Transaminasen während der Therapie. Bei Voriconazol kann es zu meist reversiblen Sehstörungen kommen. Die **topisch** angewendeten Wirkstoffe können lokale Reizerscheinungen hervorrufen.

Wechselwirkungen: Für Azole sind zahlreiche Arzneimittelinteraktionen nachgewiesen, da sie Substrate bzw. Inhibitoren des Cytochrom-P450-Systems sind. Zum einen werden verschiedene Substanzen wie z.B. Statine oder Ciclosporin A langsamer abgebaut, zum anderen bewirken Enzyminduktoren wie Rifampicin, Phenytoin, Carbamazepin und Phenobarbital einen beschleunigten Azolabbau. Antazida und H$_2$-Blocker können über eine Veränderung des pH-Wertes die Resorption verringern. Über eine Verlängerung der QT-Zeit kann es zu gefährlichen Arrhythmien kommen, falls die Einnahme von Itraconazol und Voriconazol gleichzeitig mit Terfenadin erfolgt.

Tab. 26.2 Eigenschaften und Indikationen der Azole

Wirkstoff	Eigenschaften	Indikationen
Triazole (systemische Applikation)		
Itraconazol	• hepatische Metabolisation • biliäre Elimination	• Pityriasis versicolor • Dermatomykosen: Trichophytum und Epidermophyten • systemische Hefepilzinfektionen: Candida, Cryptococcus • Schimmelpilzinfektionen: Aspergillus • schwere Onychomykosen (Nagelmykosen) • seltene Mykosen, z. B. Blastomykose, Histoplasmose
Fluconazol	• auch gegen Itraconazol-resistente Erreger wirksam • renale Elimination • schlechteste Resistenzlage der Azole	• Hefepilzinfektionen: Candida, Cryptococcus (Kryptokokkenmeningitis) • Dermatophytosen: Trichophytum • Pityriasis versicolor
Posaconazol	• hepatische Metabolisation • fäkale Elimination	• systemische Hefepilzinfektionen: Candida, Cryptococcus, Trichosporon • invasive Schimmelpilzinfektionen: Aspergillus, Fusarium
Voriconazol	• hepatische Metabolisation • renale Elimination • auch bei Fluconazolresistenz • rascher Wirkungseintritt	• Mittel der Wahl bei potenziell lebensbedrohlichen Mykosen: • invasive Schimmelpilzinfektionen: Aspergillus, Fusarium • Dermatomykosen: Trichophytum und Epidermophyten • Hefepilzinfektionen: Candida (Candidämie), Cryptococcus, Trichosporon
Imidazole (nur lokale Applikation)		
Ketoconazol Clotrimazol Bifonazol Miconazol Isoconazol Oxiconazol Fenticonazol	• nur lokale Applikation • Miconazol ist auch gegen grampositive Erreger wirksam	• Pilzinfektionen der Genitalorgane und der Mundschleimhaut (meist Candida albicans) • Pilzinfektionen der Haut (meist Dermatophyten), seborrhoische Dermatitis • Pityriasis versicolor • Interdigitalmykosen

Kontraindikationen: Die systemische Anwendung der Azole ist kontraindiziert bei Kindern, Leberfunktionsstörungen und in der Schwangerschaft und Stillzeit. Die Indikation für die topische Anwendung ist während Schwangerschaft und Stillzeit streng zu stellen.

26.3 Allylamine und Morpholine

26.3.1 Allylamine

Als Wirkstoffe der hauptsächlich gegen Dermatophyten wirksamen Allylamine sind auf dem Markt:
- **systemisch und lokal:** Terbinafin
- **ausschließlich lokal:** Naftifin.

Wirkungen: Allylamine inhibieren die **Squalenepoxidase** und blockieren damit die Umwandlung von Squalen in Lanosterol, setzen also einen Schritt vor den Azolen an (**Abb. 26.1**). Sie wirken fungistatisch, auf **Dermatophyten** wegen der Akkumulation von Squalen allerdings **fungizid**.

Indikationen: Allylamine sind indiziert bei Dermatomykosen der Haut und Schleimhaut. Terbinafin wird systemisch eingesetzt, wenn eine topische Behandlung nicht möglich oder zielführend ist. Auch schwere Onychomykosen gelten als Indikation für Terbinafin.

> **MERKE** Candida-Spezies sind gegen Allylamine resistent.

Pharmakokinetik: Beide Wirkstoffe werden hepatisch metabolisiert, Naftifin allerdings in so hohem Maße inaktiviert, dass eine systemische Anwendung nicht möglich ist. Die Elimination erfolgt überwiegend renal. Terbinafin zeichnet sich durch eine hohe orale Bioverfügbarkeit aus und reichert sich in Haut, Nägeln und Fettgewebe an.

Unerwünschte Wirkungen: Bei systemischer Gabe können milde gastrointestinale Störungen auftreten. Hautreaktionen und Geschmacksstörungen sind möglich.

Wechselwirkungen: Allylamine hemmen das Cytochrom-P450-System (CYP2D 6). Rifampicin beschleunigt den Abbau von Terbinafin.

Kontraindikationen: Allylamine sind kontraindiziert bei Leberfunktionsstörungen und während Schwangerschaft und Stillzeit.

26.3.2 Morpholine

Das einzige zurzeit verwendete Morpholin ist **Amorolfin**. Es inhibiert die Ergosterolentstehung, der Angriffspunkt ist dem der Azole nachgeordnet (**Abb. 26.1**). Amorolfin wirkt **fungizid**, indem es falsche Sterole in die Membran einlagert.

Morpholine zeichnen sich durch ein weites Wirkspektrum aus mit bevorzugter Wirkung gegen Dermatophyten und Candida-Arten. Bei Infektionen der Haut und der Nägel wird Amorolfin lokal appliziert.

26.4 Polyene

Die Wirkstoffe der Polyen-Antimykotika lassen sich nach ihrer Applikationsform unterscheiden:
- **parenteral und lokal:** Amphotericin B
- **ausschließlich lokal:** Nystatin, Natamycin.

Tab. 26.3 Eigenschaften und Indikationen der Polyene

Wirkstoff	Eigenschaften	Indikationen
Amphotericin B	• wirksamste Substanz bei generalisierten Mykosen (i. v. Applikation) • zur Notfalltherapie lebensbedrohlicher invasiver Pilzinfektionen geeignet • keine Dermatophytenwirkung • fungizid, rascher Wirkungseintritt	tiefe Organmykosen verursacht durch: • Hefepilze: Candida, Cryptococcus • Schimmelpilze: Aspergillus, Mucoraceae • Coccidioidomykose, Blastomykose, Histoplasmose, Sporotrichose • lokale Anwendung bei Candida-Infektionen
Nystatin	• fungizid	• oberflächliche Candida-Infektionen der Haut und Schleimhaut • Darmdekontamination
Natamycin	• fungistatisch	• Candida-Infektionen von Auge, Mund- und Rachenraum

Wirkungen: Polyene bilden Komplexe mit den Sterolen der Plasmamembran (v. a. Ergosterol) und stören damit die Integrität der Pilzzellmembranen (Abb. 26.1). Es resultiert ein Ausstrom von Kationen, was in einer fungiziden (Amphotericin B, Nystatin) bzw. fungistatischen (Natamycin) Wirkung mündet.

Indikationen: Polyene sind essenzielle Wirkstoffe in der Therapie von invasiven sowie lokalen Pilzinfektionen (Tab. 26.3). Amphotericin B ist auch gegen einige Protozoenarten [S. C469] wirksam.

Pharmakokinetik: Amphotericin B und Nystatin werden bei oraler Gabe praktisch nicht resorbiert. Amphotericin B kann aber mittels Infusion systemisch angewendet werden. Bei geringer Gewebepenetration wird Amphotericin B langsam renal eliminiert.

Unerwünschte Wirkungen: Da Amphotericin B nicht nur Affinität zu den Sterolen der Pilzzellmembran, sondern auch zum Cholesterin der humanen Zellmembran zeigt, besitzt es beträchtliche Nebenwirkungen. So wirkt es u. a. stark nephrotoxisch. Dieser Effekt kann durch Gabe liposomaler Varianten, Lipidformulierungen oder Infusion mit physiologischer NaCl-Lösung abgeschwächt werden. Thrombophlebitiden an der Infusionsstelle, grippeähnliche Symptome und gastrointestinale Störungen wurden beobachtet. Selten kommt es zu Thrombozytopenien. Die Behandlung mit Amphotericin B macht eine Kontrolle der Leber- und Nierenfunktion, der Serumelektrolyte (Magnesium und Kalium) und des Blutbildes in regelmäßigen Abständen erforderlich.

Wechselwirkungen: Eine Wirkungsverstärkung ist zu beobachten bei gleichzeitiger Gabe von Amphotericin B mit Herzglykosiden, Muskelrelaxanzien, Antiarrhythmika und der Nephrotoxizität anderer nephrotoxischer Substanzen.

Kontraindikationen: Zu den Kontraindikationen für Amphotericin B gehören Niereninsuffizienz und Leberfunktionsstörungen.

26.5 Echinocandine und Ciclopirox

26.5.1 Echinocandine

Wirkstoffe der neuen Antimykotikaklasse der Echinocandine (Lipopeptide) sind Caspofungin, Anidulafungin und Micafungin. Das Wirkspektrum umfasst nur **Candida** und bei Caspofungin auch **Aspergillus**.

Wirkungen: Echinocandine hemmen die **Glukansynthese** (Abb. 26.1). Damit wird die Bildung der Glykanfibrillen gehemmt und die Stabilität und Form der Zellwand beeinträchtigt. Echinocandine haben eine fungizide Wirkung auf Candida-Arten und eine fungistatische auf Aspergillus spp.

Indikationen: Alle Echinocandine sind indiziert bei invasiven Candida-Infektionen, insbesondere bei Patienten, die auf Amphotericin B oder Itraconazol nicht ansprechen. Für Caspofungin stellt außerdem die invasive Aspergillose eine Indikation dar, Anidulafungin wird insbesondere bei Candidämie eingesetzt. Der Einsatz von Micafungin erfolgt neben der ösophagealen Candidose auch zur Prophylaxe einer Candida-Infektion bei Patienten nach Stammzelltransplantation.

Bei Micafungin besteht evtl. das Risiko einer Lebertumorbildung, endgültige Daten liegen noch nicht vor. Daher darf dieser Wirkstoff nur angewendet werden, wenn kein anderer Wirkstoff wirksam ist bzw. zur Verfügung steht.

Pharmakokinetik: Echinocandine kommen **systemisch** zum Einsatz, da sie nach oraler Applikation nicht bioverfügbar sind. Nach langsamer hepatischer Metabolisierung werden sie renal und über die Fäzes ausgeschieden.

Unerwünschte Wirkungen: Zu den bisher bekannten unerwünschten Wirkungen zählen Kopfschmerzen, Übelkeit, Fieber, reversible Transaminasenerhöhung, Tachykardie, Dyspnoe, Schwitzen, Exantheme und Phlebitis. Bei Caspofungin und Micafungin auch Blutbildveränderungen.

Wechselwirkungen: Ciclosporin verstärkt die Wirkung von Caspofungin, Rifampicin vermindert sie. Enzyminduktoren wie Efavirenz, Nelfinavir und Dexamethason schwächen die Wirkung ab. Caspofungin senkt die Plasmaspiegel von Tacrolimus, Micafungin erhöhte diejenigen von Itraconazol und Sirolimus.

Kontraindikationen: Die Anwendung während Schwangerschaft und Stillzeit sollte nur dann erfolgen, wenn keinerlei Alternativen zur Verfügung stehen. Micafungin ist bei schweren Leberfunktionsstörungen kontraindiziert.

26.5.2 Ciclopirox

Bei dem Pyridonderivat Ciclopirox handelt es sich um ein Breitspektrum-Antimykotikum zur lokalen Anwendung. Durch Bildung reaktiver Sauerstoffspezies wirkt es fungizid. Es zeigt eine gute Penetration in Nägel und tiefe Hornhautschichten, Indikation ist in erster Linie die Onychomykose.

26.6 Antimykotika von geringerer Bedeutung

26.6.1 Flucytosin

Flucytosin ist ein i.v. anwendbares Schmalspektrumantimykotikum.

Wirkungen: Flucytosin ist nur bei solchen Pilzen wirksam, die über das Enzym Cytosindesaminase verfügen (v.a. Hefepilze). Diese wandelt Flucytosin in Fluorouracil um, das als falscher Baustein bei der Ribonukleinsäuresynthese eingebaut wird (**Abb. 26.1**). Damit wird die DNA- und RNA-Synthese gestört und es kommt zu einem fungistatischen Effekt.

Indikationen: Flucytosin wird heute eher selten eingesetzt. Es ist indiziert bei Infektionen mit Candida spp., Cryptococcus neoformans und ggf. Aspergillus (Resistenztest) sowie bei Chromomykose, wenn eine topische Therapie unwirksam oder nicht möglich ist. Vor Therapiebeginn sollte eine Sensibilitätsprüfung durchgeführt werden. Aufgrund der raschen Resistenzbildung erfolgt die Gabe in **Kombination mit Amphotericin B**.

Pharmakokinetik: Flucytosin steht in Deutschland nur als Zubereitung zur intravenösen Verabreichung zur Verfügung. Es ist durch eine gute Gewebepenetration und Liquorgängigkeit charakterisiert. Die Ausscheidung erfolgt überwiegend unverändert renal.

Unerwünschte Wirkungen: Flucytosin ist generell gut verträglich. Gastrointestinale Störungen, reversible Blutbildungsstörungen und ein vorübergehender Anstieg der Transaminasen können beobachtet werden.

Wechselwirkungen: Die gleichzeitige Gabe von Flucytosin und Zytostatika kann zu einer Potenzierung einer Blutbildungsstörung führen. Dahingegen wird durch Cytosin-Arabinosid die Wirkung von Flucytosin aufgehoben.

Kontraindikationen: Flucytosin ist kontraindiziert bei Niereninsuffizienz, Knochenmarkdepression (Zytostatika- und Radiotherapie!), Blutbildungsstörungen und Leberfunktionsstörungen. Während der Schwangerschaft und Stillzeit darf es ebenfalls nicht verwendet werden.

26.6.2 Griseofulvin

Griseofulvin ist ein Schmalspektrumantimykotikum, sein Wirkspektrum beschränkt sich auf Dermatophyten. Es wird heute nur noch selten eingesetzt.

Wirkungen: Griseofulvin stört sowohl die Synthese als auch die Funktion der Mikrotubuli. Es lagert sich in das neu gebildete Keratin ein, wo die Dermatophyten den Wirkstoff aufnehmen. Griseofulvin wirkt fungistatisch.

Indikationen: Griseofulvin ist indiziert bei Dermatomykosen (Trichophyten, Mikrosporon und Epidermophyten), wenn eine Lokaltherapie nicht ausreichend ist.

Pharmakokinetik: Die Resorption schwankt bei oraler Gabe und kann durch fetthaltige Mahlzeiten positiv beeinflusst werden. Es wird hepatisch metabolisiert und renal und über die Fäzes ausgeschieden.

Unerwünschte Wirkungen: Zu den unerwünschten Wirkungen zählen Hautveränderungen, zentralnervöse Störungen und selten eine Neutropenie.

Wechselwirkungen: Griseofulvin setzt die Wirkung von Antikoagulanzien und Kontrazeptiva herab. Außerdem wird eine Alkoholintoleranz induziert.

Kontraindikationen: Während der Schwangerschaft, bei aktuellem Kinderwunsch, bei Lebererkrankungen, Porphyrie und Kollagenosen ist Griseofulvin kontraindiziert.

27 Antiprotozoika

27.1 Wirkstoffe gegen Flagellaten und Amöben

> **MERKE** Bei nichtvitaler Indikation sind alle Antiprotozoika während Schwangerschaft und Stillzeit kontraindiziert.

27.1.1 Wirkstoffe gegen Trypanosomen

Die durch Trypanosomen hervorgerufenen Erkrankungen (Schlafkrankheit, Chagas-Krankheit) kommen vorwiegend im außereuropäischen Raum vor. Für einen Großteil der Wirkstoffe fehlt daher eine deutsche Zulassung, sie spielen aber in der Therapie eine wichtige Rolle:
- in Deutschland zugelassen: Pentamidin
- in Deutschland nicht zugelassen: Suramin, Eflornithin, Melarsoprol, Nifurtimox, Benznidazol.

Pentamidin und Suramin

Wirkungen: Pentamidin interferiert vermutlich mit negativ geladenen Molekülen von RNA, DNA oder Proteinen, woraus die Abtötung der Trypanosomen resultiert. Vermutet wird auch eine Hemmung der Topoisomerase II.
   Bei **Suramin** handelt es sich um ein Analogon des Azofarbstoffs Trypanblau, der bereits seit den 20er Jahren Verwendung findet. Der genaue Wirkmechanismus von Suramin konnte bisher nicht identifiziert werden. Auch hier wird u. a. eine Hemmung der Topoisomerase II vermutet. Suramin wirkt darüber hinaus antiproliferativ und antiviral.

Indikationen: Beide Wirkstoffe werden in der **1. Infektionsphase der Schlafkrankheit** eingesetzt. Während Suramin bei beiden Formen Anwendung findet, wird Pentamidin nur bei der westafrikanischen Form (Trypanosoma brucei gambiense) eingesetzt, da es nicht ZNS-gängig ist und der Erreger der ostafrikanischen Form (Trypanosoma brucei rhodiense) frühzeitig das ZNS erreicht. **Pentamidin** ist außerdem zugelassen für Pneumocystis-jiroveci-Infektionen bei Cotrimoxazol-Unverträglichkeit und für Leishmaniose im Fall von Resistenzen. **Suramin** hat als weitere Indikation die Onchozerkose.

Pharmakokinetik: Pentamidin kann intramuskulär, intravenös oder per inhalationem appliziert werden. Es wird nur langsam eliminiert und reichert sich in Leber, Niere und Milz an. Die Gabe von **Suramin** erfolgt intravenös.

Unerwünschte Wirkungen: Pentamidin zeichnet sich durch schwere, teilweise lebensbedrohliche Nebenwirkungen aus:
- reversible Nierenfunktionsstörungen bei > 20 % der Patienten
- plötzlicher Blutdruckabfall bei Injektion oder Infusion
- Bildung steriler Abszesse an der Injektionsstelle
- Herzrhythmusstörungen, Blutbildveränderungen
- starke Blutzuckerschwankungen bis zum Diabetes mellitus

Zu den unerwünschten Wirkungen von **Suramin** zählen Schwindel, Kopfschmerzen, Kreislaufschwäche post injectionem und Hautreaktionen (Parästhesien, Pruritus, Rötung).

Melarsoprol und Eflornithin

Sowohl Melarsoprol als auch Eflornithin sind ZNS-gängig und daher als Wirkstoffe für die **2. Infektionsphase der Schlafkrankheit** geeignet.
   Melarsoprol ist arsenhaltig und führt zu einer Enzyminaktivierung, indem das Arsen an SH-Gruppen der Enzyme bindet. Es wird i. v. verabreicht, problematisch ist die Resistenzsituation. Melarsoprol ist extrem toxisch, bei bis zu 10 % der Patienten kommt es nach Applikation zu einer reaktiven Enzephalopathie, 1–5 % versterben.
   Eflornithin inhibiert die Ornithindecarboxylase und stört damit die antioxidativen Prozesse der Trypanosomen. Nach initialer i. v. Applikation kann auf orale Gabe umgestellt werden. Unerwünschte Wirkungen von Eflornithin beinhalten Diarrhö und Blutbildveränderungen. Eine Kombination mit Nifurtimox (s. u.) ist möglich. Zur lokalen Anwendung (Creme) ist Eflornithin in Deutschland zur Behandlung von Gesichtshirsutismus bei Frauen zugelassen.

Nifurtimox und Benznidazol

Nifurtimox und Benznidazol werden in der **akuten Phase der Chagas-Krankheit** (Trypanosoma cruzi) eingesetzt, wobei Nifurtimox Mittel der Wahl ist. In der chronischen Phase ist keine ursächliche Therapie mehr möglich.
   Das Nitrofuran-Derivat **Nifurtimox** wird nach oraler Applikation gut resorbiert. Der Wirkmechanismus ist unbekannt, die Elimination erfolgt renal und biliär. Zu seinen unerwünschten Wirkungen zählen allergische Reaktionen, Schwindel, Polyneuritis, psychotische Störungen und Krampfanfälle. Relative Kontraindikationen sind Schwangerschaft, Krampfneigung und psychische Erkrankungen.
   Benznidazol aus der Gruppe der Nitroimidazolderivate wirkt wahrscheinlich über eine Störung der Protein- und RNA-Synthese. Es wird bei guter Resorption peroral verabreicht, die Gewebegängigkeit liegt bei etwa 80 %. Der Wirkstoff wird größtenteils metabolisiert und renal ausgeschieden. Unerwünschte Wirkungen sind häufig, reversibel und umfassen Kopfschmerzen, Schwindel, Schwäche, Hautreaktionen, Blutbildveränderungen und periphere Polyneuropathien.

27.1.2 Wirkstoffe gegen Leishmanien

Als Mittel der Wahl wird bei viszeraler und mukokutaner Leishmaniose liposomales **Amphotericin B** [S. C465] eingesetzt. Alternativ können angewendet werden:
- Miltefosin
- Antimonpräparate (nicht in Deutschland zugelassen).

Das Zytostatikum **Miltefosin** inhibiert den Phospholipid-Stoffwechsel der Leishmanien und stört damit die Funktion der Zellmembran. Es ist peroral applizierbar und verteilt sich gut im Gewebe. Miltefosin wird langsam eliminiert (6–8 Tage). Häufige Nebenwirkungen von Miltefosin sind milde gastrointestinale Störungen und eine reversible Erhöhung der Leberenzyme.

Die Antimonverbindungen **Natrium-Stiboglukonat** und **Megluminantimonat** werden bevorzugt i.v. appliziert, i.m.-Gaben sind häufig schmerzhaft. Der Wirkmechanismus ist noch unbekannt. Aufgrund starker Nebenwirkungen muss die Therapie häufig für 1–2 Wochen unterbrochen werden. Antimon reichert sich in der Milz an, die Halbwertszeit der Präparate liegt bei 2 h. Zu den meist schwerwiegenden Nebenwirkungen gehören Kopfschmerzen, Übelkeit, Myalgien und Arthralgien, erhebliche Kreislaufstörungen, Leberparenchymschäden und EKG-Veränderungen.

27.1.3 Wirkstoffe gegen Toxoplasmen

Zur Behandlung der durch das Sporozoon Toxoplasma gondii hervorgerufenen Toxoplasmose wird vorrangig die Kombination aus dem Diaminopyrimidin **Pyrimethamin** und einem **Sulfonamid** [S. C458] verwendet.

27.1.4 Wirkstoffe gegen Trichomonaden, Giardien und Amöben

Die Nitroimidazole [S. C457] **Metronidazol** und **Tinidazol** wirken gegen eine Vielzahl von Protozoen. Dazu gehören Trichomonaden, Amöben und Giardia lamblia.

Paromomycin gehört zu den Aminoglykosid-Antibiotika [S. C453] und wird zur Nachbehandlung der Amöbiasis (Beseitigung der Zysten) eingesetzt. Lokal findet es auch Anwendung bei kutaner Leishmaniose und in Kombination mit Antimonverbindungen bei therapieresistenten Fällen viszeraler Leishmaniose.

27.2 Wirkstoffe gegen Plasmodien

Die verschiedenen für die Malariatherapie zur Verfügung stehenden Substanzen greifen an unterschiedlichen Stellen an (Tab. 27.1). Problematisch bei der Therapie der akuten Malaria (s. Infektionserkrankungen [S. A573]) ist, dass nur schwierig zwischen unerwünschten Wirkungen und der Grunderkrankung unterschieden werden kann.

27.2.1 Chinolin-Antimalariamittel

Zu den Chinolin-Antimalariamitteln zählen Chloroquin, Mefloquin und Chinin. Es handelt sich um Hämpolymerase-Inhibitoren, die **blutschizontozid** wirken, also die intraerythrozytäre Erregervermehrung hemmen. Sie können sowohl zur Therapie als auch zur Prophylaxe der Malaria eingesetzt werden. Wahrscheinlich wirkt auch Lumefantrin [S. C470] über eine Hemmung der Hämpolymerase.

Tab. 27.1 Übersicht der Antimalariamittel

Wirkstoff	Wirkprinzip
Chloroqin	Hemmung der Hämpolymerase
Mefloquin	Hemmung der Hämpolymerase
Chinin	Hemmung der Hämpolymerase
Proguanil	Hemmung des Folsäuremetabolismus
Atovaquon	Störung des mitochondrialen Membranpotenzials
Artemether	Störung des Hämabbaus (genauer Mechanismus noch ungeklärt)
Lumefantrin	Störung des Hämabbaus (genauer Mechanismus noch ungeklärt)
Doxycyclin	Hemmung der Proteinsynthese

Wirkungen: Die Hämpolymerase verhindert die Anreicherung von membranschädigenden Häm-Metaboliten in den Plasmodien. Aus ihrer Hemmung resultiert eine Zerstörung der Erreger. Dieser Wirkmechanismus ist nur bei **intraerythrozytären Plasmodien** (Schizonten) wirksam. Der Wirkstoff wird in der Nahrungsvakuole der Plasmodien angereichert.

Chloroquin

Indikationen: Der chemisch mit Chinin verwandte Wirkstoff ist Mittel der Wahl bei akuter **Malaria tertiana** (Plasmodium vivax, Plasmodium ovale) und **quartana** (Plasmodium malariae) und zur Prophylaxe und Therapie der **Malaria tropica** (Plasmodium falciparum), sofern keine Erregerresistenz vorliegt. Zur Anwendung bei rheumatoider Arthritis und Lupus erythematodes siehe weitere Immunsuppressiva [S. C490].

Pharmakokinetik: Chloroquin wird sowohl i.v. als auch oral verabreicht und ist schnell und fast vollständig bioverfügbar. Mit der Zeit reichert es sich v.a. in Leber, Auge, Niere, Lunge, Erythrozyten und Milz an. Charakteristisch ist die lange Halbwertszeit von 20–60 Tagen. Chloroquin wird hepatisch metabolisiert und biliär und renal eliminiert.

Unerwünschte Wirkungen: Hierzu zählen ZNS-Störungen (Kopfschmerzen, Schwindel, Parästhesien), Herz-Kreislauf-Reaktionen, ==Augenschäden (irreversible Hornhauttrübung, Retinopathie und Schießscheibenmakulopathie mit Tagesblindheit und progredientem Sehverlust)==, Hautreaktionen (Exantheme, Juckreiz, Photosensibilisierung), Thrombopenie und Leukopenie. Eine spezielle Nebenwirkung ist die intravasale Hämolyse bei Patienten mit Glukose-6-phosphat-Dehydrogenase-Mangel.

Wechselwirkungen: Es bestehen vielfältige Interaktionen mit anderen Wirkstoffen:

- Resoprtionsverminderung bei gleichzeitiger Einnahme von Antazida
- Erhöhung der Serumkonzentration von Digoxin, Digitoxin und Ciclosporin
- Wirkverstärkung von Methotrexat
- Verstärkung der Hepatotoxizität mit anderen hepatotoxisch wirkenden Substanzen
- Resorptionsverminderung von Ampicillin, erhöhte Plasmakonzentration von Ciclosporin.

Kontraindikationen: Bei bestehender Retinopathie bzw. Gesichtsfeldausfällen, Erkrankungen des blutbildenden Systems, Myasthenia gravis, Glukose-6-phosphat-Dehydrogenase-Mangel sowie Stillzeit ist Chloroquin kontraindiziert. Zur Malariaprophylaxe während der Schwangerschaft ist es zugelassen, bei therapeutischer Anwendung während der Schwangerschaft muss Nutzen gegen Risiko abgewogen werden.

Mefloquin

Indikationen: Obwohl gegen alle Plasmodium-Arten wirksam, wird Mefloquin insbesondere zur Behandlung der **Malaria tropica** bei chlorquinresistenten Plasmodium-falciparum-Stämmen eingesetzt. In Gebieten, in denen es multiresistente Stämme von Plasmodium falciparum gibt, sollte es bevorzugt zur Prophylaxe verwendet werden. Es gilt wegen seiner geringen Resistenzen als Reservepräparat.

Pharmakokinetik: Bei fast vollständiger oraler Bioverfügbarkeit zeichnet sich der Wirkstoff durch eine gute Gewebeverteilung aus und akkumuliert v.a. in Erythrozyten. Mefloquin wird hepatisch metabolisiert. Die Halbwertszeit liegt bei 21 Tagen, die Elimination erfolgt biliär.

Unerwünschte Wirkungen: Häufige unerwünschte Wirkungen sind gastrointestinale Störungen, ZNS-Störungen (Kopfschmerzen, Schwindel, Schlafstörungen, Depressionen, Halluzinationen, Neuropathien, selten Krampfanfälle oder Psychosen) und Erregungsleitungsstörungen am Herzen.

Wechselwirkungen: Mefloquin interferiert mit allen Antikonvulsiva (Verminderung der Plasmaspiegel) und mit Substanzen, die Einfluss auf die Erregungsleitung am Herzen (v.a. QT-Verlängerung) nehmen.

Kontraindikationen: Hierzu zählen Schwangerschaft und schwere Leber- und Nierenfunktionsstörungen, psychotische Störungen, Epilepsie und Erregungsleitungsstörungen. Eine gleichzeitige Gabe von Chinin muss vermieden werden.

Chinin

Indikationen: Trotz seiner schlechten Verträglichkeit ist Chinin – ggf. in Kombination mit Doxycyclin [S.C455] – weiterhin Mittel der Wahl bei **komplizierter Malaria tropica**, Prophylaxeversagen oder chloroquinresistenten Stämmen. Zusätzlich ist Chinin (als Sulfat) zur Prophylaxe und Therapie nächtlicher Wadenkrämpfe zugelassen.

Pharmakokinetik: Chinin wird oral gut resorbiert, hepatisch metabolisiert und renal eliminiert. Die Halbwertszeit beträgt etwa 11 h.

Unerwünschte Wirkungen: Sie umfassen gastrointestinale Störungen, neurotoxische Effekte (Hör- und Sehstörungen, Erregungs- und Verwirrtheitszustände), Exantheme, Asthma, intravasale Hämolyse, Thrombopenie, Agranulozytose, Hypoglykämien, Nierenschäden und Leberfunktionsstörungen.

Wechselwirkungen: Die Chininresorption wird durch aluminiumhaltige Antazida verringert. Bei simultaner Gabe führt Chinin zu einer Erhöhung der Serumkonzentration von Digoxin und Digitoxin sowie zur ZNS-Wirksamkeit von Loperamid, einer Wirkverstärkung von Antikoagulanzien und zu ventrikulären Arrhythmien mit Antiarrhythmika.

Kontraindikationen: Eine gleichzeitige Gabe von Mefloquin ist wegen Potenzierung der Nebenwirkungen kontraindiziert.

27.2.2 Lumefantrin und Artemether

Lumefantrin und das Artemisinin-Derivat Artemether sind in Deutschland nur als **Kombinationspräparat** erhältlich. Das ebenfalls mit Artemisinin verwandte **Artesunat** ist in Deutschland nicht im Handel. Prinzipiell gilt für diesen Wirkstoff das zu Artemether Gesagte.

Wirkungen: Der genaue Wirkmechanismus ist noch nicht geklärt. Vermutet wird, dass beide Wirkstoffe den Abbau des toxischen Häms zu Hämozoin hemmen, wobei sich Lumefantrin wahrscheinlich eines ähnlichen Mechanismus bedient wie die Chinolin-Antimalariamittel (s. o.). Bei Artemether wird u. a. die Bildung toxischer Radikale diskutiert.

Lumefantrin wirkt blutschizontozid auch gegen chloroquinresistente Plasmodium-falciparum-Stämme, **Artemether** hauptsächlich blutschizontozid, aber auch gametozid auf Plasmodium falciparum und Plasmodium vivax.

Indikationen: Das Kombinationspräparat ist indiziert zur Therapie der **unkomplizierten Malaria tropica**, insbesondere bei multiresistenten Plasmodium-Stämmen. Die Anwendung sollte möglichst nur in Gebieten mit bekannt schlechter Resistenzlage erfolgen. Die Wirkstoffe sind **nicht** zur Malariaprophylaxe geeignet.

Pharmakokinetik: Die orale Bioverfügbarkeit beider Wirkstoffe wird durch die gleichzeitige Aufnahme einer fettreichen Mahlzeit verbessert. **Artemether** hat mit 2 h eine kurze Halbwertszeit, es wird hepatisch metabolisiert und renal und über die Fäzes eliminiert. **Lumefantrin** besitzt mit 3–6 Tagen eine längere Halbwertszeit und wird vorwiegend über die Fäzes eliminiert.

Unerwünschte Wirkungen: Es können gastrointestinale Störungen, Kopfschmerzen, Schwindel, Palpitationen, Hautreaktionen, Husten, Arthralgien und Myalgien auftreten. Lumefantrin verlängert die QT-Zeit.

Kontraindikationen: Für beide Wirkstoffe gilt die gleichzeitige Anwendung von CYP-3A4-Inhibitoren und Wirkstoffen, die durch CYP2D6 abgebaut werden, als kontraindiziert. Lumefantrin darf nicht eingesetzt werden bei Verlängerung des QT-Intervalls, Herzrhythmusstörungen und gleichzeitiger Einnahme von Medikamenten, die eine verlängerte QT-Zeit hervorrufen können. Artemether sollte nicht im 1. Trimenon eingenommen werden.

27.2.3 Proguanil und Atovaquon

Proguanil

Wirkungen: Proguanil besitzt **blut-** und **gewebsschizontozide** Wirkung. Es wird als Prodrug zu Cycloguanil metabolisiert, das die für die Folsäuresynthese der Plasmodien essenzielle **Dihydrofolatreduktase hemmt**.

Indikationen: Proguanil sollte nur in **Kombination** verwendet werden und zwar mit:
- **Chloroquin** [S. C469] zur Prophylaxe der Malaria tertiana und tropica (auch während der Schwangerschaft)
- **Atovaquon** (s. u.) zur Prophylaxe und Therapie der unkomplizierten Malaria tropica.

Pharmakokinetik: Proguanil besitzt bei peroraler Applikation eine hohe Bioverfügbarkeit, insbesondere bei gleichzeitiger Aufnahme einer fettreichen Mahlzeit. Es wird überwiegend unverändert über die Niere eliminiert.

Unerwünschte Wirkungen: Proguanil ist insgesamt gut verträglich. Nur in Ausnahmefällen werden hämatologische Störungen beobachtet. Bei der Kombinationstherapie von Proguanil mit Chloroquin können Mundulzera und Nausea auftreten.

Wechselwirkungen: Proguanil verstärkt die Wirkung von Cumarin-Antikoagulanzien.

Atovaquon

Wirkungen: Atovaquon wirkt in erster Linie **blutschizontozid**. Sein Wirkmechanismus ist bisher nicht genau geklärt, vermutlich inhibiert es den mitochondrialen Elektronentransport mit konsekutivem Zusammenbruch des mitochondrialen Membranpotenzials, einer ATP-Verarmung und einer Blockade der Synthese der Pyrimidinbasen.

Indikationen: Atovaquon ist zusammen mit **Proguanil** indiziert zur Prophylaxe und Therapie der **unkomplizierten Malaria tropica**. Weitere Indikation ist die Therapie der Pneumocystis-jiroveci-Infektion, sofern weder Cotrimoxazol noch Pentamidin eingesetzt werden können.

Pharmakokinetik: Die Resorption nach peroraler Aufnahme ist langsam und inkomplett. Die Elimination erfolgt zum größten Teil unverändert über die Fäzes.

Wechselwirkungen: Die Plasmaspiegel von Atovaquon werden von Metoclopramid, Tetrazyklinen, Rifampicin und Rifabutin gesenkt, Atovaquon seinerseits senkt den Plasmaspiegel von Indinavir.

Unerwünschte Wirkungen: Bei der Einnahme zur Malaria-Prophylaxe treten nur selten unerwünschte Wirkungen auf. Bei therapeutischem Einsatz kann es zu gastrointestinalen Störungen, Kopfschmerz, Hautsymptomen und allergischen Reaktionen kommen. Die Einnahme während der Schwangerschaft ist kontraindiziert.

27.2.4 Primaquin

Primaquin wirkt über einen unbekannten Mechanismus **gewebsschizontozid** auf Plasmodium vivax und Plasmodium ovale und **gametozid** auf Plasmodium falciparum. Da es auf die intraerythrozytären Schizonten nur geringen Einfluss hat, ist es im akuten Stadium nicht wirksam. Primaquin wird daher zur **Rezidivprophylaxe bei Malaria tertiana** verwendet, ist aber in Deutschland nicht zugelassen. Eine Anwendung bei G6PD-Mangel und während Schwangerschaft und Stillzeit ist kontraindiziert.

28 Anthelminthika

28.1 Mittel gegen Nematoden und Trematoden

28.1.1 Praziquantel

Wirkungen: Praziquantel wirkt **vermizid**. Es wird vom Wurm über dessen Oberfläche resorbiert und schädigt dessen Tegument. Als Folge erhöht sich seine Empfindlichkeit gegenüber den Darmenzymen des Wirtes. Die Kalziumpermeabilität steigt ebenfalls, es kommt zu einer Dauerdepolarisation und spastischen Paralyse des Parasiten. Er verliert seinen Halt und kann mit dem Stuhl ausgeschieden werden.

Indikationen: Praziquantel ist Mittel der Wahl bei **Neurozystizerkose**. Wegen seines breiten Wirkspektrums ist es weiterhin wirksam bei:
- **Trematoden-Infektionen:** Schistosomiasis (Bilharziose), Infektionen mit Lungen- und Leberegel (Ausnahme: Fasciola hepatica)
- **Zestoden-Infektionen:** Taeniasis, Diphyllobothrium- und Hymenolepis-Infektion.

Pharmakokinetik: Die Resorption nach oraler Applikation ist gut. Praziquantel unterliegt einem ausgeprägten First-pass-Effekt, die Metaboliten werden überwiegend renal eliminiert.

Unerwünschte Wirkungen: Bei allgemein guter Verträglichkeit werden bei Praziquantel lediglich unerwünschte Wirkungen wie Kopf- und Abdominalschmerzen, Schwindel, Müdigkeit, Schwäche, Benommenheit und Juckreiz beobachtet.

Wechselwirkungen: Bei gleichzeitiger Rifampicingabe werden keine effektiven Wirkspiegel erreicht. Dexamethason und Chloroquin mindern die Praziquantel-Plasmaspiegel.

Kontraindikationen: Bei intraokulärer Zystizerkose darf Praziquantel nicht angewendet werden. Für das 1. Trimenon besteht eine strenge Indikationsstellung, nach der Einnahme sollte 24 h auf das Stillen verzichtet werden.

28.1.2 Albendazol und Mebendazol

Wirkungen: Mebendazol und Albendazol sind Benzimidazole mit **vermizider** Wirkung. Sie verhindern die Polymerisation des β-Tubulins und damit die Bildung des Zytoskeletts. Dadurch sind Stofftransport und Nährstoffaufnahme nicht mehr ausreichend möglich und der Wurm stirbt ab. Die Wirkung erstreckt sich sowohl auf adulte Würmer und Larvenstadien als auch auf Eier und Finnen, auf Larven wirken Albendazol und Mebendazol allerdings nur parasitostatisch.

Indikationen: Beide Wirkstoffe sind Mittel der Wahl bei bei **zystischer** (Echinococcus granulosus, Hundebandwurm) und **alveolarer** (Echinococcus multilocularis, Fuchsbandwurm) **Echinokokkose**.

Weitere Indikationen für **Albendazol** sind die Trichinose und die Strongyloidiasis. **Mebendazol kommt neben den Echinokokkosen vorrangig bei Taeniasis zum Einsatz. Weitere Indikationen sind Infektionen mit den Nematoden Enterobius spp., Trichuris spp., Ascaris spp., Ancylostoma duodenale und Trichinella.**

Pharmakokinetik: Beide Benzimidazole unterliegen einem ausgeprägten First-pass-Effekt. Die orale Bioverfügbarkeit steigt bei gleichzeitiger Aufnahme einer fettreichen Mahlzeit. Albendazol wird zu dem wirksamen Metaboliten Sulfoxid metabolisiert. Die Elimination erfolgt biliär.

Unerwünschte Wirkungen: Hierzu zählen Übelkeit und Erbrechen, Kopfschmerzen, Schwindel, allergische Hautreaktionen und in hohen Dosen auch Granulozytopenie, Anämie und Leberfunktionsstörungen. Bei hoher Dosierung sollten deshalb regelmäßig Laborkontrollen durchgeführt werden.

Kontraindikationen: Beide Wirkstoffe sind kontraindiziert bei schweren Leberfunktionsstörungen, Kindern, Stillzeit und im 1. Trimenon.

28.1.3 Niclosamid

Das **vermizid** wirkende Salicylsäurederivat Niclosamid inhibiert die mitochondriale oxidative Phosphorylierung des Parasiten, hemmt dessen Citratzyklus und steigert die Glykolyse. Der Wurm stirbt ab und wird mit dem Stuhl ausgeschieden.

Das Wirkspektrum von Nicosamid beschränkt sich auf **intestinale Bandwurminfektionen**. Bei Taenia-solium-Infektionen (Schweinebandwurm) ist es nur Mittel 2. Wahl, da es bei Absterben des Wurms zu einer Freisetzung der Eier kommt und die Gefahr einer Zystizerkose besteht.

Nach oraler Aufnahme wird Niclosamid nur zu einem geringen Anteil resorbiert, es wirkt daher nahezu ausschließlich im Darm. Sein Nebenwirkungsprofil umfasst lediglich gastrointestinale Störungen sowie Überempfindlichkeitsreaktionen. Die Einnahme ist im 1. Trimenon und in der Stillzeit kontraindiziert.

28.2 Wirkstoffe gegen Nematoden

Außer Pyrantelembonat und Pyriviniumembonat sind auch Albendazol und Mebendazol [S.C472] gegen Nematoden wirksam.

28.2.1 Pyrivinium

Pyrivinium wirkt **vermizid**, indem es Glukoseaufnahme und -stoffwechsel des Wurmes hemmt. Es ist indiziert bei Infektionen mit **Enterobius vermicularis**. Der Wirkstoff wird enteral nicht resorbiert. Die unerwünschten Wirkungen umfassen Hauterscheinungen, Lichtempfindlichkeit und Überempfindlichkeitsreaktionen. Zu den Kontraindikationen gehören Leberfunktionsstörungen, Niereninsuffizienz, entzündliche Darmerkrankungen sowie ein Lebensalter unter 3 Jahren.

28.2.2 Pyrantel

Pyrantel ist ein nikotinischer Acetylcholinrezeptor-Agonist und induziert eine spastische Lähmung der Nematodenmuskulatur. Die Würmer werden lebend ausgeschieden. Pyrantel ist **Mittel 2. Wahl** gegen:
- Enterobius vermicularis
- Ascaris lumbricoides
- Ancylostoma duodenale
- Necator americanus.

Gegen Trichuris spp. ist Pyrantel unwirksam. Nach oraler Aufnahme wird es nur zu geringen Anteilen resorbiert. Zu den seltenen Nebenwirkungen gehören Müdigkeit, Schwindel, Kopfschmerzen, Hauterscheinungen und ein vorübergehender Transaminasenanstieg.

29 Virostatika

29.1 Grundlagen

Alle gegen virale Erreger eingesetzten Substanzen wirken virostatisch, virenabtötende Wirkstoffe konnten bisher nicht entwickelt werden. Voraussetzungen für die Wirksamkeit der Virostatika sind eine Virusreplikation und ein funktionierendes Immunsystem des Patienten.

Jedes Virostatikum greift an einer spezifischen Stelle in die Virusreplikation ein, weshalb sein Wirkspektrum meist auf eine oder wenige Virusfamilien beschränkt ist.

29.2 Wirkstoffe gegen Herpes-simplex- und Varicellaviren

29.2.1 Aciclovir, Valaciclovir, Penciclovir und Famciclovir

Bei allen Wirkstoffen handelt es sich um azyklische Guanin-Nukleoside mit ähnlichem Wirkmechanismus.

Wirkungen: Aciclovir und Penciclovir werden zunächst durch die virale Thymidinkinase – zu der sie eine weit größere Affinität besitzen als zu der humanen – und wirtszelleigene Enzyme zu ihren aktiven Triphosphaten phosphoryliert. Diese werden anstelle von Guanosin in das Virusgenom eingebaut, es folgen ein Kettenabbruch bei der Synthese der Virus-DNA und eine kompetitive **Hemmung der viralen DNA-Polymerase**. Valaciclovir und Famciclovir sind Prodrugs von Aciclovir bzw. Penciclovir und werden nach oraler Aufnahme rasch in diese umgewandelt.

Indikationen: Aciclovir ist indiziert bei Infektionen mit **Herpes simplex Typen I und II** und **Varizella zoster** (s. Infektionserkrankungen [S.A545]), bei denen es neben oraler Applikation als einzige Substanz auch **parenteral** angewendet werden kann. Weiterhin dient Aciclovir zur Prophylaxe von Infektionen mit den genannten Viren unter immunsuppressiver Therapie. Äußerlich kann es zur Therapie einer Herpes-simplex-Keratitis und einem Zoster der Hornhaut bzw. bei Herpes labialis eingesetzt werden.

Valaciclovir ist indiziert bei akutem Herpes zoster sowie rezidivierendem und primärem Herpes genitalis.

Penciclovir ist als Creme indiziert bei rezidivierendem Herpes labialis.

Famciclovir ist indiziert bei primärem oder rezidivierendem Herpes genitalis und akutem Herpes zoster.

Pharmakokinetik: Valaciclovir wird nach oraler Aufnahme zu Aciclovir umgesetzt, die Bioverfügbarkeit von Aciclovir erhöht sich dadurch im Vergleich zu direkter Aciclovir-Einnahme. Aciclovir wird unverändert renal eliminiert.

Die Bioverfügbarkeit von Penciclovir ist bei oraler Gabe unzureichend, weshalb es nur topisch angewendet wird. Famciclovir dagegen wird gut resorbiert und ermöglicht als Prodrug indirekt die systemische Penciclovir-Anwendung.

Unerwünschte Wirkungen: Aciclovir wirkt nephrotoxisch durch eine Auskristallisierung in den Nierentubuli. Bei allen Wirkstoffen können Kopfschmerzen, Schwindel und gastrointestinale Beschwerden auftreten.

Kontraindikationen: Aciclovir und Famciclovir sind kontraindiziert während Schwangerschaft und Stillzeit. Die Hautcreme sollte nicht ins Auge, oral oder vaginal appliziert werden.

29.2.2 Brivudin

Der Wirkmechanismus des Pyrimidinderivats Brivudin ähnelt dem von Aciclovir. Aufgrund seiner langen intrazellulären Verweildauer von 10 h zeichnet sich Brivudin durch eine besonders gute Wirksamkeit aus. Es wird größtenteils hepatisch metabolisiert und renal eliminiert.

Sein Wirkspektrum beschränkt sich auf HSV-1 und VZV, es findet v. a. bei **Herpes-zoster-Infektionen** Anwendung. Es ist Mittel der Wahl gegen Herpes-simplex- und Varizella-zoster-Virus-Infektionen bei Patienten über 50 Jahren. Als unerwünschte Wirkungen können gastrointestinale und ZNS-Störungen auftreten. Eine gleichzeitige Gabe von Flucytosin bzw. 5-Fluorouracil ist kontraindiziert.

29.2.3 Trifluridin

Bei Trifluridin handelt es sich um eine mit einem Trifluormethylrest substituierte Pyrimidinbase, die sowohl die viralen als auch die humanen Polymerasen hemmt. Wegen seiner dadurch bedingten Toxizität wird Trifluridin nur **topisch** angewendet und zwar als Augentropfen bei **Herpes-simplex-Keratitis**.

29.3 Wirkstoffe gegen Zytomegalieviren

Zu den gegen Zytomegalie-Virus-Infektionen wirksamen Virostatika gehören **Ganciclovir, Valganciclovir, Foscarnet** und **Cidofovir**.

29.3.1 Ganciclovir und Valganciclovir

Wirkungen: Der Wirkungsmechanismus von **Ganciclovir** ist ähnlich Aciclovir [S.C473], allerdings wird Ganciclovir auch in nicht infizierten Zellen aktiviert. Die Konzentration seines Triphosphats liegt in infizierten Zellen etwa 100-mal höher als in nicht infizierten Zellen. Darüber hinaus hemmt Ganciclovir nicht nur die Replikation der Virus-DNA, sondern auch die körpereigener Zellen – wenn auch in geringerem Ausmaß. Diese beiden Umstände bedingen eine im Vergleich zu Aciclovir höhere Toxizität bei oraler Gabe.

Bei **Valganciclovir** handelt es sich um ein Prodrug von Ganciclovir, es wird im Vergleich zu Ganciclovir nach oraler Gabe besser resorbiert.

Indikationen: Wegen der Gefahr schwerwiegender Nebenwirkungen sind Ganciclovir bzw. Valganciclovir systemisch nur zur Behandlung **schwerer CMV-Infektionen** bei HIV-Infizierten oder immunsupprimierten Patienten indiziert. Zur lokalen Anwendung hat Ganciclovir als Augengel die Indikation Herpes-simplex-Keratitis.

Pharmakokinetik: Ganciclovir wird nach oraler Gabe nur sehr schlecht resorbiert und daher entweder als Infusion oder topisch angewendet. Valganciclovir besitzt eine wesentlich bessere orale Bioverfügbarkeit. Die Ausscheidung erfolgt renal.

Unerwünschte Wirkungen: Aufgrund der geringen Selektivität von Ganciclovir und Valganciclovir kann es zu einer Knochenmarksuppression mit Leukopenie, seltener Thrombozytopenie, Anämie oder Panzytopenie kommen. Weitere Nebenwirkungen sind Übelkeit, Ebrechen und hepatotoxische Effekte.

Kontraindikationen: Ganciclovir und Valganciclovir sind kontraindiziert bei jedweder Knochenmarksuppression, Schwangerschaft und Stillzeit.

29.3.2 Foscarnet

Das Pyrophosphatanalogon Foscarnet muss im Gegensatz zu den bisher besprochenen Virostatika nicht erst enzymatisch aktiviert werden. Es **hemmt** nicht kompetitiv die **DNA-Polymerase** von Herpesviren und die **reverse Transkriptase** von HI-Viren, indem es deren Bindungsstelle für Pyrophosphat blockiert. Die viralen Polymerasen zeigen eine höhere Empfindlichkeit für den Wirkstoff als die körpereigenen.

Foscarnet wird als Infusion eingesetzt bei **schweren CMV-Infektionen** und Infektionen mit **aciclovirresistenten Herpesviren**. Wegen der geringeren Myelotoxizität ist eine Kombination mit Zidovudin [S.C476] möglich. Als Creme ist es zur Anwendung bei Herpes labialis zugelassen.

Unter Therapie mir Foscarnet kann es zu Nierenfunktionsstörungen bis hin zum Nierenversagen kommen, außerdem zu Knochenmarkschädigung und neurotoxischen Effekten. Zu den Kontraindikationen von Foscarnet gehören Niereninsuffizienz, die Kombination mit anderen nephrotoxischen Substanzen, Schwangerschaft und Stillzeit.

29.3.3 Cidofovir

Cidofovir wird durch zelluläre Kinasen aktiviert und **hemmt** ebenfalls die virale **DNA-Polymerase**. Es hat ein relativ breites Wirkspektrum (Herpes-, Papilloma-, Adenoviren), wird aber nur als **Reservevirostatikum** in der Indikation **CMV-Retinitis bei AIDS-Patienten** eingesetzt. Die Applikation erfolgt als Infusion. Seine Nephrotoxizität führt zu einer Dosislimitierung und macht eine Überwachung der Nierenfunktion notwendig. Cidofovir ist kontraindiziert bei Niereninsuffizienz, Schwangerschaft und in der Stillzeit. Es darf keine gleichzeitige Gabe anderer nephrotoxischer Medikamente erfolgen.

29.4 Wirkstoffe gegen Influenzaviren

Als antivirale Mittel gegen Influenza-Viren stehen zur Verfügung:
- **Neuraminidasehemmer:** Oseltamivir, Zanamivir
- **Protonenkanalhemmer:** Amantadin

29.4.1 Oseltamivir und Zanamivir

Wirkungen: Das von Influenzaviren exprimierte Enzym Neuraminidase ist an der Freisetzung der neu gebildeten Influenzaviren aus der Wirtszelle beteiligt. Eine selektive Hemmung der Neuraminidase bewirkt, dass die Viren an der infizierten Zelle haften und nicht freigesetzt werden können. Dadurch wird die Virusreplikation gehemmt. Neuraminidasehemmer verkürzen die Krankheitsdauer und mindern die Symptomatik. Allerdings müssen sie **innerhalb der ersten 1–2 Tage** nach Symptombeginn appliziert werden.

Indikationen: Neuraminidasehemmer sind bei Infektionen durch **Influenzaviren A und B** bei typischen Influenzasymptomen indiziert. Grundsätzlich können sie auch zur Prophylaxe eingesetzt werden, sind aber nicht in der Lage, eine Impfung zu ersetzen.

Pharmakokinetik: Zanamivir wird inhalativ verabreicht, da es bei oraler Gabe nicht ausreichend resorbiert wird. Oseltamivir ist ein Prodrug mit guter Bioverfügbarkeit. Es wird zur aktiven Carbonsäure metabolisiert, die gut gewebs- und v. a. lungengängig ist.

Unerwünschte Wirkungen: Oseltamivir führt in seltenen Fällen zu Übelkeit und Erbrechen. Zanamivir kann bei Asthmatikern Bronchospasmen auslösen.

Kontraindikationen: Zanamivir ist in der Stillzeit kontraindiziert.

29.4.2 Amantadin

Amantadin unterbindet das **Uncoating** (Nukleinsäurefreisetzung) der Viren, indem es über die **Hemmung von Protonenkanälen** eine Ansäuerung der Viruspartikel verhindert, die für die Freisetzung der viralen RNA essenziell ist. Die Applikation erfolgt peroral, die Bioverfügbarkeit ist gut.

Amantadin [S.C417] wird zur Therapie und Prophylaxe der **Influenza A** eingesetzt. Wegen Resistenzentwicklung und Nebenwirkungen ist es nur **2. Wahl** nach den Neuraminidase-Inhibitoren und kommt heute eher in der Parkinson-Therapie zum Einsatz.

Zu den unerwünschten Wirkungen von Amantadin gehören Neurotoxizität (Reizbarkeit, Halluzinationen, Erregung bis hin zu Krampfanfällen) und Verstärkung anticholinerger Pharmaka (Akkomodationsstörungen, Mundtrockenheit, Tachykardie). Kontraindiziert ist Amantadin bei Verwirrtheitszuständen und Anfallsleiden, während Schwangerschaft und Stillzeit, bei höhergradiger Nieren- und Herzinsuffizienz sowie beim Engwinkelglaukom.

29.5 Wirkstoffe gegen Hepatitis-Viren

In der Therapie der Hepatitis werden eingesetzt:
- **Immunmodulatoren:** Interferon-α
- **Reverse-Transkriptase-Hemmer:** Lamivudin [S. C476], Tenofovir [S. C477]
- **Nukleosidanaloga:** Ribavirin, Adefovir, Entecavir, Telbivudin

29.5.1 Interferon-α

Wirkungen: Die Interferone α und β sind Teil der endogenen Virusabwehr. Sie werden im Rahmen von Virusinfektionen von vielen Körperzellen gebildet und wirken als Zytokine. Sie induzieren u. a. die Bildung verschiedener Proteine, die mit der Virusreplikation interferieren, und dienen als Immunmodulatoren. Darüber hinaus zeigen sie antiproliferative Effekte.

Im Rahmen der Hepatitistherapie spielt insbesondere rekombinant hergestelltes **Interferon-α** eine Rolle. Durch **Pegylierung** (Kopplung an Polyethylenglykol) kann die Halbwertszeit von IF-α von 3–4 h auf bis zu 80 h verlängert werden (Peginterferon-α).

Indikationen: Interferon-α ist als Monotherapeutikum indiziert bei **akuter Hepatitis C** und **hochreplikativer chronischer Hepatitis B**. Peginterferon-α in Kombination mit Ribavirin wird eingesetzt bei der **chronischen Hepatitis C**.

Weitere Indikationen für Interferon-α sind malignes Melanom, chronische myeloische Leukämie, Nierenzellkarzinom, Non-Hodgkin-Lymphom und Kaposi-Sarkom.

Unerwünschte Wirkungen: Zu den allgemeinen unerwünschten Wirkungen der Interferone gehören unspezifische **grippeartige Symptome**, Depression, Angst- und Konzentrationsstörungen sowie Leuko- und Thrombozytopenien.

Weitere für Interferon-α spezifische unerwünschte Wirkungen sind Triggerung einer Hyper- oder Hypothyreose, Exazerbation von Autoimmunkrankheiten, Retinopathie, depressiv-ängstliche Symptome und Haarausfall.

Wechselwirkungen: Interferone erhöhen die Theophyllin-Plasmaspiegel.

Kontraindikationen: Kontraindiziert ist Interferon-α bei psychiatrischen Erkrankungen, Schilddrüsen- und Lebererkrankungen (Leberzirrhose), Herzinsuffizienz und KHK, Epilepsie, Alkoholabhängigkeit, Schwangerschaft und Autoimmunkrankheiten.

29.5.2 Ribavirin

Wirkungen: Ribavirin wirkt sowohl gegen **RNA-** als auch gegen **DNA-Viren** (HBV, Arena-Viren, RSV). Der Wirkmechanismus ist noch nicht zur Gänze geklärt. Als Nukleosidanalogon wird es zunächst größtenteils zu seinem Triphosphat metabolisiert. An der Wirkung scheinen aber auch das Mono- und das Diphosphat beteiligt zu sein. Es kommt u. a. zur **Hemmung der Guanosin-Monophosphat-Synthese** und als Folge zur Inhibition der Virusreplikation. Ribavirin-Triphosphat wird in die virale RNA eingebaut und führt zum **Kettenabbruch**.

Indikationen: Hauptindikation von Ribavirin in **Kombination mit Peginterferon-α** ist die **chronische Hepatitis C**. Weitere Indikationen sind Infektionen durch das Respiratory-Syncytial-Virus (RSV) bei Kindern und Lassa-Fieber.

Unerwünschte Wirkungen: Hierzu zählen insbesondere eine dosisabhängige hämolytische Anämie und Kopfschmerzen. Auch myelotoxische Effekte können genauso wie gastrointestinale Störungen beobachtet werden.

Kontraindikationen: Bei schweren Herz-, Nieren- oder Lebererkrankungen, Hämoglobinopathien, Schwangerschaft und Stillzeit darf Ribavirin nicht angewendet werden.

29.5.3 Adefovir

Das Nukleosidphosphonat Adefovir wird zur besseren oralen Verfügbarkeit in Form eines Prodrugs (**Adefovirdipivoxil**) eingesetzt. Adefovir wird in der infizierten Zelle in sein aktives Diphosphat umgesetzt, das kompetitiv die viralen **Polymerasen hemmt** und einen **Kettenabbruch** bewirkt. Außerdem hemmt es die virale **Reverse Transkriptase**. Adefovir ist gut bioverfügbar und wird renal eliminiert.

Indikation ist die **chronische Hepatitis B**, wobei Adefovir auch gegen lamivudinresistente Hepadnaviren wirksam ist. Adefovir ist nephrotoxisch, als weitere unerwünschte Wirkungen können gastrointestinale Störungen und Kopfschmerzen auftreten.

29.5.4 Entecavir und Telbivudin

Sowohl das Guanosin-Nukleosidanalogon Entecavir als auch das unphysiologische Thymidin-Enantiomer Telbivudin werden durch zelluläre Kinasen in ihre Triphosphate umgewandelt. Diese **hemmen die HBV-Polymerase** mit relativ hoher Selektivität, rufen einen **Kettenabbruch** hervor und beeinträchtigen im Fall von Entecavir auch die Funktion der viralen Reversen Transkriptase. Entecavir ist oral gut bioverfügbar und wird überwiegend unverändert renal eliminiert.

Beide Wirkstoffe sind besser wirksam als Lamivudin und zur Therapie der **chronischen Hepatitis B** zugelassen. Entecavir kann auch bei Lamivudin- und Adefovirresistenz eingesetzt werden. Bei Telbivudin entstehen häufiger Resistenzen.

Unerwünschte Wirkungen von **Entecavir** sind Übelkeit, Kopfschmerz, Schwindel und Erschöpfung. Bei **Telbi-

vudin können Myopathien, gastrointestinale und neurologische Störungen auftreten. Letztere sind insbesondere bei Kombination mit Peginterferon-α in Form von peripheren Neuropathien zu beobachten. Telbivudin ist kontraindiziert in der Stillzeit und bei Leberzirrhose.

29.6 Wirkstoffe gegen HIV

Die **Retroviren**, zu denen auch das Human-Immunodeficiency-Virus (HIV) gehört, besitzen als Besonderheit eine **Reverse Transkriptase** (RT), die die virale RNA in DNA umschreibt (s. Mikrobiologie [S.C667]). Dieser Vorgang ist für die Replikation der Viren essenziell. Weitere für die Virusreplikation wichtige Enzyme sind die **Integrase** und die **Protease** (Abb. 29.1).

Zur Therapie von HIV-Infektionen stehen 6 Wirkstoffklassen zur Verfügung:
- **NRTI** (nukleosidische Reverse-Transkriptase-Inhibitoren): Zidovudin, Stavudin, Lamivudin, Abacavir, Didanosin, Emtricitabin
- **NtRTI** (nukleotidischer Reverse-Transkriptase-Inhibitor): Tenofovir
- **NNRTI** (nicht nukleosidische Reverse-Transkriptase-Inhibitoren): Nevirapin, Efavirenz, Etravirin
- **PI** (Protease-Inhibitoren): Atazanavir, Darunavir, Lopinavir, Fosamprenavir, Ritonavir, Indinavir, Saquinavir, Nelfinavir, Tipranavir
- **Integrase-Inhibitor:** Raltegravir
- **Entry-Inhibitoren:** Maraviroc, Enfurtivide.

29.6.1 Nukleosidische Reverse-Transkriptase-Inhibitoren (NRTI)

NRTI sind modifizierte Desoxynukleoside:
- Desoxyadenosin-Analogon: Abacavir
- Desoxycytidinanaloga: Emtricitabin, Lamivudin
- Desoxyinosinanalogon: Didanosin
- Thymidin-Analoga: Zidovudin, Stavudin

Wirkungen: Nach ihrer Aufnahme in die CD4-positiven Zellen werden die NRTIs durch zelleigene Kinasen in ihre aktiven Triphosphate umgewandelt. Die entstandenen Triphosphatderivate inhibieren kompetitiv die **Reverse Transkriptase** (Abb. 29.1) und werden als **falscher Baustein** in die virale DNA eingebaut, was zu einem Kettenabbruch führt. Damit werden die Bildung der doppelsträngigen Virus-DNA und deren Einbau in das Zellgenom verhindert. Die zelleigene DNA-Polymerase bleibt weitestgehend unbeeinflusst, einige Substanzen inhibieren aber die DNA-Polymerase der Mitochondrien.

Indikationen: Alle Wirkstoffe sind als Teil der Kombinationstherapie bei HIV-Infektionen zugelassen. Lamivudin ist in Kombination mit Peginterferon-α auch bei Hepatitis-B-Infektionen indiziert.

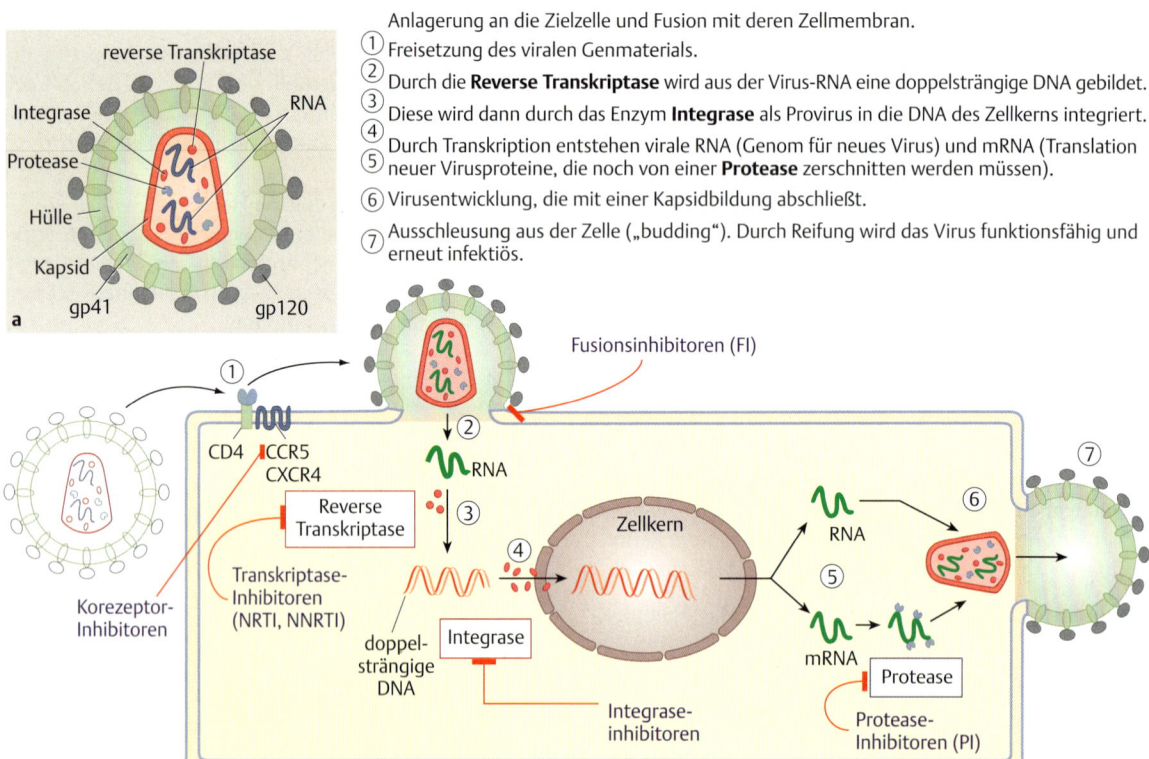

Abb. 29.1 **HIV und Angriffspunkte antiretroviraler Wirkstoffe. a** Struktur des HIV: Die Virushülle enthält die für die Infektion der Wirtszelle wichtigen Glykoproteine gp41 und gp120. **b** Replikaton und Angriffspunkte der wichtigsten antiretroviralen Wirkstoffe: gp120 bindet an den CD4-Rezeptor und an einen der beiden Korezeptoren (CCR5 bzw. CXCR4). Dadurch wird gp41 aktiviert, was zur Fusion der Virushülle mit der Zellmembran CD4-positiver Zellen führt. (aus: Baenkler et al., Duale Reihe Innere Medizin, Thieme, 2009)

Pharmakokinetik: NRTI werden werden oral appliziert und renal eliminiert. Die Bioverfügbarkeit ist gut, nur bei Didanosin ist sie Schwankungen unterworfen. Alle NRTIs sind liquorgängig. Die Halbwertszeit der Triphosphatmetaboliten ist wesentlich länger als die der Ausgangssubstanzen. Resistenzentwicklungen sind häufig.

Unerwünschte Wirkungen: NRTI werden in der Regel gut vertragen. Bis auf **gastrointestinale Störungen** sind die unerwünschten Wirkungen substanzabhängig:
- Abacavir: immunallergische Reaktionen
- Emtricitabin: Hyperpigmentierung der Haut
- Didanosin und Stavudin: periphere Neuropathie, Laktatazidose, Pankreatitis, Lipodystrophie
- Zidovudin: Kopfschmerzen, Knochenmarkdepression (Anämie, Leukopenie)
- Lamivudin: Kopfschmerzen, periphere Neuropathie

Kontraindikationen: Die Einnahme von NRTIs ist während des 1. Trimenons kontraindiziert, weiterhin wirkstoffabhängig bei Pankreaserkrankungen, Neuropathien und Alkoholmissbrauch. Während der Einnahme von NRTIs sollte – mit Ausnahme von Zidovudin – nicht gestillt werden. Zidovudin ist aufgrund seiner Knochenmarktoxizität bei Patienten mit Leukopenien und Anämien kontraindiziert.

29.6.2 Nukleotidische Reverse-Transkriptase-Inhibitoren (NtRTI)

Der einzige NtRTI, der gegen Retroviren eingesetzt wird, ist **Tenofovir**. Er wird in Form seiner Vorstufe **Tenofovirdisoproxil** oral eingenommen, da diese besser resorbierbar ist. Der Wirkmechanismus entspricht dem von Adefovir [S. C475]. Das Wirkspektrum von Tenofovir umfasst HBV und HIV, zugelassen ist der Wirkstoff in Deutschland derzeit zur Kombinationstherapie von HIV-Infektionen.

Die Verträglichkeit von Tenofovir ist gut, als unerwünschte Wirkungen können gastrointestinale oder zentralnervöse Störungen auftreten. Tenofovir ist in der Stillzeit kontraindiziert, eine Kombination mit Didanosin ist zu vermeiden.

29.6.3 Nicht nukleosidische Reverse-Transkriptase-Inhibitoren (NNRTI)

Die NNRTIs Nevirapin, Efavirenz und Etravirin sind von unterschiedlicher chemischer Struktur. Es besteht keinerlei Ähnlichkeit zu Nukleosiden.

Wirkungen: NNRTIs sind **direkt aktiv**, d. h. sie müssen im Gegensatz zu NRTIs nicht phosphoryliert werden. Sie hemmen **nicht kompetitiv** die Reverse Transkriptase, indem sie mit hoher Affinität in der Nähe des aktiven Zentrums binden (**Abb. 29.1**). Dies führt über eine Konformationsänderung des Enzyms zu dessen Aktivitätsminderung. NNRTIs senken auf der einen Seite die Viruslast effektiver als NRTIs, auf der anderen Seite kommt es schneller zur Resistenzentwicklung. NNRTIs wirken nur gegen **HIV-1**. Bei gleichzeitiger Anwendung von NRTIs kommt es zu einer synergistischen Wirkung.

Indikationen: NNRTIs werden in der **Kombinationstherapie bei HIV-Infektionen** eingesetzt.

Pharmakokinetik: Die gute Bioverfügbarkeit bei oraler Gabe wird – außer bei Neviparin – auch durch die gleichzeitige Einnahme einer Mahlzeit nicht beeinträchtigt. An der Metabolisierung ist u. a. CYP3A4 beteiligt.

Unerwünschte Wirkungen: Bei allen Wirkstoffen können Leberwerterhöhung und Exantheme auftreten, bei Efivirenz und Neviparin auch das Stevens-Johnson-Syndrom. Bei Efavirenz und Nevirapin kann es außerdem zu zentralnervösen Störungen, bei Efavirenz auch zu gastrointestinalen Störungen kommen.

Kontraindikationen: Alle NNRTIs sind in der Stillzeit kontraindiziert, Efavirenz und Neviparin außerdem bei Leberfunktionsstörungen und Schwangerschaft. Efavirenz sollte nicht bei Kindern unter 3 Jahren verwendet werden.

29.6.4 Protease-Inhibitoren (PI)

Die wichtigsten Wirkstoffe, die zu den Protease-Hemmstoffen gehören, sind Ritonavir, Indinavir, Saquinavir, Nelfinavir, Darunavir, Lopinavir, Fosamprenavir, Tipranavir und Atazanavir.

Wirkungen: PIs hemmen die HIV-Proteasen. Dabei binden sie kompetitiv an das aktive Zentrum der Protease, werden dabei selbst allerdings nicht gespalten. Das Enzym ist damit blockiert, die neu entstandenen Virusproteine können nicht zerschnitten werden (**Abb. 29.1**). Die **Viruspartikelreifung** wird unterbunden. Das Wirkspektrum der PIs umfasst **HIV-1** und **HIV-2**.

PI senken sehr effizient die Viruslast. Bei Monotherapie treten frühzeitig Resistenzen auf, diese Entwicklung wird durch den Einsatz in der Kombinationstherapie verzögert.

Indikationen: PIs werden zusammen mit jeweils 2 NRTIs in der **Kombinationstherapie von HIV-Infektionen** eingesetzt.

Pharmakokinetik: Bei den meisten Substanzen (nicht Indinavir) verbessert die gleichzeitige Einnahme einer Mahlzeit die Bioverfügbarkeit. Die ZNS-Gängigkeit ist schlecht. PIs werden über das CYP-450-System metabolisiert (CYP3A4) und beeinflussen damit z. T. ihren eigenen Metabolismus.

Unerwünschte Wirkungen: Die unerwünschten Wirkungen betreffen v. a. gastrointestinale Störungen, Kopfschmerzen, Hautausschläge und Erschöpfung. Je nach Wirkstoff können weiterhin Hyperbilirubinämien, gesteigerte Transaminasewerte oder Nephrolithiasis auftreten. Insbesondere bei Langzeittherapie können wegen der Auswirkungen auf den Fettstoffwechsel Lipodystrophie, metabolisches Syndrom, Hypertriglyzerid- und Hypercholesterinämien, gestörte Glukosetoleranz und Hyperlaktatämie beobachtet werden.

Wechselwirkungen: Ritonavir erhöht den Plasmaspiegel anderer PIs, indem es deren Metabolisierung verzögert. Dies ist Grundlage der sog. **Boosterung**: Viele der PIs werden in Kombination mit niedrigdosiertem Ritonavir eingesetzt und ihre Wirkung damit verbessert.

Dadurch, dass die PIs die CYP-Enzyme in ihrer Aktivität beeinflussen können, kommt es zu einer Vielzahl an Arzneimittelinteraktionen.

Kontraindikationen: Leberfunktionsstörungen gelten als relative Kontraindikation. Darunavir und Nelfinavir dürfen in der Stillzeit nicht eingesetzt werden.

29.6.5 Integrase-Inhibitoren

Integrase-Inhibitoren dienen als **Reservemittel**, einziger bisher zugelassener Wirkstoff ist Raltegravir.

Wirkungen: Die virale HIV-Integrase katalysiert die Einschleusung des viralen DNA-Doppelstrangs in das Zellgenom (**Abb. 29.1**). Dieser Prozess wird von Raltegravir inhibiert, die Virusreplikation wird damit verhindert.

Indikationen: Der Einsatz von Raltegravir beschränkt sich auf die **Kombinationstherapie bei HIV-Infektionen**.

Unerwünschte Wirkungen: Raltegravir gilt bisher als gut verträglich.

Wechselwirkungen: Kombinationen mit Rifampicin müssen vermieden werden, da Letzteres die Plasmaspiegel von Raltegravir senkt.

Kontraindikationen: Raltegravir darf während Schwangerschaft und Stillzeit sowie bei schweren Leberfunktionsstörungen nicht angewendet werden.

29.6.6 Entry-Inhibitoren

Es gibt 2 Gruppen der Entry-Inhibitoren:
- **Korezeptor-Inhibitoren:** Maraviroc
- **Fusionsinhibitoren:** Enfuvirtid

Entry-Inhibitoren verhindern den Eintritt des Virus in die Wirtszelle (**Abb. 29.1**).

Wirkungen: Maraviroc ist ein nicht kompetitiver **CCR5-Rezeptor-Antagonist**. Der Chemokinrezeptor CCR5 dient als Korezeptor für gp120 bei der Fusion von Virushülle und Zellmembran (**Abb. 29.1**). Anstatt des CCR5 nutzen manche HI-Viren auch CXCR4 als Korezeptor, bei diesen Viren ist Maraviroc nicht wirksam. Die Bindung von Maraviroc an den CCR5-Korezeptor inhibiert den Eintritt des HI-Virus in die CD4-Zellen.

Enfuvirtid bindet an ein Hüllprotein des Virus (gp41) und blockiert die Verschmelzung der Virushülle mit der Zellmembran (**Abb. 29.1**). Das Virusgenom kann so nicht in die Zielzelle entlassen werden.

Indikationen: Maraviroc kommt nur bei solchen Patienten zum Einsatz, bei denen **R5-tropes HIV-1** nachgewiesen werden kann. Es wird stets mit anderen retroviralen Wirkstoffen kombiniert. Resistenzen sind häufig.

Enfuvirtid darf nur in **Kombination** mit anderen antiretroviralen Substanzen verabreicht werden und ist nur gegen **HIV-1** wirksam.

> **MERKE** Entry-Inhibitoren gelten als **Reservemittel** für Patienten, die auf die konventionellen Kombinationstherapien nicht mehr ansprechen bzw. diese nicht vertragen.

Pharmakokinetik: Maraviroc wird **peroral** appliziert, die Bioverfügbarkeit ist mäßig. **Enfuvirtid** muss als Peptid **subkutan** appliziert werden, bei oraler Applikation würde es im Magen-Darm-Trakt abgebaut.

Unerwünschte Wirkungen: Maraviroc ist prinzipiell gut verträglich. Es kann lebertoxische Wirkungen zeigen, weswegen erhöhte Vorsicht bei Patienten mit Lebererkrankungen wie z. B. Hepatitis B oder C geboten ist.

Enfuvirtid ruft häufig lokale Reaktionen am Injektionsort, Kopfschmerzen und zentralnervöse Störungen hervor. Seltener sind grippeähnliche Symptome, Neuropathien und Infektanfälligkeit (Pneumonien).

Kontraindikationen: Maraviroc darf nicht verabreicht werden bei Kindern und einer Soja- oder Erdnussüberempfindlichkeit.

30 Beeinflussung des Tumorwachstums

30.1 Grundlagen

Konventionelle Zytostatika wirken **unselektiv** auf proliferierende Zellen, weshalb sie auch Nicht-Tumorzellen mit hoher Teilungsrate beeinflussen. Entgegen ihrem Namen haben viele Zytostatika nicht nur zytostatische Effekte, sondern wirken über Apoptoseinduktion auch zytotoxisch. **Zielgerichtete Tumortherapeutika** greifen dagegen an Strukturen an, die vorwiegend für Tumorzellen typisch sind.

Konventionelle Zytostatika: Folgende Wirkstoffgruppen mit unterschiedlichen Wirkprinzipien (**Tab. 30.1** und **Abb. 30.1**) werden in der klassischen Tumortherapie eingesetzt:
- Antimetaboliten
- Alkylanzien
- Topoisomerase-Hemmer
- Mitosehemmer
- zytostatisch wirkende Antibiotika
- Asparaginase
- Hydroxyharnstoff

Die geringe Selektivität der Zytostatika für Tumorgewebe bedingt ihre allgemeinen **unerwünschten Wirkungen**. Sie leiten sich v. a. aus der Schädigung von hochproliferativen Geweben ab:
- **Knochenmark:** gestörte Hämatopoese (Granulozytopenie, Agranulozytose, Lymphopenie, Thrombopenie, Anämie)
- **Schleimhaut des Verdauungstraktes:** Mukositis mit Stomatitis, Ösophagitis, Enteritis mit Diarrhö
- **Haarwurzeln:** Haarausfall
- **Keimdrüsen:** Azoospermie, fehlende Ovulation.

Tab. 30.1 Übersicht der Zytostatika

Gruppe		Wirkprinzip
Antimetaboliten	• Folsäureanaloga	• Hemmung der Nukleotidsynthese (Dihydrofolat-Reduktase-Inhibierung)
	• Pyrimidinanaloga	• Kettenabbruch durch falsche DNA-Bausteine und Hemmung der Nukleotidsynthese
	• Purinanaloga	• ähnlich Pyrimidinanaloga, zudem Inhibierung der Synthese von Purinbasen
Alkylanzien	• verschiedene Gruppen	• Alkylierung von DNA und RNA mit Vernetzung der DNA- bzw. RNA-Stränge (cross linking)
Antibiotika	• Anthrazykline, Mitoxantron	• Einlagerung in die DNA, dadurch Behinderung der Replikation und Transkription
	• Bleomycin	• Bildung von Hydroxyl-Radikalen
	• Mitomycin	• Alkylierung der DNA
Topoisomerase-Inhibitoren	• Topotecan, Etoposid	• Inhibierung des Verschlusses enzyminduzierter Strangbrüche
Mitosehemmstoffe	• Vinca-Alkaloide	• Hemmung der Mikrotubuli-Synthese
	• Taxane	• Hemmung des Ab- und Umbaus der Mikrotubuli
Asparaginase	–	• Hydrolysierung von Asparagin, dadurch Hemmung der Proteinsynthese
Hydroxyharnstoff	–	• Hemmung der Ribonukleotidreduktase

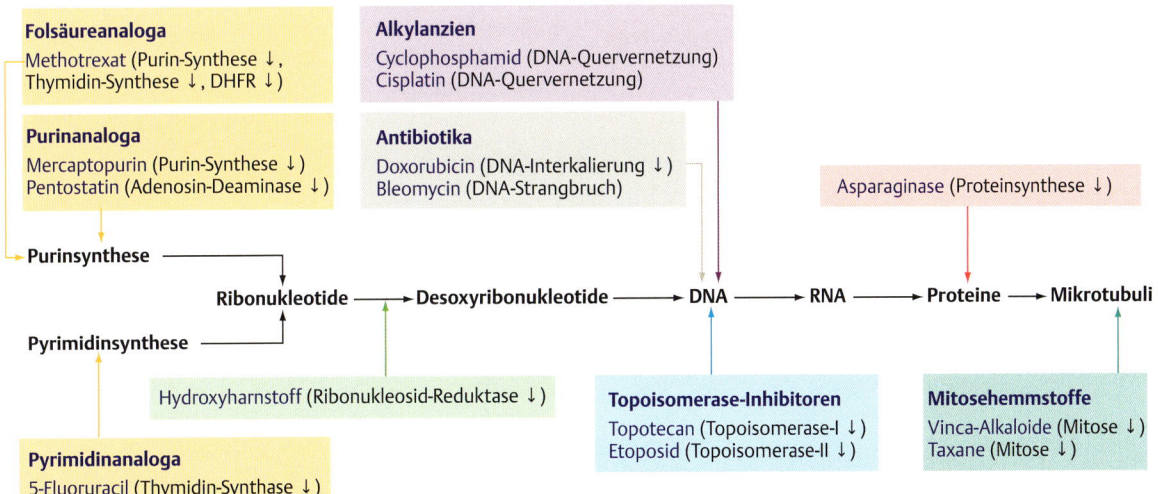

Abb. 30.1 **Angriffspunkte der konventionellen Zytostatika.** Die Nennung der Wirkstoffe ist beispielhaft. ↓: Hemmung. (aus: Graefe, Lutz, Bönisch, Duale Reihe Pharmakologie und Toxikologie, Thieme, 2011)

Darüberhinaus wirken Zytostatika potenziell mutagen, karzinogen und teratogen. Weitere, unspezifische unerwünschte Wirkungen sind Übelkeit, Erbrechen, Schwitzen, Müdigkeit und Abgeschlagenheit. Die spezifischen Nebenwirkungen sind bei den einzelnen Wirkstoffgruppen angegeben.

Es lassen sich grundsätzlich phasenspezifische von zyklusspezifischen Wirkstoffen unterscheiden:

Phasenspezifische Zytostatika: Diese Wirkstoffe zeichnen sich dadurch aus, dass sie nur in bestimmten Phasen des Zellzyklus wirksam sind. Daher ist eher die Dauer der Therapie entscheidend und nicht die Konzentration. Zu dieser Gruppe gehören Antimetaboliten und Mitosehemmstoffe.

Zyklusspezifische Zytostatika: Sie wirken phasenunspezifisch, hier ist eher die Konzentration ausschlaggebend. Zu dieser Gruppe gehören Alkylanzien, zytostatische Antibiotika, Nitrosoharnstoffe, Dacarbazin, Procarbazin und Platinkomplexverbindungen.

MERKE Auf Tumorzellen, die sich in der G_0-Phase befinden, haben Zytostatika keine oder eine nur sehr geringe Wirkung.

Zielgerichtete Tumortherapeutika: Zu den neueren antineoplastisch wirkenden Substanzen zählen:
- monoklonale Antikörper
- Tyrosinkinase-Hemmer
- Hormone und Hormon-Antagonisten.

Diese Substanzen wirken zyklusunabhängig. Sie greifen an Besonderheiten der neoplastischen Zellen an wie z. B. an überexprimierten Rezeptoren, Enzymen mit abnormer Aktivität oder neoplasietypischen Proteinen.

30.2 Konventionelle Zytostatika

30.2.1 Alkylanzien

Zu den Alkylanzien zählen:
- **Stickstoff-Lost-Verbindungen:** Cyclophosphamid, Ifosfamid, Trofosfamid, Chorambucil, Melphalan
- **Alkylsulfonate und Ethylenimine:** Busulfan, Thiotepa
- **Nitrosoharnstoffe:** Carmustin, Lomustin
- **Platinverbindungen:** Cisplatin, Carboplatin, Oxaliplatin
- **Hydrazinderivate:** Procarbazin, Dacarzabin, Temolozomid.

Wirkungen: Alkylanzien binden an DNA, RNA und Proteine und übertragen dabei eine Alkylgruppe. Als Folge kommt es zu einer Vernetzung zwischen den oder innerhalb der DNA- und RNA-Stränge(n) (cross linking), zur Bildung abnormer Basenpaarungen und zu Strangbrüchen, wodurch DNA-Replikation und Zellteilung verhindert werden. Es werden auch immunsuppressive Effekte beobachtet.

Stickstoff-Lost-Verbindungen enthalten eine Chlorethylgruppe. Sie werden am Wirkort zunächst durch Abgabe des Cl$^-$ in ihren zytotoxisch wirksamen **aktiven Metaboliten** (Carbonium- oder Aziridinium-Ion) umgewandelt.

Indikationen: Alkylanzien sind indiziert bei soliden Tumoren verschiedener Organe und lymphatischen Erkrankungen (Tab. 30.2).

Unerwünschte Wirkungen: Neben den allgemeinen Nebenwirkungen [S. C479] bestehen wirkstoffspezifische Effekte (Tab. 30.2). Die Myelosuppression ist für alle Alkylanzien bei der Dosisfindung limitierend.

30.2.2 Antimetaboliten

Die Antimetaboliten (Abb. 30.2) lassen sich unterteilen in:
- **Folsäure-Analoga:** Methotrexat, Pemetrexed
- **Pyrimidinanaloga:** Cytarabin, 5-Fluorouracil, Gemcitabin, Tegafur, Capecitabin
- **Purin-Analoga:** 6-Mercaptopurin, Tioguanin, Pentostatin, Fludarabin, Cladribin.

Antimetaboliten sind phasenspezifische Zytostatika und wirken bevorzugt in der S-Phase.

Wirkungen: Antimetaboliten interferieren mit der Nukleinsäuresynthese, indem sie die Nukleotidbildung inhibieren oder als falsche Nukleotid-Bausteine die DNA-Replikation hemmen.

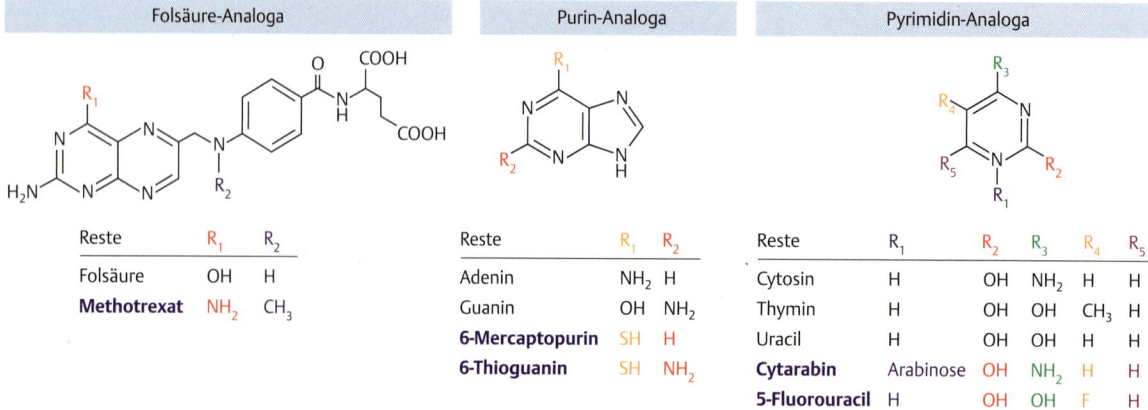

Abb. 30.2 **Struktur der Antimetaboliten.** (aus: Graefe, Lutz, Bönisch, Duale Reihe Pharmakologie und Toxikologie, Thieme, 2011)

Tab. 30.2 Indikationen, unerwünschte Wirkungen und Charakteristika der Alkylanzien

Wirkstoff	Eigenschaften	Indikationen	unerwünschte Wirkungen
Stickstoff-Lost-Verbindungen			
Cyclophosphamid	• p. o. oder i. v. • Aktivierung in der Leber • hepatische Metabolisierung unter Bildung toxischer Abbauprodukte • renale Elimination • Einsatz als Immunsuppressivum [S. C487]	• Leukämien • maligne Lymphome • Mamma-, Ovarial-, Hoden-Ca • Bronchial-Ca • Neuroblastom	• hämorrhagische Zystitis mit Hämaturie durch das Abbauprodukt Acrolein (Prophylaxe mit Mesna) • in hohen Dosen kardiotoxisch
Trofosfamid	• p. o. • Cyclophosphamid-Analogon	• Non-Hodgkin-Lymphom	• siehe bei Cyclophosphamid
Ifosphamid	• p. o. und i. v. • Aktivierung in der Leber • Cyclophosphamid-Analogon	• Hodentumoren • Weichteilsarkome • Bronchial-Ca • Zervix- und Ovarial-Ca	• siehe bei Cyclophosphamid • reversible Enzephalopathie
Chlorambucil	• p. o.	• chronische lymphatische Leukämie • Non-Hodgkin-Lymphom • Makroglobulinämie	• reversible Lungenfibrose
Melphalan	• p. o.	• Plasmozytom	• siehe bei Chlorambucil
Alkylsulfonate			
Busulfan	• p. o. und i. v. • wird bei Kindern in hoher Dosierung bis zu 4-mal schneller metabolisiert	• chronische myeloische Leukämie (palliativ) • Konditionierung vor Stammzelltransplantation	• starke Knochenmarksuppression mit lang anhaltender Neutropenie • Hyperpigmentierung • Lungenfibrose • in hoher Dosierung neuro- und hepatotoxisch
Ethylenimine			
Thiotepa	• i. v. oder topisch	• systemisch: karzinomatöse Pleuraergüsse • lokal: Harnblasenkarzinom	• neurotoxisch • Mukositis
Nitrosoharnstoffe (Harnstoff-Lost-Verbindungen)			
Carmustin	• Implantat • stark lipophil	• Gliom und Glioblastom	• interstitielle Pneumonitis
Lomustin	• p. o. • stark lipophil	• primäre Hirntumoren • Hirnmetastasen • Hodgkin-Lymphom • kleinzelliges Bronchial-Ca	• hepato- und nephrotoxisch
Platinverbindungen			
Cisplatin	• i. v.	• Bronchial-Ca • Hoden-, Ovarial-Ca • Osteosarkome • Blasen- und Ösophagus-Ca	• starke emetogene Potenz • nephrotoxisch • ototoxisch • periphere Neuropathien
Carboplatin	• i. v.	• kleinzelliges Bronchial-Ca • Ovarial-Ca • Zervix-Ca (palliativ)	• starke emetogene Potenz • neurotoxisch • nephrotoxisch
Oxaliplatin	• i. v.	• kolorektales Ca	• Mukositis • sensorische Neuropathien
Hydrazinderivate			
Procarbazin	• p. o. • bei tyraminhaltiger Nahrung Gefahr der Hypertonie	• Hodgkin-Lymphom	• Alkoholunverträglichkeit • Depression • Azoospermie • genotoxisch
Dacarbazin	• i. v. • Aktivierung in der Leber	• malignes Melanom • Hodgkin-Lymphom • Weichteilsarkome	• starke emetogene Potenz • Exantheme
Temozolomid	• in der Regel p. o. (auch i. v. möglich)	• Glioblastom • anaplastisches Astrozytom	• siehe bei Dacarbazin • Photosensitivität

Folsäure-Analoga (Folsäureantagonisten): Sie hemmen die Dihydrofolat-Reduktase, zu der sie eine höhere Affinität besitzen als deren natürlicher Ligand Dihydrofolsäure. Die Bildung von Tetrahydrofolsäure wird dadurch inhibiert. Da Tetrahydrofolsäure C1-Donor bei der Synthese von Purinen und Thymidin ist, wird auf diesem Weg die Nukleotidsynthese gehemmt. **Methotrexat** (MTX) bindet außerdem im Zytosol mehrere Glutamatmoleküle und das entstandene **Methotrexatpolyglutamat** kann die Zelle nicht mehr verlassen. Es akkumuliert und erzeugt so einen weiteren zytotoxischen Effekt. **Permetrexed** inhibiert zusätzlich zur Dihydrofolat-Reduktase die **Thymidilat-Synthase** und die Glycin-Ribonukleotid-Formyltransferase, sodass die Thymidin- und Purinnukleotidsynthese gehemmt werden.

Pyrimidinanaloga: Hierbei handelt es sich um modifizierte Nukleoside, wobei bei Fluorouracil ein Basenrest durch Fluor ersetzt und bei den Cytidinen Cytarabin und Gemcitabin der Zucker gegen Arabinose ausgetauscht bzw. die Desoxyribose mit 2 Fluoratomen substituiert wurde. Sie werden zunächst zu ihrem jeweiligen Nukleotid phosphoryliert. Die **Cytarabin-** und **Gemcitabin-Triphosphate** werden direkt in die DNA eingebaut, was zum Kettenabbruch führt. **Fluoruridin-Monophosphat** hemmt die **Thymidilat-Synthetase** und damit die Thymidinnukleotidsynthese. **Fluoruridin-Triphosphat** wird ebenfalls als falscher Baustein in die Nukleinsäuren eingebaut. Die Gabe von Folinsäure erhöht die zytotoxische Wirkung von 5-Fluorouracil. **Tegafur** und **Capecitabin** sind Prodrug von Fluorouracil.

Purin-Analoga: Auch **Mercaptopurin** und **Tioguanin** müssen zunächst in ihre Nukleotide (Monophosphate) umgewandelt werden. Ihr Wirkmechanismus ähnelt dem der Pyrimidinanaloga. Zusätzlich hemmen sie die Reaktion von Inosinmonophosphat zu AMP und GMP. **Pentostatin** hemmt über die Inhibierung der Adenosin-Desaminase die Ribonukleotid-Reduktase und damit die DNA-Synthese. **Cladribin** und **Fludarabin** hemmen nach Phosphorylierung direkt die Ribonukleotid-Reduktase, Fludarabin auch die DNA-Polymerase.

Indikationen: siehe Tab. 30.3.

Unerwünschte Wirkungen: Bei den allgemeinen Nebenwirkungen [S.C479] stehen Übelkeit und Knochenmarksuppression im Vordergrund. Darüberhinaus gibt es wirkstoffspezifische Effekte (Tab. 30.3).

30.2.3 Mitosehemmstoffe

Mitosehemmstoffe lassen sich in 2 Gruppen einteilen:
- **Vinca-Alkaloide:** Vincristin, Vinblastin, Vindesin, Vinorelbin
- **Taxane:** Paclitaxel, Docetaxel

Sie wirken **phasenspezifisch** und zwar durch Blockierung des Zellzyklus vorwiegend in der **G2-** (nur Taxane) bzw. **M-Phase**.

Wirkungen: Der Angriffspunkt beider Wirkstoffgruppen ist die β-Tubulin-Untereinheit.

Vinca-Alkaloide: Sie inhibieren die **Polymerisation** von β-Tubulin und α-Tubulin zu den **Mikrotubuli**. Es werden keine Mitosespindeln ausgebildet, wodurch die Zellteilung gehemmt wird. Da Mikrotubuli auch beim axonalen Transport eine Rolle spielen, wirken viele Vinca-Alkaloide neurotoxisch.

Taxane: Sie stabilisieren die Mikrotubuli, **verhindern** damit aber auch deren **Um- und Abbau**. Die in der G2-Phase entstandenen Spindeln bleiben bestehen, weshalb keine Mitosespindeln polymerisiert werden können. Die Zellen sterben ab.

Indikationen: siehe Tab. 30.4.

Unerwünschte Wirkungen: Als allgemeine Nebenwirkung [S.C479] ist die Knochenmarksuppression am stärksten ausgeprägt. Eine Ausnahme bildet Vincristin, bei dem die Neurotoxizität (periphere Neuropathie) im Vordergrund steht. Zu weiteren wirkstoffspezifischen Effekten siehe Tab. 30.4.

> **MERKE** Eine paravenöse Applikation führt bei allen Mitosehemmern zu schweren Nekrosen.

30.2.4 Topoisomerase-Inhibitoren

Die Einteilung der Topoisomerase-Inhibitoren erfolgt nach der gehemmten Enzymform:
- **Topoisomerase I:** Topotecan, Irinotecan
- **Topoisomerase II:** Etoposid.

Bei der Replikation der DNA in der S-Phase wird zunächst der DNA-Doppelstrang geöffnet, damit beide Teilstränge als Template für die neu entstehenden komplementären Stränge dienen können. Um den Doppelstrang zu öffnen und damit den Replikationsursprung zugänglich zu machen, muss die DNA-Superhelix an der entsprechenden Stelle entwunden werden. Dadurch entstehen an anderen Stellen Verwindungen, denen die Topoisomerasen entgegenwirken. Sie erreichen dies durch Einzel- (**Topoisomerasen I**) oder Doppelstrangbrüche (**Topoisomerasen II**) und dem Wiederverschließen der Stränge nach der Entwindung.

Wirkungen: Die Topoisomerase-Inhibitoren vermindern die Aktivität der Topoisomerasen und stabilisieren gleichzeitig deren Bindung an der DNA. Als Folge können die Enzyme die von ihnen initiierten Einzel- bzw. Doppelstrangbrüche nicht mehr schließen.

Indikationen: siehe Tab. 30.5.

Unerwünschte Wirkungen: Bei den allgemeinen Nebenwirkungen [S.C479] steht die Knochenmarksuppression im Vordergrund. Sie ist dosislimitierend. Darüber hinaus gibt es wirkstoffspezifische Effekte (Tab. 30.5).

30.2.5 Zytostatisch wirkende Antibiotika

Die zytostatisch wirkenden Antibiotika werden wegen ihrer ausgeprägten Toxizität nicht zur Behandlung bakterieller Infektionen eingesetzt.

Tab. 30.3 Indikationen, unerwünschte Wirkungen und Charakteristika der Antimetaboliten

Wirkstoff	Eigenschaften	Indikationen	unerwünschte Wirkungen
Folsäure-Analoga			
Methotrexat	• i. v. (p. o. nur in niedriger Dosierung) • renale Elimination • akkumuliert in Ergüssen • zytotoxische Effekte durch **Folinsäure (Leucovorin) antagonisierbar** • Immunsuppressivum [S. C487]	• Osteosarkom • Leukämien • Lymphome • Chorion-Ca • Mamma-Ca • Autoimmunkrankheiten (rheumatoide Arthritis, Morbus Crohn, Psoriasis)	• interstitielle Pneumonitis • Mukositis • nephro- und hepatotoxisch • Haarausfall
Pemetrexed	• i. v. • renale Elimination • Folsäure und Vit.-B$_{12}$-Gabe zur Nebenwirkungsprophylaxe	• fortgeschrittenes nicht kleinzelliges Bronchial-Ca • Pleuramesotheliom (Kombination mit Cisplatin)	• siehe bei Methotrexat • sensorische Neuropathie
Pyrimidinanaloga			
5-Fluorouracil	• i. v. • gute Liquorgängigkeit • vor Therapiebeginn Test auf genetischen DPD-Mangel empfohlen	• kolorektales Ca • Mamma-Ca • Pankreas-, Magen-Ca • lokal: aktinische Keratose, Basaliom	• Hand-Fuß-Syndrom • hepatotoxisch • Stomatitis • Hyperurikämie • Bronchospasmus
Tegafur	• p. o. • gleichzeitige Gabe von Uracil notwendig • Prodrug von Fluorouracil	• kolorektales Ca	• wie bei Fluorouracil, insgesamt aber seltener
Capecitabin	• p. o. • Prodrug von Fluorouracil	• kolorektales Ca • Magen-Ca • Mamma-Ca	• siehe bei Fluorouracil
Cytarabin	• i. v.	• akute myeloische Leukämie • chronische myeloische Leukämie • Non-Hodgkin-Lymphom	• Mukositis • Cerebellitis • hepatotoxisch • pulmotoxisch
Gemcitabin	• i. v.	• Pankreas-Ca • nicht kleinzelliges Bronchial-Ca • Harnblasen-Ca	• febrile Neutropenie • Exanthem
Purin-Analoga			
6-Mercaptopurin	• p. o. • Metabolisierung durch **Xanthinoxidase, daher Dosisreduktion bei gleichzeitiger Allopurinolgabe (Xanthinoxidase-Hemmer)** • Wirkungsverstärkung bei genetischem TPMT*-Mangel • Immunsuppressivum [S. C487]	• akute lymphatische Leukämie • akute myeloische Leukämie	• Cholestase • hepatotoxisch • Stomatitis • Hyperurikämie
Tioguanin	• p. o. • Wirkungsverstärkung bei genetischem TPMT-Mangel	• akute myeloische Leukämie • akute lymphatische Leukämie	• Leber- und Nierenfunktionsstörungen
Pentostatin	• i. v. • Kreatinin-Clearance beachten (> 60 ml/min)	• Haarzell-Leukämie	• Herpes-zoster-Infektionen • Exantheme • nephrotoxisch
Fludarabin	• i. v. • nicht mit Pentostatin kombinieren	• chronische lymphatische Leukämie	• Exanthem • Neuropathien
Cladribin	• i. v.	• Haarzellleukämie (Mittel der Wahl)	• Neutropenien • Infektionen, Fieber • Exanthem

* Thiopurinmethyltransferase

Wirkungen: Die Wirkmechanismen der einzelnen Substanzen sind unterschiedlich:

Mitoxantron und Anthrazykline: Zu den Anthrazyklinen zählen Doxorubicin, Daunorubicin, Idarubicin und Epirubicin (**Tab. 30.6**). Sie gehören zusammen mit Mitoxantron zu den **interkalierenden Antibiotika**, d. h. sie lagern sich – begünstigt durch ihr planares Ringsystem – zwischen den Basenpaaren in die DNA-Stränge ein und behindern die Replikation und Transkription. Als weitere zytotoxische Effekte hemmen sie die **Topoisomerase II** und bilden zellschädigende **Radikale**. Ihre Wirkung ist insgesamt zellzyklusspezifisch (S-/G2-Phase).

30 Beeinflussung des Tumorwachstums

Tab. 30.4 Indikationen, unerwünschte Wirkungen und Charakteristika der Mitosehemmstoffe

Wirkstoff	Eigenschaften	Indikationen	unerwünschte Wirkungen
Vinca-Alkaloide			
Vinblastin	• i. v. • biliäre Elimination	• Lymphome • Hoden-Ca • Mamma-Ca	• stark knochenmarktoxisch • Parästhesien • Reflexverlust
Vincristin	• i. v. • biliäre Elimination	• akute lymphatische Leukämie • Lymphome • Sarkome • Mamma-Ca • kleinzelliges Bronchial-Ca • Neuroblastom	• stark neurotoxisch • Parästhesien • Reflexverlust • Obstipation • Abdominalkrämpfe • Blasenatonie
Vindesin	• i. v. • Dosisanpassung bei Leberfunktionsstörungen • biliäre Elimination	• akute lymphatische Leukämie • chronische myeolische Leukämie • Lymphome • nicht kleinzelliges Bronchialkarzinom	• Stomatitis • Obstipation • periphere Neuropathien
Vinorelbin	• i. v. und p. o. • Dosisanpassung bei Leberfunktionsstörungen • biliäre Elimination	• nicht kleinzelliges Bronchial-Ca • Mamma-Ca	• siehe bei Vincristin
Taxane			
Paclitaxel	• i. v.	• Ovarial-, Mamma-Ca • nicht kleinzelliges Bronchial-Ca • Kaposi-Sarkom	• Neuropathien
Docetaxel	• i. v.	• Mamma-Ca • Prostata-Ca • nicht kleinzelliges Bronchial-Ca • Magen-Ca	• gesteigerte Infektanfälligkeit • Überempfindlichkeitsreaktionen mit Hypotonie und Bronchospasmen

Tab. 30.5 Indikationen, unerwünschte Wirkungen und Charakteristika der Topoisomerase-Inhibitoren

Wirkstoff	Eigenschaften	Indikationen	unerwünschte Wirkungen
Topoisomerase-I-Inhibitoren			
Topotecan	• i. v. oder p. o. • renale Elimination	• Ovarial-, Zervix-Ca • kleinzelliges Bronchial-Ca	• febrile Neutropenie • schwere Diarrhö • Mukositis
Irinotecan	• i. v. • Aktivierung in der Leber (Prodrug) • biliäre Elimination	• kolorektales Ca	• schwere Diarrhö • akutes cholinerges Syndrom
Topoisomerase-II-Inhibitoren			
Etoposid	• i. v. oder p. o. • renale Elimination • geringe ZNS-Gängigkeit	• Bronchial-Ca • Lymphome • akute myeloische Leukämie • Hodentumoren • Chorion-, Ovarial-Ca	• anaphylaktoide Reaktionen • mixed lineage leucemia

Bleomycin: Hauptsächlicher Wirkmechanismus von Bleomycin ist die Bildung von **Hydroxyl-Radikalen**. Außerdem kommt es zu einer Komplexbildung mit Fe^{2+}. Dieser Komplex **interkaliert** mit der DNA. Die Folge beider Mechanismen sind Fragmentierungen der DNA und eine Replikationshemmung.

Mitomycin: Dieser Wirkstoff alkyliert die DNA. Es kommt zur Bildung von DNA-Quervernetzungen und einer Hemmung der DNA- und RNA-Synthese.

Indikationen: siehe Tab. 30.6.

Unerwünschte Wirkungen: Die Knochenmarksuppression ist meist die dosislimitierende Nebenwirkung. Wichtig zu beachten ist die ausgeprägte **Kardiotoxizität** der Anthrazykline (Tab. 30.6).

MERKE Die paravenöse Applikation von Anthrazyklinen führt zu schweren Nekrosen.

Tab. 30.6 Indikationen, unerwünschte Wirkungen und Charakteristika der zytostatisch wirkenden Antibiotika

Wirkstoff	Eigenschaften	Indikationen	unerwünschte Wirkungen
Doxorubicin	• i.v. • Anreicherung im Gewebe • primär biliäre Elimination	• Lymphome • kleinzelliges Bronchial-Ca • Mamma-, Endometrium-, Ovarial-Ca • Harnblasenkarzinome • Weichteilsarkome • Osteosarkom • Kaposi-Sarkom • Schilddrüsen-Ca	• kardiotoxisch • EKG-Veränderungen • Herzrhythmusstörungen • Kardiomyopathie (Spätfolge)
Daunorubicin	• i.v. • Anreicherung im Gewebe • primär biliäre Elimination	• akute lymphatische Leukämie • akute myeloische Leukämie	• siehe bei Doxorubicin, die Kardiotoxizität ist aber geringer
Epirubicin	• i.v. oder topisch • Anreicherung im Gewebe • primär biliäre Elimination	• Mamma-, Ovarial-Ca • kleinzelliges Bronchial-Ca • Magen-Ca • lokal: Harnblasen-Ca	• geringere Kardiotoxizität
Idarubicin	• i.v. oder p.o. • höhere Zytotoxizität durch bessere Aufnahme in die Zelle	• akute myeloische Leukämie	• siehe bei Epirubicin
Mitoxantron	• i.v. • Anreicherung im Gewebe • primär biliäre Elimination	• akute Leukämien • Non-Hodgkin-Lymphom • Mamma-Ca • Prostata-Ca	• Myelosuppression • Kardiotoxizität geringer als bei den Anthrazyklinen
Bleomycin	• i.v. • relativ geringe Knochenmarksuppression	• Hodentumoren • Lymphome • Plattenepithelkarzinome • maligne Ergüsse	• allergische Reaktionen • pulmotoxisch (Lungenfibrose) • dermatotoxisch
Mitomycin	• i.v. • Prodrug • Verstärkung der Lungentoxizität durch Kombination mit Bleomycin oder Vinca-Alkaloiden	• Ösophagus-, Magen-, Kolon-Ca • Pankreas-, Leber-Ca • Bronchial-Ca • Blasen-Ca • Mamma-, Zervix-Ca • chronische myeloische Leukämie • Osteosarkom	• Myelosuppression • interstitielle Pneumonitis

30.2.6 Sonstige Zytostatika

Weitere, als Zytostatika eingesetzte Substanzen sind Asparaginase und Hydroxycarbamid.

Wirkungen: Asparaginase bzw. die pegylierte Form mit längerer Halbwertszeit (Pegaspargase) wirken vorwiegend auf Lymphoblasten, da diese auf eine exogene Zufuhr von Asparagin angewiesen sind (die meisten Zellen verfügen über eine Asparagin-Synthetase). Die Asparaginase senkt die Konzentration an Asparagin im Plasma und in der Extrazellularflüssigkeit, indem sie dieses hydrolysiert. Dies führt zu einer Hemmung der Proteinsynthese und damit des Wachstums der betroffenen Zellen.

Hydroxyharnstoff (Hydroxycarbamid) ist ein Ribonukleosiddiphosphat-Reduktase-Inhibitor. Da es nur in der G_1- und S-Phase wirkt, kann es zur Synchronisation des Tumorzellwachstums eingesetzt werden.

Indikationen: Asparagase und Pegaspargase sind indiziert bei Leukämien und Lymphomen. Sie werden häufig bei Kindern eingesetzt. **Hydroxycarbamid** findet Verwendung bei Melanomen, chronischer myeloischer Leukämie und Polyzythämie.

Unerwünschte Wirkungen: Asparaginase wirkt hepatotoxisch und kann zu allergischen Reaktionen und hämorrhagischer Pankreatitis führen. Die Hauptnebenwirkung von **Hydroxycarbamid** ist die Myelosuppression.

30.3 Zielgerichtete Tumortherapeutika

Mit diesen Therapeutika wird versucht, zielgerichtet in die Signalkaskaden einzugreifen, die bei Tumorzellen zur Proliferation [S. C331] führen.

30.3.1 Tyrosinkinase-Inhibitoren

Tyrosinkinasen sind an vielen Wachstumsprozessen beteiligt, so z. B. an der Transkription, DNA-Synthese und Proliferation. Ihre Aktivität ist in vielen Tumorzellen erhöht.

Wirkungen: Es werden je nach Substanz unterschiedliche Tyrosinkinasen gehemmt:

Imatinib und Dasatinib: Angriffsziel der beiden Substanzen ist die Tyrosinkinase BcrAbl, deren Aktivität bei Leukämie-Patienten mit Philadelphia-Chromsom erhöht ist (s. Neoplastische Erkrankungen [S. A610]). Die Hemmung dieses Enzyms löst die Apoptose der Zellen aus.

Erlotinib: Dieser Wirkstoff hemmt die Tyrosinkinase des EGFR (Epidermaler-Wachstumsfaktor-Rezeptor), der bei bestimmten Tumoren überexprimiert wird (Tab. 30.7).

Sorafenib und Sunitinib: Es werden mehrere Serin-Threonin-Kinasen und Rezeptor-Tyrosin-Kinasen (PDGFR; VEGFR) gehemmt.

Indikationen: Siehe Tab. 30.7. Tyrosinkinase-Inhibitoren gelten allerdings als Zusatztherapeutika, die die konventionellen Zytostatika nicht vollwertig ersetzen können sondern meist mit ihnen kombiniert werden.

Unerwünschte Wirkungen: Neben der Knochenmarksuppression stehen Übelkeit, Erbrechen und Durchfall als Nebenwirkungen im Vordergrund. Zu weiteren unerwünschten Wirkungen siehe Tab. 30.7.

30.3.2 Monoklonale Antikörper

Die Therapie mit monoklonalen Antikörpern wird auch mit dem Begriff „biologische Therapie" bezeichnet. Monoklonale Antikörper („**Biologika**") können ausschließlich **i. v.** verabreicht werden.

Wirkungen: Die Antikörper sind gegen unterschiedliche Strukturen gerichtet (Tab. 30.8 und Abb. 30.3):
- HER1 (human epidermal growth factor receptor 1)
- HER2 (human epidermal growth factor receptor 2): u. a. auf ca. 25 % der Mamma-Ca-Zellen überexprimiert
- VEGF (vascular endothelial growth factor)
- CD20: Zellmarker von B-Zellen
- CD52: von B- und T-Zellen exprimiertes Glykoprotein.

Der genaue antineoplastische Wirkmechanismus ist bei den meisten monoklonalen Antikörpern noch ungeklärt. Diskutiert wird eine Beteiligung des Komplementsystems.

Mit **radioaktiv** markierten Antikörpern wie **Ibritumomab-Tiuxetan** ist die Möglichkeit einer zielgerichteten Radioimmuntherapie gegeben. Ibritumomab-Tiuxetan ist gegen CD20 gerichtet.

Indikationen: siehe Tab. 30.8. Zum Teil erfolgt eine Kombination mit Zytostatika. Zum Einsatz in der immunsuppressiven Therapie siehe Kontraindikationen [S. C488].

Unerwünschte Wirkungen: Bei den meisten monoklonalen Antikörpern besteht insbesondere bei Erstanwendung

Tab. 30.7 Indikationen, unerwünschte Wirkungen und Charakteristika der Tyrosinkinase-Inhibitoren

Wirkstoff	Eigenschaften	Indikationen	unerwünschte Wirkungen
Imatinib	• p. o. • renale Elimination	• chronische myeloische Leukämie • gastrointestinale Tumoren (GIST)	• Flüssigkeitsretention • periorbitale Ödeme • Hautreaktionen
Dasatinib	• p. o. • fäkale Elimination	• chronische myeloische Leukämie	• periphere Ödeme
Erlotinib	• p. o. • fäkale Elimination	• nicht kleinzelliges Bronchial-Ca • Pankreas-Ca	• akneformer Hautausschlag
Sunitinib	• p. o. • fäkale Elimination	• gastrointestinale Tumoren (GIST) • Nierenzell-Ca	• Erschöpfung • Mukositis
Sorafenib	• p. o. • fäkale und renale Elimination	• Leberzell-Ca • Nierenzell-Ca	• Hautausschlag, Juckreiz • Depigmentierung • Hand-Fuß-Syndrom

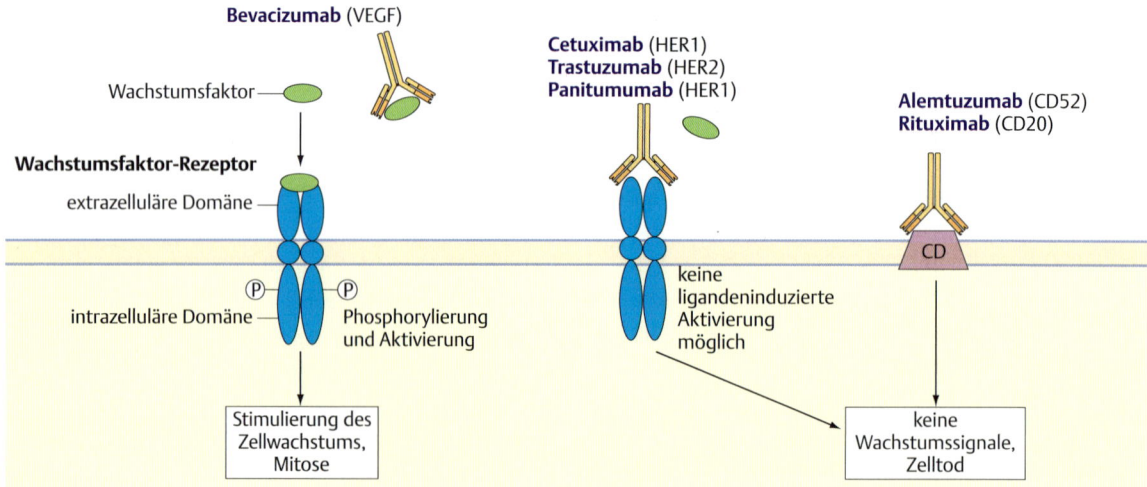

Abb. 30.3 **Angriffspunkte der monoklonalen Antikörper.** (aus: Graefe, Lutz, Bönisch, Duale Reihe Pharmakologie und Toxikologie, Thieme, 2011)

Tab. 30.8 Indikationen, unerwünschte Wirkungen und Charakteristika der monoklonalen Antikörper in der antineoplastischen Therapie

Wirkstoff	Eigenschaften	Indikationen	unerwünschte Wirkungen
Rituximab	• gegen CD20	• chemotherapieresistente Lymphome	• Immunsuppression
Alemtuzumab	• gegen CD52	• chronische lymphatische Leukämie	• Immunsuppression
Cetuximab	• gegen HER1	• kolorektales Ca • Plattenepithelkarzinom (Kopf, Hals)	• akneforme Hautreaktionen
Trastuzumab	• gegen HER2	• Mamma-Ca • Magen-Ca	• kardiotoxisch
Bevacizumab	• gegen VEGF (verhindert Rezeptorbindung)	• kolorektales Ca • Mamma-Ca • nicht kleinzelliges Bronchial-Ca • Nierenzell-Ca	• arterielle Hypertonie • gastrointestinale Perforation • Hämorrhagien • arterielle Thrombembolien
Panitumumab	• gegen HER1	• kolorektales Ca	• akneforme Hautreaktionen

die Gefahr einer anaphylaktischen Reaktion. Zu weiteren Nebenwirkungen siehe **Tab. 30.8**.

30.3.3 Hormone und Hormonantagonisten

Insbesondere Mamma- und Prostatakarzinome können durch Hormone bzw. Hormonantagonisten in ihrem Wachstum beeinflusst werden. Die bei dieser Therapieform eingesetzten Wirkstoffe wirken nicht direkt zytotoxisch oder zytostatisch, sondern hemmen die Hormonwirkungen auf die Tumoren. Dies kann über **antagonistische Effekte am Hormonrezeptor** erreicht werden oder über eine **Inhibierung der Hormonfreisetzung**. Als Folge kommt es zur Apoptose der Tumorzellen.

Anwendung in der antineoplastischen Therapie finden:
- Östrogenrezeptor-Modulatoren [S. C444]
- Antiöstrogene [S. C444]
- Aromatase-Hemmer [S. C445]
- Androgenrezeptor-Antagonisten [S. C443]
- GnRH-Rezeptor-Agonisten [S. C442]
- GnRH-Rezeptor-Antagonisten [S. C442]

31 Beeinflussung des Immunsystems

31.1 Zytostatika

T- und B-Lymphozyten sind stark proliferierende Zellpopulationen und deswegen besonders auf die Neusynthese von Purin- und Pyrimidinbasen angewiesen. Zur Hemmung ihrer Proliferation werden daher eingesetzt:
- **Purinsynthese-Inhibitoren:** Methotrexat [S. C480], Azathioprin und Mycophenolatmofetil
- **Pyrimidinsynthese-Inhibitor:** Leflunomid.

Ein weiteres Zytostatikum, das zur Immunsuppression eingesetzt wird, ist **Cyclophosphamid** (Tab. 30.2). Genauso wie bei Methotrexat ist auch bei Cyclophosphamid die zur immunsuppressiven Therapie eingesetzte Dosierung geringer als die zur antineoplastischen Therapie benötigte.

Wirkungen: Azathioprin wird in der Leber zum aktiven Metaboliten **6-Mercaptopurin** (Wirkmechanismus s. Antimetaboliten [S. C480]) aktiviert. Die **DNA-Synthese** wird inhibiert und dadurch die antigeninduzierte Proliferation der T- und B-Lymphozyten gehemmt.

Mycophenolatmofetil wird als Prodrug zunächst in das wirksame Mycophenolat umgewandelt. Dieses hemmt mit der **Inosinmonophosphat-Dehydrogenase** das Schlüsselenzym der **Guanin-Nukleotid-Synthese**. Dieses Enzym ist insbesondere in IL-2-aktivierten T- und proliferierenden B-Lymphozyten überexprimiert.

Leflunomid inhibiert über seinen Metaboliten Teriflunomid in den Mitochondrien das Schlüsselenzym für die **Pyrimidinsynthese**, die **Dehydroorotat-Dehydrogenase**. Betroffen sind vor allem T- und B-Lymphozyten.

Indikationen: Prinzipiell sind diese Wirkstoffe zur Immunsupprimierung nach Transplantation und bei Fehlreaktionen des Immunsystems bzw. Autoimmunkrankheiten indiziert (Tab. 31.1).

Pharmakokinetik: Alle hier beschriebenen Wirkstoffe können **oral** appliziert werden. Zur immunsuppressiven Therapie wird **Azathioprin** der direkten Gabe von 6-Mercaptopurin [S. C480] vorgezogen, da der Wirkstoff aus dieser Formulierung besser bioverfügbar ist. **Leflunomid** birgt wegen seiner langen Halbwertszeit (enterohepatischer Kreislauf) das Risiko der Akkumulation. Sein therapeutischer Effekt setzt erst nach ca. 5 Wochen ein.

Unerwünschte Wirkungen: Durch die Immunsuppression sind die Patienten anfälliger für Infektionserkrankungen,

Tab. 31.1 Indikationen, unerwünschte Wirkungen und Kontraindikationen von immunsuppressiv eingesetzten Zytostatika

Wirkstoff	Indikationen	unerwünschte Wirkungen	Kontraindikationen
Cyclophosphamid	• rheumatoide Arthritis • Arthritis psoriatica • autoimmunbedingte Vaskulitiden • systemischer Lupus erythematodes • Sklerodermie • Konditionierung vor KM-Transplantation	• siehe Tab. 30.2	• Funktionsstörung des Knochenmarks • Infektionen • Anwendung von Lebendvakzinen • Schwangerschaft, Stillzeit • Niereninsuffizienz • Cystitis, Harnabflussstörungen
Methotrexat	• rheumatoide Arthritis • Psoriasis vulgaris • Arthritis psoriatica • Sjörgen-Syndrom • Multiple Sklerose	• siehe Tab. 30.3	• Kreatinin-Clearance < 60 ml/min • Leberfunktionsstörungen • Funktionsstörungen des Knochenmarks • schwere Infektionen • Immundefizite • Magen-Darm-Ulzera • Alkoholabusus • Schwangerschaft
Azathioprin	• rheumatoide Arthritis • Psoriasis • Morbus Crohn (Rezidivprophylaxe) • Colitis ulcerosa • Autoimmunhepatitis (Rezidivprophylaxe) • Immunsuppression nach Organtransplantation	• s. Tab. 30.3 bei 6-Mercaptopurin • Pankreatitis • Leberfunktionsstörungen	• lebensbedrohliche Infektionen • Leberfunktionsstörungen • Pankreatitis • Anwendung von Lebendvakzinen • Schwangerschaft und Stillzeit
Mycophenolat	• Immunsuppression nach Organtransplantation	• Erbrechen • Diarrhö • zentralnervöse Störungen	• Überempfindlichkeit • Stillzeit
Leflunomid	• rheumatoide Arthritis • Arthritis psoriatica	• Leberzellschädigung • cholestatische Hepatitis • Hautreaktionen • Diarrhö • Alopezie	• Störung der Knochenmarkfunktion • Leber- und Niereninsuffizienz • Alkoholabusus • Schwangerschaft und Stillzeit

das Risiko für Malignome steigt (s. Immunsystem [S. A439]). Zu weiteren Nebenwirkungen siehe Tab. 31.1.

Kontraindikationen: Zu den Kontraindikationen siehe Tab. 31.1.

31.2 Immunophiline

Zu den Immunophilinen gehören Ciclosporin, Tacrolimus, Sirolimus (Rapamycin) und Everolimus.

Wirkungen: Immunophiline inhibieren die Proliferation und Aktivität von Immunzellen, indem sie eine **veränderte Proteinfaltung** induzieren. Es resultiert eine verminderte Expression zahlreicher proinflammatorischer Proteine, insbesondere Interleukin-2.

Ciclosporin bindet im Zytosol der **T-Zellen** an ein spezifisches Protein (Ciclophilin) und hemmt dadurch indirekt die Interleukin-2-Synthese (**Calcineurin-Inhibitor**). Das Zytokin IL-2 ist ein wichtiger Faktor bei der T-Zell-Proliferation, die damit gehemmt wird. Die unspezifische Immunabwehr bleibt davon unbeeinflusst.

Tacrolimus besitzt den gleichen Wirkmechanismus wie Ciclosporin, bindet dazu aber an ein anderes Ciclophilin. und dessen synthetisches Derivat. **Everolimus** und **Sirolimus** binden an dasselbe Protein wie Tacrolimus, hemmen aber nicht die Synthese von IL-2, sondern dessen Signaltransduktionsweg (**mTOR-Inhibitor**). Die Proliferation der T- und die Funktion der B-Zellen werden dadurch inhibiert.

Alle Immunophiline reichern sich in den Erythrozyten an.

Indikationen: Immunophiline sind zur Immunsuppression nach Organtransplantation, bei Autoimmunkrankheiten, Neurodermitis und zur Beschichtung von Stents indiziert (Tab. 31.2).

> **MERKE** Wegen der **variablen Bioverfügbarkeit** der Immunophiline und deren **geringen therapeutischen Breite** müssen während der Therapie regelmäßige Blutspiegelkontrollen durchgeführt werden.

Wechselwirkungen: Ciclosporin wird hepatisch über CYP3A4 metabolisiert. Induktoren dieses Isoenzyms (Johanniskraut, Phenytoin, Rifampicin, Barbiturate u. a.) können zu **Transplantatabstoßungen** führen, indem sie den Ciclosporinspiegel stark senken. Gleiches gilt für Tacrolimus und Sirolimus.

Unerwünschte Wirkungen: siehe Tab. 31.2.

Kontraindikationen: Alle Wirkstoffe sind in der Stillzeit kontraindiziert.

Tab. 31.2 Indikationen und unerwünschte Wirkungen der Immunophiline

Wirkstoff	Eigenschaften	Indikationen	unerwünschte Wirkungen
Ciclosporin	• p. o. oder i. v. • vorwiegend hepatische Elimination • nur geringe Myelotoxizität • keine Kombination mit nephrotoxischen Substanzen • Dosisreduktion bei gleichzeitiger Ketoconazolgabe	• Immunsuppression nach Transplantation (auch Knochenmark) • therapieresistente Neurodermitis und Psoriasis • rheumatoide Arthritis • steroidresistentes nephrotisches Syndrom glomerulärer Genese	• nephrotoxisch • arterielle Hypertonie • neurotoxisch • reversible Leberfunktionsstörungen • kardiotoxisch • Hypertrichose • Gingivahyperplasie
Tacrolimus	• p. o., i. v. oder topisch	• Immunsuppression nach Transplantationen (sehr effektiv zur Vermeidung akuter Abstoßungsreaktionen im 1. Jahr) • Neurodermitis (topisch)	• wie Ciclosporin, aber keine Hypertrichose und Gingivahyperplasie; diabetogene Wirkung
Sirolimus, Everolimus	• p. o. • Bioverfügbarkeit bei Everolimus besser	• Immunsuppression nach Transplantation • Beschichtung von Stents (antiproliferative Wirkung)	• Ödeme, Lymphozelen • Blutbildstörungen • Hyperlipidämie • gering nephro- und neurotoxisch

31.3 Monoklonale Antikörper

Die in der immunsuppressiven Therapie verwendeten monoklonalen Antikörper bzw. löslichen Komponenten haben folgende Angriffspunkte:

- **proinflammatorische Zytokine:** Die Applikation hat das Ziel, die Effekte der Zytokine zu neutralisieren. Eingesetzt werden Komponenten gegen:
  - Tumornekrosefaktor α (TNFα)
  - Interleukin-1-Rezeptor
  - Interleukin-2-Rezeptor
- **Lymphozyten-Antigene:** Die Antikörper binden an Oberflächenantigene der B- oder T-Lymphozyten, was zu einer Komplementaktivierung und Zelllyse führt. Zielstrukturen sind u. a.:
  - CD3: Bestandteil des T-Zell-Rezeptors
  - CD20: Zellmarker von B-Zellen
  - CD80/86: Zellmarker von antigenpräsentierenden Zellen.

Indikationen: Siehe Tab. 31.3. Zur Behandlung der rheumatoiden Arthritis erfolgt – außer bei Adalimumab – eine Kombination mit Methotrexat [S. C480]. Monoklonale Antikörper können ausschließlich i. v. appliziert werden. Zum Einsatz monoklonaler Antikörper in der Tumortherapie siehe Kap. Monoklonale Antikörper [S. C486].

Unerwünschte Wirkungen: Ein supprimiertes Immunsystem geht mit einer erhöhten Infektanfälligkeit einher, außerdem steigt das Risiko für Malignome an. Die Anwendung von Maus- oder chimären Antikörpern ist durch die Bildung von Anti-Maus-Antikörpern meist nur einmalig möglich. Es kann zu schweren Immunreaktionen kommen. Therapien mit Antikörpern verursachen hohe Kosten. Bei Muromonab-CD3 besteht die Gefahr eines **Zytokin-Freisetzungssyndroms**.

Kontraindikationen: Bei **infektiösen Prozessen** wie Tuberkulose, Abszessen oder Sepsis ist der Einsatz immunsupprimierender Antikörper kontraindiziert, genauso bei Herzinsuffizienz und Hepatitiden (nur Etanercept). Anakinra darf bei Niereninsuffizienz nicht angewendet werden. Bei Patienten mit Multipler Sklerose müssen Nutzen und Risiko einer Infliximab-Therapie sorgfältig abgewogen werden. Während der Schwangerschaft und Stillzeit ist es kontraindiziert.

Tab. 31.3 Indikationen der monoklonalen Antikörper in der immunsuppressiven Therapie

Wirkstoff	Eigenschaften	Indikationen
Muromonab-CD3	• gegen T-Zell-Rezeptoren (CD3) • Maus-Antikörper	• Prophylaxe der Transplantatabstoßung (insbesondere Leber)
Infliximab	• gegen TNFα • chimärer Antikörper	• rheumatoide Arthritis • Arthritis psoriatica • Morbus Crohn • Colitis ulcerosa
Basiliximab	• gegen IL-2-Rezeptor • chimärer Antikörper	• Prophylaxe der Transplantatabstoßung
Rituximab	• gegen CD20 • chimärer Antikörper	• Lymphome • chronische lymphatische Leukämie • rheumatoide Arthritis (Reserve)
Adalimumab	• gegen TNFα • humaner Antikörper	• rheumatoide Arthritis (auch als Monotherapeutikum) • Arthritis psoriatica • ankylosierende Spondylitis • Morbus Crohn • schwere Psoriasis
Etanercept	• gegen TNFα • dimerer löslicher Rezeptor, kein Antikörper	• rheumatoide Arthritis • Arthritis psoriatica • ankylosierende Spondylitis • schwere Psoriasis • juvenile idiopathische Arthritis
Abatacept	• CD80/86 • rekombinantes Fusionsprotein	• rheumatoide Arthritis • juvenile idiopathische Arthritis
Anakinra	• IL-1-Rezeptor-Antagonist	• rheumatoide Arthritis

31.4 Glukokortikoide

Glukokortikoide blockieren die Freisetzung (Synthese) von Zytokinen. Dadurch werden sowohl die zelluläre als auch die humorale Immunantwort inhibiert.

Glukokortikoide sind indiziert bei akuten Abstoßungsreaktionen, nach Organtransplantationen sowie bei zahlreichen nicht infektiösen Entzündungs- und Autoimmunerkrankungen. Für Näheres zu den Glukokortikoiden siehe Kap. Nebennierenrinde (Kortikosteroide) [S. C437].

31.5 Weitere Immunsuppressiva

Die immunsupprimierende Dimension einiger Substanzen wurde eher zufällig erkannt. Die diesbezüglichen Wirkmechanismen sind noch ungeklärt. Hierzu zählen:
- Sulfasalazin
- Chloroquin
- Goldverbindungen
- d-Penicillamin.

Sulfasalazin: Siehe auch Sulfonamide und Diaminopyrimidine [S. C458]. Sulfasalazin wird im Darm zur schlecht resorbierbaren 5-Aminosalicylsäure (Mesalazin) und Sulfapyridin gespalten. Letzteres ist wahrscheinlich für die immunsuppressive Wirkung verantwortlich, die vermutlich auf einem Abfangen von Radikalen und der Inhibierung der T-Lymphozyten-Proliferation beruht. Indiziert ist Sulfasalazin bei der **rheumatoiden Arthritis** in Kombination mit Methotrexat und Steroiden. Einsatz findet es auch bei **chronisch-entzündlichen Darmerkrankungen**, wobei hier Mesalazin als Wirkstoff im Vordergrund steht. Es reduziert die notwendige Kortikoiddosis und schwächt akute Schübe ab. Zu den unerwünschten Wirkungen zählen gastrointestinale Störungen, Kopfschmerzen und Blutbildveränderungen.

Chloroquin: Das basische Malariamittel Chloroquin reichert sich in den sauren Lysosomen an und inhibiert dort lokalisierte Enzyme. Die Prozessierung der Antigene wird dadurch gestört. Indikationen sind die **rheumatoide Arthritis** (Wirkungseintritt erst nach ca. 3 Monaten) und **Lupus erythematodes**. Zu den unerwünschten Wirkungen und Kontraindikationen siehe Chloroquin [S. C469].

Goldverbindungen: Auranofin und **Aurothioglucose** verhindern wahrscheinlich das Anheften der Leukozyten an die Gefäßwand. Hauptindikation ist die **rheumatoide Arthritis**. Zu den unerwünschten Wirkungen gehören Nierentoxizität, Dermatitis, Knochenmarkdepression, gastrointestinale Läsionen und Ablagerungen in der Kornea. Aufgrund der vielfältigen Nebenwirkungen spielen Goldverbindungen nur noch eine geringe Rolle.

d-Penicillamin: Das Mercaptan d-Penicillamin wurde ursprünglich als Chelatbildner für Kupfer beim Morbus Wilson entwickelt. Es vermindert die Expression von Interleukin-1 und Kollagenfibrillen. Weiterhin reduziert es die Aktivität von Immunzellen und Fibroblasten. In der Therapie der rheumatoiden Arthritis fungiert es wegen schwerer unerwünschter Wirkungen nur als Reservemittel.

32 Retinoide

32.1 Grundlagen

Vitamin A spielt eine wichtige Rolle sowohl bei der Sehfunktion als auch bei der Proliferation und Differenzierung von Epithelzellen. Bei Retinoiden handelt es sich um natürliche oder synthetische **Vitamin-A-Derivate**. Ihr Haupteinsatzgebiet sind **hyperproliferative Dermatosen**.

Wirkungen: Retinoide greifen über ihre Bindung an intranukleäre Retinsäure-Rezeptoren (RAR und RXR) in die Genexpression ein. Sie senken die Differenzierung und Proliferation der Epithelzellen und zeigen außerdem keratolytische Effekte. Die Teilungsrate wird vermindert, die Dicke der Epidermis nimmt ab. Systemisch angewendet verzögern Retinoide die Sebozytenreifung, was zu einer Senkung der Talgproduktion führt.

32.2 Systemisch anwendbare Retinoide

Systemisch angewendet werden können **Isotretinoin** und **Acitretin**.

Indikationen: Isotretinoin wird eingesetzt bei schweren, therapieresistenten Formen der Akne. **Acitretin** ist indiziert bei Psoriasis vulgaris, Hyperkeratosis und Pustulosis palmoplantaris und Ichthyosis. Die Applikation der Retinoide erfolgt **peroral**.

Unerwünschte Wirkungen: Der systemische Einsatz der Retinoide bedarf aufgrund eines großen Nebenwirkungspotenzials einer strengen Indikationsstellung. Häufig treten auf Cheilitiden, Pruritus, Exfoliationen an Handflächen und Fußsohlen, trockene Haut und Schleimhäute und Erytheme. Außerdem kann es zu Arthralgien, Augentrockenheit und -irritationen, einer Transaminase- und Triglyzeriderhöhung im Serum und Störungen des Blutbildes kommen.

Kontraindikationen: Aufgrund ihres teratogenen Potenzials sind Retinoide in der Schwangerschaft kontraindiziert. Bei Anwendung von Acitretin sollte 2 Jahre nach Therapieende eine Schwangerschaft vermieden werden.

32.3 Topisch anwendbare Retinoide

Zur topischen Anwendung kommen infrage **Tretinoin** und **Adapalen**.

Indikationen: Tretinoin und Adapalen werden eingesetzt bei milder bis ausgeprägter **Akne**. Weitere Indikationen für Tretinoin sind follikuläre Verhornungsstörungen, Ichthyosis und melaninbedingte Hyperpigmentierungen.

Unerwünschte Wirkungen: Die Anwendung von Tretinoin und Adapalen kann einhergehen mit Hautreizungen und Hypopigmentierung. Selten treten allergische Hautreaktionen auf.

31 Radiologie

1	Grundlagen	494
2	Biologische Grundlagen	500
3	Grundlagen des Strahlenschutzes	506
4	Radiologische Verfahren	508
5	Strahlentherapie	514
6	Nuklearmedizin	516
7	Bildgebende Verfahren bei interventionellen Maßnahmen	519

1 Grundlagen

1.1 Hinweis

In diesem Kapitel werden die Grundlagen der bildgebenden Verfahren, der Nuklearmedizin und der Strahlentherapie besprochen. Die klinische Radiologie wird separat in den jeweiligen Fachgebieten behandelt. Die entsprechenden Stellen sind dort am Rand blau markiert.

1.2 Entstehung und Eigenschaften ionisierender Strahlung

> **DEFINITION** Ionisierende Strahlung ist jede Art von **Strahlung**, die energiereich genug ist, um aus Atomen oder Molekülen Elektronen herauszulösen und so **Ionen** entstehen zu lassen.

Sie kommt in der Natur vor, kann aber auch künstlich erzeugt werden. Sie entsteht beim Zerfall von radioaktiven **Atomkernen**. Auch der Anteil des Sonnenlichts mit Wellenlängen unter 200 nm (γ-Strahlung und kurzwellige UV-Strahlung) ist energiereich genug, um ionisierend zu wirken. Künstlich erzeugte ionisierende Strahlung ist die **Röntgenstrahlung**, die nicht durch Zerfall von Atomkernen entsteht, sondern durch Vorgänge in der **Elektronenhülle** erzeugt wird. Ihre Energie liegt zwischen der Energie der kurzwelligen UV-Strahlung und der Energie der γ-Strahlung, mit der sie sich auch teilweise überlappt.

1.2.1 Teilchenstrahlung

Teilchenstrahlung besteht – wie der Name bereits sagt – aus geladenen oder ungeladenen Teilchen. Es handelt sich dabei um folgende Elementarteilchen:
- negativ geladene **Elektronen**
- positiv geladene **Positronen**, **Protonen** und **α-Teilchen** (Heliumkerne)
- ungeladene **Neutronen**.

Je größer die Masse des Elementarteilchens ist, desto größer ist die Energie, die durch die Strahlung transportiert wird. Am schwersten und damit am energiereichsten sind α-Teilchen, gefolgt von Neutronen und Protonen, am geringsten sind diese Werte bei Positronen und Elektronen. Je nach emittierten Teilchen unterscheidet man:
- **α-Strahlung:** α-Teilchen (Heliumkerne)
- **β-Strahlung:** Elektronen, Positronen
- **Protonenstrahlung:** Protonen
- **Neutronenstrahlung:** Neutronen.

1.2.2 Wellenstrahlung

Wellenstrahlung sind **elektromagnetische Wellen**. Diese haben keine Ladung und keine Masse. Nach der Quantentheorie haben elektromagnetische Wellen auch Teilcheneigenschaften (Welle-Teilchen-Dualismus). Man spricht deshalb auch von **Photonen**- oder **Quantenstrahlung**. Je höher die Frequenz einer elektronenmagnetischen Welle ist, desto größer ist ihre Strahlungsenergie.

Zum elektromagnetischen Spektrum gehören (aufsteigend nach Frequenz bzw. Energie) Radiowellen, Mikrowellen, Infrarotstrahlen (auch Ultrarotstrahlen genannt), sichtbares Licht, **UV-Strahlen**, **Röntgenstrahlen** und **γ-Strahlen**.

Auch **Laserstrahlen** sind elektromagnetische Strahlen. Sie werden künstlich erzeugt und verstärkt und liegen je nach Anwendungsbereich innerhalb eines bestimmten, sehr engen Frequenzbereichs (z. B. Infrarotlaser oder Röntgenlaser).

1.2.3 Elementarprozesse der Ionisation

Atome haben einen Kern, der aus positiv geladenen **Protonen** und ungeladenen **Neutronen** besteht. Er wird von einer Hülle aus negativ geladenen **Elektronen** umgeben. Ein Atom besitzt immer die gleiche Anzahl Elektronen in der Hülle wie Protonen im Kern, sodass es nach außen neutral ist. Die Elektronen der Hülle halten sich dort in verschiedenen Schalen mit unterschiedlichen Energieniveaus auf. Jede Schale kann dabei nur eine bestimmte Anzahl von Elektronen aufnehmen.

Ein chemisches Element wird durch seine **Kernladungszahl** – die Anzahl der Protonen im Kern – charakterisiert. Der Kern von Kohlenstoff enthält z. B. immer 6 Protonen. Die Anzahl der Neutronen im Kern kann allerdings variieren. Es gibt z. B. Kohlenstoffkerne mit 6 Neutronen und Kohlenstoffkerne mit 8 Neutronen. Atomkerne mit unterschiedlicher Neutronenzahl, aber identischer Protonenzahl nennt man Isotope. Verschiedene **Isotope eines Elements haben immer die gleiche Kernladungszahl.**

Der Begriff **Nuklid** steht für einen Atomkern, der eine definierte Anzahl von Protonen und eine definierte Anzahl von Neutronen besitzt. Das oben genannte Kohlenstoffatom mit 6 Protonen und 6 Neutronen hat die **Massenzahl** 12 und wird als ^{12}C bezeichnet. Das zweite oben aufgeführte Nuklid des Kohlenstoffs hat 6 Protonen und 8 Neutronen und damit die Massenzahl 14. Die Schreibweise dafür ist ^{14}C. ^{12}C und ^{14}C sind also 2 verschiedene Nuklide des Kohlenstoffs.

Radioaktiver Zerfall: Manche Atomkerne können sich spontan in den eines anderen Elements umwandeln. Solche Kerne nennt man **radioaktiv** oder **Radionuklide**. Dabei kommt es je nach Art der Kernumwandlung zu einer charakteristischen Emission von Strahlung:
- **α-Strahlung** entsteht, wenn sich ein chemisches Element unter Aussendung von Heliumkernen in ein anderes umwandelt.

- **β-Strahlung** nennt man Strahlung, die aus β-Teilchen (Elektronen oder Positronen) besteht.
- **γ-Strahlung:** Manchmal entsteht direkt im Anschluss an eine Kernumwandlung noch γ-Strahlung. Dabei sendet der durch die energiereiche Umwandlung angeregte Kern ein oder mehrere Photonen aus und fällt dabei auf sein energetisches Grundniveau zurück. γ-Strahlung entsteht also nicht direkt durch den Zerfall eines Atomkerns, sondern durch die Rückkehr des angeregten Kerns in seinen Grundzustand.

Anregung: Kommt es zur Übertragung von Energie durch Strahlung auf ein Elektron der äußeren Atomhülle, ist dieses je nach Energieniveau in der Lage, in eine energetisch höhere Schale überzugehen. Anschließend fällt das angeregte Elektron in die Schale seines ursprünglichen Energieniveaus zurück. Die dabei freiwerdende Energie wird in Form von Photonenstrahlung als **Röntgenstrahlung** oder sichtbares Licht (**Lumineszenz**) abgegeben.

Ionisation: Ist die auf das Elektron übertragene Energie größer als seine Bindungsenergie, löst es sich aus seiner Schale und verlässt das Atom. Dieses ist nun positiv geladen, da eine ausgleichende negative Ladung fehlt. Durch die freie Bindungsstelle ist dieses Atom nun als chemisches Radikal in der Lage, mit Biomolekülen zu reagieren.

1.3 Wechselwirkung ionisierender Strahlen mit Materie

1.3.1 Primäre und sekundäre Prozesse bei der Ionisation

Trifft ionisierende Strahlung auf Materie, kommt es zur Übertragung von Energie. Werden dabei Atome angeregt oder ionisiert, nennt man diese Wechselwirkungen **Primärprozesse**. Durch die Änderung der Energieverhältnisse innerhalb eines Moleküls kann dieses auseinanderbrechen (Dissoziation). Im wässrigen Milieu der Zelle sind die Bruchstücke meist Fragmente des Wassers (**Radiolyse**). Es entstehen **freie Radikale**, die unter Anwesenheit von Sauerstoff zu Peroxidradikalen weiterreagieren. Diese sind dann in der Lage, durch chemische Reaktionen biochemische Veränderungen an Biomolekülen auszulösen, die zur Schädigung oder zum Tod der bestrahlten Zelle führen können. Solche Wechselwirkungen nennt man **Sekundärprozesse**.

1.3.2 Wechselwirkung direkt ionisierender Strahlung mit Materie

Von **direkt ionisierender Strahlung** spricht man dann, wenn ein geladenes Teilchen seine Ladung beim Auftreffen auf ein Atom auf dieses überträgt. Deshalb können nur geladene Teilchen wie α- und β-Teilchen (und Protonen) direkt ionisierend wirken. Beim Auftreffen auf ein Atom werden die geladenen Teilchen gebremst und gestreut. Die Bremsung, die beim Zusammenstoß des Teilchens und der Hüllenelektronen entsteht, nennt man **Stoßbremsung oder linearen Energietransfer** (**LET**). Die Energie des Teilchens wird in Röntgenbremsstrahlung (**Bremsstrahlung**) umgewandelt. Die **Reichweite** von direkt ionisierender Strahlung ist also begrenzt. Sie ist abhängig von der Masse der Teilchen. Je größer die Masse, desto geringer die Reichweite. Die größte Reichweite hat demnach Elektronenstrahlung. Die Reichweite ionisierender Strahlung ist weiterhin abhängig von der Energie der Strahlung, der Beschaffenheit der durchstrahlten Materie, der Ionisationsdichte in der Materie und der Strahlungsqualität.

1.3.3 Wechselwirkung indirekt ionisierender Strahlung mit Materie

Ungeladene Teilchen verursachen beim Auftreffen auf Materie keine direkte Ionisation. Sie haben zu wenig Energie und werden in der Regel absorbiert. Die vom getroffenen Atom absorbierte oder gestreute Energie kann aber in einem zweiten Schritt geladene Teilchen erzeugen, die dann wiederum direkt ionisierend wirken. Zu diesen Strahlen gehören γ-, Röntgen- und UV-Strahlung. In diesem Fall spricht man von **indirekt ionisierender Strahlung**.

Wechselwirkung von Photonen mit Materie

Treffen Photonen auf Materie, können sie sowohl mit den Elektronen der Hülle als auch mit dem Atomkern wechselwirken. Sie geben dabei entweder ihre gesamte Energie oder einen Teil davon an die Materie ab. Dabei kommt es zu verschiedenen Effekten:

Wechselwirkung mit der Elektronenhülle: Stoßen **Photonen** mit der **Elektronenhülle** zusammen, gibt das Photon kinetische Energie an die Elektronenhülle ab. Ist die übertragene Energie größer als die Bindungsenergie eines Elektrons, kommt es zur Ionisation: Ein Elektron fliegt aus der Hülle davon und hinterlässt eine positive Ladung. Dabei gibt es 2 verschiedene Möglichkeiten:
- **Photoeffekt:** Beim Photoeffekt überträgt das Photon seine gesamte kinetische Energie auf ein Elektron und wird selbst dabei vernichtet. Das Elektron fliegt davon und hinterlässt eine Lücke in der Atomhülle, die i. d. R. von einem Elektron aus einer weiter außen liegenden Schale wieder aufgefüllt wird. Der Photoeffekt dominiert bei Photonenenergien < 200 keV, wie sie z. B. bei der Röntgenstrahlung gegeben sind. Durch die unterschiedlichen Ordnungszahlen der einzelnen absorbierenden Gewebestrukturen kommt der Kontrast auf dem Röntgenbild zustande.
- **Compton-Effekt:** Gibt das einfallende Photon nur einen Teil seiner Energie an ein Elektron der äußeren Schalen ab, so kommt es zur Ionisation und das sog. Compton-Elektron verlässt das Atom. Das energetisch abgeschwächte Photon wird gestreut und fliegt in anderer Richtung weiter. Der Compton-Effekt ist bei mittleren Energien bis 10 MeV von Bedeutung, also ebenfalls in der Röntgendiagnostik, aber auch in der Strahlentherapie.

Photoeffekt und Compton-Effekt zählen zu den Primärprozessen.

Wechselwirkung mit dem Atomkern: Bei Einfall einer Photonenstrahlung mit hoher Strahlungsenergie wird das auftreffende Photon vom Atomkern absorbiert und es bilden sich ein Positron und ein Elektron (**Paarbildung**). Das Positron ist in der Lage, mit benachbarten Atomen zu reagieren, indem es sich mit einem Elektron der Atomhülle vereinigt. Elektron und Positron werden dabei komplett in Energie umgewandelt (**Paarvernichtung**). Diese Energie wird als 2 hochenergetische γ-Quanten, die in entgegengesetzter Richtung davonfliegen, frei (Vernichtungsstrahlung). Der Effekt der Paarvernichtung wird bei der PET-Diagnostik genutzt.

Wechselwirkung von Neutronen mit Materie

Neutronen sind ungeladene Teilchen und können demnach nicht direkt mit Protonen im Atomkern oder Elektronen der Atomhülle reagieren. Bei ihrem Auftreffen auf einen Atomkern kann es jedoch zu elastischen oder unelastischen Wechselwirkungen kommen. Wird das Neutron am Atomkern nur in seiner Flugbahn abgelenkt und findet kein Energietransfer statt, spricht man von **elastischer Wechselwirkung** (allerdings kann ein Energietransfer z. B. bei leichteren Kernen oder Wasserstoffkernen auftreten). Absorbiert hingegen der Atomkern das Neutron, handelt es sich um **unelastische Wechselwirkungen**. Die aufgenommene Energie wird in Form von γ-Strahlung wieder abgegeben.

1.4 Messgrößen ionisierender Strahlung

Um die Wirkung von Strahlung auf biologische Systeme zu beschreiben, braucht man ein Maß für die absorbierte Strahlenmenge. Dafür gibt es spezielle Parameter.

1.4.1 Allgemeine Dosisbegriffe

Ionendosis: Trifft ionisierende Strahlung auf Atome in der Luft, kommt es zur Energieübertragung und Ionisation. Die entstandenen Ionen weisen eine gewisse Ladung (Q) auf, die messbar ist. Die Ionendosis gibt an, wie viel Ladung pro Masse durchstrahlter Luft durch ionisierende Ladung entsteht. Sie ist direkt proportional zur Energie der Strahlen. Sie errechnet sich wie folgt (Einheit Coulomb /kg [C/kg]):

$$\text{Ionendosis J} = \frac{\text{Ladung}}{\text{Masse}} = \frac{Q}{m}$$

Energiedosis: Um die Absorption der durch Strahlung transportierten Energie zu messen, verwendet man die Energiedosis D. Sie ist der Quotient der in Materie absorbierten Energie (E) und deren Masse (m) und errechnet sich wie folgt (Einheit Gray [Gy]):

$$\text{Energiedosis D} = \frac{\text{Energie}}{\text{Masse}} = \frac{E}{m}$$

Äquivalenzdosis: Um die biologischen Wirksamkeiten verschiedener Strahlungsarten zu berücksichtigen, fließt in die Äquivalenzdosis (H) ein Strahlungswichtungsfaktor (ωR) mit ein. Dieser wird multipliziert mit der aufgenommenen Energiedosis (D). Die Äquivalenzdosis errechnet sich wie folgt (Einheit Sievert [Sv]):

$$\text{Äquivalenzdosis H} = \omega R \times D$$

Die **effektive Äquivalenzdosis** berücksichtigt die Strahlenempfindlichkeit verschiedener Organe.

1.4.2 Dosisbegriffe zur Beschreibung der räumlichen Dosisverteilung

Die Strahlenbelastung des gesamten Körpers zu kennen, reicht in der medizinischen Diagnostik und Therapie nicht aus. Besonders in der Strahlentherapie ist es von größter Wichtigkeit, die Strahlung auf einen bestimmten Fokus zu richten. Dazu dienen die folgenden Dosisbegriffe.

Oberflächendosis: Die Oberflächendosis gibt an, wie hoch die Strahlenbelastung der Haut an der bestrahlten Körperstelle ist. Sie setzt sich zusammen aus der einfallenden Strahlung und der reflektierten Strahlung aus dem Körper. Sie wird durch eine direkt der Haut aufliegende Ionisationskammer [S. C497] gemessen. Sie findet Verwendung in der Risikoabschätzung bestimmter Hautareale bei Strahlentherapie.

Tiefendosis: Die **Tiefendosis** gibt die Dosis in Abhängigkeit von der Gewebetiefe an. Sie hängt von der Wechselwirkung der Strahlung mit dem Gewebe ab. Bei Röntgen- und γ-Strahlung im keV-Bereich nimmt die Tiefendosis mit der Eindringtiefe ab, bei hochenergetischer Photonenstrahlung im MeV-Bereich steigt sie zunächst auf ein Maximum an und fällt dann wieder ab. Bei geladenen Teilchen bleibt die Dosis relativ konstant, erst am Ende, wenn die Teilchen fast abgebremst sind, steigt die Tiefendosis stark an. Auf diese Weise lässt sich Energie punktuell im Gewebe deponieren. Deshalb ist diese Art der Strahlung gut geeignet für die Strahlentherapie.

Die **relative Tiefendosis** bezeichnet das Verhältnis der Tiefendosis an einer bestimmten Stelle im Gewebe zum Dosismaximum. Das Dosismaximum wird dabei willkürlich auf 100 % festgelegt. Bei Röntgen- und γ-Strahlung liegt das Dosismaximum an der Oberfläche, bei einer 10-MeV-Photonenstrahlung bei 2,5 cm Tiefe.

Dosisquerprofil: Das Dosisquerprofil (auch Dosisverteilung) gibt an, wie sich die Energiedosis im Körper bezogen auf eine bestimmte Gewebeart (z. B. Muskel, Knochen, Fett) verteilt.

Austrittsdosis: Die Austrittsdosis bezeichnet die Strahlendosis, die nach der Bestrahlung des Körpers an der Strahlenausgangsstelle noch messbar ist.

Isodose: Als Isodose werden alle Flächen mit der gleichen Dosis bezeichnet. Diese können als Linie (Isodosenlinie) in einem durchstrahlten Volumen oder als Kurve (Isodosenkurve) in einer durchstrahlten Ebene miteinander verbunden werden. Isodosen werden in Prozent der Referenzdosis angegeben. Die Isodose findet Verwendung in der Strahlentherapie und dient der Bestimmung der Zielvolumendosis bei der Planung von Bestrahlungen.

1.4.3 Dosisbegriffe im Strahlenschutz

Besonders für Personen, die beruflich Strahlen ausgesetzt sind, aber auch für Patienten in der Radiologie ist es erforderlich, die jeweilige Strahlenbelastung genau zu bestimmen. Die Dosisbegriffe, die beim Strahlenschutz Verwendung finden, können selten direkt gemessen werden. Es handelt sich eher um berechnete Dosen.

Ortsdosisleistung: Die **Ortsdosis** beschreibt die Äquivalenzdosis bezogen auf einen bestimmten Bereich (Ort). Die **Ortsdosisleistung** summiert die Ortsdosis über einen bestimmten Zeitraum. Sie findet Verwendung im Bereich des Strahlenschutzes, z. B. bei der Bestimmung der Strahlenbelastung verschiedener Arbeitsplätze. Je nach Orts- oder Körperdosis werden bestimmte **Strahlenschutzbereiche** unterschieden. Der Sperrbereich bezeichnet Räume mit einer Dosisleistung von über 3 mSv/h (z. B. Bereiche der Strahlentherapie). Diese Räume dürfen nicht dauerhaft betreten werden (Ausnahme: Patient während einer Strahlentherapie). Im Kontrollbereich (über 6 mSv/Jahr) haben nur Personen Zutritt, die im Strahlenschutz belehrt wurden und ein Personendosimeter tragen. Im Überwachungsbereich gilt die gleiche Strahlenexposition wie in der freien Natur in Deutschland.

Personendosis: Soll bestimmt werden, wie hoch die Strahlenbelastung des menschlichen Körpers ist, z. B. eines Mitarbeiters der Radiologie, verwendet man die Personendosis. Dabei wird mit einem am Körper befindlichen Dosimeter die Äquivalenzdosis gemessen.

> **MERKE** Das Personendosimeter muss bei Arbeiten mit Strahlung **unter** der Bleischürze getragen werden. Nur so kann die tatsächliche Strahlenbelastung ermittelt werden.

Körperdosis: Die gesamte Strahlenbelastung eines Körpers setzt sich zusammen aus den Personendosen der Zeiträume mit Strahlenbelastung (z. B. Arbeitszeit eines Mitarbeiters, Bestrahlungen durch Bildaufnahmen beim Patienten) und der Aktivität inkorporierter Radionuklide (z. B. Kontrastmittel).

Effektive Dosis (effektive Äquivalenzdosis): Um die genaue Strahlenbelastung des Körpers zu erfassen, setzt sich die effektive Dosis aus allen Organdosen zusammen. Diese werden je nach Gewebeart mit einem spezifischen Wichtungsfaktor berechnet. Die effektive Äquivalenzdosis gibt also Auskunft über die tatsächlich zu erwartenden Strahlenschäden eines Menschen.

Teilkörperdosis: Mittelt man die Äquivalenzdosis über einem Teil des Körpers oder einem Organ, erhält man die Teilkörperdosis. Die Teilkörperdosen aller menschlichen Organe ergeben die (Gesamt-)Körperdosis.

1.4.4 Strahlungsnachweis in der Radiologie

Grundlage jeden Umgangs mit Strahlung ist die genaue Kenntnis, ob und in welcher Dosis Strahlen in der jeweiligen Umgebung existieren. So ist es notwendig, Strahlung qualitativ und quantitativ nachweisen zu können. Die nachfolgend aufgeführten Strahlungsdetektoren finden daher Verwendung in der medizinischen Diagnostik, in der Strahlentherapie und beim Strahlenschutz.

Ionisationskammer: Das Prinzip der Ionisationskammer beruht auf der Ionisation von Gasatomen (**Abb. 1.1**). Das Gas befindet sich in einer luftdichten Kammer, die mit 2 Elektroden ausgestattet ist, zwischen denen eine Spannung anliegt. Durch den Kontakt der (neutralen) Gasatome mit Strahlung werden diese ionisiert und somit geladen. Sie wandern daraufhin zur jeweils entgegengesetzt geladenen Elektrode. Dadurch kommt es zu einem messbaren Ladungsfluss in der Kammer. Aus der freigesetzten Ladungsmenge lässt sich die Energiedosis berechnen. Diese Messmethode ist sehr genau und wird vielseitig verwendet. So gibt es Ionisationskammern in jeder Röntgenanlage, um die Strahlendosis bei Aufnahmen genau zu bestimmen. Aber auch bei Szintigrafien und Durchleuchtungsaufnahmen werden Ionisationskammern verwendet. Nicht zuletzt ist sie eine wichtige Größe bei der Messung der Strahlendosis bei medizinischem Personal im Sinne des Strahlenschutzes.

Szintillationsdetektoren: In Szintillationsdetektoren trifft Röntgenstrahlung auf einen sog. Szintillator, ein Material, das bei Wechselwirkung mit Röntgenstrahlung Photonen freisetzt. Die Photonen werden detektiert.

Festkörperdetektor: Der indirekte Festkörperdetektor arbeitet mit einer Szintillatorenschicht, die es ermöglicht, die einfallende Röntgenstrahlung in sichtbares Licht umzuwandeln. Dieses Licht kann dann digital ausgelesen werden, wobei schon geringe Strahlungsdosen ausreichend sind. Die Methode dient vor allem der digitalen Aufnahme von Röntgenbildern.

Szintillationsdetektor: Trifft ionisierende Strahlung auf Metallatome, werden diese angeregt und fallen unter Emission von Photonen sofort wieder in ihren Grund-

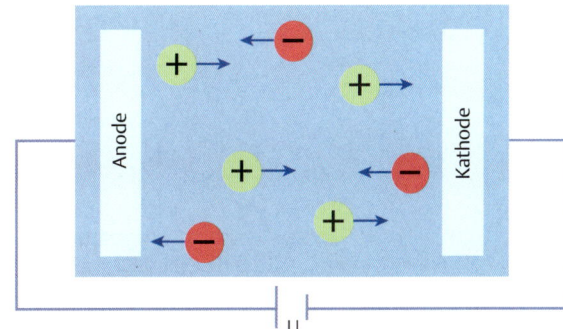

Abb. 1.1 **Schema einer Ionisationskammer.**

zustand zurück. Diese Photonen werden durch einen transparenten Kristall auf einen Verstärker (Multiplier) weitergeleitet. Die Atome des Verstärkers werden durch die einfallenden Photonen ionisiert und es kommt zu einer messbaren elektrischen Ladung. Diese verhält sich proportional zur einfallenden Strahlendosis. Verwendung findet dieser Szintillationsdetektor vor allem in der Nuklearmedizin.

Thermolumineszenzdetektor: Ein Thermolumineszenzdetektor besteht aus Kristallen, an die Fremdatome gebunden sind. Diese reagieren unter Einfall von Strahlung mit dem Kristall und binden sich an sog. Haftstellen. Unter erneuter Zuführung von Wärmeenergie können diese Bindungen gespalten werden und die Atome können wieder an ihr ursprüngliches Partneratom binden. Dabei geben sie Energie in Form von Photonenstrahlung ab, die messbar und direkt proportional zur eingefallenen Strahlendosis ist.

Röntgenfilm: Auch der Röntgenfilm dient der Messung radioaktiver Strahlung. Eigenschaften, Aufbau und Verwendung werden im nächsten Kapitel beschrieben.

1.5 Aufbau und Prinzip einer Röntgenanlage

Eine Röntgenanlage besteht aus einem Röntgenstrahler, einem Generator und weiterem Zubehör (**Abb. 1.2**). Zweck einer solchen Anlage ist die Herstellung von Röntgenbildern zur notwendigen medizinischen Diagnostik, jedoch mit der geringstmöglichen Strahlenbelastung für den Patienten und das medizinische Personal.

Im Röntgenstrahler werden die eigentlichen Röntgenstrahlen erzeugt. Er besteht aus einer Röntgenröhre (Kathode und Anode) und einer Schutzummantelung. Diese ist notwendig, um austretende Durchlassstrahlung möglichst gering zu halten. Die eigentliche Nutzstrahlung wird durch ein Blendensystem aus der Schutzummantelung geleitet.

> **DEFINITION Nutzstrahlung:** Das Nutzstrahlenbündel oder die Nutzstrahlung bezeichnet jede Strahlung, die die zur Strahlenanwendung vorgesehene Öffnung (Blende) des Röntgenstrahlers verlässt.
>
> **Durchlassstrahlung:** Hierbei handelt es sich um den Schutzmantel durchtretende Strahlung, die sich ungewollt frei im Raum verteilt. Sie stellt ein Risiko für das Personal wie auch den Patienten dar und sollte dementsprechend so gering wie möglich sein.
>
> **Streustrahlung:** Bei der Wechselwirkung von Röntgenstrahlung mit Materie werden die Photonen teilweise von ihrer Bahn abgelenkt (z. B. beim Compton-Effekt). Diese Änderung der Flugbahn eines Photons nennt man **Streuung** und die daraus resultierenden gestreuten Photonen Streustrahlung. Um die Streustrahlung möglichst gering zu halten, verwendet man Streustrahlenraster [S. C499].
>
> **Halbwertsschichtdicke:** Die Halbwertsschichtdicke bezeichnet die Dicke eines durchstrahlten Materials oder Gewebes, die nötig ist, um die Strahlung um die Hälfte zu reduzieren.

Die korrekte **Lagerung des Patienten** ist besonders wichtig, um **Bewegungsunschärfe** zu vermeiden. Ein Röntgen-Thorax sollte im Stehen im p.-a.-Strahlengang (von hinten nach vorn, p.-a.-Aufnahme) ausgeführt werden, der Patient sollte für die Dauer der Aufnahme die Luft anhalten. Die Brust befindet sich direkt an der Filmkassette, um eine **Unschärfe durch Streuung** zu vermeiden. Weiterhin sollte die Gewebedicke möglichst minimiert werden, um Strahlendosis zu sparen. Deshalb wird z. B. bei der Mammografie die Brust komprimiert.

> **MERKE** Bei der Röntgenaufnahme handelt es sich um eine Aufnahme in **Zentralprojektion**. D.h., je größer der Abstand zwischen Röntgenröhre und Patient, umso geringer die Randunschärfe. Deshalb sollte ein möglichst großer **Fokus-Objekt-Abstand** und ein möglichst geringer **Objekt-Film-Abstand** gewählt werden.

1.5.1 Kathode und Anode

Innerhalb der Röntgenröhre befindet sich die **Kathode** mit einem Glühdraht aus Wolfram. Über die Kathodenheizung (Niederspannung) wird der Draht zum Glühen gebracht. Bei hohen Temperaturen werden dann Elektronen aus dem Draht freigesetzt (= Röhrenstrom), die im elektrischen Hochspannungsfeld zwischen Kathode und Anode (= Röhrenspannung) beschleunigt werden. Beim Auftreffen der Elektronen auf die **Anode** wird ihre kinetische Energie zu etwa 1 % in elektromagnetische Röntgenbremsstrahlung umgewandelt. Aus dem Rest entsteht thermische Energie, weshalb die Anode einer ständigen Kühlung bedarf. Deswegen wird die Röntgenröhre innerhalb der Bleiummantelung in Öl gelagert.

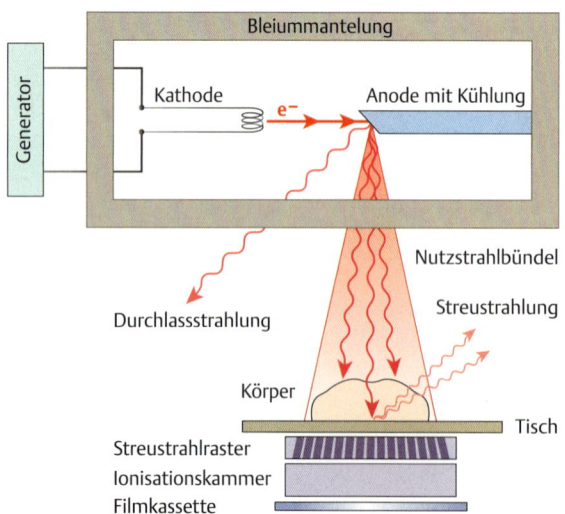

Abb. 1.2 Aufbau einer Röntgenanlage.

1.5.2 Röhrenstrom und Röhrenspannung

Röhrenstrom und Röhrenspannung können unterschiedlich reguliert werden und ermöglichen somit eine individuelle Anpassung an die jeweiligen Anforderungen. Mit dem **Röhrenstrom** wird die Anzahl der emittierten Elektronen und damit die Strahlenintensität reguliert. Wird der Strom erhöht und steigt somit die Zahl der Elektronen, können Strukturen auf dem entsprechenden Röntgenbild feiner und schärfer abgebildet werden. Allerdings steigt direkt proportional auch die **Dosisleistung**, d. h. die pro Zeiteinheit absorbierte Dosis. Hier kann durch eine entsprechende Filterung eine Dosisreduktion für den Patienten erreicht werden. Eine Erhöhung der **Röhrenspannung** führt zu einer höheren Beschleunigung der Elektronen in Richtung Anode, die entstehende Röntgenstrahlung wird energiereicher und kann somit tiefer in Materie eindringen. Die maximale Energie der emittierten Strahlung, also die Strahlenqualität, wird von der Röntgenspannung definiert. Über eine **Belichtungsautomatik** kann die für den gewünschten Kontrast notwendige Belichtungszeit gesteuert werden. Durch eine dem Röntgenfilm aufgelegte Ionisationskammer wird sofort nach Erreichen der nötigen Dosis die Strahlenquelle abgeschaltet.

1.5.3 Arten der entstehenden Röntgenstrahlung

Bremsstrahlung: Bremsstrahlung entsteht beim Auftreffen der Elektronen auf das Anodenmaterial. Dabei handelt es sich um Photonenstrahlung, die im Gewebe exponentiell geschwächt wird. Die Elektronen geben unterschiedliche Anteile ihrer Energie an das Anodenmaterial ab, wodurch ein **kontinuierliches Bremsspektrum** entsteht. Entsprechend ihrer Energie wird die Qualität der Röntgenstrahlung in weiche, harte und ultraharte Strahlung eingeteilt:

- **Weiche Strahlung** (< 100 keV) eignet sich für die Darstellung annähernd gleicher Strukturen mit schwachem Kontrast (Weichteilgewebe der Mamma).
- **Harte Strahlung** (100 keV bis 1 MeV) hingegen macht Dichteunterschiede verschiedener Gewebe sichtbar (Lungenvolumen luftgefüllt und Gefäße flüssigkeitsgefüllt).
- **Ultraharte Strahlung** (> 1 MeV) wird in der Strahlentherapie eingesetzt.

Charakteristische Strahlung: Bei der Wechselwirkung der Elektronen mit der Anode entsteht nicht nur Bremsstrahlung, sondern es werden auch die Atome des Anodenmaterials angeregt. Bei der Rückkehr in den Grundzustand emittieren sie die sog. charakteristische Strahlung, die aus diskreten Spektrallinien besteht.

Linienspektrum: Die Gesamtheit aus kontinuierlichem Bremsspektrum und den Spektrallinien wird als **Linienspektrum** bezeichnet. Da energetisch niedrigere Anteile des Spektrums für die Bildgebung nicht ausreichend sind und somit den Patienten einer unnötigen Strahlenbelastung aussetzen würden, werden diese durch spezielle Filter reduziert.

> **MERKE** Das Energiespektrum einer Röntgenstrahlung ist also abhängig von der Röhrenspannung, der Beschaffenheit der Anode und den verwendeten Filtern.

1.5.4 Weiteres Zubehör

Strahlungsempfänger

Konventionelle Röntgenfilme: Konventionelle **Röntgenfilme** bestehen aus einer Folie, die auf beiden Seiten mit Silberbromidkristallen beschichtet ist. Trifft nun Röntgenstrahlung auf den Film, findet in einer ersten **Elektronenphase** die Herauslösung eines Elektrons aus dem Bromidatom statt. Anschließend wird dieses Elektron vom Silberion aufgenommen, welches dadurch in elementares Silber umgewandelt wird (**Ionenphase**). Bei der Filmentwicklung werden die Silberatome auf dem Film fixiert und durch weitere Reduktion sichtbar gemacht.

Film-Folien-Kombination: Um Strahlendosis zu sparen und damit den Patienten weniger zu belasten, verwendet man um den eigentlichen Röntgenfilm Verstärkerfolien. Diese bestehen aus seltenen Erden, die bei Einfall von Strahlung Licht aussenden. Die Röntgenstrahlung kann dadurch so sehr verstärkt werden, dass sie am Ende nur noch 5 % der eigentlichen Filmschwärzung ausmacht. Diese sog. **Film-Folien-Kombinationen** gibt es mit unterschiedlichen Empfindlichkeitsklassen. Nachteile der Verstärkerfolien sind zum einen die Streuung in der Folie, die mit steigender Dicke zunimmt. Zum anderen tritt bei sehr dicken Folien das sog. Quantenrauschen auf. Hierbei handelt es sich durch die geringe Strahlendosis um eine statistisch ungleiche Verteilung der Röntgenquanten. Beides führt zu einer Verringerung der Ortsschärfe, weshalb je nach medizinischer Indikation eine geeignete Film-Folien-Kombination gewählt werden sollte.

Speicherfolien (Leuchtstofffolien): Große Vorteile bieten **digitale Röntgenaufnahmen**. Sie entstehen bei Belichtung einer Leuchtstoff- oder Speicherfolie, die anschließend von einem Laser ausgelesen und digitalisiert wird. Die so entstandenen Bilder besitzen eine hohe Empfindlichkeit, Fehlbelichtungen sind seltener und so kann teilweise Strahlendosis eingespart werden. Der Nachteil besteht in der geringeren Auflösung.

Streustrahlenraster

Die beim Durchtritt durch den menschlichen Körper entstehende Streustrahlung verschlechtert die Bildqualität des Röntgenbildes. Um dieses Rauschen zu minimieren, verwendet man **Streustrahlenraster**. Diese bestehen aus Bleilamellen, die in Richtung des Strahlenbündels ausgerichtet sind und der jeweiligen Aufnahme angepasst werden (Abb. 1.2). Somit werden alle Strahlen, die durch Streuung einen veränderten Strahlengang haben, von den Bleilamellen absorbiert. Da aber auch ein Teil der Nutzstrahlung absorbiert wird, muss die Belichtungsdauer oder die Empfindlichkeit der Film-Folien-Kombination entsprechend erhöht werden. Das Streustrahlenraster wird zwischen Patient und Röntgenfilm positioniert.

Blendensysteme

Um die Strahlenbelastung für Patienten und Personal so gering wie möglich zu halten, wird die aus der Röntgenröhre austretende Strahlung durch ein spezielles **Blendensystem** eingegrenzt. Dadurch entsteht ein Strahlenkegel, der genau die Region des Patientenkörpers abdeckt (z. B. Thorax).

Filtersysteme

Filtersysteme dienen der Aufhärtung der Röntgenstrahlen, d. h., niederenergetische Strahlung wird reduziert, da sie zur Bildentstehung nicht beiträgt. Dadurch kann die Patientendosis weiter vermindert werden.

1.5.5 Optische Dichte und Kontrast

Um die Schwärzung des Films und damit die Dichte der durchstrahlten Materie zu quantifizieren, verwendet man die **optische Dichte** (D). Jeder Film hat seine eigenen Dichteeigenschaften, die in einer optischen Dichtekurve dargestellt werden können. Nur im Optimumbereich findet eine genaue Schwärzung des Films durch Röntgenstrahlung statt. Der **Kontrast** einer Aufnahme wird bestimmt von den Dichteunterschieden der durchstrahlten Gewebe und der Strahlqualität.

Dort wo die Strahlen die geringste Schwächung erfahren, können sie den Röntgenfilm am meisten schwärzen, Lungengewebe wird also immer dunkel dargestellt. Dichtere Strukturen, wie z. B. Knochen, lassen weniger Strahlung auf den Film durch. Es entsteht eine geringere Schwärzung oder aber der Film bleibt an dieser Stelle weiß.

> **MERKE** Gern spricht man bei hellen Strukturen auf dem Röntgenbild von **Verschattungen**. Man bezieht sich hierbei auf den Positivabzug, das eigentliche Röntgenbild ist das Negativ. Korrekter ist es, von **Verdichtungen** zu sprechen, diese sind sowohl im Positiv als auch im Negativ eindeutig als strahlendichtere Strukturen zu erkennen.

2 Biologische Grundlagen

2.1 Strahlenbiologische Phänomene

2.1.1 Relative biologische Wirksamkeit und linearer Energietransfer

Ionisierende Strahlung ruft in biologischen Geweben Reaktionen hervor, die abhängig sind von der Strahlenart und der von ihr transportierten Energie. Die Bestrahlung mit verschiedenen Strahlungen gleicher Energiedosis kann somit unterschiedliche Wirkungen verursachen.

Relative biologische Wirksamkeit: Um Effekte auf biologische Gewebe zu quantifizieren und vergleichbar zu machen, verwendet man die **relative biologische Wirksamkeit** (RBW). Sie ist definiert als das Verhältnis der Energiedosis D_{ref} einer Referenzstrahlung, die einen bestimmten biologischen Effekt hervorruft, zur Energiedosis D_{Test} einer Teststrahlung, die unter gleichen Bedingungen den gleichen biologischen Effekt hervorruft.

$$RBW = \frac{\text{Dosis Referenzstrahlung [Gy]}}{\text{Dosis Teststrahlung [Gy]}} = \frac{D_{ref}}{D_{Test}}$$

Als biologischen Effekt wählt man üblicherweise die Verringerung der Zellvermehrung (z. B. um 50 %) eines Gewebes, die durch primäre Strahlenschäden verursacht wurde. Bei der Referenzstrahlung handelt es sich um 250-keV-Röntgenstrahlung.

Bei der **relativen biologischen Wirksamkeit** handelt es sich um eine exakte experimentell bestimmbare Größe, mit der verschiedene Strahlenarten in ihrer biologischen Wirkung verglichen werden können. Sie stellt im Strahlenschutz eine wichtige Grundlage für die Festlegung der Qualitätsfaktoren für die Äquivalenzdosis dar, ist jedoch nicht mit dieser identisch. Je höher die RBW, umso größer das Risiko strahleninduzierter Schäden. Die RBW von Photonen- und Elektronenstrahlung ist übrigens gleich.

Bremsvermögen und linearer Energietransfer: Das **Bremsvermögen** eines Materials gibt an, wie viel Energie insgesamt ein ionisierendes Teilchen auf seinem Weg durch das Material verliert. Es wird normalerweise in MeV/cm angegeben. Der **lineare Energietransfer** (**LET**) dagegen gibt an, wie viel Energie die Sekundärelektronen einer ionisierenden Strahlung, also die Elektronen, die durch die ionisierenden Teilchen freigesetzt wurden, an das bestrahlte Material abgeben. Diese Energie wird in keV/μm angegeben.

2.1.2 Zeitliche Dosisverteilung

Bei der zeitlichen Dosisverteilung unterscheidet man grundsätzlich zwischen der Einzeitbestrahlung, der Fraktionierung und Protrahierung.

Einzeitbestrahlung: Die gesamte Strahlendosis wird auf einmal oder in kurzer Zeit verabreicht. Sie besitzt zwar eine höhere Effektivität als die Applikation mehrerer schwächerer Einzeldosen, schädigt aber neben dem Tumor auch das gesunde Gewebe erheblich.

Fraktionierung: Bei der Fraktionierung wird die Gesamtdosis auf mehrere Einzeldosen verteilt (z. B. 5-mal wöchentlich eine tägliche Einzeldosis von 1,8–2,0 Gy). Vorteile der Fraktionierung sind („**5 R**"):

- **Repopulation:** Nach einer Bestrahlung wachsen und teilen sich Tumorzellen vermehrt. Bei der nächsten Bestrahlung ist also eine höhere Dosis möglich.
- **Repair:** Nichtletale Schäden im gesunden Gewebe werden durch zelleigene Reparaturmechanismen repariert.
- **Reoxygenation:** Hypoxische Tumorzellen werden durch den Tod euoxischer Tumorzellen besser mit Sauerstoff versorgt, was sie empfindlicher gegen eine Bestrahlung macht.
- **Redistribution:** Tumorzellen, die sich in der G_1-Phase des Zellzyklus befinden, werden in den Zyklus zurückgeholt. Während der M- und G_2-Phase sind sie wesentlich strahlensensitiver als in G_1.
- **Radiosensitivity:** Schnell wachsende Tumoren sind strahlungssensibler als langsamer wachsendes gesundes Gewebe.

Protrahierung: Bei der Protrahierung wird eine niedrige Strahlendosis über eine lange Bestrahlungszeit (mehrere Stunden bis Tage) verabreicht. Hierdurch werden die Tumorzellen irreversibel geschädigt, das umgebende Gewebe aber weitestgehend geschont. Diese Technik findet v. a. Anwendung in der Brachytherapie (z. B. Bestrahlung bei Mamma-Ca), bei der intrakavitären Kontaktbestrahlung (z. B. gynäkologische Tumoren) oder bei der interstitiellen Kontaktbestrahlung direkt im Tumor (z. B. HNO-Tumoren). Vorteil dieser Technik ist die gewebeschonende Bestrahlung, da es den gesunden Zellen möglich ist, Reparaturvorgänge durchzuführen. Außerdem können bei der Bestrahlung mehrere Phasen des Zellzyklus erfasst und somit auch vorerst inaktive Tumorzellen erfasst werden.

2.1.3 Räumliche Dosisverteilung

Da sich die Wirkung der Strahlentherapie nicht selektiv gegen die Tumorzellen, sondern stets auch gegen gesundes Gewebe richtet, wird durch aufwendige Bestrahlungstechniken versucht, das gesunde Gewebe zu schonen und gleichzeitig eine hohe homogene Dosisverteilung im Zielvolumen zu erreichen (z. B. Gegenfeld-, Mehrfeldbestrahlung, Bewegungsbestrahlung, dynamische Bestrahlungstechniken [S. C515].

2.1.4 Zeitliche Entwicklung biologischer Strahlenwirkung

Die zeitliche Entwicklung der biologischen Wirkung ionisierender Strahlung tritt in einem Zeitraum von Sekundenbruchteilen bis zu mehreren Jahrzehnten auf. Während der bereits nach 10^{-16} s einsetzenden **physikalischen Phase** wird die Energie der Strahlung durch Materie absorbiert. Die dadurch ionisierten Moleküle führen in der nach 10^{-11} bis 10^{-2} s stattfindenden **physikalisch-chemischen** Phase zur Entstehung von Primärschäden. Nach wenigen Sekunden bis Minuten treten dann Sekundärprozesse und Radikalbildung auf (**biochemische Phase**).

In den folgenden Minuten bis Jahren kommt es in der **biologischen Phase** zur Reparatur von Strahlenschäden bzw. zu Strahlenspätschäden durch Mutationen.

2.2 Zelluläre Antwort auf Bestrahlung

2.2.1 Strahlenschäden

Ionisierende Strahlung führt im Gewebe zur Ionisation, zur Anregung von Molekülen und zu einer Erwärmung (die aber vernachlässigbar ist). Besonders gefährlich ist die **Radiolyse** des Wassers. Sie ist ein entscheidender Mechanismus, der zur Schädigung des Gewebes führt. Bei der Radiolyse entstehen ein H^+-Ion, ein e^- (Elektron) und ein OH-Radikal. Das OH-Radikal kann in einer Kettenreaktion weitere OH-Radikale erzeugen. **OH-Radikale** sind hochreaktiv und führen zu chemischen Veränderungen wie z. B. Hydroxylierungen an Proteinen (z. B. DNA-Reparaturenzymen) oder an der DNA. Die Folgen sind Störungen der Zellfunktion, Zellschäden, Apoptose, Mutationen und evtl. Karzinogenese.

Schäden an Nukleinsäuren

Ionisierende Strahlung kann bereits bei geringer Strahlenbelastung zur Schädigung der DNA jeder menschlichen Zelle führen und somit die Funktion einzelner Zellen oder ganzer Zellverbände verändern. Schädigungen an **DNA- und RNA-Molekülen** sind deshalb so schwerwiegend, da diese Moleküle die Grundlage für die Zellreplikation und das Wachstum darstellen. Nach Strahlenexposition kann es zu **Einzelstrangbrüchen**, **Doppelstrangbrüchen**, der Ausbildung von **Crosslinks** (Verbindungen zwischen den DNA-Strängen oder zwischen DNA-Strang und einem Protein) oder **Bulky lesions** (meist irreparabler Mehrfachschaden durch eine Kombination mehrerer DNA-Schäden) kommen. Welche Form der DNA-Schädigung im Vordergrund steht, hängt sowohl von der Dosis als auch der Art der Strahlung ab. Strahlung mit einem hohen **LET** verursacht eher schwerere Schäden wie irreparable Doppelstrangbrüche, wohingegen Strahlungen mit niedrigem LET eher Einzelstrangbrüche hervorrufen.

Fehlerhafte oder unvollständige Reparaturen führen zur dauerhaften Veränderung der genetischen Information (**Mutation**). Man unterscheidet dabei verschiedene Arten von Mutationen:

Punktmutation: Bei einer Punktmutation ist nur eine kleine Anzahl von Nukleotiden betroffen. Es kann zu Verlust (Deletion), Austausch (Transversion), Einfügen (Insertion) oder Umkehr der Reihenfolge (Inversion) von Basen kommen.

Chromosomenmutation: Kommt es zur Bildung von Ringchromosomen, dizentrischen Chromosomen oder einer Mutation einzelner Chromosomenabschnitte, spricht man von einer Chromosomenmutation. Auch hier sind verschiedene Schädigungsmuster möglich: Verdopplung (Duplikation), Austausch (Translokation), Verlust (Deletion) oder Umkehr der Reihenfolge (Inversion) mehrerer Chromosomenanteile.

Chromosomenmutationen kann man mithilfe der **Chromosomenaberationsanalyse** in Lymphozyten qualitativ und quantitativ darstellen. Genauer ist die Untersuchung auf einen **Mikronukleus**. Dieser bildet sich aus Fragmenten verbleibender Chromosenanteile, die während der Mitose nicht in den Kern der Tochterzelle übergehen. Sie dient der Abschätzung der genotoxischen Effekte der empfangenen Strahlendosis.

Genommutationen: Vervielfältigungen des gesamten Chromosomensatzes (Polyploidie) oder die Änderung der Anzahl vorhandener Chromosomen (Monosomie, Trisomie) werden als Genommutationen bezeichnet.

Schädigung von mtDNA und mRNA: Auch eine Schädigung der Mitochondrien-DNA oder der mRNA am endoplasmatischen Retikulum kann zu Funktionseinschränkung oder -verlust führen.

Schäden an Proteinen

Durch die Schädigung der mRNA kann die **Proteinbiosynthese** beeinträchtigt sein. Die Ausbildung der korrekten Sekundär- oder Tertiärstruktur der Proteine ist durch falsch codierte Aminosäuren oft nicht mehr möglich. Proteine sind dadurch in ihrer Funktion eingeschränkt oder sogar völlig funktionslos. Sind **Enzyme** davon betroffen, kommt es zu Einschränkungen oder auch Ausfällen ganzer biochemischer Abläufe. Auch DNA kann dann möglicherweise nicht mehr repariert werden.

Reparaturmechanismen

Schäden an der DNA können durch zelleigene **Reparaturmechanismen** wieder repariert werden. Die Reparatur beginnt direkt nach Eintreten des schädigenden Ereignisses und dauert je nach Schwere des Schadens Minuten bis mehrere Tage. Erholungsvorgänge auf enzymatischer Ebene beheben Einzelstrangbrüche und Basenschäden. End-zu-End-Verbindungen und genetische Rekombination dienen der Reparatur von Doppelstrangbrüchen. Mehrfachschäden auf Proteinebene sind durch komplexe zelleigene Mechanismen reparabel.

Zelltod als Schadensfolge

Ist der Schaden so groß, dass keine vollständige Reparatur stattfinden kann, kommt es zum Zelltod. In den meisten Fällen handelt es sich um den **reproduktiven Zelltod** oder **Mitosetod**. Die geschädigten Zellen sind zunächst intakt, verlieren aber nach einigen Mitosen ihre Teilungsfähigkeit. Der programmierte Zelltod (**Apoptose**) hingegen verläuft rasch, das tote Zellmaterial wird in Apoptosekörperchen verschlossen und phagozytiert. Die Apoptose findet bereits in der gleichen Interphase wie die Strahlenexposition statt, man spricht deswegen auch von **Interphasetod**.

Dosis-Effekt-Kurve

Die schädigende Wirkung ionisierender Strahlung wird mit der **Dosis-Effekt-Kurve** (Zellüberlebenskurve) quantifiziert. Dabei wird die Abnahme der Teilungsrate bzw. der Koloniebildung in einer Kultur gemessen. Aufgetragen wird die verwendete Strahlendosis gegen die Anzahl lebender Zellen (Überlebensrate). In der logarithmischen Darstellung beobachtet man zumeist eine Schulterkurve (**Abb. 2.1** rechts). Der Bereich der Schulter zeigt den Bereich, in dem die Zellen in der Lage sind, entstandene Schäden zu reparieren. Es handelt sich also um **subletale Strahlenschäden** (**SLDs**). Außerhalb dieses Bereiches (ab etwa 4 Gy) kommt es zum exponentiellen Verlauf der Kurve. Hier können die Schäden nicht mehr repariert werden und die Zellen sterben ab.

2.2.2 Strahlenempfindlichkeit

Die Wirkung ionisierender Strahlung auf biologisches Gewebe kann in deterministische oder stochastische Wirkung eingeteilt werden:

- **deterministische Strahlenwirkung:** Diese Wirkung erfolgt sofort oder innerhalb weniger Wochen nach Bestrahlung. Sie macht sich bemerkbar, wenn eine bestimmte Anzahl von Zellen zerstört wurde, und tritt

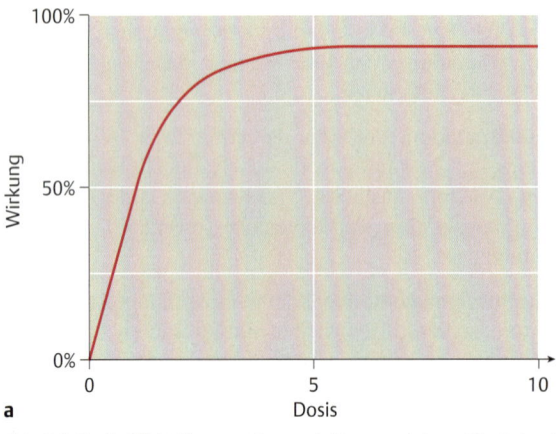
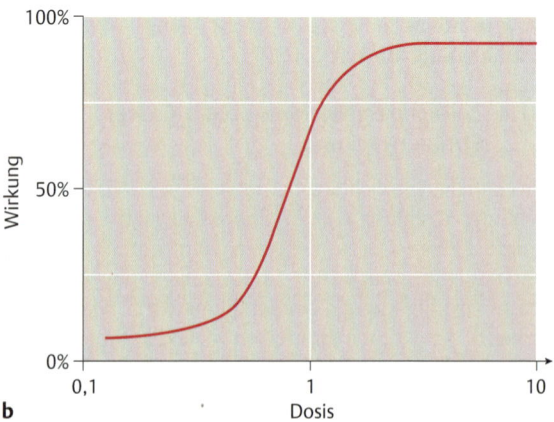

Abb. 2.1 Dosis-Effekt-Kurve. a Lineare Auftragung. **b** Logarithmische Auftragung. Je höher die Dosis, desto höher die Wirkung und desto niedriger die Anzahl überlebender Zellen.

deshalb immer beim Überschreiten einer bestimmten Strahlendosis (Schwellenwert) auf. Sie ist eindeutig auf eine bestimmte Strahlenexposition zurückzuführen. Dazu gehört z. B. Haarausfall, Blutarmut, Radiodermatitis. Je höher die Strahlendosis war, desto stärker ist die Erkrankung.

- **stochastische Strahlenwirkung:** Stochastische Wirkungen treten nach einem Zufallsereignis auf. Wird z. B. im Zellkern die DNA verändert und nicht richtig repariert, kann diese Veränderung an die Tochterzellen weitergegeben werden. Diese Art der Wirkung tritt in Abhängigkeit von der Dosis immer mit einer bestimmten Wahrscheinlichkeit auf. Dabei wird aufgrund strahlenbiologischer Erkenntnisse grundsätzlich angenommen, dass ohne Schwellenwert jede noch so niedrige Strahlenexposition mit einem dann entsprechend niedrigen Strahlenrisiko verbunden ist.

Außerdem ist die Wirkung ionisierender Strahlung von der momentanen Situation der bestrahlten Zelle abhängig. Deren Empfindlichkeit wird durch verschiedene Faktoren bestimmt (vgl. auch die „5 R" [S. C500]).

Abhängigkeit vom Zellzyklus

Unter anderem ist die Empfindlichkeit einer Zelle gegen ionisierende Strahlung davon abhängig, in welcher **Phase des Zellzyklus** sie sich befindet. Am sensibelsten reagiert die Zelle während der Zellteilung (Mitose) in der **M-Phase** (Abb. 2.2). Nach Abschluss der Zellteilung – in der folgenden **G$_1$-Phase** – werden Zellorganellen, Zytoplasma, Proteine und Nukleinsäuren produziert. In dieser Phase ist die Zelle sehr strahlenresistent. Die G$_1$-Phase kann sehr unterschiedlich lang sein. Sie kann nur wenige Stunden, aber auch mehrere Tage lang dauern. An die G$_1$-Phase schließt sich die **S-Phase** an, in der die DNA repliziert wird. Hier ist das Risiko einer Schädigung durch Strahlung hoch. Die späte S-Phase gilt dagegen als strahlenresistent. Ist die DNA-Synthese beendet, beginnt die G$_2$-Phase. Während der **G$_2$-Phase** wird die M-Phase (Mitose) durch Protein- und RNA-Synthese vorbereitet. Auch hier ist die Zelle sehr empfindlich gegen Strahlung.

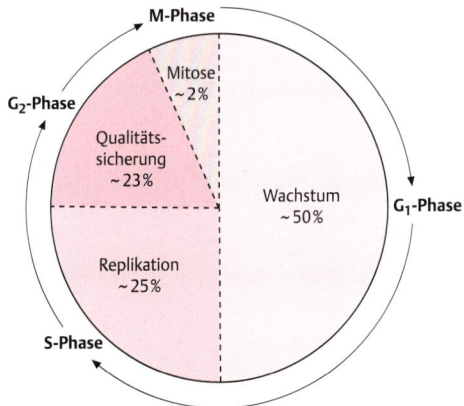

Abb. 2.2 Zellzyklus. (aus: Königshoff, Brandenburger, Kurzlehrbuch Biochemie, Thieme 2007)

Abhängigkeit von der Sauerstoffversorgung

Ist eine Zelle ausreichend mit Sauerstoff versorgt, ist sie etwa 2- bis 3-mal strahlensensibler als unter hypoxischen Bedingungen. Dieses Phänomen bewirkt die höhere Mortalität sauerstoffreicher Gewebe (z. B. Erythrozyten) nach Bestrahlung im Gegensatz zu hypoxischen (z. B. Knorpel). Das trifft vor allem für locker ionisierende Strahlung zu (Strahlung mit niedrigem LET). Mit steigendem LET nimmt der Unterschied zwischen sauerstoffreichem und sauerstoffarmem Gewebe ab. Besonders wichtig ist bei einer Strahlentherapie deshalb die Kenntnis des Sauerstoffgehalts von Tumoren, um bei Hypoxie ggf. eine Reoxygenierung durchzuführen.

Strahlenempfindlichkeit spezieller Gewebe und Organe

Hämatopoetisches System: Das hämatopoetische System ist besonders sensibel für ionisierende Strahlung. Je weiter die Zelle differenziert ist, umso geringer ist die Sensibilität. **Stammzellen** im Knochenmark sind am empfindlichsten, reife Erythrozyten am resistentesten. Stammzellen können bereits durch eine einmalige Bestrahlung mit 3–4 Gy um 90 % reduziert werden. Jedoch findet durch den Einstrom peripherer Blut- und Stammzellen in das Knochenmark eine Wiederbesiedelung statt. Symptome durch Schädigung der peripheren Blutzellen (Anämie, Infektanfälligkeit etc.) treten erst auf, wenn die Proliferation durch Stammzellen gestört ist und der Nachschub ausbleibt.

Magen-Darm-Trakt: Auch im Darmepithel kommt es zur Hemmung der Stammzellproliferation, es resultiert eine Mukositis. Absterbende Epithelzellen in den Lieberkühn-Krypten des Dünndarms führen zu einer Denudation der Zotten. Mögliche Symptome der entstehenden **Strahlenenteritis** sind Resorptionsstörungen, Diarrhö, Flüssigkeitsverlust, Elektrolytstörungen und eine höhere Anfälligkeit für bakterielle Infektionen. Eine blutige und schleimige Diarrhö ist hinweisend für eine **Strahlenproktitis** aufgrund einer Schädigung des Dickdarms. Als chronische Folgen einer Bestrahlung können Ulzerationen, Perforationen, Stenosen und Strikturen auftreten.

Lunge: In der Lunge kann es akut zu einer **Strahlenpneumonitis** kommen. Dabei ähneln Klinik und Bildgebung der atypischen viralen Pneumonie. Sie kann aber auch völlig asymptomatisch verlaufen. Chronisch steht die Lungenfibrose im Vordergrund.

Nervensystem: Das **periphere Nervensystem** ist weitestgehend strahlenresistent. Erst Strahlendosen ab 2 Gy in der Einmalbestrahlung oder Gesamtdosen ab 60 Gy führen zu Lähmungserscheinungen. Das **ZNS** hingegen ist strahlensensibel. Strahlenschäden können hier dosisabhängig bereits während der Bestrahlung auftreten. Diese **Frühschäden** können mit einer akuten Strahlenenzephalitis oder Strahlenmyelitis einhergehen. Als **frühe Spätreaktion** kann der subakute Verlauf bis zu 6 Monate nach der Strahlenexposition auftreten. Auch eine Leukenzephalopathie oder reversible Parästhesien im Rückenmark können vorkommen. Irreversible neurologische Ausfälle können noch Jahre nach der Exposition auftreten. Sie sind i. d. R. irreversibel und gehen mit morphologischen Veränderungen einher. Solche Schäden werden als **späte Spätschäden** bezeichnet.

Auge: Auch am Auge können Strahlenschäden auftreten. Besonders gefährdet ist die Linse, schon bei geringen Dosen (0,5–2 Gy) kann es zur Kataraktbildung kommen. Weiterhin kann es zu einer reversiblen Keratokonjuktivitis oder Strahlenkeratitis kommen.

Haut: Da die Haut des Patienten immer im Strahlengang liegt, stellt die akute Radiodermatitis die Hauptnebenwirkung einer Strahlentherapie dar. Ab einer Strahlendosis von 2 Gy kommt es zur akuten Radiodermatitis. Aufgrund einer fehlenden Teilung der Stammzellen im Stratum basale kommt es bereits ab Dosen von 2 Gy bei der Einmalbestrahlung oder 16 Gy Gesamtdosis zu Beschwerden. Diese äußern sich in Erythem, Ödem, trockener Schuppung, Blasenbildung, Haarverlust, Atrophie und Nekrose. Spätschäden sind v. a. durch die Atrophie der Haut mit Teleangiektasien und radiogener Fibrose gekennzeichnet. Bei Bestrahlungen im HNO-Bereich kann auch die Mundschleimhaut betroffen sein.

Gonaden: Sehr strahlensensibel sind die **Gonaden**. Nach einer Bestrahlung ab 1 Gy kommt es zum vorübergehenden Aussetzen der **Spermatogenese**. In dieser prästerilen Phase bleibt der Mann jedoch durch überlebende Spermien fruchtbar. Allerdings können diese schwere Mutationen tragen. Nach einer temporären Sterilität kommt es zur Erholung und Wiederaufnahme der Spermienproduktion. Ein Akkumulieren der Strahlenschäden findet bei den weiblichen **Oozyten** statt, da sie nicht regenerierbar sind.

Wirkung ionisierender Strahlung auf das Erbgut

Mutationen des Erbguts (der DNA) von somatischen Zellen (also allen Zellen außer Keimzellen) bezeichnet man als **somatische Mutationen**. Die Auswirkungen solcher Mutationen führen zur entsprechenden Symptomatik beim Patienten selbst, sie sind nicht auf die Nachkommen übertragbar und sterben somit mit dem Tod des Individuums aus.

Findet eine strahlenbedingte Änderung des Erbgutes in Eizellen, Spermien oder den jeweiligen Vorläuferzellen statt, so handelt es sich um eine **Keimzellenmutation**. Sie verändert bei Weitergabe an die Nachkommen deren Genotyp und möglicherweise auch deren Phänotyp, der strahlenexponierte Patient selbst bleibt beschwerdefrei.

Die Strahlendosis, die nötig ist, die natürliche Mutationsrate einer Bevölkerungsgruppe zu verdoppeln, wird als **Verdopplungsdosis** bezeichnet. Sie wird auf etwa 0,2 bis 2 Sv geschätzt. Als Referenzwert dient dabei die Strahlenbelastung der Gesamtbevölkerung, die hauptsächlich durch natürliche Strahlung verursacht wird. Man spricht dann von der **genetisch signifikanten Dosis**.

Nicht nur die Strahlendosis, sondern auch die zeitliche Dosisverteilung hat einen Einfluss auf die Mutationsrate. Bei einmaligen oder fraktionierten Bestrahlungen ist die Verdopplungsdosis bereits bei kleineren Dosen erreicht als bei protrahierten Bestrahlungen.

Nach einer Bestrahlung ist das Risiko einer genetischen Mutation am größten, wenn die Empfängnis in die prästerile Phase fällt. Die Empfindlichkeit gegenüber ionisierender Strahlung von Keimzellen ist vom jeweiligen Entwicklungsstadium abhängig.

Strahlenwirkung auf die pränatale Entwicklung

Die pränatale Entwicklung wird in 3 Stadien eingeteilt, die unterschiedlich empfindlich für ionisierende Strahlung sind. Dabei ist die Angabe der **Schwellendosis**, die zu teratogenen Schäden führen kann, sehr schwierig. Die Schwellendosis gibt an, bis zu welcher Dosis das Auftreten von Strahlenschäden nahezu ausgeschlossen ist. Da wissenschaftliche In-vitro-Untersuchungen an Embryonen gegen die Ethik verstoßen, beruhen sämtliche Angaben nur auf Beobachtungen. Man geht davon aus, dass eine Exposition bis zu **0,05 Sv** als unbedenklich gilt. Eine ausreichende Sicherheit ist aber nur garantiert, wenn die schwangere oder fruchtbare Frau eine Strahlenbelastung konsequent meidet.

Blastogenese: Als Blastogenese bezeichnet man die Phase von der Befruchtung bis zur Implantation, während deren sich die Blastozyste entwickelt. In dieser Zeit finden starkes Wachstum und Differenzierung statt. Somit ist die Blastozyte sehr empfindlich für schädigende Strahlen. Kommt es während dieser Phase zu einer Strahlenexposition, gilt das Alles-oder-nichts-Gesetz: Entweder führte die Straheneinwirkung zu keiner oder nur sehr minimaler und damit reparabler Schädigung, dann wird die Implantation ordnungsgemäß stattfinden und es sind keine weiteren Schäden am Embryo zu erwarten. Ist der entstandene Schaden jedoch massiv, stirbt die Blastozyste ab und es kommt zur Abbruchsblutung. Zu diesem Zeitpunkt ist die Schwangerschaft noch nicht feststellbar, sodass die Patientin den Tod der Leibesfrucht nicht bemerkt.

Organogenese: Ab dem Zeitpunkt der Implantation spricht man von der **Organogenese** (ca. 2.–8. Entwicklungswoche). Der Zellverband beginnt mit der Zelldifferenzierung und Organbildung. Eine zu diesem Zeitpunkt erfolgende Strahlenexposition führt je nach Dosis und Dauer zu Organfehlbildungen. Besonders die Neuroblasten des Nervensystems sind sehr strahlensensibel, was v. a. neurologische Fehlbildungen zur Folge hat. Abhängig von der Schwere und dem Ausmaß der Fehlbildungen kann es zum Tod des Embryos kommen.

Fetogenese: Die Strahlensensibilität der Gewebezellen nimmt in der **Fetogenese** (ab 9. Entwicklungswoche) stetig ab, jedoch bleiben die Zellen des ZNS weiterhin sehr strahlensensibel. Abhängig von der Strahlenexposition und dem Gestationsalter kann es auch hier zu schwerwiegenden Wachstumsstörungen oder neurologischen Defiziten kommen.

2.3 Strahlenkrankheit

Der Begriff Strahlenkrankheit wird meist im Zusammenhang mit **Unfällen** (z. B. Tschernobyl, Fukushima) oder **militärischen Aktionen** (z. B. Atombombe auf Hiroshima) verwendet – in der Medizin werden die Folgen einer therapeutischen oder diagnostischen Bestrahlung eher als spezifische Nebenwirkungen oder Risiken beschrieben. Die Strahlenkrankheit ist auch unter dem Namen **akutes Strahlen-Syndrom** bekannt.

Die Strahlenkrankheit tritt dann ein, wenn der ganze Körper (oder ein Großteil davon) für kurze Zeit einer hohen Strahlungsdosis ausgesetzt wurde. Es kommt dabei zu einer massiven Zellzerstörung mit systemischen Folgeerscheinungen. Je höher dabei die verursachende Strahlendosis, umso früher und heftiger setzen die Symptome ein. Verläuft die Krankheit tödlich, ist die Todesursache i. d. R. die Zerstörung des Knochenmarks, die zu Infektionen und innerer Blutung führt. Bei Überlebenden dauert die Gesundung zwischen mehreren Wochen und 2 Jahren.

Das akute Strahlensyndrom gliedert sich in 3 Phasen:
- **Prodromalphase** (nach Minuten bis Stunden): mit Kopfschmerz, Übelkeit, Erbrechen und Durchfall
- **Latenzphase** (nach 1–2 Tagen): mit Rückgang der Beschwerden und Manifestation der Organschäden
- **Hauptphase** mit hämatopoetischem, gastrointestinalem oder zentralnervösem Syndrom, je nach Dosis (Tab. 2.1)

Als **absolut letale Dosis** wird eine Exposition mit über 6 Gy veranschlagt, d. h., alle strahlenexponierten Patienten werden an den Folgen versterben, die **mittlere letale Dosis** (LD 50) liegt bei 4 Gy. Liegt die Dosis bei über 100 Gy, tritt der Tod binnen kürzester Zeit nach oder während der Exposition auf.

2.4 Strahleninduzierte Spätwirkungen beim Menschen

2.4.1 Degenerative Veränderungen (chronische Strahlenfolgen)

Strahlenwirkungen, die erst **90 Tage nach der Bestrahlung** auftreten, bezeichnet man als chronische Strahlenschäden. Betroffen sind v. a. das **Gefäßsystem, Knochen-, Muskel- und Bindegewebe sowie Darm und Rückenmark**. Da diese Gewebe sich nur langsam erneuern, besitzen sie eine größere Reparaturkapazität. Ist diese überschritten, kommt es zu strahleninduzierten Spätfolgen. Diese sind selten therapierbar und meist **irreversibel**. In den Gefäßen bilden sich Fibrosen und Nekrosen der Kapillaren, es kommt zu Schädigungen der parenchymatösen Organe (Fibrosen) und der Haut (**Teleangiektasien, Nekrosen, Ulzera**). Die vorzeitige Alterung der Organe ist die Folge. Kommt es zu einer Störung der bindegewebigen Fasern von Hornhaut und Linse, kann es nach langer Latenzzeit zu Trübungen bis zur **Kataraktbildung** kommen.

2.4.2 Maligne Neoplasien

Tumorinduktion (Kanzerogenese)

Werden Schäden auf zellulärer Ebene nicht vollständig oder nur teilweise repariert und die Zelle nicht durch Apoptose eliminiert, kann die betroffene Zelle entarten. Sie birgt dann ein hohes Risiko, durch unkontrollierte Zellteilung und unkontrolliertes Wachstum eine maligne Erkrankung zu induzieren. Außerdem können durch Mutationen Onkogene aktiviert und Tumorsuppressorgene inaktiviert werden (**Kanzerogenese**). Das Risiko eines strahleninduzierten Tumors steigt mit der Äquivalenzdosis.

Zwischen der Entartung der Zelle und dem feststellbaren Tumorwachstum können je nach Gewebe bis zu **mehrere** Jahre **Latenzzeit** liegen.

Tab. 2.1 Strahlenbelastung und ihre Folgen

Strahlenexposition	Folgen für den menschlichen Körper
0,001–0,005 Sv/Jahr	übliche Exposition durch Innenraumatemluft (Radon), medizinische Untersuchungen (Röntgen) oder Flugreisen führt zu keinen Folgeschädigungen
0,2–0,5 Gy	keine spürbaren Symptome, aber Reduktion der roten Blutkörperchen
0,5–1,0 Gy	Kopfschmerzen, erhöhtes Infektrisiko, temporäre Sterilität beim Mann möglich
1,0–2,0 Gy	**leichte Strahlenkrankheit:** Übelkeit, erhöhtes Infektrisiko, Appetitlosigkeit, Ermüdung, temporäre Infertilität des Mannes 10 % Todesfälle nach 30 Tagen
2,0–3,0 Gy	**schwere Strahlenkrankheit:** Übelkeit, Erbrechen, Haarausfall, Ermüdung, Infektrisiko stark erhöht, permanente Infertilität der Frau möglich 35 % Todesfälle nach 30 Tagen
3,0–4,0 G	**schwerste Strahlenkrankheit:** Durchfall, unkontrollierte Blutungen in Mund, Nieren und Haut 50 % Todesfälle nach 30 Tagen
4,0–6,0 Gy	**akute Strahlenkrankheit:** Infektionen, Blutungen in Niere, Magen-Darm-Trakt (gastrointestinales Syndrom) und Haut, permanente Unfruchtbarkeit der Frau 60 % Todesfälle nach 30 Tagen
> 6,0 Gy	**akute Strahlenkrankheit:** Knochenmark vollständig zerstört (Heilung evtl. durch zeitnahe Knochenmarktransplantation möglich); Tod durch innere Blutungen und Infektionen – bei mehr als 10 Gy keine Therapiemöglichkeiten mehr Nach akuten Symptomen ist eine mehrtägige „Erholungsphase" (**Walking-ghost-Phase**) typisch. 100 % Todesfälle – die Höhe der Strahlendosis entscheidet über die Dauer bis zum Eintritt des Todes.

> **DEFINITION Strahlenrisiko:** Es handelt sich um das Risiko, nach einer Strahlenexposition an einer dadurch induzierten Erkrankung zu erkranken oder zu versterben.
> **Latenzzeit:** Kommt es nach der schädigenden Einwirkung auf den menschlichen Organismus nicht unmittelbar zum Krankheitsausbruch, bezeichnet man das symptomfreie Intervall als Latenzzeit. Sie kann je nach auslösendem Ereignis (z. B. Exposition mit ionisierender Strahlung, Infektion) Minuten bis Jahrzehnte dauern.

Die Tumorinduktion durch ionisierende Strahlung kann auch nach **Aufnahme radioaktiver Substanzen** in den Körper stattfinden. So wurde bereits nach einmaliger Verabreichung des radioaktiven Röntgenkontrastmittels Thorotrast, das zum Zeitpunkt seiner Markteinführung 1929 fälschlicherweise als unbedenklich eingestuft wurde, nach einer Latenzzeit von 20–30 Jahren das gehäufte Auftreten von Hämangiosarkomen der Leber beobachtet. Es handelt sich um gelappte Tumoren mit hämorrhagischen Blutungsherden. Histologisch sind gewucherte Gefäßspalten und atypische Endothelzellen erkennbar.

Wirkung ionisierender Strahlung auf Tumoren

Die Wirkung von ionisierender Strahlung auf maligne Tumoren unterscheidet sich histologisch kaum von deren Auswirkungen auf gesundes Gewebe. Neben einer Vergrößerung des Zellkerns bis hin zur Riesenzellbildung werden Kernpolymorphie, Kernpyknose und Wandhyperchromatose beobachtet. Im Zytoplasma sind alle Formen der Organellenschädigung möglich, besonders hinweisend auf eine Schädigung durch Strahlung ist die Hyperplasie des Golgi-Apparates. Nach der Bestrahlung kommt es aufgrund einer exsudativen Entzündung mit anschließender Sklerosierung zum Tumorzerfall.

3 Grundlagen des Strahlenschutzes

3.1 Strahlenexposition

3.1.1 Expositionspfade

Die Strahlenexposition kann auf verschiedene Arten erfolgen. Man spricht dabei von den unterschiedlichen **Expositionspfaden**.
- **Externe Bestrahlung:** Die Strahlenquelle liegt außerhalb des Körpers.
- **Interne Bestrahlung:** Die Strahlenquelle liegt innerhalb des Körpers. Die **Inkorporation** der Radionuklide erfolgt entweder über die Atemwege (Inhalation) oder den Gastrointestinaltrakt (Ingestion).

3.1.2 Natürliche Strahlenexposition

Zur natürlichen Strahlung gehören alle Strahlungen, die in unserer Umwelt vorkommen und nicht durch Einfluss des Menschen entstanden sind. Sie beträgt in Mitteleuropa etwa 2,1 mSv/Jahr. Dazu gehören:
- **kosmische Strahlung:** stammt aus dem Weltall. Sie kann bis an die Erdoberfläche gelangen und nimmt mit abfallender Höhe über dem Meeresspiegel ab. Die Strahlenbelastung liegt bei etwa 0,3 mSv/Jahr.
- **terrestrische Strahlung:** Diese stammt von den auf der Erde selbst vorkommenden natürlichen Radionukliden. Sie macht ungefähr 0,4 mSv/Jahr aus. In geschlossenen Räumen kann es zur Inhalation von **radioaktivem Radon** kommen, das häufig Verwendung in Baumaterialien findet (etwa 1,1 mSv/Jahr). Aber auch **Kalium** liegt z. T. als natürliches Radionuklid vor und kann so inkorporiert werden (etwa 0,3 mSv/Jahr).

3.1.3 Strahlenexposition durch künstlich erzeugte Strahlung

In Medizin, Forschung und Technik werden Radionuklide eingesetzt, die künstlich hergestellt werden. Sie werden in Atomreaktoren oder Teilchenbeschleunigern erzeugt.

Die Summe der durchschnittlichen Belastung der Bevölkerung durch diese Strahlungen liegt bei etwa 2,1 mSv/Jahr. Der Großteil (ungefähr 2 mSv/Jahr) wird durch die **medizinische Diagnostik** und Therapie verursacht. Die Nutzung von Radionukliden in der **Technik und Forschung** sowie die Belastung durch austretende Strahlung nach **Atomwaffenversuchen** und **Reaktorunfällen** beläuft sich in Deutschland auf unter 0,1 mSv/Jahr und ist damit sehr gering.

Strahlenexposition durch medizinische Untersuchungen: Bei radiologischen medizinischen Untersuchungen sind sowohl Patienten als auch das Personal Strahlung ausgesetzt. Nach dem **Abstandsquadratsgesetz** nimmt die Strahlendosis mit dem Quadrat der Entfernung zur Strahlenquelle ab. Somit können durch einen ausreichenden Abstand die Strahlendosis und das damit verbundene genetische, kanzerogene und teratogene Risiko einer strahleninduzierten Erkrankung minimiert werden. Tab. 3.1

Tab. 3.1 Strahlendosen, die in medizinischen Untersuchungen eingesetzt werden

Untersuchungsmethode	Strahlendosis
Röntgen-Thorax	0,05 mSv
Abdomenübersicht	2 mSv
CT Thorax	9 mSv
CT Abdomen	12 mSv

gibt an, wie hoch die eingesetzte Strahlendosis bei einigen medizinischen Untersuchungen ist.

3.2 Röntgen- und Strahlenschutzverordnung

3.2.1 Einführung

Jede Strahlenexposition birgt das Risiko biologischer Schädigungen. Dementsprechend gilt der Grundsatz der 4 **A**: den **Abstand** zur Strahlenquelle so groß wie möglich halten, geeignete **Abschirmungen** verwenden, möglichst kurze **Aufenthaltsdauer** und jede **Aufnahme** von radioaktiven Substanzen vermeiden.

Gesetzliche Grundlage des Strahlenschutzes in Deutschland ist das Atomgesetz. Darauf basieren die **Röntgenverordnung** (RöV) und die **Strahlenschutzverordnung** (StrlSchV). Die Röntgenverordnung regelt den Umgang mit sämtlichen Geräten, die mit der strahlenbedingten Bildgebung Verwendung finden. Dazu zählen Röntgen-, CT-Anlagen und Durchleuchtungssysteme. Vorgeschrieben ist eine regelmäßige Wartung und Qualitätskontrolle der erzeugten Bilder. Die Strahlenschutzverordnung befasst sich sowohl mit dem Umgang mit offenen und geschlossenen radioaktiven Substanzen als auch mit Geräten, die nicht unter die RöV fallen, z. B. Gammastrahler und Teilchenbeschleuniger.

Weiterhin muss jede Verabreichung radioaktiver Substanzen schriftlich dokumentiert und die Dokumentation mindestens 10 Jahre aufbewahrt werden. Protokolle von Strahlentherapien müssen mindestens 30 Jahre aufbewahrt werden. Im Falle eines erneuten Kontakts mit radioaktiver Strahlung sind dem behandelnden Arzt sämtliche Unterlagen auszuhändigen.

3.2.2 Schutz beruflich strahlenexponierter Personen

Exponierte Personengruppen: Wer theoretisch eine höhere Strahlendosis pro Jahr als die Bevölkerung erhalten kann, gilt als beruflich strahlenexponiert. Dabei wird je nach zulässiger Höchstdosis in verschiedene Personengruppen unterteilt. Personen der Kategorie A dürfen eine effektive Dosis von 20 mSv/Jahr nicht übersteigen, Personen der Kategorie B haben einen Grenzwert von 6 mSv/Jahr. Minderjährige dürfen bis maximal 1 mSv/Jahr strahlenexponiert werden, Schwangere dürfen nicht im Kontrollbereich arbeiten und sollten generell jede Exposition meiden.

Strahlenschutzbereiche: Um jede unnötige Belastung zu vermeiden und die Strahlenexposition der Beschäftigten zu überwachen, werden gesetzlich vorgeschriebene **Strahlenschutzbereiche** gekennzeichnet. Je nach auftretender Dosisleistung wird unterschieden in:
- Sperrbereich: > 3 mSv/h
- Kontrollbereich: > 6 mSv/Jahr
- Überwachungsbereich: > 1 mSv/Jahr.

Die genaue Überwachung und Einhaltung der jeweiligen Ortsdosis ist gesetzlich vorgeschrieben.

Vermeidung von Streustrahlung: Obwohl das medizinische Personal nicht im Strahlengang der Bildgebung steht, ist es durch entstehende **Streustrahlung** gefährdet. Diese entsteht, wenn Röntgenstrahlung beim Durchtritt durch Materie durch den Compton-Effekt und die klassische Streuung in ihrer Richtung abgelenkt wird und sich als Sekundärstrahlung ungerichtet im Raum verbreitet. Sie zu verringern bedeutet nicht nur eine bessere Bildqualität, sondern auch den Schutz medizinischen Personals. Dazu wird ein Streustrahlenraster [S. C499] verwendet. Hilfreich ist auch die korrekte Lagerung des Patienten und ggf. eine Komprimierung der zu durchstrahlenden Materie. Außerdem hilft die exakte Einblendung des Strahlenkegels auf die erforderliche Feldgröße, die im Patienten entstehende Streustrahlung zu minimieren.

An den meisten Arbeitsplätzen liegt zum Schutz des Personals das Kontrollelement außerhalb der Schutzwände der Strahlungsquelle (Röntgen-, CT-Anlage). Ist dies nicht möglich, z. B. bei interventionellen Eingriffen unter Durchleuchtung oder in der Nuklearmedizin, ist das Tragen einer strahlensicheren **Bleischürze** Pflicht.

Überwachung exponierter Personen: Jede Person, die beruflich strahlenexponiert ist, muss während der Arbeitszeit ein **Dosimeter** bei sich tragen. Die somit ermittelten Teilkörperdosen werden bei jeder Passage der Strahlenschutzbereiche kontrolliert. Außerdem ist es Personal mit Strahlenexposition vorgeschrieben, regelmäßig an **ärztlichen Kontrollen** und **Strahlenschutzunterweisungen** teilzunehmen.

3.2.3 Schutz der Patienten

Indikationsstellung: Jede Exposition mit ionisierender Strahlung birgt ein Risiko. Deshalb ist eine **strenge Indikationsstellung** von größter Wichtigkeit. Überflüssige Untersuchungen mit Strahlenexposition müssen vermieden werden. Die Anordnung einer Untersuchung obliegt der Verantwortung des Arztes, der nach bestem Wissen und Gewissen das Risiko des Patienten gegen dessen Nutzen abwägt. Jede Frau im gebärfähigen Alter muss nach einer möglicherweise bestehenden **Schwangerschaft** befragt und die Antwort schriftlich dokumentiert werden. Bei Unklarheiten muss die Indikation besonders streng gestellt werden – ein Schwangerschaftstest bringt hier Sicherheit. Schwangere sollten nicht oder nur in Ausnahmefällen röntgenologisch untersucht werden.

Optimierung technischer Parameter: Um bei geplanten Untersuchungen die Strahlenbelastung für den Patienten so gering wie möglich zu halten, können folgende technische Parameter optimiert werden:
- **Optimale Strahlenqualität** wird durch entsprechende Filter erreicht.
- Verringerung der Feldgröße durch **Einblendung**.

- Je größer der Abstand zwischen Strahlenquelle und Haut (**Fokus-Haut-Abstand**), umso geringer die Strahlenbelastung.
- Verminderung der Bewegungsunschärfe und Verkürzung der Expositionszeit (Durchleuchtungszeit) durch exakte Lagerung und Aufklärung des Patienten.
- **Verstärkerfolien** vor der Filmkassette bei Röntgenaufnahmen vermindern die erforderliche Strahlendosis.
- Regelmäßige Wartung aller technischen Geräte.
- Regelmäßige Überprüfung der Geräte hinsichtlich ihrer Leistung.

Trotz dieser Schutzmaßnahmen ist stets zu beachten, dass die Dosis der bestrahlten Fläche nach dem Flächendosisprodukt immer gleich bleibt.

- Radionuklide mit **kurzer Halbwertszeit** verkürzen die Strahlenexposition in der Nuklearmedizin.
- Strenge **Sicherheitsvorkehrungen** (nicht essen, nicht trinken im Kontrollraum) vermeiden die versehentliche Inkorporation.

Dokumentation: Jede Verabreichung radioaktiver Substanzen ist schriftlich zu dokumentieren. Gleiches gilt für Bestrahlungsprotokolle bei durchgeführten Strahlentherapien.

4 Radiologische Verfahren

4.1 Röntgendiagnostik

4.1.1 Das Röntgenbild

Die zur Anfertigung einer Röntgenaufnahme notwendigen technischen und apparativen Voraussetzungen sind im Kapitel 1 „physikalische Grundlagen" beschrieben.

Röntgenstrahlung wird beim Durchtritt durch Materie absorbiert bzw. gestreut. Die Absorption ist abhängig von der Dichte und der Ordnungszahl (Kernladungszahl) des durchstrahlten Materials. Nur die energiereichen Quanten, die das Material durchdringen, können zur Bildgebung beitragen. Der **Kontrast** auf einer Röntgenaufnahme entsteht also durch die unterschiedlichen Gewebedichten des Körpers. Röntgenaufnahmen werden deshalb i. d. R. zur **Nativdiagnostik** herangezogen (d. h. zur Diagnostik ohne Einsatz von Kontrastmittel). Da es sich bei einer Röntgenaufnahme um das **Negativ** handelt, erscheinen alle Strukturen mit einer höheren Dichte hell (Knochen, Wasser bzw. Körperflüssigkeiten), Gewebe, die kaum Strahlung absorbieren, erscheinen dunkel (Luft, Fett). Befinden sich mehrere anatomische Strukturen gleicher Dichte nebeneinander, können die jeweiligen Grenzen auf dem Röntgenbild nicht differenziert werden (**Silhouettenphänomen**).

4.1.2 Durchleuchtung

Wird die Röntgenstrahlung nicht auf einen Röntgenfilm, sondern über einen Bildverstärker an ein Aufnahmegerät weitergeleitet, kann die ankommende Strahlung dort registriert und z. B. über eine Videokamera auf einem Monitor sichtbar werden. Somit ist eine direkte Beobachtung der Strahlung möglich (**simultane Strahlung und Strahlenregistrierung**). Bei dieser Durchleuchtungstechnik kann der Kontrast erhöht werden, allerdings sinkt die Ortsauflösung. Die Aufnahmen können einzeln archiviert und analysiert werden. Diese Technik ist v. a. für das Anfertigen von **Funktionsaufnahmen** geeignet (z. B. Magen-Darm-Passage, Ösophagusbreischluck etc.). Aber auch für **Kathetereinführungen** oder **Punktionen** ist die Arbeit unter Sichtkontrolle von größter Bedeutung. So ist es möglich, die gewünschte Zielstruktur durch Injektion von Kontrastmitteln exakt darzustellen.

4.1.3 Mammografie

Bei der Mammografie handelt es sich um ein Röntgenverfahren in **Weichstrahltechnik** mit einer Röhrenspannung von 25–35 keV, als Anodenmaterial dient häufig Molybdän. Um die Dicke der zu durchstrahlenden Brust und damit die Strahlendosis als auch die Streustrahlung zu minimieren, wird die Brust bei der sitzenden oder stehenden Patientin komprimiert. Es erfolgen pro Brust 2 Aufnahmen, eine im **kraniokaudalen** und eine im **schrägen** Strahlengang. Die Mamille muss dabei immer mit angeschnitten sein. Mammografien sind v. a. bei der Krebsvorsorge für Frauen ab dem 50. Lebensjahr indiziert und können die **Brustkrebsmortalität** durch verbesserte Früherkennung um ca. 30 % senken (s. Gynäkologie [S. B339]).

4.2 Schnittbildaufnahmen

Eine Röntgenaufnahme zeigt immer nur ein Bild des gesamten durchstrahlten Gewebes. Deshalb können feine Strukturen oft schlecht beurteilt werden. Um ein exaktes Bild nur einer bestimmten Gewebeschicht zu erhalten, bedient man sich der Schnittbildtechnik. Dazu werden vom Körper des Patienten **überlagerungsfreie Aufnahmen einzelner Körperschichten** erstellt. Je nach Schichtdicke lassen sich so in einem 2-dimensionalen Bild selbst kleine Strukturen erfassen. Die Aufnahmen der einzelnen Schichten können im Computer zu einem dreidimensionalen Bild zusammengesetzt werden. So kann nahezu jede Struktur in ihrer vollen Morphologie und Größe erfasst werden. Um Schnittbilder zu erhalten, kommen unterschiedliche Techniken zum Einsatz. Dazu zählen die Computertomografie, die Magnetresonanztomografie und die Sonografie. Die konventionelle Tomografie findet heute kaum noch Verwendung.

4.2.1 Computertomografie (CT)

Bei der Computertomografie wird **Röntgenstrahlung** eingesetzt, um Schnittbilder vom Körper eines Patienten zu erstellen. Dazu werden in den modernen Geräten der Generator, der eigentliche Röntgenstrahler und die Detektoren in der sog. **Gantry** („Röhre") untergebracht. Diese bewegt sich beim **Spiral-CT** kreisend um den Patienten, wobei der Tisch kontinuierlich vorgeschoben wird. So entsteht ein Volumendatensatz, aus dem der Computer beliebige Schichtdicken wie auch 3D-Rekonstuktionen berechnen kann. Um bei einer Umrundung des Patienten gleich mehrere Schichtaufnahmen zu erstellen, verfügen moderne Geräte über mehrere Detektorenzeilen hintereinander (bei einem 64-Zeiler werden also 64 Schichtebenen mit nur einer Umrundung erstellt, MDCT, Multidetektor-CT, Abb. 4.1).

Vorteil dieser Technik ist die **kurze Aufnahmezeit**, sodass ein komplettes CT in nur einer Atempause von wenigen Sekunden gefahren werden kann. So können auch bei **Kontrastmittelanwendung** verschiedene Phasen differenziert untersucht werden (z. B. venöse und arterielle Phase). Wünscht man besonders hochauflösende Aufnahmen (z. B. bei sehr kleinen Befunden in der Lunge), erzielt man mit einer höheren Strahlendosis und einer geringeren Schichtdicke (1–2 mm) ein **HR-CT** (high resolution CT).

Der Computer ermittelt aus der Differenz von eingehender Strahlung und der Strahlung, die von den Detektoren nach Austritt aus dem Körper gemessen wird, die **Dichte** des durchstrahlten Gewebes. Diese Dichtewerte werden in Graustufen dargestellt und werden nach ihrem Entwickler in **Hounsfield-Einheiten** (**HE**) unterteilt (**Tab. 4.1**). Als festgelegte Größen dienen dabei Wasser (0 HE) und Luft (–1000 HE). Fett liegt bei ungefähr –60 HE. Da es unmöglich ist, alle Graustufen jedes Gewebes mit dem menschlichen Auge zu unterscheiden, wählt man für einzelne Untersuchungen ein geeignetes Fenster von Dichtewerten (Graustufen) aus, in denen die zu betrachtenden Gewebe gut zu unterscheiden sind. Die außerhalb dieses Fensters liegenden Dichtewerte werden dann entweder schwarz oder weiß dargestellt. Man nennt diese Technik **Fenstertechnik**.

Tab. 4.1 Typische Dichtewerte in der CT in Hounsfield-Einheiten

Gewebe bzw. Befund	Hounsfield-Einheit (HE)
Lunge	–500 HE
Fett	–100 bis 0 HE
Wasser	0 HE
Leber (nativ)	40–60 HE
frische Blutung	70–90 HE
Leber (nach Kontrastmittelgabe)	ca. 150 HE
Spongiosa	300 HE
Kompakta	>1000 HE

(aus: Reiser u. a., Duale Reihe Radiologie, Thieme 2011)

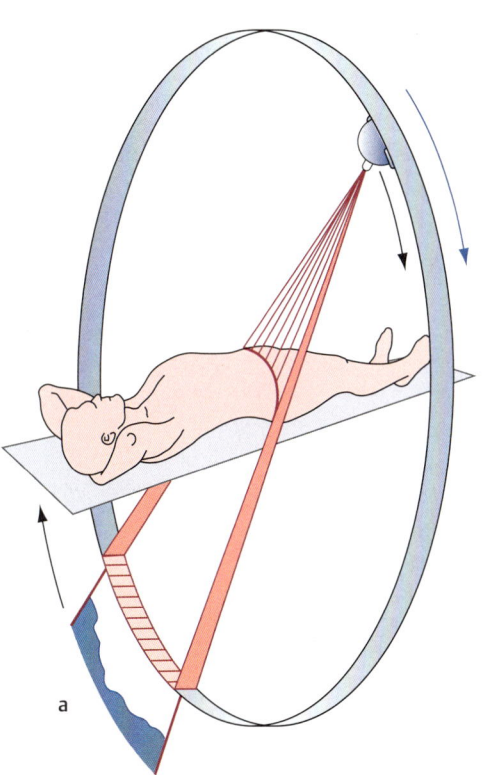
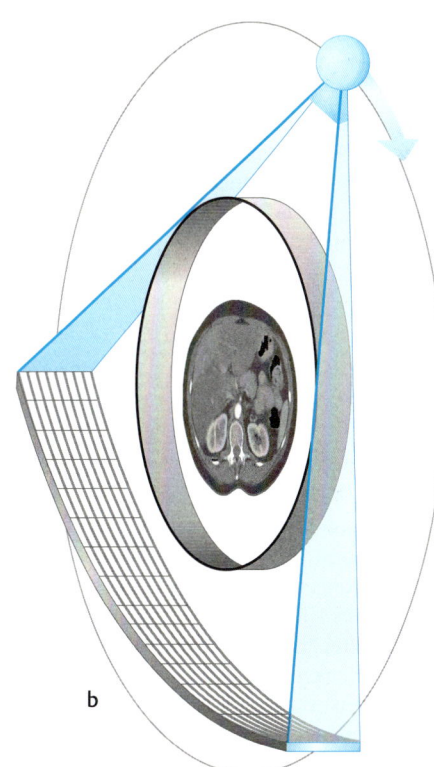

Abb. 4.1 **Prinzipien der Computertomografie. a** Bildaquisition in einem Computertomografen. **b** Prinzip der MDCT. (aus: Reiser, Kuhn, Debus, Duale Reihe Radiologie, Thieme 2011)

MERKE Da sich die Computertomografie der Röntgentechnik bedient, werden auf den Aufnahmen die Dichtewerte des durchstrahlten Gewebes dargestellt. Man spricht von **hyperdensen** (heller als Bezugsgewebe), **hypodensen** (dunkler als Bezugsgewebe) oder **isodensen** (gleicher Grauwert) Strukturen.

Möchte man Gewebe mit hohen Dichtekontrasten (z. B. Luft und Gewebe in der Lunge) untersuchen, wählt man ein Fenster mit einer breiten Grauwertverteilung (Lungenfenster 1500 bis −650 HE). Bei ähnlichen Dichten unterschiedlicher Gewebe wählt man einen kleineren Bereich (z. B. Weichteilaufnahmen des Abdomens) von 400–40 HE. Das Knochenfenster besitzt eine Breite von etwa 2000–400 HE.

4.2.2 Magnetresonanztomografie (MRT, Kernspintomografie)

Bei der Magnetresonanztomografie wird zur Bilderzeugung keine ionisierende Strahlung verwendet, sondern man nutzt die magnetischen Eigenschaften der Atomkerne. Jeder Atomkern besitzt einen Eigendrehimpuls (**Kernspin**), d. h., er dreht sich mit einer für ihn charakteristischen Frequenz um seine eigene Achse. Da der Atomkern eine positive Ladung hat, induziert diese bewegte Ladung ein magnetisches Dipolmoment. Jedes Atom besitzt also ein kleines Magnetfeld. Im menschlichen Körper liegen diese Magnetfelder ungeordnet vor – sie kompensieren sich gegenseitig.

Legt man nun von außen ein starkes statisches Magnetfeld an, zwingt man die Atomkerne, sich entlang der Feldlinien des Magnetfeldes parallel oder antiparallel auszurichten. Dabei beginnt der Atomkern wie ein Kreisel um seine magnetische Achse zu „torkeln". Diese kreiselförmige Drehung des Kerns um seine magnetische Achse nennt man **Präzession**. Sie erfolgt mit einer bestimmten Frequenz, der sog. **Lamorfrequenz**. Diese ist abhängig vom betrachteten Atomkern und von der Stärke des äußeren Magnetfeldes.

Bilderzeugung

Die Ausrichtung der Atomkerne parallel zu den Feldlinien des äußeren Magnetfelds nennt man **Längsmagnetisierung**. Wird zusätzlich zum äußeren Magnetfeld ein Hochfrequenzimpuls (**HF-Impuls**) mit der Lamorfrequenz angelegt, werden die Kerne angeregt und es kommt zu **Resonanz**. Dabei werden die Kerne aus ihrer Parallelausrichtung „herausgekippt" (**Quermagnetisierung**) und gleichzeitig synchronisiert sich die Präzession der Kerne. Nach Abschalten des HF-Impulses gehen die Kerne unter Aussendung eines magnetischen Impulses wieder in die ursprüngliche Längsmagnetisierung zurück. Die magnetischen Impulse aller Kerne werden von den HF-Spulensystemen registriert und zur Berechnung an den Computer übertragen. Dieser Vorgang wird mehrmals wiederholt, um das Rauschen zu vermeiden und hochauflösende Bilder zu erhalten.

Um die genaue Lokalisation der magnetischen Impulse der Kerne zu bestimmen, arbeitet man in der MR-Technik mit der **Ortscodierung**. Dazu werden in allen 3 Raumebenen **Gradientenspulen** angebracht, die je nach gewünschter Untersuchung nur einen Teil der Protonen anregen. Die Impulse aller Protonen werden vom Computer erfasst und entsprechend ihrer Lokalisation ausgewertet. Da es sich um ein dreidimensionales Aufnahmeverfahren handelt, sind Rekonstruktionen in jeder erdenklichen Raumebene möglich. (Bei der MRT nutzt man dieses Phänomen bei der Bestimmung der Verteilung der Wassermoleküle, da diese in jedem menschlichen Gewebe vorhanden sind.)

Die Rückkehr zur Längsmagnetisierung nennt man Längsrelaxation, sie erfolgt unter Energieabgabe an die Umgebung („Gitter") in der **Spin-Gitter-Relaxationszeit** (**T 1**) von 300–2000 ms. Bereits 30–150 ms nach Abschalten des HF-Impulses desynchronisieren sich die Präzessionen der Kerne. Diese Zeitspanne bezeichnet man als **Spin-Spin-Relaxationszeit** (**T 2**). Die **TR** (time of repetition) gibt die Zeit zwischen 2 HF-Impulsen an, die Zeit zwischen einem Impuls und der Registrierung des Impulses wird als **TE** (time of echo) bezeichnet.

Bildkontrast: Je nachdem, welches Gewebe man untersuchen, also darstellen möchte, macht man Aufnahmen unterschiedlicher Wichtungen:
- In einem **T 1-gewichteten** Bild sind TR und TE kurz, weiße Hirnsubstanz und Fett erscheinen hell.
- Ein **T 2-gewichtetes** Bild wird mit einer längeren TR und TE aufgenommen, Muskulatur erscheint dunkel, Flüssigkeiten (z. B. Ödeme) hell.

Die MRT eignet sich besonders für die Darstellung von Weichteilgeweben, für die Diagnostik der Kortikalis eignet sich besser eine CT.

MERKE Flüssigkeiten wie Liquor, Ödeme oder Zysten sind in der T 1-Wichtung dunkel, in der T 2-Wichtung dagegen hell.
Da die MRT auf den Intensitäten der Signale basiert, spricht man von **hyperintensen** (hellen), **hypointensen** (dunklen) oder **isointensen** (gleich hellen) Strukturen.

Risiken

Moderne MRT-Geräte erzeugen Magnetfelder mit einer Stärke von 1,5–3 Tesla (das Magnetfeld der Erde ist etwa 30–60 µTesla stark). Sie verfügen somit über eine enorme Anziehungskraft auf metallische Gegenstände und können elektronische Geräte in ihrer Funktion beeinträchtigen oder gar funktionslos machen. Daraus ergeben sich folgende **Anwendungsbeschränkungen**:
- **absolute Kontraindikationen:** elektronische Implantate (z. B. Herzschrittmacher, Cochleaimplantate) oder frische metallische Implantate (z. B. nicht-MRT-fähige orthopädische Implantate, ferromagnetisches Material)

- **relative Kontraindikationen:** ältere metallische Implantate oder Fremdkörper (z. B. Klammern, Schrauben, Granatsplitter) und Schwangerschaft im ersten Trimenon.

Außerdem werden durch das starke Magnetfeld die Protonen im Körper in Schwingung versetzt, was wiederum Wärme produziert. Eine Erhöhung der Körpertemperatur um bis zu 3 °C kann vorkommen. Titanklammern stellen keine Kontraindikation für eine MRT dar, da sie nur leicht magnetisch sind und sich daher kaum erwärmen oder translozieren.

Da das MRT-Gerät keine ionisierende Strahlung nutzt, ist es unbedenklich, während der Bildaufzeichnung anwesend zu sein. Da es im MRT sehr laut ist (die Gradientenspulen bewegen sich sehr schnell hin und her), sollten alle anwesenden Personen einen Gehörschutz tragen.

4.2.3 Sonografie

Bei der Sonografie handelt es sich um ein Schnittbildverfahren, das sich die physikalischen Eigenschaften von Schallwellen zunutze macht. In der medizinischen Bildgebung verwendet man akustische Wellen mit einer Frequenz von 1–30 MHz. Diese liegen oberhalb des menschlichen Hörvermögens und werden Ultraschallwellen genannt.

Bilderzeugung

Die Ultraschallwellen werden mithilfe von **piezoelektrischen Kristallen** erzeugt, die in der Lage sind, Wechselspannung in Schallwellen zu verwandeln. Aber auch umgekehrt sind diese Kristalle in der Lage, ankommende Schallwellen in messbare elektrische Spannung umzuwandeln. Damit dienen sie sogleich als Sender und Empfänger und sind in den Schallkopf eingearbeitet. Je nach den akustischen Eigenschaften des durchschallten Gewebes werden unterschiedliche Phänomene beobachtet:
- **Brechung:** ändert die Richtung der Schallwellen
- **Reflexion:** Die Schallwellen werden vom Gewebe zurückgeworfen. Reflexion tritt v. a. an kalkdichten Konkrementen (Gallensteine, Knochen) mit dorsaler Schallauslöschung auf.
- **Streuung:** Die Schallwellen werden in alle Raumrichtungen abgelenkt. Streuung ist vor allem kontrastmindernd für das Ultraschallbild, z. B. durch Fettpartikel bei Leberverfettung.
- **Absorption**: Die Schallwellen werden gedämpft. Absorption findet v. a. an den Knochen statt.

Ausschlaggebend für die Bildgebung ist die **Reflexion**. Die Laufzeitdifferenz zwischen den ausgehenden und ankommenden Schallwellen ist je nach reflektierendem Gewebe unterschiedlich. Daraus errechnet sich die Tiefe der reflektierenden Struktur, also die Lage der Organe und deren Eigenschaften hinsichtlich akustischer Schallwellen. Da diese Eigenschaften v. a. auf der biologischen Zusammensetzung (fettreich, wässrig, kalkig) basieren, eignet sich die Sonografie sehr gut zur **Beurteilung von Weichgewebe** wie Organparenchym, Muskel und Bindegewebe. Das Bild, das man errechnet, ist **2-dimensional**.

> **MERKE** In der sonografischen Bildgebung wird das Verhalten der ausgesendeten Ultraschallwellen analysiert. Werden die Wellen stark reflektiert, erscheint das Bild weiß, man spricht von **hyperreflexiven** Strukturen. Analog dazu werden dunklere Bildbereiche als **hyporeflexiv** bezeichnet. Strukturen gleicher Bildschwärzung sind **isoreflexiv**.

Ultraschallverfahren

Moderne Geräte produzieren etwa 20 Bilder pro Sekunde, man spricht hierbei auch von Real-time- oder Echtzeitsonografie. Je nachdem wie die empfangenen Signale ausgewertet werden, können mehrere Arten der Ultraschalldarstellung unterschieden werden:

A-Mode: Durch die Darstellung der **A**mplitude der Echowellen kann die Intensität von Signal und Echo untersucht werden. Die 1-dimensionalen Bilder finden heute selten Verwendung (z. B. zur Diagnostik einer Sinusitis).

B-Mode (brightness mode): Bei dieser Art der Bilddarstellung wird jede Amplitude in einen Grauwert umgerechnet (Grauwertsonografie) und ein entsprechender Bildpunkt zugewiesen. Durch die Dichteunterschiede der Gewebe ergibt sich ein kontrastreiches 2-dimensionales Graustufenbild. Diese Darstellung wird am häufigsten verwendet.

M-Mode: Der Motion-Mode stellt die Echogenität des Gewebes im zeitlichen Verlauf dar (z. B. Herzklappendiagnostik).

Dopplerverfahren: Die **Dopplersonografie** erlaubt eine Differenzierung zwischen bewegten und unbewegten Strukturen. Dabei nutzt man den **Dopplereffekt**: Die Frequenz einer Schallwelle, die von einem bewegten Objekt reflektiert wird, ändert sich je nach dessen Bewegungsrichtung relativ zum Schallkopf. Diese Frequenzverschiebung wird farbcodiert. Wird sie mit einem Graustufenbild kombiniert, kann eine Zuordnung zu anatomischen Strukturen erfolgen. Diese Kombination aus einem Grauwertbild (B-Mode) und der farblich kodierten Dopplersonografie nennt man **farbcodierte Duplexsonografie** (**FKDS**), sie dient v. a. der Gefäßdiagnostik.

4.2.4 Konventionelle Tomografie

Diese Untersuchung wird mit einer konventionellen Röntgenröhre durchgeführt. Dabei wird der Patient auf einem beweglichen Tisch gelagert. Röntgenröhre und Filmkassette bewegen sich gegeneinander um einen Zentrierpunkt. Auf diese Weise werden alle Strukturen, die in einer bestimmten Ebene liegen, immer an demselben Punkt auf dem Film und damit scharf abgebildet. Alle außerhalb der Schicht liegenden Strukturen werden an wechselnden Punkten abgebildet und dadurch verwischt. Nach Beendigung der Aufnahme wird der Tisch weitergefahren und der Vorgang mit einer neuen Kassette wiederholt. Auf diese Weise können vom gesamten interessierenden Bereich einzelne überlagerungsfreie Schichtbilder aufgenommen werden.

Diese Technik ist heute kaum noch von Bedeutung, da CT und MRT mit weniger Strahlenbelastung für den Patienten bessere Bilder erstellen können. Sehr selten findet die konventionelle Tomografie bei komplizierten Frakturen oder Entzündungen in der Orthopädie ihre Verwendung.

4.3 Kontrastmittel

Um bei bildgebenden Verfahren einzelne Strukturen besser voneinander abgrenzen zu können und damit auch die Diagnostik qualitativ zu verbessern, kommen zahlreiche Kontrastmittel zum Einsatz. Je nach bildgebender Technik und zu untersuchender Organregion werden dafür unterschiedliche Substanzen eingesetzt.

4.3.1 Röntgendichte Kontrastmittel

Röntgendichte Kontrastmittel sind Substanzen, die entweder Röntgenstrahlen absorbieren (**röntgenpositiv**) oder die nahezu die gesamte Strahlung passieren lassen (**röntgennegativ**). Eine Kombination aus beiden wird in der Bildgebung der Magen-Darm-Passage verwendet (s. Doppelkontrasttechnik [S. C512]).

Iod

Iod ist ein röntgenpositives Kontrastmittel, welches sowohl fett- als auch wasserlöslich bei vielen Untersuchungen zum Einsatz kommt.

Basis der wasserlöslichen Kontrastmittel sind Derivate der Trijodbenzoesäure. Wasserlöslich ist es sowohl **oral** als auch **i. v.** applizierbar und dient der Kontrastgebung in der **Angiografie**, der Darstellung der **Gallenblase und -gänge**, der **Uro- und Myelografie** und bei einigen Indikationen auch der Darstellung des **Magen-Darm-Traktes**. Fettlöslich wird es v. a. zur heute seltenen Lymphografie [S. C514] angewandt.

Intravenös applizierbare Iodverbindungen lagen früher als **ionische** Lösungen vor, die durch hyperosmolaren Wasserentzug zu schweren Endothel- und Nierenschäden führen konnten. Heute gebräuchliche Kontrastmittel sind i. d. R. **nichtionisch** und somit besser verträglich. Iodverbindungen werden **renal eliminiert** und können eine Reihe ernsthafter unerwünschter Wirkungen hervorrufen:

- Jede Hyperthyreose kann nach i. v.-Applikation in eine **thyreotoxische Krise** übergehen! Deshalb vor jeder Untersuchung eine Hyperthyreose ausschließen! Da Iod in der Schilddrüse gespeichert wird, ist für die folgenden Monate eine eventuell **geplante Radiojodtherapie** unmöglich.
- Iod ist tubulotoxisch und kann bei einer vorbestehenden **Niereninsuffizenz** zu **Nierenversagen** führen, daher immer vorher den **Kreatininwert** des Patienten bestimmen. Lässt sich eine Kontrastmittelgabe bei eingeschränkter Nierenfunktion nicht vermeiden, kann prophylaktisch **Acetylcystein** und **reichlich Flüssigkeit** gegeben werden. Die **Kontrastmitteldosis** sollte dem Grad der Niereninsuffizienz immer genau angepasst werden.
- Iodhaltige Kontrastmittel können **allergische und allergoide Reaktionen** unterschiedlichen Ausmaßes hervorrufen. Die Beschwerden reichen von Schwindel, Erythem, Übelkeit, Erbrechen bis hin zu Krämpfen und anaphylaktischem Schock. Mittel der Wahl sind im Notfall **Antihistaminika und Glukokortikoide i.v.** sowie ggf. eine intensivmedizinische Überwachung!

> **MERKE** Jeder Patient muss vor einer kontrastmittelhaltigen Untersuchung gründlich über mögliche Risiken und Nebenwirkungen **aufgeklärt** werden! Wichtig ist eine **genaue Anamnese** hinsichtlich der Schilddrüsenfunktion, der Nierenfunktion, einer eventuell stattgefundenen allergischen Reaktion bei früheren Untersuchungen und einer allgemeinen **atopischen Anamnese**. Ohne Kenntnis der **TSH- und Kreatininwerte** sollte niemals jodhaltiges Kontrastmittel appliziert werden! Außerdem sollte jeder Patient nach der Untersuchung **mindestens 15 min überwacht** werden, da in dieser Zeit die meisten Kontrastmittelreaktionen beobachtet werden.

Barium

Ein weiteres röntgenpositives Kontrastmittel ist **Barium**. Es wird zur Kontrastierung des Magen-Darm-Traktes als dickflüssige wasserunlösliche Suspension verabreicht. Es wird **oral oder rektal** appliziert und bleibt während der Darmpassage an der Darmwand haften. In der sog. **Doppelkontrasttechnik** wird erst Barium zugeführt und dann der Darmtrakt mit einem röntgennegativen Kontrastmittel (z. B. Luft oder CO_2) gefüllt. So können sowohl Darmwand als auch Darmlumen auf mögliche Läsionen oder Neoplasien untersucht werden.

> **MERKE** Barium ist **absolut kontraindiziert bei Verdacht auf eine gastrointestinale Perforation oder Aspiration**. Barium in der Bauchhöhle oder der Lunge verursacht eine **Peritonitis bzw. Pneumonitis** und kann schwerwiegende Folgen für den Patienten haben. Deshalb schon beim kleinsten Verdacht **wasserlösliche jodhaltige Kontrastmittel** oral applizieren, um die Durchgängigkeit der Darmpassage zu überprüfen.

4.3.2 Kontrastmittel im MRT

MRT-Bilder entstehen durch die unterschiedlichen Relaxationszeiten verschiedener Gewebe. Ziel der MR-Kontrastmittel ist es, die **Relaxationszeit zu verkürzen** und damit ein verstärktes Signal zu erhalten. Standardkontrastmittel ist dabei **Gadolinium**, ein paramagnetisches Element, welches die T1 von Wasser verkürzt. Da es hochtoxisch ist, wird es zur **i. v.-Anwendung** im menschlichen Körper an Chelatbildner, z. B. DTPA, gebunden. Da es die Blut-Hirn-Schranke nicht passiert, eignet es sich hervorragend, um Läsionen mit Kontrastmittelübertritt im Bereich des Gehirns abzubilden. Für die Bildgebung der Leber werden leberspezifische Kontrastmittel eingesetzt. So wird Mangan-DPDP selektiv nur von Hepatozyten aufgenommen, SPIO hingegen wird durch das RES der Leber verstoffwechselt. MR-Kontrastmittel besitzen eine weitaus niedrigere allergene Potenz als die röntgendichten Kontrastmittel und eine geringere Nephrotoxizität. Allerdings sind gehäuft Fälle einer nephrogenen systemischen Fibrose bei niereninsuffizienten Patienten nach Gadoliniumgabe beobachtet worden.

4.3.3 Kontrastmittel in der Sonografie

Bei den Kontrastmitteln für die Sonografie handelt es sich um Emulsionen mit feinsten **Mikroluftbläschen**. Diese führen zu einer stärkeren Reflexion und Streuung der Schallwellen und somit zu einem **hyperreflexiven Kontrast**. Die Kontrastmittel werden **i. v.** verabreicht und verbleiben im Intravasalraum. Sie finden Anwendung in der **Abdomensonografie** bei der Beurteilung von Gefäßläsionen oder Veränderungen in parenchymatösen Organen, z. B. Tumoren oder Infarkten in Leber und Niere. Außerdem verbessern Ultraschallkontrastmittel den Kontrast bei **transösophagealen Echokardiografien** zur Beurteilung von kardialen Shunts und persistierendem Foramen ovale.

4.3.4 Kontrastmitteluntersuchungen nach Organregion

Kontrastdarstellung des Herzens und der Gefäße

Eine Röntgen-Thorax-Aufnahme gibt Aufschluss über die Form und Größe des Herzens (z. B. Tropfenherz bei Emphysem oder sehr großes Herz bei Kardiomyopathie). Die Beweglichkeit und Funktionalität von Myokard und Klappen kann mithilfe der Echokardiografie (M-mode-Sonografie) beurteilt werden. Zur genauen Begutachtung der anatomischen Strukturen und Durchlässigkeit der Gefäße sind CT und MRT vorzugsweise mit Kontrastmittel geeignet.

Genaue Informationen über Stenosierungen und Thrombosen der Koronararterien können mit der **Angiografie** gewonnen werden. Bei diesem interventionellen Verfahren ist es zugleich möglich, Stenosen und Thrombosen zu therapieren. Als Kontrastmittel dient neben jodhaltigen Lösungen auch Kohlenmonoxid. Bei der **digitalen Subtraktionsangiografie** (DSA) wird von einer Aufnahme mit Kontrastmittel eine native Röntgenaufnahme subtrahiert, es bleibt der kontrastmittelgefüllte Gefäßbaum (Abb. 4.2). Das erleichtert die Übersicht bei der Diagnostik oder interventionellen Therapie.

Nativ- und Kontrastuntersuchungen des Gallenwegssystems

Zur Untersuchung des Gallenwegssystems stehen verschiedene Verfahren zur Verfügung. Eine Abdomenübersichtsaufnahme gibt Aufschluss über eventuell vorhandene Konkremente oder pathologische Luftansammlungen. CT, MRT und Sonografie kommen zur weiteren Diagnostik zum Einsatz.

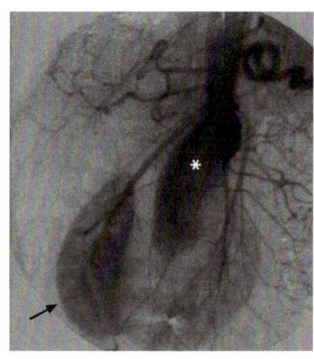

Abb. 4.2 Kongenitales Aortenaneurysma in der DSA. Infrarenales Aortenaneurysma (*) mit Beteiligung der Iliakalarterien, zusätzlich findet sich eine Hufeisenniere (Pfeil). (aus: Reiser, Kuhn, Debus, Duale Reihe Radiologie, Thieme, 2011)

Die **orale Cholezystografie** gibt Aufschluss über die Gallenblasenkontraktionen. Dazu wird nach einer Nativaufnahme ein gallengängiges Kontrastmittel appliziert. Nach einer Reizmahlzeit werden verschiedene Aufnahmen angefertigt. Diese Untersuchung ist heute obsolet.

Direkt in die Gallengänge injiziertes Kontrastmittel kann bei der **endoskopischen retrograden Cholangiografie** (**ERCP**) die Gallenwege genau darstellen. Vorteil dieser endoskopischen Technik ist die Möglichkeit zur Probenentnahme und therapeutischen Intervention (z. B. Papillotomie oder Steinextraktion).

Die **perkutane transhepatische Cholangiografie** (**PTC**) wird unter Durchleuchtung und Ultraschallkontrolle durchgeführt. Über eine dünne Nadel, die perkutan ins Gallenwegssystem eingeführt wurde, kann eine Kontrastmitteldarstellung durchgeführt werden.

Nativ- und Kontrastuntersuchungen des Verdauungstraktes

Untersuchungen des Verdauungssystems dienen der Diagnostik von Entzündungen, Blutungen, raumfordernden Prozessen und Funktionsstörungen. Eine Abdomenleeraufnahme kann erste Hinweise geben (Spiegelbildung, Verkalkungen, pathologische Luftansammlungen etc.). Zur gezielten Diagnostik können CT- oder MRT-Aufnahmen angefertigt werden.

Für die Untersuchung der **Ösophagusfunktion** schluckt der Patient bariumhaltiges Kontrastmittel, während des Schluckvorgangs werden verschiedene Aufnahmen angefertigt (**Ösophagusbreischluck**).

Untersuchungen des **Magens** erfolgen in der Doppelkontrasttechnik (Bariumsulfat und CO_2), so lassen sich Größe, Funktion und Morphologie des Magens beurteilen.

Die Kontrastmitteldarstellung des **Dünndarms** erfolgt entweder mit der **fraktionierten Magen-Darm-Passage** (mehrmalige orale Applikation von Barium) oder als Kontrastdarstellung mit der **Sellink-Technik** (Einführung einer Duodenalsonde distal des Treitz'schen Bandes, anschließend Doppelkontrastierung mit Barium und Zellulose).

Kontrastmitteldarstellungen des Kolons erfolgen überwiegend in **retrograder Doppelkontrasttechnik**, d. h., Barium wird über ein Darmrohr eingeführt. Anschließend wird das Kontrastmittel abgelassen und Luft eingeleitet.

> **MERKE** Allein schon bei V. a. Perforation oder Aspiration niemals Barium verabreichen (bariuminduzierte Pneumonitis bzw. Peritonitis). Als Alternative steht wasserlösliches jodhaltiges Kontrastmittel zur Verfügung.

Nativ- und Kontrastuntersuchungen des Urogenitalsystems

Auch bei der Beurteilung von Erkrankungen der Nieren und ableitenden Harnwege steht die Abdomenleeraufnahme als Übersichtsaufnahme an erster Stelle. Nachfolgend ist eine genaue Abklärung mittels Schnittbildverfahren empfehlenswert. Durch die Injektion eines jodhaltigen Kontrastmittels, das renal ausgeschieden wird, kann in einer anschließenden Röntgenaufnahme die Füllung von Nieren, Harnleiter und Harnblase beurteilt werden (**Ausscheidungsurogramm, i. v. Pyelogramm**). Das **retrograde Zystogramm** dient der Harnblasendiagnostik. Dabei wird Kontrastmittel retrograd über die Harnröhre eingeführt. Anschließend ist auch eine **Miktionsurethrografie** möglich. Dazu muss der Patient in ein Gefäß urinieren, während Miktionsaufnahmen erstellt werden.

Arthrografie

Zur genauen Darstellung **entzündlicher Prozesse, Rupturen oder Bandschäden** wird in steriler Umgebung Kontrastmittel in die **Gelenkkapsel** injiziert. Man verwendet dabei jodhaltiges wasserlösliches Kontrastmittel oder man nutzt einen Doppelkontrast mit der anschließenden Injektion von Luft. Durch das bestehende Infektionsrisiko und die höhere Detailgenauigkeit von CT und MRT wird die Arthrografie nur noch selten angewendet.

Lymphografie

Als heute eher unübliche Technik dient die Lymphografie der **Darstellung der Lymphbahnen und Lymphknoten**. Dazu wird bei der aufwendigen **direkten** Lymphografie ein röntgendichtes, fettlösliches Kontrastmittel direkt in die Lymphbahn injiziert. Bei der wesentlich einfacheren, aber auch ungenaueren **indirekten** Lymphografie wird das Kontrastmittel subkutan injiziert. Mit der Weiterentwicklung von CT und MRT wird auch diese Technik heute kaum mehr angewendet.

Myelografie

Die Myelografie dient zur Diagnostik von **Bandscheibenvorfällen**, Gefügestörungen oder **Raumforderungen der Wirbelsäule**. Dazu wird ein wasserlösliches röntgendichtes Kontrastmittel intrathekal appliziert. Anschließend werden Röntgenaufnahmen unterschiedlicher Strahlengänge angefertigt. Bedarf es einer weiteren Abklärung, kann anschließend ein CT gefahren werden (**Post-Myelo-CT**). Diese Technik findet heute nur noch **selten Verwendung**, überwiegend bei unklaren Befunden oder funktionellen Beschwerden.

5 Strahlentherapie

5.1 Einführung und rechtliche Grundlagen

Die Strahlentherapie kommt v. a. zur Behandlung maligner Tumoren zum Einsatz. Je nach Indikation kann sie als alleinige Radiotherapie (z. B. maligne Lymphome), als kombinierte Radio-Chemo-Therapie (z. B. bei großen solitären Tumoren zur Tumorreduktion) oder als palliative Radiotherapie zur Besserung der Symptomatik eingesetzt werden.

Der Umgang mit radioaktiven Nukliden in der Strahlentherapie ist durch die Röntgen- und Strahlenschutzverordnung geregelt. Der behandelnde Arzt ist verpflichtet, Aufzeichnungen von Strahlenbehandlungen, die Bestrahlungspläne und die Krankenakte des Patienten mindestens 30 Jahre aufzubewahren.

Vor Beginn der Strahlenbehandlung müssen die klinische und histologische Diagnose sowie eine TNM-Klassifikation des Tumors vorliegen. Nach einer gründlichen Strahlenanamnese ist ein medizinisch und physikalisch geplanter Bestrahlungsplan durchzuführen. Die Verantwortung liegt dabei in ärztlicher Hand.

5.2 Technische und methodische Grundlagen der Strahlentherapie und Radioonkologie

5.2.1 Strahlentherapien

Je nach gewählter Strahlenquelle können unterschiedliche Techniken unterschieden werden.

Weichstrahl- und Hartstrahltherapie

Die Bestrahlung mit **Röntgenstrahlen** wird unterteilt in Weichstrahltherapie mit einer Spannung bis zu 100 kV und Hartstrahl- oder **Orthovolttherapie**, deren Beschleunigungsspannung oberhalb von 100 kV liegt. Beide Techniken werden heute überwiegend zur Radiotherapie von oberflächlichen Tumoren (z. B. der Haut) eingesetzt.

Megavolttherapie

Für tiefere Gewebeschichten eignet sich die Bestrahlung mit hochenergetischen Photonenstrahlen. Bei dieser **Megavolttherapie** nutzt man die durch den Compton-Effekt entstehenden Sekundärelektronen. Diese entstehen erst im Gewebe. An den oberflächlichen Strukturen kommen also weniger Elektronen an, als dort gebildet werden. Erst ab einer Tiefe von einigen Zentimetern kommt es zu einer Anhäufung der Sekundärelektronen (Aufbaueffekt) und damit zur maximalen Wirksamkeit der Strahlung. Je höher dabei die Energie der Strahlung, desto tiefer im Gewebe liegt das Dosismaximum. Dabei werden die oberflächlichen Gewebeschichten geschont.

Telecurietherapie

Zur Erzeugung hochenergetischer Strahlung eignet sich die **Telecurietherapie** (Telekobalttherapie oder Telegammatherapie). Als γ-emittierende Strahler mit einer langen Halbwertszeit (HWT) werden ^{60}Cobalt (HWT 5,3 Jahre) und ^{137}Caesium (HWT 33 Jahre) eingesetzt. Heute wird hochenergetische Elektronenstrahlung hauptsächlich im Linearbeschleuniger erzeugt. Da auch Strahlungen höherer Energien erzeugt werden können, wird diese Technik häufig zur Bestrahlung tiefer Tumoren verwendet.

5.2.2 Bestrahlungsformen

Perkutane Strahlentherapie

Bei der perkutanen Strahlentherapie liegt die Strahlenquelle außerhalb des Körpers. Der Vorteil der hochenergetischen Strahlung liegt darin, dass das Dosismaximum erst einige Millimeter unterhalb der Hautoberfläche erzielt wird – die Haut bleibt so vor der größten Strahlenschädigung bewahrt. Bei der Behandlung von Hauttumoren (Spinaliom, Balsaliom, Melanom) wird stattdessen eine Weichstrahltherapie durchgeführt.

Anwendung umschlossener Strahler (Brachytherapie)

Bei der Brachytherapie (griech: brachys = kurz, nah) wird die Strahlenquelle direkt oder in der Nähe des zu bestrahlenden Gebietes platziert. Sie wird also in den Körper des Patienten eingeführt oder steht unmittelbar im Kontakt mit der Körperoberfläche. Als Strahlungsquelle dient z. B. ^{192}Iridium.

- **oberflächliche Kontaktbestrahlung:** Radioaktive Applikatoren oder Moulagen (an die Körperform angepasste Auflagen) werden auf die Tumorregion aufgelegt (z. B. Konjunktival- oder Aderhauttumore, HNO-Tumore, intraoperative Bestrahlung).
- **intrakavitäre Bestrahlung:** Der Strahlenapplikator wird in Hohlorgane eingeführt, platziert (radiologische Kontrolle!) und anschließend über ein Schlauchsystem, das mit einem ferngesteuerten Afterloadinggerät verbunden ist, radioaktiv beladen (sog. Afterloadingverfahren). Indikationen sind z. B. Ösophaguskarzinom, Karzinome von Scheide und Uterus, Analkarzinom.
- **interstitielle Bestrahlung** (Spickung): Millimetergroße Körner (seeds), die ein kurzlebiges Radionuklid enthalten, werden über eine Hohlnadel direkt in das Tumorgebiet eingebracht (= Seed-Implantation). Alternativ können Applikatoren, die nachträglich radioaktiv beladen werden (Afterloading), verwendet werden. Eingesetzt wird dieses Verfahren u. a. bei Prostata- und Mammakarzinom, HNO-Tumoren und Weichteilsarkomen.

Bezüglich Wirksamkeit und Risiken gelten bei der Brachytherapie ähnliche Richtlinien wie bei der perkutanen Therapie: Je höher die pro Zeiteinheit applizierte Dosis, desto größer ist ihr Effekt auf den Tumor, aber auch auf das Normalgewebe. Inwieweit die **Kombination aus Brachytherapie und perkutaner Bestrahlung** sinnvoll sein kann, wird derzeit noch erforscht – Studien, z. B. beim Prostata-Ca., zeigen jedoch vielversprechende Ergebnisse.

Therapie mit offenen radioaktiven Stoffen

Die Therapie mit offenen Radionukliden wird i. d. R. von nuklearmedizinischen Fachabteilungen durchgeführt. Bei der Therapie von Krebserkrankungen spielt u. a. die adjuvante Radiojodbehandlung beim follikulären oder papillären Schilddrüsenkarzinom oder die Injektion von Strontium-89 zur Schmerztherapie bei fortgeschrittener Knochenmetastasierung eine Rolle.

5.2.3 Räumliche Dosisverteilung

Ein weiterer wichtiger Ansatzpunkt der möglichst gewebeschonenden Bestrahlung liegt in der räumlichen Verteilung der Strahlen.

- **Einzelfeldbestrahlung:** Wird ein bestimmter Körperabschnitt kontinuierlich mit gleichbleibendem Fokus-Haut-Abstand bestrahlt, ist die Strahlenexposition für alle Zellen im Strahlenkanal gleich groß, sie nimmt mit zunehmender Körpertiefe ab. Dadurch ist diese Art der Bestrahlung nur für Behandlungen oberflächlicher oder oberflächennaher Strukturen geeignet.
- **Gegenfeldbestrahlung:** Richtet man dagegen 2 Strahlenquellen um 180° gegeneinander versetzt auf das Zielvolumen, findet eine Zentrierung der Strahlen im sog. Isozentrum statt. Dadurch kann eine bessere Strahlungswirkung bei überwiegender Schonung der Körperoberfläche erreicht werden. Sie ist somit auch für tiefere Strukturen geeignet.
- **Mehrfeldbestrahlung:** Eine optimale Schonung des gesunden Gewebes erreicht man hingegen durch den Einsatz mehrerer Strahlungsquellen in isozentrischer Ausrichtung.
- **Bewegungsbestrahlung:** Für mehrere Zielvolumina oder zur Dosissteigerung eignen sich Strahler, die um den Patienten rotieren. Das gewünschte Isozentrum (oder auch mehrere Isozentren) werden dabei konstant bestrahlt, die Oberfläche wird durch die rotierende Bestrahlung geschont.
- **dynamische Bestrahlung:** Eine besondere Herausforderung ist die Bestrahlung unregelmäßiger Zielvolumina.

Dabei werden durch ein computergestütztes System der Tischdrehwinkel und die Strahlenquelle ständig geändert, sodass eine genaue Exposition des Zielvolumens bei minimaler Gewebebelastung erfolgt.

5.2.4 Strahlenquellen

Bei der perkutanen oder Telestrahlentherapie liegt die Strahlungsquelle in einiger Entfernung zum Tumor außerhalb des Körpers. Je nach gewünschter Tiefe des Dosismaximums werden hochenergetische Strahlungen benötigt. Die mit dem **Telekobaltgerät** erzeugte γ-Strahlung ist mit einer Energie von etwa 1,2 MeV ausreichend für die Therapie tiefer Tumoren. Trotz des einfachen Aufbaus ist die Anlage durch den notwendigen regelmäßigen Austausch der Strahlenquelle recht kostenintensiv.

Dieses Problem entfällt bei modernen **Teilchenbeschleunigern**. Dabei werden Teilchen auf hohe Energien beschleunigt. Die so entstehende Strahlung kann in ihrem Energiebereich an die jeweilige Indikation angepasst werden. Somit ist es möglich, verschiedene Strahlenarten zu erzeugen. Da keine Strahlenquelle verwendet wird, entfällt die Entsorgung radioaktiven Materials. Kreisbeschleuniger beschleunigen den Elektronenstrahl kreisförmig um ein Magnetfeld. Die erzeugte Strahlung liegt in einem Energiebereich von 15–45 MeV. Dagegen läuft der Elektronenstrahl im Linearbeschleuniger durch zylindrische Röhren, die Energie der Strahlung kann dabei beliebig hoch gewählt werden. Da diese Geräte kompakter produziert werden, haben sie sich im Klinikgebrauch durchgesetzt.

5.2.5 Bestrahlungsplanung

Bevor eine Strahlentherapie in Betracht gezogen wird, muss die Tumordiagnose gesichert sein (TNM-Klassifikation, Staging, Grading, Strahlensensibilität). Bei maximaler Tumorbestrahlung soll das umliegende gesunde Gewebe so weit wie möglich geschont werden. Dazu ist eine physikalisch-technische und medizinisch-biologische Planung notwendig:

- Der Tumor wird durch CT, MRT oder Ultraschall exakt lokalisiert.
- Dann werden die Bestrahlungsfelder am Therapiesimulator berechnet. Als **Tumorvolumen** gilt dabei das Tumorgewebe inkl. Metastasen. Der zu bestrahlende Bereich (**Zielvolumen**) wird individuell nach mehreren Kriterien bestimmt (Ausdehnung des Tumors, Metastasen, umliegendes Gewebe) und muss mit dem Tumorvolumen nicht identisch sein.
- ==Je nach Tumorentität ist die geeignete Strahlenart und -qualität zu wählen, die Strahlendosis wird dabei in Gray angegeben.==
- Anschließend wird die zu applizierende Gesamtdosis bestimmt und die zeitliche Dosisverteilung festgelegt.
- Wichtig sind eine gründliche Aufklärung des Patienten (v. a. hinsichtlich eventueller Nebenwirkungen und Spätschäden), eine ständige Überwachung und ggf. Optimierung des Bestrahlungsplans und eine exakte Dokumentation.

6 Nuklearmedizin

6.1 Radionuklide

Radionuklide sind instabile chemische Elemente, die bei der Kernumwandlung radioaktive Strahlung emittieren (Radionuklide). Aufgrund ihrer unterschiedlichen Eigenschaften können sie sowohl in der Diagnostik als auch in der Strahlentherapie verwendet werden.

> **DEFINITION Offene Radionuklide:** Offene Nuklide liegen frei, d. h. ohne Schutzummantelung, vor. Aufgrund ihrer kurzen Halbwertszeit eignen sie sich besonders für den Einsatz in der nuklearmedizinischen Diagnostik und Therapie. ==Vor allem β-Strahler sind wegen ihrer hohen biologischen Wirksamkeit und einer geringen Reichweite für die intrakorporale Therapie geeignet. Für die nuklearmedizinische Diagnostik eignen sich hingegen γ-Strahler, dabei wird vorwiegend ^{99}Technetium (Halbwertszeit: 6h) eingesetzt.== Kurzlebige offene Nuklide können im Kernreaktor, im Nuklidgenerator oder im Zyklotron hergestellt werden und bedürfen besonderer Sicherheitsmaßnahmen.

> **Geschlossene Radionuklide:** Nuklide, die durch eine Ummantelung vor austretender Strahlung geschützt sind, nennt man geschlossene Radionuklide. Dazu zählen Nuklide mit langer Halbwertszeit, die häufig für Bestrahlungsanlagen benutzt werden. Einmal hergestellt können solch langlebige Nuklide über mehrere Jahre klinisch eingesetzt werden. Dazu zählt z. B. ^{60}Cobalt mit einer Halbwertszeit von 5,3 Jahren.

6.1.1 Herstellung von Radionukliden

Für die medizinische Diagnostik und Therapie werden überwiegend künstlich erzeugte Radionuklide eingesetzt. Diese können durch unterschiedliche Verfahren hergestellt werden.

Isotopenherstellung im Kernreaktor

Durch Beschuss mit Neutronen werden im Kernreaktor stabile Elemente in Radionuklide umgewandelt. Dabei gibt es 2 Möglichkeiten der Isotopenentstehung:

Kernspaltung: Werden schwere Kerne (z. B. ^{235}U) mit schnellen Neutronen beschossen, kommt es zur Kernspaltung. Dabei entsteht ein Gemisch aus Isotopen, die getrennt und aufgereinigt werden.

Neutroneneinfang: Beim Neutroneneinfang entsteht ein angeregter Kern mit Neutronenüberschuss. Dieser gibt den Überschuss an Energie in Form von radioaktiver Strahlung ab. Auf diese Weise erfolgt z. B. die Herstellung von ^{60}Co aus ^{59}Co.

Isotopenherstellung im Zyklotron

Beschießt man stabile Elemente mit Korpuskularstrahlung (Protonen, α-Teilchen) im Vakuum, entstehen β-Strahlen-emittierende Nuklide, die v. a. bei der PET eingesetzt werden (z. B. ^{18}F). Dieses Verfahren benötigt einen Teilchenbeschleuniger (Zyklotron) und ist relativ teuer.

Isotopenherstellung im Nuklidgenerator

In einem Nuklidgenerator werden relativ kurzlebige γ-Strahler hergestellt, indem man ein kurzzeitig stabiles Tochternuklid (z. B. ^{99}Tc) von seinem langlebigen Mutternuklid (z. B. ^{99}Mo) trennt. Dies geschieht durch **Elution (Auswaschung, z. B. mit physiologischer Kochsalzlösung).** Das am häufigsten verwendete Nuklid ^{99}Tc wird über einen Molybdän-Technetium-Generator gewonnen. Es hat eine Halbwertszeit von 6 h und ist somit ideal für den Einsatz in der nuklearmedizinischen Diagnostik.

6.2 Nuklearmedizinische Diagnostik

6.2.1 Radiopharmazie

Die nuklearmedizinische Diagnostik macht sich die Tatsache zunutze, dass biochemische Prozesse im menschlichen Körper unverändert bleiben, wenn die stabilen Atome in organischen Verbindungen durch radioaktive Isotope ersetzt werden (**Tracerprinzip**). Durch das Einschleusen geringer Mengen einer **Tracersubstanz** (überwiegend γ-Strahler) kann so der Stoffwechsel untersucht werden. Dabei wird das Radionuklid an eine **Trägersubstanz** gebunden, die sich im betreffenden Gewebe anreichert.

Anschließend wird deren emittierte Strahlung durch spezielle γ-Kameras [S. C517] detektiert und die Verteilung im Körper sichtbar gemacht (**Szintigrafie**). Es handelt sich dabei überwiegend um Funktionsdiagnostik, die topografische Zuordnung ist meist mit einer konventionellen CT-Untersuchung gekoppelt (z. B. PET-CT). Über die Verteilung der Tracersubstanz in der untersuchten Region können Rückschlüsse über die metabolische Aktivität eines Gewebes getroffen werden. Regionen mit verminderter Aktivität („**cold spots**", kalte Knoten in der Schilddrüsendiagnostik) sind charakteristisch für Zysten oder Infarktareale. Vermehrte Aktivität („**hot spots**" bzw. heiße Knoten) bedeutet einen erhöhten Umsatz, wie er bei Entzündungen oder Adenomen zu beobachten ist.

In-vivo-Diagnostik: In vivo kommen je nach gewünschter Diagnostik unterschiedliche Substanzen und Applikationsformen infrage.
- Überwiegend i. v. appliziert werden Tracer zur Untersuchung der Organe, des Gehirns und der Knochen.
- Die Lungenventilation wird durch inhalativ verabreichte Tracer (^{133}Xe) sichtbar gemacht.
- Die Schilddrüsendiagnostik erfolgt mit oral appliziertem radioaktivem Iod (^{131}J) oder ^{99}Technetium (Technetium wird jodanalog in die Schilddrüse aufgenommen, aber nicht in die Hormonsynthese einbezogen).
- Die Tumorlokalisation und -aktivität kann durch einen Glukosetracer bestimmt werden, meist wird dazu ^{18}F-Fluoro-Deoxy-Glukose (FDG) verwendet.
- Lymphbahnen und -knoten können mit einem subkutan applizierten Tracer untersucht werden. Auch die orale oder intrathekale Verabreichung ist möglich.

Das mit Abstand am häufigsten verwendete radioaktive Nuklid ist ^{99}Technetium.

In-vitro-Diagnostik: Analog der In-vivo-Diagnostik wird im Labor einer Patientenprobe ein radioaktives Nuklid auf einer Trägersubstanz zugesetzt. Durch Detektion der emittierten Strahlung kann eine quantitative Konzentrationsbestimmung erfolgen. Diesem Prinzip folgen der **Radioimmunassay** (RIA), die **Verdünnungs-** und die **Sättigungsanalyse**. Sie dienen der Untersuchung von Körperproben auf geringe Mengen von Hormonen oder anderen Substanzen.

6.2.2 Geräte- und Messtechnik

Mit der **γ-Kamera** können geringe Dosen radioaktiver γ-Strahlung gemessen werden. Sie arbeitet mit einem Szintillationskristall, der bei Kontakt mit Strahlung Lichtblitze aussendet, die mit einem Photomultiplier verstärkt und einem Impulshöhenanalysator gefiltert werden. Die Verarbeitung der erhaltenen Signale liegt im Millisekundenbereich, was dynamische Untersuchungen mit mehreren Phasen ermöglicht. So können die Verteilung des Tracers im Körper als auch die Geschwindigkeit dieses Prozesses über einen bestimmten Zeitraum beobachtet werden. Zur genauen Ortslokalisation der emittierten Strahlung werden vor dem Szintillationsdetektor Bleilamellen angebracht. Diese **Kollimatoren** absorbieren ähnlich den Streustrahlenrastern einer Röntgenanlage Streustrahlung. So können nur die Strahlen detektiert werden, die in genauer Ausrichtung auf den Detektor treffen, und es ist eine exakte Lokalisation möglich.

Szintigrafische Messungen: Hinsichtlich der technischen Möglichkeiten der Szintigrafie können unterschiedliche Aufnahmen erfolgen. Wird die Aktivität eines Zielorgans zu einem einzigen Zeitpunkt dargestellt, handelt es sich um die **statische Szintigrafie**. Erfolgt die Messung hingegen zu mehreren Zeitpunkten, kann die genaue Funktion eines Organs analysiert werden. Diese **Funktionsszintigrafie** findet z. B. in der Diagnostik des Herzens (Myokardszintigrafie) und der Speiseröhre (Refluxdiagnostik)

Tab. 6.1 Einige wichtige szintigrafische Methoden

Methode	geeignet für
Skelettszintigrafie (^{99}Tc-markiertes Diphosphonat)	pathologische Umbauprozesse im Knochen: • Screening nach Metastasen • Nachweis von Frakturen • Nachweis von Osteomyelitis im Kindesalter • Nachweis osteomyelitischer Veränderungen bei Psoriasis
Technetium-HIDA-Verbindungen	Darstellung der Leberzellen und der Gallenwege
Granulozytenszintigrafie	Darstellung entzündlicher Veränderungen des Knochenmarks
Myokardszintigrafie in SPECT-Technik	Darstellung der Myokarddurchblutung
^{18}Fluor-Desoxy-Glukose-PET	Vitalitätsdiagnostik des linksventrikulären Myokards

Verwendung. Dreidimensionale Aufnahmen der Aktivitätsverteilung im Organismus können 2-dimensional aufgezeichnet werden und somit genauere Informationen über Lage und Ausdehnung einer Struktur geben (**Sequenzszintigrafie**). Die Anfertigung von **Schnittbildern** eignet sich v. a. zur Darstellung größerer Körperregionen oder unklarer Befunde. Gekoppelt an ein konventionelles CT-Gerät kann auch die Lokalisation gewünschter Strukturen exakt erfolgen.

ECT, SPECT, PET: Ähnlich dem Aufbau einer CT-Anlage können mehrere γ-Kameras um den Körper des Patienten rotieren und somit Signale in mehreren Ebenen aufnehmen. Bei dieser Emissions-Computertomografie (**ECT**), der Einzelphotonen-Emissions-Computertomografie (**SPECT**) und der Positronen-Emissions-Tomografie (**PET**) können aus dem Volumendatensatz koronare, sagittale und transversale Schnittbilder erstellt werden.

Tab. 6.1 gibt eine Zusammenfassung über die wichtigsten szintigrafischen Methoden und ihre Verwendung.

6.2.3 Erfassung der Radiopharmako- und Radionuklidkinetik im Organismus

DEFINITION Tracer: Das an eine Trägersubstanz gekoppelte Radionuklid wird Tracer genannt.

Kompartiment: Kompartimente sind die abgegrenzten Räume unterschiedlicher Körperflüssigkeiten, also der Intra- und der Extravasalraum.

Zielorgan: Die jeweilige Trägersubstanz muss so gewählt werden, dass sie sich in der gewünschten Organregion, dem Zielorgan, anreichert. Bei der Schilddrüsenszintigrafie wird z. B. ^{131}I verwendet.

Biologische Halbwertszeit: Es handelt sich dabei um die Zeit, die ein Organismus benötigt, um die Strahlung einer inkorporierten Substanz zu halbieren. Dabei werden alle beteiligten biologischen Prozesse (Metabolismus, Elimination etc.) berücksichtigt.

Physikalische Halbwertszeit: Die physikalische Halbwertszeit beschreibt die Zeitdauer, bis bei einem radioaktiven Nuklid die Hälfte der Kerne zerfallen ist.

Effektive Halbwertszeit: Die effektive Halbwertszeit (HWZ$_{eff}$) gibt an, wie lange die Strahlenbelastung durch die inkorporierte Substanz tatsächlich dauert. Sie wird aus der biologischen (HWZ$_{biol}$) und der physikalischen Halbwertszeit (HWZ$_{phys}$) folgendermaßen berechnet:

$$HWZ_{eff} = \frac{HWZ_{phys} \times HWZ_{biol}}{HWZ_{phys} + HWZ_{biol}}$$

Retention: Retention (Zurückhaltung) tritt dann auf, wenn eine Substanz nicht oder nur unvollständig ausgeschieden wird (z. B. durch Funktionsstörungen von Leber oder Niere). Durch Retention einer radioaktiven Substanz wird die Strahlenbelastung des Patienten erhöht.

Diffusion: Unter Diffusion versteht man die gleichmäßige Verteilung von Teilchen in einem Raum oder Kompartiment. Dabei wird eine einheitliche Konzentration der Substanz angestrebt.

Chemosorption: Unter Chemo- oder Chemisorption versteht man die Anlagerung eines gasförmigen oder gelösten Stoffes an eine feste Oberfläche unter Bildung einer chemischen Verbindung.

Clearance: Die Ausscheidung von endogenen oder exogen zugeführten Substanzen durch die verschiedenen Organe wird als Clearance bezeichnet.

6.3 Nuklearmedizinische Therapie

Bei der nuklearmedizinischen Therapie werden radioaktive Nuklide gezielt in das zu therapierende Organ (Zielorgan) eingeschleust. Unter diesen Bedingungen wird das gesunde Gewebe maximal geschont und die Strahlung trifft nur das kranke Organ.

Je nach gewünschter Zielregion werden dabei verschiedene Isotope verwendet. Besonders vorteilhaft sind Nuklide, die sowohl β- als auch γ-Strahlung emittieren. Die β-Strahlung ist für den therapeutischen Effekt verantwortlich. Die γ-Strahlung ermöglicht die Detektion der Strahlung außerhalb des Körpers und wird zur **Dosisberechnung** herangezogen.

Vor jeder nuklearmedizinischen Therapie muss darauf geachtet werden, dass der notwendige Metabolismus zur Verfügung steht. So verbietet sich vor einer **Radiojodtherapie** die Gabe von Iodpräparaten.

MERKE Eine Untersuchung unter Verwendung von jodhaltigem Kontrastmittel kann eine Radiojodtherapie für bis zu 2 Monate unmöglich machen!

Die **Radiojodtherapie** ist die am häufigsten eingesetzte nuklearmedizinische Therapie. Sie wird bei **Schilddrüsen-**

erkrankungen wie Morbus Basedow, autonomem Adenom, euthyreoter Struma oder differenziertem Schilddrüsenkarzinom angewendet. Hier kommt ^{131}Iod vorwiegend als β-Strahler zum Einsatz. Oral appliziertes radioaktives ^{131}I wird von den funktionell intakten Bereichen der Schilddrüse oder malignen Tumoren und deren Metastasen aufgenommen und über die Hormonsynthese metabolisiert. Die Therapie darf nur stationär durchgeführt werden und obliegt gesetzlichen Regelungen. Der Therapieerfolg setzt mit einer Verzögerung von ungefähr 4–6 Monaten ein.

7 Bildgebende Verfahren bei interventionellen Maßnahmen

7.1 Grundlagen

Die interventionelle Radiologie umfasst alle Methoden, die unter Anwendung bildgebender Verfahren der Therapie dienen. Einzelne Methoden werden häufig direkt in der jeweiligen Inneren Abteilung durchgeführt, z. B. die Angiografie in der Kardiologie.

Interventionelle Techniken dienen dazu, unter Sicht so minimalinvasiv wie möglich eine Diagnose zu stellen oder eine Therapie durchzuführen. Meistens erfolgt beides in einer Sitzung. Vorteil dieser Verfahren für den Patienten ist eine schonende Behandlung und damit verbunden auch eine kürzere Verweildauer im stationären Bereich.

Welche bildgebende Technik verwendet wird, hängt von der jeweiligen Indikation und Therapie ab. Häufig werden dabei Kontrastmittel verwendet, um die gewünschte Struktur eindeutig darzustellen. Die technischen Geräte müssen ein einwandfreies und hochauflösendes Bild erzeugen.

7.2 Apparative und technische Voraussetzungen

Zur interventionellen Bildgebung kommen leistungsfähige **Röntgen-, CT- und MRT**-Anlagen zum Einsatz. Außerdem können **Sonografie** und **Durchleuchtung** ein Echtzeitbild zeigen.

Neben der Bildgebung sind diverse Materialien zur eigentlichen Intervention notwendig: je nach Punktionsstelle geeignete Nadeln und Kanülen, Führungsdrähte unterschiedlicher Ausführungen (lang, kurz, dick, dünn), Katheter (diagnostische Katheter, Okklusionskatheter, Ballonkatheter) und Katheterschleusen sowie Stents in verschiedenen Ausführungen. Das geeignete Kontrastmittel wird je nach verwendeter Technik und gesundheitlichem Zustand des Patienten gewählt und dosiert.

Da es sich um einen invasiven Eingriff handelt, ist die Indikation gründlich gegen das Risiko für den Patienten abzuwägen. Die Indikation wird interdisziplinär gestellt. Vorgeschrieben ist neben einer gründlichen **Anamnese** (Kontrastmittelzwischenfälle, Atopien, Blutungen, Operationen etc.) und der Überprüfung der **kontrastmittelrelevanten Parameter** (KREA, TSH) auch eine genaue **Aufklärung** (bei elektiven Eingriffen mindestens einen Tag vor der geplanten Durchführung). Diese sollte für den Patienten verständlich und nachvollziehbar sein und muss schriftlich dokumentiert werden.

Die Intervention erfolgt unter **sterilen Bedingungen**, also muss die Punktionsstelle ggf. rasiert und desinfiziert werden. Außerdem müssen ein großlumiger venöser Zugang gelegt und Blutdruck und Sauerstoffsättigung regelmäßig kontrolliert werden. Eine Anästhesie erfolgt i. d. R. lokal. Agitierte Patienten können, wenn notwendig, sediert werden. Nach der Behandlung muss der Patient weiterhin beobachtet werden, die betroffene Körperregion muss auf eine geeignete Weise ruhiggestellt werden (Verband, Schonhaltung etc.).

7.2.1 Interventionstechniken

Radiologische Interventionen unter Sichtkontrolle haben ein breites Anwendungsspektrum in der Medizin. Neben der Gefäßtherapie (perkutane Rekanalisationstherapie, Gefäßembolisation) werden nichtoperativ invasivmedizinische Hilfsmittel (Stentimplantation, Kavaschirmimplantation, perkutane Drainageanlage) oder Substanzen (Chemoembolisation, Infiltration, intraarterielle Tumortherapie) eingeführt oder bildgesteuerte Punktionen durchgeführt.

7.3 Therapeutische Maßnahmen unter Einsatz bildgebender Verfahren

7.3.1 Rekanalisation

Verengte oder verschlossene Gefäße führen zu einer Ischämie des betroffenen Gewebes und damit zur Minderperfusion von Organen und Extremitäten. In den meisten Fällen kommt es bei einer bereits bestehenden Arteriosklerose zu einer thrombotischen Verengung und schließlich zum Verschluss. Der Verschluss kann entweder durch eine systemische oder durch eine lokale Fibrinolyse (s. Gefäße [S. A125]) entfernt werden oder es kann lokal über die **perkutane transluminale Angioplastie** (**PTA**) der betroffene Gefäßabschnitt rekanalisiert werden. Dabei stehen verschiedene Techniken zur Verfügung:
- Bei frischen Verschlüssen kann mit einer großlumigen Spritze das thrombotische Material aspiriert werden (**Aspirationsembolektomie**).

- Bei **Ballonangioplastie** werden verengte Gefäße mittels eines Ballonkatheters mechanisch geweitet. Dazu wird ein geschlossener Ballon in den betroffenen Abschnitt eingebracht und auf den gewünschten Durchmesser dilatiert.
- **Stentimplantation** (s. u.).

7.3.2 Einsetzen eines Stents oder Kavaschirms

Kommt es bei einer Rekanalisation zu Rezidiven oder kann die Rekanalisation nicht dauerhaft erreicht werden, ist die **Stentimplantation** indiziert. Dabei wird eine meist selbst expandierende Metallgitterendoprothese (Stent) mittels Katheter ins Gefäß eingeführt.

Stents können auch bei portaler Hyptertension zur Bildung eines **intrahepatischen Shunts** zwischen Portal- und Lebervenen (transjugulärer intrahepatischer portosystemischer Shunt, TIPSS) eingesetzt werden.

Bei rezidivierenden Lungenembolien kann ein **Kavaschirm** Blutgerinnsel abfangen. Dazu wird ein Körbchenfilter direkt in die V. cava inferior implantiert.

7.3.3 Drainage

Kommt es durch **Stenosen** (z. B. Ureterstenose, posthepatischer Ikterus) oder **entzündliche Prozesse** (z. B. Pleura- oder Perikarderguss, Abszesse, Pleuraempyem) zu einer pathologischen Ansammlung von Körperflüssigkeiten, können diese über ein Drainagesystem nach außen abgeleitet werden. Dazu wird unter Sichtkontrolle und Lokalanästhesie in Seldinger-Technik (s. Anästhesie [S. B74]) ein Drainageschlauch eingebracht. Durch den Schlauch kann sowohl die Flüssigkeit abgelassen oder kontinuierlich abgesaugt werden (z. B. Bülau-Drainage bei Pleuraerguss) als auch z. B. mit Antibiotika gespült werden.

7.3.4 Infiltration

Bei Patienten mit **starken Schmerzen** (z. B. bei einer Tumorerkrankung) kann die **Blockade** der entsprechenden schmerzleitenden sympathischen Ganglien sinnvoll sein. Zur Infiltration mit einem Anästhetikum wird unter CT-Kontrolle eine Kanüle in den gewünschten Plexus eingebracht. Mit Kontrastmittelgabe wird die korrekte Lage überprüft. Nach Injektion des Lokalanästhetikums wird eine vorübergehende Blockade erreicht. Tritt darauf Schmerzfreiheit ein, wird das Nervengeflecht mittels Alkohol- oder Phenollösung endgültig blockiert.

- Schmerzen der oberen Abdominalorgane (chronische Pankreatitis, Tumoren) können mit einer Blockade des **Plexus coeliacus** behandelt werden.
- Bei Thoraxschmerzen und Schmerzen der oberen Extremität kommt die **thorakale Sympathektomie** zum Einsatz.
- Bei chronischen Schmerzen werden dementsprechend im Beckenbereich und der unteren Extremität die **lumbalen Grenzstränge** infiltriert.
- Werden die **sympathischen Ganglien** blockiert, kommt es zur Dilatation der innervierten Gefäße. Somit lassen sich auch Durchblutungsstörungen der jeweiligen Region behandeln.

7.3.5 Embolisation

Der **therapeutische Verschluss** eines Gefäßes wird nicht nur bei Gefäßanomalien mit Shunt verwendet. Auch bei Fisteln und nichtkontrollierbaren Blutungen sowie in der Tumor- und Varizentherapie kommt diese Technik zum Einsatz. Dabei wird über einen **Katheter** das jeweilige Embolisationsmaterial an die gewünschte Stelle eingeführt (z. B. transarterielle Chemoembolisation).

- Zur Behandlung von Blutungen dienen kleine **Metalldrahtspiralen**, **Gelatineschwämme** (Gelfoam) oder **Gewebekleber** (z. B. Zyanoacrylate).
- Varizen werden mit **Sklerosierungsmitteln** okkludiert.
- **Alkohol** und **Okklusionsgele** dienen der Tumorembolisation. So können beispielsweise Lebermetastasen über die A. hepatica behandelt werden.

7.3.6 Perfusion

Durch einmalige oder mehrmalige Injektionen eines Zytostatikums in ein tumorversorgendes Gefäß kann bei geringer systemischer Toxizität die Dosis maximiert werden. Dadurch können Tumoren und Metastasen gezielter und schonender behandelt werden. Auch die kontinuierliche Applikation über spezielle Pumpen ist möglich.

7.3.7 Extraktion

Mittels spezieller Extraktionsschlingen und -körbchen ist es möglich, embolisierende Fremdkörper aus dem Gefäßsystem zu entfernen. Dabei handelt es sich in den meisten Fällen um abgebrochene Katheterspitzen.

32 Klinische Chemie

Jürgen Hallbach

1	Grundlagen	522
2	Wichtige Stoffgruppen	537
3	Herz- und Kreislauf-System	546
4	Hämatologie und Hämostaseologie	548
5	Atmungssystem	562
6	Verdauungssystem	564
7	Endokrines System und Stoffwechsel	569
8	Niere, Elektrolyt- und Wasserhaushalt	580
9	Immunsystem	584
10	Tumoren	588
11	Bewegungsapparat	590
12	Nervensystem	591
13	Therapeutisches Drug Monitoring (TDM)	593

1 Grundlagen

1.1 Der klinisch-chemische Befund

DEFINITION Die klinische Chemie beschäftigt sich mit der Untersuchung von Körperflüssigkeiten zur Erkennung, Differenzierung, Verlaufs- und Therapiekontrolle von Krankheiten.

1.1.1 Untersuchungsmaterialien und Messgrößen

In der klinischen Chemie werden häufig folgende Materialien untersucht:
- venöses Blut bzw. Serum oder Plasma
- Kapillarblut
- Spontan- und Sammelurin
- Liquor
- Punktionsflüssigkeiten

Die Ergebnisse einer Untersuchung werden als Messgröße angegeben, an die bestimmte Forderungen gestellt werden.

Anforderungen an Messgrößen: An eine **Messgröße** werden (nach DIN EN ISO 15189) folgende **Mindestanforderungen** gestellt:
- eindeutige Benennung (Material, Herkunft)
- Angabe des Messwertes mit einer Einheit
- Angabe der Analysemethode
- Beziehung auf einen Referenzwert.

Einheiten von Messgrößen: Nach Möglichkeit soll das Internationale Einheitensystem (SI = Système Internationale d'Unités) angewendet werden. Dessen Basisgrößen sind Meter (m), Kilogramm (kg), Sekunde (s), Ampere (A), Kelvin (K), Candela (cd) und Mol (mol). **Tab. 1.1** gibt einen Überblick über die verschiedenen SI-Einheiten. In der Praxis werden allerdings oft noch die eigentlich nicht mehr gültigen, aber üblichen Einheiten verwendet.

MERKE Zu einem Laborwert müssen immer die Einheit und der Referenzbereich [S. C525] angegeben werden.

1.1.2 Präanalytik

Probengewinnung

Blutentnahme

Gewinnung von venösem Blut:

MERKE
- Vor der Blutentnahme sollte der Patient mindestens 15 min in ruhiger Lage sitzen oder (besser) liegen.
- Die Stauung vor der venösen Blutentnahme sollte nicht länger als 2 min dauern und der Druck < 50 mmHg sein.

Tab. 1.1 Einheiten von Messgrößen

Analyt/Messgröße	SI-Einheit	Bemerkung
Analyten mit definierter Molekülmasse	mol/l, mmol/l, µmol/l	Prozentangaben vermeiden, da der 100 %-Wert oft nicht genau definiert werden kann.
Analyten ohne definierte Molekülmasse	g/l, mg/l, µg/l, auch g/kg	Angaben bezogen auf dl sind erlaubt. Prozentangaben vermeiden (s. o.)
Enzyme	1 µmol/min = 1 U 1 mol/s = 1 katal	angegeben wird der Umsatz (Substratmenge/Zeiteinheit) Angabe der Messtemperatur wichtig (i. d. R. 37 °C)
korpuskuläre Teilchen	Teilchen/l	
Arzneimittelkonzentrationen	mg/l	Obwohl es sich um Analyten mit definierter Molekülmasse handelt, ist es sinnvoll, die Angaben in Masseneinheiten zu machen.
willkürliche Einheiten	U/l, E/l, Inhibitory Units/l usw.	Cave: Unterschiedliche Definitionen verschiedener Hersteller können zu großen Unterschieden in Testverfahren führen.

Zeitpunkt der Entnahme: Die routinemäßige Blutentnahme sollte **morgens** erfolgen, da viele Messgrößen eine mehr oder weniger ausgeprägte tageszeitliche Schwankung aufweisen. Verlaufsuntersuchungen möglichst immer zur gleichen Zeit vornehmen. Für die meisten Laboruntersuchungen muss der Patient nicht nüchtern sein.

Reihenfolge der Entnahme: Die Proben sollten immer in einer festgelegten Reihenfolge abgenommen werden:
- Blut für **Blutkulturen** wird als Erstes abgenommen, da hier die Sterilitätsanforderungen am höchsten sind.
- Proben für **Blutgerinnungsuntersuchungen** (Citratblut) dürfen nie als Erstes abgenommen werden, da in der ersten Probe bereits teilaktivierte Gerinnungsfaktoren durch Einschwemmung von Gewebsthrombokinase vorliegen können. Kontaminationen mit Heparin und EDTA müssen strikt vermieden werden. Sollen nur Blutgerinnungsparameter gemessen werden, ist es deshalb erforderlich, ein Vorlaufröhrchen (z. B. Serum, mindesten 10 ml) abzunehmen und ggf. zu verwerfen.

Weiterhin zu beachten:
- Probenröhrchen mit flüssigen Antikoagulanzien müssen immer bis zur Markierung gefüllt werden. Es muss sofort sorgfältig unter Vermeidung von Schaumbildung gemischt werden, sonst kommt es zu falschen Ergebnissen.
- Andere Röhrchen können ggf. unter Beachtung der erforderlichen Probenmenge (ggf. aus dem Leistungsverzeichnis des Labors ersichtlich) auch nur teilweise gefüllt werden.
- Wo möglich, wird Plasma dem Serum vorgezogen.

1.1 Der klinisch-chemische Befund

Kapillarblut wird zur Blutzucker- und zur Blutgasanalyse eingesetzt bzw. bei Kleinkindern abgenommen.

Die Entnahme erfolgt i. d. R. am Finger durch Punktion mit einer Einmallanzette oder mit einer Punktionshilfe. Alternative Punktionsorte sind Ferse (Kleinkind) oder Ohr (Blutgasanalyse). Der erste Bluttropfen wird mit einem Tupfer aufgenommen und verworfen, dann das Blut mittels Kapillare abgenommen.

Arterienblut: Unter normalen Umständen reicht arterialisiertes Kapillarblut für die Analyse, da die an ihm gewonnenen Ergebnisse mit Arterienblut gut vergleichbar sind. Ist die Gewinnung von Arterienblut notwendig (z. B. bei stark zentralisiertem Kreislauf), wird die Arterie mit einer Spritze oder einer Blutgaskapillare punktiert.

Plasma enthält im Unterschied zum Serum noch die an der Blutgerinnung beteiligten Stoffe. Vorgehen: Antikoagulanszusatz zur Blutentnahme (Heparin für die Biochemie, EDTA für bestimmte Spezialuntersuchungen [z. B. BNP], Citrat für hämostaseologische Untersuchungen), Blutröhrchen kurz schwenken, Zentrifugation (3 000 g, 15 min) → der Zentrifugationsüberstand entspricht dem Plasma. Die meisten klinisch-chemischen Messgrößen sind in Plasma und Serum nahezu gleich, die Gesamtproteinkonzentration ist im Plasma etwas höher als im Serum, Kalium und LDH etwas niedriger.

Serum: Zur Gewinnung von Serum wird Vollblut abgenommen, zur Gerinnung gebracht und anschließend zentrifugiert.

EDTA-Vollblut wird für hämatologische Untersuchungen verwendet.

Gewinnung von Urin

Spontanurin: Für die meisten Urinuntersuchungen genügt **Spontanurin** (Mittelstrahlurin zur Vermeidung von Kontaminationen). Für die Teststreifen- und Sedimentuntersuchung (Urinstatus) eignet sich besonders der erste Morgenurin, da dieser meistens hochkonzentriert ist und damit pathologische Bestandteile leichter nachweisbar sind. Für die Proteinanalytik im Harn wird aus Standardisierungsgründen der 2. Morgenurin empfohlen. Um quantitative Ergebnisse aus Spontanurin zu erstellen, wird als Bezugsgröße die Kreatininkonzentration im Urin benötigt. Die Angabe z. B. der Proteinausscheidung erfolgt daher in mg Protein pro g Kreatinin.

Sammelurin: Vor allem für Messgrößen, die diskontinuierlich ausgeschieden werden, ist die Sammlung von Urin unverzichtbar (z. B. Katecholamine). Oft wird 24-h-Urin gesammelt, für die Bestimmung der Kreatinin-Clearance reicht jedoch beispielsweise eine 10-stündige Sammlung aus. Wichtig ist, dass die Sammelzeit exakt festgehalten wird und die Sammlung vollständig durchgeführt wird.

Der aufgefangene Urin muss gründlich gemischt und eine Probe von 20–100 ml, je nach gewünschter Untersuchung, unter Angabe von Gesamtvolumen und Sammelzeit ins Labor geschickt werden. Sollen lichtempfindliche Substanzen, z. B. Porphyrine, untersucht werden, müssen lichtundurchlässige Sammel- und Probengefäße verwendet werden. Muss der Sammelurin zur Stabilisierung der zu untersuchenden Substanzen mit Salzsäure angesäuert werden, so gibt das Pflegepersonal eine entsprechende Salzsäuremenge (meist 20 ml) zur ersten Urinfraktion im Sammelgefäß. Die Salzsäure ist dann so weit verdünnt, dass keine Gefährdung mehr für den Patienten besteht.

Weitere Untersuchungsproben

- Liquor [S. C591]
- Punktionsflüssigkeiten (Pleurapunktion, s. Chirurgie [S. B187], Aszites, Gelenkflüssigkeiten etc.)
- Verdauungssäfte
- Stuhlproben (Blut im Stuhl [S. C564])
- Speichel (z. B. Bestimmung mancher Hormone als Alternative zum Blut)
- Haare (z. B. Drogenanalytik, chronische Vergiftungen).

Probentransport und Aufbewahrung

Untersuchungsproben sollten keinesfalls vor Ort z. B. auf der Station gelagert werden und die **Transportzeiten** sollten generell **so kurz wie möglich** sein. Alle Vorgänge, die zur Hämolyse (von Erythrozyten und besonders Thrombozyten) führen können, müssen unbedingt vermieden werden (z. B. ungeeignete Rohrpostanlage). Besonders die **thermische Empfindlichkeit** der Probenmaterialien muss berücksichtigt werden:

- Die geeignete Temperatur für einen Transport von bis zu einigen Stunden beträgt 15–25 °C.
- Für einen längeren Transport können auch Kühlung auf 4 °C (nicht Vollblutproben!) oder Tieffrieren erforderlich sein.
- Trockeneis erlaubt einen Probentransport bei –70 °C.

Da eine ganze Reihe von Messgrößen **Lichtempfindlichkeit** zeigen, z. B. Porphyrine, B-Vitamine, Bilirubin oder Kreatinkinase sowie manche Medikamente (z. B. Methotrexat), sollten die Proben auf dem Transport nicht dem Tageslicht bzw. direkter Sonneneinstrahlung ausgesetzt werden. **Konservierende Maßnahmen** sind besonders bei Urin erforderlich, aus dem bestimmte quantitative Untersuchungen durchgeführt werden sollen: **Ansäuern** verhindert die chemische Instabilität von Porphyrinen oder die Ausfällung von Kalziumsalzen. EDTA ist nötig zur Komplexierung von Spurenelementen und der Zusatz bakteriostatischer Mittel, um den proteolytischen Abbau von Proteinen und die Verstoffwechselung von Aminosäuren zu vermindern.

Einflussgrößen

Endogene Einflussgrößen:

- **geschlechtsabhängige Einflüsse:** Erythrozytenzahl und der Hb-Wert liegen bei Frauen etwas niedriger als bei Männern. Unterschiede finden sich bei den Cholesterinwerten, bei der γ-GT, der CK, beim Eisen, Kreatinin

und der Harnsäure. Sehr deutliche Unterschiede finden sich z. B. bei den Sexualhormonen.
- **genetische Einflüsse**
- **altersabhängige Einflüsse:** Begleitend zur Geburt kommt es aufgrund raschen Abbaus des fetalen Hämoglobins (HbF) zum Bilirubinanstieg beim Neugeborenen. Während kindlicher Wachstumsschübe kommt es zum Anstieg der alkalischen Knochenphosphatase. Im Alter kommt es ebenfalls zu vielfältigen Veränderungen, z. B. zur Verminderung der Kreatinin-Clearance als Folge einer physiologisch nachlassenden Nierenfunktion. Diese Beispiele demonstrieren die Notwendigkeit **altersabhängiger Referenzwerte**.
- **Bedeutung von Biorhythmen:** v. a. bei Wachstumshormon, Kortisol und Eisen zu finden. In solchen Fällen müssen getrennt Minimal- und Maximalwerte untersucht werden. Mit mehreren Messungen über den Tag hinweg lässt sich feststellen, ob ein Biorhythmus überhaupt vorhanden ist.
- **Veränderungen in der Schwangerschaft:** Typische Verlaufsparameter für die Schwangerschaft sind HCG, Estriol und AFP, typische Verläufe zeigen auch Progesteron, Prolaktin und Oxytozin. Des Weiteren kommt es aufgrund vermehrter Bildung von Plazenta-AP zum Anstieg der alkalischen Phosphatase, zur Abnahme des Hämatokrit und des Serumeisens und zum Abfall von Gesamtprotein und Magnesium. Vorübergehende Anstiege finden sich bei Cholesterin und Triglyzeriden. Im Kohlenhydratstoffwechsel kann es leicht zu einer hyperglykämischen Stoffwechsellage (Gestationsdiabetes) kommen.

Exogene Einflussgrößen:
- **klimatische Gegebenheiten:** z. B. Erythrozytenanstieg mit zunehmender Höhenlage.
- **Ernährungseinflüsse:** Bei verstärkter Proteinzufuhr kommt es zum Anstieg von Harnstoff und Kreatinin, bei verstärkter Fettzufuhr zum raschen Anstieg der Triglyzeride und mittelfristiger Cholesterinerhöhung. Kohlenhydratzufuhr führt v. a. zu einem Anstieg der Blutglukose. Beim Fasten dagegen kommt es zu einem Proteinabfall bei gleichzeitig vorübergehendem Kreatininanstieg aufgrund der katabolen Stoffwechsellage. Vorübergehend steigen auch die Transaminasen und die Harnsäure an. Übermäßige Alkoholzufuhr führt zu einem Anstieg von γGT, Transaminasen, MCV und carbohydrate-deficient transferrin (CDT) und Abnahme von Folsäure und Magnesium.
- **Rauchen:** Anstieg des CO-Hämoglobins und des Carcinoembryonalen Antigens (CEA). Passivrauchen erhöht das CO-Hb nicht, aber wie bei Rauchern finden sich leichte IgE-Erhöhungen. Laboranalytisch kann Rauchen durch Cotininmessung im Urin (Nikotinmetabolit) oder Nikotinmessung in Haaren nachgewiesen werden.
- **Muskelmasse und Körpergewicht:** Kreatinin, Lactatdehydrogenase und Kreatinkinase nehmen mit der Muskelmasse zu. Der Anstieg des Körpergewichts führt zu erhöhten Werten bei Cholesterin, Triglyzeriden, Gesamtprotein und Blutzuckeranstieg, v. a. postprandial.
- **Einfluss von körperlicher Aktivität bzw. Inaktivität:** Besonders nach schwerer körperlicher Belastung kann es zu erheblichen vorübergehenden Anstiegen muskulärer Marker, z. B. Kreatininkinase und Lactatdehydrogenase, kommen. Physiologisch nimmt das Intravasolvolumen ab (Anstieg von Zellen, Proteinen und an Makromoleküle gebundenen Substanzen wie Bilirubin), zusätzlich steigt das HDL-Cholesterin an. Länger dauernde Bettruhe (Immobilisation) führt dagegen zur Abnahme der Blutmenge insgesamt und aufgrund des Abbaus der Muskulatur zu einem Absinken von Kreatinin und CK.
- **psychische oder stressbedingte Veränderungen:** Die Katecholamine (Adrenalin und Noradrenalin) sowie das Kortisol steigen in Stresssituationen deutlich an.
- **iatrogene Einflüsse:** Nach i. m.-Injektionen lässt sich ein Anstieg der Kreatinkinase beobachten. Die vorübergehend erhöhten Werte normalisieren sich dann erst wieder innerhalb einiger Tage entsprechend der Halbwertszeit von CK-MM von ca. 20 h. Die rektale Prostatauntersuchung führt zu einem PSA-Anstieg aufgrund mechanisch stimulierter vermehrter Sekretion. Daher muss die Blutentnahme immer vor der körperlichen Untersuchung erfolgen.
- **Einflüsse von Medikamenten:** Beim Einsatz von Zytostatika kommt es zu einem deutlichen Anstieg der Harnsäure aufgrund der Zellnekrose. Weitere Beispiele sind der Anstieg der γGT bei Narkose, Thrombopenie durch Zytostatika, Anstieg der renalen Proteinausscheidung bei Therapie mit Aminoglykosiden und Abfall der Blutglukose bei Therapie mit Sulfonamiden. Orale Antikoagulanzien setzen den INR-Wert herauf (gewünscht), vermindern aber auch die Aktivität z. B. von Protein C und Protein S (unerwünscht). Zudem können Medikamente im Sinne von Störsubstanzen mit der Analytik anderer Stoffe interferieren.
- **Wechselwirkungen von Erkrankungen:** Der Diabetes mellitus äußert sich nicht nur in Veränderungen der Blutglukose, sondern führt sekundär auch zu ungünstigen Veränderungen des Fettstoffwechsels. Bei guter Blutglukoseeinstellung verbessert sich auch die Fettstoffwechselsituation.

Störfaktoren

Störfaktoren können zu einer deutlichen Abweichung zwischen dem Wert einer Messgröße im Analysenresultat und dem tatsächlichen In-vivo-Wert führen. Mögliche Störfaktoren gilt es im Labor zu erkennen und so weit wie möglich z. B. durch geeignete Methodenwahl auszuschalten. Ist dies nicht möglich, kann ggf. die Analyse nicht durchgeführt werden und die Befundangabe lautet dann „Analyseverfahren gestört". Zu den Störfaktoren zählen Veränderungen der Messgröße bei Probenentnahme, Transport (s. o.), Probenverteilung, Interferenzen bei der Messung, z. B. durch Medikamenteneinflüsse, und Effekte der Probenlagerung.

1.1 Der klinisch-chemische Befund

Blutentnahme: Zu beachten sind die Körperlage, Lokalisation der Entnahmestelle, Dauer der Stauung und Tageszeit der Probenentnahme. Da die Probengewinnung meist nicht vom Laborpersonal durchgeführt wird, müssen bei der Untersuchungsanforderung hierzu Angaben gemacht werden, die später in den Befund übernommen werden. Ebenso muss auffälliges Aussehen des Untersuchungsmaterials auf dem Befund vermerkt werden.

Hämolyse: Bedeutsam ist das hämolytische Aussehen von Plasma oder Serum, da bei Hämolyse alle Messgrößen betroffen sind, die intrazellulär eine höhere Konzentration als im Blutplasma besitzen (z. B. Kalium). Zusätzlich bewirkt das freigesetzte Hämoglobin eine Reihe von analytischen Interferenzen. Da Hämoglobin bis in den UV-Bereich hinein Licht absorbiert, kommt es bei einer Reihe von Messgrößen zu falsch hohen Werten. Die Störung der fotometrischen Messung lässt sich allerdings oft durch Probenleerwertmessungen oder die bichromatische Messtechnik beseitigen. Moderne Analysensysteme messen sog. **Hämolyseindizes** (Mehrwellenlängenmessung mit Erfassung der freien Hämoglobinmenge in der Probe), und in Abhängigkeit davon kann für jedes einzelne Messverfahren das Ausmaß der Interferenz durch die Hämolyse festgestellt werden. Dies kann dazu führen, dass im Befund entweder die „noch ungestörten" Ergebnisse selbst, zweifelhafte Ergebnisse mit dem Zusatz „hämolytisch" und deutlich gestörte Ergebnisse als hämolytisch ohne Messwert herausgegeben werden. Daneben kann Hämoglobin aber auch den chemischen Ablauf der Bestimmungsreaktion beeinflussen, was bei manchen Farbreaktionen wie Bilirubin- oder Cholesterinbestimmungsverfahren auftritt. Die meisten Hämolysen sind präanalytisch bedingt und typische Störfaktoren. Wesentlich seltener ist eine In-vivo-Hämolyse.

Ikterus: Erhöhtes Bilirubin in der Probe führt zu ähnlichen Interferenzen wie freies Hämoglobin. Auch hier ist eine sog. Indexmessung durch die Analysesysteme und damit eine automatisierte Reaktion auf die Interferenz möglich. Während allerdings Hämolysen in den meisten Fällen in vitro entstehen, ist der Ikterus ein In-vivo-Vorgang und gehört damit streng genommen zu den Einflussgrößen.

Lipämie: Erhöhte Fette (insbesondere Triglyzeride) in der Blutprobe nach der Nahrungsaufnahme oder bei Infusion von Lipidlösungen bzw. bei Fettstoffwechselerkrankungen können eine starke Trübung des Plasmas oder Serums bewirken. Dadurch werden insbesondere turbidimetrische Messverfahren verfälscht, aber auch sonstige fotometrische Verfahren gestört. Außerdem kommt es zu Volumenverdrängungseffekten. Durch sehr hochtourige Zentrifugation (mehr als 10 000 g) können solche Proben u. U. geklärt werden. Gelingt dies nicht, ist ähnlich wie bei Hämolyse zu verfahren und nach festgelegten Regeln müssen die Ergebnisse mit dem Zusatz „lipämisch" versehen oder durch „lipämisch" ersetzt werden. Eine neue Untersuchungsprobe sollte i. d. R. nicht vor Ablauf von 12 h und nach Nahrungskarenz und Absetzung einer möglichen Infusionstherapie abgenommen werden. In dringenden Fällen kann versucht werden, das lipämische Probenmaterial mit organischen Lösungsmitteln durch Extraktion zu entfetten.

Andere Proben (z. B. Liquor oder Punktionsflüssigkeiten): Aussehen und Farbe sind ebenso festzuhalten und mögliche Auswirkungen auf die Messungen zu berücksichtigen.

Probentransport: s. Probentransport und Aufbewahrung [S. C523].

1.1.3 Referenzintervalle

Referenzintervalle sind oft von Einflussgrößen (Alter, Geschlecht, genetischen Faktoren usw.) und vom Analyseverfahren abhängig. Ermittelt wird ein Referenzbereich, indem Proben einer größeren Zahl von Probanden, bei denen es keinen Anhalt für ein auffälliges bzw. pathologisches Verhalten der untersuchten Messgröße gibt, analysiert werden. Kann der Analyt im Krankheitsfall erhöht oder erniedrigt sein, werden eine untere und obere Referenzbereichsgrenze als 2,5 %-Perzentile und 97,5 %-Perzentile ermittelt. Spielen dagegen nur erhöhte Werte im Krankheitsfall eine Rolle, dann wird die 95 %-Perzentile als Grenze festgelegt.

Entscheidungsgrenzen: Bei qualitativen Verfahren gibt es immer mindestens 2 Entscheidungsalternativen, z. B. nachweisbar/nichtnachweisbar oder positiv/negativ oder größer/kleiner. Die Entscheidungsgrenze muss immer der Fragestellung und den pathophysiologischen Erfordernissen, die an die Messgröße gestellt werden, entsprechen und sollte zu jedem Ergebnis mit angegeben werden. Geringe Mengen Glukose scheiden alle Menschen physiologischerweise im Urin aus. Daher muss die Entscheidungsgrenze von Urinteststicks für Glukose oberhalb der Normalbereichsgrenze liegen. Ggf. können auch mehrere Entscheidungsgrenzen zugrunde gelegt werden. Die Bewertungen lauten 0, +, ++, +++.

Klinische Entscheidungsgrenzen gewinnen anstelle von Referenzbereichen zunehmend Bedeutung.

Cut-offs qualitativer Untersuchungsverfahren: Da Drogen im Urin nicht natürlicherweise vorhanden sind, kann hier ggf. die Nachweisgrenze als Entscheidungsgrenze verwendet werden, andererseits können legislative Gründe aber auch die Festlegung auf eine **bestimmte Entscheidungsgrenze**, oft als **„Cut-off-Wert"** bezeichnet, notwendig machen. Zur Charakterisierung der analytischen Sensitivität kann man Aufstockungsversuche unternehmen.

1.1.4 Klinisch-chemischer Bericht (Befund) und Interpretation

Technische Validation

Die analytische Beurteilung ist die Bewertung von Analysenresultaten aufgrund von Daten, etwa aus der statistischen Qualitätskontrolle. Durch diese Beurteilung wird der Analysengang kontrolliert und der Wert der ermittelten Messgröße innerhalb definierter Vertrauensbereiche garantiert. In diese analytische Beurteilung geht die Berücksichtigung von Störfaktoren ein, ebenso die Zuverlässigkeit der Methode und des Gerätes. Ferner müssen Linearitätsbereich und Nachweisgrenze der Methode berücksichtigt werden. Auch die Prüfung der Protokollierung und ggf. die Anordnung von Kontrolluntersuchungen, Wiederholungsanalysen usw. erfolgen im Zusammenhang mit der analytischen Beurteilung.

Extremwertüberprüfung: Diese hat eine herausragende Bedeutung bei der technischen Validation. Der Laborleiter legt Grenzen für extrem pathologische Werte fest. Ergebnisse außerhalb dieser Grenzen gelten als vorerst auffällig und können von einer Labor-EDV als Sofortmeldung (muss sofort nach der technischen Validation weitergegeben werden) bei der Messwertfreigabe und Validation dargestellt werden. Die Grenzen können dort festgelegt werden, wo die Über- oder Unterschreitung eines definierten Grenzwertes Gefahr für den Patienten bedeuten kann oder der Wert mit dem Leben nicht vereinbar ist (z. B. Kalium > 9 mmol/l), oder dort, wo ein Wert statistisch sehr unwahrscheinlich wird (außerhalb des 99 %-Bereiches aller Patienten).

Medizinische Validation und Plausibilitätsprüfung

Messwerte können bereits nach der technischen Validation auch in schriftlichen Berichten (z. B. als Fax-Vorabbefund) weitergegeben werden, müssen dann aber den Hinweis enthalten, dass sie noch nicht medizinisch validiert sind. Erst durch die medizinische Validation wird das Messergebnis Teil eines Gesamtberichts oder Befundes und verlässliches Instrument für ärztliche Entscheidungen. Die medizinische Validation besteht aus 4 Hauptabschnitten:

- **Überprüfung der Zuordnung** des Analysenresultates zu Probe und Patient anhand der Protokollierung
- **Extremwertkontrolle:** Überprüfung eines Analysenresultates daraufhin, ob es mit dem Leben (aufgrund statistischer Erwartungsbereiche) oder einer besonderen Situation des Patienten vereinbar ist
- **longitudinale und transversale Beurteilung:** Vergleich eines Analysenergebnisses mit Vorwerten desselben Patienten, um biologisch unwahrscheinliche Änderungen zu erkennen. Ferner wird das vom betrachteten Patienten gewonnene, analytisch beurteilte und insofern plausible Analysenergebnis mit Analysenergebnissen von genau definierten Referenzgruppen verglichen.
- **Konstellationsbeurteilung:** Die Aufgabe der Plausibilitätskontrolle ist es, Diskrepanzen aufzudecken, die auf eine Unvereinbarkeit von Einzelbestimmungen der Messgröße untereinander oder mit anderen Messgrößen zurückzuführen sind. Der einzelne Befund wird überprüft. Nur die Plausibilitätskontrolle erfasst
  - die präanalytische Phase, z. B. die charakteristische Befundkonstellation bei einer hämolytischen Probe K↑, LDH↑
  - die richtige Zuordnung des Analysebefundes zu Probe und Patient. Typische Marker für eine Probenverwechslung sind MCV und CHE, da diese Größen individuell sehr konstant sind
  - Probennahmefehler und die Einflüsse von Arzneimitteln.

Die Plausibilitätskontrolle dient mithin als Alarmsystem, um zu verhindern, dass Befunde übermittelt werden, die analytisch akzeptabel sein mögen, aber mit der klinischen Fragestellung unvereinbar sind oder in eine falsche Richtung führen. Die Validation erfolgt arbeitsplatzbezogen durch die MTLA (technische Validation) und stärker patientenbezogen durch den Laborarzt bzw. klinischen Chemiker.

Nach den gleichen Kriterien wird der behandelnde Arzt die Ergebnisse der Laboruntersuchungen erneut prüfen. In einem weiteren Schritt nimmt er dann Verknüpfungen mit anderen Befunden, z. B. Röntgenbefunden, vor und leitet daraus die ärztliche Interpretation ab.

Maßnahmen bei nichtvaliden Befunden

Wird bei der Validation ein nichtplausibler Befund/Ergebnis festgestellt, dann müssen zur weiteren Abklärung bestimmte Maßnahmen ergriffen werden:
- Überprüfung der Qualitätskontrolle
- Überprüfung der Probenzuordnung
- Wiederholungsmessung möglichst mit einer anderen Methode
- Prüfung der Probenentnahme und sonstigen Präanalytik
- Klärung von Interferenzen, besonders durch Medikamente.

Zuerst sollten die laborinternen Maßnahmen ergriffen werden, also die Überprüfung des fraglichen Messergebnisses anhand der Qualitätskontrolle, Prüfung des Reaktionsverlaufs am Analysensystem z. B. mithilfe der Absorptions-Zeit-Kurve und Prüfung der Probenzuordnung und möglicher Teststörungen. Führt dies nicht zur Klärung, sollte Kontakt mit dem behandelnden Arzt aufgenommen werden, um nochmals die präanalytische Seite und die Fragestellung abzuklären. Lässt sich auf dieser Stufe immer noch keine Klärung herbeiführen, dann hat i. A. erst die Untersuchung einer weiteren, neu abgenommenen Probe größere Aussicht, Klärung herbeizuführen.

1.2 Klinisch-chemische Analytik

1.2.1 Gewinnung der Laborprobe

Zentrifugation

Die Zentrifugalkraft und die relative Zentrifugalbeschleunigung (RZB) sind dem Radius des verwendeten Rotors und dem Quadrat der Umdrehungszahl proportional:

$$RZB = 1{,}119 \times 10^{-5} \times rpm^2 \times r$$

Bei gegebenem Radius gilt, dass die Sedimentationsdauer umgekehrt proportional der Zentrifugalbeschleunigung ist und eine Verdoppelung der RZB die Zentrifugationsdauer auf die Hälfte verkürzt.

Zur Serum- oder Plasmagewinnung wird standardmäßig bei 3 000 g 15 min zentrifugiert. Bei Notfallproben kann diese Zeit in einer sog. Statspinzentrifuge bei höherer Drehzahl auf ca. 5 min verkürzt werden. Die Zentrifugation kann mit Primärröhrchen aus Kunststoff unproblematisch auch bei dieser höheren Beschleunigung durchgeführt werden. Wird ein Aliquot des Vollbluts in ein Eppendorf-Cup überführt, kann sogar innerhalb 1 min bei 10 000 g Plasma oder Serum gewonnen werden.

Protein- und DNA-Fällung

Die gebräuchlichste Methode zur Entproteinierung von Plasma oder Serum ist die Präzipitation der Proteine als unlösliche Salze z. B. mit Trichloressigsäure, möglichst beim pH des isoelektrischen Punktes.

Vielfach eingesetzt werden alkoholische Fällungen zur DNA-Isolierung [S. C542].

Extraktion

Extraktionsverfahren werden heute i. d. R. nur für eine grobe Abtrennung der interessierenden Substanzen bei gleichzeitiger Anreicherung verwendet, während die eigentliche Isolation (Trennung) der Stoffe anschließend chromatografisch [S. C530] erfolgt. Grundlage der Extraktion ist die unterschiedliche Verteilung der Untersuchungskomponenten zwischen 2 nicht echt ineinander lösbaren Phasen (z. B. 2 Flüssigkeiten). Gängige Prinzipien sind Flüssig/flüssig-, Festphasenextraktion und Immunadsorption.

Keine Extraktion ist vollständig. Auch die theoretisch berechenbare Extraktionsausbeute lässt sich praktisch kaum erreichen. Geht eine Extraktion einem quantitativen Bestimmungsverfahren voraus, müsste man deshalb jedes Mal aufwendig die Extraktionsausbeute bestimmen. Ein eleganter Weg ist die **Verwendung eines internen Standards**. Hierzu wird eine Substanz gewählt, die den interessierenden Probensubstanzen sehr ähnlich ist, aber in den zu untersuchenden Proben nicht vorkommt. Dieser interne Standard wird allen Extraktionsansätzen, also Standard-, Kontroll- und Patientenproben, in gleicher Menge zugesetzt. Dabei geht man davon aus, dass Substanzverluste gleichermaßen die nachzuweisenden Substanzen und den internen Standard betreffen. Nach Durchführung der kompletten Analyse lässt sich die gefundene Menge der Probensubstanzen entsprechend der Wiederfindung des internen Standards korrigieren.

1.2.2 Trenn- und Analysenverfahren

Elektrophorese

> **DEFINITION** Unter Elektrophorese versteht man die Wanderung in Lösung befindlicher Teilchen beim Anlegen einer Gleichspannung. Trennmedium ist eine Pufferlösung, deren Elektrolyte den Stromfluss vermitteln und den pH-Wert sowie die Ionenstärke konstant halten.

Durch die Wahl geeigneter **Standardbedingungen** können die Einflüsse durch die Feldstärke, die Viskosität und den pH-Wert des Mediums auf die Wanderungsgeschwindigkeit eliminiert werden, sodass diese im Idealfall nur von der Teilchenladung und -größe und der Gestalt des Moleküls abhängt.

Folgende Elektrophoresetechniken werden unterschieden:

- Serumelektrophorese
- SDS-(PAGE-)Gelelektrophorese
- isoelektrische Fokussierung
- Kapillarelektrophorese
- Immunfixationselektrophorese.

Elektrophorese auf Zelluloseacetat und Agarose: Die Serumproteinelektrophorese wird zur Verminderung von Adsorptionseffekten auf einem Trägermaterial (Zelluloseacetat oder Agarosegel) durchgeführt und anschließend densitometrisch ausgewertet, wozu die Proteine mit Farbstoff angefärbt werden müssen. Zelluloseacetatfolien müssen in einem weiteren Arbeitsschritt vor der Densitometrie transparent gemacht werden (nicht bei Agarosegelen). Bei der Auswertung werden üblicherweise **5 Proteinfraktionen** unterschieden (Albumin, α1-, α2-, β- und γ-Globuline).

Die quantitative Auswertung des Elektropherogramms erfolgt mit einem **Densitometer** oder **Scanner**. Dabei wird eine Absorptionskurve bei 545 nm mit gleichzeitiger Markierung der Fraktionsgrenzen geschrieben, die Flächenintervalle unter den Kurvenstücken werden in Prozent ausgedruckt. Die Referenzintervalle sind u. a. von dem zur Anfärbung verwendeten Farbstoff abhängig. Die Albuminfraktion zeigt analytisch die geringste Variation (VK < 4 %), die α_2-Fraktion die größte (VK bis 12 %). Heutzutage sind automatisierte Elektrophoresegeräte verfügbar, die den Probenauftrag, die elektrophoretische Trennung und die densitometrische Auswertung vollautomatisch durchführen. Siehe hierzu auch Serum- und Urineiweißelektrophorese [S. C539].

SDS-Gradientengelelektrophorese (SDS-PAGE): Die Disk-Elektrophorese (Disk = diskontinuierlich) ist eine sehr leistungsfähige Weiterentwicklung der einfachen Elektrophoresemethoden. Der poröse Träger, der bei den anderen Verfahren nur die Konvektion verhindert, ist hier entscheidend für die Trennung selbst. Der Träger bei der Disk-Elektrophorese ist ein Gel mit sehr kleinen Poren, das je nach Größe und Gestalt der Proteine eine unterschiedliche Wirkung auf deren Beweglichkeit ausübt.

SDS (Natriumdodecylsulfat) ist amphophil und verbindet sich mit den zu untersuchenden Proteinen zu nahezu kugelförmigen, stark negativ geladenen Komplexen, sodass die Wanderungsgeschwindigkeit nur noch von der Molekülmasse der Proteine abhängt.

Das Gel bei der DISK-PAGE besteht aus 2 Teilen (Sammelgel und Trenngel). Im **Sammelgel** werden die Proben in kleinen Ausstanzungen, die während der Gelpolymerisation mit einem Kamm erzeugt werden, aufgetragen. Sein Vernetzungsgrad ist gering und die Ionenstärke niedrig. Beides führt dazu, dass die Proteine in diesem Gelabschnitt zunächst sehr schnell wandern und Proteinzonen hoher Konzentration und geringer Schichtdicke entstehen. Sobald das **Trenngel** erreicht wird, tritt eine doppelte Bremswirkung auf (stärkere Vernetzung des Trenngels, höhere Ionenstärke des Puffers).

Dadurch ergibt sich an der Grenze zwischen Sammelgel und Trenngel eine Zone hoher Konzentration („Auflaufeffekt"). Im Trenngel wandern die Proteine langsamer weiter und ihre Wanderungsstrecke in der festgelegten Untersuchungszeit ist im Wesentlichen abhängig von der Molekülgröße, da der Effekt der Ladung durch die Vorbehandlung der Proben mit SDS ausgeschaltet wird.

Ein Anwendungsbeispiel ist die **Urinelektrophorese** [S. C539].

Isoelektrische Fokussierung: Trennmedium ist ein im elektrischen Feld **stabiler pH-Gradient**. Zum Aufbau des pH-Gradienten werden sog. **Trägerampholyte** (Ampholine) verwendet. Sie bestehen aus einer Vielzahl von Polyaminopolycarbonsäuren. Der pH-Gradient baut sich in einer solchen Mischung im elektrischen Feld selbstständig auf. Die zu trennenden Proteine aus der Probe wandern im pH-Gradienten, getrieben durch das elektrische Feld, bis sie eine Zone erreichen, wo der pH ihrem jeweiligen isoelektrischen Punkt entspricht, die Gesamtladung des Proteinmoleküls und damit die Wanderungsgeschwindigkeit im elektrischen Feld also gleich null ist. In dieser Zone erfolgt eine Konzentrierung (**Fokussierung**) des Proteins, denn sobald es aus dieser Zone herausdiffundiert, wird es durch das elektrische Feld gleich wieder zurückgetrieben. Aufgrund der Fokussierung ist die Trennleistung dieses Verfahrens sehr hoch und nur von der Feinheit des pH-Gradienten abhängig.

Anwendungsbeispiel: **Liquorproteinuntersuchung auf oligoklonale Banden** [S.C592]. Die Liquor- und Serum-γ-Globuline des Patienten werden vergleichend fokussiert, um eine auf das ZNS beschränkte Immunglobulinbildung nachzuweisen oder auszuschließen. Hierzu werden Ampholine eingesetzt, die besonders gut den typischen pH-Bereich entsprechend den isoelektrischen Punkten von Immunglobulinen abdecken, d.h., der Immunglobulinbereich wird so weit gespreizt, dass selbst geringe Unterschiede zwischen Liquor und Serum nachweisbar werden.

Optische Messverfahren

Absorptionsfotometrie

Bei der Absorptionsfotometrie wird die **Lichtabsorption** (A) gemessen, die das Ergebnis einer Wechselwirkung zwischen Licht einer geeigneten Wellenlänge und der zu bestimmenden gelösten Substanz ist. Zur fotometrischen Bestimmung wird Licht jener Wellenlängenbereiche benutzt, die besonders stark und möglichst spezifisch absorbiert werden. Häufig besteht bei der Absorptionsfotometrie ein linearer Zusammenhang zwischen Messsignal und Konzentration, der sich aus dem Lambert-Beer-Gesetz herleitet. Vereinfacht gilt: A = Faktor × c.

Lambert-Beer-Gesetz:

$$A_\lambda = a_c \times c \times d$$

A = Absorption (dimensionslos), a_c = Proportionalitätsfaktor (substanzspezifische Konstante mit der Dimension cm^2/mol), d = Schichtdicke (cm), c = Konzentration (mol/cm^3).

Direkte Absorptionsfotometrie: Substanzen, die selbst entweder farbig sind oder im UV-Bereich eine deutliche Absorption zeigen, können durch direkte Fotometrie bestimmt werden. Ein Beispiel ist die Bestimmung der Harnsäure:

$$\text{Harnsäure} + 2H_2O + O_2 \xrightarrow{\text{Uricase}} \text{Allantoin} + CO_2 + H_2O_2$$

Die Berechnung kann mithilfe eines Dreisatzes erfolgen:

$$c\,(\text{Probe}) = \frac{A\,(\text{Probe})}{A\,(\text{Standard})} \times c\,(\text{Standard})$$

Gemessen wird die Absorptionsabnahme ΔA bei 293 nm; sie ist der ursprünglich vorhandenen Harnsäuremenge proportional.

Indirekte Fotometrie: Eine höhere Spezifität der Fotometrie lässt sich erzielen, indem man den Analyten zuerst in einer Messreaktion in ein fotometrisch messbares Produkt umwandelt und dann aufgrund der bekannten Stöchiometrie dieser Reaktion die Analytkonzentration indirekt bestimmt.

Zahlreiche Substanzen (z.B. Glukose, Pyruvat, Lactat, Ethanol) können nicht direkt fotometrisch bestimmt werden. Diese Substanzen lassen sich allerdings mit den **Coenzymen** (besser Cosubstraten) NAD(H) bzw. NADP(H) enzymatisch umsetzen. Die Konzentration des reduzierten Coenzyms wird bei 340 nm vor und nach der enzymatischen Umsetzung gemessen.

Da in die Messküvette nicht nur die Probe, sondern auch die Reagenzien gegeben werden, erfolgt vor der Messung eine Verdünnung. Erst durch Berücksichtigung der Probenverdünnung als Quotient aus dem Testvolumen (Summe aller Volumenzugaben in die Messküvette) und dem Probenvolumen erhält man die gesuchte Konzentration in der Probe selbst:

$$c = \Delta A \times a_c \times d \times \text{Testvolumen/Probenvolumen} \; [mol/ml]$$

Bichromatische Messtechnik: Die bichromatische Messtechnik ermöglicht es, brauchbare Ergebnisse selbst dann zu erzielen, wenn
- Fotometer relativ schlechter Güte verwendet werden,
- trübe Proben untersucht werden müssen und
- die Probe Nebenkomponenten enthält, die in der Bestimmungsreaktion mitreagieren.

Unter bichromatischer Messtechnik versteht man eine **Variante der Fotometrie**, bei der die Absorptionsmessung bei 2 Wellenlängen erfolgt. Meistens wird das Absorptionsmaximum des zu untersuchenden Analyten als Messwellenlänge (Hauptwellenlänge) gewählt. Die 2. Wellenlänge wird als Referenz- oder Nebenwellenlänge bezeichnet.

Absorptionsspektroskopie

Die Absorption von Strahlung durch eine zu untersuchende Substanz hängt von deren Struktur (Gehalt an Chromophoren) ab, sodass Stoffe häufig anhand ihrer Absorptionsspektren identifiziert werden können. Hierzu wird die Intensität der Absorption in Abhängigkeit von der Wellenlänge registriert.

Absorptionsspektren können **zur Identifizierung von Substanzen** herangezogen werden. Von besonderer Wichtigkeit sind dabei
- der Kurvenverlauf,
- die Maxima und
- Wendepunkte.

Im Allgemeinen wird das Spektrum der unbekannten Substanz im Vergleich zu Standardsubstanzen aufgenommen. Da das Vorliegen mehrerer absorbierender Substanzen in einer Probe zu einem Mischspektrum führt, muss in den meisten Fällen die zu analysierende Substanz zuerst mithilfe von Trennverfahren (z. B. HPLC) von Begleitsubstanzen abgetrennt werden.

Messtechnik der Fotometrie

Die Absorption wird durch Vergleich der Intensitäten des einfallenden und des durchgelassenen (nichtabsorbierten) Lichtes mit Fotometern gemessen.

Spektrallinienfotometer: Sie besitzen als Lichtquelle Metalldampflampen (z. B. Quecksilberdampflampe), deren Licht aus einzelnen spezifischen Wellenlängen zusammengesetzt ist. Mit einfachen lichtabsorbierenden Filtern kann man Strahlung von hoher spektraler Reinheit (diskrete Spektrallinien) und oft hoher Intensität isolieren. Spektrallinienfotometer arbeiten daher mit echt monochromatischem Licht.

Filterfotometer: Aus dem weißen Licht einer Glühlampe oder Halogenlampe kann man Licht bestimmter Wellenlängen ausfiltern (**einfaches Filterfotometer**), dieses Licht ist aber polychromatisch. Viele moderne Analysenautomaten besitzen nur einfache Filterfotometer als Messplätze. Mit der bichromatischen Messtechnik lässt sich die mangelnde optische Qualität von Filterfotometern allerdings „elektronisch" verbessern (s. o.).

Spektralfotometer und Diodenarrayfotometer: Wird das weiße Licht mittels eines Prismas oder eines optischen Gitters in seine spektralen Bestandteile zerlegt, erhält man nahezu monochromatisches Licht. In kurzer Zeit wird die Wellenlänge der Messstrahlung kontinuierlich verändert, z. B. durch Drehung des Prismas, und die Intensität der austretenden Strahlung registriert. Heute werden **Diodenarraydetektoren** für die Spektrenaufzeichnung eingesetzt. Dabei gibt es keine beweglichen Teile mehr, und der Lichtstrahl geht zuerst durch die Küvette und fällt erst dann auf ein holografisches Konkavgitter. Das hierbei spektral zerlegte Licht fällt dann auf eine Fotodiodenzeile. Bis zu über 1000 Fotodioden – jede für eine bestimmte Wellenlänge – erfassen den gesamten Informationsgehalt eines Spektrums nahezu simultan. Vorteile:
- Spektren können unmittelbar aufgenommen werden (kein Zeitverlust)
- messtechnische Präzision.

Trockenchemie

Unter Trockenchemie wird der Ablauf chemischer Reaktionen an der Oberfläche eines Trägermaterials in Kontakt mit einer wässrigen Phase bezeichnet, wobei dieses Wasser aus dem Probenmaterial stammt. Ein typisches Beispiel ist die Sensormesstechnik für die Glukosebestimmung. Diese wird häufig in der patientennahen Sofortdiagnostik (POCT) eingesetzt. Bei diesen modernen **Blutzuckerteststreifen** wird die Glukose an einer Anode zum Gluconolacton oxidiert. Die entstehenden Elektronen reduzieren Kaliumhexacyanoferrat-III zu Kaliumhexacyanoferrat-II. Das Kaliumhexacyanoferrat-II bewirkt den Transport von Elektronen und Protonen (Mediatorreaktion). An der Kathode wird schließlich Sauerstoff zu Wasser reduziert. Das Potenzial zwischen Anode und Kathode ist der Blutglukosekonzentration proportional und wird aufgrund der durch die Teststreifencodierung abgerufenen gespeicherten Standardkurve zur Berechnung der Blutglukosekonzentration verwendet.

Elektrochemische Verfahren

An der Berührungsstelle zwischen 2 verschiedenen oder 2 unterschiedlich konzentrierten Lösungen bzw. einem festen Stoff und seiner Lösung bildet sich ein elektrisches Potenzial aus, das Diffusions- oder Grenzschichtpotenzial. Es lässt sich unter Zuhilfenahme einer Referenzelektrode mit einer Elektrodenkette messen.

pH-Bestimmung: Zur pH-Messung werden **Glaselektroden** verwendet. Sie bestehen aus Spezialgläsern, an deren Oberfläche, die einer Gelschicht entspricht, eine reversible Aufnahme von Wasserstoffionen in Abhängigkeit von ihrer Konzentration in der Lösung (z. B. Blut) erfolgt. Potenzialdifferenz = $0{,}059 \times$ pH-Differenz

Als primärer Bezugsstandard hat sich für die Blut-pH-Messung eine Pufferlösung pH 7,392 (37 °C) und als 2. Kalibrator für die Steilheitseinstellung ein Phosphatpuffer gleicher Konzentration pH 6,841 durchgesetzt.

Messung des CO_2-Partialdrucks (pCO_2): Die Messung des pCO_2 erfolgt über eine pH-Messung, wobei die Glaselektrode mit einer Kunststoffmembran überzogen ist, die nur für CO_2 durchlässig ist. Zwischen dieser Membran und der Glasmembran befindet sich ein kapillärer Spalt, der mit einer Natriumhydrogencarbonat-Lösung gefüllt ist. Wenn aus der Probe CO_2 in diesen Spalt diffundiert, ändert sich der pH-Wert: $CO_2 + HOH \rightarrow H^+ + HCO_3^-$.

Die pH-Änderung ist direkt proportional dem pCO_2 in der Probenlösung. Die Kalibrierung der CO_2-Elektrode erfolgt mit Eichgasen, die z. B. 5 % und 10 % CO_2 enthalten.

Amperometrische Bestimmung des pO_2: Die Sauerstoffelektrode (**Clark-Elektrode**) besteht aus einer Platinkathode und einer Bezugselektrode in einer Elektrolytlösung und ist von der Probe durch eine sauerstoffdurchlässige Teflonmembran getrennt, die nur nichtionisierte Gase in den kapillären Spalt diffundieren lässt. Es liegt eine Polarisationsspannung von 0,7 V zwischen Anode und Platinkathode an, bei der nur Sauerstoff reduziert wird: $O_2 + 2HOH + 4e^- \rightarrow 4 OH^-$.

Der resultierende **Strom** (A) ist **proportional dem Sauerstoffpartialdruck** in der Probelösung. Geeicht wird mit 2 Gasen mit bekanntem pO_2. Anwendungen: Blutgasanalytik [S.C562] sowie enzymatische Substratbestimmungen mit Kleinmessgeräten für die Bedside-Diagnostik, z. B. Glukoseoxidasemethode für Glukosemessung, Urikasemethode für Harnsäuremessung oder Cholesterinoxidasemethode für Cholesterinmessung.

Chromatografische Trennverfahren

Die Chromatografie dient der Auftrennung von Substanzgemischen idealerweise in reine Einzelkomponenten. Aufgrund einer enormen technischen Entwicklung spielen chromatografische Verfahren in der klinischen Labordiagnostik eine immer größere Rolle. Die Basis bilden die **Gaschromatografie** (GC) und die **Hochdruckflüssigkeitschromatografie** (HPLC).

Vor die Chromatografie ist i. d. R. eine Probenvorbereitung geschaltet (**Extraktion**) und nach der eigentlichen Chromatografie erfolgen die Substanzidentifizierung und Konzentrationsbestimmung mit spezifischen Detektoren. Beispiele hierfür sind der **Diodenarraydetektor** (DAD), der **elektrochemische Detektor** (ECD) und der **massenspezifische Detektor** (MS). Speziell diese massenspezifischen (massenspektrometrischen) Nachweisverfahren haben eine sehr hohe Sensitivität und Spezifität. Zwischen Chromatografie und Massenspektrometrie ist zusätzlich ein Bauteil erforderlich, in dem die Analytmoleküle ionisiert und in ein Hochvakuum überführt werden, z. B. durch Elektrospray-Ionisation (ESI). So ergeben sich die komplizierten Abkürzungen der gängigen Gerätesysteme, z. B. HPLC-ESI-MS (Hochdruckflüssigkeits-Elektrospray-Ionisation-Massenspektrometrie). MS/MS steht für die sog. Tandem-Massenspektrometrie und MS/TOF z. B. für die Time-of-flight-Massenspektrometrie.

HPLC-Diodenarraydetektor

Hierbei werden die nach einer Probenextraktion in ein organisches Lösungsmittelgemisch überführten Analyten chromatografisch in einer Trennsäule getrennt. Hierzu wird das Probengemisch mittels Injektor auf die Trennsäule gegeben. Verschiedene Analyte aus der Probe werden unterschiedlich gut vom Füllmaterial der Trennsäule (Adsorbens) zurückgehalten und mit einem organischen Lösungsmittel(gradienten) eluiert. Die einzelnen Analyte werden über die Chromatografiezeit bis zum Peak (Retentionszeit) und ihr Spektrum identifiziert. Limitationen sind die Trennleistung und die häufig unspezifischen UV-Spektren.

Gaschromatografie – Massenspektrometrie

Die GC wird i. d. R. nur noch **in Kombination** mit der **Massenspektrometrie** (GC-MS) durchgeführt. Der Probenextrakt wird durch den Injektor auf die GC-Säule aufgebracht und in die einzelnen Analyte mithilfe eines **Temperaturgradienten** im GC-Ofen aufgetrennt. Die Elution erfolgt hier nicht mit Lösungsmitteln, sondern einem **Trägergas** (meist Helium). Bei der Massenspektrometrie wird sowohl die Masse der ionisierten Analyt-Moleküle als auch von definierten Bruchstücken dieser Moleküle, der sog. Fragmente, bestimmt. Vorteile sind eine große Trennschärfe und sehr sichere Substanzidentifikation durch Massenspektrenvergleich, wofür sehr umfangreiche Datenbanken verfügbar sind. Limitierend ist, dass die nachzuweisenden Stoffe weder zu polar noch allzu „groß" sein dürfen. Diese Limitationen lassen sich auch nur teilweise durch z. B. spezielle Derivatisierungsverfahren kompensieren.

HPLC–Massenspektrometrie

Die HPLC-Massenspektrometrie-Verfahren werden zunehmend in der klinischen, u. a. toxikologischen Analytik eingesetzt. Hiermit werden z. B. Immunsuppressiva, Psychopharmaka und Vitamin D bestimmt. Beim häufig verwendeten **HPLC-MS-/MS-Verfahren** erfolgt die Substanztrennung durch HPLC (s. oben). Nach der HPLC-Säule schließt sich der Injektor (z. B. ESI) an und im ersten Massenspektrometer wird die Masse des gewünschten Analyten (z. B. Vitamin D) isoliert. In einer Kollisionszelle wird dann genau dieses Analytion fragmentiert; im nächsten Massenspektrometer werden spezifische Tochterionen (Fragmente) erfasst. Vorteil: sehr hohe Sensitivität und Spezifität.

Immunologische Methoden

Da die Antikörper 2 Bindungsstellen haben und die Antigene i. d. R. mehrere determinante Gruppen aufweisen, kommt es beim Mischen von Antigen und Antikörper zur Vernetzung und Präzipitatbildung. Bei großem **Antikörper-Überschuss** werden auf jedem Antigen-Molekül alle Bindungsstellen von den Antikörpern besetzt, ohne dass die Antikörper Gelegenheit haben, mit einem 2. Molekül des Antigens zu reagieren. Die in diesem Fall gebildeten Antigen-Antikörper-Komplexe sind löslich, da sie nicht vernetzt sind.

Eine analoge Überlegung gilt auch für den **Antigen-Überschuss**. Da grundsätzlich bei einem Messsignal 2 verschiedene Konzentrationen, entsprechend dem linken und rechten Schenkel der **Heidelberger-Kurve** (Abb. 1.1), möglich sind, muss bei allen immunchemischen Messverfahren technisch sichergestellt werden, dass die **Ablesung auf dem linken Schenkel** korrekt ist. Die analytische Zuverlässigkeit hängt ganz besonders von der **Spezifität der Antigen-Antikörper-Reaktion** ab.

Immunchemische Untersuchungsverfahren haben einen hohen Stellenwert in der Diagnostik. Während die direkte Erfassung der Ag-AK-Komplexe nur noch in Spezi-

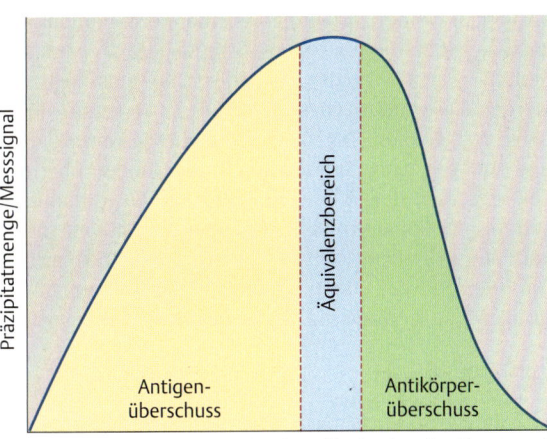

Abb. 1.1 Heidelberger-Kurve. (nach: Hallbach, Klinische Chemie und Hämatologie, Thieme, 2011)

alfällen wie bei der Immunfixation eine Rolle spielt, wurden ausgehend von radioimmunologischen Testverfahren eine Vielzahl heute verwendeter Immunoassays entwickelt.

Man unterscheidet **homogene Immunoassays** ohne Trennschritt („Eintopfreaktionen") und **heterogene Assays**, bei denen eine Abtrennung der Ag-AK-Komplexe im Testablauf nötig ist. Des Weiteren werden kompetitive und nichtkompetitive Immunoassays unterschieden.

- Beim **kompetitiven Assay** konkurrieren die Ag-Moleküle aus der Probe mit einem markierten Antigen (Tracer) um die Bindung an einen nur im Unterschuss vorhandenen Antikörper. Das Messsignal ist indirekt proportional zur Ag-Konzentration in der Probe.
- Beim **nichtkompetitiven Assay** bindet ein AK-Überschuss alle Ag-Moleküle aus der Probe. Anschließend wird ein zweiter mit einer Markierung (Label) versehener Detektions-Antikörper zugegeben und es bilden sich Sandwichkomplexe der folgenden Art: AK(1)-Ag-AK(2)-Label. Das Messsignal ist proportional zur Ag-Konzentration in der Probe.

Immunfixationselektrophorese (IFE)

Methodik: Bei der Immunfixation werden die aufgetrennten Proteine **unmittelbar nach der Elektrophorese** vom Agarosegel **auf Nitrozellulose geblottet**, da damit die Proteine aus dem relativ dicken Agarosegel auf der sehr dünnen Nitrozellulosemembran konzentriert werden. Anschließend werden **Zelluloseacetatstreifen**, die mit monovalenten Antiseren getränkt sind, aufgebracht. Dort, wo die Antigen-Antikörper-Reaktion stattgefunden hat, bildet sich eine **Trübungszone** aus. Nach Auswaschen von Fremdproteinen und überschüssigen Antikörper-Molekülen wird angefärbt.

Auswertung: Beurteilt werden die **Antigen-Spezifität**, die **elektrophoretische Mobilität** und der relative Anteil von **Subklassen**. Soll z. B. eine monoklonale Immunglobulinvermehrung (**Paraproteinämie**) nachgewiesen werden, so wird die elektrophoretische Trennung so modifiziert, dass die Immunglobuline über einen weiten Bereich der auf dem Gel verfügbaren Trennstrecke aufgetrennt werden. Üblicherweise werden parallele Spuren mit der gleichen Patientenprobe auf dem Elektrophoresegel mit Anti-human-IgG, -IgA und -IgM und Anti-human-κ und -λ überschichtet. Die Immunfixation erlaubt die sensitive, aber nur qualitative Erkennung von monoklonalen Immunglobulinvermehrungen (Paraproteinämie). Bei einer IgG-κ-Paraproteinämie zeigen sich z. B. korrespondierende scharfe Banden mit gleicher Wanderungsstrecke in der IgG und in der κ-Spur auf dem Gel. Siehe hierzu auch Paraproteine [S. C586].

Immunturbidimetrie und Immunnephelometrie

Immunkomplexe aus Antigen und Antikörper führen in der Küvette zur **Lichtstreuung**. Bei der Turbidimetrie wird analog zur Fotometrie bei ca. 340 nm gemessen, wie groß der Intensitätsrest des eingestrahlten Lichts nach Streuung in der Küvette im austretenden Lichtstrahl ist. Bei der Nephelometrie misst man die Intensität des Streulichts selbst. Hiermit lässt sich eine Vielzahl von Serumproteinen quantitativ bestimmen (z. B. Ig-Klassen, Komplementfaktoren).

Immunchemische Untersuchungsverfahren mit Tracern

Zur Messung geringerer Substanzmengen ist immer eine **Signalverstärkung** (Amplifikation) erforderlich, diese wird erreicht durch die Tracertechnik. Tracer sind Reaktionspartner, die eine Markierung tragen und die Signalverstärkung bewirken. Bei den radioimmunchemischen Testverfahren werden dazu Radionuklide eingesetzt.
- Beim Radio-Immunoassay (RIA) wird das Antigen radioaktiv markiert und als Antigen-Tracer eingesetzt.
- Beim immunometrischen Assay (IRMA) wird der Antikörper markiert und als Antikörper-Tracer eingesetzt.

Radio-Immunoassay (RIA): Die in der Probe bzw. in den Kalibrationsstandards enthaltenen Antigen-Moleküle und eine konstante Menge Tracer konkurrieren um eine definierte und im Unterschuss vorliegende Menge des für den untersuchten Analyten spezifischen Antikörpers (= **kompetitiver Immunoassay**). Hierzu werden Antigen, Tracer und Antikörper für eine bis mehrere Stunden inkubiert. Dabei unterscheidet der Antikörper bei der Antigen-Antikörper-Reaktion nicht zwischen unmarkierten Antigen-Molekülen aus der Probe und als Tracer zugesetzten radioaktiv markierten Antigen-Molekülen. Je nach der statistischen Verteilung enthält der Antigen-Antikörper-Komplex unterschiedliche Mengen an Radioaktivität. Vor der eigentlichen Radioaktivitätsmessung muss durch einen geeigneten Trennschritt die überschüssige Tracermenge, also die ungebundene Radioaktivität, entfernt werden. Nach Trennung von freier Radioaktivität (= überschüssiger Tracer) und gebundener Radioaktivität wird die **gebundene Radioaktivität** bestimmt. Sie ist umso höher, je niedriger die ursprüngliche Konzentration unmarkierter Antigen-Moleküle im Ansatz war. Im γ-Counter wird die gebundene Radioaktivität gemessen, und anschließend kann die Antigen-Konzentration der Proben aus der sigmoidalen Standardkurve entnommen werden.

ELISA-Verfahren (enzyme-linked immunoadsorbent assay)

Enthält der Antigen- oder Antikörper-Tracer anstelle der radioaktiven Markierung ein Markerenzym (z. B. Peroxidase, alkalische Phosphatase oder β-Galactosidase), dann handelt es sich um einen Enzym-Immunoassay (EIA). Eine häufig eingesetzte Unterform des EIA ist der ELISA:

Der **ELISA** gehört zu den **heterogenen Immunoassays**, d. h., der an den Antikörper gebundene Tracer muss von überschüssigem freiem Tracer getrennt werden. ELISA-Verfahren werden üblicherweise in Röhrchen oder auf Mikrotiterplatten durchgeführt. Die Trennung des freien enzymmarkierten Antigens von der antikörpergebundenen Fraktion erfolgt nahezu ausschließlich durch Solidphase-Techniken. An die Trennung schließt sich die Bestimmung der Enzymaktivität in der gebundenen (seltener in der freien) Phase an. Das Reaktionsprodukt wird fotometrisch gemessen (bei Mikrotiterplatten im ELISA-Reader, einem speziellen Fotometertyp). Über Kalibrationskurven erfolgt die Umsetzung der gemessenen Enzymaktivität in die entsprechende Analytkonzentration.

Lumineszenz-Immunoassay-Verfahren (LIA)

Die Markierungstechniken nutzen hier die Freisetzung von Licht anstelle von Reaktionswärme. Bekannt sind lichterzeugende Reaktionen aus der Natur (**Biolumineszenz**) und die **Chemilumineszenz**.

In der RIA-ähnlichen Variante konkurrieren der Analyt (Probe, Standard oder Kontrolle) und z. B. luminolmarkiertes Antigen um eine limitierte Menge eines an eine Festphase gebundenen Antikörpers. Das Lichtsignal nach Inkubation mit Wasserstoffperoxid und Meerrettichperoxidase ist umgekehrt proportional der Analytkonzentration in der Patientenprobe. Das Testverfahren ist für Analyten sowohl mit hoher als auch mit niedriger Molekülmasse geeignet.

CLIA (Chemilumineszenz-Immunoassay): Anstelle des Luminol-Detektionssystems können auch andere Lumineszenzsysteme verwendet werden, z. B. acridiniumestermarkierte Antikörper (= CLIA-Technik). In der Routineanwendung werden LIA/CLIA-Systeme ausnahmslos als geschlossene Systeme eingesetzt. Dies bedeutet, dass die verwendeten Reagenzienkits und das Gerät jeweils vom selben Hersteller kommen. Nachweise sind mit der LIA-Technik aufgrund der ausgesprochen sensitiven Detektoren im Femtogrammbereich möglich, viele mechanisierte Gerätesysteme für die immunologische Analytik arbeiten nach dem Chemilumineszenzprinzip.

ECLIA (Elektrochemilumineszenz-Immunoassay): Die ECLIA-Technik verbindet das Immunoassayprinzip mit der Elektrochemie und lässt sich prinzipiell für die gleichen Analyte wie die CLIA-Technik einsetzen. Im Reaktionsverlauf werden **mit Ruthenium markierte Immunkomplexe** gebildet, die über Biotin-Streptavidin an paramagnetische Partikel binden. In einer Durchflussmesszelle werden diese paramagnetischen Partikel von einem **Magneten** festgehalten. Zugabe eines **Oxidationsmittels** (TPA) und Anlegen einer **Spannung** an einer Anode oberhalb des Magneten bewirken eine Anregung des Rutheniumsystems. Dieses kehrt nach Abgabe eines Photons in Sekundenbruchteilen wieder in den Grundzustand zurück. Die Intensität der Chemilumineszenz bei 620 nm ist der Antigen-Konzentration in der Probe direkt proportional.

CEDIA-Verfahren

Es handelt sich hier um einen kompetitiven homogenen Immunoassay. Die Probe enthält das nachzuweisende Antigen. Das Reagens besteht aus einem spezifischen Antikörper und 2 Enzymfragmenten, wobei das eine Fragment mit dem nachzuweisenden Antigen konjugiert ist (**Enzymdonor = Tracer**).

Das Antigen aus der Probe und der Tracer kompetitieren um die Bindung an den Antikörper (Unterschuss). Bei hoher Antigen-Konzentration bleibt der Enzymdonor (Tracer) im Wesentlichen frei (keine Bindung an den Antikörper) und setzt sich mit dem 2. Enzymfragment (Enzymakzeptor) zum aktiven Enzym zusammen. Das aktive Enzym wird über einen entsprechenden Substratumsatz nachgewiesen. Bei niedriger Antigen-Konzentration bindet der Antikörper überwiegend an den Enzymdonor. Auch hier bindet anschließend das 2. Enzymfragment, aber das Enzym bleibt inaktiv, weil es durch den gebundenen Antikörper blockiert wird. Eingesetzt wird die CEDIA-Technik v. a. für die Bestimmung von Medikamenten und Drogen.

Störfaktoren bei Immunoassays

Hierzu gehören:
- **Matrixeinflüsse:** Heparineinflüsse, das Phänomen der Nachgerinnung, Lipämie, Hämolyse, Hyperbilirubinämie und nichtadäquate Vorverdünnungen
- **Kreuzreaktivitäten:** Besonders anfällig sind Immunoassays mit polyklonalen Antikörpern. Gerade bei Kreuzreaktivitäten durch Medikamente kommt erschwerend hinzu, dass oft nicht die Substanz selbst, sondern ihre Metaboliten die Kreuzreaktivität verursachen. Die Verwendung monoklonaler Antikörper und der Einsatz der Doppel-Antikörper-Sandwichtechnik vermindern die Anfälligkeit gegen Kreuzreaktivitäten.
- **Rheumafaktoren:** Werden keine kompletten Antikörper, sondern nur Fab-Fragmente für den Testaufbau verwendet, ist kaum mehr mit einer Störung durch Rheumafaktoren zu rechnen.
- **heterophile Antikörper:** Wenn der heterophile Antikörper mit seinem Fab-Teil aufgrund einer Epitopanalogie an den Fab-Teil des Assay-Antikörpers bindet, dann kann er die Gegenwart des Analyten vortäuschen. Solchen Interferenzen begegnen die Testhersteller z. B. durch Vorinkubation der Proben mit tierischen Pro-

teingemischen. Eine besondere Gruppe der Anti-Tier-Antikörper sind humane Anti-Maus-Antikörper (HAMA). Diese treten auf, wenn der Patient bei Diagnose- oder Therapieverfahren Mäuse-Antikörper verabreicht bekommen hat. HAMA sind sehr oft gegen das Fc-Stück der Antikörper des Immunoassays gerichtet, weshalb gentechnisch hergestellte chimäre F(ab)$_2$-Fragmente verwendet werden sollten.
- **messtechnische Unzulänglichkeiten:** z. B. **Hook-Effekt** (Messung im rechten Schenkel der Heidelberger-Kurve).

Serologische Methoden

In der Blutgruppenserologie wird ein unbekannter Antikörper durch ein bekanntes Antigen (**Testerythrozyten**) bzw. ein unbekanntes Antigen durch einen bekannten Antikörper (**Testserum**) nachgewiesen. In beiden Fällen führt die Reaktion eines Blutgruppenmerkmals (Antigen) mit dem entsprechenden (spezifischen) Antikörper zur Bildung eines Antigen-Antikörper-Komplexes (**Agglutination**). Im Routinebetrieb basieren alle Untersuchungsverfahren auf der Hämagglutination. Man unterscheidet direkte von indirekten Verfahren:
- **direkte Verfahren:** Antikörper können direkt eine Agglutination, d. h. einen Brückenschlag von einem Erythrozyten zum anderen, herbeiführen (i. d. R. IgM-Antikörper).
- **indirekte Verfahren:** Antikörper binden an die Erythrozytenoberfläche und beladen diese, ohne zu agglutinieren (ist i. d. R. bei IgG-Antikörpern der Fall, die den Abstand zwischen 2 Erythrozyten nur schlecht überbrücken können). Sie werden dann in einem zweiten Schritt mithilfe eines agglutinierenden Antihumanglobulinserums (AHG-Serum = **Coombs-Serum**) oder eines alternativen Verfahrens nachgewiesen.

Coombs-Test:

Direkter Coombs-Test: Beim direkten Coombs-Test werden IgG-Ak, die an Erythrozyten haften, nachgewiesen (**Abb. 1.2**). Zu den **Erythrozyten des Patienten** wird **Coombs-Serum** (AHG-Antikörper aus Kaninchen oder anderen Tieren) gegeben und geprüft, ob die Erythrozyten des Patienten bereits in vivo mit Antikörpern beladen wurden. Die AHG-Antikörper verbinden 2 Blutgruppen-Antikörper auf den Erythrozyten miteinander. Für den direkten Coombs-Test muss **EDTA-Blut** verwendet werden, um Störungen durch natürlich vorkommende, aber klinisch völlig irrelevante Kälteagglutinine zu vermeiden.

Indirekter Coombs-Test: IgG-Ak gegen Erythrozyten, die noch frei im Serum vorliegen, werden erfasst (**Abb. 1.2**). Dabei werden **Testerythrozyten** mit Serum oder **EDTA-Plasma des Patienten vorinkubiert** und erst **danach Coombs-Serum** zugegeben. In diesem Fall wird geprüft, ob das Serum (Plasma) des Patienten erythrozytäre Anti-

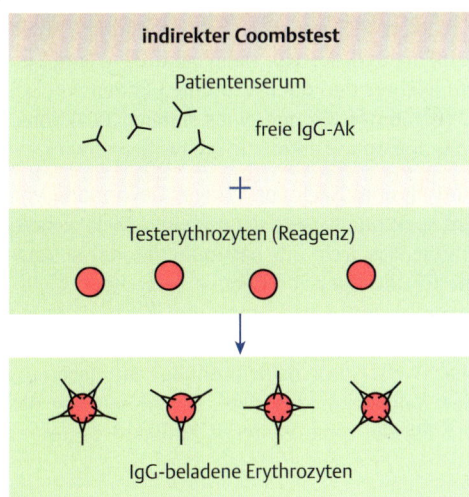
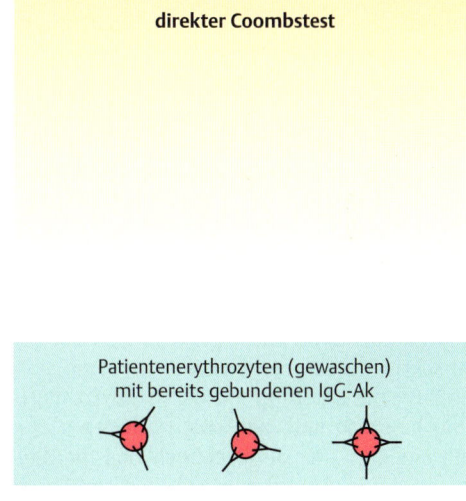
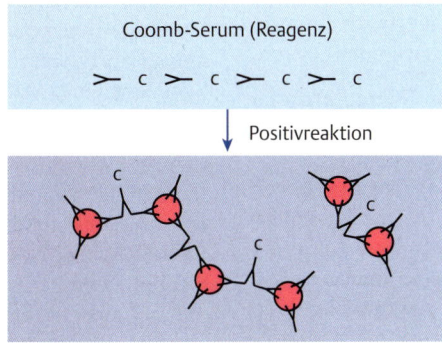

Abb. 1.2 Coombs-Test. (nach: Hallbach, Klinische Chemie und Hämatologie, Thieme, 2011)

körper enthält. Beispiel: Nachweis von IgG-Ak im Serum der Mutter bei Rhesusinkompatibilität.

Testkits bzw. Reagenzien:
Röhrchentest (frühere manuelle Methode): Erythrozytensuspension und Serum werden bei Raumtemperatur oder 37 °C zusammen inkubiert und anschließend zentrifugiert. Nach vorsichtigem Aufschütteln des Sediments wird der Ansatz visuell auf Agglutinate (Verklumpungen) geprüft. Zur Reaktionsverstärkung können AHG-Seren (Coombs-Seren), Enzyme (Bromelin, Papain), Albuminlösung oder Lösungen mit niedriger Ionenstärke (LISS) dem Inkubationsansatz zugesetzt werden. Verschiedene Kontrollen müssen vorschriftsmäßig mitgeführt werden. Mittels Röhrchentest lassen sich die Blutgruppenbestimmung, die Verträglichkeitsprobe, der direkte AHG-Test (Coombs-Test) und die Antikörper-Identifizierung durchführen.

Mikrosäulenagglutinationsmethode: Die Testung findet in Gel-gefüllten Minisäulchen statt, die in Karten oder Kassetten eingebaut sind. Im einfachsten Fall befindet sich oberhalb der Minisäule eine leere Reaktionskammer, die sich nach unten zu verjüngt. In diese Kammer pipettiert man die Erythrozytensuspension, Antikörper-Lösung und sonstige Reagenzien. Nach Abschluss der Bildung von Ag-Ak-Komplexen und der Agglutination wird nach definierter Inkubationszeit unter standardisierten Bedingungen zentrifugiert. Bei der Zentrifugation dringen die Agglutinate in Abhängigkeit von der Stärke der Agglutination verschieden weit in das Gel ein. Nichtagglutinierte Erythrozyten sammeln sich als Sediment am Kammerboden. Sehr schwache Agglutinationsreaktionen sind nur durch eine unscharfe Begrenzung bzw. Schweifbildung des Erythrozytensediments zu erkennen. Eine Zweitablesung der Resultate ist für mindestens 12 h möglich, da in dieser Zeit kaum sekundäre Veränderungen auftreten. Die Durchführung ist vereinfacht, wenn bereits mit Antikörpern beschickte Gelröhrchen verwendet werden. Das Verfahren ist auch in automatisierter Form anwendbar.

Mikrotiterplattentestverfahren: Entsprechend der Testvorschrift werden die Kavitäten der Rundbodenmikrotiterplatte mit Erythrozyten, Antikörper-Lösungen bzw. Serum beschickt und inkubiert. Nach Zentrifugation wird mit einem Rüttler aufgeschüttelt und die Agglutination beurteilt. Das Verfahren kann teilweise (Pipettierstation, Plattenfotometer) oder vollständig einschließlich positiver Probenidentifikation durch Barcodelesung automatisiert werden. Vorteil: geringeres Ansatzvolumen.

Festphasenmikrotiterplattentests: Die Mikrotiterplatten sind mit Erythrozyten oder häufiger Erythrozytenmembranen beschichtet, sodass sich im Patientenserum vorhandene Antikörper vom IgG-Typ anlagern können. Durch Bindung von anti-human-IgG-beladenen Indikatorzellen werden die Antikörper nachgewiesen. Die Auswertung erfolgt nach Zentrifugation. Eine homogene Verteilung der Indikatorzellen entspricht einem positiven Ergebnis, ein Erythrozytenknopf im Zentrum der Kavität einem negativen Resultat. Vorteil: empfindliches Verfahren zur Antikörper-Suche und -Identifizierung.

Festphasenmikrotiterplattentests mit Antikörper-Beschichtung: Monoklonale Antikörper sind homogen verteilt in den Kavitäten der Mikrotiterplatte fixiert. Nach Zugabe der Erythrozytensuspension und Zentrifugation wird das Ergebnis wie zuvor visuell oder fotometrisch ausgewertet. Auch hier entspricht eine homogene Verteilung der Erythrozyten einem positiven Ergebnis.

Molekularbiologische Untersuchungen: Bei Neugeborenen, bei Patienten mit Antikörper-Mangel-Syndrom und bei älteren Menschen können die Isoagglutinine (A, B) und das D-Merkmal nahezu fehlen oder nicht sicher erfassbar sein. In diesem Fall lassen sich diese Merkmale nur mittels PCR-Verfahren oder Chiptechnologie molekularbiologisch nachweisen. Die molekularbiologischen Tests sind auch mit Fruchtwasser als Probe bei Verdacht auf einen Morbus haemolyticus neonatorum möglich.

Antikörper-Suchtest

Siehe Immunsystem und rheumatologische Erkrankungen [S. A460].

Hb-Bestimmung und Zellzählung

Bestimmung von Hämoglobin:
Cyanidfreie Hb-Bestimmungsverfahren: Die Blutprobe wird verdünnt und das Hämoglobin freigesetzt. Sodium-Lauryl-Sulfat (SLS) wird als Reagens verwendet. Dieses Molekül hat ein hydrophiles und ein hydrophobes Ende. Als Erstes reagiert SLS mit seinem hydrophoben Anteil mit dem Globinanteil des Hb. Dann wird das Hämeisen zur 3^+-Stufe oxidiert und die hydrophilen Enden von SLS binden an Fe^{3+} unter Bildung eines stabilen Reaktionsprodukts, das absorptionsfotometrisch bestimmt wird.

Freies Hb im Plasma: Nach vorsichtiger Gewinnung von Plasma wird spektralfotometrisch mit einer Mehrwellenlängenmethode das freie Hb bestimmt. Moderne Analysesysteme für die Klinische Chemie verwenden Mehrwellenlängenmessungen von Probe und Kochsalzlösung als Reagens für die Bestimmung des Hämolyseindex zum Hämolysenachweis. Quasi als Beiprodukt kann nach entsprechender Kalibration aus dem Hämolyseindex das freie Hb im Plasma ohne weiteren Aufwand bestimmt werden.

Erythrozytenkonzentration (Zahl) und MCV: In den Blutbildanalysatoren werden üblicherweise 10 000–50 000 Zellen untersucht. Die Präzision ist dem Zählkammerverfahren weit überlegen, sodass die mikroskopische Kammerzählung keine Rolle mehr spielt.

Widerstandsmessung (Impedanzmessung): Ungeladene Partikel in einem elektrischen Feld erhöhen den Widerstand. Daher kann die Widerstandsmessung zur **Zählung und Größenbestimmung von Erythrozyten** dienen. Nach Vorverdünnung werden die Erythrozyten inmitten eines Mantelflüssigkeitsstroms vereinzelt und durch die Messöffnung eines Widerstandstransducers geleitet. Passiert eine Zelle, steigt der Widerstand an und der Stromfluss würde absinken, dies reguliert der Analyser durch einen Spannungsanstieg nach. Steigt die Spannung über eine festgelegte Schwelle und fällt kurz darauf wieder ab, liegt ein Spannungsimpuls vor. Die Zahl der Spannungsimpulse korreliert mit der Zellzahl. Das Volumen jeder Zelle (MCV des einzelnen Erythrozyten) lässt sich durch die Amplitude der jeweiligen Spannungsimpulse ermitteln. Die Auswertung einer Vielzahl solcher Impulse gibt eine Größenverteilungskurve der Erythrozyten und ein mittleres MCV.

Laserstreulichtmethode: Aus der vorverdünnten Blutprobe werden die Erythrozyten in einem Diluentstrom (Verdünnungsmittel) vereinzelt und in eine optische Durchflussküvette geleitet. Die **Schwächung des Laserstrahls** in Vorwärtsrichtung (0°-Lichtverlust) ist ein **Maß für die Zellgröße**. Jede passierende Zelle erzeugt einen charakteristischen Lichtverlust am Detektor, der wie ein Impuls zunimmt und nach vollständiger Passage der Zelle wieder zur Grundlinie abnimmt. Da die Lichtstreuung großer Zellen stärker ist als die kleiner Zellen, ist die Amplitude des 0°-Lichtverlusts größenabhängig und kann für die Bestimmung der Zellgröße (MCV der Einzelzelle) verwendet werden. Wiederum erfolgt die Auswertung durch Aufsummation einer Vielzahl solcher Ereignisse. Die Impulshäufigkeit korreliert mit der Erythrozytenzahl und das Amplitudenmittel mit dem MCV. Der Hämatokrit lässt sich berechnen.

Leukozytenzahl: Mechanisierte Messmöglichkeiten für die Leukozytenzählung sind u. a. Widerstandsmessverfahren (Impedanzprinzip), die optische Streulichtmethodik oder die Kombination beider Verfahren.

Im ersten Schritt werden bei allen mechanisierten Leukozytenbestimmungen die **Erythrozyten lysiert**. Dies ist auch bei der Kammerzählung erforderlich. Sie wird in seltenen Fällen weiterhin als Kontrollverfahren für die mechanisierte Zellzählung benötigt.

Thrombozytenzahl: Auch hier sind mechanisierte Messmöglichkeiten das Widerstandsmessverfahren (Impedanzprinzip), die optische Streulichtmethodik, die Durchflusszytometrie (z. B. mittels markierter CD-61-Antikörper) oder die Kombination der Verfahren.

Retikulozyten: Im Gegensatz zu Erythrozyten enthalten Retikulozyten deutliche Mengen endoplasmatischen Retikulums, das reich an RNA ist. **Anfärbung der RNA** erlaubt die mikroskopische bzw. die durchflusszytometrische Retikulozytenbestimmung: Das Retikulozytenreagens enthält einen Farbstoff, der mit der RNA reagiert und eine Fluoreszenz bei 530 nm ergibt. Diese Fluoreszenz wird in einem Winkel von 90° zum Laserstrahl gemessen. Die Retikulozytenpopulation wird identifiziert und gezählt, was die absolute Retikulozytenzahl ergibt. Außerdem lässt sich der Anteil der Retikulozyten im Verhältnis zur Erythrozytenzahl angeben (typischerweise in Promille).

Retikulozyten lassen sich in verschiedene **Reifestadien** unterteilen. Da die Retikulozyten bei ihrer Reifung RNA verlieren, kann die Fluoreszenzintensität genutzt werden, um zusätzlich den Anteil unreifer Retikulozyten zu ermitteln (IRF).

Normoblasten: Mikroskopisch können Normoblasten **mit Lymphozyten verwechselt** werden (**Normoblastenkern**: rund, sehr dichte Chromatinstruktur, vollkommen unstrukturiertes Zytoplasma). Sie können zur **Fehlmessung** bei der mechanisierten Leukozytenzählung führen. Moderne Systeme korrigieren die Leukozytenzahl automatisch beim Vorliegen von Normoblasten, die dazu selbstverständlich bestimmt werden müssen. Hierzu wird ein Reagens verwendet, das sowohl einen Fluoreszenzfarbstoff (detektierbar bei 630 nm) enthält als auch die Kerne der Normoblasten von ihrem Zytoplasma trennt. Erst diese hüllenlosen Zellkerne nehmen den Farbstoff auf. Angegeben wird die Absolutzahl der Normoblasten (NRBC) und die Fraktion der RBC je 100 WBC (NR/W). Nichtvitale Leukozyten nehmen den Farbstoff ebenfalls auf, allerdings mit von Normoblasten unterscheidbarer Intensität, und können so parallel bestimmt werden. Angegeben wird durch Differenzbildung die Fraktion der vitalen Leukozyten (WVF).

Hämostaseologische Methoden

Bei allen Gerinnungsmessverfahren wird durch Inkubation von Citratplasma mit einer optimalen Menge eines spezifischen Reagens und Kalzium der Gerinnungsvorgang ausgelöst und die Zeit bis zur Bildung des Fibringerinnsels gemessen; alternativ kann die Bestimmung auch mit chromogenem Substrat erfolgen. Angegeben wird entweder direkt
- die gemessene Gerinnungszeit, oder
- die Reaktionszeit der Probenmessung wird durch die Reaktionszeit z. B. eines Normalplasmapools dividiert (Ratio), oder
- die gemessene Gerinnungszeit wird anhand einer Standardkurve in eine Konzentrationsangabe umgewandelt.

Für die Messung der Gerinnungszeit stehen folgende Verfahren zur Verfügung:
- **Schnittger-Gross-Koagulometer:** Tritt ein Fibrinfaden auf, wird der Stromkreis zwischen 2 Elektroden geschlossen und der Zeitzähler dabei gestoppt.
- **optische Messung** (Turbidimetrie): Die Entstehung feinster Fibrinfäden bei Gerinnungseintritt erzeugt ein charakteristisches optisches Signal. Die optischen Messungen müssen kontinuierlich (Mehrkanalgeräte) oder in sehr kurzen Intervallen (Zentrifugationsanalyser) erfolgen. Ein aufwendiges Rechenprogramm sorgt dafür, dass die Ermittlung falsch kurzer Gerinnungszeiten aufgrund von nichtgerinnungsbedingten Trübungen (z. B. Lipämie) oder die Erfassung von Fremdpartikeln ausgeschlossen wird.
- **Kugelkoagulometrie:** Reaktionsansatz und eine Stahlkugel befinden sich in einem Röhrchen, das sich langsam um seine Längsachse dreht. Durch Gerinnselbildung wird diese exakte Bewegung gestört, was von einem magnetischen Sensor registriert wird. Einsatz

nur, wenn mit der optischen Messung der Gerinnungszeit keine validen Ergebnisse erhalten werden können.
- **Bestimmung der Gerinnungszeit mit chromogenem Substrat:** Mit Reagens und Kalziumionen wird die Thrombinbildung gestartet. Die Proteaseaktivität des gebildeten Thrombins wird mit einem chromogenen Substrat bestimmt, aus dem p-Nitroanilin (pNA) freigesetzt wird. Gemessen wird die Zeit, bis zu der bei 405 nm ein festgelegter Absorptionswert erreicht ist. Mit chromogenen Substraten lassen sich insbesondere die Einzelfaktoren besonders einfach fotometrisch bestimmen.
- **manuelle Methode** (veraltet): Nach dem Reaktionsstart wird ein Stab mit Öse aus Platin oder Kunststoff etwa 2×/s im Reaktionsgemisch auf und ab bewegt. Beim ersten Erscheinen eines Gerinnsels (hängt an der Öse) wird die Messzeit genommen.

1.2.3 Kalibration und Maßeinheiten

Kalibratoren und Kalibrationsverfahren

Kalibratoren sollten so rein und genau definiert sein wie möglich. Unter einem **primären Standard** versteht man einen Kalibrationsstandard aus abgewogener Reinsubstanz gelöst in reinem Lösungsmittel. Der **sekundäre Kalibrator** wird an einem primären Kalibrator abgeglichen und kann, wenn es für das Verfahren erforderlich ist, auch eine analytfreie Probenmatrix enthalten.

Das **Kalibrationsverfahren** beschreibt den Zusammenhang zwischen Messsignal und Maßeinheit (z. B. Konzentration). Bei vielen Messverfahren werden mehrere Kalibrationspunkte benötigt. Mit verschiedenen mathematischen Näherungsverfahren kann eine kontinuierliche Ausgleichsfunktion erhalten werden, die den besten Zusammenhang zwischen Signal und Maßeinheit wiedergibt.

Matrixeinflüsse

Bestandteile der Probe (Matrix) können die Kalibrierfunktion durch unterschiedliche chemische oder physikalische Effekte beeinflussen. Werden Matrixeffekte nicht berücksichtigt, kann es zu erheblichen **Fehlern bei der Analyse** kommen. Zum Nachweis von Matrixeinflüssen wird die Wiederfindungsfunktion von Probenmatrices bestimmt. Die Messproben werden durch Aufstocken mit Standardproben bekannten Gehalts hergestellt. Die Probenmatrices sollen die zu bestimmende Substanz vor der Aufstockung nicht enthalten. Matrixeffekte spielen insbesondere bei immunchemischen Messverfahren, aber auch z. B. bei der Massenspektrometrie eine große Rolle.

Maßeinheiten

IFCC (International Federation of Clinical Chemistry and Laboratory Medicine) und IUPAC (International Union for Pure and Applied Chemistry) haben gemeinsam das **NPU-System** (N: nomenclature; P: properties; U: units) entwickelt, das die Mitteilung von Befunden der Laboratoriumsmedizin bezüglich Messgrößen und Einheiten standardisiert. Für den globalen Datentransfer sind alle Angaben zum System, zum Analyten, zur Messgrößenart und -einheit einer Messgröße in einer Zahl, dem NPU-Code, zusammengefasst, der es erlaubt, die zugehörigen Messresultate sicher einzuordnen und zu interpretieren.
- System: u. a. Blut B (Plasma P, Serum S), Liquor (cerebrospinal fluid, Csf) und Urin (U)
- Bestandteil: Benennung, soweit möglich, mit offiziellen Bezeichnungen
- Messgrößenart mit Einheit: Die Angaben folgen den Empfehlungen von IUPAC-IFCC z.B: Stoff(mengen)konzentration mmol/l; Stofffraktion (Stoffanteil) mmol/mmol; Massenkonzentration g/l; Massenfraktion (Massenanteil) g/g; katalytische Aktivitätskonzentration µkat/l; katalytischer Aktivitätsgehalt µkat/kg; numerischer Gehalt (Anzahlgehalt) kg^{-1}.

Die Größenart kann ergänzt werden durch Angaben zum Messverfahren und zur Kalibration.

1.2.4 Fehler und Qualitätssicherung

Fehlerarten

Zufällige und systematische Fehler beeinflussen die Analysenergebnisse. Bei der Erstellung von Laborwerten ist deren Streuung die Ursache der Unpräzision. Systematische Fehler sind im Prinzip methodische Fehler, die sich nur durch eine Methodenoptimierung oder gar einen Wechsel der Methode verringern lassen.

Prinzipien der Qualitätssicherung

Interne und externe Qualitätskontrolle (Ringversuche) nach den Richtlinien der Bundesärztekammer (RILIBÄK 2008) sowie ein Qualitätsmanagementsystem sollen eine gleichbleibend hohe Qualität der Laboruntersuchungen garantieren. Diese Richtlinie behandelt grundlegende Anforderungen an die Qualitätssicherung laboratoriumsmedizinischer Untersuchungen (Ressourcen, Präanalytik, Analytik, Postanalytik und Qualitätsmanagementsystem) sowie im Speziellen Qualitätssicherung qualitativer und quantitativer laboratoriumsmedizinischer Untersuchungen. Das **Qualitätsmanagement im Labor**
- muss auf allgemein anerkannten Normen und Regelwerken beruhen.
- Gesetzliche Vorschriften müssen eingehalten werden.
- Die Zuverlässigkeit muss ständig dokumentiert werden und transparent sein.
- Die Untersuchungen müssen durch Qualitätskontrollen regelmäßig überprüft werden.
- An Ringversuchen als externe Kontrollmaßnahme muss regelmäßig teilgenommen werden.
- Zutreffende Referenzbereiche müssen mit den Ergebnissen mitgeteilt werden.
- Die einzelnen Patientenwerte sollten nach festgelegten Kriterien validiert werden.

Ziele der Qualitätskontrollen

Die Ziele der Qualitätskontrolle sind:
- Kontrolle der zufälligen Fehler
- Kontrolle der systematischen Fehler über den ganzen klinisch relevanten Messbereich
- Kontrolle jeder Analysenserie auch bei Notfallanalysen
- sofortige Auswertung der Kontrollmessungen
- Anwendbarkeit in allen Laboratorien.

Die statistische Qualitätskontrolle soll eine wirksame Kontrolle der Zuverlässigkeit der Analysenergebnisse von Patientenproben gewährleisten. Dazu ist eine ständige interne Qualitätskontrolle erforderlich. Durch Ringversuche wird ermittelt, wie die Qualität der Laboratorien im Vergleich untereinander aussieht.

Zuordnung zum Patienten und zur Untersuchungsprobe: Die Ergebnismitteilung muss eine eindeutige Zuordnung zum Patienten (Name, Fallnummer, Auftragsnummer), zur Art und Beschaffenheit der Untersuchungsprobe (Primärprobe) und zum Untersucher (Absender der Ergebnismitteilung) ermöglichen. Zur Beschreibung der Primärprobe gehört die Übernahme von Angaben des Anforderers, z. B. Angaben zu Gesamtmenge und Sammelzeit bei Sammelurin. Zusätzlich sind für eine korrekte Ergebnismitteilung genaue Datums- und Zeitangaben erforderlich. Des Weiteren wird von Labor-EDV-Systemen der Zeitpunkt des Probeneingangs ins Labor festgehalten und schließlich der Zeitpunkt der Ergebnisübermittlung. Erfolgt diese vorweg telefonisch, sollte der Befundempfänger namentlich vermerkt werden.

Angaben zur Analysenprobe: Die **Art** der analytischen Probe, z. B. Serum, Plasma oder Hämolysat, muss angegeben werden, wobei übliche Abkürzungen verwendet werden dürfen, z. B. für Albumin im Serum „Albumin/S". Die **Beschaffenheit** der Analysenprobe sollte zusätzlich beschrieben werden, z. B. Plasma „unauffällig". Auffälligkeiten sind genau anzugeben. Hierzu gehören visuell erkennbare Eigenschaften der Analysenprobe, z. B. Rotfärbung (Hämolyse) oder Gelbfärbung (ikterische Probe) bei Serum oder Plasma oder bei Liquor zu Gerinnselbildungen und Gelbfärbung der zentrifugierten Probe (Xanthochromie).

Übermittlung zeitkritischer Ergebnisse: Zeitkritische Ergebnisse sind solche, die entweder als zeitkritisch angefordert sind oder alarmierende Inhalte besitzen. Als alarmierend werden Ergebnisse betrachtet, bei denen auch ohne Kenntnisse über die besondere Situation des Patienten (Erkrankung, Vitalfunktionen usw.) eine unmittelbare Gefährdung für ihn angenommen werden kann oder muss. **Zeitkritische Ergebnisse** werden unmittelbar nach ihrer Erstellung mitgeteilt, **alarmierende Ergebnisse** i. d. R. nach der analytischen Beurteilung (technische Validation), oft jedoch bereits vor der Durchführung der Qualitätskontrolle und der Plausibilitätskontrolle. Zeitangaben, insbesondere die Uhrzeit der Anforderung und der Ergebnismitteilung, sind obligatorisch. Bei telefonischer Übermittlung, Übermittlung per Telefax oder elektronischer Übermittlung muss ein ausführlicher schriftlicher Bericht (Befund) folgen. Bei telefonischer Ergebnismitteilung ist besonders darauf zu achten, dass dem Empfänger des Ergebnisses, der u. U. zufällig das Gespräch entgegennimmt, die mögliche Gefahr für den Patienten bewusst ist.

Dokumentation: Die Messergebnisse der Qualitätssicherung, die Berechnungen von internen Fehlergrenzen (soweit vorgesehen) und der quadratischen Messabweichung (soweit vorgesehen) und deren Bewertung sowie die ergriffenen Maßnahmen beim Überschreiten von Fehlergrenzen müssen dokumentiert und für 5 Jahre nachprüfbar aufbewahrt werden.

2 Wichtige Stoffgruppen

2.1 Aminosäuren, Proteine, Enzyme

2.1.1 Aminosäuren

Indikation:
- Diagnostik von Stoffwechselstörungen (i. d. R. in der frühen Kindheit)
- Neugeborenen-Screening (s. Pädiatrie [S. B473])
- Risikoabklärung für kardiovaskuläre Erkrankungen (Homozysteinbestimmung).

Methodik: Die Bestimmung erfolgt aus Plasma (z. B. Aminazidopathie, Hyperammonämie) und Urin (z. B. Phenylketonurie, Fanconi-Syndrom, Cystinurie). Zur Trennung und quantitativen Bestimmung der Aminosäuren wird in erster Linie die Hochdruckflüssigkeitschromatografie (HPLC) eingesetzt.

Essenzielle Aminosäuren sind Valin, Leucin, Isoleucin, Phenylalanin, Tryptophan, Methionin, Threonin und Lysin.

Aminosäuresequenzierung: Es gibt sog. Sequenzer, die automatisiert die Aminosäuresequenz (Primärstruktur) von Peptiden und Proteinen nach enzymatischer Fragmentierung ermitteln können. Die Aminosäuresequenz wird ermittelt, indem das N-terminale Peptidende Aminosäure um Aminosäure verkürzt wird. Alternativ wird heute mit Proteindatenbanken gearbeitet.

Auswertung: Die Referenzwerte hängen ab von Methode, Alter und Ernährung des Patienten. Homozysteinkonzentrationen **> 12 µmol/l** im Plasma gelten als unabhängiger **Risikofaktor für kardiovaskuläre Erkrankungen**. Homozystein führt bei seiner Autooxidation zur Endothelschädigung (reaktive Sauerstoffspezies) und scheint an der Atherombildung beteiligt zu sein. Ursächlich für eine Homozysteinerhöhung können genetische Enzymdefekte, ein Mangel an B-Vitaminen und Folsäure, eine Niereninsuffizienz oder Arzneimittelinterferenzen (z. B. Theophyllin, Antiepileptika) sein.

2.1.2 Proteine

Gesamtprotein und Albumin

Indikation: Zu Veränderungen der Gesamtproteinkonzentration im Blutplasma kommt es nur bei größeren Veränderungen der Albumin- bzw. Immunglobulinkonzentration. Veränderungen anderer Plasmaproteine führen nicht zu messbaren Abweichungen der Gesamtproteinkonzentration. Daher kann mittels Gesamtprotein- und Albuminbestimmung indirekt auf die Gesamtkonzentration der Immunglobuline im Plasma geschlossen werden. Bestimmungsindikationen sind:
- Nachweis einer Dysproteinämie
- Ergänzungsuntersuchung zur Serumelektrophorese
- Störungen des Wasserhaushaltes (Pseudodysproteinämie)
- Verlaufskontrolle zahlreicher Erkrankungen.

Präanalytik: Die Probennahme muss **standardisiert** erfolgen. Der Patient sollte liegen. Fehlerquellen mit falsch hohen Ergebnissen sind: Blutabnahme im Stehen, verringertes Intravasalvolumen, längere Stauung bei der Blutentnahme, Blutentnahme nach aktiver Muskelarbeit.

Methodik:
Biuretmethode zur quantitativen Gesamtproteinbestimmung: Für die Bestimmung im Plasma wird hauptsächlich die Biuretmethode eingesetzt, bei der Protein und Kupfer (II)-Ionen in alkalischer Lösung violette Komplexe bilden. Falsch hohe Ergebnisse: proteinartige Infusionsbestandteile (Gelatinederivate), Polydextrane (Plasmaexpander) und Zuckerlösungen.

> **MERKE** Bei ausgiebiger Infusionstherapie (Intensivmedizin) muss deshalb mit Messwerten gerechnet werden, die 10–25 % über der tatsächlichen Plasmaproteinkonzentration liegen.

Albuminbestimmung mit Bromcresolgrün: Der Farbstoff Bromcresolgrün oder Bromcresolpurple reagiert relativ selektiv mit Albumin. Seine Absorptionsänderung ist ein Maß für die Albuminkonzentration. Nach maximal 1 min Inkubationszeit wird die Absorption bei ca. 600 nm gemessen. Als Standard wird Humanalbumin benötigt. Von Nachteil ist, dass die Methode nur unter bestimmten Voraussetzungen spezifisch für Albumin ist:
- kurze Inkubationszeit (< 1 min bei Raumtemperatur, < 30 s bei 37 °C)
- bichromatische Messung.

Die Miterfassung von Globulinen kann man bei kurzer Inkubationszeit vernachlässigen. Wird sie überschritten, werden auch Immunglobuline miterfasst. Die Mitmessung von Fibrinogen im Plasma wird durch die bichromatische Messmethode vermieden. Als 2. Wellenlänge werden 700 oder 800 nm gewählt.

Auswertung: Der Referenzbereich für die Gesamtproteinkonzentration liegt beim Erwachsenen zwischen 66 und 83 g/l. Absolute Veränderungen der Gesamtproteinkonzentration (Dysproteinämie) mit Unter- oder Überschreitung des Referenzbereichs beruhen entweder auf einer **Verminderung des Albumins** oder der **Zu- bzw. Abnahme der Immunglobuline**. Eine absolute Zunahme des Albumins kommt nicht vor. Die anderen Plasmaproteine führen selbst bei einer Konzentrationsänderung um ein Vielfaches ihrer ursprünglichen Konzentration nicht zu einer erkennbaren Veränderung der Gesamtproteinkonzentration.
- **echte Hyperproteinämie** (> 90 g/l):
  - pathologisch erhöhte Ig-Synthese bei Plasmazellerkrankung (am häufigsten)
  - **vorübergehende Hyperproteinämie:** Ig ↑ ↑, aber Albumin noch nicht entsprechend abgesunken (z. B. chronisch-aktive Hepatitis, Leberzirrhose oder Tuberkulose). Stark ausgeprägte Hyperproteinämien (> 100 g/l) führen zur Viskositätserhöhung des Blutes.
- **echte Hypoproteinämie** (< 40 g/l):
  - verminderte Proteinsynthese
  - gastrointestinale (nichtselektive) Proteinverluste (alle Proteine gleichermaßen betroffen, keine Abweichung vom Normalbefund in der Serumelektrophorese)
  - renaler Proteinverlust (v. a. Albumin ↓)
  - weitere Ursachen: Malabsorptions-Syndrome (Gesamtproteinverminderung evtl. vor klinischen Symptomen), Mangel- und Fehlernährung, hereditäre Analbuminämie, Antikörper-Mangel-Syndrom, Verbrennungen, mehrfache Punktion von Ergüssen.

> **MERKE** Eine absolute Erhöhung der Gesamtproteine beruht immer auf einer pathologisch gesteigerten Immunglobulinkonzentration (z. B. Plasmozytom).

- **Verminderung von Albumin:**
  - verminderte Synthese in der Leber (Abfall erst nach mehreren Wochen, da sich 70 % des Albumins im interstitiellen Raum befinden)
  - renale Verluste (kompensatorisch gesteigerte Synthese in der Leber → Albumin kann im Normbereich bleiben)
  - Bindung an Medikamente.

> **MERKE** In der Intensivmedizin ist das Albumin ein wichtiger Marker für einen Blutplasmaverlust, bei dem rasch albuminarme interstitielle Flüssigkeit nachströmt.

- **Störung im Wasserhaushalt** (Pseudodysproteinämien): Differenzierung erst möglich durch Konstellationsbetrachtung zusammen mit dem Hämatokritwert und dem Ergebnis der Serumproteinelektrophorese.

- **Pseudohyperproteinämie** (Hämatokrit ↑): Erbrechen, Durchfall, Dursten, diabetische Azidose
- **Pseudohypoproteinämie** (Hämatokrit ↓): stärkere Blutverluste (→ Verdünnungshypoproteinämie), erhöhtes Blutvolumen in der 2. Schwangerschaftshälfte, proteinfreie Infusionslösungen.

Serum- und Urineiweißelektrophorese

Indikation:
- Differenzierung zwischen Wasserhaushaltsstörungen und Dysproteinämien sowie deren Verlaufskontrolle
- Diagnostik von monoklonalen Gammopathien
- Verdacht auf Antikörper-Mangel.

Präanalytik und Methodik:
Serumelektrophorese: Als Untersuchungsmaterial ist Serum erforderlich; Hämolyse muss vermieden werden. Bei der Untersuchung von Heparinplasma oder hochdosiert heparinisierten Patienten tritt durch Fibrinogen verursacht eine Sonderbande zwischen der β-und γ-Fraktion auf (Fibringradient). Bei starker Hämolyse lässt sich ein sog. Hämoglobingradient in der β-Fraktion beobachten. Zur Methode s. Elektrophorese [S. C527].

Urinelektrophorese: Die Urinproben werden eingeengt und meistens wird eine SDS-Polyacrylamidelektrophorese [S. C527] durchgeführt. Werden zum Vergleich mit der Patientenprobe Molekülmassenstandards oder ein Urin mit bekanntem Proteinuriemuster untersucht, dann kann das Proteinausscheidungsmuster sehr differenziert beurteilt werden. Ein Vorteil der Methode besteht darin, dass auch prärenale Proteinurien (z.B. Bence-Jones-Proteinurien) erkannt werden können. Wird nach der Elektrophorese ein Transfer der aufgetrennten Proteine auf Nitrozellulose (Blotting) durchgeführt, dann kann der Proteingehalt der einzelnen Banden zumindest halbquantitativ bestimmt werden.

Auswertung der Serumelektrophorese: Nach ihrer Wanderungsweite in der Serumelektrophorese lassen sich unterscheiden: Präalbumin (falls vorhanden), Albumin, α_1-, α_2-, β- und γ-Fraktion. Während Albumin eine überwiegend homogene Fraktion ist, bestehen die übrigen Fraktionen aus zufälligen, jedoch reproduzierbaren Überlagerungen verschiedener Proteine mit Eigenschaften, die zusammengenommen zu gleicher elektrophoretischer Beweglichkeit führen. Referenzwerte beim Erwachsenen sind:
- **Albumin**: 58,8–72,4 % (ca. 45,9 g/l)
- **α_1-Globulin**: 1,0–3,2 % (ca. 2,7 g/l)
- **α_2-Globulin**: 7,4–12,6 % (ca. 5,4 g/l)
- **β-Globulin**: 7,5–12,9 % (ca. 7,5 g/l)
- **γ-Globulin**: 8,0–15,8 % (ca. 10,5 g/l).

Die Serumelektrophorese zeigt das Vorhandensein von Hypoalbuminämien, Akute-Phase-Reaktionen und Paraproteinämien (**Abb. 2.1**).

Befunde:
- **Störungen des Wasserhaushalts:** wie Normalbefund
- **akute Entzündung:** innerhalb von 2 Tagen absoluter Anstieg der α_1- und α_2-Fraktion (Bildung von Akute-Phase-Proteinen). Zuerst zeigt sich meistens die α_1-Erhöhung.
- **chronische Entzündung:** 7–14 Tage nach der Infektion „breitbasige" γ-Globulinerhöhungen (gesteigerte Synthese von polyklonalen Antikörpern mit unterschiedlicher elektrophoretischer Beweglichkeit)
- **Leberzirrhose:** absolute Albuminverminderung (Syntheseleistung ↓) mit kompensatorischer Erhöhung der γ-Globuline (meist Verschmelzung mit β-Globulinfraktion)
- **Plasmozytom:** engbasige Zacke im γ-Globulinbereich (sog. M-Gradient). Damit ein M-Gradient sichtbar ist, muss mindestens 1 g/l monoklonales Immunglobulin im Blutplasma vorhanden sein (geringe Sensitivität). Selten sind monoklonal vermehrte Immunglobuline auch im β- oder α_2-Bereich.
- **Antikörper-Mangel-Syndrom.** γ-Fraktion fehlt oder ist deutlich verflacht, α-Globulinfraktionen infektbedingt ↑, γ-Globuline ↓↓ (oft < 1 g/l bei der angeborenen, < 8 g/l bei der erworbenen Form).

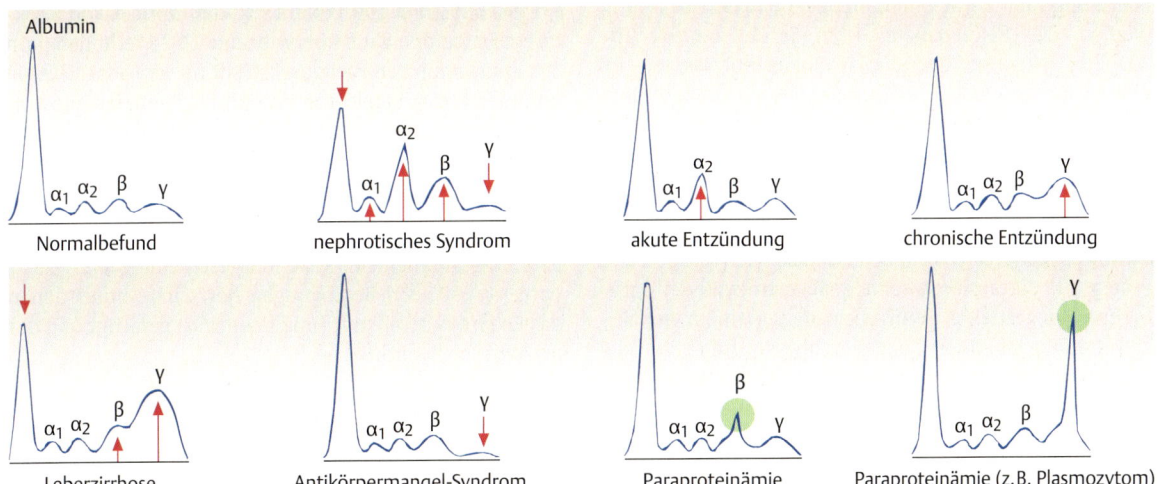

Abb. 2.1 Befunde in der Serumelektrophorese. (aus: Hahn, Checkliste Innere Medizin, Thieme, 2010)

- **nephrotisches Syndrom:** Albumin ↓, α_2-Fraktion ↑↑ (→ das hochmolekulare α_2-Makroglobulin und die anderen Makroglobuline aus der α_2-Fraktion werden kaum vermehrt glomerulär filtriert, aber kompensatorisch zum Albuminverlust sogar verstärkt synthetisiert). Ein ähnlicher Befund der Serumelektrophorese kann sich bei Krebspatienten und bei anderen schwersten (konsumierenden) Krankheitszuständen finden.

Spezielle Plasmaproteine

Immunglobuline, CRP

- Immunglobuline [S. C585]
- CRP [S. C584].

Transferrin

Indikation: Beurteilung des Eisenstoffwechsels.

Methodik: Transferrin wird immunologisch bestimmt (z. B. Nephelometrie oder mit Turbidimetrie). Mittels Transferrin- und Eisenbestimmung im Plasma lässt sich die Transferrinsättigung, die eine wichtige Größe zur Beurteilung des Eisenmangels und der Eisenüberladung bzw. Vergiftung darstellt, berechnen:

$$\text{Transferrinsättigung (\%)} = \frac{\text{Serumeisen }(\mu\text{mol/l})}{\text{Transferrin }(g/l)} \times 3{,}98$$

Auswertung: Eine Transferrinsättigung < 16 % ist charakteristisch für eine eingeschränkte Hämsynthese. Transferrin gehört zu den sog. „**negativen Akute-Phase-Proteinen**", d. h., seine Konzentration sinkt bei einer Akute-Phase-Reaktion und es kann sich trotz Eisenmangels eine falsch normale Transferrinsättigung ergeben. Eine Transferrinsättigung von > 100 % ist mit dem Auftreten zytotoxischer, freier Eisenionen im Blut verbunden (→ schwere Eisenvergiftung mit Organnekrosen). Eine auffällig hohe Transferrinsättigung ergibt sich auch bei primärer (genetischer) und sekundärer Hämochromatose.

Coeruloplasmin

Coeruloplasmin kann immunnephelometrisch bestimmt werden. Der Referenzbereich im Serum beträgt 20–60 mg/dl. Niedrige Coeruloplasminkonzentrationen im Blutplasma finden sich bei Morbus Wilson (s. Endokrines System und Stoffwechsel [S. A367]).

α_1-Antitrypsin

Ein wichtiger Proteaseinhibitor im Blutplasma ist das α_1-Antitrypsin, das aus Zellen oder Bakterien freigesetzte Proteasen neutralisieren kann. Bedeutsam sind der angeborene Mangel des α_1-Antitrypsin, der zu einem vielfältigen Krankheitsbild mit Lungenemphysem führt, und die Erhöhungen des α_1-Antitrypsins bei Akute-Phase-Reaktionen. Bestimmungsverfahren ist die Immunnephelometrie. Aufgrund eines genetischen Polymorphismus spielt das α_1-Antitrypsin in der Rechtsmedizin eine zusätzliche Rolle im Zusammenhang mit der gerichtlichen Vaterschaftsfeststellung.

α-Fetoprotein

Siehe AFP (α-Fetoprotein) [S. C588].

Bence-Jones-Proteine

Bence-Jones-Proteine (= **freie Leichtketten**) sind gut glomerulär filtrierbar. Bei erhöhter Produktion ist die tubuläre Proteinrückresorption in der Niere überlastet und sie werden im Urin nachweisbar. Man spricht von der Bence-Jones-Proteinurie (Leichtkettenkrankheit). Diese kann entweder isoliert oder im Rahmen von monoklonalen Gammopathien [S. C586] auftreten.

Bei der **Leichtkettenerkrankung** kommt es zu einer nichtfibrillären **Ablagerung monoklonaler Leichtketten** in verschiedenen Organen, bevorzugt in den Nieren. Zum Zeitpunkt der Diagnosestellung haben die meisten Patienten bereits eine schwere Niereninsuffizienz mit nephrotischem Syndrom und Mikrohämaturie.

Der Nachweis ist i. d. R. im Urin besser als im Serum. Unterschieden werden **gebundene Leichtketten** und **freie Leichtketten**. Die Leichtketten haben 2 Seiten, von deren die eine im vollständigen Immunglobulin der Schwerkette zugewandt ist. Mittels Detektions-Antikörper, die diese 2 Seiten unterschiedlich erfassen, kann zwischen freien und gebundenen Leichtketten unterschieden werden. Liegen echte freie Leichtketten vor, können beide Antikörper angreifen. Ein alternatives Untersuchungsverfahren besteht in der quantitativen immunologischen Bestimmung von freien κ- und λ-Ketten im Serum.

2.1.3 Enzyme

Grundlagen

Die Messung der katalytischen Enzymkonzentration bzw. Enzymaktivität hängt stark von den **Messbedingungen** ab, insbesondere von der **Temperatur** und dem **pH-Wert**. Daher sind folgende Reaktionsbedingungen zu optimieren und konstant zu halten: Temperatur (37 °C), pH-Wert, Art des Substrats und Puffers und der Einfluss von Effektoren. Es werden ganz überwiegend IFCC-Methoden (von der internationalen Fachgesellschaft für klinische Chemie optimiert) mit festgelegten Konzentrationen und Substraten eingesetzt.

Methodik

Für die Messung der Enzymaktivität ist es notwendig, dass die anfängliche Reaktionsgeschwindigkeit erfasst wird, wobei noch Bedingungen herrschen, unter denen das Enzym mit Substrat (und Coenzym) gesättigt und der pH-Wert noch optimal ist.

Ermittlung der Reaktionsgeschwindigkeit: Die Enzymaktivität wird aus den Messsignalen (Absorptions-Zeit-Kurve) während der ersten Sekunden oder Minuten nach dem Start der Reaktion ermittelt. Ist kein linearer An-

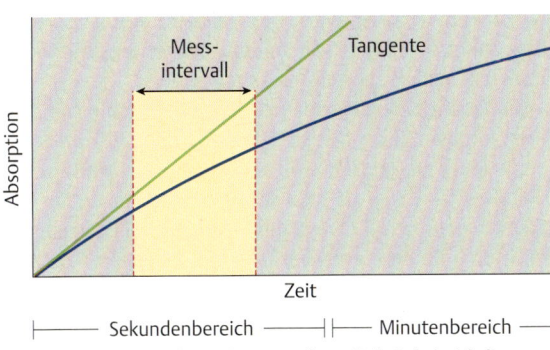

Abb. 2.2 Ermittlung der Anfangsgeschwindigkeit bei nichtlinearen Reaktionen. (nach: Hallbach, Klinische Chemie und Hämatologie, Thieme, 2011)

fangsbereich in der Absorptions-Zeit-Kurve erkennbar, d. h., treten auch hier schon Krümmungen auf, dient die Anfangsgeschwindigkeit, die durch Anlegen der Tangente an den Punkt t = 0 der Absorptions-Zeit-Kurve erhalten wird, zur Berechnung (**Abb. 2.2**). Zur Berechnung der Enzymaktivität wird meistens die Absorptionsänderung (ΔA) pro Minute ermittelt. Diese kann auf dreierlei Weise experimentell bestimmt werden:

- **kontinuierliche Aufzeichnung** der Absorptions-Zeit-Kurven mittels PC
- **diskontinuierliche Absorptionsmessungen** in festgelegten Zeitintervallen: Die Messung der Absorption in kurzen Zeitintervallen und die Berechnung von ΔA/min aus diesen Werten bedeutet wesentlich weniger Aufwand. Genauso funktionieren die Analysatoren in der klinischen Chemie. Das Zeitintervall zwischen den Messungen wird durch die sog. Taktfrequenz des mechanisierten Analysensystems bestimmt. Für jedes Zeitintervall wird das zugehörige ΔA/min vom Mikroprozessor berechnet.
- **2-Punkt-Kinetik:** Im manuellen Betrieb mit Stoppuhr wird häufig nur eine 2-Punkt-Messung (2-Punkt-Kinetik) durchgeführt. Der erste und zweite Messwert werden zu definierten Zeiten nach Reaktionsstart ermittelt. Voraussetzung für dieses Vorgehen ist eine lineare Reaktionskinetik. Der erste Messwert darf nicht zum Startzeitpunkt selbst genommen werden, da die Anfangsphase von Enzymreaktionen fast immer nichtlinear ist. Dieses Verfahren ist daher extrem empfindlich gegen Störeinflüsse.

Substraterschöpfung: Enthält eine Untersuchungsprobe eine extrem **hohe Enzymaktivität**, so kann eine sog. Substraterschöpfung eintreten. In diesem Fall wird das vorhandene Substrat so rasch umgesetzt, dass u. U. im gewählten Messintervall überhaupt keine Signaländerung mehr zu beobachten ist. Liegen Reaktionen vor, bei denen die Abnahme der NADH- oder NADPH-Konzentration gemessen wird oder die mit einer Abnahme der Trübung des Reaktionsansatzes (z. B. Lipasebestimmung) einhergehen, dann lässt sich eine Substraterschöpfung daran erkennen, dass nach einer festgelegten Zeit bereits ein Mindestabsorptionswert (Schwelle) unterschritten wird.

Indikator- und Hilfsreaktionen: Die physiologischen Substrate der meisten Enzyme sind farblos und ergeben farblose Produkte, daher ist oft eine Indikatorreaktion erforderlich. Meistens ist die Indikatorreaktion der eigentlichen Messreaktion nachgeschaltet, indem eines der Produkte der Messreaktion in der Indikatorreaktion weiterreagiert. Die Messreaktion wird von dem zu untersuchenden Enzym aus der Probe katalysiert. In der Indikatorreaktion reagiert eines der dabei gebildeten Produkte zu einem fotometrisch „sichtbaren" Folgeprodukt weiter. Die wichtigsten Hilfssubstrate in Indikatorreaktionen sind NAD(P) und NAD(P)H.

Für Enzymaktivitätsbestimmungen werden häufig synthetische (chromogene) Substrate verwendet, die ein farbiges Reaktionsprodukt liefern, das im visuellen Wellenlängenbereich fotometrisch bestimmt werden kann.

Berechnung der Enzymaktivität in der Untersuchungsprobe: In der Praxis erfolgt die Berechnung der katalytischen Enzymkonzentration in der Untersuchungsprobe am häufigsten durch eine **Vergleichsmessung** (**Kalibration**) mit einem Standard. Mit einem **Kalibrator**, der eine bekannte Aktivität des zu messenden Enzyms enthält, wird die entsprechende Absorptionsänderung pro Zeiteinheit ermittelt und mit der Absorptionsänderung im Probenansatz verglichen:

$$U/l(Probe) = \frac{\Delta A/min\,(Probe) \times U/l(Kalibrator)}{\Delta A/min(Kalibrator)}$$

Schleichreaktionen: Bei manchen Reaktionen ergibt sich eine Signaländerung nicht nur durch die zu messende spezifische Enzymaktivität (Messreaktion), sondern es läuft gleichzeitig eine Leerwertreaktion (Schleich) ab, z. B. Eintrübung oder nichtenzymatische Substrathydrolyse usw. Diese Leerwertreaktion muss berücksichtigt werden. Hierzu ist die zusätzliche Messung eines Leerwertansatzes mit Wasser oder Puffer anstelle der Untersuchungsprobe erforderlich.

Die Berechnung erfolgt bei Reaktionen mit Schleich nach folgender Gleichung:
U/l = (ΔA/min im Probenansatz − ΔA/min im Leerwertansatz) × Faktor.

Organspezifität und diagnostische Bedeutung

Der natürliche Zellumsatz und der geringgradige Übertritt von Enzymen aus Sekretionsflüssigkeiten in das Blut bedingen die basale Enzymaktivität im Blutplasma. Bei vielen Erkrankungen findet man dagegen aufgrund von Zellschädigungen oder einer verstärkten Sekretion ein mehr oder weniger organspezifisches Enzymmuster im Blutplasma erhöht. Einige wenige Enzyme werden andererseits gezielt in das Blut abgegeben und entfalten dort ihre biologische Wirkung. Sie werden deshalb auch als plasmaspezifische Enzyme bezeichnet. Hierher gehören z. B. die Serum-/Plasmacholinesterase (CHE) und die Gerinnungsfaktoren mit enzymatischer Aktivität. Ihre Aktivitäten bzw. Konzentrationen im Blutplasma sind dementsprechend beim Gesunden hoch, im Krankheitsfall dagegen vermindert.

Leitenzyme und Isoenzyme: Einen besonderen Beitrag zur Organlokalisation einer Erkrankung können die sog. **Leitenzyme** leisten. Diese kommen in einem bestimmten Gewebe ausschließlich oder im interessierenden Gewebe in besonders hoher Konzentration vor. Bekannte Leitenzyme für das Leberparenchym sind GLDH [S. C567], ALAT [S. C566] und γGT [S. C566], für die Leber die CHE, für das Pankreas P-Amylase und Lipase [S. C564] und für die quergestreifte Muskulatur die CK [S. C590]. Die absolute Höhe der gemessenen katalytischen Enzymkonzentration korreliert i. d. R. gut mit dem Ausmaß der Gewebeschädigung.

Die Quantifizierung von **Isoenzymen** (zumeist gewebespezifische genetische Enzymvarianten) erlaubt die eindeutige Organlokalisation als die Bestimmung der Gesamtenzymaktivität. So zeigt die Bestimmung der Pankreas-(P-)Amylase gegenüber der α-Amylasebestimmung nur Pankreasschädigungen an.

2.2 Nukleinsäuren

2.2.1 Indikation und Probengewinnung

Indikation: Beispiele sind:
- Nachweis von Genmutationen
- Identifizierung von genetischen Polymorphismen im Arzneimittelstoffwechsel
- Mutationen im Blutgerinnungssystem (z. B. Faktor V–Leiden-Mutation)
- HLA-Typisierung
- Nachweis von Tumor-DNA (Charakterisierung, Therapie-, Verlaufskontrolle)
- Nachweis von bakterieller und viraler DNA.

Präanalytik: Sehr häufig EDTA-Blut, außerdem Tumorgewebe oder Organ- bzw. Muskelgewebe (Stoffwechseldiagnostik). Je schneller die Nukleinsäuren extrahiert werden, desto unversehrter werden sie erhalten.

> **MERKE** Voraussetzung für genetische Untersuchungen ist die Beachtung des Gendiagnostikgesetzes, d. h. Aufklärung des Patienten und Bestätigung der Aufklärung durch den Arzt. Auch die Verwendung der extrahierten DNA und der Umgang mit den gewonnenen Daten sind genau geregelt.

DNA-Isolierung: Die Zellen werden abzentrifugiert und die Zellmembranen mit **SDS** (Sodiumdodecylsulfat) aufgelöst. SDS bindet außerdem an Proteine und löst so die Nukleoproteine von der DNA ab. Mit Kaliumionen werden diese Komplexe ausgefällt. Nach Zentrifugation und Abtrennung des Proteinrückstands wird schließlich die DNA selbst mit Alkohol gefällt, da Alkohole der DNA die Hydrathülle entziehen. Die DNA wird dann in einem salzarmen Puffer wieder aufgelöst. Dieser enthält **EDTA** zur Komplexierung von Magnesium, da dieses von den meisten DNA-abbauenden Enzymen (DNAsen), die als Verunreinigung leider immer in den Proben vorhanden sind, als Cofaktor benötigt wird. Die isolierte DNA ist so über Jahre hinaus stabil. Viele andere Isolierungsmethoden werden je nach Fragestellung angewendet.

Die Quantifizierung der isolierten DNA kann bei größeren Mengen durch direkte Fotometrie bei 260 nm erfolgen, wobei der Quotient 260 nm/280 nm ein Maß für die DNA-Reinheit ist, da kontaminierende Proteine bei 280 nm absorbieren. Wesentlich sensitiver lässt sich die DNA durch Fluoreszenzmessung nach Reaktion mit Markierungsfarbstoffen quantifizieren.

2.2.2 Methoden

Polymerasekettenreaktion (PCR)

Sie wird zum Nachweis spezifischer Gensequenzen bzw. von deren Veränderung durch Mutation, Deletion usw. eingesetzt. Als Probe wird isolierte DNA benötigt.

Primer: Sobald man die Sequenz eines Gens kennt, das man untersuchen will, lassen sich kurze komplementäre Nukleotideinzelstränge (Oligonukleotide) in vitro synthetisieren, die wie eine Sonde Beginn und Ende einer bestimmten DNA-Sequenz erfassen. Mittels zweier solcher Oligonukleotide (= Primer) kann ein bestimmter DNA-Abschnitt markiert werden, der in der PCR-Reaktion vervielfältigt und damit dem anschließenden Nachweis zugänglich gemacht werden kann.

Durchführung der PCR Im ersten Schritt wird die **DNA** aus der Probe bei 94 °C **denaturiert** und in ihre Einzelstränge zerlegt (**Abb. 2.3**). Anschließend wird die Temperatur so weit abgesenkt, dass die Primer sich anlagern (**Hybridisie-**

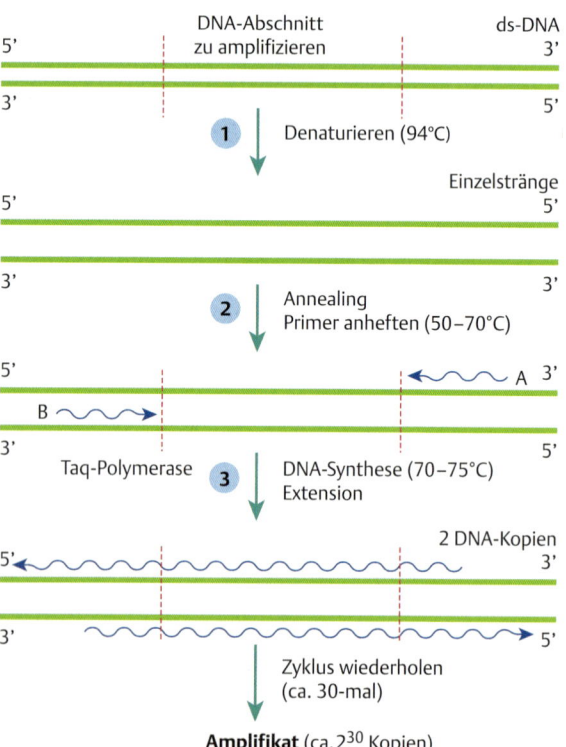

Abb. 2.3 Prinzip der PCR. Erläuterung s. Text. (nach: Hallbach, Klinische Chemie und Hämatologie, Thieme, 2011)

rung, Annealing). Zur Elongation wird von einer thermostabilen **DNA-Polymerase** (Taq-Polymerase) die **komplementäre Zielsequenz** neu synthetisiert, und zwar jeweils ausgehend von den Primern. Die Orientierung der Primer muss so gewählt sein, dass die DNA in Richtung des jeweils anderen Primers synthetisiert wird. Die **Extension** von Primer A führt also zur Synthese einer Matrize für Primer B und umgekehrt. Für die Primerextension benötigt die DNA-Polymerase die 4 Desoxyribonukleotide und als wichtigen Cofaktor Magnesium. Beim Start der **Synthese** bildet die Polymerase eine Phosphodiesterbindung zwischen der 3'-Hydroxylgruppe am 3'-Ende des Primers und der 5'-Phosphatgruppe des komplementären Desoxynukleotids. Beim Einbau der nächsten Base wird die 3'-Hydroxylgruppe der vorher eingebauten Base genutzt. So ergibt sich die **5'→3'-Richtung** der DNA-Synthese. Der Vorgang aus Denaturierung, Anlagerung und Primerextension wird zyklisch vielfach wiederholt. Theoretisch können z. B. bei 30 Zyklen aus einem DNA-Molekül 2^{30} Kopien entstehen.

Für die Spezifität einer PCR sind die Primersequenzen und die experimentellen Bedingungen (Temperatur beim Anealing-Schritt) bedeutsam. Denn die Zusammenlagerungen von Einzelstrang-DNA und Primer hat sequenzabhängig ein sehr scharfes Temperaturoptimum. Das größte Problem bei der PCR im Routinelabor sind Kontaminationen durch Fremd-DNA. Daher: Kontrollproben mitführen und entsprechende Arbeitsbedingungen einhalten.

Nachweis der PCR-Produkte

Restriktionsenzym-Verdau (RFLP-Analyse): Häufigstes Nachweisverfahren. Die PCR-Produkte werden mit einem Restriktionsenzym verdaut, um die gesuchte Mutation aufgrund einer neuen zusätzlichen oder einer verloren gegangenen Spaltstelle nachzuweisen. Die hierzu verwendeten Restriktionsendonukleasen (RE) Typ II schneiden dsDNA an ganz spezifischen Stellen. Durch Inkubation des PCR-Produkts mit einer geeigneten RE lassen sich definierte Mutationen elektrophoretisch einfach und schnell nachweisen.

Fragmentgelanalyse: Die amplifizierten PCR-Produkte können direkt zur Größenbestimmung auf ein Fragmentgel aufgetragen werden. Die Fragmentgelanalyse wird z. T. mit einer DNA-Sequenzierung der aufgetrennten Fragmente kombiniert. Sie spielt eine Rolle z. B. beim Nachweis erworbener Chromosomentranslokationen in der Leukämie- und Lymphomdiagnostik oder beim Nachweis der zystischen Fibrose.

Sequenzierung: Mit einem automatischen DNA-Sequenzierer kann die Basenabfolge im PCR-Produkt bestimmt werden. Die Mutationssuche mittels Sequenzierung ist sehr aufwendig. Beispiel: Morbus Wilson.

DNA-Polymorphismusnachweis: Im Genom z. B. für Collagen Typ II (COL 2A1) gibt es zahlreiche Bereiche mit kurzen, hintereinanderliegenden Sequenzwiederholungen (variable number tandem repeats = **VNTR**). Der Bereich vor und nach diesen VNTRs ist dagegen konserviert, d. h. zeigt keine individuellen Unterschiede. Eine PCR-Reaktion mit Primern aus den konservierten Bereichen wird also, abhängig von der Anzahl der VNTRs, bei verschiedenen Individuen unterschiedlich lange PCR-Produkte liefern. Durch Untersuchung mehrerer verschiedener solcher Genomstellen (VNTR-Loci) ist es möglich, Gewebeproben (z. B. Speichel) einem bestimmten Menschen eindeutig zuzuordnen. Dies hat in der forensischen Analytik große Bedeutung und wird als sog. genetischer Fingerabdruck bezeichnet.

Mikro-Satelliten-DNA-Analyse: VNTRs haben typischerweise je „repeat" 11–60 Basenpaare und sind nicht gleichmäßig im Genom verteilt, sondern finden sich v. a. nahe den Chromosomenenden (Telomeren). Mikrosatelliten (MS) sind dagegen **Wiederholungssequenzen** von nur **2–6 Basenpaaren** und **zufällig** über das Genom **verteilt**. MS finden sich durchschnittlich alle 6000 Basenpaare und die MS-Regionen sind selbst meist nicht länger als 100–300 Basenpaare und damit gut mittels PCR untersuchbar.

Die PCR-Produkte werden auf einem Polyacrylamidgel voneinander getrennt und auf eine Nylonmembran geblottet. Dann wird mit einem fluoreszenzmarkierten mikrosatellitenspezifischen Oligonukleotid hybridisiert. Die Vererbung der elterlichen Allele führt zu verschiedenen **Allelkombinationen** bei den Nachkommen. Elektrophoretisch unterscheiden sich diese Allele in ihrer Wanderungsstrecke. Werden MS-Regionen mit 2 „repeats" untersucht, lassen sich selbst Allele unterscheiden. Werden mehrere unterschiedliche fluoreszenzmarkierte Oligonukleotide zur Hybridisierung eingesetzt, dann können parallel verschiedene MS untersucht werden. Zur Detektion wird ein Fluorimeter bzw. zur besonders sensitiven Detektion ein Laserfluoreszenzdetektor eingesetzt.

Real-Time-PCR: Nachweis der Menge der gebildeten DNA, während die PCR im geschlossenen Ansatzröhrchen abläuft. Dies erlaubt die Berechnung quantitativer Ergebnisse. Im Unterschied zur normalen PCR werden nicht nur **2 Primer**, sondern zusätzlich ein weiteres **spezifisches Oligonukleotid**, das 2 **Fluoreszenzmarker** trägt, eingesetzt. Dieses zusätzliche Oligonukleotid wird auch als „probe" bezeichnet und bindet an einer definierten Stelle an die Einzelstrang-DNA, die zwischen den beiden Primern liegt. Ist die „probe" an die DNA gebunden und intakt, dann sind sich die beiden Fluoreszenzmarker, nämlich der Reporterfarbstoff R und der Quenchfarbstoff Q, sehr nahe. In kurzen Zeitabständen wird R mit Laserlicht angeregt, sendet aber nicht selbst Fluoreszenzlicht aus, sondern überträgt aufgrund der räumlichen Nähe die aufgenommene Energie auf Q und nur dieser fluoresziert. Werden nun aber die Primer im Extensionsschritt verlängert, dann schieben sie quasi die „probe" vom DNA-Strang fort. Die nun ungebundene „probe" wird von der Taq-Polymerase, die auch über eine 5'-Nukleaseaktivität verfügt, abgebaut. R und Q werden freigesetzt und R kann nun seine Anregungsenergie nicht mehr auf Q übertragen und zeigt nun selbst eine Fluoreszenz. Diese Fluoreszenz des Reporterfarbstoffs R ist proportional zur gebildeten DNA-Menge. So kann die PCR kontinuierlich in jedem Schritt verfolgt und der geeignete Quantifizierungspunkt gefunden werden. Die eigentliche Quantifizierung beruht dabei auf Vergleichsmessungen mit definierten Standards (Referenzgene).

Wildtyp, also normale DNA, und **mutierte DNA** unterscheiden sich darin, wie **viele PCR-Zyklen** durchlaufen werden müssen, bis eine festgelegte Signalhöhe (threshold) überschritten wird. Damit die Temperaturwechsel bei der PCR möglichst wenig Zeit benötigen, werden ausgeklügelte Heiz-/Kühltechniken verwendet, z. B. ein Luftströmungssystem beim Lightcycler.

Vorteile: Schnelligkeit, Quantifizierungsmöglichkeit und geringere Kontaminationsgefahr, kein separater Nachweis der PCR-Produkte.

Neben der zuvor beschriebenen DNA-Messung können auch sog. **Schmelzkurven** für die Auswertung herangezogen werden. Diese Schmelzkurvenanalyse beruht darauf, dass Wildtyp-DNA und mutierte DNA unterschiedlich gut mit einer fluoreszenzmarkierten Sonde hybridisieren. Der Wildtyp hybridisiert besser, da es nicht zu Basenfehlpaarungen wie bei der Mutante kommt. Beim Wildtyp wird bei einer bestimmten Temperatur die hybridisierte Sonde abgelöst (Schmelzen). Bei der Mutante ist die Bindung der Sonde schwächer und die Schmelztemperatur dementsprechend niedriger. Gemessen wird das Fluoreszenzlicht der gebundenen Hybridisierungssonde unter ständiger Temperaturerhöhung. Löst sich die Sonde beim Schmelzen ab, verschwindet die Fluoreszenz.

Mutationssuche mittels Sequenzierung

Indikation:
- Nachweis der PCR-Produkte [S. C543]
- Mutationssuche in ganzen Genen.

Methodik: Mehrere Verfahren wurden auf Basis der Kettenabbruchmethode entwickelt. Ausgehend von einer kurzen bekannten Sequenz als Primer wird an der zu untersuchenden Einzelstrang-DNA mithilfe der DNA-Polymerase ein komplementärer Strang erzeugt. 4 Untersuchungsansätze werden parallel durchgeführt: Jeweils ein Polymerase- und ein Nukleotidgemisch werden inkubiert, wobei allerdings in jedem Ansatz eine der 4 Basen z. T. in Form des entsprechenden Didesoxynukleotids (**ddNTP**) zugegeben wird. Diesem fehlt die 3'-Hydroxygruppe, welche für die Verknüpfung mit der Phosphatgruppe des nächsten Nukleotids benötigt wird. Der Einbau der ddNTP erfolgt nach dem Zufallsprinzip, sodass durch Kettenabbruch **Fragmente neu synthetisierter DNA unterschiedlicher Länge** entstehen, welche jeweils mit ddATP, ddCTP, ddGTP oder ddTTP enden. Diese Fragmente werden **elektrophoretisch getrennt**, und aus den Fragmentlängen in den 4 Spuren lässt sich die **ursprüngliche Nukleotidsequenz** des Gens mittels Analysegerät (Kapillarelektrophorese) ablesen. Untersuchbar sind in einem Schritt DNA-Abschnitte bis ca. 1000 Basenpaare. Zur Sicherheit erfolgt die Sequenzierung häufig an beiden komplementären Einzelsträngen des zu untersuchenden Gens, die natürlich die gleiche Sequenz ergeben müssen. Die gefundenen Sequenzen können zur Unterscheidung des Wildtyps von Mutanten mithilfe von Gendatenbanken abgeglichen werden.

Next generation sequencing (NGS): Mittels NGS können sowohl das gesamte Genom als auch mehrere verschiedene Gene für eine Person bzw. ein Gen von vielen Personen gleichzeitig sequenziert werden. Dabei werden kurze DNA-Sequenzen ermittelt, die anschließend vom Computer überlappend zusammengesetzt werden. Es gibt verschiedene Techniken, z. B. Pyrosequenzierung.

2.3 Kohlenhydrate

Siehe Kohlenhydrate [S. C577].

2.4 Lipide

Fettstoffwechselstörungen zählen zu den Hauptrisikofaktoren für die Arteriosklerose. Wegen ihrer geringen Wasserlöslichkeit liegen die Triglyzeride, Cholesterin und Cholesterinester im Plasma ausschließlich gebunden an Apolipoproteine vor. Die Lipoproteinpartikel dienen dem Transport von Lipiden im Blut. Sie werden nach ihrer Dichte geordnet in die unterschiedlichen Klassen eingeteilt. Näheres dazu s. Endokrines System und Stoffwechsel [S. A358].

2.4.1 Diagnostische Bedeutung

Die Labordiagnostik der Lipide im Blut hat 3 Ziele:
- Identifikation von Personen mit Arteriosklerose-Risiko (Basisprogramm): Bestimmung von Gesamtcholesterin und Triglyzeriden. Bei auffälligen Werten ergänzende Differenzierung von HDL, LDL und VLDL
- Einordnung der Schwere einer Fettstoffwechselstörung
- Verlaufskontrolle therapeutischer Maßnahmen.

Basisprogramm

Das Basisprogramm beruht auf der Messung von Gesamtcholesterin und der Triglyzeridkonzentration im Plasma (Heparinplasma) oder Serum.

Das Basisprogramm kann mit Heparinplasma durchgeführt werden. Die weiterführenden Untersuchungen werden z. T. durch Heparin beeinflusst, deshalb wird hierfür Serum oder EDTA-Plasma empfohlen.

Methodik: Der Patient soll 12 h vor der Blutentnahme streng fasten, da die Triglyzeridkonzentration im hohen Maße von der aktuellen **Nahrungsaufnahme abhängig** ist. Für die Befundinterpretation ist die Kenntnis von sonstigen Risikofaktoren, Grunderkrankungen und der aktuellen Medikation unbedingt notwendig. Eine erweiterte Lipiddiagnostik unter Einbeziehung von LDL-Cholesterin, HDL-Cholesterin, Lipoprotein (a) und einer Ultrazentrifugations- oder Elektrophoreseauftrennung der Lipidpartikel zum Nachweis auch kleiner dichter LDL (sdLDL) sollte in längeren Zeitabständen (5–10 Jahre) auch bei koronargesunden Personen durchgeführt werden.

Befundinterpretation:
Triglyzeride: Starke interindividuelle Schwankungsbreite (nüchtern und nach Nahrungsaufnahme). Triglyzeridkonzentrationen > 400 mg/dl, unabhängig vom Status der Nahrungsaufnahme, müssen auf jeden Fall weiter abgeklärt werden. Die zufällige Entdeckung einer Nüchtern-Hypertriglyzeridämie erfordert zur weiteren Abklärung mindestens eine Cholesterinbestimmung.

- Triglyzeride < 130 mg/dl: günstig
- Hypertriglyzeridämien > 1000 mg/dl: Vorliegen von stark erhöhten Chylomikronen aufgrund einer Abbaustörung; Gefahr einer akuten Pankreatitis
- Häufigste Ursache von Hypertriglyzeridämien ist ein Verstoß gegen das Nüchternheitsgebot.
- Bei Patienten von Intensivstationen ist häufig die Gabe von Lipidinfusionen die Ursache für stark lipämische Proben.

Gesamtcholesterin: Für die Definition einer Hypercholesterinämie ist entscheidend, ob sie behandlungsbedürftig ist. Die Risikobereiche für eine Arteriosklerose sind in **Tab. 2.1** zusammengefasst.

Erhöhte Messwerte finden sich auch nach langer Stauung (> 5 min) und bei aufrechter Körperlage (> 15 min).

Da sich die Cholesterinwerte beim Einzelnen i. A. lange stabil verhalten, reicht es, die Basisuntersuchungen ca. alle 2 Jahre durchzuführen, wenn nicht spezielle Hinweise für eine Hyperlipidämie vorliegen.

Differenzierung von HDL-, LDL- und VLDL-Cholesterin

Für die Bestimmung von HDL- und LDL-Cholesterin stehen verschiedene Verfahren zur Verfügung. VLDL-Cholesterin lässt sich näherungsweise mithilfe der Messung der Triglyzeridkonzentration oder nach Messung der Gesamt- sowie HDL- und LDL-Cholesterinkonzentration berechnen.

Bewertung der HDL-Cholesterinkonzentration: Etwa 25 % des Gesamtcholesterins im Serum wird beim Gesunden in der HDL-Fraktion transportiert. Nur HDL_2 und HDL_3 haben eine protektive Funktion in Bezug auf die koronare Herzkrankheit. Zur Risikoabschätzung s. **Tab. 2.2**. Darüber hinaus gilt ein Gesamtcholesterin/HDL-Quotientenwert > 4 als ungünstig.

Berechnung von VLDL- und LDL-Cholesterin: Liegen die Messwerte von Gesamtcholesterin, HDL-Cholesterin und Triglyzeriden vor, so kann eine rechnerische Abschätzung von VLDL- und LDL-Cholesterin vorgenommen werden (**Friedewald-Formel**).

Zur Berechnung der **VLDL-Cholesterinkonzentration** wird angenommen, dass die VLDL-Partikel durchschnittlich einen konstanten Triglyzeridanteil besitzen und deshalb aus der Triglyzeridkonzentration der Probe auf den VLDL-Gehalt geschlossen werden kann:

$$\text{Triglyzeride} < 160 \text{mg/dl} : \frac{\text{Triglyzeride (mg/dl)}}{5} \approx \text{VLDL-Cholesterin (mg/dl)}$$

$$\text{Triglyzeride von } 160 - 400 \text{mg/dl} : \frac{\text{Triglyzeride (mg/dl)}}{8} \approx \text{VLDL-Cholesterin (mg/dl)}$$

Bei Triglyzeridwerten > 400 mg/dl kann die Näherungsformel nicht mehr angewendet werden, da dann mit dem Vorliegen von Chylomikronen und anderen atypischen Lipoproteinen (Remnants, IDL) gerechnet werden muss.

Berechnung der LDL-Cholesterinkonzentration:

$$\text{LDL-Cholesterin} = \text{Gesamtcholesterin} - \text{HDL-Cholesterin} - \frac{\text{Triglyzeride}}{5 \text{ (bzw. 8)}}$$

Diese Abschätzungen führen bei Triglyzeridwerten bis 200 mg/dl erfahrungsgemäß zuverlässigen Ergebnissen. Im Befund muss ersichtlich sein, dass LDL berechnet wurde. Zur Interpretation der LDL-Cholesterinwerte s. **Tab. 2.3**.

Tab. 2.2 Risikoabschätzung HDL-Cholesterin

HDL-Cholesterin (mg/dl)	kein Risiko	mäßiges Risiko	hohes Risiko
Frauen	> 65	45–65	< 45
Männer	> 55	35–55	< 35

Tab. 2.1 Risikobereiche für Gesamtcholesterin (ohne weitere Risikofaktoren)

mmol	mg/dl	Risiko
< 6,0	< 200	keines (Idealbereich)
6,0–6,2	200–240	gering
6,2–6,7	240–260	mäßig
6,7–7,7	260–300	hoch
> 7,7	> 300	sehr hoch

Tab. 2.3 Risikoabschätzung LDL-Cholesterin

LDL-Cholesterin (mg/dl)	erhöhtes Risiko
< 100	ideal
< 150	tolerabel ohne Vorerkrankung und Risikofaktoren
≤ 200	mäßig
> 200	hoch

* Unabhängig von der Absoluthöhe des LDL-Cholesterins geht man auch von einem erhöhten Risiko aus, wenn eine ungünstige Relation zwischen HDL- und LDL-Cholesterin vorliegt (LDL-/HDL-Cholesterin-Quotient > 4,5: ungünstig).

Spezielle Lipidanalytik

Klassische Methode für die weitergehende Lipoproteindifferenzierung ist die Lipidelektrophorese. Die Referenzmethode ist die Ultrazentrifugation, die auch in der Routine die differenziertesten Ergebnisse liefert. Des Weiteren werden heute verstärkt Apolipoproteinbestimmungen und genanalytische Techniken eingesetzt.

Lipidelektrophorese: Nach der elektrophoretischen Auftrennung werden die Lipoproteine auf dem Agarosegel mit Polyanionen (Dextransulfat) präzipitiert. Die Gele befinden sich auf durchsichtigen Trägern und können mit einem Densitometer direkt vermessen werden. Unter Bezug auf das zuvor gemessene Gesamtcholesterin im Serum und unter Verwendung von Nomogrammen, die den unterschiedlichen Cholesteringehalt der Lipoproteinfraktionen berücksichtigen, kann quantitativ ausgewertet werden. Wird eine deutlich genauer auflösende **Gradientengelelektrophorese** durchgeführt, dann lassen sich auch normale LDL-Partikel von den kleinen dichten LDL-Partikeln (sdLDL) trennen.

Ultrazentrifugation: Die Referenzmethode für die Lipoproteinpartikeltrennung ist die Flotationsanalyse durch Ultrazentrifugation im Dichtegradienten. Die einzelnen Lipoproteinpartikel werden entsprechend ihrer Dichte getrennt und lassen sich für weitere Untersuchungen sogar isolieren. Wegen des hohen Aufwands wird die Ultrazentrifugation relativ selten durchgeführt. Sie erlaubt eine deutlich differenziertere Diagnostik mit Erfassung der LDL-**Subklassen** und der HDL-Subklassen.

Bestimmung von Apolipoprotein B: Besser als auf Basis des LDL-Cholesterins könnte das kardiovaskuläre Risiko vermutlich auf der Basis der Apo-B-Bestimmung abgeklärt werden. Hintergrund ist, dass jeder LDL-Partikel genau ein Apo-B-Molekül auf seiner Oberfläche trägt. Wenn vermehrt sdLDL vorhanden sind, dann liegen bei gleicher LDL-Menge mehr Apo-B-Moleküle und damit eine höhere Apo-B-Konzentration vor. Als Zeichen eines **erhöhten Risikos** gelten Apo-B-Konzentrationen **>1,2 g/l**. Messbar ist das Apo-B z. B. mittels Immunnephelometrie. Da die i. A. als günstig betrachteten HDL Apo-A enthalten, kann in Analogie zum LDL/HDL-Quotienten ein Apo-B/Apo-A-Quotient gebildet werden. Ist dieser Quotient höher als 0,7, steigt das kardiovaskuläre Risiko, oberhalb eines Quotientenwertes von 1 nimmt das Risiko überproportional zu.

Lipoprotein (a): Lp(a) ist ein LDL-ähnliches Lipoprotein, bei dem das Apo-B-100 mit einem zusätzlichen Apo(a) verbunden ist. Es kommt normalerweise nur in geringsten Konzentrationen (<10 mg/dl) vor. Lp(a)-Konzentrationen >30 mg/dl scheinen eine Steigerung des LDL-bedingten Koronarrisikos zu bewirken. Lp(a)-Erhöhungen wurden bei Patienten mit überraschend frühem Herzinfarkt und scheinbar unauffälligem Lipidmuster gefunden. Der Plasmaspiegel von Lp(a) ist im Wesentlichen genetisch festgelegt und medikamentös oder durch Ernährungstherapie kaum zu beeinflussen. Lp(a) ist daher ein von allen anderen Lipidparametern **unabhängiger Risikofaktor der KHK**. Bei gleichzeitiger Erhöhung von LDL und Lp(a) muss wenigstens versucht werden, die LDL-Cholesterinkonzentration medikamentös deutlich zu senken. In speziellen Fällen kann Lp(a) durch Plasmapherese zumindest vorübergehend aus der Blutzirkulation entfernt werden. Gemessen werden kann Lipoprotein(a) beispielsweise mittels Immunnephelometrie, wobei die Ergebnisse als Lp(a)-Cholesterin angegeben werden.

3 Herz- und Kreislauf-System

3.1 Enzyme und Proteine

3.1.1 Troponine

Troponine kommen in allen Muskelgeweben vor. Troponin I und Troponin T haben strikt herzspezifische Isoformen (**kardiale Troponine**). Ihre Konzentration im Blut kann zur Diagnose von Herzerkrankungen herangezogen werden.

Indikation:
- Verdacht auf akutes Koronar-Syndrom (ACS)
- Risikostratifizierung bei instabiler Angina pectoris
- Prognose und Therapieabschätzung bei Herzmuskelschädigung.

Probenmaterial: Probenmaterial ist **Serum** oder **Heparinplasma**. Troponine sind bei Raumtemperatur 1 Tag, im Kühlschrank 1 Woche haltbar. **Zeitreihenuntersuchungen** sollten nur aus **demselben** Untersuchungsmaterial und mit derselben Bestimmungsmethode gemacht werden.

Methodik: Troponine werden über einen **Immunoassay** bestimmt (LIA, CLIA oder ECLIA). Für die patientennahe Sofortdiagnostik gibt es **Schnelltests**.

Für **Troponin I** gibt es Testkits verschiedener Hersteller mit unterschiedlichen Antikörpern. Es gibt keine Standardisierung für diese Tests. Deshalb können die Ergebnisse der verschiedenen Verfahren untereinander stark variieren und sollten nicht direkt aufeinander bezogen werden.

Für **Troponin-T** gibt es dagegen nur einen einzigen Testhersteller.

Referenzwerte:
- **Troponin I** (Werte abhängig vom verwendeten Testsystem):
  - Schwellenwert für niedriges Risiko: < 0,03 µg/l
- **Troponin T**:
  - Schwellenwert für niedriges Risiko: < 0,1 µg/l.

Beim ACS findet sich ein rascher Troponinanstieg (mindestens Wertverdoppelung innerhalb von 3 h).

3.1.2 Kreatinkinase (CK-MB)

Die Kreatinkinase besteht aus 2 Untereinheiten: CK-M (muscle) und CK-B (brain) –, die auf verschiedene Weise miteinander kombiniert werden können:
- **CK-MM** insbesondere im Skelettmuskel
- **CK-BB** v. a. im Gehirn
- **CK-MB** hauptsächlich im Herzmuskel.

In der Diagnostik von Erkrankungen des Herzens spielt deshalb die **CK-MB** eine Rolle. Zur Diagnose der Kreatinkinase bei Muskelerkrankungen [S. C590].

Indikation:
- klinisches Bild eines akuten Koronar-Syndroms (ACS)
- Verlaufsbeobachtung bei Patienten mit ischämischem Myokardschaden (Ausschluss eines Reinfarkts)
- Verlaufsparameter bei intravenöser Thrombolysetherapie.

Probenmaterial: Untersucht wird **Serum** oder **Heparinplasma**. Die Kreatinkinase ist bei Raumtemperatur mindestens 12 h, im Kühlschrank 3 Tage haltbar.

Methodik: Die **CK-MB-Massebestimmung** erfolgt mit immunologischen Verfahren (CLIA, ELISA) unter Verwendung von monoklonalen Antikörpern, die an ein gemeinsames Epitop der M- und B-Untereinheit des CK-MB-Moleküls binden.
Die **Aktivitätsbestimmung der CK-MB** kommt heute kaum mehr zum Einsatz. Üblicherweise erfolgt sie durch immunologische Hemmung der M-Untereinheit.

Referenzwerte:
- **CK-MB-Masse:** bei Gesunden häufig nicht nachweisbar (< 0,7 µg/l); orientierender Schwellenwert für akuten Myokardinfarkt: 5–10 µg/l.

3.1.3 Myoglobin

Myoglobin ist nicht spezifisch für den Herzmuskel. Es gelangt aber aufgrund seiner niedrigen Molekülmasse bereits 2 h nach dem Ereignis über die Lymphe in die Blutbahn. Ein rascher Anstieg **ohne Hinweise** auf eine Ursache im Bereich der **Skelettmuskulatur** kann deshalb die **Verdachtsdiagnose** eines akuten **Myokardinfarktes** erhärten. Die biologische Halbwertszeit im Blut ist mit 5,5 h relativ kurz.

Indikation:
- Frühdiagnostik einer Herzmuskelschädigung (zusammen mit CK-MB und Troponin)
- Verlaufsparameter bei intravenöser Thrombolysetherapie
- Verlaufsparameter bei schweren Skelettmuskelerkrankungen.

Probenmaterial: Als Untersuchungsmaterial dient vorzugsweise **Heparinplasma** oder auch **Serum**. Myoglobin hält sich bei Raumtemperatur im Vollblut 1 h, im Serum 2 Tage und im Kühlschrank 1 Woche.

Methodik: Bestimmung über optische Messverfahren (Nephelometrie) oder ELISA.

Referenzwerte:
- Kinder bis 10 Jahre: ≤ 15 µg/l
- Frauen: 7–64 µg/l
- Männer: 16–76 µg/l.

3.2 Natriuretische Peptide

3.2.1 ANP

Das atriale natriuretische Peptid (ANP) ist ein **herzspezifisches Peptidhormon** und wird aus den myokardialen Vorhofzellen in das Blut freigesetzt: Es weist bei kardialer Insuffizienz erhöhte Plasmaspiegel auf. Ebenso korrelieren kardiale oder renale Störungen der Volumenhomöostase mit erhöhten ANP-Spiegeln.

Indikation:
- terminale Niereninsuffizienz
- Dialysepatienten
- Lungenarterienembolie
- Therapiekontrolle bei kongestiver Herzinsuffizienz.

Analytik: Wegen der **Instabilität des Markers** und der deshalb schwierigen Präanalytik wird eine Untersuchung meist nur für Studien durchgeführt. Der Nachweis erfolgt i. d. R. immunologisch.

3.2.2 BNP und NT-proBNP

Die natriuretischen Peptide NT-proBNP und BNP sind Spaltprodukte aus dem Vorläuferpeptid proBNP. Beide steigen im Blutplasma bei Herzinsuffizienz an und korrelieren mit
- dem Ausmaß der Herzinsuffizienz
- dem Therapieerfolg der medikamentösen Behandlung
- der Prognose der Herzinsuffizienz (auch nach Myokardinfarkt).

Indikation:
- Differenzialdiagnose der akuten Atemnot
- Stratifizierung, weitergehende Diagnostik und Therapie bei chronischer und akuter Herzinsuffizienz.

Präanalytik und Methodik: Beide Messgrößen lassen sich mit verschiedenen **Immunoassayverfahren** bestimmen:
- **BNP** mittels LIA im **EDTA-Blutplasma**
- **NT-proBNP** mittels ECLIA (Elektrochemilumineszenz) oder LIA im **Serum**.

Die klinischen Aussagen dieser beiden Messgrößen sind sehr vergleichbar, allerdings sind die Halbwertszeiten, Referenzbereiche und Einflussgrößen (z. B. Nierenfunktion) unterschiedlich. NT-proBNP hat die längere Halbwertszeit und ist in der unzentrifugierten Probe deutlich länger stabil (mindestens 24 h).

Referenzwerte: Siehe Tab. 3.1.

Diagnostische Bedeutung: BNP-Werte unter 100 pg/ml machen eine chronische Herzinsuffizienz unwahrscheinlich, bei 100–400 pg/ml ist diese unsicher und über 400 pg/ml sehr wahrscheinlich. Beim NT-proBNP sind diese Grenzen 400 pg/ml, 400–2000 pg/ml und über 2000 pg/ml.

Bei einem BNP-Cut-off von 100 pg/ml ergeben sich eine Sensitivität von 94 % (89–97 pg/ml) und eine Spezifität von 94 % (89–97 pg/ml) sowie ein positiv prädiktiver Wert von 92 % (85–96 pg/ml) und ein negativ prädiktiver Wert von 96 % (91–98 pg/ml) für eine Herzinsuffizienz. Die totale Richtigkeit der Entscheidung beträgt insgesamt 94 %, was für einen Laborparameter sehr gut ist. Vergleichbar verhält sich das NT-proBNP.

Tab. 3.1 Referenzwerte für BNP und NT-proBNP

	BNP (pg/ml)	NT-proBNP (pg/ml)
Männer	< 100	< 88 (bis 50 Jahre), < 227 (über 50 Jahre)
Frauen	< 100	< 153 (bis 50 Jahre), < 334 (über 50 Jahre)

4 Hämatologie und Hämostaseologie

4.1 Blutzellsystem

> **DEFINITION**
> - **Hämatologie:** Die Hämatologie ist die Lehre von der Physiologie und Pathophysiologie des Blutes und der blutbildenden Organe. Sie befasst sich mit Erkrankungen des Blutes, Blutbildungsstörungen des Knochenmarks sowie Blutveränderungen durch immunologische Prozesse.
> - **Hämostaseologie:** ist ein Untergebiet der Hämatologie. Sie befasst sich mit den Blutgerinnungsstörungen, Hämophilien (Störungen der Blutstillung) und Thrombophilien (Übergerinnbarkeit des Blutes).

Blutbildveränderungen treten nicht nur bei hämatologischen Erkrankungen auf, sondern sind Begleitphänomen einer Vielzahl von Erkrankungen. Ein erster Schritt zur Diagnose hämatologischer Erkrankungen ist die Erstellung eines (kleinen) **Blutbildes**. Es umfasst:
- Zellzahl der Erythro-, Leuko- und Thrombozyten
- Hämoglobinkonzentration (Hb) und Hämatokrit (Hkt)
- Erythrozytenindizes:
  - durchschnittliches Volumen eines Erythrozyten (mittleres korpuskuläres Volumen MCV)
  - mittlerer Hämoglobingehalt eines einzelnen Erythrozyten (mittlerer korpuskulärer Hb-Gehalt MCH)
  - Hämoglobinkonzentration aller zellulären Blutbestandteile (mittlere korpuskuläre Hb-Konzentration MCHC)

Das **Differenzialblutbild** gibt zusätzlich Aufschluss über die verschiedenen Leukozytenpopulationen und Reifungsstadien der Blutzellen. Für die Abklärung hämatologischer Erkrankungen ist es fast immer unverzichtbar.

4.1.1 Präanalytik Hämatologie

Das kleine Blutbild wird heute nahezu ausschließlich mechanisiert erstellt (Blutbildanalyser). Auch die Leukozytendifferenzierung ist automatisiert und erfolgt nur in besonderen Fällen mikroskopisch, ebenso wie die morphologische Beurteilung von Erythrozyten und Thrombozyten.

Die Blutbildanalysatoren benötigen **antikoaguliertes Vollblut**; bereits minimale Koagelbildung verbraucht Thrombozyten und andere Zellen, was zu falsch niedrigen Zählergebnissen führt. Die meisten Geräte haben zwar einen „clot"-Detektor, aber nicht jedes Gerinnsel wird tatsächlich erfasst. Insbesondere Blutentnahmen aus Venenverweilkathetern machen immer wieder Schwierigkeiten. Ebenso sollte die unvollständige Füllung der EDTA-Probenröhrchen vermieden werden, da die Blutzellen hierbei zu hohen EDTA-Konzentrationen und hypertonen Bedingungen ausgesetzt werden können.

Probengewinnung

Siehe Blutentnahme [S. C522].

Probentransport und -aufbewahrung

Um das Blut für Laboruntersuchungen ungerinnbar zu machen, wird es mit bestimmten Antikoagulanzien versetzt, die sich bereits bei der Abnahme im Probenröhrchen befinden. **Tab. 4.1** gibt einen Überblick über gebräuchliche Antikoagulanzien und ihre Verwendung.

EDTA-Blut sollte bei **Raumtemperatur** transportiert und bis zur Messung aufbewahrt werden, auch die Lagerung für Nachkontrollen sollte bei Raumtemperatur erfolgen.

Nachkontrollen des Blutbilds sind bis zu 24 h nach Entnahme – bedingt – möglich:

Tab. 4.1 Häufig verwendete Antikoagulanzien und ihre Anwendungsgebiete (nach Dörner, Klinische Chemie, Thieme, 2009)

Antikoagulans	Einsatzgebiet	Farbcodierung*
ohne (mit Gerinnungsaktivator)	Klinische Chemie, Immunologie, Transfusionsserologie	rot oder weiß oder braun
K_2- oder K_3-EDTA	Hämatologie	lila oder rot
Na-Citrat 1+9 (0,109 oder 0,125 mol/l)	Gerinnung	hellblau oder grün
Na-Citrat 1+4 (0,109 mol/l)	BSG	schwarz oder violett
Li-Heparinat	Klinische Chemie	grün oder orange
Na-Fluorid	Glukose, Lactat	grau oder gelb

*Die an zweiter Stelle genannten Farbcodierungen sind lediglich in Deutschland anzutreffen. Die anderen sind international üblich.

- **Zellzahlergebnisse** sind bis zu 72 h stabil.
- Die Richtigkeit der automatisierten **Zelldifferenzierung** ist bis zu 24 h stabil.
- Die **Feinmorphologie** der Leukozyten bei der Mikroskopie verändert sich nach 2 h.
- Mittleres Thrombozytenvolumen (**MPV**), mittleres Erythrozytenvolumen (**MCV**) und Verteilungsbreite der Erythrozyten (**RDW**) steigen nach 2 h an.

Anstelle mit EDTA-Blut kann die Blutbilduntersuchung ersatzweise auch mit Heparinvollblut oder Citratvollblut (Verdünnungseffekt!) erfolgen.

Cave: In ungefähr 0,1 % normaler Proben erzeugt EDTA eine Plättchenaggregation oder eine Thrombozyten-Leukozyten-Satellitenbildung, was zu falsch niedrigen Thrombozytenzahlen und möglicherweise erhöhten Leukozytenwerten führt. Nach der Erfahrung größerer Untersuchungen können 15 % aller Thrombozytopenien auf eine solche Pseudothrombozytopenie zurückgeführt werden. Deshalb ist die Bestimmung der Thrombozytenzahl aus Citratblut bei einer unklaren Thrombozytopenie obligat (z. B. mit speziellen CTAD-Röhrchen).

4.1.2 Erythrozyten

Hämatokrit

DEFINITION Hämatokrit (HCT) ist der Volumenanteil aller zellulären Bestandteile des Blutes am Gesamtvolumen des Blutes.

Indikation:
- Diagnostik und Therapiekontrolle bei Anämien und Polyglobulie
- Bestimmung als Rechengröße für den Erythrozytenindex MCHC
- Diagnostik von Störungen des Wasserhaushalts.

Probenmaterial: Untersucht wird EDTA-Venenblut. Es ist im Kühlschrank 1 Woche haltbar.

Tab. 4.2 Referenzwerte für Hämatokritbestimmungen

Patient		Wert (l/l)
Neugeborene	1.–4. Tag	0,52–0,68
Säuglinge	1.–2. Woche	0,47–0,63
	2.–4. Woche	0,38–0,51
	4.–12. Woche	0,30–0,38
Säuglinge + Kinder	>12 Wochen und Kinder	0,31–0,40
Frauen		0,35–0,47
Männer		0,40–0,52

Methodik:
- **Zentrifugation:** In einer Einwegkapillare wird die Probe 10 min hochtourig zentrifugiert und das Volumen der sedimentierten Zellen im Verhältnis zum Volumen des Gesamtblutes angegeben. Die Einheit des Hämatokrit ist dimensionslos (Ergebnis z. B. 0,44). Häufig erfolgt die Angabe auch in Prozent (im Beispiel entsprechend 44 %).
- **Indirekte Bestimmung:** Im Hämatologieanalysator werden Erythrozytenkonzentration (RBC) und das mittlere Erythrozytenvolumen (MCV) gemessen und daraus der Hämatokrit berechnet:
  $HCT = MCV (fl) \times RBC (10^6/\mu l)$

Referenzwerte: Die Referenzwerte sind abhängig von Alter und Geschlecht (**Tab. 4.2**)

Erythrozytenindizes

Erythrozytenindizes werden mithilfe des kleinen Blutbildes bestimmt. Als Grundlage dienen dazu der Hämatokrit, die Hämoglobinkonzentration und die Erythrozytenzahl.

DEFINITION Es gibt folgende Erythrozytenindizes:
- **MCV:** mittleres Zellvolumen (mean corpuscular/cell volume)
- **MCH:** mittleres Zellhämoglobin (mean corpuscular/cellular hemoglobin)
- **MCHC:** mittlere korpuskuläre Hämoglobinkonzentration (mean corpuscular/cellular hemoglobin concentration)
- **RDW:** Größenverteilungsbreite der Erythrozyten (relative distribution width).

Indikation:
- Diagnostik von Anämien und Polyzythämien
- Verlaufskontrolle bei hämatologischen Bluterkrankungen
- Vorsorgeuntersuchung.

Probenmaterial: Als Probenmaterial dient EDTA-Vollblut. Es ist bei Raumtemperatur bis 1 Tag haltbar.

MERKE Vor der Untersuchung müssen die Blutzellen resuspendiert werden.

Methodik:
Bestimmung der Erythrozytenzahl: Sie erfolgt durch **automatische Zellzählung** über Impedanzmessung (Coulter-Counter) oder Laserstreulichtmessung mit hoher Präzision durch Auszählung von mindestens 50 000 Zellen. Die mikroskopische Kammerzählung spielt keine Rolle mehr.

Bestimmung der Erythrozytenindizes:
- MCV (fl) = Hämatokrit (l/l) / Erythrozytenzahl (10^6/µl)
- MCH (pg) = Hämoglobin (g/l) / Erythrozytenzahl (10^{12}/µl)
- MCHC (g/dl) = Hämoglobin (g/dl) / Hämatokrit (l/l)

RDW: Die Darstellung der Erythrozytenverteilungsbreite (RDW) erfolgt als Histogramm durch den Blutbildanalysator. Sie wird üblicherweise nicht in die Labor-EDV und damit auch nicht in die Befunde übernommen. Die RDW zeigt empfindlicher als das MCV das Vorhandensein auch geringer Subpopulationen größerer oder kleinerer Erythrozyten an.

Referenzwerte: Referenzwerte sind abhängig von Alter und Geschlecht (Tab. 4.3).

Diagnostische Bedeutung:
MCV: Mittels des MCV-Wertes können Anämien in normo-, mikro- oder makrozytäre Formen eingeteilt werden. Solange bei einer beginnenden mikrozytären oder makrozytären Anämie nur eine relativ geringe Zahl abnormaler Erythrozyten vorliegt, ist das MCV kaum auffällig. Hier sind RDW und die mikroskopische Blutbilduntersuchung deutlich im Vorteil.

MCH: Anämien lassen sich nach dem MCH einteilen in:
- normochrom (MCH 28–34 pg)
- hypochrom (MCH < 28 pg)
- hyperchrom (MCH > 34 pg).

MCV und MCH sind bei den meisten Anämieformen gleichsinnig verändert.

MCHC: Aufgrund des parallelen Verhaltens von Hämoglobingehalt und Volumen des Einzelerythrozyten bleibt das MCHC bei vielen Veränderungen des roten Blutbildes unauffällig und ist daher von **eingeschränktem klinischem Nutzen**. Ein erhöhtes MCHC ist meistens artifiziell, z. B. beim Vorliegen von Kälteagglutininen, sollte aber mikroskopisch abgeklärt werden, da selten auch eine hereditäre Sphärozytose mit kugeligen Erythrozyten infolge eines Membrandefekts vorliegen kann.

Osmotische Resistenz

Indikation: Eine verminderte osmotische Resistenz findet sich bei der Sphärozytose.

Methodik: Zur Prüfung der osmotischen Resistenz wird jeweils ein Tropfen Blut zu verschieden stark hypotonen Kochsalzlösungen gegeben, nach Schütteln wird 3 h bei Raumtemperatur inkubiert und anschließend fotometrisch der Hämolysegrad (minimale und maximale Hämolyse) festgestellt. Der Hämolysebeginn normaler Erythrozyten erfolgt erst bei einer Kochsalzkonzentration unter 0,46 %. Beginnt die Hämolyse bereits früher (Kochsalzkonzentration 0,46–0,9 %), so ist die osmotische Resistenz vermindert.

Erythrozytäre Enzyme

Defekte erythrozytärer Enzyme werden durch Bestimmung der jeweiligen Enzymaktivität in isolierten Erythrozyten nachgewiesen.

Glukose-6-Phosphat-Dehydrogenase (G6PDH)

Indikation: Verdacht auf angeborenen G6PDH-Mangel (Favismus, X-chromosomaler Erbgang).

Probenmaterial: Hämolysat gewaschener Erythrozyten aus EDTA-Vollblut.

Methodik: Die Bestimmung erfolgt fotometrisch nach der in Abb. 4.1 dargestellten Reaktionsgleichung.
Gemessen wird die Absorptionszunahme von NADPH bei 340 nm. Es wird auf den Hb-Wert bezogen.

Referenzbereich: 7–20,5 U/g Hb.

Pyruvatkinase (PK)

Indikation: Verdacht eines angeborenen erythrozytären Pyruvatkinasemangels mit hämolytischer Anämie.

Tab. 4.3 Referenzwerte für Erythrozytenbestimmungen*

Alter	Erythrozytenzahl (/pl)	MCV (fl)	MCH (pg)	MCHC (g/dl)
Neugeborene 1.–4. Tag	4,5–5,8	108–123	34–40	30,1–33,8
1.–2. Woche	4,3–5,5	102–126	33–39	30,0–34,2
2.–4. Woche	3,5–4,7	100–116	33–40	32,2–35,8
Säuglinge	3,2–3,9	86–106	30–36	31,9–36,7
ältere Kinder	3,5–5,2	83–96	28–34	32,2–36,2
Frauen	3,8–5,2	81–100	26–34	31,4–35,8
Männer	4,4–5,9	81–100	27–34	31,5–36,3

Im hohen Alter nimmt die Hämoglobinkonzentration deutlich ab. Es ist daher auch mit einem Rückgang der Erythrozytenzahl zu rechnen.
* aus: Dörner, Klinische Chemie und Hämatologie, Thieme, 2009

$$\text{Glucose-6-phosphat} + \text{NADP}^+ \xrightarrow{\text{G6PDH}} \text{6-Phosphogluconolacton} + \text{NADPH} + \text{H}^+$$

Abb. 4.1 Reaktionsgleichung G6PDH

Probenmaterial: Hämolysat gewaschener Erythrozyten aus EDTA-Vollblut.

Methodik: Die Bestimmung erfolgt fotometrisch nach folgender Reaktionsgleichung: Das durch die PK entstehende Pyruvat wird durch das dem Test zugesetzte Enzym Laktatdehydrogenase (LDH) und NADH + H$^+$ in Laktat und NAD$^+$ umgesetzt (Abb. 4.2).

Gemessen wird dabei der Verbrauch an NADH durch Abnahme der Absorption bei 340 nm.

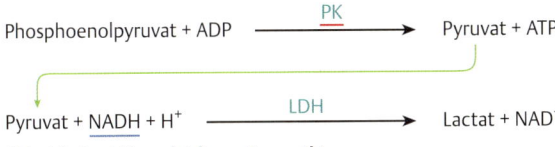

Abb. 4.2 Reaktionsgleichung Pyruvatkinase.

Referenzwert: 11–19 U/g Hb.

Lactatdehydrogenase (LDH bzw. LD)

Die Lactatdehydrogenase kommt in jeder Zelle vor. Bei einer Schädigung der Zellmembran ist sie erhöht im Blut nachweisbar. Im Blut gibt es 5 verschiedene LDH-Isoenzyme:
- LD-1 und LD-2: in Erythrozyten, Herz und Niere
- LD-3: in Lunge, Pankreas, Milz
- LD-4 und LD-5: in Skelettmuskel und Leber.

Indikation: Eine LDH-Erhöhung findet sich bei folgenden Erkrankungen:
- hämatologisch: AML, ALL, CML, Hämolyse, megaloblastäre Anämie
- pneumologisch: Lungeninfarkt, Lungenembolie, Bronchialkarzinom, schwere Pneumonie (v.a. Pneumocystis-jiroveci-Pneumonie), Schocklunge
- kardial: Herzinfarkt, Myokarditis
- hepatisch: Virushepatitis, Leberzirrhose, hepatozelluläres Karzinom, toxische Leberschädigung
- weitere: andere Tumorerkrankungen, Myopathien.

Präanalytik: LDH ist bei Raumtemperatur mindestens 24 h stabil. Die LDH-Aktivität ist im Serum infolge der Lyse der Erythro- und Thrombozyten ca. 30 % höher als im Plasma. Eine zu hohe Zentrifugation und damit eine artifizielle Lyse muss vermieden werden. Kein thrombozytenreiches Plasma verwenden!

Methodik: LDH katalysiert die Oxidation von Laktat zu Pyruvat unter gleichzeitiger Reduktion von NAD$^+$ zu NADH, dessen Absorptionszunahme bei 340 nm gemessen wird. Die Reaktion wird mit NAD$^+$ gestartet. Die Untersuchung der Isoenzyme ist diagnostisch nicht relevant.

Auswertung: Der Referenzbereich liegt für Männer (20–60 Jahre) bei 135–225 U/l und für Frauen bei 135–214 U/l. Diagnostisch relevant sind nur LDH-Erhöhungen.

Tab. 4.4 Referenzwerte für Retikulozyten*

Patient	Alter	Wert (in %)
Neugeborene	1.–4. Tag	1,4–4,1
	1.–2. Woche	0,4–1,0
	2.–4. Woche	0,3–1,1
Säuglinge	4.–12. Woche	0,5–1,9
Säuglinge und Kinder	>12. Woche	0,5–1,5
Frauen		0,8–4,1
Männer		0,8–2,5

*aus: Dörner, Klinische Chemie und Hämatologie, Thieme, 2009

Retikulozyten

Retikulozyten enthalten deutliche Mengen des endoplasmatischen Retikulums, das reich an RNA ist. Die RNA kann angefärbt werden, sodass die Retikulozytenzahl mikroskopisch bzw. durchflusszytometrisch bestimmt werden kann.

Indikation: Kontrolle der Erythropoese
- bei aplastischen und hämolytischen Anämien
- als Therapiekontrolle bei Eisenmangelanämie nach Eisensubstitution.

Probenmaterial: Untersucht wird EDTA-Venen- oder Kapillarblut. Die Probe ist im Kühlschrank 1 Tag haltbar.

Methodik:
- **Supravitalfärbung mit Brillantkresylblau:** Dabei färbt sich die RNA in den Retikulozyten an und es kann die Anzahl der Retikulozyten pro 1000 Erythrozyten ausgezählt werden. Zur Zählung im Blutausstrich [S. C553].
- Flowzytometrische Bestimmung nach Anfärben mit Fluoreszenzfarbstoffen.

Referenzwerte: Referenzwerte sind abhängig von Alter und Geschlecht (Tab. 4.4). Die absolute Retikulozytenzahl lässt sich folgendermaßen errechnen:

Absolutzahl Retikulozyten ($\times 10^3/\mu l$) = Promille Retikulozyten × RBC/1000

4.1.3 Hämoglobin und seine Vorstufen

Hämoglobin

Bei der fotometrischen Hämoglobinbestimmung werden alle Hämoglobinformen in eine einzige stabile Form überführt. Dies ist nötig, da die einzelnen Hämoglobinvarianten unterschiedliche Absorptionseigenschaften und chemische Stabilitäten haben.

Indikation: Nachweis und Verlaufsbeurteilung von Anämien, Polyglobulien und Polyzythämien.

Probenmaterial: EDTA-Vollblut, im Kühlschrank 1 Woche haltbar.

Methodik: Das Hämoglobin wird in eine stabile Verbindung überführt, deren Konzentration fotometrisch bestimmt wird.

- **Hämoglobincyanidmethode:** Das Blut wird verdünnt und gleichzeitig mit Kaliumferricyanid und Kaliumcyanid versetzt. Die Erythrozyten werden lysiert und das Hämoglobin freigesetzt. Das Hämoglobin reagiert mit Kaliumferricyanid, wobei das Eisen im Häm von Fe^{2+} zu Fe^{3+} oxidiert wird. Es entsteht primär Methämoglobin. Das Methämoglobin reagiert weiter mit Kaliumcyanid zu dem sehr stabilen Methämoglobin-CN, das eine spezifische Absorption bei 540 nm hat. Die Konzentration wird in einer Durchflussküvette fotometrisch bestimmt.
- **Cyanidfreie Bestimmung:** Da Cyanid eine giftige Verbindung ist, gibt es heute Verfahren, die dem obigen Verfahren vorzuziehen sind. Als Reagens dienen hier Sodiumlaurylsulfat (SLS) oder Imidazol. Das jeweilige Reaktionsprodukt kann ebenfalls fotometrisch bestimmt werden.

MERKE Sehr trübe Proben (z. B. bei schwerer Hyperlipidämie oder Leukozytose > 100 000/µl) ergeben zu hohe Hämoglobinwerte.

Referenzwerte: Referenzwerte sind abhängig von Alter und Geschlecht (Tab. 4.5)

MERKE Für eine zutreffende Beurteilung der Hb-Konzentration ist ein normales Blutvolumen Voraussetzung. Bei akuten Blutungen und Infusionstherapie ist der Hb-Wert deshalb nur bedingt verwertbar.

Diagnostische Bedeutung: Hämoglobinkonzentrationen unter 11,5 g/dl bei Frauen und 13,5 g/dl bei Männern charakterisieren eine Anämie.

Hämoglobinvarianten

Indikation:
- Verdacht auf Kohlenmonoxidvergiftung
- Verdacht auf Methämoglobinämie bei Cyanose ohne Herzfehler
- bei unklaren Anämien.

Probenmaterial: EDTA- oder Heparinblut, bei Raumtemperatur wenige Stunden haltbar.

Methodik:
- **CO-Hämoglobin, Methämoglobin, Sulfhämoglobin:** fotometrische Bestimmung bei verschiedenen Wellenlängen
- **Analyse der Hämoglobinfraktionen bei unklarer Anämie:** mittels Elektrophorese oder HPLC
- **HbF-Nachweis:** auch durch Differenzialfärbung eines Blutausstrichs (Kleinhauer-Betke-Färbung).

Referenzwerte:
- **CO-Hämoglobin:**
  - Nichtraucher: < 1,2 %
  - Raucher: < 8,2 %
- **Methämoglobin:**
  - Nichtraucher: < 0,8 %
  - Raucher: < 2,7 %
- **Sulfathämoglobin:** nicht nachweisbar
- **Hämoglobinfraktionen** (Erwachsener):
  - HbA_1: ca. 96 %
  - HbA_2: < 3,0 %
  - HbF: < 1,0 %.

Vorstufen der Hämsynthese

Störungen in der Hämsynthese äußern sich in einer gesteigerten Aktivität der δ-Aminolävulinsäuresynthetase, was wiederum zu erhöhten Werten von δ-Aminolävulinsäure und Porphyrinen im Urin führt. Diese können nachgewiesen werden.

Indikation:
- Verdacht auf hepatische Porphyrie
- Verdacht auf erythropoetische Porphyrie
- Bleivergiftung.

Probenmaterial: Spontanurin (Bezug auf Kreatinin), besser 24-h-Urin; ggf. Stuhl- und Blutprobe.

MERKE Die Proben zum Nachweis der Porphyrien müssen dunkel und kühl aufbewahrt werden.

Methodik:

Qualitative Bestimmung von Porphobilinogen und Urobilinogen: Beide Substanzen reagieren mit p-Dimethylaminobenzaldehyd (Ehrlich-Reagens) zu einem roten Farbstoff, der sich im Fall von Urobilinogen mit Chloroform ausschütteln lässt. Porphobilinogen lässt sich so auch quantitativ im Photometer messen.

δ-Aminolävulinsäure: Wird über Ionenaustauschchromatografie aus dem Urin isoliert und mit Ehrlich-Reagens und Acetylaceton umgesetzt. Es kann dann chromatografisch nachgewiesen werden.

Andere Porphyrine: Diese werden aus dem Probenmaterial extrahiert und z. B. mithilfe der Dünnschichtchromatografie aufgetrennt. Bei Bestrahlung mit UV-Licht zeigen die Porphyrine eine orangefarbene Fluoreszenz.

Tab. 4.5 Referenzwerte für Hämoglobin*

Patient	Alter	Wert (g/dl)
Neugeborene	1.–4. Tag	16,2–21,2
	1.–2. Woche	15,5–19,6
	2.–4. Woche	12,6–17,2
Säuglinge	4.–12. Woche	10,5–12,6
Säuglinge und Kinder	> 12. Woche	11,0–14,5
Frauen		11,5–15,7
Männer		13,5–17,7

*aus: Dörner, Klinische Chemie und Hämatologie, Thieme, 2009

4.1.4 Leukozyten und Differenzialblutbild

Leukozyten im Vollblut

Indikation: Eine Leukozytenbestimmung erfolgt zur Diagnostik und Therapiekontrolle bei:
- Infektionen und Entzündungen
- Tumorerkrankungen, besonders Leukämien
- Knochenmarkdepression
- Infarkten, Verbrennungen und Vergiftungen
- Arzneimittelnebenwirkungen.

Probenmaterial: Die Bestimmung erfolgt mit EDTA-Vollblut (vorzugsweise Venenblut). Die Probe ist bei Raumtemperatur und pH < 6,5 ein Tag, bei pH > 7,5 nur 2 h haltbar.

Methodik: Bei allen Leukozytenbestimmungen werden im ersten Schritt die Erythrozyten mit einem Detergens lysiert.
- **Automatische Zählung:** mittels Impedanzmessung oder Laserstreulichtmessung.
- **Kammerzählung:** wird bei sehr niedrigen Leukozytenzahlen als Kontrolle zur automatisierten Zählung herangezogen. Dabei wird das Blut mit 3 %iger Essigsäure im Verhältnis 1:20 verdünnt, wobei die Erythrozyten hämolysieren. Gezählt wird in einer Neubauer-Kammer und aus dem Zählergebnis die Leukozytenzahl errechnet.

Auch die Differenzierung der Zellpopulation wird heute weitgehend automatisch durchgeführt. Die Präzision ist hierbei deutlich höher als bei der mikroskopischen Differenzierung, da 10 000–50 000 Einzelzellen von den Geräten untersucht werden. Es werden folgende Zellpopulationen erfasst:
- neutrophile segmentkernige Granulozyten
- Lymphozyten
- Monozyten
- basophile Granulozyten
- eosinophile Granulozyten.

Pathologische Leukozytenpopulationen und starke Veränderungen der normalen Zellpopulationen führen zu Alarmmeldungen, die i. d. R. eine weitergehende mikroskopische Untersuchung erforderlich machen.

Referenzwerte: Die Leukozytenzählung variiert innerhalb eines Individuums erheblich. Die Referenzwerte sind stark vom Alter abhängig (Tab. 4.6).

Blutausstrich

Im Blutausstrich lassen sich morphologische Veränderungen der Blutzellen und quantitative Verschiebungen der Zellpopulationen bestimmen.

Indikation:
- Diagnostik von Leukozytosen und Leukopenien
- Infektionen
- Verlaufskontrolle von hämatologischen und malignen Krankheiten.

Tab. 4.6 Referenzbereiche für Leukozyten*

Patient	Alter	Werte (/μl)
Neugeborene	bei der Geburt	9 000–30 000
	2 Wochen alt	5 000–20 000
Kinder	1–3 Jahre	6 000–17 500
	4–7 Jahre	5 500–15 500
	8–13 Jahre	4 500–13 500
Erwachsene		4 000–11 000

*nach: Dörner, Klinische Chemie, Thieme, 2009

Probenmaterial: Für Ausstriche wird EDTA-Kapillar- oder Venenblut verwendet. Es muss bei Raumtemperatur aufbewahrt werden und darf nicht älter als 3 h sein. Ein getrockneter und fixierter Blutausstrich ist sehr gut haltbar.

Methodik: Ein stecknadelkopfgroßer Tropfen Blut wird auf dem Rand eines entfetteten Objektträgers aufgetragen. Anschließend wird ein 2., geschliffener Objektträger im 30°-Winkel vor dem Tropfen aufgesetzt und der Blutstropfen langsam verstrichen. Nach Lufttrocknung (2 h) und Fixierung in Methanol kann der Ausstrich gefärbt werden. Die häufigste Färbung ist die nach **Pappenheim**. Durch Kombination von sauren (z. B. Eosin) und basischen Farbstoffen (z. B. Methylenblau) können die basischen und sauren Zellbestandteile komplementär angefärbt werden. Zur **Retikulozytenzählung** wird der Blutausstrich mit Brillantkresylblau gefärbt. Die RNA der Retikulozyten imponiert als blaue, netzartige Struktur oder blaue Granula. Bei V. a. Tropenerkrankungen (z. B. Plasmodien) wird die Romanowksy-Färbung angewendet.

Die Zellen sollten mikroskopisch separiert erkennbar sein – bei zu dickem Ausstrich muss das Prozedere wiederholt werden. Nur in der **Malariadiagnostik** kann ein Präparat als „**dicker Tropfen**" (s. Infektionserkrankungen [S. A572]) angefertigt werden.

Die Ausstrichanfertigung, Färbung und mikroskopische Auffindung der Zellen können automatisiert werden.

Diagnostische Bedeutung: Zur diagnostischen Bedeutung der Veränderungen des weißen Blutbildes s. Blut und Blutbildung [S. A153] und Neoplastische Erkrankungen [S. A603].

Lymphozytentransformationstest

Der Lymphozytentransformationstest (LTT) testet in vitro die zelluläre Immunität. Geprüft werden die Funktion der T-Zellen sowie die Interaktion von T-Zellen und antigenpräsentierenden Zellen.

Indikation:
- Abklärung eines zellulären Immundefektes
- Nachweis einer zellulären Immunität gegenüber einem bestimmten spezifischen Antigen
- Monitoring der zellulären Immunität nach Knochenmark- oder Stammzelltransplantation oder bei HIV-Infektion.

Methodik: Beim **LTT-Mitogentest** wird in einer 4-Tage-Kultur von Lymphozyten die Reaktion gegenüber bekannten Mitogenen wie Phythämagglutinin, Concanavalin A oder anti-CD3 geprüft. Beim **LTT-Antigentest** wird die Reaktion auf spezifische Recall-Antigene wie Tuberkulin, Tetanustoxoid, Candida albicans oder CMV in einer weiteren Kultur getestet.

Granulozytenfunktionstest (NBT-Test)

Bei der Aktivierung von Granulozyten und Monozyten/Makrophagen durch Phagozytose werden intrazellulär eine Reihe von reaktiven Substanzen, z. B. Wasserstoffsuperoxid, Chloridradikale und Superoxidanionen (O_2^-), gebildet. Diese Substanzen werden ins Blut abgegeben und können dort gemessen werden. Bei Immundefekten ist die Bildung dieser Substanzen oft vermindert.

Indikation: Verdacht auf Immundefekt durch Fehlfunktion der Granulozyten (z. B. septische Granulomatose, Leukozytenadhäsionsdefekt).

Methodik: Aus Nitroblau-Tetrazolium (NBT), einem zunächst hellgelben löslichen Farbstoff, entsteht bei Anwesenheit von O_2^--Ionen ein rotvioletter unlöslicher Komplex, der aktive Zellen blau färbt. Unter dem Mikroskop wird der Anteil der blau gefärbten Zellen ausgezählt.

4.1.5 Thrombozyten

Bestimmung der Thrombozytenzahl

Indikation:
- Verdacht auf Thrombozytopenie oder Thrombozytose
- präinterventionelle Bewertung des Blutungsrisikos
- Beurteilung der Knochenmarkfunktion.

Probenmaterial: Venen- oder Kapillarblut (EDTA); bei Raumtemperatur 4 h haltbar.

Methodik: Mechanisierte Messmöglichkeiten für die Thrombozytenzählung sind
- Widerstandsmessverfahren (**Impedanzprinzip**)
- optische **Streulichtmethodik**
- **Durchflusszytometrische Bestimmung** (z. B. mittels markierter CD-61-Antikörper) oder
- Kombination der obigen Verfahren sowie
- **Kammerzählung** bei sehr niedrigen Thrombozytenzahlen (→ beim Einsatz moderner Blutbildanalyzer unnötig).

Referenzwerte:
- **Neugeborene:** 100–250 /nl
- **ältere Kinder** und **Erwachsene:** 140–345 /nl.

Messgrößen für die Beurteilung der Thrombozyten sind die Thrombozytenkonzentration, das mittlere Thrombozytenvolumen (**MPV**) und die Verteilungsbreite der Thrombozyten (**PDW**). Die Thrombozytenfunktion wird häufig in vitro mit der PFA-Methode (platelet function analyzer) oder anhand der Thrombozytenaggregation beurteilt.

Cave: EDTA kann eine Thrombozytenaggregation induzieren und so eine Thrombzytopenie vortäuschen (Pseudothrombozytopenie [S. C549]).

Thrombozytosen: Es gibt primäre und sekundäre, reaktive Ursachen der Thrombozytenerhöhung (400–700/nl leicht, 700–900 moderat, > 900 schwer). Mit zunehmender Thrombozytenzahlerhöhung werden Funktionseinschränkungen immer wahrscheinlicher. Leichte, meist vorübergehende Thrombozytosen können sich auch funktionell durch Mobilisation des Milzpools an Thrombozyten ergeben. Reaktive Thrombozytosen finden sich nach Traumen, Operationen und Blutverlust. Eine konstante Erhöhung findet sich häufig bei chronischen Entzündungen (insbesondere Colitis ulcerosa), Splenektomie und Malignomen (insbesondere Bronchialkarzinom).

Thrombozytopenie: Siehe Blut und Blutbildung [S. A159].

Thrombozytenfunktionstests

Indikation:
- Verdacht auf Funktionsstörungen der Thrombozyten
- Überwachung einer Therapie mit Thrombozytenaggregationshemmern.

Methodik:

Bestimmung der In-vivo-Blutungszeit: Messung der verlängerten In-vivo-Blutungszeit. Am besten reproduzierbar ist dieses Verfahren, wenn mit einem Hilfsgerät definierte Schnittverletzungen am Unterarm gesetzt werden.

Bestimmung der In-vitro-Blutungszeit: Hierbei wird in vitro eine kapilläre Blutstillung durch Thrombozytenaggregation simuliert. Antikoaguliertes Blut fließt über eine Kapillare durch eine kleine Öffnung in einer Membran, deren Oberfläche mit aktivierenden Substanzen beschichtet ist. Durch die Adhäsion und Aggregation der Thrombozyten kommt es nach einiger Zeit zum Verschluss dieser Öffnung. Die Zeit bis zum Stillstand des Blutflusses wird als Verschlusszeit in Sekunden gemessen. Die Verschlusszeit kann nach Aktivierung mit Kollagen/Epinephrin oder mit Kollagen/ADP gemessen werden.

Aggregometrie: Thrombozytenreiches Citratplasma wird mit verschiedenen Aktivatoren (Adrenalin, Arachidonsäure, Kollagen, Ristocetin) inkubiert und die Zunahme der Lichttransmission als Maß der Thrombozytenaggregation gemessen.

Durchflusszytometrie: Bei der Durchflusszytometrie werden fluoreszenzmarkierte Antikörper gegen Membranproteine der Thrombozyten eingesetzt.

4.2 Blutgruppenserologie

> **DEFINITION** Die Blutgruppenserologie ist ein Teilgebiet der Serologie und befasst sich mit der Analyse des Blutserums hinsichtlich seiner verschiedenen Blutgruppen.

Blutgruppenserologische Untersuchungen sind bis ins Detail verbindlich durch das Transfusionsgesetz (TFG) und nach § 12 und § 18 des TFG durch Richtlinien der Bundesärztekammer und des Paul-Ehrlich-Instituts als der zuständigen Bundesbehörde geregelt.

4.2.1 Grundlagen

Auf den Erythrozyten des Menschen sind ca. 30 verschiedene Blutgruppen-Antigen-Systeme vorhanden. Damit lassen sich mehr als 600 verschiedene Blutgruppen definieren. Am bekanntesten – und für Bluttransfusionen bedeutendsten – sind die Merkmale (Antigene) des **A-B-Null-Blutgruppensystems (AB0)** und des **Rhesussystems (Rhesusfaktor)**. Außerdem spielt auch das **Kell-System** noch eine wichtige Rolle.

Die Blutgruppenantigene sind potenziell immunogen und können bei einem anderen Menschen die Bildung von **Allo-Antikörpern** auslösen. Zu den allgemeinen Eigenschaften und Funktionen der Alloantigene und Allo-Antikörper s. Immunsystem und rheumatologische Erkrankungen [S. A457].

4.2.2 AB0-System

Die größte Bedeutung unter den Blutgruppen hat das AB0-System.

Blutgruppen des AB0-Systems: Im AB0-System findet sich auf der Membran der Erythrozyten entweder das **Antigen A oder B** bzw. es sind beide vorhanden (**Blutgruppe AB**) oder es fehlen beide (**Blutgruppe 0**). Biochemisch sind diese Blutgruppenantigene Oligosaccharide, die an Membranlipide gebunden sind. Die Spezifität der einzelnen Merkmale wird durch unterschiedliche endständige Zuckerreste bestimmt.

Das Blutgruppenmerkmal A kann nach der Antigen-Stärke und anderen serologischen Eigenschaften in die **Untergruppen A_1, A_2** und weitere schwache A-Varianten differenziert werden. Es gibt 10 Genotypen. Phänotypisch überdeckt das A_1-Antigen allerdings das A_2-Antigen, sodass es nur 6 häufige Phänotypen gibt (**Tab. 4.7**):

Die Blutgruppenantigene des AB0-Systems finden sich außer auf der Erythrozytenoberfläche auch auf vielen anderen Zellmembranen. In löslicher Form kommen sie bei etwa 80 % der Bevölkerung auch in anderen Körperflüssigkeiten vor. Genetisch ist diese Eigenschaft dominant und wird mit dem sog. Sekretorsystem (Se/se) vererbt. Homozygote und heterozygote Merkmalsträger werden als Sekretoren bezeichnet.

Blutgruppenantigene: Siehe Immunsystem und rheumatologische Erkrankungen [S. A459].

Transfusionsregeln im AB0-System: Siehe Immunsystem und rheumatologische Erkrankungen [S. A460].

Tab. 4.7 Genotypen und Phänotypen des AB0-Systems

Blutgruppe (Phänotyp)	mögliche Genotypen	Häufigkeit (%)
A_1	A_1A_1, A_1A_2, A_10	35
A_2	A_2A_2, A_20	10
B	BB, B0	8
0	00	44
A_1B	A_1B	3
A_2B	A_2B	< 1

Ausgangssubstanz für die Synthese der Blutgruppenantigene ist die **H-Substanz**. In sehr seltenen Fällen (1/300 000) findet man homozygot den Genotyp hh, bei dem der endständige Zuckerrest am Blutgruppenantigen fehlt. Bei diesem sog. „Bombay"-Phänotyp sind keine A-, B- bzw. H-Blutgruppenmerkmale vorhanden und im Serum finden sich anti-A, anti-B und das extrem seltene anti-H. Wegen dieser Antikörper gegen Erythrozyten der Blutgruppe 0 kommen für eine mögliche Transfusion nur Blutkonserven des Typs Bombay infrage.

Rhesussystem (Rhesusfaktor)

Das **Rhesus-(Rh)-System** ist nach dem AB0-Blutgruppensystem das zweitwichtigste in der Transfusionsmedizin. Hinsichtlich des **Morbus haemolyticus neonatorum** steht es sogar an erster Stelle: Die **Mutterschaftsrichtlinie** sieht bei der Erstuntersuchung die Bestimmung von Blutgruppe und Rhesusfaktor (D) sowie einen Antikörper-Suchtest auf irreguläre Antikörper vor.

Rhesusfaktoren: Im Rhesussystem sind 5 Hauptantigene serologisch erfassbar. Sie werden auch als Faktoren bezeichnet: **D, C, c, E** und **e**. Es handelt sich dabei um Proteine. Nach heutigem Kenntnisstand sind sie ausschließlich auf Erythrozyten zu finden.

Klinisch relevant ist v. a. das **Rhesusmerkmal D** und seine Berücksichtigung ist bei Bluttransfusionen zwingend vorgeschrieben.

Rhesus-Antikörper: Im Rh-System gibt es nur sehr selten natürliche Antikörper im Sinne von Isoagglutininen, daher enthält das Blutplasma bei Rhesus-negativen Menschen keine Antikörper gegen dieses Merkmal.

Rh-Antikörper sind **irreguläre, plazentagängige Immun-Antikörper** der IgG-Klasse. Durch Übertragung von Rh-positivem Blut auf Rh-negative Empfänger kann die Bildung von **Rhesus-Antikörpern** ausgelöst werden, was mit einer Häufigkeit von ca. 80 % geschieht. Damit kann es bei neuerlicher Transfusion von Rh-positivem Blut zu einer Transfusionsstörung kommen. Irreguläre Rh-Antikörper der Mutter können nach diaplazentärem Transport die Erythrozyten eines Rh-positiven Kindes schädigen (Morbus haemolyticus neonatorum), da die Rh-Antigene bereits ab der 6. Schwangerschaftswoche auf den fetalen Erythrozyten ausgeprägt sind.

Rhesus-D-Merkmal: Das D-Merkmal kommt bei 85 % der Bevölkerung vor und besitzt eine besonders hohe Antigenität. Bei 0,6 % der Bevölkerung ist das D-Merkmal in einer abgeschwächten Form (D^{weak}) vorhanden. Fehlt das D-Merkmal (15 % der Bevölkerung), so bezeichnet man die Individuen als Rhesus-negativ (D –). Die Bezeichnung erfolgt auch als d oder dd.

Das **D-Antigen** besitzt 6 Untergruppen (Partialantigene und D^{weak}). D^{weak} besitzt alle Antigen-Funktionen, aber nur in sehr geringem Ausmaß. Personen mit diesem Merkmal gelten als Rhesus-positiv. Ein unvollständiges D-Antigen bezeichnet man als $D^{partial}$. Personen mit diesem Merkmal besitzen nur einige der D-Epitope und können gegen die Epitope, die ihnen fehlen, Antikörper bilden. Als Spender gelten sie als positiv, als Empfänger sind sie negativ.

Nicht-D-Rhesussystem (C, c, E, e): Die Faktoren C, c, E und e werden auch als Begleitfaktoren bezeichnet. Unter ihnen haben E und als Nächstes c die größte Immunogenität, sie ist aber weitaus geringer als die des Rhesusfaktors D. Grundsätzlich kann zwar jeder Mensch, der die Antigene C, c, E, e nicht besitzt, nach Erhalt von Fremdblut mit solchen Antigen-Eigenschaften Antikörper entwickeln, dies geschieht jedoch viel seltener als beim Rh-Faktor D. Wie für den D-Faktor gibt es Testseren zum Nachweis von C, c, E und e auf den Erythrozyten des Patienten.

Analog zum D^{weak} gibt es das Merkmal **C^{weak}** als seltene Variante des Merkmals C (Häufigkeit 1,3 %).

Transfusionsregeln im Rhesussystem:
- **Im Regelfall:** Nur die Merkmale zuführen, die der Patient selbst exprimiert. Unbedingt muss das Merkmal D beachtet werden, bei Vorliegen entsprechender Antikörper auch die Merkmale D, C, c, E, e, C^w.
- **Im Notfall:** Möglichst D beachten, zwingend bei Anti-D-Trägern.

Ausnahmsweise können einem Rh-negativen Patienten Rh-positive Konserven transfundiert werden, wenn im Serum des Patienten keine aktiv gebildeten Anti-D-Antikörper nachweisbar sind (ggf. Notfallpass beachten). Keine Folgen hat die Übertragung von Rh-negativem Blut auf einen Rh-positiven Empfänger, sodass Rh-negatives Blut im zeitkritischen Notfall ohne Rh-Testung „universell" eingesetzt werden kann.

- Personen mit D^{weak} gelten als Empfänger und als Spender als D positiv, dürfen also Rh-positives Blut transfundiert bekommen.
- Personen mit $D^{partial}$ gelten als Empfänger als D negativ und dürfen deshalb nur Rh-negatives Blut transfundiert bekommen.

Siehe auch Immunsystem und rheumatologische Erkrankungen [S. A459].

Kell-System

Das **Kell-System** weist **2 Hauptantigene** K (Kell, K1) und k (Cellano, K2) auf. Irreguläre IgG-Antikörper gegen die Blutgruppe K können schwere hämolytische Transfusionsreaktionen und einen Morbus haemolyticus neonatorum auslösen.

92 % der Mitteleuropäer bilden **kein** Kell-Antigen. Sie sind Kell-negativ (homozygot kk). 8 % tragen das Kell-Antigen (7,8 % heterozygot Kk, 0,2 % homozygot KK). Kell-Antigene sind stark antigen. Deshalb sollten Erythrozytenkonzentrate immer Kell-verträglich transfundiert werden.

Thrombozyten- und leukozytenspezifische Antigen-Systeme

Auch Antigene auf Thrombozyten und Leukozyten können klinische Relevanz haben. Es handelt sich dabei um:
- **HPA** (human platelet antigenes) auf den Thrombozyten. Eine Inkompatibilität kann die Ursache für eine Neugeborenen-Alloimmunthrombozytopenie sein.
- **HLA** (human lymphocyte antigenes) auf den Lymphozyten. Diese sind identisch mit den MHC-I- und -II-Komplexen (major histocompatibility complex), die auf fast allen Zellen im Körper vorkommen. Sie spielen deshalb auch in der Transplantationsmedizin eine wichtige Rolle.
- **HNA** (human neutrophil antigenes) auf den neutrophilen Granulozyten.

4.2.3 Untersuchungsverfahren und Qualitätssicherung

Identitätssicherung

> **MERKE Verwechslungen** sind die **häufigste Ursache** für schwere hämolytische Transfusionsstörungen. Daher muss die Identität von Patient, Blutprobe und Blutprodukt absolut gesichert sein und hat höchste Priorität!

- Ist der Patient ansprechbar, sollte er bei der Probenentnahme nach Namen und Geburtsdatum gefragt werden, um Verwechslungen vorzubeugen.
- Probenröhrchen mit Namen, Vornamen und Geburtsdatum beschriften.
- Anforderungsschein ebenso ausfüllen; zusätzlich Angaben zu Voruntersuchungen und Anamnese machen.
- Sind die Daten des Patienten nicht bekannt, muss ihm eine eindeutig identifizierbare Notfall-ID gegeben werden.

Probenmaterial

Die Blutentnahme **erfolgt nur** für den Zweck der blutgruppenserologischen Untersuchung. Das Blut wird aus einer peripheren Vene entnommen. Durch den Zugang dürfen vorher keine Infusionslösungen oder Medikamente verabreicht worden sein.

In der Regel wird EDTA- oder Citratblut gewonnen. Für die Kreuzprobe und den Antikörper-Suchtest dient Blut ohne Zusätze.

Proben für die Blutgruppenbestimmung sind im Kühlschrank mehrere Tage, für die Kreuzprobe höchstens 3 Tage haltbar.

Blutgruppenbestimmung

Indikation:
- Schwangerenvorsorge
- Neugeborenenvorsorge
- forensische Hämogenetik
- Vorbereitung einer Transfusion
- Notfallausweis
- Transplantation.

Bestimmung: Testprinzip zur **AB0-Bestimmung** wie auch zur **Rhesusfaktorbestimmung** ist der **Hämagglutinationstest**. Verschiedene Methoden [S. C533] stehen dafür zur Verfügung.

> **MERKE** Die Rh-Bestimmung muss grundsätzlich im doppelten Ansatz mit **2 verschiedenen** Antiseren durchgeführt werden.

Antikörper-Bestimmung

Indikation:
- Vorbereitung einer Transfusion
- Anämie unklarer Genese
- Transfusionsreaktion
- positive Verträglichkeitsprobe
- Schwangerenvorsorge.

Methodik: Zur Identifizierung irregulärer Antikörper werden der Antikörper-Suchtest, die Antikörper-Differenzierung und der Coombs-Test eingesetzt.

Vorbereitung einer Transfusion

Sie erfolgt durch **Verträglichkeitsprobe (Kreuzprobe)** und **AB0-Identitätstest (Bedside-Test)**. Siehe Immunsystem und rheumatologische Erkrankungen [S.A459].

4.3 Hämostase

Zu den Grundlagen der Hämostase s. Blut und Blutbildung [S.A155].

4.3.1 Probenmaterial

Venenblut [S.C522]:
- Transportzeit nicht mehr als 2 h
- Zentrifugation bei 1500 g für mindestens 10 min
- Messungen möglichst innerhalb von 2 h nach der Blutentnahme durchführen
- Können die Untersuchungen nicht innerhalb von 4 h nach der Blutentnahme abgeschlossen werden, muss das Citratplasma bei –70 °C eingefroren werden.

4.3.2 Plasmatische Gerinnung

Thromboplastinzeit, Quick-Wert und INR

Indikation:
- Einstellung und Kontrolle der oralen Antikoagulanzientherapie mit Cumarinen
- Nachweis von angeborenen oder erworbenen Mangelsituationen der Faktoren II, V, VII und X einschließlich des präoperativen Screenings (extrinsic system)
- schwerer Vitamin-K-Mangel
- Beurteilung der Lebersyntheseleistung (oft in Verbindung mit der CHE-Bestimmung)
- Hinweis auf Vergiftungen mit Kumarinen und verwandten Substanzen.

Methodik: Durch Inkubation von Citratplasma mit einer optimalen Menge Thromboplastinreagens (enthält rekombinantes oder aufgereinigtes Gewebethromboplastin TF) und Kalzium wird der Gerinnungsvorgang ausgelöst und die Zeit bis zur Bildung des Fibringerinnsels gemessen; alternativ kann die Bestimmung auch mit chromogenem Substrat [S.C530] erfolgen.

Das Ergebnis der Messung wird in Sekunden angegeben und als **Gerinnungszeit** (= **Thromboplastinzeit**, TPZ, oder **Prothrombinzeit**) bezeichnet. Die TPZ kann in den Quick-Wert oder die International Normalized Ratio (INR) umgerechnet werden. In Europa ist die TPZ als Messgröße unüblich.

- **Quick-Wert:** Der Quick-Wert wird aus der TPZ über eine Referenzkurve ermittelt. Als Referenzwert gilt die Gerinnungszeit in einem unverdünnten Plasmapool, die gleich 100 % gesetzt wird.
- **INR-Wert:** Der INR-Wert entspricht dem Verhältnis der TPZ des Patienten zur TPZ eines Referenzkollektivs: $INR = TPZ_{Patient} / TPZ_{Referenz}$ (= Prothrombinratio)^{ISI}

Quick-Wert und TPZ sind stark vom verwendeten Reagens und Gerät abhängig. Prinzipiell gibt es keinen Grund, eine andere Größe als den am besten standardisierten INR zu verwenden. Durch die Korrektur um einen geräteabhängigen Faktor (ISI) ist die INR laborunabhängig.

Auswertung: Referenzbereiche: INR: 0,9–1,1, Quick-Wert: 80–120 %.

Von klinischer Bedeutung sind nur **Verlängerungen der TPZ** bzw. entsprechende Veränderungen der daraus abgeleiteten Messgrößen. **Verminderungen des Quickwertes** bzw. Anstieg des INR finden sich bei Faktorenmangel im exogenen System oder Mangel von Fibrinogen, Therapie mit oralen Antikoagulanzien (die Zielbereiche des INR richten sich nach dem Thromboserisiko), Vitamin-K-Mangel bei Leberschaden, intensiver Heparintherapie oder Vorliegen von Hemmkörpern.

- Quick-Wert < 25 %: ausgeprägte hämorrhagische Diathese
- Quick-Wert < 10 %: Neigung zu spontanen Blutungen.

Werden Quick-Werte < 10 % gemessen und gibt es keine Anzeichen von Blutungen, muss eine präanalytische Ursache ausgeschlossen werden (z. B. Heparinkontamination der Probe insbesondere bei Probenentnahme aus zentralen Zugängen). Dazu ist die Analytik unbedingt mit neuem Untersuchungsmaterial zu überprüfen.

Bei gesicherten Quick-Werten < 10 % muss eine prophylaktische Therapie erwogen werden: Gabe von sofort wirkendem Prothrombinkomplexkonzentrat oder Vitamin-K-Präparaten. Ein ausreichender Anstieg des Prothrombinkomplexes im Blut erfolgt allerdings erst nach einigen Stunden, wenn die Faktoren des Prothrombinkomplexes durch Neusynthese regeneriert wurden. Die Wirksamkeit von Vitamin-K-Präparaten ist nur bei einem tatsächlichen Vitamin-K-Mangel gegeben. Besteht der Verdacht auf Cumarinintoxikation bei Suizid oder Münchhausen-Syndrom, ist die Cumarinbestimmung im Blut mittels HPLC erforderlich.

Störungsmöglichkeiten sind Lupusantikoagulans, Hirudin und andere direkte Thrombininhibitoren, sowie Hämolyse und Lipämie (→ bei Lipidämie: Wahl einer längeren Wellenlänge).

POCT („point of care"-Testung) und Patientenselbstkontrolle: Zur patientennahen oder Bedside-Messung wurden portable Geräte und Testverfahren zur Messung der aktivierten Gerinnungszeit (ACT = activated clotting time) aus Vollblut entwickelt. Thrombin aus der Patientenprobe spaltet ein synthetisches Substrat, wobei eine elektroaktive Ammoniumverbindung freigesetzt wird. Mittels eines elektrochemischen Sensors wird amperometrisch die Zeit gemessen, bis diese Ammoniumverbindung aufgrund der ablaufenden Gerinnungskaskade nachweisbar wird. Als Ergebnis wird üblicherweise der INR-Wert ausgegeben.

Aktivierte partielle Thromboplastinzeit

Indikation:
- Screening-Test für das endogene (intrinsische) Gerinnungssystem
- V. a. ausgeprägten, selektiven Mangel der Einzelfaktoren II, V, X sowie Fibrinogen
- Dosierungseinstellung und Therapieüberwachung der Antikoagulation mit Heparin.

Methodik: Die Plasmaproben werden mit Phospholipiden und einem Oberflächenaktivator (Kaolin oder Celite) vorinkubiert, was die intrinsische In-vivo-Aktivierung durch Faktor XII und Oberflächenkontakt (Endothelläsion) simuliert. Nach Zugabe von Ca^{2+} wird die Gerinnungszeit (s) bis zur Bildung eines Fibringerinnsels gemessen.

Der Bestimmung der aPTT liegt der Ablauf der gesamten Gerinnungskaskade von der Kontaktaktivierung bis zur Fibrinbildung zugrunde, daher sind viele Einflussmöglichkeiten gegeben. Um diese zu minimieren, sollten möglichst frisch gewonnene Citratplasmaproben untersucht werden. Bei der Blutentnahme und Zentrifugation (Raumtemperatur) muss eine Schädigung der Thrombozyten vermieden werden, da sonst heparinneutralisierender Plättchenfaktor 4 freigesetzt wird.

Auswertung: Der **Referenzbereich** ist reagensabhängig. Üblicherweise ist ein Bereich von 20–34 (max. 40) s normal. Aufgrund der interindividuellen Unterschiede und der mangelnden Standardisierung ist es sinnvoll, dass bei Patienten, die mit Heparin therapiert werden sollen, vor Therapiebeginn ein aPTT-Basiswert bestimmt wird (individualisierte Referenzierung).

Verlängerungen der aPTT ergeben sich bei isoliertem oder kombiniertem Faktorenmangel des endogenen (v. a. FXII) oder auch des exogenen Systems, bei hohen Spaltproduktkonzentrationen, bei Heparintherapie und beim Vorliegen von Hemmkörpern. Hierzu gehört z. B. das Vorliegen von Lupusantikoagulans und ähnlichen Substanzen, wobei der Effekt variabel und stark reagenzabhängig ist. Eine **verkürzte** aPTT lässt sich bei Hyperkoagulabilität und Thrombozytosen (Erhöhung des Plättchenfaktors 4) beobachten.

Störungsmöglichkeiten:
- aPTT ↓: Östrogene, orale Kontrazeptiva
- aPTT ↑: Heparin, orale Antikoagulanzien, Diphenylhydantoin, Naloxon oder Röntgenkontrastmittel.

Gegensinnige Einflüsse (z. B. Mangel eines Faktors und gleichzeitige Erhöhung anderer Faktoren) können sich kompensieren. Eine normale aPTT schließt daher einen relevanten Faktorenmangel nicht absolut aus.

Heparintherapie: Das Therapieziel bezüglich der Verlängerung der PTT wird diagnoseabhängig individuell festgelegt (oft ca. 2-fache Verlängerung der PTT). Die gerinnungshemmende Wirkung von Heparin setzt sofort nach der Injektion ein und nimmt aufgrund der kurzen Halbwertszeit von nur ca. 1,5 h allerdings rasch wieder ab. Daher ist die Beachtung dieser Zeitabhängigkeit bei der Beurteilung der Überwachung der Heparintherapie mittels der aPTT wichtig. Fraktionierte Heparine können mit der aPTT schlecht oder gar nicht einem Monitoring unterzogen werden. Für Näheres s. Pharmakologie [S. C391].

Rivaroxabantherapie: Dieser direkte Faktor-Xa-Inhibitor kann optional, z. B. vor Lysetherapie und unbekannter Vormedikation, mittels eines mit Rivaroxaban kalibrierten anti-FXa-Test gemessen werden.

Thrombinzeit

Indikation:
- Überwachung der fibrinolytischen Wirkung einer Lysetherapie (z. B. mit Streptokinase)
- Überprüfung der Heparintherapie
- Nachweis von Störungen der Fibrinbildung bei ausgeprägtem Fibrinogenmangel
- Suchtest für Thrombininhibitoren (z. B. Dabigatran).

Methodik: Das Reagens enthält eine definierte Menge Thrombin. Nach Zugabe zum Citratplasma wird die Gerinnungszeit (s) gemessen.

Auswertung: Der Referenzbereich ist reagensabhängig, orientierend kann von 12–21 s ausgegangen werden. Von klinischer Bedeutung sind nur Verlängerungen der TZ. Zur Interpretation der Werte werden i. A. die Ergebnisse zweier weiterer Gerinnungstests benötigt, nämlich PTT und Batroxobinzeit (Reptilasezeit). Die TZ ist **verlängert** bei vermindertem Fibrinogen oder qualitativ verändertem Fibrinogen (Dysfibrinogen), in Gegenwart von Heparin, Paraproteinen oder Fibrinogen-(Fibrin-)Spaltprodukten. Eine normale TZ schließt die Wirkung von Thrombininhibitoren aus.

Batroxobinzeit (Reptilasezeit): Batroxobin ist ein proteolytisches Enzym aus einem Schlangengift (Bothrops atrox), das Fibrinogen unter Abspaltung des Fibrinopeptids A umsetzt. Zur Messung wird Citratplasma mit Batroxobin inkubiert und die Zeit bis zum Gerinnungseintritt gemessen (Referenzbereich: 16–22 s). Eine normale Batroxobinzeit bei verlängerter Thrombinzeit spricht für die Gegenwart von Heparin in der Probe. Eine gleichzeitige Verlängerung von Batroxobin- und Thrombinzeit kann durch Fibrinogenspaltprodukte bzw. Störungen des Fibrinogens bedingt sein.

Fibrinogen

Indikation:
- V. a. erhöhten Fibrinogenverbrauch (z. B. bei der disseminierten intravasalen Gerinnung)
- Thrombophiliediagnostik
- Zustände mit erhöhter Fibrinogenkonzentration (z. B. Akute-Phase-Reaktion).

Methodik: Bestimmung nach Clauss: Citratplasma wird mit einem großen Überschuss Thrombinreagenz, das bereits Kalziumchlorid und andere Additiva enthält, inkubiert. Die Gerinnungszeit hängt aufgrund des Thrombinüberschusses weitestgehend nur vom Fibrinogengehalt der Probe ab. Schwierigkeiten ergeben sich nur bei sehr niedrigen Fibrinogenkonzentrationen, die eine Testwiederholung mit erhöhter Probenmenge erforderlich machen. Die gemessenen Gerinnungszeiten müssen anhand einer Kalibrationskurve ausgewertet werden und erlauben die Angabe der Stoffmenge Fibrinogen (in g/l bzw. mg/dl). Zu beachten ist, dass bei Vorliegen von Fibrin(ogen)spaltprodukten falsch lange Gerinnungszeiten und damit falsch niedrige Fibrinogenmessergebnisse vorkommen können.

Erhöhte Plasmawerte des in der Leber gebildeten Fibrinogens finden sich bei Störungen des Gallenabflusses, bei Bronchial- und Pankreaskarzinomen und bei entzündlichen Prozessen. Fibrinogenmangel tritt bei Leberzirrhose, Hyperfibrinolyse und Verbrauchskoagulopathien auf. Blutungsneigung findet man nur dann, wenn andere Gerinnungsfaktoren oder die Thrombozytenzahl vermindert sind.

Referenzbereich: Dieser beträgt ca. 1,8–3,5 g/l bzw. 180–350 mg/dl. Es liegt keine Geschlechtsabhängigkeit vor, mit zunehmendem Alter wird allerdings eine geringfügige Zunahme der Fibrinogenkonzentrationen beobachtet.

- **Fibrinogen ↓:** bei Verbrauchskoagulopathie (DIC), nach Thrombolysetherapie, bei Lebersynthesestörung, Verlust in den extrazellulären Raum (z. B. Aszitesbildung, Schock, Verbrennungen), vermehrtem Abbau (z. B. bei Karzinomen) oder angeborener Hypo- oder Afibrinogenämie
- **Fibrinogen ↑:** Akute-Phase-Reaktion, vorübergehend nach Operationen, Traumen, Myokardinfarkt und Infektionen, chronisch-entzündlichen Erkrankungen, Neoplasien, Alter.

Klinisch bedeutsam sind Verminderungen < 1,0 g/l. Vorübergehend erhöhte Fibrinogenwerte finden sich bei der Akute-Phase-Reaktion. Dauerhaft erhöhte Fibrinogenkonzentrationen > 4,5 g/l sind ein Risikofaktor für das Auftreten von Thrombosen und kardiovaskulären Erkrankungen.

Antithrombin

Indikation:
- Thrombophiliediagnostik
- Diagnostik eines Antithrombinmangels (s. Blut und Blutbildung [S. A166]).

Methodik:
Verfahren über Faktor II: Citratplasma wird mit einem Thrombinüberschuss und Heparin inkubiert. Antithrombin aus der Probe hemmt einen Teil des vorgelegten Thrombins. Das restliche Thrombin setzt ein synthetisches Substrat um und wird kinetisch bestimmt (bei 405 nm). Die Steigung der Absorptionskurve korreliert mit dem Antithrombingehalt der Probe und wird anhand einer Kalibrationskurve, die mit Normalplasmaverdünnungen erstellt wird, ausgewertet.

Hirudin, das beim Vorliegen von Heparin-Antikörpern (HIT) eingesetzt wird, stört dieses Verfahren zur Antithrombinbestimmung, da es wie Antithrombin die Thrombinaktivität hemmt. Es kommt zu falsch niedrigen Messresultaten.

Verfahren über Faktor Xa: Alternativ und weniger störanfällig kann ein Testverfahren mit einem chromogenen Substrat angewendet werden, hier erfolgt die Bestimmung über die Inaktivierung von Faktor Xa. Dazu wird das Plasma mit Faktor Xa und Heparin im Überschuss inkubiert und anschließend die Restaktivität des Faktors Xa mithilfe eines chromogenen Substrats bestimmt.

Auswertung: Unauffällig ist eine Antithrombinaktivität von 70–120 % der Norm.

Protein C

Indikation: Diagnostik angeborener und erworbener Mangelzustände.

Methodik: Vorteilhaft ist die parallele Durchführung eines Aktivitätstests und einer Antigen-Bestimmung unter Verwendung eines spezifischen Antikörpers für carboxyliertes Protein C, das nur bei ausreichender Verfügbarkeit von Vitamin K vorliegt.

Beim **Aktivitätstest** wird Protein C aus der Patientenprobe mit einem speziellen Aktivator (Giftextrakt aus der Schlange Agkistrodon contortrix) in aktives Protein C überführt, das dann aus einem chromogenen Substrat einen Farbstoff freisetzt. Dieser wird bei 405 nm fotometrisch gemessen. Die Steigung der Absorptionszunahme korreliert mit der Protein-C-Aktivität und wird anhand einer Bezugskurve (Normalplasmaverdünnungen) ausgewertet. Da auch nichtcarboxyliertes Protein C in dieser Reaktion eine Teilaktivität besitzt, kann in diesem Fall ein Protein-C-Mangel nicht richtig eingeschätzt werden. Werden Patienten mit dem Proteaseinhibitor Aprotinin (Trasylol) behandelt, können sich falsch niedrige Protein-C-Aktivitäten ergeben. Daher erhöht die zusätzliche Bestimmung der Protein-C-Proteinmenge (**Antigen-Test**) die diagnostische Zuverlässigkeit.

Auswertung: Im Allgemeinen gelten beim Aktivitätstest 70–140 % der Norm als unauffällig. Die Referenzwerte der Antigen-Tests sind variabel (herstellerabhängig).

Protein S

Indikation: Diagnostik angeborener und erworbener Mangelzustände.

Methodik: Es werden Aktivitäts- und Antigen-Tests eingesetzt.

Aktivitätstest: Die verdünnte Plasmaprobe wird mit Protein-S-freiem Plasma gemischt und der Mischung werden dann ein Faktor-Xa-haltiges Reagens, aktiviertes Protein C und Phospholipide zugesetzt. Nach einer entsprechen Vorinkubationszeit wird Kalziumchlorid zugegeben, um die Gerinnung auszulösen. Unter diesen Bedingungen ist die Gerinnungszeit direkt proportional zur Protein-S-Konzentration in der Plasmaprobe.

Freies Protein-S-Antigen: Möglich sind ELISA-Verfahren mit monoklonalen Antikörpern für freies Protein S oder Agglutinationstests. Hier werden C4b-beschichtete Latexpartikel verwendet, die eine große Affinität für das freie Protein S in Gegenwart von Ca^{2+} haben. Als Nächstes wird ein ebenfalls an Latexpartikel gebundener monoklonaler Anti-Protein-S-Antikörper zugegeben. Diese Latexpartikel binden über eine Antigen-Antikörper-Reaktion unter Ausbildung von Immunkomplexen an das bereits gebundene Protein S der ersten Reaktion. Der Agglutinationsgrad wird als Trübung gemessen und ist direkt proportional zur Konzentration des freien Protein S in der Probe.

Auswertung: Die Protein-S-Aktivität ist geschlechtsabhängig und beträgt normalerweise für Männer 69 bis > 130 %, Frauen 58–114 % und für Frauen mit Ovulationshemmern 48–106 %. In der Praxis, leider auch durch die Testqualität mitbedingt, gibt es erhebliche Überlappungen zwischen Normalbereich und subnormalem Bereich.

APC-Resistenz

Indikation: Diagnostik einer Faktor-V-Leiden-Mutation (90 %) bzw. eines Faktor-V-Cambridge (selten). Die APC-Resistenzbestimmung ist ein Suchtest für das Vorliegen einer Resistenz des Faktors V gegenüber aktiviertem Protein C.

Methodik: Die Messung der APC-Resistenz erfolgt über eine modifizierte PTT oder einen verdünnten Russell's viper venom test (RVVT). Das Protein C im Patientenplasma wird mit einem Aktivator (aus Schlangengift) aktiviert und mit einem aPTT- bzw. RVVT-Reagens inkubiert. Die Gerinnung wird durch Zugabe von Kalciumchlorid gestartet und die Gerinnungszeit gemessen. Diese ist bei der Faktor-V-Leiden-Mutation verkürzt im Vergleich zu einem 2. Test mit Normalplasma. Zur Beurteilung wird eine Ratio gebildet. Die APC-Resistenzbestimmung wird verfahrensabhängig u. a. beeinflusst durch Kumarintherapie, Heparintherapie und Lupusantikoagulanzien.

Auswertung: Ratiowerte unterhalb eines testabhängigen Cut-off-Wertes sprechen für eine Faktor-V-Leiden-Mutation, die durch eine PCR-Mutationsanalytik abgeklärt werden sollte.

Prothrombinmutation 20210

Indikation: Thrombophiliediagnostik.

Methodik: molekulargenetischer Nachweis (z. B. sequenzspezifische PCR).

Auswertung: Merkmalsträger (homo- und heterozygot) haben ein erhöhtes Risiko, eine venöse Thrombose zu entwickeln.

Lupusantikoagulanzien (LA)

Lupusantikoagulanzien können gemeinsam mit Antikardiolipin-Antikörpern oder allein als IgG und/oder IgM auftreten und sind gerinnungswirksam.

Indikation: Verdacht auf Antiphospholipid-Antikörper-Syndrom (APS).

Methodik: Voraussetzung: keine Cumarintherapie und keine „high dose"-Heparinisierung. Zum Screening wird ein einstufiges Dilute-Russell's-viper-venom-time-Reagens (DRVVT-Reagens) verwendet. Bei entsprechender Wertekonstellation wird zusätzlich ein zweites, phospholipidreiches sog. Bestätigungsreagens verwendet. Wenn der LA-Screening-Test unauffällig ist (< 45 s), lautet das Endresultat „LA nicht nachweisbar". Bei verlängertem LA-Screening-Test wird auch der Bestätigungstest durchgeführt. Ist dessen Ergebnis unauffällig (< 38 s), liegt ein Lupusantikoagulans vor und zur Beurteilung der Schwere dient die Ratio von Screening-Test (s)/Bestätigungstest (s).

Sind allerdings die Gerinnungszeiten beim Screening- und Bestätigungstest verlängert, ist eine Zusatzuntersuchung notwendig: Es wird eine Mischung von Patientenprobe und Normalplasma in gleicher Menge untersucht. Ist dann die Gerinnungszeit des Screening-Tests verlängert und der Bestätigungstest normal, liegen LA und ein Faktorenmangel vor. Fallen beide Tests normal aus, liegt nur ein Faktorenmangel vor. Ergeben beide Tests verlängerte Zeiten, ist dies Hinweis auf Vorliegen irgendwelcher anderer Inhibitoren.

Auswertung: Für den DRVVT-Test schließt eine Ratio < 1,2 das Vorliegen von Lupusantikoagulanzien aus, unter Marcumartherapie oder bei Synthesestörung der Leber liegt der Cut-off-Wert bei 1,5. Eine Ratio zwischen 1,2 und 1,5 weist auf schwach ausgeprägte Lupusantikoagulanzien hin. Eine Ratio > 1,5 spricht für deutlich positive Lupusantikoagulanzien.

Kardiolipin-Antikörper/β2-Glykoprotein-Antikörper

Indikation: Verdacht auf Antiphospholipid-Antikörper-Syndrom (s. Blut und Blutbildung [S. A166]).

Methodik: ELISA. Empfohlen wird derzeit, gleichzeitig Antiphospholipid- und $β_2$-Glykoprotein-Antikörper zu bestimmen.

Auswertung: Erhöhung bei Anti-Phospholipid-Syndrom, Autoimmunerkrankungen (z. B. SLE), leichte Erhöhung auch bei 2–5 % der Normalbevölkerung sowie bei Kindern mit banalen Infekten in bis zu 30 % d.F. Diagnostisch aussagekräftig sind die Ak-Nachweise daher nur, wenn sie sich nach mehrwöchigem Abstand reproduzieren lassen. Antikardiolipin-Antikörper wirken sich kaum auf die Gerinnung aus.

4.3.3 Fibrinolyse
D-Dimere

D-Dimere sind ein Risikomarker bei venöser Thromboembolie. Bei aktivierter Fibrinolyse spaltet Plasmin das quer vernetzte Fibrin. Die Quervernetzung des Fibrins liegt im Bereich der sog. D-Domänen, durch Einwirkung von Plasmin entstehen Fibrinspaltprodukte mit quer vernetzten D-Domänen. Die kleinste Einheit ist das D-Dimer. Erhöhungen von D-Dimeren weisen daher auf eine aktive Fibrinolyse hin.

Indikation:
- Ausschluss thromboembolischer Erkrankungen (tiefe Beinvenenthrombose, Lungenembolie)
- Ausschluss einer disseminierten intravasalen Gerinnung (DIC).

Methodik: Eingesetzt werden Immunoassays mit hochspezifischen Antikörpern gegen die Quervernetzungsregion der Fibrinspaltprodukte. Zur Verstärkung des Messsignals sind die Antikörper üblicherweise an Mikropartikel aus Polystyrol oder Latex gebunden. Bei Vorhandensein von D-Dimeren in der Patientenprobe kommt es zu einer Agglutination und einer fotometrisch messbaren Trübungszunahme bei 405 nm.

Auswertung: Der Referenzbereich ist sehr **stark testabhängig** und muss der Packungsbeilage oder dem Leistungsverzeichnis des Labors entnommen werden.

> **MERKE** Diese Testabhängigkeit kann in der klinischen Praxis zu schweren Irrtümern führen, insbesondere da in manchen Lehrbüchern trotzdem Referenzbereiche angegeben werden, die aber für den tatsächlich eingesetzten Assay nicht gelten müssen.

Erhöhte D-Dimere sind Ausdruck einer ausgeprägten lokalen Gerinnselbildung. Allerdings ist die Bildung von Fibrinogenspaltprodukten stark von der zeitlichen Relation zwischen Ereignis und Blutentnahme und von der Lokalisation und Ausdehnung des Thrombus abhängig. Trotzdem besitzt die D-Dimere-Bestimmung eine **hohe Sensitivität** (> 95 %) **für thromboembolische Ereignisse** mit einem negativ prädiktiven Wert > 95 %. Daher ist die **Ausschlussdiagnostik** sehr sicher. Im seltenen Einzelfall kann aber auch bei Ergebnissen innerhalb des Referenzbereiches ein solches Ereignis vorliegen. Eine Erhöhung der D-Dimere hat allerdings nur eine Spezifität von weniger als 50 %.

Erhöhte D-Dimere bei Patienten mit venöser Thromboembolie und oraler Antikoagulation sind außerdem Hinweis auf eine unzureichende Antikoagulation. Bleibt der D-Dimere-Wert mehrere Wochen nach Absetzen einer oralen Antikoagulanzientherapie unauffällig, ist das Rezidivrisiko gering, während Patienten mit D-Dimere-Anstieg eine verlängerte Therapie mit oralen Antikoagulanzien benötigen.

Plasminogen

Indikation: Verdacht auf angeborenen oder erworbenen Plasminogenmangel (DIC, Hyperfibrinolyse, Sepsis, hepatogene Koagulopathie) sowie indirekter Nachweis einer Hyperfibrinolyse. Plasminogen ist jedoch weniger sensitiv als der Plasmininhibitor (s. u.).

Methodik: Streptokinase bildet mit Plasminogen einen Komplex, der Plasminogen in Plasmin umwandelt. Die Quantifizierung erfolgt mithilfe eines synthetischen chromogenen Substrats. Freigesetztes Paranitroanilin wird kinetisch bei einer Wellenlänge von 405 nm erfasst und ist direkt proportional zur Plasminogenaktivität der Probe. Zu beachten ist, dass in Gegenwart von Aprotinin zu niedrige Werte gemessen werden.

Auswertung: Referenzbereich: 75–140 % der Norm. Neugeborene haben nur etwa 50 % der Erwachsenenwerte.

Plasmininhibitor (α_2-Antiplasmin)

Indikation:
- Verdacht auf Hyperfibrinolyse
- Kontrolle der fibrinolytischen Therapie
- Verdacht auf erworbene Synthesestörung bei Hepatopathie
- Verdacht auf angeborenen α_2-Antiplasminmangel.

Methodik: Die Bestimmung erfolgt mittels eines chromogenen Tests. Das Plasma wird mit Plasminreagens in Gegenwart eines Überschusses Methylamin inkubiert. Anschließend findet eine Quantifizierung der Restaktivität des Plasmins mithilfe eines synthetischen chromogenen Substrats statt. Das freigesetzte Paranitroanilin wird kinetisch bei einer Wellenlänge von 405 nm gemessen und ist umgekehrt proportional zum Plasmininhibitorgehalt der Probe.

Auswertung: Unauffällig sind Werte im Bereich 70–130 % der Norm; bei Neugeborenen 55–130 % der Norm.

Erniedrigte Werte finden sich hereditär (extrem selten) und können die Erklärung für eine Blutungsneigung liefern. Zu den erworbenen Ursachen gehören Hyperfibrinolyse, Lysetherapie, Leberzirrhose, Promyelozytenleukämie. Erhöhte Werte werden bei Diabetes mellitus beobachtet.

Tissue-Plasminogenaktivator (tPA)

Indikation: Beurteilung der Fibrinolyse.

Methodik: Zum Beispiel ELISA-Test, bei dem die Mikrotitervertiefungen mit Antikörpern gegen Human-tPA beschichtet sind.

Auswertung: Referenzbereich: 1,0–12 ng/ml. Die Konzentration des tPA-Antigens steigt mit zunehmendem Lebensalter an.

Die Plasma-tPA-Konzentrationen können durch Medikamenten-Wechselwirkungen beeinflusst werden und bei Rauchern niedriger liegen. In der Spätphase der Schwangerschaft sind die tPA-Werte erhöht. Weiterhin haben Studien gezeigt, dass die Plasmaspiegel endogenen tPAs als Risikomarker für Myokardinfarkt und Schlaganfall dienen können.

Plasminogenaktivator-Inhibitor-1 (PAI-1)

Indikation: Beurteilung der Fibrinolyse (PAI-1 ist der wirkungsvollste Inhibitor der Fibrinolyseaktivierung), da die α-Granula der Thrombozyten PAI-1 enthalten.

Methodik und Auswertung: Für die PAI-1 **Aktivitäts- und Antigenbestimmung** sind Testkits im Handel, ihr diagnostischer Wert ist noch nicht endgültig belegt (Referenzbereich: 5–20 µg/l Antigen-Test, 0,3–3,5 U/ml Aktivitätstest). Im Serum sind die Konzentrationen 5-fach höher als im Plasma.

PAI-1 ist nicht nur ein Marker für die Diagnose und Risikobewertung von Thrombosen, sondern spielt auch eine Rolle z. B. bei malignen Erkrankungen, dem schwangerschaftsinduzierten Bluthochdruck und entzündlichen Reaktionen.

5 Atmungssystem

5.1 Blutgasanalyse

Die Blutgasanalytik gehört zu den oft besonders eiligen und für lebenserhaltende Maßnahmen notwendigen Untersuchungsanforderungen. Sie wird sehr häufig patientennah z. B. direkt auf der Intensivstation durchgeführt (point of care testing = POCT).

5.1.1 Säure-Basen-Haushalt

Zu den Störungen des Säure-Basen-Haushalts (respiratorische oder metabolische Azidose bzw. Alkalose) s. Niere [S. A431].

Indikation: Schwere Stoffwechselentgleisungen und Atemstörungen (z. B. dekompensierter Diabetes mellitus, tubuläre Nierenerkrankungen, Intoxikationen, Hypo- und Hyperkaliämie, Schock und Koma).

Präanalytik: Untersucht wird arterielles oder hyperämisiertes kapilläres Vollblut aus dem Ohrläppchen mit 50 E/ml Heparinzusatz. Die Probe muss unter Luftabschluss abgenommen und transportiert werden. Proben in Spritzen müssen unbedingt gekühlt werden (kein Gefrieren). Verschlossene Kapillaren dagegen können bei Raumtemperatur transportiert werden. Die Messung sollte spätestens 30 min nach der Blutentnahme durchgeführt werden.

Fehlerquellen:
- venöses Blut (zeigt je nach Abnahmestelle schwankende Resultate)
- Luftkontakt: pO_2 ↑ und pCO_2 ↓
- Heparinüberschuss: Ansäuerung
- In-vitro-Veränderungen bei mangelnder Probenkühlung
- schlechte Mischung der Probe vor der Analyse
- Gerinnselbildung
- Körpertemperatur des Patienten deutlich über oder unter 37 °C (Temperaturkorrektur erforderlich).

Methodik: Im Blutgasanalysator sind entlang einer Kapillare, durch welche das Blut befördert wird, mindestens 3 miniaturisierte Messelektroden angeordnet. Zu den Methoden der pH-, pCO_2- und pO_2-Messung s. Elektrochemische Verfahren [S. C529].

Berechnung abgeleiteter Größen: Nach der Messung von pH und pCO_2 können Plasmabikarbonat sowie Basenabweichung (BA) bzw. Basenexzess (BE) berechnet werden.

- **Plasmabikarbonat:** Berechnung anhand der Henderson-Hasselbalch-Gleichung: $(HCO_3^-$ (mmol/l) $= 0{,}0307 \times pCO_2(mmHg) \times 10^{(pH - 6{,}1)})$. Diese Berechnung wird von Blutgasanalysatoren automatisch durchgeführt. Unter Standardbikarbonat versteht man die Angabe normiert auf ein pCO_2 von 40 mmHg.
- **Basenabweichung** (BA) oder **Basenexzess** (BE): Die Basenabweichung gibt an, wie viel mmol Säure oder Base in jedem Liter Extrazellulärvolumen fehlt bzw. im Überschuss vorhanden ist: BA oder BE (mmol/l) = $HCO_3^- - 24{,}5 + 16{,}2$ (pH − 7,4).

Auswertung: Referenzwerte s. Tab. 5.1.

Zur Interpretation sollte man am besten die einzelnen Parameter der Blutgasanalytik in festgelegter Reihenfolge durchgehen:
- **pH-Wert:** Die pH-Verschiebung zeigt den Grad der Gefährdung des Patienten an:
  - normal: keine oder kompensierte Störung
  - pathologisch: dekompensierte Störung. Werte < 7,1 und > 7,6 sind lebensgefährlich, besonders wenn sie akut respiratorisch bedingt sind.

Tab. 5.1 Referenzwerte in arteriellem und venösem Blut

Messgröße	arteriell	venös
pH	7,37–7,45	7,35–7,43
pCO_2	35–45 mmHg (4,67–6,00 kPa)	37–50 mmHg (4,94–6,66 kPa)
BE	−2,00 bis + 3,00 mmol/l	−2,00 bis + 3,00 mmol/l
HCO_3^-	22–26 mmol/l	22–26 mmol/l
pO_2	71–104 mmHg (8,66–13,30 kPa)	36–44 mmHg (4,80–5,85 kPa)
O_2-Sättigung	90–96 % (0,90–0,96)	70–80 % (0,7–0,8)

Die Werte sind konventionell sowie in der entsprechenden SI-Einheit in Klammern angegeben. Für hyperämisiertes Kapillarblut gelten die gleichen Referenzwerte wie für arterielles Blut.

5.1 Blutgasanalyse

Tab. 5.2 Messwertkonstellationen bei kompensierten und dekompensierten Blutgasstörungen

	pH	pCO₂	BE
metabolische Azidose			
dekomp.	↓ – ↓↓↓	n – ↓	↓ – ↓↓
komp.	n	↓	↓
respiratorische Azidose			
dekomp.	↓ – ↓↓↓	↑↑ – ↑↑↑	n – ↑
komp.	n	↑	↑
metabolische Alkalose			
dekomp.	↑ – ↑↑	n – ↑	↑ – ↑↑↑
komp.	n	↑	↑
respiratorische Alkalose			
dekomp.	↑ – ↑↑	↓ – ↓↓	n – ↓
komp.	n	↓	↓

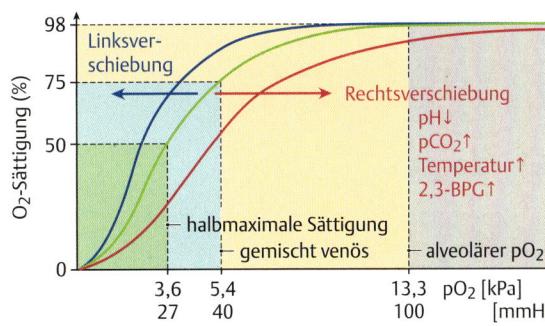

Abb. 5.1 **Sauerstoffbindungskurve des Hämoglobins.** (aus Gekle et al., Taschenlehrbuch Physiologie, Thieme, 2010)

- **Basenabweichung** (BA oder BE): zuverlässigster Parameter zur Beschreibung des metabolischen Anteils einer Säuren-Basen-Störung. Die Basenabweichung ist unabhängig von respiratorischen Größen und vom Hb.
  - negativ: Basendefizit = metabolische Azidose (s. Niere [S. A431])
  - positiv: Basenüberschuss = metabolische Alkalose (s. Niere [S. A432])
- **pCO₂**: gibt Auskunft über den respiratorischen Anteil der Störung
  - ↓: respiratorische Alkalose (s. Niere [S. A432])
  - ↑: respiratorische Azidose (s. Niere [S. A431]).
- pCO₂ akut unkompensiert < 25 bzw. > 60 mmHg ist lebensgefährlich, weil die Kompensation durch die Nieren verzögert einsetzt. Dagegen kann pCO₂ zur Kompensation einer metabolischen Azidose kurzfristig < 15 mmHg absinken (Kussmaul-Atmung).

Tab. 5.2 zeigt Messwertkonstellationen bei kompensierten und dekompensierten Blutgasstörungen.

5.1.2 Sauerstoffparameter

Physiologie: Die Fähigkeit des Hämoglobins, Sauerstoff zu binden, hängt ab von:
- Art des Hämoglobins (HbA, HbF)
- pH-Wert des Bluts
- Gehalt der Erythrozyten an 2,3-Bisphosphoglycerat (2,3-BPG)
- Temperatur.

Sauerstoffbindungskurve: Die Sauerstoffbindungskurve (Abb. 5.1) ist sigmoid, wodurch die Sättigung des Hämoglobins mit Sauerstoff sowohl bei vermindertem pO₂ als auch bei beschleunigter Durchblutung ermöglicht wird. Aufgrund des steilen Kurvenverlauf kann Sauerstoff trotz gleichzeitiger Entsättigung kontinuierlich in das Gewebe diffundieren. Im Bereich einer hohen Sättigung verändert sich das pO₂ stärker als die Sättigung und ist daher der empfindlichere Messparameter; umgekehrt ist im Bereich deutlich erniedrigter pO₂-Werte die O₂-Sättigung die sensitivere Messgröße. Die Sauerstoffbindungskurve wird nach rechts verschoben durch
- Anämie
- Fieber
- respiratorische und metabolische Azidosen (pCO₂ ↑).

Indikation:
- Verdacht auf Hypoxie
- Überwachung der maschinellen Beatmung.

Methodik: Messparameter sind der Partialdruck (pO₂) und die Sättigung.

Zur **pO₂**-Bestimmung s. Amperometrische Bestimmung des pO₂ [S. C529].

Die **Sauerstoffsättigung** kann nur mit einem **Oximeter** genau bestimmt werden. Näherungsweise ist die Sauerstoffsättigung (sO₂) aus dem pO₂ und dem pH-Wert erhältlich, wobei gleichzeitig der Hb-Wert benötigt wird.

Auswertung: Referenzwerte s. Tab. 5.1. Erniedrigte Werte finden sich bei O₂-Mangel, erhöhte bei maschineller Beatmung (max. 500–670 mmHg).

> **MERKE** Arterielle pO₂-Werte < 50 mmHg (O₂-Sättigung < 85 %) sind lebensgefährlich.

5.1.3 Laktat und Pyruvat

Indikation:
- Diagnostik einer Laktatazidose (metabolische Azidose)
- Diagnostik von Intoxikationen (unspezifischer Marker).

Methodik: Die Untersuchungsproben müssen einen Glykolyseinhibitor enthalten. Laktat wird enzymatisch mit der/nach der Endpunktmethode gemessen. In portablen Messgeräten kann es auch mittels der Laktatoxidase amperometrisch gemessen werden.

Auswertung: Die Referenzbereichsobergrenze von Laktat liegt bei 1,8 mmol/l. Länger anhaltende ausgeprägte Laktaterhöhungen sind für den Patienten bedrohlich. Werte > 8 mmol/l sind potenziell lebensgefährlich.

6 Verdauungssystem

6.1 Magen

Zur Helicobacter-pylori-Diagnostik s. Verdauungssystem [S. A237].

6.1.1 Gastrin

Indikation: Verdacht auf Gastrinom (Zollinger-Ellison-Syndrom).

Methodik: Präanalytisch ist zu beachten, dass wegen der circadianen Rhythmik die Serumgewinnung morgens erfolgt und die Probe bis zur Messung tiefgefroren wird. **Messverfahren** sind CLIA und ECLIA.

Auswertung: Referenzwerte: < 90 ng/ml.

Gastrinstimulationstest: Aussagekräftiger ist der Gastrinstimulationstest. Hierfür wird morgens am liegenden Patienten eine Braunüle gelegt (schnell folgende, stressfreie Abnahmen). Es erfolgen 2 Blutentnahmen für Gastrinbasalwerte im Abstand von 15 min. Dann werden i. v. 2 E Sekretin pro kg KG gegeben; weitere Blutentnahmen nach 2, 5, 10, 15 und 30 min.

Ein Anstieg um mindestens 200 ng/ml auf das mindestens Doppelte des Ausgangswertes spricht für ein Gastrinom.

6.2 Darm

6.2.1 Intestinale Resorption

- Xylose- und Laktosebelastungstest: s. Verdauungssystem [S. A246]
- Vitamin-B_{12}-Resorptionstest: s. Verdauungssystem [S. A247]
- H_2-Atemtest: s. Verdauungssystem [S. A247].

6.2.2 Blut im Stuhl

Indikation:
- Verdacht auf okkulte Gastrointestinalblutung
- Screening auf kolorektale Karzinome.

Methodik und Auswertung: Haemoccult-/Guajak-Test: Stuhlprobe wird auf Testbriefchen aufgetragen und in ein Kuvert gesteckt. Wiederholung mit neuen Testbriefchen in den kommenden 2 Tagen. Postitiv ist die Probe, wenn sich eine Probe blau verfärbt (Hb wirkt peroxidaseartig). Sensitiver ist der immunologische Hb-Nachweis im Stuhl.

Bemerkung zur Testbriefchenmethode: 4 Tage vor der Untersuchung sollte ballaststoffreiche Kost zugeführt werden. Es gilt zu beachten, dass das Testergebnis durch die Nahrung beeinflusst werden kann:
- falsch negatives Ergebnis: Vitamin C
- falsch positives Ergebnis: rohes Fleisch und Blutwurst.

Die Methode ist wenig sensitiv und spezifisch.

> **MERKE** Ein positiver Test muss in jedem Fall weiter abgeklärt werden.

6.3 Pankreas

6.3.1 α-Amylase, Pankreasisoform (P-Amylase)

Indikation:
- akute Pankreaserkrankungen
- andere abdominelle Erkrankungen mit Pankreasbeteiligung.

Präanalytik: Die P-Amylase sollte immer aus möglichst frischem Untersuchungsmaterial (Serum oder Heparinplasma) bestimmt werden, damit die Hemmung der S-Amylase möglichst vollständig gelingt.

Die Bestimmung der P-Amylase im Urin (Amylaseaktivität pro g Kreatinin) kann zum Nachweis einer zurückliegenden Pankreasaffektion herangezogen werden, wenn die P-Amylase im Blut schon wieder in den Referenzbereich zurückgekehrt ist.

Methodik: Zur Messung der Pankreas-(P-)Amylase wird die Speicheldrüsen-(S-)Amylase mit monoklonalen Antikörpern gehemmt und mittels chromogenen Substrats die verbliebene Aktivität der P-Amylase gemessen.

Auswertung: Referenzwerte finden sich in **Tab. 6.1**. Stark erhöhte Werte finden sich bei akuter Pankreatitis, erhöhte Werte bei Pankreastumoren oder bei Pankreasbeteiligung im Rahmen anderer abdomineller Erkrankungen. Falsch hohe Werte können auftreten bei
- sehr hoher Aktivität der Speichel-α-Amylase (sehr selten)
- Gabe von Hydroxyethylstärke als Blutplasmaersatz (verlängerte Halbwertzeit).

Differenzialdiagnose: Makroamylasämie: Die Amylase ist hierbei an IgA gebunden, was zu einer Verlängerung ihrer Halbwertszeit führt. Prävalenz: ca. 1,5 %; keine Krankheitssymptomatik.

Bemerkung: Erniedrigungen im Plasma (P-Amylase oder Lipase) oder Urin (P-Amylase) sind kein Hinweis auf eine

Tab. 6.1 Referenzwerte der Pankreasenzyme

Referenzwerte	Erwachsene
Gesamtamylase (Serum, Plasma)	70–220 U/l
Gesamtamylase (Urin)	≤ 1240 U/l
P-Amylase (Serum, Plasma)	17–115 U/l
Lipase (Serum, Plasma)	testabhängig

chronische Pankreasinsuffizienz. Weiterführende Untersuchung: Bestimmung der Pankreas-Elastase-1 im Stuhl.

6.3.2 Lipasen

Indikation: s. Pankreas, Indikation [S. C564].

Präanalytik und Methodik: Die Lipase ist bei Raumtemperatur mindestens eine Woche stabil. Bestimmung aus Serum oder Plasma. Im Unterschied zur P-Amylase ist sie nicht im Urin vorhanden.

Bestimmung der Lipase:
- Turbidimetrischer Test: abnehmende Trübung der Substratemulsion (Triolein) infolge Hydrolyse. Registriert wird die Abnahme der Absorption bei 340 nm. Die Emulsion muss mit Natriumdesoxycholat in hoher Konzentration stabilisiert werden. Der Hemmeffekt dieses Gallensäuresalzes auf die Lipase wird durch ebenfalls zugesetzte Colipase unterdrückt. Störende Lipoproteinlipasen bleiben dagegen gehemmt und werden bei der Messung nicht miterfasst.
- enzymatische Lipasebestimmung: komplexe Testverfahren, die Teilschritte der Fettsäure-β-Oxidation nutzen
- titrimetrischer Test (veraltet).

Auswertung: s. Pankreas, Auswertung [S. C564].

6.3.3 Chymotrypsin und Elastase

Indikation: chronische Pankreatitis.

Methodik: Chymotrypsin und Elastase werden im Stuhl bestimmt:
- Chymotrypsin: Extraktion mittels Detergens und fotometrische Messung der Enzymaktivität
- Elastase: Extraktion und Messung mittels ELISA (sensitiver und spezifischer als Chymotrypsin).

Auswertung:
- Chymotrypsin:
  - normal: > 6 U/g Stuhl
  - erniedrigt bei Pankreasinsuffizienz.
- Elastase:
  - normal: 175–2500 µg/g Stuhl
  - < 100 µg/g Stuhl: beweisen Pankreasinsuffizienz.

> **MERKE** Die Verminderung der Elastase im Stuhl im ELISA-Test ist der wichtigste Parameter für die Diagnose einer chronischen Pankreasinsuffizienz.

Sekretin-Pankreozymin-Test

Indikation: Verdacht einer exokrinen Pankreasinsuffizienz.

Prinzip und Durchführung: Direkte Messung der Enzymausschüttung des Pankreas pro Minute (U/min) nach Stimulation. Dabei werden die Hormone Sekretin und Pankreozymin, die aus dem Dünndarm stammen, intravenös injiziert. Sekretin stimuliert die Bikarbonatausscheidung des Pankreas und Pankreozymin die Abgabe von Amylase, Lipase, Chymotrypsin und Trypsin. Anschließend wird mit einer Sonde Dünndarmsaft gewonnen und analysiert.

Auswertung: Bei einer schweren Insuffizienz des exokrinen Pankreas findet man nur eine geringe oder überhaupt keine Stimulation der Flüssigkeits-, Bikarbonat- und Enzymausscheidung.

6.4 Leber

6.4.1 Enzyme

Transaminasen

ASAT

Synonym: Aspartat-Amino-transferase (ASAT), früher: Glutamat-Oxalacetat-Transaminase (GOT)

Indikation:
- Erkennung, Differenzierung und Verlaufsbeurteilung von Erkrankungen der Leber und der Gallenwege (Hepatitiden, Zirrhose, Cholestase, toxische Schäden, Leberstauung, Leberabszess, Lebertumor und Metastasen)
- Differenzialdiagnostik von
  - Erkrankungen der Skelett- und Herzmuskulatur
  - Lungeninfarkt
  - hämolytischer Anämie.

Präanalytik: Die ASAT kann aus Serum oder Heparinplasma bestimmt werden. Bei Kühlung ist sie in der Untersuchungsprobe mehrere Tage stabil. Zu beachten ist, dass bei Hämolyse falsch hohe Messwerte gefunden werden, da die Erythrozyten deutliche Mengen ASAT enthalten.

Methodik: Die Aspartat-Amino-transferase katalysiert die Übertragung der Aminogruppe von Aspartat auf 2-Oxoglutarat unter Bildung von Glutamat und Oxalacetat. In der nachgeschalteten Indikatorreaktion wird das Oxalacetat mithilfe von NADH und Malatdehydrogenase zu Malat reduziert. Gemessen wird die Absorptionsabnahme in der Indikatorreaktion aufgrund des **NADH-Verbrauches**. Die Messung besteht aus der Bestimmung des Reagenzienleerwertes und der Bestimmung des Gesamtumsatzes.

Vor dem Start der spezifischen Reaktion wird das **Coenzym Pyridoxalphosphat** zugefügt, um etwa in der Probe vorhandene inaktive Apo-ASAT (Enzym ohne gebundenes Pyridoxalphosphat) zu aktivieren. Lactatdehydrogenase wird zugegeben, um während der Vorinkubationszeit das in der Probe vorhandene Pyruvat zu reduzieren, damit es nicht durch Reaktion des endogenen Pyruvats zu einem unspezifischen NADH-Verbrauch kommt.

Gestört ist die **ASAT-Bestimmung** bei terminaler Hepatopathie, wenn die Aktivität der Glutamatdehydrogenase (GD) und der Ammoniakkonzentration stark erhöht ist. Dies kann im Reaktionsablauf nicht abgefangen werden.

Auswertung: Die **Referenzwerte** sind bei Frauen bis 31 U/l und Männern bis 35 U/l. Kinder haben etwas höhere Werte.
- sehr starke Erhöhung: akute Virushepatitis, toxischer Leberschaden

- starke Erhöhung: chronische Hepatitiden, Leberzirrhose, extrahepatische Cholestase, Myokardinfarkt
- leichte Erhöhung: häufiger Alkoholgenuss, bestimmte Medikamente, Lebertumoren, Stauungsleber, Infektionen mit Leberbeteiligung, Muskelerkrankungen, Trauma, schwere Muskelarbeit.

ALAT

Synonym: Alaninaminotransferase (ALAT), früher: Glutamat-Pyruvat-Transaminase (GPT)

Indikation: Erkennung, Differenzierung und Verlaufsbeurteilung von Erkrankungen der Leber und Gallenwege. Die ALAT ist leberspezifisch und hat daher größere diagnostische Bedeutung als die ASAT.

Präanalytik: Die Transaminase ALAT kann aus Serum oder Heparinplasma bestimmt werden. Bei Kühlung ist die ALAT in der Untersuchungsprobe mehrere Tage stabil, Einfrieren der Proben ist nicht empfehlenswert.

Methodik: Die Alaninaminotransferase katalysiert die Übertragung der Aminogruppe von L-Alanin auf 2-Oxoglutarat unter Bildung von Glutamat und Pyruvat. In der nachgeschalteten Indikatorreaktion wird das Pyruvat mithilfe von NADH zu Laktat reduziert. Diese Reaktion wird durch die Lactatdehydrogenase katalysiert. Gemessen wird die Absorptionsabnahme in der Indikatorreaktion anhand des NADH-Verbrauchs. Die Messung besteht aus der Bestimmung des Reagenzienleerwertes und der Bestimmung des Gesamtumsatzes.

Bezüglich des Reaktionszusatzes von Pyridoxalphosphat s. Leber, Methodik [S. C565].

Auswertung: Referenzwerte: Frauen bis 34 U/l, Männer bis 45 U/l. Bei Kindern liegen sie etwas höher.

γ-Glutamyltransferase (γ-GT)

Indikation:
- akute Virushepatitis (Heilungsverlauf)
- chronische Hepatitiden (im Remissionsintervall oft γ-GT alleinig erhöht)
- alkoholtoxische Leberzellschädigung
- Verschlussikterus
- Lebermetastasen
- Pankreaserkrankungen mit Leberbeteiligung.

Präanalytik: Die γ-Glutamyltransferase ist eines der stabilsten Enzyme überhaupt. Daher kann die Probe bei Raumtemperatur eine Woche ohne Aktivitätsverlust gelagert werden.

Methodik: Die im Serum messbare γ-GT-Aktivität stammt ausschließlich aus der Leber, sie ist daher ein organspezifisches Leitenzym.

Sie katalysiert die Übertragung der γ-Glutamylgruppe von L-γ-Glutamyl-3-carboxy-4-Nitranilid (Glucana) auf Glycylglycin. Dabei bilden sich L-γ-Glutamyl-Glycylglycin und 5-Amino-2-Nitrobenzoat und dieses gelbe Reaktionsprodukt wird gemessen. Die Messung besteht aus der Bestimmung des Reagenzienleerwertes und der Bestimmung des Gesamtumsatzes.

Auswertung: Die Referenzwerte sind 9–36 U/l bei Frauen und 12–64 U/l bei Männern. Kinder unter 3 Jahren zeigen z. T. deutlich höhere Werte. Erhöhte Werte finden sich im Rahmen der o. g. Erkrankungen.

Bemerkung: Bei der Verwendung als Alkoholismusmarker ist Vorsicht angezeigt, denn es gibt aufgrund der leichten Freisetzbarkeit der γ-GT aus der Leberzellmembran viele weitere Gründe für γ-GT-Erhöhungen. Deshalb sollten zur Feststellung eines Alkoholismus und zur Abstinenzprüfung unbedingt weitere und spezifischere Messgrößen verwendet oder zusätzlich gemessen werden (CDT, Ethylglucuronid).

Cholinesterasen

Synonym: Serumcholinesterase: Pseudocholinesterase, Plasmacholinesterase

Die Cholinesterasen **Cholinesterase** (CHE) und **Acetylcholinesterase** (ACHE) sind eine Gruppe von Enzymen, die bevorzugt Ester des Cholins oder des Thiocholins spalten. Die Leber ist der Syntheseort der im Serum/Plasma messbaren CHE-Aktivität. Die ACHE kommt nur in neuromuskulären Synapsen und nicht im Plasma vor. Sie ist wichtig für die neuromuskuläre Signalübertragung.

Indikation:
- Diagnostik von Lebererkrankungen (→ sensitiver Marker der Proteinsyntheseleistung)
- nephrotisches Syndrom
- Insektizidvergiftung
- präoperativer Ausschluss einer Muskelrelaxansunverträglichkeit.

Präanalytik: Die Cholinesterase ist **sehr stabil**. Lagerung über 7 Tage bei Raumtemperatur führt zu keinem Aktivitätsverlust.

Methodik: Die Cholinesterase (CHE) hydrolysiert Butyrylthiocholin unter Freisetzung von Buttersäure und Thiocholin. Thiocholin reduziert in der Indikatorreaktion gelbes Kaliumhexacyanoferrat(III) zu farblosem Kaliumhexacyanoferrat(II) und die Absorptionsabnahme bei 405 nm wird gemessen.

Die Acetylcholinesterase (ACHE) kann im Vollblut nach Lyse der Erythrozyten bestimmt werden und spielt als Folgeuntersuchung zur CHE-Bestimmung insbesondere bei Verdacht einer Vergiftung mit Insketiziden oder chemischen Kampfstoffen eine Rolle.

Auswertung: Die Referenzwerte liegen bei Frauen bei 4–12,6 kU/l, bei Männern bei 5,1–11,7 kU/l. Kleine Kinder (bis 6 Monate) haben bis zu 50 % höhere Werte. Während der Schwangerschaft kann die CHE leicht vermindert sein.

Erhöhte Werte finden sich bei nephrotischem Syndrom (↑↑), Fettleber oder exsudativer Enteropathie; erniedrigte Werte bei Insektizidvergiftung (↓↓↓), Muskelrelexansunverträglichkeit (↓↓), Leberzirrhose (↓↓), chronischer Leberstauung sowie akuter oder chronischer Hepatitis (↓).

Glutamatdehydrogenase

Indikation: Die Glutamatdehydrogenase (GD) ist ein organspezifisches mitochondriales Enzym und daher ein Indikator der Leberzellnekrose. Bestimmungsindikationen sind:
- Ausmaß einer akuten Leberparenchymschädigung
- Differenzialdiagnostik des Ikterus
- sekundäre Leberschäden (z. B. toxisch, durch Hypoxie).

Präanalytik: Bei Kühlung der Probe ist die GD mindestens 3 Tage stabil. Bei trüben (lipämischen) Proben kann die Ausgangsabsorption den Wert von 2,5 überschreiten und eine nichtlineare Absorptionsabnahme hervorrufen.

Methodik: Die Glutamat-Dehydrogenase katalysiert die reduktive Aminierung von 2-Oxoglutarat zu L-Glutamat unter gleichzeitiger Oxidation von NADH. Gemessen wird die Absorptionsabnahme (NADH) bei 340 nm.

Auswertung: Die Referenzwerte liegen bei Frauen bei bis zu 5 und bei Männern bei bis zu 7 U/l. Ein **starker Anstieg der GD ist Zeichen einer schweren Leberzellschädigung.** Ein mäßiger Anstieg tritt auf bei Verschlussikterus.

Bemerkung: Die GD ist in der zentrolobulären Zone des Leberläppchens in 1,8-fach höherer Konzentration vorhanden als am Rand des Leberläppchens. Diese Region ist besonders empfindlich gegenüber einer Sauerstoffunterversorgung, daher steigt die GD bei Hypoxie rasch an.

Alkalische Phosphatase

Unter der Bezeichnung „alkalische Phosphatase (ALP)" wird eine Gruppe von membranständigen Enzymen zusammengefasst, die im alkalischen pH-Bereich die Hydrolyse von Phosphorsäuremonoestern katalysieren. Plazenta-ALP, Dünndarm-ALP und die Gruppe Leber-Knochen-Nieren-ALP bestehen aus **echten Isoenzymen**, da sie von unterschiedlichen Genen codiert werden. Durch Isoenzymtrennung kann hier auf das Ursprungsorgan zurückgeschlossen werden. Demgegenüber sind die Tumorphosphatasen und die Gallengangs-ALP nicht eigenständig genetisch determiniert. Alkalische Phosphatasen können mit IgG sog. **Makro-ALP** bilden. Die Makro-ALP besitzt eine längere Halbwertszeit, die der von Immunglobulinen entspricht. Diese Verlängerung der Halbwertszeit kann zu andauernden Erhöhungen der messbaren ALP-Aktivität führen.

Indikation:
- Knochenerkrankungen (erhöhte Osteoblastenaktivität)
- Cholestase.

Präanalytik: Bei Kühlung mindestens 5 Tage stabil. Isoenzymuntersuchungen (mittels Elektrophorese) sollten dagegen aus möglichst frischem Untersuchungsmaterial durchgeführt werden.

Methodik: Die alkalische Phosphatase katalysiert bei pH 10,1 die Hydrolyse von 4-Nitrophenylphosphat und die Übertragung des Phosphorsäurerestes auf N-Methyl-D-Glucosamin. Gemessen wird das gelb gefärbte p-Nitrophenolatanion.

Auswertung: Referenzwerte bei Frauen 38–145 U/l, bei Männern 44–155 U/l. Bei Kindern müssen sie nach Alter und Geschlecht differenziert werden und sind z. T. deutlich höher.

Erhöhungen der ALP sind v. a. bei Leber- (Cholestase) und Knochenerkrankungen (z. B. Morbus Paget, Skelettmetastasen, Hyperparathyreoidismus, Osteomalazie) von Bedeutung. **Erniedrigungen** finden sich bei familiärer Hypophosphatämie und hypophysärem Zwergwuchs.

Bemerkung: Im Vergleich zu bildgebenden Verfahren ist die diagnostische Bedeutung der ALP jedoch relativ gering, da sich eine akute Cholelithiasis oder auch maligne Knochenprozesse so besser darstellen lassen.

6.4.2 Gallenfarbstoffe und Gallensäuren

Bilirubin und Urobilinogen

Bilirubin ist das Abbauprodukt des Hämoglobins. Es wird von der Leber aus dem Blut aufgenommen und intrahepatisch mit Glukuronsäure konjugiert. Unkonjugiertes Bilirubin (= indirektes Bilirubin, I-BIL) ist das primäre Abbauprodukt des Häm, es ist lipophil. Konjugiertes Bilirubin (= direktes Bilirubin, D-BIL) entsteht durch enzymatische Kopplung mit Glukuronsäure in der Leber, es ist hydrophil. Gesamtbilirubin (T-BIL) = D-BIL + I-BIL.

Das konjugierte Bilirubin wird über Galle und Darm bzw. zu einem geringen Teil auch über die Niere als Urobilinogen ausgeschieden. Circa 20 % des Urobilinogens werden von den Zellen der Darmwand rückresorbiert und erneut von der Leber in die Galle sezerniert (enterohepatischer Kreislauf).

Indikation: Diagnostik und Verlauf eines Ikterus.

Präanalytik: Bilirubin unterliegt leicht der Fotooxidation durch kurzwelliges Licht. Das Untersuchungsmaterial muss daher lichtgeschützt aufbewahrt werden.

Methodik:
Fotometrische Bestimmung (nach Jendrassik und Graf): Messbar sind das Gesamtbilirubin und das direkte Bilirubin. Aus diesen Messwerten lässt sich ggf. das indirekte Bilirubin berechnen. Mit diazotierter p-Aminobenzolsulfonsäure (Sulfanilsäure) ergibt das direkte (glukuronidierte) Bilirubin in einer Kupplungsreaktion einen Azofarbstoff mit roter bzw. in alkalischer Lösung blauer Farbe, der fotometrisch nachgewiesen wird. Zur Erfassung des Gesamtbilirubins muss das indirekte Bilirubin zuerst durch einen sog. Accelerator (z. B. Koffein oder Methanol) aus seiner Bindung vom Albumin abgelöst werden.

Direkte Absorptionsfotometrie beim Neugeborenen: Beim Neugeborenen stellt das indirekte Bilirubin den größten Teil des Gesamtbilirubins dar, da die Glukuronidierungskapazität der Leber noch unterentwickelt ist. Das indirekte Bilirubin ist orange-gelb, was fotometrisch bei 561 nm bestimmt werden kann. Hämoglobin, das mit der direkten Absorptionsfotometrie interferiert, kann durch die zusätzliche Messung bei 551 nm ausgeschaltet werden. Beim Erwachsenen machen Carotinoide aus der

Nahrung die direkte Fotometrie des Bilirubins unmöglich; beim Neugeborenen sind diese noch nicht im Blut vorhanden.

Nachweis von Bilirubin im Urin: Das Bilirubin im Urin ist nahezu ausschließlich glukuronidiert und lässt sich mittels Teststreifen nachweisen.

Nachweis von Urobilinogen im Urin: Urobilinogen lässt sich im Urin durch Bildung eines roten Farbstoffs mit p-Dimethylbenzaldehyd und Extraktion in Chloroform oder durch ein Teststreifenverfahren, das auf dem Prinzip der Azokupplung beruht, halbquantitativ nachweisen. Die meisten Urinteststreifen haben auch ein Testfeld für Urobilinogen.

Auswertung: Referenzwerte: T-BIL ist ≤ 1,1 mg/dl und D-BIL ≤ 0,3 mg/dl bei Erwachsenen normal. Steigt die Bilirubinkonzentration im Blutplasma auf > 3 mg/dl, wird klinisch ein Ikterus beim Patienten sichtbar und die Laborproben erscheinen ikterisch (bräunlich gelb). Bei Neugeborenen liegt nahezu ausschließlich I-BIL vor (≤ 9 mg/dl am 2. Lebenstag, ≤ 13,5 mg/dl 5. Lebenstag).

- Leichte Erhöhungen ≤ 2 mg/dl besitzen häufig keinen Krankheitswert.
- unkonjugierte Hyperbilirubinämie (**T-BIL** ↑, D-BIL höchstens grenzwertig ↑):
  - vermehrter Anfall von Bilirubin (prähepatischer Ikterus)
  - Störungen der enzymatischen Konjugation des Bilirubins in der Leber (intrahepatischer Ikterus)
- konjugierte Hyperbilirubinämien (**T-BIL** und **D-BIL** ↑)
  - genetisch (z. B. Dubin-Johnson-Syndrom)
  - akute Lebererkrankung (z. B. Virushepatitis, Alkoholhepatitis, Leberzirrhose)
  - extrahepatischen Ikterus (Obstruktion der Gallenwege)
- Erhöhung von Urobilinogen im Urin: prä- und intrahepatischer Ikterus, Shunt zwischen Pfortader und Körperkreislauf.

6.4.3 Gallensäuren

Gallensäuren werden in der Leber synthetisiert (Vorstufe ist Cholesterin). Sie werden nach Konjugation in die Galle abgegeben und in den Dünndarm sezerniert. Die im Serum messbaren Gallensäuren sind durch Reabsorption oder im pathologischen Fall durch eine Eliminationsstörung bei Lebererkrankungen bedingt.

Indikation: Lebererkrankungen bzw. intrahepatische Cholestase.

Präanalytik: Nüchternserum.

Methodik: Enzymatische Bestimmung oder GC-MS.

Auswertung: Referenzwerte < 10 µmol/l. Erhöhte Werte finden sich u. a. bei einer intrahepatischen Schwangerschaftscholestase oder anderen Cholestaseformen, einer Virushepatitis sowie weiteren chronischen bzw. toxischen Leberschädigungen.

6.4.4 Leberfunktionstests

Galaktosebelastungstest

Indikation: Beurteilung der Leberzellfunktion.

Durchführung: Vor sowie 90 min nach Zufuhr einer oralen Galaktoselösung wird die Serumkonzentration von Galaktose im venösen Blut bzw. die Galaktoseausscheidung im Urin gemessen.

Auswertung: Erhöhte Werte finden sich bei gestörter Leberzellfunktion, da die gesunde Leber Galaktose zu Glukose metabolisiert.

Bemerkung: Eingeschränkte Aussagekraft (geringe Spezifität und Sensitivität).

6.4.5 Hepatitisdiagnostik

Zur Hepatitisdiagnostik s. Verdauungssystem [S. A268].

6.4.6 Autoimmunerkrankungen der Leber

Wichtige Parameter sind AMA (insbesondere der M2-Typ bei primär biliärer Zirrhose) sowie SMA und SLA (bei autoimmuner Hepatitis).

7 Endokrines System und Stoffwechsel

7.1 Endokrines System

7.1.1 Grundlagen der endokrinen (Funktions-) Diagnostik

Die einfachsten Untersuchungen zur endokrinen Diagnostik sind einmalige Hormonbestimmungen im Blut. Hormone, die weitgehend unverändert renal ausgeschieden werden, können auch im (Sammel-) Urin gemessen werden. Feinere Einblicke in die hormonellen Regulationssysteme erlauben Stimulations- und Suppressionstests.

Hormonbestimmung im Blut: Bei der Bestimmung von Hormonen im Blut (Serum oder Plasma) müssen sowohl die **tageszeitabhängige Konzentration** als auch das Verhältnis von freiem und gebundenem Hormon beachtet werden. Die Nebennierenrinde zeigt beispielsweise in ihrer Aktivität ausgeprägte tageszeitabhängige Schwankungen (Kortisolmaximum ca. 8 Uhr, Minimum gegen Mitternacht). Im Blut sind die Hormonkonzentrationen sehr gering (nmol/l bis pmol/l).

Hormonbestimmungen sind i. d. R. auch heute noch erheblich methodenabhängig, sodass Normalwerte nicht leicht von Labor zu Labor übertragen werden können. Gegebenenfalls kann die diagnostische Sensitivität auch durch integrale Messung (AUC-Messung = area under curve), d. h. Verwendung einer Mischprobe aus unterschiedlichen Blutentnahmen, erhöht werden.

Viele Hormone im Blut liegen in sehr unterschiedlichem Ausmaß gebunden an Transportproteine vor, sodass deren biologische Wirkung primär nicht von der Gesamtkonzentration, sondern von der **Konzentration der freien Fraktion** abhängt. Der Anteil der freien Hormone kann durch verschiedene Methoden erfasst werden wie z. B. den Einsatz hochspezifischer monoklonaler Antikörper, durch Extraktion oder indirekte Bestimmungsverfahren, indem die Gesamtkonzentration des Hormons und zusätzlich wichtige Bindungsproteine gemessen und daraus indirekt die freie Hormonkonzentration rechnerisch abgeschätzt werden. Nach Möglichkeit sollte die freie Hormonkonzentration aber direkt bestimmt werden. Indirekte Bestimmungsverfahren sind aufgrund der verschiedenen Einflüsse auf Hormonbindungsproteine (z. B. Schwangerschaft, orale Kontrazeptiva, Heparintherapie) unsicher. Bei Messungen im Speichel (z. B. Kortisol) wird die freie Fraktion erfasst.

Hormonbestimmung im Urin: Aufgrund des Konzentrierungseffektes sind Hormon- und v. a. deren Metabolitenkonzentrationen im Urin höher als im Blut und daher im Urin auch häufig einfacher messbar. Die Urinsammlung ist notwendig, da die Hormonfreisetzung ins Blut und die renale Filtration und Diurese erheblichen zeitlichen Schwankungen unterliegen können. Die Messergebnisse werden daher üblicherweise als Ausscheidungsmenge pro Tag (24-h-Urin) angegeben. Gegebenenfalls ist bei der Beurteilung das Körpergewicht zusätzlich zu berücksichtigen. Der Bezug auf die Kreatininkonzentration im Urin ist nur in Ausnahmefällen (z. B. kleine Kinder) eine Alternative zur Urinsammlung.

Funktionstests: Die Messung einer einzelnen Hormonkonzentration im Blut in Form einer Stichprobe gibt häufig kein hinreichendes Bild vom Funktionszustand z. B. einer bestimmten endokrinen Drüse. Es werden mehr Informationen erhalten, wenn man experimentell die natürlichen Regulationsvorgänge nachahmt. In der endokrinologischen Funktionsdiagnostik wird daher in vivo durch exogene Beeinflussung eine Störung eines endokrinen Regelkreises herbeigeführt und die Reaktion des endokrinen Systems anhand veränderter Bluthormonkonzentrationen gemessen. In der Funktionsdiagnostik können als Störgröße physiologische Änderungen z. B. der Orthostase oder häufig auch Testsubstanzen (synthetische Hormone, Hemmsubstanzen) eingesetzt werden. Man unterscheidet **Stimulations- und Suppressionstests.**

7.1.2 Hypothalamus und Hypophysenvorderlappen

Zu den Erkrankungen des Hypothalamus und Hypophysenvorderlappens (HVL) s. Endokrines System und Stoffwechsel [S. A308].

GnRH-Test

Indikation:
- Diagnostik der Hypophysenvorderlappenfunktion
- Differenzialdiagnostik des Hypogonadismus
- Differenzialdiagnostik der Pubertät bei Kindern.

Durchführung: Nach Abnahme der Blutprobe und Bestimmung von FSH und LH im Serum werden 100 µg GnRH i. v. injiziert (beim Kleinkind 25 µg). Nach 30 min erneute Blutabnahme und Hormonbestimmung.

Auswertung:
- **Normalbefund:**
  - beim Erwachsenen: 2–8-facher Anstieg von LH und und 2–3-facher Anstieg von FSH
  - beim Kind (präpubertär): kein Anstieg
  - pubertär: 2-facher Anstieg
- **pathologischer Befund:**
  - primärer Hypogonadismus: zu starker Anstieg
  - sekundärer Hypogonadismus: kein Anstieg
  - Pubertas praecox: vorzeitiger Anstieg in der Kindheit.

LH, FSH

Indikationen:
- Diagnostik von Entwicklungsstörungen
- Differenzialdiagnostik einer ovariellen Insuffizienz (Frauen)
- Differenzialdiagnostik des Hypogonadismus bzw. der Infertilität (Männer).

Methodik: Chemilumineszenz- oder Enzym-Immunoassay.

Auswertung:
- **LH-Normalbefund bei Frauen:**
  - Follikelphase: 3–15 IU/l
  - Ovulation: 20–200 IU/l
  - Lutealphase: 5–10 IU/l
  - Postmenopause: > 20 IU/l
- **FSH-Normalbefund bei Frauen:**
  - Follikelphase: 2–10 IU/l
  - Ovulation: 8–20 IU/l
  - Lutealphase: 2–8 IU/l
  - Postmenopause: > 20 IU/l
- **LH- und FSH-Normalbefund bei Männern:** < 15 IU.

Erhöhte Werte von LH und FSH finden sich bei primärem Hypogonadismus sowie in der Menopause, erniedrigte Werte bei sekundärem Hypogonadismus sowie Einnahme von oralen Kontrazeptiva. Erhöhte LH-Werte finden sich außerdem bei Frauen mit polyzystischem Ovarial-Syndrom.

TRH-Test

Indikation:
- Diagnostik der Hypophysenvorderlappenfunktion
- Differenzialdiagnostik bei auffälligem TSH-basal
- Differenzialdiagnostik bei latenter Hyperprolaktinämie.

Durchführung: Nach der Blutentnahme für die basale TSH-Bestimmung wird dem Patienten synthetisches TRH i. v. (0,2 mg) oder als Nasenspray (2 mg) verabreicht. Nach 30 min wird eine 2. Probe für eine weitere TSH-Bestimmung (stimulierter Wert) gewonnen.

Auswertung: Beurteilt werden der Basalwert und das Ausmaß der Stimulation (TSH- bzw. Prolaktinanstieg).
- TSH steigt normalerweise deutlich an (mindestens 2,5 mU/l). Ein fehlender Anstieg kann sich finden bei Hyperthyreose, sekundärer Hypothyreose oder Einnahme von Thyreostatika, ein zu starker Anstieg bei primärer Hypothyreose oder Schilddrüsenhormonresistenz.
- Prolaktin sollte auf mindestens das 4-Fache des Basalwertes ansteigen (w: < 25 µg/l; m: < 18 µg/l). Hohe basale Spiegel und ein fehlender Anstieg sind verdächtig auf ein Prolaktinom. Bei latenter Hyperprolaktinämie ist die Prolaktinausschüttung gesteigert.

Bemerkung: Eine Testwiederholung sollte frühestens nach 14 Tagen erfolgen, da es infolge der TRH-Verabreichung ebenfalls zu einer vorübergehenden Hemmung der TSH-Freisetzung kommen kann.

GHRH-Test

Indikation:
- Diagnostik der Hypophysenvorderlappeninsuffizienz
- Verdacht auf GH-Mangel.

Durchführung: 30 min vor Testbeginn wird ein i. v.-Zugang gelegt und dann bzw. unmittelbar vor Testbeginn die basale hGH-Konzentration gemessen. Danach wird 1 µg/kg GHRH i. v. injiziert und in 15-minütigem Abstand wiederholt hGH bestimmt.

Auswertung: Normal ist ein hGH-Anstieg > 10 µg/l.

hGH (STH) und IGF-I

Indikationen: hGH wird gemessen, um Sekretionsstörungen von Wachstumshormon zu erfassen, zur Differenzialdiagnostik von Wachstumsstörungen, einer HVL-Insuffizienz, von Hypophysentumoren oder Hypoglykämien sowie zum Nachweis einer ektopen GH-/GHRH-Produktion.

IGF-I wird v. a. zur Ursachenabklärung eines GH-Mangels im Kindesalter bestimmt.

Methodik: Radio-Immunoassay, immunradiometrischer Assay.

Auswertung: Der Referenzbereich für hGH ist stark vom verwendeten Testkit abhängig und liegt bei Erwachsenen < 4 µg/l (darüber bei Kindern). Erhöhte Werte finden sich bei Akromegalie oder hypophysärem Hochwuchs, erniedrigte bei HVL-Insuffizienz. Stress und Hypoglykämie führen zu falsch hohen Werten.

Bemerkung: hGH wird pulsatil freigesetzt und ist im Gegensatz zu IGF-I starken Schwankungen unterworfen. IGF-I ist daher die bessere Screening-Methode.

Nach einer körperlichen Belastung von ca. 20 min sowie etwa 1 h nach dem Einschlafen steigt hGH normalerweise auf > 10 µg/l an.

Glukosebelastungstest

Indikation: Diagnostik eines Wachstumshormonüberschusses.

Durchführung: Nach einer Blutentnahme werden die Werte für hGH und Glukose bestimmt. Anschließend erhält der Patient 75 g Glukose gelöst in 400 ml Wasser zu trinken. Nach 30, 60, 90 und 120 min erneute Blutabnahmen mit Hormon- und Glukosebestimmung.

Auswertung: Normalbefund: Suppression auf Werte < 1 µg/l.

Insulinhypoglykämietest

Eine insulininduzierte Hypoglykämie ist ein wirkungsvoller Stimulus für die Freisetzung sowohl von ACTH und Kortisol als auch von hGH.

Indikation:
- Diagnostik eines Wachstumshormonmangels
- Diagnostik eines ACTH-Mangels
- Diagnostik eines Insulinoms.

Durchführung: Blutentnahme 15 min vor bzw. unmittelbar bei Testbeginn, wobei der Patient 12 h zuvor nüchtern bleiben sollte. Bestimmt werden hGH und Glukose (evtl. auch C-Peptid sowie Kortisol). Danach werden 0,1 IE Altinsulin/kg KG i. v. appliziert und nach 15, 30, 60 und 90 min erneut Blutuntersuchungen durchgeführt.

Auswertung: Wichtig: Die Blutglukose muss unter die Hälfte des Ausgangswerts oder < 40 mg/dl (= < 2,2 mmol/l) abfallen, damit das Ergebnis gewertet werden kann.
- Steigt hGH auf **> 10 µg/l** an, kann ein **Wachstumshormonmangel ausgeschlossen** werden. Werte < 5 µg/l sprechen für einen kompletten hGH-Mangel.
- Bei Patienten mit Hypophyseninsuffizienz ergibt sich maximal ein geringer Kortisolanstieg.
- Beim Gesunden sinkt die C-Peptidkonzentration [S. C577] auf < 60 % des Ausgangswertes, bei Patienten mit Insulinom ändert sich die C-Peptidkonzentration nicht.

MERKE Im Rahmen des Tests kann ein hypoglykämischer Schock auftreten (→ strikte ärztliche Überwachung und Bereithaltung von 20 %iger Glukoselösung).

CRH-Test

Indikation:
- Diagnostik der Hypophysenvorderlappeninsuffizienz
- Differenzialdiagnose bei Cushing-Syndrom.

Durchführung: Gemessen werden ACTH und das Plasmakortisol vor und 30 bzw. 60 min nach i. v.-Injektion von 100 µg CRH.

Auswertung:
- **Normalbefund:** Kortisol steigt um die Hälfte des Ausgangswertes, ACTH typischerweise um das Doppelte (mindestens aber um die Hälfte des Ausgangswertes)
- **pathologischer Befund:**
  - Hypophysenvorderlappeninsuffizienz: kein Anstieg von ACTH und Kortisol
  - hypophysäres Cushing-Syndrom (Morbus Cushing): exzessiver Anstieg von ACTH und Kortisol
  - Cushing-Syndrom bei Nebennierenrindentumor, bilateraler Nebennierenrindenhyperplasie oder ektoper ACTH-Produktion: kein Anstieg von ACTH und Kortisol.

ACTH

Indikation: Differenzialdiagnostik eines Hyper- bzw. Hypokortisolismus.

Methodik: Radio-, Enzym-Immunoassay.

Auswertung: Der Referenzbereich beim Erwachsenen liegt zwischen 5 und 35 ng/l. Erhöhte Werte finden sich bei primärer NNR-Insuffizienz (Morbus Addison), Morbus Cushing, Stress oder ektoper ACTH-Produktion. Erniedrigte Werte bei NNR-Adenomen oder HVL-Insuffizienz. ACTH sollte immer in Zusammenschau mit Kortisol beurteilt werden.

Bemerkungen: Falsch niedrige Werte können durch Instabilität der Probe verursacht sein, falsch hohe Werte durch Stress, Einnahme oraler Kontrazeptiva oder Alkoholkonsum.

Prolaktin

Indikation: Differenzialdiagnostik bei
- Amenorrhö
- Libido- und Potenzstörungen
- Galaktorrhö
- Hypogonadismus.

Methodik: Radio-, Enzym-Immunoassay.

Auswertung:
- **Normalbefund bei Frauen:**
  - Follikelphase: 2–18 µg/l
  - Lutealphase: 4–25 µg/l
  - Postmenopause: 2–20 µg/l
- **Normalbefund bei Männern:** 2–18 µg/l.

Erhöhte Werte finden sich bei Hyperprolaktinämie (zu den Ursachen s. Endokrines System und Stoffwechsel [S. A309]) oder Prolaktinom (Werte > 200 µg/l). Erniedrigte Werte treten im Rahmen einer HVL-Insuffizienz oder einer Therapie mit Dopaminagonisten auf.

Bemerkungen: Prolaktin zeigt eine zirkadiane Rhythmik. Erhöhte Werte finden sich außerdem aufgrund mechanischer Reize an der Mamille, während der Schwangerschaft und Stillzeit, bei Stress oder Medikamenteneinnahme (z. B. Dopaminantagonisten, Antidepressiva).

MERKE Die Blutentnahme sollte nach Möglichkeit stressfrei und vor einer Palpation der Brustdrüse erfolgen, da beides die Prolaktinausschüttung fördert.

Panhypophysentest

Indikation: Verdacht auf Hypophyseninsuffizienz oder Hypophysentumor.

Durchführung: Kombinierte Testung der Hypophysenhormone nach direkter oder hypothalamisch vermittelter Stimulation. Basal werden Kortisol, TSH, fT 4, Prolaktin, LH, FSH, Östradiol (bei Frauen), Testosteron (bei Männern), Progesteron, GH und ACTH (Spezialabnahmeröhrchen mit Proteasehemmstoff) bestimmt. Nach i. v.-Gabe von CRH, TRH und GHRH werden nach 30 und 60 min Kortisol, TSH, Prolaktin, LH, FSH, GH und ACTH erneut gemessen. Zusätzlich kann noch mit i. v. Insulin (Altinsulin 0,1 IE/kg) stimuliert werden.

Auswertung: Bei ausreichender Hypophysenfunktion zeigen sich ein Anstieg von ACTH um > 50 % (Basalwerte: 5–35 ng/l), Kortisol um > 50 % (Basalwert > 7 µg/dl), GH auf > 10 µg/l, TSH um > 2,5 mE/l (Basalwert 0,5–4,0 mE/l), Prolaktin auf > das 4-Fache des Basalwertes, LH auf das 4–6-Fache seines normalen Basalwertes und FSH auf das 2–3-Fache seines normalen Basalwertes.

7.1.3 Hypophysenhinterlappen

Zu den Erkrankungen des Hypophysenhinterlappens s. Endokrines System und Stoffwechsel [S. A308].

ADH

Indikation:
- Diagnostik eines Diabetes insipidus (s. Endokrines System und Stoffwechsel [S. A315])
- Diagnostik eines Schwartz-Bartter-Syndroms (s. Endokrines System und Stoffwechsel [S. A316]).

Methodik: Radio-Immunoassay.

Auswertung: Der Referenzbereich liegt zwischen 1 und 4,5 ng/l. ADH sollte niemals isoliert beurteilt werden, sondern immer in Zusammenschau mit Serum-Na^+ sowie Plasma- und Urinosmolalität.

Bemerkungen: Hohe Fehleranfälligkeit bei der Probenabnahme und beim Transport: Abnahme im Liegen, Verwendung von gekühlten Röhrchen und eisgekühlter Transport, Probe rasch zentrifugieren.

Durstversuch

Indikation: Diagnostik eines Diabetes insipidus, d. h. Überprüfung der Konzentrierungsleistung der Niere.

Durchführung: Testbeginn morgens um 8 Uhr. Ein venöser Zugang wird gelegt, die Harnblase entleert und das Körpergewicht gemessen. Während des Tests herrscht absolute Flüssigkeitskarenz über i. d. R. 6 h, max. 24 h. Basal werden Urinosmolalität, das spezifische Uringewicht, Serum-Na^+, die Serumosmolalität sowie der Hämatokrit, Puls und Blutdruck bestimmt. Stündliche Kontrollen dieser Parameter sowie der Harnmenge und des Körpergewichts.

Abbruchkriterien: Fieber, Blutdruckabfall, Tachykardie, Gewichtsverlust > 5 % des Körpergewichts.

Auswertung: Diabetes insipidus: Urinvolumen nimmt nicht ab, Urinosmolalität < 400 mosmol/kg, Serumosmolalität > 300 mosmol/kg. Ausgeschlossen werden kann ein Diabetes insipidus bei einer Urinosmolalität > 800 mosmol/kg und einer Serumosmolalität < 295 mosmol/kg.

Bemerkung: Bei V. a. eine psychogene Polydipsie sollte man mit der Flüssigkeitskarenz schon vor dem Test beginnen, da der renale Konzentrationsgradient in der Niere durch die übermäßige Flüssigkeitsaufnahme ausgewaschen wird. Dadurch ist das Konzentrationsvermögen der Niere nur unzureichend und es kann zu einem falsch pathologischen Ergebnis kommen.

Desmopressin-(DDAVP-)Test

Indikation: Differenzialdiagnostik zwischen einem zentralen und einem renalen Diabetes insipidus.

Durchführung: Der Test wird unmittelbar im Anschluss an einen pathologischen Durstversuch angeschlossen. Dabei werden 4 µg DDAVP i. v. oder 20 µg nasal (2 Sprühstöße) verabreicht.

Auswertung: Beim zentralen Diabetes insipidus steigt die Urinosmolalität auf > 750 mosmol/kg an, die Diurese lässt nach. Beim renalen Diabetes insipidus bleiben Urinmenge und -osmolalität unverändert.

7.1.4 Schilddrüse

Die Schilddrüse spielt in der Hormonanalytik eine zentrale Rolle. Dies liegt an der Häufigkeit von Schilddrüsenerkrankungen und an der zentralen Bedeutung der Schilddrüsenhormone im Stoffwechsel. Bei der Untersuchungsstrategie muss differenziert werden, ob ein Suchtest für eine Schilddrüsenfunktionsstörung oder eine Therapiekontrolle bei bekannter Schilddrüsenerkrankung geplant ist. Zu den Schilddrüsenerkrankungen s. Endokrines System und Stoffwechsel [S. A317]. Zum TRH-Test s. Abschnitt Hypothalamus und Hypophysenvorderlappen [S. C570].

TSH

Indikation:
- Diagnostik der Schilddrüsenfunktion
- Therapiekontrolle unter Thyroxineinnahme
- Screening beim Neugeborenen.

Methodik: Verschiedene Immunoassays (z. B. Mikropartikel-, Lumineszenz-Immunoassay). Wichtig ist die präzise Messung speziell im unteren Messbereich, damit hyperthyreote Stoffwechselzustände sicher diagnostiziert werden können.

Auswertung: Der Referenzbereich von TSH liegt beim Erwachsenen zwischen 0,3 und 3,5 mU/l, beim Neugeborenen bei 1,0–38,9 mU/l. Ein TSH im Referenzbereich spricht für eine euthyreote Stoffwechsellage. Eine Schilddrüsenfehlfunktion lässt sich i. A. also allein mit der TSH-Bestimmung ausschließen.

- **TSH supprimiert:** Eine nahezu nicht messbare TSH-Konzentration von weniger als 0,1 oder besser noch unter 0,01 mU/l ist Zeichen einer hyperthyreoten Stoffwechsellage.
- **TSH erhöht:** Messwerte oberhalb 6 mU/l zeigen sehr sicher eine hypothyreote Stoffwechsellage an. Ursächlich sind die primäre Hypothyreose (am häufigsten) oder selten eine sekundäre Hyperthyreose bzw. eine Schilddrüsenhormonresistenz.

Das Ausmaß der Stoffwechselstörung lässt sich anhand der Konzentration der Schilddrüsenhormone fT_4 und fT_3 abschätzen (s. u.). Bei supprimiertem TSH sollten zur weiteren Abklärung fT_4 und – aufgrund der Möglichkeit einer isolierten T₃-Hyperthyreose – auch fT₃ untersucht werden, bei erhöhtem TSH reicht die Bestimmung von fT₄.

Scheinbar normales fT₄ und fT₃ werden häufig bei einer hyperthyreoten Stoffwechsellage von Schwerkranken gefunden. Die Hyperthyreose lässt sich bei diesen Patienten mit einem TRH-Stimulationstest belegen. Liegt keine schwere Erkrankung vor und das TSH ist bei unauffälliger Schilddrüsenhormonkonzentration supprimiert, dann spricht man von einer Grenzhyperthyreose (z. B. bei Schilddrüsenautonomie).

fT₃, fT₄

Die Bestimmung der freien Schilddrüsenhormone (fT₃, fT₄) ist besser geeignet als die Bestimmung von T₃ und T₄, da Erstere biologisch wirksam und unabhängig von Einflussfaktoren auf die Bindungsproteine sind.

Indikation: Verdacht auf Schilddrüsenfunktionsstörung. Die Bedeutung der fT₄-Bestimmung liegt in der Abschätzung der aktuellen peripheren Stoffwechsellage. fT₃ wird bestimmt, wenn TSH und fT₄ nicht eindeutig sind, sowie bei V. a. eine isolierte T₃-Hyperthyreose.

Die Bestimmung von fT₃ ist zur Diagnose einer Hypothyreose i. A. nicht erforderlich, da in dieser Stoffwechselsituation die periphere Umwandlung des T₄ in T₃ durch Deiodierung verstärkt abläuft; d. h., T₃ kann bei einer Hypothyreose noch lange im Normalbereich bleiben, während das verminderte T₄ das wahre Ausmaß der Schilddrüsenunterfunktion zeigt.

Methodik: verschiedene Immunoassays oder Massenspektrometrie (beste Ergebnisse).

Auswertung: Die Referenzwerte betragen beim Erwachsenen:
- fT₃: 3,5–8,0 pg/ml (5,4–12,3 pmol/l)
- fT₄: 8–18 ng/l (10–23 pmol/l).

Erhöhte Werte finden sich bei manifester Hyperthyreose, erniedrigte bei manifester Hypothyreose.

Bemerkung: Falsch hohe Werte von fT₄ können bei Heparintherapie und Anwendung einiger Medikamente (z. B. β-Blocker) auftreten. Falsch niedrige Werte können sich im Rahmen schwerer Erkrankungen finden (sog. **Low-T₃-Syndrom**, s. Endokrines System und Stoffwechsel [S. A327]).

Thyreoglobulin

Diese Vorstufe der Schilddrüsenhormone ist ein normales Sekretionsprodukt der Schilddrüse. Nach Totalentfernung der Schilddrüse sollte es nicht mehr nachweisbar sein. Daher ist das Thyreoglobulin als Tumormarker für die Verlaufskontrolle geeignet. Ansteigende Werte zeigen eine Tumorneubildung an (Referenzwert: < 50 µg/l). Unter Umständen kann Thyreoglobulin trotz Rezidiv negativ sein, wenn gleichzeitig Antikörper gegen Tyreoglobulin (s. u.) vorhanden sind.

Schilddrüsen-Antikörper

Thyreoglobulin-Antikörper (Tg-AK): Eignen sich zur Diagnostik einer Autoimmunthyreoiditis. Referenzwert: ≤ 60 kU/l.

TSH-Rezeptor-Antikörper (TR-AK): Bestimmung indiziert bei V. a. Morbus Basedow (TR-AK praktisch immer erhöht) oder zum Nachweis einer endokrinen Orbitopathie. Referenzwert: < 1,5 IU/l.

Thyroid-Peroxidase-Antikörper (TPO-AK): Bestimmung indiziert zum Nachweis einer Autoimmunthyreoiditis (bei Hashimoto-Thyreoiditis zu 90 %, bei Morbus Basedow etwa zu 80 % erhöht). Nicht geeignet zur Verlaufsbeurteilung. Referenzwert: ≤ 60 kU/l.

Kalzitonin

Beim medullären C-Zell-Karzinom können erhöhte Kalzitoninmesswerte nachgewiesen werden. Die Kalzitoninfreisetzung lässt sich zusätzlich mit Pentagastrin stimulieren. Stark erhöhte Werte weisen auf das Vorliegen eines medullären Schilddrüsenkarzinoms hin.

7.1.5 Nebenschilddrüse

Parathormon

Indikation:
- Differenzialdiagnostik der Hyperkalzämie (Hyperparathyreoidismus oder Tumor?)
- Verlaufskontrolle bei sekundärem Hyperparathyreoidismus
- Diagnostik eines Hypoparathyreoidismus
- Beurteilung des Operationserfolgs (intraoperative Messung).

Methodik: Mit Enzym- oder Chemilumineszenz-Immunoassay wird das intakte Parathormon (iPTH) gemessen.

Auswertung: Referenzbereich: 10–65 ng/l (1–7 pmol/l). Wichtig ist das Verhältnis im Vergleich zum Serumkalzium.
- erhöhte Werte: primärer Hyperparathyreoidismus (Ca^{2+} ↑), sekundärer Hyperparathyreoidismus (Ca^{2+} ↓), Pseudohypoparathyreoidismus (Ca^{2+} ↓)
- niedrige Werte: Hypoparathyreoidismus (Ca^{2+} ↓), Tumor (Ca^{2+} ↑).

Bemerkung: Mittels eines immunochemiluminometrischen Tests (ICMA) kann iPTH innerhalb von 15 min gemessen werden. Nach operativen Eingriffen an Schild- oder Nebenschilddrüse lässt sich der Behandlungserfolg anhand der Höhe des iPTH vorhersagen: Fällt iPTH 10 min nach operativer Therapie des primären Hyperparathyreoidismus um > 50 % ab, sind die Heilungsaussichten nahezu 100 %.

Vitamin D

Indikation: Aktives Vitamin D (Vitamin D 3, Kalzitriol, 1,25-Dihydroxy-Vitamin D) wird bei Niereninsuffizienz, Erkrankungen der Nebenschilddrüsen und Vitamin-D-Resistenz bestimmt, Kalzidiol (25-Hydroxy-Vitamin D) im Serum zum Nachweis eines Vitamin-D-Mangels oder einer Intoxikation.

Methodik: Radio-Immunoassay, HPLC, HPLC-MS/MS.

Auswertung: Die Referenzbereiche sind methodenabhängig. Der wünschenswerte Bereich für 25-OH-Vitamin D liegt bei 40–50 µg/l. Circa die Hälfte der Bevölkerung (insbesondere Senioren) haben abhängig vom Lebensalter und der Jahreszeit (Sonnenlichtexposition) eine mehr oder weniger ausgeprägte Minderversorgung.

Bemerkung: Bei V. a. Vitamin-D-Mangel sollte stets Kalzidiol gemessen werden, da dieses dem Speicher-Vitamin D entspricht.

7.1.6 Gonaden

Testosteron

Indikation:
- Diagnostik der Hodenfunktion
- Differenzialdiagnostik bei Hirsutismus/Virilisierung sowie Zyklusstörungen bei der Frau.

Methodik und Durchführung: Bestimmung aus Serum oder Plasma mittels CLIA oder ECLIA. Die Blutprobe wird morgens abgenommen (zirkadiane Ausschüttung).

Auswertung: Referenzwerte für Gesamttestosteron beim Mann 3–10 µg/l (12,1–31 nmol/l), bei der geschlechtsreifen Frau 0,14–0,54 µg/l (0,5–1,9 nmol/l). Zu hohe Werte finden sich bei exogener Testosterongabe (Doping), Hodentumoren, Testosteronresistenz, Pubertas praecox, POC, Cushing-Syndrom, AGS oder Nebennierenrindentumoren. Erniedrigte Werte kommen u. a. vor bei Hypogonadismus, Einnahme synthetischer Androgene bzw. antiandrogener Ovulationshemmer oder starker Unterernährung.

Aus dem Quotienten Gesamttestosteron/sexualhormonbindendes Globulin lässt sich der freie Androgenindex berechnen, der das bioaktive freie Testosteron darstellt. Zwei Drittel des Testosterons sind normalerweise an sexualhormonbindendes (SHBG) gebunden.

Bemerkung: Bei Frauen in der 2. Zyklushälfte sind die Testosteronwerte erhöht.

Östradiol

Indikation:
- Diagnostik der ovariellen Funktion
- Überwachung der Sterilitätstherapie.

Methodik: LIA, RIA.

Auswertung: Referenzwerte bei Frauen bewegen sich zyklusabhängig zwischen 30 und 200 ng/l (Follikelphase), 150 und 350 ng/l (Ovulation) und 100 und 200 ng/l (Lutealphase). Vor der Pubertät, postmenopausal sowie bei Männern liegt der Referenzwert < 10 ng/l (< 200 pmol/l). Erhöhte Werte sprechen für eine Follikelpersistenz oder östrogenproduzierende Tumoren, erniedrigte Werte für eine Ovarialinsuffizienz.

17-OH-Progesteron

Indikation: Diagnostik eines 21-Hydroxylasemangels (AGS).

Methodik: EIA oder RIA. Bestimmung aus Serum oder Plasma.

Auswertung und Bemerkung: Erhöhte Werte finden sich bei 21-Hydroxylasemangel.

7.1.7 Nebennierenrinde

Kortisol

Die Bestimmung eines einzelnen Kortisolwertes im Blut ist aufgrund der ausgeprägten zirkadianen Rhythmik diagnostisch von geringem Wert. Die Bestimmung der Ausscheidung des freien, nichtmetabolisierten Kortisols im 24-h-Urin unterliegt der Unzuverlässigkeit der Urinsammlung. Als erster diagnostischer Schritt wird daher häufig ein **Kortisoltagesprofil** erstellt.

Indikation: Diagnostik eines Hyper- bzw. Hypokortisolismus.

Methodik: Immunoassay, z. B. Lumineszenz-Immunoassay.

Durchführung: Messung des Kortisolspiegels im Plasma oder Serum zu festgelegten Zeiten (z. B. 6, 12, 18, 24 Uhr).

Auswertung: Die Referenzwerte für Kortisol sind tageszeitabhängig (Maximum: 8 Uhr: 5–25 µg/dl). Kinder zeigen niedrigere Werte als Erwachsene. Eine aufgehobene zirkadiane Rhythmik ist typisch für das Cushing-Syndrom, kann aber auch bei akuten Psychosen und schweren Allgemeinkrankheiten auftreten. Zur weiteren Diagnosesicherung und Differenzierung sind zusätzliche Funktionstests erforderlich, wobei jeweils das Plasmakortisol als Messgröße untersucht wird.

ACTH-Test

Indikation:
- Verdacht auf Nebenniereninsuffizienz
- Differenzialdiagnostik der Hyperandrogenämie.

Durchführung: Nach Abnahme einer Blutprobe und Kortisolbestimmung appliziert man Synacthen und überprüft den Kortisolspiegel nach 1 h erneut.

Auswertung: Eine NNR-Insuffizienz ist ausgeschlossen, wenn Kortisol auf das Doppelte des Ausgangswerts ansteigt.

Dexamethasonhemmtest

Tab. 7.1 gibt einen Überblick über den niedrig- und hochdosierten Dexamethasonhemmtest.

Bemerkung: Vereinzelt kommt ein falsch pathologisches Testergebnis als sog. „Pseudo-Cushing" vor, bei Patienten mit endogener Depression, unter Stress, bei Medikation

Tab. 7.1 Niedrig- und hochdosierter Dexamethasonhemmtest

	niedrigdosierter Dexamethasonhemmtest	hochdosierter Dexamethasonhemmtest
Indikation	initiale Diagnostik eines Cushing-Syndroms	Differenzialdiagnostik des Cushing-Syndroms
Durchführung	• abends (23 Uhr): 2 mg Dexamethason p. o. • am nächsten Morgen: Blutentnahme (stressfrei) und Kortisolbestimmung	• Bestimmung der basalen Kortisol- und ACTH-Konzentration • abends (23 Uhr): 8 mg Dexamethason p. o. • 8 Uhr morgens: Blutentnahme und Kortisol- bzw. ACTH-Bestimmung
Auswertung	• physiologisch: Kortisolsuppression < 2-3 µg/dl • Cushing-Syndrom: keine Suppression	• Morbus Cushing: i. d. R. Suppression um > 50 % des Ausgangswerts • adrenales Cushing-Syndrom oder ektope Ursache: keine Suppression

mit Östrogenen oder Antiepileptika, bei Alkoholabusus und Adipositas.

Der hochdosierte Dexamethasonhemmtest darf nur stationär durchgeführt werden.

Aldosteron

Indikation:
- Diagnostik eines Hyperaldosteronismus
- Differenzialdiagnostik der arteriellen Hypertonie
- Elektrolytstörungen (Na^+, K^+).

Methodik: Aldosteron kann im Serum bzw. Plasma oder im Urin (24-h-Sammelurin) mittels RIA bestimmt werden.

Durchführung: Für eine aussagekräftige Beurteilung ist eine besondere Patientenvorbereitung erforderlich. Es müssen die meisten Medikamente abgesetzt und die Wasser- und Salzzufuhr in der Vorbereitungsphase kontrolliert werden. Die Blutentnahme erfolgt morgens zwischen 8 und 9 Uhr.

Auswertung: Aldosteron sollte immer im Zusammenhang mit Renin beurteilt werden. Der **Referenzbereich** liegt beim Erwachsenen für die Bestimmung im Serum bei 10–160 ng/l im Liegen bzw. 40–310 ng/l im Stehen (Anstieg unter Orthostase); im Urin bei normaler Ernährung bei 6–25 µg/d.

Erhöhte Werte finden sich bei primärem (Renin ↓) sowie sekundärem (Renin ↑) Hyperaldosteronismus, **erniedrigte Werte** bei Morbus Addison (Renin ↑), Aldosteronsynthesestörung (Renin ↑) sowie bei sekundärem Hypoaldosteronismus (Renin ↓, s. Endokrines System und Stoffwechsel [S. A342]).

Bemerkung: Um falsch pathologische Ergebnisse zu vermeiden, müssen beispielsweise Medikamente wie Saluretika, Laxanzien oder orale Kontrazeptiva, die das RAA-System stimulieren (falsch hohe Werte), sowie Kortikosteroide oder β-Blocker, die das RAA-System hemmen (falsch niedrige Werte), abgesetzt werden.

Renin

Indikation:
- Differenzialdiagnostik des Hyperaldosteronismus
- Differenzialdiagnostik der arteriellen Hypertonie.

Methodik: Bestimmung aus EDTA-Plasma mittels LIA. Das aktive Renin kann direkt gemessen werden, während die Plasmareninaktivität die Abspaltung von Angiotensin I widerspiegelt.

Auswertung: Der **Referenzbereich** für Renin liegt im Stehen bei 4,1–44,7 ng/l und im Liegen bei 1,4–17,4 ng/l, Renin steigt also unter Orthostase an. Die Plasmareninaktivität beträgt normalerweise < 6,6 ng/ml/h (Stehen) und 0,2–2,7 ng/ml/h (Liegen).
- erhöhte Werte: renale Hypertonie, Morbus Addison, sekundärer Hyperaldosteronismus, Wilms-Tumor
- erniedrigte Werte: primärer Hyperaldosteronismus.

Aldosteron-Renin-Quotient: Suchtest für den Nachweis oder Ausschluss eines Conn-Syndroms. Unauffällig sind Aldosteron-Renin-Ratiowerte < 20. Ratiowerte > 20 sind verdächtig, > 50 hochwahrscheinlich für einen primären Hyperaldosteronismus. Zur weiteren Abklärung kann ggf. der Captopriltest (s. u.) eingesetzt werden.

Renin-Aldosteron-Orthostase-Test

Indikation: Differenzialdiagnostik des primären Hyperaldosteronismus.

Durchführung: Morgens um 8 Uhr wird im Liegen Blut entnommen und Aldosteron sowie Renin bestimmt. Danach soll der Patient für 2 h aufstehen und gehen, bis erneut Blut abgenommen und Aldosteron und Renin bestimmt werden.

Auswertung: Physiologischerweise steigen Renin und Aldosteron im Orthostasetest um rund 50–200 % des Ausgangswerts an. Pathologische Befunde sind in **Tab. 7.2** dargestellt.

Captopriltest

Indikation: Differenzialdiagnostik zwischen primärem und sekundärem Hyperaldosteronismus.

Durchführung: Abnahme von Heparinplasma am ruhenden Patienten und Bestimmung von Aldosteron und Renin vor und 2 h nach Gabe von 25 mg Captopril.

Auswertung: Physiologisch hemmt Captopril das Angiotensin-converting-Enzym (→ Aldosteron ↓) und stimuliert gleichzeitig die Reninproduktion. Beim primären Hy-

Tab. 7.2 Hormonverhalten im Orthostasetest

Renin basal	Aldosteron basal	Renin nach Orthostase	Verdacht auf
n– ↓	n– ↑	↑	bilaterale Hyperplasie
↓	↑	↓	Adenom

peraldosteronismus (Conn-Syndrom) sind beide Aldosteronmesswerte hoch, beim sekundären Hyperaldosteronismus ist der Messwert nach Captopril deutlich niedriger. In Grenzfällen kann beim Captopriltest seitengetrennt Nierenvenenblut untersucht werden. Eine Wertedifferenz um mehr als den Faktor 1,5 bedeutet ein verdächtiges Ergebnis.

Dehydroepiandrosteronsulfat (DHEAS)

Indikation:
- Diagnostik von Nebennierenrindentumoren
- Diagnostik von Funktionsstörungen der Nebennierenrinde
- Differenzialdiagnostik der Androgenerhöhung
- Differenzialdiagnostik bei Hirsutismus
- Differenzialdiagnostik bei Zyklusstörungen.

Methodik: Die Bestimmung erfolgt aus dem Serum mittels Enzym- oder Chemilumineszenz-Immunoassay.

Auswertung: Referenzwerte bei erwachsenen Männern liegen bei 0,8–5,6 µg/l und bei reproduktionsfähigen Frauen zwischen 0,4–4,3 µg/l. Erhöhte Werte finden sich bei NNR-Tumoren, NNR-Hyperplasie, AGS oder Hyperkortisolismus, erniedrigte Werte bei NNR-Insuffizienz oder im Alter.

7.1.8 Nebennierenmark

Adrenalin, Noradrenalin und ihre Metabolite

Indikation:
- Diagnostik eines Phäochromozytoms
- Abklärung von Synkopen (z. B. im Rahmen von Kipptischuntersuchungen).

Methodik: Sowohl für die Messung im Plasma als auch im Urin wird die Hochdruckflüssigkeitschromatografie (HPLC) mit elektrochemischer Detektion eingesetzt. Die HPLC-Verfahren erlauben nicht nur die Bestimmung von Adrenalin und Noradrenalin sowie evtl. von Dopamin, sondern auch die Bestimmung der Metanephrine (Metaboliten) und der Vanillinmandelsäure. Die Bestimmung der Metanephrine im Plasma erfordert die Kopplung der HPLC mit einem sehr sensitiven Tandem-Massenspektrometer.

Durchführung: Noradrenalin und Adrenalin werden aufgrund ihrer hohen Variabilität im Plasma bevorzugt im Urin, die Metanephrine hingegen im Plasma bestimmt.
- **Bestimmung im 24-h-Urin:** Für Urinuntersuchungen ist die 24-h-Sammlung angesäuerten Harns unerlässlich. Starke körperliche Aktivität, die mit einer vermehrten Katecholaminproduktion einhergeht, muss während der Sammelperiode unbedingt vermieden werden.
- **Bestimmung im Blut:** Vor Blutabnahmen muss der Patient mit liegender und durchspülter Kanüle mindestens 30 min ruhig liegen. Cave: Allein nach dem Aufstehen kommt es bereits zu Katecholaminanstiegen von bis zu 100 %. Blutproben (Heparin- oder EDTA-Vollblut) für die Katecholamin- oder Metanephrinbestimmung müssen auf Eis ins Labor transportiert werden. Dort ist eine gekühlte Zentrifugation und die Aufbewahrung der Proben bis zur Analytik bei −70 °C erforderlich.

Tab. 7.3 Ausscheidungsmengen und Plasmakonzentrationen

	Ausscheidung (µg/ 24 h)	Plasmakonzentration (ng/l)
Adrenalin	1–35	bis 85
Noradrenalin	20–230	185–275
Dopamin	5–375	bis 85
Metanephrin	70–300	methodenabhängig (nichtstandardisiert)
Normetanephrin	100–360	
Vanillinmandelsäure	1000–7 000	–

Auswertung:

Im Nebennierenmark wird sehr viel mehr Adrenalin als Noradrenalin synthetisiert und gespeichert. Allerdings liegen unter Basalbedingungen (Ruhe) die Noradrenalinmesswerte deutlich höher (**Tab. 7.3**). Dies liegt daran, dass größere Mengen Noradrenalin zusätzlich in den sympathischen Nervenendigungen gebildet werden. Die Ausscheidung der Vanillinmandelsäure spielt aufgrund ihrer geringen diagnostischen Sensitivität nur mehr eine untergeordnete Rolle.

Für die **Ausschlussdiagnostik eines Phäochromozytoms** ist die Metanephrinbestimmung im Plasma aufgrund des guten negativen Vorhersagewertes sehr gut geeignet. Bei leicht erhöhten Werten müssen dagegen Störfaktoren wie Stress, Koffein oder Medikamente berücksichtigt werden.

Im Rahmen der Kipptischuntersuchung zur **Synkopenabklärung** steigt Noradrenalin normalerweise in der aufrechten Position kontinuierlich an, während das Adrenalin kaum eine Reaktion zeigt. Bei Auftreten einer Synkope lässt sich dagegen häufig direkt vor dem Kollabieren des Probanden ein sprunghafter Anstieg des Adrenalins im Blutplasma feststellen.

Clonidintest

Indikation: Diagnostik eines Phäochromozytoms.

Durchführung: Bestimmung von Adrenalin, Noradrenalin und Normetanephrine vor und 3 h nach Gabe von 300 µg Clonidin per os.

Auswertung: Beim Phäochromozytom finden sich erhöhte basale Werte, die durch Clonidin nicht supprimiert werden.

7.1.9 Endokrines Pankreas

Die pankreatischen Hormone Insulin und Glukagon unterliegen keiner Steuerung durch übergeordnete Hormondrüsen. Für die Labordiagnostik hat das C-Peptid die größere Bedeutung. Dieses wird im Verhältnis 1 : 1 mit Insulin von den Inselzellen sezerniert. Einige weitere gastrointestinale Hormone spielen bei bestimmten Tumoren eine Rolle.

Insulin und C-Peptid

Indikation: Abklärung einer Hypoglykämie.

Methodik: Mit immunologischen Testverfahren lassen sich C-Peptid, Insulin und Proinsulin bestimmen. Am häufigsten werden die entsprechenden Messungen im Rahmen von Funktionstests durchgeführt.

Auswertung: Ein Anstieg des Insulin/Glukose-Quotienten ist besonders aussagekräftig.
- Insulinüberdosierung (z. B. bei Hypoglycaemia factitia): C-Peptid ↓, Insulin ↑.
- Insulinom: C-Peptid ↑, Insulin ↑.

Bei anderen Ursachen der Hypoglykämie (z. B. Alkohol, Nebenniereninsuffizienz) bleibt der Insulin/Glukose-Quotient wie bei Gesunden normal mit anfänglich u. U. sogar verminderten Werten.

Hungerversuch

Indikation: Diagnostik einer Hypoglykämie.

Durchführung: Bei diesem Fastentest erhält der Patient unter ärztlicher Überwachung über einen Zeitraum bis zu 72 h keinerlei energiehaltige Nahrung. Gleichzeitig soll er sich körperlich bewegen. Proben für die Bestimmung von Blutglukose, C-Peptid und ggf. Insulin werden ca. alle 4–6 h oder bei Anzeichen einer Hypoglykämie gewonnen. C-Peptid- und Insulinbestimmungen sind nicht unbedingt aus allen gewonnenen Blutproben notwendig, auf jeden Fall aber aus solchen, bei denen die Blutglukosebestimmung eine Hypoglykämie anzeigt.

Auswertung: Normalpersonen zeigen nur grenzwertig erniedrigte Blutglukosewerte und ein kontinuierliches Abfallen der Messwerte von C-Peptid und Insulin über die Hungerperiode. Bei Insulinompatienten kommt es eher zu einem Insulinanstieg, insbesondere bei körperlicher Belastung.

Tolbutamidtest

Die intravenöse Gabe von Tolbutamid führt zu einer sehr raschen Insulinfreisetzung aus den Speichergranula der B-Zellen. Beim Gesunden erreichen Insulin und C-Peptid bereits nach 5 min einen Maximalwert und normalisieren sich innerhalb 1 h wieder. Entsprechend kommt es nur kurzzeitig zu einem Abfall der Blutglukose. Beim Insulinompatienten steigen Insulin und C-Peptid langsamer, aber länger anhaltend an. Der Blutglukoseabfall erfolgt auf z. T. extrem niedrige Werte.

7.1.10 Biogene Amine

Serotonin und 5-Hydroxyindolessigsäure

Indikation: Diagnostik eines Karzinoids.

Methodik: Serotonin wird aus angesäuertem 24-h-Urin mittels ELISA, 5-Hydroxyindolessigsäure mittels EIA bestimmt.

Auswertung: Referenzwert: Serotonin < 200 µg/d, 5-Hydroxyindolessigsäure: < 9 mg/d. Erhöhte Werte bei Karzinoid. Falsch positive Werte können sich bei Genuss serotoninhaltiger Nahrungsmittel (z. B. Schokolade, Banane, Avocado, Walnüsse) finden.

7.2 Stoffwechsel

7.2.1 Kohlenhydrate

Glukose im Blut

Indikation:
- Diagnostik und Kontrolle eines Diabetes mellitus (s. auch Endokrines System und Stoffwechsel [S. A346])
- Diagnostik einer Hyperglykämie
- Diagnostik einer Hypoglykämie (→ wichtigste Methode bei V. a. Hypoglykämie, s. Endokrines System und Stoffwechsel [S. A351]).

Präanalytik: Glukose kann aus Kapillar(voll)blut, venösem Vollblut oder Plasma bestimmt werden. Die Glukosekonzentration ist dabei jedoch unterschiedlich (physiologisch):
- Über dem Kapillarnetz besteht eine arteriovenöse Konzentrationsdifferenz von 5–10 mg/dl im Nüchternzustand bis zu 30 mg/dl postprandial, d. h., im kapillären Blut ist die Glukosekonzentration höher als im venösen Blut.
- Im Plasma ist die Glukose höher als im Vollblut, da Plasma einen höheren Flüssigkeitsgehalt besitzt (→ größeres Verteilungsvolumen für Glukose).

Da erythrozytäre Enzyme glykolytisch wirken, sollte der Blutprobe ein Glykolysehemmer (z. B. Natriumfluorid oder Iodoacetat) zugesetzt werden. Ohne Glykolysehemmerzusatz muss das Plasma rasch gewonnen und untersucht werden.

Methodik: Gängige Messmethoden für die Blutglukose sind
- Glukose im Plasma mit Glykolysehemmer
- Glukose im Heparinplasma venös
- Glukose im Vollblut (kapillär, hämolysiert)
- trockenchemisch kapillär oder mittels Blutgasmessgerät (POCT [S. C529]).

Dabei können enzymatische Verfahren (Glukoseoxidase-, Hexokinasemethode) oder – bei letzterer Methode – amperometrische Sensorgeräte zum Einsatz kommen.

Auswertung: Referenzbereiche für die Nüchternblutglukose nach mindestens 8 h Nahrungskarenz sind (Leitlinien der Deutschen Diabetes-Gesellschaft 2009):
- Plasmaglukose venös: < 100 mg/dl bzw. < 5,6 mmol/l
- Vollblut (kapillär, hämolysiert): < 90 mg/dl bzw. < 5 mmol/l.

Angaben zur unteren Referenzbereichsgrenze der Glukose sind unterschiedlich. Sie liegt bei ca. 50–60 mg/dl. Sie liegt bei Neugeborenen und jungen Säuglingen deutlich niedriger.

Erhöhte Nüchternblutglukose im venösen Plasma:
- abnorme Nüchternglukose (wiederholt): 100–125 mg/dl bzw. 5,6–6,9 mmol/l (Übergang in einen Diabetes mellitus möglich, Risikofaktor für kardiovaskuläre Erkrankungen)
- Diabetes mellitus (wiederholt): ≥ 126 mg/dl bzw. 7,0 mmol/l.

Die Nüchternblutglukosebestimmungen im Plasma müssen qualitätsgesichert und wiederholt durchgeführt werden. Dann ist die Nüchternplasmaglukose der entscheidende Test für die Diagnose eines Diabetes mellitus und für die Therapiekontrolle. Bei unklaren Fällen und zum Ausschluss einer gestörten Glukosetoleranz ist der orale Glukosetoleranztest hilfreich.

Störmöglichkeiten: Messtechnische, präanalytische und besondere In-vivo-Bedingungen beeinflussen die Messwerte. Die Hämolysatmethode erfasst intra- und extrazelluläre Glukose und ist daher stark vom Hämatokrit abhängig. Großen Einfluss haben außerdem eine nichtkomplette Kapillarfüllung und unzureichendes Mischen bei der Probengewinnung.

Die POCT-Verfahren mit Sensorgeräten sind von den Herstellern in unterschiedlicher Weise kalibriert (auf Vollblut oder zunehmend äquivalent zu Plasma, d. h. plasmareferenziert), alle diese Systeme sind hämatokritabhängig. In allen unklaren klinischen Situationen ist – unabhängig vom Messwert der POCT-Bestimmung – eine Überprüfungsmessung im venösen Plasma mit Glykolysehemmer erforderlich.

Besondere Vorsicht ist bei der Blutglukosemessung bei **Früh- und Neugeborenen** notwendig, wo wegen der geringen verfügbaren Blutmenge besonders häufig die POCT-Sensortechniken zum Einsatz kommen. Hier sollte wegen z. T. erheblich falsch hoher Messergebnisse (v. a. bei Ergebnissen der Blutglukose < 70 mg/dl und/oder Hämatokrit > 50 %) am besten ebenfalls eine Überprüfungsmessung im venösen Plasma mit Glykolysehemmer vorgenommen werden.

Glukose im Urin

Zur Glukosurie s. Niere [S. A378].

Eine erhöhte Glukoseausscheidung im Urin zeigt, dass in den vergangenen Stunden längere Perioden mit stark erhöhten Blutglukosekonzentrationen über der Nierenschwelle bestanden haben, da der Urin erst einmal in der Blase verweilt. Daher korrelieren Uringlukosewerte nicht mit den aktuellen Werten im Blut, die aktuelle Stoffwechselsituation kann anhand der Uringlukose also nur unvollständig oder sogar falsch erfasst werden.

Die **qualitative Glukosebestimmung** im Spontanurin sollte nicht mehr als Diabetessuchtest eingesetzt werden, da sie diagnostisch deutlich **weniger sensitiv** ist als die Blutglukose- bzw. die HbA_{1c}-Bestimmung. Für die qualitative oder halbquantitative Bestimmung im Spontanurin werden fast ausschließlich Teststreifen eingesetzt, deren Nachweisgrenze so eingestellt ist, dass die physiologisch normale Glukoseausscheidung noch keine Reaktion hervorruft. Zusatzfelder für Ascorbinsäure und pH lassen Störungen erkennen, die zu falsch negativen Ergebnissen führen können.

Tab. 7.4 Bewertung des oralen Glukosetoleranztests

Plasmaglukose Nüchtern	Plasmaglukose bei 75 g OGTT nach 2 h	Auswertung
< 100 mg/dl	< 140 mg/dl	Normalbefund
100–125 mg/dl	< 140 mg/dl	gestörte Nüchternglukose (IFG)
< 125 mg/dl	140–199 mg/dl	gestörte Glukosetoleranz (IGT)
≥ 126 mg/dl	> 200 mg/dl	Diabetes mellitus

IFG: impaired fasting glucose, IGT = impaired glucose tolerance

Medizinisch ist die **quantitative Bestimmung** von Glukose im Harn i. A. **nicht notwendig**. Eine verminderte Nierenfunktion infolge einer Glomerulosklerose kann trotz hoher Blutglukose zu einem negativen Ergebnis führen.

Oraler Glukosetoleranztest (OGTT)

Es handelt sich um einen Funktionstest, bei dem die Insulinausschüttung durch eine definierte Glukosebelastung provoziert und die Blutglukose nach 2 h im Vergleich zur Nüchternglukose bestimmt wird. In den Test gehen auch Faktoren wie Magenentleerung, Resorptionsvermögen und Leberfunktion ein, die für die normale Glukoseverwertung mitentscheidend sind.

Vor dem Test sollte der Patient bis zum Vorabend normal essen und möglichst alle Medikamente absetzen. Morgens wird die Nüchternblutglukose gemessen. Anschließend nimmt der Patient eine Trinklösung mit 75 g leicht resorbierbarer Oligosaccharide zu sich, nach 2 h wird die Blutglukose erneut gemessen.

Zur Auswertung s. Tab. 7.4. Zur Diagnostik eines Gestationsdiabetes s. Gynäkologie und Geburtshilfe [S. B409].

Glykierte Proteine (HbA_{1c})

HbA_{1c} ist ein Langzeitparameter für die Diabeteseinstellung und spiegelt die mittlere Blutglukose der vergangenen 6–8 Wochen wider. Beim Gesunden sind ca. 4–5 % des Gesamthämoglobins glukosiliert. Bei häufigen hyperglykämischen Stoffwechsellagen steigt der HbA_{1c}-Anteil am Gesamt-Hb deutlich an. Der Glukoserest bleibt erhalten, bis das Hämoglobin abgebaut wird.

Indikation:
- Diagnostik eines Diabetes mellitus (Screening-Parameter)
- Beurteilung der Diabeteseinstellung.

Methodik: Das glukosilierte Hämoglobin kann durch Kationenaustauschchromatografie von nichtglykiertem Hämoglobin (HbA_0) getrennt werden. Beim **HPLC-Verfahren** werden üblicherweise HbA_{1a} und HbA_{1b} (glykosilierte Galaktose und Fruktose), HbF, HbA_{1c} und HbA_0 voneinander getrennt. HbA_{1c} wird üblicherweise in Prozent angegeben und kann aus dem Verhältnis des HBA_{1c}-Peaks zu den übrigen Peakflächen ermittelt werden. Alternativ kann

Tab. 7.5 Diagnostische Bedeutung als Screening-Parameter

HbA$_{1c}$	Vorgehen
< 5,7 % (< 39 mmol/mol Hb)	Ausschluss eines Diabetes mellitus
5,7–6,4 % (39–47 mmol/mol Hb)	Verfahren wie früher (Nüchternblutglukose, ggf. OGTT)
≥ 6,5 % (≥ 48 mmol/mol Hb)	Diagnose Diabetes mellitus

Tab. 7.6 Beurteilung der Stoffwechseleinstellung anhand des HbA$_{1c}$

Stoffwechseleinstellung	HbA$_{1c}$ in % des Gesamt-Hb	HbA$_{1c}$ in mmol/mol Hb
optimale Diabeteseinstellung	< 6,5	< 48
befriedigende Diabeteseinstellung	< 7	< 53
unbefriedigende Einstellung	> 8	< 64
dekompensierter Diabetes	> 12	> 108

HbA$_{1c}$ auch durch **monoklonalen Antikörper** und **Immunoassay** bestimmt werden.

Zusammen mit der Einführung eines internationalen Kalibrationsstandards für HbA$_{1c}$ wurde auch eine neue Einheit für HbA$_{1c}$ eingeführt. Statt der bisherigen Angabe in Prozentwerten soll das HbA$_{1c}$ in mmol/mol Hb angegeben werden (Umrechnung: mmol/l = (Prozent − 2,15) × 10,929). Zur Messung der HbA$_{1c}$-Konzentration dürfen nur mehr standardisierte und qualitätsgesicherte Methoden zum Einsatz kommen. Zu den Entscheidungsgrenzen im Rahmen der Diabetes-mellitus-Diagnostik s. **Tab. 7.5**.

Nicht zur Diabetesdiagnose ist der HbA$_{1c}$-Wert geeignet bei Hämoglobinopathien, von der Norm abweichender Erythrozytenlebensdauer, Urämie oder Medikamenteneinflüssen.

Beurteilung der Diabeteseinstellung: Aus den HbA$_{1c}$-Werten kann mit einer Näherungsformel auf die zurückliegende durchschnittliche Blutglukose („estimated average glucose", EAG) zurückgeschlossen werden. Ziel einer optimalen Diabeteseinstellung ist ein **HbA$_{1c}$-Wert < 6,5 %** (< 48 mmol/mol Hb) (**Tab. 7.6**). Andererseits darf der HbA$_{1c}$-Wert therapeutisch nicht zu stark, d. h. nicht < 5,7 % (< 39 mmol/mol Hb), abgesenkt werden, da dann das statistische Hypoglykämierisiko deutlich ansteigt.

Mit dem HbA$_{1c}$-Wert steigen die Risiken für den Patienten erheblich an. Nach einer Studie bewirkt der HbA$_{1c}$-Anstieg um einen Prozentpunkt auf 7 oder 8 % eine Erhöhung des Herzinfarktrisikos um 40 bzw. 80 %. Allerdings muss gleichzeitig beachtet werden, dass mit Senkung des HbA$_{1c}$ das statistische Hypoglykämierisiko deutlich ansteigt.

Ketonkörper

Ketonkörper sind im Blut und Urin nachweisbar und Zeichen der Stoffwechselentgleisung. Mit der Ketonämie ist immer eine metabolische Azidose verbunden, da die Ketonkörper bis auf Aceton sauer reagieren. Am einfachsten lassen sich die Ketonkörper im Blut mit der Sensortechnik untersuchen. Für Blutzuckermessgeräte gibt es von einigen Herstellern Sensoren, die ß-Hydroxybutyrat messen. Diese Untersuchung ist der Teststreifenmethode im Urin überlegen, da es nicht zu zeitlichen Verzögerungen kommt und eine Ketoazidose möglicherweise zu spät erkannt wird. Die Normwerte sind methodenabhängig bis ca. 3 mg/dl.

Galaktose im Blut

Indikation: Ausschluss einer Galaktosämie bei Neugeborenen.

Methodik: Methode der Wahl ist die **Bestimmung der Galaktose-1-P-Uridyltransferase**. Die Untersuchung ist aus eingetrocknetem Blut möglich und die spezifischste Möglichkeit für den Gendefektnachweis. Bei positiven Voruntersuchungen wird zur weiteren Abklärung eine Mutationsanalyse durchgeführt.

Fotometrisch lässt sich die Galaktose im Blut (Plasma, Serum) oder aus dem eingetrockneten Blut durch Umsetzung mit NAD katalysiert von der Galaktosedehydrogenase bestimmen. Cave: Falsch negative Ergebnisse, da das Testverfahren die vorausgehende Laktoseaufnahme durch das Neugeborene voraussetzt.

7.2.2 Lipide und Lipoproteine

Siehe Lipide [S. C544].

8 Niere, Elektrolyt- und Wasserhaushalt

8.1 Urinstatus

8.1.1 Makroskopische Harnbeurteilung

Siehe hierzu Niere [S. A379] bzw. Leitsymptome abnormer Uringeruch [S. C107] und Harnverfärbung [S. C113].

8.1.2 Harnteststreifen

Die Teststreifenuntersuchung kann manuell oder auch mithilfe von Automaten erfolgen. Die Teststreifen enthalten folgende Felder:

pH-Wert: Der pH-Wert frischer Harnproben schwankt zwischen 4,5 und 7,5. Das Farbindikatortestfeld enthält ein Indikatorengemisch, z. B. Methylrot und Bromthymolblau.
- alkalischer Harn: gemüsereiche Kost (Vegetarier), Harnwegsinfektion mit harnstoffspaltenden Bakterien, lange Transport- und Lagerzeit des Urins, renal-tubuläre Azidose (→ gesteigerte Bikarbonatausscheidung und damit Urin-pH ↑, Blut-pH ist jedoch ↓)
- saurer Harn: fleischhaltige Kost, Hunger oder hohes Fieber (Abbau endogener Proteine).

Glukose: Früher Suchtest auf Diabetes mellitus und renale Glukosurie sowie Therapiekontrolle bei Diabetes mellitus.

Protein:

> **MERKE** Die Bestimmung des Urinproteins ist die wichtigste Untersuchung zum Ausschluss von Nierenerkrankungen.

Die qualitative Untersuchung mit dem Teststreifen erfasst Proteinurien > 200 mg/l. Unbedingt zu beachten ist, dass Globuline schlechter als Albumin und Bence-Jones-Proteine z. B. gar nicht erfasst werden. Bei Vorhandensein von Protein schlägt ein Indikator genauso um wie bei einer pH-Veränderung (Indikatorfehler). Bei alkalischem pH-Wert des Urins sind falsch positive Ergebnisse möglich. Teststreifen mit immunologischem Nachweis von Albumin haben eine weit niedrigere Nachweisgrenze (20 mg/l) und sind daher für den Ausschluss der sog. Mikroalbuminurie geeignet. Bei positivem Proteinnachweis sind die Sedimentuntersuchung (Zylinder) und die Urinproteindifferenzierung [S. C539] mittels SDS-PAGE oder mittels immunologischen Markerproteinbestimmungen erforderlich.

Blut: Grundlage des Hämoglobin-(Erythrozyten-)Nachweises ist eine peroxidaseartige Aktivität des Hämoglobins. Im Testfeld sind ein organisches Hydroperoxid als Substrat und ein Chromogen (z. B. o-Toluidin) enthalten. Hämoglobin (oder auch Myoglobin) aus dem aufgebrachten Urin katalysieren die Oxidation des Chromogens. Da das Testfeld Hilfsstoffe enthält, die die Zellmembran der Erythrozyten lysieren, werden auch intakte Erythrozyten nachgewiesen. Daher handelt es sich um einen Suchtest auf Hämaturie bzw. Hämoglobin- oder Myoglobinurie.

Empfindliche Teststreifen führen bereits ab 5 Erythrozyten/µl in über 90 % d.F. zu einer sichtbaren Nachweisreaktion. Einzelne Erythrozyten zeigen sich als punktförmige Verfärbungen auf dem Teststreifen, die Hämoglobinurie ergibt dagegen eine homogene Verfärbung. Falsch negative Ergebnisse können sich bei hoher Konzentration von Ascorbinsäure im Urin und falsch positive Ergebnisse durch Reste von oxidierenden Desinfektionsmitteln (Wasserstoffperoxid) ergeben. Weiterführende Untersuchungen sind die Sedimentuntersuchung (Erythrozytenzahl und Morphologie) und die Urin-Protein-Differenzierung.

Leukozyten: Mit diesem Suchtest können Entzündungen im Bereich der Niere und der ableitenden Harnwege nachgewiesen werden. Erfasst wird eine in den Granulozyten vorhandene Esterase. Die Nachweisgrenze liegt bei etwa 10 Leukozyten/µl. Erfasst werden auch lysierte Leukozyten. Falsch negative Ergebnisse können sich bei starker Proteinurie und nach hohen Gaben von Cephalosporinen ergeben. Weiterführende Untersuchung zur Abklärung der Ursache ist die Sedimentuntersuchung.

Nitrit: Neben der Urinkultur wird dieses Testfeld als Suchtest für Harnwegsinfekte eingesetzt. Nitritbildende Bakterien (Colibakterien, Proteus, Klebsiellen, Aerobakter und Citrobakter) machen ca. 80 % der vorkommenden Keime bei Harnwegsinfekten aus und wandeln das im Urin stets in geringer Konzentration vorhandene Nitrat in Nitrit um. Nitrit wird in einer Diazoniumreaktion nachgewiesen. Falsch negative Ergebnisse erhält man beim Vorliegen von Bakterien, die kein Nitrit bilden (z. B. Enterokokken), bei zu geringer Verweildauer des Urins in der Blase und bei sehr hoher Ascorbinsäurekonzentration im Urin. Falsch positive Ergebnisse werden nach langem Stehen des Urins (In-vitro-Wachstum von Bakterien) erhalten.

Weitere Testfelder: Einige Teststreifen enthalten zusätzlich Testfelder für Ascorbinsäure zur Aufklärung von Interferenzen, Ketonkörper zum Nachweis von Ketoacidosen, Bilirubin und Urobilinogen (Hepatopathien, posthepatischer Ikterus).

8.1.3 Mikroskopische Harnuntersuchung (Sedimentanalyse)

Indikation:
- positive Teststreifenuntersuchung (Protein, Blut, Leukozyten, Nitrit)
- Verdacht auf Erkrankungen der Niere und der ableitenden Harnwege.

Durchführung: Circa 10 ml frischer 1. Morgenurin (Mittelstrahlurin) werden gut gemischt und anschließend 5 min bei 800 g zentrifugiert. Der Überstand wird dekantiert und der Rückstand mit dem verbliebenen Flüssigkeitsrest aufgeschüttelt. Einen Tropfen dieser Suspension gibt man auf einen Objektträger und bedeckt ihn mit einem Deckgläschen. Anschließend erfolgt die mikroskopische Untersuchung. Zunächst bei starker Abblendung mit 100-facher Vergrößerung (Auffinden seltener Bestandteile wie Zylinder), danach eigentliche Beurteilung durch Betrachtung von ca. 20 Gesichtsfeldern bei 400-facher Vergrößerung. Alternativ: Durchflusszählkammern oder Videomikroskopie (→ bessere Reproduzierbarkeit der halbquantitativen Ergebnisse). Zur Untersuchung der Erythrozytenmorphologie wird die Phasenkontrastmikroskopie angewendet.

Beurteilung:
- **Normalbefund:** vereinzelt Leukozyten (bis 10), Erythrozyten (bis 5), Plattenepithelien, Kristalle sowie auch hyaline Zylinder im Gesichtsfeld
- **pathologischer Befund:**
  - Vermehrung der Leukozyten bzw. Erythrozyten (> als 20/Gesichtsfeld: „zahlreich", > 50/Gesichtsfeld „massenhaft")
  - Bakterien
  - Zylinder
  - Rundepithelien aus der Niere

Nebenbefunde sind z. B. Epithelien aus dem Genitaltrakt und den ableitenden Harnwegen, Spermien, Schleimfäden oder Prostatakörperchen.

Akanthozyten: Wenn Erythrozyten im Sinne einer renalen Hämaturie die glomeruläre Basalmembran passieren, können charakteristische Formveränderungen zurückbleiben. Das Auftreten solcher Akanthozyten ist wie der Nachweis von Erythrozytenzylindern beweisend für eine renale Hämaturie.

8.1.4 Proteinurie

Proteine werden beim Gesunden nur in geringer Menge in den Urin ausgeschieden. Dies wird bewirkt durch die **Selektivität der glomerulären Basalmembran** als Filter und durch die Mechanismen der tubulären Proteinrückresorption. Proteine wie Amylase, α_1-Mikroglobulin, Immunglobulinleichtketten und -schwerketten finden sich normalerweise nur in geringer Konzentration im Harn. Glomeruläre und tubuläre Schäden dagegen führen zu einer erhöhten und charakteristischen Proteinurie. Mehr als die Hälfte des beim Gesunden im Harn erscheinenden Proteins wird von den **Tubuluszellen** in den Urin sezerniert. Hierbei handelt es sich um Membranproteine und epidermal growth factor, der mit dem sog. Tamm-Horsfall-Protein identisch ist.

Zu den unterschiedlichen Proteinurieformen s. Leitsymptome [S. C115].

Indikation:
- Ausschluss und Differenzierung der Proteinurie
- Verlaufskontrolle bei bekannter Nierenerkrankung.

Präanalytik: Eine Standardisierung der Messergebnisse wird durch den Bezug der Messergebnisse auf die Kreatininkonzentration im Urin erreicht. Im Allgemeinen wird der 2. Morgenurin für die Untersuchung des Urinproteinmusters empfohlen, da dieser normalerweise nicht längere Zeit in der Blase verbleibt.

Durchführung: Qualitativ kann die Urinproteinzusammensetzung anhand der **elektrophoretischen Auftrennung** untersucht werden (SDS-Polyacrylamidelektrophorese). Ein Vorteil der Methode besteht darin, dass auch prärenale Proteinurien (z. B. Bence-Jones-Proteinurien) zusätzlich erkannt werden können. Wird nach der Elektrophorese ein Transfer der aufgetrennten Proteine auf Nitrocellulose (Blotting) durchgeführt, kann der Proteingehalt der einzelnen Banden auch zumindest halbquantitativ bestimmt werden.

Weite Verbreitung hat neben der SDS-Elektrophorese die Messung von bestimmten Proteinen im Urin gefunden, um
- die glomeruläre Funktion zu prüfen (Albumin, IgG, Transferrin u. a.)
- die tubuläre Funktion zu prüfen (α_1-Mikroglobulin, β_2-Mikroglobulin u. a.)

Anstatt auf 24 h zu beziehen, was eine Urinsammlung bedingt, hat sich der Bezug auf Kreatinin bewährt.

Auswertung: Referenzwerte für 2. Morgenurin finden sich in **Tab. 8.1**.

Die verschiedenen Proteinurieformen sind mit ihren jeweils charakteristischen Befunden in **Tab. 8.2** zusammengefasst. Die Basis der differenzierteren Auswertung der Befunde ist die Bildung von **Proteinquotienten**, indem

Tab. 8.1 Referenzwerte für 2. Morgenurin

Parameter	Referenz	Erhöhung
Gesamtprotein	< 100 mg/g Kreatinin (75 mg/d)	
Albumin	< 20 mg/g Kreatinin (< 30 mg/d)	selektive und nichtselektive glomeruläre Proteinurie, glomerulär-tubuläre Mischproteinurie
IgG	< 10 mg/g Kreatinin (< 15 mg/d)	nichtselektive glomeruläre Proteinurie
α_1-Mikroglobulin	< 14 mg/g Kreatinin (< 20 mg/d)	tubuläre Proteinurie, glomerulär-tubuläre Mischproteinurie

Tab. 8.2 Proteinerhöhung bei unterschiedlichen Proteinurieformen

Proteinurie	Proteine
prärenale Proteinurie	Ig-Leichtketten (Bence-Jones-Proteine), Hämoglobin oder Myoglobin
selektive glomeruläre Proteinurie	Albumin
nichtselektive glomeruläre Proteinurie	Albumin und IgG
tubuläre Proteinurie	α_1-Mikroglobulin
glomerulär-tubuläre Mischproteinurie	Albumin und α_1-Mikroglobulin
postrenale Proteinurie	Proteine ähnlich Blutplasma, α_2-Makroglobulin, Erythrozyten

z. B. α_1-Mikroglobulin (mg/g Kreatinin) dem Albumin (mg/g Kreatinin) gegenübergestellt wird.

Liegt eine erhöhte Albuminurie vor, dann kann prinzipiell eine Glomerulopathie, eine interstitielle Nephropathie oder ein postrenales Geschehen ursächlich sein. Je ausgeprägter die Albuminurie ist, desto mehr spricht das Messergebnis für eine glomeruläre Proteinurie. Eine sichere Festlegung ist aber erst durch die gemeinsame Betrachtung von mehreren Messgrößen (zusätzlich IgG und α_1-Mikroglobulin) möglich.

8.1.5 NGAL

NGAL (Neutrophilen-Gelatinase-assoziiertes Lipocalin) ist ein kleines Protein, das in der Niere in Tubulusepithelzellen (dicker aufsteigender Schenkel der Henle'schen Schleife, Sammelrohr) nachgewiesen werden kann und Bedeutung für die primäre Infektabwehr hat. Diagnostisch bedeutsam ist, dass NGAL nach einem ischämischen Nierenschaden oder nephrotoxischer Schädigung innerhalb weniger Stunden auf das bis zu 10 000-Fache im Urin und das 100-Fache im Serum ansteigen kann.

Indikation: Verdacht auf akute Nierenschädigung.

Methodik und Auswertung: CMIA-Untersuchung im Urin.

Bei einem Cut-off-Wert von 85 µg/g Kreatinin werden eine Sensitivität von 93 % und eine Spezifität von 98 % erreicht. Bei prärenalem Nierenversagen ist der Anstieg nicht so deutlich zu erkennen wie bei einer renalen Ursache.

8.2 Nierenfunktionsdiagnostik

8.2.1 Kreatinin

Kreatinin wird in der Niere glomerulär frei filtriert und von den Tubuli nicht rückresorbiert. Allerdings wird es abhängig von seiner Plasmakonzentration zusätzlich von den Tubuluszellen sezerniert. Die tägliche Kreatininausscheidung ist ähnlich konstant wie die 24-h-Urinmenge. Deshalb ist das Urinkreatinin eine alternative Bezugsgröße für die Quantifizierung anderer Messgrößen im Urin anstelle des Bezugs auf Sammelzeit und Urinvolumen.

Indikation: Bestimmung der Nierenfunktion.

Präanalytik: Plasmaproben werden direkt eingesetzt, Urinproben müssen bei den meisten Analyseverfahren vorverdünnt werden. Die Präanalytik ist unproblematisch, außer dass zahlreiche Medikamente vorwiegend als Störfaktoren die Kreatininbestimmung mit der Jaffé-Methode beeinflussen.

Methodik:
Jaffé-Reaktion: Kreatinin bildet im alkalischen Medium mit Pikrinsäure eine (oder mehrere) orangefarbene Verbindungen. Die wahre Kreatininkonzentration wird durch andere Chromogene und Pseudokreatinine (Aceton, Ascorbinsäure, Aminohippursäure, Proteine, Medikamente) verfälscht. Die analytische Spezifität des Verfahrens lässt sich z. B. durch kinetische Messung der Anfangsgeschwindigkeit verbessern.

Enzymatische Bestimmung: Das Enzym Kreatininase hydrolysiert Kreatinin. Referenzmethode ist die HPLC. Die enzymatischen Kreatininmesswerte stimmen sehr gut mit den Ergebnissen der Referenzmethode überein.

Auswertung: Die Referenzwerte (0,7–1,2 mg/dl) sind z. T. abhängig von der Analysenmethode, dem Geschlecht, dem Alter und der Muskelmasse, im Gegensatz zum Harnstoff, aber nicht von der Ernährung.

Serumkreatinin: Eine Erniedrigung des Serumkreatinins ist ohne klinische Bedeutung. Die diagnostische Sensitivität der Serumkreatininkonzentration als Marker für die Nierenfunktion wird dadurch eingeschränkt, dass die Kreatininkonzentration im Serum (Plasma) erst ansteigt, wenn die glomeruläre Filtrationsrate auf 50 % oder weniger reduziert ist. Die Erhöhung des Serumkreatinins auf Werte > 1,7 mg/dl beweist daher bei Personen mit normaler Konstitution eine Einschränkung der glomerulären Filtrationsrate, während Werte auch unter 1,1 mg/dl dies nicht ausschließen.

Urinkreatinin: Die Konzentration des Kreatinins im Urin ist auch abhängig von der Muskelmasse, aber fast unabhängig von Ernährung, Muskelaktivität und Diurese. Sie dient als Bezugsgröße für andere Messgrößen im Urin, z. B. bei der Proteinurie, und wird für die Berechnung der Kreatinin-Clearance (s. u.) benötigt.

8.2.2 Harnstoff

Harnstoff kann alle Zellmembranen frei durchdringen, weil er ungeladen ist und eine niedrige Molekülmasse besitzt. Harnstoff verhält sich und verteilt sich wie Wasser überall im Körper. Harnstoff wird von den Glomeruli der Niere frei filtriert und in den Tubuli anschließend rückresorbiert. Da die tubuläre Rückresorption zusammen mit Wasser erfolgt, steigt die Harnstoffausscheidung mit der Urinmenge (Diurese) an. 40 % des Harnstoffs gelangen in den Darm. Der größte Teil wird dort zu Kohlendioxid und Ammoniak abgebaut.

Indikation:
- Niereninsuffizienz
- Nierenversagen
- Überwachung des Proteinstoffwechsels in der Intensivtherapie.

Methodik: Urease/GD-Methode: Harnstoff wird durch das Enzym Urease in Kohlendioxid und Ammoniak gespalten. In der Indikatorreaktion wird der entstandene Ammoniak nachgewiesen. Endogener Ammoniak wird mitbestimmt, kann aber mengenmäßig vernachlässigt werden. Gemessen wird die Absorptionsabnahme des NADPH bei 340 nm. Bei Harnstoffmessungen im Urin ist zu berücksichtigen, dass im Urin höhere Ammoniakkonzentrationen vorkommen können (zusätzliche Leerwertmessung).

Auswertung: Bei Erwachsenen liegt der Referenzwert zwischen 12 und 48 mg/dl. Die großen Schwankungen der Harnstoffkonzentration beruhen in erster Linie auf der unterschiedlichen Proteinzufuhr mit der Nahrung und der aktuellen Proteinabbaurate. Bei größerer Proteinzufuhr kann die Harnstoffbildung bis auf das 3-Fache ansteigen.

Erniedrigte Harnstoffkonzentrationen sind i. d. R. diagnostisch irrelevant (niedrige Proteinzufuhr, erhöhte Proteinbiosynthese z. B. in der Spätschwangerschaft). Ausnahme: nichtletale Enzymdefekte im Harnstoffzyklus.

Harnstofferhöhungen (= Azothämie):
- prärenale Ursachen: verminderte Nierendurchblutung (Herzinsuffizienz, Hypotonie, Schock) oder vermehrter Proteinkatabolismus (Trauma, Verbrennung, Transfusionszwischenfall, Tumornekrose)
- renale Ursachen (GFR < 50 %): z. B. Glomerulonephritis, Pyelonephritis, Nephrosklerose, nierentoxische Medikamente
- postrenale Ursachen: Abflussbehinderungen durch Steine, Tumoren, oder Missbildungen.

> **MERKE** Die Harnstoffkonzentration im Blut reflektiert die Nierenfunktion nur mangelhaft, i. A. ist die Messung von Kreatinin oder Cystatin C vorteilhafter. Ausnahme: akutes Nierenversagen → Harnstoff steigt vor Kreatinin an.

8.2.3 Cystatin C

Cystatin C ist ein Proteaseinhibitor und wird in allen Körperzellen gebildet. Seine Produktionsrate scheint sehr konstant zu sein. Die Ausscheidung erfolgt aufgrund der geringen Molekülgröße renal, und zwar ausschließlich durch glomeruläre Filtration.

Indikation: Beurteilung der Nierenfunktion.

Methodik: (latex)partikelverstärkte Immunturbidimetrie oder Immunnephelometrie.

Auswertung: Orientierend kann 1,0 mg/l als Referenzobergrenze angenommen werden für Personen über 4 Jahre.

Cystatin C steigt im Plasma bereits bei leichter Einschränkung der GFR an und besitzt damit eine höhere diagnostische Sensitivität und Spezifität als Kreatinin (kreatininblinder Bereich bei GFR knapp < 80 ml/min). Bei starker Einschränkung der GFR sollte vorerst die Verlaufskontrolle weiter auf das Serumkreatinin gestützt werden, da damit viel klinische Erfahrung besteht.

8.2.4 Clearance-Untersuchungen

Schätzung der GFR

Die Erfassung der GFR erlaubt es besser als die reine Messung von Kreatinin oder Cystatin C, im Plasma eine Niereninsuffizienz zu erkennen und den Verlauf unter Therapie zu beurteilen. Die Standardmethode zur Messung der Clearance beruht auf der parallelen Untersuchung von Serum und Sammelurin. Die Sammlung von Urin hat allerdings im Alltag deutliche Tücken (unvollständige Sammlung, inkorrekte Zeiterfassung). Mit empirischen Methoden kann hilfsweise aus den Serumkonzentrationen von Kreatinin bzw. Cystatin C die GFR näherungsweise abgeschätzt werden. Allerdings sind echte Clearance-Messungen überlegen.

Die **vereinfachte MDRD-Formel** berücksichtigt neben der Plasmakonzentration von Kreatinin weitere Parameter:

$$\text{GFR (ml/min)} = 186 \times \text{Plasmakreatinin}^{-1,154} \times \text{Alter}^{-0,203} \\ \times 0,742 \text{ (nur bei Frauen)} \\ \times 1,21 \text{ (nur bei dunkler Hautfarbe)}$$

Zu beachten ist, dass die GFR bei Adipositas, Intensivpatienten und manchmal auch bei gesunden Personen zu niedrig berechnet wird. Daher werden normale/leicht erniedrigte GFR-Werte auch nicht differenziert, sondern als > 60 ml/min angegeben.

Die neuere CKD-EPI-Formel nutzt die gleichen Parameter wie die MDRD-Formel. Hiermit können jedoch normale bzw. leicht erniedrigte Werte (GFR > 60 ml/min) zuverlässiger erfasst werden.

Messung der renalen Clearance

Die renale Clearance kann mit unterschiedlichen Substanzen (z. B. Kreatinin [endogene Clearance], ^{51}Cr-EDTA [exogene Clearance]) bestimmt werden und wird immer nach folgender Formel berechnet:

$$\text{renale Clearance} = \frac{\text{Urinkonzentration (}\mu\text{mol/l)} \times \text{Urinvolumen (ml)}}{\text{Serumkonzentration (}\mu\text{mol/l)} \times \text{Sammelzeit (min)}}$$

Die Serumprobe sollte während der Sammelperiode des Urins gewonnen werden. Die exakte Sammelzeit und das entsprechende Urinvolumen müssen genau festgestellt werden.

Die gemessene Kreatinin-Clearance (s. auch Niere [S. A381]) dient der Abschätzung der glomerulären Filtrationsrate, ist aber etwas höher als die GFR, da Kreatinin nicht nur glomerulär filtriert, sondern zusätzlich in unterschiedlichem Ausmaß tubulär sezerniert wird. Mit der ^{51}Cr-EDTA-Clearance lässt sich nach Katheterisierung der Harnleiter auch die individuelle Clearance beider Nieren feststellen.

Auswertung: Das Referenzintervall der GFR beträgt 85–160 ml/min. Es gilt für eine Körperoberfläche von 1,73 m². Mit Normogrammen kann mittels Größe und Gewicht des Patienten dessen Körperoberfläche ermittelt und die gemessene GFR korrigiert werden.

Zu den Einschränkungen der GFR s. Niere [S. A376].

Eine GFR < 30 ml/min sollte mit einer exogenen Clearance weiter untersucht werden, denn die noch verbliebene GFR wird bei starker Nierenfunktionseinschränkung aufgrund der zusätzlichen tubulären Kreatininexkretion durch die Kreatinin-Clearance meistens überschätzt.

8.2.5 Osmolalität und spezifisches Gewicht des Harns

Siehe auch Niere [S. A377].

Indikation: Die Osmolalität (= molare Summe aller in einer Lösung befindlichen Teilchen) im Urin wird bestimmt, wenn man eine verminderte Harnkonzentrierungsfähigkeit des Patienten vermutet.

Methodik: Die Osmolalität wird durch Bestimmung der Siedepunktserhöhung oder der Gefrierpunktserniedrigung ermittelt (Kryoskopie).

Auswertung: Im Spontanurin ist die Osmolalität 50–1400 mosmol/kg, nach 12 h Durst > 850 mosmol/kg (zum Durstversuch [S.C572]). Folgeuntersuchung ist die ADH-Bestimmung.

8.3 Wasser- und Elektrolythaushalt

Siehe Niere [S.A416].

9 Immunsystem

9.1 Entzündungsparameter

Für die Erkennung von Entzündungsgeschehen und die Verlaufseinschätzung stehen neben klinischen Phänomenen wie Fieber und Leukozytose auch eine Reihe von Laboruntersuchungen zur Verfügung. Die größe Bedeutung haben dabei derzeit
- BSG
- CRP (C-reaktives Protein)
- Prokalzitonin
- Interleukin 6.

9.1.1 Basisparameter

- Serumelektrophorese [S.C539]
- Differenzialblutbild [S.C553].

9.1.2 BSG

Synonym: Blutkörperchensenkungsgeschwindigkeit (BKS), ESG (Erythrozytensenkungsgeschwindigkeit)

Indikationen:
- Ausschluss von entzündlichen und malignen Erkrankungen
- Verlaufsparameter bei entzündlichen Erkrankungen.

Methodik: Venöses Blut wird unter Vorlage einer Natriumcitratlösung 3,8%ig genau im Verhältnis 1 : 5 abgenommen und beim Westergren-Verfahren nach sorgfältigem Aufmischen in eine 200 mm lange und senkrecht stehende Pipette gefüllt. Nach exakt 1 h wird die entstandene Plasmasäule abgemessen.

Mittels automatisierter Videotechnik in BSG-Auswertegeräten lässt sich die Bestimmung der BSG besser standardisieren, parallel mit mehreren Proben durchführen und in kürzerer Zeit auswerten.

Auswertung: Maßgeblich ist der **1-h-Wert**: Dieser beträgt normalerweise für Männer bis 15 mm (> 50 Jahre: bis 20 mm) und für Frauen bis 20 mm (> 50 Jahre: bis 30 mm). Bei einer stark beschleunigten BSG spricht man von einer sog. Sturzsenkung (z. B. bei monoklonaler Gammopathie). Ursachen für eine erhöhte BSG sind in **Tab. 9.1** zusammengefasst.

Tab. 9.1 Veränderungen der BSG

	Erhöhung der BSG
physiologisch	Schwangerschaft, orale Kontrazeptiva
pathologisch	Erhöhung hochmolekularer Plasmaproteine (Fibrinogen, α_2-Makroglobulin, Immunglobuline, Immunkomplexe)
	infektiöse und nichtinfektiöse Entzündungen
	Thyreoiditis
	Neoplasmen (meist im metastasierenden Stadium)
	Autoimmunerkrankungen (auch ohne CRP-Erhöhung!)
	nephrotisches Syndrom
	systemische Blutkrankheiten

Bemerkungen: Falsche Ergebnisse können neben Erschütterung und Temperaturschwankungen auch entstehen durch
- BSG ↑: Schrägstellung des Röhrchens, zu viel Citrat, dextranhaltiger Blutplasmaexpander
- BSG ↓: zu wenig Citrat.

9.1.3 CRP

Indikation: Marker der akuten Entzündung (CRP ist interleukininduziert).

Methodik: Nephelometrische und turbidimetrische Tests sind verfügbar. Auch bei Verwendung eines WHO-Standards zur Kalibration werden aufgrund unterschiedlicher Antikörper-Spezifität nicht völlig übereinstimmende Ergebnisse erhalten. Für Verlaufsuntersuchungen sollte deshalb unbedingt mit nur einem Reagens gearbeitet werden. Zumindest die erste Probe eines Patienten muss sehr sorgfältig bezüglich Störfaktoren und eines möglichen Antigen-Überschusses untersucht werden, in Zweifelsfällen sollte wegen der außerordentlich hohen klinischen Bedeutung des CRP der gefundene Wert durch Messung einer **verdünnten Probe abgesichert** werden. Sollen sehr genaue Messungen im unteren Konzentrationsbereich vorgenommen werden, so müssen ultrasensitive latexverstärkte Testmethoden eingesetzt werden.

Auswertung: Der CRP-Anstieg im Plasma, weniger die absolute Höhe, ist ein Maß für Ausbreitung und Intensität der Entzündung.
- **Normalwert:** 80 % aller Gesunden < 1 mg/l; Werte < 5 mg/l schließen eine akute Entzündung aus
- **akute Entzündung:** CRP-Anstieg wenige Stunden nach Beginn einer akut infektiösen oder nichtinfektiösen Entzündung, Verdopplungszeit von ca. 8 h. Deutliche Anstiege und ein Absolutwert von mindestens 40 mg/l sprechen eher für eine bakterielle Infektion als für eine virale. Entfällt der interleukinvermittelte Stimulus für die erhöhte CRP-Synthese (z. B. Antibiotikatherapie), normalisiert sich seine erhöhte Syntheserate (Halbwertszeit ca. 2 h).
- **chronische Entzündung:** Werte nur leicht oberhalb 1 mg/l
- **falsch hohe Werte** bei Lipämie, anderen Trübungen und hohen Konzentrationen von Rheumafaktoren.

Bemerkungen: Das CRP hat die Blutsenkung als Marker akuter Entzündungen ersetzt. Die CRP-Konzentration soll bei der Atherosklerose ein zusätzlicher unabhängiger Risikomarker sein. Erhöhte CRP-Werte ohne Nachweis einer Entzündung sollten Indikation zur Tumorsuche sein.

9.1.4 Prokalzitonin (PCT)

Indikation:
- Nachweis von systemischen Infektionen, v. a. als Akutparameter für die Unterscheidung bakterieller und nichtbakterieller Entzündungen
- Verlaufskontrolle einer bakteriellen Infektion (erfolgreiche Antibiotikatherapie?).

Methodik: Lumineszenz-Immunoassay (CLIA oder ECLIA) oder halbquantitativer Schnelltest im Serum/Plasma.

Auswertung: Prokalzitonin steigt bei systemischen Infektionen rasch an (Maximum: nach 1–2 Tagen). Bei Ausheilung fällt es mit einer Halbwertszeit von ca. 24 h wieder ab. Werte:
- < 0,5 µg/l: Sepsis unwahrscheinlich
- 0,5–2 µg/l: Graubereich, evtl. Kontrolle im Verlauf
- 2–10 µg/l: hochgradiges Risiko für Organdysfunktionen
- > 10 µg/l: Sepsis, septischer Schock und MODS (multiples Organversagen) sehr wahrscheinlich.

9.1.5 Interleukin 6 (IL-6)

Indikation:
- Beurteilung akuter Entzündungsprozesse (besser als CRP)
- Frühdiagnostik der neonatalen Sepsis.

Methodik: ELISA oder CLIA/ECLIA.

Auswertung und Bemerkung: Normalwert: < 10 ng/l. Bei bakteriellen Infektionen/Sepsis Anstieg innerhalb weniger Stunden, auch bereits vor dem Einsetzen eines MODS ist ein deutlicher Anstieg möglich. Steigt IL-6 unter Therapie weiter an, ist oft mit einer schlechten Prognose zu rechnen.

Aufgrund der Stressreaktionen während der Geburt zeigen Neugeborene in den ersten Tagen unterschiedlich ausgeprägte IL-6-Erhöhungen (zusammen mit anderen Markern wie PCT und ggf. CRP) ohne Zeichen einer Neugeboreneninfektion. Allerdings können bei Neu- und insbesondere Frühgeborenen Infektionen sehr rasch in eine Sepsis übergehen und es sind dann Messungen in kurzen Zeitabständen notwendig.

9.1.6 Lipopolysaccharidbindendes Protein (LBP)

Das LBP bindet den im Zuge einer systemischen, meist gramnegativen bakteriellen Infektion in den Körper eindringenden bakteriellen Zellwandbestandteil Lipopolysaccharid (LPS, Endotoxin). In der Akutphasereaktion wird die LBP-Produktion von IL-6 stimuliert. LBP kann mittels CLIA gemessen werden und besitzt Bedeutung für die Sepsiserkennung, insbesondere gemeinsam mit IL-6.

9.2 Antikörper bei entzündlichen Erkrankungen

9.2.1 Immunglobuline

Man unterscheidet 5 Hauptklassen von Immunglobulinen (Ig): G, A, M, E und D. Die Grundstruktur der Immunglobuline besteht aus 2 identischen Schwerketten und 2 identischen Leichtketten und besitzt 2 Bindungsstellen mit gleicher Antigen-Spezifität. Es gibt 5 Typen von Schwerketten, die den 5 Immunglobulinhauptklassen entsprechen; die Leichtketten können vom Typ κ oder λ sein. Innerhalb der Immunglobulinhauptklassen können zusätzlich Subklassen unterschieden werden.

Indikation:
- IgG, IgA und IgM: Verlaufsbeurteilung entzündlicher Erkrankungen, Abklärung von Antikörper-Mangel-Syndromen (s. Immunsystem und rheumatologische Erkrankungen [S. A439])
- IgE: Allergie, Parasitosen.

Präanalytik: Plasma oder Serum können für die Bestimmung der Immunglobulinklassen mehrere Tage gekühlt aufbewahrt werden. Die Differenzierung von IgE soll jedoch aus frisch gewonnenem Plasma oder nach Aufbewahrung bei −70 °C erfolgen.

Methodik: Zur Quantifizierung der Immunglobuline eignen sich die Nephelometrie und die Turbidimetrie (mit Latexverstärkung). Durch Verwendung eines WHO-Standards als Kalibrator lassen sich mit verschiedenen Testbestecken und in unterschiedlichen Laboratorien annähernd vergleichbare Ergebnisse erzielen.

Auswertung: Bei subakut entzündlichen Krankheitsbildern erfolgt die Verlaufskontrolle mit der quantitativen Bestimmung der Immunglobulinklassen A, G und M. Die Referenzwerte sind in **Tab. 9.2** einander gegenübergestellt. **Abb. 9.1** zeigt das Verhalten der Immunglobuline M und G bei akuten und chronischen Entzündungen. IgA-Erhöhungen kommen v. a. bei Infektionen von Haut, Darm, Respirationstrakt und Nieren vor (→ Organe mit resorptiven Oberflächen). Zum Antikörper-Mangel-Syndrom s. Immunsystem und rheumatologische Erkrankungen [S. A439]. IgE-Erhöhungen finden sich bei Erkran-

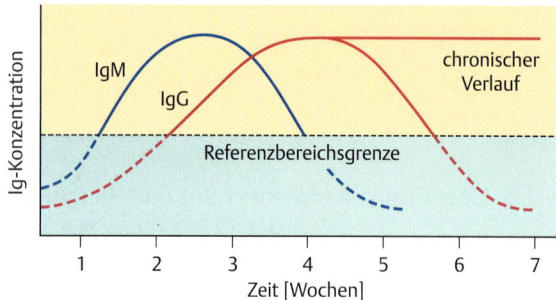

Abb. 9.1 Verhalten der Immunglobuline bei akuten und chronischen Entzündungen. In der 2. Woche nach Erstinfektion steigt IgM an, in der 3.–4. Woche überwiegt die IgG-Erhöhung. Beim chronischen Verlauf bleibt IgG ständig erhöht. (nach Hallbach, Klinische Chemie und Hämatologie, Thieme, 2011)

Tab. 9.2 Referenzbereiche Immunglobuline

Immunglobulin (g/l)	Frauen	Männer
IgG	8,0–18,0	8,0–18,0
IgA	0,9–4,5	0,9–4,5
IgM	0,7–2,8	0,6–2,5

kungen des allergischen Formenkreises, parasitärer Infektion (mit Eosinophilie), medikamenteninduziertem Fieber, Graft-versus-Host-Reaktion und schweren Verbrennungen.

Immunglobulinsubklassen: Die Immunglobulinhauptklassen lassen sich weiter in Subklassen differenzieren, z. B. IgG in insgesamt 4 (IgG_1–IgG_4). Diese unterscheiden sich u. a. in ihrer Proteinfeinstruktur und im κ/λ-Verhältnis, v. a. aber in ihren biologischen Eigenschaften und ihrer Konzentration im Plasma. Bei einem normalen Ergebnis für die Gesamt-IgG-Konzentration ist ein selektiver Subklassenmangel nicht ausgeschlossen. Bakterielle Infekte z. B. führen meistens zu einer selektiven Erhöhung der IgG-Subklassen IgG_1 (erkennt Bakterientoxine) und IgG_2 (erkennt Polysaccharidkomponente der Bakterienwand). IgG_3 erkennen virale Polypeptide und IgG_4 Allergene. Entsprechend kommen beim IgG_1- und IgG_2-Mangel häufiger Infekte der Atemwege mit bekapselten Bakterien und bei IgG_3-Mangel mit Viren vor.

9.2.2 Paraproteine

Indikation: Diagnostik und Verlaufsbeurteilung von monoklonalen Gammopathien.

Methodik: Immunfixationselektrophorese von Serum und Urin zusammen mit quantitativen Immunglobulinbestimmungen. Spezifischer Verlaufsparameter: freie Leichtketten im Serum (Nachweis mittels Immunnephelometrie).

Diagnostische Bedeutung: Entartete Plasmazellen bilden identische Immunglobuline (meist monoklonales IgG, IgA oder IgM) mit nur einem Leichtkettentyp (κ oder λ) und/oder freie Leichtketten bzw. freie Schwerketten. Häufig ist die durch die monoklonale Entartung betroffene Immunglobulinklasse erhöht, während die anderen Immunglobulinklassen vermindert sind. Prognostisch ungünstig sind erhöhte Werte des ß$_2$-Mikroglobulins im Serum. **Referenzwerte:**

- freie κ-Leichtketten 3,3–19,4 mg/l
- freie λ-Leichtketten 5,7–26,3 mg/l
- κ/λ-Quotient 0,26–1,65.

Ein abweichendes Verhältnis von κ zu λ ist ein Hinweis auf eine Monoklonalität einer Gammopathie. Wegen der kurzen Halbwertszeit sind die freien Leichtketten ein guter Verlaufsparameter. κ und λ sind bei Entzündungen erhöht.

Zu den **monoklonalen Gammopathien** zählen:
- IgG- oder IgA-Plasmozytom (s. Neoplastische Erkrankungen [S. A623])
- sekundäre monoklonale Gammopathien
- monoklonale Gammopathie unbestimmter Signifikanz (MGUS, s. Neoplastische Erkrankungen [S. A625])
- Morbus Waldenström (s. Neoplastische Erkrankungen [S. A626])
- Leichtkettenkrankheit (Bence-Jones-Proteinurie): Auftreten entweder isoliert oder im Rahmen eines Plasmozytoms. Nachweis von Leichtketten vom Typ κ oder λ im Urin mittels Immunfixationselektrophorese. Unterscheidung zwischen gebundenen und freien Leichtketten mittels Detektions-Antikörper.
- Schwerkettenkrankheit.

Kryoglobulinämie: Die monoklonal gebildeten Immunglobuline können eine anomale Temperaturempfindlichkeit zeigen. Beim Abkühlen des Plasmas oder Serums unter Körpertemperatur bilden sie einen amorphen Niederschlag, der sich bei Wiedererwärmen auf 37 °C meistens auflöst.

9.2.3 Antistreptolysin-O (ASL)

Durch ASL können vorausgegangene, auch kürzlich **abgelaufene Streptokokkeninfektionen** erkannt werden. Die Antikörper werden ca. 1–3 Wochen nach Infektion gebildet, ihr Titermaximum wird nach ca. 3–6 Wochen erreicht. Anschließend fallen sie innerhalb ca. 6–12 Monate wieder ab.

Indikation: Nachweis einer existenten oder vorausgegangenen Infektion mit Streptokokken der Gruppe A durch Bestimmung spezifischer Antikörper gegen Streptokokkenstoffwechselprodukte.

Methodik: Immunnephelometrie mit Reaktionsverstärkung durch Latex.

Auswertung: Referenzwerte: < 200 IE/ml. Erhöhte ASL-Werte können postinfektiös oder im Verlauf nach einem Intervall von 1–3 Wochen erwartet werden. Die höchsten ASL-Werte sind 3–6 Wochen nach der Infektion messbar. Bleibt das ASL weiterhin erhöht oder steigt noch an, muss mit einem Rezidiv gerechnet werden und der Patient ist gefährdet, bis das ASL konstant niedrig bleibt.

Die diagnostische Sensitivität ist mit 50–80 % unbefriedigend, da besonders nach Hautinfektionen mit Streptokokken der Gruppe A ein ASL-Anstieg ausbleiben kann. Beim Morbus Bechterew werden zu etwa 40 % pathologische ASL-Titer gefunden.

9.3 Auto-Antikörper

Methodik: Eine große Zahl von Auto-Antikörpern lässt sich mithilfe von **HEp-2-Zellen**, die aus einer permanenten Zellkultur humaner Epithelzellen gewonnen werden, nachweisen. Mit weiteren Gewebeschnitten oder auch fixierten Zellen lässt sich das Spektrum der untersuchten Auto-Antikörper noch erweitern.

Indirekte Immunfluoreszenz: Inkubation der fixierten Zellen mit verdünntem Serum → Waschschritt → Zugabe eines fluorochrommarkierten Sekundär-Antikörpers (gegen humanes Ig gerichtet) → Waschschritt → fluoreszenzmikroskopische Untersuchung im ultravioletten Licht → positive Befunde: deutliche Fluoreszenz und Darstellung spezifischer Muster erkennbar. Auf den HEp2-Zellen wird v. a. die Immunfluoreszenz des Kernes (Nachweis von antinukleären Antikörpern = ANA) beurteilt. Als Titer wird diejenige Verdünnungsstufe angegeben, bei der eine spezifische (!) Fluoreszenz gerade noch erkennbar ist.

ELISA: Nachweis von Autoantikörpern gegen monospezifisch definierte Antigene, soweit sie in reiner Form verfügbar sind. Bestätigung und Ergänzung zur indirekten Immunfluoreszenz.

Western Blot: Bestätigungstest im Speziallabor. Alternative (weniger aufwendig): sog. Dot-Blots. Hier werden gereinigte Antigene linien- oder punktförmig auf einen Träger aufgesprüht. Dieser vorgefertigte Träger wird dann mit Patientenserum überschichtet und anschließend eine Farbreaktion untersucht. Die Qualität dieser Tests hängt entscheidend von der Güte der Antigen-Präparation durch den Testhersteller ab.

Diagnostische Bedeutung: Eine Auswahl von Auto-Antikörpern bei verschiedenen Erkrankungen ist in **Tab. 9.3** dargestellt.

Tab. 9.3 Auswahl spezifischer Auto-Antikörper

Auto-Antikörper	Erkrankung
ANA (antinukleäre AK)	Lupus erythematodes (systemisch, diskoid, subakut kutan, arzneimittelinduziert), Mischkollagenosen, Poly-/Dermatomyositis, primäres Sjögren-Syndrom, rheumatoide Arthritis, Felty-Syndrom
pANCA (perinukleäre Anti-Neutrophilen-Zytoplasma-AK)	mikroskopische Polyangiitis
cANCA (zytoplasmatische ANCA)	Morbus Wegener
dsDNA (Anti-Doppelstrang-DNA-AK)	systemischer Lupus erythematodes
Tg-AK (Thyreoglobulin-AK)	Hashimoto-Thyreoiditis, Morbus Basedow
TPO-AK (Thyreoidea-Peroxidase-AK)	
TRAK (TSH-Rezeptor-AK)	Morbus Basedow
AMA (antimitochondriale AK)	primärbiliäre Zirrhose
Anti-Gewebstransglutaminase-AK	Zöliakie
Anti-Endomysium-AK (EMA)	
Anti-Gliadin-AK	
Anti-CCP	rheumatoide Arthritis
Rheumafaktor	
AK gegen Parietalzellen (Magen)	perniziöse Anämie
AK gegen Intrinsic-Faktor	
Basalmembran-AK	Goodpasture-Syndrom
AK gegen Acetylcholinrezeptor	Myasthenia gravis
Inselzell-Antikörper (ICA), Auto-Antikörper gegen Glutamatdecarboxylase (GADA), Insulinauto-Antikörper (IAA), Tyrosinphosphatase (IA-2)	Diabetes mellitus Typ 1

10 Tumoren

10.1 Nukleinsäurediagnostik

Siehe Nukleinsäure [S. C542].

10.2 Tumormarker

> **DEFINITION** Tumormarker sind Produkte der Tumorzelle selbst (= tumorassoziierte Antigene) oder sie werden vom gesunden Gewebe als Reaktion (= tumorbedingte Reaktionsprodukte) auf das maligne Wachstum gebildet.

Sie werden bei malignem Wachstum im Blut erstmals bzw. im zeitlichen Verlauf in ansteigender Konzentration gemessen oder sind auf der Tumorzelloberfläche neu oder in veränderter Form nachweisbar.

Indikation: Verlaufsbeobachtung und Staging einer Tumorerkrankung sowie Bestimmung der Therapie.

Methodik: Für die Messung der Tumormarker steht eine Vielzahl kommerzieller Immunoassays zur Verfügung (ELISA, CLIA, ECLIA usw.). Bei den Tests können Serum und/oder Plasma eingesetzt werden. Zum Teil erfolgen auch Bestimmungen in Liquor, Aszites oder anderen Körperflüssigkeiten.

Beim Wechsel der Testmethode müssen ausreichend Vergleichsuntersuchungen durchgeführt und die Anforderer auf die Veränderungen aufmerksam gemacht werden. Bewährt hat es sich, für eine Übergangszeit beide Tests (alt und neu) durchzuführen und die entsprechenden Ergebnisse parallel im Befund mitzuteilen. Zur Angabe eines Tumormarkerbefundes gehören daher die Angabe von Methode, Messsystem, Charakterisierung des Antikörpers und Angabe des Cut-off. Die Befunde sollten kumulativ dargestellt werden.

Vorgehen: Vor Therapiebeginn sollten die Konzentrationen aller infrage kommenden Tumormarker getestet werden. Dann sollte der Tumormarker zuerst in kurzen und später längeren Abständen nach individuellen Kriterien überprüft werden. Ein rascher vollständiger Abfall ist ein gutes Indiz für das Gelingen der Therapie. Allerdings schließen negative Werte ein Rezidiv oder eine Metastasierung nie vollständig aus. Eine unvollständige Normalisierung und ein baldiger Wiederanstieg des Markers weisen auf ein Rezidiv hin. Wichtig ist, dass ein einzelner erhöhter Wert erst einmal nur als verdächtig eingeordnet wird und möglichst rasch durch weitere Bestimmungen überprüft wird.

Bemerkung: Insbesondere Anti-Maus-Antikörper im Patientenblut können zu falsch positiven (selten falsch negativen) Tumormarkertests führen. Solche heterophilen Antikörper können z. B. auftreten nach Verabreichung tierischer Immunstimulantien, nach Frischzelltherapie, Immunszintigrafie oder Immunadsorptionsplasmapherese.

10.2.1 AFP (α-Fetoprotein)

Während der Embryonalentwicklung sind zuerst der Dottersack und später die Leber des Fetus die Hauptsyntheseorte für AFP. AFP übernimmt beim Fetus die Aufgaben des Albumin. Im normalen Lebergewebe des Erwachsenen wird kein AFP mehr gebildet.

Indikationen:
- Tumormarker bei
  - primärem Leberzellkarzinom
  - Keimzelltumoren (Hoden, Ovar)
  - extragonadale Keimzelltumoren
- Schwangerschaftsüberwachung.

Befundinterpretation: Der Referenzwert beim Erwachsenen liegt < 15 µg/l. Deutlich höhere Werte bei Kleinkindern (≤ 70 mg/l) und während der Schwangerschaft (≤ 500 µg/l).

Beim primären Leberzellkarzinom können AFP-Konzentrationen bis auf 1 g/l ansteigen. Unter den Keimzelltumoren sind reine Seminome (häufigster Hodentumor) AFP-negativ. Vorübergehende AFP-Erhöhungen bei gutartigen Lebererkrankungen. Screening mit AFP von Risikogruppen möglich.

10.2.2 hCG (humanes Choriongonadotropin)

Indikation:
- Schwangerschaftsnachweis (s. Gynäkologie und Geburtshilfe [S. B395])
- Gonadentumoren (Hoden und Ovar)
- Blasenmole (Entartung der Plazenta).

Es sollten Tests eingesetzt werden, die hCG und β-hCG erfassen, da bei Tumoren auch freie β-Ketten allein vorkommen.

10.2.3 CEA (Karzinoembryonales Antigen)

CEA in niedriger Konzentration ist ein physiologischer Bestandteil z. B. der Kolonschleimhaut.

Indikation: Diagnostik von Kolorektal-, Pankreas-, Magen-, Mamma- und Bronchialkarzinomen.

Befundinterpretation: Referenzwerte sind abhängig von Lebensalter und Methode und liegen < 3 µg/l (erhöhte Werte bei Rauchern).

CEA ist i. d. R. erst bei fortgeschrittenen Tumorstadien (Dukes C und D) erhöht und erreicht dann beim Kolonkarzinom eine Sensitivität von mehr als 70 %. Anhand des Ausmaßes des Wiederanstiegs kann man außerdem zwischen einem Rezidiv und einer Metastasierung unterscheiden. Dabei deutet ein steiler Anstieg des CEA auf Leber- oder Knochenmetastasen hin.

10.2.4 Nummernmarker (CA 19.9, CA 125, CA 15.3)

CA 19.9

Der monoklonale Antikörper 19.9 erfasst ein Neuraminsäurederivat des Lewis[a]-Blutgruppenantigens. Indikationen sind Pankreas-, Kolorektal- und Gallenwegskarzinome. Referenzbereich ist bis 37 kU/l. CA 19.9 ist nicht tumorspezifisch (hohe Konzentrationen finden sich im Pankreassaft des Gesunden). Außerdem kann es bei Pankreatitis und nichtmalignen Erkrankungen der Leber und der Gallenwege zu leichten Anstiegen kommen. Aufgrund eines Enzymmangels sind ca. 5 % der Bevölkerung mit den Blutgruppenmerkmalen Le[a,b] negativ und können auch bei Tumorerkrankungen kein CA 19.9 exprimieren.

CA 125

CA 125 kommt auch in normalem Gewebe (z. B. Eileiter) vor. Bestimmungsindikation ist der V. a. Ovarialkarzinom. Normal sind Konzentrationen < 65 U/l. Die CA125-Bestimmung kann die Diagnose eines Ovarialkarzinoms absichern (positiv prädiktiver Wert 93 %). CA 125 besitzt eine geringere Sensitivität für Karzinome von Pankreas, Leber, Gallengang, Magen und Lunge.

CA 15.3

Bestimmungsindikation ist das Mammakarzinom. Die Referenzwerte sind methodenabhängig < 10/40 kU/l. Es ist als Suchtest ungeeignet, da die diagnostische Sensitivität (bei 95 % Spezifität) niedrig ist. Es kann aber zur Überwachung von Risikopatientinnen eingesetzt werden.

10.2.5 PSA

PSA ist eine Serinprotease und kommt nahezu ausschließlich im männlichen Prostatagewebe vor (organspezifischer Tumormarker). Blutentnahme für PSA-Bestimmung immer vor körperlicher (rektaler) Untersuchung, da beim Abtasten der Prostata PSA freigesetzt wird.

Indikation: Suchtest und Verlaufskontrolle bei Prostatakarzinom.

Befundinterpretation: Referenzbereich: < 4,0 µg/l (Gesamt-PSA). Erhöhungen um bis zu ca. 10 µg/l auch bei Prostatahyperplasie. < 0,1 µg/l nach Prostatatotalentfernung.

Bei grenzwertig erhöhten PSA-Werten haben die Bestimmung des freien PSA und die Quotientenbildung **freies PSA/Gesamt-PSA** Bedeutung (→ höhere Sicherheit zum Tumorausschluss). Quotientenwerte ≥ 0,16 sprechen für eine benigne Prostataerkrankung.

Für das frühzeitige Erkennen von postoperativen PSA-Anstiegen müssen Tests mit möglichst großer Genauigkeit im unteren Messbereich eingesetzt werden: Nach Totaloperation und völligem Verschwinden des PSA ist beim neuerlichen Anstieg des PSA auf nur 0,3 µg/l praktisch immer mit einem Rezidiv zu rechnen.

10.3 Hormonrezeptoren bei hormonabhängigen Tumoren

Beim Mammakarzinom haben die Steroidhormonrezeptoren für Östrogen und Progesteron einen entscheidenden Einfluss auf das Tumorwachstum. Bei manchen Tumorzellen ist auch ein Rezeptor aus der Epidermal-growth-factor-(EGF-)Rezeptorfamilie nachweisbar, der sog. **Her2/neu-Rezeptor**.

Für den EGF gibt es mehrere transmembranöse Rezeptoren: ErbB1 (HER1), ErbB2 (HER2neu), ErbB3 (HER3) und ErbB4 (HER4). Überexpression und genetische Mutation der EGF-Rezeptorfamilie sind insbesondere beim Mamma- und beim Ovarialkarzinom beschrieben worden. Diese Rezeptoren sind daher Protoonkogene. In den letzten Jahren wurde HER-2/neu als onkologischer Biomarker beim Mammakarzinom etabliert, wobei dieser Marker weder organ- noch tumorspezifisch ist.

Der Nachweis von HER-2/neu im Blut wurde nach Zulassung einer spezifisch gegen HER-2/neu gerichteten Antikörper-Therapie mit Trastuzumab (Herceptin) besonders wichtig (s. Gynäkologie und Geburtshilfe [S. B379]). HER-2/neu-Konzentration im Serum:
- normal: ≤ 18 ng/ml
- chronische Lebererkrankung und Niereninsuffizienz: ≤ 30 ng/ml
- **Mammakarzinom**: nichtmetastasiert ≤ 55 ng/ml, metastasiert: ≥ 60 ng/ml
- Tumorprogression wahrscheinlich: fehlender Abfall (mind. 35 %) nach Therapiebeginn.

> **MERKE** Starke HER-2/neu-Freisetzung → dringender Hinweis auf ein primäres Mammakarzinom. Je höher die Ausgangskonzentration, umso eher Ansprechen auf Herceptintherapie.

Außer beim Mammakarzinom hat die Bestimmung von HER-2/neu Bedeutung bei der differenzialdiagnostischen Abklärung von cancer of unknown primary (CUP).

11 Bewegungsapparat

11.1 Knorpel und Knochen

11.1.1 Kalzium und Phosphat

Siehe Niere [S. A426].

11.1.2 Knochenspezifische Alkalische Phosphatase

Das Isoenzym der ALP aus den Osteoblasten des Knochens (BAP → bone) gilt heute als der wichtigste klinisch-chemische Marker des Knochenaufbaus. Die Bestimmung kann als Isoenzymtrennung mit einer Lektin-Agarosegel-Elektrophorese erfolgen. Die obere Referenzbereichsgrenze ist unabhängig vom Geschlecht und beträgt bei Erwachsenen 140 U/l. Die Bestimmung ist nur sinnvoll bei Erhöhungen der Gesamt-ALP. Eine methodische Alternative ist die sensitivere immunologische Bestimmung z. B. mittels IRMA oder Lumineszenz-Immunoassay. Ein weiterer Marker des Knochenaufbaus ist das Osteokalzin.

11.1.3 Parathormon und Vitamin-D-Hormon

Siehe Nebenschilddrüse [S. C573].

11.2 Skelettmuskelmarker

Zum Myoglobin [S. C547].

11.2.1 Gesamtkreatinkinase

Indikation: Erkrankungen der Skelett- und Herzmuskulatur (vgl. Kreatinkinase (CK-MB) [S. C547]).

Methodik: Die Kreatinkinase katalysiert die Übertragung der Phosphatgruppe von Kreatinphosphat auf Adenosin-5'-diphosphat (ADP). Dabei entstehen Kreatin und Adenosin-5'-triphosphat (ATP).

Starke Hämolyse und Thrombozytolyse stören infolge der Freisetzung von Adenylatkinase (bildet ATP aus ADP). Durch Zusatz von P^1,P^5-Di-(Adenosin-5'-)Pentaphosphat und Adenosin-5'-Monophosphat (AMP) wird die Adenylatkinase gehemmt. EDTA ist im Reagens enthalten, damit eine Hemmung der CK durch Kalzium und Fe^{3+}-Ionen vermieden wird. Zur vollständigen Differenzierung der CK-Isoenzyme und der Makro-CK-Formen kann nach elektrophoretischer Trennung die CK-Aktivität in den erhaltenen Banden untersucht werden. Zur Visualisierung und Auswertung wird wiederum der optische Test verwendet, allerdings wird das gebildete NADPH aufgrund der größeren Empfindlichkeit fluorimetrisch gemessen.

Präanalytik: Zu beachten ist, dass die Kreatinkinase lichtempfindlich ist. Zur Isoenzymtrennung sollten nur frische Untersuchungsproben verwendet werden, da es in vitro zu einer Umgruppierung der CK-Untereinheiten kommen kann.

Auswertung: Normal sind bei Frauen bis 145 U/l, bei Männern bis 170 U/l. Erhöhungen der Kreatinkinase finden sich bei:
- deutlicher Muskelbeanspruchung (weitere Markeranstiege aus der Muskulatur wie LDH, GOT, Myoglobin; Abfall in der Trainingspause)
- Erkrankungen der Skelettmuskulatur (z. B. Myositis, Muskeldystrophie, maligne Hyperthermie, Rhabdomyolyse)
- multiplen Verletzungen
- intramuskulären Injektionen (Diazepam, Dolantin, Antibiotika)
- Herzinfarkt und anderen Herzmuskelschädigungen (CK-MB)
- Asphyxie des Neugeborenen
- Erkrankungen des ZNS
- Makro-CK-Formen: harmlose andauernde CK-Erhöhungen. Nachweis in der Isoenzymtrennung mittels Elektrophorese oder indirekte Abklärung durch Konstellationsbeurteilung (Messung von CK, CK-MB, Troponin und Myoglobin).

12 Nervensystem

12.1 Liquorgewinnung

Als Untersuchungsprobe wird Liquor i.d.R. durch Lumbalpunktion zwischen den Lendenwirbeln L3 und L4 gewonnen, wo keine Verletzungsgefahr mehr für das Rückenmark besteht. Die Liquorentnahme erfolgt oft in den Abendstunden, da sie dann für den Patienten verträglicher ist. Der Liquor sollte möglichst in mehreren getrennten Einzelportionen aufgefangen werden. Dies gilt insbesondere bei blutigem Liquor, wo eine unterschiedlich intensive Rotfärbung der einzelnen Fraktionen auf eine frische Einblutung infolge einer Gefäßverletzung bei der Punktion hinweist. Das Entnahmevolumen soll beim Erwachsenen 5–10 ml nicht überschreiten. Wiederholt werden sollte die Punktion frühestens nach einigen Tagen (→ große Belastung des Patienten).

Geeignete Probenröhrchen sind steril, durchsichtig, beschriftbar und aus Plastik mit dichtem Schraubverschluss. Grundsätzlich sollte gleichzeitig mit der Liquorpunktion immer auch eine Blutentnahme durchgeführt und beide Proben anschließend sofort ins Labor geschickt werden. Liquorstatus und Proteinanalytik erfolgen in der Klinischen Chemie; Untersuchungen auf Bakterien und Viren in der Mikrobiologie/Serologie und die Differenzierung atypischer Zellen in der Pathologie. Aufgrund der Empfindlichkeit der Liquorbestandteile gegenüber Lagerung sollte der Liquorstatus grundsätzlich innerhalb 1 h nach der Liquorgewinnung durchgeführt werden.

In seltenen Fällen wird durch **Subokzipitalpunktion** im Bereich des 2. Halswirbels oder bei neurochirurgischen Patienten über ein Ventil im Schädelbereich Liquor gewonnen. Da die Zusammensetzung des Liquors von der Entnahmestelle abhängt, sollte es vermerkt werden, wenn es sich nicht um Lumballiquor handelt.

12.2 Liquoruntersuchung

Die Basisuntersuchung (Liquorstatus) umfasst die
- **makroskopische Beurteilung** des Liquors vor (klar, trüb, farblos, blutig) und nach (xanthochrom) Zentrifugation
- **Teststreifenuntersuchung:** qualitativer Nachweis von Erythrozyten (Peroxidase positiv) und Leukozyten (Leukozytenesterase positiv)
- **Zellzählungen** (Zählkammer): immer Leukozyten (wenn > 10/µl Zytopräparat und Zelldifferenzierung), bei positivem Teststix auch Erythrozyten (wenn > 3 000/µl Zytopräparat und Untersuchung auf phagozytierte Erythrozyten)
- **quantitative Bestimmungen** nach Zentrifugation: Liquor- und Plasmaglukose, Liquorlaktat, Liquorprotein.

Tab. 12.1 zeigt die Referenzbereiche sowie krankheitstypische Veränderungen der Liquormessgrößen.

Erythrozyten im Liquor: Gängige Methoden sind die Drei-Gläser-Probe, der mikroskopische Nachweis von Erythrophagen und Siderophagen sowie die Ferritinbestimmung im Liquor.
- **Drei-Gläser-Probe:** Der Liquor wird in 3 Portionen (Gläser) abgenommen. Sind alle Portionen gleichmäßig blutig, dann ist dies ein Indiz für eine echte Blutung und nicht eine artifizielle Einblutung bei der Punktion.
- **Siderophagen:** Dies sind Erythrophagen, die Bilirubin phagozytiert haben. Sie sind einige Tage nach einer Blutung nachweisbar und hochspezifisch für eine echte Blutung, allerdings werden sie nur in weniger als der Hälfte d.F. mit Subarachnoidalblutung (SAB) gefunden.
- **Ferritin:** Durch eine Einblutung erhöht sich die Ferritinkonzentration im Liquor auf > 15 µg/l. In der Frühphase einer SAB können die Messwerte noch unterhalb des Cut-off liegen, im Verlauf wird eine Sensitivität von ca. 95 % erreicht. Falsch positive Ergebnisse sind bei Zerstörung von Hirnsubstanz und akuten Infektionen möglich.

12.2.1 Proteinanalytik im Liquor

Im Liquor werden bestimmt
- Gesamtproteine
- Liquor-Serum-Quotienten für Albumin und Immunglobulin

Tab. 12.1 Referenzbereiche und krankheitstypische Veränderungen der Liquormessgrößen

	Zellzahl/µl	Differenzierung	Gesamtprotein (mg/dl)	Glukose (mg/dl)	Laktat (mmol/l)
Normalbefund	0–5	kleine Lymphozyten	15–45	50–75	1,2–2
akute bakterielle Meningitis	1000–10 000	primär Granulozyten	bis 700	meist erniedrigt	> 3,5
virale Meningitis	50–1000	primär Lymphozyten, teils aktiviert	bis 700	selten erniedrigt	< 3,5
tuberkulöse Meningitis	100–1000	gemischtzellig	bis 1000	meist erniedrigt	2–3,5
behinderte Liquorzirkulation (Stoppliquor)	5–20	variabel	bis 3 000	variabel	2–3,5
chronische intrathekale Entzündung	5–50	lymphomonozytäre Reaktion	bis 100	normal	< 3,5

- oligoklonale Banden
- spezielle Proteine.

Gesamtproteine werden zu Diagnostik und Verlaufskontrolle von Entzündungen, Schranken- und Zirkulationsstörungen sowie zum Nachweis einer pathologischen intrathekalen Proteinneubildung bestimmt. Die Bestimmung erfolgt entweder mittels Albuminteststreifen (halbquantitativ) oder quantitativ mit konzentriertem Biuretreagens oder turbidimetrisch. Referenzwerte und Ursachen für Gesamtproteinerhöhungen finden sich in **Tab. 12.1**, Erniedrigungen können auf Liquorresorptionsstörungen oder -verluste zurückzuführen sein.

Albumin- und IgG-Liquor-Serum-Quotient: Albumin und IgG werden im Serum und im Liquor (nach definierter Einengung) bestimmt und die entsprechenden Liquor-Serum-Quotienten berechnet (selten auch der IgA- und IgM-Quotient).

Eine Erhöhung der Proteinkonzentration im Liquor ergibt sich, wenn entweder eine Schrankenstörung mit vermehrter Permeabilität und/oder eine vermehrte Synthese von Immunglobulinen im ZNS (intrathekale Ig-Synthese) vorliegt. Da Albumin niemals im ZNS synthetisiert wird, eignet sich die vergleichende Bestimmung von Albumin im Liquor und Serum zur Beurteilung der Schrankenfunktion.

Zur Auswertung wird das Diagramm nach Reiber und Felgenhauer verwendet. Hierbei wird jeweils ein Quotient aus Liquor- und Serumkonzentration von Albumin und IgG gebildet und gegeneinander aufgetragen. Da die Liquorkonzentrationen immer niedriger als die Serumkonzentrationen sind, würden sich Quotientenwerte < 1 ergeben. Um Zahlenwerte > 1 zu erhalten, werden die Quotienten oft mit dem Faktor 1000 multipliziert. Für jede Patientenprobe ergibt sich durch Eintragung der beiden Quotientenwerte ein definierter Punkt im Diagramm. Dessen Lage kann dem Normalbefund oder einer bestimmten Störung zugeordnet werden (**Abb. 12.1**). Beispiele:
- massive Schrankenstörung: Guillain-Barré-Syndrom
- ausgeprägte Schrankenstörung und Lymphozytenvermehrung (Plasmazellen): Neuroborreliose
- IgG-Synthese im ZNS und oligoklonale Banden: multiple Sklerose.

Oligoklonale Banden (isoelektrische Fokussierung): Die Immunglobulinvermehrung im Serum bei chronischen

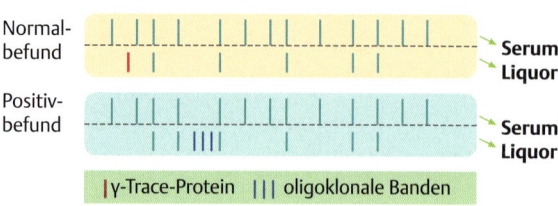

Abb. 12.2 **Isoelektrische Fokussierung von Serum und Liquor.** (nach: Hallbach, Klinische Chemie und Hämatologie, Thieme, 2011)

Entzündungen ist i. d. R. polyklonal, das bedeutet, die Antikörper sind bezüglich Typ und Spezifität vielfältig. Wird nach Konzentrierung des Liquors das Proteinbandenmuster im Liquor mit dem im Serum desselben Patienten verglichen, finden sich mit Ausnahme des Cystatin C (γ-Trace-Protein) normalerweise alle Liquorbanden auch im Serum wieder. Bei ZNS-Erkrankungen werden zusätzliche Antikörper im ZNS infolge einer autochthonen Ig-Synthese gefunden. Diese zeigen typischerweise nur eine begrenzte Heterogenität und bei der isoelektrischen Fokussierung der γ-Globuline im Liquor werden dementsprechend einige wenige oligoklonale Banden, denen im parallel untersuchten Serum keine entsprechenden Banden zuzuordnen sind, gefunden. Eindeutige Positivbefunde ergeben sich mit 4 und mehr Banden (**Abb. 12.2**).

Solche nur im Liquor feststellbaren oligoklonalen Banden werden regelmäßig bei multipler Sklerose gefunden, treten aber auch bei chronischen und akuten Entzündungen des ZNS und bei anderen degenerativen Erkrankungen auf. Die Ergebnisse der Liquor-Serum-Quotienten (Reiber-Schema) und der Nachweis von oligoklonalen Banden im Liquor ergänzen sich. Bei der Beurteilung von Befunden der isoelektrischen Fokussierung muss ein charakteristisches Bandenmuster parallel im Serum und Liquor bei systemischen Erkrankungen (z. B. SLE) abgegrenzt werden. Zum Prinzip der isoelektrischen Fokussierung [S. C528].

Spezielle Proteine im Liquor:
- **Gliamarker** (NSE, Protein S-100 B): nachweisbar bei Destruktion von Hirngewebe
- **Tumormarker**: bei Meningeosis neoplastica (ZNS-Befall von Tumorerkrankungen), intrazerebrale Synthese von CEA
- **Prionenmarker** (τ-Protein, Protein 14-3-3): bei Prionenerkrankungen; unspezifische Erhöhung außerdem von NSE und Protein S-100 B
- **Amyloidmarker** (β-Amyloid-Fragment 1-42): Morbus Alzheimer: vermehrte Ablagerung von β-Amyloid im Hirnparenchym und dadurch Konzentrationsabfall des β-Amyloid-Fragments 1-42 im Liquor. Außerdem meistens leichte Erhöhung von τ.
- **β-Trace-Protein** und $β_2$-Transferrin: Nachweis einer Liquorbeimengung zu anderen Körperflüssigkeiten (z. B. Nasensekret). β-Trace-Protein ist hochspezifisch für eine Liquorbeimengung und lässt sich immunephelometrisch nachweisen. Falsch positives Ergebnis möglich bei Niereninsuffizienz. Mit einer speziellen Im-

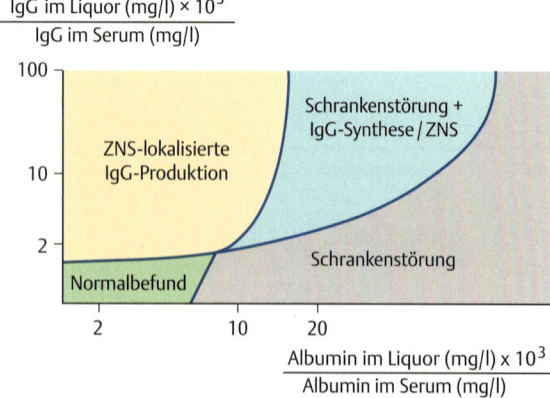

Abb. 12.1 **Liquor-Serum-Quotient nach Reiber.** (nach: Hallbach, Klinische Chemie und Hämatologie, Thieme, 2011)

munfixation kann das β-Transferrin aus Serum (β$_1$-Transferrin) und Liquor (zusätzlich β$_2$-Transferrin) unterschieden werden.

12.2.2 Glukose und Laktat im Liquor

Die Glukose- und Laktatbestimmung im Liquor erfolgt analog zur Serumbestimmung [S. C577]. Zu den **Tab. 12.1**.

13 Therapeutisches Drug Monitoring (TDM)

13.1 Grundlagen

TDM ist die Steuerung der Arzneitherapie anhand von therapeutischen Bereichen in Analogie zu Referenzbereichen in der sonstigen Klinischen Chemie.

Ziele sind
- die gewünschte Wirkung in möglichst kurzer Zeit zu erreichen und
- toxische Wirkungen durch Überschreiten des therapeutischen Bereiches möglichst zu vermeiden.

Dort, wo das TDM sinnvoll eingesetzt wird, ist die Steuerung der Therapie mittels TDM der Therapie ohne TDM überlegen, da die Beziehung zwischen der Wirkung eines Medikamentes und seiner Plasmakonzentration enger ist als die zwischen der verabreichten Arzneidosis und der Wirkung.

Die TDM wird beispielsweise eingesetzt zur Untersuchung von
- Immunsuppressiva (z. B. Cyclosporin A, Sirolimus, Tacrolimus)
- Antidepressiva
- Neuroleptika
- Antibiotika (z. B. Aminoglykoside).

13.2 Präanalytik

Der **Zeitpunkt der Blutentnahme** richtet sich nach der klinischen Fragestellung und ist abhängig von der Pharmakokinetik des zu untersuchenden Medikamentes. Auf keinen Fall darf die Probennahme noch während der Verteilungsphase erfolgen. Die Messergebnisse sind sonst irrelevant hoch.

Probennahmen während der ersten Dosisintervalle können zur schnellen und optimalen Dosisfindung verwendet werden. Häufiger sind allerdings Messungen zur Therapiekontrolle. Hier werden die Proben erst im „**steady state**" genommen, wenn ein Gleichgewicht zwischen Zufuhr und Ausscheidung erreicht ist.

Die **maximale Plasmakonzentration** (peak) nach abgeschlossener Verteilung wird i. d. R. als **Maß für die toxische Gefährdung** des Patienten verwendet. Die Blutentnahme unmittelbar vor der nächsten Dosierung (trough = Talkonzentration) lässt erkennen, ob eine ausreichende Medikamentenkonzentration für die gesamte Dauer des Dosierungsintervalls gegeben ist. Bei Aminoglykosid-Antibiotika ist dagegen die Peak-Konzentration ein Maß für die angestrebte maximale Hemmkonzentration und die Trough-Konzentration ein Maß für die Toxizität durch Kumulation im Gewebe.

Bei vielen Pharmaka ist es nicht notwendig, Peak- und Tal-Konzentrationen zu messen, sondern es reicht eine **Messung am Ende des Dosierungsintervalls**. Bei Pharmaka mit langer Halbwertszeit (z. B Phenobarbital: $t_{1/2}$ = 4 d) können die Proben nach Abschluss der Verteilungsphase sogar zu beliebiger Zeit während des Dosierungsintervalls entnommen werden. Bei Verlaufskontrollen sollte trotzdem der zeitliche Abstand zur jeweils letzten Einnahme möglichst immer gleich sein.

Entscheidend für das TDM ist die **Qualität der Analysenmethoden**. Nur bei verlässlicher Präzision und Richtigkeit der verwendeten Methoden ist ein solides TDM möglich (z. B. Immunoassays, Hochdruckflüssigkeitschromatografie, Gaschromatografie-Massenspektroskopie, HPLC-Tandem-Massenspektrometrie).

13.3 Befundinterpretation

Anhand der therapeutischen Bereiche kann die Plasmakonzentration von Arzneistoffen interpretiert und eine ggf. notwendige Dosisanpassung mittels einfacher Dreisatzrechnungen oder pharmakokinetischer Computerprogramme erfolgen. Eine möglichst schnell zum steady state führende Therapie kann durch Dosisvorhersagen aufgrund von Modellrechnungen anhand weniger Plasmamesswerte erfolgen.

Therapeutischer Bereich und Einflussgrössen (personalized TDM): Die Interpretation der Plasmakonzentration eines Pharmakons erfolgt in erster Linie anhand des sog. **therapeutischen Bereichs**. Allerdings kann je nach therapeutischer Zielsetzung die anzustrebende Plasmakonzentration unterschiedlich sein (z. B. relativ niedrige Plasmakonzentration Digoxin zur Besserung der Herzmuskelkontraktilität, höhere Dosierung bei Vorhofflimmern). Die Änderung von pharmakokinetischen Einflussgrößen (z. B. GFR) kann die Pharmakonkonzentration genauso beeinflussen. Daher stellen die therapeutischen Bereiche nur grobe Rahmenempfehlungen dar.

Jenseits der oberen Grenze des therapeutischen Bereiches ist i. d. R. mit einem gehäuften Auftreten toxischer Nebenwirkungen zu rechnen und i. A. auch keine weitere Verbesserung der Wirkung zu erwarten. Eine ausreichende Wirkung des Pharmakons tritt aufgrund der individuellen Unterschiede des therapeutischen Bereichs glg. schon bei „subtherapeutischen" Konzentrationen oder auch erst im potenziell toxischen Bereich auf.

Arzneimittelwechselwirkungen können ebenfalls die Bedeutung des therapeutischen Bereiches für das betreffende Individuum einschränken. Im oberen Grenzbereich kann bei Pharmaka, bei denen eine mögliche Intoxikation ähnliche klinische Symptome wie die Grunderkrankung hervorruft, allein aufgrund der Plasmakonzentration nicht die Diagnose einer manifesten Intoxikation gestellt werden. Besonders bei den Herzglykosiden werden häufiger Überschreitungen des therapeutischen Bereiches als manifeste Digitalisintoxikationen angesehen, ohne dass das gesamte klinische Bild berücksichtigt wird.

Andererseits kann bei Pharmaka, bei denen die Konzentration am Wirkort ein Vielfaches der Plasmakonzentration beträgt, selbst bei einer unauffälligen Plasmakonzentration klinisch bereits eine Intoxikation vorliegen. Auch hier kann das Herzglykosid Digoxin wieder als Beispiel angeführt werden. Insbesondere endogene Einflussgrößen können das Rezeptorverhalten verändern, z. B. lässt sich eine vermehrte Digoxinempfindlichkeit bei Hypokaliämie (Laxanzien-, Diuretikagabe), Hyperkalziämie, Hypothyreose und myokardialer Ischämie beobachten.

Messungen der Plasmakonzentration können auch zur individuellen Dosisanpassung herangezogen werden. Besonders wichtig ist der Einsatz von Methoden zur Dosisvorhersage beispielsweise für die Therapie kritisch kranker Patienten mit Aminoglykosiden. Die individuell erforderlichen Dosen können sich bei solchen Patienten um mehr als das 10-Fache unterscheiden.

Dreisatzmethode: Bei Pharmaka mit linearer Kinetik und unter der Voraussetzung einer gleichbleibenden Gesamtkörper-Clearance kann die optimale Dosis mit einem einfachen Dreisatz berechnet werden:

$$\text{optimale Dosis} = \text{bisherige Dosis} \times \frac{\text{therapeutisch optimale Plasmakonzentration}}{\text{gemessene Plasmakonzentration}}$$

Sobald das 1-Kompartiment-Modell nicht mehr anwendbar ist, werden die Verhältnisse wesentlich komplexer. Häufig werden in solchen Fällen pharmakokinetische Berechnungsprogramme eingesetzt.

Dosisvorausberechnung: Soll die Dosierung bereits vor Erreichen eines steady state aufgrund von Plasmakonzentrationen optimiert werden, sind komplexere Verfahren notwendig, bei denen auch populationskinetische Daten zusätzlich berücksichtigt werden (z. B.: „Bayesian prediction method"). Der springende Punkt hierbei ist, dass der Patient einer definierten Patientengruppe mit entsprechenden pharmakokinetischen Schätzwerten zugeordnet werden muss. Anhand von 1 bis mehreren Plasmakonzentrationsmessungen werden diese Parameter dann immer stärker individualisiert und fließen in die Berechnungen mit ein. Ferner werden auch die renale Clearance des Patienten und weitere individuelle Faktoren berücksichtigt.

13.4 Vergiftungs- und Drogennachweis

Klinisch-toxikologische Untersuchungen haben zum Ziel, schnellstens herauszufinden, welche Arznei- und Giftstoffe in Urin, Blut oder Asservaten vorliegen und ob deren Wirkungsprofil und Konzentration das klinische Bild erklären können. Zudem muss ggf. die forensische Relevanz der Untersuchungsbefunde erkannt werden.

Eine Quantifizierung ist oft zeitaufwendig und nur sinnvoll, wenn eine hinreichend validierte Bestimmungsmethode für den Fremdstoff existiert und dessen Plasmakonzentration mit der toxischen Wirkung korreliert. Ferner sollte geklärt sein, ob vom Ergebnis differenzialdiagnostische Konsequenzen und/oder therapeutische Entscheidungen abhängen werden.

13.4.1 Alkoholbestimmung

Siehe Rechtsmedizin [S. C285].

13.4.2 CO- und Methämoglobin im Vollblut

Die Messung erfolgt mit Blutgasanalysatoren, wobei direkt aus heparinisiertem Vollblut Oxyhämoglobin, Methämoglobin und CO-Hämoglobin vollautomatisch bestimmt werden. Näheres s. Umweltmedizin [S. C835].

13.4.3 Paracetamolvergiftung

Paracetamol ist in Deutschland das häufigstverwendete Analgetikum. Da das klinische Bild der akuten Paracetamolvergiftung anfangs wenig auffällig und uncharakteristisch ist, andererseits eine effiziente Antidottherapie (zur Verhinderung einer u. U. tödlichen Leberzellnekrose) zur Verfügung steht, sollte bei jedem Verdacht auf eine Arzneimittelvergiftung auch auf Paracetamol untersucht werden.

Toxikokinetik von Paracetamol: Paracetamol besitzt eine Halbwertszeit von 1–3 h, das Verteilungsvolumen beträgt 0,7–1 l/kg und die Plasmakonzentration liegt nach einer üblichen Einmaldosis von 500 mg bei ca. 10 mg/l. Bei therapeutischer Dosierung wird Paracetamol überwiegend durch Metabolisierung mit Glucuronsäure oder Sulfatresten verknüpft und dann ausgeschieden. Bei toxischer Plasmakonzentration erfolgt zusätzlich ein Metabolismus durch Cytochrom P_{450}. Das dabei entstehende **N-Acetyl-p-Benzo-chinonimid** ist außerordentlich reaktiv. Allerdings kann dieser reaktive Metabolit durch Reaktion mit dem Tripeptid Glutathion als Mercaptursäurederivat entgiftet werden. Reicht der körpereigene Vorrat an Glutathion bei Vergiftungen mit Paracetamolkonzentrationen im Plasma über einer kritischen Grenze nicht für diese „Entgiftung" aus, dann kann das N-Acetyl-p-Benzochinonimid an Proteine, Nukleinsäuren und Lipide binden und Zellschäden hervorrufen, die innerhalb weniger Tage durch komplettes Leberversagen unbehandelt zum Tod führen. Als sehr wirksames **Antidot** wird **N-Acetylcystein** eingesetzt.

Klinisches Management bei Paracetamolvergiftung: Sofortige Blutentnahme für die Paracetamolbestimmung (Immunoassay oder enzymatischer Test) und ggf. sofort mit der **Therapie mit N-Acetylcystein** (NAC) beginnen. Diese kann beendet werden, wenn die Paracetamolkonzentration unter der Behandlungsgrenze liegt. Bei mehr als 15 h zurückliegender Vergiftung gilt es, sofort Quick-Wert, ALAT/ASAT, Kreatinin, Blutgase und Bilirubin zu bestimmen. Bei der Entwicklung eines Leberversagens bleibt oft nur eine Lebertransplantation als letzte Therapiemaßnahme.

Wenn der Einnahmezeitpunkt (Ingestionszeitpunkt) einigermaßen sicher ermittelt werden kann, dann kann die potenzielle Lebergefährdung anhand eines Nomogramms abgeschätzt werden. Bei Einnahme von Paracetamol in mehreren Dosierungen mit Erreichen der kritischen Blutplasmakonzentration muss mit einer viel schlechteren Prognose gerechnet werden.

13.4.4 General Unkown Screening

In den meisten Fällen mit klinischem Verdacht auf eine akute Vergiftung reicht es nicht aus nur bestimmte Giftstoffe (s. Paracetamol) zu bestimmen, sondern es ist eine systematische toxikologische Analyse (STA) notwendig. In der STA werden heute insbesondere 2 Verfahrensarten eingesetzt.

GCMS (Gaschromatografie-Massenspektrometrie): Nach Extraktion aus der Untersuchungsprobe, Einengung und chemischer Derivatisierung werden die Probenbestandteile gaschromatografisch von einander getrennt. Am Ende der GC-Säule werden die zuvor chromatografierten Substanzen als Peak in das Massenspektrometer geleitet und dort hochempfindlich nachgewiesen. Charakteristika für die Substanzidentifizierung sind die chromatografische Retentionszeit, die Molekülmasse und Fragmentmassen nach Destruktion der zu identifizierenden Substanzen. Molekülmasse und Fragmentmassen bilden das Massenspektrum, das sehr charakteristisch für die jeweilige Substanz ist. Automatisch können große Datenbanken mit mehreren Tausend bis Hunderttausend Referenzspektren durchsucht werden. Limitation der GCMS ist, dass nur unpolare und nicht allzu große Substanzen ($M < 1000$) untersucht werden können.

HPLC-MS (z. B. Tandem-MS): Hier erfolgt die Substanzbestimmung flüssigchromatografisch. Die Verfahren haben weniger Einschränkungen bezüglich der Substanzeigenschaften, allerdings sind die Referenzbibliotheken bislang weniger umfangreich.

13.4.5 Drogen-Screening und Bestätigungsanalytik

Die Untersuchungen des Drogen-Screenings basieren i. d. R. auf Nachweisverfahren für folgende Substanzgruppen bzw. Einzelsubstanzen:
- **Amphetamine**, z. B. Amphetamin, Methamphetamin, MDA, MDMA = „Ecstasy"
- **Barbiturate**, z. B. Phenobarbital, Secobarbital, Pentobarbital
- **Benzodiazepine**, z. B. Flunitrazepam, Lorazepam, Diazepam
- **Cannabinoide**, Haschisch, Marihuana = THC
- **Kokain**, meist Benzoylecgonin als Metabolit
- **Opiate**, z. B. Heroin, Morphin, Dihydrokodein, Kodein
- **LSD**.

Gegebenenfalls muss allerdings auf eine Reihe weiterer Substanzen zusätzlich untersucht werden wie z. B. Designerdrogen (z. B. sog. Badesalze u. Ä.), synthetischer Cannabinoide, Spice, γ-Hydroxybuttersäure oder trizyklischer Antidepressiva. Bei der Substitutionstherapie von Drogenabhängigen kommt die Untersuchung auf die Substitutionsmittel **Methadon** und **Buprenorphin** hinzu.

Untersuchungsmaterial: In der Regel wird für die Analysen **Urin** verwendet, da die Konzentration der Drogen und ihrer Metabolite in diesem Untersuchungsmaterial höher ist als z. B. im Blut oder Speichel. Im Urin ist der Nachweis für die meisten Substanzen bis zu einigen Tagen nach der Einnahme möglich, im Blut dagegen oft nur wenige Stunden. Da bei Urin meistens eine größere Probenmenge vorhanden ist, können zusätzlich bei Bedarf Anreicherungsverfahren der Analyse vorgeschaltet werden.

Um **Manipulationen** vorzubeugen (z. B. Urinverdünnung durch Trinken), sollte die Miktion unter Aufsicht erfolgen und die Probennahme nicht angekündigt werden. Zusätzlich zu den Drogensuchtests sollten immer auch die Osmolalität oder die Kreatininkonzentration im Urin untersucht werden. Bei akuten Drogenintoxikationen in der Notfallmedizin wird meistens Katheterharn gewonnen, der wiederum keinen Manipulationsgefahren unterliegt.

Speziell im Bereich der **forensischen Drogenanalytik** sind Speichel, Schweiß und **Haare** weitere interessante Untersuchungsmaterialien (s. Rechtsmedizin [S. C274]).

Anforderungen an die Drogensuchtests (Cut-off-Werte): Die Entscheidungsgrenzen der verwendeten Tests (Cut-off-Werte) müssen möglichst so liegen, dass eine fragliche Drogeneinnahme sicher erkannt werden kann. Ein Ergebnis unter Cut-off bedeutet keinesfalls, dass die entsprechende Substanz/Substanzgruppe zweifelsfrei ausgeschlossen ist. Für die Festlegung der Cut-off-Werte sind sowohl analytische (Zahl falsch positiver Resultate) als auch strategische (z. B. drogenpolitische) Gesichtspunkte maßgeblich.

Bestätigungsanalytik: Drogensuchtests schließen die Möglichkeit falsch positiver Befunde immer ein. Daher sind für alle positiven Ergebnisse der Drogensuchtests Bestätigungsanalysen zur Absicherung notwendig. Die Bestätigungsanalysen erfordern ein unterschiedliches Analysenverfahren mit einem anderen physikalischen Grundprinzip, eine bessere Spezifität und niedrigere Entscheidungsgrenze. Die üblichen immunchemischen Screening-Tests müssen daher chromatografisch bestätigt werden.

Erst chromatografisch mittels GC/MS oder HPLC ist eine Differenzierung und Identifizierung der tatsächlich vorliegenden Wirkstoffe möglich.

In vielen Ländern (aber nicht Deutschland) ist die Bestätigungsanalytik rechtsverbindlich vorgeschrieben.

C 33 Mikrobiologie

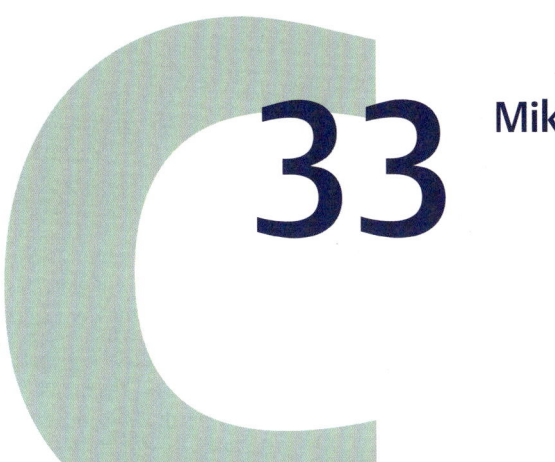

1 Allgemeine Infektionslehre und Epidemiologie der Infektionskrankheiten 598

2 Allgemeine Bakteriologie 603

3 Normalflora (Standortflora) 606

4 Bakteriologie 608

5 Pilze 638

6 Parasitologie 642

7 Allgemeine Virologie 665

8 Spezielle Virologie 669

9 Prionen 686

1 Allgemeine Infektionslehre und Epidemiologie der Infektionskrankheiten

1.1 Allgemeine Infektionslehre

1.1.1 Infektion, Kontamination und Kolonisation

Infektion und Infektionskrankheit:

> **DEFINITION** Unter einer **Infektion** versteht man das aktive oder passive Eindringen von Krankheitserregern in einen Wirt, ihr Anhaften und Vermehren und die anschließende Reaktion des Wirts.
> Symptome im Zusammenhang mit einer Infektion bezeichnet man als **Infektionskrankheit**.

Wenn eine Infektion keine Symptome bzw. eine unterschwellige Symptomatik hervorruft, spricht man von einer **inapparenten Infektion** (auch als **latente**, **stumme** bzw. **subklinische** Infektion bezeichnet). Ruft eine Infektion nur leichte oder uncharakteristische Symptome hervor, handelt es sich um eine **abortive Infektion**. Derartige Infektionen können dennoch eine Immunität gegen weitere Infektionen mit dem gleichen Erreger hinterlassen (**stille Feiung**).

Kontamination:

> **DEFINITION** Unter Kontamination im mikrobiologischen Sinn wird die Verunreinigung von Gegenständen, Lebewesen, Wasser, Luft oder Boden mit Mikroorganismen verstanden.

Kolonisation:

> **DEFINITION** **Kolonisation** ist eine Besiedelung ohne Infektion, d. h. ohne aktives Eindringen des Erregers ins Gewebe.

Beim Menschen findet sich v. a. eine Besiedlung mit Normalflora [S. C606].

1.1.2 Verschiedene Arten der Infektion

Zu den verschiedenen Arten der Infektion s. Infektionserkrankungen [S. A503].

1.1.3 Henle-Koch-Postulate

Die Henle-Koch-Postulate müssen erfüllt sein, damit man von einer Infektionskrankheit sprechen kann. Sie gehen auf Friedrich Henle zurück und wurden von Robert Koch weiterentwickelt und formuliert. Sie lauten (frei formuliert):
- Der Krankheitserreger muss sich regelmäßig in den Körpersäften, Geweben oder Ausscheidungen des Erkrankten, nicht aber des Gesunden nachweisen lassen.
- Der Erreger muss sich aus dem Körper des Erkrankten isolieren und in Reinkultur züchten lassen.
- Mit der Reinkultur des Erregers muss sich im Tierversuch das gleiche Krankheitsbild erzeugen lassen.
- Der Erreger muss sich aus diesem Tier isolieren lassen.

Heute lassen sich diese Postulate nicht mehr auf alle Erreger anwenden, da manche Erreger sich nicht züchten lassen oder kein geeignetes Tiermodell zur Verfügung steht.

1.1.4 Pathogenität und Virulenzfaktoren

> **DEFINITION** **Pathogenität** ist die Fähigkeit eines Erregers, in einem definierten Wirt eine **Krankheit** zu erzeugen (qualitativer Begriff). Den Ausprägungsgrad der krankheitserzeugenden Eigenschaften eines pathogenen Mikroorganismus nennt man **Virulenz** (quantitativer Begriff). Eine Art ist dann virulent, wenn sie bestimmte **Virulenzfaktoren** besitzt.

> **MERKE** Es gibt apathogene, fakultativ pathogene und obligat pathogene Mikroorganismen.

Virulenzfaktoren sind z. B. Oberflächenstrukturen oder Stoffwechselprodukte der Bakterienzelle. Beispiele sind:
- Lipopolysaccharide, die antigene Wirkung haben und Entzündungen hervorrufen
- Adhäsine, die dem Erreger das Anheften an die Wirtszelle erlauben
- Toxine, wie z. B. Choleratoxin, die dem Erreger das Durchdringen der Membran der Wirtszelle und deren Zerstörung ermöglichen.

Der Grad der Virulenz eines Stammes kann von avirulent bis hochvirulent variieren. Die Virulenz kann durch die LD_{50} (Erregerdosis, bei der die Hälfte der Versuchstiere stirbt) quantifiziert werden.

1.1.5 Infektabwehr des Makroorganismus

Siehe Immunsystem und rheumatologische Erkrankungen [S. A436].

1.2 Allgemeine Epidemiologie der Infektionskrankheiten

In der medizinischen Mikrobiologie umfasst die **Epidemiologie** die Lehre vom Auftreten, den Ursachen und der Verhütung von Infektionskrankheiten in der Bevölkerung (s. Epidemiologie [S. C864]). Außerdem beschäftigt sie sich mit den Faktoren, die diese Aspekte beeinflussen. Die Epidemiologie befasst sich demnach mit **gruppenmedizinischen Problemen**.

Details zur Verhütung von Infektionskrankheiten s. Immunsystem und Infektiologie [S. A505] und Krankenhaushygiene [S. C796].

1.3 Diagnostik von Infektionskrankheiten

1.3.1 Materialentnahme und Transport

Die korrekte Materialentnahme und der Transport sind entscheidend für den Erfolg der Erregerdiagnostik. Die Proben sollten grundsätzlich **vor Beginn** der **antimikrobiellen Therapie** entnommen werden, da eine Erregeranzucht später häufig nicht mehr gelingt. Für die Abnahme von **Blutkulturen** gilt, dass sie am besten während des **Fieberanstiegs** oder einer ausgeprägten Fieberzacke entnommen werden (→ Zeitpunkt der hämatogenen Streuung). Der **Entnahmeort** sollte möglichst mit dem Infektionsort übereinstimmen (z. B. Blut bei V. a. bakterielle Infektionen mit hämatogener Streuung, Liquor bei ZNS-Infektionen, Urin bei Harnwegsinfektionen, Stuhl bei gastrointestinalen Infektionen, Punktate bei Abszessen oder Ergussbildung und Gewebebiopsien). Das Material muss **steril** (sonst Anzüchtung falscher Erreger) und in **ausreichender Menge** entnommen und anschließend so rasch wie möglich in **speziellen Transportgefäßen** ins Labor transportiert werden, um die Erreger vor schädlichen Umwelteinflüssen und vor dem Absterben zu schützen. Die Gefäße müssen (innen) steril, bruchsicher und fest verschließbar sein und ein **geeignetes Transportmedium** enthalten, z. B.

- Nährstoff-angereicherte Transportmedien für empfindliche Erreger wie Neisserien oder Shigellen
- CO_2-generierende Medien zum Schutz vor Auskühlung für temperaturempfindliche Erreger oder
- sauerstofffreie Transportmedien für Anaerobier.

Tab. 1.2 gibt einen Überblick über die wichtigsten Untersuchungsmaterialien.

Tab. 1.1 Epidemiologische Begriffe

Begriff	Bedeutung
sporadisches Auftreten	vereinzeltes Auftreten einer Krankheit ohne zeitlichen und räumlichen Zusammenhang
epidemisches Vorkommen	Vorkommen von Infektionskrankheiten in Bevölkerungsgruppen ohne zeitliche Begrenzung
Epidemie	örtlich und zeitlich gehäuftes Auftreten einer Infektionskrankheit
Pandemie	zeitlich gehäuftes Auftreten einer Infektionskrankheit ohne örtliche Begrenzung
Endemie	örtlich begrenzt, zeitlich nicht begrenzt
Morbidität	Zahl der Erkrankten pro Bevölkerungskollektiv (pro 1000, 10 000)
Inzidenz	Zahl der Neuerkrankungen pro Zeitperiode
Prävalenz	Zahl der Erkrankten zu einem bestimmten Zeitpunkt (Stichtag)
Mortalität	Zahl der an einer Krankheit Verstorbenen, bezogen auf ein Bevölkerungskollektiv
Letalität	Anzahl der an einer Krankheit Verstorbenen, bezogen auf die Zahl der Erkrankten, misst die Gefährlichkeit einer Infektionskrankheit
Manifestationsindex	Zahl der Erkrankten pro Anzahl der Infizierten
Inkubationszeit	Zeit von Infektion bis zum ersten Auftreten der Symptome
Präpatenz	Zeit zwischen Infektion und dem Auftreten der ersten Geschlechtsprodukte eines Parasiten (z. B. Wurmeier bei einer Helminthose)
Kontagiosität	Maß für die Ansteckungsfähigkeit
Suszeptibilität	Maß für die Empfänglichkeit eines Wirts für einen Erreger

1.2.1 Epidemiologische Begriffe

In **Tab. 1.1** sind wichtige epidemiologische Begriffe zusammengefasst (s. a. Infektionserkrankungen [S. A500]). Manche dieser Begriffe werden auch für nichtepidemische und nichtinfektiöse Krankheiten verwendet.

1.2.2 Übertragung von Infektionskrankheiten

Erreger dringen in der Regel durch die natürlichen Körperöffnungen des Menschen in den Körper ein und führen dann in den betroffenen Organen bzw. Körperregionen zur klinisch manifesten Erkrankung.

Infektionswege: Erreger können direkt (von Mensch zu Mensch) oder indirekt übertragen werden (s. Infektionserkrankungen [S. A500]).

Infektketten: Siehe Infektionserkrankungen [S. A500].

Infektionsquellen: Siehe Infektionserkrankungen [S. A500].

Tab. 1.2 Untersuchungsmaterialien

Ort der Materialentnahme	Materialien
Material aus physiologischerweise sterilen Körperregionen (→ jeder Keimnachweis ist pathologisch)	• Blut • Liquor • Blasenpunktionsurin • Gelenkflüssigkeit • Pleurapunktat • Aszites
Material, das aufgrund des Gewinnungsortes bzw. der Gewinnungsart mit Standortflora kontaminiert ist	• Wundsekret oder -abstrich • Sekrete aus dem Respirationstrakt (Sputum) • Magenspülwasser • Mittelstrahl- und Katheterurin (Keimzahl bis 10 000/ml normal, $> 10^4$/ml verdächtig und $> 10^5$/ml beweisend für Infektion)
Material aus Körperregionen mit Standortflora	• Rachenabstriche • Stuhl • Urethra-, Zervix- und Analabstriche

1.3.2 Direkter Erregernachweis

Mikroskopie

Milthilfe der Mikroskopie können Erreger nachgewiesen und anhand ihrer Morphologie (Größe, Form, Anordnung), ihrer Eigenbeweglichkeit (Nativpräparat) und ihres Färbeverhaltens („gefärbte" Präparate) beurteilt werden. **Bakterien**, **Pilze** und **Protozoen** können bei 400–1000-facher Vergrößerung mithilfe der **Lichtmikroskopie** nachgewiesen werden. Der mikroskopische Bakteriennachweis erfordert allerdings eine Mindestkonzentration von 10^5 Zellen/ml. Ein negatives Ergebnis schließt eine bakterielle Infektion also nicht aus und muss immer kulturell überprüft werden. **Viren** lassen sich ausschließlich **elektronenmikroskopisch** (z. B. in seröser Flüssigkeit aus Bläscheninhalt bei HSV-Infektionen) nachweisen. Da dieses Verfahren aber eine große Virenkonzentration erfordert, zeitaufwendig und teuer ist, spielt es in der Routinediagnostik keine große Rolle.

Für die mikroskopische Beurteilung muss das Untersuchungsmaterial auf einen Objektträger aufgetragen werden. Im Nativpräparat können lebende Bakterien betrachtet werden. Für eine bessere Kontrastierung ist i. d. R. eine Dunkelfeld- oder Phasenkontrastmikroskopie notwendig. Färbungen erhöhen den Kontrast, sodass die Bakterien auch bei normaler Beleuchtung gut erkennbar sind, allerdings werden die Bakterien während des Färbeprozesses abgetötet. **Tab. 1.3** zeigt die wichtigsten Färbemethoden.

Kulturelle Anzucht

Die kulturelle Anzucht ermöglicht im Vergleich zur Mikroskopie nicht nur den Erregernachweis, sondern auch eine **Speziesdifferenzierung** und die **Prüfung** der **antibiotischen Resistenz**. Voraussetzung ist die Schaffung einer Reinkultur. Reinkulturen bestehen nur aus dem Stamm einer Spezies, da sie sich ausschließlich aus Abkömmlingen einer einzelnen Ursprungszelle entwickeln. Sie werden i. d. R. durch fraktioniertes Beimpfen eines Nähragars gewonnen. Entscheidend für den Erfolg der Anzucht sind die Auswahl eines **geeigneten Kulturmediums** (= künstlich hergestellte Substanzgemische zur Anzüchtung von Erregern außerhalb ihres natürlichen Standorts) und die Schaffung **optimaler Kulturbedingungen** (v. a. Temperatur und Sauerstoffgehalt der Luft).

Kulturmedien: Bei den Kulturmedien werden grundsätzlich unterschieden:
- Flüssige Kulturmedien (Bouillons), die eine Erregervermehrung durch Trübung des Mediums anzeigen. Zur Beurteilung der Koloniemorphologie muss eine Überimpfung auf ein Festmedium erfolgen. Von der Lokalisation der Trübung kann man auf den Stoffwechsel der Erreger schließen:
  - aerobe Erreger: Trübung an der Oberfläche
  - anaerobe Erreger: Trübung in der Tiefe
  - fakultativ anaerob Erreger: Trübung des gesamten Mediums
- Halbfeste gelartige Kulturmedien mit einem geringen Agargehalt zur Prüfung der Erregerbeweglichkeit
- Feste Kulturmedien („Agarplatten") zur Anzüchtung charakteristischer Kolonieformen.

Die verschiedenen Kulturmedientypen zeigt **Tab. 1.4**.

Erregeridentifizierung: Es gibt folgende Möglichkeiten, um einen Erreger zu identifizieren:
- Koloniemorphologie (Größe, Oberfläche, Form)
- Veränderung des Kulturmediums durch gebildete Stoffwechselprodukte der Erreger (z. B. Hämolyseverhalten auf Blutagar)
- Nachweis speziestypischer Stoffwechselleistungen: Für die Identifizierung der Erreger werden mehrere geeignete Indikator- bzw. Spezialnährmedien in einer Reihe zusammengestellt. Da die Reaktion i. d. R. durch einen Farbindikator sichtbar gemacht wird, bezeichnet man dieses Verfahren auch als „**Bunte Reihe**". Die Kombination der Reaktionen ergibt ein für eine bestimmte Spezies charakteristisches Muster.
- zytopathischer Effekt
- Antigennachweis.

Resistenzprüfung: Mithilfe der Resistenzprüfung wird die Empfindlichkeit bzw. Unempfindlichkeit des Erregers gegenüber antimikrobiellen Substanzen bestimmt. Hierfür werden v. a. 2 Testverfahren eingesetzt:
- **Reihenverdünnungstest** (z. B. Agardilutionstest, Boullionverdünnungstest): Hierfür wird eine geometrische Verdünnungsreihe der zu prüfenden Substanz in einem Nährmedium hergestellt. Anschließend wird jede Verdünnungsstufe mit der gleichen, definierten Erregermenge beimpft und die geringste Antibiotikakonzentration bestimmt, die zu einer Hemmung des Bakte-

Tab. 1.3 Häufige Färbungen in der mikroskopischen Erregerdiagnostik

Färbetyp	Prinzip und Beurteilung	häufig verwendete Färbungen
Einfachfärbungen	**Prinzip:** Auftragen einer Farbstofflösung → Inkubation → Entfernung der Farbstofflösung **Beurteilung:** Morphologie	**Methylenblaufärbung:** schnelle orientierende mikroskopische Untersuchung zur Beurteilung von Größe und Form der Erreger (keine Gattungs- und Speziesdiagnose) **Giemsa-Färbung:** Nachweis intrazellulärer Erreger (z. B. Chlamydien, Protozoen, Pilze)
Differenzialfärbungen	**Prinzip:** Färbung → Entfärbeversuch → Gegenfärbung **Beurteilung:** Morphologie und Färbeverhalten (Möglichkeit der Entfärbung)	**Gram-Färbung:** wichtigste Differenzialfärbung, die sich den unterschiedlichen Zellwandaufbau der Erreger zunutze macht (grampositiv [blau] und -negativ [rot]) **Ziehl-Neelsen-Färbung:** Nachweis säurefester Erreger (z. B. Mykobakterien). Die Säurefestigkeit kommt durch den hohen Anteil saurer Lipide und Wachse in der Zellwand zustande)

Tab. 1.4 Kulturmedien

Typ	Prinzip	Beispiele
Basis- bzw. Optimalkulturmedien	stark mit Nährstoffen angereichert mit breitem Anzuchtspektrum; sie erlauben das Wachstum der meisten humanpathogenen Bakterien (universelles Anreicherungsmedium)	Blutagar, Kochblutagar
Spezialkulturmedien	Anreicherung mit besonderen Nährstoffen, die auf die speziellen Wachstumsbedingungen empfindlicher Erreger abgestimmt sind.	Löwenstein-Jensen-Medium (Mykobakterien), Thayer-Martin-Agar (Neisserien), BCYEα-Agar (Legionellen), Sabouraud-Agar (Candida albicans)
Selektivkulturmedien	Die Zusammensetzung des Mediums ist so gewählt, dass die Vermehrung unerwünschter Begleitkeime gehemmt wird; die gesuchten Erreger können sich ungehindert vermehren und selektioniert werden.	MacConkey-Agar (Selektivnährboden für gramnegative Keime)
Indikator- bzw. Spezialnährmedien (Differenzialkulturmedien)	Anzucht und Prüfung spezifischer Stoffwechselleistungen durch Zugabe bestimmter Indikatoren (i. d. R. als Reihenuntersuchung: „Bunte Reihe")	Schafblutagar (Hämolyseverhalten), Endo-Agar (Laktoseverstoffwechselung), Mannit-Kochsalz-Agar (Mannitspaltung)
Zellkultur	Kulturmedium im weiteren Sinn zur Anzüchtung intrazellulärer Erreger (z. B. Viren, Chlamydien) oder mikrobieller Toxine. Die Infektion kann lichtmikropskopisch durch Darstellung des zytopathischen Effekts oder durch den Antigennachweis nach Zugabe entsprechender Antikörper in den Zellen nachgewiesen werden	–

rienwachstums führt (sog. minimale Hemmkonzentration, MHK). Ein Erreger gilt als „**antibiotikasensibel**", wenn die MHK der Substanz so gering ist, dass sie in therapeutisch üblicher Dosierung am Infektionsort erreicht werden kann. **Resistent** ist ein Erreger, wenn die MHK der Substanz so hoch ist, dass auch die zugelassene Höchstdosis nicht zu einem therapeutischen Erfolg führen wird.

- **Agardiffusionstest:** Hierbei werden antibiotikahaltige Filterpapierstreifen auf Agarplatten aufgebracht, die gleichmäßig mit dem Prüfstamm beimpft wurden. Nach dem Bebrüten entstehen abhängig von dem Resistenzverhalten des Prüfstamms entweder **keine** (resistent) oder verschieden große **wachstumsfreie Hemmzonen** (empfindlich, wenig empfindlich) um die Filterstreifen.

Nachweis von Erregerbestandteilen

Antigene: Erregerspezifische Antigene können nach Zugabe mono- oder polyklonaler Antikörper bekannter Spezifität anhand der auftretenden Antigen-Antikörper-Reaktion nachgewiesen werden. Häufig verwendete Verfahren sind Agglutination, Präzipation, ELISA, RIA oder Immunfluoreszenz.

Nukleinsäuresequenzen: Spezifische Nukleinsäuresequenzen können mithilfe einer markierten basenkomplementen **Nukleinsäuresonde** durch **Hybridisierung** (Bildung eines doppelsträngigen Nukleinsäuremoleküls) nachgewiesen werden. Die nachzuweisende Nukleinsäure wird entweder auf einer festen Phase fixiert (sog. Festphasen-Hybridisierung) oder befindet sich in einem Gewebeschnitt (In-situ-Hybridisierung). Im ersten Schritt wird die Nukleinsäure durch Denaturierung in Einzelstränge zerlegt. Anschließend erfolgt die Hybridisierung mit einer in Lösung befindlichen Sonde. Kleinste Mengen genetischen Materials können mithilfe der **PCR** unter Verwendung komplementärer Oligonukleotide amplifiziert und nachgewiesen werden. Bei der Methode des **Restriktionslängenpolymorphismus** erkennen Restriktionsendonukleasen spezielle Sequenzabschnitte auf der doppelsträngigen DNA und spalten diese in einer definierten Position. Anschließend werden die entstehenden Nukleinsäurefragmente auf einem Agarosegel entsprechend ihrer Größe aufgetrennt, denaturiert, auf eine Nitrozellulosemembran übertragen und mithilfe entsprechender Sonden hybridisiert.

1.3.3 Indirekter Erregernachweis (Serodiagnostik)

Der indirekte Erregernachweis erfolgt durch Bestimmung erregerspezifischer Antikörper. IgM-Antikörper werden etwa 1 Woche p. i., IgG-Antikörper nach ca. 10 Tagen gebildet. Da IgG-Antikörper Monate bis Jahre (bis zu lebenslänglich) nachweisbar bleiben (sog. „Seronarbe"), kann eine frische Infektion nur durch den Nachweis von IgM-Antikörpern oder einen signifikanten IgG-Titeranstieg (≥ 2 Stufen) bewiesen werden.

Tab. 1.5 zeigt die serologischen Nachweismethoden.

Tab. 1.5 Serologische Methoden zum Antigen- und Antikörpernachweis

Methode	Prinzip, Durchführung und Auswertung
Neutralisation	**Prinzip:** Nachweis von Antigenen (Toxine, Viren) in Körperflüssigkeiten durch Neutralisation des Antigens **Durchführung:** Inkubation des schädigenden Antigens mit einer Zielzelle und dem korrespondierenden Antikörper **Auswertung:** Der Antikörper neutralisiert das Antigen, sodass es nicht an die Zielzelle binden und diese schädigen kann (z. B. Antistreptolysin-Test).
Agglutination	**Prinzip:** Nachweis von Antigenen und Antikörpern in Körperflüssigkeiten durch Agglutination (= Verklumpung antigentragender Partikel, z. B. Erythrozyten, Bakterien, Latex) **Durchführung:** • Inkubation des Patientenmaterials mit den korrespondierenden monoklonalen Antikörpern bzw. Antigenen • Latexagglutinationstest: an Latexpartikel gebundene Testantigene • Hämagglutinationstest: an Erythrozyten gebundene Testantigene **Auswertung:** Ist das entsprechende Antigen bzw. der Antikörper im Patientenserum vorhanden, kommt es zu einer sichtbaren Agglutinationsreaktion (Verklumpung).
Enzym- oder Radioimmunoassay (ELISA, RIA) und Immunfluoreszenz (IF) • RIA: radioaktiv markierte Antikörper • ELISA: enzym-markierte Antikörper • IF: fluorochrom-markierte Antikörper	**Prinzip:** Indirekter Nachweis sehr geringer Antigen- und Antikörperkonzentrationen in Körperflüssigkeiten (ELISA und RIA) oder Zellkulturen bzw. frischem Gewebe (IF). **Durchführung:** • Antigennachweis: Inkubation des Patientenmaterials (mit dem gesuchten Antigen) mit einer definierten Menge Standardantigen und einer definierten Menge eines markierten, korrespondierenden Antikörpers → patienteneigenes und zugegebenes Antigen konkurrieren um markierte Antikörper; anschließend werden alle nichtkomplexierten Antikörper ausgewaschen. • Antikörpernachweis („Sandwichtest"): Inkubation des Patientenmaterials (enthält gesuchten Antikörper) mit einem an eine feste Phase gebundenen Standardantigen und einem radioaktiv markierten Anti-Antikörper. **Auswertung:** Das Ausmaß der Antigen-Antikörper-Reaktion wird indirekt anhand der Intensität der Strahlung (RIA), der enzymatischen Reaktion (ELISA) oder der Fluoreszenz (IF) sichtbar gemacht.
Komplementbindungsreaktion (KBR)	**Prinzip:** Nachweis komplementbindender IgG und IgM in Körperflüssigkeiten durch Komplementaktivierung und -verbrauch. **Durchführung:** • Phase 1: Inkubation des Patientenmaterials (enthält gesuchte Antikörper) mit einem Testantigen und Komplement (aus Meerschweinchenserum) → die Bildung von Immunkomplexen führt durch Bindung des Komplements zum Komplementverbrauch • Phase 2: Zugabe von Schaf-Erythrozyten und Anti-Erythrozyten-(Kaninchen)-Antikörpern **Auswertung:** • Enthält das Patientenmaterial den gesuchten Antikörper, bilden sich Immunkomplexe, das Komplement in Phase 1 wurde verbraucht und die Hämolyse der Schaf-Erythrozyten bleibt aus. • War der Antikörper nicht vorhanden, kann das noch vorhandene Komplement in der Reaktion zwischen den Schaf-Erythrozyten und Kaninchen-Antikörper verbraucht werden und es kommt zur Hämolyse.
Immunpräzipitation	**Prinzip:** Nachweis von Antigenen und Antikörpern in Körperflüssigkeiten durch Bildung unlöslicher Netze **Durchführung:** Inkubation des Patientenmaterials mit den korrespondierenden monoklonalen Antikörpern bzw. Antigenen **Auswertung:** Enthält das Patientenmaterial die gesuchten Antikörper bzw. Antigene, bilden sich im Äquivalenzbereich Immunkomplexe, die präzipitieren.
Westernblot	**Prinzip:** Nachweis von Antigenen in Körperflüssigkeiten **Durchführung:** Das Patientenmaterial wird gelelektrophoretisch aufgetrennt; anschließend werden die Banden auf Nitrozellulose übertragen, mit Antikörpern inkubiert, gewaschen (Eliminierung nichtgebundener Antikörper) und ein zweiter radioaktiv oder enzymatisch markierter Anti-Antikörper zugefügt. **Auswertung:** s. ELISA bzw. RIA

2 Allgemeine Bakteriologie

2.1 Aufbau und Morphologie der Bakterienzelle

DEFINITION Bakterien sind **prokaryotische Zellen**. Sie sind einfacher gebaut und kleiner (0,2–5 µm) als eukaryotische Zellen (z. B. menschliche Zellen) und besitzen weder einen Zellkern noch sonstige Zellorganellen. Ihre DNA liegt als Kernäquivalent (Nukleoid) offen im Zytoplasma, ggf. findet sich zusätzliche DNA in Form von Plasmiden. Statt 80-S-Ribosomen enthalten sie **70-S-Ribosomen**. Sie sind von einer festen Zellwand umgeben (Abb. 2.1).

Der Zellwand kann eine **Schleimkapsel** aus Polysacchariden aufliegen. Diese schützt die Bakterienzelle vor Phagozytose und spielt eine wichtige Rolle als **Virulenzfaktor**. Manche Bakterienzellen tragen **Geißeln** zur Fortbewegung. Zellwand, Schleimkapsel und Geißeln haben immunologische und diagnostische Bedeutung.

2.1.1 Zellwand

Bei den meisten Bakterien wird die Zytoplasmamembran (s. u.) von einer Zellwand umgeben. Ihr Grundbaustein ist das Peptidoglykan **Murein**. Dieses besteht aus langen Ketten, die abwechselnd aus den Bausteinen N-Acetylmuraminsäure und N-Acetylglucosamin aufgebaut und über verschiedene D- und L-Aminosäuren miteinander verknüpft sind (Abb. 2.2b).

Je nach Dicke und Beschaffenheit der Zellwand reagieren Bakterien unterschiedlich auf den Farbstoff Jod-Anilin (**Gram-Färbung**). Bei **gramnegativen** Bakterien, deren Zellwand nur aus einer bzw. wenigen Mureinschichten besteht (Abb. 2.2a), lässt sich der Farbstoff mit Alkohol wieder auswaschen, während dies bei **grampositiven** Bakterien, deren Zellwand dicker ist (Abb. 2.2b), nicht mehr möglich ist. Grampositive Bakterien erscheinen dann im Lichtmikroskop blau gefärbt. Gramnegative Bakterien macht man im Präparat durch Nachfärbung mit Fuchsin (Rotfärbung) sichtbar.

Grampositive Bakterien: Das Zellwandmurein der grampositiven Bakterien enthält zusätzlich **Teichonsäuren** und **Lipoteichonsäuren**. Sie durchspannen die Zellwand und sind an der Interaktion der Bakterienzelle mit der Wirtszelle beteiligt. Außerdem sind mit der Zellwand grampositiver Bakterien Proteine assoziiert, die als Virulenzfaktoren dienen können (z. B. p60, M-Protein, Protein A).

Gramnegative Bakterien: Gramnegative Bakterien besitzen außerhalb der Zellwandmureinschicht eine **äußere Zellmembran** (Abb. 2.2b). Diese enthält spezialisierte Porine (**OMP**, outer membrane proteins), die Transportfunktion haben und als Antigene wirken können.

Ein wichtiger Bestandteil der äußeren Membran ist das **Lipopolysaccharid** (**LPS**). Durch seinen Lipidanteil (**Lipid A**) hat es nach dem Tod des Bakteriums starke toxische Wirkung auf die Wirtszelle. Es wirkt als **Endotoxin** extrem **pyrogen**, indem es die Interleukinproduktion anregt und somit weitere körpereigene Pyrogene freisetzt.

Die Polysaccharidketten der äußeren Membran bestehen aus einem Kernteil und der sog. **O-Kette**. Je nach Länge der O-Kette kann diese antigen wirken. Aufgrund der Variation der O-Ketten können Bakterien in verschiedene **Serotypen** eingeteilt werden.

2.1.2 Anhangsgebilde

Geißeln: Viele **Stäbchenbakterien** tragen Geißeln zur Fortbewegung. Geißeln (auch **Flagellen** genannt) sind lange Proteinfäden aus Flagellin, die über einen komplexen Halteapparat in der Zellwand und der Zytoplasmamem-

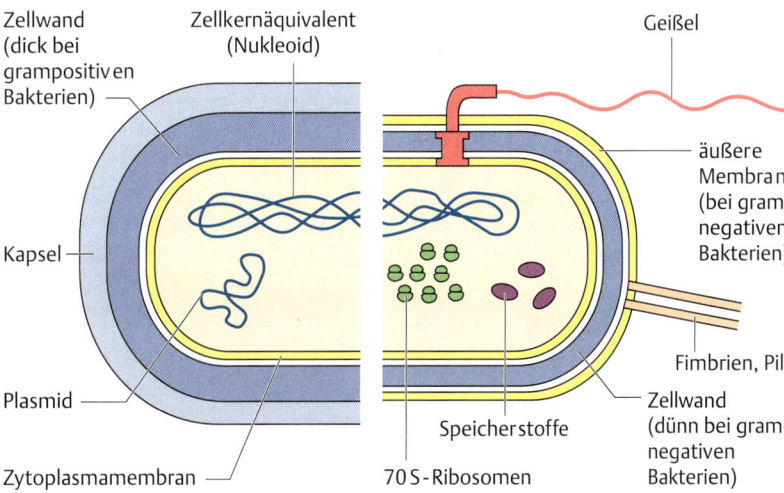

Abb. 2.1 **Aufbau einer Bakterienzelle.** (aus: Hof, Dörries, Duale Reihe Mikrobiologie, Thieme, 2009)

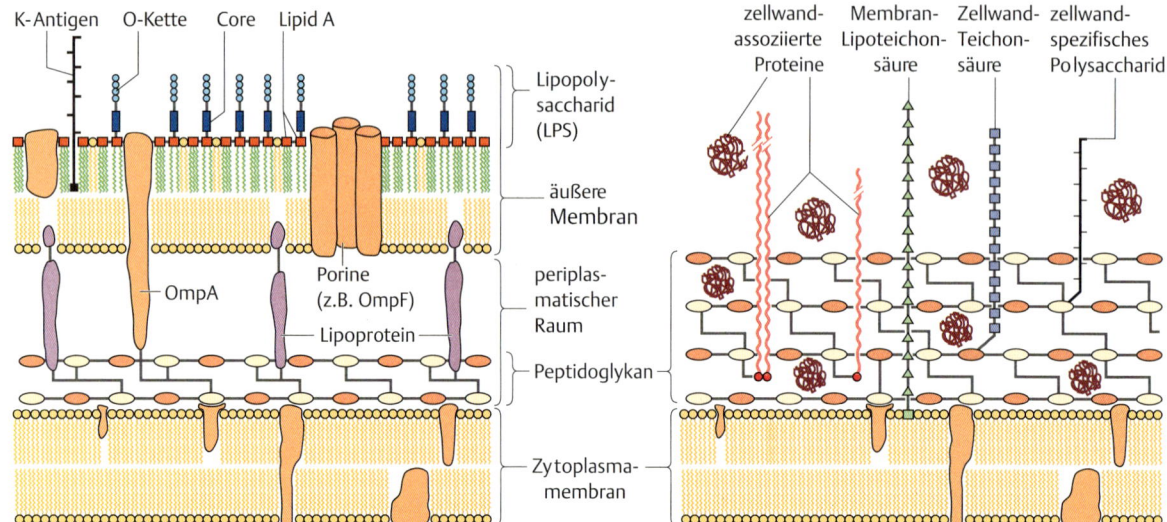

Abb. 2.2 **Aufbau der Bakterienzellwände.** links: gramnegative Bakterien; rechts: grampositive Bakterien (aus: Kayser: Medizinische Mikrobiologie, Thieme, 2010)

bran verankert sind. Bakterien können in verschiedenen Formen begeißelt sein:
- **monotrich**: eine endständige Geißel (unipolar)
- **lophotrich**: mehrere endständige Geißeln in einem Büschel (unipolar)
- **peritrich**: viele Geißeln über die ganze Oberfläche verteilt.

Mikrofibrillen: Viele Bakterien tragen auf ihrer Oberfläche kurze „Proteinhärchen", die zur Anheftung an die Wirtszelle dienen und Antigencharakter haben. **Fimbrien** sind kurze Mikrofibrillen, die zur Anheftung an Schleimhäute dienen. **Pili** sind länger und spielen bei der Konjugation eine wichtige Rolle, indem sie den DNA-Transfer ermöglichen.

2.1.3 Zytoplasmamembran

Die Zytoplasmamembran der Bakterien ist eine **Lipiddoppelschicht**, die die Zelle nach außen osmotisch abgrenzt. Sie enthält **Transportsysteme**, die den selektiven Stofftransport durch die Membran kontrollieren. Außerdem sind in ihr **Enzymsysteme** lokalisiert, wie z. B. Elektronentransportketten und Atmungskette zur Energiegewinnung und DNA-Replikationssysteme. **Transpeptidasen**, die Enzyme für die Zellwandsynthese, sitzen ebenfalls in der Zytoplasmamembran. Sie sind das Target für die β-Laktam-Antibiotika und werden daher auch als „Penicillinbindeproteine" bezeichnet.

2.1.4 Sonderformen

Sporenbildner: Manche Bakterien können Dauerformen (Sporen) ausbilden, die sie dazu befähigen, unter fast allen Bedingungen zu überleben. Sie sind besonders umweltresistent aufgrund einer ausgeprägten Zellwand und extremer Wasserarmut.

Bakterien mit Zellwanddefekten: Diese Bakterien sind sehr empfindlich gegen osmotische Schwankungen in ihrer Umgebung, da sie nicht durch eine Zellwand „in Form" gehalten werden. Die fehlende Zellwand macht sie weniger virulent, gleichzeitig aber auch resistent gegen zellwandsynthesehemmende Antibiotika (β-Laktam-Antibiotika).

2.2 Diagnostisch wichtige Eigenschaften von Bakterien

2.2.1 Vermehrung

Wachstum: Das Wachstum von Bakterien ist abhängig von:
- **Umgebungstemperatur:** Optimal sind in der Regel **37 °C**. Bei dieser Temperatur können Bakterien eine Generationszeit von 20 min erreichen.
- **pH-Wert im Medium:** In der Regel bevorzugen Bakterien einen **neutralen pH-Wert**. Saure Verhältnisse wie im Magen, auf der Haut oder in der Scheide sind für viele Bakterien tödlich.
- **Nährstoffangebot**
- **Sauerstoffverhältnisse:** Auf Sauerstoff angewiesen sind **aerobe** Bakterien, für **anaerobe** Bakterien ist Sauerstoff schädlich. Manche aeroben Bakterien können unter Abwesenheit von Sauerstoff auf anaeroben Stoffwechsel umschalten – sie sind **fakultativ anaerob**. Einige Bakterien wie z. B. Campylobacter können in **mikroaerophilem Milieu** (5 % O_2, 10 % CO_2) angezüchtet werden. **Carboxyphile Bakterien** wachsen bei erhöhtem CO_2-Gehalt, aber normalem Sauerstoffanteil.

Zucht: Bakterien werden in der Regel auf agarhaltigen Nährböden gezüchtet. Für manche Bakterien muss dem Medium Blut zugegeben werden. Auf entsprechenden Selektionsmedien können Bakterien angereichert, isoliert und in Reinkultur gezüchtet werden. Dies hat wichtige diagnostische Bedeutung.

Folgende charakteristischen Merkmale der Kolonien auf Agar werden für erste diagnostische Hinweise herangezogen:
- Farbe
- Geruch
- Form der Kolonie
- Wachstumsverhalten unter bestimmten Nährstoffbedingungen (z. B. „Bunte Reihe")
- Hämolyseverhalten auf Blutagar [S. C610], **Abb. 4.3**.

2.2.2 Antigenität

Bakterien wirken auf das menschliche Immunsystem durch verschiedene Faktoren antigen. **Proteine** und **Polysaccharide** in der Zellwand oder der Plasmamembran, auf Geißeln oder Kapseln induzieren eine Antikörperantwort und/oder eine Komplementreaktion. Dadurch kann das Immunsystem den Erreger angreifen und ausschalten.

Auch Exotoxine und Exoenzyme wirken antigen und können durch das Immunsystem des Wirts unschädlich gemacht werden.

2.2.3 Färbbarkeit

Es gibt verschiedene Möglichkeiten, Bakterien durch Anfärbung im Lichtmikroskop sichtbar zu machen. Nicht jede Färbung ist für jedes Bakterium geeignet. Manche Arten sind nur durch **Spezialfärbungen** nachweisbar.

Für die Färbung müssen die Bakterien auf einem Objektträger **fixiert** (mit Alkohol oder Hitze) und dann **getrocknet** werden. Die gebräuchlichsten Färbungen sind:
- **Methylenblaufärbung** nach Löffler: Darstellung von Kokken
- **Fuchsinfärbung:** Darstellung feiner, schlecht sichtbarer Bakterienstrukturen
- **Gram-Färbung:** zur Unterscheidung von grampositiven und gramnegativen Bakterien
- **Ziehl-Neelsen-Färbung:** Darstellung von „säurefesten" Mykobakterien (Rotfärbung der Wachse in der Zellwand mit heißem Phenolfuchsin)
- **Neisser-Färbung:** Darstellung von Corynebacterium diphtheriae; hierbei werden Polkörperchen deutlich sichtbar (**Abb. 4.11**).

2.2.4 Lysotypie

Unter Lysotypie versteht man den Nachweis von Bakterien durch **Bakteriophagen**. Bakteriophagen sind Viren, die **hochspezifisch** „ihren" Bakterienwirt befallen und **lysieren**. Diese Wirtsspezifität der Bakteriophagen macht man sich in der Diagnostik zunutze, um Bakterien indirekt nachzuweisen und zu identifizieren.

Diese Methode spielt besonders in der **Epidemiologie** (z. B. zum exakten Nachweis von **Infektketten**) eine große Rolle, da ihre Spezifität vielen anderen serologischen Verfahren überlegen ist.

2.3 Bakteriengenetik

2.3.1 Bakterielles Genom

Bakterien besitzen keinen Zellkern. Ihr **Genom** besteht aus einem einzigen ringförmigen Chromosom, das oft an der Zellmembran befestigt ist, aber ansonsten frei im Zytoplasma liegt. Es wird auch als **Kernäquivalent** (**Nukleoid**) bezeichnet.

Plasmide: Zusätzlich können in Bakterien weitere kleine ringförmige DNA-Moleküle vorkommen, die als Plasmide bezeichnet werden. Sie machen etwa 1–3 % der gesamten Erbinformation der Wirtszelle aus und können sich unabhängig vom Kernäquivalent replizieren.

Plasmide tragen genetische Informationen, die der Bakterienzelle Eigenschaften verleihen, die aus medizinischer Sicht bedeutsam sind:
- **Pathogenitätsplasmide** tragen Gene, die dem Bakterium Pathogenität verleihen; sie steuern z. B. die Bildung von Exotoxinen oder Hämolysinen.
- **Resistenzplasmide** tragen Gene, die das Bakterium resistent gegen Antibiotika machen, z. B. für β-Laktamase, welche Resistenz gegen Penicillin verleiht.
- **F-Plasmide** tragen Gene (Fertilitätsfaktoren), die den Austausch von DNA zwischen Bakterien steuern und so Plasmide und Pathogenitätsfaktoren auf andere Zellen übertragen können.

Transposons: Außerdem tragen manche Plasmide sog. Transposons. Das sind **„springende" Gene**, die ihre Position innerhalb eines DNA-Moleküls oder zwischen DNA-Molekülen wechseln können. Mithilfe dieser Transposons können Plasmide in das Nukleoid der Bakterienzelle eingebaut werden. Wird auf diese Weise z. B. eine Antibiotikaresistenz auf das Nukleoid übertragen, wird diese Bakterienzelle stabil resistent gegen das betreffende Antibiotikum. Verbleibt das Resistenzgen dagegen auf dem Plasmid, kann die Zelle unter fehlenden Selektionsbedingungen (= Abwesenheit des Antibiotikums) das Plasmid und damit seine Resistenz wieder verlieren.

2.3.2 Austausch von Erbinformation zwischen Bakterien

Bakterien vermehren sich **ungeschlechtlich** durch Zellteilung, wobei keine genetische Rekombination (Austausch von Erbinformation) stattfindet. Es gibt aber trotzdem Möglichkeiten zum **horizontalen Gentransfer** zwischen 2 Bakterienzellen. Dadurch können sich Bakterien an veränderte Umweltbedingungen anpassen (z. B. durch Aufnahme von Resistenzplasmiden) oder ihre Virulenz ändern (z. B. durch Aufnahme von Pathogenitätsplasmiden).

Transformation bzw. Transfektion: Bei der Transformation nimmt eine Zelle **freie DNA-Moleküle** aus der Umgebung auf, die z. B. bei der Lyse anderer Zellen freigesetzt wurden. Diese DNA-Moleküle können recht groß sein. Auch ganze Plasmide können auf diese Weise von einer Zelle aufgenommen werden. Transformation wird beobachtet bei Streptokokken, Neisserien und Haemophilus-Arten.

Konjugation: Bei der Konjugation treten 2 Bakterienzellen in physischen Kontakt miteinander und bilden zwischen sich eine Plasmabrücke (**Sex-Pilus**) aus. Die Bildung der Plasmabrücke wird dabei von einem **F-Plasmid** ermöglicht, das in einem der beiden Partnerzellen vorhanden sein muss. Die Konjugation ist Voraussetzung für die horizontale Weitergabe von Virulenzfaktoren und Antibiotikaresistenzen.

Transduktion: Hierbei wird die DNA von **Bakteriophagen** (s. u.) in die Wirtszelle eingeschleust. Der Bakteriophage trägt einen Teil der DNA aus dem Genom des Spenderbakteriums, die er bei einem früheren Befall in sein Genom integriert hat. Infiziert er ein Empfängerbakterium, kann dieses die Spender-DNA wiederum aus dem Phagengenom in sein eigenes Genom einbauen.

> **MERKE** **Transformation:** Aufnahme freier DNA aus der Umgebung
> **Konjugation:** Austausch von DNA zwischen 2 Zellen durch Sex-Pilus
> **Transduktion:** Übertragung von DNA durch Bakteriophagen

2.3.3 Infektion von Bakterien durch Bakteriophagen

Phagen sind Viren, die Wirtszellen befallen. Handelt es sich bei der Wirtszelle um eine Bakterienzelle, spricht man von **Bakteriophagen**. Jeder Bakteriophage ist auf eine bestimmte Wirtszelle spezialisiert. Es gibt 2 verschiedene Möglichkeiten, wie eine solche Infektion ablaufen kann.

Lytischer Zyklus: Sofort nach dem Eindringen des Phagen in die Wirtszelle vermehrt sich der Phage, indem er den Stoffwechsel und die DNA- und Proteinsynthese-Maschinerie der Wirtszelle benutzt, um seine eigene DNA zu replizieren und neue Phagenproteine zu produzieren. Dabei wird die DNA- und Proteinbiosynthese der Wirtszelle unterdrückt. Bei der Freisetzung der neu gebildeten Phagen wird die Wirtszelle zerstört (**lysiert**) und stirbt. Solche Phagen sind **virulent**.

Lysogener Zyklus: Beim lysogenen Zyklus vermehrt sich der Phage nicht direkt nach dem Eindringen in die Wirtszelle, sondern integriert seine DNA zunächst in das Genom des Bakteriums. Auf diese Weise wird die Phagen-DNA an alle Nachkommen der befallenen Zelle weitergegeben. Diese Phagen werden als **temperent** bezeichnet, die integrierte Phagen-DNA als **Prophage**. Bakterien, in deren Genom Prophagen vorhanden sind, nennt man **lysogen**.

Unter bestimmten Bedingungen (z. B. bei Einwirkung von UV-Strahlung oder Temperaturerhöhung auf 37 °C), aber auch spontan kann der Prophage aus der Wirt-DNA freigesetzt werden und in den lytischen Zyklus übergehen. An dessen Ende stehen die Freisetzung neuer Phagen und der Tod der Wirtszelle durch Lyse.

Die Wirtszelle kann durch einen Prophagen neue Eigenschaften erwerben. Zum Beispiel begründet sich die Pathogenität von Corynebacterium diphtheriae auf einer Toxinbildung, die durch einen Prophagen vermittelt wird.

3 Normalflora (Standortflora)

3.1 Residente und transiente Flora

Haut und Schleimhäute des Menschen werden von einer Vielzahl von Keimen besiedelt. Man unterscheidet zwischen residenter und transienter Flora.

Residente Flora: Keimpopulation, die den Menschen **ständig** besiedelt. Sie ist abhängig von der Körperregion, vom Alter, von der Ernährung und vom physiologischen Status des Menschen (z. B. Schwangerschaft).

Manche Mikroorganismen der residenten Flora üben eine Schutzfunktion aus, indem sie beim Gesunden das Aufkommen pathogener Keime verhindern oder erschweren.

Durch Immunsuppression (z. B. Chemotherapie), antimikrobielle Therapie oder auch Allgemeinerkrankungen können residente Keime, die normalerweise harmlos sind, pathogen werden. Diese Keime nennt man **fakultativ pathogen** oder **Opportunisten**.

Transiente Flora: Keime, die aus der Umgebung stammen und den Menschen nur **vorübergehend** besiedeln. Sie können pathogen oder potenziell pathogen sein. Solange sie die residente Flora nicht aus dem Gleichgewicht bringen, besteht keine Krankheitsgefahr.

3.2 Zusammensetzung der Normalflora

Die Normalflora ist auf den Schleimhäuten und der Haut der verschiedenen Körperregionen unterschiedlich zusammengesetzt.

3.2.1 Haut

Residente Hautflora: Die Besiedlungsdichte beträgt ca. 1000 Keime/cm^2:
- koagulasenegative Staphylokokken: Staphylococcus epidermidis, Staphylococcus saprophyticus [S. C609]
- bei manchen Menschen: Staphylococcus aureus

- Micrococcus luteus
- Enterokokken [S. C612]
- apathogene Corynebakterien.

Residente oder transiente Hautflora: Je nach Besiedelungsgebiet resident oder transient:
- apathogene Mykobakterien
- Clostridien [S. C627]
- Propionibakterien: Propionibacterium acnes schützt die Haut vor Überbesiedelung. Ist die Talgproduktion gestört, kann es zu Akne kommen.
- Hefen: Candida- und Torulopsis-Arten [S. C639].

Transiente Hautflora: Saprophyten aus der freien Natur (Bakterien, die sich von abgestorbenem Material ernähren).

3.2.2 Mundhöhle

Die meisten Keime in der Mundhöhle findet man im Zahnbelag (Plaques).

Residente Mundflora:
- vergrünende Streptokokken: Viridans-Streptokokken [S. C611]
- Staphylokokken [S. C608]: Staph. epidermidis, Staph. aureus, Staph. saprophyticus
- apathogene Neisserien
- Veillonellen
- apathogene Corynebakterien
- außerdem: Spirochäten, Bacteroides, Fusobakterien, Aktinomyzeten, anaerobe Vibrionen und einige Hefen.

Transiente Mundflora: In geringerer Zahl liegen vor:
- Haemophilus ssp.
- Enterobakterien
- Mikrokokken
- β-hämolysierende Streptokokken (besonders bei Kindern)
- Sprosspilze (besonders bei älteren Menschen).

Flora von Pharynx und Trachea: Unterscheidet sich praktisch nicht von der Flora der Mundhöhle. Typisch sind α-hämolysierende und nichthämolysierende Streptokokken.

3.2.3 Intestinaltrakt

Speiseröhre und Magen: Sollten beim gesunden Menschen steril sein (bakterizide Wirkung von Magensaft und Galle). Der einzige Keim, der im Magen gefunden wird, ist Helicobacter pylori [S. C624].

Oberer Dünndarm: Hier dominieren Laktobazillen und Enterokokken. Die Besiedelung nimmt nach kaudal immer weiter zu und verschiebt sich von grampositiven Kokken zu gramnegativen Stäbchen.

Terminales Ileum und Dickdarm:
- Ca. 96 % Anaerobier: Bacteroides, anaerobe Laktobazillen, Clostridien, anaerobe Streptokokken
- Die restlichen 4 % sind aerob oder fakultativ anaerob: Escherichia coli, Proteus, Klebsiella, Enterobacter, Enterokokken, Vibrionen, Candida-Arten.

Ca. 20 % der Stuhlmasse bestehen aus Bakterien, im Colon überwiegend Anaerobier.

Bei Säuglingen, die gestillt werden, machen Bifidobakterien den Hauptteil der Dickdarmflora aus.

3.2.4 Vagina

Die Vaginalflora ist abhängig von der hormonellen Situation der Frau und ändert sich deshalb mit den verschiedenen Lebensphasen.

Erste Lebenswochen: Aerobe Laktobazillen (Döderlein-Stäbchen) wie bei der Mutter.

Einige Wochen p. p. bis Pubertät:
- Wenn das Östrogen der Mutter verbraucht ist, wird die Vagina keimarm. Es kommt eine Mischflora aus Kokken und Stäbchen vor.

Pubertät bis Menopause: Typisch für diese Phase sind aerobe Laktobazillen (**Döderlein-Stäbchen**): Sie bauen die unter Östrogeneinfluss gebildete Glucose zu Milchsäure ab und sorgen so für das saure Milieu der Scheide (Schutzfunktion).

Außerdem: Clostridien, anaerobe Streptokokken, aerobe hämolysierende Streptokokken, Bacteroides, Enterokokken und Enterobakterien.

Nach der Menopause: Wieder eine Mischflora aus Kokken und Stäbchen. Die Döderlein-Stäbchen gehen zurück.

4 Bakteriologie

4.1 Grampositive Kokken

4.1.1 Staphylokokken

Steckbrief:
- grampositive kugelförmige Bakterien, die sich in Haufen oder Trauben anordnen (**Abb. 4.1a**)
- Einteilung in koagulasepositive und die weniger gefährlichen koagulasenegativen Staphylokokken.

Nachweis:
- Kultur aerob und anaerob auf gewöhnlichen Nährmedien
- Bilden weiße oder goldgelbe Kolonien auf Blutagar (**Abb. 4.1b**).

Koagulasepositive Staphylokokken (Staphylococcus aureus)

Pathogenese: Namengebend für die Gruppe der koagulasepositiven Staphylokokken ist die **Plasmakoagulase**, ein von den Bakterienzellen abgegebenes Enzym, das Fibrinogen in Fibrin umwandelt (Thrombinfunktion). Außerdem bilden sie den sog. **Clumping-Faktor**, der eine ähnliche Funktion hat und Fibrin aus dem Plasma ausfällt. Wichtigster Vertreter ist **Staphylococcus aureus**.

Staphylococcus aureus verursacht bei **prädisponierten Personen** klassische Infektionskrankheiten. Dabei wird unterschieden zwischen Erkrankungen, die durch **Invasion** des Erregers entstehen, und Erkrankungen, die aufgrund der vom Erreger gebildeten **Toxine** auftreten. Dazwischen gibt es Übergänge.

Tab. 4.1 gibt eine Übersicht über weitere wichtige Virulenzfaktoren und Toxine von Staphylococcus aureus.

Klinik:
Invasive Erkrankungen (Abszessbildung): Impetigo follicularis, Mastitis puerparalis, Furunkel, Karbunkel, „Plastikinfektionen", Osteomyelitis, Ostitis, Endokarditis, Meningitis.

Übergangsformen: Dermatitis exfoliativa (Morbus Ritter von Rittershain oder Pemphigus neonatorum oder staphylococcal scalded Skin Syndrome SSSS), staphylokokkenbedingtes Lyell-Syndrom (durch Exfoliatin; **Tab. 4.1**), Impetigo contagiosa, Toxic-Shock-Syndrom (durch TSST, **Tab. 4.1** und Infektionserkrankungen [S. A537].

Toxinbedingte Erkrankungen: Lebensmittelvergiftung (Enterotoxin A–E; **Tab. 4.1**), Staphylokokken-Enteritis, Staphylokokken-Enterokolitis, Toxic-Shock-Syndrom.

Nachweis: Als Beweis für den Erreger gilt der Nachweis von Koagulase oder des Clumping-Faktors. Spezielle Staphylococcus-aureus-Typstämme können mithilfe von Phagendiagnostik typisiert werden (**Lysotypie**, z. B. bei Epidemien). Der Nachweis von Toxinen erfolgt aus Kulturüberständen durch spezielle Antiseren.

Koagulasetest: In einem Reaktionsgefäß wird Kaninchenplasma mit der fraglichen Erregerkolonie beimpft und bei 37 °C inkubiert. Handelt es sich um Staphylococcus aureus, beginnt nach ca. 4 h (spätestens nach 24 h) das Plasma zu koagulieren.

Clumping-Faktor: Auf einem Objektträger wird Kaninchenplasma mit der fraglichen Erregerkolonie gemischt. Handelt es sich um dabei Staphylococcus aureus, kommt es zu einer makroskopisch sichtbaren Verklumpung (Fibrinausfällung).

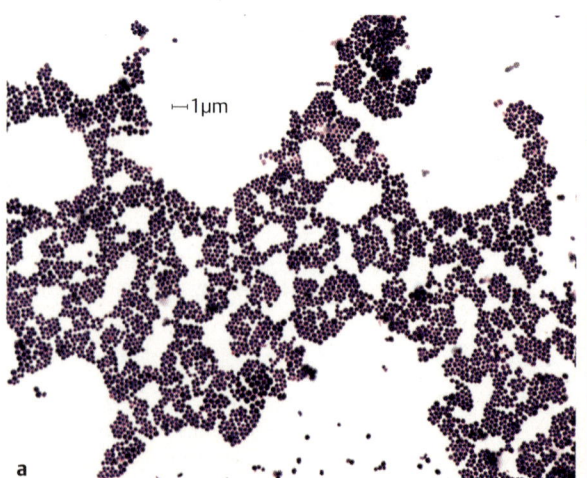 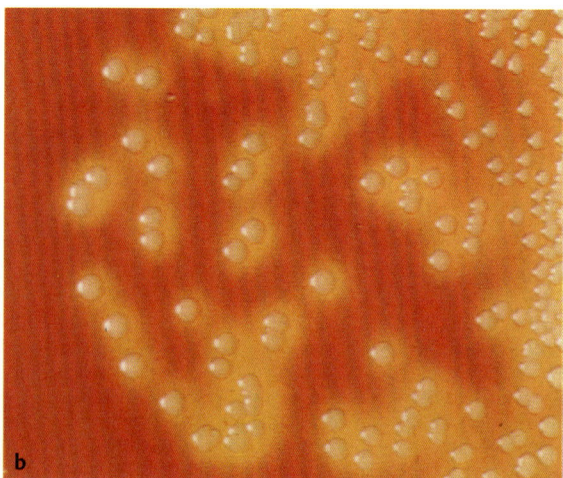

Abb. 4.1 Staphylococcus aureus. a Mikroskopisches Bild. **b** Kultur auf Blutagar. (aus: Hof, Dörries, Duale Reihe Mikrobiologie, Thieme, 2009)

Tab. 4.1 Wichtige Virulenzfaktoren und Toxine von Staphylococcus aureus*

Virulenzfaktor/Toxin	Wirkung
zellständig	
Kapselpolysaccharide	Schützen vor Phagozytose
Protein A	Schützt vor Phagozytose, indem es an die Fc-Fragmente der Antikörper bindet und damit die Opsonierung verhindert. Kann in der Labordiagnostik zum Nachweis von Staphylococcus aureus herangezogen werden.
kollagenbindende und fibronektin-bindende Proteine	Binden an Wirtskollagen und -fibronektin und umgeben die Erregerzelle mit einem schützenden Wall aus Protein.
Adhäsine	Bilden Biofilme, die die Ausbreitung des Erregers innerhalb einer geschützten Mikroumgebung erlauben und ihn vor der körpereigenen Abwehr abschirmen.
extrazellulär	
Hyaluronidasen	Erleichtern Ausbreitung im Gewebe.
Hämolysine	Schädigen Wirtszellen durch Porenbildung.
Leukocidine	Schädigen Granulozyten und Makrophagen durch Porenbildung, z. B. Panton-Valentin-Leukocidin.
Exfoliatine A und B	Verursachen intraepidermale Blasen (staphylococcal scalded skin syndrom).
Enterotoxine	Werden von einigen Staphylococcus-aureus-Stämmen gebildet; sind hitzestabil und können deshalb Lebensmittelvergiftungen hervorrufen.
toxic shock syndrome toxin (TSST)	Wird von nur ca. 1 % der Staphylococcus-aureus-Stämme produziert; stimuliert Lymphozyten zur massiven Zytokinproduktion und löst dadurch das toxische Schock-Syndrom aus.

* (nach: Hof, Dörries, Duale Reihe Mikrobiologie, Thieme, 2009)

Therapie:
- **Symptomatische** Therapie, evtl. **chirurgische** Intervention.
- Bei invasiven Erkrankungen ist immer ein **Antibiogramm** erforderlich.
- Wirksam sind **penicillinasefeste Penicilline** (Oxacillin, Methicillin, Dicloxacillin, Flucloxacillin).

Bei oxacillin- oder methicillinresistentem Staphylococcus aureus (**ORSA** oder **MRSA** – wird meist synonym verwendet) muss auf andere Substanzen ausgewichen werden: z. B. Clindamycin, Rifampicin oder – als letzte Möglichkeit – Vancomycin, Linezolid oder Teicoplanin.

Epidemiologie und Prophylaxe:
- Staphylokokken sind gegenüber Umwelteinflüssen relativ **unempfindlich** (hohe Tenazität).
- 30 % aller Menschen tragen Staphylococcus aureus auf der Haut oder den Schleimhäuten. Meist ist diese Besiedelung **klinisch asymptomatisch**.
- Oxacillinresistente Staphylococcus aureus können – besonders auf Intensivstationen – **Epidemien** auslösen. MRSA bzw. ORSA werden häufig in den Nasenvorhöfen nachgewiesen. Keimträger schützen gefährdete Patienten durch Tragen von Mundschutz und Kittel und durch **Händedesinfektion** vor Keimübertragung (s. Krankenhaushygiene [S. C808]).
- Zur Vermeidung von **Lebensmittelvergiftungen** sind in Großküchen und lebensmittelverarbeitenden Betrieben Kopfhaube und Mundschutz dringend zu empfehlen. Personen mit Entzündungen der Hände sollten dort nicht arbeiten!

MERKE Für MRSA besteht gemäß IfSG § 7 eine namentliche Meldepflicht bei indirektem oder direktem Erregernachweis aus Blut oder Liquor.

Koagulasenegative Staphylokokken

Diese gehören zur Normalflora der Haut und der Schleimhäute. Als klassische Opportunisten verursachen sie Krankheiten nur unter entsprechender Disposition. Eine **Antibiotikatherapie** bei diesen Erregern ist oft problematisch, da sie häufig Multiresistenzen aufweisen.

Die beiden wichtigsten Vertreter sind Staphylococcus epidermidis und Staphylococcus saprophyticus.

Staphylococcus epidermidis: Ist beteiligt an „Plastikinfektionen" (Fremdkörperinfektionen) und nosokomialen Infektionen: Durch Schleimbildung entstehen Mikrofilme (z. B. auf Plastikkathetern). Von dort aus können die Erreger ins Blut ausgeschwemmt werden und subakute sepsisartige Krankheitsbilder hervorrufen. Reagiert sensitiv auf Desferrioxamin, ist resistent gegenüber Penicillin und Methicillin.

Staphylococcus saprophyticus: Häufig Verursacher von unkomplizierten Harnwegsinfektionen (Urethritis oder Zystitis bei der Frau, unspezifische Urethritis beim Mann). Ist in den meisten Fällen sensibel gegenüber Cotrimoxazol.

4.1.2 Streptokokken

Steckbrief:
- Grampositive, unbewegliche kugelförmige Bakterien, die sich in Ketten anordnen (Abb. 4.2).
- Bilden keine Katalase.

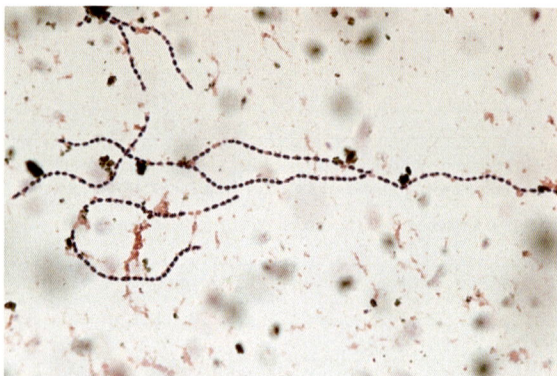

Abb. 4.2 **Streptokokken.** Lichtmikroskopisches Bild. (aus: Hof, Dörries, Duale Reihe Mikrobiologie, Thieme, 2009)

- Die meisten Stämme gehören zur Normalflora der Schleimhäute.

Klassifikation: Die Gattung Streptococcus besteht aus vielen Arten, die in der Praxis folgendermaßen eingeteilt werden.
- pyrogene hämolysierende Streptokokken
- orale Streptokokken
- Pneumokokken
- Laktokokken
- anaerobe Streptokokken
- andere Streptokokken.

Einteilung nach Lancefield: In der Zellwand der Streptokokken befindet sich die C-Substanz (ein Polysaccharid), nach der die meisten der Keime serologisch eingeteilt werden können (**Gruppierung nach Lancefield**). Danach werden die Streptokokken in die Serogruppen A bis W und in solche, die keiner Gruppe angehören, eingeteilt. Medizinisch wichtige Gruppen sind Gruppe-A-Streptokokken, Gruppe-B-Streptokokken und Pneumokokken, die keiner Serogruppe angehören.

Einteilung nach Hämolyseverhalten: Streptokokken sind anspruchsvoll zu kultivieren. Am besten eignet sich Blutagar, auf dem das Hämolyseverhalten getestet werden kann. Es werden 3 Hämolysearten unterschieden (Abb. 4.3):
- **α-Hämolyse:** Von den Streptokokken freigesetztes H_2O_2 reduziert das Hämoglobin aus den Erythrozyten im Nährboden. Dabei entstehen biliverdinähnliche Verbindungen, die einen grünen Hof um die Kolonie bilden („Vergrünung").
- **β-Hämolyse:** Hämolysine aus den Streptokokken lysieren die Erythrozyten im Nährboden vollständig. Es entsteht ein klarer Hof um die Kolonien.
- **γ-Hämolyse:** Hier findet **keine** Hämolyse statt.

Streptococcus pyogenes (A-Gruppe)

Pathogenese: Streptokokkeninfektionen manifestieren sich hauptsächlich im **oberen Respirationstrakt**. Der Erreger breitet sich dabei typischerweise im Gewebe aus. Die für die Pathogenese wichtigsten Virulenzfaktoren und Toxine sind in **Tab. 4.2** aufgeführt.

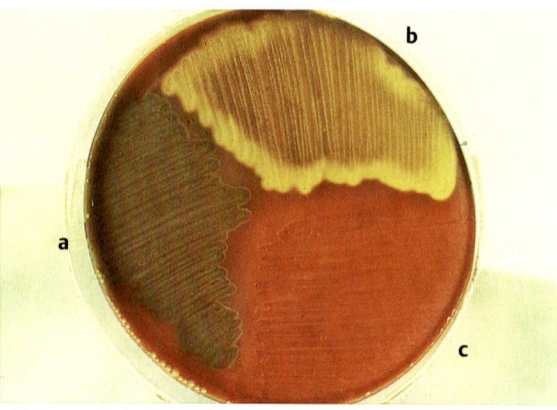

Abb. 4.3 **Hämolyseverhalten von Streptokokken. a** α-Hämolyse lässt die Kolonien grün erscheinen. **b** β-Hämolyse führt zur Ausbildung eines klaren Hofes. **c** γ-Hämolyse kennzeichnet die Abwesenheit von Hämolyse. (aus: Hof, Dörries, Duale Reihe Mikrobiologie, Thieme, 2009)

Tab. 4.2 Wichtige Virulenzfaktoren und Toxine von Streptococcus pyogenes

Virulenzfaktor/ Toxin	Wirkung
zellständig	
C-Polysaccharid	Antigen in der Kapsel
M-Protein	liegt als Schicht auf der Zellwand; wird zur Typisierung herangezogen
F-Protein	wichtiges Adhäsin
extrazellulär	
Hyaluronidase Streptokinase DNAsen	weisen starke Immunogenität auf, Streptokinase löst Fibrin auf und fördert die Verbreitung des Erregers im Gewebe
Streptolysin O Streptolysin S	schädigen Erythrozyten durch Hämolyse und wirken auf andere Blutzellen zytotoxisch durch Zerstörung der Membran
erythrogene Toxine (A, B, C)	werden von Streptokokken produziert, die mit einem lysogenen Phagen induziert sind, wirken als Superantigene. Die Exotoxine induzieren die massive Produktion von Zytokinen und rufen so die typischen Hauterscheinungen (Exanthem und Enanthem) beim Scharlach hervor.

Klinik: Streptokokkenpharyngitis, Scharlach (s. Pädiatrie [S. B553]), Impetigo contagiosa, Erysipel, Phlegmone, Wundscharlach, streptococcal toxic Shock Syndrome (STSS), Puerperalsepsis.

Nachweis: Der Nachweis erfolgt am besten über **Wund- und Rachenabstrich** oder über das **Blut**:
- Auf Blutagar zeigen A-Streptokokken **β-Hämolyse**.
- Die typische **Kettenform** ist nur in Flüssigmedien zu sehen.
- Zur Differenzierung dient ein **Agglutinationstest** mit Latexpartikeln, die mit spezifischen Antikörpern gegen das C-Polysaccharid beschichtet sind.
- Nach Ablauf der Erkrankung – wenn keine Bakterien mehr vorhanden sind – können Folgekrankheiten durch Bestimmung des **Antikörpertiters** erkannt werden.

4.1 Grampositive Kokken

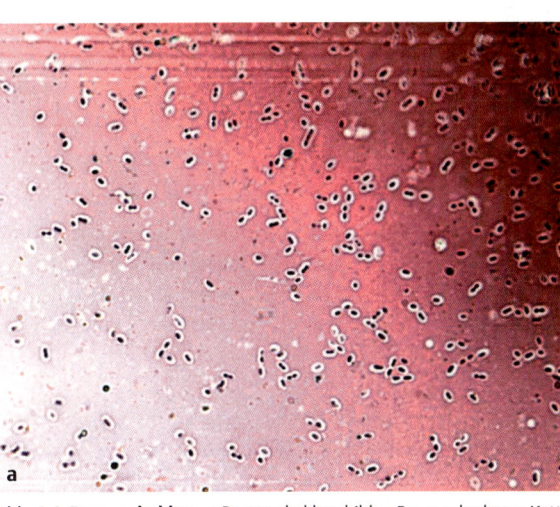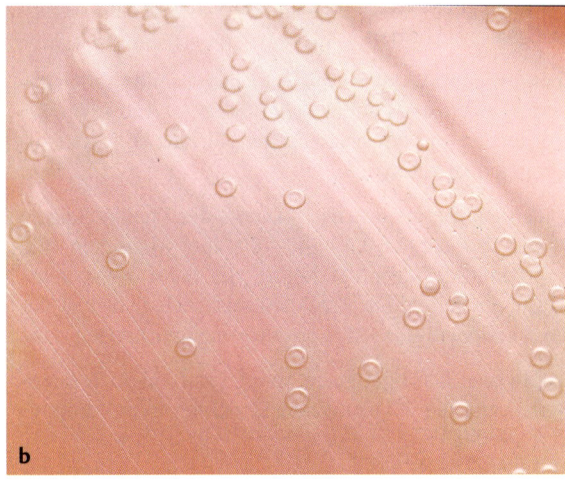

Abb. 4.4 **Pneumokokken. a** Pneumokokken bilden Paare oder kurze Ketten (Gram-Färbung). **b** Streptococcus pneumoniae auf Blutagar mit typischer Koloniemorphologie. (aus: Hof, Dörries, Duale Reihe Mikrobiologie, Thieme, 2009)

Therapie: Antibakteriell mit Benzylpenicillin (Penicillin G), Cephalosporine, Erythromycin.

Krankheitsfolgen: Als immunologische Fehlreaktionen können (nach 10–21 Tagen) akutes rheumatisches Fieber, akute Glomerulonephritis und selten Chorea minor auftreten.

> MERKE Um Folgekrankheiten abzuwenden, ist bei allen Streptokokken-A-Erkrankungen eine rechtzeitige und mindestens 10 Tage dauernde Antibiotikatherapie mit Benzylpenicillin (Penicillin G) dringend angezeigt.

Epidemiologie: Die Übertragung erfolgt direkt von Mensch zu Mensch über Tröpfchen- oder Schmierinfektion.

Prophylaxe: Die unspezifische Prophylaxe (Gurgeln o. Ä.) ist nicht überzeugend. Als Rezidivprophylaxe empfiehlt sich evtl. die Langzeittherapie mit Penicillin, da bei Wiederinfektion eine sehr viel heftigere Immunreaktion auftreten kann.

Streptococcus agalactiae (B-Gruppe)

Bedeutung: B-Streptokokken spielen besonders in der **Geburtshilfe** eine Rolle. Sie können die Geburtswege besiedeln und gehen während der Geburt auf das Kind über. Neben dem Menschen besteht auch ein tierisches Reservoir.

Klinik: Sepsis und Meningitis beim Neugeborenen, Infektionen bei Diabetikern, Late- und Early-onset-Infektionen, Harnwegs- und Wundinfektionen.

Nachweis: Erfolgt durch Kultur aus Blut, Liquor des Neugeborenen oder Vaginalabstrich der Mutter.
- B-Streptokokken zeigen **β-Hämolyse**.
- Die Typisierung erfolgt durch **Latexagglutination**.

Therapie: Antibakteriell mit Penicillin evtl. in Kombination mit einem Aminoglykosid, Ampicillin, Amoxicillin, als Alternative Cephalosporin.

Prophylaxe: Falls bei der Mutter Bakterien nachgewiesen werden, sollte sie kurz vor der Geburt mit Penicillin therapiert werden.

Streptococcus pneumoniae (Pneumokokken)

Steckbrief:
- grampositive, ovale bis lanzettförmige Kokken, die als Paar (Diplokokke) oder kurze Kette vorkommen (Abb. 4.4a)
- meist von einer Polysaccharidkapsel umgeben
- gehören keiner Lancefieldgruppe an, können aber aufgrund der Polysaccharidantigene in etwa 90 Serotypen eingeteilt werden
- häufigster bakterieller Erreger ambulant erworbener Pneumonien.

Pathogenese:
- **Polysaccharidkapsel:** Nur Stämme, die eine Kapsel bilden, lösen eine Infektion aus (die Kapsel verhindert Phagozytose).
- **Hämolysin:** Lysiert Epithel der Nasenhöhle und ermöglicht das Eindringen des Keims. Ist außerdem zytotoxisch für Immunzellen und wirkt inflammatorisch.

Klinik: Lobärpneumonie, Otitis media, Konjunktivitis, Ulcus serpens corneae, Sinusitis, Pneumokokken-Meningitis (als sekundäre Folge einer Infektion), OPSI (overwhelming post splenectomy infection; nicht nur nach Splenektomie, sondern auch bei immunsupprimierten Älteren und chronisch Atemwegserkrankten).

Nachweis:
- Bei Meningitis im **mikroskopischen Liquorpräparat**. Ansonsten über **Kultur** auf Blutagar, auf dem die Kolonien eine typische zentrale Eindellung zeigen (**Abb. 4.4b**).
- Pneumokokken zeigen **α-Hämolyse**. Sie können durch ihre Empfindlichkeit gegen **Optochin** und ihre **Gallelös-**

lichkeit gegen andere α-hämolysierende Streptokokken abgegrenzt werden.

Therapie: Antibakteriell mit Penicillin G. Alternativ Erythromycin oder ein Cephalosporin der 3. Generation. Bei Resistenzen (in Deutschland selten) Einsatz von Fluorchinolonen oder Rifampicin.

Epidemiologie: Natürlicher Standort der Pneumokokken ist der Oropharynx. Etwa 40–70 % aller Menschen sind symptomlose Träger der Keime, die dann meist keine Kapsel aufweisen. Ein Krankheitsausbruch erfolgt in der Regel **endogen**, eine **Prädisposition** muss vorhanden sein.

Prophylaxe: Risikopatienten können mit einem **Totimpfstoff** gegen die 23 häufigsten Serotypen aktiv immunisiert werden.

Oralstreptokokken

Steckbrief:
- Gruppe, bestehend aus verschiedenen Streptokokkenarten
- besiedeln Rachenraum meist als Kommensalen, aber auch Intestinaltrakt und Vagina
- werden auch „**vergrünende Streptokokken**" (oder Viridans-Streptokokken) genannt, da die meisten Stämme α-Hämolyseverhalten zeigen (manche aber auch γ-Hämolyse)
- bei den meisten Stämmen kein Lancefield-Antigen vorhanden.

Klinik: Appendizitis, bakterielle Endokarditiden (Endocarditis lenta), Zahnkaries.

Nachweis: In Kultur.

Therapie: Antibakteriell mit Penicillin – es muss aber mit Resistenzen gerechnet werden. Daher meist Kombination mit Gentamicin.

Prophylaxe: Antibiotische Endokarditisprophylaxe, z. B. bei Zahnextraktion.

Enterokokken

Steckbrief:
- grampositive, meist als Pärchen vorkommende Streptokokken
- gehören zur Normalflora des Menschen
- werden auch zur Lebensmittelherstellung und als Probiotika verwendet
- weisen sowohl α- als auch β-Hämolyse, meist aber γ-Hämolyse auf.

Klassifikation:
- Alle humanpathogenen Enterokokken gehören zur Lancefield-Serogruppe D.
- Sie sind Teil der aeroben Darmflora des Menschen.
- Die wichtigsten Vertreter sind:
  - Enterococcus faecalis
  - Enterococcus faecium.

Klinik: Aus dem Kolon verschleppte Enterokokken sind Verursacher von 50 % der chronischen und von 10–20 % der akuten **Harnwegsinfektionen**. Außerdem: Sepsis, Wundinfektion, Endokarditis, Peritonitis.

Nachweis: In Kultur auf Blutagar und aesculinhaltigen Nährmedien, es besteht eine Salzresistenz.

Therapie: Therapie mit Breitbandpenicillinen (Ampicillin, Amoxicillin, Mezlocillin) in Kombination mit Aminoglykosiden. Bei Endokarditis muss Aminopenicillin mit Gentamicin kombiniert eingesetzt werden. Bei E.-faecium-Infektionen Teicoplanin oder Vancomycin.

> **MERKE** Alle Enterokokken sind gegen Benzylpenicillin (Penicillin G) und Cephalosporine resistent.

4.2 Gramnegative Kokken

Klassifikation: Unter die gramnegativen Kokken fallen die Gattungen Neisseria, Moraxella und Acinetobacter (Tab. 4.3). **Neisserien** sind oft paarig angeordnete aerobe Schleimhautparasiten, die sehr empfindlich sind und außerhalb des Körpers schnell absterben. Moraxella und Acinetobacter sind unbewegliche Kurzstäbchen, die zur Normalflora der Schleimhaut (**Moraxella**) gehören oder in der Umwelt (**Acinetobacter**) vorkommen.

4.2.1 Neisseria gonorrhoeae (Gonokokken)

Steckbrief: Paarweise angeordnete semmelförmige Diplokokken.

Klinik: Gonorrhö (GO, Tripper; s. Infektionserkrankungen [S. A522]), Gonokokken-Blennorrhö beim Neugeborenen.

Pathogenese:
- Infektion erfolgt beim Geschlechtsverkehr.
- Gonokokken sind der Umwelt gegenüber extrem empfindlich und überleben nur, wenn sie von der Wirtszelle aufgenommen werden. Das Eindringen in die Wirtszelle wird durch verschiedene Pathogenitätsfaktoren (s. u.) vermittelt.

Tab. 4.3 Klassifikation der gramnegativen Kokken

Art	Krankheit
Neisseria gonorrhoeae	Gonorrhö
Neisseria meningitidis	epidemische Genickstarre (Meningitis epidemica), Sepsis, Pharyngitis, Purpura fulminans, Waterhouse-Friedrichsen-Syndrom (durch Endotoxinschock mit Verbrauchskoagulopathie und Nekrose der NNR)
Neisseria sp.	normale Schleimhautflora, können in seltenen Fällen Infektionen hervorrufen
Moraxella catarrhalis	Sinusitis, Otitis media, Bronchitis
Acinetobacter sp.	Hospitalinfektionen

- Sie unterlaufen die Immunreaktion des Körpers durch Antigenwechsel.

Pathogenitätsfaktoren:
- **Opaque-Protein:** Zellwandprotein des Erregers, vermittelt direkten Kontakt zur Wirtszelle und bereitet die Aufnahme in die Wirtszelle vor
- **Haftpili:** verankern den Erreger auf der Wirtszelle
- **IgA-Protease:** zerstört den Schleimhaut-Antikörper IgA
- **Endotoxin:** induziert heftige Entzündungsreaktion.

Nachweis: Kann während der Akutphase im mikroskopischen Präparat von Eiterabstrichen gefunden werden (intrazelluläre Diplokokken im Gram- oder Methylenblaupräparat). Dies ist aber nicht beweisend und muss durch Nachweis des Erregers in Kultur auf Spezialmedien gesichert werden.

Therapie: Antibakteriell mit Benzylpenicillin (Penicillin G), bei (zunehmenden) Resistenzen Cephalosporine, Spectinomycin, Chinolone.

Krankheitsfolgen: Bei Männern Harnröhrenstriktur, bei Frauen Tubenverklebungen (Sterilität, Extrauteringravidität), rezidivierende Unterbauchschmerzen.

Epidemiologie: Weltweite Verbreitung mit hoher Dunkelziffer.

Prophylaxe:
- Benutzung von Kondomen
- Prophylaxe beim Neugeborenen mit Tetracyclin- oder Erythromycin-Augensalbe.

4.2.2 Neisseria meningitidis (Meningokokken)

Steckbrief:
- unbewegliche, semmelförmige, gramnegative Diplokokken mit Polysaccharidkapsel.
- mindestens 12 Serotypen

Klinik: Pharyngitis, Purpura fulminans, epidemische Genickstarre (Meningitis epidemica), Sepsis. Waterhouse-Friedrichsen-Syndrom als Folge der Bakteriämie (Tab. 4.3).

Pathogenese:
- 5–10 % der Bevölkerung sind **symptomlose Keimträger**.
- Die Übertragung erfolgt durch **Tröpfchen- oder Schmierinfektion**. Meistens wird der Erreger durch das Immunsystem eliminiert; Kinder unter 1 Jahr haben einen **Nestschutz**.
- Meningokokken besiedeln die **Nasen- und Rachenschleimhaut**, dabei verursachen sie zunächst nicht unbedingt Krankheitssymptome. Aggressive Stämme können durch Transzytose in die Subserosa gelangen. Sie siedeln vorzugsweise im **ZNS**, können aber durch hämatogene Streuung auch in **Lungen**, **Endokard** oder die **großen Gelenke** gelangen.

Als Virulenzfaktoren sind vorhanden:
- **Adhäsine:** dienen dem Erreger zum Eindringen in die Wirtszelle
- **Rezeptor für humanes Transferrin:** ermöglicht dem Erreger, essenzielle Eisenionen aufzunehmen
- **Endotoxin:** löst Zytokinkaskade aus und kann Fieber, Gerinnungsstörungen und Schock auslösen
- **Polysaccharidkapsel:** schützt vor Phagozytose und Opsonierung.

Nachweis: In Kultur aus Liquor und Blut.

Therapie: Mittel der Wahl ist die intravenöse Gabe von Benzylpenicillin (Penicillin G). Solange der Erreger nicht identifiziert ist, sollte aber besser ein Antibiotikum eingesetzt werden, das auch andere Meningitiserreger erfasst (z. B. Cephalosporin und Ampicillin).

Krankheitsfolgen: Letalität bei rechtzeitiger Behandlung 1 %, sonst 20–70 %.

Epidemiologie: Tritt bei uns sporadisch auf (vorwiegend Serotyp B), in Drittweltländern bei Epidemien Serotyp A und C.

Prophylaxe:
- Schutzimpfung gegen Serotyp C (Konjugatimpfstoff): Impfempfehlung für alle Kinder ab dem 2. Lebensjahr
- seit 2013 Schutzimpfung gegen Serotyp B: derzeit keine allgemeine Impfempfehlung.
- kurzzeitige Chemoprophylaxe mit Rifampicin, Doxycyclin, Chinolon oder Cephalosporinen der 3. Generation.

4.2.3 Moraxella catarrhalis

Steckbrief:
- kugelförmiges, gramnegatives Bakterium
- Diplokokken
- normaler Besiedler der oberen Luftwege.

Klinik: Sinusitis, Otitis media, Bronchitis, Pneumonie; auch Bakteriämie mit Endokarditis und Meningitis.

Nachweis: In Kultur und durch biochemische Identifikation (Nitratreduktion, keine Zuckerfermentation).

Therapie: Moraxella kann gegen viele Antibiotika, auch Penicillin, Resistenzen zeigen. Evtl. Einsatz einer Aminopenicillin-β-Laktamaseinhibitor-Kombination.

4.2.4 Acinetobacter

Steckbrief:
- kokkoide, gramnegative Stäbchen
- kommen in der Umwelt vor
- lassen sich leicht isolieren (häufig auch von der Haut des Menschen).

Klinik: Hospitalinfektionen.

Therapie: Acinetobacter kann gegen zahlreiche Antibiotika resistent sein. Deshalb ist immer ein Antibiogramm erforderlich.

4.3 Gramnegative Stäbchen

4.3.1 Enterobacteriaceae

Steckbrief:

- Enterobacteriaceae sind gramnegative, nichtsporenbildende, fakultativ anaerobe, z. T. begeißelte Stäbchen von großer Heterogenität bezüglich ihrer klinischen Bedeutung
- besitzen alle das **ECA** (enterobacteriaceae common antigen)
- stellen ca. 50 % der Erreger **nosokomialer Infektionen**
- sind ein wichtiger bakterieller **Hygieneindikator**
- bilden ein Endotoxin (LPS), das beim Einschwemmen in die Blutbahn einen **Endotoxinschock** auslösen kann
- viele Enterobacteriaceae sind empfindlich gegen Austrocknung (**Cave:** Einsendung von Untersuchungsmaterial).

Klassifikation: Tab. 4.4 zeigt einen groben Überblick über die wichtigsten humanpathogenen Enterobacteriaceae.

Nachweis: Alle Enterobacteriaceae sind leicht zu kultivieren. Eine zuverlässige Identifikation erfolgt aufgrund charakteristischer Stoffwechselleistungen der einzelnen Arten, die in der „**Bunten Reihe**" getestet werden. Wichtig ist der Test auf β-Galaktosidase, die den **Laktoseabbau** erlaubt. Laktosepositive Keime werden als **koliforme Keime** bezeichnet und in der Regel der normalen Darmflora zugeordnet.

> **MERKE Laktosepositive** Enterobacteriaceae gehören der natürlichen Darm- oder Umweltflora an und sind damit nur **fakultativ** pathogen. **Laktosenegative** Enterobacteriaceae sind immer verdächtig und müssen weiter differenziert werden, da zu ihnen die wichtigen **humanpathogenen** Genera Salmonella und Shigella gehören.

Innerhalb der einzelnen Genera werden **Spezies** und **Serovare** mit **serologischen** Untersuchungsmethoden identifiziert. Herangezogen werden dabei das O-, H-, F-, K- und OMP-Antigen.

Salmonella (Salmonella enterica)

Steckbrief:

- peritrich begeißelte, gramnegative Stäbchen
- können in der Regel **keine Laktose** verstoffwechseln
- lassen sich mikroskopisch nicht von anderen Enterobacteriaceae unterscheiden
- Salmonellen sind die Erreger der Salmonellosen. Dabei werden die **systemischen Salmonellosen** (Typhus, Paratyphus) von den **enteritischen Salmonellosen** unterschieden. Sie werden von jeweils verschiedenen Salmonella-Serovaren verursacht.

Klassifikation: Heute werden alle Salmonellen der Art Salmonella enterica zugeordnet, die sieben Subspezies umfasst. Von humanmedizinischer Bedeutung ist in erster Linie Salmonella enterica spp. enterica (meist nur als Salmonella enterica bezeichnet). Die weitere Unterteilung in Serovare (beginnend mit Großbuchstaben) erfolgt aufgrund unterschiedlicher Antigenmuster (**Kauffmann-White-Schema**, Tab. 4.5).

Tab. 4.4 Die wichtigsten Gattungen der Enterobacteriaceae*

Gattung**	natürliches Habitat	humanpathologische Bedeutung
Citrobacter	Darmtrakt	koliformer Keim, intestinale und extraintestinale Infektion
Edwardsiella	Vögel	unklare Diarrhö, extraintestinale Infektion
Enterobacter	Umwelt, Darmtrakt	koliformer Keim, extraintestinale Infektion
Escherichia	Darmtrakt	extraintestinale Infektion, Enteropathien, klassischer Fäkalindikator
Klebsiella	Darmtrakt	koliformer Keim, extraintestinale Infektion
Morganella	Darmtrakt, Umwelt	extraintestinale Infektion
Proteus	Darmtrakt, Umwelt	extraintestinale Infektion
Providencia	Darmtrakt, Umwelt	extraintestinale Infektion
Salmonella	Reptilien, Hühner	je nach Serovar (> 2200): Typhus abdominalis, intestinale und extraintestinale Infektion
Serratia	Umwelt	extraintestinale Infektion
Shigella	Darmtrakt	bakterielle Ruhr (sehr selten extraintestinale Infektion)
Yersinia	Tiere	je nach Spezies: Pest, intestinale und extraintestinale Infektion

* (nach: Hof, Dörries, Duale Reihe Mikrobiologie, Thieme, 2009)
** Fett hervorgehoben sind die prüfungsrelevanten, obligat pathogenen Enterobacteriaceae.

Tab. 4.5 Wichtige Varietäten von Salmonella enterica nach dem Kauffmann-White-Schema*

Serovar	Gruppe	O-Antigen	H-Antigen	
			Phase 1	Phase 2
Auslöser systemischer Salmonellosen				
Typhi	D 1	9, 12 (Vi)	d	–
Enteritidis	D 1	1, 9, 12	g, m	(1, 7)**
Paratyphi A	A	1, 2, 12	a	1, 5
Paratyphi B	B	1, 4, (5), 12	b	1, 2
Paratyphi C	C 1	6, 7 (Vi)	c	1, 5
Typhimurium	B	1, 4, (5), 12	i	1, 2
Auslöser enteritischer Salmonellosen				
Infantis	C 1	6, 7	r	1, 5
Newport	C 2	6, 8	e, h	1, 2
Panama	D 1	1, 9, 12	l, v	1, 5
Arizonae	56–65	56–65	l, v etc.	e, n, x, z15 etc.

* (nach: Hof, Dörries, Duale Reihe Mikrobiologie, Thieme, 2009)
** kein Nachweis des Antigens möglich

Nachweis: Zuverlässiger Nachweis in Kultur nur durch **selektive Nährmedien**. Diese müssen so gewählt werden, dass sie die vorhandene Begleitflora unterdrücken. **Standardnachweismethoden** sind die Anreicherung in Tetrathionat- oder Natriumbiselenitbuillon und der **Direktnachweis** auf Natriumdesoxycholatagar (Leifson-Agar) oder Bismutsulfitagar (Wilson-Blair-Agar).

Der Anstieg des **Antikörpertiters** gegen O- oder H-Antigen auf mindestens das 4-Fache kann zur Diagnostik einer typhösen Salmonellose herangezogen werden (Widal-Reaktion).

Systemische Salmonellosen (Typhus und Paratyphus)

Erreger systemischer Salmonellosen (Typhus und Paratyphus) sind:
- Salmonella enterica Typhi (Typhus abdominalis)
- Salmonella enterica Paratyphi A
- Salmonella enterica Paratyphi B
- Salmonella enterica Paratyphi C
- mehrere andere Varietäten (S. Enteritidis, S. Typhimurium, S. Hadar) bei älteren und immunschwachen Patienten.

Klinik: Typhus bzw. Paratyphus (s. Infektionserkrankungen [S. A531]).

Pathogenese: Die Salmonellen gelangen durch das **Dünndarmepithel** in die **regionären Lymphknoten**, wo sie sich vermehren (Inkubation). Die Vermehrung in den lymphatischen Organen des Darms und die darauf folgende Immunantwort können zu Nekrotisierungen, Darmblutungen und -perforationen führen. Die Erreger streuen von dort aus hämatogen und können so praktisch **alle Organe** des Körpers besiedeln (Bakteriämie, Generalisation). Auch ein Eindringen der Erreger über das lymphatische Gewebe des Rachenrings gilt als möglich.

Nachweis: Anfangs kulturell aus Blut, Sputum, Rachenabstrich. Später aus Stuhl und Urin. Serologische Untersuchungen möglichst früh durchführen. Um Titerbewegungen zu erfassen, sind Wiederholungsuntersuchungen nötig.

Therapie: Mittel der Wahl sind Chinolone, Cephalosporine, Co-trimoxazol. Chloramphenicol wegen Nebenwirkungen nur bei vitaler Bedrohung einsetzen. Bei Infektionen aus Südostasien sind multiresistente Erreger möglich.

Krankheitsfolgen:
- **Letalität:** bei Typhus unbehandelt bei ca. 15 %, behandelt 1–2 %
- **Dauerausscheidung:** Bei 2–5 % der Infektionen kommt es zur symptomlosen Dauerausscheidung von Keimen über die Gallenwege.
- **Folgekrankheiten:** Metastatische Erregerabsiedelungen können zu Osteomyelitis und Spondylitis führen. Auch reaktive Arthritiden kommen vor.

Epidemiologie: Weltweites Vorkommen, Infektionsquelle ist immer der Mensch.

Prophylaxe:
- partielle Immunität durch **Impfung** mit oralem Lebendimpfstoff (Typhoral L) oder einem Totimpfstoff (parenteral): Impfschutz ca. 1 Jahr
- **Expositionsprophylaxe** (Infektionsschutzgesetz):
  - Meldepflicht beim zuständigen Gesundheitsamt
  - In lebensmittelverarbeitenden Betrieben dürfen keine Ausscheider arbeiten.
  - Hospitalisierung erfolgt aus klinischer und epidemiologischer Sicht.

Enteritische Salmonellosen

Alle anderen Salmonellen, außer den oben genannten Typhuserregern, können eine enteritische Salmonellose auslösen (s. Infektionserkrankungen [S. A530]).

Klinik: Brechdurchfall, kolikartige Bauchschmerzen, Diarrhö. Bei hämatogener Streuung (Immundepression, vorbestehende Magen-Darm-Erkrankungen) auch Sepsis, Osteomyelitis, Endokarditis, Meningitis u. a.

Pathogenese: Die Infektion erfolgt oral durch **Nahrungsmittel**, seltener **Trinkwasser**. Die Infektionsdosis ist groß ($> 10^5$ Keime). Die Erreger adhärieren mit ihren Fimbrien an die M-Zellen der **Peyer-Plaques** und wandern von dort bzw. direkt durch die Enterozyten in die **Submukosa**, wo sie von Makrophagen aufgenommen werden, in denen sie sich vermehren können. In der Regel bleibt die Infektion **lokal** begrenzt. Bei Kindern, immunschwachen Patienten und vorbestehenden Magen-Darm-Erkrankungen kann es zur Generalisierung kommen.

Nachweis: Kultur und Differenzierung aus Patientenstuhl oder Erbrochenem.

Therapie:
- In der Regel symptomatische Behandlung durch Ausgleich des Elektrolyt- und Wasserverlusts.
- Wenn antibakteriell (bei extraintestinalen Manifestationen, schweren Verläufen, Prämorbidität), dann möglichst früh mit Chinolonen beginnen.

Krankheitsfolgen: Letalität gering, Gefahr des Kreislaufversagens bei alten und immungeschwächten Menschen und Kleinkindern.

Epidemiologie:
- Weltweites Vorkommen, Infektionsquelle sind tierische Nahrungsmittel.
- Seit 1950 nehmen Erkrankungen ständig zu, werden aber oft nicht erkannt (z. B. Durchfälle während und nach Urlaubsreisen) oder gemeldet (Problem der **unerkannten Ausscheider**).

Prophylaxe:
- Schutzimpfung ist **nicht** möglich. Nach überstandener Erkrankung besteht **keine** Immunität.
- **Expositionsprophylaxe** ; entsprechende Hygiene beachten. In lebensmittelverarbeitenden Betrieben und in

bestimmten Pflegeberufen müssen Salmonellenträger nach dem Infektionsschutzgesetz mit einem Tätigkeitsverbot rechnen.

Shigella

Steckbrief:
- Shigellen sind gramnegative, sporenlose, unbegeißelte Stäbchen.
- Sie können keine Laktose, kein Citrat und keinen Harnstoff verstoffwechseln. Sie bilden keinen Schwefelwasserstoff.
- Sie sind säurestabil und können Magensäure gut überstehen (→ kleine Infektionsdosis, s. u.).
- Die Gattung besteht aus **4 Arten** (Tab. 4.6) mit jeweils mehreren Serovaren (unterschiedliches O-Antigen).

Klinik: Bakterielle Ruhr (Dysenterie): Sommerruhr, Flexner-Ruhr, Shiga-Kruse-Ruhr (s. Infektionserkrankungen [S. A534]).

Pathogenese: Die Infektion erfolgt oral durch **Trinkwasser** oder **Lebensmittel**. Die Infektionsdosis ist klein (< 100 Keime). Shigellen greifen das **Kolonepithel** an und verursachen ulzeröse Läsionen. Sie bilden das sog. **Shigatoxin**, welches zyto-, neuro- und enterotoxisch wirkt und eine Hypersekretion auslöst.

Nachweis: Kultur und Differenzierung aus Patientenstuhl. Begleitflora muss durch Selektivmedien unterdrückt werden.

Therapie:
- symptomatische Therapie durch Ausgleich des Elektrolyt- und Wasserhaushalts
- daneben Antibiotikatherapie mit Ciprofloxacin oder Azithromycin (Erreger müssen auf Empfindlichkeit geprüft werden).

Krankheitsfolgen: Reiter-Syndrom. Reiter-Trias. Auch ein hämolytisch-urämisches Syndrom (HUS) ist möglich.

Epidemiologie: Infektionsquelle ist immer der Mensch. Die Übertragung (bei bakterieller Ruhr) erfolgt aufgrund der geringen Infektionsdosis vor allem durch Fliegen (fäkal-oraler Infektionsgang).

Prophylaxe:
- In Deutschland gibt es **keinen Impfstoff**. Nach überstandener Erkrankung besteht eine mäßige Immunität.
- **Expositionsprophylaxe:** In lebensmittelverarbeitenden Betrieben und in bestimmten Pflegeberufen dürfen keine Ausscheider arbeiten, wobei Ausscheider nur sehr selten vorkommen.

> **MERKE** Der Nachweis von Shigellen ist meldepflichtig.

Escherichia coli

Steckbrief:
- gramnegatives, sporenloses, peritrich begeißeltes Stäbchen (Abb. 4.5)
- verstoffwechselt Glukose, Laktose und Mannitol, aber kein Citrat und keinen Harnstoff
- bildet Indol
- bildet keinen Schwefelwasserstoff
- gehört zur normalen Darmflora des Menschen (**klassischer Fäkalindikator**)
- ist die wichtigste Art der Gattung Escherichia.

> **MERKE** E. coli ist der häufigste Erreger nosokomialer Infektionen.

Klinik:
- **intestinale Infektionen:** massive Diarrhöen (Tab. 4.7; s. auch Infektionserkrankungen [S. A520])
- **extraintestinale Infektionen** (bei prädisponierten Personen, durch Schmierinfektion aus der Analregion): Urethritis, Zystitis, Ureterozystitis, Zystopyelitis, Pyelonephritis, Beteiligung an Entzündungen im Bauchraum

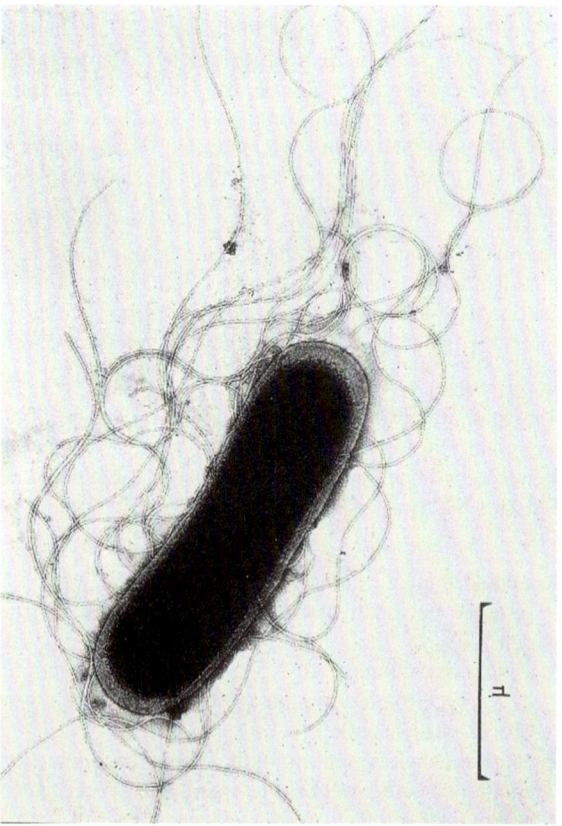

Abb. 4.5 Escherichia coli. Elektronenmikroskopische Aufnahme. (aus: Hof, Dörries, Duale Reihe Mikrobiologie, Thieme, 2009)

Tab. 4.6 Klassifizierung der Gattung Shigella

Art	Erkrankung	Vorkommen
S. sonnei	Sommerruhr	Mitteleuropa, 1 Serovar
S. flexneri	Flexner-Ruhr	weltweit, 13 Serovare
S. dysenteriae	Shiga-Kruse-Ruhr	Tropen, Subtropen, 10 Serovare
S. boydii	relativ milder Verlauf	Vorderasien und Nordafrika, selten; 15 Serovare

Tab. 4.7 Intestinale Infektionen mit Subtypen von E. coli

Subtyp	Virulenzfaktor	Erkrankung
EPEC (enteropathogene E. coli)	EPEC-adhesion factor (EAF)	Diarrhö, v. a. bei Säuglingen in der Dritten Welt
ETEC (enterotoxinbildende E. coli)	Enterotoxine LTI, LTII, ST, Fimbrien zur Anheftung an Dünndarmwand	Reisediarrhöen („Montezumas Rache"), weit verbreitet in tropischen Ländern
EIEC (enteroinvasive E. coli)	Eindringen in Darmmukosazelle	Imitation der bakteriellen Ruhr
EHEC (enterohämorrhagische E. coli) oder VTEC (verotoxinproduzierende E. coli) oder STEC (Shiga-like-Toxin produzierende E. coli)	Adhäsion an Epithelzellen durch eae-Genprodukt, Verotoxin (Shiga-like-Toxin) Hämolysin	hämorrhagische Kolitis, hämolytisch-urämisches Syndrom
UPEC	P-Fimbrien	uropathogene E. coli und Erreger einer Neugeborenenmeningitis

(Appendizitis, Peritonitis, Cholangitis, Cholezystitis). Bei Einschwemmen in die Blutbahn Sepsis (Urosepsis), bei Kleinkindern auch eitrige Meningitis.

Nachweis: Ausschließlich durch Kultur. Endgültige Diagnose über „Bunte Reihe".
- Bei **intestinalen Infektionen:** Da aus jedem Stuhl E. coli isoliert werden können und die Identifizierung der serologischen Subtypen (Tab. 4.7) labordiagnostisch aufwendig ist, erfolgt die Diagnose in der Regel klinisch durch Ausschluss anderer Diarrhöverursacher oder über Toxinnachweis.
- Bei **extraintestinalen Infektionen:** Isolation immer aus dem jeweils betroffenen Material (z. B. aus Urin bei Harnwegsinfektionen).

Therapie:
- Bei **intestinalen Infektionen:** Behandlung durch Ausgleich des Elektrolyt- und Wasserverlusts (meist ausreichend).
- Bei **extraintestinalen Infektionen:** gezielte Antibiotikatherapie nach Austesten der Empfindlichkeit mit Co-trimoxazol, Chinolonen, Imipenem bzw. Cephalosporinen. Aminopenicilline sind meist weniger wirksam.

Prophylaxe:
- **Intestinale Infektionen** mit E. coli sind immer exogener Natur (orale Aufnahme). Entsprechende Hygiene beachten. Auf Reisen in entsprechende Länder nur gekochte Speisen und desinfiziertes Trinkwasser zu sich nehmen.
- **Extraintestinalen Infektionen** kann durch entsprechende Körperhygiene und das Tragen von sauberer Unterwäsche vorgebeugt werden. Nach dem Stuhlgang sollte von vorne nach hinten gewischt werden.

Yersinia

Von den 11 bekannten Yersiniaarten sind 3 humanmedizinisch von Bedeutung:
- Yersinia pestis
- Yersinia entercolitica
- Yersinia pseudotuberculosis.

Yersinia pestis

Steckbrief:
- Y. pestis ist ein pleomorphes, kurzes oder kokkoides Stäbchen.
- bildet keine Sporen und besitzt **keine** Geißeln
- bildet Harnstoff (kann so von anderen medizinisch bedeutenden Yersiniaarten unterschieden werden).

Klinik: Bubonenpest, Pestsepsis, primäre und sekundäre Lungenpest (s. Infektionserkrankungen [S. A543]).

Pathogenese: Die Pest ist eine **Zoonose** der Nagetiere, hauptsächlich der **Ratte**. Die Infektion erfolgt perkutan über den **Rattenfloh**. Beim Stich durch den Floh gelangen die Erreger in die regionären **Lymphknoten**, wo sie sich vermehren. Die Lymphknoten schwellen an und es kommt zu einer bläulichen, hämorrhagischen Verfärbung (**Bubonen**).

Streut der Erreger in die Blutbahn, kommt es zur **Pestsepsis**, die alle Organe befallen kann. Es kommt zur **sekundären Lungenpest** mit hochinfektiösem Sputum, welches bei direktem Kontakt in exponierten Personen eine **primäre Lungenpest** mit sehr kurzer Inkubationszeit (wenige Stunden) auslösen kann.

Bei 37 °C bildet Y. pestis eine Kapsel (F1, Fraktion 1), die vor Phagozytose schützt, und 2 weitere Antigene, die als Virulenzantigen V und W bezeichnet werden.

Nachweis: Kulturell und mikroskopisch aus Bubonenaspirat, Sputum oder Blut.

Therapie: Antibakteriell mit Tetrazyklinen, Chloramphenicol, Streptomycin, Chinolonen und Co-trimoxazol.

Krankheitsfolgen:
- Bubonenpest: Letalität unbehandelt 50–60 %
- primäre Lungenpest: Führt unbehandelt nahezu immer zum Tode.

Epidemiologie: Heute noch in Teilen Afrikas, Asiens und Amerikas endemisch.

Prophylaxe:
- Isolation von Erkrankten.
- Kontaktpersonen sind für 6 Tage in Quarantäne zu nehmen.
- Totimpfstoff vorhanden, schützt aber nur ungenügend. Eine Impfung ist nur bei nachgewiesenem Expositionsrisiko vertretbar.

> **MERKE** Der Nachweis von Yersinia pestis ist meldepflichtig.

Yersinia enterocolitica

Steckbrief:
- pleomorphes, kurzes oder kokkoides Stäbchen
- bildet keine Sporen
- bildet bei Wachstumstemperaturen unter 30 °C Geißeln aus
- noch bei 4 °C vermehrungsfähig
- lässt sich durch spezielle Stoffwechselleistungen von anderen Yersinien unterscheiden
- über 50 Serotypen, die 4 Biotypen zugeordnet werden können.

Klinik: Akute Enteritis (Yersiniose; s. Infektionserkrankungen [S. A543]).

Pathogenese: Die Infektion erfolgt über **Nahrungsmittel**. Der Erreger dringt über das **Dünndarmepithel** (M-Zellen) in die **Submukosa** (mesenteriale Lymphknoten) ein und vermehrt sich dort.

Nachweis:
- Keimisolation aus Stuhl ist schwierig (erfolgt über spezielle Yersinia-Medien).
- Nachweis aus OP-Material in der Regel einfach (z. B. „Bunte Reihe" zur Enterobacteriaceendiagnostik).
- Kreuzreaktionen mit Salmonella- und Brucella-Antikörpern möglich
- Antikörpernachweise sind für die Erkennung von Folgekrankheiten wichtig.

Therapie: Einsatz von Antibiotika je nach Resistenz des Erregers, wenn keine spontane Heilung.

Krankheitsfolgen: 1–3 Wochen nach der Erkrankung können Myokarditis, Arthritiden, Erytheme (Erythema nodosum) und andere Hauterscheinungen auftreten. Reiter-Trias. Folgeerkrankungen besonders bei HLA-B27-Positivität.

Epidemiologie: Übertragungen von Mensch zu Mensch kommen in der Regel nicht vor.

> **MERKE** Der Nachweis von Yersinia enterolitica ist meldepflichtig.

Yersinia pseudotuberculosis

Steckbrief:
- pleomorphes, kurzes oder kokkoides Stäbchen
- bildet keine Sporen
- bildet bei Wachstumstemperaturen unter 30 °C Geißeln aus
- lässt sich durch spezielle Stoffwechselleistungen von anderen Yersinien unterscheiden.

Klinik: Lymphadenitis mesenterica mit pseudoappendizitischer (seltener enterischer) Verlaufsform.

Pathogenese: Die Infektion erfolgt sehr wahrscheinlich **oral**. Natürlicher Wirt sind in der Regel Ratten, aber auch andere Säugetiere und Vögel, bei denen der Erreger ein tuberkuloseähnliches Krankheitsbild hervorruft (daher die Namensgebung).

Die Erreger durchdringen das Epithel des Ileums in transzytotischen Vesikeln. In der Submukosa werden sie von Makrophagen aufgenommen und gelangen so in die regionären Lymphknoten.

Nachweis:
- Keimisolation aus Stuhl ist schwierig (erfolgt über spezielle Yersinia-Medien).
- Nachweis aus OP-Material in der Regel einfach (z. B. „Bunte Reihe" zur Enterobacteriaceendiagnostik).
- Antikörper können nachgewiesen werden; ein Titer > 80 muss als positiv gewertet werden.

Therapie:
- nicht zwingend mit Antibiotika
- bei Komplikationen und Sepsis Einsatz von Antibiotika je nach Resistenzen des Erregers.

Epidemiologie: Nur sehr geringes Vorkommen.

Sonstige Enterobacteriaceae

In **Tab. 4.4** sind weitere humanpathogene Enterobacteriaceae aufgeführt. Die wichtigsten davon werden im Folgenden kurz erwähnt.

Enterobacter

Steckbrief:
- gramnegatives, peritrich begeißeltes Stäbchen
- kann Citrat als alleinige Kohlenstoffquelle verwerten; kann Laktose vergären
- Kapselbildung möglich.

Klassifikation: Die Gattung Enterobacter ist inhomogen. Der wichtigste Vertreter ist **Enterobacter cloacae**.

Pathogenese und Klinik:
- Enterobacter sind **fakultativ pathogen**: Bronchitis, Cholangitis, Harnwegsinfektionen, Sepsis, Meningitis.
- **Prädisposition** muss in der Regel vorhanden sein
- wichtiger **nosokomialer Infektionserreger**.

Nachweis: In Kultur, in der Regel problemlos. Endgültige Diagnose mit der „Bunten Reihe".

Therapie:
- Gegen Aminopenicilline und ältere Cephalosporine sind natürliche Resistenzen vorhanden.
- gute Erfolge mit Chinolonen und Aminoglykosiden
- Empfindlichkeitsprüfung notwendig.

Klebsiella

Steckbrief: Gramnegative, sporenlose, unbewegliche Stäbchen mit Kapsel.

Klassifikation: Die wichtigsten humanpathogenen Vertreter sind **Klebsiella pneumoniae** und **Klebsiella oxytoca**.

4.3 Gramnegative Stäbchen

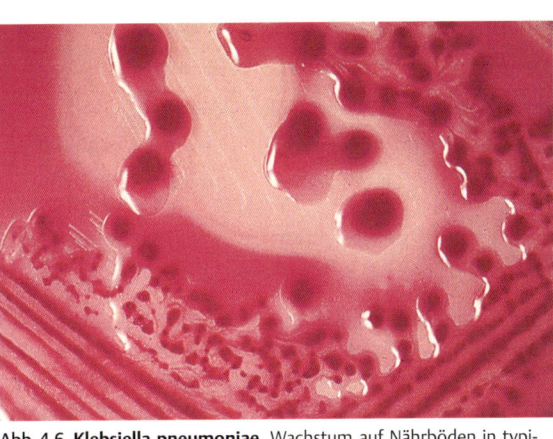

Abb. 4.6 **Klebsiella pneumoniae.** Wachstum auf Nährböden in typischen schleimigen Kolonien. (aus: Hof, Dörries, Duale Reihe Mikrobiologie, Thieme, 2009)

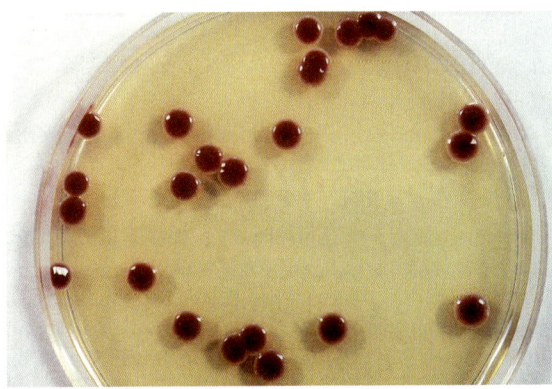

Abb. 4.7 **Serratia marcescens.** Auf kohlenhydrathaltigen Nährböden sehen die Kolonien aus wie Blutstropfen. (aus: Hof, Dörries, Duale Reihe Mikrobiologie, Thieme, 2009)

Pathogenese und Klinik:
- **fakultativ pathogen:** Friedländer-Pneumonie (K. pneumoniae), Lungenabszesse, Bronchitis, Sinusitis, Mastoiditis, Otitis, Cholangitis, Cholezystitis. Außerdem können Klebsiellen Harnwegsinfektionen, Sepsis, Meningitis, Endokarditis und Osteomyelitis verursachen.
- **Prädisposition** muss in der Regel vorhanden sein
- wichtiger **nosokomialer Infektionserreger**.

Nachweis:
- erfolgt immer kulturell
- wächst auf Universalböden in schleimigen Kolonien (Abb. 4.6)
- endgültiger Nachweis über „Bunte Reihe".

Therapie:
- „Problemkeime" mit natürlicher Resistenz gegen Benzylpenicillin (Penicillin G) und Aminopenicilline
- besitzen oft Multiresistenzen durch ein R-Plasmid
- sinnvolle Therapie erst nach Erregerisolation und Antibiogramm möglich
- effizient sind häufig betalaktamasefeste Breitspektrum-Betalaktamantibiotika wie die Carbapeneme **Meropenem** oder Imipenem.

Proteus

Steckbrief: Gramnegatives, sporenloses, durch peritriche Begeißelung sehr bewegliches Stäbchen.

Klassifikation: Die wichtigsten humanpathogenen Arten sind **Proteus mirabilis**, **Proteus vulgaris** und **Proteus penneri**.

Pathogenese und Klinik:
- opportunistisch pathogener Keim
- wird bei vielen **nosokomialen Infektionen** isoliert
- verursacht Harnwegsinfektionen, Wundinfektionen, Septikämien, Infektionen des Respirationstrakts
- fördert durch starke Ureaseproduktion die Bildung von **Nierensteinen**
- durch verunreinigte Lebensmittel können **Gastroenteritiden** entstehen.

Nachweis: Erfolgt ausschließlich kulturell. Typisch für das Wachstum auf festen Nährböden ist das **Schwärmverhalten** (es entstehen keine umschriebenen Kolonien).

Therapie:
- nur nach Antibiogramm möglich
- natürliche Resistenz gegen Tetrazykline.

Serratia

Steckbrief:
- gramnegatives, sporenloses, peritrich begeißeltes Stäbchen
- besonderes Kennzeichen: produziert DNAse.

Klassifikation: Die humanmedizinisch wichtigsten Arten sind **Serratia marcescens** und **Serratia liquefasciens**.

Pathogenese und Klinik:
- Serratia ist opportunistisch pathogen.
- Gefürchteter Erreger **nosokomialer Infektionen:** Harnwegsinfektionen, Sepsis, Meningitis, Endokarditis, Osteomyelitis und Wundinfektionen.

Nachweis:
- erfolgt immer in Kultur
- Kennzeichen der Kulturen ist ein rotes Pigment (**Prodigiosin**), welches die Kolonien auf kohlenhydrathaltigen Nährböden wie Blutstropfen aussehen lässt (**Hostienwunder**; Abb. 4.7).

Therapie:
- Viele Serratia-Stämme sind resistent gegen zahlreiche Cephalosporine.
- Sinnvolle Therapie kann erst nach Austesten der Keimisolate erfolgen.
- Aminoglykoside sind teilweise erfolgreich.

4.3.2 Weitere gramnegative Stäbchen

Pseudomonas aeruginosa

Steckbrief:
- gramnegatives, sporenloses, polar begeißeltes, strikt aerobes Bakterium

- typischer **Nass-** oder **Pfützenkeim** (kann sogar in entionisiertem Wasser nachweisbar sein)
- bildet eine Haut (**Kahmhaut**) auf der Oberfläche von Flüssigkulturen
- süßlich-aromatischer **Geruch** (kann am Krankenbett zur Diagnose benutzt werden)
- bildet eine **β-Hämolyse** aus.

Pathogenese: Kann invasiv lokale Entzündungen hervorrufen, aber auch bis zur Sepsis und – bei Produktion von Enterotoxinen – zu systemischen Folgen führen.

Pathogenitätsfaktoren sind das Enterotoxin LPS und die Schleimschicht aus Alginat und Exotoxin A, welche zytotoxisch wirken. Für das klinische Erscheinungsbild reicht es aus, wenn diese Toxine eine ständige Immunabwehr aufrechterhalten.

Klinik:
- **Otitis externa** nach Schwimmbadbesuch
- Infektion von **Brandwunden** und postoperative **Wundinfektionen**
- Infektion des **Respirationstrakts** durch kontaminierte Geräte
- **Lungeninfekt** bei zystischer Fibrose
- rezidivierende **Harnwegsinfekte**
- toxinbedingte, **anaphlyaktische Reaktionen** bei Dialysepatienten
- **Endokarditiden** und **Septikämien**, oft bei Drogenabhängigen

Therapie: Sehr unempfindlich oder gar **resistent** gegen viele Antibiotika. Es empfehlen sich Kombinationen aus **β-Laktamen** und **Aminoglykosiden**. Im Einzelfall muss ein **Antibiogramm** gemacht werden.

Prophylaxe: Pseudomonaden rufen typische Hospitalinfektionen hervor. Daher ist eine sorgfältige Desinfektion nötig.

> **MERKE** Wichtig ist die gründliche und regelmäßige Desinfektion von Geräten (z. B. Dialyse- oder Beatmungsgeräte, Vernebelungssysteme für Atemtherapeutika) → dazu am besten auseinanderbauen. Thermische Desinfektion ist dabei immer effizienter als chemische.

Brucella

Steckbrief: Gramnegatives, sehr kleines, kokkoides, unbewegliches, pleomorphes Stäbchen.

Klassifikation: 4 Arten sind humanpathogen (Tab. 4.8; s. auch Infektionserkrankungen [S. A516]).

Klinik: Fieber (40 °C) als Febris undulans, generalisierte Lymphadenopathie, **Hepatosplenomegalie**. Je nach Ausmaß und Lokalisation des Organbefalls Osteomyelitis, Meningoenzephalitis, Nephritis, Endokarditis, Pneumonie, Orchitis, Placentitis (kann zum Abort führen). Manchmal jahrelange Chronifizierung.

Pathogenese: Infektion erfolgt über direkten oder indirekten Kontakt mit den kranken Tieren (**Anthropozoo-**

Tab. 4.8 Klassifizierung der Gattung Brucella

Erreger	Krankheit	Überträger
Brucella abortus	Morbus Bang	Rind
Brucella melitensis	Maltafieber	Ziege, Schaf, seltener Rind
Brucella suis	Brucellose	Schwein
Brucella canis	Brucellose	Hund

nose). Eine Übertragung von Mensch zu Mensch kommt in der Regel nicht vor. Nach einer lokalen Entzündung wird der Erreger in die regionären Lymphknoten transportiert. Von dort kommt es zu hämatogenen Streuung und zum Organbefall. Dort entstehen typische, nichtverkäsende **Granulome**.

Nachweis: Kulturell aus Blut, Lymphknoten, Knochenmark, Plazenta. Lange Kultivierungszeit nötig (bis zu 3 Wochen). Auch serologischer Nachweis mit spezifischen Antikörpern möglich (frühestens 2 Wochen nach Infektion), genauso wie PCR.

Therapie: Tetrazykline in Kombination mit Aminoglykosid/Rifampicin. Alternativ Trimethoprim mit Sulfamethoxazol. Therapie muss **langfristig** angelegt sein (> 1 Monat). Organmanifestationen und Rückfälle sind nicht auszuschließen.

Epidemiologie: Brucella kommt weltweit vor und ist ein hochkontagiöser Erreger. Die Keime sind in unpasteurisierter Milch und Milchprodukten wochenlang lebensfähig.

Prophylaxe: Infizierte Tiere aus Nutztierbeständen entfernen. Keine unpasteurisierte Milch und Milchprodukte verwenden.

> **MERKE** Der Nachweis von Brucella ist meldepflichtig.

Legionella

Steckbrief:
- schwach anfärbbare, kurze bis filamentöse, in der Regel bewegliche, aerobe, gramnegative Stäbchen
- können Zucker weder fermentativ noch oxidativ verwerten
- Erreger der **Legionellosen**.

Klassifikation: Bis heute kennt man über 50 Legionella-Arten. Die meisten sind apathogene Umweltkeime. Die virulenteste Art ist **Legionella pneumophila** mit 14 verschiedenen Serogruppen. Sie verursacht die Legionärskrankheit und das harmlose Pontiac-Fieber. **L. micdadei** befällt vor allem immungeschwächte Patienten und verursacht dort die Pittsburgh-Pneumonie.

Klinik: Legionärskrankheit (atypische Pneumonie), Pontiac-Fieber, Pittsburgh-Pneumonie.

Pathogenese und Virulenzfaktoren: Die Infektion erfolgt über **Inhalation** von keimhaltigen Tröpfchen. Die Legio-

4.3 Gramnegative Stäbchen

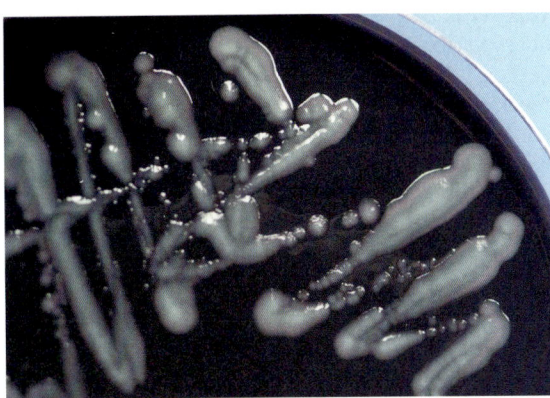

Abb. 4.8 Legionella pneumophila. Kolonien auf BCYE-Agar. (aus: Hof, Dörries, Duale Reihe Mikrobiologie, Thieme, 2009)

nellen vermehren sich in **Makrophagen**. Sie bilden Proteasen und Phospholipase, welche **Surfactant** spalten kann. Immungeschwächte Menschen sind besonders stark gefährdet, da ein intaktes **Immunsystem** zur Bekämpfung entscheidend ist.

Nachweis: Kulturell (**Abb. 4.8**). Zur Kultivierung sind spezielle Legionellenmedien erforderlich. Die genaue Serotypbestimmung ist schwierig. In der Akutphase **Antigennachweis im Urin** (z. B. für L. pneumophila verfügbar). **Antikörper** im Serum können erst nach der Akutphase (in der 2. Krankheitswoche) nachgewiesen werden. Für die Diagnose ist der Titeranstieg bedeutsam.

Therapie: Mittel der Wahl sind Makrolide. Alternativ Chinolone. Bei Schwerkranken Makrolid in Kombination mit Rifampicin.

Krankheitsfolgen: Bei Infektion mit L. pneumophila Letalität unbehandelt > 15 %.

Epidemiologie: Legionellen leben in natürlichen Feuchtbereichen im 5–25 °C warmen Wasser. Sie können aus zahlreichen Warmwasseranlagen (z. B. Krankenhäuser, Privathaushalte, Schwimmbäder) isoliert werden. Bei 60 °C werden sie inaktiviert.

Prophylaxe: Warmwassersysteme von 60–70 °C sind unbedenklich. Chlorierung von Wasser im Schwimmbad inaktiviert die Legionellen ebenfalls.

Haemophilus

Steckbrief:
- zarte, pleomorphe, kokkoide, unbewegliche, sporenlose, fakultativ anaerobe, oft bekapselte, gramnegative Stäbchen
- benötigen für das Wachstum bestimmte Wachstumsfaktoren aus dem Blut.

Klassifikation: Siehe **Tab. 4.9**.

Haemophilus influenzae

Steckbrief:
- kleines, zartes, unbewegliches, fakultativ anaerobes, oft bekapseltes Stäbchen
- unbekapselte Stämme können Fäden oder Ketten bilden
- benötigt Hämin, NAD, NADP und andere Faktoren zum Wachstum. Zeigt in der Nachbarschaft von anderen Bakterien, die diese Faktoren produzieren, das sog. Ammenphänomen (**Abb. 4.9**).

Klassifikation: Man unterscheidet die Serotypen a bis f, entsprechend dem Aufbau des Kapselpolysaccharids. Serotyp b ist mit 95 % aller schweren Haemophilus-Infektionen der bedeutendste.

Klinik: Meningitis, akute Epiglottitis, Sinusitis, Otitis media, Osteomyelitis, Perikarditis, OPSI (overwhelming postsplenectomy infection), Beteiligung an COPD, Raucherhusten, chronischer Bronchitis.

Pathogenese: H. influenzae kommt in der Schleimhaut der oberen Lungenwege vor. Die Kapsel ist der wichtigste Pathogenitätsfaktor. Außerdem spielt eine IgA-Protease eine wichtige Rolle, die die Immunabwehr der Schleimhaut schwächt.

Tab. 4.9 Humanpathogene Vertreter der Gattung Haemophilus*

Art	verursachte Erkrankung	Bemerkungen
H. aegypticus	Infektiöse Konjunktivitis, Purpura-Fieber	Vorkommen in Nordafrika
H. aphrophilus	Wundinfektionen, Abszesse, Peridontalkrankheiten, systemisch: Endokarditis, Osteomyelitis	wird in Bisswunden als Erreger gefunden.
H. ducreyi	Ulcus molle	in Südafrika häufig, sonst selten
H. haemolyticus	Besiedler des Nasopharynx	apathogen
H. influenzae	Meningitis bei Kindern, chronische Bronchitis	–
H. parahaemolyticus	Infektionen der Mundhöhle, systemisch: Endokarditis	–
H. parainfluenza	selten Endokarditis	–
H. segnis	Wundinfektionen, Abszesse, Peridontalkrankheiten, systemisch: Endokarditis, Osteomyelitis	–

* (nach: Hof, Dörries, Duale Reihe Mikrobiologie, Thieme, 2009)

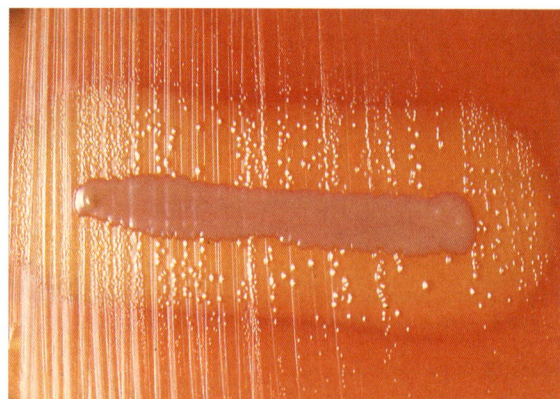

Abb. 4.9 **Haemophilus influenza.** In der Nachbarschaft von Staph. aureus (Querstrich) zeigt H. influenzae deutliches Wachstum in Form von größeren Satellitenkolonien. (aus: Hof, Dörries, Duale Reihe Mikrobiologie, Thieme, 2009)

Nachweis: Kulturell auf Kochblutagar oder zusammen mit Staph. aureus als Amme (Abb. 4.9). Antigennachweis in Nativliquor, Serum und Urin. Nukleinsäure-Nachweis mit PCR aus Liquor oder Blut.

Therapie: Frühzeitiger Beginn ist wichtig. Mittel der Wahl ist Ampicillin, bei Resistenzen (ca. 5 % in Deutschland) Cephalosporine der 3. Generation.

Krankheitsfolgen: Kinder mit unbehandelter Meningitis sterben zu ca. 80 %, bei Behandlung zu 10–20 %. 30 % der Kinder, die eine Meningitis überstanden haben, haben neurologische Schäden.

Epidemiologie: Unbekapselte Stämme gehören zur Normalflora des Menschen. Erkrankungen durch bekapselte Stämme werden durch Tröpfcheninfektion übertragen. Sowohl kranke als auch gesunde Keimträger können eine Infektion auslösen. Etwa 1–5 % der Bevölkerung sind Keimträger.

Prophylaxe: Aktive Schutzimpfung bei Kindern. Zur Chemoprophylaxe bei engen Kontaktpersonen oder zur Sanierung von Keimträgern eignet sich Rifampicin oder Ceftriaxon. Die Impfung gegen Haemophilus influenzae Typ B im Säuglingsalter hat zum Rückgang von Epiglottitiden und Meningitiden geführt.

MERKE Der Nachweis von Haemophilus influenzae ist meldepflichtig.

Haemophilus ducreyi

H. ducreyi ist der Erreger des **Ulcus molle** (Chancroid), einer Geschlechtskrankheit, die in Südafrika häufig, in Mitteleuropa und Amerika selten anzutreffen ist.

Die Diagnose wird nach dem klinischen Bild und dem mikroskopischen Bild des Erregers (bipolar gefärbte Stäbchen) gestellt. Die Therapie erfolgt mit Co-trimoxazol, Chinolonen und Makroliden.

Bordetella

Steckbrief:
- Bordetellen sind kleine kokkoide oder ovoide, strikt aerobe, bekapselte, gramnegative Stäbchen.
- Die beiden humanpathogenen Arten sind unbeweglich.

Klassifikation: Es gibt 2 humanpathogene Arten: **Bordetella pertussis** und **Bordetella parapertussis**. B. pertussis wird nach dem Protein seiner Fimbrien (FIM; Tab. 4.10) in verschiedene Serotypen eingeteilt.

Klinik: Keuchhusten (Pertussis; s. Pädiatrie [S. B558]).

Pathogenese: Bordetellen werden im Frühstadium der Krankheit (Stadium catarrhale) über Tröpfchen aus den Atemwegen übertragen. Ein Pertussistoxin wirkt lähmend auf die Zilienbewegung der Epithelzellen der Atemwege. Andere Toxine wirken lokal und systemisch. Eine Invasion in das Epithel ist selten.

Tab. 4.10 Virulenzfaktoren von Bordetella pertussis*

Faktor	Struktur	Funktion
filamentöses Hämagglutinin (FHA)	Adhäsionsprotein auf der Zelloberfläche, auch Sezernierung	Adhäsion an Epithelzellen mit Zilien, zusammen mit PT
Pertacin (PER)	Membranprotein	Adhäsion
Fimbrien (FIM)	Zellwandproteine (Pili)	Adhäsion
Pertussistoxin (PT)	Hexamer aus 5 verschiedenen Untereinheiten	Adhäsion, zusammen mit FHA. Nach Adhäsion penetriert Teil A des Proteins durch die Zellwand und hemmt durch ADP-Ribosylierung von trimeren G-Proteinen die Zellfunktion.
Adenylatzyklasetoxin (ACT)	Protein mit Enzymfunktion	hemmt lokal die Effektorzellen der Immunabwehr durch Erhöhung der cAMP-Spiegel
tracheales Zytotoxin (TCT)	kleines Glykopeptid	Zilienhemmung
hitzelabiles Toxin (HLT)	Protein	vermutlich lokale Spasmen der glatten Muskulatur
Lipooligosaccharid (LOS)	–	wirkt lokal und systemisch als Pyrogen und setzt Zytokine frei

* (nach: Hof, Dörries, Duale Reihe Mikrobiologie, Thieme, 2009)

Nachweis:
- In Kultur auf Spezialnährböden (**Bordet-Gengou-Blutagar**). Die Arten lassen sich nur biochemisch, nicht aber morphologisch unterscheiden. Der kulturelle Nachweis gelingt nur im Frühstadium (**Stadium catarrhale**) der Krankheit aus nasopharyngealen Abstrichen.
- Nachweis durch PCR ist ebenfalls und einfacher möglich.
- Der serologische Nachweis ist erst im manifesten Stadium (3–4 Wochen nach Krankheitsbeginn) eindeutig. Zwischen einer Antikörper-Antwort auf Impfung bzw. natürlicher Infektion kann nicht unterschieden werden.
- In der Regel erfolgt die Diagnose klinisch.

Therapie: Makrolide im Stadium catarrhale, später symptomatische Therapie. In späteren Stadien (Stadium convulsivum) dienen Antibiotikagaben nur der Verkürzung der Kontagiosität.

Krankheitsfolgen:
- Letalität bei 0,6 %, betrifft in über 70 % der Fälle Säuglinge im ersten halben Lebensjahr. **Komplikationen**: Pneumokokken- oder Hämophilus-Pneumonien, Otitis media.
- Bei starkem Husten kann es zur Ruptur von Kunjunktivalgefäßen kommen. Auch Aspirationspneumonie, Alveolarrupturen und ein Pneumothorax sind möglich.
- In 0,4 % treten neurologische Schäden als Spätfolgen auf, insbesondere durch Hypoxämien.
- Die Krankheit verleiht eine nicht absolute Immunität (Zweiterkrankung prinzipiell möglich).

Epidemiologie: Keuchhusten kommt weltweit vor. Es erkranken immer mehr Erwachsene, da die Immunität nicht lebenslang anhält.

Prophylaxe: Kinder, die älter als 3 Monate sind, sollten mit azellulärem Pertussisimpfstoff geimpft werden. In Deutschland gibt es eine **Kombinationsimpfung** mit Diphtherie, Tetanus, Polio, Haemophilus influenzae b und Hepatitis B.

Chemoprophylaxe mit Makroliden nach Exposition ist sinnvoll (z. B. 10 Tage Erythromycin bei engen nichtimmunen Kontaktpersonen).

Vibrio

Steckbrief: Vibrionen sind gramnegative, sporenlose, begeißelte, lebhaft bewegliche Stäbchen.

Klassifikation: Die Gattung Vibrio enthält mehrere Hundert Arten. Klinisch relevant sind **Vibrio cholerae** und **Vibrio parahaemolyticus**. Alle anderen humanpathogenen Vibrionen sind nur sehr selten Verursacher einer Infektionskrankheit. Sie kommen weltweit in über 10 °C warmem Meer- und Brackwasser vor.

Nachweis: Kulturell auf Nährböden mit bis zu 10 % NaCl.

Vibrio cholerae

Steckbrief:
- gebogene, gramnegative, monotrich polar begeißelte Stäbchen (**Abb. 4.10**)
- besitzen eine hohe Alkalitoleranz (Wachstum bis zu einem pH-Wert von 9).

Klassifikation: Bei V. cholerae können aufgrund von Oberflächenantigenen (LPS) zwei Serogruppen unterschieden werden: O1 und O139. Innerhalb der Serogruppe O1 gibt es 2 Biovare: V. cholerae und V. eltor. Der klassische V.-cholerae-Stamm spielt heute praktisch keine Rolle mehr. Seit 1960 ist weltweit nur noch **V. eltor** für Choleraerkrankungen verantwortlich.

MERKE Vibrio cholerae O1 ist der klassische Erreger der **Cholera**.

Pathogenese: Als Reservoir fungieren subklinisch infizierte Menschen. Die Infektion erfolgt immer **oral**. Eine Prädisposition (Grunderkrankung, Mangelernährung) spielt für den Ausbruch eine wichtige Rolle.

Der Erreger gelangt in den Dünndarm und bildet dort bei Vermehrung ein Enterotoxin. Ein Spaltprodukt des Enterotoxins (A_1-Protein) gelangt in die Mukosazelle und aktiviert dort die Adenylatzyklase, die die cAMP-Konzentration in der Zelle erhöht und dadurch **Hypersekretion von Elektrolyten und Wasser** in das Dünndarmlumen verursacht.

Klinik: Cholera (s. Infektionserkrankungen [S. A519]).

Therapie: Symptomatische Behandlung durch **Ersatz des Wasser- und Elektrolytverlusts** entweder durch orale Rehydration oder parenterale Substitution.

Antibiotika (Chinolone) sind sekundär.

Krankheitsfolgen: Bei Nichtbehandlung beträgt die Letalität 50 %.

Epidemiologie: Cholera kommt weltweit vor. Sie ist eine Krankheit der Armen!

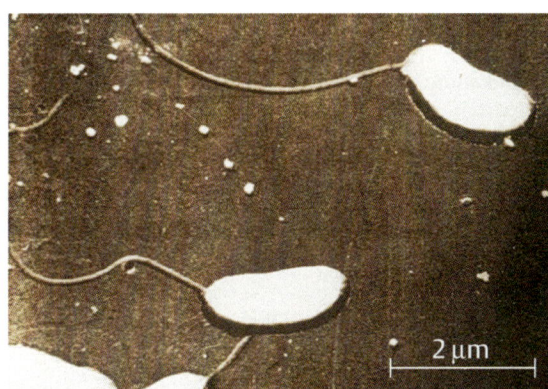

Abb. 4.10 Vibrio cholerae. Monotrich begeißeltes, gebogenes Stäbchen. (aus: Kayser et al., Taschenlehrbuch Medizinische Mikrobiologie, Thieme, 2010)

Die letzte Choleraepidemie in Deutschland gab es 1892. Seither nur kleine Ausbrüche in Italien und Spanien. Neuerdings auch Erkrankungen aus Südamerika und Bangladesch.

Prophylaxe: Die verfügbaren **oralen Impfstoffe** (Dukoral) bieten nur einen kurz dauernden Schutz gegen den Serotyp 01. Die STIKO empfiehlt Reisenden die Impfung gegen Cholera bei Aufenthalt in Infektionsgebieten bei mangelnden Hygienebedingungen sowie aktuellen Ausbrüchen (Flüchtlingslager, Naturkatastrophen).

Ansonsten sollte man kontaminationsverdächtige Flüssigkeiten (offene Limonaden, Trinkwasser usw.) und Speisen (ungegarte Meerestiere, ungeschälte Früchte, Salate) meiden.

Vibrio parahaemolyticus

V. parahaemolyticus tritt besonders in Japan auf.

> **MERKE** Der Verzehr von ungegartem Fisch (z. B. Sushi) und Fleisch ist aus hygienischen Gründen nicht zu empfehlen, da eine Unterbrechung der Kühlkette für eine starke Vermehrung der Vibrionen sorgt. Erhitzen der Speisen schafft Abhilfe.

Der **Pathogenitätsfaktor** von V. parahaemolyticus ist ein Enterotoxin mit hämolytischer Wirkung (Kanagawa-Hämolysin). Die **Klinik** besteht in starkem Brechdurchfall, Fieber und Kopfschmerzen. Der **Nachweis** erfolgt aus dem Stuhl des Erkrankten. Meist erfolgt Spontanheilung.

Die **Therapie** erfolgt symptomatisch, evtl. mit Chinolonen.

Vibrio vulnificus

Vibrio vulnificus kann zusammen mit V. parahaemolyticus, damsela und alginolyticus die Nekrotisierende Fasziitis (s. Dermatologie [S. B711]) hervorrufen. Der Erreger kommt in den Küstengewässern der Ozeane und in Brackwasser vor.

Campylobacter

Steckbrief: Campylobacter sind spiralig gekrümmte, gramnegative, bewegliche, sporenlose Stäbchen.

Klassifikation: Die Gattung Campylobacter besteht aus zahlreichen Arten. Die wichtigsten davon sind C. jejuni, C. coli und C. fetus. In der Regel dienen ihnen v. a. Geflügel und Haussäugetiere als Wirt.

Klinik: Enteritis. Gelegentlich tritt ein Guillain-Barré-Syndrom als immunpathologische Reaktion auf. Systemische Erkrankungen sind selten.

Pathogenese: Der genaue Mechanismus ist ungeklärt. Campylobacter bildet ein hitzelabiles Enterotoxin, das eine Rolle spielen könnte. Kreuzreaktionen von Antikörpern gegen Oberflächenstrukturen des Erregers mit Gangliosiden des peripheren Nervensystems führen zum o. g. Guillain-Barré-Syndrom.

Nachweis: In Kultur auf Blutagar bei mikroaerophiler Atmosphäre, aus frischem Stuhl oder Rektalabstrich.

Therapie: Eine Antibiotikatherapie erübrigt sich. In schweren Fällen gibt man Erythromycin.

Epidemiologie: Die Infektion erfolgt häufig durch kontaminierte Lebensmittel tierischen Ursprungs. Sie kommt häufig bei Kindern vor, v. a. im Sommer und Herbst. Auch Ansteckungen von Mensch zu Mensch sind möglich.

Prophylaxe: Erhitzen der Lebensmittel. Der Erregernachweis ist meldepflichtig.

Helicobacter

Steckbrief:
- Helicobacter ist ein S- oder U-förmiges, gramnegatives, mikroaerophiles Stäbchen.
- Es besitzt eine hohe Ureaseaktivität und ist schwierig zu isolieren.

Klassifikation: Der wichtigste Vertreter ist **Helicobacter pylori**.

Klinik: Helicobacter ist die Ursache der Antrumgastritis (**Gastritis Typ B**) und gilt als Wegbereiter für das **Ulcus duodeni und ventriculi**.

Pathogenese: Siehe Tab. 4.11.

Nachweis: Der Nachweis ist mit invasiven und nichtinvasiven Methoden möglich (**Tab. 4.12**).

Therapie: H_2-**Blocker** und **Protonenpumpenhemmer** gegen Hyperazidität. Als **Antibiotika** eignen sich Amoxicillin, Metronidazol und Makrolide für 7 Tage. Sehr gute Erfolge zeigen eine Kombination aus **Antibiotikum** und **Protonenpumpenhemmer**. Die Therapie richtet sich nach dem endoskopischen und histologischen Befund.

Epidemiologie: Die Infektion mit H. pylori ist weit verbreitet. Sie führt aber nicht immer zu manifesten Erkrankungen.

Tab. 4.11 Die wichtigsten Virulenzfaktoren von Helicobacter pylori und ihre Funktion

Virulenzfaktor	Bedeutung/Funktion
Geißeln	Annäherung an die Magenmukosa durch die Schleimschicht
Proteasen, Lipasen	Durchdringen der Schleimschicht
Adhäsine	Adhäsion an Mukosazellen
Urease	Neutralisierung der Magensäure durch Bildung von Ammoniumionen (garantiert dem Erreger das Überleben im sauren Milieu des Magens)
Zytokine (VacA)	Schädigung der Epithelzellen
Lipid A (Endotoxin)	wirkt inflammatorisch

Tab. 4.12 Nachweismöglichkeiten von Helicobacter pylori

Nachweismethode	Bemerkung
Histologie	Routinediagnostik am HE-gefärbten Präparat, ggf. Versilberung nach Warthin-Starry
Kultur	lange Kulturzeit (5 Tage), für Routine ungeeignet
Urease-Schnelltest	Spaltung von Harnstoff in NH_3 und CO_2 kann innerhalb von 20 min nachgewiesen werden
PCR	zuverlässig und schnell
Serologie	durch IgA-, seltener IgG-Antikörper
Atemtest	nach Einnahme von radioaktivem Harnstoff wird das entstandene radioaktive CO_2 in der Atemluft gemessen
Antigennachweis	erfolgt im Stuhl, empfindlich und spezifisch

Obligat anaerobe gramnegative Stäbchen

Steckbrief:
- Die obligat anaeroben gramnegativen Stäbchen (Tab. 4.13) sind eine sehr pleomorphe Gruppe von geraden oder gebogenen, meist unbeweglichen Stäbchen.
- Eine Kultur ist nur unter strenger Anaerobiose möglich und dauert mindestens 2 Tage.

Klassifikation: Die Vertreter dieser Gruppe gehören alle zur normalen Schleimhautflora des Menschen. Sie kommen in großer Zahl im Darm vor.

Klinik:
- fast ausschließlich endogene Infektionen, mit chronischen Verlauf und häufig nekrotischen Abszessen
- Infektionen in ZNS, Mundhöhle, oberem und unterem Respirationstrakt, Bauchhöhle, Urogenitaltrakt. In diesen Gebieten auch Wundinfektionen nach Bisswunden oder Operationen.

Pathogenese: Infektionen erfolgen fast ausschließlich endogen durch die eigene Flora. Es gibt kaum Virulenzfaktoren. Die Erreger kommen fast immer zusammen mit anaeroben oder fakultativ anaeroben Keimen vor.

Nachweis: Immer in Kultur. Gaschromatografischer Nachweis der anorganischen Säuren, die sich im Medium anhäufen.

Therapie:
- bei nekrotischen Läsionen chirurgische Intervention
- sonst Amoxicillin/Clavulansäure, Clindamycin, Cefoxitin, Imipenem
- bei schweren Infektionen Kombination mit Metronidazol/Fluorochinolon oder Piperacillin/Taxobactam kombiniert mit einem Aminoglykosid
- Resistenzprüfung nur in Ausnahmefällen nötig.

Epidemiologie: Infektionen gehen in der Regel von der eigenen Flora aus. Exogene Infektionen können nach Bissverletzungen auftreten.

Tab. 4.13 Die wichtigsten Gattungen der obligat anaeroben gramnegativen Stäbchen*

Name	Vorkommen/Bedeutung
Bacteroides	normale Darmflora; verursachen v. a. Peritonitis, intraabdominelle Abszesse, Leberabszesse
Prevotella-oralis-Gruppe	im Urogenitaltrakt oder Oropharynx; verursacht chronische Otitis media und Sinusitis, Zahnabszesse, ulzerierende Gingivostomatitis, Infektionen im weiblichen Genitaltrakt, Hirnabszesse
Prevotella-melanoinogenica-Gruppe	normale Mundflora; verursacht Aspirationspneumonie, Lungenabszess, Pleuraempyem, Hirnabszesse
Porphyromonas	normale Mundflora; verursacht Zahnabszesse, Gingivostomatitis, Parodontitis, auch Infektionen des tiefen Respirationstrakts, Hirnabszesse
Fusobacterium	normale Mund- und Darmflora; verursacht Infektionen im orofazialen Bereich, in den tiefen Atemwegen und im Bauchraum; beteiligt an Angina Plaut-Vincent

* (nach: Kayser et al., Taschenlehrbuch Medizinische Mikrobiologie, Thieme, 2010)

Prophylaxe: Zur Prävention postoperativer Infektionen kann eine perioperative Chemoprophylaxe (s. Chirurgie [S. B102]) durchgeführt werden.

4.4 Sporenlose grampositive Stäbchen

4.4.1 Corynebakterien

Corynebakterien kommen weit verbreitet in der Umwelt vor. Einige Arten sind apathogene Haut- und Schleimhautbewohner. Medizinisch relevant ist **Corynebacterium diphtheriae** als Erreger der Diphtherie.

Corynebacterium diphtheriae

Steckbrief: C. diphtheriae ist ein schlankes, grampositives Stäbchen mit keulenförmigen Auftreibungen am Ende, die als Polkörperchen dargestellt werden können (Abb. 4.11).

Klassifikation: Es gibt 4 **Biovarietäten** von C. diphtheriae. Die Unterscheidung der Varietäten **mitis**, **intermedius** und **gravis** hat klinisch keine Bedeutung. Die Varietät **ulcerans** bildet ein Diphtherietoxin, das dieselbe Wirkung hat wie das klassische Toxin, aber eine andere Antigenstruktur, sodass es im **ELEK-Test** nicht nachgewiesen werden kann.

Klinik: Diphtherie (s. Infektionserkrankungen [S. A520]).

Pathogenese: C. diphtheriae bildet ein **Exotoxin** (kodiert von einem Phagen), das aus 2 Untereinheiten A und B besteht. Fragment B bindet an die Zellmembran, Fragment A blockiert nach Eindringen die Proteinbiosynthese und verursacht so den Zelltod. Die Schwere der Krankheit hängt vom Typ der betroffenen Zelle ab.

Gelangt das Toxin in die Blutbahn, entsteht eine **systemische Intoxikation**, die je nach Organbefall (Herz, Niere, Leber, Nerven) unterschiedlich schwer ausfällt.

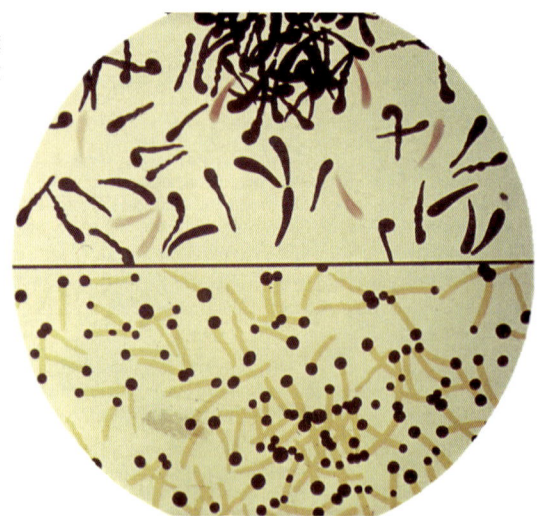

Abb. 4.11 **Corynebacterium diphtheriae. Oben:** Gram-Färbung. **Unten:** In der Neisser-Färbung erscheinen die Zellen gelb gefärbt, die für C. diphtheriae typischen Polkörperchen schwarz. (aus: Hof, Dörries, Duale Reihe Mikrobiologie, Thieme, 2009)

Nachweis:
- Erst mikroskopisch, dann kulturell auf **Clauber-Medium**, welches Tellurit und den Indikator „Wasserblau" enthält. Dadurch erscheinen die Kulturen schwarzgrau mit blauem Hof.
- Die Bildung der Keulenform wird in Reinkultur im **Löffler-Serum** induziert. Die Polkörperchen lassen sich dann in der Neisser-Färbung nachweisen (**Abb. 4.11**).
- Die Bildung des Toxins wird im **Immundiffusionstest nach Elek** nachgewiesen. Hier können durch die Ausbildung einer Präzipitationslinie zwischen Toxin und Antitioxin positive und negative Stämme bestimmt werden.

Therapie: An erster Stelle steht die **antitoxische Serumtherapie** (**Cave:** Dabei muss mit anaphylaktischen Reaktionen gerechnet werden!). Ergänzend dazu **Penicillin** oder **Makrolide**.

Krankheitsfolgen:
- Die Letalität beträgt 22 %.
- Bei systemischer Intoxikation (s. o.) kann als Spätfolge durch toxisches Kreislaufversagen der Tod eintreten.
- Obstruktion der Atemwege (echter Krupp)
- Caesarenhals
- Akutes Nierenversagen, Polyneuritis

Epidemiologie: Die Übertragung erfolgt durch Tröpfchen- oder Schmierinfektion. In Mitteleuropa kommt am häufigsten die Rachendiphtherie, in den Tropen die Wunddiphtherie vor.

Prophylaxe: Aktive Impfung (Grundimmunisierung mit 3 Impfungen mit TDaP-Kombinationsimpfstoff und Auffrischimpfungen alle 10 Jahre); ab dem 5.–6. Lebensjahr Auffrischimpfungen mit reduziertem Diphtherie-Toxoid-Gehalt, i.d.R. in Kombination mit Tetanus-Toxoid und Pertussis-Antigen (TDaP).

MERKE Der Nachweis von Corynebacterium diphtheriae ist meldepflichtig, ebenso Verdacht auf Diphtherie.

4.4.2 Listerien

Die Gattung Listeria umfasst 6 Arten, von denen aber nur **Listeria monocytogenes** sicher humanpathogen ist. Alle anderen sind apathogen, wenn auch in der Umwelt weit verbreitet.

Listeria monocytogenes

Steckbrief:
- fakultativ anaerobes, grampositives, sporenloses Stäbchen
- bei 20 °C stark, bei 37 °C nicht beweglich.

Klinik:
- **Listeriose** (s. Infektionserkrankungen [S. A527])
- Eintrittsort und Immunstatus sind für die Ausprägung der klinischen Erscheinungen verantwortlich. Bei immunschwachen Patienten können **Septikämien** und **Meningoenzephalitiden** auftreten.
- konnatale Listeriose (Granulomatosis infantiseptica).

Pathogenese: Listerien sind opportunistisch pathogen und vermehren sich intrazellulär. Sie können die Magenpassage überstehen, da sie relativ säureunempfindlich sind. Sie werden durch eine zellvermittelte Immunreaktion abgewehrt. Die Wirtsreaktion prägt das histologische Bild (Granulome). Bei Immunschwäche erfolgt keine Abwehr.

Nachweis: Beweisend ist nur der kulturelle Nachweis. Infizierte können den Erreger über den Stuhl für mehrere Monate ausscheiden. Im Lochialsekret sind Listerien bis zu 2 Wochen nachweisbar. Serologische Untersuchungen sind meist nicht erfolgreich.

Therapie: Ampicillin gilt als Mittel der Wahl; in schweren Fällen kombiniert mit Aminoglykosiden. Auch Erythromycin, Co-trimoxazol und Tetracycline. Über mindestens 14 Tage, da sonst die Gefahr eines Rezidivs besteht.

Epidemiologie: Übertragung in der Regel oral, ausgehend von Lebensmitteln. Bei direktem Tierkontakt auch über die Haut und die Konjunktiven. Während der Schwangerschaft kann eine Infektion auch intrauterin erfolgen.

Prophylaxe: Keine spezifische Prophylaxe bzw. Expositionsprophylaxe möglich. Am besten Rohmilchprodukte meiden, besonders während der Schwangerschaft. Auch Wurstwaren, Räucherfisch, Meeresfrüchte, Eiscreme und rohes Gemüse wurden wiederholt als Infektionsquelle identifiziert.

4.5 Sporenbildende Stäbchen

Sporenbildende Bakterien können eine **stoffwechselinaktive Dauerform** (Endosporen) ausbilden, die sie dazu befähigt, sehr lange Zeiten unter ungünstigen Bedingungen zu überleben. Die Endosporen sind **physikalisch** und

4.5 Sporenbildende Stäbchen

Tab. 4.14 Endosporenbildende Bakterien und deren humanmedizinische Bedeutung

Gattung	Bedeutung
Bacillus (aerob)	Infektionserreger, Lebensmittelvergifter
Clostridium (anaerob)	Infektionserreger, Lebensmittelvergifter
Thermoactinomyces (aerob)	Atemwegsallergen

* (nach: Hof, Dörries, Duale Reihe Mikrobiologie, Thieme, 2009)

chemisch extrem **widerstandsfähig** und sind gegen Austrocknung, Hitze (Kochen), Strahlung und Chemikalien (Desinfektionsmittel) weitgehend **resistent**.

Klassifikation: Es gibt 3 humanmedizinisch bedeutsame Gattungen, die Sporen bilden (**Tab. 4.14**).

Nachweis:
- Die Sporen können durch Färbungen nachgewiesen werden.
- In Kultur wachsen die Sporen unter entsprechenden Bedingungen wieder zu vegetativen Bakterien aus.

4.5.1 Bacillus

Steckbrief:
- plumpe, aerobe Stäbchen, die jeweils eine Endospore bilden
- in der Färbung in der Regel grampositiv, wobei die Spore ausgespart bleibt.

Klassifikation: Die Gattung Bacillus umfasst zahlreiche Spezies, von denen nur **Bacillus anthracis** obligat humanpathogen ist. Die anderen sind in der Umwelt weit verbreitet, sind aber entweder nur fakultativ pathogen oder absolut apathogen.

Bacillus anthracis

Steckbrief:
- grampositives, sehr großes (bis zu 10 µm), unbewegliches Stäbchen
- Die Spore ist mittelständig, oval, stark lichtbrechend und jahrzehntelang im Erdboden überlebensfähig.
- Besitzt eine Kapsel aus Polyglutaminsäure, die wichtiger Pathogenitätsfaktor ist.

Klinik: Anthrax (Milzbrand; s. Infektionserkrankungen [S. A532]).

Pathogenese: Die Infektion erfolgt über kranke Tiere bzw. kontaminierte tierische Produkte, auch über Inhalation sporenhaltiger Stäube. Die Kapsel der Bakterien schützt sie vor Phagozytose. Außerdem bilden sie ein Exotoxin.

Nachweis: Kulturell je nach Lokalisation aus Blut, Stuhl, Sputum. Die serologische Diagnostik spielt eine sehr untergeordnete Rolle.

Therapie: Benzylpenicillin (Penicillin G), alternativ Doxycyclin bzw. Ciprofloxacin.

Krankheitsfolgen: Letalität des Hautmilzbrandes ist gering, für Lungen- und Darmmilzbrand liegt sie bei 50 %.

Epidemiologie: In den Industrieländern ist diese Krankheit nahezu ausgestorben. B. anthracis gilt immer wieder als **potenzielle biologische Waffe**. Der Erreger ist extrem kontagiös.

Prophylaxe: Es gibt einen Totimpfstoff, der nach mehrmaliger Applikation einen Schutz bietet. Kontaktpersonen schützen sich durch stringente Schutzmaßnahmen (Handschuhe, Atemmasken, Schutzkleidung). Der Erreger gehört zur Risikogruppe 3. Das bedeutet, dass nur wenige Speziallabors damit arbeiten dürfen.

> **MERKE** Bereits der Verdacht auf Milzbrand ist meldepflichtig und erfordert schärfste Sicherheitsmaßnahmen, um eine Ausbreitung der Sporen zu verhindern.

4.5.2 Clostridium

Steckbrief: Clostridien sind sporenbildende, in der Regel grampositive, anaerobe Stäbchen.

Klassifikation: Clostridien kommen ubiquitär im Erdboden vor. Manche Arten gehören zur normalen Darmflora. Medizinisch wichtig sind 4 Arten (**Tab. 4.15**).

Clostridium tetani

Steckbrief:
- längliches, peritrich begeißeltes, sehr bewegliches, grampositives Stäbchen
- in alten Kulturen manchmal gramnegativ
- Die Spore ist rund und bildet sich an einem terminalen Ende. Dies lässt das Bakterium wie einen Trommelschlägel aussehen (**Abb. 4.12**).

Klinik: Tetanus (Wundstarrkrampf; s. Infektionserkrankungen [S. A535]), Neugeborenentetanus.

Pathogenese: Die Sporen müssen tief in eine Wunde gelangen und dort unter anaeroben Bedingungen auskeimen. Dabei bilden sie das starke Neurotoxin **Tetanospasmin**. Das Toxin wird entweder retrograd entlang der Neurone oder über das Blut ins ZNS transportiert. Dort bindet es an Vorderhornzellen im Rückenmark und Hirnstamm.

Tab. 4.15 Medizinisch relevante Arten von Clostridium und ihre Bedeutung

Art	Bedeutung
C. tetani	Erreger des Tetanus
C. botulinum	Erreger des Botulismus
C. perfringens	Erreger von Gasbrand und Gasödem
C. difficile	Erreger der pseudomembranösen Kolitis

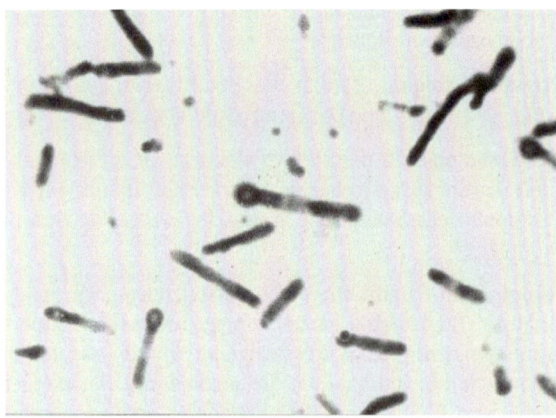

Abb. 4.12 **Clostridium tetani im Lichtmikroskop.** Typisch für C. tetani ist die Ausbildung einer terminalen Endospore, welche dem Erreger eine Trommelschlägel- oder Streichholzform gibt. (aus: Hof, Dörries, Duale Reihe Mikrobiologie, Thieme, 2009)

> **MERKE** Das Toxin gelangt **nicht** in Klein- und Großhirn.

Tetanustoxin blockiert die Transmitterfreisetzung inhibitorischer Synapsen an den motorischen Neuronen im Rückenmark bzw. Hirnstamm. Dadurch verursacht es eine **Übererregbarkeit der Muskulatur** auf äußere Reize und eine **Erhöhung des Muskeltonus** ohne Beeinträchtigung des Bewusstseins.

Nachweis:
- unter anaeroben Kulturbedingungen, bleibt aber meist erfolglos
- Diagnose erfolgt klinisch und anamnestisch, Antikörpernachweis ist klinisch irrelevant
- Toxin wird im diagnostischen Tierversuch aus Wundmaterial gewonnen.

Therapie:
- chirurgische Wundtoilette
- intensivmedizinische Betreuung
- Applikation des humanen Hyperimmunserums (z. B. Tetagam)
- Sedierung und Gabe von Muskelrelaxanzien vom Curaretyp
- als Antibiotika Penicillin oder Metronidazol.

Krankheitsfolgen: Letalität beim generalisierten Tetanus 25 % bei jungen Menschen, 55 % bei älteren Menschen. Bei lokalisiertem Tetanus ca. 1,5 %.

Epidemiologie: Inzidenz in den Industrieländern gering, in Entwicklungsländern wesentlich höher.

Prophylaxe: Aktive Schutzimpfung mit Totimpfstoff nach Vollendung des 2. Lebensmonats. Für die Auffrischung gelten folgende Richtlinien:
- **Auffrischung ohne Verletzungsunfälle:** nicht häufiger als im Abstand von 10 Jahren
- **bei Verletzungsfällen:** aktive Auffrischungsimpfung, wenn letzte Impfung mehr als 5 Jahre zurückliegt
- **bei unbekanntem Impfstatus, fehlender oder unvollständiger Grundimmunisierung oder fehlender Auffrischung:** Immunserum und die 1. aktive Impfdosis.

Clostridium botulinum

Steckbrief:
- C. botulinum ist ein großes, grampositives, peritrich begeißeltes Stäbchen.
- Die Spore entsteht subterminal und lässt das Bakterium wie einen Tennisschläger aussehen.

Klassifikation: Die Klassifikation erfolgt nach dem Toxintyp. Es gibt 7 verschiedene Typen (A–G). Für den Menschen sind Typ A, B und E wichtig.

Klinik: Botulismus (s. Verdauungssystem [S. A257]).

Pathogenese:
- Beim **lebensmittelbedingten Botulismus** (bedeutendste Form des Botulismus) gelangen die Sporen beim Haltbarmachen von Lebensmitteln in ein anaerobes Milieu (**Konservendosen, Einweckgläser,** aber auch das **Innere von Fleischwaren**). Dort keimen sie aus und bilden Toxine, die mit der Nahrung aufgenommen werden.
- Beim seltenen **Wundbotulismus** gelangen die Sporen tief in die Wunde, keimen dort aus und bilden Toxine.
- Beim **Säuglingsbotulismus** werden die Sporen aufgenommen, die offensichtlich im Darm auskeimen und Toxine bilden können.

Botulinumtoxine (v. a. **Toxin A**) sind die stärksten bekannten Bakteriengifte. Bereits eine Dosis von 10^{-8} g kann für den Menschen tödlich sein. Es ist ein **Neurotoxin** und hemmt die Acetylcholinfreisetzung an der motorischen Endplatte. Es kommt zu **Lähmungserscheinungen** und letztlich durch Paralyse der Atemmuskulatur zum Tod.

Nachweis:
- kulturell unter strikt anaeroben Bedingungen, in der Regel problemlos
- wichtig ist der Toxinnachweis aus Serum, Erbrochenem oder asservierten Lebensmittelresten im Tierversuch.

Therapie:
- Intensivmedizinische Betreuung
- möglichst früh Gabe eines **polyvalenten Antitoxins** zur Neutralisierung freier Toxinmoleküle.

Krankheitsfolgen: Die Letalität liegt bei 25–70 %, beim Säuglingsbotulismus unter 1 %.

Epidemiologie: In Deutschland relativ selten (10 Fälle pro Jahr). Bei Verdacht auf Botulismus, Erkrankung und Tod besteht Meldepflicht, genauso wie bei Toxin- und Erregernachweis, wenn ein Hinweis auf eine akute Erkrankung vorliegt.

Prophylaxe: 10-minütiges Kochen oder 30-minütiges Erhitzen der Lebensmittel auf 80 °C zerstört die Toxine.

Clostridium perfringens

Steckbrief:
- C. perfringens ist ein teils unbewegliches, bekapseltes, grampositives, sporenbildendes Stäbchen.
- Die Spore ist oval und bildet sich subterminal ohne Veränderung der Zellgestalt.

Klassifizierung: C. perfringens Typ A verursacht zusammen mit anderen Erregern aus seiner Gattung den Gasbrand (s. Infektionserkrankungen [S. A521]). Zu diesen Erregern gehören: C. perfringens, C. histolyticum, C. septicum, C. novyi, C. haemolyticum und C. oedimatiensis. Der wichtigste Erreger ist **C. perfringens**.

Klinik:
- **atoxische Infektion:** lokalisierte, eitrige **Entzündung**, kann fast alle Organe erfassen. **Clostridien-Zellulitis**.
- **Gasbrand/Gasödem:** mit **Toxinämie** und aggressiver **Myonekrose**. Sonderform: **Enteritis necroticans** (Darmbrand; C. perfringens Typ C). Inkubationszeit 5 h, nach weiteren 5 h kann bereits der Tod eintreten.
- **Lebensmittelvergiftung**: Eine sehr hohe Keimzahl in Lebensmitteln kann zu einer Intoxikation mit Toxin A führen.

Pathogenese:
- Die Sporen keimen unter anaeroben Bedingungen aus und bilden nekrotisierende Toxine. Nekrotisches Gewebe dient als Nährstoff, wobei CO_2 entsteht.
- **Exogene Infektionen** resultieren immer aus erdverschmutzten Wunden. **Endogene Infektionen** beginnen meist im Darm, v. a. bei Patienten mit Kolonkarzinom, anderen Grundkrankheiten oder einer Immunschwäche.
- Bei C. perfringens lassen sich 5 Typen unterscheiden (A–E). Durch Bildung verschiedener Toxine können weitere Subtypen spezifiziert werden. Die für den Menschen pathogenen Typen sind **Typ A** und **Typ C**.
- Die großen letalen Toxine sind alpha-Toxin (Lecithinase), beta-Toxin, epsilon-Toxin und iota-Toxin.

Nachweis:
- Die Diagnose muss klinisch gestellt werden, da die Anzucht des Erregers nicht abgewartet werden kann (Cl. perfringens mit Doppelzonenhämolyse).
- Mikroskopischer Nachweis, oft zusammen mit anderen Erregern.

Therapie: Das Infektionsgebiet muss durch **chirurgische Intervention** weit eröffnet werden, damit Sauerstoff eintreten kann. Unterstützung mit **Penicillin** (hochdosiert). Hyperbare Sauerstofftherapie.

Krankheitsfolgen: Auch bei optimaler Therapie liegt die Letalität bei 40–60 %. Evtl. muss amputiert werden.

Epidemiologie: Die Krankheit ist selten.

Prophylaxe: Sterile Wundversorgung, sterile Operationstechnik.

Clostridium difficile

Steckbrief:
- grampositives, sporenbildendes, peritrich begeißeltes, bewegliches Stäbchen
- Die ovale Spore wird subterminal oder terminal gebildet.

Klinik: Pseudomembranöse Kolitis (s. Verdauungssystem [S. A257]).

Pathogenese: C. difficile bildet 2 Toxine. **Toxin A** ist ein Zytotoxin und schädigt die Zellen des Kolons. **Toxin B** ist ein Enterotoxin, das den Elektrolyttransport stört und zu Flüssigkeitsverlust und Funktionsstörungen des Darms führt. Ist die natürliche Darmflora geschwächt (z. B. durch eine Antibiotikatherapie), kann der Erreger überhandnehmen und die Toxinwirkung tritt ein.

Nachweis: Kulturell aus Stuhl, der kulturelle Nachweis ist aber nicht unbedingt aussagekräftig, da bis zu 5 % der gesunden Erwachsenen Träger des Erregers sind. Wichtig ist der **Nachweis von Toxin** aus bakterienfreiem Stuhlfiltrat. Immunologisch kann das Antigen nachgewiesen werden.

Therapie: Bei einer Assoziation mit einer Antibiotikatherapie ist diese abzusetzen. In schweren Fällen Gabe von Metronidazol oder Vancomycin (oral).

Epidemiologie: Bei geschädigter Darmflora können C. difficile den Dickdarm besiedeln. Die kann zu nosokomialen Infektionen führen. Bis zu 50 % aller Kinder im 1. Lebensjahr haben C. difficile im Stuhl.

Prophylaxe: Erkrankte sollten isoliert werden, damit sie keine Gefahr für andere sind. Da die normalen Desinfektionsmittel auf Alkoholbasis gegen Sporen nicht wirken, muss mit **Peroxiden** desinfiziert werden. Gründliches **Händewaschen**.

4.5.3 Thermoactinomyces

Thermoactinomyces ist ein grampositives Stäbchen, das nicht wirklich als Infektionserreger in Betracht kommt. Es kann bei Allergikern Rhinitis, Bronchitis oder Pneumonien auslösen.

4.6 Mykobakterien

Steckbrief:
- unbewegliche, sporenlose Stäbchen mit einem hohen Lipidanteil in der Zellwand, der keine wässrigen Färbelösungen annimmt (schlechte Gram-Anfärbbarkeit).
- Werden auch **säurefeste Stäbchen** genannt, da sie – einmal angefärbt – sich auch mit Säure nicht mehr entfärben lassen.

Klassifikation: Es gibt zahlreiche humanpathogene Arten. Zu ihnen gehören die Erreger der Tuberkulose und der Lepra (**Tab. 4.16**).

Nachweis:
- Direkter Nachweis erfolgt mit Spezialfärbungen (Ziehl-Neelsen-Färbung).
- Für die Diagnose ist Anzucht nötig. Man unterscheidet dabei zwischen langsam und schnell wachsenden Mykobakterien.
- Nachweis auch über PCR möglich.

4.6.1 Tuberkuloseerreger

Steckbrief:
- langsam wachsende Mykobakterien mit einer Verdopplungszeit von 24 h (→ 8 Wochen Kultivierung für Nachweis!)
- Weitgehend unempfindlich gegen chemische und physikalische Noxen und resistent gegen die meisten Antibiotika. Verantwortlich dafür ist u. a. der hohe Lipidgehalt der Zellwand.

Klassifizierung: Zu den Erregern der menschlichen Tuberkulose gehören 4 Spezies (Tab. 4.16).

Klinik: Tuberkulose (s. Infektionserkrankungen [S. A537]).

Pathogenese: Aufgrund ihres hohen Lipidanteils in der Zellwand und ihrer langsamen Vermehrungsrate sind Mykobakterien nicht immunogen. Beim Eindringen lösen sie deshalb keine Reaktion des Immunsystems aus. Sie werden von Gewebsmakrophagen aufgenommen und in tiefere Organe verschleppt. In den Makrophagen können sich die Erreger auch vermehren. Erst eine Aktivierung der Makrophagen durch T-Lymphozyten führt zur Zerstörung der phagozytierten Mykobakterien.

> **MERKE** Die immunologische Reaktion des Körpers ist rein zellulär. Die humorale Antwort hat keine Bedeutung, auch wenn gegen einige Antigene des Erregers Antikörper gebildet werden.

Typisch ist die sog. **Tuberkelbildung**: verschmolzene, mehrkernige Makrophagen, die von Epitheloidzellen (Langhans-Riesenzellen), Lymphozyten, Plasmazellen, Makrophagen und Fibroblasten umgeben sind. Im Zentrum des **Granuloms** entsteht eine **verkäsende Nekrose**, die durch Kalziumablagerungen **verkalken** kann.

90 % aller Infektionen mit M. tuberculosis verlaufen **asymptomatisch**. Die normale Immunabwehr kann aber den Erreger nicht vollständig eliminieren, sodass Erreger lebenslang persistieren können. Sobald eine Immunschwäche eintritt, erfolgt eine **endogene Exazerbation**.

Bei einer massiven Freisetzung von Erregern durch nekrotische Herde nach außen spricht man von einer **offenen Tuberkulose**.

Nachweis:
- Nachweis durch Spezialfärbungen, wobei ein **negativer Befund** der mikroskopischen Untersuchung **Tuberkulose nicht ausschließt**! Evtl. bronchoalveoläre Lavage (BAL).

Tab. 4.16 Humanpathogene Mykobakterien (Mycobacterium sp.) und ihre Bedeutung

Art	Erreger von
Tuberkuloseerreger	
M. tuberculosis	hat die größte Bedeutung unter den Tuberkuloseerregern!
M. africanum	wahrscheinlich Variante von M. tuberculosis, in Afrika weit verbreitet
M. bovis (mit 2 Subspezies)	bovine Tuberkulose, Übertragung von Rind auf Mensch, hauptsächlich in der Dritten Welt
M. microti	verursacht Tuberkulose bei der Wühlmaus, kann von dort auch den Menschen erreichen
M. leprae	Lepra
Nichttuberkulöse Mykobakterien (MOTT = mycobacteria other than tuberculosis)	
M. avium	lokale Lymphadenitis bei Kindern und Jugendlichen disseminierte Infektionen bei AIDS-Patienten
M. intracellulare	lokale Lymphadenitis bei Kindern und Jugendlichen disseminierte Infektionen bei AIDS-Patienten
M. chelonae	opportunistische Infektionen (verletzungsbedingt oder durch invasive Verfahren eingebracht)
M. fortuitum	opportunistische Infektionen, insbesondere von Knochen, Sehnen, Gelenken (verletzungsbedingt oder durch invasive Verfahren eingebracht) disseminierte Infektionen bei Immunsupprimierten
M. kansasii	Infektionen von Knochen, Sehnen, Gelenken Lungeninfektionen verruköse Papeln und Plaques, Ulzerationen
M. genavense	disseminierte Infektionen bei immunkompromittierten Patienten
M. marinum	Infektionen der Haut und der Weichteile (wächst nur > 30 °C), Ulzerationen
M. ulcerans	Infektionen der Haut und der Weichteile, Erreger des tropischen Buruli-Ulkus
M. paratuberculosis	Morbus Crohn?
M. xenopi	Lungeninfektionen

- Diagnose erfolgt ausschließlich durch den Nachweis in Kultur. Dieser ist aufwendig und dauert 2–4 Wochen.
- Ein Schnellnachweis im Sputum und anderen Proben erfolgt über PCR.
- **indirekter Nachweis:** Dabei werden T-Lymphozyten, die das Tuberkelantigen erkennen, entweder durch Injektion von Tuberkulin an der Hautoberfläche (**Tuberkulintest**) oder in vitro (ELISPOT, INF-γ-Test) nachgewiesen.

Therapie:
- Erfolgt unkonventionell durch Kombination verschiedener Medikamente über mehrere Monate hinweg (s. Infektionserkrankungen [S. A541]).
- Spätestens bei Therapieversagen muss ein Antibiogramm der Isolate erstellt werden.

Krankheitsfolgen: Bei 99 % der Infizierten entwickelt sich eine verzögerte „Empfindlichkeit", die auf einer zellulären Immunisierung beruht.

Prophylaxe:
- Kranke mit offener Tuberkulose müssen isoliert werden.
- Eine Impfung mit **Lebendimpfstoff** aus attenuierten Mykobakterien (**BCG-Impfstoff**) verleiht eine partielle Immunität. Diese Impfung wird von der STIKO seit 1998 nicht mehr empfohlen.
- Die Impfung muss **streng intrakutan** erfolgen, um größere Schäden zu vermeiden. Sie darf nur bei **tuberkulinnegativen** Personen durchgeführt werden.
- Geimpft werden sollten Kinder, die direkt von einer Infektion bedroht sind oder die konkret indirekt bedroht sind (z. B. wenn die Eltern aus einem Land mit hoher Tuberkuloseinzidenz kommen).
- Die Impfung ist **kontraindiziert** bei:
  - Neugeborenen unter 2500 g
  - jeder Art von Immunschwäche
  - akuten Erkrankungen jeder Art.
- Die erfolgreiche Impfung führt zur Tuberkulinreaktion, sodass der Tuberkulintest bei BCG-geimpften Personen nicht zur Diagnose verwendet werden kann. Da heute bei Jugendlichen unter 20 Jahren nur bei 8–20 % eine positive Tuberkulinreaktion zu erwarten ist, gewinnt der Test wieder an Bedeutung.

MERKE Mikroskopischer Nachweis im Sputum, Erkrankung an und Tod durch Tuberkulose sind meldepflichtig.

4.6.2 Mycobacterium leprae

Steckbrief: M. leprae unterscheidet sich von anderen Mykobakterien dadurch, dass es außer in Fußsohlen von immungeschwächten Mäusen und Ratten und im Gürteltier (Armadillo) nicht kultiviert werden kann.

Klinik: Lepra (s. Infektionserkrankungen [S. A525]).

Nachweis: Nicht in Kultur möglich. Deshalb sind der **klinische Befund** und der **mikroskopische Nachweis** als **säurefestes Stäbchen** von großer Bedeutung. Sicherer ist der Nachweis über **spezifische PCR**.
Der Lepromintest gibt bei Leprakranken einen Hinweis auf die Stärke der Immunreaktion.

Therapie: Kombination von Clofacimin, Rifampicin und Dapson.

Epidemiologie: In den Industrieländern ist Lepra ausgerottet. In den Entwicklungsländern gibt es ca. 1 Mio. Erkrankte. Da die Krankheit nicht besonders kontagiös ist, ist es **nicht** nötig, die Kranken zu isolieren. Kontaktpersonen sollten regelmäßig getestet werden. Der Mensch stellt das einzige relevante Erregerreservoir dar.

Prophylaxe: Ein Schutz durch eine BCG-Impfung (s. o.) ist umstritten.

4.6.3 Andere Mykobakterien (MOTT)

Steckbrief: Mykobakterien, die weder Tuberkulose noch Lepra erregen, werden als nichttuberkulöse Mykobakterien bezeichnet (**Tab. 4.16**).

Klassifikation und Klinik: Siehe Tab. 4.16.

Nachweis: Nur in Kultur.

Therapie: MOTT sind oft unempfindlich gegen Antituberkulotika. Kombinationen von bis zu 6 Chemotherapeutika sind die Regel.

Epidemiologie: Die Infektion erfolgt meist über infizierte Tiere. Selten von Mensch zu Mensch.

4.7 Aktinomyzeten

Steckbrief:
- obligat anaerobe, grampositive Bakterien
- Sie gehören zur Normalflora des Menschen und besiedeln Schleimhäute, vorwiegend in der Mundhöhle.

Klassifikation: Es sind 6 für den Menschen pathogene Arten bekannt. Die wichtigste davon ist **Actinomyces israelii**. Sie verursacht 90 % aller Actinomyces-Infektionen.

Klinik: Aktinomykose (Strahlenpilzerkrankung; s. Infektionserkrankungen [S. A514]).

Pathogenese: Aktinomykosen sind beim Menschen immer **Mischinfektionen**, bei denen Anaerobier und fakultative Anaerobier das Milieu zur Verfügung stellen. Es entstehen **lokale Eiterungen**, **Fistelbildungen** und **tumorartige Wucherungen**.

Nachweis:
- kulturell aufwendig und langwierig
- typische **Drusen**: Ansammlungen von Bakterien, die von Lymphozyten umgeben sind und eine filamentöse Struktur ausbilden (Abb. 4.13)

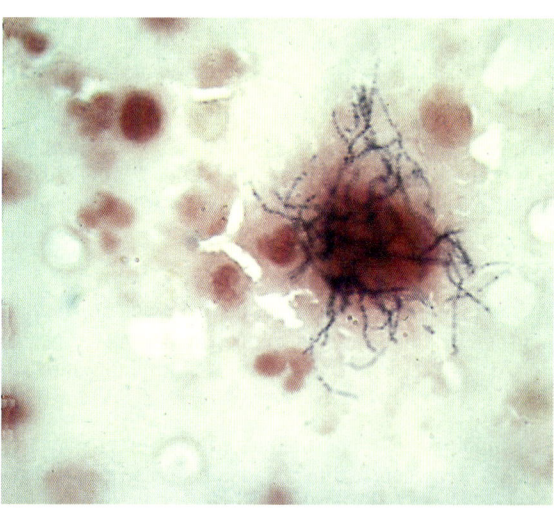

Abb. 4.13 Actinomyces israelii. Typische Drusenbildung. Die Bakterien sind durch Gram-Färbung sichtbar gemacht. (aus: Hof, Dörries, Duale Reihe Mikrobiologie, Thieme, 2009)

- Transport des Untersuchungsmaterials immer unter **anaeroben Bedingungen**.

Therapie: Chirurgische und chemotherapeutische Intervention. Es muss auch die **Begleitflora bekämpft** werden. Mittel der Wahl ist eine Kombination aus Amoxicillin und Clavulansäure.

Epidemiologie: Aktinomykosen sind weltweit verbreitet. Bei Kindern, Jugendlichen und älteren Menschen sind sie ungewöhnlich. Die orofaziale und zervikale Form kommt bei Männern 2,5-mal häufiger vor als bei Frauen.

Prophylaxe: Keine, da es sich um eine endogene Infektion handelt.

4.8 Spirochäten

Steckbrief: Spirochäten sind spiralig gekrümmte, sehr lange (bis zu 250 µm), in der Regel bewegliche, gramnegative Stäbchen.

Klassifikation: Die Spirochäten enthalten 2 Familien:
- **Leptospiraceae** mit der Gattung **Leptospira**
- **Spirochaetaceae** mit den Gattungen **Treponema** und **Borrelia**.

4.8.1 Leptospira

Steckbrief: Leptospiren sind sehr feine, bewegliche Spirochäten von 10–20 µm Länge.

Klassifikation: Die einzige humanmedizinisch wichtige Art ist **Leptospira interrogans**. Sie besteht aus 18 Serogruppen mit 124 Serovaren. Die Wichtigsten davon sind L. icterohaemorrhagiae, L. canicola, L. bataviae, L. pomona.

Klinik: Leptospirosen (s. Infektionserkrankungen [S. A525]): **Morbus Weil**, Canicola-Fieber, Feld-Schlamm-Erntefieber, Schweinehüterkrankheit.

Pathogenese: Die Infektion erfolgt im direkten Kontakt mit Tieren oder indirekt durch mit erregerhaltigem Tierurin kontaminiertes Wasser. Der Erreger gelangt durch kleinste Hautläsionen oder intakte Konjunktivalschleimhaut in den Körper.

Nachweis: Im septischen Stadium durch **Dunkelfeldmikroskopie** (Abb. 4.14) oder PCR. In der 2. Woche kann der Erreger aus frischem Urin isoliert werden. Kulturelle und serologische Nachweise werden im Speziallabor gemacht.

Therapie: Mittel der Wahl sind **Penicillin** oder **Tetrazykline**. Die Therapie sollte vor dem 5. Krankheitstag beginnen, da danach kaum mehr eine Beeinflussung möglich ist.

Epidemiologie: Die Übertragung erfolgt immer vom Tier auf den Menschen, nicht von Mensch zu Mensch (**Anthropozoonose**). Pro Jahr in Deutschland ca. 60 Erkrankungen (meist Männer über 60 Jahre).

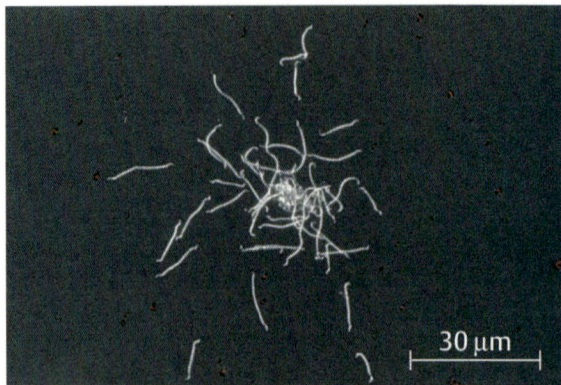

Abb. 4.14 **Leptospira interrogans.** Serogruppe L. icterohaemorrhagiae im Dunkelfeld. (aus: Kayser et al., Taschenlehrbuch Medizinische Mikrobiologie, Thieme, 2010)

Prophylaxe: Vermeidung von Feuchtigkeitskontakt durch Schutzkleidung für gefährdete Personen (Kanalarbeiter, Tierpfleger, Klärwerkarbeiter etc.).

MERKE Der Nachweis von Leptospira interrogans und der Tod durch Leptospirose sind meldepflichtig.

4.8.2 Treponema

Steckbrief: Treponemen sind dünne, 5–20 µm lange spiralige Bakterien. Sie bewegen sich in Flüssigmedium rotierend und gelegentlich undulierend fort.

Klassifikation: Siehe **Tab. 4.17**.

Treponema pallidum subsp. pallidum

Klinik: Lues (Syphilis; s. Infektionserkrankungen [S. A528]).

Pathogenese: Die Übertragung erfolgt immer über direkten Kontakt, meist beim Geschlechtsverkehr. Der Erreger tritt über kleinste Läsionen in der scheinbar gesunden Haut und Schleimhaut in den Körper ein. Eine Sonderform der Übertragung ist die diaplazentare Übertragung des Erregers (**Lues connata**).

Nachweis: Treponema pallidum ist in vitro praktisch nicht kultivierbar. Während der **hochkontagiösen Phasen** kann der Erreger direkt mikroskopisch im Dunkelfeld

Tab. 4.17 Die wichtigsten humanpathogenen Treponemen*

Spezies	Vorkommen	Krankheit
T. carateum	Hautläsionen	Pinta
T. pallidum ssp. pallidum	Hautläsionen und innere Organe	Lues (Syphilis)
T. pallidum ssp. endemicum	Hautläsionen	Bejel
T. pallidum ssp. pertenue	Hautläsionen	Frambösie
T. vincentii	Mundhöhle	Plaut-Vincent-Angina

* (nach: Hof, Dörries. Duale Reihe Mikrobiologie, Thieme, 2009)

nachgewiesen werden. Dieser Nachweis kann falsch positiv sein, da auch **apathogene Treponemen** vorkommen können!

Für einen serologischen Nachweis stehen zahlreiche Tests zur Verfügung.
- **TPHA-Test** (Treponema-pallidum-Hämagglutinationstest) bzw. **TPPA-Test** (T. pallidum-Partikel-Agglutinationstest):
  - Als Antigen dienen Proteine und Polysaccharide eines spezifischen T.-pallidum-Stammes. Sie führen bei Kontakt mit Antikörpern zu makroskopisch sichtbarer Agglutination und werden 2–3 Wochen nach der Infektion positiv.
  - Geeignet als **Suchtest**, da die positive Reaktion sehr lange erhalten bleibt.
- **FTA-Abs-Test** (Fluoreszenz-Treponema-Antikörper-Absorbens-Test):
  - Antikörper im Serum werden über Fluoreszenzmarkierung nachgewiesen.
  - Dient zur **Sicherung der Diagnose** bei positivem TTPA- bzw. TPHA-Test.
- **19S-FTA-IgM-Test**:
  - Nachweis spezifischer IgM-Antikörper gegen T. pallidum.
  - Sichert die **Diagnose Neuinfektion**.
- **Western-Blot-IgM-Test**: Nachweis der IgM-Antikörper im Western-Blot
- **VDRL-Mikroflockungsreaktion** (Venereal Disease Research Laboratory):
  - Nachweis von Antikörpern (**Reagine**) gegen Phospholipide, die im Verlauf der Krankheit freigesetzt werden
  - Kann in bis zu 0,2 % der Fälle **falsch positives Ergebnis** liefern, da Reagine unspezifisch sind und auch bei anderen Krankheiten auftreten. Kann aber gut zur **Verlaufskontrolle** einer Luestherapie eingesetzt werden.

Therapie: Mittel der Wahl ist **Benzylpenicillin**. Dabei kann eine **Jarisch-Herxheimer-Reaktion** (bedingt durch Freisetzung bakteriellen Endotoxins bei Zerfall der Treponemen) auftreten. Eine Gabe von **Kortikosteroiden** verringert diese Gefahr.

Krankheitsfolgen: Siehe Infektionserkrankungen [S. A528].

Epidemiologie: Weltweite Verbreitung. Der einzige Wirt ist der Mensch.

Prophylaxe: Auffinden der primären Quelle der Infektion. Infizierte sollten kein Blut spenden, nicht fremde Kinder stillen oder Muttermilch an andere weitergeben.

> **MERKE** Jeder erstmalige Nachweis des Erregers ist meldepflichtig, ebenso der Krankheitsverdacht, die Erkrankung an und der Tod durch Syphilis.

Andere Treponemen

Treponema pallidum subsp. endemicum
- **Klinik:** Erreger von **Bejel** (endemische Syphilis, nichtvenerische Syphilis), Übertragung durch Schmierinfektion
- **Nachweis:** serologische Syphilisreaktionen fallen positiv aus
- **Therapie:** Antibiotikum der Wahl ist **Benzylpenicillin**, keine Resistenzbildung.
- **Epidemiologie:** Verbreitung endemisch in Gebieten Asiens und Afrika, im östlichen Mittelmeerraum und auf dem Balkan, tritt unter schlechten hygienischen Bedingungen auf.

Treponema pallidum subsp. pertenue
- **Klinik:** Erreger der **Frambösie** (chronische Krankheit mit Epidermisproliferationen und Ulzerationen), Übertragung durch direkten Kontakt von Mensch zu Mensch
- **Nachweis:** serologische Syphilisreaktionen fallen positiv aus
- **Therapie:** Antibiotikum der Wahl ist **Benzylpenicillin**.
- **Epidemiologie:** Verbreitung endemisch in feuchtwarmen Gebieten Amerikas, Afrikas und Asiens, tritt unter schlechten hygienischen Bedingungen auf.

Treponema cerateum
- **Klinik:** Erreger der **Pinta** (ausheilende Hautläsionen, die zu typischen fleckenförmigen Hautarealen führen), Übertragung durch direkten Kontakt von Mensch zu Mensch
- **Nachweis:** serologische Syphilisreaktionen fallen positiv aus
- **Therapie:** Antibiotikum der Wahl ist **Benzylpenicillin**.
- **Epidemiologie:** Verbreitung endemisch in Mittel- und Südamerika.

Treponema vincentii
- **Steckbrief:** normaler Bewohner der Mundschleimhaut
- **Klinik:** zusammen mit Fusobakterien Erreger der **Plaut-Vincent-Angina** (meist einseitige Tonsillitis)
- **Nachweis:** direkt mikroskopisch
- **Therapie:** Antibiotikum der Wahl ist **Benzylpenicillin**.

4.8.3 Borrelien

Steckbrief:
- lange (bis 20 µm), mikroaerophile, gramnegative Spirochäten mit 3–10 Windungen, die sich rotierend fortbewegen
- Sie können mit Giemsa angefärbt werden und im Dunkelfeld oder im Phasenkontrast beobachtet werden.

Klassifikation: Siehe Tab. 4.18.

Klinik: Rückfallfieber, Lyme-Krankheit (s. Infektionserkrankungen [S. A514]).

Pathogenese: Die Übertragung erfolgt durch Läuse oder Zecken.

Erreger des Rückfallfiebers

Pathogenese: Das Rückfallfieber wird durch die **Kleiderlaus** (**B. recurrentis**, Läuserückfallfieber) bzw. durch die **Lederzecke** (**B. duttoni**, Zeckenrückfallfieber) übertragen.
- **B. recurrentis**: Der Erreger gelangt mit dem Biss der Laus durch die Haut in den Körper. Durch Veränderungen seiner Antigenstrukturen entzieht sich der Erreger dem Immunsystem und verursacht so die rezidivierenden Fieberschübe.
- **B. duttoni**: Der Erreger gelangt durch den Stich der Zecke in den Organismus. Er streut lymphogen und hämatogen und befällt parenchymatöse Organe, in denen er sich vermehrt.

Nachweis: Während der Fieberschübe direkt mikroskopisch aus dem Blut.

Therapie: Tetrazyklin (Doxycyclin), alternativ Erythromycin.

Krankheitsfolgen: Letalität unbehandelt bis zu 40 % (Läuserückfallfieber) bzw. 2–5 % (Zeckenrückfallfieber).

Epidemiologie: Siehe Tab. 4.18. Das Läuserückfallfieber ist nur noch bei schlechten Hygienebedingungen bedeutsam.

Erreger der Lyme-Krankheit

Pathogenese:
- Die Erreger der Lyme-Krankheit sind die 3 Arten **B. burgdorferi sensu stricto, B. garinii** und **B. afzelii**.
- Sie gelangen durch einen **Zeckenstich** in den Körper. Oberflächenproteine der Borrelien dienen der Adhäsion an Wirtszellen und induzieren gleichzeitig die Freisetzung proinflammatorischer Zytokine.
- Borrelien können jahrelang geschützt durch Kollagenfasern oder in Phagozyten im Wirt überleben.
- Sie können sich durch Variation ihrer Antigene der Immunreaktion des Wirts entziehen.

Nachweis: Serologischer Antikörpernachweis: Screeningverfahren zum Nachweis von Antikörpern im IgM- und IgG-Bereich, Bestätigungstests mittels Westernblot. Bei Neuroborreliose Nachweis intrathekal gebildeter Antikörper.

Therapie: Mittel der Wahl sind **Tetrazykline**. Alternativ **Ampicillin** oder **Erythromycin**. Bei Spätmanifestation **Ceftriaxon**. Eine möglichst frühzeitige und stadiengerechte Antibiotikagabe ist wichtig.

Krankheitsfolgen: Möglichkeit eines chronischen Stadiums (Stadium 3): Lyme-Arthritis, Acrodermatitis chronica atrophicans, chronische Enzephalomyelitis (sehr selten). Jarisch-Herxheimer-ähnliche Reaktionen treten bei ca. 14 % der Behandelten unmittelbar nach Therapiebeginn auf.

Epidemiologie: Weltweites Vorkommen (Tab. 4.18).

Prophylaxe: Es gibt keine sichere Prophylaxe, möglichst Exposition vermeiden. Laut RKI besteht für die Lyme-Borreliose nach dem Infektionsschutzgesetz keine Meldepflicht. In einigen deutschen Bundesländern (Berlin, Brandenburg, Mecklenburg-Vorpommern, Rheinland-Pfalz, Saarland, Sachsen-Anhalt, Sachsen und Thüringen) wurde jedoch auf Basis der Länderverordnungen eine Meldepflicht eingeführt.

> **MERKE** Es besteht Meldepflicht, in einigen Bundesländern erweiterte Meldepflicht.

4.9 Mykoplasmen

Steckbrief: Mykoplasmen sind die kleinsten in zellfreiem Medium kultivierbaren Bakterien. Sie zeichnen sich durch eine Reihe von Besonderheiten aus:
- Sie besitzen **keine Zellwand** und haben deshalb keine definierte Form (können als Kugeln, Tropfen, Ringe usw. auftreten).
- Ihr Hauptlipid in der Zellmembran ist **Cholesterin**. Es muss von außen zugeführt werden, da Mykoplasmen es nicht selbst synthetisieren können.
- Sie **passieren Bakterienfilter** (0,45 µm) aufgrund ihrer geringen Größe und ihrer flexiblen Form.
- Sie haben keine eigene Nukleotid- und Aminosäuresynthese, keinen Zitatzyklus und bilden weder Katalase noch Peroxidase.

Tab. 4.18 Humanmedizinisch bedeutsame Borrelien

Art	Überträger	Verbreitung	typisches klinisches Bild
Erreger des Rückfallfiebers			
B. recurrentis	Pediculus humanus (Kleiderlaus)	Afrika, Südamerika	systemische Infektion
B. duttonii	Ornithodoros moubati (Lederzecke)	Afrika	systemische Infektion
Erreger der Lyme-Krankheit (Genotypen von B. burgdorferi sensu lato)			
B. burgdorferi sensu stricto	Ixodes (Schildzecke)	Nordamerika, Europa	Arthritis
B. garinii	Ixodes (Schildzecke)	Europa, gemäßigte Klimazonen Asiens	Neuritis
B. afzelii	Ixodes (Schildzecke)	v. a. Europa	Dermatitis

Klassifikation: Die humanmedizinisch relevanten Gattungen der Mykoplasmen sind **Mykoplasma** und **Ureaplasma**.

Nachweis: In Kultur auf cholesterinhaltigem Medium.

4.9.1 Mycoplasma pneumoniae

Klinik: Pharyngitis, Tracheobronchitis, Husten, atypische Pneumonie.

Pathogenese: M. pneumoniae ist sehr **kontagiös**. Die Übertragung erfolgt durch **Tröpfcheninfektion**. Der Erreger zerstört das Flimmerepithel der Bronchien durch Anheftung und stimuliert durch **Superantigene** T-Lymphozyten zur **Zytokinfreisetzung**. Durch Antigene, die körpereigenen Substanzen ähnlich sind, werden **Autoimmunphänomene** hervorgerufen. M. pneumoniae produziert Wasserstoffperoxid.

Nachweis:
- Kultureller Nachweis ist aufwendig und gehört nicht zur Routine.
- Direktnachweis durch **DNA-Hybridisierung** oder **PCR** mithilfe kommerzieller Testkits
- Nachweis von Antikörpern durch **KBR** (Komplementbindungsreaktion).

Therapie: Tetrazyklin oder Makrolide.

Krankheitsfolgen: Prognose allgemein gut. Es gibt ein breites Spektrum von Folgekrankheiten, welche aber eher selten auftreten: Erkrankungen des ZNS, Karditiden, Pankreatitis, Erythema nodosum, Otitis media, Arthrithiden u. a. Der Zusammenhang mit einer Infektion ist nicht bei allen gesichert.

Epidemiologie: Am häufigsten befallen werden Schulkinder und junge Erwachsene.

Prophylaxe: Spezielle Prophylaxe gibt es nicht.

4.9.2 Urogenitalmykoplasmen

Urogenitalmykoplasmen verursachen ca. 40 % aller **nichtgonorrhischen Urethritiden** (NGU). Die häufigste Art unter ihnen ist **Ureaplasma urealyticum**. Andere sind Mycoplasma hominis, M. genitalium und M. fermentans. Urogenitalmykoplasmen können auch bei Gesunden als Bestandteil der Normalflora des Urogenitalbereichs vorkommen.

Nachweis: Diagnostisch spielt die Serologie keine Rolle. Kulturell mit Spezialnährböden möglich.

Therapie: Hierbei ist zu beachten, dass M. homini **resistent** ist gegen Erythromycin und U. urealyticum gegen Lincomycin.

4.10 Obligate Zellparasiten

4.10.1 Rickettsia

Steckbrief: Rickettsien sind pleomorphe, unbewegliche, kurze oder kokkoide Stäbchen, die im Wirt obligat **intrazellulär** leben.

Klassifikation: Siehe **Tab. 4.19**. Die früher zu den Rickettsien zählenden Coxiellen und Ehrlichien werden heute als eigene Gattungen betrachtet.

Klinik: Siehe **Tab. 4.19** und Infektionserkrankungen [S. A534].

Pathogenese: Rickettsien werden durch **Arthropoden** übertragen. Sie befallen die **Endothelzellen** der kleinen Blutgefäße und vermehren sich dort. Nach Zerstörung der Zellen gelangen sie ins Blut und können sich so **schubweise** weiterverbreiten.

Nachweis:
- Antikörpernachweis im Serum mit der **Weil-Felix-Reaktion**: Bestimmte Antigene der Rickettsien sind mit Anti-

Tab. 4.19 Humanpathogene Arten von Rickettsia*

Art	Krankheit	Überträger	Erregerreservoir	Vorkommen
Fleckfiebergruppe				
R. prowazekii	klassisches Fleckfieber	Läuse	Mensch, Ziege, Schaf, Flughörnchen	Mittel-, Südamerika, Afrika
R. typhi	murines Fleckfieber	Rattenfloh	Ratte	weltweit
R. canada	Fleckfieber (selten!)	Zecken	Kaninchen	Nordamerika
Zeckenbissfieber-Gruppe				
R. akari	Rickettsienpocken	Milben	Mäuse, Ratten	Nordamerika (Ostküste), Afrika, Korea, Russland
R. australis	Queensland-Zeckenbissfieber	Zecken	kleine Beuteltiere	Australien
R. conorii	Fièvre boutonneuse, Mittelmeerfleckfieber	Zecken	wilde Nagetiere	Mittelmeerraum, Vorderer Orient, Indien, Afrika
R. rickettsii	Rocky Mountain spotted Fever	Zecken	Nagetiere, Hunde	Amerika
Tsutsugamushi-Fieber-Gruppe				
R. tsutsugamushi	Japanisches Fleckfieber	Milben	Nagetiere, Vögel	Indien, Ostasien, Nordaustralien

* (nach: Hof, Dörries, Duale Reihe Mikrobiologie, Thieme, 2009)

genen von Proteus identisch und können deshalb kreuzreagieren. So können mit Patientenserum gegen Proteus die Rickettsien serologisch nachgewiesen werden.
- Mit gruppenspezifischen Antigenen kann eine **Komplementbindungsreaktion** als Nachweis erfolgen.

Epidemiologie: Siehe **Tab. 4.19** und Infektionserkrankungen [S. A535].

4.10.2 Coxiella burnetii

Steckbrief: Coxiella burnetii ist ein gramnegatives Bakterium mit einer LPS-haltigen äußeren Membran.

Klinik: Q-Fieber (s. Infektionserkrankungen [S. A535]).

Pathogenese: Das Q-Fieber wird durch Kontakt mit **Tieren**, infiziertem Tiergewebe oder auch Milch übertragen. Der Erreger breitet sich als **Aerosol** oder an **Staub** gebunden aus und gelangt so in die **Lunge**, wo sich die inhalierten Erreger in den Endästen der Bronchien vermehren. In manchen Patienten kann der Erreger jahrelang **symptomlos persistieren** und dann schlagartig durch vehemente Vermehrung die Krankheit auslösen.

Nachweis: Erfolgt serologisch mit ELISA, KBR oder IFT (Immunfluoreszenztest).

Therapie: Tetrazykline über mehrere Monate.

Krankheitsfolgen: Die Letalität liegt unter 1 %. Seltene, jedoch lebensbedrohliche Komplikationen sind Myokarditis, Endokarditis und Hepatits.

Epidemiologie: Vorkommen weltweit außer in Neuseeland und der Antarktis. Coxiella ist extrem widerstandsfähig gegen Umwelteinflüsse und kann deshalb wochen- bis monatelang im Staub überleben. Erregerreservoir sind die Nutztiere Schafe, Ziegen, Rinder, aber auch kleine Beuteltiere.

Prophylaxe:
- Da der Erreger extrem kontagiös ist, wird für Arbeiten im Labor eine Genehmigung benötigt.
- Bei Exposition (Schlachthöfe, Landwirtschaft) sollte ein Mundschutz getragen werden.
- Grundsätzlich keine rohe Milch trinken, da auch gesunde Tiere Ausscheider sein können.

> **MERKE** Der direkte oder indirekte Nachweis von Coxiella burnetii ist meldepflichtig, wenn ein Hinweis auf akute Infektion besteht.

4.10.3 Chlamydia

Steckbrief:
- sehr klein (0,2 µm)
- **obligat intrazellulär**, da sie auf die Lieferung von ATP durch die Wirtszelle angewiesen sind
- kein Peptidoglykansakkulus
- besitzen ein Lipopolysaccharid als Antigen.

Klassifikation: Es gibt 3 Arten, die in 2 Gattungen eingeteilt werden.
- Chlamydia trachomatis
- Chlamydophila pneumoniae (früher Chlamydia pneumoniae)
- Chlamydophila psittaci (früher Chlamydia psittaci).

Pathogenese: Chlamydien haben 2 Erscheinungsformen:
- **Elementarkörperchen:** sind sehr kleine kokkoide Zellen, die das Überleben außerhalb des Wirts garantieren und die infektiöse Form darstellen. Sie werden von den Wirtszellen durch Phagozytose aufgenommen. Innerhalb des Phagosoms vermehrt es sich dann als
- **Initialkörperchen:** Das Phagosom füllt sich mit Initialkörperchen und wird zum Einschlusskörperchen. Einige Initialkörperchen wandeln sich in Elementarkörperchen um, die dann 2–3 Tage nach Infektion der Wirtszelle von dieser freigesetzt werden und weitere Zellen befallen können. Die freigesetzten Initialkörperchen gehen zugrunde.

Chlamydia trachomatis

Klassifikation: C. trachomatis wird in 2 verschiedene Biovare mit zahlreichen Serovaren eingeteilt (**Tab. 4.20**).

Klinik: Siehe **Tab. 4.20** und Infektionserkrankungen [S. A518].

Nachweis:
- **Serovar trachoma:** direkter mikroskopischer Nachweis der Elementarkörperchen mit markierten monoklonalen Antikörpern. Auch EIA (Enzymimmunoassay) und PCR kommen zum Einsatz.
- **Serovar lymphogranuloma venereum:** Diagnose durch Isolierung des Erregers in Hühnerei- oder Zellkulturen. Der serologische Nachweis von Antikörpern ist unspezifisch und fällt auch bei anderen Chlamydieninfektionen positiv aus.

Therapie:
- Mittel der Wahl sind **Tetrazykline**. β-Laktam-Antibiotika sind unwirksam, da Chlamydien kein Peptidoglykan besitzen.
- Beim Trachom zusätzlich und bei der Einschlusskonjunktivitis ausschließlich lokale Therapie mit Antibiotika (Doxycyclin oder Erythromycin).

Tab. 4.20 Krankheiten, die von C. trachomatis verursacht werden*

Krankheit	Biovar	Serovar
Trachom	trachoma	A–C
Einschlusskonjunktivitis	trachoma	D–K
Urogenitalinfektionen	trachoma	D–K
Lymphogranuloma-venereum-Erkrankung	lymphogranuloma venereum	L_{1-3}

* (nach: Hof, Dörries, Duale Reihe Mikrobiologie, Thieme, 2009)

Krankheitsfolgen:
- **Trachom**: möglicherweise Erblindung, keine Immunität
- **Einschlusskonjunktivitis**: in seltenen Fällen Narbenbildung und Eintrübung der Kornea. Bei Neugeborenen können Lunge oder ZNS befallen werden.
- **Genitalinfektionen**:
  - beim **Mann**: Urethritis, Epididymitis, Prostatitis
  - bei der **Frau**: Urethritis, Zervizitis, Endometritis, Salpingitis, Peritonitis, Perihepatitis, Infertilität und ektopische Schwangerschaften
- **Lymphogranuloma venereum**: Geht die Krankheit ins chronische Stadium über (bei fehlender Therapie), kann eine Elephantiasis der betroffenen Körperregionen entstehen.

Epidemiologie:
- **Trachom**: weltweites Vorkommen, besonders aber in Nordafrika, dem Vorderen Orient und Indien. Infektion erfolgt entweder direkt über Entzündungssekrete oder über Kontakt mit kontaminierten Gegenständen des täglichen Gebrauchs.
- **Einschlusskonjunktivitis**: Erwachsene infizieren sich in Schwimmbädern, wo Chlamydien aus dem Genitalbereich infizierter Personen in das Wasser gelangen („**Schwimmbadkonjunktivitis**").
- **Genitalinfektionen:** In der Regel ist der weibliche Sexualpartner, der durchaus symptomlos sein kann, die Infektionsquelle.
- **Lymphogranuloma venereum:** Geschlechtskrankheit, die hauptsächlich in warmen Regionen bei niedrigen Hygienestandards vorkommt.

Prophylaxe: Einen Impfstoff gegen Chlamydien gibt es nicht. Bei einer nachgewiesenen Urogenitalinfektion sollte der Sexualpartner untersucht und bis zum Ende der Therapie sexuelle Abstinenz eingehalten werden.

Chlamydophila psittaci

Klassifikation: Es gibt mehrere Biovare von C. psittaci.

Klinik: Ornithose (s. Atmungssystem [S. A198]).

Pathogenese: Der Erreger gelangt durch das Einatmen erregerhaltigen Staubes (Vogelkot), manchmal auch durch Schmierinfektion, in den Respirationstrakt des Menschen und führt dort zu akuten entzündlichen Reaktionen.

Nachweis: Durch Anzüchten des Erregers in Hühnerei- oder Zellkulturen (schwierig). Wird hauptsächlich durch serologische Bestimmungen ersetzt. Beide Verfahren sind aber unspezifisch, da auch andere Chlamydieninfektionen ein positives Ergebnis liefern. Ausschlaggebend ist das **klinische Bild**.

Therapie: Tetrazykline und Makrolide.

Krankheitsfolgen: In schweren Fällen kann es durch hämatogene Streuung zu Ikterus und Bewusstseinsstörungen kommen.

Epidemiologie: Kommt weltweit vor, in Deutschland selten.

Prophylaxe: Vermeidung von zu engem Kontakt zu Vögeln.

MERKE Der Nachweis von Chlamydophila psittaci ist meldepflichtig.

Chlamydophila pneumoniae

Steckbrief: Es handelt sich um eine neue Chlamydienspezies, die Ähnlichkeiten zu C. psittaci aufweist, aber von **Mensch zu Mensch** übertragen wird.

Klinik: Milde Pneumonie, auch Pharyngitiden, Sinusitiden und Bronchitiden möglich.

Pathogenese: Der Erreger gelangt mit der Atemluft in die Epithel- und Endothelzellen des Respirationstrakts. Er kann in atheromatösen Plaques nachgewiesen werden (evtl. Beteiligung an der Entstehung einer Atherosklerose und einer koronaren Herzkrankheit).

Nachweis: Serologisch über Antikörper.

Therapie: Tetrazyline und Makrolide.

Epidemiologie: C. pneumoniae kann epidemieartig auftreten und ist womöglich der häufigste Verursacher von Chlamydieninfektionen beim Menschen. Etwa 25–50 % aller Erwachsenen hatten vermutlich schon einmal Kontakt mit C. pneumoniae.

5 Pilze

5.1 Allgemeine Mykologie

DEFINITION Pilze sind hochentwickelte **Eukaryoten** mit einer festen Zellwand, die Mannan und Chitin enthält. Sie leben entweder als Einzeller oder im Verband.

In ihrer natürlichen Umgebung können Pilze symbiontisch mit Pflanzen leben (**Mykorrhiza**) oder die Pflanzen schädigen (**Pflanzenschädlinge**). In der Pharmaindustrie werden sie als **Produzenten wichtiger Stoffe** (z. B. Antibiotika) eingesetzt, in der Lebensmittelindustrie zur **Verfeinerung von Lebensmitteln** (z. B. Brot, Wein, Käse).

Beim Menschen können Pilze **Allergien** (z. B. Asthma), **Intoxikationen** (z. B. Vergiftung durch Speisepilze) oder **Infektionen** (v. a. beim abwehrgeschwächten Menschen) auslösen.

Die toxischen Reaktionen werden durch sog. **Mykotoxine** hervorgerufen (Beispiele s. Tab. 5.1).

MERKE Das medizinisch wichtigste Mykotoxin ist der Ethylalkohol, der durch Vergärung von Glukose durch Hefen entsteht.

5.1.1 Klassifikation

Die medizinisch gebräuchliche Einteilung erfolgt in **Dermatophyten, Hefen und Schimmelpilze** (**DHS**) und noch einige weitere kleine Gruppen:
- **Dermatophyten:** verwerten Keratin und befallen deshalb nur Haut, Haare und Nägel
- **Hefen** (Sprosspilze): vermehren sich durch Sprossung, medizinisch wichtigste Gattung ist Candida.
- **Schimmelpilze:** haben v. a. eine Bedeutung als Mykotoxinbildner.

5.1.2 Aufbau und Struktur

Aufbau der Pilzzelle

Hefen sind eukaryotische Zellen, die entweder mit einem haploiden oder einem diploiden Chromosomensatz ausgestattet sind. Sie besitzen alle Organellen einer typischen eukaryotischen Zelle: Zellkern, Mitochondrien, Golgi und ER, Peroxisomen, aber keine Chloroplasten.

Ihre Plasmamembran enthält statt Cholesterin Ergosterin. Die Zellwand ist aufgebaut aus Glukanen, Mannanen und Chitin.

Morphologische Erscheinungsformen

Einzeller: Die einzelne Pilzzelle ist rund. Sie kann sich durch Teilung vermehren. Dabei entstehen 2 neue runde Pilzzellen.

Pseudohyphe: Bei den Hefen geschieht diese Teilung durch **Sprossung**. Dabei wächst aus der Mutterzelle eine Tochterzelle heraus, die sich dann abschnürt. Unterbleibt diese Abschnürung, bleiben die Zellen miteinander verbunden und nach mehreren Teilungen ist eine Kette aneinanderhängender Zellen entstanden. Man spricht hier von Pseudohyphen.

Echte Hyphen: In Pseudohyphen stehen die einzelnen Zellen direkt miteinander über ihr Zytoplasma im Kontakt. Sie werden nicht durch Septen voneinander getrennt. In echten Hyphen dagegen sind die Zellen durch Septen voneinander abgegrenzt. Sie kommunizieren über Poren in den Septen miteinander.

Myzel: Hyphen wachsen durch ungeschlechtliche Teilungen zu einem komplexen Geflecht aus verzweigten Pilzfäden (Myzel) heran.

Geschlechtsformen

Bei der geschlechtlichen Fortpflanzung bilden Pilze Sporen (Konidien) in einem **Sporangium**, das in der Regel aus einzelnen Zellen des Myzels entsteht. Es gibt **Ascosporen** (Sporenbildung in einem Schlauch) und **Basidiosporen** (Sporenbildung in einem Ständer). Die meisten klinisch relevanten Pilze können keine Geschlechtsformen ausbilden (oder man hat diese bis heute nicht gefunden) und werden deshalb den **Deuteromyzeten** (Fungi imperfecti) zugeordnet. Pilze, die sexuelle Vermehrungsformen ausbilden, werden als Fungi perfecti bezeichnet. Die morphologische Vielfalt der Sporangien ist groß und die An-

Tab. 5.1 Einige Beispiele für Mykotoxine und ihre Wirkung*

Toxin	produzierender Pilz	Vorkommen	Folgen
Mutterkorn	Claviceps purpurea	Getreide	Gefäßschäden (Spasmus der Endarterien), Dauerkontraktion des Uterus
Ethylalkohol	Saccharomyces cerevisiae	Bier, Wein	Schäden im ZNS, Leberschäden
Aflatoxin B	Aspergillus flavus	Nüsse, Getreide	karzinogen, immunsupressiv
Ochratoxine	Aspergillus ochraceus	Getreide	nephrotoxisch, teratogen, immunotoxisch
Patulin	Penicillium sp.	Obst	mutagen, neurotoxisch, kanzerogen

* (nach: Hof, Dörries, Duale Reihe Mikrobiologie, Thieme, 2009)

ordnung der Konidien ist oft so charakteristisch für eine Art, dass diese zur Identifikation herangezogen wird.

5.1.3 Diagnostik

Zum Nachweis von Pilzen oder Sporen stehen verschiedene Methoden zur Verfügung:
- **Lichtmikroskopie:** in der Regel Anfärbung nötig
- **Kultur:** Differenzierung über mikromorphologische Merkmale und biochemische Stoffwechseleigenschaften auf den entsprechenden Nährböden
- **Molekularbiologie:** über PCR (Polymerase-Kettenreaktion)
- **Antigennachweis:** bestimmte Mannane in der Zellwand von Pilzen sind sehr spezifisch und können zur Diagnose herangezogen werden
- **Serologie:** Nachweis von Antikörpern spielt eine nur geringe Rolle
- **Inspektion:** v. a. bei Hauterkrankungen, die sehr typisch verlaufen
- **Bildgebende Verfahren:** z. B. bei invasiven Mykosen.

5.2 Spezielle Mykologie

5.2.1 Dermatophyten

Steckbrief: Dermatophyten sind Fadenpilze, die **Keratin** verwerten. Sie befallen deshalb Haut, Haare und Nägel.

Klassifikation: Man unterscheidet 3 Gattungen: **Trichophyton, Microsporum, Epidermophyton.** Außerdem lassen sich die Dermatophyten entsprechend ihrem Vorkommen in **geophil, zoophil** und **anthropophil** einteilen (Tab. 5.2).

Klinik: Unabhängig vom Erreger:
- Tinea pedis
- Tinea capitis
- Tinea inginualis
- Tinea corporis
- Tinea barbae

Abhängig vom Erreger:
- Trichophytie: Mykosen, hervorgerufen durch Trichophyton-Arten
- Mikrosporie: Mykosen, hervorgerufen durch Microsporum-Arten
- Epidermophytie: Mykosen, hervorgerufen durch Epidermophyton

Pathogenese: Siehe **Tab. 5.2**. Prädisponierende Faktoren sind periphere Durchblutungsstörungen, Diabetes und die Einnahme von Antibiotika und Kortikosteroiden. Aufgrund ihrer Keratophilie Befall und Schädigung der Haut und ihrer Anhangsgebilde. Der Keratinabbau erfolgt durch Proteinasen.

Nachweis: Mikroskopisch und kulturell.

Therapie: Mechanische Entfernung des toten Materials; systemische oder lokale Antimykotika, oft über längere Zeit. Mit Rezidiven muss gerechnet werden.

Prophylaxe: Reduktion der Sporenlast und Verhinderung weiteren Pilzwachstums durch Desinfektion und Reinigung; regelmäßige Pflege von Haut, Haaren und Nägeln; umsichtiges Verhalten in Schwimmbädern, Fitnesszentren, Saunen etc.

Epidemiologie: Einige Arten kommen weltweit vor, andere nur regional.

5.2.2 Hefen (Sprosspilze)

Hefen sind einzellige Pilze, die sich durch Sprossung vermehren. Unter bestimmten Bedingungen können sie Pseudomyzelien bilden. Die größte Rolle in der Medizin spielt die Gattung **Candida**.

Candida

Steckbrief: Man kennt ca. 200 Candida-Arten. Die meisten davon leben in der Umwelt. Sie sind weit verbreitet.

Klassifikation: Klinisch bedeutsam sind:
- **Candida albicans** als medizinisch wichtigster Vertreter
- Candida glabrata
- Candida parapsilosis
- Candida krusei.

Candida albicans

Klinik: Breites Spektrum klinischer Manifestationen: Soor, vulvovaginale Kandidose mit Fluor vaginalis und Balanitis beim Sexualpartner, Hautinfektionen, Organmykosen, Kandidasepsis (s. Infektionserkrankungen [S. A565]).

> **MERKE** Candida albicans kann beim gesunden Menschen auch als Besiedler vorkommen, ohne pathogen zu sein und ohne therapeutische Konsequenzen zu haben.

Pathogenese:
- C. albicans ist ein opportunistischer Erreger und fakultativ pathogen.
- Äußere Bedingungen für **Pathogenität** sind:
  - Schwächung der natürlichen Bakterienflora der Haut und der Schleimhäute
  - Erhöhung des pH-Wertes (in der Vagina) und Östrogenüberschuss während einer Schwangerschaft

Tab. 5.2 Einteilung der Dermatophyten nach Vorkommen

Standort	Beispiel	Infektkette
Erdboden (geophil)	Microsporum gypseum Trichophyton terrestre Trichophyton gypseum	Erde → Mensch, Prädisposition muss vorhanden sein
Tier (zoophil)	Microsporum canis Microsporum equinum Microsporum gallinae	Tier → Mensch
Mensch (anthropophil)	Epidermophyton floccosum Trichophyton mentagrophytes Trichophyton ruvtum Trichophyton tonsurans	Mensch → Mensch

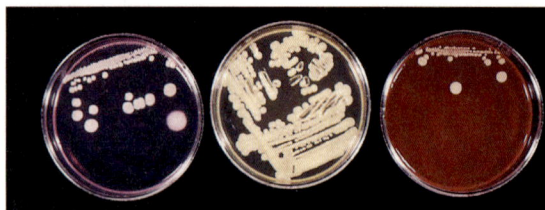

Abb. 5.1 **Candida albicans in Kultur auf verschiedenen Nährböden.** (aus: Hof, Dörries, Duale Reihe Mikrobiologie, Thieme, 2009)

- Barriereschäden der Haut
- Immunsuppression
- Stoffwechselstörungen (Diabetes mellitus, Hyperglykämie, Ketoazidose etc.).
- **Virulenzfaktoren** sind:
  - Mannoproteine auf der Zelloberfläche des Pilzes
  - Invasion über Sekretion lytischer Enzyme und Ausbildung von Keimschläuchen
  - schnelle Kolonisation durch kurze Generationszeiten und Resistenz gegen Milieuschwankungen
  - Umgehung des körpereigenen Immunsystems durch Phänotyp-Switching durch Veränderung der antigenen Strukturen auf der Pilzoberfläche (antigenic mimicry).

Nachweis:
- mikroskopisch und durch Kultur (cremefarbige porzellanartige Kolonien; Abb. 5.1)
- Bei systemischer Mykose kann der Erreger evtl. über einen Antigennachweis gefunden werden.

> **MERKE** Der Nachweis von Candida muss noch kein Beweis für eine Infektion sein. Er kann auch eine normale Besiedelung anzeigen. Andererseits ist es möglich, dass der Erreger in den Untersuchungsproben gar nicht sichtbar wird.

Therapie: Lokale Gabe von Desinfektionsmitteln und Antimykotika (Polyen, Azol). Bei einer systemischen Infektion müssen auch systemisch Antimykotika gegeben werden (Triazole, Polyene, Echinocandine).

Candida glabrata

Niedrige Virulenz. Häufig bei Patienten mit Soor und AIDS unter Fluconazol-Therapie anzutreffen, da C. glabrata resistent dagegen ist.

Candida parapsilosis

Adhäriert an Plastikmaterialien (Katheter, Plastikimplantate): Gefahr der nosokomialen Infektion. Klinische Manifestationen können deshalb sein: Endokarditis, Peritonitis, postoperative Endophthalmitis (Linsenimplantat) und septische Arthriden.

Candida krusei

Geringe Virulenz; Letalität bei systemischen Infektionen geringer als bei C. albicans.

Cryptococcus neoformans

Steckbrief:
- bekapselte Hefe, die in der Natur vorkommt (Erde, Gräser, Getreidearten)
- Verbreitung durch Vögel (Taubenkot)
- opportunistischer Erreger bei immungeschwächten Patienten
- einzige humanpathogene Cryptococcus-Art.

Klinik: Kryptokokkosen manifestieren sich in der Regel als **Meningoenzephalitis** und **Meningitis** bei Immunsupprimierten (s. Infektionserkrankungen [S. A567]). Bei Immunkompetenten pulmonale Kryptokokkose mit subklinischen Erscheinungen, selbstlimitierend.

Pathogenese: Die Übertragung erfolgt **aerogen** über die Atemluft. Die Infektion beginnt zuerst in der **Lunge**. Der Pilz vermehrt sich unauffällig, bis größere Läsionen und Granulombildung erfolgt sind, die oft nicht erkannt werden. Dies ist der Grund für den schleichenden subklinischen Beginn der Erkrankung und die uncharakteristischen Symptome wie z. B. Kopfschmerzen.

Durch die **Polysaccharidkapsel** und eingelagertes **Melanin** in der Zellwand umgeht der Erreger das Immunsystem des Wirts. Bei immungeschwächten Patienten (z. B. bei AIDS) streut der Erreger in andere Organe, hauptsächlich in das **ZNS**, und verursacht basiläre Arachnoiditis.

Nachweis:
- direkter **mikroskopischer Nachweis** im Tuschepräparat (Abb. 5.2) wichtig für schnelle Diffenzialdiagnose bei Meningoenzephalitis. Außerdem **Antigennachweis** im Liquor.
- Nachweis in Kultur einfach. Nach ca. 3 Tagen sind braune schleimige Kolonien sichtbar.

Therapie: Amphothericin B in Kombination mit 5-Fluorocytosin und Fluconazol (bei ZNS-Befall und bei Immunschwäche). Bei männlichen Patienten eine lebenslange Erhaltungstherapie, um eine Reaktivierung aus der Prostata zu verhindern.

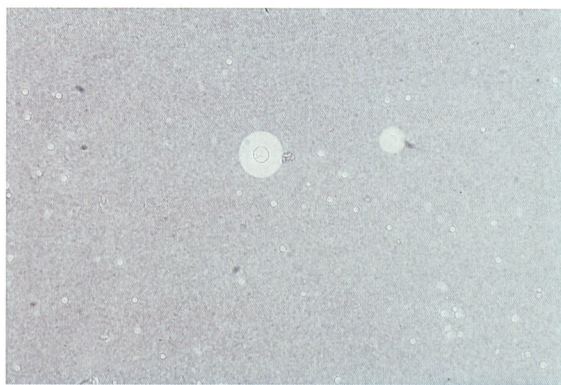

Abb. 5.2 **Mikroskopischer Nachweis von Cryptococcus neoformans im Liquor.** Tuschepräparat. Man erkennt 2 große weiße Hefezellen mit mehr oder weniger großer Kapsel. (aus: Hof, Dörries, Duale Reihe Mikrobiologie, Thieme, 2009)

MERKE Cryptococcus neoformans kann auch durch entsprechende Therapie nicht vollständig eliminiert werden. Der Pilz zieht sich in Organe zurück, wo er vom Immunsystem kaum erreicht werden kann. Eine Reaktivierung (endogene Reinfektion) bei immungeschwächten Patienten ist daher immer möglich!

Prophylaxe: Eindämmung der Taubenplage.

Trichosporon

- **Trichosporon asahii** und **Trichosporon cutaneum** potenziell pathogen
- Erreger der **Piedra alba**
- Kolonisation auf vorgeschädigten Haaren (v. a. Bartbereich)
- **Nachweis kulturell** aus den Knötchen am Haarschaft
- Therapie: lokale Applikation von **Azolen**.

Malassezia

- Malassezia furfur besiedelt in seiner saprophytären Form (= **Pityrosporum ovale**) bestimmte Hautregionen.
- Erreger der **Pityriasis versicolor**
- produziert Pigmente zu seinem eigenen UV-Schutz, die die Haut nicht braun werden lassen (Entstehung von **hypopigmentierten Maculae**)
- **Nachweis** klinisch und mikroskopisch gilt als ausreichend. Kultureller Nachweis möglich (lipidhaltige Nährböden).
- **Therapie** mit **Azolen** oder lokaler Anwendung von **Tolnaftat**.

5.2.3 Schimmelpilze

Steckbrief:
- zahlreiche Arten
- leben meistens saprophytisch, können aber auch lebende Pflanzen befallen (z. B. Getreide)
- klinisch bedeutsam als Auslöser von **Allergien** und als **Mykotoxinbildner** (Tab. 5.1).

Klassifikation: Einteilung in:
- Hyalohyphomyceten mit ungefärbten Hyphen und
- Phaeohyphomyceten mit pigmentierten Hyphen (Schwärzepilze).

Aspergillus (Gießkannenschimmel)

Steckbrief:
- mehr als 200 Arten
- Vorkommen ubiquitär in der Umwelt
- Typisches Merkmal sind die blasenartigen Konidienträger und ein septiertes Myzel.
- Klinisch relevant sind:
  - **Aspergillus fumigatus** als **Infektionserreger**
  - **Aspergillus flavus** und **Aspergillus ochraceus** als Bildner von **Mykotoxinen**
  - **Aspergillussporen** als Auslöser von **Allergien**.

Klinik: Otitis externa, Sinusitis, Lungen-Aspergillom, Aspergillus-Pneumonie, Asthma bronchiale, allergische Alveolitis, chronische Lungenschäden (s. Infektionserkrankungen [S. A563]).

Pathogenese: Prädisposition oder Grunderkrankung muss vorhanden sein. Aspergillus fumigatus adhäriert an Wirtszellen und bildet Kolonien, die sich großflächig im Gewebe ausbreiten können.
Bei immunsupprimierten Patienten kann der Pilz sich auch intravasal vermehren und dabei durch Aktivierung des Gerinnungssystems einen Gefäßverschluss herbeiführen.

Nachweis:
- kulturell (durch ubiquitäres Vorkommen des Pilzes nicht immer beweisend für eine Invasion)
- Antigennachweis im Blut ist aufschlussreicher
- Antikörpernachweis oft nicht hilfreich, nur in Verbindung mit Klinik
- Bei chronischen Allergien erfolgt der Nachweis oft erst post mortem in der Histologie.

Therapie: Chirurgische Entfernung des Aspergilloms. Chemotherapie mit Amphotericin B, Triazolen, Echinocandin.

Prognose: schlecht.

Prophylaxe:
- Risikopatienten in Reinraum unterbringen
- Hochrisikopatienten mit Posaconazol behandeln
- Bei antibiotikaresistentem Fieber an Pilzinvasion denken (rechtzeitiger Beginn mit Therapie!)
- Kompost und Bioabfälle aus der Umgebung entfernen.

Penicillium (Pinselschimmel)

Steckbrief:
- ubiquitär verbreitet in der Umwelt
- Nutzung zur Produktion der Antibiotikums Penicillin und zur Herstellung von Käse
- typisches Merkmal sind pinselartige Konidienträger
- medizinische Bedeutung als Auslöser von **Allergien** und Bildner von **Mykotoxinen**.

Klinik: Allergien in Form von Rhinitis, Bronchitis, Alveolitis.

Pathogenese:
- Penicillium hat keine Fähigkeit zur Invasion und kann deshalb keine Organmykosen auslösen.
- Die Mykotoxine gelangen beim Verzehr verdorbener Nahrungsmittel in den Körper und können Vergiftungen auslösen (s. **Tab. 5.1**).
- Einatmung von Penicillium-Sporen kann allergische Reaktionen auslösen bzw. für solche sensibilisieren.

Nachweis: Erfolgt kulturell, anschließend mikroskopische Identifizierung.

Therapie: Selten nötig. Bei seltener Infektion mit Penicillium marneffei mit Amphotericin B in Kombination mit Fluorocytosin.

5.2.4 Pneumocystis jiroveci (Pneumocystis carinii)

Steckbrief:
- weltweit verbreitet, saprophytisch lebend
- kein typischer Pilz (zeigt in bestimmten Entwicklungsstadien Analogien zu Protozoen)
- Enthält **kein** Ergosterin in seiner Zellmembran und ist deshalb **resistent** gegen Antimykotika wie Azole und Polyene.

Klinik: Bei immunsupprimierten Patienten: atypische, interstitielle Pneumonie (s. Infektionserkrankungen [S. A565]).

Nachweis: Mikroskopisch im Trachealsekret oder Lungenbiopsat.

Therapie: Siehe Infektionserkrankungen [S. A565].

6 Parasitologie

Unter dem Begriff der Parasiten werden in der Medizin die einzelligen Protozoen, Würmer (Helminthen) sowie einige Arten der Gliederfüßer (Arthropoden) zusammengefasst.

DEFINITION Ein Parasit ist ein Organismus, der auf Kosten seines Wirts lebt und pathogene Eigenschaften hat. Er ernährt sich von der Körpersubstanz, den Körpersäften oder dem Darminhalt seines Wirts.

6.1 Protozoen

DEFINITION Protozoen sind frei oder parasitisch lebende einzellige Eukaryoten.

Sie können sich geschlechtlich oder ungeschlechtlich fortpflanzen. In der Regel werden sie von Arthropoden (Spinnentiere, Insekten) übertragen, in denen sie einen Entwicklungszyklus durchlaufen, der mit einem infektiösen und für den Menschen pathogenen Stadium endet.

Klassifikation: Protozoen werden anhand ihrer Art, sich fortzubewegen, in 4 Gruppen eingeteilt (Tab. 6.1).

6.1.1 Flagellaten

Steckbrief: Flagellaten haben eine oder mehrere Geißeln, mit denen sie sich fortbewegen.

Tab. 6.1 Klassifikation der Protozoen*

Gruppe	Art der Fortbewegung
Flagellaten (Geißeltierchen)	mittels Geißeln
Rhizopoden (Wurzelfüßer, Amöben)	mittels Scheinfüßchen, ständige Gestaltveränderung
Sporozoen (Sporentierchen)	schlängelnd und gleitend
Ziliaten (Wimpertierchen)	mittels Flimmerhärchen, die die gesamte Zelloberfläche bedecken

* (nach: Hof, Dörries, Duale Reihe Mikrobiologie, Thieme, 2009)

Klassifikation: Es gibt 4 humanmedizinisch relevante Gattungen:
- Trichomonas
- Giardia
- Trypanosoma
- Leishmania.

Trichomonas vaginalis

Steckbrief:
- Flagellat mit 5 Geißeln am vorderen Pol. Vier davon sind frei, die fünfte bildet eine undulierende Membran. Am entgegengesetzten Zellpol tritt ein Achsenstab aus (Abb. 6.1).
- Trichomonas besitzt statt Mitochondrien Hydrogenosomen, mit denen es anaerob H_2, CO_2 und ATP produzieren kann.
- Es vermehrt sich durch Teilung.

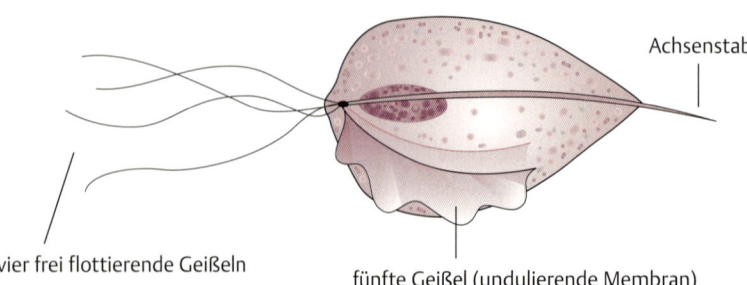

Abb. 6.1 **Trichomonas vaginalis.** (aus: Hof, Dörries, Duale Reihe Mikrobiologie, Thieme, 2009)

Tab. 6.2 Medizinisch relevante Trichomonasarten*

Art	Standort
Trichomonas vaginalis	Urogenitalbereich
Trichomonas hominis	Darm
Trichomonas tenax	Mundhöhle

* (nach: Hof, Dörries, Duale Reihe Mikrobiologie, Thieme, 2009)

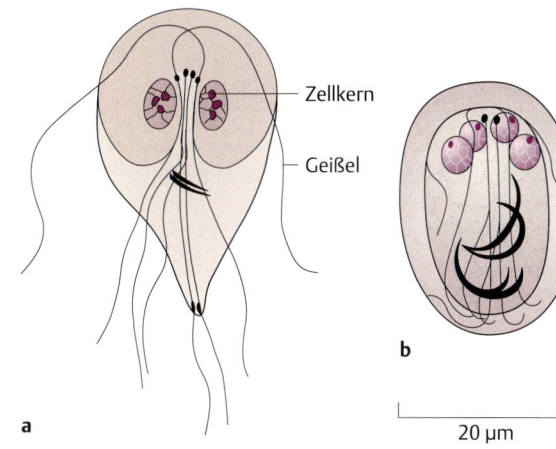

Abb. 6.2 **Giardia duodenalis. a** Vegetative Form (Trophozoit). **b** Zyste. (aus: Hof, Dörries, Duale Reihe Mikrobiologie, Thieme, 2009)

Klassifikation: Es gibt 3 bekannte Trichomonasarten (Tab. 6.2). Nur **Trichomonas vaginalis** ist tatsächlich pathogen, während die anderen beiden Arten apathogen sind, aber möglicherweise an pathologischen Prozessen beteiligt sein können.

Klinik: Urogenitalinfektionen (**Trichomonadenkolpitis**, s. Gynäkologie [S. B351] und Infektionserkrankungen [S. A524]):
- akute Vulvovaginitis
- Dysplasien der Vaginalschleimhaut (3-mal häufiger als bei nichtinfizierten Frauen)
- beim Mann in der Regel inapparenter Verlauf.

Nachweis: In der **akuten Phase** mikroskopisch aus Genitalsekret. In der **chronischen Phase** evtl. noch durch Anzüchtung möglich.

Therapie: Mittel der Wahl: Nitroimidazole (**Metronidazol**). Sexualpartner mitbehandeln!

Epidemiologie: Die Übertragung erfolgt fast immer von Mensch zu Mensch durch Geschlechtsverkehr. Einziges Reservoir ist der Mensch. 2–17 % der Säuglinge von infizierten Müttern erwerben die Infektion perinatal.

Prophylaxe: Safer Sex.

Giardia duodenalis

Steckbrief:
- Synonyme: Giardia lamblia, Giardia intestinalis, Lamblia intestinalis.
- Die vegetative Form besitzt 8 Geißeln und auf der ventralen Seite einen Saugnapf, mit dem sie sich an die Dünndarmwand anheftet (**Abb. 6.2**).
- Zählt zu den urtümlichen Eukaryoten, da seine rRNA mit derjenigen der Bakterien verwandt ist.
- Hat 2 Kerne mit je einem haploiden Chromosomensatz mit 5 Chromosomen.
- Besitzt keine Mitochondrien und betreibt einen anaeroben Stoffwechsel.

Entwicklungszyklus: Giardia wird als **Zyste** (Abb. 6.2a) oral aufgenommen. Im **Dünndarm** schlüpft der **Trophozoit** (Abb. 6.2b), die vegetative Form, die nur im Dünndarmmilieu des Menschen überleben kann. Dort vermehrt er sich massiv durch Zweiteilung. Nimmt die Konzentration an Gallensalzen im Darm zu, entstehen wieder Zysten mit dicker Zellwand, die mit dem Stuhl ausgeschieden werden.

Klinik:
- Übelkeit, Diarrhö, Malabsorption, Steatorrhö, uncharakteristische Abdominalbeschwerden
- hauptsächlich bei Kindern.

Pathogenese:
- Auf der Oberfläche der Dünndarmschleimhaut entsteht eine Schicht von konfluierenden Trophozoiten, was zur **Malabsorption** und zur **Steatorrhö** führt.
- Mit seiner Saugscheibe kann sich der Trophozoit an die Dünndarmschleimhaut anheften. Dies führt zu einer Atrophie der Mikrovilli. Die **Malabsorption** verstärkt sich.
- Trophozoiten leben von konjugierten Gallensalzen. Dies führt zu einem Mangel an diesen Verbindungen und damit zu einer fehlenden Emulgation der Fettsäuren. Die **Steatorrhö** verstärkt sich.
- Durch die Milieuveränderungen nimmt die Darmflora überhand („**bacterial overgrowth**").
- Ein partieller Schutz wird durch eine **Immunreaktion** hervorgerufen, die aber gleichzeitig zu einer **Entzündung** der Dünndarmschleimhaut führt.

Nachweis: Mikroskopisch: Zysten im Stuhl. Trophozoiten sind mikroskopisch nachweisbar im Dünndarmsekret und im diarrhöischen Stuhl (mehrfache Untersuchungen).

Therapie: Nitroimidazole: Metronidazol, Ornidazol, Tinidazol.

Epidemiologie: Giardia duodenalis kommt weltweit vor. Die Infektion erfolgt über Zysten in kontaminiertem Wasser und Nahrungsmitteln. Bei schlechtem Hygienestandard besteht hohes Infektionsrisiko, v. a. Kleinkinder sind betroffen. Es reichen etwa 1000 Erreger, um eine Infektion hervorzurufen.

Prophylaxe:
- auf Lebensmittelhygiene achten (sauberes Trinkwasser, kein kopfgedüngtes Gemüse)

- evtl. Trinkwasseranlagen sanieren.

Trypanosoma

Steckbrief:
- Trypanosomen haben eine **einzelne Geißel**, die an einem Basalkörper (Kinetoplast) entspringt. Sie ist am Zellkörper anliegend und vermittelt den Eindruck einer undulierenden Membran.
- Während des Enzwicklungszyklus treten **4 verschiedene Formen** auf (Abb. 6.3).

Trypanosoma brucei

Klassifikation: Für den Menschen pathogen sind **Trypanosoma brucei rhodesiense** und **Trypanosoma brucei gambiense**. Andere Spezies sind für den Menschen ungefährlich, da sie von seinem Immunsystem neutralisiert werden. Sie sind aber für Haustiere infektiös.

Entwicklungszyklus: Überträger ist die Tsetse-Fliege (Glossina). Sie nimmt beim Stechen ihres Opfers den Erreger aus dessen Blut auf. Dort durchläuft dieser einen Entwicklungszyklus, der mit einer infektiösen Form des Erregers endet. Diese wandert in die Speicheldrüsen der Fliege und gelangt von dort aus in den Menschen. Dort vermehrt sich der Erreger zuerst an der Einstichstelle (Trypanosomenschanker) und wird dann über das Blut und die Lymphe gestreut und gelangt schließlich ins ZNS.

Der Erreger persistiert oft jahrelang im Blut, indem er das Immunsystem des Wirts unterläuft.

Klinik: Trypanosomiasis (Schlafkrankheit; s. Infektionserkrankungen [S. A576]).

Nachweis: Erfolgt direkt mikroskopisch im Blut (in der hämolymphatischen Phase im Ausstrich, dicker Tropfen), Lymphknotenpunktat oder Liquor (**Abb. 6.4**).

Therapie: Suramin und Melarsoprol (stadiengerechte Therapie).

Epidemiologie: Trypanosomen kommen überwiegend in West- und Zentralafrika (T. brucei gambiense) und Ostafrika (T. brucei rhodesiense) vor. Überträger ist die Tsetse-Fliege (Glossina, tagaktiv!). Reservoir ist der kranke Mensch. Es gibt Isolate aus Tieren, deren epidemiologische Bedeutung aber umstritten ist. Die Infektionen mit Trypanosomen nehmen laut WHO in den letzten Jahren wieder zu.

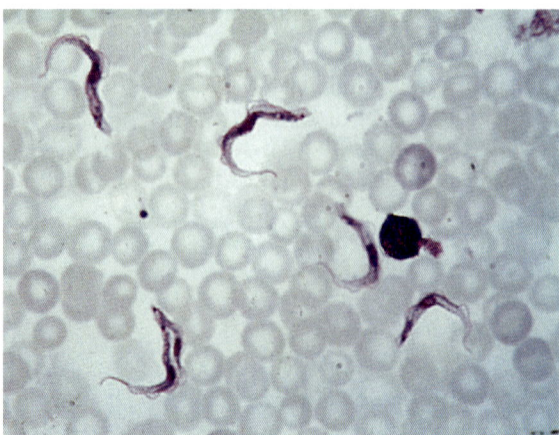

Abb. 6.4 Trypanosoma brucei im Blutausstrich. (aus: Lang, Löscher, Tropenmedizin in Klinik und Praxis, Thieme, 2000)

Prophylaxe:
- Insektenrepellents verwenden
- Haut durch Kleidung abdecken
- Autoinnenräume evtl. mit Desinfektionsmitteln aussprühen.
- Die Tsetse-Fliege wird bekämpft, indem man sie in farblich und olfaktorisch attraktiven Gefäßen fängt und außerdem mit niedrigdosierten Insektiziden sprüht.

Trypanosoma cruzi

Entwicklungszyklus: Der Erreger wird durch **Raubwanzen** übertragen, die ihn bei der Blutmahlzeit aufnehmen. Reservoir sind Haus- und Wildtiere. In der Raubwanze entwickelt sich der Erreger zu einer infektiösen Form, die mit dem **Kot der Wanze** ausgeschieden wird. Der Erreger gelangt über **Mikroläsionen der Haut** (Kratzeffekte nach Wanzenstich) in das Blut des Menschen. Von dort aus befällt er (ohne vorherige Vermehrung) Zellen der **glatten Muskulatur**, des **retikuloendothelialen Systems** und der **Neuroglia**. Dort wandeln sie sich in eine amastigote Form um und vermehren sich. Nach einer Rückumwandlung in die infektiöse Form befallen sie weitere Körperzellen.

Klinik: Chagas-Krankheit (s. Infektionserkrankungen [S. A576]).

Nachweis:
- im akuten Stadium mikroskopisch im gefärbten Blutausstrich, dicker Tropfen.
- **Xenotest:** Steril gezüchtete Raubwanzen werden mit dem Blut des Patienten „gefüttert". Können nach ca. 3 Wochen die Erreger im Kot der Wanze nachgewiesen werden, können diese nur vom Patienten stammen (anwendbar besonders bei geringer Parasitämie).
- serologische Verfahren in chronischer Phase. **Cave:** falsch positive Ergebnisse.

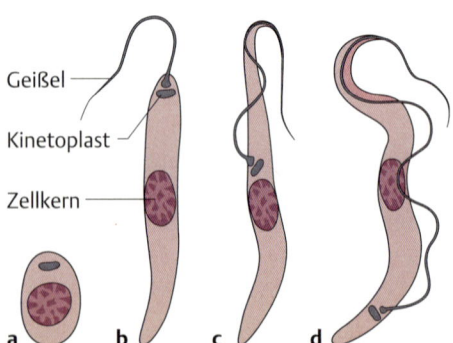

Abb. 6.3 Entwicklungsformen der Trypanosomatidae (Trypanosoma und leishmania). a amastigot. b promastigot. c epimastigot. d trypomastigot. (aus: Hof, Dörries, Duale Reihe Mikrobiologie, Thieme, 2009)

Therapie: Nifurtimox (Lampit), Benznidazol.

Epidemiologie: Verbreitung vom Süden der USA bis Argentinien und Chile. Besonders gefährdet sind Kinder in Slumgebieten, die auf dem Boden schlafen.

Prophylaxe: Einzige Möglichkeit ist die **Bekämpfung** der Raubwanze.

Leishmania

Steckbrief: Leishmanien sind ovale Zellen mit einem Kern und einem Kinetoplasten. Sie besitzen eine Geißel, ein einzelnes Mitochondrium und andere Organellen. Im Endwirt (Mensch, Tier) liegen sie obligat intrazellulär und unbegeißelt vor.

Klassifikation: Leishmanienarten sind morphologisch nicht voneinander zu unterscheiden. Sie werden durch Isoenzym- oder DNA-Analyse und unter Berücksichtigung des klinischen Bildes und epidemiologischer Aspekte identifiziert. Man kennt verschiedene humanpathogene Arten (**Tab. 6.3**).

Entwicklungszyklus: Der Erreger vermehrt sich im Vektor (nachtaktive **Sand-** und **Schmetterlingsfliegen**). Beim **Stich** der Mücke (oder durch **Mikroläsionen** der Haut beim Zerdrücken der Mücke) gelangen die Erreger in den Menschen. Dort werden sie von **Makrophagen** aufgenommen. Sie vermehren sich (**Abb. 6.5**) und zerstören dadurch die Wirtszelle. Die dabei freigesetzten Erreger befallen neue Makrophagen.

Klinik: Viszerale und kutane Leishmaniose (**Tab. 6.3** und Infektionserkrankungen [S. A576]).

Nachweis: Direkter mikroskopischer Nachweis im histologischen Organpräparat (Randwall der Ulzera oder Stanzbiopsie, bei Kala Azar Milz, Knochenmark) oder Blutausstrich (**Abb. 6.5**). Evtl. Anzucht oder Einsatz serologischer Methoden.

Therapie: Amphotericin B, 5-wertiges Antimon, Pentamidin. Bei viszeraler Leishmaniose **Miltefosin**.

Epidemiologie: Siehe **Tab. 6.3** und Infektionserkrankungen [S. A576].

Prophylaxe: Einzige Möglichkeit ist die **Bekämpfung der Vektoren**.

6.1.2 Rhizopoden (Amöben)

Steckbrief:
- Rhizopoden sind Amöben.
- Sie haben keine Mitochondrien.
- Sie verändern ihre Form ständig und bilden plötzlich lange Ausläufer. Die Zelle folgt diesen Ausläufern dann mit amöboiden Bewegungen.

Klassifikation: Es gibt pathogene **Darmamöben** und **freilebende** pathogene Amöben, wobei im Folgenden nur die Darmamöben besprochen werden.

Pathogene Darmamöben

Die wichtigste pathogene Darmamöbe ist Entamoeba histolytica.

Entamoeba histolytica

Steckbrief:
- Entamoeba histolytica ist die einzige bekannte pathogene Darmamöbe.
- Sie existiert in 3 Formen:
  - **vierkernige Zyste:** Entsteht aus der Magnaform und ist die infektiöse Form von E. histolytica.

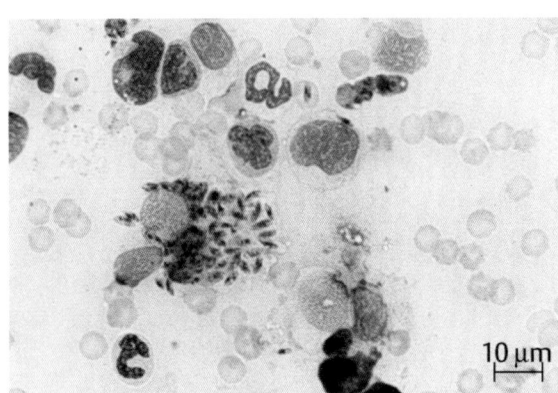

Abb. 6.5 Leishmanien im Knochenmarkausstrich. Leishmania infantum in einem Makrophagen. Giemsa-Färbung. (aus: Kayser et al., Taschenlehrbuch Medizinische Mikrobiologie, Thieme, 2010)

Tab. 6.3 Humanmedizinisch relevante Leishmanien

Art	Krankheit	Vorkommen	Reservoir	Übertragung
L. donovani	Kala-Azar (viszerale Leishmaniose)	Indien, China, Afrika und Mittelmeerraum	streunende Hunde	Mückenstich (Phlebotomus)
L. tropica	Orientbeule	Mittelmeerländer	Mensch	Mückenstich (Phlebotomus)
L. major	Orientbeule	Nordafrika, Naher Osten, Sahel, Westasien	Nagetiere	Mückenstich (Phlebotomus)
L. aethiopica	Hautleishmaniose	Äthiopien, Kenia	Klipp- und Buschschliefer	Mückenstich (Phlebotomus)
L.-mexicana-Komplex	Hautleishmaniose	Texas, Zentralamerika, nördliches Südamerika	Waldnager, Faultier, Opossum	Lutzomyia (Mückenstich)
L. brasiliensis	Espundia (mukokutan)	Zentral- und Südamerika	Waldnager, Faultier, Opossum	Lutzomyia (Mückenstich)
L. peruviana	Uta (kutan)	Peru (Anden)	Hund	Lutzomyia (Mückenstich)

- **Minutaform:** kommensaler Trophozoit (harmlos), kann sich in die Magnaform umwandeln.
- **Magnaform:** kann in das Gewebe eindringen und sich dort vermehren.

Entwicklungszyklus: Aus der Zyste, die in der Regel oral aufgenommen wird, entwickelt sich im Dickdarm zunächst die Minutaform, aus der die Magnaform hervorgehen kann. Diese vermehrt sich, dringt in das Gewebe ein und kann es lysieren (**Abb. 6.6**). Es kommt zu Diarrhö mit schleimig-blutigen Beimengungen. Durch hämatogene Streuung können auch andere Organe befallen werden. Magnaformen, die so ins Blut gelangen, phagozytieren Erythrozyten und sind mikroskopisch erkennbar. Gleichzeitig entstehen im Dickdarm aus der Magnaform wieder 4-kernige Zysten.

Klinik: Amöbenruhr (Amöbiasis; s. Infektionserkrankungen [S. A569]).
- **intestinal:** Diarrhö, Kolitis
- **extraintestinal:** Leberabszesse, Peritonitis.

Nachweis:
- Bei **intraintestinaler Infektion** direkter mikroskopischer Nachweis der **Magnaform** im körperwarmen Stuhl. Die Magnaform phagozytiert Erythrozyten und ist leicht erkennbar (**Abb. 6.7a**).
- Bei **nichtinvasiven** Erkrankungen findet man nur **Zysten** (Minutaform, **Abb. 6.7b**).
- Bei **extraintestinalen Infektionen** serologischer Nachweis von **Antikörpern**.
- E. dispar als apathogene Form ist nur durch zusätzliche ELISA-Tests von E. histolytica zu unterscheiden.
- **Endoskopie** mit Erregernachweis im Biopsiematerial.

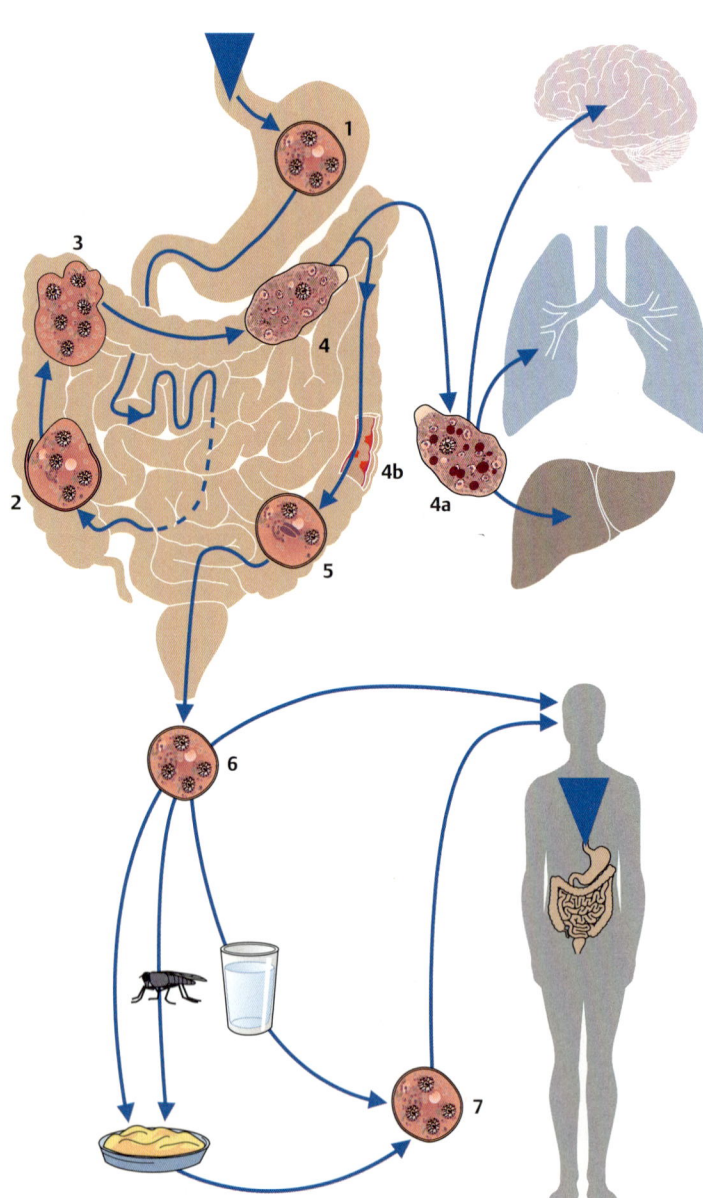

Abb. 6.6 **Entwicklungszyklus von Entamoeba histolytica.** (1) Oral aufgenommene Zyste im Magen. (2) Schlüpfen der Amöbe. (3) Teilungsstadium der Amöbe. (4) Magnaform im Darm. (4a) invasives Stadium mit phagozytierten Erythrozyten. (4b) Läsionen an der Darmwand. (5) Zystenbildung. (6) Ausscheidung und Übertragung der Zysten. (7) Orale Aufnahme der Zysten. (aus: Kayser et al., Taschenlehrbuch Medizinische Mikrobiologie, Thieme, 2010)

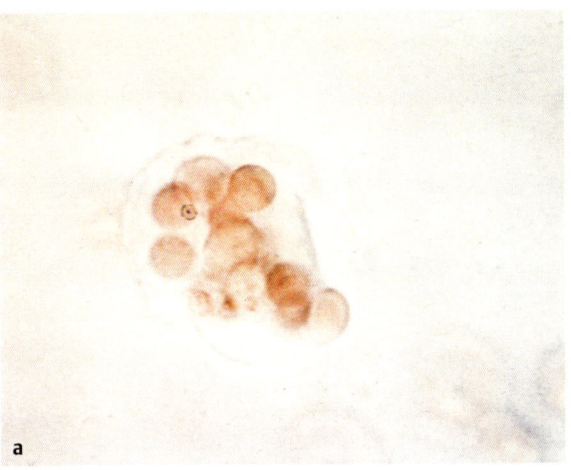 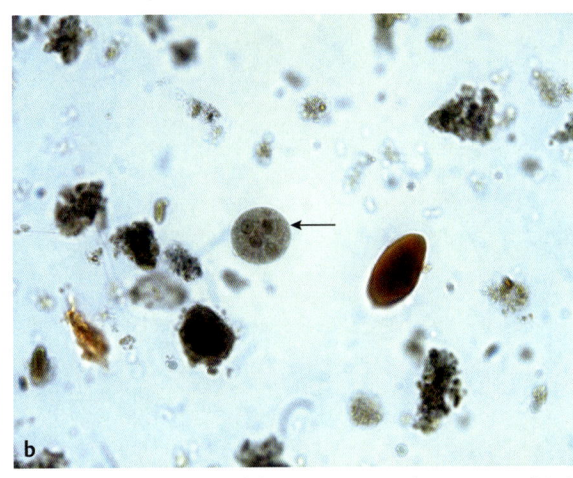

Abb. 6.7 **Entamoeba histolytica. a** Magnaform mit phagozytierten Erythrozyten. **b** Mehrkernige Zyste (Pfeil). (a: aus Lang, Löscher, Tropenmedizin in Klinik und Praxis, Thieme, 2000, b: aus Hof, Dörries, Duale Reihe Mikrobiologie, Thieme, 2009)

Therapie: Metronidazol, bei extraintestinaler Form evtl. mit gewebsamöbiziden Mitteln kombinieren.

Krankheitsfolgen: Wird ein Leberabszess durch extraintestinale Infektion nicht rechtzeitig erkannt, besteht eine hohe Letalität (Abszessruptur).

Epidemiologie: Entamoeba histolytica kommt weltweit vor, besonders häufig in tropischen und subtropischen Regionen. Pro Jahr verursacht der Erreger ca. 450 Mio. Darminfektionen, davon verlaufen ca. 40 000 tödlich.

Die Infektion erfolgt fäkal-oral, in der Regel über kontaminiertes Wasser und Lebensmittel. Erregerreservoir ist vor allem der infizierte Mensch.

Prophylaxe:
- Trinkwasser abkochen
- kein Speiseeis, keinen Salat, kein ungeschältes Obst, keine eisgekühlten Drinks in tropischen Ländern. „Koch es, schäl es oder vergiss es."

Freilebende pathogene Amöben

Klassifizierung: Dazu gehören Amöben der Gattungen:
- Naegleria
- Acanthamoeba

Klinik:
- Sklerosierende Keratitis durch Acanthamoeba
- Meningoenzephalitis (meist vormals gesunde Jugendliche betroffen nach „freiem Baden") mit häufig tödlichem Ausgang, wird durch Naegleria verursacht.
- Subakute und chronische Amöbenenzephalitiden durch Acanthamoeba.

Nachweis: Direkter Erregernachweis oder Kultur (Abstrich, Ulkusmaterial). Bei Meningoenzephalitis Nachweis der Trophozoiten in purulentem Liquor.

Therapie:
- **Meningoenzephalitis:** keine kausale Therapie, evtl. Versuch mit Amphotericin B in Kombination mit Miconazol und Rifampicin

- **Keratitis:** Neomycinsulfat und Propamidinisothionat im frühen Stadium

Epidemiologie: Amöben kommen weltweit vor in feuchter Erde und im Wasser (als Biofilm in alten Wasserleitungen, in Teichen und Schwimmbädern). Sie verursachen nur selten Infektionen, meist bei immungeschwächten Personen oder bei vorliegende Mikrotraumen (Auge). Zysten von Acanthamoeba können sehr lange in Staub überleben und so übertragen werden.

Die Amöbenform dient als Reservoir für Legionellen, da diese sich intrazellulär in der Amöbe vermehren.

6.1.3 Sporozoen

Steckbrief:
- Humanpathogene Sporozoen leben ausschließlich als Parasiten im **Blut** und im **Gewebe**.
- Sie bewegen sich schlängelnd durch Rückstoß fort.
- Innerhalb ihrer Entwicklung wechseln sie zwischen geschlechtlicher und ungeschlechtlicher Vermehrung. Die infektiöse Form der Sporozoen ist der Sporozoit.

Toxoplasma gondii

Entwicklungszyklus: Der Mensch fungiert als Zwischenwirt, Endwirt ist die Katze. Es lassen sich 3 Entwicklungsphasen unterscheiden (Abb. 6.8):

Enteroepitheliale Phase: Aufnahme von bradyzoitenhaltigen Gewebezysten durch die Katze und erst ungeschlechtliche, dann geschlechtliche Vermehrung in deren Darmepithelzellen (1). Die daraus resultierenden unsporulierten **Oozysten** (3, 4) werden mit dem Kot ausgeschieden (5).

Exogene Phase: Die Oozysten sporulieren und bilden je 2 **Sporozysten**, die in feuchter Umgebung bis zu 5 Jahre infektiös bleiben können.

Extraintestinale Phase: Die infektiösen Oozysten und Sporozysten werden oral vom **Zwischenwirt** (8b, u. a. dem Menschen [8a], aber auch von der Katze [13]) auf-

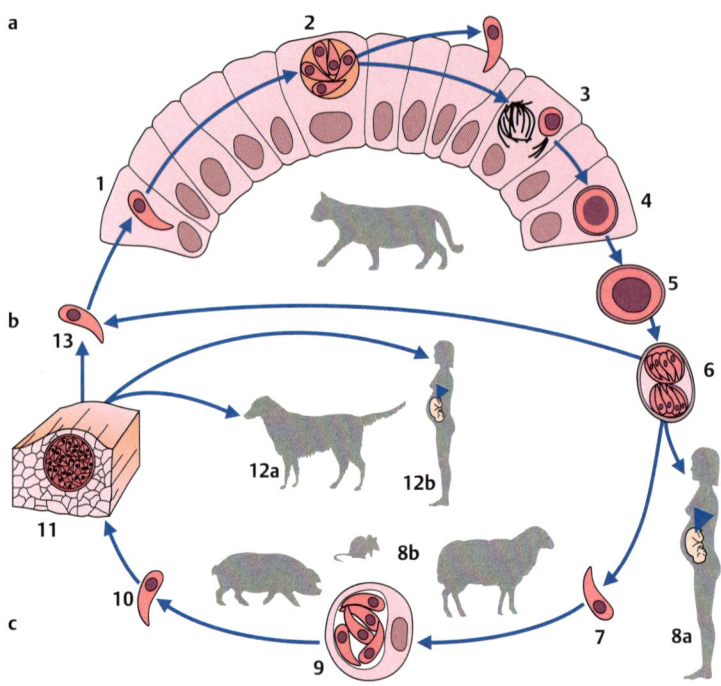

Abb. 6.8 **Entwicklungszyklus von Toxoplasma gondii.** Einzelheiten s. Text. (aus: Kayser et al., Taschenlehrbuch Medizinische Mikrobiologie, Thieme, 2010)

genommen. Im Zwischenwirt vollendet der Parasit seinen Lebenszyklus, es findet keine enteroepitheliale Entwicklung statt. Es werden aus jeder Sporozyste je 4 widerstandsfähige **Sporozoiten** freigesetzt (5, 6 und 7). Über den Darm streuen sie hämatogen und über die Lymphe in verschiedene Organe. Dort vermehren sie sich ungeschlechtlich in kernhaltigen Zellen (9), vorzugsweise im **retikulohistiozytären System**, in den **Muskeln** und im **ZNS**. Die Vermehrung erfolgt durch wiederholte **Endodyogenie** (in einer Mutterzelle entstehen 2 Tochterzellen). Dabei bilden sich in einer Wirtszelle bis zu 32 **Endo-** oder **Tachyzoiten** (10), die nach Zerstörung der Wirtszelle freigesetzt werden und benachbarte Zellen befallen.

Außerdem entstehen im Gewebe (ZNS, Muskulatur, Retina, Uteruswand u. a. Organe) relativ bald nach Infektion Pseudozysten mit **Bradyzoiten** (11). Die Zysten können jahrzehntelang im Gewebe persistieren, ohne den Wirt zu schädigen (sie können allerdings bei Immunschwäche endogen wieder reaktiviert werden). Infektiöse Stadien aus Zysten können durch Verzehr von infiziertem Fleisch in Zwischenwirte wie Hund oder Mensch (12a, 12b), aber auch in die Katze gelangen (13).

Klinik: Toxoplasmose mit 3 Manifestationen (s. Infektionserkrankungen [S. A574]):
- **postnatale Toxoplasmose:** in der Regel inapparenter Verlauf
- **reaktivierte Toxoplasmose:** Bei immungeschwächten Patienten können klinisch stumme Toxoplasmosen manifest werden.
- **konnatale Toxoplasmose:** führt zu Abort oder zu schweren Fetopathien. Bei Kindern, die pränatal infiziert, aber gesund geboren werden, kommen Entwicklungsstörungen vor.

Nachweis: Nachweis von **Antikörpern**. Bei akuter Infektion kann **IgM** und **IgG** im Immunfluoreszenztest oder Enzymimmunoassay nachgewiesen werden.

Therapie: Pyrimethamin in Kombination mit **Sulfonamiden**. Alternative während einer Schwangerschaft: **Spiramycin** (genaues Therapieschema s. Infektionserkrankungen [S. A575]).

Epidemiologie:
- Übertragung durch kontaminierte Salate oder Gemüse oder infiziertes rohes Fleisch, z. B. Hackfleisch, Mett
- Exposition ist bei uns häufig. Mehr als 50 % aller Erwachsenen sind infiziert.
- Etwa 20–40 % der gebärfähigen Frauen sind infiziert.
- Bei 50 % der Erstinfektionen während einer Schwangerschaft wird auch der Fetus infiziert.

Prophylaxe:
- Schwangere und Immunsupprimierte sollten kein rohes Fleisch oder ungewaschenes Gemüse und Salate verzehren.
- Insbesondere Schwangere sollten einen bewusst hygienischen Umgang mit Katzen pflegen (Reinigung der Katzentoilette delegieren bzw. nur mit Handschuhen durchführen etc.).

Plasmodium

Steckbrief und Klassifikation

Steckbrief: Plasmodium ist der Erreger der **Malaria** (s. Infektionserkrankungen [S. A570]). Er wird von der Anophelesmücke übertragen. Sein Entwicklungszyklus ist mit einem Generationswechsel und einem obligaten Wirtswechsel (Anopheles → Mensch → Anopheles) verbunden.

Tab. 6.4 Humanpathogene Arten von Plasmodium

Art	Krankheit	Fieberanfall	Inkubationszeit
Plasmodium falciparum	Malaria tropica	unregelmäßig	8–30 Tage
Plasmodium vivax	Malaria tertiana	alle 48 h	10–20 Tage bis 3 Jahre
Plasmodium ovale	Malaria tertiana	alle 48 h	10–20 Tage bis 3 Jahre
Plasmodium malariae	Malaria quartana	alle 72 h	21–40 Tage bis 3 Jahre

Klassifikation: Man kennt 4 humanpathogene Arten von Plasmodium (Tab. 6.4).

Entwicklungszyklus

Der Entwicklungszyklus der Malariaplasmodien ist mit einem Generationswechsel und einem obligaten Wirtswechsel verbunden. Die asexuelle Vermehrung des Parasiten erfolgt im Menschen, die sexuelle Fortpflanzung in der Mücke (Abb. 6.9).

Asexuelle Vermehrung im Menschen: Die ungeschlechtliche Vermehrung der Plasmodien im Menschen lässt sich in 2 Stadien einteilen (Abb. 6.9):
- Vermehrung in der Leber und
- Vermehrung in den Eythrozyten.

Eine weibliche infizierte Anophelesmücke entlässt beim Stich infektiöse **Sporozoiten** in das Blut des Menschen (1). Innerhalb von 45 min gelangen die Sporozoiten in die Leber und dringen in die Hepatozyten ein (**exoerythrozytäre Vermehrung**). Dort vermehren sie sich durch Teilung und entwickeln sich dabei zu vielkernigen großen **Schizonten** (2). Die Schizonten zerfallen in bis zu mehrere Tausend **Merozoiten**. Je nach Plasmodiumart verlassen die Merozoiten die Leber nach 1–6 Wochen und dringen in Erythrozyten ein (3). Dort werden sie in eine Vakuole eingeschlossen. Von nun an werden sie als **Trophozoiten** bezeichnet. In dieser Phase (**erytrozytäre Vermehrung**) treten die verschiedenen Plasmodiumarten in unterschiedlichen morphologischen Formen in Erscheinung und können im Blutausstrich identifiziert und diagnostiziert werden (Abb. 6.10). Aus den Trophozoiten entwickeln sich Schizonten, die wiederum in Merozoiten (6–36 pro Schizont, je nach Plasmodiumart) zerfallen (**Schizogonie**). Die synchrone Freisetzung reifer Merozoiten aus den infizierten Erythrozyten äußert sich klinisch als **Fieber**. Diese befallen wiederum Erythrozyten und durchlaufen den erytrozytären Zyklus ein weiteres Mal.

P. vivax und P. ovale als Erreger der Malaria tertiana bilden in der Leberzelle sog. **Hypnozoiten** aus, die für die Spätrezidive verantwortlich sind. Bei P. malariae sind durch persistierende Blutstadien Rekrudeszenzen noch nach Jahrzehnten möglich.

Die **Schizogoniezyklen** synchronisieren sich in P. malariae in einem **72-h-Rhythmus** und bei P. ovale und Pl. vivax in einem **48-h-Rhythmus**. Da bei der massiven Zerstö-

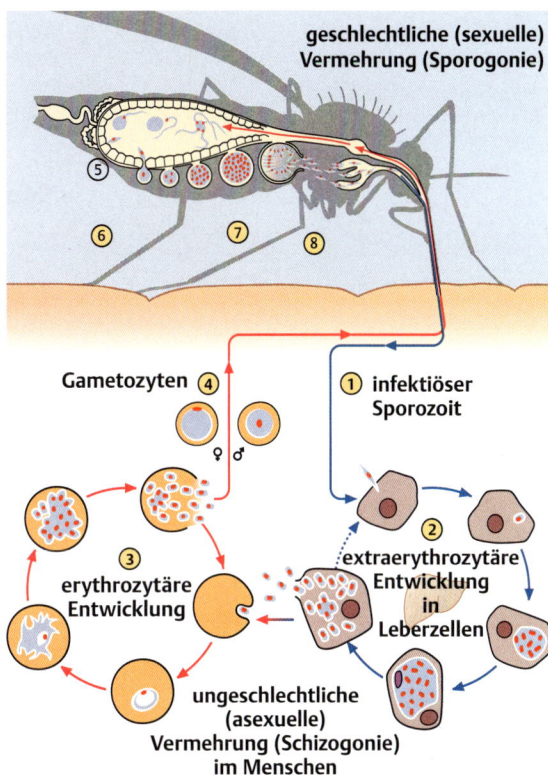

Abb. 6.9 **Entwicklungszyklus der Malariaplasmodien.** Erklärung im Text. (aus: Hof, Dörries, Duale Reihe Mikrobiologie, Thieme, 2009)

rung von Erythrozyten Fieber entsteht, treten alle 3 Tage (P. malariae, Malaria quartana) bzw. alle 2 Tage (P. ovale, P. vivax, Malaria tertiana) heftige **Fieberschübe** auf, die charakteristisch für Malaria sind. Bei P. falciparum (Malaria tropica) erfolgt keine Synchronisation, deshalb besteht das Fieber **kontinuierlich**.

Nach mehreren Schizogoniezyklen bilden sich aus einigen Plasmodien geschlechtliche Formen, die **Makrogametozyten** und **Mikrogametozyten** (4). Sie können im Menschen allerdings nicht überleben. Werden sie von einem Anophelesweibchen aufgenommen, durchlaufen sie in der Mücke einen sexuellen Zyklus.

Sexuelle Fortpflanzung in der Mücke: Die Gametozyten gelangen mit dem Blut in den Mitteldarm der Mücke (Abb. 6.9). Dort entstehen aus jedem Mikrogametozyten mehrere begeißelte **Mikrogameten**, aus den Makrogametozyten je ein **Makrogamet**, der dann von einem Mikrogameten befruchtet wird (5). Es entsteht eine Zygote (**Ookinet**), die sich in der Magenwand der Mücke einnistet (6). Sie reift zur **Oozyste** heran, in der sich durch asexuelle Teilung mehrere Tausend **Sporozoiten** entwickeln (7). Die Sporozoiten verteilen sich in der ganzen Mücke und gelangen auch in die Speicheldrüse, von wo aus sie bei der nächsten Blutmahlzeit in den Menschen gelangen (8).

650 6 Parasitologie

A: Junger Trophozoit	B: Älterer Trophozoit	C: Schizont	D: Makrogametozyt	E: Mikrogametozyt
Plasmodium falciparum Infizierter Erythrozyt: Größe und Form normal, multipler Befall häufiger als bei anderen _Plasmodium_-Arten, selten Maurer-Flecken					
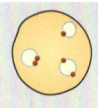 kleine Ringe, 1/3 bis 1/5 des EDM, häufig Doppelkerne, schmaler Plasmasaum, Vakuole klein	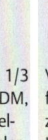 Vakuolen klein oder fehlend, Pigment zerstreut oder in Klumpen	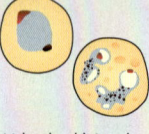 8–24 Merozoiten, manchmal mehr	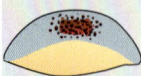 sichelförmig, Kern kompakt und zentral, Pigment um Kern angeordnet	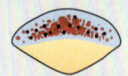 sichelförmig, plumper als D, Kern größer und weniger kompakt
Plasmodium vivax Infizierter Erythrozyt ab Stadium B: häufig größer als normal, oft mit roter Schüffner-Tüpfelung					
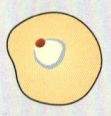 Ringe von 1/3 bis 1/2 des EDM, Vakuole groß, Plasmasaum schmal	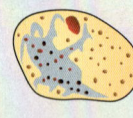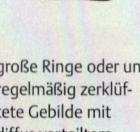 große Ringe oder unregelmäßig zerklüftete Gebilde mit diffus verteiltem Pigment	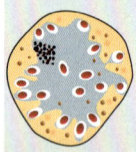 12, selten bis 24 Merozoiten, 1 bis 2 Pigmentklumpen peripher oder zentral	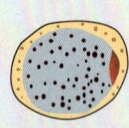 rundlich, größer als EDM, Kern klein und exzentrisch, Pigment diffus verteilt	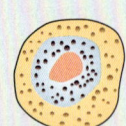 rundlich, Kern größer als bei D, zentral oder exzentrisch, Pigment feiner als bei D und diffus verteilt

A: Junger Trophozoit	B: Älterer Trophozoit	C: Schizont	D: Makrogametozyt	E: Mikrogametozyt
Plasmodium ovale Infizierter Erythrozyt ab Stadium A: etwas größer als normal, oft oval mit ausgefransten Rändern, Schüffner-Tüpfelung ausgeprägter als bei _Plasmodium vivax_					
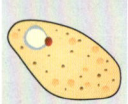 Ringe ähnlich wie bei _Plasmodium vivax_	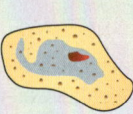 rundlich oder zerklüftet, Pigment ziemlich unauffällig	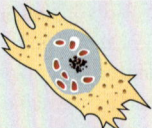 8 Merozoiten, Pigment zentral	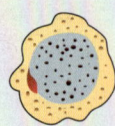 ähnlich wie bei _Plasmodium vivax_, selten in ovalen Erythrozyten	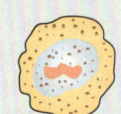 ähnlich wie bei _Plasmodium vivax_, selten in ovalen Erythrozyten
Plasmodium malariae Infizierter Erythrozyt: Größe normal oder etwas kleiner als üblich, multiple Infektion selten					
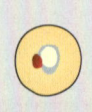 Plasmaring breit, Vakuole mittelgroß	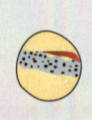 Bandform oder rundlich, Vakuolen fehlend oder klein, Pigment dunkelbraun	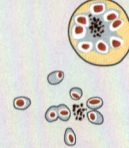 6–12 Merozoiten, oft in Rosettenform, Pigment meist zentral	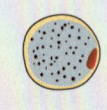 ähnlich _P. vivax_, aber kleiner	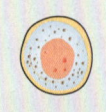 ähnlich _P. vivax_, aber kleiner

Abb. 6.10 **Erscheinungsformen der verschiedenen Plasmodiumarten im Blutausstrich.** (aus: Kayer et al., Taschenlehrbuch Medizinische Mikrobiologie, Thieme, 2010)

Klinik, Nachweis und Therapie

Klinik:
- **Malaria tertiana** (zwischen den Fieberschüben 1 fieberfreier Tag) und **quartana** (zwischen den Fieberschüben 2 fieberfreie Tage) mit regelmäßigen Fieberschüben und Schüttelfrost.
- **Malaria tropica** mit kontinuierlichem, unregelmäßigem Fieber.

Bestimmte genetische Dispositionen schützen vor Malaria:
- **Sichelzellanämie** verleiht einen gewissen Schutz gegen P. falciparum.
- **Glucose-6-phosphat-Dehydrogenase-Mangel** schützt vor Malaria tropica.
- Das fehlende „**Duffy**"-Blutgruppenantigen macht gegen P. vivax resistent.

Nachweis:
- mikroskopisch im Giemsa-gefärbten Blutausstrich (Abb. 6.10) oder dem sog. **dicken Tropfen**, am besten vor dem Fieberschub, wenn die kleinen Merozoiten zu finden sind. Bei Malaria tropica ist der Zeitpunkt unerheblich.
- Bei chronischer Form serologischer Nachweis (**Schnellteste** für Plasmodium-Antigen).

Therapie: Die Therapeutika richten sich gegen die Schizonten, da diese die Symptome verursachen (s. Infektionserkrankungen [S. A573]). Es muss mit Resistenzen gerechnet werden.
   Bei Verdacht evtl. Notfall-Selbstmedikation („Stand-by"-Therapie).

Krankheitsfolgen, Epidemiologie und Prophylaxe

Krankheitsfolgen:
- Bei **P. vivax** und **P. ovale** verbleiben im ungeschlechtlichen Zyklus sog. **Hypnozoiten** in der Leber des Menschen. Diese normalerweise inaktiven Formen können jederzeit wieder aufleben und oft nach Jahren noch einen **Rückfall** verursachen.
- Bei **Malaria tropica** ist die **Letalität** sehr hoch. Die Erythrozyten verändern ihre Oberfläche und neigen zur Aggregatbildung. Es kommt zu **Mikrozirkulationsstörungen** in Hirn und Herz. Weitere Komplikationen sind intravasale Hämolyse mit Hämoglobinurie (**Schwarzwasserfieber**), Hepatitis, Pneumonie.

Epidemiologie: Malaria ist eine der häufigsten Infektionskrankheiten der Erde. Die Übertragung erfolgt durch den Stich der Anophelesmücke, evtl. durch Fixerbesteck. Blutkonserven und andere Blutprodukte werden getestet.

> **MERKE** In Deutschland ist Malaria meldepflichtig (nichtnamentlich). Der Nachweis von Plasmodium sp. ist innerhalb von 2 Wochen direkt an das RKI zu melden.

Prophylaxe:
- Die **Expositionsprophylaxe** steht an 1. Stelle: Fliegengitter, Moskitonetze, Gebrauch von Repellents (am besten „einheimische" Repellents, die oft wirksamer sind als die westlichen Industriepräparate).
- Eine **Chemoprophylaxe** erfolgt je nach den von WHO und DTG definierten Risikogebieten differenziert.
- Es gibt noch **keine Impfung** gegen Malaria.

Cryptosporidium

Steckbrief: Ist ein obligat intrazellulärer Schleimhautparasit.

Klassifikation: Der wichtigste Vertreter ist **Cryptosporidium parvum**, das von Tieren übertragen wird. Ein weiterer bedeutender Vertreter ist Cryptosporidium hominis, das von Mensch zu Mensch direkt übertragen wird.

Cryptosporidium parvum

Entwicklungszyklus: Die Infektion mit C. parvum erfolgt fäkal-oral durch Aufnahme von mit Oozysten verunreinigtem Wasser. Im Dünndarm werden **Sporozysten** freigesetzt, die sich sich sexuell und asexuell weiterentwickeln und wieder als **Oozysten** mit dem Stuhl ausgeschieden werden.

Klinik: Cryptosporidiose (s. Infektionserkrankungen [S. A574]): **Diarrhö**, kolikartike **Abdominalkrämpfe**. Ausheilung bei Immunkompetenten schnell, bei Immungeschwächten (AIDS-Patienten) kann die Krankheit einen schweren Verlauf über Monate nehmen. Charakteristisch sind hohe **Flüssigkeitsverluste**.

Nachweis: Direkt mikroskopisch im Stuhl (z. B. durch modifizierte Ziel-Neelsen-Färbung). Serologisch durch IgM- und IgA-Nachweis.

Therapie: Keine Kausaltherapie, bei Immunkompetenten selbstlimitierende Infektion; evtl. **Spiramycin**.

Epidemiologie: C. parvum kommt weltweit vor. Die Übertragung von Tier zu Mensch erfolgt fäkal-oral über kontaminierte Nahrungsmittel oder Trinkwasser. Als Infektionsdosis genügen 30–100 Oozysten.

Prophylaxe:
- entsprechende Hygiene beim Umgang mit Erregerausscheidern (Menschen und Tieren)
- evtl. Verbesserung der kommunalen Trinkwasserversorgung.

6.2 Helminthen

> **DEFINITION** Helminthen sind parasitisch lebende Würmer. Würmer sind mehrzellig und gehören zum Tierreich.

Klassifikation: Humanpathogene Helminthen finden sich in 2 Stämmen:
- **Plathelminthes:** Trematoden (Saugwürmer, Egel) und Zestoden (Bandwürmer)
- **Nemathelmintes:** Nematoden (Fadenwürmer).

6 Parasitologie

Begriffsdefinitionen:
- Einige Autoren bezeichnen einen Wurmbefall als **Infestation** und das Eindringen des Parasiten in den Wirt als **Invasion**.
- Unter **Präpatenzzeit** versteht man die Zeit, die zwischen der Infektion und der Geschlechtsreife des Wurmes vergeht. Sie ist nicht gleichzusetzen mit der Inkubationszeit, da auch die noch nicht geschlechtsreifen Formen der Würmer Krankheitserscheinungen hervorrufen können.

Lebenszyklen: Alle Würmer durchlaufen während ihrer Vermehrung verschiedene Stadien in unterschiedlichen Wirten. Die Zyklen sind teilweise sehr komplex.

Man unterscheidet folgende Wirtsformen, die sich manchmal auch überschneiden können (ein Wirt kann z. B. End- und Hauptwirt sein):
- **Endwirt:** Hier findet man den geschlechtsreifen, adulten Wurm.
- **Zwischenwirt**: Hier vermehrt sich der Parasit ungeschlechtlich. Man findet Zwischen- oder Larvenstadien.
- **Hauptwirt:** In diesem Wirt ist der Parasit optimal adaptiert.
- **Nebenwirt:** Hier kann der Parasit leben, findet aber nicht die optimalen Bedingungen.
- **Fehlwirt:** In diesem Wirt findet keine vollständige Entwicklung statt.

Nachweis: Erfolgt anhand der vollständigen Würmer, von Teilen davon oder auch Larven oder Eiern. Einzelheiten s. bei den einzelnen Organismen.

6.2.1 Trematoden (Saugwürmer, Egel)

Steckbrief:
- Trematoden besitzen einen **Saugnapf** mit einer Mundöffnung, die in ein blind endendes Darmsystem mündet. Bei manchen Arten ist ein zusätzlicher Bauchsaugnapf vorhanden.
- Trematoden sind **Zwitter** (außer Schistosoma).
- Sie haben außer dem Endwirt mindestens einen Zwischenwirt (Ausnahme: Schistosoma).

Klassifikation: Humanpathogene Trematoden sind in Tab. 6.5 aufgeführt.

Entwicklungszyklus: Aus den Eiern entwickeln sich (in der Regel im Wasser) Wimpernlarven (**Mirazidien**), die den Zwischenwirt (Wasserschnecke) infizieren. Dort vermehren sie sich ungeschlechtlich und werden zu Ruderschwanzlarven (**Zerkarien**). Zerkarien können entweder direkt in den Endwirt eindringen oder einen weiteren Zwischenwirt infizieren. In diesem Fall kapseln sie sich ein und werden zu **Metazerkarien**. Der Endwirt infiziert sich durch orale Aufnahme des zweiten Zwischenwirts.

Tab. 6.5 Humanpathogene Trematoden*

Familie	Gattung	Manifestation	Überträger
Schistosomatidae	Schistosoma	Mesenterial-, Becken-, Blasenvenen	Süßwasserschnecken
Ophistorchiidae	Ophistorchis	Leber	Fische
	Clonorchis	Leber	Fische
Dicrocoeliidae	Dicrocoelium	Leber	Ameisen
Fasciolidae	Fasciola	Leber	Wasserpflanzen
	Fasciolopsis	Darm	Wasserpflanzen
Paragonimidae	Paragonimus	Lunge	Schalentiere, Krabben, Krebse

* (nach: Hof, Dörries, Duale Reihe Mikrobiologie, Thieme, 2009)

Schistosomatidae

Steckbrief:
- Schistosomen sind getrenntgeschlechtlich.
- Das längere, dünne Weibchen wird vom kürzeren, dickeren Männchen in einer ventralen Rinne seines Körpers beherbergt (**Pärchenegel**).
- Das Männchen ist je nach Art ca. 0,4–1 mm dick und bis zu 20 mm lang.
  Das Weibchen ist je nach Art ca. 0,25 mm dick und bis zu 25 mm lang.
- Die Lebenserwartung des einzelnen Pärchens liegt bei 20–30 Jahren.

Klassifikation: Die 5 wichtigsten Schistosomaarten sind in Tab. 6.6 wiedergegeben.

Entwicklungszyklus: Die Eier, die vom Endwirt ausgeschieden werden, entwickeln sich im Wasser zu **Mirazidien** (Abb. 6.11a). Diese dringen in den Zwischenwirt Wasserschnecke ein und vermehren sich dort ungeschlechtlich. Als **Gabelschwanzzerkarien** verlassen sie die Schnecke. Innerhalb kürzester Zeit können sie unter Abwurf ihres Gabelschwanzes als **Schistosomulum** die menschliche Epidermis durchdringen und gelangen über eine Vene in das Pfortadersystem. Dort reifen sie heran und paaren sich, indem ein Weibchen sich in der Bauchfalte des Männchens einnistet (**Abb. 6.11b**). Diese **Paarung** hält ein Leben lang an (Pärchenegel!). Von der Pfortader aus wandern die Würmer in ihre Zielorgane, wo sie endgültig geschlechtsreif werden. Zur Eiablage verlässt das Weibchen die Bauchfalte des Männchens und kriecht in die Endkapillaren, z. B. der A. mesenterica inferior, die Mastdarm und Blase versorgt. Die abgelegten Eier sind das eigentlich pathogene Agens und können dann mit Kot oder Urin ausgeschieden werden.

Klinik: Schistosomiasis (Bilharziose; Tab. 6.6 und Infektionserkrankungen [S. A584]).

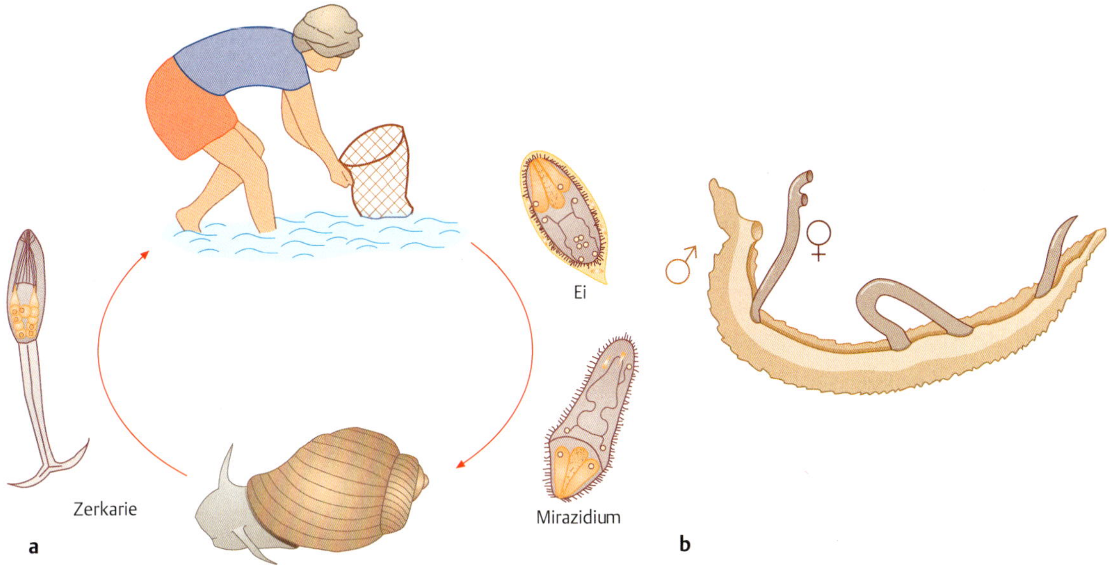

6.2 Helminthen

Abb. 6.11 Schistosoma. a Entwicklungszyklus. Erklärung siehe Text. **b** Das Weibchen nistet sich in die Bauchfalte des Männchens ein. (aus: Hof, Dörries, Duale Reihe Mikrobiologie, Thieme, 2009)

Tab. 6.6 Humanpathogene Schistosomaarten

Art	Vorkommen	Klinik	Präpatenzzeit	Nachweis
Schistosoma haematobium	Gesamtafrika, Vorderer Orient, Indien	urogenitale Schistosomiasis (Blasenbilharziose)	ca. 12 Wochen	Eier im Urin oder in Biopsaten (Urogenitaltrakt, Rektum)
Schistosoma mansoni	Gesamtafrika, Vorderer Orient, Zentral- und Südamerika	hepatoliene Schistosomiasis (asiatische Darmbilharziose)	ca. 7 Wochen	Eier im Stuhl
Schistosoma japonicum	Ostasien	intestinale Schistosomiasis (afrikanische Darmbilharziose)	ca. 10 Wochen	Eier im Stuhl
Schistosoma mekongi	Südostasien		ca. 10 Wochen	Eier im Stuhl, seltener in Biopsaten
Schistosoma intercalatum	Zentralafrika		ca. 7 Wochen	Eier im Stuhl, seltener in Biopsaten

Nachweis: Siehe **Tab. 6.6**. Bei diskontinuierlicher oder spärlicher Ausscheidung: Quetschpräparat aus Rektumbiopsie. Sehr sensitiv ist der Mirazidien-Schlüpfversuch. Möglich ist auch ein Antikörper-Nachweis.

Therapie: Praziquantel.

Epidemiologie: Siehe **Tab. 6.6**.

Prophylaxe:
- Verzicht auf Baden in natürlichen Gewässern von Schistosoma-Endemiegebieten
- strenge Trinkwasserhygiene (Abkochen)
- Verhindern der Kontamination von Gewässern mit Schistosoma-Eiern (Strenge Hygiene, Bau von Toiletten und Kanalisation ...)
- Bekämpfung der Wasserschnecke ist sehr wirksam, aber ökologisch nicht vertretbar, da dabei auch andere Wasserbewohner zugrunde gehen.

Andere Trematoden

Leberegel

- **Steckbrief:** Die Gruppe der Leberegel ist inhomogen. Sie alle befallen Leber und Gallenwege.
- **Klassifikation:** Die wichtigsten Vertreter findet man in den Familien der Ophistorchiidae, Dicrocoeliidae und Fasciolidae.
- **Klinik:** Die Klinik ist in der Regel unbedeutend, da Symptome nur bei massivem Befall auftreten. **Fasciola hepatica** (Großer Leberegel) kann einen **Verschlussikterus** verursachen (s. Infektionserkrankungen [S. A586]). Zur Übertragung s. **Tab. 6.5**.
- **Nachweis:** Eier im Stuhl, Gallensekret oder Duodenalsaft.
- **Therapie: Praziquantel**. Bei Fasciola hepatica **Triclabendazol**.
- **Prophylaxe:** kein roher Fisch, keine rohe Leber, keine ungekochte Wasserkresse.

Darmegel (Fasciolopsis buski)

- **Steckbrief:** größter humanpathogener Egel (7,5 cm lang), kommt nur in Südostasien vor.
- **Klinik:** befällt das **Duodenum** und verursacht Diarrhö, Hämorrhagien und Schleimhautulzera, sekundäre Effekte durch ausgeschiedene Toxine sind Allergien (Gesichtsödeme, Aszites und starke Abdominalschmerzen), bei starkem Befall kann der Tod eintreten.
- **Nachweis:** Eier im Stuhl und klinische Symptome.
- **Therapie:** Praziquantel.

Lungenegel (Paragonimus westermani)

- **Vorkommen:** in Ost-Südostasien
- **Übertragung:** durch rohes Fleisch von Süßwasserkrabben und -krebsen (zweiter Zwischenwirt)
- **Klinik:**
  - Lungenbefall: Tbc-ähnliche Symptome
  - Darmbefall: Diarrhö, Tenesmen
  - ZNS-Befall: Meningitis, Enzephalitis, epileptische Anfälle, spinale Paragonimiasis
  - Herzbefall: oft tödlich
  - Hautbefall: subkutane Granulome
- **Nachweis:** über Eier in Sputum und serologisch
- **Therapie:** Praziquantel und Triclabendazol
- **Prophylaxe:** kein rohes Krabben- und Krebsfleisch.

Blutegel (Hirudo medicinalis)

Blutegel werden seit dem Altertum zur Behandlung verschiedener Leiden eingesetzt. Sie können den Menschen äußerlich und innerlich befallen und dabei Blutungen in Mund und Nase auslösen.

6.2.2 Zestoden (Bandwürmer)

Steckbrief:

- Zestoden besiedeln den menschlichen Darm. Sie leben endoparasitär, d. h., sie haben keinen eigenen Darm, sondern nehmen Nährstoffe über ihre Körperoberfläche auf.
- Sie haben einen Kopf mit Saugnäpfen (**Skolex**) und evtl. einem Hakenkranz (**Rostellum**), mit dem sie sich in der Darmwand des Wirts verankern.
- Ihr Körper besteht aus einer Reihe von Bandwurmgliedern (**Proglottiden**), die eine Kette (**Strobila**) bilden. Jedes Bandwurmglied enthält einen Uterus, der im geschlechtsreifen Wurm mit reifen Eiern gefüllt ist.
- Bandwürmer können bis zu 20 m lang werden.
- Sie sind **Zwitter**.
- Sie benötigen für ihre Entwicklung mindestens einen **Zwischenwirt**.

Klassifikation: Zestoden werden in niedere und höhere Formen eingeteilt (Tab. 6.7).

Tab. 6.7 Die wichtigsten humanpathogenen Zestodenarten*

Art	Vorkommen	Länge	Überträger
Pseudophyllidae (niedere Cestoda)			
Diphyllobothrium latum	weltweit	bis zu 20 m	Fische
andere Diphyllobothrium sp.	weltweit	divers	divers
Cyclophyllidae (höhere Cestoda)			
Taenia solium	weltweit	2–7 m	Schwein
Taenia saginata	weltweit	6–10 m	Rind
Echinococcus granulosus	weltweit	ca. 5 mm	Hund
Echinococcus multilocularis	Europa	ca. 2 mm	Fuchs
Vampirolepis nana	weltweit	ca. 4 cm	Insekten
Hymenolepis diminuta	weltweit	ca. 50 cm	Insekten

* (nach: Hof, Dörries, Duale Reihe Mikrobiologie, Thieme, 2009)

Diphyllobothrium (Fischbandwurm)

- **Steckbrief:** größter Parasit des Menschen (bis zu 20 m lang)
- **Übertragung:** durch rohen Süßwasserfisch. Infektionen sind in Mitteleuropa selten.
- **Klinik:** Die meisten Infektionen bleiben symptomlos. Bei 2 % der Befallenen entwickelt sich eine Vitamin-B_{12}-Mangel-Anämie (s. Infektionserkrankungen [S. A578]).
- **Nachweis:** Eier bzw. Proglottiden im Stuhl
- **Therapie:** Praziquantel, Niclosamid
- **Prophylaxe:** Fisch bei –18 °C über 24 h einfrieren oder garen.

Taenia saginata (Rinderbandwurm)

Steckbrief:

- kann bis zu 20 Jahre alt werden.
- Er hat einen Kopf mit 4 Saugnäpfen und keinen Hakenkranz.
- Endwirt ist der Mensch, in dem der Wurm 6–10 m (in Ausnahmefällen bis zu 25 m) lang werden kann.
- Man schätzt, dass es weltweit ca. 50 Mio. Infestationen mit Taenia saginata gibt.

Entwicklungszyklus: Die vom Menschen mit dem Stuhl ausgeschiedenen Eier werden vom **Rind** als **Zwischenwirt** oral aufgenommen. Im Darm des Rindes entwickeln sich aus den Eiern die **Sechshakenlarven** (Onkosphären), die die Darmwand durchdringen und sich in der quergestreiften Muskulatur zur infektiösen **Finne** oder **Blasenlarve** (**Cysticercus bovis**) entwickeln. Die Blasenlarve ist ein Bandwurmkopf, der in das Innere der Blase eingestülpt ist. Durch Verzehr von befallenem Rindfleisch gelangt die Blasenlarve in den Dünndarm des Menschen, wo sich der Kopf ausstülpt, in der Darmwand festhakt und der Wurm zu wachsen beginnt. Nach 9 Wochen werden die ersten reifen Proglottiden mit Eiern (Abb. 6.12) abgegeben.

6.2 Helminthen

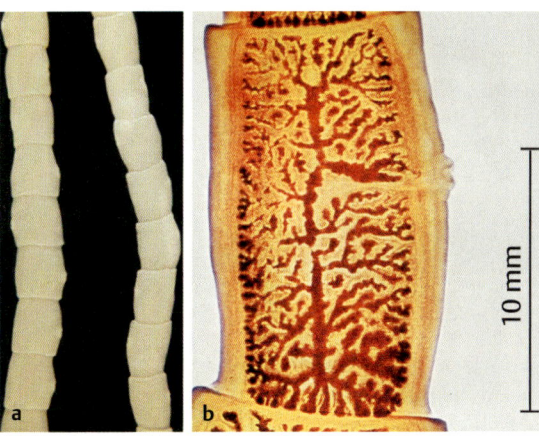

Abb. 6.12 **Taenia saginata. a** Gliederkette. **b** Proglottide. Der Uterus ist stark verzweigt. (aus: Kayser et al., Taschenlehrbuch Medizinische Mikrobiologie, Thieme 2010)

Klinik: In der Regel symptomlos (s. Infektionserkrankungen [S. A578]). Während der Wurm wächst, kommt es beim Menschen zu starkem Hungergefühl, Gewichtsverlust und Diarrhö. Hat der Wurm seine Geschlechtsreife erreicht, verschwinden die Symptome.

Nachweis: Eier im Stuhl bedeuten lediglich eine Infestation mit Taenia, da sich die Eier der verschiedenen Taenia-Arten morphologisch gleichen. Eine Speziesdiagnose kann nur durch mikroskopische Untersuchung der Proglottiden erfolgen: Der Uterus von Taenia saginata hat viele Ausstülpungen (**Abb. 6.12**), im Gegensatz zu Taenia solium mit wenigen Ausstülpungen (s. u.).

Therapie: Praziquantel, Niclosamid.

Prophylaxe: Kein rohes Fleisch. Tieffrieren (−20 °C, 24 h) oder Garen von Fleisch macht die Finnen unschädlich.

Taenia solium (Schweinebandwurm)

Steckbrief:
- kann bis zu 20 Jahre alt werden.
- Er hat einen Kopf mit 4 Saugnäpfen und einem Hakenkranz.
- Er wird im Darm des Menschen ca. 3–7 m lang.
- Der Mensch kann auch als **Zwischenwirt** dienen!

Entwicklungszyklus: Der Entwicklungszyklus läuft grundsätzlich nach demselben Schema ab wie bei Taenia saginata, mit dem Schwein statt dem Rind als Zwischenwirt. Allerdings entwickelt sich die Larve im Ei, das im Darm des Menschen aus den Proglottiden freigesetzt wird, sehr schnell, sodass sie bereits im Menschen schlüpfen kann und es zu einer endogenen Autoinfektion kommt, bei der der Mensch nicht als Endwirt, sondern als **Zwischenwirt** fungiert. Etwa innerhalb von 2 Monaten nach Aufnahme der Bandwurmeier sind die Larven dann gewandert und haben sich als Finnen im Körper eingenistet.

Klinik: Der Bandwurmbefall bleibt in der Regel symptomlos.

Fungiert der Mensch als Zwischenwirt, kommt es zur **Zystizerkose** (s. Infektionserkrankungen [S. A578]).
- **Cysticercus cellulosus:** Es bilden sich erbsengroße Finnenbläschen, die sich in Haut, Muskulatur, Auge oder ZNS niederlassen. Sie sterben nach einigen Jahren ab und verkalken.
- **Cysticercus racemosus:** Hier bilden sich traubenähnliche Ansammlungen von Finnen, die bis zu 60 ml Volumen haben können. Sie finden sich meist im ZNS.

Es gibt 3 Arten der Infestation:
- **Bandwurmbefall** nach Verzehr von finnenhaltigem Schweinefleisch.
- **Zystizerkose ohne Bandwurmbefall:** Durch orale Aufnahme von Bandwurmeiern entsteht eine Infektion durch schlüpfende Larven.
- **Zystizerkose bei bestehendem Bandwurmbefall:** Durch frühzeitige Reifung der Eier im Dünndarm kommt es zu einer endogenen Autoinfektion noch im Endwirt Mensch.

Nachweis: Nachweis der Proglottiden (Uterus mit wenigen Verzweigungen). Bildgebende Verfahren weisen die Finnen nach.

> **MERKE** Wichtig ist die Differenzialdiagnose von Taenia saginata und Taenia solium, da bei Infestation mit Taenia solium die Spätfolge Zystizerkose auftreten kann. Eine Zystizerkose mit Cysticercus racemosus endet oft tödlich.

Therapie: Praziquantel in Kombination mit Kortikosteroiden gegen den Bandwurm.

Prophylaxe: Kein rohes Fleisch. Tieffrieren (−20 °C, 24 h) oder Garen von Fleisch macht die Finnen unschädlich.

Echinococcus granulosus (Hundebandwurm)

Steckbrief:
- Er ist sehr klein (bis zu 6 mm).
- Er besitzt 4 Saugnäpfe und einen Hakenkranz (**Abb. 6.13a**).
- Er hat nur 3–4 Proglottiden.
- Im Endwirt Hund (seltener Katze) kommt er in sehr großer Zahl vor (bis zu 100 000 und mehr).
- Der Mensch dient in seltenen Fällen als **Zwischenwirt**, nie als Endwirt.
- In Europa kommt der Hundebandwurm nur in Griechenland und Dalmatien vor.

Entwicklungszyklus: Reguläre Zwischenwirte für den Hundebandwurm sind Hufnutztiere des Menschen, deren Innereien als Schlachtabfälle von Hunden gefressen werden. Im Hund entwickelt sich der Wurm, der mit dem Kot die reifen Eier ausscheidet. Gelangen diese in den Zwischenwirt, entwickelt sich in dessen Dünndarm eine 6-Haken-Larve, die über die Mesenterialgefäße in verschiedene Organe vordringt. Dort entwickelt sie sich zu einer großen flüssigkeitsgefüllten Blase (**Hydatide**), die das umgebende Gewebe verdrängt (**Abb. 6.13b, c**). Sie ist mit

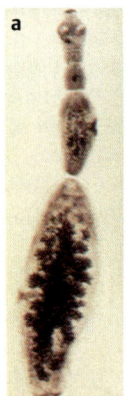 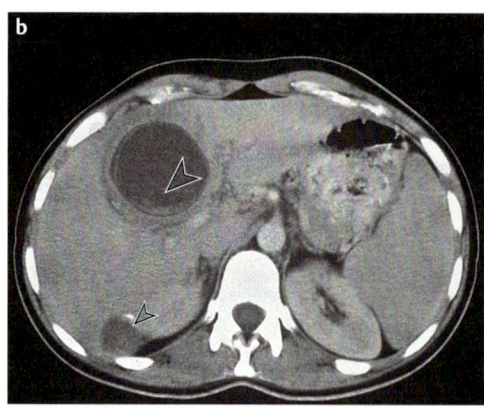 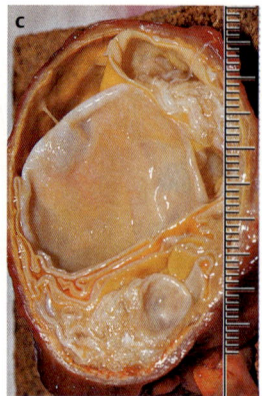

Abb. 6.13 **Echinococcus granulosus. a** Adulter Wurm. **b** CT einer Echinokokkose: Zyste von E. granulosus in der Leber (Pfeil). **c** Operativ entfernte und eröffnete Zyste. (a: aus Kayser et al., Taschenlehrbuch Medizinische Mikrobiologie, Thieme, 2010. b, c: aus Hirner/Weise, Chirurgie, Thieme, 2008)

einer Keimschicht ausgekleidet, aus der sich die eigentlichen Finnen (**Protoskolizes**) bilden.

Infiziert sich der Mensch (durch orale Aufnahme der Eier), entwickeln sich die Hydatiden zu 60 % in der Leber, zu 30 % in der Lunge und zu 5 % im Peritoneum. Auch Milz, Nieren, Muskulatur, Knochen und ZNS können befallen werden.

Klinik: Bei der **zystischen Echinokokkose** sind kaum klinische Symptome vorhanden (s. Infektionserkrankungen [S. A580]), da sich die Hydatiden nur sehr langsam über viele Jahre entwickeln. Oft sterben die Parasiten ab und die Blase verkalkt.

> **MERKE** Bei Ruptur der Hydatide kann es durch die austretende Flüssigkeit zum anaphylaktischen Schock und infolge zum Tode kommen. Die Finnen werden ausgeschwemmt und es bilden sich zahlreiche neue Hydatiden.

Nachweis: Durch bildgebende Verfahren können die Echinococcusblasen nachgewiesen werden (**Abb. 6.13b**). Der Nachweis muss durch serologische Tests gesichert werden.

> **MERKE** Ein direkter oder indirekter Nachweis von Echinococcus granulosus ist nach Infektionsschutzgesetz nichtnamentlich meldepflichtig.

Therapie: Chirurgische Entfernung der Hydatide.

Prophylaxe:
- Füttern von Haustieren nur mit gegartem Fleisch (oder vorher einfrieren, mindestens 3 Tage bei –18 °C)
- regelmäßige Wurmkuren für Hunde und Katzen
- Echinococcuseier sind sehr widerstandsfähig und können nur durch Austrocknung oder Erhitzen (75 °C) unschädlich gemacht werden. Herkömmliche Desinfektionsmittel sind unwirksam.

Echinococcus multilocularis (Fuchsbandwurm)

Steckbrief:
- kleiner Bandwurm (3–5 Proglottiden)
- Sein Vorkommen ist beschränkt auf die nördliche Hemisphäre.
- In Deutschland nimmt die Durchseuchung der Füchse ständig zu. Besonders häufig vertreten im Schwarzwald, der Rhön und südlich des Mains. Außerdem findet man ihn in Ostfrankreich, der Schweiz und Teilen Österreichs.

Entwicklungszyklus: Wie bei Echinococcus granulosus. Als Endwirt dient der Fuchs. Als Zwischenwirt kommen Mäuse und andere kleine Nager vor. Der Mensch infiziert sich durch kontaminierte Waldbeeren.

Klinik: Es kommt zu einer **alveolären Echinokokkose** (s. Infektionserkrankungen [S. A580]). Anders als beim Hundebandwurm entsteht im Zwischenwirt Mensch keine Blase, sondern ein schlauchförmiges, alveoläres Gebilde, das das befallene Organ durchdringt und zerstört und auf Nachbarorgane übergreifen kann. Das klinische Bild gleicht einem langsam wachsenden Karzinom, das auch „Metastasen" in anderen Organen bilden kann.

Nachweis und Therapie: Wie beim Hundebandwurm, allerdings ist häufig keine radikale chirurgische Therapie möglich. Dann Albendazol und Mebendazol.

Prophylaxe: Der Bandwurm kann (experimentell) in Fuchspopulationen durch Auslegen von Ködern mit Praziquantel im Zaum gehalten werden.
Ansonsten:
- Früchte und Gemüse gründlich waschen
- Hände nach Kontakt mit Erde, Gras oder Hunden waschen
- Füchse von Siedlungen fernhalten. Fuchskot verbrennen.
- Hunde, die Kleinsäuger jagen, regelmäßig mit Praziquantel behandeln.

Weitere Bandwurmarten

Hymenolepis nana (Zwergbandwurm)

- **Steckbrief:** mit 9 cm der kleinste Bandwurm des Menschen.
- **Entwicklungszyklus:** Läuft im Darm und in den Darmzotten ab. Der Mensch kann sowohl als Endwirt als auch als Zwischenwirt dienen. Natürlicher Zwischenwirt sind Insekten (Ameisen, Flöhe, Mehlwürmer ...).
- **Klinik:** unauffällig mit uncharakteristischen gatrointestinalen Beschwerden.
- **Therapie:** Praziquantel und Niclosamid.
- **Prophylaxe:** nicht möglich.

Hymenolepis diminuta (Rattenbandwurm)

Natürlicher Endwirt sind Ratten und Mäuse, natürlicher Zwischenwirt Insekten. Der Mensch infiziert sich über die Eier aus den Zwischenwirten.

Klinik, Therapie und Nachweis sind identisch mit Hymenolepis nana.

6.2.3 Nematoden (Fadenwürmer)

Steckbrief:
- Nematoden sind langgestreckte, runde Würmer, die sich schlängelnd fortbewegen.
- Sie können bis zu 1 m lang werden.
- Sie sind getrenntgeschlechtlich.
- Nematoden haben einen vollständig ausgebildeten Intestinaltrakt und ein Nervensystem.
- Während des Entwicklungszyklus muss nicht notwendigerweise ein Wirtswechsel stattfinden.

Klassifikation: Tab. 6.8 gibt einen Überblick über die wichtigsten humanpathogenen Nematodenarten.

Enterobius vermicularis (Madenwurm)

Steckbrief:
- einer der häufigsten Verursacher von Infektionskrankheiten, auch in Industrienationen
- **Größe:** Männchen 2–5 mm, Weibchen 9–12 mm

Tab. 6.8 Die wichtigsten humanpathogenen Nematoden

Art	Vorkommen
Nematoden mit Darminfestationen	
Enterobius vermicularis (Madenwurm)	weltweit
Ascaris lumbricoides	weltweit
Ancylostoma duodenale	Tropen und Subtropen
Necator americanus	Tropen und Subtropen
Strongyloides stercoralis	weltweit
Nematoden mit extraintestinalen Infestationen	
Trichinella spiralis	weltweit, besonders in gemäßigtem Klima
Filarien	Asien, Afrika, Mittel- und Südamerika

- **Lebenserwartung:** ca. 100 Tage
- **Präpatenzzeit:** ca. 2 Wochen
- **Eier:** ca. 50 µm lang

Entwicklungszyklus: Die Eier werden oral aufgenommen und entwickeln sich im Darm des Menschen (End- und Hauptwirt) durch mehrfache Häutung zum geschlechtsreifen Wurm, der auf der Dickdarmschleimhaut parasitiert. Die befruchteten Weibchen wandern zum Anus und überwinden nachts den Sphinkter. Sie legen die Eier ab, in denen sich infektiöse Zweitlarven entwickeln. Diese werden wiederum oral aufgenommen und entwickeln sich im Darm zum adulten Wurm (Autoinfektion).

Klinik: Enterobiose (s. Infektionserkrankungen [S. A582]), im Regelfall harmlos. Bei starkem Befall Entzündungen der (weiblichen) Geschlechtsorgane, Darmentzündungen, Appendizitis, Peritonitis. Durch Analpruritus können bei Kleinkindern Gedeih- und Verhaltensstörungen auftreten.

Nachweis: Eosinophilie im Blutausstrich und Erhöhung des IgE weisen auf Wurmbefall hin. Nachweis der Wurmeier auf der Perianalhaut durch **Klebestreifenabklatsch** oder Wattewischermethode.

Therapie: Mebendazol, Tiabendazol, Pyrantel. Wirkung nur auf adulte Würmer, Rezidive sind möglich. Familienmitglieder sollten mitbehandelt werden.

Epidemiologie: Der Madenwurm kommt weltweit und sehr häufig vor. Schätzungsweise sind 400 Mio. Menschen betroffen.

Übertragung: Die eierablegenden Würmer verursachen einen Pruritus auf der Perianalschleimhaut, der zu unbewusstem Kratzen im Schlaf führt. Bei Kleinkindern erfolgt die Übertragung der Eier sofort durch Fingerlutschen, bei älteren Menschen durch Kontaktinfektion (Spielzeug, Gegenstände des täglichen Gebrauchs).

Prophylaxe: Bei Befall innerhalb einer Familie oder in Kindergärten und Schulklassen sind besondere Hygienemaßnahmen zu ergreifen:
- Reinigung von Spielzeug und anderen kontaminierten Gegenständen mit heißem Wasser
- Auskochen von Unterwäsche, Bettwäsche, Handtüchern usw.
- strengste Handhygiene (Waschen, Kurzhalten der Fingernägel)
- Tragen enger Unterhosen (um nächtliches Kratzen zu vermeiden)
- Behandlung von Analhaut und Vaginalhaut mit Skinsept mucosa.

Ascaris lumbricoides (Spulwurm)

Steckbrief:
- **Größe:** Männchen 25 cm lang, 6 mm dick, Weibchen 40 cm lang, 6 mm dick
- **Lebenserwartung:** 1–1,5 Jahre
- **Präpatenzzeit:** ca. 3 Monate
- **Eier:** ca. 60 µm lang.

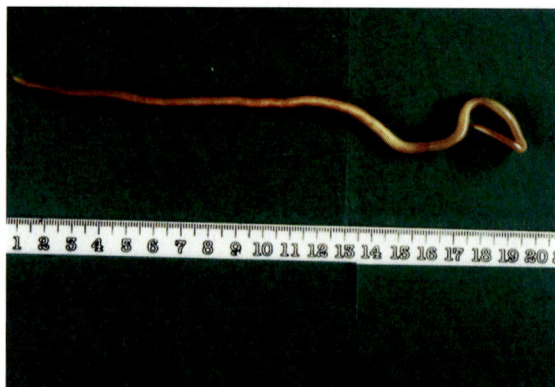

Abb. 6.14 **Ascaris lumbricoides.** (aus: Hof, Dörries, Duale Reihe Mikrobiologie, Thieme, 2009)

Entwicklungszyklus: Die bleistiftdicken adulten Spulwürmer (**Abb. 6.14**) leben im **Dünndarm** des Menschen. In den in die Umwelt gelangten Eiern entwickelt sich eine Larve, die nach oraler Aufnahme im oberen Dünndarm schlüpft. Sie durchdringt die Darmwand, findet Anschluss ans Gefäßsystem und gelangt über die **Leber** in die **Lunge** (Entstehung eines eosinophilen Lungeninfiltrates). Dort häuten sich die Larven, wandern über die **Alveolen** in die **Trachea** und gelangen durch Verschlucken wiederum in den **Dünndarm**. Dort reifen sie zum adulten Wurm.

Klinik: Askariose, verläuft meist latent (s. Infektionserkrankungen [S. A582]):
- **Larven in der Lunge** können zu **Husten, Dyspnoe und leichtem Fieber führen** (Löffler-Infiltrat).
- Mehrere Würmer im Dünndarm können Konglomerate bilden und zum Verschluss führen (**Wurmileus**).
- Wandern die Würmer in andere Organe (Galle, Pankreas, Magen) können entsprechende Blockaden entstehen (Ductus choledochus, Ductus pancreaticus).

Nachweis:
- **Eosinophilie** im Blutausstrich und Erhöhung des IgE weisen auf Wurmbefall hin.
- Nachweis der Wurmeier im **Stuhl**
- Auch ein **Abgang** des ganzen Wurmes ist möglich.
- Nicht selten werden Askariosen „zufällig" auf **Röntgenbilder** oder durch **Endoskopien** entdeckt.

Therapie:
- Pyrantel, Mebendazol. Wiederholung der Gabe nach 3 Wochen, da beide Medikamente nur darmwirksam sind und die Larven in Leber und Lunge nicht erfasst werden.
- Bei Ikterus oder anderen Lumenverlegungen chirurgische Intervention.

Epidemiologie: A. lumbricoides ist weltweit verbreitet, besonders in Entwicklungsländern (dort mit hoher **Letalität** vor allem durch Befall der Lunge), in Mitteleuropa rückgängig.

Übertragung: klassisch durch Salat, der mit fäkalienhaltiger Jauche oder Oberflächenwasser gedüngt (begossen) wurde. Die sehr widerstandsfähigen Eier kleben an der Blattoberfläche und werden durch normales Waschen **nicht** entfernt.

Prophylaxe:
- Salate, Obst, Gemüse sorgfältig reinigen
- Besondere Vorsicht ist in Gegenden angezeigt, in denen „biologisch" gedüngt wird.
- Auf Reisen gilt: „Koch es, schäl es oder vergiss es!" (Cook it, boil it, peel it or forget it!)

Ancylostoma duodenale (Hakenwurm)

Steckbrief:
- **Größe:** Männchen 8–10 mm lang, Weibchen 10–12 mm lang
- **Lebenserwartung:** 4–7 Jahre
- **Präpatenzzeit:** ca. 6 Wochen
- **Eier:** ca. 60 µm lang.

Entwicklungszyklus: Aus den mit den Fäzes in die Umgebung abgegebenen Eiern schlüpfen in feuchter und warmer Umgebung **erste Larven**, die sich über eine Zwischenhäutung (**zweite Larve**) zu einer **infektionsfähigen dritten Larve** entwickeln. Diese kann im feuchtwarmen Milieu etwa 1 Monat überleben. Sie dringt **perkutan** in den menschlichen Körper ein, gelangt über Lymph- und Blutgefäßsystem in die **Lunge**, verlässt das Gefäßsystem und folgt den Luftwegen zum **Pharynx**. Von dort aus erreicht sie nach Verschlucken den **Dünndarm**, wo sie zum adulten, geschlechtsreifen Wurm heranreift.

Klinik: Ancylostomatidose (Hakenwurmerkrankung; s. Infektionserkrankungen [S. A582]):
- Juckreiz, Hauteffloreszenzen und Rötungen an der Eintrittsstelle der Larven
- Bauchschmerzen, Blähungen, Appetitlosigkeit, Gewichtsverlust
- **Eisenmangelanämie** (durch Blutsaugen der Würmer an der Darmwand).

Nachweis: Eier im Stuhl.

Therapie: Mebendazol, Thiabendazol, Pyrantel.

Epidemiologie:
- Vorkommen in tropischen und subtropischen Regionen
- Schätzungsweise 500–900 Mio. Menschen sind befallen.
- Eindringen der Würmer erfolgt meist über die Füße (Arbeiten auf Reisfeldern, Barfußgehen über kontaminierte Flächen).

Prophylaxe:
- individuelles hygienisches Verhalten
- Tragen von festen Schuhen (Gummistiefeln etc.).

Andere Ancylostomatidae

Für verschiedene tierpathogene Hakenwürmer kann der Mensch als Fehlwirt fungieren. Die Larven dieser Würmer dringen perkutan ein und bohren dann wochenlang Gänge in die Haut, die sich entzünden und einen starken Juckreiz verursachen. Die älteren Gänge verkrusten und trocknen ein (**Larva migrans cutanea**). Weitere Manifestationen: Larva migrans ocularis, Larva migrans viszeralis.

Die **Diagnose** wird klinisch gestellt. Die Therapie erfolgt durch **Vereisung** der Larve und/oder systemische Therapie (Mebendazol). Eine Prophylaxe ist so gut wie nicht möglich.

Strongyloides stercoralis (Zwergfadenwurm)

Steckbrief:
- **Größe:** Weibchen 2–2,5 mm lang
- **Präpatenzzeit:** weniger als 17 Tage
- **Eier:** ca. 50 µm lang
- Die Larven können zeitweise auch **saprophytär** im Freien leben.

Entwicklungszyklus: Die Larven von Strongyloides stercoralis können sowohl frei als auch parasitär leben. Sie dringen perkutan in den Wirt ein, bohren sich sehr schnell durch das Gewebe, gelangen über Blut- und Lymphgefäßsystem in die Lunge. Von dort erreichen sie über die Alveolen den Pharynx, werden verschluckt und landen im Dünndarm. Dort entwickeln sich ausschließlich weibliche Würmer, die parthenogenetisch täglich ca. 1000 Eier abgeben. Bereits im Darm schlüpft dann die erste neue Larvengeneration. Sie kann 2 Entwicklungswege einschlagen:
- **Autoinvasion:** Durch Häutung entsteht eine infektionsfähige Larve, die sich entweder über die Darmwand (Endo-Autoinvasion) oder nach Verlassen des Darms über die Analschleimhaut oder angrenzende Regionen (Exo-Invasion) wieder ins Gewebe des Wirts einbohrt.
- **Entwicklung im Freien:** Die Larven verlassen den Darm und entwickeln sich im Freien zu getrenntgeschlechtlichen (wesentlich kleineren) Würmern. Die befruchteten Eier dieser Würmer können wiederum infektionsfähige Larven bilden.

Klinik:
- Larva-currens-Symptomatik (die Larve bohrt sich mit einer Geschwindigkeit von 10 cm/h durch das Gewebe, → „racing larva")

- Bei massivem Befall verursacht die Lungenpassage **Pneumonie**, **chronische Bronchitis** oder **akute Atemnotanfälle** (s. Infektionserkrankungen [S.A582]).
- Bei **immunschwachen Personen** kann der **Darmbefall** heftig sein und eine Autoinvasion auch andere Organe in Mitleidenschaft ziehen (chronische Strongiloidiasis).

Nachweis: Mikroskopischer Direktnachweis der Larven in Körpersekreten oder Stuhl (Untersucher auf klinischen Verdacht hinweisen).

Therapie: Mebendazol, Thiabendazol, Albendazol, Ivermectin.

Epidemiologie: Vorkommen hauptsächlich in feuchtwarmen Gebieten der Erde. Etwa 80 Mio. Menschen sind befallen.

Prophylaxe:
- individuelles hygienisches Verhalten
- Tragen von festen Schuhen (Gummistiefeln etc.)
- Bei Personen, die sich längere Zeiten in den Tropen aufgehalten haben und einer immunsuppressiven Maßnahme unterzogen werden müssen, sollte vorher abgeklärt werden, ob nicht eine latente Infestation mit Strongyloides vorhanden ist.

Trichinella spiralis

Steckbrief:
- **Größe:** Männchen 1,2–1,6 mm lang, Weibchen 2–3,5 mm lang (**Abb. 6.15a**). Das Weibchen ist vivipar, d. h., es legt keine Eier, sondern gibt bereits entwickelte Larven ab („lebendgebärend").
- **Lebenserwartung:** 1 Monat
- **Präpatenzzeit:** 2 Tage
- **Larven:** ca. 100 µm lang
- **Zysten:** bis 0,5 mm, **Lebenszeit** bis 30 Jahre.

Entwicklungszyklus: Oral aufgenommene, eingekapselte, infektiöse Larven werden während der Verdauung freigesetzt und besiedeln das Dünndarmepithel. Dort wachsen sie zum geschlechtsreifen Wurm heran (**Darmtrichinen**). Die weiblichen Würmer geben „fertige" Larven ab, die durch die Darmwand in das Blut- und Lymphsystem gelangen. Sie erreichen die quergestreifte Muskulatur und

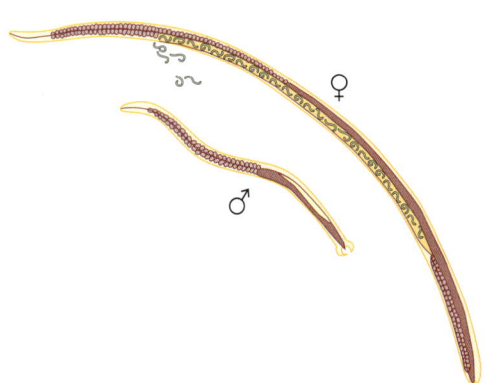
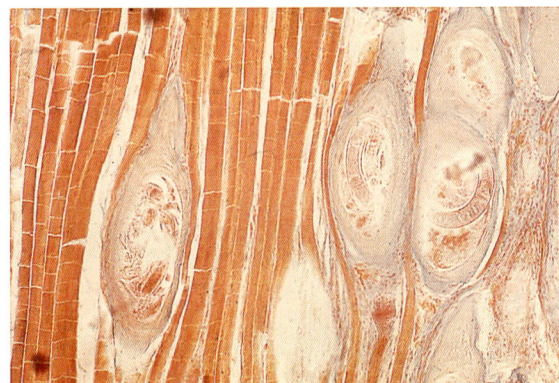

Abb. 6.15 Trichinella spiralis. a Adulte Würmer. **b** Zysten in der Herzmuskulatur. (aus: Hof, Dörries, Duale Reihe Mikrobiologie, Thieme, 2009)

dringen dort in die Muskelzellen ein. Die Muskelzellen kapseln die Larven durch hyaline und fibrilläre Ablagerungen ein (**Muskeltrichinen**, Abb. 6.15b). Die Kapsel verkalkt, die Larve bleibt aber bis zu 30 Jahre darin am Leben. Wird auf diese Weise kontaminiertes Fleisch verzehrt, beginnt der Zyklus von Neuem.

Klinik:
- **Trichinose** (Trichinellose; s. Infektionserkrankungen [S. A582]): Symptome einer Lebensmittelvergiftung, Fieber, Durchfall, Gesichtsödem, Schwellung der Augenlider, Konjunktivitis, Myalgien
- **Komplikationen:** letale Myokarditis, Pneumonie, Enzephalitis, Meningitis
- **chronischer Verlauf:** mit rheumatoiden Beschwerden.

Nachweis:
- **histologischer Nachweis** der Muskeltrichinen in Biopsiematerial
- **Eosinophilie** und erhöhtes **IgE** weisen auf Parasitenbefall.
- Daneben gibt es eine Reihe **biochemischer Marker:** Kreatinurie, Kreatinphosphokinase, Laktatdehydrogenase.

Therapie: Mebendazol und Tiabendazol oder Albendazol. Kortikosteroide in der akuten Phase zur Coupierung hypererger Reaktionen und Analgetika zur Schmerzbekämpfung.

Epidemiologie:
- Vorkommen weltweit, bevorzugt jedoch in **gemäßigten Zonen**
- **breites Wirtsspektrum:** Fleischfresser, aber auch Rinder, Kamele, Pferde, Rehe, Hirsche
- Der Mensch infiziert sich hauptsächlich durch kontaminiertes **Schweinefleisch**.
- Seit es in Europa die **amtliche Fleischbeschau** gibt (seit 1877), sind die Erkrankungen drastisch zurückgegangen (nicht so in den USA, wo es keine Fleischbeschau gibt – dort sind ca. 4 % der Bevölkerung infiziert!).

Prophylaxe: Garen von Fleisch bei über 60 °C tötet die Muskeltrichinen zuverlässig ab.

Filarien

Steckbrief:
- Filarien sind dünne Fadenwürmer (Makrofilarien), die sog. **Mikrofilarien** als Larven bilden.
- Die Mikrofilarien werden in der Regel von Arthropoden (Stechmücken) übertragen.
- Manche Mikrofilarien haben sich tageszeitlich an die Stechaktivitätsphasen ihrer Überträger angepasst und tauchen periodisch am Tag (**tagesperiodisch**) oder in der Nacht (**nachtperiodisch**) im Blut des Infizierten auf.
- Die Würmer leben **symbiontisch** mit Bakterien, auf deren Stoffwechselprodukte sie angewiesen sind.

Klassifikation: Siehe Tab. 6.9 (s. auch Infektionserkrankungen [S. A584]).

Nachweis: Wichtige Kriterien sind:
- klinisches Bild
- Eosinophilie
- Nachweis der Mikrofilarien
- Periodizität
- Lokalisation der Mikrofilarien
- Unterscheidung zwischen „gescheideten" und „nichtgescheideten" Mikrofilarien (mit oder ohne Resten von Eihäuten).

Epidemiologie: Siehe Tab. 6.9.

Prophylaxe: Expositionsprophylaktische Maßnahmen:
- Moskitonetz
- Insektenrepellents
- hautbedeckende Kleidung.

Wuchereria bancrofti, Brugia malayi, Brugia timori

Steckbrief: Siehe Tab. 6.10.

Entwicklungszyklus: Die **Mikrofilarien** gelangen durch einen Mückenstich ins Blut. Aus dem Blut gelangen die Mikrofilarien ins Lymphsystem, wo sie sich zum adulten Wurm entwickeln. Ein geschlechtsreifes Weibchen gibt ständig Mikrofilarien ab, die wieder ins Blut gelangen, dort (periodisch) zirkulieren und wieder von einer Mücke aufgenommen werden können.

Tab. 6.9 Übersicht über die wichtigsten medizinisch relevanten Filarien

Art	Vorkommen	Klinik	Überträger	Lokalisation Makro-/Mikrofilarie	Periodizität
Wuchereria bancrofti	Asien, Afrika, Pazifik, Mittel- und Südamerika	Elephantiasis, Lymphangitis/-adenitis	Culex, Anopheles, Aedes	Lymphsystem/Blut	überwiegend nachtperiodisch
Brugia malayi	Südostasien	Elephantiasis, Lymphangitis/-adenitis	Anopheles, Aedes, Mansonia	Lymphsystem/Blut	nachtperiodisch
Brugia timori	Indonesien	Elephantiasis, Lymphangitis/-adenitis	Anopheles	Lymphsystem/Blut	nachtperiodisch
Loa loa	West- und Zentralafrika	Konjunktivitis, Hautschwellungen	Chrysops („Bremse")	subkutanes Bindegewebe/Blut	tagperiodisch
Onchocerca volvulus	Afrika, Mittel- und Südamerika	„Flussblindheit", Hautknoten, Dermatitis	Simulium („Kriebelmücke")	Auge, subkutanes Bindegewebe/Blut	keine Periodizität

Tab. 6.10 Steckbriefe von Wuchereria bancrofti, Brugia malayi und Brugia timori

	Wuchereria bancrofti	Brugia malayi, Brugia timori
Größe	♂: bis 4 cm; ♀: bis 10 cm	♂: bis 2,5 cm; ♀: bis 6 cm
Lebenserwartung	8 Jahre	8 Jahre
Präpatenzzeit	ca. 9 Monate	ca. 9 Monate
Mikrofilarien	250–300 µm, gescheidet	180–240 µm, gescheidet

Klinik:
- akute **Adenolymphangitis**
- **allergische Reaktionen** mit Fieber, Kopfschmerzen, Gelenkschmerzen
- **Lymphstau** durch Verstopfung der Lymphgefäße durch adulte Würmer, die dort Knäuel bilden
- In fortgeschrittenen Fällen kommt es zur **Elephantiasis**, die durch bakterielle Superinfektionen kompliziert werden kann.
- Bei W. bancrofti ist eine genitale Beteiligung häufig (Hydrozelenbildung).

Nachweis: Siehe oben Filarien, Nachweis [S. C660].

Therapie: Diethylcarbamazin (DEC, makro- und mikrofilarizid) in Kombination mit Ivermectin.

Epidemiologie: Siehe Tab. 6.10.

Prophylaxe: Expositionsprophylaktische Maßnahmen:
- Moskitonetz
- Insektenrepellents
- hautbedeckende Kleidung
- in Hochendemiegebieten medikamentöse Prophylaxe mit DEC (in Kombination mit Albendazol) oder Ivermectin.

Loa loa (Afrikanischer Augenwurm)

Steckbrief:
- **Größe:** Männchen 30–35 mm lang, Weibchen 40–70 mm lang
- **Lebenserwartung:** 17 Jahre
- **Präpatenzzeit:** ca. 6 Monate
- **Mikrofilarien:** 220–300 µm, gescheidet.

Entwicklungszyklus: Die Filarien werden durch einen Mückenstich (Chrysops) übertragen und gelangen ins Unterhautbindegewebe. Die Mikrofilarien sind tagperiodisch (Maximum zwischen 12 und 14 Uhr) und werden nach 6 Monaten geschlechtsreif. Die adulten Würmer leben und wandern zeitlebens im Unterhautbindegewebe.

Klinik. Loaiasis (s. Infektionserkrankungen [S. A584]), Kalabarschwellung, Kamerunbeule. Durch das Wandern der Würmer kommt es zu Beulen in der Haut. Wandert der Wurm durch die Sklera oder Konjunktiva, wird er sichtbar („Augenwurm").

Nachweis: Siehe oben Filarien, Nachweis [S. C660]).

Therapie:
- am Auge chirurgische Entfernung des Wurms
- Chemotherapie mit Diethylcarbamazin. Bei allergischer Reaktion Kortikoide. Albendazol und Ivermectin zur Reduktion der Mikrofilariendichte.

Epidemiologie: Siehe Tab. 6.9.

Prophylaxe: Expositionsprophylaktische Maßnahmen:
- Moskitonetz
- Insektenrepellents
- hautbedeckende Kleidung
- DEC als Prophylaktikum möglich.

Onchocerca volvulus

Steckbrief:
- **Größe:** Männchen 2–4,5 cm lang, Weibchen 23–50 cm lang
- **Lebenserwartung:** 18 Jahre (durchschnittlich 9 Jahre)
- **Präpatenzzeit:** 1–3 Jahre
- **Mikrofilarien:** 220–360 µm, ungescheidet.

Entwicklungszyklus: Die Mikrofilarien haben keine Periodizität. Sie werden nach 1–3 Jahren geschlechtsreif. Die adulten Würmer leben im subkutanen Bindegewebe, wo sie sich in Knäueln ansammeln (**Abb. 6.16a**) und in großen Mengen Mikrofilarien freisetzen. Die Mikrofilarien dringen in die **Kutis** ein.

Klinik:
- **schmerzlose Knoten** in der Subkutis (Onchozerkom)
- **Dermatitiden** an den Stellen, an denen die Würmer Entzündungen verursachen, Juckreiz
- **Greisenhaut** durch Zerstörung des elastischen Bindegewebes und allergische Reaktionen
- „**Flussblindheit**" bei Manifestation am Auge (häufiges Auftreten entlang von Flussläufen; s. Infektionserkrankungen [S. A584])
- **Lymphadenopathie**, „hanging groins" (v. a. im Bereich der Leiste hängende Hautfalten mit Lymphknotenpaketen)
- **Eosinophilie** als Hinweis auf parasitäre Erkrankung.

Nachweis:
- Diagnose wird **klinisch** gestellt.
- **Histologischer Nachweis** der adulten Würmer in Operationspräparaten, Nachweis der Mikrofilarien im Hautbioptat („skin snips", **Abb. 6.16b**) oder direkt mit der Spaltlampe am Auge.
- **Mazzotti-Test** (Provokationstest): 15–90 min nach oraler DEC-Einnahme entwickelt sich bei positivem Test Juckreiz. Wegen möglicher Komplikationen keine routinemäßige Anwendung.

Therapie:
- chirurgische Entfernung der Hautknoten
- Ivermectin (Kontraindikationen beachten)
- Doxycyclin: tötet die endosymbiontischen Bakterien (Wolbachia) und beendet damit die Infektion.

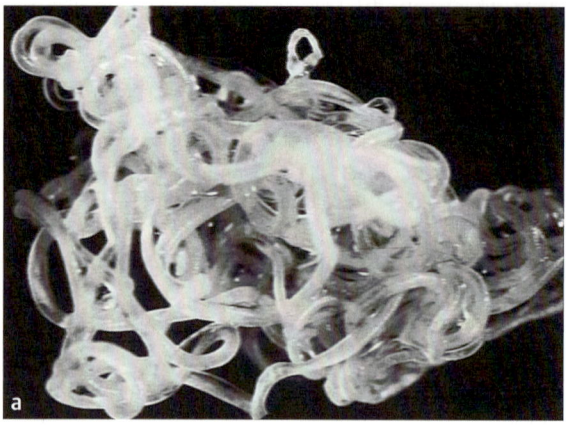 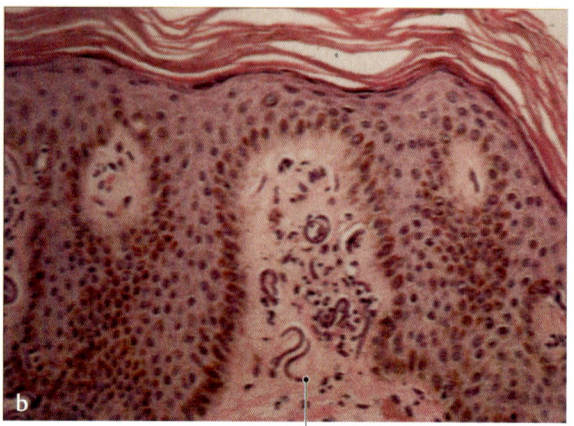

Mikrofilarien

Abb. 6.16 **Onchocerca volvulus. a** Adulte Würmer aus Onchozerkom. **b** Mikrofilarien im Hautbioptat. (aus: Lang, Löscher, Tropenmedizin in Klinik und Praxis, Thieme, 2000)

Empidemiologie: Siehe Tab. 6.9.

Prophylaxe: Expositionsprophylaktische Maßnahmen:
- Moskitonetz
- Insektenrepellents
- hautbedeckende Kleidung
- Massenbehandlung mit Ivermectin zur Unterbrechung der Übertragung.

Dracunculus medinensis (Medinawurm)

Steckbrief:
- gehört zu den **Spiruridae**
- **Größe:** Männchen 2–4 cm lang, Weibchen 70–120 cm lang
- **Lebenserwartung:** Weibchen 1 Jahr, Männchen stirbt nach Begattung.
- **Präpatenzzeit:** ca. 1 Jahr
- **Larven:** ca. 650 µm lang.

Entwicklungszyklus: Wenn der Wirt im Wasser steht, entsteht ein Kältereiz. Auf diesen hin penetriert das im **subkutanen Bindegewebe** der Beine wandernde Weibchen die Haut des Wirts und legt bis zu 2 Mio. Larven in das Gewässer ab. Diese infizieren den **Flohkrebs Cyclops** als Zwischenwirt und entwickeln sich in ihm weiter. Die Infektion des Menschen erfolgt über die Aufnahme des Zwischenwirts, z. B. über Trinkwasser. Die Larven durchbrechen die Wand des **Duodenums** und beginnen ihre Körperwanderung, die Geschlechtsreife wird mit etwa 1 Jahr erreicht. Nach der Begattung stirbt das Männchen. Das Weibchen wandert durch das subkutane Bindegewebe der Beine und stirbt nach Freisetzung der Larven, woraufhin es im Körper des Wirts verkalken kann.

Klinik: Erreger der Drakunkulose:
- zunächst Bläschenbildung, ggf. mit Erythem und Hypersensibilität an der Stelle der späteren Penetration
- später **Ulkus**, in dem nach einigen Tagen der Wurm makroskopisch sichtbar wird (Gefahr der Sekundärinfektion)
- Gefahr der **Tetanusinfektion** (selten).

Nachweis: Sichtbarer Wurm. Serologische Tests sind in einigen Laboren möglich.

Therapie: Entfernung des Wurms durch langsames (über Tage) Aufrollen des Wurms auf ein Holzstäbchen. Chemotherapie mit Tiabendazol oder Mebendazol erleichtern das Prozedere. Bei sehr oberflächlich liegenden Würmern ist eine chirurgische Extraktion möglich.

Epidemiologie: Der Medinawurm kommt hauptsächlich im Südsudan vor. Im Jahr 2012 waren weltweit nur noch 542 Infektionen bekannt, von Januar bis Mai 2013 waren es nur noch 67.

Prophylaxe: Trinkwasser abkochen bzw. filtern.

6.3 Arthropoden

6.3.1 Allgemeines

Steckbrief: Arthropoden (**Gliederfüßler**) gehören zum Stamm der Articulata, der **Gliedertiere**, die alle ein Außenskelett tragen. Unter ihnen sind die artenreichsten Klassen die **Arachnida** (**Spinnentiere**) und die **Hexapoda** (**Insekten**).

Entwicklungszyklus: Alle Arthropoden durchlaufen während ihres Entwicklungszyklus vom **Ei** über die **Larve** zum erwachsenen Tier (**Imago**) mehrere Häutungen. Verschiedene Entwicklungsgänge werden unterschieden:
- **holometabole Entwicklung** bei **Insekten**: Ei → Larve (Raupe) → Puppe → Imago
- **hemimetabole Entwicklung** bei **Insekten**: Ei → Larve (Nymphe, ähnelt der Imago, ist in der Regel ohne Flügel) → Imago
- **hemimetabole Entwicklung** bei **Spinnentieren**: Ei → Larve (mit 3 Beinpaaren) → Nymphe (mit 4 Beinpaaren) → Imago.

In der Regel werden mehrere Larven- und Nymphenstadien durchlaufen.

Medizinische Bedeutung: Der Mensch kann durch die parasitäre Lebensweise der Arthropoden entweder direkt oder indirekt geschädigt werden.
- **Direkte Schädigung:**
  - durch **Gift:** Spinnen, Skorpione, Hautflügler (Bienen, Wespen, Hornissen)
  - durch **parasitäre Lebensweise:** temporär (wie z. B. Stechmücken), stationär (z. B. Kopflaus)
- **Indirekte Schädigung:** Viele Infektionskrankheiten werden durch Arthropoden übertragen. Sie fungieren dabei als **Vektor** (z. B. Zecken als Überträger der Erreger von Borreliose oder FSME).

Klinik:
- **allergische Reaktionen:** z. B. akuter anaphylaktischer Schock bei Bienenstich oder chronische Allergien bei Hausstaubmilben
- **psychische Reaktionen:** Entomophobie (Angst vor Spinnen oder Insekten), **Parasitenwahn**
- **unterschiedliche Erkrankungen** durch einen von einem Vektor übertragenen Erreger.

Prophylaxe:
- Moskitonetze
- helle, geschlossene, nicht eng anliegende Kleidung
- Repellents
- Insektizide.

6.3.2 Arachnida (Spinnentiere)

Die Klasse Arachnida enthält 10 Ordnungen, wobei der Ordnung Acari (**Zecken** und **Milben**) mit 40 000 Arten aufgrund ihrer Lebensweise die größte medizinische Bedeutung zukommt. **Echte Spinnen** (Araneae) und **Skorpione** (Scorpiones) leben grundsätzlich räuberisch und kommen mit dem Menschen weniger in Berührung. Hier werden nur die wichtigsten Zecken und Milben besprochen.

Schildzecken (Gemeiner Holzbock, Ixodes ricinus)

Steckbrief: In unseren Breiten ist der **Gemeine Holzbock** (**Ixodes ricinus**) der wichtigste Überträger von **FSME** und **Borreliose**. Das **Infektionsrisiko** ist am höchsten in den Monaten Mai/Juni und September/Oktober (höchste Aktivität von I. ricinus).

Vorkommen: Weg-, Waldränder, Wiesen, Flussufer, Hecken.

Therapie und Prophylaxe: Entfernung der Zecke, in Hochrisikogebieten für FSME steht eine Schutzimpfung zur Verfügung.

Grabmilbe (Krätzmilbe, Sarcoptes scabiei)

Pathogenese: Direkte Schädigung durch Eiablage des Weibchens in Grabgängen unter der Haut (**Skabies**, Krätze) und indirekte Schädigung durch allergische Reaktionen.

Klinik: Skabies (Krätze ; s. Dermatologie [S. B721]). Dispositionsstellen sind zwischen den Fingern, Streckseiten der Handgelenke, unter den Achseln, um den Bauchnabel und das Genitale. Typische Symptomatik ist ein wärmeabhängiger **Juckreiz**. Skabies führt zu einer partiellen Immunität.

Nachweis: Direkter Nachweis der Milbe in der Haut (nur aus Milbengang möglich).

> **MERKE** Beim Auftreten von **Skabies** in Schulen, Kindergärten und anderen Gemeinschaftseinrichtungen besteht **Meldepflicht** nach dem Infektionsschutzgesetz.

Therapie: Permethrin, Hexachlorzyklohexan, Benzylbenzoat, Crotamiton. Bei generalisierter Krätze (Scabies norvegica) und Patienten mit schlechter Compliance auch Ivermectin.

Übertragung: Durch gravide Weibchen, meistens in der Bettwärme. Eine hohe Parasitenzahl bedeutet eine hohe Ansteckungsgefahr.

Staubmilbe (Hausstaubmilbe, Dermatophagoides pteronyssinus)

Pathogenese: Indirekt durch Auslösung von Allergien gegen Exkremente und Teile der Milbe.

Vorkommen: Weltweit, gedeihen besonders gut im **feuchten Raumklima** (Wintermonate). Sie leben von Pilzen, die auf Hautschuppen wachsen. Die Hautschuppen finden sich in **Teppichen**, **Matratzen**, **Polstermöbeln** etc.

Klinik: Hausstauballergie: allergische Rhinitis, Dermatitis und Asthma bronchiale.

Nachweis: Nachweis der Antigene im Hausstaub mit Enzymimmunoassay.

Therapie:
- Hyposensibilisierung
- Hygienemaßnahmen zu Reduktion der Milben- und Antigenbelastung (Benzylbenzoat-Schaum für Polstermöbel und Matratzen).

Prophylaxe: Keine Teppichböden. Andere Reservoire möglichst gering halten.

6.3.3 Hexapoda (Insekten)

Wanzen

Medizinisch relevant sind Raubwanzen und Bettwanzen.

Raubwanzen

Sie spielen eine wichtige Rolle als Überträger von Trypanosoma cruzi, dem Erreger der Chagas-Krankheit [S. C644].

Bettwanzen

Verursachen Juckreiz durch Stiche. Die Stiche sind meist linear angeordnet. Die Bettwanze ist nachtaktiv und lebt tagsüber in Spalten und Ritzen. Übertragung von Krankheitserregern ist nicht bekannt.

Flöhe

Steckbrief:
- Flöhe haben keine Flügel.
- Ihr Körper ist abgeflacht.
- Sie sind temporäre obligate Ektoparasiten.
- Ihre holometabole Entwicklung findet nicht auf dem Wirt statt.
- Die Wirtsspezifität ist gering.

Hundefloh, Katzenfloh (Ctenocephalis)

Steckbrief: Ctenocephalis canis bzw. felis sind in Europa die am häufigsten beim Menschen auftretenden Flöhe.

Klinik: Juckreiz und Hautreaktionen durch Stiche (s. Dermatologie [S. B722]). Die Stiche finden sich oft mehrfach in asymmetrischen Gruppierungen. Exkoriationen und Sekundärinfektionen durch Kratzen.

Therapie: Crotamiton, wenn nötig. Desinfektion ganzer Räume durch Verneblung geeigneter Insektizide. Antibiotika bei Superinfektionen.

Prophylaxe: Behandlung der Haustiere (Hunde, Katzen), ggf. Anwendung von Sprays oder Verneblern zur Abtötung der Flöhe auch in Teppichen, Polstermöbeln etc.

Pestfloh (Xenopsylla cheopis)

Xenopsylla cheopis befällt die **Wanderratte** (Rattus rattus). Menschen werden dann befallen, wenn Ratten das Gebäude verseuchen. Kommt in Europa selten vor. Xenopsylla cheopis ist der Hauptüberträger der Pest (Yersinia pestis [S. C617]).

Prophylaxe: Populationskontrolle von Mäusen und Ratten.

Läuse

Steckbrief:
- Läuse haben keine Flügel.
- Sie sind stationäre obligate Ektoparasiten (ihr hemimetaboler Entwicklungszyklus findet komplett auf dem Wirt statt).
- hohe Wirtsspezifität (Tierläuse befallen den Menschen nur äußerst selten).

Klinik: Siehe unten.

Therapie und Prophylaxe:
- Kopflaus- und Filzlausbefall mit Allethrin, Pyrethrum, Permethrin, Malathion oder Dimeticon behandeln
- Handtücher, Bettwäsche, Schlafanzüge und Leibwäsche wechseln
- Andere mit den Läusen evtl. in Kontakt gekommene Kleidungsstücke und Gegenstände entweder desinfizieren oder 8 Tage in einer gut verschlossenen Plastiktüte an einem kalten Ort aufbewahren
- Behandlung nach 8–10 Tagen wiederholen
- Kontaktpersonen mitbehandeln.

MERKE Ein Läusebefall in öffentlichen Gemeinschaftseinrichtungen (Schulen, Kindergärten etc.) ist meldepflichtig.

Kopflaus (Pediculus humanus capitis)

Vorkommen: Häufiges epidemisches Auftreten in Schulen und Kindergärten.

Klinik: Befällt das Kopfhaar (s. Dermatologie [S. B722]). Führt zu Juckreiz. Kratzen und Sekundärinfektionen können zu Ekzemen und Lymphangitis führen.

Therapie und Prophylaxe: Siehe oben Therapie und Prophylaxe der Läuse [S. C664]).

Epidemiologie: Übertragung erfolgt aktiv (Körperkontakt) oder passiv (gemeinsames Benutzen von Kämmen o. Ä.).

Kleiderlaus (Pediculus humanus corporis)

Vorkommen: Heute selten. Lebt in Falten, Nähten und Säumen von Kleidern.

Klinik: Führt zu Juckreiz an den Stichstellen (s. Dermatologie [S. B722]).

Therapie und Prophylaxe: Siehe oben Therapie und Prophylaxe der Läuse [S. C664]).

Epidemiologie: Übertragung erfolgt aktiv (Körperkontakt) oder passiv (gemeinsames Benutzen von Kleidungsstücken).

Die Kleiderlaus ist **Überträger** für **Rickettsia prowazekii** [S. C635] und **Borrelia recurrentis** [S. C634]. Durch Kratzen an den Stichstellen gelangt der Erreger, der mit dem Kot der Laus ausgeschieden wird, in den Körper.

Filzlaus (Phritis pubis)

Vorkommen bevorzugt im **Schambereich** und in den **Augenbrauen** (s. Dermatologie [S. B722]). Die Übertragung erfolgt beim Geschlechtsverkehr. Therapie und Prophylaxe [S. C664].

Diptera

Diptera sind Zweiflügler. Sie haben als Vektoren verschiedener Erreger und Parasiten eine wichtige medizinische Bedeutung.

Sandfliegen (Phlebotominae)

- **Vorkommen:** Tropen, Subtropen
- **Überträger von:** Leishmania [S. C645], Phlebovirus (Pappatachi-Fieber [S. C676])
- **Prophylaxe:** Spezialnetze.

Stechmücken (Culicidae)

- **Vorkommen:** weltweit, infiziert in den Tropen
- **Überträger:**
  - Anopheles: Plasmodium-Arten [S. C648], Wucheria bancrofti [S. C660], Brugia malaya [S. C660]

- Aedes: Arboviren, Wucheria bancrofti, Brugia malaya
- Culex: Arboviren, Wucheria bancrofti
- **Prophylaxe:** Moskitonetze (evtl. zusätzlich chemisch imprägniert), Repellents, geschlossene Kleidung nach Einbruch der Dämmerung.

Kriebelmücken (Simuliidae)

- **Vorkommen:** weltweit, infiziert in Afrika, Mittel- und Südamerika
- **Überträger von:** Onchocerca volvulus („Flussblindheit" [S. C661])
- **Prophylaxe:** Moskitonetze (evtl. zusätzlich chemisch imprägniert), Repellents, geschlossene Kleidung nach Einbruch der Dämmerung.

Bremsen (Tabanidae)

- **Vorkommen:** weltweit
- **Überträger:**
  - Chrysops-Arten in Afrika: Loa loa [S. C661]
  - in Mitteleuropa gelegentlich: Bacillus anthracis [S. C627]
- **Prophylaxe:** Moskitonetze (evtl. zusätzlich chemisch imprägniert), Repellents, geschlossene Kleidung nach Einbruch der Dämmerung.

Tsetse-Fliegen (Glossinidae)

- **Vorkommen:** tropisches Afrika (infiziert)
- **Überträger von:** Trypanosoma brucei (Schlafkrankheit [S. C644])
- **Prophylaxe:** Repellents.

Echte Fliegen (Muscidae)

- **Vorkommen:** weltweit
- **Bedeutung:** Manche Fliegenlarven leben als temporäre Ektoparasiten des Menschen und verursachen **Myiasis** (Madenfraß). Stationäre Larven verursachen dabei ein furunkulöses **Geschwür**, während wandernde Larven den sog. **Hautmaulwurf** (zu unterscheiden von Larva migrans [S. C659]) verursachen.
- **Verteter:** Dasselfliegen, Biesfliegen.

7 Allgemeine Virologie

7.1 Virus und Virion

> **DEFINITION** Ein Virus ist die kleinste bekannte infektiöse Einheit. Es besteht aus Nukleinsäure, Proteinen und manchmal auch Lipiden. Zusammen bilden diese Bausteine das sog. **Virion**, also das extrazelluläre, **morphologisch** charakterisierte Partikel.

Der Begriff **Virus** schließt zusätzlich noch das **infektiöse Prinzip** dieses Virions mit ein.
Wichtige charakteristische Merkmale von Viren sind:
- Ein Viruspartikel enthält entweder RNA oder DNA, niemals beide Arten von Nukleinsäure gleichzeitig.
- Viren können sich nicht selbst vermehren. Sie benötigen dazu eine Wirtszelle mit ihren Syntheseleistungen.
- Viren haben keinen eigenen Stoffwechsel.

7.2 Struktur

Kapsid und Nukleoid: Die Grundstruktur eines Virus besteht aus einer (oft symmetrischen) Proteinhülle, dem **Kapsid**, das aus vielen einzelnen Proteinmonomeren (**Kapsomere**) zusammengesetzt ist. Innerhalb der Hülle befindet sich das **Nukleoid**, das aus Nukleinsäure besteht (**Abb. 7.1**). Diese kann als RNA oder DNA, einzelsträngig oder doppelsträngig vorliegen.

Nukleokapsid und Envelope: Nukleoid und Kapsid bilden zusammen das **Nukleokapsid**. Dieses ist oft noch von einer weiteren Hülle, dem **Envelope**, umgeben. Der Envelope besteht aus Kohlenhydraten, Proteinen und Lipiden in variabler Zusammensetzung. Der Lipidgehalt kann bis zu 40 % betragen. Die Lipide stammen aus der Membran der Wirtszelle, die das Virus bei der Freisetzung „mitgenommen" hat.

Spikes: Glykoproteinfortsätze des Envelopes (**Spikes**) helfen dem Virus bei der Anheftung an die Wirtszelle, bei der Penetration und der Freisetzung des Genoms in die Wirtszelle. Auch Hämagglutination und Hämolyse können von ihnen verursacht werden. Manche haben enzymatische Funktion (z. B. Neuraminidaseaktivität).

Die Antigenität eines Virus wird durch die Proteine seines Kapsids bzw. seines Envelopes bestimmt. Über diese Proteine können die Viren identifiziert und in verschiedene Serotypen eingeteilt werden.

Defekte Viren: Nach mehreren Zellpassagen können defekte Viren auftreten. Ihnen fehlt ein Teil ihres Genoms, weshalb sie nicht mehr selbst einen Infektionszyklus beginnen können. Sie benötigen ein sog. **Helfervirus**, mit dem zusammen sie die Wirtszelle befallen und das dann die ihnen fehlenden Funktionen für die Infektion beisteuert.

7.3 Klassifikation und Virusfamilien

Viren werden nach folgenden Merkmalen klassifiziert:
- Nukleinsäure: **DNA oder RNA**
- Nukleinsäure: **Einzelstrang** oder **Doppelstrang**
- Hülle: **Envelope** vorhanden oder nicht.

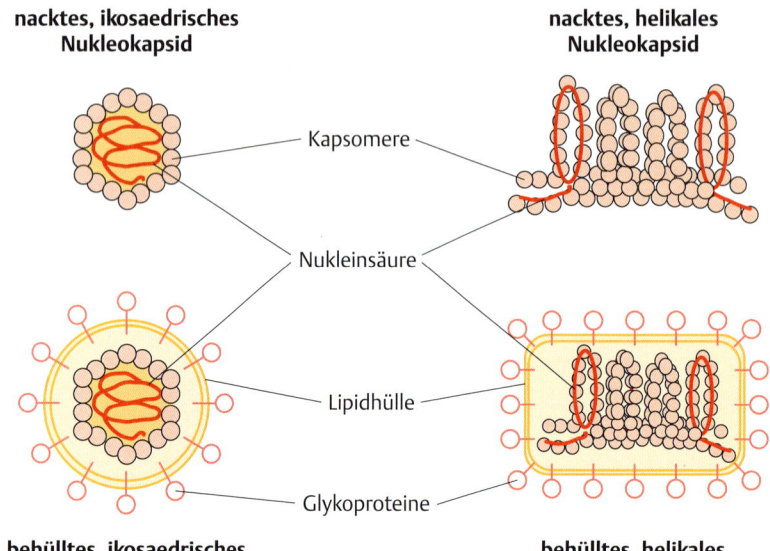

Abb. 7.1 Struktur von Viruspartikeln.
Die meisten Viren haben entweder eine ikosaedrische oder eine helikale Form. (aus: Hof, Dörries, Duale Reihe Mikrobiologie, Thieme, 2009)

Tab. 7.1 Überblick über die wichtigsten Virusfamilien

Familie	ss/ds[1]	Hülle[2]	Größe	Form	Beispiel
RNA-Viren					
Picornaviridae	ss	(−)	24–30 nm	kubisch	Schnupfen (Rhinovirus)
Caliciviridae	ss	(−)	35–40 nm	kubisch	Gastroenteritis (Norovirus)
Hepeviridae	ss	(−)	27–30 nm	kubisch	Non-A-non-B-Hepatitis (Hepatitis-E-Virus)
Filoviridae	ss	(−)	bis 14 000 nm	helikal	Ebolavirus
Coronaviridae	ss	(+)	80–220 nm	helikal	SARS
Togaviridae	ss	(+)	60–70 nm	kubisch	Röteln
Orthomyxoviridae	ss	(+)	80–120 nm	helikal	Influenza
Paramyxoviridae	ss	(+)	150–300 nm	helikal	Mumps, Masern
Rhabdoviridae	ss	(+)	60–180 nm	helikal	Tollwut
Arenaviridae	ss	(+)	50–300 nm	komplex	Lassafieber
Bunyaviridae	ss	(+)	100 nm	helikal	California-Enzephalitis
Retroviridae	ss	(+)	100 nm	komplex	HIV
Flaviviridae	ss	(+)	40 nm	kubisch	FSME, Gelbfieber, Hepatitis C
Reoviridae	ds	(−)	60–80 nm	kubisch	Colorado-Zeckenfieber
DNA-Viren					
Parvoviridae	ss	(−)	19–25 nm	kubisch	Parvovirus B19 (Erythema infectiosum)
Adenoviridae	ds	(−)	70–90 nm	kubisch	Adenoviren
Papillomaviridae	ds	(−)	45/55 nm	kubisch	Warzen
Polyomaviridae	ds	(−)	45/55 nm	kubisch	Warzen
Herpesviridae	ds	(+)	100/200 nm	kubisch	Herpes simplex, Epstein-Barr
Poxviridae	ds	(+)	230–350 nm	komplex	Vaccinia
Hepadnaviridae	ds	(+)	43 nm	kubisch	Hepatitis B

[1] ss = Einzelstrang; ds = Doppelstrang; [2] (+) = mit Hülle, (−) = ohne Hülle (nackt)

DNA liegt meistens doppelsträngig, RNA in der Regel einzelsträngig vor. Bei einzelsträngiger Nukleinsäure muss unterschieden werden, ob der codierende oder der nicht- codierende Strang im Virus vorhanden ist (**Polarität**). Liegt der nichtcodierende Strang vor, wird entweder eine virale oder eine wirtseigene Transkriptase zur Herstellung der mRNA benötigt.

Einen Überblick über die humanmedizinisch wichtigsten Virusfamilien gibt **Tab. 7.1**.

7.4 Replikation

Viren sind **obligate Zellparasiten** und benutzen den Syntheseapparat ihrer Wirtszelle, um sich zu vermehren. Die typische Infektion einer Zelle mit anschließender Vermehrung des Virus in der Zelle verläuft in mehreren Schritten:

- **Adsorption:** Das Viruspartikel heftet sich an die Oberfläche seiner Wirtszelle an.
- **Penetration:** Es dringt in die Wirtszelle ein, indem es entweder phagozytotisch aufgenommen wird oder sein Genom durch die Zellmembran in die Wirtszelle injiziert.
- **Uncoating:** Freisetzung des Virusgenoms aus dem Viruspartikel in das Zytoplasma der Wirtszelle
- **Biosynthese:** Die Wirtszelle wird durch das virale Genom umprogrammiert und synthetisiert große Mengen an viraler DNA und viralen Proteinen.
- **Maturation:** Virale DNA und virale Proteine assemblieren sich innerhalb der Wirtszelle zu vollständigen Viruspartikeln.
- **Freisetzung:** Die reifen Viruspartikel werden freigesetzt. Dies geschieht entweder durch **Lyse** der Zelle oder durch sog. **Budding** (Ausknospen). Beim Budding werden die viralen Hüllproteine über den Golgi-Apparat in die Zellmembran der Wirtszelle transportiert. Die viralen Nukleokapside heften sich von innen an ihre Hüllproteine und schnüren sich dann durch Ausstülpung der Zellmembran nach außen ab.

Beim Befall von Viren, die durch Budding freigesetzt werden, erwirbt die Zellmembran der Wirtszelle virale Eigenschaften (durch Einbau von viralen Hüllproteinen), welche zur Hämadsorption oder auch zur Bindung infizierter Zellen an benachbarte nichtinfizierte Zellen führen kann. Dadurch wird die Verbreitung des Virus noch beschleunigt.

Im Folgenden werden die verschiedenen Vermehrungszyklen an einigen Beispielen gezeigt.

7.4.1 Poliovirus

Das Poliovirus [S. C670] gelangt über **rezeptorvermittelte Endozytose** in die Wirtszelle. Dort wird das Genom als **mRNA** freigesetzt und vom Wirt direkt in ein virales Gesamtprotein translatiert. Dieses wird in die viralen Einzelkomponenten zerlegt. Die Proteasen dafür stammen aus dem Virusgenom. Während der Virussynthese ist die zelluläre Protein- und DNA-Synthese abgeschaltet.

Für das Virusgenom wird aus der mRNA zuerst ein Anti-mRNA-Strang synthetisiert, zu dem dann der komplementäre Strang gebildet wird, der wiederum als Genom in die Viruspartikel eingebaut wird. Virus-RNA und Virusproteine werden gleichzeitig gebildet und sofort zum reifen Partikel assembliert. Die Freisetzung erfolgt durch **Zelllyse**. Polioviren werden sehr schnell freigesetzt: in vitro ca. 100 neue Partikel pro halbe Stunde und Zelle.

7.4.2 Influenza-A-Virus

Influenzaviren [S. C674] heften sich mit Spikes an die Zellmembran des Wirts und fusionieren mit dieser. Dadurch gelangt das Genom direkt in das Zytoplasma. Das Genom besteht aus ca. 8 nichtcodierenden (−)-RNA-Molekülen, die von einer viralen Polymerase in einen codierenden (+)-Strang transkribiert werden. Dieser dient als mRNA für die virale Proteinsynthese, aber auch als Matrize zur Herstellung weiterer nichtcodierender Stränge, die als Genom für die neu entstehenden Viruspartikel benötigt werden.

An die Transkription schließt sich die Produktion viraler Proteine an, wobei die Hüllproteine über den Golgi-Apparat in die Zellmembran transportiert werden. Das im Zytoplasma assemblierte Nukleokapsid heftet sich an seine Hüllproteine in der Zellmembran und wird über Budding (s. o.) freigesetzt.

7.4.3 HIV

HIV [S. C677] gelangt über Bindung an den CD4-Rezeptor und Fusion mit der Zellmembran in die Wirtszelle. Als **Retrovirus** besitzt HIV eine einzelsträngige RNA als Genom, welche in der Wirtszelle durch eine virale **reverse Transkriptase** in einen DNA-Strang umgeschrieben wird. Dieser wird zum Doppelstrang vervollständigt (**Provirus**) und in das Wirtsgenom eingebaut. Zelluläre Polymerasen synthetisieren dann zuerst virale RNA, die anschließend in virale Proteine umgeschrieben wird. Die neuen Viren werden durch Budding freigesetzt.

Weitere virale Enzyme sind z. B. Integrasen oder Proteasen. Virale Enzyme sind der Ansatzpunkt für antivirale Therapien.

7.4.4 Hepatitis-B-Virus

Das Hepatitis-B-Virus (HBV [S. C685]) gelangt über **rezeptorvermittelte Endozytose** in seine Wirtszelle (menschliche Leberzellen). Als Genom trägt es eine **doppelsträngige ringförmige DNA**, deren (+)-Strang inkomplett ist. Eine Viruspolymerase komplettiert im Kern den inkompletten Strang. Der (−)-Strang dient als Template zur Transkription durch eine Zellpolymerase. Als lineares Molekül dient das Template als mRNA, in ringförmigem Zustand als Template für den (+)-Strang des neuen viralen Genoms. Nach Abbau des RNA-Templates synthetisiert eine reverse Transkriptase dazu den komplementären (−)-Strang. Im Zytoplasma werden dann die Nukleokapside zusammengesetzt, die im ER und Golgi ihre Hülle erhalten und dann durch **Exozytose** freigesetzt werden.

7.4.5 Hepatitis-Delta-Virus

Das Hepatitis-D-Virus (HDV, [S.C672]) besteht nur aus einem **einzelsträngigen RNA-Molekül**, an das 2 **Proteine** assoziiert sind. Es kann nicht eigenständig eine Zelle infizieren, sondern braucht die Hilfe der Hüllmembran des HBV. Nur in Verbindung mit diesem kann es sich zu einem infektiösen Partikel entwickeln. Enthält eine Wirtszelle gleichzeitig beide Viren, wird die Produktion des HBV-Genoms unterdrückt und die neu gebildeten Viren enthalten das HDV-Genom in einer Hülle mit Strukturproteinen des HBV. Diese HBV-Proteine verleihen dem HDV die Fähigkeit, Wirtszellen zu infizieren. HDV wird manchmal auch als Satellitenvirus des HBV bezeichnet.

7.5 Genetik von Viren

7.5.1 Mutationen

Bei allen Viren kommen Mutationen vor. Es gibt **Punktmutationen** und Mutationen größerer **Genomabschnitte**. Sie können spontan erfolgen oder physikalisch-chemisch induziert werden. Wird die Virulenz eines Virus durch eine Mutation beeinträchtigt, spricht man von **Attenuierung**. Durch Attenuierung geschwächte Viren werden oft als **Lebendimpfstoff** eingesetzt.

7.5.2 Rekombination

Viren, die dieselbe Zelle infiziert haben, können untereinander Erbmaterial austauschen und dabei ihr Genom neu kombinieren. Dabei entstehen neue veränderte Viren.

Reassortment: Bei einem segmentiert vorliegenden Genom können ganze Segmente des Genoms besonders einfach ausgetauscht werden. Dieser Austausch kann bis zu 20 % des Genoms betreffen. Oft kommt es dabei auch zur Rekombination von humanen und animalen Viren und es entstehen neue Viren, mit erheblichen Konsequenzen für das Immunsystem des Wirtsorganismus. Man spricht dann auch von **Antigenshift**. Antigenshift ist die Ursache für die immer wieder auftretenden Pandemien.

Beispiel: Seit 2003 geht das aviäre Influenzavirus A H5N1 auf den Menschen über. Bei einer Doppelinfektion mit einer beim Menschen verbreiteten Variante (H1N1 oder H3N2) könnte es zu einem Reassortment und damit einer ganz neuen (möglicherweise sehr gefährlichen) Virusvariante kommen.

Antigendrift: Bei der Antigendrift sind nur kleine Teile des Genoms betroffen. In der Regel handelt es sich um Punktmutationen, die ein einzelnes Antigen nur leicht variieren. Das variierte Antigen kann dann das Immunsystem des Wirtsorganismus unterlaufen.

> **MERKE** **Reassortment** kommt besonders häufig bei Influenza A-Viren vor: Die Antigenshift ist für die großen Grippepandemien im Abstand von 10–20 Jahren verantwortlich.

7.5.3 Übertragung von Onkogenen durch Retroviren

Onkogene Viren sind Viren, die das Potenzial haben, in der infizierten Zelle Krebs auszulösen. Dabei muss man zwischen Viren mit exogener und endogener onkogener Aktivität unterscheiden.

Exogen aktive Onkoviren: Diese tragen in ihrem Genom anstelle eigener Virussequenzen Onkogene, mit denen sie die infizierte Zelle in eine Krebszelle transformieren. Sie können deshalb auch eine Zelle nicht mehr aus eigener Kraft befallen, sondern benötigen dazu ein Helfervirus. Dazu gehört z. B. das Rous-Sarkom-Virus, das bei Hühnern Tumorbildung auslöst.

Endogen aktivierende Onkoviren: Diese Viren besitzen keine eigenen Onkogene. Sie können aber nach Infektion einer Zelle die im Wirtsgenom vorhandenen Proto-Onkogene aktivieren und dadurch die befallene Zelle in eine Krebszelle transformieren.

Zu den menschlichen Onkoviren im weiteren Sinne zählen:
- Humanes T-Zell-lymphotropes Virus Typ I
- Hepatitis-B-Virus
- die humanen Papillomviren
- das humane Herpesvirus Typ 8.

7.6 Pathogenese

Infektion durch Bakteriophagen: Siehe Infektion von Bakterien durch Bakteriophagen [S.C606].

Immunpathogenese: Unter Immunpathogenese versteht man die Tatsache, dass die Pathogenität eines Virus erst durch die Reaktion des **Immunsystems** seines Wirtes zum Tragen kommt. Zum Beispiel werden bei einer Infektion von Leberzellen mit dem Hepatitis-B-Virus die Zellen nicht durch die Vermehrung der Viren per se zerstört, sondern erst durch die zellgebundene Immunantwort des Wirts auf die durch das Virus verursachte Veränderung der Zelloberfläche.

Onkogene Transformation: Siehe Übertragung von Onkogenen durch Retroviren [S.C668].

Tropismus von Viren: Als Tropismus bezeichnet man die Eigenschaft eines Virus, nur ganz **bestimmte Gewebe** innerhalb eines Wirts zu befallen. Verantwortlich dafür sind bestimmte Rezeptoren auf der Zelloberfläche dieser Zellen. Der Rezeptor für das Poliovirus z. B. besteht aus Lipiden und Glykoproteinen, die auf Zellen des Nervensystems vorkommen: Das **Poliovirus** befällt hauptsächlich Zellen des Vorderhorns des Rückenmarks und ist damit **neurotrop**. Allerdings konnte vor Kurzem gezeigt werden, dass das Poliovirus begrenzt auch andere Gewebe wie die Schleimhäute des Intestinaltrakts oder lymphatisches Gewebe infizieren kann.

7.7 Diagnostik

Siehe Infektionserkrankungen [S. A504]. Vom **Verlauf** einer Infektion hängt es ab, zu welchem Zeitpunkt welche Diagnostik angewendet wird, wann also der Erreger oder Bestandteile davon z. B. im Gewebe, im Urin oder im Blut nachgewiesen werden können. Ebenso ist der Nachweis von Antikörpern oder spezifischen T-Lymphozyten im Blut vom Stadium der Infektion abhängig. Es ist also entscheidend, den Verlauf einer bestimmten Virusinfektion genau zu kennen.

8 Spezielle Virologie

8.1 Überblick

Tab. 8.1 gibt einen Überblick über die klinischen Manifestationen wichtiger Virusinfektionen.

Tab. 8.1 Klinische Manifestationen viraler Infektionen*

Klinische Manifestationen	Virusgattung	Nukleinsäure	Klinische Proben
Myokarditis, Perikaditis	Enterovirus	RNA	Rachensekret, Rektalabstrich, Stuhl
	Influenzavirus	RNA	Nasopharynxsekret, Rachensekret
Enzephalitis, Meningitis	Alphavirus	RNA	Serum, Liquor
	Flavivirus	RNA	Serum, Liquor
	Enterovirus	RNA	Rachensekret, Fäzes, Liquor
	Rubulavirus	RNA	Rachensekret, Liquor, Urin
	Lentivirus	RNA	Liquor, Blut
	Herpes-simplex-Virus	DNA	Rachensekret, Liquor
	Lyssavirus	RNA	Speichel, Hirnautopsie
	Polyomavirus	DNA	Liquor, Hirnbiopsie
	Arenavirus	RNA	Liquor, Serum
prä- und perinatale Komplikationen	Zytomegalievirus	DNA	Blut, Rachensekret, Urin
	Herpes-simplex-Virus	DNA	Blut, Rachensekret, Hautvesikelflüssigkeit, Liquor
	Enterovirus	RNA	Blut, Rachensekret, Rektalabstrich, Stuhl
	Hepatitis-B-Virus	DNA	Blut
	Erythrovirus	DNA	Blut
	Rubivirus	RNA	Rachensekret, Urin, Liquor
Konjunktivitis	Adenovirus	DNA	Konjunktivalabstriche
	Herpes-simplex-Virus	DNA	Konjunktivalabstriche
vesikuläre Hautläsionen	Herpes-simplex-Virus	DNA	Vesikelflüssigkeit
	Enterovirus	RNA	Vesikelflüssigkeit
makulopapulöse Hautläsionen	Varizellavirus	DNA	Vesikelflüssigkeit, Blut
	Roseolovirus	DNA	Blut
	Enterovirus	RNA	Rachensekret, Rektalabstrich, Stuhl
	Morbillivirus	RNA	Rachen- und respiratorische Sekrete, Urin
	Erythrovirus	DNA	Blut
	Rubivirus	RNA	Rachen- und respiratorische Sekrete, Urin
gastrointestinale Komplikationen	Mastadenovirus	DNA	Rektalabstrich, Stuhl
	Rotavirus	RNA	Stuhl
	Zytomegalievirus	DNA	Stuhl, Kolonbiopsie

Tab. 8.1 Fortsetzung

Klinische Manifestationen	Virusgattung	Nukleinsäure	Klinische Proben
genitale Läsionen und Warzen	Herpes-simplex-Virus	DNA	Vesikelinhalt
	Papillomavirus	DNA	Gewebeprobe
Hepatitis	Hepatovirus	RNA	Blut
	Hepatitis-B-Virus	DNA	Blut
	Hepacivirus	RNA	Blut
	Hepatitis-E-Virus	RNA	Blut
Parotitis, Orchitis	Rubulavirus	RNA	Speichel, Rachensekret, Urin
respiratorische Komplikationen	Influenzavirus	RNA	Rachen- und Nasopharynxsekret
	Mastadenovirus	DNA	Rachen- und Nasopharynxsekret
	Zytomegalievirus	DNA	Bronchoalveolarlavage
	Paramyxovirus	RNA	Rachen- und Nasopharynxsekret
	Rubulavirus	RNA	Rachen- und Nasopharynxsekret
	Pneumovirus	RNA	Rachen- und Nasopharynxsekret
	Rhinovirus	RNA	Rachen- und Nasopharynxsekret
undifferenziertes Fieber	Zytomegalievirus	DNA	Blut, Urin
	Lymphocryptovirus	DNA	Blut
	Lentivirus	RNA	Blut
	Enterovirus	RNA	Blut, Rachensekret, Rektalabstrich, Stuhl
	Flavivirus	RNA	Blut
urologische Probleme	Mastadenovirus	DNA	Urin, Stuhl, Rektalabstriche
	Polyomavirus	DNA	Urin

* (nach: Hof, Dörries, Duale Reihe Mikrobiologie, Thieme, 2009)

8.2 RNA-Viren

8.2.1 Picornaviridae

Steckbrief: Viren mit linearer ss-RNA, kubisch, ohne Hülle.

Klassifikation: Zu den humanpathogen Arten siehe Tab. 8.2.

Enterovirus

Poliovirus

Klassifizierung: Es gibt 3 Serotypen des Poliovirus. Jeder einzelne kann Polio verursachen. Ein Schutz besteht erst, wenn gegen alle 3 Serotypen immunisiert wurde (es gibt keine Kreuzreaktion zwischen den Antikörpern).

Klinik: Poliomyelitis (Kinderlähmung; s. Neurologie [S. B975]).

Pathogenese: Nach oraler Infektion vermehrt sich das Virus in den Zellen des Oropharynx, des Intestinaltrakts und der mesenterialen Lymphknoten. Durch hämatogene Streuung erreicht es sein eigentliches Ziel: die motorischen Neuronen des ZNS, die es zytolytisch zerstört.

Nachweis:
- Virusisolierung in Zellkulturen aus Rachenspülwasser, Stuhl, Blut oder Liquor. Untersuchungsmaterial muss gekühlt und schnell ins Labor gebracht werden.
- KBR und Nachweis neutralisierender Antikörper.

Therapie: Nur symptomatisch möglich.

Krankheitsfolgen: Nach 2 Jahren ist der irreversible Lähmungszustand erreicht. Noch nach Jahren kann sich durch eine progressive **Post-Poliomyelitis-Atrophie** der Zustand verschlimmern oder ein **akuter Schub** mit weiterer Schädigung von Nerven und Muskulatur auftreten.

Epidemiologie: Aufgrund massiver Impfkampagnen in den letzten Jahren steht das Poliovirus kurz vor der Ausrottung. Grundsätzlich kommt es jedoch weltweit vor, die Gefahr der Infektion ist in warmen Ländern höher.

Tab. 8.2 Humanpathogene Picornaviren

Gattung	Art
Enterovirus	Poliovirus
	ECHO-Virus
	Coxsackieviren A und B
	Enterovirus
Rhinovirus	Rhinovirus
Cardiovirus	–
Aphthovirus	Maul-und-Klauenseuche-Virus
Hepatovirus	Hepatitis A

Die Infektion erfolgt oral durch kontaminiertes Trinkwasser oder kontaminierte Lebensmittel und gehäuft im August. Je besser der Hygienestandard einer Gesellschaft, desto höher ist das Lebensalter bei Erstinfektion. In Gebieten mit geringem Hygieneniveau infizieren sich Kleinkinder noch während ihres Nestschutzes (stille Feiung) und immunisieren sich dadurch selbst.

Prophylaxe: Es gibt 2 Schutzimpfungen:
- Lebendimpfstoff (oral)
- Totimpfstoff (intramuskulär): seit 1998 von der STIKO empfohlen.

> **MERKE** Bei einem Ausbruch von Poliomyelitis wird die Bevölkerung mit einer **aktiven Schutzimpfung** immunisiert (Ausnahme der allgemeinen Impfregel).

ECHO-Viren, Coxsackie-Viren

Steckbrief:
- ECHO steht für „enteric cytopathogenic human orphan" und bezeichnet alle Enteroviren, die in Zellkulturen zytopathogen wirken. Als „orphan" werden humane Viren bezeichnet, die keiner Krankheit zugeordnet werden den können.
- Coxsackie-Viren wurden zum ersten Mal in der Stadt Coxsackie (New York) isoliert. Es gibt 2 Gruppen: Coxsackie A und Coxsackie B.

Die genannten Viren können eine große Anzahl sehr unterschiedlicher Krankheiten auslösen. Die Nomenklatur ist deshalb auch fließend. Neue Isolate werden unter Enteroviren eingeordnet und durchnummeriert.

Klinik: Epidemische Myalgie, jugendlicher Diabetes mellitus, Infektionen des Respirationstrakts (s. Atmungssystem [S. A182]) und Rachenraums (s. HNO [S. B768]), Hepatitis (s. Verdauungssystem [S. A267]), Herpangina (s. HNO [S. B773]), Hand-Fuß-Mund-Exanthem (s. Dermatologie [S. B715]), poliomyelitisähnliche Erkrankungen (s. Neurologie [S. B975]), „Sommergrippe", Orchitiden (s. Urologie [S. B649]).
Coxsackie-B- und ECHO-Virus-Infektionen sind die häufigsten Enterovirus-Infektionen bei Neugeborenen (s. Pädiatrie [S. B513]).

Pathogenese: Das Virus erreicht nach Vermehrung im lymphatischen Gewebe des Oropharynx und Darms durch hämatogene Streuung seine Zielorgane.

Nachweis:
- Diagnose in der Regel klinisch durch Ausschluss
- Serologie zur Unterstützung der Diagnose
- Anzucht aufwendig und nichtpraktikabel
- Enterovirus kann über PCR nachgewiesen werden.

Therapie: Keine kausale Therapie.

Epidemiologie: Infektion geschieht fäkal-oral durch Schmierinfektion.

Prophylaxe: Nicht möglich.

Rhinovirus

Klinik: Schnupfen (Rhinitis).

Pathogenese: Das Virus ruft innerhalb von 48 h nach Eindringen fokale Zerstörungen des Schleimhautepithels hervor. Selten Abwanderung in tiefere Regionen (Bronchitis oder Bronchopneumonie bei Kindern). **Bakterielle Superinfektionen** häufig.

Nachweis: Wird nicht geführt.

Therapie: Symptomatisch.

Krankheitsfolgen: Immunität ist typenspezifisch. Bei 110 verschiedenen bekannten Typen ist eine Neuinfektion also durchaus möglich.

Epidemiologie:
- Übertragung durch Tröpfchen- oder Schmierinfektion von Mensch zu Mensch
- Vorkommen weltweit.

Prophylaxe: Nicht möglich.

Hepatitis-A-Virus (HAV)

Klinik: Hepatitis epidemica (Hepatitis A; s. Verdauungssystem [S. A269]).

Pathogenese: Das Virus wird oral aufgenommen, wandert über den Gastrointestinaltrakt in die Leber und vermehrt sich in den Hepatozyten. Die neu gebildeten Virenpartikel erreichen über die Galle den Darm und werden im Stuhl ausgeschieden. In der Leber entstehen Nekrosen sowohl durch die zytotoxische Wirkung des Virus als auch durch die zelluläre Immunantwort des Wirts, der die befallenen Hepatozyten zerstört (Phagozytose durch Kupfferzellen).

Nachweis: Über Antikörper im Serum.

Therapie: Nicht möglich.

Epidemiologie: HAV ist weltweit verbreitet. Die Übertragung erfolgt durch kontaminiertes Wasser und kontaminierte Lebensmittel. Das Virus bleibt im Abwasser monatelang infiziös. Besonders häufig in Ländern mit niedrigem Hygienestandard.

Prophylaxe: Immunisierung durch **Totimpfstoff**.

> **MERKE** Erkrankungsverdacht, Erkrankung und Tod sind meldepflichtig, ebenso der Virusnachweis.

8.2.2 Caliciviridae

Norovirus

Steckbrief: Virus mit linearer ss-RNA, kubisch, ohne Hülle.

Klinik: Gastroenteritis (s. Infektionserkrankungen [S. A559]): Brechdurchfall mit gutartigem, ca. 48-stündigem Verlauf.

Pathogenese: Norovirus befällt die oberste Epithelschicht der Mukosa im Jejunum. Die Mikrovilli infizierter Zellen sind stark verkürzt und verbreitert.

Nachweis: Elektronenmikroskopisch, per Antigennachweis oder RT-PCR im Stuhl. Anzucht nicht möglich.

Therapie: Symptomatisch. Ausgleich des Flüssigkeitsverlusts.

Krankheitsfolgen: Seltene Todesfälle bei sehr alten, sehr jungen oder geschwächten Personen.

Epidemiologie: Norovirus ist hochansteckend! Die Übertragung erfolgt fäkal-oral durch kontaminierte Lebensmittel oder verseuchtes Wasser, gehäuft im Winter.

Die Virenfreisetzung erfolgt mit den klinischen Symptomen und kann bis 2 Wochen danach anhalten.

Prophylaxe: Hohe Hygienestandards. Isolation von Patienten und Ergreifen entsprechender Schutzmaßnahmen (Desinfektion, Tragen von Handschuhen etc.).

> **MERKE** Der Virusnachweis ist meldepflichtig.

8.2.3 Hepeviridae

Hepatitis-E-Virus (HEV)

Steckbrief: Virus mit linearer ss-RNA, kubisch, ohne Hülle.

Klinik: Non-A-non-B-Hepatitis (s. Verdauungssystem [S. A270]).

Pathogenese: Noch nicht hinreichend geklärt. Das Virus gelangt in die Leber und nach Replikation über die Gallengänge in den Darm. Im Portalbereich zeigen sich Nekrosen und aufgeblähte Hepatozyten. Auch der Immunantwort wird eine pathogene Komponente zugeschrieben.

Nachweis: Serologisch oder über RT-PCR in Stuhlproben.

Therapie: Kausal nicht möglich.

Krankheitsfolgen: Bei Schwangeren im 3. Trimenon Todesrate bis zu 20% (Ursache ungeklärt).

Epidemiologie: Fäkal-orale Übertragung meist über kontaminiertes Trinkwasser, hauptsächlich in Ländern mit niedrigem Hygienestandard. Steigende Zahlen allerdings auch in Deutschland.

Prophylaxe: Hoher Hygienestandard.

8.2.4 Deltavirus

Hepatitis-D-Virus (HDV, Deltavirus)

Klinik: Akute und chronische Hepatitiden (s. Verdauungssystem [S.A270]), Ikterus, Leberzirrhose.

Pathogenese: HDV [S.C668] ist kein vollständiges Virus und tritt immer in Vergesellschaftung mit HBV auf. Es verursacht die gleichen zytopathologischen Schäden wie HBV. Liegt sowohl eine HBV- als auch eine HDV-Infektion vor, verläuft die Infektion insgesamt wesentlich schwerer als bei einer Infektion mit HBV allein.

Nachweis:
- Antikörpernachweis im Enzymimmunoassay
- virale DNA aus dem Blut mit PCR
- HD-Antigen-Nachweis im Immunfluoreszenztest.

Therapie: Nicht vorhanden.

Epidemiologie: Übertragung wie bei HBV, da HDV dasselbe Hüllprotein wie HBV besitzt.

Prophylaxe: Expositionsvermeidung und Impfung gegen HBV.

8.2.5 Filoviridae

Steckbrief: Viren mit linearer ss-RNA, kubisch, ohne Hülle. Können bis zu 14 000 nm lang werden.

Klassifikation: Es gibt 2 (sehr gefährliche) humanpathogene Gattungen:
- Marburgvirus
- Ebolavirus.

Marburgvirus, Ebolavirus

Klinik: Starkes hämorrhagisches Fieber mit Verbrauchskoagulopathie, massiven Organ- und Hautblutungen, die terminal zum Exitus im Schockzustand führen (s. Infektionserkrankungen [S.A561]).

Pathogenese: Nur teilweise geklärt. Möglicherweise Infektion von Makrophagen, welche durch eine vermehrte Ausschüttung systemisch wirkender Zytokine zu erhöhter Gefäßpermeabilität, interstitiellen pulmonalen Ödemen, Fehlfunktionen der Nierentubuli und Schock-Syndrom führen.

Nachweis: Durch Zucht und Serologie. Durchführung nur im Hochsicherheitslabor.

Therapie: Nicht möglich.

Krankheitsfolgen: Sehr hohe Letalitätsrate (Marburg-Virus 30%, Ebola-Virus 90%).

Epidemiologie: Sehr selten. Übertragung hauptsächlich durch Schmierinfektion. Als Infektionsquelle gelten Affen, das Reservoir ist unbekannt.

> **MERKE** Für den Verdacht auf Erkrankung an virusbedingtem hämorrhagischem Fieber, Erkrankung und Tod besteht Meldepflicht, ebenso für den direkten oder indirekten Erregernachweis.

8.2.6 Coronaviridae

Steckbrief: Viren mit linearer ss-RNA, helikal, mit Hülle.

Klassifikation: Es gibt 2 humanpathogene Arten:
- Coronavirus
- Torovirus (in der Regel tierpathogen).

Coronavirus

Klinik:
- banale Infektionen des Respirationstrakts [S. A182] und interstitielle Pneumonie [S. A194]
- SARS (durch **SARS-CoV**; s. Atmungssystem [S. A199]).

Pathogenese: Lähmung der Zilien des respiratorischen Flimmerepithels.

Nachweis: Serologisch durch KBR oder Immunfluoreszenz am Flimmerepithel.

Therapie: Kausal nicht möglich.

Epidemiologie: Übertragung durch Tröpfcheninfektion. Kommt hauptsächlich in den Wintermonaten vor.

8.2.7 Togaviridae

Steckbrief: Viren mit linearer ss-RNA, kubisch, mit Hülle.

Klassifikation: Es gibt 2 humanpathogene Arten:
- Alphavirus
- Rubivirus.

Alphavirus

Klinik: Enzephalitis, Arthritis mit grippeähnlicher Symptomatik.

Nachweis: Antigennachweis, PCR oder Erregernachweis (durch Anzucht).

Therapie: Kausal nicht möglich.

Krankheitsfolgen: Alphavirusinfektionen sind i. d. R. harmlos. In manchen Fällen (Eastern-Equine-Enzephalitis-Virus, EEE-Virus) besteht jedoch eine Letalität bis zu 70 % nach wenigen Tagen.

Epidemiologie: Alphavirus wird durch blutsaugende Vektoren auf den Menschen übertragen. Infektionen sind in Europa selten, müssen aber als Reiseerkrankung berücksichtigt werden.

Prophylaxe: Vermeiden von Insektenstichen.

> **MERKE** Erkrankung an und Tod durch virusbedingten Meningoenzephalitiden und Verdacht, Erkrankung an und Tod durch virusbedingtem hämorrhagischem Fieber sind meldepflichtig, ebenso der direkte oder indirekte Virusnachweis.

Rubivirus

Rubellavirus

Klinik: Röteln (s. Pädiatrie [S. B555]); Embryopathien wie Gregg-Syndrom.

Pathogenese: Das Virus befällt die regionalen Lymphknoten des Respirationstrakts und gelangt durch hämatogene Streuung in die Haut, wo es (ca. 10 Tage nach dem Eindringen in den Körper) die typischen Exantheme hervorruft.

Nachweis: Über RT-PCR, Antikörpernachweis mit EIA oder Hämagglutinationshemmtest.

Therapie: Kausal nicht möglich, symptomatisch in der Regel nicht nötig.

Krankheitsfolgen:

> **MERKE**
> - Eine nachgewiesene Rötelninfektion während einer Schwangerschaft wird bis zum 3.–4. Schwangerschaftsmonat als Indikation für eine Interruptio anerkannt.
> - Erkrankung und Tod durch eine Embryopathie sind meldepflichtig.

Epidemiologie: Ansteckung beginnt etwa 1 Woche vor Ausbildung des Exanthems (Abb. 8.1).

Prophylaxe:
- Schutzimpfung am besten in Kombination mit Mumps und Masern im 11.-14. und 15.-23. Lebensmonat. Bei Mädchen und Frauen im gebärfähigen Alter ist eine (erneute) Auffrischung mit dem Kombinationsimpfstoff indiziert, wenn diese nicht oder nur einmal geimpft wurden bzw. der Impfstatus unklar ist.

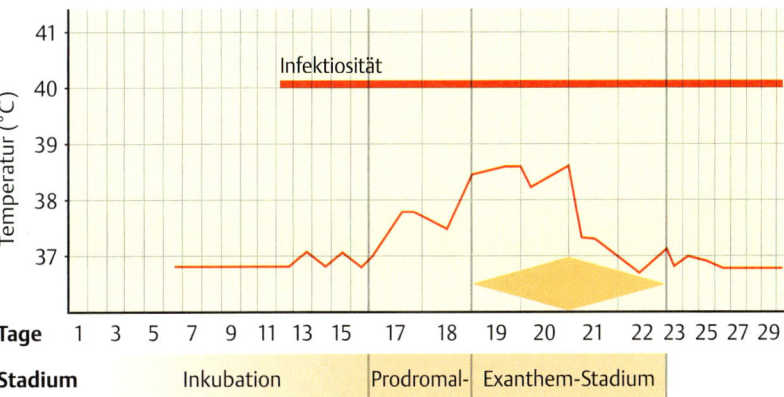

Abb. 8.1 Verlauf der Röteln. (aus: Hof, Dörries, Duale Reihe Mikrobiologie, Thieme, 2009)

- WHO-Ziel: Ausrottung von Röteln und Masern in Europa bis zum Jahr 2015
- Auch für Erwachsene gibt es einen Lebendimpfstoff. Bei Frauen darf jedoch zum Zeitpunkt der Impfung keine Schwangerschaft bestehen und muss für 2 Zyklen ausgeschlossen werden.

8.2.8 Orthomyxoviridae

Influenzavirus A und B

Steckbrief:
- Viren mit mehreren linearen ss-RNA-Molekülen (**segmentiertes Genom**), helikal, mit Hülle.
- Jedes RNA-Molekül kodiert ein Virusprotein.
- Das Nukleokapsid induziert typspezifische Antikörper.
- In der Hülle sind außerdem **Hämagglutinin** (Antigen H) und **Neuraminidase** (Antigen N) vorhanden. H und N werden von verschiedenen RNAs kodiert und können bei Mehrfachinfektionen im selben Wirt untereinander ausgetauscht werden (**Reassortment**, **Antigenshift**).

Klinik: Grippe (Influenza; s. Infektionserkrankungen [S. A554]).

Pathogenese: Das Influenzavirus befällt die Epithelzellen im Respirationstrakt. Dabei dient das Hämagglutinin der Erkennung und Bindung der Rezeptoren auf den Zielzellen. Durch seine zytotoxische Wirkung lösen sich die infizierten Zellen aus dem Zellverband, wodurch eine entzündliche Reaktion entsteht.

Nachweis: Die Diagnose wird klinisch gestellt. Trotzdem sollten Erreger isoliert werden, um den jeweils aktuellen Typ möglichst schnell erfassen und internationale Impfstoffproduktionen einleiten zu können (PCR, Antigennachweis).

Therapie: Amantadin, Rimantadin, Zanamivir, Oseltamivir. Die Therapie sollte möglichst innerhalb von 48 h nach Beginn der Symptomatik begonnen werden.

Krankheitsfolgen: Durch Antigenshift ausgelöste Pandemien sind oft mit hoher Letalität verbunden (Beispiel: H1N1 [1918] mit weltweit 18 Mio. Opfern).

Epidemiologie: Die Übertragung erfolgt durch **Tröpfcheninfektion**. Eine einzelne Person kann eine explosionsartige **Epidemie** auslösen, bei Antigenshift kann es zu **Pandemien** kommen (s.o.).
Antigendrift begünstigt Virenformen, die der selektierenden Immunantwort des Wirts entkommen und damit eine bereits infizierte Population erneut infizieren können.

Prophylaxe: Schutzimpfung mit Totimpfstoff für:
- Personen über 60 Jahre
- Personen mit Grunderkrankung
- Risikoberufsgruppen
- immunschwache Personen.

MERKE Der direkte Nachweis des Virus ist meldepflichtig, sofern er auf eine akute Erkrankung hinweist – nicht aber die Erkrankung.

Influenzavirus C

Spielt medizinisch praktisch keine Rolle. Infektionsverlauf ist sehr mild und auf die oberen Atemwege begrenzt.

8.2.9 Paramyxoviridae

Steckbrief: Viren mit linearer ss-RNA, helikal, mit Hülle.

Klassifikation: Siehe Tab. 8.3.

Parainfluenzavirus 1 und 3

Klinik: Respiratorische Probleme bei Kleinkindern: grippeähnliche Symptome, Fieber, Husten, Bronchitis, Pseudokrupp.

Pathogenese: Befall von Schleimhäuten im Nasen-Rachen-Raum, aber auch im gesamten Tracheabronchialraum.

Nachweis:
- Diagnose in der Regel klinisch
- Anzucht problemlos möglich, Virusisolation, PCR
- Serologisch durch Antikörpernachweis.

Therapie: Kein kausale Therapie möglich.

Epidemiologie: Übertragung aerogen durch Tröpfcheninfektion. Am häufigsten betroffen sind Kleinkinder bis zu 3 Jahren.

Prophylaxe: Keine.

Mumpsvirus

Klinik: Parotidis epidemica (Mumps, Ziegenpeter; s. Pädiatrie [S. B559]).

Pathogenese: Befall der Epithelien im oberen Respirationstrakt, im Gastrointestinaltrakt und der Augen. Dann Übertritt in die regionären Lymphknoten, von wo aus nach einer ersten Replikation eine Virämie erfolgt, die eine In-

Tab. 8.3 Überblick über humanpathogene Paramyxoviridae*

Subfamilie	Gattung	Art
Paramyxovirinae	Respirovirus	Parainfluenzavirus Typ 1 und 3
	Avulavirus	Newcastle Disease Virus
	Rubulavirus	Mumpsvirus, Parainfluenzavirus Typ 2 und 4
	Morbillivirus	Masernvirus
	Henipavirus	Hendravirus, Niphavirus
Pneumovirinae	Pneumovirus	Respiratory Syncytial Virus (RSV)
	Metapneumovirus	Humanes Metapneumovirus

* (nach: Hof, Dörries, Duale Reihe Mikrobiologie, Thieme, 2009)

fektion der Drüsengewebe und/oder des ZNS nach sich zieht. Kurz nach Auftreten der typischen Symptome erfolgt nach einer weiteren Replikation eine zweite Virämie, bei der das Virus aus dem Blut isoliert werden kann und auch im Urin und mit der Brustmilch ausgeschieden wird.

Nachweis: Diagnose klinisch. Antikörper-Nachweis über ELISA, Kultur oder Virusnachweis über PCR aus Speichel, Rachenspülflüssigkeit und Urin sind möglich, aber nicht gebräuchlich.

Therapie: Symptomatisch.

Krankheitsfolgen: Männliche postpubertäre Patienten können an einer Orchitis mit der Gefahr einer Hodenatrophie und/oder Hypospermie erkranken.

Epidemiologie: Weltweite Verbreitung, die Übertragung erfolgt aerogen, Erkrankung meist im Kindesalter.

Prophylaxe:
- Lebendimpfstoff vorhanden
- Alle Kinder zwischen dem 11. und 14. Lebensmonat sollten geimpft werden (STIKO-Empfehlung).

Masernvirus

Klinik: Masern (s. Pädiatrie [S. B554]).

Pathogenese: Das Virus erreicht über den Nasen-Rachen-Raum die regionären Lymphknoten. Die **Lymphotropie** des Virus führt nach Replikation zu einer **transienten Lymphozytopenie** mit begleitender Immunsuppression. Durch hämatogene Streuung erreicht das Virus **Haut** und obere **Atemwege**. Das typische **Exanthem** wird durch die eintretende Immunantwort hervorgerufen.

Nachweis:
- Diagnose erfolgt klinisch
- Anzucht möglich, Nachweis in der Regel serologisch über virusspezifische Antikörper.

Therapie: Symptomatisch.

Krankheitsfolgen: Bakterielle und virale Superinfektionen infolge der Immunsuppression. Masernenzephalitiden (subakute sklerosierende Panenzephalitis, SSPE) als seltene Spätkomplikation nach 5–10 Jahren, bei Kleinkindern im 1. Lebensjahr mit hoher Letalität verbunden.

Epidemiologie: Der Mensch ist einziger Wirt, die Übertragung erfolgt aerogen. Wird ein nichtimmuner Mensch infiziert, kommt es fast immer zum klinischen Bild der Masern.

Prophylaxe:
- Lebendimpfstoff vorhanden
- Schutzimpfung im 11.–14. Lebensmonat sowie 2. Impfung im 15.–23. Lebensmonat in Kombination mit Mumps/Röteln-Impfung (STIKO-Empfehlung)
- WHO-Ziel: Ausrottung von Röteln und Masern in Europa bis zum Jahr 2015
- in Deutschland immer wieder regionale Masernausbrüche.

Respiratory Syncytial Virus (RSV)

Klinik: Rhinitis, Bronchiolitis, Pneumonie mit Dyspnoe.

Pathogenese: RSV befällt Epithelzellen im Respirationstrakt. Es verbreitet sich, indem es Zellen zur Fusion (Riesenzell- und Synzytienbildung) anregt und dadurch Nekrosen und infolge Entzündungen verursacht.

Nachweis: Virusanzucht, RT-PCR, Antikörpernachweis über Komplementbindungsreaktion, Enzymimmunoassay und Immunfluoreszenz.

Therapie: Symptomatisch mit Ribavirin als Aerosol.

Epidemiologie: RSV ist weltweit verbreitet und hoch kontagiös. Es besteht ein deutliches Risiko für nosokomiale Infektionen auf Säuglingsstationen. Bei Säuglingen und Kleinkindern verursacht es epidemieartige Atemwegsinfektionen; ab dem 3. Lebensjahr besteht eine 100%ige Serokonversion für RSV-spezifische Antikörper, die nachfolgende Infektionen milder verlaufen lässt.

Prophylaxe: Bei Frühgeborenen: monoklonaler Antikörper Palivizumab.

8.2.10 Rhabdoviridae

Steckbrief: Viren mit linearer ss-RNA, helikal, mit Hülle.

Klassifikation: Zwei Gattungen mit je einer humanpathogenen Art (Tab. 8.4).

Rabiesvirus

Klinik: Tollwut (Rabies; s. Infektionserkrankungen [S. A558]).

Pathogenese: Nach der Infektion verbleibt das Virus 3 Tage in der Muskulatur und im Bindegewebe, wo es sich vermehrt. Dann wandert es in den Axonen der Nervenzellen zum ZNS. Von dort gelangt es durch axonale Streuung in die Peripherie (Speichel, Tränenflüssigkeit, Haut, ZNS).

Nachweis:
- Diagnose in der Regel anamnestisch und klinisch (Beobachtung des verdächtigen Tieres)
- serologische Untersuchungen wenig sinnvoll, da die Antikörperproduktion erst sehr spät beginnt. Sie können aber zur Überprüfung nach Schutzimpfungen angewendet werden.
- postmortal: histologisch durch Nachweis von Negri-Körperchen im ZNS
- Antigennachweis beim Tier aus Speichel, Kornealabstrich (ELISA, PCR)

Tab. 8.4 Humanpathogene Rhabdoviridae*

Gattung	Art	Krankheit
Lyssavirus	Rabiesvirus	Tollwut
Vesikulovirus	VS-Virus	vesikuläre Stomatitis (VS)

* (nach: Hof, Dörries, Duale Reihe Mikrobiologie, Thieme, 2009)

Therapie: Symptomatisch (intensivmedizinische symptomatische Maßnahmen). Kausal nicht möglich.

Krankheitsfolgen: Klinisch manifeste Infektionen führen zum Tod.

Epidemiologie: Das Tollwutvirus ist sehr weit verbreitet, in Deutschland beim Menschen jedoch extrem selten. Unterschieden werden silvatische Tollwut (Erregerreservoir sind Wildtiere) und urbane Tollwut (Erregerreservoir sind Haustiere).

Das Tollwutvirus ist relativ labil. Es wird durch Kochen (Erhitzen über 60 °C) innerhalb von 5 min inaktiviert. Ebenso durch Sonneneinstrahlung. In Tierkadavern kann es aber einige Zeit aktiv bleiben.

Prophylaxe:
- **Wunde sofort reinigen!** Tollwutviren werden durch 70%igen Alkohol oder 0,1%ige quaternäre Ammoniumbase inaktiviert.
- Schutzimpfung mit Totimpfstoff als **präexpositionelle** und **postexpositionelle** Impfung
- bei entsprechender Indikation Simultanbehandlung zur Impfung mit **Tollwut-Hyperimmunglobulin**.

> **MERKE** Verdacht, Erkrankung an und Tod durch Tollwut sowie die Verletzung durch ein tollwutkrankes bzw. -verdächtiges Tier und dessen Berührung sind meldepflichtig.

8.2.11 Arenaviridae

Steckbrief: Viren mit linearer ss-RNA (2 Segmente), komplex, mit Hülle.

Klassifikation: Es sind 6 humapathogene Arten bekannt (Tab. 8.5).

Virus der lymphozytären Choriomeningitis

Klinik: Lymphozytäre Choriomeningitis. Vollbild selten. Grippeartige Symptome, die in eine Meningitis oder Enzephalitis übergehen können.

Pathogenese: So gut wie nicht bekannt.

Nachweis: In Kultur und serologisch (KBR, ELISA).

Therapie: Kausal nicht möglich. Therapieversuch mit Ribavirin wegen seines Effektes bei anderen Arenavirus-Infektionen.

Krankheitsfolgen:
- Prognose insgesamt gut, allerdings auch tödliche Verläufe möglich
- lange Rekonvaleszenz (evtl. mit Orchitis oder Alopezie)
- Bei Infektionen während der Schwangerschaft sind Embryopathien oder Abort möglich.

Epidemiologie: Vorkommen weltweit (außer in Australien). Übertragung durch Hausmäuse oder Goldhamster; Übertragung von Mensch zu Mensch nicht bekannt.

Prophylaxe: Kontakt mit Hausmäusen vermeiden.

Lassavirus
- **Klinik:** Lassa-Fieber, Letalität bis zu 40%
- **Epidemiologie:** kommt nur in Westafrika vor, wird durch Nager übertragen (Übertragung von Mensch zu Mensch ebenfalls bekannt).
- **Therapie:** Ribavirin, Erkrankte müssen strikt isoliert werden.

Andere Arenaviridae

Weitere humanpathogene Arenaviridae sind bekannt (Tab. 8.5). Sie kommen alle auf dem **südamerikanischen** Kontinent vor und lösen **hämorrhagisches Fieber** aus. Sie werden ebenfalls von Kleinnagern übertragen.

8.2.12 Bunyaviridae

Steckbrief: Viren mit linearer ss-RNA (3 Segmente), helikal, mit Hülle.

Klassifikation: Es sind über 200 humanpathogene Arten von Bunyaviren bekannt. Ihre klinische Bedeutung geht von kurzen Fieberattacken bis zu schwerem hämorrhagischem Fieber und renalem Syndrom.

Tab. 8.5 Humanpathogene Arenaviridae*

Art	Vorkommen	Krankheit
Virus der lymphozytären Choriomeningitis (LCM)	weltweit (außer Australien)	lymphozytäre Choriomeningitis
Lassavirus	Westafrika	Lassa-Fieber
Juninvirus	Argentinien	argentinisches hämorrhagisches Fieber
Machupovirus	Bolivien	bolivianisches hämorrhagisches Fieber
Sabiavirus	Brasilien	brasilianisches hämorrhagisches Fieber
Guanaritovirus	Venezuela	venezolanisches hämorrhagisches Fieber

* (aus: Hof, Dörries, Duale Reihe Mikrobiologie, Thieme, 2009)

Tab. 8.6 Humanpathogene Bunyaviridae in Europa

Gattung	Art	Klinik
Orthobunyavirus	Tahynavirus	grippeartige Symptome, selten Pneumonie, Meningitis
	Inkoovirus	grippeartige Symptome, selten Pneumonie, Meningitis
Phlebovirus	Phlebotomus-Fieber-Virus	Pappataci-Fieber
	Rift-Valley-Fieber-Virus	grippeartige Symptome, Enzephalitis, hämorrhagische Diathese, Erblindung, Letalität bis zu 50%
Nairovirus	Krim-Kongo-hämorrhagisches Fieber-Virus	hämorrhagisches Fieber, benigne fieberhafte Infektion
Hantavirus	Hantaanvirus	hämorrhagisches Fieber mit renalem Syndrom
	Puumalavirus	hämorrhagisches Fieber mit renalem Syndrom

Tab. 8.6 gibt einen Überblick über die in Europa vorkommenden Bunyaviridae.

Hantavirus

Klinik: In Europa vorkommende Hantaviren verursachen hämorrhagisches Fieber mit renalem Syndrom (s. Infektionserkrankungen [S. A544]).

Nachweis:
- Diagnose in der Regel klinisch
- in der Anfangsphase können Viren isoliert werden
- serologischer Nachweis in Speziallabors (ELISA)
- PCR.

Therapie: Symptomatisch; kausal nicht möglich. Therapieversuch mit Ribavirin sinnvoll.

Epidemiologie: Hantaviren kommen weltweit vor. Erregerreservoir sind Nager, insbesondere Mäuse. Übertragung durch Schmierinfektion über Exkremente (Urin, Kot, Speichel) infizierter Tiere und Einatmen virushaltiger Stäube.

Prophylaxe: Nicht möglich.

> **MERKE** Bei Verdacht auf infektiöses hämorrhagisches Fieber, Erkrankung und Tod besteht Meldepflicht, ebenso bei Erregernachweis, wenn hinweisend auf akute Infektion.

8.2.13 Retroviridae

Steckbrief: Viren mit linearer ss-RNA (2 identische Moleküle), kubisch, mit Hülle.

Klassifikation. Es gibt 4 humanpathogene Arten in 2 Gattungen (Tab. 8.7). Daneben wurde noch der Subtyp HIV O isoliert (lokal in Westafrika), das Vorliegen eines HIV U wird diskutiert (U für unknown).

Humanes Immundefizienzvirus (HIV) 1 und 2

Klinik: AIDS (acquired immunodeficiency syndrome; s. Infektionserkrankungen [S. A548]).

Pathogenese: HIV gelangt über Schleimhautdefekte in die Langerhanszellen, die das Virus weiter in die regionären Lymphknoten transportieren. Dort kann das Virus über den **CD4-Rezeptor** auf den **T-Lymphozyten** in diese eindringen und diese zerstören. Über lymphatische Bahnen breitet sich das Virus weiter aus in periphere Organe und möglicherweise über Monozyten in das **ZNS**. Solange das lymphatische Gewebe den ständigen Verlust an T-Lymphozyten ausgleichen kann, bleibt die Infektion subklinisch. Ist dies nicht mehr der Fall, kann keine spezifische Immunreaktion mehr stattfinden und die HIV-Infektion kann durch eine Vielzahl opportunistischer Infektionen und Tumoren schließlich zum Tode führen.

> **MERKE** HIV ist **nicht** hochkontagiös. Beim normalen sozialen Umgang mit HIV-infizierten Menschen sind keine besonderen Schutzmaßnahmen nötig. Schleimhautkontakte müssen jedoch vermieden werden.

Nachweis:
- **HIV-Antikörpernachweis** durch Enzymimmunoassay (Einverständnis des Patienten muss vorliegen!). Muss aber durch einen weiteren Test (z. B. Western-Blot) bestätigt werden. Frühestens nach 3 Wochen positiv.
- **HIV-Antigennachweis** (Kapsidprotein p24) durch Enzymimmunoassay. Nach 2–3 Wochen positiv, 2–3 Monate später wieder negativ. Wird meist im manifesten Stadium von AIDS wieder positiv. Nach Einführung der PCR-Bestimmung ist dieser Nachweis rückläufig.
- **HIV-Nukleinsäurenachweis** durch PCR (Nachweis der Virus-DNA in der Wirtszelle) oder durch RT-PCR (Nachweis der viralen RNA aus dem Viruspartikel). Die RT-PCR dient der quantitativen Bestimmung der **Viruslast** und hat prognostische Bedeutung.
- **HIV-Isolierung** ist möglich, wird aber selten durchgeführt.

Therapie:
- antivirale Chemotherapie mit einer Kombination aus nukleosidischen und nicht-nukleosidischen **Reverse-Transkriptase-Hemmern** (Blockierung der viralen DNA-Synthese) und **Proteasehemmern** (Hemmung der viralen Protease)
- Einsatz von **Fusionsinhibitoren** (Hemmung der Fusion von Virushülle und Wirtszellmembran)
- Integraseinhibitoren.

HI-Viren können gegen Therapeutika resistent werden. Dann muss das Therapeutikum gewechselt werden.

Krankheitsfolgen: Siehe Infektionserkrankungen [S. A548].

Epidemiologie: weltweites Vorkommen:
- HIV 2 hauptsächlich in Westafrika
- HIV 1 ist pandemisch.

Die Übertragung erfolgt hauptsächlich durch Geschlechtsverkehr und kontaminierte Kanülen bei Drogenmissbrauch. HIV-infizierte Mütter können das Virus durch die Plazenta und über die Muttermilch übertragen. Außerdem iatrogene Infektion bei Transplantationen, Transfusionen, künstlicher Insemination.

Hauptrisikogruppe in Deutschland sind Männer, die Sex mit Männern haben.

Tab. 8.7 Humanpathogene Retroviridae

Gattung	Art	Erkrankung
Lentivirus	Humanes Immundefizienzvirus 1 (HIV 1)	AIDS
	Humanes Immundefizienzvirus 2 (HIV 2)	AIDS
Deltaretrovirus	Humanes T-Zell-Leukämie-Virus I (HTLV I)	T-Zell-Leukämie
	Humanes T-Zell-Leukämie-Virus II (HTLV II)	T-Zell-Leukämie

Prophylaxe:
- kein Geschlechtsverkehr mit unbekannten oder promiskuitiven Partnern
- Praktizierung von „Safer Sex"
- sterile Instrumente für Drogenabhängige
- für Medizinalberufe: Tragen von Schutzhandschuhen und ggf. Gesichtsschutz und Schutzbrille.

> **MERKE** Der direkte oder indirekte Nachweis des HIV muss nichtnamentlich dem RKI gemeldet werden.

Humanes T-Zell-Leukämie-Virus (HTLV) 1

Klinik: T-Zell-Leukämie ausschließlich im Erwachsenenalter.

Pathogenese: HTLV integriert sich in das Genom von T-Zell-Lymphozyten, die dadurch zu malignen T-Zell-Klonen werden können.

Nachweis: Nachweis proviraler Genomsequenzen mit PCR. Antikörpernachweis scheitert in der Regel an einem zu geringen Titer.

Therapie: Nicht möglich.

Krankheitsfolgen:
- Bei **akuter Leukämie** (kann 20–30 Jahre nach Primärinfektion auftreten): Tod nach ca. 6 Monaten.
- Bei **chronischer Leukämie** kann eine tropische spastische Paraparese (TSP) oder eine HTLV-assoziierte Myelopathie (HAM) mit Entmarkungsmyelitis bzw. Enzephalitis auftreten.

Epidemiologie: Vorkommen in **Japan**, der Karibik, Südamerika und Zentralafrika, Italien, Israel.
Übertragung durch **Geschlechtsverkehr, Bluttransfusionen**. Auch über die **Plazenta** bei HTLV-infizierten Müttern oder postnatal über die **Muttermilch**.

Prophylaxe: Kein Impfstoff vorhanden.

8.2.14 Flaviviridae

Steckbrief: behüllte Viren mit linearer ss-RNA.

Klassifikation: Es gibt 2 humanpathogene Gattungen:
- **Flavivirus:** Zu dieser Gattung gehören Arten, die u. a. FSME (Frühsommer-Meningoenzephalitis) und Gelbfieber auslösen.
- **Hepacivirus:** mit dem Hepatitis-C-Virus Verursacher der Hepatitis C.

Flavivirus

Klassifikation: Siehe Tab. 8.8.

Dengue-Virus

Klinik: Dengue-Fieber (s. Infektionserkrankungen [S. A560]). Insbesondere bei Reinfektionen: hämorrhagisches Dengue-Fieber (DHF), Dengue-Schock-Syndrom (DHS/DSS).

Tab. 8.8 Bedeutende humanpathogene Flaviviren

Art	Überträger	Vorkommen
Dengue-Virus	Aedes (Stechmücke)	weltweit (warme Länder)
Gelbfieber-Virus	Aedes (Stechmücke)	Zentralafrika, Mittel- und Südamerika
Virus der zentraleuropäischen FSME	Ixodes ricinus (Gemeiner Holzbock, Schildzecke)	Europa
West-Nil-Virus (verursacht grippeähnliche Symptome, meist subklinisch)	Culex, Mansonia (Stechmücken)	Afrika, Eurasien, USA
Japanisches Enzephalitis-Virus	Culex, Anopheles, Aedes (Stechmücken)	Asien, Indien, Nordaustralien
Omsk-hämorrhagisches-Fieber-Virus	Ixodes (Schildzecken)	Sibirien
Kyasanur-Forest-Disease-Virus	Ixodes (Schildzecken)	Indien

Pathogenese: Vermutlich befällt das Virus Monozyten. Dadurch werden CD4$^+$- und CD8$^+$-spezifische T-Lymphozyten aktiviert, die dann vermehrt Zytokine freisetzen. Die Zytokine erhöhen die Kapillarpermeabilität, wodurch es zu Hämorrhagien und zu Schock-Syndromen kommen kann.

Nachweis: Direkter Erregernachweis in den ersten Tagen durch Anzucht aus Serum oder Plasma oder PCR. Serologisch mit Enzymimmunoassay, Hämagglutinationshemmtest, Immunfluoreszenz. Als Hinweis auf eine Dengue-Virus-Infektion sind bei vorherigem Aufenthalt in gefährdeten Gebieten Thrombozytopenie und Lymphozytose zu werten.

Therapie: Symptomatisch; kausal nicht möglich.

Krankheitsfolgen: Letalität 1–3 %. Kann bei schwerem Verlauf bis zu 80 % betragen.

Epidemiologie: Weltweites Vorkommen, außer in Europa. Übertragung durch **Aedes aegyptii** (Stechmücke). Weltweit steigt die Anzahl der Erkrankungen an.

Prophylaxe: Gebrauch von Insektenrepellents. Ansonsten keine Prophylaxe vorhanden.

> **MERKE** Bei allen infektiösen hämorrhagischen Fiebern besteht Meldepflicht!

Gelbfiebervirus

Klinik: Gelbfieber (s. Infektionserkrankungen [S.A559]).

Pathogenese: Das Virus gelangt über die Haut in die regionalen Lymphknoten, wo es sich vermehrt. Bei der folgenden Virämie kommt es zum Manifestation hauptsächlich in der Leber, aber auch anderer Organe. Nekrosen in der Mitte der Leberlappen sind typisch.

Nachweis: Virus-RNA-Nachweis über PCR. Serologisch über KBR, Hämagglutinationshemmtest oder ELISA.

Therapie: Symptomatisch; kausal nicht möglich. Therapie mit Ribavirin kann versucht werden.

Krankheitsfolgen: Letalität 5–10%. Wenn es zur zweiten, schweren Phase kommt, Letalität bis zu 50%.

Epidemiologie: Gelbfiebergürtel Afrika (zwischen dem 16. nördlichen und 10. südlichen Breitengrad sowie dem 18. westlichen und 50. östlichen Längengrad), Südamerika (v. a. Peru, auch Bolivien, Brasilien, Kolumbien). Nicht in Asien, Australien, Ozeanien.
　Übertragung durch **Aedes aegyptii** u. a. Stechmücken.

Prophylaxe: Aktive Impfung möglich. Relativ gut verträglich, wird aber nur von WHO-lizenzierten Impfstellen verabreicht. Schützt für 10 Jahre.

FSME-Virus

Klinik: Frühsommer-Meningoenzephalitis (FSME; s. Neurologie [S. B945]): Auftreten als aseptische Meningitis (50%), Meningoenzephalitis (40%) und Meningoenzephalomyelitis bzw. -radikulitis (10%). Vorkommen der enzephalitischen Form steigt mit dem Alter der Erkrankten.

Pathogenese: Die Übertragung des Erregers erfolgt unmittelbar mit dem **Zeckenstich**. Das Virus vermehrt sich in den regionären Lymphknoten und erreicht während einer **1. Virämie** v. a. Milz und Leber, aber auch andere Organe und Gewebe (Symptome eines grippalen Effekts). Aufgrund seines ausgeprägten Neurotropismus gelangt es während einer **2. Virämie** über Endothelzellen oder entlang peripherer Nerven auch ins ZNS (Meningitis-Meningoenzephalitis-Enzephalomyelitis). Es kommt zu neuralen Degenerationen und Gliaknötchen.

Nachweis:
- Nachweis von FSME-Antikörpern (IgG- und IgM) im Serum.
- Bei IgG-Nachweis sind Kreuzreaktionen mit Dengue- und Gelbfieberviren möglich.
- Virusnachweis über PCR nur in der 1. Phase, negatives Ergebnis schließt daher FSME nicht aus!

Therapie: Symptomatisch; kausal nicht möglich.

Krankheitsfolgen: Letalität ca. 0,5–2%. Bei Erwachsenen zu 30–50% neurologische Spätfolgen (Kopfschmerzen, Leistungsminderung, Paralysen).

Epidemiologie: Die Übertragung erfolgt durch den Stich von Ixodes ricinus (Gemeiner Holzbock, Schildzecke), in besonderen Endemiegebieten (www.rki.de), besonders im Mai und Juni und nochmals im September. Reservoir sind Kleinsäuger.

Prophylaxe: Aktive Impfung mit **Totimpfstoff** führt nach 3-maliger Gabe zu einem 3-jährigen Schutz (STIKO-Empfehlung).

> **MERKE** Direkter und indirekter Erregernachweis ist meldepflichtig, wenn Hinweis auf eine akute Erkrankung besteht. Erweiterte Meldepflicht für verschiedene Bundesländer beachten!

Hepatitis-C-Virus

Klassifikation: 6 Genotypen mit 30 Subtypen mit unterschiedlicher geografischer Verteilung. Häufigster Vertreter in Europa ist Genotyp 1.

Klinik: Leberzirrhose [S. A279], Hepatitis [S. A269], hepatozelluläres Karzinom (s. Neoplastische Erkrankungen [S. A649]), außerdem extrahepatische Manifestationen.

Pathogenese: Die Pathogenese ist noch nicht vollständig erforscht. Zytopathogene Faktoren sind das virale Antigen und die Ausbildung mikrotubuläre Strukturen im Zytoplasma. Darüber hinaus ist die Leberzellschädigung vermutlich auch eine Folge der zytotoxischen Immunreaktion durch T-Lymphozyten.

Nachweis: RNA-Nachweis mittels RT-PCR, serologischer Nachweis mit Enzymimmunoassay.

Therapie:
- akute Infektion: mit Interferon
- chronische Infektion: Kombination aus PEG-komplexiertem Interferon und Ribavirin. Auch als Tripletherapie zusammen mit spezifischen Proteaseinhibitoren.
- Überwachung der Therapie mit quantitativer RT-PCR.

Krankheitsfolgen: Häufig chronische Hepatitiden oder hepatozelluläres Karzinom.

Epidemiologie: Weltweite Verbreitung, Durchseuchung in Deutschland 0,5–0,8%, in den USA 1,5–4,5%.
　Übertragung durch kontaminiertes Blut: „needle sharing", Transfusionen mit kontaminiertem Blut, entsprechende Sexualpraktiken, perinatal von Mutter auf Kind (selten).

Prophylaxe:
- Überwachung von Blutkonserven und anderen Blutprodukten
- perkutane Exposition vermeiden
- Vorsichtsmaßnahmen beim medizinischen Personal, um Übertragung auf Patienten zu vermeiden.

> **MERKE** Es besteht Meldepflicht für Verdacht auf Erkrankung, für Erkrankung, für Tod und für direkten und indirekten Virusnachweis.

8.2.15 Reoviridae

Steckbrief: Viren mit linearer ds-RNA (10–12 Segmente), kubisch, ohne Hülle.

Klassifikation: Vier bekannte humanpathogene Gattungen (Tab. 8.9). Die bedeutendste davon ist **Rotavirus** mit 7 Serogruppen (A–G).

Tab. 8.9 Humanpathogene Reoviridae

Gattung	Krankheitsbild	Bemerkung
Reovirus	Rhinitis, Pharyngitis oder gastrointestinale Infektionen	globale Verbreitung, bei den unter 3-Jährigen sind 75 % seropositiv für Reoviren
Coltivirus und Orbivirus	u. a. Colorado-Zeckenfieber	Übertragung durch Arthropoden (Zecken, Stechmücken)
Rotavirus	Gastroenteritiden bei Kindern	aufgrund hoher Kontagiosität und Virusresistenz sind 90 % der unter 3-Jährigen seropositiv für Reoviren

Rotavirus

Klinik: Gastroenteritiden bei Kindern (s. Infektionserkrankungen [S. A559]).

Pathogenese: Das Virus gelangt nach fäkal-oraler Infektion über den Magen-Darm-Trakt in den Dünndarm und infiziert dort die Enterozyten der Villispitzen. Die Folge ist eine Verkürzung der Zotten, was zu Resorptionsstörungen führt. Die anschließende reaktive Hyperplasie hat eine verstärkte Sekretion zur Folge.

Nachweis:
- direkter Virusnachweis im Stuhl (elektronenmikroskopisch oder mit ELISA)
- auch serologisch nachweisbar (IgM, IgG) und mit RT-PCR (Virusgenom).

Therapie: Symptomatisch, kausal nicht möglich.

Krankheitsfolgen:
- In Entwicklungsländern haben etwa 15 % aller Fälle (bei unter 5-Jährigen) einen sehr schweren Verlauf, etwa 5 % dieser Fälle führen zum Tod.
- In Industrieländern (Beispiel USA) erkranken etwa 1 Mio. Kinder unter 4 Jahren schwer. Davon sterben 150.
- Bei Neugeborenen und Säuglingen sind asymptomatische Verläufe häufig.
- Bei Immunsupprimierten kann es zu chronischen Verläufen kommen.

Epidemiologie:
- weltweite Verbreitung
- Übertragung erfolgt fäkal-oral

Prophylaxe:
- humaner Rotavirus als Lebendimpfstoff, gut verträglich, wird im Alter von 6–24 Wochen verabreicht und verleiht einen 85–100 %igen Schutz
- hoher Hygienestandard.

8.3 DNA-Viren

8.3.1 Adenoviridae

Steckbrief: Viren mit linearer ds-DNA (10–12 Segmente), kubisch, ohne Hülle.

Klassifikation: Von den über 130 bekannten Adenoviren sind 54 humanpathogen. Sie werden zusammen mit den andere Säugetiere infizierenden Adenoviren im Genus **Mastadenoviren** zusammengefasst und in 7 Spezies (A–G) eingeteilt.

Klinik:
- **Infektionen der Atemwege:** Tonsillitis, Pharyngitis (s. HNO [S. B772]), Pseudo-Krupp (s. HNO [S. B782]), Bronchitis (s. Atmungssystem [S. A182]), Pneumonien (etwa 10 % aller Pneumonien im Kindesalter; s. Atmungssystem [S. A194] und Pädiatrie [S. B580]), Pertussis-Syndrom, Pharyngokonjunktivalfieber (s. Augenheilkunde [S. B841])
- **Infektionen des Auges und Ohres:** Konjunktivitis, Keratokonjunktivitis (s. Augenheilkunde [S. B838]), Otitis media (s. HNO [S. B810])
- **sonstige Infektionen:** Säuglingsenteritis, Meningitis, Myokarditis (s. Pädiatrie [S. B577]).

Pathogenese: Die Eintrittspforte bilden in erster Linie Nasen-Rachen-Raum und Konjunktiven. Die Virusvermehrung findet in den Schleimhäuten der Konjunktiven, der Luftwege, des Magen-Darm- und des Urogenitaltraktes inkl. deren regionären Lymphknoten statt. Das Virus hemmt die mRNA- und Proteinsynthese der Wirtszelle, sodass diese stirbt. Es kommt zu Läsionen in den betroffenen Schleimhäuten.

Nachweis: Direkter DNA-Nachweis mittels PCR, ggf. zur Bestätigung Virusvermehrung in Kultur und Isolierung. Antigennachweisverfahren (ELISA, Latexagglutination) sind unbefriedigend, es kommt häufig zu falsch negativen Ergebnissen.

Therapie: Kortison bei Keratokonjunktivitis epidemica. Unterdrückung von bakteriellen Superinfektionen mit Antibiotika sinnvoll.

Epidemiologie: Kontakt-, Tröpfchen- oder Schmierinfektion, hauptsächlich bei Kleinkindern („Erkältungskrankheiten"), Kindern und Jugendlichen sowie Hospital- und Schwimmbadinfektionen.

Prophylaxe:
- kein Impfstoff vorhanden
- Schutz nur durch **hohen Hygienestandard**; besonders in Krankenhäusern (Desinfektion ärztlicher Instrumente) und Schwimmbädern (gute Chlorierung des Wassers).

MERKE Der Erregernachweis im Konjunktivalabstrich ist meldepflichtig.

8.3.2 Papillomaviridae

Steckbrief: Viren mit zirkulärer ds-DNA, kubisch, ohne Hülle.

Klassifikation: Es gibt nur eine humanpathogene Gattung: Papillomavirus mit zahlreichen Serotypen. Die frühere Familie der Papovaviridae, der die Papillomaviren ehemals untergeordnet waren, wurde aufgelöst. Die Humanen Papillomaviren umfassen mehr als 80 Genotypen.

Humane Papillomaviren (HPV)

Klinik: Verursachen in der Regel gutartige Tumoren der Haut und Schleimhäute, können aber auch zur Entstehung maligner Tumoren beitragen (**Tab. 8.10**; s. Infektionserkrankungen [S. A556], Dermatologie [S. B715], HNO [S. B785] und Augenheilkunde [S. B846]).

Pathogenese:
- **benigne Tumoren:** Das Virus befällt die noch undifferenzierten Zellen des Stratum basale der Haut. Sein Genom liegt in der Wirtszelle extrachromosomal als Episom vor und hemmt antiproliferative Proteine. Dadurch wird die Zellteilung aufrechterhalten und aus den sich differenzierenden Keratinozyten entsteht eine Warze, deren oberste Zellschicht durch virale Replikation abstirbt.
- **maligne Tumoren:** Das Virusgenom integriert sich in das Genom der Wirtszelle. Virale Proteine werden überexprimiert und die Tumorsuppressorproteine werden gehemmt. Die Wirtszelle wird in eine Tumorzelle transformiert und kann sich zusammen mit weiteren exogenen Faktoren schließlich nach langer Zeit (20–30 Jahre) zu einem malignen Tumor entwickeln. Die HPV-Genotypen 16 und 18 sind hauptverantwortlich für Zervix- und Peniskarzinome.

Nachweis: Nachweis der viralen DNA mit PCR oder In-situ-Hybridisierung aus Biopsiematerial.

Therapie: Chirurgische Abtragung, Ätzungen, Kryotherapie, Interferon-α, Fluorouracil.

Epidemiologie: HPV sind weltweit verbreitet. Etwa 60–80 % der sexuell aktiven Erwachsenen haben Antikörper gegen HPV.
  Die Viren sind sehr stabil: Übertragung durch kontaminierte Gegenstände in Schwimmbädern, Sportstätten, im familiären Bereich. Viren, die genitale Warzen verursachen, werden durch Geschlechtsverkehr übertragen.

Prophylaxe:
- Impfung möglich mit einem viralen Protein (enthält keine virale DNA): Sie wird von der STIKO für alle weiblichen Personen zwischen 12 und 17 Jahren empfohlen und gewährt Schutz zu 100 %.

Tab. 8.10 Tumoren durch Papillomaviren

benigne Tumoren	maligne Tumoren
Verruca vulgaris	Epidermolysis verruciformis
Verruca plantaris	Condyloma acuminatum
Verruca plana	Condyloma planum
Mosaikwarzen	Riesenkondylom (Buschke-Löwenstein)
filiforme Warzen	Larynxpapillom
fokale, epitheliale Hyperplasie (Heck)	bowenoide Papulose
Konjunktivalpapillome	zervikale intraepitheliale Neoplasien

- Hygienische Maßnahmen zur Verhinderung der Übertragung sind empfehlenswert.

8.3.3 Polyomaviridae

Steckbrief: Viren mit zirkulärer ds-DNA, kubisch, ohne Hülle.

Klassifikation: Es gibt nur eine humanpathogene Gattung: Polyomavirus mit 2 humanpathogenen Arten (BK-Virus und JC-Virus). Nahe verwandt mit dem Affenpolyomavirus SV40. Früher ebenfalls zur Familie der Papovaridiae gehörig.

Polyomavirus

Klinik:
- BK-Virus: Harnwegskomplikationen
- JC-Virus: progressive multifokale Leukoenzephalopathie (PML; s. Neurologie [S. B945]).

Pathogenese: Ausbreitung des Virus über das Blut in verschiedene Zielorgane. Dort persistiert die virale DNA episomal in den Zielzellen. Bei starker Immunsuppression kommt es zur lytischen Infektion von Oligodendrozyten und infolge zu einer PML.

Nachweis: Virale DNA wird über PCR nachgewiesen.

Therapie: Keine Therapie bekannt.

Krankheitsfolgen: PML ist immer tödlich.

Epidemiologie: Die Übertragungswege sind unbekannt. Das Virus kann bei Immunschwächung z. B. im Urin ausgeschieden werden → Übertragung auf diesem Weg möglich?
  Es besteht eine hohe Durchseuchung der Bevölkerung im Erwachsenenalter (80–100 %). Die Viren etablieren nach Primärinfektion eine lebenslange Persistenz (in der Niere und im ZNS, möglicherweise auch in Leukozyten).

Prophylaxe: Nicht bekannt.

8.3.4 Herpesviridae

Steckbrief:
- Viren mit linearer ds-DNA, kubisch, mit Hülle
- Alle humanen Herpesviren sind weltweit verbreitet.

Klassifikation: Große Gruppe mit mehreren humanpathogenen Gattungen in 3 Subfamilien (**Tab. 8.11**).

Humanes Herpesvirus Typ 1 (HHV1, Herpessimplex-Virus 1, HSV1)

Klinik: Herpes labialis (s. Infektionserkrankungen [S. A545]), Stomatitis aphtosa (Gingivostomatitis), Keratokonjunktivitis, Ösophagusulzerationen, Enzephalitis.

Pathogenese: Das Virus dringt über die Schleimhaut bzw. die Haut ein und vermehrt sich in Keratinozyten, Schleimhautepithelzellen (häufigste Erstmanifestation im Kindesalter ist die **Stomatitis aphtosa**) und den regionären Lymphknoten. Es verbreitet sich weiter durch neue

Tab. 8.11 Humanpathogene Herpesviren*

Subfamilie	Gattung	Art
Alphaherpesvirinae	Simplexvirus	Herpes-simplex-Virus Typ 1 und 2 (HHV1 und 2)**
		Herpes B
	Varicellavirus	Varicella-Zoster-Virus (HHV3)
Betaherpesvirinae	Zytomegalievirus	Zytomegalievirus (HHV5)
	Roseolovirus	HHV 6A, 6B, 7
Gammaherpesvirinae	Lymphocryptovirus	Epstein-Barr-Virus (HHV4)
	Rhadinovirus	HHV8

* (nach: Hof, Dörries, Duale Reihe Mikrobiologie, Thieme, 2009)
** HHV = humanes Herpesvirus

Viruspartikel oder durch Fusion infizierter Zellen mit gesunden Nachbarzellen und erreicht so schließlich die Nervenzellen. Durch retrograden Transport gelangt es in die assoziierten Ganglien (Trigeminusganglien). Dort persistiert das virale Genom als Episom.

Bei entsprechenden Stimuli (Stress, Immunschwäche etc.) kann es zu einem erneuten Replikationszyklus kommen und das Virus wandert wieder in die Peripherie, um dort erneut Haut- und Schleimhautzellen zu infizieren. Kommt es zu keinen Symptomen, spricht man von **Rekurrenz**, beim Auftreten von klinischen Symptomen von **Rekrudeszenz**. Häufigste Form der Exazerbation ist **Herpes labialis**.

Nachweis: PCR-Nachweis von Virus-DNA möglich, in erster Linie aber Blickdiagnose. Antikörper-Nachweis mit ELISA oder Immunofluoreszenz.

Therapie: Virustatika (Aciclovir Famciclovir, Valaciclovir) bei akuten Infektionen. Rezidive können dadurch aber nicht verhindert werden.

Krankheitsfolgen: Sonderformen können sein: Eczema herpeticum, Erythema multiforme, Keratitis dendritica, Keratitis disciformis, Enzephalitis. Schwere Verläufe bei Immunsupprimierten.

Epidemiologie: Verbreitung weltweit. Die Primärinfektion erfolgt meistens im Säuglingsalter durch engen Körperkontakt mit infizierten Personen (Mutter oder Pflegepersonal auf Säuglingsstationen). Der Durchseuchungsgrad bei Erwachsenen liegt bei > 95 %. Der Mensch ist das einzige bekannte Reservoir für HHV1.

Prophylaxe: Nicht möglich.

Humanes Herpesvirus Typ 2 (HHV2, Herpes-simplex-Virus 2, HSV2)

Klinik: Herpes genitalis (s. Infektionserkrankungen [S. A545]), Herpes neonatorum (s. Pädiatrie [S. B514]).

Pathogenese: Das Virus dringt bei Sexualkontakt über Schleimhäute in den Körper ein. Weitere Pathogenese wie bei HHV1 (s. o.). Persistenz in den Sakralganglien.

Nachweis: Virale Nukleinsäure wird durch PCR nachgewiesen.

Therapie: Virustatika bei akuten Infektionen. Rezidive können dadurch aber nicht verhindert werden.

Krankheitsfolgen: Ein florider Herpes genitalis bei einer Schwangeren kann im schwersten Fall zu **Herpes neonatorum** beim Neugeborenen führen. Dabei infiziert sich das Kind während der Geburt im Geburtskanal. Die ernsthafte Bedrohung für das Neugeborene ist die Ausbreitung des Virus im ZNS und die Entstehung einer Enzephalitis.

Wird eine floride HSV-Infektion bei der Mutter pränatal (nach der 36. SSW) festgestellt, empfiehlt sich eine Kaiserschnittentbindung.

Epidemiologie: Verbreitung weltweit. Übertragung beim Geschlechtsverkehr über Genitalschleimhäute. Durchseuchung in Mitteleuropa (nach der Pubertät) etwa 15 %.

Prophylaxe: Nicht möglich.

Humanes Herpesvirus Typ 3 (Varizella-Zoster-Virus, Varivcellavirus, HHV3)

Klinik: Windpocken (Varizellen; s. Pädiatrie [S. B556]), Gürtelrose (Zoster; s. Infektionserkrankungen [S. A547]).

Pathogenese: Das Virus tritt über Schleimhäute des oberen Respirationstrakts und Konjunktiven ein, gelangt über regionale Lymphknoten in Leber und Milz und infiziert mononukleäre Zellen, die zur weiteren Verbreitung beitragen. Die charakteristischen **Hautläsionen** entstehen durch den zytopathogenen Effekt des Virus. Persistenz in den Lumbosakralganglien.

In der zweiten Lebenshälfte (typischerweise nach dem 45. Lebensjahr) führt ein Nachlassen der Immunabwehr häufig zur Reaktivierung des Virus und zum Krankheitsbild der **Gürtelrose**.

Nachweis: Nicht nötig, da Klinik eindeutig. Bei atypischem Verlauf Virusisolierung aus Bläschen (PCR).

Therapie: Virustatika, evtl. in Verbindung mit Interferon oder Zosterimmunglobulin, sind nur bei besonders gefährdeten Personen indiziert (immunsupprimierte Kinder, Windpocken bei Erwachsenen).

Krankheitsfolgen:
- bakterielle Superinfektion der Hauteffloreszenzen möglich
- bei immunsupprimierten Personen Organbefall oder generalisierte Infektion möglich → hohe Letalität
- Postzosterneuralgie (s. Neurologie [S. B1006])
- Perinatale Infektion bei Neugeborenen (Infektion der Mutter 7 Tage vor bis 2 Tage nach Geburt) führt zu schweren Windpocken beim Neugeborenen. Bei reduzierter Abwehr lebensbedrohliche generalisierte Infektion mit Pneumonie möglich.

Epidemiologie: Verbreitung weltweit. Hohe Kontagiosität: Übertragung durch Aerosole und direkten Kontakt mit infektiösem Material. Durchseuchung im Erwachsenenalter bis zu 80%.

Prophylaxe:
- aktive Impfung für Kinder im Alter von 11–14 Monaten und 9–17 Jahren möglich und empfohlen
- Nichtimmune, gefährdete Personen können mit Zosterimmunglobulin passiv immunisiert werden.

Zytomegalievirus (CMV, Humanes Herpesvirus Typ 5, HHV5)

Klinik: Bei immunkompetenten Personen verläuft die Erstinfektion meist subklinisch (s. Infektionserkrankungen [S. A562]).

Pathogenese: Nach Infektion Ausbreitung auf fast alle Organe des Körpers über den Blutweg, bevorzugt befallen werden mononukleäre Zellen, Epithelzellen und Kapillarendothelien. Es kommt zur Bildung von Riesenzellen (**Eulenaugenzellen**), die Zytomegalie ist durch eine interstitielle lymphoplasmozytäre Entzündung gekennzeichnet. Die Persistenz verläuft meistens subklinisch und findet wahrscheinlich in den Leukozyten oder Lymphozyten statt.

Nachweis:
- virale Nukleinsäure über PCR (geht schnell)
- Virusanzüchtung aus Urin, Bronchiallavage-Flüssigkeit möglich, zytopathologischer Effekt aber erst nach 2–3 Wochen nachweisbar
- Nachweis von „immediate early antigens" in Zellkultur schon nach ca. 18 h
- pp65-Antigen-Nachweis in Granulozyten mit Immunfluoreszenz
- Serologie eher unzuverlässig.

Therapie: Ganciclovir oder andere Virustatika bei CMV-induzierter Pneumonie, Retinitis, Enzephalitis.

Krankheitsfolgen:
- **bei prä- und perinataler Infektion:**
  - bei Erkrankung während der Schwangerschaft 40%ige intrauterine Infektion des Fetus
  - Davon zeigen etwa 15% als Spätfolge Hörschäden, 5% haben uncharakteristische Zeichen wie geringes Geburtsgewicht, Ikterus. Weitere 5% zeigen schwere Folgeschäden wie Hepatosplenomegalie, Gerinnungsstörungen, Mikrozephalie, geistige Behinderungen, körperliche Behinderungen (Zahnschäden, Hörschäden etc.).
- **bei postnataler Infektion:**
  - bei Kindern in der Regel symptomloser Verlauf oder mononukleoseähnliche Symptome
  - bei Erwachsenen in schweren Fällen Hepatitis, Pneumonie; in der Regel jedoch milder Verlauf
  - Bei immunsupprimierten und anderen prädisponierten Personen können schwerste generalisierte Infektionen letal enden:
    - CMV-bedingte Retinitis bei AIDS

- Infektion von Mesangialzellen bei Organtransplantation.

Epidemiologie: Verbreitung weltweit. Übertragung durch alle Körperflüssigkeiten möglich, auch iatrogene Übertragungen. Durchseuchung der Population ab der Pubertät etwa 70%.

Prophylaxe: Für gefährdete Personenkreise gibt es ein Hyperimmunserum.

Humanes Herpesvirus Typ 4 (Epstein-Barr-Virus, EBV, HHV4, Lymphokryptovirus)

Klinik: Pfeiffer'sches Drüsenfieber (infektiöse Mononukleose; s. Infektionserkrankungen [S. A553]), **Burkitt-Lymphom** (s. Neoplastische Erkrankungen [S. A534]), **Nasopharynxkarzinom** (NPC), **B-Lymphoproliferatives Syndrom**.

Pathogenese: Das Virus gelangt über den Mundraum in den Körper und infiziert undifferenzierte Zellen des Rachenraums. Nach Replikation in diesen Zellen geht es auf gewebeinfiltrierende B-Lymphozyten über. Die B-Lymphozyten werden durch das Virus immortalisiert und vermehren sich ungehemmt. Die meisten davon werden vom wirtseigenen Immunsystem eliminiert, in einigen wenigen können jedoch die Viren latent überleben. Diese Zellen werden vom Immunsystem nicht erkannt. Nach immunologischer Stimulation produzieren sie wieder infektiöse Viruspartikel.

Virulenzfaktoren sind:
- **VCA (Virus-Kapsid-Antigen):**
  - IgM-Antikörper sind 4–6 Wochen lang nachweisbar.
  - IgG-Antikörper sind lebenslang nachweisbar.
- **EA („early antigen"):** Antikörper gegen EA sind wenige Tage nach Infektion bis ca. 12 Monate danach nachweisbar. 10–20% aller Infizierten bilden jedoch keine Antikörper gegen EA.
- **MA (Membran-Antigen):** MA ist ein virales Glykoprotein, das in die Wirtszellmembran eingebaut wird. Antikörper dagegen neutralisieren das Virus und sind bis in die Spätphase der Infektion nachweisbar.
- **EBNA (Epstein-Barr nuclear antigen):** IgG-Antikörper ab der 6.–8. Woche nach Infektion lebenslang nachweisbar.

Nachweis:
- **Paul-Bunell-Test:** Nachweis früh auftretender heterophiler Antikörper durch Agglutinationsreaktionen
- **Henle-Test:** Nachweis spezifischer Antikörper durch Immunfluoreszenz
- Nachweis des viralen Genoms in Biopsiematerial über PCR
- Blutbild (**Abb. 8.2**).

Therapie: Keine Kausaltherapie möglich.

Krankheitsfolgen: Bei Pfeiffer'schem Drüsenfieber dominiert eine **fiebrige Angina**. Es kann zu **Milzruptur** oder **Hepatitis** kommen. Bei sehr seltenem chronischem Verlauf werden andere Organe wie Herz, Nieren, Gelenke, Lunge Gehirn befallen („chronisch-aktive EBV-Infektion").

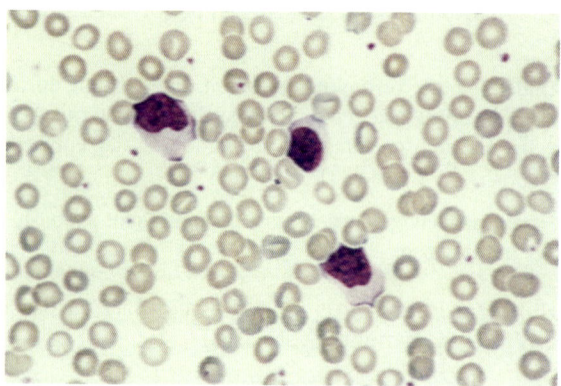

Abb. 8.2 **Blutbild bei infektiöser Mononukleose: Pfeiffer-Zellen.**
(aus: Sitzmann, Duale Reihe Pädiatrie, Thieme, 2002)

Epidemiologie: Verbreitung weltweit. Übertragung durch Speichel („**Kissing Disease**"). Die Durchseuchung liegt in Industrieländern bis zum 15. Lebensjahr bei ca. 40 %, steigt dann steil an auf bis zu 90 % im Erwachsenenalter. In Entwicklungsländern liegt die Durchseuchung aufgrund niedriger Hygienestandards bereits bei den unter 3-Jährigen bei praktisch 100 %.

Prophylaxe: Keine möglich.

Humanes Herpesvirus 6 (HHV-6, Roseolavirus)

Klassifikation: Es gibt 2 Subtypen: HHV 6A (wahrscheinlich nichtpathogen) und HHV 6B. Das HHV-6 ist eng mit dem HHV-7 verwandt.

Klinik: Exanthema subitum (Dreitagefieber; s. Pädiatrie [S. B558]).

Pathogenese: Das Virus infiziert vornehmlich die $CD4^+$-Lymphozyten, die zu vielkernigen Synzytien fusionieren. Da es dieselben Zellen wie HIV [S. C677] infiziert, sind molekulare Wechselwirkungen zwischen den Viren in der Wirtszelle nicht auszuschließen. HHV6 persistiert sowohl latent als auch infektiös.

Nachweis:
- Virale DNA kann über PCR in Lymphozyten nachgewiesen werden.
- Virusanzucht aus Speichel und Rachenspülwasser möglich.
- Antikörpernachweis mit Immunfluoreszenz.

Therapie: Ganciclovir, Foscarnet.

Krankheitsfolgen: Bei Transplantationspatienten unter Immunsuppression können durch Reaktivierung des Virus aus der Latenz Komplikationen auftreten: **Organabstoßungen**, **Pneumonien**.

Epidemiologie:
- Verbreitung weltweit
- Übertragung wahrscheinlich durch Speichel von Mutter auf Säugling
- Durchseuchung bereits im Kleinkindalter fast 100 %.

Prophylaxe: Nicht möglich.

Tab. 8.12 Humanpathogene Poxviridae*

Gattung	Art	Primärwirt
Orthopoxvirus	Variolavirus	Mensch
	Vacciniavirus	Mensch
	Kuhpockenvirus	Kleinnager, evtl. Rind
	Affenpockenvirus	Affen
Parapoxvirus	Melkerknotenvirus	Rind
	Orfvirus	Schaf
Yatapoxvirus	Tanapockenvirus	wahrscheinlich Affen
Molluscipoxvirus	Molluscum-contagiosum-Virus	Mensch

* (nach: Hof, Dörries, Duale Reihe Mikrobiologie, Thieme, 2009)

8.3.5 Poxviridae

Steckbrief: Größtes bekanntes Virus. Mit linearer ds-DNA, zylindrisch (170–450 nm), mit Hülle.

Klassifikation: Es werden 2 Familien unterschieden: Entomopoxvirinae und Chordopoxvirinae. Nur die letztere enthält humanpathogene Gattungen (**Tab. 8.12**).

Orthopoxvirus

Variolavirus

Klinik: Das Variolavirus war der Erreger der **menschlichen Pocken**. Im Jahre 1977 wurde der letzte Fall eines natürlich an Pocken erkrankten Menschen dokumentiert. Seit 1980 gilt die Welt nach WHO-Definition als pockenfrei.

Pathogenese: Das Virus breitet sich in Makrophagen der lymphatischen Organe, Leber und Lunge aus. In einer zweiten Virämie infiziert es Haut und Schleimhäute von Oropharynx und Lunge. Die befallenen Zellen degenerieren und es kommt zu den bekannten Exanthemen und einem Enanthem der Mundschleimhäute.

Epidemiologie: Durch eine von der WHO konsequent durchgeführte Impfkampagne und epidemiologische Erfassung mit entsprechenden Maßnahmen wurde das Variolavirus weltweit ausgerottet. Zuvor war es weltweit verbreitet, die Übertragung fand langsam auf aerogenem Wege statt.

Vacciniavirus

Steckbrief: Vacciniavirus diente als **Impfvirus** gegen Variolavirus. Es entstand in jahrzehntelanger Passage durch Kultur in Mensch und Kuh. Es vereinigt Eigenschaften von Variolavirus und Kuhpockenvirus in sich. Für den Menschen ist es **leicht pathogen**.

Klinik: Bei der Impfung konnte es durch Streuinfektionen zu einem **Eczema vaccinatum** und zu **Augeninfektionen** kommen. Bei immungeschwächten Personen konnten eine **Vaccinata generalisata** oder eine gefürchtete **Enzephalitis** (Todesfolge bei 25–50 %) die Folge sein.

8.3.6 Hepadnaviridae

Steckbrief: Viren mit ss-DNA, die an den Enden durch gegenseitige Überlappung doppelsträngig ist und dadurch ringförmig wird, kubisch, mit Hülle.

Hepatitis-B-Virus (HBV)

Klassifikation: Es existieren 8 verschiedene Genotypen (A–H), die in Deutschland häufigsten sind Genotyp A und D. HBV zählt zu den **Orthohepadna-Viren**.

Klinik: Akute und chronische Hepatitiden (s. Verdauungssystem [S. A270]), hepatozelluläre Karzinome.

Pathogenese: HBV gelangt auf dem Blutweg und über **rezeptorvermittelte Endozytose** in die Hepatozyten [S. C667]. HBV selbst hat eine sehr geringe Pathogenität. Die Gewebsschäden in der Leber werden hauptsächlich durch die zytotoxischen Reaktionen des wirtseigenen Immunsystems verursacht.

Die Virulenzfaktoren sind:
- **HBsAG** („Australia-Antigen"): Hepatitis-B-Surface-Antigen
- **HBcAG**: Hepatitis-core-Antigen
- **HBeAG**: Hepatitis-B-e-Antigen.

Nachweis:
- Nachweis der Antigene HBs und HBe
- **Serologisch** mit Antikörpern **Anti-HBs**, **Anti-HBc** und **Anti-Hbe** (Anti-HBc-IgM ist mit den ersten klinischen Symptomen nachweisbar)
- Viruspartikel können elektronenoptisch als sog. DANE-Partikel sichtbar gemacht werden.
- Virusanzucht nur in Speziallabors möglich.

Therapie: Eine Therapie wird nur bei chronischen Verläufen durchgeführt:
- **Interferon-α**: hochdosiert bei chronischen HBV-Infektionen (40–50 % Erfolgschance).
- **Lamivudin**: Ist ein Reverse-Transkriptase-Hemmer. Erfolgversprechend bei chronischen HBV-Infektionen (führt schnell zu resistenten HBV-Stämmen).
- **Adefovir**: bei gleichzeitiger Infektion mit HIV (und Lamivudin-resistentem HBV).

Epidemiologie:
- weltweites Vorkommen
- Übertragung hauptsächlich durch Blut, Blutprodukte und Geschlechtsverkehr
- bei ungenügender Hygiene auch iatrogene Übertragung möglich
- Kinder einer Mutter mit chronischer oder akuter Infektion haben ein hohes Infektionsrisiko bei der Geburt.

> **MERKE** Bei HBs-AG-positiven Müttern sofortige Impfung des Neugeborenen innerhalb von 12 h nach der Geburt mit passivem Impfstoff (s. u.), um das Risiko eines hepatozellulären Karzinoms zu mindern.

Prophylaxe:
- Strenge Hygienemaßnahmen und Kontrollen von Blutkonserven verhindern iatrogene Übertragung.
- Es gibt einen **Totimpfstoff**, der zur Immunisierung in 3 Injektionen verabreicht wird. Auffrischung ist abhängig vom Antikörpertiter (s. Krankenhaushygiene [S. C798]). Wird von der STIKO für Risikogruppen empfohlen.
- **Passivimmunisierung** mit HB-Immunoglobulin bei Infektionsverdacht ungeschützer Personen und bei Neugeborenen HBsAG-positiver Mütter, kombiniert mit der Gabe von Aktiv-Impfstoff.

> **MERKE** Meldepflicht bei Verdacht auf Erkrankung, Erkrankung an und Tod durch Hepatitis B, ebenso der direkte und indirekte Erregernachweis, wenn er auf eine akute Infektion hinweist.

8.3.7 Parvoviridae

Steckbrief: Viren mit linearer ss-DNA, kubisch, ohne Hülle.

Klassifikation: Einzige medizinisch relevante Gattung ist Erythrovirus.

Parvovirus des Menschen (Humanes Parvovirus B19)

Klinik:
- **Erythema infectiosum** (Ringelröteln) im Kindesalter (s. Pädiatrie [S. B555])
- bei Infektionen während der Schwangerschaft: Hydrops fetalis mit 70 % intrauterinem Fruchttod
- bei Patienten mit chronischer hämolytischer Anämie: aplastische Krise möglich
- bei Immunsupprimierten chronische Anämie, Granulozytopenie, chronische Panzytopenie.

Pathogenese: Das Virus befällt die knochenmarkständigen erythropoiden Vorläuferzellen CFU (Colony-forming Units) und BFU (Burst-forming Units). Es ist direkt zytotoxisch und führt zu einer **transienten Anämie**.

Nachweis:
- Antikörpernachweis mit Enzymimmunoassay
- Virusnachweis mit PCR.

Therapie: Bei Infektion in der Schwangerschaft: Immunglobuline.

Epidemiologie: Weltweites Vorkommen. Übertragung aerogen bei Kindern und Jugendlichen; iatrogene Übertragung während einer Virämie durch sehr hohe Konzentration an Viruspartikeln möglich.

Prophylaxe: Schwangere sollten den Kontakt mit Erkrankten meiden.

9 Prionen

9.1 Grundlagen

Steckbrief: Prionen (proteinaceous infectious particle) sind infektiöse Proteinpartikel, die nach der **Prionhypothese** aus einem normalen zellulären Protein entstehen können. Durch die irreversible strukturelle Veränderung des Proteins **PrP^c** (zelluläres Prionprotein) zum pathologischen **PrP^{sc}** erhält dieses die Eigenschaft, die Umlagerung von gesunden PrP^c-Proteinen in pathologische PrP^{sc}-Partikel zu katalysieren. PrP^{sc} ist resistent gegen Proteaseabbau und wird im ZNS als fibrilläre Ablagerungen (Plaques) sichtbar. Die Ablagerung des pathologischen Proteins führt zur Degeneration der Nervenzellen, welche sich klinisch in einer **Enzephalopathie** manifestiert. Sie äußert sich in psychischen Auffälligkeiten, progredienter Demenz, Ataxien und klonischen Muskelzuckungen.

Eigenschaften von Prionen sind:
- Sie sind sehr klein.
- Sie rufen beim Wirt keine Immunantwort hervor.
- Es gibt kein bekanntes wirksames Desinfektionsverfahren.
- Sie sind extrem widerstandsfähig gegen Hitze, UV-Strahlen und γ-Strahlung.

Klinik: Transmissible spongioforme Enzephalopathien (**TSE**).

Einteilung:
- **Scrapie** (TSE bei Schafen): bekannt seit über 200 Jahren. Wird von Schaf zu Schaf übertragen, kann aber auch Speziesgrenzen überwinden (Ziegen, Hamster, Mäuse).
- **BSE** (bovine spongioforme Enzephalopathie, TSE beim Rind): entstand möglicherweise dadurch, dass der Scrapie-Erreger in infektiösen Schafkadavern nicht genügend inaktiviert wurde, bevor diese für die Rindermast zu Fleischmehl verarbeitet wurden. Der BSE-Erreger kann relativ einfach Speziesgrenzen überwinden.
- **Creutzfeldt-Jacob-Erkrankung** (CJK, TSE beim Menschen): s. u.
- **Kuru**

Pathogenese: Siehe Steckbrief.

Nachweis:
- **in vitam:** Diagnose nur anhand klinischer Symptome möglich. Der Nachweis von **p130** und **neuronspezifischer Enolase** im Liquor unterstützt die Diagnose.
- **post mortem:** immunchemischer Nachweis des PrP^{sc} an Hirnmaterial.

Epidemiologie: Da die infektiösen Prionen Speziesgrenzen überwinden können, ist die Annahme berechtigt, dass die tierischen Formen der TSE durch Nahrungsaufnahme auf den Menschen übertragen werden können:

- **Scrapie:** Eine Übertragung durch kontaminiertes Schaffleisch wurde bisher noch nicht nachgewiesen und ist unwahrscheinlich.
- **BSE:** 1996 wurde gezeigt, dass der Erreger, der aus Patienten mit einer ungewöhnlichen Form der CJK isoliert wurde, identisch ist mit dem BSE-Erreger, der aus Affen und Katzen isoliert werden konnte.

MERKE Die Übertragung des BSE-Erregers auf den Menschen gilt inzwischen als gesichert.

9.2 Creutzfeldt-Jacob-Krankheit (CJK)

Klinik: CJK ist die transmissible spongioforme Enzephalopathie beim Menschen (s. Neurologie [S. B946]).

Pathogenese und Nachweis: Siehe oben.

Therapie: Nicht möglich.

Epidemiologie: CJK ist eine seltene Krankheit, die meist erst nach dem 65. Lebensjahr in Erscheinung tritt. Es gibt eine **spontane** und eine **familiäre** Form der CJK. Die familiäre Form wird autosomal dominant vererbt und führt ebenfalls zu kontagiösen PrP^{sc}-Partikeln.

Eine Übertragung von Mensch zu Mensch scheint es nicht zu geben. Iatrogene Übertragungen wurden nachgewiesen (bei Hornhaut- und Duratransplantationen und bei Nutzung kontaminierter Elektroden).

9.3 Kuru

Kuru ist eine weitere Form der **menschlichen TSE**, die bei bestimmten Völkern in Neuguinea beobachtet wurde. Diese Völker praktizierten einen rituellen Kannibalismus, bei dem Frauen das Gehirn von Verstorbenen verzehrten. Es wurde eine Häufung von CJK bei den weiblichen Mitgliedern dieser Völker beobachtet, die wahrscheinlich von einem spontan aufgetretenen CJK-Fall ausging. Nachdem der Übertragungsweg identifiziert und der Kannibalismus unterbunden wurde, ist auch Kuru unter Kontrolle.

34 Medizin des Alterns und des alten Menschen

Gabriele Röhrig

1 Einleitung 688
2 Das multidimensionale geriatrische Assessment 689
3 Geriatrische Syndrome: die 6 großen „I" in der Geriatrie 692
4 Häufige Erkrankungen im Alter 696
5 Sozialmedizinisches Management im Alter . 700

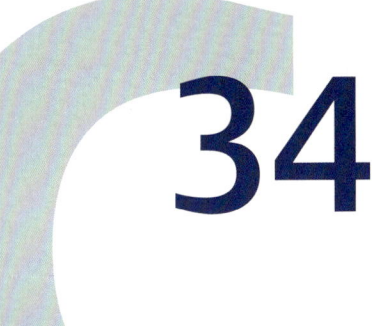

1 Einleitung

1.1 Aufgaben und Ziele der Geriatrie im demografischen Wandel

Die deutsche Gesellschaft befindet sich im demografischen Wandel: Aufgrund einer Zunahme der Lebenserwartung bei gleichzeitiger Abnahme der Geburtenrate nimmt das Durchschnittsalter der Bevölkerung zu (s. Gesundheitsökonomie [S. C734]). Das Statistische Bundesamt in Wiesbaden berechnet für das Jahr 2050 eine Gesamtbevölkerungszahl von knapp 70 Millionen Einwohnern, von denen knapp 8 Millionen (11,3 %) über 80 Jahre alt sein werden. Im Vergleich dazu machte der Anteil der über 80-Jährigen im Jahr 2010 nur knapp 5 % von 81 Millionen Einwohnern aus. In Deutschland wird auch weiterhin **sowohl eine absolute als auch eine relative Zunahme älterer Menschen** erwartet. Auch der Anteil der sog. „alten Alten" (80 Jahre und älter) wird zunehmen. Deutschland verzeichnet damit nach Japan die weltweit stärkste demografische Alterung zu Beginn des 21. Jahrhunderts.

Mit der zunehmenden Zahl alter Menschen wächst auch der Bedarf an altersspezifischen medizinischen Handlungsverfahren. Dabei darf nicht vergessen werden, dass Alter nicht gleichbedeutend ist mit Krankheit. Vielmehr handelt es sich um eingeschränkte Reservekapazitäten mit demzufolge eingeschränkter Rekonvaleszenzkapazität, was eine dauerhafte Einschränkung der Alltagskompetenz des alten Menschen nach sich ziehen kann.

> **MERKE** Die **Aufgabe der Geriatrie** als eigenständiges Fachgebiet besteht darin, funktionelle Ressourcen bei jedem individuellen Patienten zu finden und zu fördern. Das erklärte Ziel ist der Erhalt der Alltagstauglichkeit unter Vermeidung dauerhafter Pflegeabhängigkeit.

1.2 Altersphysiologische Veränderungen mit klinischem Bezug

Alter ist kein akut einsetzendes Ereignis, sondern vielmehr ein Prozess, der individuell sehr unterschiedlich ablaufen kann. Die biologischen Veränderungen vollziehen sich auf physiologischer, morphologischer und funktioneller Ebene und erfolgen nicht synchron. Diese altersabhängigen, physiologischen Veränderungen führen zu einer **verminderten Kapazitäts- und Leistungsreserve**, die eine Anpassung der Aktivitäten des täglichen Lebens erfordern.

Altersphysiologische Veränderungen haben keinen Krankheitswert, können jedoch das **Auftreten von Krankheiten begünstigen**. Dabei überwiegt im Alter die Prävalenz chronischer Krankheiten gegenüber der Prävalenz von Akutkrankheiten. Aufgrund der Vielschichtigkeit altersphysiologischer Veränderungen können die damit einhergehenden verminderten Reserven auch simultan zu Erkrankungen auf verschiedenen Organebenen führen. Das führt zu dem geriatrietypischen Begriff der **Multimorbidität**.

Ein Beispiel für eine altersphysiologische Veränderung **ohne Krankheitswert** ist die Einlagerung von Lipofuszin, welches als sog. Alterspigment besonders in Herzmuskelzellen, Hepatozyten und Nervenzellen mit der Zeit akkumuliert.
Ein Beispiel für altersphysiologische Veränderungen **mit möglichem Krankheitswert** sind die Veränderungen der Sehfähigkeit, arteriosklerotische Gefäßveränderungen sowie Abnahme der Knochendichte. Aus diesen beschriebenen Veränderungen können sich im weiteren Lebensverlauf Krankheiten entwickeln, wie z. B. eine periphere arterielle Verschlusskrankheit infolge arteriosklerotischer Gefäßveränderungen oder gehäufte Frakturen infolge einer Abnahme der Knochendichte.

1.3 Abgrenzung zur Palliativmedizin

Die Geriatrie grenzt sich bewusst von der Palliativmedizin ab. Obwohl beide Fachrichtungen einen ganzheitlichen, nichtkurativen Therapieansatz mit einem interdisziplinären therapeutischen Team verfolgen, bestehen dennoch klar getrennte Kernkompetenzen:
- Das **Ziel der Palliativmedizin** ist die Schaffung von Lebensqualität bei Patienten in terminaler Erkrankungsphase (s. Palliativmedizin [S. C704]).
- Das **Ziel der Geriatrie** ist die Schaffung von Lebensqualität durch Förderung von physischen, psychischen und sozialen Ressourcen zur Wiederherstellung einer weitestmöglichen Alltagstauglichkeit bei multimorbiden Patienten in höherem Lebensalter.

Während bei einem **palliativen Patienten** die lebenslimitierende Erkrankung dominiert steht und der Palliativmediziner eine seiner Hauptaufgaben in der Symptomkontrolle und der Sterbebegleitung zu erfüllen hat, handelt es sich bei einem **geriatrischen Patienten** um eine Person, deren Gesamtheit aller Erkrankungen zu einer Einschränkung ihrer Alltagstauglichkeit führt, jedoch nicht zwangsläufig zum Tod. Die Aufgaben des Geriaters sind daher, die Defizite zu erfassen und vorhandene Ressourcen zu erkennen, um diese gezielt zu fördern und dadurch einen dauerhaften Pflegebedarf zu verhindern.

Gemeinsame Schnittmenge von Palliativmedizin und Geriatrie ist der Bereich der sog. **palliativen Geriatrie**, in dem palliativmedizinische Aspekte auf geriatrische Patienten angewandt werden. Dabei findet keine Limitierung auf Tumorerkrankungen statt, sondern ein bewusster Einbezug von Demenzpatienten und chronisch Kranken (z. B. COPD-Patienten, Herzinsuffizienzpatienten).

1.4 Der geriatrische Patient

Es gibt kein definiertes Alter, ab dem ein Patient als geriatrisch einzustufen ist. Es besteht jedoch Einigkeit darüber, dass ein Patient **über 70 Jahre** dann als geriatrischer Patient bezeichnet wird, wenn bei ihm **mehrere Erkrankungen** vorliegen (Multimorbidität), welche zu Einschränkungen seiner Alltagsbewältigung führen. Drohende Immobilität, kognitive und affektive Instabilität sowie kritisch verminderte funktionelle Organreserven vervollständigen das komplexe Bild des geriatrischen Patienten. Ein nicht zu unterschätzendes weiteres Charakteristikum mit klinischer Relevanz ist das Vorliegen von **Polymedikation**.

2 Das multidimensionale geriatrische Assessment

2.1 Das therapeutische Team und die Assessmentkonferenz

Das multidimensionale geriatrische Assessment gehört im Verbund mit dem therapeutischen Team und der Assessmentkonferenz zu den 3 tragenden Basissäulen der Geriatrie.

Unter dem **therapeutischen Team** in der Geriatrie versteht man die interdisziplinär kooperierenden Einheiten aus Geriater, geriatrischem Pflegepersonal, Physiotherapeuten, Ergotherapeuten, Logopäden, Neuropsychologen, Seelsorgern, Sozialarbeitern und Ernährungsteam. Die Mitglieder dieses interdisziplinären Teams erfassen für jeden individuellen Patienten mithilfe standardisierter **Assessmentuntersuchungen** Ressourcen und Defizite, welche im Rahmen einer regelmäßig (wöchentlich) stattfindenden **Assessmentkonferenz** zusammengetragen und diskutiert werden. Die Einschätzung der Teammitarbeiter verbunden mit den Ergebnissen der Assessmentuntersuchungen sind die Basis für das weitere therapeutische Vorgehen und die Erarbeitung eines individuellen Behandlungsplans, welcher in Abhängigkeit vom Krankheitsverlauf im Rahmen der Assessmentkonferenzen immer wieder neu angepasst werden muss.

Aufgaben der Mitglieder des therapeutischen Teams:
Physiotherapie: Förderung von Beweglichkeit, Kraft und Geschicklichkeit; Durchführung von Prothesentraining und Erlernen von Maßnahmen zur Steigerung der Gangsicherheit.

Ergotherapie: Erarbeiten, Erhalten und Trainieren von Alltagskompetenzen, z. B. durch Anziehtraining, Badezimmertraining und Esstraining; zudem Organisation und Vermittlung von Hilfsmitteln in Zusammenarbeit mit der Physiotherapie.

Die Bedeutung physiotherapeutischer und ergotherapeutischer Maßnahmen ist wissenschaftlich belegt. So konnte eine Minderung des Sarkopenierisikos durch Krafttraining gezeigt werden, ebenso eine Reduktion des Sturzrisikos infolge verbesserter Stabilität durch regelmäßiges körperliches Training. Ebenfalls wird ein vermindertes Risiko für eine Demenzentwicklung in enger Assoziation mit regelmäßigem körperlichen Training gesehen.

Logopädie: Diagnostik und Therapie behandlungsbedürftiger Störungen auf den Gebieten Stimme, Sprechen und Schlucken.

In Studien konnte belegt werden, dass funktionelles Dysphagietraining (FDT) sowohl bei oral ernährten Patienten zu signifikanter Verbesserung der Schluckfähigkeiten führt als auch bei Patienten mit PEG-Versorgung eine Wiederherstellung einer limitierten Schluckfähigkeit bewirken kann.

Ernährungsteam: Erfassung des aktuellen Ernährungszustandes und der Nahrungszufuhr; bilanzierte Substitution von Makro- und Mikronährstoffen; Koordination der ernährungstherapeutischen Weiterbetreuung nach Entlassung.

Es ist belegt, dass Malnutrition mit einer deutlich erhöhten Morbiditäts- und Mortalitätsrate einhergeht. Kleinvolumige, energiedichte orale Nahrungsergänzungen sind daher zum Ausgleich einer Malnutrition besonders geeignet.

Geriatrische Pflege: Die geriatrische Pflege wird auch aktivierende Pflege genannt und verfolgt das Prinzip der Ressourcenförderung. Es erfolgt eine Anleitung statt einer Übernahme, um dem Patienten seine Alltagstauglichkeit zu erhalten. Dies grenzt geriatrische Pflegeprinzipien von anderen Pflegerichtungen ab.

Sozialdienst: Aufgaben des Sozialdienstes sind die Angehörigenberatung, die Koordination der Pflegeeinstufung, das Initiieren von Betreuungsverfahren im Bedarfsfall sowie die Organisation der weiteren häuslichen Versorgung einschließlich der Heimplatzsuche.

Neuropsychologie: Erfassung von Einschränkungen im psychischen und kognitiven Bereich sowie die Therapiedurchführung durch neuropsychologisches Training, Hirnleistungstraining und Aufmerksamkeitstraining. Ein weiteres Gebiet der Neuropsychologie ist die Überprüfung der Fahrtauglichkeit bei geriatrischen Patienten.

Seelsorge: Neben spiritueller und geistlicher Begleitung übernehmen Seelsorger in der Geriatrie auch die Rolle als Gesprächspartner sowohl für Patienten als auch deren Angehörige.

2.2 Erfassung der Mobilität

Hier werden die wichtigsten geriatrischen Assesmentuntersuchungen beschrieben.

2.2.1 Der Barthel-Index

Die Fähigkeit eines Menschen, sich selbst zu versorgen, wird mithilfe der **Aktivitäten des täglichen Lebens (ADL)** dargestellt. Grundlage bildet der Barthel-Index nach Katz. Mit dieser Methode wird für 10 Aktivitäten erfasst, ob sie selbstständig, mit geringer Hilfe oder unselbstständig ausgeführt werden:

- Essen
- Bett-(Roll-)Stuhl-Transfer
- Waschen
- Toilettenbenutzung
- Baden
- Gehen auf Flurebene bzw. Rollstuhlfahren
- Treppensteigen
- Stuhlkontrolle
- Urinkontrolle
- An- und Auskleiden.

Die Aktivitäten werden i. d. R. mit 0 (vollständig pflegebedürftig), 5 (Unterstützung benötigt) und 10 (vollständig selbstständig) Punkten bewertet. Maximal sind 100 Punkte möglich, dies bedeutet keinerlei Einschränkung in der Selbstversorgung. Bei 50 Punkten liegt bereits eine deutliche Pflegebedürftigkeit vor.

2.2.2 Der Tinetti-Test

Beurteilt wird die **Mobilität** des älteren Patienten und dabei insbesondere das **Sturzrisiko**. Er besteht aus einem Gleichgewichtstest und einer Gehprobe, wobei im Gleichgewichtstest maximal 16 Punkte erreicht werden können, in der Gehprobe maximal 12 Punkte. Ein Gesamtscore von < 20 Punkten weist auf ein erhöhtes Sturzrisiko hin.

2.2.3 Der Timed-up-and-go-Test (TUG)

Der Test misst die **alltagsrelevante Mobilität** und besteht darin, den Patienten in standardisierter Weise von einem Stuhl aufstehen, 3 m weit gehen und zurückkehren und sich hinsetzen zu lassen. Dabei wird die Zeit gemessen, die der Patient hierfür benötigt. Probanden, die zwischen 20 und 29 s benötigen, sind in ihrer Mobilität schon so weit eingeschränkt, dass funktionelle Auswirkungen zu erwarten sind.

2.2.4 Die Esslinger Transferskala

Sie erlaubt die Beurteilung des **Ausmaßes an erforderlicher Fremdhilfe bei Lageveränderungen** von liegenden zu sitzenden und stehenden Positionen am Bett sowie bei Transfers vom Bett zum Stuhl. Es handelt sich um eine 5-stufige Skala mit Messeinheiten von 0–4. Bei einem Messwert von 0 ist keine personelle Hilfe erforderlich und der Patient führt seine Transfers sicher selbstständig durch.

Bei einem Messwert von 4 benötigt der Patient zur Transferdurchführung mindestens 2 professionelle Helfer.

2.3 Erfassung der Kognition

Siehe auch Neurologie [S. B937].

2.3.1 Der Mini-Mental-State-Test (MMST)

Der Mini-Mental-State-Test ist das international am häufigsten angewandte Screening-Instrument für kognitive Defizite. Er verschafft einen **orientierenden Eindruck** von evtl. vorliegenden **globalen kognitiven Störungen**. Der MMST ist zusammengesetzt aus 30 Fragen zu

- zeitlicher und örtlicher Orientierung
- Kurzzeitgedächtnis
- Benennen, Lesen, Schreiben sowie zu
- visuell kognitiven Fähigkeiten.

Jedem erfüllten Item wird ein Punkt zugeordnet. Kognitiv unbeeinträchtigte Menschen erreichen auch im höheren Lebensalter 29 von 30 Punkten. Werden weniger als 26 Punkte erreicht, sollten weitere neuropsychologische Tests durchgeführt werden. Weniger als 23 Punkte legen einen starken Demenzverdacht nahe, weniger als 10 Punkte sprechen für eine schwere Demenz. Die Sensitivität des MMST ist eingeschränkt bei leichten Demenzformen. Bei Presbyakusis und visuellen Defiziten muss das Frageverständnis des Probanden überprüft werden.

2.3.2 Der DemTec

Der DemTec dient zur **Früherkennung einer Demenz** im Sinne einer Demenzdetektion. Die Sensitivität zur Erkennung von Frühstadien einer Demenz ist im Vergleich zum weiter verbreiteten MMST größer.

Er enthält 5 Aufgaben zu den Funktionen

- verbales Gedächtnis
- Wortflüssigkeit
- intellektuelle Flexibilität und
- Aufmerksamkeit.

Die Rohwerte des Tests werden in altersentsprechende Testwerte umkodiert und dann aufsummiert, sodass die endgültig resultierenden Testwerte unabhängig vom Alter vergleichbar sind (unter bzw. über 60-jährige Patienten). Die Skala reicht von 0 bis 18 Punkten: Werte ab 13 Punkten sprechen für eine angemessene kognitive Leistung, Werte zwischen 9 und 12 Punkten lassen eine milde kognitive Beeinträchtigung vermuten, und bei Werten unter 8 Punkten ist von einer Demenz auszugehen. Die Testwerte gelten als unabhängig vom Alter und unabhängig vom Bildungsgrad.

2.3.3 Der Uhrentest (Clock-Test)

Der Uhrentest nach Watson und Shulman dient dem **Screening auf Demenz bzw. räumlich perzeptive Defizite** bei älteren Patienten. Es existieren 2 Varianten des Tests: Nach Watson wird der Patient aufgefordert, Uhrziffern in einen vorgegebenen Kreis einzutragen. Nach Shulman soll er zusätzlich die Zeiger mit einer vorgegebenen Zeit (meist 11:10 Uhr) einzeichnen. Bewertet wird, wie gut die Ziffern und Zeiger im Kreis verteilt werden. Dabei gibt es verschiedene Auswertungsmodi. Wichtig ist insbesondere, ob alle Ziffern vorhanden sind, ob die "12" an der richtigen Stelle steht, ob die Uhrzeiger unterschiedlich lang sind und ob der Patient in der Lage ist, die Uhrzeit korrekt vorzulesen.

2.4 Erfassung einer Dysphagie

2.4.1 Der Daniels-Test

Bei diesem Screening-Test handelt es sich um eine einfache **Schluckuntersuchung**, in deren Rahmen einem Patienten eine Tasse mit 70 ml Wasser angeboten wird, die er mit oder ohne Strohhalm zu leeren versuchen soll. Dabei wird von einer Aspiration infolge Dysphagie ausgegangen, wenn nicht die gesamte Flüssigkeitsmenge getrunken werden kann oder ein Husten oder ein Erstickungsfall auftritt oder eine feuchte Stimmqualität bemerkt wird. Trotz hoher Sensitivität hat der Test nur eine geringe Spezifität, weswegen bei fortbestehendem Verdacht auf eine Dysphagie eine **logopädische Abklärung** erfolgen sollte. Patienten mit einem pathologischen Daniels-Test sollten umgehend einer weiterführenden Dysphagieabklärung zugeführt werden.

2.4.2 Funktionsdiagnostik

Die Dysphagiediagnostik verfolgt das Ziel, **gefährdete Personen zu identifizieren** und den Gefährdungsgrad durch Verschlucken einzuschätzen, um Aspirationen und damit verbundene Folgeschäden (Aspirationspneumonie, Bolustod) zu vermeiden. Von dem Befund ausgehend erfolgt dann eine Empfehlung, ob eine orale Nahrungszufuhr vertretbar ist und, falls ja, welche Kostform als sicher zu erachten ist.

Am Anfang steht die klinische Eingangsuntersuchung durch Sprachheilpädagogen, Logopäden oder klinische Linguistiker. Der nächste Schritt umfasst apparative Untersuchungen mittels Videofluoroskopie und Videoendoskopie.

Videofluoroskopie: Hierunter versteht man eine radiografische Untersuchung mit Videoaufzeichnung während der kontrollierten Gabe kontrasthaltiger Boli. Der Patient sitzt aufrecht in einem höhenverstellbaren Stuhl. Nacheinander erhält er unter Röntgendurchleuchtung 2 × 5 ml Wasser (mit jodhaltigem Kontrastmittel), 50 ml Wasser (mit jodhaltigem Kontrastmittel), 2 × 1 Teelöffel mit Kontrastmittel angereicherten Brei und anschließend einen Bissen Brot, welches mit Barium als Kontrastmittel gebacken wurde. Voraussetzung für den effektiven Untersuchungsablauf ist, dass der Patient sitzen kann und ausreichend sach- und kooperationsfähig ist. Die Untersuchungsdauer beträgt 20–30 min, die Durchleuchtungszeit 2 bis maximal 4 min, was einer Strahlenbelastung von 0,85 mSv entspricht.

Die Auswertung erfolgt als Echtzeitanalyse und Bild-für-Bild-Analyse (Video), wobei der Fokus auf funktionellen Veränderungen des Schluckens liegt. Die Beurteilung und Interpretation erfolgt nach der Penetrations-/Aspirationsskala von Rosenbek.

Videoendoskopie (FEES = Fiberoptic endoscopic evaluation of swallowing): Diese Untersuchung kann im Liegen oder im Sitzen durchgeführt werden. Unter örtlicher Betäubung wird ein entsprechend schmales Endoskop transnasal eingeführt und ermöglicht auf diese Weise eine direkte Sicht auf die anatomischen Strukturen (Stimmbänder, Kehldeckel) sowie auf Veränderungen des Schluckaktes. Eine Sicht auf die Strukturen der Mundhöhle ist nicht möglich. Nach Positionierung des Gerätes werden Schluckproben mit Milch, breiförmiger Kost (Joghurt) oder fester Kost (Brot) durchgeführt. Die Auswertung der digitalisierten Daten erfolgt computergestützt.

Vor-/Nachteile: Beide Methoden ergänzen sich, wobei keine der anderen überlegen ist. Die Nachteile der Endoskopie bestehen darin, dass die Funktionen in der Mundhöhle (orale Phase) nicht erfasst werden. Die Vorteile im Vergleich zur Röntgenmethode bestehen darin, dass die endoskopische Untersuchung auch im Liegen durchgeführt werden kann und der Patient keiner Strahlenbelastung ausgesetzt wird.

2.5 Erfassung psychischer Faktoren

2.5.1 Die geriatrische Depressionsskala (GDS)

Die geriatrische Depressionsskala nach Sheikh und Yesavage umfasst in der Kurzform 15 Fragen. Die GDS dient oftmals der Erstbeurteilung eines Patienten und erlaubt die **frühzeitige Erkennung einer möglichen Depression**. Sie kann zu Verlaufsbeobachtungen und Vergleichsuntersuchungen eingesetzt werden und ermöglicht reproduzierbare Erkenntnisse über den psychischen Zustand alternder Patienten. Die über alle Antworten maximal erreichbare Punktzahl ist 15. Werte von 0–5 Punkten gelten als unauffällig, Werte von 6–10 Punkten geben Hinweis auf eine leichte depressive Verstimmung, Werte von 11–15 Punkten legen den Verdacht auf eine schwere Depression nahe (s. a. Psychiatrie [S. B1023]).

2.6 Erfassung des sozialen Hintergrundes

Für die Therapieplanung und -durchführung spielt bei älteren, oft multimorbiden Patienten die soziale Ebene eine wichtige Rolle. In einem umfassenden geriatrischen Assessment müssen daher auch immer soziale Aspekte mitberücksichtigt werden. Wesentliche Aspekte sind das soziale Netz, die soziale Unterstützung, das subjektive Wohlbefinden und die Zufriedenheit des Patienten, die Belastung pflegender Angehöriger und professioneller Helfer, die Wertvorstellungen und Vorlieben des Patienten sowie die Erfassung der Wohnsituation und sozialer Ressourcen. Bisher gibt es noch kein allgemein anerkanntes Assessmentinstrument zur Erfassung dieser Bereiche. Viele Einrichtungen entwickeln daher eigene **Sozialfragebögen**, die genau diese Aspekte berücksichtigen.

2.7 Erfassung des Ernährungsstatus

2.7.1 Das Mini-Nutritional-Assessment (MNA)

Das MNA ist ein **Anamnesebogen zur Bestimmung des Ernährungszustandes** älterer Menschen. Der Bogen ist in 2 Abschnitte aufgeteilt, die Voranamnese und die eigentliche Anamnese. Werden bei der Voranamnese mehr als 11 Punkte erreicht, kann von einem normalen Ernährungszustand ausgegangen und das Assessment abgeschlossen werden. Bei 11 Punkten oder weniger ist mit der eigentlichen Anamnese fortzufahren, da die Gefahr einer Mangelernährung besteht. Im Abschluss wird dann die Summe aus beiden Anamnesen gebildet (maximal 30 Punkte). Bei unter 17 Punkten liegt ein schlechter Ernährungszustand vor.

2.8 Erfassung des Dekubitusrisikos

2.8.1 Die Braden-Skala

Diese Dekubitusskala soll professionelle Pflegekräften bei einer sachgerechten **Risikoerkennung** unterstützen. Sie besteht aus 6 Unterskalen, welche über klinische Faktoren ein Maß für die Intensität und Dauer der Druckeinwirkung sowie für die Gewebetoleranz geben (in Klammern die möglichen Punktwerte):
- sensorisches Empfindungsvermögen (1–4)
- Aktivität (1–4)
- Mobilität (1–4)
- Feuchtigkeit (1–4)
- Ernährung (1–4)
- Reibung und Scherkräfte (1–3).

Je geringer der insgesamt erreichte Punktwert, desto höher ist das Dekubitusrisiko. Bei Punktewerten zwischen 6 und 10 (sehr hohes Risiko) sollte man jeden Tag eine Neueinschätzung vornehmen, bei Punktwerten zwischen 10 und 15 (hohes Risiko) jeden 2. Tag. Bei Punktwerten über 16 reicht eine Erhebung 1–2-mal pro Woche.

Die alternativ eingesetzte **Norton-Skala** dient ebenfalls der Erfassung des Dekubitusrisikos. Ihr Einsatz wird in der Geriatrie jedoch limitiert, da die Alterseinteilung bei einem groben Richtwert von „> 60 Jahren" endet.

3 Geriatrische Syndrome: die 6 großen „I" in der Geriatrie

3.1 Inkontinenz

> **MERKE** Die Frage nach Kontinenz ist Bestandteil jeder geriatrischen Anamnese!

Die Anamnese sollte durch die Durchführung eines **Miktionsprotokolls** ergänzt werden. Zudem sollte eine **Medikamentenanamnese** erfolgen, da es hier häufig ursächliche Zusammenhänge vor allem mit der Überlaufkontinenz geben kann. Beispiele für Medikamente, welche Miktionsprobleme hervorrufen können, sind u. a. Haloperidol, Levomepromacin, Morphin, Tramadol, Dimetinden, Amytriptilin, Biperiden.

Details zu den verschiedenen **Inkontinenzformen** sowie ihrer **Klinik und Therapie** s. Urologie [S. B620].

3.2 Instabilität/Frailty

> **DEFINITION** Unter Frailty (Gebrechlichkeit, Instabilität) versteht man einen **altersassoziierten Abbau** körperlicher und kognitiver Funktionen und eine damit verbundene **zunehmende Vulnerabilität** gegenüber Erkrankungen und deren psychosozialen Folgen.

Gebrechlichkeit ist ein physiologischer Status mit verminderter Reservekapazität und kumulativer Dysregulation der physiologischen Systeme. Dieses Frailty-Syndrom entzieht sich in vielen Teilen den üblichen diagnostischen Maßnahmen, führt jedoch aufgrund seiner Vielschichtigkeit unbehandelt zu einem progredienten Verlust von Selbstständigkeit. Das multidimensionale geriatrische Assessment [S. C689] stellt den effizientesten Weg dar, die vielschichtigen (medizinischen, psychosozialen und/oder funktionellen) Probleme und Ressourcen des gebrechlichen geriatrischen Patienten zu erfassen. 4 wichtige Aspekte der Gebrechlichkeit sind Malnutrition, Dysphagie, Exsikkose und Dekubitus.

3.2.1 Malnutrition

> **DEFINITION** Ungleichgewicht zwischen Nahrungszufuhr und Nahrungsbedarf, wobei das Spektrum vom Untergewicht bis zum Übergewicht reicht.

Epidemiologie: Malnutrition ist im Alter sehr überwiegend mit Untergewicht verbunden und dann meist in Kombination mit einer Fehlernährung. Die Prävalenz reicht je nach der untersuchten Studienpopulation von

16 % bei ansonsten gesunden, zu Hause lebenden Senioren bis zu über 50 % bei Pflegeheimbewohnern.

Ätiologie: Die altersphysiologischen Veränderungen der Körperzusammensetzung führen dazu, dass standardisierte Nahrungsempfehlungen für jüngere und mittelalte Erwachsene nicht problemlos auf ältere Patienten übertragen werden können. Man unterscheidet bei der Entwicklung einer Malnutrition organische Ursachen von medikamentösen und funktionellen Ursachen. **Organische Ursachen** sind die normale altersbedingte Abnahme des Geschmacks- und Geruchssinnes, eine Verringerung der Hunger- und Durstempfindlichkeit sowie eine Verminderung des Energiebedarfs. Pathologisch-organische Faktoren sind u. a. eine unzureichende zahnärztliche/prothetische Versorgung, Erkrankungen des Gastrointestinaltraktes, Schluckstörungen, konsumierende Erkrankungen wie Malignome, kardiale Erkrankungen oder Leberzirrhose. Zu den **medikamentösen Ursachen** zählen Opiate, Antibiotika, Laxanzien, Chemotherapeutika sowie Analgetika. Diese Medikamente führen direkt oder indirekt zu Appetitlosigkeit mit konsekutiver Reduktion der Nahrungszufuhr. Zu den **funktionellen Ursachen** für Malnutrition zählen soziale Faktoren wie Vereinsamung, Armut oder hauswirtschaftliche Inkompetenz. Ebenso spielen psychische Faktoren wie Depression, Demenz und Alkoholabusus eine wichtige Rolle.

Diagnostik: Die einfachste Screening-Maßnahme zur Abschätzung von Normalgewicht versus Unter- bzw. Übergewicht ist die Erfassung von Körpergewicht und Körpergröße und die Bestimmung des **Body-Mass-Index** (BMI = Körpergewicht in kg/[Größe in m]²).

Während im jüngeren Lebensalter hinsichtlich Minderung von kardiovaskulären Risikofaktoren eher ein Normalgewicht bis ein leichtes Untergewicht zu favorisieren ist, ist ab dem ca. 75. Lebensjahr ein leichtes Übergewicht (BMI 25–30 kg/m²) anzustreben, da dies zum Schutz vor Morbidität und Mortalität beiträgt.

Das bekannteste und am häufigsten eingesetzte Assessmentinstrument zur Erfassung einer Malnutrition ist der **Mini-Nutritional-Assessmenttest** (MNA [S. C692]).

Therapie: Optimal wäre, eine Malnutrition gar nicht erst entstehen zu lassen. Aufgrund der Heterogenität der Ursachen gibt es kein einheitliches Therapiekonzept in der Geriatrie. Als sehr sinnvoll hat sich der Einsatz einer **Ernährungsberatung** erwiesen, da in diesem Rahmen die individuellen Bedürfnisse erfasst und gezielt erfüllt werden können. Durch Erstellung eines **Tellerprotokolls** kann der Ernährungsberater Hinweise auf das Vorliegen einer Unterversorgung erlangen und mit dem Patienten gemeinsam die Gründe eruieren. Durch **stärkeres Würzen** der Speisen oder stärkeres Süßen kann dem reduzierten Geschmacksempfinden des älteren Menschen begegnet werden. Ebenso können ansprechende Zubereitungsweisen sowie die Einnahme der Speisen in einem **sozialen Rahmen** die Nahrungsaufnahme enorm steigern. Aufgrund der verminderten Nährstoffaufnahme im Alter ist besonders der Einsatz von nährstoffdichten Speisen zu bevorzugen.

In Akutsituationen, z. B. bei Koma, Schlaganfall oder schweren, prinzipiell reversiblen Erkrankungen, kann eine **passagere, parenterale Ernährung** sinnvoll sein.

> **MERKE** Grundsätzlich gilt es jedoch, eine enterale Ernährung der parenteralen Ernährung vorzuziehen.

Daher muss bei Schluckstörungen oder komatösen Bewusstseinszuständen sehr rasch (wenige Tage!) abgeschätzt werden, inwiefern ggf. eine enterale Ernährung z. B. durch perkutane endoskopische Gastrostomie (PEG) indiziert ist. Diese Entscheidung bedarf einer individuellen kritisch-ethischen Abwägung.

3.2.2 Dysphagie

Dysphagie tritt bei ca. 16 % aller Menschen über 60 Jahre auf, bei 80 % der Patienten mit einem Schädel-Hirn-Trauma sowie bei 50 % der Patienten mit einem frischen Schlaganfall. Bei einem Drittel dieser Patienten bleibt die Schluckstörung bestehen. Die Hauptkomplikation von Dysphagie ist die Aspiration mit der Folge einer Aspirationspneumonie, die eine der häufigsten Todesursachen im Zusammenhang mit einem Schlaganfall darstellt.

3.2.3 Exsikkose

Ursächlich sind meist das mit zunehmendem Lebensalter nachlassende Durstgefühl und die dadurch geringere Flüssigkeitsaufnahme bei älteren Patienten. Wenn der Patient zudem, z. B. bei Herzinsuffizienz, mit Diuretika behandelt wird oder ein fieberhafter Infekt, ein Diabetes mellitus oder eine kognitive Störung besteht, entgleist der Flüssigkeitshaushalt schnell und es kommt zur Exsikkose. Grundsätzlich ist die Niere des älteren Patienten in der Lage, eine Homöostase von Körperflüssigkeit und Elektrolythaushalt aufrechtzuerhalten, allerdings ist – typisch für eingeschränkte Reservekapazität – die Fähigkeit zur Anpassung der Nierenfunktion an die Exsikkose eingeschränkt.

Klinisch imponieren stehende Hautfalten, eine reduzierte Urinausscheidung und höher konzentrierter Harn.

In den meisten Fällen muss eine **intravenöse Rehydrierung** erfolgen durch Gabe von isotonischer Kochsalzlösung oder einer Vollelektrolytlösung (z. B. Ringer-Lösung). Bei nicht bekannter kardialer Leistungsfähigkeit sollten maximal 1–1,5 l in 24 h substituiert werden.

3.2.4 Dekubitalgeschwüre

> **DEFINITION** Läsionen der Haut und des Unterhautfettgewebes aufgrund von lokalen Störungen der Mikrozirkulation.

Ätiologie und Epidemiologie: Zu den Hauptrisikofaktoren zählen das Alter, Immobilität sowie Malnutrition. Die Prävalenz in Krankenhäusern wird auf 15 % geschätzt, in

Pflegeheimen auf bis zu 30%. Die 3 Hauptfaktoren, die bei der Entwicklung eines Dekubitalgeschwürs eine Rolle spielen, sind Druck, Reibung und Scherkräfte. In der geriatrischen Pflege kommen zur Erfassung des Dekubitusrisikos [S.C692] regelmäßig die Braden-Skala sowie die Norton-Skala zum Einsatz.

Klinik: Typische Prädilektionsstellen sind die Sakralregion, die Fersen und die Trochanteren. Dekubitalgeschwüre lassen sich in **4 Stadien** einteilen: von einer scharf umgrenzten Rötung, die sich nicht wegdrücken lässt (Stadium 1) über eine Schädigung der obersten Hautschicht mit oder ohne Blasenbildung (Stadium 2) bis hin zu einer schwarzen Nekroseschicht (Stadium 3), die bei einem offen liegendem Knochen in eine Osteomyelitis münden kann (Stadium 4).

Therapie:

> **MERKE** Die effektivste Dekubitusbehandlung beinhaltet die **Vermeidung durch Prophylaxeprogramme**.

Dazu wurde ein deutschlandweiter Expertenstandard „Dekubitusprophylaxe in der Pflege" entwickelt. Die Hauptsäulen dieser Maßnahme beruhen auf Lagerung zur Druckentlastung sowie Identifikation und Behandlung von Dekubitusrisikofaktoren (s. o.).

Sowohl in der Prävention als auch in der Therapie eines Dekubitalgeschwürs ist die ==möglichst vollständige Druckentlastung== das Hauptprinzip, um auf diese Weise die Durchblutung zu verbessern. Zu den lokaltherapeutischen Maßnahmen zählt das **Wunddébridement**. Eine anschließende **feuchte Wundbehandlung** ist für den Behandlungserfolg essenziell, weil auf diese Weise Reinigungsphase, Granulationsphase und Reepitelialisierungsphase erfolgreich durchlaufen werden können. Bei einer systemischen Infektion infolge eines Dekubitus muss eine **systemische Antibiose** erfolgen, da lokale Antibiotika sich nicht als effektiv erwiesen haben.

3.3 Immobilität

Zur Entwicklung eines Immobilitätssyndroms führen nicht nur Erkrankungen des Bewegungsapparates, sondern auch demenzielle Entwicklungen, neurologische Erkrankungen, rezidivierende Stürze sowie iatrogene Ursachen (Bettruhe, Fixierung, sedierende Medikamente). Zu den Komplikationen des Immobilitätssyndroms gehört der frühzeitige Verlust an Muskelkraft durch Muskelatrophie, orthostatische Hypotonie sowie Störungen der Körperwahrnehmung durch zu weiche Lagerungen. Weitere Folgen der Immobilität sind ein kataboler Stoffwechsel, die Entwicklung von Kontrakturen und Dekubitalgeschwüren sowie Depressionen.

> **MERKE** Als Faustregel gilt: 1 Tag Liegen bedeutet 3 Tage Üben zum Rückerlangen von Kraft und Mobilität.

3.3.1 Sarkopenie

> **DEFINITION** Altersassoziierter Verlust an skelettaler Muskelmasse.

Der biologische Hintergrund für Sarkopenie ist bis heute nicht vollständig geklärt, doch ist davon auszugehen, dass es sich um einen altersphysiologischen Prozess handelt, da auch gut trainierte Athleten an einem altersassoziierten Muskelmassenverlust leiden. Im Rahmen epidemiologischer Studien konnte gezeigt werden, dass regelmäßiges körperliches Training sowie gezieltes Krafttraining den altersassoziierten Verlust an Muskelmasse reduzieren können.

3.3.2 Sturzsyndrom

> **DEFINITION** Unter Sturz versteht man ein unerwartetes Ereignis, bei dem der Betroffene auf dem Boden oder einer niedrigeren Ebene zu liegen kommt (Definition: Prevention of Falls Network Europe = ProFaNE).

Epidemiologie und Ätiologie: Etwa ein Drittel der über 65-jährigen Menschen stürzt jedes Jahr, die Hälfte davon sogar mehrmals. Die Prävalenz nimmt mit dem Alter proportional zu, wobei der Frauenanteil höher ist.

Zu den **Risikofaktoren** von Stürzen zählen die Muskelschwäche in den Beinen, eine positive Sturzanamnese, Gang- und Gleichgewichtsdefizite, optische Defizite sowie kognitive und funktionelle Beeinträchtigungen.

Klinik: Die Haltung des Gleichgewichts ist ein komplexer Vorgang, der abhängig ist vom Sehvermögen, von der vestibulären und peripheren Reizverarbeitung, neuromuskulären Reaktionen und zentraler Koordinierung. Aufgrund altersphysiologischer Veränderungen in allen diesen genannten Bereichen nimmt die Gangsicherheit im Alter ab. Das Gangbild des älteren Patienten ist gekennzeichnet durch eine reduzierte Schrittlänge sowie eine verlängerte Doppelstandphase mit verringertem Mitschwingen der Arme.

Diagnostik: Neben einer ausführlichen körperlichen Untersuchung ist die eingehende Erhebung einer **Sturzanamnese** besonders wichtig. Die im Rahmen des multidimensionalen geriatrischen Assessments erhobenen Informationen in Bezug auf Gangstabilität und Sturzgefahr [S.C690] lassen eine genauere Abschätzung des Sturzrisikos zu. Zusätzliche Laboruntersuchungen geben Hinweise auf eventuelle intrinsische oder metabolische Ursachen (Hyperglykämien, Anämien oder Dehydratation).

Therapie: Die Therapie des Sturzsyndroms beruht neben einer Sanierung der Grundkrankheit auf präventiven Maßnahmen. Aufgrund der multifaktoriellen Genese des Sturzsyndroms ist auch der präventive Ansatz multifaktoriell angelegt. Die empfohlenen Maßnahmen umfassen eine Überprüfung der laufenden Medikation, ein Balance- und Gehtraining, eine Überprüfung der Blutdruckregulation, ein gezieltes Muskelaufbautraining sowie Programme zum Balancetraining (z. B. Tanzen oder Tai-Chi). Weitere Maßnahmen umfassen die Elimination häuslicher Sturzhindernisse (z. B. Teppichkanten), adäquates Schuhwerk sowie die Verordnung von Hilfsmitteln (Rollator, Stock, Hüftprotektoren).

3.4 Intellektueller Abbau

3.4.1 Delir

Ursachen können kardiopulmonal oder vaskulär, traumatisch oder operationsbedingt, metabolisch oder medikamentös sein (s. Psychiatrie [S. B1036]).

Klinik: Kennzeichnend für ein Delir sind Agitations- und Bewusstseinsstörung mit Reduktion des abstrakten Denkvermögens und des Kurzzeitgedächtnisses. Die Symptome entwickeln sich i. d. R. akut über einen Zeitraum von Stunden bis wenigen Tagen (Assessment [S. C690]). Im Unterschied zur Demenz ist ein Delir reversibel, kann jedoch auch aggravierend bei einem demenziellen Syndrom zusätzlich auftreten. Hält ein postoperativ auftretendes Delir über längere Zeit (ca. 1 Woche) an, so spricht man von einem postoperativen kognitiven Defizit (POCD).

Therapie: Aufgrund der Gefährdung durch **lebensbedrohliche vegetative Entgleisungen** muss die Therapie unter kontinuierlicher Überwachung der Vitalfunktionen erfolgen.

Grundsätzlich gliedern sich die therapeutischen Optionen in die 4 Bereiche ätiologische Behandlung, symptomatische Behandlung mit Einsatz von antidopaminerger Medikation (z. B. Haloperidol), Allgemeinmaßnahmen wie Milieutherapie mit Orientierungshilfen sowie primäre und sekundäre Prävention.

Weitere Details zu Klinik und Therapie s. Psychiatrie [S. B1036].

3.4.2 Demenz

Epidemiologe und Ätiologie: 5 % der über 65-Jährigen und mehr als 20 % der über 80-Jährigen leiden an einer schweren Demenz. Die Ursachen von Demenzen sind vielfältig (s. Neurologie [S. B937]). Im höheren Lebensalter überwiegen vaskuläre Formen (20 % aller Demenzerkrankungen) und neurodegenerative Formen (10 %).

Abzugrenzen ist auch die **depressive Pseudodemenz** (Herabsetzung der kognitiven Leistungsfähigkeit im Rahmen einer schweren Depression). Diese Patienten klagen häufig über Vergesslichkeit und Konzentrationsstörungen, welche jedoch i. d. R. reversibel sind und nur bei sehr schweren depressiven Verläufen zu dauerhaften kognitiven Einbußen führen können. Die Kommunikation der Defizite unterscheidet den depressiven pseudodementen Patienten vom „echten" Demenzpatienten.

Klinik: Allen demenziellen Entwicklungen gemeinsam sind Gedächtnisstörungen sowie weitere psychiatrische Begleitsymptome wie z. B. Depressivität, nächtliche Unruhe, Weglauftendenz, Halluzinationen oder Aggressivität. Der Schweregrad einer Demenz lässt sich nach der Reisberg-Skala in 7 Klassen einteilen:
- Klasse I: ohne Symptome
- Klasse II: Vergesslichkeit
- Klasse III: Versagen bei komplexeren Aufgaben in Beruf und Gesellschaft
- Klasse IV: Hilfe bei schwierigen Aufgaben des täglichen Lebens, z. B. Einkaufen
- Klasse V: Hilfe bei der Auswahl von Kleidung
- Klasse VI: Hilfe bei Ankleiden, Baden oder Toilettengang
- Klasse VII: Störungen des Sprechvermögens sowie der Mobilität.

Therapie: Die ursächliche Behandlung einer kognitiven Einschränkung ist stark begrenzt. In lediglich 10 % der Fälle einer demenziellen Entwicklung findet man eine behandelbare Ursache.

Prophylaxe: Zur Demenzprophylaxe sind Maßnahmen zur Förderung der körperlichen und geistigen Aktivität geeignet. Ebenso müssen kardiovaskuläre und zerebrovaskuläre Risikofaktoren konsequent gemieden und behandelt werden.

Weitere Details zu Klinik und Therapie der verschiedenen Demenzformen s. Neurologie [S. B937].

3.4.3 Pseudodemenz bei Depression

Hierbei handelt es sich um eine Herabsetzung der kognitiven Leistungsfähigkeit im Rahmen einer schweren Depression. Die Pseudodemenz stellt eine wichtige Differenzialdiagnose zu depressiven Syndromen dar (s. Psychiatrie [S. B938]). Therapeutische Maßnahmen umfassen hier das Erkennen und Behandeln der zugrunde liegenden Depression. Neben medikamentösen Maßnahmen haben sich auch psychotherapeutische Verfahren und Kombinationen aus beiden bewährt.

3.5 Insomnie

Altersphysiologie des Schlafes: Der normale Schlaf unterteilt sich in 2 Phasen: REM-Phase (Rapid Eye Movement) und Non-REM-Phase (mit Gleichschlaf und Tiefschlaf). In der ersten Nachthälfte befindet man sich im Tiefschlaf (25 %), in der zweiten Nachthälfte überwiegend im Leichtschlaf (45 %) sowie im REM-Schlaf (25 %). Die restlichen 5 % sind Wachzeiten. Im Alter nehmen die REM-Phasen mit der Gesamtschlafdauer ab. Dafür verlängert sich die Einschlaflatenz, und die Wachphasen werden häufiger (> 5 %).

Ätiologie: Ursachen für Schlafstörungen sind mannigfaltig: Neben Medikamenten spielen psychische Belastungen sowie organische oder psychische Erkrankungen ebenso eine Rolle wie reduzierte geistige und körperliche Aktivität. Umgebungsfaktoren sind ebenfalls nicht zu unterschätzen.

Diagnostik: Eine leitliniengerechte Diagnostik von Schlafstörungen umfasst auf der Stufe 1 die Basisdiagnostik mit Anamnesegespräch, auf der Stufe 2 die Durchführung von Laboranalyse, EKG und EEG sowie eine ggf. notwendige interdisziplinäre Vorstellung (HNO, Psychiatrie, Innere Medizin). Bei begründetem Verdacht auf das Vorliegen eines Schlaf-Apnoe-Syndroms erfolgen Spezialuntersuchungen wie ein ambulantes Apnoe-Screening oder auch eine Polysomnografie im Schlaflabor.

Therapie: Die nichtmedikamentösen Therapiemöglichkeiten umfassen Aufklärung und Beratung der Patienten mit der Vermittlung einer Schlafrestriktion tagsüber sowie die Schaffung schlaffördernder Umweltbedingungen. Bei den medikamentösen Therapiemöglichkeiten gilt es, die altersphysiologischen Organveränderungen zu beachten. So können bei Einschlafstörungen sog. Nicht-Benzodiazepine gut zum Einsatz kommen, da sie nur kurz wirksam sind und keinen Hangover verursachen. Bei Durchschlafstörungen kann vorübergehend (!) auch die Gruppe der Benzodiapezine zum Einsatz kommen, die jedoch aufgrund der Hangover-Gefahr sowie der Entwicklung von Abhängigkeit nicht zur dauerhaften Therapie geeignet sind.

Seit einiger Zeit steht ein Melatonin-Agonist zur Verfügung, der – wie das Hormon Melatonin – in ausreichender Dosis ein Gefühl von Müdigkeit hervorrufen kann. Das Präparat ist zugelassen für die primäre Insomnie bei über 55-Jährigen als Monotherapie und sollte über mindestens 3 Wochen eingenommen werden, bevor ein Therapieerfolg überprüft werden kann.

Es gibt bisher keine Studien über den Einsatz von Melatonin an einem rein geriatrischen Patientengut. Ein Therapieversuch bei Patienten ohne Nieren- und Leberinsuffizienz ist jedoch bei therapierefraktärer Insomnie zu erwägen. Zu beachten ist der hepatische Abbau von Melatonin über Cytochrom P 450 1A (CYP1A), weswegen es nicht in Kombination mit anderen Substraten dieses Enzyms (z. B. Fluvoxamin) verabreicht werden darf.

Weitere Details zu Formen von Schlafstörungen und Therapiemöglichkeiten s. Psychiatrie [S. B1058].

3.6 Iatrogene Erkrankungen im Alter

Eine große Rolle bei alten Menschen spielt in diesem Zusammenhang die **Polymedikation**. Altersphysiologische Veränderungen in der Körperzusammensetzung führen zu einer veränderten Pharmakokinetik, sodass das Medikamentenmanagement an Bedeutung gewinnt. Insbesondere Benzodiazepine, Diuretika, nichtsteroidale Antirheumatika, Betablocker, Antidiabetika, trizyklische Antidepressiva und Neuroleptika sind oft mit vermeidbaren unerwünschten Nebenwirkungen beim alten Patienten assoziiert. Um Wechselwirkungen zwischen den verordneten Medikamenten sowie eine unnötige Mehrfachmedikation vermeiden zu können, ist eine **genaue Dokumentation** der Medikamente eines jeden Patienten zwingend erforderlich. Diese Dokumentation sollte in enger Zusammenarbeit mit einer festen Apotheke erfolgen und möglichst in der Hand eines Arztes (Hausarzt) verbleiben. Ein zukunftsweisender Ansatz, um Fehleinnahmen zu vermeiden, ist die **Verblisterung** (für jeden Patienten individuelle Zusammenstellung und Verpackung) von Arzneimitteln durch Apotheken.

4 Häufige Erkrankungen im Alter

4.1 Diabetes mellitus

In diesem Kapitel werden generell nur die **altersrelevanten Aspekte** der aufgeführten Erkrankungen behandelt. Ausführliche Erläuterungen siehe unter den jeweiligen Fachrichtungen.

Der **Typ-2-Diabetes** ist die häufigste Diabetesform des älteren Menschen. Jedoch kann bei etwa 10 % der älteren Menschen auch eine Erstmanifestation eines sog. **LADA-Diabetes** (Latent Autoimmune Diabetes in the Adult) vorliegen, also eine Art spät manifestierter Typ-1-Diabetes. Näheres zu Pathogenese, der klinischen Symptomatik und den Folgeerkrankungen s. Endokrines System und Stoffwechsel [S. A346].

Durch die **Behandlung der kardiovaskulären Risikofaktoren** und die damit verbundene bessere Blutdruckeinstellung lassen sich auch geriatrische Syndrome verbessern:

- Verbesserung der Dranginkontinenz durch geringere Harnflut
- Verbesserung von Retinopathie, Visus und Hörvermögen
- Verbesserung der Kognition bei demenziellen Erkrankungen und Minderung von Depressionen, sodass dadurch wiederum die Compliance des Patienten verbessert werden kann.

Schulungsmaßnahmen haben auch für den alten Diabetiker Relevanz, sofern sie – wie die sog. „**strukturierte geriatrische Schulung**" (SGS) – auf die Bedürfnisse des geriatrischen Diabetikers zugeschnitten sind. Zur **oralen antidiabetischen Medikation** können mit Ausnahme von DPP-4-Inhibitoren (Hemmung der Dipeptidylpeptidase IV; bisher keine Studien bei älteren Patienten) alle bekannten Medikamente unter Berücksichtigung der altersphysiologisch geänderten Pharmakodynamik (z. B. eingeschränkte Nierenfunktion) eingesetzt werden. Auch die Strategien der Insulintherapie beim älteren Patienten decken sich prinzipiell mit denen für jüngere Patienten. Weitere Details s. Endokrines System und Stoffwechsel [S. A346].

4.2 Periphere arterielle Verschlusskrankheit (pAVK)

Die pAVK ist die **häufigste arterielle Gefäßkrankheit** und zu 90 % auf eine Arteriosklerose zurückzuführen. Circa 3 % der über 60-Jährigen leiden an einer symptomatischen pAVK, wobei die Häufigkeit mit zunehmendem Alter ansteigt. Ältere Patienten mit einer peripher-arteriellen Verschlusskrankheit weisen zu einem hohen Prozentsatz gleichzeitig koronare und zerebrovaskuläre Erkrankungen auf. Da bei einem Drittel aller Patienten mit pAVK die Erkrankung asymptomatisch auftritt, ist es wichtig, entsprechende Screening-Untersuchungen durchzuführen (Dopplerdruckmessung). Details zur pAVK s. Gefäße [S. A100].

4.3 Herzinsuffizienz

Die Prävalenz der Herzinsuffizienz nimmt mit dem Alter zu. Sie ist mit einer Prävalenz von 2 % der 60-Jährigen und 10 % der über 80-Jährigen eine der häufigsten internistischen Erkrankungen. Die wichtigsten Risikofaktoren im höheren Alter sind die arterielle Hypertonie und Klappenvitien.

Trotz einer breiten Palette kardialer Medikationsoptionen gehören die **ACE-Hemmer** zu einer der wenigen Substanzklassen, bei denen auch Studien durchgeführt wurden, in denen Patienten über 65 Jahre miteinbezogen waren. Für Näheres zur Therapie s. Herz-Kreislauf-System [S. A28].

Der Einsatz von **oralen Antikoagulanzien** sollte bei chronischem oder intermittierendem **Vorhofflimmern** auch beim älteren Patienten in Erwägung gezogen werden, da das intrazerebrale Blutungsrisiko im Vergleich zum Thromboembolierisiko deutlich geringer ist. Limitierende Faktoren beim Einsatz von oralen Antikoagulantien sind rezidivierende Stürze, Medikamenteninteraktionen oder ein desolater venöser Gefäßstatus, der engmaschige Gerinnungskontrollen unmöglich macht. Das Alter zählt nicht dazu.

4.4 Schlaganfall (Apoplex cerebri)

Details zum Krankheitsbild s. Neurologie [S. B951].

Klinik und Diagnostik: Obwohl sich die klinische Symptomatik nicht wesentlich von jener bei jüngeren Patienten unterscheidet, geschieht es immer wieder, dass eine entsprechende Symptomatik beim älteren Patienten nicht erkannt und demzufolge auch nicht adäquat reagiert wird. Daher ist eine Sensibilisierung von Angehörigen und Altenpflegekräften dringend notwendig, um eine zügige Behandlung nicht künstlich hinauszuzögern.

Diagnostisch kann bei Vorliegen einer Patientenverfügung oder Fehlen jeglicher therapeutischer Konsequenzen (also wenn die Therapie mehr Schaden als Nutzen brächte) auch eine Abweichung vom leitliniengerechten Management vertretbar sein.

Therapie: Grundsätzlich sollte die akute Therapie des Schlaganfalls nach den **Leitlinien der Fachgesellschaft** für Neurologie erfolgen. Auch wenn eine **Lysetherapie** infolge fehlender entsprechender Studien beim alten Patienten noch nicht zugelassen ist, so konnte im „Off-Label-Use" auch im höheren Lebensalter eine komplette Wiederherstellung der Funktion erreicht werden.

Wesentlicher therapeutischer Faktor nach einem Schlaganfall ist die **frühzeitige Einleitung rehabilitativer Maßnahmen**, weswegen das therapeutische Team hier eine wesentliche Rolle spielt. Die Therapie ist multidimensional und umfasst neben aktivierenden Pflegemaßnahmen auch ergotherapeutische, physiotherapeutische, logopädische und neuropsychologische Maßnahmen. Das Bobath-Konzept ist im Zusammenhang mit neuropsychologischen Störungen nach einem Schlaganfall ein wichtiges Pflege- und Therapiekonzept für Patienten mit Lähmungen. Im Gegensatz zu anderen Methoden fokussiert es nicht auf eine Kompensation der Lähmungen, sondern auf das Wiedererlangen verlorener Bewegungsfähigkeiten. Dies führt bei einer intensiven Mitarbeit des Patienten zu einer deutlichen Verbesserung der Alltagskompetenz.

Eine ggf. bestehende **Dysphagie** [S. C691] muss abgeklärt und die Ernährung entsprechend umgestellt werden.

Sekundärprävention: Beeinflussbare Risikofaktoren sind Blutdruck, Blutzucker und Cholesterinwerte, die möglichst gut eingestellt werden sollten. Ebenso wichtig sind die Meidung von Alkohol und Nikotin, regelmäßige, ausreichende körperliche Bewegung, Reduktion von Übergewicht und Stress sowie eine obst- und gemüsereiche gesunde Ernährung.

4.5 Morbus Parkinson

Details s. Neurologie [S. B931].

Die **Therapie geriatrischer Parkinson-Patienten** basiert auf der **interdisziplinären Kombination** von Ergotherapie, Physiotherapie, Logopädie und rehabilitativer Pflege in Verbindung mit Pharmakotherapie. Bei multimorbiden geriatrischen Patienten ist es wichtig, die **regelmäßige Einnahme der Parkinson-Medikation** zu beachten. Abweichungen davon können z. B. durch ein infektassoziiertes Delir, eine Exsikkose oder eine perioperative Pausierung bedingt sein. Hier gilt es, ggf. auf eine Applikation durch Magensonde oder eine passagere intravenöse Amantadingabe umzustellen, bis eine ausreichende orale Zufuhr wieder möglich wird. Eine Unterbrechung der Parkinson-Medikation kann bereits innerhalb weniger Stunden zu einer Verschlechterung der neurologischen Gesamtsituation führen, die über zunehmende Immobilität bis zu einer akinetischen Krise führen kann.

4.6 Normaldruckhydrozephalus

Der Normaldruckhydrozephalus (s. Neurologie [S. B926]) gilt bei geriatrischen Patienten mit Gangstörungen als wichtige Differenzialdiagnose. Er ist gekennzeichnet durch die Trias **Gangstörung** mit Sturzneigung, **Dranginkontinenz** und **demenzielle Entwicklung**. Mittels nativer CT kann die Diagnose schnell bestätigt werden.

Die **Therapie** sieht beim Fehlen von Hirndruckzeichen eine entlastende Liquorpunktion von 30–50 ml vor, die unmittelbar zu einer deutlichen Verbesserung der Gehprobe führt. Längerfristig muss individuell die Anlage eines ventrikulären Shunts erwogen werden.

4.7 Osteoporose

Die **Therapie** der Osteoporose in der Geriatrie orientiert sich an der Leitlinie für die Behandlung von Osteoporose beim Erwachsenen (s. Orthopädie [S. B239]). Für die Geriatrie ist die adäquate Behandlung einer Osteoporose insofern von Relevanz, als sie die Frakturrate nach Stürzen nachweislich mindert. Um die Fallneigung geriatrischer Patienten mit Osteoporose zusätzlich zu reduzieren, ist der Einsatz von Hilfsmitteln zu empfehlen. Deren selbstständiger Gebrauch sollte mit dem Patienten gut eingeübt werden.

4.8 Zahnmedizinische Probleme

Trotz strikter Trennung der zahn- von der humanmedizinischen Ausbildung und einer bisher nicht routinemäßig etablierten Kooperation im klinischen Alltag zwischen diesen beiden Fachgebieten zeigt die Geriatrie in besonderem Maße, wie wichtig eine effektive Zusammenarbeit zwischen Zahnmedizinern und Humanmedizinern ist. Die **Gerodontologie** als eigenständiger Zweig der Zahnmedizin beschäftigt sich mit Problemen der Mundgesundheit, dem Zahnstatus und der Kaufunktion im Alter.

Zu den wichtigsten zahnmedizinischen Erkrankungen im Alter gehört die **Parodontitis**, die der häufigste Grund für den Zahnverlust im Alter ist. Prädisponierend ist eine vergrößerte Tiefe der Zahnfleischtaschen bei den über 60-jährigen Patienten.

Ein weiteres wichtiges gerostomatologisches Syndrom ist die **Xerostomie** (Mundtrockenheit), welche beim älteren Patienten zu Kaubeschwerden, Geschmacksverlust und vor allem zu einem erhöhten Karies- und Parodontitis-Risiko führt. Therapeutische Maßnahmen umfassen die Speichelstimulation, die Erhöhung der täglichen Trinkmenge, das Lutschen zuckerfreier Bonbons sowie das Kauen zuckerfreier Kaugummis.

Ebenfalls wichtig ist die **Wurzelkaries**. Das im Alter erhöhte Wurzelkariesrisiko ist eng verknüpft mit den Grunderkrankungen des Patienten, dem Vorliegen einer Xerostomie und den Ernährungsgewohnheiten. Hier stehen invasive und nichtinvasive Therapiemaßnahmen zur Verfügung.

Bei der Therapie all dieser gerostomatologischen Erkrankungen sind neben der Compliance des Patienten auch die Motivation und **Einbeziehung betreuender Angehöriger** für den Behandlungserfolg wesentlich.

4.9 Anämien, Koagulopathien und Tumorerkrankungen

4.9.1 Anämien

Details s. Blut und Blutbildung [S. A139].

Epidemiologie und Ätiologie: Anämie hat im Alter eine hohe Prävalenz, die unter hospitalisierten geriatrischen Patienten sogar einen Anteil von bis zu 40 % hat. Trotz ihrer hohen Prävalenz ist sie nicht als eine durch das Alter selbst bedingte Erkrankung anzusehen, sondern häufig durch chronisch-konsumierende maligne bzw. inflammatorische Erkrankungen (Anemia of chronic disease) sowie Eisenmangel bedingt. Weitere Ursachen sind u. a. Folsäure- und Vitamin-B_{12}-Mangel, myelodysplastische Syndrome und chronische Niereninsuffizienz (renale Anämie). Da die Anämie im Alter mit einer nachweislich erhöhten Morbidität und Mortalität verbunden ist, ist eine adäquate Diagnostik zur effektiven Therapieeinleitung essenziell.

Pathogenese: Mit zunehmendem Alter nimmt die Reservekapazität der Hämatopoese ab. Dies hat zur Folge, dass im Falle eines erhöhten Bedarfs an medullärer Blutproduktion (z. B. postoperativ) eine adäquate Antwort erst verzögert erfolgt und der Patient einige Zeit in einem erythropoetischen Defizitzustand (Anämie) verharrt. Hinsichtlich der Komorbiditäten eines geriatrischen Patienten wie beispielsweise peripher-arterieller Verschlusskrankheit, koronarer Herzkrankheit oder zerebrovaskulärer Insuffizienz kann ein Mangel an Sauerstoffträgern zu einer massiven Verschlechterung des Gesamtzustands führen.

Diagnostik: Die diagnostischen Maßnahmen zur Erfassung einer Anämie im Alter unterscheiden sich nicht von denen bei jüngeren Patienten. Hinsichtlich therapeutischer Relevanz und des möglichen Vorliegens einer Patientenverfügung kann im individuellen Fall auf die Durchführung stark invasiver Maßnahmen (Knochenmarkpunktion) verzichtet werden.

Therapie: Ebenso wie bei jüngeren Patienten gilt es primär, die der Anämie zugrunde liegende Erkrankung zu behandeln. Besonderes Augenmerk muss jedoch auf das Auftreten typischer altersassoziierter sekundärer Anämien gelegt werden, wie z. B. der sideroblastischen Anämie, die einen Therapieversuch mit 3×200 mg Pyridoxin (Vitamin B_6) täglich rechtfertigt. Weiterhin müssen Formen des myelodysplastischen Syndroms, wie das 5q-Minus-Syndrom oder das Di-Guglielmo-Syndrom, abgeklärt werden, da sie supportive therapeutische Maßnahmen erfordern.

Im Zusammenhang mit Eisenmangelanämie hat sich die intravenöse Gabe von Eisenpräparaten beim älteren

Patienten auch im Hinblick auf eine Verbesserung der Herzinsuffizienz als wirksam erwiesen.

4.9.2 Koagulopathien im Alter

Zu Störungen der Blutgerinnung s. auch Blut und Blutbildung [S. A155].

Altersphysiologisch kommt es zu einer Zunahme von Gerinnungsfaktoren, besonders Faktor VII, Faktor VIII und Fibrinogen. Allerdings scheint diese Veränderung nicht mit einem erhöhten Risiko für Thrombosen einherzugehen. Dennoch bleibt das Alter als Risikofaktor für **Hyperkoagulabilität** bestehen.

Hämorrhagien sind im Alter keine Seltenheit. Ursächlich kommen neben Stürzen und Verletzungen oder gastrointestinalen Blutungen auch Erkrankungen des hämatopoetischen Systems vor: Die Immunthrombozytopenie (Morbus Werlhof) ist ein häufiger Grund für einen Thrombozytenmangel. Sie tritt vornehmlich in Assoziation mit Lymphomen, einer Vaskulitis oder auch medikamentös induziert auf.

Bei reiner Thrombozytopenie muss differenzialdiagnostisch auch an ein **myelodysplastisches Syndrom**, an eine disseminierte intravasale Gerinnung (**DIC**) oder an eine thrombotisch-thrombozytopenische Purpura (**TTP**, Morbus Moschkowitz) gedacht werden. Das erbliche **Von-Willebrand-Syndrom** kann sich oft auch erst im höheren Alter manifestieren, sodass bei größeren Blutungen ungeklärter Genese auch diese Erkrankung ausgeschlossen werden muss.

Eine weitere wichtige Differenzialdiagnose unklarer Blutungen im Alter ist die **Hemmkörperhämophilie** mit Antikörperbildung gegen Faktor VIII. Hierbei kommt es zu weitläufigen Blutungen, vor allem auch in Gelenke und Muskulatur, vergleichbar den Blutungen bei einer Hämophilie Typ A.

4.9.3 Tumorerkrankungen

Epidemiologie und Ätiologie: Tumorerkrankungen zeigen im Alter eine zunehmende Prävalenz. Als Gründe dafür werden gegenwärtig eine lange Tumorentwicklungsphase sowie eine altersassoziierte Abnahme der DNA-Reparaturmechanismen und eine Einschränkung der Immunkompetenz vor allem auf zellulärer Ebene diskutiert.

Dass Tumoren im Alter weniger aggressiv und langsamer wachsend sind, ist ein weitverbreiteter Irrtum. Tatsächlich gibt es Tumorerkrankungen, wie das Mammakarzinom, die mit einer altersassoziierten Minderung der Tumoraggressivität einhergehen. So finden sich bei älteren Mammakarzinom-Patientinnen oft günstigere histologische Typen, eine höhere Hormonrezeptorexpression und seltener Metastasen. Hingegen verläuft die Hodgkin-Erkrankung im Alter wesentlich aggressiver als bei jüngeren Patienten und weist auch einen ungünstigeren histologischen Befund auf. Auch akute Leukämien verlaufen im Alter schwerer als bei jüngeren Patienten. Als Grund dafür wird eine vermehrte Expression des Multi-Drug-Resistance-Gens diskutiert, die zu einem schlechteren Ansprechen auf chemotherapeutische Maßnahmen führt.

Therapie: Alter ist grundsätzlich kein Grund, einem Tumorpatienten eine entsprechende Therapie vorzuenthalten. Um den individuellen Ressourcen des therapiewilligen Patienten gerecht werden zu können, ist ein multidimensionales geriatrisches Assessment unabdingbar. Auf diese Weise kann ein **individuelles Therapieschema** erstellt werden, welches je nach Tumorentität und physiologischen Voraussetzungen des Patienten alle Möglichkeiten tumortherapeutischer Maßnahmen miteinschließen kann (Chemotherapie, Hormontherapie, Antikörpertherapie, Bestrahlung, Chirurgie). Einschränkend ist jedoch die Tatsache, dass für die meisten Tumorerkrankungen im Alter keine wissenschaftlichen Studien unter Einschluss älterer Patienten existieren. Demzufolge fehlen für die meisten Tumorentitäten auch klare Richtlinien für die Behandlung geriatrischer Tumorpatienten. Ausnahmen bilden die Richtlinien zur Therapie der chronisch-lymphatischen Leukämie sowie die Richtlinien zur Therapie des multiplen Myeloms.

4.10 Infektionen

Im Alter besteht eine erhöhte Neigung zu Infektionskrankheiten, welche auf einer altersphysiologischen **Verminderung der Immunabwehr** beruht. Diese ist zum einen bedingt durch einen zunehmenden Funktionsverlust adulter Stammzellen und zum anderen durch Komorbiditäten und Eiweißmangel.

Zu den häufigen Infektionserkrankungen im Alter gehören die **Lungenentzündung** (ambulant erworben, nosokomial oder aspirationsbedingt), die Infektionen der **unteren Harnwege**, die **Influenza**, die **Endokarditis** und die **Osteomyelitis**.

Beim **Fieber unklarer Genese** (FUO) finden sich in 35 % der Fälle ursächlich Infektionen, in 28 % eine rheumatische Erkrankung und in rund 20 % ein Malignom. In 10 % der Fälle lässt sich keine Ursache eruieren.

4.11 Polyarthrose

Aufgrund ihres chronisch-degenerativen Charakters gehört die Polyarthrose mit zu den Erkrankungen des Alters. Für die Geriatrie spielt sie in 2-facher Hinsicht eine wesentliche Rolle: Zum einen ist sie in den meisten Fällen mit einem **chronischen Schmerzsyndrom** assoziiert, welches über Schonhaltungen und Bewegungsmeidung zu einem **Immobilitätssyndrom** führen kann. Aus diesem Grund ist eine adäquate analgetische Einstellung einer Polyarthrose für den Mobilitätserhalt des geriatrischen Patienten von großer Relevanz. Zum anderen stellt die Arthrose eine große **Gefahr für die Selbstständigkeit** und Alltagstauglichkeit des älteren Patienten dar, da aufgrund degenerativer Veränderungen, besonders im Bereich der großen Gelenke (Kniegelenke, Hüftgelenke), die Mobilität akut bedroht wird.

Sofern ein konservativer Therapieversuch mit **analgetischer Medikation**, **Gewichtsreduktion** und **physiotherapeutischem Training** keine wesentliche Besserung erbringt, kann ein elektiver, operativer Eingriff mit Implantation eines **Gelenkersatzes** in Erwägung gezogen werden. Anschließend ist grundsätzlich eine geriatrisch-rehabilitative Maßnahme indiziert, um das neu geschaffene Potenzial an Mobilität für den Patienten auch voll ausschöpfen zu können.

4.12 Hüftfraktur

Hüftgelenknahe Brüche des Oberschenkelknochens zählen zu den häufigsten Verletzungen beim alten Menschen (Details zu Formen und Therapie der Hüftgelenkfrakturen s. Orthopädie [S.B301]). Für die Betroffenen stellen sie eine wesentliche **einschneidende Veränderung** ihrer sozialen und qualitativen Lebenssituation dar, da neben den akutmedizinischen Problemen, wie Schmerzen, auch die traumatische Erfahrung eines Sturzerlebnisses mit der dadurch verbundenen Enttäuschung über die Stabilität des eigenen Körpers verarbeitet werden muss.

Sehr häufig haben die älteren Patienten nach Sanierung ihrer Fraktur über einen langen Zeitraum Schwierigkeiten, einen Teil ihrer alten Mobilität zurückzugewinnen, da allein die Angstkomponente ein wesentliches Hindernis darstellt. Zudem ist die Mortalität bei den betroffenen Patienten erhöht und liegt bei 5% während der Hospitalisationsphase und bei ca. 25% im darauffolgenden Jahr. Bei den 75% der Patienten, die überleben, bleibt i. d. R. eine Einschränkung der Mobilität bestehen, die sie zumindest vom Gebrauch eines Hilfsmittels abhängig macht. Ein Großteil der Patienten bleibt auch im weiteren Verlauf pflegebedürftig. Dies stellt nicht nur ein Problem für die Betroffenen dar, sondern auch für Angehörige und für das Gesundheitssystem.

Um den Grad der Pflegebedürftigkeit weitestmöglich zu reduzieren, ist eine **frühzeitige enge interdisziplinäre Kooperation** zwischen Chirurgen, Geriatern und therapeutischem Team dringend erforderlich. Neben der Akutversorgung und der folgenden Rehabilitation ist zusätzlich Augenmerk zu legen auf die Evaluation des sturzauslösenden Ereignisses (u. a. Synkopendiagnostik) sowie auf eine angemessene Thromboembolieprophylaxe mit einer möglichst weitgehenden Mobilisierung. Zusätzlich gilt es, Prädispositionsfaktoren auszuschließen, wie z. B. eine Osteoporose, bzw. ggf. eine entsprechende Therapie einzuleiten.

5 Sozialmedizinisches Management im Alter

5.1 Versorgungsstrukturen

Im Vergleich zu den angelsächsischen Ländern begann die Entwicklung geriatrischer Versorgungsstrukturen in Deutschland verhältnismäßig spät: In den 60er-Jahren gab es nur vereinzelt geriatrische Einrichtungen in Deutschland, 1980 wurde das Albertinen-Haus in Hamburg als erste derartige Einrichtung mit Bundesmitteln gefördert. Dennoch benötigte die stationäre Geriatrie noch einige Jahre bis zum endgültigen Durchbruch. Gefördert wurde dies u. a. durch das Gesundheitsreformgesetz von 1989 („Rehabilitation vor Pflege") und die Entscheidung des Deutschen Ärztetages 1992 zur Einrichtung des fakultativen Weiterbildungsfaches „Klinische Geriatrie".

Da die Ausarbeitung der Geriatriekonzepte landesspezifisch erfolgt, ist die geriatrische Versorgungslandschaft in Deutschland regional unterschiedlich organisiert. Folgende Versorgungsformen sind etabliert:

Akutmedizinische Versorgung im Sinne einer Krankenhausbehandlung (§§ 108 u. 109 SGB V), inklusive der sog. **geriatrischen Frührehabilitation** (sie ist seit Inkrafttreten des Sozialgesetzbuches IX im Jahr 2001 Teil der akutstationären Behandlung).

Die Zuweisung der Patienten in die Akutgeriatrie erfolgt entweder über hausärztliche Einweisung, notfallmäßige Aufnahme oder eine Direktverlegung aus einem anderen Krankenhaus.

Geriatrisch-rehabilitative Behandlung (§ 111 SGB V), relativ neu auch **ambulant** im tagesklinischen Setting. Letztere ermöglicht den fitteren Patienten einen fließenden Übergang von stationärer Betreuung zurück in das häusliche Alltagsleben.

Eine ambulante oder stationäre geriatrische Rehabilitationsmaßnahme bedarf vor Antritt einer **Kostenübernahmeerklärung** durch den Kostenträger. Der **Antrag** kann durch den behandelnden Hausarzt oder den behandelnden Stationsarzt beim Kostenträger direkt gestellt werden. Die dafür notwendigen Anmeldebögen müssen so ausgefüllt sein, dass sie nachvollziehbare Angaben zu Rehabilitationsgrund und Rehabilitationszielen darlegen.

5.2 Geriatrische Rehabilitation

> **MERKE** Ziel geriatrischer Rehabilitationsmaßnahmen sind Erkennen und Fördern von individuellen Ressourcen auf motorischer, kognitiver, psychischer und sozialer Ebene.

Den betroffenen älteren Patienten soll dadurch eine Rückkehr in ihr Alltagsleben mit größtmöglicher Selbstständigkeit und Unabhängigkeit von Fremdhilfen ermöglicht werden.

Voraussetzungen: Die Voraussetzungen für den Zugang zu einer geriatrischen Rehabilitation sind die gleichen wie bei jeder anderen Rehabilitationsmaßnahme (s. Rehabilitation [S. C777]):
- Rehabilitationsbedarf
- Rehabilitationsfähigkeit und -motivation und
- eine positive Rehabilitationsprognose.

Rehabilitationsbedarf ist dann gegeben, wenn der Patient in der Ausübung seiner Selbstständigkeit im Alltag eingeschränkt ist und Grundverrichtungen wie selbstständiges Essen und Trinken, Körperpflege, Mobilität, Kommunikation sowie Pflege und Inanspruchnahme eines sozialen Netzwerkes nicht mehr bewältigen kann.

Rehabilitationsfähigkeit setzt eine ausreichende kognitive und motorische Kompetenz voraus, die dem Patienten ermöglicht, an den rehabilitativen Maßnahmen teilzunehmen.

Rehabilitationsmotivation ist selbsterklärend und setzt eine positive Einstellung des Patienten hinsichtlich rehabilitativer Maßnahmen voraus.

Die **Rehabilitationsprognose** ist die medizinisch begründete Wahrscheinlichkeit, dass eine Rehabilitationsleistung die gewünschten Verbesserungen in der zur Verfügung stehenden Zeit auch erzielt. Eine wichtige Grundlage hierfür ist das **Rehabilitationspotenzial** des Patienten, also das theoretisch erreichbare Ergebnis.

Rehabilitationsziele: Das Erreichbare wird festgelegt in sog. Rehabilitationszielen, die konkret formuliert werden müssen, damit eine gezielte Therapie möglich ist. Beispiele für **alltagsrelevante Rehabilitationsziele** sind z.B. das Erreichen von Selbstständigkeit bei der Durchführung von Transfers aus dem Bett in den Stuhl und umgekehrt, Steh- und Gehfähigkeit mit und ohne Hilfsmittel, Kommunikationsfähigkeit trotz Aphasie (z.B. Erarbeiten eines Kommunikationskataloges), Selbstständigkeit bei Körperpflege und An- und Auskleiden oder Schluckfähigkeit von Nahrung unterschiedlicher Konsistenzen bei dem Vorliegen einer Dysphagie.

Indikationen für geriatrische Rehabilitation: Vor diesem Hintergrund zeichnen sich folgende Indikationen für eine geriatrische Rehabilitation ab: Zustand nach akutem Schlaganfall, Zustand nach Frakturen, insbesondere nach Sturzereignissen, Folgeerkrankungen im Zusammenhang mit einem Diabetes mellitus (z.B. Zustand nach Amputation), protrahierter Krankheitsverlauf mit verzögerter Rekonvaleszenz nach intensivmedizinischer oder operativer Intervention sowie neurologische Erkrankungen wie z.B. Morbus Parkinson.

Die Schwierigkeit für den antragstellenden Arzt besteht darin einzuschätzen, ab wann ein Patient für eine geriatrische Rehabilitation geeignet ist bzw. besser einer akutgeriatrischen Behandlung zugeführt wird. Bis heute gibt es für diese Unterscheidung nur orientierende Hinweise, und im Individualfall muss die aufnehmende Klinik die Entscheidung aus der Aufnahmesituation heraus treffen.

5.3 Pflegebedürftigkeit

> **DEFINITION Pflegebedürftig** ist, wer aufgrund einer körperlichen, geistigen oder seelischen Krankheit oder Behinderungen bei Tätigkeiten im Ablauf des täglichen Lebens auf Dauer (mindestens aber für 6 Monate) in erheblichem Maß auf Hilfe angewiesen ist.
> **Schwerpflegebedürftigkeit:** Eine Person, die auf Dauer ohne fremde Hilfe in nahezu allen Bereichen des täglichen Lebens hilflos ist, gilt als schwerpflegebedürftig.

Hierbei wird unterschieden:
- Pflegestufe I: täglicher Zeitaufwand mind. 90 min (hierbei Grundpflege mind. 45 min).
- Pflegestufe II: täglicher Zeitaufwand mind. 3 h (hierbei Grundpflege mind. 2 h).
- Pflegestufe III: täglicher Zeitaufwand mind. 5 h (hierbei Grundpflege mind. 4 h).

Die Feststellung der Pflegebedürftigkeit erfolgt auf **Antrag** des Pflegebedürftigen (ggf. repräsentiert durch Angehörige oder Bevollmächtigte) bei der **zuständigen Pflegekasse** und wird durch den **Medizinischen Dienst der Krankenversicherungen** ausgeführt. Zur Einstufung begutachtet eine Pflegekraft oder ein Arzt den betroffenen Patienten und schätzt das Ausmaß an Hilfe ab, die der Patient bei der Grundpflege und der hauswirtschaftlichen Versorgung benötigt. Die Schwerpflegebedürftigkeit muss vom Hausarzt vor der Antragstellung überprüft werden. Die Einschätzung betrifft den Bereich der Mobilität und Motorik (Aufstehen, Gehen, Stehen, Treppensteigen), den Bereich der Ernährung (Nahrungszubereitung und Nahrungsaufnahme), die hygienischen Maßnahmen (Körperpflege und Reinigung der Wohnung), die Kommunikation (Sprechen, Sehen, Hören) und die Orientierungseigenschaften des Patienten (zeitlich, örtlich, Psyche, Antrieb).

Je nach Einstufung hat der Patient Anspruch auf unterschiedlich hohe Zuschüsse durch die Pflegeversicherung. Weitere Leistungen umfassen die (teilweise) Kostenübernahme z.B. für Kurzzeitpflege, vollstationäre Pflege, Pflegehilfsmittel, Seniorenheime oder betreutes Wohnen.

35 Palliativmedizin

Gerhild Becker, Karin Jaroslawski, Carola Xander

1 Grundlagen der Palliativmedizin 704
2 Zentrale Handlungsdomänen in der Palliativmedizin 708

1 Grundlagen der Palliativmedizin

1.1 Bedeutung und Entwicklung der Palliativmedizin

Neue Therapie- und Betreuungskonzepte, die aus der internationalen Hospizbewegung hervorgegangen sind, haben als Palliativmedizin Eingang in die Schulmedizin gefunden. Während die moderne Medizin in erster Linie kurativ orientiert, d. h. auf Heilung ausgerichtet ist, hat die Palliativmedizin (abgeleitet von lat. palliare, „mit einem Mantel bedecken") das **Ziel, Patienten mit unheilbaren Erkrankungen vor physischem und psychischem Leiden zu schützen**: Wenn wir schon die Wolken nicht wegschieben, d. h. die Erkrankung nicht heilen können, so können wir doch dem Patienten einen schützenden Mantel anbieten.

Medizinischer und gesellschaftlicher Hintergrund: Die Wurzeln der Palliativmedizin finden sich schon in der Hospizbewegung des Mittelalters (lat. hospitium bedeutet Gastfreundschaft und Herberge). Parallel zur Entwicklung der naturwissenschaftlichen Therapieansätze der modernen Medizin seit dem 19. Jahrhundert geriet die begleitende und umsorgende Funktion des Arztes zunehmend in den Hintergrund. Die Orientierung der Medizin am kurativen Paradigma mit der Zentrierung auf die Suche und Beseitigung von Krankheitsursachen hat einen beeindruckenden Zuwachs an therapeutischen Maßnahmen und lebensverlängernden Optionen hervorgebracht. Bei unheilbaren und weiter fortschreitenden Krankheiten jedoch gelangt dieses Modell an seine Grenzen. Ersatzstrategien für den Fall, dass das Ziel der Kuration nicht erreicht werden kann, sind nicht definiert, sodass die Thematik von Sterben, Tod und Trauer in der modernen Medizin zunehmend verdrängt und der Tod als Misserfolg therapeutischer Bemühungen definiert und damit teilweise als Niederlage tabuisiert wurde. Die englische Ärztin Dame Cicely Saunders führte daher die Tradition der Sterbebegleitung in Hospizen mit den Erkenntnissen der modernen Medizin zusammen und eröffnete 1967 das St. Christopher's Hospice in London. Von dort aus entstand eine weltweite Entwicklung von hospizlichen und palliativmedizinischen Einrichtungen, zunächst besonders in den angloamerikanischen Ländern, zunehmend aber auch in den übrigen westlichen Ländern wie auch in Deutschland.

Bedarf an Palliativmedizin: Der Bedarf an palliativmedizinischen Betreuungskonzepten ist **hoch**. In der Bundesrepublik sterben jährlich ca. 880 000 Menschen, etwa 220 000 davon an den Folgen einer Tumorerkrankung. Trotz immenser Bemühungen können in den westlichen Ländern durch primäre chirurgische, strahlentherapeutische oder chemotherapeutische Behandlungsverfahren nur 40–50 % der Tumorpatienten geheilt werden. Andererseits beträgt die mediane Überlebenszeit auch nach der Metastasierung bzw. dem Lokalrezidiv durchschnittlich 17 Monate, d. h., die Patienten mit weit fortgeschrittenem Tumorleiden leben in der unheilbaren Krankheitssituation aufgrund des Fortschrittes der modernen Medizin immer länger und benötigen eine adäquate Betreuung in dieser Zeit. Bei 400 000 Neuerkrankungen an Krebs pro Jahr und inkurablen Erkrankungsrezidiven bei ca. 15 % der primärbehandelten Patienten benötigen in Deutschland allein mehr als 200 000 Tumorpatienten jährlich eine palliativmedizinische Behandlung. Aufgrund der immer älter werdenden Bevölkerung wird für die westeuropäischen Länder eine weitere Zunahme der Karzinominzidenz prognostiziert. Zusätzlich wird die Zahl älterer Patienten im Endstadium des Organversagens steigen. Der Bedarf an palliativmedizinischen Betreuungskonzepten wird daher **weiter zunehmen** und die Weltgesundheitsorganisation WHO räumt deshalb der Palliativmedizin höchste Priorität ein.

Palliativmedizinisch betreute Patienten: Überwiegend werden in palliativmedizinischen Einrichtungen **Tumorpatienten** betreut, definitionsgemäß ist die Palliativmedizin aber nicht auf die Behandlung von Patienten mit unheilbaren Tumorerkrankungen beschränkt. Sie widmet sich auch Patienten mit AIDS, neurologischen Erkrankungen oder Patienten im Endstadium des Organversagens wie terminaler kardialer, renaler oder respiratorischer Insuffizienz. Grundsätzlich soll eine palliativmedizinische Betreuung **für alle Patienten mit einer unheilbaren und zum Tode führenden Erkrankung** gewährleistet werden, und zwar horizontal in allen medizinischen Fachbereichen und vertikal für alle Altersstufen vom neugeborenen bis zum alten Menschen. Dabei bezieht sich Palliativmedizin nicht nur auf die letzten Lebenstage. Viele Patienten werden über Wochen und Monate palliativmedizinisch betreut.

1.2 Aufgaben und Ziele der Palliativmedizin

> **DEFINITION** Nach der aktuellen Definition der Weltgesundheitsorganisation WHO wird Palliative Care verstanden als „Ansatz zur **Verbesserung der Lebensqualität** von Patienten und ihren Familien, die mit Problemen konfrontiert sind, die mit einer lebensbedrohlichen Erkrankungen einhergehen, und zwar durch **Vorbeugen** und **Lindern** von Leiden, durch **frühzeitiges Erkennen**, Einschätzen und **Behandeln** von Schmerzen sowie anderen belastenden Beschwerden körperlicher, seelischer, sozialer oder spiritueller Natur" (WHO, 2002).

Dabei versteht sich die Palliativmedizin nicht als Gegensatz, sondern als **Ergänzung** der auf Heilung ausgerichteten Medizin. Ein wesentlicher konzeptioneller Unterschied zu den meisten anderen medizinischen Disziplinen besteht darin, dass die Betreuung des Patienten und seiner Angehörigen nicht überwiegend durch die ärztliche Berufsgruppe bestimmt wird. Sie erfolgt durch ein **multiprofessionelles Behandlungsteam** aus Ärzten, Pflegekräften, Angehörigen weiterer Heilberufe wie z. B. Physiotherapeuten, aber auch aus Psychologen, Sozialarbeitern und Seelsorgern. Dabei arbeitet nicht jede Berufsgruppe für sich allein, sondern die palliativmedizinische Betreuung erfolgt im Rahmen eines **integrativen Behandlungskonzepts**, in dem für die Behandlung und Betreuung des Patienten und seiner Zugehörigen ein interdisziplinäres Vorgehen zugrunde gelegt wird, in dem Faktoren auf allen wichtigen Ebenen – auf der physischen, psychischen, sozialen und spirituellen Ebene – gleichermaßen berücksichtigt werden.

Auf regelhaften interdisziplinären Teamsitzungen wird für den jeweiligen Patienten ein individuelles Betreuungskonzept im Dialog zwischen allen beteiligten Berufsgruppen erarbeitet und anschließend umgesetzt. Gemäß der WHO-Definition sollen dabei nicht nur die **Bedürfnisse des Patienten**, sondern **auch seiner Zugehörigen** (Angehörige oder nichtverwandte betreuende Freunde etc.), d. h. die gesamte „**unit of care**", berücksichtigt werden. Ein wichtiger Bestandteil der Betreuung auf Palliativstationen und in Hospizen ist dabei auch die Tätigkeit ehrenamtlicher Helfer. Das Spektrum möglicher Aufgaben ist groß und reicht von lebenspraktischer Alltagsunterstützung bis hin zur freundschaftlichen Begleitung des Patienten und seiner Zugehörigen.

1.2.1 Definitionen und Begriffe

Während im englischen Sprachraum der Ausdruck „**Palliative Care**" verwendet wird, der nicht nur die ärztliche Berufsgruppe, sondern auch die übrigen den Patienten und seine Angehörigen umsorgenden Berufsgruppen im multidisziplinären Behandlungsteam umfasst, hat sich im deutschen Sprachgebrauch der Begriff „**Palliativmedizin**" etabliert, der aber ebenso wie der Terminus „Palliative Care" auch die nichtmedizinischen Berufsgruppen umfasst.

Dabei ist jedoch der Begriff „Palliativmedizin" als umfassendes Betreuungskonzept zu unterscheiden von dem Begriff „**palliative Therapie**". Unter „Palliativtherapie" versteht man die Behandlung von nicht kurativ zu behandelnden Erkrankungen (z. B. durch Chemotherapie oder Bestrahlung) und den Versuch, Einfluss auf das Tumorwachstum zu nehmen und dadurch das Leben eines unheilbar an Krebs erkrankten Patienten zu verlängern.

Dabei schließt die palliativmedizinische Betreuung eine palliative Therapie nicht grundsätzlich aus, aber das Ziel der Palliativmedizin ist in erster Linie die Lebensqualität, während eine palliative Therapie in der Regel die Lebensverlängerung zum Ziel hat. Diese unterschiedlichen Ausrichtungen spiegeln sich auch in den Begriffen

- **krankheitsorientierte** Behandlung für die Palliativtherapie und
- **symptomorientierte** Behandlung für die Palliativmedizin.

1.2.2 Organisationsformen

In Deutschland ist ein Zweisäulenmodell von Hospiz- und Palliativdee entstanden.

Hospizinitiativen: Sie betreuen schwerkranke und sterbende Menschen ambulant oder in stationären Hospizen. Dabei ist der Hospizpatient idealerweise medizinisch stabil, und der Schwerpunkt liegt auf der qualifizierten pflegenden und begleitenden Zuwendung. Das **stationäre Hospiz** ist ein Betreuungsangebot für schwerkranke Menschen mit einer begrenzten Lebenserwartung, die nicht zu Hause versorgt werden können, aber keine Krankenhausbehandlung benötigen. Dabei erfolgt die medizinische Betreuung überwiegend durch den Hausarzt; stationäre Hospize bieten in Deutschland in der Regel keine kontinuierliche ärztliche Präsenz.

Palliativstationen: Die ebenfalls der Hospizidee verpflichteten Palliativstationen hingegen sind immer an ein Krankenhaus angeschlossen. Aufgenommen werden **unheilbar Kranke**, die wegen der Schwere und Komplexität ihrer Symptome einer **spezialisierten Klinikbehandlung** bedürfen und bei denen eine **stationäre Behandlung notwendig** ist. Ziel der Behandlung ist eine Stabilisierung der Gesamtsituation des Patienten, die eine **Entlassung in die ambulante Betreuung** ermöglicht. Auf einer Palliativstation steht dafür das gesamte Behandlungsrepertoire eines Akutkrankenhauses zur Verfügung. Sofern sich der Patient in einem präfinalen Stadium befindet, soll ein „gutes Sterben" auch unter den Bedingungen eines Krankenhauses ermöglicht werden.

Palliativmedizinische Konsiliardienste: Durch interdisziplinäre palliativmedizinische Konsiliardienste können Ziele und Inhalte einer **qualifizierten Palliativbetreuung auch außerhalb von Palliativstationen** umgesetzt werden, sodass auch jene Patienten eine adäquate Schmerztherapie, Symptomkontrolle und psychosoziale Betreuung erhalten, die nicht in eine Palliativstation aufgenommen werden müssen oder können. Darüber hinaus bringen palliativmedizinische Konsiliardienste ihre Erfahrungen im Umgang mit unheilbar kranken und sterbenden Menschen ein in den Regelbetrieb eines Krankenhauses und bieten Fortbildungs- und **Beratungsmöglichkeiten** für primärversorgende niedergelassene Ärzte und Klinikärzte. Mit vergleichsweise geringen Ressourcen wird so ein hoher Wirkungsgrad erreicht.

Die Gewährleistung einer ambulanten Versorgung nach Möglichkeit auch in der terminalen Phase einer unheilbaren Erkrankung hat Priorität; der Grundsatz „**ambulant vor stationär**" gilt auch und gerade in der Palliativmedizin. Deswegen kann und soll Palliativmedizin nicht nur von spezialisierten Palliativmedizinern, sondern auch

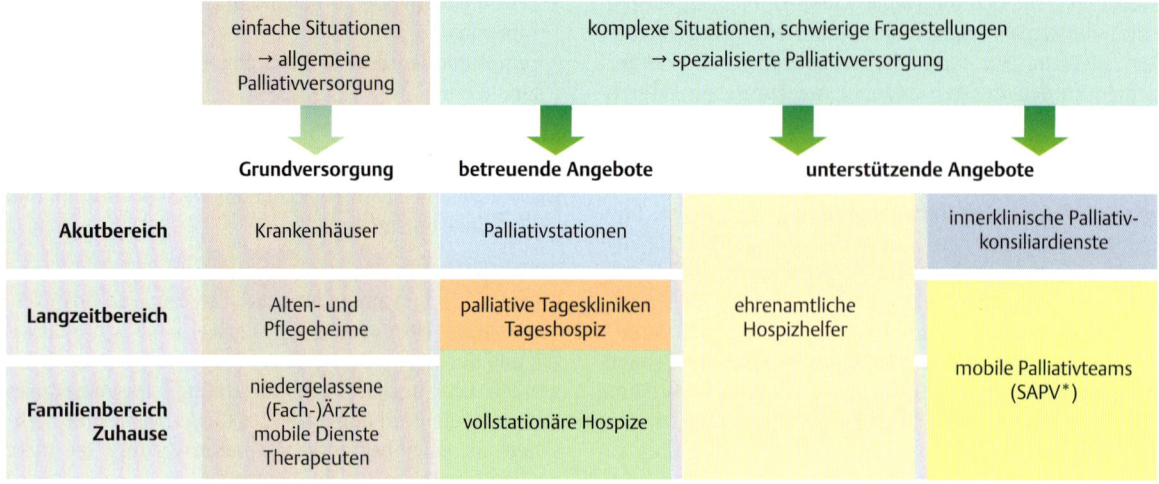

Abb. 1.1 **Palliativmedizinische Versorgungs- und Organisationsstrukturen.** (nach: ÖBIG 2006)

von anderen Ärzten wie z. B. dem betreuenden Hausarzt praktiziert werden.

Daher muss unterschieden werden zwischen der **allgemeinen und der spezialisierten palliativmedizinischen Versorgung**. Während die allgemeine palliativmedizinische Betreuung von unheilbar kranken Patienten durch jeden Klinikarzt und niedergelassenen (Haus-)Arzt erfolgen sollte, erfolgt die spezialisierte palliativmedizinische Betreuung von Patienten und ihren Angehörigen auf Palliativstationen und in Hospizen durch palliativmedizinische Konsiliardienste für alle Krankenhausstationen sowie im ambulanten Bereich durch multiprofessionelle Behandlungsteams, die im Rahmen der sog. spezialisierten ambulanten Palliativversorgung (SAPV) eine palliativmedizinische Betreuung in der häuslichen Umgebung des Patienten oder in Alten- und Pflegeheimen gewährleisten (Abb. 1.1).

1.3 Das palliativmedizinische Setting – Besonderheiten und Herausforderungen

1.3.1 Der palliativmedizinische Patient

Patienten, die in der Palliativmedizin betreut werden, sind i. d. R. nicht alt, abgeklärt und lebenssatt, sondern es sind häufig Patienten, die durch eine schwere Erkrankung mitten aus ihrem Leben herausgerissen und damit konfrontiert sind, dass sie ihre für ihr Leben bisher gesetzten Ziele so nicht mehr erreichen können, sondern sich mit dem bevorstehenden Ende ihres Lebens auseinandersetzen müssen. Neben den mit der Erkrankung häufig einhergehenden körperlichen Symptomen und Schmerzen werden in dieser Situation oft auch psychosoziale Probleme und Fragestellungen akut, verbunden mit emotionalen Schmerzen und existenziellen Sinnfragen.

1.3.2 Familie und Zugehörige

Krankheit und Sterben schließen die Familie ein. In ihrer Definition von Palliative Care 2002 benennt die WHO die Betreuung der **Zugehörigen** (= **alle dem Patienten nahestehenden Personen**) vor und nach dem Tod eines Patienten ausdrücklich als Aufgabe im Rahmen der palliativmedizinischen Behandlung. Dahinter verbirgt sich der (systemische) Ansatz, Patienten nicht als Solisten zu betrachten, sondern als **Teil dynamischer Beziehungssysteme** miteinander verbundener Menschen, die wechselseitig aufeinander reagieren und sich gegenseitig in ihrem Erleben und Handeln beeinflussen. Solche sozialen Systeme sind in erster Linie die eigene Familie, die Herkunftsfamilie, aber auch das Berufssystem, das Freizeitsystem und anderes mehr.

Eine zum Tode führende Erkrankung eines Familienmitgliedes **betrifft das Leben aller Familienmitglieder** und gefährdet die Integrität und das Funktionieren des Familiensystems. Erkrankung und Behandlung eines Familienmitglieds erzeugen Veränderungen der gewohnten Familienstruktur, stellen die Rollenverteilung in Frage, erfordern von der Familie Flexibilität und Bereitschaft, eingefahrene Regeln und Beziehungsmuster zu verändern. Krankheit wird zum Familienmitglied. Sich dem Prozess von Krankheit und Sterben zu stellen, bedeutet für alle betroffenen Menschen eine existenzielle Herausforderung. Dies gilt auch für erweiterte Familiensysteme. Sterben ist Lebensende für den Sterbenden und krisenhafter Lebensübergang für die überlebenden Menschen (nach Rechenberg-Winter).

1.3.3 Das multiprofessionelle Betreuungsteam

Sterben ist mehr als ein körperliches Ereignis. Durch den multi- und transdisziplinären Betreuungsansatz von Palliative Care wird die Aufmerksamkeit auf das ganze Spektrum menschlicher Bedürfnisse gerichtet. Ärzte, Pflegende, Sozialarbeiter, Seelsorger, Psychotherapeuten, Kreativtherapeuten, Physiotherapeuten, andere Körpertherapeuten sowie Angehörige anderer Berufsgruppen und ehrenamtliche Helfer bringen im palliativmedizinischen Betreuungsteam ihre unterschiedlichen Sichtweisen und Kenntnisse ein, um eine hochwertige und komplementäre Betreuung für kranke und sterbende Patienten sowie deren An- und Zugehörige zu gewährleisten. Das Ziel des multidisziplinären Arbeitens im Team ist die **Schaffung und Erhaltung der Lebensqualität und Autonomie** für den kranken und sterbenden Menschen und seine Zughörigen.

1.3.4 Chancen und Herausforderungen

Das Besondere der palliativmedizinischen Betreuung liegt im offenen Umgang mit den im privaten und gesellschaftlichen Leben häufig tabuisierten Themen Sterben und Tod.

Für die Patienten liegt die Besonderheit darin, dass ihnen durch den häufig langen Krankheitsverlauf Zeit bleibt, sich **mit dem nahenden Tod auseinanderzusetzen**. Dabei hängt es von dem individuellen Leben und der Persönlichkeit eines Patienten ab, wie diese Zeit empfunden und genutzt wird und ob die Auseinandersetzung mit Leben und Sterben zur Integration der letzten Lebensphase in das Lebensganze führen kann.

Für die Betreuenden bedeutet die Konfrontation mit Sterben und Tod, dass sie immer wieder eine eigene Standortbestimmung vornehmen und eine eigene Haltung zu diesen existenziellen Themen entwickeln müssen. In dieser Auseinandersetzung kann die letzte Lebensphase für Patienten und Betreuende als Chance und Bereicherung und als Zeit besonderer Lebensintensität erfahren werden.

1.3.5 Therapeutische Prinzipien der Palliativmedizin

Im Mittelpunkt palliativmedizinischer Betreuung steht neben einer allgemeinen Hilfestellung in der Krankheitsbewältigung die kompetente Behandlung belastender Symptome mit dem Ziel eines Verbesserns bzw. Erhaltens der vorhandenen Lebensqualität.

Inhaltlich konzentriert sich die Palliativmedizin im Wesentlichen auf die kommunikativen Bedürfnisse des Patienten und seiner Zugehörigen (**Kommunikation**), auf die Linderung von Schmerzen und anderen belastenden Beschwerden (**Symptomkontrolle**), die Verbesserung bzw. Erhaltung des physischen und psychischen Zustandes des Patienten (**Rehabilitation**) sowie auf die Begleitung in der Sterbephase (**Sterbebegleitung**). Bereits durch Cicely Saunders wurden dafür bestimmte Prinzipien aufgestellt, die auch in der modernen Palliativmedizin noch Gültigkeit haben:

- Die physischen, psychischen, sozialen und spirituellen **Bedürfnisse** von Patienten, Angehörigen und Behandlungsteam werden beachtet einschließlich kultureller Faktoren (ganzheitliche Ausrichtung).
- Umsetzung eines **multiprofessionellen Behandlungsansatzes** und Integration von ehrenamtlichen Helfern in das Betreuungskonzept.
- Die Behandelnden aller Berufsgruppen müssen über einen profunden **fachlichen Sachverstand** und ausgeprägte diagnostische Fähigkeiten verfügen.
- Die **Bedürfnisse der gesamten „unit of care"**, d. h. des Patienten und seiner Zugehörigen, werden beachtet (systemischer Ansatz).
- Die Betreuung des Patienten erfolgt bis zu seinem Tod. Den Bedürfnissen der Zugehörigen sollte **über den Tod des Patienten hinaus** auch in der sich anschließenden Trauerphase entsprochen werden.
- Mehrdimensionale Beurteilung der jeweiligen Situation des individuellen Patienten und Angebot einer hochqualifizierten Betreuung.
- **Ziel** der Therapie ist die **Lebensqualität des Patienten**.
- Konstante **menschliche Zuwendung** ist unverzichtbarer Teil der Betreuung. Sie tritt in den Vordergrund, während das medizinisch und technisch theoretisch Machbare nur dann angewandt wird, wenn es auch der Lebensqualität des Patienten dient. Es gilt der Grundsatz „high person, low technology".
- Der **Tod** wird verstanden **als integraler Bestandteil des Lebens**, er soll weder beschleunigt noch hinausgezögert werden.
- **Aktive Sterbehilfe** wird strikt **abgelehnt**.
- Palliativmedizin umfasst neben einer adäquaten Betreuung auch eine **kontinuierliche Forschung** sowie fortlaufende **Dokumentation** und **Evaluation** der Behandlungsergebnisse.
- Aus-, Fort- und **Weiterbildung** aller im Bereich der Palliativmedizin tätigen Berufsgruppen sowie der ehrenamtlichen Helfer ist ein unabdingbarer Bestandteil des palliativmedizinischen Konzeptes.

2 Zentrale Handlungsdomänen in der Palliativmedizin

2.1 Schmerztherapie

Die meisten Tumorpatienten leiden v. a. im Spätstadium ihrer Erkrankung unter Schmerzen, die ihre Lebensqualität deutlich reduzieren. Tumorschmerzen, ihre Ursachen und Therapiemöglichkeiten werden im Kap. Anästhesie [S. B93] besprochen. In der Palliativmedizin gelten die Prinzipien der allgemeinen Schmerztherapie und im Speziellen die Grundsätze der WHO zur Tumorschmerztherapie (s. Anästhesie [S. B94]). Grundsätzlich gilt:
- möglichst einfache Schmerztherapie
- regelmäßige Einnahme nach festem Schema
- individuelle Dosierung und kontrollierte Dosisanpassung
- antizipatorische Gabe der Analgetika (regelmäßig, nicht erst wenn Schmerzen auftreten)
- Prophylaxe von Nebenwirkungen (v. a. Übelkeit und Obstipation)
- Behandlung der Durchbruchschmerzen: schnell wirksame Reservemedikamente (Opioide) werden für trotz regelmäßiger Dauertherapie gelegentlich zusätzlich auftretenden Schmerz bedarfsweise gegeben.

MERKE Bei akuten Schmerzen steht die Therapie der Schmerzen vor der weiteren Diagnostik!

Tumorerkrankungen in fortgeschrittenem Stadium gehen einerseits häufig mit einer raschen Krankheitsdynamik, unterschiedlichen Symptomenkomplexen und einer schnellen Änderung der Symptome einher, andererseits besteht oft der Wunsch, möglichst wenig Zeit in der Klinik zu verbringen. Daraus resultieren spezielle Anforderungen auch an die Schmerztherapie:
- vorausschauend: Einbeziehung möglicher sich entwickelnder Komplikationen in die Wahl der Arzneiform (z. B. wenn ein Ileus erwartet wird)
- Beginn häufig mit stark wirksamem Opioid (ohne Umweg über WHO Stufe II)
- Opioid kombiniert mit Nicht-Opioid Metamizol, seltener Paracetamol
- NSAR werden seltener verwendet, da nicht zur Langzeiteinnahme geeignet
- häufig Einsatz von Steroiden als Co-Analgetika
- Einsatz von PCA-Pumpen, häufig auch subkutan appliziert (für eine häusliche Versorgung ohne intravenösen Zugang).

Der Begriff „**total pain**" (Abb. 2.1) beschreibt ein Modell, das den Schmerz als komplexes Erleben eines einzigartigen Menschen in einer extremen Lebenssituation (Belastungssituation) verstehen lässt, im Gegensatz zum einfachen Erklärungsmodell des Ursache-Wirkungs-Prinzips. Kranke Menschen leiden nicht nur unter körperlichen Schmerzen, sondern an ihrer gesamten durch die Erkrankung bedingten Lebenssituation: Hinzu kommt die Angst vor der Zukunft, dem Sterben und dem Tod. Starke physische Schmerzen können diese Angst verstärken. Auf diese Weise entsteht ein Circulus vitiosus, der weiter zu Sinnverlust, Hoffnungslosigkeit und Depression und dadurch zur weiteren Schmerzverstärkung führen kann. Eine Schmerztherapie kann deshalb nur in dem Maße gut sein, in dem sie auch die psychischen, sozialen und spirituellen Aspekte in die Behandlung mit einbezieht.

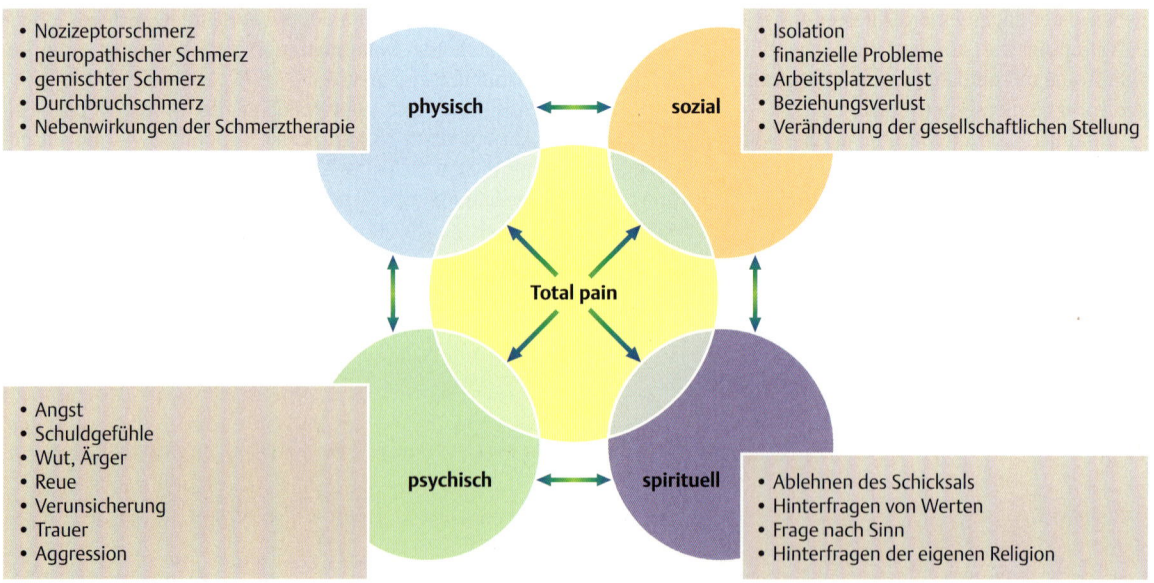

Abb. 2.1 Total pain.

2.2 Symptommanagement

> **DEFINITION** Ein Symptom ist das, was der Patient als solches beschreibt. Das bedeutet, ein Symptom ist zunächst die **subjektive Beschreibung einer Befindlichkeit**, die durch Außenstehende u. U. nicht oder nur teilweise objektiviert werden kann, die aber dennoch ernst genommen werden muss.

Patienten, die im Kontext der Palliativmedizin behandelt werden, leiden neben den Schmerzen häufig gleichzeitig an zahlreichen anderen Symptomen. Wie auch beim Schmerz gilt: Je besser deren Ursache verstanden wird, desto besser gelingt auch die Behandlung.

Die Symptombehandlung in der Palliativmedizin folgt ähnlichen Prinzipien wie die Schmerztherapie. Entscheidend für die Einleitung einer (auch nur symptomatischen) Therapie sind der Leidensdruck des Patienten und dessen Therapiewunsch. Das bedeutet auch, wenn ein Symptom den Patienten nicht belastet, muss dieses nicht zwangsläufig behandelt werden.

Analog zur Schmerztherapie ist zu berücksichtigen, dass kein Symptom isoliert betrachtet werden kann, sondern dass viele verschiedene Einflussfaktoren die Ausprägung des Symptoms und die Belastung durch dieses beeinflussen können. In diesem Zusammenhang hat sich analog zum Modell „total pain" das Modell des **„total symptom"** geprägt.

Entscheidend ist die Formulierung eines **Therapiezieles**. Nicht in jedem Fall ist die vollständige Symptomfreiheit realistisch. Häufig wird deshalb zunächst eine Symptomverbesserung angestrebt. Zur Einschätzung der Symptomintensität können die Skalen, die auch für die Schmerzerfassung Einsatz finden, verwendet werden (Näheres s. Anästhesie [S. B93]). Die therapeutischen Möglichkeiten zur Symptomkontrolle sind in **Abb. 2.2** dargestellt.

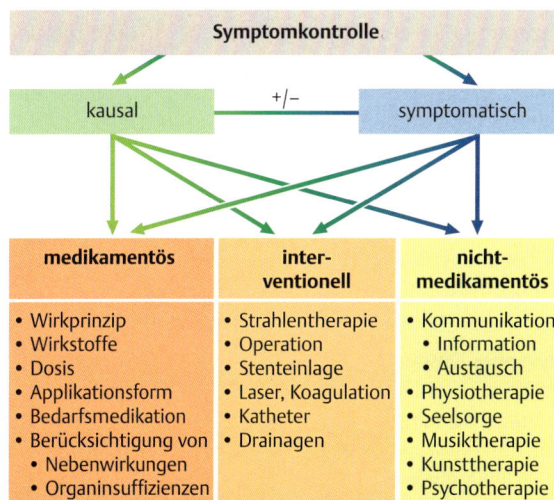

Abb. 2.2 **Möglichkeiten zur Symptomkontrolle.**

2.2.1 Überlegungen zum therapeutischen Vorgehen

Die Frage, ob eine kausale, aber vielleicht belastende Diagnostik und Therapie eingeleitet wird oder ob der Schwerpunkt auf alleiniger symptomatischer Behandlung liegt, stellt sich grundsätzlich in allen Bereichen der Palliativmedizin und hat einen besonderen Stellenwert bei der Behandlung der Dyspnoe [S. C710]. Hilfreich kann es sein, eine Prognoseeinschätzung für den Patienten aufgrund des Verlaufs der Grunderkrankung vorzunehmen:

- **Rehabilitationsphase** (geschätzte Lebenszeit mehrere Monate): reversible Ursachen werden behandelt (u. a. Strahlen-, Chemotherapie)
- **Terminalphase** (geschätzte Lebenszeit mehrere Wochen): reversible Ursachen werden behandelt (z. B. Ergusspunktionen, Drainageanlage, Diuretika)
- **Sterbephase** (geschätzte Lebenszeit Tage bis Stunden): symptomatische Therapie.

Das primäre Behandlungsziel bleibt in jeder Phase die **Symptomkontrolle**. Entscheidend ist, ob Ursachen möglicherweise reversibel sind und der Patient hinsichtlich seiner geschätzten Lebenszeit noch von der Wirkung einer Maßnahme profitiert oder ob er nur die Belastungen durch die Behandlung zu tragen hat.

Die Kunst der Behandlung besteht darin, jeweils einen für den Patienten individuellen Behandlungsweg zwischen übertriebenem Aktionismus und dem vielleicht vorzeitigen Absetzen hilfreicher Therapien zu finden.

Symptomatische Therapie: Sie umfasst allgemeine unterstützende Maßnahmen sowie die medikamentöse Therapie. Die symptomatische Behandlung ist auch dann, wenn zusätzlich kausale Therapiestrategien zum Einsatz kommen, immer eine wesentliche Säule der optimalen Symptomkontrolle. Grundsätzlich ist zu bedenken, dass auch mehrere Symptome gleichzeitig vorliegen können. Im Folgenden wird auf die wichtigsten Symptome bei palliativmedizinischen Patienten näher eingegangen.

Die Betreuung von sterbenden Patienten stellt dabei nicht nur an die Symptomkontrolle besondere Anforderungen.

2.2.2 Gastrointestinale Symptome

Gastrointestinale Symptome betreffen nicht nur Patienten mit Malignomen im Verdauungstrakt oder Abdomen, sondern können bei allen Patienten mit fortschreitenden unheilbaren Erkrankungen auftreten. Sie werden meist als belastend empfunden und sind daher auch behandlungsbedürftig.

Übelkeit und Erbrechen: Etwa 40–70 % aller Patienten mit fortgeschrittenen Tumorerkrankungen leiden an Übelkeit und/oder Erbrechen. Ausführliche Erläuterungen zu den Ursachen sowie zum diagnostischen und therapeutischen Vorgehen bei Übelkeit und Erbrechen siehe Leitsymptome [S. C82].

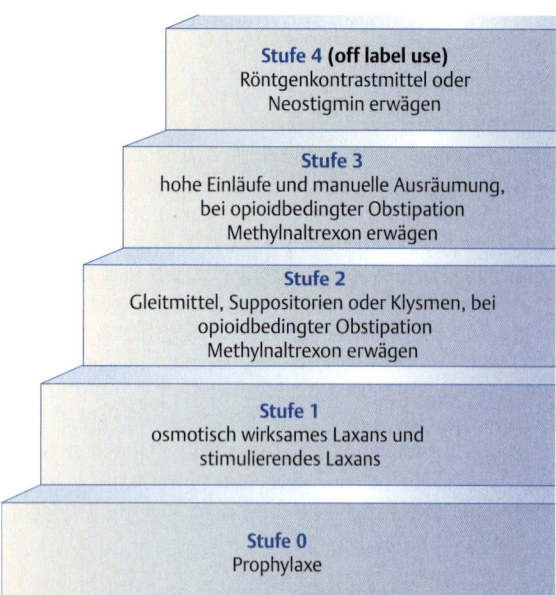

Abb. 2.3 Stufentherapie bei Obstipation.

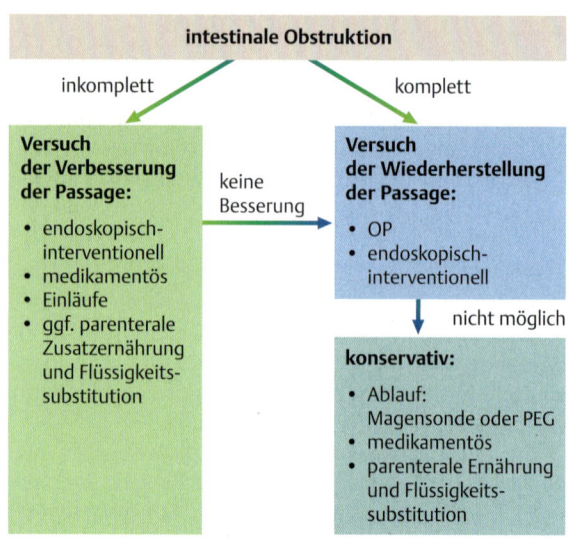

Abb. 2.4 Therapie der malignen intestinalen Obstruktion.

Obstipation: Verstopfung ist ein häufiges Symptom in der Palliativmedizin, von dem bis zu 90 % der Patienten, die mit stark wirksamen Opioiden behandelt werden, betroffen sind. Für die Diagnosestellung entscheidend ist der Vergleich mit früheren Stuhlgewohnheiten. Näheres zu Ursachen, Diagnostik und Therapie s. Leitsymptome [S. C86]. Für die Opioid-induzierte Obstipation gilt ganz besonders: **Prophylaxe** ist die beste Therapie. Mittel der ersten Wahl dabei sind osmotische Laxanzien (z. B. Macrogol), nach Bedarf in Kombination mit stimulierenden Laxanzien (z. B. Natriumpicosulfat). **Abb. 2.3** veranschaulicht das stufenorientierte Therapieschema bei Palliativpatienten mit Obstipation.

Diarrhö: Betroffen sind etwa 10 % der Patienten mit fortgeschrittenen Tumorerkrankungen und 50 % der Patienten mit AIDS. Näheres zum Symptom s. Leitsymptome [S. C79].

Maligne intestinale Obstruktion: Betroffen sind über 40 % der Patienten mit fortgeschrittenen intraabdominellen Tumoren (v. a. Ovarial- und kolorektale Karzinome). **Ursachen** können Druck auf das Lumen von außen, eine intraluminale Verlegung oder Motilitätsstörungen (z. B. durch Tumorinfiltration, peristaltikhemmende Medikamente oder eine autonome Neuropathie) sein. Oft finden sich kombinierte Ursachen, also eine Obstruktion mit gleichzeitiger Motilitätsstörung.

Bei der **inkompletten Obstruktion** ist die Passage noch möglich (noch kleine Stuhlmengen), bei **kompletter Obstruktion** ist das Lumen vollständig verlegt (kein Stuhl mehr, keine Winde). Der Dünndarm ist doppelt so häufig betroffen wie der Dickdarm.

Die Symptome sind je nach Lokalisation der Obstruktion von unterschiedlicher Intensität und bestehen aus Übelkeit und **Erbrechen, Schmerzen** und **Obstipation** mit Stuhlverhalt. Näheres s. Chirurgie [S. B139]. Weitere häufige Begleitsymptome sind: Völlegefühl, Sodbrennen, Schluckauf, Dyspnoe, Meteorismus, abdominelles Spannungsgefühl, Aszites.

Das therapeutische Vorgehen hängt ab von der Lokalisation und der vorhandenen Darmdurchgängigkeit (**Abb. 2.4**). Zunächst sollte bei jedem Patienten die Möglichkeit einer **operativen Therapie** geprüft werden:
- Resektion der Engstelle mit End-zu-End-Anastomose
- Bypass-Operation
- Stoma-Anlage.

Endoskopisch/interventionell kann eine Rekanalisation versucht werden (z. B. mittels Ballondilatation und Stenteinlage). Wenn keine Rekanalisation möglich ist, wird eine PEG-Sonde zum Ablauf angelegt. **Konservative Maßnahmen** umfassen die Behandlung der Symptome (z. B. stark wirksame Opioide gegen die Schmerzen), die Rehydrierung und den Elektrolytausgleich. Die Frage zur Einleitung einer parenteralen Ernährung muss unter Berücksichtigung der Gesamtsituation geklärt werden.

Aszites: In 80 % der Fälle liegt eine Leberzirrhose zugrunde, in ca. 10 % eine Tumorerkrankung. Der Aszites wird in den Kapiteln Verdauungssystem [S. A284] und Leitsymptome [S. C97] behandelt.

2.2.3 Respiratorische Symptome

Symptome, die den Atemtrakt betreffen, finden sich bei Palliativpatienten häufig und nehmen mit Fortschreiten der Grunderkrankung zu. Das weitaus häufigste Symptom ist dabei die Atemnot.

Dyspnoe: Dyspnoe wird von 20–80 % aller Patienten mit fortgeschrittenen Tumorerkrankungen berichtet. In den letzten 24 h leiden ca. 80 % der Tumorpatienten an Atemnot.

Für die diagnostischen Schritte gilt auch hier, dass einerseits die Kenntnis der Ursache der Dyspnoe die Therapie optimieren kann, andererseits dem Patienten in einer

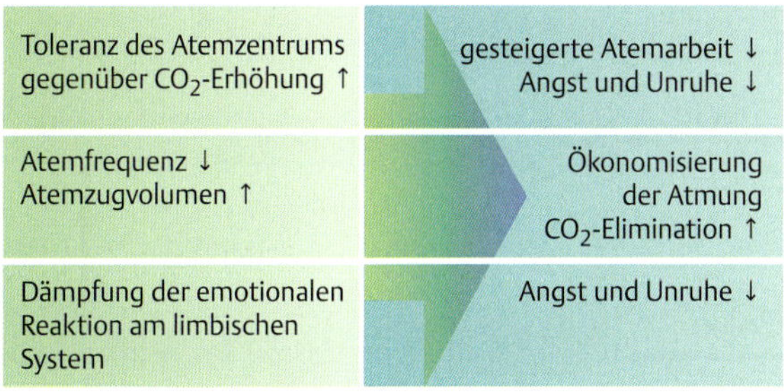

2.2 Symptommanagement

Toleranz des Atemzentrums gegenüber CO_2-Erhöhung ↑	gesteigerte Atemarbeit ↓ Angst und Unruhe ↓
Atemfrequenz ↓ Atemzugvolumen ↑	Ökonomisierung der Atmung CO_2-Elimination ↑
Dämpfung der emotionalen Reaktion am limbischen System	Angst und Unruhe ↓

Abb. 2.5 Wirkung der Opioide bei Atemnot.

bestimmten Erkrankungsphase nicht jedes diagnostische Verfahren zugemutet werden kann. Dies gilt es jeweils im Einzelfall gegeneinander abzuwägen. Für Weiteres zum diagnostischen Vorgehen s. Leitsymptome [S. C66].

Therapie: Neben allgemeinen Maßnahmen (Frischluftzufuhr, Oberkörper hochlagern, den Patienten beruhigen, Atemtherapie und Entspannungsverfahren) werden als **medikamentöse Basistherapie Opioide** und ggf. Benzodiazepine eingesetzt. Dabei konnte die Wirksamkeit von Opioiden in einem aktuellen Cochrane-Review nachgewiesen werden (**Abb. 2.5**), während für den Einsatz von Benzodiazepinen keine Evidenz gefunden wurde. Benzodiazepine sollten daher gezielt v. a. bei Patienten mit deutlicher Angstkomponente verordnet werden. Die weitere medikamentöse Therapie ist abhängig von der Ursache der Atemnot (z. B. Glukokortikoide zur Reduktion eines Tumorödems bei Bronchusstenosen oder Lymphangiosis carcinomatosa oder antiinflammatorisch bei Strahlenfibrose, Antibiotika bei Pneumonie, Sekretolytika zur Erleichterung des Abhustens, Anticholinergika bei terminaler Rasselatmung).

Interventionelle Behandlungsmethoden können zur Reduktion der „Tumormasse" (Strahlentherapie), zur Beseitigung tracheobronchialer Stenosen (z. B. Stenteinlage, Kryo-, Lasertherapie) oder zur Behandlung von Pleuraergüssen (s. Atmungssystem [S. A219]) eingesetzt werden.

Stellenwert des Sauerstoffs: Der Nutzen einer Sauerstoffgabe bei terminal Kranken ist nicht gesichert. Ihr Einsatz sollte daher für jeden einzelnen Patienten kritisch überprüft werden. Bei einer O_2-Sättigung von < 90 % (Messung durch Pulsoxymetrie ausreichend) sollte Sauerstoff auf jeden Fall gegeben werden, bei einer Sättigung > 90 % kann die Gabe auf Wunsch des Patienten erfolgen. Der Sauerstoff wird dabei über eine fixierte Zeitperiode (z. B. 30 min) gegeben und anschließend die O_2-Sättigung durch erneute Pulsoxymetrie objektiv reevaluiert sowie die subjektive Therapiebewertung des Patienten miteinbezogen.

Pleuraerguss: Bei 30–50 % der fortgeschrittenen Tumorerkrankungen tritt ein Pleuraerguss auf, v. a. betroffen sind Patienten mit Lungen- und Mammakarzinom. Näheres zum Krankheitsbild s. Atmungssystem [S. A218].

Hämoptoe (Bluthusten): Bei Vorliegen einer entsprechenden malignen Grunderkrankung bzw. beim ersten Auftreten von Hämoptysen ist es angebracht, mit dem Patienten und dessen Angehörigen bereits über Behandlungswünsche und das Vorgehen im **Notfall mit massiver Blutung** zu sprechen und dieses ggf. schriftlich zu fixieren. Gleichzeitig sollten direkt behandelbare Ursachen ausgeschlossen werden (z. B. Pneumonie). Für weitere Differenzialdiagnosen s. Leitsymptome [S. C70].

Als frühzeitige Behandlungsoptionen kommen eine Strahlentherapie oder auch die bronchoskopische Laserkoagulation infrage. Im akuten Notfall mit massiver Blutung und konsekutiver Aspiration des Blutes können diese Maßnahmen meist nicht mehr durchgeführt werden. Sollte der Patient keine der genannten Interventionen wünschen bzw. sollten diese nicht durchführbar sein, erfolgt im Notfall bei massiver Blutung ein symptomlinderndes Vorgehen:

- Ruhe bewahren
- den Patienten nicht alleine lassen
- Lagerung (Seitenlage oder Oberkörperhochlagerung)
- Sedierung zur „Abschirmung": Anxiolyse mit Benzodiazepinen, bei Dyspnoe gleichzeitig Gabe von Opioiden
- ggf. Absaugen des Blutes
- bei mäßigem Bluthusten: Inhalation mit Epinephrin.

2.2.4 Neuropsychiatrische Symptome

Verwirrtheit und Delir: Das Delir ist ein häufiges Symptom bei Palliativpatienten (ca. 30–50 %), das in den letzten Lebenswochen zunimmt (bis zu 85 %). Zu Ursachen, Klinik und Diagnostik s. Psychiatrie [S. B1036]. Zum Symptom „Verwirrtheit" s. Leitsymptome [S. C182]. Differenzialdiagnostisch ist das Delir von der Demenz und von der Depression abzugrenzen, wobei zu beachten ist, dass die Erkrankungen auch gemeinsam auftreten können (s. Psychiatrie [S. B1023]).

Das akute Delir ist einer der **palliativmedizinischen Notfälle**. Die **Behandlung** sollte frühzeitig beginnen, denn es ist mit einer hohen Mortalitätsrate assoziiert, andererseits ist das Delir in ca. 50 % der Fälle reversibel.

- Beseitigung der Ursachen
- Ruhe schaffen, Betreuungskonstanz, personeller Beistand
- medikamentöse Therapie, wenn Allgemeinmaßnahmen nicht ausreichen: Mittel der Wahl: Haloperidol (bei nicht ausreichender Wirksamkeit: Risperidon).

Weitere neurologische Symptome: Häufig sind epileptische Anfälle und die akute Rückenmarkskompression mit Querschnittsymptomatik. **Epileptische Anfälle** treten bei ca. 1 % der Patienten mit fortgeschrittener Tumorerkrankung auf, z. B. bei Tumormanifestation im Gehirn, bei metabolischen Entgleisungen (z. B. Hypoxämie, Urämie) oder medikamentöser Intoxikation. Palliativmedizinisch relevant ist die Unterscheidung zwischen fokalen sowie primär oder sekundär generalisierten Anfällen. Näheres zum Krankheitsbild s. Neurologie [S. B959].

Die **akute Rückenmarkskompression** ist eine der häufigsten neurologischen Komplikationen, die sich im Rahmen einer Tumorerkrankung manifestieren können. Betroffen sind v. a. Patienten mit intraspinalem Tumorbefall (z. B. bei Lymphomen) oder mit Knochenmetastasen. Zur

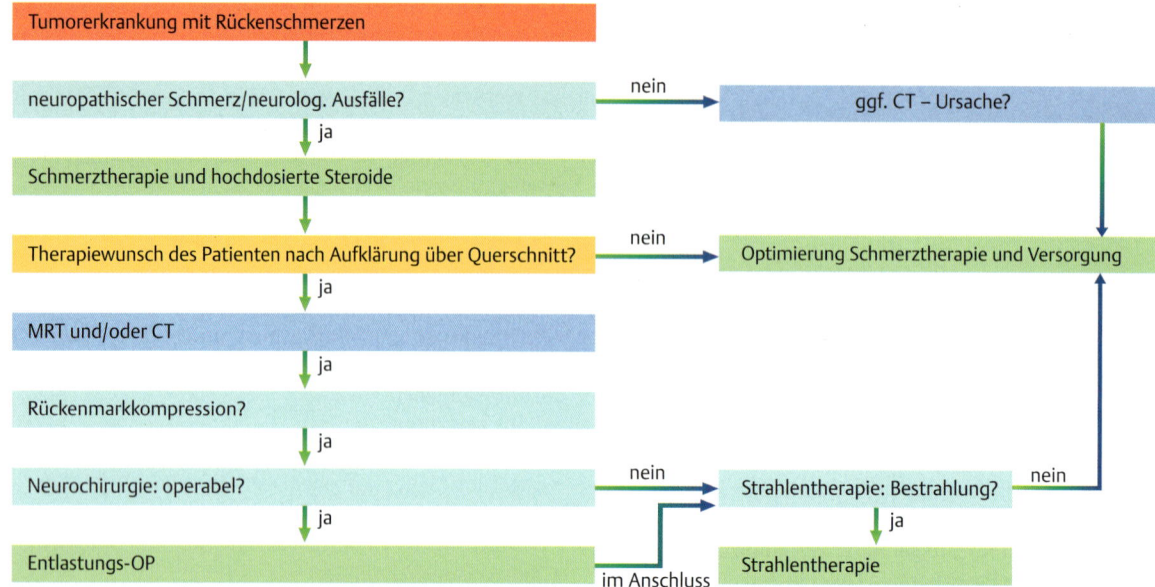

Abb. 2.6 Tumorbedingter Rückenschmerz mit Querschnittsymptomatik.

Querschnittsymptomatik s. Neurologie [S. B909]. **Abb. 2.6** veranschaulicht das therapeutische Vorgehen bei tumorbedingten Rückenschmerzen mit neurologischem Defizit.

> **MERKE** Der akute Querschnitt (inkomplett oder komplett) ist ein **palliativmedizinischer Notfall** und muss bei Therapiewunsch des Patienten innerhalb von 12 h einer Notfallbestrahlung oder einer neurochirurgischen Entlastungs-OP zugeführt werden. Bereits bei Verdacht wird sofort eine hochdosierte Steroidtherapie eingeleitet, denn Zeit ist Mobilität.

2.2.5 Weitere häufige Symptome

Fatigue

> **DEFINITION** Bislang gibt es keine allgemeingültige Definition. Fatigue bei Krebskranken ist
> - ein anhaltendes, subjektives Gefühl von Müdigkeit in Zusammenhang mit Krebs oder einer Krebsbehandlung, welches mit dem üblichen Funktionieren interferiert (National Comprehensive Cancer Network);
> - ein subjektives Gefühl unüblicher Müdigkeit, das sich auswirkt auf den Körper, die Gefühle und die mentalen Funktionen, das mehrere Wochen andauert und sich durch Ruhe und Schlaf nur unvollständig oder gar nicht beheben lässt (Glaus, 2008).

Ätiopathogenese und Klinik: Fatigue ist ein **multifaktorielles Symptom**, in dem die Krankheitsaktivität, die -behandlung sowie psychische Faktoren eine Rolle spielen. Die pathophysiologischen Hintergründe sind noch weitgehend unbekannt. Das Phänomen ist nicht nur bei Tumorpatienten, sondern gleichermaßen auch bei anderen Palliativpatienten von Bedeutung und rangiert auf Symptomerhebungsbögen häufig an erster Stelle. Fatigue betrifft die physische, die affektive und auch die kognitive Ebene (**Abb. 2.7**).

Diagnostik: Die **Diagnostik** dient einerseits zur Abklärung körperlicher Ursachen und andererseits zur Erfassung der Art und Ausprägung der Symptomatik und der daraus resultierenden Belastung.
- Anamnese, körperliche Untersuchung und Labor: Ernährungsstatus, Hinweise auf Anämie, Infektionen, Or-

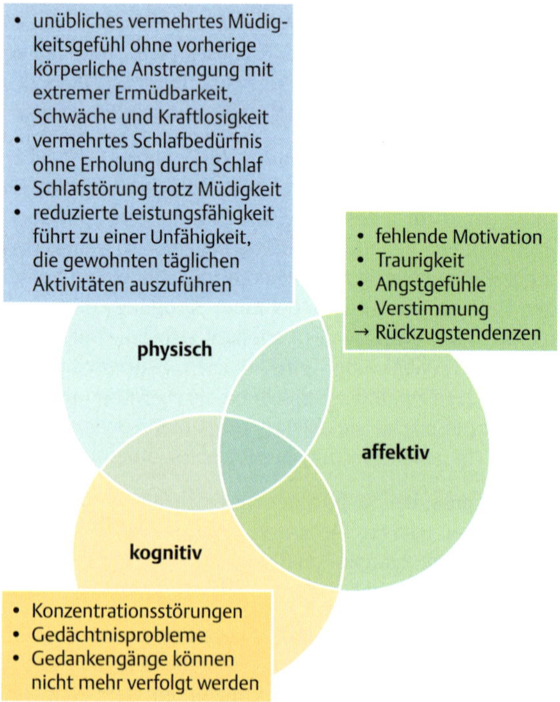

Abb. 2.7 Symptome bei Fatigue (modifiziert nach Glaus, 1999).

2.2 Symptommanagement

Beratung, Information, Aufklärung
- Entlastung des Patienten
- Abbau von Fehlvorstellungen
- Wertschätzung

körperliche Aktivität
- übermäßiges Ausruhen → Verstärkung der Müdigkeit
- gestuftes aerobes Ausdauertraining unter Aufsicht
- Bewegung in angepasstem Rahmen auch in der Palliativsituation (Spaziergänge)
- gutes Maß an Ruhe und Bewegung

medizinische Behandlung
- Korrektur der Anämie
- Behandlung von Begleiterkrankungen
- Optimierung der Symptombehandlung (z. B. Schmerzen)
- bislang keine ausreichende Evidenz für medikamentöse Therapie

psychologische Unterstützung
- Entspannungsverfahren
- Gesprächsangebote einzeln und in Gruppen
- sinnvolle Tagesplanung lernen

Abb. 2.8 Therapieansätze der Fatigue.

ganfunktionseinschränkungen, endokrinologische Erkrankungen, Medikamente, Stoffwechselstörungen, Elektrolytentgleisungen
- Erhebung der Einschränkungen auf den 3 Ebenen (physisch, kognitiv, affektiv)
- Verwendung von Skalen von 0 bis 10 und von Selbsteinschätzungsinstrumenten.

Differenzialdiagnostisch ist die Fatigue von einer Depression abzugrenzen, wobei sich die Symptome überschneiden können.

Therapie: Die therapeutischen Ansätze (Abb. 2.8) greifen ineinander und umfassen folgende Aspekte:
- Beratung, Information und Aufklärung
- medizinische Behandlung
- körperliche Bewegung
- psychologische Unterstützung.

Anorexie-Kachexie-Syndrom (AKS)

> **DEFINITION** Multifaktorielles Syndrom, das gekennzeichnet ist durch ungewollten Gewichtsverlust ≥ 10 %, Mangelernährung (verminderte Nahrungszufuhr) sowie einen systemischen Entzündungszustand.

Epidemiologie: Das Anorexie-Kachexie-Syndrom findet sich zu 75 % bei fortgeschrittenen Tumorerkrankungen, 40 % bei chronischer Niereninsuffizienz, 25–30 % bei COPD und 15 % bei chronischer Herzinsuffizienz. Ein Fünftel aller Todesursachen bei fortgeschrittenen Tumorerkrankungen wird dem AKS zugeschrieben.

Ätiologie: Die Ursachen können wie auch bei anderen Symptomen zu drei Bereichen zusammengefasst werden:
- krankheitsbedingt
- therapiebedingt
- psychosozial.

Die Pathogenese der Tumorkachexie ist vereinfacht in **Abb. 2.9** dargestellt.

Klinik: Folgen der Anorexie/Kachexie sind Kraft- und Funktionsverlust mit zunehmender Einbuße der Mobilität und Selbstständigkeit, Infektanfälligkeit, Dekubitus, Fatigue und zunehmende Begleitsymptome (z. B. Übelkeit, Erbrechen, Geschmacksstörungen, Inappetenz, Schmerzen, Ruhedyspnoe), die wiederum das AKS verstärken.

Diagnostik: Die Diagnostik umfasst die Anamnese, körperliche und weiterführende Untersuchungen:
- Ernährungsanamnese: inkl. Vorlieben und Abneigungen des Patienten (auch Gerüche), durchgeführte Diäten
- Begleitsymptome
- mechanische oder funktionelle Störungen des Gastrointestinaltraktes (wichtig: reversible bzw. behandelbare Ursachen erkennen!): Obstipation, Diarrhö, Malassimilation, Obstruktion, Dysphagie, Xerostomie, Entzündungen (Soor), unpassende Zahnprothese, Tumor

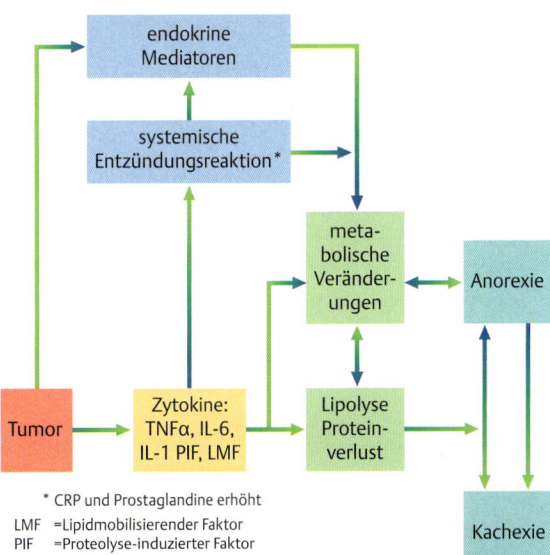

Abb. 2.9 **Pathogenese der Tumorkachexie** (vereinfachte Darstellung nach Meier, 2007).

im HNO-Bereich, neurologisch bedingte Schluckstörung, Aszites, häufige Ergusspunktionen mit Eiweißverlust
- weitere Belastungen: psychosozial, existenziell (schlechte Versorgung, finanzielle Not)
- Gewicht, Größe (BMI): nicht zu häufige Kontrollen, da diese den „Essensdruck" auf den Patienten verstärken
- Hautzustand: Dekubitus, Wunden, Turgor
- Medikamente, zurückliegende Tumortherapien
- Laboruntersuchung: Elektrolyte (Kalzium), Blutzucker, Harnstoff, Nieren- und Leberparameter, Albumin, CRP, TSH
- weiterführende Diagnostik: Abdomensonografie, seltener ÖGD.

Zunehmende Appetitlosigkeit und Nahrungsverweigerung können aber **auch natürlicher Ausdruck des nahenden Todes** sein. In dieser Situation besteht kein unmittelbarer Behandlungsbedarf der Anorexie/Kachexie. Oberste Priorität haben dann die Kommunikation mit dem Patienten sowie die Aufklärung der Angehörigen. Die fortschreitende Grunderkrankung erfordert deshalb bei Palliativpatienten eine engmaschige Re-Evaluation des Gesamtzustandes sowie des Behandlungskonzeptes.

> **MERKE** Zunehmende Appetitlosigkeit und Nahrungsverweigerung können der natürliche Ausdruck des nahenden Todes sein.

Therapie: Die Therapie des Anorexie-Kachexie-Syndroms setzt sich aus verschiedenen Bausteinen zusammen:
- Behandlung von Begleitsymptomen und reversiblen Ursachen
- „Druckentlastung": keinen „Essensdruck" entstehen lassen (Angehörige aufklären und deren Aktivität auf andere Ziele lenken, z. B. Vorlesen, Fußmassage)
- Ernährungsberatung:
  - ausgewogene Kost, vielseitig, eiweißreich → der Kalorienbedarf beträgt 30–35 kcal/kg KG, bei bettlägerigen Patienten 20–25 kcal/kg KG
  - Aperitif vor dem Essen
- Zusatzernährung:
  - Aufbautrinknahrung
  - enterale Ernährung über Magensonde oder PEG/PEJ
  - parenterale Ernährung
- medikamentöse Appetitsteigerung:
  - Prokinetika (Verbesserung des Völlegefühls)
  - Steroide (Effekt nur < 4 Wochen, Nebenwirkungen beachten!)
  - Megestrolacetat (Nebenwirkung: Ödeme, Thrombembolien)
  - Dronabinol
  - Omega-3-Fettsäuren (Eicosapentaensäure) als Nahrungsergänzung.

Pruritus und Singultus

Pruritus (Juckreiz) kann je nach Ausprägung zu einer erheblichen Einschränkung der Lebensqualität führen. Singultus (Schluckauf) ist in aller Regel nach kurzer Zeit selbstlimitierend, kann im Extremfall allerdings bis zu mehreren Tagen anhalten und dann eine ausgesprochene Belastungssituation für den Patienten darstellen (→ Indikation zur Therapie). Aus palliativmedizinischer Sicht ist dabei am häufigsten eine Überdehnung des Magens ursächlich. Für Näheres zu den Symptomen und deren Behandlung s. Leitsymptome Pruritus [S. C47] und Singultus [S. C74].

2.2.6 Betreuung in der Sterbephase

Grundlagen

Die Begleitung unheilbar kranker Menschen in der Sterbephase stellt eine besondere Herausforderung an die Angehörigen, aber auch an das professionelle Betreuungsteam dar. Menschen, die dem Tode nahe sind, haben **Bedürfnisse**, die respektiert und berücksichtigt werden sollten. Diese sind z. B.
- gute Schmerz- und Symptomkontrolle
- klare Entscheidungsfindung und -formulierung in Bezug auf Behandlungswünsche
- Vorbereitung auf den Tod
- Vollendung des Lebens
- anderen etwas mitgeben können
- als einzigartiger und ganzer Mensch gesehen und angenommen werden.

Für den Einzelnen können diese Bedürfnisse jedoch sehr unterschiedlich sein und sich außerdem im Verlauf der Erkrankung und des Sterbeprozesses wiederholt verändern, weshalb der **fortlaufende Dialog** mit dem Patienten und dessen An- und Zugehörigen zur Evaluation dieser Bedürfnisse unumgänglich ist. Je mehr sich ein Mensch dem Tod nähert, desto schneller können sich sein Zustand und damit die Anforderungen an eine gute Begleitung verändern und umso häufiger muss deshalb eine **Re-Evaluation** erfolgen.

> **MERKE** Care of the dying = comfort care + individual care.

Auszug aus den Grundsätzen der Bundesärztekammer zur ärztlichen Sterbebegleitung vom 18.02.2011:
„… Der Arzt ist verpflichtet, Sterbenden, d. h. Kranken oder Verletzten mit irreversiblem Versagen einer oder mehrerer vitaler Funktionen, bei denen der Eintritt des Todes in kurzer Zeit zu erwarten ist, **so zu helfen, dass sie menschenwürdig sterben können**. Die Hilfe besteht in palliativmedizinischer Versorgung und damit auch in Beistand und Sorge für die Basisbetreuung. Dazu gehören nicht immer Nahrungs- und Flüssigkeitszufuhr, da sie für Sterbende eine schwere Belastung darstellen können. Jedoch müssen Hunger und Durst als subjektive Empfindungen gestillt werden.
Maßnahmen, die den Todeseintritt nur verzögern, sollen unterlassen oder beendet werden. Bei Sterbenden kann die Linderung des Leidens so im Vordergrund stehen, dass eine möglicherweise dadurch bedingte unvermeidbare Lebensverkürzung hingenommen werden darf. Die Unterrichtung des Sterbenden über seinen Zustand und mögliche Maßnahmen muss wahrheitsgemäß sein, sie soll sich aber an der Situation des Sterbenden orientieren und vorhandenen Ängsten Rechnung tragen. Der Arzt soll auch Angehörige des Patienten und diesem nahe-

2.2 Symptommanagement

Tab. 2.1 Letzte Lebensphasen mit einer schweren, unheilbaren Erkrankung (modifiziert nach Jonen-Thielemann)

Lebensphase	Zeitraum	Zustand des Patienten
Rehabilitationsphase	letzte Monate bis Jahre	weitgehend normales, gesellschaftlich aktives Leben möglich
Präterminalphase	letzte Wochen bis Monate	zunehmende Aktivitätseinschränkung trotz optimaler Symptomkontrolle
Terminalphase	letzte Tage bis Wochen	Bettlägerigkeit, innerer Rückzug, Abschiednehmen, oft Unruhe
Sterbephase (Finalphase)	letzte Stunden bis Tage	Bewusstsein nicht mehr auf die Außenwelt gerichtet

stehende Personen informieren, soweit dies nicht dem Willen des Patienten widerspricht ..."

Letzte Lebensphasen: Voraussetzung für eine gute Sterbebegleitung ist, dass der Sterbeprozess auch als solcher erkannt wird. Hierzu kann es hilfreich sein, zunächst die **Lebensphasen mit einer fortgeschrittenen unheilbaren Erkrankung** in Stufen zu betrachten (**Tab. 2.1**). Nicht immer lassen sich die Phasen voneinander klar abgrenzen, die Übergänge sind fließend, und sie können auch in alle Richtungen fluktuierend verlaufen. Teilweise werden die Begriffe auch unterschiedlich verwendet.

Sterbeprozess: Der Sterbeprozess selbst ist gekennzeichnet durch Veränderungen des Bewusstseins, der Kreislauffunktion, der Atmung, aber auch anderer Körperfunktionen wie z. B. der Nahrungs- und Flüssigkeitsaufnahme (**Abb. 2.10**).

Schwäche und Kraftlosigkeit nehmen zu, sodass die Kommunikation zunehmend schwieriger wird. Der Sterbende zieht sich in sich zurück, wird von außen betrachtet teilnahmslos und apathisch. Die Sehfähigkeit verschlechtert sich, auch das Hören verändert sich, bleibt aber erhalten. Manche Menschen werden in dieser Phase motorisch unruhig, äußern Angst, halluzinieren und sind nicht orientiert. Der Zustand geht dann langsam in zunehmende Bewusstlosigkeit über (ca. 75 % der Sterbenden in den letzten 48h, über 90 % in der letzten Stunde).

Betreuung: Der Sterbeprozess bringt mit seinen Veränderungen neue Schwierigkeiten in der Begleitung mit sich, auf die das professionelle und auch nichtprofessionelle Betreuungsumfeld adäquat und möglichst vorausschauend reagieren sollte:
- rasche Veränderungen der Symptome
- Stoffwechselveränderung, Einschränkung von Organfunktionen (z. B. Nierenfunktion), die bei der Medikation berücksichtigt werden müssen (z. B. Kumulation aktiver Metaboliten des Morphins)
- orale Aufnahme von Medikamenten ist erschwert bis unmöglich
- Kommunikation ist erschwert bis unmöglich, damit auch die Symptomerhebung
- Unsicherheit und Hilflosigkeit der Angehörigen.

Ein bislang gut funktionierendes Betreuungs- und Versorgungssystem z. B. im häuslichen Umfeld kann im Angesicht des nahenden Todes an seine Grenzen kommen. Essenziell sind deshalb eine gute Vorbereitung mit **Information der Angehörigen** über mögliche Veränderungen, die sich beim Sterbenden einstellen könnten, sowie ein engmaschiger Austausch und häufige Absprachen im professionellen Betreuungsteam. Hilfreich ist es auch, mögliche eintretende „**Notfallsituationen**" zu **antizipieren** und eine **schriftliche Handlungsanweisung** (z. B. für Auftreten von Dyspnoe, Schmerzkrisen, Angst, Delir) zu hinterlegen.

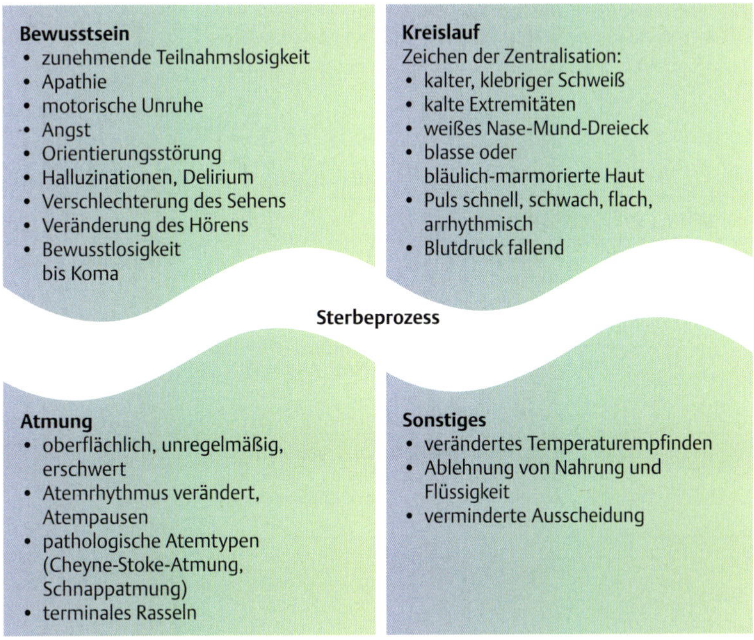

Bewusstsein
- zunehmende Teilnahmslosigkeit
- Apathie
- motorische Unruhe
- Angst
- Orientierungsstörung
- Halluzinationen, Delirium
- Verschlechterung des Sehens
- Veränderung des Hörens
- Bewusstlosigkeit bis Koma

Kreislauf
Zeichen der Zentralisation:
- kalter, klebriger Schweiß
- kalte Extremitäten
- weißes Nase-Mund-Dreieck
- blasse oder bläulich-marmorierte Haut
- Puls schnell, schwach, flach, arrhythmisch
- Blutdruck fallend

Sterbeprozess

Atmung
- oberflächlich, unregelmäßig, erschwert
- Atemrhythmus verändert, Atempausen
- pathologische Atemtypen (Cheyne-Stoke-Atmung, Schnappatmung)
- terminales Rasseln

Sonstiges
- verändertes Temperaturempfinden
- Ablehnung von Nahrung und Flüssigkeit
- verminderte Ausscheidung

Abb. 2.10 Veränderungen im Sterbeprozess.

Die **Aufgaben des professionellen Betreuungsteams** ändern sich bei der Begleitung Sterbender dahingehend, dass sie
- Sterben diagnostizieren
- Angst reduzieren
- Symptome lindern (engmaschige Evaluierung, ggf. durch Fremdeinschätzung)
- wenig „medizinischen Lärm" verursachen (auf apparative Untersuchungen verzichten, unnötige Medikamente absetzen)
- pathologischer Trauer vorbeugen (Kommunikation und Aufklärung der Angehörigen, Begleitung der Angehörigen auch über den Tod hinaus).

Eine sorgfältige Überprüfung der medikamentösen Therapie ist unerlässlich, wobei in der Sterbephase alle nicht der Symptomkontrolle dienlichen **Medikamente abgesetzt** werden sollten (Tab. 2.2). Werden die Medikamente weiter gegeben, ist es wichtig, die **geeignete Applikationsform** zu wählen, da oft eine orale Einnahme nicht mehr möglich ist (sublingual, transmukosal, transdermal, rektal, subkutan [häufig off label] oder intravenös).

Viele Menschen wünschen sich eine aufrichtige Kommunikation über den nahenden Tod, um noch offene Angelegenheiten abschließen zu können („das Leben abrunden"). Außerdem sollte geklärt sein, an welchem Ort der Patient sterben möchte, wenn er die Wahl hat (z. B. zuhause, Klinik, Hospiz), durch wen er sich begleitet wissen möchte (An- und Zugehörige, aber auch spiritueller Beistand) und ob er besondere Wünsche bezüglich der Bestattung hat (z. B. Feuer- oder Erdbestattung, Trauerrede, Trauermusik). Die in diesem Zusammenhang wichtigen Telefonnummern etc. sollten für alle zugänglich hinterlegt sein.

> **MERKE** Es sind die letzten Tage und Stunden mit dem Sterbenden, die sich in die Erinnerung der begleitenden Angehörigen einprägen und die für die Zukunft einerseits den Trauerprozess beeinflussen, andererseits aber auch den Umgang mit dem eigenen Sterben wesentlich prägen werden.

Rasselatmung

Synonym: „Todesrasseln", death rattle

> **DEFINITION** Exspiratorisches (gelegentlich auch inspiratorisches) Rasselgeräusch aufgrund einer Ansammlung von Sekret (Speichel, Trachealsekret) in Hypopharynx und Trachea, durch eine schwächebedingte Unfähigkeit Abzuhusten.

Epidemiologie: Die Rasselatmung tritt überwiegend in den letzten 72–48 h auf und kann deshalb ein Hinweis auf den nahenden Tod sein. Sie findet sich bei ca. 60–90 % der Sterbenden.

Klinik: Nach Bennett können 2 Typen unterschieden werden (Tab. 2.3). Man geht davon aus, dass die Rasselatmung für den Patienten nicht mit Dyspnoe oder anderen belastenden Symptomen einhergeht. Eine definitive Evaluation ist jedoch nicht möglich, da die Patienten in aller Regel bewusstseinsgetrübt sind. Daher ist die engmaschige Beobachtung des Patienten unerlässlich. Die pulsoxymetrische Sauerstoffsättigung ergibt häufig Messwerte > 90 %.

Das Rasseln kann zunehmend **geräuschvoll** werden und dadurch eine große Belastung für das betreuende Umfeld mit sich bringen. Entscheidend ist die **frühzeitige Information und Aufklärung der Angehörigen** über dessen Ursache und Bedeutung.

Differenzialdiagnosen: Abgegrenzt werden müssen eine dekompensierte Linksherzinsuffizienz mit Lungenödem und eine Pneumonie.

Therapie: Es können allgemeine Maßnahmen versucht und ggf. eine medikamentöse Sekretreduktion eingeleitet werden.
- Veränderung der Lage des Patienten (Halbseitenlage, jedoch nicht immer wirksam)
- Flüssigkeitsreduktion
- bei zusätzlichem Verdacht auf dekompensierte Herzinsuffizienz: probatorisch Diuretika (Furosemid)
- Absaugen des Sekrets kann für den Patienten sehr unangenehm und belastend sein und sollte deshalb nicht

Tab. 2.2 Veränderung der Medikation in der Sterbephase

Vorgehen	Medikament
Medikamente fortsetzen	• Schmerzmittel • Behandlung der Dyspnoe (Opioide, ggf. Benzodiazepine) • Antiemetika • Anticholinergika bei Todesrasseln • Medikamente gegen Unruhe, Angst und Verwirrtheit • ggf. Antiepileptika
Medikamente absetzen	Antihypertensiva, Herzmittel, Antidiabetika, Kortikosteroide, Antidepressiva, Thromboseprophylaxe, Antikoagulation, Antibiotika, Diuretika, Laxanzien

Tab. 2.3 Typen der Rasselatmung (Bennett 1996)

	Typ 1	Typ 2
Auftreten	unvorhersehbar, rasche Entstehung in den letzten Lebensstunden	langsamere Entstehung über mehrere Tage
Ursache	erhöhte Speichelsekretion in den letzten Stunden	überwiegend bronchiale Sekretion
Bewusstseinszustand	bewusstloser oder bewusstseinsgetrübter Patient	wacher Patient
Klinik	Verlust des Schluckreflexes	Patient zunehmend unfähig, effektiv zu husten
Therapie	Ansprechen auf Anticholinergika	Therapie mit Antibiotika bei Pneumonie (hohes Risiko)

reflexartig durchgeführt werden; ggf. kann es bei behinderter Inspiration versucht werden
- sekretionshemmende Medikamente (bessere Wirksamkeit bei frühzeitigem Beginn):
  - Scopolamin transdermal (bislang keine gesicherte Evidenz), unsichere Wirkung wegen schlechterer Hautdurchblutung
  - N-Butyl-Scopolamin kontinuierliche Gabe s. c. oder i. v.
  - Glycopyrolat s. c. oder i. v. (keine zentralen Nebenwirkungen, stärker wirksam als Scopolamin).

Palliative Sedierung

DEFINITION Palliative Sedierung oder palliative Sedierungstherapie (PST) ist der Einsatz sedierend wirkender Medikamente mit dem Ziel, durch eine Bewusstseinsminderung unerträgliches Leiden bei sonst therapierefraktären Symptomen zu lindern.

Unerträgliches Leid ist „die individuell und subjektiv empfundene Intensität von Symptomen oder Situationen, deren andauerndes Empfinden bzw. Erleben so belastend ist, dass sie von einem Patienten nicht akzeptiert werden kann. Bei nicht verbal kommunikationsfähigen Patienten kann die Einschätzung von Angehörigen und/oder Begleitern zur Beurteilung der Leidensakzeptanz herangezogen werden" (Expertengruppe EAPC).

Therapierefraktär sind „Symptome, bei denen alle Behandlungsmöglichkeiten unter Einsatz kompetenter interdisziplinärer Palliativmedizin versagt haben oder bei denen gezielte palliative Maßnahmen nicht innerhalb eines annehmbaren Zeitrahmens zum Einsatz kommen können bzw. die unter Berücksichtigung der Lebenssituation und des Erkrankungszustandes nur unter nicht zumutbaren Belastungen behandelt werden könnten" (Expertengruppe EAPC).

Indikationen: Aus dieser Definition können Indikationen für die Einleitung einer palliativen Sedierung abgeleitet werden. Entscheidend ist, dass **zuvor alle palliativmedizinischen Behandlungsmöglichkeiten mit ausreichender Kompetenz eingesetzt wurden** und im Behandlungsteam, aber auch mit dem Patienten und dessen An- und Zugehörigen **Konsens** über die Einleitung einer Sedierung besteht. Mögliche Indikationen sind in **Abb. 2.11** zusammengefasst.

Überprüfung der Indikation und problematische Anwendungen: Die palliative Sedierung muss mit äußerster Sorgfalt abgewogen, geprüft, besprochen und dokumentiert werden. Vor allem ist es wichtig, Probleme in Zusammenhang mit der Sedierung zu erkennen und auszuschließen, denn es ist zwar nicht primäres Behandlungsziel der Palliativmedizin, das Leben zu verlängern, aber es ist **nicht das Ziel, das Leben aktiv zu verkürzen**. Solche Probleme sind z. B.:

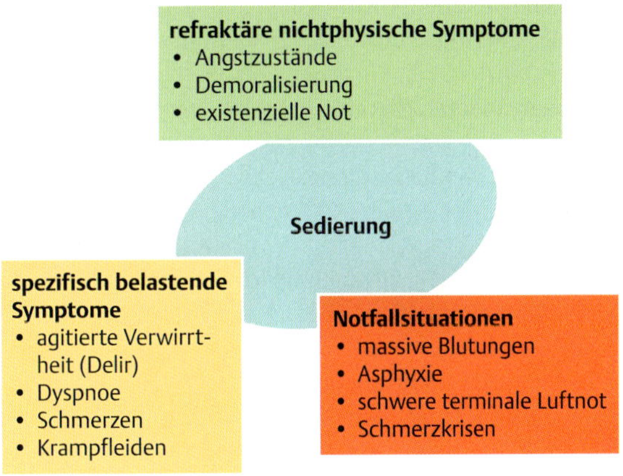

refraktäre nichtphysische Symptome
- Angstzustände
- Demoralisierung
- existenzielle Not

Sedierung

spezifisch belastende Symptome
- agitierte Verwirrtheit (Delir)
- Dyspnoe
- Schmerzen
- Krampfleiden

Notfallsituationen
- massive Blutungen
- Asphyxie
- schwere terminale Luftnot
- Schmerzkrisen

Abb. 2.11 Indikationen zur Einleitung einer palliativen Sedierung.

- **missbräuchliche Anwendung** mit dem Ziel, das Leben zu verkürzen (= **aktive Sterbehilfe**, „slow euthanasia"). Sie ist inakzeptabel und illegal.
- **ungerechtfertigte Anwendung** bei
  - klinisch nicht gerechtfertigtem Einsatz
  - falscher Einschätzung des klinischen Zustands (Übersehen reversibler Ursachen)
  - nicht vollständig ausgeschöpfter Expertise zur Symptomkontrolle
  - Überforderung des Arztes durch komplexe Symptomatik
  - Forderung der Angehörigen.
- **ungerechtfertigte Nichtanwendung** bei
  - insuffizienter Symptomkontrolle
  - falscher Einschätzung des klinischen Zustands
  - Vermeidung der Kommunikation über das Lebensende
  - Angst, den Todeseintritt dadurch zu beschleunigen.
- **nichtsachgemäße Anwendung**
  - Sedierung ohne die notwendige klinische Sorgfalt bei rechtmäßiger Indikation
  - unzureichende Überwachung und Evaluation des Symptomverlaufs
  - unzureichende Beratung und Abstimmung (Patient, Angehörige, Betreuungsteam)
  - Übersehen anderer Faktoren, die das Symptom beeinflussen („total symptom")
  - unzureichende Überwachung der Vitalparameter
  - Einsatz ungeeigneter Medikamente (z. B. Opioide)
  - zu rasche Dosiseskalation
  - unzureichende Aufmerksamkeit hinsichtlich Belastungen beim Betreuungsteam.

Darüber hinaus ist es von Bedeutung, ob der Patient selbst **entscheidungs-** und **einwilligungsfähig** ist oder ob es sich um eine **akute Notfallsituation** handelt.

Für Letztere sollte möglichst bereits im Vorfeld eine Handlungsanweisung hinterlegt sein, in der der Patientenwunsch auch hinsichtlich einer Sedierung im Notfall (z. B. bei massiver Blutung oder Atemnot) dokumentiert ist.

Vorgehen: Bei allen Nicht-Notfallsituationen kann nach folgender Checkliste vorgegangen werden:
- Allgemeinzustand, Ursachen für Symptombelastung, Grenzen anderer Therapieverfahren, begrenzte Lebenszeit
- Festlegung von Behandlungszielen
- Festlegung der Sedierungsmethode und des Monitorings
- Besprechung der anzunehmenden Effekte (Bewusstsein, Kommunikation, orale Nahrungs- und Flüssigkeitsaufnahme)
- Umgang mit Ernährung und Flüssigkeitsgabe geklärt?
- Aufrechterhaltung anderer medizinischer Behandlungen und der Versorgung gewährleistet?
- seltene Risiken (Agitiertheit, verzögerte Symptomkontrolle), aber auch Risiko von Komplikationen (Aspiration, vorzeitiges Versterben) besprochen?
- zu erwartender Verlauf ohne Einleitung einer Sedierung
- Bekenntnis zum Wohlergehen des Patienten zur bestmöglichen Behandlung und unabhängig von der Entscheidung für oder gegen die Sedierung
- Familie/Angehörige einbezogen?
- Dokumentation in der Patientenakte.

Eine Sedierung kann **intermittierend** oder **kontinuierlich** sowie **oberflächlich** oder **tief** erfolgen. Dies wird vorab mit dem Patienten in Abhängigkeit von der Gesamtsituation festgelegt. Bei Nicht-Notfällen wird in aller Regel zunächst eine intermittierende Sedierung gewählt und danach die Situation re-evaluiert.

> **MERKE** Die Sedierungstiefe wird **so niedrig wie möglich** gewählt, gerade so, dass das Behandlungsziel, nämlich die Symptomkontrolle, erreicht wird. Eine weitere Dosiseskalation erfolgt nur, wenn die Symptomintensität zunimmt.

Bewusstseinslage, Symptomlast, Nebenwirkungen und ggf. Vitalfunktionen (Letztere bei Sterbenden nicht zwingend) werden regelmäßig überwacht und protokolliert. Pflege und personelle Begleitung werden aufrechterhalten und die Angehörigen erhalten die in dieser Situation notwendige Unterstützung, Anleitung und psychische Begleitung.

Zu den **Medikamenten**, die zur palliativen Sedierungstherapie verwendet werden, zählen:
- Benzodiazepine (s. Pharmakologie [S. C406]): Midazolam (1. Wahl), Lorazepam, Flunitrazepam
- Neuroleptika: Levomepromazin (s. Pharmakologie [S. C409])
- Allgemeinanästhetika: Propofol (s. Pharmakologie [S. C405]). Hinweis: Schmerzmittel sollten auch bei sedierten Patienten weiterhin gegeben werden.

2.2.7 Flüssigkeitsgabe und Ernährung am Lebensende

In der letzten Lebensphase sind zunehmende Appetitlosigkeit mit Nahrungsverweigerung und wenig Durst oft natürlicher Ausdruck des beginnenden Sterbeprozesses und deshalb auch nicht als pathologisch einzuordnen.

Solange die Frage der künstlichen Ernährung und Flüssigkeitszufuhr mit dem Patienten selbst besprochen werden kann, ist der **Wunsch des Patienten** entscheidend. Bei nicht mehr entscheidungsfähigen Patienten gilt der schriftlich niedergelegte Patientenwille (**Patientenverfügung**).

Die Frage zur künstlichen Ernährung und Flüssigkeitszufuhr erfordert eine **individuelle**, auf den Einzelfall zugeschnittene **Entscheidungsfindung**, die eine vorherige umfassende Kommunikation im Team und mit den Angehörigen mit anschließender nachvollziehbarer Dokumentation der Entscheidungsgründe notwendig macht. Vorab muss die aktuelle Einschätzung des Erkrankungszustandes des Patienten gemeinsam reflektiert werden. Folgende Überlegungen und Fragen können dabei hilfreich sein:
- Hat der Patient tatsächlich **Hunger oder Durst**? Nicht selten wird von Seiten der Angehörigen, Bevollmächtigten oder Betreuer das Anliegen nach künstlicher Ernährung und Flüssigkeit mit dem Argument geäußert, man könne den Patienten doch nicht verhungern und verdursten lassen. Dies setzt jedoch die Empfindung „Hunger" oder „Durst" voraus.
- Wird die eingeschränkte Nahrungszufuhr das Leben verkürzen?
- Gibt es andere belastende, aber behandelbare **Symptome**, die den Appetit reduzieren (Übelkeit, Erbrechen, Schluckstörungen, Zahnprobleme, Schmerzen, Ruhedyspnoe)?
- Kann der Patient bei der **oralen Nahrungsaufnahme unterstützt** werden (kleine Mengen, Lieblingsspeisen, mundgerechte Vorbereitung, Essenseingabe = Zuwendung)?
- Künstliche Ernährung ist immer mit „einem Schlauch" verbunden, bedeutet also zusätzliche Einschränkung.
- Die künstlich zugeführte Nahrung kann möglicherweise nicht mehr verstoffwechselt werden und bringt damit mehr Belastung denn Unterstützung.

Auch die **künstliche Flüssigkeitsgabe** am Lebensende muss unter Berücksichtigung des Patientenwillens, der Erkrankungsphase und des körperlichen Zustandes des Patienten, **individuell entschieden** werden. Sie darf nicht automatisch eingeleitet werden, sobald ein Patient nicht mehr ausreichend trinkt.
- Bei Sterbenden besteht Durstgefühl oft gleichzeitig mit **Mundtrockenheit**. Eine gute Mundpflege mit regelmäßiger Befeuchtung kann das Durstgefühl effektiver lindern als eine parenterale Flüssigkeitssubstitution.
- Eine gute **Atemluftbefeuchtung** kann das Austrocknen der Schleimhäute und damit Durstgefühl verhindern.
- Parenterale Flüssigkeitszufuhr kann in der Sterbephase auch zur **Atmungs- und Kreislaufbelastung** mit Sekret-

zunahme und Ödemen bis hin zum Lungenödem führen.
- Die in der Situation hilflosen Angehörigen können in die Mundpflege eingewiesen werden, sodass sie unmittelbar für den Patienten „etwas tun können".
- Die langsame Dehydratation bei Sterbenden kann als **Teil des natürlichen Sterbeprozesses** angesehen werden, sie führt zu einer Reduktion von Ödemen, geringerer Urinproduktion (weniger belastende und anstrengende Pflegeaktionen, keine Katheteranlage), zunehmender Schläfrigkeit, weniger Sekretbildung. Außerdem reduziert sie über die Ausschüttung von Endorphinen Schmerzen und Leiden.

Bei Unsicherheit bezüglich der Einschätzung der Situation oder bei Auftreten den Patienten **belastender Symptome**, die möglicherweise einer Dehydratation zugeordnet werden können, sollte der **Versuch einer Rehydrierung** erfolgen und der Behandlungserfolg nach 24–48 h neu überprüft werden. Jeder plötzliche größere Flüssigkeitsverlust ist in der Regel symptomatisch und sollte ersetzt werden. Wenn eine **orale** Flüssigkeitszufuhr nicht möglich ist, kann diese statt intravenös auch **subkutan** (500–1500 ml/24h) erfolgen. Letzteres ist auch im häuslichen Versorgungskontext problemlos möglich.

> **MERKE** In allen Situationen ist die Entscheidung für oder gegen eine künstliche Ernährung und/oder Flüssigkeitszufuhr am Lebensende individuell zu treffen.

2.3 Psychosoziale Aspekte und Kommunikation

Hinter dem Begriff „psychosozial" verbergen sich alle emotionalen Schmerzen, sozialen Probleme und existenziellen Sinnfragen, mit denen sich Menschen in der Auseinandersetzung mit Fragen des Seins und Daseins konfrontiert sehen.

Das Wahrnehmen von und Eingehen auf die psychosozialen Bedürfnisse des Patienten und der „unit of care" sind zentrale Aufgabe der Betreuung am Lebensende.

2.3.1 Trauer

Der sterbende Mensch ist in besonderem Maße auch ein trauernder Mensch. Mit Diagnosestellung einer potenziell unheilbaren Erkrankung beginnt für den erkrankten Menschen und seine Zugehörigen der Prozess des Trauerns. Im palliativmedizinischen Kontext ist Trauer ein wichtiges und zu beachtendes Phänomen bei Patienten, Zugehörigen und Betreuern vor und nach dem Tod eines Patienten. Durch den Umgang mit sterbenden Menschen können jederzeit verborgene Trauererfahrungen aktiviert, „alte" Trauererfahrungen aktualisiert sowie eigene Verluste antizipiert werden (antizipative = vorwegnehmende Trauer). Das **Erkennen**, ggf. **Ansprechen und Begleiten** von Trauer ist implizite Aufgabe des palliativmedizinischen Betreuungsteams.

2.3.2 Krankheitsbewältigung und Auseinandersetzung mit Sterben und Tod

Krankheitsbewältigung (**Coping**) in der palliativen Betreuungssituation bedeutet: eine neue Balance zwischen den Erwartungen an das Leben und der Lebensrealität zu finden vor dem Hintergrund der Auseinandersetzung mit dem bevorstehenden Sterben und Tod.

Dabei gibt es **keine „ideale Form" der Bewältigung**. Patienten setzen diejenigen (Coping-)Strategien ein, die ihnen vor dem Hintergrund ihrer individuellen Lebensgeschichte zur Verfügung stehen. Das von Elisabeth Kübler-Ross formulierte Modell der **Phasen des Sterbeprozesses**
- Nicht-wahrhaben-Wollen
- Zorn
- Verhandeln
- Depression
- Zustimmung

veranschaulicht die Reaktionen, die Patienten in Antizipation ihres eigenen Sterbens und in der Auseinandersetzung mit ihrem bevorstehenden Tod zeigen und erleben können, und kann als deskriptives (nicht normatives) Orientierungsmodell zum Verständnis für und von Patienten beitragen.

2.3.3 Kommunikation

Wesentliche Grundlage einer guten palliativmedizinischen Versorgung ist die Kommunikation. Eine gelingende Kommunikation (lat. communicare = „teilen, mitteilen, teilnehmen lassen, gemeinschaftlich tun") schafft die Basis für Beziehung zu Patienten, Zughörigen und zwischen den Betreuenden. Sie eröffnet Raum, persönliche Themen, Befürchtungen, Ängste, aber auch schwierige Entscheidungen über das weitere therapeutische Vorgehen oder den Abbruch einer Behandlung respektvoll anzusprechen und gemeinsam Lösungsmöglichkeiten zu entwickeln.

Grundlagen und Prinzipien der Kommunikation in der Palliativmedizin

Basis einer gelingenden Kommunikation ist auch im Rahmen der palliativmedizinischen Betreuung eine empathische, akzeptierende und wertschätzende Haltung des aktiven Zuhörens im Sinne eines „empfindsamen, einfühlenden Verstehenwollens" (Rogers), die sich nicht nur in der verbalen, sondern auch in der paraverbalen und nonverbalen Kommunikation ausdrückt.
- **Empathie** heißt, an der Gefühlslage eines anderen unmittelbar teilhaben und sie dadurch zu verstehen, ohne davon überwältigt zu werden; die Ergebnisse und Sachverhalte vom Standpunkt des anderen aus sehen und nachfühlen und diesem das auch mitteilen können.
- Unter **positiver Wertschätzung /Akzeptanz** versteht man die grundsätzlich akzeptierende und wertschätzende Haltung unabhängig von Bedingungen; sie führt

dazu, dass sich eine Person unterstützt und bestätigt fühlt.
- **Echtheit/Kongruenz** meint das Übereinstimmen von innerem Erleben und nach außen gerichtetem Verhalten.
- **Transparenz** bedeutet Offenheit, Durchschaubarkeit und Nachvollziehbarkeit des Verhaltens.
- **Aktives Zuhören** heißt, sich in den Gesprächspartner hineinzuversetzen, ihm volle Aufmerksamkeit zu schenken und dabei nicht nur auf den Inhalt, sondern auch auf Zwischentöne zu achten. Durch Haltung und Reaktion wird dem Gesprächspartner volle Hinwendung und ungeteiltes Interesse vermittelt.

Inhalte und Ziele der Kommunikation in der Palliativmedizin

Krankheitsverlauf und krankheitsassoziierten Probleme: Auch in der Situation der palliativmedizinischen Betreuung müssen immer wieder „schlechte Nachrichten" hinsichtlich des weiteren Krankheitsverlaufs überbracht werden. Patienten und Angehörige stellen gerade in der letzten Lebensphase immer wieder Fragen über zu erwartende Probleme im Zusammenhang mit der Erkrankung und dem zu erwartenden Tod. Die Abstimmung der medizinischen Möglichkeiten mit dem Lebensganzen des Patienten bedarf eines **kontinuierlichen Gesprächs** zwischen Arzt und Patient. Genauso wie die Auseinandersetzung mit der unheilbaren Erkrankung hat auch das Kommunizieren schlechter Nachrichten Prozesscharakter und ist nie nur eine einmalige Mitteilung. Durch Sicherheit der Gesprächssituation, Empathie und Interesse, aktives Zuhören, verständliche und gewichtete Information, Aufgreifen von nonverbalen Botschaften und die Zusicherung von verlässlicher Kompetenz und Unterstützung kann der Arzt/die Ärztin bei Schwerkranken auch im Gespräch über Unheilbarkeit und Sterben Hoffnung erhalten und fördern. Das sog. **SPIKES-Modell zur Übermittlung schlechter Nachrichten** nach Buckman und Baile kann modifiziert als Modell zur Gesprächsführung mit schwerkranken und sterbenden Patienten hilfreich sein:

Situation („setting up the interview"): Gespräche brauchen Zeit und Raum, damit eine gemeinsame Kommunikationsebene zwischen Arzt, Patient und den anderen Beteiligten entstehen kann. Wichtige Bezugspersonen sollten in das Gespräch mit einbezogen werden. Der Arzt sollte sich angemessen auf seine Gesprächspartner und deren Situation konzentrieren (Konfrontation mit dem Sterben und dem Tod). Vor dem Gespräch ist es hilfreich, sich seiner eigenen unangenehmen Gefühle bewusst zu werden, z. B. Angst vor den Reaktionen der Betroffenen.

Patientenwissen („assessing the patient's perception"): Durch offene Fragen (z. B.: „Was wissen Sie über Ihre Erkrankung?" oder „Was erwarten Sie von der nächsten Zeit?") sollte geklärt werden, auf welchem Informationsstand sich der Patient und seine Zugehörigen befinden.

Informationsbedarf („obtaining the patient's invitation"): Der Patient sollte die Möglichkeit erhalten, auszudrücken, wie viel an Information er erhalten und worüber er sprechen möchte (**Recht** des Patienten **auf Information, aber keine Pflicht**, sich zu informieren).

Kenntnisvermittlung („giving knowledge to the patient"): Übermittlung der zentralen Information an den Patienten. Medizinische Fakten sollten dabei möglichst verständlich vermittelt und eine drastische Ausdrucksweise sowie Beschönigungen vermieden werden. Für Patienten und Zugehörige kann es wichtig sein, Symptome und Probleme anzusprechen, die in der Sterbephase auftreten können. Hierfür sollte Raum eingeräumt werden.

Emotionen ansprechen („addressing the patient's emotions"): Emotionale Reaktionen erwarten, evtl. aktiv ansprechen („Ich glaube, das ist sehr schwer für Sie?") und Verständnis für diese Reaktionen vermitteln („Es ist ganz normal, dass Sie jetzt weinen" oder „Ich verstehe, dass Sie wütend sind"). Gefühle nicht relativieren („Warten Sie erst mal ab").

Strategie und Zusammenfassung („strategy and summary"): Gemeinsames Besprechen und Festlegen des weiteren Vorgehens unter Betonung realistischer Ziele, Zusammenfassung des Gesprächs, Zusicherung weiterer Begleitung, Vereinbarung eines weiteren Gesprächstermins.

Emotionale Situation des Patienten und der Zugehörigen: Von Ärzten wird nicht selten die Bedeutung kognitiver Prozesse gegenüber jener von emotionalen Prozessen bei der Krankheitsbewältigung überschätzt. In der letzten Lebensphase als Zeit der Auseinandersetzung mit dem eigenen Leben und Sterben kommen für kranke Menschen Gesprächen und **zwischenmenschlichem Kontakt** besondere Bedeutung zu. Mehr als 80% der Patienten wünschen sich neben der Vermittlung von Sachinformationen auch Gespräche über psychische und soziale Aspekte ihrer Erkrankung und erhoffen sich von ihrem Arzt Unterstützung bei der Krankheitsbewältigung.

Palliative Situation als existenzielle Grenzsituation: Die Palliativsituation zwingt die Menschen, sich mit der Endlichkeit und Vergänglichkeit des Lebens auseinanderzusetzen und zu einer Lebenswirklichkeit zu finden, die Krankheit und Lebensende in welcher Weise auch immer integriert. Eine kontinuierliche intensive Kommunikation dient dem Betroffenen als Schlüssel zum Verständnis seiner Krankheit und seiner Lebenskrise und stellt umgekehrt für den Begleitenden einen Schlüssel zum Einfühlen in das Erleben des Betroffenen dar.

Grundsatz in der palliativmedizinischen Betreuung ist der **offene Umgang mit Sterben und Tod**, der sich auch in einer offenen Kommunikation über diese Themen widerspiegelt.

Wahrheit und Wahrhaftigkeit begründen dabei die Basis für eine vertrauensvolle Arzt-Patienten-Beziehung. Patienten haben ein **Recht auf Wahrheit** über ihre Erkrankung und die Prognose. Gleichzeitig gibt es jedoch auch ein **Recht des Patienten auf Nicht-Wissen**. Beides ist zu respektieren. Entscheidend ist die Art und Weise der Übermittlung sowie die Haltung der Wahrhaftigkeit im

Sinne einer von Kongruenz von Denken, Reden und Handeln geprägten Einstellung und Lebenshaltung des Arztes/Betreuenden im Kontakt zum Patienten (Max Frisch: „Man sollte dem anderen die Wahrheit wie einen Mantel hinhalten, dass er hineinschlüpfen kann, und sie ihm nicht wie einen nassen Lappen um die Ohren schlagen.").

Kommunikation mit Zugehörigen: Zugehörige sind eine bedeutende emotionale Stütze der Patienten, sie sind aber gleichzeitig selbst großen Belastungen ausgesetzt. Bei meist wenig externer Unterstützung nehmen sie sich selbst zurück und fordern die eigenen Bedürfnisse nicht ein, um Patienten und Helfersystem nicht zusätzlich zu belasten. Die Einbeziehung der Zugehörigen in die Kommunikation erlaubt das frühzeitige Erkennen eines eventuellen Unterstützungs- oder Behandlungsbedarfs.

Eine Kommunikation über das Sterben ist nur in wenigen Familien möglich. Obwohl alle Beteiligten von dem bevorstehenden Tod wissen, wird vielfach nicht darüber gesprochen. Gründe dafür sind häufig Angst und Hilflosigkeit. Dieses Schweigen beraubt Familie und Patient der Möglichkeit, Ängste, Trauer, soziale Fragen und den Verlust einer gemeinsamen Zukunft offen miteinander zu teilen. **Offene Kommunikation** über die mit Sterben und Tod zusammenhängenden Probleme fördert die Krankheitsbewältigung und wirkt für alle Beteiligten entlastend. Die Kommunikation im Familiensystem wird befördert durch Einbeziehung der Zugehörigen in die Gespräche zwischen Behandlern und Patienten. Probates Instrument dafür sind sog. Familiengespräche.

Ein **Familiengespräch** ist das gemeinsame Gespräch von Zugehörigen, Patient (wenn möglich), Arzt/Ärztin und dem behandelnden multiprofessionellen Team mit dem Ziel der gemeinsamen Planung der weiteren Versorgung. Weiter geht es darum, den Familienmitgliedern eine einheitliche Information zur Verfügung zu stellen, den Wissensstand der Familie zu klären, etwaige Missverständnisse zu bereinigen sowie die Kommunikation hinsichtlich der in der letzten Lebensphase virulenten Fragen innerhalb der Familie und mit dem Behandlungsteam zu fördern.

Die kommunikative Einbindung der Zugehörigen hat stabilisierende Funktion für die Zugehörigen sowie für die Patienten und die gesamte „unit of care".

Kommunikation in der Sterbephase: Kommunikation bedeutet Teilhabe am Leben und sollte auch Patienten in der Sterbephase ermöglicht werden, u. a. im Rahmen regelmäßiger ärztlicher Visiten. Die meisten Patienten sind in der Lage, bis kurz vor ihrem Tod zu kommunizieren, wobei sich das Kommunikationsverhalten möglicherweise verändert (Rückzug oder Mitteilungsbedürfnis). Typisch ist die **Symbolsprache** der Menschen am Lebensende, das heißt das Sprechen in Bildern (Aufbruch zur Reise, Berg, Koffer, Schuhe, Bahnhof) oder das **Reden mit imaginären Besuchern**. Auch der Körper kann als Sprachrohr dienen im Sinne einer Körperkommunikation. Zentral für die Kommunikation mit Sterbenden ist das Vermitteln von Vertrauen und Sicherheit auch für die letzte Lebensphase.

Kommunikation im multiprofessionellen Team: Palliative Care kann ihrem Ansatz entsprechend nur gelingen, wenn die **involvierten Berufsgruppen konstruktiv zusammenarbeiten**. Grundlage hierfür ist eine offene Kommunikation auf der Basis einer kontinuierlichen Selbstreflexion hinsichtlich des eigenen Umgangs mit Themen wie Sterben und Tod und die Möglichkeit, sich im Team offen darüber auszutauschen. Kommunikation ist bestimmend für das Beziehungsmuster der Teammitglieder untereinander und vermittelt die innere Einstellung und Haltung des Teams, die nach außen als Teamgeist erkennbar werden. Zentral für eine gelingende Kommunikation sind eine effektive Regelkommunikation in Form interdisziplinärer Patientenübergaben, transparente Kommunikationswege, der regelmäßige Austausch und das Abgleichen von Betreuungszielen im multiprofessionellen Team z. B. im Rahmen täglicher Teambesprechungen sowie der ethische Diskurs und regelmäßige Supervision.

2.3.4 Relevanz psychosozialer Aspekte

Als ein bestimmender Faktor der Lebensqualität ist die psychosoziale Unterstützung im Sinne der Förderung und Erhaltung psychosozialer Ressourcen des Patienten und der „unit of care" in der Definition der WHO ausdrücklich enthalten. Gerade in der letzten Lebensphase eines Patienten wird die gegenseitige Abhängigkeit und das Zusammenwirken physischer, psychischer, spiritueller und sozialer Faktoren und ihre Bedeutung für das Erleben und Erwirken von Lebensqualität offensichtlich. Körperliche, psychische, spirituelle und soziale Dimension können zwar unterschieden, jedoch nicht getrennt werden und müssen im Sinne einer ganzheitlichen Betreuung gemeinsam in den Blick genommen werden.

2.4 Spirituelle Aspekte

Dem ganzheitlichen Menschenbild entsprechend lässt sich persönliches Leiden nicht auf eine Störung physischer, psychischer oder sozialer Funktionen reduzieren, sondern hat immer auch eine **spirituelle Komponente**; dies zeigt sich in Fragen nach Schuld, Sinn oder Hoffnung. Hierzu gehören auch die Grundfragen menschlicher Existenz nach dem Warum, Woher und Wohin. Spirituelle Begleitung (**Spiritual Care**) eröffnet einen Raum des Gesprächs und der Begegnung, in dem diese Fragen ausgesprochen, wahrgenommen und gewürdigt werden, und verankert sie im Betreuungskonzept von Palliative Care.

Begrifflichkeiten: Folgende Begrifflichkeiten lassen sich im Kontext Spiritual Care unterscheiden und gehören zum Aufgabenfeld spiritueller Begleitung:
- **Religiosität** bezeichnet die Übernahme von Glaubensüberzeugungen sowie die Teilnahme an Aktivitäten und Ritualen einer organisierten Religionsgemeinschaft mit einem spezifischen Normen- und Traditionssystem (nach Zwingmann).

- **Glaube** ist die persönliche Ausdrucksweise einzelner Menschen innerhalb der Religiosität.
- Unter **Spiritualität** kann die innere Einstellung, der innere Geist wie auch das persönliche Suchen nach Sinngebung eines Menschen verstanden werden, mit dem er Erfahrungen des Lebens und insbesondere auch existenziellen Bedrohungen zu begegnen versucht (Arbeitskreis Spirituelle Begleitung der DGP). Dies impliziert die Achtung der individuellen Spiritualität eines Menschen unabhängig von einer Religionszugehörigkeit.

Dabei weist die Spiritualität über die Wirklichkeit hinaus auf die Dimension der Transzendenz.

2.4.1 Spiritual Care

Spiritual Care ist die **Sorge um die individuelle Teilnahme** und Teilhabe an einem als sinnvoll erfahrenen Leben in einem umfassenden Verständnis und versucht, den spirituellen Bedürfnissen des Einzelnen u. a. nach spirituellem Wohlbefinden, nach Zugang zu spirituellen Ressourcen oder in spiritueller Not Raum zu geben. Sie gilt Patienten ebenso wie Zugehörigen, Teammitgliedern und allen, die sie benötigen. Spiritual Care ist multiprofessionell und multiperspektivisch und setzt nicht auf religiöse, konfessionelle, kirchliche oder rituelle Formen, sondern auf die **Authentizität der Begleitenden**.

Prinzipiell ist jeder Mensch dazu in der Lage, andere Menschen spirituell zu begleiten (**Abb. 2.12**). Es gehört darum zu den **Grundaufgaben** jedes in der Palliativbetreuung Tätigen, die spirituelle Dimension eines Menschen wahrzunehmen. Idealerweise sollten alle Teammitglieder über eine Basiskompetenz in Spiritual Care verfügen. Die **Reflexion eigener Erfahrungen und Wertvorstellungen** sowie der **eigenen Spiritualität ist Voraussetzung**, um mit anderen über existenzielle Erfahrungen kommunizieren zu können. Beachtenswert ist, dass Patienten sich Begleiter für spirituelle und existenzielle Fragen häufig nicht nach Berufszugehörigkeit und Rolle, sondern im Hinblick auf die vorhandene Beziehung auswählen.

Ärzte sind hier oft in besonderer Weise gefragt, da sie eine besondere Garantenstellung einnehmen und es Patienten wichtig ist, dass die sie betreuenden Ärzte auch ihre Lebenseinstellungen kennen. Dennoch bedarf es in jedem palliativmedizinischen Betreuungsteam eines qualifizierten Seelsorgers bzw. einer Seelsorgerin mit spezifischer Kompetenz im Hinblick auf die eigenen wie auch auf andere Religionen und Weltanschauungen. Diese/-r ist in besonderem Maße zuständig für die Wahrnehmung und Begleitung der spirituellen Nöte, Bedürfnisse und Ressourcen eines Patienten und der „unit of care". Professionelle Seelsorge und spirituelle Begleitung geschieht im Gespräch, durch die der Seelsorge eigenen Handlungen der mitmenschlichen Begleitung und Beratung sowie durch den Vollzug von Ritualen und liturgischen Handlungen. Rituale bieten Raum, Ängste und Widersprüche angesichts des Todes zuzulassen.

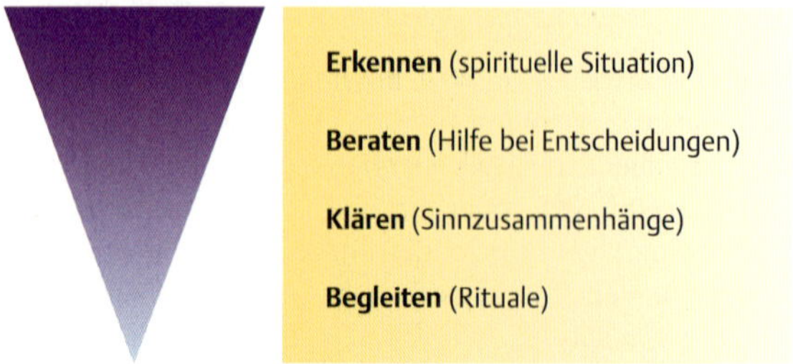

Dabei hat jede Religion ihre eigene Einstellung zu Krankheit, Sterben und Tod und ggf. auch damit verbundene eigene Rituale. Bei Bedarf kann es daher auch hilfreich sein, einen der Religionsgemeinschaft zugehörigen Seelsorger miteinzubeziehen.

2.4.2 Spirituelle Anamnese

Eine adäquate Möglichkeit, die spirituelle Dimension in die palliativmedizinische Betreuung zu integrieren und die spirituellen Bedürfnisse und Ressourcen zu erfassen, bietet die sog. Spirituelle Anamnese z. B. nach dem Fragenkatalog von Puchalski (FICA) oder SPIR (**Tab. 2.4**). Die Frage nach Werten und Sinnzusammenhängen, nach hilfreichen und belastenden religiösen/spirituellen Erfahrungen und nach gewohnter hilfreicher Einbindung und Bewältigung gibt Anhaltspunkte für eine unterstützende Begleitung.

2.4.3 Themen im Kontext der spirituellen Begleitung

Häufige Themengebiete, die von Patienten in der seelsorgerischen Begleitung am Lebensende benannt werden, sind Sinnfragen, Tod und Sterben, Schmerz und Krankheit sowie zurückbleibende Angehörige (Okon 2005). Fragen von generell existenzieller Bedeutung werden häufiger angesprochen als explizit religiöse Fragen. Die seelsorgerische Begleitung kann unterstützen bei Lebensbilanzierung, Aufdecken und Bewältigung belastender Schuldgefühle und Gewissensbisse, Versöhnung mit sich selbst und anderen und der Entdeckung eigener spiritueller Ressourcen.

Erkennen (spirituelle Situation)

Beraten (Hilfe bei Entscheidungen)

Klären (Sinnzusammenhänge)

Begleiten (Rituale)

Abb. 2.12 **Ebenen spiritueller Begleitung.** (nach: Hagen et al., 2011)

Tab. 2.4 Spirituelle Anamnese

spirituelle Anamnese	Fragen
SPIR*	• **S**pirituelle und Glaubensüberzeugungen • **P**latz und Einfluss, den diese Überzeugungen im Leben des Patienten einnehmen • **I**ntegration in eine spirituelle, religiöse oder kirchliche Gemeinschaft • **R**olle des Arztes: Wie soll der Arzt mit spirituellen Erwartungen und Problemen des Patienten umgehen?
FICA	• In wen oder in was setzen Sie Ihre Hoffnung? Woraus schöpfen Sie Kraft? • Gibt es etwas, das Ihrem Leben einen Sinn verleiht? • Welche Glaubensüberzeugungen sind für Sie wichtig? • Betrachten Sie sich als spirituellen oder religiösen Menschen?

*entwickelt am Interdisziplinären Zentrum für Palliativmedizin in München

Sinn: Die Frage nach dem Sinn oder dem Sinn und Zweck des eigenen Lebens und die Auseinandersetzung mit der Frage nach dem „Warum" ist eine im Kontext schwerwiegender Erkrankungen häufig gestellte Frage. Die Antwort auf die Frage nach dem Sinn seines Lebens kann nur vom Patienten selbst gefunden werden. Die Integration von Erfahrungen und Ereignissen in die individuelle Lebensgeschichte ist eine wesentliche Voraussetzung dafür, dass das Leben als sinnvoll erfahren wird.

Hoffnung ist ein vieldimensionales Empfinden. Hoffnung zu haben bedeutet eine zuversichtliche innerliche Ausrichtung, verbunden mit einer positiven Erwartungshaltung, dass etwas Wünschenswertes in der Zukunft eintritt, ohne dass wirkliche Gewissheit darüber besteht. Hoffnung ist in der Palliativmedizin eines der wichtigsten Elemente, ohne das Lebensqualität im Angesicht des Todes kaum möglich wäre. Dabei ist Hoffnung bei Palliativpatienten nicht gleichzusetzen mit Hoffnung auf Heilung, sondern Hoffnung ist vielgestaltig und wandelbar, z. B. religiöse Hoffnung hinsichtlich nachtodlicher Dimensionen, Spüren der Sonne, das Erleben des Frühlings, eines Familienfestes u. a.

Schuld: Es ist zu unterscheiden, ob Patienten über Schuld oder Schuldgefühle sprechen.
- Die Antwort auf **Schuld** ist Vergebung, die Patienten von demjenigen erhalten können, auf den sich ihre Schuld bezieht, bzw. die – im Falle einer religiösen oder spirituellen Dimension der Schuld – z. B. von einem Seelsorger zugesprochen werden kann.
- **Schuldgefühle** können für Patienten sehr belastend sein. Sie können gemindert werden durch Erkennen möglicherweise dafür ursächlicher Fehler, Bedauern dieser Fehler, Übernahme von Verantwortung und die Integration in die individuelle Lebensgeschichte.

2.5 Interdisziplinäre Schnittstellen und Kooperationen

Die palliativmedizinische Betreuung von Patienten und deren An- und Zugehörigen mit ihren weit über die körperliche Ebene hinausreichenden Bedürfnissen kann nur in dem Maße den gesetzten Ansprüchen gerecht werden, in dem die verschiedenen Professionen und Fachgebiete eng miteinander und auf Augenhöhe, d. h. **gleichberechtigt kommunizieren** und kooperieren, sodass als Ergebnis jeder Einzelne des Behandlungsteams seine Rolle und Aufgabe bestmöglich erfüllen kann.

Das **multiprofessionelle Behandlungsteam** setzt sich aus Ärzten, Pflegenden, Sozialarbeitern, Seelsorgern, Psychotherapeuten sowie anderen Therapeuten aus den Bereichen Musik- und Kunsttherapie, Physio- und Ergotherapeuten, Ernährungsberatern und ehrenamtlichen Hospizhelfern zusammen. Diese Gruppe stellt das **Kernbehandlungsteam**, für deren einzelne Teammitglieder auch eine besondere Qualifikation für die palliativmedizinische Versorgung und Begleitung von fortgeschritten unheilbar Kranken gefordert ist.

Darüber hinaus besteht eine enge Zusammenarbeit mit allen medizinischen und pharmazeutischen Fachdisziplinen, die problem- oder fragestellungsbezogen mit in die Betreuung eingebunden werden.

Bei dieser Vielzahl von in die Begleitung involvierten Teammitgliedern sind enge Abstimmung, Informationsfluss und Austausch über Schwierigkeiten und Belastungen sowie gemeinsame Entscheidungsfindungen von essenzieller Bedeutung. Dazu sind geregelte Kommunikationsstrukturen, wie mindestens einmal wöchentliche **multiprofessionelle Teambesprechungen**, aber auch Unterstützungsangebote wie **Supervision** und **Fallbesprechungen** unabdingbar (Tab. 2.5).

Tab. 2.5 Kommunikation im Behandlungsteam

Besprechungen	Mitglieder	Termin	Inhalte und Ziele
multiprofessionelle Teambesprechung	gesamtes Behandlungsteam	fester Termin (täglich bis mind. 1 × pro Woche)	aktuelle Probleme, Behandlungsziele, Behandlungsmaßnahmen und Re-Evaluation gemeinsam betreuter Patienten; ggf. patientenbezogene Diskussion ethischer Entscheidungen
Fallbesprechung	Behandlungsteam, Moderation durch Teammitglied	fester Termin oder nach Bedarf	aktueller oder zurückliegender Fall eines Patienten und/oder Angehörigen mit Konflikten, Problemen, Belastungen etc. in der gemeinsamen Begleitung. Ziele: Entlastung, bessere Bewältigung ähnlicher Probleme, gemeinsame Handlungsstrategie
Supervision	Behandlungsteam, externer Supervisor	fester Termin (mind. 1 × pro Monat)	Arbeiten im Team, Reibung in der Organisation, Patient/Angehörige. Ziele: Stärkung des Miteinander im Team, offener Konfliktumgang, Lernen durch Austausch, Entlastung
Ethikbesprechungen	Medizinethiker oder Ethikkomitee und betroffene Mitglieder des Behandlungsteams (ggf. auch über das Palliativteam hinaus)	Termin nach Bedarf	Unterstützung bei der Konsensfindung bei schwierigen ethischen Entscheidungen, „Blick von außen": Wurden alle wichtigen Aspekte berücksichtigt?
Organisationsbesprechungen	betroffene Teammitglieder bzw. gesamtes Behandlungsteam	regelmäßig in größeren Abständen (4–8 Wochen)	Absprachen treffen, Abläufe optimieren, Aufgaben verteilen etc.

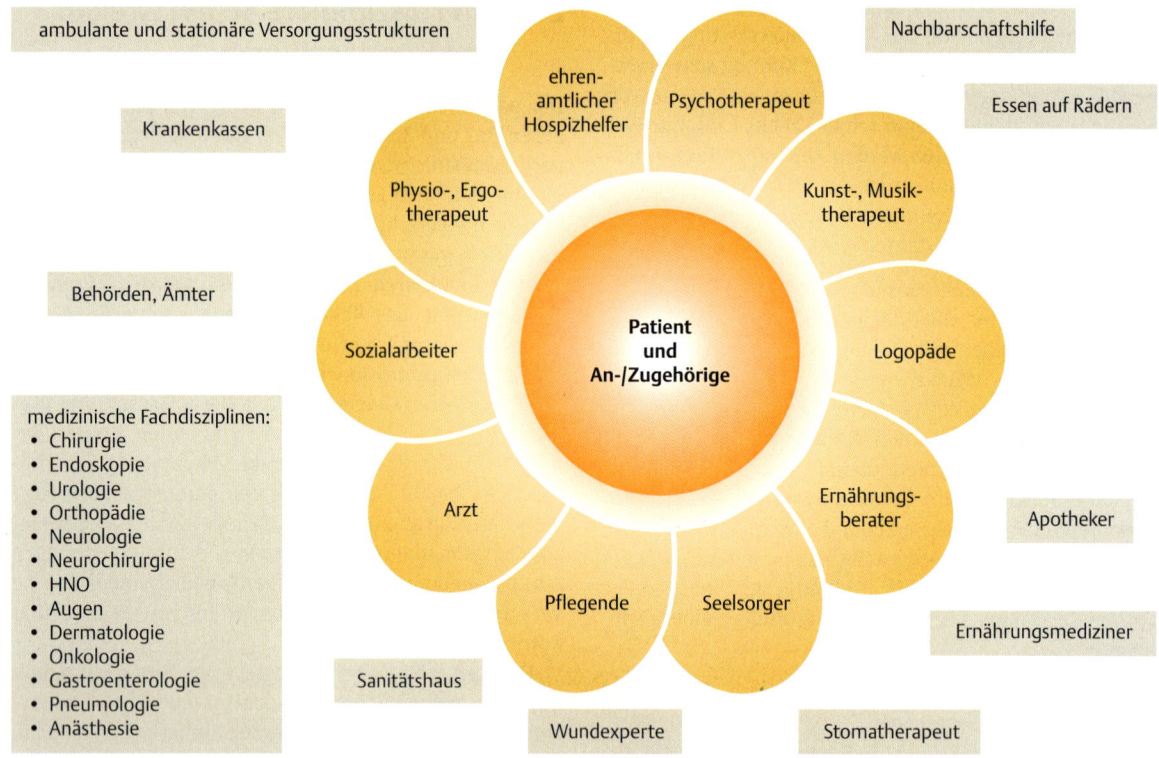

Abb. 2.13 **Interdisziplinäre und multiprofessionelle Kommunikation.**

Auch wenn unterschiedliche Professionen mit dem Patienten und den Angehörigen arbeiten, bedeutet dies nicht zwangsläufig, dass bestimmte Themen nur von der entsprechenden Profession „abgedeckt" werden. Vielmehr verhält es sich so, dass sich sowohl der Patient als auch die Angehörigen nicht selten **ein Teammitglied „aussuchen"**, mit dem sie beispielsweise über die Angst vor dem Sterben oder über den Konflikt mit den Kindern sprechen, und dies ist nicht immer automatisch der Psychotherapeut oder der Seelsorger, sondern vielleicht ist es die Pflegekraft oder auch der Arzt. Daher ist es wichtig, dass **innerhalb des Teams eine offene Lern- und Austauschkultur** entwickelt wird und keine starr zugeordneten Rollen entstehen.

Das Kernbehandlungsteam ist somit eng untereinander aber auch mit anderen Fachdisziplinen sowie mit möglichen ambulanten und stationären Versorgungsanbietern verbunden (**Abb. 2.13**). Auf diese Weise entsteht ein auf den Patienten zugeschnittenes Netzwerk mit dem Ziel, auch die Übergänge von ambulanter in stationäre Versorgung und umgekehrt reibungslos und so wenig belastend wie möglich für den Patienten und die Angehörigen zu gestalten.

Die besondere Rolle der ehrenamtlichen Hospizhelfer: Ehrenamtliche Hospizhelfer sind als sog. Nichtprofessionelle ein wichtiger Bestandteil des professionellen Betreuungsteams. Sie haben eine Ausbildung zur Begleitung unheilbar Kranker und Sterbender sowie deren Angehöriger durchlaufen und repräsentieren gewissermaßen die Professionalität für den Alltag, haben damit aber zugleich eine Art **Brückenfunktion** zwischen Krankheit und normalem Leben. Ehrenamtliche Hospizhelfer bieten als **gleichwertiger Gesprächspartner** nicht nur dem Patienten, sondern auch den Angehörigen Unterstützung und Begleitung. Sie helfen, die Angehörigen zu entlasten, indem sie Zeit mit dem Patienten verbringen, einfach da sind (z. B. gemeinsame Spaziergänge unternehmen, vorlesen, gelegentlich eine Nachtwache übernehmen). Der **Beistand für die Angehörigen** geht dabei auch über den Tod des Patienten hinaus. Die ehrenamtlichen Helfer sind i. d. R. in einer örtlichen Hospizgruppe zusammengeschlossen, deren Leitung und deren Mitglieder sich gegenseitig unterstützen und die auch eine gemeinsame Supervision wahrnehmen.

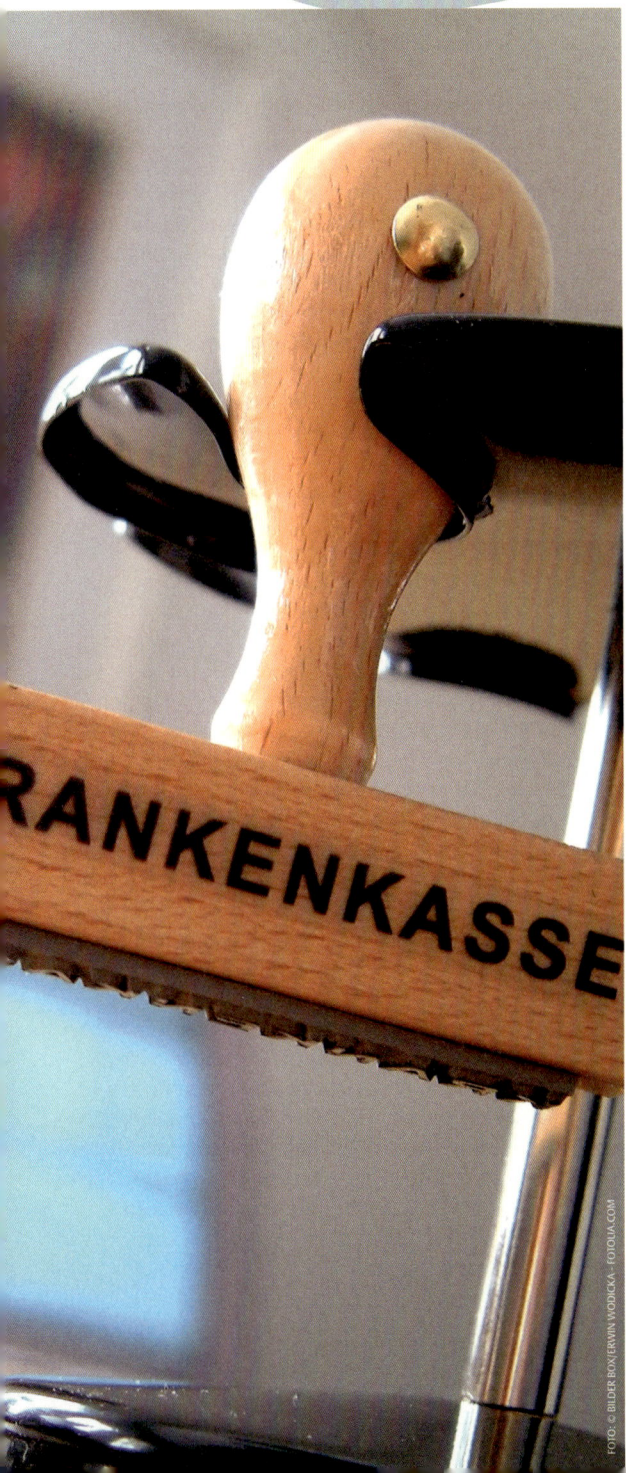

C 36 Gesundheitsökonomie, öffentliche Gesundheitspflege und Gesundheitssystem

Michael Marx, Roland Panea, Hans-Christian Stahl, Konrad Obermann

1	Einleitung	726
2	Gesundheitssysteme	727
3	Nationale und globale Herausforderungen	734
4	Gesundheitsökonomie	737
5	Evidenzbasierte Medizin	757

1 Einleitung

1.1 Allgemeines

Die tägliche Arbeit von Ärztinnen und Ärzten ist eingebettet in ein komplexes Gesundheitssystem. Während des Medizinstudiums sollen daher grundlegende Kenntnisse aus dem Bereich Public Health vermittelt werden.

> **DEFINITION Public Health** umfasst die Untersuchung des Gesundheitszustandes ganzer Bevölkerungsgruppen aus epidemiologischer Perspektive in seiner Wechselwirkung mit dem gesamten Gesundheitssystem. Der interdisziplinäre Ansatz von Public Health ersetzt nicht die theoretischen Ansätze und Denkweisen anderer Disziplinen, sondern versucht eine Synthese und ihre Anwendung auf Bevölkerungsgruppen und Gesundheitssysteme.

Public Health ist also eine **gesundheitswissenschaftliche Disziplin**, welche sich mit dem Management kollektiver Gesundheitsprobleme befasst. Sie
- bezieht sich vorwiegend auf ganze Populationen,
- umfasst Analysen und Managementansätze,
- fordert kulturell und medizinisch angemessenes, wirksames, ethisch und ökonomisch vertretbares Handeln im Gesundheitsbereich,
- ist fächerübergreifend und multidisziplinär (schließt u. a. Epidemiologie, Psychologie, Soziologie, Pädagogik, Rechtswissenschaften, Anthropologie/Ethnologie, Ökonomie, Klinische Medizin ein).

Public-Health-Forschungsfelder sind die **Gesundheitsversorgungsforschung**, die sich mit der Gesundheitsversorgung des Einzelnen und von Bevölkerungsgruppen befasst, und die **Gesundheitssystemforschung**, die Struktur, Organisation und das Zusammenwirken der Komponenten von Gesundheitssystemen auf nationaler Ebene und im internationalen Kontext untersucht.

Public Health in dieser weiten Definition stellt folgende **Kernfragen**:
- Wie lässt sich die Gesundheit verbessern (durch Prävention und Kuration; durch verbesserte Rahmenbedingungen)?
- Wie lassen sich Ressourcen effizienter einsetzen?
- Wie kann eine effiziente und gerechte Finanzierung erfolgen?

Public Health ist als gesundheitswissenschaftliche Disziplin vor allem in angelsächsischen Ländern etabliert, während sie in Deutschland noch immer als eine unterschätzte Randdisziplin behandelt wird – trotz der bahnbrechenden Arbeiten von Rudolph Virchow, der als einer der Ersten die Zusammenhänge von sozioökonomischen Rahmenbedingungen und Gesundheit beschrieben hat und als Vorreiter von Public Health gesehen werden kann.

Public Health hat heute eine enorme Bedeutung im Rahmen der Globalisierung.

Dieses Kapitel vermittelt Grundkenntnisse aus verschiedenen Bereichen von Public Health und gibt Anregungen für die individuelle Vertiefung bestimmter Inhalte. Es behandelt die **Grundlagen des deutschen Gesundheitssystems** [S.C728] im internationalen Vergleich, möchte Einblick in die Mehrdimensionalität von Krankheit und Gesundheit verschaffen und lädt ein, über den Horizont einer pathogenetischen Sichtweise und einer „krankheitslastigen" Medizin hinauszublicken, um ein besseres Verständnis für eine ganzheitliche Medizin und die **Multidisziplinarität der Gesundheitswissenschaften** entwickeln zu können.

Neben den an anderer Stelle vertieften Ansätzen von Prävention und Gesundheitsförderung (s. Prävention [S.C759]) sind auch **gesundheitsökonomische Grundkenntnisse** [S.C737] vor dem Hintergrund begrenzter finanzieller Ressourcen für alle Medizinstudenten relevant und für die spätere Berufsausübung unerlässlich:

- Die „**Grundlagen der Gesundheitsökonomie**" behandeln das ökonomische Problem der Knappheit und damit verbunden das Postulat der Effizienz und stellen eine Verbindung zwischen dem Gesundheitssystem und der Volkswirtschaft her.
- Das Kapitel „**Finanzierung**" befasst sich mit der Frage, wie ausreichend Mittel zur Versorgung der Bevölkerung bereitgestellt und die Ziele der Effizienz, der sozialen Gerechtigkeit, der Nachhaltigkeit und der Umsetzbarkeit erreicht werden können.
- Die **Vergütung** von ärztlichen und Krankenhausleistungen ist ein intensiv diskutiertes Gebiet, in dem nur schwer vereinbare Interessensgegensätze aufeinandertreffen, die zu kontinuierlichen Änderungen und Reformen führen.
- Im Kapitel „**Steuerung**" wird diskutiert, wie in einem primär nichtmarktlichen System sinnvolle Anreize gesetzt werden können, um niedergelassene Ärzte und Krankenhäuser zu einer patientenorientierten und gleichzeitig kostengünstigen Versorgung anzuhalten. Hinzu kommen andere Steuerungselemente monetärer (z. B. Höchstpreise für Arzneimittel) oder nichtmonetärer Art (z. B. Bedarfsplanung).
- Bei der „**Ökonomischen Evaluation in der Medizin**" geht es um die Analyse der Nutzen und Kosten von medizinischen Interventionen, um eine Grundlage für die rationale Bewertung von Diagnose- und Therapieverfahren zu haben und somit auch über die Erstattung dieser Verfahren entscheiden zu können. Hier werden auch einige Aspekte der **Qualitätssicherung** besprochen.

2 Gesundheitssysteme

2.1 Elemente und Merkmale

DEFINITION Ein **Gesundheitssystem** beinhaltet nach der Definition der Weltgesundheitsorganisation (The World Health Report 2000, WHO):
- alle Personen und Institutionen mit dem primären Ziel der Verbesserung der Gesundheitssituation
- ein gesundheitspolitisches Konzept als Grundlage
- geeignete Maßnahmen, um auf die Erwartungen der Bevölkerung hinsichtlich Gesundheitsschutz und Gesundheitsversorgung zu reagieren.

Elemente eines Gesundheitssystems: Im allgemeinen Sprachgebrauch wird statt „Gesundheitsversorgungssystem" oft der verkürzte Begriff Gesundheitssystem verwendet. Es umfasst u. a. Krankenhäuser, Arztpraxen, Ambulanzen, Gesundheitsämter sowie eine Vielzahl anderer medizinisch tätiger Berufsgruppen.

Nach **WHO-Definition** ist ein Gesundheitssystem aber weit mehr: Die WHO definiert **6 „building blocs"** als Säulen eines Gesundheitssystems, eingebettet in ein Einflussfeld von genetischen und sozialen Faktoren, von Umwelt und anderen Sektoren, wie z. B. Bildung (**Abb. 2.1**):
1. Führung (Leadership)
2. Finanzierung
3. Humanressourcen
4. Information
5. Arzneimittel und Medizintechnologie
6. medizinische Versorgung.

Ziele: Mit einem Gesundheitssystem sollen erreicht werden:
- **Verbesserung der Gesundheit** durch Gesundheitsförderung, Prävention, Behandlung, Rehabilitation
- **Zugang für die gesamte Bevölkerung** (universal access): unabhängig vom geografischen, kulturellen, sozialen, finanziellen Status
- **Versorgungsgerechtigkeit** (equity): Forderung nach gleichem Leistungszugang bei gleichem Leistungsbedarf für alle Bürger
- **hohe Versorgungsqualität:** Berücksichtigung von evidenzbasierter Medizin, Qualitätsmanagement (in verschiedenen Dimensionen wie Struktur-, Prozess-, Ergebnisqualität [S. C755])
- **Effizienz** (Kosteneffektivität): optimaler Einsatz von Ressourcen mit dem größtmöglichen Nutzen.

Merkmale von Gesundheitssystemen: International unterschiedliche Gesundheitssysteme können anhand folgender grundlegender Kriterien klassifiziert werden (s. auch Das deutsche Gesundheitssystem im internationalen Vergleich [S. C733]):
- nach der **vorwiegenden Finanzierung** durch:
  - Steuern
  - soziale Krankenversicherung
  - private Krankenversicherung
  - direkte Bezahlung
- nach der **Organisation**: zentral versus dezentral (das deutsche Gesundheitssystem mit seiner föderalen Struktur ist dezentral organisiert)

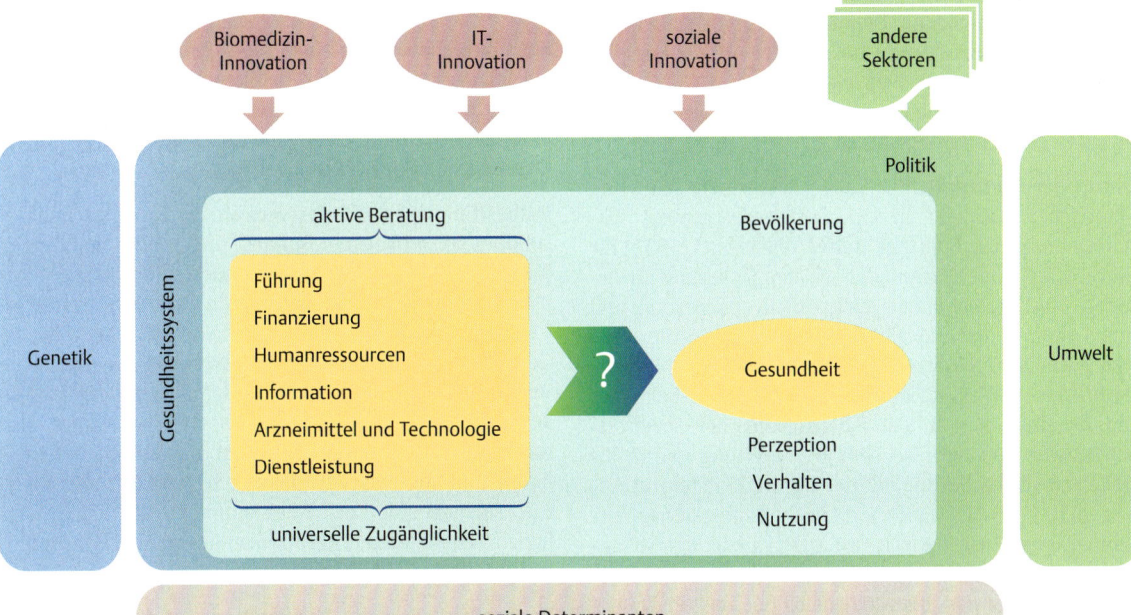

Abb. 2.1 **Elemente eines Gesundheitssystems.** (nach R. Sauerborn)

Tab. 2.1 Idealtypen von Gesundheitssystemen

	Sozialversicherungssystem (Bismarck-System)	staatlicher Gesundheitsdienst	privates System
Finanzierung	Sozialversicherungsbeiträge	Steuern	private Aufwendungen
Versorgung	private und öffentliche Anbieter	öffentliche Einrichtungen	gewinnorientierte Unternehmen
Regulierung	gesellschaftliche Selbstregulierung	staatlich-politische Regulierung	Regulierung über den privaten Markt bzw. Wettbewerb

- nach ihrer **Struktur**: gegliedert (z. B. ambulante und stationäre Versorgung getrennt) versus integriert (Verzahnung ambulanter und stationärer Versorgung)
- nach dem **Grad der staatlichen Reglementierung** und der Durchgriffsmöglichkeit.

Drei Beispiele für „Idealtypen" von Gesundheitssystemen gibt Tab. 2.1. In jedem System liegt allerdings eine Mischung der o. g. Kriterien und Merkmale vor.

2.2 Das deutsche Gesundheitssystem

Das deutsche Gesundheitssystem ist mit über 4 Mio. Beschäftigten (10 % der Erwerbstätigen) einer der wichtigsten Wirtschaftszweige der Bundesrepublik und hat mit ca. 242 Mrd. € für Gesundheitsleistungen den größten Anteil (ca. 35 %) am Sozialbudget. Hinzu kommen ca. 68 Mrd. € für Einkommensleistungen (Krankengelder, vorzeitige Renten). Wichtigster Kostenträger ist die gesetzliche Krankenversicherung (GKV) mit 57 % der Gesamtausgaben.

2.2.1 Wichtige Prinzipien des deutschen Gesundheitssystems

Das deutsche Gesundheitssystem ist durch folgende Prinzipien charakterisiert:

Umfassende Versorgung (Vollversicherung): Alle anerkannten Krankheitsrisiken sind gedeckt. Auf die von den Organen der ärztlichen Selbstverwaltung [S. C730] festgelegten Leistungen haben die Versicherten im Bedarfsfall einen gesetzlichen Anspruch.

Prinzip der Solidarität: Das Solidaritätsprinzip hat seine historischen Wurzeln in der Sozialgesetzgebung Bismarcks und in der Botschaft Kaiser Wilhelms I (1881) für ein verpflichtendes System der sozialen Sicherung für Arbeiter: eine Krankenkasse, eine Unfallversicherung und eine Alters- und Invaliditätsversicherung. Die Bismarck'sche Sozialgesetzgebung gilt heute weltweit als Ursprung der Sozialversicherung. Dabei werden Arbeitgeber und Arbeitnehmer an der Finanzierung der Sozialversicherungen beteiligt. Die hälftige Aufteilung wurde für die Krankenversicherung mit der Gesundheitsreform Anfang 2010 [S. C741] modifiziert. Seither zahlt der Arbeitnehmer einen Zusatzbeitrag (zzt. 0,9 %) allein. Das Solidaritätsprinzip ist noch immer das wesentliche Prinzip der GKV und besagt, dass **Beiträge** analog der Leistungsfähigkeit zu entrichten sind, also der finanziell Stärkere für den Schwächeren, junge Menschen für alte, Gesunde für Kranke und Alleinstehende für Familien eintreten. Alter, Geschlecht, Familienstand und Gesundheitsrisiken werden nicht berücksichtigt. Die **Leistungen** der GKV entsprechen allein den medizinischen Erfordernissen, d. h., alle Versicherten haben den gleichen Leistungsanspruch.

Ähnlich wie die Krankenversicherung wird auch die ==Pflegeversicherung, allerdings nur für Pflichtversicherte, durch Beiträge von Arbeitnehmern und Arbeitgebern finanziert.==

Im Gegensatz dazu erfolgen beim **Äquivalenzprinzip** die Beitragsbemessung und die Leistungserbringung gemäß einem individuellen Vertrag. Dies ist z. B. bei den privaten Krankenversicherungen der Fall, aber auch bei der Rentenversicherung und der Arbeitslosenversicherung.

Versicherungspflicht: Seit 2007 besteht eine Krankenversicherungspflicht für jeden Bundesbürger. Seit 2009 müssen auch private Krankenversicherungen einen etwa der GKV entsprechenden Basistarif anbieten und dürfen Antragsteller für den Basistarif nicht mehr aufgrund von Krankheitsrisiken ablehnen (s. auch Finanzierung [S. C740]).

Prinzip der Subsidiarität: Der Begriff stammt vom lateinischen subsidium, was auf Deutsch „Hilfe, Reserve" bedeutet. Das Prinzip der Subsidiarität bezeichnet ein politisches und gesellschaftliches Prinzip, welches generell die Eigenverantwortung vor staatliches Handeln stellt. Staatliche Aufgaben sollen zuerst von untergeordneten, lokalen Gliedern wie Stadt, Gemeinden oder Kommunen umgesetzt werden. Staatliche Einrichtungen sollen nur dann eingreifen, wenn eine Aufgabe durch die untergeordnete Ebene nicht zu bewerkstelligen ist.

Mitbestimmung und Selbstverwaltung: Im deutschen Gesundheitssystem regeln Bundes- und Landesregierungen die Rahmenbedingungen. Die Bundesregierung greift wenig operativ in die Versorgung ein und tätigt mit etwa 12 % nur einen kleinen Teil der direkten Ausgaben für die Gesundheitsversorgung der Bevölkerung. Die eigentliche Versorgung der Bevölkerung obliegt den Ländern, ist also dezentralisiert. Der Gesundheitssektor verwaltet sich selbst. Die Selbstverwaltung erfolgt durch die Hauptbeteiligten und Interessengruppen, z. B. Vertreter der Ärzte u. a. Dienstleister (z. B. Ärztekammer), der kassenärztlichen Vereinigungen, der Krankenkassen und von Patienten [S. C729].

Vertraglich geregelte Kooperation: Die Umsetzung der Gesundheitspolitik erfolgt durch vertraglich geregelte Kooperation zwischen Krankenversicherungen, Angehörigen medizinischer Berufe, Zusammenschlüssen von Kassenärzten, Krankenhäusern und anderen Anbietern von Gesundheitsdiensten.

Freie Wahl des Anbieters: Ein wesentliches und von vielen Versicherten sehr geschätztes Merkmal unseres Gesundheitssystems ist die freie Wahl des Anbieters gesundheitlicher Versorgung (z.B. ambulant tätige Ärzte, Krankenhaus).

Einheitliche Vergütung: Im ambulanten Bereich wird diese über die kassenärztliche Vereinigung abgewickelt bzw. durch die Gebührenordnung für Ärzte (GOÄ) geregelt, im stationären Bereich über Verträge zwischen Krankenhäusern und Krankenversicherungen (Details siehe Vergütung von medizinischen Leistungen [S.C743]).

2.2.2 Die wichtigsten Institutionen

Die Zuständigkeit für die Verwaltung des Gesundheitswesens liegt, von wenigen Ausnahmen abgesehen, in der Hoheit der Bundesländer, die auch im Bundesrat an der Bundesgesetzgebung mitwirken. Zu den staatlichen Strukturen, die wichtige Aufgaben im Gesundheitssystem erfüllen, zählen neben Bund und Ländern Regierungsbezirke und Kommunen (Städte, Gemeinden, Landkreise).

Staatliche Einrichtungen

Bundestag:
- regelt die **Grundsatzfragen** der Krankenversicherung, gesetzlichen Rentenversicherung, Rehabilitation, Unfallversicherung
- legt die **Rahmenbedingungen** der Krankenhausversorgung und Krankenhausfinanzierung, der Arzneimittelversorgung und für Medizin- und Blutprodukte fest.

Bundesministerium für Gesundheit (BMG):
- arbeitet Gesetzesvorhaben, Verordnungen und Verwaltungsvorschriften aus
- bildet die Exekutive auf Regierungsebene
- schafft den gesetzlichen Rahmen für gesetzliche Krankenversicherung (GKV) und gesetzliche Renten- und Pflegeversicherung.

Assoziierte Bundesbehörden

Sie sind dem BMG nachgeordnet.

Robert-Koch-Institut (RKI):
- Erkennung, Verhütung und Bekämpfung von Krankheiten
- Forschung und Beratung der Bundesregierung in Public-Health-Fragen,
- Gesundheitsberichterstattung des Bundes.

Paul-Ehrlich-Institut (PEI):
- Sicherung von biomedizinischen Arzneimitteln und Impfstoffen
- Genehmigung klinischer Prüfungen
- Zulassung von Arzneimitteln.

Deutsches Institut für medizinische Dokumentation und Information (DIMDI): Stellt hochwertige Informationen für alle Bereiche des Gesundheitswesens zur Verfügung:
- Herausgeber amtlicher medizinischer Klassifikationen
- Pflege medizinischer Terminologien, Thesauri, Nomenklaturen und Kataloge
- Informationssysteme für Arzneimittel- und Medizinprodukte
- Health Technology Assessment (HTA)
- Datenbanken.

Bundeszentrale für gesundheitliche Aufklärung (BZgA):
- Erarbeitung von Grundsätzen und Richtlinien für Inhalte und Methoden der praktischen Gesundheitserziehung
- Ausbildung und Fortbildung der auf dem Gebiet der Gesundheitserziehung und -aufklärung tätigen Personen
- Koordinierung und Verstärkung der gesundheitlichen Aufklärung und der Gesundheitserziehung im Bundesgebiet und internationale Zusammenarbeit.

Bundesinstitut für Arzneimittel und Medizinprodukte (BfArM):
- Arzneimittelzulassung auf der Grundlage des Arzneimittelgesetzes
- Prüfung auf Wirksamkeit, Unbedenklichkeit und angemessene pharmazeutische Qualität.

Bundesversicherungsamt (BVA): Aufsichtsbehörde der Sozialversicherungsträger, Beitragssatzgenehmigung, Risikostrukturausgleich und Verwaltung des Gesundheitsfonds.

Länder und Kommunen

Die Aufgaben zwischen Bund und Ländern sind nach dem Subsidiaritätsprinzip und komplementär aufeinander abgestimmt.

Krankenhausversorgung: Sie wird über Krankenhauspläne und Investitionsmaßnahmen auf Landes- und kommunaler Ebene gewährleistet.

Öffentlicher Gesundheitsdienst (ÖGD): Ziel des ÖGD ist der Schutz der Gesundheit der Bevölkerung, die vielfältigen Aufgaben werden auf kommunaler Ebene von ca. 300 Gesundheitsämtern wahrgenommen:
- Medizinalaufsicht über Beschäftigte in Gesundheitseinrichtungen und Verbänden (u.a. Supervision der ambulant tätigen Ärzte, teilweise an die KV delegiert)
- Gesundheitsschutz und Umwelthygiene, Durchführung staatlicher Maßnahmen zur Vorbeugung der Verbreitung von Infektionskrankheiten
- Gesundheitsförderung und Vorsorge: Schüleruntersuchung, Schwangerenberatung, sozialpsychiatrischer Dienst, Suchtberatung
- Gesundheitsberichterstattung
- Erstellung von Gutachten.

Gemeinsame Einrichtungen: Die Bundesländer haben auch gemeinsame Einrichtungen zur besseren Harmonisierung von länderübergreifenden Aufgaben geschaffen, z. B. das Institut für medizinische und pharmazeutische Prüfungsfragen (IMPP) oder Akademien für öffentliches Gesundheitswesen.

Körperschaften und Verbände

Krankenkassen:
- Träger der Krankenversicherungen, Finanzierung von Regelleistungen
- Abschluss von Mantelverträgen mit der Kassenärztlichen Bundesvereinigung (KBV) (finanzielle und inhaltliche Rahmenbedingungen für die ambulante ärztliche Versorgung).

Die Prinzipien der gesetzlichen und der privaten Krankenkassen werden im Kap. Gesetzliche und private Krankenversicherung [S. C742] beschrieben. Zu den allgemeinen Leistungen der KVs s. auch Arbeits- und Sozialmedizin [S. C224].

Jeder Krankenkasse ist eine **Pflegekasse** angeschlossen. Die Pflegekassen sind ebenfalls selbstständige Körperschaften des öffentlichen Rechts mit Selbstverwaltung. Die Selbstverwaltungsorgane der Pflegekassen sind die Organe der Krankenkassen, der GKV-Spitzenverband ist zugleich der Spitzenverband der Pflegekassen.

Kassenärztliche Vereinigungen (KV) und Kassenärztliche Bundesvereinigung (KBV): Mit der Zulassung zur vertragsärztlichen Versorgung im Rahmen der gesetzlichen Krankenversicherung wird ein Arzt Mitglied in der für seinen Tätigkeitsbereich zuständigen KV. Die 17 KVs und die KBV konstituieren sich und handeln im Auftrag des Gesundheitsministeriums (BMG):
- Sicherstellungsauftrag nach SGB V (Gewährleistung der ambulanten Versorgung); Planung des Bedarfs an Vertragsärzten (vormals Kassenärzten)
- Gewährleistungsauftrag für die ordnungsgemäße Durchführung der vertragsärztlichen Tätigkeit gegenüber den Kassen
- Zulassung der Vertragsärzte (vormals Kassenärzte)
- Rahmenverträge mit den Krankenkassen, Verhandlungen über Honorare mit den Krankenkassen
- Qualitätssicherung im ambulanten Bereich
- Überprüfung des wirtschaftlichen Verfahrens der Kassenärzte (Audits)
- Interessensvertretung der ambulant tätigen Ärzte.

Ärztekammern: Sie sind die berufsständische Vertretung aller Ärzte unter Rechtsaufsicht des Staates und ärztliches Selbstverwaltungsorgan. Mit der Approbation wird jeder Arzt Pflichtmitglied in seiner Landesärztekammer. Rechtsverbindliche Satzungsnorm der Bundesärztekammer (BÄK) ist die **Berufsordnung** für Ärzte (s. Rechtsmedizin [S. C289]). Aufgaben der Ärztekammern sind:
- Festlegung der Weiterbildungsordnung
- Fortbildung
- Schlichtungsordnung
- Begutachtung von Behandlungsfehlern
- Qualitätssicherung und Zertifizierung
- ethische Beurteilung von Forschungsvorhaben.

Krankenhausgesellschaften, Spitzenverbände der Krankenhausträger und Deutsche Krankenhaus-Gesellschaft (DKG): Medizinische Einrichtungen können unter öffentlicher, gemeinnütziger und privater Trägerschaft stehen. Die Gesellschaften führen Vertragsabschlüsse zwischen Krankenhäusern und Kassen herbei, verhandeln über Pflegesätze und arbeiten bei der Krankenhausplanung des Landes mit.

Gemeinsamer Bundesausschuss (G-BA): Der G-BA ist das **oberste Beschlussgremium der gemeinsamen Selbstverwaltung** der Ärzte, Zahnärzte, Psychotherapeuten, Krankenhäuser und Krankenkassen unter Einbeziehung von Patientenvertretern. Er wurde 2004 gegründet. Ohne Empfehlung des G-BA gibt es keine Untersuchungs- und Behandlungsmethoden zulasten der GKV. Der G-BA
- bestimmt durch Bereinigung bzw. Erweiterung den Leistungskatalog der gesetzlichen Krankenversicherung
- beschließt Maßnahmen der Qualitätssicherung und des Qualitätsmanagements
- bestimmt, welche ambulanten und stationären Leistungen ausreichend, zweckmäßig, medizinisch notwendig und wirtschaftlich sind
- erlässt Richtlinien für einzelne Leistungsbereiche (Behandlung, Früherkennung, Beurteilung der Arbeitsfähigkeit etc.).

Dies geschieht im Hinblick auf die Prinzipien der evidenzbasierten Medizin (EbM), wozu Arzneimittel sowie Untersuchungs- und Behandlungsmethoden auf ihren Nutzen, ihre Notwendigkeit und Wirtschaftlichkeit untersucht werden müssen.

Zu diesem Zweck hat der G-BA das Institut für Qualität und Wirtschaftlichkeit im Gesundheitswesen (IQWiG) ins Leben gerufen, das ihn mit Gutachten bei der Entscheidungsfindung unterstützen soll.

Institut für Qualität und Wirtschaftlichkeit im Gesundheitswesen (IQWiG): Unabhängiges wissenschaftliches Institut (seit 2004), das im Auftrag des G-BA und des BMG [S. C748] handelt, mit folgenden Aufgaben:
- Evaluierung des Nutzens und Schadens medizinischer Maßnahmen
- gesundheitsökonomische Bewertung des Kosten-Nutzen-Verhältnisses von Arzneimitteln und anderen medizinischen Interventionen
- Recherche, Darstellung und Bewertung des aktuellen medizinischen Wissensstandes zu diagnostischen und therapeutischen Verfahren
- Erstellung des einheitlichen Bewertungsmaßstabs, EBM (gemeinsam mit den KVs)
- Bewertung evidenzbasierter Leitlinien für die epidemiologisch wichtigsten Krankheiten
- Empfehlungen zu Disease-Management-Programmen (DMP)
- Bereitstellung von Informationen zu Qualität und Effizienz.

Ärztliches Zentrum für Qualität in der Medizin (ÄZQ): 1995 gegründet in gemeinsamer Trägerschaft der Bundesärztekammer und der KBV. Das Ziel ist die Unterstützung von BÄK und KBV bei der
- Erstellung von Leitlinien
- Patientensicherheit, Patienteninformationen
- EBM und Wissensmanagement
- Qualitätsmanagement in der ambulanten Versorgung.

Arzneimittelkommission der deutschen Ärzteschaft (AKdÄ): Die AKdÄ ist ein wissenschaftlicher Fachausschuss der BÄK:
- zuständig für unerwünschte Arzneimittelwirkungen (UAW)
- berät BÄK und KBV fachlich unabhängig
- erfasst, dokumentiert und bewertet Verdachtsfälle
- unterhält zusammen mit dem Bundesinstitut für Arzneimittel und Medizinprodukte den „Ärzteausschuss Arzneimittelsicherheit".

Sonstige Organisationen

Medizinischer Dienst der Krankenkassen (MdK): Begutachtungsaufgaben für die GKV bei Leistungsfällen (z. B. Notwendigkeit von Hilfsmitteln, **nicht** jedoch bei AHB-Anträgen) oder bei Behandlungsfehlervorwürfen, Qualitätsprüfungen von Pflegeeinrichtungen.

Außerdem:
- Apothekerverbände
- Verbände der Arzneimittelhersteller
- Verband der privaten Krankenversicherungen,
- berufsständische Interessenvertretungen (Hartmannbund, Marburger Bund u. a.)
- privatärztliche Verrechnungsstellen (PVS): führen im Auftrag von Ärzten privatärztliche Abrechnungen durch
- gebietsärztliche Berufsverbände und wissenschaftliche Fachgesellschaften.

Nichtstaatliche gemeinnützige Organisationen: Sie übernehmen ohne staatliche Trägerschaft staatliche Aufgaben. Hierzu zählen insbesondere die Freien Wohlfahrtsverbände, z. B. Deutscher Caritasverband, Diakonisches Werk und Deutsches Rotes Kreuz.

Internationale Vernetzung

Eine gute internationale Vernetzung ist im Zeitalter der Globalisierung von wachsender Bedeutung. Zur besseren Abstimmung der Gesundheitspolitiken ist die Bundesrepublik im Europarat in Straßburg, in der Organisation für wirtschaftliche Zusammenarbeit und Entwicklung (OECD), der Weltgesundheitsorganisation (WHO) und der Internationalen Arbeitsorganisation (ILO) vertreten.

2.2.3 Gesetzliche Rahmenbedingungen und Sozialversicherungssystem

Der gesetzliche Rahmen des Gesundheitssystems wird gebildet durch eine Vielzahl von Gesetzen und Statuten:
- Grundgesetz der Bundesrepublik Deutschland (Definition als soziale Marktwirtschaft)
- Sozialgesetzbuch SGB I: definiert die Leistungen der sozialen Sicherung
- SGB IV: regelt das Recht auf Selbstverwaltung für alle Sozialversicherungsträger
- SGB V: ist für die GKV zuständig
- SGB VI: Rentenversicherung (RV)
- SGB VII: gesetzliche Unfallversicherung (UV)
- SGB IX: Rehabilitation
- SGB XI: gesetzliche Pflegeversicherung
- KV-Statuten: Regelung der Aufgaben im Rahmen der vertragsärztlichen Versorgung, Befugnisse, Mitgliedschaft, Rechte und Pflichten der Mitglieder.

Die Implementierung (Umsetzung) der Gesetze und Beschlüsse erfolgt durch jeweils **vertraglich geregelte Kooperationen** von:
- Krankenversicherungen
- Angehörigen medizinischer Berufsgruppen
- Zusammenschlüssen von Kassenärzten
- Krankenhäusern
- anderen Anbietern von Gesundheitsdiensten.

Knapp 90 % der Bevölkerung sind durch das **Sozialversicherungssystem** geschützt. Kernstück des Systems sind 5 Versicherungsleistungen:
- Rentenversicherung (Landesversicherungsanstalten, Bundesversicherungsanstalt)
- Krankenversicherung (GKV [S. C742])
- Pflegeversicherung (Pflegekassen [S. C730])
- Unfallversicherung (Berufsgenossenschaften)
- Arbeitslosenversicherung (Arbeitsämter).

Sozialleistungen wie z. B. Sozialhilfe und Wohngeld werden aus Sozialbeiträgen der Arbeitgeber und Steuern finanziert und unabhängig von den genannten Versicherungen vom Staat (Sozialämter) gewährt.

2.2.4 Organisationsformen der ärztlichen Versorgung

Versorgungstypen und Trägerschaften

Gesundheitsdienste werden überwiegend durch private Anbieter angeboten. Dabei unterscheidet man ambulante, teilstationäre und stationäre Versorgung. Diese grundsätzliche Trennung im deutschen Gesundheitssystem ist im internationalen Vergleich eher ungewöhnlich.

Stationäre Behandlung, Krankenhäuser: Hier dominieren gemeinnützige Träger (Wohlfahrtsverbände) vor staatlichen und privaten Trägern (**Tab. 2.2**):
- karitative Verbände, Kirchen: ca. 40 %
- Städte und Landkreise: ca. 35 %
- private Träger: ca. 25 %.

2 Gesundheitssysteme

Tab. 2.2 Trägerschaften im deutschen Gesundheitssystem

gemeinnützige Träger	private Träger	staatliche Träger
Arbeiterwohlfahrt e. V. (AWO) Deutscher Caritasverband e. V. (DCV) Diakonisches Werk (DW) Deutsches Rotes Kreuz (DRK) Deutscher paritätischer Wohlfahrtsverband (DPWV) Zentralwohlfahrtsstelle der Juden in Deutschland e. V. (ZWStdJ) karitative Stiftungen (z. B. Robert-Bosch-Stiftung)	Ärzte in der ambulanten Versorgung andere Gesundheitsberufe mit eigener Praxis Apotheker Privatpersonen und privatwirtschaftliche Organisationen (z. B. Pharmaunternehmen)	Städte und Landkreise (Gesundheitsämter, Krankenhäuser, Beratungsstellen)

Die Finanzmittel der gemeinnützigen Träger stammen dabei zu ca. 75 % aus Entgelten für erbrachte Leistungen, zu ca. 22 % aus Steuermitteln und Kirchensteuern und zu ca. 3 % aus Spenden und Beiträgen.

Ambulante Behandlung: Hier dominiert die private Trägerschaft durch freiberuflich in einem Gesundheitsberuf tätige Personen:
- Hausärzte, Fachärzte, Zahnärzte, in Einzelpraxen, Gemeinschaftspraxen oder medizinischen Versorgungszentren (MVZ); auch Ambulanzen von Universitätskliniken
- Optiker
- Physiotherapeuten, Ergotherapeuten
- Hebammen und Krankenschwestern
- Apotheken

Im ambulanten Bereich steht die von den Ärzten unternehmerisch geleitete **Einzel- oder Gemeinschaftspraxis** im Vordergrund. Jedoch setzt sich der seit einigen Jahren herrschende Trend zur Gründung von **medizinischen Versorgungszentren (MVZ)** fort, quasi angelehnt an die früheren Polikliniken der DDR, allerdings mit anderer Managementstruktur und marktwirtschaftlicher Ausrichtung. Auch im stationären Bereich kommt es zunehmend zu **Zusammenschlüssen und Privatisierungen** mit dem Ziel der besseren Effizienz. Neben dem bereits etablierten Belegarztsystem sollen auch Hausarztmodelle und strukturierte Behandlungsprogramme (Disease-Management-Programme, DMP) zukünftig zu einer besseren Kooperation und engeren Verzahnung zwischen ambulanter und stationärer Versorgung beitragen.

MERKE Die Gründung von MVZ stellt, neben vielen positiven Aspekten, eine Herausforderung an den Versorgungsauftrag der KVs dar, eine **ausgewogene Flächenversorgung** sicherzustellen. Eine profitorientierte Gründung von MVZ durch private Unternehmen muss klar reguliert und dem Sicherstellungsauftrag für die ambulante Versorgung, vor allem in strukturschwachen Regionen, untergeordnet werden.

Im **ambulanten Pflegebereich** sind gemeinnützige und private Trägerschaften nahezu gleich verteilt.

Finanzierung

Siehe Finanzierung [S. C740].

2.3 Internationaler Vergleich von Gesundheitssystemen

2.3.1 Grundlagen

Um die globalen Herausforderungen zu verstehen und angehen zu können, ist die Kenntnis der unterschiedlichen Gesundheitssysteme und ihrer Determinanten unabdingbar. Gesundheitssysteme lassen sich international vergleichen anhand von Indikatoren und Daten. Übliche **Vergleichsparameter** sind:
- Gesundheitsversorgungsdaten (**Strukturdaten**): z. B. Gesundheitsausgaben pro Person oder in Prozent des BIP (früher etwas umstritten als „Gesundheitsquote" bezeichnet), Verfügbarkeit von medizinischen Einrichtungen und Personal
- **Finanzierungsmodelle** (Tab. 2.3)
- **Mortalität:** Säuglingssterblichkeit < 1 Jahr (infant mortality rate, IMR); Kindersterblichkeit < 5 Jahre (child mortality rate, CMR oder U5MR), Müttersterblichkeit (maternal mortality rate)
- **Lebenserwartung**
- **Morbidität:** Inzidenz, Prävalenz von im jeweiligen System endemischen Erkrankungen und altersstandardisierte Todesraten bestimmter Erkrankungen
- Messung der **Krankheitsbelastung:** Der „burden of disease" ist heute ein international anerkannter, wenngleich umstrittener Indikator. Mortalität und Morbidität werden kombiniert durch die Berechnung von „disabilty adjusted live years" (DALY): Lebenszeit mit einer Erkrankung oder Behinderung wird mit einem Faktor zwischen 0 und 1 je nach Schwere der Beeinträchtigung in „gesunde Lebensjahre" umgerechnet. So wird z. B. für Blindheit ein Beeinträchtigungsfaktor von 0,5 angenommen, d. h., 1 Jahr mit Blindheit entspricht ½ Jahr gesunder Lebenszeit. In der DALY-Berechnung zählen also 2 Jahre Blindheit wie 1 Jahr verlorene Lebenszeit durch vorzeitigen Tod.

Tab. 2.3 Finanzierung von Gesundheitssystemen. Mischformen bestehen in jedem System.

Finanzierungsform	Beispiel
vorwiegend durch Steuern	UK, Irland, Schweden, Dänemark, Finnland, Portugal, Spanien
vorwiegend durch Beiträge	Deutschland, Frankreich, Niederlande, Belgien, Österreich, Luxemburg, Italien

Von überragender Bedeutung ist heute die Frage nach den **verfügbaren Ressourcen** im Gesundheitsbereich und in den Bereichen, die starke Einflüsse auf Gesundheit und Krankheit haben, z. B. sozioökonomischer Status, Ernährung und Umwelt.

2.3.2 Das deutsche Gesundheitssystem im internationalen Vergleich

Deutschland: Das deutsche Gesundheitssystem bietet allen Bürgern eine **umfassende, flächendeckende Gesundheitsversorgung** auf hohem Niveau. Neben der Versorgungsgerechtigkeit besticht die **hohe Verfügbarkeit** (kurze Wartezeiten) und sehr **gute Zugänglichkeit** der Versorgungseinrichtungen. Die vergleichsweise **hohen Kosten** (s. **Tab. 2.4**) werfen Fragen nach Effizienz und Angemessenheit auf. Prinzipien der Solidarität und Vollversorgung stehen auf dem Prüfstand.

USA: US-Bürger haben keinen Zugang zu einer allgemeinen Krankenversicherung. Sie müssen sich **privat oder über ihren Arbeitgeber** absichern. Dafür gibt es in USA zahlreiche und große Health-Maintenance-Organisationen, eine Verbindung aus Versicherer und Leistungserbringer.

Sozialhilfeempfänger haben Anspruch auf Versicherung durch das staatliche **MEDICAID**-Programm, die Versicherungsleistungen wurden allerdings in den letzten Jahren reduziert. Seit 1965 besteht für Senioren/Rentner eine medizinische Grundversorgung (**MEDICARE**), allerdings nur für die Behandlung, ohne Medikamente und Arzneimittel. Seit der Reform im Jahr 2003 bieten Privatfirmen **Medikamentenversicherungen** für Senioren an; deren hohes Preisniveau ist allerdings häufig ein Problem für chronisch Kranke und Menschen mit niedrigen Renten.

Immer mehr Selbstständige, Scheinselbstständige, Arbeitslose und gering Verdienende können sich **keine Versicherung** leisten. Von etwa 300 Mio. Einwohnern sind > 40 Mio. ohne Versicherungsschutz, ihr Anteil ist seit 1987 von ca. 15 % auf 18 % gestiegen. Der Anteil der Nichtversicherten ohne US-Staatsbürgerschaft liegt bei 44 %. Im **März 2010** wurde daher unter Präsident Obama eine umfassende **Gesundheitsreform** beschlossen. Ziel ist eine Verringerung der Zahl der Nichtversicherten um 32 Mio., eine Ausweitung von MEDICAID sowie die Vermittlung von Patienten an private Krankenversicherungen durch staatliche Versicherungsbörsen.

Tab. 2.4 Gesundheitsausgaben (Stand 2010)

Land	% des BIP
Deutschland	11,7 %
USA	17,6 %
Großbritannien	9,8 %
Niederlande	12 %

Großbritannien: Dem Nationalen Gesundheitsdienst (National Health Service, NHS) liegt das sog. Beveridge-Modell (Bericht der Kommission des Lord Beveridge, 1942) zugrunde: Es besteht **freier Zugang zu Gesundheitsleistungen** für die gesamte Bevölkerung. Die allgemeinen Gesundheitsleistungen sind **steuerfinanziert** (Solidaritätsprinzip). Hinzu kommen **private Zusatzversicherungen** für Besserverdienende. Das System unterliegt einer systematischen Kosten-Nutzen-Analyse durch das National Institute for Clinical Excellence (NICE).

Hausärzte haben mehr Kompetenzen als momentan in Deutschland üblich und erfüllen eine Lotsenfunktion („**gatekeeper**"). Daneben gibt es zahlreiche öffentliche Anbieter für Gesundheitsdienstleistungen, inkl. Altenpflege und Hebammen.

Vorteile des Systems sind eine gute Versorgung von Langzeitpatienten und gute Ergebnisse im Bereich der Prävention, da Hausärzte auch für Präventionsmaßnahmen vergütet werden. **Nachteile** sind die z. T. langen Wartezeiten für fachärztliche Versorgung und elektive Operationen sowie eine schlechte zahnärztliche Versorgung. Der Hausarzt kann nur eingeschränkt frei gewählt werden.

Niederlande: Das holländische Gesundheitssystem ist stark staatlich reguliert, eine **Mischung aus „Bismarck-" und „Beveridge-Modell"** (s. o.). Auch hier haben Hausärzte umfangreichere Kompetenzen als in Deutschland und dienen als Lotsen im System. Eine gesetzliche Krankenversicherung besteht für 66 % der Bevölkerung, ab dem 366. Tag greift eine allgemeine Versicherung für besondere Krankheitskosten. Ab einem bestimmten Einkommen muss in eine Privatversicherung gewechselt werden. PKV müssen allerdings einen Basistarif zu gleichen Konditionen wie die GKV anbieten. Umverteilungsmechanismen über einen Gesundheitsfonds dienen der Vermeidung von Risikoselektion.

3 Nationale und globale Herausforderungen

3.1 Demografie und Sozialleistungen

Es wird immer deutlicher, dass die globale Gesundheitssituation von Ungleichheiten bestimmt wird. Diese Ungleichheiten bestehen zwischen den Ländern dieser Erde, aber in zunehmendem Maße auch innerhalb der Länder – die Schere zwischen Arm und Reich öffnet sich immer weiter.

3.1.1 Demografische und epidemiologische Transition

Demografische Transition: Aktuell beträgt die Lebenserwartung in Deutschland für weibliche Neugeborene ca. 81 Jahre, für männliche ca. 78 Jahre.

Abb. 3.1 zeigt die Entwicklung der **Altersstruktur in Deutschland** im Vergleich zwischen 1910 und 1999 und die voraussichtliche Struktur im Jahr 2050, mit einem kontinuierlichen Anstieg der Lebenserwartung und einem stetigen Rückgang der Geburten. Zusammenfassend zeichnen sich folgende Trends ab:

- In 50 Jahren werden 36 % der Bevölkerung über 60 Jahre alt sein.
- Die Zahl der über 80-Jährigen wird deutlich zugenommen haben.
- Über 70-Jährige werden überwiegend allein leben.

Daraus ergibt sich ein verändertes Krankheitsspektrum mit mehr multimorbiden Patienten und ein steigender Bedarf an Langzeitversorgung – bei gleichzeitig geringeren Einnahmen durch konjunktur- und strukturbedingte Probleme (weitgehend lohnzentrierte Finanzierung).

Dies ist kein spezifisch deutsches Problem, sondern weltweit zu beobachten. Aus der **weltweiten Zunahme altersassoziierter Erkrankungen**, insbesondere chronischer Krankheiten, erwächst ein zunehmender Bedarf an Langzeitversorgung und auch -pflege. Die Problematik der **sozialen Sicherung im Alter** bei geringem Bevölkerungswachstum nimmt nicht nur in Industrienationen, sondern auch in sog. Schwellenländern Asiens und Südamerikas prekäre Ausmaße an.

Epidemiologische Transition: Die epidemiologische Transition beschreibt Veränderungen der Häufigkeit von Krankheiten und Todesursachen im zeitlichen Wandel. So breiten sich im Rahmen von Globalisierung und Klimaveränderungen auch in ressourcenarmen Ländern zunehmend sog. Zivilisationskrankheiten wie kardiovaskuläre Erkrankungen, COPD (chronisch-obstruktive Lungenerkrankung) und Diabetes aus. Zusammen mit den vielen ungelösten Problemen bei der Bekämpfung klassischer Infektionskrankheiten, wie z. B. Pneumonien, gastrointestinaler Infekte und Malaria, stellt dies vor allem schwache Gesundheitssysteme vor kaum zu lösende Herausforderungen. Man spricht dabei vom "dual burden of disease": Infektionskrankheiten *und* Zivilisationskrankheiten.

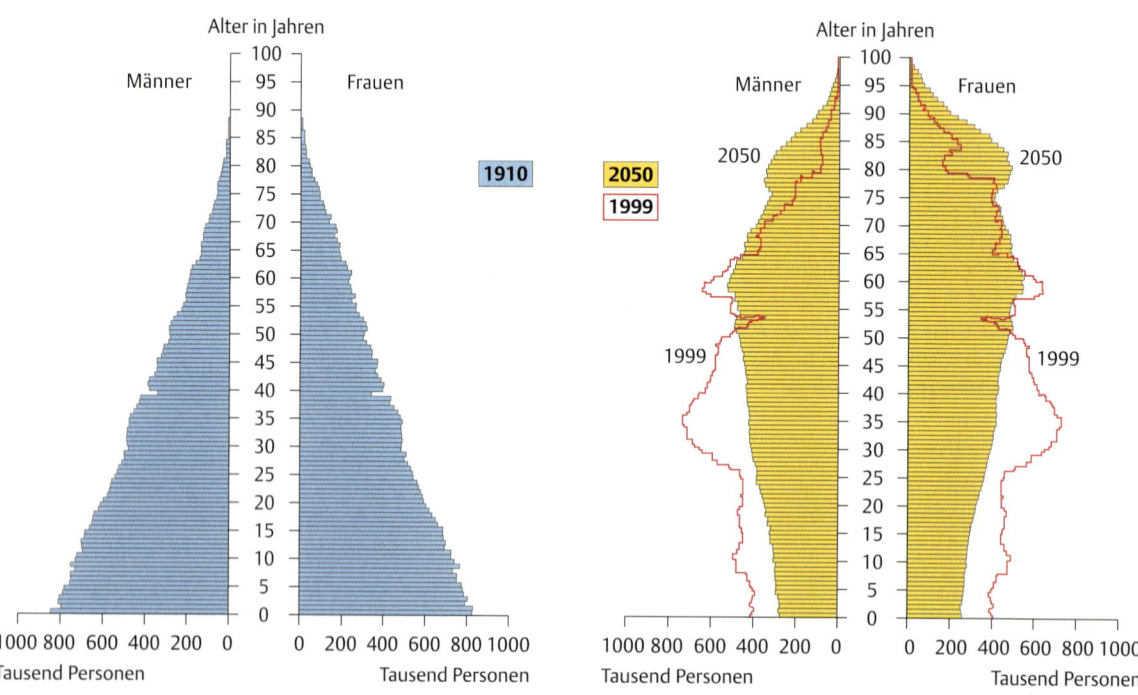

Abb. 3.1 **Altersstruktur in Deutschland** in den Jahren 1910, 1999 und voraussichtliche Struktur im Jahr 2050 (nach Angaben des Statistischen Bundesamtes).

3.1.2 Prozesse des sozialen Ausschlusses

Sozialleistungen und Solidarstrukturen in Deutschland werden voraussichtlich eine Reduktion erfahren. Die Entwicklung zu einer sog. **2-Klassen-Medizin** mit Regelleistungen und Zusatzleistungen für Selbstzahler bzw. den wohlhabenderen Teil der Bevölkerung scheint unausweichlich. Aufgrund der hohen Kostenentwicklung stellt sich zunehmend die Frage, ob eine Vollversicherung unter Einschluss aller sog. Hochrisikogruppen (z. B. Raucher, Alkoholkranke, Anhänger von Risikosportarten oder Menschen mit anderweitig risikobehaftetem Verhalten) noch leistbar ist. Das Spannungsfeld zwischen der aktuell bestehenden Übernahme der Versorgung durch die Solidargemeinschaft und der Forderung nach individueller Verantwortung wird sich weiter verschärfen.

3.2 Technologie und Globalisierung

3.2.1 Kostensteigernde neue Technologien und steigende Erwartungen

Die Medizin lebt von Innovationen in medizinischer Forschung und Technik. Was technisch möglich ist wird normalerweise auch gemacht, der Einsatz **aufwendiger Verfahren** muss aber immer mehr abgewogen werden. Kriterien dabei sind individueller Nutzen (z. B. Lebensqualität, Nebenwirkungen, Lebensverlängerung, Kosten, psychologische Wirkung) gegenüber gesellschaftlichem Nutzen (z. B. Kosteneffektivität, Produktivitätsgewinn bzw. -verlust, kollektiver psychologischer Nutzen, Folgekosten).

Entsprechend dem aktuellen Wohlstandsniveau sind die **Erwartungen an medizinische Therapien** bereits heute sehr hoch. Dem allgemeinen Wachstumsparadigma folgend und mit zunehmendem Informationsstand (durch Presse, Internet) werden die Erwartungen der Menschen an die Technik und den medizinischen Fortschritt noch weiter steigen.

Diese in den letzten Jahren immens gesteigerten Erwartungen haben zur Entwicklung eines **freien Gesundheitsmarktes mit sehr hohem Wachstumspotenzial** geführt (z. B. im Wellnessbereich). Um in der Konkurrenz mit anderen Gesundheitsberufen erfolgreich zu sein, wird sich der Arztberuf auf diese Entwicklungen einstellen müssen.

3.2.2 Die Folgen der Mobilität

Die Mobilität innerhalb und außerhalb Deutschlands ist in den letzten Jahrzehnten kontinuierlich angestiegen, die Globalisierung wird weiter zunehmen. Dies findet simultan mit einer Vielzahl anderer Prozesse statt, welche die **Entstehung und Ausbreitung von Krankheiten** begünstigen, wie z. B. die weltweit älter werdende Bevölkerung, Klimawandel, HIV-Infektionen, Exposition gegenüber Umweltgiften, stärkere UV-Strahlung, Bevölkerungsdichte in Städten, Stress, zunehmende Verarmung. Diese Faktoren bestimmen auch die Vulnerabilität von Bevölkerungsgruppen und ihre Kompetenz, mit neuen gesundheitlichen Herausforderungen fertigzuwerden.

Im Rahmen der zunehmenden Mobilität, der internationalen Migration und des Tourismus sowie der Klimaveränderungen werden Gesundheitssysteme der nördlichen Hemisphäre zunehmend mit **neuen Infektionskrankheiten** konfrontiert. Neben Malaria, Dengue und gastrointestinalen Infekten werden durch Reisende eher unbemerkt auch therapieresistente Keime eingeschleppt, wie Methicillin-resistente Staphylokokken oder multiresistente Tuberkelbazillen und neue Virus-Serotypen. Möglicherweise werden sich aber auch neue Vektoren und Erreger, z. B. Leishmanien, Dengue-Viren und Erreger des Dengue-hämorrhagischen Fiebers, in unseren Breiten ansiedeln.

Auch durch die wachsende Zahl sehr alter Menschen, die mit chronischen Krankheiten und komplexen Therapieschemata Fernreisen unternehmen, werden Gesundheitsdienste sowohl im Heimatland als auch im Reiseland vor neue Probleme gestellt.

3.2.3 Die globale Realität der ungleichen Verteilung

- Die 20 % „Wohlhabenden" dieser Welt verbrauchen 80 % der Gesundheitsressourcen.
- 80 % der Menschheit müssen mit den restlichen 20 % auskommen.
- 90/10-Ungleichgewicht: 90 % der Gesundheitsforschung befassen sich mit 10 % der Gesundheitsprobleme vor allem der Industrieländer, nur 10 % der Forschung mit den übrigen 90 % der Gesundheitsprobleme.

Ressourcenarme Länder: In ressourcenarmen Ländern wirken insbesondere **armutsbedingte Krankheiten**, wie z. B. Tbc, Lepra, Mangelernährung, stark auf den Gesundheitszustand ganzer Bevölkerungsgruppen ein (weltweit ca. 530 000 Todesfälle von Müttern/Jahr). Hinzu kommen die eigentlichen **Tropenkrankheiten**. Darüber hinaus verursachen **strukturelle Defizite** in schwachen Gesundheitssystemen eine Vielzahl vermeidbarer Todesfälle, z. B. hohe Müttersterblichkeit aufgrund unzureichender Zugänglichkeit zur Gesundheitsversorgung und aufgrund schlechter Versorgungsqualität.

Ein wachsendes Problem ist die **Ernährungssicherung**: Etwa 1 Mrd. Menschen hungern, bei steigender Tendenz! Jedes Jahr sterben 4 Mio. Menschen an den Folgen von Mangelernährung, 4 000 Kinder sterben jeden Tag aufgrund verschmutzten Trinkwassers.

Krankheiten des „Wohlstandes": In Wohlstandsländern ist dagegen eine starke Zunahme von Diabeteserkrankungen, kardiovaskulären und anderen chronischen Erkrankungen zu beobachten. Durch die gesteigerte Mobilität bedingte Unfälle nehmen vor allem in ressourcenarmen Ländern zu. Diese Länder bleiben auch von den sog. Wohlstandskrankheiten nicht verschont, die sich vor allem in der Mittelschicht ausbreiten, die zunehmend westliche, oft ungesunde Lebensgewohnheiten übernimmt. Die leistungsschwachen Gesundheitssysteme dieser Länder sind mit dieser „Doppellast" – Krankheiten der Armut und des Wohlstandes – meist überfordert.

3.2.4 Verhalten als größter Risikofaktor

Gesundheitsrelevantes Verhalten hat viele Facetten mit unterschiedlichen Auswirkungen auf das Individuum und den Gesundheitsstatus einer Bevölkerung. Eine WHO-Studie beispielsweise postulierte Anfang des Jahrtausends, dass 9 % der gesamten Krankheitsfolgen in der europäischen Region (51 Staaten) durch Alkoholabusus bedingt sind. Diabetes mellitus Typ 2, der stark vom Ernährungsverhalten, von Bewegungsmangel und Adipositas beeinflusst ist, entwickelt sich weltweit zu einem der größten Gesundheitsprobleme. In Deutschland leiden zurzeit deutlich mehr als 5 % der Bevölkerung an Diabetes mellitus Typ 2 mit steigender Tendenz (s. auch Prävention [S. C771]).

3.2.5 Globalisierung der Medizin

Die gesundheitsbezogene Globalisierung wirkt sich über individuelle Gesundheit, Krankheiten und neue Risikofaktoren hinaus auf die Gesundheitsversorgung aus. Gesundheit wird in einer vom neoliberalen Markt geprägten Welt zunehmend als privates Gut angesehen. Die staatlichen Gesundheitssysteme können so z. B. unterminiert werden durch einen **illegalen Medikamentenmarkt** – ein Phänomen, das bei fehlender Transparenz und Qualitätssicherung als wachsendes Public-Health-Risiko angesehen wird. In einem unkontrolliert wachsenden globalen Markt wird sich ein **Medizintourismus** entwickeln, der im Wesentlichen den wirtschaftlich Bessergestellten zugänglich ist. Das Internet bietet hierfür die erforderliche Informations- und Handelsplattform. Ethische Probleme ergeben sich heute bereits im Bereich Medikamentenshopping und Organhandel. Alle oben genannten Phänomene wirken sich vor allem auf sozial Schwache, Einwanderer und sonstige Migranten bei schwachen oder gar fehlenden sozialen Sicherungssystemen negativ aus.

Die fragmentierte Versorgung sowie fehlende Anreize für bessere Koordination und Integration der verschiedenen Versorgungstypen und -ebenen führen zu **Mängeln bei Qualität und Effizienz**.

Als Folge der internationalen Arbeitsmigration findet ein sog. „**brain drain**" von gut ausgebildeten Ärzten und Pflegekräften von wirtschaftlich benachteiligten Ländern in Industrieländer statt. Dies hat z. T. eine fatale Wirkung vor allem in Entwicklungsländern mit einem ohnehin latenten Mangel an gut ausgebildeten Fachkräften.

> **MERKE** Zusammengefasst ergibt sich aus diesen Herausforderungen ein **immenser Reformbedarf**, sowohl national als auch international, denn Gesundheit ist zu Beginn des 21. Jahrhunderts nicht mehr nur ein privater Wert, abgeschottet in der Versorgungsintensität einer individuellen Medizin, sondern eine öffentliche Aufgabe!

3.3 Gesundheit als Menschenrecht

Gesundheit ist als Menschenrecht deklariert, auf das alle Menschen Anspruch haben. Deshalb sollten auch die folgenden Prinzipien universell gelten:
- Zugang
- Versorgungsgerechtigkeit
- hohe Versorgungsqualität
- Kosteneffektivität (Effizienz).

Aus diesen Prinzipien lassen sich Forderungen und Handlungsanweisungen ableiten, die weit über den Einfluss der Medizin hinausgehen.

Im Jahre 2000 wurde von den Vereinten Nationen die sog. **Millenniumsdeklaration** verabschiedet mit der Forderung nach mehr gesellschaftlicher und sektorübergreifender Verantwortung für Gesundheit (**Tab. 3.1**). Unter den 8 konkreten Entwicklungszielen bis zum Jahr 2015 sind 3 Ziele (4, 5, 6) direkt auf die Gesundheitsverbesserung gerichtet. Aber auch die Ziele 1, 7 und 8 haben einen klaren Bezug zur Gesundheit.

Einige **Meilensteine der internationalen Gesundheitspolitik**:
- Declaration of Alma-Ata (1978): Anspruch auf Gesundheit für alle; Basisgesundheitsversorgung als Priorität der Gesundheitspolitik
- Ottawa Charter for Health Promotion (1986): Schwerpunkt Gesundheitsförderung (www.who.int/hpr/NPH/docs/ottawa_charter_hp.pdf; s. Prävention [S. C760])
- Kairo – Population Conference – Reproductive Health (1994): Schwerpunkt Familienplanung.
- World Health Report 2000: Gesundheitssystemansatz als Schlüssel zur Verbesserung der Gesundheit (www.who.int/whr2001/2001/archives/2000/en/)
- Millennium Development Goals (2000) der Vereinten Nationen (www.un.org/millenniumgoals).

Tab. 3.1 Die 8 „Millenium Development Goals" (2000)

Ziel	Definition
Ziele 1–3: Bildung	
Halbierung der extremen Armut und des Hungers bis zum Jahr 2015	Halbierung des Anteils der Menschen, deren Einkommen weniger als 1 US-Dollar pro Tag beträgt, und des Anteils der Menschen, die Hunger leiden, bis 2015 (Basisjahr 1990)
Verwirklichung der allgemeinen Primarschulbildung	Ermöglichen einer Primarschulbildung für alle Kinder dieser Welt bis zum Jahre 2015
Förderung der Gleichstellung der Geschlechter und der Stellung der Frau	Beseitigung des Geschlechtergefälles in der Primar- und Sekundarschulbildung, wenn möglich bis 2005 und auf allen Bildungsebenen bis spätestens 2015
Ziele 4–6: Gesundheit	
Senkung der Kindersterblichkeit	Senkung der Sterblichkeitsrate von Kindern unter 5 Jahren um $2/3$ bis zum Jahr 2015 (Basisjahr 1990)
Verbesserung der Gesundheit von Müttern	Senkung der Müttersterblichkeitsrate um ¾ bis zum Jahr 2015 (Basisjahr 1990)
Bekämpfung von HIV/Aids, Malaria und anderen Krankheiten	Eindämmung von HIV/AIDS, Malaria und anderen schweren Krankheiten bis 2015
Ziele 7–8: Politik und Wirtschaft	
Sicherung der ökologischen Nachhaltigkeit	Integration der Grundsätze nachhaltiger Entwicklung in einzelstaatliche Politik und Programme sowie die Umkehrung des Verlusts von Umweltressourcen; Halbierung des Anteils der Menschen, die keinen Zugang zu hygienischem Trinkwasser haben, bis 2015; Verbesserung der Lebensbedingungen von mindestens 100 Mio. Slumbewohnern bis 2020
Aufbau einer weltweiten Entwicklungspartnerschaft	unter anderem Weiterentwicklung eines offenen, regelgestützten, berechenbaren und nichtdiskriminierenden Handels- und Finanzsystems; Berücksichtigung der besonderen Bedürfnisse der am wenigsten entwickelten Länder; umfassende Bearbeitung der Schuldenprobleme der Entwicklungsländer; Erarbeitung und Umsetzung von Strategien zur Beschaffung menschenwürdiger und produktiver Arbeit für junge Menschen; Verfügbarkeit von erschwinglichen und unentbehrlichen Arzneimitteln in den Entwicklungsländern durch Zusammenarbeit mit den Pharmaunternehmen; Nutzung der Vorteile neuer Technologien, insbesondere der Informations- und Kommunikationstechnologien, in den Entwicklungsländern.

4 Gesundheitsökonomie

4.1 Grundlagen der Gesundheitsökonomie

Das Grundproblem der Wirtschaftswissenschaften ist die Knappheit und ihre Überwindung. **Wirtschaften** bedeutet den sparsamen Umgang mit knappen Ressourcen, und das **Ziel wirtschaftlichen Handelns** ist die Befriedigung möglichst vieler Bedürfnisse der Menschen.

Gesundheitsökonomie beschäftigt sich mit diesen Fragen im Bereich des Gesundheitswesens. Demografischer Wandel, technischer Fortschritt und auch zunehmende Ansprüche der Bürger machen es zwingend, sich dem Problem der knappen Ressourcen zu stellen. Weiterhin liefert die Gesundheitsökonomie Theorien und Methoden, um Zusammenhänge zwischen dem Gesundheitssystem und den volkswirtschaftlichen Rahmenbedingungen zu verstehen und zu analysieren.

> **DEFINITION** Die **Gesundheitsökonomie** ist der **Gegenstandsbereich Wirtschaft** (wirtschaftliches Handeln, Wirtschaftssysteme, Finanzierung) im Gesundheitssystem.
> Der Begriff **Gesundheitsökonomik** wird manchmal verwendet für die **Wissenschaft** vom Einsatz knapper Ressourcen zur Produktion von Gesundheitsgütern und von der Verteilung dieser Güter in der Gesellschaft.
> Im Folgenden wird die Gesundheitsökonomie als umfassender Begriff für beide Bereiche verwendet.

Die Ökonomie befasst sich mit der Erklärung und Gestaltung von **Interaktionen auf der Basis individueller Kosten-Nutzen-Kalküle**. Hierbei gelten 2 Modellansätze, nämlich der methodologische Individualismus und das Modell des „Homo oeconomicus", um menschliches Verhalten zu erklären: Individuen reagieren (so die Annahme) **rational und eigeninteressiert** auf relevante Anreize in bestimmten sozialen Situationen. Sie versuchen unter gegebenen Restriktionen und mit dem begrenzten verfügbaren Budget ihren Nutzen zu maximieren.

4.1.1 Effizienz und Allokation

Die beiden grundsätzlichen ökonomischen Konzepte sind die der Effizienz und der Allokation. Knappheit erfordert einen effizienten Umgang mit den begrenzten Ressourcen, d. h., dass Ressourcen ohne Verschwendung eingesetzt werden. **Effizienz** ist damit nicht nur Kennzeichen ökonomisch rationalen Verhaltens, sondern auch eines ethischen Umgangs mit begrenzt zur Verfügung stehenden Ressourcen. Darüber hinaus wirft Knappheit die Frage der Verteilung der Ressourcen und Güter innerhalb der Gesellschaft auf, da nicht alle Güter allen Wirtschaftssubjekten unendlich zur Verfügung stehen. Die **Allokation** (Verteilung) der Ressourcen und produzierten Güter in der Gesellschaft ist deshalb auch eng mit dem Konzept der Gerechtigkeit verbunden. Der Gesundheitsökonom unterscheidet also zwischen technischer Effizienz und allokativer Effizienz:

- **Technische Effizienz** liegt vor, wenn bei gegebener Technologie und Produktionsfaktoren die Produktionsmenge maximiert ist oder bei gegebener Technologie und Produktionsmenge die Produktionsfaktormengen minimiert sind.
- **Allokative Effizienz:** Die technische Effizienz ist Voraussetzung für eine effiziente Allokation der Ressourcen. Effiziente Allokationen liegen vor, wenn niemand bessergestellt werden kann, ohne jemand anderen schlechterzustellen (Pareto-optimale Allokation).

4.1.2 Volkswirtschaftliche Analyse

Bei der Behandlung gesundheitsökonomischer Fragestellungen wird zwischen normativer Gesundheitsökonomie und positiver Gesundheitsökonomie unterschieden. Die **normative Gesundheitsökonomie** beschäftigt sich mit Fragen, die Wertvorstellungen beinhalten: Sollten Ärzte mehr verdienen als Volkswirte? Sollten alle Gesundheitsleistungen erstattungsfähig sein? **Positive Gesundheitsökonomie** hingegen findet Antworten auf rein faktische Fragen, z. B.: Haben medizintechnologische Innovationen Auswirkungen auf die Beitragssätze der Versicherten? Führt eine gesetzliche Krankenversicherung zu einer effizienteren Gesundheitsversorgung?

Die **Produktionsmöglichkeitenkurve** (PMK, Abb. 4.1) veranschaulicht, dass Technologie und die Knappheit an Produktionsfaktoren die Möglichkeiten der Produktionsmengen einschränken. Außerdem verdeutlicht sie das Konzept der Effizienz und der Opportunitätskosten. Die PMK zeigt die Produktionsmengenkombinationen, die eine Wirtschaft erzielen kann, im Beispiel beschränkt auf eine Volkswirtschaft mit 2 Gütern: Wenn bei vorhandener Technologie alle Ressourcen für die Produktion von Bildungsgütern verwandt werden, können maximal 15 Einheiten an Bildungsgütern produziert werden (Punkt A). Andersherum können maximal 5 Einheiten an Gesundheitsgütern produziert werden (Punkt F). Jeder Punkt unterhalb der Kurve (z. B. Punkt U) zeigt, dass Ressourcen nicht bestmöglich genutzt werden. Punkt I liegt oberhalb der PMK und ist bei den gegebenen Ressourcen und Technologien nicht erreichbar.

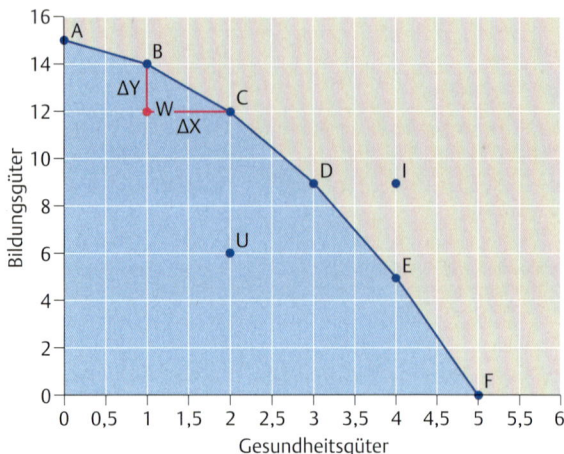

Abb. 4.1 Produktionsmöglichkeitenkurve. Die PMK veranschaulicht die Technologie des Umwandlungsprozesses der Ressourcen zur Produktion der jeweiligen Güter. Alle Güterkombinationen auf der PMK werden effizient ohne Verschwendung von Ressourcen produziert. Der konkave Verlauf der Kurve ist auf die Annahme fallender Grenzerträge zurückzuführen: Je mehr Gesundheitsgüter in Bildungsgüter umgewandelt werden (und umgekehrt), umso weniger effizient ist diese Umwandlung. Ausgehend von Punkt B ist die Mehrproduktion von Gesundheitsgütern um ΔX nur bei gleichzeitigem Verzicht auf Bildungsgüter möglich. Die Opportunitätskosten ΔY entsprechen dem Wert der nicht gewählten Alternative.

Was, wie und für wen? Angesichts knapper Ressourcen muss jede Volkswirtschaft darüber entscheiden, wie Ressourcen für welche Güter eingesetzt werden und für wen. Diese Fragen stellen sich für die Volkswirtschaft als Ganzes wie auch für das Gesundheitssystem. Die Beantwortung der Fragen kann entweder dem Markt, dem Staat oder einem Mischsystem aus Staat und Markt überlassen werden. In den verschiedenen Ländern dieser Welt werden diese Fragen unterschiedlich beantwortet.

Vollkommener Markt: Der Markt ist ein Mechanismus, mit dessen Hilfe Käufer und Verkäufer miteinander in Beziehung treten, um Preis und Menge der gehandelten Güter zu ermitteln. Das Modell des vollkommenen Marktes unterliegt der Annahme, dass aufgrund ihrer geringen Marktmacht weder Anbieter noch Nachfrager Einfluss auf die Marktpreise ausüben können. Die Bedingungen des vollkommenen Marktes sind gegeben, wenn die gehandelten Produkte homogen sind, keine Markteintrittsbarrieren bestehen, vollständige und symmetrische Information vorliegt und die Anzahl von Anbietern sowie von Nachfragern unendlich hoch ist. Unter vollständigem Wettbewerb verhalten sich alle Marktteilnehmer als Preisnehmer und ihr Marktverhalten ist ausschließlich bestimmt durch die Gütermenge, die sie am Markt nachfragen oder anbieten (Mengenanpasser).

Im Falle des Gesundheitsmarktes ist es das Gut Gesundheit. Dabei werden Leistungen nachgefragt und angeboten, die auf den **Erhalt oder die Wiederherstellung des Gutes Gesundheit** abzielen. Eng mit dem Marktbegriff ist somit auch der Wettbewerbsbegriff verbunden. Wettbewerb bezeichnet die Bemühungen diverser Konkurrenten um Marktanteile sowie Kunden (Patienten).

Es sei hier noch einmal betont, dass dies die *ökonomische* Sicht auf das Geschehen ist, die medizinische Sicht mit Empathie, Vertrauen und dem Wunsch nach Hilfe bzw. zu helfen wird dabei keineswegs negiert, jedoch entweder ökonomisch operationalisiert (z. B. in Form einer externen Restriktion oder Teil des individuellen Kalküls) oder aus methodischen Gründen bewusst ignoriert.

Aus Platzgründen soll hier auch nicht auf neuere Entwicklungen in der (Mikro-)Ökonomie eingegangen werden, die das Postulat des rationalen Nutzenkalküls kritisch betrachten, so z. B. Herbert Simons "Bounded Rationality", Amartya Sens "Rational Fools" oder auch "Behavioral Economics".

Marktbedingungen im Gesundheitsmarkt: In der ökonomischen Theorie wird der Markt prinzipiell als der effizienteste Mechanismus einer Versorgung mit Gütern betrachtet. Der Gesundheitsmarkt genügt allerdings in fast allen Kriterien nicht den in der Theorie definierten Kriterien eines vollkommenen Marktes. Vielmehr führt die politisch gewollte **Dreiecksbeziehung** zwischen **Leistungserbringer, Leistungsempfänger** und **Kostenträger** dazu, dass der Patient zwar die medizinische Leistung vom Leistungserbringer entgegennimmt, aber i. d. R. nicht derjenige ist, der sie bezahlt. Stattdessen zahlt die Krankenkasse als Kostenträger die Rechnung des Leistungserbringers. Es herrschen zudem ausgeprägte **Informationsasymmetrien** vor (der Arzt weiß i. d. R. deutlich mehr als der Patient, der Versicherte weiß viel mehr über sich als die Versicherung) und die **Zugangsbeschränkungen** für neue Anbieter sind sehr hoch (so muss ein Arzt beispielsweise eine Approbation haben, um Leistungen anbieten zu können).

Der Markt für Gesundheit ist daher hochgradig reguliert; im Zuge aktueller Reformen werden jedoch höhere Freiheitsgrade und mehr Wettbewerb angestrebt. Dabei findet jedoch auch eine Verlagerung der Risiken von der gesellschaftlichen auf die individuelle Ebene statt.

4.1.3 Entwicklungstendenzen und Reformen

Die aktuellen Herausforderungen für das Gesundheitssystem [S. C734] führen zu neuen Anforderungen an die Erbringung und Finanzierung von Gesundheitsleistungen.

Als **Gesundheitsreform** werden in Deutschland gesetzliche Eingriffe in die Rahmenbedingungen der Krankenversicherung und Krankenversorgung bezeichnet. Diese Reformen dienten anfangs (seit Mitte der 70er-Jahre) meist der Stabilisierung des Beitragssatzes ("Ausgabendämpfung") und führten i. d. R. zu Einschränkungen der Leistungen, Erhöhung der Zuzahlungen und Änderungen in der Vergütungsform. Zentraler Beweggrund für diese Reformen ist die **Stabilisierung der Lohnnebenkosten** und damit eine Verbesserung der Wettbewerbsfähigkeit der deutschen Wirtschaft. Die 5 Säulen der deutschen Sozialversicherung [S. C731] führen zu Lohnnebenkosten von mehr als 40 % des Bruttoeinkommens (Arbeitgeber- und Arbeitnehmeranteil zusammengerechnet).

Das Ziel von Gesundheitsreformen ist zumeist eine (kurzfristige) **Veränderung der Finanzierung** medizinischer Leistungen. Die Förderung [S. C747] beispielsweise präventiver Ansätze oder neuer Modelle der integrierten Krankenversorgung sind erst in den letzten Jahren verstärkt berücksichtigt worden.

Wichtige Elemente früherer Gesundheitsreformen: 2007 Pflicht zur Krankenversicherung; Einführung des Gesundheitsfonds in der GKV mit einem einheitlichen Beitragssatz ab 1. Januar 2009, wobei gut wirtschaftende Krankenkassen Prämienrückzahlungen vornehmen und schlecht wirtschaftende Zusatzbeiträge erheben können; Schaffung eines Spitzenverbandes „Bund der GKVs"; kassenartenübergreifende Fusionen werden möglich; Mitnahme der Altersrückstellungen in der PKV.
2004 GKV-Modernisierungsgesetz: Einführung des Gemeinsamen Bundesausschusses (G-BA) und des Instituts für Qualität und Wirtschaftlichkeit im Gesundheitswesen (IQWiG); Erhöhung der Eigenbeteiligung von Patienten (insbesondere Praxisgebühr).
2002 Beitragssatzsicherungsgesetz: u. a. Kürzung des Sterbegeldes, weitere Verschärfung der Budgets für Arzthonorare und Krankenhäuser.
2002 Gesetz zur Begrenzung der Arzneimittelausgaben der gesetzlichen Krankenversicherung (Arzneimittelausgaben-Begrenzungsgesetz, AABG).
2001 Gesetz zur Ablösung des Arznei- und Heilmittelbudgets (Arzneimittelbudget-Ablösungsgesetz, ABAG).
2000 GKV-Gesundheitsreform: Budgetverschärfung für Arzthonorare, Arzneien und Krankenhäuser; Regress bei Überschreitung des Budgets.
1999 GKV-Solidaritätsstärkungsgesetz: Wiedereinführung der Budgets für Arzthonorare, Krankenhäuser, Arznei- und Heilmittelbudgets.
1997 GKV-Neuordnungsgesetze: weiter erhöhte Zuzahlungen für Arzneien und Heilmittel.
1996 Beitragsentlastungsgesetz: keine Erstattung mehr von Brillengestellen, erhöhte Zuzahlungen für Arzneimittel, Leistungskürzungen und Zuzahlungserhöhungen bei Kuren, Absenkung des Krankengeldes.
1993 Gesundheitsstrukturgesetz („Lahnstein-Kompromiss"): freie Wahl der Krankenkasse ab 1997, Einführung der Budgetierung, erhöhte Zuzahlungen.
1989: Übergang von der Reichsversicherungsordnung zum Sozialgesetzbuch (V), Negativliste für Medikamente.
1983 Haushaltsbegleitgesetz: Zuzahlungen, Beitragsermittlung bei Rentnern.
1982 Kostendämpfungs-Ergänzungsgesetz: Zuzahlungen.
1977 Kostendämpfungsgesetz: Arzneimittelhöchstbeträge und Leistungsbeschränkungen, Bagatellmedikamente werden nicht mehr bezahlt, Zuzahlungen pro Arznei-, Verbands- und Heilmittel werden eingeführt.
1976 Absenkung des Beitrages der Rentenkassen zur Krankenversicherung der Rentner von 17 auf 11 %.

„Konzertierte Aktion" im Gesundheitswesen: 1985 wurde der „Sachverständigenrat für die Konzertierte Aktion im Gesundheitswesen" geschaffen, um die Konzertierte Aktion, ein Gremium aus Vertretern der an der gesundheitlichen Versorgung der Bevölkerung Beteiligten, wissenschaftlich zu unterstützen. Mit dem GKV-Modernisierungsgesetz (GMG) wurde zum 1. Januar 2004 die Konzertierte Aktion abgeschafft und der „Sachverständigenrat für die Konzertierte Aktion im Gesundheitswesen" umbenannt in „**Sachverständigenrat zur Begutachtung der Entwicklung im Gesundheitswesen**". Im Abstand von 2 Jahren werden Gutachten erstellt, um:

- die Entwicklung in der gesundheitlichen Versorgung mit ihren medizinischen und wirtschaftlichen Auswirkungen zu analysieren
- Prioritäten für den Abbau von Versorgungsdefiziten und bestehenden Überversorgungen zu entwickeln
- Vorschläge für medizinische und ökonomische Orientierungsdaten vorzulegen
- Möglichkeiten und Wege zur Weiterentwicklung des Gesundheitswesens aufzuzeigen

4.2 Finanzierung

4.2.1 Grundprinzipien der Finanzierung von Gesundheitsleistungen

Für die **Bezahlung von Gesundheitsleistungen** stehen prinzipiell folgende Finanzierungsmechanismen zur Verfügung:
- „Out-of-pocket"-Zahlungen (Direktzahlungen)
- Sparguthaben für Gesundheitsleistungen (Health Savings Accounts)
- private Krankenversicherung (PKV)
- soziale/gesetzliche Krankenversicherung (SKV, GKV), einschließlich gemeindebasierter Krankenversicherungen
- Steuerfinanzierung.

Diese verschiedenen Grundmodelle geben den äußeren Rahmen für die Finanzierung vor und prägen sowohl Entscheidungsprozesse als auch die Geldflüsse. Praktisch immer liegen Mischmodelle vor.

Internationale Beispiele: Obwohl praktisch immer eine Mischform vorliegt, können die Gesundheitssysteme einzelner Länder nach ihrem vorherrschenden Finanzierungsmodus charakterisiert werden (s. a. Das deutsche Gesundheitssystem im internationalen Vergleich [S. C733]:
- Privatsektormodell (z. B. USA): Prämien analog dem Äquivalenzprinzip
- staatliche Gesundheitsdienste („Beveridge-Modell" des National Health Service, z. B. Großbritannien und Neuseeland): finanziert aus allgemeinen Steuern
- Sozialversicherungsmodell („Bismarck-Modell", z. B. Deutschland, Niederlande, Frankreich, aber auch Japan, Korea, Philippinen u. a.): Solidarprinzip.

Die Eigenschaften der individuellen **Nachfrage nach Gesundheitsleistungen** (bzw. des Bedarfs, wobei die Nachfrage individuell steuerbar ist, der Bedarf nicht) sind:
- Die Nachfrage/der Bedarf ist zeitlich unsicher.
- Die Nachfrage/der Bedarf ist in ihrem/seinem Umfang unsicher.
- Die Nachfrage/der Bedarf korreliert mit Perioden geringen Einkommens (da i. d. R. nicht gearbeitet werden kann, wenn man krank ist).

Diese Unsicherheiten sind Risiken, gegen die sich Betroffene mit Versicherungen absichern können oder für die in Form von Sparguthaben vorgesorgt werden kann. Als **Risiko** definiert man negativ bewertete Ereignisse (z. B. durch Krankheit verursachte Einkommenseinbußen) mit einer bestimmten Eintrittswahrscheinlichkeit. Die individuelle Bereitschaft, Risiken einzugehen, bestimmt, ob ein Mensch risikoneutral, -avers oder -freudig ist und damit, ob er potenziell Versicherungen abschließen würde.

Schwächen der Krankenversicherung:

Krankenversicherung bietet zwar Sicherheit hinsichtlich des Einkommens bzw. der Gesundheitsversorgung im Falle von Krankheit, dennoch hat dieses Finanzierungssystem mehrere fundamentale Schwächen aufgrund **asymmetrischer Information** auf dem Versicherungsmarkt, die bei Versicherungsnehmern und auch bei Ärzten zu problematischen Verhaltensweisen führen können:

Negative Risikoauslese (adverse selection): Versicherungen müssen mit einem großen Kollektiv sowohl eher gesunder bzw. gesundheitsbewusster Menschen als auch a priori weniger gesunder oder risikofreudigerer Menschen kalkulieren. Wenn der Versicherungsgeber hier keine Vorauswahl treffen kann, müssen die Preise für die Versicherung entsprechend durchschnittlich sein. Die so kalkulierten Preise sind dann für die gesunden/gesundheitsbewussten Kunden oft zu hoch, sodass diese eher private bzw. auf sie zugeschnittene Versicherungsangebote wählen. Damit verbleiben im zu versichernden Kollektiv überwiegend die „teureren" Kunden, sodass der Preis für die Versicherung zur Kostendeckung noch weiter erhöht werden muss. Im Prinzip gibt es 2 Lösungen:
- Preisdifferenzierung analog dem individuellen Krankheitsrisiko (wie es die private Krankenversicherung macht bzw. machen muss, um ihr Geschäftsmodell zu erhalten) und
- Pflichtversicherung (Kontrahierungszwang sowohl auf Seiten des Versicherungsnehmers wie auch des Versicherungsgebers), um jegliche Selektion zu verhindern. Auch Wartezeiten nach Versicherungsabschluss wirken in diese Richtung.

Moral Hazard: Der Begriff ist am ehesten mit „moralischem Risiko" übersetzbar. Auf **Patientenseite** besteht kein Anreiz, risikoreiche Freizeitbeschäftigungen oder eine ungesunde Lebensweise einzuschränken, da im Bedarfsfall die Solidargemeinschaft für die Behandlungskosten aufkommt („ex-ante Moral Hazard"). Außerdem sind Leistungen für Versicherte kostenlos, sodass im Fall einer Erkrankung so lange Leistungen nachgefragt werden, bis der marginale Nutzen den marginalen Kosten entspricht. Ist die Leistung kostenfrei für den Patienten, wird tendenziell mehr nachgefragt als wohlfahrtstheoretisch sinnvoll ist, der fehlende Preis erlaubt keine Nachfrageregulierung („ex-post Moral Hazard"). Damit herrscht ein **Nachfrageüberschuss** auf dem Gesundheitsmarkt. Durch Selbstbeteiligung und Nutzergebühren (Praxisgebühr) sollte dem entgegengewirkt werden.

Auf **Ärzteseite** besteht ein Anreiz, mehr zu verschreiben, als notwendig ist. Der Arzt stellt die Diagnose und rät zur Therapie (er begründet die Nachfrage), gleichzeitig ist er Anbieter von Leistungen, von denen er finanziell profitiert. Moral Hazard droht, wenn es einen Widerspruch gibt zwischen dem, was für die Allgemeinheit (hier die Versichertengemeinschaft), und dem, was für das Individuum (hier der einzelne Arzt) vernünftig ist, wenn also ein Widerspruch zwischen Kollektivrationalität und Individualrationalität vorliegt. Dies hängt eng mit dem Begriff der **angebotsinduzierten Nachfrage** zusammen. Gegenmaßnahmen sind beispielsweise Fallpauschalen, Qualitätskontrollen oder Budgetierung.

Principal-Agent-Problem: In der Arzt-Patienten-Beziehung vertrauen wir den Entscheidungen des Arztes. Allerdings ist nicht immer sichergestellt, dass die Entscheidungen des Arztes (Agent) auch den Präferenzen des Patienten (Principal) entsprechen. Auch die Principal-Agent-Problematik ergibt sich aus asymmetrischer Information: Der Patient gibt sich als Prinzipal vertrauensvoll in die Hände des Agenten (Arzt) und erwartet von diesem Handlungen in seinem Sinne. Die sich daraus ergebenden Probleme lassen sich zwar ökonomisch gut erklären, doch sind ökonomisch begründete Lösungen (beispielsweise Inzentivierungen, d.h. eine Belohnung für bestimmtes Verhalten) oder Kontrollen (z.B. von Rechnungen) nur teilweise hilfreich. Das Principal-Agent-Problem muss letztlich durch eine hoch entwickelte ärztliche Professionalität (am bekanntesten kodiert im „Eid des Hippokrates") in Grenzen gehalten werden.

Möglichkeiten zur Steuerung dieser kritischen Punkte sind im Kap. Steuerung im Gesundheitswesen [S. C747] zuammengefasst.

Finanzierung des deutschen Gesundheitssystems

Während 1950 die Sozialstaatsquote (**Sozialausgaben** in Prozent des Bruttoinlandsprodukts) noch knapp unter 20 % lag, ist sie seit Mitte der 1970erJahre nahezu konstant bei ca. **32–35 % vom BIP** geblieben. Nach den Rentenzahlungen sind hierbei die Ausgaben für Gesundheit der größte Posten. Die Entwicklung von Arbeitnehmer- zu umfassender Sozialstaatspolitik führte dazu, dass heutzutage knapp 90 % der Bevölkerung in Bezug auf Alter und Krankheit durch öffentliche Sicherungssysteme mehr oder minder umfassend abgedeckt sind.

In Deutschland sind die **absoluten Ausgaben für Gesundheit** in den letzten Jahren zwar stetig angestiegen, jedoch ist der relative Anteil am Bruttoinlandsprodukt relativ konstant bei **10,7 % vom BIP** (2009) geblieben. Die oft gehörte Behauptung der „Kostenexplosion" im Gesundheitswesen ist sachlich nicht gerechtfertigt.

Zu den **Krankheitskosten** zählen sämtliche Gesundheitsausgaben, die unmittelbar mit einer medizinischen Heilbehandlung verbunden sind, nicht aber Investitionen im Gesundheitswesen. Die Gesamtausgaben betrugen im Jahr 2006 **251 Mrd. €**, also rund **3 100 € pro Person**. Für die Behandlung, Rehabilitation oder Pflege von Menschen über 65 Jahre (ca. 17 % der Bevölkerung) wurden im Jahr 2006 etwa 111 Mrd. € aufgewendet, das entspricht ca. 44 % aller Krankheitskosten.

Die soziale Krankenversicherung (GKV) übernimmt nur knapp 60 % der Gesamtkosten für Gesundheit in Deutschland. Andere große Kontributoren sind die Direktzahlungen (out-of-pocket expenditures) mit 12 % und die private Krankenversicherung (PKV) mit 8 % (Abb. 4.2).

Bei Ausgaben und Finanzierungsströmen wird auch heute zwischen **ambulantem** und **stationärem Sektor** unterschieden, hinzu kommt noch **Rehabilitation** (durch die gesetzliche Rentenversicherung) und **Pflegebereich**. Diese werden jeweils von verschiedenen Kostenträgern und aus den entsprechenden Geldtöpfen finanziert. Diese Trennung, die z.T. im Sozialgesetzbuch festgeschrieben ist, wird jedoch den steigenden Anforderungen an eine patientenorientierte, integrierte und dadurch auch effizientere Versorgung immer weniger gerecht. Die integrierte Betrachtung des Gesamtprozesses bei der gesetzlichen Unfallversicherung, die sowohl für Therapie, Rehabilitation wie auch für Rentenzahlungen verantwortlich ist, zeigt die möglichen Vorteile einer solchen integrierten Gesamtbetrachtung.

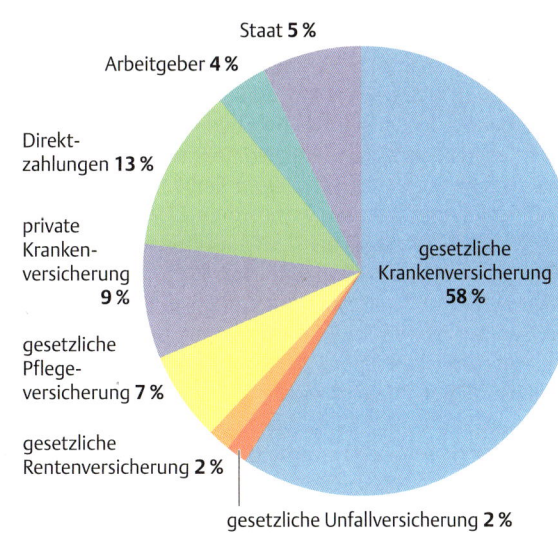

Abb. 4.2 **Anteil der verschiedenen Finanzierungsquellen an den Gesamtausgaben für Gesundheit.** Gesamtausgaben: 263 Mrd. Euro (Stand 2008).

In der **Koalitionsvereinbarung vom Oktober 2009** wurde daher eine Anpassung der Organisation, der Struktur und der Finanzierung der sozialen Krankenversicherungen beschlossen. Kurzfristig sollten die Einnahmeeinbußen infolge der Wirtschaftskrise kompensiert werden, langfristig sollten die Beitragsautonomie der GKV verbessert und regionale Differenzierungsmöglichkeiten geschaffen werden. Außerdem sollten durch einkommensunabhängige Arbeitnehmerbeiträge mit sozialem Ausgleich die Besserverdienenden stärker herangezogen sowie durch Festschreibung des Arbeitgeberanteils die Lohnnebenkosten stabil gehalten werden.

Die Schaffung eines **Gesundheitsfonds** war eine Kompromisslösung, die am Ende einer zähen Reformdebatte stand, quasi der kleinste gemeinsame Nenner aus rivalisierenden Konzepten. Die Konzepte einer „Bürgerversicherung" (SPD) und der „Gesundheitsprämie" (CDU) wurden oftmals als nichtvereinbare Alternativen diskutiert, obgleich sehr wohl eine Verbindung beider Konzepte denkbar ist. Dem Gesundheitsfonds zugrunde liegen die Forderung nach einer gerechteren Verteilung der Lasten unter stärkerer Einbeziehung der besser verdienenden Bevölkerungsschichten und gleichzeitig eine Begrenzung der Lohnnebenkosten durch Begrenzung der Arbeitgeberzahlungen. Auch sollten die bislang mitfinanzierten Leistungen (z.B. Kinder) durch Steuerzuschüsse aus dem Bundeshaushalt sichtbar gemacht werden. Die Gesundheitsreform wurde 2007 verabschiedet und trat 2009 in Kraft. Eine Modifikation erfuhr sie mit einer Steigerung der Beitragssätze und neuen Regelungen zu den Zusatzbeiträgen zum Januar 2011. Alle im Folgenden genannten Zahlen sind **Stand 2013**.

Gesundheitsfonds

Seit dem 1. Januar 2011 gilt in der **gesetzlichen Krankenversicherung** bundesweit ein einheitlicher Beitragssatz. Das bedeutet: Alle gesetzlichen Krankenkassen verlangen einen **einheitlichen prozentualen Beitragssatz (15,5 %)** vom sozialversicherungspflichtigen Einkommen, den die Bundesregierung per Rechtsverordnung festgelegt hat. Dabei trägt der Arbeitgeber 7,3 % und der Arbeitnehmer 8,2 %. Alle Beiträge fließen gemeinsam mit zusätzlichen **Steuermitteln** in den Gesundheitsfonds. Durch die Steuerteilfinanzierung (bis zu 11,5 Mrd. € im Jahr 2013) soll eine stärkere Beteiligung der wohlhabenden Gesellschaftsschichten erreicht werden.

Die gesetzlichen Krankenkassen erhalten vom Gesundheitsfonds eine **einheitliche Grundpauschale pro Versichertem** plus alters-, geschlechts- und risikoadjustierte Zu- und Abschläge zur Deckung ihrer standardisierten Leistungsausgaben (s. u.). Hierdurch wird die unterschiedliche Versicherten- und Krankheitsstruktur berücksichtigt (**Morbiditätsausgleich**). Krankenkassen mit älteren und mehr kranken Versicherten erhalten mehr Finanzmittel als Krankenkassen mit einer Vielzahl von jungen und gesunden Versicherten. Darüber hinaus erhalten sie weitere Zuweisungen zur Deckung der sonstigen standardisierten Ausgaben (z. B. Verwaltungsausgaben, Satzungs- und Ermessensleistungen).

Kommt eine Krankenkasse mit den ihr zugewiesenen Mitteln nicht aus, muss sie Effizienzreserven erschließen. Reicht auch dies nicht aus, erhebt sie von ihren Mitgliedern einen **einkommensunabhängigen Zusatzbeitrag**. Übersteigt der durchschnittliche Zusatzbeitrag 2 % des sozialversicherungspflichtigen Einkommens, erfolgt ein automatischer Sozialausgleich durch die Reduzierung des Krankenversicherungsbeitrags. Die Versicherten können der Zahlung eines Zusatzbeitrags durch Wechsel zu einer anderen Krankenkasse entgehen.

Gesetzliche und private Krankenversicherung

Die Mitgliedschaft in der gesetzlichen Krankenversicherung (GKV) bestimmt sich nach dem Beschäftigungsstatus. Grundsätzlich ist jeder Arbeitnehmer Mitglied in einer GKV. Die **Jahresarbeitsentgeltgrenze** (JAEG, auch Versicherungspflichtgrenze) bestimmt, ab welcher Höhe des jährlichen Bruttoarbeitsentgelts ein Arbeitnehmer nicht mehr in der gesetzlichen Krankenversicherung pflichtversichert ist und somit zwischen GKV und PKV wählen kann. Es besteht aber in jedem Fall eine Pflicht zur Versicherung.

Gesetzliche Krankenversicherung (GKV): Bis Ende 1995 wurde jeder Versicherte einer Krankenkasse zugewiesen. Seit Anfang 1996 besteht **freie Wahl der Krankenversicherung**. Diese führte zu einem Beitragssatzwettbewerb zwischen den Krankenkassen, zu einer Reduzierung der Mitglieder in regionalen Versicherungen zugunsten von Betriebskrankenkassen und zu einem massiven Konzentrationsprozess auf dem Markt der Versicherungsanbieter,

Tab. 4.1 Anzahl Krankenkassen (zwischen 1945 und 1990: Westdeutschland)

Jahr	Anzahl GKV-Kassen
1885	18 776
1913	21 342
1925	7 777
1938	4 625
1950	1 992
1960	2 028
1987	1 182
1997	476
2003	319
2009	202
2011	148
2013	134

noch verstärkt durch die Möglichkeit zu kassenartenübergreifenden Fusionen (Tab. 4.1).

Man unterscheidet zwischen folgenden historisch gewachsenen **Kassenarten**:

- Allgemeine Ortskrankenkassen (AOK) bestehen für definierte Regionen
- Betriebskrankenkassen (BKK) können von Arbeitgebern gegründet werden
- Innungskrankenkassen (IKK) können von Handwerksinnungen gegründet werden
- Landwirtschaftliche Krankenkassen (LKK) für Landwirte und ihre Familien
- Knappschaft für Arbeitnehmer des Bergbaus
- Ersatzkassen, entstanden aus Selbsthilfevereinigungen. Bekannte Ersatzkassen sind z. B. die Techniker-Krankenkasse oder die Barmer-GEK-Ersatzkasse. Der Dachverband ist der Verband der Ersatzkassen (VdEK).

Überblick (Stand 1.1.2013):

- Es gibt 134 gesetzliche Krankenkassen, zwischen denen frei gewählt werden kann (mit einigen Ausnahmen, z. B. einige BKKs). GKVs sind nichtprofitorientierte Institutionen, selbstverwaltet unter öffentlichem Recht.
- 86 % der Bevölkerung sind gesetzlich krankenversichert (davon 7 % freiwillig versichert).
- Die Mitgliedschaft ist Pflicht für Angestellte unterhalb einer festgelegten Einkommensgrenze von brutto 4 350 € pro Monat bzw. 52 200 €/Jahr sowie für Rentner, Arbeitslose, Studenten und Landwirte.
- Die Mitgliedschaft ist freiwillig für Selbstständige und Angestellte über der o. g. Einkommensgrenze. Alternativ besteht die freie Wahl für eine private Krankenversicherung.
- Die Leistungen sind gleichmäßig und breit (bedarfsgerechte Leistungen für alle Mitglieder).
- Sachleistungsprinzip: Erbrachte Leistungen werden direkt von der GKV dem Leistungserbringer bzw. seiner Vertretungsorganisation (KV) vergütet („das Geld folgt

dem Patienten", der an den Geldflüssen allerdings nicht beteiligt ist).
- Die Finanzzuweisung an die Krankenkassen erfolgt durch den Gesundheitsfonds.
- Die Regulation erfolgt durch das Sozialgesetzbuch und in Teilbereichen (Leistungen, Qualität) durch den G-BA („kleiner Gesetzgeber"), die Aufsicht durch das Bundesversicherungsamt (BVA).
- Zugelassene „Leistungserbringer" sind 97 % aller niedergelassenen Ärzte und 99 % aller Krankenhausbetten.

Beitrag (Solidaritätsprinzip):
- Der allgemeine Beitragssatz beträgt 15,5 % des Bruttomonatseinkommens, gedeckelt bei Einkommen von 3 937,50 € pro Monat bzw. 47 250 €/Jahr (Beitragsbemessungsgrenze). Das heißt, bei höherem Einkommen wird der Monatsbeitrag nicht höher als 15,5 % von 3 937,50 €. Dies führt zu einem regressiven Beitragssatz und damit einer relativ höheren Belastung von Einkommen **unterhalb** der Beitragsbemessungsgrenze.
- Dabei trägt der Arbeitgeber 7,3 % und der Arbeitnehmer 8,2 %. Der Beitrag ist nicht risikobezogen.
- Weitere von den Kassen individuell erhobene Zusatzbeiträge sind möglich, übersteigen diese 2 % des sozialversicherungspflichtigen Einkommens erfolgt ein Sozialausgleich.
- Die Risikoabdeckung für Versicherte ist umfassend, Kinder und Ehepartner sind beitragsfrei mitversichert.

Zum finanziellen Ausgleich starker Belastungsunterschiede durch sehr unterschiedliche Risikostrukturen in der Versichertengemeinde erfolgt der **Risikostrukturausgleich**. Hierbei werden von der Kasse nicht zu beeinflussende Größen wie die Alters- und Geschlechterverteilung der Versicherten, der Anteil der behinderten Versicherten, die Zahl der kostenfrei mitversicherten Familienangehörigen und die Einkommensverteilung der Versicherten berücksichtigt.

Einige Möglichkeiten zu Veränderungen der Ausgaben und Einnahmen einer GKV nennt Tab. 4.2.

Private Krankenversicherung (PKV): Die PKVs sind nicht am Gesundheitsfonds beteiligt. Daten im **Überblick** (Stand 2013):
- Es gibt 49 private Krankenversicherer. Zugelassen sind nur Aktiengesellschaften, Versicherungsvereine und Körperschaften des öffentlichen Rechts. Sie werden vertreten durch den Verband der PKVs.
- 12 % der Deutschen sind privat krankenversichert, zumeist Selbstständige und Beamte.
- Die Mitgliedschaft in einer PKV ist möglich für Selbstständige, Beamte und Arbeitnehmer über der Einkommensgrenze von 4 350 € pro Monat bzw. 52 200 € pro Jahr.
- Die Regulation erfolgt durch das Versicherungsgesetz, die Aufsicht durch die Bundesanstalt für Finanzdienstleistungsaufsicht (BaFin).
- Leistungen sind z. T. gesetzlich festgeschrieben, z. T. individualvertraglich festgelegt (Vertragsfreiheit). Es besteht i. d. R. freie Wahl der Leistungserbringer.

Tab. 4.2 Mögliche Ausgaben- und Einnahmenoptionen in der GKV ohne Steuerungswirkung

Stellschrauben	Maßnahmen
Erhöhung der Einnahmen	
Beitragserhöhungen	z. B. durch Berücksichtigung des Gesamtvermögens und/oder sämtlicher 7 Einkunftsarten, nicht nur der Einkünfte aus sozialversicherungspflichtiger Beschäftigung
Erhöhung des Arbeitnehmeranteils	Die Diskussion um die Verteilung von Arbeitgeber- und Arbeitnehmeranteil ist letztlich nicht zielführend, da aus Arbeitgebersicht die **Gesamtkosten** eines Arbeitnehmers entscheidend sind, also Bruttolohn plus Sozialversicherungsbeiträge.
Einbeziehung weiterer Personen in die Pflichtversicherung	z. B. bislang kostenfrei mitversicherte Angehörige oder – wie bereits geschehen – Versicherungspflicht für alle seit 2007/2009
Reduzierung der Ausgaben	
Reduzierung des Leistungskatalogs	u. a. Karenztage bei der Lohnfortzahlung, keine Medikation bei sog. Bagatellerkrankungen, Wartelisten

Beitrag (Äquivalenzprinzip):
- individuelle Verträge entsprechend dem Risikoprofil der Versicherten (z. B. Vorerkrankungen, Lebensalter)
- Beiträge werden für jedes Familienmitglied erhoben.
- Kostenerstattungsprinzip: Die Versicherten müssen dem Leistungserbringer in Vorleistung treten und erhalten das Geld später vom Versicherer zurück.

Die Unterschiede zwischen dem öffentlich-staatlichen Modell der **GKV (Solidarprinzip)** und dem privaten Modell der **PKV (Äquivalenzprinzip)** sind in Abb. 4.3 zusammengefasst.

4.2.2 Vergütung von medizinischen Leistungen

Die Finanzierung und Vergütung medizinischer Leistungen ist in Deutschland in 4 getrennte Sektoren aufgeteilt mit jeweils unterschiedlichen Kostenträgern. Unterschieden werden der **stationäre Sektor**, der **ambulante Sektor**, der **Rehabilitationssektor** und der **Pflegesektor**. Diese Trennung ist nicht vom Sozialgesetzbuch vorgegeben, sondern historisch gewachsen. Neuere Entwicklungen wie die sektorenübergreifende Versorgung haben das Ziel, diese Trennung zu überwinden.

Krankenhaussektor

Die Krankenkassen vergüten direkt die akutstationären und frührehabilitativen Krankenhausleistungen. Je nach Leistungsbereich erfolgt die Vergütung über **DRG-Fallpauschalen** (DRG = diagnosis-related groups, s. u.), bestimmte **Zusatzentgelte** oder **tagesbezogene Entgelte** im Rahmen teilbudgetierter Grenzen, um eine angebotsinduzierte Ausweitung der Leistungsmenge zu begrenzen.

Dualistik und Monistik: In der Krankenhausfinanzierung wird die duale Finanzierung von der monistischen Finanzierung unterschieden. Während bei der **dualen Finanzie-**

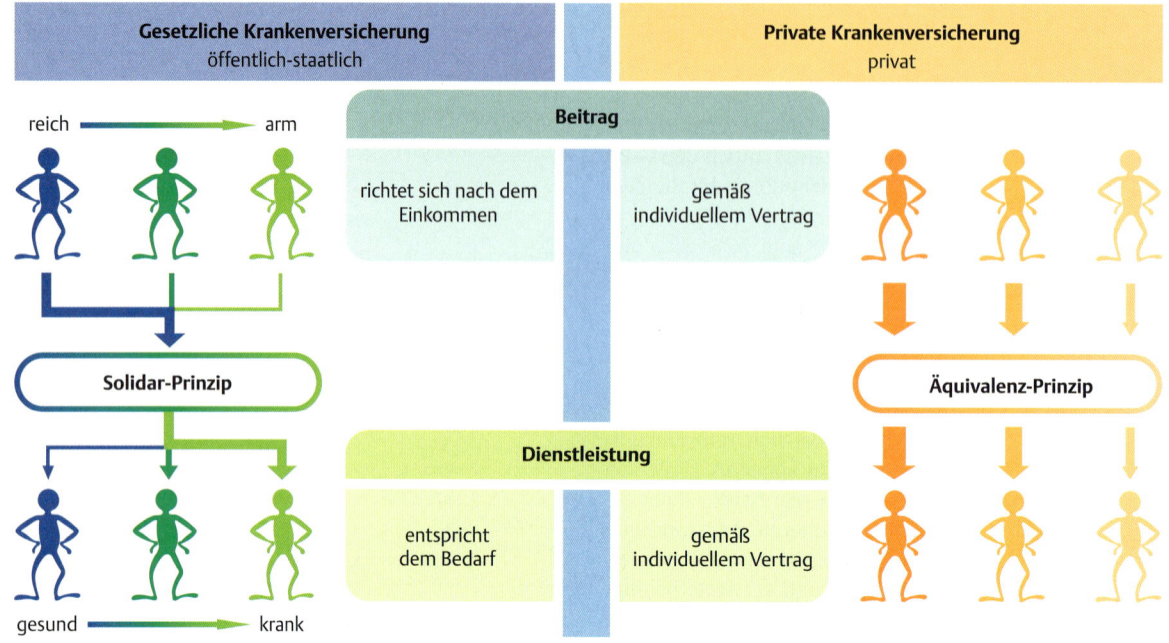

Abb. 4.3 Vergleich von GKV und PKV.

rung Investitionskosten und Betriebskosten getrennt finanziert werden, erfolgt bei der sog. **Monistik** die Finanzierung aus einer Hand.

In **Deutschland** erfolgt die Finanzierung der Krankenhäuser seit 1972 als **duale Finanzierung**. Sie wird von den Bundesländern gemeinsam mit den Krankenversicherungen wahrgenommen. Die Länder haben eine wirtschaftliche und bedarfsgerechte Krankenhausversorgung der Bürger zu gewährleisten und stellen dazu Krankenhauspläne und Investitionsprogramme auf.

Das DRG-Finanzierungssystem:

Bis 1994 haben Krankenhäuser prinzipiell ihre **vollen Kosten erstattet** bekommen. Von 1995 bis 2002/2003 galt ein gemischtes Krankenhausfinanzierungssystem, um die Krankenhausausgaben unter Kontrolle zu bekommen. Dabei wurden Fallpauschalen und Sonderentgelte bzw. Abteilungspflegesätze unterschieden, welche individuell für jedes Krankenhaus festgelegt wurden. Darüber hinaus wurden alle nichtmedizinischen Leistungen mit einem Basispflegesatz entgolten.

Bis 2003 galt für alle deutschen Krankenhäuser die Abrechnung nach **tagesgleichen Pflegesätzen**. Dabei variiert die Höhe des Pflegesatzes nicht danach, wie schwer der Patient erkrankt ist, unter welcher Krankheit er leidet oder wie lange er im Krankenhaus bleibt. Der Satz ist vielmehr **für jeden Patienten** und **für jeden Behandlungstag gleich hoch**.

Das **Fallpauschalen-Finanzierungssystem (DRG-System)** wurde **2004** eingeführt. DRG-Systeme sind Klassifikationssysteme, die Patienten anhand diagnose- und prozedurenbezogener Parameter in einheitliche, klinisch ähnliche Gruppen (Fallgruppen = disease related groups, DRGs) einteilen und sie auf der Basis von vergleichbarem Ressourcenverbrauch zusammenfassen (s. auch Epidemiologie [S. C886]). Ein „Fall" entspricht einem Patienten von der Aufnahme bis zur Entlassung. Die Verschlüsselung (Kodierung) der vorhandenen Diagnosen und Prozeduren etc. pro Patient entscheidet über dessen Zuordnung zur Fallgruppe. Im DRG-Finanzierungssystem gehören die Patienten also unterschiedlichen medizinökonomischen Fallgruppen an, die entsprechend unterschiedlich abgerechnet werden können.

Seit 2010 ist das DRG-System verbindlich **für alle Krankenhäuser, ausgenommen** sind die Abteilungen und Kliniken für **Psychiatrie, Psychosomatik und psychotherapeutische Medizin**, bei denen bisher anhand tagesgleicher Pflegesätze abgerechnet wurde und die Abrechnung nach DRG seit 2013 freiwillig möglich ist. Ebenfalls ausgenommen sind Kliniken der **Rehabilitationsmedizin**, die nach vorheriger individueller Vereinbarung mit dem Kostenträger abrechnen.

Anforderungen an die Fallgruppen: Die Fälle einer Gruppe sollen einen vergleichbaren Ressourcenverbrauch aufweisen, definiert als aufwandshomogene Fallgruppe. Außerdem sollen sie medizinisch vergleichbar sein, definiert als klinische (und teilweise therapeutische) Homogenität.

DRG-Bezeichnungen: Die Fallgruppen werden durch einen 4-stelligen Code gekennzeichnet mit der Form **A-DD-S**.
- A: Großbuchstabe A–Z oder die Zahl 9, bezeichnet die Hauptdiagnosegruppe, der die DRG angehört
- DD: Zahl von 01–99, bezeichnet die Partition der DRG (01–39 operative, 40–59 andere, 60–99 medizinische Partition)
- S: Großbuchstabe A–I oder Z, bezeichnet den Schweregrad einer DRG.

Zum Beispiel bezeichnet die DRG B70A eine Apoplexie mit intrakranieller Blutung.

Casemix: Eine weitere wichtige Rechengröße im Zusammenhang mit der DRG-Abrechnung ist der Casemix. Er stellt die Summe aller Relativgewichte der im Krankenhaus erbrachten DRGs dar. Die Einnahmen des Krankenhauses errechnen sich somit durch Multiplikation des Casemix mit dem Basisfallwert. Aus dem Casemix lässt sich als Kenngröße der sog. Casemix-Index (**CMI**) berechnen. Dafür wird der Casemix, also die Summe der Relativgewichte aller erbrachten DRGs, durch die Anzahl der Fälle geteilt. Der Casemix-Index gibt die durchschnittliche Fallschwere des Krankenhauses wieder.

Weiterentwicklung der DRGs und Zusatzentgelte: Die fachliche Weiterentwicklung der DRGs wird durch das Institut für das Entgeltsystem im Krankenhaus (InEK) durchgeführt. Für Fälle, in denen die erbrachte Leistung nicht adäquat durch die DRG abgebildet ist und die oftmals hohe Kosten mit sich bringen, können Krankenhäuser **Zusatzentgelte** abrechnen. Diese fallen z. B. bei teuren Arzneimitteln oder der Durchführung einer Dialyse als Nebenleistung an. Weiterhin können einzelne Krankenhäuser gemeinsam mit den Krankenversicherungen **Entgelte für neue Untersuchungs- und Behandlungsmethoden** vereinbaren.

Weitere Details zu DRG-System und Casemix s. Epidemiologie [S. C886].

Vergütung von Heil- und Hilfsmitteln: Medizinische **Hilfsmittel** sind z. B. Rollstühle, Hörhilfen, Bildschirmlesegeräte, Blindenhunde oder Magensonden, also Dinge, die es dem Versicherten erleichtern, mit einer Krankheit oder Behinderung zu leben, die aber nicht unmittelbar zur Krankheitsheilung beitragen. Der Spitzenverband der Krankenkassen erstellt ein Hilfsmittelverzeichnis, das alle leistungspflichtigen Hilfsmittel umfasst.

Rehabilitationssektor

Leistungen zur medizinischen Rehabilitation, zu denen auch die **Anschlussheilbehandlung (AHB)** zählt, werden zuständigkeitsabhängig von Rentenversicherungsträgern, gesetzlichen Krankenversicherungen, gesetzlicher Unfallversicherung, von der Versorgungsverwaltung, von den Trägern der öffentlichen Jugendhilfe oder von Sozialhilfeträgern vergütet (s. Rehabilitation [S. C776]). In Abhängigkeit vom Versichertenstatus und vom Status der Erwerbstätigkeit auf Seiten des Leistungsempfängers wird die Vergütung in der Mehrheit der Fälle von den Rentenversicherungsträgern übernommen. Diese bedeutet vielfach eine **Trennung von akuter und rehabilitativer Versorgung**, was zu Brüchen in der Therapie und suboptimaler Versorgung führen kann.

Ambulanter Sektor

Der Begriff **Vertragsarzt** bezeichnet einen Arzt, der zur Behandlung von Versicherten einer gesetzlichen Krankenversicherung zugelassen ist. Die Zulassung als Vertragsarzt wird von den **kassenärztlichen Vereinigungen (KV)** organisiert. Die KVs haben die Aufgabe, die ambulante vertragsärztliche Versorgung sicherzustellen, die Rechte der Vertragsärzte gegenüber den Krankenkassen zu vertreten sowie die Pflichten der Vertragsärzte zu überwachen.

Unter einem **Belegarzt** wird ein niedergelassener (Fach-)Arzt verstanden, der einen Teil seiner Patienten als Belegpatienten in einem Krankenhaus stationär oder teilstationär behandeln kann. Dazu wird zwischen Belegarzt und Krankenhaus ein Belegarztvertrag geschlossen, die regional zuständige KV muss den Belegarzt anerkennen.

Vertragsärztliche Vergütung: Das Vergütungsverfahren und somit die Zahlungsströme in der vertragsärztlichen Vergütung lassen sich in 2 Ebenen einteilen:
- 1. Ebene: Hier vereinbaren die Landesverbände der Krankenkassen und die KVs die **Gesamtvergütung**. Dabei orientiert sich die Höhe der Gesamtvergütung an den Empfehlungen des **Bundesmantelvertrags**, der zwischen der Kassenärztlichen Bundesvereinigung und dem Spitzenverband der gesetzlichen Krankenversicherungen geschlossen wurde.
- 2. Ebene: Hier wird in einem hochkomplexen Verfahren die **Gesamtvergütung durch die KVs an die Vertragsärzte verteilt**. Die Verteilung wird dabei durch den sog. Honorarverteilungsmaßstab geregelt, der gemeinsam mit KVs und Landesverbänden der Krankenkassen beschlossen wurde.

Bis 2008 setzte sich die Gesamtvergütung aus **Kopfpauschalen** zusammen, die je Mitglied einer Krankenkasse von diesen an die KVs gezahlt wurde. Dabei variierte die Höhe der Kopfpauschalen nach Krankenkasse und Region der KVs. Somit ergaben sich bei Kassenwechsel der Versicherten verzerrende Wirkungen auf die Vergütung sowie teilweise signifikante regionale Unterschiede in der Finanzierung der ambulanten ärztlichen Vergütung.

Seit 2009 ist mit der Einführung der sog. **morbiditätsbedingten Gesamtvergütung** das Morbiditätsrisiko von den Ärzten auf die Krankenkassen übergegangen. Ein 2. essenzielles Element der Gesamtvergütung stellen die **extrabudgetären Leistungen** dar. Diese werden außerhalb der morbiditätsbedingten Gesamtvergütung für „besonders förderungswürdige" Leistungen wie Prävention, Impfungen oder die Teilnahme an Disease-Management-Programmen vergütet.

Die in der 2. Ebene erwähnte Honorarverteilung wird durch den **einheitlichen Bewertungsmaßstab (EBM)** geregelt. Der EBM unterliegt einer vertraglichen Vereinbarung zwischen der kassenärztlichen Bundesvereinigung und dem Spitzenverband der gesetzlichen Krankenversicherungen und beinhaltet alle vom Vertragsarzt abrechenbaren Leistungen. Diese werden mit einer Ziffer, ggf. einer Richtzeit und einer **Punktzahl** angegeben. Diese Punktzahlen geben die Vergütungsrelation der einzelnen Leistungen untereinander an. Der Punktwert, d. h. der monetäre Betrag je Punkt, konnte bis 2009 je nach Kasse und Leistung variieren. Seit 2009 existiert jedoch ein **bundesweit einheitlicher Punktwert**, der Orientierungswert. Dieser wird jährlich neu festgelegt und gilt für alle Leistungen, die innerhalb des Regelleistungsvolumens (RLV) erbracht wurden. Leistungsmengen, die oberhalb des Regelleistungsvolumens erbracht werden, erfahren einen Abschlag auf den Punktwert.

Zur Prüfung der Rechtmäßigkeit und Plausibilität der ärztlichen Leistungen führen die KVs und die Krankenkassen **Abrechnungsprüfungen** (Plausibilitätsprüfungen) durch. Konsequenzen bei ungenügender Plausibilität können neben Leistungskürzungen auch disziplinarrechtliche Maßnahmen sein. Weiterhin existieren **Wirtschaftlichkeitsprüfungen**. Eine negative Bewertung der Wirtschaftlichkeitsprüfungen kann neben einer Honorarkürzung auch einen Regress zur Folge haben.

Privatärztliche Vergütung: Abrechnungsgrundlage für privatärztlich erbrachte Leistungen bildet die **Gebührenordnung für Ärzte (GOÄ)**. Im Gegensatz zum EBM wird die GOÄ nicht vertraglich vereinbart, sondern per Rechtsverordnung erlassen. Ihr Geltungsbereich umfasst dabei sowohl ambulant erbrachte ärztliche Leistungen als auch wahlärztliche Leistungen im stationären Bereich. Ähnlich dem EBM werden die Leistungen in der GOÄ mit einer **Punktzahl** beziffert. Die abrechenbare Gebühr je Leistung setzt sich aus der Punktzahl je Leistung multipliziert mit einem **festen Punktwert** und einem **Steigerungsfaktor** zusammen. Der anwendbare Steigerungsfaktor liegt dabei zwischen 1 und 3,5. Bei einer Abrechnung eines Steigerungsfaktors über 2,3 besteht eine Begründungspflicht durch den Arzt. Somit werden i. d. R. die meisten Leistungen mit einem Steigerungsfaktor von 2,3 abgerechnet. Im Rahmen einer sog. **Abdingung**, also einer von der GOÄ abweichenden Vergütung, können nach schriftlicher Vereinbarung auch höhere Steigerungsfaktoren vereinbart werden.

Pflegesektor

Pflegeleistungen außerhalb einer stationären Krankenhausbehandlung werden durch die **Pflegeversicherung** vergütet. Sie ist eine Pflichtversicherung, die für den Fall eines erhöhten pflegerischen und hauswirtschaftlichen Bedarfs einen Anteil an den Kosten der häuslichen oder stationären Pflege trägt. Je nach Grad der Pflegebedürftigkeit (Stufen I–III) umfassen die Leistungen der Pflegeversicherung die Zahlung von **Pflegegeld** für die häusliche Pflege durch private Pflegepersonen, die häusliche Pflegehilfe durch einen **ambulanten Pflegedienst** oder eine Kombination aus diesen beiden Leistungen. Weiterhin umfasst der Leistungskatalog der Pflegeversicherung die **teilstationäre Pflege** sowie die **vollstationäre Versorgung** bei Unterbringung im Heim.

Besonders vergütete Leistungen

Allgemeine Krankenhausleistungen und Wahlleistungen: Die allgemeinen Krankenhausleistungen umfassen die medizinisch notwendige und zweckmäßige stationäre Behandlung im Krankenhaus. Daneben werden im stationären Sektor die sog. Wahlleistungen unterschieden. Diese werden in 3 Kategorien eingeteilt: Unterkunft, wahlärztliche Leistungen und medizinische Leistungen. Zur Erbringung von Wahlleistungen muss ein separater Vertrag zwischen Patient und Krankenhaus geschlossen werden.

Ambulante Operationen: Die Vergütung von ambulanten Operationen unterliegt einer einheitlichen Vereinbarung zwischen dem Spitzenverband der GKV, der Deutschen Krankenhausgesellschaft und der kassenärztlichen Bundesvereinigung. Im Rahmen dieser Vereinbarung werden ein Katalog ambulanter Operationen sowie einheitliche Vergütungen für Krankenhäuser und Vertragsärzte definiert, wobei die Vergütung direkt durch die Krankenkassen erfolgt.

Teilstationäre Leistungen: Dies sind Leistungen, die so aufwendig sind, dass sie nur schwer oder gar nicht ambulant erbracht werden können, jedoch keine stationäre Aufnahme erfordern (z. B. intravenöse Chemotherapie). Die Abrechnung teilstationärer Leistungen erfolgt teilweise über definierte teilstationäre DRGs (Gesamtbudget) sowie über krankenhausindividuell verhandelte Tages- oder Fallpauschalen.

Ermächtigungen: In besonderen Fällen, in denen eine bedarfsgerechte Versorgung ohne das spezifische Fachwissen und die Ausstattung von Krankenhäusern nicht gewährleistet werden kann, etwa im Falle einer Unterversorgung, kann der Zulassungsausschuss Krankenhausärzte und Einrichtungen ermächtigen, ambulante Leistungen zu erbringen, die dann auch gesondert vergütet werden.

Hochschulambulanzen: Grundsätzlich sind Hochschulambulanzen zur ambulanten ärztlichen Behandlung für den in Forschung und Lehre erforderlichen Umfang ermächtigt und werden den Regelungen bei Ermächtigungen gemäß vergütet. Darüber hinaus können Hochschulkliniken gemeinsam und einheitlich mit den Landesverbänden der Krankenkassen Verträge zur Erbringung von ambulanten Leistungen schließen (z. B. im Rahmen von Disease-Management-Programmen oder für die Behandlung besonders seltener Erkrankungen).

Vor- und nachstationäre Leistungen: Sie dürfen nur dann gesondert vergütet werden, wenn die erbrachten Leistungen nicht schon im Rahmen einer Vergütung von vollstationären Leistungen abgegolten sind.

Individuelle Gesundheitsleistungen (IGeL): Dies sind Leistungen der ambulanten ärztlichen Versorgung, die über das Maß an ausreichender und notwendiger Patientenversorgung hinausgehen und somit nicht Teil des Leistungskataloges der gesetzlichen Krankenversicherung sind. Sie können dennoch von Patienten nachgefragt werden, wenn sie ärztlich empfehlenswert (z. B. bestimmte Früherkennungsuntersuchungen, Impfungen) oder aufgrund des Patientenwunsches ärztlich vertretbar sind (z. B. Stressbewältigungstraining). IGeL sind vom Patienten privat zu bezahlen, die Höhe der Vergütung richtet sich dabei nach der GOÄ.

Belegarztwesen: Die Vergütung belegärztlicher Tätigkeit wird nicht über das Budget des Krankenhauses abgewickelt, sondern erfolgt über die vertragsärztliche morbiditätsorientierte Gesamtvergütung. Seit 2008 können Krankenhäuser mit Belegärzten auch Honorarverträge abschließen und sind damit im Gegenzug berechtigt, für die im Krankenhaus erbrachten Leistungen die jeweilige DRG für die Fachabteilung des Belegarztes in Höhe von 80 % abzurechnen.

4.2.3 Steuerung im Gesundheitswesen

Ökonomisches Kernproblem: die Dreiecksbeziehung im Gesundheitsmarkt

Die klassische **Kunden-Lieferanten-Beziehung** in einem Markt existiert oftmals im Gesundheitswesen nicht. Stattdessen herrscht eine Dreiecksbeziehung zwischen **Leistungserbringer** (z. B. Arzt), **Leistungsempfänger** (Patient) und **Kostenträger** (Krankenversicherung). Steuerungsinstrumente können bei allen 3 Teilnehmern ansetzen und Anreizwirkungen erzielen. Tab. 4.3 gibt eine Übersicht wesentlicher Steuerungsinstrumente, die entweder beim Versicherten/Patienten, beim Leistungserbringer oder bei der Krankenkasse ansetzen.

Steuerung auf den 3 Ebenen

Makroebene: Hier ist der **Gesetzgeber** die steuernde Instanz. Er legt die rechtlichen und (teilweise) ordnungspolitischen Rahmenbedingungen für eine medizinische Versorgung fest, z. B. in Form der Verabschiedung des Sozialgesetzbuches, der Einführung von Entgeltsystemen oder besonderen Vergütungsformen.

Mesoebene: Einen großen Teil der Steuerungsverantwortung gibt der Gesetzgeber jedoch an die **Selbstverwaltungspartner** im Gesundheitswesen ab (insbesondere an den Gemeinsamen Bundesausschuss, Krankenkassen, kassenärztliche Vereinigungen und die Ärztekammern). Die Selbstverwaltung hat die Aufgabe, Richtlinien, unter anderem zur Leistungserbringung, auszugeben und die gesetzlichen Rahmenbedingungen auszugestalten. So werden z. B. zur Finanzierung von Leistungen Kollektivverträge zwischen den Verbänden der Leistungserbringer und der Kostenträger ausgehandelt. Weitere Akteure auf der Mesoebene, die Steuerungsfunktionen innehaben, sind die **Fachgesellschaften** und **Berufsverbände**. Diese tragen zur Definition der medizinischen Versorgung über

Tab. 4.3 Steuerungsinstrumente im Gesundheitsmarkt

Instrument	Maßnahmen
über die Versicherten/Patienten:	
Risikozuschläge	Versicherte könnten bei Vorliegen bestimmter modifizierbarer Risikofaktoren (z. B. Rauchen, Übergewicht, Risikosportarten) zu erhöhten Beiträgen verpflichtet werden.
Hausarztmodell	Bei Einschreibung und Nutzung des Hausarztes als „Gatekeeper" für fachärztliche Leistungen werden Beiträge gesenkt.
Nutzungsgebühr	Die Praxisgebühr war eine nicht steuerungswirksame Variante, da sie nur einmal im Quartal gezahlt werden musste (sie wurde 2013 abgeschafft); konsequent wäre eine Nutzungsgebühr bei jedem Besuch in der Arztpraxis.
Bonus-/Malusprogramme	Die Versicherten erhalten bei Vorliegen bestimmter Kriterien (z. B. Zahnprophylaxe) geldwerte Leistungen bzw. werden von Beitragssenkungen ausgenommen, wenn bestimmte prophylaktische Maßnahmen nicht erbracht wurden.
Kostenbeteiligungen	z. B. durch Zuzahlungen für Medikamente
über die Anzahl der Ärzte/Krankenhäuser:	Ärzte haben einen erheblichen Einfluss auf die Gesamthöhe der erbrachten Leistungen. Die reine Anzahl von Ärzten in einer Region hat zudem einen deutlichen Effekt auf die Inanspruchnahme von Leistungen.
über die Leistungserbringer:	
Fallpauschalen	Für eine definierte Erkrankung mit entsprechender Therapie wird eine Pauschale gezahlt.
Einführung von Selektivverträgen	Die Krankenkassen können einzelne oder Gruppen von Leistungserbringern auswählen zur Behandlung von Patientengruppen.
integrierte Versorgung, verbesserte Informationsstrukturen	Verringerung der Doppeluntersuchungen, rasche Entlassung eines Patienten in eine Anschlussheilbehandlung oder in eine soziale Einrichtung
Pay-for-Performance, Result-based Payments	Leistungserbringer erhalten eine Prämie, wenn sie bestimmte definierte Ziele (z. B. Durchimpfungsgrad, Prophylaxehäufigkeit) erreichen.
über die Krankenkassen:	
DMPs	Die Krankenkassen erhalten zusätzliche Gelder für jeden Patienten, der in einem strukturierten Behandlungsprogramm für chronisch Kranke eingeschrieben ist.
Peer Review	Krankenkassen werden von anderen Krankenkassen extern begutachtet und es wird eine Analyse wesentlicher Funktionen durchgeführt.
Open Benchmarking	Krankenkassen legen wechselseitig Zahlen zum Vergleich vor, jede Kasse kann sich mit allen anderen vergleichen, die Zahlen werden allerdings nicht öffentlich gemacht.
Ranking	Wichtige Zahlen der Krankenkassen werden nach externer Prüfung öffentlich zugänglich gemacht.

die Herausgabe von Richtlinien, Leitlinien sowie Empfehlungen bei.

Mikroebene: Auf dieser Ebene der Leistungssteuerung spielen die **Gesundheitseinrichtungen** (beispielsweise die niedergelassenen Ärzte, Krankenhäuser und auch nichtärztliche Leistungserbringer) eine wichtige Rolle. Durch selektivvertragliche Vereinbarungen wurde deren Steuerungswirkung gestärkt. Die letzte Ebene der Leistungssteuerung liegt in der Beziehung zwischen **Arzt** und **Patient**.

Zur politischen Ökonomie des Gesundheitswesens

Maßnahmen der **direkten Steuerung** umfassen Gesetze, Verordnungen oder normative Vorgaben durch den Gesetzgeber (Abrechnungsgrundlagen wie der Einheitlicher Bewertungsmaßstab EBM oder die GOÄ). **Indirekte Steuerung** erfolgt dagegen über den teilweise greifenden Marktmechanismus, d. h. den Wettbewerb der Akteure untereinander (z. B. durch neue Versorgungsformen und Selektivverträge). Beide Steuerungsformen haben zum Ziel, Leistungsmengen und Ausgaben zu beeinflussen. Aufgrund der starken staatlichen Regulierung im deutschen Gesundheitswesen spielen die Instrumente der indirekten Steuerung bislang allerdings eine untergeordnete Rolle.

Durch die hohe Regulationsdichte und die sozialpolitisch gewollte geringe Steuerungswirkung durch den einzelnen Patienten und Beitragszahler sind im Gesundheitswesen Korporatismus und Lobbyismus besonders stark ausgeprägt. Die starke Mischung von Bundespolitik, Landespolitik (z. B. in der Krankenhausplanung), Wirtschaftspolitik (pharmazeutische und medizintechnische Industrie) und Berufspolitik führt in Verbindung mit starker Regionalisierung zu sehr hoher Komplexität und überaus schwierigen Rahmenbedingungen für umfassende und weit reichende Reformen. Viele der existierenden Regelungen und Prozesse lassen sich vor allem durch historische Entwicklungen und den jeweiligen Machteinfluss bestimmter Gruppen erklären und weniger durch sachlogische Überlegungen.

Steuerung über die Vergütungsform

Da das therapeutische Verhalten von Ärzten nicht allein medizinischen, sondern auch ökonomischen Überlegungen folgt, lassen sich Art und Umfang von medizinischen Leistungen durch die unterschiedlichen Anreizwirkungen verschiedener Vergütungsformen steuern. Die Einzelvergütung, die Kopfpauschale und die Fallpauschale stellen dabei die wichtigsten Vergütungsmechanismen dar. Bei der **Einzelleistungsvergütung** steigt die Höhe der Vergütung direkt mit der Menge der erbrachten Leistungen an (z. B. eine Vergütung pro Ultraschalluntersuchung). Bei der **Kopfpauschale** richtet sich die Vergütungshöhe nach der Anzahl der eingeschriebenen Patienten pro Zeit (z. B. in Disease-Management-Programmen). Dabei erfolgt die Vergütung auch, wenn der Patient keine Leistung vom Arzt entgegengenommen hat. Bei der **Fallpauschale** richtet sich die Vergütung nach der Zahl an behandelten Patienten mit definierten Erkrankungen (z. B. im DRG-System).

> **MERKE** Keine Vergütungsform ist für alle Beteiligten optimal. Es kann letztlich nur darum gehen, die Nachteile einer Vergütungsform durch Elemente anderer Vergütungsformen abzuschwächen, so beispielsweise Einzelleistungsvergütung mit Budgetierungen zu koppeln oder das DRG-System stark zu differenzieren, um die Bedarfe einzelner Kliniken abzubilden.

Steuerung der Leistungshöhe und -verteilung

Angesichts der begrenzten Ressourcen im Gesundheitswesen wird versucht, einen unkontrollierten Anstieg von Leistungen, die i. d. R. mit steigenden Kosten verbunden sind, zu vermeiden.

Die angebotenen Leistungen sollen das **medizinisch notwendige Versorgungsmaß** reflektieren, den sog. medizinischen Standard. Dieser bestimmt sich oftmals durch die Leitlinien und Empfehlungen der Fachgesellschaften, die allerdings primär eine medizinische Perspektive einnehmen. Bezüglich der **Wirtschaftlichkeit der Leistungen** hat der Gesetzgeber im Sozialgesetzbuch bestimmt, dass Leistungen im Rahmen der gesetzlichen Krankenversicherung „ausreichend, zweckmäßig und wirtschaftlich" sein sollen. Da diese Begriffe keine konkrete Bestimmung erfahren haben, obliegt es zusätzlichen Richt- und Leitlinien, diese Regelung konkreter zu definieren. Solche Richtlinien zu erlassen ist z. B. Aufgabe des Gemeinsamen Bundesausschusses [S.C730]. Die Selbstverwaltung hat im Rahmen des sog. German Appropriateness Evaluation Protocol (G-AEP) Kriterien zur medizinischen Notwendigkeit stationärer Behandlungen erstellt. Die G-AEP-Kriterien bilden allerdings nur eine Orientierungsgrundlage für den Krankenhausarzt, der bei der Aufnahme des Patienten eine individuelle Ermessensentscheidung treffen muss.

Bei der **Verteilung der Leistungen** spielt der Aspekt der Gerechtigkeit eine zentrale Rolle. Dabei ist Gerechtigkeit nicht a priori bestimmbar, sondern bildet sich als gesellschaftspolitischer Konsens heraus. Der Gerechtigkeitsgedanke findet sich primär im Sozialstaatsprinzip und konkreter im Solidaritätsprinzip, von dem das soziale Sicherungssystem geprägt wird. Dabei werden Allokationsentscheidungen der Ressourcen von staatlichen Organen vorgenommen, und es herrscht ein ständiges Spannungsfeld zwischen Solidarität, Wahrung individueller Freiheit und institutionellen (Eigen-)Interessen.

4.2.4 Gesundheitsökonomische Evaluationen

Einführung und gesetzlicher Auftrag

Der Gesundheitsmarkt wird stark reguliert und hat oft keine formalen Märkte (und keine Marktpreise). Regierungen und Krankenkassen müssen sich aufgrund limitierter Budgets immer auf effizientes Handeln konzentrieren. Ziel der Gesundheitspolitik ist es, die begrenzten Ressourcen maximal nutzbringend einzusetzen. Die Beurteilung und Bewertung medizinischer Maßnahmen erfolgt dabei im Hinblick auf deren Kosten und deren Konsequenzen, sodass eine **ökonomische Gesamtbetrachtung** einer therapeutischen Maßnahme und ein **ökonomischer Vergleich** zwischen verschiedenen Maßnahmen möglich sind.

> **DEFINITION Wirtschaftlichkeit** ist ein Effizienzmaß und stellt eine Beziehung zwischen dem Ergebnis (Output) und den dafür aufgewendeten Einsatzfaktoren (Input) dar.

Das SGB V formuliert das **Wirtschaftlichkeitsgebot** wie folgt: „Die Leistungen müssen ausreichend, zweckmäßig und wirtschaftlich sein; sie dürfen das Maß des Notwendigen nicht überschreiten. Leistungen, die nicht notwendig oder unwirtschaftlich sind, können Versicherte nicht beanspruchen, dürfen die Leistungserbringer nicht bewirken und die Krankenkassen nicht bewilligen."

Das **Institut für Qualität und Wirtschaftlichkeit im Gesundheitswesen** (IQWiG [S. C730]), wird „[...] zu Fragen von grundsätzlicher Bedeutung für die Qualität und Wirtschaftlichkeit der im Rahmen der gesetzlichen Krankenversicherung erbrachten Leistungen [...] tätig". Dabei hat das Institut „[...] zu gewährleisten, dass die Bewertung des medizinischen Nutzens nach international anerkannten Standards der evidenzbasierten Medizin und die ökonomische Bewertung nach den hierfür maßgeblichen internationalen Standards, insbesondere der Gesundheitsökonomie, erfolgt". Der Gemeinsame Bundesausschuss (G-BA) beauftragt das IQWiG mit der

- Erstellung von wissenschaftlichen Ausarbeitungen, Gutachten und Stellungnahmen zu Fragen der Qualität und Wirtschaftlichkeit der im Rahmen der gesetzlichen Krankenversicherung erbrachten Leistungen
- Bewertung des Nutzens und der Kosten von Arzneimitteln.

> **MERKE** Das Wirtschaftlichkeitsgebot im Gesundheitswesen ist gesetzlich verankert und wurde 2004 durch die Gründung des IQWiG institutionalisiert.

Grundformen gesundheitsökonomischer Evaluationen

Folgende gesundheitsökonomische Evaluationsmethoden werden unterschieden:
- CMA: Kosten-Minimierungs-Analyse (Cost Minimization Analysis)
- CEA: Kosten-Effektivitäts-Analyse (Cost Effectiveness Analysis)
- CUA: Kosten-Nutzwert-Analyse (Cost Utility Analysis)
- CBA: Kosten-Nutzen-Analyse (Cost Benefit Analysis)

Kosten werden bei diesen 4 Verfahren immer in monetären Einheiten bewertet, allerdings unterscheiden sich die Verfahren hinsichtlich der Maßeinheiten, mit denen die Konsequenzen gemessen werden (**Tab. 4.4**).

> **MERKE** Eine vollständige gesundheitsökonomische Evaluation untersucht sowohl die Kosten als auch die Konsequenzen von mindestens 2 Handlungsalternativen.

Konsequenzen der medizinischen Maßnahmen können nicht (CMA), in natürlichen Einheiten (CEA), in Nutzeneinheiten (CUA) oder in monetären Einheiten (CBA) gemessen werden. Wann kommt welches Verfahren zum Einsatz?

Wenn sich die zu vergleichenden medizinischen Maßnahmen hinsichtlich der Konsequenzen nicht unterscheiden, wird auf das Kostenminimierungsverfahren zurückgegriffen. Die Kosten-Effektivitäts-Analyse wird verwendet, wenn sich die Konsequenzen nur in einem Merkmal (z. B. Ausprägung eines Krankheitsbildes) unterscheiden. Hingegen können die Kosten-Nutzwert-Analyse wie auch die Kosten-Nutzen-Analyse mehrdimensionale Konsequenzen erfassen, wobei die Kosten-Nutzwert-Analyse bzw. die Kosten-Nutzen-Analyse ein Effizienzvergleich über respektive Krankheitsbilder bzw. über Wirtschaftssektoren hinweg ermöglicht.

Beispiel Kosten-Effektivitäts-Analyse: Eine vergleichende Kosten-Effektivitäts-Analyse zweier Handlungsalternativen A und B kann prinzipiell 4 Ergebnisse hervorbringen (**Abb. 4.4**).

Eindeutige Aussagen über die Vorteilhaftigkeit einer Handlungsalternative lassen sich nur im linken oberen

Tab. 4.4 Grundformen vollständiger gesundheitsökonomischer Evaluationen

Grundform	Kostenmessung	Effektmessung	Skala	Zielgröße
Kosten-Minimierungs-Analyse (CMA)	Geldeinheiten	gleicher Effekt bei den Alternativen wird vorausgesetzt	keine Messung	$Kosten_A - Kosten_B$
Kosten-Effektivitäts-Analyse (CEA)	Geldeinheiten	klinische Effekte	natürliche Einheiten (z. B. gewonnene Lebensjahre, richtig positiv diagnostizierte Fälle)	$(Kosten_A - Kosten_B)/(Effekte_A - Effekte_B)$
Kosten-Nutzwert-Analyse (CUA)	Geldeinheiten	Nutzwerte	qualitätsadjustierte Lebensjahre (QALY), d. h. Effekte auf Lebensdauer und Lebensqualität	$(Kosten_A - Kosten_B)/(QALYs_A - QALYs_B)$
Kosten-Nutzen-Analyse (CBA)	Geldeinheiten	Geldeinheiten	monetäre Bewertung gesundheitsbezogener Effekte der Intervention	$(Kosten_A - Kosten_B)/(Nutzen_A - Nutzen_B)$

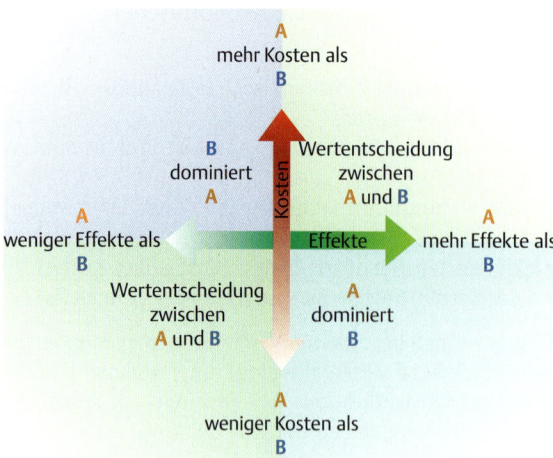

Abb. 4.4 Kosten-Effektivitäts-Darstellung.

und im rechten unteren Quadranten ableiten. Unter Umständen ist jedoch eine neue Gesundheitstechnologie A mit besseren gesundheitlichen Effekten auch mit höheren Kosten verbunden im Vergleich zu einer bestehenden Alternative B (Quadrant rechts oben). In diesen Fällen können die Ergebnisse der Analyse dem Entscheidungsträger keine eindeutigen Handlungsanweisungen geben.

> **DEFINITION Inkrementelles Kosten-Effektivitäts-Verhältnis** (ICER: incremental cost-effectiveness ratio): Das Ergebnis der Kostendifferenz im Verhältnis zur Differenz der Konsequenzen einer Gesundheitstechnologie:
> $ICER = (Kosten_A - Kosten_B)/(Effekte_A - Effekte_B)$

Die ICER gibt an, wie viel eine zusätzliche Effekteinheit der Alternative A ausgehend von Alternative B zusätzlich kostet, also die **zusätzlichen Kosten pro zusätzlicher Effekteinheit**, um von Alternative B auf Alternative A zu wechseln.

Datenerhebung: Die Kosten und Konsequenzen können auf verschiedene Weise erhoben werden:
- Erhebung von Primärdaten im Rahmen von speziellen gesundheitsökonomischen Studien
- im Rahmen klinischer Studien als sog. Piggyback-Studien
- durch Metaanalysen und Sekundärdatenanalysen.

Dabei können ergänzend hierzu noch folgende Datenquellen herangezogen werden:
- klinische und epidemiologische Patientenregister
- Abrechnungsdaten der Kostenträger
- Patientenakten
- Patienten- und Expertenbefragungen.

Modellierung: Ein grundsätzliches Anliegen gesundheitsökonomischer Analysen ist die Abbildung der Wirtschaftlichkeit in der Versorgungsrealität. Häufig erfolgt deshalb ergänzend zu den oben erwähnten Möglichkeiten der Datengenerierung eine Modellierung der Studienergebnisse mit dem Ziel, die Unsicherheit in den erhobenen Studiendaten zu quantifizieren.

Das Studiendesign (z. B. Wahl der Vergleichsintervention, Studiendauer, Studienprotokoll) kann die Aussagekraft einer gesundheitsökonomischen Analyse einschränken, da es experimenteller Natur ist und auf Annahmen beruht, die mit Unsicherheit behaftet sind. Insbesondere kann eine **Extrapolation** der Studienergebnisse den Zeithorizont einer Studie verlängern, indem langfristige Kosten und Effekte berücksichtigt werden. Darüber hinaus kann eine **Sensitivitätsanalyse** die Unsicherheit der Studienergebnisse abbilden, indem die Auswirkungen der Variabilität eines oder mehrerer Modellparameter auf die Studienendpunkte untersucht werden. Schließlich lassen sich entscheidungsanalytische Verfahren (Markov-Modelle oder **Entscheidungsbäume**, Abb. 4.5) einsetzen, um weitere Handlungsalternativen in die ökonomische Analyse einzubeziehen oder die Studienergebnisse auf die Versorgungsrealität zu übertragen. Zweck des Entscheidungsbaumes ist eine vollständige Abbildung des Entscheidungsproblems unter Einbeziehung aller relevanten Handlungsalternativen mit der Eintrittswahrscheinlichkeit aller möglichen Ereignisse einschließlich deren Kosten und deren Ergebnisse.

Angenommen, in dem in **Abb. 4.5** dargestellten Entscheidungsbaum seien
- die Methodik der Datengenerierung zur Bestimmung der Kosten und Effekte
- die Modellparameterwerte wie z. B. die Eintrittswahrscheinlichkeit der Ereignisse
- oder die Modellannahmen wie z. B. die Entscheidungsbaumstruktur

mit Unsicherheiten behaftet, so kann eine **Sensitivitätsanalyse** diese Unsicherheiten modellieren und die Ergebnisse neu berechnen, um eine vergleichende Analyse mit der Basisauswertung zu ermöglichen. Sensitivitätsanalysen lassen sich differenzieren in univariate Analysen, mulitvariate Analysen, Schwellenwertanalysen und Monte-Carlo-Simulationen. Bei den **univariaten bzw. multivariaten Analyse** werden die Ergebnisse anhand der Änderung respektive einer einzelnen bzw. mehrerer Variablen neu berechnet. Die **Schwellenwertsensitivitätsanalyse** untersucht, bei welchen Merkmalsausprägungen dieser Modellvariablen die Modellergebnisse einen bestimmten kritischen Wert (Schwellenwert) überschreiten. Anwendung findet die Schwellenwertanalyse in der Kosten-Effektivitäts-Akzeptanz-Kurve. Schließlich erlaubt die **Monte-Carlo-Simulation** eine probabilistische Analyse der Kosten und Effekte, sodass das ICER mit einer bestimmten Wahrscheinlichkeit und entsprechenden Konfidenzintervallen geschätzt werden kann und damit die inhärenten Unsicherheiten in den Ergebnissen abgebildet und quantifiziert werden können.

Perspektive der Analyse: Die Kosten und Konsequenzen können unterschiedlich ausfallen, je nachdem, ob sie aus der Perspektive der Krankenversicherung, eines Krankenhauses, der Patienten, eines pharmazeutischen Unternehmens oder der Gesellschaft als Ganzes zusammengetragen wurden. Aus der Perspektive der Patienten sind im Vergleich zu einer Analyse aus der Sicht eines Krankenhauses oder der Krankenversicherung andere Kosten und Konsequenzen zu identifizieren, zu messen und zu bewerten. Die **Perspektive der allgemeinen Bevölkerung** ist sowohl bei der Bewertung der aufgewendeten Ressourcen als auch bei der Bewertung der Effekte einer Gesundheitstechnologie oft die Perspektive der Wahl, weil sie das Entscheidungsproblem sowohl für den Beitragszahler

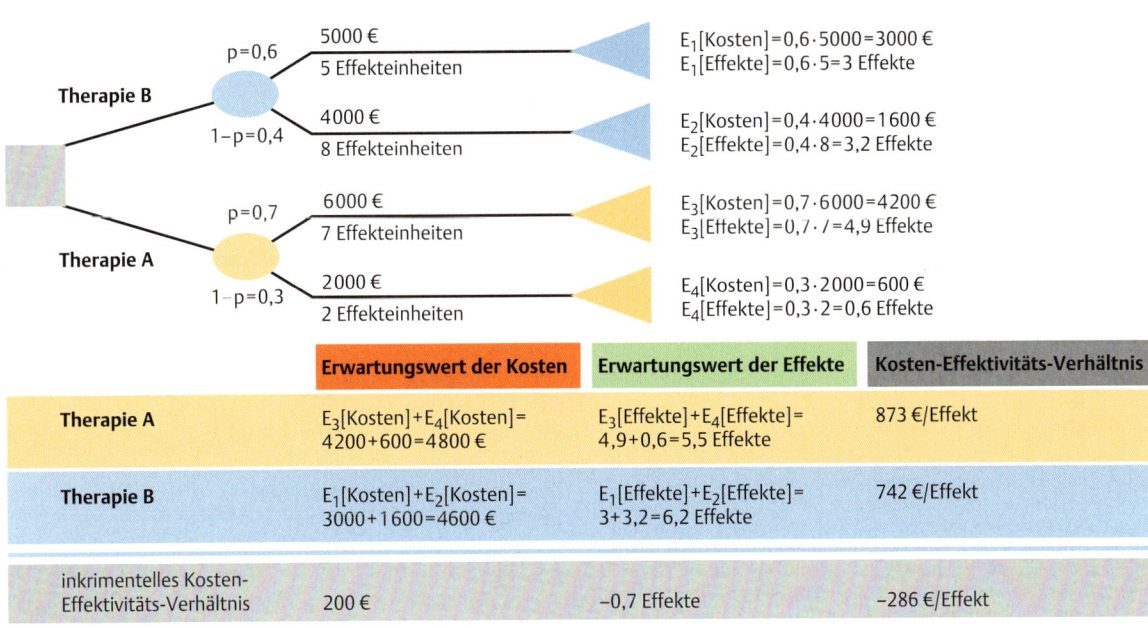

Abb. 4.5 Entscheidungsbaum. Die Tabelle fasst die Ergebnisse der Entscheidungsanalyse zusammen, wobei Therapie B die zweckmäßige Vergleichstherapie und Therapie A die untersuchte Intervention darstellen.

als Finanzier der Gesundheitsleistung als auch für den Patienten als Empfänger der Gesundheitsleitung abbildet. Letztlich soll aber die gewählte Perspektive den betreffenden Entscheidungsträgern eine Entscheidungsfindung ermöglichen, somit hängt die gewählte Sicht von der vorher definierten Aufgabenstellung ab.

Zeitrahmen der Analyse: Die Zeitspanne der Analyse bestimmt, welche Effekte und insbesondere welche eventuellen langfristigen Kosten einbezogen werden. Die Rationale der gewählten zeitlichen Perspektive sollte eindeutig definiert werden. Idealerweise sollte der untersuchte Zeitrahmen einer Analyse derart gewählt werden, dass die Effekte einer medizinischen Intervention den erzielten Gesundheitszustand endgültig definieren bzw. der mit der Intervention verbundene Ressourcenverbrauch endgültig abgeschlossen ist. Dies ist in vielen Fällen aufgrund mangelnder Evidenz z. B. hinsichtlich der langfristigen Effekte oder Kosten einer Intervention nur annähernd realisierbar.

Messung und Bewertung von Kosten und Effekten

Kosten

> **DEFINITION Kosten einer Gesundheitstechnologie** sind die monetär bewerteten Ressourcen, die bei der Verwendung einer Gesundheitstechnologie verbraucht werden.

Im Rahmen der Hauptanalyse werden direkte Kosten von indirekten Kosten unterschieden und in einem schrittweisen Vorgehen zunächst identifiziert, anschließend gemessen und schließlich in Geldeinheiten bewertet:
Identifizierung → Quantifizierung → Bewertung.

Identifizierung der Kosten:
Direkte Kosten: Sie sind definiert als der monetär bewertete Ressourcenverbrauch, der unmittelbar einer Gesundheitstechnologie zugerechnet werden kann. Hierzu zählen z. B. die direkten Kosten der ambulanten oder stationären Versorgung und Rehabilitation einschließlich der medizinischen Laboruntersuchungen, Arzneien, Heil- und Hilfsmittel. Die direkten nichtmedizinischen Kosten umfassen z. B. die Kosten der häuslichen informellen Pflege durch Familienangehörige oder freiwillige Helfer und die Kosten der Kinderbetreuung oder Transportkosten und Zeitkosten des Patienten, der sich im Krankenhaus behandeln lässt.

Direkte medizinische Kosten sind z. B.:
- ambulante Arztkontakte (Hausarzt, Facharzt)
- Prozeduren und Diagnostik (Labortests, bildgebende Verfahren, chirurgische Interventionen)
- Medikamente
- Heilmittel, Hilfsmittel
- Krankenhausaufenthalte
- Rehabilitationen
- Dienstleistungen (häusliche Unterstützung, Pflege).

Direkte nichtmedizinische Kosten sind z. B.:
- Patientenzeit (Behandlungen, gesundheitliche Eigenaktivitäten, Mehrzeitaufwand im Alltag)
- informelle Pflege
- Dienstleistungen
- Geräte und Investitionen
- Fahrtkosten.

Indirekte Kosten: Sie definieren den monetär bewerteten Produktionsverlust, der durch den krankheitsbedingten Arbeitsausfall verursacht wird. Krankheitsbedingter Arbeitsausfall entsteht durch eine verminderte Arbeits-

fähigkeit bzw. -produktivität (Morbidität) oder vorzeitigen Tod (Mortalität). Dieser Arbeitsausfall verursacht Kosten für Arbeitgeber, die Versichertengemeinschaft und für den Patienten (Opportunitätskosten). Beispiele für indirekte Kosten sind:
- eingeschränkte Arbeitsproduktivität
- Arbeitsunfähigkeit
- Erwerbsunfähigkeit
- vorzeitiger Tod.

Der **ökonomische Wert** des Produktionsverlustes, welcher durch die **Arbeitsausfallzeit** verursacht wird, berechnet sich grundsätzlich wie folgt:

Wert des Produktionsverlustes = Lohnsatz × Arbeitsausfallzeit

Unter der Annahme vollständigen Wettbewerbs entspricht theoretisch der Lohn eines Arbeitnehmers dem Wertgrenzprodukt seiner Arbeit. Insofern entspricht das Produkt aus Lohnsatz mal Arbeitsausfallzeit annähernd dem Wert des krankheitsbedingten Produktionsverlustes. Im Rahmen des **Humankapitalansatzes** ist die Arbeitsausfallzeit als die maximale Zeit definiert, während derer das Individuum aufgrund seiner Krankheit nicht am Erwerbsleben teilnehmen kann. Der **Friktionskostenansatz** berechnet den Wert des Produktionsverlustes hingegen über das Produkt des Lohnsatzes mal der Arbeitsausfallzeit bis zur Wiederbesetzung des Arbeitsplatzes (Friktionszeit) und ist damit realitätsnäher als der Humankapitalansatz.

Quantifizierung: Die verbrauchten Mengen der identifizierten Ressourcenarten [S.C750] werden aus unterschiedlichen Quellen hergeleitet, um möglichst einen realitätsnahen Ressourcenverbrauch quantifizieren zu können, der idealerweise der Versorgungsrealität entspricht.

Bewertung: Die Bewertung der verbrauchten Mengen erfolgt grundsätzlich auf der Grundlage von **Marktpreisen** in einem bestimmten Jahr, das in der Analyse stets anzugeben ist. Aufgrund der starken Regulierung und Unvollkommenheit des Gesundheitsmarktes insbesondere in Deutschland liegen für viele der verbrauchten Ressourcen keine Marktpreise vor. Daher werden sog. **Schattenpreise** herangezogen. Die Schattenpreise werden aus administrativen Preisen einer Gebührenordnung oder aus den Daten des betrieblichen Rechnungswesens einer Einrichtung oder, wenn diese Möglichkeiten nicht vorliegen, aus Marktpreisen vergleichbarer Leistungen, die an Märkten gehandelt werden, hergeleitet.

Letzteres Bewertungsproblem liegt z. B. bei der Bewertung der informellen Pflege einer kranken Person durch einen arbeitslosen Familienangehörigen vor. Hier werden u. U. Durchschnittskosten eines Pflegetages herangezogen, die üblicherweise bei der Pflege durch eine Fachkraft anfallen würden.

Diskontierung: Um Interventionen mit unterschiedlichen Kosten zu verschiedenen Zeitpunkten vergleichen zu können, müssen die Kosten der Maßnahmen zu einem bestimmten einheitlichen Zeitpunkt berechnet werden, also für ein bestimmtes Jahr bzw. zum Zeitpunkt t_0 (Barwert) oder t_t (Endwert). Da die Finanzierung einer Gesundheitstechnologie einer Investition gleichkommt, deren Geldbetrag alternativ am Kapitalmarkt angelegt werden könnte, wird eine Verzinsung des Kapitals, d. h. der bewerteten aufgewendeten Ressourcen, berücksichtigt.

Angenommen der Zeithorizont der Analyse ist auf 1 Jahr beschränkt. Entstehen heute zum Zeitpunkt t_0 952,38 € Kosten, so entspricht dies bei einem Zinssatz (r) von z. B. 5 % einem Kostenbetrag (**Endwert, EW**) von 1000 € zum Zeitpunkt t_1:

$$EW = 952{,}38 \times (1+r) = 952{,}38 \times (1+0{,}05) = 1000\ €$$

Umgekehrt, um den Wert eines zukünftigen Geldbetrages von z. B. 1000 €, der in 1 Jahr (t_1) ausgezahlt wird, auf den heutigen Tag (t_0) zu berechnen, wird die Auszahlung von 1000 € in t_1 mithilfe eines Zinssatzes (r) von z. B. 5 % auf den Zeitpunkt t_0 diskontiert (abgezinst). Der auf den Zeitpunkt t_0 diskontierte Betrag wird **Barwert (BW)** genannt und entspricht 952,38 €. Der Barwert der Kosten zu t unterschiedlichen Zeitpunkten (K_1 am Zeitpunkt t_1, K_2 am Zeitpunkt t_2 usw.) im Betrachtungszeitraum der gesundheitsökonomischen Studie wird wie folgt berechnet:

$$BW = K_1 / (1+r) + K_2 / (1+r)^2 + \ldots + K_t / (1+r)^t$$

Die Diskontierung der Effekte wird diskutiert, wobei insbesondere Uneinigkeit darin besteht, ob und zu welchem Zinssatz Konsequenzen/Ergebnisse diskontiert werden sollten.

Effekte

Gegenstand dieses Abschnittes ist die Identifizierung, Quantifizierung und eventuelle Bewertung der **Effekte einer Gesundheitstechnologie** mit dem Ziel, diese Ergebnisse dann ins Verhältnis zu den aufgewendeten Ressourcen zu setzen (→ Wirtschaftlichkeit).
- Im Rahmen der **Kosten-Effektivitäts-Analyse** findet keine Bewertung der Effekte statt, sondern das Ergebnis einer Gesundheitstechnologie wird unbewertet identifiziert und quantifiziert, d. h. in natürlichen Einheiten gemessen. Dem Entscheidungsträger bleibt es überlassen, den „Wert" des erzielten Ergebnisses zu beurteilen.
- Die **Kosten-Nutzwert- bzw. Nutzen-Analyse** bewertet die Effekte anhand von präferenzbasierten Nutzwerten eines Gesundheitszustandes bzw. in monetären Einheiten.

Perspektive und Zeitspanne der Analyse: In Abhängigkeit vom Entscheidungsproblem sollte grundsätzlich die Messung der Effekte einer Gesundheitstechnologie aus der gleichen Perspektive erfolgen, aus der auch die Kosten erhoben wurden. Darüber hinaus sollte die Zeitspanne, auf die sich die Konsequenzen beziehen, mit derjenigen der Kosten übereinstimmen.

> **DEFINITION Der Nutzenbegriff im Sozialgesetzbuch V:**
> § 35b SGB V definiert den Patientennutzen als
> - eine Verbesserung des Gesundheitszustandes
> - eine Verkürzung der Krankheitsdauer
> - eine Verlängerung der Lebensdauer
> - eine Verringerung der Nebenwirkungen oder
> - eine Verbesserung der Lebensqualität.

Im SGB V wird also der Nutzen einer Gesundheitstechnologie synonym zum oben dargelegten Effektivitäts- bzw. Nutzwertkonzept verwendet. Dies kann zum Missverständnis führen, denn in der wissenschaftlichen Literatur wird der Nutzenbegriff im Zusammenhang mit den **monetär bewerteten Effekten** einer Gesundheitstechnologie verwendet (s. Tab. 4.4).

Effektivität einer Gesundheitstechnologie: Die Effektivität einer Gesundheitstechnologie ist das natürliche Ergebnis einer Intervention, gemessen in natürlichen Einheiten. Um den Effekt einer Gesundheitstechnologie auf den Gesundheitszustand zu messen, verwenden Mediziner einen zentralen klinischen Parameter (**Primärendpunkt**). Oft reicht aber ein einziger Parameter nicht aus, um adäquat den Effekt einer Intervention auf den Gesundheitszustand zu messen (**Sekundärendpunkte, Nebenwirkungen** usw.). Wird der Nutzwert oder der Nutzen des Gesundheitszustandes gemessen, so kann diese Einschränkung überwunden werden.

Nutzwert einer Gesundheitstechnologie: Im Rahmen der Kosten-Nutzwert-Analyse ist zunächst festzulegen, anhand welchen Verfahrens, wessen Gesundheitszustands (eigener oder fremder Gesundheitszustand) und aus welcher Perspektive der Nutzwert eines Gesundheitszustandes gemessen wird.

Direkte und indirekte Verfahren der Nutzwertmessung: Es stehen 3 mögliche direkte Verfahren zur präferenzbasierten Nutzwertbewertung zur Verfügung:
- die Bewertungsskalen
- das Verfahren der Standardlotterie (englisch: standard gamble) oder
- die Methode der zeitlichen Abwägung (englisch: time-trade-off).

Beim ersten Verfahren erfolgt die Bestimmung des Nutzwertes eines Gesundheitszustandes durch Einordnung auf einer Skala, bei den letzten beiden durch direkte Befragung.

Bewertungskala: Die am weitesten verbreitete Bewertungsskala ist die **visuelle Analogskala (VAS)**, bei der die Befragten ihren jetzigen Gesundheitszustand auf einer Skala von 0 bis 100 angeben. Die Skala ist als ein Thermometer dargestellt, dessen unteres Ende „0" dem „schlechtesten denkbaren Gesundheitszustand" und dessen oberes Ende „100" dem „besten denkbaren Gesundheitszustand" entspricht. Der Befragte soll auf dem Thermometer eine Linie ziehen, die seinem jetzigen Gesundheitszustand zwischen diesen beiden Polen entspricht. Der abgelesene Wert entspricht dann dem Nutzwert des Gesundheitszustands aus der Sicht des Befragten.

Standard Gamble /Standardlotterie: Bei diesem Verfahren muss der Befragte zwischen 2 Entscheidungsalternativen abwägen. Sobald der Befragte indifferent bezüglich beider Alternativen ist, ist der erwartete Nutzwert der beiden Alternativen identisch, da er für keine der beiden Alternativen eine höhere Präferenz hat (Indifferenzsituation).

Angenommen, die Alternativen werden wie folgt formuliert:
- Alternative A: Der Patient unterzieht sich keiner Therapie und verbleibt in seinem Krankheitszustand.
- Alternative B: Der Patient unterzieht sich einer Therapie, die mit Wahrscheinlichkeit p seine vollständige Gesundheit (VG) wiederherstellt und mit der Gegenwahrscheinlichkeit (1–p) keinen Erfolg erzielt und seinen Tod zur Folge hat.

In der Indifferenzsituation lässt sich die Entscheidungssituation eines rationalen Individuums wie folgt formalisieren, wobei U(x) die Nutzwertfunktion ist:

$$U(\text{Alternative A}) = E\,[U(\text{Alternative B})] \quad (1)$$
$$U(\text{Alternative A}) = p \times U(VG) + (1-p) \times U(\text{Tod}) \quad (2)$$

Normierung: Sei der Nutzwert U(VG) = 1 und sei der Nutzwert des Todes U(Tod) = 0. Daraus folgt:

$$U(\text{Alternative A}) = p. \quad (3)$$

Der Befragte wird also in diesem Fall nach der Wahrscheinlichkeit p befragt, mit welcher er indifferent wäre zwischen beiden Alternativen. Aus obigen formalen Überlegungen folgt, dass der Nutzwert des jetzigen Gesundheitszustandes des Befragten der Wahrscheinlichkeit p entspricht.

Das hier vorgestellte Entscheidungsproblem ist vereinfacht dargestellt, lässt sich aber durchaus realitätsnäher formulieren, indem z. B. in Alternative B das Gegenereignis zur vollständigen Gesundheit nicht der Tod ist, sondern ein Gesundheitszustand mit einem Nutzwert, der unterhalb des Nutzwertes der Alternative A liegt.

Time-Trade-off: Ähnlichen Entscheidungssituationen wird der Befragte im Rahmen des Time-Trade-off-Verfahrens hypothetisch ausgesetzt, wobei er hier eine Entscheidung hinsichtlich der Zeit treffen soll, die er gegen eine Verbesserung seiner Lebensqualität einzutauschen bereit wäre. Dabei wird davon ausgegangen, dass eine **Verlängerung des Lebens** und eine **Steigerung der Lebensqualität** gegeneinander austauschbar sind. Der Befragte soll die Zeit x bestimmen, bei der er indifferent ist zwischen seinem aktuellen Gesundheitszustand (GZ) mit einer zeitlichen Dauer von t und einem hypothetischen vollständigen Gesundheitszustand (VG) mit einer Dauer x, wobei x < t ist.

Die Indifferenzsituation lässt sich wie folgt formalisieren:
$$U(VG) \times x = U(GZ) \times t$$
Durch Normierung U(VG) = 1 folgt:
$$U(GZ) = x/t$$

Unter der Annahme, dass t bekannt ist und x seitens des Befragten angegeben wird, entspricht somit der Nutzwert des Gesundheitszustandes des Befragten genau dem Verhältnis aus x durch t.

Weitere Tests: Auch mit vorgefertigten Messinstrumenten wie Euro-Qol 5 Dimensions (EQ-5D), Short Form 12 Items (SF-12), Health Utility Index (HUI) und Quality of well-being Scale (QWB) kann der Nutzwert eines Gesundheitszustandes indirekt ermittelt werden. Den genannten Messinstrumenten ist gemein, dass die angegebenen Gesundheitszustände mittels vorher erhobener Nutzwerte aus der Perspektive der allgemeinen Bevölkerung bewertet werden.

Beispielhaft sei hier die Systematik des **EQ-5D** vorgestellt. Der EQ-5D-Fragebogen (früher: EuroQot) ermittelt die gesundheitsbezogene Lebensqualität des Patienten im Hinblick auf:
- Beweglichkeit/Mobilität
- Fähigkeit, für sich selbst zu sorgen
- allgemeine Tätigkeiten (z. B. Arbeit, Hausarbeit, Freizeitaktivitäten)
- Schmerzen, körperliche Beschwerden
- Angst, Niedergeschlagenheit.

Jede dieser genannten Gesundheitsdimensionen hat 3 mögliche Ausprägungen (keine/einige/schwerwiegende Beeinträchtigung), welche von 1–3 kodiert sind. Die vom Patienten angegebenen Ausprägungen der 5 Gesundheitsdimensionen werden anschließend auf der Basis der Präferenzen der allgemeinen Bevölkerung bewertet.

$3^5 = 243$ Gesundheitszustände sind möglich. Mittels Regressionsanalyse wurden von einer repräsentativen Bevölkerungsstichprobe Koeffizienten für alle möglichen Gesundheitszustände ermittelt. Dabei entspricht der bestmögliche Gesundheitszustand einem EQ-5D Index von

1 (vollständige Gesundheit wird entsprechend mit 11 111 kodiert) und der schlechteste Gesundheitszustand 0 (Tod, mit 33 333 kodiert). Besonders bemerkenswert beim EQ-5D ist, dass jeder vom Patienten angegebene Gesundheitszustand aus der Perspektive der allgemeinen Bevölkerung bewertet werden kann.

Auf der Basis der britischen EQ-5D-Indexwerte, welche in einer Bevölkerungsstichprobe von N = 2997 Briten mittels der Time-Trade-Off-Methode errechnet wurden, entspricht ein von einem Patienten angegebener Gesundheitszustand von 22 222 (also mit der Ausprägung „einige Beeinträchtigungen" in jeder der abgefragten Gesundheitsdimensionen) einem EQ-5D-Index von 0,516. Verbringt der Patient ein Jahr in diesem Gesundheitszustand, so entspricht dieser Wert 0,516 QALYs aus der Perspektive der britischen Bevölkerung.

QALYs: Wird der präferenzbasierte Nutzwert eines Gesundheitszustandes multipliziert mit der Dauer in Jahren dieses Gesundheitszustandes, so entspricht dies den **qualitätsadjustierten Lebensjahren** (QALYs). Zwei Jahre in einem Gesundheitszustand mit einem Nutzwert von 0,5 entsprechen 1 QALY oder einem Jahr in vollständiger Gesundheit (Nutzwert = 1).

Monetärer Nutzen einer Gesundheitstechnologie: Um Effekte einer Gesundheitstechnologie in monetären Einheiten zu bewerten, müssen auch bei der Kosten-Nutzen-Analyse Befragungen durchgeführt werden. Dabei stehen 2 Verfahren zur Verfügung, um die Zahlungsbereitschaft des Befragten für eine hypothetische Verbesserung des Gesundheitszustandes zu ermitteln: die kontingentierte Evaluierungsmethode (Contingent Valuation) und die Discrete-Choice-Analyse.

Im Rahmen der **Contingent-Valuation-Methode** wird versucht, die maximale Zahlungsbereitschaft zu ermitteln. Die Frage könnte folgendermaßen lauten: „Sind Sie bereit, für 2 zusätzliche Lebensmonate einen Betrag X zu zahlen?" Dabei tastet sich der Fragende mit immer höheren Geboten heran, bis der Befragte indifferent ist zwischen seiner Bereitschaft, für eine Verbesserung seiner Gesundheit einen Betrag Z zu zahlen, und der Option, auf die Gesundheitsverbesserung zu verzichten. Der Befragte antwortet auf die Gebote mit Ja oder Nein. Der Betrag Z, bei dem der Befragte indifferent ist, entspricht seiner maximalen Zahlungsbereitschaft.

Die **Discrete-Choice-Analyse** beschreibt eine Gesundheitsleistung mittels unterschiedlicher Merkmale mit verschiedenen Ausprägungen, wobei der Preis in den Merkmalen Berücksichtigung findet. Durch die Kombination der verschiedenen Merkmalsausprägungen können hypothetische Szenarien (Vignetten) gebildet werden. Dem Befragten werden jeweils 2 dieser Szenarien vorgelegt, zwischen denen er wählen muss. Er wird sich für diejenige Alternative entscheiden, die ihm den höheren Nutzen stiftet. Durch die Einbeziehung des Preises kann mittels Regressionsanalyse die Zahlungsbereitschaft für Veränderungen in der durch unterschiedliche Merkmalsausprägung charakterisierten Gesundheitsleistung geschätzt werden.

Nutzenbewertung von (neuen) Arzneimitteln: In Deutschland werden Kosten-Nutzen-Analysen vor allem auch zur Festlegung eines angemessenen Erstattungspreises seitens der gesetzlichen Krankenversicherungen herangezogen, um den steigenden Arzneimittelausgaben entgegenzuwirken. Dabei gibt es 2 Regelungen zur Kostenkontrolle von Arzneimitteln: **Festbeträge** und **Höchstpreise**.

Der Gesetzgeber gibt der Selbstverwaltung das Recht, für eine ganze Gruppe von ähnlichen Medikamenten einen einheitlichen Preis (Festbetrag) festzusetzen unter der Voraussetzung, dass in diesen Gruppen Arzneimittel

- mit denselben Wirkstoffen
- mit denselben oder pharmakologisch-therapeutisch vergleichbaren Wirkstoffen sowie
- mit therapeutisch vergleichbarer Wirkung

vom G-BA zusammengefasst werden.

Der GKV-Spitzenverband setzt für jede vom G-BA gebildete Festbetragsgruppe einen Festbetrag fest. Gesetzliche Grundlage dieses Verfahrens sind § 35 Abs. 1 und Abs. 3 des SGB V. Die gesetzlichen Krankenversicherungen übernehmen nur bis zum festgelegten Festbetrag, und dem pharmazeutischen Unternehmen bleibt es überlassen, seinen Preis auf den Festbetrag zu senken.

Seit 1997 hat das IQWiG die „indikationsbezogene Nutzenbewertung" mit der Ermittlung von „**Effizienzgrenzen**" als Alternative zur Diskussion gestellt, um die vielen theoretischen und praktischen Schwierigkeiten der Messung von QALYs zu umgehen. Dieses Konzept sieht vor, dass der Höchstpreis für ein neues Arzneimittel aus der Fortschreibung der Kosten-Nutzen-Verhältnisse der Arzneimittel ermittelt wird, die bisher verfügbar sind. Ähnlich wie die Festbeträge setzt das Effizienzgrenzen-Konzept somit bei der bestehenden Marktkonstellation an. Bis zum Ende des Jahres 2010 wurde auf der Grundlage der vom IQWiG erarbeiteten Methoden noch keine Kosten-Nutzen-Analyse erstellt.

Allerdings wurde mit dem Inkrafttreten des Arzneimittelmarktneuordnungsgesetzes (AMNOG) am 1. Januar 2011 die Preisgestaltung auf der Grundlage einer sog. **frühen Nutzenbewertung** neu zugelassener Arzneimittel oder bereits zugelassener Arzneimittel in neuen Anwendungsgebieten vollkommen neu geregelt. Insbesondere müssen pharmazeutische Unternehmen zum Zeitpunkt der Vermarktung eines im Jahr 2011 neu zugelassenen Arzneimittels ein **Nutzendossier** beim G-BA einreichen, das den Zusatznutzen des Arzneimittels im Vergleich zu einer zweckmäßigen Vergleichstherapie belegt. Kapitel 5 der Verfahrensordnung des G-BA regelt die Vorgehensweise, um den Zusatznutzen nachzuweisen (Nutzendossier-Dokumentenvorlage Anlage II der G-BA VerfOrd). Grundsätzlich sind Bestandsprodukte nicht von der Bewertung ausgeschlossen. Das Nutzendossier enthält zu dem bewerteten Arzneimittel und zu seiner zweckmäßigen Vergleichstherapie auch Angaben zu den erwarteten Kosten für die gesetzliche Krankenversicherung. Kann ein Zusatznutzen nicht nachgewiesen werden, wird das Arzneimittel zum Festbetrag erstattet. Bei vorliegendem Zusatznutzen steht dem pharmazeutischen Unternehmen der Weg frei für Verhandlungen über den Erstattungspreis mit dem Spitzenverband der gesetzlichen Krankenkassen.

Eine gesundheitsökonomische Evaluation durch das IQWiG wird ganz an das Ende dieses Prozesses gestellt, sofern sich der pharmazeutische Unternehmer und der Spitzenverband der gesetzlichen Krankenversicherungen nicht auf einen Erstattungspreis für das Arzneimittel einigen können.

Qualitätsmanagement

Die Grundprozesse des Qualitätsmanagements mit Ist-Analyse und Soll-Definition lassen sich in dem sog. **PDCA-Zyklus** (Deming-Kreislauf) darstellen (**Abb. 4.6**).

Struktur-, Prozess- und Ergebnisqualität

Qualität wird im Gesundheitswesen stets unter den Gesichtspunkten der Strukturqualität, Prozessqualität und Ergebnisqualität betrachtet. Diese weltweit gebräuchliche Unterteilung geht auf A. Donabedian (Evaluating the quality of medical care, Milbank Memorial Fund Quarterly 44 (3); 1966) zurück.

Strukturqualität: Bewertet werden die Rahmenbedingungen der medizinischen Leistungserbringung. Dazu zählen technische, administrative, kaufmännische und andere unterstützende Faktoren ebenso wie die infrastrukturelle und personelle Ausstattung. Qualitätsindikatoren sind z. B. der Fachärzteanteil, Anzahl Pflegepersonen pro Bett oder das Vorhandensein spezieller Medizintechnik. Es wird davon ausgegangen, dass angemessene Strukturen effektive Prozesse und in der Folge gute Ergebnisse nach sich ziehen.

Prozessqualität: Bewertet werden die medizinischen Versorgungsprozesse (Abläufe und deren Organisationsgrad), aber nicht die Behandlungsergebnisse selbst (diese sind Gegenstand der Ergebnisqualität). Im Mittelpunkt der Beobachtung stehen Informationsflüsse, die Abläufe von Patientenuntersuchungen, sonstiger Tests, konservativer und operativer Maßnahmen sowie die Organisation der Abläufe in der Krankenpflege. Qualitätsindikatoren sind z. B. die Zeitbedarfe für Untersuchungen und der Ressourcenverbrauch.

Ergebnisqualität: Bewertet werden die patientenbezogenen Ergebnisse (Outcomes) der medizinischen Versorgung. Qualitätsindikatoren sind z. B. die Heilungsraten, die Komplikationsraten bei Operationen, die mittlere Überlebensdauer nach therapeutischen Maßnahmen, Neugeborenen- und Müttersterblichkeit usw. Letztlich geht es um die Frage, in welchem Maße die Ziele der Behandlung erreicht wurden.

Strukturiertes Fehlermanagement

Um eine Senkung des Fehlerrisikos, die Identifikation von Beinahefehlern und die Etablierung einer neuen Fehlerkultur, also insgesamt eine Verbesserung von Prozessen und Ergebnissen, zu erreichen, ist ein strukturiertes Fehlermanagement notwendig:

Haltung zu Fehlern: Nicht **wer**, sondern **was** war schuld? Tief verwurzelt ist die Frage nach dem „Schuldigen", der für einen Fehler im Ablauf eines Prozesses „verantwortlich" ist (z. B. falsche Zuordnung von Laborwerten; Seitenverwechslung bei Operationen, Medikamentenverwechslung). Fehler wurzeln jedoch in den seltensten Fällen in mangelhaftem Wissen oder Können, sondern in den Bedingungen, unter denen sie auftreten: Verantwortungsdiffusion, unklar zugewiesene Kompetenzen, Häufung vieler fehlergenerierender Ereignisse, Konzentration zu vieler Entscheidungseinheiten auf eine Person. Deshalb konzentrieren sich Fehleranalysesysteme zunehmend auf die **systemischen Bedingungen**, unter denen Fehler typischerweise auftreten.

(Anonymes) Fehlerverzeichnis, Fehlerberichtsystem: Unter der Voraussetzung, dass es wichtiger ist, die spezifischen Umstände des Auftretens von Fehlern (fehlerhaften Arbeitsabläufen) zu erkennen als die vermeintlich verantwortliche Person, haben sich anonyme Fehlerberichtsysteme bewährt. Ein Fehlerbericht soll enthalten:
- den vorgefallenen Fehler
- die möglichen oder tatsächlichen Folgen, die der Fehler hatte oder hätte haben können
- Bedingungen, unter denen der Fehler auftrat
- die verursachenden Faktoren aus der Sicht des Berichtenden
- Vorschlag zur Vermeidung des Fehlers aus Sicht des Berichtenden

Fehleranalyse: Die systematische Fehleranalyse beinhaltet Fehlerprotokolle, Ursache-Wirkungs-Diagramm nach Ishikawa etc. Das Ziel ist, alle möglichen Fehlerquellen zu erkennen. Dazu sollten alle beteiligten Prozessschritte (medizinisch, organisatorisch, systemisch etc.) systematisch identifiziert und hinterfragt werden. Dabei sollten sowohl tatsächliche Fehler als auch latente Fehler/Beinahefehler berücksichtigt werden, um zukünftige Fehler zu vermeiden.

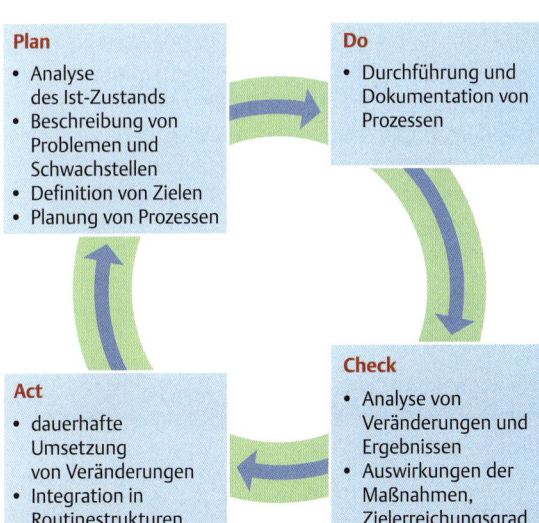

Abb. 4.6 **PDCA-Zyklus der Qualitätsverbesserung (Plan → Do → Check → Act).**

Veränderungen in den verursachenden Faktoren: Logische Folge einer Fehleranalyse ist die Veränderung der zum Fehler führenden Prozesse. Beispiele sind die Einführung von **Checklisten** bei regelmäßig wiederkehrenden gleichartigen Abläufen (OP-Vorbereitung, Narkoseeinleitung, Vorsorgeuntersuchungen), verbindliche **Prozessbeschreibungen** für komplexe Abläufe (Durchführung und Beurteilung von Lungenfunktionsuntersuchungen, Durchführung und Bewertung von Laboruntersuchungen, Flow-Chart für diagnostische Abläufe) oder eine umfassende, abschließende **Arbeitsplatzbeschreibung** für Positionen, an denen Entscheidungen für weitere Abläufe getroffen werden müssen (z. B. aufnehmender Arzt im Notfallraum, Pflichtenumfang einer Abteilungsschwester, Prüfung von Verordnungen durch eine Notfallapotheke).

Ärztliche Qualitätszirkel

Auch ärztliche Qualitätszirkel (ÄQZ) sind einer Verbesserung bzw. Sicherstellung der ärztlichen Versorgungsqualität förderlich. Sie bestehen aus Kleingruppen mit festem Teilnehmerkreis, die sich in regelmäßigen Intervallen treffen. Ziel ist der kontinuierliche kollegiale Erfahrungsaustausch zu selbst definierten Themen, die Erfassung des realen praxisrelevanten Verhaltens (z. B. Erhebung der Verordnungsgewohnheiten) und die Kommunikation von vermeintlich individuellen Problemen bzw. von Lösungsansätzen. ÄQZ können auf Ärzte einer Fachrichtung beschränkt oder interdisziplinär zusammengesetzt sein. In den auf freiwilliger Basis besuchten Fortbildungsveranstaltungen werden besondere Fälle vorgestellt und diskutiert, die Moderation erfolgt durch speziell geschulte Moderatoren.

Qualitätsmanagementsysteme

Seit 2005 sind alle Arztpraxen verpflichtet, an Maßnahmen der Qualitätssicherung teilzunehmen und einen jährlichen Qualitätsbericht zu erstellen. Ziel sind bessere und transparentere Abläufe und insgesamt eine Optimierung der Behandlungsergebnisse. Dabei sind Form und Ablauf der Qualitätssicherungsmaßnahmen nicht verbindlich festgeschrieben. Für Arztpraxen existieren verschiedene Qualitätsmanagementsysteme, z. B.:

DIN EN ISO 9001: Weltweit gültige Normenreihe, nach der Unternehmen ein prozessorientiertes Qualitätsmanagementsystem aufbauen und dokumentieren können. Die Prozesse werden durch die Norm definiert. Durch einen kontinuierlichen Verbesserungsprozess wird die Qualität der Dienstleistung aufrechterhalten. Nach einer externen Fremdbewertung kann das QM-System zertifiziert werden.

EFQM (European Foundation for Quality Management): Bewertungsmodell bzw. Assessmentverfahren zur Analyse von Stärken bzw. Verbesserungspotenzialen eines Unternehmens auf der Basis von 9 Haupt- und 32 Unterkriterien. Die eigene Unternehmensleistung kann mit den Ergebnissen anderer Unternehmen im Sinne eines Benchmarkings verglichen werden. Das Ergebnis der Selbstbewertung zeigt Ansatzpunkte für strukturierte und geplante Qualitätsverbesserungsaktivitäten auf und bildet auch die Grundlage für die Bewerbung für den European Quality Award.

EPA (Europäisches Praxisassessment): Das Europäische Praxisassessment ist ein umfassendes Qualitätsmanagementsystem, das auf Indikatoren basiert und die Perspektive von Patienten, Ärzten und Mitarbeitern der Praxen einbezieht. Über die EPA-Software Visotool haben Praxen anhand dieser Indikatoren die Möglichkeit, die Qualität ihrer Dienstleistung zu messen und zu überprüfen, ob sie die Qualitätsanforderungen erfüllen und in welchen Bereichen Entwicklungspotenzial besteht. Die Software ermöglicht, dass die Ergebnisse aus der Ist-Analyse anonym mit den Ergebnissen der anderen Praxen verglichen werden können (Benchmarking). Nach Durchlauf des gesamten Verfahrens kann das QM-System zertifiziert werden.

KTQ (Kooperation für Transparenz und Qualität): Praxisbezogenes Verfahren zur Beurteilung der Qualität und der Sicherheit des Unternehmens. Anhand von 6 Kategorien mit 46 Kriterien erfolgt eine transparente Darstellung der Leistungsqualität. Ziel ist auch hier die Optimierung der medizinischen Leistungen und Prozesse im Sinne des Patienten sowie der Motivation der Mitarbeiter. Nach Erstellung eines KTQ-Qualitätsberichts, Selbstbewertung und Fremdbewertung durch eine Begehung kann eine Zertifizierung erfolgen.

QEP (Qualität und Entwicklung in Praxen): Modular aufgebautes, handbuchgestütztes QM-System mit Definition von Kern- und Qualitätszielen, entwickelt von der Kassenärztlichen Vereinigung. Der Qualitätszielkatalog ist das zentrale Instrument von QEP, im Handbuch finden sich Umsetzungsvorschläge, Selbstbewertungsbögen und Musterdokumente. Ein stufenweiser Einstieg ist möglich. Das QM-System kann nach erfolgter Selbstbewertung und Fremdbewertung durch eine Begehung zertifiziert werden.

Die etablierten Qualitätsmanagementsysteme haben den Vorteil, in verschiedenen Bereichen erprobt und validiert zu sein (z. B. DIN EN ISO 9000ff) oder den Vergleich mit anderen Praxen der gleichen Fachrichtung zu ermöglichen (Benchmarking, z. B. EPA). Die praxisindividuelle Erstellung eigener Qualitätssicherungsmaßnahmen ist ebenfalls möglich, sofern diese einer externen Prüfung (Audit) unterzogen werden können.

Gesetzlich geforderte externe Qualitätssicherung für Krankenhäuser

Neben der freiwilligen Beteiligung an Zertifizierungsverfahren wie KTQ sind die deutschen Krankenhäuser verpflichtet, sich an Maßnahmen zur vergleichenden externen Qualitätssicherung zu beteiligen. Rechtliche Grundlage dafür sind die §135a und §137 des Sozialgesetzbuchs V. Das Verfahren wird nach den Vorgaben des gemeinsamen Bundesausschusses (GBA) im Auftrag des Gesetzgebers ausgestaltet.

Ziel ist es, Qualitätsmerkmale (Qualitätsindikatoren) für bestimmte Indikationsbereiche (z. B. Transplantationschirurgie, Geburtshilfe, kardiologische Eingriffe, ambulant erworbene Pneumonie, Dekubitusprophylaxe usw.) durch die Krankenhäuser erheben zu lassen und einer vergleichenden Betrachtung (derzeit durch das AQUA Institut für angewandte Qualitätsförderung und Forschung im Gesundheitswesen GmbH) zu unterziehen.

Die Ergebnisse werden den Krankenhäusern bekannt gegeben. Bei erheblichen Abweichungen von den Referenzbereichen werden die Krankenhäuser zur Stellungnahme und zur Einleitung von Verbesserungsmaßnahmen verpflichtet.

5 Evidenzbasierte Medizin

5.1 Allgemeines

DEFINITION Individuelle medizinische Versorgung des Patienten unter Berücksichtigung der derzeit aktuellsten wissenschaftlichen Erkenntnis (Evidenz). Dies schließt die klinischen Erfahrungen (Können bzw. Urteilskraft der Ärzte) sowie die beste externe Erkenntnis, also die Forschung in Bezug auf die Wirksamkeit verschiedener Maßnahmen, ein.

Evidenzklassen:
- Ia: Metaanalysen methodisch hochwertiger kontrollierter, randomisierter Studien
- Ib: ≥ 1 ausreichend große, methodisch hochwertige kontrollierte, randomisierte Studie
- IIa: ≥ 1 hochwertige Studie ohne Randomisierung
- IIb: ≥ 1 hochwertige Studie eines anderen Typs, quasi-experimentelle Studien
- III: ≥ 1 methodisch hochwertige, nichtexperimentelle Studie
- IV: Meinungen und Überzeugungen angesehener Autoritäten (klinische Erfahrung) und Expertenkommissionen.

Eine Therapieempfehlung ist dabei umso besser wissenschaftlich begründbar, je höher der Evidenzgrad ist (am höchsten: Grad Ia).

C 37 Prävention und Gesundheitsförderung

Antje Miksch, Thomas Ledig

1　Grundlagen 760
2　Spezielle Präventionsprogramme 765

1 Grundlagen

Während der Begriff „Prävention" eher die pathogenetische Sicht auf Krankheit und Gesundheit widerspiegelt (Minimierung spezifischer Krankheitsrisiken), stellt der neuere Begriff „Gesundheitsförderung" den salutogenetischen Ansatz in den Vordergrund (Stärkung persönlicher und sozialer Ressourcen).

> **DEFINITION** Gesundheitsförderung zielt als komplexer **sozial- und gesundheitspolitischer Ansatz** darauf ab, Gesundheitsressourcen und gesundheitliche Schutzfaktoren zu erkennen und zu stärken und Menschen zu einem **selbstständigen und verantwortungsbewussten Umgang mit der eigenen Gesundheit** zu befähigen.
> Prävention zielt darauf ab, die **Ausbildung von Risikofaktoren bzw. die Entstehung von Krankheiten zu verhindern oder zu verzögern.** Maßnahmen der Prävention richten sich dabei zum einen auf Individuen und zum anderen auf die Gesellschaft (Verhaltens- und Verhältnisprävention [S. C762]).

1.1 Gesundheitsförderung und Prävention als politische Herausforderungen

Im Rahmen der Gesundheitsförderung sollen bestehende soziale Ungleichheiten im Gesundheitszustand und der Lebenserwartung ausgeglichen werden. Sie wird als wichtiges politisches Anliegen durch **zahlreiche Gesetze** geregelt und unterstützt, z. B. durch Umweltgesetze, Immissionsschutzgesetz, Arbeitsschutzgesetze, Straßenverkehrsgesetze, Verbraucherschutzgesetze, Lebensmittelgesetze, Arzneimittelgesetze und nicht zuletzt durch das Sozialgesetzbuch. Gesundheitsschutz wird also als **Querschnittsaufgabe aller Politikbereiche** verstanden, in die auch **Ärzte** eingebunden sind.

1.1.1 Ottawa-Charta der WHO

Die Weltgesundheitsorganisation (WHO) besteht als Unterorganisation der Vereinten Nationen (UNO) seit 1948. Sie hat aktuell 194 Mitgliedsnationen. Auf der jährlichen Weltgesundheitsversammlung der Mitglieder in Genf werden Programme zur Gesundheitsförderung beschlossen.

Die Ottawa-Charta wurde als Grundlagendokument zur Gesundheitsförderung 1986 von der WHO zum Abschluss der Ersten Internationalen Konferenz zur Gesundheitsförderung verabschiedet. Die WHO ruft darin zu einem aktiven Handeln aller Politikbereiche für das Ziel **„Gesundheit für alle"** bis zum Jahr 2000 und darüber hinaus auf. Die Charta definiert Gesundheit als ein Ergebnis von Selbstbestimmung und der Möglichkeit, sich für die eigenen Bedürfnisse und Wünsche erfolgreich einzusetzen und damit die eigene Umwelt mitgestalten zu können. Sie beinhaltet ein gesundheitspolitisches Leitbild, das zur **Umorientierung von einem pathogenetischen Denken zur Gesundheitsförderung** und der Frage nach der **Entstehung von Gesundheit** aufruft. Dafür wurden 3 grundlegende Handlungsstrategien und 5 vorrangige Handlungsfelder definiert.

Handlungsstrategien:
- Interessen vertreten („**advocate**"): aktives Eintreten für Gesundheit durch Beeinflussung politischer, ökonomischer, sozialer, kultureller, biologischer sowie Umwelt- und Verhaltensfaktoren.
- Befähigen und Ermöglichen („**enable**"): Kompetenzförderung und Befähigung zu selbstbestimmtem Handeln (Empowerment), jedem soll die Chance auf Gesundheit gegeben werden. ==Ein Beispiel für Empowerment ist die Förderung von Körpergefühl und Bewegungsfreude.==
- Vermitteln und Vernetzen („**mediate**"): aktive und dauerhafte Kooperation aller beteiligten Akteure.

Vorrangige Handlungsfelder:
- Entwicklung einer gesundheitsfördernden Gesamtpolitik: Gesundheit soll in allen Politikbereichen präsent sein.
- Schaffung gesundheitsfördernder Lebenswelten: sichere Arbeits- und Lebensbedingungen, die zu nachhaltiger Gesundheit führen.
- Unterstützung gesundheitsbezogener Gemeinschaftsaktionen, Stärkung von Selbsthilfe und Partizipation.
- Förderung persönlicher Kompetenzen, Gesundheitsbildung, Gesundheitserziehung.
- Neuorientierung der Gesundheitsdienste: Entwicklung eines Versorgungssystems, das über die medizinisch-kurativen Betreuungsleistungen hinausgeht und stärker auf die Förderung von Gesundheit ausgerichtet ist.

1.1.2 Stellenwert in der Gesellschaft

Aufgrund der gesundheitsökonomischen Relevanz ist es **erklärtes Ziel der Politik**, den Stellenwert der Gesundheitsförderung zu erhöhen (siehe z. B. www.gesundheitsziele.de).

Gesundheit im Sinne von situativem Wohlbefinden und Zurückdrängen von Alterungsprozessen wird in unserem aktuellen Wertesystem immer wichtiger. Auch in der Bevölkerung findet daher gesundheitsförderndes Verhalten **zunehmende Akzeptanz**. Dennoch ist die Toleranz gegenüber gesundheitsriskantem Verhalten bisher immer noch sehr groß – allerdings mit abnehmender Tendenz, was sich auf gesellschaftspolitischer Ebene z. B. in überwiegend akzeptierten Rauchverboten widerspiegelt.

Nach wie vor wird der Arzt in erster Linie in seiner kurativen Funktion aufgesucht. Unabhängig davon ist es jedoch **Aufgabe eines jeden Arztes, Präventionsbedarf zu erkennen** und seine Patienten diesbezüglich zu beraten.

Das **Empowerment** von Patienten wie auch von gesunden Laien bezüglich potenzieller oder auch tatsächlich vorhandener Erkrankungen ist als wichtiger gesundheitsfördernder Faktor politisch gewollt und wird durch zahlreiche Programme unterstützt. Insbesondere chronisch Kranke werden so zunehmend zu Experten für ihre eigene Krankheit, ihre Beratung ist eine wachsende Herausforderung für Ärzte.

1.2 Modelle und Konzepte der Gesundheitsförderung

1.2.1 Risiko- und Schutzfaktoren, Resilienz

Wie anfällig Menschen für bestimmte Krankheiten bzw. Beeinträchtigungen ihrer Gesundheit sind, hängt u. a. davon ab, wie im individuellen Fall das Verhältnis von Risiko- und Schutzfaktoren ist und welche Ressourcen zur Problemlösung zur Verfügung stehen.

Risikofaktoren sind z. B. psychologische Faktoren (Depressivität, Aggressivität), ungünstige Lebensbedingungen (Dysstress, soziale Unsicherheit oder Benachteiligung, Umweltnoxen), Verhaltensweisen (Rauchen, Suchtmittelkonsum, einseitige Ernährung) oder vorliegende organische Befunde (genetische Defekte, Über-/Untergewicht, pathologische Blutwerte).

Schutzfaktoren können helfen, trotz der Konfrontation mit Risikofaktoren gesund zu bleiben. Sie lassen sich denselben Kategorien wie die Risikofaktoren zuordnen. Zu den psychologischen Faktoren und individuellen Eigenschaften zählen u. a. intellektuelle Fähigkeiten, Bildung, Eigenverantwortung, Schutzmotivierung, soziale Kompetenz, soziale und wirtschaftliche Faktoren (z. B. Bedingungen am Arbeitsplatz, unterstützendes familiäres und soziales Netzwerk, hoher sozioökonomischer Status), Umweltfaktoren (z. B. Wohnbedingungen), Lebensstilfaktoren (z. B. Bewegung, Ernährung) und der Zugang zu gesundheitsrelevanten Einrichtungen und Leistungen (z. B. Krankenversorgung, Bildungs- und Sozialeinrichtungen).

Als **Resilienz** bezeichnet man die **psychische Widerstandsfähigkeit**, erfolgreich mit belastenden Situationen umzugehen und Krisen mithilfe individueller persönlicher oder sozialer Ressourcen zu bewältigen. Eine zentrale Frage dabei ist, welche Faktoren dazu beitragen, trotz Risikofaktoren **keine** Störung zu entwickeln. Der Fokus der Resilienzforschung liegt auf Kindern und Jugendlichen, die unter widrigen Umständen aufwachsen oder traumatisiert wurden und die sich trotz ungünstiger Lebensbedingungen positiv entwickeln.

Emmy Werner beobachtete in ihrer klassischen Längsschnittstudie der Resilienzforschung Kinder auf der Insel Kauai über einen Zeitraum von 40 Jahren: 30% der Kinder hatten bei Geburt ein hohes Entwicklungsrisiko (chronische Armut, Geburtskomplikationen, geringes Bildungsniveau der Eltern). ⅔ dieser Risikokinder zeigten bereits im Alter von 10 Jahren Auffälligkeiten (Aggressivität, Verhaltens- und Lernstörungen). ⅓ der Risikokinder entwickelte sich trotz Risiko gut, hatte schulische Erfolge, war zuversichtlich und leistungsfähig und lebte im Erwachsenenalter in stabilen Verhältnissen. „Resiliente" Personen weisen also besondere Merkmale auf, die sie zu schützen scheinen.

1.2.2 Interventionsebenen

Es werden **3 Interventionsebenen** unterschieden:
- **Ebene des Individuums:** z. B. ärztliche Gesundheitsberatung in der Arztpraxis
- **Setting-Ebene:** z. B. Gesundheitsunterricht in Schulen, Informationsangebote in Betrieben, Entwicklung von gesundheitsfördernden Settings
- **Bevölkerungsebene:** z. B. Motivationskampagnen (für gesündere Ernährung, gegen das Rauchen), Abbau von Zigarettenautomaten, Regulierung von Werbung, Verteuerung des Konsums durch Steuern.

Bei der praktischen Umsetzung der **Gesundheitsförderung in sozialen Settings/Systemen** (z. B. Schulen, Kindergärten, Krankenhäusern, Betrieben, Hochschulen, Stadtteilen, Familien) ist zu beachten, dass das Setting die jeweilige Zielgruppe und die Inhalte der Maßnahmen zur Gesundheitsförderung bestimmt. Die Interventionen zielen darauf ab, relevante und für das jeweilige Setting charakteristische (Umwelt-)Einflüsse und Rahmenbedingungen zu beeinflussen und dadurch Bedingungen für die Entstehung von Gesundheit zu schaffen (vgl. Setting-Ansatz der WHO).

1.2.3 Konzept der Salutogenese

Das von Aaron Antonovsky (1923–1994) geprägte Konzept der Salutogenese (Entwicklung von Gesundheit) geht der Frage nach, was Menschen gesund erhält.

Aaron Antonovsky untersuchte in den 1970er-Jahren in Israel Frauen in den Wechseljahren. Darunter waren auch Frauen, die im Nationalsozialismus im KZ inhaftiert waren. Er stellte fest, dass 29% der Frauen, die ein KZ überlebt hatten, trotz ihres traumatisierenden Schicksals physisch und psychisch stabil und gesund waren. Diese Beobachtung führte ihn zu der Frage, wie Menschen es schaffen, unter extremen Belastungen gesund zu bleiben.

Grundannahmen der Salutogenese:
- Krankheiten sind eine **normale Erscheinung** und keine Abweichung von der Normalität des menschlichen Lebens. Statt Homöostase, die zum Stillstand führen würde, ist **Heterostase** das eigentliche Lebensprinzip.
- Krankheit und Gesundheit sind 2 Pole auf einem **Kontinuum** zwischen Health-ease und Dis-ease (HEDE-Kontinuum). Zwischen diesen Polen bewegen sich Menschen ständig hin und her, je nachdem, ob in der jeweiligen Situation die Schutz- oder die Risikofaktoren überwiegen.

Das Modell der Salutogenese wendet sich gegen eine einseitige pathogenetische Sichtweise auf die Gesundheit und versteht sich als komplementäre Ergänzung der biomedizinischen Krankheitsorientierung (**Tab. 1.1**).

Kernkonzept des salutogenetischen Modells ist das **Kohärenzgefühl** (sense of coherence). Es handelt sich um ein individuell unterschiedlich ausgeprägtes Persönlichkeitsmerkmal, eine Bewältigungsressource, die Menschen wi-

Tab. 1.1 Pathogenese und Salutogenese im Vergleich

	Pathogenese	Salutogenese
Kernfrage	Was macht Menschen krank?	Was erhält Menschen gesund?
Konzept	Zweiteilung in Gesundheit und Krankheit	Kontinuum zwischen Gesundheit und Krankheit
Schwerpunkt	Risikofaktoren/Noxen Faktoren/Prozesse, die Krankheiten verursachen	Ressourcen aus der individuellen biopsychosozialen Lebensgeschichte Faktoren/Prozesse, die Gesundheit fördern
Behandlungsansatz	krankheitszentriert	Stärkung von Ressourcen

derstandsfähiger gegen Stressoren macht. Es besteht aus 3 Komponenten:
- Gefühl der **Verstehbarkeit** (comprehensibility): Fähigkeit, Stressoren oder Krankheitszustände zu erkennen und zu definieren, um konkrete Bewältigungsstrategien entwickeln zu können. Reize werden als geordnete, konsistente und strukturierte Informationen verarbeitet und nicht als chaotisch, willkürlich oder unerklärbar wahrgenommen.
- Gefühl der **Handhabbarkeit** (manageability): Überzeugung, dass Anforderungen zu bewältigen bzw. Probleme lösbar sind. Dabei werden einerseits persönliche Ressourcen aktiviert und andererseits unterstützende Ressourcen des (sozialen) Umfelds zur Lösung herangezogen.
- Gefühl der **Sinnhaftigkeit** (meaningfulness): Es stellt die grundlegende Überzeugung dar, dass das Leben sinnvoll ist und Probleme es wert sind, Energie zur Lösung zu investieren.

Menschen mit einem **stark** ausgeprägten Kohärenzgefühl können flexibel auf Anforderungen reagieren und aktivieren die für die jeweilige Situation angemessenen Ressourcen. Menschen mit einem **gering** ausgeprägten Kohärenzgefühl reagieren starr auf eine Herausforderung und haben weniger Bewältigungsressourcen zur Verfügung oder nutzen sie nicht adäquat.

1.2.4 Verhaltens- und Verhältnisprävention

Verhaltensbezogene Maßnahmen sollen Individuen befähigen, durch selbstbestimmtes Handeln die persönlichen Gesundheitschancen zu verbessern (z. B. Rauchverzicht, Bewegung, Ernährung).

Verhältnisbezogene Maßnahmen sind dagegen auf soziale, ökologische und ökonomische Rahmenbedingungen gerichtet (z. B. Unfallprophylaxe, Betriebsmedizin, Schadstoffkontrolle, Nichtrauchergesetzgebung, Feinstaubkontrolle).

1.3 Grundformen der Prävention

Bezogen auf den Zeitpunkt der Maßnahmen sind 4 Formen der Prävention zu unterscheiden.

Primärprävention: Maßnahmen, die darauf abzielen, das erstmalige Auftreten einer Krankheit zu verhindern, d. h. die Neuerkrankungsrate/Inzidenzrate zu senken und das Vorhandensein von Risikofaktoren zu vermindern (z. B. Raucherentwöhnung, Impfungen). Auch die Impfung gegen Tollwut bei Exposition gegenüber einem tollwutverdächtigem Tier und die Tetanus-Auffrischimpfung bei einer Verletzung zählen zur Primärprävention.

Sekundärprävention: Maßnahmen zur Entdeckung (symptomloser) Frühstadien einer Erkrankung (z. B. Krebsfrüherkennung, wie etwa eine Koloskopie zur Früherkennung eines Kolonkarzinoms), Interventionen zur Vermeidung fortgeschrittener Krankheitsstadien (z. B. Behandlung einer KHK zur Vermeidung eines Myokardinfarktes).

Die von der WHO definierten Kriterien für Screening-Programme sind im Abschnitt Sekundärprävention onkologischer Erkrankungen [S. C769] zusammengestellt, gelten jedoch auch ganz allgemein.

Tertiärprävention: Maßnahmen zur Vermeidung einer Verschlechterung oder Chronifizierung nach Eintritt einer Erkrankung zur Verhinderung bleibender Funktionseinschränkungen oder Behinderungen, Vermeidung von Rückfällen (Rezidivprophylaxe, z. B. Vermeidung eines Re-Infarktes).

Quartärprävention: Unscharf definierter Begriff, der in verschiedenen Fachgebieten unterschiedliche Bedeutung hat:
- Geriatrie/Psychiatrie: Maßnahmen zur Wiederherstellung bzw. Erhaltung der Selbständigkeit
- Onkologie: regelmäßige Tumornachsorge in der symptomfreien Zeit nach Erstbehandlung
- Allgemeinmedizin: Vermeidung von Risiken einer medizinischen Überversorgung (z. B. Strahlenexposition durch unnötig viele Röntgen-/CT-Untersuchungen).

Paradoxon der Prävention: Maßnahmen mit dem größten Nutzen für die Gesamtbevölkerung bieten den meisten Individuen, die sich der Präventivmaßnahme unterziehen, oft nur einen geringen persönlichen Vorteil.

1.4 Strategien der Prävention

1.4.1 Individuelle Gesundheitsberatung

Gesundheitsberatung zielt u. a. darauf ab, **Verhaltensänderungen** zu erreichen. In der Praxis erfolgt sie als patientenzentrierte Beratung über eine gesund erhaltende Lebensweise (Lebensstilberatung).

Im Grunde gehören alle kommunikativen Aktivitäten von Ärzten zur Verhinderung von Erkrankungen oder zur Verbesserung von Gesundheit zur Gesundheitsberatung. Diese fokussiert je nach Anlass und Stadium der Erkrankung auf unterschiedliche Aspekte (Abb. 1.1).

Gesundheitsförderung	Patientengruppe	Krankheitsbehandlung
primäre Prävention • Gesundheitsschutz • Gesundheitsinformation und -erziehung	Gesunde ohne Gesundheitsrisiken	kein Bedarf
primäre Prävention • Gesundheitsschutz • Gesundheitsinformation und -erziehung • Beratung zur Optimierung von Risikofaktoren	Gesunde mit Gesundheitsrisiken	• Unterstützung bei Selbstdiagnose und Selbsthilfe • Aufmerksamkeit für Symptome
sekundäre Prävention • Krankheitsfrüherkennung • Gesundheitstraining • Gesundheitsschutz	vorübergehend Erkrankte, Risikogruppen	• primäre ambulante Versorgung • kurzfristige stationäre Versorgung
tertiäre Prävention • Begrenzung von Folgeerkrankungen • Patientenschulung • psychosoziale Unterstützung • Krankheitsbewältigung • Angehörigenarbeit	chronisch Kranke	• dauerhafte medizinische Behandlung • Rehabilitation und Pflege (ambulant und stationär)
psychosoziale Begleitung • Sicherung verbliebener Gesundheitspotenziale • Erhaltung der Lebensqualität	Schwerstkranke	• dauerhafte hochspezialisierte Behandlung • Rehabilitation und Pflege (meist stationär)

Abb. 1.1 Gesundheitsberatung und Krankheitstherapie in Abhängigkeit vom Erkrankungsstadium.

Der Erfolg aller individuellen oder gesellschaftlichen Ansätze und Kampagnen zur Gesundheitsaufklärung hängt davon ab, ob es gelingt, sich auf die **Bedürfnisse und Interessen der jeweiligen Zielpersonen** einzustellen. Kernproblem ist die **Bereitschaft des Patienten zur Veränderung** seines Verhaltens und Lebensstils. Diese ist von vielen verschiedenen Faktoren abhängig:

Potenziell erschwerende Faktoren:

- Bildungsstand: Niedriger Bildungsstand ist eher mit einer geringen Bereitschaft zu Verhaltensänderungen assoziiert.
- Niedriger sozialer Status, schwierige wirtschaftliche Lage: Ein gesundheitsfördernder Lebensstil (z. B. gesunde Ernährung, regeneratives Freizeitverhalten) erscheint dem Einzelnen finanziell aufwendiger.
- Belastungen, Stress: Versuch des Stressabbaus mithilfe von Alkohol, Rauchen, Medikamenten oder Drogen
- bereits lang bestehende Gewohnheitsbildung bzgl. des schädlichen Verhaltens
- Verhalten und Erwartungen von Bezugspersonen bzw. dem sozialen Umfeld: z. B. Stammtischtreffen oder Geschäftsessen mit Alkoholkonsum, gemeinsamer Drogenkonsum.

Potenziell günstige Faktoren:

- Leidensdruck durch bereits eingetretene Folgen gesundheitsschädlichen Verhaltens
- eigene Erfahrungen mit Erkrankungen, die entweder selbst durchgemacht oder bei Bezugspersonen erlebt wurden
- vorbildhafte Verhaltensänderungen bei Bezugspersonen
- Veränderungen der Lebensumstände, die als Anlass zu Veränderung des eigenen Verhaltens genutzt werden können.

Als Experte für Gesundheit fällt dem **Arzt** eine besondere Rolle als **Vorbild für gesundheitsförderndes Verhalten** zu. Allerdings sind die Durchschnittswerte bei Ärzten bzgl. Suchtmittelmissbrauch, Suizidrisiko und sonstigen gesundheitsriskanten Verhaltensweisen schlechter als in der Allgemeinbevölkerung. Gründe dafür liegen u. a. in der überdurchschnittlich hohen Arbeitsbelastung, auch bereits während der Ausbildung, und der Zugänglichkeit problematischer Medikamente. Daraus ergeben sich Glaubwürdigkeitskonflikte für gesundheitsbezogene Beratungsgespräche. Hier ist jeder Arzt zu **kritischer Selbstreflexion** und **aktiver Prophylaxe** aufgerufen.

Transtheoretisches Modell der Verhaltensänderung

Gemäß dem transtheoretischen Modell (TTM, auch Stages-of-Change-Modell genannt) von DiClemente und Prochaska ist eine Verhaltensänderung ein mehrstufiger Prozess, bei dem 5 unterschiedliche Stadien der Motivation durchlaufen werden (**Tab. 1.2**). Die ärztliche Beratung sollte die persönliche Motivationslage des Patienten berücksichtigen (**phasensynchrone Beratung**).

5-A-Strategie

Grundfragen bei der ärztlichen Gesundheitsberatung sind:

- Welche Gesundheitsrisiken, aber auch welche Gesundheitsressourcen liegen bei dem Patienten vor?
- Welches sind die Ursachen dafür?
- Welche Risiken können reduziert, welche Ressourcen gestärkt werden?

- Was muss der Patient tun, wie kann er vom Arzt und von anderen unterstützt werden?

In der (hausärztlichen) Beratung zu **Lebensstilveränderungen** und zur **Unterstützung des Selbstmanagements** hat sich die **5-A-Strategie** bewährt (Tab. 1.3). Die Beratung nach diesem Konzept ist entsprechend der Veränderungsbereitschaft des Patienten in jedem Stadium des TTM umsetzbar. Sie umfasst 5 Aspekte, die nacheinander berücksichtigt werden:

Effiziente Gesundheitsberatung

Ebenso wie in jedem Patientengespräch ist auch in der Gesundheitsberatung eine **patientenzentrierte Kommunikation** essenziell, die durch **aktives Zuhören** und **Empathie** gekennzeichnet ist (s. auch Anamnese [S.C184] und Allgemeinmedizin [S.C203]). Es werden möglichst offene Fragen gestellt, auf konkrete Anweisungen sollte verzichtet werden. Nonverbale Aufmerksamkeitssignale, Wiederholung dessen, was der Patient gesagt hat, und gesprächserleichternde Äußerungen schaffen eine gute, vertrauensvolle Atmosphäre. Dabei sollte der Patient positive Wertschätzung erfahren, sich also so angenommen fühlen, wie er ist. Der Arzt sollte immer auch auf die **Körpersprache des Patienten** achten.

Ein hilfreicher Grundgedanke bei der Gesundheitsberatung ist, dass der Arzt zwar Experte für Gesundheit und Krankheit ist, der Patient jedoch Experte für **sein** Gesundsein und **sein** Kranksein.

Eine effiziente Gesundheitsberatung kann innerhalb von **10–15 min** erbracht werden. Bei kürzeren Gesprächen fühlen Patienten sich häufig unter Druck gesetzt, zu lange Gespräche verlieren dagegen oft an Wirkung.

Der Arzt sollte zu den von ihm häufig angesprochenen Beratungsthemen **Informationsmaterial** für die Patienten bereithalten und sich über **Selbsthilfeorganisationen** und andere Beratungs- und Unterstützungsangebote in der Umgebung informieren und deren Qualität beurteilen, um dem Patienten **gezielt Empfehlungen** geben zu können. Wichtige Quellen für solche Materialien sind z. B. die

Tab. 1.2 Stadien der Veränderungsbereitschaft nach dem TTM und die jeweiligen (ärztlichen) Beratungsaufgaben

Stadium	Kennzeichen	Beratungsaufgaben
Pre-Contemplation (Absichtslosigkeit, Sorglosigkeit)	fehlendes Problembewusstsein, Verhaltensänderung nicht gewünscht	Problembewusstsein schaffen durch Information (Beratung, schriftliches Informationsmaterial) Informationsvermittlung dem Verständnis des Patienten anpassen
Contemplation (Bewusstwerdung, Absichtsbildung)	Problembewusstsein vorhanden, jedoch keine konkreten Veränderungspläne	Motive erfassen und Bereitschaft zur Verhaltensänderung fördern Vor- und Nachteile abwägen, Bedenken ausräumen, wiederholt ansprechen
Preparation (Vorbereitung)	Problembewusstsein gefestigt, konkrete Veränderungspläne gemacht	Analyse früherer vergeblicher Versuche der Verhaltensänderung Strategie der kleinen Schritte erläutern und Ermutigung zum Probehandeln (z. B. Sport treiben), individuelle Ziele definieren und individuellen Umsetzungsplan festlegen, realistische Ziele mit hohen Erfolgsaussichten vereinbaren
Action (Handlung)	konkrete Schritte zur Verhaltensänderung werden umgesetzt und über einen kurzen Zeitraum aufrechterhalten	Stärkung des Vertrauens in die eigenen Fähigkeiten, Ermutigung zur Aufrechterhaltung der Verhaltensänderung vorhandene soziale Unterstützung erfassen, ggf. Bezugspersonen einbeziehen
Maintenance (Aufrechterhaltung)	Verhaltensänderung wird über längere Zeit aufrechterhalten, Ausbildung neuer Verhaltensgewohnheiten	regelmäßige Folgekonsultationen mit Nachfragen und positiver Verstärkung des neuen Verhaltens, bei Bedarf telefonische Kontakte

Tab. 1.3 5-A-Strategie der individuellen Gesundheitsberatung

Aspekt	Kennzeichen	Beratungsaufgaben
Assess/Ask (Erheben)	Bestandsaufnahme der Ist-Situation, Erhebung der Veränderungsbereitschaft (z. B. TTM-Stadium)	Überzeugungen, Verhalten, Wissen des Patienten eruieren
Advise (Beraten)	individuelle Beratung	Bereitstellen spezifischer Informationen über Gesundheitsrisiken und über die Vorteile einer Verhaltensänderung
Agree (Einigen)	gemeinsame Definition konkreter Ziele	basierend auf den Überzeugungen des Patienten und dem Vertrauen in seine Fähigkeiten zur Verhaltensänderung
Assist (Unterstützen)	Anbieten von Hilfestellungen	Identifizieren persönlicher Barrieren, Strategien, Techniken zur Problemlösung und sozialen Unterstützung, Aufgabenverteilung zwischen Patient und Arzt
Arrange (Vereinbaren)	Treffen von Folgevereinbarungen	Festlegen einer Follow-up-Strategie (Konsultationen, Telefonkontakte, postalische Erinnerung)

Bundeszentrale für gesundheitliche Aufklärung (www.bzga.de), das Institut für Qualität und Wirtschaftlichkeit im Gesundheitswesen (www.gesundheitsinformation.de) und das Robert-Koch-Institut (www.rki.de).

1.4.2 Gruppenberatung

Traditionell finden die meisten Beratungen in der Arztpraxis im Zwiegespräch statt. Viele Gesundheitsprobleme können jedoch in Gruppen erfolgreicher behandelt werden als in Individualberatung (Beispiele: Anonyme Alkoholiker, Weight Watchers, Selbsthilfegruppen).

Da Verhaltensänderungen selten kurzfristig bewirkt werden können, sondern einen Prozess der Gewöhnung benötigen, haben sich gerade bei chronischen Erkrankungen, die einer Mitarbeit des Patienten in erhöhtem Maße bedürfen, **(strukturierte) Schulungen von Patientengruppen** als sehr erfolgreich erwiesen. Hier werden erwünschte Verhaltensweisen in Trainingsprogrammen aufbauend vermittelt und regelmäßig positiv verstärkt (ambulante Herzgruppen bei KHK, Asthma-, Diabetiker-, Hypertonieschulungen).

1.4.3 Gesundheits-/gesellschaftspolitischer Ansatz

Ganz erheblichen Einfluss haben **politische und ordnungsrechtliche Maßnahmen** zum Erhalt der Gesundheit und zur Prävention. Beispiele dafür sind Rauchverbote, Nichtraucherschutzgesetze, Anschnallpflicht, Zahnhygiene in Kindergärten und Schulen, Emissionsverordnungen, Gesundheitskampagnen auf Bundes- oder Länderebene, aber auch z. B. Katastrophenpläne zur Vermeidung/Eindämmung von Epidemien.

Weitere Themen der Gesundheitsbildung/Gesundheitsberatung wie z. B. Beratung zu Hygiene, Kleidung, Wohnverhältnissen sowie zur gesundheitlichen Betreuung beim Eintritt in das Berufsleben und beim Ausscheiden aus der Berufstätigkeit werden in den Querschnittsbereichen Hygiene und Umweltmedizin sowie in der Arbeitsmedizin behandelt.

2 Spezielle Präventionsprogramme

2.1 Prävention und Gesundheitsförderung bei Kindern

Der gesundheitliche Zustand von Kindern und Jugendlichen ist maßgeblich von den Lebensbedingungen und dem sozialen Status abhängig. Die **frühzeitige Konfrontation mit gesundheitsschädigenden Verhaltensweisen** hat häufig einen prägenden Einfluss auf das gesamte Leben und führt zu einer hohen Prävalenz von Adipositas, Nikotin- und Alkoholabusus und Erkrankungen wie Diabetes mellitus Typ 2 im Erwachsenenalter. Strategien zur Gesundheitsförderung bei Kindern sollten darum immer auch das Elternhaus und das gesamte soziale Umfeld miteinbeziehen. Aber nicht nur im Hinblick auf negative Vorbilder, sondern ganz generell für ein im positiven Sinne gesundheitsförderndes Verhalten ist das **ausgeprägte Modelllernen** in der Kindheit extrem wichtig.

Dabei ist zu beachten, dass jüngere Kinder sich häufig an den Verhaltensvorbildern von erwachsenen Bezugspersonen orientieren und diese nachahmen. Jugendliche dagegen weisen Ratschläge von Erwachsenen häufig zurück, sodass diese eher kontraproduktiv wirken. Hier haben sich Kampagnen mit Peers (gleichaltrigen Vorbildern) oder aktuellen Stars der jeweiligen Zielgruppen (Fußballer, Popsänger) bewährt.

Relevante Themen für Prävention und Gesundheitsförderung im Kindes- und Jugendalter sind:
- gesunde Ernährung
- ausreichende Bewegung
- Zahnpflege, Körperhygiene
- Ausbildung von sozial- und gesundheitsrelevanten Kompetenzen
- Beratung bei Verhaltensauffälligkeiten
- Unterstützung bei Hinweisen auf Vernachlässigung/Gewalt in der Familie
- Vermeidung von frühem Nikotin- und Alkoholkonsum zur Vorbeugung einer späteren Suchtentwicklung, auch in Bezug auf nichtstoffgebundene Suchterkrankungen (Umgang mit Medien u. a.)
- Stressbewältigung.

2.1.1 Gesetzliche Früherkennungsuntersuchungen bei Kindern

Die Krankenversicherung übernimmt die Kosten für gesetzlich empfohlene Früherkennungs-/Vorsorgeuntersuchungen im Kindes- und Jugendalter, manche Kassen und Versicherungen auch für zusätzliche Untersuchungen. Ziel der sog. **U-Untersuchungen** ist die Überprüfung der altersgerechten körperlichen und seelischen Entwicklung, die frühzeitige Entdeckung von Erkrankungen, Entwicklungsverzögerungen bzw. Entwicklungsstörungen und die altersentsprechende Durchführung der Impfungen (**Tab. 2.1**, Details s. Pädiatrie [S. B474]).

2.1.2 Schulgesundheitspflege

Nach länderspezifischem Recht sind Umfang und Durchführung von Maßnahmen der Schulgesundheitspflege geregelt (z. B. Gesetz über den öffentlichen Gesundheitsdienst Baden-Württemberg, §8). Ausführendes Organ sind die öffentlichen Gesundheitsdienste (Gesundheits-

Tab. 2.1 Gesetzlich empfohlene Vorsorgeuntersuchungen im Kindes- und Jugendalter (Stand: „Kinder-Richtlinie" 2010)

Untersuchung	Zeitraum und Häufigkeit	Ziel und Inhalt	berechtigte Ärzte
U-Untersuchungen	von Geburt bis 6 Jahre, 10 Untersuchungen beginnend nach der Geburt (U1–U9)	Früherkennung von Entwicklungsverzögerungen und Verhaltensauffälligkeiten, angeborenen Stoffwechselstörungen etc. Anamnese, vollständige körperliche Untersuchung; Prüfung der körperlichen und geistigen Entwicklung des Kindes Labor: Guthrie-Test (U2)	Gynäkologen, Pädiater, Hebammen (U1) Kinder- und Jugendärzte, Hausärzte mit entsprechender Erfahrung (U2–U9)
J1-Untersuchung	zwischen dem vollendeten 13. und 14. Lebensjahr, einmalig	Anamnese und vollständige körperliche Untersuchung im Hinblick auf seelische Entwicklungsauffälligkeiten, Verhaltensstörungen, schulische Probleme, gesundheitsgefährdendes Verhalten, Störungen des Wachstums und der körperlichen Entwicklung etc. Labor: Gesamtcholesterin (nur bei Verdacht auf familiäre Hypercholesterinämie), TSH (nur bei auffälligem Schilddrüsenbefund)	Hausärzte, Kinder- und Jugendärzte

ämter). Zu Krankheitsfrüherkennung, Prophylaxe und Gesundheitsbildung dienen:
- Einschulungsuntersuchungen
- Kontrolle des Impfstatus
- Zahnprophylaxe (Jugendzahnpflege)
- Gruppenprophylaxe
- Beratung von Erziehern und Sorgeberechtigten
- spezifische Maßnahmen z. B. bei Epidemien.

Für weitere Details zur Prävention bei Kindern und Jugendlichen s. Pädiatrie [S. B474].

2.1.3 Untersuchungen nach dem Jugendarbeitsschutzgesetz (JArbSchG)

Siehe Arbeits- und Sozialmedizin [S. C225].

2.2 Prävention im Erwachsenenalter

2.2.1 Gesundheitsuntersuchung („Check-up-35")

Ab dem **35. Geburtstag** (= vom 36. Lebensjahr an) haben Versicherte der gesetzlichen Krankenversicherung **alle zwei Jahre** Anspruch auf eine Gesundheitsuntersuchung. Die Gesundheitsuntersuchung deckt häufig auftretende Erkrankungen ab, die wirksam behandelt werden können und deren Vor- und Frühstadien durch diagnostische Maßnahmen erfassbar sind. Insbesondere umfasst der Check-up-35 somit die frühzeitige Erkennung von Herz-Kreislauf- und Nierenerkrankungen, Diabetes mellitus sowie der jeweils relevanten Risikofaktoren.

Die Untersuchungen sollen – gemäß den Gesundheitsuntersuchungsrichtlinien – „diejenigen Ärzte durchführen, welche die vorgesehene Leistung aufgrund ihrer Kenntnisse und Erfahrungen erbringen können und nach der ärztlichen Berufsordnung dazu berechtigt sind (Allgemeinärzte, Internisten, Ärzte ohne Gebietsbezeichnung)".

Umfang: Kernbestandteil sind eine umfassende anamnestische Erhebung des Risikoprofils und eine standardisierte vollständige körperliche Untersuchung inkl. Bestimmung von Blutzucker, Gesamtcholesterin und Urinteststreifenuntersuchung. Obligatorisch steht am Abschluss eine umfassende Lebensstilberatung mit dem Ziel, gesundheitsschädliche Verhaltensweisen (Bewegungsmangel, Übergewicht, Rauchen) zu erkennen und den Patienten zu präventiv wirkender Änderung von Gewohnheiten zu motivieren.

2.2.2 Zahnvorsorge

Die in Tab. 2.2 dargestellten Untersuchungen zur Zahnvorsorge werden von den gesetzlichen Krankenkassen bezahlt.

2.2.3 Sporttauglichkeitsuntersuchung

Sportartspezifische Tauglichkeitsuntersuchungen sind vor Beginn oder in regelmäßigen Abständen bei bestimmten Sportarten erforderlich, insbesondere bei Teilnahme an Wettkämpfen wird von den meisten Vereinen eine ärztliche Untersuchung gefordert.

Zur Untersuchung berechtigt ist jeder Arzt, Ausnahmen sind z. B. fliegerärztliche Untersuchungen, die an spezifische Qualifikationen gebunden sind. Die Bescheinigung der Tauglichkeit erfolgt mit einem formlosen Attest, bei einigen Sportarten muss ein spezieller Vordruck ausgefüllt werden. Die Abrechnung erfolgt generell als Privatleistung nach GOÄ.

Tab. 2.2 Zahnvorsorgeuntersuchungen

Untersuchung	Zeitraum und Häufigkeit	Inhalt und Ziel
Kinder: Untersuchung auf Zahn-, Mund- und Kieferkrankheiten	bis 6 Jahre: 3-mal 6–18 Jahre: 1-mal pro Kalenderhalbjahr	• Einschätzung des Kariesrisikos • Beratung zur Mundhygiene • Inspektion der Mundhöhle • Motivation zur Prophylaxe • ggf. lokale Fluoridierung zur Schmelzhärtung • Versiegelung von kariesfreien Fissuren und Grübchen der Backenzähne
Erwachsene: Zahnvorsorgeuntersuchungen	ab 18 Jahren: 1-mal pro Kalenderjahr	• eingehende Untersuchung • 1 Zahnsteinentfernung pro Jahr • Röntgenuntersuchung • Untersuchung des Zahnfleischs

2.3 Prävention im Alter

Angesichts des demografischen Wandels (s. Gesundheitssystem [S.C734]) und der zunehmenden Prävalenz von chronischen Erkrankungen und Multimorbidität spielt die Gesundheitsförderung im Alter bzw. die Prävention altersassoziierter Erkrankungen eine wichtige Rolle. Sie umfasst neben der Vorbeugung von Erkrankungen vor allem die Vorbeugung von Verschlechterungen des Gesundheitszustandes und beinhaltet u. a. auch Maßnahmen der (geriatrischen) Rehabilitation und aktivierenden Pflege bei Menschen mit körperlichen, kognitiven und psychischen Beeinträchtigungen.

Ziele der Gesundheitsförderung und Prävention im Alter:
- Erhalt der Selbstständigkeit
- Aufrechterhaltung sozialer Kontakte bzw. Einbindung in soziale Netze
- größtmögliche Lebensqualität im Alter
- Pflegebedürftigkeit vermeiden bzw. den Beginn hinauszögern.

Siehe auch Medizin des Alterns [S.C700] sowie Rehabilitation [S.C774].

2.4 Prävention von onkologischen Erkrankungen, Krebsfrüherkennung

Onkologische Erkrankungen sind nach kardiovaskulären Erkrankungen die zweithäufigste Todesursache in Deutschland. Sowohl primärpräventive als auch sekundärpräventive Maßnahmen spielen eine wichtige Rolle.

2.4.1 Primärprävention

- Veränderung des Lebensstils (Beendigung eines Nikotin- oder Alkoholabusus, Umstellung von Ernährungsgewohnheiten)
- Vermeidung der Exposition gegenüber Schadstoffen/ Karzinogenen bzw. Senkung der Schadstoffbelastung (berufliche Exposition, Umweltfaktoren, Strahlung)
- Impfung (Hepatitis, Papillomaviren).

2.4.2 Sekundärprävention

Die Früherkennung (symptomloser) Frühstadien kann mit großem Nutzen, aber auch mit möglichem Schaden für den Patienten verbunden sein.

Nutzen der Früherkennung:
- Erkennung von Krebserkrankungen in einem frühen und behandelbaren Stadium mit dem Ziel der Heilung bzw. Lebensverlängerung
- Behandlung eines Frühstadiums ist häufig weniger invasiv und belastend und auch kostengünstiger
- evtl. Beruhigung durch ein unauffälliges (richtig negatives) Testergebnis.

Schaden der Früherkennung:
- psychische Belastung durch falsch positive Testergebnisse
- Belastungen, Komplikationen durch die Untersuchung
- Risiko weiterer diagnostischer Interventionen und Komplikationen
- psychische Belastung durch die verlängerte Zeitdauer mit bekannter Diagnose
- Erkennung von Frühstadien, welche die Lebenszeit nicht verkürzt hätten, aber die Lebensqualität einschränken können
- ungerechtfertigte Beruhigung durch ein falsch negatives Ergebnis.

Screening: Die **Reihenuntersuchung zur Früherkennung** dient dem Herausfiltern von Personen aus einer definierten Zielbevölkerung (bestimmte Bevölkerungsgruppe, Gesamtbevölkerung, Risikogruppe), bei denen das Vorliegen einer bestimmten Erkrankung wahrscheinlich ist. Ein positiver Screening-Test reicht nicht aus, um eine Diagnose als gesichert zu betrachten, es muss immer eine weitere Abklärung erfolgen. Die Wirksamkeit von Screening-Maßnahmen im Hinblick auf eine Reduktion der Mortalität und ein möglicher Schaden sollten in methodisch hochwertigen Studien untersucht und belegt werden.

Die **Teilnahme** an Screening-Maßnahmen zur Früherkennung von Krebserkrankungen (Tab. 2.3) ist **freiwillig**. Aktuell liegt die Teilnahme an den Krebsfrüherkennungsmaßnahmen weit unter den präventivmedizinisch erwünschten Raten. Der Arzt sollte den Entscheidungsfindungsprozess zur Teilnahme oder Nicht-Teilnahme im Sinne des **Shared Decision-Making** (partizipative Entscheidungsfindung) bzw. **Informed Consent** (informierte Entscheidung) unterstützen. Hierzu ist eine ausführliche Beratung über die Vor- und Nachteile einer Teilnahme und die Konsequenzen eines positiven Befundes, den aktuellsten Stand der Wissenschaft und die individuelle Situation des Patienten notwendig.

Allgemeine Kriterien für Screening-Programme (WHO):
- Die Zielkrankheit ist ein bedeutendes Gesundheitsproblem mit hoher Prävalenz in der untersuchten Bevölkerung mit deutlichen Auswirkungen auf die Lebensqualität und einer hohen Morbidität und Mortalität.
- Der natürliche Verlauf der Erkrankung ist bekannt. Es gibt ein durch den Screening-Test entdeckbares asymptomatisches Frühstadium. Es gibt eine wirksame Behandlungsmöglichkeit für dieses Frühstadium.
- Es gibt einen ethisch vertretbaren sicheren Früherkennungstest mit einer hohen Sensitivität und Spezifität.
- Die Kosten des Screening-Programms stehen in einem vernünftigen Verhältnis zu anderen Gesundheitsinvestitionen.
- Screening-Intervalle und Zielgruppe (Geschlecht, Alter) sollten definiert sein.
- Qualitätssicherungsmaßnahmen sollten vorhanden sein und regelmäßig durchgeführt werden.
- Das weitere Vorgehen bei Auffälligkeiten (Wiedervorstellung, Überweisung) sollte festgelegt sein.

2 Spezielle Präventionsprogramme

Tab. 2.3 Leistungen der gesetzlichen Krankenkassen zur Krebsfrüherkennung

Untersuchung	Zeitraum und Häufigkeit	Ziel und Inhalt	berechtigte Ärzte
Männer und Frauen			
Hautkrebs-Screening	ab dem 35. Geburtstag, alle 2 Jahre	• möglichst zusammen mit der 2-jährlichen Gesundheitsuntersuchung (Check-up) • standardisierte Anamnese (z. B. Fragen nach Veränderungen, Untersuchung (visuelle Ganzkörperinspektion), Beratung	zertifizierte Ärzte (spezielle Schulung)
Dickdarm- und Rektumkarzinom (I)	ab dem 50. Geburtstag (bis zum Alter von 54), jährlich	• eingehende Beratung zum Früherkennungsprogramm • Trektal-digitale Untersuchung • Test auf okkultes Blut im Stuhl	Hausärzte, Internisten u. a.
Dickdarm- und Rektumkarzinom (II)	ab dem 55. Geburtstag	• eingehende Beratung zum Früherkennungsprogramm mit standardisiertem Merkblatt • rektal-digitale Untersuchung • Test auf okkultes Blut alle 2 Jahre	Hausärzte, Internisten u. a.
	oder:	• Koloskopie, bei negativem Ergebnis Wiederholung nach 10 Jahren	berechtigte Ärzte: Internisten, Chirurgen mit Zulassung zur Koloskopie und Ausrüstung zur Entfernung von Polypen
nur Männer			
Prostatakarzinom	ab dem 45. Geburtstag, jährlich	• Anamnese • Untersuchung des äußeren Genitale und der Leistenregion • rektale Palpation der Prostata • Beratung	Hausärzte, Internisten, Urologen u. a.
nur Frauen			
Zervixkarzinom, Mammakarzinom	ab dem 20. Geburtstag, jährlich	• Anamnese • Portioinspektion, Abstrich und Zytologie • gynäkologische Untersuchung und Inspektion der genitalen Hautregion • Beratung	Frauenärzte und Hausärzte mit mindestens 1 Jahr gynäkologischer Weiterbildung
	ab dem 30. Geburtstag, jährlich	• zusätzlich: Palpation der Brüste und der regionalen Lymphknoten • Inspektion der zugehörigen Hautregion • Anleitung zur Selbstuntersuchung	
Mammakarzinom-Screening	50.–70. Geburtstag, alle 2 Jahre	• Mammografie • Beratung • ggf. weitere Abklärung	Radiologen und Gynäkologen mit spezieller Genehmigung

Gütekriterien: Wichtige Parameter sind Sensitivität, Spezifität, positiver und negativer Vorhersagewert (predictive value – PPV, NPV). Ebenso absolute und relative Risikoreduktion (ARR, RRR), Number needed to treat (NNT) und Number needed to screen (NNS). Details hierzu s. Epidemiologie [S. C868].

Screening-Bias: Verschiedene systematische Fehler (Bias) bei Screening-Tests können zu einer Fehleinschätzung der Wirksamkeit (Überschätzung oder Unterschätzung) und der Krankheitshäufigkeit führen:

- **Lead-Time Bias:** Durch ein Screening wird die Diagnosestellung einer Erkrankung vorverlegt, bevor Symptome entstehen und die Krankheit dadurch auffällig geworden wäre. Beim Fehlen einer wirksamen Behandlungsmöglichkeit wird dadurch keine wirkliche Lebenszeitverlängerung erreicht. Es besteht nur eine scheinbare Verlängerung der Lebenszeit, weil die Diagnose früher gestellt wurde.
- **Length-Time Bias:** Ein Überlebensvorteil kann dadurch bedingt sein, dass beim Screening eher langsam wachsende Tumoren mit überwiegend günstiger Prognose entdeckt werden. Schnell wachsende Tumoren mit ungünstigerer Prognose werden häufig außerhalb des Screening-Programms identifiziert, z. B. als sog. Intervallkarzinome zwischen den Screening-Intervallen, und fließen somit nicht in die Statistik des Screening-Programms ein.
- **Selection Bias (Screening-Bias):** Screening-Teilnehmer sind häufig gesünder als Nicht-Teilnehmer (grundsätzliche Bereitschaft zu gesundheitsförderndem Verhalten führt eher zur Teilnahme an einem freiwilligen Programm), dies kann zu einer Überschätzung der Wirksamkeit in der Gesamtbevölkerung führen.
- **Detection Bias (Überdiagnose-Bias):** Beim Screening werden Krankheiten/Auffälligkeiten gefunden, die ohne Screening niemals symptomatisch geworden wären oder denen beim Fehlen von Symptomen kein Krankheitswert zukommt. Screening kann dazu führen, dass die Häufigkeit oder der Schweregrad bestimmter Erkrankungen in der Bevölkerung überschätzt wird.

2.5 Prävention von Infektionserkrankungen

2.5.1 Primärprävention durch Schutzimpfungen

Schutzimpfungen sind eine der wirksamsten und kostengünstigsten Formen der spezifischen Primärprävention. Zu den Impfzielen gehören nicht nur der **Individualschutz** durch Impfung der einzelnen Person, sondern auch die Unterbrechung von Infektionsketten durch Impfung eines möglichst großen Teils der Bevölkerung (**Herdenimmunität**). Bei Ausbruch einzelner Epidemien lässt sich durch **Riegelungsimpfungen** eine Ausbreitung eindämmen (z. B. Masern, Hepatitis A, Cholera). Für einzelne Krankheiten kann durch intensive Impf- und Überwachungsanstrengungen auch eine Ausrottung (**Eradikation**) erreicht werden (Pocken 1980, geplant für Polio bis 2018). Im Rahmen der sozialen Sicherungssysteme erfolgen alle öffentlich empfohlenen Impfungen nach dem Versorgungsprinzip.

Die Akzeptanz von Impfungen ist in unserer Gesellschaft überwiegend positiv, dennoch wird von Impfkritikern häufig eine andere Bewertung des Nutzens für den Einzelnen gegenüber dem Gemeinwohl vorgenommen. Ärzte haben hier eine wichtige Schlüsselfunktion, um auf die Vorteile für den Einzelnen ebenso wie für die Bevölkerungsgesundheit insgesamt hinzuweisen.

Details zu Methodik und Wirkungsweise von Impfungen sowie Indikationen und Kontraindikationen s. Infektionserkrankungen [S. A505].

2.5.2 Meldepflicht, Isolierung, Management

Bestimmte Erkrankungen unterliegen in Deutschland aufgrund ihrer Gefährlichkeit und/oder epidemischen Bedeutung (z. B. Masern, virale Hepatitis, hämorrhagisches Fieber) einer **Meldepflicht**. Sie ist bundesweit seit 2001 im Infektionsschutzgesetz (IfSG) geregelt. Dazu können zusätzliche Meldeverordnungen treten wie zuletzt im Rahmen der Ausbreitung der Neuen Influenza A (H1N1). Die Meldung erfolgt umgehend über standardisierte Formulare an das örtlich zuständige Gesundheitsamt. Dieses leitet ggf. weitere Maßnahmen ein (z. B. Riegelungsimpfungen, Suche nach Kontaktpersonen). Details zur Meldepflicht s. Infektionserkrankungen [S. A509].

Bei Vorliegen einer hohen Kontagiosität kann bei bestimmten Erkrankungen eine **Isolierung** empfohlen (z. B. Neue Influenza, Norovirusinfektion, MRSA-Infektion) oder verordnet werden (z. B. Tuberkulose, infektiöse Gastroenteritis bei Beschäftigten im lebensmittelverarbeitenden Gewerbe). Zur Isolierung des Erkrankten kann der behandelnde Arzt aber lediglich Empfehlungen aussprechen und zu angemessenen Hygienemaßnahmen beraten. Sofern z. B. bei Beschäftigten im Nahrungsmittelgewerbe Arbeitsfähigkeit vorliegt, kann eine Arbeitsbefreiung nur durch den Arbeitgeber oder das Gesundheitsamt verfügt werden. Wenn eine Behandlung im Krankenhaus erforderlich ist, erfolgt dort die räumliche Isolierung (Infektionsstation). Bei Patienten in Heimen (Behinderte, Senioren) müssen von der Heimleitung angemessene Hygienemaßnahmen eingeleitet werden, um eine Ausbreitung zu vermeiden.

Bei der **Behandlung** von infektiösen Patienten hat der Arzt auf strengen Infektionsschutz für sich selbst und die Praxismitarbeiter zu achten (Schutzkleidung, Raumdesinfektion).

2.6 Frauenspezifische Prävention

Geschlechtsspezifische Aspekte sollten sowohl in der Prävention als auch in der medizinischen Versorgung allgemein stärker berücksichtigt werden (**Gender Mainstreaming** als Organisation der öffentlichen Verwaltung mit dem Ziel einer echten Gleichstellung von Männern und Frauen). Dabei sollte berücksichtigt werden, dass sich sowohl das Krankheitsspektrum als auch die Lebens- und Arbeitsbedingungen von Männern und Frauen unterscheiden können.

Beispiele für besonders bei Frauen wichtige Präventionsthemen:
- Schwangerschaft und Geburt, Mutterschutzregelungen (s. Arbeits- und Sozialmedizin [S. C226]), Beratung, genetische Beratung, Familienplanung
- Krebsvorsorge (**Tab. 2.3**)
- gesundheitliche Folgen von häuslicher Gewalt
- Essstörungen
- Veränderungen in der zweiten Lebenshälfte (Klimakterium und Menopause)
- Osteoporose.

Schwangerschaftsvorsorge: In den Mutterpass (er wird vom Arzt ausgestellt und der werdenden Mutter ausgehändigt) werden alle Daten eingetragen, die im Zusammenhang mit der Schwangerschaft erhoben werden (s. Gynäkologie [S. B397]). Er wird bei allen Untersuchungen (Frauenarzt, Hebamme, Krankenhaus) eingesehen und auch nach der Geburt aufbewahrt, da Daten und Befunde für eine erneute Schwangerschaft nützlich sind.

Gerade Frauen mit einem möglicherweise erhöhten gesundheitlichen Risiko (Migrationshintergrund, niedriger sozioökonomischer Status, Vorerkrankungen) sollten gezielt zur Teilnahme an Vorsorgeuntersuchungen motiviert werden.

Humangenetische Beratung: Sie ist vor einer geplanten Schwangerschaft bei Vorliegen eines der folgenden Faktoren sinnvoll:
- Mutter älter als 35 Jahre
- bereits aufgetretene vererbbare Krankheiten in der Familie
- bereits ein Kind mit genetisch bedingten Störungen (z. B. Down-Syndrom, Fehlbildung)
- mehr als 3 Fehlgeburten, ohne dass eine Ursache gefunden wurde
- medikamentöse Behandlung aufgrund einer chronischen Erkrankung.

Details zu den Untersuchungen und ihren Zeitfenstern s. Gynäkologie [S. B397]. Zur humangenetischen Beratung s. Humangenetik [S. B460].

2.7 Prävention von Zivilisationskrankheiten

2.7.1 Kardiovaskuläre Erkrankungen

Prävalenz und gesundheitsökonomische Relevanz: Jedes Jahr verursachen kardiovaskuläre Erkrankungen (koronare Herzkrankheit, Herzinfarkt, arterielle Verschlusskrankheit, Schlaganfall) über 4,3 Millionen Todesfälle in Europa. Dies entspricht fast der Hälfte aller Todesfälle in Europa (48 %). Allein in Deutschland sterben 46 % aller Männer und 53 % aller Frauen an Herz-Kreislauf-Erkrankungen. Aufgrund der demografischen Entwicklung ist von einem weiteren Anstieg der Prävalenz kardiovaskulärer Erkrankungen auszugehen. Ein Großteil dieser Erkrankungen ist durch nachhaltige verhaltens- und verhältnispräventive Interventionen vermeidbar. Details s. Herz-Kreislauf-System [S. A49].

Man unterscheidet **beeinflussbare** und **nicht beeinflussbare Risikofaktoren**:
- nicht beeinflussbare Risikofaktoren: Alter, Geschlecht, ggf. vererbte Anlagen (z. B. familiäre Hyperlipidämie)
- beeinflussbare Risikofaktoren: u. a. Bluthochdruck, Tabakkonsum, schädlicher und gefährlicher Alkoholkonsum, hoher Cholesterinspiegel, Übergewicht, zu geringer Verzehr von Obst und Gemüse, Bewegungsmangel.

Prävention: Der Lebensstil eines Menschen und insbesondere die Ernährungs- und Bewegungsgewohnheiten spielen eine entscheidende Rolle bei der Entstehung kardiovaskulärer Erkrankungen und sollten deshalb elementarer Bestandteil von Interventionen der Prävention und Gesundheitsförderung sein. Zu einem **gesundheitsförderlichen Lebensstil** gehören neben ausreichender Bewegung (s. unten) und einer ausgewogenen Ernährung auch adäquate Maßnahmen zur Stressbewältigung.

Epidemiologische Erfassungsmethoden: Um das Krankheitsausmaß zu verstehen und Gegenmaßnahmen planen zu können, werden sowohl Registerstudien (retrospektive Studien, die rückblickend z. B. die Bewertung von Therapieoptionen und Kostenfragen beurteilen) als auch klinische Studien (interventionelle Studien, bei denen z. B. Therapieverfahren auf Wirksamkeit und Verträglichkeit hin untersucht werden) durchgeführt. Beispiele für solche Studien sind:
- CODE-2-Studie: ökonomische Folgen bei Typ-2-Diabetes
- KORA-Studie: Entstehung und Verlauf chronischer Erkrankungen in der Region Augsburg
- DREAM-Studie: Einfluss von Ramipril oder Rosiglitazon auf das Auftreten eines Typ-2-Diabetes
- MONICA-Studie der WHO: Ursachen und Trends für Unterschiede in der Mortalität von Herz-Kreislauf-Erkrankungen.

2.7.2 Übergewicht und Adipositas

DEFINITION Unter **Übergewicht** versteht man eine über das Normalmaß hinausgehende Vermehrung des Körperfetts. Der **BMI** (Body-Mass-Index) beschreibt das Verhältnis von Körpergewicht zu Körpergröße (s. Endokrines System und Stoffwechsel [S. A356]):

$$BMI = Körpergewicht\,[kg]/(Körpergröße\,[m])^2$$

Übergewicht ist definiert als BMI ≥ 25, **Adipositas** als BMI ≥ 30.

Übergewicht und Adipositas als Risikofaktor: Das **Ausmaß des Übergewichts** ist ein wichtiger Risikofaktor für die Entstehung metabolischer und kardiovaskulärer Erkrankungen. Daneben spielt auch die **abdominelle Fettverteilung** eine entscheidende Rolle. Das Ausmaß des viszeralen Fettdepots wird über die Messung des Taillenumfangs bestimmt (**Tab. 2.4**). Die Deutsche Adipositas-Gesellschaft empfiehlt, bei jeder Person mit einem BMI ≥ 25 den Taillenumfang zu messen.

Assoziierte Komorbiditäten und Komplikationen:
- arterielle Hypertonie, linksventrikuläre Hypertrophie
- degenerative Erkrankungen des Bewegungsapparates (z. B. Coxarthrose, Gonarthrose)
- Dyslipoproteinämie
- Einschränkungen der Aktivitäten des täglichen Lebens und der Lebensqualität
- erhöhtes Operations- und Narkoserisiko
- gastrointestinale Erkrankungen (z. B. Cholezystolithiasis, akute und chronische Cholezystitis)
- kardiovaskuläre Erkrankungen (z. B. Koronare Herzkrankheit, Schlaganfall, Herzinsuffizienz)
- Malignome (z. B. Kolon)
- psychosoziale Beeinträchtigungen (Depressionen, Diskriminierung, soziale Isolation)
- pulmonale Komplikationen (Dyspnoe, Hypoventilations- und Schlafapnoe-Syndrom)
- Störungen des Kohlenhydratstoffwechsels (z. B. Insulinresistenz, gestörte Glukosetoleranz, Diabetes mellitus Typ 2).

Prävalenz und gesundheitsökonomische Relevanz: Die Prävalenz von Übergewicht und Adipositas steigt in Deutschland und anderen Industrieländern an. In Deutschland ist fast jeder zweite bis dritte Erwachsene übergewichtig (50 % der Männer und 35 % der Frauen). Adipös sind ca. 18 % der Männer und 20 % der Frauen. Auch bei Kindern und Jugendlichen steigt die Prävalenz

Tab. 2.4 Risikofaktor abdominelle Fettverteilung für metabolische und kardiovaskuläre Komplikationen

Geschlecht	Risiko erhöht bei Taillenumfang	Risiko deutlich erhöht bei Taillenumfang
Frauen	≥ 80 cm	≥ 88 cm
Männer	≥ 94 cm	≥ 102 cm

von Übergewicht und Adipositas ständig an. Knapp 5 % aller Gesundheitsausgaben in den Industrieländern werden für die Behandlung der Adipositas und assoziierter Folgeerkrankungen ausgegeben.

Mit zunehmender Dauer und Ausprägung wird die Behandlung der Adipositas komplexer und teurer. Nicht alle gesundheitlichen Folgeerkrankungen sind nach einem Gewichtsverlust vollständig reversibel. Dies sollte in der Entwicklung und Auswahl geeigneter Präventionsmaßnahmen berücksichtigt werden.

Prävention: Ein wesentliches Ziel der Verhaltens- und Verhältnisprävention der Adipositas ist es, dem zunehmenden Übergewicht bei Kindern und Jugendlichen entgegenzuwirken. Dazu ist die Implementierung nachhaltig wirksamer Maßnahmen zur Veränderung des Lebensstils essenziell. Dies gilt v. a. für Kinder und Jugendliche aus sozial schwachen Familien.

Grundsätzliche Empfehlungen der Deutschen Gesellschaft für Ernährung für eine **vollwertige Ernährung** (für nähere Informationen s. auch www.dge.de):
- die Lebensmittelvielfalt genießen
- reichlich Getreideprodukte und Kartoffeln
- täglich 5 Portionen Obst und Gemüse ("Nimm 5 am Tag")
- täglich Milch und Milchprodukte, 1–2-mal pro Woche Fisch. Fleisch, Wurst und Eier in Maßen
- wenig Fett und fettreiche Lebensmittel
- Zucker und Salz in Maßen
- viel trinken: mindestens 1,5 l/Tag
- Lebensmittel schonend zubereiten: Garen bei möglichst niedrigen Temperaturen mit wenig Fett und wenig Wasser
- bewusst essen: sich Zeit nehmen, das Essen genießen
- auf das Gewicht achten und in Bewegung bleiben (körperliche Bewegung: 30–60 min am Tag).

Zur Reduktion des Übergewichts sowohl bei Kindern und Jugendlichen als auch bei Erwachsenen werden verschiedene **Kampagnen und Maßnahmen** sowohl auf Länder- als auch auf Bundesebene durchgeführt, wie z. B.:
- nationaler Aktionsplan „In Form – Deutschlands Initiative für gesunde Ernährung und mehr Bewegung"
- Klasse 2000 – Gesundheitsförderung in der Grundschule (www.klasse2000.de)
- Nationales Gesundheitsziel: „Gesund aufwachsen: Lebenskompetenz, Bewegung, Ernährung" (www.gesundheitsziele.de)
- mobilis-Programm: Bewegt abnehmen (www.mobilis-programm.de)

2.7.3 Diabetes mellitus Typ 2

Mit einer **Prävalenz** von ca. 5 % ist Diabetes mellitus eine der häufigsten chronischen Erkrankungen in Deutschland. Die Entwicklung eines Diabetes mellitus Typ 2 ist maßgeblich durch das Vorhandensein bestimmter Risikofaktoren wie falsche Ernährungsgewohnheiten, Bewegungsmangel und Übergewicht bestimmt. Die Prognose der Erkrankung ist wesentlich von der Entwicklung mikro- und makrovaskulärer Komplikationen und dem Vorhandensein von Komorbiditäten bestimmt. Details s. Endokrines System und Stoffwechsel [S. A356].

Die Aufgaben der **Prävention** beim Diabetes mellitus Typ 2 liegen einerseits in der frühzeitigen Veränderung von Lebensstilgewohnheiten, der Früherkennung der Erkrankung sowie der Vermeidung von Folgekomplikationen. Geeignete Fragebögen zu Screening und Früherkennung sind z. B. der FINDRISK oder der Deutsche Diabetes-Risiko-Test (DRT).

2.7.4 Erkrankungen des Bewegungsapparates

Rückenbeschwerden sind in der Bevölkerung weit verbreitet und werden aufgrund von Bewegungsmangel und einer Zunahme der Belastungen am Arbeitsplatz immer häufiger. Rückenschmerzen sind einer der häufigsten Gründe für Arbeitsunfähigkeit.

Präventionsmaßnahmen sollten zum einen zu mehr Bewegung anregen und die allgemeine Fitness verbessern und zum anderen die Bedingungen am Arbeitsplatz verbessern und die Bevölkerung z. B. für richtiges Sitzen am PC sensibilisieren. Für den **Gesundheitssport** sind ganz allgemein folgende positive Auswirkungen kennzeichnend:
- Stärkung physischer Gesundheitsressourcen (Muskulatur, Gelenke, Koordinationsfähigkeit)
- Stärkung psychosozialer Ressourcen (kognitive, emotionale, soziale Potenziale)
- Verminderung von Risikofaktoren (Verbesserung von Blutdruck und Blutwerten)
- Minderung von Beschwerden (Bewegungsapparat, Verdauungssystem)
- Gewohnheitsbildung im Sinne von mehr körperlicher Aktivität.

Solche Angebote finden sich reichlich bei den lokalen Sportvereinen und Selbsthilfegruppen. Die gesetzlichen Krankenkassen unterhalten teilweise eigene Sport- und Präventionskurse oder unterstützen die Teilnahme finanziell.

2.7.5 Sucht

Der Konsum illegaler, aber insbesondere auch legaler Drogen hat sowohl für den Einzelnen (gesundheitlich, sozial) als auch für die Gesellschaft (volkswirtschaftlich) enorme Auswirkungen. Die Eindämmung des Drogenkonsums sowie die Prävention von Suchterkrankungen stellen eine gesamtgesellschaftliche Aufgabe dar, an der Ärzte wesentlich beteiligt sind. Zielgerichtete Suchtprävention kann einen wichtigen Beitrag dazu leisten, die Bevölkerungsgesundheit zu steigern, die gesellschaftlichen Kosten zu senken und die Lebensqualität zu erhöhen. Siehe auch Arbeits- und Sozialmedizin [S. C249].

Ziele der Suchtprävention:
- Vermeidung/Hinauszögern des Einstiegs in den Konsum legaler und illegaler Drogen

- Früherkennung und frühe Intervention bei riskantem Konsumverhalten
- Verringerung von Missbrauch und Sucht
- zielgruppenspezifische Ansprache, die an die Lebensrealität angepasst ist, z.B. zugeschnitten auf Kinder und Jugendliche in Familie, Schule und Freizeit, Erwachsene am Arbeitsplatz und in der Freizeit
- Gewinnung von Multiplikatoren und Kooperationspartnern.

Zu Alkohol- und Nikotinabusus s. Arbeits- und Sozialmedizin [S. C249].

2.8 Prävention iatrogener Gesundheitsschäden, Qualitätsmanagement

Nicht nur aus ökonomischen Gründen, sondern auch zur Reduktion von Fehldiagnosen und ärztlichen Behandlungsfehlern ist die Definition und Überprüfung der Qualität von Gesundheitsleistungen unabdingbar. Wie alle anderen medizinischen Interventionen sollten selbstverständlich auch präventive Maßnahmen einer Qualitätssicherung unterliegen (zu Qualitätsmanagement im Gesundheitswesen s. Gesundheitsökonomie [S. C755]).

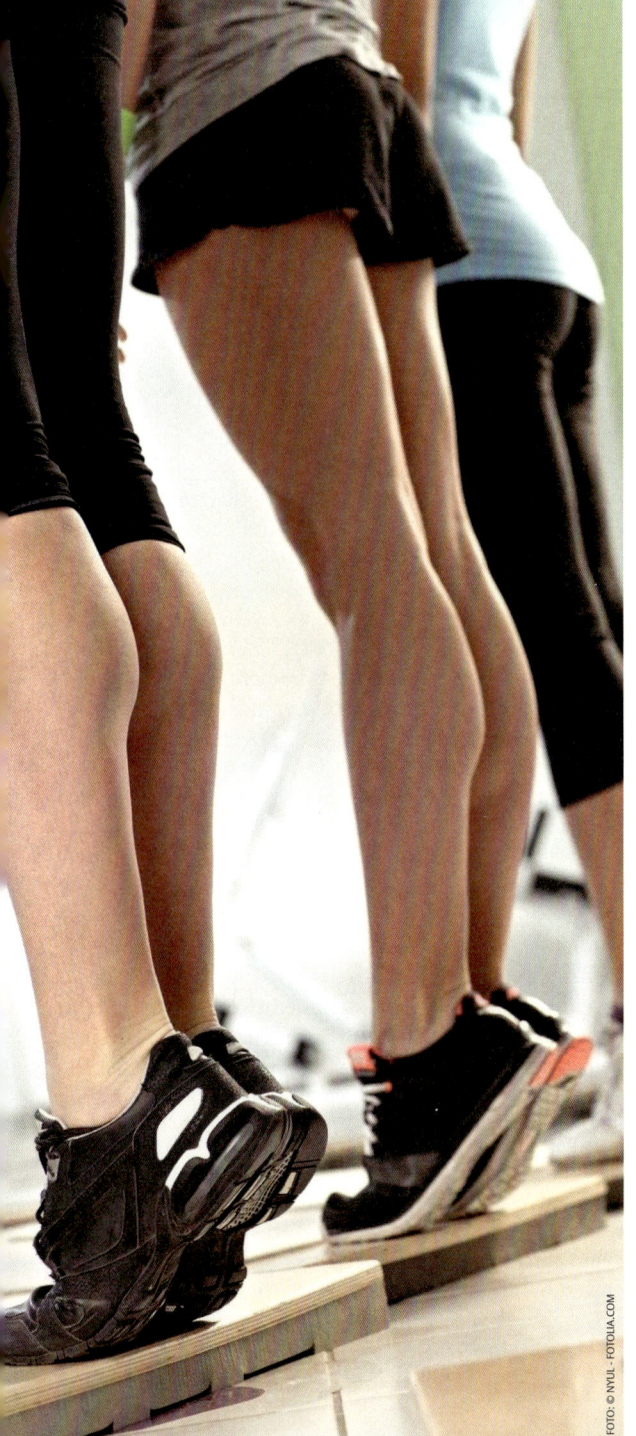

38 Rehabilitation, physikalische Medizin, Naturheilverfahren

Gert Krischak, Hubert Seiter, Eckart Jacobi

1 Rehabilitation 774

2 Physikalische Medizin 782

3 Naturheilverfahren 790

1 Rehabilitation

1.1 Grundlagen der Rehabilitation

Rehabilitation heißt wörtlich, eine Person in den alten Gesundheitszustand (re-) zu versetzen (habilitare). Hierbei steht die funktionale Gesundheit im Vordergrund. Ziel der Rehabilitation sind die Beseitigung negativer Krankheitsfolgen und eine Verbesserung der gesundheitsbezogenen Lebensqualität im interdisziplinären Management. Aber nicht nur – die Rehabilitation will mehr: Der Rehabilitand soll auch lernen, mit seinen (bleibenden) Funktionseinschränkungen zu leben.

> **DEFINITION** Die WHO hat bereits 1980 Rehabilitation und Behinderung definiert:
> - **Rehabilitation** umfasst alle Maßnahmen, die das Ziel haben, den Einfluss von Bedingungen, die zu Einschränkungen oder Benachteiligungen führen, abzuschwächen und die eingeschränkten und benachteiligten Personen zu befähigen, eine soziale Integration zu erreichen. Rehabilitationsmaßnahmen kommen bei chronischen Krankheiten oder bleibenden Schäden zum Einsatz.
> - **Behinderung** ist die Auswirkung einer regelwidrigen, vom alterstypischen Zustand abweichenden Funktionsbeeinträchtigung von mindestens 6-monatiger Dauer.

Demografische Entwicklungen: In den zurückliegenden 20 Jahren hat die mittlere Lebenserwartung in Deutschland um ca. 5 Jahre zugenommen, damit stieg auch der Anteil chronischer Erkrankungen. In den nächsten 10 Jahren wird es einen deutlichen Anstieg der Zahl der über 65-Jährigen geben. Dies wird Auswirkung auf die Akutversorgung und auch auf die Rehabilitation haben. Die Inzidenz von Herz-Kreislauf-Erkrankungen, bösartigen Neubildungen und Diabetes mellitus wird deutlich steigen.

Der Anteil der erwerbstätigen Bevölkerung im Alter zwischen 15 und 64 Jahren betrug im Jahr 2000 ca. 68 %. Bis zum Jahr 2030 wird dieser Anteil weiter zurückgehen und nur noch bei 60 % liegen (s. a. Gesundheitsökonomie [S. C734]). Innerhalb dieser Gruppe wird jedoch der Anteil der besonders rehaintensiven Altersgruppe der 50-64-Jährigen bis zum Jahr 2018 um 26 % zunehmen. Dies wird Auswirkungen auf die Inanspruchnahme von Gesundheitsleistungen haben mit einer weiteren Verschiebung von der Akutversorgung zu rehabilitativen Leistungen.

1.1.1 International Classification of Functioning, Disability and Health (ICF)

Der Begriff des **Gesundheitszustands** (Symptom oder Krankheit) aus Sicht der Rehabilitation beschreibt den Menschen nicht nur in seinen **körperlichen Dimensionen**, sondern auch durch seine Handlungen und **Aktivitäten** (Funktionen) sowie durch seine **soziale Integration** (Teilhabe). Zusätzliche Variablen sind **Wechselwirkungen mit Umweltfaktoren** und **personenbezogene Faktoren**.

In der ICF sind diese Variablen systematisch mit einer Kombination aus Buchstabe und Ziffer (in Analogie zum Diagnoseschlüssel des ICD) klassifiziert und bilden die Grundlage für die Definition der Rehabilitationsziele sowie für die Dokumentation des Rehabilitationsverlaufs. Die Bewertung erfolgt von 0 (Problem/Schädigung/Barriere nicht vorhanden) bis 4 (erheblich ausgeprägt). In Klammern jeweils die Kennbuchstaben der ICF-Klassifikation:

Körperfunktionen (b) und -strukturen (s): Sie beziehen sich auf den menschlichen Organismus und den mentalen Bereich.
- Körperfunktionen beziehen sich sowohl auf die physiologischen als auch die psychologischen Funktionen.
- Als Körperstrukturen gelten anatomische Teile des Körpers, wie z. B. Organe und Gliedmaßen.

An dieser Stelle sei nicht verschwiegen, dass es eine große Überlappung zwischen ICD und ICF gibt. Der Arzt ist gewohnt, Krankheiten der Körperstrukturen nur über die Diagnose (ICD) zu klassifizieren. Solange das Heilbehandlungsleiden als Grundlage der Rehabilitation über den ICD kodiert wird, wird sich die ICF zu den Körperstrukturen nicht durchsetzen.

Aktivitäten und Partizipation (d): Aktivitäten beziehen sich auf die Durchführung von Handlungen oder Aufgaben, wie z. B. gehen, Treppen steigen, sich selbst an- und ausziehen und sich selbst versorgen. Hierzu gibt es alternativ viele Bewertungssysteme, wie z. B. die Aktivitäten des täglichen Lebens (ATL), Barthel-Index, FIM (Functional Independence Measurement), SF-36, um nur einige zu nennen. Wünschenswert wäre, alle gängigen Aktivitätstests durch die ICF zu ersetzen und damit zu vereinheitlichen.

Soziale Integration (Teilhabe) ist das Einbezogensein des Menschen in Familie, Beruf und Gesellschaft. Die ICF bietet dazu allerdings relativ wenige Ziffern. Andere Verfahren, wie z. B. der EuroQol (gesundheitsbezogene qualitätsadjustierte Lebensjahre, sind in der Routine und insbesondere in der Rehabilitätsforschung gängiger. Die Maßzahl „qualitätsadjustierte Lebensjahre" (QALY, quality adjusted life years; s. Gesundheitsökonomie [S. C754]) setzt die Auswirkungen z. B. einer Therapie auf die Lebenserwartung und ihren Einfluss auf die Lebensqualität miteinander in Verbindung.

Kontextfaktoren (e): Hierbei handelt es sich um die Gegebenheiten des Lebenshintergrunds einer Person. Sie setzen sich aus Umweltfaktoren und personenbezogenen Faktoren zusammen, z. B. alleinlebend, übergewichtig, kein Fahrstuhl im Haus oder Einkaufsmöglichkeiten weit entfernt. Sie können nicht nur Barrieren sein, sondern auch Förderfaktoren, z. B. Aufzug im Haus oder behindertengerechte Wohnungseinrichtung.

Beispiele zur Illustration des ICF:
- b167.3: erhebliche Beeinträchtigung der spezifischen mentalen Funktionen der Sprache
- s730.3: erheblicher Strukturschaden der oberen Extremität
- d5101.1: leichte Schwierigkeiten beim Baden des gesamten Körpers

1.1.2 Rechtliche Grundlagen der Rehabilitation

Die Bundesrepublik Deutschland ist ein demokratischer und sozialer Rechtsstaat (Grundgesetz Artikel 20 Abs. 1). Der **Sozialstaat** hat somit Verfassungsrang.

Der Inhalt des Sozialstaatsprinzips lässt sich dahin gehend umschreiben, dass der Staat zur Herstellung und Erhaltung sozialer Gerechtigkeit und sozialer Sicherheit verpflichtet wird. Da die Herbeiführung sozialer Gerechtigkeit und die Schaffung sozialer Sicherheit gesetzlicher Regelungen bedürfen, richtet sich das Sozialstaatsgebot in erster Linie an den Gesetzgeber. Das heißt, aus dem Sozialstaatsprinzip lassen sich grundsätzlich keine konkreten, individuellen Rechte bzw. Ansprüche ableiten.

Weitere für den Sozialstaat **relevante Grundgesetzartikel** sind:
- Artikel 1 Abs. 2: Die Würde des Menschen ist unantastbar.
- Artikel 2 Abs. 2: Das Recht auf körperliche Unversehrtheit und die freie Entfaltung der Persönlichkeit wird gewährleistet.
- Artikel 3 Abs. 3: Niemand darf wegen seiner Behinderung benachteiligt werden.

Insbesondere durch den letztgenannten Artikel fand die Integration behinderter Menschen zum ersten Mal ausdrücklich Aufnahme in die grundgesetzliche Ordnung der Bundesrepublik Deutschland und der Schutz behinderter Menschen vor Diskriminierungen erhielt Verfassungsrang. Somit umfasst das Sozialstaatsprinzip auch die Rehabilitation.

Gesetzliche Grundlage: Sozialrechtliche Ansprüche benötigen eine gesetzliche Grundlage. Das Sozialrecht ist in der Bundesrepublik Deutschland in den **Sozialgesetzbüchern (SGB) I bis XII** geregelt. Für die medizinische Rehabilitation sind vor allem folgende Sozialgesetzbücher wichtig:
- SGB V: Gesetzliche Krankenversicherung
- SGB VI: Gesetzliche Rentenversicherung
- SGB VII: Gesetzliche Unfallversicherung
- SGB IX: Rehabilitation und Teilhabe behinderter Menschen

Das **SGB IX** beinhaltet Regelungen, Definitionen und Begriffe, die für alle Träger der Rehabilitation gelten und deshalb an einer Stelle getroffen werden müssen (z. B. Verfahrensfragen oder die Definition von Behinderung). Insbesondere verpflichtet das SGB IX die Träger der Rehabilitation zur Zusammenarbeit, sodass, wenn mehrere Leistungen verschiedener Träger erforderlich sind, diese nahtlos erbracht werden.

Rehabilitationsleistungen werden grundsätzlich **auf Antrag** [S. C777] erbracht. Der Rehabilitationsträger entscheidet dann anhand der eingereichten Unterlagen, ob und welche Leistungen erforderlich sind. Anträge auf Rehabilitationsleistungen können bei allen Rehabilitationsträgern oder bei den Gemeinsamen Servicestellen für Rehabilitation gestellt werden.

Keines Antrages bedarf es im Bereich der Unfallversicherung. Sie muss von Amts wegen aktiv werden, wenn ihr ein Bedarfsfall (Arbeitsunfall, Wegeunfall, Berufskrankheit) bekannt wird.

Finalitätsprinzip: Medizinische Rehabilitationsleistungen werden grundsätzlich unabhängig von ihrer Ursache und ausschließlich unter dem Gesichtspunkt der Zielrichtung erbracht. Man bezeichnet dies als Finalitätsprinzip. Lediglich für die gesetzliche Unfallversicherung gilt ausnahmsweise das Kausalitätsprinzip.

Mitwirkungspflicht: Niemand kann zu einer Rehabilitationsleistung gezwungen werden. Eine Rehabilitationsmaßnahme kann man also nicht gegen den Willen des Patienten durchsetzen. Allerdings kann die Krankenversicherung, wenn sie einen Versicherten aufgefordert hat, einen Antrag auf Rehabilitation zu stellen, und dieser der Aufforderung nicht folgt, diesem das Krankengeld entziehen.

Der Anspruch auf Rehabilitationsleistungen ist verbunden mit der Pflicht einer Mitwirkung nach Kräften in zumutbarem Umfang. Hierzu gehören die Angaben aller relevanten Tatsachen ebenso wie die Vorlage aller Beweismittel oder die Teilnahme an ärztlichen Untersuchungen bzw. aktive Mitwirkung bei der Durchführung der Rehabilitationsmaßnahme.

Sozialgeheimnis und Sozialdatenschutz: Jeder hat Anspruch darauf, dass Angaben über seine persönlichen und sachlichen Verhältnisse (Sozialdaten) von den Leistungsträgern nicht unbefugt erhoben, verarbeitet oder genutzt werden. Soweit im Sozialleistungsbereich Sozialdaten erhoben, verarbeitet oder genutzt werden, sind diese nach § 35 SGB I vor missbräuchlichem Umgang geschützt. Sozialdaten dürfen nur mit Einwilligung des Betroffenen oder aufgrund einer gesetzlichen Ermächtigung verarbeitet oder genutzt werden.

Versicherungspflicht: Die gesetzliche Krankenversicherung und die gesetzliche Rentenversicherung sind weder eine allgemeine Staatsbürgerversicherung noch eine bloße Fürsorgeeinrichtung. Es gilt das Versicherungsprinzip. Nimmt jemand eine abhängige Beschäftigung als Arbeitnehmer auf, so wird er regelmäßig versicherungspflichtig und der Arbeitgeber hat für den Arbeitnehmer Beiträge in Höhe eines bestimmten Prozentsatzes des Bruttoentgeltes zu entrichten. Details s. Gesundheitsökonomie [S. C742].

Wunsch- und Wahlrechte: Das Rehabilitationsrecht geht vom mündigen Bürger aus. Das SGB IX stärkt deshalb die individuelle Rechtsposition der behinderten Menschen durch zahlreiche Wunsch- und Wahlrechte. Sowohl bei der Auswahl als auch bei der Ausführung von Leistungen zur Rehabilitation ist den berechtigten Wünschen der behinderten Menschen zu entsprechen. Dabei sind insbesondere die persönliche Lebenssituation, das Alter, das Geschlecht, die Familie sowie die religiösen und weltanschaulichen Bekenntnisse der behinderten Menschen zu beachten. Besonders zu erwähnen ist in diesem Zusammenhang das Recht der behinderten Menschen, anstelle einer Sachleistung die Ausführung der Rehabilitationsleistung als persönliches Budget (zweckgebundene Geldleistung) bewilligt zu bekommen.

1.1.3 Zielsetzung von Rehabilitationsleistungen

Rehabilitationsleistungen werden unter der Zielsetzung erbracht, **Selbstbestimmung und gleichberechtigte Teilhabe** von behinderten oder von Behinderung bedrohten Menschen am Leben in der Gesellschaft zu fördern, Benachteiligungen zu vermeiden bzw. ihnen entgegenzutreten.

Bei den Rehabilitationsleistungen wird unterschieden nach
- Leistungen zur medizinischen Rehabilitation
- Leistungen zur Teilhabe am Arbeitsleben
- unterhaltssichernden und ergänzenden Leistungen und
- Leistungen zur Teilhabe am Leben der Gesellschaft.

Die größte Gruppe bilden dabei die Leistungen zur medizinischen Rehabilitation, gefolgt von den Leistungen zur Teilhabe am Arbeitsleben.

Leistungen zur medizinischen Rehabilitation sollen für **längstens 3 Wochen** erbracht werden; sie können für einen längeren Zeitraum erbracht werden, wenn das erforderlich ist, um das Rehabilitationsziel zu erreichen.

1.1.4 Leistungsträger der Rehabilitation

Der Staat enthielt sich lange Zeit jeglicher Einflussnahme – soziale Wohlfahrt gehörte nicht zu den klassischen Staatsaufgaben. Je stärker sich jedoch traditionelle Sozialbindungen (Familie, Zünfte oder Bruderschaften) auflösten, desto notwendiger wurde es, sie durch andere Netze der Solidarität zu ersetzen. Die Geburtsstunde der Sozialgesetzgebung, wie wir sie heute kennen, war die **kaiserliche Botschaft vom 17.11.1881**. Sie war der Auslöser für die *Bismarck'sche Sozialgesetzgebung*. Im Jahr 1883 wurde die gesetzliche Krankenversicherung ins Leben gerufen, 1884 die Unfallversicherung und 1889 die Invaliditäts- und Altersversicherung (heute Deutsche Rentenversicherung).

Mit der unter Bismarck gegründeten Sozialversicherung fiel die Entscheidung gegen eine staatliche Lösung. Die verschiedenen Versicherungszweige sind Ausdruck **kollektiver Selbsthilfe („Solidarität")**. Die einzelnen sozialen Versicherungszweige sind keine staatliche Veranstaltung („Fürsorge") oder durch staatliche Steuereinnahmen finanziert, sondern **mitgliedschaftlich organisiert** und **beitragsfinanziert** (s. Gesundheitsökonomie [S. C728]).

Das System der Rehabilitation in der Bundesrepublik Deutschland ist nach Leistungsträgern gegliedert. Das hat zum einen historische Gründe. So ist die gesetzliche Rentenversicherung bereits seit 1889, die gesetzliche Krankenversicherung hingegen erst seit 1974 zuständig für medizinische Rehabilitationsmaßnahmen. Zum anderen basiert dieses historisch gewachsene System auf dem **Prinzip der einheitlichen Risikozuordnung**. Danach soll jeweils der Träger für die Leistung zur Rehabilitation verantwortlich sein, der das finanzielle Risiko des Scheiterns trägt (z. B. „Rehabilitation vor Rente" oder „Rehabilitation vor Pflege").

Das gegliederte System der Rehabilitation in der Bundesrepublik Deutschland kennt folgende **Träger von Leistungen zur Teilhabe**:
- gesetzliche Krankenversicherung (SGB V)
- gesetzliche Rentenversicherung (SGB VI)
- gesetzliche Unfallversicherung (SGB VII)
- Bundesagentur für Arbeit (SGB II und III)
- Träger der Kriegsopferversorgung und -fürsorge
- Träger der öffentlichen Jugendhilfe
- Sozialhilfeträger (SGB XII).

Der größte Träger von Leistungen zur Rehabilitation ist die gesetzliche Rentenversicherung, gefolgt von der gesetzlichen Krankenversicherung.

Die gesetzliche Rentenversicherung: Sie erbringt Leistungen zur medizinischen Rehabilitation, Leistungen zur Teilhabe am Arbeitsleben sowie unterhaltssichernde Leistungen. Sie ist damit insbesondere zuständig, wenn es gilt, eine Einschränkung der Erwerbsfähigkeit zu verhindern oder zu vermindern, also in erster Linie für **Erwerbstätige und Arbeitssuchende**. Sie verfolgt den Grundsatz „Rehabilitation vor Rente". Als sog. sonstige Leistungen kann sie Nachsorgeleistungen, medizinische Präventionsleistungen sowie stationäre Heilbehandlungen für Kinder bzw. medizinische Rehabilitationsleistungen bei Tumorerkrankungen für Angehörige von Versicherten erbringen.

Die gesetzliche Krankenversicherung: Sie ist im Rahmen der Krankenbehandlung für Leistungen zur medizinischen Rehabilitation und für ergänzende Leistungen (z. B. Krankengeld) zuständig, insbesondere wenn eine **Erwerbsfähigkeit nicht gefährdet** oder gemindert ist. Sie finanziert Leistungen, die zur Diagnostik, Heilung bzw. Linderung und Prophylaxe von Krankheiten angezeigt sind. Dabei folgt sie der Zielsetzung, mit der Rehabilitation Pflegebedürftigkeit zu vermeiden. Im Recht der gesetzlichen Krankenversicherung gilt das Prinzip „ambulant vor stationär". Das heißt, nur wenn eine ambulante Krankenbehandlung nicht ausreichend ist, kann die Krankenkasse zunächst eine ambulante Rehabilitationsleistung finanzieren. Erst wenn auch diese Leistung nicht ausreicht, kann die Krankenkasse eine stationäre Rehabilitationsmaßnahme bewilligen.

Die gesetzliche Unfallversicherung: Sie ist Leistungsträger der Rehabilitation (z. B. Berufsgenossenschaften), wenn es um Minderung oder Linderung **unfallbedingter** physischer oder psychischer Folgeschäden geht (z. B. infolge eines Arbeitsunfalls).

Unter dem Schutz der gesetzlichen Unfallversicherung stehen außer allen Beschäftigten auch Studenten, Schüler – auch Schüler staatlich anerkannter Privatschulen – und Kindergartenkinder. Als Arbeitsunfall zählt dabei auch ein Unfall auf dem Hin- oder Rückweg (auch wenn ein Umweg, z. B. zum Kindergarten, zurückgelegt wurde). Auch Schulwettkämpfe fallen unter den Schutz der gesetzlichen Unfallversicherung.

Die Sozialhilfe: Sie ist Träger einer Rehabilitationsmaßnahme, wenn der Betroffene eine dauerhafte körperliche, geistige oder seelische (wesentliche) **Behinderung** hat oder von einer Behinderung bedroht ist (sog. Eingliederungshilfe für behinderte Menschen).

Nach dem Sozialgesetzbuch VIII (Kinder- und Jugendhilfegesetz, KJHG) haben auch seelisch behinderte Kinder und Jugendliche (z. B. Autismus) Anspruch auf **Eingliederungshilfe**, worüber die Sorgeberechtigten und das Kind aufgeklärt werden müssen.

Die Bundesagentur für Arbeit: Sie ist Träger insbesondere beruflicher Rehabilitationsmaßnahmen.

1.2 Diagnostik in der Rehabilitation

1.2.1 Funktionale Gesundheit und Kontextfaktoren

Wie in der Akutmedizin stehen auch hier Anamnese und Untersuchung im Vordergrund. Ergänzend dazu müssen Schädigungen, Fähigkeitsstörungen und soziale Beeinträchtigungen beurteilt werden. Wünschenswert, aber noch nicht flächendeckend eingesetzt ist die Dokumentation mittels ICF. Diese und die Kontextfaktoren sind dann Grundlage für die Planung der rehabilitativen Intervention.

Diagnostische Tests: Ergänzend zur ICF gibt es Methoden und Verfahren in der rehabilitativen Diagnostik, die sich mehr oder weniger durchgesetzt haben:
- Leistungs-, Verhaltens- und Funktionsdiagnostiktests:
  - Tests zur Erfassung der Aktivitäten im täglichen Leben (ADL, Barthel-Index, FIM)
  - Tests zur Erfassung der Lebensqualität (z. B. EuroQol)
  - Tests zur Erfassung der sozialen Integration
  - Tests zur Schmerzverarbeitung
- Neuropsychologische Tests:
  - Orientierungstests
  - Tests zur Erfassung von Aufmerksamkeitsstörungen
  - Gedächtnistests
  - Tests zur Erfassung von Planung und Problemlösungen
- Sozialmedizinische Beurteilung:
  - Beurteilung des sozialen Umfelds
  - Feststellung der beruflichen Leistungsfähigkeit
  - Feststellung von Arbeits-, Erwerbs- und Berufsunfähigkeit
  - Feststellung des Grades der Behinderung.

Beurteilung bei Erwerbstätigen und Pflegebedürftigen: Bei der Beurteilung der funktionalen Gesundheit werden in der Praxis erwerbstätige und geriatrische, pflegebedürftige Patienten unterschieden:

Bei **erwerbstätigen Patienten** liegt der Fokus der Problembeschreibung auf der Wiederherstellung oder Verbesserung der Erwerbstätigkeit mit einer Arbeitsplatzbeschreibung sowie der Darstellung des positiven und negativen Leistungsbildes. Die Bewertung von Arbeits-, Erwerbs- und Berufsunfähigkeit gehört immer mit dazu.

Bei **drohender Pflegebedürftigkeit** z. B. älterer Patienten steht die Vermeidung der Pflegebedürftigkeit im Vordergrund. Als häufigster Test wird dabei der **Barthel-Index** angewendet (s. Medizin des Alterns [S. C690]). Zur Verlegung von Patienten aus einer Krankenhausbehandlung in die Rehabilitation (Anschlussheilbehandlung/Anschlussrehabilitation, AHB/AR) erheben viele Sozialdienste den Barthel-Index und teilen diesen der Rehabilitationseinrichtung mit.

1.2.2 Voraussetzungen für die Rehabilitation

Antragstellung: Um eine Maßnahme zur Rehabilitation in Anspruch zu nehmen, muss zunächst ein Antrag gestellt werden. Damit soll verhindert werden, dass durch Überbeanspruchung die Kostenträger unnötig belastet werden. Andererseits soll jeder, der sie benötigt, eine Rehabilitation in der für ihn geeigneten Einrichtung zum richtigen Zeitpunkt erhalten.

Antragsteller ist der **Patient**. Meistens erkennt jedoch der Hausarzt oder der Facharzt als Erster eine Bedürftigkeit für eine Rehabilitation und leitet den Antrag ein. Auch Betriebsärzte oder – in besonderen Fällen – sogar die Rehabilitationsträger (z. B. Krankenkasse oder Rentenversicherung) können einen Antrag auf Rehabilitation einleiten. Die Zuweisung zu einer Rehabilitationseinrichtung erfolgt durch den Kostenträger.

Die jeweiligen Zuständigkeiten sind für den Patienten häufig nur schwer durchschaubar. Daher kann er sich an eine „Gemeinsame Servicestelle" wenden, die als trägerübergreifende Anlaufstelle Patienten berät, die Antragstellung unterstützt und den weiteren Prozess der Rehabilitation begleitet. Eine sozialmedizinische Begutachtung des Antrags ermittelt schließlich den tatsächlichen Rehabilitationsbedarf.

Rehabilitationsbedarf: Rehabilitationsbedürftig ist, wer in seinen alltagsrelevanten Aktivitäten längerfristig aufgrund einer körperlichen, geistigen oder seelischen Schädigung beeinträchtigt ist, wodurch in absehbarer Zeit eine Beeinträchtigung der Teilhabe droht oder die Beeinträchtigung der Teilhabe bereits besteht, und der aus diesem Grund (über den kurativen Versorgungsansatz hinaus) eine mehrdimensionale und interdisziplinäre medizinische Rehabilitation benötigt.

Rehabilitationsfähigkeit: Rehabilitationsfähig ist, wer aufgrund seiner körperlichen und psychischen Verfassung fähig ist, die Leistungen zur medizinischen Rehabilitation mit der notwendigen Belastbarkeit und Motivation durchzuführen.

> **MERKE** Schwere Begleiterkrankungen, Pflegebedürftigkeit oder erhebliche psychiatrische Erkrankungen schließen eine Rehabilitationsfähigkeit meistens aus.

Rehabilitationspotenzial, -prognose und -ziel: Das **Rehabilitationspotenzial** umfasst das theoretisch erreichbare Ergebnis jedes Einzelnen bzgl. Schaden, Aktivität und Partizipation. Dies ist die Grundlage für die **Rehabilitationsprognose**, d. h. die medizinisch begründete Wahrscheinlichkeit, dass eine Rehabilitationsleistung die gewünschten Verbesserungen in der zur Verfügung stehenden Zeit auch erzielt. Das Erreichbare wird festgelegt im sog. **Rehabilitationsziel**, das durch geeignete Maßnahmen der medizinischen Rehabilitation angestrebt wird.

1.2.3 Sozialmedizinische Beurteilung

Jeder praktisch tätige Arzt wird mit sozialmedizinischen Beurteilungen konfrontiert. Hierzu zählt die Beurteilung einer evtl. vorliegenden
- Arbeitsunfähigkeit (AU)
- Berufsunfähigkeit (BU)
- Erwerbsunfähigkeit (EU), Erwerbsminderung
- Behinderung, Schwerbehinderung und
- Pflegebedürftigkeit.

Details dazu s. Arbeits- und Sozialmedizin [S.C244]. In diesen Fällen sind Leistungen aus dem sozialen Sicherungssystem (z. B. Renten-, Kranken-, Pflege-, Unfallversicherung) zu gewähren. Daher muss einerseits zwischen dem Wohl des Patienten und andererseits den begrenzten, zur Verfügung stehenden Mitteln der Solidargemeinschaft abgewogen werden.

In der sozialmedizinischen **Leistungsbeurteilung** für die gesetzliche Rentenversicherung, die **am Ende einer medizinischen Rehabilitation** erfolgt, wird das Leistungsvermögen im Hinblick auf die zuletzt ausgeübte Erwerbstätigkeit unter Berücksichtigung des allgemeinen Arbeitsmarkts eingeschätzt. Es wird beurteilt, welche Leistungsanforderungen zumutbar (positives Leistungsbild) bzw. krankheitsbedingt nicht mehr zumutbar sind (negatives Leistungsbild):
- volle Erwerbsminderung: weniger als 3 h/Tag
- teilweise Erwerbsminderung: 3–6 h/Tag
- keine Erwerbsminderung: mehr als 6 h/Tag.

Der „Grad der Behinderung" setzt sich dabei aus der Gesamtauswirkung aller bestehenden Funktionsstörungen zusammen. Die gesetzliche Rentenversicherung berücksichtigt hierbei alle Gesundheitsstörungen unabhängig von ihrer Ursache (Finalitätsprinzip), die gesetzlichen Unfallversicherungen (z. B. Berufsgenossenschaften) dagegen ausschließlich bzgl. des prozentualen Anteils der kausal auf ein Unfallereignis zurückzuführenden Unfallfolgen (Kausalitätsprinzip).

1.3 Rehabilitationsziele

> **MERKE** Arzt und Patient vereinbaren zusammen ein Rehabilitationsziel! Dies ist der wichtigste Leitsatz für eine erfolgreiche Rehabilitation.

Einig sind sich beide i. d. R. über die Notwendigkeit der Wiederherstellung bzw. Besserung der funktionalen Gesundheit und Wiedereingliederung in Familie, Beruf und Gesellschaft unabhängig vom Kostenträger. Der Arzt hat auf das medizinisch Machbare hinzuwirken, dem Patienten soll eine wesentliche Mitgestaltung abverlangt werden. Dies entspricht dem modernen „Empowerment" (engl. Ermächtigung) im Sinne der Selbstbestimmung des Rehabilitanden und hat Auswirkung auf die Zufriedenheit und das langfristige Rehabilitationsergebnis insbesondere in Bezug zu Nachsorgeprogrammen. Die Kostenträger blicken dabei auf unterschiedliche Aspekte:
- Die **Deutsche Rentenversicherung** verfolgt das Ziel „Rehabilitation vor Rente". Sie möchte Beeinträchtigungen der Erwerbsfähigkeit oder eine vorzeitige Berentung verhindern. Die Versicherten sollten möglichst dauerhaft in das Erwerbsleben wiedereingegliedert werden (§ 6 SGB VI). Sie kann nachweisen, dass sich dieses Konzept auszahlt.
- Die **gesetzliche Krankenversicherung** hat „Rehabilitation vor Pflege" zum Ziel. Pflegebedürftigkeit gilt es abzuwenden, zu beseitigen oder wenigstens zu mindern.
- Die **gesetzliche Unfallversicherung** wirkt nach einem Arbeitsunfall oder einer Berufskrankheit darauf hin, „mit allen Mitteln" den Zustand vor dem Unfall wiederherzustellen bzw. den Versicherten zur Unterlassung gefährdender Tätigkeiten aufzufordern.

1.4 Einleitung und Steuerung des Rehabilitationsprozesses

Der **Hausarzt/Facharzt** (Klinikarzt bei Anschlussheilbehandlung/-rehabilitation) stellt die **Indikation** zur Rehabilitation, wenn eine Rehabilitationsbedürftigkeit vorliegt und eine positive Rehabilitationsprognose vorliegt. Er stellt auch die Weichen für die Zuweisung in eine ambulante oder stationäre Rehabilitation und schlägt ggf. auch eine Rehabilitationsfachklinik vor.

Der **Arzt in der Rehabilitationsklinik** erhebt die Anamnese unter Berücksichtigung der sozialmedizinischen Aspekte und der Arbeitsplatzproblematik, ergänzt ggf. die Diagnostik und stellt den **Rehabilitationsplan mit den entsprechenden Zielsetzungen** auf. Die ICF in den 5 Dimensionen muss sich in der dokumentierten Untersuchung widerspiegeln. In Absprache mit dem Patienten erstellt er den **Therapieplan**, wobei die physikalische Therapie im Vordergrund steht. Er verordnet je nach Indikation auch die Teilnahme an Schulungsprogrammen und an Teambesprechungen, wie z. B. einem sozialmedizinischen oder rheumatologischen Team, sowie die Teilnahme an psychologischen, ergotherapeutischen oder diätetischen Programmen. Es finden regelmäßige Visiten, Zwischenuntersuchungen und Teambesprechungen statt, um den **Rehabilitationsverlauf** zu überwachen, zu dokumentieren oder zu modifizieren.

Bei der **Abschlussuntersuchung** laufen alle Zwischenergebnisse aus den behandelnden Teams zusammen. Gemeinsam mit der Untersuchung wird das Ergebnis mit dem Rehabilitationsziel abgeglichen. Der ärztliche **Abschlussbericht** umfasst die Bewertung des Rehabilitationsergebnisses, eine sozialmedizinische Stellungnahme und Nachsorgeempfehlungen. Es ist nützlich, die ICF-Ziffern aufzuführen und z. B. über eine visuelle Analogskala darzustellen, um das Rehabilitationsergebnis zu objektivieren. Der Abschlussbericht ist mit dem Patienten zu besprechen, mit ihm abzustimmen (dokumentiert z. B. mit der Patientenunterschrift) und ihm mitzugeben. Dies fördert die Nachhaltigkeit des Behandlungsergebnisses auch über die Zeit nach der Rehabilitation hinaus.

1.5 Rehabilitationsformen

1.5.1 Frührehabilitation

DEFINITION Die **Frührehabilitation** ist die frühe rehabilitationsmedizinische Behandlung **im Akutkrankenhaus** aufgrund einer akuten Gesundheitsbeeinträchtigung.

Besonders bei neurologischen Erkrankungen (z. B. Schlaganfall oder Schädel-Hirn-Trauma) ist sie ein häufiger Bestandteil der Behandlung. Hierbei unterliegt die Frührehabilitationsfähigkeit nicht den o. g. Einschränkungen der Rehabilitationsfähigkeit, da sämtliche Versorgungsmöglichkeiten einer Akutklinik zur Verfügung stehen.

In der Frührehabilitation werden 2 Phasen unterschieden:
- **1. Akutphase:** Es überwiegen die akutmedizinische Diagnostik und Therapie gegenüber der Rehabilitation.
- **2. Akutphase:** Es überwiegen die Rehabilitationsmaßnahmen.

Daneben existiert ein Phasenmodell ausschließlich für die **neurologische Rehabilitation**, wobei nicht jeder neurologische Patient zwangsläufig alle Phasen der Reihe nach durchlaufen muss:
- Phase A: stationäre Akutbehandlung
- Phase B: Frührehabilitation im eigentlichen Sinn in einem speziellen neurologischen Rehabilitationszentrum. Ziel ist das Erreichen einer kooperativen Mitarbeit für den weiteren Rehabilitationsprozess.
- Phase C: weiterführende Rehabilitation. In den Aktivitäten des täglichen Lebens (ATL) besteht eine ausgeprägte Beeinträchtigung. Ziel ist das Erlernen der Selbstständigkeit im Alltag.
- Phase D: Anschlussheilbehandlung/Anschlussrehabilitation (AHB/AR). Es werden die Fähigkeiten zur Teilhabe am Arbeitsleben und am Leben in der Gesellschaft (wieder)erlernt.
- Phase E: Nachsorgerehabilitation. Maßnahmen zur beruflichen und psychosozialen Wiedereingliederung.
- Phase F: unterstützende, betreuende oder zustandserhaltende Pflege.

An Einrichtungen, die eine Frührehabilitation durchführen wollen, werden spezielle Anforderungen gestellt: So muss die Leitung der Behandlung durch speziell in der Rehabilitationsmedizin fachärztlich qualifizierte Mitarbeiter erfolgen. Gefordert sind darüber hinaus standardisierte Untersuchungsverfahren, wöchentliche Teambesprechungen und Kombinationen verschiedener Therapieformen mit einer festgelegten Mindesttherapiedauer pro Tag.

1.5.2 Ambulante und stationäre Rehabilitation

DEFINITION
- **Stationäre Rehabilitation:** Die Leistungen der Rehabilitation werden in Fachkliniken z. B. für orthopädische, neurologische, kardiologische, pulmonologische oder psychosomatische Rehabilitation mit Unterbringung und Verpflegung durchgeführt.
- **Ambulante Rehabilitation:** Die Leistungen erfolgen wohnortnah ausschließlich unter ambulanten Bedingungen.
- **Teilstationäre Rehabilitation:** Sie umfasst im Gegensatz zur ambulanten Rehabilitation das gesamte Angebot der stationären Rehabilitation mit Ausnahme der Unterbringung und (teilweise) der Verpflegung.

Aufgrund der historischen Entwicklung werden in Deutschland Leistungen zur Rehabilitation überwiegend in stationären Einrichtungen außerhalb von Ballungsgebieten erbracht. Aktuell beträgt der Anteil der ambulanten Rehabilitation an der gesamten medizinischen Rehabilitation weniger als 10 %. Der Trend ist jedoch steigend insbesondere für Erkrankungen des Haltungs- und Bewegungsapparates und in der Nähe von Ballungszentren.

Die **Auswahl der Fachklinik für eine stationäre Rehabilitation** trifft i. d. R. der **Kostenträger**, allerdings hat der Patient nach § IX SGB ein **Wunsch- und Wahlrecht**. Auch viele **ambulante Rehabilitationszentren** haben mit Kostenträgern einen Vertrag geschlossen. Ambulante Rehabilitationsleistungen werden aber auch von Facharztpraxen für physikalische und rehabilitative Medizin angeboten, die von den Kassenärztlichen Vereinigungen zugelassen sind.

Die Ausstattung der ambulanten Rehabilitationseinrichtungen soll den stationären Einrichtungen grundsätzlich vergleichbar sein. Mobilen Patienten muss in zumutbarer Zeit (d. h. in weniger als 45 min) die ambulante Therapie erreichbar sein. Vorteile von ambulanten Maßnahmen sind mehr Flexibilität, eine engere Anbindung an das private und berufliche Umfeld sowie geringere Kosten.

1.5.3 Vernetzung mit medizinischen Versorgungskonzepten

Durch die Schaffung gesetzlicher Grundlagen sollen Schnittstellenprobleme beim Übergang zwischen einzelnen Sektoren (Kuration, Rehabilitation, Prävention, Pflege) bzw. zwischen einzelnen Organisationsformen (stationär, teilstationär, ambulant) überwunden werden.

Die klassische Vernetzung ist die Rehabilitation nach akutmedizinischer Behandlung. Sie wird von der Deutschen Rentenversicherung als **Anschlussheilbehandlung (AHB)** bezeichnet, bei der gesetzlichen Krankenversicherung nennt man sie **Anschlussrehabilitation (AR)**. Die Rehabilitation schließt sich hier i. d. R. unmittelbar an den Aufenthalt im Akutkrankenhaus an, spätestens muss sie jedoch innerhalb von 14 Tagen beginnen.

Mit Einführung des Fallpauschalensystems (DRG) im akutstationären Bereich ist eine Verkürzung der Verweildauern und damit eine deutlich frühere Verlegung in die Rehabilitationseinrichtungen zu verzeichnen. Hierdurch werden nicht nur pflegerische und akutmedizinische Belange in die Rehabilitationskliniken verlagert, die Ziele sind durch die (i.d.R.) auf 3 Wochen limitierte Dauer der Rehabilitation auch schwerer zu erreichen.

In der Behandlung chronischer Krankheiten sind für gesetzlich Versicherte inzwischen **Disease-Management-Programme** (**DMP**, sog. „Chroniker-Programme") fest eingeführt worden. Durch strukturierte Abläufe in Diagnostik und Behandlung soll die Qualität der medizinischen Versorgung verbessert werden. Etablierte Programme gibt es für die Indikationen Diabetes mellitus, Brustkrebs, koronare Herzkrankheit und chronisch-obstruktive Atemwegserkrankungen. Die Rehabilitation ist generell Teil der Behandlung innerhalb der DMP. Ziele der DMP sind eine evidenzbasierte Therapie zu gewährleisten und Folgeerkrankungen zu vermeiden bzw. frühzeitig zu erkennen und zu behandeln. Der Patient nimmt darüber hinaus an einem Terminerinnerungssystem und an Schulungen teil.

Im Rahmen der **integrierten Versorgung (IV)** können Kooperationsverträge zwischen Akutkrankenhäusern und Rehabilitationseinrichtungen geschlossen werden. Dadurch sollen ein optimaler Austausch von Informationen und eine Verbesserung der Versorgung erzielt werden. Auch im ambulanten Bereich können **medizinische Versorgungszentren (MVZ)** an der Rehabilitation beteiligt sein.

Die **Nachsorge** stellt sicher, dass die durch die Rehabilitation erreichten Erfolge langfristig gesichert werden. Zu Nachsorgeleistungen gehören u.a. der Rehabilitationssport (z.B. Koronarsportgruppen) und das Funktionstraining bei Erkrankung des Haltungs- und Bewegungsapparates. Sie finden meist in ambulanten Einrichtungen oder von Selbsthilfegruppen organisiert statt. Die Deutsche Rentenversicherung bietet **intensivierte Nachsorgeprogramme** (IRENA) bei Erkrankungen des Haltungs- und Bewegungsapparates, Herz-Kreislauf-Erkrankungen, neurologischen, psychischen und Stoffwechselerkrankungen an.

1.5.4 Prävention in der Rehabilitation

Die **Prävention** rückt zunehmend in das Interesse v.a. der Gesundheitspolitik und wird künftig erheblich an Bedeutung gewinnen (s. Prävention [S.C760]). Als erstes Glied in der Kette Prävention – Kuration – Rehabilitation – Pflege vermag sie den Eintritt einer Behinderung bzw. einer chronischen Krankheit nachhaltig zu verhindern.

Kostenträger der Prävention sind die gleichen wie für die Rehabilitation, wobei generell Maßnahmen zur Prävention Vorrang haben. Im Rahmen der Rehabilitation werden überwiegend Leistungen der **Sekundärprävention** (z.B. Schlaganfallprophylaxe bei vaskulären Erkrankungen) und v.a. **Tertiärprävention** (Vermeidung eines Rückfalls oder einer Chronifizierung einer bestehenden Krankheit, z.B. Vermeidung eines zweiten Herzinfarkts) erbracht.

1.5.5 Arbeitsbezogene Maßnahmen

Leistungen zur Teilhabe am Arbeitsleben (LTA): Hierbei handelt es sich um spezielle Hilfeleistungen zur Erhaltung oder (Wieder-)Erlangung eines Arbeitsplatzes. Der Rehabilitationsarzt prüft bei Abschluss der medizinischen Rehabilitation, ob LTA erforderlich sind. Dies ist der Fall, wenn aufgrund der Erkrankung die zuletzt ausgeübte berufliche Tätigkeit nicht auf Dauer wieder ausgeübt werden kann, der Rehabilitand jedoch noch erwerbsfähig ist, also andere berufliche Tätigkeiten ausführen könnte.

LTA beinhalten u.a. Leistungen zur Beratung, Vermittlung und Schulungsmaßnahmen, aber auch Geldleistungen (Überbrückungsgeld) und technische Arbeitshilfen oder Hilfsmittel. Eine enge Zusammenarbeit zwischen Arbeitgeber und Kostenträger ist erforderlich.

Stufenweise Wiedereingliederung: Sie erleichtert die Rückkehr an den Arbeitsplatz, wenn diese im Anschluss an eine Rehabilitation oder Arbeitsunfähigkeit nicht unmittelbar möglich ist. Hierbei wird die tägliche Arbeitszeit über einen Zeitraum von meist mehreren Wochen in Stufen gesteigert, z.B. zunächst 2 h täglich für 2 Wochen, dann 4 h, 6 h und schließlich die Wiederaufnahme der vollschichtigen Arbeit. Die Wiedereingliederungsmaßnahme muss zwischen Rehabilitand, Kostenträger und Arbeitgeber im Vorfeld abgestimmt werden und wird durch den Arzt überwacht.

Verzahnung von medizinischer und beruflicher Rehabilitation: Für eine optimale berufliche Ausrichtung wird die medizinische Rehabilitation mit der beruflichen zeitlich und örtlich verzahnt, wobei die medizinischen Leistungen i.d.R. zuerst erfolgen, um die körperlichen und psychosozialen Voraussetzungen für die berufliche Rehabilitation zu schaffen. Eine solche Verzahnung ist jedoch meistens an eine nahe gelegene beruflich ausgerichtete Einrichtung (z.B. ein Berufsförderungswerk) gebunden. Das Berufsförderungswerk dient der Berufsfindung und Umschulung von Behinderten.

1.6 Psychologische Diagnostik und Interventionen in der Rehabilitation

1.6.1 Psychosoziale Krankheitsfolgen

Erkrankungen und Behinderungen können je nach Veranlagung des Einzelnen zu erheblichen psychosozialen Belastungen führen. Bei einer chronischen Erkrankung ist die Lebensqualität nicht selten durch die psychosozialen Beeinträchtigungen sogar stärker reduziert als durch die Erkrankung selbst. Aus diesem Grund steht in der Rehabilitation das **biopsychosoziale Konzept der ICF** [S.C774] im Vordergrund.

> **MERKE** Neben der Behandlung der physisch fassbaren Krankheitsfolgen erfolgen in der medizinischen Rehabilitation auch Diagnostik und Behandlung psychischer Krankheitsfolgen und die Auseinandersetzung mit der sozialen Situation. Sie wirkt daher auf somatischer, psychischer und sozialer Ebene.

Ziel der **Rehabilitationspsychologie** ist es, eine Einstellung zur Erkrankung und den Krankheitsfolgen zu erarbeiten, die eine Teilhabe am beruflichen und privaten Umfeld ermöglicht. Da sie auf einen breiten somatischen Querschnitt trifft, sind in der Rehabilitationspsychologie Methoden und Interventionen der Neuropsychologie, der klinischen Psychologie, der Psychiatrie, der Psychosomatik, der Verhaltenstherapie, der Gesundheitspsychologie und der Arbeits- und Organisationspsychologie vertreten.

1.6.2 Psychologische Diagnostik

Jeder Arzt in der Rehabilitation ist gehalten, diejenigen Rehabilitanden zu identifizieren, bei denen zum einen eine **psychosoziale Belastung** besteht und die zum anderen **einer Behandlung zugänglich** sind. Hierzu muss er die psychischen bzw. psychosomatischen Symptome, das Krankheitsverhalten und die Bewältigungsstrategien erfassen und damit eine Einschätzung der Leistungs- und Funktionsfähigkeit in Alltag und Beruf vornehmen. Weitere Aspekte der psychologischen Diagnostik betreffen die Lebensqualität, die individuellen Risikofaktoren und die Rehabilitationsmotivation.

Methoden zur psychologischen Diagnostik in der Rehabilitation sind im Wesentlichen erprobte psychologische Testverfahren wie Beobachtung und Exploration, Interviews und psychologische Fragebögen, u. a.:
- Fragebogen zum Gesundheitszustand (SF-36)
- Fragebogen zu Indikatoren des Rehabilitationsstatus (IRES)
- Fragebogen zu Angst und Depressivität (HADS, Hospital Anxiety and Depression Scale).

1.6.3 Psychologische Interventionen

Psychotherapeutische Interventionen sind umso effektiver, je frühzeitiger sie einsetzen, um negativ wirkende Lebensgewohnheiten zu beeinflussen. Dabei verstehen sie sich als „Hilfe zur Selbsthilfe" – im Zentrum stehen die aktive Mitarbeit und die Motivation des Patienten.

Patientenschulungen und Informationsveranstaltungen: Die Psychoedukation hat in der medizinischen Rehabilitation einen hohen Stellenwert. Durch Informationen über die Erkrankung und deren Behandlung gibt sie Anleitung zum Umgang mit krankheitsbedingten Problemen. Darüber hinaus soll die Motivation zur Verhaltensänderung gefördert werden. Patientenschulungen umfassen u. a. Strategien zur Stressbewältigung mit Entspannungsverfahren, zur gesunden Ernährung und Gewichtsreduktion, zur Raucherentwöhnung, zu gesundem Schlafen und zu sozialen Problemlösungen. Es gibt aber auch **krankheitsspezifische Schulungsprogramme**, so z. B. für Diabetes mellitus, Asthma bronchiale, rheumatische und kardiologische Erkrankungen.

Psychologische Beratung: Sie erfolgt sowohl mit einzelnen Rehabilitanden als auch in Gruppen (z. B. zusammen mit Angehörigen). Sie basiert überwiegend auf dem kognitiv-verhaltenstherapeutischen Konzept und unterstützt bei der Bewältigung von krankheitsbedingten Problemen in Familie und Beruf. Auch in der Krisenintervention, z. B. im Laufe der Behandlung, werden psychologische Beratungen angeboten.

Psychotherapie: Sie ist bei psychischen Störungen indiziert. Da die Dauer der Rehabilitation jedoch begrenzt ist, kann ein langfristiges Konzept der Psychotherapie in der Rehabilitation selber nicht erfolgen. Ziel ist daher vor allem die Förderung der Motivation für eine weiterführende ambulante Psychotherapie und Hilfestellung bei der Auswahl weiterbehandelnder Therapeuten.

Die **Psychoonkologie** spielt eine besondere Rolle in der Rehabilitation. Neben den oft erheblichen körperlichen Belastungen durch die Krebsbehandlung selbst (z. B. Operation, Chemotherapie) sind bei Krebspatienten Angst, Depression und Anpassungsstörungen häufig vorhanden. Gerade für diese Patienten kommt dem psychosozialen Angebot in der Rehabilitation eine herausragende Bedeutung zu.

Details zu den Methoden und ihrer Anwendung s. Psychiatrie [S. B1017].

1.7 Qualitätsmanagement, Qualitätssicherung und Wirksamkeit

1.7.1 Gesetzliche Grundlagen

Nach **§ 20 SGB IX Qualitätssicherung** sind alle Träger der Rehabilitation zur Sicherung und Weiterentwicklung der Qualität der Rehabilitationsleistungen, zur barrierefreien Leistungserbringung sowie zur Durchführung von Qualitätsanalysen als Grundlage für ein effektives Qualitätsmangement verpflichtet.

Alle stationären Rehabilitationseinrichtungen mussten bis zum Jahr 2012 ein entsprechendes **Zertifizierungsverfahren** durchlaufen haben. Die kontinuierliche Rezertifizierung ist im Turnus von 3 Jahren nachzuweisen.

1.7.2 Maßnahmen der Leistungsträger und -erbringer

Leistungsträger:

Der seinerzeitige Verband Deutscher Rentenversicherungsträger hat im Jahre 1991 mit dem Bericht der „Reha-Kommission" die entscheidenden Weichen zum Aufbau einer strukturierten **Qualitätssicherung** gelegt. Gleichzeitig wurde durch Initiativen der verschiedenen Träger der Rehabilitation und des Gesetzgebers die **wissenschaftliche Rehabilitationsforschung** durch die Einrichtung mehrerer universitärer, rehabilitationswissenschaftlicher Forschungsverbünde gefördert.

Die Spitzenverbände der Rehabilitationsträger vereinbaren im Rahmen der **Bundesarbeitsgemeinschaft für Rehabilitation** einheitliche **Empfehlungen** zu Strukturqualität, Zertifizierung und einem einrichtungsinternen Qualitätsmanagement. Die Rehabilitationsträger nehmen ihre Aufgaben selbstständig und eigenverantwortlich wahr.

Dies sei am Beispiel der **gesetzlichen Rentenversicherung** beschrieben, die das umfassendste Programm zur Qualitätssicherung in der Rehabilitation implementiert hat, insbesondere in den Sparten
- der allgemeinen Rehabilitation
- der Rehabilitation für Kinder und Jugendliche
- der Rehabilitation bei Abhängigkeitserkrankungen
- der beruflichen Rehabilitation.

Verschiedene Aspekte der Qualitätssicherung werden in der Routine erhoben und bewertet, die Berichterstattung für die Leistungsträger wie auch für die durchführenden Rehabilitationseinrichtungen ist kontinuierlich. In die Qualitätssicherungsverfahren einbezogen sind sowohl die betroffenen Patienten als auch die Leistungserbringer.

Die Qualitätssicherung der **gesetzlichen Krankenversicherung** erfolgt durch ähnliche Erhebungen zur Strukturqualität, Prozessqualität und Ergebnisqualität bzw. zur Patientenzufriedenheit nach dem bundeseinheitlichen „QS-Reha-Verfahren".

Behandlungsqualität und Therapiestandards: Sie wird überprüft
- durch Beurteilung zufällig ausgewählter Entlassberichte aus der Rehabilitation (Peer Review)
- durch Klassifikation erfolgter therapeutischer Leistungen
- anhand von Therapiestandards der Rehabilitation, die evidenzbasiert erhoben wurden [S.C782].

Patientenorientierung: Sie wird beurteilt durch Abfragen
- der Zufriedenheit der Rehabilitanden und
- der Beurteilung des subjektiven Behandlungsergebnisses.

Struktur und Organisation der Rehabilitationseinrichtungen: Sie werden ermittelt durch Erhebung der **Strukturqualität** (z. B. Personal, technische und räumliche Ausstattung, Rehabilitationskonzepte, Qualitätsmanagement).

Alle ambulanten und stationären Rehabilitationseinrichtungen werden regelmäßig durch **Visitationen** von Ärzten der sozialmedizinischen Dienste und Fachleuten der Administration überprüft.

Rehabilitandenstruktur: Sie wird ebenfalls im Rahmen systematischer Reviews überprüft (Erhebung von Daten zur Sozialstruktur, Epidemiologie, Arbeitswelt u. a.).

Leistungserbringer: Ambulante Rehabilitationszentren und stationäre Rehabilitationskliniken müssen durch **internes Qualitätsmanagement** (z. B. durch Qualitätszirkel, Managementplan) sicherstellen, dass die Qualität der Versorgung gewährleistet und kontinuierlich verbessert wird.

1.7.3 Evidenzbasierung in der medizinischen Rehabilitation

Evidenzbasierte Leitlinienprogramme: Sie wurden zu diversen Krankheitsbildern entwickelt und werden seither kontinuierlich erweitert. Durch die „Reha-Therapiestandards" der Rentenversicherung bzw. die „Reha-Leitlinien" der Krankenversicherung erfolgt die Leistungserbringung nach einheitlichem und überprüfbarem Standard. Solche Leitlinien existieren z. B. für
- Erkrankungen des Bewegungsapparates
- Lungenerkrankungen
- onkologische Erkrankungen
- kardiologische Erkrankungen
- Stoffwechselerkrankungen
- Abhängigkeitserkrankungen
- Erkrankungen des Kinder- und Jugendalters.

Assessmentverfahren: Die Verfahren zur standardisierten Erhebung und Beurteilung, z. B. von persönlichen, medizinischen oder beruflichen Voraussetzungen, werden insbesondere im Bereich des Übergangs von medizinischer zu beruflicher Rehabilitation sowie in der beruflichen Rehabilitation eingesetzt.

2 Physikalische Medizin

2.1 Begriffe der physikalischen Medizin

> **DEFINITION** Die **physikalische Medizin** umfasst das Erkennen von körperlichen Beeinträchtigungen, Struktur- und Funktionsstörungen und ihre Behandlung mit konservativen, physikalischen, manuellen und naturheilkundlichen Methoden. Dabei werden physiologische Reaktionen auf äußerlich gesetzte Reize therapeutisch genutzt.

Die physikalische Medizin versteht sich als Teil der naturwissenschaftlich geprägten Heilkunde, ihre Wirkungsfelder sind breit: Sie kommt kurativ sowohl bei akuten als auch bei chronischen Erkrankungen zum Einsatz, präventiv zur Vorbeugung einer Erkrankung (Primärprävention) und in der Früherkennung (Sekundärprävention). Sie hat einen hohen Stellenwert in der Rehabilitation und umfasst ein breites Spektrum verschiedener therapeutischer Möglichkeiten:
- Bewegungstherapie und Ergotherapie
- Mechanotherapie
- Thermo-/Hydrotherapie

- Elektrotherapie
- Lichttherapie
- Balneotherapie
- Aerosoltherapie/Klimatherapie.

2.2 Wirkprinzipien

Reiz-Reaktions-Prinzip: Das übergeordnete Wirkprinzip physikalischer Maßnahmen ist das Reiz-Reaktions-Prinzip: Durch Einwirkung äußerer Reize werden **physiologische Reaktionen** ausgelöst. Die Steuerung erfolgt über physiologische, autonome Regelkreise des inneren und äußeren Milieus des Organismus. Der Körper antwortet kurzfristig mit einer Gegenregulation, die dem eigenen Schutz dient. Die langfristige Folge wiederholter Reize ist die **Adaptation**, um eine höhere Toleranz gegenüber den einwirkenden Reizen zu bewirken.

Reize, die eine Adaptation bewirken, bezeichnet man als **Adaptogene** (Stressoren). Die dadurch bewirkten Anpassungsvorgänge bezeichnet man als **Adaptate**. Diese können z. B. die verbesserte Innervation der Muskulatur oder die Hypertrophie des Muskels als langfristige Antwort auf eine Trainingstherapie sein. Auch eine Überdosierung adaptogener Reize ist möglich und führt zu unerwünschten Wirkungen, so z. B. die fein-strukturelle Schädigung der Muskulatur („Muskelkater") durch Überbeanspruchung der Trainingstherapie.

Therapieformen: Sie werden grob unterschieden in Reaktions-, Regulations- und Adaptationstherapie. Bei der **Reaktionstherapie** werden durch physikalisch-therapeutische Reize verschiedene Rezeptoren erreicht, z. B. Thermo-, Druck- oder Photorezeptoren. Diese Erregungen werden über die Nerven fortgeleitet und bewirken im Organismus eine physiologische Reaktion (lokal oder systemisch). Angewendet wird die Reaktionstherapie z. B. bei Massagen und Hydrotherapie.

Die **Regulationstherapie** nutzt das Vorhandensein von nerval-reflektorischen oder hormonellen Regelkreisen. Wiederholte Reize führen zu einer immer besseren Gegenregulation. Die vegetative Innervation benutzt dabei unterschiedliche Reflexbögen (kutiviszerale, viszerokutane, viszeromotorische und viszeroviszerale Reflexe). Angewendet wird die Regulationstherapie z. B. bei der Physiotherapie und Ergotherapie.

Die **Adaptationstherapie** benutzt mittel- und langfristig die physiologische Adaptation.

Entlastung und **Schonung** sind teilweise bei akuten Erkrankungen angezeigt (z. B. Bettruhe bei akuten Verletzungen), sie führen jedoch immer zu einer negativen Anpassung (Deadaptation) und somit zu einem gewissen Funktionsverlust. Sie sollten daher möglichst kurz oder nur vorübergehend erfolgen.

2.3 Diagnostik in der physikalischen Medizin

Die Diagnostik in der physikalischen Medizin ist für das Erkennen einer bestehenden Funktionsstörung und für eine zielgerichtete Auswahl geeigneter Therapiemaßnahmen unerlässlich. Ausgehend von einer zugrunde liegenden Krankheit (Diagnose) werden Art und Ausmaß der Beeinträchtigung ermittelt (Anamnese, Topodiagnostik, Funktionsdiagnostik) und schließlich Therapiemittel identifiziert, um das entsprechende Rehabilitationsziel zu erreichen.

Anamnese: Sie erfolgt zunächst aus der Schilderung des Rehabilitanden und ist die Grundlage für eine weitere gezielte Nachbefragung und Untersuchung. Durch Nachfragen werden detaillierte Informationen zu Schmerzen, Funktionsstörungen, Lokalisation, Krankheitsverlauf, möglichen Auslösern und Erfahrungen mit bereits erhaltenen Therapiemitteln erhoben.

Klinische Untersuchung: Sie umfasst alle Techniken der orthopädischen und internistischen Untersuchung sowie grob-orientierende Diagnostiken der neurologischen Untersuchung. Dies schließt auch die Verwendung apparativer diagnostischer Methoden mit ein.

Topodiagnostik: Diese lokalisiert den Ort der Gesundheitsstörung. Sie untersucht die pathomorphologischen Veränderungen und das Ausmaß der organischen Beeinträchtigung und bedient sich hierzu der Methoden funktioneller und morphologischer Untersuchungstechniken.

Leistungs- und funktionsdiagnostische Verfahren: Sie sind in der Rehabilitation von großer Bedeutung. Sie erfassen die betroffenen Organe bzw. Organsysteme sowie den Gesamtorganismus:

- **kardiologische Funktionsdiagnostik:** EKG, Belastungs-EKG, Echokardiografie, Ergometrie, Langzeitblutdruckmessung
- **kardiopulmonale Funktionsdiagnostik** und Analyse der Ausdauerleistungsfähigkeit: Spirometrie, Spiroergometrie mit Bestimmung der maximalen Sauerstoffaufnahme, Serumlaktat, Atemgase, Atemvolumen, Herzfrequenz, Blutdruck
- **Analyse von Beweglichkeit und Bewegung:** Beweglichkeitsmessung nach Winkelmaß, Bewegungs-/Ganganalyse (goniometrische, optoelektrische, topometrische Systeme), Podografie
- **Analyse der Muskelkraft und -funktion:** isometrische und isokinetische Muskelfunktionsmessung, Muskelkraft und -dehnfähigkeit, Myotonometrie
- **Schmerzanalyse** (Algometrie): Erhebung der Schmerzintensität (visuelle Analogskala, visuelle Ratingskala, spezifische Fragebögen, z. B. Chronifizierungsscore nach Gerbershagen) und der Schmerzempfindlichkeit (mechanische, thermische und elektrische Schmerzschwellenmessung).

Therapieplanung: Sie ergibt sich aus der durchgeführten Diagnostik und ist ärztliche Aufgabe, um ein Gesamtkonzept und eine zielgerichtete Verordnung von aufeinander abgestimmten, an Schäden und Funktionsstörungen orientierten, physikalischen Therapiemaßnahmen zu erstellen.

2.4 Methoden und Therapiemittel in der physikalischen Medizin

2.4.1 Physiotherapie

> **DEFINITION** Die **Physiotherapie** (Krankengymnastik) umfasst übergreifend die äußerliche Anwendung von Heilmitteln mit aktiven und passiven Formen der Bewegungstherapie zur Prävention, Behandlung und Rehabilitation von Krankheiten und krankheitsbedingten Funktionsstörungen sowie zur allgemeinen Gesundheits- und Leistungsförderung.
> Die **physikalische Therapie** ist lediglich ein Teilgebiet der Physiotherapie und fasst alle medizinische Behandlungsformen zusammen, die auf physikalischen Methoden beruhen.

Wirkmechanismen: Die Behandlungsformen der Physiotherapie bewirken sowohl **direkte** als auch **indirekte Reaktionen**. Grundlage ist die zentrale und periphere **Steuerung über das Nervensystem am Bewegungsapparat**, wodurch willkürliche und unwillkürliche Mechanismen ablaufen. Die Reizung von Propriozeptoren von Gelenkstrukturen, Muskeln und Sehnen kann zu einer Aktivierung (Fazilitation) oder Hemmung (Inhibition) der Muskelspannung führen. Das wiederholte Üben fördert auf der einen Seite den Aufbau von Muskelkraft und der Funktionsfähigkeit des Bewegungs- und Halteapparates, auf der anderen Seite wird die Koordination verbessert.

Techniken: Es gibt eine Vielzahl verschiedener Techniken, die in unterschiedlicher Art und Intensität an physischen, psychischen und sozialen Ansatzpunkten angreifen:

- **aktive Bewegungstherapie:** Sie erfordert die aktive Mitarbeit des Rehabilitanden. Die aktive Bewegung gegen Widerstand bewirkt eine Kräftigung der Muskulatur und eine Mobilisation der Gelenke. Weitere wichtige Elemente sind das isometrische Muskeltraining, die Stabilisation und die Muskelentspannung.
- **passive Maßnahmen:** Sie erfolgen durch den Therapeuten, der Rehabilitand bleibt passiv. Die wichtigsten Techniken sind die passive Mobilisation von Gelenken, Dehnungen und Lagerungstechniken zur Vorbeugung von Kontrakturen, Behandlungen durch Zug in der Achse der Wirbelsäule oder der Gelenke (Extension) bzw. an einem der Gelenkpartner (Traktion).
- **neurophysiologische Therapiekonzepte:** Diese basieren auf Theorien der frühkindlichen Entwicklung von Bewegungsabläufen, die nach einer akuten Erkrankung wieder erlernt werden müssen, z.B. propriozeptive neuromuskuläre Fazilitation (PNF), Konzept nach Bobath oder nach Vojta.
- **Übungen spezieller Aktivitäten:** Übungen von Aktivitäten des täglichen Lebens (ATL), z.B. Geh- oder Transferübungen vom Rollstuhl auf die Toilette
- **Atemtherapie:** Trainieren spezieller Atemtechniken mit und ohne Hilfsmittel zur Verbesserung der pulmonalen Leistungsfähigkeit
- **Entspannungstechniken:** zur allgemeinen Entspannung oder zur Muskelrelaxation
- **mechanische Stimulationstechniken:** Behandelt werden lokale Druckpunkte über schmerzhaft verhärteter Muskulatur (Triggerpunkte) oder es werden Querfriktionen (Dehnungen) von Sehnenansätzen ausgeübt. Weitere Techniken sind die reflektorische Bewegungsanregung (Fazilitation) und Atmungsanregung durch Vibrationen und Klopfungen.

Krankengymnastische Konzepte: Es gibt darüber hinaus eine Vielzahl spezifischer Konzepte und Spezialtechniken, von denen einige wichtige hier aufgeführt sind:

- **Maitland-Konzept:** Form der manuellen Therapie, bei der durch passive Bewegungen Funktionsstörungen an den Gelenken und der Wirbelsäule behandelt werden. Angewendet bei funktionellen Bewegungsstörungen unterschiedlicher Genese.
- **McKenzie-Konzept:** mobilisierende Technik zur Behandlung der Wirbelsäule, bei der Eigenübungen der Patienten durch manuelle Techniken unterstützt werden. Eingesetzt z.B. bei Lumbalgie, Bandscheibenvorfall und Wurzelkompressionssyndrom.
- **Brügger-Therapie:** Form der Haltungskorrektur, wodurch Erkrankungen des Bewegungsapparates therapiert werden, die durch eine fehlerhafte Funktion der Muskulatur verursacht und wesentlich auf Fehlhaltungen zurückzuführen sind. Angewendet bei Fehlbelastung von Wirbelsäule und Gelenken durch eine fehlerhafte Körperhaltung.
- **Funktionelle Bewegungslehre (FBL)** nach Klein-Vogelbach: Nach strukturierter Diagnostik durch Beobachtung der Haltung und des Bewegungsverhaltens werden spezielle Behandlungstechniken und therapeutische Übungen in einer Kombination aus Mobilisation, Entlastung, Haltungstraining und Massage angewendet. Eingesetzt bei funktionellen Bewegungsstörungen unterschiedlicher Genese.
- **Propriozeptive neuromuskuläre Fazilitation (PNF):** Gegen Widerstand ausgeführte (propriozeptiv), dreidimensionale Bewegungsmuster werden zentral als Teil eines Gesamtbewegungsmusters erkannt, wodurch aktivierende Impulse an die Muskeln der Peripherie und somit auch an die betroffenen funktionsgestörten Körperabschnitte (neuromuskulär) geschickt werden. Eingesetzt bei Bewegungsstörungen unterschiedlicher Genese.
- **Vojta-Konzept:** Ausgehend von Beobachtungen von Bewegungsabläufen der motorischen Entwicklung des Menschen im ersten Lebensjahr (Entwicklungskinesiologie) entwickeltes neurophysiologisches Behandlungskonzept zur Behandlung bestimmter Haltungs- und Bewegungsmuster. Angewendet bei angeborenen und erworbenen Bewegungsstörungen unterschiedlicher Genese.
- **Bobath-Konzept:** Bahnung physiologischer und Hemmung unphysiologischer Bewegungsmuster zur Erreichung eines normalen Muskeltonus. Eingesetzt vor allem bei Erkrankungen des Zentralnervensystems.

- **Stemmübungen nach Brunkow:** Bewegungstherapie mit isometrischen Muskelanspannungen, um Dysbalancen der Muskulatur und der Haltung auszugleichen. Angewendet bei funktionellen Bewegungsstörungen unterschiedlicher Genese.
- **Progressive Muskelentspannung nach Jacobsen:** Senkung der Muskelspannung durch wechselndes Anspannen und Entspannen bestimmter Muskelgruppen mit zugleich psychischer Entspannung. Eingesetzt bei funktionellen Beschwerden, Stress, Schlafstörungen, Überlastungssyndrom.

Indikationen: Erkrankungen und Verletzungen des Bewegungs- und Halteapparates, Haltungsschäden, Mobilisierung und Muskelkräftigung nach Operationen, Lungen- und Bronchialerkrankungen, Herz-Kreislauf-Erkrankungen, arterielle und venöse Durchblutungsstörungen, neurologische Erkrankungen (v. a. spastische und schlaffe Lähmungen sowie extrapyramidale Störungen), rheumatische Erkrankungen, Stoffwechselerkrankungen, geriatrische Indikationen, Geburtsvorbereitung und Rückbildungsphase, funktionelle und psychovegetative Syndrome.

Kontraindikationen: Es existieren nur sehr wenige Situationen, in denen die Physiotherapie absolut kontraindiziert ist.

> **MERKE** Selbst beim bettlägerigen oder schwerstverletzten Patienten sind tägliche passive Bewegungsübungen indiziert, um Kontrakturen der Gelenke bzw. Thrombosen/Embolien vorzubeugen.

Aktive, belastende Bewegungsübungen und Bewegungsbad sind bei kardialen Erkrankungen nicht angezeigt. Weitere Kontraindikationen sind schwere konsumierende Erkrankungen, floride Infektionskrankheiten, Gerinnungsstörungen (Blutungsgefahr), Durchblutungsstörungen und die akute Phlebothrombose.

2.4.2 Ergotherapie

> **DEFINITION** Die **Ergotherapie** ist eine eigenständige Methode zur Behandlung motorischer, sensorischer, psychischer und kognitiver Funktionsbeeinträchtigungen. Mit spielerischen, handwerklichen und gestalterischen Techniken sowie Übungen der Aktivitäten des täglichen Lebens (ATL) werden beeinträchtigte Fähigkeiten verbessert und bestenfalls wiederhergestellt.

Das Ziel ist die Wiedererlangung einer größtmöglichen Selbstständigkeit und Handlungsfreiheit im Alltag. Zur Ergotherapie zählt man auch die Instruktion im Gelenkschutz und die Anfertigung von Orthesen.

Wirkmechanismen: Die Wirkung zielt auf Reaktionen unterschiedlicher struktureller Systeme ab. Das **Training von im Alltag gebrauchten Bewegungsmustern** erzielt eine Verbesserung der Koordination und Motorik, Kraft und Beweglichkeit. Bewegungsmuster sollen so weit verinnerlicht werden, dass eine Selbstständigkeit bei den Aktivitäten des täglichen Lebens (ATL) erreicht wird. Hierzu zählen auch Techniken auf psychosozialer Ebene. Eine Besonderheit stellt die berufsbezogene Rehabilitation dar, bei der Tätigkeiten und Bewegungsabläufe am Arbeitsplatz durch Ergotherapeuten gezielt trainiert werden.

Techniken: Die wichtigsten Behandlungstechniken sind:
- **Funktionstraining:** Ausgewählte handwerkliche Techniken und Übungen aus dem lebenspraktischen, beruflichen und Freizeitbereich zielen auf die Verbesserung oder Wiedererreichung der beeinträchtigten Fähigkeiten ab.
- **Selbsthilfetraining:** Training von essenziell selbst zu verrichtenden Tätigkeiten (z. B. Körperhygiene, Essen).
- **Versorgung mit Hilfsmitteln:** Die Versorgung mit Hilfsmitteln dient prinzipiell der Vorbeugung und Behandlung von Fehlstellungen. Individuell hergestellte oder angepasste Hilfsmittel (z. B. Greifmittel, Anziehhilfen) unterstützen die Selbstständigkeit bei den Aufgaben des Alltags.
- **Gelenkschutz:** Versorgung mit Prothesen, Schienen, Hilfsmitteln, Beratung und Training.
- **Medikomechanik:** Funktionelle Behandlung mit mechanischen Therapiegeräten und Hilfsmitteln (z. B. medizinisches Gerätetraining, Orthesen, Rollstuhltraining).
- **Ablenkende Übungsbehandlung:** Kreativ-gestalterische und kommunikative Therapiemittel bewirken eine psychische Ablenkung und soziale Integration.
- **Anpassungen** an häusliche und berufliche Umgebung/Arbeitstherapie: Spezifische Anforderungen zu Hause oder am Arbeitsplatz werden trainiert, um die Belastbarkeit zu erhöhen bzw. um Maßnahmen zur Kompensation von Funktionsstörungen zu erlernen.

Indikationen: ==Indikationen für Ergotherapie sind entzündliche, rheumatische und degenerative Erkrankungen sowie Unfallfolgen an Gelenken und der Wirbelsäule==, Muskeldystrophie, periphere Nervenläsionen und Polyneuropathie, zentralnervöse Erkrankungen (z. B. Schlaganfallfolgen, Hirnleistungsstörungen oder Morbus Parkinson), psychische und psychosomatische Erkrankungen, Entwicklungsstörungen und frühkindliche Hirnschädigungen.

Kontraindikationen: Die Kontraindikationen entsprechen im Wesentlichen denen der Physiotherapie, wobei die ergotherapeutischen Techniken insgesamt weniger belastend für den Organismus sind.

2.4.3 Medizinische Trainingstherapie (MTT)

> **DEFINITION** Die **medizinische Trainingstherapie (MTT)** ist eine Bewegungstherapie zur Behandlung und Prävention von Krankheiten und krankheitsbedingten Funktionsstörungen auf der Basis der wissenschaftlichen Bewegungs- und Trainingslehre. Sie ist charakterisiert durch den Einsatz eines körperlichen Trainings und erfolgt i. d. R. an Trainingsgeräten.

Der früher synonym gebrauchte Begriff „Sporttherapie" sollte nicht mehr verwendet werden, da Sport nicht zwangsläufig mit körperlichem Training einhergehen muss (z. B. Paragliding).

Wirkmechanismen: Das Potenzial der Muskelkraft, Ausdauer, Schnelligkeit, Beweglichkeit und Koordination wird durch variierendes Kraft- und Ausdauertraining (isometrisch, isotonisch, isokinetisch) verbessert.

Techniken: Nach eingehender Voruntersuchung und Definition der Funktionsstörungen erfolgt die Ausarbeitung eines Trainingsplans mit progressiver Intensität. Unbedingt erforderlich sind die Anleitung, Aufsicht und Kontrolle durch einen behandelnden Therapeuten, wobei besondere Zusatzqualifikationen gefordert sind. Um die gewünschte Adaptation zu erreichen, ist mindestens eine mehrwöchige Trainingstherapie erforderlich.

Indikationen: Das Spektrum der Indikationen ist sehr breit und entspricht im Wesentlichen jenem der Physiotherapie.

Kontraindikationen: Da bereits ein Mindestmaß an kardiopulmonaler Belastbarkeit (mind. 100 Watt) und Selbstständigkeit vorhanden sein muss, sind unmittelbar postoperative Zustände meist ungeeignet. Absolute Kontraindikationen sind schwere Koronarerkrankungen und starke therapieresistente Schmerzsyndrome. Weitere Einschränkungen gibt es bei Muskelerkrankungen (z. B. Muskeldystrophie) und Paresen.

2.4.4 Manuelle Therapie

> **DEFINITION** Die **manuelle Therapie** benutzt manuelle diagnostische und therapeutische Techniken an der Wirbelsäule und an den Gelenken der Extremitäten zur Behandlung reversibler Funktionsstörungen (Blockierungen) am Haltungs- und Bewegungsapparat.
> Unter einer Blockierung versteht man die reversible artikuläre und segmentale Dysfunktion, klinisch besteht hier ein gestörtes Gelenkspiel.

Wirkmechanismen: Die manuelle Therapie geht von einer Funktionseinheit von Muskulatur und Gelenk aus. Im Zentrum steht die Beseitigung reversibler Funktionsstörungen (Blockierungen) der Gelenke, die infolge reflektorischer Vorgänge, Fehlbelastungen, struktureller Erkrankungen (z. B. Entzündung, Degeneration) oder nach Verletzungen bestehen. Durch manuelle Gelenkbewegungen werden Schmerzafferenzen beeinflusst und hierdurch reflektorische Blockierungen beseitigt.

Techniken: Die Wiederherstellung einer reversibel gestörten Gelenkfunktion erfolgt entweder durch Manipulation oder Mobilisation. Die **Mobilisation** arbeitet mit wiederholten Gleitbewegungen bzw. mit Traktion bei geringer Geschwindigkeit und zunehmender Amplitude. Die **Manipulation** dagegen arbeitet mit ruckartigen, raschen Impulsen kleiner Amplitude in die freie Bewegungsrichtung zum Lösen der Blockierungen. Diese darf in Deutschland nur von speziell ausgebildeten Ärzten durchgeführt werden.

Indikationen: Die einzige Indikation ist die reversible Blockierung eines Gelenks.

Kontraindikationen: Die manuelle Therapie darf bei entzündlichen Prozessen, bei Verletzung anatomischer Strukturen, fortgeschrittenen degenerativen Veränderungen (des betroffenen Gelenks), bei schwerer Osteoporose, Anomalien der A. vertebralis und psychischen Störungen nicht angewendet werden.

2.4.5 Massagetherapie

> **DEFINITION Massage** ist eine befundorientierte, manuelle Behandlungstechnik, die über dosierte Druck-, Zug- und andere mechanische Reize auf Haut, Subkutis und Muskulatur wirkt.

Wirkmechanismen: Die Wirkung tritt zum einen **lokal** auf: Mechanisch werden Verklebungen in verschiedenen Schichten der Haut gelöst. Durch den mechanischen Reiz und durch humorale und neurovasale Mechanismen kommt es auf der arteriellen Seite zur Vasodilatation, auf der venösen Seite durch Aktivierung der Muskelpumpe zu einem vermehrten Abstrom. Die Steigerung der Permeabilität bewirkt eine gesteigerte Resorption von Ödemen. An der Muskulatur führt die Massage zu einer reflektorischen Tonusregulierung sowie zu biochemischen Effekten durch lokale Freisetzung von Gewebshormonen und Zytokinen. Durch neuronale Wirkung wird die Aktivität von Muskelspindeln und Mechanorezeptoren beeinflusst.

Als **Fernwirkung** treten immunologische und endokrine Wirkungen auf, und eine psychische Wirkung entsteht durch Effekte der Entspannung und der zuwendungsorientierten Behandlung. Es kommt zu einer verbesserten Blutzirkulation und einer Steigerung der myokardialen Leistung.

Techniken: Grundsätzlich werden Techniken mit einer überwiegend **direkten Wirkung** von **reflextherapeutischen Massagetechniken** unterschieden. Es gibt eine Reihe verschiedener Methoden, einige wichtige sind:
- **klassische Massage:** Folgende Techniken gehören dazu: Streichungen (von peripher nach zentral in Muskelverlauf), Knetungen (schräg oder quer zum Muskelverlauf), Reibungen (kleinflächige Bewegungen mit der Fingerkuppe), Klopfungen (quer zum Muskelverlauf ansetzende Klopfbewegungen mit der Hand), Rollungen (gegengleiche Rollbewegungen von meist größeren Muskelgruppen – z. B. Oberschenkel – um den Oberschenkelknochen) und Vibrationen (vibrierende Bewegungen mit der Hand). Nicht zu den Massagetechniken gehören Ziehungen. Es überwiegt der detonisierende Effekt auf die Muskulatur. Indiziert bei Muskelverhärtungen, Atrophien, Paresen und Periarthropathien.
- **Bindegewebsmassage:** Zugreize am subkutanen Bindegewebe bewirken über den kutiviszeralen Reflexbogen eine nervös-reflektorische Reaktion der dazugehörigen Organe, des Bewegungsapparats und der Haut, wobei

die reflektorische Wirkung ausgenutzt wird. Angewendet bei funktionellen Erkrankungen der glatten Muskulatur (z. B. funktionelle Organbeschwerden, vaskulärer Kopfschmerz).

- **manuelle Lymphdrainage:** Diese mit leichtem Druck ausgeübte Massagetechnik bewirkt einen Abstrom von Gewebeödemen über das Lymphgefäßsystem. Angewendet bei Lymphödemen, Ödemen bei progressiver Systemsklerose und CRPS Stadium II. In der „komplexen physikalischen Entstauungstherapie" (KPE) wird sie mit Hochlagerung der betroffenen Extremität, Kompressionsverfahren und speziellen Bewegungsübungen kombiniert.
- **Reflexzonenmassage:** Behandelt werden Hautfelder (meist an Händen und Füßen), die bestimmten Organen oder Muskeln zugeordnet werden und die über Wechselwirkungen Effekte an den Zielorganen bewirken sollen. Die Zuordnung der Felder zu den jeweiligen Organen ist wissenschaftlich jedoch nicht belegt.
- **Periost-Massage:** Als eine Form der Reflexzonenmassage wirkt die manuelle Behandlung des Periosts reflektorisch schmerzlindernd, v. a. an Beckenorganen. Es wird die reflektorische Wirkung ausgenutzt. Angewendet u. a. bei chronischen Schmerzsyndromen sowie Blasen- und Verdauungsstörungen.

Indikationen: Sie sind bei den einzelnen Massagetechniken bereits aufgeführt.

Kontraindikationen:

> **MERKE** Bei Fieber, Infektionskrankheit und dekompensierter Herz-Kreislauf-Erkrankung (dekompensierte Herzinsuffizienz, Herzinfarkt) sind Massagen absolut kontraindiziert!

Weitere Kontraindikationen sind Thrombose und Thrombophlebitis, Blutungen und Blutungsneigung, AVK Stadium III und IV, frische Verletzungen, Hauterkrankungen (Dermatosen), CRPS Stadium I und schwere konsumierende Erkrankungen.

2.4.6 Elektrotherapie

> **DEFINITION** Medizinische Anwendung von nieder- (bis 1000 Hz), mittel- (1–100 kHz) und hochfrequenten (über 100 kHz) Strömen über die Haut. Man unterscheidet Gleichstrom (galvanisch) und Wechselstrom. Der Strom wird entweder über Elektroden auf der Haut oder in einem Wasserbad appliziert.

Wirkmechanismen: Elektrische Reize können direkt am Membranpotenzial der Zellen angreifen und somit eine Erregung der Rezeptoren und Nerven bewirken. Durch Reizung von Nozizeptoren bzw. Hemmung der Schmerzzuleitung kann eine Schmerzdämpfung erzielt werden; durch Auslösen von Aktionspotenzialen an einem Nerv oder einer motorischen Endplatte werden Nerven bzw. Muskeln aktiviert. Zudem wird Wärme durch die Schwingung im Wechselstromfeld in wasserhaltigem Gewebe erzeugt. Niedrige Frequenzen wirken durchblutungsfördernd und schmerzlindernd und können den Stoffwechsel im Gewebe und die Nervenleitfähigkeit anregen. Hohe Frequenzen dagegen bewirken ausschließlich die Erzeugung von Wärme.

Techniken: Hierzu zählen:

Gleichstromtherapie (Galvanisation): Eine Form der niederfrequenten Elektrotherapie. Der Strom hat eine konstante Spannung, Stärke und Richtung und wird vorwiegend in Bädern benutzt. Die Wirkung ist Schmerzlinderung, Sedierung und Erregungshemmung. Verbreitet sind das hydrogalvanische Vollbad (Stangerbad), das 2- oder 4-Zellen-Bad für Arme bzw. Unterschenkel und die **Iontophorese**. Hierbei werden zusätzlich zur Gleichstromtherapie Medikamente (z. B. Antiphlogistika, Lokalanästhetika) appliziert und mit dem Strom über die Haut in das Gewebe eingebracht. Je nach verwendeten Medikamenten kann sich eine hyperämische, analgetische oder antiphlogistische Wirkung entfalten. Anwendung z. B. bei Arthrosen, Lumbago, Myalgien oder Epikondylopathien.
Niederfrequente Reizstromtherapie: verschiedene Stromformen zur Schmerzlinderung, Durchblutungssteigerung und Muskelstimulation:

- **diadynamische Ströme:** häufigste Form der Reizstromtherapie, bei der gleichgerichtete Wechselströme angewendet werden und zusätzlich ein galvanischer Gleichstrom unterlegt ist. Die Abgabe erfolgt in Impulsen und bestimmten Zeitabständen. Je nach Stromform wirken sie motorisch oder sensibel stimulierend, analgetisch oder detonisierend.
- **transkutane elektrische Nervenstimulation (TENS):** Kleine tragbare Geräte geben niederfrequente Rechteckimpulse (Wechselstrom) ab, die über Elektroden auf die Haut übertragen werden. Sie wirken überwiegend analgetisch.
- **Reizstromtherapie nach Träbert:** pulsierender Gleichstrom in einer empirisch gefundenen Folge (rechteckförmiger Strom von 2 ms Dauer und 5 ms Pause, Frequenz 143 Hz). Der sog. „Träbert-Strom" kann zur Muskelstimulation und Analgesie eingesetzt werden.

Mittelfrequenztherapie: Durch die höhere Impulsfrequenz wirken diese Ströme vor allem auf die Muskulatur ein. Durch aufeinanderfolgende Reihenimpulse entstehen Muskelkontraktionen ähnlich willkürlichen Muskelzuckungen. Damit lassen sich reflektorisch bedingte Muskelverspannungen und partiell degenerierte Muskulatur therapeutisch erreichen.

Hochfrequenztherapie: Durch das hochfrequente elektromagnetische Feld des Wechselstroms kommt es zu einer Energiezunahme und lokalen Erwärmung in tieferen Gewebeschichten. Aktionspotenziale und Muskelkontraktionen werden nicht mehr erreicht. Verwendet werden hierbei Kurzwelle (27,12 MHz), Dezimeterwelle (433,92 MHz) und Mikrowelle (2450 MHz).

Indikationen: Niederfrequente Ströme kommen bei akuten und chronischen Schmerzzuständen des Bewegungsapparates, bei Neuralgien und Durchblutungsstörungen zum Einsatz. Mittelfrequente Ströme werden vor allem bei chronischen degenerativen Erkrankungen, Muskelschwäche und partiellen Nervenschädigungen angewendet. Hochfrequente Ströme sind bei degenerativen Erkrankungen und unspezifischen Entzündungen indiziert.

Kontraindikationen: Stromanwendungen sind kontraindiziert bei vorhandenem Herzschrittmacher und bei Metallimplantaten im Körper (z. B. Osteosynthesen), v. a. bei hochfrequentem Strom! Weitere Kontraindikationen sind Hauterkrankungen und Wunden, infektiöse Erkrankungen und akute Entzündungen, AVK Stadium III und IV und die Anwendung im Bauch-/Beckenbereich in der Schwangerschaft.

2.4.7 Ultraschalltherapie

DEFINITION Die **Ultraschalltherapie** gehört zu den Verfahren der Thermotherapie [S. C789]. **Hochfrequente** Schallwellen mit Frequenzen zwischen 800 und 4000 kHz erzeugen therapeutische Wärme in tieferen Gewebeschichten. **Niederfrequente** Ultraschallbehandlung (20–120 KHz) wird zur Steigerung der Knochenregeneration eingesetzt.
Der **diagnostisch genutzte Ultraschall** benutzt höhere Frequenzen zwischen 3 und 20 MHz. Die Kombination mit Medikamenten nennt man **Phonopherese** (analog zur Iontopherese).

Wirkmechanismen/Techniken: Hohe Frequenzen erzeugen kurze Wellen mit relativ niedriger Eindringtiefe (zwischen 2 und 3,5 cm bei 800 kHz). Durch Absorption der hochfrequenten Schallwellen kommt es zur Wärmebildung und einem analgetischen, durchblutungssteigernden und detonisierenden Effekt. Da Fettgewebe den Schall schwächer absorbiert, entsteht weniger Wärme, dagegen wird in wasserhaltigen Weichteilen stärkere Wärme gebildet. **Niedrige Frequenzen** erzeugen lange Wellen mit höherer Eindringtiefe. Niederfrequenter Ultraschall besitzt zudem eine osteogene Wirkung und fördert somit die knöcherne Regeneration.

Indikationen: Hochfrequenter Ultraschall ist bei posttraumatischen Funktionsstörungen (Prellungen, Distorsionen, Tendinosen) und degenerativen sowie rheumatischen Erkrankungen indiziert. Niederfrequenter Ultraschall wirkt unterstützend bei deutlich verzögerter Knochenheilung (Pseudarthrose).

Kontraindikationen: Kontraindikationen sind entzündliche Erkrankungen, Thrombophlebitis und Thrombose, AVK Stadium III und IV.

2.4.8 Fototherapie

DEFINITION Die **Fototherapie** beinhaltet die therapeutische und prophylaktische Anwendung mit sichtbarem Licht (Wellenlänge 400–800 nm) sowie Infrarot- (IR, 800–10 000 nm) und Ultraviolett-(UV-)Strahlung. Licht im UV-Bereich wird unterteilt in UV-A (320–400 nm), UV-B (280–320 nm) und UV-C (200–280 nm).

Wirkmechanismen/Techniken/Indikationen: Sichtbares Licht (Heliotherapie) bewirkt eine Suppression der Melatoninausschüttung und wird daher bei saisonaler Depression angewendet (s. Psychiatrie [S. B1016]); die Therapie kann durch Sonnenexposition oder durch künstliche Strahler erfolgen. Vor der Anwendung ist die individuelle UV-Empfindlichkeit (**Erythemschwelle**) zu bestimmen. Bei Frequenzen um 450 nm (Blaulicht) bewirkt Licht eine Fotooxidation und wird zur Senkung des Bilirubins im Serum bei Ikterus neonatorum eingesetzt (s. Pädiatrie [S. B491]). IR bewirkt ausschließlich eine oberflächliche Wärmebildung. UV-A und -B werden therapeutisch durch Fluoreszenz- oder Hochdruckstrahler freigesetzt und wirken immunsuppressiv, stimmungsaufhellend und haben eine wichtige Funktion in der Vitamin-D-Biosynthese. Zudem gibt es Indikationen bei zahlreichen Hauterkrankungen (s. Dermatologie [S. B690]).

Kontraindikationen: Es besteht eine allgemeine Kontraindikation bei Fotodermatosen und erhöhter Lichtempfindlichkeit. IR ist kontraindiziert bei gestörtem Wärmeempfinden und bei akuten entzündlichen Prozessen, da die Gefahr der Verschlimmerung besteht. Kontraindikationen für die UV-Behandlung sind ein erhöhtes Risiko für Hautkrebs, schwere Allgemein- und Hautinfektionen, Lichtdermatosen, Lupus erythematodes, chronische Hepatitis und schwere Herzinsuffizienz.

2.4.9 Inhalationstherapie

DEFINITION Als **Inhalationstherapie** wird die Gabe von Medikamenten als Aerosol (kleintröpfige Verteilung) oder Nebel (grobtröpfige Verteilung, „Feuchtinhalation") über die Atemluft bezeichnet.

Wirkmechanismen: Inhalationen bewirken primär eine Befeuchtung der Schleimhäute, daneben Mukolyse, Bronchodilatation und Entzündungshemmung durch die Beigabe von Medikamenten (u. a. β-Sympathomimetika, Kortikosteroide), Kochsalz, Hydrogencarbonat, Iodid oder Calcium.

Techniken: Der Einsatz von Prallkopfverneblern eignet sich zur Produktion von größeren Tröpfchen (ebenso auch ein Kochtopf mit heißem Wasser), dagegen produzieren Ultraschallvernebler feine Tröpfchen. Von der Größe der Tröpfchen hängt es ab, wie tief das Inhalat in das Bronchialsystem vordringt: Kleine Tropfen erreichen periphere Bronchiolen, große eignen sich dagegen besonders zur Behandlung der oberen Luftwege.

Indikationen: Typische Indikationen sind Asthma bronchiale, chronische Bronchitis, Rhinitiden und Sinusitiden.

Kontraindikationen: Kontraindikationen ergeben sich bzgl. der jeweiligen inhalierten Stoffe bzw. Medikamente. Bei der Verwendung von Kochsalz können bronchospastische Reaktionen auftreten, hier ist bei entsprechend disponierten Personen Vorsicht geboten.

2.4.10 Thermotherapie

> **DEFINITION** Dem Körper wird Wärme entweder zugeführt (**Wärmetherapie**) oder entzogen (**Kältetherapie**).

Wirkmechanismen: Zugeführte **Wärme** bewirkt eine Durchblutungssteigerung, eine erhöhte Stoffwechselleistung sowie eine Muskeldetonisierung. Damit verbunden ist ein analgetischer Effekt. Wird die Körperkerntemperatur erhöht, werden auch immunologische Reaktionen ausgelöst. **Kälte** bewirkt eine Vasokonstriktion, eine Hemmung der Ödembildung (dies wird vor allem postoperativ ausgenutzt), eine verminderte Stoffwechselleistung und wirkt antiphlogistisch und analgetisch. Die Nervenleitgeschwindigkeit wird herabgesetzt und der Muskeltonus wird kurzfristig gesteigert. Langfristig wirkt Kälte dann ebenfalls detonisierend.

Techniken: Unterschiedliche Medien werden als Thermoträger benutzt, so z. B. Paraffin, Fango, Peloide. Auch die Elektro- und die Ultraschalltherapie (s. o.) werden zur Produktion von Wärme benutzt.

Indikationen: Die lokale Anwendung von Wärme ist bei sehr vielen chronischen Erkrankungen des Bewegungsapparates, bei weichteilrheumatischen und psychosomatischen Erkrankungen oder bei Spasmen der abdominellen Hohlorgane indiziert. Kälte wird bei akuten traumatischen Ereignissen, akuten Schmerzen (auch postoperativ), akuten Schüben der rheumatoiden Arthritis, bei Periarthropathie, Spastik und schlaffen Paresen sowie beim CRPS Stadium I eingesetzt. Kühle Wickel sind auch zur naturheilkundlichen Behandlung von Schlafstörungen oder Fieber geeignet.

Kontraindikationen: Kälte und Wärme sind bei einer verminderten Belastbarkeit des Kreislaufs und bei hoch fieberhaften Infekten bzw. Erkrankungen kontraindiziert. Die Anwendung von Kälte ist bei Raynaud-Syndrom und Kälteagglutininen absolut verboten.

2.4.11 Hydrotherapie

> **DEFINITION Hydrotherapie** bezeichnet die äußerliche Anwendung von reinem Wasser als Heilmittel. In der Balneotherapie (s. u.) werden dagegen Mineralwasserarten verwendet.

Wirkmechanismen: Der Auftrieb im Wasser entlastet den Bewegungs- und Halteapparat. Daneben wirkt der hydrostatische Druck auf das Niederdrucksystem des Kreislaufs, da Kapillaren und kleine Gefäße komprimiert werden. Dies bewirkt eine Volumenverschiebung nach zentral und damit eine Erhöhung von Herzminutenvolumen und zentralvenösem Druck, was eine Mehrbelastung des linken Herzens mit sich bringt. Als Folge kommt es zur hormonellen Gegenregulation (Renin-Angiotensin-Aldosteron-System, ADH, ANH) und zu einer verstärkten Diurese. Weitere Effekte werden durch die Temperatur vermittelt, es kommt zur Vasokonstriktion mit anschließender reaktiver Hyperämie (kurze Anwendung von Kälte) bzw. Vasodilatation (Wärme). Der Reibungswiderstand erlaubt eine dosierte Kraftaufwendung, die z. B. im Bewegungsbad ausgenutzt wird.

Techniken: Es gibt zahlreiche Anwendungsformen der Hydrotherapie, z. B.:
- Güsse und Unterwassermassagen
- Abreibungen
- Packungen, Wickel, Auflagen
- Bäder und Dämpfe
- Bewegungsbad mit physiotherapeutischen Anwendungen.

Indikationen: Chronische Erkrankungen des Haltungs- und Bewegungsapparates, Behandlungen nach Verletzungen, funktionelle Durchblutungsstörungen. Ein rechtsseitig ansteigendes Armbad kann bei einem Angina-pectoris-Anfall zu einer Erweiterung der Koronargefäße führen.

Kontraindikationen: Es gelten die gleichen Kontraindikationen wie für die Thermotherapie. Vorsicht ist geboten bei schwerer Herzinsuffizienz, malignen Erkrankungen und Kachexie.

2.4.12 Balneotherapie und Klimatherapie

> **DEFINITION Balneotherapie** beschreibt die therapeutische Anwendung natürlicher, ortsgebundener Heilmittel wie Heilwasser, Heilgase und Peloide.
> Die **Klimatherapie** benutzt natürliche klimatische Umweltreize zur Prävention und Rehabilitation, wobei das Reizklima (z. B. an der Meeresküste) vom milden Klima (z. B. im Hochgebirge) unterschieden wird. Eine spezielle Form ist die **Thalassotherapie** (griech. Thalasso: Meer) als Kombination des Meeresklimas mit weiteren ortsgebundenen Anwendungen (z. B. Seebäder).

Wirkmechanismen/Techniken: Je nach Heilmittel wirken thermische und mechanische Effekte analog der Thermo- bzw. Hydrotherapie (s. o.). Die Resorption spielt im Wesentlichen keine Rolle (Ausnahmen: CO_2, H_2S, Jod, Radon). Die Klimatherapie zeichnet sich durch eine veränderte Zusammensetzung der inhalierten Luft (bzgl. Allergenen, Schadstoffen etc.) aus.

CO_2-Gasbäder werden als Trockenbäder in einer abgedichteten, den Kopf freilassenden Kabine genommen. Es entfällt der hydrostatische Druck. Kohlensäurebäder normalisieren labilen Blutdruck, erweitern die Hautkapillaren und reizen Kälterezeptoren der Haut. Schwefelbäder besitzen eine entzündungshemmende Wirkung, weshalb vor allem Rheumapatienten diese Bäderform in Anspruch nehmen, und auch Hauterkrankungen (Akne, Psoriasis) sollen positiv zu beeinflussen sein. Jod als Zusatz beeinflusst den Stoffwechsel und wirkt durchblutungsfördernd. Radon als Gas hat auch bei den heute noch gelegentlich angewendeten niedrigen Dosen eine potenziell schädigende Wirkung (Mutation, Karzinomentstehung) und soll generell nicht verwendet werden.

Bei Moorbädern werden Huminsäuren für die Wirkung verantwortlich gemacht.

Indikationen: Die häufigsten Indikationen betreffen chronische Erkrankungen des Bewegungsapparates, des Herz-Kreislauf- und des pulmonalen Systems.

Kontraindikationen: Die Kontraindikationen für die Badetherapie ohne Zusätze entsprechen denen der Thermo- bzw. Hydrotherapie. Die Bäder mit Zusätzen haben darüber hinaus gesonderte Kontraindikationen:
- **CO_2-Bad:** Herz- und Lungenerkrankungen, Infektionserkrankungen, Malignome
- **Schwefelbad:** Herz- und Kreislaufinsuffizienz, Arteriosklerose
- **Jodbad:** Jodüberempfindlichkeit, Schilddrüsenüberfunktion, Infektionserkrankungen, Herz- und Kreislaufinsuffizienz.

2.4.13 Hippotherapie

DEFINITION Physiotherapeutische Methode, die auf Reiten mit Sitz-, Halte- und Bewegungsübungen basiert, für bewegungsgestörte Kinder und Erwachsene. Sie wird von Physiotherapeuten mit spezieller Weiterbildung durchgeführt und es werden speziell ausgebildete Pferde eingesetzt.

Wirkmechanismen/Techniken: Die Bewegungsimpulse des langsam schreitenden Pferdes werden auf den reitenden Patienten übertragen, wobei stützende, komplexe Bewegungsmuster trainiert werden können.

Indikationen: Zielgruppen sind Patienten mit Schädigungen oder Funktionsstörungen des Zentralnervensystems und des Stütz- und Bewegungsapparates. Vor allem neurologische Krankheitsfolgen wie z. B. nach Schlaganfall mit Spastik oder bei Multipler Sklerose können günstig beeinflusst werden.

Kontraindikationen: Die Hippotherapie sollte nicht angewendet werden bei einem entzündlichen Prozess der Wirbelsäule, schlecht eingestelltem Anfallsleiden, einem akuten Schub einer Multiplen Sklerose, Blutungsneigung und Allergie gegen Pferdehaare.

3 Naturheilverfahren

3.1 Definition, Klassifizierung und Abgrenzung

DEFINITION Naturheilverfahren sind Therapien, die im Körper **natürliche Reaktionen** anregen und **ausschließlich aus der Natur** stammen, wie z. B. Wärme, Kälte, Wasser, Erde, Licht, Luft, Nahrung und Pflanzen.

Daneben existieren weitere Begriffe, die sich in der Bedeutung nicht immer klar voneinander unterscheiden lassen:
- **Naturheilkunde:** Die Lehre von den Naturheilmitteln und deren Anwendung wird ergänzt durch eine naturphilosophische Sicht vieler Erkrankungen bzgl. Diagnostik und Therapie.
- **Komplementärmedizin:** Naturheilverfahren werden ergänzend (komplementär) zur wissenschaftlich ausgerichteten Hochschulmedizin angewendet.
- **Erfahrungsheilkunde:** angewandte Verfahren, die ausschließlich empirisch (aus der „Erfahrung" heraus) und nicht nach Untersuchungen und Erkenntnissen der Wissenschaft heraus entstanden sind.

Die „klassischen" Naturheilverfahren („5 Säulen") nach Pfarrer Sebastian Kneipp (1821–1897) beinhalten:

- Hydrotherapie [S. C789]
- Bewegungstherapie [S. C785]
- Ernährungstherapie [S. C791]
- Ordnungstherapie [S. C791]
- Phytotherapie [S. C791]

Vor allem bezüglich der Anwendung des Wassers hat Kneipp zahlreiche Regeln erstellt. Spezielle Einrichtungen bieten mehrwöchige Kneipp-Kuren an.

Zu den klassischen Methoden der Naturheilverfahren zählen außerdem:
- Massagetherapie [S. C786]
- Sauna
- Chirotherapie [S. C786]
- Balneo- und Klimatherapie [S. C789].

Darüber hinaus werden hier auch häufig verwendete, ganzheitliche Verfahren beschrieben:
- Akupunktur [S. C793]
- Neuraltherapie [S. C793]
- ausleitende Verfahren (Aderlass, Schröpfen, Blutegel [S. C793]).

In der Praxis werden auch zahlreiche alternativmedizinische Verfahren angewendet, die hier nicht weiter besprochen werden sollen.

3.2 Wirkprinzipen der klassischen Naturheilverfahren

Bei Naturheilverfahren hat das biologische **Prinzip der Selbstregulation** eine große Bedeutung. Dieses geht davon aus, dass jede Störung im Organismus zu einer Gegenregulation (Adaption) führt, bis der Zustand der „Gesundheit" wiederhergestellt ist. So führt z. B. Fieber zum Schwitzen und damit zu einer Verdunstungskälte, die den Körper wieder abkühlt. Aus Sicht der Naturheilkunde sind die Regelkreise im Organismus untereinander vernetzt, sodass jede (Gegen-)Regulation eines Regelkreises benachbarte und übergeordnete Kreise beeinflusst und damit auch entfernte physische und psychische Ebenen erreicht. Sind die Regelkreise in Balance, ist der Organismus gesund.

Der Organismus besitzt also eine Kraft zur Selbstheilung. Unter **Hygiogenese** versteht man die somatische und vegetative Gesundung durch natürliche Selbstheilung und Selbstordnung (Regulation, Adaption), die **Salutogenese** bezeichnet die entsprechenden Mechanismen im Bereich der psychischen Selbstregulation (s. auch Prävention [S. C761]).

Aus diesem Verständnis der Naturheilverfahren heraus sollen die einzelnen Therapiemaßnahmen einen Reiz auf den Organismus induzieren und damit eine **Kette von Regulationen** anstoßen. Für eine Reihe von Therapieformen wurde eine Wirksamkeit in klinischen Studien nachgewiesen, dies gilt überwiegend für Methoden der physikalischen Medizin, Ernährungstherapie und Phytotherapie.

Der Begriff „Wirkung" umfasst hierbei alle Reaktionen, die ein Therapiemittel auslöst, unabhängig davon, ob diese erwünscht sind oder nicht. Die „Wirksamkeit" bezeichnet dagegen nur gewünschte Wirkungen zur Behandlung von bestimmten Krankheitsfolgen.

3.3 Spezielle Verfahren

3.3.1 Ernährungstherapie

> **DEFINITION** Aus naturheilkundlicher Sicht ist die Nahrung ein Heilmittel, durch das Regulationsleistungen im gesamten Organismus unterstützt werden. Verwendet werden vor allem **pflanzliche Frischkost** und Lebensmittel aus **biologischem Anbau**.

Eine Vollwerternährung, die ausgewogen Nähr- und Ballaststoffe beinhaltet und wohlschmeckend ist, hat einen positiven Einfluss auf den gesamten Organismus. Zur Regulation des Säure-Basen-Haushalts werden säurebildende Nahrungsmittel wie Kaffee, schwarzer Tee und Zitrusfrüchte gemieden. Bei bestimmten Erkrankungen wird die Vollwerternährung angepasst, wie z. B. bei Diabetes mellitus.

Beispiele für spezielle Ernährungskuren:
- **Vollwerternährung nach Kollath:** Vollwertige Nahrungsmittel werden so weit wie möglich unverändert (in Rohform) belassen, wodurch über Ballaststoffe die Verdauung angeregt wird und ein rascheres Sättigungsgefühl eintritt. Zudem wird ein Lerneffekt bzgl. einer gesund erhaltenden Ernährung erreicht.
- **Darmreinigung nach Mayr:** Diese kurz angelegte Kur mit Teefasten, Milch-Semmel-Diät sowie einer milden Ableitungsdiät mit reichlich Flüssigkeitszufuhr bewirkt primär ein Abführen.
- **Schroth-Kur:** Diese ganzheitliche „Entgiftung" des Körpers als Form des Heilfastens erfolgt über mehrere Wochen. Durch eine geringe Nahrungszufuhr an „Trocken"- und „Trink"-Tagen wird deutlich Gewicht verloren.

3.3.2 Ordnungstherapie

> **DEFINITION** Ordnungstherapie bezeichnet kein Einzelverfahren, sondern umfasst eine **gesunde Lebensführung** und die **Abstimmung einzelner Verfahren** der Naturheilkunde, die zur Gesundung beitragen.

Der Patient wird also angeleitet, einen gesunden Lebensstil zu führen und verschiedene Methoden in den Gesundheitsprozess miteinzubeziehen. Hierzu zählt z. B., dass die Flüssigkeitsaufnahme überwiegend zwischen den Mahlzeiten erfolgen sollte.

3.3.3 Phytotherapie

> **DEFINITION** Die Phytotherapie verwendet ausschließlich **ganze Pflanzen** (z. B. Kräuter) oder **Teile** davon (Blüten, Blätter, Wurzeln, Rinden, Samen).

Diese werden auf verschiedene Arten verabreicht. Ebenso wie chemische Arzneimittel müssen auch pflanzliche in Deutschland vom Bundesinstitut für Arzneimittel und Medizinprodukte (BfArM) zugelassen werden. Das bedeutet, dass Qualität, Wirksamkeit und Unbedenklichkeit des Produktes nachgewiesen werden müssen.

Zubereitungsformen: Einige wichtige phytotherapeutische Zubereitungsformen sind:
- Dekokt: Abkochung mit Wasser, z. B. Wurzeln
- Destillat: konzentrierter Extrakt durch Wasserdampfdestillation
- Extrakt: konzentrierter Pflanzenauszug mit wässrigen, alkoholischen oder ätherischen Lösungsmitteln
- Kaltwasserauszug: Pflanzenteile werden mehrere Stunden im Wasser stehen gelassen und abschließend abgeseiht
- Aufguss: Pflanzenteile werden mit kochendem Wasser übergossen und mehrere Minuten ziehen gelassen
- Pulver: pulverisierte Pflanzen(teile)
- Paste: Salbe mit pulverförmigen Bestandteilen.

Anwendungsgebiete: Für Beispiele wichtiger Phytotherapeutika und ihre Anwendungsgebiete siehe **Tab. 3.1**.

Kontraindikationen: Die Phytotherapie sollte nicht angewendet werden bei dekompensierten Organerkrankungen, Akut- und Notfallsituationen, substitutions- und operationsbedürftigen Erkrankungen.

Tab. 3.1 Wichtige Phytotherapeutika und ihre Anwendungsgebiete

Pflanze und Wirkstoff	Wirkungen/Indikationen
Johanniskraut	Depressionen
Baldrian, Zitronenmelisse, Passionsblume, Hopfen, Kava-Kava, Rauschpfeffer	Unruhe, Angst, Schlafstörungen
Knoblauch (Allin/Allicin)	Arteriosklerose, Fettstoffwechselstörungen, Verdauungsbeschwerden, Erkältung
Ingwer	Reisekrankheit, Übelkeit, Verdauungsbeschwerden, Erkältungskrankheiten, Husten, Halsschmerzen
Löwenzahn	Fettverdauungsstörungen
Fenchel, Pfefferminze, Kümmel	Blähungen
Tausendgüldenkraut, Mariendistel	Appetitlosigkeit, dyspeptische Beschwerden
Weißdorn (Flavonoide, Procyanide), Adonisglöckchen, Maiglöckchen, Meerzwiebel (Digitaloide)	Herzinsuffizienz (Stadien I und II nach NYHA)
Sägepalme, Brennnesselwurzel, Kürbis	benigne Prostatahyperplasie
Bärentraube (Hydrochinon)	Harnwegsinfekte
Nachtkerze (γ-Linolensäure)	atopische Ekzeme, prämenstruelles Syndrom
Rosskastanie (Aescin)	Venenleiden
Schachtelhalm/Zinnkraut (Kieselsäure, Flavonoide), Birkenblätter	Ödeme, Entzündungen, Blutstillung
Teufelskralle (Harpagosid, Iridoidglykoside)	rheumatische Beschwerden
Arnika	Prellungen, traumatische Gelenkbeschwerden
Kamille	antiphlogistisch
Eichenrinde, Ratanhia, Hamamelis/Zaubernuss (Gerbstoffe)	antiphlogistisch, sekretionshemmend, adstringierend
Weidenrinde	antiinflammatorisch, analgetisch, antipyretisch; Anwendung bei entzündlichen Arthropathien, fieberhaften Infekten
Fichtennadeln, Thymian	sekretolytisch
Pestwurz	Spasmolyse, Steinleiden
Heublume	muskelentspannend
Schlüsselblumen	Asthma, Keuchhusten
Roter Sonnenhut (Glykoside, ätherische Öle, Inulin, Betain)	allgemein Resistenzstärkung
Mistelkraut	Immunstimulation, unterstützend in der Krebstherapie
Karotte (Karottensuppe nach Moro)	Diarrhö

MERKE Pflanzliche Präparate sind keineswegs pauschal nebenwirkungsärmer als klassische schulmedizinische Wirkstoffe. Auch Interaktionen mit anderen Arzneimitteln sind zu beachten!

3.3.4 Homöopathie

DEFINITION Die Homöopathie wurde von Samuel Hahnemann (1755–1843) begründet. Nach dem **Ähnlichkeitsprinzip** („Aut-simile"-Prinzip) wird ein Heilmittel ausgewählt, das im unverdünnten Zustand bei Gesunden genau die Symptome auslöst, unter denen der Erkrankte leidet. Durch **„Potenzierung"** (Verreiben und Verschütteln unter schrittweiser Verdünnung) sollen die Wirksamkeit gesteigert und die Nebenwirkungen vermindert werden. Das so „veredelte" Mittel soll die bei Krankheit geschwächte Lebenskraft stärken.

Bei der „Repertorisierung" wird nicht nur auf die Krankheitssymptome, sondern auch auf die Person selbst, auf die Persönlichkeit und den Charakter geachtet. Ziel des Homöopathen ist es, den ganzen Patienten und nicht nur einzelne Symptome zu behandeln.

Zubereitung der Homöopathika: Als Ausgangsmaterial für homöopathische Wirkstoffe können Pflanzen, Tiere, Mineralien oder Krankheitsprodukte verwendet werden. Um die Substanzen in eine lösliche Form zu bringen oder haltbar zu machen, werden sie in bestimmte Trägersubstanzen, wie Alkohol und Milchzucker, gebracht. Es ist möglich, dass nach dem „Potenzieren" kein einziges Molekül von der Ausgangssubstanz mehr in der Verdünnung vorhanden ist. Von wissenschaftlicher Seite aus wird eine fassbare Wirkung bezweifelt, die Heilungserfolge werden ausschließlich dem Placeboeffekt zugeschrieben. Das Gegenargument der Homöopathen lautet, dass die Ausgangssubstanz zwar nicht mehr nachgewiesen werden kann, aber eine „energetische Signatur" der Substanz im Medium vorhanden ist.

  Verdünnungsstufen:
- Dezimalpotenz (D-Potenz): 1 Teil Ausgangsstoff (Ursubstanz) wird mit 9 Teilen Trägerstoff 10-mal verschüttelt (→D 1; 1:10); von dieser D 1-Potenz wird wiederum 1 Teil mit 9 Teilen Trägerstoff verschüttelt (→D 2) usw.
- Centesimalpotenz: 1 Teil Ausgangsstoff wird mit 99 Teilen Trägerstoff verschüttelt (→C 1; 1:100) usw.
- Quinquagesimillesimalpotenz (Q- oder LM-Potenz): 1 Teil Ausgangsstoff wird mit 49 999 Teilen Trägerstoff verschüttelt (→1:50 000).

Indikationen: Eine homöopathische Behandlung kann bei allen Erkrankungen, die durch Selbstregulation des Körpers gemildert oder überwunden werden können, erfolgen.

Kontraindikationen: Eine relative Kontraindikation stellt eine überschießende Arzneimittelreaktion des Patienten dar. Bei operations- oder substitutionspflichtigen Erkrankungen sowie bei Notfällen ist die Anwendung homöopathischer Mittel streng kontraindiziert.

Nebenwirkungen: Wenn das eingenommene Medikament die gleichen Symptome hervorruft wie die Erkrankung selbst, wird dies als Erstverschlimmerung bezeichnet. Sie ist ein Hinweis darauf, dass das gegebene Medikament das Richtige zur Therapie ist, und wird als prognostisch günstiges Zeichen gewertet. Auch bei einer langen Einnahme von Homöopathika können Symptome nach dem Ähnlichkeitsprinzip entstehen. Eine Wiederkehr anderer, früherer Symptome in abgeschwächter Form wird ebenfalls meist positiv bewertet. Während der Behandlung kann sich die Symptomatik der Erkrankung auf andere Bereiche verschieben, z. B. von einem Organ auf ein anderes oder von innen nach außen (**Hering-Regel**). Substanzen, die nur eine niedrige Verdünnungsstufe aufweisen, sollten sehr vorsichtig angewandt werden, weil sie je nach Substanz **allergische oder toxische Reaktionen** hervorrufen können.

3.3.5 Akupunktur

> **DEFINITION** Die Akupunktur ist eine empirische Heilkunst aus der alten chinesischen Tradition. Sie geht von **Energielinien** (Meridianen) aus, über die lebenserhaltende Energie kontinuierlich durch den Körper strömt. Bei einer Gesundheitsstörung ist dieser Energiefluss gestört.

Bekannt sind 12 Hauptmeridiane (Bezug zu jeweils einem Organ) und 8 Sondermeridiane (Bezug zu bestimmten Körperfunktionen). Die Meridiane sind an bestimmten **Akupunkturpunkten** miteinander verbunden.

Es kann ein Überfluss an Energie (**Yang**) oder ein Mangel (**Yin**) bestehen. Gesundheit ist die Balance zwischen Yin und Yang. Durch unterschiedliches Stechen an den Akupunkturpunkten kann Energie abgeleitet oder die Neubildung von Energie angeregt werden. Obwohl es keine morphologischen Korrelate der Akupunkturpunkte gibt, ist die grundsätzliche Wirksamkeit für bestimmte Indikationen in mehreren Studien belegt worden. Man vermutet aus schulmedizinischer Sicht an den Stichstellen feine Durchtrittspunkte von Gefäßnervenbündeln.

Indikationen: Die Hauptindikation liegt in der Behandlung chronischer Schmerzen (Kopfschmerzen, Migräne, Zahnschmerzen, Rückenschmerzen, Gelenkschmerzen, palliativ bei Tumoren) und weichteilrheumatischer Syndrome (Fibromyalgie). Daneben gibt es eine breite Anwendung u. a. in der Gynäkologie bei der Geburtsvorbereitung und bei Regelbeschwerden, bei Suchterkrankungen (Raucherentwöhnung) und bei funktionellen Herz-Kreislauf- sowie Magen-Darm-Beschwerden.

Kontraindikationen und Nebenwirkungen: Bei Erkrankungen mit unklarer Diagnose, infektiösen oder fieberhaften, psychiatrischen Erkrankungen oder Krebsleiden sollte von einer Akupunktur Abstand genommen werden. Schwangerschaft und Blutungsneigung stellen sich als relative Kontraindikationen dar. Wenn die Akupunkturbehandlung von Ungeübten ausgeführt wird, können leichte Komplikationen wie Schmerzen oder Hämatome an den Stichstellen auftreten.

3.3.6 Neuraltherapie

> **DEFINITION** Die Neuraltherapie ist eine **Injektionsbehandlung mit Lokalanästhesie** (z. B. Lidocain). Das Ziel ist jedoch nicht die lokale Betäubungswirkung, sondern die Beeinflussung übergeordneter Regelkreise und Körperbereiche durch die zeitweise Ausschaltung von Störfeldern (z. B. Narben, chronisch entzündete Gewebe oder veränderte Bindegewebszonen).

Unterschieden werden:
- **Störfeldtherapie:** Erreicht werden sollen übergeordnete Störzonen z. B. durch Infiltration einer Narbe.
- **Segmenttherapie:** Behandlung innerhalb eines Segmentes, wobei sämtliche zugehörige Strukturen nerval miteinander vernetzt sind
- **große Neuraltherapie:** Injektionen an Grenzsträngen, Nervenwurzeln, Gelenken und tiefen Strukturen, z. B. Injektion an das Ganglion stellatum bei Migräne.

Indikationen und Kontraindikationen: Der Indikationsbereich entspricht im Wesentlichen jenem der Akupunktur.

Im Gegensatz zur Akupunktur gibt es jedoch mehrere Kontraindikationen: Überempfindlichkeit gegen Lokalanästhesie, Myasthenia gravis, Herzinsuffizienz NYHA Stadium III und IV und Blutungsneigung (Hämophilie, Marcumartherapie).

3.3.7 Ausleitende Verfahren

Ausleitende Verfahren basieren nach neuerem Verständnis der Naturheilkunde auf der Theorie der **unspezifischen Reiztherapie**, bei der durch äußere Reize an der Haut eine Wirkung an inneren Organen entsteht. Historisch ging man von einer Entschlackung aus, bei der dem Körper schädliche Stoffe entzogen werden, um das Gleichgewicht der Säfte wiederherzustellen.

Die häufigsten ausleitenden Verfahren sind:
- **Aderlass:** Früher erfolgte der Aderlass bei allen möglichen Erkrankungen zur Entgiftung. Beim therapeutischen Aderlass heute werden 100–150 ml Blut venös abgenommen. Allgemein anerkannte Indikationen sind Hämochromatose, Polycythaemia vera, Porphyria cutanea tarda und supportiv beim Cor pulmonale mit gleichzeitig bestehender Polyglobulie. Kontraindiziert ist der Aderlass bei allen Zuständen mit Dehydratation, bei Herzarrhythmien, Koronarinsuffizienz mit Angina-pectoris-Anfällen oder Aortitis sowie bei frischem Myokardinfarkt oder Apoplex.
- **Schröpfen:** Auf der Haut werden mehrere Schröpfglocken aufgesetzt und die Luft evakuiert. Durch den Unterdruck bildet sich ein lokales Hämatom (trockenes Schröpfen) oder die Haut wird vorher angeritzt, sodass Blut austritt (blutiges Schröpfen).

- **Kantharidenpflaster:** Blasen-ziehende Pflaster mit dem Wirkstoff Cantharidin, das aus der spanischen Fliege gewonnen wird. Indiziert bei schmerzhaften Entzündungen großer Gelenke, allerdings schon in geringen Mengen nephrotoxisch. Häufig bleiben nach Abheilung der Blase eine Narbe und Hyperpigmentierung zurück.

- **Blutegeltherapie:** Der Speichel der Blutegel enthält die gerinnungshemmende Substanz Hirudin. Die Egel werden auf akut entzündete oder thrombotische Areale aufgesetzt, wo sie ca. 30 min lang Blut ansaugen und u. a. Hirudin sezernieren. Anwendung auch bei rheumatischen Erkrankungen (z. B. aktivierter Gonarthrose).

39 Krankenhaushygiene

Uwe Frank, Markus Dettenkofer

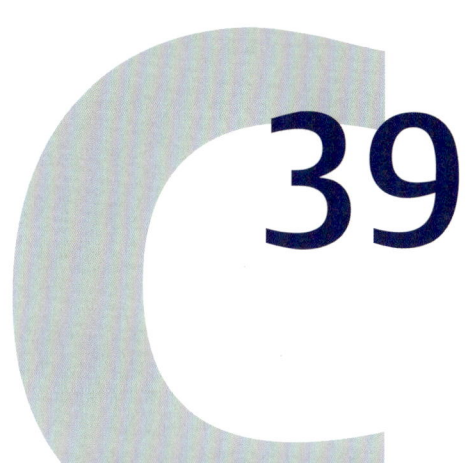

1	Einleitung	796
2	Standardhygienemaßnahmen	796
3	Methoden zur Reinigung, Desinfektion, Sterilisation	799
4	Nosokomiale Infektionen	801
5	Multiresistente Erreger und Legionellen	808
6	Trink- und Badewasserhygiene	813

1 Einleitung

1.1 Gesetzliche Rahmenbedingungen und Leitlinien

1.1.1 Verantwortlichkeiten

Der Bereich **Krankenhaushygiene** einer Klinik ist verantwortlich für die Prävention/Prophylaxe, Kontrolle (und z. T. Therapie) von Krankenhausinfektionen. Verantwortlich im **juristischen** Sinne für die Hygiene in einer Abteilung sind der ärztliche Leiter der Abteilung sowie jeweils auch der behandelnde Arzt.

1.1.2 Gesetze und Leitlinien

Das **Infektionsschutzgesetz** (IfSG, in Deutschland gültig seit dem 1.1.2001) soll den Schutz der Bevölkerung vor Infektionskrankheiten verbessern. Es regelt die **Meldepflicht** bestimmter Erkrankungen (z. B. Meldung bei Verdacht, Erkrankung, Tod) oder im Labor nachgewiesener Erreger, welche Angaben im Fall einer Infektion gemacht werden müssen, und den Umgang mit nosokomialen Infektionen. Dort ist auch geregelt, für welche Erregerspezies Resistenzen gegenüber Antibiotika zu melden sind. Die Durchführung des Infektionsschutzgesetzes (IfSG) ist i. d. R. den **Gesundheitsämtern** übertragen, zu deren Aufgaben u. a. die Überwachung der Hygiene in Gemeinschaftseinrichtungen wie Schulen, Altenheimen und Kindergärten zählt. Die Meldung einer Infektion ist daher in erster Linie an das Gesundheitsamt zu richten. Details zur Meldepflicht s. Infektionserkrankungen [S. A509].

Tab. 1.1 Empfehlungsklassen in Anlehnung an das RKI

Kategorie	Empfehlung der Maßnahme
IA	Maßnahme nachdrücklich empfohlen. Stützt sich auf geplante experimentelle, klinische oder epidemiologische Untersuchungen.
IB	Maßnahme nachdrücklich empfohlen. Stützt sich auf gut geplante experimentelle, klinische oder epidemiologische Untersuchungen und rationale theoretische Überlegungen.
II	Maßnahme eingeschränkt empfohlen bzw. zur Übernahme vorgeschlagen. Stützt sich auf hinweisende klinische oder epidemiologische Untersuchungen oder rationale theoretische Überlegungen.
III	Keine Empfehlung/ungelöste Frage. Vorgehensweise, die für keine ausreichenden Hinweise oder Konsens bezüglich der Effektivität existieren.
IV	Maßnahme gefordert durch gesetzliche Vorschriften oder Standards.

Evidenzbasierte Präventionsempfehlungen werden regelmäßig vom **Robert Koch-Institut** herausgegeben (www.rki.de). In diesen Leitlinien werden die Empfehlungen nach ihrem Evidenzgrad kategorisiert (**Tab. 1.1**). Weitere nützliche Internetadressen: www.escmid.org, ecdc.europa.eu und www.cdc.gov.

1.2 Nosokomiale Infektionen

Näheres hierzu siehe Kap. Nosokomiale Infektionen [S. C801].

2 Standardhygienemaßnahmen

2.1 Überblick

Die wichtigsten Standardhygienemaßnahmen sind:
- hygienische (und chirurgische) Händedesinfektion
- richtige Verwendung von Schutzhandschuhen, Schutzkleidung und Mund-Nasen-Schutz
- standardisierte Aufbereitung von Instrumenten und Gegenständen [S. C799]
- Reinigung und gezielte Desinfektion der Umgebung (Flächendesinfektion)
- Reinigung/Desinfektion der Betten/Wäsche.

2.2 Händehygiene

2.2.1 Hygienische Händedesinfektion

> **DEFINITION** Entfernung der **transienten** Hautflora, d. h. der Bakterienflora, die z. B. beim Händeschütteln oder bei Berührung eines kontaminierten Gegenstands (Türklinke etc.) mit den Händen aufgenommen wird.

Die **hygienische Händedesinfektion** erfolgt 30 s lang mit 3–5 ml alkoholischem Händedesinfektionsmittel (farb- und duftstofffrei zur besseren Verträglichkeit). Alkohol wirkt proteindenaturierend. Die Alkoholkonzentration sollte ca. **70 %** betragen. Ist sie niedriger als etwa 60 %, kann der Alkohol ggf. abgebaut werden, ist sie höher als 90 %, kann Alkohol auf Bakterien oder Bakteriensporen durch Wasserentzug konservierend statt bakterizid wirken.

Beim Einreiben ist besonders darauf zu achten, dass alle Bereiche der Hand sowie das Handgelenk miteinbezogen werden. Die hygienische Händedesinfektion wirkt nicht nur der Verbreitung bakterieller und viraler Erreger, sondern auch der von Pilzen und Milben (Scabies) entgegen. Sie ist insbesondere angezeigt („5-moments"-Konzept der WHO)

- vor allen Tätigkeiten mit Infektionsgefahr
- nach jeder Manipulation an kolonisierten bzw. infizierten Bereichen, auch am selben Patienten
- nach Ausziehen von Einmalhandschuhen (mögliche Materialläsionen)
- vor Verlassen des Patientenbereichs, auch wenn kein Patientenkontakt stattgefunden hat (Möglichkeit einer Flächenkontamination!)
- nach möglicher Kontamination.

Die Möglichkeit einer Kontamination hängt von der Art des Kontaktes und vom Zustand des Patienten ab. Tätigkeiten wie z. B. Blutdruckmessen führen oft nur zu einer geringen Kontamination der Hände des Personals. Die Versorgung inkontinenter Patienten oder das Entleeren von Urinbeuteln können, wenn Handschuhe defekt sind, hingegen zu erheblichen Kontaminationen führen, sodass eine hygienische Händedesinfektion ohne vorherigem Händewaschen u. U. nicht ausreicht.

MERKE Tätigkeiten mit wahrscheinlicher Keimbelastung sollten immer mit **(Einmal-)Handschuhen** durchgeführt werden.

2.2.2 Chirurgische Händedesinfektion

DEFINITION Beseitigung der **transienten** sowie eines großen Teils der **residenten** Hautflora.

Das **präoperative Händewaschen** bei Betreten der OP-Abteilung mit Flüssigseife für max. 1 min ist i. A. ausreichend. Die Hände sollen anschließend gründlich abgetrocknet werden. Bürsten der Hände und der Unterarme erhöht die Keimzahl auf der Haut, deshalb sollten Bürsten nur bei verschmutzten Nägeln angewandt werden. Details zur anschließenden **chirurgischen Händedesinfektion**, die je nach Präparat 1,5–3 min in Anspruch nimmt, s. Chirurgie [S. B104].

2.2.3 Händewaschen und Hautpflege

Bei **sichtbarer Verschmutzung** der Hände sowie **sichtbarer Kontamination** mit Körpersekreten sollten die Hände mit Wasser und Seife gereinigt werden. Nach dem Waschen und gründlichen Abtrocknen sollte eine Händedesinfektion erfolgen. Dabei ist die Strapazierung der Haut durch Waschen der Hände mit Seife wesentlich höher als die alleinige Verwendung von alkoholischem Desinfektionsmittel, welches zusätzlich über rückfettende Substanzen verfügt. Die Kombination von Wasser/Seife und Alkohol ist für die Haut am schlechtesten verträglich, weshalb wenn möglich der Händedesinfektion der Vorzug vor dem Waschen gegeben werden sollte.

Zur **Hautpflege** sollten Schutzcremes vor Dienstbeginn und in Pausen Pflegecremes verwendet werden.

2.3 Verwendung von Schutzkleidung

Schutzhandschuhe sollten zusätzlich zur Händedesinfektion bei möglichem Kontakt mit Blut, Körperflüssigkeiten, Sekreten, Exkreten sowie bei Kontakt mit Schleimhaut oder nichtintakter Haut getragen werden.

Ein **Schutzkittel** ist notwendig, wenn eine Kontamination der Arbeitskleidung mit Blut, Körperflüssigkeiten, Sekreten oder Exkreten zu erwarten ist. Gegebenenfalls sind flüssigkeitsdichte Schürzen zu tragen. Liegt keine sichtbare Kontamination vor, so kann derselbe Schutzkittel beim selben Patienten vom Personal mehrfach verwendet werden (**Cave:** Außen- und Innenseite nicht verwechseln). Verschmutzte Kittel müssen sofort gewechselt werden. Der Schutzkittel muss erst im Eingangsbereich des (Isolier-)Zimmers angezogen und vor Verlassen des Zimmers abgelegt (Abwurf im Zimmer oder Aufhängen zur Mehrfachbenutzung im Zimmer) werden.

Ein **Mund-Nasen-Schutz** (sog. chirurgische Maske) muss immer getragen werden, wenn die Gefahr besteht, dass der Nasen-Rachen-Raum bei der jeweiligen Tätigkeit mit pathogenen Keimen besiedelt werden kann. Dies ist z. B. auch beim endotrachealen Absaugen gegeben. Ebenso ist die Maske zu tragen, wenn umgekehrt das Risiko besteht, dass Keime aus dem Nasen-Rachen-Raum des Arztes oder der Pflegeperson auf den Patienten übertragen werden können (z. B. während einer OP).

Bei der Betreuung eines Patienten mit V. a. oder diagnostizierter **offener Lungentuberkulose** muss zum Schutz vor einer aerogenen Übertragung **vor** Betreten des Patientenzimmers eine **Atemschutzmaske (FFP2-Maske)** angelegt werden. Entscheidend für den Schutz ist, dass diese Maske dicht abschließt!

2.4 Aufbereitung von Medizinprodukten

Instrumente und Gegenstände werden abhängig von ihrer Risikoeinstufung gereinigt und dekontaminiert. Die Anforderungen an die Aufbereitung von Medizinprodukten beziehen sich auf die gemeinsamen Empfehlungen der Kommission für Krankenhaushygiene und Infektionsprävention beim Robert-Koch-Institut (RKI) und des Bundesinstitutes für Arzneimittel und Medizinprodukte (BfArM) bzw. auf die amerikanische Spaulding-Klassifikation.

Geringes/minimales Risiko („unkritisch"): Medizinprodukte, die lediglich in Kontakt mit intakter Haut kommen (z. B. Blutdruckmanschette). **Reinigungsmaßnahmen** sind hier oft ausreichend, allerdings Desinfektion in Risikobereichen und bei Risikoerregern wie z. B. MRSA.

Mäßiges Risiko („semikritisch"): Als semikritisch sind Medizinprodukte anzusehen, die mit Schleimhaut oder krankhaft veränderter Haut in Berührung kommen (z. B. Tubus, Endoskop). Je nach Schwierigkeit der Aufbereitung werden sie weiter in die Gruppe A (ohne besondere Anforderungen) und B (mit erhöhten Anforderungen an die Aufbereitung, z. B. lange, enge Lumina, Hohlräume) unterteilt. Hier ist eine **Desinfektion** notwendig.

Hohes Infektionsrisiko („kritisch"): Medizinprodukte zur Anwendung von Blut, Blutprodukten und anderen sterilen Arzneimitteln und Medizinprodukte, die die Haut oder Schleimhaut durchdringen und dabei in Kontakt mit Blut, inneren Geweben oder Organen kommen, einschließlich Wunden (z. B. chirurgische Instrumente). Kritische Medizinprodukte werden in die Gruppen A, B und C unterteilt, wobei es sich bei Medizinprodukten der Gruppe „kritisch C" um thermolabile Medizinprodukte handelt, an deren Aufbereitung besonders hohe Anforderungen gestellt werden. Kritische Medizinprodukte müssen **sterilisiert** werden.

2.5 Reinigung/Desinfektion von Flächen, Betten, Wäsche

Flächendesinfektion: Bei sichtbaren Verschmutzungen/Kontaminationen mit potenziell infektiösem Material wird sofort mit einem Flächendesinfektionsmittel und Tuch **wischdesinfiziert** (kein Versprühen!). Wenn möglich, sollte ein aldehydfreies Präparat verwendet werden, z. B. ein Präparat auf Basis eines Alkylaminderivats. Bei kleinen Flächen ist 60–70 %iger Alkohol ausreichend. Bei Anwendung größerer Mengen an verdunstendem Alkohol besteht allerdings Feuergefahr, sodass die mit Alkohol zu desinfizierende Fläche nicht größer als 1 m² sein darf (Faustregel). Für größere Flächen werden in Krankenhäusern auch noch Aldehyde verwendet.

In der Intensivpflege erfolgt eine routinemäßige Desinfektion patientennaher Oberflächen (einschließlich der Bedienflächen der Monitore) einmal pro Schicht mit Flächendesinfektionsmitteln.

Die Fußböden haben für das Infektionsgeschehen im Krankenhaus nur geringe Bedeutung und eine Reinigung ist i. d. R. ausreichend. Bei Kontamination ist allerdings auch hier eine unverzügliche, zielgerichtete Wischdesinfektion nötig.

Betten: Abhängig vom Risikobereich ist eine **Reinigung** ausreichend. Die Matratzen haben einen flüssigkeitsdichten Bezug und werden abgewischt. Eine **Bettendesinfektion** ist immer bei sichtbarer Kontamination und nach Entlassung von infektiösen oder isolierten Patienten erforderlich.

Krankenhauswäsche: Sie wird generell **desinfizierend gewaschen**. Bei Patienten mit meldepflichtigen Infektionskrankheiten (Gefahr der Kontamination mit infektiösem Material) wird die Wäsche gesondert gesammelt und gewaschen (chemothermische Desinfektion).

2.6 Personalschutz

2.6.1 Impfmaßnahmen

Krankenhauspersonal sollte grundsätzlich neben den generell im Erwachsenenalter empfohlenen Impfungen (Tetanus, Diphtherie, Poliomyelitis, Masern, Mumps, Röteln) gegen Pertussis, Varizellen, Hepatitis B und Influenza geimpft sein (STIKO, Juli 2009). Wird ein Patient mit einer Infektionskrankheit eingeliefert, ist sicherzustellen, dass bei dem ihn betreuenden Personal eine ausreichende Immunität besteht.

Das Hepatitis-B-Virus (s. Mikrobiologie [S. C685]) kann schon über kleinste Bagatellverletzungen von Haut bzw. Schleimhaut übertragen werden (z. B. akzidentelle Selbstverletzung durch Kanülen). Eine Anti-HB$_S$-Konzentration von > 100 IE/l bietet einen mindestens 10 Jahre anhaltenden Schutz.

2.6.2 Verhaltensregeln

Konsequente Vorsichts- und Schutzmaßnahmen beim Umgang mit **Nadeln**, **Skalpellen** und anderen **scharfen/spitzen Instrumenten/Gegenständen** (sog. „sharps") sind unerlässlich:

- kein „recapping"
- keine manuelle Entfernung von Spritzennadeln
- sofortige Entsorgung von „sharps" in durchstichfesten, bruchsicheren und verschließbaren Behältern
- möglichst grundsätzlich „safety devices" verwenden (gemäß den Technischen Regeln für biologische Arbeitsstoffe, TRBA 250):
  - kein Patientenkontakt für medizinisches Personal mit offenen Hautläsionen oder Dermatitiden
  - bei Kontakt mit Blut, Sekreten oder Schleimhäuten immer Handschuhe tragen
  - Mundschutz und Schutzbrille bei Gefahr durch Aerosole
  - intraoperativ Schutzbrille und doppelte Handschuhe bei Risikoeingriffen.

MERKE Damit die Hygiene im Arbeitsalltag erfolgreich umgesetzt wird, ist die Motivation des Teams entscheidend!

Das Risiko für eine HIV-Infektion nach einer Nadelstichverletzung ist mit etwa 0,01–0,3 % deutlich geringer als für Hepatitis B (30–40 %) oder Hepatitis C (3–5 %) und kann mithilfe der Post-Expositions-Prophylaxe (s. Infektionserkrankungen [S. A552]) nochmals deutlich gesenkt werden.

2.7 Isolierung

Sie ist **keine Standardmaßnahme**, aber bei Infektion (ggf. auch bei Kolonisation) durch Risikoerreger (multiresistente Erreger, MRSA, VRE [S. C808]) oder sehr umweltresistente, leicht übertragbare Erreger wie Noroviren indiziert.

Gegebenenfalls können mehrere Patienten mit genetisch identischem MRSA-Stamm als Kohorte isoliert werden, allerdings immer mit patientenbezogenen Pflegeutensilien. Bei Noroviren genügen weniger als 100 Viruspartikel für eine Infektion. Infizierte Patienten müssen daher isoliert mit eigener Toilette untergebracht werden, auch hier können mehrere Erkrankte in einem Zimmer liegen. Eine Impfung gegen Noroviren existiert nicht, erkranktes Personal sollte konsequent freigestellt werden.

3 Methoden zur Reinigung, Desinfektion, Sterilisation

3.1 Überblick

Sowohl bei Desinfektion als auch bei Sterilisation werden Keime inaktiviert (biozide Wirkung: **bakterizid**, **fungizid**, **viruzid** usw.). Dieser Vorgang geschieht nicht „schlagartig", sondern folgt einem Zeitverlauf (Abnahme der lebenden Keime logarithmisch). Der sog. **D-Wert** eines Mikroorganismus beschreibt die Zeit (üblicherweise in min), in der **90 % dieser Keime sterben**. Nach Ablauf jedes D-Wert-Zeitintervalls ist die Keimzahl somit auf $1/10$ des vorhergehenden Wertes verringert.

Der Erfolg von Abtötungsmaßnahmen (Dekontamination) ist vor allem abhängig von der Keimart, der Ausgangskeimzahl, der zur Verfügung stehenden Zeit, der Temperatur und bei chemischen Verfahren vom Wirkstoff und von dessen Konzentration.

Wirkungsbereiche der Dekontamination: Die verschiedenen Gruppen und Lebensstadien von Mikroorganismen sind gegenüber den Verfahren unterschiedlich empfindlich. Vegetative Formen („wachstumsfähige Zellen") sind beispielsweise empfindlicher als generative Formen (Überdauerungsstadien, z. B. Sporen). Das Robert-Koch-Institut (RKI) hat 4 Wirkungsbereiche definiert (**Tab. 3.1**).

Das RKI nennt für alle Anwendungs- und Wirkungsbereiche geprüfte, d. h. wirkungssichere Desinfektionsprodukte und -verfahren. Die „RKI-Liste" ist auf schwierigere Bedingungen („Seuchenfall") ausgelegt und nach IfSG § 18 auf Anordnung des Amtsarztes zwingend. Im Routinebetrieb müssen die RKI-Verfahren nicht angewendet werden.

3.2 Reinigung

DEFINITION Eine Reinigung ist die **Entfernung von (meist sichtbarem) Schmutz**.

Die Entfernung grober Kontaminationen ist bei jeder Aufbereitung der erste Schritt. Für viele Anforderungen ist eine Reinigung bereits ausreichend (z. B. Fußböden). Durch Reinigung ist z. B. auf Instrumenten eine mikrobielle Reduktion von 2–3 $\log_{10}$-Stufen erreichbar, d. h. auf $> 1/1000$ der ursprünglichen Keimzahl.

Es gibt **physikalisch** oder **chemisch** wirksame Reinigungsverfahren, die kombinierbar sind (z. B. Ultraschallbecken mit Reinigungslösung). Reinigungsverfahren können manuell oder automatisch (maschinell) sein.

3.3 Desinfektion

DEFINITION Die Desinfektion bewirkt eine Reduktion der Zahl von Krankheitserregern auf Flächen oder Gegenständen, sodass von ihnen **keine Infektion bzw. Erregerübertragung mehr ausgehen** kann (Beseitigung pathogener Keime). Die mikrobielle Reduktion beträgt hier i. d. R. 5 $\log_{10}$-Stufen.

3.3.1 Chemische Desinfektion

DEFINITION Die Inaktivierung der Erreger erfolgt durch den Einsatz **biozider Wirkstoffe**.

Im Gesundheitswesen ist für Desinfektionsmittel der Nachweis üblich, dass sie in ihrer Anwendungsform Mikroorganismen innerhalb der angegebenen Einwirkzeit um mehr als 5 $\log_{10}$-Stufen reduzieren können.

Es werden verschiedene Wirkstoffklassen unterschieden (**Tab. 3.2**). Je nach Einsatzgebiet eignen sich unterschiedliche Wirkstoffe zur Desinfektion:

- **Händedesinfektion:** Alkohol (+ rückfettende Zusätze wie Glyzerin)
- **Hautdesinfektion:** Alkohol ca. 70 % (mit PVP-Jod, Octenidin oder Chlorhexidin)
- **Schleimhautdesinfektion:** PVP-Jod-Lösung, Octenidin
- **Flächendesinfektion:** Alkohol (vergällt, 60–70 %), Aldehyde (formaldehydfrei), Präparat auf Basis eines Alkylaminderivats, Peressigsäure, Benzalkoniumchlorid
- **Instrumentendesinfektion:** Aldehyde (Glutaraldehyd 2 %), Präparat auf Basis eines Alkylaminderivats oder auf der Basis von Peressigsäure/H_2O_2.

Der **VAH** (Verbund für Angewandte Hygiene e. V.) ist eine Interessengemeinschaft, die in Deutschland Verfahren zur **Prüfung von Desinfektionsmitteln** etabliert hat. Die VAH-Liste enthält chemische Desinfektionsmittel für Hände, Haut, Flächen, Instrumente (ohne maschinelle Verfahren) und Wäsche (mit maschinellen Verfahren). Getestet wird die Wirksamkeit gegen (vegetative) Bakterien, Pilze und z. T. gegen Viren. Die VAH-Prüfung dient dem Anwender als Wirksamkeitsnachweis für die Routine.

Tab. 3.1 Wirkungsbereiche der Dekontamination nach RKI

Bereich	Wirkung
A	Abtötung aller vegetativen Bakterienformen (inklusive Mykobakterien) und Pilze sowie Pilzsporen
B	Inaktivierung der Viren (behüllt/unbehüllt)
C	Abtötung der Sporen des Milzbranderregers (Bacillus anthracis)
D	Abtötung der Sporen der Erreger von Gasödem (z. B. Clostridium perfringens) und Wundstarrkrampf (Clostridium tetani)

3 Methoden zur Reinigung, Desinfektion, Sterilisation

Tab. 3.2 Wirkstoffklassen für die chemische Desinfektion

Wirkstoffklasse	Beispiel
Alkohole	Ethanol, n-Propanol, Isopropanol
Aldehyde	Formaldehyd (FA), Glutaraldehyd (GA), Orthophthalaldehyd (OPA)
quaternäre Ammoniumverbindungen (QAV)	Benzalkoniumchlorid
auf Halogenbasis	Chlor, Na-Hypochlorit, Chloramin, PVP-Jod
Peroxidverbindungen	Wasserstoffperoxid, Peressigsäure
Phenole	Phenol, Triclosan
Alkylamine	Glucoprotamin
Farbstoffe	Kristallviolett
Schwermetalle	Quecksilber, Silber
sonstige	Chlorhexidin, Octenidin

Nachteile der chemischen Desinfektion: Einige chemische Wirkstoffgruppen (z. B. QAV) haben **Wirkungslücken**. Manche Organismen können gegenüber einzelnen Wirkstoffen eine primäre bakterielle **Resistenz** zeigen (z. B. Pseudomonas aeruginosa gegenüber Triclosan). Darüber hinaus kann es zur **Adaptation** kommen. Besonders unempfindlich gegenüber Desinfektionsstoffen sind Bakterien, wenn sie in einem Biofilm wachsen. Einige Wirkstoffe können durch andere Substanzen **gestört** oder gar **inaktiviert** werden, z. B. QAV durch anionische Tenside (**Seifenfehler**) sowie Chlor durch Proteine (**Eiweißfehler**). Überlagerte Desinfektionsmittel können einen **Wirkungsverlust** durch Zersetzung zeigen. Im Extremfall kann das Desinfektionsmittel selbst **verkeimt** sein und zum Infektionsauslöser werden.

Chemisch desinfizierte Instrumente müssen nach Desinfektion mit Wasser gespült werden – hier besteht Rekontaminationsgefahr. Chemische Desinfektionsmittel bergen zudem bestimmte Gefahren (entzündlich, ätzend, gesundheitsschädlich, reizend, allergisierend) und stellen dadurch ein Gesundheitsrisiko für Personal und Patienten dar. Generell ist die chemische Desinfektion mit relativ hohen Materialkosten und z. T. mit Korrosionsrisiken verbunden. Sie erzeugt Abfälle und z. T. Luft- und Abwasserbelastungen. Deshalb sind physikalische Desinfektionsverfahren sicherer und den chemischen vorzuziehen.

Es gibt auch bei Desinfektionsmitteln **erworbene Resistenzen oder Toleranzen**, was aber bislang in der allgemeinen Praxis kaum bedeutsam ist. Eine reduzierte Wirksamkeit von Desinfektionsmitteln ist z. B. bei Schwermetallen (Silber, Quecksilber), Aldehyden, Chlor, Benzalkoniumchlorid oder Chlorhexidin beschrieben. Es sind sogar Desinfektionsmittel-Resistenzerscheinungen bekannt, die mit einer verminderten Antibiotikawirkung gekoppelt waren: In einem Beispiel war eine reduzierte Chlorhexidinwirkung mit einer Vielzahl von Antibiotikaresistenzen gekoppelt, in einem anderen Beispiel korrelierte Benzalkoniumchlorid mit β-Laktam-Antibiotika oder mit Chloramphenicol und Tobramycin.

MERKE Aus Vorsorgegründen dürfen Desinfektionsmittel nur gezielt und in wirksamer Konzentration eingesetzt werden. Desinfektionsmittel sollten generell nur professionell und nicht im Privathaushalt angewendet werden.

3.3.2 Desinfektion mit physikalischen Verfahren

DEFINITION Die Abtötung von Mikroorganismen erfolgt durch **Hitzeeinwirkung** (trockene Hitze oder Dampf) oder **Strahlung** (z. B. UV-Licht, γ-Strahlung).

Ein Beispiel für eine physikalische Desinfektion ist die **Instrumentendesinfektion**, die vorzugsweise als thermische Desinfektion in speziellen Maschinen durchgeführt wird. Die maschinelle Reinigung und Desinfektion von Medizinprodukten in einem vollautomatischen Reinigungs- und Desinfektionsgerät (RDG) ist einer manuellen Aufbereitung vorzuziehen. Um die Reduktion von Krankheitserregern um 5 log-Stufen zu erreichen, müssen die RDGe mindestens folgende Parameter einhalten: 80 °C (Haltezeit 10 min) bei rein thermischen Verfahren bzw. 60 °C (Haltezeit 15 min) unter Zusatz eines Desinfektionsmittels im Falle von chemothermischen Verfahren.

Vorteile der thermischen Desinfektion:
- Dokumentation des Prozesses (wichtig für eine Validierung)
- keine Resistenzprobleme gegenüber bestimmten Desinfektionswirkstoffen
- keine Wirkungslücken
- kein Wirkungsverlust durch Zersetzbarkeit des Desinfektionsmittels
- Arbeitssicherheit und Personalschutz
- höhere Umweltverträglichkeit.

Nachteile: hohe Anschaffungskosten der RDGe sowie die Thermolabilität mancher Materialien.

3.3.3 Chemothermische Desinfektion

Die chemothermische Desinfektion ist die **Kombination beider Desinfektionsverfahren**, d. h. Einwirkung eines bioziden Wirkstoffes bei höherer Temperatur (z. B. maschinelle Endoskopaufbereitung).

3.4 Sterilisation

DEFINITION Steril bedeutet **frei von allen vermehrungsfähigen Mikroorganismen** (DIN 58 900 Teil 1 Sterilisation, Allgemeine Grundlagen und Begriffe, vom April 1986).

Medizinprodukte, die die Haut oder Schleimhaut durchdringen und dabei in Kontakt mit Blut, inneren Geweben oder Organen, einschließlich Wunden, kommen, müssen steril sein. Ein Gegenstand kann als steril angesehen werden, wenn die Wahrscheinlichkeit des Vorhandenseins eines einzelnen vermehrungsfähigen Organismus oder

Virus kleiner oder gleich 10^{-6} ist (Europäisches Arzneibuch).

Das Sterilisiergut muss vor der Sterilisation gründlich (vollständig) gereinigt werden und trocken sein. Wichtige Sterilisationsverfahren sind
- **Dampfsterilisation** („feuchte Hitze", z. B. 134 °C, 5 min Einwirkungszeit)
- **Heißluftsterilisation** („trockene Hitze"; z. B. 180 °C, 30 min)
- **Sterilisation mit Strahlen** (β- oder γ-Strahlen; praktisch nur industriell eingesetzt)
- **Plasmasterilisation** (H_2O_2)
- **Gassterilisation** (Ethylenoxid, Formaldehyd; heute selten).

Thermische Verfahren werden bevorzugt für metallische Geräte angewendet, Strahlen-, Plasma- und Gassterilisation eignen sich insbesondere für thermolabile Materialien. Ethylenoxid ist explosiv und toxisch und wird daher nur in besonderen Fällen eingesetzt.

4 Nosokomiale Infektionen

4.1 Allgemeines

DEFINITION Nosokomiale Infektion: Infektion, die zum Zeitpunkt der stationären Aufnahme des Patienten weder vorhanden noch in Inkubation war. Sie tritt i. d. R. frühestens 48 h nach Krankenhausaufnahme auf.

Die wichtigsten Erreger von Krankenhausinfektionen sind Bakterien, außerdem kommen Pilze und Viren infrage. Generell sind zu unterscheiden:
- **endogene Infektionen** durch die körpereigenen Mikroorganismen des Patienten (z. B. Hautflora, Gastrointestinaltrakt)
- **exogene Infektionen** durch Erreger, die von außen oder über Kontaktpersonen, durch invasive Maßnahmen oder durch direkten Kontakt mit kontaminierten Oberflächen oder Gegenständen übertragen werden (z. B. Venen-, Blasenkatheter, operative Eingriffe, Intubation, Beatmung, kontaminierte Medizinprodukte).

Prävalenz:
- Allgemeinstationen: ca. 4–8 % aller stationären Patienten
- Intensivstationen: ca. 15 % der Intensivpatienten
- in Risikobereichen: bis zu 50 % der Patienten nach Knochenmarktransplantation.

Ursachen: Circa ⅔ aller nosokomialen Infektionen gehen auf **patienteneigene Erreger** zurück, die eine Infektion auf dem Boden einer Abwehrschwäche verursachen. Diese kann u. a. durch die Grunderkrankung des Patienten, schwere Traumata oder eine medikamentöse Immunsuppression hervorgerufen werden. Etwa das verbleibende Drittel ist durch **Hygienefehler** bedingt und durch konsequente Anwendung von Hygienestandards und kontinuierliche Schulung des Personals vermeidbar (bei katheterassoziierter Sepsis sogar > 50 %).

Die häufigsten nosokomialen Infektionen sind **Harnwegsinfektionen** (Tab. 4.1). Diese gehen wiederum am häufigsten auf Erreger aus der **Stuhlflora** des Patienten zurück (z. B. durch Einbringen der Erreger in die Harnwege beim Legen eines Blasenkatheters).

Nach Abdominaleingriffen mit Eröffnung des **Darms** ist **E. coli** der häufigste Erreger postoperativer Wundinfektionen. Bei **foetidem Geruch** ist von einer **Mischinfektion mit Anaerobiern** auszugehen (häufigster Erreger: Bacteroides fragilis).

Übertragung von nosokomialen Infektionen: Ganz überwiegend werden Krankenhausinfektionen über die **Hände** übertragen. Die wichtigsten Übertragungswege sind:
- direkter/indirekter Kontakt (Hände!)
- respiratorische Tröpfchen (A-Streptokokken/Scharlach, Diphtherie, Pertussis, Meningokokken, Haemophilus influenzae, Mumps, Röteln, Influenza u. a.)

Tab. 4.1 Nosokomiale Infektionen

Infektion	häufige Erreger	relative Häufigkeit
Harnwegsinfektionen	Escherichia coli, Enterokokken*, Klebsiellen, Pseudomonas aeruginosa, Proteus mirabilis	42 %
Pneumonien	Staphylococcus aureus, Pseudomonas aeruginosa, Enterobacteriaceae (E. coli, Klebsiella spp., Enterobacter spp., Serratia spp., Proteus spp. (**Cave:** ESBL-Bildner), potenziell multiresistente nosokomiale Erreger wie MRSA	21 %
postoperative Wundinfektion	je nach OP-Gebiet: Staphylococcus aureus (Nasenvorhof; passagerer Hautkeim), gramnegative Stäbchen, Anaerobier (Magen-Darm- oder Urogenitalinfektionen), Enterokokken, Pseudomonas aeruginosa	16 %
Sepsis	v. a. venenkatheterassoziierte Sepsis: Erreger der Hautflora wie koagulasenegative Staphylokokken (z. B. Staphylococcus epidermidis), Staphylococcus aureus	8 %
sonstige		13 %

* **Cave:** Bei vielen nosokomialen Infektionen werden Cephalosporine gegeben, die aber gegen Enterokokken unwirksam sind.

- Tröpfchenkerne: „airborne" (Tuberkulose, Masern, Windpocken, Zoster, SARS); Sporen (Schimmelpilze)
- gemeinsame Vehikel: Nahrung, Wasser, Medikamente, Blut/Blutprodukte, Geräte, Flächen, Gegenstände
- tierische Vektoren.

MERKE Die **residente Hautflora** ist diejenige, die in den tieferen Hautschichten sitzt (z. B. Haarbälge, Ausführungsgänge von Schweißdrüsen) und nach Keimzahl und Zusammensetzung relativ konstant ist. Die **transiente Hautflora** setzt sich aus wechselnden Keimen zusammen, die man nur vorübergehend aufnimmt und die nur „locker" an der Haut haften.

4.2 Surveillance nosokomialer Infektionen

DEFINITION In der Infektionsepidemiologie beruht die Surveillance (Überwachung, Aufsicht) auf
- der kontinuierlichen, systematischen Erfassung, Analyse und Interpretation von Daten hinsichtlich bestimmter Infektionen
- der Auswertung dieser Daten
- der Weiter- bzw. Rückgabe der Ergebnisse an die entsprechende Stelle.

Ziele der Surveillance: Hauptziel der Surveillance ist die Prävention und damit die Reduktion von nosokomialen Infektionen. Sie kann Hinweise auf mögliche Infektionsprobleme im Krankenhaus aufdecken. Außerdem ist sie ein Messinstrument, mit dem auch die Evaluation von infektionspräventiven Maßnahmen möglich ist.

Ein Surveillancesystem trägt darüber hinaus der Meldepflicht bestimmter nosokomialer Infektionen Rechnung (§ 23 IfSG). Es ermöglicht, Problembereiche oder Ausbrüche früh zu erkennen und entsprechende Gegenmaßnahmen einzuleiten. Um Aufwand und Kosten möglichst gering zu halten, sollten primär Infektionen mit einem deutlichen Präventionspotenzial einbezogen werden.

Effekte der Surveillance: Ein Surveillancesystem schärft das Problembewusstsein für nosokomiale Infektionen. Durch die konsequente Rückmeldung der erhobenen Daten und der zum Vergleich herangezogenen Referenzdaten sind Erfolge und Misserfolge der Präventionsmaßnahmen für das medizinische Personal direkt sichtbar.

Durchführung einer Infektionssurveillance: Einheitliche Kriterien für die Erfassung und Bewertung der Daten müssen strikt festgelegt sein. Vor allem die Anwendung gleicher Diagnosekriterien für Infektionen ist wichtig, um die Vergleichbarkeit sicherzustellen. Außerdem sollte ein Surveillancesystem die wichtigsten Risikofaktoren (z. B. Devices, d. h. Harnwegkatheter, maschinelle Beatmung, ZVK) berücksichtigen. Für die Bewertung der erhobenen Daten werden Infektionsraten berechnet und mit Referenzdaten verglichen.

Zur Generierung von Referenzdaten wurde in Deutschland 1997 das Krankenhaus-Infektions-Surveillance-System (**KISS**) am Nationalen Referenzzentrum für die Surveillance von nosokomialen Infektionen etabliert (www.nrz-hygiene.de). In dieser Datenbank finden sich Referenzdaten zu allen wesentlichen nosokomialen Infektionen v. a. der Intensivmedizin und operativen Medizin von mittlerweile mehr als 800 Krankenhäusern. Grundsätzlich kann jedes Krankenhaus mittels der KISS-Methode seine Infektionsraten selbst berechnen und mit den Referenzdaten der Datenbank vergleichen. Die KISS-Surveillance erfolgt i. d. R. stationsbezogen.

Datenerfassung bei KISS: Das KISS gliedert sich in unterschiedliche Module. Die beiden größten sind das Modul für Intensivstationen (ITS-KISS) und für Wundinfektionen (OP-KISS). Daneben gibt es u. a. Module für onkologische Stationen (ONKO-KISS), neonatologische Stationen (NEO-KISS), Normalstationen (KISS) und für ambulant operierende Bereiche (Ambu-KISS). Die Daten werden getrennt erfasst, berechnet und analysiert.
Die Erfassung erfolgt i. d. R. durch eine speziell geschulte Hygienefachkraft 1–2-mal wöchentlich, die den beobachteten Bereich (z. B. Intensivstation) aufsucht, um bei den dort stationären Patienten neu aufgetretene Infektionen festzustellen und zu dokumentieren (Inzidenz). Die Erfassung bei KISS beschränkt sich auf Indikatorinfektionen (Harnwegsinfektionen, Pneumonie, Sepsis, Wundinfektionen) und erfolgt nach den Kriterien des Centers for Disease Control and Prevention (CDC, Atlanta, USA), die nicht immer mit klinischen Kriterien identisch sind.
Die für die Berechnung der Infektionsraten notwendigen Patiententage werden durch die Mitternachtsstatistik erfasst. Die Device-Tage (Zeitdauer des Risikos), z. B. Beatmungstage, werden dokumentiert und fließen in die Analyse mit ein.

Interpretation und Weitergabe der Daten: Die berechneten Raten werden mit den Referenzdaten aus KISS vergleichen (www.nrz-hygiene.de/surveillance/kiss). Für die Referenzdaten werden jeweils Mittelwert, Median und die Quartile (25- und 75 %-Perzentile) angegeben. Liegt der Wert der eigenen Station über der 75 %-Perzentile, liegen möglicherweise Probleme im Hygienemanagement vor und es sollte eine genaue Betrachtung erfolgen.

Die an KISS teilnehmenden Krankenhäuser bzw. Abteilungen erhalten halbjährlich die Auswertung ihrer Infektionsdaten. Auf ihnen basierend können eventuell notwendige Maßnahmen wie z. B. Schulungen ergriffen werden. Der Umgang mit diesen Daten muss vertraulich erfolgen, sie sind ausschließlich zur internen Qualitätssicherung vorgesehen.

4.3 Häufige nosokomiale Infektionen und ihre Prävention

4.3.1 Nosokomiale Harnwegsinfektionen (HWI)

Epidemiologie: Harnwegsinfekte sind die häufigsten nosokomialen Infektionen überhaupt (ca. 40 %).

Erreger und Risikofaktoren: Circa 80 % der nosokomialen HWIs sind mit **Harnwegskathetern** assoziiert. Das Risiko, einen nosokomialen HWI zu erwerben, ist kumulativ und beträgt für einen Patienten, der einen Blasenkatheter länger als eine Woche benötigt, bis zu 25 %.

Die mit transurethralen Kathetern assoziierten Harnwegsinfektionen werden überwiegend durch endogene Keime der Darmflora (E. coli), der Haut im Dammbereich oder der Flora der vorderen Harnröhre des Patienten verursacht. Bei Frauen hat die Vaginalflora, bei Männern die Flora der Vorhaut eine zusätzliche Bedeutung.

Exogene Infektionen können entstehen, wenn Erreger über die Hände des medizinischen Personals bei Anlage des oder Manipulation am Katheter (z. B. bei Diskonnektion oder Entnahme von Urin für Untersuchungen), durch Rücklauf kontaminierten Urins aus dem Auffangsystem oder durch kontaminierte Kathetermaterialien in die Harnblase gelangen.

Der Infektionsweg kann **extraluminal** (über die Katheteraußenseite) oder **intraluminal** (über die Innenseite) verlaufen.

Klinik und Komplikationen: Anders als bei ambulant erworbenen Harnwegsinfektionen sind bei katheterassoziierten Harnwegsinfektionen Symptome z. T. nicht vorhanden oder nicht leicht festzustellen. Über 90 % der katheterassoziierten HWI verlaufen **asymptomatisch**. Kriterien für die Therapiebedürftigkeit eines Befundes, wie z. B. die Keimzahlen in Urinkulturen, können nicht uneingeschränkt auf katheterisierte Patienten übertragen werden, da die Infektion häufig an der Außenseite des Katheters ihren Ausgang nimmt. Da katheterisierte Patienten die typischen Symptome einer Infektion wie Harndrang, Pollakisurie, Brennen und Schmerzen beim Wasserlassen nicht zeigen, ist eine Unterscheidung zwischen Bakteriurie und Harnwegsinfektion schwierig. Dies gilt insbesondere für sedierte, beatmete und analgesierte (intensivpflichtige) Patienten.

In bis zu 15 % der Fälle ist eine Harnwegsinfektion Ursache einer (**sekundären**) **nosokomialen Sepsis** (zweithäufigste Ursache).

Präventionsmaßnahmen: Vor und nach Insertion und Manipulation am Katheter oder Drainagesystem eine **hygienische Händedesinfektion** durchführen! Die Insertion transurethraler Katheter darf nur durch **qualifiziertes Personal** durchgeführt werden (s. Urologie [S. B628]).

Zur aseptischen Katheterisierung muss ein **steriles Katheterisierungsset** verwendet werden. Der Harnwegskatheter sollte so dünn wie möglich gewählt werden, um Urethraschäden zu vermeiden, jedoch dick genug, um eine adäquate Drainage zu gewährleisten. Es müssen immer sterile, geschlossene Drainagesysteme verwendet werden, wobei eine Diskonnektion von Katheter und Drainageschlauch nur bei eindeutiger Indikation durchgeführt werden darf. Vor einer **Diskonnektion** muss eine **Wischdesinfektion** der Konnektionsstelle mit einem alkoholischen Präparat erfolgen. Nach Diskonnektion muss die Rekonnektion unter aseptischen Kautelen nach Sprüh-/Wischdesinfektion von Konus des Drainageschlauchs und Katheter durchgeführt werden. Der Ballon von Verweilkathetern wird mit **steriler Flüssigkeit** (8–10 % Glyzerinlösung, Aqua dest.) gefüllt.

Eine **Surveillance** nosokomialer HWI (CDC-Definitionen, s. Kap. 4) ist sinnvoll.

Katheterspülungen dürfen **nicht zur Infektionsprophylaxe** durchgeführt werden, sondern ausschließlich zur Vermeidung einer Obstruktion, z. B. durch postoperative Blutung. Sie sind aseptisch mit sterilem Equipment vorzunehmen. Ebenso sollte **kein routinemäßiger Wechsel** von Harnwegskathetern/Blasendauerkathetern in festen Intervallen aus hygienisch-infektionspräventiven Gründen erfolgen.

Die **Urinprobengewinnung** bei liegendem Harnblasenkatheter für die mikrobiologische Diagnostik sollte als aseptische Abnahme nach vorheriger Wischdesinfektion aus der patientennahen Entnahmestelle am Drainagesystem erfolgen. Größere Urinmengen werden dem Drainagebeutel (Ablasshahn) entnommen. Dabei darf beim Entleeren des Auffangbeutels der Ablassstutzen nicht mit dem Auffanggefäß in Kontakt kommen.

Ein **suprapubischer Katheter** sollte bei längerfristiger Katheterisierung (> 5 Tage) sowie bei größeren abdominellen Eingriffen (Anlage intraoperativ) bevorzugt werden. Er sollte täglich durch den intakten Verband palpiert werden. Ein Verbandwechsel erfolgt frühestens alle 72 h, dabei muss die Einstichstelle desinfiziert werden.

Zu den **unwirksamen** oder **fraglichen Präventionsstrategien** gehören die Applikationen von Antiseptika in den Drainagebeutel (z. B. Chlorhexidin), Blasenspülungen mit Antiseptika (v. a. bei nichturologischen Patienten), Meatuspflege mit polyantibiotischen Salben oder Sulfadiazincreme sowie die systemische Antibiotikaprophylaxe.

4.3.2 Nosokomiale Pneumonien

Epidemiologie: Auf Intensivstationen stellen sie mit ca. 40 % die am häufigsten erworbene nosokomiale Infektion dar mit hohem Risiko für den Patienten. Daher ist die Pneumonieprävention auf Intensivstationen besonders wichtig. Die Prävalenz der nosokomialen beatmungsassoziierten Pneumonie auf Intensivstationen liegt i. d. R. bei 5–10 Fällen pro 1000 Beatmungstage.

Erreger: Bei den beatmungsassoziierten Pneumonien unterscheidet man zwischen einer Früh- (early onset, < 5 Tage nach Krankenhausaufnahme) und einer Spätpneumonie (late onset, ≥ 5 Tage nach Krankenhausaufnahme), da diese meist von unterschiedlichen Erregern verursacht werden. Die **Frühpneumonie** wird häufig durch Pneumokokken, Legionellen und Haemophilus influenzae verursacht. Erreger der **Spätpneumonie** sind typischerweise Pseudomonas aeruginosa, Enterobacter spp., Acinetobacter, Klebsiellen, Serratia marcescens, Escherichia coli und Staphyolcoccus aureus (auch MRSA).

Viren, Pilze, Pneumocystis jiroveci, Mycobacterium tuberculosis, Mykoplasmen, Chlamydien kommen seltener vor.

Risikofaktoren:
- patienteneigene Risikofaktoren (z. B. Lebensalter, schwere Grunderkrankung, Ernährungszustand, Immunstatus)
- Bedingungen, welche Aspiration oder Reflux begünstigen (z. B. Intubation, Magensonde, liegende Position, Koma, Kopf-, Hals-, Thorax-, Bauch-OP)
- Bedingungen, die einen verlängerten Einsatz von künstlicher Beatmung erfordern (z. B. potenzielle Exposition gegenüber kontaminiertem Beatmungszubehör und kontaminierten Händen des Personals)
- Faktoren, welche die Besiedlung des Oropharynx und/oder Magens mit Mikroorganismen verstärken (z. B. Gabe von Antazida, vorbestehende chronische Lungenerkrankungen).

> **MERKE** Immer zwischen einer **Infektion** und einer **Kolonisation** unterscheiden! Relativ häufig isolierte Erreger, die den Respirationstrakt i. d. R. nur kolonisieren, sind: koagulasenegative Staphylokokken, Candida spp. und Enterokokken (insbesondere unter Antibiotikatherapie).

Präventionsmaßnahmen: Schulungen von Mitarbeitern zu Epidemiologie und Präventionsmaßnahmen führen zu einer deutlichen Reduktion der Inzidenz nosokomialer Pneumonien. Von Bedeutung ist auch die **Surveillance** zur Erfassung der Häufigkeit und der Erreger, die eine nosokomiale Pneumonie hervorrufen. Essenziell ist die **Händedesinfektion**, unabhängig davon, ob Handschuhe getragen werden oder nicht. Dies gilt vor und nach Kontakt mit jeglichem Beatmungszubehör, insbesondere bei Patienten, die einen Endotrachealtubus tragen oder ein Tracheostoma haben. Die Hände sollen ferner immer desinfiziert werden nach Kontakt mit Schleimhäuten, mit Atemwegssekreten und nach Kontakt mit Gegenständen, die mit respiratorischem Sekret kontaminiert sind.

Studien zeigen, dass ein häufiger Wechsel der patientennahen (kontaminierten) Beatmungsschläuche zu einer Zunahme der Pneumonierate führt. Deshalb wird heute empfohlen, die **Beatmungsschläuche nicht routinemäßig zu wechseln**, sondern nur bei mechanischen Fehlfunktionen oder sichtbaren Verunreinigungen. Bezüglich der Befeuchtung gibt es im Hinblick auf die Pneumonierate keinen eindeutigen Unterschied zwischen aktiver und passiver Befeuchtung (aber Tendenz zu geringeren Raten bei letzterer Variante).

Beim **endotrachealen Absaugen** sollte möglichst **atraumatisch** gearbeitet werden, da sich Pneumonieerreger wie z. B. P. aeruginosa bevorzugt an kleinen Schleimhautläsionen ansiedeln.

Zur **Verhinderung der Aspiration** sollten Risikopatienten soweit möglich mit angehobenem Oberkörper gelagert werden (30–45°). Auch „kinetisches Betten" ist sinnvoll. Generell empfiehlt sich eine frühzeitige enterale Ernährung. Bei liegender Magensonde sollte deren Lage regelmäßig überprüft werden. Wiederholtes endotracheales Intubieren sollte vermieden werden. Sofern keine Kontraindikation besteht, sollte die orotracheale Intubation der nasotrachealen Intubation vorgezogen werden. Vor dem Entblocken des Tubus immer das Sekret oberhalb des Cuffs entfernen.

Zur **Prävention der postoperativen Pneumonie** sollten bereits präoperativ endogene Risiken so weit wie möglich reduziert werden. Postoperativ sind, neben den bisher geschilderten Maßnahmen, eine intensivierte Atemtherapie sowie die Anleitung der Patienten zum tiefen Luftholen sinnvoll.

Besonders bei gefährdeten Patienten sind Pneumokokken- und Influenza-**Impfung** indiziert (s. Atmungssystem [S. A196]). Auf das **Antibiotikaregime** muss sorgfältig geachtet werden.

4.3.3 Venenkatheterassoziierte Infektionen

Insertionsstellen für PVK und ZVK: Die Anlage eines **peripheren Venenverweilkatheters** (**PVK**) erfolgt bei Erwachsenen bevorzugt am Handrücken oder am Unterarm, bei Kleinkindern eignet sich vor allem die Kopfhaut, aber auch Hände oder Füße.

Hinsichtlich der Insertionsstelle eines **zentralen Venenkatheters** (**ZVK**) gibt es unterschiedliche Alternativen, die Vorteile und Risiken im Hinblick auf infektiöse und mechanische Komplikationen (z. B. Pneumothorax, Hämatothorax, Katheterdislokation, Arterienpunktion, Thrombose) müssen dabei sorgfältig gegeneinander abgewogen werden. Aus Gründen der Infektionsprävention ist die V. subclavia vor der V. jugularis und der V. femoralis zu bevorzugen.

Manifestationen von Venenkatheterinfektionen: Neben der **lokalen Katheterinfektion** sind die **katheterbedingte Bakteriämie/Sepsis**, die **septische Thrombophlebitis** sowie die **Endokarditis** bzw. andere metastatische Infektionen (z. B. Lungenabszess) etablierte Manifestationen.

Epidemiologie von Venenkatheterinfektionen: Bei peripheren Verweilkathetern sind **Phlebitiden** bei längerer Liegedauer relativ häufig, eine Sepsis dagegen selten. In Deutschland liegt die Inzidenz von ZVK-assoziierten Infektionen im Bereich unter 3 % (entsprechend einer Inzidenzdichte von ca. 1 Episode/1000 Kathetertage). Zentrale Venenkatheter gelten als hauptverantwortlich für die **katheterassoziierte Sepsis** (ca. 8 500 Sepsisfälle/Jahr). Die katheterassoziierte Sepsis macht 15 % aller nosokomialen Infektionen auf Intensivstationen aus.

> **MERKE** Betroffene Patienten haben ein deutlich erhöhtes Letalitätsrisiko (2- bis 4-fach im Vergleich zu nichtinfizierten Patienten).

Erreger und Risikofaktoren:
- koagulasenegative Staphylokokken (30–40 %)
- Staphylococcus aureus (5–10 %)
- Enterococcus spp. (4–6 %)
- Pseudomonas aeruginosa (3–6 %)
- Klebsiella pneumoniae (ca. 3 %)

- Candida spp. (2–8 %)
- Enterobacter spp. (1–4 %)
- Acinetobacter spp. (1–2 %)
- Serratia spp. (< 1 %).

Ausgangsort der Infektion sind in ca. 65 % der Fälle extraluminale (Haut des Patienten, Hände des Personals), in 30 % intraluminale Quellen (Hände des Personals, Ansatzstück). Seltener beruht sie auf hämatogener Streuung oder kontaminierten Infusionslösungen (5 %).

Präventionsmaßnahmen:

> **MERKE** Die Indikation zur Anlage eines Venenkathethers immer sorgfältig prüfen! Bei liegendem Katheter muss sie kontinuierlich (täglich) überprüft werden.

Sowohl regelmäßige **Fortbildungen des Personals** bezüglich Indikationen, Anlage und Pflege (**Tab. 4.2**) als auch eine **Surveillance** katheterassoziierter Infektionen (bezogen auf Kathetertage) haben sich als wirksame Maßnahmen erwiesen.

Im Rahmen der Surveillance der gefäßkatheterassoziierten Sepsis ist es sinnvoll, die Anzahl der ZVK-assoziierten Sepsisfälle auf jeweils 1000 ZVK-Tage zu beziehen, um die Infektionsraten mit den nationalen Referenzdaten vergleichen zu können. Das KISS umfasst als nationale Referenzdatenbank Daten aus regelmäßig teilnehmenden Intensivstationen.

PVK: Vor der Anlage sind auf eine **hygienische Händedesinfektion** sowie auf eine gründliche **Hautdesinfektion der Einstichstelle** (Einwirkzeit i. d. R. 30 s) zu achten. Diese vor der Venenpunktion nicht mehr palpieren! Einmalhandschuhe sind obligat!

Die periphere Verweilkanüle darf, solange sie klinisch benötigt wird, liegen bleiben, sofern keine Komplikationen feststellbar sind. Ergibt sich ein Anhalt für eine Phlebitis, muss die Kanüle sofort entfernt werden. Wird die Verweilkanüle nicht benutzt, wird sie zwischenzeitlich mit einem sterilen Verschlussstopfen oder Mandrin verschlossen (moderne Systeme verfügen über eine Schließmembran). Falls erforderlich, kann mit steriler NaCl-Lösung gespült werden.

ZVK: Die Anlage muss **unter sterilen Bedingungen** erfolgen (Händedesinfektion, Hautdesinfektion mit Zusatz eines remanenten Wirkstoffes wie Alkohol und Octenidin und angemessener Einwirkzeit des Desinfektionsmittels, steriler Kittel, Mund-Nasen-Schutz, Kopfhaube, sterile Handschuhe, Abdeckung der Insertionsstelle mit großem sterilen Lochtuch). Schließlich muss der Katheter sicher fixiert werden.

> **MERKE** Diskonnektionen auf ein absolutes Minimum beschränken. Vor Konnektion/Diskonnektion eines Infusionssystems eine hygienische Händedesinfektion durchführen. Nach jeder Diskonnektion muss ein neuer, steriler Verschlussstopfen verwendet werden.

Umgang mit Mehrdosisbehältern: Solche Behälter können eine große Gefahr darstellen, v. a. wenn sie unbeschriftet sind, falsch gelagert werden oder kontaminiert sind. Der Umgang mit solchen Behältnissen muss mit größter Sorgfalt erfolgen:
- Gummistopfen vor Einstechen mit alkoholgetränkten Tupfern desinfizieren
- für jede Punktion frische Spritze und Kanüle verwenden
- alternativ Mehrfachentnahmekanülen (sog. Minispikes)
- Beschriftung mit Anbruchdatum und Anbruchuhrzeit
- Verwendungszeit und Lagerung streng gemäß Herstellerangaben.

Tab. 4.2 Pflege- und Anwendungsempfehlungen bei verschiedenen Kathetern

Katheter	Verbandwechsel	Wechsel und Umsetzen des Katheters	Wechsel der Infusionssysteme	Hängedauer parenteraler Flüssigkeiten
peripherer Venenkatheter	bei Durchnässen, Verschmutzen oder Ablösen des Verbandes; mindestens täglicher Verbandwechsel bei nichtsicht- und -tastbarer Einstichstelle	Wechsel u. Neuanlage innerhalb von 48 h bei unter Notfallbedingungen gelegten Kathetern; kein routinemäßiger Wechsel	nicht häufiger als im 72-h-Intervall; bei Blut, Blutprodukten und Lipidlösungen max. 24 h	lipidhaltige Lösungen max. 24 h; reine Lipidlösung max. 12 h; Blut und Blutprodukte max. 4 h
Midline-Katheter		keine Empfehlung zur Häufigkeit des Katheterwechsels		
zentraler Venenkatheter (einschließlich peripher inserierte, nichtgetunnelte, getunnelte und teilimplantierte zentrale Katheter und Hämodialysekatheter)	Mullverbände alle 2 Tage, transparente Folien spätestens alle 7 Tage wechseln sowie bei Durchnässen, Verschmutzen oder Ablösen des Verbandes	kein routinemäßiger Katheterwechsel		
pulmonalarterieller Katheter				
Umbilikalkatheter		nicht anwendbar		
peripher arterieller Katheter	bei Durchnässen, Verschmutzen oder Ablösen des Verbandes		Wechsel beim Umsetzen, z. B. im 96-h-Intervall	Wechsel beim Umsetzen, z. B. im 96-h-Intervall

4.3.4 Postoperative Wundinfektionen

DEFINITION Postoperative Wundinfektionen sind Infektionen innerhalb von **30 Tagen nach einer Operation** (bzw. innerhalb von 1 Jahr, wenn ein Implantat in situ belassen wird), die je nach Tiefe eingeteilt werden in
- oberflächliche Wundinfektionen: Haut und subkutanes Gewebe
- tiefe Wundinfektionen: Faszienschicht und das Muskelgewebe
- Infektionen von Organen/Körperhöhlen im Operationsgebiet: von der Operation betroffene Organe oder Körperhöhlen.

Ein **Implantat** ist ein Fremdkörper nichtmenschlicher Herkunft, der einem Patienten während einer Operation auf Dauer eingesetzt wird und an dem nicht routinemäßig für diagnostische oder therapeutische Zwecke manipuliert wird (z. B. Hüftprothesen, Gefäßprothesen, Schrauben, Draht, künstliches Bauchnetz, Herzklappen [vom Schwein oder synthetisch]). Menschliche Spenderorgane (Transplantate) sind keine Implantate.

Epidemiologie: Wundinfektionen sind die dritthäufigste nosokomiale Infektion (ca. 15–20%). Dabei stellen postoperative Wundinfektionen (**Tab. 4.3** und **Tab. 4.4**) die häufigste Komplikation nach chirurgischen Eingriffen dar und gehören zu den häufigsten infektiösen Todesursachen.

Erreger und Risikofaktoren: Je nach Ort des Eingriffes dominieren typische Erreger:
- Gallenwege: E. coli, Klebsiellen, Streptokokken, Clostridien
- Eingriffe am Kolon/Appendektomie: E. coli, Klebsiellen, Proteus spp., Streptokokken, Bacteroides spp.
- Knochen-OP: Staphylokokken
- gynäkologische Eingriffe: E. coli und andere Enterobakterien, anaerobe Kokken, Bacteroides spp.

Bei **endogenen Infektionen** erfolgt der Eintrag der Bakterien (patienteneigene Haut- oder Darmflora) entweder direkt in den Operationssitus (Fehler in der Asepsis) oder durch eine hämatogene Übertragung. Von der Asepsis abgesehen sind diese Vorgänge wenig beeinflussbar (aber: soweit indiziert Antibiotikaprophylaxe, meist als „single shot").

Exogene postoperative Wundinfektionen gehen auf die belebte und unbelebte Umwelt, die Hände des Personals, kontaminierte Instrumente (selten) und evtl. aerogene Übertragung zurück. Insbesondere können Staphylococcus aureus tragende Epithelien aus der vorderen Nasenhöhle in die Raumluft abgegeben werden und in die offene Wunde gelangen. Hier ist das Hygienemanagement entscheidend (s. u.).

Der **Kontaminationsgrad chirurgischer Wunden** ist u. a. abhängig von der Art und dem Ort des Eingriffs (**Tab. 4.4**). Art und Schwere postoperativer Wundinfektionen werden durch verschiedene Faktoren beeinflusst:
- Anzahl an Bakterien, die während der OP in die Wunde gelangen
- Art und Virulenz der Mikroorganismen
- lokale Wundbedingungen (z. B. Nekrose oder Fremdmaterial)
- Abwehrmechanismen des Patienten.

Tab. 4.3 Häufigkeiten postoperativer Wundinfektionen (nach KISS, Datenstand 12/2006)

Art des Eingriffs	Auftreten postoperativer Wundinfektion
Eingriffe am Kolon	7,9 %
Cholezystektomie (konventionell)	4,9 %
Cholezystektomie (endoskopisch)	0,9 %
Hüftendoprothesen (traumatisch)	3,1 %
Hüftendoprothesen (orthopädisch)	1,1 %
Herniotomie	1,1 %
Eingriffe an Schilddrüse/Nebenschilddrüse	0,4 %

Tab. 4.4 Klassifikation chirurgischer Wunden nach ihrem Kontaminationsgrad

Klassifikation	Erklärung	Risiko von Wundinfektionen	Beispiele
I. sauber (aseptisch)	nichtinfiziertes OP-Gebiet, in dem keine Entzündung vorhanden ist und weder der Respirations-, Gastrointestinal- oder Urogenitaltrakt eröffnet werden. Keine Kontamination des OP-Gebietes durch ortsständige Flora (außer oberflächliche Hautbesiedlung)	<2 %	Hernien, Schilddrüse, Gefäße
II. bedingt aseptisch (sauber/kontaminiert)	Eingriffe, bei denen der Respirations-, Gastrointestinal- oder Urogenitaltrakt unter kontrollierten Bedingungen und ohne ungewöhnliche Kontamination eröffnet werden. Kontamination des OP-Gebietes durch Standortflora mit mäßig hoher Keimzahl	<5–10 %	Magen, Galle, Leber, Pankreas, Oropharynx, Lunge, Geschlechtsorgane
III. kontaminiert	Eingriffe mit erheblicher Kontamination des OP-Gebietes durch endogene Standortflora (z. B. deutlicher Austritt von Darminhalt) oder exogene Erreger. Beinhaltet Eingriffe, bei denen eine akute, nichteitrige Entzündung vorhanden ist, sowie offene, frische Frakturwunden	5–20 %	offene, frische Fraktur bei Unfall in der Landwirtschaft; Eingriffe mit intraoperativer „Verletzung" der sterilen Kautelen
IV. infiziert („schmutzig")	Eingriffe bei bereits vorhandener eitriger Infektion oder nach Perforation im Gastrointestinaltrakt. Massive Kontamination des OP-Gebietes durch endogene Standortflora	>15–20 %	Perforation von Hohlorganen (Peritonitis); alte traumatische Wunden mit devitalisiertem Gewebe

Im Rahmen des National Nosocomial Infection Surveillance System (**NNIS**; amerikanisches System zur Überwachung und Erfassung postoperativer Wundinfektionen) wurde ein Risikoindex mit 4 Risikokategorien (0, 1, 2, 3) entworfen, um Infektionsraten verschiedener Chirurgen und Krankenhäuser zu vergleichen. Je ein Risikopunkt wird vergeben, wenn eines der folgenden Kriterien erfüllt ist:
- Die Wunde entspricht der Wundklasse III oder IV (kontaminiert oder infiziert, **Tab. 4.4**).
- Der ASA-Score des Patienten ist größer als 2 (s. Anästhesiologie [S. B71]).
- Die Operation hat länger gedauert als 75 % der OPs der jeweiligen Eingriffsart.

Die Infektionshäufigkeit steigt mit zunehmender Anzahl von Risikopunkten.

Einteilung und Klinik postoperativer Infektionen: Siehe auch www.nrz-hygiene.de/surveillance/kiss/cdc-definitionen

Oberflächliche Wundinfektionen: Nur Haut oder subkutanes Gewebe sind einbezogen.

Tiefe Wundinfektionen: Die Faszienschicht und das Muskelgewebe sind erfasst.

Infektionen von Organen bzw. Körperhöhlen im Operationsgebiet: Betroffen sind Organe oder Körperhöhlen, die während der Operation geöffnet wurden oder an denen manipuliert wurde.

Prävention: Die entscheidenden Säulen in der Prävention postoperativer Wundinfektionen sind präoperative, intraoperative, postoperative Maßnahmen und Wundversorgung sowie Surveillance.

Präoperative Maßnahmen: Evidenzbasiert sind
- beim Patienten:
  - Screening auf S.-aureus-Trägerschaft (auch MRSA) bei Risikopatienten, ggf. Sanierung
  - Behandlung bestehender, systemischer Infektionen vor elektivem Eingriff
  - Haarentfernung nur dann, wenn OP-technisch notwendig, und dann mittels elektrischem Klipper (oder ggf. Enthaarungscreme) möglichst kurz vor der Operation
  - Antibiotikaprophylaxe (nur bei gesicherter Indikation, s. u.)

Allgemein anwendbar und sinnvoll („state of the art") sind:
- beim Patienten:
  - möglichst kurze Dauer der präoperativen Hospitalisation
  - perioperative Kontrolle des Blutzuckers bei Diabetikern; Vermeidung von Hyperglykämien
  - Tabakrauchkarenz mind. 30 Tage präoperativ
  - gründliche Vorreinigung des Operationsgebietes außerhalb des OP
  - Hautdesinfektion beim Patienten möglichst kurz vor der Operation
- beim OP-Personal generell:
  - saubere, kurze Fingernägel, Ablegen von Schmuck etc. an Händen und Unterarmen
  - Anziehen von OP-Kleidung, OP-Schuhen, Anlegen eines Haar- und Mund-Nasen-Schutzes
  - vor Verlassen der Personalumkleide Durchführung einer hygienischen Händedesinfektion [S. C796]
- bei OP-Personal mit direktem Kontakt zum Operationsgebiet:
  - Hände und Unterarme 1 min waschen (Nägel nur bei Verschmutzung bürsten); Abtrocknen mit keimarmen Einmalhandtüchern sowie vor dem Eingriff chirurgische Händedesinfektion (s. Chirurgie [S. B104])
  - Anlegen eines sterilen Kittels und steriler Handschuhe (bei erhöhter Perforationsgefahr 2 Paar übereinander). Nach Anlegen der sterilen Handschule darf der unsterile Bereich nicht mehr angefasst werden.

Intraoperative Maßnahmen:
- möglichst kurze Eingriffsdauer
- adäquate OP-Belüftung (i. d. R. Filterung der Zuluft und Überdruck) und geschlossene Türen
- falls möglich Anwendung laparoskopischer Eingriffstechniken
- atraumatische Operationstechnik mit rascher Blutstillung, Minimieren von Fremdmaterial und devitalisiertem Gewebe
- perioperativ Aufrechterhaltung der Normothermie
- Verwendung geschlossener Drainagesysteme; separate Inzision für Drainage; Drainage so bald wie möglich entfernen.

OP-Personal mit entzündlichen Hautveränderungen oder (eitrigen) Hautwunden ist auszuschließen. Die Zahl der Personen, deren Fluktuation und Sprechen im OP sind soweit möglich zu beschränken, die Türen des Operationsraumes möglichst geschlossen halten.

Weitere intraoperative Maßnahmen mit bisher **nicht geklärtem Nutzen** sind die zusätzliche perioperative Gewebeoxygenierung sowie ein Handschuhwechsel bei verlängerter Operationsdauer alle 2–3 h oder bei Wechsel des OP-Gebietes.
Als **nicht notwendige** Maßnahmen gelten Trennung aseptischer und septischer OPs, Routinewechsel der Bereichskleidung nach dem Toilettengang, Überschuhe und mit Desinfektionsmittel getränkte Fußmatten.

Postoperative Maßnahmen und Wundversorgung:
- steriler Verband während der ersten 24–48 h
- aseptische Technik bei Verbandwechsel und -entfernung sowie bei jeder Manipulation an der Drainage und deren Entfernung
- Entfernung von Drainagen so rasch wie möglich.

Surveillance: Erfassung der Rate postoperativer Wundinfektionen und Feedback an die Chirurgen.

Perioperative Antibiotikaprophylaxe: Falls eine perioperative Antibiotikaprophylaxe erfolgen soll, richtet sich diese nach dem zu erwartenden **Erregerspektrum**. Reserveantibiotika werden *nicht* routinemäßig eingesetzt! Um eine ausreichende Gewebewirkstoffkonzentration zu erreichen, muss die Applikation rechtzeitig erfolgen, d. h. **60–30 min *vor* Inzision**. Je nach HWZ des Antibiotikums und der OP-Dauer (OP-Dauer > HWZ des ABs) kann eine **Wiederholungsgabe** erforderlich werden. Eine perioperative AB-Prophylaxe ist **nicht länger als 24 h** notwendig.

Eingriffe, bei denen eine perioperative Antibiotikaprophylaxe sinnvoll ist, sind u. a.:
- kardiochirurgische Operationen (z. B. Klappenersatz)
- neurochirurgische Shuntoperation
- Thoraxchirurgie (z. B. Lungenresektion)
- traumatologische Operationen (z. B. TEP)
- Magen- bzw. Darmresektion
- konventionelle und laparoskopische Cholezystektomien
- gynäkologische Operationen (z. B. Hysterektomie).

Hygienemaßnahmen bei Hepatitis B, C und HIV-infizierten Patienten: Es gelten die gleichen Standardmaßnahmen wie bei allen anderen Patienten (gleicher OP, Aufwachraum etc.). Das Tragen von doppelten Handschuhen, Gesichtsschutz oder Schutzbrille reduziert die Gefahr eines Kontaktes mit Blut/Sekreten (auch unabhängig von bekannten Risikoerregern). Intensivere Desinfektionsmaßnahmen sind nicht notwendig. Massiv mit Blut kontaminierte Abdecktücher werden zur infektiösen Wäsche gegeben. Bei Nadelstichverletzungen muss immer unverzüglich der Betriebsärztliche Dienst informiert werden.

5 Multiresistente Erreger und Legionellen

5.1 Allgemeines

> **DEFINITION Multiresistente Erreger (MRE)** sind resistent gegen **mehrere Antibiotikagruppen**, die typischerweise für die Therapie verwendet werden (besonders Penicilline + Cephalosporine + Fluorchinolone ± Carbapeneme).

Risikofaktoren:
- schwere Grunderkrankungen, Anzahl der „Devices" (Pflegeintensität)
- alte und schwerkranke Patienten
- lange und wiederholte Krankenhausaufenthalte oder Aufenthalt in Risikobereichen (Intensivpflegestation) oder Risikoländern
- vermehrte Antibiotikagabe und -prophylaxe
- Immunsuppression (Neutropenie, z. B. nach Transplantation hämatopoietischer Stammzellen (HSCT); Organtransplantation)
- hohe Belegungsdichte und Personalknappheit.

Zusätzliche Risikofaktoren bei MRSA sind offene (chronische) Wunden, Dekubitus, chirurgische Behandlung, Dialyse, Kontakt zu Tiermast (Schweine). Bei VRE (s. u.) kommt als Risikofaktor Mukositis hinzu.

Transport von Patienten mit MRE-Infektionen: Der Transportdienst ist frühzeitig zu informieren, ebenso die Zielklinik, z. B. im Rahmen der Anmeldung. Der Patient muss frische Kleidung erhalten, bei nasaler Besiedelung einen Mundschutz und bei Wundbesiedelung einen frischen Verband. Händedesinfektion des Patienten vor Verlassen des Zimmers. Auch der Transportdienst muss vor Verlassen des Zimmers die Hände desinfizieren. Handschuhe, Schutzkittel und Mundschutz sind nur zum Umlagern notwendig.

Nichtmobile Patienten werden per Rollstuhl, Transportliege oder in einem frisch bezogenen und wischdesinfizierten Bett transportiert.

5.2 Häufige multiresistente Erreger

Zu den typischen Erregern im Klinikalltag zählen vor allem
- methicillinresistente Staphylococcus aureus (**MRSA**)
- vancomycinresistente Enterokokken (**VRE**)
- multiresistente gramnegative Bakterien (**MRGN**) und Extended-Spectrum-β-Laktamasenbildner (**ESBL**).

Erreger der MRE-Infektionen sind meistens nicht per se virulenter als die entsprechenden nichtresistenten Bakterien, dennoch haben MRE-Infektionen oft eine **schlechtere Prognose** (erhöhte Sterblichkeit, längere Verweildauer, eingeschränkte Lebensqualität). Diese wird durch die eingeschränkte Antibiotikaauswahl, die teilweise ungünstigen pharmakologischen Eigenschaften und Nebenwirkungen der „Reserveantibiotika" sowie durch erschwerte Rahmenbedingungen durch die Isolierung der Patienten bedingt.

Weiterführende Informationen zu Infektionen mit MRGN gibt es auf den Seiten des Robert-Koch-Instituts (http://www.rki.de).

5.2.1 Staphylokokken

Erreger: Staphylokokken sind umweltresistente, **grampositive Bakterien**. Sie können auf unbelebten Oberflächen in signifikanter Zahl bis zu mehreren Monaten überleben. Das primäre Habitat von Staphylococcus aureus ist das Nasenantrum. Etwa 20 % der Gesunden sind mit methicillinsensiblen S. aureus (MSSA) kolonisiert, aber nur weniger als 1 % mit MRSA.

Methicillinresistente Staphylococcus aureus (MRSA) wurden erstmals 1961 beschrieben. Es gibt eine begrenzte Zahl epidemisch verbreiteter MRSA-Stämme (E-MRSA), die durch DNA-Typisierung definiert werden. Die Therapieoptionen mit β-Laktam- und Cephalosporin-Antibiotika entfallen. Das Reservoir im Krankenhaus ist i. d. R. der kolonisierte (ggf. unentdeckte) Patient.

5.2 Häufige multiresistente Erreger

Resistenzmechanismen:

Resistenz gegen β-Laktam-Antibiotika: β-Laktam-Antibiotika hemmen die für die bakterielle Zellwandsysnthese notwendigen Transpeptidasen (sog. Penicillin-bindende Proteine, PBP). Bei den meisten klinischen Isolaten von S. aureus sind **β-Laktamasen** nachweisbar, die Standard-β-Laktam-Antibiotika wie z. B. Penicillin hydrolysieren. Bei diesen Stämmen werden erfolgreich die gegen Staphylokokkenpenicillinase beständigen Penicilline (z. B. Methicillin, Oxacillin, Flucloxacillin) oder auch Cephalosporine der 2. Generation (z. B. Cefuroxim, Cefotiam) eingesetzt. Auch diese wirken über eine Hemmung der Transpeptidasen.

Resistenz gegen Methicillin u. a.: Die Methicillinresistenz wird durch ein alternatives **Pencillin-bindendes Protein** (PBP2a oder PBP2') vermittelt, also durch eine Veränderung der Zielstruktur der β-Laktam-Antibiotika. Im Gegensatz zu den PBP von MSSA hat PBP2a nur eine geringe Affinität zu Methicillin, anderen β-Laktamen und Cephalosporinen, wird also durch diese Antibiotika in seiner Zellfunktion nicht klinisch ausreichend gehemmt.

> **MERKE** Penicilline, Cephalosporine und Carbapeneme sind bei MRSA als klinisch unbrauchbar zu beurteilen! Oft sind MRSA auch gegenüber anderen Antibiotikaklassen resistent: Fluorchinolone, Tetrazykline, Sulfonamide, Aminoglykoside (vgl. Antibiogramm!). Verbliebene Therapieoptionen sind: Vancomycin, Linezolid, Daptomycin, Synercid oder die Kombination Fosfomycin + Rifampicin.

Epidemiologie: In 20–30 % der Fälle entwickeln kolonisierte Patienten im weiteren Verlauf eine Infektion mit MRSA. Gegenwärtig sind in deutschen Krankenhäusern (mit großer Streubreite) 16 % aller invasiven S.-aureus-Infektionen durch MRSA verursacht. Nach einem deutlichen Anstieg der Fallzahlen zwischen 2002 und 2005 zeichnet sich eine Stabilisierung bzw. Reduktion ab.

Immer wichtiger wird die Unterscheidung zwischen „health-care associated" (**HA-MRSA**) und sog. „community acquired" (**CA-MRSA** oder cMRSA)-Stämmen. Letztere werden außerhalb des Krankenhauses erworben und können schwere Hautinfektionen sowie (seltener) tödlich endende Bronchopneumonien auch besonders bei Kindern und Jugendlichen verursachen. CA-MRSA kommen bisher in Deutschland vereinzelt vor.

Neben MRSA sind auch Resistenzen gegenüber **V**ancomycin (Antibiotikum aus der Gruppe der **G**lycopeptide) beschrieben. Es werden **i**ntermediär resistente S. aureus (**VISA** oder **GISA**) sowie ganz vereinzelt vancomycinresistente S. aureus (**VRSA**) unterschieden. Beide Resistenzformen haben bisher in Deutschland keine Bedeutung.

Risikofaktoren: Die Übertragung von MRSA erfolgt vor allem durch
- die **Hände des Personals**
- kontaminierte Umgebung und Gegenstände
- Übertragung von Patient zu Patient
- Hautschuppen
- Verlegung/Transport.

Prävention:

Hygienische Händedesinfektion: Die wichtigste präventive Maßnahme ist die hygienische Händedesinfektion (auch nach Benutzung von Einmalhandschuhen und vor Verlassen des Patientenzimmers). Eine Verbreitung des Keimes von der kolonisierten oder infizierten Körperstelle in andere, insbesondere infektionsgefährdete Regionen (z. B. von einer infizierten Wunde ins Trachealsekret) muss unbedingt vermieden werden. Nach jeder Manipulation an der kolonisierten oder infizierten Körperstelle ist daher eine erneute gründliche Händedesinfektion notwendig, bevor weitere Tätigkeiten am Patienten vorgenommen werden.

Allgemeine Maßnahmen bei MRSA-positiven Patienten: Sie sind in **Tab. 5.1** zusammengefasst.

Isolierung von MRSA-positiven Patienten: Sie sollte folgendermaßen erfolgen:
- Einzelzimmer oder Kohorte (bei genetisch identischem MRSA-Stamm, aber auch dann patientenbezogene Pflegeutensilien)
- Pflegeutensilien (u. a. Blutdruckmessgerät, Stethoskop, Stauschlauch, Fieberthermometer) patientenbezogen einsetzen, im Zimmer belassen oder zwischen Patienten gründlich wischdesinfizieren (z. B. 70 % Alkohol)
- Patient sollte bei Verlassen des Zimmers keine Gemeinschaftseinrichtungen in Anspruch nehmen
- vor dem Verlassen des Zimmers: **Händedesinfektion und frische Kleidung** (s. u.)
- Krankenblatt und Ambulanzkarte kennzeichnen und andere Kliniken oder Pflegeheime informieren (z. B. bei Verlegung).

MRSA-Screening-Untersuchung: Ein patientenbezogenes Screening erweist sich v. a. bei der Aufnahme von Risikopatienten und der Wiederaufnahme bekannter MRSA-positiver Patienten als sinnvoll. Jedes Krankenhaus sollte auf

Tab. 5.1 Basismaßnahmen bei MRSA-positiven Patienten

Maßnahme	wann
Mundschutz	• bei Arbeiten am Bett oder am Patienten, um Hand/Nasenkontakt zu verhindern
Schutzkittel	• bei allen Arbeiten am Bett oder am Patienten • täglicher Wechsel (Normalstation)/frischer Kittel pro Schicht (Intensivstation) • zusätzlich Plastikschürzen beim Waschen • beim Aufhängen von Schutzkitteln Außenseite nach innen hängen
Handschuhe	• bei Kontakt mit kolonisierten Körperstellen, danach sofort ausziehen und Hände desinfizieren • wie üblich beim Umgang mit potenziell infektiösem Material
Bettwäsche	• während der Dekolonisierung mindestens jeden 2. Tag wechseln
Flächendesinfektion	• sofort gezielte Desinfektion bei Kontamination der Flächen und Geräte • laufende Wischdesinfektion der patientennahen Flächen: auf Allgemeinstation 1 × täglich, auf Intensivstation 3 × täglich • gründliche Schlussdesinfektion

Basis der RKI-Empfehlungen ein MRSA-Screening-Programm festlegen (prädefinierte Risikopatienten). Auf diese Weise kann das Risiko gesenkt werden, dass durch Versorgung im normalen Stationsumfeld bis zum Beginn der Isolierung bereits Übertragungen stattgefunden haben. Gehäuftes Auftreten von MRSA und ein V. a. einen epidemischen Zusammenhang ist an das Gesundheitsamt zu melden.

> **MERKE** Eine ungezielte Personaluntersuchung auf MRSA z. B. in einer gesamten Abteilung erweist sich i. d. R. als kostspielige und zeitaufwendige Maßnahme mit geringem Erfolg.

Sanierung von MRSA-besiedelten Personen: Zur nasalen Dekolonisierung von besiedelten Personen wird 2- bis 3-mal täglich Mupirocin (Salbe) über 5 Tage intranasal angewendet. Auch hier sind **Resistenzen** bereits beschrieben, weshalb Mupirocin nur in dieser Indikation begrenzt angewendet werden soll. Dem primären Sanierungserfolg von ca. 90 % steht allerdings eine **Rekolonisation** in etwa ¼ der Fälle innerhalb von wenigen Wochen gegenüber. Daher wird für die Sanierung der zusätzliche Einsatz von Händedesinfektionsmittel und von antibakteriellen Lösungen (octenidin- oder auch polyhexanidhaltige Produkte) zur **Ganzkörperwäsche** empfohlen.

Ein Misserfolg der Eradikation kann auch durch die von dem Patienten selbst kontaminierte Umgebung in seinem unmittelbaren Umfeld bedingt sein. Daher sollen zusätzlich zu der oben beschriebenen Mupirocinanwendung auch die Kontaktflächen im Patientenzimmer täglich desinfiziert werden. Ohne Dekolonisationsmaßnahmen sind MRSA-Träger i. A. monatelang mit „ihrem" MRSA-Stamm kolonisiert.

> **MERKE** Der Sanierungserfolg muss in jedem Fall durch Kontrollabstriche bestätigt werden. Erst bei **3 negativen Abstrichen** (ab dem 3. Tag nach Abschluss der Behandlung im Abstand von einem Tag entnommen) ist i. d. R. von einem Sanierungserfolg auszugehen und die Isolierung kann beendet werden.

5.2.2 Enterokokken

Erreger: Enterokokken gehören zur physiologischen Darmflora. Es handelt sich um sehr umweltresistente **grampositive Bakterien**, die auf unbelebten Oberflächen mehrere Monate und bei Temperaturen von 60 °C mehrere Minuten überleben können. Die Zahl der Enterokokken im Darm des Menschen kann durch Einnahme von Antibiotika, die andere Darmbakterien (Enterobakterien und Anaerobier) unterdrücken, um mehrere Größenordnungen zunehmen. Zu den klinisch wichtigen Spezies zählen Enterococcus faecalis und Enterococcus faecium, die typischerweise Verursacher von HWIs, aber ggf. auch von Wundinfektionen, Septikämien und Endokarditiden sind.

Vancomycinresistente Enterokokken (**VRE**) sind meist E.-faecium-Stämme. Sie wurden erstmals 1986 beschrieben.

> **MERKE** Enterokokken sind **immer** klinisch **resistent** gegen Penicillin, Clindamycin, Cephalosporine und Aminoglykoside; E. faecium ist meist auch ampicillinresistent.

Resistenzmechanismen: Resistenz gegen Vancomycin: Glykopeptid-Antibiotika wie Vancomycin wirken über eine Hemmung der Quervernetzung des Mureins bei der Zellwandsynthese. An die bei VRE geänderten Seitenketten des Mureins können Glykopeptide nur noch mit einer wesentlich geringeren Affinität binden (1000-fach schlechtere Hemmung der Quervernetzung) und die weitere Zellwandsynthese nicht mehr wirksam hemmen. Daneben gibt es noch weitere Glykopeptidresistenzen, die aber bisher keine klinische Bedeutung haben.

Epidemiologie: In deutschen Krankenhäusern sind etwa 10 % aller invasiven E.-faecium-Infektionen durch VRE verursacht. Eine Gruppe genetisch eng verwandter E.-faecium-Stämme (C1-Gruppe oder „clonal complex 17") verbreitet sich gegenwärtig weltweit. Das Risiko, an einer Infektion durch VRE zu sterben, ist möglicherweise fast doppelt so hoch wie bei vancomycinempfindlichen Enterokokken.

Risikofaktoren: Das Reservoir im Krankenhaus sind i. d. R. (unerkannt) kolonisierte Patienten (> 90 %). Dabei werden VRE ebenfalls in erster Linie über die Hände übertragen. Sie haben eine hohe Umweltpersistenz, d. h., sie sind für Tage bis Wochen auch auf unbelebten Flächen oder Gegenständen in der Umgebung von VRE-positiven Patienten nachweisbar. Besonders bei Patienten mit Inkontinenz, Diarrhö, Ileostoma, Kolostoma oder mit Enterokokken besiedelten oder infizierten, drainierenden Wunden ist die Umgebungskontamination hoch.

Antibiotika, die gegen andere mit VRE konkurrierende Darmbakterien wirken, erhöhen die VRE-Prävalenz nachweislich. Dazu gehören Vancomycin (i. v. oder p. o.), Cephalosporine (z. B. Ceftazidim), gegen Anaerobier wirksame Antibiotika (z. B. Imipenem oder Metronidazol) und Fluorchinolone.
Antibiotika wie Piperacillin, die in hoher Konzentration über die Galle ausgeschieden werden (> 1000 µg/ml), können geringe Keimzahlen an VRE im Intestinum hemmen.

Prävention: Die entscheidenden Präventionsmaßnahmen sind die **hygienische Händedesinfektion** und ein verantwortungsvoller Einsatz von Antibiotika.

Die **Hygienemaßnahmen** bei VRE-Infektionen gleichen in großen Teilen denen bei MRSA (Tab. 5.1), mit Ausnahmen wie z. B. Mund-/Nasenschutz, der hier entfällt.

VRE-Screening-Untersuchungen erfolgen mit Stuhlproben oder besser mit Rektalabstrichen. Bei VRE-Nachweis werden die betroffenen Patienten i. d. R. **isoliert**, unabhängig davon, ob eine Besiedelung oder eine Infektion vorliegt. Eine Behandlung zur Dekolonisation ist nicht etabliert und oft bleiben Patienten über Monate mit VRE kolonisiert. Verbliebene **Therapieoptionen** sind Linezolid,

Synercid, Fosfomycin, Rifampicin, Doxycyclin, Daptomycin.

5.2.3 ESBL-produzierende Erreger

Erreger: Extended-Spectrum-β-Laktamasen(ESBL)-produzierende Erreger sind vor allem Escherichia coli, Klebsiella spp. (in diesen Spezies in der Routinediagnostik zuverlässig nachweisbar), aber auch Enterobacter spp. Der natürliche Lebensraum dieser **gramnegativen Bakterien** ist der Darmtrakt.

Resistenzmechanismus: Erstmals wurden **Extended-Spectrum-β-Laktamasen** 1983 beschrieben. Sie sind durch Punktmutation aus den „altbekannten" β-Laktamasen entstanden, die schon seit Jahrzehnten z. B. die Resistenz gegenüber Ampicillin vermitteln. Sie werden durch **Plasmide** codiert und können sich deshalb rasch auch über Speziesgrenzen hinweg ausbreiten. Häufig treten sie in **Kreuzresistenz** mit anderen breitwirkenden Antibiotika (Fluorchinolone) auf.

> **MERKE** ESBL-positive Erreger sind gegenüber **allen** Penicillinen, Cephalosporinen und Monobactamen als **klinisch resistent** zu betrachten. Somit entfallen alle Cephalosporine zur Therapie schwerer Infektionen (Septikämie, Pneumonie) mit ESBL-positiven Erregern. Ein besonderes Problem stellen gramnegative Bakterien dar, die **Carbapenemasen** (carbapenemespaltende β-Laktamasen) produzieren. Die Therapieoptionen sind hier z. T. drastisch eingeschränkt.

Epidemiologie: In deutschen Krankenhäusern kommen ESBL-positive Erreger im Durchschnitt zu 5–8 % vor, mit steigender Tendenz. In den letzten Jahren nehmen in Europa Fälle ambulant erworbener ESBL-E.-coli-Infektionen zu. Als Quelle wird die Nahrungskette vermutet (nachgewiesen z. B. in Geflügel).

Risikofaktoren: Risikofaktoren für eine ESBL-Infektion sind Länge des Aufenthalts (Intensivstation, Krankenhaus), Schwere der Erkrankung, „Devices" (Katheter), Beatmung (Dauer) und die vorherige Antibiotikagabe (v. a. Fluorchinolone, Cephalosporine).

Prävention: Gramnegative Erreger wie die ESBL-produzierenden Enterobacteriaceae und multi-drug-resistente (MDR) P. aeruginosa unterscheiden sich aus krankenhaushygienischer Sicht von grampositiven Erregern v. a. durch ihre geringere Umweltpersistenz (allerdings Ausnahme: Acinetobacter baumannii). Dementsprechend verteilen sie sich nicht so breit in die Umgebung des Patienten wie beispielsweise MRSA. Dennoch wird wegen der besonderen Gefahr der Resistenzweitergabe durch mobile genetische Elemente (Plasmide) oft eine **Isolierung im Einzelzimmer** empfohlen.

Folgende Maßnahmen sollten unbedingt durchgeführt werden:
- **sorgfältige Händehygiene** (es muss konsequent immer vor Verlassen des Patientenzimmers die **Händedesinfektion** erfolgen!)
- **Mund-Nasen-Schutz** (chirurgische Maske) beim endotrachealen Absaugen im Rahmen der Standardhygiene (wenn Erreger im Tracheal- oder Bronchialsekret nachweisbar ist, auch Schutzbrille und Haarschutz)
- Bezüglich Händedesinfektion, Gebrauch von Einmalhandschuhen, Schutzkitteln, Transport im Krankenhaus, Flächen- und Schlussdesinfektion gelten weitgehend dieselben Maßnahmen wie bei MRSA (Tab. 5.1).

> **MERKE** Sowohl bei ESBL als auch bei resistenten P. aeruginosa sind Unkenntnis und eine unüberlegte Anwendung von Antibiotika mittelfristig wesentliche Risikofaktoren für die Resistenzraten im eigenen Krankenhaus. Ein verantwortungsbewusstes Antibiotikaregime mit strenger Indikationsstellung ist daher essenziell.

5.2.4 Multiresistente Pseudomonas aeruginosa

Erreger: P. aeruginosa ist der zweitwichtigste Erreger der beatmungsassoziierten Pneumonie mit hoher Letalität (50–70 %). Außerdem verursacht er häufig Harnwegs- und Wundinfektionen. Natürlicherweise sind Pseudomonaden schon gegen viele Antibiotika **resistent**, sodass nur noch wenige Antibiotika(-Klassen) wie **Aminoglykoside,** pseudomonaswirksame **β-Laktame** (Piperacillin), Pseudomonas-**Cephalosporine** (Ceftazidim, Cefepim), **Ciprofloxacin** und **Carbapeneme** (Imipenem, Meropenem) Wirksamkeit zeigen. Treten Resistenzen gegenüber 3 oder mehreren dieser Gruppen auf, spricht man von **multidrugresistance** (**MDR**). In deutschen Krankenhäusern liegen die Resistenzraten gegenüber Ceftazidim, Imipenem, Ciprofloxacin und Piperacillin alle im 2-stelligen Bereich.

Resistenzmechanismen: Beim MDR-Pseudomonas aeruginosa spielen mehrere Resistenzmechanismen eine Rolle. **Chromosomale β-Laktamasen** sind in ihrer Genexpression durch Cephalosporine induzierbar. **Integroncodierte Metallo-β-Laktamasen** und **plasmidcodierte ESBL** breiten sich durch horizontalen Gentransfer zwischen verschiedenen Stämmen aus. Resistenzen gegenüber Ciprofloxacin und Carbapenemen entstehen durch **Punktmutationen in Zielstrukturen von Fluorchinolonen** oder durch **Verlust von Porinen** in der äußeren Membran, durch die Antibiotika in den periplasmatischen Raum von gramnegativen Bakterien gelangen. Weiterhin gibt es sog. **Effluxpumpen**, die relativ unspezifisch Moleküle aus dem Cytoplasma über den periplasmatischen Raum wieder nach außen transportieren. Diese verringern damit die intrazellulär erreichbare Antibiotikumkonzentration und vermitteln oft gleichzeitig Resistenzen gegenüber verschiedenen Antibiotikaklassen. Zwar gibt es einzelne weltweit bekannte (Sero-)Typen, vorwiegend aber handelt es sich, im Gegensatz zu MRSA und VRE, um viele verschiedene, immer neu resistent werdende Stämme.

5.3 Legionellen

Erreger: Es gibt mehr als 50 verschiedene Legionellenspezies. Jedoch wurde nur ca. ⅓ davon bisher im Zusammenhang mit Infektionen beschrieben, meist Legionella pneumophila der Serogruppe 1. Sie kommen ubiquitär in natürlichen und künstlichen (Warm-)Wassersystemen vor. Sie kommen planktonisch vor, aber besonders auch in Biofilmen und intrazellulär von Einzellern, wo sie vor Desinfektionsmaßnahmen gut geschützt sind.

Legionellosen können selbstlimitierend verlaufen (Pontiac-Fieber ohne Organbeteiligung, mit hoher Infektionswahrscheinlichkeit, aber geringer Letalität) oder als Legionellenpneumonie (geringeres Infektionsrisiko, aber bis zu 20 % Letalität). Die Inkubationszeit beträgt 2–10 Tage. Die Erregerdiagnostik erfolgt durch Urinantigentest, Immunfluoreszenz oder PCR-Nachweis (allesamt mit mäßiger Sensitivität), zur Kultivierung sind spezielle Legionellenmedien erforderlich (s. Mikrobiologie [S. C620]).

> **MERKE** Eine Legionellenpneumonie kann leicht unerkannt bleiben, wenn der behandelnde Arzt nicht ausdrücklich die entsprechende Diagnostik anfordert. Aber auch ein negatives Testergebnis schließt eine Legionellenpneumonie nicht sicher aus!

Resistenzen: Die bei nosokomialen Pneumonien üblichen Breitspektrumcephalosporine oder Carbapeneme sind bei Legionellenpneumonien unwirksam. Als Mittel der Wahl bei schweren Infektionen gelten Azithromycin oder Levofloxacin, bei leichteren Krankheitsverläufen auch andere intrazellulär wirksame Antibiotika (Erythromycin, Doxycyclin, Clarithromycin).

Epidemiologie: Legionellosen machen bis zu 10 % der ambulant erworbenen Pneumonien aus und können, je nach lokalen Gegebenheiten, 5 bis über 10 % der nosokomialen Pneumonien verursachen. Auf der Basis von Seroprävalenzdaten kann man von jährlich 4000–6000 Erkrankungsfällen in Deutschland ausgehen, nach dem Infektionsschutzgesetz (Labormeldepflicht an das Gesundheitsamt!) werden jährlich allerdings nur ca. 400 Fälle erfasst.

> **MERKE** Bei Pneumonie unklarer Genese muss immer auch an Legionellen gedacht werden, selbst wenn diese nicht im Wasser nachgewiesen sind.

Risikofaktoren: Legionellen werden nicht von Mensch zu Mensch übertragen, sondern durch Inhalation von legionellenhaltigen Aerosolen.

Risikofaktoren sind männliches Geschlecht (2–3-fach erhöht), hohes Alter, Alkoholabusus, Diabetes mellitus sowie Immunsuppression (nach Transplantationen oder großen Operationen).

Prävention: Wichtige **allgemeine Maßnahmen** sind die Aufklärung des Personals bezüglich Risiken, Präventionsmöglichkeiten und Besonderheiten der Legionellendiagnostik. Die Körperpflege, insbesondere im Kopfbereich, erfolgt nur mit legionellenfreiem Wasser, bei Risikopatienten Zähneputzen, Trinken, Durchspülen von Magensonden nur mit keimfreiem Wasser. Bei V. a. Legionellenpneumonie ist unverzüglich eine legionellenwirksame Antibiotikatherapie einzuleiten. Da die Übertragung nicht direkt erfolgt, ist eine Isolierung nicht notwendig.

Routinemäßige Wasseruntersuchung aus den zentralen Erwärmungsanlagen der Hausinstallation und insbesondere in Risikobereichen (z. B. Intensivstationen, Hämato-/Onkologie). Zielgröße ist eine Legionellenkonzentration < 1 KBE/ml an der Zapfstelle, der Vorhersagewert dieser Konzentration für ein Erkrankungsrisiko ist jedoch nicht wissenschaftlich belegt.

Konzentrationen im Wasser können in kurzer Zeit stark schwanken, z. B. beim Ablösen von Biofilmpartikeln. Verschiedene Stämme sind unterschiedlich virulent, ohne dass es bisher einen einfachen Marker gibt, hochvirulente Stämme zu erkennen.

Sind mehr als 30 % der beproben Zapfstellen in einem Krankenhaus legionellenpositiv, nimmt das Risiko für nosokomiale Legionellosen zu.

Technische Maßnahmen: Zur Vermeidung einer Besiedelung mit Legionellen muss der Temperaturbereich von 20–50 °C vermieden werden. Die Temperatur in Kaltwasserleitungen soll < 20 °C betragen (Isolierung gegenüber Warmwasserleitungssträngen!), die Temperatur der Warmwasserzirkulation muss am kältesten Punkt über 50 °C liegen. Darüber hinaus muss eine konstante Rezirkulation im Warmwassersystem gewährleistet sein, Totleitungen und Stagnation (> 3 d) auch in Kaltwasserleitungen müssen vermieden werden.

Eine gewisse **Dekontamination bei Besiedelung** ist durch Hyperchlorieren (kein Trinkwasser!) oder 5 min Durchspülen mit > 70 °C heißem Wasser (Austrittstemperatur) möglich. Zu anderen Dekontaminationsverfahren wie Chlordioxid oder Monochloramin, Kupfer-Silber-Ionisation und UV-Bestrahlung existieren noch keine einhelligen Empfehlungen.

Bakteriendichte Filter am Wasserhahn müssen in vom Hersteller angegebenen Intervallen gewechselt, als Einwegfilter verworfen oder fachgerecht aufbereitet und auf Funktionstüchtigkeit geprüft werden. Dies ist aufwendig und deshalb nur in Risikobereichen etabliert.

> **MERKE** Beim Auftreten nosokomialer Legionellosen retrospektiv (und prospektiv) nach möglichen Legionelloseinfektionen suchen (Pneumonien unklarer Ursache, bei denen keine spezielle Legionellendiagnostik angefordert worden ist).

6 Trink- und Badewasserhygiene

6.1 Trinkwasser

Trinkwasser darf **keine Krankheitserreger** und gesundheitschädigenden Noxen enthalten. Die auf diversen Gesetzen und DIN-Normen basierende Trinkwasserverordnung regelt die mikrobiologischen, chemischen, physikalischen und sensorischen (Farbe, Geruch, Geschmack, Trübung) Anforderungen an einwandfreies Trinkwasser. Insbesondere E. coli, coliforme Bakterien, Enterokokken und Clostridium perfringens (inkl. Sporen) dürfen nicht enthalten sein (0 Keime in 100 ml).

Aufgrund der langen Überlebenszeiten von Clostridium perfringens auch beim Kochen wird dieses Bakterium bei Oberflächenwasser als Indikator für Kryptosporidien herangezogen.

6.2 Badewasser

Prinzipiell können durch Badewässer Infektionen übertragen werden, abgesehen von Dermatomykosen sind im Schwimmbad erworbene Infektionen aber extrem selten, da durch Desinfektion (Chlor), Umwälzung, Filtrierung und ständigen Frischwasserzusatz eine hohe Wasserqualität erreicht wird.

Badegewässer müssen insbesondere frei von enteropathogenen Keimen sein: E. coli, coliforme Bakterien sowie Pseudomonas aeruginosa dürfen nicht enthalten sein (0 Keime in 100 ml), andernfalls muss das Becken umgehend geschlossen werden.

Hinweis: Die Autoren bedanken sich bei M. Bauer, A. Conrad, D. Jonas, D. Luft, M. Martin, E. Meyer, A. Schuster, T. Kolberg und S. Wenzler-Röttele für wichtige Anregungen bei der Manuskripterstellung.

C 40 Klinische Umweltmedizin und Toxikologie

Richard Gminski und Winfried Ebner

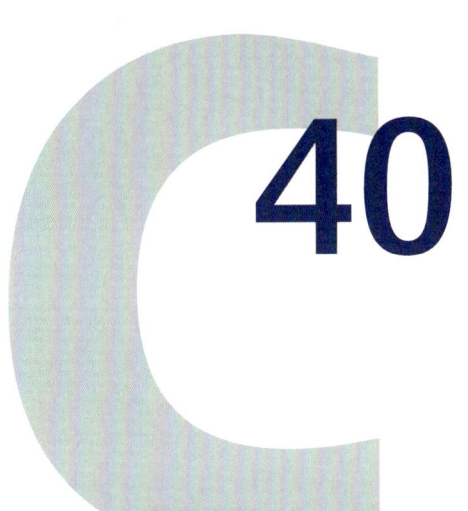

1 Klinische Umweltmedizin 816

2 Auswahl spezieller Umweltnoxen und ihre Toxikologie 825

1 Klinische Umweltmedizin

1.1 Grundlagen

> **DEFINITION** Die Umweltmedizin umfasst die medizinische Betreuung von Einzelpersonen mit gesundheitlichen Beschwerden oder auffälligen Untersuchungsbefunden, welche von ihnen selbst oder ärztlicherseits mit Umweltfaktoren in Verbindung gebracht werden (Definition des Deutschen Ärztetages, 1992).

1.1.1 Aufgaben und Ziele des Umweltmediziners

Die Aufgaben der Umweltmedizin sind die **Erforschung, Erkennung, Behandlung** und **Vermeidung umweltbedingter Krankheiten** und Schadstoffwirkungen.

Das Ziel umweltmedizinischer Forschung ist, das **Risiko** gesundheitlicher Beeinträchtigungen durch Schadstoffwirkungen aus der Umwelt für die Bevölkerung **zu minimieren**, wobei man primär Schadstoffe zu vermeiden bzw. zu kontrollieren versucht.

Gesundheitliche Auswirkungen von Umweltbelastungen **nachzuweisen** ist methodisch oft schwierig, da häufig nur geringe Schadstoffmengen über lange Zeiträume wirken. Außerdem ist die schädliche Konzentration der einzelnen Stoffe oft sehr unterschiedlich. Auch Lebensstilfaktoren, der individuelle Stoffwechsel sowie die Sensibilität des Einzelnen spielen dabei eine wichtige Rolle.

1.1.2 Grundbegriffe der Umweltmedizin

Emission (= Austrag): Etwas wird an die Umwelt abgegeben (z. B. Schadstoffausstoß aus einem Kamin, Strahlung von einem Mobiltelefon). Emittiert werden können Rauch, Gase, Staub, Abwasser und Gerüche, aber auch Geräusche, Erschütterungen, Licht, Wärme und Strahlen. Die Verursacher heißen Emittenten. Emissionsmessungen finden direkt an der Quelle (z. B. Auspuff) statt.

Immission (= Eintrag): Dies bezeichnet die Summe der an einem Bezugspunkt enthaltenen Schadstoffe. Immissionsmessungen erfolgen an Orten, an denen sich Menschen aufhalten (z. B. in einem Stadtpark oder in einer Wohnung).

Transmission: Dies bezeichnet den Vorgang, bei dem sich Schadstoffe vom Ort der Entstehung in die Umwelt ausbreiten. Das Ausmaß der Transmission ist vom Ausbreitungsmedium (Wasser, Luft etc.) abhängig, folglich auch von meteorologischen und geografischen Bedingungen. Unter bestimmten Umständen können Schadstoffe über Hunderte von Kilometern transportiert werden (z. B. Tschernobyl-Katastrophe).

Exposition: Sie bezeichnet das Ausgesetztsein des Organismus gegenüber Umwelteinflüssen, insbesondere gegenüber schädigenden. Ein Bergarbeiter z. B. ist gegenüber Steinstaub exponiert, ein Passivraucher gegenüber Zigarettenrauch. Eine Exposition muss nicht, kann aber eine Ursache für eine Gesundheitsschädigung oder Erkrankung sein.

Primäre Schadstoffe: Werden direkt aus einer technischen Anlage emittiert (z. B. Kohlenmonoxid).

Sekundäre Schadstoffe: Entstehen durch chemische Umwandlung in der Luft von den aus technischen Anlagen (z. B. Kaminen und Auspuffen) emittierten primären Schadstoffen (z. B. Ozon).

Biologischer Grenzwert (BGW): Er entspricht dem Grenzwert für die toxikologisch-arbeitsmedizinisch abgeleitete Konzentration eines Stoffes, seines Metaboliten oder eines Beanspruchungsindikators im entsprechenden biologischen Material, bei dem im Allgemeinen die Gesundheit eines Beschäftigten nicht beeinträchtigt wird (§ 3 Absatz 8 Gefahrstoffverordnung).

Maximale Arbeitsplatzkonzentration (MAK-Wert): Sie stellt die obere Grenze der Konzentration eines Arbeitsstoffes in Gas-, Dampf- oder Schwebeform in der Luft am Arbeitsplatz dar, die auch bei regelmäßiger Exposition (i. d. R. 8 tägliche Arbeitsstunden bei 40 h pro Woche) die allgemeine Gesundheit der Beschäftigten weder kurz- noch langfristig schädigt oder unangemessen belästigt. Der MAK-Wert wird dabei üblicherweise in **ppm** (parts per million, 1 cm³ Gas auf 1 m³ Luft) oder **mg/m³** Luft angegeben. Bei Substanzen, die bekanntermaßen kanzerogen sind, wird kein MAK-Wert, sondern stattdessen der TRK-Wert angegeben (s. u.).

Seit 1.1.2005 gilt nach der neuen Gefahrstoffverordnung der **AGW (Arbeitsplatzgrenzwert)** anstelle der MAK, der sich ebenfalls in ppm oder mg/m³ definiert. Die MAK-Werte sind jedoch immer noch gebräuchlich!

Technische Richtkonzentration (TRK-Wert): Wird bei Substanzen angewendet, die kanzerogen, potenziell kanzerogen oder mutagen sind und für die kein MAK-Wert angegeben werden darf. Die Einheit ist ebenfalls **ppm** oder **mg/m³**. Er fällt seit dem 1.1.2005 ebenso unter den **AGW**, gilt aber nach wie vor.

Biologischer Arbeitsplatz-Toleranzwert (BAT-Wert): Hierbei handelt es sich um die Konzentration eines biologischen Stoffes oder eines seiner Abbauprodukte in Blut, Plasma, Harn oder der Atemluft des Menschen, die auch bei regelmäßiger Aufnahme zu keinen gesundheitlichen Beeinträchtigungen führt. In der Regel wird eine Stoffbelastung von **maximal 8 Stunden** täglich bzw. 40 h wöchentlich zugrunde gelegt.

Seit 1.1.2005 gilt nach der neuen Gefahrstoffverordnung der **BGW (Biologischer Grenzwert)**, der sich ebenso definiert und in µg/l angegeben wird. Die alten BAT-Werte sind jedoch immer noch gebräuchlich!

EKA-Wert: Das „Expositionsäquivalent für krebserzeugende Stoffe" gilt für kanzerogene oder mutagene Stoffe, die nicht mit dem BAT-Wert erfasst werden dürfen. Er hat ebenfalls die Einheit µg/l. Seit 1.1.2005 fällt er unter den BGW.

LAI (Länderausschuss für Immissionsschutz): Der LAI ist ein fachkundiges Gremium aller für den Immissionsschutz zuständigen obersten Behörden des Bundes und der Länder. Zur Vermeidung schädlicher Umwelteinwirkungen durch Luftverunreinigungen hat der LAI für bestimmte Stoffe „immissionsbegrenzende Werte" vorgeschlagen. Das sind Bewertungsmaßstäbe unterschiedlicher Art, z. B. Immissionswerte der Technischen Anleitung zur Reinhaltung der Luft (TA Luft), Orientierungswerte für die Sonderfallprüfung nach TA Luft, Orientierungswerte für großräumige staatliche Luftreinhaltestrategien und Zielwerte für die staatliche Luftreinhalteplanung.

HBM-Werte (HBM = human biomonitoring): Ist die Konzentration eines Stoffes in einem Körpermedium (z. B. Blut, Urin), bei deren Überschreitung
- nicht mit einer gesundheitlichen Beeinträchtigung zu rechnen ist (quasi Prüf- oder Kontrollwert, **HBM-I-Wert**), oder
- eine für den Betroffenen als relevant anzusehende gesundheitliche Beeinträchtigung möglich ist (quasi Interventions- oder Maßnahmenwert, **HBM-II-Wert**).

Im Bereich zwischen HBM-I und HBM-II existieren keine sicheren Belege für eine gesundheitsschädliche Wirkung, aber auch nicht für eine Unbedenklichkeit. Daher ist in diesem Bereich eine erhöhte Aufmerksamkeit angezeigt. Aus einer Über- oder Unterschreitung der HBM-Werte allein können keine umweltmedizinischen Diagnosen abgeleitet werden. HBM-Werte sind grundsätzlich nur im Kontext einer umfassenden Untersuchung zur Abschätzung einer gesundheitlichen Gefährdung heranzuziehen (Tab. 1.4).

No observed adverse Effect Level (NOAEL): Maximale Schadstoffkonzentration, bei der im Tierversuch oder im Zellkulturversuch bei chronischer Exposition keine der Schädigungen mehr feststellbar sind, die bei der Verabreichung einer höheren Dosis auftreten.

Lowest observed adverse Effect Level (LOAEL): Niedrigste Schadstoffkonzentration, bei der im Tierexperiment oder im Zellkulturversuch noch Schädigungen beobachtet werden.

Acceptable daily Intake (ADI-Wert): Duldbare tägliche Aufnahmemenge von Schadstoffen. Dieser Wert wird von der WHO und der FAO (Food and Agriculture Organization der UNO) so festgelegt, dass bei lebenslanger Ausschöpfung dieser Menge kein gesundheitlicher Schaden entsteht.

Surrogatmarker (Surrogat-Parameter): Ersatzmesswert von ansonsten meist nicht oder nur aufwendig messbaren Daten. Zum Beispiel ist Angst, die ein Mensch in einer Situation empfindet, nicht direkt zu messen, wohl aber die Steigerung der Herzfrequenz, die mit einer Angstsituation einhergeht.

Referenzwert: Nach allgemein verwendeter Definition ist der Referenzwert das 95. Perzentil aller aus einer repräsentativen Stichprobe der Allgemeinbevölkerung oder einer Bevölkerungsgruppe ermittelten Konzentrationen eines Fremdstoffes oder eines Fremdstoffmetaboliten. Referenzwerte besitzen per definitionem nur beschreibenden Charakter und dienen dem Vergleich von einzelnen Analysenergebnissen mit der Hintergrundbelastung der Allgemeinbevölkerung oder einer Bevölkerungsgruppe. Sie sind keine unveränderlichen Größen, sondern werden von einer Vielzahl von Faktoren beeinflusst, z. B. Alter, Geschlecht, Region, Auswahl und Umfang der Stichprobe, Lebensstilfaktoren (z. B. Rauchen, Ernährung, Medikamenteneinnahme, Veränderung der Umweltbelastung).

Wahrnehmungsvermittelte Umweltwirkungen: Sie betreffen v. a. den Lärmschutz durch die unterschiedliche Wahrnehmung von Schallpegeln: Der „leise Lärm" eines tropfenden Wasserhahns kann als lästig empfunden werden, während wesentlich höhere Schallpegel als angenehm und gewollt akzeptiert werden (z. B. Musik). Für wahrnehmungsvermittelte Umweltwirkungen verbietet sich ein Schwellen- bzw. Grenzwertdenken.

Pathogenese: Die Pathogenese beschreibt Entstehung und Entwicklung einer Krankheit mit allen daran beteiligten Faktoren.

Salutogenese: Das Prinzip der Salutogenese geht davon aus, dass Gesundheit kein Zustand ist, sondern ein Entwicklungsprozess. Dieser hängt von persönlichen Lern- und Reifungsprozessen, genetischer Ausstattung, physiologischem Verhalten und soziobiologischen Umweltfaktoren ab. Mit diesen persönlichen Voraussetzungen („Kohärenzgefühl", sog. sense of coherence) erwirbt der Mensch die Fähigkeit, trotz starker Belastungen gesund zu bleiben (s. auch Prävention [S.C761]).

Suszeptibilität: Besondere Disposition, Empfänglichkeit oder Empfindlichkeit gegenüber Fremdstoffen. Im engeren Sinne wird der Begriff im Zusammenhang mit der Beschreibung und Erklärung von Krankheitsursachen verwendet. Dabei spielt die individuelle molekulare Ausstattung für die Reaktion auf verschiedene externe Noxen (z. B. „Umweltgifte") eine wichtige Rolle.

Risikogruppen: Gruppen von Personen, deren Empfindlichkeit gegenüber unerwünschten Wirkungen von Fremdstoffen über das Normale hinausgeht. Klassische Gruppen sind:
- Säuglinge, Kleinkinder und alte Menschen
- chronisch Kranke (z. B. Bronchitiker, Asthmatiker)
- Atopiker, Personen mit hyperreagiblem Bronchialsystem oder heller Haut

1 Klinische Umweltmedizin

- immunsupprimierte Personen
- Personen mit Stoffwechselanomalien/-störungen
- Personen mit Verhaltensanomalien
- Personen in Risikosituationen (z. B. im Beruf, beim Sport, bestimmte Lebenssituationen, Verhaltensweisen und konstitutionelle Bedingungen).

Besonderheiten bei **Kleinkindern:** größere Hautoberfläche, höherer Wassergehalt, vermehrter Atmungsbedarf, durchlässigere Darmwand, unreifes Immunsystem, langsamer Fremdstoffmetabolismus.
Personen mit **Verhaltensanomalien:** Bodenrichtwerte, wie sie z. B. für Sand in Spielplätzen und Kindergärten gelten, beruhen auf einer Kalkulation mit der üblichen „Hand-zu-Mund"-Aktivität. Kinder mit abnormer oraler Aufnahme (Pica-Syndrom) sind durch sie nicht geschützt.
Atopiker, Personen mit hyperreagiblem Bronchialsystem und anderen Grunderkrankungen: Atopie ist durch eine genetische Prädisposition für verschiedene klinische Manifestationen der Überempfindlichkeitsreaktion vom Soforttyp (Typ I der Allergie) gekennzeichnet. Zu den klinischen Ausdrucksformen gehört neben Neurodermitis und Asthma auch die Entwicklung von Nahrungsmittelallergien. Personen mit hyperreagiblem Bronchialsystem reagieren verstärkt auf eine Ozonbelastung, Personen mit Angina pectoris auf erhöhte CO_2-Konzentration und Personen mit chronischer Bronchitis auf erhöhte SO_2-Konzentrationen.
Hauttyp: Hellhäutige Personen neigen vermehrt zu Sonnenbränden, Melanomen und anderen Hauttumoren.

1.1.3 Umweltmedizinische Institutionen und Fachgesellschaften

- Umweltbundesamt (UBA, www.uba.de)
- Robert-Koch-Institut (RKI, www.rki.de)
- Bundesamt für Verbraucherschutz und Lebensmittelsicherheit (BVL, www.bvl.bund.de)
- Bundesinstitut für Risikobewertung (BfR, www.bfr.bund.de)
- Bundesamt für Strahlenschutz (BfS, www.bfs.de)
- Fraunhofer-Institut für Toxikologie und experimentelle Medizin (www.item.fraunhofer.de)
- Forschungszentrum für Umwelt und Gesundheit (www.gsf.de)
- Umweltforschungszentrum Leipzig (www.ufz.de)
- Forschungszentrum für Technik und Umwelt, Karlsruhe (www.fzk.de)
- Umweltmedizinisches Informationsforum (www.uminfo.de)
- ALLUM Allergie – Umwelt – Gesundheit (www.allum.de).

1.2 Umweltmedizinische Diagnostik

1.2.1 Anamnese und Untersuchung

Anamnese

Die umweltmedizinische Anamnese setzt, verglichen mit der rein klinischen Anamnese, zusätzliche Schwerpunkte. Insbesondere mögliche Expositionsquellen sollen dadurch aufgedeckt werden:
- aktuelle Gesundheitsbeschwerden
- derzeitige Medikation
- Familienanamnese, Vorgeschichte
- **Lebens-** (Tagesablauf, Nikotinabusus etc.) und **Ernährungsgewohnheiten** (Vegetarier/Veganer, Fleisch-/Fischkonsum)
- **Wohnungsbeschreibung:**
  - Seit wann lebt der Patient schon in der Wohnung?
  - Durchschnittliche Aufenthaltsdauer in der Wohnung?
  - Leiden Mitbewohner oder Nachbarn unter denselben Beschwerden?
  - Wann wurde das Haus erbaut?
  - Wann wurde das letzte Mal renoviert?
  - Welche Werkstoffe wurden verwendet?
  - Wo liegt die Wohnung/das Haus (verkehrsreiches Gebiet, Industrie in der Nähe)?
  - Welche Möbel stehen in der Wohnung (Vollholz, Pressspan)?
  - Wie und wie oft wird gelüftet?
  - Gibt oder gab es Schimmelpilzbefall oder feuchte Stellen?
  - Leben Haustiere in der Wohnung?
  - Welche Pflanzen sind in der Wohnung/im Garten?
  - Werden Pestizide oder Dünger verwendet?
  - Welche Reinigungsmittel finden im Haushalt Gebrauch?
  - Welche Pflegeprodukte werden verwendet?
  - Werden die Beschwerden bei längerer Abwesenheit weniger?
- **Arbeitsplatz:**
  - berufliche Ausbildung
  - Tätigkeiten
  - Umgang mit möglichen Schadstoffen
  - Mitarbeiter oder Kollegen mit denselben Beschwerden?
- **Freizeit und Hobbys** (Umgang mit Schadstoffen wie z. B. Farben, Lötmetalle etc.)
- **zahnärztliche Behandlungen** (verwendete Werkstoffe, z. B. Amalgam).

Körperliche Untersuchung

Die körperliche Untersuchung unterscheidet sich nicht wesentlich von der im klinischen Alltag, jedoch sollte ein besonderes Augenmerk auf Haut und Schleimhäute gelegt werden, um mögliche Effloreszenzen nicht zu übersehen. Der neurologische Status sollte ebenfalls erhoben werden (z. B. Bleivergiftung).

1.2.2 Differenzialdiagnostik

Auch bei Nachweis einer toxischen Belastung sollten folgende Bereiche konsiliarisch abgeklärt werden, um nicht andere Diagnosen zu übersehen:
- **psychiatrisch:** endogene Depression, Somatisierungsstörung
- **internistisch:** Ausschluss von Organschäden (Schilddrüse, Lunge, Pankreas, Leber, Niere), Immun- und Enzymdefekten oder Systemerkrankungen wie Wegner-Granulomatose
- **neurologisch:** Multiple Sklerose, Anfallsleiden, Polyneuropathien

- **HNO-ärztlich:** Tinnitus, Vertigo, Hörsturz, Sicca-Syndrom
- **dermatologisch:** Urtikaria, Kontaktekzem, Atopie, Psoriasis
- **allergologisch:** (pseudo-)allergische Reaktionen
- **ophthalmologisch:** Gesichtsfeldausfälle, Glaukom
- **endokrinologisch:** Hormonstörungen, Perfusionsstörungen.

1.2.3 Expositionsbestimmung

Schadstoffe gelangen aus der Umwelt über die Nahrung, die Atemluft und die Haut in den menschlichen Körper. Zur Bestimmung der Exposition sind verschiedene Monitoring-Methoden etabliert:

Ambient- oder Umweltmonitoring: Misst die Schadstoffe in Wasser, Boden, Luft, Hausstaub, Lebensmitteln, Bedarfsgegenständen und Baumaterialien.

Human-Biomonitoring: Misst die innere Belastung des menschlichen Körpers durch Schadstoffe aus der Umwelt. Hierbei unterscheidet man wiederum zwischen Belastungsmonitoring, Effektmonitoring und Suszeptibilitätsmonitoring.

Außenluft und Innenraumluft als Umweltmedien

Außenluft: Dabei handelt es sich um die aus der Umgebung angesaugte Luft, so wie sie an der Außenseite eines Gebäudes vorkommt. Sie darf nicht mit Frischluft verwechselt werden.

Einfluss auf die Außenluftqualität nehmen neben der **Staubbelastung** vor allem **gasförmige Verunreinigungen** wie Kohlenmonoxid, Kohlendioxid, Schwefeloxid, Stickstoffoxid sowie flüchtige organische Verbindungen (VOC = volatile organic compounds), Verunreinigungen durch **flüssige Aerosole** (Ölnebel, Schwaden von Rückkühlwerken etc.) oder Verunreinigungen durch **biologische Partikel**.

Ozon ist in der Beurteilung nicht relevant, da es äußerst reaktionsfähig ist und daher in seiner Konzentration im Raum sehr schnell nachlässt.

Die Klassifizierung der Außenluft erfolgt auf Grundlage der Weltgesundheitsorganisation (WHO), da es aktuell (2012) keine nationalen oder europäischen Festlegungen gibt. So wird die Außenluft (ODA = outdoor air) in 3 Kategorien eingeteilt:
- **Kategorie ODA-1:** Die Vorgaben der WHO werden eingehalten: Die Außenluft ist nur zeitweise staubbelastet (etwa durch Pollen).
- **Kategorie ODA-2:** Die Vorgaben der WHO werden maximal um den Faktor 1,5 überschritten: Außenluft mit hoher Konzentration an Staub oder Feinstaub und/oder gasförmigen Verunreinigungen.
- **Kategorie ODA-3:** Die Vorgaben der WHO werden um mehr als den Faktor 1,5 überschritten: Außenluft mit sehr hoher Konzentration an gasförmigen Verunreinigungen, Staub und/oder Feinstaub.

Die Außenluft kann zur Verwendung im Innenraum durch 2 Maßnahmen der Lüftungs- und Klimatechnik verbessert werden: zum einen durch einen **Ansaugort** am Gebäude, an dem die Außenluft am wenigsten belastet ist (Sonneneinstrahlung, Autoabgase, Abluftauslass etc.), und zum anderen durch **Reinigung**.

Innenraumluft: Luft in Wohnungen, Arbeitsräumen/plätzen (sofern sie nicht hinsichtlich Luftschadstoffen arbeitsschutzrechtlicher Kontrolle unterliegen, z.B. Büros, Verkaufsräume), öffentlichen Gebäuden (Schulen, Kindergärten, Krankenhäusern etc.) sowie in Kraftfahrzeugen und öffentlichen Verkehrsmitteln.

Zu den Quellen für **Luftverunreinigungen in Innenräumen** zählen:
- Menschen:
  - CO_2
  - Wasserdampf
  - Geruchsstoffe
- menschliche Aktivitäten:
  - Energieversorgung (CO, CO_2, Stickoxide, Aldehyde, Staub u.a.)
  - Haushalts-/Hobbyprodukte (viele organische Verbindungen, Lösemittel, Pestizide)
  - Rauchen/Passivrauchen (CO, Stickoxide, Aldehyde u.v.a.)
- Raumausstattung:
  - Bau-/Renovierungsmaterialien (viele organische Verbindungen, Radon, Asbest und andere Fasern)
  - Einrichtungsgegenstände (Möbel, Teppiche)
- Haustiere und Mikroorganismen (Innenraumallergene u.a.).

Durch **belastete Innenraumluft** kann es zu allergischen Erkrankungen (Asthma bronchiale, Nahrungsmittelallergie) sowie Haut- und Schleimhautreizungen kommen. Außerdem besteht eine potenzielle Kanzerogenität und das Risiko für die Ausbildung eines Sick-Building-Syndroms [S. C823] ist erhöht.

Umweltmonitoring

> **DEFINITION** Umweltmonitoring ist die systematische Überwachung der Umwelt mittels quantitativer Erfassung relevanter Parameter.

Messorte: In der Umweltmedizin werden Schadstoffkonzentrationen in der Raumluft, im Hausstaub oder direkt in Baumaterialien bestimmt.

Raumluftmessung: Bei der **aktiven Messung** wird ein bestimmtes Luftvolumen innerhalb von 1–2 h mithilfe einer Pumpe durch ein Sorptionsmittel gesaugt. Die **passive Messung** ist die preislich günstigere Verfahrensweise und dauert 1–2 Tage. Aktivkohle, natriumhydrogensulfithaltige Membranen oder in Polyethylen getränkte Glasfaservliese binden die in der Luft flüchtigen Schadstoffe. Bei der Auswertung werden die an das Sorptionsmittel gebundenen Schadstoffe gelöst (= Desorption) und chromatografisch quantifiziert. Die Raumluftmessung wird vorwiegend bei Formaldehyd, VOCs und Holzschutzmitteln (wie PCP und Lindan) eingesetzt.

1 Klinische Umweltmedizin

Sedimentationsstaub / Hausstaub: Eignet sich gut zur Bestimmung von Schadstoffen wie Holzschutzmitteln, Pestiziden, Schwermetallen oder aromatischen Kohlenwasserstoffen. Dadurch, dass Staub eine lange Verweildauer hat und bei seiner „Reise" durch die Wohnung die zirkulierenden Schadstoffe an seiner großen Oberfläche binden kann, ist er ein guter Marker. Allerdings ist Hausstaub ein sehr heterogenes Gemisch aus anorganischen und organischen Substanzen, die Schadstoffe sehr unterschiedlich binden. Auch das Verhältnis von Oberfläche zu Gewicht variiert je nach Zusammensetzung sehr stark. Zudem hängt die Belastung des Staubs mit Fremdstoffen sehr davon ab, wie lange der Staub bereits liegt, was aber häufig nicht festgestellt werden kann. Die Messung sollte daher immer durch eine Raumluftmessung abgesichert werden. Je nach Entnahmestelle ist die gemessene Konzentration der Noxen deutlichen Schwankungen unterworfen.

Baumaterialien: Besteht der Verdacht, dass Baumaterialien wie Holz, Teppiche, Leder oder andere Textilien die Ursache für eine Erkrankung bzw. Gesundheitsstörung sind, können diese auch direkt auf Schadstoffe untersucht werden.

Vorbereitung der Messung:
- Um störende Einflüsse zu vermeiden und den Altstaubanteil möglichst gering zu halten, sollte in den betroffenen Räumen eine Woche vor der Messung ein letztes Mal gesaugt und gewischt werden.
- 8 h vor Beginn muss der Raum gut durchgelüftet werden.
- Danach sollten alle Fenster und Türen geschlossen werden, um mögliche Messfehler zu vermeiden.
- Die Messung sollte entweder in der Raummitte stattfinden oder an der Stelle, an der man die Exposition vermutet.
- Protokollieren der Messbedingungen: relative Luftfeuchtigkeit, Temperatur.

Probenentnahme: Im Falle von Hausstaub wird sie mit einem kleinen Staubsauger vorgenommen, das gewonnene Probenmaterial in Alufolie versiegelt und im Labor untersucht.

Human-Biomonitoring (HBM)

> **DEFINITION** Beim **Human-Biomonitoring (HBM)** wird die **innere Belastung** des menschlichen Körpers durch Schadstoffe aus der Umwelt analysiert.

Durch die Untersuchung menschlicher Flüssigkeiten und menschlichen Gewebes auf Schadstoffspuren können entweder die Schadstoffbelastung (Belastungsmonitoring) oder die dadurch ausgelösten biologischen Prozesse (Effektmonitoring) gemessen werden. Auch die Ermittlung besonderer Empfindlichkeiten (Suszeptibilitätsmonitoring) ist ein Teilbereich des HBM (**Abb. 1.1**):

- **Belastungsmonitoring (Expositionsmonitoring):** Messung der Konzentration von Fremdstoffen oder deren Metaboliten in biologischem Material (**Tab. 1.1**).
- **Effektmonitoring (Beanspruchungsmonitoring):** Messung von biologischen Parametern, die auf Belastungen

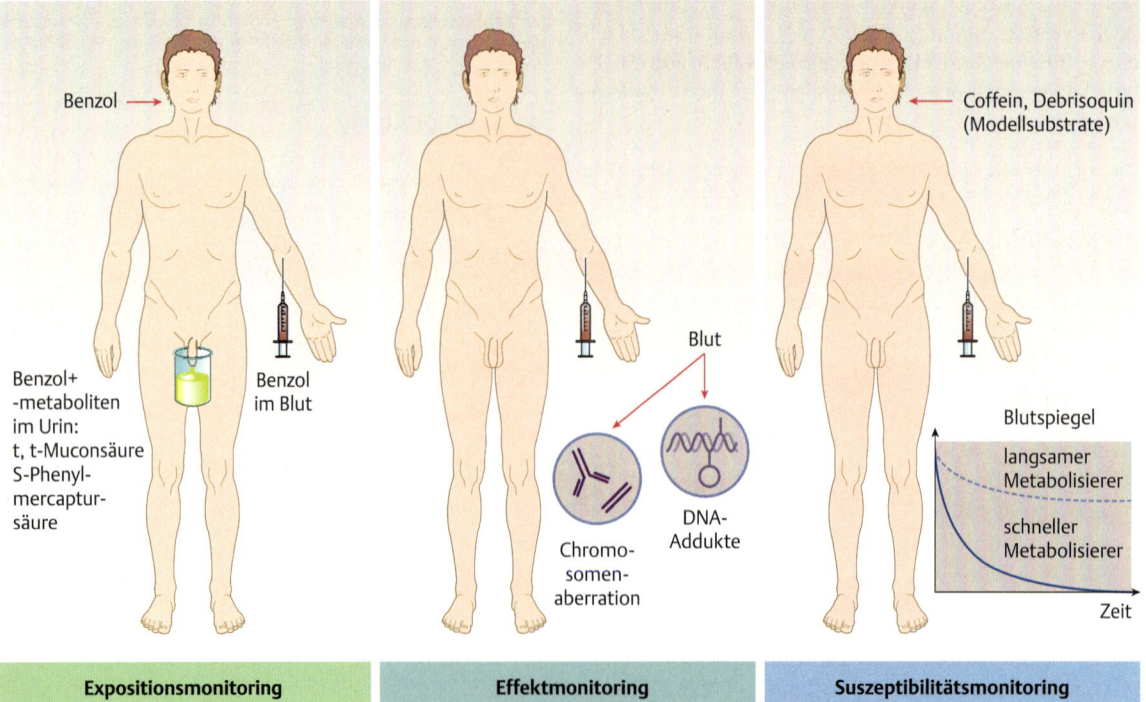

Abb. 1.1 Formen des Human-Biomonitoring.

1.2 Umweltmedizinische Diagnostik

Tab. 1.1 Nachweismaterialien und Beispiele für Belastungsmonitoring

Nachweismaterial	Nachweis von
Blut, Serum	Pestiziden, Lösemitteln oder Schwermetallen
Urin	Schadstoffmetaboliten, z. B. Nachweis von Cotinin als Metabolit von Nikotin
Muttermilch	schädigenden Noxen (z. B. Dioxin, PCB), auch zum Schutz des Säuglings
Speichel	Quecksilber bei Amalgamfüllungen oder anderen Schwermetallen, die bei zahnärztlichen Sanierungen verwendet werden
Haar	Schwermetallexposition oder Drogenabusus (über einen langen Zeitraum möglich)
Fettgewebe	lipophilen Schadstoffen wie Pentachlorphenol (PCP) oder Lindan (unter Beachtung der Halbwertzeit)

Tab. 1.2 Beispiele für Effektmonitoring

Schadstoff	Effekt
Blei	hemmt die Hämsynthetase und führt dadurch zu einer Anämie; Absinken der FEP-Konzentration* und Erhöhung der δ-Aminolävulinsäure
Alkylphosphate	hemmen die Acetylcholinesterase und führen zu Miosis, Speichelfluss, Bradykardie; Absinken der Aktivität der Cholinesterase
Acrylamid	Bestandteil stark erhitzter, insbesondere stärkehaltiger Nahrungsmittel, das zur Protein- und DNA-Adduktbildung führt

*FEP = freies Erythrozytenporphyrin

durch Fremdstoffe reagieren oder deren Wirkung anzeigen (**Tab. 1.2**).
- **Suszeptibilitätsmonitoring (Empfindlichkeitsmonitoring):** Messung besonderer, individueller Suszeptibilität gegenüber der Exposition zu Umweltfaktoren mit dem Ziel der Objektivierung. Beispiele sind der Nachweis genetischer Polymorphismen des menschlichen Detoxikationssystems oder von Störungen der Blut-Hirn-Schranke.

Die Auswahl des Biomonitoring-Parameters sollte sich an der spezifischen toxischen Wirkung des Fremdstoffes orientieren und muss **unter Beachtung der Halbwertzeit** eine Expositionsabschätzung ermöglichen. Neben Blut und Urin eignen sich (je nach Fragestellung bedingt) auch Haare, Speichel und ggf. auch Gewebeproben (Fettgewebe) zur Untersuchung. Zu beachten ist auch, dass der bloße Nachweis eines Stoffes in einem Körpermedium noch nicht mit einer Vergiftung oder Erkrankung gleichzusetzen ist. Von einer Gesundheitsgefährdung sollte man nur sprechen, wenn toxikologisch begründete Grenzwerte überschritten werden (vgl. HBM-I- und HBM-II-Werte).

Vorbereitung der Messung: Vor der Probengewinnung werden in Abstimmung mit dem Untersuchungslabor Probenart und -menge sowie die zu verwendenden Probenahmebestecke und -gefäße ausgewählt. Am besten werden Entnahmebestecke und Gefäße vom Untersuchungslabor zur Verfügung gestellt. Die Bedingungen der Probenlagerung und des Probentransportes werden genau festgelegt und dokumentiert. Die Untersuchungsprobe ist sorgfältig zu kennzeichnen, um Verwechslungen sicher auszuschließen.

Störfaktoren: Vom Zeitpunkt der Gewinnung des Untersuchungsmaterials bis zur Analyse im Labor können verschiedene Einflüsse und Faktoren das Probenmaterial derart verändern, dass keine reproduzierbaren Messergebnisse mehr erreicht werden können.

Halbwertzeit: Aufgrund der unterschiedlichen biologischen Halbwertzeit von Fremdstoffen bzw. deren Metaboliten (z. B. Toluol im Blut ca. 30 min, Pentachlorphenol im Urin ca. 14 Tage, Metalle im Blut/Urin sowie viele fettlösliche Organochlorverbindungen bis zu mehreren Jahren) ist der Probenahmezeitpunkt von großer Bedeutung für die Interpretation des Analyseergebnisses.

Kontamination des Untersuchungsmaterials: Sie kann bereits direkt am Ort der Probennahme durch **äußere Einflussfaktoren** geschehen. Ein Beispiel ist die Hautdesinfektion vor Blutentnahme, die statt mit alkoholischen Tupfern mit einer speziellen Wasserstoffperoxidlösung vorgenommen werden sollte, da bei der Suche nach organischen Lösemitteln die Probe ansonsten kontaminiert würde. Auch das **Entnahmebesteck** oder das **Sammelgefäß** sind Kontaminationsquellen: Zum Beispiel dürfen bei Untersuchungen auf Schwermetallbelastung keine metallhaltigen Probebehälter gewählt werden. Bei der Verwendung von Edelstahlkanülen kann es notwendig sein, die ersten Milliliter der Probe zu verwerfen. Bei Unklarheiten sollte immer eine Rücksprache mit dem untersuchenden Labor erfolgen.

Weitere Störfaktoren: Zur Verfälschung des Ergebnisses können weiterhin beitragen die **Verdunstung** flüchtiger Komponenten aus dem Untersuchungsmaterial, der **Verlust** von Probenmaterial durch undichte Transportgefäße, die **Adsorption** der zu analysierenden Komponenten an den Wänden des Probengefäßes oder **Veränderungen** des Probengutes, z. B. bei der Hämolyse von Blutproben oder der Ausfällung von Urinbestandteilen.

Analysemethoden: Umweltmedizinische Untersuchungen sind häufig analytisch aufwendig, da z. B. die zu bestimmenden Konzentrationen oft sehr gering sind. Auf allen Ebenen muss eine qualitätsgesicherte Herangehensweise sichergestellt sein. **Tab. 1.3** gibt einen Überblick über die typischen Analysemethoden.

Interpretation der Messergebnisse:
Grenzen des Human-Biomonitoring: In den meisten Fällen ist es sehr schwierig, eine gemessene interne Belastung einer vermuteten Expositionsquelle zuzuordnen, da die Untersuchungsergebnisse die **Gesamtaufnahme** auf allen Expositionspfaden (wie Inhalation, Nahrung, Haut) widerspiegeln. Bei Stoffen bzw. Metaboliten, die bereits **physiologisch** in beträchtlichen Konzentrationen gebildet

Tab. 1.3 Analysemethoden beim Umwelt- und Human-Biomonitoring

Methode	Anwendung und Durchführung	Nachweisgrenze
AAS	• **Atomabsorptionsspektrometrie** • qualitative und quantitative Bestimmung von Metallen und Halbmetallen • Messung des spezifischen Absorptionsspektrums nach Atomisierung mittels Graphitrohr-, Flammen- oder Hybridtechnik	ca. 1 µg/L
GC/MS	• **Gaschromatografie /Massenspektrometrie** • Detektion von polyzyklischen aromatischen Kohlenwasserstoffen, polychlorierten Biphenylen, Pestiziden, Lösemitteln und Organometallen • Kopplung von Gaschromatografie mit Massenspektrometrie	ca. 0,1–1 µg/L
ICP-MS	• **inductively-coupled-plasma mass-spectrometry** • Multielementbestimmung (auch Nichtmetalle können bestimmt werden) • höhere Nachweisstärke als AAS, aber hohe Anschaffungs- und Folgekosten	ca. 0,1 µg/L
HPLC	• **Hochdruckflüssigkeitschromatografie** • Analyse schwer flüchtiger, polarer oder thermostabiler Verbindungen sowie von relativ groben, nicht verdampfbaren Stoffen • UV-, Fluoreszenz- oder MS-Detektoren	ca. 1 µg/L
PCR	• **Polymerasekettenreaktion** • Nachweis einer spezifischen Nukleotidsequenz • gezielte enzymatische Amplifizierung und Detektion mit Gelelektrophorese oder Hybridisierung	1 Genom

Tab. 1.4 Definition der HBM-Werte und ihre Bedeutung

HBM-Werte	gesundheitliche Beeinträchtigung	Handlungsbedarf
≥ II	möglich	• umweltmedizinische Betreuung • umgehende Reduktion der Belastung
< II	nicht ausreichend sicher ausgeschlossen	• Suche nach spezifischen Belastungsquellen • ggf. Verminderung der Belastung unter vertretbarem Aufwand • Kontrolle der Werte
< I	nach derzeitiger Bewertung unbedenklich	• kein Handlungsbedarf

bzw. ausgeschieden werden, lassen sich geringe interne Zusatzbelastungen durch eine äußere Exposition i. d. R. nicht erfassen (z. B. Ameisensäure nach Formaldehydexposition). Intrakorporale Belastungen durch Stoffe, die nur **kurz im Organismus verweilen** und rasch ausgeschieden werden (z. B. Ausatmung und/oder renale Elimination) lassen sich nur in einem **engen zeitlichen** Zusammenhang mit der äußeren Exposition erfassen.

> **MERKE** Nicht oder nur bedingt anwendbar ist das Human-Biomonitoring bei Schadstoffen, die bereits an den äußeren oder inneren Schleimhäuten wirken und **systemisch nicht** oder **nur in geringen Mengen** aufgenommen werden (z. B. Reizstoffe, Asbestfasern, Rußpartikel).

HBM-Werte und Bewertungskriterien: Biomonitoringdaten interpretiert man i. d. R. mithilfe von **Referenz- und Grenzwerten**. Die Human-Biomonitoring-Grenzwerte (HBM-Werte [S. C819], Tab. 1.4 und Tab. 1.5) sind toxikologisch begründet und schließen eine umweltmedizi-

Tab. 1.5 HBM-Werte einiger Schadstoffe*

Analyt	Probenmaterial	Personengruppen	HBM-I-Wert	HBM-II-Wert
Blei	Vollblut	Allgemeinbevölkerung	ausgesetzt**	ausgesetzt**
Cadmium	Morgenurin	Kinder, Jugendliche und junge Erwachsene < 25 Jahre	0,5 µg/L	2 µg/L
		Erwachsene > 25 Jahre	1 µg/L	4 µg/L
Quecksilber	Morgenurin	Kinder und Erwachsene	7 µg/L (oder 5 µg/g Creatinin)	25 µg/L (oder 20 µg/g Creatinin)
Quecksilber	Vollblut	Kinder und Erwachsene (abgeleitet für Frauen im gebärfähigen Alter)	5 µg/L	15 µg/L
Thallium	Urin	Allgemeinbevölkerung	5 µg/L	–
Pentachlorphenol	Serum	Allgemeinbevölkerung	40 µg/L	70 µg/L
	Morgenurin	Allgemeinbevölkerung	25 µg/L (oder 20 µg/g Creatinin)	40 µg/L (oder 30 µg/g Creatinin)
Σ DEHP-Metaboliten (5-Oxo- und 5-OH-MEHP)	Urin	Kinder 6–13 Jahre	500 µg/L	–
		Frauen im gebärfähigen Alter	300 µg/L	–
		Männer ab 14 Jahre und restliche Allgemeinbevölkerung	750 µg/L	–

* Stand: 25.1.2011, Quelle www.umweltbundesamt.de
** gilt seit 2010 als karzinogen

nische Bewertung chemischer Belastungen ein. Jedoch kann auch die Einhaltung von derartigen Grenzwerten keine Sicherheit für besonders empfindliche Personen geben, v. a. nicht bei allergischen Reaktionen. Allein durch den Vergleich eines Biomonitoringwertes mit dem Referenzwert lässt sich noch keine konkrete Aussage über eine Gesundheitsgefährdung oder Erkrankung machen. Hierzu sind vielmehr **alle vorliegenden Analysedaten im Kontext mit den klinischen Befunden** zu bewerten. Neben der Art und Dosis der Fremdstoffinkorporation beeinflussen auch andere Faktoren die innere Belastung und Beanspruchung (z. B. körperliche Belastung, hormoneller Status, Ernährung, Arznei- und Alkoholmissbrauch, Nikotinabusus).

1.3 Umweltmedizinische Krankheitsbilder

1.3.1 Sick-Building-Syndrom (SBS)

> **DEFINITION** In Innenräumen sind verschiedene Expositionen bekannt, welche die Gesundheit der Menschen, die sich in diesen Räumen aufhalten, beeinträchtigen können. Zusammenfassend spricht man von **gebäudebezogenen Gesundheitsstörungen**.
> Das **Sick-Building-Syndrome** (WHO 1983) bezeichnet unspezifische innenraumbezogene Gesundheitsprobleme sowohl von Personengruppen als auch von Einzelpersonen in gewerblichen, öffentlichen und privaten Gebäuden. Die Beschwerden klingen nach Verlassen des Gebäudes ab.

Weitere gängige Begriffe, die für den Bereich gebäudebezogener Gesundheitsstörungen verwendet werden, sind building-related health complaints (BRHC) und building-related symptoms (BRS). Diese beiden Begriffe fanden bislang für innenraumbezogene Gesundheitsprobleme von Einzelpersonen Anwendung, während SBS eher im Zusammenhang mit Gesundheitsstörungen von Personengruppen gebraucht wurde. Diese Unterscheidung sollte jedoch nicht mehr vorgenommen werden.

Die Beobachtung, dass der Aufenthalt in Gebäuden zu Erkrankungen führen kann, wird seit den 70er-Jahren gemacht. Als mögliche Verursacher werden **raumlufttechnische Anlagen**, zunehmende **Innenraumabdichtungen** und **neuartige Baustoffe** und **Einrichtungsmaterialien** diskutiert. Dazu kommen **bürotypische Expositionen** wie Bildschirmtätigkeit, Lärm oder Passivrauchen am Arbeitsplatz.

Es bestehen deutliche Geschlechtsunterschiede (Frauen erkranken häufiger als Männer) und Unterschiede in der beruflichen Stellung (Angestellte erkranken häufiger als Führungskräfte).

Ätiologie: Einen Überblick über mögliche krankheitsauslösende Faktoren gibt **Tab. 1.6**. Es wird angenommen, dass SBS ein komplexes Geschehen ist, an dem unter Umständen alle genannten Belastungsfaktoren einen derzeit nicht valide kalkulierbaren Anteil haben. Als Ursache für ein SBS wird eine **Langzeitexposition** gegenüber potenziellen Schadstoffen in niedriger Konzentration vermutet. Diese niedrigen Konzentrationen reichen i. d. R. nicht aus,

Tab. 1.6 Faktoren, die zur Ausbildung von SBS beitragen können

Gruppe	Faktoren
physikalisch	Temperatur, Luftfeuchte, Luftwechsel, Schall, Ionen, künstliche Beleuchtung, Strahlungsfelder
chemisch	Stäube, Tabakrauch, anorganische Gase, Biozide, Geruchsstoffe
biologisch	Bakterien, Pilze, Milben
psychisch	Bildschirmarbeit, Stress, Unzufriedenheit, schlechtes Betriebsklima

spezifische Erkrankungen auszulösen. Klinische und allergologische Untersuchungen bleiben demnach i. d. R. ohne Befund.

Unter Umständen besteht bereits primär eine **genetische Disposition**: Bei fehlenden oder eingeschränkten Detoxifikationsmechanismen durch Enzymdefekte führen schon geringe Toxinmengen zu erheblichen Auswirkungen. Zudem kann die **Summe der vorangegangenen Belastungen** durch Kumulation kleiner unterschwelliger Toxindosen zum Erreichen der individuellen Reizschwelle führen. Bei **kataboler Stoffwechsellage** können lipophile Toxine aus dem Fettgewebe mobilisiert werden.

Klinik: Häufig leiden Patienten an einem Symptomkomplex, der arbeitsplatzbezogene Irritationen der Haut und Schleimhäute sowie Kopfschmerzen, Schwindel, Übelkeit, Müdigkeit und Konzentrationsschwierigkeiten umfasst. Ferner findet man ein erhöhtes Auftreten von Husten und Juckreiz.

> **MERKE** Die Symptome klingen außerhalb des Gebäudes ab und rezidivieren nach Betreten wieder.

- **Reaktionen von Immunsystem, Haut und Schleimhäuten:** Schleimhautreizungen der oberen Atemwege, Konjunktivitis, Sicca-Syndrom, Nasenbluten, Hautausschläge, Haarausfall, Infektanfälligkeit
- **neurologisch-psychische Reaktionen:** Müdigkeit, Benommenheit, Abgeschlagenheit, Adynamie und Angstzustände, Dysthymie, Depression, mnestische Störungen, Parästhesien der Extremitäten, Hör- und Sehstörungen, unklare Schmerzzustände, Kopf-, Gelenk- und Muskelschmerzen
- **hormonelle Störungen:** Dysmenorrhö, Fertilitätsstörungen.

Diagnostik: Zur Diagnostik gehören eine umweltmedizinische **Anamnese**, **Ortsbegehung**, **Raumluftanalysen** und **Materialproben**. Hilfreich kann ebenso ein **Biomonitoring** sein.

Differenzialdiagnostik: Siehe Differenzialdiagnostik [S. C818].

Therapie: Da es sich bei dem Sick-Building-Syndrom nicht um ein klar definiertes Krankheitsbild handelt, gibt es **keine spezifische Behandlung**. Neben der Linderung der Symptome ist die **Beseitigung der Ursache** die einzige

Therapie, z. B. indem eine bessere Belüftung oder ein Luftfilter eingebaut wird. Da die Psyche auch einen Einfluss auf die Krankheit hat, kann manchen Betroffenen eine **Psychotherapie** helfen. Kurse zur **Stressbewältigung** können ebenfalls sinnvoll sein.

1.3.2 Multiple Chemikalienüberempfindlichkeit (MCS)

> **DEFINITION** Die MCS ist eine erworbene Überempfindlichkeit gegenüber zahlreichen Chemikalien und durch rezidivierende Symptome an verschiedenen Organsystemen charakterisiert.

Das Krankheitsbild wird heiß diskutiert und bis heute von wissenschaftlichen Gesellschaften mangels Validierung nicht anerkannt. Die Patienten leiden an unspezifischen Befindlichkeitsstörungen, die keiner bestimmten Noxe zuzuordnen sind. Entsprechend einem deutschen Consensus wurde folgende Klassifikation gefunden:
- die Symptome sind durch (wiederholte chemische) Exposition reproduzierbar
- die Symptome werden durch geringe Konzentration der Noxen ausgelöst
- die Symptome betreffen multiple Organsysteme
- chronische Bedingungen
- Expositionsmeidung führt zur Besserung bis Genesung.

Ätiologie: Der Pathomechanismus ist unbekannt. Diskutiert werden 2 konträre Hypothesen, von denen eine die MCS als **umweltbedingte Störung** mit Auswirkung auf Körper mit Fehlfunktion von Nerven-, Immun- und Hormonsystem und Psyche sieht, die andere als **psychosomatische** oder **psychiatrischeStörung** (Depression, Zwangsneurose, Ökochondrie oder Chemophobie).

Klinik: Die Klinik ähnelt der des SBS [S. C823]. Auffällig ist jedoch eine **Geruchsempfindlichkeit** gegenüber chemischen Emissionen, die jene von Nichterkrankten übertrifft. Bereits niedrigste Dosen bestimmter Schad- bzw. Reizstoffe können im Einzelfall Krankheitsreaktionen auslösen, die mit der klassischen toxikologischen Dosis-Wirkung-Beziehung nicht vereinbar sind.

Holzschutzmittel, Fungizide, Pestizide, Aldehyde, Lösemittel und Schwermetalle können die Symptome triggern bzw. auslösen. Physischer und psychischer Stress, Allergien und Infekte haben modulierenden Charakter. In einer neuen „Münchner MCS-Studie" wurde ein **nukleärer Transkriptionsfaktor κB (NF κB)** untersucht, der durch Bakterien, Viren und Schadstoffe aktiviert werden kann und die zelluläre Produktion entzündungsauslösender **Zytokine**, insbesondere Interferon γ, ankurbelt. Der MCS-Patient würde sich bei dauerhafter Schadstoffexposition demnach in einer permanenten proinflammatorischen Reaktionslage befinden, was zu systemischen Gesundheitsstörungen führe (oxidativer Stress und Inflammation).

Diagnostik: Umweltmedizinische Anamnese, Erfassen von Ernährungs- und Genussgewohnheiten, Dauermedikation und Körperpflegemittel, (Human-)Biomonitoring und Umweltmonitoring.

Therapie: Ist die auslösende Noxe bekannt, werden Maßnahmen zur **Expositionsminderung** entwickelt. Ernährungsumstellung und **Herdsanierung** (z. B. Nasennebenhöhlen, Zähne, Tonsillen) können hilfreich sein. **Psychotherapie** und **kognitive Verhaltenstherapie** können dem Patienten Bewältigungsstrategien vermitteln.

Zur **Expositionsprophylaxe** sind die Vorschriften und Richtlinien u. a. des Bundesumweltamtes einzuhalten.

1.3.3 Chronic-Fatigue-Syndrom (CFS)

> **DEFINITION** CFS ist eine chronische Krankheit, die durch **lähmende geistige und körperliche Erschöpfung bzw. Erschöpfbarkeit** charakterisiert ist, die mehr als 6 Monate anhält und nicht durch eine bekannte medizinische Ursache erklärt werden kann.

Klinik: Die US-amerikanischen Centers for Disease Control and Prevention (CDC, Atlanta, USA) definieren Haupt- und Nebenkriterien wie folgt:

Hauptkriterium: Medizinisch nicht erklärte Erschöpfungszustände von > 6 Monaten Dauer, die
- neu aufgetreten sind
- durch Pausen bzw. Ruhe nicht wesentlich verbessert werden
- zu einer deutlichen Verringerung der früheren Aktivität führen
- nicht Folge einer Anstrengung sind.

Nebenkriterien:
- subjektive Gedächtnisstörungen
- schmerzhafte Lymphknoten
- Muskelschmerzen
- Gelenkschmerzen
- Kopfschmerzen
- nichterholsamer Schlaf
- > 24 h Krankheitsgefühl nach Anstrengungen.

Die Diagnose CFS wird gestellt, wenn das Hauptkriterium und 4 der Nebenkriterien erfasst werden können.

Therapie: Eine kausale Therapie ist nicht bekannt. Für den Krankheitsverlauf haben kognitive Verhaltenstherapien einen günstigen Effekt. Spontanheilungen nach mehreren Jahren sind wahrscheinlich, es werden allerdings auch lang anhaltende chronische Verläufe beschrieben. Eine mittelfristige Besserung ist nur bei ⅓ der Patienten zu erwarten.

1.3.4 Umweltangst

Die **Umweltangst** ist ein gut untersuchtes Phänomen, das viele unspezifische Symptome verursachen kann. Die Psychodynamik unterscheidet sich nicht von anderen Angsterkrankungen, der Betroffene filtert unbewusst seine Wahrnehmung und verknüpft schnell Erlebtes mit seinem subjektiven Angstkonstrukt, dass z. B. die Umwelt ihn erkranken ließ. Dies führt zu einer **zentralnervösen Angstreaktion**, die wiederum die Körperwahrnehmung beeinflusst und somit weitere Ängste schürt.

Typische **Symptome** sind Kopfschmerzen, Müdigkeit, Atemnot, Muskel- und Gelenkschmerzen, Schwindel, Juckreiz und Magen-Darm-Störungen. Anders als bei anderen Ängsten spielen die psychischen Symptome nur eine untergeordnete Rolle.

1.4 Die Rolle der Medien

Die Medien haben einen enormen Einfluss auf die Meinungsbildung der Menschen, sie sind die Quelle unserer Informationen, ob in geschriebener, elektronischer oder gesprochener Form. Man kann sich zu jeder Zeit an jedem Ort über alles informieren, doch birgt dies auch viele Risiken. Die mangelnde Objektivität vieler Medien stellt eine besondere Anforderung an den (Umwelt-)Mediziner, denn selten war die Angst bzw. Verunsicherung hinsichtlich der Umwelt und ihrem Einfluss auf die Gesundheit größer als zu Beginn des 21. Jahrhunderts.

Viele Nachrichtenmagazine neigen dazu, diese Ängste durch einen gewissen Sensationsjournalismus zu schüren, um damit ihre Auflage zu steigern. Gerne werden dann in Artikeln über „skandalöse" Umweltentgleisungen namhafte und renommierte Ärzte zitiert, die allem Anschein nach der Meinung der Autoren bestätigen. Dabei werden solche Aussagen oft aus dem ursprünglichen Kontext genommen und an Stellen eingefügt, die den Sinn des Gesagten entfremden. Dies kann jeden Arzt in seiner Laufbahn treffen, der zu einem Interview gebeten wird. Daher sollte man folgende Regeln befolgen:

- objektiv bleiben, Kritik während des Interviews aufnehmen und sachlich argumentieren
- lange Sätze benutzen, da diese schwerer zu schneiden sind und mehr Informationen transportieren können
- nicht spekulieren, sondern sich an die Faktenbasis halten
- „Was wäre, wenn …"-Fragen immer mit Vorsicht beantworten
- seine eigene wissenschaftliche Meinung erst äußern, wenn sie z. B. durch Studien belegt ist.

Als praktizierender Arzt wird man oft von Patienten mit Fragen hinsichtlich verschiedener Umweltgifte konfrontiert. Dabei gilt, sich gewissenhaft über das Thema zu informieren, um dann gezielt und fachlich kompetent den Patienten zu beraten und ihm seine Angst zu nehmen.

2 Auswahl spezieller Umweltnoxen und ihre Toxikologie

2.1 Noxen und ihre Toxizität

2.1.1 Arten von Noxen bzw. Stoffen

Man kann umweltmedizinische und toxikologische Noxen bzw. Stoffe nach Art und Weise der Schädigung grob in 4 Kategorien einteilen:

Kanzerogene Noxen: Bei den krebserregenden Noxen unterscheidet man Einwirkungen, die über **genotoxische Mechanismen** wirken, von solchen, die über **nichtgenotoxische Mechanismen** wirken (z. B. Immunsuppression oder Enzyminduktion). Die Einteilung erfolgt in 3 Klassen:
- **Klasse 1:** Noxen, die erwiesenermaßen beim Menschen Krebs hervorrufen können (z. B. ionisierende Strahlung, Asbest)
- **Klasse 2:** Stoffe, die z. B. aufgrund von Tierversuchen vermuten lassen, dass sie auch beim Menschen karzinogen sind
- **Klasse 3:** Substanzen, bei denen ernstzunehmende Hinweise auf ein mögliches karzinogenes Potenzial vorliegen.

Bei vielen kanzerogenen Noxen lässt sich aktuell **keine Wirkschwelle** definieren, man geht vielmehr von einem Wirkungskontinuum ohne Schwellenwert aus. Aus medizinischer Sicht kann daher keine unbedenkliche Dosis angegeben werden; welche Exposition toleriert werden soll, ist somit keine medizinisch-wissenschaftliche, sondern eine gesellschaftspolitische Entscheidung.

Teratogene Noxen: Sie verursachen **Fruchtschädigungen**, die von Variationen ohne Krankheitswert über Fehlbildungen unterschiedlicher Ausprägung bis hin zum Fruchttod reichen können.

Sensibilisierende Stoffe: Sie führen zu **allergischen Reaktionen**. Auch für Allergene lassen sich **keine Schwellenwerte** definieren, unterhalb derer eine Sensibilisierung ausgeschlossen wäre.

Endokrin wirksame Stoffe: Sie stören potenziell die hormonellen Regelkreise. Die im menschlichen Körper nur in sehr niedrigen Konzentrationen vorliegenden Umweltchemikalien wirken jedoch weit schwächer als die natürlichen Hormone. Ob sie eine tatsächlich schädigende Wirkung entfalten können, wird kontrovers diskutiert.

2.1.2 Toxizität einer Noxe bzw. eines Stoffes

Die Toxizität eines Stoffes ist abhängig von:
- Dosis und Löslichkeit
- Art und Dauer der Einwirkung (akute bzw. chronische Zufuhr)
- Konzentration am Wirkort (Gefahr der Stoff- oder Wirkungskumulation bei chronischer Exposition)
- Aufnahmeweg (enteral, parenteral, inhalativ, transdermal, transmukosal, neuronal)

- individueller Vulnerabilität (Alter, Geschlecht, Gewicht, Enzympolymorphismen und -defekte, Gewöhnung, Krankheit).

Auch an sich ungiftige Substanzen können als Gifte wirken, z. B. Zucker bei Diabetikern.

Satz von Paracelsus: Alle Dinge sind Gift. Und nichts ist ohne Gift. Allein die Dosis macht, dass ein Ding ein Gift ist.

> **MERKE Haber-Regel:** Die Wirkung von Substanzen hängt ab von:
> - Einwirkzeit (t) und
> - Dosis bzw. Konzentration (c).
>
> Für eine bestimmte Wirkung einer Substanz kann das Produkt aus Konzentration (c) und Einwirkzeit (t) als annähernd konstant angesehen werden: **c × t = konstant**.

Dabei kann die Reaktion biologischer Systeme sehr unterschiedlich ausfallen, je nachdem, ob die Dosis fraktioniert in kleinen Teilen einwirkt oder eine kurzzeitige Exposition gegenüber einer hohen Dosis vorliegt.

Es ist genau anzugeben, für welche der **Wirkungen** einer Noxe die Dosis-Wirkungs-Beziehung gilt. Die meisten Befunde werden im Tierversuch erhoben und sind nur eingeschränkt auf den Menschen übertragbar. Auch kann je nach Suszeptibilität die Wirkung bei einer definierten Dosis durchaus unterschiedlich sein. Grundsätzlich ist zu entscheiden, ob einer festgestellten Wirkung tatsächlich ein Krankheitswert beizumessen ist.

Im Alltagsleben gibt es i. d. R. keine Exposition gegenüber einer einzelnen Noxe, vielmehr wirken unterschiedliche chemische, physikalische und biologische Einflüsse über verschiedene Umweltmedien (Luft, Wasser, Nahrung) gleichzeitig auf den Menschen ein. Durch solche **Kombinationen mehrerer Noxen** kann es zu gegenüber den Einzelexpositionen sehr veränderten Wirkungen kommen:
- **unabhängige Wirkungen:** Die einzelnen Noxen beeinflussen sich weder direkt noch indirekt (z. B. Asbest und chlorierte Kohlenwasserstoffe).
- **Antagonismus:** Die Wirkung einer Noxe wird durch eine zweite abgeschwächt (z. B. Methanolwirkung durch Ethanol).
- **Synergismus:** Die Wirkung einer Noxe wird durch eine zweite verstärkt. Dies kann additiv oder sogar überadditiv geschehen (z. B. Asbest und PAKs).

2.2 Physikalische Noxen

2.2.1 Mechanische Einwirkungen

Eine Übersicht gibt **Tab. 2.1**.

Mechanische Überbelastung

Durch einseitige, lang dauernde mechanische Beanspruchung und ungewohnte Arbeiten aller Art können Erkrankungen der Sehnenscheiden oder des Sehnengleitgewebes sowie der Sehnen- oder Muskelansätze entstehen. Dabei sind überwiegend die oberen Extremitäten, insbesondere die **Unterarme**, betroffen.

Bei einer überdurchschnittlichen Belastung der Kniegelenke im Berufsleben (z. B. im Bergbau unter Tage, Fliesen- oder Parkettleger, Rangierarbeiter, Berufssportler und bei Tätigkeiten unter besonders beengten Raumverhältnissen) können chronische **Meniskopathien** entstehen.

Tab. 2.1 Übersicht über mechanische Noxen

Noxe	gefährdete (Berufs)gruppen	Erkrankung
mechanische Überbelastung	einseitig ausgeübte Belastungen: • intensive und langjährige Fließband- oder Computerarbeit • Tennisspieler, Radfahrer, Kraftsportler	Sehnenscheidenerkrankungen
	• Bergarbeiter, Fliesenleger • Berufssportler (Fußball, Alpinski, Tennis)	Meniskusschäden
Vibrationen (8–50 Hz)	• Arbeiten mit Presslufthämmern oder Bohrmaschinen • Hoch- und Tiefbau, Gleisbau, Bergbau, Schiffsbau	Erkrankungen durch Erschütterungen bei Arbeit mit Druckluftwerkzeugen an den Handgelenken
Vibrationen (20–1000 Hz)	• Arbeiten mit hochtourigen Bohrern, Poliermaschinen, Fräsen, Sägen • Hoch- und Tiefbau, Forstwirtschaft, Metallindustrie	vibrationsbedingte Durchblutungsschäden an den Händen
lang andauernde Stoßbelastungen	• Bergarbeiter, Bodenleger, Straßenbauer, Schleifer, Reinigungskräfte	chronische Erkrankungen der Schleimbeutel durch ständigen Druck
mechanischer Druck, Überbeanspruchung der Muskulatur, Schläge, Reibungskräfte, Zugbelastungen	• Schleifer, Metzger, Bodenleger, Kassierer • Berufssportler (Golf, Reiten) • Musiker	Druckschädigungen der Nerven
ruckartige Torsionsbewegungen	• Arbeiten mit schweren Gewichten • Bauarbeiter (Schaufelarbeiten), Packer • Kraftsportler	Abrissbrüche der Wirbelfortsätze
vorwiegend vertikale Einwirkung von Ganzkörperschwingungen	• Fahrer von Baggern, Baustellen-LKW, Militärfahrzeugen, Gabelstaplern etc. in unebenem Gelände	bandscheibenbedingte Erkrankungen der Lendenwirbelsäule

Vibrationen

> **DEFINITION** Vibrationen sind meist mittel- bis höherfrequente und niederamplitudige Schwingungen.

Vorkommen:

Periodische Schwingung: Sich nach einer bestimmten Dauer wiederholender Bewegungsablauf. Differenzierung zwischen harmonischer (Pendelbewegung) und anharmonischer Schwingung (laufender Motor).

Aperiodische Schwingung: Ständige Änderung der Frequenz oder Amplitude bei sich wiederholenden Bewegungsabläufen, z. B. adaptive Dämpfungssysteme.

Stochastische Schwingung: Dem Zufall unterliegende Schwingungen ohne erkennbare Regelmäßigkeit, z. B. Fahrt mit einem Motorboot über ein Gewässer mit mäßigem Wellengang.

Gesundheitsgefährdung:

Schädigungen an Ellenbogen-, Schulter- und Handgelenken: Sie entstehen durch Arbeiten mit vibrierenden Werkzeugen (Übertragung der Schwingungen auf die Hand). Sie sind anerkannt als „Erkrankungen durch Erschütterungen bei der Arbeit mit Druckluftwerkzeugen oder gleichartig wirkenden Werkzeugen oder Maschinen" mit der BK-Nr. 2103:
- **Pathologie:** Reizung des Knochengewebes mit Mikrotraumen und teils fibrosierender Knochenneubildung, Entzündungen der Sehnen und Sehnenscheiden
- **Symptome:** schnelle Ermüdung, Bewegungseinschränkung, nächtlicher Ruheschmerz, neuromotorische Symptome wie Tremor oder Paresen
- **Expositionsdauer:** mindestens 2 Jahre Arbeiten mit vibrierenden Geräten.

Durchblutungsstörungen der Finger: BK-Nr. 2104: „Vibrationsbedingte Durchblutungsstörungen an den Händen, die zur Unterlassung aller Tätigkeiten gezwungen haben, die für die Entstehung, Verschlimmerung oder das Wiederaufleben der Krankheit ursächlich waren oder sein können."
- **Pathologie:** Die hypertrophierte Gefäßmuskulatur führt zu Lumenverengung. Zudem kommt es zu Schädigungen der peripheren Nerven.
- **Symptome:** Typisch ist das VVS (vibrationsbedingtes vasospastisches Syndrom), das in seiner Klinik dem Raynaud-Syndrom (s. Gefäße [S. A104]) ähnlich ist:
  - Kälteempfinden, Kribbeln, Taubheit sowie Schmerzen und Störungen der Feinmotorik
  - Tricolore mit Zyanose und Rotwerden ist nicht obligat
  - distaler Beginn, Ausbreitung nach proximal
  - Dauer der Symptomatik wenige Minuten bis mehrere Stunden, teils mehrfach am Tag.
- **Klassifikation des Schweregrades:** von 0V (kein Weißwerden der Finger) bis 4V (Weißwerden fast aller Finger beider Hände mit trophischen Veränderungen der Fingerkuppen)
- **Expositionsdauer:** mehrjährige Exposition nötig; Kälteeinwirkung begünstigt die Entwicklung
- **Diagnostik:** Fingerdurchblutung kann mit dem Kälteprovokationstest beurteilt werden.

Schäden der Wirbelkörper im Lendenwirbelbereich: Sie entstehen insbesondere durch sitzende Tätigkeiten auf fahrbaren Arbeitsgeräten oder Maschinen, insbesondere solchen ohne gefederte Sitze (Baustellenfahrzeuge, Gabelstapler). Anerkannt als „Bandscheibenbedingte Erkrankungen der Wirbelsäule durch langjährige, vorwiegend vertikale Einwirkung von Ganzkörperschwingungen" mit der BK-Nr. 2110:
- **Pathologie:** Mikrotraumen und degenerative Schädigungen der Bandscheiben (Osteochondrose) bis hin zu Prolaps oder Protrusion
- **Symptome:** Lumbalgie oder Lumboischialgie mit Mono- oder Polyradikulitis, Cauda-equina-Syndrom mit sensiblen und motorischen Ausfällen
- **Exposition:** für die Anerkennung als BK mindestens 10 Jahre. Risikoabschätzung mit der Berechnung der Belastungsdosis nach Dupuis.

Andere Schädigungen: Weiterhin können auftreten:
- **Ablatio retinae** bei Frequenzen von 20–40 Hz im augapfelnahen Bereich
- **Innenohrschäden** bei gleichzeitiger Lärmbelastung mit möglicher Schädigung der apikalen Haarzellen in der Cochlea
- **funktionelle Magen- und Darmbeschwerden** ohne eindeutige Befunde.

Druckluft (Über- und Unterdruck)

Definition und Vorkommen:

> **DEFINITION** Mit Über- und Unterdruck werden Luftdrücke bezeichnet, die ober- oder unterhalb des atmosphärischen Normaldrucks auf Meereshöhe liegen. Der Normaldruck beträgt:
> - 1 bar = 1000 hPa gemäß IUPAC oder
> - 1,013 bar = 1013 hPa gemäß STP nach DIN 1343.

Unterdruck: Wird angenommen bei Arbeiten ab einem Druck von **< 0,73 bar** oder Arbeiten in einer Höhe **über 2500 m ü.M**. Er tritt z. B. in Flugzeugen auf, da in der üblichen Flughöhe von 10–12 km ein Druck von 0,27–0,19 bar herrscht. Um dem entgegenzuwirken, werden hier Druckkabinen mit Druckverhältnissen von etwa 0,76 bar verwendet. Ferner sind Beschäftigte im Gebirge, z. B. Bergführer, Bergretter, Skiliftbetreiber und ggf. Bauarbeiter, einem Unterdruck ausgesetzt.

Überdruck: Er gilt ab Arbeiten bei einem Druck von **> 1,1 bar** oder bei Arbeiten unter Wasser, bei denen der Arbeiter über ein Tauchgerät mit Atemluft versorgt werden muss. Überdruck kann künstlich erzeugt werden, z. B. im Tiefbau, um Wasser zu verdrängen und trockenes Arbeiten in sog. **Caissons** (Taucherglocken) zu ermöglichen. Im Tunnel- und Bergbau herrschen natürlicherweise Überdruckverhältnisse, ebenso wie beim Tauchen.

Gesundheitsgefährdung:
Druckausgleichsstörungen: Ein ausbleibender oder zu langsamer Druckausgleich kann zu Schmerzen oder einem **Barotrauma** führen (s. auch HNO [S. B813]). Die Symptome bzw. Folgen sind:
- **Mittelohr:** fehlerhafter Druckausgleich über die Tuba auditiva, Perforation des Trommelfells und Einblutungen in den Mittelohrraum oder in die Paukenhöhle (Hämatotympanon, z. B. bei zu schnellem Abtauchen auf 30 m)
- **Innenohr:** bei schnellem Druckausgleich Druckerhöhung in der Perilymphe mit Rissen des runden oder ovalen Fensters
- **Nasennebenhöhlen:** Einrisse und Blutungen durch Sogwirkung nach Verlegung
- **Lunge:** v. a. in geringer Wassertiefe Bildung von Lungenödemen.

Gasaustauschstörungen: Durch den niedrigeren Umgebungsdruck beim Auftauchen aus dem Wasser dehnt sich die Luft in den Lungen aus. Wird nicht ausgeatmet, erreicht die Elastizität des Lungengewebes irgendwann ihre Grenzen, es kommt zu einem **Pleurariss**. Gelangt Luft in die Blutgefäße der Lunge, können **Gasembolien** im arteriellen Kreislauf die Folge sein. Außerdem bilden sich im Blut Gasbläschen aus überschüssigem Inertgas (meist Stickstoff: **Caissonkrankheit** oder **Dekompressionskrankheit**). Die Symptome sind:
- Dyspnoe, Zyanose
- Bends in Gelenken und Muskulatur durch lokale Gasbläschen bis hin zu aseptischer Knochennekrose
- je nach Lokalisation der Embolie Störungen der inneren Organe (Koliken, Diarrhö)
- periphere- und zentralnervöse Symptome (Paresen, Schwindel, Krämpfe, Sprachstörungen, Skotome, Koma).

Siehe auch Notfallmedizin [S. B64].

Störungen unter Drucklufteinwirkung:
- narkotische Wirkung mit Tiefenrausch durch Stickstoff oder CO_2: Euphorie, Angst, Schwindel, Konzentrationsschwierigkeiten, Apathie
- Gewebeschäden durch O_2 mit Lungenödemen oder zerebralen Krampfanfällen.

Höhenkrankheit: Die auch als D'Acosta-Krankheit bezeichnete Höhenkrankheit tritt auf bei rascher Überwindung großer Höhenunterschiede im Gebirge, v. a. bei unzureichender Adaptation. Die Symptome sind:
- O_2-Armut mit Hyperventilation und respiratorischer Alkalose
- starke Kopfschmerzen, Übelkeit und Erbrechen, Verwirrtheit, Apathie, Atemnot und Oligurie
- Hirn- und Lungenödem.

Zum Höhenlungenödem s. Atmungssystem [S. A206], zum Höhenhirnödem s. Neurologie [S. B924].

Chronische Schäden: Vor allem bei langjährigen Tauchern können in der CT herdförmige Veränderungen im Hirngewebe nachgewiesen werden, die zu unterschiedlichen zentralnervösen Störungsbildern führen können.

Schallwellen und Lärm

> **DEFINITION** Als **Lärm** werden Geräusche bezeichnet, die subjektiv als störend empfunden werden oder gesundheitsschädlich sind. Von einer **Lärmbelästigung** wird gesprochen, wenn der Geräuschpegel eine Aktivität unterbricht oder behindert.

Beurteilungsmaße:
Schalldruckpegel: Er ist ein Maß für die **Intensität** eines Schallereignisses (Lautstärke). Der Schalldruckpegel wird in **Dezibel (dB)** gemessen. Zur Beurteilung von Schall für den Menschen wird die **dB(A)-Skala** verwendet, in der die physikalischen Schalldruckpegel entsprechend der Frequenzempfindlichkeit des menschlichen Ohres gewichtet sind. Schalldruckpegel über 120 dB(A) können vom Ohr nicht mehr verarbeitet werden (Schmerzgrenze ca. 600 N/m^2) und lösen i. d. R. ein Schalltrauma aus (s. u.).

> **MERKE** Aufgrund der logarithmischen Charakteristik der Dezibelskala entspricht eine Erhöhung des Schalldruckpegels um 3 dB einer Verdopplung der Schallintensität, eine Erhöhung um 10 dB führt zu einer Verzehnfachung der Schallintensität. Das bedeutet, 2 Schallquellen mit je 50 dB erzeugen zusammen 53 dB. Zehn Quellen mit jeweils 50 dB erzeugen zusammen 60 dB.

Wahrnehmbarer Frequenzbereich: Die frequenzabhängige **Hörschwelle** liegt bei einem Schallpegel von 0 dB(A) bei 2 kHz. Die größte Sensitivität hat das Gehör bei Frequenzen von 3 500–4 000 Hz. Hier können auch minimale Änderungen des Schalldruckpegels registriert werden. Bei Frequenzen < 1 kHz und > 5 kHz sind immer höhere Schalldrücke nötig, damit sie noch wahrgenommen werden.

Äquivalenter Dauerschallpegel: Der energieäquivalente Dauerschallpegel L_{eq} ist das Maß für eine gemittelte Schallbelastung. Aus Häufigkeit, Dauer und Intensität einzelner Schallereignisse wird an einem bestimmten Ort über eine bestimmte Zeit ein Dauerschallpegel gemittelt. Er wird ebenfalls in dB(A) angegeben und ist ein international anerkanntes Maß.

Beispiele für verschiedene Schalldruckpegel:
- Hörschwelle: 0 dB(A)
- Flüstern: 30 dB(A)
- Umgebungssprache: 60 dB(A)
- MP3-Player: durchschnittlich 89 dB(A)
- Diskothek: durchschnittliche Beschallung mit 100 dB(A), das entspricht einer Belastung von 90 dB(A) über 40 h.
- Kreissäge: 100 dB(A)
- Gewehrschuss: 160 dB(A).

Schallwahrnehmung: Die Wahrnehmung des Schalls wird durch mehrere Faktoren beeinflusst:
- **physikalisch:**
  - Tonhöhe: Höhere Töne sind unangenehmer als tiefere Töne.
  - Schalldruckpegel
  - Lautstärkeschwankungen
  - Tonhaltigkeit: Einzelne Töne mit definierten Frequenzen sind unangenehmer als ein Geräusch mit einem breiten Frequenzband.
- **subjektiv:**
  - Im Schlaf oder während Konzentrationsphasen werden Geräusche schneller als unangenehm empfunden.
  - subjektive Bewertung der Lärmquelle als angenehm (Musik) oder störend
  - persönliche Befindlichkeit, z. B. verändert bei Erkrankungen.

Vorkommen und Gesundheitsgefährdung:
Lärmschwerhörigkeit: Sie kann sich bei einer mehrjährigen Exposition gegenüber Schalldruckpegeln **> 85 dB** entwickeln und macht sich durch ein Absinken der Hörschwelle bemerkbar. Diese ist entweder zeitweilig (TTS = temporary threshold shift) oder dauerhaft (PTS = permanent threshold shift). Näheres s. HNO [S. B814].

Tinnitus: Siehe Leitsymptome [S. C135].

Akute Veränderungen: Hierzu zählen das Knall- und Explosionstrauma, der akustische Unfall und der akute Lärmschaden. Näheres s. HNO [S. B815].

Extraaurale Beeinträchtigungen:
- Schlafstörungen
- Absinken der Leistungsfähigkeit
- vermindertes Sprachverständnis
- hormonelle Störungen.

Ein Anstieg der Kortikosteroidkonzentration durch Stressreize kann z. B. zu Herz-Kreislauf-Erkrankungen, arterieller Hypertonie, Herzinfarkt oder Magengeschwüren führen.

Therapie: Zeigen sich körperliche Auswirkungen einer **Lärmbelastung**, sollte man sich zur Erholung von jeder größeren Lärmquelle fernhalten, bis die Symptome wieder zurückgehen. Bei einem **akuten Lärmtrauma** sollte die Durchblutung gesteigert werden, z. B. per Infusionsbehandlung oder medikamentös. Gleichzeitig sollte das Blut mithilfe von Plasmaersatzstoffen verdünnt werden, da dies die Zirkulation in den kleinen Gefäßen erleichtert. Bei **irreversiblen Lärmschädigungen** hilft ein **Hörgerät**.

Prävention: Bei einer arbeitsbedingten Lärmbelastung von **> 80 dB(A)** muss der Arbeitgeber einen **Gehörschutz** (Gehörgangswatte, Kapselgehörschutz) zur Verfügung stellen, bei einer Lärmbelastung > 85 dB(A) muss er zusätzlich überprüfen, ob der Lärmschutz ordnungsgemäß getragen wird.

> **MERKE** Da eine Erhöhung der Lärmbelastung von 80 auf 83 dB(A) etwa eine Verdopplung des Schalldrucks bedeutet, sind 8 h Arbeit bei 80 dB(A) genauso schädlich wie 4 h bei 83 dB(A).

Eine ausreichende Prävention ist unumgänglich, wenn man sich eine gute Hörfähigkeit bis ins Alter sichern möchte. Möglichkeiten sind:
- Orte mit hoher Lärmbelastung meiden
- Ruhepausen zwischen Phasen erhöhter Lärmbelastung
- Gehörschutz bei berufsbedingter Lärmexposition
- verantwortlicher Umgang mit Kopfhörern
- ruhige Wohnlage wählen.

Während Erkrankungen ist das Ohr noch vulnerabler, deshalb sollte man sich bei Fieber, Sauerstoffmangel oder bei Einnahme ototoxischer Medikamente besonders vor Lärm schützen.

Ruhezeiten: Lärmpegel < 35 dB(A):
- werktags: 6–8 Uhr und 20–22 Uhr
- sonn- und feiertags: 7–9 Uhr, 13–15 Uhr, 20–22 Uhr.

Tag/Nacht: Nachts darf der Lärmpegel 25 dB(A) nicht überschreiten.
- werktags: Tag gilt von 6–22 Uhr, Nacht von 22–6 Uhr
- sonn- und feiertags: Tag gilt von 7–22 Uhr, Nacht von 22–7 Uhr.

2.2.2 Strahlung

Siehe auch Radiologie [S. C494].

Radioaktive Strahlung durch Radon

Quellen: Radon (Rn) ist ein natürlich vorkommendes radioaktives **Edelgas**. Es wird unterirdisch gebildet (in Deutschland v. a. im Schwarzwald, Bayerischen Wald, Fichtelgebirge und Erzgebirge). Einmal in die Umwelt gelangt, kann es durch Undichtigkeiten in Gebäude eindringen und auch Innenräume belasten. Dort können durch Kumulation besonders hohe Radonkonzentrationen auftreten. Radon hat am gesamten Strahlungsaufkommen auf der Erdoberfläche den größten Anteil.

Strahlungsaufkommen auf der Erdoberfläche (durchschnittliche effektive Dosis pro Person und Jahr in Deutschland):
- Radon: ca. 1,1 mSv
- direkte terrestrische Strahlung: ca. 0,4 mSv
- direkte kosmische Strahlung: ca. 0,3 mSv
- natürlicherweise in der Nahrung vorkommende radioaktive Stoffe: ca. 0,3 mSv.

Gesundheitsgefährdung: Eine langjährige hohe Radonbelastung führt zu einem Anstieg des Lungenkrebsrisikos. Eine statistische Signifikanz des Lungenkrebses durch Radon ist dabei im Bereich von 100–200 Bq/m³ nachgewiesen worden. Radon wird als **zweitwichtigste Ursache für Lungenkrebserkrankungen** in Deutschland angesehen (häufigste Ursache: Zigarettenrauch). Durch seine entzündungshemmenden und schmerzlindernden Effekte wird Radon in niedrigen Dosen in medizinischen Bereichen angewandt (Radonbäder, Radoninhalationen). Aus Sicht des Strahlenschutzes ist diese Anwendung v. a. bei Kindern und Jugendlichen sowie Schwangeren kritisch zu betrachten. Die Belastung kann durch Radonmessung (Dosimetrie) ermittelt werden.

Prävention: Derzeit gelten die Richtwerte der EU-Empfehlung mit **200 Bq/m³ bei Neubauten** und **400 Bq/m³ für bestehende Gebäude**. Das Bundesamt für Strahlenschutz (BfS) und die Weltgesundheitsorganisation (WHO) fordern jedoch gesetzliche Richtwerte und weisen darauf hin, dass Radon ein wichtiges Gesundheitsproblem darstellt. Bei Messwerten von über 100 Bq/m³ sollten deshalb immer Maßnahmen zur Senkung der Radonkonzentration in Betracht gezogen werden (z. B. häufigeres und intensives Lüften, Abdichtung von Rissen und Fugen, Anbringen radonhemmender Beschichtungen).

UV-Strahlen

> **DEFINITION** UV-Strahlen sind für das menschliche Auge **nicht sichtbare**, elektromagnetische Strahlen mit einer Wellenlänge von **1–380 nm**:
>
> **Ionisierende UV-Strahlen < 200 nm:**
> - 1–100 nm: extremes UV-Licht (EUV)
> - 100–200 nm: Vakuum-UV-Licht (UV-C-VUC)
>
> **Nichtionisierende UV-Strahlen > 200 nm:**
> - 200–280 nm: fernes UV-Licht (UV-C-FUC)
> - 280–315 nm: mittleres UV-Licht (UV-B, Dornostrahlung)
> - 315–380 nm: nahes UV-Licht (UV-A, Schwarzlicht).

Quellen: UV-Strahlung kann natürlichen oder künstlichen Ursprungs sein:

Natürliche Quellen: Sonnenstrahlung (insbesondere UV-A, der größte Anteil UV-B wird durch die Ozonschicht gefiltert), Polarlichter, Gewitterblitze.

Künstliche Quellen: Quecksilberdampflampen (zur Aushärtung von Lacken, bei der Wasserdesinfektion), Quecksilberniederdrucklampen in Solarien, Schwarzlichtlampen (Diskotheken, Dekoration), UV-Leuchtdioden, Excimerlaser (LASIK-Behandlung zur Therapie von Kurzsichtigkeit).

Gesundheitsgefährdung:
Haut: Langwellige **UV-A-Strahlung** ändert die räumliche Anordnung des Melanins und führt innerhalb weniger Stunden zu einer Pigmentierung. Sie schädigt Kollagene in der Haut und beschleunigt damit eine vorzeitige **Hautalterung**. Zudem kommt es zu einer vermehrten Bildung von freien Radikalen, was zu DNA-Schäden führen und die Melanomentstehung begünstigen kann (s. Dermatologie [S. B728]). Sie führt kaum zu einer Lichtadaptation der Haut und birgt nur eine geringe Sonnenbrand-(Erythem-) Gefahr.

Die kurzwelligere **UV-B-Strahlung** ermöglicht über eine etwa 72 h verzögerte **Melaninbildung** die Lichtadaptation der Haut und begünstigt die lang anhaltende Bräune, birgt jedoch eine **hohe Sonnenbrand-** und **Hautkrebsgefahr** mit dem Risiko für Verbrennungen 1.–2. Grades (s. Dermatologie [S. B728]). Statistiken zeigen ein steigendes Hautkrebsrisiko v. a. bei hellhäutigen Menschen, die sich häufig ungeschützt intensiver Sonneneinstrahlung aussetzen. Besonders kritisch sind Sonnenbrände in der Kindheit.

> **MERKE** **UV-A-Strahlung** löst eine **unmittelbare Bräunung** der Haut aus, wirkt nur schwach erythembildend und fördert kaum den nachhaltigen Lichtschutz.
> **UV-B-Strahlung** ist stark erythembildend, löst die indirekte Pigmentierung aus und führt damit zu einem **langfristigen Eigenschutz** der Haut. Zudem ist sie wichtig für die **Bildung von Vitamin D$_3$** und damit für die Rachitisprophylaxe.

Augen: Bindehautentzündung, Eintrübungen, Katarakt, Erblindung.

Prävention: Eine wirksame Prävention besteht generell in der **Vermeidung von UV-Strahlung** durch entsprechende Kleidung, Kopfbedeckung, Sonnenschirm etc. Wirken UV-Strahlen direkt auf die Haut ein, kann die Anwendung eines **Sonnenschutzmittels** begrenzten Schutz bieten. Es werden unterschieden:

- **physikalisch wirkende Sonnenschutzmittel:** Hierzu zählen Titandioxid oder Zinkoxid, die reflektierende Eigenschaften besitzen.
- **chemisch wirkende Sonnenschutzmittel:** Cinnamate, Benzoate oder auch Sulfonate dringen in die Haut ein und absorbieren dort die UV-Strahlen.

Die Wirksamkeit der Sonnenschutzmittel ist von vielen Faktoren abhängig (rechtzeitiges Auftragen, angewendete Menge, Kontakt mit Wasser etc.). Nebenwirkungen können Irritationen, allergische oder photoallergische Reaktionen der Haut sein.

Die Wirkstärke des Sonnenschutzmittels wird durch den **Lichtschutzfaktor** (**LSF** oder SPF für sun protection factor) ausgedrückt. Dieser gibt an, um wie viel länger man sich – im Vergleich zur ungeschützten Haut – in der Mittagssonne (hoher UV-Index, s. u.) aufhalten kann, ohne dass ein Sonnenbrand entsteht. Wichtig zur Interpretation des LSF ist die **Eigenschutzzeit** der Haut. Sie macht eine Aussage darüber, wie lange sich eine ungebräunte Person in der Sonne aufhalten kann, bevor es zu einer Hautreaktion kommt, und ist abhängig vom **Hauttyp** und vom **UV-Index** (Intensität der UV-Strahlung abhängig von Tageszeit, Höhenlage, Äquatornähe u. a.). Für helle Hauttypen (Hauttyp I) liegt sie bei etwa 5 min, bei dunklen Hauttypen (Hauttyp IV) dagegen bei 40 min. Eine Person vom Hauttyp I kann sich also mit einer Sonnencreme mit LSF 20 anstatt 5 min etwa 100 min in intensiver Sonne aufhalten, ohne dass ein Sonnenbrand entsteht.

Infrarotstrahlung

DEFINITION IR-Strahlen sind teils sichtbare, elektromagnetische Wellenstrahlen im Spektralbereich des Lichts von 780 nm bis 1 mm:
- 0,78–3 µm: nahe Infrarotstrahlung (IR-A)
- 3–6 µm: mittlere Infrarotstrahlung (IR-B)
- 6–15 µm: ferne Infrarotstrahlung (IR-C)
- 15–1000 µm: extreme Infrarotstrahlung.

Quellen: Hierzu zählen Sonnenlicht (v. a. IR-A) und von glühenden Oberflächen oder offenen Flammen ausgehende Strahlung. Schädliche IR-Strahlung wird insbesondere von gelb, hellrot oder weiß glühenden Massen ausgesandt. Diese kommen vor bei der **Verhüttung von Eisen**, bei der **Glasherstellung** oder auch der Produktion von Blechen (insbesondere Weißblech). Auch zur **Aushärtung von Kunststoffen** (u. a. beim Zahnersatz) kommen IR-Strahlen zum Einsatz.

Gesundheitsgefährdung: IR-Strahlung von sehr hoher Energiedichte kann zu Erythemen und Verbrennungen führen.

Feuer- oder Glasbläserstar (BK-Nr. 2401): IR-Strahlung im Bereich von 750–2400 nm schädigt insbesondere die Augenlinse und erhöht das Risiko, an einem grauen Star zu erkranken. Die Katarakt entwickelt sich meist zunächst einseitig bei einer Exposition gegenüber der IR-Strahlung von mehr als 20 Jahren. Die differenzialdiagnostische Abgrenzung zum klassischen Altersstar ist nicht ganz einfach. Oftmals tritt die Erkrankung relativ früh auf. Beim Feuerstar finden sich häufig spezifische Veränderungen im Bereich der vorderen Linsenkapsel, wo eine Ablatio der oberflächlichen Lamelle auftritt und als **Feuerlamelle** bezeichnet wird. Zusätzlich ist häufig eine rötlich-bräunliche Pigmentierung der Gesichtshaut ein kennzeichnendes Merkmal für einen Feuerstar.

Elektrische Felder mit hoher Feldstärke

DEFINITION Elektrische bzw. elektromagnetische Felder entstehen überall dort, wo Strom fließt oder Spannungen generiert werden. Man unterscheidet niederfrequente Felder bis 300 kHz (z. B. Computer, Lampen) und Hochfrequenzfelder (Hochspannung).

Die Stärke eines ruhenden elektrischen Feldes wird in V/m gemessen, die Stärke eines elektromagnetischen Feldes in T (Tesla).

Quellen: Es gibt sowohl natürliche als auch künstliche Quellen für elektromagnetische Strahlung (**Tab. 2.2**).

Künstliche Strahlenemittenten: Hierzu zählen:
- verschiedene Haushaltsgeräte
- Fernseh- und Computerbildschirme
- Informationsübertragung durch Funkwellen: WLAN, Mobiltelefone, Bluetooth, schnurlose Telefone
- elektrotechnische oder elektronische Anlagen

Tab. 2.2 Feldstärken einiger Strahlenemittenten[1]

Emittent	Feldstärke
Kühlschrank	0,01–0,25 µT
LCD-Bildschirm	>0,04 µT
Haarfön	0,01–7 µT
Elektrorasierer	0,08–9 µT
Mikrowellengerät	4–8 µT
Staubsauger	2–20 µT
Erde (Europa)	48 µT
MRT-Geräte (medizinischer Einsatz)	1,5–3 T[2]
MRT-Geräte (Forschungszwecke)	7–9,4 T[3]

[1] repräsentative Werte der Haushaltsgeräte nach dem Bundesamt für Strahlenschutz, gemessen in 30 cm Abstand
[2] Bereits in 30 cm Abstand von den meisten Geräten wird die Grenzwertempfehlung von 100 µT deutlich unterschritten.
[3] Bei Feldstärken ab 7 T können Schwindel oder Übelkeit auftreten.

- Starkstromanlagen und Hochspannungsleitungen (die Feldstärke nimmt mit Entfernung von der Leitung rapide ab)
- Radar- und Richtfunkanlagen
- medizinische Apparate wie Röntgengeräte und Magnet-Resonanz-Tomografen.

Natürliche Strahlenemittenten: Unsere Erde besitzt ein im Vergleich zu künstlichen Quellen recht starkes Magnetfeld.

Gesundheitsgefährdung: Die Frage nach gesundheitlichen Beeinträchtigungen durch elektromagnetische Felder am Arbeitsplatz oder im häuslichen Bereich wird kontrovers diskutiert. Nach In-vitro-Versuchen ist unstrittig, dass es zur Beeinflussung des Zellstoffwechsels, auch auf molekularer Ebene, kommen kann. **Thermische Effekte**, die hauptsächlich durch die elektrische Komponente des Feldes erzeugt werden, können zu abnormal hohen Temperaturen im Gewebe und nachfolgend zu teils irreversiblen Schäden führen. **Nichtthermische Effekte** werden v. a. durch die magnetische Komponente verursacht. In Zellkulturen wurden Störungen der intrazellulären Signalübertragung, Immunfunktion, Elektrofusion von Membranen und eine Beeinflussung von Ca^{2+}-Kanälen nachgewiesen. Dabei reagieren Zellen des zentralen Nervensystems und endokrine Zellen besonders empfindlich. Inwieweit die Ergebnisse der in vitro durchgeführten Experimente auf den Menschen übertragbar sind, ist noch nicht endgültig geklärt. Derzeit gibt es keinen wissenschaftlichen Nachweis für gesundheitliche Schäden unterhalb der derzeit geltenden Grenzwerte. Auch **Herzschrittmacher** können durch elektromagnetische Störsignale beeinflusst werden, weshalb Herzschrittmacherträger keiner MRT-Untersuchung unterzogen werden dürfen.

> **MERKE** Ab einer Magnetfeldstärke von 1 Tesla kann es zu Extrasystolen und Kammerflimmern kommen.

> **DEFINITION** „Elektrosmog" (E-Smog) ist ein umgangssprachlicher Ausdruck für die Gesamtheit an Immissionen von elektrischen, magnetischen und elektromagnetischen Feldern, von denen die Öffentlichkeit annimmt, dass sie unerwünschte biologische Wirkungen haben.

Einige Personen verspüren gesundheitliche Beeinträchtigungen, die sie auf den sog. Elektrosmog zurückführen (Elektrosensitivität). Zur Disposition stehende **Symptome** von Reaktionen auf „Elektrosmog" (v. a. im Zusammenhang mit Mobilfunk) sind u. a.:
- Stressreaktionen mit erhöhter Kortisolausschüttung
- erhöhte Infektanfälligkeit
- Schlafprobleme und Müdigkeit
- Nervosität
- EEG-Veränderungen
- DNA-Doppelstrangbrüche (Kanzero- und Teratogenität).

Grenzwerte: Die „**mittlere zivilisatorische Belastung**" durch Magnetfelder in Europa beträgt ca. **0,06 µT**. In der Nähe von Hochspannungsleitungen kann die Belastung einige 10 µT betragen.

In Deutschland gelten unterschiedliche Grenzwerte für verschiedene Bereiche des elektromagnetischen Spektrums. Dies ist aufgrund der unterschiedlichen Eigenschaften und gesundheitlichen Wirkungen der Felder erforderlich.

Arbeitsplatz: Empfohlene Richtwerte zur Begrenzung der Exposition am Arbeitsplatz liegen bei magnetischen Feldstärken von:
- 2 T für Kopf und/oder Rumpf
- 5 T für Extremitäten.

Bundesimmissionsschutzverordnung (BImSchV): Ziel der VO über elektromagnetische Felder (26. BImSchV) ist es, den Schutz der Bevölkerung vor wissenschaftlich nachgewiesenen gesundheitlichen Beeinträchtigungen durch hoch- und niederfrequente elektromagnetische Felder sicherzustellen. Die dort festgelegten Grenzwerte (**Tab. 2.3**) umfassen neben elektromagnetischen Feldern in der Umgebung von Stromversorgungs- und Bahnstromanlagen, Hochspannungsleitungen, Erdkabeln und Transformatoren auch den Bereich der Mobilfunkfrequenzen. Für Mobilfunkgeräte wird der SAR-Wert (SAR: spezifische Absorptionsrate) angesetzt, für den ein Grenzwert von **2 W/kg** empfohlen wird. Er ist jedoch nicht gesetzlich vorgeschrieben.

Prävention: Laut Bundesamt für Strahlenschutz lässt sich eine Minimierung der Exposition der Bevölkerung durch verschiedene Maßnahmen erreichen. Die Zuständigkeit dafür liegt bei Behörden, Bauherren und Geräteherstellern:

Tab. 2.3 In der VO über elektromagnetische Felder (26. BImSchV) festgelegte Grenzwerte

Frequenz f	Elektrische Feldstärke* E	Magnetische Flussdichte* bzw. Feldstärke** H
niederfrequenter Bereich		
50 Hz	5 KV/m	100 µT
16 ⅔ Hz	10 KV/m	300 µT
hochfrequenter Bereich		
10–400 MHz	27,5 V/m	0,073 A/m
400–2000 MHz	$1,375 \times f^{½}$ V/m	$0,0037 \times f^{½}$ A/m
2000–300 000 MHz	61 V/m	0,16 A/m

* Effektivwerte
** Effektivwerte, gemittelt über 6-Minuten-Intervalle

- Bei der Planung und Genehmigung von Gebäuden sollte auf einen ausreichenden **Abstand** zu Hochspannungsleitungen und anderen Anlagen der Stromversorgung geachtet werden.
- Durch eine **optimierte Leitungsführung** der Elektroinstallationen kann die Exposition der Bewohner oder Nutzer von Gebäuden reduziert werden.
- Gerätehersteller und Anlagenbauer können durch ein entsprechendes technisches Design **möglichst niedrige Feldstärken** in der Umgebung der Geräte und Anlagen erreichen. Wünschenswert wäre auch eine geeignete Kennzeichnung der Geräte, die den Verbrauchern ermöglicht, beim Kauf eines Gerätes auf niedrige Feldintensitäten zu achten.

Auch jeder Bürger kann durch 2 einfache Regeln eine Verringerung der Feldexposition erreichen:
- möglichst großen Abstand zu den Feldquellen einhalten
- Dauer der Exposition so gering wie möglich halten (auch nächtliche Expositionen beachten, z. B. Handy neben dem Bett!).

2.3 Schadstoffe in der Luft

2.3.1 Schadstoffe in der Außenluft

Zu den Schadstoffen der Außenluft gehören gasförmige und partikelförmige Stoffe. Insbesondere in städtischen Gebieten – und dort v. a. an stark durch Verkehr und Industrie geprägten Orten – ist die Belastung der Luft mit diesen Schadstoffen besonders hoch. Die einzuhaltenden Grenzwerte werden vielerorts in Deutschland überschritten.

Gasförmige Schadstoffe: Zu den wichtigsten gasförmigen Schadstoffen in der Außenluft zählen:
- **Kohlenmonoxid** (CO [S. C835]): Hauptquellen sind unvollständige Verbrennungsvorgänge und der Straßenverkehr.
- **Stickoxide** (NO_x [S. C835]): Hauptquellen sind der Straßenverkehr und die Verbrennung von Gas.

2.3 Schadstoffe in der Luft

- **Schwefeldioxid** (SO_2): Hauptquelle ist die Verbrennung fossiler Brennstoffe, z. B. Braunkohle.
- **Schwebstaub** (< 100 µm): Die luftgetragenen Partikel in Aerosolgröße entstehen hauptsächlich durch Verbrennung fossiler Stoffe, Straßenverkehr, Vulkanasche, Erdarbeiten.
- **Fluorkohlenwasserstoffe** (FKW) und Fluorchlorkohlenwasserstoffe (FCKW): Sie dienen als Treibgase, Kälte-, Verschäumungs- und Feuerlöschmittel.
- **Kohlendioxid** (CO_2 [S. C835]): Treibhausgas.
- **Ozon** (O_3 [S. C834]): Das Gas entsteht durch Zusammenwirken von UV-Licht und Kohlenwasserstoffen bei entsprechendem Stickoxidaufkommen, z. B. Sommersmog.
- **flüchtige organische Verbindungen** (VOC [S. C833]): Die Quellen für VOC sind vielfältig.

Partikelförmige Schadstoffe: Die wichtigsten partikelförmigen Schadstoffe in der Außenluft sind:
- **Dieselruß:** überwiegend fein und ultrafein, Hauptquelle sind Dieselmotoren.
- **Pollen:** von Blüten und Gräsern
- **Schimmelpilzsporen:** durch Pflanzen oder totes Pflanzenmaterial, Erdboden.

2.3.2 Schadstoffe in Innenräumen

Schadstoffe in Innenräumen können direkt aus einer im Raum lokalisierten Quelle stammen oder über Windbewegungen, Tür- und Fensterlüftungen aus der Außenluft in die Innenräume gelangen (z. B. Feinstaub). Hier können sie sich – abhängig von Standort-, Bau- und Einrichtungsbedingungen und nutzungsbedingten Aktivitäten – anreichern. So sind z. B. in ungenutzten Räumen etwa 50 % der Staubkonzentration auf den Austausch mit der Außenluft zurückzuführen, wird der Raum aber genutzt, ist mit zusätzlichen Quellen für Feinstaub und damit erhöhten Konzentrationen zu rechnen.

Mögliche Schadstoffe und ihre Quellen in Innenräumen sind:
- Tabakrauch (s. Arbeitsmedizin [S. C249])
- die Anwendung von Bioziden [S. C848]
- der Einsatz von Reinigungs-, Pflege- und Desinfektionsmitteln einschließlich Duftstoffen
- das Ausdünsten von Lösemitteln [S. C839] und Weichmachern [S. C843] aus Bauprodukten oder Möbeln, Teppichen und Tapeten
- Schimmelpilze aufgrund von Feuchtigkeit und Wärme in Innenräumen
- Feinstaub als Eintrag von außen oder aus interner Quelle [S. C836]
- Anwendung von Kopierern und Laserdruckern, wobei besonders ultrafeine Partikel (< 100 nm) möglicherweise eine wichtige Rolle spielen.

2.3.3 Flüchtige organische Verbindungen (VOC)

DEFINITION Volatile Organic Compounds (**VOC**) sind flüchtige organische Verbindungen, die im Retentionszeitfenster zwischen n-Hexan und n-Hexadecan auf einer unpolaren Trennsäule in der Gaschromatografie aufgetrennt werden; das entspricht einem Siedebereich von 70 °C bis 290 °C.

Zu den VOCs zählen gasförmige Verbindungen organischen Ursprungs in der Luft, z. B. Lösemittel, Flüssigbrennstoffe oder synthetisch hergestellte Verbindungen. Aus chemischer Sicht handelt es sich bei VOC vorwiegend um Kohlenwasserstoffe, Alkohole, Aldehyde und organische Säuren. Bis zu tausend verschiedene Einzelverbindungen können in der Luft gemeinsam auftreten.

Vorkommen: Quellen für VOC können biologische Vorgänge (z. B. Pflanzenstoffwechsel-, Fäulnis- und Abbauprozesse) oder technische Prozesse (z. B. Kraftverkehrsabgase bei unvollständiger Verbrennung oder flüchtige Nebenprodukte aus industriellen und gewerbemäßigen Vorgängen) sein (**Tab. 2.4**).

Gesundheitsgefährdung: Mögliche Innenraumquellen von VOC sind Baumaterialien oder Produkte zur Innenraumausstattung (Farben, Lacke, Klebstoffe wie z. B. Teppichkleber, Möbel und Dekormaterialien). Bedeutsam sind zudem Pflege-, Reinigungs- und Hobbyprodukte, Tabakrauchen, Nahrungsmittelzubereitung sowie der menschliche Stoffwechsel. Auch das Versprühen von Des-

Tab. 2.4 Beispiele für VOC und ihre Richtwerte für Innenräume (Umweltbundesamt 2011)

Verbindung	Richtwert II* [mg/m³]	Richtwert I* [mg/m³]
Phenol	0,2	0,02
Benzaldehyd	0,2	0,02
Benzylalkohol	4	0,4
Aldehyde (C 4 bis C 11, gesättigt, azyklisch, aliphatisch)	2	0,1
Alkane /Isoalkane (C 9 bis C 14, aromatenarm)	2	0,2
Naphthalin	0,02	0,002
Quecksilber [S. C854]	0,00035	0,000035
Styrol (**Tab. 2.11**)	0,3	0,03
Stickstoffdioxid [S. C835]	0,35 (30-Min-Wert)	–
	0,06 (7-Tage-Wert)	–
Dichlormethan (**Tab. 2.10**)	2 (24 h)	0,2
Kohlenmonoxid [S. C835]	60 (½ h)	6 (½ h)
	15 (8 h)	1,5 (8 h)
Pentachlorphenol [S. C846]	0,001	0,0001
Toluol (**Tab. 2.11**)	3	0,3

* Üblicherweise handelt es sich um Langzeitwerte. Davon abweichende Mittelungszeiträume sind in Klammern angegeben.

2 Auswahl spezieller Umweltnoxen und ihre Toxikologie

Tab. 2.5 Leitwerte für TVOC in der Innenraumluft nach dem Umweltbundesamt (2007)

Stufe	Konzentrationsbereich [mg TVOC/m³]	Hygienische Bewertung
1	≤ 0,3	hygienisch unbedenklich
2	> 0,3 bis 1	hygienisch noch unbedenklich, sofern keine Richtwertüberschreitungen für Einzelstoffe bzw. Stoffgruppen vorliegen
3	> 1 bis 3	hygienisch auffällig
4	> 3 bis 10	hygienisch bedenklich
5	> 10	hygienisch inakzeptabel

infektions- und Schädlingsbekämpfungsmitteln oder Kosmetika wie Haarspray, Deodorant oder Parfüm belastet die Atemluft. Gegenüber Außenluft- haben Innenraumquellen in Mitteleuropa i.d.R. eine deutlich größere gesundheitliche Bedeutung, da sich die Menschen überwiegend (bis zu 90%) in Gebäuden aufhalten. Zudem ist der Abstand zu den VOC-Quellen innen meist geringer. VOC aus der Außenluft können auch in den Innenraum gelangen. In der Regel werden jedoch beim richtigen Lüften die ursprünglichen Innenraumkonzentrationen vermindert.

Grenzwerte: Man unterscheidet VOC von den sehr flüchtigen organischen Verbindungen (Very Volatile Organic Compounds, VVOC) und den schwerflüchtigen organischen Verbindungen (Semivolatile Organic Compounds, SVOC). Die Summe der Konzentrationen sämtlicher VOC ergibt den **TVOC-Wert** (Total Volatile Organic Compounds). Für die Bewertung von TVOC-Werten wurden 5 Stufen definiert und für die einzelnen Stufen bestimmte Maßnahmen empfohlen (**Tab. 2.5**).

Klinik: Auswirkungen von VOC können Kopfschmerzen, Schwindel, Konzentrationsstörungen, hochgradige, bronchitisähnliche Reizungen der Atemwege und unspezifische Augenreizungen sein. Als chronische Wirkung werden für einzelne Verbindungen auch krebserzeugende, erbgutverändernde und fortpflanzungsgefährdende Wirkungen beschrieben.

Prophylaxe: Expositionsmeidung, ausreichende Lüftung.

2.3.4 Gase

Grundsätzlich kann man zwischen Reiz- und Erstickungsgasen unterscheiden:

Reizgase: Reizgase (z. B. Ozon, Phosgen, Nitrosegase, Fluorgas) entstehen überwiegend bei Bränden und in chemischen Labors, aber auch im Haushalt oder in der Atmosphäre. Sie führen allgemein zur Schleimhautreizung von Auge, Nasen- und Rachenraum, zu Husten und Bronchokonstriktion. Es besteht die Gefahr eines Lungenödems.

Erstickungsgase: Erstickungsgase werden in 2 Kategorien eingeteilt, je nachdem, ob sie ein äußeres (z. B. N_2, Methan oder verdichtete Luft) oder inneres (z. B. CO- oder Zyanidvergiftungen) Ersticken auslösen.

Äußeres Ersticken: Hierbei kommt es durch eine Verlegung der Atemwege oder eine unzureichende Sauerstoffkonzentration in der Atemluft zu einer mangelhaften Belüftung der Alveolen bzw. einem zu geringen Sauerstoffpartialdruck. Es entsteht eine Hypoxämie.

Inneres Ersticken: Es ist bedingt durch eine Transport- oder Verwertungsstörung von O_2. Auch eine immunologisch bedingte Zerstörung der Alveolen kann zu innerem Ersticken führen.

Als **Berufskrankheiten** werden nur Erkrankungen durch Kohlenmonoxid und durch Schwefelwasserstoff anerkannt.

Ozon (O_3)

Ozon ist ein farbloses, giftiges und chemisch sehr reaktives Gas. Es trägt als Treibhausgas zur Erwärmung der Erdatmosphäre bei.

Vorkommen: Bodennahes Ozon wird nicht direkt freigesetzt, sondern bei intensiver Sonneneinstrahlung durch komplexe photochemische Prozesse aus Vorläuferstoffen – überwiegend Stickstoffoxiden und VOC – gebildet. Es wird deshalb als sekundärer Schadstoff bezeichnet. Hohe Lufttemperaturen und starke Sonneneinstrahlung sind typische meteorologische Bedingungen während sommerlicher Hochdruckwetterlagen. Die höchsten Ozonwerte treten daher überwiegend von Mai bis September, vereinzelt auch im April auf.

Gesundheitsgefährdung: Die individuelle Empfindlichkeit gegenüber Ozon ist sehr unterschiedlich ausgeprägt und betrifft etwa 10–15% der Bevölkerung. Gesundheitliche Beeinträchtigungen sind umso eher zu erwarten, je höher die Ozonkonzentration der Atemluft ist, je länger man dem Ozon ausgesetzt ist und je höher das Atemvolumen ist. Von gesundheitlichen Auswirkungen des Ozons besonders betroffen sind deshalb diejenigen Menschen, die während hoher Ozonwerte bei Spiel, Sport oder Arbeit häufig längere, anstrengende körperliche Tätigkeiten im Freien ausüben. Aus Vorsorgegründen müssen außerdem grundsätzlich alle Säuglinge und Kleinkinder als Risikogruppe eingestuft werden, da sie, bezogen auf ihre Körpergröße, ein relativ erhöhtes Atemvolumen aufweisen.

Grenzwerte: Es gibt für Ozon keine Grenzwerte, sondern nur Zielwerte, die bis 2010 bzw. 2020 eingehalten werden sollen, sowie eine Informationsschwelle und eine Alarmschwelle für kurzfristige Spitzenbelastungen (**Tab. 2.6**).

Klinik: Erhöhte Ozonkonzentrationen können beim Menschen Reizung der Atemwege, Husten, Kopfschmerzen und Atembeschwerden bis hin zu Einschränkungen der Lungenfunktion und Lungenkrankheiten hervorrufen. Ihr Ausmaß wird hauptsächlich durch die Aufenthaltsdauer in der ozonbelasteten Luft bestimmt.

Prophylaxe: Nach Möglichkeit sollte körperliche Anstrengung bei erhöhten Ozonwerten vermieden werden.

2.3 Schadstoffe in der Luft

Tab. 2.6 Zielwert, Informations- und Alarmschwelle für Ozon (33. BImSchV)

	Wert	Bemerkung
Zielwert (2010)	120 µg/m³ als höchster 8-Stunden-Mittelwert eines Tages	darf an höchstens 25 Tagen pro Kalenderjahr überschritten werden, gemittelt über 3 Jahre
langfristiges Ziel (2020)	120 µg/m³ als höchster 8-Stunden-Mittelwert eines Tages während eines Kalenderjahres	–
Informationsschwelle	180 µg/m³ als 1-Stunden-Mittelwert	aktuelle Information bei Überschreitung
Alarmschwelle	240 µg/m³ als 1-Stunden-Mittelwert	aktuelle Warnung der Bevölkerung

Kohlenmonoxid (CO)

Vorkommen und Gesundheitsgefährdung: CO („Rauchgas") entsteht bei **unvollständiger Verbrennung** von organischem Material, z. B. bei ungenügender Luftzufuhr (alter Gasdurchlauferhitzer, Wohnungsbrand, Abgase von Fahrzeugen ohne Katalysatoren). Gefahr besteht bei Arbeiten an Heizanlagen, in Kokereien, an Hochöfen, offenen Feuerstellen, beim Bergbau und der Eisenverhüttung.

Grenzwerte:
- RW I:
  - 6 mg/m³ (0,5 h)
  - 1,5 mg/m³ (8 h)
- RW II:
  - 60 mg/m³ (0,5 h)
  - 15 mg/m³ (8 h)

Klinik: CO besitzt eine bis zu 300-mal höhere Affinität zu Hämoglobin als Sauerstoff. Es verdrängt den Sauerstoff vom Hämoglobin, inneres Ersticken ist die Folge. Erste Symptome sind Kopfschmerzen, Übelkeit, Brechreiz, Schwindel, Konzentrationsschwäche und eine Rosafärbung der Haut, bei höheren CO-Konzentrationen Tachykardie, Zyanose, Krämpfe, Bewusstseinsstörung, Bewusstlosigkeit bis hin zum Tod.

Diagnostik: Blutgasanalyse.

Therapie: Sauerstoffgabe.

Kohlendioxid (CO$_2$)

Vorkommen und Gesundheitsgefährdung: CO$_2$ entsteht bei **Verbrennung** kohlenstoffhaltiger Verbindungen sowie bei Gärungs- und Zersetzungsprozessen. Aufgrund seines hohen spezifischen Gewichts reichert es sich in tiefer gelegenen Räumen an (z. B. Silos, Weinkellern, Brunnen, Bergwerken).

Grenzwerte: Die lange Zeit gültige „Pettenkoferzahl" sah einen Kohlendioxidgehalt von höchstens 0,1 Volumenprozent vor (entsprechend 1000 ppm oder 1 L Kohlendioxid in einem Kubikmeter Luft). Hygienisch begründete Leitwerte für Kohlendioxid in der Raumluft nach Umweltbundesamt (2008) sind:
- Stufe 1: < 1000 ppm: hygienisch unbedenklich
- Stufe 2: 1000–2000 ppm: hygienisch auffällig
- Stufe 3: > 2000 ppm: hygienisch nicht akzeptabel.

Klinik: Konzentrationsabhängig führt CO$_2$ zu Symptomen wie Müdigkeit und Konzentrationsschwäche („verbrauchte Luft"). Bei sehr hohen Konzentrationen kann Ersticken eintreten.

Diagnostik: Blutgasanalyse.

Therapie: Ausreichende Lüftung, Sauerstoffgabe bei Vergiftung.

> **MERKE** Bei Vergiftungsfällen ist bei Rettungs- oder Bergungsversuchen an die Eigensicherung zu denken und zunächst für Sauerstoffzufuhr zu sorgen!

Schwefelwasserstoff (H$_2$S)

Vorkommen und Gesundheitsgefährdung: Schwefelwasserstoff entsteht bei **Fäulnisprozessen** (Abwasseranlagen, Abfallgruben, Gärschlamm, Zuckerfabriken), beim Rösten schwefelhaltiger Erze und bei der Schwefelsäure-, Zellstoff- und Viskosefaserherstellung. Gefahr besteht bei Arbeiten in Abwasserkanälen und Klärgruben, in Hochöfen und Erdölraffinerien.

Klinik: Vergiftungssymptome sind Atemwegsreizung, Atemlähmung, Dyspnoe, Azidose und Lungenödem.

Diagnostik: Anamnese auf Exposition und Symptomatik.

Therapie: Ein Antidot existiert nicht.

Stickstoffdioxid (NO$_2$)

Stickstoffdioxid ist ein Luftschadstoff, der insbesondere in Kraftwerken, Feuerungsanlagen und im Straßenverkehr entsteht. Es ist Vorläuferstoff für bodennahes Ozon und Feinstäube. Auch im Zigarettenrauch ist Stickstoffdioxid enthalten. In der Industrie wird NO$_2$ zur Herstellung von Salpetersäure [S. C862] verwendet, außerdem als nichtwässriges Lösemittel.

Eine hohe Konzentration in der Umgebungsluft führt zu Hustenreiz, Augenreizungen, einer erhöhten Anfälligkeit für Atemwegsinfektionen und einem Anstieg an Atemwegserkrankungen wie z. B. chronischer Bronchitis. Zu den Grenzwerten s. Tab. 2.7.

Tab. 2.7 NO$_2$-Grenzwerte zum Schutz der menschlichen Gesundheit (39. BImSchV, 2010)

	Zeitraum	Grenzwert
1-Stunden-Mittelwert	1 h	200 µg/m³ (darf nicht öfter als 18-mal/Jahr überschritten werden)
Jahresmittelwert	Kalenderjahr	40 µg/m³
Alarmschwelle	1 h	400 µg/m³ (1-Stunden-Mittelwert, gemessen in 3 aufeinanderfolgenden Stunden)

2.3.5 Feststoffe

Feinstäube und synthetische Nanopartikel

> **DEFINITION** Feinstäube (**PM**, particulate matter) sind eine komplexe Mischung aus mikroskopisch kleinen, festen und/oder flüssigen, in die Luft ausgestoßenen, organischen und anorganischen Schadstoffen. Sie sinken nicht sofort zu Boden, sondern verweilen eine gewisse Zeit in der Atmosphäre.

Die wichtigsten Bestandteile des Feinstaubs sind Sulfate, Nitrate, Ammoniak, Natriumchlorid, Kohlenstoff, Mineralstaub und Wasser. Es werden unterschieden:

Primäre Feinstäube: Die Primärpartikel werden von der menschlichen Zivilisation (anthropogene Prozesse) oder der Natur direkt an die Atmosphäre abgegeben. Anthropogene Quellen sind z. B. Verbrennungsmotoren (Diesel und Benzin), die Verfeuerung von Festbrennstoffen (Kohle, Braunkohle, Biomasse), die Industrie (Baugewerbe, Bergbau, Zement-, Keramik-, Ziegelindustrie, Schmelzöfen), die Abnutzung der Straßenbeläge, der Abrieb von Bremsen und Reifen sowie Tunnel- und Grubenarbeiten.

Sekundäre Feinstäube: Dabei handelt es sich um Partikel, die durch komplexe chemische Reaktionen erst in der Atmosphäre aus gasförmigen Substanzen (z. B. Schwefel- und Stickstoffoxiden, Ammoniak oder Kohlenwasserstoffen) entstehen. Sie sind Transformationsprodukte der hauptsächlich durch Verkehr und Industrie ausgestoßenen Stickstoffoxide sowie des aus der Verbrennung schwefelhaltiger Brennstoffe stammenden Schwefeldioxids. Sekundärpartikel zählen überwiegend zu den feinsten Partikeln.

Partikelgrößen: Feinstäube variieren nach Größe, Zusammensetzung und Herkunft und werden anhand der Partikelgröße bzw. des aerodynamischen Durchmessers beschrieben (**Tab. 2.8**). **Synthetische Nanopartikel (NP)** sind solche Partikel, die in mindestens einer Dimension kleiner als 100 nm sind, herstellungsbedingt monodisperse Größenverteilung und regelmäßige Formen sowie – daraus resultierende – besondere „nano-(material-)spezifische" Eigenschaften aufweisen (beispielsweise Nano-Röhrchen, kratzfeste nanobeschichtete Oberflächen, besondere Farbgebung nanobasierter Pigmente). Sie können in die Dimension ultrafeiner Stäube fallen.

Synthetische Nanopartikel werden in einer ganzen Reihe von Produkten schon seit geraumer Zeit eingesetzt:
- Cremes, Zahnpasta, Kosmetika
- Sonnenschutzmittel
- Farben, Lacke, Kleber
- Autoreifen
- Nahrungsmitteladditiva
- Oberflächenimprägnierung

Die Größe der Partikel bestimmt auch deren Verweildauer in der Atmosphäre. Während PM_{10} binnen Stunden durch Ablagerung und Niederschlag aus der Atmosphäre verschwinden, können $PM_{2,5}$ Tage und Wochen schweben. Folglich können diese Partikel über weite Strecken transportiert werden.

Quellen: Wichtige vom **Menschen** geschaffene Feinstaubquellen sind:
- Straßenverkehr (v. a. in Ballungsgebieten)
- Tierhaltung
- Öfen und Heizungen in Wohnhäusern
- Kraft- und Fernheizwerke
- Abfallverbrennungsanlagen
- Schüttgutumschlag
- Industrieprozesse.
- Zigarettenrauch

Als **natürliche Quellen** für Feinstaub sind Emissionen aus Vulkanen und Meeren, die Bodenerosion, Wald- und Buschfeuer sowie bestimmte biogene Aerosole (Viren, Sporen von Bakterien und Pilzen, Algen, Zellteile, Ausscheidungen usw.) zu nennen.

Durch offene und undichte Fenster gelangt die belastete Außenluft auch in Innenräume. **Emissionsquellen in Innenräumen** (Rauchen, brennende Kerzen, Kochen, Braten, Grillen, Staubsaugen ohne Feinstfilter im Luftauslass, Bürogeräte wie Drucker und Kopierer, Heimwerkerarbeiten, offener Kamin usw.) können die Konzentration v. a. der ultrafeinen Partikel erheblich erhöhen. Wegen der unterschiedlichen Herkunft der Feinstaubpartikel in der Außenluft und im Innenraum sind Feinstäube in ihrer Wirkung nicht direkt vergleichbar.

Gesundheitsgefährdung: Staubpartikel stellen nicht nur eine Gesundheitsgefährdung dar, wenn sie an ihrer Oberfläche gefährliche Stoffe wie z. B. Schwermetalle oder polyzyklische aromatische Kohlenwasserstoffe (PAK) binden. Auch die Staubpartikel selbst bergen ein Gesundheitsrisiko und je kleiner sie sind, desto tiefer können sie in den Organismus eindringen (**Tab. 2.8**).

Die Weltgesundheitsorganisation (WHO) hat festgestellt, dass bei **jeder** Feinstaubkonzentration eine schädigende Wirkung zu erwarten ist. Hierin unterscheidet sich Feinstaub von vielen anderen Schadstoffen (z. B. Schwefeldioxid oder Stickstoffdioxid), für die man Werte angeben kann, unterhalb derer keine schädlichen Auswirkungen auf die menschliche Gesundheit zu erwarten sind. Nicht nur kurzzeitig erhöhte Konzentrationen führen zu negativen gesundheitlichen Auswirkungen, gerade längerfristig vorliegende geringere Konzentrationen wir-

Tab. 2.8 Feinstaubpartikel

Partikel	aerodynamischer Durchmesser	Eindringtiefe
PM_{10} (grobkörnig)	2,5–10 µm	bis in die oberen Atemwege und zur Lunge
$PM_{2,5}$ (feinere und feinste Partikel)	0,1–2,5 µm	bis tief in die Lunge und in die Lungenbläschen
$PM_{0,1}$ (ultrafeine Partikel)	< 100 nm	evtl. über die Lungenbläschen in den Blutkreislauf

ken gesundheitsschädigend. Die Feinstaubbelastung sollte also so gering wie möglich sein.

Grobkörnigerer Feinstaub (PM$_{10}$) führt zu einer erhöhten Morbidität hinsichtlich Atemwegserkrankungen.

Feinster Staub (PM$_{2,5}$) führt zu einer ernsthaften Gesundheitsbeeinträchtigung. Bei erhöhten Konzentrationen nimmt die Frequenz von Akuteinweisungen aufgrund von Herz-Kreislauf- und Atemwegsbeschwerden zu. Bei Patienten mit bereits bestehenden Herz-Kreislauf- und Atemwegserkrankungen sowie Lungenkrebs lässt sich ein Anstieg der Todesrate beobachten.

Die Toxizität von **synthetischen Nanopartikeln** hängt sehr von den chemischen Eigenschaften, wie Oberfläche, Form und Größe der Partikel ab. Nanopartikel können bronchiale und pulmonale Entzündungsreaktionen verursachen, vereinzelt wurden Lungenfibrosen beschrieben. Beobachtet wurden auch adverse Effekte auf Herz, Gefäße und andere Organsysteme.

Grenzwerte: Seit 1. Januar 2005 gilt EU-weit ein Grenzwert von **50 µg/m³** für Feinstaub in der Atemluft, der allerdings mehrmals pro Jahr überschritten werden darf (**Tab. 2.9**). Für Grenzwertüberschreitungen muss ein Luftreinhalte- oder Aktionsplan vorliegen.

Der Leitwert für Feinstaub in der **Innenraumluft** liegt nach Angaben des Umweltbundesamtes bei **25 µg/m³**. Dieser 24-Stunden-Mittelwert gilt nur in reinen Wohninnenräumen in Abwesenheit innenraumspezifischer Staubquellen.

Prävention: Jeder Einzelne kann etwas zur Verringerung der Feinstaubbelastung beitragen, z. B. Fahrten mit dem eigenen PKW einschränken, Altfahrzeuge mit vollwertiger Partikelabscheidung nachrüsten, Holzverbrennung in Kleinfeuerungsanlagen (z. B. in offenen Kaminen und Einzelöfen) nur mit Abgasreinigung betreiben und nur zulässigen Brennstoff (abgelagertes, unbehandeltes Holz) verwenden, auf Laub- und Holzverbrennung im Garten verzichten, energiesparende und emissionsarme Gebäudeheizungen einsetzen usw.

Tonerpulver

Vorkommen: Laserdrucker, Laserfaxgeräte und Kopiergeräte (laserbasierte Drucksysteme, kurz LDS) setzen während ihres Betriebs neben Fein- und Feinststäuben u. a. auch flüchtige organische Verbindungen (VOC), Ozon und bei Verwendung magnetithaltiger Tonerpulver auch Metalle frei.

Gesundheitsgefährdung: Eine umfassende Risikobewertung ist aufgrund der Komplexität der Symptome und der möglichen Auslöser bisher nur sehr schwer möglich. Möglicherweise reagieren Personen mit einem unspezifisch-hyperreagiblen Bronchialsystem (UHB) empfindlicher auf eine Exposition gegenüber diesen Stoffen. Es gibt auch Hinweise auf eine vermehrte Allergiebereitschaft bei empfindlichen Personen. Belegt ist, dass die in Tonern enthaltenen Schwermetalle auf Haut und Schleimhaut allergisierend wirken können.

Klinik: Durch Tonerstaub- bzw. Laserdruckeremissionen beeinträchtigte Personen klagen häufig über eine laufende Nase, Bindehaut- und Rachenschleimhautentzündung, Hautreizung, Husten, Atemnot, Kopfschmerzen und allergischen Reaktionen.

Therapie und Präventivmaßnahmen: Bis zur Klärung möglicher Wirkungszusammenhänge sind Präventivmaßnahmen sinnvoll, wie etwa die Verbringung von Laserdruckern und Kopierern in einen separaten, gelüfteten Raum. Geräte im Büroraum sollten nicht direkt auf oder neben dem Arbeitsplatz positioniert sein. Beim Kauf auf das Umweltzeichen „Blauen Engel" achten.

Asbest

Siehe Arbeitsmedizin [S. C239].

Künstliche Mineralfasern (KMF)

> **DEFINITION** Künstliche Mineralfasern sind anorganische Synthesefasern, die unterteilt werden in:
> - **kristalline Fasern:** polykristalline Fasern (Kohlefaser, Metallfaser), Whisker (Endlosfaser)
> - **glasartige Fasern:** Textilglasfasern (Keramikfasern, Glasfasern), Wollen (Glas-, Stein-, Schlackenwollen).

Vorkommen und Verwendung: Glas- und **Steinwollen** werden zur Dämmung, als Kälte- und Brandschutz und zur Schallisolation eingesetzt. Es gibt sie als Platten, Filze, Schüttmaterial oder Schichtung in Decken, Wänden, Dächern oder um Lüftungs- oder Rohrleitungen. Um das vorzeitige Absplittern von Fasern zu vermeiden, ist es heute üblich, die Mineralwolle mit Binde- und Schmälzmitteln zu versehen (v. a. Phenolharze und Harnstoff-Formaldehyd-Harze). Das hat auch positive Auswirkungen auf die Griffigkeit, die Verarbeitung und die Fähigkeit, Wasser abzuweisen. **Keramikfasern** sind sehr wärmebeständig und finden daher Anwendung in Bereichen, in denen mit hoher Temperatur gearbeitet wird (feuerresistente Textilien, Hochöfen, Brennöfen). Sie enthalten meist kein Bindemittel und werden auf Basis von Aluminiumsilikaten hergestellt. **Textilglasfasern** werden zur Verstärkung von Kunststoffen oder bei der Dämmung verwendet. **Whisker** und **polykristalline Fasern** sind sehr zugfest und werden deshalb oft zum Verstärken anderer Verbundstoffe gebraucht.

Tab. 2.9 Feinstaub-Grenzwerte der EU für den Schutz der menschlichen Gesundheit (01.01.2005)

	Zeitraum	Grenzwert
24-Stunden-Grenzwert	24 h	**50 µg/m³** PM$_{10}$ (darf nicht öfter als 35-mal/Jahr überschritten werden)
Jahresgrenzwert	Kalenderjahr	**40 µg/m³** PM$_{10}$

> **MERKE** Im Vergleich mit Asbest sind die KMF eher länger (5–8 µm) und dicker. Deswegen sinken die Fasern schneller ab (geringere Belastung der Atemluft) und können schwerer inhaliert werden.

Gesundheitsgefährdung: Auch KMF setzen – wie Asbest – Fasern frei (lungengängig sind Fasern von einer Länge < 250 µm und einer Dicke < 3 µm). Aktuell liegen noch keine gesicherten Studien hinsichtlich der Kanzerogenität von KMF vor, bis auf die Textilglasfasern werden jedoch alle anorganischen synthetischen Fasern als kanzerogen Kategorie 2 oder 3 eingestuft. Es ist davon auszugehen, dass das Potenzial je nach Zusammensetzung und Faserform unterschiedlich groß ist. Wichtige Faktoren sind:

- **Fasergröße:** Fasern < 3 µm Dicke oder > 5 µm Länge oder solche, bei denen das Verhältnis Länge : Durchmesser > 3 ist, gelten als besonders kritisch für die Gesundheit.
- **Biobeständigkeit:** Sie ist ein Maß für die Verweildauer der Faser im Organismus und hängt im Wesentlichen von der Mineralstoffzusammensetzung ab. An biolösliche Mineralfasern wird das **RAL-Gütezeichen** verliehen. Der Handel mit Mineralwoll-Dämmstoffen ohne dieses Zeichen ist in Deutschland seit 2006 verboten.

Für Glasfasern wird ein Kanzerogenitätsindex (KI) angegeben, der sich u. a. aus der chemischen Zusammensetzung errechnet. Dabei gilt: Je kleiner der KI-Wert, desto größer ist das kanzerogene Potenzial.

Klinik: Akut kann es durch große, dicke Fasern zu Haut- und Schleimhautreizungen kommen. Chronische Schädigungen konnten bisher weder bewiesen noch ausgeschlossen werden.

Prävention: Beim Umgang mit KMF sollte möglichst **staubarm** gearbeitet, die Materialien sollten schon im Betrieb und nicht an der Baustelle geschnitten und bei der Verarbeitung Schutzkleidung und Handschuhe getragen werden. Mit geeigneten **Bindemitteln** kann der Anteil an feinen, freisetzbaren Fasern deutlich gesenkt werden. Der Kanzerogenitätsindex kann eine **Änderung der Mineralzusammensetzung** positiv beeinflussen (Ziel: KI > 40).

Passivrauch

Unter Passivrauch versteht man den durch Nichtraucher inhalativ aufgenommenen Tabakrauch. Er besteht aus dem Nebenstromrauch, der durch das Glimmen der Zigarette entsteht, und dem von Rauchern ausgeatmeten Hauptstromrauch, der durch das Ziehen an einer Zigarette aktiv aufgenommen wurde. Im Englischen wird die gebräuchliche Abkürzung ETS für „Environmental Tobacco Smoke" verwendet.

Vorkommen: Passivrauch besteht – wie der Tabakrauch auch – aus einer Vielzahl unterschiedlicher Chemikalien (s. Arbeitsmedizin [S. C249]). **Kohlenmonoxid** macht dabei mit bis zu 22 000 µg/Zigarette den größten Anteil aus. **Nikotin** [S. C858] findet sich mit 1330–1830 µg/Zigarette (s. auch Pharmakologie [S. C368]). **Cotinin** gilt als Hauptmetabolit des Nikotins und wird, auch bei Kindern, als spezifischer Biomarker für die Exposition gegenüber Tabakrauch eingesetzt.

Gesundheitsgefährdung: Passivrauch wird über die Atmung aufgenommen. Besondere Bedeutung kommt dem darin enthaltenen Feinstaub zu, welcher tief in die Lungen eindringt. Der Durchmesser der Partikel im Hauptstromrauch liegt etwa bei 0,4 µm, der Nebenstromrauch besteht aus feineren Partikeln von etwa 0,2 µm. Die Partikel erreichen nicht nur den Bronchialbaum, sondern auch die Lungenbläschen. Es kann zu einer Entzündung des Lungenepithels kommen.

Grenzwerte: Grenzwerte existieren nicht. Die Konzentration von **Cotinin** im Plasma und im Speichel bei Nichtrauchern beträgt 0,5–15 ng/mL.

Klinik: Auf Basis der verfügbaren Daten wurde abgeschätzt, dass in Deutschland ca. 3 300 Todesfälle pro Jahr dem Passivrauchen zuzuschreiben sind.

Kinder, die Passivrauch ausgesetzt sind, haben eine höhere Anfälligkeit für Asthma, Lungenentzündung, Bronchitis, Mittelohrentzündung und „plötzlichen Kindstod" (SIDS). Bei Schwangeren steigt das Risiko für Fehlbildungen, Fehl-, Früh- oder Totgeburten.

Erwachsene leiden häufiger unter Atemwegsbeschwerden. Sie zeigen eine verminderte Lungenfunktion, ein um 24 % erhöhtes Risiko für Lungenkrebs und ein um 25 % erhöhtes Risiko für koronare Herzerkrankungen. Irritationen von Augen und Nase treten bereits bei äußerst geringen Konzentrationen auf.

Prävention: Rauchverbote in allen Einrichtungen des Bundes, Verkehrsmitteln des öffentlichen Personenverkehrs, an Hochschulen, Schulen, Krankenhäusern und in der Gastronomie.

2.4 Duft- und Geruchsstoffe

Vorkommen: Duft- und Geruchsstoffe sind komplizierte Gemische aus verschieden flüchtigen Verbindungen. Sie kommen in der Außenluft und in der Innenluft sowie in Kosmetika und Waschmitteln oder als ätherische Öle in Arzneimitteln vor. In der Außenluft erfolgt ihre Freisetzung vorwiegend als Nebenprodukt landwirtschaftlicher oder industrieller Anlagen, z. B.:

- **Ölraffinerien:** Ethylmercaptan und Schwefelwasserstoff
- **Kaffee- und Kakaoröstereien:** Acetaldehyd, aromatische Kohlenwasserstoffe, Mercaptane, Phenole
- **Fischverarbeitung:** Trimethylamin, Ammoniak
- **Mülldeponien, Kompost- und Klärwerke:** Ammoniak, Schwefelwasserstoff, Chlorwasserstoff, Dichlor- und Tetrachlormethan und organische Schwefelverbindungen
- **Tierkörperverwertung:** Buttersäure, Schwefelwasserstoff, Mercaptane
- **Nutztierhaltung:** Ammoniak, Schwefelwasserstoff, Amine, Aldehyde.

Grenzwerte: Duftstoffe in Kosmetika müssen deklariert werden, sobald ihr Gehalt im Gesamtprodukt einen bestimmten Schwellenwert übersteigt:
- > 0,001 % bei „Leave-on"-Produkten (Produkt verbleibt auf der Haut)
- > 0,01 % bei „Rinse-off"-Produkten (Produkt wird abgespült).

Im Allgemeinen werden Duftstoffe mit den Sammelbezeichnungen „Parfum", „Fragrance", „Aroma" oder „Flavour" gekennzeichnet. Eine Ausnahme bilden Duftstoffe mit besonders hohem Allergiepotenzial (z. B. Citronellol, Limonen). Sie müssen auf der Verpackung einzeln aufgeführt werden. Üblicherweise wird der INCI-Name (International Nomenclature of Cosmetic Ingredients) angegeben.

Gesundheitsgefährdung: Spezifische Erkrankungen durch Duft- und Geruchsstoffe sind bei den in Wohnräumen üblichen Konzentrationen nicht zu erwarten. Sie treten eher bei hohen Arbeitsplatzbelastungen wie z. B. in einer Parfümerie auf. Für Menschen mit sensibler Haut oder für Allergiker können Duftstoffe in Waschmitteln, Kosmetika oder Hygieneprodukten problematisch sein.

Klinik: Es kann zu Reizungen der Schleimhäute von Augen und Atemwegen kommen. Auch neurovegetative Wirkungen wie Kopfschmerzen, Müdigkeit, Konzentrationsstörungen werden häufiger mit Gerüchen in Zusammenhang gebracht. Extreme Gerüche können Ekel erregen und mittelbar zu Übelkeit und Erbrechen führen.

Therapie und Prävention: Patienten mit einer Duftstoffallergie und Asthmatiker sollten vorsichtshalber die Inhalation von großen Duftstoffmengen vermeiden und auf Raumsprays, Duftbäume, Duftstoffe bei Saunaaufgüssen etc. verzichten.

2.5 Lösemittel

> **DEFINITION** Lösemittel sind flüchtige organische und flüssige Stoffe sowie deren Mischungen mit einem Siedepunkt bis max. 200 °C, die verwendet werden, um andere Stoffe zu lösen, ohne sie chemisch zu verändern.

Die meisten Vergiftungen mit Lösemitteln sind Unfälle mit Haushaltschemikalien (s. Rechtsmedizin Tab. 4.2). Im Folgenden wird – abgesehen von den Alkoholen – hauptsächlich auf Lösemittel für den industriellen Einsatz und daher von arbeitsmedizinischer Relevanz eingegangen.

2.5.1 Aliphatische und chlorierte Kohlenwasserstoffe

Bei diesen Lösemitteln handelt es sich – mit Ausnahme von Heptan und Octan – um **halogenierte** aliphatische Kohlenwasserstoffe (Tab. 2.10).

Tab. 2.10 Wichtige umwelt- und arbeitsmedizinisch relevante aliphatische und chlorierte Kohlenwasserstoffe, die als Lösemittel im Einsatz sind

Lösemittel	Einsatzbereich	Grenzwert	Vergiftungssymptome	Diagnostik
Heptan, Octan	• universelle Löse- und Extraktionsmittel • Heptan: Verdünnungsmittel in Lacken und Klebstoffen • Octan: Bestandteil von Motorbenzin	AGW: 550 ml/m^3	• Schleimhautreizung • Übelkeit • Sedierung • Atemlähmung	• Anamnese
Dichlormethan (Methylenchlorid)	• Löse- und Extraktionsmittel • Metallentfettung • Textilreinigung • Abbeizer, Farben, Lacke, Klebstoff • Gummiindustrie	AGW: 260 mg/m^3	Methämoglobinbildung mit: • ZNS-Symptomatik • Dyspnoe bis hin zur Atemlähmung • Müdigkeit • Krämpfe • Leber- und Nierenschäden	• Gaschromatografie
Trichlormethan (Chloroform)	• Lösemittel (Labor) • FCKW-Herstellung • früher: Schädlingsbekämpfung und Narkosemittel	AGW: 2,5 mg/m^3	• Benommenheit bis Bewusstlosigkeit • Kammerflimmern • Leberschäden bei chronischer Exposition	• Chloroformgeruch in der Atemluft • Gelbfärbung von Vollblut bei Zusatz von Alkohol und Pyridin • Fujiwara-Probe (Urin)
Chlorethan (Ethylchlorid)	• Ethylierungs-, Löse- und Extraktionsmittel • Lokalanästhetikum in der Zahnmedizin (Vereisung)	AGW: 110 mg/m^3 krebserzeugend Kategorie 3	• Schleimhautreizungen • ZNS-Störungen • Erbrechen • Leber- und Nierenschädigung	• Anamnese
Trichlorethan (Ethenyltrichlorid)	• Lösemittel in Farben, Klebstoffen • Metall- und Glasreinigung • Zwischenprodukt in der Herstellung anderer Chemikalien	AGW: 1100 mg/m^3	• Schleimhautreizungen • ZNS-Störungen • Leber- und Nierenschäden	• Anamnese
Tetrachlorethen (Perchlorethylen, PER)	• Lösemittel in der Textilreinigung • Metallentfettung • früher: Kältemittel in Kühlaggregaten und Treibmittel in Kunststoffschäumen	AGW: 138 mg/m^3 (entspricht 20 ml/m^3) krebserzeugend Kategorie 3	• Übelkeit • Bewusstlosigkeit • motorische und sensible Störungen • Dyspnoe • Nephritis, Hepatitis	• Anamnese

Tetrachlorethen (Per)

Synonyme: Polychlorethylen, Ethylentetrachlorid, Tetrachlorethylen

Verwendung: Tetrachlorethen wird als **Lösemittel** in der chemischen Reinigung angewendet. Chemisch gereinigte Kleidung kann im Innenraum zu einer Luftbelastung führen.

Klinik: Tetrachlorethen kann die Atemwege, Verdauungsorgane und Augen reizen. Es kann zu Rauschzuständen mit Schwindel, Kopfschmerzen, Benommenheit bis zur Bewusstlosigkeit oder anderen Hirnfunktionsstörungen führen. PER ist außerdem potenziell kanzerogen.

Grenzwerte:
- BGW: 1 mg/L
- BAT-Wert:
  - im Blut vor nachfolgender Schicht: 1 mg/L
  - in der Alveolarluft vor nachfolgender Schicht: 9,5 mL/m³
- Geruchsschwelle: 8,3–469 mg/m³

PER ist krebserzeugend Kategorie 3 (EG).

2.5.2 Aromatische Kohlenwasserstoffe

Einen Überblick über die wichtigsten Lösemittel auf Basis von aromatischen Kohlenwasserstoffen bietet **Tab. 2.11**.

Benzol

Verwendung und Gesundheitsgefährdung: Früher wurde Benzol hauptsächlich als **Lösemittel** in Lacken, Farben oder Verdünnungsmitteln verwendet. Bei der Destillation von Kohle und Erdöl sowie als Beimischung zu Motorkraftstoffen ist es immer noch in Gebrauch.

Benzol hat im Körper eine Halbwertszeit von 4–8 h. Es wird entweder per **Biotransformation** zu **Phenol** umgewandelt und ausgeschieden oder abgeatmet. Andere Me-

Tab. 2.11 Wichtige umwelt- und arbeitsmedizinisch relevante aromatische Kohlenwasserstoffe, die als Lösemittel im Einsatz sind

Lösemittel	Einsatzbereich	Grenzwert	Vergiftungssymptome	Diagnostik
Benzol	• Beimischung zu Kraftstoffen (Antiklopfmittel) • Lösemittel für Lacke, Wachse, Öle • Chemieindustrie (Ausgangsstoff für viele Aromaten, z. B. für Anilin, Phenole, Kunststoffe oder Insektizide) • Destillation von Kohle und Erdöl	TRK: 3,2 mg/m³	akute Vergiftung: • Erbrechen • Schwindel, ZNS-Störungen, Bewusstlosigkeit • Atemlähmung chronische Vergiftung: • Polyneuropathie • Leukämie, aplastische Anämie, Müdigkeit • Panzytopenie, Nasenbluten	• Anamnese • klinische Befunde • hämatologische Befunde (Heinz-Innenkörperchen)
Toluol (Methylbenzol)	• Lacke, Farben, Möbelpflege • Chemieindustrie (Grundchemikalie) • Druckfarbe	AGW: 190 mg/m³	• Augen- und Atemwegsreizung • ZNS-Störungen • Kreislaufstillstand • Nierenschäden	• Anamnese • Toluolnachweis im Vollblut • Kresolnachweis im Urin
Xylol	• universelles Lösemittel • Ausgangssubstanz für Kunststoffe	AGW: 440 mg/m³ (für Isomerengemisch)	• ähnlich Toluol	• Anamnese • Xylolnachweis im Oxalatblut • Methylhippursäurenachweis im Urin
Nitrobenzole	• Zwischenprodukt der Chemikalienherstellung, insbesondere bei der Anilinproduktion	AGW: 1 mg/m³	akute Vergiftung: • ZNS-Störungen • Organschäden durch Methämoglobinbildung • Tod chronische Vergiftung: • Haut-, Nieren- und Leberschäden • Anämie (KM-Schädigung)	s. Benzol
Chlorbenzole	• breit eingesetztes Lösemittel • Zwischenprodukt der Farbstoff-, Insektizid-, Pharmzeutika- und Duftstoffproduktion	AGW: 47 mg/m³	akute Vergiftung: • Reizung der Atemwege • ZNS-Störungen chronische Vergiftung: • ZNS-Schädigung • Leber- und Nierenschäden • Anämie	• Anamnese
Styrol	• Speziallösemittel • Kunststoff- und Latexherstellung	AGW: 86 mg/m³	akute Vergiftung: • Reizung der Augen und Atemwege • ZNS-Störungen chronische Vergiftung: • Dermatitis • ZNS-Schäden	• Anamnese

taboliten sind **Catechol** und Quinol. Zu beachten ist, dass Toluol die Ausscheidungszeit verlängern kann und damit die gesundheitsschädliche Wirkung verstärkt.

Klinik: Die Aufnahme kann über die Atemwege sowie über die Haut erfolgen. Die akut toxischen Wirkungen betreffen vorwiegend die Lunge. Es kommt zu Trunkenheit, Bewusstlosigkeit, Atemlähmung und Gesichtsrötung. Bei chronischer Aufnahme zeigt Benzol eine **myelotoxische Wirkung** und beeinträchtigt damit die Erythro-, Thrombo- und Leukopoese. Es kann **Leukämien** und **Lymphome** induzieren. Verantwortlich für die karzinogene Wirkung ist das **Benzolepoxid**, ein weiteres Stoffwechselprodukt, dessen Konzentration von der metabolischen Kompetenz des Körpers abhängt.

> **MERKE** Die benzolinduzierte Leukämie ist als Berufskrankheit anerkannt.

Weitere gesundheitsschädigende Auswirkungen sind:
- **Lunge:** Reizung der Atemwege, zentrale Atemlähmung
- **Herz:** Tachykardie, absolute Arrhythmie
- **ZNS:** Krämpfe, Dämpfung bis hin zur Bewusstlosigkeit.

Bei chronischer Exposition kommt es zu einer Mangelfunktion der autonomen Regelzentren, die das Risiko der Ausbildung sekundärer Krankheiten erhöht.

Grenzwerte:
- EU-Außenluft (2000): 5 µg/m³ (Jahresmittelwert)
- TRK:
  - Kokereien, Tankanlagen, Mineralölfelder: 8 mg/m³
  - ansonsten: 3,2 mg/m³
- EU-Arbeitsplatzgrenzwert: 3,25 mg/m³ (8-Stunden-Mittelwert)
- LAI (maximales Lebenszeitrisiko für benzolbedingte Erkrankungen):
  - 6 µg/m³: 1:1000
  - 2,5 µg/m³: 1:2500
  - 1,2 µg/m³: 1:5000.

> **MERKE** Bei Werten von 1 µg/m³ kommt es zu 4 zusätzlichen Leukämien pro 100 000 Einwohner!

Benzol ist krebserzeugend Kategorie 1 (EG).

Therapie: Bei akuter Benzolvergiftung ist die Gabe von Sauerstoff indiziert.

Prävention: Die Verarbeitung von Benzol ist heute weitestgehend gesetzlich untersagt. Die größte Gefahr der Exposition besteht im **Straßenverkehr**, da in Deutschland die Beimischung von Benzol zu Kraftstoff erlaubt ist.

Toluol (Methylbenzol)

Verwendung: Toluol findet als **Grundchemikalie** in der chemischen Synthese und als **Lösemittel** breite Verwendung. Es wird in Klebern und Lacken sowie Möbelpflegemitteln verwendet, außerdem in Druckfarben (frische Printmedien).

Grenzwerte:
- RW I: 0,3 mg/m³
- RW II: 3 mg/m³
- AGW: 190 mg/m³ bzw. 50 mL/m³ (50 ppm)
- BGW:
  - Vollblut: 1,0 mg/L
  - Urin: 3,0 mg/L
- BAT-Wert: 1,70 mg/L Toluol im Vollblut nach Schichtende
- Geruchsschwelle: 0,6–263 mg/m³.

Klinik: Es können Reizerscheinungen oder Schädigungen der Augen, Atemwege, Verdauungsorgane und Nieren auftreten. Auch Rauschzustände mit Schwindel, Kopfschmerzen, Benommenheit bis zur Bewusstlosigkeit oder andere Hirnfunktionsstörungen sind möglich. Intoxikationen bei Jugendlichen durch das absichtliche Einatmen Toluol-verdünnter Farben und Lacke sind bereits mit großer Häufigkeit vorgekommen. Bei chronischer Exposition kann es zu Entzündungen der Haut kommen.

Ein Risiko der Fruchtschädigung ist bei Einhaltung des Grenzwertes unwahrscheinlich (Technische Regel für Gefahrstoffe TRGS 900).

Styrol

Verwendung und Gesundheitsgefährdung: Hauptsächlich wird Styrol bei der **Herstellung von Polystyrolen** (z. B. Styropor) oder Latex verwendet. Styrol wird aus Bodenbelägen oder latexhaltigen Baumaterialien freigesetzt. Die Aufnahme erfolgt über die Atemwege. Im Körper wird Styrol nahezu vollständig zu **Styroloxid** oxidiert und zu einer Vielzahl von **Metaboliten** umgewandelt (u. a. zu Mandelsäure, Benzoesäure, Phenylethylenglykol, Hippursäure).

Grenzwerte:
- RW I: 0,03 mg/m³
- RW II: 0,3 mg/m³
- AGW: 86 mg/m³
- BGW: 600 mg/g Kreatin (als Mandelsäure + Phenylglyoxylsäure im Urin nach Schichtende)
- BAT-Wert (Urin):
  - Mandelsäure: 2 g/L nach Schichtende
  - Mandelsäure + Phenylglyoxylsäure: 2,5 g/L nach Schichtende.

Klinik: Eine **akute Exposition** mit Werten > 200 mg/m³ führt zur Reizung der Augen und Atemwege. Neurologisch können Müdigkeit, Schwindel, Konzentrationsschwäche, Verwirrtheit, Veränderungen im EEG und eine Verminderung der Nervenleitungsgeschwindigkeit festgestellt werden.

Bei **chronischer Exposition** mit > 23 mg/m³ sind Chromosomenaberrationen möglich.

> **MERKE** In größeren Mengen wirkt Styrol fruchtschädigend.

Tab. 2.12 Wichtige umwelt- und arbeitsmedizinisch relevante Lösemittel auf Alkoholbasis

Lösemittel	Einsatzbereich	Grenzwert	Vergiftungssymptome	Diagnostik
Ethanol	• Farben, Lacke • alkoholische Getränke • Bestandteil von Desinfektions- und Reinigungsmitteln	AGW: 960 mg/m^3	• Ataxie • Übelkeit • Sehstörungen • Exzitation, Rauschzustände • Sedierung, Koma	• Anamnese • Bestimmung des Blutalkohols
Methanol	• chemische und pharmazeutische Industrie • alkoholische Getränke (unzureichende Destillation), Brennspiritus	AGW: 270 mg/m^3 BGW: 30 mg/L (Urin)	• Rausch, Brechreiz • metabolische Azidose • Sehstörungen bis Erblindung • periphere Polyneuritis	• Methanol in Blut und Urin (s. auch Rechtsmedizin [S. C279])
2-Propanol	• Desinfektions- und Reinigungsmittel • Frostschutzmittel und Enteiser	AGW: 500 mg/m^3	• Schädigung meist durch Dämpfe • Reizung der Augen und Atemwege (Husten, Atemnot) • Kopfschmerzen, Übelkeit, Schwindel	• Anamnese
Ethylenglykol	• Farben, Lacke • Papierherstellung (Weichmacher) • Frostschutz-, Desinfektions- und Reinigungsmittel	AGW: 26 mg/m^3	• toxische Metaboliten, Substanz selbst ungiftig • metabolische Azidose • Bewusstseinsstörungen, Koma • Nierenversagen	• Schnellnachweis in Giftresten • Chromatografie mit Mageninhalt, Serum, Urin

2.5.3 Alkohole

Ein Überblick über die wichtigsten alkoholischen Lösemittel bietet **Tab. 2.12**.

Methanol

Verwendung: Methanol wird in der chemischen Industrie als **Lösemittel** verwendet. Außerdem kommt es in unzureichend destillierten Alkoholika (v. a. selbst gebrannten Schnäpsen) und in vergällten Lösemitteln (z. B. Brennspiritus) vor.

Grenzwerte: Siehe Tab. 2.12.

Gesundheitsgefährdung: Methanol ist stark toxisch, da es durch die Alkoholdehydrogenase zu den toxischen Metaboliten **Formaldehyd** und **Ameisensäure** metabolisiert wird.

Klinik: Nach 18–24 h treten die ersten Vergiftungserscheinungen in Form einer **narkotischen Phase** mit Übelkeit, Erbrechen und neurologischen Symptomen auf. Im Verlauf kommt es zu einer **metabolischen Azidose**, die eine Tachypnoe sowie Hirn- und Lungenödem begründet. Schließlich kann Methanol (ab 10 ml!) zur Erblindung infolge einer irreversiblen, toxischen **Optikusatrophie** führen. Bei der chronischen Vergiftung stehen Schädigungen des Zentralnervensystems und der peripheren Nerven im Vordergrund.

Therapie: Bei der Therapie steht neben der schnellen Magenentleerung v. a. die Gabe von **Ethanol** im Vordergrund. Es besitzt eine höhere Affinität zur Alkoholdehydrogenase als Methanol. Dies reduziert den Methanolmetabolismus, Methanol kann vermehrt abgeatmet werden. **Folsäure** beschleunigt den Abbau von Formaldehyd. Es dient zur Prophylaxe von Augenschäden.

Ethanol

Ethanol wird zu 100% im Gastrointestinaltrakt resorbiert und verteilt sich in Geweben mit hohem Wasseranteil. In der Leber wird Ethanol durch die Alkoholdehydrogenase zu Acetaldehyd und mittels der Acetaldehyddehydrogenase zu Acetat abgebaut.

Der Brennwert von 1 g Ethanol entspricht übrigens 30 kJ (7,2 kcal).

Grenzwerte: Siehe Tab. 2.12.

Klinik: Typische Symptome der akuten Vergiftung sind Übelkeit, Erbrechen, Bauchschmerzen, heiße und trockene Haut, Ataxie, Bewusstseinsstörungen, Koma und Krämpfe. Zu den Obduktionsbefunden s. Rechtsmedizin [S. C278].

Therapie: Die Therapie der Ethanolintoxikation erfolgt vorrangig **symptomatisch**. Einer Auskühlung des Patienten muss vorgebeugt werden, Glukose wird bei Hypoglykämie, Diazepam bei Aggressivität verabreicht. Bei schweren Ethanolintoxikationen kann eine Intensivüberwachung und Hämodialyse erforderlich werden.

2.5.4 Mischsubstanzen und weitere Lösemittel

Neben den oben bereits genannten Lösemitteln sind noch andere Substanzen von Bedeutung (**Tab. 2.13**).

Tab. 2.13 Weitere umwelt- und arbeitsmedizinisch relevante Lösemittel

Lösemittel	Einsatzbereich	Grenzwert	Vergiftungssymptome	Diagnostik
Testbenzin („Waschbenzin")	• Gemisch aus vorwiegend aliphatischen Kohlenwasserstoffen • Verdünnungs-, Löse- und Reinigungsmittel • Industrie und Haushalt • Farben, Lacke, Klebstoffe • Kraft- und Heizstoffe	*AGW: 100–1500 mg/m³	• Hautreizung bei wiederholtem Kontakt • Lungenödem bei Aspiration • Sedierung, Übelkeit, Atemlähmung	• Anamnese
Petroleum (Kerosin mit Flammpunkt < 55 °C)	• Gemisch aus aromatischen und aliphatischen Kohlenwasserstoffen • Lampenöl, Brennstoff • Reinigungs- und Lösemittel	*AGW: 100–1500 mg/m³	s. Testbenzin	• Anamnese
Aceton (2-Propanon)	• Keton • Löse-, Extraktions- und Reinigungsmittel • Farben, Lacke etc.	AGW: 1200 mg/m³	• Augenreizung • Kopfschmerz, Schwindel, Bewusstlosigkeit	• Anamnese
Schwefelkohlenstoff (Kohlenstoffdisulfid)	• Löse- und Extraktionsmittel • Viskoseindustrie, Gummiindustrie, Kohleveredlung • Pflanzenschutzmittel	AGW: 30 mg/m³	lokale Schädigung: • Hautschäden akute Intoxikation: • Kopfschmerzen, Erregungszustände • Bewusstlosigkeit chronische Intoxikation: • Polyneuropathien • Psychosen • Optikusneuritis • Parkinson-Symptomatik • Anstieg des Herzinfarktrisikos	• Anamnese • TTCA-Bestimmung im Urin (2-Thio-1,3-thiazolidin-4-carboxylsäure)

* je nach Zusammensetzung; Berechnung nach RCP-Methode (RCP = reciprocal calculation procedure)

2.6 Weichmacher und Ausgangsstoffe der Kunststoffindustrie

2.6.1 Allgemeines

Kunststoffe werden generell durch das schrittweise Aneinanderfügen von Monomeren (z. B. Vinylchlorid) zu langen Ketten (Polymeren) hergestellt. Weichmacher sind Chemikalien, die Kunststoffen beigemischt werden, um sie elastisch und gut verarbeitbar zu machen (z. B. können 100 g PVC bis zu 70 g Weichmacher enthalten). Weitere wichtige Stoffe in der Kunststoffindustrie sind Zusatzstoffe wie Farbstoffe, Pigmente, Stabilisatoren oder Flammschutzmittel.

2.6.2 Verbindungen und Stoffgruppen

Tab. 2.14 gibt einen Überblick über die arbeits- und umweltmedizinisch wichtigsten Weichmacher und Ausgangsstoffe der Kunststoffindustrie.

Bisphenol A

Vorkommen: Bisphenol A (BPA) ist der Grundbaustein für die Herstellung von polymeren Kunstoffen (Polyester, Polysulfone, Polycarbonate, Epoxidharze). Ferner dient es als Antioxidans in Weichmachern, um z. B. die Polymerisation von Polyvinylchlorid (PVC) zu verhindern. Halogenierte Derivate des BPA wie TBBPA werden auch als Flammschutzmittel eingesetzt.

Gesundheitsgefährdung: BPA wird hauptsächlich über Lebensmittel aufgenommen. Die tägliche Aufnahmemenge wird auf 0,03–0,07 µg/kg KG und Tag geschätzt. Demnach würde ein 70 kg schwerer Erwachsener täglich 2–5 µg Bisphenol A aufnehmen. BPA kann z. B. freigesetzt werden bei:

- zu warmer Lagerung von Trinkwasser, das in Polycarbonat-Flaschen abgefüllt ist.
- der Speisenzubereitung in Behältern aus Polycarbonat und nachfolgendem heißen Abwaschen.

Mit Expoxidharzen beschichtete Konservendosen enthalten zwischen 5 und 38 µg/kg Doseninhalt. Bei Dialysepatienten und bei Neugeborenen auf Intensivstationen kann es über Medizinprodukte (Infusions- und Transfusionsbeutel usw.) zu einer erhöhten Belastung kommen.

Grenzwerte:
- AGW: 5 mg/m³ (einatembare Fraktion)
- TDI (tolerierbare tägliche Aufnahme): 0,05 mg/kg KG

Klinik: Die akute Exposition kann reizend auf Augen, Atemwege und Haut wirken, außerdem kann es zu einer Sensibilisierung kommen. Bei chronischem Kontakt können Hauterkrankungen auftreten.

BPA wirkt außerdem östrogenartig. In Versuchen an Fröschen, Fischen und Vögeln wurde gezeigt, dass BPA an den Östrogenrezeptor bindet und zur Verweiblichung, zu

2 Auswahl spezieller Umweltnoxen und ihre Toxikologie

Tab. 2.14 Umwelt- und arbeitsmedizinisch relevante Weichmacher und Ausgangsstoffe der Kunststoffindustrie

Substanz	Einsatzbereich	Grenzwert	Vergiftungssymptome	Diagnostik
Bisphenol A (2,2'-Bis-(4-hydroxyphenyl-)propan)	• Herstellung polymerer Kunststoffe • Bestandteil von Weichmachern	AGW: 5 mg/m^3 (einatembare Fraktion) TDI: 0,05 mg/kg KG	• Augen- und Atemwegsreizungen • Hauterkrankungen	• Anamnese
Vinylchlorid (Monochlorethen)	• PVC-Herstellung • Kühlaggregate	EU-AGW: 7,77 mg/m^3 krebserzeugend Kategorie 1 (EG)	• Kälteschäden • Rausch, Atemstillstand • VC-Krankheit (BK-Nr. 1302; s. Text)	• Anamnese • Thiodiglykolsäure im Urin
Diethylhexylphthalat (DEHP)	• PVC-Weichmacher • Farben, Lacke, Klebstoffe • Schädlingsbekämpfung • Kosmetika	AGW: 10 mg/m^3 HBM-I-Wert: 750 µg/L	• relativ geringe Toxizität • bei Aufnahme großer Mengen gastrointestinale Störungen	• Anamnese
Stoffgruppe der polychlorierten Biphenyle (PCB)	• früher Einsatz als Weichmacher und Flammschutzmittel in Anstrichen, Kunststoffen, Dichtungsmassen u. a. • heute verboten	AGW (42 % Chlor): 1,1 mg/m^3 AGW (54 % Chlor): 0,7 mg/m^3 Vorsorgewert für Schwangere: 300 ng/m^3 (LASI 2002)	• Chlorakne, Hyperpigmentierung • Auswirkungen auf die menschliche Gesundheit bei langfristiger niedriger Exposition umstritten	• PCB-Konzentration in Vollblut, Plasma, Serum, Muttermilch oder Fettgewebe
Epichlorhydrin (1-Chlor-2,3-epoxypropan)	• Ausgangsstoff für Epoxidharzkunststoffe	krebserzeugend Kategorie 2 (EG)	• Verätzungen von Schleimhaut, Haut und Augen • Husten, Müdigkeit. Lungenödem • neuro- und nephrotoxisch • Sensibilisierung möglich	• Anamnese
Stoffgruppe der Isocyanate (wichtige Vertreter: TDI, MDI, HMDI, PMDI, IPDI)	• Ausgangsstoffe in der Polyurethanherstellung • Schaumstoff, Hartschaumplatten und andere Kunststoffe • Klebstoffe, Lacke	AGW (für MDI): 0,05 mg/m^3	• Husten • asthmaähnliche Atemnot mit trockenen Nebengeräuschen und Giemen • retrosternales Engegefühl • Symptomeintritt kurz nach Expositionsbeginn	• Anamnese

Fehlbildungen der Fortpflanzungsorgane und anderen Effekten führt. Allerdings sind hierfür sehr hohe Konzentrationen erforderlich. BPA wirkt etwa 100- bis 10 000-fach schwächer als das natürliche Sexualhormon Östradiol. Schäden am Erbgut und Probleme in der Schwangerschaft sind möglich. Eine krebserzeugende Wirkung wird angenommen.

Diethylhexylphthalat (DEHP)

Vorkommen: Diethylhexylphthalat (DEHP) ist ein wichtiger Vertreter der Stoffklasse der Phthalate. Phthalate dienen als Weichmacher für PVC-Kunststoff (bei Weich-PVC beträgt der Weichmachergehalt durchschnittlich 30–35 %) und als Zusatzstoff bei Farben und Lacken, Druckfarben, Klebstoffen und Schädlingsbekämpfungsmitteln. Weiterhin werden sie Körperpflegemitteln und kosmetischen Produkten (Parfüm, Nagelmodellierung) zugesetzt oder dienen als Schmier- und Antischaummittel oder als Zusatzstoff in Spielzeug (Weichplastik, Leuchtstäbe usw.). Man findet DEHP auch in Modelliermassen sowie in Sport- und Freizeitartikeln.

Gesundheitsgefährdung: Die wichtigsten Quellen für DEHP und Weichmacher im Wohnumfeld sind **PVC-Böden** und **Vinyltapeten**. Andere mögliche Quellen sind z. B. Kunstleder, Regenbekleidung, Gummistiefel, Dicht- und Dämmfolien, Wasserbetten, Tischdecken, Duschvorhänge und Kinderspielzeug. Man findet sie auch in Schuhsolen, Parfüms und Duftölen. Durch das langsame Ausgasen aus diesen Quellen sind Phthalate allgegenwärtig.

DEHP wird inhalativ, oral und dermal aufgenommen, den Hauptaufnahmepfad dürften Lebensmittel darstellen (z. B. DEHP-haltige Verpackungsmaterialien). Da sich DEHP inzwischen als umwelt- und gesundheitsschädlich herausgestellt hat, will die Industrie weitgehend auf seinen Einsatz verzichten.

Grenzwerte: Der **AGW** liegt bei 10 mg/m^3.

Der **HBM-I-Wert** für DEHP wird angegeben als Summe der beiden DEHP-Stoffwechselprodukte 5OH-MEHP und 5oxo-MEHP pro Liter (Morgen-)Urin:
- für Kinder (6–13 Jahre): 500 µg/L
- für Frauen im gebärfähigen Alter: 300 µg/L
- für die restliche Allgemeinbevölkerung: 750 µg/L

Klinik: DEHP besitzt eine sehr geringe Toxizität, erst nach oraler Aufnahme hoher Dosen kann es zu gastrointestinalen Störungen kommen. Das Einatmen von Dämpfen und die Aufnahme über die Haut begünstigen das Entstehen von Allergien. Über die Folgen einer chronischen DEHP-Exposition liegen noch keine ausreichenden Angaben für den Menschen vor. Es wird angenommen, dass es zu Störungen des Immun- und Nervensystems kommen kann.

Einige Phthalate zeigen im Tierversuch eine Wirkung als endokriner Disruptor. Im Nagetierversuch beeinträchtigte DEHP die Fortpflanzungsfähigkeit und führte zu Störungen an den Geschlechtsorganen männlicher Nachkommen (Phthalat-Syndrom).

Prävention: Wegen seiner möglichen gesundheitsgefährdenden Wirkung wird DEHP in jüngster Zeit immer mehr durch Gemische isomerer Diisononylphthalate (DINP), z. T. auch durch Diisodecylphthalate (DIDP) oder durch aliphatische Dicarbonsäuren, z. B. Di(2-ethylhexyl)adipat (DEHA, Synonym: Dioctyladipat DOA) sowie Dibutylmaleinat ersetzt.

Vinylchlorid

Vorkommen: Das farblose Gas wird hauptsächlich in der Produktion des Kunststoffs Polyvinylchlorid (PVC) eingesetzt. Es ist weitestgehend geruchslos, sodass bei Geruchswahrnehmung (schwach süßlich) bereits gesundheitsgefährdende Konzentrationen vorliegen. Bei Kontakt mit Sauerstoff besteht Explosionsgefahr.

Grenzwerte: Siehe Tab. 2.14.

Klinik: Bei **Hautkontakt** mit Vinylchlorid kann es durch Verdunstung zu Kälteschäden kommen. Die **akute Intoxikation** durch eine hohe Dampfkonzentration resultiert in Rauschzuständen mit nachfolgender Bewusstlosigkeit und Atemstillstand.

Chronische Expositionen führen zur **Vinylchlorid-Krankheit** (VC-Krankheit, BK-Nr. 1302). Sie geht einher mit:
- Neuroenzephalopathie
- Sklerodermie
- Akroosteolyse
- Leberschäden, Ösophagusvarizen
- Hämangiosarkom (Leber)
- Raynaud-Syndrom
- Thrombozytopenie.

Polychlorierte Biphenyle (PCB)

Polychlorierte Biphenyle (PCB) sind chlorierte Kohlenwasserstoffe mit einer ähnlichen chemischen Struktur wie die der Dioxine. Sie sind bei Zimmertemperatur flüssig oder fest und lösen sich in Wasser nur wenig. In Abhängigkeit von der Position und der Anzahl der Chloratome gibt es 209 verschiedene chlorierte Biphenyle (sog. Kongenere).

Vorkommen und Gesundheitsgefährdung: Früher wurden PCB industriell hergestellt und fanden weltweit Anwendung v. a. in Wärmeübertragern, Transformatoren und elektrischen Kondensatoren sowie als Weichmacher in Anstrichstoffen und Kunststoffen. In Innenräumen finden sich PCB-haltige Deckenplatten, Anstriche und Dichtungsmassen.

In der Luft überwiegen die leichter flüchtigen niederchlorierten PCB (repräsentiert durch PCB-28, -52, -101), wohingegen in den für die langfristige Belastung des Menschen maßgeblichen Lebensmitteln tierischer Herkunft die höherchlorierten PCB (repräsentiert durch PCB-138, -153 und -180) dominieren. In den meisten Ländern wurde das Inverkehrbringen von PCB in den 80er-Jahren verboten. Die stärkste dioxinähnliche Wirkung zeigt das PCB 126.

Grenzwerte: Der Gesamtgehalt an PCB errechnet sich aus der Summe der 6 Leitkongeneren multipliziert mit dem Faktor 5.
- AGW (42 % Chlor): 1,1 mg/m^3
- AGW (54 % Chlor): 0,7 mg/m^3
- Vorsorgewert für Schwangere: 300 ng/m^3 (LASI 2002)

Der **Eingriffswert** bei der Innenraumkonzentration ist auf 3 000 ng PCB/m^3 (Zielwert: < 300 ng PCB/m^3) festgelegt.

Die in der Bevölkerung vorliegenden Konzentrationen der PCB-Kongeneren 138, 153 und 180 oder deren Summe im Blut können derzeit im Hinblick auf ihre gesundheitliche Bedeutung nicht bewertet werden. Die **Referenzwerte** im Vollblut für **Kinder von 7–14 Jahren** liegen bei:
- PCB 138: 0,3 µg/L
- PCB 153: 0,4 µg/L
- PCB 180: 0,3 µg/L
- Summe PCB 138, 153, 180: 1,0 µg/L.

Die Referenzwerte im Vollblut für **Erwachsene** (18–68 Jahre) liegen bei:
- PCB 138: 0,4–2,2 µg/L
- PCB 153: 0,6–3,3 µg/L
- PCB 180: 0,3–2,4 µg/L
- Summe PCB 138, 153, 180: 1,1–7,8 µg/L.

Klinik: Genauso wie andere chlorierte Halogenkohlenwasserstoffe (z. B. Chlorphenol) können auch PCB **Chlorakne** auslösen. Über Wirkungen von PCB auf den Menschen in dem Niedrigdosisbereich, dem die Bevölkerung derzeit ausgesetzt ist, liegen keine klaren Erkenntnisse über eine gesundheitliche Gefährdung vor. Bei chronischer Einwirkung werden neuro-, immuno- und reproduktionstoxischen Wirkung angenommen. Vermutet wird auch ein Zusammenhang mit dem Auftreten niedriger Geburtsgewichte und verschiedener Krebsarten.

Diagnostik: Die PCB-Konzentration kann im Vollblut, Plasma, Serum, in der Muttermilch und im Fettgewebe bestimmt werden. Von toxikologischem Interesse sind auch die Metaboliten (Hydroxyverbindungen und Methylsulfone). Da diese Umwandlungsprodukte nur in geringen Konzentrationen in den Geweben und Ausscheidungen des Menschen enthalten sind, gestaltet sich jedoch die analytische Erfassung dieser Verbindungen vergleichsweise schwierig.

Therapie und Prävention: Eine spezifische Therapie ist nicht bekannt. Strategien zur Verringerung des Vorkommens von PCBs in der Umwelt liegen vor.

2.7 Leime und Klebstoffe

2.7.1 Formaldehyd

Formaldehyd gehört zur chemischen Stoffklasse der Aldehyde. Bei Raumtemperatur ist es ein farbloses, stechend riechendes Gas. **Formalin** ist eine 30–37 %ige Lösung von Formaldehyd in Wasser.

Vorkommen und Gesundheitsgefährdung: Formaldehyd wird in großen Mengen industriell hergestellt und ist in zahlreichen (verbrauchernahen) Produkten enthalten, z. B. in bestimmten Möbeln, Schäumen, Farben, Reinigungs- und Desinfektionsmitteln. Laut Kosmetikverordnung ist Formaldehyd auch in **Kosmetikprodukten** zugelassen (BfR 2010):

- Nagelhärter: Zulassung als Wirkstoff bis 5 %
- sonstige kosmetische Mittel: Zulassung als Konservierungsstoff bis 0,2 %
- Mundpflegemittel: Zulassung als Konservierungsstoff bis 0,1 %.

Eine weitere bedeutende Formaldehydquelle ist der **Tabakrauch**.

Grenzwerte:
- Formaldehyd ist krebserzeugend Kategorie 3 (EG).
- Innenraumrichtwert (BfR): 124 µg/m³

Klinik: Abhängig von der Konzentration verursacht Formaldehyd eine Reizung der oberen Atemwege (**Tab. 2.15**), Kopfschmerzen und Brechreiz. Es kann zur Schädigung von Leber und Niere und zu Herz-Kreislauf-Veränderungen kommen. Die Empfindlichkeit gegenüber Formaldehyd ist dabei individuell aber sehr unterschiedlich. Die Symptome verschwinden, sobald Formaldehyd nicht mehr einwirkt.

Formaldehyd ist darüber hinaus ein Kontaktallergen und die inhalative Formaldehydexposition kann zu Tumoren der oberen Atmungswege führen. Epidemiologische Studien deuten zudem auf eine Assoziation zwischen der Formaldehydexposition durch Inhalation und der Entstehung von Leukämien hin.

Diagnostik: Eingeatmetes Formaldehyd wird innerhalb von 1–2 min zur Hälfte metabolisiert. Eine Messung der Formaldehydkonzentration im Körper ist daher nicht sinnvoll, genauso wenig die Bestimmung der Ameisensäure im Urin als Stoffwechselprodukt des Formaldehyds.

Daher sollte ein Umweltmonitoring durchgeführt werden.

Therapie und Prävention: Vorbeugende Maßnahmen und Sanierungsempfehlungen richten sich nach der jeweiligen Formaldehydquelle und schließen den Verzicht auf Rauchen in der Wohnung ein. Weiterhin nützlich ist die Entfernung von belasteten Spanplatten, Stoßlüften als Sofortmaßnahme, Waschen von Textilien vor dem ersten Tragen und der Verzicht auf formaldehydhaltige Kosmetika und Desinfektionsmittel.

2.7.2 p-t-Butylphenol

Vorkommen und Gesundheitsgefährdung: Das kristallin oder gelöst vorkommende 4-tertiär-Butylphenol wird vorwiegend in der chemischen Industrie, der Automobil- und Schuhindustrie eingesetzt. Die Gefährdung in den beiden letztgenannten Industriezweigen besteht in erster Linie durch die Verwendung von Neopren- und Polychloroprenkleber.

Grenzwerte: AGW: 0,5 mg/m³.

Klinik: Nach intensivem Kontakt kann eine Kontaktdermatitis entstehen. Wichtiger sind allerdings die Auswirkungen einer langfristigen Exposition, die auch als Berufskrankheit anerkannt sind (Bk-Nr. 1314). Es kommt zu **vitiligoartigen Depigmentierungen**, die auf eine verminderte Bildung von Melanin und eine Schädigung der Melanozyten zurückzuführen sind und häufig an den Händen beginnen. Außerdem werden häufig **Leberschäden und ein Struma diffusa** beobachtet.

Diagnostik: Das typische Hautkolorit in Verbindung mit der Arbeitsanamnese ist ein deutlicher Hinweis. Die Untersuchung der Leberparameter ist angezeigt.

2.8 Holzschutzmittel

2.8.1 Allgemeines

Holzschutzmittel sind Wirkstoffe oder wirkstoffhaltige Zubereitungen, die dazu bestimmt sind, einen Befall von Holz oder Holzwerkstoffen durch holzzerstörende oder holzverfärbende Organismen zu verhindern oder einen solchen Befall zu bekämpfen. Sie unterscheiden sich nach ihrer Zusammensetzung, ihrem Anwendungszweck und dem Anwendungsverfahren. Lindan und Pentachlorphenol (PCP) sind inzwischen nicht mehr zugelassen, behandelte Hölzer sind aber noch immer in der Umwelt präsent.

2.8.2 Pentachlorphenol (PCP)

PCP ist ein farbloses Chlorphenol, bei Umgebungstemperatur fest, sehr gut fettlöslich und relativ leicht flüchtig.

Vorkommen und Gesundheitsgefährdung: Pentachlorphenol wirkt bakterizid, fungizid und insektizid. Es dient der Konservierung von Leder, Wollteppichen, Textilien und Papier. Bis zum Inkrafttreten der **PCP-Verbotsverord-**

Tab. 2.15 Wirkung von Formaldehyd bei inhalativer Aufnahme

Konzentration	Auswirkungen
0,01–2 mg/m³	Schleimhaut- und lokale Reizung
2,5–3,7 mg/m³	Stechen in Nase, Augen und Rachen
5–6 mg/m³	zunehmendes Unbehagen und Tränenfluss
12–27 mg/m³	starker Tränenfluss, Dyspnoe, Husten und Brennen in Nase, Augen und Kehle
>37 mg/m³	Lebensgefahr, toxisches Lungenödem, Pneumonie

nung im Dezember 1989 wurde PCP vor allen Dingen als Mittel zur Schädlingsbekämpfung in Holzschutzmitteln eingesetzt. Derart behandelte Hölzer weisen an ihrer Oberfläche auch heute noch PCP-Konzentrationen von bis zu 1000 mg/kg Holz und mehr auf.

Grenzwerte:
- RW I: 0,0001 mg/m^3
- RW II: 0,001 mg/m^3
- Vorsorgewert (UBA): < 1 µg/m^3
- Sanierungszielwert: < 0,1 µg/m^3
- HBM I:
  - Urin: 25 µg/L (20 µg/g Krea.)
  - Serum: 40 µg/L
- HBM II:
  - Urin: 40 µg/L (30 µg/g Krea.)
  - Serum: 70 µg/L

- Referenzwerte:
  - Serum: 12 µg/L
  - Morgenurin:
    – Kinder (3–14 Jahre): 2 µg/L
    – Erwachsene (18–69 Jahre): 1,0 µg/L
  - Hausstaub: < 2,3 mg/kg
  - Holz: < 5 mg/kg.

PCP ist krebserzeugend Kategorie 2 (EG).

Klinik: Pentachlorphenol gehört – wie auch Epichlorhydrin (**Tab. 2.14**), Dichlorphenol (**Tab. 2.16**) oder Dioxin [S. C860] – zu den Stoffen, die die Berufkrankheiten der Gruppen 1310 bzw. 1311 „Erkrankungen durch halogenierten Alkyl-, Aryl- oder Alkylaryloxide bzw. -sulfide" verursachen können.

Tab. 2.16 Umwelt- und arbeitsmedizinisch relevante Biozide

Substanz	Einsatzbereich	Grenzwert	Vergiftungssymptome	Diagnostik
Brommethan (Methylbromid)	• Pflanzen- und Vorratsschutz (insbesondere Containerbegasung)	kein AGW krebserzeugend Kategorie 3 (EG) BLW: 12 mg/L	• Reizung von Augen und Atemwegen • ZNS-Störungen • neuro-, nephro- und hepatotoxisch	• Bromid im Plasma oder Serum
2,4-Dichlorphenol	• Ausgangsprodukt für Herbizide, Insektizide und Fungizide	–	• Augen-, Haut- und Schleimhautreizung • Kopfschmerz, Schwindel, Verwirrtheit, Bewusstlosigkeit • Tachykardie • neuro-, nephro- und hepatotoxisch	• Anamese
Monophosphin (Phosphorwasserstoff)	• Mäuse- und Insektenbekämpfung (insbesondere in Getreidesilos) • Begasung oder Festpräparate	AGW: 0,14 mg/m^3	• Übelkeit • Müdigkeit • Dyspnoe • Blutdruckabfall • Bewusstlosigkeit	• Anamnese • Substanznachweis vor Ort mit Prüfröhrchen
Stoffgruppe der Organophosphate	• Insektizide, Herbizide, Fungizide • Antiparasitika • wichtigste Substanz: Parathion (s. auch Rechtsmedizin [S. C278])	AGW (Parathion; E605):[1] 0,1 mg/m^3	• Cholinesterasehemmer (s. Text)	• Bestimmung der Cholinesteraseaktivität in den Erythrozyten
Stoffgruppe der chlorierten Phenoxycarbonsäuren (wichtige Vertreter: 2,4-D, 2,4,5-T)	• Herbizid	AGW (2,4-D): 1 mg/m^3 AGW (2,4,5-T): 10 mg/m^3	• Augen- und Schleimhautreizung • Kopfschmerzen, narkoseähnlicher Zustand • Muskelstarre, periphere Neuropathien • Atemlähmung	• Anamnese
Stoffgruppe der Bispyridinium-Verbindungen	• Herbizide • wichtigste Substanzen: Paraquat und Diquat (s. auch Rechtmedizin [S. C278])	AGW (Paraquatdichlorid):[2] 0,1 mg/m^3	• Verätzungen in Mund, Rachen und Speiseröhre • Erbrechen und Gastroenteritis • nephro- und hepatotoxisch • ZNS-Störungen • Anämie • nach 5–10 Tagen Lungenfibrose mit Zusammenbruch der Lungenfunktion	• Anamnese
Oxydemeton-Methyl	• Insektizid • wichtigste Substanz: Metasystox (s. auch Rechtsmedizin [S. C278])	–	• Cholinesterasehemmer (s. bei Organophosphaten)	• Bestimmung der Cholinesteraseaktivität in den Erythrozyten
Pyrethroide	• Schädlingsbekämpfungsmittel, insbesondere im Obst- und Gemüseanbau • Holzschutzmittel • Textilausrüstung • Insektensprays	AGW (Pyrethrum, gereinigter Rohextrakt):[2] 1 mg/m^3	• Hautreizungen • Reizungen der Atemwege • ZNS-Störungen und Parästhesien • gastrointestinale Störungen • Beschwerden klingen meist nach kurzer Zeit ab	• Urinuntersuchung auf Metaboliten der Pyrethroide

[1] bezogen auf die alveolengängige Fraktion
[2] bezogen auf die einatembare Fraktion

Bei einer **akuten** PCP-Intoxikation treten Fieber, Schwitzen, beschleunigte Atmung, Übelkeit, Kopfschmerzen und Krämpfe auf. Es kann zu Koma, Chlorakne, aplastischer Anämie, Leukämie oder Lymphomen kommen.

Eine **chronische** Exposition hat häufig die Reizung der Schleimhäute und Haut, eine Entzündung der Konjunktiven und der oberen Atemwege zur Folge. Die Transaminasen können erhöht sein, ferner werden von Betroffenen diffuse Symptome wie Müdigkeit, Konzentrationsschwäche und Kopfschmerz beschrieben.

Diagnostik: PCP wird in Blut und Urin bestimmt. Außerdem sind ein Umweltmonitoring von Innenraumluft sowie Analysen von Hausstaub- und Holzproben angezeigt.

Prävention: Beim Überschreiten des HBM-I-Wertes und Quellennachweis ist eine Sanierung empfehlenswert. Diese kann u. a. die Holzentfernung, ein Abkleben mit Metallfolien oder Versiegeln mit Lacken und eine Beseitigung von Sekundärkontaminationen (Bettwäsche, Vorhänge, Textilbezüge, Teppiche, Fußboden, Möbelfläche) beinhalten.

2.9 Herbi-, Pesti-, Rodenti- und Insektizide

2.9.1 Allgemeines

Pflanzenschutzmittel sind chemische oder biologische Wirkstoffe und Zubereitungen daraus, die Pflanzen und Pflanzenerzeugnisse vor Schadorganismen schützen sollen. Dazu gehören u. a.:
- Herbizide (gegen Unkräuter)
- Insektizide (gegen Schadinsekten)
- Fungizide (gegen pilzliche Krankheitserreger)
- Rodentizide (gegen Nagetiere)
- Nematizide (gegen Nematoden)
- Molluskizide (gegen Schnecken).

Weiterhin zählen zu den Pflanzenschutzmitteln auch Beizmittel zur Behandlung von Saat- und Pflanzgut. Unter **Bioziden** versteht man Wirkstoffe und Produkte, die außerhalb der Landwirtschaft schädliche Organismen bekämpfen sollen (z. B. Ratten, Insekten, Pilze, Mikroben).

2.9.2 Verbindungen und Stoffgruppen

Wichtige umwelt- und arbeitsmedizinisch relevante Pflanzenschutz- und Schädlingsbekämpfungsmittel bzw. deren Vorläufersubstanzen sind in **Tab. 2.16** zusammengefasst.

Organische Phosphorverbindungen

Bei den **Organophosphaten** handelt es sich um Ester, Amide oder Thioderivate verschiedener Phosphorsäuren. Ein bekanntes Beispiel ist Parathion (E605).

Vorkommen und Gesundheitsgefährdung: Organophosphate werden vorwiegend als Insektizide, Herbizide, Fungizide oder veterinärmedizinische Antiparasitika eingesetzt. In der Industrie spielen sie eine gewisse Rolle als Weichmacher oder in Schmierölen, darüber hinaus können sie als chemische Kampfstoffe (Tabun, Soman, Sarin) verwendet werden.

Die Aufnahme erfolgt perkutan, inhalativ oder auch intestinal. Organophosphate reichern sich wegen ihrer Labilität nicht in Organismen an, sie werden z. T. über aktive Metaboliten abgebaut.

Grenzwerte: Zu den Grenzwerten von Parathion siehe **Tab. 2.16**. Außerdem gelten:
- Trinkwasser: 0,1 µg/L
- BAT: 500 µg/L (als p-Nitrophenol in Urin) bei Langzeitexposition
- Acetylcholin-Esterase (in Erythrozyten): Reduktion der Aktivität auf 70 % des Bezugswertes

Für die Organophosphatmetaboliten DMP (Dimethylphosphat), DMTP (Dimethylthiophosphat), DEP (Diethylphosphat) und DETP (Diethylthiophosphat) liegen die Referenzwerte (UBA) für Kinder (3–14 Jahre) und für die Allgemeinbevölkerung im Morgenurin vor.

Klinik: Organophosphate **hemmen** die **Cholinesterase** irreversibel und wirken so als indirekte Parasympathomimetika (s. auch Pharmakologie [S. C364]). Es zeigen sich ZNS-Symptome, ein charakteristischer Knoblauchgeruch und erhöhte Bronchialsekretion. Weiterhin können Übelkeit, Krämpfe, Tremor, Miosis und Bradykardie beobachtet werden. Aufgrund der raschen Verteilung im Gewebe zeigen sich erste Symptome einer Vergiftung bereits kurz nach der Aufnahme (1–2 h).

Diagnostik: Es sollte eine Bestimmung der Cholinesteraseaktivität in den Erythrozyten erfolgen.

Therapie: Als Antidot wirkt Atropin.

Pyrethroide

Pyrethroide sind synthetische, pyrethrumähnliche Verbindungen (Ester der Chrysanthemumsäure, Pyrethrinsäure und verschiedene Ketoalkohole), die als Pestizide eingesetzt werden.

Vorkommen: Pyrethrum kommt in den Blüten mehrerer Chrysanthemenarten vor. Nach ihrer chemischen Struktur werden Pyrethroide unterteilt in:
- Typ-I-Pyrethroide, z. B. Permethrin, Allethrin, Bioresmethrin
- Typ-II-Pyrethroide, z. B. Cypermethrin, Deltamethrin.

Pyrethroide finden Anwendung in der Landwirtschaft (Obst- und Gemüseanbau), in der Holz- und Forstwirtschaft, in der Zierpflanzenproduktion sowie zur Flugzeugentwesung. Im häuslichen Bereich werden sie verwendet als Holzschutzmittel, zur Textilausrüstung gegen Fraßschädlinge, Insekten und Parasiten (Eulanisierung), in Elektroverdampfern gegen Fliegen und Mücken. Weiterhin sind sie enthalten in Insektensprays und -strips, in Flohmitteln und Mitteln gegen Kopfläuse und Skabies. Zu den bekanntesten Pyrethroiden gehören Allethrin, Bioalletrin, Cypermethrin, Deltamethrin, Permithrin und Resmethrin.

Grenzwerte: Zu den Grenzwerten von Pyrethrum (gereinigter Rohextrakt) siehe Tab. 2.16. Die **Referenzwerte** für die verschiedenen Pyrethroidabbauprodukte (v. a. Metaboliten des Permethrins, Cypermethrins und des Cyfluthrins) liegen bei:
- cis-cl2CA: 1 µg/L Morgenurin
- trans-cl2CA: 2 µg/L Morgenurin
- 3-PBA: 2 µg/L Morgenurin

Duldbare tägliche Gesamtaufnahme (**ADI**):
- Pyrethrum: 50 µg/kg KG/d
- Permethrin: 50 µg/kg KG/d
- Deltamethrin: 10 µg/kg KG/d.

Gesundheitsgefährdung: Freisetzung bei der Anwendung z. B. aus Elektroverdampfern oder Sprays. Nur etwa 0,5 % aller Haushalte sind frei von einer Pyrethroidbelastung.

Klinik: Pyrethroide wirken **neurotoxisch**. Bei akuter Einwirkung in entsprechend hoher Konzentration kommt es zu Reizungen und Rötungen der Haut und Schleimhaut, Kribbeln und Jucken, Augenbrennen und Atemwegsreizungen. Diese Empfindungen sind auf die exponierten Hautstellen begrenzt und bilden sich rasch wieder zurück, eine dauerhafte Schädigung wurde bisher nicht beobachtet.

Bei chronischer Einwirkung können u. a. Sensibilitätsstörungen, Kopfschmerz, Schwindel, Angst, Seh- und Hörstörungen und Beschwerden im Magen-Darm-Trakt (Übelkeit) auftreten. Auch eine Verminderung der intellektuellen Leistungsfähigkeit, Konzentrations- und Gedächtnisstörungen, Müdigkeit und depressive Verstimmung können beobachtet werden.

Therapie und Prävention: Sachgemäßer Einsatz von pyrethroidhaltigen Insektiziden (Schutzkleidung); Verzicht der Anwendung in Innenräumen, z. B. in Elektroverdampfern.

2.10 Schadstoffe in Lebensmitteln

2.10.1 Allgemeines

In Lebensmitteln können die unterschiedlichsten Schadstoffe enthalten sein. Sie können entweder z. B. zur Geschmacksintensivierung oder Haltbarmachung dem Lebensmittel beigegeben werden, aus dem Verarbeitungsprozess stammen oder als Verunreinigung aus der Umwelt unabsichtlich in das Lebensmittel gelangen. In diesem Kapitel wird nur auf solche Schadstoffe eingegangen, die während der Zubereitung im Lebensmittel entstehen können (z. B. Acrylamid, Nitrit oder PAKs) oder von Natur aus in diesem enthalten sind (z. B. Zyanide).

2.10.2 Verbindungen

Acrylamid

Vorkommen: Acrylamid ist ein weißes, kristallines Pulver, das in der Industrie als Monomer (20 000 t pro Jahr) zur Herstellung von Polyacrylamid eingesetzt wird. In Lebensmitteln wird Acrylamid beim Backen, Rösten, Grillen, Frittieren und Braten als Nebenprodukt bei der Bräunungsreaktion (Maillard-Reaktion) gebildet. Bei starker Erhitzung von kohlenhydratreichen Lebensmitteln, die zudem noch einen hohen Gehalt der Aminosäure Asparagin aufweisen, kommt es zur Bildung größerer Mengen Acrylamid. Die Acrylamidbildung beginnt bei Temperaturen von über 120 °C und steigt bei 170–180 °C sprunghaft an.

Grenzwerte: Nach **EG** gilt Acrylamid als krebserzeugend Kategorie 2. Das **Akzeptanzrisiko** (4×10^{-4}) liegt bei 0,07 mg/m³.

Acrylamid und Glycidamid können mit Hämoglobin unter Adduktbildung reagieren. Die Quantifizierung des Adduktes AAVal wurde als Biological-Monitoring-Parameter zur Abschätzung der arbeitsbedingten Exposition gegenüber Acyrylamid vorgeschlagen. Die im **Blut** gemessenen Referenzwerte für **AAVal** sind:
- Kinder: 1,8 µg/L
- Erwachsene: 1,2 µg/L.

Raucher weisen durchschnittlich etwa 4- bis 5-fach höhere Konzentrationen des Adduktes im Blut auf.

Weitere Grenzwerte sind:
- Lebensmittel (Aktionswert): 1000 µg/kg
- Kosmetikprodukte: 0,1 mg/kg.

Gesundheitsgefährdung: Den höchsten Gehalt an Acrylamid haben **Kartoffelprodukte** wie Chips (bis zu 3 680 µg/kg), Pommes frites (bis zu 4 000 µg/kg) sowie Getreideprodukte wie z. B. Knäckebrot, Cracker und Kekse (bis zu 2400 µg/kg). Die durchschnittliche Acrylamidaufnahme über Lebensmittel beträgt etwa 1 µg/kg KG pro Tag und etwa 4 µg/kg KG pro Tag für den Hochverzehrer. Da auch beim Rösten Acrylamid entsteht, ist Kaffee ebenfalls eine bedeutsame Acrylamid-Quelle.

Neben dem Verzehr von acrylamidhaltigen Nahrungsmitteln kann Acrylamid auch am Arbeitsplatz über die Haut und über die Atmung aufgenommen werden. Weitere Quellen sind Kosmetika, Rauchen (der Rauch einer Zigarette enthält ca. 1–2 µg Acrylamid) und Acryllacke.

Acrylamid wird im Körper verteilt und u. a. zum Glycidamid verstoffwechselt. Sowohl Acrylamid als auch die Stoffwechselprodukte können die Plazenta passieren und in die Muttermilch übergehen.

Klinik: Acrylamid kann einen nennenswerten Beitrag zum **Krebsrisiko** beim Menschen leisten (Kategorie 2). Bei akuter Exposition können Reizung von Augen, Schleimhäuten und Haut auftreten. Eine chronische Aufnahme kann zu Hautveränderungen und neurotoxischen Störungen führen, welche sich in Form von verzögerter Reizfortleitung in motorischen Nerven, Muskelschwäche, vermindertem Muskeltonus und Tremor der Hände und verminderten Reflexantworten an Händen und Füßen äußern. Außerdem kann die Berührungs-, Temperatur- und Schmerzempfindlichkeit an den Armen vermindert sein.

Therapie: Senkung der persönlichen Acrylamidaufnahme (ALARA = „as low as reasonably achievable").

Nitrite, Nitrate und Nitroverbindungen

Vorkommen: Nitrite (NO_2^-, Salze und Ester der salpetrigen Säure) werden vorwiegend in der Metallindustrie und als Lebensmittelzusätze (v. a. in Wurstwaren) eingesetzt. Als Lebensmittelzusatzstoffe dürfen Nitrite in Form von Kalium- (E 249) und Natriumnitrit (E 250) als Farbstabilisatoren im Nitritpökelsalz (zu etwa 0,3 %) verwendet werden. Bei der Wurstproduktion ist die Verwendung von Nitriten vorgeschrieben, da sie die Wurstwaren vor dem Befall mit dem Bakterium Clostridium botulinum schützen können.

Nitrit-Ionen werden im Boden, in Gewässern und in Kläranlagen von Nitritbakterien (Nitrosomonas) durch Oxidation aus Ammonium-Ionen (aerob) gebildet. Nitrite können auch unter anaeroben Bedingungen durch bakterielle Reduktion aus Nitrat-Ionen (z. B. aus der Stickstoffdüngung in der Landwirtschaft; Nitratreduktion) entstehen.

Nitrate (Salze der Salpetersäure) finden sich v. a. in Düngemitteln und können so in die Nahrungskette gelangen. Die zulässige tägliche Aufnahmemenge für Nitrat (acceptable daily intake, ADI) beträgt 3,65 mg/kg.

Gesundheitsgefährdung: Nitrit kann mit gepökeltem Fleisch- und Wurstwaren direkt aufgenommen werden. Auch pflanzliche Lebensmittel – insbesondere verschiedene Gemüsesorten – können eine Nitritquelle darstellen. Sie enthalten häufig Nitrat in vergleichsweise hohen Mengen, das durch mikrobiologische und enzymatische Einwirkungen in Nitrit umgewandelt werden kann.

Nitrite, Nitrate oder Nitroverbindungen sowie Perchlorate und andere Substanzen oxidieren das Fe^{2+} des Hämoglobins zu Fe^{3+}. Das entstandene Methämoglobin kann keinen Sauerstoff binden. Infolge der verringerten Sauerstofftransportkapazität kommt es zu **innerem Ersticken**.

Werden nitrithaltige Lebensmittel in Gegenwart von Eiweiß erhitzt (z. B. beim Überbacken von Salami), kann es zur Bildung von kanzerogenen **Nitrosaminen** kommen. Ob die entstehenden Mengen für einen kanzerogenen Effekt ausreichen, ist allerdings umstritten.

Grenzwerte: Die Grenzwerte für Nitrit liegen bei:
- Fleisch- und Wurstwaren (max.): 100 mg/kg (Fleischverordnung)
- ADI-Wert: 0,2 mg/kg/d
- Grenzwert für Trink- und Mineralwasser: 0,5 mg/L.

Klinik: Ab 10–20 % Methämoglobingehalt im Blut treten die ersten Symptome mit Zyanose, Kopfschmerzen, Müdigkeit, Dyspnoe und Tachykardie in Erscheinung. Höhere Konzentrationen führen zu Bewusstseinsstörungen, Schock und Tod (bei 60–70 % Met-Hb am Gesamt-Hb). Insbesondere Säuglinge sind gefährdet.

Die langfristige Aufnahme von Nitrat und Nitrit wird mit der Bildung von N-Nitroso-Verbindungen in Verbindung gebracht, von denen sich viele im Tierversuch als kanzerogen erwiesen haben.

Prophylaxe und Therapie: Durch eine verringerte Zufuhr nitrit- oder nitrathaltiger Lebensmittel kann die Exposition reduziert werden. Als Antidot bei der akuten Vergiftung stehen **Toloniumchlorid**, **Methylenblau** oder **Thionin** zur Verfügung. Bei Verschlucken von Nitrit ist die Zufuhr von NaCl zur Wiederherstellung des Ionengleichgewichts und evtl. Hydrokortison i. v. angezeigt.

Polyzyklische aromatische Kohlenwasserstoffe (PAK)

„Polyzyklische aromatische Kohlenwasserstoffe" (PAK) ist eine Sammelbezeichnung für eine Vielzahl aromatischer Verbindungen mit kondensierten Ringsystemen. PAK sind weit verbreitet, **Benzo(a)pyren** (BaP) dient als Leitsubstanz. Es entsteht als unerwünschtes Nebenprodukt bei unvollständigen Verbrennungsprozessen (Dieselabgase, Brandgase und Zigarettenrauch). Weiterhin findet man BaP in geräucherten Fleisch- und Fischwaren, unsachgemäß gegrilltem Fleisch, in Ölen und Fetten, geröstetem Kaffee, grünem Blattgemüse, Toastbrot und Kartoffelchips.

Grenzwerte: Nach EG gilt BaP als krebserzeugend Kategorie 2.

Als Grenzwerte für BaP in der Umwelt gelten:
- Boden: < 0,1 mg/kg Hintergrundbelastung; 1 mg/kg (Bodenschutz)
- TA-Luft: 0,05 mg/m³
- TRK: 0,002 mg/m³.

Als Referenzwert für Metaboliten der PAKs gilt:
- Morgenurin (1-OH-Pyren): 0,5 µg/L

Die Grenzwerte in Nahrungsmitteln liegen bei:
- Öle, Fette: 2 µg/kg
- Babynahrung: 1 µg/kg
- Räucherfisch: 5 µg/kg
- Schalentieren: 10 µg/kg.

Gesundheitsgefährdung: Aus der Außenluft werden je nach Gebiet und Emittenten bis zu 100 ng BaP pro Tag aufgenommen, in Innenraumluft bis zu 450 ng/d, beim aktiven Rauchen zusätzlich ca. 400 ng/d. Die Nahrung trägt erheblich zur BaP-Belastung bei. Über das Trinkwasser und die Nahrung werden täglich 4 ng bzw. bis zu 500 ng aufgenommen. BaP-belasteter Hausstaub gefährdet speziell Kleinkinder im Krabbelalter. Sie können die Schadstoffe durch direkten Hautkontakt oder durch Einatmen des besonders in Bodennähe aufgewirbelten Schwebstaubes aufnehmen.

Klinik: BaP ist akut nur gering toxisch. Es besitzt eine krebserzeugende Wirkung vornehmlich an der Lunge und der Haut. Zu den gefährdeten Risikogruppen gehören: ungeborene Kinder, ältere Menschen, Personen mit bestehenden Leber- oder Hauterkrankungen, Personen mit beeinträchtigter DNS-Reparatur (genetisch bedingt), Raucher, Teerarbeiter und Personen mit starker Sonnenexposition. Das Risiko, durch lebenslange Inhalation von 1 ng/m³ an Lungen- oder Bronchialkarzinom zu erkranken, wird mit 8,7/100 000 Exponierte angegeben.

Die Belastung mit PAK kann durch die Bestimmung von 1-Hydroxypyren im Urin gemessen werden.

Zyanide

Giftig und sehr schnell wirkend sind Blausäure (Zyanwasserstoff, **HCN**) und ihre Salze Kaliumzyanid (**KCN**, „Zyankali") und Natriumzyanid (**NaCN**). Zyanide entstehen u. a. beim Verschwelen stickstoffhaltiger Kunststoffe (z. B. Wohnungsbrand), sind aber auch in Bittermandeln enthalten. Die letale Dosis für ein 3-jähriges Kind liegt bei 10 Mandeln.

2.11 Metalle und Halbmetalle

Einen Überblick über die arbeitsmedizinisch als Giftstoffe anerkannten Metalle und Halbmetalle gibt **Tab. 2.17**.

2.11.1 Blei

Vorkommen: Das Schwermetall Blei kommt in Form von Bleierzen in der Erdkruste vor, die größten Abbaugebiete befinden sich in China, Australien und den USA. Eingesetzt wird Blei in Akkumulatoren (z. B. Autobatterien), in der Keramik- und Glasherstellung (z. B. Lasuren, Bleikristall, Bleifassungen von Fenstermosaiken). Außerdem kommt es in **alten Wasserleitungen und Trinkgefäßen** vor. Blei wird auch in Bedarfsgegenständen (z. B. in Kinderspielzeug aus Plastik) nachgewiesen, und zwar als Bestandteil der Farben, mit denen die Spielzeuge bemalt wurden. Zuweilen wird Blei auch als Kontamination von Arzneimitteln der Ayurvedamedizin gefunden. Im medizinischen Bereich wird Blei in der Nuklearmedizin als Strahlenschutz in Röntgenschürzen verwendet.

Wegen seiner hohen Dichte wird Blei auch zum Auswuchten von Rädern oder zum Tarieren beim Tauchen, in Munition und Geschossen sowie in der Löttechnik eingesetzt. Ebenso findet man Blei als Bestandteil von Korrosionsschutzfarben, Lacken und in Metalllegierungen. Kontakt mit Blei kann so auch bei der Metallverwertung bestehen, z. B. in Recyclingbetrieben. Früher wurde Blei als „Antiklopfmittel" dem Benzin beigemischt.

Grenzwerte: Zu AGW und HBM siehe **Tab. 2.17**. Weitere Werte sind:
- BGW:
  - Blut: 400 µg/L (Frauen < 45 Jahre: 300 µg/L)
  - Urin (Bleitetraethyl): 25 µg/L
  - Urin (δ-Aminolävulinsäure): 15 mg/L
- Referenzwerte im Vollblut (UBA):
  - Kinder (3–14 Jahre): 35 µg/L
  - Erwachsene (18–69 Jahre): 90 µg/L
- Grenzwert für Trink- und Mineralwasser: 0,01 mg/L (ab Dez. 2013).

Gesundheitsgefährdung: Anorganisches Blei wird über die Atemwege (ca. 90 %), den Magen-Darm-Trakt (ca. 10 %, bei Kindern bis 6 Jahre 50 %) und die Haut absorbiert. Im Blut sind 95 % an der Erythrozytenmembran gebunden. Es besteht Plazentagängigkeit. Anorganisches Blei verdrängt Kalzium aus dem **Skelettsystem** und lagert sich dort ab.

Organisches Blei (Bleitetraethyl, Bleitetramethyl) wird ebenfalls inhalativ, peroral und perkutan aufgenommen. Aufgrund seiner Lipophilie erfolgt die Verteilung vorwiegend in **ZNS** und **Nebennieren**.

Klinik: Genauso wie Quecksilber hemmt Blei durch Bindung an SH-Gruppen verschiedene Enzyme. Besonders betroffen davon sind der **Porphyrinstoffwechsel** und damit auch die Hämoglobinsynthese: Durch die Hemmung der δ-Aminolävulinsäuredehydratase (δ-ALA-D) wird die Umwandlung von **δ-Aminolävulinsäure** in Porphobilinogen verhindert, zudem werden durch die Inhibierung weiterer Enzyme auch die nachfolgenden Schritte der Hämsynthese gestört. Die Konzentration von Koproporphyrin III im Urin und Protoporphyrin IX in den Erythrozyten (**basophile Tüpfelung**) steigt, die Hemmung des Eisenabbaus führt zu hypochromer Anämie.

Akute Bleivergiftung (starke Übelkeit und Erbrechen, Darmkoliken, Muskelkrämpfe, Enzephalopathien) sind selten, es überwiegt die chronische Form. Symptome der **chronischen Bleivergiftung** sind:
- **gastrointestinale Beschwerden:** Appetitlosigkeit, Magenschmerzen, „Bleikoliken" durch Kontraktion der glatten Muskulatur sowie Obstipation, Diarrhö und Emesis
- **Bleikolorit und Bleisaum:** Koproporphyrin-Einlagerungen führen zu einem fahlgelben bis gräulichen Hautkolorit und zu einem Bleisaum am Zahnfleischrand.
- **Polyneuropathien:** Die herabgesetzte Leitungsgeschwindigkeit motorischer und sensibler Fasern (v. a. Nervus radialis) führt zur Bleilähmung mit Streckerschwäche der Hand (Pfötchenstellung) und Gesichtszucken.
- **Bleienzephalopathie:** Kopfschmerzen, Tremor, Krampfanfälle, psychomotorische Erregung, Krämpfe und Delir können beobachtet werden.
- **Blutbildveränderungen:** Neben einer **hypochromen Anämie** tritt eine basophile Tüpfelung der Erythrozyten auf.
- **Hepato- und Nephropathie:** Die anfangs noch reversible tubuläre Dysfunktion geht in eine irreversible interstitielle Nephropathie über.
- **Schleimhautulzerationen.**

Bei Kindern können irreversible Intelligenzdefizite und psychomotorische Beeinträchtigung, Gedächtnis- und Konzentrationsschwäche, Psychosen und Halluzinationen resultieren. Bei Kindern, deren Mütter während der Schwangerschaft einer Bleibelastung ausgesetzt waren, wird eine retardierte mentale Entwicklung beobachtet.

Tab. 2.17 Arbeitsmedizinisch anerkannte und umweltmedizinisch relevante Metalle und Halbmetalle

Giftstoff	gefährdete Berufsgruppen	Grenzwert	wichtigste Symptome	Kurzdiagnostik
Blei [S. C851] und seine Verbindungen: • Bleiweiß • Bleicyanamid • Bleitetraethyl • Bleitetramethyl	• Blei-/Zinkverhüttung und -veredelung • Werkstoffherstellung • Elektrotechnik	AGW: 0,15 mg/m³ HBM I/II (Blut): ausgesetzt	• ausgeprägte Magen-Darm-Beschwerden („Bleikoliken") • allgemeine Schwäche, Anämie • periphere Lähmungen, Enzephalopathie • Entwicklungsretardierung	• getüpfelte Erythrozyten • Bleigehalt in Blut, Urin, Stuhl • erhöhte δ-ALA im Urin
Quecksilber [S. C854] und seine Verbindungen: • Quecksilber-2-chlorid • Quecksilberoxid • Methyl-/Dimethylquecksilber	• Metallindustrie • chemische Industrie • Zahnmedizin • Pyrotechnik	AGW: 0,1 mg/m³ HBM I/II (Blut): 5/15 µg/L HBM I/II (Urin): 7/25 µg/L	• Übelkeit, Erbrechen, Kopfschmerzen • Stomatitis • Polyurie mit Proteinurie • periphere Neuropathie • Schwäche, Tremor (auch Lider und Zunge) • psychische Auffälligkeiten • Sprachstörungen	• Quecksilbergehalt in Urin und Stuhl
Chrom [S. C853] und seine Verbindungen: • Chromit • Chromsulfat • Kaliumdichromat • Zinkchromat	• Galvanik • Lack- und Farbherstellung • Werkstoffproduktion	AGW: 2 mg/m³ (eF*; Chrompulver) TRK: 0,1 mg/m³ (Cr VI)	• Dermatitiden, Ekzeme, Chromatgeschwüre • Reizungen der Atemwege, chronische Bronchitis • gastrointestinale Beschwerden	• Chromgehalt im Blut
Nickel [S. C853]	• Metalle • Farben, Glasuren • Textildruck	zur Zeit kein AGW	• Kontaktallergie	• Epikutantest
Cadmium [S. C855] und seine anorganischen Verbindungen: • Cadmiumsulfid • Cadmiumcarbonat	• Galvanik • Zinkverarbeitung • Elektrotechnik	zur Zeit kein AGW krebserzeugend: Kategorie 2 (EG) BLW (Urin): 7 µg/L HBM I/II (Urin): • Kinder: 0,5/2 µg/L • Erwachsene: 1/4 µg/L	• Kopfschmerzen • Übelkeit • starker Durst • Bronchitis • Anosmie • Anämie • Proteinurie	• Cadmiumgehalt in Blut, Urin, Stuhl
Mangan [S. C856] und seine Verbindungen: • Manganoxid • Kaliumpermanganat • Mangansulfat	• Metallindustrie • Bergbau	AGW: 0,5 mg/m³ (eF; Manganpulver)	• Manganpneumonie • Gangstörungen (parkinsonoides Krankheitsbild), Schwäche	• Mangangehalt in Blut und Haaren
Thallium [S. C856]	• Schwermetallgewinnung • Schwefelsäurefabrikation • Zementherstellung	AGW: 0,1 mg/m³ HBM I (Urin): 5 µg/L	• Gastroenteritis • Polyneuropathie • Haarausfall, Mees-Nagelbänder	• Thalliumgehalt im Urin und Stuhl
Vanadium [S. C856] und Vanadinpentoxid	• Tonerproduktion • Stahlveredlung • Schlackenaufbereitung (Erdöl-Ruß)	AGW: 50 µg/m³ (V_2O_5, alveolengängige Fraktion)	• Augenbrennen • Niesen, Schleimhautreizung, Bronchitiden • Hautekzeme • grün-schwarze Verfärbung der Zunge	• Arbeitsanamnese
Arsen [S. C857] und seine Verbindungen: • Arsenkies • Arsentrioxyd • Arsensulfide • Arsentrichlorid	• chemische Industrie • glasverarbeitende Industrie • Metallarbeiter • Gerber, Kürschner	mit Ausnahme des Arsenwasserstoffs zur Zeit kein AGW TRK: 0,1 mg/m³ BLW (Urin): 50 µg/L krebserzeugend: Kategorie 1 (EG)	• Schleimhautläsionen • Arsenmelanose, multiples Basaliom • periphere Neuritiden • Anämie, Methämoglobinbildung mit Atemnot und Hämolyse (Arsenwasserstoff)	• Hautkolorit, Blutbild; Arsengehalt von Urin, Stuhl, Nägeln und Haaren
Beryllium [S. C856] und seine Verbindungen: • Berylliumfluorid • Berylliumoxid	• Aluminiumveredelung • Porzellanherstellung • Leuchtstoffe	zur Zeit kein AGW krebserzeugend: Kategorie 1 (EG) TRK: 2 µg/m³	• Metalldampffieber • toxische Berylliumpneumonie • Berylliose, Hautekzeme, Dermatitiden	• Hautkolorit, Röntgenthorax • Beryllium-Hauttest

* eF: einatembare Fraktion

Diagnostik: Die Diagnostik der Bleiintoxikation beruht auf Anamnese (inkl. Ernährungsanamnese), Symptomatik und Blut- und Urinuntersuchung. Eine neurologische Untersuchung gibt über Nervenleitgeschwindigkeit und Reflexstatus Auskunft.

Die **direkte Bleibestimmung** kann in Blut und Urin (weniger aussagekräftig auch in Stuhl, Zähnen und Haaren) erfolgen.

Die Hemmung der δ-ALA-D führt zu einer **erhöhten Ausscheidung** von **δ-Aminolävulinsäure** und Koprophyrin III mit dem Urin.

Weiterhin sollten ein Differenzialblutbild (Hb, Tüpfelung der Erythrozyten) angefordert und die Harnstoff- und Kreatininkonzentration im Serum bestimmt werden.

Therapie: Bei **akuter** Ingestion sollte Erbrechen ausgelöst und eine Magenspülung mit Aktivkohle durchgeführt werden.

Bei der **chronischen** Bleivergiftung ist die Therapie problematisch, da Blei in die Knochen eingelagert wird und damit schwer zugänglich und nur schwer mobilisierbar ist. Eine Therapieoption, um Blei-Blutspiegel zu senken, sind Chelatbildner wie DMPS, Ca-Na$_2$-EDTA oder D-Penicillamin. Die Antidotauswahl und die Behandlung sollten nach Diagnosesicherung und unter laborchemischer Verlaufskontrolle ausschließlich in der Klinik erfolgen.

2.11.2 Kupfer

Vorkommen und Gesundheitsgefährdung: Kupfer ist als relativ weiches Metall gut formbar und zäh. Es findet als Wärme-, Stromleiter und Münzmetall Verwendung. Eine Gefährdung besteht bei Inhalation von Aerosol/Rauch aus festen Partikeln oder bei kontaminiertem Trinkwasser.

Grenzwerte: Referenzwerte:
- Serum:
  - Frauen: 13–25 µmol/L
  - Männer: 11–23 µmol/L
- Urin: 5–50 µg/L

Grenzwert für Trink- und Mineralwasser: 2 mg/L.

Klinik: Bei **akuter Vergiftung** kommt es zu Übelkeit, Durchfall, Schweißausbrüchen, Krämpfen, Koma und Tod. Chronische Kupfervergiftungen sind selten. Am häufigsten beruhen sie auf einer Stoffwechselkrankheit (**Morbus Wilson**, s. Endokrines System und Stoffwechsel [S. A367]). Durch äußere Kupferbelastung kann auch die **Indian Childhood Cirrhosis** (ICC, frühkindliche Leberzirrhose) ausgelöst werden. Das Kochen von Milch und Milchprodukten in Kupfer- oder Messingkesseln setzt große Mengen an Kupfer frei, was in Indien bei vielen Hundert Kindern zu tödlicher, kupferbedingter Leberzirrhose geführt hat.

Diagnostik: Die Bestimmung von Kupfer kann im Blut oder Urin erfolgen.

2.11.3 Chrom

Vorkommen und Gesundheitsgefährdung: Chrom (Cr) ist ein weißlich-graues, hartes und sehr verschleißfestes Metall. Es kommt in der Natur fast nur in Form von Oxiden vor, v. a. als Chromat. Chrom und seine chemischen Verbindungen werden in der Industrie für Legierungen verwendet. Weitere Anwendungsgebiete finden sich in der Galvanik- und Gerbereiindustrie. Exponiert können daher auch Berufsgruppen sein, die viel mit Erzeugnissen dieser Industrien in Kontakt kommen (z. B. Lederhandschuhe für Gärtner). Ferner wird es zur Holzimprägnierung, in Mineralfarben sowie im Zement eingesetzt.

Grenzwerte: Zum AGW und zur TRK siehe **Tab. 2.17**. Weitere Werte sind:
- Referenzwerte im Blut:
  - < 0,5 µg/L (Cr VI)
  - < 0,9 µg/L (Cr VI in Erythrozyten)
- Referenzwerte im Urin: < 1,5 µg/L (Cr VI)
- Grenzwert für Trink- und Mineralwasser: 0,05 mg/L.

Chrom(VI)-Verbindungen sind als krebserzeugend Kategorie 1 (EG) eingestuft.

Klinik: Chrom und seine Verbindungen führen zu **Verätzungen** an der Haut mit tief gehenden Hautulzera, Magen-Darm-Ulzera und schmerzloser Perforation der Nasenscheidewand. Bei chronischer Vergiftung (z. B. bei Maurern) kommt es zu **allergischem Kontaktekzem**, Chromatstaublunge und Chromatlungenkrebs.

Diagnostik: Chromnachweis im Blut.

2.11.4 Nickel

Vorkommen: Nickel ist ein Schwermetall und kommt als Bestandteil oder Verunreinigung in Metallen, Batterien, Textildruckfarben, keramischen Farben und Glasuren, Pigment für Kunststoffe und Lacke sowie in Fassadenanstrichen, vernickelten Graphitfasern in Belägen oder Beschichtungen, chemischen Nachbeizen für Holz, Legierungen und Edelstahl vor.

Gesundheitsgefährdung: Nickel ist häufig Auslöser von **Kontaktallergien**. Neben vielen anderen können v. a. folgende Gegenstände Nickel enthalten: Schmuck und Piercings (selbst Weißgold besteht nur zu 33–75 % aus Gold), Verschlüsse an der Kleidung (Reißverschlüsse, Ösen), Besteck, Kochgeschirr, Küchengeräte, Münzen, Feuerzeuge, Rasierapparate, Schlüssel, Büroartikel, zahnärztliche und ärztliche Instrumente, Prothesen, Zahnspangen, Brillengestelle, Kosmetika, Haarfärbemittel, Farben, Zement und Kunstdünger.

Nickel kann auch **Nahrungsmittelallergien** auslösen. Sehr nickelhaltig sind vor allem Kakao, Schokolade, Nougatcremes, Kaffee, Soja, Hafer, Muscheln, Hülsenfrüchte, Cashewkerne, schwarzer Tee sowie alle Getreidesorten, insbesondere Vollkornprodukte.

Grenzwerte: Referenzwerte (UBA) im Morgenurin sind:
- Kinder (3–14 Jahre): 4,5 µg/L
- Erwachsene (18–69 Jahre): 3 µg/L

Grenzwert für Trink- und Mineralwasser: 0,02 mg/L.

Klinik: Nach Hautkontakt kommt es bei Nickelallergikern zu ekzemartigen Hautreaktionen wie roter Hautfärbung, Jucken, Bläschenbildung, Nässen und geschwollener Haut (s. Dermatologie [S. B705]). Nahrungsmittelallergien zeigen sich als Ekzeme an Händen, Ellenbeugen, Augenlidern, Hals, Nacken und Innenseite der Oberschenkel.

Diagnostik: Epikutantest.

Therapie und Prävention: Expositionsstopp. Im akuten Stadium wird das Ekzem mit entzündungshemmenden kortikoidhaltigen Salben behandelt.

2.11.5 Quecksilber

Vorkommen: Das bei Raumtemperatur flüssige Schwermetall Quecksilber kommt in Form von Erzen als Zinnober weltweit vor. Metallisches Quecksilber verdampft aufgrund seines hohen Dampfdrucks leicht. In die Atmosphäre freigesetztes Quecksilber gelangt mit dem Regen in Gewässer (ca. 4000 t/Jahr), wo eine bakterielle Umwandlung in organische Quecksilberverbindungen erfolgt. Weltweit entstehen dabei in Flüssen und Meeren pro Jahr ca. 490 t Methyl-Quecksilber.

Umweltmedizinisch relevant ist die Verwendung in **Dentalamalgam** (geschätzt wegen seiner Haltbarkeit und guten Verarbeitbarkeit). Außerdem wird es als **Antiseptikum** oder Konservierungsmittel in Impfstoffen (Thiomersal) eingesetzt sowie im Instrumenten- und Apparatebau, älteren Thermo- und Barometern, Katalysatoren, Farbpigmenten, Energiesparlampen und Pflanzenschutzmitteln. In der „Dritten Welt" wird es zur Goldextraktion benutzt.

Seit 2009 darf Quecksilber in Fieberthermometern und in anderen für Endverbraucher bestimmten Messinstrumenten nicht mehr in Verkehr gebracht werden.

Gesundheitsgefährdung: Aus der **Nahrung** wird Quecksilber v.a. über Frischwasser- und Seefische, aber auch durch Verzehr von Meeresfrüchten aufgenommen. Oral aufgenommene **anorganische Quecksilbersalze** werden resorbiert und über die Fäzes und Niere ausgeschieden.

Amalgamfüllungen setzen in geringen Mengen elementares Quecksilber frei und sind neben Fischverzehr die Hauptquelle von Quecksilberaufnahme beim Menschen.

Von den meisten Experten werden die gesundheitlichen Risiken der sehr geringen Quecksilberexposition durch Amalgam als eher vernachlässigbar eingestuft. Es gibt aber auch gegenteilige Meinungen.

Am Arbeitsplatz am bedeutsamsten ist die Gefährdung durch **inhalative Aufnahme** von Quecksilberdämpfen (z.B. Zahnarztpraxen mit durchschnittlich 50 mg/kg und Spitzenbelastungswerten von 10 g/kg Hausstaub oder in der Chloralkaliindustrie). Die Dämpfe werden über die Lungen sehr gut resorbiert.

Grenzwerte: Zu AGW und HBM siehe **Tab. 2.17**. Weitere Werte sind:
- BGW:
  - Blut (metallisches und anorganisches Quecksilber): 25 µg/L
  - Blut (organisches Quecksilber): 100 µg/L
  - Urin (metallisches und anorganisches Quecksilber): 100 ng Hg/mL
- Referenzwerte (UBA) im Vollblut:
  - Kinder (3–14 Jahre): 0,8 µg/L
  - Erwachsene (18–69 Jahre): 2,0 µg/L
- Referenzwerte (UBA) im Morgenurin:
  - Kinder (3–14 Jahre): 0,4 µg/L
  - Erwachsene (18–69 Jahre): 1,0 µg/L
- Innenraumrichtwerte:
  - RW I: 0,000 035 mg/m³
  - RW II: 0,000 35 mg/m³ (als metallischer Dampf)
- Grenzwert für Trink- und Mineralwasser: 1 µg/L.

Methyl-Quecksilber-Verbindungen sind als krebserzeugend Kategorie 3B eingestuft.

Die beim Menschen gefundene durchschnittliche **tödliche Dosis** liegt bei:
- LD für Quecksilber(II)chlorid: 10–50 mg/kg KG
- LD für Methylquecksilber: 150–300 mg absolut.

Klinik: Quecksilber bindet – v.a. in Nervensystem, Niere und Leber – an SH-Gruppen, wodurch viele Enzyme blockiert werden.

Als besonders toxisch gelten **organische Verbindungen** wie **Methylquecksilber und Dimethylquecksilber**. Sie können aufgrund ihrer Lipophilie leichter die Blut-Hirn-Schranke passieren und **verursachen daher vorrangig zentralnervöse Symptome**. In geringem Maße erfolgt auch eine Absorption über die Haut.

Akute Vergiftungen: Erste Symptome sind Kopfschmerzen, Übelkeit, Schwindel, trockene Augen (Sicca-Symptomatik) und Entzündungen von Haut und Schleimhäuten (**Stomatitis, Gingivitis**). Weitere Symptome sind abhängig von der Quecksilberverbindung:

- **organische Quecksilbersalze:** Akute Vergiftungszeichen sind Erregung (Erethismus mercurialis), Parästhesien, Tremor (v.a. Finger und Augenlider) und Krämpfe.
- **anorganische Quecksilbersalze:** Sie verursachen **Verätzungen** in Mundhöhle, Rachen und Speiseröhre. Es folgen **Tubulusnekrosen**, die sich durch **Polyurie** mit **Proteinurie** (α_1-Mikroglobulin, N-Acetyl-β-Aminoglucosidase, β_2-Makroglobulin) äußern. Schließlich kommt es zu Oligurie bzw. Anurie. Teilweise werden auch Darmkoliken beobachtet.
- **dampfförmiges metallisches Quecksilber:** Die typischen Symptome umfassen Lungenentzündung mit Atemnot, Husten und Fieber.

Chronische Vergiftungen: Sie führen zu ulzeröser Stomatitis und einem blauvioletten Saum am Zahnfleisch. Neurologisch kommen zu den akuten Symptomen eine verwaschene Sprache und Stottern (Psellismus mercurialis), Schlaflosigkeit, Angstzustände und allgemeine Wesensveränderungen hinzu. Die chronische Quecksilbervergiftung wird auch als **Minamata-Krankheit** oder Mercurialismus bezeichnet.

Diagnostik:
Anamnese: Von anamnestischem Interesse sind insbesondere die **berufliche Exposition** sowie die Häufigkeit und Art des **Fischkonsums**. Zur Anamnese bzgl. **Amalgamfüllungen** gehören folgende Fragen:
- Wann gelegt?
- Wie viele?
- Wann entfernt?

- Nach dem Legen poliert?
- Kauverhalten (Kaugummikauen, Bruxismus)?
- Häufigkeit des Zähneputzens?

Körperliche Untersuchung: Nach der Allgemeinuntersuchung folgt zunächst eine **orientierende neurologische Untersuchung** einschließlich Prüfung der peripheren Sensibilität im Seitenvergleich. Eine **Mundinspektion** dient der Feststellung von Anzahl und Zustand der Amalgamfüllungen, einer Gingivitis und ggf. eines Quecksilbersaums.

Biomonitoring: Zum Nachweis **anorganischen** Quecksilbers aus **Amalgamfüllungen** eignet sich die Hg-Bestimmung im Urin. Die Bestimmung im 24-h-Urin oder Morgenurin ist gut standardisiert, praktikabel und Methode der Wahl.

In **Plasma** oder **Serum** könnte eine Bestimmung vorgenommen werden, es liegen jedoch keine Referenzwerte vor. Im **Haar** ist nur der Nachweis von **Methylquecksilber** möglich, da anorganisches Hg nur geringfügig in die Haarmatrix eingebaut wird.

Als Untersuchungsmaterial **nicht** geeignet sind Speichel (sog. „Kaugummitest": Auch nichtresorbierbares Hg aus Legierungspartikeln wird erfasst) und Vollblut (in Erythrozyten kommt organisches Hg in relevanten Mengen vor). Auch Provokationsmessungen mit Chelatbildnern sind wertlos.

Therapie:
Bei akuter Ingestion: Verdünnen und intestinale Resorption durch Aktivkohle und Magenspülung unterbinden.

Bei allen Intoxikationsformen: Gabe von Chelatbildnern wie BAL, DMPS (**Dimercaptopropansulfonsäure**) oder D-Penicillamin bis zum Abklingen der Symptome. Die Wirkung ist allerdings umstritten.

> **MERKE** Die Therapie mit Chelatbildnern sollte bei Vergiftungen mit **organischen** Quecksilberverbindungen vermieden werden, da ihre Anwendung zu einer Quecksilberanreicherung im ZNS führt.

Umgang mit Amalgamfüllungen: Liegt der im Biomonitoring gemessene Wert oberhalb des HBM-I-Wertes von 5 µg/l, muss er durch eine Wiederholungsmessung bestätigt werden. Wenn der Wert wiederholt überschritten wird und andere mögliche Quellen ausgeschlossen werden können, sollten Amalgamfüllungen ersetzt werden. Vermutet ein Patient selbst, unter der „Amalgamkrankheit" zu leiden, ist wegen den häufig unspezifischen Symptomen eine umfassende Differenzialdiagnostik notwendig.

Prävention: Auf internationaler Ebene wird versucht, die Umweltbelastung durch Quecksilber und auch die Verwendung von Amalgam auf möglichst niedrigem Niveau zu halten. Durch Kariesprophylaxe (Zahnpflege, ausgewogene Ernährung, Zahnarztkontrollen) kann das Legen von Füllungen vermieden werden. Bei Sanierungsmaßnahmen am Milchgebiss ist die Verwendung von **Alternativfüllungen** mit zeitlich begrenzter Haltbarkeit (Kompomeren oder Glas-Ionomeren) möglich. Wegen der beim Legen und Entfernen von Amalgamfüllungen entstehenden Expositionsspitzen sollte während der Schwangerschaft und in der Stillperiode auf Gebisssanierungen möglichst verzichtet werden. Bei lichenoider Reaktion oder festgestellter Typ-IV-Allergie müssen bestehende Amalgamfüllungen entfernt werden. Die Verwendung von geeigneten Instrumenten und Absaugern sowie vorschriftsmäßiges Reinigen und Entsorgen helfen ebenfalls, die Hg-Exposition so niedrig wie möglich zu halten.

2.11.6 Cadmium

Vorkommen und Gesundheitsgefährdung: Cadmium (Cd) ist ein weißes, formbares Metall, das in Zink- und Bleierzen als Sulfid und Karbonat vorkommt. Cadmium wird als Zusatz von Legierungen, beim galvanischen Metallisieren und in der Akkumulatorenfabrikation (Ni-Cd-Akkus) verwendet. Außerdem eignet sich Cd für die Herstellung von Kontrollstäben in Atomreaktoren. Bei nicht beruflich exponierten Personen wird Cadmium, wie auch die meisten anderen Metalle, überwiegend über die Nahrung oder über Zigarettenrauch aufgenommen.

Grenzwerte: Zu den HBM-Werten s. **Tab. 2.17**. Weitere Werte sind:
- Referenzwerte (UBA) für Vollblut:
  - Kinder (3–14 Jahre): 0,3 µg/L
  - Erwachsene (18–69 Jahre): 1,0 µg/L
- Referenzwerte (UBA) für Morgenurin:
  - Kinder (3–14 Jahre): 0,2 µg/L
  - Erwachsene (18–69 Jahre): 0,8 µg/L
- TWI (tolerable weekly intake): 2,5 µg/kg KG
- Grenzwert für Trink- und Mineralwasser: 0,005 mg/L.

Cadmium ist als krebserzeugend Kategorie 2 (EG) eingestuft.

Klinik: Symptome der **akuten** Cadmiumvergiftung sind Kopfschmerzen, Schwindel, Übelkeit, Gastroenterokolitis und Durstgefühl. Tracheitis, Bronchitis, Bronchopneumonie und Lungenödem können zum Tod führen.
Bei **chronischer** Vergiftung kommt es zu Schädigung von Niere und Leberparenchym, Atrophie und Ulzeration der Nasenschleimhaut, Anosmie, chronischem Lungenemphysem, Gelbfärbung der Zahnhälse und Osteomalazie mit Knochenschmerzen und Spontanfrakturen.

Diagnostik: Nachweis von Cd in Blut, Urin und Stuhl. Das Vorliegen einer tubulären Nierenschädigung kann über den Nachweis von α_1- und β_2-Mikroglobulin im Urin erfolgen.

Therapie: Die akute Erkrankung klingt nach 1–2 Wochen ab. Die Abheilung chronischer Verläufe ist langwierig, da Cadmium nur sehr langsam aus dem Körper ausgeschieden wird.

Prävention: Seit Dezember 2011 ist Cadmium in Schmuck, Legierungen zum Löten und in PVC in der EU verboten.

2.11.7 Mangan

Vorkommen und Gesundheitsgefährdung: Mangan ist ein sprödes Metall und kommt in der Natur hauptsächlich als MnO_2 vor. Mangan und seine Verbindungen werden zur Herstellung von Legierungen, in der Eisen-, Glas-, Keramik- und Farbindustrie verwendet. Es kommt in Batterien vor, als Düngemittel (Mangansulfat), Desinfektionsmittel (Kaliumpermanganat) oder als Oxidationsmittel in Katalysatoren.

Mangan wird über die Lunge aufgenommen und i. d. R. bei der Gewinnung und Verarbeitung als Rauch oder Staub eingeatmet.

Grenzwerte: Zum AGW siehe **Tab. 2.17**. Weitere Werte sind:
- BGW: Blut 20 µg/L
- Referenzwerte:
  - Blut: 7,1–10,5 µg/L
  - Urin: < 1,9 µg/L
- Grenzwert für Trink- und Mineralwasser: 0,05 mg/L

Die letale Dosis liegt bei 5 g peroral.

Klinik: Mangan und seine Verbindungen verursachen eine Reizung der Atemwege bis zur Manganpneumonie, neurologische Ausfälle im Sinne eines **Parkinson-Syndroms** und Leberparenchymschäden.

Diagnostik: Bei chronischer Manganvergiftung ist im Urin eine Mangankonzentration von 10–260 µg/L feststellbar. Der Mangangehalt kann auch in Haaren und Blut bestimmt werden.

2.11.8 Thallium

Vorkommen und Gesundheitsgefährdung: Das Schwermetall Thallium ist ein farb- und geruchloses weißes Pulver, meist mit violetter Warnfarbe. Thallium und seine Verbindungen finden sich in Rattengift und bei der Herstellung von Halbleitern und Spezialglas. Braunkohle kann bis zu 2 mg Tl/kg enthalten, die bei der Verbrennung freigesetzt werden. Bei der Zementherstellung kann ebenfalls Thallium freigesetzt und in der Umgebung abgelagert werden.

Grenzwerte: Zum AGW siehe **Tab. 2.17**. Weitere Werte sind:
- Referenzwerte (UBA) im Morgenurin:
  - Kinder (3–14 Jahre): 0,6 µg/L
  - Erwachsene (18–69 Jahre): 0,5 µg/L
- Empfehlungswert für Trink- und Mineralwasser: 0,005 mg/L

Die letale Thallium-Dosis liegt für den Menschen bei etwa 10 mg/kg KG.

Klinik: Thallium wirkt als Epithel- und Nervengift und reichert sich in **Haut**, **Haaren**, **Nägeln** und in der **Niere** an. Die **akute Vergiftung** beginnt zunächst mit unspezifischen Initialsymptomen. Mit einer Latenz von ca. 2 Tagen folgen eine ausgeprägte Gastroenteritis mit spastischer Obstipation, die typische **Polyneuropathie** mit Hyperästhesie und Neuritis nervi optici sowie Tremor und psychische Störungen. Nach 2–3 Wochen ist der Höhepunkt des Vergiftungsbildes erreicht. Zeichen der **chronischen Thalliumvergiftung** sind **Haarausfall** und eine weiße Querstreifung der Nägel (**Mees-Nagelbänder**).

Therapie: Als Antidot steht Berliner Blau (**Eisen-III-hexacyanoferrat**) zur Verfügung.

2.11.9 Vanadium

Vorkommen und Gesundheitsgefährdung: Vanadium ist ein graues, bläulich schimmerndes, weiches Übergangsmetall. Es kommt hauptsächlich vor bei der Erzverhüttung, im Erdöl, in Legierungen und in Katalysatoren. Gefahr besteht bei der Aufarbeitung von Schlacken und bei Reinigungsarbeiten sowie bei der Müllverbrennung (z. B. an mit Erdöl betriebenen Boilern). Vanadium wirkt im Allgemeinen nur in **Staubform** toxisch, orale Aufnahme führt aufgrund der geringen Resorption im Darm nicht zu Vergiftungserscheinungen. Daher ist nur das V_2O_5 von umweltmedizinischer Bedeutung.

Grenzwerte: Zum AGW siehe **Tab. 2.17**. Weitere Werte sind:
- BGW: Urin 70 µg/g Kreatinin
- Referenzwerte:
  - Blut: < 0,8 µg/L
  - Urin: < 1,0 µg/L.

Klinik: Vanadium inhibiert die ATPase. **Akute** Vanadiumintoxikationen führen zu Reizerscheinungen an Haut und Schleimhäuten sowie grünlich-schwärzlicher Verfärbung der Zunge. Nach Wegfall der Exposition klingen diese akuten Erscheinungen innerhalb von Tagen oder Wochen wieder ab. Eine **chronische** Intoxikation ist durch chronische Bronchitiden, Bronchopneumonien und asthmaähnliche Zustände charakterisiert.

Diagnostik: Arbeitsanamnese.

2.11.10 Beryllium

Vorkommen und Gesundheitsgefährdung: Beryllium ist ein stahlgraues Leichtmetall und kommt in der Natur u. a. als Smaragd vor. Beryllium findet Verwendung bei der Herstellung von Aluminium-Schweißpulver, von Spezialporzellan, Transistoren, Glühkörpern und Leuchtstoffröhren. Auch in Kernreaktoren und bei der Raketentechnik wird es eingesetzt. Gefahr besteht bei der Verarbeitung (Mahlen, Verpacken) und auch an Arbeitsplätzen, an denen Beryllium in Dampfform vorkommt.

Klinik: Die akute Berylliumintoxikation ist durch Pharyngitis, Tracheobronchitis und Berylliumpneumonie gekennzeichnet. Eine chronische Intoxikation führt zu einer granulomatösen interstitiellen **Lungenfibrose** (Berylliose).

Grenzwerte: Siehe **Tab. 2.17**.

Diagnostik: Hautkolorit, Röntgenthorax, Beryllium-Hauttest.

2.11.11 Arsen

Vorkommen und Gesundheitsgefährdung: Elementares Arsen ist ein geruch- und geschmackloses weißes Pulver. Es wird in der Farb-, Computer- und Glasindustrie verwendet. Früher wurde es als Schädlingsbekämpfungsmittel im Weinbau eingesetzt. Arsen selbst ist nicht giftig. Toxisch sind jedoch 3- und 5-wertige Arsenverbindungen. Arsen und seine Verbindungen werden in Haut, Leber und Haaren gespeichert. Ebenfalls giftig ist die Verbindung Arsenwasserstoff (AsH_3: knoblauchartig riechendes Gas).

Grenzwerte: Zu TRK und BLW siehe **Tab. 2.17**. Weitere Werte sind:
- AGW (Arsenwasserstoff): $16\,\mu g/m^3$
- Referenzwerte im Morgenurin:
  - $<15\,\mu g/L$ As
  - $<1{,}2\,\mu g/L$ As (III)
  - $<1{,}2\,\mu g/L$ As (V)
- Grenzwert für Trink- und Mineralwasser: $10\,\mu g/L$

Nach EG sind bestimmte As(III)- und As(V)-Verbindungen krebserzeugend Kategorie 1.

Klinik: Die **akute Intoxikation** ist, nach einer Latenz von ca. 30 min, durch eine erhöhte Kapillarpermeabilität, Ödeme, Tachykardie, Hypotonie, Atemnot, Kopf- und Bauchschmerzen und eine massive Gastroenteritis gekennzeichnet. Der Tod tritt innerhalb von 24 h ein.

Bei **chronischer Vergiftung** kommt es zu **Hyperpigmentierungen** und **Hyperkeratosen** der Haut, multiplem **Basaliom**, Schleimhautentzündungen und einer **kanzerogenen Wirkung** an Lunge und Leber mit einer Latenz von 15–20 Jahren. Charakteristisch sind weiterhin eine Polyneuropathie, Hyperkeratose, diffuser Haarausfall sowie eine weiße Querstreifung der Nägel (**Mees-Nagelbänder**).

Therapie: Als Antidot steht DMPS zur Verfügung.

2.11.12 Weitere Metalle und Halbmetalle

Eisen: Eisenvergiftungen sind relativ selten. Anfangs kommt es zu einer **hämorrhagischen Gastroenteritis** und Schocksymptomatik. Auf ein symptomarmes Intervall folgt in schweren Fällen nach 12–48 h ein erneuter Schockzustand mit metabolischer Azidose, toxischem Leber- und Nierenversagen sowie Krämpfen, Bewusstseinsstörungen und Koma.

Die Therapie erfolgt symptomatisch. Als Antidot steht der Komplexbildner **Desferoxamin** i.v. zur Verfügung.

Gold: Gold zählt zu den Immunsuppressiva, sein Wirkmechanismus ist jedoch nicht geklärt (s. Pharmakologie [S.C490]).

Aluminium: Aluminium ist Bestandteil des Antazidums Aluminiumhydroxid (s. Pharmakologie [S.C401]).

Wismut: Eine Intoxikation mit Wismut kann zu einer Enzephalopathie mit Gangstörungen, Verwirrtheitszuständen und Krämpfen führen.

2.12 Pharmazeutische Wirkstoffe und Drogen

2.12.1 Halothan

Bei Halothan (Trifluorchlorbrommethan) handelt es sich um einen **halogenierten** aliphatischen **Kohlenwasserstoff**. In den 50er-Jahren erstmalig eingesetzt, ist es eines der Inhalationsnarkotika, auf die sich die moderne Anästhesie gründet. Heute wird es in Deutschland als Inhalationsanästhetikum nicht mehr verwendet, da es zu lebensbedrohlichen Leberschäden führen kann (Halothan-Hepatitis). Der MAK für Halothan liegt bei $40\,mg/m^3$.

2.12.2 K.o.-Tropfen

DEFINITION K.o.-Tropfen (date rape drugs; s. auch Rechtsmedizin [S.C279]) sind Stoffe, die schnell zur Bewusstseinstrübung oder Willenlosigkeit führen, meist einen nur geringen Eigengeschmack besitzen und daher verdeckt (z.B. in einem Getränk) verabreicht werden können. Sie führen häufig zu einer mehrstündigen anterograden Amnesie.

Typische Wirkstoffe sind derzeit:

GHB und GBL: γ-Hydroxybutyrat (GHB) bzw. seine Vorläufersubstanz γ-Butyrolacton (GBL) stellen die „klassischen" K.o.-Tropfen dar (s. Psychiatrie [S.B1046]). GHB ist auch unter dem Begriff „**Liquid Ecstasy**" bekannt, obwohl es strukturell nicht mit MDMA, dem Ecstasy-Wirkstoff (**Tab. 2.18**), verwandt ist. Im Gegensatz zu GHB ist GBL als Lösemittel für Lacke und Farben frei verkäuflich. Es wird im Körper zu GHB, dem eigentlichen Wirkstoff, metabolisiert. In niedriger Dosierung wirkt GHB berauschend und enthemmend, hoch dosiert narkotisch. In Kombination mit Alkohol besteht auch bei niedriger Dosis die Gefahr der Atemlähmung. Die Wirkung tritt nach ca. 15 min ein und hält i.d.R. 4–6 h an. Aufgrund der sehr kurzen Eliminationszeit ist der toxikologische Nachweis schwierig (die Geschädigten erwachen zudem erst Stunden nach der Einnahme). In Getränken kann GHB und GBL durch Fouriertransformations-Infrarotspektroskopie (FTIR) nachgewiesen werden.

Kurzzeit-Benzodiazepine: Ebenfalls als K.o.-Tropfen eingesetzt wird das Benzodiazepin **Flunitrazepam** (s. Pharmakologie [S.C406]). In der Party- und Drogenszene sind Zubereitungen mit diesem Wirkstoff meist unter der Bezeichnung „**Flunis**" oder wegen des Handelsnamens Rohypnol als „**Rohpies**" oder „Roofies" im Umlauf. Um dem Missbrauch als K.o.-Tropfen vorzubeugen, sind die Flunitrazepam-Tabletten heute meist mit einem blauen Farbstoff kombiniert, sodass es zu einer Verfärbung des Getränkes kommt.

Ketamin: Das eigentlich – hauptsächlich in der Veterinärmedizin – als i.v.-Kurzzeitnarkotikum verwendete Ketamin wird in der Notfallmedizin auch als Schmerzmittel eingesetzt. In der Party- und Drogenszene wird es als „**Special K**" gehandelt und im Fall von K.o.-Tropfen oral aufgenommen. Die Wirkung tritt nach ca. 20 min ein und

Tab. 2.18 Gängige Drogen und ihre Wirkung[1]

	Opiate	Kokain	Cannabis	Halluzinogene	Amphetamine
Wirkstoff	Morphin	Benzoylecgonin	THC (Tetrahydrocannabinol)	LSD (Lysergsäurediethylamid)	MDMA[2] und MDA[3]
Beispiele	Opium, Codein, Heroin, Methadon	Kokainhydrochlorid, Crack (Kokainbase)	Marihuana bzw. Haschisch	–	Ecstasy (MDMA)
Aussehen/ „Straßenform"	grau-bräunliches Pulver (Heroin)	weißes, kristallines Pulver	getrocknete Pflanze bzw. bräunlich-harziges Plättchen	Tabletten, Löschpapier	weißes Pulver, Tabletten
Applikationsart	Schnupfen, Injektion	Schnupfen, Injektion, Inhalation	Rauchen, selten oral	oral	oral, selten Injektion
Nachweiszeitraum (auch für Metaboliten)	• Blut: < 24 h • Urin: < 3 d • im Haar: Monate	• Blut: < 24 h • Urin: < 8 d • im Haar: Monate	• Blut: 4–8 h • Urin: Wochen • im Haar: Monate	• Blut: sehr kurz • Urin: < 5 d • im Haar: Monate	• Blut: < 24 h • Urin: < 2 d • im Haar: Monate
gewünschte Wirkung	Euphoriegefühl, psychische und physische Schmerzfreiheit, Vermeidung des Entzugssyndroms	intellektuelle Euphorie, verstärktes Selbstwert-, Omnipotenzgefühl, Antriebssteigerung	sedative Wirkung mit verändertem optischem und akustischem Erleben, Realitätsfilter	Veränderungen von Raum-, Zeit- und Körperwahrnehmung	Antriebssteigerung, geänderte Stimmung und Gefühlserleben (MDMA)
toxische Risiken bei Überdosierung	Bewusstseinsverlust, Atemlähmung, Tod	Krampfanfälle, Atemlähmung, Herzstillstand, Tod	akute Psychosen, nicht direkt lebensbedrohlich	indirekte Risiken durch Situationsverkennung, Horrortrip	Hyperthermie, Krampfanfälle, Tod
Befunde beim Lebenden	enge Pupillen, heisere Stimme, Atemdepression	relativ weite Pupillen, Puls- und RR-Erhöhung	gerötete Augen, Mydriasis, Lichtscheu	weite Pupillen, Speichel- und Tränenfluss	evtl. Körperzittern
Abhängigkeitspotenzial	hoch, rasche psychische und physische Abhängigkeit	hoch, sehr rasche psychische Abhängigkeit und Abstinenz-Syndrome	mittelgradig, psychische Abhängigkeit	mittelgradig, psychische Abhängigkeit	hoch, psychische Abhängigkeit
Toleranzentwicklung	ja	ja	gering	gering/keine	ja

[1] aus: Zimmer, Prüfungsvorbereitung Rechtsmedizin. Thieme 2009.
[2] 3,4-Methylendioxymethamphetamin, [3] 3,4-Methylendioxyamphetamin

hält je nach Dosierung 30 min bis 3 h an. In niedriger Dosis hat Ketamin eine anregende Wirkung, in hoher Dosierung führt es zu einem wachtraumartigen Zustand (s. Pharmakologie [S. C404]).

2.12.3 Drogen

Die Wirkstoffe und Wirkungen **gängiger „Straßendrogen"** sind in **Tab. 2.18** zusammengefasst. Weitere Informationen zum Drogenmissbrauch s. Psychiatrie [S. B1038], zu den Obduktionsbefunden s. Rechtsmedizin [S. C279] und zu Drogen im Straßenverkehr Rechtsmedizin [S. C284]. Zu Pilzgiften [S. C859].

2.13 Pflanzliche und tierische Giftstoffe

2.13.1 Pflanzengifte (Alkaloide)

Atropin und Scopolamin: Sie kommen in Nachtschattengewächsen vor, u. a. in Engelstrompete, Tollkirsche und Stechapfel. Da in den Pflanzen beide Alkaloide enthalten sind, kommt es meist zu Mischintoxikationen. Atropin wirkt halluzinogen. Scopolamin ist lipophiler als Atropin und daher besser ZNS-gängig. Es wirkt dämpfend mit euphorisierender Komponente und führt in höherer Dosierung zu Verwirrung und Gedächtnisverlust. Die Blüten der Engelstrompete werden gelegentlich absichtlich konsumiert, um einen LSD-ähnlichen Rausch hervorzurufen. In der Medizin finden Atropin und Scopolamin Verwendung als Parasympatholytika (s. Pharmakologie [S. C364]). Die Diagnose kann über Anamnese und die typischen parasympatholytischen Effekte gestellt werden, als Antidot wirkt Physostigmin.

Strychnin: Das Alkaloid der Brechnusssamen und der Ignatiusbohne wurde früher als Kräftigungs- oder Stärkungsmittel verwendet. Bei Strychnin handelt es sich um einen kompetitiven Glycin-Antagonist, dessen Wirkung etwa 5 min nach oraler Aufnahme eintritt. Es kommt zu Nackensteifigkeit mit generalisierten Krampfanfällen (gesteigerter Extensorentonus) schon bei geringsten Reizen. Wegen zerebraler Hypoxie und Spasmen der Atemmuskulatur kommt es zu Bewusstlosigkeit. Es folgen Rhabdomyolyse und Laktatazidose mit akutem Nierenversagen. Wenn der Patient die ersten 5 h überlebt, ist die Prognose günstig. Vor Auftreten der ersten Krämpfe kann eine Bindung des Toxins durch die Gabe von Aktivkohle versucht werden. Die Therapie erfolgt symptomatisch.

Nikotin: Hierbei handelt es sich um das Alkaloid der Tabakpflanze. Zum Wirkmechanismus von Nikotin s. Pharmakologie [S. C368]. Die Reinsubstanz wird sowohl über die Haut als auch über die Schleimhaut resorbiert, ist aber in Deutschland nur selten verfügbar. Die meisten Intoxikationen mit Nikotin erfolgen über die orale Aufnahme von Tabak, Zigarettenkippen, Nikotinkaugummis etc. Insbesondere Kinder sind gefährdet. Die letale Dosis wird bei oraler Aufnahme ab 50 mg erreicht (ca. 5 Zigaretten), bei Kindern ist sie geringer. Die Symptome einer leichten Vergiftung (Erbrechen, Unruhe, Hypersalivation und Tachykardie) klingen innerhalb weniger Stunden von selbst ab. Nach Aufnahme größerer Mengen besteht die Gefahr von Hypotonie, Krampfanfällen, Koma und Atemdepression. Eine Therapie (Gabe von Aktivkohle und symptomorientierte Medikation) ist nur in wenigen Fällen angezeigt. Zur Gefährdung durch Zigarettenrauch [S. C838].

2.13.2 Pilzgifte

Halluzinogene: Pilze gehören zu den ältesten den Menschen bekannten halluzinogenen Drogen. Häufig konsumiert wird der Fliegenpilz. Bei falscher Zubereitung führt er zu starken Vergiftungserscheinungen, richtig zubereitet und dosiert darf er durchaus als halluzinogene Droge gelten. Typische Wirkungen sind:

- **Muscimol** (Fliegenpilz, Pantherpilz): Nach ca. 2 h kommt es zu Sekretionssteigerung, Ataxie, Psychosen, dann Erregungszustand mit Halluzinationen, Kreislaufversagen.
- **Muscarin** (Risspilz, Fliegenpilz): Wirkt über Dauererregung der parasympathischen Zielorgane, nach 1–2 h Sekretionssteigerung, dann Gastroenteritis, Sehstörungen, Bradykardie, Bronchospasmus mit Atemnot. Der Verzehr von ca. 50 g dieser Pilze ist tödlich.
- **Psilocybin** (Spitzkegeliger Kahlkopf): Kann toxische Psychosen ähnlich wie bei LSD auslösen.
- **Mutterkornalkaloide** (Claviceps purpurea): Symptome einer Intoxikation sind Halluzinationen, Darmkrämpfe, Durchblutungsstörungen, die bis zum Absterben der Finger führen können.

Amatoxine: Sie sind Inhaltsstoff der in Deutschland mit Abstand giftigsten Pilze, der **Knollenblätterpilze**. Diese enthalten neben den Amatoxinen noch die weniger giftigen Phallotoxine. Die Substanzen sind **hitzestabil** und werden deswegen beim Kochen nicht zerstört.

Gesundheitsgefährdung: Amatoxine inhibieren die DNA-abhängige RNA-Polymerase und blockieren so die RNA-Synthese. Folge ist eine Inhibierung der **Proteinsynthese**, v. a. in Leber und Niere.

Klinik: Die ersten Symptome treten oft erst nach 12–24 h auf und äußern sich mit Erbrechen, Diarrhö, Bauchkrämpfen und Schocksymptomatik. Wenn es nicht gleich zum Tod kommt, folgt ein beschwerdefreies Intervall, auf das nach 4–7 Tagen die hepatorenale Phase mit Leberschwellung, Ikterus, Leberzellnekrose, ==Hämorrhagien==, ZNS-Störungen und renalen Tubulusnekrosen folgt. Der Tod tritt durch Urämie oder Leberausfallkoma (Phalloides-Syndrom) ein.

Therapie: Sie muss frühzeitig beginnen. Zur Verhinderung der Giftresorption sollten eine Magenspülung und die Gabe von Aktivkohle erfolgen. Das aus den Früchten der Mariendistel gewonnene Flavonoid **Silibinin** kann die Aufnahme der Amatoxine in die Leber hemmen. Ansonsten ist nur eine **symptomatische Therapie** möglich. Knollenblätterpilzvergiftungen verlaufen meist tödlich.

2.13.3 Tierische Gifte

Hautflüglergifte: Die Gifte von Wespen, Hornissen, Ameisen, Bienen oder Hummeln enthalten je nach Art biogene Amine (Histamin, Serotonin), Polypeptide (Melittin, Apamin) und Enzyme (Hyaluronidase, Phospholipase). Die Toxizität eines Stiches ist für den Erwachsenen gering. Bei einer Allergie kann allerdings auch ein einzelner Stich zu allergischen Reaktionen bis hin zum anaphylaktischen Schock führen (s. Immunsystem und rheumatologische Erkrankungen [S. A445]).

Schlangengifte: In Deutschland kommen ernsthafte Vergiftungen durch die Bisse freilebender Schlangen kaum vor. Einzige giftige Art ist die **Kreuzotter** (Vipera berus), nach deren Biss mit Ödem, Lymphangitis und Hämatomen zunächst lokale Symptome im Vordergrund stehen. Später können sich Kopfschmerzen, Schwindel, Übelkeit und Tachykardie bis hin zum Kreislaufkollaps entwickeln. Pro Biss wird nur eine geringe Toxinmenge freigesetzt.

Die Symptomatik bei einem Schlangenbiss generell ist abhängig von der Giftzusammensetzung (Neuro-, Kardio-, Hämotoxine sowie verschiedene Enzyme). Bei bedrohlicher Vergiftung ist innerhalb der ersten Stunde eine Symptomatik zu erwarten. Zu den Symptomen gehören Lähmungen, Schmerzen, Schwellung, Nekrose, Schock. Die Therapie erfolgt v. a. symptomatisch. Es kann versucht werden, die Giftresorption zu vermindern (Immobilisation und Schienung der gebissenen Extremität). Wenn möglich sollte die Schlangenart bestimmt werden. Für einige Schlangengifte stehen Antiseren zur Verfügung.

2.14 Säuren und Laugen

Gesundheitsgefährdung: Verätzungen durch Säuren und Laugen führen zu lokalen Schädigungen in Mund, Rachen, Speiseröhre und Magen. Dabei führen Säuren zu einer **Koagulationsnekrose** und Laugen zu einer **Kolliquationsnekrose** (s. Pathologie [S. C310]).

Klinik: Akute Symptome nach oraler Aufnahme sind u. a. starke Schmerzen und Erbrechen. Je nach Schwere der lokalen Verätzung kann es zu Infektionen und Strikturen kommen. Die Schäden durch Laugen sind meist schwerwiegender als die durch Säuren.

Nach der Resorption von **Säuren** bleibt aufgrund der Puffersysteme der Blut-pH bei verstärkter Atmung zunächst konstant (kompensierte Azidose), erst bei Erschöpfung des Bikarbonatpuffers kommt es zu einer Azidose (Kußmaul-Atmung, Blutdruckabfall).

860 2 Auswahl spezieller Umweltnoxen und ihre Toxikologie

Therapie: Bei lokaler Schädigung erfolgt eine symptomatische Therapie. **Hautverätzungen** sollten primär mit reichlich Wasser gespült werden. Neutralisationsversuche werden mittlerweile kontrovers diskutiert (bei Säureverätzungen kommen Natriumhydroxid- oder Natriumhydrogencarbonatlösung, bei Laugenverätzungen verdünnte Essigsäure oder Ammoniumchloridlösung infrage). Kontaminierte Kleidung muss entfernt werden! Bei **oraler** Säureaufnahme wird eine Neutralisation mit Magnesiumoxid p. o. und Alkali i. v. versucht. Bei Laugen steht therapeutisch die vermehrte Zufuhr von Wasser im Vordergrund.

> **MERKE** Das Auslösen von Erbrechen und eine Magenspülung sind **kontraindiziert**.

2.15 Weitere arbeits- und umweltmedizinisch relevante Verbindungen

2.15.1 Dioxin

> **DEFINITION** Dioxin ist eine Sammelbezeichnung für chemisch ähnlich aufgebaute chlorhaltige Dioxine und Furane.

Insgesamt besteht die Gruppe der Dioxine aus 75 polychlorierten Dibenzo-para-Dioxinen (PCDD) und 135 polychlorierten Dibenzofuranen (PCDF). Dioxine liegen immer als Gemische von Einzelverbindungen (Kongenere) mit unterschiedlicher Zusammensetzung vor. Das toxischste Dioxin ist das **2,3,7,8-Tetrachlor-Dibenzo-p-Dioxin** (2,3,7,8-TCDD; Abb. 2.1), das auch – nachdem es bei dem Chemieunfall in Seveso im Juli 1976 die Umwelt kontaminierte – als „**Seveso-Gift**" bezeichnet wird.

Seveso-Unglück: Im Jahr 1976 kam es in einer italienischen Chemiefabrik in Medna (Nachbargemeinde von Seveso) zu einer Explosion, bei der das giftige Dioxin TCDD freigesetzt wurde. Bis heute sind keine genauen Todeszahlen bekannt, aber es wurde bei der dortigen Bevölkerung ein statistisch signifikanter Anstieg mehrerer Krebsarten beobachtet.
Ende 2010 kam Dioxin einmal mehr in die Schlagzeilen: In Niedersachsen wurde dioxinbelastetes Hühnerfutter in den Verkehr gebracht, bei dessen Herstellung mit Dioxin verunreinigte Fette verwendet wurden. Diese waren Nebenprodukte einer Biodieselraffinerie und eigentlich nicht für die Verwendung in Futtermitteln vorgesehen. In einigen Eiern der betroffenen Betriebe lagen die Dioxinwerte mehr als das Doppelte über den EU-Grenzwerten. Zum Zeitpunkt der Bekanntwerdung waren bereits Eier in den Handel gelangt und verzehrt worden.

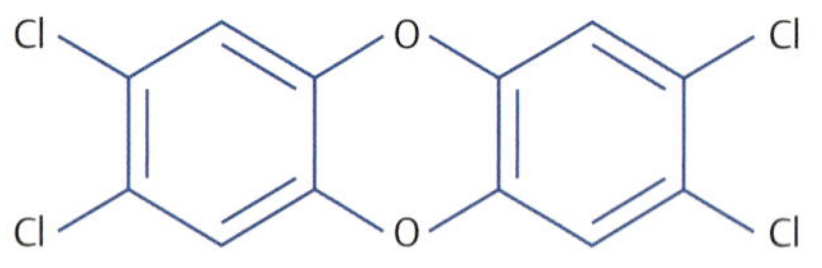

Vorkommen und Gesundheitsgefährdung: Dioxine entstehen bei allen **Verbrennungsprozessen** in Anwesenheit von Chlor und organischem Kohlenstoff bei höheren Temperaturen. Für den Eintrag in die Luft waren früher Metallgewinnung und die Abfallverbrennungsanlagen die wichtigsten Quellen. Heute sind thermische Prozesse der Metallgewinnung und -verarbeitung (Asche, Schlacke, Klärschlamm) und Kleinquellen in den Vordergrund der Dioxinemissionen getreten.

Obwohl Dioxine nie im industriellen Maßstab produziert wurden, sind sie in der Umwelt verbreitet und haben sich im Boden angereichert. Dorthin gelangt das Dioxin hauptsächlich über die Luft, aber auch über die Bewirtschaftung, z. B. über die Düngung mit Klärschlamm oder anderen Sekundärrohstoffdüngern. Eine wichtige Quelle für lokale Dioxinkonzentrationen kann auch das unkontrollierte Verbrennen von lackiertem oder behandeltem Holz oder anderen Abfällen sein.

Der Mensch nimmt 90–95 % der Dioxine über die **Nahrung** auf. Nahezu ⅔ dieser Aufnahme erfolgt über den Verzehr von Fleisch und Milchprodukten. Auch Fische sind – je nach Fettgehalt – vergleichsweise hoch mit Dioxinen belastet. Tiere und Menschen speichern die Dioxine über einen langen Zeitraum im Fettgewebe und reichern sie dort an. Die Halbwertszeit von 2,3,7,8-TCDD beträgt im Körperfett des Menschen etwa 7 Jahre, das sich am langsamsten abbauende 2,3,4,7,8-Pentachlordibenzofuran ist erst nach knapp 20 Jahren zur Hälfte eliminiert.

Als Indikator für die Belastung des Menschen mit Dioxinen gilt Frauenmilch. Sie ist sehr fettreich und eignet sich daher sehr gut dazu, die Rückstände von Dioxinen im menschlichen Fettgewebe anzuzeigen. Langjährige Untersuchungsreihen haben gezeigt, dass sich der Erfolg der getroffenen Reduzierungsmaßnahmen auch in der Frauenmilch widerspiegelt. Der Dioxingehalt von Frauenmilch in Deutschland ist seit Ende der 80er-Jahre um 60 % zurückgegangen.

Grenzwerte: Die toxische Wirkung der verschiedenen Dioxine wird als Toxizitätsäquivalent (TEQ) ausgedrückt. Dieses bezeichnet das Verhältnis der toxischen Wirkung des jeweiligen Dioxins zu derjenigen von 2,3,7,8-TCDD (Dibenzofuran, Abb. 2.1).

Die Grenzwerte für Dioxine in der Umwelt sind in unterschiedlichen Gesetzen und Verordnungen geregelt (z. B. Bundesimmissionsschutz-VO, Gesetz zum Verbot vor gefährlichen Stoffen, Bundes-Bodenschutzgesetz). Darin sind u. a. folgende Werte genannt:
- Grenzwert für Dioxin im Abgas: **0,1 ng TEQ/Nm³** (TA Luft)
- Richtwerte für Böden:
  - Kinderspielflächen 100 ng TEQ/kg TM

a **2, 3, 7, 8 Tetrachlor-Dibenzo-p-Dioxin** (2, 3, 7, 8 TCDD)

b **2, 3, 7, 8 Tetrachlor-Dibenzofuran** (2, 3, 7, 8 TCDF)

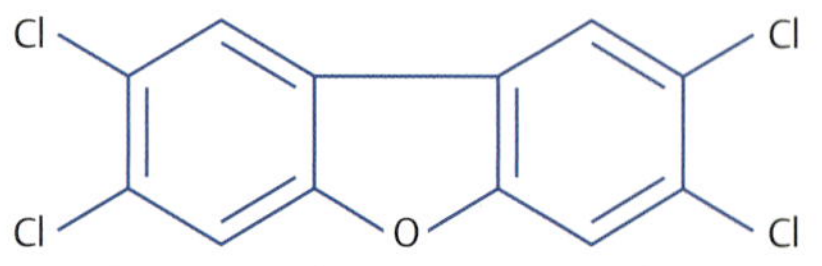

Abb. 2.1 **Dioxin und Dibenzofuran.**

2.15 Weitere arbeits- und umweltmedizinisch relevante Verbindungen

Tab. 2.19 Beispiele für Dioxingrenzwerte in Nahrungsmitteln nach der Verordnung (EG) Nr. 1881/2006

Lebens-mittel	Summe aus Dioxinen (WHO-PCDD/F-TEQ)	Summe aus Dioxinen und dioxinähnlichen PCB (WHO-PCDD/F-PCB-TEQ)
Rindfleisch	3,0 pg/g Fett	4,5 pg/g Fett
Geflügel-fleisch	2,0 pg/g Fett	4,0 pg/g Fett
Schweine-fleisch	1,0 pg/g Fett	1,5 pg/g Fett
Fisch	4,0 pg/g Frischgewicht	8,0 pg/g Frischgewicht
Rohmilch	3,0 pg/g Fett	6,0 pg/g Fett
Hühnerei	3,0 pg/g Fett	6,0 pg/g Fett

- Wohngebiete und Parks 1000 ng TEQ/kg TM
- Industrie- und Gewerbegrundstücke 10 000 ng TEQ/kg TM.

Auch die Grenzwerte für Futter- und Lebensmittel sind in verschiedenen Richtlinien und Verordnungen festgelegt, z. B. in der Verordnung (EG) Nr. 1881/2006 (**Tab. 2.19**).

2,3,7,8-TCDD ist bereits in kleinsten Mengen extrem giftig. Die LD$_{50}$ bei der Ratte beträgt 10–340 μg/kg KG, beim Rhesusaffen 70 μg/kg KG.

Klinik: Dioxine können zur Chlorakne (Perna-Krankheit), aber auch zu systemischen Schädigungen wie toxischen Leberzellschädigungen und toxischen Polyneuritiden führen. Mehrere Krebsarten sowie Krebserkrankungen insgesamt wurden mit der unfallbedingten Dioxin-Exposition sowie der Exposition am Arbeitsplatz (überwiegend TCDD) in Zusammenhang gebracht. Ferner wurde über eine erhöhte Prävalenz von Diabetes und eine erhöhte Sterblichkeit aufgrund von Diabetes und kardiovaskulären Erkrankungen berichtet. Dioxine haben im Körper eine Halbwertszeit von 7–10 Jahren. Spezielle Wirkungen auf Immunsystem und auf die Reproduktion treten im Tiermodell bei Dosen auf, die mit der aktuellen Belastung des Menschen vergleichbar sind.

Diagnostik: Dioxin-Konzentrationen im Vollblut, Plasma, Serum, Fettgewebe und in der Muttermilch.

Therapie und Prävention: Eine spezifische Therapie ist nicht bekannt. Individuell kann die Dioxin-Aufnahmemenge durch gezielte Ernährung mit Reduktion bzw. Verzicht auf tierische Fette gemindert werden. Allgemein müssen die Dioxinbelastungen des Menschen und der Umwelt weiter gesenkt werden. Hierzu bedarf es einer u. a. einer verstärkten Futtermittelkontrolle, sodass eine Kontamination möglichst gering gehalten wird (Dioxinskandale in Futtermittel). Strategien zur Verringerung des Vorkommens von Dioxinen und PCB in der Umwelt liegen vor.

2.15.2 Anorganische Phosphorverbindungen

Zu den wichtigsten anorganischen Phosphorverbindungen gehören Phosphoroxychlorid, Phosphortrichlorid und Phosphorwasserstoff. Es handelt sich um rauchende Flüssigkeiten, die bei Kontakt mit Wasser toxische, ätzende Dämpfe bilden. Es besteht Explosions- und Brandgefahr.

Vorkommen: Die Phosphorverbindungen dienen als Grundchemikalien in der chemischen Industrie (z. B. als Ausgangssubstanz für Weichmacher, Flammschutzmittel, Kraftstoffadditive, Hydrauliköle, Pharmazeutika, Pflanzenschutzmittel und Insektizide). Darüber hinaus finden sie Verwendung in der Pyrotechnik und bei der Waffenherstellung (C-Waffen).

Grenzwerte: Der AGW ist abhängig von der jeweiligen Verbindung:
- Phosphorooxychlorid: 1,3 mg/m^3
- Phosphortrichlorid: 2,8 mg/m^3
- Phosphorwasserstoff: 0,14 mg/m^3

Klinik: Wichtigste Symptome sind Schleimhautreizungen an Augen und Atemwegen, in schwersten Fällen kommt es zu einem toxischen Lungenödem. Weiterhin können gastrointestinale Beschwerden und schwere Leberschäden bis zur Leberzirrhose auftreten.

Diagnostik: Die Kurzdiagnostik umfasst die Phosphorlumineszenz von Urin und Erbrochenem.

2.15.3 Fluorverbindungen

Vorkommen: Flusssäure, die wässrige Lösung von Fluorwasserstoff, wird industriell vorwiegend verwendet zum Ätzen von Glas- und Metall, Beizen von Edelstahl, zur Galvanisierung und zur Herstellung anderer Fluorverbindungen. **Natriumhexafluoroaluminat (Kryolith)** dient als Flussmittel in der Aluminiumverhüttung, als Schleifmittel und als Substanz in der Gießereiindustrie. In der Umgebung solcher Betriebe kann durch Emissionen evtl. ein erhöhter Fluoridgehalt im Boden auftreten. Fluorverbindungen werden auch zum Holzschutz, in Laboren, in der Schädlingsbekämpfung und im Straßenbau (Dichten von Zement) eingesetzt.

Grenzwerte: Der AGW für Fluorwasserstoffsäure liegt bei 0,83 mg/m^3.

Klinik: Alle Fluorverbindungen verursachen prinzipiell die gleichen Schäden, wobei bei Flusssäure durch Verspritzen (inhalative und perkutane Aufnahme) meist akute Vergiftungen verursacht werden, während der Umgang mit Kryolith eher chronische Intoxikationen nach sich zieht (sofern keine Flusssäuredämpfe auftreten).

Akute Intoxikation: Durch die lokale Ätzwirkung kommt es zunächst zu einer Kolliquationsnekrose. Nach Resorption über die Wundfläche bindet Fluor an Mg- und Ca-Ionen und verursacht so u. a. durch Enzymhemmung lebensbedrohliche Stoffwechselstörungen. Zudem kommt es zu Leber- und Nierenschäden, bei Inhalation auch zu einem toxischen Lungenödem.

Chronische Intoxikation: Bei langfristiger Exposition können Störungen des Mineralhaushaltes auftreten, die rheumatoide Beschwerden, eine Osteosklerose (**Skelettfluorose** primär an Wirbelsäule, Becken und Rippen) und die

Verknöcherungen von Band- und Sehnenansätzen nach sich ziehen.

Die Überdosierung löslicher Fluoride (Salze der Flusssäure), wie sie z. B. bei Supplementierung mit Tabletten (veraltete Form der Kariesprophylaxe) oder mit Fluor angereichertem Trinkwasser auftreten kann, führt bei Kindern in der Phase der Schmelzbildung (0 bis ca. 7 Jahre) zur Zahnfluorose mit Schmelzveränderungen (Fleckung) und in hochgradigen Fällen auch zu Zahnanomalien.

Diagnostik: Fluorid im Urin.

2.15.4 Aromatische Amine

Vorkommen: Anilin wird in der Chemieindustrie zur Herstellung von Polyurethanen, Gummichemikalien (Vulkanisationsbeschleuniger, Alterungsschutz), Farben, pharmazeutischen Wirkstoffen und Bioziden eingesetzt. Die aromatischen Amine β-Naphthylamin, Benzidin und Xenylamin werden aufgrund ihrer im Vergleich zu Anilin noch stärkeren Toxizität kaum noch verwendet. Allerdings treten auch heute noch Spätschäden bei ehemals in der Farbstoffherstellung Beschäftigten auf. Aromatische Amine sind auch im Zigarettenrauch enthalten.

Grenzwerte: Der AGW für Anilin liegt bei 7,7 mg/m³. Als Referenzwert gilt:
- Urin: 14,5 µg/L

Klinik: Aromatische Amine können oral, inhalativ oder perkutan aufgenommen werden. Ihr Abbau erfolgt über die toxischen Metaboliten Phenylhydroxalamin und Nitrosobenzol. Ein zur Toxinaufnahme zeitnaher Alkoholgenuss steigert die Giftwirkung.

Als **akute Folgen** der Intoxikation kommt es zu einer durch die toxischen Metaboliten verusachten **Methämoglobinbildung** und zur Zyanose [S. C850]. Zusätzlich kann eine akute Blasenreizung und Harnwegsentzündung auftreten.

Aufgrund der langen Verweildauer der Substanzen im Urogenitalsystem kann es zu **Spätschäden** kommen. Hier kommen in erster Linie Neoplasien der Harnblase (Urothelkarzinom, „Anilinkrebs") infrage, die u. a. mit einer Makrohämaturie einhergehen können.

2.15.5 1,4-Benzochinon

Vorkommen: 1,4- oder p-Benzochinon entsteht als Zwischenprodukt bei der Hydrochinon-Herstellung. Dieses wird z. B. eingesetzt in der Farbstoffherstellung oder als Bestandteil von Entwicklungsbädern in der analogen Fotografie. Auch in manchen Bleichcremes ist es enthalten (in dieser Anwendung in Deutschland verboten).

Grenzwerte: Krebserzeugend Kategorie 3 (EG).

Klinik: Bei Inhalation kommt es zur Reizung der Atemwege, bei Hautkontakt zur Blasenbildung mit nachfolgender Nekrose.

Da bei 1,4-Benzochinon schon Raumtemperatur (20 °C) zu einer Kontamination der Luft führen kann, stehen – insbesondere bei langfristigen Kontakt mit der Verbindung – **Augenschäden** im Vordergrund. Der Stoff wird über die Kornea resorbiert, woraufhin zunächst eine Reizung von Konjunktiven und Hornhaut auftritt. Bei chronischer Exposition entstehen bräunliche Trübungen von Hornhaut und Konjunktiva, es kann zu Erosionen und Verformungen der Hornhaut (irregulärer Astigmatismus) bis hin zum Visusverlust kommen. Bei wiederholtem Hautkontakt treten Dermatitiden auf.

Darüber hinaus steht Benzochinon im Verdacht, Leukämien auszulösen.

Diagnostik: Augenuntersuchung.

2.15.6 Salpetersäure

Salpetersäure ist ein Zwischenprodukt in der Düngemittel- und Sprengstoffherstellung und dient verdünnt als Trennmittel für Gold von Silber („Scheidewasser"). Der AGW liegt bei 2,6 mg/m³.

Ihre Schadwirkung entspricht mit Nekrosen und metabolischer Azidose der im Kap. Säuren und Laugen [S. C859] beschriebenen. Weiterhin können Blutdruckabfall, Kopfschmerzen, Flush, Methämoglobinbildung, Hämolyse und Angina-pectoris-artige Beschwerden auftreten. Nach Inhalation kommt es zu Atemwegsreizungen, Bronchospasmus und Lungenödem. Eine längere Exposition bei geringer Konzentration kann eine Gelbfärbung der Zähne verursachen.

2.15.7 Tetrachlormethan

Vorkommen: Die Organochlorverbindung Tetrachlormethan (Tetrachlorkohlenstoff) dient in der Chemieindustrie als Basis- und Zwischenprodukt für viele Verbindungen (Chlorkautschuk, FCKWs, Nylon). Sein Einsatz als Löse- oder Pflanzenschutzmittel ist, genauso wie seine Verwendung in Kosmetika, aufgrund seiner Toxizität inzwischen in Deutschland verboten. Als Alternativsubstanz dient häufig Tetrachlorethen [S. C840].

Grenzwerte:
- AGW: 3,2 mg/m³
- krebserzeugend Kategorie 3 (EG).

Klinik: Die meisten Intoxikationen erfolgen über eine inhalative oder perorale Aufnahme. Es kommt zu Sehstörungen und Rauschzuständen bis hin zu narkoseähnlichen Zuständen (ähnlich Chloroform). Tetrachlormethan wirkt kardiotoxisch (Herzrhythmusstörungen, Kammerflimmern), hepatotoxisch (Leberschädigung bis Coma hepaticum) und nephrotoxisch (Niereninsuffizienz bis hin zur Anurie). Im späten Stadium kommt es zu Blutungsneigung mit DIG. Außerdem wurden eine Pankreastoxizität und gastrointestinale Beschwerden beobachtet. Zeitnaher Alkoholgenuss steigert die toxische Wirkung.

C 41 Epidemiologie, Biometrie und medizinische Informatik

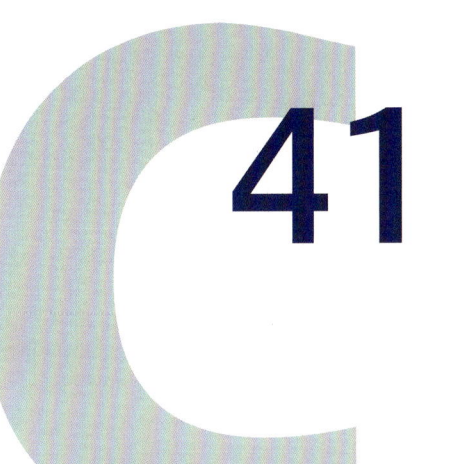

1	Epidemiologie	864
2	Medizinische Biometrie	871
3	Medizinische Informatik	882

1 Epidemiologie

Hanns Ackermann, Eva Herrmann

1.1 Aufgaben der Epidemiologie

DEFINITION Die Epidemiologie wurde ursprünglich auch als „Seuchenkunde" bezeichnet. Sie beschäftigt sich mit den **Ursachen und der Verbreitung von Erkrankungen** sowie mit den Faktoren, die das Auftreten und den Verlauf von Erkrankungen beeinflussen.

Die Epidemiologie ist einerseits eine medizinische Wissenschaft, andererseits nach Einbeziehung mathematischer Methoden seit Anfang des 20. Jahrhunderts aber auch ein Teilgebiet der medizinischen Statistik.

Übertragbare Erkrankungen: Eine besondere Rolle nimmt die Epidemiologie übertragbarer Krankheiten ein, bei der speziell deren **Häufigkeit** und **geografische Ausbreitung** charakterisiert werden. So untersuchte bereits im 18. Jahrhundert der italienische Mediziner Giovanni Maria Lancisi die Verbreitung von Malaria, im Jahre 2003 waren SARS und 2009 die Influenza A/H1N1 („Schweinegrippe") Gegenstand epidemiologischer Untersuchungen.

Nichtübertragbare Erkrankungen: Die Untersuchung von nichtübertragbaren Erkrankungen ist i. d. R. sehr komplex, da diese häufig eine lange Latenzzeit aufweisen und oft multikausal bedingt sind. Beispiel hierfür wäre z. B. das Auftreten von Basaliomen nach extensiver Sonnenexposition im Jugendalter.

Screening und Prävention: Mit den oben genannten Beispielen eng verbunden sind die Stichworte „Screening" und „Prävention", die ebenfalls Gegenstand epidemiologischer Untersuchungen sind. Zurzeit wird z. B. das TSH-Screening für Erwachsene zur Vorbeugung schwerwiegender Schilddrüsenerkrankungen durch Früherkennung diskutiert. Die amerikanische Studie NHANES III ging dazu 2002 der Frage nach, wie häufig in der amerikanischen Bevölkerung Schilddrüsenerkrankungen vorkommen.

Prognoseforschung: Im Bereich der Prognoseforschung werden die **mögliche Vorhersage** von Erkrankungen und/oder die Vorhersage des Krankheitsverlaufs untersucht, wie z. B. bei der Untersuchung der Überlebenswahrscheinlichkeit und der Lebensqualität nach totaler Kolektomie.

Gesundheitsbericht: Nicht zuletzt ist die Epidemiologie eine tragende Informationsquelle der Gesundheitsberichterstattung, indem sie Informationen darstellt und bewertet, die für die Gesundheit der Bevölkerung, das Gesundheitswesen und die Lebens- und Umweltbedingungen, welche die Gesundheit beeinflussen, bedeutsam sind (dazu § 5 Gesundheitsdienst-Gesetz vom 25.05.2006). Der Gesundheitsbericht des **Bundesministeriums für Gesundheit** „wird helfen, gesundheitliche Gefahren besser zu erkennen und Chancen für eine wirksamere Versorgung und ein vernünftiges Gesundheitsverhalten bewusster zu nutzen" (aus dem ersten „Gesundheitsbericht für Deutschland" 1998, www.gbe-bund.de).

Gesundheitsvorsorge: Weitere Aspekte des Gesundheitsberichtes betreffen die gesundheitliche Versorgung der Bevölkerung, wobei hierbei wiederum **ökonomisch orientierte Aspekte** wie z. B. Kosten-Nutzen-Abschätzungen präventiver Maßnahmen eine Rolle spielen können.

Diese Gesichtspunkte werden in diesem Kompendium nicht weiter behandelt, die folgenden Abschnitte befassen sich ausschließlich mit mathematisch-statistischen Methoden der Epidemiologie.

Krebsregister: Nach Einrichtung des ersten Krebsregisters 1929 in Hamburg gibt es inzwischen auf gesetzlicher Grundlage in der gesamten Bundesrepublik entsprechende Institutionen, um eine möglichst umfassende Registrierung aller Krebserkrankungen zu ermöglichen. Die Registerstelle eines Krebsregisters erfasst die von Kliniken und niedergelassenen Ärzten eingehenden Informationen und stellt die Daten für epidemiologische Ursachenforschung zur Verfügung. Aufgrund der Krebsregister der Bundesländer werden im Robert-Koch-Institut Bundesstatistiken erarbeitet. Ein weiteres Ziel der Krebsregister ist die Verbesserung der Nachsorge bei Krebspatienten. Einen Einblick in die Arbeit von Krebsregistern bietet die Seite www.gekid.de der „Gesellschaft der epidemiologischen Krebsregister in Deutschland" (GEKID e. V.).

1.2 Studientypen in der Epidemiologie

Bei der Planung epidemiologischer sowie klinischer Studien unterscheidet man in Abhängigkeit von der Fragestellung verschiedene Studientypen. Epidemiologische Studien sind typischerweise **Beobachtungsstudien**, während präklinische und klinische Therapiestudien meist Interventionsstudien [S. C871] darstellen.

Speziell für epidemiologische Beobachtungsstudien sind verschiedene Varianten denkbar:
- **Querschnittstudie:** Sie findet zu einem bestimmten Zeitpunkt statt, um z. B. epidemiologische Maße wie etwa die Prävalenz [S. C866] zu erheben.
- **Längsschnittstudie:** Hier spielt immer eine zeitliche Komponente – etwa bei der Entwicklung einer Erkrankung – eine Rolle.

Sowohl bei Beobachtungs- als auch bei Interventionsstudien unterscheidet man sog. **kontrollierte Studien**, bei denen eine bestimmte Probanden- oder Patientengruppe mit einer Kontrollgruppe verglichen wird, und **nichtkontrollierte Studien**, bei denen es keine Kontrollgruppe gibt.

1.2 Studientypen in der Epidemiologie

Epidemiologische Studien sind häufig **retrospektiv** und verwenden Daten aus der Vergangenheit. Studien, die zu einem bestimmten Zeitpunkt beginnen und die interessierenden Daten erst im Verlauf der Studie erheben, werden als **prospektiv** bezeichnet. In den folgenden Abschnitten finden sich dazu Beispiele. Weitere allgemeine Aspekte zur Durchführung von Studien und Angaben im Studienprotokoll finden sich im nächsten Kapitel.

1.2.1 Querschnittstudie

Querschnittstudien werden auch als **Prävalenzstudien**, „Transversale Studien" oder „Cross Sectional Studies" bezeichnet.

Querschnittstudien finden zu einem **bestimmten Zeitpunkt** statt und beinhalten somit keine oder höchstens indirekte Untersuchungen zeitabhängiger Charakteristika. Typisch ist die **einmalige** Befragung oder Untersuchung von Probanden, aber auch die Erfassung der Verteilung von Erkrankungen und deren Prävalenz (deshalb auch die Bezeichnung „Prävalenzstudie"), Mortalitätsraten oder anderen Populationscharakteristika. Die erhobenen Merkmale können sich auch auf die Vergangenheit beziehen (**retrospektive** Studie).

Beispiel: Umfrage dazu, was das Pflegepersonal von der elektrokonvulsiven Therapie zur Behandlung schwerer Depressionen hält.

1.2.2 Längsschnittstudie

Bei einer solchen „longitudinalen" Studie wird eine Untersuchung zu verschiedenen Zeitpunkten **wiederholt**, um den **zeitlichen Wandel** von Zielparametern zu erfassen. Bei einer **Trendstudie** verwendet man zu den unterschiedlichen Zeitpunkten unterschiedliche Stichproben, bei einer **Panelstudie** wird jeweils die gleiche Stichprobe verwendet. Die letzte Variante ist speziell zur Untersuchung von intraindividuellen Veränderungen geeignet, während die erste auch zur Erfassung von „Krankheitsstatistiken" Anwendung findet.

Beispiel: Untersuchung des Verlaufs der Inzidenz von HIV-Neuinfektionen. Das Robert-Koch-Institut führt hierzu seit November 2007 eine Studie zur Bestimmung der Inzidenz von HIV-Infektionen in Deutschland durch (www.rki.de).

Kohortenstudie

Als Synonym für „Kohortenstudie" werden häufig auch die Begriffe „prospektive Studie", Follow-up-Studie oder **Inzidenzstudie** verwendet. Der letzte Begriff erinnert daran, dass Kohortenstudien vorwiegend zur Erfassung von z. B. Erkrankungen bei exponierten und nichtexponierten Personen dienen.

Eine **Kohorte** ist eine große Gruppe von Probanden oder Patienten, die von einem bestimmten Zeitpunkt an beobachtet wird. Bei Kohortenstudien handelt es sich um Beobachtungsstudien, die **prospektiv** und **longitudinal** angelegt sind. Wesentliche Aufgabe einer Kohortenstudie ist die Beobachtung von Zielgrößen (z. B. Inzidenzrate) in Abhängigkeit von Einflussgrößen (z. B. einer Exposition). Im Rahmen einer Kohortenstudie kann auch der natürliche Verlauf einer Krankheit – etwa einer chronischen Infektion – untersucht werden. Weitere Anwendungen finden sich in der Ursachenforschung, bei prognostischen Fragestellungen und in der Risikoanalyse.

Beispiel: Eine große Kohortenstudie stellt z. B. die europäische EPIC-Studie dar, die seit 1992 insgesamt 520 000 Probanden einschließt und den Zusammenhang von Ernährung, Lebensstil und Umweltfaktoren mit der Inzidenz von Tumoren und chronischen Erkrankungen untersucht (epic.iarc.fr).
Weitere Beispiele des IMPP sind die prospektive Beobachtung der Entwicklung einer Koronaren Herzkrankheit in Abhängigkeit des zu einem bestimmten Zeitpunkt gemessenen Serumcholesterinspiegels sowie das Diabetes-Screening bei Altenheimpatienten mit späterer Nachuntersuchung.

Der Vorteil von Kohortenstudien liegt in der Erlangung von repräsentativen und zuverlässigen Erkenntnissen über eine Krankheit in einer Population. Nachteile ergeben sich aus der häufig aufwendigen Organisation, der langen Laufzeit und der oft problematischen Nachverfolgung der Teilnehmer im Studienverlauf („Follow-up").

Ein „systematischer Fehler" (Bias), gerade auch bei Kohortenstudien, stellt der sog. **„Confounder-Bias"** dar, der durch Nichtberücksichtigung von Störgrößen entstehen kann. Ein Beispiel dazu ist die Assoziation von Kaffeetrinken und Pankreas-CA, wobei diese durch eine Kontrolle des Confounders „Rauchen" („Adjustierung") deutlich abgeschwächt wird.

Der Ablauf von **historischen** oder **retrospektiven Kohortenstudien** ist der gleiche wie bei prospektiven Kohortenstudien, jedoch haben die Kohortenbildung und die Exposition (Einflussgrößen) bereits in der Vergangenheit stattgefunden.

Fall-Kohortenstudie

Dies ist eine Kohortenstudie mit Kontrollen, die bis auf die untersuchten Fallmerkmale, also etwa eine spezifische Krankheit, aus einer vergleichbaren Population ausgewählt werden. Die Sicherstellung der Vergleichbarkeit ist oft problematisch, weshalb bei der Auswertung eine Analyse der Gruppenunterschiede erforderlich ist.

Beispiel: Die HUNT-2-Studie untersuchte Risikofaktoren wie Schlafstörungen bei Depression und Angstzuständen (Holmen J et al. The Nord-Trøndelag Health Study 1995–97 (HUNT 2): Objectives, contents, methods and participation. Norsk Epidemiologi 2003;13: 19–32).

Interventionsstudie

Interventionsstudien sind im Prinzip prospektive, experimentelle Kohortenstudien, bei denen die Wirksamkeit einer Therapie oder einer veränderten Exposition im Vordergrund steht. Näheres zu Interventionsstudien ab [S. C871].

1.2.3 Fall-Kontroll-Studie

Fall-Kontroll-Studien sind nach Definition immer **retrospektiv** und transversal. Die „Fälle", also erkrankte Personen oder – allgemeiner – Personen, bei denen ein Ereignis aufgetreten ist, werden mit Kontrollpersonen verglichen, bei denen das untersuchte Ereignis nicht aufgetreten ist.

Es ist zu beachten, dass sich die Gruppeneinteilung nicht z. B. auf eine Exposition, sondern auf die **Erkrankung** bezieht. Häufig wird die Vergleichbarkeit der Gruppen (Strukturgleichheit) durch die sog. **Matched-pairs-Technik verbessert**, bei der einem „Fall" eine bezüglich gewisser Eigenschaften wie Alter, Geschlecht etc. „möglichst ähnliche" Kontrollperson zugeordnet wird.

Fall-Kontroll-Studien sind sehr gut für die Untersuchung von **seltenen Erkrankungen** bzw. Ereignissen geeignet. Da bei Fall-Kontroll-Studien eine retrospektive Analyse durchgeführt wird, sind diese bezüglich Fallzahl und zeitlichem Aufwand ökonomischer durchzuführen als Kohortenstudien.

Beispiel: Die SAN-Studie untersuchte etwa in den Jahren 2001–2004 das Risiko von phenacetinfreien Analgetika bezüglich des Auftretens der finalen Niereninsuffizienz (van der Woude FJ et al. Analgesics use and ESRD in younger age: A case-control study. BMC Nephrology 2007, 8:15). Die Analyse dieser bevölkerungsbasierten Fall-Kontroll-Studie schloss 907 Fälle und 3622 Kontrollen ein.

Ein Nachteil von Fall-Kontroll-Studien besteht darin, dass sie zu Prävalenz, Inzidenz und Ätiologie **keine** Erkenntnisse liefern. Problematisch ist mitunter auch der sog. „**Recall-Bias**" („Erinnerungsbias"), denn Fall-Kontroll-Studien reichen zur Ermittlung von Risikofaktoren für z. B. eine Erkrankung mitunter weit in die Vergangenheit, sodass sich Patienten oft nicht mehr sicher an seinerzeit evtl. vorliegende Risikofaktoren erinnern.

1.2.4 Fallbericht und Fallserie

Ein **Fallbericht** stellt eine Beschreibung der medizinischen Geschichte eines Patienten dar, eine **Fallserie** ist eine aufeinanderfolgende Reihe von Fällen. Diese Berichtsformen sind aus der Sicht eines Statistikers nicht sehr ergiebig, stellen aber trotzdem einen wichtigen Beitrag zur Entwicklung der modernen Medizin dar.

Unter **Anwendungsfall** versteht man die – möglicherweise auch nur vereinzelte – Meldung unerwünschter Ereignisse oder Nebenwirkungen.

1.3 Epidemiologische Maßzahlen

Bei der **Auswertung** aller oben genannten epidemiologischen Studientypen werden epidemiologische Maßzahlen verwendet, die einen Überblick zur Gesundheitslage der Bevölkerung oder zur Ausbreitung einer bestimmten Krankheit liefern. Im Folgenden finden sich die entsprechenden Definitionen zu den z. T. oben bereits angesprochenen Kenngrößen. Epidemiologische Maßzahlen gehen auf die beiden Begriffe **absolute Häufigkeit** („Wie viele Personen sind erkrankt?") und **relative Häufigkeit** („Welcher Anteil der untersuchten Personen ist erkrankt?") zurück. Speziell der letzte Begriff stellt eine statistische Schätzung der Erkrankungswahrscheinlichkeit (Inzidenz) dar. Er ist definiert als Quotient der absoluten Häufigkeit durch den Stichprobenumfang (Anzahl der Beobachtungen dieses Merkmals), der Wert liegt demnach zwischen 0 und 1.

Für die beschriebenen Größen können somit die üblichen Rechenregeln für Wahrscheinlichkeiten angewendet werden. Ein bekanntes Beispiel dazu ist die **Bayes-Formel** zum Rechnen mit (bedingten) Wahrscheinlichkeiten: Ist etwa **E** eine Erkrankung, die mit der Wahrscheinlichkeit P(E) auftritt, und **S** ein Symptom, das die Wahrscheinlichkeit P(S) besitzt, so kann man bei Kenntnis der bedingten Wahrscheinlichkeit P(S|E) des Symptoms S bei Vorliegen der Erkrankung E errechnen, mit welcher Wahrscheinlichkeit bei einem Patienten mit dem Symptom S die Erkrankung E vorliegt (prädiktiver Wert eines positiven Befundes):

$$P(E|S) = \frac{P(S|E) \times P(E)}{P(S)}$$

1.3.1 Einfache Kenngrößen

Inzidenz und absolutes Risiko: Die **Inzidenzrate** oder kurz „Inzidenz" bezeichnet die relative **Häufigkeit von Neuerkrankungen**, üblicherweise bezogen auf 100 000 Personen innerhalb eines Jahres. Varianten sind denkbar: Das Robert-Koch-Institut (www.rki.de) gibt die HIV-Inzidenz in Deutschland für 2008 mit ca. 2800 bezogen auf alle Einwohner, also mit einer Inzidenzrate von ca. 4 pro 100 000 Einwohner an. Studien zur Inzidenz und zur Mortalität (s. u.) haben häufig deskriptiven Charakter. Inzidenzen können mithilfe von **Kohortenstudien** oder **Melderegistern** ermittelt werden.

Das **absolute Risiko** entspricht der Inzidenzrate, also der **Wahrscheinlichkeit, eine bestimmte Erkrankung zu erleiden**, oder auch allgemeiner der Wahrscheinlichkeit für das Eintreten eines bestimmten Ereignisses, das nicht notwendigerweise eine Erkrankung darstellen muss.

Synonym mit Inzidenz wird gelegentlich der Begriff „Morbidität" benutzt, der jedoch in der Literatur teilweise auch im Sinne der weiter unten definierten Mortalität verwendet wird und deshalb vermieden werden sollte.

Prävalenz: Die Prävalenz bezeichnet die **Häufigkeit einer Krankheit bezogen auf die Anzahl der untersuchten Personen.** So betrug, gemäß Angaben des Robert-Koch-Instituts, die HIV-Prävalenz in Deutschland Ende 2008 mit etwa 63 000 erkrankten Personen etwa 0,0008 (vgl. Abb. 1.1 für die weltweite HIV-Prävalenz für das Jahr 2006). Die Prävalenz kann durch **Querschnittstudien** ermittelt werden.

Von einer **Punktprävalenz** wird gesprochen, wenn man sich auf einen definierten „Stichtag" bezieht, bei Bezug auf einen Zeitraum spricht man dagegen von einer **Periodenprävalenz**. Als Zeitraum kann dabei beispielsweise das Senium oder ein Jahr (Jahresprävalenz) verwendet werden.

Mortalität: Diese ist definiert als die **Sterberate in der Gesamtbevölkerung** in einem festgelegten Zeitraum. Gelegentlich finden sich auch altersstandardisierte Angaben, die auf z. B. 100 000 Personen in einem bestimmten Alter oder in verschiedenen Altersklassen bezogen sind, um vergleichbare Werte für verschiedene Populationen zu

1.3 Epidemiologische Maßzahlen

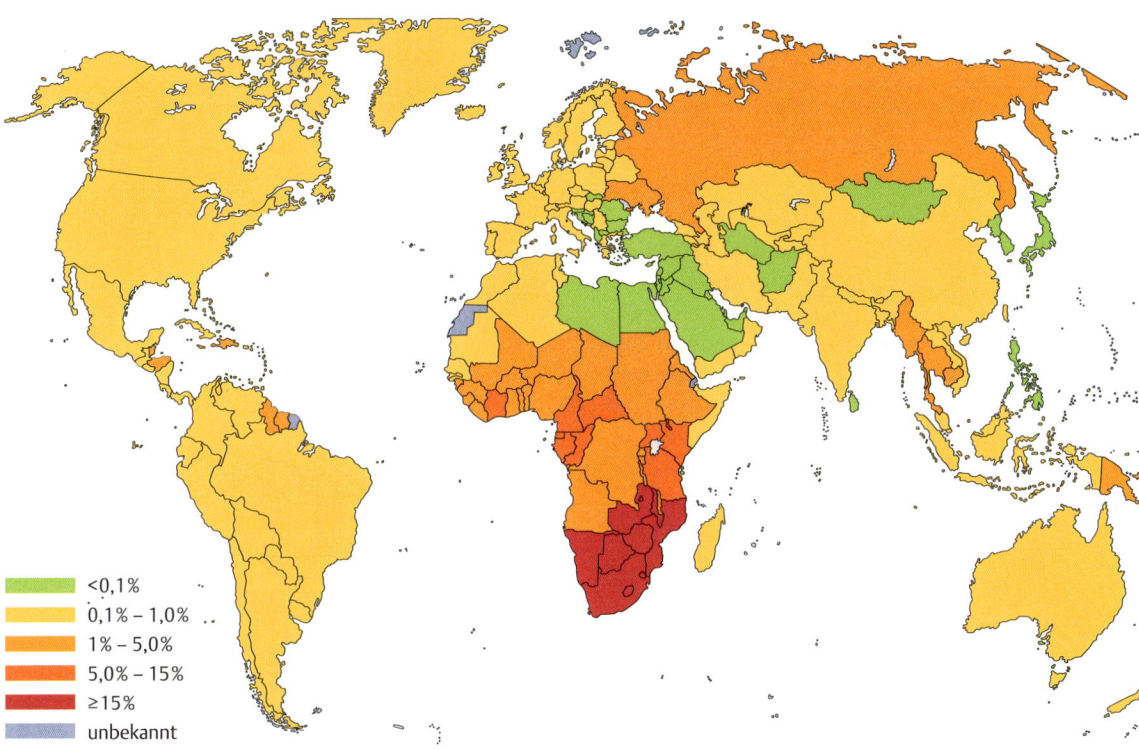

Abb. 1.1 Weltweite HIV-Prävalenz für das Jahr 2006 entsprechend den epidemiologischen Daten der Weltgesundheitsorganisation.

Legende:
- <0,1%
- 0,1% – 1,0%
- 1% – 5,0%
- 5,0% – 15%
- ≥15%
- unbekannt

Tab. 1.1 Häufigkeitstabelle in Form einer Vierfelder-Tafel im Zusammenhang mit der Auswertung von Faktoren für Krankheitsrisiken

	Exposition	Nichtexposition	Summe
krank	A	B	A + B
gesund	C	D	C + D
Summe	A + C	B + D	A + B + C + D

Tab. 1.2 Vierfelder-Tafel für das Beispiel Schlaganfall bei Rauchern

	Raucher	Nichtraucher	Summe
Schlaganfall	30	45	75
kein Schlaganfall	14 970	34 955	49 925
Summe	15 000	35 000	50 000

erhalten. Analoge Standardisierungen sind auch für andere Kriterien – etwa das Geschlecht – denkbar.

Letalität: Dies ist die **Sterberate** unter den von einer bestimmten Krankheit **betroffenen Personen** in einem festgelegten Zeitraum. Nach einfachen Rechenregeln für Wahrscheinlichkeiten ist die eben definierte Mortalität näherungsweise das Produkt von Inzidenz und Letalität.

Lebenszeitrisiko: Das Lebenszeitrisiko ist die Wahrscheinlichkeit, im Laufe der „üblichen" Lebensspanne eine bestimmte Erkrankung oder eine gesundheitliche Störung zu erleiden. Im psychologischen Bereich spricht man auch von der **Lebenszeitinzidenz** von z. B. sozialen Phobien.

1.3.2 Vergleichende Kenngrößen

Viele vergleichende bzw. zusammengesetzte Kenngrößen lassen sich recht einfach im Zusammenhang mit einer **Vierfelder-Tafel** (Kontingenztafel mit 2 Merkmalen in jeweils 2 Ausprägungen, **Tab. 1.1**) darstellen und interpretieren. Damit eine Vierfelder-Tafel im Hinblick auf die unten angesprochenen Risikokennwerte sachgerecht interpretiert werden kann, muss der Anteil der Kranken in der Expositions- und in der Nichtexpositionsgruppe auch tatsächlich repräsentativ, also stellvertretend für die zugehörigen Bezugspopulationen sein. Dies ist insbesondere bei **Fall-Kontroll-Studien** häufig nicht der Fall, z. B. wenn gleich viele kranke und gesunde Personen im Hinblick auf einen Risikofaktor untersucht werden.

Beispiel: Die Inzidenz von Schlaganfällen wird in Deutschland p. a. mit etwa 150 pro 100 000 Einwohner, also mit etwa 0,0015 angegeben. Bei einem Raucheranteil von vermutlich etwa 30 % mag sich dieser Wert als Resultat einer – zum einfachen Nachrechnen: fiktiven – Kohortenstudie ergeben (**Tab. 1.2**).

Relatives Risiko (RR): Beim RR handelt es sich um den Faktor, um den sich **zwei Risiken unterscheiden.** Es entspricht dem **Quotienten** aus dem Risiko etwa für eine Krankheit bei Exposition und dem Erkrankungsrisiko ohne Exposition (**Tab. 1.1**) bei einer **Kohortenstudie**:

$$RR = \frac{A}{A+C} \bigg/ \frac{B}{B+D}$$

Beispiel: Die Insultinzidenz in Deutschland wurde bezüglich Tab. 1.2 mit 0,0015 angegeben. Damit ergibt sich das Risiko eines Rauchers mit 30/15 000 = 0,0020, das eines Nichtrauchers analog mit 0,0013. Das relative Risiko eines Rauchers gegenüber einem Nichtraucher errechnet sich als Quotient aus 0,0020 und 0,0013 mit **1,54**. Umgekehrt ergibt sich das relative Risiko eines Nichtrauchers verglichen mit dem eines Rauchers reziprok aus dem relativen Risiko des Rauchers:

$$RR_{NR} = \frac{1}{1,54} = 0,65$$

Odds-Ratio (OR): Der **Quotient** aus einem Risiko und seiner komplementären Wahrscheinlichkeit wird als **Odds** – auch Chance oder Quote genannt – bezeichnet: Das Odds, unter Exposition zu erkranken, ist A/C, bei Nichtexposition B/D. Die **Odds-Ratio** – analog auch Chancen- oder Quotenverhältnis genannt – ist definiert durch:

$$OR = \frac{A/C}{B/D} = \frac{AD}{BC}$$

MERKE Das **relative Risiko** kann prospektiv anhand einer **Kohortenstudie** bestimmt werden, die OR auch retrospektiv aus einer **Fallkontrollstudie**. Die OR ist eine gute Schätzung des RR, wenn die Inzidenzrate in der Studienpopulation niedrig ist.

Für allgemeine Vierfelder-Tafeln gemäß **Tab. 1.3** lässt sich die Odds-Ratio auch allgemeiner als symmetrisches Zusammenhangsmaß interpretieren. Besteht kein Zusammenhang zwischen den Merkmalen, so hat der Wert des ersten Merkmals keinen Einfluss auf die „Quote" zwischen den Werten des zweiten Merkmals und A/C müsste B/D entsprechen, die Odds-Ratio ist dann also 1 bzw. – in praxi – nahe 1. Ergibt sich in einem statistischen Test (vgl. Kap. Biometrie [S. C871]) kein statistisch signifikanter Zusammenhang, so geht man von der Unabhängigkeit der Merkmale aus, kausale oder andere Rückschlüsse sind problematisch.

Wenn die Odds-Ratio > 1 ist, dann ist gemäß **Tab. 1.1** das Erkrankungsrisiko für einen Exponierten größer als für einen Nichtexponierten, eine Odds-Ratio < 1 dagegen würde eine „Risikominderung" durch die Exposition bedeuten.

Tab. 1.3 Häufigkeitstabelle in Form einer Vierfelder-Tafel

		Merkmal 1		Summe
		1. Wert	2. Wert	
Merkmal 2	1. Wert	A	B	A + B
	2. Wert	C	D	C + D
Summe		A + C	B + D	A + B + C + D

MERKE Die **OR** bleibt unverändert, wenn man die Rolle der beiden Merkmale vertauscht: Sie ist **symmetrisch** und damit auch für Querschnittstudien geeignet. Das **relative Risiko** dagegen stellt **kein symmetrisches** Zusammenhangsmaß dar: Wenn z. B. Raucher ein 1,54-mal höheres Insultrisiko aufweisen, dann haben Insultpatienten nicht unbedingt mit 1,54-facher Wahrscheinlichkeit vorher geraucht.

Häufig wird auch der Logarithmus der Odds-Ratio angegeben (s. Humangenetik [S. B439]): Dann entspricht die Situation, dass kein Zusammenhang besteht, gerade

$$\log(OR) \approx 0$$

Absolute Risikoreduktion (ARR): Die ARR bezeichnet die **absolute Minderung** z. B. von Erkrankungsraten bei Risikovermeidung oder von Todesfällen bei Therapiedurchführung. Es handelt sich also um die **Differenz der absoluten Risiken**:

$$ARR = \left| \frac{A}{A+C} - \frac{B}{B+D} \right|$$

Beispiel: Für das Beispiel ergibt eine kleine Rechnung, dass bei einem Raucheranteil von ca. 30 % das absolute Risiko für einen Insult für einen Raucher etwa 0,0020 und für einen Nichtraucher etwa 0,0013 beträgt. Für die ARR ergibt sich:

$$ARR = 0,0020 - 0,0013 = 0,0007$$

Zuschreibbares Risiko: Das zuschreibbare oder **attributionale Risiko** bezeichnet das **zusätzliche Risiko** einer Erkrankung **bei Exposition** im Vergleich zu den Nichtexponierten. Formal entspricht das attributionale Risiko der absoluten Risikoreduktion. Mit den Bezeichnungen aus Tab. 1.1 ist ersichtlich, dass B/(B+D) in diesem Zusammenhang als das nicht vermeidbare „Grundrisiko" des Nichtrauchers verstanden werden kann. Gelegentlich wird anstelle der verwendeten Begriffe auch „**Exzessrisiko**" bzw. „Additional Risk" verwendet. Im Beispiel der Schlaganfallinzidenzen beträgt das dem Rauchen zuschreibbare Risiko offenbar 0,0007.

Relative Risikoreduktion (RRR): Die RRR ergibt sich durch den Bezug der absoluten Risikoreduktion zum Risiko der Exponierten:

$$RRR = ARR / \frac{A}{A+C} = 1 - \frac{1}{RR}$$

Beispiel: Bei den eben verwendeten Zahlen beträgt die relative Risikoreduktion:

$$RRR = \frac{0,0007}{0,002} = 0,35 = 35\%$$

Number needed to treat (NNT): Die NNT gibt an, wie viele Patienten mit einer neuen Therapie behandelt werden müssen, um im Vergleich zu einer Referenz- bzw. Standardbehandlung die erwartete Anzahl der Behandlungserfolge um 1 Patienten zu erhöhen:

$$\text{NNT} = \frac{1}{\text{ARR}}$$

Damit stellt die NNT den **Kehrwert der ARR** dar.

In Analogie zu dem Begriff „number needed to treat" werden gelegentlich auch Größen wie **„number needed to screen"** (NNS) verwendet. Im Mammografie-Screening etwa gibt die NNS an, wie viele Frauen gescreent werden müssen, um einen Todesfall zu verhindern.

Beispiel: In einer kontrollierten klinischen Studie mit Infarktpatienten versterben nach Behandlung mit einem β-Blocker 8 % der Patienten, unter der Standardbehandlung dagegen 12 %. Die ARR beträgt somit 4 % und die NNT folglich 25. Das Ergebnis ist als umso besser zu werten, je kleiner der Wert der NNT ist.

Number needed to harm (NNH): Im Falle einer schädlichen Exposition wie der des Rauchens im Schlaganfallbeispiel spricht man nicht von der NNT oder NNS, sondern von der NNH.

Beispiel: Im Raucherbeispiel ergibt sich Folgendes:

$$\text{NNH} = \frac{1}{\text{ARR}} = \frac{1}{0{,}0007} = 1429$$

Unter 1429 Rauchern findet sich im Vergleich zu 1429 Nichtrauchern 1 Schlaganfallpatient mehr.

Alle hier beschriebenen Kenngrößen werden aufgrund empirischer Studien ermittelt, wodurch bei allen errechneten Größen eine gewisse Unsicherheit bezüglich der Genauigkeit der – empirisch ermittelten – Werte besteht. Zur Abschätzung der „Ungenauigkeit" aller Kenngrößen verwendet man deshalb sog. **Konfidenzintervalle** (Vertrauensbereiche [S. C875]).

1.3.3 Klinisch-epidemiologische Kenngrößen für diagnostische Verfahren

Bei der statistischen Beurteilung diagnostischer Verfahren werden Kenngrößen verwendet, die auch auf epidemiologische Fragestellungen angewandt werden, beispielsweise im Screening. Als Grundlage für die unten angegebenen Definitionen dient **Tab. 1.4**.

Sensitivität: Die Sensitivität eines diagnostischen Tests bezeichnet den Anteil der korrekt diagnostizierten Patienten unter den Kranken, also die Wahrscheinlichkeit, dass ein Kranker als krank erkannt wird („**richtig positiv**"). Gemäß **Tab. 1.4** ergibt sich folglich:

$$\text{Sensitivität} = \frac{A}{A+B}$$

Tab. 1.4 Vierfelder-Tafel im Zusammenhang mit diagnostischen Testverfahren

	Diagnose positiv	Diagnose negativ	Summe
krank	A	B	A + B
gesund	C	D	C + D
Summe	A + C	B + D	A + B + C + D

Spezifität: Die Spezifität ist der Anteil der korrekt diagnostizierten Personen unter den Gesunden, also die Wahrscheinlichkeit, dass ein Nichterkrankter als nicht erkrankt erkannt wird („**richtig negativ**").

$$\text{Spezifität} = \frac{D}{C+D}$$

Likelihood Ratio: Die beiden Likelihood Ratios LR^+ und LR^- sind ebenfalls in Abhängigkeit von Sensitivität und Spezifität definiert:

$$LR^+ = \frac{\text{Sensitivität}}{1 - \text{Spezifität}}$$

$$LR^- = \frac{1 - \text{Spezifität}}{\text{Sensitivität}}$$

LR^+ gibt an, um wie viel wahrscheinlicher ein positives Testresultat bei Vorliegen als bei Nichtvorliegen der Erkrankung ist. Das LR^- ist analog für ein negatives Testresultat definiert.

Prädiktiver Wert: Der **positive prädiktive Wert (PPW)** gibt die Wahrscheinlichkeit an, mit der eine positiv getestete Person auch tatsächlich erkrankt ist (Anteil der Richtigpositiven an allen Testpositiven).

$$\text{PPW} = \frac{A}{A+C}$$

Der **negative prädiktive Wert (NPW)** gibt die Wahrscheinlichkeit an, mit der eine negativ getestete Person auch tatsächlich nicht erkrankt ist (Anteil der Richtignegativen an den Testnegativen). Der positive und der negative Vorhersagewert sind abhängig von der Prävalenz.

$$\text{NPW} = \frac{D}{B+D}$$

MERKE Im Gegensatz zu Sensitivität und Spezifität ist zur Bestimmung der beiden prädiktiven Werte eine repräsentative Stichprobe in Bezug auf die **Prävalenz** der Krankheit notwendig.

Die Prävalenz ist in Bezug auf **Tab. 1.4** definiert durch:

$$\text{Prävalenz} = \frac{A+B}{A+B+C+D}$$

Beispiel: In einer ersten Studie zur Serumdiagnostik der Creutzfeldt-Jakob-Erkrankung wurde eine prospektive Studie mit 224 Patienten mit Verdacht auf CJD durchgeführt, um anhand des Proteins S-100 einen diagnostischen Test zu konstruieren (Otto M et al., Diagnosis of Creutzfeldt-Jakob disease by measurement of S 100 protein in serum: Prospective case-control study BMJ. 1998 February 14; 316(7 131): 577–582). Der publizierte Test weist eine Sensitivität von 77,8 % und eine Spezifität von 81,1 % auf. In dieser Patientengruppe entsprach dies einem PPW von 85,7 % und einem NPW von 71,4 %.

Cut-off-Wert: Zu einem diagnostischen Test, der – wie in dem Beispiel zur CJD-Diagnostik – auf einem quantitativen Merkmal beruht, kann für dieses Merkmal (im Beispiel die Serumkonzentration des Proteins S-100) ein Cut-off-Wert („**Trennwert**") definiert werden, der einen Kompromiss in der Optimierung von Sensitivität oder Spezifität darstellt und eine möglichst geringe Rate von Fehlentscheidungen erwarten lässt. Der Cut-off-Wert bedeutet eine bestimmte Konzentration oder vergleichbare diagnostische Marker, bei deren Überschreitung ein Patient als „gesund" (oder, in Abhängigkeit von dem diagnostischen Test, als „krank") eingestuft wird. Zur Ermittlung dieses Wertes kann eine sog. **ROC-Analyse** durchgeführt werden.

ROC-Analyse: Receiver-Operation-Characteristic-Kurven werden zur Analyse der **diagnostischen Aussagekraft** eines **stetigen Merkmals** verwendet (**Abb. 1.2**). Dazu werden für alle denkbaren Cut-off-Werte des Merkmals Sensitivität und Spezifität berechnet und in ein Diagramm eingezeichnet, wobei auf der Abszisse (x-Achse) 1 − Spezifität und auf der Ordinate (y-Achse) die Sensitivität aufgetragen wird.

> **MERKE** Die diagnostische Aussagekraft des Merkmals ist umso besser, je weiter die Kurve „links oben" liegt und je größer die Fläche unter der Kurve ist. Letztere wird auch als **AUROC** für „Area under the ROC Curve" bezeichnet.

Youden-Index: Die Schätzung für einen optimalen Cut-off-Wert ergibt sich i.d.R. aus dem maximalen Youden-Index Y. Er fasst, häufig in Prozent angegeben, die Sensitivität und die Spezifität zu einer gemeinsamen Kenngröße zusammen:

Y = Sensitivität + Spezifität − 1

Im CJD-Beispiel ist (**Abb. 1.2**):

$Y_{max} = 0{,}778 + 0{,}811 − 1 = 0{,}589 = 58{,}9\,\%$

Der Youden-Index kann maximal den Wert 1 annehmen: Dies bedeutet bei maximaler Sensitivität und Spezifität eine vollkommene Trennung der beiden untersuchten Gruppen. In der Praxis ist also ein „möglichst großer" Youden-Index wünschenswert.

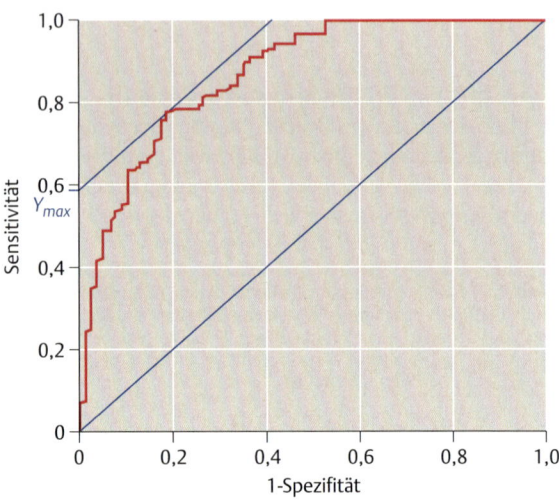

Abb. 1.2 ROC-Analyse. ROC-Kurve in Rot zu dem CJD-Beispiel. Außerdem ist der optimale Youden-Index eingezeichnet, wobei sich der optimale Cut-off aus dem Punkt mit maximalem Abstand zur Hauptdiagonalen ergibt.

1.4 Statistische Testverfahren in der Epidemiologie

Statistische Testverfahren werden ausführlicher im Kapitel „Medizinische Biometrie" behandelt. Hier soll jedoch exemplarisch auf 2 Methoden hingewiesen werden, die typischerweise in der Epidemiologie Anwendung finden:

Ein numerischer, vielleicht auch nur geringer Unterschied in den Erkrankungsraten von Exponierten und Nichtexponierten ist vermutlich in jeder Studie zu finden, womit sich die Frage stellt, ob ein solcher Unterschied eher „mit dem Zufall" erklärt werden sollte oder man einen „echten" Unterschied infolge der Wirkung der Exposition beobachten konnte. Objektive Hilfestellung bei solchen Entscheidungen geben der sog. **Pearson-Mantel-Haenszel-Test** und der **χ^2-Vierfelder-Test** [S. C880], die eine Beurteilung der „Zufälligkeit" des Untersuchungsresultats zulassen.

In vielen Fällen möchte man zusätzlich zum Einfluss einer „Exposition" – etwa einer Schadstoffexposition – auch den denkbaren Einfluss weiterer Einflussgrößen wie etwa Alter oder Geschlecht der in die Untersuchung einbezogenen Personen berücksichtigen. Die statistische Methodik der **logistischen Regression** [S. C880] bietet dazu vielfältige Möglichkeiten.

2 Medizinische Biometrie

Eva Herrmann, Hanns Ackermann

2.1 Überblick

Die Fachgebiete der Epidemiologie und der Biometrie überschneiden sich in vielen Teilen. Dies betrifft insbesondere statistische Methoden, die bei Studienplanung und Studienauswertung zur Anwendung kommen.

> **DEFINITION** Die medizinische Biometrie beschäftigt sich mit der Entwicklung und Anwendung statistischer Verfahren in der Medizin. Dabei stehen, im Gegensatz zur Epidemiologie, statistische Aufgaben zur Planung, Durchführung und Analyse von **Interventionsstudien** – im klinischen Kontext sind dies i. d. R. Therapiestudien oder klinische Therapiestudien – im Vordergrund.

Die Größen, die zur Beurteilung des Erfolges einer Therapiestudie verwendet werden, können sich dabei je nach klinischem Kontext und klinischem Studienziel sehr unterscheiden.

2.2 Studiendesign

Eine gut geplante klinische Studie beruht auf einem **Studienprotokoll**, auf dessen Basis auch eine ethische Beurteilung erfolgen kann. Neben anderen Aspekten, etwa zum Datenschutz und zur Aufklärung und Einverständniserklärung der Patienten, sollten bereits in der Planungsphase einer Studie und somit im Studienprotokoll einige biometrische Prinzipien berücksichtigt werden, die die **Festlegung der folgenden Parameter** umfassen:

- die zu untersuchende Population (beispielsweise, wenn beim Intention-to-treat-Prinzip auch aus der Studie ausscheidende Patienten bei der Auswertung mitberücksichtigt werden)
- die statistischen Prüfziele
- die entsprechenden Nullhypothesen
- eine Fallzahlberechung.

Während der Durchführung der Studie sind ggf. **Randomisierungen** sowie **Zwischenauswertungen** durchzuführen.

Zentrale Aufgaben umfassen schließlich die statistische Auswertung der Prüfziele gemäß Protokoll sowie evtl. weiterer explorativer Tests, i. d. R. unter Anwendung von Statistiksoftware.

2.2.1 Randomisierung

> **DEFINITION** Randomisierung bedeutet eine **zufällige** Zuordnung von Therapien o. Ä. zu den Patienten. **Randomisierte klinische Studien (RCT)** gelten als Goldstandard für den Erkenntnisgewinn in der Medizin.

Bei ihnen gilt, dass durch eine (korrekt durchgeführte) Randomisierung die Gruppen bezüglich möglicher evtl. auch nichtbeobachtbarer Einflussgrößen weitgehend vergleichbar sind, also eine **Strukturgleichheit** erzielt wird. Somit lassen sich beobachtete Unterschiede in der Zielgröße ursächlich auf die unterschiedlichen Behandlungen zurückführen.

Die Randomisierung erfolgt bei multizentrischen Studien, also Studien mit Beteiligung mehrerer lokaler Studienstandorte (Studienzentren), i. d. R. zentral mit geeigneten Programmen oder inzwischen auch oft online. Typisch ist dabei eine **Blockrandomisierung**. Hierbei wird so randomisiert, dass nach jedem Block von beispielsweise 6 Patienten die Gruppen „gleichmäßig" besetzt sind (z. B. 3 in Studienarm A, 3 in B). Um die Nichtvorhersagbarkeit zu optimieren, ist die Blocklänge den Prüfärzten oft unbekannt oder sogar zufällig.

Es ist auch möglich, nach Studienzentren oder (wenigen) bekannten Einflussgrößen zu stratifizieren, d. h. die Gleichmäßigkeit der Aufteilung zu verbessern, indem jeweils getrennte Randomisierungslisten angelegt werden.

2.2.2 Verblindung

Fehlende **Beobachtungsgleichheit** führt zu Verzerrungen (**Bias**), weil z. B. Patienten mit neuen OP-Verfahren (unbewusst) besser beurteilt werden, Patienten mit der neuen Chemotherapie anders versorgt werden, Patienten/Ärzte Therapie- und Nebenwirkungen verschieden beurteilen, möglicherweise durch Unterschiede bei autosuggestiven Einflüssen.

Ideal zur Sicherung der Beobachtungsgleichheit sind **doppelblinde Studien**, also Studien, bei denen weder der behandelnde Arzt noch der Patient über die Zuordnung zu einer Behandlungsgruppe informiert sind (z. B. durch Einsatz von Placebo). Der Patient erklärt allerdings sein Einverständnis dazu, dass er prinzipiell auch eine Placebotherapie erhalten könnte. Teilweise sind jedoch nur **einfachblinde Studien**, bei denen nur der Patient nicht über die Zuordnung informiert ist (etwa bei OP-Verfahren), oder eine offene Gruppenzuordnung ohne Verblindung möglich.

Prinzipiell erfüllen Randomisierung und Verblindung unterschiedliche Ziele, beides ist unabhängig voneinander anzustreben. Auch wenn keine Verblindung durchgeführt wird, kann eine Randomisierung immer noch möglich sein und umgekehrt.

2.2.3 Phaseneinteilung klinischer Studien

Klinische bzw. präklinische Studien werden je nach Entwicklungsstand eines Pharmakons gemäß dem **Code of Federal Regulations (CFR)** der U.S. Food and Drug Administration (FDA) in unterschiedliche Phasen eingeteilt.

Phase 0: Analyse der Pharmakokinetik und Pharmakodynamik eines neuen Wirkstoffes etwa mithilfe von Tierversuchen. In dieser präklinischen Phase werden auch Untersuchungen zur Teratogenität und Mutagenität des Wirkstoffs durchgeführt.

Phase I: Die Prüfsubstanz wird zum ersten Mal am Menschen erprobt. An gesunden Versuchspersonen, gelegentlich auch an kranken Freiwilligen, werden die erforderliche Dosierung, die Verträglichkeit („tolerability") und die Sicherheit („safety") der Prüfsubstanz untersucht (auch: „First-in-man Phase").

Phase II: In Phase II wird die Wirksamkeit („efficacy") und die Verträglichkeit bei einer größeren Anzahl von **erkrankten Personen** untersucht, wozu häufig schon kontrollierte klinische Studien durchgeführt werden. Weitere Aspekte sind die Überprüfung des Therapiekonzepts („proof of concept") und die Durchführung von Dosisfindungsstudien („dose-finding study").

Phase III: Der neue Wirkstoff wird in einer **kontrollierten klinischen Studie**, idealerweise als randomisierte, doppelblinde Studie, zum ersten Mal in der Behandlung eingesetzt, um im Vergleich zu einer Referenztherapie einen „signifikanten Wirkungsnachweis" zu führen und um damit die Marktzulassung des Pharmakons als Arzneimittel zu erreichen. Die Phase III wird deshalb auch als **Registrierungsphase** bezeichnet.

Phase IV: Phase-IV-Studien erfolgen nach der Zulassung des Medikaments mit einer i.d.R. sehr großen Anzahl von Patienten. Dadurch können auch ggf. **seltene Nebenwirkungen** oder Arzneimittelwechselwirkungen beobachtet werden. In dieser Phase werden neben Anwendungsbeobachtungen auch **Kohorten-** und **Fall-Kontroll-Studien** durchgeführt.

2.3 Datenerfassung und deskriptive Auswertung

Ein statistischer Datensatz besteht aus Beobachtungen verschiedener **Merkmale** (z. B. Geschlecht, Alter, klinische Größen) an einer Stichprobe von Beobachtungseinheiten (Patienten, Zellkulturen). Damit aufgrund der Eigenschaften dieser Stichprobe auf Eigenschaften einer Grundgesamtheit bzw. Population zurückgeschlossen werden kann, sollte die Stichprobe **zufällig** und **repräsentativ** aus dieser Grundgesamtheit ausgewählt sein.

Aus der gegebenen Aufgabenstellung ergibt sich eine Aufteilung der Merkmale in **Zielgrößen** (z. B. Ansprechen auf eine Therapie, Größen zur Charakterisierung von Krankheiten, Wachstumsgrößen, Reaktionszeiten) und **potenzielle Einflussgrößen** (Behandlungsform, klinische Merkmale, Zustandsgrößen wie Temperatur), deren **Zusammenhang** untersucht werden soll.

Für alle Ziel- und Einflussgrößen sowie deren Auswertung gelten als Basis für eindeutige, zuverlässige und interpretierbare Auswertungen 3 Gütekriterien:
1. **Objektivität:** Unabhängigkeit vom Beobachter
2. **Reliabilität:** Reproduzierbarkeit
3. **Validität:** Gültigkeit (Wird das gewünschte Merkmal wirklich erfasst?)

2.3.1 Deskriptive Auswertungsverfahren

Skalentypen

Bei der Auswahl von geeigneten statistischen Auswertungsmethoden müssen die Skalentypen (Messniveau) von Merkmalen beachtet werden. Prinzipiell unterscheidet man zunächst zwischen **quantitativen** und **qualitativen Merkmalen**.

Quantitativ und qualitativ: Alle Daten, die man messen oder zählen kann, werden als **quantitativ** bezeichnet, alle anderen als **qualitativ**. Beispiele für quantitative Merkmale sind das Schlagvolumen des Herzens, die Knochendichte oder die Anzahl der Myome einer Patientin.

Bei quantitativen Skalen muss man gelegentlich zwischen **Absolut-** und **Intervallskalen** unterscheiden: Erstere besitzen einen absoluten Nullpunkt, Letztere nicht. Die Aussage „Reduktion des Tumorvolumens um 50 %" ist somit sinnvoll interpretierbar (Absolutskala), nicht aber die Aussage „Reduktion der Temperatur (°C) um 50 %" (wohl aber „der Temperatur**differenz**"!).

Der Rhesusfaktor oder der Schmerzgrad dagegen sind Beispiele für qualitative Merkmale, die nach Definition **keine** eindeutige zahlenmäßige Wertbeimessung besitzen.

> **MERKE** Es ist zu beachten, dass bei **qualitativen** Daten Rechenoperationen per definitionem sinnlos sind.

Ordinal und nominal: Bei **qualitativen Merkmalen** unterscheidet man dagegen zwischen **ordinal** und **nominal**. Der Schmerzgrad stellt ein Beispiel für ein ordinales Merkmal dar, bei dem eine Rangordnung gemäß der Ausprägung des Merkmals möglich ist, was beim Rhesusfaktor als nur nominalem (auch: kategorialem) Merkmal nicht möglich ist. Bei **dichotomen** Größen, d. h. binären Größen mit nur 2 Ausprägungen, ist diese Unterscheidung irrelevant.

Stetig und diskret: Insbesondere bei **quantitativen Merkmalen** wird auch zwischen stetig und diskret unterschieden. Ein stetiges Merkmal kann „beliebige" Merkmalswerte aufweisen, zumindest bezogen auf mögliche Zwischenwerte. Dies ist beispielsweise beim Schlagvolumen mit reellwertigen Ausprägungen der Fall. Ein **diskretes Merkmal** dagegen kann, wie im Beispiel der Anzahl der Myome einer Patientin, nur „gewisse" einzelne Werte (meist im Sinne der ganzen Zahlen) annehmen.

Auch bei ordinalen Merkmalen ist mitunter eine Unterscheidung zwischen diskret und stetig sinnvoll: Beim Schmerzgrad etwa kann für das **Patient Global Assessment** sowohl eine **verbale Ratingskala** (VRS; kein Schmerz, leichter Schmerz etc., diskrete Ausprägung) verwendet werden als auch eine **visuelle Analogskala** (VAS), wozu die Patienten auf einer Skala von 0–100 beliebig einen Zeiger verschieben (stetige Ausprägung), um dem subjektiven Befinden Ausdruck zu geben. Eine vielleicht gewünschte „Quantifizierung" ist damit allerdings **nicht** möglich, da die Beurteilung stets subjektiv erfolgt.

Empirische Verteilung

Ziel der beschreibenden Statistik ist es, mithilfe von Maßen eine Übersicht über die Eigenschaften, genauer über die empirische Verteilung der Merkmale, zu erstellen. Die Bezeichnung „empirisch" charakterisiert, dass es sich dabei um die Verteilung oder um Maße der konkreten Stichprobe handelt und sie somit auf empirisch gewonnenen Daten beruht, die als Näherungswerte der Verteilung und Maße der Grundpopulation angesehen werden können. Das Ziel der deskriptiven Statistik geht dabei weit über die Berechnung eines Mittelwertes hinaus. Man unterscheidet zwischen Lage-, Streuungs- und Zusammenhangsmaßen.

Im Folgenden wird mit „$x_1 \ldots x_n$" eine Messreihe (also eine Spalte in einer typischen Datentabelle) und mit „$x_{(1)} \ldots x_{(n)}$" die geordnete Messreihe bezeichnet, d. h., x_1 gibt den ersten und $x_{(1)}$ den kleinsten Wert der Messreihe an usw.

Lagemaße

Lagemaße geben die **Lage** bzw. **Größenordnung** der empirischen Verteilung an.

Arithmetisches Mittel ($\bar{x}$): Das arithmetische Mittel (**Mittelwert**) gibt den „**Schwerpunkt**" einer Verteilung an, wobei n der Datenzahl und x den erhobenen Daten entspricht:

$$\bar{x} = \frac{x_1 + \ldots + x_n}{n}$$

Der Mittelwert ist nur bei **quantitativen Merkmalen** sinnvoll, aber auch dann nicht immer, insbesondere bei einer unsymmetrischen (schiefen) Verteilung. Etwa bei der Einkommensverteilung einer Region liefert das arithmetische Mittel eine sinnvolle Aussage im Hinblick auf Steuerschätzung, Kaufkraft etc., aber nicht im Sinne eines typischen Wertes der Verteilung. Typische Werte werden eher durch den Median angegeben.

Median ($\tilde{x}$): Der Median ($\tilde{x}$) ist der **mittlere Wert** in der (geordneten) Messreihe, er teilt die Messreihe also mittig in 2 Hälften (s. u. unter „empirische Quantile", p = 0,5 = 50 %). Beispielsweise ist bei einer Messreihe der Größe n = 5 der Median der mittlere, also der 3. Wert der geordneten Messreihe. Bei einer Messreihe der Größe n = 4 liegt der Median zwischen den beiden mittleren Werten, also zwischen dem 2. und dem 3. Wert. Die Bestimmung des Medians ist bei **ordinalen** und bei **quantitativen Merkmalen** möglich.

Modalwert (Mode): Hierbei handelt es sich um den am **häufigsten auftretenden Wert** bzw. die am häufigsten auftretenden Werte. Zum Beispiel könnte man sich dafür interessieren, an welchem Wochentag die meisten Geburten, und somit der Modalwert, auf einer Geburtsstation stattfinden oder welche Blutgruppe bei Patienten einer Notfallambulanz am häufigsten vertreten ist. Der Modalwert ist tatsächlich vor allem bei qualitativen Merkmalen und zwar auch bei rein nominalen Merkmalen, interessant.

Geometrisches Mittel ($\bar{x}_G$): Diese Größe wird berechnet, wenn die Messwerte aus **relativen Änderungen** bestehen, wie es bei Wachstums- oder Zuwachsraten der Fall ist, etwa bei der Vermehrung von Bakterien in einer Bakterienkultur.

$$\bar{x}_G = \sqrt[n]{x_1 \times \ldots \times x_n}$$

Harmonisches Mittel ($\bar{x}_H$): Dieses Mittel wird angewandt, falls die zu mittelnden Größen als Quotient mit entweder **konstantem Zähler** oder **konstantem Nenner** darstellbar sind. Beispiele dafür sind die mittlere Dichte von Gasen, die mittlere Behandlungszeit oder die Berechnung von mittleren Geschwindigkeiten.

$$\bar{x}_H = \frac{1}{\frac{1}{n}\left(\frac{1}{x_1} + \ldots + \frac{1}{x_n}\right)}$$

Empirische Quantile: Während der Median die Mitte der Stichprobe angibt – es sind also 50 % der Stichprobenwerte ≤ dem Median und 50 % der Stichprobenwerte ≥ dem Median – gibt ein empirisches Quantil für einen vorgegebenen Anteil 0 < p < 1 einen Wert an, sodass der „p"-te Anteil der Stichprobe ≤ dem Quantil und der „1 − p"-te Anteil der Stichprobe ≥ dem Quantil ist. Quantile können für alle **ordinalen** und alle **quantitativen Merkmale** bestimmt werden.

Spezielle Quantile sind die **Quartile**, die die Stichprobe vierteln:

- p = 0,25 = 25 %: 1. Quartil
- p = 0,5 = 50 %: Median, der dem 2. Quartil entspricht
- p = 0,75 = 75 %: 3. Quartil.

Minimum: Beim Minimum handelt es sich um den **kleinsten Wert** $x_{(1)}$.

Maximum: Unter Maximum versteht man den **größten Wert** $x_{(n)}$.

Streuungsmaße

Streuungsmaße charakterisieren die **Variabilität** der Messwerte. Grundsätzlich ist es immer sinnvoll, Versuchs- oder Studienbedingungen sowie die Festlegung der Zielgrößen so zu wählen, dass die Variabilität möglichst klein ist, aber dennoch valide Rückschlüsse auf eine genügend aussagefähige Grundgesamtheit gezogen werden können.

Standardabweichung (s): Dieses Streuungsmaß ist insbesondere für **normalverteilte** (gaußverteilte) Merkmale sinnvoll und bestimmt dann einen **typischen Abstand** vom Mittelwert.

$$s = \sqrt{\frac{1}{(n-1)}\left([x_1 - \bar{x}]^2 + \ldots + [x_n - \bar{x}]^2\right)}$$

Empirische Varianz (s^2): Die Varianz s^2 ist der **mittlere quadratische Abstand** zum Mittelwert und wird überwiegend für theoretische Überlegungen oder als Zwischenschritt zur Bestimmung der Standardabweichung berechnet:

$$s^2 = \frac{1}{n-1}\left([x_1 - \bar{x}]^2 + \ldots + [x_n - \bar{x}]^2\right)$$

Interquartilabstand (IQR): Der IQR = $q_{0,75} - q_{0,25}$ entspricht dem **Abstand zwischen dem 1. und dem 3. Quartil**, d.h. dem 25%- und dem 75%-Quantil, und somit der Länge des Bereichs, der die mittlere Hälfte der Stichprobenwerte umfasst. Der IQR ist bei allen quantitativen Merkmalen verwendbar.

Spannweite (R): Unter Spannweite (engl. range) wird der **Abstand zwischen größtem und kleinstem Messwert** verstanden. Der Wert kann auch bei allen quantitativen Merkmalen verwendet werden:

$$R = x_{(n)} - x_{(1)}$$

Zusammenhangsmaße

Zusammenhangsmaße beschreiben die **Beziehung zwischen Merkmalen**. Für Zusammenhangsmaße wird nicht nur eine Messreihe analysiert, sondern es werden jeweils 2 Merkmale anhand der Beobachtungspaare (x_1, y_1), ..., (x_n, y_n) auf ihren Zusammenhang hin untersucht.

Korrelationskoeffizient (r): Die Produkt-Moment-Korrelation (r) nach **Pearson** ist ein Maß für den linearen Zusammenhang zwischen 2 **quantitativen** Merkmalen:

$$r = \frac{\frac{1}{n-1}\left((x_1 - \bar{x})(y_1 - \bar{y}) + \ldots + (x_n - \bar{x})(y_n - \bar{y})\right)}{s_x s_y}$$

Die beiden Standardabweichungen s_x und s_y im Nenner des Korrelationskoeffizienten sind immer positiv, doch beim Zähler ist dies anders. Wenn relativ große oder kleine x-Werte (in Bezug auf den Mittelwert) auch zu relativ großen oder kleinen y-Werten führen, wird die Summe des Zählers insgesamt eher positiv und weist auf einen positiven Zusammenhang, einen positiven Trend bzw. gleichsinnige Merkmale hin. Umgekehrt weist ein negativer Wert des Zählers und deshalb des Korrelationskoeffizienten auf einen negativen Trend bzw. auf gegensinnige Merkmale. Die Normierung mit den beiden Standardabweichungen führt dazu, dass der Korrelationskoeffizient immer zwischen –1 und +1 liegt. Besteht kein linearer Zusammenhang, ergibt sich r ≈ 0. Liegen die Punkte jedoch eng an einer steigenden bzw. fallenden Geraden, folgt r ≈ 1 bzw. r ≈ –1.

> **MERKE** Ab etwa |r| > 0,7 kann man von einem starken linearen Zusammenhang sprechen.

Rang-Korrelationskoeffizient nach Spearman: Werden im linearen Korrelationskoeffizienten die Beobachtungen x_1, ..., x_n und y_1, ..., y_n (sowie deren Mittelwerte) durch die jeweiligen **Rangzahlen**, die die Messwerte in der sortierten Stichprobe einnehmen, ersetzt, so ergibt sich der Rang-Korrelationskoeffizient nach Spearman. Es handelt sich dabei um ein robustes Maß für einen **monotonen Zusammenhang**, das für quantitative, aber auch für ordinale Merkmale verwendet werden kann.

> **MERKE** Grundsätzlich muss bedacht werden, dass eine deutliche Korrelation zwar auf einen starken Zusammenhang zwischen den Merkmalen schließen lässt, dieser aber **nicht** direkt oder gar ursächlich sein muss. Eine ausgeprägte Korrelation kann tatsächlich auch über eine gemeinsame starke Korrelation mit einem dritten, nicht berücksichtigten Merkmal erklärt sein.

Korrelation und Kontingenzkoeffizient: Für **qualitative** Größen können Kontingenztafeln (oder speziell bei dichotomen Merkmalen: Vierfelder-Tafeln) aufgestellt und ausgewertet werden. Ein Maß für den Zusammenhang bei Vierfelder-Tafeln ist beispielsweise die **Odds-Ratio** [S. C868]. Außerdem gibt es allgemeine Kontingenzkoeffizienten als Maßzahlen für den Zusammenhang, die auf der χ^2-Statistik basieren, auf die hier aber nicht weiter eingegangen wird.

Robustheit

Eine statistische Kenngröße bezeichnet man als robust, wenn sie nicht oder nicht sehr durch einzelne Ausreißer in den Daten beeinflusst wird. Somit ist der Mittelwert ein Beispiel für ein nicht robustes Lagemaß, während der Median robust ist. Entsprechend ist insbesondere der IQR ein robustes Streuungsmaß, während die Standardabweichung nicht robust ist.

Es gibt noch weitere robuste Maße, insbesondere ein arithmetisches Mittel, bei dem aber ein Anteil, z.B. 10%, der kleinsten und der größten Werte unberücksichtigt bleibt.

Grafische Darstellungen

Gerade für die beschreibende (deskriptive) Statistik ist die Illustration der empirischen Verteilung der Stichprobe anhand von Grafiken sehr sinnvoll. Zur Illustration wird hier eine Osteopeniestudie (Hofmann WP et al., Prospective study of bone mineral density and metabolism in patients with chronic hepatitis C during pegylated interferon alpha and ribavirin therapy. *J Viral Hepat* 2008:15: 790–796) verwendet, bei der unter anderem untersucht wurde, ob eine chronische Hepatitis-C-Infektion Einfluss auf die Knochendichte, und zwar insbesondere auf die alterskorrigierten Z-Scores zur Knochendichte, hat.

Neben den im Folgenden dargestellten Diagrammen gibt es eine Vielzahl weiterer spezialisierter Diagramme wie z. B. die bereits im Abschnitt „Epidemiologie" erwähnten ROC-Kurven.

Balken-, Kreis- und ähnliche Diagramme: Sie sind gut geeignet, um die Verteilung **qualitativer** oder **quantitativ-diskreter Merkmale** zu illustrieren (**Abb. 2.1**).

Histogramme: Sie sind für die Illustration der Verteilung **stetiger Merkmale** gut geeignet (**Abb. 2.2**).

Boxplots: Sie können zur Darstellung der empirischen Verteilung zumindest ordinal skalierter stetiger Merkmale verwendet werden. Sie eignen sich besonders gut, um einen Zusammenhang zwischen einem **qualitativen** oder **quantitativ diskreten Merkmal** einerseits und einem **stetigen Merkmal** andererseits zu untersuchen (**Abb. 2.3**). Die Kästen (Boxen) umfassen dabei den Bereich zwischen dem 1. und dem 3. Quartil, also der mittleren Hälfte der Messreihe. Dazwischen wird außerdem der **Median** eingezeichnet. Die Antennen (engl. Whisker) reichen von dem kleinsten (Nichtausreißer-)Wert bis zum größten (Nichtausreißer-)Wert. Als Ausreißer klassifizierte Werte können zusätzlich als Punkte eingezeichnet werden.

MERKE Vorsicht: Ob überhaupt und wann genau ein Wert als Ausreißer angesehen wird, differiert zwischen Statistiksoftwareprogrammen. Zum Beispiel werden bei SPSS Werte im Zusammenhang mit Boxplots dann als Ausreißer eingestuft, wenn der Abstand zur Box das 1,5-Fache der Boxlänge übersteigt.

Streudiagramme (Scatterplots): Sie eignen sich zur Illustration des Zusammenhangs zwischen stetigen Merkmalen und können durch eine Regressionsgerade oder -kurve [S. C880] ergänzt werden.

Konfidenzintervalle

Ausgangssituation für die Berechnung von Konfidenzintervallen ist die Überlegung, dass die Größe eines Kennwertes einer **Grundgesamtheit** auf der Basis von Messwerten einer **Stichprobe** abgeschätzt werden soll. Bei wiederholter Stichprobenziehung bzw. Wiederholung einer Studie oder eines biologischen Experiments erhält man aufgrund von Zufallseffekten verschiedene Mittelwerte. Gleiches gilt natürlich für alle statistischen Kennwerte. Mithilfe von Konfidenzintervallen kann man **Zufallsschwankungen in der Schätzung statistischer Kennwerte** quantitativ beschreiben.

Da der wahre Kennwert (z. B. der **Erwartungswert µ** einer Normalverteilung, d. h. der „Mittelwert" der Grundgesamtheit, oder die Wahrscheinlichkeit p eines Ereignisses) nicht bekannt und die Schätzung mit statistischer Ungenauigkeit behaftet ist, gibt ein Konfidenzintervall einen „**Vertrauensbereich**" an, der den Parameter mit hoher Wahrscheinlichkeit umfasst. Genauer:

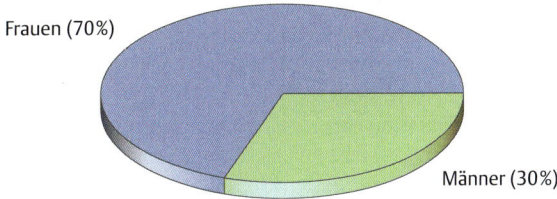

Abb. 2.1 Beispiel eines Kreisdiagramms. Geschlechterverteilung in der Studienpopulation der Osteopeniestudie.

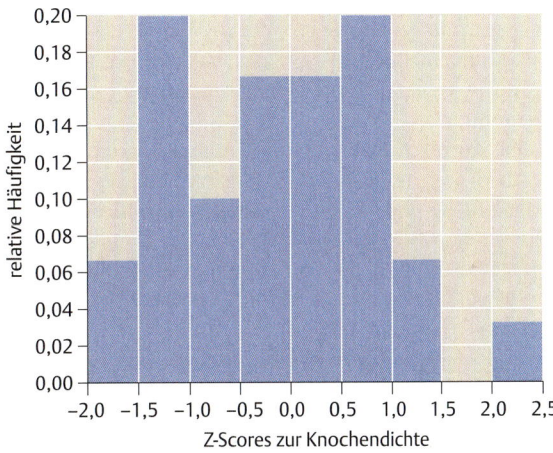

Abb. 2.2 Beispiel eines Histogramms. Z-Scores zur Knochendichte der Osteopeniestudie.

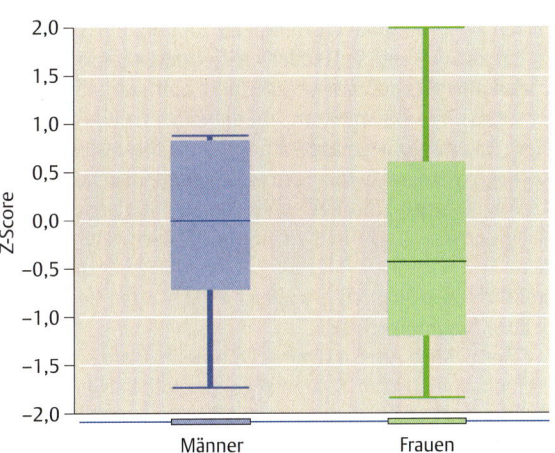

Abb. 2.3 Boxplot. Beispiel eines Boxplots zum Vergleich der Z-Scores zwischen Männern und Frauen.

DEFINITION Ein 95%-Konfidenzintervall oder allgemein ein (1 − α)-Konfidenzintervall ist ein (zufälliges) Intervall, das den unbekannten, wahren Wert mit einer Wahrscheinlichkeit von 95% bzw. allgemein 1 − α enthält.

Falls das Einhalten der exakten Wahrscheinlichkeit bei diskreten Problemstellungen nicht möglich ist, wird das kleinste Intervall mit einer Wahrscheinlichkeit ≥ 95 % oder allgemein 1 − α gewählt.

Das Konfidenzniveau 1 − α beschreibt eine Verfahrenseigenschaft und bezieht sich nicht direkt auf einen einzelnen Anwendungsfall. Bei wiederholter Bestimmung von Konfidenzintervallen liegt man demnach im Mittel in etwa α × 100 % der Fälle falsch. Wobei sich hier ein Fehler darin äußern würde, dass der wahre Wert der Kenngröße der Verteilung bzw. der Grundgesamtheit außerhalb des Konfidenzintervalles liegt. Wurde beispielsweise ein 95 %-Konfidenzintervall für das relative Risiko einer Gruppe A im Vergleich zu einer Gruppe B mit [1,24; 1,84] bestimmt, wäre

- eine korrekte Interpretation: Man kann davon ausgehen, dass das Risiko in Gruppe A mindestens um das 1,24-Fache und höchstens um das 1,84-Fache größer ist als das Risiko in Gruppe B, da solche Konfidenzintervalle höchstens in 5 % der Fälle fehlerhaft sind.
- eine verfälschte Interpretation: Das Risiko in Gruppe A ist mit 95 %-iger Wahrscheinlichkeit mindestens um das 1,24-Fache und höchstens um das 1,84-Fache größer als das Risiko in Gruppe B.

2.4 Grundlagen zum Testen von Vergleichshypothesen

Häufig wird eine statistische Untersuchung (Signifikanztest) durchgeführt, um nachher eine **Entscheidung zwischen zwei Alternativen** treffen zu können, z. B. zwischen Wirksamkeit und fehlender Wirksamkeit eines neuen Medikamentes oder zwischen einem Einfluss und keinem Einfluss eines Risikofaktors auf die Inzidenz einer Krankheit. Da eine vorliegende Stichprobe Zufallseinflüssen unterliegt, wird man hier keine sicheren Entscheidungen treffen können. Im Einzelfall können statistische Entscheidungen also immer richtig oder falsch sein. Statistische Tests werden jedoch als Entscheidungsregeln so eingeführt, dass ihre Fehlerwahrscheinlichkeiten bestimmte (Güte-)Kriterien erfüllen.

Die beiden Alternativen (Hypothesen), zwischen denen ein statistischer Test entscheiden soll, beruhen i. d. R. auf Eigenschaften von Kennwerten, etwa des **Erwartungswertes μ**. Eine Hypothese wird dabei als **Nullhypothese H_0** bezeichnet, die andere als **Alternativhypothese H_1**. Die Unterscheidung und damit eine sorgfältige Wahl der Hypothesen sind wichtig, da über die Fehlerwahrscheinlichkeiten statistischer Tests unterschiedliche Anforderungen gestellt werden. In der Regel wird die Alternativhypothese die neu zu bestätigende Regel (etwa die Wirksamkeit eines Medikamentes) sein, während die Nullhypothese als logisches Gegenteil die neutrale wissenschaftliche Ausgangslage beschreibt. Die Unterschiede in den Fehlerwahrscheinlichkeiten und die Möglichkeiten in der Wahl der Hypothesen werden im Folgenden noch ausführlicher beschrieben.

Bei der Osteopeniestudie z. B. sollte nicht nur ein Einfluss der Virusinfektion, sondern auch der mögliche Einfluss einer antiviralen Therapie auf die Knochendichte untersucht werden. Dazu wurde die Differenz der Knochendichtescores (Z-Scores) vor und nach der antiviralen Therapie analysiert. Hierbei kann vorausgesetzt werden, dass die Differenzen (zumindest näherungsweise) **normalverteilt** (Gauß-verteilt) sind (übrigens kann auch die Normalverteilungsannahme mit statistischen Testverfahren, die später besprochen werden, geprüft werden).

> **DEFINITION** Die Normal- oder auch **Gauß-Verteilung** (benannt nach Carl Friedrich Gauß, 1777–1855; Abb. 2.4) ist eine spezielle Wahrscheinlichkeitsverteilung, der eine stetige Zufallsvariable zugrunde liegt. Mithilfe dieser Verteilung kann man die **Wahrscheinlichkeit** ermitteln, mit der eine Realisation **x** der Zufallsvariablen X in einem bestimmten Intervall der Abszisse (x-Achse) liegt. Die beiden Parameter μ und $σ^2$ charakterisieren die „Lage" und die „Breite" der Verteilung und werden als **Erwartungswert μ** („Mittelwert") und **Varianz $σ^2$** bezeichnet. Als Standardnormalverteilung bezeichnet man eine zentrierte Verteilung mit Erwartungswert μ = 0 und Varianz 1.
> Im medizinischen Bereich spricht man analog von einem **Merkmal** (dazu Abschnitt „Skalentypen", Beispiel: Pulsveränderung nach Belastung) und **Merkmalsausprägung** (konkreter „Messwert" X = x), sodass die Aussage „Ein Merkmal X ist Gauß-verteilt" interpretierbar ist. Die Gauß-Verteilung wird auch häufig zur Bestimmung von p-Werten [S. C877] oder zur Festlegung des Ablehnungsbereichs einer Prüfgröße beim statistischen Testen verwendet.
> Im Fall einer Normalverteilung liegen 95,45 % aller Werte in einem Intervall von jeweils 2 Standardabweichungen unter- bzw. oberhalb des Mittelwertes und 68,27 % im Intervall von jeweils einer Standardabweichung.

Nun können Hypothesen unter Verwendung des Erwartungswertes μ formuliert werden, ob ein oder ob kein Unterschied zwischen den Nachher- und den Vorher-Werten existiert:

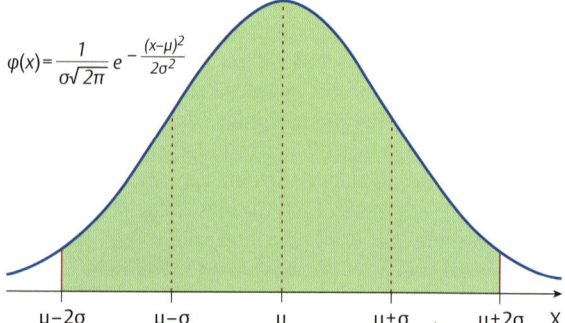

Abb. 2.4 **Gauß-Verteilung.** In der grafischen Darstellung der Dichtefunktion φ der Normalverteilung (Gauß-Verteilung) ist die typische symmetrische Glockenkurve erkennbar. Für Normalverteilungen gilt, dass die Fläche zwischen μ − 2σ und μ + 2σ gerade 95,45 % beträgt. Dies entspricht dann auch der Wahrscheinlichkeit, dass eine normalverteilte Größe X einen Wert im Intervall [μ − 2σ, μ + 2σ] annimmt.

- Die Nullhypothese ist H_0: **µ = 0**. Die Therapie hat keinen Einfluss auf die Z-Scores.
- Die Alternativhypothese ist H_1: **µ ≠ 0**. Die Therapie hat einen Einfluss.

Eine Möglichkeit, eine solche Entscheidung zu treffen, ergibt sich, wenn ein passendes Konfidenzintervall bekannt ist, in diesem Beispiel ein Konfidenzintervall für den Erwartungswert der Z-Score-Differenzen.

2.4.1 Zusammenhang zwischen Hypothesentests und Konfidenzintervallen

Wenn bereits ein Konfidenzintervall, z. B. für den Erwartungswert µ, berechnet wurde, kann dieses als Grundlage für die Entscheidung dienen, ob die Nullhypothese H_0: $µ = µ_0$ mit dem hier zu überprüfenden Wert $µ_0$ gilt oder nicht. Die naheliegende Entscheidungsregel wäre dann:

- $µ_0$ liegt im Konfidenzintervall: In diesem Fall ist $µ_0$ ein glaubwürdiger Wert für den Erwartungswert und es ergibt sich eine Entscheidung für die Hypothese H_0: $µ = µ_0$.
- $µ_0$ liegt nicht im Konfidenzintervall: In diesem Fall ergibt sich die Entscheidung für H_1: $µ ≠ µ_0$.

Beispiel: Im Osteopeniebeispiel ergibt sich das Konfidenzintervall (Differenz Z-Score Nachher – Vorher) [0,08; 0,46], sodass die Hypothese H_0: µ = 0 abgelehnt wird. Die Therapie hat somit insgesamt einen positiven und nicht durch Nebenwirkungen der Medikamente einen negativen Effekt auf die Knochendichte. Wenn das Konfidenzintervall die 0 enthalten hätte, hätte man dagegen keine Therapiewirkung erkennen können. Für den Fall, dass das Konfidenzintervall sogar nur negative Werte enthalten hätte, wäre ein negativer Therapieeffekt bestätigt worden.

2.4.2 Fehlerwahrscheinlichkeiten

Für solche Hypothesentests können Fehlerwahrscheinlichkeiten statistisch quantifiziert werden:
Es ist bekannt, dass Konfidenzintervalle den wahren Erwartungswert mit mindestens 95 % Wahrscheinlichkeit umfassen. Nur mit höchstens 5 % Wahrscheinlichkeit ist dies nicht der Fall. Also beträgt die Fehlerwahrscheinlichkeit bei der Entscheidung für H_1: $µ ≠ µ_0$ – falls 0 nicht im Konfidenzintervall liegt – maximal 5 %.
Die Entscheidung für H_0: $µ = µ_0$ kann deutlich häufiger falsch sein. Die Fehlerwahrscheinlichkeit hängt stark von dem eigentlichen Wert von µ ab und ist fast 95 %, falls µ sehr nahe an $µ_0$ liegt.

2.4.3 α- und β-Fehler

> **DEFINITION** Bei statistischen Testverfahren, sog. **Signifikanztests**, wird eine Entscheidung zwischen 2 Hypothesen getroffen, der Nullhypothese H_0 und der Alternativhypothese H_1.
> Die Fehlerwahrscheinlichkeit dafür, die Nullhypothese H_0 fälschlicherweise zu verwerfen, der sog. **Fehler 1. Art** oder α-Fehler, darf höchstens einem vorzugebenden Signifikanzniveau α entsprechen. Üblicherweise gilt α = 5 %.

Die Fehlerwahrscheinlichkeit dafür, die Nullhypothese nicht zu verwerfen, obwohl sie falsch ist, der sog. **Fehler 2. Art** oder β-Fehler, hängt von dem wahren Wert des Kennwertes ab und kann oft nicht allgemein klein gehalten werden. Er kann aber durch die Wahl eines effizienten Tests und durch eine **möglichst große Stichprobe** optimiert werden.

Es ist somit eine zentrale Eigenschaft von statistischen Hypothesen- bzw. Signifikanztests, dass die Hypothesen und damit auch die Fehler 1. und 2. Art nicht symmetrisch behandelt werden. Dies spiegelt sich in der Interpretation der Ergebnisse wider. Man kann nach der Durchführung eines Tests eine starke oder eine schwache Entscheidung erhalten:

Die **starke Entscheidung** ist jene **gegen** die Nullhypothese, da hier der Fehler (der Fehler 1. Art) sicher klein ist. Man kann in diesem Fall auch von einem statistisch gesicherten, also signifikanten Ergebnis sprechen.

Die **schwache Entscheidung** ist dagegen die Entscheidung **für** die Nullhypothese. Hier muss das Ergebnis entsprechend vorsichtig formuliert und insbesondere bei kleinen Stichproben auch sehr vorsichtig interpretiert werden. Typischerweise sagt man nur, dass nichts gegen die Nullhypothese spricht, und nicht, dass die Nullhypothese tatsächlich zutrifft.

Während der Fehler 1. Art zwischen verschiedenen Tests, zumindest wenn die Voraussetzungen zutreffen, vergleichbar ist, gilt dies nicht für den Fehler 2. Art.

Die Wahrscheinlichkeit 1 – β, die Nullhypothese richtigerweise zu verwerfen, falls sie falsch ist, nennt man auch die **Güte** oder **Teststärke** (Power) eines statistischen Tests. Überlegungen zur Größe des Fehlers 2. Art bzw. der Power der geplanten statistischen Tests bilden deshalb die Basis einer **Fallzahlberechnung** im Rahmen einer Studienplanung.

2.4.4 p-Werte

Insbesondere Softwareprogramme geben neben dem Wert einer Testgröße und evtl. einem Konfidenzintervall nicht direkt eine Entscheidung für oder gegen die Nullhypothese, sondern einen p-Wert (bzw. **Signifikanzwert**) aus. Dieser kann formal als das kleinste Signifikanzniveau α definiert werden, für das die Nullhypothese verworfen würde (**a-posteriori**-oder **post-hoc-Fehler 1. Art**). Etwas anschaulicher entspricht dies der **Plausibilität der Nullhypothese**. Genauer entspricht der p-Wert der Wahrscheinlichkeit, dass unter der Nullhypothese der dem Test zugrunde liegende Kennwert solche Werte wie den beobachteten oder noch extremere annimmt.

> **MERKE** Da der p-Wert die Glaubwürdigkeit der Nullhypothese angibt, sprechen kleine p-Werte dafür, dass die Nullhypothese unglaubwürdig ist und deshalb verworfen werden kann.

Beispiel: Im Osteopeniebeispiel ergibt sich p = 0,006. Dies bestätigt noch einmal die Entscheidung gegen die Nullhypothese, die aussagte, dass die antivirale Therapie einen positiven Effekt auf die Knochendichte hat.

> **MERKE** Wichtig ist wieder, dass sich die Fehlerwahrscheinlichkeiten immer auf das statistische Verfahren beziehen, nicht auf die einzelne konkrete Entscheidung in einer individuellen Auswertung.

2.4.5 Übersicht zu Entscheidungsregeln statistischer Hypothesentests

Die Entscheidungen eines Tests zum Signifikanzniveau α über eine Nullhypothese H_0 gegen die Alternative H_1 kann bei einem statistischen Signifikanztest mit den folgenden äquivalenten Entscheidungsregeln getroffen werden, nämlich auf der Basis:

- eines **Konfidenzintervalls**: H_0 wird genau dann verworfen, wenn der Prüfwert der Nullhypothese **nicht** im Konfidenzintervall für die dem Test zugrunde liegende Kenngröße (z.B. Erwartungswert eines Merkmals oder die Differenz der Erwartungswerte) liegt.
- einer **Testgröße**: H_0 wird genau dann verworfen, wenn die Testgröße in einem **kritischen Bereich** liegt.
- eines **p-Wertes**: H_0 wird genau dann verworfen, wenn $p \leq \alpha$ gilt.

2.4.6 Wahl der statistischen Hypothesen

Im Folgenden werden verschiedene Möglichkeiten zusammengefasst, wie die statistischen Hypothesen aufgestellt werden können. Dabei müssen die Asymmetrien in der Behandlung der Testentscheidungen und somit auch in der Behandlung der Hypothesen berücksichtigt werden. Dies wird beispielhaft an Hypothesen über Wahrscheinlichkeiten π_1 und π_2 für das Ansprechen auf eine Therapie in 2 Therapiegruppen erläutert. Alle Überlegungen lassen sich aber direkt auf andere Testsituationen übertragen.

Zweiseitiger Test (Test auf Unterschied): Der klassische Fall ist ein zweiseitiger Test der Nullhypothese H_0: $\pi_1 = \pi_2$ gegen die Alternative H_1: $\pi_1 \neq \pi_2$. Die Alternative enthält beide „Seiten": den Fall, dass π_1 kleiner als π_2 ist, und den Fall, dass π_1 größer als π_2 ist.

Im Falle einer (starken) **Entscheidung gegen die Nullhypothese** kann davon ausgegangen werden, dass die beiden Ansprechraten tatsächlich unterschiedlich bzw. statistisch signifikant verschieden sind. Üblicherweise wird dazu dann auch der **p-Wert** angegeben.

Im Falle einer (schwachen) **Entscheidung für die Nullhypothese** spricht nichts oder zumindest nicht genug gegen eine Gleichheit der Ansprechraten.

Einseitiger Test (Test auf Überlegenheit): Es könnte sein, dass nur eine mögliche Richtung für den Unterschied (etwa bei einer Kombinationstherapie im Vergleich zu einer Monotherapie oder im Falle einer höheren Dosis) denkbar ist. Dann kann auch über einen einseitigen Test mit Nullhypothese H_0: $\pi_1 \leq \pi_2$ (oder auch H_0: $\pi_1 = \pi_2$) gegen die Alternative H_1: $\pi_1 > \pi_2$ nachgedacht werden.

Im Falle einer (starken) **Entscheidung gegen die Nullhypothese** gilt dann, dass die Ansprechrate π_1 statistisch signifikant besser ist als die Rate π_2 der anderen Gruppe. Im Falle einer (schwachen) **Entscheidung für die Nullhypothese** spricht nichts gegen eine Gleichheit der Ansprechraten (oder auch eine Unterlegenheit der ersten Ansprechrate).

Bei der Wahl eines einseitigen Tests sollte Folgendes bedacht werden:

- Die Wahl der Hypothesen sollte bei der Planung erfolgen, also **vor** der Sichtung der Daten.
- Da man i.d.R. eine starke Entscheidung wünscht, sollte die Ungleichung, die man statistisch nachweisen will, als **Alternativhypothese** formuliert werden und die Nullhypothese als logisches Gegenteil. Dies kann durchaus auch eine „Gleichheit" sein, wenn die andere Richtung der Ungleichung von vornherein ausgeschlossen werden kann.
- Liegen in einer einseitigen Testsituation nur p-Werte des entsprechenden zweiseitigen Tests vor, können diese folgendermaßen verwendet werden: Zeigen die Stichprobenwerte in die Richtung der einseitigen Alternativhypothese, sind die p-Werte des einseitigen Tests (zumindest asymptotisch) halb so groß wie die des zweiseitigen Tests, es kommt also häufiger zu einer starken Entscheidung gegen die Nullhypothese. Zeigen die Stichprobenwerte dagegen in die andere Richtung, wird die Nullhypothese grundsätzlich nicht verworfen.
- Ein einseitiger Test für die Nullhypothese H_0: $\pi_1 = \pi_2$ gegen – z.B. – die Alternativhypothese H_1: $\pi_1 > \pi_2$ sollte nur dann angewandt werden, wenn der Fall $\pi_1 < \pi_2$ sicher ausgeschlossen werden kann. Hierzu ist kritisch zu hinterfragen, ob auch bei Stichprobenwerten, die klar für $\pi_1 < \pi_2$ sprächen, keine Entscheidung für $\pi_1 < \pi_2$ getroffen werden sollte, sondern tatsächlich die Nullhypothese H_0: $\pi_1 = \pi_2$ akzeptiert werden kann.
- Vermutlich um eine zu leichtfertige Wahl von einseitigen Tests, falls die entgegengesetzte Richtung doch relevant ist, zu vermeiden und um die Vergleichbarkeit mit anderen Studien zu gewähren, wird nach EMEA/ICH-Richtlinien erwartet, das einseitige Niveau $\alpha/2$ zu wählen. Die Empfehlung wird allerdings in den ICH-Richtlinien nicht insgesamt konsistent verfolgt. Eine sorgfältige Entscheidung zwischen ein- und zweiseitigem Test sollte diese nicht statistisch motivierte Regelung eigentlich unnötig machen.

Test auf Äquivalenz: Manchmal möchte man statistisch (stark) absichern können, dass 2 Verfahren äquivalent sind. Ein einfaches Vertauschen der zweiseitigen Testsituation ist aber nicht möglich, da sich die Fehlerwahrscheinlichkeit bei der Entscheidung für $\pi_1 = \pi_2$ als Grenzwert von „1 – Fehlerwahrscheinlichkeit für eine Entscheidung $\pi_1 \neq \pi_2$" ergibt. Die Teststärke (Power) eines Tests mit H_1: $\pi_1 = \pi_2$ wäre also nur α und somit unbefriedigend. Als Lösung entscheidet man sich hier nicht für eine Gleichheit der Kennwerte, sondern dafür, dass die **Diffe-**

renz der Kennwerte innerhalb eines geeignet kleinen Intervalls liegt. Die dabei noch erlaubte Abweichung zwischen π_1 von π_2 sollte so gewählt sein, dass sie (klinisch) nicht relevant ist, und wird üblicherweise mit δ bezeichnet. Dies entspricht dann formal einem Testen von H_0 : $|\pi_1-\pi_2| \geq δ$ gegen die Alternative H_0: $|\pi_1-\pi_2| < δ$.

Test auf Nichtunterlegenheit: Sehr verwandt mit der vorherigen Situation ist der Test auf Nichtunterlegenheit als nur einseitiges Testverfahren. Auch hier wird ein $δ > 0$ als (gerade noch) irrelevante Differenz eingeführt und H_0: $\pi_1 \leq \pi_2 - δ$ gegen H_1: $\pi_1 > \pi_2 - δ$ getestet. Im Vergleich zu dem einseitigen Test auf Überlegenheit kann man hier auch für die Situation $\pi_1 = \pi_2$ durch Wahl einer geeigneten Stichprobengröße eine angemessene Teststärke erzielen.

2.4.7 Wahl eines geeigneten Testverfahrens

Die Wahl eines passenden statistischen Tests richtet sich in aller Regel nach den folgenden Kriterien.
1. **Typ der Entscheidung:**
   - Test auf Verteilung bzw. Verteilungseigenschaften eines Merkmals (Messreihe, Stichprobe)
   - Test auf Unterschied zwischen 2 oder mehr Merkmalen (Messreihen, Stichproben)
   - Test auf Zusammenhang zwischen 2 oder mehr Merkmalen (vgl. Zusammenhangsmaße [S. C874])
2. **Skalentypen** der betrachteten Merkmale (insbesondere qualitativ oder quantitativ-diskret vs. quantitativ-stetig, vgl. Skalentypen [S. C872])
3. **zusätzliche Verteilungseigenschaften**, insbesondere, ob eine Normalverteilung (Gauß-Verteilung) vorliegt

Der Vorteil der Tests für **quantitativ-stetige** Merkmale, die außerdem noch **normalverteilt** (Gauß-verteilt) sind, liegt darin, dass diese eine **höhere Teststärke** (Power) haben als Tests ohne Verteilungsannahme. Es gibt übrigens auch Tests unter anderen konkreten Verteilungsannahmen, die jedoch hier nicht besprochen werden.

Tests auf Verteilung: Zum Prüfen von Voraussetzungen für weitere Testverfahren sind hier insbesondere **Tests auf Normalverteilung** von Bedeutung. Hier kann beispielsweise der Test von **Kolmogoroff-Smirnov** mit der **Lilliefors-Modifikation** angewandt werden. Lehnt der Test die Nullhypothese, dass eine Normalverteilung vorliegt, nicht ab, spricht – wenn keine weitere negative Information vorliegt – nichts gegen die Anwendung von Tests für normalverteilte Merkmale wie die **t-Tests**. Die klassischen Tests unter Normalverteilungsannahmen sind auch relativ robust gegen kleinere Abweichungen der Verteilung von der Normalverteilungsannahme, d. h., die p-Werte sind näherungsweise trotzdem gültig.

Tests auf Unterschied: Zu den am häufigsten angewandten Testverfahren zählen die Tests auf Unterschiede zwischen 2 oder mehr Merkmalen. Ein Auswahlkriterium zur Wahl eines geeigneten Tests auf Unterschied ist, ob diese Merkmale
- **verbunden** sind, z. B. wenn die Messungen an der gleichen Beobachtungseinheit (z. B. vorher/nachher) oder an einander zugeordneten Beobachtungseinheiten (z. B. Zwillingsstudien, „Matchen" von Beobachtungseinheiten) vorgenommen wurden, oder
- **unabhängig** (unverbunden) sind, etwa weil sich die Messreihen in einem Gruppenmerkmal (z. B. Geschlecht, Therapieform) unterscheiden und alle Beobachtungseinheiten unabhängig voneinander untersucht werden.

Es ist hierbei nicht unüblich, auch bei verbundenen Messreihen von 2 oder mehreren Stichproben zu sprechen. Streng genommen analysiert man in der (mathematischen) Statistik hier aber **eine** zwei- oder mehrdimensionale Stichprobe, weshalb solche Verfahren gelegentlich auch als 1-Stichproben-Verfahren charakterisiert werden. Das gilt natürlich auch bei Tests auf Zusammenhang zweier oder mehrerer Merkmale.

Zwei unabhängige normalverteilte Messreihen: Hier kann der **Zweistichproben-t-Test** verwendet werden, in der klassischen Form allerdings nur, wenn außerdem noch die Varianzen der beiden Messreihen bzw. Stichproben gleich sind.

Zwei unabhängige Messreihen, keine Normalverteilung, aber mindestens ordinalskalierte Merkmale: Hier kann der **Wilcoxon-Mann-Whitney-Test** verwendet werden. Wird er bei diskreten (aber ordinalskalierten) Daten verwendet, können sog. Bindungen auftreten (d. h. einzelne Werte der beiden Messreihen sind gleich und es können keine eindeutigen Ränge zugewiesen werden, die die Basis dieses Tests bilden). Dann sollte darauf geachtet werden, dass eine bindungskorrigierte Form zur Anwendung kommt.

Mehrere unabhängige normalverteilte Messreihen: Hier kann die **einfache Varianzanalyse** (**ANOVA**) verwendet werden. In der klassischen Form allerdings wieder nur, wenn außerdem noch die Varianzen aller Messreihen (Stichproben) gleich sind. Der Test prüft die Gleichheit der Mittelwerte der Normalverteilungen. Die evtl. irreführende Namensgebung des Tests erklärt sich aus der Konstruktion der Testgröße.

Mehrere unabhängige Messreihen, keine Normalverteilung, aber mindestens ordinalskalierte Merkmale: Hier kann der **Kruskal-Wallis-Test** verwendet werden. Es gelten vergleichbare Bedingungen wie beim Wilcoxon-Mann-Whitney-Test.

Zwei abhängige normalverteilte Messreihen: Hier findet der **t-Test** für verbundene Messreihen seine Anwendung. Dies entspricht auch der besprochenen Auswertung der Osteopeniedaten [S. C877].

Zwei abhängige Messreihen, keine Normalverteilung, aber mindestens ordinalskalierte Merkmale: In dieser Situation kann der **Wilcoxon-Test für abhängige Messreihen** verwendet werden.

Mehrere abhängige normalverteilte Messreihen: Hier findet **Hotelling's-T²-Test** für verbundene Messreihen seine Anwendung.

Mehrere abhängige Messreihen, keine Normalverteilung, aber mindestens ordinalskalierte Merkmale: Hier kann der **Friedman-Test** verwendet werden.

Zwei unabhängige qualitative oder quantitativ-diskrete Messreihen: Solche Messreihen (von 2 Merkmalen) können mit **Kontingenztafeln** ausgewertet werden. Die entsprechenden Tests sind der **χ^2-Test** in der allgemeinen Situation (Vorsicht: Die p-Werte sind nur asymptotisch korrekt. Ist die Tabelle nicht ausreichend gefüllt, können die p-Werte verfälscht sein.). Sind beide Merkmale dichotom, ergeben sich **Vierfelder-Tafeln**, die mit dem **exakten Fisher-Test** ausgewertet werden können (ggf. außerdem Konfidenzintervalle für Odds Ratios oder Risikomaße).

2.5 Grundlage zum Testen auf Zusammenhangshypothesen

2.5.1 Korrelationsanalysen

Die Analyse des Zusammenhangs von **quantitativ-stetigen Merkmalen** erfolgt i. d. R. über den **Korrelationskoeffizienten** [S. C874]. Werden zu dem linearen Korrelationskoeffizienten (**Pearson-Korrelation**) p-Werte angegeben, so gelten diese für den Test der Nullhypothese (kein Zusammenhang und Korrelationskoeffizient 0) jedoch nur für **normalverteilte** Merkmale. Auch allgemeinere Hypothesen über den Wert des linearen Korrelationskoeffizienten können unter Normalverteilungsannahme getestet werden.

Allgemein kann für mindestens **ordinalskalierte Merkmale** der Rang-Korrelationskoeffizient (**Spearman-Korrelation** [S. C874]) verwendet werden. Typischerweise werden auch wieder p-Werte für einen Test der Nullhypothese, dass kein Zusammenhang vorliegt und der Korrelationskoeffizient 0 ist, angegeben.

2.5.2 Regressionsanalyse

> **DEFINITION** Als Regressionsanalyse wird hier die Analyse der **Abhängigkeit eines quantitativen Merkmals** von weiteren Merkmalen bzw. Einflussgrößen bezeichnet.

Das Merkmal wird in diesen Fällen auch als Response-Variable, **abhängige Variable** oder Regressand, die weiteren Merkmale als **unabhängige Variablen,** Vorhersagevariablen oder Regressoren bezeichnet. In der Regel lassen sich Regressionsprobleme als **Vorhersageprobleme** interpretieren. Es stellt sich die Frage, wie stark und in welcher Form die abhängige Variable von Änderungen der unabhängigen Variablen beeinflusst wird.

Im einfachsten Fall handelt es sich um eine abhängige und eine unabhängige Variable und somit ein **univariates** Regressionsproblem. Oft liegt aber auch die Situation vor, dass eine abhängige Variable von mehreren unabhängigen Variablen abhängt. Dies wird in der Literatur unterschiedlich als **multivariate, multivariable** oder **multiple Regression** bezeichnet. Natürlich ist es auch möglich, dass die abhängige Variable multivariat ist, also mehrere Merkmale gleichzeitig vorhergesagt werden sollen. Diese Probleme sind aber wesentlich komplexer, auch seltener, und werden hier nicht weiter besprochen.

Die Grundlagen von Regressionsanalysen werden bereits bei der Anpassung einer Regressionsgeraden an Messreihen zweier Merkmale mit einem linearen Trend deutlich. Dies betrifft insbesondere das auf A. M. Legendre und C. F. Gauß zurückgehende „**Konzept der kleinsten Quadrate**" (ca. 1805). Zu paarweisen Beobachtungen soll dabei eine Gerade angepasst werden, die den Zusammenhang der Variablen möglichst gut wiedergibt. Dieser Anpassung liegt der **Vorhersagegedanke** zugrunde. Es wird also nicht allgemein geprüft, wie gut eine Gerade, etwa in einem Streudiagramm, zu den Punkten aus den Werten der beiden Messreihen passt, sondern spezifisch, wie gut die Gerade zur Vorhersage der abhängigen Variablen für Werte der unabhängigen Variablen ist.

Das Modell setzt voraus, dass für eine Stichprobe der Zufallsgrößen $(X_1, Y_1), \ldots, (X_n, Y_n)$ jeweils

$$Y_i = mX_i + c + \varepsilon_i$$

mit **Steigung m** und **Achsenabschnitt c** gilt, wobei der Erwartungswert der Fehlervariablen (Residuen) ε_i keine zusätzliche systematische Information enthalten darf und deshalb 0 sein muss. Die Steigung m, die in diesem Zusammenhang auch als **Regressionskoeffizient** bezeichnet wird, gibt also auch das Ausmaß der durchschnittlichen Änderung der Y-Werte bei Änderung der X-Werte um eine Einheit an. Übrigens werden Achsenabschnitt und Steigung auch oft alternativ mit a und b statt mit c und m bezeichnet.

Nun kann für jede mögliche Gerade ein (zusammenfassendes) Maß angegeben werden, das die Güte der Anpassung wiedergibt. Als Gütekriterium für eine Gerade mit $g(x_i) = mx_i + c$ wird der Mittelwert der quadrierten Abstände zwischen y_i (den Beobachtungen) und $g(x_i)$ (den entsprechenden vorhergesagten Werten) bestimmt:

$$\frac{1}{n}\left\{(y_1 - g(x_1))^2 + \ldots + (y_n - g(x_n))^2\right\}$$

Ein solches Gütekriterium legt nahe, welche Gerade konkret als **Regressionsgerade** verwendet werden sollte, nämlich diejenige, die die mittleren quadrierten Abstände minimiert (Methode der „kleinsten Quadrate", „least squares").

Im Falle einer Geradenanpassung kann der Mittelwert der quadrierten Abstände explizit bezüglich der unbekannten Parameter der Regressionsgeraden (**Steigung m** und **Achsenabschnitt c**) minimiert werden. Steigung und Achsenabschnitt der optimalen Regressionsgerade nach dem Konzept der kleinsten Quadrate bestimmen sich als

$$\hat{m} = r\frac{s_y}{s_x}$$

und

$$\hat{c} = \bar{y} - \hat{m}\bar{x}$$

wobei **r** den **linearen Korrelationskoeffizienten** nach Pearson, **s$_x$** und **s$_y$** die empirischen **Standardabweichungen** und schließlich x̄ und ȳ die **Mittelwerte** der x- und y-Messreihe bezeichnen. Wie aus der Formel ersichtlich, entspricht die Steigung nicht exakt dem linearen Korrelationskoeffizienten. Dennoch gilt allgemein, dass die Vorhersage mithilfe der Regressionsgerade bei starker Korrelation besonders gut ist. Das **Bestimmtheitsmaß** B = r^2, das gerade dem Quadrat des linearen Korrelationskoeffizienten entspricht, gibt hier auch an, welcher Anteil an der Varianz der Y-Werte bereits durch die X-Werte erklärt werden kann.

2.5.3 Übersicht zu allgemeinen Regressionsanalysen

Wenn man mit einem komplexen Regressionsproblem vertraut ist, fällt die Einarbeitung in weitere, auch allgemeinere Regressionsprobleme relativ leicht. Hier sollen nun abschließend die wichtigsten Regressionsmodelle zusammengefasst werden. Ausgangspunkt ist dabei das klassische lineare Regressionsmodell.

Lineare Modelle: Unter linearen Modellen versteht man solche Modelle, die einen **linearen Zusammenhang** zwischen Einflussgrößen und einer quantitativ-stetigen Zielvariablen modellieren. Der Begriff linear bezieht sich jedoch nur darauf, wie die unbekannten Koeffizienten bzw. Parameter in das Modell eingehen, nicht auf die Behandlung der Einflussgrößen. Eine polynomiale Regression (d. h., die Abhängigkeit wird nicht durch eine Gerade, sondern durch ein Polynom, etwa eine quadratische Funktion, beschrieben) ist somit auch ein lineares Modell.

Zufällige und gemischte Effekte: Außerdem können lineare oder nichtlineare Modelle auch zusätzlich zufällige Effekte berücksichtigen. Man spricht dann auch von **gemischten Effekten** (mixed effects). Dies ist vor allem bei Messwiederholungen sinnvoll. Typische Anwendungsgebiete sind pharmakokinetische Anpassungen, bei denen die Pharmakokinetik in den einzelnen Individuen durch eine parametrische Modellfunktion (z. B. die Bateman-Funktion) beschrieben wird, aber dann auch eine zufällige Verteilung der pharmakokinetischen Parameter, auch in Abhängigkeit von weiteren individuellen Parametern wie dem Körpergewicht, bestimmt wird.

Verallgemeinertes lineares Modell: Auch hier wird aus den Einflussvariablen durch Schätzen unbekannter Koeffizienten ein linearer Term berechnet, den man auch als **Prädiktor** bezeichnen kann. Dieser ist nach Transformation mit einer sog. Link-Funktion zur Vorhersage der Zielvariablen geeignet. Bekanntestes Beispiel ist die **logistische Regression**. Diese Verfahren ermöglichen auch die Vorhersage von qualitativen Merkmalen. Typischerweise können die optimalen Lösungen nur numerisch, also näherungsweise, bestimmt werden.

Nichtlineare Modelle: Diese Modelle beschreiben einen **funktionalen Zusammenhang** zwischen Einflussgrößen und Zielgrößen, deren unbekannte Parameter nichtlinear in die Modellfunktion eingehen. Auch hier gibt es meist nur numerische Näherungslösungen.

Überlebensdaueranalysen: Eine Sonderrolle spielen Modelle zur Analyse von „Zeit bis Ereignis"-Daten. Dies muss keineswegs die Überlebenszeit nach Diagnose oder Therapiebeginn bei einer bestimmten Krankheit (insbesondere in der Onkologie) sein, sondern kann auch die Zeit bis zu einer Heilung, bis zum Auftreten eines Rezidivs, einer Therapieresistenz, ernsthafter Komplikationen oder eines Organversagens nach Transplantation oder auch bis zu einer Heilung betreffen. In dieser Situation treten häufig sog. **zensierte Daten** auf, wenn zwar nicht genau bekannt ist, wann das entsprechende Ereignis eingetreten ist, aber sehr wohl bekannt ist, dass es bis zu einer bestimmten Zeit nicht eingetreten ist.

Statistische Methoden, die auch solche zensierten Daten korrekt mitberücksichtigen, umfassen die Berechnung von Wahrscheinlichkeiten, Mittelwert, Median usw. für:

- die Überlebenszeiten (im weiteren Sinne) nach der Kaplan-Meier-Methode
- die Prüfung des Einflusses einer qualitativen oder quantitativ-diskreten Einflussgröße auf die Überlebenszeiten mit einem Log-Rank-Test sowie
- die Prüfung des Einflusses mehrerer Einflussgrößen mit der Cox-Regression.

Bei der Cox-Regression wird wieder ein prädiktiver Score bestimmt, der sich linear aus den Einflussgrößen zusammensetzt. Dies ist sehr verwandt mit einem verallgemeinerten linearen Modell.

Es ist oft sinnvoll, zur Charakterisierung von Überlebenszeiten und ähnlichen Daten nicht einfach Schätzungen der Überlebenswahrscheinlichkeit (oder der Wahrscheinlichkeit, dass das entsprechende Ereignis nicht eingetreten ist) zu einem festen Zeitpunkt anzugeben, sondern direkt Überlebenszeitkurven zu bestimmen und grafisch anzugeben. Dies ist sowohl mit der Kaplan-Meier-Methode als auch mit der Cox-Regression möglich, d. h., es kann für eine Zeit t eines ganzen Zeitraumes jeweils die Wahrscheinlichkeit dafür angezeigt werden, dass das entsprechende Ereignis bis zum Zeitpunkt t noch nicht eingetreten ist.

Nichtparametrische Modelle: Nicht immer lässt sich die Klasse der Modellfunktionen parametrisieren. Es kommt auch vor, dass Regressionsfunktionen als Elemente einer allgemeinen Funktionsklasse angepasst werden sollen. Die Lösungen findet man durch lokale lineare Modelle bzw. durch lokale Mittelungen, also allgemein Glättungsverfahren (**Smoothing**).

Beispiel: Ein anschauliches Beispiel hierfür ist die Analyse des Wachstums von Kindern (**Abb. 2.5**; Gasser T et al., The dynamics of growth of width in distance, velocity and acceleration, Annals of Human Biology, 1464–5033, Volume 18, Issue 5, 1991, Pages 449–461). Offensichtlich ist dieses Wachstum nichtlinear, da Säuglinge schneller wachsen als Klein- und Schulkinder, die wiederum in der Pubertät einen „Wachs-

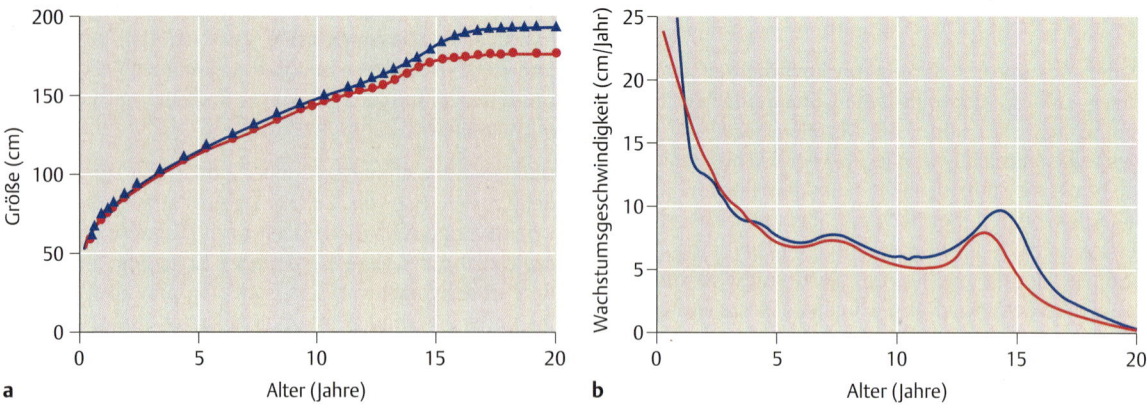

Abb. 2.5 Nichtparametrisches Modell. Beispiele zum Wachstum eines Mädchens (rote Kurve) und eines Jungen (blaue Kurve) aus der Züricher Wachstumsstudie. **a** Nichtparametrische Anpassung einer Wachstumskurve. **b** Wachstumsgeschwindigkeit.

tumsspurt" einlegen. Dies ist und war lange bekannt und es gab parametrische Modelle, die dieses Wachstum modellierten. Die Entwicklung und Optimierung von nichtparametrischen Verfahren und deren Anwendung einerseits und groß angelegte Wachstumsstudien andererseits zeigten jedoch ganz eindeutig, dass es einen weiteren kleineren Wachstumsspurt gibt, der im Gegensatz zu dem pubertären Spurt auch bei Mädchen und Jungen gleichzeitig und etwa mit 6–7 Jahren stattfindet („mid-growth spurt"; Abb. 2.5).

Semiparametrische und additive Modelle: Es gibt verschiedene Ansätze für semiparametrische oder additive Modelle. Dies sind beispielsweise Modelle, die als Weiterführung des verallgemeinerten linearen Modells (Generalized Linear Model) eine unbekannte Link-Funktion nichtparametrisch schätzen, aber ansonsten weiterhin einen linearen Anteil zur Zusammenfassung verschiedener Einflussvariablen nutzen. Komplexer ist die Situation, wenn die Funktionen, die den Einfluss einzelner Variablen beschreiben, mit Glättungsmethoden geschätzt werden, dann insgesamt zu einem linearen Prädiktor zusammengesetzt und über eine bekannte Link-Funktion zur Vorhersage genutzt werden. Hierzu sind sehr große Datensätze notwendig.

3 Medizinische Informatik

Heinrich Lautenbacher

3.1 Medizinische Informatik und Ärzte

DEFINITION Die „Deutsche Gesellschaft für Medizinische Informatik, Biometrie und Epidemiologie (GMDS)" definiert den Begriff Medizinische Informatik als „Wissenschaft von der Informationsverarbeitung und der Gestaltung informationsverarbeitender Systeme in der Medizin und im Gesundheitswesen".

Der Begriff selbst tauchte um 1970 zuerst in Frankreich als „Informatique Medicale" auf und wurde bald danach in Deutschland als Bezeichnung für dieses Wissenschaftsgebiet übernommen. Weit vorausschauende Teile der Ärzteschaft sahen in diesem neuen Gebiet nicht nur ein wichtiges ärztliches Gestaltungsfeld, sondern erkannten, dass eine Mitwirkung primär klinisch tätiger Ärzte an der Ausgestaltung rechnerunterstützter Verfahren – und als Voraussetzung dafür eine ausreichende formale und operationale Qualifizierungsmöglichkeit für Ärzte – unverzichtbar sein würde. Vor über 30 Jahren wurde deshalb in Deutschland die Medizinische Informatik als ärztlicher Weiterbildungsbereich etabliert. Alle Landesärztekammern bieten in ihren Weiterbildungsordnungen den Erwerb der „Zusatzbezeichnung Medizinische Informatik" an.

3.2 Unterstützung der Informationslogistik

Eines der Kernziele der Medizinischen Informatik ist die Unterstützung der Informationslogistik. Gegenstand der Informationslogistik in der Medizin ist,
- die richtigen Informationen (z. B. die Laborwerte des Patienten im Verlauf der letzten 5 Tage)
- zur richtigen Zeit (z. B. genau zur Visite um 9:30 Uhr, wo sie für weitere ärztliche Entscheidungen benötigt werden)
- in der richtigen Form (übersichtlich z. B. als Kumulativbefund zusammengefasst oder nach bestimmten Laborparametern sortiert)
- für den richtigen Adressaten (z. B. das Stationsteam)
- am richtigen Ort (z. B. für die Visite auf Station am Krankenbett, wo mit dem Patienten das weitere Vorgehen besprochen wird)

zur Verfügung zu stellen.

Insbesondere rechnerunterstützte Verfahren innerhalb von Krankenhausinformationssystemen, wie z. B. die Patientenverwaltung (Aufnahme, Verlegung und Entlassung), die Anforderung medizinischer Untersuchungen oder Operationen, die Ergebnis- und Befunddokumentation, die Arztbriefschreibung sowie die damit zusammenhängende digitale Archivierung usw. dienen der Unterstützung der Informationslogistik.

3.3 Themen der Medizinischen Dokumentation

Der Einsatz wichtiger medizinischer Klassifikationssysteme, wie z. B. ICD-10, OPS oder German Diagnosis Related Groups, ist in der Praxis nur mehr mithilfe rechnerunterstützter Verfahren möglich.

3.3.1 Diagnosenklassifikation

Im klinischen und ambulanten Bereich dürfen Diagnosen nicht nur in Form von frei formulierten Texten erfasst werden, zusätzlich ist eine **Verschlüsselung** (synonym Kodierung) dieser Diagnosen erforderlich. Die Verpflichtung zur Diagnosenverschlüsselung ist z. B. im **Sozialgesetzbuch V** verbindlich geregelt.

ICD-10

Maßgebend für die Klassifikation und Verschlüsselung von Diagnosen ist die „Internationale statistische Klassifikation der Krankheiten und verwandter Gesundheitsprobleme" ICD-10 (engl. ICD für: International Statistical Classification of Diseases and Related Health Problems). Sie ist das wichtigste, weltweit anerkannte, in alle Verkehrssprachen übersetzte **Diagnosenklassifikationssystem** in der Medizin.

Verwendung und Geschichte

Die ICD basiert ursprünglich auf einem im 19. Jahrhundert (Vorarbeiten von William Farr 1855 und Jaques Bertillion 1893) entwickelten und etablierten Verzeichnis für **Todesursachen**. Die WHO (World Health Organisation) benutzte diese Vorarbeiten, um schrittweise aus dem ursprünglichen Mortalitäts- ein Morbiditätsverzeichnis zu entwickeln. 1989 wurde die 10. Revision der ICD (ICD-10) von der WHO herausgegeben, die heute noch weltweit maßgebend ist. Erste Arbeiten an einer ICD-11 wurden 2007 begonnen.

In Deutschland gibt es für die ICD-10 2 wichtige Verwendungsarten:
1. Klassifikation von Diagnosen vorwiegend für amtliche **statistische Erhebungen**, epidemiologische und gesundheitsökonomische Betrachtungen (z. B. Todesursachenstatistik, Diagnosenstatistik nach der Krankenhausstatistik-Verordnung usw.) sowie für Forschungszwecke. So werden z. B. auch die Todesursachen von den Statistischen Landesämtern mittels ICD-10 dokumentiert.
2. Seit der Einführung der G-DRG (German Diagnosis Related Groups) sind neben Prozedurenschlüssel und weiteren Merkmalen die ICD-Schlüssel wichtigste Parameter für eine Eingruppierung von Patienten in die Fallgruppen und damit für die **fallpauschale Vergütung** der Krankenhausbehandlung.

Um den verschiedenen Anforderungen zu genügen, gibt es zahlreiche, länderspezifische Modifikationen und Spezialausgaben. In Deutschland ist die vom Deutschen Institut für Medizinische Dokumentation und Information (DIMDI) im Auftrag des Bundesministeriums für Gesundheit herausgegebene ICD-Ausgabe ICD-10-GM (German Modification) gültig (siehe DIMDI: www.dimdi.de/static/de/klassi/diagnosen/).

Da die ICD in einigen Fachbereichen durchaus spärlich ausgestaltet ist, gibt es Spezialausgaben für einzelne Fachbereiche. Die bekannteste ist die grundlegende Erweiterung der Klassifikation für die Onkologie (ICD-O-3) zum Multiaxialsystem.

Aufbau der ICD-10

Die ICD-10 ist **hierarchisch** aufgebaut (Baumstruktur). Das Ordnungsprinzip ist **einachsig** (s. dagegen das mehrachsige ICD-O-3-System weiter unten). Die Klassifikation ist mit 22 Kapiteln und über 12 000 Krankheitsklassen sehr umfangreich. Die **Notation** ist meist 4-stellig, selten 5-stellig.

Bereits an der Kapitelgliederung der ICD-10 (**Abb. 3.1**) erkennt man konstruktive Mängel (aus der Sicht der Ordnungssysteme), welche die praktische Handhabung der ICD-10 nicht unerheblich erschweren. In der ICD-10 wechselt das Ordnungskriterium (syn. semantisches Bezugssystem) zwischen der Ätiologie (s. z. B. die Kapitel I und II) und dem Organsystem bzw. der Lokalisation (s. z. B. die Kapitel III–XIV). Dies führt zu Problemen durch zwangsläufige Kapitelüberschneidungen und damit zu notwendigen Doppelklassifikationen. Dieser Sachverhalt wird als sog. **Kreuz-Stern-Notation** bezeichnet (Kreuze „+" nach den ICD-Codes kennzeichnen ätiologische Bezüge, Sterne „*" topografische Bezüge bzw. Bezüge zum Organsystem). Aufwendige Klassierungsregeln (Ein- und Ausschlusskriterien) sowie umfangreiche Begriffsdefinitionen erschweren die Handhabung zusätzlich.

Beispiel: Am Beispiel der Perikarditis durch Meningokokkeninfektion wird das Problem der Kapitelüberschneidungen deutlich: Im ätiologisch orientierten Kapitel I (**Abb. 3.2**) sind die durch Meningokokken bedingten Erkrankungen aufgeführt; Querverweise führen zu Kapiteln, in denen dieser Sachverhalt unter organspezifischen Gesichtspunkten nochmals aufgeführt ist. Im entsprechenden organspezifischen Kapitel IX (Krankheiten des Kreislaufsystems) erfolgt der Rückverweis auf Kapitel I (**Abb. 3.3**).

Alphabetisches Diagnosenverzeichnis (früher: Diagnosenthesaurus)

Der amtliche ICD-10-Katalog stellt die Ordnung der Diagnosen in einer hierarchischen Baumstruktur dar. Wer allerdings einen ganz konkreten Diagnosebegriff sucht, wird in einem **alphabetischen Verzeichnis von Diagnosebegriffen** schneller fündig. Ein solches Verzeichnis wird vom Deutschen Institut für Medizinische Dokumentation und Information (DIMDI) im Auftrag des Bundesministeriums für Gesundheit herausgegeben und gepflegt.

I	A00–B99	bestimmte infektiöse und parasitäre Krankheiten
II	C00–D48	Neubildungen
III	D50–D89	Krankheiten des Blutes und der blutbildenden Organe sowie bestimmte Störungen mit Beteiligung des Immunsystems
IV	E00–E90	endokrine, Ernährungs- und Stoffwechselkrankheiten
V	F00–F99	psychische und Verhaltensstörungen
VI	G00–G99	Krankheiten des Nervensystems
VII	H00–H59	Krankheiten des Auges und der Augenanhangsgebilde
VIII	H60–H95	Krankheiten des Ohres und des Warzenfortsatzes
IX	I00–I99	Krankheiten des Kreislaufsystems
X	J00–J99	Krankheiten des Atmungssystems
XI	K00–K93	Krankheiten des Verdauungssystems
XII	L00–L99	Krankheiten der Haut und der Unterhaut
XIII	M00–M99	Krankheiten des Muskel-Skelett-Systems und des Bindegewebes
XIV	N00–N99	Krankheiten des Urogenitalsystems
XV	O00–O99	Schwangerschaft, Geburt und Wochenbett
XVI	P00–P96	bestimmte Zustände, die ihren Ursprung in der Perinatalperiode haben
XVII	Q00–Q99	angeborene Fehlbildungen, Deformitäten und Chromosomenanomalien
XVIII	R00–R99	Symptome und abnorme klinische und Laborbefunde, die anderenorts nicht klassifiziert sind
XIX	S00–T98	Verletzungen, Vergiftungen und bestimmte andere äußere Ursachen
XX	V01–Y98	äußere Ursachen von Morbidität und Mortalität
XXI	Z00–Z99	Faktoren, die den Gesundheitszustand beeinflussen und zur Inanspruchnahme des Gesundheitswesens führen
XXII	U00–U99	Schlüsselnummern für besondere Zwecke

Abb. 3.1 Kapitelgliederung ICD-10. (nach: Deutsches Institut für Medizinische Dokumentation und Information (DIMDI))

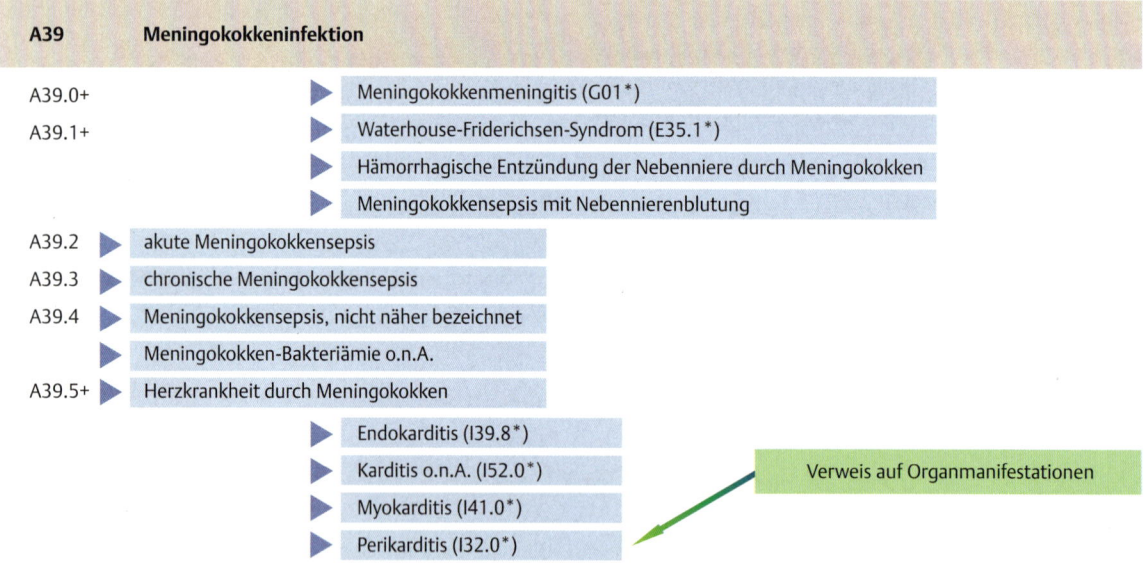

Abb. 3.2 ICD-Kapitel mit ätiologischem Bezug. (nach: Deutsches Institut für Medizinische Dokumentation und Information (DIMDI))

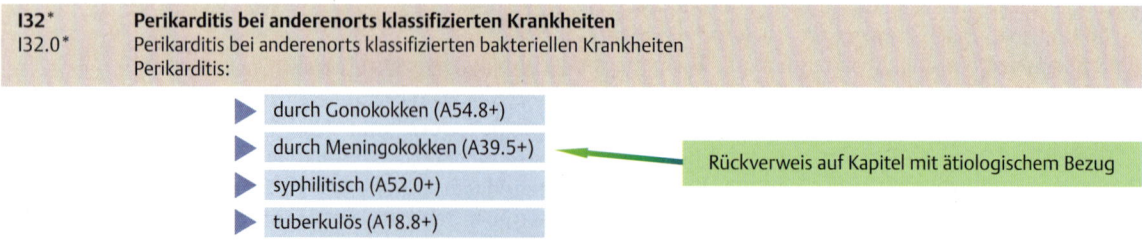

Abb. 3.3 Kapitelauszug ICD-10 mit organspezifischem Bezug. (nach: Deutsches Institut für Medizinische Dokumentation und Information (DIMDI))

3.3 Themen der Medizinischen Dokumentation

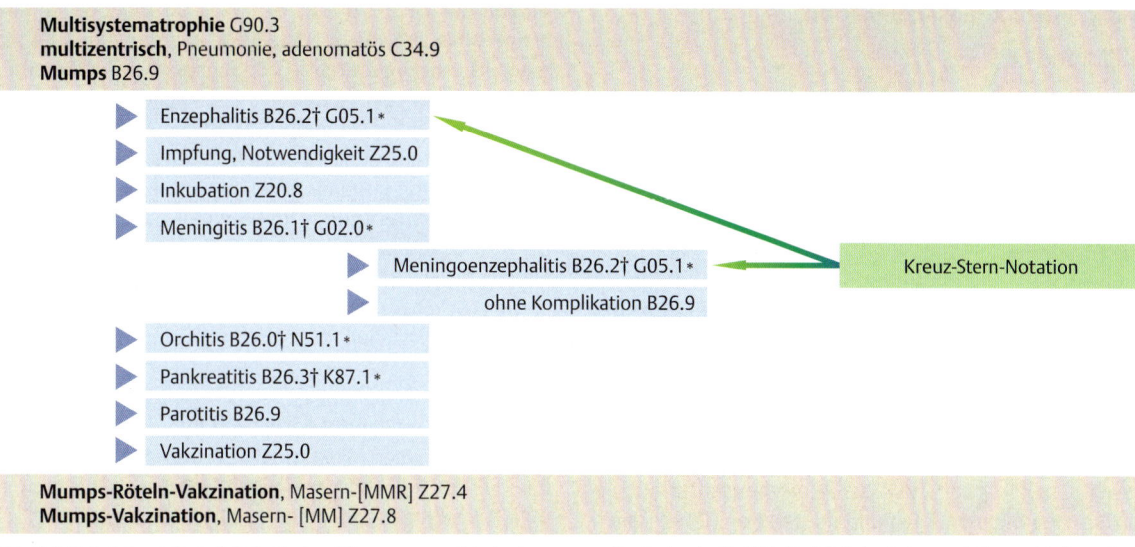

Abb. 3.4 **Beispiel aus dem alphabetischen Diagnoseverzeichnis.** Auszug aus: Deutsches Institut für Medizinische Dokumentation und Information: ICD-10-GM, Alphabetisches Verzeichnis (Diagnosenthesaurus), Version 2009. www.dimdi.de (24.03.2010).

Das alphabetische Diagnosenverzeichnis ist eine Sammlung von geläufigen Krankheitsbegriffen im deutschen Sprachraum und ihren nach der ICD-10 verschlüsselten Diagnosecodes. Die Begriffssammlung ist wesentlich umfangreicher als die des amtlichen ICD-10-Katalogs und enthält auch die gängigen, teilweise umgangssprachlichen Synonyme für die amtlichen Diagnosebegriffe. Sie wird in digitaler Form kostenfrei vom DIMDI zur Verfügung gestellt (siehe DIMDI: www.dimdi.de) und ist Datenbasis für die rechnerunterstützten ICD-Verschlüsselungshilfen. In **Abb. 3.4** ist ein beispielhafter Kapitelauszug gezeigt.

ICD-O-3

Die ICD-10 ist für die Belange der **Onkologie** unzureichend. Im Wesentlichen kann nur die Lokalisation der Neubildung verschlüsselt werden; Angaben zur Histologie sowie zur Malignität sind nicht möglich. Dafür hat die WHO eine Erweiterung der ICD-10 vorgesehen, die ICD-O-3. Die deutsche Übersetzung der ICD-O-3 wird vom Deutschen Institut für Medizinische Dokumentation und Information (DIMDI) herausgegeben.

Im Ordnungssystem ICD-O-3 (Abk. für Internationale Klassifikation der Krankheiten für die Onkologie, 3. Revision) wird der Lokalisationscode der ICD-10 durch Angaben zur Histologie ergänzt. Diese Angaben bilden ein zweites, unabhängig von der Lokalisation zu gebrauchendes semantisches Bezugssystem.

Einachsige Ordnungssysteme beruhen auf einer Begriffsordnung, in der jeder Begriff nur einen Oberbegriff hat. Ein Sachverhalt (z. B. eine Diagnose) ist demzufolge nur unter einem einzigen Aspekt darstellbar. **Mehrachsige Ordnungssysteme** beruhen auf mehreren voneinander unabhängigen semantischen Bezugssystemen (Achsen); daher hat jeder Begriff mehrere Oberbegriffe. Ein Sachverhalt ist demnach unter verschiedenen Aspekten darstellbar. Der bekannteste Vertreter mehrachsiger Systeme in der Medizin ist das 3-achsige **TNM-System** zur Klassifikation der Ausdehnung von Neubildungen (s. Pathologie [S. C341]).

Anders als die ICD-10 ist die ICD-O-3 eine mehrachsige Klassifikation (vgl. www.dimdi.de/static/de/klassi/index.htm):

Erste Achse: Der Lokalisationscode beschreibt den Sitz der Neubildung und verwendet i. d. R. dieselben Schlüsselnummern, die auch in der ICD-10 für die bösartigen Neubildungen benutzt werden.

Zweite Achse: Der morphologische Code beschreibt den histologischen Zelltyp der Neubildung und ihr biologisches Verhalten. Er charakterisiert die Neubildung selbst.

Beispiel: In **Abb. 3.5** ist eine beispielhafte Notation nach ICD-O-3 für ein „schlecht differenziertes Plattenepithelkarzinom im oberen Lungenlappen" wiedergegeben.

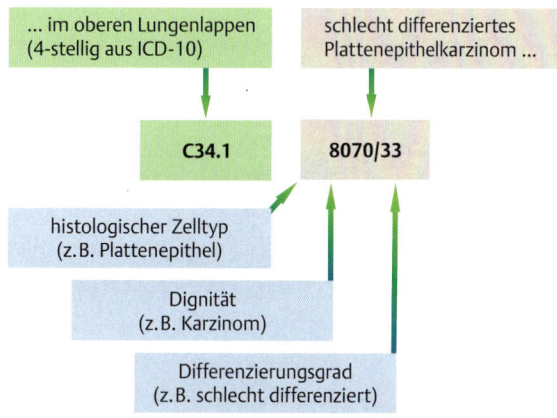

Abb. 3.5 **Beispiel für eine ICD-O-3-Notation.** [nach: Deutsches Institut für Medizinische Dokumentation und Information (DIMDI)]

3.3.2 Prozedurenklassifikation

ICPM und OPS

Wichtigstes, weltweit gültiges System zur **Prozedurenklassifikation** ist die „International Classification of Procedures in Medicine (ICPM)". 1978 wurde die erste Fassung der ICPM von der WHO verabschiedet. Der ursprüngliche Verwendungszweck dieser Klassifikation ist die Forschung.

Beim ICPM gibt es zahlreiche nationale Erweiterungen. Eine Modifikation des ICPM ist der deutsche **Operationenschlüssel OPS** gemäß § 301 SGB V (Sozialgesetzbuch V). Deshalb wird der OPS gelegentlich noch in der Literatur synonym als **OPS-301** bezeichnet. Der OPS nutzt Vorarbeiten, die für eine niederländische Version der ICPM (ICPM-DE „dutch extension") geleistet wurden. Herausgeber des OPS ist seit 1994 das Deutsche Institut für Medizinische Dokumentation und Information (DIMDI, siehe www.dimdi.de/static/de/klassi/prozeduren). Der OPS ist für alle deutschen Krankenhäuser verbindlich.

Verwendung des OPS: In Deutschland gibt es für den OPS 2 wichtige Verwendungsarten:
1. Klassifizierung von Operationen und sonstigen Eingriffen für diverse **Statistiken** (amtliche Statistiken, Forschung usw.)
2. Neben den Diagnosen (Verschlüsselung nach ICD-10) ist der OPS wichtiger Parameter für die **Eingruppierung von Patienten** in die G-DRG-Fallgruppen (German Diagnosis Related Groups), um Behandlungsfälle mit den Kostenträgern abrechnen zu können.

Kapitel	Titel
1	diagnostische Maßnahmen
3	bildgebende Diagnostik
5	Operationen
6	Medikamente
8	nichtoperative therapeutische Maßnahmen
9	ergänzende Maßnahmen

Abb. 3.6 **Kapitelübersicht OPS.** [nach: Deutsches Institut für Medizinische Dokumentation und Information (DIMDI)]

Aufbau des OPS: Der OPS ist ebenso wie die ICPM eine **hierarchisch** aufgebaute, **einachsige** Klassifikation. Das semantische Bezugssystem (Ordnungsprinzip der Begriffe) ist primär die **Lokalisation** des jeweiligen Eingriffs; deshalb gibt es anders als in der ICD-10 keine Doppelklassifikation ein- und desselben Sachverhalts. Ebenso wie in der ICD-10 sind umfangreiche Ein- und Ausschlussregeln für die Klassenzuordnung zu beachten. Zusätzliche Notationen bei komplexen Eingriffen sind möglich und notwendig (Mehrfachnotierung).

Die Lücken in den Kapitelnummerierungen des OPS (Abb. 3.6) bestehen aus Kompatibilitätsgründen zum ICPM.

Die **Notation** des OPS ist 5- bis 6-stellig, wobei die ersten 3 Stellen nur nummerisch sind und die sechste Stelle meist die genaue Lokalisation des Eingriffs oder eine nähere Beschreibung des operativen Verfahrens übernimmt. Abb. 3.7 zeigt beispielhaft einen Kapitelauszug des OPS.

3.3.3 Klassifikation für die Abrechnung

Verwendungszweck und Einsatz der G-DRG

Bis in die 1980er-Jahre galt für die deutschen Krankenhäuser grundsätzlich das Kostendeckungsprinzip: Mit den Kostenträgern ausgehandelte tagesgleiche Pflegesätze, ergänzt durch Zuschüsse der Krankenhausträger, deckten die entstehenden Kosten. Im Rahmen der Kostendämpfungsgesetze wurde dieses Prinzip in den 1990er-Jahren durch Fallpauschalen und Sonderentgelte zu einem Mischsystem ausgebaut (s. Gesundheitsökonomie [S. C728]). Anfang 2000 war seitens der Gesundheitspolitik klar, die Finanzierung der Akutkrankenhäuser durch ein einheitliches **fallpauschales Vergütungssystem** abzulösen. Fallpauschale DRG-Systeme unterschiedlicher Ausprägung waren damals schon in verschiedenen Ländern (z. B. USA, Australien) zur Finanzierung von Krankenhausleistungen in Gebrauch (z. B. seit 1983 in den USA zur Vergütung im staatlichen Medicare-Programm).

Vorbild für das deutsche System war das australische DRG-System, das dort im Bundesstaat Victoria seit 1992 verwendet und kontinuierlich weiterentwickelt wird. Diese „Australian Refined Diagnosis Related Groups

5–356	plastische Rekonstruktion des Herzseptums (bei angeborenen Herzfehlern)
	exklusiv: Verschluss eines erworbenen Septumdefektes (5–374.6) Verschluss eines Septumdefektes im Rahmen einer Fallot-Korrektur (5–359.0)
	Hinweis: Die Anwendung der Herz-Lungen-Maschine ist im Kode enthalten. Wenn der Einsatz der Herz-Lungen-Maschine in tiefer Hypothermie erfolgt, ist der Kode (8–851.2) zusätzlich anzugeben
5–356.0	▶ Vorhofseptumdefekt, Verschluss n.n.bez.
5–356.1	▶ Vorhofseptumdefekt, Verschluss partiell
5–356.2	▶ Vorhofseptumdefekt, Verschluss total
5–356.3	▶ Ventrikelseptumdefekt, Verschluss n.n.bez.
5–356.4	▶ Ventrikelseptumdefekt, Verschluss partiell
5–356.5	▶ Ventrikelseptumdefekt, Verschluss total

Abb. 3.7 **Kapitelauszug OPS.** [nach: Deutsches Institut für Medizinische Dokumentation und Information (DIMDI)] (aus: Deutsches Institut für Medizinische Dokumentation und Information (DIMDI): Operationen- und Prozedurenschlüssel (OPS), Version 2011)

(AR-DRG)", mit ihren 661 Fallgruppen wurden ab 2004 in allen deutschen Akutkrankenhäusern unter der Bezeichnung „G-DRG" zur Vergütung stationärer Krankenhausbehandlungen verbindlich eingesetzt. Ausgenommen davon sind bislang die psychiatrischen Kliniken sowie die Kliniken der Rehabilitationsmedizin und Anschlussbehandlung.

Das G-DRG-System wird regelmäßig optimiert und die Zahl der ursprünglich 661 Fallgruppen hat sich im Jahr 2012 fast verdoppelt (ca. 1200 Fallgruppen). Mit der Weiterentwicklung beauftragt ist das Institut für das Entgeltsystem im Krankenhaus in Siegburg (InEK, siehe www.g-drg.de).

Jede G-DRG-Fallgruppe entspricht einem einheitlichen Preis für die Vergütung der Krankenhausleistung. Für besonders aufwendige oder innovative Verfahren gibt es Zusatzentgelte. Ein komplexes Regelwerk legt die Vergütung bei Unter- oder Überschreitung von Grenzverweildauern fest. Hierfür sind Abschläge und Zuschläge zum fallpauschalen Betrag vereinbart. Komorbiditäten und Komplikationen während der Krankenhausbehandlung werden durch sog. ökonomische Schweregradstufen dargestellt.

Faktoren für die **G-DRG-Fallgruppenzuweisung** sind:
- Hauptdiagnose (verschlüsselt nach ICD-10)
- Nebendiagnosen (verschlüsselt nach ICD-10) entsprechen den Komorbiditäten und Komplikationen für die Berechnung des ökonomischen Schweregrades
- Prozeduren (verschlüsselt nach OPS)
- Alter
- Geburtsgewicht
- Zeitdauer der künstlichen Beatmung
- Einweisungsart
- Entlassungsart
- Verweildauer

Die sog. **Grouper-Software** verschiedener zertifizierter Softwareanbieter führt unter Verwendung des G-DRG-Regelwerks und der vom Institut für das Entgeltsystem im Krankenhaus (InEK) herausgegebenen Algorithmen anhand der oben genannten Faktoren die Fallgruppenzuweisung der Patienten automatisiert durch.

Aufbau und Notation der G-DRG

Genauso wie im australischen Vorbild werden im G-DRG-System die einzelnen Fallgruppen 4-stellig notiert (**Abb. 3.8**). Die erste Stelle entspricht der sog. Hauptdiagnosegruppe (Major Diagnostic Category), die Stellen 2 und 3 beziehen sich i. d. R. auf die Art der Behandlung und die vierte Stelle bildet den sog. ökonomischen Schweregrad der Fallgruppe ab (Buchstabencode von A–Z, s. a. Beispiele in **Tab. 3.1**).

Erlösberechnung und DRG-Kennzahlen

Jeder G-DRG-Fallgruppe ist eine vom Institut für das Entgeltsystem im Krankenhaus (InEK) nach gesundheitsökonomischen Gesichtspunkten ermittelte **Bewertungsrelation CW** (cost weight) zugeordnet. Der G-DRG-Erlös wird nach der folgenden einfachen Formel berechnet:

$$G-DRG-Erlös = Basisfallwert \times CW (costweight)$$

Der Basisfallwert in der Einheit Euro ist für jedes Bundesland einheitlich (Stand 2013).

In **Tab. 3.1** sind Erlösbeispiele für die Fallgruppen L 63A–L 63F „Infektionen der Harnorgane" mit einem fiktiven Basisfallwert von 2800 Euro aufgeführt. Welche Komplikationen oder Komorbiditäten und welche Komplexbehandlungen den ökonomischen Schweregrad erhöhen (ausgedrückt im letzten Buchstaben im G-DRG-Code), bestimmt das G-DRG-Regelwerk.

Wichtige DRG-Kennzahlen sind:

Bewertungsrelation (CW): Synonym: **cost weight**. Erlösäquivalent, das auf Basis einer Kostenkalkulation für jede G-DRG individuell festgelegt wird. Die Kostenkalkulation erfolgt durch das Institut für das Entgeltsystem im Krankenhaus (InEK).

$$CW \times Basisfallwert = DRG-Erlös$$

Case Mix (CM): Summe der Bewertungsrelationen (CW) aller innerhalb einer Zeiteinheit erbrachten DRG (n: Zahl der einzelnen Fälle z. B. pro Jahr):

$$CM = CW_1 + CW_2 + \ldots + CW_n$$

Tab. 3.1 G-DRG-Erlösbeispiele der Fallgruppen L 63A–L 63F

Code	Beschreibung der G-DRG	CW[1]	Erlös €
L 63A	Infektionen der Harnorgane mit äußerst schweren CC, mit Komplexbehandlung bei multiresistenten Erregern	1,451	4 062,80
L 63B	Infektionen der Harnorgane mit äußerst schweren CC, ohne Komplexbehandlung bei multiresistenten Erregern, Alter < 6 Jahre	1,205	3 974,00
L 63C	Infektionen der Harnorgane mit äußerst schweren CC, ohne Komplexbehandlung bei multiresistenten Erregern, Alter > 5 Jahre	1,002	2805,60
L 63D	Infektionen der Harnorgane ohne äußerst schwere CC, Alter < 3 Jahre	0,796	2228,80
L 63E	Infektionen der Harnorgane ohne äußerst schwere CC, Alter > 2 Jahre und Alter < 6 Jahre	0,631	1766,80
L 63F	Infektionen der Harnorgane ohne äußerst schwere CC, Alter > 5 Jahre	0,571	1598,80

[1] Stand 2012

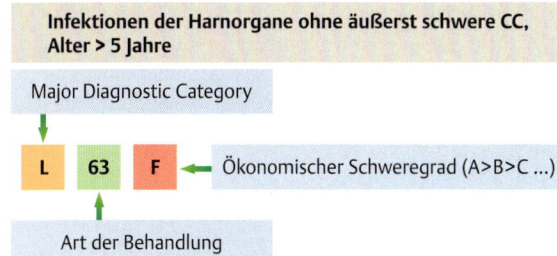

Abb. 3.8 **Aufbau der Notation der G-DRG.**

Case-Mix-Index (CMI): Case Mix geteilt durch die Zahl der Fälle, also:

$$CMI = \frac{CM}{n}$$

Er beschreibt die durchschnittliche „ökonomische Schwere" der Fälle.

Abrechnungsdaten für die Kostenträger

Um mittels DRG abrechnen zu können, müssen die Krankenhäuser den Kostenträgern (Krankenversicherungen) je Krankenhausfall einen Datensatz mit folgenden Leistungsdaten übermitteln (§ 21 Krankenhausentgeltgesetz):

a) krankenhausinternes Kennzeichen des Behandlungsfalles
b) Institutionskennzeichen des Krankenhauses, bei einer nach Standorten differenzierten Festlegung des Versorgungsauftrags zusätzlich Kennzeichen für den entlassenden Standort
c) Institutionskennzeichen der Krankenkasse
d) Geburtsjahr und Geschlecht des Patienten sowie die Postleitzahl des Wohnorts des Patienten, bei Kindern bis zur Vollendung des 1. Lebensjahres außerdem der Geburtsmonat
e) Aufnahmedatum, Aufnahmegrund und -anlass, aufnehmende Fachabteilung, bei Verlegung die der weiterbehandelnden Fachabteilungen, Entlassungs- oder Verlegungsdatum, Entlassungs- oder Verlegungsgrund, bei Kindern bis zur Vollendung des 1. Lebensjahres außerdem das Aufnahmegewicht in Gramm
f) Haupt- und Nebendiagnosen sowie Datum und Art der durchgeführten Operationen und Prozeduren nach den jeweils gültigen Fassungen der Schlüssel nach § 301 Abs. 2 Satz 1 und 2 des Fünften Buches Sozialgesetzbuch einschließlich der Angabe der jeweiligen Versionen, bei Beatmungsfällen die Beatmungszeit in Stunden entsprechend den Kodierregeln nach § 17b Abs. 5 Nr. 1 des Krankenhausfinanzierungsgesetzes und Angabe, ob durch Belegoperateur, -anästhesist oder Beleghebamme erbracht
g) Art aller im einzelnen Behandlungsfall abgerechneten Entgelte
h) Höhe aller im einzelnen Behandlungsfall abgerechneten Entgelte.

3.4 Gütemaße der Medizinischen Dokumentation

Ziel der Medizinischen Dokumentation ist es letztlich, Dokumentationseinheiten im Dokumentenspeicher für Suchabfragen verfügbar zu machen. Es sollen genau die gesuchten (und nur die gesuchten) Dokumentationseinheiten vollständig wiedergefunden werden.

2 Gütemaße, Recall und Precision genannt, beschreiben quantitativ, inwieweit dieses Ziel erreicht wird. In der **Abb. 3.9** wird ein typisches Selektionsergebnis und das Dilemma einer präzisen Suche beschrieben: Es werden nicht alle relevanten Dokumentationseinheiten gefunden und von den gefundenen sind nicht alle relevant.

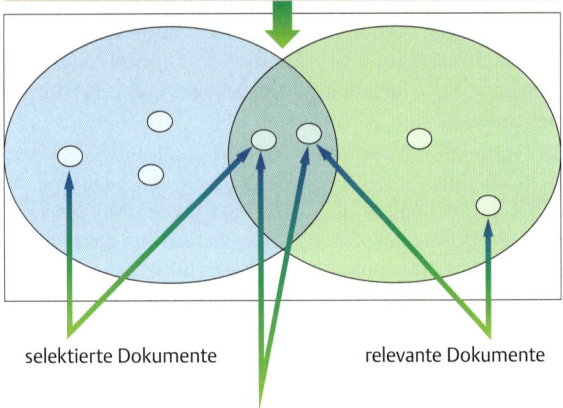

Abb. 3.9 **Selektionsergebnis.**

Tab. 3.2 Gütemaße der Medizinischen Dokumentation[1]

	Anzahl relevanter DE[2]	Anzahl nicht-relevanter DE	Zeilensummen
Anzahl selektierter DE	a	b	a + b
Anzahl nicht-selektierter DE	c	d	c + d
Spaltensummen	a + c	b + d	a + b + c + d

[1] (mod. nach Gaus W: Dokumentations- und Ordnungslehre: Theorie und Praxis des Information Retrieval, Springer Verlag, Berlin und Heidelberg, 1995)
[2] DE = Dokumentationseinheit

Das Dilemma kann in Maßzahlen ausgedrückt werden (**Tab. 3.2**).

- Recall (Vollzähligkeitsrate): a / (a + c)
- Missing Ratio (Verlustrate): 1 − Recall
- Precision (Relevanzrate): a / (a + b)
- Noise (Ballastrate): 1 − Precision
- Anzahl aller gespeicherten DE: a + b + c + d

In der Praxis stehen **Recall** und **Precision** in einer wechselseitigen Abhängigkeit, wie jeder weiß, der Internet-Suchmaschinen benutzt: Vollständige Suchergebnisse erhält man häufig nur, wenn man die Selektionskriterien großzügig und allgemein formuliert; die Folge sind dann aber viele irrelevante Dokumente im Suchergebnis. Umgekehrt können sehr präzise und detailliert formulierte Suchkriterien zwar die Ballastrate reduzieren, mit ihr schwindet aber auch die Vollzähligkeitsrate.

3.5 Krankenhausinformationssysteme

Die systematische Verarbeitung, Speicherung und Vermittlung von Informationen im Krankenhaus steht angesichts des erhöhten ökonomischen Drucks vor großen Herausforderungen: Fast alle Steuerungsprozesse (Ablaufoptimierungen, Ausschöpfen aller Möglichkeiten der Kostenminimierungen und der Erlösmaximierungen) gründen auf einer belastbaren Informationsbasis.

Die informationsverarbeitenden Prozesse eines Krankenhauses und die dafür eingesetzten konventionellen und rechnerunterstützten Verfahren bilden ein Krankenhausinformationssystem. Zu den konventionellen Verfahren zählen Medien wie die herkömmliche Krankenakte, Röntgenfilme oder das Telefon.

Funktionsbausteine: Typische, rechnerunterstützte Funktionsbausteine von Krankenhausinformationssystemen sind in **Tab. 3.3** aufgeführt.

Krankenhausinformationssysteme sind in ihren rechnerunterstützten Teilen fast immer aus verschiedenen Teilsystemen (Subsystemen) zusammengesetzt. Je nach Größe des Krankenhauses, der Zusammensetzung der fachlichen Spezifitäten sowie der Finanzkraft des Krankenhausträgers herrscht eine mehr oder weniger große Subsystemheterogenität. Ursachen für die Systemvielfalt in Krankenhausinformationssystemen sind u.a.

- die **Organisationsstruktur** eines Krankenhauses: Die Systemlandschaft entspricht häufig der Organisationsstruktur eines Krankenhauses. Vor allem in Universitätskliniken ist die Dezentralität der Zuständigkeiten besonders groß, Abteilungen verfügen über eigene Finanzmittel und betreiben lokale Anwendungssysteme in eigener Regie.
- der **Entwicklungsprozess** der IT im Krankenhaus: Die Systemlandschaft spiegelt häufig den historischen Entwicklungsprozess der IT in einem Krankenhaus wider. Die komplette Ablösung einer bestehenden heterogenen Landschaft aus Altsystemen ist nicht finanzierbar.
- die **Aufgabenvielfalt** der klinischen Organisationseinheiten: Die Systemlandschaft passt sich den verschiedenen und wechselnden Aufgaben der medizinischen Fachabteilungen an. Kein einzelner, derzeit existierender IT-Hersteller kann alle wichtigen Aufgaben zufriedenstellend abbilden.

Client-Server-Architekturen: Zurzeit vorherrschendes Architekturprinzip für Subsysteme (und damit auch für Krankenhausinformationssysteme) ist die verteilte Informationsverarbeitung nach dem **Client-Server-Modell** (**Abb. 3.10**). Charakteristisch für Client-Server-Architekturen ist die explizite Aufgabenteilung zwischen Clients (i. d. R. die Arbeitsplatzrechner) und Servern (**Tab. 3.4**).

Kommunikation und Datenaustausch: Für die Sicherstellung des Informationsaustausches zwischen den Subsystemen sind überwiegend in größeren Krankenhausinformationssystemen Kommunikationssysteme als eigene Subsysteme mit aktiven und passiven Netzkomponenten ausgestaltet. Das Kommunikationssystem unterstützt auch den Informationsaustausch mit externen Partnern (**Abb. 3.11**).

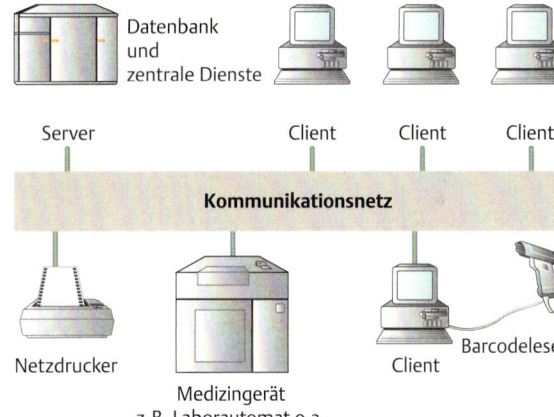

Abb. 3.10 Client-Server-Architektur eines einzelnen Subsystems.

Tab. 3.3 Rechnerunterstützte Funktionsbausteine von Krankenhausinformationssystemen

Medizinische Funktionsbausteine	Administrative Funktionsbausteine
• ärztliche Dokumentation • Pflegemanagement und Dokumentation • Auftrags- und Befundkommunikation • Diagnosen- und Prozedurendokumentation • Arztbrief- und Berichtschreibung • Therapieplanung • radiologische Informationsverarbeitung • Bildverarbeitung und Archivierung • OP-Dokumentation und Organisation • Laborinformationsverarbeitung • Intensivüberwachung und Dokumentation • digitale Krankenakte • usw.	• Patientendatenmanagement • Patientenabrechnung mit den Kostenträgern • Finanzbuchhaltung und kaufmännische Verfahren • Materialwirtschaft und Logistikunterstützung • Termin- und Ressourcenverwaltung, Dienstplanung • Personalverwaltung • usw.

Tab. 3.4 Aufgabenverteilung zwischen Clients und Servern

Clients sind verantwortlich für:	Server sind verantwortlich für:
• **aktive Anforderung** von Diensten des Servers • Benutzerschnittstelle (Dialogoberfläche der Anwendungen) • Ausführen lokaler Anwendungen (z. B. Officepakete)	• **passive Bereitstellung** von Diensten für die Clients • Datenbank, zentral verfügbare Daten • Datensicherung • Ausführen zentraler Anwendungen (z. B. Patientenabrechnung) • Kommunikation mit externen Systemen (z. B. Internet)

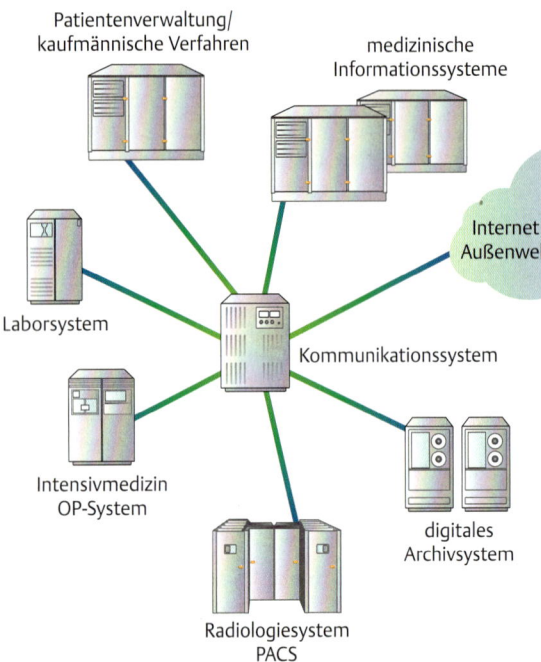

Abb. 3.11 **Kommunikationssystem im Krankenhaus.**

Die Daten, die üblicherweise zwischen den Subsystemen ausgetauscht werden, lassen sich in 4 Gruppen kategorisieren:
1. **Patientenstamm- und Bewegungsdaten:** Aufnahme, Verlegung, Entlassung von Patienten
2. **Auftragsdaten:** Auftragskommunikation zwischen Stationen und Leistungserbringern
3. **Befunddaten:** z. B. Laborwerte, Untersuchungsergebnisse, Epikrisen usw.
4. **Leistungsdaten:** alles, was für die Erlössicherung und die kaufmännische Steuerung des Krankenhauses erforderlich ist, insbesondere Diagnosen und Prozeduren für die DRG-Abrechnung.

Kommunikationsstandards: Für den regelmäßigen Austausch medizinischer und administrativer Daten zwischen medizinischen Informationssystemen gibt es Kommunikationsstandards. Die 3 wichtigsten sind in Deutschland seit über 10 Jahren **HL 7**, **DICOM** und **xDT** (Tab. 3.5).

3.6 Telemedizin

DEFINITION Telemedizin (oder auch synonym Telematik im Gesundheitswesen) wird als Sammelbegriff für den Einsatz rechnerunterstützter Kommunikationsverfahren zwischen verschiedenen Einrichtungen oder Akteuren des Gesundheitswesens (niedergelassene Ärzte, Krankenhäuser, Krankenkassen, auch Patienten usw.) verstanden.

3.6.1 Telemedizinische Anwendungsbereiche

Die Absicht ist fast immer, die räumliche Trennung zwischen Arzt und Facharzt durch Technik zu überbrücken und die Qualität ärztlicher Entscheidungen zu verbessern.

Die ersten Vorhaben dieser Art reichen in die 1980er-Jahre zurück. Interessenten waren nicht nur zivile Einrichtungen (z. B. Krankenversicherungsunternehmen in den USA, Raumfahrt, Forschungsstationen in der Antarktis usw.), sondern auch das Militär (fachärztliche Versorgung der Soldaten in Krisengebieten).

1997 veröffentlichte die Unternehmensberatungsgruppe Roland Berger & Partner GmbH eine Studie über die Einsatzpotenziale der Telematik in der Medizin, die sie zuvor im Auftrag der Bundesregierung erstellt hatte. Die Studie war Auslöser für zahlreiche, mit öffentlichen Geldern geförderte telemedizinische Vorhaben. Folgende Einsatzpotenziale für die Telemedizin wurden damals genannt:
- elektronisches Rezept (eRezept)
- Arzt-Krankenhaus-Kommunikation (z. B. Teleradiologie, Telepathologie, externe Untersuchungsanforderung und Befundübermittlung)
- Abrechnung medizinischer Leistungen mit den Kostenträgern (Krankenkassen)
- Notfallkommunikation (z. B. Notarztwagen, Patientenfernüberwachung)
- Datenbankabfragen (z. B. medizinische Datenbanken).

3.6.2 Elektronische Gesundheitskarte

Ursprünglich ab 01.01.2006 sollte in Deutschland die elektronische Gesundheitskarte die bislang eingesetzte Krankenversicherungskarte ablösen, aber die Einführung hat sich bis heute verzögert. Ziel ist es, über die administrativen Daten der Krankenversichertenkarte hinaus umfängliche medizinische Daten zu speichern, sodass in der

Tab. 3.5 Wichtige Kommunikationsstandards im Gesundheitswesen

Name	Bedeutung
DICOM	Digital Imaging and Communication in Medicine: Standard für medizinische Bilder (Radiologie, Ultraschall, Endoskopie usw.) und die Bildkommunikation
HL 7	Health Level Seven: Standard für die nachrichtenbasierte Kommunikation in Krankenhäusern; akkreditiert durch die amerikanische ANSI-Behörde; maßgebend für deutsche Krankenhäuser
xDT	„Familie" von Standardformaten für den Datenaustausch primär zwischen niedergelassenen Ärzten und oft auch zwischen Krankenhausinformationssystemen verschiedener Krankenhäuser, so z. B. LDT (Labordaten), BDT (Befunddaten), ADT (Abrechnungsdaten), GDT (Gerätedaten)

3.6 Telemedizin

Tab. 3.6 Inhalte der elektronischen Gesundheitskarte

Administrative Inhalte (verpflichtend)	Medizinische Inhalte (freiwillig)*
• Versicherungsangaben • Berechtigung, im EU-Inland behandelt zu werden • papierlose Übertragung eines Rezepts (eRezept)*	• Dokumentation der verordneten Arzneimittel • Notfallinfos: Blutgruppe, Allergien, Herzerkrankungen, Dialyse, Implantate usw. • Diagnosen, Operationen, Impfungen, Röntgenuntersuchungen • Patientenverfügungen • Patientenquittung (Aufstellung von Leistungen und Kosten) • Arztbrief

* Stand 2013 noch nicht umgesetzt

Endausbaustufe eine digitale Patientenakte verfügbar wird.

Rechtliche Grundlage für die Einführung der Elektronischen Gesundheitskarte ist das „Gesetz zur Modernisierung der gesetzlichen Krankenversicherung vom 14. November 2003". In diesem Gesetz sind die verpflichtenden und die freiwilligen Inhalte der Karte festgelegt (**Tab. 3.6**):

Die Anforderungen an den Datenschutz sind hoch: Ein schreibender oder lesender Zugriff auf die elektronische Gesundheitskarte wird nur dann möglich sein, wenn der Arzt oder der Apotheker sich mit einem Heilberufeausweis (Health Professional Card) authentifiziert hat. Zum Schutz vor Manipulationen sind die Karteninhalte über eine digitale Signatur gesichert; zusätzlich werden die Karteninhalte verschlüsselt. Die 50 letzten Karteninhalte werden protokolliert. Außerdem hat der Patient umfassende Einsichtnahme- und Verfügungsrechte (z. B. kann er die Speicherung der freiwilligen medizinischen Inhalte verweigern).

Seit Oktober 2011 haben die gesetzlichen Krankenkassen damit begonnen, eine elektronische Gesundheitskarte mit reduzierten Inhalten auszugeben. Sie enthält die gleichen Verwaltungsdaten wie die bisherige Krankenversichertenkarte, ermöglicht aber weitere Ausbaustufen (Quelle: Bundesministerium für Gesundheit, GP-Infoblatt Nr. 10, 2011).

3.6.3 Telediagnostik und Teleconsulting

Ursprüngliche Motivation für den Aufbau kostspieliger telemedizinischer Infrastrukturen war der Wunsch, ärztliches Spezialistenwissen ohne Zeitverlust und institutionenübergreifend verfügbar zu machen. Klassischer Einsatzbereich sind z. B. teleradiologische Verfahren, die es Krankenhäusern ermöglichen, radiologisches Bildmaterial (z. B. CT, MR) zu übermitteln und bei Experten eine Zweitbefundung einzuholen. Beispiele für Einsatzbereiche sind:

- Videokonferenzen zwischen Krankenhäusern der Grundversorgung und spezialisierten Fachkliniken
- onkologische Tumorboards zur Unterstützung der Qualitätssicherung in der Therapie maligner Tumoren
- Unterstützung der integrierten Versorgung sowie von Disease-Management-Programmen durch den Austausch von Befund- und Planungsdaten
- Telekonsile in der Radiologie

- Telepathologie (Konsultation eines zweiten Pathologen in Zweifelsfällen; intraoperatives Telekonsil zwischen Pathologen und Chirurgen in der Tumorchirurgie).

3.6.4 Digitale Signaturen in der Telemedizin

Im Unterschied zum handschriftlich unterzeichneten Befund oder Arztbrief, der vom Krankenhaus an den einweisenden Arzt geht, sind digitale Dokumente fast beliebig manipulierbar und bezüglich ihrer Herkunft und Entstehung nicht eindeutig identifizierbar. Digitale Signaturen helfen, dieses grundsätzliche Problem der Telemedizin zu lösen und einen Ersatz für die ärztliche Unterschrift zu bieten. Folgende Ziele sollen mit der digitalen Signatur erreicht werden:

- **Sicherstellung der Identität** des Autors (Wer hat das Dokument ausgefertigt?)
- **Integrität** des Dokuments (Wurden die Inhalte hinterher manipuliert?)

Erreicht wird dieses Ziel durch ein Verfahren, das aus der zu übermittelnden Nachricht oder den Daten (z. B. Arztbrief) mithilfe einer Signatursoftware eine digitale Signatur in Form einer Zeichenkette (Kombination aus Buchstaben und Zahlen) berechnet. Die Algorithmen für die Berechnung der Signatur sind so ausgestaltet, dass verschiedene Daten (z. B. Dokumente) eine jeweils andere Signatur ergeben; auf diese Weise lässt sich überprüfen, ob das Ursprungsdokument zu einem späteren Zeitpunkt manipuliert wurde (**Abb. 3.12**).

Digitale Signaturen verwenden dazu kryptografische Verfahren unter Einsatz eines asymmetrischen Schlüsselpaars. Ein Teil dieses Schlüsselpaars ist ein geheim zu haltender, nur dem Verfasser des Dokuments bekannter Schlüssel (auch „Private Key" genannt), der zum Signieren (Unterschreiben) des Dokuments mithilfe der Signatur-

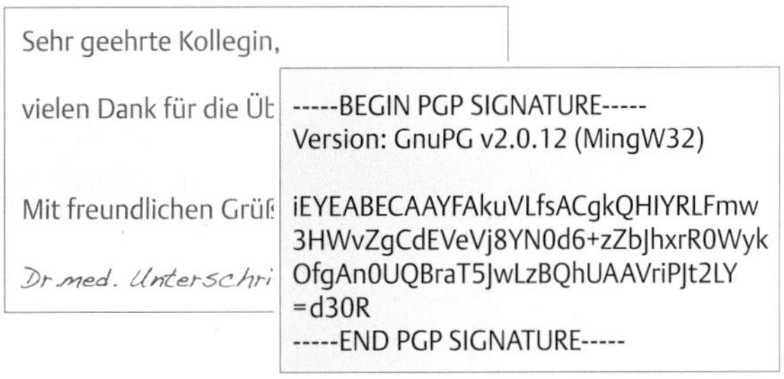

```
Sehr geehrte Kollegin,
vielen Dank für die Üb  -----BEGIN PGP SIGNATURE-----
                        Version: GnuPG v2.0.12 (MingW32)
Mit freundlichen Grüß
                        iEYEABECAAYFAkuVLfsACgkQHIYRLFmw
Dr. med. Unterschri     3HWvZgCdEVeVj8YN0d6+zZbJhxrR0Wyk
                        OfgAn0UQBraT5JwLzBQhUAAVriPjt2LY
                        =d30R
                        -----END PGP SIGNATURE-----
```

Abb. 3.12 **Digitale Signatur.**

software dient. Der Empfänger des Dokuments besitzt das andere, nicht geheim gehaltene, öffentlich verfügbare Teil des Schlüsselpaars (auch „Public Key" genannt), mit welchem er unter der Benutzung der Signatursoftware die digitale Signatur und das Dokument auf Integrität und Identität des Verfassers prüft (**Abb. 3.13**).

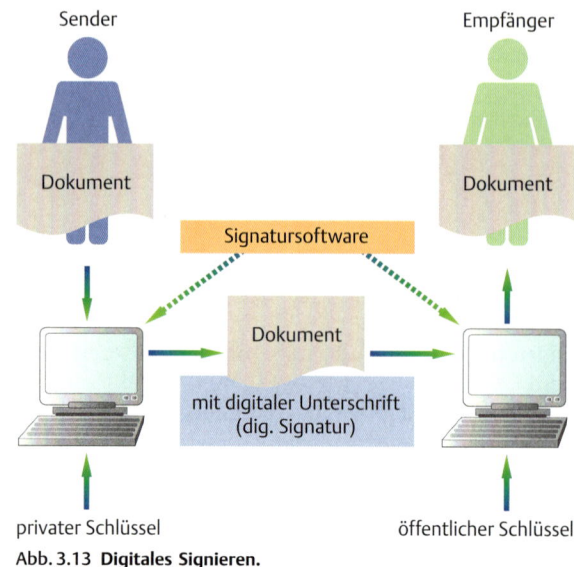

Abb. 3.13 Digitales Signieren.

C 42 Geschichte, Theorie und Ethik der Medizin

1 Medizingeschichte 894
2 Theorie der Medizin 908
3 Einführung in die Medizinethik 919

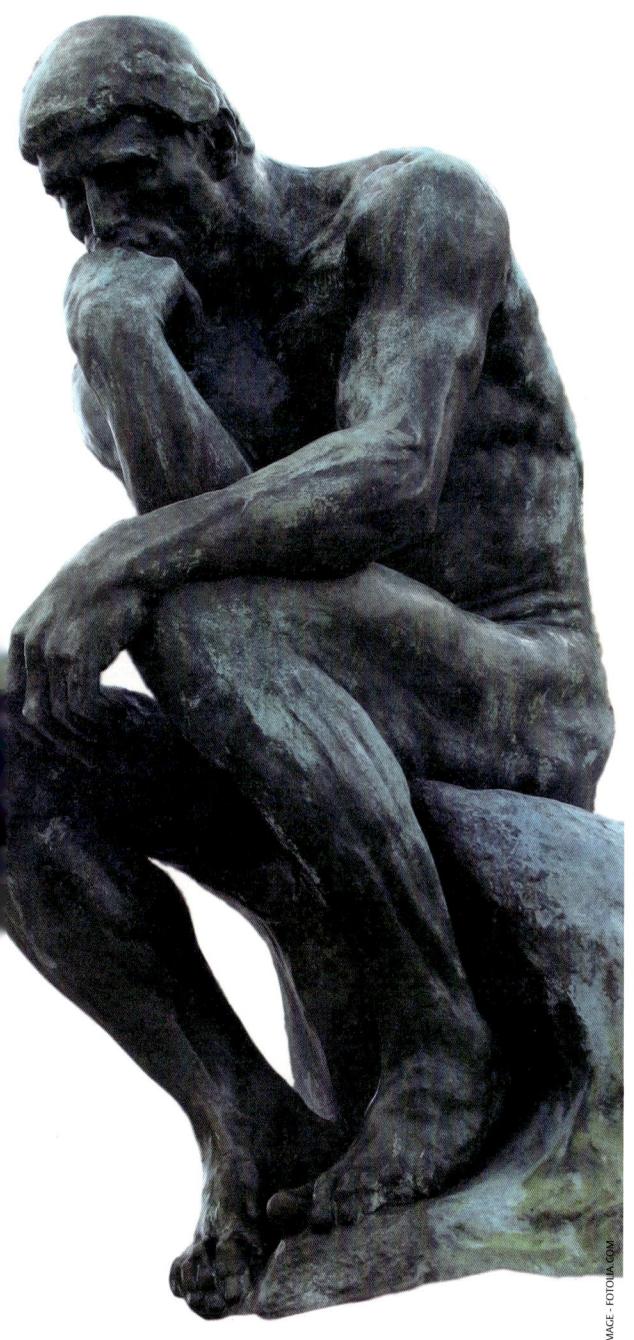

1 Medizingeschichte

Hans-Peter Kröner

1.1 Konzepte der Medizin

Der Begriff des „Konzeptes" ist vom Medizinhistoriker und Physiologen Karl E. Rothschuh (1908–1984) entlehnt, der ihn in seinem Werk „Konzepte der Medizin in Vergangenheit und Gegenwart" (Stuttgart 1978) folgendermaßen definiert:

> **DEFINITION** „Krankheitskonzepte sind durchdachte, systematisch formulierte und begründete Theorien von den Krankheitserscheinungen, ihrem Charakter, ihrer Verursachung und ihrer Regelmäßigkeit. Sie sollen die Krankheit erklären, zu therapeutischen Schlussfolgerungen führen und Prognosen zu stellen erlauben."

1.1.1 Das magisch-animistische Konzept

Das animistische Weltbild geht davon aus, dass die Welt grundsätzlich belebt oder beseelt ist (lat. anima = Seele), dass also Menschen, Tiere, Pflanzen, aber auch Felsen, Flüsse und Berge eine Form von Belebtheit aufweisen, die es gestattet, sich mit ihnen in Verbindung zu setzen. Daneben existieren noch **Geister** und **Dämonen**, die die Welt mit den Menschen teilen und mit ihnen in Konflikt geraten können. Als magisch wird eine Weltsicht bezeichnet, die die Welt durch ein System von **Entsprechungen**, **Ähnlichkeiten** und **Sympathien** bestimmt ansieht. Grundlage des magischen Denkens ist die Analogie.

Krankheit ist in der Regel die Folge einer Tabuverletzung, eines rituellen Fehlers bzw. einer rituellen Unterlassung oder die direkte Folge des Einwirkens eines bösartigen Dämons oder Zauberers. **Tabus** sind tradierte Verbote, die das Zusammenleben der Menschen sowohl untereinander als auch mit dem sie umgebenden belebten Kosmos und den Geistern regeln. Die kosmische Ordnung muss im **Ritual** ständig erneuert und bestätigt werden. Verletzt der Mensch diese Ordnung, strafen ihn die Geister, indem sie in ihn einfahren, ihn schlagen, ihm die Lebenskraft entziehen oder andere magische Interventionen an ihm vollziehen. Krankheit kann daher als **Besessenheit** oder **Verhextheit** verstanden werden.

Dämonologische und magische Vorstellungen haben die gesamte Medizingeschichte begleitet und finden sich neben der theurgischen Medizin [S. C894] der altorientalischen Hochkulturen oder der naturalistischen Medizin der klassischen Antike auch in der Iatromagie des Mittelalters und der frühen Neuzeit. In rezenten schamanistischen Kulturen wird durchaus neben der schamanistischen auch die westliche naturwissenschaftliche Medizin angewandt, und die Bevölkerung hat in der Regel ein gutes Gespür dafür, in welchen Fällen die eine oder die andere anzuwenden ist.

Die klassische Heilerperson in magisch-animistischen Systemen ist der **„Schamane"** oder **„Medizinmann"**. Aufgabe des Schamanen als „Experten für die Geisterwelt" ist es zunächst herauszufinden, was der Grund für den Zustand des Patienten ist, also welches Verbot er übertreten oder welchen Geist er verletzt hat. Zu diesem Zweck benutzt der Schamane **divinatorische Mittel** (Divination = Wahrsagen), da sich die Geister durch bestimmte Zeichen äußern können. Eine nächste Stufe ist der direkte Kontakt mit den Geistern, bei dem der Schamane auf eine Reise geht, d.h sich in einen außergewöhnlichen Bewusstseinszustand, in eine **Ekstase** oder **Trance** versetzt. Dazu benutzt er psychotrope Stoffe wie Halluzinogene (z. B. Mescalin) oder psychokinetische Methoden wie Tanzen, Trommeln oder das monotone Wiederholen von Invokationsriten. Hat der Schamane die Ursache für den Zustand des Patienten erfahren, kann er diesen belehren, was zu tun ist, welches Ritual z. B. wiederholt werden muss. Weitere „therapeutische Interventionen" sind **Austreibungsrituale** oder **Operationen** (Schädelöffnung = Trepanation!), etwa bei Besessenheit durch einen bösartigen Dämon, oder magische Methoden bei dem Verdacht auf Verhextheit.

Bei den magischen Interventionen lässt sich der Simile-Zauber vom Singularitätszauber unterscheiden. Der **Simile-Zauber** greift auf Stoff-, Farb- und Gestaltanalogien zurück. So hilft z. B. der gelbe Safran gegen Gelbsucht oder Lebermoos wegen seiner leberähnlichen Blättchen gegen Leberkrankheiten. Dieses Prinzip liegt auch der mittelalterlichen **Signaturenlehre** zugrunde, bei der am Zeichen (Aussehen) eines Medikamentes seine Indikation erkannt wurde. Der **Singularitätszauber** dagegen beruht auf der Herausgehobenheit des Ungewöhnlichen, Einmaligen oder Seltenen. Eigenartig geformte Steine, Wurzeln (Alraune!) usw. werden mit besonderen Kräften versehen vorgestellt. In Form von Talismanen oder Amuletten haben sie häufig eine präventive Funktion und sollen vor dem Zugriff böser Geister schützen.

1.1.2 Theurgische Medizin

Der Anfang der theurgischen Medizin (von gr. Theous ergon = Werk Gottes) wird in den **altorientalischen Hochkulturen** Ägyptens und Mesopotamiens verortet. Die Welt wird als geschieden verstanden in einen natürlichen Bereich, in dem die Menschen wohnen, und einen übernatürlichen, der Sitz der Götter ist (Himmel, Olymp usw.). Die irdische Welt ist das Werk der Götter, die daher ihre Ordnung und Regeln aufgestellt haben, aber jederzeit auch in den Ablauf eingreifen können. Krankheit ist eine Strafe der Götter als Folge einer Verletzung der göttlichen Ordnung durch den Menschen (Sünde!). Ein weiteres Verständnis von Krankheit, vor allem in der **jüdisch-christlichen Tradition**, ist das einer Prüfung durch die Gottheit (Dulder Hiob) oder einer Warnung, als Aufruf zur Umkehr, zu einer Metanoia. Dadurch erhält die Krankheit – als eine Art Katharsis – eine transzendente Sinngebung.

Aufgabe des **Priesterarztes** ist es, die Verfehlung herauszufinden, wobei er ebenfalls divinatorische Mittel (Eingeweideschau!), Traumdeutung und mystische Begegnung mit der Gottheit nutzen kann. Seine wesentliche Aufgabe dabei ist die eines Mittlers zwischen dem Sünder und der zürnenden Gottheit, da, anders als bei dem Schamanen, der selbst noch mit den Dämonen kämpft, die eigentliche Heilung nur durch die Gottheit zustande kommen kann. Ein Heilungsversuch durch den Menschen kann daher als Anmaßung, als ein Eingriff in das göttliche Wirken verstanden werden. Diese Auffassung wurde zum Teil in der frühmittelalterlichen Klostermedizin vertreten, in der Christos Iatros (Christus der Arzt) der alleinige Heiler war und Krankheit als Strafe der Sünde nur über die Sakramente und durch Buße oder göttliche Gnade geheilt werden konnte. Die Rolle des Vermittlers kam dabei den Heiligen zu.

In der griechischen Antike existierte der **Asklepioskult** neben oder zusammen mit der rationalen hippokratischen Medizin. Der Kult geht direkt auf den griechischen Halbgott Asklepios (lat.: Äskulap) zurück, der seinerseits große Ähnlichkeit mit dem ägyptischen Gott Imhotep besitzt. In den Heiligtümern des Asklepios, den „Asklepieia", konnten die Hilfesuchenden den Göttern opfern und wurden dann von den Priestern in Liegehallen geführt, wo sie sich zum Schlafe legen konnten. Die Träume, die ihnen während des Tempelschlafes, der sogenannten **Inkubation**, erschienen, wurden von den Priestern gedeutet und gaben Hinweise auf die Verfehlung, die Ursache der Erkrankung sein konnte. Das bekannteste Asklepieion, einer der großen „Wallfahrtsorte" der Antike, war das Asklepieion von Epidauros. Hippokrates selbst galt als „**Asklepiade**", als Angehöriger einer Familie, die sich von Asklepios ableitete und in der der Arztberuf über Generationen vererbt wurde.

Die frühmittelalterliche christliche **Klostermedizin** stand in dem Konflikt, dass einerseits die Krankenheilung allein das Werk Gottes, des Christos Iatros, war, andererseits aber die Krankenpflege als ein Werk der christlichen Barmherzigkeit und der Nächstenliebe galt, so wie Jesus es mit dem Gleichnis vom barmherzigen Samariter gelehrt hatte. Hinzu kam, dass die **Regel des heiligen Benedikt** ausdrücklich die Pflege der kranken Brüder als eine Aufgabe des Abtes beschrieb. Anderseits war in den Wirren der Völkerwanderung ein großer Teil des antiken medizinischen Wissens, zumindest im ehemaligen weströmischen Reich, verloren gegangen, und die wenigen antiken medizinischen Texte, die in den Klosterbibliotheken tradiert wurden, standen in dem Anruch, heidnischen Ursprungs zu sein. Für die Klosterärzte war daher wichtig, auf Kontinuitäten zwischen griechischer und christlicher Medizin zu verweisen. Kontinuitätsstiftend waren z. B. die griechischen Ärzte-Heiligen Kosmas und Damian, die noch heute die Patrone der Heilberufe sind.

Eine Folge der überwiegend von Klerikern ausgeübten Klostermedizin war die Trennung von Chirurgie und Innerer Medizin, da den Klerikern das „Blutvergießen" wiederholt durch Konzilsbeschlüsse verboten wurde. Es entwickelten sich zwei Heilertypen: der **gelehrte, lateinsprechende Arzt**, der vor allem für die innere Behandlung zuständig war und seine Dienste zunächst im Wesentlichen als Leibarzt der Herrschenden oder als „Stadtphysikus" anbot, und der äußerlich oder chirurgisch tätige **Baderchirurg** oder **Wundarzt**, dessen Beruf zunftmäßig organisiert war, d. h. als Handwerk gelernt und praktiziert wurde.

1.1.3 Das humoralpathologische Konzept

Das wichtigste antike Krankheitskonzept ist das humoralpathologische Konzept, auch „**Viersäftelehre**" (lat. humor = Flüssigkeit, „Saft") genannt. Grundlage der Humoralpathologie ist die Vorstellung von den vier Körpersäften Blut, gelbe Galle, schwarze Galle und Schleim, die den vier Elementen Luft, Feuer, Erde und Wasser entsprechen. Jedem Saft werden zwei Grundqualitäten zugeordnet: Blut ist warm und feucht, gelbe Galle warm und trocken, schwarze Galle kalt und trocken und Schleim kalt und feucht. Liegen diese vier Elemente in einem ausgewogenen Mischungsverhältnis vor (**Eukrasie**), ist der Mensch gesund. Das Mischungsverhältnis kann gestört sein (**Dyskrasie**) durch das Überwiegen eines Saftes oder dadurch, dass ein Saft durch das Eindringen eines Störfaktors (**Materia peccans**) verdorben wird. Dann ist der Mensch krank. Therapeutisch gilt es, den vorherrschenden (epikratischen) oder verdorbenen Saft zu entfernen durch eine der vielen **evakuierenden** (entleerenden) Maßnahmen wie Aderlass, Erbrechen, Abführen, Schwitzen usw. oder, im Sinne des **Contraria-Prinzips**, mit einer Maßnahme einzugreifen, die konträre Qualitäten zu dem vorherrschenden Saft hat. Demnach bewirkte z. B. die kalte und feuchte Witterung im Winter eine Vermehrung des Schleims, dem durch die Anwendung trockener Wärme oder durch die Gabe von Medikamenten, denen die Qualitäten warm und trocken zukamen, abgeholfen werden konnte.

Dieses Konzept, das schon die Grundlage der hippokratischen Medizin bildete, wurde von **Galen** im 2. Jahrhundert nach Christus ausgebaut und blieb in dieser Form, leicht modifiziert durch byzantinische und arabische Einflüsse, das vorherrschende Krankheitskonzept der europäischen Medizin bis in das 19. Jahrhundert. Es hatte sich aus den **Grundstofflehren** der vorsokratischen Naturphilosophie herausgebildet. Diese Philosophen versuchten, den Urgrund der Welt nicht mehr im Mythos zu sehen, sondern das Sein auf einen oder mehrere Grundstoffe oder Prinzipien zurückzuführen. **Thales von Milet** (6. Jh. v. Chr.) postulierte, dass alles Sein letztlich aus Wasser sei. **Anaximander** (610–547 v. Chr.) sah den Anfang der Welt in einer Urkraft begründet, die für **Anaximenes von Milet** (580–525 v. Chr.) die Luft war. **Heraklit v. Ephesos** (550–480 v. Chr.) lehrte, dass Wasser, Erde und Feuer die Grundelemente alles Seins ausmachten. **Empedokles v. Agrigent** (492–432 v. Chr.) begründete schließlich die Lehre von den vier Elementen, denen später die vier Körpersäfte gleichgesetzt wurden. Die Qualitätenlehre geht auf **Alkmaion von Kroton** (500–420 v. Chr.) zurück. Danach war Gesundheit die Folge einer ausgewogenen Mischung der gegensätzlichen Kräfte des Feuchten und Trockenen, Kalten und Warmen, Bitteren und Süßen usw.

Wichtigste Quelle für die sich aus diesen Lehren entwickelnde Humoralpathologie ist das **Corpus Hippocraticum**, eine Sammlung von ca. 60 Einzelschriften, die etwa zwischen 400 und 100 v. Chr. entstanden ist. Sie soll die Lehrauffassung der **Ärzteschule von Kos** wiedergeben, als deren Gründer **Hippokrates** (460–370 v. Chr.) angesehen wird. Über Hippokrates selbst wissen wir sehr wenig. Sicher ist nur, dass es sich um eine historische Person handelt und dass er zu seiner Zeit ein angesehener Arzt war.

Der „Eid des Hippokrates" (besser: „**Hippokratischer Eid**", da dieser zwar zu den hippokratischen Schriften gehört, aber nicht auf Hippokrates zurückgeht) ist ein Beleg dafür, dass antike Ärzte sich auch mit den ethischen Implikationen ihres Handelns auseinandersetzten. Ganz gewiss war er aber nicht die universale Richtschnur für das Handeln der antiken Ärzte. Seine Entstehung wird in das 4. Jahrhundert vor Christus verortet. Kennzeichnend ist die Zweiteilung des Eides in einen **Vertragsteil** und einen **Sittenkodex**. Im Vertragsteil verpflichtet sich der Schüler gegenüber seinem Lehrherren, der den Schüler gewissermaßen in seine Familie aufnimmt, diesen sowie die anderen Familienangehörigen wie ein leiblicher Sohn zu achten, im Notfall zu unterhalten und die Kunst keinen Unberufenen zu lehren. Besonders der Sittenkodex hat aber den Eid zum Prototyp überhaupt eines bestimmten Berufsethos gemacht. Hier finden wir das Prinzip, sich nur zum Wohle des Kranken einzusetzen (Beneficence) bzw. das Prinzip des „Primum nil nocere" (Non-Maleficence), d. h., bei allem Tun zuvörderst darauf zu achten, dem Kranken keinen Schaden zuzufügen. Des Weiteren beinhaltet der Eid sowohl eine ärztliche Schweigepflicht sowie ein Verbot des sexuellen Missbrauchs von Patienten und deren Familienangehörigen. Diskutiert werden heute vor allem das angebliche Verbot der Sterbehilfe und das sogenannte Abtreibungsverbot. Tatsächlich waren weder Sterbehilfe noch Abtreibung in der Antike grundsätzlich tabuisiert oder sanktioniert. Auch das Verbot chirurgischer Eingriffe, das sich im Eid findet, widerspricht der antiken Praxis, die keine grundsätzliche Trennung zwischen innerer und chirurgischer Medizin kannte. Wegen dieser Widersprüche wird der Eid in einem spezifischen Umfeld angesiedelt.
Seine wirkungsgeschichtliche Bedeutung erhielt der Eid erst in der christlichen Tradition, in der er unter anderem der Stiftung einer angeblich ethischen Kontinuität zwischen heidnischer antiker und christlicher Medizin dienen sollte.

1.1.4 Überlieferungswege der antiken Medizin

Reste des antiken Wissens wurden über **Cassiodor** (487–583) und **Isidor von Sevilla** (576–636) in das frühmittelalterliche Mönchtum überliefert. Der eigentliche Bewahrer des antiken Erbes war aber **Byzanz** und der byzantinische Kulturkreis, hier vor allem die **Ärzteschule von Alexandria**.

Über die Vertreibung der **Nestorianer** (Anhänger des Patriarchen Nestor, die in Fragen der Christologie von der byzantinischen Staatskirche abwichen) nach Syrien und Persien gelangte das antike Wissen in diese Länder und verband sich dort mit den autochthonen Medizinkulturen. Vor allem die **persische Ärzteschule von Gondeschapur** profitierte von den Nestorianern. Durch die Entstehung des **Islams** und seine Ausbreitung (Eroberung von Alexandria 642) über den gesamten südlichen Mittelmeerraum bis nach Persien im Osten und Spanien im Westen gelangte das antike Wissen in den Besitz der Araber, die es wiederum modifizierten (**Avicenna**, 980–1037, Vollender der galenischen Humoralpathologie; **Rhazes**, 865–925, Kliniker) und auf dem Wege des Reimports zurück nach Europa brachten.

Avicenna (Ibn Sina) war der Autor des berühmten Werkes „**Canon medicinae**", das von **Gerhard von Cremona** (1114–1187, Schule von Toledo) ins Lateinische übersetzt wurde und bis zum 17. Jahrhundert Bestandteil des Unterrichtsprogramms an den medizinischen Fakultäten der abendländischen Universitäten war. Rhazes (Ar Rhazi) gilt als Verfasser des „**Liber continens**" („Das Buch, das alles enthält"). Der Continens, eine erstaunliche Enzyklopädie der praktischen und therapeutischen Medizin in 24 Bänden, fasst die medizinischen Kenntnisse zu Beginn des 10. Jahrhunderts zusammen und wurde 1279 ins Lateinische übersetzt. Wichtigster Übersetzer arabischer Werke ins Lateinische war **Constantinus Africanus** (1018–1087), ein zum Christentum konvertierter karthagischer Gewürzhändler, der später in den Benediktinerorden eintrat und die zentrale Persönlichkeit der **Schule von Salerno** bildet.

Durch die Etablierung der Universitätsmedizin wurde das zunächst innovative antike Wissen kanonisiert und erstarrte in Spitzfindigkeit und Autoritätsgläubigkeit. Im Rahmen der „**scholastischen Methode**" wurden in der „**lectio**" die Werke antiker Autoren, aber auch die ihrer arabischen Kommentatoren vorgelesen und ausgelegt. In sogenannten **Konkordanzen** wurden Aussagen unterschiedlicher Autoren zu einem Thema zusammengestellt. Kam es zu Widersprüchen, wurde versucht, diese in sogenannten **Konziliatorien** („Versöhnungen") auszugleichen, da die antiken Autoren über alle Kritik erhaben waren. Das Werkzeug dafür war vor allem die syllogistische Logik des **Aristoteles**. Der logische Formalismus führte dazu, dass z. B. Fehler dieser Autoren kritiklos weitergegeben wurden, auch wenn sie dem Augenschein widersprachen.

So waren bestimmte Aussagen der galenischen Anatomie durch die Sektion von Schweinen gewonnen worden und stimmten daher mit der menschlichen Anatomie nicht überein. Hinzu kam, dass durch die Abneigung der Araber gegenüber der Anatomie und speziell der Sektion die galenische Anatomie nur verstümmelt tradiert wurde. Obwohl seit dem 13. Jahrhundert vor allem in Bologna anatomische Sektionen durchgeführt wurden, war das Gewicht der antiken Autoren so groß, dass augenscheinliche Irrtümer zunächst nicht korrigiert wurden.

1.1.5 Renaissance und Medizin

Erst in der Renaissance sollte die Autorität der antiken Schriften infrage gestellt werden. Diese Kritik bezog sich sowohl auf die Überlieferung der Texte selbst als auch auf deren Inhalte. Der Ruf „**ad fontes**" (zu den Quellen) stellte die Authentizität der durch die Hände vieler Kopisten, Kompilatoren und Übersetzer gegangenen Texte infrage, forderte, den Urtext zu rekonstruieren, und markierte somit den Beginn der modernen philologischen Textkritik. Aber auch die Inhalte, die Aussagen und Behauptungen der Autoren wurden infrage gestellt und ihnen wurde die „**Autopsia**", das „Selbersehen", das Überprüfen des Überlieferten am empirisch Erfahrbaren, gegenübergestellt. Für diesen Beginn der modernen Erfahrungswissenschaft stehen vor allem die Namen Vesal, Bacon, Harvey und Descartes.

1.1 Konzepte der Medizin

Andreas Vesal (1514–1564) gilt als Begründer der neuzeitlichen Anatomie. Der gebürtige Flame hatte seine anatomischen Kenntnisse während einer fünfjährigen Tätigkeit als Prosektor in Padua erworben. 1543 erschien in Basel sein epochemachendes Werk „**De humani corporis fabrica libri septem**" (Sieben Bücher über den Bau des menschlichen Körpers), in denen zum ersten Mal versucht wurde, die anatomischen Verhältnisse beim Menschen so wiederzugeben, wie sie sich auf dem Sektionstisch darstellten. Die Holzstiche zur Skelett- und Muskellehre waren von dem Tizian-Schüler Jan Stefan von Calcar angefertigt worden und sollten einer Reihe von Nachahmern als Vorbild dienen.

Der englische Philosoph und Staatsmann **Francis Bacon** (1561–1626) war der fundierteste Kritiker der aristotelisch-scholastischen Lehre, der er Logizismus und Formalismus vorwarf. Dagegen setzte er die Forderung nach einer Erneuerung der Wissenschaft durch eine Hinwendung zur Natur und zur sinnlichen Erfahrung. In seinem 1620 erschienenen „**Novum Organum Scientiarum**" (Neues Sprachrohr der Wissenschaften) kritisierte er zugleich die sinnliche Erfahrung als trügerisch und machte dafür vier **Trugbilder** verantwortlich: die Idole des Stammes, der Höhle, des Marktes und des Theaters.

Diese Anfälligkeit der Erfahrung für Trugbilder machte ihre Systematisierung notwendig, die Bacon im induktiven Vorgehen des **Experimentes** fand. In seinem 1623 erschienenen Werk „De dignitate et augmentis scientiarum", das eine Art Enzyklopädie und Einteilung aller wissenschaftlichen Leistungen darstellt, betonte er die Bedeutung der Anatomie für die Medizin. Von ihm stammt die Devise „Wissen ist Macht".

William Harvey (1578–1657) ist allgemein als Entdecker des **Blutkreislaufes** bekannt. Theorien eines kleinen Kreislaufes waren allerdings schon vor Harvey aufgestellt worden. Was Harvey auszeichnet, ist vor allem die moderne Struktur seiner Argumentation gegen das galenische Modell.

Galen hatte gelehrt, dass das Blut in der Leber aus dem Speisebrei immer neu gebildet werde und sich von der Leber einmal zur Peripherie, zur Bildung und zum Ersatz von Körpersubstanz, bewege und einmal zum rechten Herzen, von wo es in die Lunge gelange, zum Abrauchen von Rückständen, sowie durch postulierte Poren im Septum in das linke Herz, wo es pneumatisiert würde und danach über die Aorta wieder zur Peripherie geführt würde. Das Blut wurde also immer wieder verbraucht und musste erneuert werden. Es bewegte sich auch nicht im Kreis, sondern ausgehend von der Leber eher wie eine Meereswelle in mindestens zwei Richtungen.

Für seine Lehre von der Kreislaufbewegung des Blutes führte Harvey **morphologische**, **quantitativ-mathematische** und **experimentelle** Argumente und Beweise an. Morphologisch verwies er auf die Struktur der Venenklappen, die offensichtlich im Dienste eines unidirektionalen Blutflusses standen, sowie auf das Fehlen von Poren im Septum. Anhand von Ausblutungsversuchen konnte er zeigen, dass das Herzminutenvolumen ca. 5 Liter betrug, was sich zu einem Herzstundenvolumen von 300 Litern aufaddierte. Eine solche Menge Blut konnte der Körper unmöglich in kurzer Zeit aus dem Speisebrei bilden; die einzige Erklärung war das wiederholte Zirkulieren einer kleinen Menge. Schließlich zeigte er anhand von Abbindungsversuchen, was praktisch aufgrund der häufigen Aderlasse längst bekannt, aber nie in seiner Bedeutung bewusst geworden war, dass es nämlich nach Abbindungen von Arterien zu einem Stau proximal des Hindernisses, nach Abbindungen von Venen aber zu einem Stau distal des Hindernisses kam, Arterien also das Blut vom Herzen weg, Venen aber zum Herzen hin führten.

René Descartes (1596–1650) ist wahrscheinlich eher als skeptischer Philosoph bekannt, dessen methodischer Zweifel in der Gewissheit des „cogito ergo sum" mündete. Seine Bedeutung für die Medizin besteht aber vor allem in der Tatsache, dass er auch der Begründer einer **mechanistischen Physiologie** ist, die er vor allem in seiner Schrift „**De homine**" (Über den Menschen) ausführte. Ausgangspunkt dieser Theorie war Descartes' Lehre von den zwei Substanzen, die den Menschen konstituierten. Danach existierte der Mensch dualistisch als Materie, als „**res extensa**" mit der Eigenschaft des räumlichen Ausgedehntseins und als „**res cogitans**", als Bewusstsein mit den Eigenschaften des Denkens und Empfindens, oder als Leib und Seele. Die „res extensa", der Leib, war einer naturwissenschaftlichen Erklärung zugängig, und Descartes führte alle Lebensvorgänge auf physikalisch-mechanistische Prinzipien zurück. So erklärte er z. B. das Phänomen der Bewegung durch hydraulische Kräfte, die über ein Röhrensystem wirken sollten. Der Sitz der Seele, als wahrnehmendes und denkendes Prinzip, war die Zirbeldrüse (Epiphyse, Corpus pineale), wo sie wie ein „Ghost in the Machine" (so ein bekanntes Diktum) die Körpermaschine lenkte. Damit wurde Descartes zum Begründer der „**Maschinentheorie des Lebendigen**", die in Julien Jean Offray de **La Mettrie** (1709–1751) und seinem Werk „L'homme machine" (1748) ihre Vollendung fand. Der auf Descartes zurückgehende **Dualismus von Körper und Seele**, der sich in einer rein somatisch-naturwissenschaftlichen Körpermedizin und einer nur psychodynamisch orientierten Seelenmedizin (Psychoanalyse) niederschlug, besteht grundsätzlich, trotz vieler Integrationsversuche (Psychosomatik, vgl. Spezielle Probleme des psychiatrischen Krankheitsbegriffs [S. C918]), auch heute noch fort.

1.1.6 Neue Konzepte: Iatrochemie, Iatrophysik, Iatrodynamik

In der Folge des durch die Renaissance verursachten Umbruchs entstanden im 17. Jahrhundert Konzepte, die zum ersten Mal die Säftelehre infrage stellten. Auf **Paracelsus** (Theophrastus Bombastus von Hohenheim, 1493–1541) geht das **iatrochemische Konzept** zurück.

In der paracelsischen Iatrochemie verbanden sich Alchemie, Astrologie und Iatromagie zu einem ideosynkratischen System, das ausdrücklich in Opposition zu den überlieferten humoralpathologischen Autoritäten stand.

Radikaler als die Iatrochemie, die wegen ihrer Konzentration auf die chemischen Flüssigkeiten der Säftelehre nahestand, stellte das **iatrophysikalische Konzept** die Humoralpathologie infrage. Danach wurden Gesundheit und

Krankheit in Begriffen der materiellen Struktur und der sie bewegenden mechanischen Kräfte erklärt. Grundlage waren die kartesianische Maschinentheorie des Lebendigen (s. o.) und vor allem die Newton'sche Physik des 17. und 18. Jahrhunderts. Von der Iatrophysik führte der Weg über die Solidarpathologie, die Krankheit nicht mehr in Säftemischungen, sondern in Veränderung der festen Strukturen verortete, zur naturwissenschaftlichen Medizin des 19. Jahrhunderts.

Gewissermaßen als Gegenbewegung gegen die Iatrophysik entstanden die **iatrodynamischen Konzepte**, die versuchten, die Lebensphänomene durch das Wirken nichtstofflich-materieller Kräfte zu erklären.

Ein großes Problem für die Iatrophysiker war, dass bestimmte Phänomene des Lebens nicht oder nur unzulänglich mit den Gesetzen der Newton'schen Physik zu erklären waren. Kennzeichnend für das Leben war seine **Irritabilität** (Erregbarkeit, Francis Glisson 1672) und seine **Sensibilität** (Empfindungsfähigkeit, Albrecht von Haller 1752), Eigenschaften also, die primär physikalisch nicht erklärt werden konnten. Ein weiteres Problem war die Frage, wie sich hoch differenzierte Wesen aus weniger differenzierten entwickeln konnten (Epigenese). Es wurde daher eine Kraft postuliert, die nur der lebenden Materie eigen war und die als **Lebenskraft** (Vis vitalis) oder **Bildungstrieb** (Nisus formativus) bezeichnet wurde. Diese Position, die behauptet, dass biologische Phänomene nicht ausschließlich mit physikalischen und chemischen Theorien erklärt werden können, wird als **Vitalismus** bezeichnet.

Letztlich ist auch die **Psychoanalyse** oder **Tiefenpsychologie** ein dynamisches Konzept, das die psychischen Phänomene als Ergebnis einer Dynamik sieht, die von zwei gegensätzlichen Grundkräften, Libido und Todestrieb, verursacht wird.

1.1.7 Iatromorphologische Konzepte

Die iatromorphologischen oder morphopathologischen Konzepte verorteten die Krankheit in der **morphologischen Struktur** des Organismus. Sie waren das Ergebnis des Aufschwungs der Anatomie seit Vesal, des iatrophysikalischen Denkens sowie der Einführung des Mikroskops in die Medizin im 17. Jahrhundert.

Weitere Voraussetzungen waren ein verstärkt organzentriertes Denken, wie es in der Nachfolge Harveys vor allem mit Blick auf die zentrale Rolle des Herzens entstanden war, sowie die Entstehung des **ontologischen Krankheitsbegriffs**, dessen Anfänge auf den englischen Arzt **Thomas Sydenham** (1624–1689) zurückgehen. Die Vorstellung von Krankheitsentitäten, von einem spezifischen Sein der unterschiedlichen Krankheiten, das sich in Ursache, Sitz und typischem Verlauf äußerte und ermöglichte, Krankheitssystematiken zu erstellen, war dem humoralpathologischen Denken eher fremd. Dieses kannte im Grunde nur Krankheit als Gegensatz von Gesundheit, als Dyskrasie, Ungleichgewicht oder Disharmonie, wobei die unterschiedlichen Manifestationen von Krankheit in den quantitativen Mischungsverhältnissen der Säfte begründet waren.

Auch die Vorstellung, dass Krankheiten einen bestimmten Sitz oder Ort im Körper haben könnten, widersprach den eher systemischen humoralpathologischen Vorstellungen. Bestenfalls konnten sich Säfte oder Materia peccans an bestimmten Stellen des Körpers ansammeln und dort am besten evakuiert werden.

Anfang des 18. Jahrhundert vertrat **Giorgio Baglivi** (1668–1708) die Auffassung, dass neben den Flüssigkeiten auch den festen Teilen des Körpers, namentlich den Fasern, eine Rolle bei der Krankheitsentstehung zukomme. Diese Anfänge einer **Solidarpathologie**, die die Ursache der Krankheiten in den Solida (lat. solidus = fest), den festen Bestandteilen des Körpers vermuten ließ, wurden von Baglivis Landsmann **Giovanni Morgagni** (1682–1771) fortgesetzt, dessen 1761 erschienene Schrift „De sedibus et causis morborum per anatomen indagatis" (Über durch Sektion erforschte Sitze und Ursachen der Krankheiten) als Beginn einer organzentrierten pathologischen Anatomie gilt.

Eher auf Baglivis Faserlehre als auf Morgagnis Organlehre griff **Marie François Bichat** (1771–1802) zurück, der am Pariser Hotel-Dieu die regelmäßige klinische Sektion einführte. Auf der Grundlage von über 600 Sektionen entwickelte Bichat seine Lehre von den acht allgemeinen und zwölf besonderen Gewebetypen. Durch die Verlegung der Krankheitsentstehung in die Gewebestruktur hat Bichat eine Perspektive eröffnet, die schließlich zur **Zellularpathologie Rudolf Virchows** (1821–1902) führen sollte. Danach können alle Krankheitszustände des Organismus auf Veränderungen der Körperzellen zurückgeführt werden. Der morphopathologische Weg führte also vom Organ über das Gewebe zur Zelle als Sitz der Krankheit (**lokalistische Krankheitsauffassung**).

Damit ist die Entwicklung aber noch nicht beendet. Heutige lokalistische Krankheitsauffassungen diskutieren zelluläre Subsysteme oder sogar einzelne Moleküle als „Sitz" oder Ausgangspunkt pathologischer Vorgänge.

1.1.8 Das naturwissenschaftliche Krankheitskonzept

In der zweiten Hälfte des 19. Jahrhunderts setzt sich die naturwissenschaftliche Sichtweise und Methode in der Medizin durch (**Abb. 1.1**). Dieser Prozess ist verbunden mit dem Aufstieg der **Physiologie** in der zweiten Hälfte des 19. Jahrhunderts. Eine weitere Leitwissenschaft stellte die **Pathologische Anatomie** dar, die die klassische Humoralpathologie ablöste und die Krankheitssubstrate in den Strukturen des Körpers verortete.

Als dritte Disziplin trug die **Bakteriologie** zur Durchsetzung des naturwissenschaftlichen Paradigmas bei. Die **Erregertheorie** der Infektionskrankheiten, von Louis Pasteur (1822–1895) begründet, wurde von Robert Koch (1843–1910) ausgebaut und in den **Erregerpostulaten** präzisiert (Nachweisbarkeit, Eindeutigkeit, Isolierbarkeit, Züchtbarkeit, Überimpfbarkeit, Wiedergewinnbarkeit). Auch die Chirurgie verdankt ihren Aufschwung der Erregertheorie mit den daraus abgeleiteten Prinzipien der Antisepsis und Asepsis.

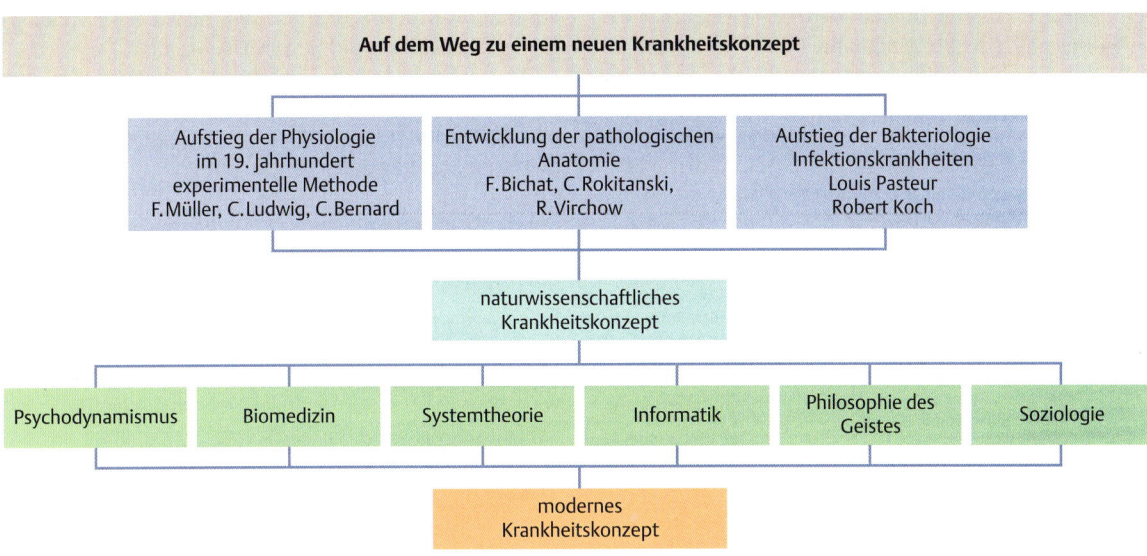

Abb. 1.1 **Auf dem Weg zu einem neuen Krankheitskonzept.**

1.2 Medizin und Nationalsozialismus

An diesem Thema kann gut aufgezeigt werden, mit welchen Problemen die Medizin des 20. und wohl auch 21. Jahrhunderts konfrontiert wurde und wird und vor allem, welchen Gefährdungen der humanen Position sie ausgesetzt ist. In Auseinandersetzungen um aktuelle Probleme der Medizin (Sterbehilfe, genetische Manipulation, Forschung am Menschen usw.) wird immer wieder mit den NS-Erfahrungen argumentiert, und zwar jeweils auf beiden Seiten. Häufig werden historische Argumente dabei plakativ als „Totschlagargumente" benutzt. Es ist daher wichtig, die historischen Zusammenhänge zu kennen.

1.2.1 Wurzeln der NS-Medizin

Unter NS-Medizin wird im Folgenden die Medizin verstanden, die in der Zeit des Nationalsozialismus in Deutschland betrieben wurde. Sie ist zunächst die Fortsetzung der Schulmedizin, wie sie auch in der Weimarer Republik betrieben wurde. Nationalsozialistisch wird sie erst durch die Übernahme bestimmter Ideologeme, die für die NS-Ideologie kennzeichnend waren. Schließlich änderte sich auch die sozialmedizinische Zielsetzung der Medizin im Nationalsozialismus und damit ihre ethische Ausrichtung.

Sozialdarwinismus

Unter Sozialdarwinismus versteht man die Anwendung der darwinistischen Evolutionstheorie auf menschliche Gesellschaften. **Charles Darwin** (1809–1882) beendete mit seinem 1859 erschienenen, epochemachenden Buch „On the Origin of Species by Means of Natural Selection" den seit dem 18. Jahrhundert anhaltenden Streit um **Kreationismus** oder **Evolutionismus** in der Biologie. Während die Kreationisten die Entstehung der belebten Welt durch einen Schöpfergott im Sinne der Genesis lehrten, vertraten die Evolutionisten eine allmähliche Entwicklung alles Lebens von einfachen zu immer differenzierteren Formen. Darwin lieferte nicht nur die Beweise für eine Evolution, sondern gleichzeitig auch einen „Mechanismus", dessen zentrale Begriffe **Variation** und **Selektion** waren. Nach Darwin wurden so auf natürlichem Wege die Artgenossen selektiert, die am besten an die herrschenden Umweltbedingungen angepasst waren (**Survival of the Fittest**). Die deutsche Übersetzung „Überleben des Stärkeren" übersieht, dass es nicht immer nur Stärke war, die einen Überlebensvorteil lieferte, sondern z. B. auch Schnelligkeit, Intelligenz, Farbe, Vitalität usw.

Darwins Lehre gilt heute als eine der „kopernikanischen" Wenden in der Wissenschaftsgeschichte. Die Biologie, bis dato eine deskriptive Naturgeschichte, sah sich plötzlich im Besitz einer Theorie und avancierte zur Leitwissenschaft des späten 19. Jahrhunderts. Im Rahmen dieses **biologistischen Denkens** wurden auch soziale und kulturelle Verhältnisse als primär naturwüchsig verstanden. So lehrte der englische Philosoph **Herbert Spencer** (1820–1903), dass auch menschliche Gesellschaften als **„soziale Organismen"** zu verstehen seien. Spencer gilt als der führende Theoretiker des Sozialdarwinismus. Danach lief in den menschlichen Gesellschaften ebenfalls ein Kampf ums Dasein ab. Die Erfolgreichen („Hochwertigen", „besser Beanlagten") besetzten als „Sieger" die führenden Positionen in der Gesellschaft, die gesellschaftliche Schichtung war also Ergebnis eines Selektionsprozesses und bildete gleichzeitig die biologische Wertigkeit ihrer Mitglieder ab. Nach sozialdarwinistischer Lehre wurde dieser natürliche Prozess unter den Bedingungen der Kultur durch bestimmte Maßnahmen negativ beeinflusst, die zu einer Abschwächung oder gar Umkehrung des Selektionsprozesses führen konnten. So führte angeblich die Bismarck'sche Sozialgesetzgebung dazu, dass diejenigen, die „zu Recht" die unteren Positionen der Gesellschaft einnähmen und bald der Ausmerze anheimfallen würden, durch Kranken- und Arbeitslosenversicherung einen „unnatürlichen" Selektionsvorteil erhalten würden mit der Folge, dass ihr „minderwertiges" Erbgut sich unverhältnismäßig ausbreiten könne. Hier wird offensichtlich, dass der Sozialdarwinismus auch eine politische Theorie war, die der Legitimierung herrschender Machtverhältnisse und der Abwehr berechtigter sozialer Forderungen der unteren Gesellschaftsschichten dienen sollte.

Eugenik und Rassenhygiene

> **DEFINITION** Unter Eugenik versteht man die praktische Anwendung der Erkenntnisse der Humangenetik auf menschliche Populationen mit dem Ziel, einer Verschlechterung (= **Degeneration** oder **Entartung**) der Erbanlagen durch **Ausmerze** der unerwünschten Varianten vorzubeugen (**negative Eugenik**) bzw. eine Verbesserung (= **Aufartung**) durch Förderung der erwünschten Varianten zu bewirken (**positive Eugenik**).

Von ihrer Entstehung her gehört die Eugenik in den Kontext des Sozialdarwinismus bzw. Biologismus des späten 19. Jahrhunderts. Der Terminus „Eugenik" geht auf den englischen Wissenschaftler **Francis Galton** (1822–1911) zurück, der als Begründer dieser Wissenschaft gilt und ihr 1883 die Bezeichnung „eugenics" (von gr. εύγενης eugenes = wohlgeboren) gab. In Deutschland etablierte **Alfred Ploetz** (1860–1940), unabhängig von Galton, die neue Wissenschaft und gab ihr den verhängnisvollen Namen „**Rassenhygiene**". Wurde diese Bezeichnung zunächst synonym für „Eugenik" verwendet, so wurde sie in den 20er-Jahren zunehmend von dem Teil der deutschen eugenischen Bewegung benutzt, der vor allem die Pflege der „arischen" oder „nordischen Rasse" auf seine Fahnen geschrieben hatte.

Die Entstehung der „Eugenik" war ein internationaler Prozess, der sich, mit nationalen Unterschieden, in allen Industriestaaten vollzog. Durch ihre sozialpolitischen und bevölkerungspolitischen Konsequenzen, ihre weltanschaulichen Grundlagen und durch das Charisma und den missionarischen Eifer, mit dem diese Weltanschauung verbreitet wurde, war die Eugenik immer mehr als nur eine angewandte Wissenschaft, sodass man heute auch von der internationalen „**eugenischen Bewegung**" spricht. Diese war vor allem in den germanischen Ländern Europas und in den Vereinigten Staaten erfolgreich, weniger in den romanischen Ländern.

Zwei gesellschaftliche Veränderungen sind mit der Entstehung der Eugenik verbunden: die demografische und die epidemiologische Transition (Übergang). Unter **demografischer Transition** wird der Wandel des Bevölkerungswachstums infolge der Industrialisierung verstanden. Kam es zunächst zu einem rapiden Anstieg des Bevölkerungswachstums in den Industriestaaten, so verlangsamte sich dieser gegen Ende des 19. Jahrhunderts und zu Beginn des 20. Jahrhunderts, sodass Thesen vom „aussterbenden Volk" die Runde machten. Hinzu kam, dass sich offensichtlich die „hochwertigen" oberen Bevölkerungsschichten langsamer fortpflanzten als die unteren. Dieses Phänomen, als „**differenzielle Geburtenrate**" bekannt, war für die Eugeniker ein Anzeichen für die beginnende Entartung der Bevölkerung.

Als **epidemiologische Transition** bezeichnet man den Wechsel in den vorherrschenden Krankheiten und Todesursachen. Die Erfolge der Medizin, vor allem aber die **hygienische Sanierung** der Städte, führten zu einem Rückgang der Infektionskrankheiten, die bis dahin die Haupttodesursache gewesen waren. Dadurch wurden andere Krankheiten erst sichtbar wie z. B. chronische Krankheiten (Krebs, Diabetes, Herz-Kreislauf-Erkrankungen). Auch der Anstieg dieser Krankheiten wurde von den Eugenikern als Entartungszeichen gedeutet. Aufgabe des Arztes war es daher, ganz im Sinne der sozialdarwinistischen staatsorganizistischen Vorstellungen, den „Staatskörper" von diesen Krankheiten zu heilen. Die Medizin weitete daher ihre Expertise und ihren Kompetenzanspruch auf weite Bereiche des sozialen Lebens aus, die bisher nicht in ihre Zuständigkeit gefallen waren, ein Prozess, der **Medikalisierung** genannt wird.

Schließlich gehört als wissenschaftsimmanenter Faktor der Aufstieg der **Genetik** zu den Entstehungsbedingungen der Eugenik. Im Jahre 1900 wurden gleich von drei Biologen (Correns, de Vries, von Tschermak) simultan die **Erbgesetze** von Mendel (1822–1884) wiederentdeckt, die zwar bereits 1865 zum ersten Mal vorgetragen, aber wegen unzureichender Publikationsbedingungen von der wissenschaftlichen Welt nicht zur Kenntnis genommen wurden.

Verhinderung der Fortpflanzung der „Minderwertigen", Förderung der Fortpflanzung der „Hochwertigen", so sah die allgemeine Programmatik der Eugeniker aus. Das erste Ziel, die „Ausmerze", sollte entweder über eine **Asylierung** und Überwachung oder gar **Sterilisierung** der „Minderwertigen" erfolgen. Als „minderwertig" galten „Erbkranke", „Asoziale", Kriminelle, später auch Menschen, die „minderwertigen Rassen" zugeordnet wurden. Weitere Maßnahmen der „negativen Eugenik" waren **Eheverbote** (meist als Katalog von Erbkrankheiten, die eine Ehe ausschlossen), eugenische Überwachung der Einwanderung (v. a. USA) sowie generell die Verhinderung der Kontraselektion. Als **kontraselektiv** wurden alle gesellschaftlichen Mittel wie medizinische Hilfe, Krankenpflege, Arbeitslosenunterstützung, Sozialhilfe usw. verstanden, die in die natürliche Selektion eingriffen und zu einer Umkehrung der Selektionsverhältnisse führen sollten: Nicht mehr die „Hochwertigen" wurden selektiert, sondern die „Minderwertigen". Zu den Forderungen der positiven Eugenik, die eine Aufartung bewirken sollten, gehörten der **Ausgleich der Familienlasten** für die „Hochwertigen" (Kindergeld, Ehestandsdarlehen, Stipendien usw.), die **Förderung der ländlichen Siedlung** und der **Kampf gegen die Frauenemanzipation**. In Letzterer sahen viele Eugeniker die Hauptursache für den Geburtenrückgang in den höheren Klassen. Vor allem die zunehmende Berufstätigkeit der Frau, die mit der herkömmlichen Mutterrolle nicht vereinbar sei, wurde immer wieder als „dysgenisch" verurteilt.

Rassenanthropologie

Die Rassenanthropologie entwickelte sich im 19. Jahrhundert als Teil der **"physischen Anthropologie"**. Im Gegensatz zur "philosophischen Anthropologie", die ganz im Sinne der Kantischen Frage "Was ist der Mensch?" durch reines Denken das Wesen des Menschen zu ergründen sucht, ist die physische Anthropologie die Wissenschaft von der Natur des Menschen, von seiner Biologie. Ihre Hauptaufgabe war zunächst die Beschreibung der normalen Variabilität des Menschen. Mit dem Aufstieg der Genetik wurde zunehmend versucht, Vererbungsregeln für diese Merkmale zu finden. Zu dieser Variabilität gehörte unter anderem das Phänomen, dass die Spezies Mensch in verschiedenen geografischen Variationen oder Subspezies existierte, die auch "Rassen" genannt wurden und von denen die schon im 18. Jahrhundert von dem deutschen Anatomen und Anthropologen **Johann Friedrich Blumenbach** (1752–1840) beschriebenen **"Großrassenkreise"** (äthiopische, kaukasische, mongolische, amerikanische, malaiische Rasse) am bekanntesten waren. Aufgabe der Rassenanthropologie war es, diese Rassen zu beschreiben und zu systematisieren. Dies geschah anhand von "Rasseeigenschaften" wie Hautfarbe, Haarfarbe, Haarform, Schädelmaßen, Körperproportionen, aber auch zunehmend seelischen Eigenschaften, die mit dem "Genetic Turn" der Anthropologie zu Erbeigenschaften erklärt wurden.

Problematisch wurde die zunächst rein deskriptive Rassenanthropologie durch das Aufkommen von **Rassenwertlehren**, welche die Rassen vor allem nach ihrer Kulturfähigkeit unterschieden und bewerteten. Die modernen Rassenwertlehren gehen auf den Franzosen **Joseph Arthur Conte de Gobineau** (1816–1882) zurück. Dieser hatte in seinem "Essai sur l'inégalité des races humaines" (Versuch über die Ungleichheit der Menschenrassen) die These aufgestellt, dass alle Kulturleistung Europas von Angehörigen der arischen Rasse geschaffen worden sei, dass die großen Helden der Geschichte ebenfalls dieser Rasse angehört hätten, dass Kultur also von Rasse abhängig und Rasse eine geschichtsmächtige Kraft sei. Wirkungsgeschichtlich fiel das Werk Gobineaus vor allem in den germanischen Ländern, besonders in Deutschland und in den USA, auf fruchtbaren Boden. Sein Schüler, der Engländer **Houston Stewart Chamberlain,** führte in seiner popularistischen Propagandaschrift "Die Grundlagen des 19. Jahrhunderts" die gesamte Weltgeschichte auf den Kampf des guten "arischen" Prinzips gegen das schlechte "jüdische" Prinzip zurück.

Rassenwertlehren sind die Grundlage des "wissenschaftlichen" Rassismus. Die angeblich unterschiedliche Kulturfähigkeit und damit Wertigkeit einzelner Rassen wurde mit den "seelischen Rasseeigenschaften" erklärt. Als "minderwertig" galten Rassen, die nicht eine der westlichen Kultur vergleichbare technische Kultur errichtet hatten. Ihnen fehlten, so die rassistische Argumentation, die geistigen Fähigkeiten, eine solche Kultur aufzubauen. **Rassenmischungen** waren daher zu vermeiden, da sie auf lange Sicht, zumindest vom Standpunkt der "überlegenen" Rasse, zu einem Herabsinken der geistigen Fähigkeiten und damit auch zu einer Verminderung des kulturellen Niveaus führen würden.

Antisemitismus

Der Antisemitismus in seiner religiösen Form hat im europäischen Christentum eine lange theologische Tradition, die von Augustinus bis zu Martin Luther reicht. Die Juden wurden als **Christusmörder** diffamiert und standen erlösungsgeschichtlich noch unter den unwissenden Heiden, da sie den Messias hatten erfahren dürfen und ihn dennoch ablehnten. Im frühen Mittelalter hat es trotz dieser Tradition ein in der Regel friedvolles Zusammenleben von Juden und Christen gegeben.

Im 19. und 20. Jahrhundert wurden die Juden vor allem für Umstürze und revolutionäre Bewegungen verantwortlich gemacht, die alle nur das Ziel gehabt hätten, die jüdische Weltrevolution herbeizuführen. Auch die Nazis bedienten diese **Verschwörungstheorien**, nach denen die Juden im Verein mit den Bolschewisten, deren Führer ja bekanntlich alle Juden seien, und den Freimaurern, die ebenfalls als jüdische Tarnorganisation galten, die Weltherrschaft anstrebten.

Solange das Vorurteil religiös begründet wurde, bestand zumindest die Möglichkeit, sich durch Konversion der Ausgrenzung und Verfolgung zu entziehen. Vor allem in der Folge der Emanzipation der Juden im 19. Jahrhundert traten viele Juden zum christlichen Glauben über, sodass Heinrich Heine die Taufe als "Entrée-Billet in die gute Gesellschaft" bezeichnen konnte. Diese Möglichkeit verschwand mit dem Aufkommen des **Rassenantisemitismus** im späten 19. Jahrhundert. Die Juden wurden nun nicht mehr primär als Angehörige einer Religionsgemeinschaft gesehen, sondern als minderwertige Rasse oder gar Rassenmischung. Da Rasse und Kultur als in einem kausalen Zusammenhang stehend betrachtet wurden, konnte eine minderwertige Rasse auch nur eine minderwertige Kultur hervorbringen.

Anders als aus einer Religionsgemeinschaft konnte man aus einer Rasse nicht aussteigen; die biologistische Festschreibung des Judentums als minderwertige Rasse, ja als pathologische Fehlentwicklung (das Judentum als "Rassentuberkulose" – so ein NS-Vergleich!) musste in letzter Konsequenz in der "Ausrottung", in der Vernichtung der Juden enden. Aus dem religiös legitimierten Vorurteil wurde ein "wissenschaftlich" begründetes, auch das ein Vorgehen, das kennzeichnend für die Moderne ist.

Grundsätzlich gehört es zur Natur des Vorurteils, dass es sich immer wieder selbst bestätigt und äußerst resistent gegen andere Erklärungen ist. So wurde die Tatsache, dass Juden in bestimmten Berufen wie Kaufmannsberufen, Bankwesen und freien Berufen (Medizin, Recht) im Verhältnis zu ihrem Bevölkerungsanteil überproportional vertreten waren, mit ihrer "rassisch" bedingten Abscheu vor körperlicher Arbeit erklärt.

Übersehen wurde dabei, dass die **typische jüdische Sozialstruktur** vor allem das Ergebnis jahrhundertelanger Ausgrenzung und Unterdrückung war, dass ihre Häufung im Geld- und Bankwesen eine Folge des mittelalterlichen Zinsverbotes für Christen gewesen war, dass die Zünfte Juden vom Zugang zu den Handwerksberufen ausgeschlossen hatten. Auch nach der formalen Gleichberechtigung der Juden nach der Reichseinigung 1871 verhinderte der weiterhin verbreitete Antisemitismus durch inoffizielle Mechanismen den Zugang der Juden zu den Spitzen der wilhelminischen Gesellschaft, insbesondere zum Offiziersberuf und zum Beamtentum. Juden, die studieren wollten, brauchten sich in der Regel keine Hoffnung auf eine spätere Karriere als Offizier oder Staatsbeamter – und auch Professoren waren Beamte! – zu machen, sondern mussten ein Studium wählen, das ihnen später ermöglichte, einen selbstständigen Beruf auszuüben: in der Regel der Beruf des Arztes oder des Rechtsanwaltes („Brotstudium").

Tatsächlich machte 1933 der Anteil der Juden am ärztlichen Stand 15% aus bei einem Bevölkerungsanteil von 1%. Hierbei handelt es sich aber um Juden im rassistischen, nationalsozialistischen Sinne, da eine große Zahl, möglicherweise die Mehrheit dieser Juden, sich nicht zur jüdischen Religion bekannte, sondern nur im Abstammungssinne als „jüdisch" zu bezeichnen war. Hinzu kam, dass die jüdische Bevölkerung sich auf wenige große Städte wie Berlin, Breslau, Frankfurt konzentrierte. In Berlin betrug der Anteil der Juden an der Ärzteschaft, nach NS-Kriterien, etwa 40%.

1.2.2 Medizin im Nationalsozialismus: Heilen und Vernichten

Mit „Heilen und Vernichten" hat der Medizinhistoriker Wuttke-Gröneberg eine Ausstellung über die „Leistungsmedizin" der Nationalsozialisten betitelt und damit die Tendenz zusammengefasst, die für diese Medizin bestimmend war: aktive Therapie nach den neuesten Erkenntnissen für die „hochwertigen" leistungsfähigen Mitglieder der Volksgemeinschaft, Vernichtung für die „minderwertigen" und nicht leistungsfähigen, die nur eine Belastung der Volksgemeinschaft darstellten.

Gleichschaltung der Medizin

DEFINITION Als Gleichschaltung im weitesten Sinne wird die Auflösung von Selbstverwaltungsstrukturen in Organisationen und ihre Unterwerfung unter den Primat der NSDAP bzw. ihre Neuorganisation nach dem Führerprinzip verstanden.

Organisationen der ärztlichen Selbstverwaltung auf Länderebene waren die **Landesärztekammern**, auf der Reichsebene der **Ärztevereinsbund** und der **Leipziger Verband**, die bis 1933 beide von einem Präsidenten in Personalunion geleitet wurden.

Vieles spricht dafür, dass die Akzeptanz der NS-Ideologie unter Ärzten höher war als in vergleichbaren akademischen Berufen. So war z.B. die Mitgliedschaft von Ärzten in der NSDAP und ihren Gliederungen wie SA oder SS und ihren angeschlossenen Verbänden wie z.B. dem **NSDÄB** (Nationalsozialistischen Deutschen Ärztebund) mit fast 50 Prozent etwa doppelt so hoch wie die der Lehrer, obwohl diese als Beamte unter einem viel stärkeren Loyalitätsdruck standen. Auch schon vor Etablierung des **Arierparagrafen** im April 1933 (s.u.) hatten sich die ärztlichen Organisationen in einem Akt vorauseilenden Gehorsams ihrer jüdischen Standesfunktionäre entledigt.

Hinzu kam, dass der biologistische Kern der NS-Ideologie einem über weite Strecken sozialdarwinistisch geprägten Selbstverständnis der Ärzteschaft entgegenkam. Die Nationalsozialisten ihrerseits machten keinen Hehl daraus, für wie wichtig sie die Mitarbeit der Ärzte bei der Vertretung ihrer Sache hielten. Schließlich boten die Nazis vielen jungen Ärzten, die vor 1933 bei hoher Ärztearbeitslosigkeit nur ungewisse Berufsaussichten sahen, ungeahnte Aufstiegsmöglichkeiten und Blitzkarrieren durch die Vertreibung ihrer jüdischen Kollegen. Auch dagegen hat es daher kaum Widerstand von ärztlicher Seite gegeben.

Die Nationalsozialisten lohnten den Ärzten ihre Loyalität auch noch auf andere Weise, indem sie alten Forderungen nach zentralen Vertretungsstrukturen scheinbar entsprachen. So wurde 1934 mit der Gründung der **kassenärztlichen Vereinigung (KVD)** die Verhandlungsposition der Ärzteschaft gegenüber den Kassen gestärkt. 1935 wurde mit der Etablierung der **Reichsärztekammer** eine weitere alte Forderung der Ärzteschaft erfüllt. Allerdings waren alle diese Organisationen eingebunden in ein System staatlicher und parteilicher Kontrollen, sodass von Selbstverwaltung kaum noch die Rede sein konnte.

Tatsächlich hatte mit dem „**Gesetz zur Vereinheitlichung des Gesundheitswesens**" von 1934 der NS-Staat seinen direkten Zugriff auf das Gesundheitswesen bis auf die Kommunalebene ausgeweitet. Die neu etablierten kommunalen **Gesundheitsämter** unterstanden letztlich der Kontrolle durch den „Staatssekretär für Gesundheitswesen, Volkspflege und Veterinärwesen" im Reichsinnenministerium (RIM).

Die Vertreibung der jüdischen Ärzte

Wie schon erwähnt wurden gleich nach der Machtübergabe an die Nationalsozialisten die jüdischen Standesfunktionäre in den Ärzteorganisationen entlassen. Es kam zu Boykottaufrufen gegen jüdische Praxen und zu einer verstärkten Propaganda gegen den jüdischen Einfluss auf die Medizin, durch den Krämergeist, Gewinnstreben, Unnatürlichkeit und artifizielle Hilfsmittel Einzug in die angeblich einst ethisch hochstehende und im Einklang mit der Natur vorgehende deutsche Medizin gefunden hätten. Am 7. April 1933 wurde das „**Gesetz zur Wiederherstellung des Berufsbeamtentums**" erlassen, in dem zum ersten Mal der sogenannte „**Arierparagraf**" eingeführt wurde, der die Berücksichtigung von „Nichtariern" ausschloss. Tatsächlich verbarg sich hinter der euphemistischen Bezeichnung des Gesetzes die geplante Entlassung aller jüdischen Beamten, also auch der beamteten Ärzte im staatlichen Medizinalwesen und an den Universitäten. Ausgenommen waren zunächst (bis 1935) nur diejenigen jüdischen Ärzte, die aktive Weltkriegsteilnehmer gewesen waren. Gegen die niedergelassenen jüdischen Ärzte richtete sich eine wenig später (22.04.1933) erlassene **Verordnung des Reichsarbeitsministeriums**, die allen jüdischen Ärzten die Kassenzulassung entzog, wieder mit Ausnahme der jüdischen Frontkämpfer. Den Ärzten blieb nur die Privatpraxis, die in der Regel nicht reichte, um ein Auskommen zu finden, zumal auch die Patienten unter einem steigenden Propagandadruck standen, ihre jüdischen Hausärzte aufzugeben.

Mit den „**Nürnberger Rassegesetzen**" von 1935 verloren auch die privilegierten jüdischen Beamten ihre Anstellung, da das neue „**Reichsbürgergesetz**" vorsah, dass nur noch Staatsangehörige „deutschen oder artverwandten Blutes" Beamte sein konnten.

Der endgültige Ausschluss der jüdischen Ärzte erfolgte mit der **4. Verordnung zum Reichsbürgergesetz** vom 25.7.1938, durch die den letzten jüdischen Ärzten (3 000 von ehemals 10 000) die Approbation entzogen wurde. Nur 700 jüdische Ärzte durften widerruflich als „Krankenbehandler für jüdische Patienten" praktizieren. Etwa 6 000 jüdischen Ärzten war es gelungen, aus dem nationalsozialistischen Deutschland zu emigrieren. Von den verbleibenden Ärzten haben nur wenige das Dritte Reich überlebt. Die überwiegende Mehrheit wurde in den Konzentrationslagern ermordet.

„Neue Deutsche Heilkunde"

In allen Wissenschaften, in denen Juden innovativ und erfolgreich vertreten waren, kam es zu dem Versuch, nicht nur diese Wissenschaftler, sondern auch ihre Ergebnisse zu verdrängen und durch eine „**Arisierung der Wissenschaften**" den „verjudeten" Wissenschaften eine „deutsche Wissenschaft" entgegenzusetzen.

So nimmt es nicht wunder, das angesichts des hohen Anteils jüdischer Ärzte auch der „verjudeten" Schulmedizin eine „Neue Deutsche Heilkunde" entgegengesetzt wurde. Diese Medizin sollte ihr Wissen aus den Tiefen des deutschen Volkstums beziehen, sollte im Volke tradierte Heilmethoden und Arzneimittel mit in ihr therapeutisches Inventar einbeziehen.

Die „**Neue Deutsche Heilkunde**" sollte eine Gegenverkörperung zur „artfremden, technischen, seelenlosen jüdischen" Medizin sein, eine „Medizin aus dem Volke fürs Volk". Neben dieser ideologischen Intention gab es aber auch noch eine handfestere: Für viele Medikamente der Schulmedizin war man abhängig von der Einfuhr bestimmter Grundstoffe, die in Deutschland nicht angebaut werden konnten. Hinter der „Neuen Deutschen Heilkunde" stand daher auch die ökonomische Intention einer Erprobung billigerer und vor allem heimischer therapeutischer Mittel unter dem Aspekt der wirtschaftlichen Autarkie. Wirtschaftliche Autarkie wiederum stand langfristig im Dienste der Kriegspläne der Nationalsozialisten: Nur sie konnte verhindern, dass Deutschland im Falle eines Krieges durch eine Seeblockade von wichtigem Nachschub abgeschnitten wurde.

Die „Neue Deutsche Heilkunde" hat sich letztlich nicht durchgesetzt. Das Gewicht der Schulmedizin wog schließlich doch schwerer und war am Ende auch den Zielen der Nationalsozialisten, vor allem in Hinblick auf die Leistungsmedizin, förderlicher, als es die „NDH" jemals werden konnte.

Leistungsmedizin

Die „Leistungsmedizin" war eine Schulmedizin mit neuer Zielsetzung. Sie diente nicht mehr primär der Erhaltung oder Wiederherstellung der Gesundheit der Individuen, sondern deren **Leistungssteigerung**. Die Leistungssteigerung der Individuen war dabei dem Primat der Gemeinschaft untergeordnet: der Volksgemeinschaft, der Rasse. Aus dem „Recht auf Gesundheit" wurde eine „**Pflicht zur Gesundheit**".

Die Leistungssteigerung der Individuen im Dienste des Volkes und der Rasse konnte zunächst durch gezielte Übung erreicht werden, wie sie beim Sport, beim Militärdienst oder Arbeitsdienst eingesetzt wurde. Verbunden war damit ein Aufstieg der Fächer „Sportmedizin" und „Arbeitsphysiologie". Die Programme zur sportlichen Leistungssteigerung, wie sie in Betriebssportgruppen, in der Hitlerjugend, aber auch in der großen Zahl von Lagern des NS-Dozentenbundes, des NS-Lehrerbundes oder des NSDÄB, um nur einige zu nennen, durchgeführt wurden, dienten daneben zusätzlich der **Militarisierung** der Gesellschaft. Man scheute aber auch nicht davor zurück, durch direkte medizinische Intervention, z. B. durch Pharmaka, eine solche Leistungssteigerung zu bewirken. So wurde das Weckamin und Psychostimulans **Pervitin** (Metamphetamin) in einem Großversuch ohne Wissen der Betroffenen in der Wehrmacht erprobt, um Ermüdungserscheinungen der Soldaten hinauszuzögern. Auf lange Sicht war allerdings eine Steigerung der Leistungsfähigkeit der Rasse nur auf dem Wege der **Züchtung** zu erreichen: durch Auslese der „Starken", Ausmerze der „Schwachen". Leistungsmedizin war daher im Kern „angewandte Rassenhygiene". Insgesamt gesehen verschlechterte sich aber unter diesen leistungsökonomischen Aspekten die medizinische Versorgung und damit auch der Gesundheitszustand der Bevölkerung.

NS-Rassenhygiene

Otmar Freiherr von Verschuer, einer der führenden Rassenhygieniker und Humangenetiker des Dritten Reiches, hat 1934 in seinem Lehrbuch „Erbpathologie" die nationalsozialistische Ausrichtung der Medizin folgendermaßen beschrieben: „Die neue Aufgabe der Staatsmedizin ist heute: Pflege des Volkskörpers durch Bewahrung und Förderung des gesunden Erbgutes, durch Ausschaltung des krankhaften Erbgutes und durch Erhaltung der rassischen Eigenart unseres Volkes – durch Erbpflege und Rassenpflege." **Erbpflege** umfasste die traditionelle Eugenik, die Bekämpfung von Erbkrankheiten und „genetischer Minderwertigkeit" sowie die Versuche der Aufartung; **Rassenpflege** bezeichnete alle Maßnahmen zur Förderung der „hochwertigen Rassenanteile" des deutschen Volkes, namentlich des „nordischen", sowie alle Maßnahmen zum Ausschluss „minderwertiger Rassenelemente", zu denen vor allem Juden, Afrikaner, Sinti und Roma gerechnet wurden. Erbpflege und Rassenpflege fielen in der **NS-Rassenhygiene** zusammen.

Nationalsozialistische „Erbpflege"

Werkzeuge einer radikalisierten NS-Eugenik waren das „**Gesetz zur Verhütung erbkranken Nachwuchses**" (1933,

„Erbgesundheitsgesetz"), das die Zwangssterilisation als „erbkrank" erachteter Patienten nach Maßgabe eines Indikationenkataloges ermögliche, das **„Gesetz zum Schutz der Erbgesundheit des deutschen Volkes"** (1935, Ehegesundheitsgesetz), das den Austausch von Ehegesundheitszeugnissen vor der Eheschließung vorschrieb, eine Reihe von eugenischen Ehehindernissen formulierte und schließlich ab 1939 die Vernichtung „lebensunwerten" Lebens, von den Nazis schönfärberisch **Euthanasie** genannt: der Mord an behinderten Kindern und psychisch Kranken.

Zwangssterilisation: Grundlage des Erbgesundheitsgesetzes war ein Gesetzentwurf des preußischen Landesgesundheitsrates von 1932, der die Möglichkeit einer freiwilligen Sterilisation bei gewissen Erbkrankheiten vorsah. Der Hintergrund war die Eugenikdiskussion der Weimarer Republik gewesen sowie die Tatsache, dass grundsätzlich Sterilisationen, die nicht medizinisch indiziert waren, verboten waren. Das preußische Gesetz wurde nicht mehr implementiert, diente aber den Nazis als Vorlage mit dem entscheidenden Unterschied, dass an die Stelle der Freiwilligkeit jetzt die **Zwangssterilisation** getreten war.

Diese war bei folgenden **meldepflichtigen Indikationen** vorzunehmen: Schizophrenie, zirkuläres Irresein, angeborener Schwachsinn, erbliche Fallsucht, Chorea Huntington, erbliche Blindheit, erbliche Taubheit, schwere körperliche Missbildung und schwerer Alkoholismus. Anzeigepflicht bestand für alle Ärzte und Heilbehandelnden; die Anzeige erging in der Regel an das zuständige Gesundheitsamt und der Amtsarzt war berechtigt, einen Antrag auf Sterilisierung beim zuständigen **Erbgesundheitsgericht** zu stellen. Weitere Antragsberechtigte waren der Betroffene selbst, sein Vormund, alle beamteten Ärzte, Gerichtsärzte, Leiter von Heil- und Pflege-, Kranken-, Straf- und Fürsorgeerziehungsanstalten.

Die Erbgesundheitsgerichte waren den Amtsgerichten angeschlossen und sollten ein scheinbar legales Prozedere bei den Sterilisationen garantieren. Zu den Beisitzern des Gerichtes musste ein in den Vererbungswissenschaften erfahrener Arzt gehören; außerdem mussten die Patienten vorher medizinisch begutachtet werden. Gegen die Entscheidung des Erbgesundheitsgerichtes konnte Berufung beim **Erbgesundheitsobergericht** eingelegt werden. Dieses entschied dann endgültig.

Hauptopfer der Zwangssterilisierungen waren psychisch Kranke. Hauptindikation war **„angeborener Schwachsinn"**. Der NS-Gesetzgeber hatte bewusst darauf verzichtet, von erblichem Schwachsinn zu sprechen, und schlicht postuliert, dass man bei einem angeborenen Schwachsinn in der Regel von einer Erblichkeit ausgehen könne. Hinzu kam, dass diese Indikation als eine Art Sammelbecken für alle möglichen Formen sozialer Abweichung dienen musste, die ebenfalls unerwünscht waren, von dem Indikationskatalog des Gesetzes aber nicht erfasst wurden. Es handelte sich dabei um Landfahrer und Obdachlose, Prostituierte, Kleinkriminelle, aber auch um politische Dissidenten, die unter dem Etikett **„moralischer Schwachsinn"** sterilisiert wurden und die, so der Rassenhygieniker Fritz Lenz, die eigentliche eugenische Gefahr für die Volksgemeinschaft oder Rasse darstellten.

Ungefähr 400 000–450 000 Menschen sind unter dem NS-Gesetz zwangssterilisiert worden; 5 000–6 000 sind in der Folge des Eingriffes verstorben. Nach dem Kriege wurden die Zwangssterilisierten zunächst nicht als NS-Opfer anerkannt. Erst seit den neunziger Jahren können Zwangssterilisierte eine einmalige Abfindung geltend machen, wenn sie auf weitere Ansprüche verzichten.

NS-„Euthanasie": Seit der Krankenmordaktion der Nationalsozialisten ist der Terminus Euthanasie (gr. der „gute Tod") in Deutschland belastet. In anderen Ländern bezeichnet er eine aktive Sterbehilfe.

1895 veröffentliche Adolf Jobst sein Buch **„Das Recht auf den Tod"**, in dem er zum ersten Mal die Frage diskutierte, ob nicht ein individuelles Leben für den Lebensträger wie auch für die Gemeinschaft einen negativen Wert bekommen könne und ob der Lebensträger dann nicht das Recht besitze, seinem Leben ein Ende zu setzen. Jobst dachte vor allem an Endzustände unheilbarer Krankheiten. Die daraufhin einsetzende öffentliche Diskussion erreichte ihren Höhepunkt in der 1920 von Karl Binding und Alfred Hoche veröffentlichten Schrift **„Die Freigabe der Vernichtung lebensunwerten Lebens – ihr Maß und ihre Form"**. Der Strafrechtler Binding und der Psychiater Hoche versuchten in dieser Schrift, Richtlinien juristischer und medizinischer Art aufzustellen, die eine Strafausschließung im Falle einer aktiven Tötung nach sich ziehen sollten. Als Indikationen für eine solche Tötung galten der Wunsch des Patienten selber bei schwerer, unheilbarer Krankheit, „unheilbar Blödsinnige" sowie Bewusstlose, die „zu namenlosem Elend" erwachen würden. Problematisch waren vor allem die letzten beiden Indikationen, da die Autoren an anderer Stelle betont hatten, dass die Einwilligung des Patienten wichtigste Voraussetzung sei. Hinzu kam das Problem einer Einbeziehung **nationalökonomischer Erwägungen** durch Hoche, der vor allem auf die verminderte Leistungsfähigkeit vieler Patienten abhob und in diesem Sinne von „Ballastexistenzen", „Defektmenschen" und „Viertelkräften" sprach. Trotzdem sprach sich in der Weimarer Diskussion die Mehrzahl der Ärzte gegen Binding und Hoches Vorschläge aus. Anders war die Situation in der Psychiatrie: Hier fiel, angesichts überfüllter Anstalten und geringer therapeutischer Interventionsmöglichkeiten, die Idee des „Gnadentodes" auf fruchtbaren Boden. Dennoch bleibt festzuhalten, dass es keine gerade Linie von der Weimarer Diskussion zu den Vernichtungsanstalten der Nazis gibt, dass auch auf diesem Gebiet ein Kontinuitätsbruch zu vermerken ist.

Die Historiografie streitet darüber, ob die „Euthanasie" der psychisch Kranken von Anfang an von den Nationalsozialisten geplant war (intentionalistischer Ansatz) oder ob sie das Ergebnis eines sich fortlaufend radikalisierenden Prozesses gewesen ist (strukturalistischer Ansatz). Ganz sicher hat es von Anfang an eine negative Propaganda gegen psychisch Kranke gegeben, die in bestimmten NS-Kreisen wie etwa der SS auch schon mit Blick auf deren Vernichtung diskutiert wurde.

In der nationalsozialistischen Krankenmordaktion wird unterschieden zwischen der Kinder- und der Erwachseneuthanasie, da getrennte organisatorische Strukturen für die Durchführung verantwortlich waren. Für die Opfer waren die Grenzen fließend.

Die **Kinder-„Euthanasie"** gilt als die zeitlich frühere. Betroffen waren zunächst alle Neugeborenen und Kleinkinder mit schweren angeborenen Krankheiten oder Behinderungen. Im Verlauf der Aktion wurden Alterskreis und Indikationen immer mehr ausgeweitet, sodass am Ende auch Hilfsschüler und Kinder aus Heimen für Schwererziehbare Gefahr liefen, Opfer dieser Aktion zu werden. Nach ihrem Tod wurden diese Kinder noch „wissenschaftlich" verwertet. Vor allem führende Neuropathologen der Kaiser-Wilhelm-Gesellschaft (Vorgängerin der Max-Planck-Gesellschaft) waren an der wissenschaftlichen Ausbeutung der Euthanasieopfer beteiligt.

Die **Erwachsenen-„Euthanasie"** wurde nach der Tiergartenstraße 4, Sitz der „Euthanasie"-Zentrale, **Aktion T 4** genannt. Zur Erfassung der Patienten ergingen Meldebögen an Krankenhäuser und Pflegeanstalten mit der Auflage, alle die Patienten anzugeben, die als erbkrank, unheilbar krank, dauernd arbeitsunfähig, asozial oder kriminell galten. In der Tiergartenstraße 4 wurde von den Gutachtern, in der Regel führende Hochschulpsychiater, am grünen Tisch entschieden, wer einer „Euthanasie" zugeführt werden sollte. Die Ermordung der Kranken wurde in speziellen **Vernichtungsanstalten** in Gaskammern durchgeführt wie Hadamar, Grafeneck oder Brandenburg.

Die **Selektionskriterien** „Erblichkeit", „Arbeitsfähigkeit" und „Asozialität" weisen daraufhin, dass eugenische und wirtschaftliche Aspekte der Maßnahme zugrunde lagen, dass es sich aber auf keinen Fall um einen „Gnadentod" handelte. Die Opfer wurden nicht gefragt, sie wehrten sich und waren in der Regel über ihr Schicksal informiert, also keineswegs „ausgebrannte menschliche Hüllen", wie eine Rechtfertigung nach 1945 lautete. Ein weiterer Grund für die Aktion war der Bedarf an Sanitätsbetten für den Krieg. Der Kriegsbeginn ist wohl auch der Hauptgrund für den Beginn der Aktion im Jahre 1939. Mit Kriegsbeginn sank die Zahl der Zwangssterilisationen, was auf eine direkte Weisung zurückging, sich bei der Indikationsstellung zurückzuhalten. Der Grund war, dass das medizinische Personal und vor allem die Ärzte jetzt für wichtigere Aufgaben gebraucht wurden. Die „Euthanasie", die weniger personalaufwendig war und, so zynisch es klingt, weniger Fachkenntnisse erforderte, trat an ihre Stelle.

Die **Geheimhaltung** der Aktion und die aufwendigen **Tarnmaßnahmen** deuten an, dass sich die Machthaber der Reaktion der Bevölkerung nicht sicher waren. Dafür sprach die kontroverse Diskussion in der Weimarer Republik, dafür sprach aber auch der Widerstand vor allem kirchlicher Stellen, nachdem sich die Maßnahme herumgesprochen hatte. Bekannt geworden sind vor allem der Widerstand des Bischofs von Münster **Clemens August von Galen** sowie, auf evangelischer Seite, von **Pastor Bodelschwingh** in Bethel. Letzterer aber konnte auch nicht den Abtransport eines Teils seiner Patienten in die Vernichtungslager verhindern.

Der konfessionelle Widerstand führt zu einem zumindest **offiziösen Ende** der „Euthanasie" im Jahre 1941. Möglicherweise haben aber auch Kompetenzstreitigkeiten verschiedener konkurrierender NS-Eliten hierbei eine Rolle gespielt. Hinzu kam, dass zumindest ein Ziel der Aktion erreicht worden war: Jedes zweite Psychiatriebett war frei geworden. Tatsächlich ging das Morden weiter, vor allem in den Anstalten des besetzten Ostens, aber auch im „Altreich", jetzt wieder eher durch Luminalgaben und Verhungernlassen. In der Literatur wurde hierfür der unglückliche Terminus „wilde Euthanasie" geprägt. Überhaupt hatte die „Euthanasie"-Aktion **Vorbildfunktion** für den Holocaust. Nach ihrem offiziösen Stopp wurden die Mordtechnologie und Teile des Tötungspersonals in die Vernichtungslager des Ostens verlagert. Etwa 70 000 Patienten sind während der ersten Phase der Aktion ermordet worden. Die tatsächliche Zahl dürfte aber noch weit höher liegen.

„Rassenpflege"

Das „Gesetz zur Wiederherstellung des Berufsbeamtentums" von 1933 war der erste Fall einer Anwendung des **Arierparagrafen**. Aber nicht nur Beamte, auch Mitglieder der Parteiorganisationen der NSDAP, Bewerber um ein Ehestandsdarlehen oder um Anerkennung als Erbhofbauer usw. mussten nachweisen, dass sie „arischer" Abstammung waren. Genealogie wurde lebens- und überlebenswichtig im Deutschen Reich. In zweifelhaften Fällen konnten sogenannte **erbbiologische Gutachten** angefordert werden, in denen versucht wurde, die „arische" oder „jüdische" Abstammung eines Kandidaten anhand von Ähnlichkeitsvergleichen mit Verwandten zu belegen. Diese Gutachten wurden in der Regel ebenfalls von in der Erb- und Rassenlehre ausgebildeten Medizinern durchgeführt.

Mit den **„Nürnberger Gesetzen"** von 1935 wurde das deutsche Volk endgültig in eine Zweiklassengesellschaft geteilt. Das **„Reichsbürgergesetz"** unterschied nämlich zwischen deutschen Staatsangehörigen und „Reichsbürgern". Reichsbürger konnte man nur werden, wenn man „deutschen oder artverwandten Blutes" war. Nur diese kamen in den Genuss aller Rechte des Staates. Das **„Gesetz zum Schutze des deutschen Blutes und der deutschen Ehre"** verbot unter anderem die Ehe zwischen Juden und Staatsangehörigen „deutschen oder artverwandten Blutes" sowie den außerehelichen Verkehr zwischen Angehörigen dieser beiden Gruppen („Rassenschande") und erklärte bestehende Ehen für nichtig. Es war nur eines unter einer ganzen Reihe von „Sondergesetzen", die der Diskriminierung und dem gesellschaftlichen Ausschluss der deutschen Juden dienten.

Eine Reihe von Mythen und Gerüchten reiht sich um den **„Lebensborn"** der SS, der auch schon einmal als Edelbordell oder Besamungsinstitut im Dienste der „arischen" Rasse bezeichnet wurde. Diese Vorstellungen gehören eher in das Reich der Legende, aber sicher war der Lebensborn auch eine Institution der „Rassenpflege". Hier konnten z. B. alleinstehende werdende Mütter ihr Kind austragen, vorausgesetzt, sie entsprachen den rassischen Vorstellungen der SS und konnten nachweisen, dass der mutmaßliche Vater ebenfalls diesen Anforderungen entsprach. Der „Lebensborn" entriss aber auch Kinder, die sich als angeblich „rassisch hochwertig" (da blond und blauäugig) von dem Rest der Bevölkerung unterschieden, ihren Familien in den besetzten Gebieten und deportierte sie in das „Altreich".

Schließlich war der **Holocaust**, der Genozid an Juden, Sinti und Roma, für die Nationalsozialisten ein „Akt der Rassenpflege". Die medizinischen Metaphern, mit denen diese Mordaktion umschrieben wurde („Desinfektion", Juden als „Rassengift" oder „Rassenkrankheit"), die Vernichtung durch Gas (was eine „Ungezieferbekämpfung" insinuierte), die bürokratische und technologische Durchführung des Mordens und seine medizinische Überwachung legen nahe, dass hier eine „medizinische" Maßnahme durchgeführt werden sollte.

KZ-Medizin

Unter KZ-Medizin im weitesten Sinne kann die Tätigkeit von Ärzten in den Konzentrationslagern verstanden werden. Ärzte in Konzentrationslagern waren entweder Lagerärzte und gehörten der SS an oder sie waren Insassen.

Lagerärzte

Der bekannteste Lagerarzt, der geradezu zum Inbegriff des „medizinischen Mörders" wurde, ist **Josef Mengele**.

Der SS-Arzt wurde nach seiner Verwundung bei Stalingrad in das KZ Auschwitz abgeordnet. Mengele war doppelt promovierter Anthropologe und Mediziner. Sein medizinischer Doktorvater war **Otmar von Verschuer** [S. C903], der führende Erbforscher des „Dritten Reiches" und Leiter des renommierten Kaiser-Wilhelm-Instituts für Anthropologie, menschliche Erblehre und Eugenik. In seinem Auftrag und gefördert von der Deutschen Forschungsgemeinschaft führte Mengele, neben seiner Tätigkeit als Lagerarzt, Forschungen an Menschen durch.

Aufgaben der **Lagerärzte** waren zunächst einmal die medizinische Betreuung der Wachtruppen und die sanitäre Überwachung des Lagers. Natürlich unterstand ihnen auch das Lazarett, obwohl den Insassen dort, wenn überhaupt, nur eine minimale Versorgung zukam. Eher war das Lazarett ein gefürchteter Ort, da mangelnde Arbeitsfähigkeit aufgrund von Krankheit oder Schwäche ein Grund für die Vergasung war. Die berüchtigte **Selektion** der neu angekommenen Gefangenen nach ihrer Arbeitsfähigkeit war ebenfalls Aufgabe des Lagerarztes. Die Menschen, die nicht oder nicht mehr zu körperlicher Arbeit oder bestimmten gesuchten Spezialtätigkeiten fähig waren, häufig ältere und sehr junge Menschen, wurden direkt zur Ermordung in die Gaskammern geführt. Schließlich wurden die Vergasungen ebenfalls von den Ärzten überwacht, da der Mord als „hygienische" und damit „medizinische" Maßnahme angesehen wurde.

Menschenversuche in Konzentrationslagern

Neben dem Mord an den psychisch Kranken sind vor allem die Menschenversuche in den Konzentrationslagern zum Inbegriff einer enthumanisierten mörderischen Medizin geworden. Die folgenden Beispiele sind nur ein kleiner Ausschnitt der Versuche, die 1947 im „Nürnberger Ärzteprozess" unter Anklage standen.

In **Auschwitz** führte **Mengele** „Forschungen" zur **Zwillingspathologie** durch. Zu diesem Zwecke selektierte er bewusst Zwillinge unter den Insassen, erhob ihre Krankengeschichte und ließ sie anschließend töten, um eine pathologische Sektion durchzuführen.

Der Gynäkologe **Clauberg** führte Forschungen zur **Massensterilisation** von Frauen durch. Das Verfahren sollte vor allem in den besetzten Ostgebieten zum Einsatz kommen, um die dort lebende, als „minderwertig" erachtete Bevölkerung an der Fortpflanzung zu hindern und so Siedlungsraum für „arische" Siedler zu schaffen. Bei den Versuchen wurde den Frauen ein Reizmittel in Uterus und Eileiter gespritzt. Die daraus resultierende, äußerst schmerzhafte Entzündung sollte zu Verklebungen und damit zum Verschluss der Eileiter führen.

Im KZ **Buchenwald** wurden **Fleckfieberimpfversuche** durchgeführt, die unter der Leitung **Gerhard Roses** standen, eines führenden deutschen Hygienikers am Robert-Koch-Institut. Die Versuche wurden von der Wehrmacht beauftragt, da es vor allem an der Ostfront eine hohe Fleckfiebermorbidität gab. Bei den Versuchen sollten unterschiedliche Impfstämme getestet werden, zu diesem Zwecke wurden Patienten absichtlich mit Fleckfiebererregern infiziert. In **Dachau** wurden ähnliche Versuche mit **Malariaerregern** gemacht.

Ebenfalls in Dachau wurden die Unterdruck- und Unterkühlungsversuche sowie die Versuche zur Trinkbarmachung von Meereswasser durchgeführt. Diese Versuche standen ebenfalls unter der Aufsicht der Wehrmacht.

Bei den **Unterdruckversuchen** wurden die Gefangenen in einer Druckkammer Druckabfall ausgesetzt. Diese Versuche wurden häufig als „**finales Experiment**" durchgeführt, d. h. bis zum Tode des Probanden. Man wollte dabei herausfinden, was geschah, wenn Menschen einem plötzlichen Druckabfall ausgesetzt sind, wie es bei einem Notausstieg aus einem der neuen Jagdflieger, die große Höhen erreichten, geschehen konnte. Bei den **Unterkühlungsversuchen** wurden die Probanden eiskalten Temperaturen an der Luft und im Wasser ausgesetzt. Nach Beginn des Kältekomas wurden dann verschiedene Verfahren der Erwärmung versucht, um die optimale Methode herauszufinden. Auch diese Versuche sollten der Rettung notgewasserter Flieger dienen.
Einem ähnlichen Zweck dienten die Versuche zur **Trinkbarmachung** von Meereswasser. Tatsächlich handelte es sich hier um ein Mittel, das nur den Geschmack des Meereswassers so veränderte, dass der Salzgeschmack nicht mehr wahrgenommen wurde.

Im KZ **Natzweiler** sowie in **Sachsenhausen** wurden Kampfstoffversuche unter anderem mit Stickstofflost, einem hautätzenden Mittel, durchgeführt, das bei Einatmung ein Lungenödem erzeugte. Ebenfalls in Natzweiler wurde im Auftrag des Anatomen **August Hirt** der nahegelegenen Universität Straßburg eine **Skelettsammlung** typisch „jüdisch-bolschewistischer Untermenschen" angelegt. SS-Anthropologen wurden zu diesem Zweck in das KZ abgeordnet, die die Insassen nach ihren rassistischen Vorgaben selektierten und ermorden ließen, um sie dann zu skelettieren.

Nach dem Krieg hat die deutsche Ärzteschaft den Standpunkt vertreten, dass diese Versuche von sadistischen Einzeltätern durchgeführt worden seien, die dazu noch Dilettanten in ihrem Fach gewesen seien, sodass man nicht von wissenschaftlichen und damit auch nicht von medizinischen Versuchen reden könne. Tatsächlich waren aber in diese Versuche führende Vertreter der deutschen Ärzteschaft involviert. Die Forschungen wurden im Auftrag der Wehrmacht und der (vor allem chemischen und pharmazeutischen) Industrie durchgeführt; große Teile der deutschen Hochschulmedizin waren daran beteiligt oder selber Auftraggeber; Gleiches galt für außeruniversitäre Forschungsinstitutionen wie die Kaiser-Wilhelm-Gesellschaft oder die Deutsche Forschungsgemeinschaft. Auf Kongressen wurden die Ergebnisse diskutiert und selbst den nicht involvierten Medizinern war ersichtlich, auf welchem Wege diese Erkenntnisse gewonnen worden waren.

Tatsächlich entsprach die Mehrzahl der Versuche daher, was Fragestellung und Methode betrifft, durchaus dem damals üblichen Design. Es handelte sich in der Regel um wissenschaftliche Versuche, aber um **kriminelle wissenschaftliche Versuche**.

Der Nürnberger Ärzteprozess

Der „Nürnberger Ärzteprozess" fand vom 9. Dezember 1946 bis zum 19. Juli 1947 statt. Gegenstand waren vor allem die Medizinverbrechen in den Konzentrationslagern.

Ein Grundproblem des Nürnberger Prozesses war die Frage, nach welchem Recht die Angeklagten zu behandeln waren. Da ein großer Teil der Straftatbestände nach NS-Recht nicht strafbar gewesen war, hätte eine Verurteilung der Angeklagten also gegen den alten Rechtsgrundsatz „Nulla poena sine lege" (keine Strafe ohne Gesetz) verstoßen. Auch völkerrechtliche Straftatbestände wie etwa „Völkermord" existierten noch nicht. Der Prozess betrat daher völkerrechtliches Neuland und der Internationale Gerichtshof einigte sich darauf, die Angeklagten vor allem unter dem internationalen Aspekt zu beurteilen. Die **Anklagepunkte** lauteten daher:
- gemeinsamer Plan oder Verschwörung
- Verbrechen gegen den Frieden
- Kriegsverbrechen
- Verbrechen gegen die Menschlichkeit.

Die medizinischen Täter wurden wegen **Kriegsverbrechen** und **Verbrechen gegen die Menschlichkeit** verurteilt. Dabei standen vor allem die Menschenversuche in den Konzentrationslagern unter Anklage, soweit sie an nichtdeutschen Insassen begangen worden waren. Nicht behandelt wurden die Sterilisationsverbrechen bzw. die Euthanasiemorde, soweit sie auf deutschem Staatsgebiet und an deutschen Staatsangehörigen begangen worden waren.

Tatsächlich war zu dieser Zeit das Ausmaß der medizinischen Verbrechen noch gar nicht bekannt. In der Bundesrepublik scheiterten später vor allem die „**Euthanasieprozesse**" an der „mangelnden Prozessfähigkeit" der angeklagten Ärzte, die ihnen immer wieder von Kollegen bescheinigt wurde.

Von den 23 Angeklagten des Nürnberger Ärzteprozesses wurden 7 zum Tode verurteilt. Zu lebenslanger Haft wurden 5, zu einer Haft von 20 Jahren 2, von 15 bzw. 10 Jahren je einer verurteilt. Sieben Angeklagte wurden freigesprochen, darunter **Siegfried Ruff**, einer der Verantwortlichen für die Unterdruckversuche. Er startete bald eine neue Karriere in den Vereinigten Staaten. Von den zu einer Haftstrafe verurteilen Angeklagten hat keiner seine gesamte Haftstrafe verbüßt.

Die „**Arbeitsgemeinschaft der deutschen Landesärztekammern**", eine Vorläuferin der „Bundesärztekammer", hatte Prozessbeobachter nach Nürnberg gesandt. Da sich keiner der führenden Mediziner zu dieser Aufgabe bereit erklärt hatte, einigte man sich auf den jungen Privatdozenten **Alexander Mitscherlich**, der selber eine Zeit lang von den Nationalsozialisten verfolgt worden war. Zusammen mit dem Medizinstudenten **Fred Mielke** veröffentlichte Mitscherlich noch während des Prozesses 1947 eine Vorabversion seines Prozessberichtes unter dem Titel „**Das Diktat der Menschenverachtung**". Aus dem Bericht ging hervor, dass weitaus mehr Ärzte über diese Verbrechen informiert gewesen waren, als vor Gericht gestanden hatten. Die Veröffentlichung verursachte einen Sturm der Empörung in der Ärzteschaft und Mitscherlich wurde der Vorwurf der Nestbeschmutzung gemacht. Von seiner endgültigen Veröffentlichung 1948 ist nur ein einziges Exemplar bekannt: Es lag der „**World Medical Association**" vor, die das Buch als Beweis dafür betrachtete, dass die deutsche Ärzteschaft ihre Vergangenheit bewältigt habe, und sie wieder als Mitglied aufnahm.

„Medizin und Nationalsozialismus" war dann lange Zeit kein Thema, weder in der Ärzteschaft und ihren Organisationen noch in der akademischen Medizingeschichte. 1980 wurde von einer Gruppe in der Medizin Arbeitender, also von Ärzten, Schwestern usw., in Berlin ein sogenannter „**Gesundheitstag**" veranstaltet, der sich auch als eine Art Gegenveranstaltung zu den offiziellen Ärztetagen der Bundesärztekammer verstand. Dort war „Medizin im Nationalsozialismus" zum ersten Mal ein öffentliches Thema und Mediziner diskutierten zusammen mit noch lebenden Opfern, jüdischen Ärzten, Sterilisierten und ehemaligen KZ-Häftlingen die Vergangenheit und ihre Bedeutung für die Gegenwart.

Nürnberg und die Ethik

Neben der straf- und völkerrechtlichen Problematik wurde in Nürnberg, und das zeigte vor allem der Ärzteprozess, eine ethische Problematik deutlich. Die angeklagten Ärzte bauten nämlich ihre Verteidigung auf der Behauptung auf, dass das Experimentieren an „Strafgefangenen oder zum Tode Verurteilten" gängige Praxis in der Medizin sei, und führten eine Reihe von historischen Beweisen „ähnlicher Praktiken" in den Alliierten-Staaten an. Unabhängig von der ethischen Problematik der Ausnutzung bestimmter sozialer Situationen für medizinische Versuchszwecke – die Richter machten deutlich, dass es sich bei den KZ-Häftlingen und den Versuchspersonen in der überwiegenden Zahl nicht um Strafgefangene und offiziell zum Tode Verurteilte gehandelt habe – zeigte sich aber, dass es keinen international verbindlichen Kodex für den ethisch gerechtfertigten Versuch am Menschen gab. Die Richter sammelten daher schon existierende nationale Bestimmungen, aus denen sie dann Richtlinien für „zulässige medizinische Versuche" ableiteten, die als „**Nürnberger Kodex**" in die Geschichte eingegangen sind.

Zu den bereits existierenden Richtlinien zählten diejenigen „**für neuartige Heilbehandlung und für die Vornahme wissenschaftlicher Versuche am Menschen**".

1930 verstarb in Lübeck eine große Zahl Kinder („**Lübecker Totentanz**") nach einer gerade neu eingeführten BCG-Impfung (Bacille-Calmette-Guérin = Lebendimpfstoff gegen Tuberkulose). Wie sich später herausstellen sollte, war der Impfstoff verunreinigt gewesen. Daraufhin veröffentlichte der Reichsgesundheitsrat 1931 die besagten Richtlinien. Diese waren für ihre Zeit äußerst fortschrittlich in ihrer Unterscheidung von Heilversuch und Humanexperiment, in ihrer Betonung von Freiwilligkeit und Aufklärung, in der genauen Festschreibung der Verantwortlichkeit von Versuchsleitern und Durchführenden sowie in der Auflistung von Sicherheitskriterien. Die Richtlinien enthalten auch schon das Verbot der Ausnutzung sozialer Notlagen (Armut, Gefängnisinsassen, psychiatrische Patienten).

Diese Vorschriften waren für das Deutsche Reich verbindlich, wurden von den Nazis nicht aufgehoben und galten daher „de lege lata" auch für die „KZ-Experimentatoren".

Diese Richtlinien bildeten schließlich auch die Grundlage für den Nürnberger Kodex, der allerdings in Bezug auf Präzision und Ausführlichkeit hinter diese Richtlinien zurückfällt.

Auf dem Nürnberger Kodex wiederum basiert die **Deklaration von Helsinki** des Weltärztebundes von 1964 (vgl. Deklaration von Helsinki [S. C930]), die, inzwischen mehrmals revidiert, den entscheidenden Kodex für die Forschungsethik in der Medizin darstellt.

2 Theorie der Medizin

Peter Hucklenbroich

2.1 Geistige Grundlagen der Medizin

Die Approbationsordnung für Ärzte fordert als Ausbildungsziel – neben den historischen und ethischen Grundlagen, die durch Medizingeschichte und Medizinethik vermittelt werden – auch die Vermittlung der **geistigen** Grundlagen ärztlichen Verhaltens. Dies ist so zu verstehen, dass sowohl die normativen Grundprinzipien der praktischen Medizin, soweit sie nicht zur Ethik gehören, als auch die begrifflichen und methodologischen Grundlagen der theoretisch-wissenschaftlichen Medizin von jedem Arzt und jeder Ärztin gekannt und in ihrer Bedeutung verstanden werden sollten.

Regeln und Leitlinien: Die praktische Medizin, also das ärztliche Verhalten und Handeln im Zusammenhang der Krankenversorgung und der Gesundheitsfürsorge, basiert nicht nur auf dem theoretisch-medizinischen Fachwissen und den praktisch-technischen ärztlichen Fähigkeiten und Fertigkeiten, sondern ebenso auf einer großen Anzahl von Regeln, Leitlinien und technischen Handlungsvorschriften, die sich letztlich aus den praktischen Zielen der Medizin ergeben. Diese Regeln sollen sicherstellen, dass die Ziele der Medizin im ärztlichen Handeln auch tatsächlich so effektiv wie möglich erreicht und nicht verfehlt oder suboptimal umgesetzt werden. Die Ziele der Medizin gehören selbst natürlich auch zu den normativen Grundlagen. Weiterhin sollen Regeln und Handlungsvorschriften sicherstellen, dass das aktuelle wissenschaftliche Wissen der Medizin – der **State of the Art** – in der Praxis optimal berücksichtigt wird. Dazu dienen insbesondere:

- Regeln zur Indikation und Kontraindikation ärztlicher Maßnahmen, und zwar sowohl in diagnostischer als auch therapeutischer Hinsicht, und
- ausgearbeitete Leit- und Richtlinien für spezielle klinische Umstände, Aufgabenbereiche und Behandlungsregimes.

Solche Regeln und Leitlinien werden von den zuständigen **wissenschaftlich-medizinischen Fachgesellschaften**, deren Dachverband (**AWMF** = Arbeitsgemeinschaft der Wissenschaftlichen Medizinischen Fachgesellschaften) oder von speziell zusammengesetzten Fachausschüssen und Expertengremien erarbeitet und unterliegen einer ständigen Kontrolle und Revision.

Evidence-based Medicine:

> **DEFINITION** Die Form der praktischen Medizin, die sich an den Resultaten empirisch-wissenschaftlicher Studien und den daraus entwickelten Leitlinien orientiert, wird als Evidence-based Medicine (EBM) bezeichnet.

Das entsprechende ärztliche Handeln wird traditionell auch als Handeln „**lege artis**" bezeichnet, d. h. als Handeln entsprechend den „Regeln der (ärztlichen) Kunst".

Wissenschaftlich-medizinisches Wissen:

> **DEFINITION** Die medizinische Wissenschaft beinhaltet das theoretische Wissen als faktische, deskriptive (nichtnormative) Basis für das ärztliche Handeln. Sie stellt das systematisch geordnete Wissen über den menschlichen Organismus in Gesundheit und Krankheit und über die diagnostischen Erkenntnis- und therapeutischen oder präventiven Interventionsmöglichkeiten der Medizin dar.

Obwohl die Beziehung zwischen Wissenschaft und (ärztlicher) Praxis in der Medizin besonders eng und enger als in den meisten anderen Wissenschaften ist, muss doch beachtet werden, dass die medizinische Wissenschaft – wie jede Wissenschaft – auf ein vollständiges und systematisch geordnetes Gesamtwissen abzielt. Sie kann daher nicht auf den einzigen Zweck der Anwendung in der ärztlichen Praxis beschränkt werden, sondern steht prinzipiell beliebigen praktischen Anwendungen offen – z. B. auch Anwendungen zur Veränderung des normalen Körpers („Körpertechniken") oder zur Steigerung gesunder Fähigkeiten (Enhancement, Doping) oder z. B. zur Begutachtung der Einsichts- und Steuerungsfähigkeit einer Person für juristische Zwecke (Verantwortlichkeit für und

Zurechenbarkeit von Handlungen). Das wissenschaftlich-medizinische Wissen ist grundsätzlich generalisiert, es bezieht sich auf den menschlichen Organismus, seine Krankheiten und die Diagnose- und Behandlungsmöglichkeiten im Allgemeinen, nicht auf bestimmte individuelle Menschen oder Erkrankungsfälle.

Zielsetzung ärztlichen Handelns: Verbindlich gemeinte Formulierungen für die Zielsetzung ärztlichen Handelns findet man z. B. im Hippokratischen Eid bzw. dem heute an seine Stelle getretenen „**Genfer Gelöbnis**" und den auf Letzterem beruhenden Berufsordnungen der Ärztekammern. Vor Kurzem (1996) hat das *Hastings Center* in New York im Rahmen eines internationalen Projektes ein Konsensus-Papier erarbeiten lassen, in dem eine internationale Expertengruppe „**Goals of Medicine**" ausformuliert hat. Dabei handelt es sich um eine präzisierte und ausführliche Fassung der bereits seit vielen Jahrhunderten zitierten Grundsätze.

> **DEFINITION** Kurz zusammengefasst sind danach Ziele der Medizin:
> - Krankheitsprävention und Gesundheitsförderung
> - Linderung von Schmerz und Leid, die durch Krankheit verursacht werden
> - Heilen von Krankheiten; Pflege, wenn eine Heilung nicht möglich ist
> - Verhinderung eines vorzeitigen Todes und Streben nach einem friedvollen Tod.

Wie man erkennen kann, spielt der **Krankheitsbegriff** eine entscheidende Rolle in dieser Zielformulierung: Er taucht in drei von vier Klauseln explizit auf. Wenn man bedenkt, dass mit dem in der vierten Klausel genannten „vorzeitigen Tod" hier ebenfalls nur ein pathologisch bedingter gemeint sein kann – nicht dagegen etwa ein durch Todesstrafe oder freiwilligen Suizid verursachter –, wird deutlich, dass der Krankheitsbegriff [S. C913] das **wesentliche Kriterium** für ärztliches Handeln darstellt.

2.2 Der Wissenschaftsbegriff und die Wissenschaftlichkeit der Medizin

Wenn man davon ausgeht, dass die heutige Medizin eine Wissenschaft ist, sind die Fragen erlaubt, was für eine Art von Wissenschaft sie ist und worin ihre Wissenschaftlichkeit begründet ist. Obwohl sich fast alle Autoren darüber einig sind, dass die Medizin eine Wissenschaft ist, sind ihre Antworten darauf, warum und in welcher Hinsicht sie es ist, durchaus unterschiedlich und kontrovers. Die beiden am häufigsten vertretenen Positionen sind diejenigen, dass die Medizin eine Naturwissenschaft sei, oder – alternativ – dass sie eine Handlungswissenschaft sei. Im Folgenden werden diese beiden Positionen besprochen und es wird gezeigt, warum sie beide nicht akzeptabel sind und weshalb die Medizin einen eigenen Wissenschaftstypus darstellt.

2.2.1 Medizin als praktische Wissenschaft oder Handlungswissenschaft

Die Auffassung, dass Medizin eine Handlungswissenschaft sei, ist besonders von dem deutschen Philosophen und Arzt Wolfgang Wieland (*1933, Heidenheim) ausgearbeitet und vertreten worden. Er greift dabei zurück auf die Schriften des deutsch-jüdischen Arztes und Medizintheoretikers Richard Koch (1882–1949), der bereits 1917 einen ähnlichen Standpunkt vertrat, und auf die Wissenschaftslehre des griechischen Philosophen Aristoteles (384–322 v. Chr.), für den die Medizin eine techné (= Handwerk, Kunst, Kunstfertigkeit) war. Der Kernpunkt dieser Auffassung lässt sich in folgenden 7 Thesen zusammenfassen:

These 1: Es gibt drei zu unterscheidende Arten von Wissenschaft:
1. theoretische Wissenschaften
2. angewandte Wissenschaften
3. praktische Wissenschaften (= Handlungswissenschaften).

These 2: Die **theoretischen Wissenschaften** sind dadurch gekennzeichnet, dass sie an der „reinen" Erkenntnis (über ausgewählte Gegenstandsbereiche) interessiert sind, indem sie auf die Erkenntnis allgemeiner Gesetze und Theorien zielen (Beispiele: Physik, Anatomie, Pathophysiologie).

These 3: Die **angewandten Wissenschaften** nutzen die Erkenntnisse der theoretischen Wissenschaften zur Ausarbeitung allgemeiner Techniken und Verfahren, die zur Realisierung konkreter Projekte (Hausbau, Maschinenbau) verwendbar sind. Sie liefern aber nur allgemeine Kenntnisse über solche Techniken und Anwendungen (Beispiele: Technikwissenschaften und Ingenieurswissenschaften wie Architektur oder Maschinenbau).

These 4: Die **praktischen Wissenschaften** zielen auf Erkenntnis „im Dienste gelingender Praxis" in konkreten Einzelfällen oder konkreten Situationen. Sie machen Einzel- oder Singuläraussagen (z. B. eine Diagnose) über jeweils ein bestimmtes Individuum zu einem bestimmten Zeitpunkt, z. B. über einen bestimmten Patienten bei einer bestimmten Untersuchung (Beispiele: Medizin, Rechtswissenschaft, Staatskunst).

These 5: Die **singulären Erkenntnisse** der praktischen Wissenschaften orientieren sich an allgemeinen Grundsätzen, und zwar in der Medizin
- an dem Grundsatz der „Zweckmäßigkeit der Natur" und dem Grundsatz, dass das übergreifende Ziel des Menschen das „gelungene Leben" ist (so z. B. Günter Rager)
- alternativ: an dem Grundsatz, die Selbsteinschätzung und Selbstbestimmung des Patienten zu respektieren, und
- dem Grundsatz, sein Wohlergehen und seinen Nutzen zu fördern und ihm nicht zu schaden (so z. B. Urban Wiesing).

These 6: Aus diesen Grundsätzen folgt,
- dass die Vorgänge im menschlichen Organismus prinzipiell zweckmäßig organisiert sind und
- dass Vorgänge und Zustände, die nicht zweckmäßig sind oder die das Erreichen des Ziels des „gelungenen Lebens" stören, als krankhaft und heilungsbedürftig aufgefasst werden müssen (Rager)
- alternativ: dass der Arzt einen Patienten behandeln soll, wenn dieser sich selbst als behandlungsbedürftig einschätzt und wenn durch die Behandlung subjektiv und objektiv für den Patienten ein Nutzen, aber kein Schaden zu erwarten ist (Wiesing).

These 7: Für die Wissenschaftsauffassung der Medizin folgt daraus:
- Das ärztliche Handeln am Patienten – die klinische Medizin – ist selbst die praktische Wissenschaft Medizin („Die Medizin stellt nicht nur Sätze und Theorien über mögliches Handeln auf, sondern sie handelt selbst", Wolfgang Wieland 1975).
- Disziplinen wie Pharmakologie, Klinische Chemie, Innere Medizin und Chirurgie sind angewandte Wissenschaften und gehören nicht direkt zur praktischen Wissenschaft Medizin, sondern sind Hilfswissenschaften.
- Disziplinen wie Anatomie, Physiologie, Pathologie und Pathophysiologie sind ebenso wie Physik und Chemie theoretische Wissenschaften und als solche zwar unentbehrliche Grundlagenfächer, aber nicht Teil der praktischen Wissenschaft Medizin.

2.2.2 Medizin als theoretische und klinische Humanwissenschaft

Gegen die gerade skizzierte Auffassung von Medizin als praktischer Wissenschaft lässt sich eine Reihe von Einwänden vorbringen.

Die wichtigsten Einwände

Praxis ungleich Wissenschaft: Das ärztliche Handeln am Patienten – also die Krankenversorgung – wird im üblichen Sprachgebrauch als (klinische oder ärztliche) Praxis bezeichnet und von der (medizinischen) Wissenschaft unterschieden. Durch den Vorschlag, das ärztliche Handeln selbst als Wissenschaft, nämlich als Handlungswissenschaft oder praktische Wissenschaft zu bezeichnen, wird dieser Sprachgebrauch verlassen und der Sinn der damit gemeinten Unterscheidung verfehlt oder bewusst aufgegeben: Der Sinn der üblichen Unterscheidung besteht darin, zwei Tätigkeitsbereiche zu unterscheiden, nämlich den Bereich, der sich direkt auf das (medizinische) Wissen richtet und das Wissen schafft, und den Bereich, in dem mit diesem Wissen an individuellen Patienten gearbeitet wird. Wenn letzterer Bereich auch als Wissenschaft bezeichnet wird, bedeutet das, dass hier Wissenschaft und Praxis identifiziert werden sollen und dass die Ausübung eines akademischen Berufes (nicht nur als Arzt, sondern auch z. B. als Richter, Rechtsanwalt, Staatsanwalt, Politiker und sogar Soldat bzw. Offizier) per se Wissenschaft sein soll. Es ist jedoch schwer einzusehen, warum die übliche Unterscheidung in dieser Weise rückgängig gemacht werden sollte. Naheliegender ist es, hier etwa von einer Praxis auf wissenschaftlicher Grundlage bzw. unter wissenschaftlicher Anleitung und Kontrolle zu sprechen.

Nur spezifische Verfahren: Die Einteilung der medizinischen Disziplinen in theoretische (z. B. Pathologie, Pathophysiologie) und angewandte (z. B. Innere Medizin, Chirurgie) ist insofern nicht ganz überzeugend, als die genannten klinischen Disziplinen ja nicht ganz allgemeine Techniken und Verfahren entwickeln, sondern nur spezifisch auf die ärztlichen Aufgaben in Diagnose, Therapie und Prävention bezogene Verfahren und darüber hinaus die klinischen Aspekte der einzelnen Krankheitsbilder, z. B. Symptomatologie und Verlauf, theoretisch-systematisch darstellen. Die übliche Begrifflichkeit, wonach es sich hier um klinische bzw. klinisch-medizinische Disziplinen handelt, erscheint daher treffender.

Fragliche Grundsätze: Der Status der „Grundsätze", die das ärztliche Handeln und die klinisch-praktische Erkenntnis anleiten, ist fraglich, und die daraus gezogenen (oben skizzierten) Konsequenzen sind fragwürdig. Dies zeigt sich schon daran, dass hier von verschiedenen Autoren ganz unterschiedliche Grundsätze herangezogen werden, und sei an zwei beispielhaften Einwänden gezeigt:

Naturteleologie: Nach Rager, der sich hier auf Kant bezieht, besagt ein wichtiger Grundsatz, dass „die Natur zweckmäßig organisiert ist" (Naturteleologie), d. h., dass z. B. der menschliche Organismus als ein Gebilde aufzufassen ist, in dem alles einen Zweck hat (wechselseitig füreinander und für den Organismus als Ganzes). Gegen diese Auffassung kann zweierlei eingewandt werden:
- Seit Darwin ist in der biologischen Lehre von der Evolution der Lebewesen die Annahme eines „Naturzweckes" entbehrlich geworden und durch die Annahme spezifisch biologischer Mechanismen wie Mutation, Selektion, Isolation ersetzt worden.
- Wenn der Organismus im Naturzustand durch und durch zweckmäßig organisiert ist, muss Krankheit als etwas Unnatürliches aufgefasst werden. Damit würde man zurückfallen in überholte „supranaturalistische" Krankheitslehren, in denen Krankheiten durch Dämonen, Götter oder magische Kräfte [S. C894] verursacht (und geheilt) werden können. Falls man dies nicht will und Krankheit doch als etwas Natürliches auffassen will, kann der Grundsatz der Naturteleologie nicht aufrechterhalten werden. Es muss dann ein „naturalistischer" Krankheitsbegriff gebildet werden.

Prinzipienethik: Nach Wiesing, der sich hier auf die Prinzipienethik nach Beauchamp und Childress bezieht, ist das ärztliche Handeln an der Selbsteinschätzung und den Behandlungswünschen des Patienten auszurichten. Dagegen sei der Krankheitsbegriff vollständig entbehrlich, d. h., eine Behandlung setzt nicht voraus, dass der „Patient" im üblichen medizinischen Sinne krank ist. Diese Auffassung stößt aber auf beträchtliche Schwierigkeiten:

- Wenn an die Stelle des Krankheitsbegriffs die Behandlungswünsche des Patienten treten, gibt es keine Abgrenzung mehr zwischen Medizin und anderen Arten von Hilfe und Dienstleistung (z. B. Kosmetik, Doping, Enhancement, Sozialhilfe, Rechtsberatung, Seelsorge), denn diese Abgrenzung wird bisher primär mithilfe des Krankheitsbegriffs erreicht.
- Wenn primär der Patientenwunsch über die Behandlungsbedürftigkeit entscheidet, muss mit einer Welle von sich steigernden Ansprüchen im Hinblick auf „Wellness", Schönheit, Leistungsfähigkeit usw. gerechnet werden. Auch wird es erschwert oder unmöglich, „unvernünftige" bzw. krankhafte Behandlungswünsche, z. B. Verlangen nach verstümmelnden Eingriffen, abzulehnen, da ja der Krankheitsbegriff nicht mehr zur Verfügung steht.
- Wenn die Unterscheidung zwischen „gesund" und „krank" fallen gelassen wird, lässt sich keine systematische medizinische Krankheitslehre mehr entwickeln. Damit wird auch den gesamten klinischen Disziplinen ihre theoretische Arbeitsgrundlage entzogen, was letztlich zu einem Verlust des gesamten medizinischen Wissens führen müsste.

Medizin als Humanwissenschaft

Man wird der Struktur und Organisation der heutigen Medizin insgesamt eher gerecht, wenn man folgende Unterscheidungen trifft:

Praxis und Wissenschaft: Die Medizin besteht aus der medizinischen Wissenschaft mit ihren Teildisziplinen einerseits und der medizinischen – ärztlichen und klinischen – Praxis andererseits.

Organismus-, Krankheits- und Methodenlehre: Die medizinische Wissenschaft kann analytisch unterteilt werden in den Bereich der Organismus- und Krankheitslehre und den Bereich der diagnostischen und therapeutischen Methodenlehre. Innerhalb beider Bereiche kann man jeweils zwischen Grundlagenfächern und klinischen Fächern unterscheiden. Somit ergeben sich 4 Felder der medizinischen Wissenschaft:
1. **Grundlagen der Organismus- und Krankheitslehre:** z. B. Anatomie, Physiologie, Pathologie, Pathophysiologie, Toxikologie, medizinische Mikrobiologie, Psychopathologie
2. **Grundlagen der ärztlichen Methodik:** z. B. medizinische Physik, klinische Chemie, Pharmakologie, Radiologie
3. **Klinische Krankheitslehre:** Nosologie der Inneren Medizin, Chirurgie, Psychiatrie usw.
4. **Klinische Methodenlehre:** Diagnostik, Differenzialdiagnostik und Therapeutik der Inneren Medizin, Chirurgie, Psychiatrie usw.

Aus dem bisher Gesagten ergibt sich nebenbei, warum es nicht angemessen wäre, die Medizin als Naturwissenschaft zu betrachten: Sie bezieht sich nicht nur auf naturhafte Zustände und Vorgänge am und im menschlichen Organismus, sondern auch auf die normativen Grundlagen des ärztlichen Handelns und die sich daraus ergebenden klinischen Methoden. Damit geht sie über den Bereich rein naturhafter Zusammenhänge wesentlich hinaus. Die Medizin ist als Wissenschaft also weder Naturwissenschaft noch Handlungswissenschaft, sondern stellt einen eigenen Wissenschaftstypus dar, für den es keine eingeführte allgemeine Bezeichnung gibt (Vorschläge sind: Humanwissenschaft oder Lebenswissenschaft).

2.2.3 Was ist Wissenschaftlichkeit?

Die Frage danach, worin eigentlich die Wissenschaftlichkeit der Wissenschaft besteht, ist in der Wissenschaftstheorie des 20. Jahrhunderts intensiv diskutiert worden. Im Folgenden werden einige Hauptstationen dieser Diskussion kurz skizziert.

Der logische Empirismus: In den 20er- und 30er-Jahren wurde zunächst der Standpunkt entwickelt, dass Wissenschaftlichkeit in der kognitiven Sinnhaftigkeit der verwendeten **Begriffe und Sätze** – also sprachlicher Objekte – besteht und diese mithilfe bestimmter Kriterien erkannt werden kann. Kurz zusammengefasst wurde angenommen, dass diese sprachlichen Objekte sich direkt oder indirekt auf beobachtbare Gegenstände oder Sachverhalte beziehen bzw. sich durch Beobachtungen verifizieren lassen müssen. Diese erste Fassung des empiristischen Sinnkriteriums erwies sich schnell als inadäquat, da sich z. B. sog. Dispositionsbegriffe wie löslich, zerbrechlich, leitfähig nicht auf einzelne beobachtbare Ereignisse beziehen, sondern eine generelle „Fähigkeit" eines Gegenstandes bezeichnen, und auch alle generellen naturwissenschaftlichen Sätze, insbesondere alle Gesetzesaussagen und Theorien, durch keine endliche Anzahl von Beobachtungen verifiziert werden können.

Wegen dieser Einwände wurde das empiristische Sinnkriterium mehrfach erweitert und liberalisiert. Die Geschichte dieser Neufassungen des Sinnkriteriums erstreckte sich über mehrere Jahrzehnte, ohne dass eine befriedigende Formulierung gefunden werden konnte. In der Zwischenzeit wurde diese logisch-empiristische Strategie, den Begriff der Wissenschaftlichkeit zu fassen, von immer mehr Wissenschaftstheoretikern aufgegeben und durch andere Verfahren ersetzt.

Der methodologische Falsifikationismus: In der Auseinandersetzung mit dem logischen Empirismus entwickelte insbesondere der Philosoph Karl R. Popper den Standpunkt, dass Wissenschaftlichkeit von Unwissenschaftlichkeit (bzw. Pseudowissenschaft) nicht durch die logische Struktur ihrer Begriffe und Satzsysteme, sondern durch die **Regeln des Umgangs mit Theorien** – die methodologischen Regeln – unterschieden werden könne. Die Wissenschaftlichkeit der Wissenschaft liegt demnach darin, dass
- die Sätze der Wissenschaft, insbesondere die generellen Sätze und Theorien, grundsätzlich in prüfbarer und falsifizierbarer Weise formuliert und gehandhabt werden müssen,

- immer wieder versucht werden muss, Sätze und Theorien zu prüfen und zu falsifizieren, und
- bei negativen Prüfungsergebnissen, also bei Vorliegen falsifizierender Beobachtungen, eine Theorie nicht mit irgendwelchen Zusatzannahmen oder Ad-hoc-Hypothesen „gerettet" werden darf, sondern verworfen werden muss.

Dieser Standpunkt betont die Vorläufigkeit und Fehlbarkeit, aber auch die unbegrenzte Verbesserungsfähigkeit wissenschaftlichen Wissens. Popper und seine Anhänger bezeichnen ihren Standpunkt als **Kritischen Rationalismus**. Sie haben den Anspruch erhoben, dass ihre Rekonstruktion von Wissenschaftlichkeit dem tatsächlichen Verlauf der Wissenschaftsgeschichte sehr viel besser gerecht wird als diejenige des Logischen Empirismus. Wegen dieses Anspruchs wurde ihre Position besonders betroffen von den Ergebnissen, die der Wissenschaftshistoriker Thomas S. Kuhn 1962 in seiner Studie über „die Struktur wissenschaftlicher Revolutionen" vorlegte.

Die Theorie wissenschaftlicher Revolutionen: Thomas S. Kuhn vertritt in seinem o.g. Buch die Theorie, dass die Entwicklung eines bestimmten Bereichs zur Wissenschaft – also die Entstehung von Wissenschaftlichkeit – immer ein bestimmtes Muster aufweist. Die wesentlichen Merkmale dieser Struktur sind:

- Bevor eine („reife") Wissenschaft entsteht, gibt es nur ein uneinheitliches, unsystematisches und widersprüchliches Wissen über den (späteren) einschlägigen Gegenstandsbereich und evtl. viele verschiedene, sich streitende „Schulrichtungen" hinsichtlich der richtigen Auffassung.
- Die Wissenschaft – und damit Wissenschaftlichkeit – entsteht in dem Augenblick, wo durch ein „epochemachendes" Werk oder eine überragende wissenschaftliche Einzelleistung – ein sog. **Paradigma** – die Mehrheit der auf diesem Gebiet tätigen Forscher geeint wird.
- Die Weiterarbeit unter diesem Paradigma wird von Kuhn als **normale, routinemäßige Wissenschaft** bezeichnet. Ihr Merkmal ist, dass es um die Ausarbeitung, Präzisierung, Vervollständigung und Durchsetzung des Paradigmas geht, nicht primär um „Prüfung" oder „Falsifikation". Wenn Widersprüche und unerklärliche Fakten auftauchen, wird das Paradigma nicht verworfen, sondern diese „Rätsel" werden im Rahmen des Paradigmas zu lösen versucht.
- Erst wenn manche Rätsel allen Lösungsversuchen trotzen, entsteht bei manchen Forschern die Bereitschaft, sich nach einem neuen Kandidaten für ein Paradigma umzusehen. Diese Phase bezeichnet Kuhn als **außerordentliche Wissenschaft**.
- Erst wenn ein neuer, umfassender Lösungsvorschlag vorliegt, der die Leistungen des bisherigen Paradigmas übernehmen kann und außerdem die bestehenden hartnäckigen Rätsel weitgehend löst, kommt es zu einer Umorientierung der Mehrheit der Wissenschaftler auf dieses neue Paradigma. Diesen Vorgang bezeichnet Kuhn als **wissenschaftliche Revolution**.

Kuhn, und nach ihm andere Wissenschaftshistoriker und Wissenschaftssoziologen, konnten für diese Strukturanalyse viele Beispiele aus der Geschichte von Physik, Chemie und Biologie als Belege bringen. Damit entstand für die Position des methodologischen Falsifikationismus das Problem, dass die „wirkliche" Wissenschaft sich anscheinend nicht nach ihren Regeln für Wissenschaftlichkeit richtet: Weder in der Phase der normalen noch in der der außerordentlichen Wissenschaft geht es um Prüfung oder Falsifikation, sondern jeweils um die Ausformulierung eines (bestehenden oder neu zu findenden) Paradigmas. Auf diesen Befund hin gab und gibt es in der Wissenschaftstheorie verschiedene Reaktionen, die zurzeit in der Diskussion sind. Hier sollen nur drei genannt werden:

Wissenschaftler schaffen Wissenschaftlichkeit: Manche Autoren, insbesondere solche aus soziologischer Perspektive, betrachten den Versuch der Explikation von Wissenschaftlichkeit als insgesamt gescheitert: Wissenschaftlichkeit ist demnach einfach das, was die Wissenschaftler zu einer bestimmten Zeit als Wissenschaft betrachten oder definieren.

Schaffung neuer empirischer Resultate: Einige Schüler Poppers schlagen vor, eine Wissenschaft jeweils als die Auseinandersetzung und Konkurrenz verschiedener Forschungsprogramme miteinander zu betrachten und dabei die Wissenschaftlichkeit der Entwicklung in einem solchen Programm davon abhängig zu machen, ob es gelingt, aufgrund der jeweiligen Theorien eigenständig neue empirische Resultate zu produzieren – „eigenständig" in dem Sinne, dass man nicht nur die von anderen Programmen bereits produzierten Resultate in den eigenen theoretischen Rahmen „übersetzt". Dieser Vorschlag müsste mit einer „Zeitgrenze" versehen werden. Eine solche Zeitgrenze lässt sich jedoch prinzipiell nicht angeben, da man ihre Größe nicht begründen kann.

Allgemeine Nachvollziehbarkeit: Das Kriterium der Wissenschaftlichkeit wird nicht auf einzelne Forschungsprogramme, sondern auf die Art der Auseinandersetzung zwischen ihnen bezogen: Die Entwicklung in einem Bereich theoretischer Auseinandersetzung ist so lange wissenschaftlich, wie jede Teilrichtung die Kriterien für ihre Begriffs- und Theoriebildung explizit und allgemein nachvollziehbar angeben kann und es gelingt, in diesem Rahmen alle relevanten empirischen Sachverhalte zu erklären. Diese Art von Wissenschaftlichkeit ist damit vereinbar, dass unterschiedliche wissenschaftliche Forschungsprogramme unterschiedlich fruchtbar und produktiv sein können. Nach dieser Auffassung muss eine wissenschaftliche Disziplin z. B. jederzeit in der Lage sein, die von ihr verwendeten Begriffe in allgemein nachvollziehbarer Weise „herzuleiten", d. h., darzustellen, auf welchen Kriterien sie beruhen, wie sie definiert sind und wie ihre Anwendung nachvollziehbar geregelt ist. Diese Darstellung wird als **rationale Rekonstruktion** bezeichnet und man kann sagen, dass die rationale Rekonstruierbarkeit der Begriffe und Theorien ein zentrales Kriterium der Wissenschaftlichkeit ist. Wir wollen genau dies im nächsten Kapitel für die medizinischen Grundbegriffe der Krankheit und der Gesundheit darstellen.

2.3 Krankheitsbegriff und Gesundheitsbegriff

Der Begriff der Krankheit ist der für die Medizin spezifische, charakteristische theoretische Grundbegriff. In der Sozialgesetzgebung fungiert der Krankheitsbegriff als unbestimmter Rechtsbegriff, der jedoch bei der Festlegung von Ansprüchen und Leistungspflichten in der Krankenversicherung das entscheidende Kriterium darstellt. Der Gegenbegriff zu Krankheit ist Gesundheit, wobei unterschiedliche Auffassungen darüber vertreten worden sind, ob es zwischen Krankheit und Gesundheit noch einen dritten, neutralen Zustand gibt oder nicht bzw. ob Gesundheit einfach (negativ) als Abwesenheit von Krankheit aufgefasst werden kann oder einer gesonderten, positiven Definition bedarf. Aufgrund seiner zentralen Stellung ist mit dem Krankheitsbegriff eine ganze Anzahl von Fragestellungen verbunden, die seine genaue Bedeutung und Definition, seinen Gültigkeits- und Verbindlichkeitsgrad, seine Funktion in der medizinischen Krankheitslehre und seine theoretische Interpretation betreffen.

2.3.1 Das Problem der Definition eines allgemeinen Krankheitsbegriffs

Bedeutungskomponenten des allgemeinen Krankheitsbegriffs

Was mit dem Krankheitsbegriff gemeint ist, muss bei genauer Betrachtung differenziert werden in mehrere Bedeutungskomponenten, die das einheitliche, aber komplex strukturierte allgemeine Krankheitskonzept der heutigen Medizin bezeichnen:

1. **primärer oder kriteriologischer Krankheitsbegriff:** die systematische Unterscheidung zwischen gesund (physiologisch) und krankhaft (pathologisch), die sich auf Lebensvorgänge und Zustände des menschlichen Organismus bezieht und durch Krankheitskriterien definiert wird
2. **theoretisch erweiterter oder theoretischer Krankheitsbegriff:** die vergleichende Unterscheidung zwischen normal und krankhaft verändert, die durch ein Normal-Modell des menschlichen Organismus in Entwicklung, Struktur, Funktion und Psyche begründet wird
3. **nosologischer Krankheitsbegriff:** der Begriff der Krankheit im Sinne von Krankheitseinheit, Krankheitsentität oder Krankheitskategorie, der durch das System der medizinischen Nosologie definiert wird
4. **praktischer Krankheitsbegriff:** die Unterscheidung zwischen gesund und krank, die auf menschliche Individuen angewendet wird und zur praktischen Medizin gehört.

Dabei ist zu beachten, dass der theoretische Krankheitsbegriff eine Erweiterung des primären in dem Sinne ist, dass er ihn vollständig in sich enthält, aber um zusätzliche (sekundäre und tertiäre) Kriterien bereichert.

Primärer Krankheitsbegriff: Er beinhaltet die grundlegenden Krankheitskriterien [S. C914], durch die die Kernbedeutung von „krank" im Unterschied zu „gesund" definiert wird. Diese Kernbedeutung steht der vorwissenschaftlichen Vorstellung von Krankheit am nächsten, unterscheidet sich aber dadurch von ihr, dass die Kriterien so objektiv und trennscharf wie möglich angegeben werden.

Theoretischer Krankheitsbegriff: Er wird immer dann verwendet, wenn Mediziner auf der Basis ihres theoretischen Wissens irgendein Merkmal, einen Vorgang, Zustand, Anteil oder Parameter an einem Patienten als krankhaft, pathologisch oder pathologisch verändert bezeichnen: Eine Gelbfärbung der Konjunktiven, eine Diarrhö, eine tiefe Bewusstlosigkeit oder ein stark erhöhter Blutdruck sind solche als pathologisch bezeichneten Merkmale. Auch schon im Alltagsverständnis können Teile und Merkmale des Körpers oder der Psyche in diesem Sinne „krank" sein: Man spricht z. B. von einem kranken Fuß oder einem krankhaften Geiz. Wenn in diesem Zusammenhang das Wort „Krankheit" gebraucht wird, bezeichnet es die krankhafte Veränderung eines Teils bzw. die Krankhaftigkeit eines Merkmals des Organismus; im letzteren Fall bezeichnet „Krankheit" also keinen Allgemeinzustand, sondern ein Merkmalsmerkmal.

Nosologischer Krankheitsbegriff: Er dient zur Bezeichnung und Klassifikation der klinischen Krankheitseinheiten (Krankheitsentitäten), aus denen die nosologischen Systeme der verschiedenen klinischen Disziplinen bestehen. Wenn in der Infektiologie beispielsweise Cholera und Typhus unterschieden und die Cholera weiter in „klassische" und „El-Tor-Cholera", der Typhus in den Typhus abdominalis und den Paratyphus Typ A, B und C unterteilt werden, wobei alle diese Formen bakterieller Infektion als Krankheiten bezeichnet werden, so wird der nosologische Krankheitsbegriff verwendet. Schon das Alltagswissen unterscheidet eine große Zahl von Einzelkrankheiten. „Krankheit" ist in dieser dritten Bedeutungsfacette der allgemeinste Oberbegriff für alle Einzelkrankheiten (wie Grippe, Schlüsselbeinbruch, Herzinfarkt …) und alle Gruppen oder Kategorien von Krankheiten (wie Infektionen, Frakturen, Herzkrankheiten etc.).

Praktischer Krankheitsbegriff: Ihn gebrauchen Mediziner z. B., wenn sie einen Patienten krankschreiben, d. h. ihn als krank erklären, ohne eine bestimmte Diagnose zu stellen. Dem entspricht im Alltagsverständnis die einfache Unterscheidung, ob ein Mensch gesund oder krank ist; wenn in diesem Zusammenhang das Wort „Krankheit" (oder „Kranksein") gebraucht wird, bezieht es sich immer auf einen allgemeinen, körperlich-seelischen Zustand eines ganzen Menschen. Vom praktischen Krankheitsbegriff aus kann die Brücke zurück vom ärztlichen Sprachgebrauch zum Patienten- bzw. Laienverständnis von Krankheit geschlagen werden, indem auf den entscheidenden Unterschied aufmerksam gemacht wird: Im ärztlichen Sinn ist ein Mensch dann krank, wenn mindestens ein krankhaftes oder krankhaft verändertes Merkmal vorliegt oder wenn mindestens eine Diagnose gestellt worden ist. Im Laienverständnis ist ein Mensch dagegen (erst dann) krank, wenn er unter irgendwelchen Beschwerden oder Behinderungen leidet oder sich zumindest krank fühlt. Das ärztliche Krankheitsverständnis ist also wesentlich weiter als das Laienverständnis, weil es alle symptom- oder beschwerdefreien Stadien von Krankheiten und alle Krankheitsdispositionen mit einschließt. Dies ist in der Kommunikation zwischen Arzt und Patient immer zu beachten!

Die inhaltliche Bedeutung des allgemeinen theoretischen Krankheitsbegriffs

Von den Bedeutungskomponenten des allgemeinen Krankheitsbegriffs ist der theoretisch erweiterte Krankheitsbegriff – das Konzept der Krankhaftigkeit oder Pathologizität – hinsichtlich der inhaltlichen Bedeutung der grundlegende. Wenn seine Bedeutung bekannt ist, kann die der beiden anderen abgeleitet werden: Eine Krankheit im Sinne des **nosologischen Begriffs** ist ein ätiologisch-pathogenetisch einheitlicher und zusammenhängender Zustand oder Vorgang im Organismus, der zu pathologischen Merkmalen bzw. Manifestationen führt und in einer Diagnose konstatiert werden kann (vgl. Krankheitssystematik [S. C917]). Die Bedeutung des **praktischen Krankheitsbegriffs** ist ableitbar als „Zustand eines Menschen, bei dem ein oder mehrere Merkmale krankhaft verändert sind oder bei dem eine oder mehrere (nosologische) Krankheiten diagnostiziert werden können". Wie kann nun aber die Bedeutung des theoretischen Krankheitsbegriffs allgemein charakterisiert werden?

In der medizinischen Literatur finden sich einige Vorstellungen, die zur Charakterisierung oder sogar zur Definition des Krankheitsbegriffs und des Gesundheitsbegriffs immer wieder herangezogen werden. Am häufigsten findet man:

- **homöostatische Gesundheitsvorstellung:** Gesundheit ist ein ausgewogener, harmonischer Zustand des Organismus (bzw. von Körper und Seele), Krankheit dagegen eine Störung des Gleichgewichts oder eine Disharmonie.
- **funktionale Gesundheitsvorstellung:** Gesundheit besteht in einer intakten Funktions- und Regulationsfähigkeit des Gesamtorganismus und seiner Teile, Krankheit kommt dagegen durch den Ausfall eines oder mehrerer zur Ausübung dieser Fähigkeit benötigter Teile oder Glieder zustande.
- **subjektive Gesundheitsvorstellung:** Gesundheit ist durch Wohlbefinden, Genuss- und Leistungsfähigkeit gekennzeichnet, Krankheit besteht dagegen in einer subjektiven Beeinträchtigung dieser Befindlichkeit.
- **soziologische Gesundheitsvorstellung:** Gesundheit beinhaltet die Fähigkeit zur Ausübung der gesellschaftlich erwarteten Leistungen und Rollenverpflichtungen, Krankheit ist dagegen mit sozialer Hilfsbedürftigkeit und der Entbindung von den sozialen Verpflichtungen verbunden.

Es ist festzustellen, dass jede dieser Vorstellungen bei einer bestimmten Gruppe von Erkrankungen zu einer ganz passenden Beschreibung führt, aber keine von ihnen auf alle der Medizin bekannten Krankheiten passt. Auch sind die zur Charakterisierung verwendeten Begriffe – wie „Harmonie", „Gleichgewicht", „Funktionieren", „Wohlbefinden", „Hilfsbedürftigkeit" – sehr global und vage gehalten und in Zweifelsfällen nicht besonders trennscharf. Schließlich fällt auch auf, dass die genannten vier Vorstellungen relativ heterogen sind und keine besonders harmonische Kombination bilden würden; dies liegt daran, dass sie aus ganz unterschiedlichen geistigen bzw. historischen Traditionen stammen. Zusammengenommen bedeutet dies, dass auf der Basis dieser und ähnlicher Gesundheits- und Krankheitsvorstellungen keine brauchbare Definition gegeben werden kann, die es erlauben würde, genau die Zustände abzugrenzen, die Krankheiten im medizinischen Sinn sind. Es stellt sich also das Problem, ob überhaupt eine Definition für den allgemeinen theoretischen Krankheitsbegriff gegeben werden kann und, wenn ja, auf welcher begrifflichen Basis dies möglich ist.

2.3.2 Krankheitstheorien, Krankheitskriterien, Krankheitssystematik

Um zu verstehen, welche Funktion der allgemeine Krankheitsbegriff in der medizinischen Krankheitslehre besitzt und in welcher Beziehung er zu den erfahrungswissenschaftlichen Theorien steht, mit denen die Medizin die Vorgänge im menschlichen Organismus beschreibt, wird im Folgenden beschrieben,

- welche theoretisch-philosophischen Deutungen für den Krankheitsbegriff gegeben worden sind (in Auswahl)
- wie der Begriff der Krankhaftigkeit durch fünf Kriterien definitorisch abgegrenzt werden kann
- auf welcher theoretisch-wissenschaftlichen Grundlage die moderne medizinische Krankheitslehre das System der Krankheiten errichtet.

Krankheitstheorien

Die biostatistische Theorie von Christopher Boorse: Christopher Boorse hat seine Theorie seit 1975 in einer Anzahl von Aufsätzen vorgestellt. Seine zentralen Annahmen lassen sich schematisch in folgenden Thesen zusammenfassen:

1. Organismen – auch Menschen – sind so angelegt, dass sie aufgrund ihrer physiologischen Organisation die Ziele des Überlebens und der Fortpflanzung anstreben.
2. Diese Organisation kann man so rekonstruieren, dass sie aus einem System hierarchisch organisierter physiologischer Funktionen und Funktionsfähigkeiten besteht, wobei Überleben und Fortpflanzung die Spitze dieser Hierarchie bilden.
3. Wenn man als Referenzklasse für die Analyse eine einheitliche Altersgruppe eines Geschlechts einer Spezies (hier: Homo sapiens sapiens) wählt, kann man definie-

ren, was normale Funktion bzw. Funktionsfähigkeit eines Teils oder Teilprozesses des Organismus bedeutet: Sie liegt vor, wenn der Teil bzw. Teilprozess mit dem Wirkungsgrad funktioniert, der im statistischen Sinn typisch für diese Funktion ist, d. h. der einen bestimmten Grenzwert unterhalb des Durchschnittswertes nicht unterschreitet.
4. Krankheit bzw. pathologische Veränderungen liegen vor, wenn mindestens eine Funktion ihren typischen Wirkungsgrad nicht erreicht. Gesundheit ist die Abwesenheit von Krankheit.
5. Was hier für die Physiologie formuliert wurde, lässt sich genau so auf die Psychologie und Psychopathologie übertragen, gilt also auch für psychische Funktionen und Erkrankungen.
6. Da man sowohl die funktionale Organisation des Organismus als auch die statistisch definierten Wirkungsgrade rein deskriptiv ermitteln kann, sind auch Krankheitsbegriff und Gesundheitsbegriff rein deskriptive Begriffe, d. h., sie sind wertfreie Begriffe.

Diese Position kann aus mindestens drei Gründen nicht als adäquate Analyse des medizinischen Krankheitsbegriffs akzeptiert werden:

Grundbegriff wird vorausgesetzt: Der Rekurs auf den Funktionsbegriff führt zu einer Zirkularität: Um festzustellen, welche Vorgänge funktional (eine Funktion), welche dysfunktional und welche (ggf.) neutral sind, muss man bereits erkennen können, ob ein Vorgang pathologisch ist oder pathologische Konsequenzen hat. Man muss also bereits über irgendeinen Krankheitsbegriff verfügen. Es ist nicht möglich, aus den bloßen Begriffen des (Über-)Lebens und der Reproduktion zu deduzieren, welche Vorgangsklassen für diese als Ziele aufgefassten allgemeinen Zustände zweckdienlich (funktional) sind, da Leben und Reproduktion auf ganz verschiedene Weisen realisiert werden können. Andererseits sind nicht alle mit dem Überleben vereinbaren Vorgänge und Zustände gesund; vielmehr gibt es viele Krankheiten, die zwar nicht oder nicht unmittelbar zum Tode führen, die aber zweifellos pathologische Zustände sind.

Statistik als Basis ungeeignet: Der Rekurs auf die Statistik führt dazu, dass falsche Maßstäbe zur Beurteilung der Krankhaftigkeit angelegt werden. Häufigkeit bedeutet nicht dasselbe wie Gesundheit: Selbst wenn es der Fall wäre, dass in Bezug auf jede Krankheit jeweils die Gesunden gegenüber den Erkrankten in der Überzahl wären, wäre dies ein kontingentes Faktum, das mit der Bedeutung von Krankhaftigkeit bzw. Gesundheit nichts zu tun hat. Wenn man weiß, dass die Gesunden in der Überzahl sind, kann man zwar dies Faktum dazu verwenden, die Gesunden statistisch anhand ihrer Überzahl zu identifizieren – aber woher weiß man dies, wenn man nicht ein unabhängiges Krankheitskriterium hat?

In Wirklichkeit ist ohne Weiteres denkbar, dass in einer Population pathologische Zustände häufiger sind als der entsprechende gesunde Zustand. Statistische Häufigkeit kann daher nicht der Maßstab für die medizinische Unterscheidung zwischen gesund und krank sein. Pointiert ausgedrückt: Auch wenn die gesamte Menschheit durch AIDS dahingerafft würde, bleibt dies als gestörte Immunfunktion eine Krankheit, obgleich sie dann bei 100 % der Referenzklasse vorliegen würde. Der Maßstab für den Vergleich ist nicht der statistische Durchschnitt, sondern die Möglichkeit eines besseren natürlichen Verlaufs – nach bestem medizinischem Wissen.

Subjektives Leid unberücksichtigt: Chronische Zustände von Schmerz, Juckreiz oder Depression können für Boorse nicht als Krankheiten zählen, oder höchstens indirekt, wenn mit ihnen Funktionsdefizite einhergehen. Diese Konsequenz seines Ansatzes entspricht nicht der Auffassung der heutigen Medizin und macht seine Theorie auch unabhängig von den vorgenannten Einwänden ungeeignet als Rekonstruktion.

Zusammenfassend muss geurteilt werden, dass die Rekonstruktion des Krankheitsbegriffs durch Boorse offenbar dadurch fehlgeleitet wurde, dass sich die („normale") Physiologie scheinbar ohne Rückgriff auf Krankheitskriterien aufbauen lässt. Dies ist jedoch eine Täuschung, da die Trennung zwischen Physiologie und Pathophysiologie die Anwendung dieser Kriterien schon voraussetzt.

Konzept der malady: Aus einer Reihe teilweise gemeinsam verfasster Arbeiten der Autoren Bernard Gert, Charles M. Culver und K. Danner Clouser hat sich seit 1970 ein Ansatz zur Krankheitstheorie herausgebildet, der letztlich auf Überlegungen aus der philosophischen Ethik und Bioethik zurückgeht und für den die Verwendung des Begriffs der malady als Explikat des Krankheitsbegriffs charakteristisch ist. Der Grundansatz der Autoren lässt sich in folgenden Thesen zusammenfassen:
1. Eine Person hat eine Krankheit (malady), wenn sie in einem Zustand ist, in dem sie ein Übel (Böses, evil) erleidet oder mit erhöhter Wahrscheinlichkeit erleiden wird. Da Übel (negative) Werte sind, ist Krankheit auch als (negativer) Wert aufzufassen.
2. Ein Übel ist etwas, das jede rationale Person vermeidet, außer sie hat einen adäquaten Grund, es nicht zu vermeiden. (Durch diese Verwendung des Rationalitätsbegriffs wird die Krankheitstheorie von den Autoren mit der philosophischen Ethik verknüpft und als ethisch begründet und begründungsfähig erklärt.)
3. Zu den Übeln zählen Tod, Schmerz, Behinderung, Verlust der Freiheit, Verlust von Chancen und Verlust von Vergnügen (pleasure).

Der Haupteinwand, der gegen diesen Ansatz erhoben werden muss, bezieht sich auf die zu große Allgemeinheit der zur Erklärung von Krankheit verwendeten Begriffe. Wenn Krankheit durch Übel erklärt wird und Übel alles das sein kann, was in 3. genannt wird, dann wird der Krankheitsbegriff viel zu weit ausgedehnt – jedenfalls weit über das hinaus, was die Medizin darunter versteht.

Dieser Mangel ist wohl letztlich auf die Absicht der Autoren zurückzuführen, die Krankheitstheorie, über den Brückenbegriff des Übels, durch die Ethik zu begründen. Hierbei muss aber gerade das Spezifische von Krankheit im Unterschied zu anderen „Übeln" verloren gehen. Wenn aber die Zielsetzung einer Krankheitstheorie darin bestehen soll, den Krankheitsbegriff spezifisch in seiner (medizinischen) Bedeutung zu rekonstruieren, darf man offensichtlich gerade nicht auf die wertbezogenen Aspekte von Krankheit abheben, sondern muss analysieren, welche Sachverhalte darunterfallen.

Gesundheitstheorie von Lennart Nordenfelt: Der schwedische Philosoph Lennart Nordenfelt hat in einer Anzahl von Arbeiten eine handlungstheoretisch basierte Gesundheitstheorie vorgelegt, in der er mit dem Gesundheitsbegriff zugleich auch eine Explikation des Krankheitsbegriffs zu geben beansprucht. Der Grundgedanke seiner Theorie lässt sich durch folgende Definition wiedergeben:

Eine Person A ist gesund genau dann, wenn A, unter der Voraussetzung von Standardbedingungen in seiner Umwelt, in der Lage ist, diejenigen Ziele zu erreichen, die zugleich notwendig und hinreichend sind für sein minimales Glück (Happiness).

Krankheit liegt dementsprechend vor, wenn die Person A nicht dazu in der Lage ist, diese Ziele zu erreichen.

Ohne auf die aufwendigen technischen Details von Nordenfelts handlungstheoretischer Konzeption einzugehen, kann doch gesehen werden, welche Probleme eine solche Auffassung haben wird:

- Es dürfte sehr schwierig werden, den Begriff des (subjektiven, emotionalen) Glücks in einer solchen Weise theoretisch zu fassen, dass er überhaupt zu einem handhabaren Kriterium (für Gesundheit) wird.
- In Nordenfelts Theorie ist Gesundheit kompatibel mit dem Vorhandensein von Krankheit. Eine Krankheit ist definiert als ein Zustand, der die Gesundheit des Kranken negativ beeinflusst. Diese Definition erfordert aber, dass man den Begriff der „negativen Beeinflussung" so präzisiert, dass nichtpathologische Faktoren (z. B. Armut, Unwissen, kulturelle Vorurteile) ausgeschlossen sind. Nordenfelt zeigt aber nicht, wie das möglich wäre, ohne bereits auf medizinische Krankheitslehre zurückzugreifen, d. h. sie schon vorauszusetzen. Somit ermöglicht seine Theorie jedenfalls keine Rekonstruktion der Krankheitslehre.

Ob die Nordenfeltsche Gesundheitsdefinition wenigstens im Sinne einer „sozialutopischen" Auffassung akzeptabel ist, bleibt fraglich: Zu wenig geklärt ist, ob eine zwingende Verbindung eines wie immer gearteten Begriffs von „Glück" mit dem Gesundheitsbegriff angenommen werden kann.

Krankheitskriterien

Nach einer von Hucklenbroich vorgelegten Rekonstruktion kann auf der Beschreibungsebene einfacher ärztlicher Erfahrung durch fünf Definitionsklauseln angegeben werden, was „krankhaft" bzw. „„„„pathologisch" bedeutet. Dabei sind diese fünf Klauseln als gegenseitig nicht ausschließend zu verstehen, aber jede einzelne von ihnen formuliert bereits eine hinreichende Bedingung für Krankhaftigkeit:

Ein Vorgang (Zustand/Ereignis) ist krankhaft (pathologisch) genau dann,

1. wenn er bei natürlichem, unbehandeltem Verlauf unmittelbar zum vorzeitigen Tod oder zur Verkürzung der natürlichen Lebenserwartung des Betroffenen führt (**Lebensgefährdung**) oder
2. wenn er (unbehandelt) mit Schmerz, Leiden, Missempfindungen oder Beschwerden in körperlicher und/oder seelischer Hinsicht verbunden ist, wobei diese Zustände bestimmte natürlich vorgegebene, kulturell überformbare Normalbereiche oder Schwellenwerte bezüglich Intensität, Dauer und/oder Häufigkeit des Auftretens überschreiten (**Leiden**), oder
3. wenn er die natürlich vorgegebenen körperlich-seelischen Dispositionen und Potenziale des Betroffenen so verändert (z. B. Fähigkeiten einschränkt oder verschwinden lässt, ungünstige Reaktionsweisen entstehen lässt oder verstärkt), dass dieser (ohne adäquate Behandlung bzw. Substitution) in bestimmten, zuvor harmlosen Situationen krank wird (gemäß den Krankheitskriterien 1–5), z. B. in Lebensgefahr gemäß Klausel 1 gerät oder Schmerz, Leiden oder Beschwerden gemäß Klausel 2 ertragen muss oder wenn bestimmte solche Dispositionen/Potenziale von vornherein (d. h. in angeborener Weise) in dem genannten Sinn vorhanden, verändert bzw. eingeschränkt/verstärkt sind oder ganz fehlen (**Krankheitsdisposition**) oder/und
4. wenn er unbehandelt die Unfähigkeit zur biologischen Reproduktion beinhaltet oder zur Folge hat (**biologische Reproduktionsunfähigkeit**) oder/und
5. wenn (a) ein einzelner davon Betroffener unbehandelt nicht in der Lage ist, mit „gesunden" menschlichen Lebensgemeinschaften seinem Alter entsprechend in möglichst konfliktfreier und kooperativer Weise und ohne selbst Leid zu verursachen zusammenzuleben, oder (b) umgekehrt eine davon betroffene Lebensgemeinschaft „unbehandelt" nicht in der Lage ist, allen ihren einzelnen Mitgliedern ein möglichst leid- und konfliktfreies, kooperatives Zusammenleben zu gewährleisten (**soziale Integrationsunfähigkeit**).

Einige Erläuterungen seien sofort angefügt:

Spontanverlauf: Die fünf Kriterien rekurrieren jeweils auf den natürlichen, unbehandelten Verlauf. Damit wird der Tatsache Rechnung getragen, dass es in vielen Fällen Maßnahmen gibt, die gezielt präventiv, therapeutisch oder kompensatorisch gegen die Lebensgefährdung, die Beschwerden, die pathologische Disposition, die Infertilität oder die Integrationsprobleme eingesetzt werden können, sodass im Idealfall diese Konsequenzen gar nicht erst auftreten bzw. „unterdrückt" oder kompensiert werden. Maßstab für die Krankhaftigkeit einer bestimmten Situation muss aber der **Spontanverlauf** sein, der ohne gezielte Gegenmaßnahmen eingetreten wäre bzw. eintreten würde, da dieser ja erst die Gegenmaßnahmen erforderlich macht.

Alternativverlauf: Alle fünf Kriterien gelten unter der empirisch zu belegenden Voraussetzung, dass

- es mindestens einen natürlich vorkommenden, bei dem Betroffenen grundsätzlich möglichen alternativen Lebensprozess bzw. alternativen Verlauf gibt, bei dem der fragliche Prozess und seine Konsequenz (Tod, Leiden, …) nicht auftritt. Der Alternativverlauf darf natürlich seinerseits kein pathologischer Verlauf sein.
- alternative Verläufe, die **nur** durch gezieltes, intentionales menschliches Handeln zustande kommen können, nicht in diesen Vergleich einbezogen werden (außer in Kriterium 5).

Diese Voraussetzung ist essenziell für das Verständnis von Krankhaftigkeit: Prozesse, zu denen es nach menschlicher bzw. ärztlicher Erfahrung keine natürliche Alternative gibt, können nicht als krankhaft verstanden werden. Normales Altern und „natürlicher" Tod, aber auch normale Entwicklungs-, Wachstums- und Rückbildungsprozesse sind alternativlos, unvermeidlich und daher nicht krankhaft, auch wenn sie zu Unfruchtbarkeit, Behinderungen bzw. Tod führen. Basis für die Beurteilung ist der Vergleich, ob
- für diesen Menschen ein Alternativverlauf empirisch vorstellbar ist bzw. gewesen wäre
- in der gesamten menschlichen bzw. medizinischen Erfahrung vergleichbare Fälle bekannt geworden sind, die einen Alternativverlauf aufweisen.

Dieser Vergleich ist damit abhängig von empirisch-medizinischem Wissen über Lebens- und Krankheitsverläufe, das sowohl kasuistisch als auch verallgemeinert sein kann.

Ausgeschlossen von diesem Vergleich bleiben Verläufe, die ausschließlich durch gezieltes menschliches Handeln möglich sind, denn solche Verläufe würden wir gerade nicht als natürliche, sondern als menschlich beeinflusste oder sogar künstliche Verläufe betrachten. Hier zeigt sich, dass der Begriff des „natürlichen Verlaufs" nicht identisch ist mit dem des „naturmöglichen Verlaufs" bzw. des „naturgesetzlich möglichen Verlaufs", da ja auch menschliche Interventionen mit den Naturgesetzen vereinbar, also „naturmöglich" sein müssen. Vielmehr bedeutet „**natürlicher Verlauf**" gerade „von gezielten menschlichen Handlungen unbeeinflusster Verlauf". Nur bei Störungen der sozialen Integrationsfähigkeit dürfen, ja müssen die intentionalen Handlungsmöglichkeiten in den Vergleich einbezogen werden, etwa in Form der Frage, ob die Störung gerade daran liegen könnte, dass die „natürliche" Fähigkeit des Menschen zum einsichtigen Handeln in sozialen Zusammenhängen gestört ist und daher nicht oder nicht angemessen zum Zuge kommt.

Dass die genannten fünf Kriterien in der Tat ausreichend sind, um alle in der „unmittelbaren" (d. h. noch nicht theoretisch-wissenschaftlich erweiterten) ärztlichen Erfahrung auftretenden krankhaften Phänomene einzuordnen, kann an einer Fülle von Beispielen demonstriert werden. Auf dieser Feststellung kann eine systematische Krankheitstheorie, eine **Theoretische Pathologie**, begründet werden. Diese muss aber zusätzlich berücksichtigen, auf welchen theoretischen Prinzipien die Krankheitslehre der wissenschaftlichen Medizin aufgebaut ist.

Krankheitssystematik

Die Systematik der modernen medizinischen Krankheitslehre beruht auf drei Säulen:
1. auf Krankheitskriterien, die den Sinn von „Krankhaftigkeit" auf der unmittelbaren ärztlichen Erfahrungsebene ausdrücken
2. auf der erfahrungswissenschaftlich begründeten Konzeption des menschlichen Organismus als eines Systems, in dem sowohl gesunde als auch pathologische Abläufe einheitlich als biopsychosoziale Prozesse beschrieben und kausal (ätiopathogenetisch) erklärt werden können
3. auf der klinischen Erfahrung, dass Krankheitsprozesse nicht beliebig unterschiedlich verlaufen, sondern Typen und Muster bilden, die sich in einem taxonomischen System aus definierten Krankheitseinheiten nosologisch ordnen lassen.

Krankheitskriterien bilden die einheitliche Basis der Krankheitslehre auf der Ebene der ärztlichen Anschauung und Erfahrung. Diese Ebene wird jedoch durch die erfahrungswissenschaftliche Erforschung des menschlichen Organismus immer stärker um weitere, teilweise nur technisch-instrumentell oder mit Labormethoden zugängliche Ebenen erweitert. Die Gesamtheit dieser Ebenen bildet ein systemtheoretisches Modell, in dem der menschliche Organismus ein biopsychosoziales System darstellt. Um den Krankheitsbegriff auch in diesem Modell anwenden zu können, muss ein theoretisches Prinzip herangezogen werden, das besagt: Krankheiten sind spezifische kausale Prozesse im menschlichen Organismus (als System), die von definierten ersten – äußeren oder inneren – Krankheitsursachen ausgehen, sich im Sinne einer pathogenetischen Kettenreaktion im Organismus ausbreiten und dabei zu pathologischen Manifestationen führen (Prinzip der ätiopathogenetischen Erklärung). Dieses Prinzip liegt der Pathologischen Anatomie, Pathophysiologie und Pathobiochemie zugrunde.

Die klinische Erfahrung hat die Ärzte schon immer gelehrt, dass sich individuelle Krankheitsverläufe in der Regel bestimmten allgemeinen Typen und Mustern zuordnen lassen, die als **klinische Krankheitsbilder** bezeichnet werden. Diese Krankheitsbilder oder Krankheitsentitäten lassen sich ihrerseits nach bestimmten Prinzipien ordnen und in ein sog. nosologisches System bringen. Diese aus der klinischen Empirie stammende Systematisierung muss nun mit der ätiopathogenetischen Erklärung der Krankheitsprozesse zusammengefügt werden, um ein einheitliches medizinisches System zu erhalten. Dieser Schritt wird mit einem zweiten theoretischen Prinzip vollzogen: Dem Prinzip, dass jeder pathologische Zustand oder Prozess als Teilzustand/Teilprozess einer oder mehrerer nosologischer Krankheitsentitäten aufzufassen und zu analysieren ist (Prinzip der nosologischen Systematisierung). Dieses Prinzip liegt der Klinischen Nosologie, Diagnostik und Differenzialdiagnostik zugrunde.

2.3.3 Spezielle Probleme des psychiatrischen Krankheitsbegriffs

Eine in der Medizin lange Zeit dominierende Anschauung, die auch heute noch angetroffen wird, geht davon aus, dass der menschliche Organismus und seine Krankheiten auf einer rein naturwissenschaftlich-biologisch begründeten Basis beschrieben und erklärt werden können und müssen. Man bezeichnet diese Auffassung häufig als das **„biomedizinische Modell"**. Sofern diese Auffassung vertreten wird, stellt sich allerdings die Frage, welche Bedeutung psychische Befindlichkeiten, Beschwerden und Symptome haben und wie die psychiatrischen und psychosomatischen Krankheiten zu erklären und einzuordnen sind. Es kann dann als Lösung vorgeschlagen werden, dass die Psychiatrie einen eigenen, vom biomedizinischen Modell unterschiedenen Krankheitsbegriff besitze, der andere Kriterien und andere theoretische Grundlagen – z. B. psychologische Theorien – voraussetze.

Diese „dualistische" Auffassung ist auch heute noch nicht ganz überwunden. Zu den Gründen gehören
- das häufige Fehlen somatischer Unterscheidungsmerkmale für psychiatrische Zustände und Symptome
- der ungeklärte Status des Leib-Seele-Problems
- die Existenz stark divergierender psychologischer und tiefenpsychologischer Theorien sowie
- die Schwierigkeiten bei der Erarbeitung einer psychiatrischen Nosologie.

Es ist jedoch eine nicht unbegründete Erwartung, dass sich diese Schwierigkeiten allmählich in einem integrierten **„biopsychosozialen Modell"** auflösen lassen werden. Sowohl von der Seite der psychosomatischen Medizin als auch der Seite der neurowissenschaftlichen, kognitionswissenschaftlichen und neuropsychologischen Forschung aus werden immer mehr Brücken zu einem einheitlichen, nichtdualistischen Verständnis der Beziehungen von Körper, Psyche und sozialem Leben gebaut. Forschungsgebiete wie Soziobiologie, Evolutionspsychologie, Psycho-Neuro-Immunologie oder Neuro-Psychoanalyse zeigen die zunehmende interdisziplinäre Verschmelzung an. Wenn diese Entwicklung erfolgreich ist, entfällt die Notwendigkeit zur Annahme eines eigenständigen psychiatrischen oder psychologischen Krankheitsbegriffs.

Die formulierten Krankheitskriterien [S.C916] sind von ihrer Formulierung her nicht auf somatische Zustände und Vorgänge beschränkt, sondern lassen sich auch auf psychische, psychosoziale und psychosomatische Zusammenhänge anwenden. Insbesondere das Kriterium 5 ist im Hinblick auf Störungen im psychosozialen Bereich formuliert worden. Daher sollten das Kriteriensystem und der dadurch definierte Krankheitsbegriff auch auf psychiatrische Krankheiten anwendbar sein, was sich auch an Beispielen zeigen lässt. Ein eigener, inhaltlich unterscheidbarer psychiatrischer Krankheitsbegriff ist daher auch unter diesem Aspekt nicht notwendig.

Allerdings ist zu bedenken: Die Anwendung des systemtheoretischen Organismusmodells und somit des ätiopathogenetischen Krankheitsmodells ist in der Psychiatrie noch weitgehend desiderat. Es ist gegenwärtig noch nicht möglich, die psychiatrische Nosologie stringent auf eine erfahrungswissenschaftliche Basis zu stellen, sondern hier herrschen noch weitgehend klinisch-empirisch basierte Taxonomien oder aber eher philosophisch-anthropologisch begründete Deutungssysteme vor. Die gegenwärtig für die medizinische Dokumentation in der Psychiatrie verbindlichen Systeme ICD-10 und DSM-IV sind nicht auf einer „Theorie des psychischen Systems" aufgebaut, sondern beruhen auf klinisch-empirischen Kriterien. Es darf jedoch mit guten Gründen erwartet werden, dass in der näheren Zukunft eine theoretisch-wissenschaftlich begründete psychosozial-psychosomatische Krankheitslehre möglich wird; denn von der Sache her wird ja kaum mehr bezweifelt, dass eine befriedigende theoretische Grundlegung der Psychologie auch eine Theorie des Zusammenhangs von Hirnfunktion, Hirnentwicklung und Psyche einschließen muss und somit an das systemtheoretische Organismusmodell Anschluss findet.

3 Einführung in die Medizinethik

Bettina Schöne-Seifert

3.1 Grundbegriffe und Grundfragen

„Ethik" und „Moral" sind wortgeschichtlich praktisch gleichbedeutend und werden in der Umgangssprache auch häufig synonym verwendet. Fachsprachlich bezeichnet man mehrheitlich mit **Moral** den Bereich der sittlichen Phänomene, das Handeln und Urteilen nach Normen und Werten – und mit **Ethik** das Nachdenken, Reflektieren über Moral. Danach ist Ethik also die Theorie der Moral. Der Ethik geht es um Handlungsorientierung, um Bewertungen des Handelns, um Pflichten, Gebotenes und Erlaubtes im Umgang mit anderen – vor allem mit anderen Menschen, aber auch mit Tieren, Pflanzen, der Umwelt. Ihre Leitfrage ist: Was sollen wir tun? Ethik ist – neben Metaphysik, Logik und Erkenntnistheorie – ein Teilgebiet der Philosophie, aber auch eines der Theologie. Theologische und philosophische Ethik überschneiden sich; aber sie divergieren auch deutlich dort, wo die theologische Ethik auf spezifischen Glaubensprämissen und Kirchenlehren aufbaut, während die säkulare (weltliche) Ethik dies nicht tut.

Deskriptive Ethik beschreibt die Moral (eines Einzelnen, einer Gruppe, Gemeinschaft oder Kultur). **Normativer Ethik** hingegen geht es um die Begründungen moralischer Urteile und der entsprechenden Haltungen und Handlungen – sie nimmt also gewissermaßen „Stellung". **Metaethik** schließlich analysiert die Grundbegriffe und Hintergrundannahmen der Moral und Moraltheorie.

Medizinethik: Sie ist eine „Bereichsethik" (oder: „angewandte" Ethik). **Bioethik** umfasst neben Medizinethik auch Umweltethik und Tierethik. **Medizinethik** befasst sich mit der Formulierung, Überprüfung und Rechtfertigung von Handlungsorientierungen im Umgang mit Krankheit und Gesundheit und ist – wie alle Bereichsethiken – ein Teilgebiet der allgemeinen Ethik, deren Methoden und Ergebnisse sie benutzt, aber auch für ihren spezifischen Handlungsbereich weiterentwickelt.

Medizinethik befasst sich mit einem sehr großen Spektrum von Fragestellungen und Konflikten auf verschiedenen Ebenen. Die Adressaten ihrer Überlegungen sind, je nachdem, Ärzte, Pflegekräfte, andere Mitglieder des therapeutischen Teams, Forscher, Gesundheitspolitiker etc. Medizinethik geht also über **Arztethik** thematisch weit hinaus, hat diese aber im Zentrum. Da ärztliches Handeln auf die Erhaltung und Wiederherstellung menschlicher Gesundheit, die Linderung von Schmerzen und Leiden sowie die Verhinderung eines vorzeitigen Todes gerichtet ist und damit Werte betrifft, die in der Präferenzordnung der meisten Menschen ganz oben stehen, ist es nicht verwunderlich, dass gerade in der Medizin häufiger moralische Konflikte entstehen als in vielen anderen Tätigkeitsfeldern.

Ethische Kompetenz kann auch außerhalb der professionell mit der Ethik befassten Disziplinen (Philosophie und Theologie) erworben werden. Grundlegende Lernziele der Medizinethik für werdende Ärztinnen und Ärzte sind:

- eine die ärztliche Ausbildung und Tätigkeit begleitende Sensibilisierung für die moralische Dimension ärztlichen Handelns
- die Vermittlung von Grundpositionen und -kontroversen
- die Einübung in den Umgang mit ethischen Argumenten
- Reflexion und Selbstvergewisserung im eigenen Handeln.

Biopolitik: Seit einigen Jahren nimmt die Öffentlichkeit zunehmend Anteil an Fragen der Medizinethik/Bioethik und ihrer politischen Umsetzung, der Biopolitik. Hier bestehen in bestimmten Fragen Gesellschafts-, ja weltweit notorische Kontroversen, wie etwa hinsichtlich des Umgangs mit vorgeburtlichem Leben, der Gentechnik oder der aktiven Sterbehilfe. Die Konflikte der Medizinethik sind häufig im Kern nicht neu, jedoch durch die Möglichkeiten der modernen Medizin vermehrt und verschärft (Beispiel Sterbehilfe in Zeiten der Intensivmedizin). Bestimmte Fragestellungen allerdings erfordern tatsächlich gänzlich neue Bewertungen, weil sie Handlungsmöglichkeiten oder Sachverhalte betreffen, die es früher nicht gegeben hat (Beispiele: Hirntod, reproduktives Klonen).

Ethische Theorien: Darunter versteht man Versuche, die Moral und ihre Begründungen zu systematisieren – was nicht nur zu Kontroversen zwischen Vertretern verschiedener Theorien, sondern auch zu Skepsis gegenüber Theorieansprüchen überhaupt führt. Gegenwärtig gibt es keine ethische Theorie, die auf allgemeine Zustimmung stößt, und auch keine Theorie, die so umfassend wäre, dass sie für alle auftretenden moralischen Konflikte und Probleme eine klare Lösung liefern könnte. Vielmehr sind ethische Theorien kontroverse und unvollständige – aber umso spannendere – Bemühungen um einleuchtende und widerspruchsfreie Wert- und Normenorientierung. Zumeist wird in der modernen (säkularen) Ethik keine Möglichkeit einer zwingenden Letztbegründung gesehen. Zu den „Bauelementen" ethischer Theorien gehören Werte (etwa: Wohlergehen oder Wahrhaftigkeit) und Normen oder Bewertungsprinzipien, die als „Vorschriften" gewissermaßen einen Brückenschlag zwischen Werten und Handlungen schlagen sollen. Diese Vorschriften werden oft in allgemeinere Prinzipien (z. B. „Bewahre den Respekt vor der Selbstbestimmung anderer Personen") und konkretere Regeln (z. B. „Urteilsfähige Patienten sollen aufgeklärt werden") unterteilt, wobei die Grenze zwischen beiden unscharf ist.

Ethische Theorien oder Systeme unterscheiden sich hinsichtlich der Klassifizierung, Begründung und Bewertung ihrer Prinzipien und divergieren z. T. auch inhaltlich. Aber zumindest gibt es einen allen Moralsystemen gemeinsamen inhaltlichen Kern, zu dem etwa das Verbot von Betrug, Mord oder Folter, die Abscheu vor Gemeinheit, Habgier oder Feigheit oder die Wertschätzung von Achtung, Liebe oder Gerechtigkeit zählen – und vieles mehr. Die ethischen Kontroversen der Gegenwart lassen leicht vergessen, wie groß und zentral dieser gemeinsame moralische Kernbereich ist, dem sich alle diejenigen Menschen verpflichtet wissen, die sich überhaupt in ihrem Urteilen und Verhalten an Fragen der Moral orientieren wollen.

Religion und Ethik: Religionen geben und begründen immer auch Antworten auf Fragen der Ethik; aber umgekehrt gibt es viele ethische Theorien, die ohne Glaubensvoraussetzungen auskommen. Unter einer konfessionsneutralen Verfassung, wie sie für die Bundesrepublik Deutschland in Kraft ist, dürfen in den verbindlich gemachten Bereichen der Ethik und des Rechts auch nur weltliche, säkulare, Begründungen tragend gemacht werden. Im Ergebnis aber können etwa eine christliche Ethik der Nächstenliebe und eine säkulare humanistische Ethik sehr weitgehend übereinstimmen.

Zu den Grundtypen säkularer Ethik gehören **deontologische Theorien** (to deon = griechisch: das Gesollte), welche eine Handlung im Hinblick auf ihren moralischen Wert danach beurteilen, ob sie einem anerkannten moralischen Prinzip folgt bzw. als Handlungstyp einen bestimmten Wert oder Unwert hat (paradigmatisches Beispiel: Immanuel Kants kategorischer Imperativ). **Konsequenzialistische Theorien** dagegen beurteilen Handlungen oder Regelungen nach Maßgabe ihrer Folgen. Sie müssen zusätzlich angeben und begründen, welche Folgen hierbei Bedeutung haben und wie sie zu verrechnen sind (paradigmatisches Beispiel: der klassische utilitaristische Bewertungsmaßstab, der Handlungen nach der resultierenden Glückssumme aller Betroffenen bewertet). Gemeinsam ist diesen beiden Grundtypen der Ethik, dass sie die Verallgemeinerbarkeit von Normen und deren rationale Begründbarkeit vertreten. Prominent sind auch die Tugend- und speziell die Fürsorgeethik, für die allerdings umstritten ist, ob sie tatsächlich einen eigenständigen Typ von Ethik ausmacht.

Prinzipienethik: Aus der amerikanischen **Bioethik** (Beauchamp/Childress) kommt der sehr einflussreiche Vorschlag, Debatten und Argumentationen in der Medizinethik mit der Anerkennung von vier „**Prinzipien mittlerer Reichweite**" (d. h. zwischen sehr allgemeinen und sehr konkreten Handlungsanweisungen) zu beginnen, denen Vertreter verschiedener Theorien zustimmen können sollten – nämlich:
- dem Prinzip des Respekts vor der Selbstbestimmung von Patienten (Autonomie-Prinzip)
- dem Schadensvermeidungsprinzip (Non-Malefizienz-Prinzip)
- dem Fürsorge-Prinzip (Benefizienz-Prinzip)
- dem Gerechtigkeitsprinzip.

Von Kritikern wird gegen diese „Prinzipienethik" eingewandt, dass sie keine Handhabe für Konflikte zwischen diesen Prinzipien biete und dass diese vagen, auslegungsbedürftigen Normen immer erst einer Präzisierung und Interpretation bedürften. Befürworter der Prinzipienethik stimmen dem z. T. durchaus zu, ohne deswegen ihren Ansatz aufzugeben. Sie fassen dann die besagte Prinzipienethik nicht als eine „fertige" Theorie auf, sondern als einen Ordnungsversuch für ethische Abwägungen – nicht zuletzt für solche, die ganz neu anstehen und bei denen es darauf ankommt, an bereits begründete Urteile anzuschließen.

Ethik und Recht: In der Medizin sind Ethik und Recht häufig mit denselben Fragen beschäftigt, fallen aber nicht zusammen. Das Recht regelt auch ethisch unbedeutsame Fragen (etwa Details der Ausbildungsordnung) und kann andererseits bedeutsame Aspekte manchmal gar nicht normieren (beispielhaft: Feingefühl).

3.2 Arzt-Patienten-Verhältnis

Auch wenn in der modernen arbeitsteiligen Medizin ein großer Teil der diagnostischen und therapeutischen Eingriffe und Verfahren von mitbehandelnden Kollegen und anderen Mitgliedern des „therapeutischen Teams" geleistet wird, spielt das traditionelle Zweierverhältnis zwischen einem Patienten und „seinem" Arzt nach wie vor eine wichtige Rolle. Zum einen gibt es diese Beziehung in langjährigen Hausarztverhältnissen, zum anderen benötigen viele chronisch kranke Patienten dauerhafte Betreuung durch einen Facharzt. Und schließlich sollten auch behandelnde Krankenhausärzte ihren Patienten für die Dauer eines Klinikaufenthaltes ein solches Zweierverhältnis anbieten, damit es unter den vielen Kollegen einen verantwortlichen Ansprechpartner gibt.

In den modernen Diskussionen darüber, wie das Arzt-Patienten-Verhältnis idealerweise aussehen sollte, welche Rolle die beiden Figuren einnehmen und welche Normen dabei befolgt werden sollen, werden mindestens drei modellhafte Typen dieses Verhältnisses unterschieden:

Paternalistisches Verhältnis: Im traditionellen, hippokratischen oder „paternalistischen" Verhältnis leitet der Arzt seinen Patienten väterlich-fürsorglich. Anstehende Behandlungsentscheidungen trifft hier unbesehen der Arzt für den Patienten – zu dessen eigenem Besten und nach vermeintlich durchgängig richtigen objektiven Kriterien. Auf den ersten Blick ist dieses Modell zumindest teilweise akzeptabel, weil es den Patienten entlastet und weil es jedenfalls in akuten Notsituationen angemessen erscheint. Das darf aber nicht darüber hinwegtäuschen, dass es als Normalmodell gegen heutige Wertvorstellungen verstößt, denen zufolge die Patientenautonomie respektiert werden muss (s. u.). Selbst in Notfällen sollten Patientenmaßstäbe (zuvor bekundete Willensäußerungen oder der vermutete Wille) gelten, falls solche bekannt sind.

Konsumenten-Modell: Das auch informatives oder Vertragsmodell genannte Verhältnis weist dem Arzt in anstehenden Entscheidungen über Behandlungen etc. lediglich die Rolle des „technischen Experten" zu, der den Patienten mit Sachwissen versorgt, ihm aber die Bewertungen und darauf basierende Entscheidungen vollständig überlässt. Dieses Modell ist gewissermaßen das übertriebene Gegenstück zum paternalistischen Modell. Es nimmt eine zu starke Trennbarkeit von Fakten und Bewertungen an und droht, die „Konsumenten" allein zu lassen, sie zu überfordern. In Fachkonsultationen, in denen es um nichtexistenzielle Beschwerden geht, kann es aber durchaus seine Berechtigung haben – nicht aber als Leitbild für den Normalfall.

Partnerschaftsmodell: Das deliberative oder Partnerschaftsmodell verpflichtet den Arzt über das Konsumenten-Modell hinaus zu einer Teilhabe am Entscheidungsprozess. Er soll gerade dadurch die Selbstbestimmung seiner Patienten fördern, dass er deren Entscheidungsprozess begleitet und berät, dass er ihnen hilft, zu einer klaren eigenen Bewertung zu kommen – allerdings ohne ihre Entscheidungshoheit zu unterlaufen, falls beide Parteien am Ende anderer Meinung sein sollten. Dieses Modell entspricht den heute vorherrschenden Wertvorstellungen vom Primat der Patientenautonomie, ohne sie unrealistisch einfach als gegeben und robust vorauszusetzen.

3.2.1 Medizinischer Paternalismus

Im medizinischen Alltag lassen sich Konflikte zwischen den leitenden Grundprinzipien der Fürsorge (**Benefizienz**) und Schadensvermeidung einerseits und dem Respekt vor der Selbstbestimmung (**Autonomie**) des Patienten andererseits nicht immer vermeiden. Wird dann der Fürsorge die „Oberhand" gelassen, spricht man von medizinischem Paternalismus.

> **DEFINITION** Paternalismus wird verstanden als absichtliches Handeln und Entscheiden ohne oder gar gegen den Willen bzw. die Entscheidungen des Patienten, aber allein zu dessen vermeintlichem Wohlergehen. Paternalistisches Handeln ist also fürsorglich-fremdbestimmend.

Als harten oder **starken Paternalismus** versteht man ein solches Handeln allerdings nur dann, wenn der Patient zu wirklich autonomen (s. u.) Entscheidungen gekommen ist bzw. hätte kommen können. Bei solchen Patienten hingegen, die genau dazu nicht in der Lage sind (z. B. Kinder, bewusstseinsgestörte oder bewusstlose Patienten) ist der dann erfolgende **weiche Paternalismus** oft unumgänglich und ethisch absolut geboten.

Etliche Autoren bezeichnen nur harten Paternalismus als echten Paternalismus, andere öffnen den Begriff auch für die weiche Variante. Zum traditionellen Arztbild (s. o.) gehörte eine gehörige Portion harter Pa-

ternalismus. Er wurde (durchaus auch von potenziellen Patienten und Angehörigen selbst) damit gerechtfertigt, dass in Entscheidungs- oder Informationssituationen Patienten überlastet würden; dass Ärzte „besser" als ihre Patienten wüssten, was diesen guttue; dass Nachfragen des Patienten nicht ernst gemeint seien; dass schlechte Prognosen dem Patienten schadeten und ohnehin unsicher seien.

Die heute vorherrschende nichtpaternalistische Position sieht das deutlich anders: Patienten wüssten am Ende selbst am besten, was ihr „Wohl" ausmache, während die Vorstellung von durchgängig objektiven Kriterien zu dessen Bestimmung ebenso falsch sei wie die Zuversicht unberechtigt, Ärzte kennten die Wertvorstellungen ihrer Patienten ohnehin. Weiterhin könne das Bewusstsein, selbst entscheiden zu dürfen, zum Wohlbefinden des Patienten beitragen. Viele Menschen sähen in persönlicher Autonomie (inklusive eines Rechts auf Fehlbarkeit) in Fragen der eigenen Lebensführung und -gestaltung einen hohen Eigenwert. Verdrängungsmechanismen, zu denen zu greifen Patienten selbstverständlich jedes Anrecht hätten, funktionierten auch bei Patienten, bei denen ehrliche Aufklärung angeboten und begonnen werde. Das Argument der prognostischen Unsicherheit rechtfertige kein Verschweigen, sondern eine Mitteilung eben dieser Unsicherheit selbst. Und schließlich basiere das notwendige gesellschaftliche Vertrauen in Medizin und Ärzteschaft heutzutage auch darauf, dass Ehrlichkeit und Respekt vor Patientenautonomie als Leitprinzipien angenommen würden.

3.2.2 Zustimmung zur Behandlung

Bevor ein Patient auf irgendeine Weise medizinisch behandelt wird (harmlos oder riskant, diagnostisch oder therapeutisch, operativ oder pharmakologisch), muss er dieser Behandlung zustimmen und zuvor über sie aufgeklärt worden sein (**informed consent**). Ohne legitimierende Zustimmung erfüllen medizinische Eingriffe rechtlich den Tatbestand der Körperverletzung. Ethisch ist die Verpflichtung, dem Patienten die Entscheidungshoheit über medizinische Eingriffe zuzubilligen, mit dem Prinzip des Respekts vor seiner Autonomie begründet. Autonomie wird dem Patienten dabei wohl als Abwehrrecht (kein Eingriff gegen seinen Willen), nicht aber als Anspruchsrecht auf Therapien seiner Wahl zugebilligt. Hier setzen medizinische Indikationen, professionelle Standards und finanzielle Rahmenbedingungen entsprechende Grenzen.

Die Zustimmungserfordernis gilt natürlich nicht für Patienten ohne Einwilligungsfähigkeit (s. u.). Haben sie diese durch Krankheit oder Unfall verloren, muss man sich nach ihrem früheren Willen richten – sei es auf der Grundlage von konkreten Patientenverfügungen (soweit vorhanden), sei es auf dem Boden relevanter früherer Wünsche und Wertvorstellungen, aus denen auf den „mutmaßlichen Willen" geschlossen wird. Fehlen hierfür die Anhaltspunkte (z. B. bei Kleinkindern), ist nach Maßgabe des Patientenwohls zu entscheiden. Dessen Interpretation kann besonders strittig sein.

Außerhalb von Notfällen mit entsprechendem Zeitdruck sind Eingriffe bei nicht einwilligungsfähigen Patienten (Kinder, bewusstseinsgetrübte oder bewusstlose Patienten) durch Stellvertreterentscheidungen zu legitimieren. Bei Kindern sind dies im Regelfall die Eltern. Stellvertreter ihrerseits haben sich ggf. an Patientenverfügungen, am mutmaßlichen Willen oder am Patientenwohl zu orientieren (s. o.).

Um als legitimierend zu gelten, muss die Zustimmung bzw. Ablehnung des Patienten autonom sein und dafür bestimmte Voraussetzungen erfüllen, über die es in Ethik wie Recht grundsätzliche Einigkeit gibt. Gegeben sein müssen:

Kompetenz: Bei der hinreichenden Einsichts- und Urteilsfähigkeit des Patienten geht es um die mentalen Voraussetzungen, die er mitbringen muss, um in der konkreten Situation entscheiden zu können. Die Entscheidungskompetenz kann schwanken (Schmerz, Aufregung) und kann in Bezug auf unterschiedliche Fragen (Krankheit versus Geschäftsdinge) unterschiedlich ausfallen. Neugeborene, jüngere Kinder und Patienten mit entsprechenden kognitiven Einbußen können keine Entscheidungsautonomie praktizieren.

Verständnis: Patienten müssen über ein hinreichendes Verständnis dessen verfügen, worüber entschieden werden muss, d.h. über Nutzen, Art, Risiken und Chancen, Bedeutung und Alternativen der geplanten Intervention so unterrichtet werden, dass sie verstehen können, worum es für sie geht. Sie müssen dabei nicht zuletzt auch verstehen, dass sie selbst durch Fragen den Umfang der Information bestimmen können und dass sie das Recht der letzten Entscheidung haben. Wo immer möglich, sollen Ärzte die Voraussetzungen für autonome Entscheidungen ihrer Patienten befördern.

Freie Entscheidung: Weder Ärzte noch Angehörige dürfen einen Patienten so unter Druck setzen oder unzulässig beeinflussen, dass er nicht anders kann, als sich in eine bestimmte Richtung zu entscheiden. Solche Einflussnahme kann ausdrücklich oder versteckt vor sich gehen und könnte in angedrohtem Entzug der fachlichen oder emotionalen Zuwendung bestehen oder im Verächtlichmachen abweichender Sichtweisen oder auch im selektiven Vorenthalten von Informationen. Unter solchen oder vergleichbaren Umständen kann man nicht mehr von einer freiwilligen Patientenentscheidung reden. Sehr wohl zulässig hingegen sind Versuche von Angehörigen, Ärzten und anderen Therapeuten, den Patienten durch Argumente von einer vermeintlich unverständigen Entscheidung abzubringen. Solches Überreden- oder Überzeugenwollen gehört geradezu zur Pflicht der Therapeuten und arbeitet im Gegensatz zu Zwang und Manipulation mit Gründen statt mit Druck-, Droh- oder Belohnungsmitteln. Vereinbar mit dem Respekt vor Patientenautonomie ist es auch, wenn Patienten sich auf eigenen Wunsch dem Urteil ihres Arztes anvertrauen.

3.2.3 Schweigepflicht

Ärzte unterliegen rechtlich wie ethisch der Schweigepflicht, die das Behandlungsteam im weitesten Sinn einbindet. Rechtlich ist das Gebot zur Verschwiegenheit straf-, zivil- und berufsrechtlich verankert. Ethisch wird es unter anderem damit begründet, dass vorbehaltloses Vertrauen des Patienten in die Verschwiegenheit seines Arztes eine Voraussetzung für ehrliche anamnestische Angaben und letztlich für gute Medizin ist. Patienten können ihre Ärzte natürlich von dieser Pflicht entbinden; entbunden sind sie auch bei Krankheiten mit gesetzlicher Meldepflicht und allgemein dann, wenn es dem Schutz eindeutig höherer Güter dient. Beispiele hierfür sind drohende Verbrechen, aber auch der HIV-positive Patient, der diese Diagnose seinem Sexualpartner verschweigen möchte, oder der schlecht eingestellte epilepsiekranke Busfahrer, der diese Tatsache der Behörde verschweigen möchte. In aller Regel sollte es gelingen, den Patienten selbst zu entsprechenden Mitteilungen zum Schutze Dritter zu bewegen.

3.3 Ethische Fragen in der heutigen Medizin

Die neuen medizintechnischen Möglichkeiten und deren unterschiedliche (rechts-)ethischen Bewertungen haben das traditionelle hippokratisch-christliche Arzt-Ethos erheblich ins Wanken gebracht. Unter Ärzten, Patienten und Außenstehenden innerhalb und außerhalb von Religionsgemeinschaften ist vieles umstritten: Verbietet das professionelle Ethos eine (eng begrenzte) aktive Sterbehilfe oder die Beihilfe zur Selbsttötung eines dazu entschlossenen unheilbar Kranken? Verbietet es Abtreibungen oder Embryonenselektion? Erlaubt es den Einsatz medizinischer Kenntnisse und Mittel zur vermeintlichen Optimierung von Aussehen oder Fähigkeiten bei Gesunden? Unter denjenigen, die alle oder einige dieser möglichen Maßnahmen für „unärztlich" halten, appellieren einige an die Tradition, andere an „innere" Wertmaßstäbe der Medizin. Wohl die meisten Kritiker wie deren Kontrahenten sind sich jedoch einig darin, dass sich die Antworten auf diese komplexen Fragen nicht an medizininternen Maßstäben ablesen lassen, sondern im Gefüge allgemeinerer ethischer Rechtfertigungen zu geben sind. Dass allerdings dabei auch die Auswirkungen möglicher Erlaubnisse oder Verbote auf das individuelle wie öffentliche Vertrauen in Ärzte, deren Rolle und Selbstbild mitbedacht werden muss, ist unstrittig.

3.3.1 Lebensanfang: Probleme der neueren Fortpflanzungsmedizin

Die Beratung von Frauen/Paaren mit Kinderwunsch, die Betreuung Schwangerer und die Geburtshilfe gehören seit alters her zu den ärztlichen Aufgaben. Sie haben sich aber durch die neuen diagnostischen und interventionellen Möglichkeiten der modernen Reproduktionsmedizin und Humangenetik in den letzten Jahrzehnten massiv verändert. Meilensteine sind hier in den 1960er-Jahren die Antibabypille und die Möglichkeiten der nichtinvasiven und invasiven vorgeburtlichen Untersuchungen, etwa durch Ultraschall oder Fruchtwasserpunktion, die Geburt des ersten Retortenbabys 1978 sowie die (gegenwärtig allerdings höchst unvollkommen beherrschten) Techniken des reproduktiven Klonens. Mit den neuen oder zukünftigen Handlungsmöglichkeiten gehen häufig neue Fragen nach deren ethischer Zulässigkeit oder Unzulässigkeit einher. Die sich hier stellenden Fragen hängen teils mit bereits diskutierten zusammen, teils sind sie radikal neu. Nach ihren Zielsetzungen lassen sich die heute möglichen

Maßnahmen zur Beeinflussung des Fortpflanzungeschehens in drei Gruppen teilen:
1. Maßnahmen gegen ungewollte Kinderlosigkeit: Sterilitätsoperationen; In-vitro-Fertilisation (IVF) bzw. intrazytoplasmatische Spermieninjektion (ICSI), Samen-, *Ei- und Embryonenspende; Leihmutterschaft; reproduktives Klonen*
2. Maßnahmen zur Vermeidung ungewollter Schwangerschaften: sexuelle Abstinenz; effektive Kontrazeptiva, insbesondere die „Pille"; Abtreibung
3. Interventionen zur Vermeidung der Geburt eines Kindes mit schwerer Erkrankung. Optionen: Präimplantationsdiagnostik (PID) mit Verwerfen betroffener Embryonen oder Pränataldiagnostik (PND) mit anschließender pränataler Therapie (falls möglich) oder mit nachfolgender Abtreibung.

Was hier ethisch zulässig ist, ist zum großen Teil hochgradig umstritten. Rechtlich unzulässig sind gegenwärtig in Deutschland die oben kursiv gesetzten Maßnahmen. Maßgeblich für deren Verbot ist das seit 1991 geltende **Embryonenschutzgesetz (ESchG)**. Dass dieses Gesetz auch die PID verbiete (ohne sie beim Namen zu nennen), galt lange für ausgemacht, wurde aber durch ein BGH-Urteil vom Sommer 2010 verneint. Der Gesetzgeber ließ daraufhin durch eine entsprechende Neuregelung des ESchG 2011 die PID in sehr engen Grenzen zu. Sie darf nur bei bereits bekannter elterlicher Veranlagung zu schwerwiegenden Erbkrankheiten oder einem hohen Risiko von Fehl- und Totgeburten durchgeführt werden.

In den reproduktionsethischen Debatten werden – trotz aller Verschiedenheit der jeweils konkreten Technik und ihrer Implikationen – immer wieder dieselben Grundkontroversen geführt. Dabei geht es:
- um den **moralischen Status** ungeborenen Menschenlebens, d. h. um die Frage, welcher Schutz dem (frühen oder weiterentwickelten) Embryo gebührt; ob er um seiner selbst willen Adressat moralischer Pflichten – namentlich zum Lebenserhalt – ist
- um die ethische Beurteilung **vorgeburtlicher Selektion** und ihrer Bedeutung und Auswirkungen für die in der Gesellschaft lebenden behinderten Menschen;
- um die Beurteilung der zunehmenden Abkehr von den **natürlichen Fortpflanzungsprozessen**
- um die Auswirkung einer liberalen Politik der Schwangerschaftsabbrüche und der vorgeburtlichen Auswahl auf die **Menschlichkeit** und das sonstige **Normengefüge** der Gesellschaft.

Moralischer Status des ungeborenen Lebens

Für die Beurteilung von Abtreibungen, von PID und von PND mit nachfolgendem Schwangerschaftsabbruch, aber auch von „verbrauchender Embryonenforschung", ist von entscheidender Bedeutung, welchen moralischen Status das jeweils betroffene vorgeburtliche Lebewesen hat: Wer schon der befruchteten Eizelle denselben moralischen Status wie geborenen Menschen zuschreibt, wird Abtreibungen in der Regel nur zur Rettung des mütterlichen Lebens moralisch zulässig oder geboten finden. Alle Interventionen, die das Leben eines einmal gezeugten Embryos zu Zwecken Dritter gefährden (was man schon der IVF anlasten könnte) oder beenden, wären dann konsequenterweise moralisch nicht vertretbar. Wenn sich Befürworter eines „vollen" embryonalen Lebensschutzes dennoch auf rechtspolitischer Ebene permissiver positionieren, so nicht selten mit den Argumenten, dass Abtreibungen ohnehin nicht mit dem Strafrecht verhindert werden könnten oder dass man Schwangere nicht dazu zwingen könne, ihre Leibesfrucht auszutragen.

Forderung nach „vollem embryonalem Schutz": Vertreter des „vollen Status" (womit der Embryo zugleich verfassungsrechtlich als Träger der vollen Menschenwürde und des verfassungsrechtlich garantierten Lebensschutzes gilt) argumentieren mit den vier sog. **SKIP-Argumenten**:
1. der Zugehörigkeit schon der befruchteten Eizelle zur **S**pezies Mensch
2. mit der **K**ontinuität der embryonalen/ fötalen Entwicklung, die bis hin zur Geburt keine moralisch bedeutsamen Einschnitte aufweise
3. mit der angenommenen **I**dentität schon der befruchteten Eizelle (alternativ: des nicht mehr teilungsfähigen Frühembryos) mit dem später geborenen Kind
4. mit der **P**otenzialität, d. h. der Fähigkeit der befruchteten Eizelle, sich unter geeigneten Bedingungen zu einem Kind zu entwickeln.

Demgegenüber vertreten Autoren am anderen Ende des Beurteilungsspektrums (die ebenso wie ihre Opponenten Verfassungsrechtler, Ethiker etc. sein können), dass der moralische Status früher Embryonen erheblich geringer sei als derjenige geborener Menschen – sodass er zwar keinen beliebigen, respektlosen Umgang mit der menschlichen Leibesfrucht erlaube, aber doch deren Verwerfung vor der Nidation (etwa im Rahmen von PID und Embryonenforschung) sowie deren Abtreibung auf Wunsch der Mutter.

Liberalere Gegenposition: Anders als die Position, die vollen Schutz ab ovo fordert, fächert sich die „liberale" Gegenposition in viele verschiedene Unterpositionen auf, die gemeinsam die Plausibilität der vier o.g. Standardargumente bezweifeln: Sie sehen in der Spezieszugehörigkeit als solcher (ohne Eingetretensein der für bedeutsam erachteten Entwicklungsschritte) keinen einleuchtenden Grund für die Zuschreibung eines vollen moralischen Status. Die embryonale Entwicklung beurteilen sie gerade nicht als moralisch kontinuierlich, sondern sehen – je nachdem – in bestimmten Entwicklungsschritten (Nidation, Hirnentwicklung, Empfindungsfähigkeit, Bewusstseinsvermögen, Menschenähnlichkeit, Lebensfähigkeit, Geburt) bedeutsame Einschnitte. Insofern bestreiten sie die Identität (in einem moralisch relevanten Sinn) der befruchteten Eizelle mit dem daraus möglicherweise entstehenden Kind. Und schließlich gilt ihnen die Potenzialität früher Embryonen nicht als hinreichender Grund dafür, diese Entwicklungsstufen wie Kinder zu schützen, zu denen sie sich ja noch nicht annähernd entwickelt hätten.

Debatten zwischen den verschiedenen Statusauffassungen werden in allen westlichen Ländern geführt und lassen gegenwärtig weder auf gesellschaftlicher noch auf moralphilosophischer Ebene einen Konsens erkennen. Kontrovers ist in diesem Zusammenhang auch, ob die deutsche Rechtslage wertungskonsistent ist oder nicht noch immer massive Wertungswidersprüche begeht: Sie lässt nämlich die Verwendung von Nidationshemmern (Spirale) zu, stellt aber die Forschung an Embryonen im selben Entwicklungsstadium unter Strafe. Ebenso setzt sie der PID engste Grenzen (s. u.), lässt aber die PND erheblich breiter zu – etwa zum Ausschluss von Chromosomenstörungen bei fortgeschrittenem mütterlichem Alter.

Vorgeburtliche Selektion

In der Bundesrepublik wird gegenwärtig bei etwa jeder 10. Schwangerschaft im 3./4. Monat eine Fruchtwasserpunktion mit anschließender genetischer Untersuchung der Fötalzellen (PND) durchgeführt. Bei auffälligem Befund entschließt sich die überwiegende Mehrheit der Schwangeren/Paare zu einem Schwangerschaftsabbruch. Indikationen für die Untersuchung sind entweder bekannte genetische Risiken für schwerwiegende Erkrankungen des späteren Kindes oder aber die Sorge vor durch das Alter der Mütter bedingten zunehmenden Chromosomenstörungen (insbes. Trisomie 21). Zugleich galten bis 2010 (s. o.) dieselben Untersuchungen an Embryonen, die sich nach assistierter Zeugung noch in der Glasschale befinden (PID), als verboten. Seit 2011 darf PID auf gesetzlicher Grundlage, die vor dem Hintergrund massiver ethischer Kontroversen erfolgte, in engsten Grenzen auch in Deutschland praktiziert werden. Neben der Frage des embryonalen Status ist bei der ethischen Beurteilung von PND wie PID die Frage von größter Bedeutung, ob mit der vorgeburtlichen Selektion gegen bestimmte Krankheiten zugleich eine **Diskriminierung** derjenigen Mitbürger erfolgt, die mit diesen Krankheiten leben müssen. Manche Behinderte (besonders wohl in Deutschland) sehen oder sähen sich durch solche Selektion gekränkt, herabgewürdigt oder gar in ihren Rechten bedroht. Viele Kritiker stehen ihnen in dieser Auffassung zur Seite und beurteilen PID/PND als behindertenfeindlich, -verletzend und -diskriminierend.

Demgegenüber wird von Befürwortern einer verantwortlich begrenzten Freigabe vorgeburtlicher Selektion argumentiert, dass diese wegen des kategorial anderen moralischen Status von Embryonen ethisch zulässig sei und die Rechte und die Würde geborener Mitmenschen ebensowenig tangiere oder infrage stelle, wie die Prävention oder Heilung von bis dato unheilbaren Krankheiten diejenigen diskriminiere, die an diesen noch leiden müssten.

Natürliche Fortpflanzungsprozesse

Das **Argument der Unnatürlichkeit** wird von Kritikern gegen verschiedene Stufen der Manipulation menschlicher Fortpflanzung vorgebracht. Befürworter solcher Manipulation weisen im Gegenzug darauf hin, dass die Bekämpfung von Missständen und Elend, wie sie allgemein für richtig gehalten werde, vielfach gerade durch Bezähmung der Natur und Manipulation natürlicher Abläufe erfolge. So müsse man weite Teile der Medizin als Kampf gegen die in der „Natur" vorkommenden Seuchen und Krankheiten, als Eingriff in „natürliche" Defektheilungen usw. verstehen. Nicht „Natürlichkeit" oder „Künstlichkeit" als solche seien einleuchtende ethische Bewertungskriterien, sondern die individuelle und soziale Zuträglichkeit der zu beurteilenden Handlungen. Allerdings wird hier häufig eingeräumt, dass eine totale „Artifizialisierung" und Manipulation gerade der menschlichen Fortpflanzung (Stichworte: künstliche Gebärmutter, „Qualitätsbabys") den Menschen nicht zuträglich sein könne.

Gesellschaftliche Auswirkungen

Im Zusammenhang mit dem Vorangehenden befürchten viele Kritiker die schleichende oder rapide Aufweichung von Werten oder normativen Grenzen, wenn nun PID erlaubt ist oder wenn gar „verbrauchende" Embryonenforschung erlaubt und praktiziert würde. Zum einen wird befürchtet, dass die Indikationsstellung zur PID einer Ausweitungsdynamik unterliegen werde. Während sie gegenwärtig zumeist nur für Paare mit genetischen Risiken für schwere, unbehandelbare Krankheiten ihres Kindes zulässig ist sowie – zum Teil – zur Verbesserung der IVF-Erfolgschancen (durch Aussonderung schwerster letaler Chromosomenstörungen), würde über kurz oder lang auch die positive Selektion erwünschter Eigenschaften und somit die „Qualitätskontrolle" drohen und folgen. Kinder würden zum Produkt, und die Naturwüchsigkeit menschlicher Veranlagung als eine der Grundvoraussetzungen wechselseitiger menschlicher Achtung würde aufgegeben. Andere fürchten die schleichende Erosion des Respekts vor dem Lebensrecht und der Würde auch geborener Menschen, wenn erst einmal die Anfänge „lebensverachtender" Praktiken wie PID und verbrauchende Embryonenforschung zugelassen sind bzw. würden.

Gegen solche **Dammbruchargumente** (Slippery-slope-Argumente) wird eingewendet, diese Befürchtungen seien rein spekulativ. Nicht nur ließen sich Indikationsgrenzen durch entsprechende Gesetze und institutionelle Regelungen halten, sondern Gesetze könnten bei einsetzenden Fehlentwicklungen auch wieder verschärft werden. Und im Übrigen sei die über die letzten 50 Jahre ausgeweitete PND-Praxis durchaus nicht mit einer Verrohung der Gesellschaft, mit zunehmender Behindertenfeindlichkeit oder schrumpfendem Lebensschutz-Respekt einhergegangen – im Gegenteil, unsere Gesellschaft sei in diesen Fragen zum Glück zunehmend sensibilisiert.

PID-Befürworter möchten angesichts der ihrer Auffassung nach fehlenden Gegengründe die begrenzte Inanspruchnahme dieser Technik der Fortpflanzungsfreiheit betroffener Paare anheimstellen; vielen geht dabei die inzwischen erfolgte gesetzliche Regelung nicht weit genug. Vertreter der verbrauchenden Embryonenforschung möchten die Verwendung von Pränidationsembryonen für hochrangige biomedizinische Forschung zulassen, von der sich viele Wissenschaftler massive Fortschritte für die Behandlung zukünftiger Schwerstkranker versprechen. In beiden Fällen wäre dafür in Deutschland eine erneute Änderung des geltenden Embryonenschutzgesetzes erforderlich.

3.3.2 Lebensende: Sterbehilfe, Patientenverfügungen, Hirntod

Sterbehilfe

Gegenwärtig sterben Patienten immer seltener zu Hause, immer häufiger in Krankenhäusern oder Pflegeheimen. Vereinsamung und Mangel an Selbstbestimmtheit in Fragen des eigenen Sterbens sind die beiden Hauptanschuldigungen der vielen Kritiker im Kampf um ein Lebensende in Würde. In ihrer Antwort auf die Problematik, die in Deutschland besonders emotional vorbelastet ist, teilen sie sich in zwei Lager: Die einen möchten ausdrücklich nur die psychosozialen Umstände des Sterbens zum Besseren verändert sehen; die Gegenseite mahnt ein moralisches und juristisches Recht auf weitergehende – bis hin zur aktiven – Sterbehilfe an. Die höchst wichtigen Forderungen nach besserer Sterbebegleitung, verbesserter Schmerztherapie und größerer menschlicher Zuwendung stehen dabei aber in keiner notwendigen Opposition zu jenen Überlegungen, welche als Ultima Ratio einen weitgehenden Therapieverzicht, aktive Sterbehilfe oder ärztliche Beihilfe zum Suizid als zulässig ansehen.

Im Folgenden fallen unter die hier verwendete Bezeichnung „Sterbehilfe" solche Handlungen und Unterlassungen, die darauf zielen, im Interesse eines schwerstkranken Patienten dessen Tod herbeizuführen oder in Kauf zu nehmen – ohne dass bereits ein Urteil über die moralische Zulässigkeit dieser Hilfen eingeschlossen wäre.

> **DEFINITION** Der auch international übliche Sprachgebrauch bezeichnet:
> - einen den Tod des Patienten zulassenden Behandlungsverzicht (einschließlich des Verzichts auf Flüssigkeit, künstliche Ernährung oder Beatmung) als **Sterbenlassen** oder **passive Sterbehilfe**
> - eine Schmerzstillung oder andere palliativ indizierte Behandlung mit dem Nebeneffekt der Lebensverkürzung als **indirekte Sterbehilfe** (begriffliche Alternative: **Leidminderung mit möglicher Lebensverkürzung**)
> - ein tätiges Herbeiführen des Todes eines Patienten, welches nicht zugleich ein Behandlungsverzicht ist, als **Töten auf Verlangen** oder **aktive Sterbehilfe**.

Die aktuellen Debatten um Sterbehilfe lassen sich vor allem in zwei Gruppen unterteilen: in Kontroversen um die genaueren Zulässigkeitskriterien eines Behandlungsverzichts und in Kontroversen um die grundsätzliche Zulässigkeit auch der aktiven Sterbehilfe und des ärztlich assistierten Suizids – soweit diese auf ausdrückliches Verlangen eines unheilbar Schwerstkranken erfolgen.

Ethisch wenig strittig und rechtlich eindeutig ist, dass ein urteilsfähiger Patient jederzeit das Recht hat, neue therapeutische Eingriffe zu untersagen oder bereits laufende abbrechen zu lassen. Ein ärztliches Zuwiderhandeln würde den Tatbestand der Körperverletzung erfüllen. Unterschiedliche Auffassungen werden hingegen darüber vertreten, unter welchen Bedingungen lebenserhaltende Maßnahmen bei nicht mehr einwilligungsfähigen Patienten unterlassen/abgebrochen werden dürfen oder sollen.

Patientenverfügung: Grundsätzlich kann dies auch durch eine entsprechende Patientenverfügung (PV) oder durch einen vom Patienten benannten Bevollmächtigten entschieden werden. Dass PVs strikte Bindungskraft haben sollen, wenn sie eindeutig sind und im Zustand der Einwilligungskraft verfasst wurden, ist seit September 2009 in Deutschland gesetzlich geregelt. Somit wird der vorausgreifenden (und nicht nur der aktuellen) Selbstbestimmung eines Patienten, der auf diese Weise Einfluss auf seine zukünftige Behandlung im Fall verlorener Einwilligungsfähigkeit nehmen möchte, Vorrang vor den Einschätzungen Dritter eingeräumt. Kritiker finden das vor allem deshalb problematisch, weil sich nur schwerlich antizipieren lasse, wie man sich im Falle zukünftiger Krankheit fühlen und an diese anpassen würde.

Rechtlich geregelt ist nun in Deutschland, dass eine PV dann, aber auch nur dann befolgt werden muss, wenn sie schriftlich verfasst und konkret formuliert ist; sie kann aber jederzeit formlos widerrufen werden. Ihre Bindungskraft hängt nicht von bestimmten Arten oder Phasen von Krankheiten ab, sondern ist prinzipiell unbegrenzt. Eine gerichtliche Überprüfung von Stellvertreterentscheidungen zum Sterbenlassen ist nur dann erforderlich, wenn ein Betreuer (nicht aber ein Bevollmächtigter, dem hier weitergehende Befugnisse eingeräumt werden) eine ggf. vorliegende PV, den mutmaßlichen Willen oder das Wohl des Patienten anders interpretiert als die Behandelnden. Gesetzlich untersagt sind Auflagen von Kliniken oder Pflegeheimen, die das Verfassen einer PV verlangen oder verbieten.

Aktive Sterbehilfe: In Deutschland und in den meisten anderen EU-Ländern (Ausnahmen: Belgien und die Niederlande) steht aktive Sterbehilfe ausnahmslos unter Strafe.

Pro-Argumente: Zugunsten der Zulässigkeit aktiver Sterbehilfe werden als direkte Argumente Humanität und das Recht eines Patienten auf Selbstbestimmung, als indirektes Argument die angebliche moralische Bedeutungslosigkeit gängiger Unterscheidungen zwischen aktiver Sterbehilfe einerseits und passiver oder indirekter Sterbehilfe andererseits angeführt. Der ersten Argumentation zufolge sind gerade so existenzielle Entscheidungen wie diejenige über Umstände und Zeitpunkt des eigenen Sterbens und die Zumutbarkeit tödlichen Leidens dem Selbstbestimmungsrecht eines Patienten zu unterstellen. Dieses Argument gewinnt in einer liberalen, säkularen Gesellschaft, in der nicht mehr allgemein von der Gottbestimmtheit der Sterbeumstände und von der „Heiligkeit" des Lebens ausgegangen wird, zunehmend an Bedeutung. Aber auch innerhalb der christlichen Lehre wird die moralische Verwerflichkeit aktiver Sterbehilfe verschiedentlich infrage gestellt.

Das zweite Argument besagt, dass die unterschiedliche Kausalrolle des Arztes bei aktiver Sterbehilfe einerseits und bei passiver und indirekter Sterbehilfe andererseits keine unterschiedliche moralische Beurteilung begründen könne. Unter sonst exakt identischen Randbedingungen (todkranker, nach Sterbehilfe verlangender Patient, integrer Arzt, kein Außendruck) seien das Sterben durch aktives Herbeiführen oder durch beabsichtigtes Geschehenlassen oder wissentliches Inkaufnehmen als moralisch gleichwertig zu beurteilen.

Contra-Argumente: Als Einwände gegen jede Lockerung des Euthanasieverbotes werden Argumente vorgebracht, die sich gegen aktive Sterbehilfe schon in jedem Einzelfall, z. T. bereits gegen die bloße Debatte dieser Problematik richten. Häufig wird hier die Position von der „Heiligkeit" oder Unverfügbarkeit des menschlichen Lebens bezogen. Sie zu verlassen, so wird argumentiert, beruhe auf problematischen gesellschaftspolitischen, insbesondere ökonomischen Motiven (man wolle an den Kranken und Schwachen sparen), auf einem falschen Menschenbild (dem Ideal des Gesunden/der Abwehr des Behinderten) oder auf der eigenen Unfähigkeit, mit Leiden umzugehen, welches man daher nicht mit ansehen wolle. Um dieses Argument spezifisch gegen die aktive – nicht aber gegen die passive und indirekte Sterbehilfe – zu richten, müssen allerdings zusätzlich die jeweiligen Kausalrollen oder Absichten des Arztes entsprechend unterschiedlich bewertet werden. Zusätzlich werden oft „moralpragmatische" Argumente angeführt: Aktive Sterbehilfe zuzulassen werde die moralische Integrität des Ärztestandes unterminieren, den allgemeinen Respekt vor dem Lebensschutz aufweichen, das Misstrauen der Patienten vor ihren Ärzten schüren, subtilen familiären oder gesellschaftlichen Erwartungsdruck zugunsten „erlösender" Sterbehilfe bei Alten und Schwachen ausüben und damit – das ist die wohl größte und berechtigste Sorge – scheinbar freiwillige, autonome Bitten um „Mitleidstötung" in Wahrheit unter dem verinnerlichten Druck der Umgebung entstehen lassen.

Auch Befürworter der aktiven Sterbehilfe müssen einräumen, dass der potenzielle Adressatenkreis aktiver Sterbehilfe größer ist als der Adressatenkreis eines tödlichen Behandlungsverzichts, der eben die vitale Behandlungsbedürftigkeit eines Patienten voraussetzt. Wo tatsächlich Grund zur Sorge vor Missbrauch bestünde – und diese Frage ist am Ende keine genuin philosophische – gewännen solche Aspekte in der Tat große Bedeutung.

Ärztlich assistierter Suizid: Der ärztlich assistierte Suizid bei einem unheilbar Schwerstkranken ist in seiner rechtlichen Zulässigkeit zumindest umstritten, standesrechtlich/-ethisch aber untersagt (anders in Oregon, Belgien, den Niederlanden oder der Schweiz). Formal kann der Unterschied zwischen ärztlich assistierter Selbsttötung (bei welcher der Patient die Tat ausführt) und aktiver Sterbehilfe (bei welcher der Arzt die Tat ausführt) hauchdünn sein. Und so decken sich denn auch ein Teil der Pro- und Contra-Argumente mit denjenigen, die bezüglich der aktiven Sterbehilfe vorgebracht werden. Wieder sprechen für die eine Seite die Unverfügbarkeit des menschlichen Lebens, die moralische Integrität des Arztstandes und die Manipulierbarkeit des Patientenwillens gegen die Zulässigkeit ärztlicher Suizidhilfe für todkranke Patienten, sprechen für die andere Seite Humanität und Respekt vor der Selbstbestimmung des Patienten. Im Vergleich zu aktiver Sterbehilfe wäre ärztliche Selbsttötungshilfe vielleicht weniger missbrauchsanfällig, gewiss weniger symbolträchtig und für die Öffentlichkeit weniger besorgniserregend. Daher sehen verschiedene Autoren hierin sogar eine geeignete Alternative zu aktiver Sterbehilfe.

Hirntod

Ob hirntote Patienten als Lebende oder als Tote zu betrachten sind, ist eine „Neulandfrage", die sich vor der Ära der Intensivmedizin gar nicht stellte. Von ihrer Beantwortung hängen Entscheidungen über die weitere Behandlung hirntoter Patienten sowie ihr Status als potenzielle Organspender ab. Diese beiden Fragestellungen motivierten denn auch unterschiedliche Medizinergremien überall in der westlichen Welt, sich der Hirntodproblematik anzunehmen – mit dem Erfolg, dass seit 1968 in den meisten dieser Länder der Hirntod als Tod des Menschen anerkannt wird. Das gilt auch für Deutschland in der Praxis, während die theoretische und offizielle Anerkennung erst 1993 durch die Bundesärztekammer erfolgte, die aber schon seit 1982 fortlaufend Richtlinien zur praktischen Feststellung des Hirntodes veröffentlichte (s. Rechtsmedizin [S. C256]). Auf rechtlicher Ebene wurde diese Definitionskompetenz 1997 durch das Transplantationsgesetz anerkannt.

In jenen Jahren, aber auch heute noch, war bzw. ist die Hirntoddefinition umstritten. Kontrahenten auf beiden Seiten argumentieren immer dann unplausibel, wenn sie die objektive naturwissenschaftliche Bestimmbarkeit eines richtigen Todeskonzepts annehmen, statt anzuerkennen, dass es dabei – innerhalb naturwissenschaftlicher Grenzen – um anthropologische, ethische, semantische u. a. Abwägungen und Plausibilitäten geht. Problematisch sind, wie ich meine, auch die Argumente, dass die Empfindungs- und Bewusstseinsunfähigkeit Hirntoter nicht erwiesen oder dass die erfolgte „Umdefinition" ein Symptom puren Nützlichkeitsdenkens sei. Durchaus berechtigt hingegen scheinen mir eine Reihe anderer kritischer Überlegungen zum Todesverständnis.

Drei verschiedene Definitionsmerkmale werden in der Debatte um den richtigen **Todesbegriff** diskutiert:

1. das Sistieren der Vitalfunktionen Atmung und Kreislauf
2. der irreversible Verlust der integrativen vegetativen Selbststeuerung
3. der unwiederbringliche Verlust aller mentalen Funktionen.

Offensichtlich fallen beim „herkömmlichen" Eintritt des Todes durch Atem- bzw. Herzstillstand alle drei Merkmale zusammen. Die Bewertung ihrer jeweiligen Einzelbedeutung ist erst mit dem tatsächlichen Vorkommen bzw. der Feststellbarkeit jener Seinszustände „Hirntod" und „unwiederbringlicher Bewusstseinsverlust" bedeutsam geworden.

Sistieren der Vitalfunktionen: Dieses Merkmal ist in den Augen der Gegner hirnbezogener Todesvorstellungen das einzige und entscheidende Merkmal. Diese – man könnte sagen: körperbiologische – Position hat Überzeugungskraft durch ihre Orientierung am herkömmlichen Todesverständnis, wonach der Tod das Ende aller Körperfunktionen und nicht nur einzelner Organe bedeutet. Die Position wird aber bereits dadurch problematisch, dass nach heutigem Wissen keineswegs alle „Lebens"-Funktionen bereits mit dem Herzstillstand enden, sondern z. B. dass Hautzellen erst nach vielen Stunden absterben. Dementsprechend ist begründungsbedürftig, was in diesem Zusammenhang Atmung und Kreislauf von anderen zentralen oder peripheren Funktionen unterscheidet – sodass das Sistieren der Nierentätigkeit oder das Anhalten von Zellfunktionen gleichermaßen unbedeutsam für die Todesdefinition sind.

Verlust integrativer Selbststeuerung: Dieses Merkmal wird von den meisten und insbesondere von den „offizielleren" Befürwortern der Hirntoddefinition als notwendige, aber erst zusammen mit dem Verlust aller mentalen Funktionen hinreichende Todesbedingung betrachtet. Innerhalb dieser „hirnbiologischen" Position soll mit diesem Merkmal ein entscheidendes Element körperlicher Eigenständigkeit – die vom Organismus selbst bewirkte zentrale Aufrechterhaltung von Atmung und Kreislauf – gegenüber einem Zustand gänzlich maschineller Fremdsteuerung als lebensrelevant ausgezeichnet werden. In ihrer Kritik an der Plausibilität dieser Argumentation treffen sich Anhänger der am Herztod wie der am „Teilhirntod" (s. u.) festgemachten Todesvorstellung: Warum, so fragen sie, soll ausgerechnet die hirnstammlokalisierte Steuerungsfähigkeit von Atmung und Kreislauf bedeutsam für die Lebendigkeit eines Organismus sein, nicht aber die Funktionsfähigkeit von Lunge und Herz selber (deren maschinellen Ersatz wir doch als verträglich mit dem Leben ansehen) und auch nicht die Rückenmarkfunktionen, die noch bei Hirntoten „integrative" Reflexe tätigen? Werde hier nicht – allein zum Zwecke der Abgrenzung gegen eine Teilhirntodvorstellung – eine unbegründbare Auszeichnung des Gesamthirns (insbesondere des Hirnstammes) vorgenommen?

Verlust aller mentalen Funktionen: Die Bedeutung des endgültigen Verlusts aller Empfindungs- und Wahrnehmungsfähigkeit ist gleichfalls hochgradig strittig. Der irreversible Verlust jeder minimalen geistigen Fähigkeit kann nach übereinstimmendem klinischem und neurophysiologischem Wissen jedenfalls dann sicher angenommen werden, wenn das Gehirn als substanzielle Basis aller Wahrnehmung in seiner Gesamtheit abgestorben ist. Umstritten ist hingegen die Frage, genau welche partiellen Gehirnläsionen für die Realisierung dieses Merkmals bereits ausreichen. Auch wenn die Diagnose eines irreversiblen Wahrnehmungs- und Empfindungsverlusts in manchen Fällen sicher und sofort gestellt werden kann, bestehen hier generell begriffliche Differenzierungsprobleme und angesichts des komplex organisierten und z. T. funktional regenerierbaren menschlichen Gehirns erhebliche Schwierigkeiten der anatomisch-physiologischen Zuordnung und der funktionalen Irreversibilitätsprognose. Für diejenigen, die theoretisch allein dieses Merkmal für todesbedeutsam halten (**Teilhirntod-Definition**), mögen diese Schwierigkeiten Grund genug sein, auf praktischer Ebene dennoch immer das Absterben des Gesamthirns zu verlangen. Eine solche gewissermaßen auf Nummer sicher gehende Position nennt man **tutioristisch**. Dagegen vertreten einzelne andere Autoren eine Teilhirntod-Position für alle Fälle, in denen der irreversible Verlust allen Empfindens festgestellt werden könne.

Eine minimale geistige Komponente theoretisch oder praktisch für lebenskonstitutiv zu halten, erscheint Kritikern dieser Position zutiefst unplausibel, moralisch unzulässig und gefährlich: Sie beruhe auf einem reduktionistischen Menschenbild, diskriminiere die Träger defekten, aber gleichwohl würdigen Menschenlebens nicht nur als minderwertig, sondern durch einen kaschierenden semantischen Gewaltakt als „tot" oder „eigentlich tot" und lade zu weitergehenden Diskriminierungen anderweitig behinderter und belasteter Menschen ein.

Aber auch die Befürworter einer reinen Hirnfunktionsverlust-Position beanspruchen für sich, ein nicht reduktionistisches Menschenbild zur Grundlage ihrer Todesvorstellung zu machen. Menschenleben habe eine körperliche wie eine geistige Komponente und beide seien notwendige Lebensbedingungen. Des Weiteren handele es sich beim unwiederbringlichen Verlust der Empfindungs- und Wahrnehmungsfähigkeit keineswegs um eine Beeinträchtigung, die in Kontinuität mit anderen Behinderungen gesehen werden dürfe.

3.3.3 Organtransplantationen

Seit den 1960er-Jahren sind Organtransplantationen mehr und mehr zu Behandlungsoptionen bei vitalem Organversagen geworden. Inzwischen werden neben Nieren auch Herzen, Lebern und Leberteile, Lungen und Pankreata mit guten bis akzeptablen Erfolgen (Funktionsrate bei Nieren bis zu über 90 %) übertragen. Auch wenn insbesondere die Gefahren der späten Organabstoßung noch immer nicht wirklich befriedigend unterbunden werden können, betrachten Ärzte wie Patienten die Transplantationsmedizin zumeist als großen Fortschritt. Zweifellos besteht die Gefahr, dass Patienten die Strapazen und Misserfolgsrisiken einer Organverpflanzung unterschätzen. Gewiss sollte einem grenzenlosen Transplantationsoptimismus entgegengewirkt werden. Aber insgesamt ist klar, dass die Verpflanzung einer Niere oder Leber für zahllose einzelne Menschen das Geschenk ihres Lebens ist. Eine entsprechende deutlich positive Bewertung von Transplantationen spricht aus der Stellungnahme der beiden großen Kirchen, nach welcher Spendeverfügungen als die aus christlicher Sicht begrüßenswerte Möglichkeit bezeichnet werden, über den Tod hinaus sein Leben in Liebe für den Nächsten hinzugeben.

Überwiegend werden Organe von Verstorbenen transplantiert (postmortale Spende), bei Nieren und auch Leberlappen praktiziert man zunehmend (und mit noch besseren Erfolgen) auch die Transplantation von Organen aus Lebendspende.

Transplantationsgesetz: In Deutschland werden die verschiedenen Verfahrensfragen (und die prinzipielle Anerkennung der Hirntoddefinition) durch das seit 1997 geltende hart erkämpfte Transplantationsgesetz (TPG) geregelt. Anders als erhofft haben dieses Gesetz und die mit ihm verbundene Rechtssicherheit das Transplantataufkommen nicht wesentlich steigern können. Gegenwärtig stehen etwa 12 000 Patienten auf den (zentral geführten) Warteflisten. Für Nierenkranke besteht immerhin noch die (strapaziöse) Alternative der Dialyse. Patienten hingegen, die auf die anderen vitalen Organe warten, erleiden nicht selten den „Tod auf der Warteliste". Auch rechnet man damit, dass die Wartezeiten (für eine Nierenverpflanzung derzeit 5–6 Jahre) weiter ansteigen könnten – dann nämlich, wenn die Zahl potenzieller Empfänger durch die stetig besser werdende Transplantationsmedizin wächst, während das postmortale Spendeaufkommen weiter stagniert.

Organhandel: Die weiter und weiter klaffende Schere zwischen Angebot und Bedarf an postmortalen Organen hat international (nicht in Deutschland) zu einem blühenden Schwarzmarkt für bezahlte Lebendspenden (Organhandel) geführt. Seine Verkäufer und Zwischenhändler stammen aus den armen Ländern dieser Welt – aus Indien etwa, China oder dem Irak und zunehmend aus osteuropäischen Ländern, beispielhaft Moldawien. Die Fachwelt berichtet von Tausenden von Organverkäufen pro Jahr, Tendenz steigend, obgleich es weltweit eine einhellige Ablehnung dieser Praxis durch die einschlägigen Fachgesellschaften und in den meisten Staaten strafbewehrte Verbote gibt. Diese Fakten wiederum haben in der internationalen Fachwelt den Anlass zu ernsthaften Debatten über neue und alte Mittel zur Steigerung des Transplantataufkommens geliefert, die selbst das Thema des Organhandels nicht mehr völlig einstimmig ablehnen.

Spendebereitschaft: In repräsentativen Befragungen (vgl. im Internet: Bundeszentrale für gesundheitliche Aufklärung) gibt eine große Mehrheit der deutschen Bevölkerung (2010: knapp 74 %) an, im Prinzip mit einer eigenen postmortalen Organspende einverstanden zu sein; nur 18 % lehnen dies ausdrücklich ab. Zu diesen gehören u. a. Kritiker des bei der postmortalen Spende unterstellten Hirntodkonzeptes oder der Hightechmedizin im Allgemeinen oder diejenigen, die in die heutige Medizin und ihre Akteure kein hinreichendes Vertrauen haben. Die Mehrheit teilt diese Bedenken offensichtlich nicht – und doch sind es nur insgesamt 25 % der Bevölkerung, die den Schritt einer expliziten Spendeerklärung (durch **Organspendeausweis**, auf dem man sehr differenziert seine Spendewünsche und -ablehnung dokumentieren kann) tatsächlich gehen. Die Mehrzahl schweigt sich zu Lebzeiten aus, sodass – im Sinn der im deutschen Transplantationsgesetz vorgeschriebenen erweiterten Zustimmungslösung – nun allenfalls die Angehörigen als Sprachrohr ihrer Verstorbenen deren früherem Spendewillen Gehör verschaffen könnten – was faktisch nur in der Minderheit erfolgt. Im Gegensatz zur erweiterten Zustimmung würde die enge Zustimmungslösung den Angehörigen keinerlei Rolle bei dieser Entscheidung zugestehen – etwa aus Angst vor missbräuchlicher Überschreitung ihrer Befugnis.

Was ist dazu aus ethischer Sicht zu sagen? Für all jene, die eine postmortale Spende wirklich nur aus Bequemlichkeit oder aufgrund eines diffusen Unbehagens gegenüber dem Sterben und seinen Begleitumständen unterlassen, gilt doch wohl, dass sie eine ihnen selbst wenig zumutende und dem anderen außerordentlich helfende Handlung unterlassen, was nach eigentlich allen großen ethischen Theorien eine moralische Unterlassungsschuld ist. Dies müsste wohl deutlicher ausgesprochen werden.

Regelungsalternativen: Andere Optionen wären die Regelungsalternativen zur geltenden Zustimmungslösung: nämlich die **Pflichterklärung** (Aussagepflicht zur postmortalen Organspende, egal in welche Richtung, z. B. anlässlich der Beantragung eines Personalausweises), wie sie etwa von der American Medical Association befürwortet wird, oder die in Österreich oder Belgien praktizierte **Widerspruchslösung** (bei der Organe entnommen werden dürfen, es sei denn, der Spender hat zu Lebzeiten widersprochen). Beide Regelungen werden in den ethischen Debatten als Verletzungen der Spenderselbstbestimmung kritisiert und könnten damit als Mittel zur Steigerung der Spendequote unwirksam bleiben. Sie sind aber m. E. in einer wirklich transparenten demokratischen Gesellschaft mit dem Selbstbestimmungsrecht der Bürger absolut vereinbar. Ein immer wieder diskutierter Vorschlag ist schließlich das **Clubmodell** des reziproken Spendens, das zugleich ein Verteilungskriterium bei knappen Spenden benennt (nämlich: eigene Spendebereitschaft des Empfängers) und ein Anreiz zur – letztlich egoistisch motivierten – postmortalen Spende sein sollte.

Finanzielle Kompensation: Aufmerksamkeit schließlich verdienen Überlegungen zur finanziellen Kompensation der postmortalen Spende, die verschiedene Adressaten haben könnte. Erwogen wird ein monetärer Anreiz für Krankenhäuser, damit die Angehörigen potenzieller Spender auch tatsächlich gefragt werden. Immer wieder betonen Fachleute, dass solche Anfragen häufig unterblieben, weil ihr Gegenstand emotional belastend, ihre Ausführung schwierig und ihre mögliche Folge – eine Spendezustimmung – mit Folgekosten für das Krankenhaus verbunden sei. Eine Entschädigung für jede getätigte und dokumentierte Anfrage (unabhängig vom „Erfolg") durch das Krankenhauspersonal sowie eine angemessene Pauschalzahlung für anfallende Explantationen scheinen mir ökonomisch im Interesse auch der Krankenkassen zu liegen und in keiner Weise ethisch bedenklich – im Gegenteil.

Aber auch eine Kompensation für die Spender oder ihre Angehörigen selbst wird diskutiert und etwa von der American Association of Transplantation Surgery propagiert – und scheint immerhin diskussionswürdig. Solange diese Zahlungen nicht die Schwelle des Unwiderstehlichen überstiegen, sondern nur dem leider eben oft nicht von selbst erfolgenden Schritt des ohnehin vorhandenen Spendewillens nachhülfen, wären sie – aus Sicht ihrer Befürworter – keine unzulässigen Formen der Manipulation.

Lebendspenden: Sie dürfen nach deutschem Transplantationsgesetz ausschließlich unter Verwandten, Ehepaaren sowie Personen erfolgen, die einander offenkundig in besonderer persönlicher Verbundenheit nahestehen. Die Motive der Spender werden außerdem durch eine spezielle Kommission individuell geprüft. Ziel dieser im internationalen Vergleich eher restriktiven Regelung ist es, Lebendspenden aus finanziellen Gründen oder aufgrund von psychosozialem Druck innerhalb der Patientenfamilien so weit wie möglich zu verhindern. Gleichwohl haben auch in Deutschland die Lebendspenderaten deutlich zugenommen: bei Nieren liegen sie bereits bei über 20 % (2009).

Vergabekriterien für postmortal gespendete Organe: Die Zuteilung von Transplantatorganen in Deutschland muss laut Transplantationsgesetz „nach Regeln, die dem Stand der Erkenntnisse der medizinischen Wissenschaft entsprechen, insbesondere nach Erfolgsaussicht und Dringlichkeit" erfolgen (TPG § 12). Zusätzlich verlangt das TPG, das Prinzip der Chancengleichheit dadurch zu realisieren, dass für die verschiedenen Organe einheitliche Wartelisten geführt werden. Dafür, wie die verschiedenen Kriterien (deren Auswahl und Gewichtung auf Wertentscheidungen basieren) präzisiert und zusammengefasst werden, erstellt die Bundesärztekammer verbindliche Richtlinien. In den nach Punkten bemessenen Vergabe-Scores gehen – mit gewissen organspezifischen Unterschieden – u. a. das Maß der Gewebeverträglichkeit zwischen Spender und Empfänger, dessen Wartezeit und ggf. dessen Lebensbedrohtheit ein. Deutschland beteiligt sich dabei an der länderübergreifenden Organvermittlung Eurotransplant, die gegenwärtig für sieben europäische Länder vom niederländischen Leiden aus organisiert wird.

3.4 Ethikberatung und Forschungsethik

Ethische Entscheidungen – auch im ärztlichen Alltag – bleiben am Ende persönliche Entscheidungen des Handelnden, die von diesem selbst verantwortet werden müssen. In Ausnahmefällen halten Menschen es sogar für richtig, aus ethischen Gründen gegen bestehendes Recht zu verstoßen (und dafür die gesetzlichen Sanktionen in Kauf zu nehmen). In aller Regel aber geben der Rechtsrahmen und geltende (d. h. allgemein akzeptierte) ethische Regeln dem individuellen Handeln Grenzen vor. Schon innerhalb derselben gibt es aber oft erhebliche Spielräume und gerade in der Medizinethik werden die zu akzeptierenden Regeln häufig zuallererst diskutiert.

Bei allem gebotenen Respekt vor persönlichen ethischen Entscheidungen sind gerade in solchen Bereichen wie der Medizinethik meist alle Betroffenen – Patienten wie Ärzte, Pflegende etc. – an ethischer Orientierung, Beratung und z. T. auch Reglementierung interessiert. Diesen Bedürfnissen wollen viele unterschiedliche Einrichtungen dienen. So befassen sich etwa auf gesellschaftlicher Ebene zahlreiche Gremien (etwa der Deutsche Ethikrat, kirchliche Gremien, Kommissionen auf Länderebene etc.) mit Fragen der Medizinethik; sie dienen der gesellschaftlichen Diskussion und der Politikberatung.

Auf der Krankenhausebene gibt es immer häufiger sogenannte **Klinische Ethikkomitees** (KEKs), die interdisziplinär zusammengesetzt sind und ethische Beratung für problematische Entscheidungen am Krankenbett leisten können. Meist geschieht dies auf Anfrage betroffener Pflegekräfte, Ärzte oder auch Angehöriger, die an den Beratungen dann in der Regel teilnehmen können. KEKs können darüber hinaus Richtlinien und Fortbildungen für ihre Klinik erarbeiten. Alle diese Hilfestellungen erfolgen auf freiwilliger Basis, sind also nicht gesetzlich vorgeschrieben und geben auch „nur" Empfehlungen ab, die nicht rechtsverbindlich sind.

Strikt davon zu unterscheiden sind sogenannte **Ethikkommissionen**, die an allen Medizinischen Fakultäten und Landesärztekammern eingerichtet sind und dort – auf gesetzlicher Grundlage – die ethische Begutachtung (und Genehmigung) von medizinischen Forschungsvorhaben an Menschen vornehmen müssen. Dabei geht es vor allem um die Abwägung von erwartbaren Nutzenchancen und Schadensrisiken, um Fragen der Patientenaufklärung, des Versicherungsschutzes, der Publikationsfreiheit.

Ob die Nutzen-Schadens-Bilanz einer klinischen Studie für die beteiligten Patienten und Probanden akzeptabel und zumutbar ist, soll zum einen von diesen selbst, zum anderen aber auch noch zusätzlich aus objektiver Perspektive (nicht zuletzt der Ethikkommission) beurteilt werden. Besonderes Gewicht erhält diese externe Beurteilung, wenn es sich um nicht einwilligungsfähige Studienteilnehmer (z. B. Kinder oder Patienten mit fortgeschrittener Demenz) handelt. Für solche Patienten war die Teilnahme an Studien für Jahrzehnte kategorisch untersagt: In den Nürnberger Ärzteprozessen, in denen Ärzte wegen grausamster Menschenversuche im Dienste der Nationalsozialisten verurteilt wurden, formulierte der **Nürnberger Kodex** [S. C907] (1947) ein striktes Verbot aller Forschung, in die nicht die Versuchssubjekte selbst eingewilligt hätten. Der Weltärztebund übernahm diese Forderung in der **Deklaration von Helsinki** (erstmals 1964), die inzwischen allerdings an einigen Stellen revidiert worden ist.

So ist auch in Deutschland eine Teilnahme dieser verletzlichen Patientengruppen an Studien dann möglich, wenn sie selbst einen **direkten klinischen Eigennutzen** davon haben könnten und die Risiken und Belastungen im Verhältnis geringfügig sind. Zudem ist hier aus rechtlichen und ethischen Gründen immer eine Stellvertreterzustimmung zur Studienteilnahme erforderlich. Hingegen ist die Teilnahme nicht einwilligungsfähiger Patienten/Probanden an fremdnützigen Studien (d. h. solchen, von denen die Teilnehmer selbst keinen direkten klinischen Eigennutz haben können) grundsätzlich unzulässig. Eine Ausnahme macht das Deutsche Arzneimittelgesetz seit Kurzem für Kinder, für deren Teilnahme an gruppennützigen Studien (die Kindern mit derselben Krankheit helfen könnten), wenn diese Studien erforderlich sind. Hinsichtlich der Risiken und Belastungen muss die Beurteilung gruppennütziger Forschung natürlich deutlich strikter sein als bei potenziell eigennützigen Studien. Als zulässig gelten hier definitiv nur minimale Risiken und Belastungen – egal wie hoch der erwartbare Gruppennutzen ist. Ziel dieser Regelung ist es, in restriktiven und verantwortbaren Grenzen die kontrollierte Arzneimittelforschung zugunsten von spezifischen Kindererkrankungen zu ermöglichen.

Fehlverhalten in der Forschung muss nicht immer in einer ethisch unzulässigen Behandlung von Probanden liegen; es gibt eine Reihe anderer Vergehen, deren sich Wissenschaftler und andere Beteiligte schuldig machen können. Sie beziehen sich auf den Umgang mit geistigem Eigentum, den Umgang mit konkurrierenden Kollegen oder die Wahrheit bei der Produktion, Veröffentlichung und Begutachtung von Forschungsergebnissen. Die Rate der Wissenschaftler, die sich etwa des Plagiats, der Fälschung von Daten, der Laborsabotage, unlauterer Veröffentlichungspraktiken wie Gefälligkeitsautorschaften oder des Verschweigens von Interessenkonflikten schuldig machen, scheint unter dem Konkurrenzdruck des Wissenschaftsbetriebs (publish or perish) beängstigend zuzunehmen. International haben Forschungsinstitutionen, Forschungsförderer und die Herausgeber wissenschaftlicher Zeitschriften begonnen, geeignete Gegenmaßnahmen zu ergreifen.

Hinweis: Das Kapitel „Geschichte, Theorie und Ethik der Medizin" beruht auf den GTE-Vorlesungsskripten der Universität Münster. Die vollständigen Fassungen finden Sie unter campus.uni-muenster.de/egtm_lehre_querschnittsfach.html.

Anhang

Abkürzungen	932
Sachverzeichnis	939
Lernplaner	1000

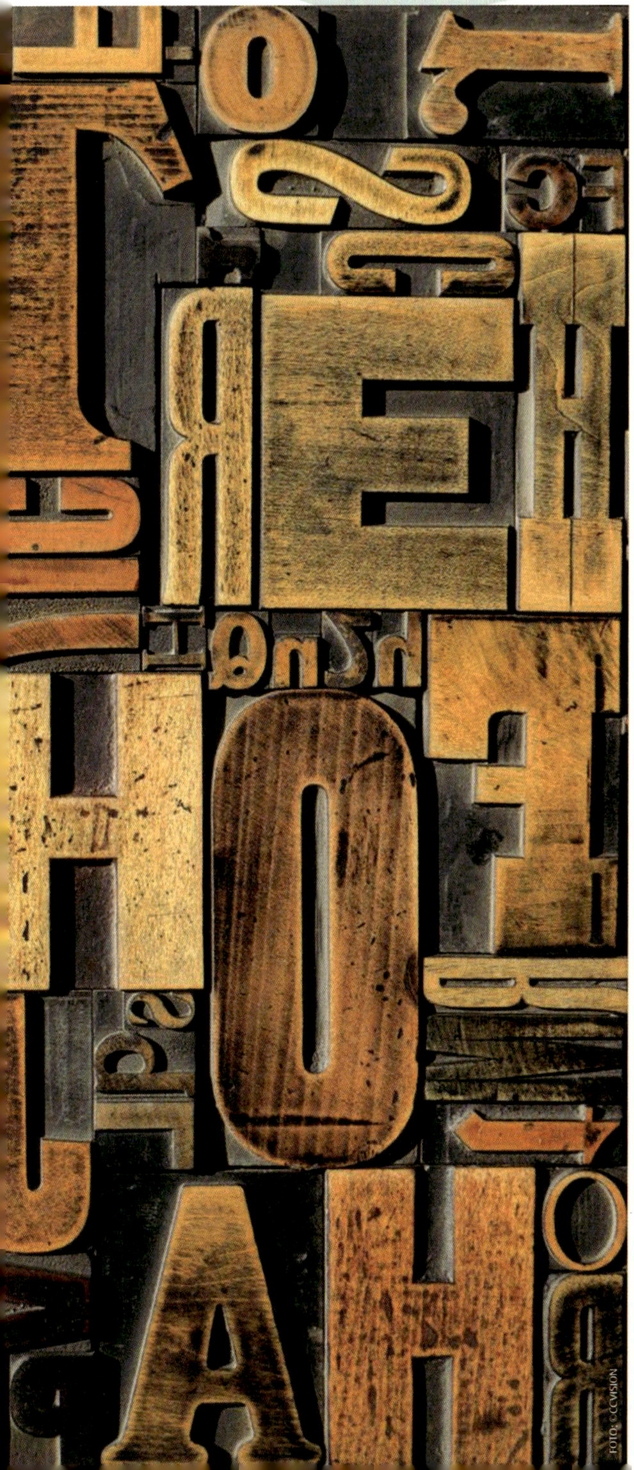

Abkürzungen

A.	Arteria		ASD	Vorhofseptumdefekt
AAA	abdominelles Aortenaneurysma		ASiG	Arbeitssicherheitsgesetz
AABG	Arzneimittelausgaben-Begrenzungsgesetz		ASL	Argininosuccinat-Lyase
AAT	α1-Antitrypsin		ASP	ankylosierende Spondylitis
Abb.	Abbildung		ASS	Acetylsalizylsäure; Argininosuccinatsynthase
ABM-AK	Antibasalmembran-Antikörper		AT	Angiotensin
ABPA	allergische bronchopulmonale Aspergillose		AT III	Antithrombin III
ACE	angiotensin converting enzyme		ATP	Adenosintriphosphat
ACh	Acetylcholin		ATS	American Thoracic Society
ACL	vorderes Kreuzband		AU	Arbeitsunfähigkeit
A(C)LS	advanced (cardiac) life support		AV	atrio-ventrikulär
ACS	akutes Koronarsyndrom		AVK	arterielle Verschlusskrankheit
ACTH	adrenocorticotropes Hormon		AVSD	atrioventrikulärer Septumdefekt
ACVB	aortokoronarer Venenbypass		AWO	Arbeiterwohlfahrt
ADCC	antibody dependent cellular cytotoxicity		ÄZQ	Ärztliches Zentrum für Qualität in der Medizin
ADH	antidiuretisches Hormon (Vasopressin, Adiuretin)		AZV	Atemzugvolumen
ADHS	Aufmerksamkeitsdefizit- und Hyperaktivitäts-Syndrom		BA	Basenabweichung
ADP	Adenosindiphosphat		BAA	Bauchaortenaneurysma
ADPKD	autosomal dominant polycystic kidney disease		BAK	Blutalkoholkonzentration
AED	automatischer externer Defibrillator		BÄK	Bundesärztekammer
AEP	akustisch evozierte Potentiale		BAL	bronchoalveoläre Lavage
AFLD	alkoholische Fettlebererkrankung		BÄO	Bundesärzteordnung
AFP	Alpha-Fetoprotein		BAT	Biologischer Arbeitsplatz-Toleranzwert
Ag	Antigen		BB	Blutbild
AGA	Anti-Gliadin-Antikörper		BE	Basenexzess
AGS	adrenogenitales Syndrom		BEL	Beckenendlage
AHB	Anschlussheilbehandlunng		bes.	besonders
AI	Apnoeindex		BET	Basiseffektivtemperatur
AIDS	acquired immundeficiency syndrome		BfArM	Bundesinstitut für Arzneimittel und Medizinprodukte
AIH	Autoimmunhepatitis		BGA	Blutgasanalyse
AIHA	autoimmunhämolytische Anämie		BGB	Bürgerliches Gesetzbuch
AION	anteriore ischämische Optikusneuropathie		BGW	biologischer Grenzwert
AIP	akute interstitielle Pneumonie		BIL	Bilirubin
AK	Antikörper		BIP	Bruttoinlandprodukt
AKdÄ	Arzneimittelkommission der deutschen Ärzteschaft		BIPAP	biphasic positive airway pressure
ALAT	Alanin-Aminotransferase (= GPT)		BK	Bradykinin; Berufskrankheit
ALE	anscheinend lebensbedrohliches Ereignis		BKA	Bundeskriminalamt
ALI	acute limb ischemia		BKK	Betriebskrankenkassen
ALL	akute lymphatische Leukämie		BKV	Berufskrankheitenverordnung
ALP	alkalische Phosphatase		BLS	basic life support
ALS	amyotrophe Lateralsklerose		BMG	Bundesministerium für Gesundheit
ALTE	apparent life-threatening event		BMI	body mass index
AMA	antimitochondriale Autoantikörper		BNP	brain-derived natriuretic peptide
AMD	altersbezogene Makuladegeneration		BNS	Blitz-Nick-Salaam(-Krämpfe)
AMH	Anti-Müller-Hormon		Bp	Basenpaare
AMI	akuter Myokardinfarkt		BPD	bronchopulmonale Dysplasie
AMNOG	Arzneimittelmarktneuordnungsgesetz		BPH	benigne Prostatahyperplasie
AMP	Adenosinmonophosphat		BRCA-1/-2-Gen	Breast-Cancer-1/-2-Gen
ANA	antinukleäre Antikörper		BSG	Blutkörperchensenkungsgeschwindigkeit
ANCA	antineutrophile cytoplasmatische Antikörper		BTM, BtM, BtmG	Betäubungsmittelgesetz
ANP	atriales natriuretisches Peptid		BtmVV	Betäubungsmittelverschreibungsverordnung
ANV	akutes Nierenversagen		BU	Berufsunfähigkeit
AOK	Allgemeine Ortskrankenkassen		BVA	Bundesversicherungsamt
AP	Angina pectoris; alkalische Phosphatase		BWS	Brustwirbelsäule
APC	Antigen präsentierende Zellen		BZ	Blutzucker
APLA	Antiphospholipidantikörper		BZgA	Bundeszentrale für gesundheitliche Aufklärung
APS	Antiphospholipid-Antikörpersyndrom		C	Coulomb
aPTT	aktivierte (partielle) Thromboplastinzeit		CA	Karzinom
ARA	antiribosomale Antikörper		CACT	Carnitin-Acylcarnitin-Translokase
ArbSchG	Arbeitsschutzgesetz		cANCA	cytoplasmatic antineutrophil cytoplasmatic antibodies
ArbStättV	Arbeitsstättenverordnung		CAP	community-acquired pneumonia
ArbZG	Arbeitszeitgesetz		CAPD	continous ambulant peritoneal dialysis
ARDS	adult (acute) respiratory distress syndrome		cave	lat.: beachte!
ARI	akute respiratorische Insuffizienz		CBAVD	kongenitale bilaterale Aplasie der Vasa deferentia
ARM	anorektale Malformation		CBQ	cruro-brachialer Quotient, Knöchel-Arm-Index
ARPKD	autosomal rezessive polycystic kidney disease		CBR	Komplementbindungsreaktion
ARR	absolute Risikoreduktion		CBS	Zystathionin-β-Synthase
ARVC	arrhythmogene, rechtsventrikuläre Kardiomyopathie		CCC	cholangiozelluläres Karzinom
ASA	American Society of Anesthesiologists		CCK	Cholezystokinin
ASAT	Aspartat-Aminotransferase (= GOT)		CCP	zyklisch zitrulliniertes Peptid

CCPD	continous cyclic peritoneal dialysis	DKG	Deutsche Krankenhaus-Gesellschaft
CCT	kranielle Computertomografie	DM	Dermatomyositis
CD	cluster of differentiation	DMAP	4-Dimethylaminopyridin
CDC	Centers for Disease Control and Prevention	DMARD	disease-modifying antirheumatic drugs
CDLE	chronisch diskoidaler Lupus erythematodes	DMP	Disease-Management-Programm
CDT	carbohydrate deficient transferrin	DMPS	Dimercaptopropansulfonsäure
CEA	karzinoembryonales Antigen	DMSA	Dimercaptobernsteinsäure (Dimercapto-succinic acid)
CED	chronisch entzündliche Darmerkrankungen	DNS/DNA	Desoxyribonukleinsäure
CF	zystische Fibrose	DORV	double outlet right ventricle
CFR	Code of Federal Regulations	DPLD	diffuse parenchymal lung disease
CFS	Chronic-Fatigue-Syndrom	DRG	diagnosis-related groups
CFTR	cystic fibrosis transmembrane receptor	DRK	Deutsches Rotes Kreuz
CHE	Cholinesterase	DSA	digitale Subtraktionsangiografie
ChemG	Chemikaliengesetz	DSD	disorders of sex development
CIN	cervikale intraepitheliale Neoplasie	DSM	Diagnostic and Statistical Manual of Mental Disorders
Cis	Carcinoma in situ	DSO	Deutsche Stiftung für Organtransplantation
CJK/CJD	Creutzfeldt-Jacob-Erkrankung	DSS	Dengue-Schock-Syndrom
CK	Kreatininkinase	DTH	delayed type hypersensitivity
CLE	clear lens extraction	dxa	dual energy x-ray absorptiometry
CLI	critical limb ischemia	EAA	exogen allergische Alveolitis
CLL	chronische lymphatische Leukämie	EBD	Epidermolysis bullosa dystrophica
CMI	Casemix-Index	EBJ	Epidermolysis junctionalis
CMPE	chronisch myeloproliferative Erkrankungen	EBM	einheitlicher Bewertungsmaßstab; Ethambutol
CMR	child mortality rate	EBS	Epidermolysis bullosa simplex
CMV	Cytomegalievirus; continuos mandatory ventilation	EBV	Epstein-Barr-Virus
CNET	korrigierte Normaleffektivtemperatur	ECCE	extrakapsuläre Kataraktextraktion
CO-Hb	an Kohlenstoffmonoxid gebundenes Hämoglobin	ECLA	extrakorporale Lungenassistenz
COMT	Catechol-O-Methyltransferase	ECMO	extrakorporale Membranoxygenierung
COP	kryptogen organisierende Pneumonie	ECP	eosinophiles kationisches Peptid; extrakorporale Photopherese
COPD	chronic obstructive pulmonary disease	ECT	Emissions-Computertomografie
COX	Cyclooxygenase	ED	Effektivdosis; erektile Dysfunktion
cP	chronische Polyarthritis	EDHF	endothelium-derived hyperpolarizing Factor
CPAP	continuous positive airway pressure	EDSS	expanded disability status scale
CPEO	chronisch-progressive externe Ophthalmoplegie	EDTA	Ethylendiamintetraacetat
CPPS	chronic pelvic pain syndrome	EEG	Elektroenzephalografie
CPPV	continuous positive pressure ventilation	EEM	Erythema exsudativum multiforme
CPR	kardiopulmonale Reanimation	EF	Ejektionsfraktion
CPRS	komplexes regionales Schmerzsyndrom	EGFR	epidermal growth factor receptor
CPS	Carbamoylphosphatsynthetase	EHEC	enterohämorrhagische Escherichia coli
CPT	Carnitin-Palmitoyl-Transferase	EIA	Enzymimmunoassay
CRH	corticotropin releasing hormone	EIEC	enteroinvasive Escherichia coli
CRP	C-reaktives Protein	EK	Erythrozytenkonzentrat
CRPS	complex regional pain syndrome	EKA	Expositionsäquivalent für krebserzeugende Stoffe
Csf	cerebrospinal fluid	EKG	Elektrokardiografie
CSS	Churg-Strauss-Syndrom	EKT	Elektrokrampftherapie
CT	Computertomografie	ELBW	extremely low birth weight infant
CTA	CT-Angiografie	ELISA	enzyme-linked immunosorbent assay
CTG	Kardiotokographie	EMG	Elektromyografie
CU	Colitis ulcerosa	EN	epidermaler Nävus
CVI	chronisch-venöse Insuffizienz	ENA	extrahierbare nukleäre Antigene
CVID	common variable immunodeficiency	ENG	Elektroneurografie; Elektronystagmografie
CVSS	chronisch-venöses Stauungssyndrom	engl.	englisch
CYP	Cytochrom-P	EntgFG	Engeltfortzahlungsgesetz
d	dies, Tag	entspr.	entsprechend
d. F.	der Fälle	EPEC	enteropathogene Escherichia coli
d. h.	das heißt	EPO	Erythropoetin
DAG	Diacylglycerin	EPP	erythropoetischen Protoporphyrie
DALY	disabilty adjusted live years	EPS	extrapyramidal-motorische Störungen
D-Arzt	Durchgangsarzt	ERC	endoskopische retrograde Cholangiografie
dB	Dezibel	ERCP	endoskopische retrograde Cholangio-Pankreatikografie
DC	dendritische Zellen	ERD	erosive esophageal reflux disease, Refluxösophagitis
DCP	Diphenylcyclopropenon	ERG	Elektroretinogramm
DD	Differenzialdiagnose	ERP	endoskopische retrograde Pankreatikografie
DDAVP	Desmopressin	ERV	exspiratorisches Reservevolumen
DEC	Diethylcarbamazin	ESBL	extended spectrum beta-lactamases
DF	Dengue-Fieber	ESWL	extrakorporale Stoßwellenlithotripsie
DGUV	Verband Deutsche Gesetzliche Unfallversicherung	ETEC	enterotoxische Escherichia coli
DHEA	Dehydroepiandrosteron	EU	Erwerbsunfähigkeit
DHEAS	Dehydroepiandrosteronsulfat	EUG	Extrauteringravidität
DHF	dengue hemorrhagic fever; Dihydrofolsäure	eV	Elektronenvolt
DHS	dynamische Hüftschraube	EVAR	endovascular aneurysm repair
DIC	disseminated intravascular coagulation	evtl.	eventuell
DIMDI	Deutsches Institut für medizinische Dokumentation und Information	EZR	Extrazellulärraum
DIP	desquamative interstitielle Pneumonie; distale Interphalangealgelenke	FAB	French-American-British (Klassifikation Leukämien)

FACS	fluoreszenzaktivierte Zellsortierung		hCG/HCG	humanes Choriongonadotropin
FAS	fetales Alkoholsyndrom		HCM	hypertrophe Kardiomyopathie
FEP	freies Erythrozytenporphyrin		HCV	Hepatitis-C-Virus
FEV1	Einsekundenkapazität		HDL	high density lipoprotein
FFP	fresh frozen plasma, Frischplasma		HDV	Hepatitis-D-Virus
FG	Frühgeborenes		HE	Hämatoxylin-Eosin (Färbeverfahren); Hounsfield-Einheiten
FGF	Fibroblasten-Wachstumsfaktor		HELLP	hemolysis elevated liverenzymes and low platelets
FiO2	inspiratorische Sauerstofffraktion		HES	Hydroxyethylstärke
FISH	Fluoreszenz-in-situ-Hybridisierung		HEV	Hepatitis-E-Virus
FKDS	farbcodierte Duplexsonografie		hGH	Wachstumshormon (= SGH)
FRC	funktionelle Residualkapazität		HHL	Hypophysenhinterlappen
FSGS	fokale segmentale Glomerulosklerose		HHV	humanes Herpesvirus
FSH	follikelstimulierendes Hormon		HIE	hypoxisch-ischämische Enzephalopathie
FSME	Frühsommer-Meningoenzephalitis		HIFU	high-intensitiy focused ultrasound
FTA-Abs-Test	Fluoreszenz-Treponemen-Antikörper-Absorptionstest		HIT	Heparin-induzierte Thrombozytopenie
FUO	fever unknown origin		HIV	humanes Immundefizienz-Virus
FVC	forcierte Vitalkapazität		Hkt	Hämatokrit
g	Gramm		HLA	Histokompabilitätsantigene
G6PD/G6PDH	Glukose-6-Phosphat-Dehydrogenase		HLHS	hypoplastisches Linksherz-Syndrom
GA	Gestationsalter		HLTX	Herz-Lungen-Transplantation
GA I	Glutarazidurie Typ I		HMG	humanes menopausales Gonadotropin
GAA	Gewerbeaufsichtsamt		HMPV	humanes Metapneumovirus
GABA	γ-Aminobuttersäure		HMSN	hereditäre motorische und sensible Neuropathie
GALT	Galaktose-1-Phosphat-Uridyltransferase		HNA	human neutrophil antigenes
gamma-GT	gamma-Glutamyltransferase		HOCM	hypertrophisch obstruktive Kardiomyopathie
GAS	Streptokokken der Gruppe A		HPA	Hyperphenylalaninämie; human platelet antigens
G-BA	Gemeinsamer Bundesausschuss		HPLC	Hochdruckflüssigkeitschromatographie
GBM	glomeruläre Basalmembran		HPRT	Hypoxanthin-Guanin-Phosphoribosyltransferase
GCDH	Glutaryl-CoA-Dehydrogenase		HPT	autonomer Hyperparathyreoidismus
GCS	Glasgow Coma Scale		HPV	humane Papillomviren
G-CSF	Granulozyten-Kolonie-stimulierender Faktor		HRCT	high resolution CT
GD	Glutamat-Dehydrogenase		HRT	hormone replacement therapy
GdB	Behinderungsgrad		HSC	hämatopoetische Stammzelle
GefStoffV	Gefahrstoffverordnung		HSV	Herpes-simplex-Virus
GERD	gastroösophageale Refluxkrankheit		HSZT	hämatologische Stammzelltransplantation
GFR	glomeruläre Filtrationsrate		5-HT	5-Hydroxytryptamin, Serotonin
GG	Geburtsgewicht		HT	Herzton
ggf.	gegebenenfalls		HTX	Herztransplantation
GHRH	Growth-Hormone-Releasing-Hormon		HUS	hämolytisch-urämisches Syndrom
GI	gastrointestinal		HVL	Hypophysenvorderlappen
GIP	gastric inhibitory peptide		HWI	Harnwegsinfektion
GIT	Gastrointestinaltrakt		HWS	Halswirbelsäule
GK	Granulozytenkonzentrat		HWZ/HWT	Halbwertzeit
GKV	gesetzliche Krankenversicherung		HZV	Herzzeitvolumen
Gl.	Glandula		i. d. R.	in der Regel
GLDH	Glutamat-Dehydrogenase		i. L.	im Liquor
GLP	Glucagon-like Peptide		i. m.	intramuskulär
GM-CSF	Granulozyten-Makrophagen-stimulierender Faktor		i. S.	im Serum
GMP	Guanosinmonophosphat		i. U.	im Urin
GN	Glomerulonephritis		i. v.	intravenös
GnRH	Gonadotropin-Releasing-Hormon		IABP	intraaortale Ballonpumpe
GOÄ	Gebührenordnung für Ärzte		ICCE	intrakapsuläre Kataraktextraktion
GOT	Glutamat-Oxalacetat-Transaminase (= ASAT)		ICD	International Statistical Classification of Diseases and Related Health Problems; implantierbarer Kardioverter/Defibrillator
GP	Glomerulopathie			
GPSG	Geräte- und Produktsicherheitsgesetz		ICDH	Isovaleryl-CoA-Dehydrogenase
GPT	Glutamat-Pyruvat-Transaminase (= ALAT)		ICP	intracranieller Druck
GREF	glykopeptidresistenter Enterococcus faecium		ICPM	International Classification of Procedures in Medicine
griech.	griechisch		ICR	Interkostalraum
GS-ANA	granulozytenspezifische antinukleäre Antikörper		IFE	Immunfixationselektrophorese
GSH	Glukokortikoid-supprimierbarer Hyperaldosteronismus		IFN	Interferon
GT	Glutamyltransferase		IfSG	Infektionsschutzgesetz
GTN	Glyceroltrinitrat		Ig	Immunglobulin
GvHD	Graft-versus-Host-Disease		IGeL	Individuelle Gesundheitsleistungen
Gy	Gray		IGF	insulinlike growth factor
HAART	highly active antiretroviral therapy		IIP	idiopathische interstitielle Pneumonien
HAES	Hydroxyethylstärke		IKER	Inkrementelles Kosten-Effektivitäts-Verhältnis
HAMA	Humane-anti-Maus-Antikörper		IKK	Innungskrankenkassen
HAP	hospital-acquired pneumonia		IL	Interleukin
HAV	Hepatitis-A-Virus		ILD	interstitial lung disease
Hb	Hämoglobin		IMPP	Institut für medizinische und pharmazeutische Prüfungsfragen
HBDH	Hydroxybutyrat-Dehydrogenase		IMR	infant mortality rate
HbF	fetales Hämoglobin		inf.	inferior
HBM	Human-Biomonitoring		inkl.	inklusiv
HBV	Hepatitis-B-Virus		INR	international normalized ratio

INSS	International Neuroblastoma Staging System
IOD	intraokulärer Druck (Augendruck)
IOL	intraokulare Linse
IP3	Inositoltriphosphat
IPF	idiopathische Lungenfibrose
IPP	Induratio penis plastica
IPPB	intermittent positive pressure breathing
IPPV	intermittent positive pressure ventilation
IPSS	International Prostate Symptom Score
IPT	interpersonelle Psychotherapie
IQ	Intelligenzquotient
IQWiG	Institut für Qualität und Wirtschaftlichkeit im Gesundheitswesen
IRV	inspiratorisches Reservevolumen; inversed ratio ventilation
ISCN	International Standard of Cytogenetic Nomenclature
ISDN	Isosorbiddinitrat
ISMN	Isosorbid-5-mono-nitrat
ISS	Injury Severity Score
ISTA	Aortenisthmusstenose
ITP	idiopathische thrombozytopenische Purpura
IUGR	intrauterine Wachstumsretardierung
IUP	Intrauterin-Pessar
IUPAC	International Union for Pure and Applied Chemistry
IVA	Isovalerianazidurie
IVIG	intravenös Immunglobuline
IZR	Intrazellulärraum
JArbSchG	Jugendarbeitsschutzgesetz
JIA	juvenile idiopathische Arthritis
5-JÜR	5-Jahres-Überlebensrate
KBR	Komplementbindungsreaktion
KBV	Kassenärztliche Bundesvereinigung
KEV	konstitutionelle Entwicklungsverzögerung
kg	Kilogramm
KG	Körpergewicht
KHK	koronare Herzkrankheit
KISS	Krankenhaus-Infektions-Surveillance-System
KM	Kontrastmittel; Knochenmark
KMF	künstliche Mineralfasern
KPE	komplexe physikalische Entstauungstherapie
KSS	Kearns-Sayre-Syndrom
KTW	Krankentransportwagen
KV	Kassenärztliche Vereinigung
l	Liter
LAD	Leukozytenadhäsionsdefekt
LAE	Lungenarterienembolie
LAI	Länderausschuss für Immissionsschutz
LÄK	Landesärztekammer
LAP	Leucin-Aminopeptidase
LASEK	Laser-epitheliale Keratomileusis
LASIK	Laserassistierte In-situ-Keratomileusis
LBW	low birth weight infant
LCA	linke Koronararterie
LD	Letaldosis
LDH	Laktatdehydrogenase
LDL	low density lipoprotein
LE	Lupus erythematodes; Lungenembolie
LED	Lupus erythematodes disseminatus
LEMS	Lambert-Eaton-myasthenes Syndrom
LET	linearer Energietransfer
LH	luteinisierendes Hormon
LHCAD	Long-Chain-Acyl-CoA-Dehydrogenase
LHON	hereditäre Leber'sche Optikusatrophie
LIA	Lumineszenzimmunoassay
Lig.	Ligamentum
LINE	long interspersed nuclear elements
LIP	lymphoide interstitielle Pneumonie
LK	Lymphknoten
LKGS	Lippen-Kiefer-Gaumen-Spalte
LM	Lebensmonat
LNA	leitender Notarzt
LOD	logarithm of the odds
LORA	late-onset rheumatoide Arthritis
LOS	Low-Output-Syndrom
LP	Lumbalpunktion
Lp(a)	Lipoprotein a
LPS	Lipopolysaccharid
LR	Likelihood Ratio
LSD	Lysergsäurediethylamid
LSR	Lese- und Rechtschreibschwäche
LTR	Long-terminal-repeat
LTT	Lymphozytentransformationstest
LTX	Lebertransplantation
LWK	Lendenwirbelkörper
LWS	Lendenwirbelsäule
LZH	Langerhans-Zell-Histiozytose
M.	Musculus
MAC	minimale alveoläre Konzentration
MAI	Mycobacterium avium intracellulare
MAK	maximale Arbeitsplatzkonzentration
MAO	Monoaminooxidase
MAP	arterieller Mitteldruck
MAPCAS	major aortopulmonary collateral arteries
MAS	Mekoniumaspirationssyndrom
MC	Morbus Crohn
MCAD	Medium-Chain-Acyl-CoA-Dehydrogenase
MCH	mittlerer korpuskulärer Hämoglobingehalt
MCHC	mittlere korpuskuläre Hämoglobinkonzentration
MCKD	medullary cyctic kidney disease
MCS	multiple Chemikalien-Überempfindlichkeit
MCTD	mixed connective tissue disease
MCU	Miktionszystourethrografie
MCV	mittleres korpuskuläres Volumen
MdE	Erwerbsminderung
MdK	Medizinischer Dienst der Krankenkassen
MDMA	3,4-Methylendioxy-N-methylamphetamin (Ecstasy)
MDP	Magen-Darm-Passage
MDR	multidrugresistance
MDT	Magen-Darm-Trakt
MEF	maximal expiratory flow
MELAS	mitochondriale Enzephalopathie mit Laktatazidose und schlaganfalllähnlichen Ereignissen
MEN	multiple endokrine Neoplasie
MEP	motorisch evozierte Potentiale
MER	Muskeleigenreflex(e)
MERRF	Myoklonusepilepsie mit „red ragged fibers"
MFH	malignes fibröses Histiozytom
MHC	Major-Histokompabilitäts-Komplex
MIBE	Masern-Einschlusskörperchen-Enzephalitis
MIBG	Metaiodobenzylguanidin
MIC	minimalinvasive Chirurgie
MIDCAB	minimally invasive direct coronary artery bypass
MIH	Melanotropin-Inhibiting-Hormon
min	Minute
mind.	mindestens
Mio.	Million
ml	Milliliter
MLCK	Myosin-Leichtketten-Kinase
MLF	Fasciculus longitudinalis medialis
MMF	Mycophenolatmofetil
MMS	Methylmethansulfonat
MMV	mandatory minute ventilation
MÖT	Mitralöffnungston
MOTT	mycobacertia other than tubercle bacilli
MPA	mikroskopische Polyangiitis
mPAN	mikroskopische Panarteriitis nodosa
MPS	Mukopolysacharidose
MPV	mittleres Thrombozytenvolumen
MRA	MR-Angiografie
MRCP	MR-Cholangio-Pankreatografie
MRGN	multiresistente gramnegative Bakterien
MRH	Melanotropin-Releasing-Hormon
MRKH	Mayer-Rokitansky-Küster-Hauser-Syndrom
MRSA	Methicillin-resistenter Staphylococcus aureus
MRT	Magnetresonanztomografie
MS	Multiple Sklerose
MSUD	Maple Syrup Urine Disease (Ahornsirupkrankheit)
MTT	medizinische Trainingstherapie
MTX	Methotrexat
MuBO(-Ä)	Musterberufsordnung (für Ärzte)

MuSchG	Mutterschutzgesetz		paO2	arterieller Sauerstoffpartialdruck
mV	Millivolt		PAOD	peripheral artery occlusive disease (= pAVK)
MVZ	medizinische Versorgungszentren		PAP	Papanicolaou (Färbeverfahren); pulmonal-arterieller Druck
N.	Nervus		PAS	Perjodsäure-Schiff (Färbeverfahren); Paraaminosalicylsäure
NAD	Nicotinamid-Adenin-Dinukleotid		PAT	perkutane Aspirationsthrombektomie
NAFLD	nichtalkoholische Fettlebererkrankung		pAVK	periphere arterielle Verschlusskrankheit
NAGS	N-Acetylglutamatsynthetase		PBC	primär biliäre Zirrhose
NAST	Nierenarterienstenose		PBP	Pencillin-bindendes Protein
NAT2	N-Acetyltransferase 2		PC	Prostatakarzinom
NAW	Notarztwagen		PCA	portokavale Anastomose; patient-controlled analgesia
NEC	nekrotisierende Enterokolitis		PCB	polychlorierte Biphenyle
NEF	Notarzteinsatzfahrzeug		PCEA	patient-controlled epidural analgesia
NERD	non-erosive esophageal reflux disease		PCI	perkutane transluminale koronare Angioplastik
NET	Normaleffektivtemperatur		PCL	hinteres Kreuzband
NF	Neurofibromatose		PCO	polyzystisches Ovar
ng	nanogramm		PCOG	primäres chronisches Offenwinkelglaukom
NG	Neugeborenes		PCP	Pentachlorphenol; Phenylcyclohexylpiperidin (Phencyclidin)
NGNCU	nichtgonorrhoische Nicht-Chlamydien-Urethritis		PCR	Polymerase-Kettenreaktion
NGU	nichtgonorrhoische Urethritis		PCRA	patient-controlled regional analgesia
NIH	National Institute of Health		PCT	Procalcitonin
NIHSS	NIH Stroke Scale		PCV	druckgesteuerte Beatmung
NKF	National Kidney Foundation		PD	Phlebodynamometrie
NK-Zellen	natürliche Killer-Zellen		PDA	Periduralanästhesie; persistierender Ductus arteriosus
NLG	Nervenleitgeschwindigkeit		PDE	Phosphodiesterase
Nll.	Nodi lymphatici		PDW	Größenverteilungsbreite der Thrombozyten
NMDA	N-Methyl-D-Aspartat		PEEP	positiver endexspiratorischer Druck
NMH	niedermolekulares Heparin		PEF	peak exspiratory flow
NNH	Nasennebenhöhlen; number needed to harm		PEG	perkutane endoskopische Gastrostomie; Polyethylenglykol
NNM	Nebennierenmark		PEJ	perkutane endoskopische Jejunostomie
NNR	Nebennierenrinde		PEP	postexpositionelle Prophylaxe
NNS	number needed to screen		PER	Perchlorethylen
NNT	number needed to treat		PET	Positronenemissionstomografie
NOMI	non-okklusive Mesenterialischämie		PETN	Pentaerithrityltetranitrat
NOTES	natural orifice transluminal endoscopic surgery		PFC	persistierende fetale Zirkulation
NPH	Normaldruckhydrozephalus; Nephronophtise		PHA	primärer Hyperaldosteronismus
NPW	negativer prädiktiver Wert		PHPV	persistierender hyperplastischer primärer Glaskörper
NRS	numerische Ratingskala		PI	Protease-Inhibitoren
NRTI	nukleosidische Reverse-Transkriptase-Inhibitoren		PiCCO	pulscontour continuous cardiac output
NSAR	nichtsteroidale Antirheumatika		PID	Präimplantationsdiagnostik; primäre Immundefekte; pelvic inflammatory disease
NSE	neuronenspezifische Enolase			
NSIP	nichtspezifische interstitielle Pneumonie		PIF	Prolaktin-Release-Inhibiting-Faktor (Dopamin)
NTM	nichttuberkulöse Mykobakteriosen		PIP	proximale Interphalangealgelenke
NTX	Nierentransplantation		PK	Pyruvatkinase
NW	Nebenwirkungen		PKC	Proteinkinase C
NYHA	New York Heart Association		PKU	Phenylketonurie
NZN	Nävuszellnävus		PKV	private Krankenversicherung
o.ä.	oder ähnliches		PLC	Phospholipase C
o.g.	oben genannt		PM	Polymyositis
OAE	otoakustische Emissionen		PMK	Produktionsmöglichkeitenkurve
OCA	okulokutaner Albinismus		PML	progressive multifokale Leukenzephalopathie
ODA	outdoor air		PMR	Polymyalgia rheumatica; progressive Muskelrelaxation
ÖGD	Ösophagogastroduodenoskopie; Öffentlicher Gesundheitsdienst		PMT	perkutane mechanische Thrombektomie
oGTT	oraler Glukosetoleranztest		PNET	peripherer neuroektodermaler Tumor
OKB	oligoklonale Banden		PNF	propriozeptive neuromuskuläre Fazilitation
OMP	outer membrane proteins		PNMT	Phenylethanolamin-N-Methyltransferase
OP	Operation		PNP	Polyneuropathie
OPCAB	off pump coronary artery bypass		POCT	patientennahe Sofortdiagnostik (point-of-care testing)
OPS	Operationenschlüssel		PONV	postoperative nausea and vomiting
OPSI	overwhelming post splenectomy infection		POTS	posturales orthostatisches Tachykardie-Syndrom
OR	Odds Ratio		pp	post partum
OSAS	obstruktives Schlafapnoe-Syndrom		PPHN	persistierende pulmonale Hypertension des Neugeborenen
OTA	Operationstechnische Assistentin		PPI	Protonenpumpeninhibitoren
OTC	Ornithin-Transcarbamylase		PPRF	paramediane pontine retikuläre Formation
p. o.	per os		PPSB	Prothrombinkomplex
p. c.	post conceptionem		PPW	positiver prädiktiver Wert
p. m.	post menstruationem; punctum maximum		PR3	Proteinase 3
PABS	Para-Aminobenzoesäure		PRA	Pyrazinamid
paCO2	arterieller Kohlendioxidpartialdruck		PRCA	pure red cell aplasia
PAE	Pulmonalarterienembolie		PRL	Prolaktin
PAGE	Polyacrylamid-Gelelektrophorese		PROMM	proximale myotone Myopathie
PAH	Phenylalaninhydroxylase		PSA	prostataspezifisches Antigen
PAI	Plasminogenaktivator-Inhibitor		PSARP	posteriore sagittale Anorektoplastik
PAIN	perianale intraepitheliale Neoplasie		PSC	primär sklerosierende Cholangitis
pANCA	perinuclear antineutrophil cytoplasmatic antibodies		PSE	portosystemische Enzephalopathie

PSS	progressiv systemische Sklerose		SGB	Sozialgesetzbuch
PST	palliative Sedierungstherapie		SHT	Schädel-Hirn-Trauma
PSV	pressure support ventilation		SI	Schockindex
PsychKG	Psychisch-Kranken-Gesetz		SIADH	Syndrom der inadequaten ADH Sekretion
PTA	perkutane transluminale Angioplastie		SIDS	sudden infant death syndrome
PTC	perkutane transhepatische Cholangiografie		SINE	short interspersed nuclear elements
PTCA	perkutane transluminale Koronarangioplastie		SIRS	systemic inflammatory response syndrome
PTH	Parathormon		SJS	Stevens-Johnson-Syndrom
PTS	postthrombotisches Syndrom; permanent threshold shift		SL	Schädellage
PTT	partielle Thromboplastinzeit		SLCS	small left colon syndrome
PUVA	UVA-Phototherapie		SLE	systemischer Lupus erythematodes
PV	Patientenverfügung		SMA	spinale Muskelatrophie
PVHI	parenchymaler ischämischer Infarkt		SMS	Surfactantmangel-Syndrom
PVK	peripherer Venenverweilkatheter		SNP	single nucleotide polymorphism
PVP	Polyvinylpyrrolidon		SNRI	selektive Noradrenalin-Wiederaufnahme-Inhibitoren
QALY	qualitätsadjustierte Lebensjahre		sog.	sogenannt
QAV	quaternäre Ammoniumverbindungen		SPA	Spondarthritiden
QBC	Quantitative Buffy Coat		SPD	selektive periphere Denervierung
RA	rheumatoide Arthritis		SPECT	Einzelphotonen-Emissions-Computertomografie
RAAS	Renin-Angiotensin-Aldosteron System		SpO2	partielle Sauerstoffsättigung
RAST	Radio-Allergen-Sorbens-Test		SPS	Stiff-person-Syndrom
RBW	relative biologische Wirksamkeit		SPV	selektive proximale Vagotomie
RCA	rechte Koronararterie		SRY	Sex-determining region of Y
RDS	Respiratory-Distress-Syndrom		SSL	Scheitel-Steiß-Länge; Steinschnittlage
RDW	Größenverteilungsbreite der Erythrozyten		SSNRI	selektiver Serotonin- und Noradrenalinwiederaufnahme-Inhibitor
REA	reaktive Arthritis		SSPE	subakut sklerosierende Panenzephalitis
RES	retikuloendotheliales System		SSRI	selektive Serotonin-Wiederaufnahme-Inhibitoren
resp.	respektive		SSSS	staphylococcal scaled skin syndrome
RF	Rheumafaktor		SSW	Schwangerschaftswoche
RFLP	Restriktionsfragment-Längenpolymorphismus		STD	sexually transmitted diseases
RG	Rasselgeräusche		STEC	Shiga-like-Toxin produzierende E. coli
Rh	Rhesus		StGB	Strafgesetzbuch
RIA	Radioimmunoassay		STH	somatotropes Hormon (= hGH)
RKI	Robert-Koch-Institut		STIKO	ständige Impfkommission des Robert-Koch-Instituts
RMP	Rifampicin		StPO	Strafprozessordnung
RMS	Rhabdomyosarkome		StrlSchV	Strahlenschutzverordnung
RNA/RNS	Ribonukleinsäure		STV	selektive totale Vagotomie
RöV	Röntgenverordnung		StVG	Straßenverkehrsgesetz
RPGN	rapid progressive Glomerulonephritis		SUID	sudden unexpected infant death
RPR	Radiusperiostreflex		Sv	Sievert
RR	Riva-Rocci (Blutdruckmessung)		SVT	Sinusvenenthrombose
RRR	Relative Risikoreduktion		Syn.	Synonym
RSV	respiratory syncytial virus		T3	Triiodthyronin
RT	Reverse Transkriptase		T4	Thyroxin
RTA	renal-tubuläre Azidose		TAA	thorakales Aortenaneurysma
RTH	Rettungshubschrauber		Tab.	Tabelle
r-TMS	repetitive transkranielle Magnetstimulation		TAC	Truncus arteriosus communis
RTS	Revised Trauma Score		TAPP	transabdominale präperitoneale Technik
RTW	Rettungstransportwagen		TAPVC	totale Lungenvenenfehlmündung
RV	Residualvolumen; Rentenversicherung		Tbc	Tuberkulose
RVO	Reichsversicherungsordnung		TBG	thyroxinbindendes Globulin
RVVT	Russels viper venom Test		TCMS	transcranielle Magnetstimulation
s	Sekunde		TCPC	totale cavopulmonale Anastomose
s.	siehe		TDM	therapeutisches Drug Monitoring
S.	Seite		TEA	Thrombendarteriektomie
s. c.	subcutan		TEE	transösophageale Echokardiographie
s. o.	siehe oben		TEN	toxische epidermale Nekrolyse
s. u.	siehe unten		TEOAE (= OAE)	transitorisch evozierte otoakustische Emissionen
SA	sinuatrial		TEP	total extraperitoneale Technik
SAB	Subarachnoidalblutung		TERPT	transanal endorectal pull-through
SaO2	arterielle Sauerstoffsättigung		TF	Transkriptionsfaktor
SAP	standardisierte automatisierte Perimetrie		TFG	Transfusionsgesetz
SARS	schweres akutes respiratorisches Syndrom		TFR	Transferrinrezeptor
SBAS	schlafbezogene Atmungsstörungen		TGA	Transposition der großen Arterien
SBP	spontane bakterielle Peritonitis		TGF	transforming growth factor
SBS	Sick-Building-Syndrom		THC	Tetrahydrocannabinol
SCA	spinocerebelläre Ataxie		THF	Tetrahydrofolsäure
SCC	squamous cell carcinoma antigen		THP	Tamm-Horsfall Protein
SCID	severe combinded immunodeficiency		THS	tiefe Hirnstimulation
SCLC	kleinzelliges Bronchialkarzinom (small cell lung cancer)		TIA	transitorische ischämische Attacke
SD	Standarddosis		TIPS	transjugulärer intrahepatischer portosystemischer Stent-Shunt
SEP	somatosensibel evozierte Potentiale		TIVA	totale intravenöse Anästhesie
SERM	selective estrogene receptor modulators		TK	Thrombozytenkonzentrat
SGA	small for gestational age		TLC	totale Lungenkapazität

TNF	Tumornekrosefaktor
TÖT	Trikuspidalöffnungston
TPA	tissue-polypeptide antigen
t-PA	Tissue-Plasminogen-Aktivator
TPG	Transplantationsgesetz
TPHA	Treponema-pallidum-Hämagglutinationstest
TPO	Thyreoperoxidase
TPPA	Treponema-pallidum-Partikelagglutinationstest
TPZ	Thromboplastinzeit
TRALI	transfusionsassoziierte Lungeninsuffizienz
TRBA	Technische Regeln für biologische Arbeitsstoffe
TRH	Thyreotropin-Releasing-Hormon (Thyreoliberin)
TRISS	Trauma and Injury Severity Score
TRK	technische Richtkonzentration
TRUS	transrektaler Ultraschall
TSE	transmissible spongioforme Enzephalopathien
TSH	Thyroidea-stimulierendes Hormon
TSST	toxic shock syndrome toxin
TTE	transthorakale Echokardiographie
TTF-1	Thyroid Transcription Factor-1
TTP	thrombotisch-thrombozytopenische Purpura
TTS	temporary threshold shift
TUR	transurethrale Resektion
TUV	transurethrale Vaporisation
TV	trunkuläre Vagotomie
TVT	tiefe Venenthrombose
TZA	trizyklische Antidepressiva
u. a.	unter anderem / und andere
u. U.	unter Umständen
UAW	unerwünschte Wirkung
UCTD	undetermined connective tissue disease
UDCA	Ursodeoxycholsäure
UDP	Uridindiphosphat
UFH	unfraktioniertes Heparin
ugs.	umgangssprachlich
UPDRS	Unified Parkinson's Disease Ranking Scale
USA	United States of America
UTS	Ullrich-Turner-Syndrom
V.	Vena
v. a.	vor allem
V. a.	Verdacht auf
VAIN	vaginale intraepitheliale Neoplasie
VAS	visuelle Analogskala
VATS	Video-assistierte Thorakoskopie
VC	Vitalkapazität
VCV	volumengesteuerte Beatmung
VdEK	Verband der Ersatzkassen
VEGF	vascular endothelial growth factor
VEP	visuell evozierte Potenziale
VF	ventrikuläres Flimmern
VIN	vulväre intraepitheliale Neoplasie
VL	viszerale Leishmaniose
VLBW	very low birth weight infant
VLCAD	very long chain acyl-CoA dehydrogenase
VLCFA	very long chain fatty acids
VLDL	very low density lipoprotein
VNTR	variable number tandem repeats
VOC	volatile organic compounds (flüchtige organische Verbindungen)
VOR	vestibulookulärer Reflex
VRE	vancomycinresistente Enterokokken
VRS	verbale Ratingskala
VRSA	vancomycinresistenter Streptococcus aureus
VSD	Ventrikelseptumdefekt
VT	ventrikuläre Tachykardie
VTEC	verotoxinproduzierende E. coli
VUR	vesikoureteraler Reflux
VVP	Venenverschlussplethysmografie
vWF	von-Willebrand-Faktor
vWS	von-Willebrand-Jürgens-Syndrom
VZV	Varizella-zoster-Virus
WAS	Wiskott-Aldrich-Syndrom
WASP	Wiskott-Aldrich-Syndrom-Protein
WHO	World Health Organisation
WPW	Wolff-Parkinson-White
YF	yellow fever
z. B.	zum Beispiel
Z. n.	Zustand nach
z. T.	zum Teil
ZNS	zentrales Nervensystem
ZPO	Zivilprozessordnung
ZVD	zentraler Venendruck
ZVK	zentraler Venenkatheter
γ-GT	γ-Glutamyl-Transferase

Sachverzeichnis

Fette Seitenzahlen verweisen auf Hauptfundstellen, *kursive Seitenzahlen* auf Abbildungen.

A

A(C)LS (Advanced [Cardiac] Life Support) B31, *B31*
A-E-I-O-U-Regel C256
A-Mode C511
A-Streptokokken C610
A.-carotis-Sinus-cavernosus-Fisteln B958
AAPC (attenuierte adenomatöse Polyposis) A642
AAT (Aachener-Aphasie-Test) C139
AB0-Identitätstest A461
AB0-Kompatibilität **A453**, A458
AB0-System, Laboranalytik C555
Abacavir C476
Abatacept C489
ABC-Klassifikation A238
ABCD-Schema B27
ABCDE-Regel B733
Abciximab C396
Abdecktest B830, *B830*
Abdomen
– akutes A226, B116, **B116**, C94
– – Differenzialdiagnosen C95
– – Mesenterialarterienverschluss A263
– – Notfallmedizin B50
– bretthartes B160
– klinische Untersuchung C198
– Leitsymptome C94
– Resistenz C100
– Totenstille B139
– unklares B116
Abdomenübersichtsaufnahme A223
– Strahlendosis C506
Abdominalgravidität B406
Abdominoplastik B228
Abduktion
– Hüftgelenk B291
– Plattfuß B317
– Schultergelenk B267
– Schultergelenkluxation B273
Abduzensparese B965
Abetalipoproteinämie A362, **B540**
Abführmittel C402
Abhängigkeit C207, **B1038**
– Alkohol B1040
– Cannabinoide B1043
– Entwicklung *B1039*
– Halluzinogene B1045
– Hypnotika B1044
– Kokain B1044
– Lösungsmittel B1047
– Opioide B1042
– Sedativa B1044
– Stimulanzien B1045
ABI (ankle-brachial index) A91
abl-Gen, Onkogen C332
Ablatio
– retinae B876, *B877*
– testis B660
Ablatio mammae B381
Abnutzungsdermatose, Berufskrankheiten C242
Abort B411
– Blutung B417
– Genitalblutung C122
– habitueller C121, B411
Abortivei B411
Abrissfraktur B236
Abruptio, placentae B426
Abscheidungsthrombus A119
– arterielle Thrombose A96
– Hämostase A155
Abscherfraktur B236

Abschnürung, amniotische B489
Abschürfung, Forensik C265
Absencen B960
Absolutskala C872
Absorption
– Arzneimittel C353
– Enzymdiagnostik C541
– Sonografie C511
Absorptionsfotometrie C528
– Bilirubin C567
Absorptionsspektroskopie C529
Abspreizbehandlung B293
Abspreizhemmung B292
Abstammungsdiagnostik B439
Abstandsquadrat-Gesetz C506
Abstillen B432
Abstinenzregel B1018
Abstinenzsyndrom, neonatales B486
Abstoßungsreaktion A455
Abstreifring C268
Abstrich
– gynäkologische Zytologie B336
– Zervix B338, *B338*
Abszess B113
– Augenlid B834
– Bartholinitis B351
– Brodie– B249
– eitrige Entzündung C325
– Gehirn B915, *B915*, **B943**
– Glaskörper B871
– intraabdomineller B160
– Leber B163, *B164*
– Lunge B192, **A199**
– Mundboden B759
– Niere B646
– Oropharynx B772
– Osteomyelitis B248
– paranephritischer B646
– perianaler **B113**, B152, *B152*
– Prostata B647
– Pyoderma fistulans significa B155
– retropharyngealer B772
– spinaler B976
– Spondylitis B263
– subperiostaler B811
– subphrenischer, akutes Abdomen C96
– Zunge B759
Abt-Letter-Siwe-Krankheit B736
Abwehr, *siehe* Immunabwehr
Abwehrmechanismen B1017
Abwehrspannung, Peritonitis B160
Abwehrverletzung C268
AC-Gelenk
– Arthrose B268
– Luxation B274
– Zielaufnahme B268
Acamprosat B1042
Acanthamoeba C647
Acanthosis nigricans maligna B738
Acarbose C441
acceptable daily intake C817
ACE-Hemmer C370
– Schwangerschaft B486
Acetazolamid C385
Aceton C843
Acetylcholin
– motorische Endplatte C366
– Neurotransmitter C362
Acetylcholinesterase
– Alkylphosphate C821
– Laboranalytik C566
Acetylcholinrezeptor C362
– Myasthenia gravis B998
– Pyrantel C472

Acetylsalicylsäure C430
– Schmerztherapie B94
– Schwangerschaft B486
– Thrombozytenaggregationshemmung C394
Achalasie A230
– chirurgische Therapie B124
Achillessehne
– entzündliche Veränderungen B320
– Ruptur B322
Achillessehnenreflex B903
– Nervenwurzelläsion B982
Achillodynie B320
Achlorhydrie A237
Achondroplasie B521, *B521*
Achromasie B880
Achsenhypermetropie B888
Achsenmyopie B888
Aciclovir C473
Acinetobacter C613
Acitretin C490
Acne
– neonatorum B473
– rosacea B751
– vulgaris B749, *B750*
Acrodermatitis
– chronica atrophicans A515, *A515*
– enteropathica B522
Acrokeratosis Bazex B738
Acrylamid C849
– Human-Biomonitoring C821
ACS (akutes Koronarsyndrom) B42, **A54**
ACTH (adrenokortikotropes Hormon)
– Hyperkortisolismus A337
– Hypophysenvorderlappeninsuffizienz A309
– Laboranalytik C571
– Paraneoplasie A589
ACTH-Mangel, Nebennierenrindeninsuffizienz A339
ACTH-Stimulationstest **A335**, A340, C574
Actinomyces, israelii C631, *C631*
Acylaminopenicilline C450, **C451**
Adalimumab C489
Adams-Stokes-Anfall C142
– AV-Block A37
– Differenzialdiagnose epileptischer Anfall B962
– Synkopen C61
Adams-Test B258
Adamsapfel B778
Adapalen C491
Adaptation
– Desinfektionsmittel C800
– physikalische Medizin C783
Adaptationstherapie C783
Adäquanztheorie C264
ADCA (autosomal-dominant erbliche zerebrale Ataxie) B977
Addison-Krise A339
Adduktion
– Hüftgelenk B291
– Schultergelenk B267
– Schultergelenkluxation B273
– Sichelfuß B319
Adduktorenreflex B903
Adefovir C475
ADEM (akute disseminierte Enzephalomyelitis) B949
Adenoide B769
Adenokarzinom C343

Adenom C342
– autonomes A325, *A326*
– GH-produzierendes A313
– hepatozelluläres A649
– pleomorphes A343
– – Speicheldrüse B766, *B766*
– – Tränendrüse B837
– Prostata B653
Adenom-Karzinom-Sequenz A644
Adenomyosis B383
Adenosin C375
Adenosis vaginae B360
Adenotomie B770, *B770*
Adenovirus C680
– Arbeitsmedizin C238
– Gastroenteritis A559
Adenylatzyklase C350
Aderhaut B824
– Naevus B862, *B863*
– Ruptur B864
Aderhautmelanom B863, *B863*
Aderlass A367
– Naturheilkunde C793
– Polycythaemia vera A613
ADH (antidiuretisches Hormon) A315, C572
ADHS (Aufmerksamkeitsdefizit- und Hyperaktivitäts-Syndrom) B1068
ADI-Wert C817
Adie-Pupille, Leitsymptom C162
Adie-Syndrom B967
Adipocire C259
Adiponektin A358
Adipositas C27, **A356**
– Magenoperationen B137
Adiposogigantismus, Hochwuchs C132
Adnexitis B354
Adoleszentenkyphose B260
Adonisglöckchen C792
ADP-Rezeptor-Antagonist C395
ADP-Rezeptordefekt A160
ADPKD (adulte polyzystische Nierenerkrankung) A408
Adrenalektomie A338
Adrenalin C357
– Antidot B67
– Kinder B32
– Laboranalytik C576
Adrenalinumkehr C360
Adrenarche B477
Adrenochrom-Pseudozyste B845
Adrenozeptor
– α_1-Adrenozeptor-Antagonist C359
– α-Adrenozeptor-Antagonist, nicht selektiver C360
– α_2-Adrenozeptor-Agonist, zentral wirksamer C361
– β_2-Adrenozeptor-Agonist, Bronchodilatatoren C378, *C379*
– β-Adrenozeptor-Antagonist C360
– – Antiarrhythmika C374
– – Sympathikus C355
Adson-Manöver B985
Adsorption, Viren C667
Advanced (Cardiac) Life Support B31, *B31*
Adynamie C28
Aedesmücke
– Dengue-Fieber A560
– Gelbfieber A560
AEP (akustisch evoziertes Potenzial) B803, **B918**
Affekt B1014
Affektivität, Autismus B1066

Affektivitätsstörung B1014
Affektstarre B1014
Affektstörung B1023
– anhaltende B1030
– bipolare B1030
– Kindesalter B1071
Affenpockenvirus C684
Afferent-Loop-Syndrom, Erbrechen C83
Affinität C351
Afibrinogenämie A164
Aflatoxin C333
Aflatoxin B C638
AFLD (alkoholische Fettlebererkrankung) A273
AFP (α_1-Fetoprotein)
– Tumormarker **C588**, A592
– Triple-Test B400
AFP-Test B400
Agammaglobulinämie, kongenitale A440
Aganglionose, Morbus Hirschsprung B509
Agardiffusionstest C447
AGE (advanced glycosylated endproducts) A349
– diabetische Nephropathie A398
Agenesie C304
– Niere B630
– Ösophagus B504
– Pankreas B170
Aggregometrie C554
Agnosie B913
Agonie **C256**, C301
Agonist C351
– GnRH-Rezeptor C442
– Opioid-Analgetika C425
Agoraphobie B1048
Agranulozytose A153
– Mianserin C414
AGS (adrenogenitales Syndrom) A343, **B545**
Agyrie B922
Ähnlichkeitsprinzip C792
Ahornsirupkrankheit B536
AIDP (akute inflammatorische demyelinisierende Polyradikulitis) B983
AIDS A548
– Neugeborene B560
– somatopsychische Folgen B1078
– Virostatika C476
AIH (Autoimmunhepatitis) A272
AIHA (autoimmunhämolytische Anämie) A150
AION (anteriore ischämische Optikusneuropathie) B884, *B884*
AIP (akute intermittierende Porphyrie) A365
AIP (akute interstitielle Pneumonie) A202
Aitken-Fraktur B237, *B237*
AJCC-Klassifikation **B661**, A666
Ajmalin C373
Ajmalin-Test A48
Akanthamöbenkeratitis B850
Akantholyse
– Pemphigus B744
– Pemphigus vulgaris B744
Akanthozyten A136
Akanthozytose
– Abetalipoproteinämie B540
– epidermolytische Ichthyose B741
– Psoriasis B690, *B693*
– seborrhoische Keratose B727
Akathisie **C410**, B907, B1015
AkdÄ (Arzneimittelkommission der deutschen Ärzteschaft) C731
Akinese B907
– akinetische Krise B933
Akkommodation B827

Akkommodationsbreite B826
Akkommodationskrampf B891
Akkommodationslähmung B891
Akkommodationsspasmus B891
Akkommodationsstörung B891
Akkordarbeit C231
Akne B749, *B750*
Akoasmen B1013
Akromegalie A313, *A314*
– anästhesiologisches Risiko B71
Akromioklavikulargelenk, siehe AC-Gelenk
Akrosomenreaktion B392
Akrozephalosyndaktylie B601
Akrozyanose A105
Aktinomykose A514
– kutane B713
Aktinomyzeten C631
Aktionspotenzial, Antiarrhythmika C372
Aktionstremor B936
Aktivität
– intrinsische C351
– körperliche C253
– Rehabilitation C774
Aktivitätstest
– Plasminogenaktivator-Inhibitor-1 C562
– Protein C C559
– Protein S C559
Akupunktur C793
Akustikusneurinom B929
Akute-Phase-Protein
– Entzündungssymptome C322
– Transferrin C540
– α_1-Antitrypsin-Mangel A369
Akute-Phase-Proteine, Tumorsuche A590
akutes Abdomen *B116*
Akzeleration, Kardiotokografie B401, *B403*
Akzelerationsphase, CML A609
Akzeptanz, Palliativmedizin C719
Ala-Aufnahme **B290**, B291
Alaninaminotransferase (ALAT) C566
Albendazol C472
Albinismus **B738**, B860
Albinoidismus B860
Albright-Osteodystrophie A333
Albtraum B1060
Albumin C538
– Liquoruntersuchung C592
Albuminurie C115
– diabetische Nephropathie A398
ALCAPA (anomalous left coronary artery from the pulmonary artery) B576
Alcuronium, balancierte Narkose B78
Aldehyde
– flüchtige organische Verbindungen C833
– Formaldehyd C846
– multiple Chemikalienüberempfindlichkeit C824
– Richtwerte C833
Aldosteron A334
– Laboranalytik C575
– Renin-Angiotensin-Aldosteron-System, Pharmakologie C370
Aldosteron-Renin-Quotient A341
Aldosteron-Suppressionstest A335
Aldosteronantagonist C385, **C387**
Alemtuzumab C487
Alendronat C445
Alfentanil C425, **C426**
– balancierte Narkose B78
Algesie B904
Algurie **C107**, A378
ALI (acute limb ischemia) A97

Alien-limb Phänomen B934
Aliskiren C370
Alkaloide, Obduktionsbefund C278
Alkalose A432
Alkane, Richtwerte C833
Alkaptonurie
– Harnverfärbung C113
– Konjunktiva B846
Alken-Stadien B654
Alkmaion von Kroton C896
Alkohol C250
– Abbau C284
– Abhängigkeit B1038
– Desinfektion B104
– flüchtige organische Verbindungen C833
– Lösungsmittel C842
– Nachweis C285
– Schwangerschaft B396
– Stoffwechsel C284
– Straßenverkehr C284
– Unfälle C253
– Wirkung C285
Alkoholabusus B1040
– chronischer C286
– Enzephalopathie B941
– Gesundheitsökonomie C252
– Gesundheitsverhalten C736
– Prävention C252
Alkoholembryopathie B485
Alkoholentwöhnung B1042
Alkoholentzug B1042
Alkoholhalluzinose B1041
Alkoholintoxikation B1041
Alkoholkonsum, Arbeitsplatz C251
Alkoholkrankheit C207
Alkoholschmerz A617
Alkopopsteuer C250
Alkylanzien C480
– Wirkprinzip C479
Alkylierung, DNA B441
Alkylphosphate C364
– Human-Biomonitoring C821
– Intoxikation B67
Alkylsulfonate C481
ALL (akute lymphatische Leukämie) A604, **A608**
Allantoin C433
Allele B437
Allelie, multiple B442
Allen-Test *B74*, A91
Allergen A438, **A446**
– Arbeitsmedizin C241
allergic march A446
Allergie A445, *A447*
– Hauterkrankung B700
Allergiediagnostik A448
– Lunge A177
Allgemeinanästhesie B77
Allgemeinarzt C202
Allgemeinmedizin C201
Alloantigen A457
Alloantikörper A457
Allodynie B909
Alloimmunisierung A461
Allokation C738
Allopurinol C432
Allylamine C465
ALM (akrolentiginöses Melanom) B733
Almotriptan C399
Alopezie **C44**, C189, *B747*
– androgenetische B748, *B748*
– vernarbende B748
Alpha-Wellen B917
Alphatrinker B1040
Alphavirus C673
Alport-Syndrom A395, **B526**
– X-chromosomal dominante Vererbung B455
Alprazolam C406

Alprostadil C396
ALS (amyotrophe Lateralsklerose) B979, *B979*
ALT-Lappen B224
ALTE (apparent life-threatening event) **B613** C263
Altenarbeit C219
Altenheim C219
Altenpflege C218
Alteplase C396
Alter, siehe Geriatrie
Alternativhypothese C876
Altersakzidiitis B143
Altersatrophie C305
Altersfleck B724
Altershyperthyreose A321
Altersphimose B639
Altersschwerhörigkeit B816
Alterssichtigkeit B891
Altersstruktur C734
Alterswarze B727
Altersweitsichtigkeit B891
Altinsulin C439
Aluminium, Arbeitsmedizin C240
Aluminiumhydroxid C401
Alveolar hydatide Disease A580
Alveoläratmen C193
Alveolarproteinose A206
Alveolarzellkarzinom A631
Alveolen, Anatomie A170
Alveolitis, exogen allergische C240
Alveolitis, exogen allergische **A202**
Alzheimer-Demenz B939, *B939*
Amalgam C854
AMAN (akute motorische axonale Neuropathie) B984
Amantadin **C417**, C474
Amatoxine C859
Amaurose, Gesichtsfeldausfall C157
Amaurosis fugax B952
– Arteriitis temporalis A494
– Sehstörung C164
Ambientmonitoring C819
Ambivalenz B1015
Amblyopie B892
Ambrisentan C384
Ambrisentan B238
Amelie B238
Amenorrhö A344, **B345**
– Leitsymptom C117
Ametropie B888
Amidtyp-Lokalanästhetika C368
Amikacin C454
Amilorid C387
Amine, aromatische C862
Aminoazidopathie B536
Aminoazidurie, renale A377
Aminoglykosid-Antibiotika C453
– Schwangerschaft B486
δ-Aminolävulinsäure A365
– Bestimmung C552
δ-Aminolävulinsäuresynthetase, Hämsynthesediagnostik C552
Aminopenicilline C450, **C451**
Aminosäuren
– Laboranalytik C537
– parenterale Ernährung B92
– Sequenzierung C537
Amiodaron C374
Amisulprid C411
Amitriptylin C412
AML (akute myeloische Leukämie) A605
Amlodipin C382
Ammenphänomen C621
Ammoniak, hepatische Enzephalopathie A286
Amnesie B912
– alkoholbedingte C285
– anterograde B1011
– dissoziative B1052

Sachverzeichnis

- organisches amnestisches Syndrom B1036
- psychopathologischer Befund B1011
- retrograde B1011
- transiente globale B912
- transitorische globale B1011
Amnion Fluid Index B400
Amnioninfektionssyndrom B417
Amniozentese B401
Amöben C645
- Wirkstoffe C468
Amöbenleberabszess A581
Amöbenruhr A569
Amöbiasis A569, *A569*
Amöbom A569
Amorolfin C465
Amotio retinae B876
Amoxicillin C450, **C451**
Amphetamine C359, **C423**
- Abhängigkeit B1038
- Intoxikation B67
- Screening C595
- Straßendrogen C858
Amphotericin B C465
Ampicillin C450, **C451**
Ampicillinexanthem B703, *B703*
AMPLE-Schema B328
Amputation B235
- Finger B288
- Wundversorgung B112
Amputationshöhe B235
Amsler-Netz B831
α-Amylase A297, C564
Amylo-(1,4→1,6)-Transglukosylase-Defekt B533
Amylo-1,6-Glukosidase-Defekt B533
Amyloid C314
β-Amyloid B939
amyloid senile brain C315
Amyloidhyalose B870
Amyloidmarker C592
Amyloidose C315, A369
ANA (antinukleäre Antikörper), Kollagenosen A477
Anakinra C489
Analabszess B152, *B152*
Analatresie B510
Analekzem, Defäkationsschmerzen C79
Analfissur B157
Analfistel B152, *B153*
Analgesie **B39**, B909
Analgetika
- Nicht-Opioid-Analgetika C428
- Opioide C425
- Schwangerschaft B416
Analgetika-Kopfschmerz, COX-Hemmer C429
Analgetikanephropathie A404
Analgosedierung B91
Analkanal, Anatomie B151, *B151*
Analkarzinom **B158**, A647
Analogskala, visuelle *B94*, C873
Analprolaps B157
Analreflex B903
Analvenenthrombose B156, *B156*
Analytik, klinisch-chemische C526
Anämie A139, A150
- Alter C698
- aplastische A150
- autoimmunhämolytische A150
- blutungsbedingte A143
- Eisenmangel A140
- hämolytische A145
- hyperchrome makrozytäre A139
- hypochrome
- - Blei C851
- - mikrozytäre **A139**, A149
- - Tumoranämie A152
- Kinder B563

- megaloblastäre A144
- mikrozytäre *A140*
- nicht mikrozytäre *A140*
- normochrome
- - normozytäre A139
- - Sichelzellanämie A150
- Paraneoplasie A589
- perniziöse A144
- refraktäre A615
- renale **A152**, A385, A389
- Schwangerschaft B394, **B407**
- sekundäre A152
- sideropenische A140
- tumorassoziierte A588
- Vitamin-B$_{12}$-Mangel A144
Anamnese C185
- allgemeinärztliche C203
- alte Patienten C210
- dermatologische B686
- geburtshilfliche B397
- gynäkologische B335
- Kinder B466
- Naturheilkunde C216
- präoperative B70
- psychiatrische B1010
- Schmerzdiagnostik B93
- spirituelle C722
- tiefenpsychologische B1010
- Umweltmedizin C818
- urologische B622
Anasarka C313
Anästhesie **B70**, C403, B909
- dissoziative C404
- Lokalanästhetika C368
- totale intravenöse B78
Anästhesieverfahren, Auswahl B72
Anästhetika C403
Anastomose
- biliodigestive B168
- Definition B100
- Dünndarm B141
- portokavale B165
Anastrozol C445
Anaximander C895
Anaximenes von Milet C895
ANCA (antineutrophile zytoplasmatische Antikörper), rapid progrediente Glomerulonephritis A401
Ancylostoma, duodenale A582, **C658**
Andersen-d'Alonzo-Typen B265
Anderson-Fabry-Syndrom B543
Anderson-Hynes-Plastik B633
Androblastom B372
Androgene A335, **C443**
Androgenexzess A343
Androgeninsensitivitätssyndrom B550
Androgenmangel C125
Androgenresistenz, komplette B550
Androgenrezeptor-Antagonist C443
Anenzephalie B921
Anergie A437
Aneurysma A94, A106
- Aorta A107
- - chirurgische Therapie B206
- dissecans A94, **A106**, *A106*
- Herzwand B205
- Hirnbasis A111
- Nierenarterien A111
- Popliteaarterie A111
- spurium *A106*, A111
- verum A94, *A106*
- Viszeralarterien A111
- - chirurgische Therapie B211
- zerebrales B957
Aneurysma nach Infarkt A58, **B205**
ANF (atrialer natriuretischer Faktor) C384
Anfall
- Differenzialdiagnosen C142
- epileptischer B959
- - komplex-fokaler B960

- - Notfallmedizin B55
- - Palliativmedizin C711
- - primär generalisierter B960
- - Neugeborene B495
- psychogener C142
Anfallserkrankung B959
Angebotsuntersuchung, arbeitsmedizinische C229
Angehörige, Schweigepflicht C291
Angel Dust B1045–B1046
Angelman-Syndrom, Imprinting B453
Angiitis, kutane leukozytoklastische A493
Angina
- abdominalis A263
- agranulocytica, Halsschmerzen C172
- ludovici B759
- pectoris A50
- Plaut-Vincenti B772
- tonsillaris B771, *B771*
- ulceromembranacea B772
- ulcerosa B772
Angiodysplasie
- AV-Fistel A111
- Hämatemesis C85
Angiofibrom B727
- juveniles B770
Angiografie A92
Angiokeratom, diffuses B543
Angiomatose, enzephalotrigeminale B604
Angiomyolipom A665
Angioneogenese, Tumorwachstum C345
Angioödem B700, *B701*
- Quincke-Ödem A444
Angiophakomatose B604
Angioplastie, perkutane transluminale C519
Angiosarkom A603
- Leber A651
- Tumorsystematik C345
Angiotensin II A334
Angiotensin-Converting-Enzyme A334, C370
Angiotensin-II-Rezeptor-Antagonist C371
Angst B1049
Angstbewältigung B1020
Angsterkrankung, Umweltangst C234
Angstkreis *B1048*
Angstneurose B1049
Angststörung B1047
- generalisierte B1049
- organische B1037
Angulusfalte B505
Anhedonie B1014
Anidulafungin C466
Anionenaustauscherharze C433, **C434**
Anionenlücke A431
Aniridie B859
- traumatische B864
Anisokonie B889
Anisokorie, Leitsymptom C160
Anisometropie B889
Anisozytose A136
Ankylose C105
Anlage, überwachungsbedürftige C222
Ann-Arbor-Klassifikation A616
Anode C498
Anodontie B477
Anomalie
- autosomal dominante B452
- Chromosomen B446
- Ebstein- B573
- Urachus B594

Anophelesmücke, Malaria A571
Anorchie C126, B639
Anorexia nervosa B1061, *B1062*
Anorexie-Kachexie-Syndrom C713
Anosmie C138, B963
Anosognosie B913
Anotie B806
ANP (atriales natriuretisches Peptid)
- Laboranalytik C547
- Niere A376
- Volumenhaushalt A417
Anpassungsreaktion C304
Anpassungsstörung B1050
Ansamycine, Rifampicin C462
Anschlussheilbehandlung C779
Anschlussrehabilitation C779
Antagonist
- Adrenozeptor C359
- Androgenrezeptor C443
- Definition C351
- Endothelinrezeptor C384
- funktioneller C352
- GnRH-Rezeptor C442
- kompetitiver C351
- Muskelrelaxanzien C366
- nicht kompetitiver C351
- Opioidrezeptor C428
- α$_1$-Adrenozeptor C359
- β-Adrenozeptor C360
Antazida C401
Anteflexio, uteri B331
Anteversio, uteri B331
Anthelminthika C471
Anthrachinone C402
Anthrakose *C309*
Anthrax A532
Anthrazykline C483
Anthropozoonose
- Brucella C620
- Leptospiren C632
Anti-Endomysium-Antikörper B588
Anti-FXa-Aktivität C392
Anti-Gliadin-Antikörper B588
Anti-HBc A270
Anti-HBe A270
Anti-HBs A270
Anti-Histon-Antikörper A480
Anti-Müller-Hormon, Geschlechtsdifferenzierung B445
Anti-Parkinson-Mittel C416
α$_2$-Antiplasmin, Laboranalytik C561
Anti-PM-Scl-Antikörper, Polymyositis A485
Anti-SRP-Antikörper, Polymyositis A485
Anti-Topoisomerase-Antikörper A483
Anti-TPO A324
α$_1$-Antitrypsin
- Clearance A247
- Eiweißverlustsyndrom A248
- Laboranalytik C540
- Mangel A276, **A368**
Anti-Zentromer-Antikörper A483
Antiandrogen C443
Antianginosa, Operationstag B70
Antiarrhythmika A33, **C372**
Antibiotika C447
- Haut B688
- interkalierende C483
- Nephrotoxizität A403
- pseudomembranöse Kolitis A257
- Schwangerschaft B416
- Sepsis A513
- zytostatisch wirkende C479, **C482**
Antibiotikaprophylaxe **C449**, A505
- chirurgische B102
- perioperative C449, **C807**
Antibiotikaresistenz C448
Antibiotikatherapie C449
Anticholinergika C379

Antidepressiva **C412**, B1026
– atypische B1027
– tetrazyklische **C414**, B1027
– trizyklische C412
Antidiabetika, orale A354, *C439*
– Operationstag B70
Antidiuretika C384, **C388**
Antidot B67
Antiemese A598
Antiemetika
– 5-HT₃-Rezeptor-Antagonisten C399
– Schwangerschaft B416
Antiepileptika C419, B962
– Schwangerschaft B486
Antigen A438
– carbohydrates A592
– erythrozytäres A457
– karzinoembryonales A592
– leukozytäres A457
– prostataspezifisches A592
– thrombozytäres A457
Antigen H C674
Antigen N C674
Antigen-Antikörper-Reaktion, immunologische Methoden C530
Antigen-Drift A554, **C668**
Antigen-Shift A554
Antigenität, Bakterien C605
Antigennachweis
– Helicobacter pylori C625
– HIV C677
– Legionella C621
– Pilze C639
Antigenshift **C668**
– Influenzavirus C674
Antigenvariabilität A554
Antigestagene C445
Antihistaminika C397
Antihypertensiva A82, *A83*
– Operationstag B70
– Schwangerschaft B416
Antikoagulanzien
– Cumarine C393
– Heparine C391
– neue orale C394
Antikoagulation A158
– Arterienverschluss A99
– Beinarmthrombose A124
– Herz-Lungen-Maschine B195
– Herzklappenersatz B200
– Herzklappenfehler A62
– Lungenembolie A211
– Phlebothrombose A120
– Schwangerschaft B416
– Thrombembolie A121
– Vorhofflimmern A41
Antikonvulsiva C419
Antikörper
– antimitochondriale A477
– antinukleäre A477
– Glomerulopathie A391
– heterophiler C532
– Kreuzprobe A460
– Laboranalytik C585
– monoklonale *C486*
– Morbus Basedow **A323**, A324
– passive Immunisierung A509
– präformierter A458
– Rhesussystem C555
– Schilddrüse C573
– schilddrüsenspezifische A318
– Thyreoiditis A328
– Transfusionsreaktion A461
Antikörpermangelsyndrom A439
– Elektrophorese C539
Antikörpersuchtest A460
– Geburtshilfe B399
Antikörpertherapie, Tumoren A595
Antimalariamittel C469
Antimetaboliten C480

Antimonpräparate C469
Antimykotika C463
Antionkogen C332
Antiphlogistika **C430**
– Schwangerschaft B416
Antiphospholipidsyndrom A167
– habitueller Abort B411
– sekundäres A479
Antiprotozoika C468
Antipsychotika C409
Antirefluxplastik B635
Antisemitismus C901
Antisepsis B103
Antistreptolysin-O C586
Antisympathotonika C361
Antithrombin C559
Antithrombin III, unfraktioniertes Heparin C391
Antithrombin-III-Mangel A167
Antituberkulotika **C461**, A542
Antitussiva C427
Antizipation B440
– paternale B441
Antonovsky C761
Antrieb B1015
Antriebsstörung C178, B1015
Anulozyten A136
Anurie **C107**, A378
– blutige B681
– Nierenversagen A383
– postoperative B109
Anus praeter, Morbus Hirschsprung B509
ANV (akutes Nierenversagen) A382
Anxiolyse
– Notfallmedizin B38
– Prämedikation B72
Anxiolytika, Benzodiazepine C406
AO-Klassifikation B236, *B237*
Aorta B193
– Atherosklerose *A94*
Aortenaneurysma
– abdominelles A107
– chirurgische Therapie B211
– thorakales A109
– – chirurgische Therapie B206, *B207*
Aortenbogenersatz B207, *B207*
Aortenbogensyndrom A496
Aortendissektion A59
– thorakale A109
– – chirurgische Therapie B206
Aortenelongation, Röntgen-Thorax A22
Aorteninsuffizienz, Herzgeräusch **C59**
Aortenisthmusstenose A61, B200, **B575**
Aortenklappe
– Auskultation C194
– Obstruktion linksventrikulärer Ausflusstrakt B199
– Prothese, Herzgeräusch C59
– Rekonstruktion B200
Aortenklappeninsuffizienz A64
– chirurgische Therapie B201
Aortenklappenstenose A59, A62, **B575**
– chirurgische Therapie B199, **B201**
Aortenruptur
– Herzverletzung B206
– traumatische B208
APC C334
– Onkogen C332
APC-Resistenz A167, C560
Apert-Syndrom B601
Apfelform (Adipositas) A356
Apgar-Score B471
Aphasie C139, B912
– amnestische C139
– Broca-Aphasie B912

– globale **C139**, B913
– Wernicke-Aphasie B913
Aphonie, psychogene B789
Aphthen B759
Aphthovirus C670
Apical Ballooning A69
Apixaban C394
Aplasie C304
– Bauchdecken B594
– Müller-Gang B595
– Niere B630
– Vagina B331
– Zwerchfell B501
Apley-Zeichen B305
Apnoe C69
Apnoe-Bradykardie-Syndrom B498
Apolipoprotein B C546
Apomorphin C417
Apomorphin-Test B932
Apoplex B951
– Notfallmedizin B55
Apoplexia papillae B884
Apoptose C309
Appendektomie B144, *B145*
Appendix B143
– testis B621
Appendizitis B143
Appetit, Gewichtsabnahme C26
Appetitlosigkeit C103
Applanationstonometrie C828
Apprehension-Test
– Patella B305
– Schultergelenk B267
Approbation C289
Apraxie C142, B913
Aprindin C373
Aprotinin, Fibrinolytika C397
APSAC (Anistreplase) C396
APUD-System, siehe NET
APUD-Zelle A223
Äquivalenzdosis C496
Äquivalenzprinzip C728
– Krankenkassenbeitrag C743
Äquivalenztheorie C264
Arabinogalaktan *C462*
Arachnida C663
– Dermatophagoides pteronyssinus C663
– Ixodes ricinus C663
– Sarcoptes scabiei C663
Arbeit C231
– körperlich belastende C234
Arbeitgeber, Medizinischer Dienst der Krankenkassen C224
Arbeitskleidung C230
Arbeitsmedizin C221
– Asbest C239
– EU-Richtlinien C227
– Infektionskrankheiten C238
– Quarzstaub C239
Arbeitsplatz C234
– Alkoholkonsum C251
– Anamnese C818
– Beleuchtungsstärke C235
– Ergonomie C234
– sozialmedizinische Bedeutung C246
– Übermüdung C231
Arbeitsplatzbelastung C231
Arbeitsplatzgrenzwert C816
Arbeitsplatzkonzentration, maximale C816
Arbeitsplatztoleranzwert, biologischer C816
Arbeitspsychologie C232
Arbeitsschutz C235
– persönlicher C230
– staatlicher C228
– technischer C230
Arbeitsschutzgesetz C222
Arbeitsschutzvorschrift C222

Arbeitssicherheitsgesetz C222
Arbeitssitz C234
Arbeitsstättenverordnung C227
Arbeitsunfähigkeit C244
– Engeltfortzahlungsgesetz C223
Arbeitsunfähigkeitsbescheinigung C244
Arbeitsunfall C243
– Alkoholkonsum C251
– Berufsgenossenschaft C228
– chronische Erkrankungen C243
– Verletzungsarten C244
Arbeitsunzufriedenheit C233
Arbeitszeitgesetz C226
Arbeitszufriedenheit C233
Arcus
– lipoides corneae B851
– senilis B851
ARDS (acute respiratory distress syndrome) A178
Areflexie, Leitsymptom C149
Arenaviren C676
Areolenrekonstruktion B227
Argatroban C392
Argentum-Katarrh B839, **B844**
Arginasemangel B538
Argininbernsteinsäurekrankheit B538
Argininosuccinatlyase-Mangel B538
Argininosuccinatsynthase-Mangel B538
Argyll-Robertson-Phänomen, Leitsymptom C162
Argyll-Robertson-Pupille B967
Argyrose, Pigmentveränderungen C53
Argyrosis, conjunctivae B845
Arierparagraf C902
Aripiprazol C411
Aristoteles C896
Arlt-Reposition B273
Armanni-Ebstein-Zelle A398
Armplexusläsion B984
Armvenenthrombose, tiefe A125
Armvorfall B424
Arnika C792
Arnold-Chiari-Anomalie B921
Aromatasehemmer C445
Arrhythmie, absolute A40
Arsen C852, **C857**
– Obduktionsbefund C279
Artefaktkrankheit B754
Artemether C470
Arteria, pulmonalis, Pulmonaliskatheter B74
Arteria-spinalis-anterior-Syndrom B972
Arteria-spinalis-posterior-Syndrom B972
Arterien
– Funktionstest C197
– klinische Untersuchung C196
Arterienerkrankung A88
Arterienverletzung B208
Arterienverschluss
– akuter A96
– – Extremitäten B51
– – Mesenterialarterie A262
– chirurgische Therapie B209
– chronischer A99
– embolischer A97
– Leberarterie A288
– Niere A411
– peripherer A96
– Prädilektionsstelle A97
– thrombotischer A97
Arteriitis
– cranialis B1004
– temporalis A494, *A495*
Arteriolonekrose A93
Arteriolosklerose A88, **A93**

Arteriosklerose A93
Artesunat C470
Arthralgie, Leitsymptom C170
Arthritis
– eitrige B249
– enteropathische A476
– Felty-Syndrom A468
– infektassoziierte A466
– infektiöse A466
– juvenile idiopathische B562
– Morbus Felty A468
– parainfektiöse A474
– postinfektiöse A474
– Psoriasis **A475**, B691
– reaktive *A474, A474*
– rheumatoide **A466**
– Schultergelenk B271
– Sklerodermie A482
– symmetrische A467
– systemische B562
– tuberkulöse B250
– urica *A363, A363*
Arthrodese B245
– Gonarthrose B308
– Hallux valgus B319
Arthrografie C514
Arthrogryposis multiplex congenita B603
Arthropathia, psoriatica A475
Arthropathie
– Chondrokalzinose B246
– intestinale A476
– stoffwechselbedingte A466
Arthropoden C662
Arthrose B244, A466
– Akromioklavikulargelenk B268
– aktivierte B245
– Ellenbogengelenk B276
– Fingergelenke B280, *B281*
– Gelenkschmerzen C171
– Handgelenk B281
– Hüftgelenk B298
– Kniegelenk B306
– Schultergelenk B268
– Sprunggelenk B320
Arthroskopie B234
– Chondromalacia patellae B310
– Gonarthrose B307
Arthus-Reaktion A447
Articain C368
Artikulation, Poltern B790
ARVC (arrhythmogene rechtsventrikuläre Kardiomyopathie) A72
Aryknorpel B778
Arylsulfatase-A-Defekt B542, **B542**
Arylsulfatase-B-Defekt B535
Arzneimittelexanthem B702
Arzneimittelkommission der deutschen Ärzteschaft C731
Arzneimittelstudie C297
Arzneimittelwirkung, unerwünschte (bei Kindern) B468
Arzt
– Sachverständiger C297
– Verantwortlichkeit C294
Arzt-Patient-Beziehung C184, **C920**, B1075
Arzt-Patienten-Vertrag C292
Ärztekammer C730
Ärzteschule C896
Arztethik C919
Arzthaftung C294
Ärztliches Zentrum für Qualität in der Medizin C731
ASA-Klassifikation B72
Asbest C239
Ascaris lumbricoides A582, **C657**, *C658*
Aschoff-Knötchen A80, **C327**
Ascorbinsäuremangel A370
Ascospore C638

Asepsis B103
Asherman-Syndrom B346
Asigmatismus B790, **B1066**
Asklepioskult B895
ASL (Antistreptolysin-O) C586
Asparaginase C485
– Wirkprinzip C479
Aspartat-Aminotransferase (ASAT) C565
Asperger-Syndrom B1065
Aspergillom A564, *A565*
– chirurgische Therapie B192
Aspergillose A563, *A565*
– allergisch bronchopulmonale A206, **A564**
– invasive pulmonale A564, *A565*
– peripartale B494
– weiße B471, **B494**
Aspermie B624
Asphyxie C269
– blaue B471, **B494**
– Enzephalopathie B495
– fetale B426
– perinatale, Neugeborenenhyperexzitabilität C131
– peripartale B494
– weiße B471, **B494**
Aspiration **C66**, B81
– Ertrinken B64
– Fremdkörper B783
– vitale Reaktionen C265
Aspirationsembolektomie C519
Aspirationspneumonie **A198**, B496
Assay, immunometrischer C531
Assertiveness B1020
Asservierung C274
– Blut C274
– sexueller Missbrauch C282
Assessment, geriatrisches C211
Assessmentverfahren C782
Assman-Frühinfiltrat A539
Assoziation
– Definition B518
– freie B1018
– Genetik B457
Asterixis C148, A286
Asteroid Bodies A203, C307, *C328*
Asthenozoospermie B624
Asthenurie A377
– Diabetes insipidus A315
Ästhesie B904
Ästhesiometer B828
Asthma
– bronchiale **A182**, *A183*
– – psychosomatische Sicht B1076
– cardiale A26, **A207**
Asthmaanfall
– klinische Untersuchung C194
– Therapie A186
Astigmatismus B889
5-A-Strategie S763
Astrozytom
– anaplastisches B927
– chirurgische Therapie B219
– differenziertes B927
– Kindesalter B606
– Papille B885
– pilozytisches B927
– Retina B882
Asynklitismus B423
Aszites **C97**, A284
– klinische Untersuchung C198
AT$_1$-Blocker C371
AT$_1$-Rezeptor C371
Ataraktikum, Benzodiazepine C406
Ataxia teleangiectasia (teleangiectatica) C53, B604, **B978**
– Karzinogenese C334
Ataxia teleangiectatica A442
Ataxie **C142**, B907
– periphersensorische B907
– progressive zerebellare A442

– spinozerebelläre B977
– zentralsensorische B907
– zerebelläre B911, **B977**
Atazanavir C477
Atelektase A181, C194
Atemalkoholbestimmung C286
Atemfrequenz C188
– Kinder B467
– Pneumonie B580
– Veränderungen C77
Atemgeräusch C193
Atemlähmung, Nikotin C368
Atemnotsyndrom B496, *B497*
Atempumpstörung A171
Atemrhythmusstörung C69
Atemstillstand B30, **C69**
– Tod C256
Atemstörung, schlafbezogene B774
Atemwege
– Anatomie A170
– Freimachen *B37*
– Notfallmaßnahmen B37
– Verlegung B40
Atemwegsdruck *B89*
Atemwegserkrankung
– chronisch-obstruktive A187
– obstruktive, Berufskrankheiten C241
Atemwegsmanagement B36
Atemwegswiderstand A173
Atemzugvolumen *A173*
Atenolol C360
Atheroskerose A88, **A93**
Athetose B907, **B936**, *B936*
Ätiologie C300
ATL (Aktivität des täglichen Lebens)
– Altersphysiologie C688
– Barthel-Index C690
– Ergotherapie C785
Atlasassimilation B921
Atlasfraktur B265
ATLS (advanced trauma life support) B327
Atmung
– Beurteilung C192
– inverse C74
– paradoxe C74
– periodische B498
– postoperatives Monitoring B88
– stöhnende C76
– Typen *C70*
– verlangsamte C77
Atmungsform, pathologische A171, *A171*
Atom, Ionisation C494
Atomabsorptionsspektrometrie, Human-Biomonitoring C822
Atomgesetz **C226**, C507
Atopie **A445**, B703
– Risikofaktoren C818
Atovaquon C471
Atovarstatin C433
Atracurium C366
Atresie C304
– Choanen B791
– Dünndarm B507
– Duodenum B506
– Gallengänge B510
– Gehörgang B806
– Glottis B781
– Hymen B331, **B595**
– Kolon B507
– Ösophagus B503
– Pulmonalklappe, chirurgische Therapie B197
– Pylorus B505
– Trikuspidalklappe B573
– – chirurgische Therapie B197
– Vagina B331, **B595**
Atriumseptumdefekt B568, *B569*
Atrophie C304

– blanche *A128*
– braune C308
– Haut **C42**, B687
– Muskulatur *B990*
– N. opticus B884
– olivopontozerebelläre B934
– Tränendrüse B836
Atropin C364
– Antidepressiva C414
– Intoxikation B67
– Pflanzengifte C858
– Prämedikation B72
Attacke, transitorisch-ischämische B952
Auer-Stäbchen A605, *A605*
Aufbewahrungsfrist C292
Aufdecktest *B830*, B831
Auffassungsstörung B1011
Aufhellung, Röntgen-Thorax A177
Aufklärung B101, C294
Aufklärungspflicht, Medizinrecht C293
Auflichtmikroskopie B687
Auflösungsphase B350
Auflösungsschärfe B826
Aufmerksamkeit
– akute Belastungsreaktion B1051
– Delir B1037
– Demenz B1037
– Depression B1037
– frei schwebende, und Hyperaktivitäts-Syndrom B1018
Aufmerksamkeitsdefizit- und Hyperaktivitäts-Syndrom B1068
Aufmerksamkeitsstörung C178, B1011
Aufrichtetest B260
Aufstoßen C77
Aufwachraum B81
Auge
– Entwicklung B393
– Fremdkörpergefühl C156
– Gefäßversorgung B822
– Gesamtbrechkraft B826
– Innervation B822
– Leitsymptome C155
– Linse B824
– rotes **C163**, *B839*
– Strahlenempfindlichkeit C504
– trockenes **C165**, B836
Augendruck B825
Augenhintergrund, Ophthalmoskopie *B828*
Augenlider B823
– Ektropionieren B827
– Fehlbildung B832
Augenmuskelfunktionen B822
– Paresen B964
Augenmuskeln B964
Augenschäden
– Infrarotstrahlung C831
– Röteln B555
Augenschmerzen, Leitsymptom C166
Augenwurm, afrikanischer C661
Augmentation, Mamma B227
Aura, Migräne B1002
Auranofin C490
Aurikularanhang B805
AUROC (Area under the ROC Curve) C870
Aurothioglucose C490
Außenluft C832
– Schadstoffe C832
– Umweltmedizin C819
Außenrotation
– Hüftgelenk B291
– Kniegelenk B304
– Schultergelenk B267
– Schultergelenkluxation B273

Ausfall
– peripher neurogener B901
– segmentaler B901
Ausfluss, Ohren C134
Auskultation
– Abdomen C198
– Arterien C197
– Herz A18, C194
– Lunge C192
Ausleitung C793
Auspitz-Phänomen **C46**, B693
Ausscheidung, Arzneimittel C354
Ausscheidungsurografie A381, B625
Ausschusszeichen C268
Austauschgrenze (Hyperbilirubinämie) B491
Austin-Flint-Geräusch A65
Austrag (Emission) C816
Austreibungsperiode B419
– Geburtsstillstand B424
Austreibungston A19
Austrittsdosis C496
Ausübung Heilkunde C289
Auswärtsschielen B894
Auswertungsverfahren, deskriptive C872
Auswurf C66
Aut-simile-Prinzip C792
Autismus, frühkindlicher B1065
Autoantikörper A452
– antimitochondriale A277
– Autoimmunhepatitis A273
– Kollagenosen A477
– Laboranalytik C587
– myositisassoziierte A485
– Pemphigoid B745
– Pemphigus B744–B745
– Polymyositis A485
– rapid progrediente Glomerulonephritis A401
– rheumatische Erkrankung A465
– Sjögren-Syndrom A486
– Sklerodermie A483
– SLE A479
– Wegener-Granulomatose A488
Autoimmunadrenalitis A339
Autoimmunerkrankung C320, **A451**
– Haut, blasenbildende B744
– Immundefekt A440
– Lichen ruber B695
– Myasthenia gravis B998
– Neuromyotonie B995
– oligoklonale Banden B920
– organspezifische A452
– primär biliäre Zirrhose A277
– rheumatische Erkrankung A464
– systemische A452
– Zöliakie B587
Autoimmungastritis A238
Autoimmunhepatitis A272
Autoimmuninsuffizienz, multiglanduläre A345
Autoimmunisierung A451
Autoimmunreaktion, physiologische C320
Autoimmunthyreoiditis A328
Autoinvasion C659
Autolyse C258
Automatismus B1015
Autonomie, Schilddrüse A325
Autonomie-Prinzip C920
Autophagie C308
Autophonie B809
Autoreaktivität A451
Autoregulation, Gefäßsystem A99, C380
Autosomen B442
– Fehlverteilung B449
– numerische Aberrationen B518
Autosplenektomie A150
Autotopagnosie B913

Autotransplantation, Nebenschilddrüsen B122
AV-Block A35, *A36*
AV-Dissoziation **A36**, A46
AV-Fistel A111
– chirurgische Therapie B212
– durale B972
– zerebrale B958
AV-Kanal B569
AV-Knoten-Reentry-Tachykardie A42
AV-Malformation *B958*
– Lunge B191
– Rückenmark B973
Aversion, sexuelle B1060
Aversionstherapie B1020
Avicenna C896
AVSD (atrioventrikulärer Septumdefekt) B569
Avulavirus C674
Avulsio, nervi optici B885
AWMF (Arbeitsgemeinschaft der Wissenschaftlichen Medizinischen Fachgesellschaften) C908
Axial-pattern-Flap B224
Axisfraktur B265
Axonotmesis **B221**, B985
Azan-Färbung C303
Azathioprin C487
Azelastin C398
Azetabulumfrakturen B290
Azetazolamid, Glaukom B865
Azetylsalizylsäure, Reye-Syndrom B590
Azidocillin C450
Azidose A431
– hyperchlorämische A432
– metabolische A431
– perinatale B402
– renal-tubuläre A377, **A407**
– respiratorische A431
Azinuszellkarzinom B767
Azithromycin C456
Azole C463
Azoospermie B624
Azotämie A387
ÄZQ (Ärztliches Zentrum für Qualität in der Medizin) C731
Aztreonam C453

B

B-Lymphozyten A436
– sekundärer Immundefekt A445
B-Mode C511
– Echokardiografie A23
B-Streptokokken C611
B-Symptomatik **C29**, A588
B-Zell-Lymphom A620
– diffuses, großzelliges A628
– kutanes B735
B-Zell-Pseudolymphom B737
BAA (Bauchaortenaneurysma) A107
Babcock-Operation B212
Babinski-Reflex, Neugeborene B472
Babinski-Zeichen B904
Baby-Blues B429
Bacillus anthracis C238, A532, **C627**
Bacitracin C460
– Wirkprinzip C447
Backwash-Ileitis A254
Bacon, Francis C897
Bacteroides C625
Badedermatitis A585
Baderchirurg C895
Badetod C272
Badewasserhygiene C813
Baglivi, Giorgio C898
Bagolini-Test B831

Bahnen
– kortikobulbäre, Pseudobulbärparalyse B911
– sensible B907, *B908*
– spinale, Querschnittsyndrom B909
Bailey-Anstoßtest C199
Bajonettstellung
– Lunatumluxation B285
– Madelung-Deformität B280
– Radiusfraktur B284
Baker-Zyste B306
Bakteriämie C321, A511
Bakterien C603
– Färbung C605
– Genetik C605
– Konjugation C606
– Sporen C604
– Systematik C608
– Transduktion C606
– Vermehrung C604
– Wachstum C604
– Zellwand C603, *C604*
– Zytoplasmamembran C604
Bakterienflora, siehe siehe Flora
Bakterienruhr A534
Bakteriophagen C606
Bakteriostase C447
Bakteriurie **C109**, A378
– asymptomatische B642
Bakterizidie C447
Balbutismus **B790**, B1066
Baldrian C792
Balkenblase B654
Ballard-Score B472
Ballastrate C888
Ballenhohlfuß B318
Ballismus B907, **B935**
Ballonangioplastie C520
Ballondilatation, Komplikationen A93
Ballongegenpulsation, intraaortale B195
Ballonimplantation, Adipositas B138
Ballonvalvuloplastie A66
Ballonvalvulotomie A64
Balneotherapie C789
Bambusstabwirbelsäule A473, *A473*
Bandapparat
– Kniegelenk B311
– – Kreuzbandverletzung B312
– – Seitenbandverletzung B311
– Sprunggelenk B316
– – Seitenbandverletzung B323
Banden, oligoklonale **C592**, B920
– isoelektrische Fokussierung C528
Bandscheibenvorfall B590
– chirurgische Therapie B220
Bandwurmerkrankung A578, C654
Bankart-Läsion B273, *B274*
Banking B227
Bannwarth-Meningoradikulitis A515
Barber-Psoriasis B691
Barbiturate C408
– Abhängigkeit B1038, **B1044**
– Anästhetika C404
– Antiepileptika C419
– balancierte Narkose B78
– Intoxikation B67
– Screening C595
– Vergiftung C278
Bärentraube C792
Barium, Kontrastmittel C512
Barlow-Syndrom A68
Barlow-Zeichen B292
Barotrauma B64, C135, C176, **B814**, *B814*, C828
Barr-Körperchen B445
Barrett-Ösophagus A233
– Präkanzerose C337

Barrett-Ulkus A233
Barthel-Index C690
– Rehabilitation C777
Bartholin-Drüsen B330
Bartholinitis B351, *B351*
Bartonella henselae, Katzenkratzkrankheit A524
Bartter-Syndrom A407
Basalganglien
– Chorea Huntington B934
– Erkrankungen B931
Basalgangliensyndrom B910
Basaliom B731
Basalmembran
– Bowman-Membran B823
– glomeruläre A374
Basaltemperaturmethode B387
Base Excess A431, C562
Basic Life Support B30
Basidiospore C638
Basilarismigräne B1002
Basiliximab C489
Basis-Bolus-Prinzip A352
Basiseffektivtemperatur C234
Basophilie A153
Bassen-Kornzweig-Syndrom A362
Bassini-Operation B179
BAT-Wert C816
Batroxobinzeit C558
Battered-child-Syndrom B617
Bauchaortenaneurysma A107
Bauchdeckenaplasie-Syndrom B594
Bauchfell, siehe Peritoneum
Bauchglatze B189
Bauchhautreflex B903
Bauchhoden B638
Bauchlagerung, OP B103
Bauchschmerzen C166
– akutes Abdomen B116
Bauchspeicheldrüse, siehe Pankreas
Bauchtrauma B118
Bauchtyphus A531
Bauchwand B176
Bauchwandspalte B511
Bauchwandvarizen, portale Hypertension A282
Bauer-Reaktion B472
Baumaterialmessung C820
Bayes-Formel C866
Bayliss-Effekt C380
BCG-Impfung, Lübecker Totentanz C907
Beanspruchung C231
– mechanische C826
– Monitoring C820
Beatmung
– assistierte B90
– Atemwegsdruck *B89*
– druckgesteuerte B90
– Intensivmedizin B89
– kontrollierte B90
– lungenprotektive B90
– maschinelle B38
– Maske B38, *B38*
– nichtinvasive B89
– Notfallmedizin *B31*, B38
– Steuerung B90
– volumengesteuerte B90
Beatmungssystem B77
Beau-Querfurchen C51
Beck-Ischiadikusblockade B85
Becken
– Frakturen B289
– Traumatologie B289
– weibliches
– – Durchmesser *B418*
– – Ebenen *B419*
Beckenboden
– Anatomie B334
– Descensus uteri B385
Beckenendlage B420, *B421*

Sachverzeichnis

Beckenschmerz-Syndrom B648
Beckentrauma, Notfallmedizin B58
Becker-Kiener-Muskeldystrophie B991, *B992*
Becker-Myotonie B993
Becker-Naevus B724
Beckwith-Wiedemann-Syndrom B529
– Hochwuchs C132
– Omphalozele B511
Beclometason C437
Bedside-Test A461
Beeinflussungserlebnis B1014
Beeinträchtigungswahn B1013
Befehlsautomatie B1015
Befeuchterlunge A202
Befund
– klinisch-chemischer C522
– psychopathologischer **B902**, B1010
Begleitorchitis B649
Begleitschielen B893
– Frühgeborenenretinopathie B876
– Morbus Coats B875
Begriffsverschiebung B1012
Begriffszerfall B1012
Begutachtung
– Arbeitsunfähigkeit C244
– Behandlungsfehler C295
– Berufsunfähigkeit C245
– chirurgische B111
– Erwerbsminderung C245
– Erwerbsunfähigkeit C245
Behaarungstyp C189
Behandlung, ambulante C732
Behandlungsfehler C295
Behandlungsfreiheit C292
Behandlungszustimmung C921
Behçet-Erkrankung A496, *A496*
Behinderung C225, C774
– Grad der C245
– Kindesalter B616
– vorgeburtliche Selektion C924
Beikost B484
Beinaheetrinken B64
Beinlängendifferenz B292
Beinlängenmessung B291
Beinschmerzen, Differenzialdiagnose **C56**, A124
Beinschwellung, Differenzialdiagnose A124
Beinvenenthrombose
– Hautbefund B753
– Phlegmasia coerulea dolens A125
Belastung C231
– Human-Biomonitoring C820
Belastungs-EKG A21
Belastungsdyspnoe C66
Belastungsinkontinenz C111
Belastungsischämie A89
Belastungsmonitoring C820
Belastungsreaktion, akute B1051
Belastungsstörung B1050, *B1051*
– posttraumatische B1051
Belegarzt C745
Beleuchtung C235
Bell-Phänomen B969
Bellypress-Test B267
Benazepril C370
Bence-Jones-Proteine
– Laboranalytik C540
– Plasmozytom A624
– Tumormarker A592
Bending-Aufnahme B259
Benefizienz-Prinzip C920
Bennett-Fraktur B286
Benommenheit C179, B1010
Benperidol C409
Benserazid C416
Benzaldehyd, Richtwerte C833
Benzamid C409

Benzathin-Penicillin C450
Benzbromaron C432
Benznidazol C468
Benzocain C368
Benzochinon C862
Benzodiazepine C406
– Abhängigkeit B1044
– Analgosedierung B91
– Antiepileptika C419, **C422**
– Intoxikation B67
– K.-o.-Tropfen C857
– Notfallsedierung B39
– Prämedikation B72
– Screening C595
Benzol C840
Benzothiadiazin C386
Benzothiazepin C382
Benzylalkohol, Richtwerte C833
Benzylpenicilline C450
Beobachtungsgleichheit, Studie C871
Beobachtungsstudie C864
BERA (brainstem-evoked response audiometry) B803
Beratung
– genetische B460
– humangenetische C769
– Kontrazeption B386
– Schwangerschaftsabbruch C296, **B389**
– telefonische C209
– Wochenbett B429
Bereich, therapeutischer C593
Bergmeister-Papille B869
Berlin-Netzhautödem B882
Berliner-Blau-Färbung C303
Bernard-Soulier-Syndrom A160
Berufsanamnese B186
Berufsbelastung C231
Berufsgenossenschaft C228
Berufsgericht, ärztliches C290
Berufskrankheit C236
– Berufsgenossenschaft C228
– BK-Nummer C237
– Vorsorge C229
Berufskrankheitenverordnung C227
Berufsordnung C289
Berufsunfähigkeit C245
Berufsverbot C290
Berührungsempfinden B904
Berylliose C856
Beryllium C852, **C856**
Beschäftigungspflicht, Behinderung C225
Besenreiser A115
Best-Aktivitätsindex A252
Bestattungsgesetz, Offenbarungspflichten C290
Bestrahlung C515
Bestrahlungsplanung C516
Beta-Wellen B917
Betablocker
– Intoxikation B67
– Lungenödem B41
– maligne Hyperthermie B81
– Prämedikation B73
Betamethason A457
Betatrinker B1040
Betäubungsmittelgesetz, Rauschgift C279
Betäubungsmittelverschreibungsverordnung B95
Betaxolol C360
Bethanechol C364
BETHESDA-Nomenklatur B362
Betreuungsrecht C287
– Unterbringung C296
Betreuungsverfügung C293
Betriebssicherheitsverordnung C222
Betriebsunfall C243
Bettnässen B598
Bettwanze C663

Beugekontraktur
– Gonarthrose B306
– Hammerzehe B319
– Krallenzehe B319
– Palmarfibromatose B282
– Thomas-Handgriff B291
Beugereflex B903
Beulenpest A544
Beurteilung, sozialmedizinische C778
Bevacizumab C487
Beveridge-Modell C733
Beweglichkeit, abnorme C105
Bewegung, orientierende Untersuchung C188
Bewegungsbestrahlung C515
Bewegungsstereotypie B1015
Bewegungsstörung
– dissoziative B1052
– nächtliche rhythmische B1060
Bewegungssystem, Leitsymptom C105
Bewegungstherapie, konzentrative B1022
Bewegungstremor, Leitsymptom C153
Beweissicherung, Aufklärung C294
Bewertungskala C753
Bewertungsmaßstab, einheitlicher C745
Bewertungsrelation C887
Bewusstseinseinengung
– Bewusstseinsstörung C179
– Hypnose B1021
– psychopathologischer Befund B1010
Bewusstseinsstörung C178, B912
– Glasgow Coma Scale B29
– Notfallmedizin B53
– orientierende Untersuchung B30, C187
– psychopathologischer Befund B1010
– qualitative B1010
– quantitative B1010
Bewusstseinstrübung C179, B1010
Bewusstseinsverlust, Grand-Mal-Epilepsie B960
Bewusstseinsverschiebung C179, B1011
Bezafibrat C434
Beziehungswahn B1013
Bezold-Mastoiditis B811
BfArM (Bundesinstitut für Arzneimittel und Medizinprodukte) C729
BI-RADS-System B339
Bias C865
Bicalutamid C443
Bichat, Marie François C898
Biegungsfraktur B236
Bielschowsky-Phänomen B965
Bier-Block B87
Bifonazol C463
Bifurkationskarzinom A653
Bigeminus A45
Bilanzsuizid B1072
Bilderleben, katathymes B1019
Bilharziose A584
Biliopancreatic Diversion *B137*
Bilirubin C567
– Ikterus C36
– Zellatrioum C309
Bilirubin-Pigmentsteine A292
Bilirubinenzephalopathie B490
Bilirubinstoffwechsel
– familiäre Hyperbilirubinämie A275
– Konjugationsstörung A275
– Sekretionsstörung A276

Bilirubinzylinder A380
Billings-Ovulationsmethode B387
Billroth-Rekonstruktion *B134*
Billroth-Resektionen, Ulkuschirurgie B134
Bimalleolarfraktur B323
Bindegewebe
– Fehlbildungen B238
– Hauttumoren B734
– Metaplasie C306
– Pseudoxanthoma elasticum B742
– Sarkoidose B698
– Schwangerschaft B395
– Striae distensae B700
– Subkutis B684
Bindegewebsmassage C786
Bindegewebstumor, Fibrom B727
Bindehaut B823
– Austrocknung B845
– degenerative Veränderung B844
– Erkrankungen B838
– Naevus B846, *B846*
– Pterygium B845
– Tumoren B846
Bindungsstörung, reaktive B1071
Binet-Klassifikation A623
Bing-Horton-Syndrom B1003
Binge Eating Disorder B1064
Binokularsehen B826
– Prüfung B831
Bioethik C919
Biofeedback B1020
Biologika C486
Biomarker, Myokardinfarkt A57
Biometrie, medizinische C871
Biopolitik C919
Biopsie B107
– Chorionzotten B401
– Gehirn B217
– Haut B687
– Mamma B337
– Muskulatur B990, *B990*
– – myopathisches Grundmuster B990
– ragged red fibres B996
– Neurologie B920
– Niere A381
Biosynthese, Viren C667
Biot-Atmung B17
Biotinidasemangel B540
Biotransformation C354
Bioverfügbarkeit, Arzneimittel C353
BIPAP (Biphasic Positive Airway Pressure) B90
Biperiden C418
– Antidot B67
Biphenyle, polychlorierte C844, **C845**
Birbeck-Granula B737
Birkenblätter C792
Birnenform (Adipositas) A357
Bisacodyl B402
Bishop-Score B398
Bismuth-Klassifikation A654
Bisoprolol C360
– Prämedikation B73
Bisphenol A C843
Bisphosphonat C445
Bisphosphonate
– Osteoporose B240
– Schmerztherapie B95
Bispyridinium-Verbindung C847
Bissverletzung
– Forensik C265
– Mundhöhle B761
– Notfallmedizin B65
Bisswunde B111
Bittersalz C402
Biuretmethode C538
Bizepssehnenreflex B903
– Nervenwurzelläsion B982
Bizepssehnenruptur B277, *B277*

Bjerrum-Skotom B866
Blähung, siehe Meteorismus
Bland-White-Garland-
  Syndrom B576
Bläschen B687
Bläschendrüse B621
Blaschko-Linien B685
Blase (Haut) C42, B687
Blasenaugmentation B629
Blasenbilharziose C653
Blasendivertikel B635, *B636*
Blasenekstrophie B635
Blasenhypersensitivität B672
Blasenkatheter, Harnwegsinfektion C803
Blasenmole B403
– destruierende B404
Blasenschrittmacher B668
Blasensprung
– frühzeitiger, Definition B469
– rechtzeitiger B419
– vaginale Flüssigkeit C123
– vorzeitiger B413
Blasensteinlithotripsie B666
Blasentamponade B677
Blasentraining B667
Blasentuberkulose B647
Blässe C43
– periorale B553
Blastenkrise, CML A609
Blastogenese, Strahlenempfindlichkeit C504
Blastom, Tumorsystematik C346
Blastomykose, europäische A567
Blastozyste B392
Blausäure C851
Blei **C851**, C852
– Human-Biomonitoring C821, **C822**
– Obduktionsbefund C279
Bleilähmung C851
Bleivergiftung C851
Blendensystem C500
Blendung C155, C235
Blenorrhö B839
Bleomycin C484
Blepharitis B833
Blepharoplastik B228
Blepharospasmus C155, **B833**, B935
Blickdiagnose C204
Blickparese C165, B965
Blickrichtungsnystagmus B966
Blind-Loop-Syndrom B138
Blinddarm, siehe Appendix
Blindsack-Syndrom B141
Blinkreflex, Elektroneurografie B917
Blitz-Nick-Salaam-Krämpfe B960
Blitzintubation B39
Blitzschlag C274
Blitzstar B858
Bloch-Sulzberger-Syndrom B524
Block
– atrioventrikulärer A35, *A36*
– bifaszikulärer A37
– inkompletter A37
– intraventrikulärer A37, *A38*
– sinuatrialer *A34*, A35
– 3-in-1-Blockade B84, *B85*
Blockrandomisierung C871
Blockwirbel B258
Bloom-Syndrom, Karzinogenese C334
Blow-out-Fraktur B896
BLS (Basic Life Support) B30
blue spells B570
blue tooth syndrome A412
blueberry muffin B555
Blumberg-Zeichen B144
Blumenbach, Johann Friedrich C901
Blumenkohlohr B808
Blut
– Aufgaben A134
– Forensik C274

– Hämatopoese A134
– Infektabwehr A137
– okkultes C77
– Schwangerschaft B394
– Stoffwechselerkrankungen B531
– Urinstatus C580
– Zellen A134
– Zytokine A136
Blut im Stuhl C77
– Laboranalytik C564
Blut-Hirn-Schranke
– Inhalationsanästhetika C404
– L-Tryptophan C409
Blutalkoholbestimmung C285
Blutalkoholkurve *C285*
Blutausstrich **A137**, C553
Blutbild A137, C548
– Kinder, Normwerte B564
Blutbildung A134, *A134*
– Beeinflussung C390
Blutdruck
– arterieller, Schock B46
– Kinder B467
Blutdruckdifferenz, Aortenisthmusstenose A61
Blutdruckmessung A19, C196
Blutdruckregulation, Niere A375
Blutegeltherapie C794
Blutentnahme C522
– Alkohol im Straßenverkehr C285
– Störfaktoren C525
Bluterbrechen, siehe Hämatemesis
Blutgasanalyse C562
– arterielle B88, **A175**
– Mikroblutanalyse B402
– Nabelschnurblut B471
Blutgerinnung
– Beeinflussung C391
– Cumarine C393
– Heparine C391
– Inhibitoren A156
– plasmatische C557
– Störungen A155
– Untersuchungen C522
Blutglukose C577
Blutgruppenbestimmung C556
– Geburtshilfe B399
Blutgruppennachweis C533
– Forensik C274
Blutgruppenserologie C554
Bluthusten, siehe Hämoptyse
Blutkomponenten C389
Blutkörperchensenkungsgeschwindigkeit (BSG) C584
Blutkreislauf, William Harvey C897
Blutkultur, abnehmen C522
Blutschwamm B726
Blutstillung, OP-Technik B105
Blutung C29
– arterielle, Notfallmaßnahmen *B52*
– gastrointestinale A226
– – chirurgische Therapie B118
– – Notfallmedizin B52
– Gehörgang C134
– genital C117, *C118*
– heparininduzierte C392
– intrakranielle B956
– intrazerebrale B956
– – traumatische B950
– Magen B133
– Notfallmedizin B51
– Ösophagusvarizen A282
– retroperitoneale B183
– Schwangerschaft C121, B416
– spinale B973
– subdurale, Neugeborene B485
– subgaleatische B485
– thrombozytopenische, Wiskott-Aldrich-Syndrom B526
– Ulkuschirurgie B135

– vaginale, Neugeborene B473
– Volumensubstitution B52
– Wochenbett B431
Blutungsanämie A143
Blutungsneigung C29
Blutungszeit A156
Blutverlust B51
Blutzuckerentgleisung B54
Blutzuckerteststreifen C529
BMI (Body-Mass-Index) A356, C770
BNP (brain natriuretic peptide)
– Herzinsuffizienz A27
– Laboranalytik C547
– Niere A376
– Volumenhaushalt A417
BNS-Krämpfe B960
Bobath-Konzept C784
Bochdalek-Dreieck B124
Bochdalek-Hernie **B129**, B501
Bockbeutelform A75
Bocksbeutelform A75
Bodypacking C280
Bodyplethysmografie A173
Boerhaave-Syndrom A59, **B127**
Bogengänge B799
– vestibuläres System B800
Böhler-Winkel B284
Böhler-Zeichen B305
Bohrlochtrepanation B218
Bolustod C271
Bombay-Phänotyp C555
Bonus-/Malusprogramm C747
Boorse, Christopher C914
Boosterung, Proteaseinhibitor C478
Borborygmen C198, A248
Borderline-Lepra A525
Borderline-Tumor C336
– Ovarialkarzinom B374
Borderline-Typ, Persönlichkeitsstörung B1057
Bordet-Gengou-Blutagar C623
Bordetella pertussis C622
Borke, Nase C136
Borkenkrätze B721
Bornholm Krankheit A59
Borrelien C633
Borreliose B514
Borrmann-Klassifikation *A639*
Bosentan C384
Bosworth-Operation B276
Botulismus A258, C628, **B944**
– Achalasie A231
– Blasenentleerungsstörung B668
Bouchard-Arthrose B280
Bowen-Karzinom B729
Bowman-Membran B823
Boxerohr B808
Boxplot C875, *C875*
Boyd-Venen A112
BPH (benigne Prostatahyperplasie) B653
BPHS (benign prostatic hyperplasie syndrome) B654
Brachioradialisreflex B903
Brachymenorrhö B344
Brachytherapie B515
Brachyzephalus B601
Braden-Skala C692
Bradyarrhythmia absoluta A40
Bradykardie
– Herzrhythmusstörung A31
– relative A531
Bradykinese B907
– Morbus Parkinson B931
Bradykinin, ACE-Hemmer C370
Bradypnoe C77
Bradyzoiten A574
Bragard-Zeichen, Untersuchung B902
brain drain C736

Brain-Sparing-Effekt B400
Brandgasintoxikation B61
Brandwunde, Versorgung B229
Braun-Fußpunkt-Anastomose B134
BRCA-1 C332, **C334**, B378
BRCA-2 C332, **C334**, B378
Breakbone Fever A560
Brechung, Sonografie C511
Brechungshypermetropie B888
Brechungsmyopie B888
– Linsenluxation B856
Breite, therapeutische C352
Breitspektrumpenicilline C450
Bremse C665
Bremsstrahlung C495, **C499**
Brenner-Tumor B373
Brennnesselwurzel C792
Brennpunktlosigkeit B889
Brescia-Cimino-Fistel B212
Briden, fibrinöse Entzündung C324
Briefträgerschiene B270
Brillantkresylblau, Retikulozyten C551
Brillengläser B889
Brillenhämatom, Mittelgesichtsfraktur B797
Brillenokklusion B892
Brinzolamid C385
Brivudin C473
Broca-Aphasie C139, B912
Broca-Formel **C26**, A356
Brodie-Abszess B249
Broken-Heart-Syndrom A69
Bromazepam C406
Bromcresolgrün C538
Brommethan C847
Bromocriptin C417
Bronchialadenom A634
Bronchialatmen C193
Bronchialkarzinom A629, *A633*
– chirurgische Therapie B192
Bronchialkatasen A180
– chirurgische Therapie B192
Bronchien C363
Bronchiolitis
– Kinder B578, *B579*
– obliterans A202
Bronchitis
– akute A182
– Berufskrankheit C242
– chronische A187
– eitrige C325
– Kinder B578
Bronchodilatator B378
Bronchografie A176
Bronchophonie C193
Bronchopneumogramm A195
Bronchopneumonie A194, *A195*
Bronchoskopie **A177**, B185
Bronchospasmolysetest A174
Bronchuskarzinoid A634
Bronchusruptur B193
Bronzediabetes A366
Brooke-Ileostoma B141
Brotizolam C406
Brown-Séquard-Syndrom B910, *B910*
Brucella C620
– Arbeitsmedizin C238
Brucellose A516
– Fieber C35
Brückennekrose, Hepatitis A268
Brückner-Test B830
Brudzinski-Zeichen B902
Brugada-Syndrom A46, **A48**, *A48*
Brügger-Therapie C784
Brugia C660
– malayi C661
– timori C661
Brunkow-Stemmübungen C785
Brust, Untersuchung C191
Brustkrebs, siehe Mammakarzinom

Brustschmerz **A59**, C168
- atemabhängiger A218
Brustvergrößerung B227
Brustwandableitung A20, *A20*
Brustwirbelsäule
- Ott-Zeichen B257
- Verletzung B265
Brutkapsel B245
Bruton-Syndrom A440
Bruxismus B764
BSE (bovine spongioforme Enzephalopathie) C686
BSG (Blutkörperchensenkungsgeschwindigkeit) C584
Bubonenpest A544
Budd-Chiari-Syndrom A289
Budding C667
Budesonid C437
Bülau-Drainage B105, **B187**, *B188*
Bulbärhirnsyndrom B911, **B924**
Bulbärparalyse B911
- ALS B979
Bulbokavernosusreflex B903
Bulbustrauma, stumpfes B896
Bulimia nervosa B1063
Bulky-Disease A617
Bulla B687
- Hautblasen C42
Bumetanid C386
Bundesagentur für Arbeit, Rehabilitation C777
Bundesärztekammer C289
Bundesärzteordnung C289
Bundesimmissionsschutzverordnung, elektromagnetische Felder C832
Bundesinstitut für Arzneimittel und Medizinprodukte C729
Bundesmantelvertrag für Ärzte, Hausbesuch C208
Bundesministerium für Gesundheit C729
Bundestag, Gesundheitswesen C729
Bundesversicherungsamt C729
Bundeszentrale für gesundheitliche Aufklärung C729
Bunyaviren C676
Buphthalmus B868, *B869*
Bupivacain C368
Buprenorphin C425, **C427**
Burking C271
Burkitt-Lymphom A628, *A629*
Burnout-Syndrom C233
Bursitis B247
- Kniegelenk B311
- olecrani B276
- praepatellaris B247
- subacromialis, Impingement B269
- trochanterica B247
Buschgelbfieber A560
Buserelin C442
Buspiron C409
Busse-Buschke-Krankheit A567
Busulfan C481
Butylscopolamin C365
Butyrophenone C409
BWS-Syndrom B262
Bypass-Operation *B204*
- aortokoronare B203
- Gefäße B207
- KHK A53, *A53*, **B203**
- Komplikationen A93
- Magen B137
- pAVK A103
Byssinose C241
Bystander-Zelle A618
BZgA (Bundeszentrale für gesundheitliche Aufklärung) C729

C

C1-Esterase-Inhibitor, Mangel A444
C-Griff B38
c-myc, Onkogen C332
C-Peptid A352, C577
C-Zell-Hyperplasie, Präkanzerose C337
CA 15-3
- Laboranalytik C589
- Mammakarzinom B379
- Tumormarker A592
CA 19-9
- Gallengangskarzinom A653
- Laboranalytik C589
- Tumormarker A592
CA 72-4
- Ovarialkarzinom B374
- Tumormarker A592
CA 125
- Laboranalytik C589
- Ovarialkarzinom B374
- Tumormarker A592
CA-MRSA (community aquired MRSA) C809
Cabergolin C417
- Morbus Parkinson B932
Cabrera-Kreis *A21*
Cadmium C852, **C855**
- Human-Biomonitoring C822
Café-au-lait-Fleck B724, *B724*
CAGE-Test B1040
Caisson-Krankheit **B64**, C828
Calciferol C446
Calcineurininhibitor
- atopisches Ekzem B705
- Haut B688
Caliciviren C671
Calor C322
Calot-Dreieck B166
Campbell-Einteilung *B637*
Campylobacter jejuni C624
cANCA, Wegener-Granulomatose A489
Candesartan C371
Candida C639
Candidiasis **A564**, B720
- Berufskrankheiten C242
- genitale B352, A566
- intertriginöse *A566*
- orale A566, B759
- submammäre *B720*
Cannabinoide, Abhängigkeit B1038
Cannabis C424
- Abhängigkeit **B1043**
- Screening C595
- Straßendrogen C858
Cannon-Böhm-Punkt B146
Canon medicinae C896
CAP (community-acquired pneumonia) A193
Capecitabin C482
Capsula-interna-Syndrom B910
Captopril C370
Captoprilszintigrafie A414
Captopriltest A84, C575
Caput
- medusae A282, *A282*
- succedaneum B484, *B484*
Carbachol C364
Carbamazepin C420
- Antiepileptika C419
Carbamoylphosphatsynthetase-Defekt B538
Carbapeneme C453
Carbidopa C416
Carbimazol C436
Carboanhydrase, Wirkungen *C385*
Carboanhydrasehemmer C385, **C385**
Carboplatin C481
Carcinoma in situ C337

Carhart-Senke B801, **B813**
Carmustin C481
Carnitinzyklusdefekt B541
Carter-Effekt B462
Caruncula lacrimalis B823
Carvedilol C360
Case-Mix **C745**, C887
Case-Mix-Index **C745**, C888
Caspase, Apoptose C310
Casper-Regel C259
Caspofungin C466
Cassiodor C896
Cataracta
- coronaria B857
- corticalis B856
- diabetica A350
- membranacea B869
- nuclearis B856, *B857*
- secundaria B858
Catterall-Klassifikation B295, *B295*
Cavatyp (Metastasierung) C341
CBQ (cruro-brachial quotient) A91
- pAVK A101
CCC (cholangiozelluläres Karzinom) A653, *A653*
CCD-Winkel B294
CCR5-Rezeptor-Antagonist C478
CDT (carbohydratdefizientes Transferrin), Alkoholmissbrauch B1040, C286
CEA (karzinoembryonales Antigen)
- Laboranalytik C588
- Mammakarzinom B379
- Tumormarker A592
CED (chronisch-entzündliche Darmerkrankung) A250
CEDIA-Verfahren C532
Cefaclor C451, **C452**
Cefadroxil C451, **C452**
Cefalexin C451, **C452**
Cefazolin C451, **C452**
Cefepim C452
Cefixim C452, **C453**
Cefotaxim C452
Cefotiam C451, **C452**
Cefpodoximproxetil C452, **C453**
Ceftazidim C452
Ceftibuten C452, **C453**
Ceftriaxon C452
- Kinder B468
Cefuroxim C451, **C452**
Cefuroximaxetil C451, **C452**
Ceiling-Effekt C352, *C353*
- Buprenorphin C427
- Diuretika C384
Celecoxib C429, **C431**
Celiprolol C360
Centesimalpotenz C792
Centrum-Collum-Diaphysenwinkel B294
Cephalosporine C451
CERA (cortical-evoked response audiometry) B803
Cerclage, vorzeitige Wehen B412
Cerumen obturans B806
Cervix, uteri
- Anatomie B331
- Histologie B332
Cervix uteri
- Ektopie B361
- Entzündung B353
- Karzinom B363, *B363*
- Tumoren B360
Cetirizin C398
Cetrorelix C442
Cetuximab C487
CFS (Chronic-Fatigue-Syndrom) C824
CFTR (cystic fibrosis transmembrane conductance regulator) B581
^{14}C-Glykocholat-Atemtest A247

Chaddock-Zeichen B904
CHADS$_2$-Score A42
Chagas-Krankheit A576
- Antiprotozoika C468
Chalazion B834, *B835*
Chamberlain, Houston Stewart C901
Chandler-Syndrom B848
Charcot-Trias
- Cholangitis A296
- Multiple Sklerose B947
CHARGE-Assoziation B518
Charles-Operation B213
^{13}C-Harnstoff-Atemtest A237
Chayen-Blockade B84
Check-up 35 C766
Chediak-Higashi-Syndrom A154, **A444**, B738
Cheilitis B760
Cheilognathopalatoschisis, siehe Lippen-Kiefer-Gaumenspalte
Chemie, klinische C521
Chemikaliengesetz C222
Chemikalienüberempfindlichkeit, multiple C824
Chemilumineszenzimmunoassay C532
Chemodektom B777
Chemokine, Zytokine A136
Chemolitholyse B665
Chemoprophylaxe A505
- HIV A552
- Malaria A573
- Meningitis B943
Chemosis B822
- Endophthalmitis B871
Chemotherapie A593
Chevron-Osteotomie B319
Cheyne-Stokes-Atmung A171, C69
Chiasma opticum B825
Chiasma-Syndrom B885
Child-Pugh-Kriterien A280
Chinidin C373
Chinin C470
Chinolone C469
Chiragra C363
Chirurgie
- ästhetische B222, **B228**
- endoskopisch assistierte B224
- Grundbegriffe B100
Chlamydia trachomatis C636
- Arbeitsmedizin C239
Chlamydienpneumonie A198
- Neugeborene B513
Chlamydophila
- pneumoniae C637
- psittaci C637
Chloasma B740
Chlorakne
- Berufskrankheiten C242
- Dioxine C861
- Pentachlorphenol C848
- polychlorierte Biphenyle C845
Chloralhydrat C408
Chlorambucil C481
Chloramphenicol C460
- Kinder B468
- Wirkprinzip C447
Chlorbenzole, Lösungsmittel C840
Chlordiazepoxid C406
Chlorethan, Lösungsmittel C839
Chloridkanalmyotonie B993
Chloroquin C470
- Immunsuppression C490
Chlorprothixen C409
Chlorthalidon C386
Choanalatresie B512, **B791**
Choanalstenose B512
Cholangiografie C513
- perkutane transhepatische A224

Cholangitis
– akute A296
– primär sklerosierende A278
Cholecalciferol C446
Choledochojejunostomie B168
Choledocholithiasis A291, **A292**
Choledochotomie B168
Choledochusrevision B168
Cholelithiasis A291
Cholera A519
– pankreatische A659
Cholestase A265
Cholesteatom B812
Cholesterin
– Befundinterpretation C545
– Glaskörpertrübung B870
– Laboranalytik C544
Cholesterinemboliesyndrom A412
Cholesterinester, Laboranalytik C544
Cholesterinsenker C433
Cholesterinsteine A291
Cholesterintransport, reverser A359
Cholezystektomie
– konventionelle B167
– laparoskopische B168
Cholezystitis A294
Cholezystografie C513
Cholezystokinin A222
Cholezystolithiasis A291
Cholinesterase
– Alkylphosphate C821
– Laboranalytik C566
– Organophosphate C848
– Oxydemeton-Methyl C847
Cholinesterasehemmer C364
Cholinozeptor C362
Chondroblastom B252
Chondrokalzinose B246
Chondrom B251, C345
Chondromalacia patellae B309
Chondromatose B246
Chondromyxoidfibrom B252
Chondropathia patellae B310
Chondrosarkom B253, **B255**, C345
Chondrose B262
Chondrotoxizität C457
CHOP-Schema A621
Chopart-Gelenk B325
– Exartikulation *B235*
– Verletzungen B325, *B325*
Chordom, Tumorsystematik C346
Chordotomie B97
Chordozentese B401
Chorea B907
– benigne hereditäre B935
– gravidarum B935
– Huntington B934
– – dynamische Mutation B440
– infektbedingte B935
– major B934
– medikamenteninduzierte B935
– minor B935
– Sydenham B935
Choreoathetose B936
Chorionepitheliom C404
Chorionkarzinom B404
– Hoden B659
– Tumorsystematik C346
Chorionzotten
– Biopsie B401
– Blasenmole B403
Chorioretinitis B861
Chorioretinopathia
– centralis serosa B879, *B879*
– traumatica B864
Choristom C347
Choroidea B824
– Melanom B863
Choroiditis B861
Chrom C852, **C853**

Chromatografie C530
Chromoendoskopie A225
Chromosomen B442
– Nondisjunction B446
– Robertson-Translokation B449
Chromosomenaberration B446
– numerische
– – Autosomen B449, **B518**
– – Gonosomen B447, **B520**
– – – meiotische Nondisjunction B446
– strukturelle
– – Autosomen B449
– – Prader-(Labhard-)Willi-Syndrom B529
– unbalancierte B449
– Wiederholungsrisiko B462
– Zwillinge B460
Chromosomenbruch B450
Chromosomenmutation B440
– Strahlenschäden C501
Chronic-Fatigue-Syndrom C824
Churg-Strauss-Syndrom A206, **A491**
Chvostek-Zeichen A333
Chylomikronämie A360
Chylomikronen A359
Chyloperikard A75
Chylothorax A218, **A220**
Chymotrypsin A297, C565
Chyriasis B846
Cicatrix B687
Ciclopirox C467
Ciclosporin C488
– Chloroquin C470
CID (Cytomegalic Inclusion Disease) A562
Cidofovir C474
CIDP (chronisch inflammatorische demyelinisierende Polyneuropathie) B984
Cilazapril C410
Cimetidin C400
Cimikose B723
CIN (zervikale intraepitheliale Neoplasie) B362, *B362*
Ciprofloxacin C457
Cirrhose cardiaque **A26**, A290
Cisatracurium C366
Cisplatin C481
Citalopram C414
Citrobacter C614
Civatte-Körperchen B696
CK-MB A57, **C547**
Cladribin C482
Clarithromycin C456
Clark-Elektrode C529
Clauber-Medium C626
Claudicatio
– abdominalis C55
– intermittens A101
– – Arteriitis temporalis A494
– – Distanz A91
– – Leitsymptom C55
– masseterica C55, A494
– spinalis C56, B983
– venosa C56
Clauss-Methode C558
Clear Lens Extraction B891
Clearance
– Arzneimittel C354
– Diuretika C387
– mukoziliäre B581
– renale C354, **C583**
Clemastin C398
CLI (critical limb ischemia) A101
Client-Server-Architektur C889, *C889*
Climacterium praecox **C120**, B348
Clindamycin C459
CLL (chronische lymphatische Leukämie) A605, **A621**
Clobazam C406

Clock-Test C690
Clodronat C445
Clofibrat C434
Clomethiazol C408
– Alkoholentzug B1042
Clomifen C444
Clomipramin C412
Clonazepam **C406**, C419
Clonidin C361
Clonidin-Hemmtest A344
Clonidin-Suppressionstest A335
Clonidintest C576
Clopidogrel C395
Clostridien C627
Clostridium C627
– botulinum C628
– – Nitrite C850
– difficile A519, C629
– perfringens C629
– – Trinkwasserhygiene C813
– tetani C627, *C628*
Clotrimazol C463
Clozapin C411
CLP (Classification, Labelling and Packaging of Substances and Mixtures) C227
Clue Cells B336
Clumping-Faktor C608
Clumping-Zelle B729
Cluster-Kopfschmerz B1003, *B1003*
CML (chronische myeloische Leukämie) A604
– Philadelphia-Chromosom C331
CMV (continuous mandatory ventilation) B90
CMV (Zytomegalievirus) C683
– Retinitis A562, **B881**
CNV (chronisches Nierenversagen) A385
CO$_2$-Partialdruck, Messung C529
CO-Bestimmung C594
CO-Hämoglobin C552
Coalitio calcaneonavicularis B321
Coarctatio aortae A61, **B575**
Cobalamin
– Mangel A144
– Stoffwechsel A144
Cobb-Winkel B259, *B259*
Cockett-Venen A112
Cockroft-Gault-Formel A381
Cocktailpartyeffekt B816
Codein C425, **C427**, C858
Codman-Dreieck B254, **B608**, *B609*
Codman-Tumor B252
Coeruloplasmin A367, C540
Cogan-Syndrom B817
Coitus interruptus B387
Colchizin A364, **C432**
cold spots C517
Cold-in-hot-spot-Zeichen B300
Colesevalam C434
Colestyramin C434
Colistin C461
Colitis ulcerosa A250, **A253**
– chirurgische Therapie B148
Colles-Fraktur B284
Colon irritabile A248
Coltivirus C680
Coma
– diabeticum A349
– vigile B912
common cold A555, **B793**
Commotio
– retinae B882
– spinalis B973
– thoracis B189
Compliance
– Lunge A175
– Pharmakotherapie C212

Compressio
– cerebri B949
– thoracis B189
Compton-Effekt C495
– Megavolttherapie C515
– Streustrahlung C507
Computertomografie C509, *C509*
– Hirnblutung B957
– Strahlendosis C506
– Strahlenschutzverordnung C227
COMT-Hemmer C418
Condyloma
– acuminatum B356, *B357*, **A557**, *A557*, B716
– giganteum Buschke Löwenstein **A557**, B716
– latum *A529*
– planum B356, **A557**
– – Cervix uteri B361
– – Vaginalkarzinom B360
Confounder-Bias C865
Conjunctiva B823
Conjunctivitis
– allergica B843
– lignosa B844
– vernalis B843
Conn-Syndrom A340
– chirurgische Therapie B183
Constantinus Africanus C896
Conte de Gobineau, Joseph Arthur C901
Contingent-Valuation-Methode C754
Contraria-Prinzip C895
Contrecoup-Verletzung C266, B949
Controller A185
Contusio
– bulbi B896
– cerebri B949
– spinalis B973
– thoracis B189
Cooley-Anämie A149
Coombs-Test A460, **C533**, *C533*
– Geburtshilfe B399
– hämolytische Anämie A146
COP (kryptogen organisierende Pneumonie) A202
COPD (chronic obstructive pulmonary disease) A187
Coping, Sterbephase C719
Cor pulmonale A212
– akutes A208
– COPD A188, **A189**
Cormack-Lehane-Klassifikation B75, *B75*
Cornea verticillata B851
Corona phlebectatica *A128*
Coronaviren C672
Corpora
– amylacea B648
– cavernosa
– – Induratio penis plastica B672
– – Penisfraktur B681
– – Priapismus B677
Corpus
– albicans B342
– ciliare B823
– luteum B342
– uteri B331
– – Histologie B332
– – Veränderungen B365
– vitreum B824
– – Erkrankungen B869
– – Fehlbildungen B869
Corpus Hippocraticum C896
Corpus-luteum-Zyste B371, *B371*
Corrinoide C390
Corti-Organ B799, *B799*
Corynebacterium
– diphtheriae C625, *C626*
– – Konjunktivitits B842
– minutissimum B713

Sachverzeichnis

cost weight C887
Cotrimoxazol C458
Cotton-Wool-Herde
– hypertensive Retinopathie *B875*
– Zentralvenenverschluss C874
Coulomb C496
Councilman-Körperchen A268, **C307**
Coup-Herd B949
Couplets A45
Courvoisier-Zeichen **A291**, A653
– abdominelle Resistenz C100
– Pankreaskarzinom A655
Couvelaire-Syndrom B426
Cover-Test B830, *B830*
Cover-Uncover-Test B830, B831
Cowden-Syndrom A642
Cowdry-Einschlusskörperchen B945
COX-Hemmer C428
– nicht selektive **C430**
– selektive (COX-II-Hemmer, Coxibe) C431
Coxa
– antetorta B294
– retrotorta B294
– saltans B247
– valga B294
– vara B294
– – Osteogenesis imperfecta B528
– vara adolescentium B296
Coxiella burnetii C636
– Arbeitsmedizin C238
Coxitis fugax **B297**, B600
Coxsackie-Viren C671
– Neugeborene B513
Cozen-Test B276
CP (chronische Polyarthritis) A466
CPAP (continuous positive airway pressure) B90
CPEO (chronisch-progrediente externe Ophthalmoplegie) B996
CPP (zerebraler Perfusionsdruck) B924
CPPS (chronisches Beckenschmerz-Syndrom) B648
CPPV (continuous positive pressure ventilation) B90
CPR (kardiopulmonale Reanimation) B30
– Hypothermie B63
– Kinder B32
– Neugeborene B32
– Schwangerschaft B33
Crack C858, **B1044**
Crash-Einleitung B79
Craurosis penis/vulvae B697
Craving B1038
CRB-65 A196
Credé-Handgriff B427
Credé-Prophylaxe B841
– Argentum-Katarrh B844
Creme B688
Crescendo-Reaktion A448
CREST-Syndrom A481
Creutzfeldt-Jakob-Krankheit C686, **B946**
CRH-Stimulationstest A335, **C571**
Cri-du-chat-Syndrom B519
crib death B614
Cricothyreoidotomie B780
Crigler-Najjar-Syndrom **A276**, B591
Cronkhite-Canada-Syndrom A643
Cross Sectional Studies C865
Cross-Face-Nerventransplantation B226
Crossing-over, Genkopplung B457
Crossmatch A455
Crouzon-Syndrom B601
CRP (C-reaktives Protein) C584
CRPS (komplexes regionales Schmerzsyndrom, Morbus Sudeck) B1006

Crusta B687
Cryptococcus, gatti, Kryptokokkose A567
Cryptococcus neoformans C640, *C640*
Cryptosporidium parvum C651
CSS (Churg-Strauss-Syndrom) A491
Ctenocephalis C664
CTG (Kardiotokografie) B401, *B402*
– Oszillationstypen B401
– Veränderungen *B403*
Cubitus
– valgus B275
– varus B275
Cuff B75
Cuffing, peribronchiales A23
Culicidae C664
Cullen-Zeichen B117, A299
Cumarinderivat A158
Cumarine C393
– perioperativ B70
– Wirkmechanismus *C393*
Cumarinnekrose C393
Curare C366
Curschmann-Steinert-Muskeldystrophie B992
Cushing-Schwelle A338, C437
Cushing-Syndrom A335
– anästhesiologisches Risiko B71
– chirurgische Therapie B183
– CRH-Stimulationstest A335
– Dexamethasontest A335
– iatrogenes C438
– Paraneoplasie A589
Cut-off-Wert C525, **C869**
– Drogenscreening C595
Cutis
– hyperelastica B743
– – Ehlers-Danlos-Syndrom B527
– laxa B743
CVI (chronisch-venöse Insuffizienz) A127
CVID (common variable immunodeficiency) A441
Cyanid, Nitroprussidnatrium C381
Cyclooxygenase
– Formen C428
– Hemmstoffe C428
– Thrombozytenaggregationshemmung C394
Cyclophosphamid C481
Cycloserin C463
CYFRA 21-1, Tumormarker A592
Cyproteronacetat **C443**, C445
Cystatin C A379, C583
Cysticercus
– bovis C654
– cellulosus C655
– racemosus C655
Cystosarcoma phylloides B378
Cytarabin C482
Cytochrom P450
– Allylamine C465
– Antiepileptika C420
– Azole C464
– Biotransformation C354
– Pharmakogenetik B464
– Rifampicin C462
Cytokeratin-21-Fragment, Tumormarker A592
Cytosindesaminase C467

D

D-Arzt B111, C243
D-Dimere A122, C561
– Lungenembolie A209
– Verbrauchskoagulopathie A165
D-Hormon C446
d-Penicillamin, Immunsuppression C490
D-Potenz C792
D-TGA (Transposition der großen Arterien) B571
D-Wert C799
D-Xylose-Test A247
d2-Test B1011
Da-Costa-Syndrom, Brustschmerz C169
Dabigatran C394
Dacarbazin C481
Dakryoadenitis B836, *B836*
Dakryostenose, kongenitale B838
Dakryozystitis B837, *B837*
Dakryozystografie B827
Dakryozyten A136
Dalfopristin C461
Dalrymple-Zeichen A324, *A324*
damage control B328
Dämmerzustand, Bewusstseinsstörung C178
Damminfiltration B420
Dammriss B425
Dammschnitt B428, *B428*
Dampfsterilisation C801
Danaparoid C392
Dandy-Fieber A560
Dandy-Walker-Syndrom B921
Daniels-Test C691
Dantrolen C367
– maligne Hyperthermie B81
Dapson C463
Daptomycin C459
Darbepoetin C390
Darier-Zeichen B686
Darifenacin C364
Darm A245
– Amyloidose C316
– Funktionsdiagnostik A248
– Laboranalytik C564
– Malrotation B506
– Motilitätsstörung B589
– Nematodeninfestation A582
– Resorptionsstörung A245
Darmamöben C645
Darmatonie B109
Darmbilharziose C653
Darmbrand A521
Darmerkrankung, chronisch-entzündliche A250
– psychosomatische Sicht B1076
Darmersatzblase B629, *B629*
Darmparasit, opportunistischer A574
Darmtrichinen C659
Darmverschluss, *siehe* Ileus
Darunavir C477
Darwin, Charles C899
Dasatinib C485
dashboard injury B290
Datenschutz, elektronische Gesundheitskarte C891
Dauerkatheter, suprapubischer B628
Dauerschallpegel, äquivalenter C828
Daumen
– Rhizarthrose B280
– Sattelgelenkfrakturen B286
– Seitenbandruptur B287
Daunorubicin C483
Dawn-Phänomen A353
day one surgery B328
DCIS (duktales Carcinoma in situ) B379
DCM (dilatative Kardiomyopathie) A71
DDAVP-Test C572
De Musset-Zeichen A64
De-Quervain-Luxationsfraktur B285
De-Quervain-Thyreoiditis A328
De-Ritis-Quotient A267

Dead-fetus-Syndrom B417
Deafferenzierungsschmerz B93
DeBakey-Einteilung, Aortendissektion A109
Debilität B1065
Débridement, Verbrennung B229
Decarboxylasehemmer C416
Decollement
– Forensik C265
– Morell-Lavallé-Läsion B289
Defäkationsschmerzen C79
Defäkationsstörung B158
Defäkografie B152
Defektheilung
– Entzündung C328
– Leber C331
– Niere C331
– permanentes Gewebe C329
Defektkoagulopathie A161
Deferoxamin C390
Defibrillation
– Advanced (Cardiac) Life Support B32
– Elektroden *B32*
– Herz-Kreislauf-Stillstand A49
– Kammerflimmern A48
Defibrillatorelektrode B28
Deflexionslage B422
Degeneration C306
– hepatolentikuläre A367
– Hornhautband B851
– Kornea B851
– kortikobasale B934
– Makula B877
– mukoide C314
– Netzhaut B876
– periphere Nerven C330
– Retina B876
– striatonigrale B934
– vitreoretinale B870
– Zellalterung C308
DEGUM-Kriterien, Hirnblutung B494
Dehnungsriss, Forensik C265
Dehydratation C31, A418
– Diabetes insipidus A315
– hypotone, adrenogenitales Syndrom B546
– Kinder B598
7-Dehydrocholesterinreduktase-Mangel B524
Dehydroepiandrosteron A335
Dehydroepiandrosteronsulfat C576
Dehydroorotat-Dehydrogenase C487
Déjerine-Klumpke-Lähmung B985
Deklaration von Helsinki C908
Dekompressionskrankheit **B64**, C828
Dekontamination C799
Dekortikation B911
– Perikarditis B206
Dekubitus B109, **C693**
– Braden-Skala C692
– Prophylaxe C694
Deletion B440
Delikthaftung C295
Delir B1036
– Clomethiazol C408
– Differenzialdiagnostik B1037
– Geriatrie C695
– Palliativmedizin C711
Deliranzien B1046
Delirium tremens B1042
Dellwarze B717
Delta-Wellen B917
– WPW-Syndrom A44, *A44*
Deltaretrovirus C677
Deltatrinker B1040
Deltavirus C672
Dementia infantilis B1065

Sachverzeichnis

Demenz B937
- DemTec C690
- Differenzialdiagnostik B1037
- frontale B938
- frontotemporale B940
- Geriatrie C695
- kortikale B938
- Mini-Mental-State-Test C690
- Prophylaxe C695
- Schweregrade C695
- subkortikale B938
- Uhrentest C690
- vaskuläre B940

Deming-Kreislauf C755
DemTec C690
Demyelinisierung
- chronisch inflammatorische demyelinisierende Polyneuropathie B984
- Elektroneurografie B917
- multiple Sklerose B946
- Neuromyelitis optica B949

Dengue-Fieber A560
Dengue-Schock-Syndrom A561
Dengue-Virus **C678**
Denis-Einteilung B289
Denken, umständliches B1011
Denkhemmung B1011
Denkstörung
- Demenz B937
- formale B1011
- inhaltliche B1012
- psychopathologischer Befund B1011

Denkverlangsamung B1011
Dennie-Morgan-Falte B705
Denosumab B240
Dens-Zielaufnahme B258
Dense Media Sign B955
Densfraktur B265
Dentalamalgam C854
Denver-Klassifikation B442
Depersonalisation B1014
Depotneuroleptika C412
Depotpenicilline C450
Depression B1023
- Antidepressiva C412
- Antriebsstörung C178
- atypische B1026
- Differenzialdiagnostik B1037
- Elektrokrampftherapie B1016
- Jugendalter B1071
- Kokain C423
- larvierte B1026
- multifaktorielle Genese *B1024*
- postpartale B242
- postschizophrene B1033
- Psychotherapie B1028
- repetitive transkranielle Magnetstimulation B1017
- saisonale B1026
- Schlafentzugstherapie B1016
- Schweregradeinteilung B1026
- Sonderformen B1026

Depressionsskala, geriatrische C691
Derealisation B1014
Dermabrasio B225, **B689**
Dermatitis
- atopische B703
- - Allergie A446
- - psychosomatische Sicht B1077
- exfoliativa Ritter B712
- herpetiformis Duhring B746, *B747*
- Lidhaut B833
- periorale B751
- photoallergische B708
- pratensis B708
- seborrhoische B706
- solaris B708
- Windeldermatitis B707

Dermatofibrosarcoma protuberans B734
Dermatom, Definition B900
Dermatomyositis **A484**, *A484*, B997
- Autoantikörper A477
- Paraneoplasie A589

Dermatophagoides pteronyssinus C663
Dermatophyten C639, B717
Dermatose
- atrophisierende B698
- bakterielle B709
- blasenbildende B742
- chemisch bedingte B707
- ekzematöse B703
- erythematöse B690
- erythrosquamöse B690
- granulomatöse B698
- lichenoide B695
- lineare B746
- Mykosen B717
- papulöse B695
- parasitäre B721
- physikalisch bedingte B707
- virale B714

Dermatoskopie B687
Dermatozoenwahn **B754**, B1013
Dermis, Aufbau B684
Dermografismus B687
- weißer B704

Dermoidzyste *C346*, B727
- Orbita B887
- Ovar B372

Desaminierung, DNA B441
Desault-Verband *B271*
Descartes, René C897
Descemet-Membran B823
- infantiles Glaukom B869

Descemetozele B849
Descensus uteri B385
Desensibilisierung, systematische B1020
Desferoxamin A367
Desfluran C403
- balancierte Narkose B78

Designerdroge B1045
Desinfektion C799
- Hände B104, **C796**
- Medizinprodukte C797
- OP-Gebiet B103

Desipramin C412
Desloratadin C397
Desmopressin C388
- Hämophilie A162
- Von-Willebrand-Jürgens-Syndrom A163

Desmopressin-Test C572
Desobliteration B209
Desogestrel C445
Desquamation C45
Detection Bias C768
DeToni-Debré-Fanconi-Syndrom B597
Detrusorhyperaktivität B672
Detrusorhyperreflexie B667
Detrusorhyporeflexie B667
Deuteranopie B880
Deuteromyzeten C638
Deutung B1018
Déviation
- conjugée, Leitsymptome C165
- Nasenseptum B792
- sexuelle B1060

Devic-Syndrom B949
Dexamethason C437
Dexamethasontest A335, C574
Dextrane C389
Dezeleration, Kardiotokografie B401, **B402**, *B403*
Dezibel C828
Dezimalpotenz C792

DFS (diabetisches Fußsyndrom) A351
DHEAS (Dehydroepiandrosteronsulfat) C576
DHS
- Dermatophyten, Hefen, Schimmelpilze B717
- dynamische Hüftschraube B234

Diabetes
- insipidus **A315**, A378
- mellitus A346
- - Alter C696
- - anästhesiologisches Risiko B71
- - Diagnosekriterien A351
- - Gesundheitsverhalten C736
- - Glaskörpertrübung B870
- - Glomerulopathie A398
- - Herzfehler B566
- - Insulin C439
- - pAVK A100
- - Polyneuropathie B988
- - Prävention C771
- - Retinopathie B872, *B873*
- - Rubeosis iridis B862
- - Schwangerschaft **B409**, B487
- - sozialmedizinische Aspekte C248

Diacetylmorphin C426
Diadochokineseprüfung B905
Diagnoseaufklärung C293
Diagnosenklassifikation C883
Diagnostik
- Allgemeinmedizin C204
- dermatologische B686
- genetische B460
- Hirntod C260, *C260*
- histologische C302
- intravitale C302
- nuklearmedizinische C517
- orthopädische B232
- postmortale C304
- präoperative B102
- Schmerzen C212
- Umweltmedizin C818
- urologische B622
- zytologische C302

Dialyse-Dysequilibrium-Syndrom B941
Dialyseenzephalopathie B941
Dialysekatarakt B858
Dialyseshunt B212
Diaminopyrimidine C458
- Wirkprinzip C447

Diaphanoskopie B622
Diaphenylsulfon C463
Diaphragma
- Kontrazeption B387
- laryngis B781
- oris B756
- pelvis B334
- urogenitale B334
- Zwerchfell B123

Diarrhö C79
- chologene A246
- Diagnostik C79, *C82*
- irritables Kolon B584
- Palliativmedizin C710

Diastolikum A19
- Aortenklappeninsuffizienz A65

Diathese, hämorrhagische **C29**, A155
- vaskuläre A166
- Verbrauchskoagulopathie A165

Diathese-Stressmodell B1074
Diazepam **C406, C422**
Diazoxid C383
Dibenzofuran *C860*
Dichlormethan
- Lösungsmittel C839
- Richtwerte C833

2,4-Dichlorphenol C847
Dichromasie B880

Dichte
- Computertomografie C509
- optische C500

Dickdarm
- Flora C607
- Funktionen A245

Dickdarmileus B139
Diclofenac C428, **C430**
- Schmerztherapie B94

Dicloxacillin C450
DICOM (digital imaging and communication in medicine) C890
Didanosin C476
Dienogest C445
DIEP-Lappen B224
- Mammarekonstruktion B227, *B227*

Diethylhexylphthalat C844, **C844**
Dieulafoy-Ulkus A241
Differenzialblutbild **A137, C553**
Differenzierung
- sexuelle B444
- Tumoren C335, C341

Diffusion, Lunge A170
Diffusionskapazität A175
Diffusionsstörung, Lunge A171
Diffusionswichtung, Neurologie B915
DiGeorge-Syndrom A441
Digitalisantitoxin B67
Digitalisintoxikation C377
Digitoxin B67, C376
Digitus
- hippocraticus C76
- mortuus A105
- saltans B283

Dignität, Tumor C335
Digoxin C376
Dihydralazin C381
Dihydrocodein C427
α-Dihydroergocriptin C417
Dihydrofolatreduktase C471, **C482**
Dihydropyridin C382
Diltiazem C375, **C382**
DIMDI (Deutsches Institut für medizinische Dokumentation und Information) C729
Dimenhydrinat C398
Dimethylquecksilber C854
Dimetinden C398
Dimple-Phänomen B727
DIN 130 EN ISO 9001 C756
Dinoprost C399
Diodenarrayfotometrie C529
Dioxin C860, *C860*
DIP (desquamative interstitielle Pneumonie) A202
DIP (distales Interphalangealgelenk), Arthrose B280
Dipeptidyl-Peptidase-4 C441
Diphenhydramin C398
- Vergiftung C278

Diphenylbutylpiperidine C409
Diphenylmethanderivate C402
Diphtherie A519
Diphyllobothrium latum A578, C654
Diplopie, *siehe* Doppelbilder
Diptera C664
Dipyridamol C396
Diquat, Vergiftung C278
Discrete-Choice-Analyse C754
Disease-Management-Programm **C212**, C780
Diskontierung C752
Diskontinuitätsresektion B147
Diskordanz B459
Diskushernie, *siehe* Bandscheibenvorfall
Dislokation
- Fraktur B236
- Frakturzeichen B236

Disopyramid C373

Sachverzeichnis

Disposition A502
– Krankheit C301
Dispositionsprophylaxe A505
Dissektion A106
Dissoziation
– Psyche B1052
– zytoalbuminäre B984
Dissoziativa B1046
Distickstoffmonoxid C403, **C404**
Distigmin C364
Distorsion, Wirbelsäule, Forensik C266
Distress C232
Dithranol B689
Diurese A377
Diuretika C384
Diversion, biliopankreatische B137
Divertikel B125
– echter A236
– epiphrenales B127
– Harnblase B594, **B635**
– Meckel-Divertikel B141
– Ösophagus A236
– Urachus B636
– Urethra B673
Divertikelkarzinom, Harnblase B636
Divertikulitis A260
– chirurgische Therapie B148
Divertikulose A260
– chirurgische Therapie B148
DMPs C747
DNA, Transkription B437
DNA (Desoxyribonukleinsäure) **B436**, C542
– Strahlenempfindlichkeit C504
DNA-Analyse C275, **B438**
DNA-Fingerprinting B439
DNA-Polymorphismen B438
– Nachweis C543
– Pharmakogenetik B462
DNA-Reparaturgen C332
DNA-Tumorviren, Karzinogenese C333
DNA-Viren C666, **C680**
Dobutamin C358
Docetaxel C482
Dodd-Venen A112
Döderlein-Bakterien **B330**, C607
Dog-Ear-Korrektur B228
Dokumentation
– Allgemeinmedizin C205
– Beweislast C295
– medizinische
– – Gütemaße C888
– – ICD-10 C883
Dolichozephalus B601
Dolor C322
Donepezil C364
Dopa-Entzugssyndrom B933
Dopamin C358
– Antidot B67
– Nebennierenmark A343
– Synthese C357
Dopaminmangel B931, B1065
Dopaminrezeptor
– Agonist C417
– Neuroleptika C409
Doppelballonendoskopie A225
Doppelbilder C155
Doppelentnahme C286
Doppelflintenphänomen A266
Doppelkontrastuntersuchung A224
Doppellumentubus B75
Doppelniere B631
Doppelstriemen, Forensik C265
Doppler-Echokardiografie, farbcodierte A23
Doppler-Sonografie
– Arterienverschluss A98
– AVK A91
– Gefäßerkrankung A91

Dopplersonografie C511
– Hirngefäße B955
– Kardiotokografie B401
– Neurologie B915
– Schwangerschaft B400
Dornwarze B716
Dorsalextension
– Handgelenk B280
– Sprunggelenk B316
DORV (double outlet right ventricle) **B199**, B572
Dorzolamid C385
Dosierungsintervall C355
Dosis
– effektive C497
– optimale C594
Dosis-Effekt-Kurve C502, *C502*
Dosis-Wirkungs-Kurve C352, *C352*
Dosisbegriff C496
Dosisquerprofil C496
Dosisverteilung C500, **C501**, C515
Dosisvorausberechnung C594
Dottergang, Meckel-Divertikel B141
Dottergangfistel B142
Dottergangszyste B142
Dottersacktumor B659
double bubble sign B506, *B506*
double line sign B300
double outlet right ventricle (DORV) **B199**, B572
Douglas-Raum B331
Douglas-Schmerz B144
Dowling-Meara-Epidermolyse B742
Down-Syndrom B519
Downbeat-Nystagmus B966
Doxazosin C359
Doxepin C412
Doxorubicin C483
Doxycyclin C455
DPLD (diffuse parenchymal lung disease) A199
Dracunculus medinensis C662
Drainage B105
– interventionelle Radiologie C520
Drakunkulose C662
Dranginkontinenz **C111**, B672
Drehfraktur B236
Drehmann-Zeichen B291
– Epiphysiolysis capitis femoris B297
Drehschwindel
– benigner paroxysmaler Lagerungsschwindel B818
– Vestibularisausfall B818
Drei-Finger-Regel B179, *B180*
Drei-Gläser-Probe C591
Drei-Phasen-Test B291
Drei-Tage-Fieber B558
Dreifuß-Zeichen, Meningismus C147
Dreimonatskolik C131, B584
Dressler-Syndrom A74
DRG (Diagnosis Related Groups), ICD-10 C883
DRG-Finanzierungssystem C744
DRG-Kennzahlen C887
Drogen C279, **C858**
– Fahrtüchtigkeit C286
– Nachweis C594
– Screening C595
– Straßenverkehr C284
Drogenabhängigkeit C207
Drogenmissbrauch C279
Drogentodesfall C279
Dronabinol, Schmerztherapie B95
drop attack B952
– Anfall C142
– Differenzialdiagnose epileptischer Anfall B962
drop sign B267
Drop-Arm-Zeichen B267

Droperidol C409
– Prämedikation B72
Drosselmarke C271
Druck
– hydrostatischer A417
– intraokulärer B828
– kolloidosmotischer A417
– mechanischer B826
– ökonomischer, Krankenhausinformationssystem C889
– osmotischer A417
– pulmonalarterieller B74, **B88**
– zentralvenöser, Globalinsuffizienz C195
Druckatrophie C305
Druckgradient, Aortenklappenstenose A63
Druckluftschaden C827
Drucksteigerung, intrakranielle, chirurgische Therapie B219
Druckverband B233
Drug Monitoring C593
Drüse
– apokrine B685
– Schweißdrüsen B685
– Talgdrüsen B685
Drusenpapille B883
DRVVT-Reagens C560
ds-DNA-Autoantikörper A479
DSA (digitale Subtraktionsangiografie) A92
DSS (Dengue-Schock-Syndrom) A561
Dualistik C743
Duane-Syndrom **B894**, B965
Dubin-Johnson-Syndrom **A276**, A277, B591
Dubowitz-Farr-Schema B472
Duchenne-Muskeldystrophie B991
Duchenne-Zeichen B291
Ductus
– arteriosus B196, **B569**
– – Obliteration B469
– choledochus B168
– cysticus, Variabilität B166, *B167*
– omphaloentericus B142
Duftstoff C838
Duke-Blutungszeit A156
DUKE-Kriterien A78
Dukes-Klassifikation A646
Duloxetin C414
Dum-Dum-Geschoss C269
Dumdumfieber A576
Dumping-Syndrom B138
Dunkelfeldmikroskopie, Leptospira C632
Dunkelziffer, Hypertonie C247
Dunn-Rippstein-Aufnahme **B291**, B294
Dünndarm
– Anastomosen B141
– Anatomie B140
– Atresie B507
– Fehlbildung B141
– Fistel B142
– Flora C607
– Funktionen A245
– Resektion B141
– Transplantation B216
Dünndarmileus B139
Dünndarmpassagezeit A247
Dünndarmtumor B641
Dünndarmvolvulus B506
Duodenalstenose B506
Duodenopankreatektomie B172, *B173*
Duodenum A236
– Anatomie B132
– Verletzungen B133
Duplexsonografie C511
Duplikation B440

Dupuytren-Kontraktur B282
Durchblutungsreserve A99
Durchblutungsstörung A88, A104
– Darm A262
– Leber A288
– Rückenmark B972
– zerebrale B951
Durchflusszytometrie, Thrombozytenfunktion C554
Durchlassstrahlung C498
Durchleuchtung C508
Durchschuss C269
Durst C104
– Alter C693
Durstversuch A315, **C572**
DXA (dual energy x-ray absorptiometry) B240
Dynorphine C425
Dysarthrie (Dysarthrophonie) C139, B913
Dysarthrophonie C139
Dysästhesie C151, B909
Dysbetalipoproteinämie A360
Dyschylie B767
Dysdiadochokinese B907
Dysenterie A534
Dyserythropoese, myelodysplastisches Syndrom A615
Dysfibrinogenämie A164
Dysfunktion
– erektile C124, **B669**
– kraniomandibuläre B764
– serotonerge, Suizidalität B1072
Dysgeusie C138
Dysglossie C139
Dysgnathie B758
Dysgranulopoese, myelodysplastisches Syndrom A615
Dyshidrose B706
Dyskalkulie B1067
Dyskeratosis follicularis B741
Dyskinesie B907
– L-Dopa C417
– primäre ziliäre B523
Dyskrasie C895
Dyslalie C139, **B790**, B1066
Dyslipoproteinämie, *siehe* Hyperlipoproteinämie
Dysmegakaryopoese, myelodysplastisches Syndrom A615
Dysmenorrhö B344
Dysmetrie B907
Dysmorphie C31, B525
Dysmorphophobie B1055
Dysmorphopsie B1014
Dysosmie C138
Dysostosis B238
– craniofacialis B601
– mandibulofacialis B522
– multiplex, Mukopolysaccharidose B535
Dyspareunie C118, B1060
Dyspepsie C82, A226
– funktionelle B1054
Dysphagie C88
– Alter C693
– Prüfung C691
– psychogene B1055
Dysphonie C140, B788
Dysphorie B1014
Dysplasie C336
– bronchopulmonale B498
– chondroektodermale B523
– fibromuskuläre A413
– fibröse B253, B887
– Mamma B376
– Niere B630
– Ohrmuschel B805
– Skelett **B238**, B600

Dyspnoe C66
– Kinder B577
– Notfallmedizin B40
– Palliativmedizin C710
Dysregulation, orthostatische C60, **A85**
– Notfallmedizin B44
Dysrhaphie B921
– frontobasale B792
Dyssomnie B1058
Dyssynergie B907
Dysthymia B1031
Dystonie C144, B907, **B935**
– vegetative B1055
Dystrophia, adiposogenitalis B242
Dystrophia canaliformis mediana C51
Dystrophie C307
– atrophische, Vulva B356
– Gedeihstörung C104
– Hornhaut B851
– komplexes regionales Schmerzsyndrom B1006
– Muskulatur B990
– myotone B992
– myotonische, Ptosis C160
– vitreoretinale B870
Dysurie C107, A378
D'Acosta-Krankheit C828

E

EAA (exogen allergische Alveolitis) A202
Eagle-Barrett-Syndrom B594
early antigen C683
Early-Onset-Sarkoidose A204
Eastern-Equine-Enzephalitis-Virus C673
EBM (einheitlicher Bewertungsmaßstab) C745
Ebola-Fieber A561, C672
Ebstein-Anomalie B198, **B573**
EBV (Epstein-Barr-Virus) C683
Echinocandine C466
Echinococcus
– granulosus A578, **A580**, C655, *C656*
– multilocularis A578, **A580**, C656
Echinokokkose **A580**, C656
– zerebrale B946
Echinokokkuszyste *B163*
Echokardiografie A23
Echolalie B1015
Echopraxie B1015
Echoviren, Neugeborene B513
ECMO (extracorporal membrane oxygenation) B91, B195
Ecstasy C858, **B1045**
Ectopia testis B595
Eczema
– herpeticatum A546, *B704*, **B705**
– verrucatum B715
EDHF (endothelium-derived hyperpolarizing factor), Gefäßtonus C380
Edrophoniumchloridtest B999
EDTA-Vollblut C523, C548
Edwards-Syndrom B449, **B518**
Edwardsiella C614
EEG, epileptische Potenziale B961
EEG (Elektroenzephalografie) B916
Efavirenz C477
Effekt
– adverser C245
– zytopathischer C319
Effektivdosis 50 C352, *C353*
Effektmonitoring C820
Effendi-Einteilung B265
Effizienz C738

Effloreszenz B686
Effluvium C44
Eflornithin C468
EFQM (european foundation for quality management) C756
Egel C652
EHEC (enterohämorrhagische Escherichia coli) **A521**, C617
Ehlers-Danlos-Syndrom B527
Ehrlichiose A535
Eichenrinde C792
Eicosanoide C399
EIEC (enteroinvasive Escherichia coli) **A521**, C617
Eierstock, *siehe* Ovar
Eifersuchtswahn B1013
– alkoholischer B1041
Eigenanamnese C185
Eigengefährdung, Unterbringung C296
Eigenreflex B903
Eileiter
– Anatomie B332
– Endometriose B384
– Fehlbildungen B333
– Veränderungen B370
– Zysten B370, *B370*
Eileiterkarzinom B371
Einatemzug-CO-Transferfaktormessung A175
Eineinhalb-Syndrom B966
Einetagenerkrankung A100
Einfachkontrastuntersuchung A224
Einflussgröße, Präanalytik C523
Einflussstauung C56
Eingriff, ärztlicher C293
Einkammerschrittmacher A33
Einnässen B1069
Einschlusskörperchen A545
Einschlusskörperchen-Konjunktivitis B513, **B840**, C637
Einschlusskörperchenkrankheit, zytomegale A562
Einschlusskörperspermyositis B997
Einschneiden (Geburt) B419
Einschusszeichen C268
Einschwemmkatheter B74
Einsekundenkapazität A172, *A173*
Einsichtsfähigkeit C288
Einstellung (Geburt) B418
– Anomalie B423, *B423*
Einstichaktivität B917
Einthoven-Ableitung A20
Eintrag (Immission) C816
Einweisung, Hausarzt C217
Einwilligung B101, C294
Einwärtsschielen B888, **B893**
Einzeitbestrahlung C500
Einzelfeldbestrahlung C515
Einzelphotonen-Emissions-Computertomografie C518
Eisbeutel-Test B999
Eisen A141, C857
Eisenbindungskapazität, gesättigte A141
Eisenindex, hepatischer A366
Eisenmangelanämie A140
– Schwangerschaft B407
Eisenmenger-Reaktion B567
Eisensalz C390
Eisenspeicherkrankheit A366
Eisprung B342
Eitersackniere B646
Eiweißfehler C800
Eiweißstoffwechsel B536
Eiweißverlustsyndrom A247
Ejaculatio, praecox B1060
Ejakulatdiagnostik B624
ejection click A19
EKA-Wert C817

Ekchymose C44
– vitale Reaktionen C265
EKG (Elektrokardiogramm) A19
– Lagetypen A21
– Notfallmedizin B27
– präoperatives B70
Eklampsie B409, **B417**
Ekstrophie B594
– Harnblase B635
Ektasie, Sklera B854
Ekthyma B710
– contagiosum B717
Ektomie, Definition B100
Ektopie B361, *B361*
– Hoden B638
– physiologische B332
Ektropionieren B827
Ektropium B832, *B832*
Ekzem C44
– atopisches B703, *B704*
– dyshidrotisches B706
– endogenes B703
– nummuläres B706
– seborrhoisches B706, *B707*
– superinfiziertes B713
Elastase, Laboranalytik C565
Elastase-1 A297
Elastica-van-Gieson-Färbung C303
Elastofibromata dorsi B727
ELBW (extremely low birth weight infant) B469
Elek-Test C626
Elektrochemilumineszenz-Immunoassay C532
Elektroenzephalografie B916
– epileptische Potenziale B961
– Frequenzbereiche B917
Elektrokardiogramm, *siehe* EKG
Elektrokochleografie B803
Elektrokrampftherapie B1016
Elektrolytlösung C389
Elektrolytverteilung A417
Elektromyografie (EMG) B917
Elektronen, Teilchenstrahlung C494
Elektronenmikroskopie C304
Elektroneurografie (ENG) B917
Elektrophorese C527, **C539**
– Immunfixation C531
Elektroretinogramm B831
Elektrosmog C832
Elektrotherapie C787
Elektrounfall B63, C244
Elephantiasis, tropica A584
Eletriptan C399
Elfin-Face-Syndrom B521
Elimination C354
– chemische Noxen C316
ELISA C532, C587
Ellenbogengelenk B276
– Vibrationsschäden C827
Ellis-Damoiseau'sche Linie A218
Ellis-van-Creveld-Syndrom B523
Ellsworth-Howar-Test A333
Embolektomie B209
Embolie
– arterielle A96, **A96**
– Fruchtwasser B427
– gekreuzte A96
– kardiale A96
– Lunge, *siehe* Lungenembolie
– paradoxe A96
– vitale Reaktionen C265
Embolisation, interventionelle Radiologie C520
Embryoblast B392
Embryonenschutzgesetz B390, C923
Embryopathie
– Alkohol B485
– Röteln B555
– Varizellen B556

Emery-Dreyfuß-Muskeldystrophie B993
Emesis, *siehe* Erbrechen
– Schwangerschaft B407
EMG-Syndrom (Exomphalos-Makroglossie-Gigantismus-Syndrom) B529
Emission C816
– otoakustische B803
Emissions-Computertomografie C518
Emmetropie B826
Empathie
– Allgemeinarzt C203
– Palliativmedizin C719
– Psychotherapie B1019
Empedokles v. Agrigent C896
Empfängnisverhütung B386
Empfindlichkeitsmonitoring C821
Empfindungsstörung
– dissoziative B1052
– dissoziierte B909
– funikuläre Myelose B977
– Guillain-Barré-Syndrom B983
– N. trigeminus B968
– Rückenmarkstumor B974
– Tarsaltunnelsyndrom B987
Emphysem
– Leichenschau C259
– Lunge A192
– Mediastinum B186
Emphysema malignum A521
Empirismus, logischer C911
Empty-Sella-Syndrom A312
Empyem B114, C325
– Arthritis B249
– Gallenblase A295
– Kniegelenk B310
– Schultergelenk B271
Emtricitabin C476
ENA, Kollagenosen A477
Enalapril C470
Enanthem, Leitsymptom C44
Enantiomer C350
Enchondrom B251
End-zu-End-Anastomose B100
End-zu-Seit-Anastomose B100
Endangiitis obliterans A497
Endemie C599
Endobrachyösophagus A233
Endokarditis
– bakterielle *A78*
– infektiöse A76
– Kinder B576
– lenta, Splenomegalie C101
– Libman-Sacks A478
– Löffler– A80
– nichtinfektiöse A80
– Prophylaxe A79
– verruköse A79
Endokardkissendefekt B569
Endometriose B383, *B383*
Endometritis **B353**, B430
Endometrium
– Asherman-Syndrom B346
– Hyperplasie B367, *B367*
– Phasen B342
– Polypen B366, *B367*
– Sarkom B370
Endometriumkarzinom B368
Endophthalmitis B871
Endoprothese B234
Endorphine C425
Endosalpingose B370
Endoskopie **A225**
– Fundusvarizen A282
– Gynäkologie B336
– HNO B780, B791
– interventionelle B100
– Neurochirurgie B218
– Thoraxorgane B185

Sachverzeichnis

Endosonografie, Abdominal-
  organe A223
Endothel
– Atherosklerose A93
– Gefäßtonus C379
– Hornhaut B823
Endothelin, Gefäßtonus C380
Endothelinrezeptor-Antago-
  nist C384
Endothelzelle, Entzündung C323
Endotoxine A502
– Lipopolysaccharid C603
– Waterhouse-Friderichsen-
  Syndrom B943
Endotrachealtubus B75, *B75*
Endplatte, motorische C366
– Elektromyografie B918
Endwirt C652
Energiebedarf
– Kinder B482
– Schwangerschaft B396
– Tumoren C334
Energiedosis C496
– relative biologische Wirksam-
  keit C500
Energietransfer, linearer **C495**, C500
Energieumsatz, Arbeitsphysio-
  logie C231
Enfluran C403
Enfuvirtid C478
Engpass-Syndrom
– Armnerven B283
– subakromiales B269
Enkephaline C425
Enkopresis B1069
Enneking-Einteilung B254
Enolase, neuronenspezifische,
  Tumormarker A592
Enophthalmus
– Blow-out-Fraktur B897
– Horner-Syndrom B967
Enoxacin C457
Enoximon C377
Entacapon C418
Entamoeba, histolytica *C647*
– Amöbiasis A569
Entamoeba histolytica C645
Entecavir C475
Entenschnabelfraktur B322
Enteritis necroticans A521
Enterokolitis A255
Entero-Behçet A497
Enterobacter C618
Enterobakterien C614
Enterobius vermicularis A582, **C657**
– kindliche Parasitosen B560
Enterohormone A223
Enteroklysma, Dünndarm-
  tumor A642
Enterokokken C612
– multiresistente Erreger C810
– Trinkwasserhygiene C813
– vancomycinresistente C810
Enterokolitis, nekrotisierende B502
Enterokystom B142
Enteropathie
– exsudative A247
– glutensensitive A249, **B587**
– nahrungsmittelproteinindu-
  zierte B587
Enterostomie, Definition B100
Enterotomie, Definition B100
Enterozele B385
Entfaltungsknistern C193
Entfremdungserlebnis B1014
Entgeltfortzahlungsgesetz C223
Entgiftung, Arzneimittel C354
Entmarkungserkrankung B946
Entropium B832, *B832*
Entry-Inhibitor C478

Entscheidungsgrenze, klinische
  Chemie C525
Entspannungsverfahren B1021
Entwicklung B479
– neurotische B1017
– psychosexuelle B1017
– suizidale *B1073*
Entwicklungsstörung B1064
Entwicklungsverzögerung, konstitu-
  tionelle B550
Entwöhnung B1039, B1042
Entzug
– Abhängigkeit B1038
– Alkohol B1042
– Nikotin B1046
– Opioide B1043
Entzügelungshyperprolakti-
  nämie C127, **A310**
Entzugssyndrom
– Abhängigkeit B1038
– Alkohol B1042
– Drogenabusus in der Schwanger-
  schaft B486
Entzündung C320
Entzündungsanämie A152
Entzündungsparameter C584
Enukleation **B100**
– Prostataadenom B655
Enuresis **B598**, B1069
Envelope C665
Enzephalitis
– paraneoplastisches
  Syndrom B912
– virale B944
Enzephalomyelitis, *siehe* Multiple
  Sklerose
Enzephalopathie
– Blei C851
– Chorea Huntington B934
– Dialyse B941
– hepatische A286
– HIV-assoziierte **A550**, B946
– hypoxämisch-ischämische B495
– Leberzirrhose A281
– nekrotisierende B941
– portosystemische A286
– septische A512
– subkortikale arterioskleroti-
  sche B940, *B940*
– transmissible spongiforme C686
– Wismut C857
Enzephalopathie-Syndrom, posterio-
  res reversibles B941
Enzephalozele B921
Enzymaktivität C540
– Störung B454
Enzyme
– erythrozytäre C550
– Herz-Kreislauf-System C546
– Laboranalytik C540
– Leber C565
– Pankreas C564
Enzymhemmung, Kalziumkanalblo-
  cker C382
Enzymimmunoassay C532
Enzyminduktion
– Cumarine C394
– Kalziumkanalblocker C382
Eosinophilie A153
– Lungenerkrankungen A206
EPA (Europäisches Praxisassess-
  ment) C756
Epaulettenphänomen B273
EPEC (enteropathogene Escherichia
  coli) A521, C617
Ependymom B928
– chirurgische Therapie B219
– Kindesalter B606
EPH-Gestose B408
Ephedrin C359
Epheliden B724

Epichlorhydrin C844
Epidemie C599
Epidemiologie C864
– Maßzahlen C866
– statistische Testverfahren C870
Epidermiolysis bullosa heredi-
  taria B742
Epidermis B684
Epidermodysplasia verruci-
  formis B716
Epidermoidzyste B727
– Orbita B887
Epidermophyton C639
Epididymis, Anatomie B621
Epididymitis **B649**, *B649*, B676
Epiduralanästhesie B86
Epiduralhämatom *B950*
– chirurgische Therapie B218
– Forensik C266
– spinales B973
Epiglottitis B578, **B782**
Epikanthus medialis B832
Epikondylitis B276
Epikutantest A448
Epilepsie B959
– anästhesiologisches Risiko B71
– Antiepileptika C419
– Differenzialdiagnose C142
– juvenile myoklonische B960
– Schwangerschaft B415
Epinephrin C357
Epiorchium B621
Epipharynx B768
Epiphora **C165**, B822
Epiphysenfuge
– Chondroblastom B252
– Chondrom B251
– Madelung-Deformität B280
– Osteomyelitis B248
– Verletzungen B237
Epiphysenlösung B237
Epiphysiolysis capitis femoris B296,
  B297
Epirubicin C483
Episiotomie B428, *B428*
Episkleritis B854
Episode, depressive B1023
– Kindesalter B1071
Epispadie B594, **B637**, *B637*
Epispadie-Ekstrophie-
  Komplex B594
Epistaxis, Leitsymptom C136
Epitheloidzellansammlung C327,
  C328
Epitheloidzelle C323
Epitheloidzellgranulom *A204*, **C327**
Epitheloidzellnaevus B725
Epithelzylinder A380
Epitympanon B798
Epizoonose B721
EPL (extrakorporale piezoelektrische
  Lithotripsie) B665
Eplerenon C387
Epoetin C390
Eprosartan C371
Epsilontrinker B1040
Epstein-Barr-Virus A553, **C683**
Eptifibatid C396
Epulis C338
EQ-5D-Fragebogen C753
ERA (elektrische Reaktionsaudio-
  metrie) B803
Erb-Duchenne-Lähmung B485,
  B985
Erb-Punkt C194
Erbgangsnachweis, Heterogeni-
  tät B457
Erbgesundheitsgericht C904
Erblindung C164
Erbpflege C903
Erbrechen C82

– Palliativmedizin C709
– postoperatives B109
ERC (endoskopische retrograde
  Cholangiografie), Choeldocholit-
  hiasis A293
ERCP (endoskopische retrograde
  Cholangio-Pankreatikogra-
  fie) **A225**, *A293*
ERD (erosive esophageal reflux
  disease) A232
Erdbeerzunge C94, A537, B561
Erdrosseln C271
Erektionsstörung B1060
Erfahrungsheilkunde C790
Erfrierung
– Forensik C273
– Notfallmedizin B62
Ergebnisqualität C755
Ergonomie, Arbeitsplatz C234
Ergosterol C463, *C464*
Ergotamin-Derivat C417
Ergotamine, Migräne B1003
Ergotherapie C785
– Geriatrie C689
– Orthopädie B233
Erguss C313
– hämorrhagischer A219
– Pleura A218
Erhängen C270
Erinnerungsbias C866
Erklärungswahn B1012
Erkrankung
– gastrointestinale, Leitsymp-
  tome A226
– myeloproliferative A603, **A608**
– mykobakterielle B559
– rheumatische A464
– Kinder B561
– sexuell übertragbare B356, **A510**
– übertragbare C864
– umweltmedizinische C823
Erkrankungshäufigkeit B459
Erleichterungstrinker B1040
Erlenmeyerkolbendeformität B544
Erlotinib C486
Ermächtigung C746
Ermüdung C231
Ermüdungssyndrom B1055
Ernährung
– Atheroskleroseprävention A95
– Diabetes mellitus A352
– Geriatrie C689, **C692**
– Intensivmedizin B92
– Karzinogenese C334
– Kinder B482
– parenterale B92
– Präanalytik C524
– Säuglinge B483
– Schwangerschaft B395
– sozialmedizinische Aspekte C252
– Sterbephase C718
– vollwertige C771
Ernährungstherapie C791
Erntekrätze B721
Eröffnungsperiode B418
Erosio corneae B852
Erosion A244
– Cervix uteri B362
– dentale B763
– Haut B687
– Hornhaut B852
– Magen A239
Erreger
– Diagnostik A503
– Eigenschaften A501
– ESBL-produzierende C811
– multiresistente C808
– opportunistische A198
Erregerpostulate C898
Erregertheorie C898

Sachverzeichnis

Erregung, sexuelle, Störungen B1060
Erregungsbildungstörung, Herzrhythmusstörung A32
Erregungsleitungsstörung, Herzrhythmusstörung A35
Erregungsphase B350
Erregungsübertragung, Skelettmuskel C366
Erregungszustand B56
Erschöpfung, vorzeitige ovarielle B347
Erste Hilfe B25
Ersticken C269
– akzidentelles B614
Erstickungsgase C834
– Nitrite C850
Erstickungs-T A56
Erstickungsgas C834
Erstinterview B1010
Ertapenem C453
Ertrinkungstod C271
Ertrinkungsunfall B64
Erwartungswert **C875**, C876
Erwerbsminderung C245
Erwerbsunfähigkeit C245
Erwürgen C271
Erysipel B710, *B711*
Erysipeloid B711
Erythem C44, C49
Erythema
– ab igne B709
– chronicum migrans A515, *A515*
– exsudativum multiforme B701
– gyratum repens Gammel B738
– necroticans migrans B738
– nodosum B752, *B752*
Erythrasma B713, *B713*
Erythrodermie C44, B695
Erythroleukämie A606
Erythromelalgie A105
Erythromycin C456
Erythroplasia Queyrat A557, **B729**
Erythropoetin C390
– Erythropoese A134
– Niere A376
– Polyglobulie A140
– renale Anämie A152
Erythrozyten
– AB0-inkompatibel A461
– Anämie B563
– Blei C851
– Enzymdefekte A147
– Erythropoese A135
– Hämaturie C109
– hämorrhagische Entzündung C325
– Laboranalytik C549
– Liquor C591
– Membrandefekte A146
– Neugeborene B563
– Normwerte A137
– osmotische Resistenz C550
– Sedimentanalyse A379
– Urinstatus C580
– Veränderungen A136
Erythrozytenindizes A137, C549
Erythrozytenkonzentrat C389, **A459**
– leukozytendepletiertes A459
Erythrozytenkonzentration C534
Erythrozytenverteilungsbreite C550
Erythrozytenzahl, Bestimmung C550
Erythrozytenzylinder A380
Erythrozytose, Polycythaemia vera A612
Erythrozyturie
– Glomerulopathie A391
– Urinstreifentest A379
ESBL (Extended-Spectrum-β-Laktamase) C811

Escape-Phänomen A341
Escharotomie, Verbrennung B229
Escher-Klassifikation B797, *B797*
Escherichia coli C616, *C616*
– Hygiene C813
– Infektionen A520
Escitalopram C414
Esmarch-Handgriff B37, *B37*
Esmolol C360
Esomeprazol C401
Esotropie, kongenitale B893
Ess-Brech-Sucht B1063
Essattacke C104
Esslinger Transferskala C690
Essstörung B1061
– Kindesalter B1069
Esterase, AML A606
Estertyp-Lokalanästhetika C368
Esthesioneuroblastom B796
Estradiol C443
Estriol C443
Estrogenvalerat C443
ESWL (extrakorporale Stoßwellenlithotripsie) B665
ET (essenzielle Thrombozythämie) A613
Etagenprinzip, pAVK A100
Etanercept C489
Etappenlavage, Pankreatitis B171, *B171*
ETEC (enterotoxinbildende Escherichia coli) A521, C617
Ethacridinlactat, Desinfektion B104
Ethambutol A542, C461
Ethanol
– Antidot B67
– Lösungsmittel C842
– Obduktionsbefund C278
Ethik C907, C919
Ethikberatung C929
Ethikkomitee C929
Ethikkommission C929
– klinische Prüfung C297
Ethinylestradiol C443
Ethosuximid C419, **C421**
Ethylalkohol C638
Ethylenglykol, Lösungsmittel C842
Ethylenimine C481
Etidocain C368
Etilefrin C358
Etomidat C404
– balancierte Narkose B78
Etoposid C484
Etoricoxib C429, **C431**
Etravirin C477
Euchromatin B442
EUG (Extrauteringravidität) B406
Eugenik C900
Eukrasie C895
Eulenaugenzelle C562, C683
Eulenburg-Paramyotonie B995
Euler-Rüedi-Einteilung B272
Euphorie B1014
– Amphetamin C423
– Cannabis C424
– Kokain C423
– Opioidrezeptoragonist C425
Eustachische Röhre B798
Eustress C232
Euthanasie C904
EVAR (endovascular aneurysm repair) B211
Event Recorder A22
Everolimus C488
Eversionsendarteriektomie B210
Evidenzbasierte Medizin C757, C908
– Rehabilitation C782
Evolutionismus C899
Ewing-Sarkom B253, **B609**, *B609*
Exanthem C44
– Arzneimittel B702, *B703*

– Exanthema subitum B558
– Fieber C34
– Herpes zoster **A547**, B945
– Infektionskrankheiten B553
– Kawasaki-Syndrom B561
– Masern B554
– Parapsoriasis en plaque B694
– Pityriasis rosea B694
– Pocken B716
– Psoriasis *B692*
– Ringelröteln B556
– Röteln B555
– Scharlach B553
– Skabies B721
– Staphylococcal scalded skin syndrome B712
– Stevens-Johnson-Syndrom B702
– Still-Syndrom B562
– Windpocken B556
Exanthema
– infectiosum B555
– subitum B558
Exartikulation B235, *B235*
Exemestan C445
Exenatid C440
Exfoliativzytologie C302
Exhairese, Definition B100
Exhibitionismus B1060
Exkoriation C265, B687
Exomphalos-Makroglossie-Gigantismus-Syndrom (EMG-Syndrom) B529
Exon B436
Exophthalmus C156
– Morbus Basedow A324, *A324*
Exostose, osteokartilaginäre B251
Exotoxine A501
– Corynebacterium diphtheriae C625
Exotropie B894
Expanderprothese B226
Expektoration, maulvolle A180
Experiment, klinisches C297
Exploration, psychiatrische B1010
Explosionstrauma B815
Exposition C816
Expositionsbestimmung C819
Expositionskeratitis B850
Expositionsmonitoring C820
Expositionsprophylaxe A505
– Antibiotika C449
– Malaria **A573**, C651
– Salmonellose C615
– Shigellen C616
– Typhus C615
Expositionstherapie B1020
Expressivität B452
Exsikkationsekzem C706
Exsikkose C31
– Alter C693
Exstirpation, Definition B100
Exsudat A219, **C313**
Exsudationsphase, Wundheilung C330
Extended-Spectrum-β-Laktamase C811
Extension
– Beckenbeweglichkeit B291
– Großzehengrundgelenk B316
– Kniegelenk B304
– Schultergelenk B267
– Zehengrundgelenk B316
Extensionsfraktur, Radius B284
extensive disease B634
Externamyringitis B810
Extinktion B1020
Extraktion
– interventionelle Radiologie C520
– Laboranalytik C527
Extrapyramidalmotorik, Morbus Wilson A367

Extrasystolie
– supraventrikuläre A39
– ventrikuläre A44, *A45*
Extrauteringravidität B406
Extravasation, Metastasierung C340
Extrazellulärraum A416–A417
Extremität
– pulslose C58
– Untersuchung C200
Extremitätenableitung A20
Extremitätenataxie, Leitsymptom C143
Extremitätenfehlbildung B238
Extremitätenischämie A97
– kritische A101
Extremitätenschiene B35
Extremitätenschmerz B50
Extremitätentrauma, Notfallmedizin B58
Extremwertüberprüfung C526
Extubation B79
Exulceratio simplex Dieulafoy A241
Exzessrisiko C868
Exzision
– Definition B100
– Haut B689
Eye Movement Desensitization and Reprocessing (EMDR) B1022
Ezetimib C433, **C434**

F

F_iO_2, nichtinvasive Beatmung B89
F-Plasmid C605
F-Welle, Elektroneurografie B917
FAB-Klassifikation B564, **A606**
FABP (fatty acid binding protein) A57
Facetten-Syndrom B980
Facies
– adenoidea B769
– Cri-du-chat-Syndrom B519
– mitralis A65
– myopathica B992
– Potter-Sequenz B500
– thalassaemica A149
Fadenpilze B718
Fadenwürmer C657
Fadenwurmkrankung A581
Fahreignung C283
Fahrlässigkeit C264, C295
Fahrradschlauch-Kolon *A254*
Fahrtauglichkeit C283
– epileptischer Anfall B962
Fahrtüchtigkeit C283
Faktor
– atrialer natriuretischer C384
– testisdeterminierender B444
Faktor Xa
– Antithrombinbestimmung C559
– niedermolekulares Heparin C391
– unfraktioniertes Heparin C391
Faktor-V-Leiden-Mutation A167
Faktor-Xa-Inhibitor C394
Faktorenkonzentrat, Hämophilie A162
Fall-Kohortenstudie C865
Fall-Kontroll-Studie C865
Fallbericht C866
Fallhand B986, *B986*
Fallot-Tetralogie B570, *B570*
– chirurgische Therapie B197, *B197*
Fallpauschale C747
Fallpauschalen-Finanzierungssystem C744
Fallserie C866
Falsifikationismus, methodologischer C911
Famciclovir C473
Familie, Palliativmedizin C706

Familienanamnese C186
– genetische B460
– Icterus neonatorum B491
– Kinder B466
Familientherapie B1021
Familiy-Cancer-Syndrom C333
FAMMM-Syndrom A655
Famotidin C400
Fanconi-Anämie B523
Fanconi-Syndrom, renales B597
FAP (familiäre adenomatöse Polyposis) A642
Farbanomalie B859
Farbdopplersonografie, Morbus Basedow *A325*
Farbduplexsonografie A92, A114
Färbemethode C302
24-Farben-Karyotypisierung B444, *B444*
Farbsinnprüfung B829
Farbsinnstörung B880
Färbung, Bakterien C605
Farmerlunge A202
Farnsworth-Farbfleckverfahren B829
FAS-Ligand, Apoptose C310
Fasciola hepatica C653
Fasciolopsis buski C654
Faser C837
Fassthorax **C70**, A192, B581
FAST (focused assessment with sonografy for trauma) B327
Fastentest (Hungerversuch) B530, **C577**, A658
Fasttrack-Konzept B110
Fasziitis
– eosinophile A483
– nekrotisierende B711
– – Fournier-Gangrän B678
Faszikulationen **C144**, B907
Fasziolose A586
Fathalla-Hypothese B373
Fatigue, Palliativmedizin C712, *C712*
fatty streaks A93
Faustschlussprobe A91
Favismus A148, **B464**
Favus B719
Fazialisparese B968, *B969*
– Nervenrekonstruktion B226
– Neugeborene B485
FBL (funktionelle Bewegungslehre) C784
Febuxostat C432
Fechterstellung C273
Federtest B257
Fehlbildung
– genetisch bedingte B518
– Lunge B500
– Pleura B500
Fehler
– Analyse C755
– Management, strukturiertes C755
– α-, β-Fehler C877
Fehlernährung, siehe Malnutrition
Fehlerwahrscheinlichkeit C877
Fehlgeburt, Definition B469
Fehlsichtigkeit B888
Fehlwirt C652
Feigwarze B716
Feinnadelbiopsie C302
Feinnadelpunktion, Thyreoiditis A328
Feinstaub C240, **C836**
Feiung, stille C598
Felbamat C419, **C421**
Felderhaut B684
Felodipin C382
Felsenbeinfraktur, Schwerhörigkeit C134
Felty-Syndrom A468

Femidom B387
Feminisierung, testikuläre B550
Femoralhernie B181
Femoralisparese B988
Femurfraktur B301
Femurkopfnekrose B300, *B301*
– juvenile B294
Femurschaftfraktur B303
Fenchel C792
Fenestrotomie B981
Fenofibrat C434
Fenstertechnik C509
Fentanyl C425, **C426**
– balancierte Narkose B78
– Schmerztherapie B94
Fentanyl-Gruppe C426
Fenticonazol C463
Fernlappen B224
Fernmetastase C340
Fernschuss C268
Fernvisus B829
Ferritin
– Eisenmangelanämie A142
– Hämochromatose A366
– Liquoruntersuchung C591
Fersensporn B321
Fertilisation, Schwangerschaft B392
Festkörperdetektor C497
Fetischismus B1060
Fetogenese, Strahlenempfindlichkeit C504
Fetopathie, diabetische B410, **B487**
α₁-Fetoprotein **A592**, C588
Fetoskopie B403
Fettabsaugung B228
Fette
– Kinder B482
– Laboranalytik C544
– Leber A265
– Lipidsenker C433
– Malassimilation A246
– parenterale Ernährung B92
Fettembolie A212
Fettgewebe
– Human-Biomonitoring C821
– subkutanes B752
Fettgewebsnekrose C312, *C312*
Fettkörnchenzelle C323
Fettlebererkrankung A273
Fettleberhepatitis A274
Fettsäureoxidationsdefekt B541
Fettunverträglichkeit C104
Fettwachs C259
Feuchtinhalation C788
Feuchtwarze B716
Feuerlamelle C831
Feuermal B726
Feuerstar **C831**, B857
FEV1 A172, *A173*
Fexofenadin C398
FFP (fresh frozen plasma) A459, C389
– intraoperativ B83
Fibrate C433, **C434**
Fibrillationen B907
Fibrinkleber B108
Fibrinogenwert A158, C558
Fibrinolyse A156, *A157*
– akutes Koronarsyndrom A59
– Arterienverschluss A99
– Beinvenenthrombose A125
– Inhibitoren A156
– Laboranalytik C561
– Phlebothrombose A120
– präklinische B43
– Störungen A166
Fibrinolytika C396
Fibroadenom C343, **B377**, *B378*
Fibroblast, Entzündung C323
Fibroelastom, papilläres A600
Fibrom C345, B727, *B727*

Fibromatose, Palmaraponeurose B282
Fibromyalgie-Syndrom B1007, *B1007*
Fibroplasie, retrolentale B876
Fibrosarkom C345, B735
Fibrose
– interstitielle, Alveolitis A202
– zystische, siehe Mukoviszidose
Fibrosteoklasie A330
Fichtennadel C792
Fieber C31, *C32*
– Entzündungssymptome C322
– hämorrhagisches A561
– pharyngokonjunktivales B842
– postoperatives B109
– rheumatisches A79
– schwarzes A576
– unklarer Genese, Alter C699
Fieberkrampf B612
Fiedler-Myokarditis A73
FIGO-Klassifikation
– Endometriumkarzinom B369
– Mammakarzinom B381
– Ovarialkarzinom B375
– Vaginalkarzinom B360
– Vulvakarzinom B359
– Zervixkarzinom B364
Filarien C660
Filariose A584
Film-Folien-Kombination C499
Filoviren C672
Filterfotometrie C529
Filtersystem C500
Filtration, glomeruläre A374
Filtrationsrate, glomeruläre, siehe glomeruläre Filtrationsrate
Filzlaus C664, **B722**
Fimbrien C604
Finalitätsprinzip C775
Finanzierung
– Gesundheitssystem C740
– Krankenhauskosten C743
Finger
– Amputation B288
– Fraktur B286
– schnellender B283
– Vibrationsschäden B827
– Finger-Boden-Abstand B257
– Finger-Finger-Versuch B904
– Finger-Nase-Versuch B904
Fingerknöchelpolster B282
Fingerkuppennekrose, Raynaud-Syndrom A105
Finkelstein-Test B283
Finnen, Bandwurmerkrankung A578
First-pass-Effekt C353
Fischauge, gekochtes B895
Fischbandwurm A578, **C654**
Fischer-Score B401
Fisher-Test C880
Fischwirbel B240, *B240*, **B258**
Fissur, anale B157
Fissura-orbitalis-superior-Syndrom B971
Fistel
– Analkanal B152
– arteriovenöse A111
– – chirurgische Therapie B212
– Ductus omphaloentericus B142
– Dünndarm B142
– Entzündung C329
– Hals B120
– Lymphgefäße A130
– Steißbein B154
– tracheoösophageale B504
– urethrovaginale B673
– vesikovaginale B673
Fistel-Syndrom, Prüfung B804
Fitz-Hugh-Curtis-Syndrom A523
Fitzpatrick-Hauttypen B685

Fixateur B234
Fixationsmethode B1021
Fixationsnystagmus B966
Flaccidacholesteatom B812, *B812*
Flächendesinfektion C798
– MRSA C809
– Wirkstoffe C799
Flachlagerung B34
Flachrücken C105
Flachwarze B715
Flackerpunkt B830
Flagellaten C642
– Wirkstoffe C468
Flankendämpfung A284
Flankenschmerzen, Leitsymptom C170
flapping tremor C148, A286
Flaschenzeichen, positives B986
Flashback C180, C424
– Halluzinogene B1046
– posttraumatische Belastungsstörung B1051
Flaviviren C678
– Arbeitsmedizin C239
Flecainid C373
Fleck **C48**, B687
– blinder B825
– kirschroter *B874*
– Lidspalte B844
Fleckfieberimpfversuche C906
Fleckschatten (Röntgen-Thorax) A176
Fleckskiaskopie B829
Flexion
– Beckenbeweglichkeit B291
– Großzehengrundgelenk B316
– Hawkins-Kennedy-Test B267
– Kniegelenk B304
– Schultergelenk B267
– Zehengrundgelenk B316
Flexionsfraktur, Radius B284
Fliege C665
Fliegenpilz C859
Fließbandarbeit C231
floating shoulder B272
Flöhe C664
– Hauterkrankungen B722
Flohsamen C402
Flooding B1020
floppy infant C154
– Morbus Pompe B533
– Zellweger-Syndrom B524
Floppy-Infant-Syndrom, Benzodiazepine C407
Floppy-Valve-Syndrom A68
Flora C606
Flucloxacillin C450
Fluconazol C463
Flucytosin C467
Fludarabin C482
Fludrocortison C437
Fludrocortison-Suppressionstest A341
Flügelfell B845
Fluid-Challenge-Test B87
Flumazenil C407
– Antidot B67
Flunisolid C437
Flunitrazepam C406
– K.-o.-Tropfen C857
Fluocortolon C437
Fluor
– genitalis **C118**
– Urethra C108
Fluorchinolone C456
– Wirkprinzip C447
Fluoreszeinprobe, konjunktivale B827
Fluoreszenz-in-situ-Hybridisierung, Chromosomen B443, *B443*

Fluoreszenz-Treponema-Antikörper-Absorbens-Test C633
Fluoreszenzangiografie
- Aderhautmelanom *B863*
- Fundus myopicus B879
- Makulaödem *B878*
- retinale Vaskulitis B881
- Retinopathia centralis serosa B879, *B879*
- Zentralvenenverschluss B874
Fluorid C446
5-Fluorouracil C482
Fluoruridin-Monophosphat C482
Fluorverbindung C861
Fluoxetin C414
Flupentixol C409
Flupentixoldecanoat C412
Fluphenazin C409
Fluphenazindecanoat C412
Flurazepam C406
Flurbiprofen C428, **C430**
Flush, Hautfleck C49
Fluspirilen C409
Flussblindheit **A584**, C661
Flüssigkeitsabgang, vaginaler C123
Flüssigkeitsbedarf
- intraoperativer B82
- Kinder B482
Flüssigkeitsgabe
- intraoperative B82
- Sterbephase C718
Flüssigkeitslunge B496, **B498**
Flüssigkeitsspiegel, Abdomenübersichtsaufnahme A224
Flüssigkeitsumsatz A416
Flusssäure C861
Flüstertest B801
Flutamid C443
Fluticason C437
Fluvastatin C433
Fluvoxamin C414
FNH (fokale noduläre Hyperplasie) A648, *A648*
Foetor ex ore **C84**, C190
Fogarty-Embolektomie B209
Fokussierung, isoelektrische **C528**, C592, *C592*
Folgenahrung B484
Folie à deux B1013
Follikel
- Entwicklung *B343*
- Konjunktivitis *B839*
- Reifung B333
Follikelatresie, vorzeitige ovarielle Erschöpfung B347
Follikelphase B342
Follikelzyste B371
Follikularkeratose B741
Follikulitis C325, B711
- gramnegative bakterielle B713
Fölling-Krankheit B536
Follow-up-Studie C865
Folsäure C390
- Malassimilation A246
- Mangel A144
- Schwangerschaft B395
- Stoffwechsel A144
Folsäureantagonist C482
Fondaparinux C391
Fontaine-Stadien, pAVK A101
Fontan-Operation B198
Fontanelle
- abnormer Tastbefund C131
- Entwicklung B476
Foramen-jugulare-Syndrom B971
Forensik C264
Formaldehyd C846
Formalin C846
Formatio reticularis, Mittelhirnsyndrom B911
Formestan C445

Formula-Nahrung B483
Forrest-Klassifikation A242
Forschungsethik C929
Fortbildung, ärztliche C289
Fortpflanzungsmedizin, ethische Fragen C922
Forzepsentbindung B428
Fosamprenavir C477
Foscarnet C474
Fosfomycin C460
- Wirkprinzip C447
Fosinopril C370
Foster-Kennedy-Syndrom, Stauungspapille B883
Fotometrie C529
- Bilirubin C567
Fototherapie **C788**, B1016
Fourchette-Stellung, Radiusfraktur B284
Fournier-Gangrän **B678**, B711
Fournier-Zähne B516
Fovea B824
Fowler-Stephens-Operation B639
Frage, offene C184
Fragiles-X-Syndrom B525
Fragmentgelanalyse C543
Fragmentozyten A136, A415, *A415*
Frailty C692
Fraktur **B236**, B289
- Azetabulum B290
- Femur B301, B304
- Finger B286
- Humeruskopf B277
- Humerusschaft B278
- Kahnbein B284
- Kalkaneus B325
- Klavikula B272
- Knochenschmerzen C173
- Mittelfußknochen B325
- Mittelhandknochen, 1. *B286*
- Nase B796
- Olekranon B279
- Os sacrum B289
- Patella B314
- pertrochantäre B303
- Radiusköpfchen B279
- Schenkelhals B302
- Skapula B272
- Sprunggelenk B323
- suprakondyläre B278
- Talus B324
- Unterarmschaft B283
- Unterkiefer B797
- Unterschenkelschaft B321
- Zahn B763
- Zehen B325
Frakturform, Forensik C266
Frakturheilung C330
Frakturneigung C105
Frakturzeichen B236
Frameshift-Mutation B440
Franceschetti-Syndrom B522
Frank-Starling-Mechanismus A25
FRC (funktionelle Residualkapazität) *A173*
Freezing B907
Fremdbeibringung C268
Fremdgefährdung, Manie B1029
Fremdkörper C318
- Atemwege B36, *B36*
- Auge B896
- Gastrointestinaltrakt B592
- Gehörgang C134, **B806**
- Hornhaut B852
- Magen B133
- Nase C138
- Ösophagus B127
- Peritonitis B160
- postoperatives Fieber B110
Fremdkörper-Riesenzelle C323
Fremdkörperaspiration B783

Fremdkörpergefühl Auge C156
Fremdkörpergranulom C327, *C328*
Fremdreflex B903
Frequency-urgency-Syndrom B672
Fresh frozen Plasma A459
Fressattacke B1062
Frey-Syndrom B767
Friede, fauler A262
Friedewald-Formel A361, **C545**
Friedman-Test C880
Friedreich-Ataxie B978
Friedreich-Fuß B978, *B978*
Friedrich-Exzision B112
Frischplasma, gefrorenes A459, **C389**
- intraoperativ B83
Fritsch-Handgriff B427
Froment-Zeichen B987
- Guyon-Logen-Syndrom B283
Frontalhirn-Syndrom B911
Frontobasisfraktur B797, *B797*
Fröschlein-Geschwulst B766
Frostbeule C273, **B753**
Frostgangrän *C317*
Frotteurismus B1061
Frovatriptan C399
frozen shoulder B270
Fruchttod, intrauteriner *B412*, B416
Fruchtwasser B393
Fruchtwasserembolie A212, **B427**
Früh-Dumping-Syndrom B138
Frühabort B411
Frühamniozentese B401
Frühdyskinesie C410, **B907**
Früherkennung
- beruflich bedingte Schäden C229
- Prostatakarzinom B657
Früherkennungsuntersuchung C765
Frühgeborene
- Atemfrequenz B467
- Atemnotsyndrom B496
- Blutdruck B467
- Definition B466, **B469**
- Erkrankungen B484
- Herzfrequenz B467
- Hirnblutungen B493
- Pharmakotherapie B468
Frühgeborenenretinopathie B875
Frühgeburtlichkeit C121
Frühgestose B407
Frühjahrskatarrh B843
Frühkarzinom C337
Frühpneumonie B803
Frührehabilitation C779
- geriatrische C700
Frühsommermeningoenzephalitis (FSME) B945
Fruktose-1,6-Bisphosphatase-Mangel B532
Fruktose-1-Phosphat-Aldolase-B-Defekt B532
Fruktoseintoleranz, hereditäre B532
FSGS (fokal-segmentale Glomerulosklerose) A397
FSH (follikelstimulierendes Hormon) C442, **C570**
FSME-Virus C679
fT$_3$ C573
fT$_3$ A318
fT$_4$ C573
fT$_4$ A318
FTA-Abs-Test C633
Fuchs-Endotheldystrophie B852
Fuchs-Fleck B879
Fuchsbandwurm A578, **C656**
Fuchsinfärbung, Bakterien C605
Fugue, dissoziative B1052
Füllmittel C402
Functio laesa C322
Fundoplicatio B125

Fundus
- arteriosclerotikus B875
- hypertonicus B875
- myopicus B879, *B879*
Fungizide C848
- multiple Chemikalienüberempfindlichkeit C824
Funikulolyse B639
Funktionsdiagnostik C783
- Kniegelenk B304
- orthopädische B232
- Schultergelenk B267
- Sprunggelenk B316
- Wirbelsäule B257
Funktionsstörung
- sexuelle B1060
- somatoforme autonome B1054
Funktionsszintigrafie C517
FUO (fever of unknown origin) C31
- Alter C699
Furosemid C386
Furunkel C325, B712
- Ohr B807
Fuß
- Deformitäten B316
- diabetischer A351, *A351*
- ischämisch-gangränöser A351
- neuropathischer A351
Fußgangrän *C311*
Fusidinsäure C460
- Wirkprinzip C447
Fusionsinhibitor, HIV A552
Fußlage B420
Fusobacterium C625
Fußsohle, Untersuchung B316
Fußsohlenwarze B716
Fußwurzelknochen, akzessorischer B321
Fütterstörung B1069
FVC (forcierte Vitalkapazität) *A173*

G

G-BA (Gemeinsamer Bundesausschuss) C730
G-DRG (German Diagnosis Related Groups) C886
- Aufbau *C887*
- Erlösberechnung C887
GABA-Rezeptor-Agonist, Antiepileptika C419
Gabapentin C419, **C422**
Gabelschwanzzerkarie C652
Gadolinium C512
Gage-Zeichen B295
gain of function C331
Galaktografie B337
Galaktorrhö, Leitsymptom C127
Galaktosämie, klassische B531
Galaktose C579
Galaktose-1-P-Uridyltransferase C579
Galaktose-1-Phosphat-Uridyltransferase C579
Galaktosebelastungstest C568
α-Galaktosidase-A-Defekt B542, **B543**
β-Galaktosidase-Defekt B542, **B543**
Galaktozerebrosidase-Defekt B542, **B544**
Galant-Reflex B472
Galantamin C364
Galeazzi-Verletzung B283
Galen C895
Galle
- Funktionen A290
- Schwangerschaft B394
Gallenblase **B166**, A290
- Empyem A295
- Entzündung A294
- Hydrops A292

Sachverzeichnis

– Karzinom A652, *A652*
– – chirurgische Therapie B169
– Palpation C199
– Perforation A295
Gallenfarbstoff C567
Gallengang
– Adenom A649
– Atresie B510
– Drainage B169, *B169*
– Karzinom A653
– – chirurgische Therapie B169
Gallenkolik A59, **A292**
– Aufstoßen C78
– Brustschmerz C169
– Erbrechen C83
Gallensäuren C567
– Anionenaustauscherharze C434
– Malabsorption A246
– Malassimilation A246
Gallensäureverlustsyndrom A246
Gallensteine A291
Gallensteinileus A295
Gallenwege A290, **B166**
– bildgebende Diagnostik C513
– Drainage B169
Gallertbauch A669
Gallopamil C375, **C383**
Galton, Francis C900
Galvanisation C787
Gammabutyrolacton C857
Gammahydroxybuttersäure B1046
Gammahydroxybutyrat C857
Gammatrinker B1040
Gammazismus **B790**, B1066
Gammopathie, monoklonale A626
Ganciclovir C473
Gangapraxie C153
Gangataxie, Leitsymptom C143
Ganglion B282
– cervicale superius, Blockade B96
– cervicothoracicum, Blockade B96
– intraossäres B252
Gangprüfung B905
Gangrän, Frost *C317*
Gangstörung C153
– Normaldruckhydrozephalus B926
Ganirelix C442
Gänsegurgelureter B647
Gänsehaut C258
Ganser-Syndrom B1052
Ganzkörperplethysmografie **A173**, B185
Ganzkörperschwingung C826
Garantenpflicht C292
Garden-Einteilung B302, *B302*
Gardnerellakolpitis B352, *B352*
Gargoylismus, Mukopolysaccharidose B535
Garré-Krankheit B249
Gas-bloat-Syndrom B125
Gasaustauschstörung A171
Gasaustauschverfahren, extrakorporales B91
Gasbrand A521, *A522*
– Leichenschau C259
Gaschromatografie C530
– Human-Biomonitoring C822
Gasembolie, Druckluftschaden C828
Gasser-Syndrom A414
Gassterilisation C801
Gastrektomie, Magenkarzinom B136
Gastric Banding B137, *B137*
Gastric Pacing B138
Gastrin A222, C564
Gastrinom A659
Gastrinstimulationstest C564
Gastritis A237
– Kinder B585
Gastroenteritis A255
– E. coli A521
– eosinophile, Aszites C98

– Kinder B589
– Salmonellen A530
– virale A559
Gastrointestinalblutung A226
– chirurgische Therapie B118
– Meckel-Divertikel B141
Gastrointestinaltrakt
– bildgebende Diagnostik C513
– Flora C607
– Funktion A222
– Schwangerschaft B394
– Strahlenempfindlichkeit C503
– Tumoren B636
Gastroparese, diabetische A350
Gastropathie, hypertrophe exsudative A240
Gastroplastik B137, *B137*
Gastroschisis B511, *B512*
Gastrostomie, perkutane endoskopische B136, *B136*
Gaucher-Zelle B544
Gauer-Henry-Reflex A417
Gaumen, Anatomie B756
Gaumenbogen B756
Gaumenmandel B756
– Entzündungen B771
– Waldeyer-Rachenring B769
Gaumensegel B756
– Rhinophonie B789
Gaumensegeltremor C154
Gauß-Verteilung C876, *C876*
GdB (Grad der Behinderung) C225, **C245**
Gebührenordnung für Ärzte C746
Geburt B418
Geburtenrate, differenzielle C900
Geburtsanamnese B466
Geburtseinleitung B420
Geburtsgeschwulst B484
Geburtshilfe B397
Geburtskanal B418
Geburtsmechanik B418
Geburtsstillstand B424
Geburtsverlauf
– regelhafter B418
– regelwidriger B420
Geburtsverletzung B484
– diabetische Mutter B488
Geburtsvorbereitung B397
Gedächtnisstörung
– Demenz B937
– demenzielles Syndrom B937
– psychopathologischer Befund B1011
Gedächtnistäuschung B1011
Gedankenabreißen B1012
Gedankenausbreitung B1014
Gedankendrängen B1012
Gedankeneingebung B1014
Gedankenentzug B1014
Gedankenlautwerden B1014
Gedeihstörung **C104**, B481
Gefahrstoff
– Angebotsuntersuchung C229
– Pflichtuntersuchung C229
Gefahrstoffverordnung C226
Gefäßaneurysma, *siehe* Aneurysma
Gefäßchirurgie B207
Gefäßdissektion, *siehe* Dissektion
Gefäße
– Hals C190
– Kontrastmitteluntersuchung C513
– Parasympathikus C363
– parasympatholytische Effekte C365
– Relaxanzien C379
Gefäßerkrankung
– arterielle A88
– venöse A112
Gefäßhaut, *siehe* Uvea

Gefäßmuskulatur
– Dihydralazin C381
– NO-Donator C380
– Relaxanzien C379
– Tonusregulierung C379
Gefäßnaevus B726
Gefäßspasmus
– Akrozyanose A105
– Raynaud-Syndrom A104
Gefäßspinnen A266
Gefäßtonusregulierung C379
Gefäßtumor A601
Gefäßverletzung, Arterien B208
Gefäßverschluss
– arterieller A96
– Mesenterialarterie A262
– Niere A411
– Notfallmedizin B50
– pAVK A100
– Zentralarterie B873
– Zentralvene B874, *B874*
Gefäßzugang
– Anästhesie B73
– arterieller B74
Geflechtknochen, Morbus Paget B242
Gefügedilatation, Entzündung C329
Gefühl der Gefühllosigkeit B1014, B1025
Gegenfeldbestrahlung C515
Gegenkonditionierung B1020
Gegenübertragung B1018
Geheimnisbruch C291
Gehirn
– Erkrankungen B921
– Fehlbildungen B921
– Hypoxie C319
Gehörgang B798
– Blutung C134
– Entzündungen B807
– Fremdkörper C134, **B806**
Gehörimplantat B804
Gehörschnecke B799
Gehstrecke A91
– pAVK A101
Gehtest A91
Geißel C603
Gel B688
Gelatine C389
Gelbfieber A559
Gelbfiebervirus C678
Gelbsucht, *siehe* Ikterus
Gelegenheitstrinker B1040
Gelenk B244
– Chondromatose B246
– Punktion B244, *B244*
– Synovia B244
Gelenkeingriff B234
Gelenkerkrankung B244
Gelenkersatz, künstlicher B234
Gelenkmaus B243
– Osteochondrosis dissecans B308
Gelenkschmerzen, Leitsymptom C170
Gelenkschwellung, Leitsymptom C105
Gelenkspiegelung B234
Gelenksteife, Leitsymptom C105
Gellé-Versuch B801
Gellerschuss C269
Gemcitabin C482
Gemeprost C399
Gemfibrozil C434
Geminischwangerschaft B413, *B414*
Gen B436
Genaktivität B436
Genetik B436
– Bakterien C605
– Eugenik C900
– forensische C275
– formale B451

– Karzinogenese C333
– Viren C668
Genfer Gelöbnis C909
Genfrequenz B458
Genitalblutung
– abnorme C117, *C118*
– Schwangerschaft C121
Genitalorgane
– Leitsymptome C116
– männliche, Leitsymptome C124
– Schwangerschaft B394
– weibliche B330, C117
Genitaltuberkulose B355
Genkartierung B438, **B439**
Genkopplung B457
Genlokalisation B439
Genmutation B440
Genokopie B442
Genom B436
– bakterielles C605
– Variabilität B437
Genommutation, Strahlenschäden C502
Gentamicin C454
Gentherapie A596
Gentransfer, horizontaler C605
Genu
– recurvatum B305
– valgum B305
– varum B305
Geradstand, hoher B423
Geräte- und Produktsicherheitsgesetz C222
GERD (gastroesophageal reflux disease) A232
Gerechtigkeitsprinzip C920
Gereiztheit B1014
Gerhard von Cremona C896
Geriatrie C688
– Frailty C692
– Immobilität C694
– Mobilität C690
– Pflegebedürftigkeit C701
– Rehabilitation C700
– Sozialdienst C689
– Versorgungsstrukturen C700
Gerinnung A155
– disseminierte intravasale (Verbrauchskoagulopathie) A164
– plasmatische C557
Gerinnungsfaktor *A157*
– Mangel A163
– Vitamin-K-abhängiger C393
Gerinnungsstörung A155
– Diagnostik A156, C557
– Hämophilie A161
– plasmatische A161, *A161*
– Prothrombinkomplexmangel A163
– thrombozytär bedingte A159
– Verbrauchskoagulopathie A164
– Von-Willebrand-Jürgens-Syndrom A163
Gerinnungssystem, Pharmakologie A156, C391
Gerinnungsthrombus A119
Gerinnungszeit C535, C557
Germinalzellaplasie B669
Germinom, chirurgische Therapie B219
Gerodontologie C698
Geröllzyste B245
Gerontoxon B851
Gerstenkorn B834
Gerstmann-Sträussler-Scheinker-Syndrom B946
Gerstmann-Syndrom B913
Geruchssinn B791
Geruchssinnstörung C138
Geruchsstoff C838
Gesamtamylase, Laboranalytik C564

958　Sachverzeichnis

Gesamtkalzium A329
Gesamtkreatinkinase C590
Gesamtproteine C538
– Liquor C591, **C592**, B920
Geschäftsfähigkeit C287
Geschichte der Medizin C894
Geschlecht
– chromosomales, Intersexualität B549
– Karzinogenese C334
Geschlechtsdeterminierung, chromosomale B444
Geschlechtsdifferenzierung, chromosomale *B445*
Geschlechtsentwicklung, Störungen B548
Geschlechtsidentitätsstörung B1061
Geschlechtskrankheit, *siehe* sexuell übertragbare Erkrankungen A510
Geschlechtszuweisung, Intersexualität B549
Geschmackssinn B757
Geschmackssinnstörung C138
Geschosstypen C269
Gesellschaft, Gesundheitsförderung C760
Gesetz
– Arbeitsschutzgesetz C222
– Arbeitsschutzvorschrift C222
– Arbeitssicherheitsgesetz C222
– Arbeitszeitgesetz C226
– Atomgesetz C226
– Entgeltfortzahlungsgesetz C223
– Geräte- und Produktsicherheitsgesetz C222
– Immissionsschutzgesetz C226
– Jugendarbeitsschutzgesetz C225
– Mutterschutzgesetz C226
Gesicht
– Asymmetrie B758
– Rekonstruktionschirurgie B225
– Verletzungen B112
Gesichtsfeld, Prüfung C188
Gesichtsfeldausfall C156
Gesichtslage B422
Gesichtsneuralgie B1005
Gesichtsschmerz B1005
Gesprächsführung C184
– psychosomatische Grundversorgung C207
Gesprächspsychotherapie B1019
Gesprächstherapie, Depression B1028
Gestagene C445
– Kontrazeption B387
– Mamma B335
– Schwangerschaft B416
– Sexualhormone C442
– Synthese B333
Gestagenmangel, Mastopathie B376
Gestagenspirale B388
Gestagentest, Amenorrhö B345
Gestaltungstherapie B1022
Gestationsalter, Definition B469
Gestationsdiabetes A347, **B409**
– Screening B400
Gestationshypertonie B408
Gestoden C445
Gesundheit
– Ausgaben C741
– Definition C300
– körperliche Aktivität C253
– Menschenrecht C736
Gesundheitsbegriff C913
Gesundheitsberatung
– 5-A-Strategie C763
– individuelle C762, *C763*
– Verhaltensänderung C763
Gesundheitsberichterstattung C864
Gesundheitsbildung C214

Gesundheitsfonds C742
Gesundheitsförderung C760
– Kinder C765
– Salutogenese C761
– Verhaltensänderung C763
Gesundheitskarte, elektronische C890
Gesundheitsleistung
– Finanzierung C740
– Nachfrage C740
Gesundheitsmarkt C739
– Dreiecksbeziehung C747
Gesundheitsökonomie C737
– Evaluationen C748
Gesundheitspolitik C736
Gesundheitsreform C739
Gesundheitssport C771
Gesundheitssystem C727
– Finanzierung C740
– Reformen C739
Gesundheitstheorie C916
Gesundheitsuntersuchung C766
Gesundheitsvorsorge C864
Gesundheitswesen C747
Gewalt
– halbscharfe C267
– scharfe C267
– stumpfe C265
Gewebe
– Anpassungsreaktionen C304
– labiles C329
– permanentes C329
– stabiles C329
Gewebeentnahme C302
Gewebekleber B108
Gewebetransplantation B222
Gewebshormone C397
Gewebsmastzelle, Entzündung C323
Gewebstransglutaminase 2 B587
Gewerbearzt, staatlicher C228
Gewerbeaufsichtsamt, staatliches C228
Gewicht, Perzentilenkurve B474
Gewichtsabnahme C26
Gewichtszunahme C27
Gewohnheitstrinker B1040
GFR (glomeruläre Filtrationsrate) A380, C583
GH (Growth hormone) A313
Ghon-Herd A538
Ghost-Cell-Glaukom B870
GHRH-Test, Laboranalytik C570
GHS (Global Harmonizing System) C226
Giardia lamblia (duodenalis) A570, **C643 n**;
– Antiprotozoika C469
Gibbus B260
Gicht A363, *A364*
– Nephropathie A406
Gichtanfall A363
Gichttophus A363, *A364*
Giemen, Atemwegsverlegung B41
Giemsa-Färbung C303
– Chromosomen B443
– Lamblien *A570*
Gießkannenschimmel C641
Gift
– Aufnahme C277
– Elimination B68
– Paracelsus C826
– Pflanzen C858
– Pilze C859
– Schlangen C859
– tierisches C859
Gigantismus, hypophysärer A313
Gilbert-Meulengracht-Syndrom B591
Gilchrist-Verband *B271*
Gilles-de-la-Tourette-Syndrom B1070

Gingivahyperplasie *A605*, B762
Gingivitis B762
– AML A605
Gingivostomatitis herpetica A546
GIP (gastric inhibitory peptide) A222
Gips, Orthopädie B233
Gitelman-Syndrom A407
Gitterlinienbeete B876
giving way B312
GKV (gesetzliche Krankenversicherung) C742
Glabellareflex B472, **B903**
Glandula
– lacrimalis B823
– parotidea B764
– sublingualis B764
– submandibularis B764
Glasbläserstar C831
4-Gläser-Probe B624
Glasgow Coma Scale, Notfallmedizin B29
Glasknochenkrankheit B527
Glaskörper B824
Glaskörperabhebung B871
Glaskörperblutung, Sehstörung C164
Glaskörpereinblutung B870
Glaskörpertrübung B870
Glaskörperverflüssigung B870
Glasspatel B687
Glaswolle C837
Glaube C722
Glaubersalz C402
Glaukom B864, *B866*
– diabetische Retinopathie A350
– infantiles B868
– phakolytisches B857
Glaukomanfall (akutes Winkelblockglaukom) B867
GLDH (Glutamat-Dehydrogenase), Leberzellschädigung A266
Gleason-Score B656
Gleichgewichtsorgan B799
Gleichgewichtsprüfung B803
Gleichgewichtsreaktion B479
Gleichgewichtsstörung, Leitsymptom C149
Gleichschaltung, Medizin C902
Gleichstromtherapie C787
Gleithernie B177
Gleithoden B595, **B638**
Gleitmittel C402
Glenn-Anastomose B198
Glenohumeralgelenkluxation B273
Gliadin B587
Gliamarker C592
Glibenclamid C440
Gliederfüßler C662
Gliedergürteldystrophie B993
Gliedmaßendefekt B238
Gliedmaßenschwellung C41
Glimepirid C440
Glinid C440
Glioblastom B927
Gliom B927
– Kindesalter B606
– N. opticus B885
Gliose, epiretinale B872
Glipizid C440
Gliptin C440
Gliquidon C440
Glitazon C441
Glitzerpunktbeete B876
Globalinsuffizienz, respiratorische **B89**, A171
Globalisierung
– epidemiologische Transition C734
– Medizin C736

– Mobilität C735
– Public Health C726
Globe-Thermometer C234
Globoidzellleukodystrophie B544
α_1-Globulin, Elektrophorese C539
α_2-Globulin, Elektrophorese C539
β-Globulin
– Amyloidose C315
– Elektrophorese C539
γ-Globulin, Elektrophorese C539
Globus hystericus B1055
Globusfraktur C266
Globusgefühl C84
– psychogenes B1055
Glomangiom A602
Glomerulonephritis
– Kinder B596
– membranoproliferative A401
– membranöse A396
– minimal proliferierende interkapilläre A397
– pauciimmune A490
– postinfektiöse A400
– rapid progrediente A401
Glomerulopathie A391
– Alport-Syndrom A395
– Amyloidose A399
– benigne familiäre Hämaturie A395
– chronische A392
– fokal segmental sklerosierende A397
– IgA-Nephropathie A394
– nephritisches Syndrom A394
– nephrotisches Syndrom A396
Glomerulosklerose
– fokal-segmentale A397
– noduläre diabetische (Kimmelstiel-Wilson) **A398**, A350
Glomerulum A374
Glomustumor A602, B813
Glossinidae C665
Glossitis B761
– atrophicans B762
– Candidiasis A566
– rhombica mediana B762
Glossodynie C92
Glossopharyngeusneuralgie B1005
Glottis B778
– Atresie B781
– Phonation B779
Glottiskarzinom B785, *B786*
GLP (Glucagon-like Peptide) C440
GLP-1-Analoga C440
Glücksspiel, pathologisches B1058
Glukagonom A659
Glukansynthese C466
Glukokortikoide C490
– Antidot B67
– Dermatologie B688
– perioperativ B70
– Schmerztherapie B95
Glukose
– Blut C577
– Blutzuckerteststreifen C529
– Liquor **C591**, B920
– parenterale Ernährung B92
– Urin C578
Glukose-6-phosphat-Dehydrogenase-Mangel **A148**, B464, C550
Glukose-6-Phosphatase-Defekt B533
Glukosebelastungstest B530, C570
Glukosestoffwechsel A346
Glukosetoleranz, pathologische A351
Glukosetoleranztest, oraler A351
– GH-Überproduktion C314
– Schwangerschaft B400
Glukosetoleranztest, oraler C578
α-Glukosidase C441
α-1,4-Glukosidase-Defekt B533

Glukosidasehemmstoff C441
Glukosurie A378, C109
β-Glucuronidase-Defekt B535
β-Glukozerebrosidase-Defekt B542, **B543**
Glutamat-Dehydrogenase A266, C567
Glutamat-Oxalacetat-Transaminase A266, C565
Glutamat-Pyruvat-Transaminase A266, C566
γ-Glutamyl-Transferase C566
– Alkoholmissbrauch C286
– Cholestaseparameter A267
Glutarazidurie B539
Glutaryl-CoA-Dehydrogenase-Mangel B539
Glutathion, Paracetamol C431
Gluten A249
Glyceroltrinitrat C380
Glycidamid C849
Glykogenose B533, *B534*
Glykogensynthase-Defekt B533
Glykopeptid-Antibiotika C459
– Wirkprinzip C447
β$_2$-Glykoprotein-Antikörper C560
Glykoprotein-IIb/IIIa-Antagonist C396
Glykoprotein-IIb/IIIa-Rezeptor, ADP-Rezeptor-Antagonist C395
Glykosaminoglykane, Mukopolysaccharidose B535
Glykosid, herzwirksames C376
Glyzylzykline C455
– Wirkprinzip C447
GM1-Gangliosidose B542, **B543**
GM2-Gangliosidose B542, **B543**
Gneis B706
GnRH (Gonadoliberin) C442
GnRH-Rezeptor-Agonist C442
GnRH-Rezeptor-Antagonist C442
GnRH-Test **C569**, B671
Gold C857
Goldberg-Maxwell-(Morris)-Syndrom B550
Goldberger-Ableitung A20
Goldblatt-Mechanismus A413
Goldenhar-Syndrom B846
Goldverbindung, Immunsuppression C490
Golferellenbogen B276
Golgi-Färbung C303
Gomori-Färbung C303
Gonadarche B477
Gonaden
– Dysgenesie B333
– Entwicklung **B393**, B444
– Hypogonadismus B547
– Laboranalytik C574
– Sexualentwicklung B477
– Strahlenempfindlichkeit C504
– Tumoren B611
Gonadoliberin C442
Gonadorelin C442
Gonadotropin C442
Gonadotropine, Hypophysenvorderlappeninsuffizienz A309
Gonarthrose B306, *B307*
– Röntgenbild *B307*
Gonioskopie B827
Goniotomie B866
Goniotrepanation B865
Gonitis B310
Gonoblenorrhö B839, *B841*
Gonokokken *A523*, C612
Gonorrhö A522
Gonosomen B442
– Fehlverteilung B447
– numerische Aberration B447, **B520**
Goodpasture-Syndrom A391, **A401**
– Hämoptyse C72

Gordon-Syndrom A343
Gordon-Zeichen B904
Gorlin-Syndrom A345, **A664**
Goserelin C442
GOT (Glutamat-Oxalacetat-Transaminase) C565
– Leberzellschädigung A266
– Myokardinfarkt A57
GOT/GPT-Quotient A267
Gottron-Zeichen A484
Gottstein/Heller-Operation B124
Gowers-Zeichen, Muskeldystrophie B991
GPBB (Glykogenphosphorylase Isoenzym BB) A57
GPT (Glutamat-Pyruvat-Transaminase) C566
– Leberzellschädigung A266
Graaf-Follikel B342, *B342*
Grabmilbe C663
Gradenigo-Syndrom B971
Grading C341
– Knochentumoren B254
– neuroendokrine Tumoren A657
Graefe-Zeichen A324
Graf-Einteilung B293
Graft-versus-Host-Reaktion **A455**, A456
Graham-Steel-Geräusch A66
Gram-Färbung C303, *C611*, *C626*
Grand-Mal-Epilepsie B960
Granisetron C399
Granularatrophie, rote A413
Granulationsgewebe, Epulis C338
Granulom, Tuberkulose A538
Granulomatose
– mit Polyangiitis (Wegeber'sche Granulomatose) A488
– septische A443
Granulomtypen C327
Granulopoese A134
Granulosazelltumor B372
Granulozyten A153, C322
– Funktionsstörungen A154
– Normwerte A137
Granulozytenfunktionstest C554
Granulozytenkonzentrat A459
Granulozytenszintigrafie C518
Granulozytopenie A153
Gratifikationskrise C246
Grave's Disease, *siehe* Morbus Basedow
Gravidometer B396
Grawitz-Tumor A664
Gray C496
Gregg-Syndrom B555
Greifreflex B472, **B904**
Greisenbogen B851
Grenzdivertikel B126
Grenzstrangblockade B96
Grenzwächterlymphknoten C340
Grenzwert, biologischer C816
Grenzzoneninfarkt B954, *B954*
Grey-Syndrom C460
Grey-Turner-Zeichen B117, **A299**
Grind-Test B280
Grippe A554
Grippeotitis B807, *B808*
Grippepneumonie, hämorrhagische *C326*
Griseofulvin C467
Größe, Perzentilenkurve B474
Größenwahn B1013
Großgefäßvaskulitis A488, **A494**
Großrassenkreis C901
Grübeln B1011
Grubenpapille B883
Grundimmunisierung A507
Grundmessgröße C188

Grundumsatz, Arbeitsphysiologie C231
Grünholzfraktur B238
Gruppenberatung C765
Gruppenpsychotherapie B1021
Guanaritovirus C676
Guanethidin, Antidepressiva C414
Guedel-Narkosestadien B77
Guedel-Tubus B37, *B37*
Guillain-Barré-Syndrom B983
Gummibauch A298
Gumprecht'scher Kernschatten A622, *A622*
Gunn-Kreuzungszeichen B875
Gürtelrose A547
Gutachtertätigkeit, rechtliche Grundlagen C297
Guthrie-Testkarte B473
Gynäkologie
– bildgebende Diagnostik B336
– Endoskopie B336
– Entzündungen B351
– soziokulturelle Aspekte B350
– Vorsorgeuntersuchung B338
Gynäkomastie C127, *C127*
– chirurgische Therapie B228
– Untersuchung C191
Gyrasehemmer C456
– Kinder B468

H

H$_1$-Histamin-Rezeptor-Antagonist C397
– Tranquilizer C408
H$_2$-Atemtest A247
H$_2$-Histamin-Rezeptor-Antagonist C400, *C400*
H-Arzt B111
H-Fistel B504
H-Reflex, Elektroneurografie B917
H-Substanz C555
HA-MRSA (hospital aquired MRSA) C809
Haab-Linien B869
Haarausfall C44, B747
Haare
– Erkrankungen B747
– Forensik C275
– Human-Biomonitoring C821
Haarfollikel B685
Haarleukoplakie C93, *A551*, B760
HAART (highly active antiretroviral therapy) A552
Haarzelle *A626*
– Innenohr B800
Haarzellleukämie A626
Haarzunge C93
Haber-Regel C826
Hackenfuß B319
Haemophilus C621
– ducreyi C622
– influenza *C622*
– influenzae C621
Haftfähigkeit C288
Hagelkorn B834
Haglund-Exostose B321
Hahnemann C792
Hairless-women-Syndrom B550
Hakenwurm A582, **C658**
Hakim-Trias B926
Halberstädter-Prowazek-Einschlusskörperchen B840
Halbmetalle C851
Halbmond-Glomerulonephritis A401
Halbseitenlähmung C146, *B953*
Halbseitensyndrom B910, *B910*
Halbwertsschichtdicke C498

Halbwertszeit
– Human-Biomonitoring C821
– Radiopharmakologie C518
– therapeutisches Drug Monitoring C593
Halitosis C84
Hallopeau-Siemens-Epidermolyse B742
Hallpike-Manöver B818, *B819*
Hallux
– rigidus B319, **B320**
– valgus B318, *B319*
Halluzination
– akustische, Alkohol B1041
– Delir B1037
– Demenz B1037
– Depression **B1025**, B1037
– hypnagoge B1060
– Kokain C423
– organische Halluzinose B1037
– Schizophrenie B1032
– Wahrnehmungsstörung B1013
Halluzinogene C424
– Abhängigkeit B1038, **B1045**
– Pilzgifte C859
– Straßendrogen C858
Halluzinose
– Alkohol B1041
– chronisch-taktile B1013
– organische B1037
Halmagyi-Test B818
Halo-Naevus B725, *B725*
Haloperidol C409
Haloperidoldecanoat C412
Halothan C404, **C857**
Hals B119
– Entzündungen B776
– Gefäße C190
– Lymphknoten C190, *C191*
– Lymphknotenschwellung B776
– Tumoren B776
Halsband der Venus A529
Halsrippe B120
Halsschmerzen, Leitsymptom C171
Halswirbelsäule
– basiläre Impression B921
– Klippel-Feil-Syndrom B921
– Verletzungen B264
Halszyste B120, *B120*
Haltetremor C153, B936
Haltung, orientierende Untersuchung C188
Haltung (Geburt) B418
Haltungsanomalie B422, *B422*
Haltungsfehler C105
Häm A364
Hämagglutinin, Influenzavirus C674
Hamamelis C792
Hämangioendotheliom A602
Hämangiom C345, **A601**, B726
– Konjunktiva B846
– Leber A648
– Papille B885
Hämangiomatose A601
Hämangioperizytom A602
Hämarthros
– Koagulopathie A162
– Patelluxation B314
Hamartom C346
– astrozytisches B882
– Mamma B378
Hämatemesis **C85**, A227
Hämatochezie C77, **A227**
Hämatoidin C308
Hämatokolpos B331
Hämatokrit A137, C549
– kindlicher B470
Hämatologie, Laboranalytik C548
Hämatom C44
– epidurales B950, B973
– – chirurgische Therapie B218

- Forensik C265
- granulierende Entzündung C326
- intrakranielles, chirurgische Therapie B218
- intrazerebrales B950
- – chirurgische Therapie B219
- Ohr B808, *B808*
- subarachnoidales B957, B973
- subdurales B973
- subgaleatisches B485

Hämatometra B331
Hämatopoese A134, B470
- myelodysplastisches Syndrom A614

Hämatosalpinx B331
Hämatothorax A218, **A219**
Hämatotympanum, Barotrauma B814
Hämatoxylin-Eosin-Färbung C303
Hämatozoidin C308
Hämaturie **C109**, A378
- benigne familiäre A395

Hamburger Modell C244
Hämiglobinzyanose C62
Hamilton-Handgriff B427
Hammerzehe **B319**, A467
Hämoccult, Tumorsuche A590
Hämochromatose *C308*, A366
Hämodialyse A390
Hämofiltration A390
Hämoglobin A148
- Anämie B563
- Bestimmung C534
- fetales B470
- Fraktionen C552
- Gene B442
- Ikterus C36
- Laboranalytik C551
- Neugeborene B563
- Normwert A137
- Polyglobulie B492
- Sauerstoffbindungskurve *C563*
- Totenflecke C257
- Urinstatus C580
- Varianten C552
- Verwesung C258

Hämoglobinkonzentration A137
Hämoglobinopathie A148
Hämoglobinurie, paroxysmale nächtliche A147
Hämoglobinzyanose C62
Hämoglobinzylinder A380
Hämolyse
- Alloantikörper A458
- Anämie A145
- Blutentnahme C525
- α-Hämolyse C610, *C610*
- β-Hämolyse C610, *C610*
- γ-Hämolyse C610, *C610*
- Streptokokken C610, *C610*
- Transfusionsreaktion A462

Hämolysin C611
- bispezifisches A150

Hämoperikard A75, B206
Hämophilie A161
Hämoptoe C70
- Palliativmedizin C711

Hämoptyse C70
Hämorrhagie, Alter C699
Hämorrhoidektomie B156
Hämorrhoiden B155
Hämorrhoidopexie B156
Hämosiderin, Zellalterung C308, *C308*
Hämosiderose A366
Hämospermie, Leitsymptom C124
Hämostase A155, *A156*
- Laboranalytik C557
- Messverfahren C535

Hämpolymerase-Inhibitor C469
Hämsynthese, Laboranalytik C552

Hand
- Diagnostik B280
- Fehlentwicklung B280
- Sehnenverletzung *B286*, B287
- Verletzungen B112

Hand-Fuß-Mund-Exanthem **B715**, B773
Hand-Schüller-Christian-Krankheit B736
Handblock B84
Händedesinfektion B104
- chirurgische C797
- hygienische C796
- Wirkstoffe C799

Händehygiene C796
Händewaschen C797
Handgelenk
- Arthrose B281
- Beweglichkeit B280
- Engpass-Syndrom B283
- Lunatumnekrose B281
- Vibrationsschäden C827

Handlung, autoerotische C271
Handschuh-Socken-Syndrom B556
Handschuhe C797
Hang-over, Benzodiazepine C407
hanged man's fracture B265, *B265*
Hängemattenphänomen A68
Hanken-Büngner-Band C330
Hantaan-Fieber A561
Hantavirus C676
Hantavirus Pulmonary Syndrome A545
Hantavirus-Infektion A544
HAP (hospital-acquired pneumonia) A193
Hapten A438
Haptoglobin, Hämolyse A146
Hardy-Weinberg-Gleichgewicht B458
Harn
- schäumender C115
- spezifisches Gewicht C583

Harnabflussstörungen C111
Harnblase
- Anatomie B620
- Divertikel B594, B635, *B636*
- Druckmessung B624
- Ekstrophie B635
- Entleerung B621, *B622*
- Entleerungsstörungen B666
- Fehlbildungen B635
- hyperbare B672
- Ostienkonfiguration *B634*
- Parasympathikus C363
- parasympatholytische Effekte C365
- Reflux B633
- schlaffe B667
- Sonografie B625, *B625*
- Sphinkter B620
- Tumoren B650
- Zystitis B643

Harnblasendauerkatheter B628
Harnblasenkarzinom B652
Harnblasenruptur B680
Harnblasentamponade B677
Harndrainage B628
Harndrang
- Harnblasenruptur B680
- Harnröhrenverletzung B681
- Harnverhalt B674
- Prostatahyperplasie B654
- Prostatitis B648
- Reizblase B672
- Zystitis B673

Haarnestgrübchen B154
Harninkontinenz C111
- kindliche B598

Harnleiter
- Anatomie B620
- ektoper B631
- Fehlbildungen B631
- retrokavaler B635
- Sonografie B625
- Steineinklemmung *B664*
- Tuberkulose B647
- Tumoren B650
- Verletzung B680

Harnleiterersatz B629
Harnleiterkarzinom B651
Harnleiterkatheter B628
Harnleiterstenose, subpelvine B632
Harnröhre
- Anatomie B620
- Ausfluss C108
- Epispadie-Ekstrophie-Komplex B594
- Fehlbildungen B636
- Hypospadie B594
- Klappen B593, **B637**
- Striktur B666
- Urethralklappen B593
- Urethritis B643
- Verletzung B681, *B681*

Harnsäure
- Absorptionsfotometrie C528
- Gicht A363
- Hyperurikämie A363
- Lesch-Nyhan-Syndrom B525
- Urikostatika C432

Harnsäurenephropathie A406
Harnsäurestein B664
Harnstarre A377
Harnstauungsniere, Sonografie B632
Harnstein B663
- Lokalisation *B664*
- Verhütung B666

Harnstoff A379, C582
Harnstoff-Lost-Verbindung C481
Harnstoffzyklusdefekt B538
Harnteststreifen C580
Harntrübung C113
Harnuntersuchung, mikroskopische C580
Harnverfärbung C113
Harnverhalt C114, **B674**
Harnwege, ableitende, Fistelbildung B673
Harnwegsinfektion B642
- Bakteriurie C109
- Harnverfärbung C114
- Kinder B595
- nosokomiale C801, **C802**
- persistierende B643

Harrington-Spondylodese B260
Harrison-Furche B602
Harte-Wasser-Syndrom A332
Hartmann-Operation B147
Hartnup-Krankheit A377, **B597**
Hartstrahltherapie C514
Harvey, William C897
Haschisch **C858**, B1043
Hasenscharte B757
Hashimoto-Thyreoiditis A328, *A328*
Hasner-Membran B823
- Dakryozystitis B838

Häufigkeit, Epidemiologie C866
Hauptwirt C652
Hausarzt C202
Hausarztmodell C747
Hausbesuch C202, **C208**
Hausfrauenhände B706
Hausmittel C215
Hausstaubmessung C820
Hausstaubmilbe C663
Haut B684, *B684*
- Forensik C275
- Leitsymptome C42
- leukämische Infiltrate B736

- Präkanzerosen B728
- Schwangerschaft B395
- UV-Strahlung C504, C830

Hautanhangsgebilde B685
- Erkrankungen B747

Hautatrophie C42
Hautblutung, Leitsymptom C44
Häutchen, letztes B693
Hautdesinfektion
- peripherer Venenkatheter C805
- Wirkstoffe C799

Hautemphysem C45
Hauterkrankung
- atrophisierende B698
- bakterielle B709
- Berufserkrankungen C242
- blasenbildende B742
- chemisch bedingte B707
- ekzematöse B703
- erythematöse B690
- erythrosquamöse B690
- granulomatöse B698
- Krebsfrüherkennung C768
- lichenoide B695
- lineare B746
- Mykosen A566, B717
- papulöse B695
- parasitäre B721
- physikalisch bedingte B707
- Tumoren B723
- virale B714

Hautflora C606
- Desinfektion B104, C796

Hautflüglergift C859
Hautkandidose A566
Hautmetastase B737
Hautmilzbrand A532
Hautphänomen B686
Hautsarkoidose B698
Hautschäden, UV-Strahlung B686
Hautschuppung, Leitsymptom C45
Hautspaltlinien **B105**, *B105*, B685
Hauttest A448, *A449*
Hauttransplantation B222
Hauttuberkulose B714
Hautturgor C189
Hawkins-Einteilung B324
Hawkins-Kennedy-Test B267
HbA$_{1c}$ C578
HbA$_{1c}$ A352
HBe-Antigen A270
HBM-Wert C817
HBs-Antigen A270
HCC (hepatozelluläres Karzinom) A649, *A651*
HCG (humanes Choriongonadotropin) C588
- Schwangerschaftsfeststellung B395, *B395*
- Tumormarker B623

HCG-Test
- Hodenfehllage B639
- Infertilitätsdiagnostik B671

HCM (hypertrophische Kardiomyopathie) A70
HDL (High-Density-Lipoprotein) A359
HDL-Cholesterin, Befundinterpretation C545
Healthy-Worker-Effekt C246
Heat-Stress-Index C234
Heberden-Arthrose B280, *B281*
HEDE-Kontinuum C761
Hedinger-Syndrom A658
Heerfordt-Syndrom A204
Hefemykose B717, **B720**
Hefen C639
Heidelberg-Retina-Tomografie B829
Heidelberger-Klassifikation A108
Heidelberger-Kurve *C531*
Heilkunde, Medizinrecht C289

Sachverzeichnis

Heilung, Entzündung C328
Heilversuch C297
Heimlich-Manöver B36, *B36*
Heinz-Innenkörperchen A136
Heiserkeit, Leitsymptom C140
Heißluftsterilisation C801
Helfervirus C665
Helicobacter pylori C624
– Diagnostik A237
– Eradikationstherapie A239
Helio-Balneo-Therapie B690
Helio-Thalasso-Therapie B690
Heliotherapie B690, **C788**
Heller-Syndrom B1065
Hellin-Regel B413
HELLP-Syndrom B409
Helmabnahme B34
Helmholtz-Ophthalmometer B828
Helminthen C651
Helminthose A578
Helsinki-Deklaration C908, **C930**
Hemi-Neglect B913
Hemianopsie C157
Hemiballismus B935
Hemiblock A37
Hemifontan B198
Hemifundoplicatio, gastroösophagealer Reflux B125
Hemihepatektomie B162
Hemihypästhesie, Definition B900
Hemikolektomie B147
Hemikranie, paroxysmale **B1004**, C174
Hemiparese B900
– Capsula-interna-Syndrom B910
Hemiplegia alternans B911
Hemispasmus, facialis B969
Hemisphärensyndrom B910
Hemmkonzentration, minimale C447
Hemmkörperhämophilie **A162**, C699
Hemmung, allosterische C351
Hendravirus C674
Henipavirus C674
Henle-Koch-Postulate C598
Henle-Schleife A375
Hepadnaviren C685
Heparin **A158**, C391
– Intoxikation B67
– perioperativ B70
Heparinanalogon A158
Heparinisierung
– Herz-Lungen-Maschine B195
– Thrombophlebitis A118
Heparinoid A158
Hepatikojejunostomie B168, *B168*
Hepatisation, graue *A193*
Hepatitis A267
– bei Neugeborenen B514
Hepatitisviren
– Arbeitsmedizin C238
– Hepatitis-A-Virus C671
– Hepatitis-B-Virus C667, **C685**
– Hepatitis-C-Virus C679
– Hepatitis-D-Virus C668, C672
– Hepatitis-E-Virus C672
– Virostatika C475
Hepatoblastom B612
Hepatomegalie C98
Hepatostomie B165
Hepatotomie B165
Hepatotoxine A275
Hepcidin A141
Hepeviren C672
Heptan, Lösungsmittel C839
HER2/neu C332, B379, **C589**
Heraklit v. Ephesos C895
Herbert-Klassifikation B284
Herbert-Schraube B285

Herbizide C848
– Vergiftung C278
Herbstgrasmilbe B721
Herbstlaubleber A290
Herdenimmunität C769
Herdenzephalitis B944
Herdpneumonie A194
Hering-Regel C793
Herlitz-Epidermolyse B742
Hermansky-Pudlak-Syndrom B738
Hermaphroditismus verus B548
Hernie
– Bauchwand B177, *B177*
– epigastrische B178
– klinische Untersuchung C199
– lumbokostale B129
– Nabel B178, **B512**
– Ösophagus A236
– paraösophageale B130
– parasternale B129
– retrosternale B129
– Zwerchfell B501
Herniotomie, Wundinfektion C806
Heroin C426, **C858**
Herpangina B773
Herpes
– conjunctivae B842
– genitalis A545
– gestationis B746
– labialis A545
– neonatorum B514
– vegetans A546
– zoster **A547**, *A547*, B807, B945
Herpes-Panaritium A546
Herpes-simplex-Virus, Infektionen A545
Herpesenzephalitis B945
Herpesviren C681
Herring-Klassifikation B295
Hertel-Exophthalmometer B827
Hertoghe-Zeichen A310, B705
Herz
– Amyloidose C316
– Anatomie B193
– Entwicklung B393
– Hypoxie C319
– klinische Untersuchung C193
– Kontrastmitteluntersuchung C513
– muskarinerge Nebenwirkungen C364
– Parasympathikus C363
– parasympatholytische Effekte C365
– Transplantation B214
– Tumoren A600
– Verletzungen B206
– Zellverfettung C307
Herz-Kreislauf-Erkrankung
– Diagnostik A18
– psychosomatische B1076
Herz-Kreislauf-Funktion, Sicherung B38
Herz-Kreislauf-Stillstand B30, **A48**
Herz-Kreislauf-System A18
– Laboranalytik C546
– Leitsymptome C55
– Monitoring B87
– Neugeborene B469
– Schwangerschaft B394
Herz-Lungen-Maschine B195
Herz-Lungen-Transplantation B217
Herz-Thorax-Quotient A22
– Neugeborene B496
Herzachse, elektrische A20
Herzangststörung B1054
Herzbeutelentzündung, *siehe* Perikarditis
Herzbeuteltamponade A75
Herzenzyme, Myokardinfarkt A57, *A57*

Herzfehler A61
– angeborene A61, **B566**
– – chirurgische Therapie B196
– – Links-rechts-Shunt B567
– – Rechts-links-Shunt B570
– erworbene A62
– – chirurgische Therapie B201
– Schwangerschaft B415
Herzfehlerzelle C308
Herzfrequenz
– EKG A20
– Kinder B467
Herzgeräusch A19, **C59**, C195
Herzglykosid C376
– perioperative Gabe B70
Herzhypertrophie A26
Herzinfarkt A54
Herzinsuffizienz A25
– Alter C697
– anästhesiologisches Risiko B71
– Kinder B577
– klinische Untersuchung C195
Herzkatheter A24, A58
Herzklappen B200
– Auskultation A19
– Ersatz A62, **B200**
Herzkrankheit A49
– koronare A49
Herzkranzgefäße, Anatomie B193
Herzlagerung, Lungenödem B41
Herzmuskelhypertrophie C305
Herzneurose B1054
Herzrhythmusstörung B44
– bradykarde C69
– chirurgische Therapie B202
– Dyspnoe C69
– Herzinsuffizienz A27
– Kinder B576
– tachykarde A38
Herzschrittmacher, *siehe* Schrittmacher
Herzspitzenstoß A18
– Aortenklappenstenose A63
– Herzinsuffizienz A27
Herztod, plötzlicher A48
Herzton A19, **C59**, C195
Herztumor, chirurgische Therapie B205
Herzvergrößerung, Röntgen-Thorax A22
Herzwandaneurysma B205
HES (Hydroxyethylstärke) C389
Heterochromatin B442
Heterochromie B859
Heterodisomie B446, *B447*
Heterogenie B457
Heterogenität, genetische B457
Heterophorie B892, **B894**
– Aufdecktest B831
– Maddox-Kreuz B831
Heteroplasmie B456
Heterosis B459
Heterotropie B892
Heterozygotenfrequenz, Wiederholungsrisiko B461
Heterozygotennachweis B454
Heterozygotenwahrscheinlichkeit B459
Heterozygotie B437
– Dominanz B452
Heublume C792
Heubner-Sternenkarte B556
Heuschnupfen B793, B843
Hexapoda C663
Hexenmilch C127, **B472**
Hexosaminidase-Defekt B542, **B543**
HFRS (hämorrhagisches Fieber mit renalem Syndrom) A545
HHV (humanes Herpesvirus) C681
Hiatus
– aorticus B123

– leucaemicus A605
– oesophageus B123
Hiatushernie B129, *B130*
Hidradenitis B750
Hidrozystom B835
High-Ceiling, Diuretika C384
High-dose-Heparinisierung C391
High-flow-Priapismus B677
High-grade-Tumor, Chondrosarkom B255
High-output-Fistel B142
High-Output-Herzversagen A25
High-Turnover-Osteopathie A388
High-Turnover-Osteoporose B239
Highoumenakis-Zeichen B516
Hilfeleistungspflicht, ärztliche C292
Hilflosigkeit, erlernte B1025
Hilfsmittel
– orthopädische B233
– Rehabilitation C211
– Vergütung C745
Hill-Sachs-Läsion B273
Hinderer-Operation B230
Hinterhauptslage, hintere B423
Hinterkammerlinse B859
Hinterstrangataxie B907
Hinterstrangsyndrom B909
Hinterstrangsystem B907
Hinterwandinfarkt A57
Hippel-Lindau-Syndrom, Hämatemesis C85
Hippokrates C896
Hippokrates-Reposition B273
Hippokratischer Eid C896
Hippotherapie C790
Hirnabszess *B915*, B943
Hirnbiopsie B217
Hirnblutung
– Neugeborene B493
– Notfallmedizin B55
Hirndrucksteigerung, chirurgische Therapie B219
Hirndrucksyndrom B923
Hirninfarkt B952
Hirnmetastase *B931*
– chirurgische Therapie B219
Hirnnerven B963
Hirnnervenkerne, motorische, Bulbärparalyse B911
Hirnödem B923, *B950*
– Leberversagen A287
Hirnrindenaudiometrie B803
Hirnstamm, Opsoklonus B966
Hirnstammaudiometrie B803
Hirnstammenzephalitis, paraneoplastisches Syndrom B912
Hirnstamminfarkt B954
Hirnstammläsion, Lähmung C146
Hirnstammreflex B903
Hirnstammsyndrom B911
Hirntod C301
– Diagnostik C260, *C260*
– ethische Fragen C926
– Rechtsmedizin C256
Hirntumor B926
– chirurgische Therapie B219
– Kinder B606
Hirsutismus **B749**, C128, C189
Hirudin C394
Hirudo medicinalis C654
His-Bündel-EKG A32
Histamin A222, **C397**
– Freisetzung, Muskelrelaxanzien C366
– Magensäuresekretion *C400*
Histaminrezeptor C397
Histiozytom B727
– malignes fibröses B256
Histiozytose B736
Histiozytosis X B736
Histogramm C875, *C875*

Histologie C302
Histon B442
Histoplasma, capsulatum, Histoplasmose A567
Histoplasmose A567
HIT (heparininduzierte Thrombozytopenie) C392
Hitze C317
Hitzearbeit C234
Hitzekollaps, Hypotonie C64
Hitzeschäden C272
– Notfallmedizin B62
Hitzschlag
– Forensik C272
– Notfallmedizin B62
HIV (humanes Immundefizienzvirus) C667, **C677**
– Virostatika C476
HIV-Enzephalopathie (HIV-Demenz) B946
HIV-Infektion A548
– Neugeborene B560
– Schweigepflicht C291
– somatopsychische Folgen B1078
HIV-Retinopathie B881
HIV-Test A550
HL7 (Health Level Seven) C890
HLA-Antikörper A458, C556
HLA-B27
– Psoriasis B690
– reaktive Arthritis A474
– Spondylarthritis A471
HLA-Kompatibilität A453
HLA-Polymorphismus A436
HLA-Restriktion A436
HLA-Sensibilisierung A461
HLA-System A436
HLHS (hypoplastisches Linksherzsyndrom) B572
HMG (humanes Choriongonadotropin) C443
HMSN (hereditäre motorische und sensible Polyneuropathie) B989
HNA (human neutrophil antigenes) C556
HNCM (hypertrophisch nicht-obstruktive Kardiomyopathie) A70
HNO-Status C189
Hobelspanphänomen C46, **B696**
Hochdruckflüssigkeitschromatografie, Human-Biomonitoring C822
Hochfrequenzkinetmatografie B769
Hochfrequenzoszillation A179
Hochfrequenztherapie C787
Hochschulambulanz C746
Hochspannungsunfall **B63**, C273
Hochtonverlust B814
Hochwuchs C131, B481
Höckernase *B792*
HOCM (hypertrophisch obstruktive Kardiomyopathie) A70
Hoden
– Anatomie B621
– Hormone A306
– Lageanomalien (Ektopie) C124, B638
– Sonografie B625
Hodenbiopsie, Infertilität B670
Hodenentzündung B649
Hodenhochstand B595, **B638**
Hodenschmerzen, Leitsymptom C171
Hodentorsion B676
Hodentrauma B682
Hodentuberkulose B647
Hodentumor B658
Hodge-Parallelebenen *B419*
Hodgkin-Lymphom A616, *A618*
Hodgkin-Zelle A617, *A617*

Hoffmann-Tinel-Zeichen **B221**, B283, B986
Höhenhirnödem B924
Höhenkrankheit C828
Höhenschielen B892
Hohlfuß B316, **B318**
Hohlrücken C105
Hohmann-Operation B276
Holiday-Heart-Syndrom A40
Holmes-Tremor **C153**, B936
Holocaust C906
Holoprosenzephalie B922
Holzarbeiterlunge A202
Holzbock, gemeiner C663
Holzer-Blasen C278
Holzschutzmittel C846
– multiple Chemikalienüberempfindlichkeit C824
Homöopathie C792
Homoplasmie B456
Homozygotenwahrscheinlichkeit B459
Homozygotie B437
Homozystinurie, klassische B537
Hook-Effekt C533
Hook-Test B277
Hopfen C792
Hörbahn B799
Hordeolum B834, *B834*
Hörgerät B804
Hormon A306
– antidiuretisches, Nierenfunktion C384
– blutzuckersenkendes A346
– insulinantagonistisches A346
– Knochenstoffwechsel C446
– Kokarzinogen C333
– Niere A376
– Plazenta B393
– somatotropes A313
– Tumormarker A592
– Tumorwachstum C487
Hormonbestimmung C569
– Infertilität B671
Hormonersatztherapie B349
Hormonimplantat B388
Hormonsekretion A306
Hormonsubstitution, Östrogene C444
Hormontherapie A595
– Prostatakarzinom B658
Horner-Syndrom B967
Hornhaut B823
– Degeneration B851
– Dystrophie B851
– Erkrankungen B847
– Fehlbildungen B847
– Fremdkörper B852
– Refraktionskorrektur B890
– Sensibilitätsprüfung B828
– Verletzungen B852
Hornhautflap B891
Hornhautkegel B847
Hornhauttrübung, Leitsymptom C158
Hornhautverkrümmung B889
Hörorgan B799, *B799*
Hörprüfung B801
Horrortrip B1046
Hörschwelle C828
Hörstörung B804
Hörsturz B817
Hörverlust C134
Hörvermögen C188
Hörvorgang B800
Hospitalkeim A503
Hospizhelfer, ehrenamtlicher C724
Hospizinitiative C705
Host-versus-Graft-Reaktion **A455**, A456
Hostienwunder C619

hot spots C517
Hotelling's-T^2-Test C880
Hounsfield-Einheit C509
Howell-Jolly-Körperchen **A136**, B175
HPA (human platelet antigenes) C556
HPLC-Diodenarraydetektor C530
HPLC-Massenspektrometrie C530
HPS (Hantavirus pulmonary syndrome) A545
HPV (humanes Papillomavirus) C681
– Abstrich B336
– Neugeborene B515
HR-CT
– Alveolitis A203, *A203*
– COPD A189
– interstitielle Lungenerkrankung *A200*, A201
– Sklerodermie A483
HRT (hormone replacement therapy) B349
5-HT$_1$-Rezeptor-Agonist C398
5-HT$_3$-Antagonisten, Prämedikation B73
5-HT$_3$-Rezeptor-Antagonist C399
HTCL-Manöver (Head tilt and chin lift) B37, *B37*
HTLV (humanes T-Zell-Leukämie-Virus) C678
Hudson-Stähli-Linie B851
Hufeisenniere B630
Hüftdysplasie B291, *B292*
Hüfte, schnellende B247
Hüftendoprothese B299
– Wundinfektion C806
Hüftfraktur, Alter C700
Hüftgelenk
– Arthrose B298
– Diagnostik B291
– Dysplasie B291
– Entzündung B299
– Luxation B291, **B301**
– Punktion *B244*
– Totalendoprothese B299
Hüftkopffraktur B301, *B302*
Hüftkopfnekrose, *siehe* Femurkopfnekrose
– juvenile, *siehe* Morbus Perthes
Hüftschnupfen B297
Hüftschraube, dynamische B234
Hühnerbrust B266
Human-Biomonitoring C819, **C820**
Humanalbumin C389
Humanes Metapneumovirus B674
Humanes Parvovirus B19 C685
Humanwissenschaft C911
Humeruskopffraktur B277
Humerusschaftfraktur B278
Humoralpathologie C895
Hundebandwurm A578, **C655**
Hundebiss B65
Hundefloh C664
Hundehalsband B261
Hungerdystrophie C308
Hungerödem C40
Hungerversuch, *siehe* Fastentest
Hunner-Ulzera B673
Hunt-Hess-Stadien B957
Hunter-Glossitis **A144**, *A144*, B762, C93
Hürthle-Zelle A328
HUS (hämolytisch-urämisches Syndrom) A414
Husten C72
Hustenreflex B903
Hutch-Divertikel B635
Hutchinson-Gilford-Syndrom B743
Hutchinson-Trias B516
Hutchinson-Zeichen B833

Hutkrempenregel C266, *C267*
HWS-Syndrom B262
Hyalin C314
Hyaloidea-Körperchen B869
Hybridisierung, Chromosomen B443
Hydatide C655
– Eileiter B370
Hydatiden **A580**
Hydatidentorsion B676
Hydatidose A580
Hydro-MRT, Morbus Crohn A252
Hydrochlorothiazid C386
Hydrokalikose B635
Hydromorphon C425
– Schmerztherapie B94
Hydromyelie B976
Hydronephrose *B592*, B632
– Kinder B592
Hydroperikarderguss A75
Hydrophobie A558
Hydrophthalmus B868, *B869*
Hydrops fetalis, Ringelröteln B556
Hydrotherapie C789
Hydrothorax, Aszites A284
Hydroxycarbamid C485
Hydroxycobalamin, Antidot B67
Hydroxyethylstärke C389
Hydroxyharnstoff C485
– Wirkprinzip C479
5-Hydroxy-Indolessigsäure A658
– Laboranalytik C577
11β-Hydroxylase-Defekt B547
17α-Hydroxylase-Defekt B547
21-Hydroxylase-Defekt B545
11β-Hydroxylase-Mangel A343
21-Hydroxylase-Mangel A343
Hydroxyprolin, Morbus Paget B242
5-Hydroxytryptamin C398
Hydrozele B640, *B640*
Hydrozephalus B925
– Mukopolysaccharidose B535
Hydrozinderivate C481
Hygiene
– Hände C796
– Krankenhaus C795
Hygiogenese C791
Hymen B330
Hymenalatresie **B331**, B595
Hymenolepis
– diminuta C657
– nana C657
Hypalbuminämie, Aszites A284
Hypästhesie B909
Hyper-IgE-Syndrom A154
Hyper-IgM-Syndrom A441
Hyperabduktionssyndrom B985
Hyperadduktionstest B268
Hyperaktivität B1068
Hyperaldosteronismus, *siehe* Conn-Syndrom
Hyperalgesie B909
Hyperämie, Raynaud-Syndrom A104
Hyperammonämie
– Harnstoffzyklusdefekt B538
– Stoffwechselerkrankungen B531
Hyperargininämie B538
Hyperbilirubinämie
– Bilirubinwerte C568
– familiäre **A275**, B591
– hereditäre nichthämolytische B590
– Neugeborene B487, **B489**
Hyperchlorhydrie A236
Hypercholesterinämie A360
– Glaskörpertrübung B870
– sozialmedizinische Aspekte C247
Hyperdontie B477
Hyperemesis gravidarum B407
Hyperexzitabilität, Neugeborene C131
Hyperfibrinolyse A161, **A166**

Sachverzeichnis

Hyperforin C415
Hypergammaglobulinämie
– Autoimmunhepatitis A272
– primär biliäre Zirrhose A277
– SLE A479
Hyperglykämie A348
– Bewusstseinsstörung B54
– Insulintherapie A353
Hypergonadismus, hypergonadotroper B551
Hyperhidrosis C39, **B752**
Hyperhomozysteinämie B537
Hyperhydratation C33, **A419**, B599
Hyperinsulinismus, kongenitaler B488
Hyperkaliämie A423, **A425**
Hyperkalzämie A427
Hyperkalzämiesyndrom **A330**, A371
– Paraneoplasie A589
Hyperkalzurie
– Hyperparathyreoidismus A330
– Markschwammniere A410
Hyperkapnie A175
– laparoskopische Eingriffe B77
– Notfallmedizin B28
– peripartale Asphyxie B494
Hyperkeratose C46
Hyperkinese B907
Hyperkinesie C145
Hyperkoagulabilität, Alter C699
Hyperkortisolismus, *siehe* Cushing-Syndrom
Hyperlaxität, Schultergelenk B273
Hyperlipidämie, Hämoglobinbestimmung C552
Hyperlipoproteinämie A359
Hypermagnesiämie A429
Hypermenorrhö B344
Hypermetropie B888
Hypernatriämie A421
Hypernephrom A664
Hyperodontie B763
Hyperopie B888
Hyperosmie, Leitsymptom C138
Hyperostosesyndrom, akquiriertes A476
Hyperostosis
– ancylosans vertebralis senilis B263
– triangularis ilei B288
Hyperparathyreoidismus
– primärer A330
– sekundärer A332
– – renale Osteopathie B241, **A388**
– tertiärer A332
Hyperpathie B909
– Sensibilitätsstörungen C151
– Hyperphänomen, motorisches B907
Hyperphosphatämie A429
Hyperphosphaturie, Hyperparathyreoidismus A330
Hyperpigmentierung C52, B740
– Nebennierenrindeninsuffizienz A339
Hyperplasie C306
– atypische duktale, Präkanzerose C337
– Endometrium B367, *B367*
– erythropoetische A145
– fokale noduläre A648, *A648*
– foveoläre A240
– Gingiva B762
– kongenitale adrenale B545
– reaktive, follikuläre A604
– Rhinophym B795
– Tonsilla pharyngea B769
Hyperprolaktinämie C127
– Prolaktinom A312
Hyperproteinämie C538
Hyperreflexie, Leitsymptom C149
Hypersalivation C90

Hypersekretionsglaukom B856
Hypersensitivitätsreaktion A438
Hypersensitivitätssyndrom B703
Hypersensitivitätsvaskulitis A493
– allergieassoziierte A488
Hypersomnie C181
– primäre B1059
Hypersplenismus C100
Hypertension, portale A281
– chirurgische Therapie B165
Hyperthermie A596
– Fieber C31
– maligne **B81**, B998
– – Pharmakogenetik B464
– postoperative B82
Hyperthyreose A321
– anästhesiologisches Risiko B71
– immunogene, *siehe* Morbus Basedow
– Laborwerte A318
Hypertonie C62, A82–A83
– arterielle A81
– – renale A83
Hypertonie, arterielle
– anästhesiologisches Risiko B71
– Differenzialdiagnosen C63
– Kinder B577
– Notfallmedizin B49
– pulmonale A212
– schwangerschaftsinduzierte B408
– sozialmedizinische Aspekte C247
Hypertonie, muskuläre C154
Hypertonie, venöse A120
Hypertrichose **B749**, C46, C189, C190
Hypertrichosis languinosa acquisita B738
Hypertriglyzeridämie A360
Hypertrophie C305
– numerische C306
– rechtsventrikuläre, Fallot-Tetralogie B570
Hypertropie B892
Hyperurikämie A363
– tumorassoziierte A588
Hyperventilation C74, A179
Hyperviskositätssyndrom B492, **A612**
– Plasmozytom A624
Hypervitaminose A370
Hypervolämie A418
– Niereninsuffizienz A385
Hyphäma B822, B860
Hyphe C638
Hypnose B1021
Hypnotikum C406
– Abhängigkeit B1044
Hypnozoit C649
Hypoaldosteronismus A342
– hyporeninämischer A349
Hypoalphalipoproteinämie A362
Hypochondrie B1054
Hypodontie **B477**, B763
Hypofibrinolyse A166
Hypoglykämie A355
– Bewusstseinsstörung B54
– neonatale B487
– Paraneoplasie A589
Hypogonadismus B547
– männlicher C125
– weiblicher C130
Hypohidrosis C39
Hypokaliämie A423, **A424**
Hypokalzämie A427
Hypokalzämiesyndrom, Opisthotonus C168
Hypokalzurie, Gitelman-Syndrom A408
Hypokapnie A175
– Notfallmedizin B28
Hypokinese B907
Hypokinesie C144

Hypokortisolismus A338
Hypolipoproteinämie A362
Hypomagnesiämie A429
– Gitelman-Syndrom A408
– Neugeborene B487
Hypomanie B1028
Hypomelanosis Ito B739
Hypomenorrhö B344
Hypomimie, Leitsymptom C144
Hyponatriämie A420
Hypoparathyreoidismus A332
Hypophänomen, motorisches B907
Hypopharynxkarzinom B775
Hypophosphatämie A429
– Rachitis B602
Hypophyse A308
– Hormone A306
– Laboranalytik C569, C571
Hypophysenadenom *A312*, A660, **B929**
– chirurgische Therapie B219
Hypophysenhinterlappen, Laboranalytik C572
Hypophysenhinterlappen, Erkrankungen A315
Hypophysentumor A311
Hypophysenvorderlappeninsuffizienz A309
Hypopigmentierung C52, B738
Hypoplasie C304
– hypoplastisches Linksherzsyndrom B572
– Kleinhirn B921
– Leydig-Zellen B548
– Lunge B500
– Niere B630
– Pankreas B170
– pontozerebelläre C305
– Pulmonalarterien B570
– Tuben B333
Hypoproteinämie C538
Hypopyon B860
Hyporeflexie, Leitsymptom C149
Hyposensibilisierung A450
Hyposmie C138, B963
Hypospadie B594, **B636**, *B637*
Hypospermie B624
Hyposphagma C163
Hyposthenurie A377
Hypothalamus A308
– dienzephale Störungen B910
– Funktionstest A307, **C569**
– Hormone A306
Hypothalamus-Hypophysen-System *A308*
Hypothermie **C35**, B195
– Notfallmedizin B62
– Polytrauma B328
– postoperative B82
Hypothese, statistische C876
Hypothesentest C876
Hypothyreose A326
– anästhesiologisches Risiko B71
– Laborwerte A318
Hypotonie, arterielle C62, **A85**
Hypotonie, muskuläre, muskuläre C154
Hypotonie, permissive B52
Hypotrichose C189
Hypotropie B892
Hypotympanon B798
Hypoventilationsatelektase A181
Hypovitaminose A370
Hypovolämie A418
– Notfallmedizin B44
Hypoxämie A175
Hypoxanthin, Allopurinol C432
Hypoxanthin-Guanin-Phosphoribosyl-Transferase A363
Hypoxanthin-Guanin-Phosphoribosyltransferase, Mangel B525

Hypoxidose C318
Hypoxie C269, C318
– Notfallmedizin B28
Hypsarrhythmie B961
Hysterosalpingografie B337
Hysteroskopie B337

I

IABP (intraaortale Ballongegenpulsation) B195
Ibandronat C445
Ibritumomab-Tiuxetan C486
IBS (irritable bowel syndrome) A248
Ibuprofen C428, **C430**
ICD (Kardioverter-Defibrillator) B202
– Herzrhythmusstörung A33
– Kammertachykardie A47
ICD-10 C883
ICD-O-3 C885
ICER (inkrementelles Kosten-Effektivitäts-Verhältnis) C750
ICF (international classification of functioning, disability and health) C774
Ich-Schwäche
– Alkoholabusus B1040
– Psychoanalyse B1017
– Zwangsstörung B1050
Ich-Störung B1014
– Schizophrenie B1032
Ichthyose B740
Ichthyosis vulgaris B740, *B741*
ICP (infantile Zerebralparese) B922
ICPM (international classification of procedures in medicine) C886
ICSI (intrazytoplasmatische Spermieninjektion) B391
Icterus
– intermittens juvenilis (Morbus Gilbert-Meulengracht) C36
– neonatorum B489
– prolongatus B490
Idarubicin C483
Idee, überwertige B1013
Ideenflucht B1012
– Manie B1029
Identifikation B1017
Identitätsstörung, dissoziative B1052
Idiotie B1065
IDL (Intermediate Density Lipoprotein) A359
Iduronat-2-Sulfatase-Defekt B535
α-L-Iduronidase-Defekt B535
Ifosphamid C481
IgA A436
– Referenzbereiche C586
IgA-Dermatose, lineare B746
IgA-Mangel A439
IgA-Nephropathie A394
IgA-Pemphigoid B746
IgE A436
IgeL (individuelle Gesundheitsleistung) C746
IGF-I, Laboranalytik C570
IgG A436
– Liquoruntersuchung C592
– Referenzbereiche C586
IgG-Subklassen-Defekt A440
IgM A436
– Referenzbereiche C586
IIP (idiopathische interstitielle Pneumonie) A200, **A201**
Ikterus C36
– Blutentnahme C525
– Neugeborenes B490
– Untersuchung C189
ILD (interstitial lung disease) A199

Ileitis, terminalis A250
Ileostoma B141, *B141*
Ileum, Flora C607
Ileum-Conduit B629
Ileus B139
– Auskultation C198
– Kinder B585
Ileuseinleitung
– Anästhesie B79
– Notfallmedizin B39
Ileuskrankheit B139
Iliosakralgelenk, Dysfunktion B288
Illusion B1013
IMA (ischämiemodifiziertes Albumin) A57
Imantinib C485
Imbalancehypothese B1025
Imbezilität B1065
Imidazole C463
Imipenem/Cilastatin C453
Imipramin C412
Imiquimod B688
Immediatgedächtnis B1011
Immission C816
Immissionsschutzgesetz C226
Immobilität, Geriatrie C694
Immotile-Zilien-Syndrom B523
Immunabwehr
– humorale A436
– – Defekte **A439**
– physiologische A436
– zelluläre A436, **A441**
Immunantwort, spezifische A436
Immundefekt A439
– Agammaglobulinämie A440
– Hyper-IgM-Syndrom A441
– IgA-Mangel A440
– IgG-Subklassen-Defekt A440
– Impfungen A509
– kombinierter A441
– opportunistische Infektion A504
– primärer A439
– schwerer kombinierter A442
– sekundärer A445
– severe combined immunodeficiency A442
– Wiskott-Aldrich-Syndrom A442
Immundefektsyndrom, variables A441
Immunescape C335
Immunfixationselektrophorese C531
Immunglobuline C585–C586
Immunhistochemie C302
Immunisierung
– aktive A505
– passive A509
Immunität
– erworbene A502
– unspezifische A502
– zellvermittelte, Tumorabwehr C335
Immunkoagulopathie A161
Immunkomplexablagerung, Glomerulonephritis A402
Immunkomplexanaphylaxie A448
Immunkomplexbildung
– Glomerulopathie A391
– SLE A478
Immunkomplexerkrankung A447
Immunkomplexvaskulitis
– essenzielle Kryoglobulinämie A492
– Mischkollagenose A487
– Morbus Behçet A496
– Panarteriitis nodosa A493
– Purpura Schoenlein-Henoch A491
Immunnephelometrie C531
Immunoassay C531
Immunogen A438
Immunophiline C488

Immunozytom A625, **A626**, B735
Immunparalyse, Sepsis A511
Immunpathologie A437
Immunreaktion C320, **A437**
– pathogene **A437**
– permissive **A437**
– zelluläre, Graft-versus-Host-Disease A456
Immunsuppresiva C487
Immunsystem A436
Immunthrombozytopenie A159
Immuntoleranz A437
Immunturbidimetrie C531
Immunvaskulitis, T-Zell-vermittelte A488
Impedanzaudiometrie B802
Impetigo
– bullosa B517
– contagiosa B709, *B710*
Impfempfehlung A507
Impfmasern B554
Impfmetastase C341
Impfmüdigkeit C214
Impfreaktion A509
Impfschäden A509
Impfschutz A507
Impfstoff A506
Impftechnik A507
Impfung A505
– Allgemeinmedizin C214
– Krankenhauspersonal C798
– Schwangerschaft B396
Impingement, subakromiales B269
Impingement-Test, Schultergelenk B267
Implantation
– Definition B100
– Schwangerschaft B392
Implantatlockerung B235
Impotentia
– coeundi **B668**, B1060, C124
– generandi B390, **B669**
– satisfactionis B1060
Impotenz, psychogene B1060
Imprägnation B392
Impression, basiläre B921
Impressionsfraktur, SHT B218
Imprinting B453
Impulsiv-Petit-Mal-Epilepsie B960
Impulsivität, Sozialverhaltensstörung B1068
Impulskontrolle, Störungen B1058
In-situ-Melanom B729
In-situ-Neoplasie C337
In-vitro-Blutungszeit C554
In-vitro-Fertilisation B391, C923
In-vivo-Blutungszeit C554
Inaktivitätsatrophie C305
Inanitionsatrophie C305
Incontinentia pigmenti B524
Index, therapeutischer C352
Indian Childhood Cirrhosis C853
Indifferenttyp A21
Indikation B101
Indikationsimpfung A506
Indikatorreaktion, Enzymdiagnostik C541
Indinavir C477
Individualtod C256
Indometacin C428, **C430**
– Kinder B468
Induratio penis plastica B671, *B672*
Infarkt
– anämischer A89
– Darm A262
– Gehirn B951
– hämorrhagischer A89
– Herz A54
– Hypoxidose C318
– Leber *A288*

– Lunge A208
– Niere A411
Infarzierung, hämorrhagische A89
Infektallergie A448
Infektanämie A142, C322
Infektion
– Alter C699
– chirurgische B113
– Definition C598
– Endoprothese B235
– Hirnhäute B942
– nosokomiale C801
– opportunistische A504
– putride B113
– venenkatheterassoziierte C804
– venerische A510
Infektionserkrankung
– Diagnostik C504
– Erregerherkunft A503
Infektionserkrankungen A500
– Arbeitsmedizin C238
– bakterielle A514
– Exantheme B553
– Haut B709
– parasitäre A569
– Prävention A505, **C769**
– tiervermittelte C238
– virale A544
Infektionskette A500
Infektionslehre C598
Infektionsquelle A500
Infektionsschutzgesetz
– Hausarzt C215
– Krankenhaushygiene C796
– Meldepflichten A509
– Obduktion C262
Infektionsverlauf A504
Infektiosität A502
Infektneigung C129
Infektstein B664
Infertilität C116, **B390**, B669
Infestation A578, **C652**
Infiltration, interventionelle Radiologie C520
Infiltrationsanästhesie **B83**, C368
Infliximab C489
Influenza A554
Influenzavirus C674
– Virostatika C474
Informatik, medizinische C882
Informationslogistik C882
informed consent C921
Infrarotstrahlung C831
Infusionstherapie, Gesamtprotein C538
Ingestion C316
Inguinalhernie B178
Ingwer C792
Inhalation C316
Inhalationsallergen A446
Inhalationsanästhetika C403
– balancierte Narkose B78
– Muskelzittern B82
Inhalationstherapie C788
Inhalationstrauma B61
Inhibin B334
Initiation, Kanzerogenese C332
Injektion, Definition B100
Injektionsallergen A446
Injektionsanästhetika C404
– balancierte Narkose B78
Inkarzeration, Hernie B177
Inkohärenz B1012
Inkompatibilitätsreaktion A461
Inkontinenz
– Defäkation B158
– fäkale C91
– Geriatrie C692
– Harn C111
Inkoovirus C676
Inkretin-Mimetikum C440

Inkubation, Asklepioskult C895
Inkubationsstadium A503
Inkubationszeit C599
Innenohr
– Anatomie B799
– Barotrauma C828
– Entzündungen B816
– Hörvorgang B800
– toxische Schäden B815
Innenohrimplantat B805
Innenohrschwerhörigkeit B814
Innenraumluft C819
– Schadstoffe C833
Innenrotation
– Hüftgelenk B291
– Kniegelenk B304
– Schultergelenk B267
– Schultergelenkluxation B273
Innervation, Haut *B900*
INO (internukleäre Ophthalmoplegie) B965
Inoperabilität B102
Inosinmonophosphat-Dehydrogenase C487
Inositoltriphosphat C351
INR (international normalized ratio) A157, C557
Insekten C663
Insektenallergen A446
Insektizide C848
Insellappen B224
Inselzelltumor A658
Insemination B391
Insertion A440
Insertionstendopathie, Morbus Sinding-Larsen-Johansson B309
Insomnie C695
– fatale familiäre B946
– Leitsymptom C181
– primäre B1058
Inspektion C187
Inspirations-Exspirations-Verhältnis, Beatmung B90
Instabilität
– Beckenfraktur B289
– emotionale B1057
– Geriatrie C692
– Hüftdysplasie B292
– posterolaterale B311
– posturale B932
– Schultergelenk B273, **B274**
– Sprunggelenk B323
Institut für Qualität und Wirtschaftlichkeit im Gesundheitswesen C730
Instrument, chirurgisches B104
Instrumentendesinfektion C797, **C800**
– Wirkstoffe C799
Insuffizienz
– chronisch-venöse A127
– respiratorische A171
– vertebrobasiläre, zentral-vestibuläre Störung B820
Insulin A346, **C438**
– Intoxikation B67, C278
Insulinhypoglykämietest C570
Insulinmangel A348
Insulinom A658
Insulinpumpentherapie A353
Insulinresistenz A348
Insulinsensitizer C441
Insulintherapie A352
Insulitis, autoreaktive A347
Insult, *siehe* Infarkt
Integrase-Inhibitor, Virostatika C478
Integraseinhibitor, HIV A552
Integration, soziale C774
Intellektualisierung B1017
Intelligenzminderung B1064
Intensivmedizin B87

Sachverzeichnis

Intensivpflege B92
Intensivtherapie, postoperative B82
Intentionstremor C153, B936
Interface-Dermatitis B696
Interferone A136
– Interferon-α C475
– Interferon-γ-Test A540
Interkostalneuralgie,
  Schmerzen C177
Interleukin, Interleukin 6 C585
Interleukine A136
Intermediärfilament, Tumorsystematik C342
Intermediärinsulin C439
Interphalangealgelenk,
  Arthrose B280
Interquartilabstand C874
Intersexualität B448, **B548**
– chirurgische Therapie B229
Interstitialzelltumor, renomedullärer A665
Interstitium
– Ödeme A420
– Wasserverteilung A416
Intervallskala C872
Interventionsstudie C864, **C865**
Intestinaltrakt, Flora C607
Intima-Media-Dicke A91
Intimasarkom A603
Intoleranzsyndrom A450
Intoxikation
– Antidepressiva C414
– Lithium C416
– Notfallmedizin B66
Intrakutantest A448, *A449*
Intramedullärblutung B973
Intrauterinmethode B388
Intravasation, Metastasierung C339
Intrazellulärraum
– Elektrolytverteilung A417
– Wasserverteilung A416
Intrinsic Faktor A144
– Antikörper A238
Intron B436
Intubation B74, B76–B77
Intubationsgranulom B788
Intubationsnarkose B78
Intubationsschäden B788
Invagination B586, *B586*
Invasion
– Kanzerogenese C332
– Tumorwachstum C339
Inversion B440
Involutio uteri B429
Involutionsatrophie C305
Inzest C281
Inzidenz C599, **C866**
Inzision, Definition B100
Ionendosis C496
Ionenkanalerkrankung,
  Myotonie B993
Ionisation C495
Ionisationskammer C497, *C497*
Iontophorese C787
IPF (idiopathic pulmonary fibrosis) A202
IPPB (intermittent positive pressure breathing) B90
IPPV (intermittent positive pressure ventilation) B90
Ipratropiumbromid C365, **C379**
IQWiG (Institut für Qualität und Wirtschaftlichkeit im Gesundheitswesen) C730, **C749**
IRA-Prinzip A103
Irbesartan C371
Iridektomie, periphere B865
Iridodialyse B864
Iridodonesis B856
Iridozyklitis B860
Irinotecan C484

Iris B824
– Kammerwasser B825
– Kolobom B859
– Melanom B863
– Naevus B862
– Zyste B862
Irisatrophie, essenzielle B848
Irisblendenphänomen A648, *A648*
Iritis B860
IRV (Inversed Ratio Ventilation) B90
Isaacs-Syndrom B995
Ischämie A88
– Magnetresonanztomografie B914
– relative B952
– retinale B881
– Sehnerv B963
– totale B952
– zerebrale B951
Ischämiesyndrom A97
Ischämietoleranz A89
– Transplantation B213
Ischiadikusblockade B85, *B85*
Ischiadikusparese B988
Ischuria paradoxa C111
Ishihara-Tafel B829
Isidor von Sevilla C896
Isoalkane, Richtwerte C833
Isoconazol C463
Isocyanate C844
Isodisomie B446, *B447*
Isodose C496
Isoenzym C542
– alkalische Phosphatase C567
– knochenspezifische AP C590
– Kreatinkinase C590
Isofluran C403
– balancierte Narkose B78
Isolat B453
Isolierung, Krankenhaushygiene C798
Isoniazid C461
Isosorbid-5-mononitrat C380
Isosorbiddinitrat C380
Isosporose A574
Isosthenurie A377
Isotonie A417
Isotop C494
Isotopenherstellung C516
Isotretinoin C490
– Herzfehler B566
– Schwangerschaft B486
Isovalerianazidurie B539
Isovaleryl-CoA-Dehydrogenase-Defekt B539
Isoxazolylpenicilline C450
Isradapin C382
Isthmus uteri B331
Ito-Naevus B724
ITP (idiopathische thrombozytopenische Purpura) A160
Itraconazol C463
IUGR (intrauterine Wachstumsretardierung) B405
Ixodes ricinus C663

J

J1-Untersuchung B475, C766
Jaccoud-Arthropathie A478
Jacobsen-Muskelentspannung C785, **B1021**
Jaffé-Lichtenstein-Uehlinger-Krankheit B253
Jaffé-Reaktion C582
Jäger-Einteilung B272
JAK-2-Mutation A608
Janetta-Dekompression B1005
Janeway-Läsion A77
Japanische Enzephalitis-Virus C678
Jarisch-Herxheimer-Reaktion A530

Jeep's disease B154
Jefferson-Fraktur B265
Jellinek-Typen B1040
Jervell/Lange-Nielsen-Syndrom A47
Jeune-Syndrom B601
Jirásek-Zuelzer-Wilson-Syndrom B509
Jo-1-Antikörper-Syndrom A484
Jochbogenfraktur B796
Jod
– Desinfektion B104
– Kontrastmittel C512
– Neugeborenenprophylaxe B473
Jodid C436
Jodmangel, Struma A319
Johanniskraut **C415**, C792
Jones-Fraktur B325
Jones-Kriterien A80
Juckreiz C47
– Palliativmedizin C714
Jugendarbeitsschutzgesetz C225
Junin-Fieber A561
Juninvirus C676
Junktionszone, dermoepidermale B684
Juxtaglomerularzelltumor A665

K

k-ras, Onkogen C332
K.-o.-Tropfen C279, **C857**
K7-Syndrom B1052
Kachexie
– Gewichtsabnahme C26
– pulmonale A189
Kahmhaut C620
Kahnbeinfraktur B284
Kahnbeinquartett B285
Kaiserschnitt, *siehe* Sectio caesarea
Kakosmie B963
Kala-Azar A576
Kalaber-Schwellung A584
Kalender-Methode B387
Kalibration C536
Kalibrator, Enzymdiagnostik C541
Kalium A422
Kalium-Canrenoat C387
Kaliumdichromat C852
Kaliumjodid C436
Kaliumkanalblocker, Antiarrhythmika C374, *C374*
Kaliumkanalöffner C383
Kaliumnitrit C850
Kaliumverlustniere A407
Kaliumzyanid C851
Kalkaneus
– Coalitio calcaneonavicularis B321
– Fersensporn B321
– Frakturen B325
Kalkaneushohlfuß B318
Kalkinfarkt B845
Kalkspritzablagerung *C312*
Kallidin, ACE-Hemmer C370
Kallmann-Syndrom
– Androgenmangel C126
– Hypogonadismus C130
Kallus C331
Kalottenfraktur B218
Kalottenklopfschmerz B902
Kälteangina A51
Kälteantikörper A150
Kältearbeit C235
Kälteidiotie C273
Kälteprovokationstest, Raynaud-Syndrom A105
Kälteschäden B62, **C273**, C317
Kältetherapie C789
Kalzidiol A329
Kalziferol C446

Kalzitonin A329, **C446**
– Laboranalytik C573
Kalzitriol A329, **C446**
– Laboranalytik C573
Kalzium A329, **A426**
– Antidot B67
– Substitution C445
Kalziumantagonist, Gefäßmuskulatur C382
Kalziumglukonat C445
Kalziumkanalblocker C382
– Antiarrhythmika C375
– Antiepileptika C419
– Intoxikation B67
Kalziumkanaldefekt, periodische Lähmung B994
Kalziumkarbonat C401, **C445**
Kalziumoxalatstein B664
Kalziumphosphatstein B664
Kalziumzitrat C445
Kamerun-Beule A584
Kamille C792
Kammerflattern A47
Kammerflimmern A47, *A48*
Kammertachykardie A45, *A46*
Kammerwasser B825
Kammerwinkel, infantiles Glaukom B868
Kammerzählung, Leukozytenzahl C553
Kanalikulitis B837
Kanalolithiasis B818
Kanamycin C454
Kandidaymykose A564
Kandidose A564
– *Siehe auch* siehe Candidiasis
– intertriginöse *A566*
Kanfer-Modell B1019
Kanner-Syndrom B1065
Kanonenschlag C195
Kantenschmerz B353
Kantharidenpflaster C794
Kanzerogenese C331, C505
Kanzerogenität
– Glasfasern C838
– Rauchen C249
Kapazitation B392
Kapillarblut, Entnahme C523
Kapillarmikroskopie B687
Kapillarpermeabilität, Ödementstehung C313
Kaplan-Meier-Methode C881
Kapnografie B77
Kapnometrie, Notfallmedizin B28
Kaposi-Sarkom A602, *A602*
Kapsid C665
Kapsulitis, adhäsive B270
Kapsulom A665
Kapsulorhexis B858
Karbunkel C325, B712
Kardiaachalasie B585
Kardio-MRT A51
Kardiolipin-Antikörper C560
Kardiomegalie, Aorteninsuffizienz A65
Kardiomyopathie A69
– Kinder B577
Kardioplegie B195
Kardiotokografie B401, *B402*
Kardiotoxizität, Anthrazykline C484
Kardioversion, elektrische,
  externe A33
Kardioversion, elektrische externe,
  Herzrhythmusstörungen (Notfall) B44
Kardioverter-Defibrillator A33, B202
Karies B762
Kariesprophylaxe B474
Karnifikation C325
Karnofsky-Index A591
Karotis-Kavernosus-Fistel B959

Karotis-Sinus-Syndrom A35
Karotis-Thrombendarteriektomie B210
Karotisdruckmassage A32
Karotisdruckversuch A35
Karotisstenose B210, B952
Karpaltunnelsyndrom B283, **B986**
Kartagener-Syndrom B523
Kartoffelnase B795
Kartoffelsack A617
Karunkel B823
– Urethra B673
Karyogramm B443
Karyotyp B442, *B443*
Karyotypisierung, Amniozentese B401
Karzinogen C332
Karzinoid A657, *A658*
Karzinom
– adenoid-zystisches
– – Lunge A634
– – Tränendrüse B837
– adenoidzystisches B767
– adrenokortikales A663
– anaplastisches C344
– Bindehaut B847
– Cervix uteri B363
– cholangiozelluläres A653, *A653*
– embryonales C346, B659
– Endometrium B368
– Gallenblase A652
– Gallengänge A653
– Grading C342
– hepatozelluläres A649, *A651*
– Hypopharynx B775
– invasives C338
– kolorektales B149, **A644**
– Larynx B785
– Lippe B760
– Mamma B378
– mikroinvasives C337
– Mundhöhle B761
– muzinöses, Tumorsystematik C343
– Nebennierenrinde A663
– Nebenschilddrüse A663
– neuroendokrines B732
– Ovar B373, *B374*
– Pankreas A654
– Penis B662
– Prostata B656
– Schilddrüse A660
– spinozelluläres B730
– undifferenziertes C344
– Vagina B360
– verruköses B730
– Vulva B359
Kasabach-Meritt-Syndrom **A166**
Kasabach-Meritt-Syndrom C30
Kasai-Portoenterostomie B511
Käsewäscherlunge A202
Kass-Zahl B642
Kassenärztliche Bundesvereinigung C730
Kassenärztliche Vereinigung C730
Kassenzulassung, NS-Zeit C902
Kastenwirbel B258
Kastenzeichen A131
Katalepsie B1015
Katarakt B856
Kataraktextraktion B858
Katatonie C180, B1032
Katayama-Fieber A585
Katecholamine C355
Katgut B107
Katheter
– Harnleiter B628
– Harnwegsinfektion C802
– peripher arterieller C805
– pulmonalarterieller C805
– Spinalanästhesie B86

– suprapubischer **B628**, C803
– transurethraler B628
– Veneninfektion C804
– zentralvenöser B73
Katheterablation A33
Kathode C498
Katzenfloh C664
Katzenkratzkrankheit A524
Katzenpilz B719
Kaudalanästhesie B87
Kaudalblock B87
Kaudasyndrom C152, B974
Kauffmann-White-Schema C614
Kausalgie, Sensibilitätsstörungen C152
Kausalitätsprinzip C264
Kausalzusammenhang, Beweislast C295
Kausch-Whipple-Operation B172
Kava-Kava C792
Kavaschirm C520
Kawasaki-Syndrom A494, **B561**
Kayser-Fleischer-Kornealring A367, *A368*
KBV (Kassenärztliche Bundesvereinigung) C730
Kearns-Sayre-Syndrom B996
– mitochondriale Vererbung B456
KED-System B35
Kehlkopf, *siehe* Larynx
Kehlkopfmaske B37
Kehr-Zeichen B174
Keilbeinhöhle B791
Keilwirbel B240, *B240*
Keimbahnmutation B440
Keimstrang-Stroma-Tumor B372
Keimzellenmutation C504
Keimzellmosaik B461
Keimzelltumor C345, B611
– Hoden B659
– Ovar B372
– Teratome C345
Keimzentrum-Lymphom A617
– kutanes B735
Kelchdivertikel B635
Kell-System C556
Kelley-Seegmiller-Syndrom A363
Kellgren-Lawrence-Einteilung B245
Keloid C330, **B728**
Kendrick Extrication Device B35
Kennedy-Syndrom B979
Kenngröße, epidemiologische C866
Kephalhämatom B484, *B484*
Keramikfaser C837
Keratektasie B890
Keratektomie, photorefraktive B890
Keratinozyten B685
Keratitis B836
– bakterielle B848
– dendritica *B850*
– e lagophthalmo B850
– epitheliale B849
– infektiöse B848
– mykotische B850
– neuroparalytica B851
– nichtinfektiöse B850
– photoelectrica B852
– Ringinfiltrat *B849*
– virale B849
Keratoakanthom B732
Keratoconjunctivitis
– epidemica B841
– phlyctaenulosa B844
– photoelectrica, rotes Auge C163
– sicca A486, **B836**
Keratoglobus B848
Keratokonus B847, *B847*
Keratolysis sulcata plantaris B713
Keratolytika B689
Keratomalazie B845
Keratomykose B850

Keratopathie, bandförmige B851
Keratoplastik B853
Keratose
– aktinische B728
– palmoplantare B741
– seborrhoische B727, *B728*
– senile B728
Keratosis
– follicularis B741
– palmoplantaris diffusa B741
Keratotomie, astigmatische B891
Keratouveitis B849
Kerley-Linien **A23**, A207
Kernäquivalent C605
Kernig-Zeichen B902
Kernikterus B490
Kernladungszahl C494
Kernpolymorphie *C336*
Kernspintomografie, *siehe* Magnetresonanztomografie
Kernstar B856
Kerzenwachsexsudat B881
Kerzenwachsphänomen C46, **B693**
Ketamin C404, B1046
– Atemwegsverlegung B41
– balancierte Narkose B78
– K.-o.-Tropfen C857
Ketoazidose, diabetische A349
Ketoconazol C463
Ketonkörper C579
Ketoprofen, Schmerztherapie B94
Ketotifen C398
Keuchhusten B558
KHK (koronare Herzkrankheit) A49
Kieferanomalie B758
Kiefergelenk
– Anatomie B756
– kraniomandibuläre Dysfunktion B764
Kieferhöhle B791
Kieferhöhlen-Jochbein-Fraktur B796
Kieferklemme C106
Kiefersperre C106
Kieferzyste B763
Kielbrust B266
Kielschädel B601
Kilian-Dreieck B123
Kiloh-Nevin-Syndrom B986, *B987*
Kindbettfieber B430
Kinder, Normwerte, Thrombozyten B563
Kindesmisshandlung C282, **B616**
Kindsbewegung, verminderte C123
Kindstod, plötzlicher B614
Kindstötung C262
Kinetik 0. Ordnung/1. Ordnung C354
Kirchhofrose C258
Kirschner-Draht-Osteosynthese B233
KIS (klinisch isoliertes Syndrom) B947
KISS (Krankenhaus-Infektions-Surveillance-System) C802
kissing disease, *siehe* Mononukleose, infektiöse
Kissing-spine-Syndrom B263
Klammern B108
Klarifikation B1019
Klatskin-Tumor A653
Klaustrophobie B1049
Klaviertastenphänomen B274
Klavikula
– federnde B274
– Fraktur B272, *B272*
– Luxation B274
– Pseudarthrose B268
Klebsiella C618
Klebstoff
– Umweltnoxen C846
– Wundverschluss B108
Kleeblattpupille B860
Kleiderlaus C664, **B722**

Kleiepilzflechte B720
Kleinert-Tangente *B297*
Kleingefäßvaskulitis A488
– ANCA-assoziierte A488
Kleinhirn
– Hypoplasie B921
– Infarkt B954
Kleinhirn-Brückenwinkel-Tumor, zentral-vestibuläre Störung B820
Kleinhirnataxie B907
Kleinhirnatrophie, Ataxia teleangiectatica B978
Kleinhirndegeneration, paraneoplastisches Syndrom B912
Kleinhirnsyndrom B911
Kleinwuchs C132, B481
Kleptomanie B1058
Klick (Herzton) A19, C59
Klick-Murmur-Syndrom A68
Klima C234
Klimakterium C117, B348
Klimamaße C234
Klimatherapie B690, **C789**
Klinefelter-Syndrom B448, **B520**
Klippel-Feil-Syndrom B921
Klitorishypertrophie, Intersexualität B548
Klitorispenoid B230
Kloni B903
Klopfschall
– Abdomen C198
– Thorax C192
Klostermedizin C895
Klumpfuß B316, *B317*
Klumphand B238
Klumpke-Lähmung B485
Knalltrauma B815
Knaus-Ogino-Methode B387
Kneipp, Sebastian C215
Kneipp-Therapie C790
Knick-Senkfuß B318
Knie-Hacke-Versuch B905
Kniegelenk
– Arthrose B306
– Bandapparat B311
– Bursitis B311
– Diagnostik B304
– Entzündungen B310
– Fehlstellungen B305
– Neutral-null-Methode B232
– Oberflächenprothese *B308*
– Punktion *B244*
– Traumatologie B311
Kniekuss-Zeichen, Meningismus C147
Knielage B420
Knoblauch C792
Knöchel-Arm-Index A91
Knöchelarteriendruck A92
Knöchelödem C41
Knöchelperfusionsdruck
– Mediasklerose A93
– pAVK A101
Knochen
– Entwicklung B476
– Kalziumsubstitution C445
– Laboranalytik C590
– Tumoren B250
Knochenalter B477, *B479*
Knochendachwinkel B292
Knochendichtemessung B240
Knochenerkrankungen B239
Knochenfibrom, nichtossifizierendes B253, *B253*
Knochenglatze B245
Knochenheilung B236
Knochenkörperchen B880, *B880*
Knochenmark A138
– Untersuchung A138
Knochenmarkschädigung, Chloramphenicol C460

Sachverzeichnis

Knochenmetastase B255
Knochennekrose, avaskuläre B242
Knochenschmerzen, Leitsymptom C171
Knochentumor B250
Knochenzement B234
Knochenzyste B253
Knollenblätterpilz C859
– Obduktionsbefund C279
Knollennase B795
Knopflochdeformität B287, A467
Knorksen C76
Knorpel
– Arthrose B244
– Chondrom B251
Knorpelglatze, Chondromalazie B309
Knorpelwinkel B292
Knötchen C50, B687
Knötchenflechte, siehe Lichen ruber planus
Knoten
– Dermatologie C48, B687
– Mamma C120
– Nahttechnik B108
– Schilddrüse A319, A320, **A660**
knuckle pads B282
Koagulasetest C608
Koagulationsnekrose C310
Koagulopathie A155, **A161**
Köbner-Epidermolyse B742
Köbner-Phänomen B686
Koch-Weeks-Konjunktivitis B842
Kocher-Kragenschnitt B121
Kocher-Manöver B134
Kochlea B799, B799
Kochleaimplantat B804, **B804**
Kochsalzbelastungstest A341
Kock-Reservoir B141
Kognition, Geriatrie C690
Kohärenzgefühl C761
Kohärenztomografie (OCT) B829
Kohlendioxid C835
– Obduktionsbefund C278
Kohlenhydrate
– Kinder B482
– Laboranalytik C577
– Leber A265
– Malassimilation A245
– Schwangerschaft B395
– Stoffwechselerkrankungen B531
Kohlenhydratstoffwechsel
– Erkrankungen B531
– Insulinmangel A347
Kohlenmonoxid C835
– Grenzwerte C835
– Intoxikation B67
– Obduktionsbefund C277
– Passivrauch C838
– Vergiftung, Totenflecke C257
Kohlensäurebad C789
Kohlenstaub, Pigmentablagerung C309
Kohlenstoffdisulfid C843
Kohlenwasserstoff C833, C839
Kohortenstudie C865
Koilonychie C51
Koilozyten B361
Kokain C423
– Abhängigkeit B1038, **B1044**
– Intoxikation B67, **B1045**
– Schwangerschaft B486
– Screening C595
– Straßendrogen C858
Kokainpsychose B1045
Kokainschock B1045
Kokarde, Invagination B586
Kokardenphänomen B144
Kokarzinogen C333
Kokken
– gramnegative C612
– grampositive C608

Kokzygodynie B288
Kolbenfinger C76
Kolektomie B147
Kolik
– Niere B675
– Säuglinge C131
Kolitis A255
– Amöbiasis A569
– ischämische **A257**, A263
– kollagene A259, A259
– lymphozytäre A259, A259
– mikroskopische A259, A259
– pseudomembranöse **A257**, A258, C324, A519
Kollagennekrose C312
Kollagenosen **A477**
Kollagensynthese, überschießende C314
Kollaps C60, A85
Kollateralband, siehe Seitenband
Kollateralkreislauf
– AVK A99
– portale Hypertension A281
– zerebraler B952
Kollath-Ernährung C791
Kolliquationsnekrose C311
Kollodiumbaby B741
Kolloide C389
Kolmogoroff-Smirnov-Test C879
Kolobom B822
– Iris B859
– Lider B832
– Papille B883
Kolon
– Anatomie B146
– Atresie B507
– hypoplastisches linkes B509
– irritables **A248**, B584
– spastisches A248
Kolon-Conduit B629
Kolonisation C598
Kolonkarzinom A644, A645
– chirurgische Therapie B149
Kolonkontrasteinlauf
– Analatresie B510
– Divertikulose A261
– ischämische Kolitis A259
– Mekoniumileus B508, B508
– Morbus Hirschsprung B509, B509
Kolonpolyp A642, A644
– chirurgische Therapie B149
Kolonresektion, siehe Kolektomie
Koloskopie A225
Kolostoma B147, B147
Kolpitis B351
– Zytologie B336
Kolposkopie B336
Koma
– alkoholisches B1041
– Bewusstseinsstörung C179
– diabetisches A349, B54
– hyperosmolares A349
– hypoglykämisches B54
– hypophysäres A311
– ketoazidotisches A349
– psychopathologischer Befund B1010
Kombinationsimpfstoff A507
Kombinationstherapie
– Antibiotika C449
– Antituberkulotika C461
– Fosfomycin C460
– Proguanil C471
Komedonen B749
Kommunikation
– Allgemeinarzt C203
– Behandlungsteam C723
– multiprofessionelle C724
– Palliativmedizin C719
– Sterbephase C721
Kommunikationsstandard C890

Komorbidität C210
Kompartmentsyndrom B247
– Unterschenkel B322
Kompensation, pH-Wert A431
Kompetenztraining, soziales B1020
Komplementärmedizin C790
Komplementdefekt A439, **A444**
Kompressionsatelektase A181
Kompressionsatmen A218
Kompressionssonografie A114, A123
Konditionierung, Angststörung B1047
Kondom B387
Kondylom
– Feuchtwarzen B716
– Vulva B356
Konfabulation C180, B1011
Konfidenzintervall **C875**, C877
Konfrontationstest C188
Kongorot-Färbung C303, C316
Kongruenz
– Palliativmedizin C720
– Psychotherapie B1019
Koniotomie B120, **B780**, B780
Konjugatimpfstoff A506
Konjugation, Bakterien C606
Konjugationsstörung A275
Konjunktiva
– Austrocknung B845
– degenerative Veränderung B844
– Erkrankungen B838
– Melanom B847
– Naevus B846, B846
– Pterygium B845
– Tumoren B846
Konjunktivitis B838, B840
– Anorexia nervosa B1061
– Depression B1024
– Intelligenzminderung B1064
– Persönlichkeitsstörung B1056
– Zwangsstörung B1049
Konsil C217
Konsiliararzt C292
Konsiliardienst, palliativmedizinischer C705
Konsumenten-Modell C921
Kontagiosität A502, **C599**
Kontaktallergen A446, C853
Kontaktdermatitis A447, A448
Kontaktekzem
– allergisches B705
– irritativ-toxisches B706
– subtoxisch-kumulatives, Berufskrankheiten C242
Kontaktgranulom B783, B783
Kontaktheilung C330
Kontaktlinsen B889
Kontaktulkus B783
Kontamination C598
– Human-Biomonitoring C821
Kontextfaktor C774
Kontingenzkoeffizient C874
Kontingenztafel C867
Kontraktur C106, B603
Kontrastmittel C512
Kontrastmitteluntersuchung, Abdominalorgane A224
Kontrazeption B386
Kontrollverlust
– Abhängigkeit B1038
– Bulimie B1063
Konturometrie B828
Kontusion, Muskelverletzung B115
Kontusionskatarakt B857
Konussyndrom B974, C152
Konvergenz, biochemische C334
Konvergenzreaktion C188
Konversionsstörung B1052
Konzentration
– minimale bakterizide C447
– mittlere alveoläre C403

Konzentrations-Wirkungs-Kurve C352
Konzentrationsstörung B1011, C178
Konziliatorien C896
Koordination, Untersuchung B904
Kopf, Untersuchung B902
Kopfblutgeschwulst B484
Kopflaus **B722**, C664
Kopfpauschale **C745**, C748
Kopfschmerzen **B1001**, C173
– Notfallmedizin B49
– postpunktionelle B919
– primäre B1001
Kopfschwartenverletzung B218
Kopfspeicheldrüsen B764
Koplik-Flecken B554
Kopplungsanalyse B439
– Heterogenität B457
Korezeptorinhibitor, HIV A552
Korkenzieherösophagus A231
Kornea B823
– Degeneration B851
– Erkrankungen B847
– Fehlbildungen B847
– Fremdkörper B852
– Kammerwasser B825
– Morbus Wilson A367
– Verletzungen B852
Kornealreflex B903, **B967**
Körnerkrankheit, ägyptische B840
Kornzweig-Bassen-Syndrom B540
Koronarangiografie A24
Koronarangioplastie, perkutane transluminale (PTCA) A53
Koronargefäße A49, B193
Koronarreserve A50
Koronarsyndrom, akutes **A54**, B42
Körperdosis C497
Körpergeruch C27
Körpergewicht
– Durstversuch C572
– Präanalytik C524
– Schwangerschaft B393
Körpergröße, Osteogenesis imperfecta B528
Körperhalluzination B1014
Körpersäfte C895
Körperschemastörung C180, B1062
Körperschutz, Arbeitsschutz C230
Körpertemperatur
– Hitzschlag B62
– postmortale C258
– postoperatives Monitoring B88
– SIRS A511
Körperverletzung C264, C293
Korpusgastritis A238
Korrelation, Genetik B457
Korrelationsanalyse C880
Korrelationskoeffizient C874
Korsakow-Syndrom B1042
Korsett, Skoliose B259
Kortikosteroid C437
Kortisol A334, **C437**, C574
Kortisol-Tagesprofil A337
Kortison C437
Kostaufbau B110
Kosten, Gesundheitssystem C751
Kosten-Effektivitäts-Analyse C750, **C752**
Kosten-Minimierungs-Analyse C749
Kosten-Nutzen-Analyse C749, **C752**
Kosten-Nutzwert-Analyse C749
Kostenbeteiligung C747
Koterbrechen, siehe Miserere
Kotyledonen B392
Koxarthrose B298
Koxitis B299
Kraftgrade B904
Kragen, spanischer B678
Kragenknopf-Melanom B863
Kragenschnitt B121

Krähenfüße C265, **C273**
Krallenhand B987
Krallenzehe **B319**, A467
Krampfadern A114
Krampfanfall
– dissoziativer B1052
– Eklampsie B417
– Elektrokrampftherapie B1016
– epileptischer B960
– Fieberkrampf B612
– Neugeborene B495
– Notfallmedizin B55
Kranialisierung, Lungenödem A207
Kraniopharyngeom **A312**, B930
Kraniosynostose B601
Kraniotabes B602
Krankengeld C224, C244
Krankengeschichte C185
Krankengymnastik, *siehe* Physiotherapie
Krankenhaus, Qualitätssicherung C756
Krankenhausfinanzierung C743
Krankenhaushygiene C795, C798
Krankenhausinformationssystem C889
Krankenkasse C730
– Beitragserhöhung C743
– Krankengeld C244
– Krebsfrüherkennung C768
– Leistungen C224
– Medizinischer Dienst der Krankenversicherung C224
– SGB V C223
Krankenpflege C218
Krankentransportwagen B24
Krankenversicherung
– gesetzliche C742
– – Leistungen C224
– – Rehabilitation C776
– – Rehabilitationsziele C778
– – Sozialgesetzbuch C223
– Gesundheitsfonds C742
– private C743
– Schwächen C740
Krankheit
– arbeitsbezogene C236
– chronische C210
– Landbevölkerung C246
– Medizinziele C909
– Pathogenese C300
– soziodemografische Faktoren C246
– theurgische Medizin C894
Krankheitsbegriff C913
Krankheitsbelastung C732
Krankheitsbewältigung, Sterbephase C719
Krankheitsfolge, psychosoziale C780
Krankheitsgewinn B1075
Krankheitskonzept C894
Krankheitskriterien C916
Krankheitssystematik C917
Krankheitstheorie C914
Kranzstar B857
Krätze C663, **B721**
Krätzmilbe C663
Kreatinin A379, C582
Kreatinin-Clearance A381
Kreatininase C582
Kreatininblindheit A379
Kreatinkinase
– CK-MB C547
– Skelettmuskelmarker C590
Kreationismus C899
Krebserkrankung, *siehe* Tumor
Krebsfrüherkennung C767
– sozialmedizinische Aspekte C248
– Zervixkarzinom B365
Krebsregister A588, **C864**
Krebsrisikofaktoren C332

Krebsvorsorge A592
Kreisdiagramm *C875*
Kreislaufinsuffizienz, klinische Untersuchung C196
Kreislaufstillstand, Tod C256
Kremasterreflex B903
Krepitation, Fournier-Gangrän B679
Kretinismus A326
Kreuzallergie A446
Kreuzband C311
– Funktionstest B304
– hinteres B311
– vorderes B311
Kreuzfixation B893
Kreuzprobe A460
Kreuzreaktivität, Immunoassays C532
Kreuzresistenz C448
Kreuzschmerzen, Leitsymptom C176
Krickenbeck-Klassifikation B510
Kriebelmücke C665
Krim-Kongo-Fieber A561
Krim-Kongo-hämorrhagisches Fieber-Virus C676
Krise
– akinetische C417, **B933**
– cholinerge B1000
– hämolytische A147
– hyperkalzämische **A331**, A427
– hypertensive B49, A59, **A81**
– myasthene B1000
– thyreotoxische **A321**, A323
Kristallarthropathie A466
Kristalloide C389
Krokodilstränen B969
Krönlein-Schuss C269
Kropf, *siehe* Struma
Krossektomie B212
Krukenberg-Tumor B375
Krümelnägel, Psoriasis B692
Krupp, echter, *siehe* Diphtherie
Krupp, spasmodischer B578
Krupp-Syndrom, *siehe* Laryngitis subglottica
Kruskal-Wallis-Test C879
Kryoanalgesie B96
Kryoglobulinämie, essenzielle A492
Kryolith C861
Kryotherapie B97, B689
Kryptenabszess, Colitis ulcerosa A250, **A254**
Kryptokokkose **A567**, B720
Kryptorchismus, echter B638
Kryptosporidien C651
Kryptosporidiose A574
KTQ (Kooperation für Transparenz und Qualität) C756
Kugelberg-Welander-Muskelatrophie B979
Kugelkoagulometrie C535
Kugelzellanämie A146
Kuhmilchallergie B587
Kuhmilchproteinintoleranz B587
Kuhpockenvirus B684
Kulissenphänomen *B970*
Kümmel C792
Kumulation, Arzneimittel C355
Kündigungsschutz C225–C226
Kunstfehler C295
Kunstherz B195
Kunsttherapie B1022
Kupfer C309, C853
Kupferdrahtarterien B875, *B875*
Kupferfinne B751
Kupferspeicherkrankheit, *siehe* Morbus Wilson
Kupferspirale B389
Kupfervergiftung C853
Kupolithiasis B818

Kürettage
– Adenotomie B770
– Haut B689
– Schwangerschaftsabbruch B389
Kurierfreiheit C289
Kuru C686
Kurzdarm-Syndrom B142
Kurznase *B792*
Kurzsichtigkeit, *siehe* Myopie
Kurzzeitgedächtnis B1011
Kußmaul-Atmung C69, A171
Kußmaul-Zeichen A74
Küttner-Tumor B765
KV (Kassenärztliche Vereinigung) **C290**, C730
Kveim-Siltzbach-Test A205
Kwashiorkor C103
Kyasanur-Forest-Disease-Virus C678
Kyphoplastie B241
Kyphose B260
Kystom B372
KZ-Medizin C906

L

L-Dopa **C416**, B932
L-Dopa-Test B932
L-Thyroxin C435
– perioperativ B70
L-Trijodthyronin C435
L-Tryptophan C409
Labien B330
Labiensynechie **B331**, B595
Laboranalytik C526
Laborarbeiterlunge A202
Labyrinthitis B816
Labyrinthstellreflex B479
Lachgas C403, **C404**, B1046
– balancierte Narkose B78
Lachman-Test B304
Lacklippen **A266**, B561
Lacksprünge B879
Lackzunge A266
Lacosamid C419, **C422**
Lactatdehydrogenase (LDH) C551
Lactational Amenorrhoea Method B387
LAD-1 A154, **A443**
LAD-2 A154
LADA (latent autoimmune diabetes in adults) A348
Lag sign B267
– subakromiales Impingement B269
Lage (Geburt) B418
– Anomalie B420
Lageempfinden B904
Lagemaße C873
Lagerarzt C906
Lagerung
– hyperbare Lösung B85
– Notfallmedizin B34
– OP B103
– sitzende B34
Lagerungsnystagmus B966
Lagerungsschaden B80
Lagerungsschwindel, benigner paroxysmaler B818
Lagetyp (Herz) A20
Lagophthalmus B969
Lähmung C145
– dyskaliämische periodische B994
– Stimmlippen B786
Lähmungsschielen B893, **B894**
LAI (Länderausschuss für Immissionsschutz) C817
Laienabtreibung C297
β-Laktam-Antibiotika C449
– Wirkprinzip C447, **C449**
β-Laktamase C450

β-Laktamase-Inhibitor C451
Laktasemangel B589
Laktat
– Laboranalytik C563
– Liquor C591, B920
Laktatazidose, Metformin C441
Laktatdehydrogenase
– Leberzellschädigung A266
– Tumormarker B623
Laktation B432
Laktobakterien B330
Laktose-Toleranztest A247
Laktoseintoleranz
– erworbene B589
– kongenitale B532
Laktulose C402
Lakunarzelle A617
Lambda-Zeichen B414, *B415*
Lambdazismus **B790**, B1066
Lambert-Beer-Gesetz C528
Lambert-Eaton-Syndrom B999, **B1000**
– Paraneoplasie A589
Lamblien, Giemsa-Färbung *A570*
Lambliasis A570
Lamivudin C476
Lamorfrequenz C510
Lamotrigin C419, **C421**
Lancefield-Gruppierung C610
Landau-Reflex B479
Landbevölkerung, Krankheiten C246
Landesärztekammer C289
Landkartenzunge B762
Langer-Linien B105, *B105*
Langhans-Granulom B737
Langhans-Riesenzelle C323, *C328*
Langerhans-Zell-Histiozytose B736
– pulmonale A206
Längsmagnetisierung C510
Längsschädel B601
Längsschnittstudie C864, **C865**
Langzeit-EKG A22
Langzeitgedächtnis B1011
Langzeitinsulin C439
Lanosterol-Demethylase C463
Lansoprazol C401
Lanugohaare B685
Lanz-Punkt B144
Laparaskopie, gynäkologische B337
Laparoskopie B106
Laparotomie, Bauchtrauma B118
Laplace-Gesetz A107
Lappen, freier B224
Lappenplastik B222
Lärm
– Berufskrankheiten C237
– Umweltmedizin C828
Lärmschwerhörigkeit **B814**, C829
Larrey-Hernie B129
Larrey-Spalte B124
Larva migrans B723
Laryngitis
– acuta B578, **B781**
– subglottica (Krupp-Syndrom, Pseudokrupp) B782
– supraglottica B782
– unspezifische B783
Laryngomalazie B781
Laryngoskopie B779
Laryngotracheobronchitis B578
Laryngozele B781
Larynx
– Anatomie B778
– Entzündungen B781
– Funktion B779
– Papillom B785
– Phonation B779
– Tumoren B784
– Verletzungen B788
Larynxkarzinom B785
Larynxmaske B37, *B37*, B78

Sachverzeichnis

Larynxödem
- Dyspnoe C68
- Quincke-Ödem A444

Larynxpapillom, Papillomaviren B515

LAS (Lymphadenopathiesyndrom) A550

Lasègue-Zeichen
- Bandscheibenvorfall B981
- Meningismus C147
- umgekehrtes B902
- Untersuchung B902

LASEK (Laser-epitheliale Keratomileusis) B890

Laser-Iridotomie B865

Laser-Trabekuloplastik (LTP): B864

Laserchirurgie B224

Laserstrahlen C494

Lasertherapie B689

LASIK (Laser-in-situ-Keratomileusis) B890

Läsion
- osteochondrale B242
- tumorartige **B252**, C338

Lassa-Fieber A561

Lassavirus C676

Late-Onset
- AGS A343
- Hypogammaglobulinämie A441
- Pneumonie A194
- RA A468

Latenzgift C279

Latenzzeit
- Kanzerogenese C332
- Strahlenrisiko C506

Lateralsklerose, amyotrophe B979, *B979*

Lattice Degeneration B876

Laubbaum-Phänomen B765

Lauenstein-Aufnahme B291

Lauge C859

Laugenunfall C244

Lausbefall B721

Läuse C664

Lavage, bronchoalveoläre A176

Laxanzien C401–C402
- Abusus C402

LBP (Lipopolysaccharid-bindendes Protein) C585

LBW (low birth weight infant) B469

LDH (Laktatdehydrogenase) C551
- Leberzellschädigung A266
- Myokardinfarkt A57

LDL (low density lipoprotein) A359, C545

Lead-Time Bias C768

Leben, intermediäres C256

Lebendgeburt, Definition B469

Lebendimpfstoff A506

Lebendspende A454, **C929**
- somatopsychische Folgen B1078

Lebensmittelschadstoffe C849

Lebensmittelvergiftung A257

Lebensstilberatung C762

Lebenszeitinzidenz C867

Lebenszeitrisiko C867

Leber **B161**, A264
- Grenzen *B161*
- Laboranalytik C565
- Palpation C199
- Schwangerschaft B394
- Stoffwechselerkrankung A275
- Trauma B164
- Zellverfettung C307
- zystische Raumforderung A581

Leber-Miliaraneurysmen B875

Leberabszess **B163**, *B164*, A581

Leberadenom A649

Leberarterienverschluss A288

Leberausfallkoma A286, **A287**

Leberegel C653

Leberhämangiom A581, **A648**, *A648*

Leberhämatom A581

Leberhautzeichen A266, *A266*

Lebermetastasen A581

Leberphosphorylase-Defekt B533

Leberresektion **B161**, *B161*, B165

Leberschädigung
- alkoholbedingte A274
- cholestatische A275
- medikamenteninduzierte A275
- zytotoxische A275

Leberschmerz, Herzinsuffizienz A27

Lebertransplantation B165

Lebervenenthrombose A126

Lebervenenverschluss A289

Leberverfettung A273

Leberversagen A287

Leberzellkarzinom A649, *A651*

Leberzellschädigung A266

Leberzirrhose A279
- Kinder B590

Leberzyste B162, *B163*
- solitäre A581

Leber'sche Optikusatrophie B941

LED (Lupus erythematodes, disseminatus), *siehe* SLE

Lederhaut B824
- Erkrankungen B854

Leflunomid C487

LeFort-Klassifikation B797, *B797*

Legasthenie B1067

Legionella C620
- micdadei C620
- pneumophila C620, *C621*

Legionellen, multiresistente C812

Legionellenpneumonie **A198**, C812

Legionellose, Krankenhaushygiene C812

Leibhalluzination B1014

Leichenfäulnis C258, *C259*

Leichenflecke C257

Leichengift C259

Leichenlipid C259

Leichenöffnung C262

Leichenrecht C262

Leichenschau C259

Leichenspende A453

Leichenveränderung C257

Leichtketten-Amyloid C315

Leichtkettenproteinämie, Myelomniere A405

Leime C846

Leinsamen C402

Leiomyom C345, B365, *B366*

Leiomyosarkom C345, B369

Leishman-Donovan-Körperchen A577, *A577*

Leishmania *C644*, C645
- Arbeitsmedizin C239
- Wirkstoffe C469

Leishmaniose A576
- viszerale A576

Leistenbruch, *siehe* Leistenhernie

Leistenhaut B684

Leistenhernie B178

Leistenhoden B638

Leistenkanal B176

Leistenschmerzen, Leitsymptom C174

Leistenschwellung C98

Leistung, teilstationäre C746

Leistungsbeurteilung, sozialmedizinische C399

Leistungsmedizin, NS-Zeit C903

Leistungsminderung C28

Leistungsträger
- Qualitätsmanagement C781
- Rehabilitation C776

Leitenzym C542

Leitlinien C782, **C908**

Leitungsanästhesie C368
- periphere B84

Leitungsbahn, akzessorische A43, *A43*

Leitveneninsuffizienz A113

Lendenwirbelsäule
- Schober-Zeichen B257
- Verletzung B265
- Vibrationsschäden C827

Length-Time Bias C768

Lentigo
- maligna B729
- senilis B724
- simplex B724

Lentigo-maligna-Melanom B733, *B733*

Lentikonus B856

Lentivirus C677

Leopold-Handgriffe B398, *B398*

Lepidurin C394

Lepra A525

Leptospira C632

Leptospirose A525

Lercarnidipin C382

Leriche-Syndrom A97, **A100**

Lermoyez-Syndrom B819

Lerntheorie
- Angststörung B1047
- Psychosomatik B1075
- Suizidalität B1072

Lesch-Nyhan-Syndrom A363, **B525**

Lese- und Rechtschreibschwäche B1067

LET (linearer Energietransfer) C495

Letaldosis 50 C352

Letalität C599, **C867**
- lethal triad B328

Letournel-Einteilung B290

Letrozol C445

Leuchtdichte C235

Leuchtstoffolie C499

Leucin-Aminopeptidase, Cholestaseparameter A267

Leukämie
- akute A603–A604
- - lymphatische (ALL) **B563**, A604, A608
- - myeloische (AML) A605
- chronische
- - lymphatische (CLL) A605, **A621**
- - myeloische (CML) C331, B450, A604, **A608**

Leukenzephalopathie, progressive multifokale B945

Leukodystrophie C308
- metachromatische B542, **B542**

Leukokorie C160
- konnatale B869
- Retinoblastom B882

Leukomalazie, periventrikuläre B494

Leukopenie
- Morbus Pfeiffer A554
- Neugeborenensepsis B552
- relative A526
- SIRS A511

Leukoplakie C337, *C337*
- Cervix uteri B362
- orale B760, *B760*
- Präkanzerose C337
- Vulva B356

Leukopoese A136

Leukotrien-Rezeptor-Antagonist C429

Leukotriene, COX-Hemmer C429

Leukozyten
- Antigene C556
- Kinder B563
- Laboranalytik C553
- Normwerte A137
- Sedimentanalyse A380

- Urinstatus C580
- Zählung C535

Leukozytenadhäsionsdefekt 1 und 2, *siehe* LAD-1 und LAD-2

Leukozytenphosphatase, alkalische A609, A612

Leukozytenzylinder A380

Leukozytopenie, Typhus A532

Leukozytose A153

Leukozyturie C114, A378

Leuprorelin C442

Leuzinose B536

Levetiracetam C419, **C422**

Levocetirizin C398

Levofloxacin C457

Levomepromazin C409

Levomethadon C425, **C426**

Levonorgestrel C445

Levurose B720

Lewy-body-Demenz B934

Leydig-Zell-Tumor B660

Leydig-Zelle B621

LGL-Syndrom A43

LH (luteinisierendes Hormon) C442, C570
- Mifepriston C445

Lhermitte-Zeichen B902

LHON (hereditäre Leber sche Optikusatrophie, mitochondriale Vererbung A456

LHRH-Test B671

Li-Fraumeni-Syndrom, Karzinogenese C334

Liber continens C896

Libidoverlust, Leitsymptom C129

Libman-Sacks-Endokarditis **A80**, A478

Lichen
- pilaris B741
- ruber B695, *B696*
- sclerosus et atrophicans B356, **B697**, *B697*
- vidal B705

Lichenifikation B687
- Acanthosis nigricans B738
- atopisches Ekzem B704

Licht C235

Lichtabsorption, Laboranalytik C528

Lichtdermatose B707
- Acne aestivalis B750
- polymorphe B708, *B709*

Lichtenstein-Operation B179

Lichtmann-Einteilung B281

Lichtreaktion B826, **B831**

Lichtreflex B826

Lichtreflexionsrheografie A114

Lichtscheu, *siehe* Photophobie

Lichtschutzfaktor C830

Lichtschweißtest B831

Lichtstärke C235

Lichttherapie B1016

Lidabszess B834

Liddle-Syndrom A84, A342, **A342**

Lider
- Anatomie B823
- Ektropionieren B827
- Fehlbildungen B832
- Kolobom B832
- Tumoren B835

Lidheberapraxie B935

Lidocain
- Anästhetika C368
- Antiarrhythmika C373
- Spinalanästhesie B86

Lidödem C159

Lidphlegmone B834

Lidrandentzündung B833

Lidschwellung C159

Lidspaltenfleck B844

Liebeswahn B1013

Lift-off-Test B267

Ligamentum
– anulare radii, Subluxation Radiusköpfchen B279
– calcaneofibulare B316
– capitis femoris, Femurkopf B300
– cardinale uteri B334
– collatarale ulnare, Ellenbogenluxation B279
– cruciatum anterius B311
– cruciatum posterius B311
– deltoideum B316
– gastrolienale, Splenektomie B175
– hepatoduodenale B161
– – Cholezystektomie B167
– – Gallenblasenkarzinom B169
– – Gastrektomie B136
– – Pringle-Manöver B165
– inguinale
– – Leistenhernie B178
– – Leistenkanal B176
– latum uteri B334
– Mackenrodt B334
– ovarii proprium B334
– sacrouterinum B334
– suspensorium ovarii B334
– talofibulare B316
– teres uteri B334
Ligand-Rezeptor-Komplex C351
Ligatur B105
– Hämorrhoiden B156
Likelihood Ratio C869
Lilliefors-Modifikation C879
Limbus corneae B822
limited disease A634
Lincosamide C459
– Wirkprinzip C447
Linezolid C459
Lingua
– geografica **C93**, B762
– pilosa C93
– plicata C93
Linienspektrum C499
Links-rechts-Shunt
– atrioventrikulärer Septumdefekt B569
– persistierender Ductus arteriosus Botalli B569
– Ventrikelseptumdefekt B567, *B567*
– Vorhofseptumdefekt B568
Linksappendizitis A260
Linksherzhypertrophie A58
Linksherzinsuffizienz A25, C58
Linksherzsyndrom, hypoplastisches **B572**, *B572*
Linksherzsyndrom, hypoplastisches B198
Linksschenkelblock A37
Linkstyp A21
Linksversorgungstyp *A50*
Linse B824
– Entfernung B858
– Erkrankungen B856
– intraokulare B858
– Kammerwasser B825
– künstliche B891
Linsenluxation, Doppelbilder C155
Linsentrübung B856
Linton-Shunt B166
– Splenektomie B175
LIP (lymphoide interstitielle Pneumonie) A202
Lipämie, Blutentnahme C525
Lipase A297, C565
Lipide
– Atherosklerose A94
– Laboranalytik C544
– Stoffwechselstörung A358
Lipidelektrophorese C546
Lipidpneumonie A206
Lipidsenker C433
Lipidspeichermyopathie B996

Lipidstoffwechsel B540
– Carnitin-Acylcarnitin-Translokase-Mangel B541
– Carnitin-Palmitoyl-Transferase-Mangel B541
Lipödem B753
Lipodystrophie C308
Lipofuszin C308, *C308*, C688
Lipogranulomatose, Farber B545
Lipoidnephrose A397
Lipom B728
– Mamma B1029
– Tumorsystematik C345
Lipomastie C127
Lipomatose **C307**, B777
– Wirkprinzip C447
Lipophagen C323
Lipopolysaccharid C603
Lipopeptid-Antibiotika C459
Lipoprotein (a) C546
Lipoprotein-induced-atherosclerosis-Hypothese A94
Lipoproteine A358
Lipoproteinlipase
– Fibrate C434
– Nicotinsäure C435
Liposarkom B256, C345
Liposuktion B228
Lippe
– Entzündungen B760
– Karzinom B760
– Rekonstruktion B225
Lippen-Kiefer-Gaumen-Spalte B512, **B757**
– Wiederholungsrisiko B462
Lippenbremse **C69**, A192
Liquid Ecstasy C857
Liquor
– amnii B393
– Gewinnung C591, **B919**
– Meningitis B943
– Normwerte B920
– oligoklonale Banden C592
– Proteinanalytik C591
– Stoffwechselerkrankungen B531
– Untersuchung C591, **B919**
Liquor-Serum-Quotient *C592*
Liquorräume B925
Liquorrhö, Leitsymptom C146
Liquorunterdrucksyndrom B919
Liraglutid C440
Lisfranc-Gelenk B325
– Exartikulation *B235*
– Verletzungen B325, *B325*
Lisinopril C370
Lispeln **B790**, B1066
Lissenzephalie B922
Listeria monocytogenes C626
– Arbeitsmedizin C239
Listerose, Neugeborene B515
Lisurid C417
Lithium C415
Lithotripsie B665
Littré-Hernie B177
Livedo reticularis A493
Livedovaskulitis, Hautulkus C54
Livores C257
Loa Loa A584, **C661**
LOAEL (lowest observed adverse effect level) C817
Loaiasis A584
– Konjunktivitis B843
Lobäremphysem B192
Lobärpneumonie *A193*, A194, *A195*
Lobektomie B191
– Leber B162
Lobstein-Osteogenesis B527
Lochfraktur, Forensik C266
Lochialstau B430
Lochien B429

Locked-in-Syndrom B912
– Lähmung C146
Löffler-Endokarditis A80
Löffler-Infiltrat A582
Löffler-Serum C626
Löffler-Syndrom A206
Löfgren-Syndrom **A204**, B698
Log-Rank-Test C881
Logopädie, Geriatrie C689
Logorrhö
– Alkoholintoxikation B1041
– Manie B1029
Löhlein-Herdnephritis A78
Lohnfortzahlung
– Arbeitsunfähigkeit C244
– GKV-Leistungen C224
Lokalanästhesie, Neuraltherapie C793
Lokalanästhetika
– akute Schmerzen B95
– hyperbare B86
– isobare B86
– Periduralanästhesie B86
– Regionalanästhesie B83
Lokalanästhetikum C368
Lokalinfektion A503
Lomustin C481
Long-QT-Syndrom A46, **A47**
Long-Segment-Barrett-Ösophagus A234
Longo-Hämorrhoidopexie B156
Loop Recorder A22
Loperamid C402
Lopinavir C477
Loracarbef C451, **C452**
Loratadin C397
Lorazepam C406
Lormetazepam C406
Los-Angeles-Klassifikation A233
Losartan C371
Loslassschmerz B144
Löslichkeitskoeffizient, Inhalationsanästhetika C404
loss of function C332
Loss-of-Resistance-Methode B86
Lösungsmittel C839
– Abhängigkeit B1047
– Berufskrankheiten C237
– multiple Chemikalienüberempfindlichkeit C824
– Vergiftung C278
Lotion B688
Louis-Bar-Syndrom **A442**, B604, B978
Lovastatin C433
Low-Ceiling, Diuretika C384
Low-Compliance-Blase B672
Low-Density-Lipoprotein, Atherosklerose A94
Low-Dose-Heparinisierung C391
– Beatmung B91
Low-Flow-Priapismus B677
Low-Grade-Tumor, Chondrosarkom B255
Low-Output-Fistel B142
Low-Output-Herzversagen A25
Low-Output-Syndrom B176
Low-Renin-Hypertonie A342
Low-T_3/T_4-Syndrom A327
Low-Turnover-Osteopathie A388
Low-Turnover-Osteoporose B239
Löwenzahn C792
Lown-Ganong-Levine-Syndrom A43
LQTS (Long-QT-Syndrom) A47
LTA (Leistungen zur Teilhabe am Arbeitsleben) C780
LTR-Transposon B436
Lübecker Totentanz C907
Lues, connata B515
Luft
– freie A244
– Schadstoffe C832

Luft-Flüssigkeits-Spiegel B140
Luftembolie A212
– Druckluftschaden C828
Luftemphysem, Blow-out-Fraktur B897
Luftimpulstonometrie B828
Luftkammerschiene B35
Luftröhre, *siehe* Trachea
Lugano-Klassifikation B661
Lumbalkanalstenose B983
Lumbalpunktion C591, **B919**, *B919*
Lumboischialgie, Leitsymptom C175
Lumefantrin C470
Lumineszenz-Immunoassayverfahren C532
Lunatumluxation B285, *B285*
Lunatumnekrose B281, *B281*
Lunge A170
– Anatomie B184
– Auskultation C192
– Barotrauma C828
– Fehlbildung B500
– Fehlbildungen B191
– Hypoplasie B500
– Manschettenresektion B191
– Schwangerschaft B394
– Segmentresektion B191
– Strahlenempfindlichkeit C503
– Transplantation B217
– Tumoren A629
– Untersuchung C192
– Verletzungen B193
– weiße A207
– Zysten B191, B500
Lungenabszess A199
– chirurgische Therapie B192
Lungenarterienembolie, *siehe* Lungenembolie
Lungencompliance A175
Lungenembolie A59, **A208**
– Notfallmedizin B43
Lungenemphysem A192
– kongenitales lobäres B500
– $α_1$-Antitrypsin-Mangel A368
Lungenentzündung, *siehe* Pneumonie
Lungenerkrankung
– eosinophile A205
– interstitielle A199
– Kinder B578
Lungenfibrose
– ARDS A178
– Beryllium C856
– idiopathische A202
– interstitielle Lungenerkrankung A200
– klinische Untersuchung C194
– Linksherzinsuffizienz A26
Lungenfunktionsdiagnostik **A172**, B185
– Asthma bronchiale A184
– Operabilität *B190*
Lungeninfarkt A208, *A210*
Lungeninsuffizienz, transfusionsassoziierte A463
Lungenkapazität, totale *A173*, A174
Lungenkrebs A629
Lungenkreislauf, Erkrankungen A206
Lungenmetastasen A636
Lungenmilzbrand A532
Lungenödem A206
– Notfallmedizin B41
Lungenparasitose B192
Lungenpest A544
Lungenreifung B412
Lungenresektion B190
Lungenruptur B193
Lungenschwimmprobe C262
Lungensequester B191, **B501**
Lungenstauungszeichen A23

Sachverzeichnis

Lungenszintigrafie A209
Lungentyp (Metastasierung) C341
Lungenvenenfehlmündung B572
Lungenvenenfehlmündung, totale B199
Lungenversagen, akutes A178
Lungenvolumina *A173*
Lupenlaryngoskopie B779, *B779*
Lupus
- erythematodes, medikamenteninduzierter A480
- erythematodes
- - kutaner A480
- - systemischer A477
- pernio B699, *B699*
- vulgaris B714
Lupus-Glomerulonephritis A402
Lupus-like-Syndrom A480
Lupusantikoagulans A479, C560
Lupusband A480
Lupusnephritis A402
Lutealphase B342
Lutzner-Zelle A628
Luxation
- Akromioklavikulargelenk B274
- Ellenbogengelenk B278
- Hüftgelenk
- - kindliche B291
- - traumatische B301
- Linse B856
- Os lunatum B285, *B285*
- Patella B314
- perilunäre B285
- Schultergelenk B272
- Zahn B763
LWS-Syndrom B262
Lyell-Syndrom, *siehe* Nekrolyse, toxisch epidermale
- staphylogenes B712
Lyme-Arthritis A466
Lyme-Borreliose A514
Lymphadenektomie B176
Lymphadenitis A129
- akut eitrige A604
- colli B776
- cutis benigna *A515*
- dermatopathische A604
- granulomatöse, epitheloidzellige A604
- mesenterica A543
- retikulär-abszedierende A604
Lymphadenopathie C38
Lymphadenopathiesyndrom A550
Lymphadenosis, cutis benigna A515
Lymphangioleiomyomatose A206
Lymphangiom A345, A602
Lymphangiomatosis, carcinomatosa, pulmonale A636, *B636*
Lymphangiomatosis carcinomatosa
- Mammakarzinom B380
- Tumormetastasierung C340
Lymphangitis A129
- chirurgische Therapie B213
Lymphdrainage C787
Lymphfistel A130
Lymphgefäßsystem A129
Lymphgranulomatose A616
Lymphknoten B176
- bunte Pulpahyperplasie A604
- Einzugsgebiete *C340*
- Hals C190, *C191*, B776
- Leiste C199
- Metastase C340
- Sinushistiozytose A604
Lymphknotenlevel Mammakarzinom B379
Lymphknotenschwellung C38
Lymphknotensyndrom, mukokutanes A494
Lymphknotensyndrom, mukokutanes **B561**

Lymphknotenuntersuchung, Hals C190
Lymphödem **A130**, C313
- chirurgische Therapie B213
- Differenzialdiagnosen A131
- Hautbefund B753
- Ödeme C40
Lymphografie A129, **C514**
Lymphogranuloma venereum **A518**, *A518*, C637
Lymphom A603, **A616**
- blastisches A620, **A628**
- CD30-positives B736
- follikuläres A627
- Haut B735
- kleinzelliges A620, **A626**
- Konjunktiva B847
- lymphoplasmozytisches A626
- mediastinales *A618*
- nodales A616
- Orbita B887
- primäres zerebrales A628, **B930**
- Tumorsystematik C344
- zentrozytisch-zentroblastisches A627
- zentrozytisches A627
Lymphopenie, Hodgkin-Lymphom A617
Lymphozyten A155
- CLL A622
- Entzündung C323
- Immunabwehr A436
- monoklonale Antikörper C489
- Normwerte A137
Lymphozytentransformationstest C553
Lymphozytopenie A155
Lymphozytose A153
Lymphszintigrafie A129
Lynch-Syndrom A644
- Karzinogenese C334
Lynestrenol C445
Lyon-Hypothese B445
Lypmphknoten, Axilla, Untersuchung C192
Lysergsäurediethylamid C424, **C858**
Lysosomen, Speicherkörper C309
Lysotypie C605
Lyssa, *siehe* Tollwut
Lyssavirus C675

M

M-Cholinozeptor C362
M-Cholinozeptor-Agonist C364
M-Cholinozeptor-Antagonist **C364**, C418
M-Gradient A624, *A624*
M-Mode C511
- Echokardiografie A23
MAC (mittlere alveoläre Konzentration) C403
Machupovirus C676
Macula, *siehe* Makula
- lutea B824
Macular Pucker B872
Madarosis B833
Maddox-Kreuz B831
Madelung-Deformität B280
Madelung-Fetthals B777
Madenbefall C259
Madenwurm A582, **C657**
Madenwurmbefall, Kinder B560
Madonnenfinger A482
Mafucci-Syndrom B251
Magen A236
- Anatomie B132
- Fremdkörper B133
- MALT-Lymphom A627
- Metaplasie C306

Magen-Darm-Passage A224
Magen-Darm-Schwimmprobe C262
Magenausgangsstenose A243
Magenbypass B137
Magenentleerungsstörung A236
Magenkarzinom A638, *A640*
- chirurgische Therapie B136
Magenmotilitätsmessung A237
- Analyse A237
Magensäuresekretion C400
Magenschrittmacher B138
Magenteilresektion, Ulkuschirurgie B134
Magerl-Einteilung B265
Magersucht B1061
Magill-Tubus B75, *B75*
Magill-Zange, Atemwege freimachen *B36*
Magnesium C376, **A429**
Magnesium-Ammonium-Phosphat-Stein B664
Magnesiumsulfat C402
Magnetresonanztomografie (MRT) C510
- Kontrastmittel C512
Magnetstimulation, repetitive transkranielle B1017
Mahaim-Syndrom A43
Maiglöckchen C792
Maillard-Reaktion C849
Mainz-Pouch B629
Maisonneuve-Fraktur B323
Maitland-Konzept C784
Major-Antigen A457
Major-Kriterien
- Pneumonie A196
- Polycythaemia vera A612
Major-Test A460
MAK-Wert C816
Makro-Reentry, Vorhofflattern A39
Makroadenom
- Hypophyse A311
- Prolaktinom A313
Makroalbuminurie A378
- diabetische Nephropathie A398
Makroamylasämie C564
Makroangiopathie A88
- Diabetes mellitus A349
Makroglobulinämie A625, **A626**
Makroglossie
- Akromegalie *A314*
- Mukopolysaccharidose B535
Makrogol C402
Makrohämaturie **C109**, A378, B677
- IgA-Nephropathie A394
- Urothelkarzinome B651
Makrolide C455
- Wirkprinzip C447
Makromastie B335
Makrophagen
- chemische Noxen C316
- Entzündung C322
- Zeroid C308
Makropsie B1014
- Definition B822
- Makuladegeneration B878
Makrosatellit B436
Makrosomie, Neugeborene B487, *B487*
Makrozephalie C132, B922
Makrulie B762
Makula (Haut) **C48**, B687
Makula (Netzhaut) B824
- Degeneration B877, *B878*
- Foramen *B876*
- Makulafleck, kirschroter B544
- Makulaödem
- - diabetische Retinopathie B873
- - Formen B873
- - Morbus Coats B875
Makulaorgan B800

Makulopathie
- Diabetes mellitus B872
- epiretinale Gliose B872
- myopische B879
Malabsorption A245
malady C915
Malaria **A570**, C651
- Antiprotozoika C469
- Blutausstrich *A572*
- zerebrale B946
Malassezia C641
Malassimilationssyndrom A245
- Zöliakie B587
Maldescensus testis **B595**, B638, C124
Maldigestion A245
Malformation
- anorektale B510
- arteriovenöse, Rückenmark B973
- spinale vaskuläre B972
- zystisch-adenomatoide B500, *B501*
Mallampati-Klassifikation B74, *B75*
Mallorcaakne B750
Mallory-Körperchen A274, **C307**
Mallory-Weiss-Syndrom A226
Malnutrition C103
- Geriatrie C692
Malrotation B506
MALT-Lymphom A627, *A627*
Malum perforans A351, *A351*
Malzarbeiterlunge A202
Mamille
- Hautveränderungen C49
- Mammakarzinom *B380*
Mamillenrekonstruktion B227
Mamillensekretion C117
Mamma B334, *B334*
- Schwangerschaft B394
- Veränderungen B376
Mammaaugmentation B227
Mammachirurgie B226
Mammadysplasie B376
Mammakarzinom B378
- duktales B379, *B379*
- inflammatorisches B380, *B380*
- Knoten in der Brust C120
- Krebsfrüherkennung C768
- lobuläres B379
- Schwangerschaft B416
- Untersuchung C191
Mammareduktionsplastik B227
Mammarekonstruktion B226, *B227*
Mammografie **B337**, C508
- Vorsorgeuntersuchungen B339
Mandelentzündung B771
Mandibulafraktur B797
Mangan C852, **C856**
Mangeldystrophie C308
Manie B1028
Manie-Selbstbeurteilungsskala B1029
Manierismus B1015
Manifestationsindex C599
Manipulation, manuelle Therapie C786
Mannit C387
Mannitol, Glaukom B865
Manöver, vagales **A32**, A42
Manschettenresektion B191
Mansour-Ischiadikusblockade B84
Mantelkanten-Syndrom B911
Mantelkantenläsion, Lähmung C146
Mantelpneumothorax A216
Mantelzelllymphom A627
MAO-Hemmer C415
- Depression B1027
Maple Syrup Urine Disease B536
Maprotilin C414
Marasmus **C103**, C308
Maraviroc C478

972 Sachverzeichnis

Marburg-Virus C672
Marfan-Syndrom B522
Marfan-Zeichen B602
Marginalzonenlymphom B735
Mariendistel C792
Marihuana **B1043**, C858
Marine-Lenhart-Syndrom A321
Marisken B157
Marker-X-Syndrom B525
Markererkrankung A101
Marknagelung B234
– Femurschaftfraktur B304
– Unterschenkelschaftfraktur B322
Markov-Modell C750
Markschwammniere A408, **A410**
Markt (Gesundheitsökonomie) C738
Marmorknochenkrankheit B238
Marschall-Einteilung A116
Marschfraktur B325
Marsupialisation, Bartholinitis B351
Martegiani-Ring B824
Martin-Bell-Syndrom B525
Maßeinheit C536
Masern B554
– Arbeitsmedizin C238
Masern-Einschlusskörperchen-Enzephalitis B554
Masernenzephalitis B554
Masernimpfung B554
Masernvirus C675
– Konjunktivitis B843
Maskenbeatmung B38, *B38*
Maskennarkose B78
Maßnahme, notfallmedizinische B26
Masochismus B1061
Mason-Einteilung B279
Maßregelvollzug C296
Massage C786
Massenanfall von Verletzten B26
Massenblutung, intrazerebrale *B957*
Massenprolaps, chirurgische Therapie B220
Massenspektrometrie C530
– Human-Biomonitoring C822
Massenzahl C494
Masseterreflex B967
– Elektroneurografie B917
Mastadenoviren C680
Mastalgie B376
Mastektomie B381
Mastitis
– interstitielle B431
– nonpuerperalis B355, *B355*
– parenchymatöse B431
– puerperalis B431
Mastodynie C120, B376
Mastoiditis B810, *B811*
Mastopathia neonatorum B472, *B472*
Mastopathia cystica fibrosa *B376*
Mastopathie B376
Mastoptose B335
Mastozytom B737
Mastozytose B737
– Darier-Zeichen B686
– systemische B737
Maßzahl, epidemiologische C866
Matched-pairs-Technik C866
Matrix, extrazelluläre, Gewebereparatur C329
Matrixveränderung C313
Matthias-Haltungstest C105
Maturation, Viren C667
Maul- und Klauenseuche, falsche B715
Maul-und-Klauenseuche-Virus C670
Maximum C873
May-Grünwald-Giemsa-Färbung C303
May-Hegglin-Syndrom A160

May-Thurner-Syndrom A121
Mayer-Rokitansky-Küster-Hauser-Syndrom **B332**, B595
Mayfield-Klemme B218, *B218*
Mayr-Darmreinigung C791
Maze-Prozedur B203
Mazzotti-Test C661
MBK (minimale bakterizide Konzentration) C447
McBurney-Punkt B144
MCH (mittlerer korpuskulärer Hämoglobingehalt) A137
– Anämie A139
– Befundinterpretation C550
– Neugeborene B563
MCHC (mittlere korpuskuläre Hämoglobinkonzentration) A137
– Befundinterpretation C550
McKenzie-Konzept C784
McMurray-Zeichen B305
McRoberts-Manöver B424
MCS (multiple Chemikalienüberempfindlichkeit) C824
MCTD (mixed connective tissue disease) A487
MCV (mittleres korpuskuläres Volumen) A137
– Alkoholmissbrauch C286
– Anämie A139
– Befundinterpretation C550
– Bestimmung C534
– Neugeborene B563
McVay/Lotheisen-Operation B179
MdE (Minderung der Erwerbsfähigkeit) C245
MdK (Medizinischer Dienst der Krankenkassen) C731
MDRD-Formel C583
MDS (myelodysplastisches Syndrom) A614
Meatus acusticus externus B798
Meatusstenose **B593**, B673
Mebendazol C472
Meckel-Divertikel B141
Median C873
Medianekrose Erdheim-Gsell A106
Medianusparese B986, *B987*
Mediasklerose A93
Mediastinalemphysem B186
Mediastinaltumor B187, **A667**
Mediastinalverschiebung B186
Mediastinitis A59, **B186**
Mediastinoskopie B185
Mediastinum B186
Medikalisierung C900
Medikamentenanamnese C186
Medinawurm C662
Medizin
– evidenzbasierte **C757**, C908
– Leitlinien C908
– physikalische C216, **C782**
– psychosomatische B1074
– theurgische C894
– Wissenschaft C909
Medizinethik C919
Medizingeschichte C894
Medizinischer Dienst der Krankenkassen C731
– Aufgaben C224
– GKV-Leistungen C224
– Pflegestufen C245
Medizinkonzepte C894
Medizinmann C894
Medizinprodukte, Aufbereitung C797
Medizinrecht C289
Medizintheorie C908
Medroxyprogesteronacetat C445
Medulloblastom C346, B930
Meerzwiebel C792
Mees-Nagelbänder C857

MEF (maximal exspiratory flow) A172
Mefloquin C470
Mefrusid C386
Megacolon congenitum B509
Megakalikose B635
Megakaryoblastenleukämie A606
Megakaryozyten A136
Megakolon
– angeborenes B509
– Colitis ulcerosa A253
– toxisches B149
Megaloblasten A145
Megalokornea B848
Megalozyten A145
Megaösophagus A230
Megaureter B633
Megavolttherapie C515
Megestrolacetat C445
Megluminantimonat C469
Mehretagenerkrankung A100
Mehrfeldbestrahlung C515
Mehrlingsgeburt B420
Mehrlingsschwangerschaft B413
Meibom-Drüse B823
– Chalazion B834
– Hordeolum B834
– Kalkinfarkt B845
– Talgdrüsenkarzinom B835
– Tränenflüssigkeit B823
Meige-Syndrom B935
Meigs-Syndrom, Aszites C98
Meiose, autosomal dominante Vererbung B461
Mekonium B470
Mekoniumaspiration B499, *B500*
Mekoniumileus B508, *B508*
Mekoniumpfropfsyndrom B508
Melaena **C92**, A227
Melanin C308
– UV-Strahlung C830
Melanom
– Aderhaut B863, *B863*
– in situ B729
– Iris B863
– Konjunktiva B847
– malignes B732, *B733*
– – Lidinnenwinkel *B847*
– – Uvea B863
– Vulva B358
– Ziliarkörper B863
Melanose, okuläre B854
Melanosis
– coli, Laxanzienabusus C402
– conjunctivae B846
– naeviformis B724
– sclerae B854
Melanozyten
– Albinismus B738
– Naevus B723
– Vitiligo B739
Melanozytom B885
Melarsoprol C468
MELAS-Syndrom B996
– mitochondriale Vererbung B456
Melasma B740
Melatonin
– Lichttherapie B1016
– Nachtarbeit C232
– Schichtarbeit C232
– Schlafstörung C696
Meldepflicht C769
Melkerknoten B717
Melkerknotenvirus C684
Melkersson-Rosenthal-Syndrom B969
Meloxicam C428, **C430**
Melperon C409
Melphalan C481
Membran, pulmonale hyaline C314
Membrankrankheit, hyaline B496

Membranoxygenierung, extrakorporale B195
MEN (multiple endokrine Neoplasie) A345, **A663**
Menarche **B342**, B478
Mendel-Gesetze C900
Mendel-Mantoux-Test A539
Mendelson-Syndrom A199, **B81**
Ménétrier-Faltendysplasie A240
Mengele, Josef C906
Menière-Krankheit B818
Meningeom B928
– chirurgische Therapie B219
– Computertomografie B914
– Optikusscheide B885
– spinales *B975*
– Tumorsystematik C345
Meningeosis leucaemica A608
Meningismus C146, B902
Meningitis
– akute bakterielle B942
– Arbeitsmedizin C238
– Liquoruntersuchung C591
– Meningismus C147
– Prophylaxe B943
– tuberkulöse A539, B944
– virale B944
Meningokokken C613
Meningokokkenmeningitis B942, *B942*
Meningomyelozele B921
Meningoradikulitis Bannwarth B983
Meningozele B921, *B922*
Meniskustest B304
Meniskusverletzung B313, *B313*
Mennell-Griff A472
Mennell-Test B257
Mennell-Zeichen B291
Menopause B348
– vorzeitige C120
Menorrhagie B344
Menschenbiss B66
Menschenversuche C906
Menstruationszyklus B342
– Störungen B344
Mentzer-Index A149
MEP (motorisch evoziertes Potenzial) B919
Mepivacain C368
6-Mercaptopurin C482
– Spinalanästhesie B86
Mercedes-Stern-Schnitt B215
Mercurialismus C279, **C854**
– Konjunktiva B846
Merkelzellkarzinom B732
Merkmal, Studienauswertung C872
Meropenem C453
Merozele B181
Merozoit C649
MERRF-Syndrom B996
– mitochondriale Vererbung B456
Merseburger Trias A324
Mesenterialarterienverschluss, akuter (Mesenterialinfarkt) A262
Mesenterialischämie
– chronische A263
– non-okklusive A263
Mesenterialvenenthrombose A126, A263, **A264**
Mesh-Graft B222
Meskalin C424
Mesopharynx B768
Mesotheliom
– Peritoneum A668
– Pleura A634
Mesotympanon B798
Messerer-Keil C266, *C266*
Messgröße C522
Mesterolon C443
Mestranol C443

Sachverzeichnis

Metabolisierung, chemische Noxen C316
Metaidoioplastik B230
Metalle
– Berufskrankheiten C237
– Umweltmedizin C851
Metallstaub, Arbeitsmedizin C240
Metamizol C428, **C431**
Metamorphosie **C166**, B822, B1014
Metaphylaxe B666
Metaphyse
– Chondromyxoidfibrom B252
– Gage-Zeichen B295
– Knochenzyste B253
– Osteochondrom B251
– Osteomyelitis B248
– Wulstfraktur B238
Metaplasie C306
– Barrett-Ösophagus A233, *A234*
– Cervix uteri B361
– drüsige C306
– Formen C306
– intestinale A239
– Magen A239
– Myositis ossificans C338
– Plattenepithelkarzinom C344
Metaplasietheorie Endometriose B383
Metapneumovirus C674
Metastasen
– Computertomografie B914
– Haut B737
– Knochen B255, *B256*
– Leber A651
– Lunge A636
– Pleura A636
– zerebrale B931, *B931*
Metastasierung C339
Metasystox C278
Meteorismus, Leitsymptom C99
Metformin A354, **C441**
Methacholin-Test A449
Methadon C858
Methämoglobin C552
– Bestimmung C594
– Nitrite C850
Methämoglobinämie
– Missense-Mutation B441
– Zyanose C65
Methanol
– Intoxikation B67
– Lösungsmittel C842, **C842**
– Obduktionsbefund C279
Methicillinresistenz C809
Methionin, Vitamin B_{12} A144
Methode, scholastische C896
Methohexital C404
– balancierte Narkose B78
Methotrexat C482
Methylbenzol C840, **C841**
Methylbromid C847
Methylenblau, Antidot B67
Methylenblaufärbung, Bakterien C605
α-Methyldopa C361
Methylnaltrexon C428
Methylphenidat B1068
6-Methylprednisolon C437
Methylquecksilber C854
Methylxanthin C378
Methysergid, Serotonin-Syndrom C415
Metixen C418
Metoclopramid C410
– Kinder B468
Metoprolol C360
Metronidazol C457
Metrorrhagie B344
Metz-Recruitment B803
Mevalonsäure C433
Mexiletin C373
Meyer-Weigert-Regel B631

Meyerding-Einteilung B261, *B261*
Mezlocillin C450, **C451**
Mg^2-hydroxid C401
Mg^2-trisilikat C401
MGUS (monoklonale Gammopathie unklarer Signifikanz) A625
MHK (minimale Hemmkonzentration) C447
Mi-2-Autoantikörper, Polymyositis A485
Mianserin C414
MIBE (Masern-Einschlusskörperchen-Enzephalitis) B554
Micafungin C466
Michaelis-Raute B397
Miconazol C463
Microsporum C639
Midazolam C406
– Analgosedierung B91
– Antiepileptika C422
MIDCAB (minimally invasive direct coronary artery bypass) B204
Midline-Katheter C805
Mifepriston C445
– Schwangerschaftsabbruch B389
Miglitol C441
Migräne B1001
Migrationstheorie Endometriose B383
Mikroadenom
– Hypophyse A311
– Prolaktinom A313
Mikroalbuminurie A377, **A378**, C116
– diabetische Nephropathie A398
Mikroangiopathie A88
– Diabetes mellitus A349
– Koronargefäße A50
– Multiinfarktdemenz B940
– Nierengefäße A414
– subkortikale arteriosklerotische Enzephalopathie B940
– thrombotische **A159**, A411
– vaskuläre Demenz B940
Mikroblutanalyse B402
Mikrochirurgie B107, B218
Mikrodeletion
– FISH B444, *B444*
– Prader-(Labhard-)Willi-Syndrom B529
Mikrodeletionssyndrom B521
Mikrodontie B477
Mikrofibrille C604
Mikrofilarien A584, **C660**
$β_2$-Mikroglobulin
– CLL A622
– Plasmozytom A625
– Tumormarker A592
Mikrohämaturie A378, **C109** A482
Mikrostrabismus B894
Mikrothrombus, hyaliner **A119**, C307
Mikrotie B806
Mikrozephalie C132, B922
Miktion B621
Miktionsreflex B621
Miktionszystometrie B624
Miktionszystourethrografie B626, *B626*
Mikulicz-Syndrom B837
– CLL A621
Milben, Hauterkrankungen B721
Milch-Reposition B273
Milchgebiss B477
Milchglashepatozyten A268
Milchschorf B704, *B704*
Miliartuberkulose, Hauttuberkulose B714
Milien B472, B727
Mill-Test B276
Milleniumsdeklaration C736

Miller-Fisher-Syndrom B984
Milligan-Morgan-Operation B156
Milrinon C377
Miltefosin C469
Milz B173
– Amyloidose C316
– Palpation C199
– Splenektomie B175
Milzbrand A532
Milzinfarkt A89, C96
Milzruptur B174
Milzvenenthrombose A126
Mimikry, molekulare A451
Minamata-Krankheit C854
Minderbegabung B1064
Minderjährige
– Aufklärung C294
– Kontrazeption B386
Minderwuchs C133
– dysproportionierter
– – Achondroplasie *B521*
– – Osteogenesis imperfecta B527
– hypothalamischer, Prader-(Labhard-)Willi-Syndrom B529
Mineralfaser, künstliche C837
Mineralstoff, Knochenstoffwechsel C445
Mini-Mental-State-Test C690
Mini-Nutritional-Assessment C692
Minimal-Change-Glomerulonephritis A397
Minimum C873
Minipille B388
Minisatellit B436
Minocyclin C455
Minor-Antigen A457
Minor-Kriterien
– Pneumonie A196
– Polycythaemia vera A612
Minor-Test A460
Minoramputation A103
Minoxidil C383
Minusgläser B888
Minussymptome, Schizophrenie B1032
6-Minuten-Gehtest A175
Miosis B967, C160
Mirazidie C652
Mirizzi-Syndrom A292
Mirtazapin C414
Mischinsulin C439
Mischkollagenose A487
Mischtumor C343
– Speicheldrüsen B766
Miserere A86
Misoprostol A245, **C399**
Missbrauch B616
– Abhängigkeit B1038
– körperlicher B617
– sexueller **B617**, C280
Missed Abortion B411
Missense-Mutation B441
Missing Ratio C888
Mistelkraut C792
Mitbestimmung, Gesundheitssystem C728
Mitomycin C484
– Wirkprinzip C479
Mitosehemmstoffe C482
Mitoxantron C483
Mitralklappe
– Auskultation C194
– Rekonstruktion B200
Mitralklappeninsuffizienz A67
Mitralklappenprolaps A59, **A68**
Mitralklappenstenose A64
– chirurgische Therapie B201
Mitralöffnungston A66
Mitscherlich, Alexander C907
Mittel
– arithmetisches C873

– geometrisches C873
– harmonisches C873
Mittelfrequenztherapie C787
Mittelfußknochenfraktur B325
Mittelgesichtsfraktur B796, *B797*
Mittelhandfraktur B286
Mittelhirninfarkt B954
Mittelhirnsyndrom B911, **B924**
Mittellinienverlagerung *B950–B951*
Mittelmeerfieber, familiäres B523
Mittelohr B798
– Barotrauma C828
– Entzündungen B810
– Hörvorgang B800
– Otosklerose B812
– Tumoren B813
Mittelschmerz C121
Mittelstrahlurin
– Bakteriurie C109
– Harnuntersuchung C581
Mittelwert C873
Mittendorf-Fleck B869
Mitwirkungspflicht, Rehabilitation C775
Mivacurium C366
– balancierte Narkose B78
– TIVA B78
Mizelle A359
MMN (multifokale motorische Neuropathie) B989
MMST (Mini-Mental-State-Test) C690
MMV (mandatory minute ventilation) B90
MN-Blutgruppe B451
Mobbing C232
Mobilisation
– manuelle Therapie C786
– postoperative B110
Mobilität C735
– alltagsrelevante C690
– Geriatrie C690
– Tinetti-Test C690
Mobitz-Typ
– AV-Block A36
– SA-Block A35
Möbius-Zeichen A324
Moclobemid C415
Modalwert C873
Modell
– additives C882
– bio-psycho-soziales C918
– biomedizinisches C918
– lineares C881
– nichtlineares C881
– nichtparametrisches C881, *C882*
Modelllernen B1020
MODY (maturity-onset diabetes of the young) A348
Moexipril C370
Mola hydatidosa B403
Molekularbiologie, Blutgruppenserologie B534
Molekularpathologie C304
Molimina menstrualis B331
Moll-Drüse B823
– Hordeolum B834
Möller-Barlow-Erkrankung A371
Molluscipoxvirus C684
Molluscum contagiosum B717, *B717*
Molluscum contagiosum-Virus C684
Molluskizide C848
Molsidomin C380
– NO-Freisetzung *C381*
Monaldi-Drainage B187
Monarthritis urica A363
Mönckeberg-Sklerose A93
Mondscheinkinder B743
Mongolenfalte B832
Mongolenfleck B724, *B724*

MONICA-Studie A50, C770
Monistik C744
Monitoring
– Intensivmedizin B87
– Medikamente C593
– Narkose B77
– Notfallmedizin B27
– postoperative Versorgung B81
– Umwelt C819
Monoamin-Wiederaufnahme-Hemmer C412
Monoaminmangelhypothese B1024
Monobactame C453
Monochlorethen C844
Monochromasie B880
Monokelhämatom, Mittelgesichtsfraktur B797
Mononukleose, infektiöse A553, *A553*
Monophosphin C847
Monoradikulitis B983
Monosomie
– Cri-du-chat-Syndrom B519
– gonosomale B520
– Robertson-Translokation B450
– Ullrich-Turner-Synrom B447
Monotherapie, Antibiotika C449
Monozyten, Normwerte A137
Monozytose A153
Montagssymptomatik C241
Monteggia-Verletzung B279, **B283**
Montelukast C399
Montgomery-Drüsen B335
Mood Stabilizer C415
Moore-Einteilung B164
Moral Hazard C740
Moraxella
– catarrhalis C613
– Keratitis B848
Morbidität C599, **C732**
– Kindesalter B615
Morbiditätsausgleich C742
Morbillivirus C674
Morbus
– Addison A338
– Ahlbäck B308
– Alzheimer B939, *B939*
– Andersen B533
– Baastrup B263
– Basedow A323
– Bechterew A471, *A473*
– Behçet A496, *A496*
– Berger A394
– Besnier-Boeck-Schaumann, *siehe* Sarkoidose
– Binswanger B940, *B940*
– Bornholm B997
– Bourneville-Pringle B604
– Bowen A557, **B729**
– Buerger A497
– Coats B875, *B875*
– Cori B534
– Crohn A250
– Cushing A335
– Darier B741
– Dubreuilh B72
– Dupuytren B282, *B282*
– Durand-Nicolas-Favre A518
– Eales B881
– Fabry B542, **B543**
– Fahr B933
– Fanconi-Bickel B534
– Farber B542, **B545**
– Felty A468
– Forestier B263
– Friedreich, Ataxie C143
– Fröhlich B242
– Gaucher B542, **B543**
– Gilbert-Meulengracht A275
– – Ikterus C36
– Günther A365

– haemolyticus, fetalis A462
– haemolyticus neonatorum A150
– haemorrhagicus neonatorum B489
– Hailey-Hailey B741
– Her B533
– Hirschsprung B509, *B509*
– Hodgkin A616, *A618*
– Horton A494
– Hunter B535
– Kahler A623
– Kienböck B281
– Koch A537
– Köhler I B320
– Köhler II B321
– Krabbe B542, **B544**
– Ledderhose B282
– Legg-Calvé-Perthes B294
– Leigh B941
– Lewis B533
– Maroteaux-Lamy B535
– McArdle B534
– Ménétrier A240
– Menière B818
– Meulengracht B591
– Mondor A118
– Morquio B535
– Moschkowitz A414
– Neisser A522
– Niemann-Pick B542, **B544**
– Ollier B251
– Ormond B650
– Osgood-Schlatter B309
– Osler B191
– Osler-Weber-Rendu A166
– Paget B242
– – extramammärer B732
– – Mamille **B379**, *B380*, B732
– Panner B276
– Parkinson B931
– – Alter C697
– Perthes B294, *B295*
– Pfaundler-Hurler B535
– Pfeiffer A553, *A553*
– Pick B940
– Pickwick A179
– Pompe B533
– Raynaud A104
– Recklinghausen B604
– Refsum, Ataxie C143
– Ritter von Rittershain B712
– Sandhoff B543
– Sanfilippo B535
– Schamberg B703
– Scheie B535
– Scheuermann B260
– Shulman A483
– Simmonds A309
– Sinding-Larsen-Johansson B309
– Sly B535
– Still B562
– Sturge-Weber B604
– Sudeck B1006, *B1006*
– Tarui B533
– Tay-Sachs B543
– Uhl A72
– von Gierke B534
– von Hippel-Lindau B604
– von Recklinghausen *B605*
– Wagner B437
– Waldenström A625, **A626**
– Wegener A488, *A489*
– Weil A526
– Werlhof A160
– Whipple A250
– Wilson A367
– Winiwarter-Buerger A497
Mord C264
Morell-Lavallé-Läsion B289
Moreno-Psychodrama B1021
Morgagni, Giovanni C898

Morgagni-Hernie B129
Morgagni-Hydatide B370
Morgan B439
Morganella C614
Morgensteifigkeit C106, A467
Morgenurin C523
– Harnuntersuchung C581
– Referenzwerte C581
Morning-Glory-Syndrom B883
Moro-Reaktion B472
Morphin C425, **C426**
– Schmerztherapie B94
Morpholine C465
Mortalität C599, C732, **C866**
– Kindesalter B615
– perinatale B350
Morton-Metatarsalgie B987
Motilitätshemmer C402
Motilitätsstörung
– Darm C91
– Kinder B589, *B590*
– Ösophagus A230
Motoneuron, Störungen B905
Motorik
– Störungen B905
– Untersuchung C187, B904
MOTT (mycobacteria other than tubercle bacilli) A533, C630, **C631**
Mottenfraßalopezie A529
Mottenfraßnekrose, Hepatitis A268
Mouches volantes **C158**, B871
Moxifloxacin C457
Moxonidin C361
MPA (mikroskopische Polyangiitis) A490
MR-Angiografie A92
MR-Cholangiopankreatografie **A225**, A291
MR-Enteroklysma A225
MRSA (methicillinresistenter Staphylococcus aureus) C609, **C808**
MRT, *siehe* Magnetresonanztomografie
MS (multiple Sklerose) B946, *B946*
MSUD (maple syrup urine disease) B536
mTOR-Inhibitor C488
MTT (medizinische Trainingstherapie) C785
Mukoepidermoidkarzinom B767
Mukopolysaccharidose B534
Mukoviszidose B581
Mukozele
– Nasennebenhöhlen B795
– Speicheldrüsen B766
Müller-Gang
– Eileiterzysten B370
– Entwicklung der weiblichen Genitalorgane B330
– Sarkom B370
Müller-Lidheber B823
Müller-Mischtumor B370
Multiinfarktdemenz B940
Multimorbidität C210
– Altersphysiologie C688
Multiorganversagen B45
Multisystematrophie B934
Mumifizierung C259
Mumps B559
Mumpsvirus C674
Münchhausen-by-proxy-Syndrom **B617**, C282
Münchner Nomenklatur B339
Mund-Nasen-Schutz C797
Mund-zu-Mund-Beatmung *B31*
Mund-zu-Nase-Beatmung *B31*
Mundboden B756
Mundbodenabszess B759
Mundhöhle B756
– Entzündungen B759
– Fehlbildungen B757

– Flora C607
– Untersuchung C189
– Verletzungen B761
Mundhöhlenkarzinom B761
Mundschleimhaut B759
Mundschutz, MRSA C809
Mundtrockenheit C90
– Alter C698
Mündungsklappeninsuffizienz, Stammvarikosis A115
Mundwinkelrhagaden, Leberhautzeichen A266
Munro-Mikroabszess *B693*
Munson-Zeichen B847
Mupirocin C810
MURCS-Assoziation B518
Murein C603
Muromonab-CD3 C489
Murphy-Zeichen **C199**, A290
Muscarin C859
Muscidae C665
Muscimol C859
Musculus-latissimus-dorsi-Lappen B224, *B224*
– Mammarekonstruktion *B227*
MUSE (medicated urethral system for erection) B669
MUSE-Klassifkation A233
Musiktherapie B1022
Muskatnussleber A290, *A290*
Muskelatrophie C106
– Muskelbiopsie *B990*
– spastische, Lähmung C145
– spinale B978
Muskelbiopsie B990, *B990*
– myopathisches Grundmuster B990
– Myositis B997
– ragged red fibres B996
Muskeldystrophie B990
– Becker-Kiener B991, *B992*
– Duchenne B991
– fazioskapulohumerale B993
– Pathologie C308
– X-chromosomale B991
Muskeleigenreflex B903
Muskelentspannung, progressive C785
Muskelerkrankung B247
– entzündliche B997
Muskelhärte B247
Muskelhartspann B247
Muskelhypertrophie, Leitsymptom C106
Muskelkater B247
Muskelkontraktur, Leitsymptom C106
Muskelkraft, Einteilung B904
Muskelkrämpfe, Leitsymptom C147
Muskelphosphofruktokinase-Defekt B533
Muskelphosphorylase-Defekt B533
Muskelrelaxans C366
– Überhang B80
Muskelriss B115
Muskelschmerzen, Leitsymptom C175
Muskelschwäche, Differenzialdiagnosen A485
Muskeltrichinen C660
Muskelverknöcherung B247
Muskelverletzung B115
Muskelzerrung B115
Muskelzittern, postoperatives B82
Musterberufsordnung C289
Mutation B437, **B440**
– ΔF508 B581
– dynamische B440
– induzierte B441
– ionisierende Strahlen C504
– somatische B440
– Viren C668

Sachverzeichnis

Mutationsstimmstörung B789
Mutationssuche C544
Mutismus C140, B1015
Mutterkorn C638
Mutterkornalkaloide
– Migräne B1003
– Pilzgifte C859
Muttermal B723
Muttermilch B432
– Human-Biomonitoring C821
– Säuglingsernährung B482, **B483**
– Zusammensetzung B483
Muttermilchersatznahrung B483
Muttermilchikterus B490
Muttermundseröffnung B419
Mutterschaft C276
Mutterschaftsrichtlinie B397
Mutterschutzgesetz C226
Müttersterblichkeit B350
MVZ (medizinisches Versorgungszentrum) C732
Myalgia epidemica B997
Myalgie C175
Myasthenia gravis B603, **B998**, *B999*
– anästhesiologisches Risiko B71
– Muskelrelaxanzien C367
– Paraneoplasie A589
– Sprechstörung C140
Myasthenie, kongenitale B603
Mycobacterium
– leprae C631
– nichttuberkulöse A533
– tuberculosis C630
Mycophenolatmofetil C487
Mycosis fungoides A627, **B735**, *B735*
Mydriasis C160, *B964*, B967
Myektomie, transaortale septale A71
Myelinisierung, N. opticus B883
Myelinolyse, zentrale pontine B941
Myelinolyse, zentrale pontine **A421**
Myelitis B975
– paraneoplastisches Syndrom B912
Myeloblasten A136
Myelofibrose
– chronisch-idiopathische A611, *A611*
– primäre A611
Myelografie C514
– Lumbalkanalstenose *B983*
– Neurologie B916
Myelom, multiples A623
Myelomeningozele *B922*
Myelomniere A405, *A405*
Myelopathie, zervikale, chirurgische Therapie B221
Myeloperoxidasemangel A443
Myelose, funikuläre B977
– Ataxie C143
Myelozyten A136
Mykobakteriose, nichttuberkulöse A533
Mykologie C638
Mykolsäure *C462*
Mykoplasmen C634
Mykoplasmenpneumonie A198
Mykose
– Berufskrankheiten C242
– Haut B717
– Nägel B749
Mykotoxine C638
Myoadenylatdeaminasemangel B997
Myogelose B247
Myoglobin
– Laboranalytik C547
– Myokardinfarkt A57
Myoglobinurie, Harnverfärbung C113

Myokard, Kalziumkanalblocker C382
Myokardbiopsie, Myokarditis A73
Myokardinfarkt A54, *A55*
– Notfallmedizin B42
Myokardischämie
– Bland-White-Garland-Syndrom B576
– KHK A50
– stumme **A49**, A51
Myokarditis A73
– Kinder B577
Myokardruptur B206
Myokardszintigrafie C518
Myokardtigerung *C307*
Myoklonie B907, C148
Myokymie B907
Myom B365
Myometritis **B353**, B430
Myometrium
– Endometriose B383
– Histologie B332
– Sarkom B369
Myopathie B247, **B989**
– angeborene B602
– endokrine B998
– medikamenteninduzierte B998
– metabolische B996
– mitochondriale B996
– Muskelbiopsie *B990*
– sekundäre B997
– toxische B997
Myopie B888
Myositis B997
– Muskelbiopsie *B990*, B997
– ossificans **B247**, C338
Myotomie, Ösophagus B124
Myotonia
– congenita B993
– dystrophica, Androgenmangel C126
Myotonie B993
– hereditäre, Augenbewegungsstörung C165
– Ionenkanalerkrankung B993
– paradoxe B995
Myringitis B810
Myringoplastik B812
Myxödem
– generalisiertes, Hypothyreose C40
– prätibiales, Morbus Basedow A324, *A324*
Myxödemkoma A327
Myxom, Herz A600
Myzel C638

N

N₂O C403, B1046
N-Acetyl-p-Benzo-chinonimid C594
N-Acetylcystein. **B67**, C431, C594
N-Acetylglutamatsynthetase-Mangel B538
N-Acetyltransferase-Polymorphismus B463
N-Cholinozeptor C362, *C363*
N-Cholinozeptor-Agonist
– Muskelrelaxanzien C367
– Nikotin C368
N-Cholinozeptor-Antagonist C366
Na⁺-K⁺-ATPase, Herzglykoside C376
Nabelhernie B178, **B512**
Nabelkolik B584
Nabelschnurblutgasanalyse B471
Nabelschnurbruch B511
Nabelschnurvorfall B425, *B426*
Nachbarschaftshilfe C218
Nachbehandlung, orthopädische B234

Nachblutung B108
– atonische B427, **C122**,
Nachgeburtsperiode B419
Nachsorge
– Kolonpolypen A644
– Tumoren A599
Nachstar B858
Nachtarbeit C231
– Arbeitszeitgesetz C226
Nachtblindheit
– Retinopathia pigmentosa B880
– Vitamin-A-Mangel B845
Nachtkerze C792
Nachtrunk C286
Nachtschweiß
– B-Symptomatik C29
– Schwitzen C39
Nachtsehen, Refraktionskorrektur B890
Nackendehnungszeichen B902
Nackenreflex B472
Nackenschmerzen, Leitsymptom C175
Nackentransparenz *B399*, B400
NaCl-Lösung C389
Nadel, chirurgische B108
Nadelbiopsie C302
Naegele-Regel B396
Naegleria C647
Naevus B723
– Aderhaut B862
– coeruleus B724
– depigmentosus B739
– Differenzialdiagnose B725
– dysplastischer B725
– epidermaler B725
– flammeus B726
– fusco-coeruleus B724
– hypopigmentosus B739
– Iris B862
– Konjunktiva B846, *B846*
– melanozytärer B723, *B724*
– pigmentosus B724
– sebaceus B726
– spilus B724, *B724*
– verrucosus B725
Naevuszellnaevus B725
Nafarelin C442
NAFLD (nicht alkoholische Fettlebererkrankung) A273
Naftidrofuryl C396
Naftifin C465
Nägel B685
– Erkrankungen B749
– Sézary-Syndrom B736
– Tinea B719
Nagel-Anomaloskop B829
Nagelfalz-Kapillarmikroskopie A105
Nagelfalzmikroskopie A482
Nagelmykose B749
Nagelveränderung C49
Nahakkommodation B826, **B831**
Naheinstellungsreaktion, siehe Nahakkommodation
Nahlappen B223
Nahrungsaufnahme B757
Nahrungsbotulismus A258
Nahrungsmittelallergen C446
– Nickel C853
Nahrungsmittelallergie, Zöliakie B587
Nahrungsmittelintoleranz C104
Nahrungsverweigerung C104
Nahschuss C268
Naht, chirurgische B107
Nahtmaterial B107
Nahttechnik B107, *B107*
Nahvisus B829
Nairovirus C676
Nalbuphin B425, **C427**
Naloxon **C427**, C428

– Antidot B67
Naltrexon C428
– Alkoholentwöhnung B1042
Nanopartikel C836
Naphazolin C359
Naphthalin, Richtwerte C833
Naphthol-AS-D-Chlorazetatesterase-Reaktion C303
Napoleon-Test B267
Napoleonhut, umgekehrter B261
Naproxen C428, **C430**
Naratriptan C399
Narbe C330, B687
Narbenbildung
– Entzündung C328
– Wundheilung C330
Narbenhernie B181, *B181*
Narbenkontraktur, Wundheilung C330
Narbenkorrektur B225
Narbenneuralgie C330
Narbenpterygium B845
Narbensarkoidose B699
Narkolepsie
– Anfall C142
– Differenzialdiagnose epileptischer Anfall B962
– Schläfrigkeit C75
Narkose B77
– Aspiration B81
– Ausleitung B79
– balancierte B78
– Beatmungssysteme B77
– Komplikationen B80
– Notfallmedizin B39
– Stadien B77
– Standardeinleitung B79
– Überwachung B77
– Verlauf B79
Narkosebeatmungssystem B77
Narkoseeinleitung B79
Narkoseüberhang B80
Narzissmus B1057
Nase
– Anatomie B790
– Entzündungen B793
– Fehlbildungen B791
– Formfehler B792, *B792*
– Leitsymptome C136
– Rekonstruktion B226
– Tumoren B795
– Verletzungen B796
Näseln B789
Nasenatmung, behinderte C70
Nasenbluten, *siehe* Epistaxis
Nasendermoid B792
Nasenfremdkörper C138
Nasenmuschel B790
Nasennebenhöhlen B791
– Adenokarzinom C241
– Entwicklung B477
Nasenpolypen B795
Nasenpyramidenfraktur B796
Nasenrachenfibrom, juveniles B770
Nasenrückenfistel B792
Nasenschleimhautentzündung B794
Nasensekretion, abnorme C136
Nasenseptumplastik B792
Nasopharyngealtubus B37, *B37*
Nasopharynx B768
Natamycin C465
Nateglinid C440
Natrium A418
Natrium-Jodid-Symporter A317
Natrium-Stibogluconat C469
Natriumexkretion, fraktionelle A384
Natriumhexafluoroaluminat C861
Natriumhydrogenkarbonat C402
Natriumkanalblocker
– Antiarrhythmika C373, *C373*
– Antiepileptika C419

- kaliumsparendes Diuretikum C387
- Lokalanästhetika C368
- Myotonie B993
Natriumkanaldefekt
- Paramyotonia congenita B995
- periodische Lähmung B994
Natriumkanalmyotonie B993
Natriumnitrit C850
Natriumpicosulfat C402
Natriumsulfat C402
Natriumthiosulfat, Antidot B67
Natriumverlustniere A407
Natriumzyanid C851
Natriuretikum C384
Naturheilkunde C790
Naturheilverfahren C215, **C790**
Naturteleologie C910
Near-Miss-Fall C263
Nebenhoden B621
- Entzündung B649
Nebenniere A334, B182
- Amyloidose C316
Nebennierenreninsuffizienz, Hypophyseninsuffizienz A310
Nebennierenmark A343
- Hormone A306
- Laboranalytik C576
Nebennierenrinde
- Adenom A660
- Erkrankungen A335
- Hormone A306
- Insuffizienz A338
- Karzinom A663
- Kortikosteroide C437
- Laboranalytik C574
Nebenschilddrüsen A329, **B122**,
- Adenom A660
- Hormone A306
- Karzinom A663
- Laboranalytik C573
Nebenwirkung
- anticholinerge C398
- Chemotherapie A594
- muskarinerge C364
- nikotinerge C364
- serotonerge C414
Nebenwirt C652
Nebivolol C360
Necator americana A582
Neck Dissection B777
- Larynxkarzinom B786
Necrobiosis lipoidica B754
Neer-Einteilung B278
Neer-Test B267
Negativismus B1015
Negativsymptome, Schizophrenie B1032
Neglect B913
Neisser-Färbung
- Bakterien C605
- Corynebacterium diphtheriae *C626*
Neisseria
- gonorrhoeae C612
- meningitidis C613
Nekrektomie, Verbrennung B229
Nekrolyse, toxische epidermale B702
Nekrophilie B1061
Nekrose C310
- areaktive C326
- Arten C310
- fibrinoide C312
- gangränöse *C311*, C312
- granulierende Entzündung C326
- hämorrhagische C312
- käsige C312
- lipolytische C312
- retinale B881
Nelfinavir C477

Nelson-Syndrom A338
Nemathelmintes C651
Nematizide C848
Nematoden C657
- Anthelminthika C471
Neologismen B1012
Neomycin C454
Neoplasie
- intraepitheliale C336
- - vulväre B357, *B358*
- - zervikale **B362**, *B362*, C337
- maligne, Strahlenfolgen C505
- multiple endokrine A345, **A663**
Neostigmin C364, **C366**
- Glaukom B865
- Muskelrelaxanzienüberhang B80
Nephritis A403
- Gelbfieber A560
- interstitielle **A403**, A404
- progressive hereditäre A395, **B526**
Nephroblastom C606
- Karzinogenese C334
- Tumorsystematik C346
Nephrokalzinose A382
Nephrolithiasis B663
Nephrolitholapaxie B665, *B666*
Nephron A374
Nephronophtise-Komplex A408, **A410**
Nephropathia epidemica A545
Nephropathie
- Analgetika A404
- diabetische A350, **A398**
- Gicht A363, **A406**
- hypertensive, Hämaturie C110
- Sarkoidose A406
- tubulointerstitielle A403
Nephroptose B630
Nephrosklerose A411
Nephroskopie, perkutane B627
Nephrostomie, perkutane B628
Nephrotoxizität
- Adefovir C475
- Aminoglykoside C454
- Amphotericin B C466
- Cidofovir C474
Nephroureterektomie B652
NERD (non-erosive esophageal reflux disease) A232
Nervenaustrittspunkte *C190*, B967
Nervenblockade B84
- chronische Schmerzen B96
Nervendehnungszeichen B902
Nervenläsion B985
- Lagerungsschäden B80
- Sensibilitätsstörung C152
Nervenleitgeschwindigkeit B917
Nervennaht B221, *B222*
Nervenplexusläsion B984
Nervenrekonstruktion B221
Nervenstimulation, transkutane B97
Nervensystem
- Amyloidose C316
- Laboranalytik C591
- peripheres, Erkrankungen B980
- Strahlenempfindlichkeit C503
- zentrales, Pharmaka C603
Nerventransplantation B221
Nervenverletzung, chirurgische Therapie B221
Nervenwurzelläsion B980
Nesidioblastose B488
Nesselsucht C54
Nestorianer C896
NET (neuroendokriner Tumor) A657
Netherton-Syndrom B705
Netilmicin C454
Netzhaut B824
- Bildgebung B829
- Degeneration B876
- Entzündungen B881
- Ophthalmoskopie B828

- Schichten B824, *B825*
- Tumoren B882
- Verletzungen B882
Netzhautablösung B876
Netzhautlöcher B876
Netzhautnekrose B881
Netzhautödem, Commotio retinae B882
Netzschatten (Röntgen-Thorax) A176
Netztransplantat B222
Neue Deutsche Heilkunde C903
Neugeborene B469
- Beurteilung B471
- Obduktion C262
- Pharmakotherapie B468
- Reanimation B32
- Reflexe B472
- Reifezeichen B471
- Todesursachen B615
Neugeborenen-Screening B473
- adrenogenitales Syndrom B545
- Galaktosämie B532
- Hörverlust B473
- Hüftdysplasie B292, *B292*
- Schwerhörigkeit B805
Neugeborenenhyperexzitabilität C131
Neugeborenenmyasthenie B603
Neugeborenenpemphigoid B517
Neugeborenenprophylaxe B473
Neugeborenensepsis B551
Neumutation B441
Neuner-Regel *B61*, C272
Neuralgie B93
- Gesicht B1005
Neuralrohrdefekt B220
- Wiederholungsrisiko B462
Neuraltherapie C793
Neuraminidase, Influenzavirus C674
Neuraminidasehemmer C474
Neurapraxie **B221**, B985
Neurasthenie B1055
Neurinom A347, B929
- chirurgische Therapie B219
Neuro-Behçet A497
Neuroblastom C346, B610
Neuroborreliose A515
Neurochirurgie B217
Neurodermitis B703
- Allergie A446
- circumscripta B705
- psychosomatische Sicht B1077
Neurofibrom
- Orbita B887
- Tumorsystematik C347
Neurofibromatose B604
- Karzinogenese C334
Neuroleptika C409
- atypische **C411**, B1034
- Intoxikation B67
- Kinder B468
- perioperativ B70
- Prämedikation B72
Neurolyse, chronische Schmerzen B96
Neuromyelitis optica B949
Neuromyotonie B995
Neuronavigation B218
Neuronitis vestibularis B818
Neuropathia vestibulari, *ssiehe* Neuronitis vestibularis
Neuropathie
- akute motorische axonale B984
- autonome A350
- diabetische **A350**, B988
- multifokale motorische B989
- paraneoplastisches Syndrom B912
- periphere sensomotorische A350
- vaskulitische B989

Neuropsychologie, Geriatrie C689
Neurose, hysterische B1052
Neurotmesis **B221**, B985
Neurotoxizität
- Amantadin C474
- Vincristin C482
Neurotransmitter
- Parasympathikus C362
- Serotonin C398
- Sympathikus C355
Neurozystizerkose, Praziquantel C471
Neutral-null-Methode B232, *B232*
Neutralisationspunkt B830
Neutralwirbel B259
Neutronen
- Teilchenstrahlung C494
- Wechselwirkung mit Materie C496
Neutronenstrahlung C494
Neutropenie A153
- Phagozytendefekt A443
- zyklische A443
Neutrophile, Leukopoese A136
Neutrophilie A153
Nevirapin C477
Newcastle Disease Virus C674
Next generation sequencing C544
NF (Neurofibromatose) C334
NGAL (Neutrophilen-Gelatinase-assoziiertes Lipocalin) C582
NGU (nichtgonorrhoische Urethritis) B643
NHL (Non-Hodgkin-Lymphom) A619
Nicardipin C382
Nicht-Opioid-Analgetika (COX-Hemmstoffe) C428
- Schmerztherapie B94
Nichtseminom B659
Nickel C852, **C853**
- allergisches Kontaktekzem B705
- Arbeitsmedizin C240
Niclosamid C472
Nicolodani-Branham-Test A112
Nicotinsäure C433
Nidation B392
Nidationsblutung B344
Nidus, Osteoidosteom B251
Niebulowicz-Operation B213
Niederspannungsunfall B63
Niedrigdruckglaukom B867
Niemann-Pick-Zelle B544
Niere A374
- Amyloidose *C315*, C316
- Anatomie B182
- Biopsie A381
- Fehlbildungen B630
- Hormone A376
- Hypoxie C319
- Laboranalytik C580
- Lageanomalie B630
- Leitsymptome C107
- Sonografie B625
- Transplantation B216
- Tumoren A664
- Zellverfettung C307
Nierenabszess B646
Nierenagenesie B630
Nierenaplasie B630
Nierenarterienstenose A411, **A413**
- chirurgische Therapie B210
- Hypertonie A84
Nierenarterienverschluss
- akuter A411
- chirurgische Therapie B210
Nierenbeckenkarzinom B651
Nierenbeckenkelchsystem
- Fehlbildungen B631
- Harnleiterstenose B632

- Kelchdivertikel B635
- Megakalikose B635
Nierenbeckentumor B650
Nierendegeneration, polyzystische A409
Nierendysplasie, multizystische A409
Nierendystopie B630
Nierenerkrankung
- Osteopathien B241
- zystische A408
Nierenersatztherapie A389
Nierenfunktionsdiagnostik C582
Nierenfunktionsszintigrafie, ektoper Harnleiter B632
Nierengefäßerkrankung A411
Nierenhämatom, subkapsuläres *B680*
Niereninfarkt A411
Niereninsuffizienz A382
- akute A382
- chronische A385
- diabetische Nephropathie A398
- Kinder B597
Nierenkapseltumor A665
Nierenkolik B675
Nierenonkozytom A665
Nierenschwellung B645
Nierensteine B663
Nierensubinfarkt A413
Nierentuberkulose B647
Nierenvenenthrombose A126, **A411**
Nierenverletzung B679, *B679*
Nierenversagen, *siehe* Niereninsuffizienz
Nierenzelladenom A665
Nierenzellkarzinom A664, *A666*
Nierenzyste A408
Nifedipin C382
Nifurtimox C468
Nikolski-Phänomen **C43**, B686
Nikotin C368
- Intoxikation B67
- Passivrauch C838
- Pflanzengifte C858
- Schwangerschaft **B396**, B486
Nikotinabusus B1046
Nimodipin C382
Niphavirus C674
Nisoldipin C382
Nissen-Fundoplicatio, gastroösophagealer Reflux B125
Nitrat
- organisches C380
- Schadstoff C850
Nitrattoleranz C380
Nitrazepam C406
Nitrendipin C382
Nitrit
- Schadstoffe C850
- Urinstatus C580
- Urinstreifentest A379
Nitrobenzole, Lösungsmittel C840
Nitroblau-Tetrazolium C554
Nitroimidazole C457
- Wirkprinzip C447
Nitroprussidnatrium C381
Nitrosamine C850
Nitrosoharnstoffe C481
Nitroverbindung
- Gefäßdilatatoren C380
- Schadstoffe in Lebensmitteln C850
NMDA-Rezeptor-Antagonist C417
- Alzheimer-Demenz B940
- Morbus Parkinson B932
NNH (number needed to harm) C869
NNRTI (nichtnukleosidischer Reverse-Transkriptase-Inhibitor)
- HIV A552
- Virostatika C477

NNT (number needed to treat) C868
NO-Donator C380
NOAEL (no observed adverse effect level) C817
Nodus C48, B687
Noise C888
NOMI (non-okklusive Mesenterialischämie) A263
Non-Compliance C203
Non-Ergotamin-Derivat C417
Non-Hodgkin-Lymphom A619
Non-Malefizienz-Prinzip C920
Non-outlet-Impingement B269
Non-Q-Myokardinfarkt A55
Nondisjunction B446
Nonsense-Mutation B442
Noonan-Syndrom B520
Noradrenalin C357
- Laboranalytik C576
- Neurotransmitter C355
Nordenfelt, Lennart C916
Norethisteron C445
Norfenefrin C359
Norfloxacin C457
Norgestrel-Derivat C445
Normaldruckhydrozephalus B926
- Alter C698
Normaleffektivtemperatur C234
Normalflora C606
Normalgewicht C26
Normalinsulin C438
Normalsichtigkeit B826
Normalverteilung C876, *C876*
Normoblasten, Zählung C535
Normophorie B894
Normtyp A21
Norovirus C671
- Gastroenteritis A559
Nortilidin C427
Norton-Skala C692
Nortriptylin C412
Norwood-Operation B198
Notarzt B24
- Leichenschau C259
- leitender B26
- Verhaltenstipps B26
Notarzteinsatzfahrzeug B24
Notarztwagen B24
NOTES (natural orifice transluminal endoscopic surgery) B107
Notfall
- allgemeinmedizinischer C206
- angiologischer A96
- gynäkologischer B340
- hypertensiver **A84**, B49
- Kindesalter B612
- traumatologischer B57
- urologischer B674
Notfallmedizin B23, B44
- Basismonitoring B27
- Thoraxtrauma B57
Notfallsectio B429
Notfalltracheotomie B780
Notfalltransfusion A460
Nötigung, sexuelle C280
Noxen C316, C826
Nozizeptorschmerz, Schmerzleitung B93
NP (nosocomial pneumonia) A193
NPH-Insulin C439
NPU-System C536
NPW (negativer prädiktiver Wert) C869
NRTI (nukleosidischer Reverse-Transkriptase-Inhibitor)
- HIV A552
- Virostatika C476
NSCLC (non small cell lung cancer) A630
NSIP (nichtspezifische interstitielle Pneumonie) A202

NSMRI (nicht selektiver Monoamin-Reuptake-Inhibitor) C412
NSTEMI (non ST-segment-elevation myocardial infarction) A54
- Notfallmedizin B42
NT-proBNP A27, C547
NTM (nichttuberkulöse Mykobakteriose) A533
NtRTI (nukleotidischer Reverse-Transkriptase-Inhibitor)
- HIV A552
- Virostatika C477
Nüchternblutglukose C577
Nüchternblutzucker, Diabetes mellitus A351
Nüchternhypoglykämie A355
Nuklearmedizin C516
- Neurologie B916
Nukleinsäuren
- Laboranalytik C542
- Strahlenschäden C501
Nukleoid C605, **C665**
Nukleokapsid C665
Nuklid C494
Nullhypothese C876
- p-Wert C877
Number needed to harm C869
Number needed to treat C868
Nummernmarker C589
Nürnberger Ärzteprozess C907
Nürnberger Kodex **C907**, C930
Nürnberger Rassegesetze C903
Nussknackerösophagus A231
Nussknackerphänomen B640
Nutzenbegriff C752
Nutzstrahlung C498
Nutzungsgebühr C747
Nutzwertmessung C753
NYHA-Stadien A26
Nykturie A26, C114
Nystagmus B966
- Menière-Krankheit B819
- optokinetischer B966
- Prüfung B804, **B966**
- Vestibularisausfall B818
Nystatin C465
Nysten-Regel C258

O

O-Bein B305
O-Kette C603
OAE (otoakustische Emission) B803
oat cell carcinoma A631
Obduktion C262
- klinische **C262**, C304
Oberarmknochen, Traumatologie B277
Oberflächenanästhesie B83, **C368**
Oberflächendosis C496
Oberkörperhochlagerung B34, *B34*
- Hirndrucksteigerung B924
- Ileuseinleitung B79
- Schädel-Hirn-Trauma B59
Oberschenkel
- Diagnostik B291
- Fraktur B303
Obesitassyndrom A179
Objektivität, Studie C872
Obstipation C86
- Kinder B585
- Palliativmedizin C710, *C710*
Obstruktion, intestinale, Palliativmedizin C710, *C710*
Obstruktionsileus B139
Obturationsatelektase A181
Obturatoraufnahme B290
OCA (okulokutaner Albinismus) B738
Ochondrose, Harnverfärbung C113

Ochratoxine C638
Ochronose
- Konjunktiva B846
- Sklera B854
Octan C839
Octenidindihydrochlorid, Desinfektion B104
Odds-Ratio C868
Ödem A420, **C40**
- alveoläres, ARDS A178
- angioneurotisches B700
- – hereditäres A444
- Definition C313
- Diagnostik C41
- Differenzialdiagnose Beinschwellung A124
- hydrostatisches A420
- kardiales A26, C313
- Lunge, *siehe* Lungenödem
- Lymphgefäße A130, C313
- nephrotisches Syndrom A393
- onkotisches A420
- peritonsilläres *B771*
- physiologisches A420
- Präeklampsie B408
- Rechtsherzinsuffizienz A26
- renales C313
- Stimmlippen B784, *B785*
- traumatisches C313
Offenbarungspflicht C290
Offenbarungsrecht C290
Öffentlicher Gesundheitsdienst C729
Offenwinkelglaukom B864, **B866**
Ofloxacin C457
ÖGD (Öffentlicher Gesundheitsdienst) C729
Ogilvie-Syndrom **B109**, B139
OGTT (oraler Glukosetoleranztest) C578
Ohnmacht A85
Ohr B798
- Entzündungen B806
- Fehlbildungen B805
- Hörvorgang B800
- Leitsymptome C134
- Rekonstruktion B225
- Tumoren B808
- Verletzungen B808
Ohrenschmerzen, Leitsymptom C175
Ohrgeräusch, *siehe* Tinnitus
Ohrmuschel
- Dysplasie B805
- Ekzem B806
- Entzündungen B806
Ohrpfropf B806
Ohrspeicheldrüse B764
Ohrtrompete B798
Okklusionsileus B139
Okklusionsstörung B758
Okulomotoriusparese B964, *B964*
Okzipitalhirn-Syndrom B911
Olanzapin C412
Olekranonfraktur B279
Olfaktoriusneuroblastom B796
Ölflecken C51
Ölflecknägel, Psoriasis B692
Oligämie A89
Oligo-Astheno-Teratozoospermie-Syndrom B670
Oligoarthritis B562
Oligodendrogliom B928
- chirurgische Therapie B219
Oligohydramnion B393
Oligomenorrhö A344
Oligonukleotidtechnik B438
Oligophrenie B1064
Oligozoospermie B624
Oligurie A378, , **C107**
- Nierenversagen A383

Sachverzeichnis 977

Olive, Pylorusstenose B505
Olmesartan C371
Omarthritis B271
Omarthrose B268
Omeprazol *C400*, C401
– Prämedikation B73
Omphalozele B511, *B512*
Omsk-hämorrhagisches-Fieber-Virus C678
Onchocerca volvulus C660, **C661**, *C662*
Onchozerkom C661
Onchozerkose A584
– Suramin C468
Ondansetron C399
– Prämedikation B73
One-incision-Technik B277
one-stop-shop-MRT A655
Onkogen B450, **C331**
Onkologie A588
– ICD-O-3 C885
– Tumoroperation B110
Onkosphären A580
Onkoviren C668
Onkozytom, Tumorsystematik C343
Onychocryptosis B749
Onychodystrophie, Leitsymptom C50
Onychogrypose C51
Onycholyse C51
Onychomykose B749
– Candidiasis A566
Onychoschisis C51
Oophoritis B354
OPCA (olivopontozerebelläre Atrophie) B934
OPCAB (off pump coronary artery bypass) B204
Open Benchmarking C747
Open-book-Fraktur B289
Operation
– ambulante C746
– Einwilligung B101
– Indikationen B101
– orthopädische B233
– palliative B111
– radikale B110
– Ziele B101
Operationstechnik B105
Ophiasis B747
Ophthalmie, sympathische B861
Ophthalmoblennorrhö A524
Ophthalmometer B828
Ophthalmoplegia, dolorosa B886
Ophthalmoplegie B964
– chronisch-progrediente externe B996
– internukleäre B965
Ophthalmoskopie B828, *B828*
– CMV-Retinitis B881
– Lacksprünge B879
– Morbus Eales B881
– Papille B825
– retinale Nekrose B881
Opiate
– Intoxikation B67
– Screening C595
– Straßendrogen C858
Opioidanalgetika C425
Opioide C424
– Abhängigkeit B1038, **B1042**
– akutes Koronarsyndrom B43
– Analgosedierung B91
– balancierte Narkose B78
– Dyspnoe C711, *C711*
– Intoxikation B1043
– Loperamid C402
– Prämedikation B73
– Schmerztherapie B94
– Schwangerschaft B486
Opioidrezeptor C424

Opioidrezeptoragonist C425
– Fentanyl-Gruppe C426
– partieller C427
Opioidrezeptorantagonist C428
Opioidüberhang B80
Opipramol C412
Opisthotonus A536, B907, **C148**
Oppenheim-Zeichen B904
Opportunist A501
OPS (Operationsschlüssel) C886
OPSI (overwhelming post splenectomy infection) **A512**, B175
Opsoklonus B966
Opsoklonus-Myoklonus-Syndrom, paraneoplastisches Syndrom B912
Optikomalazie B884
Optikusatrophie B884
– Leber'sche B941
– Methanol C842
– Ophthalmoskopie B825
– Optikusscheidenmeningeom B885
– Zentralarterienverschluss B874
Optikusgliom B885
Optikusneuritis B964
Optikusneuropathie B884
Optikusscheidenhämatom B885
Optikusscheidenmeningeom B885
Oraabriss B882
Oralstreptokokken C612
Orange-Pigment B863, *B863*
Orbicularis-oculi-Reflex B903
Orbita
– Blow-out-Fraktur B896
– Metastasen B887
– Phlegmone B886
– Pseudotumor B886
– Tumoren B887
Orbitabodenfraktur B796
Orbitaspitzensyndrom B886
Orbitavarizen B887
Orbitopathie, endokrine A324
Orbivirus C680
Orchidopexie B639, **B676**
Orchitis B649
Orciprenalin C358
Ordnungstherapie C791
Orfvirus C684
Organempfänger A454
Organhandel C928
Organisationsverschulden C294
Organoazidopathie B539
Organogenese, Strahlenempfindlichkeit C504
Organophosphate C847, **C848**
Organspende A454
Organspendeausweis C928
Organtransplantation
– ethische Fragen C927
– somatopsychische Folgen B1078
Organvenenthrombose A126
Orgasmusphase B350
Orientbeule A578
Orientierungsstörung B1011, C180
Ormond-Syndrom B650
Ornithin-Transcarbamylase-Mangel B538
Oropharyngealtubus B37, *B37*
Oropharynx B768
– Entzündungen B771
– Tumoren B775
Orthobunyavirus C676
Orthomyxoviren C674
Orthophorie B894
Orthopnoe A26, C66
Orthopoxvirus C684
– Arbeitsmedizin C238
Orthostasereaktion, Synkopen C61
Orthostasesyndrom B577

Orthostasetest, Hyperaldosteronismus A342
Orthovolttherapie C514
Ortner-Syndrom A263
Ortner-Trias A264
Ortolani-Zeichen B292
Ortscodierung C510
Ortsdosisleistung C497
Os-metatarsale-V-Fraktur *B326*
Oseltamivir C474
Osler-Knötchen A77
Osmolalität A416
– Harn C583
– Kalium A423
Osmolarität A416
Ösophagitis A233, A235
Ösophagogastroduodenoskopie (ÖGD) A225
Ösophagokardiomyotomie B124
Ösophagus **A229**, B123
– Achalasie A230
– Agenesie B504
– Anatomie B123
– Atresie B503
– Divertikel A236, **B125**, *B125*
– Fremdkörper B127
– Funktionsdiagnostik A230
– Hernien A236
– hyperkontraktiler A231
– Metaplasie C306
– Perforation B127
– Sphinkter B123
– Verätzung B128
– Verletzungen B127
Ösophagus-Langzeit-pH-Metrie A230
Ösophagusbreischluck A224
Ösophagusersatzstimme B786
Ösophaguskarzinom A636
– chirurgische Therapie B128
Ösophagusmanometrie A230
Ösophagusresektion B128
Ösophagusspasmus, idiopathischer diffuser **A231**, B124
Ösophagussphinkter **A229**, B123, *B123*
Ösophagusvarizen A282, *A283*
Ossermann-Einteilung B999
Ossifikation
– heterotope B235
– periartikuläre B299
Ossikuloplastik B812
Osteoblastom B251
Osteochondrom B251
Osteochondronekrose B242
Osteochondrose, *siehe* Osteonekrose
– Morbus Köhler I B321
Osteochondrosis
– deformans juvenili, dorsi, *siehe* Morbus Scheuermann
– deformans juvenilis
– – ossis navicularis pedis, *siehe* Morbus Köhler I
– – tuberositas tibiae, *siehe* Morbus Osgood-Schlatter
– dissecans B242
– – Kniegelenk B308
Osteodensitometrie B240
Osteodystrophia, deformans B242
Osteogenesis imperfecta B527, *B527*
Osteoidosteom B251
Osteoklastom B252
Osteolyse
– Chondroblastom B252
– Chondrom B252
– Ewing-Sarkom B609, *B609*
– Hyperparathyreoidismus A331
– Knochenmetastase B256, *B256*
– maligner Knochentumor B254
– Osteomyelitis B249
– Osteosarkom B607

– Plasmozytom A625
– Riesenzelltumor B252
– Spondylodiszitis B264
Osteom B251, C345
Osteomalazie A388, **B241**
– Antiepileptika C420
– Knochenschmerzen C173
– Phosphatdiabetes B596
Osteomyelitis **B249**, B600
– juvenile B600
Osteomyelofibrose A611
Osteomyelosklerose A611
Osteonekrose B242
Osteopathie
– endokrine B241
– renale B241, A385, **A388**
Osteopenie, Knochendichtemessung B240
Osteopetrose B238
Osteophyten B245
Osteoplastik B233
Osteopoikilose B238
Osteoporose B239
– Alter C698
Osteosarkom B253, **B607**, *B608*
– Tumorsystematik C345
Osteosynthese B233
Osteotomie B233
Ostitis
– deformans B242
– fibrosa cystica generalisata A330
Ostium-primum-Defekt B568
Ostium-secundum-Defekt B568
Östrogen-Gestagen-Test B345
Östrogen-Gestagen-Therapie B349
Östrogene C443
– Kontrazeption B387
– Laboranalytik C574
– Sexualhormone, Pharmaka C442
– Synthese B333
Östrogenrezeptor
– Endometrioseherde B384
– Mammakarzinom B379
– Modulatoren C444
Oszillografie, akrale A105
Ota-Naevus B724
Otalgie, Leitsymptom C175
Othämatom B808, *B808*
Otis-Urethrotomie B673
Otitis
– externa B806
– media B810
Otoliquorrhö C146
Otorrhö C134
Otosklerose B812
Otoskopie B801
Otospongiose B812
Ototoxizität, Aminoglykoside C454
Otserom B808
Ott-Zeichen B257, A472
Ottawa-Charta C760
Outlet-Impingement B269
Outlet-View B268
Ovar B333
– polyzystisches, *siehe* PCO-Syndrom
– Tumoren (Keimzelltumoren, epitheliale Tumoren, Stromatumoren) B372
– Zysten B371
Ovarialfibrom B372
Ovarialgravidität B406
Ovarialinsuffizienz, vorzeitige B347
Ovarialkarzinom B373, *B374*
Ovarialtorsion B340
overactive bladder B672
overlap-syndrome A487
Ovulation B342
Oxacillin C450
Oxaliplatin C481
Oxazepam C406

Oxazolidinone C458
– Wirkprinzip C447
Oxcarbazepin C419, **C420**
Oxford-non-kinking-Tubus B75, *B75*
Oxiconazol C463
Oxipurinol C432
Oxybutynin C364
Oxycodon C425
– Schmerztherapie B94
Oxydemeton-Methyl C847
Oxyuren A582
Oxyuriasis, Kinder B560
Oxyzephalus B601
Ozaena B793
Ozon C834

P

P-auf T-Phänomen A39
p-t-Butylphenol C846
P-Welle A20
p-Wert C877
p53, Apoptose C310
p53-Suppressorgen, Onkogen C332
Paarbildung C496
Paartherapie B1021
Paarvernichtung C496
Pachydermie B686
Pachygyrie B922
Paclitaxel C482
Pädaudiologie B805
Pädiatrie B466
Pädophilie B1061
Paget-Karzinom, *siehe* Morbus Paget
Paget-von-Schroetter-Syndrom A125
PAH (pulmonalarterielle Hypertonie) A212
Painful arc B267
PAK (polyzyklische aromatische Kohlenwasserstoffe) C850
Palisadengranulom B699
– nekrobiotisches B754
Pallanästhesie B909
Pallästhesie B904
Palliativmedizin C704
Palmarerythem, Leberhautzeichen A266
Palmarfibromatose B282, *B282*
Palmarflexion, Handgelenk B280
Palmomentalreflex B904
Palmoplantarkeratose B741
Palpation
– Abdomen C198
– Geburtshilfe B397
– gynäkologische B336
– Herz C193
– Mamma **B337**, C191
– Prostata B623
– Puls C196
– Venen C197
– Wirbelsäule B257
Palpitation A32
Paltauf-Flecken C272
Pamidronat C445
Panaritium **B114**, B712
Panarteriitis nodosa
– klassische A493
– mikroskopische A490
Panarthritis B249
Pancoast-Tumor A630
Pancreas
– anulare **B170**, B506
– divisum B170
Pancuronium C366
Pandemie C599
Panelstudie C746
Panenzephalitis, subakut sklerosierende B554
Panhypophysentest C571

Panhypopituitarismus *A310*
Panikattacke B1049
Panikstörung B1047, **B1049**
Panitumumab C487
Pankreas A297, **B170**
– endokrines, Laboranalytik C576
– exokrines, Laboranalytik C564
– Hormone A306
– Transplantation B217
– Tumoren A654
Pankreas-Elastase-1 C565
Pankreaskarzinom A654, *A656*
Pankreaslinksresektion B172
Pankreaspseudozyste B172, **A301**
Pankreassekret A297
Pankreatektomie B173
Pankreatikojejunostomie B171, *B171*
Pankreatitis
– akute A298
– chirurgische Therapie B171
– chronische A301
– Kinder B591
Pankreolauryl-Test A298
Pankreozymin, *siehe* Cholezystokinin
Panmixie B458
Panmyelopathie, hereditäre aplastische B523
Pannikulitis
– Erythema nodosum B752
– Phlegmone B712
Pannus B244
– rheumatoide Arthritis A467, A469
Panoramaeffekt B894
Pansinusitis B794
Pantherpilz C859
Pantoprazol C401
Panum'scher Raum B826
Panzerherz A75
Panzytopenie
– aplastische Anämie A150
– megaloblastäre Anämie A145
– Plasmozytom A624
PAOD (peripheral artery occlusive disease) A100
PAP-Abstrich B338
Papanicolaou-Färbung C303
Papel C50, B687
Papilla, leporina B883
Papillarmuskelinsuffizienz B205
Papille B825
– Infarkt B884
– Kolobom B883
– Tumoren B885
Papillenkarzinom A656
Papillennekrose B646
Papillenödem C159
Papillenveränderung
– angeborene B883
– Bergmeister-Papille B869
– Optikusatrophie B885
Papillitis B963
– nekrotisierende B646
– Papillenödem C159
Papillom
– Cervix uteri B361
– endophytisches C343
– exophytisches C343
– invertiertes B796
– Konjunktiva B846
– Larynx B785
– Lunge A634
– Mamma B378
– Tumorsystematik C343
– Vulva B356
Papillomatosis cutis carcinoides Gottron A131
Papillomaviren C680
– Arbeitsmedizin C238
– Infektion A556, B715
– Neugeborene B515, B785

Papulose
– bowenoide A557, **B729**
– lymphomatoide B736
Paraaminosalicylsäure C463
Paracelsus C897
Paracetamol C428, **C431**
– Intoxikation B67, **C594**
Paraffin C402
Paragangliom A344, **A602**, B777
– Mittelohr B813
Paragonimus westermani C654
Parainfluenzavirus C674
Parakeratose, Psoriasis B690
Paralyse C145
– progressive A529
– progressive supranukleäre B934
Paramethason C437
Parametrien B334
Paramnesie B1011
Paramyotonia congenita B995
Paramyxoviren C674
Paraneoplasie A589
– Haut B738
– Polymyositis A484
– Tumorstoffwechsel C334
Paraparese B900
Parapemphigus B745
Paraphasie B1067
Paraphilie B1060
Paraphimose B678, *B678*
Paraplegie, *siehe* Paraparese
Parapoxvirus C681
Parapraxie, Apraxien B913
Paraproteine
– Laboranalytik C586
– Plasmozytom A623
Parapsoriasis
– en plaque B694
– guttata B696
Paraquat, Vergiftung C278
Parasiten C642
– Arthropoden C662
– Helminthen C651
– Protozoen C642
Parasitophobie B754
Parasitose
– Kinder B560
– Lunge B192
Parasomnie C181, B1059
Parästhesie B909
Parasuizid B1072
Parasympathikus C362, *C363*
Parasympatholytika C364
– Prämedikation B72
Parasympathomimetika C364
Parasystolie A45
Parathion C848
– Vergiftung C278
Parathormon A329
Parathymie B1015, C180
Parathyreoidektomie B122
Parathyroideakarzinom A663
Paratrachom B840
Paratyphus **A531**, C615
Parazentese A284
Pärchenegel C652
Pardée-Q A56
Parecoxib C429, **C431**
Pareidolie B1014
Parese B904, C145
– Augenmuskeln B964
– N. medianus B986
– N. radialis B986
– N. tibialis B987
– N. ulnaris B987
– Prüfung B904
Parierfraktur B283
Parietalhirn-Syndrom B911
Parietalzellantikörper A238
Parinaud-Konjunktivitis B843

Parkbankläsion B986
Parkinson-Erkrankung, *siehe* Morbus Parkinson
Parkinson-Plus-Syndrom B933
Parkinson-Syndrom B933
Parkinsonoid C410
Parkland-Formel B61
Parks-Operation B172
Parodontitis B762
– Alter C698
Parodontium B756
– Erkrankungen B762
Parodontopathie B762
Paromomycin C454, **C469**
Paronychie B114, **B749**
Paroophoronzyste B370
Parosmie C138, B963
Parotidektomie B767
Parotis B764
– Mischtumor B766
Parotitis B765
– epidemica B559
Paroxetin C414
Parrot-Furchen B516
Pars-plana-Vitrektomie B872
Partialagonist, Opioid-Analgetika C425
Partialinsuffizienz, respiratorische B89, **A171**
Partnerschaftsmodell C921
Parvoviren C685
Pasqualini-Syndrom, Androgenmangel C174
Passionsblume C792
Passivrauch C250, **C838**
Paste B688
Pätau-Syndrom B449, **B518**
Patella
– Fehlentwicklungen B306
– tanzende B305
– Verletzungen B314
Patella-défilé-Aufnahme B314
Patellarsehnenreflex B903
– Nervenwurzelläsion B982
Patellasehnenruptur B315
Patellaspitzensyndrom B310
Paternalismus, medizinischer C921
Pathergie-Test A497
Pathogenese
– Psychosomatik B1074
– Umweltmedizin C817
Pathogenität A501, **C598**
Pathogenitätsplasmid C605
Pathologie C299
– Zellschädigung C306
Patient
– alter C210, **C689**
– Compliance **C203**, C212
– geriatrischer C689
– palliativmedizinischer C706
– Srahlenschutz C507
Patientenschulung
– COPD A191
– Diabetes mellitus A353
– Rehabilitation C781
Patientenüberwachung B87
Patientenverfügung C293, **C925**
Patulin C638
Paukenerguss B809
Paukenhöhle, Anatomie B798
Paul-Bunell-Test A554
Paul-Ehrlich-Institut C729
Pauwels-Einteilung B302, *B302*
pAVK (periphere arterielle Verschlusskrankheit) A100
– Alter C697
– chirurgische Therapie B209
Pavlik-Bandage B293
Pavor nocturnus B1059
Pay-for-Performance C747
Payr-Test B305

PBC (primär biliäre Zirrhose) A277
PBP2a C809
PCA (portokavale Anastomose) B165
PCB (polychlorierte Biphenyle) C844, **C845**
pCO₂, Säure-Basen-Haushalt C563
PCO-Syndrom B346
PCOG (primäres chronisches Offenwinkelglaukom) B866
PCP B1046
PCP (Pentachlorphenol) C846
PDA (persistierender Ductus arteriosus) B196, **B569**
PDCA-Zyklus C755, *C755*
Peak-Konzentration C593
Peak-to-Peak-Gradient A63
Pearl-Index B386
Pearson-Korrelation **C874**, C880
Pectus, carinatum/excavatum B266
Pediculosis B722
Pediculus humanus C664
Peeling, chemisches B225
PEEP, nichtinvasive Beatmung B89
PEEP-Ventil B38
Peer Review C747
PEF (peak exspiratory flow) A172
PEG (perkutane endoskopische Gastrostomie) B136, *B136*
Pegaspargase C485
PEI (Paul-Ehrlich-Institut) C729
Peitschenwurm A582
Pektoralisaplasie B266
Pel-Ebstein-Fieber A617
Peliosis hepatis A289
Pelviskopie B337
Pemphigoid
– bullöses B745, *B745*
– gestationis B746
– okuläres B843, *B844*
– Schleimhaut B746
Pemphigus
– acutus neonatorum B712
– familiaris chronicus B741
– foliaceus B745
– vegetans B744
– vulgaris B744, *B745*
Penbutolol C360
Penciclovir C473
Pendelhoden B638
Pendelnystagmus B966
Penetranz B452
Penetration, Viren C667
Penicillamin-Test A368
Penicillin C450
Penicillium C641
Penis B621
Penisfraktur B681
Penisimplantat B669
Peniskarzinom B662
Penisverkrümmung *B672*
– kongenitale B594
Pentachlorphenol C846
– Human-Biomonitoring C822
– Richtwerte C833
Pentaerithrityltetranitrat C380
Pentamidin C468
Pentobarbital C405
Pentostatin C482
Pentoxifyllin C396
Penumbra B952, *B955*
Peptid, natriuretisches A417, C547
Perazin C409
Perchlorat C437
Perforansvarikosis A115
Perforansvenen A112
Perforation
– Appendizitis B144
– Magen B133
– Ösophagus B127
– Ulkuschirurgie B135
Perforationskatarakt B858

Perforatorlappen B224
Perfusion
– interventionelle Radiologie C520
– uteroplazentare B400
Perfusions-CT, Neurologie B914
Perfusions-Ventilations-Szintigrafie A176, **A209**
Perfusionsdruck, zerebraler B924
Perfusionsstörung, Lunge A171
Perfusionsszintigramm *A210*
Perfusionswichtung, Neurologie B915
Pergolid C417
Periarteriitis nodosa A493
Pericarditis
– constrictiva A75
– epistenocardica A74
– exsudativa A74
– sicca A74
Pericholezystitis A295
Perichondritis B806
Periduralanästhesie B86
– Geburtserleichterung B420
Perihepatitis acuta gonorrhoica A523
Perikarderguss A75
– chirurgische Therapie B205
Perikarditis A59
– akute A74
– chronische A75
– fibrinöse C324, *C324*
Perikardmesotheliom A600
Perikardreiben A74, **C195**
Perikardtamponade, chirurgische Therapie B205
Perilymphfistel B819
Perimenopause B348
Perimetrie (Isopterenperimetrie) B829
Perimyokarditis **A73**, A74
Perindopril C370
Periodenprävalenz C866
Periodsäure-Schiff-Reaktion C303
Periorchium B621
Periost, maligner Knochentumor B254
Periost-Massage C787
Periostsporn B254
Periphlebitis, retinae B881
Peristaltikstörung C91
Peritonealdialyse A390
Peritonealkarzinose **A668**, B160
Peritoneallavage, Pankreatitis B171, *B171*
Peritonealmesotheliom A668
Peritoneum B159
Peritonismus B117
Peritonitis B159
– fibrinöse C324
– spontane bakterielle A284
Peritonsillarabszess B772, *B772*
Perityphlitis, abdominelle Resistenz C100
Perkussion
– Abdomen C198
– Herz C193, *C194*
– Lunge C192
Perlschnurbild A473
Permeabilitätssteigerung, Entzündungsreaktion C323
Permetrexed C482
Perna-Krankheit C861
Pernio (Frostbeule) **B752**, C273
Perodaktylie B238
Peromelie B238
Peroneusparese B988
Peroxidase C435
Peroxisomen, Zellweger-Syndrom B524
Perphenazin C409
Perphenazinenantat C412

Perseveration B1012
persistent vegetative state B912
Personalschutz C798
Personendosis C497
Personenstandsgesetz, Offenbarungspflichten C290
Persönlichkeitsstörung B1056
– multiple B1052
– organische B1037
– spezifische B1056
Persönlichkeitsveränderung
– Alzheimer-Demenz B939
– andauernde B1052
– Demenz B937
– Morbus Pick B940
Perspiratio insensibilis/sensibilis A416
Perthes-Druckstauung C271
Perthes-Syndrom B189
Perthes-Test C197, *C197*
Pertussis B558
Pervitin C903
Perzentilenkurve B474, *B476*
Pes
– adductus B316, **B319**
– calcaneus B319
– cavus B318
– equinus B316, **B319**
– excavatus B316, **B318**
– planus B318
– transversoplanus B319
– valgus B318
– varus B316
Pest A543
Pestfloh C664
Pestizide C848
– multiple Chemikalienüberempfindlichkeit C824
Pestwurz C792
Petechien C44
– Ersticken C270, *C270*
– Purpura Schoenlein-Henoch A491
– Strangulation C270
– Thrombozytopenie A159, *A159*
– vitale Reaktionen C265
Pethidin C425, **C426**
– Prämedikation B73
Petit-Mal-Epilepsie B960
Petroapizitis B811
Petroleum C843
Petrussa-Index B472
Pettenkoferzahl C835
Peutz-Jeghers-Syndrom A642
Peyronie's Disease B671
Pfählungsverletzung B111
Pfannenstielschnitt, Sectio B429
PFC (persistierende fetale Zirkulation) B499
Pfefferminze C792
Pfeiffer-Syndrom B601
Pfeiffer-Zelle *C684*
Pfeiffer'sches Drüsenfieber A553, *A553*
Pflanzengifte C858
Pflanzenschutzmittel C848
– Vergiftung C278
Pflasterokklusion B892
Pflastersteindegeneration B876
Pflastersteinrelief A251, *A251*
Pflasterzügelverband *B271*
– Klavikulafraktur B272
Pflege
– geriatrische C689
– häusliche C219
Pflegebedürftigkeit
– Geriatrie C701
– Sozialmedizin C245
Pflegedienste, ambulante C218
Pflegekasse C730
Pflegesatz C744

Pflegesektor C746
Pflegestufen
– Geriatrie C701
– Sozialmedizin C245
Pflichtuntersuchung, arbeitsmedizinische C229
Pfortaderhochdruck A281
– chirurgische Therapie B165
Pfortaderthrombose A126, **A289**
– Splenomegalie C101
Pfortadertyp (Metastasierung) C341
Pfropfpräeklampsie B408
Pfundnase B795
pH-Bestimmung C529
pH-Gradient, isoelektrische Fokussierung C528
pH-Wert
– Bestimmung C529
– Enzymdiagnostik C540
– Säure-Basen-Haushalt C562
– Urinstatus C580
Phagozytendefekt A439, **A443**
Phagozytose, Entzündungsreaktion C323
Phakodonesis B856
Phakoemulsifikation B858
Phakomatose B604
Phalen-Test B283
Phalloides-Syndrom C859
Phänokopie B442
Phantomschmerzen C175, B1007
Phäochromozytom **A344**, A660
– anästhesiologisches Risiko B71
– chirurgische Therapie B184
Pharmakodynamik C350
Pharmakogenetik C355, **B462**
Pharmakokinetik C353
Pharmakotherapie
– alte Patienten C212
– Kinder B467
– Schwangerschaft B416
Pharyngitis B772
Pharynx B768
Phaseneinteilung
– Psychoanalyse B1018
– Studie B872
Phencyclidin B1046
Phenobarbital, Antiepileptika C419, **C422**
Phenol, Richtwerte C833
Phenothiazine C409
Phenoxybenzamin C360
Phenoxycarbonsäure C847
Phenoxypenicilline C450
Phenprocoumon C393
Phenylalkylamin C383
Phenylbutazon C428, **C430**
Phenylephrin C359
Phenylketonurie B536
– Genfrequenz B459
– maternale B488
Phenytoin C419, **C421**
Philadelphia-Chromosom C331, **B450**, A608
Phimose B594, **B639**
Phlebitis, Venenkatheter C804
Phlebodynamometrie A114
Phlebografie A114
Phlebothrombose A118
– chirurgische Therapie B213
Phlebotominae C664
Phlebotomus-Fieber-Virus C676
Phlebovirus C676
Phlegmasia coerulea dolens A125, *A126*
Phlegmone **B115**, B712
– Augenlid B834
– Orbita B886
Phlyktänen B844

Sachverzeichnis

Phobie
- Kindesalter B1071
- soziale B1048
- spezifische B1049
Phokomelie B238
Phonation B779
Phosphat A428
Phosphatase
- alkalische C567
- saure, Tumormarker A592
- tartratresistente A626
Phosphatdiabetes B596
Phosphodiesterase-3-Hemmer C377
Phosphodiesterase-5-Hemmer C383
Phosphodiesterasehemmer C396
Phospholipase A C297
Phospholipase C C351
Phosphorverbindung, anorganische C861
Phosphorwasserstoff C847
Phosphorylasekinase-Defekt B533
Photodermatose, Porphyrie A365
Photoeffekt C495
Photonen
- Compton-Effekt C495
- Photoeffekt C495
- Wechselwirkung mit Materie C495
Photonenstrahlung C494
Photophobie C159
Photoplethysmografie A114
Photopsie C158
Photorezeptor B825
Photosensibilität C50, B686
Phototherapie B1016
- siehe auch Fototherapie
- Haut B690
Phototherapiegrenze B491
Phritis pubis C664
Phthisis bulbi, Definition B822
Phylloides-Tumor B378
Physiotherapie C784
Physostigmin C364
- Antidot B67
Phytansäure B524
Phytotherapie C791
Pica B1069
PiCCO (pulse contour cardiac output) **B74**
Pick-Körperchen B940
Pickwick-Syndrom, Schläfrigkeit C75
Picornaviren C670
Piebaldismus B739
Pierre-Marie-Bamberger-Syndrom A630
Pierre-Robin-Sequenz B528
piggy-back-Technik B215
Pigment
- Ablagerung C308, C309
- anthrakotisches C309
- endogenes C308
Pigmentepithelhypertrophie B882, *B882*
Pigmentnaevus B723
Pigmentstörung B738
Pigmentveränderung C50
Pigmentzylinder A380
Pigtail-Katheter A24
Pili C604
Pille B388
Pillendrehen B931
Pilocarpin C364
Pilon-tibiale-Fraktur B323
Pilonidalsinus B154, *B154*
Pilze C280, **C638**
Pilzerkrankung A563
Pilzgifte C859
Pilzvergiftung, Diarrhö C80
Pilzzüchterlunge A202
Pimozid C409

pin-point lesion A250, **A251**
Pindolol C360
Pinguecula B844
Pinselschimmel C641
Pioglitazon C441
Pipamperon C409
Pipecolinsäure B524
Piperacillin C450, **C451**
Pipkin-Typen B301
Pirenzepin C364
Piretanid C386
Piribedil C417
Piritramid C425, **C427**
Piroxicam C428, **C430**
Pityriasis
- lichenoides B696, *B697*
- rosea B694, *B694*
- versicolor B720, *B720*
Pityrosporum ovale C641
Pivot-shift-Test B304
PKV (private Krankenversicherung) C743
Placenta
- accreta B427
- adhaerens B427
- praevia B405, *B406*
Placido-Scheibe
- Astigmatismus **B828**, B889
- Keratokonus B848
Plagiozephalus B601
Plantarerythem, Leberhautzeichen A266
Plantarflexion, Sprunggelenk B316
Plaque
- atherosklerotischer A94
- Effloreszenz B687
- Mycosis fungoides B735, *B735*
- seniler B939
Plasma, Pränalytik C523
Plasmabikarbonat, Laboranalytik C562
Plasmacholinesterase
- Laboranalytik C566
- Lokalanästhetika C369
- Suxamethonium C367
Plasmaexpander C389
Plasmahalbwertszeit, Arzneimittel C354
Plasmakonzentration, Arzneimittel C355
Plasmaosmolalität A416
Plasmapherese B92
Plasmaproteine C540
Plasmasterilisation C801
Plasmathrombinzeit A158
Plasmazelle, Entzündung C323
Plasmid C605
Plasmininhibitor, Laboranalytik C561
Plasminogen, Laboranalytik C561
Plasminogenaktivator-Inhibitor-1 C562
Plasmodien A570, C648
- Antiprotozoika C469
- Blutausstrich *C650*
- Entwicklungszyklus C649, *C649*
Plasmodium falciparum/malariae/ovale/vivax C648
Plasmozytom, *siehe* Myelom, multiples
Plasmozytomniere A405, *A405*
Plateauphase B350
Plathelminthes C651
Platinverbindung C481
Plättchenthrombus, weißer A119
Plattenepithelkarzinom C343
- hochdifferenziertes *C344*
Plattenepithelmetaplasie C306
Plattenosteosynthese B234, *B284*

Plattfuß
- erworbener B318
- kongenitaler B317
Plattwirbel B240, **B258**
Platybasie B921
Platzbauch B109, *B109*
Platzwunde B111
- Forensik C265
Plausibilitätsprüfung, klinische Chemie C526
Plazenta B392, *B392*
- Insuffizienz B405
Plazentaablösung, vorzeitige B426
Plazentaablösungsstörung B427
Plazentaretention, Genitalblutung C122
Plegie C145, B904
Pleiotropie B453
Pleozytose, Liquor B920, *B920*
Pleura
- Anatomie A170, **B184**
- Erkrankungen A215
- Fehlbildung B500
- Tumoren A629
Pleuradrainage B187
Pleuraempyem A218, **A220**
Pleuraerguss A218
- Palliativmedizin C711
- parapneumonischer A194
Pleuramesotheliom A634
- chirurgische Therapie B188
Pleurametastasen A636
Pleurapunktion B187, *B187*
Pleuritis A59, **A217**
- fibrinöse C324
- klinische Untersuchung C194
Pleurodese B188
Pleurodynie, epidemische A59
Plexus
- brachialis
  - Blockade B84, *B84*
  - Lagerungsschaden B80
  - Läsion B984
- coeliacus, Blockade B96
- lumbosacralis
  - Blockade B84, *B85*
  - Läsion B985
- pampiniformis, Varikozele B640, *B641*
Plexusblockade, chronische Schmerzen B96
Plexusläsion B984
Plexuspapillom, chirurgische Therapie B219
Plexusparese, Neugeborene B485
Plica
- lacrimalis B823
- semilunaris B823
Plicasyndrom B310
Ploetz, Alfred C900
Plummer-Vinson-Syndrom A142
Plummerung C436
Plus-Disease B876
Plusgläser B888
Plussymptome, Schizophrenie B1032
PML (progressive multifokale Leukenzephalopathie) B945
PNET (primitiver neuroektodermaler Tumor) B609, **B930**
- chirurgische Therapie B219
Pneumatosis intestinalis *B503*
Pneumocystis jiroveci C642
- Pneumonie A565
Pneumokokken C611, *C611*
- Meningitis B942
- Pneumonie A198
Pneumokokkenimpfung A197
Pneumokoniose A201
- Arbeitsmedizin C239
Pneumomediastinum B186

Pneumonektomie B191
Pneumonie A193
- bakterielle A198
- beatmungsassoziierte C803
- eosinophile A206
- idiopathische interstitielle A200, **A201**
- Kinder B580
- klinische Untersuchung C194
- konnatale B496
- kryptogen organisierende A202
- nosokomiale A194, C801, **C803**
- spezielle A197
Pneumonitis, Aspiration B81
Pneumoperikard A75
Pneumothorax A59, **A215**
- chirurgische Therapie B188
- Notfallmedizin B58
Pneumovirus C674
PNF (propriozeptive neuromuskuläre Fazilitation) C784
pO$_2$, Säure-Basen-Haushalt C563
Pocken B716
Pockenviren, Hautinfektion B716
Podagra A363, *A363*
Poikilodermie B686
Poikilozytose A136
Poland-Syndrom B266
Polidocanol B689
Poliomyelitis, anterior acuta B975
Poliovirus C667
Politik, Gesundheitsförderung C760
Politzer-Luftdusche B803
Pollakisurie A378, C114
- Schwangerschaft B394
Poltern C140, **B790**, B1066
Polyangiitis, mikroskopische A490
Polyarthritis
- chronische A466
- Purpura Schoenlein-Henoch A491
- reaktive Arthritis A474
- rheumafaktorpositive B562
- SLE A478
- Still-Syndrom A468, **B562**
Polyarthrose B699
Polychemotherapie A593
Polycythaemia vera A612
Polydaktylie B238
Polydipsie C104
- psychogene A316
Polyene C465
Polyethylenglykol C402
Polyglobulie A140
- Neugeborene B487, *B487*, **B492**
- Paraneoplasie A589
Polyglykolsäurefaden B107
Polyhydramnion B393
Polymastie B335
Polymedikation, Alter C696
Polymenorrhö B344
Polymerase-Kettenreaktion C542
- DNA-Analyse B438
- Human-Biomonitoring C822
Polymorphismus B437
- balancierter B459
- genetischer, Zwillinge B459
Polymyalgia rheumatica **A494**, B997
Polymyositis **A484**, B997
- Autoantikörper A477
- Paraneoplasie A589
Polymyxin B C461
Polymyxine C461
- Wirkprinzip C447
Polyneuritis cranialis B984
Polyneuropathie B988, *B988*
Polyomaviren C681
Polyp
- adenomatöser *A643*
- Cervix uteri B360
- Endometrium B366, *B367*

– Kolon **A642**, B149
– – Präkanzerose C337
– Magen, Präkanzerose C337
– Nase B795
– neoplastischer A643
– nicht neoplastischer A643
– Stimmlippe B784, *B784*
– Urethra B673
Polypen, *siehe* Vegetation, adenoide
Polyphagie C104
Polyphänie B453
Polyposis A642
– attenuierte adenomatöse A642
– Cronkhite-Canada-Syndrom A643
– familiäre C334
– – adenomatöse A642
– – juvenile A642
– nasi B795
Polyradikulitis B983
Polyspikes and waves B961
Polythelie B335
Polytoxikomanie B1038
Polytrauma B326
Polyurie A378, **C115**
Polyzythämie A140
– Neugeborene B492
Pompholyx B706
Ponsinfarkt B954
PONV (postoperative nausea and vomiting) B82
Pooling, venöses A113
Population, Genfrequenz B458
Porenzephalie B922
Porphobilinogen, Bestimmung C552
Porphyria cutanea tarda A365, *A366*
Porphyrie A364
Porphyrine
– Hämsynthesediagnostik C552
– Stoffwechsel, Blei C851
Porphyromonas C625
Portio
– Anatomie B330
– Bishop-Score B398
– Ektopie B361, *B361*
Portiokappe B387
Porzellangallenblase A295
Posaconazol C463
Positronen, Teilchenstrahlung C494
Positronenemissionstomografie C518
– Lungenerkrankung A176
Postaggressionssyndrom B108
Postcholezystektomiesyndrom **B168**, A294
Postdiskotomiesyndrom B263
Postenteritissyndrom B589
POSTER-Kriterien B923
Postexpositionsprophylaxe
– antiretrovirale A552
– Tollwut A559
– Varicella zoster A548
– Varizellen B558
Postfundoplikationssyndrom B125
Postinfarktangina A51
Postkoitaltest B390
Postmenopause B348
Postprimärtuberkulose A538
Poststreptokokken-Glomerulonephritis A400
Posttransfusionspurpura A463
Postzosterneuralgie **A547**, B1006
Potenz (Arzneimittel) C352, *C353*
Potenzial, evoziertes B918
Potenzierung, Homöopathie C792
Potter-Sequenz B500
Pouchanlage B147, *B148*
Poxviren C684
– Hautinfektion B716
PPRF (paramediane pontine retikuläre Formation) B965

PPW (positiver prädiktiver Wert) C869
PQ-Zeit A20
– AV-Block A36
– SA-Block A35
– WPW-Syndrom A44
Präalbumin C315
Präanalytik C522
Prader-(Labhard-)Willi-Syndrom B529
Präeklampsie B408
Präexzitationssyndrom A43
Prägicht A363
Präimplantationsdiagnostik, Ethik C923
Prajmalin C373
Präkanzerose C336
– fakultative C336
– Haut B728
– obligate C336
Prämedikation B72
Prämedikationsvisite B70
Prämenopause B348
Pramipexol C417
Pränataldiagnostik C924
Präoxygenierung
– Ileuseinleitung B39
– Narkoseeinleitung B79
Präpatenz C599
Präpatenzzeit **A578**, C652
Pratt-Symptome A97
Pratt-Warnvene A121
Prävalenz C599, **C866**
Prävalenzstudie C865
Pravastatin C433
Prävention C760
Präventionsprogramm C765
Präzession C510
Praziquantel C471
Prazosin C359
Precision C888
Prednisolon C437
Prednison C437
Pregabalin C419, **C422**
Prehn-Zeichen B676
Prellmarke, Forensik C267
Prellschuss C269
Prellung B111
Prellungskatarakt B857
PRES (posteriores reversibles Enzephalopathie-Syndrom) B941
Presbyakusis B816
Presbyopie B891
Prevotella-melanoinogenica-Gruppe C625
Prevotella-oralis-Gruppe C625
Priapismus B677
Prick-Test A448, *A449*
Priesterarzt C895
Prilocain C368
Primaquin C471
Primärfollikel B342
Primärharn A376
Primärkomplex
– Hauttuberkulose B714
– syphilitischer A529, *A529*
– Tuberkulose A538
Primärmedaillon B694
Primärprävention C762
– Infektionserkrankungen C769
– Kindesalter B615
– onkologische Erkrankungen C767
Primärprozess
– Compton-Effekt C496
– Ionisation C495
Primärtuberkulose A538
Primer, Polymerase-Kettenreaktion C542
Primidon, Antiepileptika C419, **C422**
Primitivreflex B472
Principal-Agent-Problem C740

PRIND (prolongiertes reversibles ischämisches neurologisches Defizit) B952
Pringle-Manöver B165
Prinzipienethik C920
Prinzmetal-Angina **A51**, A52
Prionen C686
Prionenerkrankung B946
Prionenmarker C592
Private Key C891
Probeexzision C302
Probenecid C432
Probenentnahme, Hausstaubmessung C820
Probengewinnung C522
– Labor C526
– Nukleinsäuren C542
Probentransport C523
Procain C368
Procain-Penicillin C450
Procarbazin C481
Proctalgia fugax, Defäkationsschmerzen C79
Prodigiosin C619
Prodromalstadium
– Alkohol B1040
– Schizophrenie B1031
Prodrug
– 5-Fluorouracil C482
– ACE-Hemmer C370
– Adefovir C475
– Biotransformation C354
– Codein C427
– Dihydrocodein C427
– Minoxidil C383
– NO-Donatoren C380
– Protonenpumpenhemmer C401
Produktionsmöglichkeitenkurve C738
Produktivsymptome, Schizophrenie B1032
Profunda-Plastik B209, *B209*
Progerie B743
17-OH-Progesteron, Laboranalytik C574
Progesteron-Derivat C445
Proglottide C654
Prognose B102
Progression, Kanzerogenese C332
Proguanil C471
Projektion B1017
Prokalzitonin C585
Prokinetika, Erbrechen C84
Proktitis B154
Proktokolektomie B147
Proktologie B151
Proktoskopie B225
Prolaktin A312, C571
Prolaktinom A312
Prolaktinsekretionsstörung, Hypopheninsuffizienz A310
Prolamine B587
Prolaps
– analer B157
– Rektum B157
– Urethra B673
– uteri B385
Proliferationsphase
– Endometrium B342
– Wundheilung C330
Promazin C409
Promethazin C398, **C409**
Promillegrenze C284
PROMM (proximale myotone Myopathie) B992
Promotion, Kanzerogenese C332
Promotor B437
Promotormutation B442
Promyelozytenleukämie A606
Pronatio dolorosa B279
Pronation, Sprunggelenk B316

Pronator-teres-Syndrom B986
Propafenon C373
Prophage C606
2-Propanol, Lösungsmittel C842
Propicillin C450
Propofol C404
– Analgosedierung B91
– balancierte Narkose B78
– TIVA B78
Propofol-Infusions-Syndrom C405
Propranolol C360
Propylthiouracil C436
Prosopagnosie B913
Prostacyclin, Gefäßtonus C380
Prostaglandin E_1 C396
Prostaglandin H_2, Gefäßtonus C380
Prostaglandine C399
Prostata B620
– Elektroresektion B655, *B655*
– Palpation B623
– Sonografie B625, *B625*
– Zonen *B621*
Prostataabszess, Palpation B623
Prostataadenom B653
Prostatadynie B1054
Prostatahyperplasie, benigne B653
Prostatakarzinom B656
– Krebsfrüherkennung C768
Prostatasekret B624
Prostatasyndrom B654
Prostatatuberkulose B647
Prostatatumor B653
Prostatektomie *B658*
Prostatitis
– bakterielle B647
– chronische B648
– granulomatöse B648
Prostatitissyndrom B647
Prostatodynie B648
Protamin C392
– Antidot B67
Protanopie B880
Proteaseinhibitor
– HIV A552
– Virostatika C477
α_1-Proteasen-Inhibitor-Mangel, *siehe* α1-Antitrypsin-Mangel
Protein
– C-reaktives, Laboranalytik C584
– Fällung C527
– Lipopolysaccharid-bindendes C585
Protein C
– Cumarine C393
– Laboranalytik C559
– Mangel A167
Protein S
– Antigen C560
– Cumarine C393
– Laboranalytik C559
– Mangel A167
Proteinanalytik, Liquor C591
Proteine
– glykierte C578
– Herz-Kreislauf-System C546
– Kinder B482
– kolloidosmotischer Druck A417
– Laboranalytik C538
– Leber A625
– Malassimilation A245
– Tubulusnekrose A383
– Urinstatus C580
Proteinephrose C307
Proteinquotient C581
Proteinstoffwechsel B536
Proteinurie A377, **A378**, C115
– Laboranalytik C581
– nephritisches Syndrom A392
– Schwangerschaft B394
Proteus C619

Prothese
- Amputation B235
- Gelenkersatz B234
Prothrombinkomplex A459
Prothrombinkomplexmangel A163
Prothrombinmutation 20210 C560
Prothrombinzeit A156, C557
Protionamid C463
Protonen, Teilchenstrahlung C494
Protonenkanalhemmer C474
Protonenpumpenhemmer *C400, C401*
Protonenstrahlung C494
Protoonkogen C331
Protoporphyrie, erythropoetische A365
Protoskolizes C656
Protozoen C642
- Erkrankungen A569
Protusio bulbi, Leitsymptome C156
Providencia C614
Provokationstest, organbezogener A448
Prozedurenklassifikation C886
Prozessqualität C755
Prune-belly-Syndrom B594
Prurigo
- nodularis B698
- simplex B697
Prurigo-Erkrankung B697
Pruritus, *siehe* Juckreiz
PSA (prostataspezifisches Antigen) C589
- Prostatakarzinom B657
- Tumormarker **A592**, B623
PSA-velocity B657
PSC (primär sklerosierende Cholangitis) A278
PSE (portosystemische Enzephalopathie) A286
Pseudarthrose *B237, B261*
- Klavikula B268
Pseudo-Abduzensparese B965
Pseudo-Bartter-Syndrom A407
Pseudo-Kidney-Sign B586
Pseudo-Parkinson-Erkrankung B933
Pseudo-Pseudohypoparathyreoidismus A333
Pseudoallergie A449
- Narkosekomplikationen B80
Pseudobulbärparalyse B911
Pseudocholinesterase, Laboranalytik C566
Pseudochylothorax A220
Pseudodemenz, depressive **C695**, B938, B1025
Pseudodivertikel
- Divertikulose A260
- Ösophagus A236
Pseudodominanz B453
Pseudodysphagie C89
Pseudoexophthalmus C156
Pseudogicht B246
Pseudohalluzination B1013
Pseudohermaphroditismus B548
Pseudohyperaldosteronismus A342–A343
Pseudohyperkaliämie A424
Pseudohyperproteinämie C539
Pseudohypertrophie C305
- Muskeldystrophie B991
Pseudohyphe C638
Pseudohypoaldosteronismus A342
Pseudohyponatriämie A421
Pseudohypoparathyreodismus A333
Pseudohypoproteinämie C539
Pseudoikterus C38
Pseudoinfarkt, Leber A289
Pseudokokzygodynie B288
Pseudokreatinin C582
Pseudoleukoderm B705

Pseudolymphom B737
Pseudomembran
- Clostridium difficile A519
- fibrinöse Entzündung C324
- pseudomembranöse Kolitis A257, *A258*
- pseudomembranösen Entzündung *C324*
Pseudomeningismus C147
Pseudomonadencephalosporin C452
Pseudomonas aeruginosa C619
- Badewasserhygiene C813
- Keratitis B848
- Konjunktivitis B842
- multiresistente C811
Pseudomyasthenie B1000
Pseudomyxom, Aszites C98
Pseudomyxoma peritonei B146, **A669**
Pseudoneuritis hyperopica **B883**, B888
Pseudoobstruktion, idiopathische B139
Pseudoperitonismus, Nebennierenrindeninsuffizienz A339
Pseudopolyp
- Colitis ulcerosa A254, *A254*
- Kolon A643
Pseudopresbyopie B891
Pseudopterygium B845
Pseudoptosis C160
Pseudopubertas praecox B549
- adrenogenitales Syndrom B547
Pseudospondylolisthesis B261
Pseudostauungspapille B883
Pseudostrabismus C163
Pseudostrabismus convergens B893
Pseudothrombozytopenie A159
Pseudotumor C338
- cerebri B926
- orbitae B886
Pseudoxanthoma elasticum B742
Pseudozyste, Pankreas B172
Psillakis-Klassifikation B228
Psilocybin C424, **C859**
Psoas-Kompartment-Block B84, *B85*
Psoaszeichen B144
Psoralen B690
Psoriasis B690, *B692*
Psoriasisarthritis A475, *A475*
PSS (progressive systemische Sklerose) A481
PSV (Pressure Support Ventilation) B90
PSVT (paroxysmale supraventrikuläre Tachykardie) A42
Psyche, Intensivmedizin B92
PsychKG C296
Psychoanalyse B1017
Psychodermatose B754
Psychodrama B1021
Psychoedukation B1022
- Onkologie B1078
Psychokardiologie B1076
Psychomotorik B1015
Psychoonkologie C781, **B1077**
Psychopathologie
- Befund B902
- forensische C287
Psychose B1031
- Alkoholintoxikation B1041
- schizoaffektive B1034
- Schizophrenie B1031
- Wochenbett B432
Psychosomatik B1074
- Allgemeinmedizin C206
Psychosyndrom, hirnorganisches B914
Psychotherapie B1017
- Allgemeinmedizin C207
- Onkologie B1077
- Rehabilitation C781

PTC (perkutane transhepatische Cholangiografie) A224
PTCA (perkutane transluminale Koronarangioplastie) A53
Pterygium B845, *B845*
PTH (Parathormon) A329
pTNM-Klassifikation C341
Ptomaine C259
Ptosis **C159**, *C159, B964*
PTS (postthrombotisches Syndrom) A126
Ptyalismus C90
Pubarche B478
- isolierte prämature B550
Pubertas
- praecox C189, **B549**
- tarda B550
Pubertätsentwicklung
- verzögerte, *siehe* Pubertas tarda
- vorzeitige, *siehe* Pubertas praecox
Pubertätsgynäkomastie B550
Public Health C726
Public Key C892
Pudendusblockade, Geburtserleichterung B420
Puder B688
Puerperalfieber B430
Puerperalsepsis B431
Puerperium B429
Puestow-Operation B171, *B171*
Pufferung A430
Pulikose B722
Pulmonalarterienembolie, *siehe* Lungenembolie
Pulmonalatresie, chirurgische Therapie B197
Pulmonalisangiografie
- Lungenembolie A210
- pulmonale Hypertonie A214
Pulmonaliskatheter A177, **B74***B574*
Pulpahyperplasie A604
Pulpitis B762
Puls fehlender/unregelmäßiger C196
Pulsdefizit A18
- Extrasystolie A39
- Herzrhythmusstörung A32
- Vorhofflimmern A41
Pulseless Disease A496
Pulsionsdivertikel B125
Pulsmessung C196
Pulsoxymetrie **A175**, B87
Pulsqualitäten C196
Pulsstatus A18
- Palpationsstellen A90
Punktion
- arterielle *B74*
- Definition B100
- Gelenk B244, *B244*
Punktionszytologie C302
Punktmutation B440
- Strahlenschäden C501
Punktprävalenz C866
Pupillenbahnprüfung B831
Pupillendiagnostik B188
Pupillenreaktion, postmortale C256
Pupillenreflex B903
Pupillenstarre, Leitsymptom C162
Pupillenstörung B967
Pupillenweite B826
Pupillomotorik, Prüfung B831
Pupillotonie B967, C162
Puppe-Regel C266
Puppenkopf-Phänomen B903
Pure Red Cell Aplasia A152
Purin-Analoga C482
Purkinje-Zelle, Antiarrhythmikum C373
Purpura C44, C49
- essenzielle Kryoglobulinämie A492

- fulminans B943
- pigmentosa progressiva B703
- Schoenlein-Henoch A491
- thrombotisch-thrombozytopenische (TTP) A414
Purtilo-Syndrom A553
Purtscher-Retinopathie B883
push and pull B290
Pustel **C53**, B687
Puumalavirus C676
PUVA-Therapie B690
PVK (peripherer Venenkatheter), Anlegen C805
Pyarthros
- Arthritis B249
- Osteomyelitis B248
Pyelitis, akutes Abdomen C96
Pyelonephritis B644
- abszedierende B646, *B646*
- akute B644
- chronische B645
- xanthogranulomatöse B646
Pyloromyotomie, Pylorusstenose B505
Pyloroplastik, Ulkuschirurgie B134
Pylorusatresie B505
Pylorusstenose
- erworbene B134
- hypertrophe B505, *B505*
Pyoderma fistulans significa B155
Pyoderma gangraenosum, Hautulkus C54
Pyodermie B709
Pyonephrose B646
Pyoperikard A75
Pyozele B795
Pyramidenbahndegeneration B977
Pyramidenbahnsyndrom B909
Pyramidenbahnzeichen B904
Pyrantel C472
Pyrazinamid C461
Pyrethroide C847, **C848**
Pyridostigmin C364, **C366**
- Muskelrelaxanzienüberhang B80
Pyrimethamin C458
Pyrimidinanaloga C482
Pyrivinium C472
Pyromanie B1058
Pyruvat, Laboranalytik C563
Pyruvatkinase, Laboranalytik C550
Pyruvatkinasemangel A148

Q

Q-Fieber A198, **A535**
Q-Zacke A20
- pathologische A56
Q-Zacken-Infarkt A55
QALY C754
QEP (Qualität und Entwicklung in Praxen) C756
QRS-Komplex A20
QT-Zeit A20
- frequenzkorrigierte A48
Quaddel **C54**, B687
Quadrantenanopsie C158
Quadrigemius A45
Quadrizepssehnenruptur B315
Qualitätsmanagement **C755**, C781
Qualitätssicherung C781
- Laboranalyse C536
Qualitätszirkel, ärztliche C756
Quantenstrahlung C494
Quantil, empirisches C873
Quartalstrinker B1040
Quartärprävention C762
Quartil C873
Quarzstaub C239
- Pigmentablagerung C309

Quecksilber C852, **C854**
– Human-Biomonitoring C822
– Obduktionsbefund C279
– Richtwerte C833
Quellmittel C402
Querlage B422
Quermagnetisierung C510
Querschläger C269
Querschnittläsion, Lähmung C146
Querschnittstudie C864, **C865**
Querschnittsyndrom B909
– Palliativmedizin C712, *C712*
Querstand, tiefer B423
Quetiapin C412
Quetschung, Muskelverletzung B115
Quick-Wert A156, C557
Quinapril C370
Quincke-Ödem **A444**, B700
Quincke-Zeichen A64
Quinquagesimillesimalpotenz C792
Quinupristin C461
Quotient, therapeutischer C352

R

R-auf-T-Phänomen A45
R-Verlust A56
R-Zacke A20
R0-Resektion B110
RA (refraktäre Anämie) A615
Rabeprazol C401
Rabies, *siehe* Tollwut
Rabiesvirus C675
Racemat C350
Rachen, *siehe* Pharynx
Rachenmandel
– Adenotomie *B770*
– Waldeyer-Rachenring B769
Rachitis B601
– kalzipenische B601
– phosphopenische B596
Radialisparese B986, *B986*
Radialispuls, Untersuchung C188
Radikale
– ionisierende Strahlung C495
– Strahlenschäden C501
Radikaloperation B110
Radiochemotherapie A597
Radiodermatitis C504
Radioimmunoassay C531
Radiojodtherapie **A323**, C518
Radiokupfertest A368
Radiologie, interventionelle C519
Radiolyse C495
Radionuklid C516
Radiopharmazie C517
Radiotherapie A596
Radiusfraktur *B284*
Radiusköpfchen
– Fraktur B279
– Subluxation B279
Radiusperiostreflex B903
Radon
– radioaktive Strahlung C829
– Strahlenexposition C506
Radspeichenphänomen *A648*
RAEB (refraktäre Anämie mit Blastenexzess) A615
Raeder-Syndrom B1003
ragged red fibres B996
RAI-Klassifikation A623
Raloxifen C444
Raltegravir C478
Ramipril C370
Ramsay-Hunt-Syndrom B807
Ramsay-Skala B91
Random-pattern-Flap B222
Randomisierung C871
Rang-Korrelationskoeffizient C874
Ranitidin C400

Ranking C747
Ranula B766
Rapid Sequence Induction B79
RARS (refraktäre Anämie mit Ringsideroblasten) A615
Rasagilin C418
Rasburicase C433
Rashkind-Atrioseptostomie B198
Rashkind-Operation B198, *B199*
Rasselatmung C716
Rasselgeräusch C193
Rassenanthropologie C901
Ratanhia C792
Ratingskala
– numerische *B94*
– verbale *B94*, C873
Rationalisierung B1017
Rationalismus, kritischer C912
Ratschow-Lagerungsprobe A90, *A90*
Rattenbandwurm C657
Rattenbissnekrose A482
Rauber-Zeichen
– Gonarthrose B307
– Meniskusläsion B313
Raubwanze C663
Rauchen C249
– Bronchialkarzinom A629
– Präanalytik C524
Rauchgasintoxikation (Rauchgasinhalation) B61
Raumluftmessung C819
Rausch B1041
Rauschgift C279
Rauschpfeffer C792
Rauschtrinken C250, **B1040**
Rautek-Rettungsgriff B33, *B33*
Raynaud-Syndrom A104
RB-Gen, Onkogen C332
RBILD (respiratory bronchiolitis interstitial lung disease) A202
RCM (restriktive Kardiomyopathie) A72
RCMD (refraktäre Zytopenie mit multilineären Dysplasien) A615
RDS (Respiratory-Distress-Syndrom) B496
RDW (relative distribution width) C550
Reaktion
– allergische A445, *A447*
– anaphylaktoide, Narkose B80
– nichtlineare *C541*
– photoallergische C51, **B708**
– phototoxische C51, **B708**
– pseudoallergische A449
– supravitale C256
– vitale C264
Reaktionsbildung B1018
Reaktionstherapie C783
Real-Time-PCR C543
Reanimation, kardiopulmonale B30
– Hypothermie B63
– Kinder B32
– Neugeborene B32
– Schwangerschaft B33
Reassortment C668
Rebound-Effekt, Kokain C423
Rebound-Insomnie C407
Reboundnystagmus B966
Reboundphänomen B905
Reboxetin C414
Recall C888
Recall-Antigene A441
Recall-Bias C866
Receiver-Operation-Characteristic-Kurve C870
Rechts-links-Shunt
– Ebstein-Anomalie B573
– Fallot-Tetralogie B570, *B570*
– hypoplastisches Linksherzsyndrom B572

– komplette Transposition der großen Arterien B571
– Lungenvenenfehlmündung B572
– persistierende pulmonale Hypertonie B499
– Trikuspidalatresie B573
– Truncus arteriosus communis B573
Rechtsgrundlage, Schweigepflicht C290
Rechtsherzhypertrophie, EKG A21
Rechtsherzinsuffizienz A25, C58
Rechtsherzkatheteruntersuchung A177
Rechtssichtigkeit B888
Rechtsmedizin C255
– klinische C280
Rechtsschenkelblock A37, *A38*
Rechtstyp A21
Rechtsversorgungstyp *A50*
Recruitment B801
Red-Color-Sign A282, *A283*
Redeflussstörung B790
Redondrainage B105
5α-Reduktase-Mangel
– Androgenmangel C126
– Gynäkomastie C128
– Störung der Geschlechtsentwicklung B548
Reentry A32
– Aneurysma A106
– ventrikuläre Tachykardie A46
– Vorhofflattern A39
Reentry-Tachykardie A42
Refeeding-Syndrom B1063
Referenzintervall, klinische Chemie C525
Referenzwert C817
Reflex
– abgeschwächter, Leitsymptome C149
– gesteigerter, Leitsymptome C149
– Hirnstamm B903
– Neugeborene B472
– okulozephaler B903
– pathologischer B903
– Säuglinge B479
– Untersuchung B902
– vestibulookulärer B903
Reflexanomalie, Leitsymptom C149
Reflexblase, neurogene B667
Reflexdystrophie, sympathische B1006
Reflexinkontinenz B667, **C111**
Reflexion, Sonografie C511
Reflexstatus, orientierende Untersuchung C187
Reflextod C271
Reflexzonenmassage C787
Reflux
– gastroösophagealer A232
– – chirurgische Therapie B125
– hepatojugulärer A27, **C195**
– vesikorenaler B633
– vesikoureteraler **B593**, B633
– vesikourethraler **B634**
Refluxkrankheit, gastroösophageale A232
Refluxösophagitis A232
– chirurgische Therapie B125
Refraktion B826
Refraktionsanomalie B888
Refraktionsbestimmung B829
Refraktionskorrektur, operative B890
Refraktometer B829
Regenbogenhaut B824
Regeneration C329
– Nekrose C312
Regionalanästhesie **B83**, C368
– intravenöse B87
Regression B1018

Regressionsanalyse C880
Regulationstherapie C783
Regurgitation C86
Rehabilitation C774
– Diagnostik C777
– Kindesalter B616
– psychiatrische B1023
Rehabilitationsbedarf C701, **C777**
Rehabilitationsfähigkeit C701, **C777**
Rehabilitationskosten C745
Rehn-Naht B206
Rehydratation, Kinder B599
Reiben, pleuritisches C193
Reiber-Diagramm C592, *C592*
Reichsärztekammer C902
Reichsbürgergesetz C903, **C905**
Reichsversicherungsordnung C223
Reichweite, ionisierende Strahlung C495
Reifenabdruckspur C265
Reifezeichen, Neugeborene B471
Reinigung C799
Reinke-Ödem B784, *B785*
Reisberg-Skala C695
Reiseanamnese C186
Reisediarrhö A256
Reiseimpfung A506, **A508**
Reiskörner B839
Reiter-Syndrom A474
Reithosenanästhesie B289
Reiz-Reaktions-Prinzip C783
Reizblase **B672**, B1054
Reizdarmsyndrom A248
Reizgas C834
Reizmagensyndrom B1054
Reizmiosis B860
Reizstrom C787
Reizstromtherapie B97, **C787**
Reiztherapie, unspezifische C793
Reizüberflutung B1020
Rekanalisation
– Arterienverschluss A99
– Beinvenenthrombose A125
– interventionelle Radiologie C519
– Lungenembolie A211
Rekombination, Viren C668
Rekombinationshäufigkeit B439
Rekonstruktion
– Aortenklappe B200
– Definition B100
– Leistenhernien B179
– Lippen B225
– Mamillen B227
– Mamma B226
– Mitralklappe B200
– Nase B226
– Nerven B226
– Ohr B225
Rekrudeszenz C682
Rekrutenabszess B154
Rektoskopie A225
Rektozele B385
Rektum B146, B151
Rektumkarzinom A644
– chirurgische Therapie B150
– Krebsfrüherkennung C768
Rektumprolaps B157
Rektumresektion B147, **B150**, *B151*
Rektumvarizen, portale Hypertension A281
Rektusdiastase B181
Rektusscheide B176
Rekurrensparese B787
Rekurrenz C682
Relaxans, Gefäßmuskulatur C379
Releasing Hormon Test A307
Relevanzrate C888
Relevanztheorie C264
Reliabilität, Studie C872
Reliever A185
Religiosität C721

Sachverzeichnis

Remifentanil C425, **C426**
– balancierte Narkose B78
– TIVA B78
Remission C301, A599
Remnants A359
Remodeling A26
Renaissance C896
Renin
– Laboranalytik C575
– Niere A376
Renin-Aldosteron-Orthostase-Test C575
Renin-Angiotensin-Aldosteron-System *C370*
– Niere A375
– Volumenhaushalt A417
Reninhemmer C370
Renovaskulopathie A411
Rentenversicherung
– gesetzliche
– – Berufsunfähigkeit C245
– – Rehabilitation C776
– – Rehabilitationsziele C778
Reoviren C679
Repaglinid C440
Reparation, Entzündung C328
Reparationsphase, Wundheilung C330
Repeatexpansion B440
Repertorisierung C792
Replikation C667
Reposition
– Hüftdysplasie B294
– Hüftgelenkluxation B302
– Leistenbruch *B178*
– Patellaluxation B314
Reproduktionsmedizin B390
Reptilasezeit A158, **C558**
Resektion B100
– Leber B161
– Lunge B190
Reserpin C362
Reserveantibiotika C459–C460
Reservevolumen, exspiratorisches/inspiratorisches *A173*
Residualkapazität, funktionelle *A173*
Residualvolumen *A173*, A174
Residuum, schizophrenes B1033
Resilienz C761
Resistance A173
Resistenz A502
– abdominelle C100, *C100*
– Desinfektionsmittel C800
– Krankheit C301
– osmotische C550
Resistenzgen, Antibiotika C448
Resistenzplasmid C605
Resorptionsatelektase A181
Resorptionsphase, Wundheilung C330
Resorptionsstörung
– Darm A245
– Gallensäuren A246
Respiratory Syncytial Virus C675
Respirovirus C674
Response-to-injury-Hypothese A94
Ressourcenarmut C735
Ressourcenknappheit C738
Restgewebetumor, embryonaler C346
Restharn B624
Restitutio ad integrum C301, C328
Restless-legs-Syndrom B937
Restriktionsendonuklease B438
Restriktionsenzym-Verdau C543
Restriktionsfragment-Längenpolymorphismus B438
Result-based Payment C747
RET-Protoonkogen C332, C334, **B451**
Reteplase C396
Retikulozyten A138

– Laboranalytik C551
– Zählung **C535**, C553
Retikulozytenproduktionsindex A138
Retikulozytenshift A138
Retina B824
– Degenerationen B876
– Entzündungen B881
– Nekrose B881
– Tumoren B882
– Verletzungen B882
Retinitis
– AIDS *A551*
– CMV A562
– haemorrhagica B875
– pigmentosa A410, **B880**, *B880*
Retinoblastom C346, B882
– familiäres C334
Retinochoroiditis B881
Retinoide C490
– Haut B689
Retinopathia
– centralis serosa B879, *B879*
– pigmentosa B880
– praematurorum B875
Retinopathie
– AIDS B881
– arteriosklerotische B875
– diabetische A350, *B862*, **B872**, *B873*
– hypertensive B875, *B875*
– paraneoplastisches Syndrom B912
Retinoschisis
– altersbezogene B877, **B878**
– kongenitale B870
Retraktionssyndrom **B894**, B965
Retrobulbärhämatom B885
Retrobulbärneuritis B964
Retroperitonealfibrose B650
Retroperitonealtumor A668
Retroperitoneum, Anatomie B182
Retropharyngealabszess B772
Retroviren C677
– HIV C667
– Onkogene C668
Rett-Syndrom B1065
– X-chromosomal dominante Vererbung B455
Rettung B24
Rettungsassistent B24
Rettungshelfer B24
Rettungshubschrauber B24
Rettungskette B25
Rettungsleitstelle, Koordination B25
Rettungsmittel **B24**, B33
Rettungssanitäter B24
Rettungstransportwagen B24
Reverse Transkriptase C476
Reverse-Transkriptase-Inhibitor
– Adefovir C475
– Foscarnet C474
– nicht nukleosidischer C477
– nukleosidischer C476
– nukleotidischer C477
Revised Trauma Score B29
Reye-Syndrom B590
Rezeptor C350
– α-Rezeptor C355
– β-Rezeptor C355
– δ-Rezeptor C424
– κ-Rezeptor C424
– µ-Rezeptor C424
Rezeptoraktivität C351
Rezeptordichte C351
Rezeptortyrosinkinase C351
Rezidiv C301, A599
Rezidivprophylaxe, Antibiotika C449
RFLP-Analyse C543
Rhabdomyolyse B998
Rhabdomyom C345

– Herz A600
Rhabdomyosarkom C345, B611
– Herz A600
– Orbita B887, *B887*
– Weichteiltumoren B256
Rhabdoviren C675
Rhagade B687
Rhazes C896
Rheologika C396
Rhesus-D-Kompatibilität A458
Rhesus-D-Merkmal C555
Rhesusantikörper C555
Rhesusfaktor C555
Rhesusprophylaxe B399
Rhesussystem C555
Rheumafaktor
– Immunoassays C532
– juvenile idiopathische Arthritis B562
– Kollagenosen A477
– rheumatoide Arthritis A469
Rheumaknoten A468, **A469**, C327
rheumatoide Arthritis **A466**
Rhinitis B793
Rhinoconjunctivitis allergica B843
Rhinoliquorrhö C146
Rhinomanometrie B791
Rhinopathia gravidarum B794
Rhinophonie B789
Rhinophym **B751**, *B751*, B795
Rhinorrhö, Leitsymptom C136
Rhinosinusitis B794
Rhinosklerom, Borkenbildung C137
Rhinoskopie B791
Rhizarthrose B280, *B281*
Rhizopoden C645
Rhizotomie B97
Ribavirin C475
Richter-Hernie B177
Richtkonzentration, technische C816
Rickettsien C635
Rickettsiose A534
Riechstörung, Leitsymptom C138
Riedel-Thyreoiditis A327
Riegelungsimpfung **A506**, C769
Riesenfaltengastritis A240
– Präkanzerose C337
Riesenpapillenkonjunktivitis B843
Riesenpigmentnaevus B725
Riesenzellarteriitis A494
Riesenzelle C323
Riesenzelltumor B252
Rifabutin C462
Rifampicin C461, **C462**
Rift-Tal-Fieber A561
Rift-Tal(Valley)-Fieber-Virus C676
Rigor C149, B907
– mortis C258
Riluzol C418
Rinderbandwurm A578, **C654**
Ringelröteln B555
Ringer-Laktat-Lösung C389
Ringer-Lösung C389
Ringerpilz B718
Ringknorpel B778
Ringsideroblasten *A615*
Rinne-Versuch B801
Riolan-Anastomose B146
Rippenfrakturen, Schmerzen A177
Risedronat C445
Risiko
– absolutes C866
– relatives C867
– zuschreibbares C868
Risikoaufklärung C293
Risikoeinschätzung, präoperative B71
Risikogruppe, Umweltmedizin C817
Risikoreduktion C868
Risikoschwangerschaft B413
Risikostrukturausgleich C743

Risikozuschlag C747
Risperidon C412
Riss-Quetsch-Wunde, Forensik C265
Risser-Aufnahme B259
Risser-Stadien B477
Risspilz C859
Risus sardonicus A536
Ritonavir C477
Rituximab
– Immunsuppression C489
– monoklonale Antikörper C487
Ritzverletzung C267, *C267*
Riva-Rocci-Korotkow-Methode C196
Rivaroxaban C394
Rivastigmin C364
Rizatriptan C399
RNA-Polymerase B437, *B437*
RNA-Tumorviren, Karzinogenese C333
RNA-Viren C666, **C670**
Robert-Koch-Institut C729
– Dekontaminationsverfahren C799
– Präventionsempfehlungen C796
Robertson-Translokation B449, *B450*
Robinson-Drainage B105
Robustheit C874
ROC-Analyse C870, *C870*
Rockwood-Einteilung B274, *B275*
Rocuronium C366
– balancierte Narkose B78
Rodentizide C848
Roemheld-Syndrom C100
Röhrchentest C534
Röhrenspannung C499
Röhrenstrom C499
Rolando-Fraktur B286
Rolltrage B33
ROM-Kriterien, Reizdarmsyndrom A249
Romano-Ward-Syndrom A47
Romberg-Versuch B905
Röntgen-Thorax *A22*
Röntgenanlage C498, *C498*
Röntgenbild C508
– Arthrosezeichen B307
– Enchondrom B252
– Femurkopfnekrose B300, *B301*
– Gonarthrose *B307*
– Hüftdysplasie *B293*
– Hüftkopfnekrose B295
– Knochenmetastasen B256
– Knochennekrose B243
– Knochentumor B254, *B254*
– Morbus Paget B207
– Osteoporose B240, *B240*
– Schulter B268
– Schultergelenkluxation B273
– Skoliosemessung *B259*
– Spondylarthrose B262
– subakromiales Impingement B269
– Wirbelsäule B257
Röntgendiagnostik C508
– Abdominalorgane A223
– Gynäkologie B337
– Neurologie B914
– Plasmozytom A625
– Rachitis *B602*
– rheumatoide Arthritis A469
Röntgenfilm C498
– konventioneller C499
– optische Dichte C500
Röntgenkontrastmittel
– Nephrotoxizität A403
– Schilddrüsenautonomie A319
Röntgenröhre C498
Röntgenstrahlung C494
– Fraktionierung C501
Röntgenverordnung **C227**, C507
Ropivacain C368
Rosazea B751, *B751*

Röschenflechte B694
Rosenkranz, rachitischer B602
Roseolavirus C684
Roseolen, Typhus A531, *A532*
Ross-Operation A62, **B200**
Rosskastanie C792
Rostellum C654
Rosuvastatin C433
Rotationslappen B223
Rotatorenmanschette
– Defekt B269
– Prüfung B267
– Schultergelenkluxation B273
– Tendinosis calcarea B270
Rotavirus C680
– Arbeitsmedizin C238
– Gastroenteritis A559
Röteln B555
– Arbeitsmedizin C238
Rötelnembryopathie B555
Roth-Flecken A77
Rotigotin C417
Rotor-Syndrom **A276**, B591
Rötung, Untersuchung C189
Roux-Y-Anastomose B168, *B168*
Roux-Y-Gastroenterostomie, Ulkuschirurgie B135, *B135*
Rovsing-Zeichen B144
Roxithromycin C456
RPGN (rapid progrediente Glomerulonephritis) A401
RSI (rapid sequence induction) B39
RSV (respiratory syncytial virus) C675
rt-PA C396
RTA (renal-tubuläre Azidose) A407
rTMS (repetitive transkranielle Magnetstimulation) B1017
RU-486 C445
Rubellavirus C673
Rubeosis iridis A350, **B862**, *B862*
Rubinikterus B490
Rubivirus C673
Rubor C322
Rubulavirus C674
Rückbildungsgymnastik B429
Rückenlagerung B34
– OP B103
Rückenmark
– arterielle Gefäßversorgung *B972*
– Durchblutungsstörung B972
– Erkrankungen B971
– Tumoren B974
Rückenmarkskompression, Palliativmedizin C711
Rückenmarksverletzung, chirurgische Therapie B220
Rückenschmerzen, Leitsymptom C176
Rückfallfieber A515
Rückkoppelung, negative A306
Rucknystagmus B966
Rucksacklähmung B985
Rucksackverband *B271*
rugger jersey spine A388
Ruheangina A51
Ruhedyspnoe C67
Ruhegewebe C329
Ruhetremor C153, B936
Ruhezeit, Arbeitszeitgesetz C226
Ruhr A534
Rumination B585
Rumpfataxie, Leitsymptom C143
Rumple-Leede-Test A156
Rundherd A176
Rundrücken C105, **B260**
Rußpartikel, Pigmentablagerung C309
Rußregen B870
Russel-Körperchen C307
Rutherford-Stadien, pAVK A101

S

S-GAP-Lappen B224
– Mammarekonstruktion B227
SA-Block A35
Säbelscheidentrachea A320
Sabiavirus C676
Sacculus B799
Sachleistungsprinzip, gesetzliche Krankenversicherung C224
Sachverständigengutachten, Behandlungsfehler C295
Sachverständiger C297
Sadismus B1061
Sadomasochismus B1061
SAE (subkortikale arteriosklerotische Enzephalopathie) B940
Sägepalme C792
Sagittaltyp A21
Saint-Trias B130
Sakroiliitis A476
– Psoriasisarthritis A475
– Spondylitis ankylosans A473
Salbe B688
Salizylsäure C430
Salmonellen C614
– Enteritis A530
Salmonellose
– Arbeitsmedizin C238
– enteritische C615
– systemische C615
Salpetersäure C862
Salpingitis B354
– isthmica nodosa B384
– tuberculosa B355
Salpinx, Anatomie B332
Salter-Harris-Verletzung B237
Salter-Osteotomie B294
Salter-Thompson-Klassifikation B295, *B295*
Saluretikum C384
Salutogenese C761
– Umweltmedizin C817
Salven (Extrasystolie) A45
Salzverlustsyndrom, adrenogenitales B545
Salzverlustsyndrom, adrenogenitales **A343**
Salzwassertrinken B64
Samenbläschen B621
– Sonografie B625
Samenblasentuberkulose B647
Sammellinse B888
Sammelrohr A375
Sammelurin C523
Samsplint B35
Sanders-Einteilung B325
Sanderson-Polster A324
Sandfliege C664
Sanduhrmagen A243, *A243*
Sängerknötchen B784
SAPHO-Syndrom A476
Saquinavir C477
SAR-Wert C832
Sarcoptes scabiei C663
Sarkoidose A203
Sarkom
– Grading C342
– Haut B734
– Synovia B256
– Uterus B369
Sarkopenie C694
Sarkozystose A574
SARS (schweres akutes respiratorisches Syndrom) A199
Satelliten-DNA B436
Sattelnase A489, **B516**, *B792*
Sättigungskinetik C354
Sauerstoff, Palliativmedizin C711
Sauerstoffbindungskurve C563, *C563*

Sauerstoffparameter C563
Sauerstoffsättigung, gemischtvenöse, Pulmonaliskatheter B74
Sauerstofftherapie B89
Sauerglockenentbindung B428
Saugkürettage, Schwangerschaftsabbruch B389
Säugling
– Flüssigkeitsbedarf B482
– Grundimmunisierung A507
– hämolytisch-urämisches Syndrom A414
– Impfempfehlung A507
– Pharmakotherapie B468
– plötzlicher Kindstod B614
– – Obduktion C263
Säuglingsbotulismus A258, **C628**
Säuglingsernährung B483
– Beikost B484
Säuglingskolik C131
Säuglingsnahrung, hypoallergene B484
Säuglingsosteomyelitis B600
Säuglingsskoliose B258
Säuglingssterblichkeit B350, **B615**
Saugreflex B472, **B904**
Saugwürmer C652
Saugwurmerkrankung A584
Säure C859
Säure-Basen-Haushalt A375, C562
– Kalium A423
– postoperative Überwachung B83
– Störungen A430
Saure-Ceramidase-Defekt B542, **B545**
Säureunfall C244
Säureverletzung B895
Savary-Miller-Klassifikation A233
SCA (spinozerebelläre Ataxie) B977
Scapula alata B271
Scapulohumeralreflex B903
– Nervenwurzelläsion B982
Scarf-Osteotomie B319
Scatterplot C875
SCC (Squamous-cell-carcinoma-Antigen), Tumormarker A592
Schachtelhalm C792
Schädel
– Geburtsverletzungen B484
– Kraniosynostose B601
– Kraniotabes B602
– Untersuchung C189
– – Schädelsonografie B493
Schädel-Hirn-Trauma B949
– chirurgische Therapie B218
– Forensik C266
– Glasgow Coma Scale B29
– Notfallmedizin B58
Schädelbasisfraktur **B218**, B797
– Forensik C266
Schädellage, regelwidrige B422
Schadstoff C816
– fester C836
– gasförmiger C832, **C834**
Schalldruckpegel C828
Schallempfindungsschwerhörigkeit C134, B801
– Tonschwellenaudiometrie *B802*
Schallintensität C828
Schallleitungsschwerhörigkeit C134, B801
– Tonschwellenaudiometrie *B802*
Schallleitungsstörung B801
Schallwahrnehmung C829
Schallwellen C828
Schamane C894
Schanker, weicher, *siehe* Ulcus molle
Scharlach B553
Schattenpreise C752
Schattenprobe B829
Schaufeltrage B33

Schaufensterkrankheit **C55**, A101
Schaukelatmung B80
Schaum B688
Schaumann-Körper A203
Schaumpilz C265, **C272**
Schaumzelle A94, **C307**
Scheide, *siehe* Vagina
Scheidewasser C862
Scheintod C256
Scheitelbeineinstellung B423
Scheitelwirbel B259
Schellong-Test A85
– Synkopen C61
Schenkelblock A37
Schenkelhalsfehlstellung B294
Schenkelhalsfraktur B302, *B303*
Schenkelhernie B181
Scheuklappenphänomen B885
Schichtarbeit C231
Schiefhals, muskulärer B264
Schiefnase *B792*
Schiefschädel B601
Schielamblyopie B892
Schieldiagnostik B830
Schielen C163, B892
– akkommodatives B894
– latentes B894
– scheinbares B893
Schielstellung, Anisometropie B889
Schielsyndrom, frühkindliches B893
Schienenphänomen *A181*
Schienenverband B233
Schienung B35
Schilddrüse A317
– Antikörper C573
– Autonomie A320, **A325**
– Entzündungen A327
– Erkrankungen A317
– Hyperthyreose A321
– Laborwerte A318, C572
– Physiologie A317
– Untersuchung C190
Schilddrüsenadenom A660
Schilddrüsenchirurgie B121
Schilddrüsenhormone A306, C435
Schilddrüsenkarzinom A660, *A661*
– chirurgische Therapie B122
Schilddrüsenstörungen, Schwangerschaft B415
Schildknorpel B778
Schildzecke C663
Schilling-Test **A145**, A247
Schimmelmykose B721
Schimmelpilze C641
Schirmer-Test B827
Schistozyten A414
Schistosomen C652
Schistosomiasis **A584**, C653
Schistosomulum C652
Schistozyten A136
Schizont C649
Schizophrenia simplex B1032
Schizophrenie B1031
– Jugendalter B1071
Schlaf
– Altersphysiologie C695
– Elektroenzephalografie B916
Schlaf-Apnoe-Syndrom C74, A179
– obstruktives B774
Schlaf-Wach-Rhythmus, Störungen B1059
Schlafentzugstherapie B1016
Schlafkrankheit A576
– Antiprotozoika C468
Schlafmittel
– benzodiazepinähnliche Substanzen C407
– Benzodiazepine C406
– Chloralhydrat C408
Schläfrigkeit C75
Schlafstörung B1058, **C181**

Sachverzeichnis

Schlafwandeln B1059
Schlaganfall B951
– Alter C697
– Notfallmedizin B55
– Oberkörperhochlagerung B34
Schlangenbiss B66
Schlangengift C859
Schlangenkopfphänomen B631, *B631*
Schleichreaktion C541
Schleifendiuretika C384, **C386**
Schleimhaut-Kandidose A566
Schleimhautdesinfektion, Wirkstoffe C799
Schleimhautpemphigoid B746
Schleudertrauma B265
Schlinge, abführende/blinde/zuführende B138
Schluckakt B757
Schluckauf, *siehe* Singultus
Schluckstörung C88
Schluckuntersuchung C691
Schlundenge B756
Schlüsselblume C792
Schmalspektrumpenicilline C450
Schmauchspuren C268
Schmeckstörung, Leitsymptom C138
Schmelzkurve, Real-Time-PCR C544
Schmerzempfinden B904
Schmerzen C166
– Abdomen B50, **C95**, *C95*
– akute B93
– – Extremitäten B50
– – Notfallmedizin B49
– – Therapie B95
– atemabhängige C177
– chronische **B93**, C212
– Defäkation C79
– Diagnostik **B93**, C212
– Gefäßverschluss A97
– kolikartige C171
– neuralgiforme C175
– organische B1055
– pAVK A100
– projizierte B93
– psychogene B1055
– radikuläre C175
– retrosternale A50
– somatische **B93**, C94
– somatoforme B1054
– Tumor A588
– Unterbauch C120
– – Schwangerschaft C122
– viszerale **B93**, C94
– zentrale B1007
Schmerzerkrankung B1001
Schmerzgedächtnis **B93**, C212
Schmerzintensität, Objektivierung *B94*
Schmerzleitung B93
Schmerzskala B93, *B94*
Schmerzstörung, anhaltende somatoforme B1054
Schmerzsyndrom B1006
– chronisches B98
– Fibromyalgie B1007
– komplexes regionales B1006
– neuropathisches B1006
– parapatellares B310
– pseudoradikuläres B980
Schmerztherapie B93
– neurochirurgische B222
– Orthopädie B233
– Osteoporose B241
– Palliativmedizin C708
– postoperative B82
– Tumoren A598
– WHO-Stufenschema B94, *B94*
Schmetterlingserythem A478, *A478*
Schmetterlingsgliom *B928*
Schmetterlingsmücke, Leishmaniose A577

Schmetterlingsödem
– Lungenödem A207
– Lungenstauungszeichen A23
Schmierblutung B344
Schmierinfektion A500
Schmorl-Knötchen, Morbus Scheuermann B260
Schnabelzeichen B505
Schnappatmung C69, A171
Schnarchen C75
Schneckenspuren **A250**, *A251*, B876
Schnell-Einsatz-Gruppe B26
Schnellschnittdiagnostik C303
Schnittbildaufnahme C508
Schnittentbindung B429
Schnittführung B105, *B106*
Schnittger-Gross-Koagulometer C535
Schnittwunde B111
– Forensik C267
Schnüffelstellung B76
Schnupfen B793
Schnupftabaksprostata B648
Schnürfurche, Extremitäten B489
Schober-Zeichen B257, A472
Schock B45, C60
– anaphylaktischer A447, **B48**, C60
– hypoglykämischer A356
– hypovolämischer **B47**, C60
– kardiogener A27, **B47**, C60
– neurogener **B48**, C60
– septischer A511, **B48**, C60,
– spinaler B973
Schocklagerung B34, *B34*
Schockleber A288
Schocklungensyndrom A178
Schockniere A411, *A412*
Schockphase, Sepsis A512
Schockspirale *B46*
Schockzeichen, vitale Reaktionen C265
Schokoladenzyste B384
Schrankenstörung, Liquoruntersuchung C592
Schraubenosteosynthese B233
Schreiknötchen B784
Schreitreflex B472
Schrittmachersyndrom B203
Schrittmachertherapie A33, B202
– elektromagnetische Strahlung C831
Schröpfen C793
Schroth-Kur C791
Schrotpatrone C269
Schrotschussschädel *A625*
Schrumpfgallenblase A296
Schrumpfniere **A382**, B630
Schubladentest
– Kreuzbänder B304
– Schultergelenk B267
– Sprunggelenk B316
Schüffner-Tüpfelung A572
Schuldfähigkeit C287
– Begutachtung C288
Schuldwahn B1013
Schuleingangsuntersuchung B615
Schulgesundheitspflege C765
Schulkinder B466
Schulmyopie B888
Schulter-Arm-Syndrom B98
Schulteramyotrophie, neuralgische B984
Schulterdystokie B424
Schultereckgelenk, Arthrose B268
Schultergelenk
– Chondromatose *B246*
– Diagnostik B267
– Empyem B271
– Fehlbildung B268
– Instabilität B274
– Luxation B272, *B273*

– Punktion *B244*
– Traumatologie B271
– Verband *B271*
– Vibrationsschäden C827
Schulterschlinge *B271*
Schultersteife B270
Schulterzeichen B505
Schuppe B687
Schuppenflechte, *siehe* Psoriasis
Schuppenkrause B694
Schürfwunde B111
Schussformen C269
Schusslückenmorphologie C269
Schussverletzung B111, C268
Schuster-Plastik B512
Schüttelfrost C41
Schüttelmixtur B688
Schütteltrauma C283
Schutzfaktoren, Gesundheitsförderung C761
Schutzimpfung
– Infektionserkrankungen C769
– Krankenhauspersonal C798
Schutzkleidung, Krankenhaushygiene C797
Schwachsichtigkeit, *siehe* Amblyopie
Schwachsinn B1064
Schwalbenschwanzform C267
Schwanenhalsdeformität A467
Schwangere
– Betreuung B395
– Strahlenschutz C507
Schwangerschaft B392
– Drogenabusus B486
– ektope B406
– Feststellung B395
– Heparin C392
– Impfungen A509
– Mutterschutzgesetz C226
– Notfälle B416
– Pharmakotherapie B416
– Präanalytik C524
– Rauchen C250
– Reanimation B33
Schwangerschaftsabbruch B389, C297
Schwangerschaftsanämie B394
Schwangerschaftsanamnese B466
Schwangerschaftshydrämie B394
Schwangerschaftskonfliktberatung B389
Schwangerschaftsreaktion B472
Schwangerschaftsvorsorge C769
Schwartenbildung, fibrinöse Entzündung C324
Schwartz-Bartter-Syndrom A316
– Paraneoplasie A589
Schwarzlicht C687
Schwefelkohlenstoff C843
Schwefelwasserstoff C835
Schweigepflicht C184, C291
Schweigerecht C292
Schweinebandwurm A578, **C655**
Schweinerotlauf B711
Schweiß, Forensik C275
Schweißdrüsen B685
– Abszess B113
– Erkrankungen B752
– Retentionszyste B835
Schweißdrüsenreaktion C256
Schweißtest, Mukoviszidose B582
Schwellenwertsensitivitätsanalyse C750
Schwellkörperautoinjektionstherapie B669
Schwellkörperinjektionstest B669
Schwenklappen B223
Schwerbehinderung C225
Schwerhörigkeit C134
– kindliche B805
– Prüfung B801

Schwerpflegebedürftigkeit C245
Schwielenabszess B113
Schwimmbadgranulom A533, **B714**, *B714*
Schwimmbadkonjunktivitis B840
Schwindel B970, **C149**
– benigner paroxysmaler Lagerungsschwindel B818
Schwindsucht A537
Schwirren C193
Schwitzen C39
– gustatorisches B752
Schwurhand B986, *B987*
SCID (severe combined immunodeficiency) A442
SCLC (small cell lung cancer) A630
Scopolamin C364
– Intoxikation B67
– Pflanzengifte C858
Scoring-System, Polytrauma B326
Scrapie C686
Screening
– allgemeine Kriterien C767
– Bias C768
– Blut im Stuhl C564
– Diabetes mellitus A352, **C578**
– Drogen C595
– Epidemiologie C864
– Gestationsdiabetes B400
– Gütekriterien C768
– Hautkrebs C768
– HbA$_{1c}$ C579
– Hör-Screening B473
– Hüftdysplasie B292
– Hypothyreose A326
– Knochenmetastasen B256
– Mammakarzinom C768
– MRSA C809
– Neugeborene B473
– onkologische Erkrankungen C767
– Pankreasinsuffizienz A302
– Phäochromozm A344
– Sonografie in der Schwangerschaft B399
– Syphilis B516
– Tuberkulose A539
Scrofuloderm B714
SDS-Gradientengelelektrophorese C527
Seborrhö B749
– Blepharitis B833
Sebostase B749
Sectio caesarea B429
Sedativum C406
– Abhängigkeit B1044
– H$_1$-Histamin-Rezeptor-Antagonisten C408
Sedierung
– Notfallmedizin B38
– palliative C717, *C717*
Sedimentanalyse, Urin A379, **C580**
Sedimentationsstaubmessung C820
See-saw-Nystagmus B966
Seele, Instanzenmodell B1017
Seelsorge, Geriatrie C689
Segmentresektion B191
Segmenttherapie C793
Sehbahn B825
– Erkrankungen B883
– Läsionen B885
^{75}SeHCAT-Test A247
Sehleistung B826
Sehnenerkrankung B247
Sehnenscheidenentzündung B282
Sehnenverletzung B115
– Beugesehne, Hand B287
Sehnerv, *siehe* Nervus opticus
– Störungen B963
– Untersuchung B963
Sehrinde, Läsionen B886

Sehrt'sche Magenschleimhautrisse C272
Sehschärfe B826
Sehstrahlung, Läsionen B886
Sehtest B829
Sehvermögen C187
Seifenfehler C800
Seitenastvarikosis A115
– chirurgische Therapie B212
Seitenband
– Daumen, Ruptur B287
– Kniegelenk B311
– – Funktionsprüfung B304
– – Verletzung B311
– Sprunggelenk, Funktionsprüfung B316
Seitenlage, stabile B34, *B34*
Seitlagerung, OP B103
Sekretin A222
Sekretin-Pankreozymin-Test A298, **C565**
Sekretintest A659
Sekretion, Hormone A306
Sekretionsphase, Endometrium B343
Sekretspuren C275
Sektion C262
Sektionsrecht C262
Sekundärfollikel B342
Sekundärprävention C762
– Kindesalter B615
– onkologische Erkrankungen C767
Sekundärprophylaxe, Lungenembolie A211
Sekundärprozess, Ionisation C495
Selbstbeschädigung C267, *C267*
Selbsthilfeorganisationen C220
Selbstmanagementtraining B1021
Selbstmedikation C215
Selbstsicherheitstraining B1020
Selbstverwaltung, Gesundheitssystem C728
Selbstwertgefühl, Bulimie B1063
Selection Bias C768
Selegilin C418
Selektion, vorgeburtliche C924
Sellick-Handgriff B39
Sellink-Dünndarmuntersuchung A224
Semidominanz B452
Seminom B659, *B659*
– Tumormarker B660
– Tumorsystematik C346
Senium B348
Senkfuß B318
Senkniere B630
Senkungsabszess B646
Sense-Mutation B441
Sensibilität, Untersuchung B904
Sensibilitätsstörung B907, **C151**
– dissoziable B1052
– dissoziierte B909
– funikuläre Myelose B977
– Guillain-Barré-Syndrom B983
– kritische Ischämie A98
– N. trigeminus B968
– Porphyrie A365
– Rückenmarkstumor B974
– Tarsaltunnelsyndrom B987
Sensitivität C869
Sensitivitätsanalyse C750
Sentinel-Lymphknoten B176, **C340**
SEP (somatosensibel evoziertes Potenzial) B918
Sepsis **A511**, C321
– katheterassoziierte C804
– Kinder B551
– Neugeborene B551
– nosokomiale **C801**, C803
– Schockphasen B48, **A512**

– Splenektomie B175
– tonsillogene B772
Septikopyämie C321
Septotomie, Zenker-Divertikel B126
Septum, nasi B790
Septum nasi, Deviation B792
Septumdefekt, atrioventrikulärer B569
Sequenz, Definition B518
Sequenzialtherapie C449
Sequenzierung
– Mutationssuche C544
– PCR-Produkte C543
Sequenzszintigrafie C518
Sequester B248
– Bandscheibenvorfall B980
– Lunge B191
SERM (selective estrogene receptor modulators) C444
Serologie, forensische C274
Serom
– Ohr B808
– Wundheilungsstörung B112
Seromukotympanum B809, *B809*
Serotonin C398
– Antidepressiva C412
– Gastrointestinaltrakt A222
– Halluzinogene C424
– Kokain C423
– L-Tryptophan C409
– Laboranalytik C577
– MAO-Hemmer C415
– Paraneoplasie A589
Serotoninantagonisten, Erbrechen C84
Serotoninsyndrom **C415**, B1026
Serotympanum B809
Serratia C614, **C619**
– liquefasciens C619
– marcescens C619, *C619*
Sertoli-cell-only-Syndrom B669
Sertoli-Leydigzell-Tumor B372
Sertoli-Zell-Tumor B660
Sertoli-Zelle B621
Sertralin C414
Serum, Pränalytik C523
Serumamyloid A C315
Serumcholinesterase, Laboranalytik C566
Serumcholinesterasemangel B463
Serumelektrophorese C527, **C539**, *C539*
Serumkrankheit A448
Serumkreatinin C582
Setting
– palliativmedizinisches C706
– Psychotherapie B1019
Seufzer-Atmung C69, A171
Seveso-Gift C860
Sevofluran C403
– balancierte Narkose B78
– Narkoseeinleitung B79
Sex-Chromatin B445
Sex-determining region of Y-Gen B444
Sex-Pilus C606
Sexualanamnese C186
Sexualdelikt C280
Sexualentwicklung B477
Sexualhormone C442, *C442*
Sexualität Frau/Mann B350
– Störungen B1060
sexuell übertragbare Erkrankung A510
Sézary-Syndrom **A627**, *A628*, B736
Sézary-Zelle *A628*
19S-FTA-IgM-Test C633
Shaken-baby-Syndrom B617
Shaldon-Katheter, ZVK B73
shared epitope A466
Sharp and slow waves B961

Sharp waves B917, **B961**
Sharp-Syndrom A487
– Autoantikörper A477
Sheehan-Syndrom A309
Shigellen C616
Shigellose A534
Shone-Komplex B575
Short-QT-Syndrom A48
Short-Segment-Barrett-Ösophagus A234
Short-Tandem-Repeats, Forensik C275
Shouldice-Operation B179
SHT, *siehe* Schädel-Hirn-Trauma
Shunt
– AV-Fistel A111
– Dialyse B212
– distaler splenorenaler B166
– funktioneller A171
– mesenterikokavaler B166
– Pfortaderhochdruck B165, *B166*
– proximaler splenorenaler B166
– TIPS A283
Shuntumkehr, Ventrikelseptumdefekt B567
Shwachman-Diamond-Syndrom A444
Shy-Drager-Syndrom B934
SI-Einheit C522
SIADH (Syndrom der inadäquaten ADH-Sekretion) A316
Sialadenitis A486, *A486*
Sialadenose B768
Sialografie B764
Sialolithiasis B767
Sialorrhö C90
Sicca-Syndrom A486, B836, C165
Sichelfuß B316, **B319**
Sichelzellanämie A149
– Missense-Mutation B441
Sichelzelle A136, **A150**, *A150*
Sichelzellhämoglobin A149
Sichelzellkrise A149
Sicherungsaufklärung C293
Sichtung B26
Sick-Building-Syndrom C823
Sick-Sinus-Syndrom A33, **A34**, *A34*
Siderophagen, Liquoruntersuchung C591
Siderose A366
SIDS (sudden infant death syndrome) B614
– Obduktion C263
Siebbeinzellen B791
Siegelringkarzinom, Tumorsystematik C343
Siegelringphänomen *A181*
Siegelringzellkarzinom A639, *A639*
Sievert C496
Sigmadivertikulitis A260
Sigmaresektion B147
Sigmatismus B790, **B1066**
Signaltransduktion, Rezeptor *C350*
Signatur, digitale C891, *C892*
Signaturenlehre C894
signe des cils B969
Signifikanztest C877
Signifikanzwert C877
Silberdrahtarterien B875
Sildenafil C383
silent chest A184
Silhouettenphänomen C508
Silikat, Pigmentablagerung C309
Silikonprothese B226
Silikose, Arbeitsmedizin C239
Silver-Russell-Syndrom B529
Simile-Zauber C894
Simon-Blutung C271
Simon-Spitzernarr A538
Simply-Virilizing-Form A343
Simpson-Test B999, *B999*

Sims-Huhner-Test B390
Simuliidae C665
Simultansehen B826
SIMV (synchronized intermittent mandatory ventilation) B90
Simvastatin C433
single bubble sign B505
Single-Port-Technik B107
Single-Shot-Anästhesie B86
Singularitätszauber C894
Singultus C74
– Palliativmedizin C714
Sinnestäuschung B1013
Sinnhaftigkeit C762
Sinnstrang B437
Sinus
– frontalis B791
– maxillaris B791
– pilonidalis B154
– sphenoidalis B791
Sinus-cavernosus-Thrombose, Orbitaphlegmone B886
Sinus-venosus-Defekt B568
Sinusarrest A34
Sinusbradykardie A34
Sinushistiozytose A604
Sinusitis B794, *B794*
Sinusknoten A33
– Kalziumkanalblocker C382
Sinusknotensyndrom A34
Sinustachyarrhythmie A38
Sinustachykardie A38
Sinusthrombose A126, B956
Sipple-Syndrom A345, **A664**
Sirolimus C488
SIRS (systemic inflammatory response syndrome) A511
Sitagliptin C440
Sitaxentan C384
Sjögren-Syndrom A486
– Autoantikörper A477
Skabies (Krätze) **B721**, *B721*, C663
Skala, quantitative C872
Skalenus-Syndrom B985
Skaphoidfraktur B284
Skaphozephalus B601
Skapulafraktur B272
Skapulalappen B224
Skelettdeformität, Leitsymptom C106
Skelettdysplasie B600
Skelettfluorose C861
Skelettierung C259
Skelettmetastase *B256*
Skelettmuskelhypertrophie C305
Skelettmuskelmarker C590
Skelettreife B477
Skelettszintigrafie C518
– Tumorsuche *A591*
Skene-Drüsen B330
Skew deviation B966
Skiaskopie B829
Skidaumen B287
skin snips C661
skip lesion A250, *A252*
SKIP-Argumente C923
Sklera B824
– Entzündungen B854
– Erkrankungen B854
– Farbveränderungen B854
– Staphylom B854
Skleren, Osteogenesis imperfecta B528
Sklerenikterus, Leberhautzeichen A266
Skleritis B855
Sklerodaktylie A482, *A482*
Sklerodermie A481
Sklerose
– fokale A397
– multiple B946, *B946*

Sachverzeichnis

- progressive systemische A481
- – Autoantikörper A477
- – tuberöse B604
- Sklerosierung B100
- – Hämorrhoiden B156
- – Pfortaderhochdruck B165
- – subchondrale B244
- – Varizen A117
- Skolex C654
- Skoliose B258
- – Osteogenesis imperfecta B528
- – rechtskonvexe *B259*
- Skopophilie B1061
- Skorbut A370
- Skotom C156
- Skrotalhernie, inkarzerierte B677
- Skrotum
- – akutes B676
- – Hodenektopie B638
- – Hodenfehllagen B639
- – Hodentumor B661
- SLCS (small left colon syndrome) B509
- SLE (systemischer Lupus erythematodes) A477, *A478*
- – Autoantikörper A477
- Sleeve-Gastrektomie B138
- SMA (spinale Muskelatrophie) B978
- small vessel disease, Koronargefäße A50
- Smiley-Skala *B94*
- Smith-Fraktur B284
- Smith-Lemli-Opitz-Syndrom B524
- Smoothing C881
- Sneddon-Klassifikation B221
- SNRI (selektiver Noradrenalin-Wiederaufnahme-Inhibitor) C414
- Sodbrennen C88
- – Schwangerschaft B408
- Sofortoperation B102
- Sofortreaktion, allergische (Typ-I-Allergie) A438, **A446**
- Sokolow-Lyon-Index A21
- Solarkeratose B728
- Solidaritätsprinzip C728
- – Krankenkassenbeitrag C743
- Solidarpathologie C898
- Solifenacin C364
- Somatisierung B1018
- Somatisierungsstörung B1054
- Somatogramm B474
- Somatostatin A222
- Somatostatinom A660
- Somatotropin, Kleinwuchs B480
- Sommersprossen B724
- Somnambulismus B1059
- Somnolenz **B1010**, C179
- Somogyi-Phänomen A353
- Sonnenbrand B708
- Sonnenhut C792
- Sonnenschutzmittel C830
- Sonnenstich B62
- Sonnenuntergangsphänomen C163
- Sonntagsmigräne B1002
- Sonografie C511
- – Abdominalorgane A223
- – Gynäkologie B337
- – Hüftdysplasie B292, *B292*
- – Kontrastmittel C513
- – Niere A381
- – Pleuraerguss *A219*
- – Schilddrüse A318, *A318*
- – Schwangerschaft B399
- – Urologie B625
- – Venenerkrankungen A113
- Soor A566
- Soorkolpitis B352, *B352*
- Soorösophagitis A234
- Soorstomatitis B759
- Sopor C179, B1010

- Sorafenib C486
- Sorbit C387
- SORCK-Modell B1019
- Sorgfaltspflicht, Leichenschau C259
- Sotalol **C360**, C374
- Southern-Blot B438
- Sozialanamnese C186, **C247**
- – Kinder B467
- Sozialausgaben C741
- Sozialdarwinismus C899
- Sozialdatenschutz C775
- Sozialdienst, Geriatrie C689
- Sozialentwicklung, Störungen B616
- Sozialfragebogen C692
- Sozialgeheimnis C775
- Sozialgesetzbuch **C223**, C731
- Sozialhilfe, Rehabilitation C777
- Sozialleistung
- – 2-Klassen-Medizin C735
- – Sozialversicherungssystem C731
- Sozialmedizin C221
- Sozialpädiatrie B615
- Sozialstationen C218
- Sozialverhaltensstörung B1068
- Sozialversicherungssystem C731
- Soziotherapie B1022
- Spaltfehlbildung Wirbelsäule B220
- Spalthand B238
- Spalthauttransplantation B222, *B223*
- Spaltimpfstoff A506
- Spaltlampenuntersuchung B827
- Spaltungsgesetz B451
- Spannungskopfschmerz B1001
- Spannweite, Messwerte C874
- Spasmolyse, Geburt B420
- Spasmus B907
- Spastik C152, B907
- Spät-Dumping-Syndrom B138
- Spätabort B411
- Spätamniozentese B401
- Spätdyskinesie C410, **B907**
- Spätgestose B407
- Spätpneumonie C803
- Spätschielen, normosensorisches B893
- Spearman-Korrelation **C874**, C880
- Speckled Leukoplakia B760
- Speed B1045
- Speichel
- – Forensik C275
- – Human-Biomonitoring C821
- – Nachweismethode C275
- Speicheldrüse B764
- Speichelfunktionen B764
- Speichelgangszyste B766
- Speichelstein, *siehe* Sialolithiasis
- Speicherfolie C499
- Speicherkrankheit, neurometabolische B542
- Speicherungsdystrophie C308
- Spektrallinienfotometrie C529
- Spekulumeinstellung B336
- Spencer, Herbert C899
- Sperma C275
- Spermatogenese, Strahlenempfindlichkeit C504
- Spermatozele, Hodenschwellung C124
- Spermienanfärbbarkeit, postmortale C256
- Spermieninjektion, intrazytoplastische B391
- Spermiogramm B624
- Spermizide B387
- Sperrung B1012
- Spezialfärbung C303
- Spezifität C869
- Sphärophakie B856
- Sphärozyten A136, **A146**, *A147*
- Sphärozytose A146
- Sphingolipidose B542

- Sphingomyelinase-Defekt B544
- Sphinkter
- – Harnblase B620
- – Innervation *B622*
- – Überlaufsymptomatik B624
- Spickdraht B233
- Spickung C515
- Spiculae B608
- Spider-Naevi A266
- Spiegelprobe B789
- Spiegeltrinker B1040
- Spieghel-Hernie B182
- Spikes B917
- – EEG **B961**
- – Viren C665
- Spikes and waves B961
- SPIKES-Modell C720
- Spin-Gitter-Relaxationszeit C510
- Spin-Spin-Relaxationszeit C510
- Spina bifida B220, **B921**, *B922*
- Spinal Cord Stimulation B97
- Spinalanästhesie B85
- – Anurie B109
- Spinaliom B730, *B730*
- Spinalkanalstenose B981
- – chirurgische Therapie B221
- Spinalparalyse, spastische B977
- Spindelzellnaevus B725
- Spine-Test B288
- Spineboard B33
- Spinnentiere C663
- Spiraldrahttubus B75, *B75*
- Spiramycin C456
- Spirapril C370
- Spiritual Care C721, **C722**
- Spiritualität C722
- Spirochäten C632
- Spiroergometrie A175
- Spirometrie **A172**, B185
- Spironolacton C387
- Spitz-Nävus B725
- Spitzenfluss, exspiratorischer A172
- Spitzfuß B316, **B319**
- Splenektomie B175
- Splenomegalie C100
- Splinter-Blutung A77
- Spondylarthritis **A471**
- Spondylarthrose B262, *B262*
- Spondylitis B263
- – ancylosans A471
- – ankylosans *A473*
- – Psoriasisarthritis A475
- Spondylodese B260
- Spondylodiszitis B263, *B264*
- Spondylolisthese B260, *B261*
- – traumatische B265
- Spondylolyse B260
- Spondylophyten B262
- Spondyloptose B261
- Spondylose, hyperostotische B263
- Spontanblutung, Leitsymptom C29
- Spontanmutation B441
- Spontannystagmus B966
- Spontanpneumothorax A215
- Spontansprache, Broca-Aphasie B912
- Spontanurin C523
- Sporangium C638
- Sporen, Bakterien C604
- Sporozoen C647
- Sporozoit C649
- Sportlerherz A71
- Sporttauglichkeitsuntersuchung C766
- Sportunfall C253
- Sprachaudiogramm B801
- Sprache, orientierende Untersuchung C187
- Sprachentwicklung B779
- – Autismus B1066
- – verzögerte B789

- Sprachstereotypie B1015
- Sprachstörung B789, **B1067**
- Sprachverständnis
- – Presbyakusis B816
- – Wernicke-Aphasie B913
- Sprechstörung B789, **B1066**
- Spreizfuß B319
- Sprengel-Deformität B268
- Spring-Ligament B318
- Sprosspilze C639
- Sprue
- – einheimische (Zöliakie) A249, **B587**
- – tropische A249
- Sprungbereitschaft B479
- Sprunggelenk
- – Bandverletzung B323
- – oberes
- – – Fraktur B323, *B324*
- – – Untersuchung B316
- – unteres, Untersuchung B316
- Sprungschanzenphänomen B261
- Spulwurm A582, **C657**
- Spurenkunde C274
- Sputum C66
- SQTS (Short-QT-Syndrom) A48
- Squalenepoxidase C465
- Squama B687
- Squamous-Cell-Carcinoma-Antigen, Tumormarker A592
- SRY-Gen B444
- SSM (superfiziell spreitendes Melanom) B733
- SSNRI (selektiver Serotonin- und Noradrenalin-Wiederaufnahme-Inhibitor) C414
- SSPE (subakut sklerosierende Panenzephalitis) B554
- SSRI (selektiver Serotonin-Wiederaufnahme-Inhibitor) C414
- ST-Hebung, Perikarditis A74
- ST-Strecke A20
- ST-Strecken-Hebung A56
- Stäbchen B825
- – gramnegative C614
- – – obligat anaerobe C625
- – grampositive, sporenlose C625
- – sporenbildende C626
- Stäbchen-Zapfen-Dystrophie B880
- Stabilitätsgrad B234
- Stabilitätsprüfung
- – Beckenfraktur B290
- – Ellenbogengelenk B275
- – Kreuzbänder B304
- – Schultergelenk B267
- – Sprunggelenk B316
- Stabsichtigkeit, *siehe* Astigmatismus
- Stachelzellkarzinom B730
- Stack-Schiene B287
- Stadtbevölkerung, Krankheiten C246
- Stadtgelbfieber A560
- Stages-of-Change-Modell C763
- Staging **C341**, A591
- Stammbaumanalyse B451
- – Heterogenität B457
- Stammbaumsymbole *B451*
- Stammeln B790, **B1066**
- Stammfettsucht A336
- Stammganglien, Morbus Wilson A367
- Stammvarikosis A115
- – chirurgische Therapie B212
- Stammzelle A134
- – Strahlenempfindlichkeit C503
- Stammzelltransplantation A596
- Standard Gamble C753
- Standardabweichung C874
- Standardbikarbonat A431
- Standardheparin C391
- Standardhygienemaßnahmen C796

Standardimpfung A506
Standardnormalverteilung C876
Standataxie, Leitsymptom C143
Standortflora **C606**, B686
– Infektion B713
Standstörung, Leitsymptom C153
Stanford-Einteilung, Aortendissektion A109
Stangerbad C787
Stanzbiopsie C302
Stapediusreflex B802
Staphylococcal scalded skin syndrome B712
Staphylococcus
– aureus C608, *C608*
– epidermidis C609
– saprophyticus C609
Staphylococcus-aureus-Toxin, Diarrhö C80
Staphylokokken C608
– koagulasenegative C609
– koagulasepositive C608
– multiresistente Erreger C808
Staphylokokken-Penicillin C451
Staphylom B854
Stapler B108
Star
– grauer B856
– – Infrarotstrahlung C831
– grüner B864
Starbrille B859
Starter-Test B267
Startle-Reaktion B907
Statine C433
Statistik C871
Status
– asthmaticus A184
– epilepticus B959, **B960**
Staub, anorganischer/organischer C240
Staubmilbe C663
Stauchungsfraktur B236
Stauungsleber A289
Stauungsniere A411
Stauungspapille **B883**, *B884*, B964
Stavudin C476
STD (sexually transmitted diseases) B356, **A510**
Steal-Effekt, Dipyridamol C396
Steal-Phänomen A99
Steatohepatitis A274
Steatokystom B727
Steatorrhö A246
Steatosis hepatis A274
STEC (Shiga-like-Toxin produzierende Escherichia coli) C617
Stechapfelerythrozyten A136
Stechmücke C664
Steckschuss C269
Steele-Richardson-Olszewski-Syndrom B934
Steiltyp A21
Stein-Leventhal-Syndrom, *siehe* PCO-Syndrom
Steinmann-I-Zeichen B305
Steinmann-II-Zeichen B305
Steinschnittlagerung, OP B103
Steinwolle C837
Steiß-Fuß-Lage B420
Steißbeinfistel B154
Steißlage B420
Stellknorpel B778
Stellreaktionen B479
Stellung (Geburt) B418
Stellwag-Zeichen A324
STEMI (ST-segment-elevation myocardial infarction) A54
– Notfallmedizin B42
Stemmer-Zeichen *A130*, A131
Stener-Defekt B287
Stenokardie, *siehe* Angina pectoris

Stenon-Gang B764
Stenose
– Aortenisthmus B575
– Aortenklappe B575
– Nierenarterie A413
– Pulmonalklappe B574
Stenosierung, Ulkuschirurgie B135
Stentimplantation A53
– Bauchaortenaneurysma A108
– interventionelle Radiologie C520
– Komplikationen A93
Steppergang C153
Sterbeanfall B613
Sterbebegleitung, Bundesärztekammer C714
Sterbehilfe C293, C925
Sterben C301, **C715**A617
Sternenhimmelbild A629, *A629*
Sternenhimmelphänomen B556
Sternotomie B194, *B194*
Steroidhormone
– Biosynthese *A334*
– Ovar B333
Steroidmyopathie B998
Steuerungsfähigkeit C288
Stevens-Johnson-Syndrom B702, *B702*
STH (somatotropes Hormon) A313, C570
STI (sexual transmitted infections) A510
Stichwunde B111
– Forensik C267
Stickoxydul B1046
Stickstoff-Lost-Verbindung C481
Stickstoffdioxid C833, C835
Stickstoffmonoxid, Gefäßtonus C379
Stieldrehung
– Myom B365
– Ovar *B340*
Stiernacken *A337*
Stiff-person-Syndrom B994, **B995**
Stifneck B35
STIKO-Impfempfehlung A507
Still-Ikterus B490
Still-Syndrom A468
– juveniles B562
Stillen B432
– Besonderheiten B483
Stillschwierigkeiten C123
Stillzeit
– Heparin C392
– Pharmakotherapie B416
– Prolaktin C571
Stimmbruch (Mutation) B478, **B789**
Stimme, orientierende Untersuchung C187
Stimmentwicklung B779
Stimmfremitus C192
Stimmgabeltest B801
Stimmlippen
– Lähmungen B786
– Laryngitis B781, *B782*
– Papillom B785
– Phonation B779
– Reinke-Ödem B784
– Stroboskopie B780
Stimmlippenknötchen B784, *B784*
Stimmlippenpolyp B784, *B784*
Stimmstörung B788
Stimulation, bilaterale B1022
Stimmungsschwankung, Leitsymptom C181
Stimmungsstabilisator C415
Stimmventile B786
Stimulanzien, Abhängigkeit B1045
Stimulation
– antitachykarde A33
– elektrische atriale, Torsade-de-pointes-Tachykardie A47

Stimulationshypothese, Ovarialkarzinom B373
Stimulationstest
– Hypophyse **A307**, A310
– Hypothalamus A307
– Nebenniere A335
Stimulusdeprivations-Amblyopie B892
Stimuluskontrolle B1021
Stirnhöhle B791
Stirnlage B422
Stocker-Linie **B845**, B851
Stoffwechseldefekt B454
Stoffwechselerkrankung A346
– Kinder B530
Stoke'scher Kragen A617
Stoma
– Ileum B141
– Kolon B147
– kontinentes supravesikales B629
Stomatitis B759
– aphthosa A496, **A546**, *A546*
– Candidiasis A566
Stomatogingivitis herpetica, Halsschmerzen C172
Storage-Pool-Defekt A160
STORCH-Komplex B410
Storchenbiss B726, *B726*
Störfeldtherapie C793
Störung
– affektive B1023
– – anhaltende B1030
– – bipolare B1030, *B1030*
– – Kindesalter B1071
– anhaltende wahnhafte B1035
– der Persönlichkeit B1056
– dissoziative B1052
– emotionale
– – Kindesalter B1068, **B1070**
– – Trennungsangst B1070
– erworbene C300
– genetisch bedingte C300
– hyperaktive B1068
– hypochondrische B1054
– Impulskontrolle B1058
– katatone B1015
– kognitive B1037
– neurotische B1047
– organische B1037
– phobische B1048
– psychische, organisch bedingte B1035
– psychomotorische B1015
– psychotische B1035
– schizoaffektive B1034
– schizotype B1035
– somatoforme B1053
– somatopsychische B1077
– Sozialverhalten B1068
– vestibuläre B817
– zentral-vestibuläre B820
Stoßbelastung C826
Stoßbremsung C495
Stoßwellenlithotripsie B665
Stottern C140, B790, **B1066**
Strabismus C163, **B892**
– Retinoblastom B882
Strafgesetzbuch
– ärztliche Behandlung C264
– Drogen im Straßenverkehr C284
– Offenbarungspflichten C290
– Schuldfähigkeit C288
– Schwangerschaftsabbruch C296
Strafmündigkeit C287
Strafprozessordnung, Obduktion C262
Strafrecht C295
Strahlenbelastung
– Folgen C505
– Personendosis C497
– Streustrahlenraster C499
Strahlendermatitis A597

Strahlendosis
– Abstandsquadrat-Gesetz C506
– Fraktionierung C501
– Protrahierung C501
Strahlenempfindlichkeit C502
Strahlenenteritis C503
Strahlenenterokolitis A260
Strahlenexposition C506
Strahlenfolgen C505
Strahlenkatarakt B857
Strahlenkater A597
Strahlenkrankheit C505
Strahlenpilz A514
Strahlenpneumonitis C503
Strahlenproktitis C503
Strahlenquelle C516
Strahlenresistenz A597
Strahlenrisiko C506
Strahlenschäden A597, **C501**
– Forensik C273
Strahlenschutz C506
– Dosisbegriffe C497
Strahlenschutzverordnung **C227**, C507
Strahlensensibilität A596
Strahlensialadenitis B766
Strahlentherapie **C514**, A596
– Nebenwirkung A597
– Prostatakarzinom B657
Strahlenwirkung
– deterministische C502
– stochastische C503
Strahlung
– Berufskrankheiten C237
– Desinfektion C800
– elektromagnetische C831
– harte C499
– ionisierende C494
– – Arbeitsunfall C244
– – DNA-Mutation B441
– – Erbgut C504
– – Hautschäden B709
– – Karzinogenese C333
– – Messgrößen C496
– – Wechselwirkung C495
– Karzinogene C333
– kosmische C506
– radioaktive C829
– α-Strahlung C494, **C494**
– β-Strahlung C494, **C495**
– – nuklearmedizinische Therapie C518
– γ-Strahlung C494, **C495**
– – nuklearmedizinische Therapie C518
– Sterilisation C801
– terrestrische C506
– weiche C499
Strahlungsbelastung, Dosisbegriffe C496
Strahlungsempfänger C499
Strahlungswichtungsfaktor C496
Strangulation C270
Strangulationsileus B139
Streak-Gonaden B333
Strecksehnenverletzung, Hand B286, *B286*
Streifentest B831
Streifschuss C269
Streptococcus
– agalactiae C611
– mutans B762
– pneumoniae C611, *C611*
– pyogenes C610
Streptogramine C461
Streptokinase C396
– akutes Koronarsyndrom A59
Streptokokken C609, *C610*
– Enterokokken C612
– Hämolyseverhalten C610, *C610*
– vergrünende C612

Sachverzeichnis

Streptokokkenangina B771
Streptomycin C461, **C462**
Stress
– Arbeitspsychologie C232
– Gastritis A237
– Reizdarmsyndrom A248
Stress-Kardiomyopathie A69
Stressinkontinenz C111
Stressulkusprophylaxe A238
Streudiagramm C875
Streureaktion A448
Streustrahlenraster C499
Streustrahlung C498
– Vermeidung C507
Streuung, Sonografie C511
Streuungsmaße C873
Striae
– distensae B700
– rubrae C189
Strichskiaskopie B830
Stridor C76
– congenitus B781
string sign A252
Strobila C654
Stroboskopie B780
Stromatumor, Ovar B372
Strommarke C273, *C318*
Stromschäden **C273**, C318
Strömungsgeräusch, AV-Fistel A112
Strömungsgeschwindigkeitspuls A92
– pAVK *A102*
Strömungsinsuffizienz A113
Strongyloides stercoralis A582, **C659**
– Arbeitsmedizin C239
Strontiumranelat C446
– Osteoporose B240
Strophulus adultorum/infantum B697
Strukturgleichheit, Studie C871
Strukturqualität C755
Struma A319, *A320*
– anästhesiologisches Risiko B71
– chirurgische Therapie B122
– maligna A660
Strümpell-Zeichen B904
Struvitstein B664
Strychnin C858
Studentenkrankheit A553
Studie
– doppelblinde C871
– Ethikkommission C929
– kontrollierte C864
– nichtkontrollierte C864
– Phasen C872
– prospektive C865
– Randomisierung C871
– retrospektive C865
– transversale C865
– Typen C864
– Verblindung C871
Studiendesign C871
Stuhlfettbestimmung A298
Stuhlinkontinenz C91
Stupor B1015, C181
– depressiver B1025
– dissoziativer B1052
– katatoner C180, *B1032*
Sturge-Weber-Syndrom A601
Sturzattacke, Anfall C142
Sturzkampfbombergeräusch B994
Sturzsenkung, Arteriitis temporalis A494
Sturzsyndrom B694
Stützreaktion B479
Styrol C833, C840, **C841**
Subakromial-Syndrom B269
Subarachnoidalblock B85
Subarachnoidalblutung B957, *B958*
– Forensik C267
– spinale B973

Subclavian-Steal-Syndrom B210, **B956**, *B957*
Subduralblutung, Neugeborene B485
Subduralhämatom
– chirurgische Therapie B219
– chronisches B951, *B951*
– Forensik C267
– spinales B973
Subhämophilie A162
Subinvolutio uteri B430
Subklaviastenose B210
Subkutis, Aufbau B684
Sublimierung B1018
Subluxation
– Klavikula B274
– Linse B856
– Radiusköpfchen B279
Subokzipitalpunktion C591
Subsidiaritätsprinzip C728
Substantia nigra
– Chorea Huntington B934
– Lewy-body-Demenz B934
– Morbus Parkinson B931
Substanz P, ACE-Hemmer C370
Substitution B440
– Kalzium C445
– Kortikosteroide C438
Substitutionsbehandlung B82
Succinylcholin
– balancierte Narkose B78
– maligne Hyperthermie B81
Suchreflex B472
Sucht **B1038**, C207
– Alkohol B1040
– Entwicklung *B1039*
– Kriterien B1038
– Prävention C771
Suchtberatung, Alkoholabusus C251
Suchtkrankenhilfe, Alkoholabusus C251
Sudeck-Dystrophie B1006, *B1006*
Sufentanil C425, **C426**
Suffusion, Forensik C265
Sugammadex B80, **C366**
Suggestivfrage C184
Sugillation C44
– Forensik C265
SUID (sudden unexpected infant death) B614
Suizid B1072
– ärztlich assistierter C926
– Rauschgift C279
– Rechtsmedizin C264
– Schussverletzung C269
Suizidalität B1072
– Notfallmedizin B56
Suizidversuch C264, B1072
Sulcus-ulnaris-Syndrom B987
Sulfadiazin C458
Sulfamethoxazol C458
Sulfasalazin C458
Sulfonamide C458
– Kinder B468
– Schwangerschaft B486
– Wirkprinzip C447
Sulfonylharnstoff C440
Sulfonylharnstoffe, Kinder B468
Sulkus-Zeichen B267
Sulpirid C409
Sulproston C399
Sultiam, Antiepileptika C423
Sumatriptan C399
Sumpffieber A570
Sunburst-Phänomen B608
Sunitinib C486
Superantigen A502
Superinfektion B713
– atopisches Ekzem B704
Supervision, Behandlungsteam C723
Supination, Sprunggelenk B316

Supinatorlogensyndrom B986
Suppressionsszintigrafie A326
Suppressionstest
– Hyperaldosteronismus A341
– Hypophyse A307
– Hypothalamus A307
– Nebenniere A335
Suramin C468
Surfactantmangel B496
Surrogat-Parameter C817
Surveillance, nosokomiale Infektion C802
Survival of the Fittest C899
Sustentakulumfraktur B325
Süßwasserertrinken B64
Suszeptibilität C599
– Umweltmedizin C817
Suszeptibilitätsgen, Psoriasis B690
Suszeptibilitätsmonitoring C821
Sutton-Naevus B725
Suxamethonium C367
– balancierte Narkose B78
SVES (supraventrikuläre Extrasystole) A39
SVOC (Semivolatile Organic Compounds) C834
Swan-Ganz-Katheter A24, **B74**, A177
swimmer's itch A585
Swinging-Flashlight-Test B831
Swiss-Cheese-VSD B567
Switch, duodenaler B137
Switch-Operation B198, *B199*
Sydenham, Thomas C898
Sydney-Klassifikation A239
Symblepharon B822
Symboldrama B1019
Sympathikus *C356*
– Gefäßtonus C379
– Horner-Syndrom B967
– Pupillenweite B826
Sympathikusblockade B96
Sympatholytika C359
Sympathomimetika C355
– α- und β-Rezeptoren C357
– α-Sympathomimetika C359
– β$_2$-Sympathomimetikum C359
Symphysendehiszenz, postpartale B289
Symphysenruptur B432
Symphysiolysis B432
Symptom C301
Synchisis B870
Syndaktylie B238, **B280**
Syndrom C301
– adrenogenitales A343
– akutes nephritisches A392
– akutes retrovirales A550
– amnestisches, organisches B1036
– apallisches B912
– aurikulotemporales B767
– demenzielles B937
– dienzephales B924
– enzephalitisches B942
– epileptisches B959
– geriatrisches C692
– hämolytisch-urämisches A414
– hepatopulmonales A285
– hepatorenales A285
– hypereosinophiles A206
– inadäquate ADH-Sekretion A316
– iridocorneoendotheliales B848
– klimakterisches B349
– klinisch isoliertes (KIS) B947
– kostoklavikuläres B985
– malignes neuroleptisches B998, **B1033**
– meningitisches B942
– mesenzephales B924
– metabolisches **A356**, A358
– myasthenes B1000

– myelodysplastisches A143, A603, **A614**
– nephritisches A393
– – IgA-Nephropathie A394
– nephrotisches A392–A393
– – Kinder B596
– neurokutanes B604
– neurologisches B905
– neuropsychologisches B912
– paraneoplastisches **A589**, B912
– polyglanduläres A345
– pontines B924
– postkontusionelles B949
– postthrombotisches A126
– prämenstruelles **B344**, C120
– präsuizidales B1073
– psychopathologisches B912
– radikuläres B982
– septisches A511
– spinales B909
– vasospastisches A104
– vibrationsbedingtes vasospastisches C827
– zentrales anticholinerges B82
– zentromedulläres **B909**, B976
– zerebrales B910
– zerebrohepatorenales B524
Synechie B822, B860
Syneresis B870
Synkope **C60**, A85
Synoptophor B831
Synostose, radioulnare B280
Synovia B244
– Analyse **B311**, A465
– reaktive Arthritis A474
Synovialitis
– pigmentierte villonoduläre B252
– rheumatoide Arthritis A469
– sterile A474
Synovialom, benignes B252
Synzytiotrophoblast B392
Syphilis, *siehe* Lues
– angeborene, *siehe* Lues connata
Syringobulbie B976
Syringomyelie B976
Syringostomie B977
Systemerkrankung, degenerative B933
Systolikum A19
Szintigrafie C517
Szintillationsdetektor C497

T

T$_3$ A318
T$_4$ A318
T-Graft, Bypass-OP B204
T-Helferzelle A436
T-Lymphozyten A436
– Graft-versus-Host-Disease A456
– sekundärer Immundefekt A445
t-Test C879
T-Welle A20
– Myokardinfarkt A56
T-Zeichen B414, *B415*
T-Zell-Defekt A441
T-Zell-Erythrodermie B736
T-Zell-Lymphom A620
– kutanes B735
– Mycosis fungoides A627, B735, **B735**
– Sézary-Syndrom A627, **B736**
T-Zell-Pseudolymphom B737
TAA (thorakales Aortenaneurysma) A109
Tabakrauch
– Passivrauch C838
– Störungen B1046
Tabakbeutelgesäß *B588*
Tabaksbeutelmund A482, *A482*

Sachverzeichnis

Tabanidae C665
Tabatière
– Kahnbeinfraktur B284
– Strecksehnenverletzung B287
Tabes dorsalis A529
Table-top-Test B282
Tabo-Schema B889
Tachyarrythmia absoluta A40
Tachykardie
– fokale atriale A44
– junktionale ektope A44
– paroxysmale supraventrikuläre A42
– pathologische A38
– pharmakologische A38
– physiologische A38
– ventrikuläre A45, *A46*
Tachykardie-Bradykardie-Syndrom *A34*
Tachyphemie B790, **B1066**
Tachyphylaxie C353
Tachypnoe C67, **C77**
Tachyzoiten A574
Tacrolimus C488
Tadalafil C383
Taenia
– saginata A578, **C654**, *C655*
– solium A578, **C655**
Tagesschläfrigkeit C75
Tahynavirus C676
Taillenumfang C770
Takayasu-Arteriitis A496
Tako-Tsubo-Kardiomyopathie A69
Talgdrüsen B685
– Erkrankungen B749
Talgdrüsenkarzinom B835
Talgdrüsennaevus B726
Talus
– Frakturen B324
– osteochondrale Läsion B320
– Osteochondrosis dissecans *B320*
– verticalis B317
Talushalsfraktur B324
Talusvorschub B316
Tamm-Horsfall-Proteine A405
Tamoxifen C444
Tamoxifentest B671
Tamponade B105
– Leber B165
– Perikard B205
Tanapockenvirus C684
Tannenbaumphänomen B239
Tanner-Stadien *B478*
Tanztherapie B1022
Tape-Verband B233
TAPVC (totale Lungenvenenfehlmündung) B199, B572
Tardieu-Flecken C270
Target-Zeichen, Divertikulitis A261
Targetzelle A136, *A149*
Tarsaltunnelsyndrom B987
Taschenmesserphänomen, Spastik C152
Tau, blutiger B693
Taubenzüchterlunge A202
Taubheit, Leitsymptom C134
Tauchunfall B64
Taurolidin, Desinfektion B104
Tausendgüldenkraut C792
TAVI (transcatheter aortic valve implantation) A64
Taxane C482
TC (totale Lungenkapazität) *A173*
TDM (therapeutisches Drug Monitoring) C593
TEA (Thrombendarteriektomie) B209
TEE (transösophageale Echokardiografie) A23
Teerstuhl C77, **C92**, A227
Tegafur C482

Teicoplanin C459
Teilbelastung B234
Teilchenbeschleuniger C516
Teilchenstrahlung C494
Teilhirntod-Definition C927
Teilkörperdosis C497
Teilmantelgeschoss C269
Telbivudin C475
Teleangiektasie **C53**, B754
– retinale B875
Telecurietherapie C515
Telefonsprechstunde C209
Telemedizin C890
Teleopsie B1014
Teleskopphänomen B125
Telithromycin C456
Telmisartan C371
Telomer B442
Temazepam C406
Temozolomid C481
Temperatur
– Enzymdiagnostik C540
– Hydrotherapie C789
– Notfallmedizin B29
– Probentransport C523
Temperaturempfinden B904
Temporalhirnsyndrom B911
TEN (toxische epidermale Nekrolyse) B702
Tendinitis, subakromiales Impingement B269
Tendinosis calcarea B270
Tendovaginitis B282
– stenosans B283
Tenecteplase C396
Tennisellenbogen B276
Tennisfraktur B325
Tenofovir C477
TENS (transkutane elektrische Nervenstimulation)
– Elektrotherapie C787
– Schmerztherapie C97
Tensacholesteatom B812
Tenside, Vergiftung C278
Tensilon-Test B999
Teratom B611
– chirurgische Therapie B219
– Hoden B659
– Ovar B372
– reifes C345, *C346*
– unreifes C346
Teratozoospermie B624
Terbinafin C465
Terfenadin C397
Terizidon C463
Terlipressin C388
Terminalhaare B685
Terminalschlaf B960
Termingeborene, Definition B469
TERPT (transanal endorectal pull-through) B510
Terrassenfraktur C266
Territorialinfarkt B954
Terson-Syndrom B870, **B958**
Tertiärfollikel B342
Tertiärprävention C762
χ2-Test C880
Test, einseitiger/zweiseitiger C878
Testbenzin C843
Testbriefchenmethode C564
Testes, *siehe* Hoden
Testierfähigkeit C287
Testosteron C443
– erektile Dysfunktion B669
– Geschlechtsdifferenzierung B445
– HCG-Stimulationstest B639
– Infertilität B671
– Laboranalytik **C574**, B623
Testosteron-enanthat C443
Testosteron-proprionat C443
Testosteron-undecaonat C443

Testverfahren
– geeignetes C879
– statistische C870
Tetanie
– Anfall C142
– Hypoparathyreoidismus A333
– normokalzämische A180
Tetanospasmin A536, **C627**
Tetanus A535
– Neugeborene B516
Tetanusprophylaxe B112
Tethered-cord-Syndrom B921
Tetracain C368
Tetrachlor-Dibenzo-p-Dioxin C860
Tetrachlorethen C840
Tetrachlorkohlenstoff C862
Tetrachlormethan C862
Tetracyclin C455
Tetrahydrobiopterin-(BH4)-Test, Stoffwechselerkrankungen B530
Tetrahydrocannabinol C424, **C858**
Tetraparese, Erscheinungsbild B900
Tetrazepam C406
Tetrazykline C455
– Kinder B468
– Schwangerschaft B486
– Wirkprinzip C447
Teufelskralle C792
Textilpresspur C265
TG (Thyreoglobulin), Tumormarker A592
TGA (transiente globale Amnesie) B912
TGA (Transposition der großen Arterien) B198, **B571**
TH$_1$-Zelle A436
TH$_2$-Zelle A436
Thalamus, dienzephale Störungen B910
Thalamusläsion, Sensibilitätsstörung C152
Thalassämie A142, **A148**
Thalassotherapie C789
Thales von Milet C895
Thallium C852, **C856**
– Human-Biomonitoring C822
– Obduktionsbefund C279
Thanatologie C256
Thekaluteinzyste B371
Thekazelltumor B372
Thelarche B478
– isolierte prämature B550
Theophyllin C378
Theorie
– biostatistische C914
– deontologische C920
– ethische C919
– konsequentialistische C920
Therapie
– adjuvante A593
– Allgemeinmedizin C205
– alte Patienten C212
– antiemetische A598
– dermatologische B687
– kurative A593
– manuelle C786
– neoadjuvante A593
– nuklearmedizinische C518
– palliative A593, **C704**
– physikalische C216
– supportive A593, **A598**
Thermanästhesie B909
Thermästhesie B904
Thermoactinomyces C629
Thermodilutionskatheter, arterieller B74
Thermolumineszenzdetektor C498
Thermotherapie C789
Theta-Wellen B917
Thiamazol C436

Thiamin, Wernicke-Enzephalopathie B942
Thiaziddiuretika C385, **C386**
Thioamid C436
Thionin, Antidot B67
Thiopental C404
– balancierte Narkose B78
Thioridazin C409
Thiotepa C481
Thioxanthene C409
Thomas-Handgriff B291
Thomasmehl C240
Thompson-Operation B213
Thompson-Test
– Achillessehnenruptur B322
– Epicondylitis humeri radialis B276
Thomsen-Myotonie B993
Thoracic-Outlet-Syndrom **B210**, B985
Thorakoskopie B185
Thorakotomie
– Herzchirurgie *B194*
– Lungenresektion B190
Thorax B266
– Untersuchung C191
Thoraxdysplasie, asphyxierende B601
Thoraxkompression *B31*
– Atemwege freimachen B36
– Kinder *B33*
Thoraxschmerz, *siehe* Brustschmerz
Thoraxtrauma **B189**
Thoraxwand B186
Thoraxwandableitung A20, *A20*
Thrombangiitis obliterans A497, *A498*
Thrombasthenia Naegeli-Glanzmann A160
Thrombembolie
– Antikoagulation A121
– arterielle A96
– Paraneoplasie A589
– Wochenbett B431
Thrombendarteriektomie B209
Thrombininhibitor, direkter A158
Thrombinzeit C558
Thrombolyse
– akutes Koronarsyndrom A59
– Hirninfarkt B956
Thrombopathie, erworbene A160
Thrombophilie A155, **A166**
Thrombophiliediagnostik A120
Thrombophlebitis A117
– Hautbefund B753
Thromboplastinzeit A156, C557
– aktivierte (partielle) A158, C558
Thrombopoese A136
Thrombose
– arterielle A96, **A96**, A97
– Beinvenen A121
– heparininduzierte C392
– Hirnsinus B956
– Lebervenen A126
– Mesenterialvenen A126, **A264**
– Milzvenen A126
– Nierenvenen A126
– perianale B156
– Pfortader A126
Thromboseprophylaxe, chronisch-venöse Insuffizienz A128
Thromboseprophylaxe A120
– chirurgische B102
Thromboserisiko, Schwangerschaft B394
Thromboxan A$_2$
– Gefäßtonus C380
– Thrombozytenaggregationshemmung C394
Thromboxan-Synthetase-Defekt A160

Sachverzeichnis

Thrombozyten A137, C554
– Antigene C556
– Defekte A160
– Zählung C535
Thrombozytenaggregationshemmer C394
– perioperativ B70
Thrombozytenfunktionstest C554
Thrombozytenkonzentrat **C389**, A459
– intraoperativ B83
Thrombozythämie, essenzielle A613
Thrombozytopathie A160
– kongenitale A160
Thrombozytopenie A159
– heparininduzierte C392
Thrombozytose
– essenzielle Thrombozythämie A613
– Polycythaemia vera A612
– reaktive A614
– Splenektomie B175
Thrombus A119
– intravasaler hyaliner C314
– weißer A155
thumb prints A259, *A259*
Thymektomie B1000
Thymian C792
Thymidinkinase C473
Thymoleptika C412
Thymom A667
Thymus, Myasthenia gravis B999
Thymushypoplasie, kongenitale A441
Thyreoglobulin A318, C573
– Antikörper C573
– Tumormarker A592
Thyreoidektomie, Schilddrüsenkarzinom B122
Thyreoiditis A327, *A328*
– chirurgische Therapie B121
Thyreoperoxidase **A317**, C436
Thyreostatika A322
– Operationstag B70
– Schwangerschaft B486
Thyroid-Peroxidase-Antikörper C573
TIA (transitorisch-ischämische Attacke) B952
– Notfallmedizin B55
Tiagabin C419, **C421**
Tibiakopffraktur B321
Tibialis-anterior-Syndrom B322
Tibialis-posterior-Reflex B903
– Nervenwurzelläsion B982
Tibialisparese B987
Ticlopidin C395
Ticstörung B1069
Tiefendosis C496
Tierfraß C259
Tietze-Syndrom, Brustschmerz C169
Tiffeneau-Index A172
Tigecyclin C455
Tilidin C425, **C427**
Time-Trade-off C753
Timed-up-and-go-Test C690
Timolol C360
Tinea B718, *B719*
– capitis B748
Tinetti-Test C690
Tinktur B688
Tinnitus C135
Tintenlöscherfuß B317
Tioguanin C482
Tiotropiumbromid C365, **C379**
Tipranavir C477
TIPS (transjugulärer intrahepatischer portosystemischer Stent-Shunt) **A283**, C520
Tirofiban C396
Tissue-Plasminogenaktivator C561

TIVA (totale intravenöse Anästhesie) B78
TLC (totale Lungenkapazität) A174
TNFα, Apoptose C310
TNM-Klassifikation C341
– Ordnungssysteme C885
Tobramycin C454
Tocainid C373
Tod **C256**, C301
toddlers' diarrhea B584
Todesart C261
Todesfeststellung, Leichenschau C259
Todesrasseln C716
Todesursache C261
– Kinder B615
Todeszeichen C256
Todeszeitbestimmung C260
Togaviren C673
– Arbeitsmedizin C239
Tokolyse
– Beckenendlage B421
– vorzeitige Wehen B412
Tolbutamid C440
Tolcapon C418
Toleranz
– Arzneimittel C352
– Nitrate C380
Toleranzentwicklung, Abhängigkeit B1038
Tollwut A558
Tolosa-Hunt-Syndrom **B886**, B1005
Toluidinblau, Antidot B67
Toluol C840, **C841**
– Richtwerte C833
Tomografie, konventionelle C511
Tonaudiometrie B801, *B802*
Tonerpulver C837
Tonnenwirbel B258
Tonnenzähne B516
Tonotopie B800
Tonsilla
– palatina B756
– pharyngea, Hyperplasie B769
Tonsille, Untersuchung C190
Tonsillektomie B773
Tonsillitis
– akute B771
– chronische B773, *B773*
– ulzeröse B772
Tonus, Muskulatur B904
Tophus A363
Topiramat C419, **C421**
Topodiagnostik C783
Topoisomerase-Inhibitor C482
– Wirkprinzip C479
Topotecan C484
Torasemid C386
TORCHLL-Komplex B410
Toremifen C444
Torsade-de-pointes-Tachykardie A47, *A47*
Torticollis
– muscularis B264
– spasmodicus B936
TOS (Thoracic-Outlet-Syndrom) B210
Tossy-Einteilung B274
total pain C708, *C708*
total symptom C709
Totalendoprothese, Hüftgelenk B299
Totenflecke C257, *C257*
– CO-Vergiftung C277
Totenlade B248
Totenstarre C258
Totenstille B198
– Ileus B139
Totgeburt B416, B469
Totimpfstoff A506
Totraumventilation A171

Totschlag C264
Tötung C264
Toupet-Hemifundoplicatio B125
Tourette-Syndrom B1070
Tourniquet-Syndrom A97
Touton-Riesenzelle C323
Toxic-Shock-Syndrom A537
Toxikologie, forensische C277
Toxine
– Clostridium C628
– Pilze C638
– Staphylokokken A537, C609
– Streptococcus pyogenes C610
Toxizität C277, C825
Toxoidimpfstoff A507
Toxoplasma gondii C647
– Antiprotozoika C469
Toxoplasmose A574, *A575*, C648
– Fetopathie B861, *B861*
– konnatale B516
– zerebrale B946
Toynbee-Versuch B803
TP53 C334
tPA (Tissue-Plasminogenaktivator) C561
TPHA-Test C633
TPPA-Test C633
Trabekulektomie B865
Trabekulotomie B866
Träbert-Reizstromtherapie C787
Tracer C518
Tracerprinzip C517
β-Trace-Protein C592
Tracertechnik C531
Trachea B778
– Fehlbildungen B781
– Kontaktgranulom B783
– Ruptur B193
– Stenose B781
– Tumor B786
– Verletzungen B788
Tracheitis, Brustschmerz C169
Tracheotomie **B120**, B780
Trachom C637, **B840**
Trachyonychie C51
Tractus
– corticospinalis
– – ALS B979
– – Pyramidenbahnläsion B909
– opticus B825
– – Läsionen B886
– spinothalamicus, Vorderseitenstrangsyndrom B909
Tragen B33
Training, autogenes B1021
TRAK A324
Traktionsdivertikel B125, **B126**
TRALI (transfusions-assoziierte Lungeninsuffizienz) A463
TRAM-Lappen B224
– Mammarekonstruktion B226
Tramadol C425, **C427**
Trandolapril C370
Tränenapparat B823
Tränenbasissekretion B827
Tränendrüse B324
Tränenfilmaufreißzeit B827
Tränenflüssigkeit B823
Tränenpünktchen B823
Tränensack, Tumoren B838
Tränensee B823
Tränenträufeln, Leitsymptom C165
Tränenwege, ableitende, Erkrankungen B837
Tränenwegendoskopie B827
Tranexamsäure, Fibrinolytika C397
Tranquilizer C406
Transaminasen C565
Transaminasenerhöhung
– Antituberkulotika A542
– Hepatitis A268

Transduktion, Bakterien C606
Transfektion C605
Transferrin C540
– Eisenstoffwechsel A141, **A142**
β$_2$-Transferrin C592
Transferrinsättigung, Hämochromatose A366
Transformation, Bakterien C605
Transformationszone, degenerative Veränderungen B361
Transfusion
– intraoperative B83
– Rhesussystem C556
Transfusionsimmunologie A457
Transfusionsreaktion A458
– hämolytische A461
– immunologische A461
– nicht hämolytische A462
– nicht immunologische A464
Transfusionssyndrom, fetofetales B415
Transglutaminase-Antikörper B588
Transition B440
– demografische **C734**, C900
– epidemiologische **C734**, C900
Transkriptase-Inhibitoren A552
Transkription B437
Transkriptions-Initiations-Komplex B437, *B437*
Translokation B440
Transmission C816
Transparenz, Palliativmedizin C720
Transplantation B213, **A453**
– Dünndarm B216
– ethische Fragen C927
– Gewebe B222
– Haut B222
– Herz B214
– Hornhaut B853
– Knorpel B308
– Leber B165, **B215**
– Mamille B227
– Nerv B221
– Niere B216
– Pankreas B217
– somatopsychische Folgen B1078
– Spendebereitschaft C928
Transplantationsgesetz C928
– Offenbarungspflichten C290
Transplantationsimmunologie A453
Transplantationstheorie, Endometriose B383
Transplantatvaskulopathie A456
Transport, Rettungskette B25
Transportmittel, Auswahl B25
Transposition, große Arterien B198, **B571**
Transposon C605
Transsexualität B1061
– chirurgische Therapie B229
Transsexuellengesetz B229
Transsudat A219, C313
Transversion B440
Transversumresektion B147, **B149**
Transvestitismus B1061
Tranylcypromin C415
Trastuzumab B382, C487
Traubenmole B403
Trauer, Sterbephase C719
Trauma
– akustisches B815
– Extremitäten B58
– Hoden B682
– Nieren B679
– psychisches B1051
– Rückenmark B973
– Thorax B57, **B189**
– Wirbelsäule B57, B264
– Zähne B763

Sachverzeichnis

Traumatologie
- Becken B289
- forensische C264
- Grundlagen B236
- Kniegelenk B311
- Notfallmedizin B57
- Oberarm B277
- Schultergelenk B271
- Unterschenkel B321
- urologische B679
Treacher-Collins-Syndrom B522
Trematoden C652
Trematodeninfestation A584
Tremor B907, B936, **C153**B34
Trendelenburg-Test C197, *C197*
Trendelenburg-Watschelgang **B291**, B292, C153
Trendelenburg-Zeichen B291
- Morbus Perthes B295
- Muskeldystrophie B991
Trendstudie C865
Trennungsangst B1070
Trennverfahren C527
- chromatografische C530
- Elektrophorese C527
- immunologische C530
Trennwert C870
Trepanation B100, B218
Treponema C632
- cerateum C633
- pallidum C632
- - Meldepflicht **A528**
- vincentii C633
Treponema-pallidum-Hämagglutinationstest C633
Tretinoin C491
TRH-Test, Laboranalytik C570
Triad-Syndrom B594
Triage B26
Triamcinolon C437
Triamteren C387
triangular cord sign B511
Trias, Hyperaldosteronismus A341
Triazolam C406
Triazole C463
Trichiasis *B832*, B833
Trichinella spiralis C659, *C659*
Trichinellose A582, *A583*
- Konjunktivitis B843
Trichlorethan, Lösungsmittel C839
Trichlormethan, Lösungsmittel C839
Trichobacteriosis palmellina B713
Tricholemmalzyste B727
Trichomonaden, Antiprotozoika C469
Trichomonadenkolpitis A524, **B352**, *B352*
Trichomonas vaginalis C642, *C642*
Trichomykose B718
Trichophyton C639
- Berufskrankheiten C242
Trichosporon C641
Trichotillomanie B748, **B1058**, C45
Trichromasie B880
Trichterbrust B266, *B266*
Trichuris trichiura A582
Tricolore-Phänomen A104
Trifluorchlorbromethan C857
Trifluridin C473
Trigeminus A45
Trigeminusläsion *B968*
Trigeminusneuralgie B1005
Triggerpunktinfiltration B96
Triglyzeride A359, C544
Triglyzeridsenker C434
Trigonozephalus B601
Trihexyphenidyl C364

Trikuspidalatresie B573
- chirurgische Therapie B197
Trikuspidalklappe
- Atresie B197
- Auskultation C194
- chirurgische Therapie B202
Trikuspidalklappeninsuffizienz A68
Trikuspidalöffnungston C59
Trikuspidalstenose A68
Trimalleolarfraktur B323, *B324*
Trimenonanämie, physiologische B470, **B563**
Trimethoprim C458
Trimipramin C412
Trinkwasserhygiene C813
Trinkwasserverordnung C813
triple bubble sign B507, *B508*
Triple-Osteotomie B294
Triple-Test B400
Triple-Therapie A240
Triplets A45
Tripodfraktur B796
Tripper, *siehe* Gonorrhö
Triptane C398
- Migräne B1002
Triptorelin C442
Trisektorektomie B162
Trisomie 13 B518
Trisomie 18 B518
Trisomie 21 B449, **B519**
- Wiederholungsrisiko B462, *B463*
Tritanopie B880
Trizepssehnenreflex B903
- Nervenwurzelläsion B982
TRK-Wert C816
Trochlearisparese *B965*
Trockenchemie C529
Trofosfamid C481
Trombicula autumnalis B721
Trombidiose B721
Trommelfell *B798*
- Anatomie B798
- Otoskopie B801
Trommelfelldefekt *B811*
Trommelfellverletzung B813
Trommelschlegelfinger C76, *C77*
Trömner-Zeichen B903
Tropenkrankheit, Arbeitsmedizin C238
Tröpfcheninfektion A500
Tropfen, dicker C553, **A572**
Tropheryma whipplei A250
Trophoblast B392
Trophozoit C649
Tropicamid C364
Tropisetron C399
Tropismus, Viren C668
Troponine A57, C546
Trospiumchlorid C365
Trough-Konzentration C593
Trousseau-Zeichen A333
Trümmerfraktur B236
Truncus arteriosus communis B199, **B573**
Trying-too-hard-Syndrom B1059
Trypanosoma C644, *C644*
- brucei C644, *C644*
- cruzi C644
Trypanosomenschanker A576
Trypanosomiasis A576
Trypsin A297
Tsetsefliege C665
TSH, basales A318, C572
TSH-Rezeptor-Antikörper A324, **C573**
TTM (transtheoretisches Modell) C763
TTP (thrombotisch thrombozytopenische Purpura) A414
TTS (Toxic-Shock-Syndrom) A537

Tuba
- auditiva B798
- - Funktionsstörung B809
- uterina
- - Anatomie B332
- - Fehlbildungen B333
- - geschwollene *B354*
Tubargravidität B406
Tube, klaffende B809
Tuben
- Endometriose B384
- Hypoplasie B333
- Veränderungen B370
- Zysten B370, *B370*
Tubenfunktionsprüfung B803
Tubenkarzinom B371
Tubenmittelohrkatarrh B809
Tubenventilationsstörung B809
Tuberculosis
- cutis luposa B714
- fungosa serpiginosa B714
Tuberkelbildung C630
Tuberkulinreaktion A448
Tuberkulintest A539, *A540*
Tuberkulom A538
Tuberkulose A537
- Antituberkulotika C461
- Arbeitsmedizin C238
- Haut B714
- Kinder B559
- Meldepflicht **A541**
- Urogenitalsystem B647
Tübinger-Schiene B293
Tubocurarin C366
Tubulusnekrose, akute nephrotoxische A383
Tubulussystem A374
- Funktionsstörungen A406
Tubus, Arten *B37*
Tullio-Phänomen B820
Tumor
- Alter C699
- Anämie A588
- B-Symptomatik A588
- benigner C336
- brauner A330
- Chemotherapie A593
- Dignität C335
- Dünndarm **A641**, B136
- Durchblutung C338
- dysontogenetischer C344
- embryonaler C346
- endokriner A660
- Epidemiologie A588
- epithelialer C342
- gastrointestinaler A636
- Gefäße A601
- Gehirn B606, **B926**
- Gentherapie A596
- Hals B121
- hämatologischer A603
- Herz A600
- - chirurgische Therapie B205
- Hormontherapie A595
- Hyperthermie A596
- Infektprophylaxe A598
- Karnofsky-Index A591
- Knochen B251, B607
- Laboranalytik C588
- Leber A648
- lokale Komplikationen A589
- Lunge A629
- maligner C336
- melanozytärer C347
- mesenchymaler C344
- monogen vererbbarer C333
- neuroektodermaler C347
- neuroendokriner A657
- neuroepithelialer C347
- nichtgerminaler B660
- Niere **A664**, B606

- odontogener B763
- Operation B110
- Pankreas A654
- Pathologie C331
- Pleura A629
- primitiver neuroektodermaler B930
- Prognosefaktoren A600
- Progression A599
- Remission A599
- Rezidiv A599
- Rückbildung C341
- Rückenmark B974
- Schmerztherapie C708
- semimaligner C336
- sozialmedizinische Aspekte C248
- Stadieneinteilung C341
- Stoffwechsel C334
- Strahlentherapie A596
- supportive Therapie A598
- Systematik C342
- systemische Wirkungen A588
- Therapiekonzepte A592
- Vorsorgeuntersuchung A592
- Wachstum C338
- Zytostatika C479
Tumoranämie A142, **A152**
Tumorbestrahlungsdosis A597
Tumordiagnostik C302
Tumorentstehung
- formale C332
- molekulare Grundlagen C331
- Stadien C336
Tumorimmunologie C335
Tumorkachexie A588, **C713**
Tumorlyse, Uratnephropathie A406
Tumormarker C588, C602
Tumornachsorge A599
Tumornekrose, ischämische C338
Tumornekrosefaktor, Zytokine A136
Tumorosteoid *B608*
Tumorpromotor C333
Tumorregression C338
Tumorschmerzen B98
Tumorstaging A591
Tumorsuppressorgen B450, **C332**
Tumorzellverschleppung, Metastasierung C339
Tüpfelnägel **B692**, *B692*, C51
TUR-Syndrom B655
Turbidimetrie C531
- Gerinnungszeit C535
- Lipase C565
Türkenbundhose B753
Turmschädel B601
Turner-Syndrom B447, **B520**
TURP (transurethrale Elektroresektion der Prostata) B655, *B655*
Turrizephalus B601
Tuschepräparat, Cryptococcus *C640*
TVOC-Wert C834
TVT (tiefe Beinvenenthrombose) A121
Tympanometrie B802, *B803*
Tympanoplastik B812
Tyndall-Effekt B724
Typ-1-Diabetes A347
Typ-2-Diabetes A348
Typ-I-Allergie A438, **A446**
Typ-II-Allergie A438, **A447**, A451
- Abstoßungsreaktion A455
Typ-III-Allergie A438, **A447**, A452
Typ-IV-Allergie A438, **A448**
Typhus **A531**, C615
Tyrosin, Katecholamine C355, *C357*
Tyrosinkinase, CML C331
Tyrosinkinaseinhibitor **C485**, A596
Tzanck-Test A546, **C43**,

U

U-Lappenplastik B223, *B223*
U-Untersuchung C765
Übelkeit
– Palliativmedizin C709
– Schwangerschaft B407
Überbein B282
Überbelastung, mechanische C826
Überdosierung, Barbiturate C408
Überdruckschaden C827
Überempfindlichkeitsreaktion C125
– Erythema exsudativum multiforme B701
– Heuschnupfen B793
– Impfungen A509
– Stevens-Johnson-Syndrom B702
– verzögerter Typ A438
Übergang, kraniozervikaler, Störungen B921
Übergangsepithelkarzinom, Tumorsystematik C344
Übergewicht, *siehe* Adipositas
Überkreuzungsphänomen A121
Überlastungshyperplasie C306
Überlaufaminoazidurie A377
Überlaufinkontinenz **C111**, B667
Überlaufproteinurie C115
Überlaufsymptomatik B624
Überlebensdaueranalyse C881
Übermüdung C231
Übernahmeverschulden C294
Übernähung, Ulkuschirurgie B134
Übersichtsfärbung C303
Überstimulationssyndrom, ovarielles B340
Übertragung
– Erreger A500
– Psychoanalyse B1018
– Schwangerschaft B413
Überwässerung C33
Überweisung C217
Überweisungsschein *C217*
UCTD (undetermined connective tissue disease) A487
UDP-Galaktose-4-Epimerase-Mangel B532
Uhrentest C690
Uhrglasnägel C51, **C76**, *C77*
Uhtoff-Phänomen B947
UICC-Einteilung B254
– Hodentumor B661
UIP (usual interstitial pneumonia) A202
Ulcus
– anogenitales A518
– cruris C54
– diabetischer Fuß A351
– duodeni A240
– durum *A529*
– Granuloma inguinale A518
– hypertonicum Martorell B754
– molle A518
– rodens B731
– serpens B849
– Syphilis A518, **A529**
– terebrans B731
– ventriculi A240
– – radiologische Zeichen A244
– – Rezidivprophylaxe A245
Ulkusblutung A242, *A242*
Ulkuschirurgie B133
Ulkuskrankheit
– gastroduodenale **A240**, B1076
– Kinder B585
Ulkuspenetration A242
Ulkusperforation A242
Ullrich-Turner-Syndrom B447, **B520**
Ulnardeviation A467
Ulnarisparese B987
Ultraschalltherapie C788

Ultrazentrifugation C546
Umbilikalarterien B392
Umbilikalkatheter C805
Umstechung, Ulkuschirurgie B134
Umstechungsligatur B105
Umstellungsosteotomie
– Gonarthrose B307
– Hüftkopfnekrose B301
– Koxarthrose *B299*
Umwelt, soziale C246
Umweltangst C824
Umwelteinfluss, Karzinogenese C334
Umweltmedizin C816
Umweltmonitoring C819
Umweltnoxen C825
Umweltwirkung, wahrnehmungsvermittelte C817
Unabhängigkeitsgesetz B451
Uncoating, Viren C667
Underreporting, altersspezifisches C210
Unfall
– akustischer B815
– Arbeitsmedizin C243
– Arten C253
– häuslicher C253
– Rechtsmedizin C264
– Risikofaktoren C253
– sozialmedizinische Aspekte C253
Unfallverhütung, Arbeitssicherheitsgesetz C222
Unfallverhütungsvorschrift C227
Unfallversicherung
– Alkoholabusus C252
– Berufsgenossenschaften C228
– gesetzliche
– – Arbeitsunfall C243
– – Berufsgenossenschaft C228
– – Rehabilitation C776
– – Rehabilitationsziele C778
– – Wegeunfall C243
90/10-Ungleichgewicht C735
Ungleichsichtigkeit B889
Unguis
– incarnatus B749, C51
– hippocraticus C76
unhappy triad B311
Uniformitätsgesetz B451
Universalspender A460
Unterarm B280
– Schaftfraktur B283
Unterbauchschmerzen C120
– Schwangerschaft C122
Unterberger-Tretversuch B905
Unterbringung C296
Unterdruckschaden C827
Unterdruckversuche C906
Untergewicht C26
Unterkieferfraktur B797
Unterkühlung B63
– Forensik C273
– Totenflecke C258
Unterkühlungsversuche C906
Unterlagen, ärztliche C292
Unterschenkel B321
Untersuchung
– digital-rektale C200
– gynäkologische B335
– körperliche C281
– körperliche (internistische) C187
– – alte Patienten C210
– – Anästhesie B70
– – Forensik C280
– – Kinder B467
– – Notfallmedizin C27
– – orthopädische B232
– – Sexualdelikt C281
– – Umweltmedizin C818
– – neurologische **B902**, C187
– – ophthalmologische B827

– orthopädische C200, B902
– psychiatrische B1010
– urologische B622
Upbeat-Nystagmus B966
Upside-down-Magen *B131*
Urachus B636
Urachusanomalie B594
Urämie A385, **A387**
Urämietoxine A387
Urapidil C362
Uratnephrolithiasis A363
Uratnephropathie A363, **A406**
Ureaplasma urealyticum C635
Urease-Schnelltest A237
Ureter
– Anatomie B620
– duplex **B593**, B631, *B634*
– ektoper B631
– fissus **B593**, B631
– retrokavaler B635
– Sonographie B593
– Steineinklemmung *B664*
– Tuberkulose B647
– Tumoren B650
– Verletzung B680
Ureterabgangsstenose, *siehe* Ureterstenose, subpelvine
Ureterersatz B629
Ureterkarzinom B651
Ureterkolik, Leistenschmerzen C175
Uretermündungsinsuffizienz, kongenitale B594
Ureterobstruktion B593
Ureterokutaneostomie B629
Ureteropyelografie B627
Ureterorenoskopie B627
Uretersigmoidostomie B629
Ureterozele **B593**, B631, *B631*
Ureterozystoneostomie B652
Ureterstenose, subpelvine B593, B632
Urethra
– Anatomie B620
– Fehlbildungen B636
– Verletzung B681, *B681*
Urethradivertikel B673
Urethradruckprofil B625
Urethralfluor C108
Urethralkarunkel B673
Urethralklappen *B593*, B637
Urethralpolyp B673
Urethralprolaps B673
Urethralsekret B624
Urethralsyndrom B672
– psychovegetatives B1054
Urethramalignom B653
Urethrastenose B673
Urethritis B643
Urethrografie, retrograde B626
Urethrotomie B667
Urethrozystoskopie B627
Urge-Inkontinenz **C111**, B672
Urikostatika C432
Urikosurika C432
Urin
– Drogenscreening C595
– Elektrophorese C539
– Glukosebestimmung C578
– Human-Biomonitoring C821
– Probengewinnung C523
– schäumender C115
– spezifisches Gewicht C583
– Stoffwechselerkrankungen B531
Urinanalyse A379
Urindrainage B628
Uringeruch, abnormer C107
Urinkreatinin C582
Urinstatus C580
Urinteststreifen, *siehe* Harnteststreifen
Urintrübung C113

Urinuntersuchung, mikroskopische C580
Urinverfärbung C113
Urinzylinder A380
Urobilinogen
– Bestimmung C552
– Ikterus C36
– Laboranalytik C567
Urodynamik B624
Uroflowmetrie B624
Urogenitalmykoplasmen C635
Urogenitalsystem
– Anatomie B620
– bildgebende Diagnostik C514
Urogenitaltuberkulose B647
Urografie B625
Urokinase C396
Urolithiasis B663
– Kinder B597
Urologie, gynäkologische B672
Uroporphyrinogen-Decarboxylase A365
Urosepsis B678
Urothelkarzinom C344, B650
– Urethra B653
Urothelpapillom C343
URS (ureterorenoskopische Steintherapie) B665
Urtica B687
Urticaria
– factitia B700, *B701*
– papulosa chronica B698
– pigmentosa B737
Urtikaria *A447*, **B700**, *B701*
– Formen B700
– Leitsymptom C54
Uterus B331–B332
– duplex B595
– Fehlbildungen B332, *B332*
– Kantenschmerz B353
– Leiomyom *B366*
– myomatosus B365
– Schwangerschaft B394
– septus B595
Uterusatonie B427
Uterushalteapparat B334
Uterusruptur B426
Uterussarkom B369
Utriculus B799
UV-Index C830
UV-Strahlung B686, C830
– Karzinogenese C333
UV-Therapie, Psoriasis B693
Uvea B824
– Entzündungen B860
– Erkrankungen B859
– Fehlbildungen B859
– Melanom B863
– Verletzungen B864
Uveitis intermedia B861, *B861*
Uvula bifida *B757*

V

Vacciniavirus C684
VACTERL-Assoziation B518
Vagina
– Anatomie B330
– duplex **B331**, B595
– Fistelbildung B673
– septa **B331**, B595
Vaginalaplasie B331
Vaginalatresie **B331**, B595
Vaginalflora C607
Vaginalkarzinom B360
Vaginalring B388
Vaginalsekret
– Forensik C275
– Nachweismethode C275
Vaginismus B1060

Vaginose, bakterielle B410
Vagotomie B134
Vagotonie A58
Vagusparese B788
Vakatwucherung C305, *C305*
Vakuumextraktion B428
Vakuummatratze **B33**, B35
Vakuumschiene B35
Valaciclovir C473
Valganciclovir C473
Valgusstress
– Böhler-Zeichen B305
– Ellenbogengelenk B275
– Innenbandriss B311
– Pivot-shift-Test B304
– Seitenbandprüfung B304
– Skidaumen B287
Validierung
– klinische Chemie C525
– medizinische C526
Validität, Studie C872
Valproinsäure C419, **C420**
Valsalva-Manöver A32
– Herzrhythmusstörung B44
– Tubenfunktionsprüfung B803
– Varikosis A116
Valsalva-Versuch C188
Valsartan C371
van-Gieson-Färbung C303
Vanadium C852, **C856**
Vancomycin C459
vanishing twin B414
Vardenafil C383
Variabilität, Messwerte C873
Variable, sozialdemografische C246
Varianz C876
– empirische C874
Varianzanalyse, einfache C879
Varicellavirus C682
Varikophlebitis A117
Varikosis A114
– chirurgische Therapie B212
Varikozele B640
Variola vera B716
Variolavirus C684
Varisierungsosteotomie, intertrochantäre *B294*
Varizella-Zoster-Virus C682
Varizellen B556
– Arbeitsmedizin C238
Varizellenembryopathie B556
Varizen
– Magenfundus A282
– Orbita B887
– Ösophagus A282–A283
– retikuläre A115
– Schwangerschaft B407
– untere Extremität A114
Varizenbildung, portale Hypertension A281
Varizenblutung
– Magenfundus A282
– Ösophagus A282
– Prophylaxe A283
Varizensklerosierung
– Ösophagusvarizen A282
– untere Extremität A117
Varusstress
– Außenbandriss B311
– Ellenbogengelenk B275
– Seitenbandprüfung B304
VAS (visuelle Analogskala) **B93**, C753
Vasculitis allergica *A447*
Vasculo-Behçet A497
Vasektomie B671
– Sterilisation B389
Vaskulitis
– allergica A493
– Arteriitis temporalis A494
– Aszites A98

– autoantikörpervermittelte A488, **A488**
– Hautbefund B753
– immunkomplexvermittelte A488
– Kawasaki-Syndrom A494, **B561**
– kutane A493
– Morbus Behçet A496
– nicht klassifizierte A496
– pauciimmune A488, **A488**
– Pityriasis lichenoides B696
– primäre A464, **A487**
– retinale B881
– rheumatoide A468
– Rickettsiose A534
– sekundäre A487
– Sjögren-Syndrom A486
– SLE A479
– Takayasu-Arteriitis A496
– Thrombangiitis obliterans A497
Vasodilatator
– EDHF C380
– Prostacyclin C380
– Stickstoffmonoxid C379
Vasografie, Infertilität B670
Vasokonstriktor
– Endothelin C380
– Lokalanästhetika B83
– Prostaglandin H$_2$ C380
– Thromboxan A$_2$ C380
Vasopressin A315
Vasopressinrezeptor, Typen C388
Vasospasmus
– Akrozyanose A105
– Raynaud-Syndrom A104
– Subarachnoidalblutung B958
Vaterschaft C276
Vaterschaftsabklärung C276
Vaterschaftsfragen B439
VDRL-Mikroflockungsreaktion C633
Vecuronium C366
Vegetation, adenoide B769, *B769*
Veitstanz B934
Vellushaare B685
Vena-cava-Kompressionssyndrom B410
Vena-ovarica-dextra-Syndrom B635
Venen
– Funktionstest C197
– klinische Untersuchung C197
Venen-Stripping B212, *B212*
Venendruck, zentraler
– postoperatives Monitoring B87
– Schock B46
– ZVK B73
Venenerkrankung A112, B753
Venenkatheter C804–C805
Venenthrombose
– Arm A125
– Differenzialdiagnose C200
– Lebervenen A126
– Mesenterialvenen A126
– Milzvenen A126
– Nierenvenen A126
– oberflächliche A117
– Organe A126
– Paget-von-Schroetter-Syndrom A125
– Pfortader A126
– tiefe A118
Venenverschluss
– Extremitäten B50
– Lebervenen A289
Venenverschlussplethysmografie A114
Venexhairese B212
Venlafaxin C414
Ventilation A170
Ventilations-Perfusions-Quotient A170

Ventilationsstörung
– obstruktive A171, *A174*
– restriktive A171, *A174*
Ventrikeldehnungston C59
Ventrikeldrainage, Hirndrucksteigerung B219
Ventrikelperforation B205
Ventrikelschrittmacher B202
Ventrikelseptumdefekt B567, *B567*
– chirurgische Therapie B196
Venturi-Effekt A70
VEP (visuell evoziertes Potenzial) B918, *B918*
Verapamil C375, **C383**
Verarmungswahn B1013
Verätzung
– Auge B895
– Magen B133
– Mundhöhle B761
– Notfallmedizin B65
– Ösophagus B128
Verband
– Orthopädie B233
– Schulterverletzung B271, *B271*
Verbindung, flüchtige organische C833
Verblindung C871
Verblitzung B852
Verbrauchskoagulopathie A164
– Laborparameter A165
– Paraneoplasie A589
Verbrennung B59
– Arbeitsunfall C244
– Auge B895
– chirurgische Therapie B228
– Forensik C272
– Hautulkus C54
– Schweregrade **B60**, *B60*, C317
Verbrühung
– Forensik C272
– Mundhöhle B761
Verdauungssystem
– Laboranalytik C564
– Leitsymptome C77
Verdauungstrakt
– Funktion A222
– Metaplasie C306
Verdichtung C500
Verdin-Ikterus B490
Verdopplungsdosis C504
Verdrängung B1018
Vererbung
– autosomal dominante B452
– – Syndrome B521
– – Wiederholungsrisiko B461
– autosomal rezessive B453, *B453*
– – Syndrome B522
– – Wiederholungsrisiko B460
– dominante B452
– geschlechtsbegrenzte B456
– geschlechtsgebundene, Wiederholungsrisiko B462
– kodominante B451
– mitochondriale B456, *B456*
– multifaktorielle B457
– – Wiederholungsrisiko B462
– X-chromosomal dominante B455, *B455*
– – Syndrome B524
– X-chromosomal rezessive B454, *B455*
– – Syndrome B525
Verfahren
– Laboranalytik C527
– psychometrisches B1010
Verfolgungswahn B1013
Vergewaltigung C280, **B341**
Vergiftung B66, C277
– akute C277
– alkoholische Lösungsmittel C842

– aromatische Kohlenwasserstoffe C840
– Arsen C857
– Blei C855
– Cadmium C855
– chronische C279
– Eisen C857
– Kupfer C853
– Lösungsmittel C839
– Mangan C856
– Nachweis C594
– Nikotin C368, **C859**
– Paracetamol C594
– Pilze C859
– Quecksilber C854
– Schwefelwasserstoff C835
– Thallium C856
– tierische Gifte C859
– Weichmacher C843
Vergütung
– Ambulanzkosten C745
– Belegarztwesen C746
– Krankenhauskosten C743
– privatärztliche C746
– Rehabilitationskosten C745
– vertragsärztliche C745
Verhaltensanalyse B1010, **B1019**
Verhaltensänderung C763
Verhaltensregeln, Personalschutz C798
Verhaltensstörung, Kindesalter B1068
Verhaltenstherapie B1019
– Depression B1028
Verhandlungsfähigkeit C288
Verhornungsstörung, hereditäre B740
Verkalkung
– Abdomenübersichtsaufnahme A224
– Atherosklerose A94
– Pankreatitis A302
– Röntgen-Thorax **A23**, *A177*
Verkehrsmedizin C283
Verkehrsunfall
– Sozialmedizin C253
– Traumatologie C268
Verkennung, illusionäre B1014
Verlangsamung, Leitsymptom C182
Verletzte, Massenanfall B26
Verleugnung B1018
Verlustrate C888
Vernachlässigung B616
Vernichtungsschmerz, Aortendissektion A109
Verruca
– plana juvenilis B715, *B715*
– plantaris B716
– seborrhoica senilis B727
– vulgaris B715, *B715*
Verrucosis, generalisata B716
Verschattung **A176**, C500
Verschiebung B1018
Verschlusszoospermie B670
Verschlussikterus A292
Verschlusskrankheit
– arterielle A99
– – chirurgische Therapie B209
– chronische, Mesenterialgefäße B210
– chronische, Mesenterialgefäße **A263**
– periphere arterielle A100
– – Alter C697
– viszerale A263
Versicherungspflicht C728
– Rehabilitation C775
Versilberung C303
Versorgung
– ärztliche C731
– sozialpsychiatrische B1022

Sachverzeichnis

Versorgungstyp, Koronargefäße A50
Versorgungszentrum, medizinisches C732
Verstehbarkeit C762
Verstopfung, *siehe* Obstipation
Versündigungswahn B1013
Vertebra plana B258
Vertebralvenentyp (Metastasierung) C341
Verteilung, empirische C873
Verteilungshypokaliämie A424
Verteilungskoeffizient, Inhalationsanästhetika C404
Verteilungsstörung, Lunge A171
Verteilungsvolumen, Arzneimittel C355
Vertigo, Leitsymptom C149
Vertikalotropie B892
Vertragsarzt C745
Vertragshaftung C294
Verwandtenehe B453
Verwandtschaftskoeffizient B454
– Zwillinge B459
Verwesung C258
Verwirrtheit C182
– Notfallmedizin B56
– Palliativmedizin C711
Verzerrtsehen, Leitsymptom C166
Vesal, Andreas C897
Vesicula seminalis B621
Vesikel C42, B687
Vesikuläratmen C193
Vesikulovirus C675
Vestibularisausfall B818
Vestibularisparoxysmie B819
Vestibularorgan B799
Vibices C258
Vibration C827
Vibrio C623
– cholerae C623, *C623*
– parahaemolyticus C624
– vulnificus C624
Videoendoskopie, Dysphagie C691
Videofluoroskopie, Dysphagie C691
Videokapselendoskopie A225
Videokeratoskopie C828
Vierer-Zeichen B291
– Morbus Perthes B295
Vierfelder-Tafel C867
Viersäftelehre B895
Vigabatrin C419, **C421**
Vildagliptin C440
VIN (vulväre intraepitheliale Neoplasie) B357, *B358*
Vinblastin C482
Vinca-Alkaloide C482
Vincristin C482
Vindesin C482
Vinorelbin C482
Vinylchlorid C844, **C845**
Vinylchlorid-Krankheit C845
VIP (vasoactive intestinal peptide) A222
VIPom A659
Virchow, Rudolf C898
Virchow-Trias A118
Viren C665
– biologische Noxen C319
– zytopathogene C319
Viridans-Streptokokken C612
Virilisierung C128
Virion C665
Virostatika C473
Virulenz **A501**, C598
Virulenzfaktor C598
Virus der lymphozytären Choriomeningitis C676
Virusgrippe A554
Virushepatitis A269
Visite, Hausbesuch C208
Viskokanalostomie B865

Visusminderung
– Amblyopie B892
– Endophthalmitis B871
Visusprüfung B829
Visusstörung C164, B963
Visusverlust C164
Vita
– minima **C256**, C301
– reducta C301
Vitalfunktionen, Hirntod C927
Vitalismus C898
Vitalkapazität A172, *A173*
– forcierte *A173*
Vitalstörung, Depression B1025
Vitamin A
– Mangel, Keratomalazie B845
– Retinoide C490
Vitamin B_{12}
– Malassimilation A246
– Mangel A144
– Schilling-Test A247
– Stoffwechsel A144
Vitamin D
– Intoxikation A371
– Laboranalytik C573
– Mangel A371
– Nebenschilddrüse A329
– Neugeborenenprophylaxe B473
– Niere A376
– Osteoporose B240
– Phosphathaushalt A429
– Rachitis B601
– Substitution C446
Vitamin K
– Gerinnungsfaktorenmangel A164
– Mangel A371
– – Neugeborene B489
– – Neugeborenenprophylaxe B473
Vitamin-B_1-Mangel, Wernicke-Enzephalopathie B942
Vitamin-C-Mangel A370
– Blutungsneigung C30
Vitamin-K-Antagonisten (Cumarine) C393
– Schwangerschaft B486
Vitamine A370
– Knochenstoffwechsel C446
Vitiligo B739, *B739*
Vitrektomie B872
VLBW (very low birth weight infant) B469
VLDL A359
VLDL-Cholesterin, Berechnung C545
VOC (volatile organic compounds) C833
Vogelgrippe A555
Vogelhalterlunge A202
Vogt-Klassifikation B504
Vojta-Konzept C784
Volhard-Trias A394
Volkmann-Dreieck *B324*
Volkmann-Fragment B323
Volkmann-Kontraktur B278
Vollbelastung B234
Vollblut, Hämatologie C548
Vollgeschoss C269
Vollhauttransplantation B222, *B223*
Vollkeimimpfstoff A506
Vollmantelgeschoss C269
Vollmondgesicht A336, *A337*
Vollversicherung C728
Vollwerternährung C791
Volumeneffekt C388
– Kristalloide C389
Volumenersatzmittel C389
Volumenersatztherapie B36
Volumenhaushalt A417
Volumenmangelschock B47
– Blutung B52
Volumensubstitution C388
Volvulus B506

Von-Hippel-Lindau-Syndrom A601
Von-Kossa-Färbung C303
Von-Willebrand-Jürgens-Syndrom A163
Vorbeireden B1012
Vorderhauptslage B422
Vorderkammerlinse B859
Vorderseitenstrangsyndrom B909
Vorderseitenstrangsystem B908
Vorderwandinfarkt A56
Vorhaut, Phimose B594
Vorhofflattern A39, *A40*
Vorhofflimmern A40
– chirurgische Therapie B203
Vorhofmyxom A600, *A601*
Vorhofschrittmacher A33
Vorhofseptumdefekt B568, *B569*
– chirurgische Therapie B196
Vorhofton C59
Voriconazol C463
Vorlaufphänomen B257
Vorposten-Syndrom B1031
Vorsorgeuntersuchung
– arbeitsmedizinische C229
– Check-up 35 C766
– Gynäkologie B338
– – Schwangerschaft C769
– Kinder B475, C765
– Tumoren A592
– Zähne C766
Vorsorgevollmacht C293
Vorsteherdrüse, *siehe* Prostata
Vortexkeratopathie B851
Voussure C193
Voyeurismus B1061
VRAM-Lappen, Mammarekonstruktion B227
Vrolik-Osteogenesis B527
VRSA (vancomycinresistenter Staphylococcus aureus) C809
VTEC (verotoxinproduzierende Escherichia coli) C617
Vulnerabilitäts-Stress-Modell B1074
Vulnerabilitäts-Stress-Ressourcen-Modell B1024
Vulvakarzinom B359
Vulvitis B351
VUR (vesikoureteraler Reflux) B633
VVOC (very volatile organic compounds) C834

W

W-Plastik B223
Waardenburg-Syndrom B739
Wachkoma B912
Wachstum
– allometrisches B474
– Bakterien C604
– Kinder B474
– Tumoren C335, **C338**
Wachstumsfaktor, Zytokine A136
Wachstumshormon C570
– Glukosebelastungstest C570
– Hypophysentumor A373
– Hypophysenvorderlappeninsuffizienz A309
Wachstumsretardierung
– intrauterine B469
– Plazentainsuffizienz B405
Wachstumsstörung **B238**, B479, C131
Wachszylinder A380
Wächterlymphknoten B176, **C340**
Wahn B1012
– anhaltende wahnhafte Störung B1035
– Depression B1025
– induzierter B1035
Wahrnehmungsstörung B1013

Waldeyer-Rachenring B769
Walking-through-Angina A51
Wallace-Regel *B61*
Wallenberg-Syndrom B911
Waller-Degeneration B221, **C330**
Waller-Phagozytose C330
Wandel, sozialer C246
Wanderwelle B800
Wangensteen-Aufnahme B510
Wanze C663
Wanzen, Hauterkrankungen B723
Warfarin C393
Wärmeantikörper A150
Wärmeintoleranz C42
Wärmeregulation, Neugeborene B469
Wärmetherapie C789
Warren-Shunt B166
Warthin-Tumor B766
Warzen B715
Waschbenzin C843
Waschhaut C272
Waschmittellunge A202
Wasserhammerpuls A64, **C196**
Wassersackniere B632
Wasserspalten-Speichen-Katarakt B856
Wasserüberschuss C33
Wasserumsatz A416
Wasservergiftung B655
Wasserverteilung A416
Wasting-Syndrom A550
watchful waiting B658
Waterhouse-Friderichsen-Syndrom B942, *B942*
– Nebennierenrindeninsuffizienz A339
Watson-shift-Test B285
WDHA-Syndrom A659
Weaning B91
Weber-Cockayne-Epidermolyse B742
Weber-Fraktur B323, *B324*
Weber-Ramsted-Operation B505
Weber-Syndrom B954
Weber-Versuch B801
Wechselbelichtungstest B831
Wechselfieber A570, **C32**
Wechselgewebe C329
Wechselwirkung, elastischer C496
Wedge-Druck B74
Wegener-Granulomatose A488, *A489*
Wegeunfall C243
Wehen
– vorzeitige B412
– zervixwirksame B419
Wehendystokie B424
Weichmacher C843
Weichstrahltherapie C514
Weichteiltumor, maligner B256
Weichteilverkalkung, periartikuläre B235
Weichteilverletzung B115
Weidenrinde C792
Weil-Felix-Reaktion C635
Weinbauerlunge A202
Weingarten-Syndrom A206
Weißdorn C792
Weißkittelhypertonie A82
Weißnägel, Leberhautzeichen A266
Weiss-Ring B871
Weitsichtigkeit B888
α-Wellen B917
Wellenstrahlung C494
Wells-Score **A122**, A209
Wenckebach-Typ
– AV-Block A36
– SA-Block A35
Wendl-Tubus B37, *B37*

Werdnig-Hoffmann-Muskelatrophie B979
Wermer-Syndrom A345, **A664**
Werner-Morrison-Syndrom A659
Wernicke-Aphasie B913, C139
Wernicke-Enzephalopathie B942
Wert, prädiktiver C869
Wertheim-Meigs-Operation B364
Wertschätzung, positive, Palliativmedizin C719
West-Nil-Virus C678
West-Syndrom B960
Western Blot, Autoantikörper C587
Western-Blot, AIDS A550
Westphal-Variante B934
Wet-Dry-Index C234
Wharton-Gang B764
whiplash injury B265
Whipple-Operation B172, *B173*
Whipple-Trias A658
whirlpool sign B507
Whisker
– Biometrie C875
– Schadstoffe C837
Whisky-Stimme B784
white clot syndrome C392
WHO
– Gesundheitsdefinition C300
– Ottawa-Charta C760
– Palliativmedizin C704
WHO-Stufenschema, Schmerztherapie B94, *B94*
Wickham-Streifung B695
Widerspruchslösung C928
Widerspruchsregelung A454
Widerstand, Psychoanalyse B1018
Widmark-Verfahren C285
Wiedereingliederung C780
Wiederholungsrisiko B460
Wiegenkufenfüße B518
Wieger-Ligament B824
Wiesengräserdermatitis B708
Wilcoxon-Mann-Whitney-Test C879
Wilcoxon-Test C879
Wilhelm-Operation B276
Williams-Beuren-Syndrom
– Aortenklappenstenose A63
– Mikrodeletion B521
Williams-Schweregrade B158
Wilms-Tumor B606
– Tumorsystematik C346
Wilson-Ableitung A20
Wilson-Gen A367
Wimpernzeichen B969
Windei B411, *B412*
Windeldermatitis B707
Windpocken B556
Winkelblockglaukom B864, **B867**, *B867*
Winnie-Blockade B84
Winterstein-Fraktur B286
Winzerlunge A202
Wirbelkörper, sklerosierter B258
Wirbelsäule
– degenerative Erkrankungen B262
– dysrhaphische Störung B921
– entzündliche Erkrankungen B263
– Erkrankungen B257
– Knochenmetastasen B255
– Kyphose B260
– Osteoporose B240
– Skoliose B258
– Spaltfehlbildung B220
– Untersuchung B902, **C200**
– Verletzung B264
– – Forensik C266
– – Notfallmedizin B57
Wirksamkeit C352
– relative biologische C500
Wirtschaftlichkeit C749
Wirtschaftlichkeitsgebot C749

Wischektropium B833
Wischnewski-Flecken C273
Wiskott-Aldrich-Syndrom **A442**, B526, C30
Wismut C857
Wissenschaft
– angewandte C909
– außerordentliche C912
– medizinische C908
– praktische C909
– routinemäßige C912
– theoretische C909
Wochenbett B429
Wochenbettpsychose B432
Wohlstandskrankheit C735
Wohlstandssyndrom A358
Wohnen
– betreutes C219
– Umweltmedizin C818
Wolff-Gänge
– Eileiterzysten B370
– Entwicklung der weiblichen Genitalorgane B330
– Geschlechtsdifferenzierung B445
Wolff-Parkinson-White-Syndrom A43
Wolfsrachen B757
Wood-Licht B687
– Erythrasma B713
– Hautmykosen B718
– Vitiligo B739
Worttaubheit B789
WT-1 C334
Wuchereria bancrofti C660
Wulst, idiomuskulärer C256
Wulstfraktur B238
Wundarzt C895
Wundbotulismus A258, **C628**
Wunddeckung, Verbrennung B229
Wunddehiszenz B109
Wunde B111
– Gefäßverletzung B208
– Kontaminationsgrad C806, **C806**
Wundheilung C329
– periphere Nerven C330
– Störfaktor C329
Wundheilungsstörung B112, *B113*
Wundinfektion B112
– nosokomiale C801
– postoperative C806
Wundstarrkrampf A535
Wundverschluss B107
Wundversorgung B112
Wunschuntersuchung, arbeitsmedizinische C230
Würgereflex B903
Wurmbefall A578
Wurmfortsatz, *siehe* Appendix
Wurstfinger A475
Wurzelkaries C698
Wurzelkompressions-Syndrom, chirurgische Therapie B220
Wurzeltod B981
Wydler-Zeichen C272

X

X-Bein B305
X-Chromosom B444
X-Inaktivierung B445
Xanthelasmen A361, *A361*, B835
Xanthin, Allopurinol C432
Xanthinoxidase, Allopurinol C432
Xanthogranulom, juveniles B737
Xanthom A361, *A361*
Xanthomzelle C323
Xantochromie B919
xDT-Standard C890
Xenon C403, **C404**
Xenopsylla cheopis C664

Xenotest C644
Xeroderma pigmentosum B743
– DNA-Reparaturgen C332
– Karzinogenese C334
– Präkanzerose C337
Xerophthalmie, Sjögren-Syndrom A486
Xerosis cutis C54
Xerosis conjunctivae B845
Xerostomie C90
– Alter C698
– Sjögren-Syndrom A486
– Sterbephase C718
Xipamid C386
XXX-Phänotyp B448
Xylol C840
Xylometazolin C359
XYY-Phänotyp B448

Y

Y-Chromosom B444
Y-Graft, Bypass-OP B204
Y-Prothese, Aortenaneurysma B211
Yale Brown Obsessive Compulsive Scale B1050
Yatapoxvirus C684
Yersinia C617
– enterocolitica C618
– pestis C617
– – Arbeitsmedizin C239
– pseudotuberculosis C618
Yersinien C617
Yersiniose A543
Youden-Index C870
Young-Mania-Rating-Skala B1029

Z

Z-Daumen A478
Z-Plastik B223
Zahnabnutzung B763
Zahnbelag B763
Zahndurchbruch **B477**, B763
Zähne
– Anatomie B756
– Erkrankungen B762
Zahnentwicklung B477
Zahnfraktur B763
Zahnhalteapparat B756
– Entzündung B762
Zahninfarkt A289, *A289*
Zahnluxation B763
Zahnradphänomen, Morbus Parkinson B931
Zahnstein B763
Zahnverfärbung B763
Zahnvorsorge C766
Zahnwechsel B477
Zahorsky-Krankheit B773
Zäkumdivertikulitis A260
Zaleplon C407
Zanamivir C474
Zanca-Zielaufnahme B268
Zangemeister-Handgriff B425, *B425*
Zangengeburt B428
Zäpfchen, *siehe* Uvula
Zapfen B825
Zapfen-Stäbchen-Dystrophie B880
Zappelphilipp-Syndrom B1068
ZAS (zentrales anticholinerges Syndrom) B82
Zauberunss C792
Zecken, Borreliose A514
Zehen
– Exartikulation *B235*
– Fraktur B325
– Gelenkuntersuchung B316
Zeichnungsblutung **B420**, C122

Zeis-Drüse B823
Zellalterung C308
Zellatypie, Tumoren C335
Zelle, antigenpräsentierende A436
Zellersatz C329
Zellmigration, Entzündungsreaktion C323
Zellophan-Makulopathie B872
Zellproliferation, Tumorwachstum C338
Zellproliferationsrate C338
Zellschwellung, hydropische C306
Zelltod C309
– Strahlenschäden C502
Zellveränderung, neoplastische C335, *C336*
Zellverfettung C307
Zellverlust, Tumorwachstum C338
Zellverlustrate C338
Zellweger-Syndrom B524
Zellzyklus, Strahlenempfindlichkeit C503, *C503*
Zenker-Divertikel B126, *B126*
Zentralarterienverschluss B873, *B874*
Zentralnervensystem, postoperatives Monitoring B88
Zentralvenenverschluss B874, *B874*
Zentrifugalbeschleunigung, relative C526
Zentrifugation C526
– Hämatokrit C549
Zentromer B442
Zentrum-Ecken-Winkel B293
Zephalozele B792
Zerebellitis, paraneoplastisches Syndrom B912
Zerebralparese, infantile B922
Zerfahrenheit B1012
Zerfall, radioaktiver C494
Zerkariendermatitis A585
Zeroid C308
Zerstreuungslinse B888
Zerumenvorfall B806
Zervikalkanalstenose B983
Zervikalstütze B35
Zervikalsyndrom B262
Zervikobrachialgie B98
Zervix, Frühkarzinom C338
Zervixabstrich B338, *B338*
Zervixdystokie B424
Zervixinsuffizienz B412
Zervixkarzinom B363, *B363*
– Krebsfrüherkennung C768
– Schwangerschaft B416
Zervizitis B353
Zestoden C654
– humanpathogene A578
– Infestation A578
Zeuge C297
Zeugnisverweigerungsrecht C291
Zidovudin C476
Ziegenpeter B559
Ziehl-Neelsen-Färbung C303
– Bakterien C605
Zieve-Syndrom A274
Ziliarkörper B824
– Melanom B863
– Verletzungen B864
– Zyste B862
Ziliarmuskelkrampf B891
Zink
– Acrodermatitis enteropathica B522
– Resorptionsstörung B522
Zinkkraut C792
Ziprasidon C412
Zirkulation
– assistierte B195
– extrakorporale B194, *B194*
– persistierende fetale B499

Sachverzeichnis

Zirkumzision B639
Zirrhose
– Leber A279
– primär biliäre A277
Zitronenmelisse C792
Zivilrecht
– Behandlungsfehler C295
– Fahrlässigkeit C295
– Sexualstörung C281
– Sorgfaltspflicht C294
ZNS
– Lokalanästhetika C369
– parasympatholytische Effekte C365
ZNS-Lupus A478
ZNS-Lymphom, primäres B930
Zohlen-Zeichen B305
– Chondropathia patellae B310
Zoledronat C445
Zöliakie B587, *B588*
Zollinger-Ellison-Syndrom A659
– Paraneoplasie A589
Zolmitriptan C399
Zolpidem C407
Zönasthesie B1031
Zonisamid C419, **C422**
Zoophilie B1061
Zopiclon C407
Zoster A547
– ophthalmicus **B833**, *B833*, B849, B945
– oticus B945
Zsakó-Muskelphänomen C256
Zuckeralkohol C387
Zuclopenthixol C409
Zuclopenthixoldecanoat C412
Zugang
– arterieller B74
– infraklavikulärer B84
– interskalenärer B84
– intraossärer B35, *B35*
– periphervenöser B73
– zentralvenöser B35
Zugangsweg
– Anästhesie B73
– Cholezystektomie B167, *B167*
– Herzchirurgie B194

– Leberresektion B162
– Lungenresektion B190
– OP-Techniken B105, *B106*
– Ösophagusresektion B128
– Schilddrüse B121
Züge-Felder-Profile C268
Zugehörige, Palliativmedizin C706
Zuggurtungsosteosynthese B234
– Patellafraktur B315, *B315*
Zuhören, Palliativmedizin C720
Zumbusch-Psoriasis B691
Zunge
– Abszess B759
– Anatomie B756
– belegte C93
– Erkrankungen B761
– gerötete C93
– Untersuchung C190
Zungenbrennen C92
Zungengrundstruma A320
Zungenrandkarzinom *B761*
Zungenschwellung B762
Zusammenhangshypothese C880
Zusammenhangsmaße C874
ZVD (zentraler Venendruck)
– postoperatives Monitoring B87
– Schock B46
– ZVK B73
ZVK (zentraler Venenkatheter) B35, **B73**, C804
Zwangsgedanken B1050
Zwangshandlung B1050
Zwangsimpuls B1050
Zwangsmaßnahmen C296
Zwangssterilisation C904
Zwangsstörung B1049
Zwangsunterbringung C296
Zwei-Klassen-Medizin C735
Zwei-Punkt-Kinetik C541
Zweiflügler C664
Zweikammerschrittmacher A33
Zweiphasenpräparat B388
Zweistichproben-t-Test C879
Zweistufenpräparat B388
Zwerchfell B123
– Aplasie B501

– Hernien B129
– – kongenitale B501, *B502*
– Hochstand B131, *B132*
– Lähmung B131
– Lücken B123, *B124*
– Röntgen-Thorax A177
– Ruptur B131
Zwergbandwurm C657
Zwergfadenwurm A582, **C659**
Zwiebelschalenangiopathie A483
Zwillinge B459
Zwillingsschwangerschaft B413, *B414*
Zwischenhirnsyndrom B924
Zwischenwirt C652
Zyanid C851
– Obduktionsbefund C278
– Vergiftung, Totenflecke C258
Zyankali C851
Zyanose C62
– Ersticken C269
– paradoxe B791
– Untersuchung C189
Zyanwasserstoff C851
Zygomatizitis B811
Zyklitis B861
Zyklodialyse B864
Zykloplegie B849
Zyklothymia B1030
Zyklus, menstrueller B342
Zylinder, Urinstreifentest A379
Zylindrom
– Lunge A634
– Speicheldrüsen B767
Zystadenokarzinom
– Appendix B146
– Ovarialkarzinom B373, *B374*
Zystadenolymphom B766
Zystadenom A649
– Ovarialtumor B372
Zystathionin-β-Synthase-Mangel B537
Zyste
– dysgenetische B763
– Effloreszenz B687
– Eileiter B370
– Gelenkschwellung C105
– Hals B120

– Haut B726
– Konjunktiva B846
– Leber A289
– Lunge B191
– Ovar B371
– Speicheldrüse B766
– Tube *B370*
– Urachus B636
– Ziliarkörper B862
Zystenniere A409
Zystinose B538
– Konjunktiva B846
Zystinstein B664
Zystinurie B596
– Harnverfärbung C114
– Körpergeruch C28
Zystitis B643, *B644*
– interstitielle B672
Zystizerken A579
Zystizerkose **A579**, C655
– zerebrale B946
Zystografie B626
Zystometrie B624
Zystoskopie *B644*
Zystozele B385
Zytokine A136
– proinflammatorische, Immunsuppression C489
– Sepsis A511
Zytokinshift A512
Zytokintherapie, Tumoren A595
Zytologie C302
– Gynäkologie B336
– Mamma B337
Zytomegalie A562
– konnatale B517
Zytomegalievirus C683
Zytoplasmamembran, Bakterien C604
Zytostatika C479
– Immunsystem C487
– Nebenwirkungen A594
– Nephrotoxizität A403
– Schwangerschaft B486
Zytotoxizität, antikörpervermittelte A438
Zytotrophoblast B392

Lernplaner

Tag	Fach	Themen
1	Herz-Kreislauf-System	Grundlagen
		(inkl. Allgemeine Leitsymptome und Leitsymptome Herz-Kreislauf-System)
		(inkl. Klinische Chemie Herz-Kreislauf-System)
		Herzinsuffizienz
		Herzrhythmusstörungen
2	Herz-Kreislauf-System	Koronare Herzerkrankung
		Akutes Koronarsyndrom
		Herzfehler
3	Herz-Kreislauf-System	Myokarderkrankungen
		Perikarderkrankungen
		Endokarderkrankungen
4	Herz-Kreislauf-System	arterielle Hyper- und Hypotonie
	Gefäße	arterielles Gefäßsystem
5	Gefäße	venöses Gefäßsystem
		Lymphgefäße
6	Blut und Blutbildung	Grundlagen
		(inkl. Klinische Chemie Hämatologie und Hämostaseologie)
		Veränderungen des roten Blutbildes
7	Blut und Blutbildung	Veränderungen des weißen Blutbildes
		Störungen der Blutgerinnung
8	Atmungssystem	Grundlagen
		(inkl. Leitsymptome des Atmungssystems)
		(inkl. Klinische Chemie Atmungssystem)
		Erkrankungen der Atemwege und des Lungenparenchyms (Teil 1)
9	Atmungssystem	Erkrankungen der Atemwege und des Lungenparenchyms (Teil 2)
		Erkrankungen des Lungenkreislaufs
10	Atmungssystem	Pleuraerkrankungen
	Verdauungssystem	Grundlagen
		(inkl. Leitsymptome Verdauungssystem und Abdomen)
		(inkl. Klinische Chemie Verdauungssystem)
		Ösophagus
11	Verdauungssystem	Magen und Duodenum
		Darm
12	Verdauungssystem	Leber
13	Verdauungssystem	Gallenblase und Gallenwege
		Pankreas
14	Endokrines System und Stoffwechsel	Grundlagen des endokrinen Systems
		(inkl. Leitsymptome Endokrinium)
		(inkl. Klinische Chemie Endokrines System und Stoffwechsel)
		Hypothalamus und Hypophyse
		Erkrankungen der Schilddrüse
15	Endokrines System und Stoffwechsel	Erkrankungen der Nebenschilddrüse
		Erkrankungen der Nebenniere
		Stoffwechselerkrankungen (Teil 1)
16	Endokrines System und Stoffwechsel	Stoffwechselerkrankungen (Teil 2)
		Hypo- und Hypervitaminosen
	Niere, Wasser- und Elektrolythaushalt	Grundlagen
		(inkl. Leitsymptome Niere)
		(inkl. Klinische Chemie Niere)
17	Niere, Wasser- und Elektrolythaushalt	Niereninsuffizienz
		Glomerulopathien
		tubulointerstitielle Nephropathien und Tubulusfunktionsstörungen
		zystische Nierenerkrankungen
18	Niere, Wasser- und Elektrolythaushalt	Erkrankungen der Nierengefäße
		Wasser- und Elektrolythaushalt
		Störungen des Säure- und Basenhaushaltes

Tag	Fach	Themen
19	Immunsystem und Rheumatologie	Grundlagen des Immunsystems inkl. Klinische Chemie Immunsystem
		Immundefekte
		Allergien
		Autoimmunerkrankungen
		Besondere immunologische Situationen
20	Immunsystem und Rheumatologie	Grundlagen rheumatischer Erkrankungen
		Rheumatoide Arthritis
		Spondylarthriden
		Kollagenosen
21	Immunsystem	Vaskulitiden
	Infektionserkrankungen	Grundlagen
		Sepsis
		Bakterielle Infektionserkrankungen (Teil 1)
22	Infektionserkrankungen	Bakterielle Infektionserkrankungen (Teil 2)
		Virale Infektionserkrankungen
23	Infektionserkrankungen	Pilzerkrankungen
		parasitäre Erkrankungen
24	Mikrobiologie	Allgemeine Infektionslehre
		Allgemeine Bakteriologie
		Normalflora
		Bakteriologie
		Pilze
		Parasitologie
25	Mikrobiologie	Allgemeine Virologie
		Spezielle Virologie
	Hygiene	Standardhygiene Maßnahmen
		Maßnahmen zur Reinigung, Sterilisation und Desinfektion
		Nosokomiale Infektionen
		Multiresistente Erreger
		Trink- und Badewasserhygiene
26	Pathologie	Grundlagen
		Zell- und Gewebspathologie
		exogene Noxen
		Immunpathologie
		Entzündung
		Zellersatz
		Tumoren
27	Neoplastische Erkrankungen	Grundlagen
		inkl. Klinische Chemie Tumoren
		Herz- und Gefäßtumoren
		Hämatologische Neoplasien (Teil 1)
28	Neoplastische Erkrankungen	Hämatologische Neoplasien (Teil 2)
		Tumoren von Lunge und Pleura
		Tumoren des Gastrointestinaltraktes
29	Neoplastische Erkrankungen	Tumoren der Leber und des Gallesystems
		Pankreastumoren
		neuroendokrine Tumoren
		Endokrine Tumoren
		Tumoren der Niere
		Tumoren in bestimmten Kompartimenten
30	Radiologie	Grundlagen
		Strahlenschutz
		Radiologische Verfahren
		Strahlentherapie
		Nuklearmedizin
		Bildgebende Verfahren bei interventionellen Maßnahmen
31	Chirurgie	Allgemeine Chirurgie
		Viszeralchirurgie (Teil 1)
32	Chirurgie	Viszeralchirurgie (Teil 2)
33	Chirurgie	Viszeralchirurgie (Teil 3)
34	Chirurgie	Thoraxchirurgie
		Herzchirurgie
35	Chirurgie	Gefäßchirurgie
		Transplantationschirurgie
		Neurochirurgie
		Plastische Chirurgie

Tag	Fach	Themen
36	Notfallmedizin	Organisation der Notfallmedizin
		Notfallmedizinische Maßnahmen
		Notärztliche Diagnostik und Therapie häufiger Leitsymptome und ihrer Ursachen
37	Notfallmedizin	Traumatologische Notfälle
		Intoxikationen
	Anästhesiologie	Anästhesie
38	Anästhesiologie	Intensivtherapie
		Schmerztherapie
		Leitsymptome Schmerzen
39	Orthopädie und Unfallchirurgie	Grundlagen
		(inkl. Leitsymptome Bewegungsapparat)
		(inkl. Klinische Chemie Bewegungsapparat)
		Angeborene und erworbene Wachstumsstörungen
		Knochenerkrankungen
		Gelenkerkrankungen
		Erkrankungen von Muskeln, Sehnen, Bändern und Bursen
		Infektionen von Knochen und Gelenken
		Tumoren
40	Orthopädie und Unfallchirurgie	Erkrankungen und Verletzungen der Wirbelsäule
		Erkrankungen und Verletzungen des Thorax
		Erkrankungen und Verletzungen der Schulter
		Erkrankungen und Verletzungen des Oberarms und Ellenbogens
41	Orthopädie und Unfallchirurgie	Erkrankungen und Verletzungen des Unterarms und der Hand
		Erkrankungen und Verletzungen des Beckens
		Erkrankungen und Verletzungen des Hüftgelenk und Oberschenkels
42	Orthopädie und Unfallchirurgie	Erkrankungen und Verletzungen des Kniegelenks
		Erkrankungen und Verletzungen des Unterschenkels, Sprunggelenks und Fußes
		Polytrauma und andere traumatologische Krankheitsbilder
43	Gesundheitsökonomie	Gesundheitssysteme
		Nationale und globale Herausforderungen Gesundheitsökonomie
		Evidenzbasierte Medizin
44	Prävention	Grundlagen
		Spezielle Präventionsprogramme
	Rehabilitation	Rehabilitation
		Physikalische Medizin
		Naturheilverfahren
45	Gynäkologie und Geburtshilfe	Grundlagen
		(inkl. Leitsymptome weibliche Genitalorgane)
		Gynäkologische Diagnostik
		Gynäkologische Notfälle
		Menstrueller Zyklus
46	Gynäkologie und Geburtshilfe	Menopause, Postmenopause, Senium
		Soziokulturelle und psychosoziale Aspekte in der Gynäkologie
		Entzündungen
		Benigne und maligne Veränderungen der weiblichen Genitalorgane
		Endometriose
		Descensus uteri
47	Gynäkologie und Geburtshilfe	Kontrazeption und Schwangerschaftsabbruch
		Sterilität
		Schwangerschaft (Teil 1)
		(inkl. Leitsymptome Schwangerschaft und Wochenbett)
48	Gynäkologie und Geburtshilfe	Schwangerschaft (Teil 2)
		Wochenbett